Tratado de **Atenção Domiciliar**

SBMFC Sociedade Brasileira de Medicina de Família e Comunidade

Tratado de **Atenção Domiciliar**

EDITORES

Leonardo Cançado Monteiro Savassi

Cibelle Gomes Lima Melo

Mariana Borges Dias

Marco Túlio Aguiar Mourão Ribeiro

Mara Lúcia Renostro Zachi

manole
editora

Projeto gráfico: Departamento de Arte da Editora Manole
Editoração eletrônica: Fábrica de Ideias, Formato Editoração, HiDesign Estúdio
Ilustrações: Fábrica de Ideias, Formato Editoração, HiDesign Estúdio
Capa: Ricardo Yoshiaki Nitta Rodrigues
Imagem de capa: istockphoto

CIP-BRASIL. CATALOGAÇÃO NA PUBLICAÇÃO
SINDICATO NACIONAL DOS EDITORES DE LIVROS, RJ

T713
Tratado de atenção domiciliar / editores Leonardo Cançado Monteiro Savassi ... [et al.]. - 1. ed. - Santana de Parnaíba [SP] : Manole, 2022.

Inclui bibliografia e índice
ISBN 9786555767506

1. Medicina de família - Manuais, guias, etc... 2. Cuidados primários de saúde. 3. Saúde - Aspectos sociais. I. Savassi, Leonardo Cançado Monteiro.

22-79170 CDD: 362.10981
CDU: 614(81)

Gabriela Faray Ferreira Lopes - Bibliotecária - CRB-7/6643

Edição – 2023

Direitos adquiridos pela:
Editora Manole Ltda.
Alameda América, 876 – Tamboré
Santana do Parnaíba
06543-315 – SP – Brasil
Tel.: (11) 4196-6000
www.manole.com.br | https://atendimento.manole.com.br

Impresso no Brasil | *Printed in Brazil*

Sobre os editores

Leonardo Cançado Monteiro Savassi
Médico de Família e Comunidade. Pediatra. Mestre e Doutor em Educação em Saúde pelo Centro de Pesquisas René Rachou (Fiocruz Minas). Médico da Atenção Domiciliar na GEAD Unimed-BH. Professor Associado da Universidade Federal de Ouro Preto (UFOP). Coordenador do polo UFOP – Mestrado Profissional em Saúde da Família.

Cibelle Gomes Lima Melo
Graduada em Medicina pela Universidade Nove de Julho. Especialista em Saúde da Família e Comunidade pela Universidade Federal de São Paulo (Unifesp) e pela Sociedade Brasileira de Medicina de Família e Comunidade (SBMFC). Pós-graduada em nível de Aperfeiçoamento em Atenção Domiciliar pela Universidade Federal de Santa Catarina (UFSC). Capacitação em Preceptoria de Residência Médica pelo Hospital Alemão Oswaldo Cruz. Vice-coordenadora do Grupo de Atenção Domiciliar da SBMFC.

Mariana Borges Dias
Graduação em Medicina pela Faculdade de Ciências Médicas de Minas Gerais. Especialista em Clínica Médica e em Gestão de Políticas de Saúde Informadas por Evidências. Médica concursada e efetiva da FHEMIG e da Secretaria Municipal de Saúde de Betim, cedida ao Ministério da Saúde, onde atua como referência técnica para Atenção Domiciliar desde 2011. Áreas de atuação: Saúde Coletiva e Gestão Pública, com ênfase em Atenção Domiciliar, Atenção Primária, Urgências e Emergências, Toxicologia Clínica e Gestão Hospitalar.

Marco Túlio Aguiar Mourão Ribeiro
Médico de Família e Comunidade. Geriatra. Mestre e Doutor pela Universidade Federal do Ceará (UFC). Professor do Curso de Medicina da Universidade de Fortaleza (Unifor) e da Universidade Federal do Ceará (UFC). Vice-presidente da Sociedade Brasileira de Medicina de Família e Comunidade. Ensino, pesquisa e extensão na atenção domiciliar na APS. Médico e diretor da Clínica FAM Fortaleza (CE).

Mara Lúcia Renostro Zachi
Graduada em Enfermagem pela Universidade Paranaense (UNIPAR). Mestre em Ensino das Ciências da Saúde pela Universidade do Pequeno Príncipe em Curitiba (PR). Enfermeira Concursada e Gerente da Atenção Especializada do Município de Cascavel (PR). Especialista em Vigilância Sanitária pela UNIPAR. Especialista em Processos Educacionais na Saúde pelo IEP. Vice-Presidente da Associação Brasileira dos Serviços de Atenção Domiciliar (ABRASAD). Membro externo do Grupo de Trabalho de Atenção Domiciliar da Sociedade Brasileira de Medicina de Família e Comunidade (SBMFC).

Sobre os colaboradores

Aida Maria Negrão
Especialista em Neurologia pelo Hospital do Servidor Público Estadual – IAMSPE. Especialista em Neurossonologia pela USP. Membro Titular da Academia Brasileira de Neurologia. Certificação em Neurossonologia Doppler Transcraniano pela ABN (Academia Brasileira de Neurologia) e WFN (World Federation of Neurology). Pós-graduação em auditoria pela Faculdade Fundação Unimed.

Alcione Rodrigues Ferreira
Cirurgiã-dentista pela Faculdade de Odontologia da Universidade Federal de Uberlândia (UFU). Aperfeiçoamento em Periodontia pelo Instituto de Biotecnologia Aplicada – Periodontia e Implantologia (INEB/Uberlândia). Pós-graduanda em Saúde da Família pelo Programa de Pós-Graduação em Saúde da Família (PPSAF/(PROFSAÚDE).

Alessandra Augusta Barroso Penna e Costa
Neurologista Infantil do Instituto Nacional de Saúde da Mulher, da Criança e do Adolescente Fernandes Figueira (IFF/Fiocruz). Mestre em Saúde da Criança e da Mulher pelo IFF/Fiocruz. Doutora em Pesquisa Aplicada à Saúde da Criança e da Mulher pelo IFF/Fiocruz.

Alexandre Oliveira Telles
Médico de Família e Comunidade. Doutorando em Bioética, Ética Aplicada e Saúde Coletiva pela Escola Nacional de Saúde Pública Sérgio Arouca (ENSP/Fiocruz). Mestre em Saúde Pública pela ENSP/Fiocruz. Professor Assistente A do Departamento de Medicina em Atenção Primária à Saúde na Faculdade de Medicina da Universidade Federal de Rio de Janeiro (UFRJ).

Alfredo de Oliveira Neto
Professor Adjunto no Departamento de Medicina em Atenção Primária à Saúde da Faculdade de Medicina da Universidade Federal do Rio de Janeiro (UFRJ).

Alida Lopes Vieira
Graduada em Medicina pela Universidade Federal de Juiz de Fora (UFJF).

Aline Arebalo Veppo
Graduada em Fisioterapia pela Universidade Federal do Pampa (Unipampa). Pós-graduada em Saúde Coletiva – modalidade Residência Multiprofissional pela Unipampa. Pós-graduada em nível de Especialização em Fisioterapia Neurofuncional.

Aline Barroco Ludwig
Mestre em Farmacologia pela Universidade Federal de Santa Maria (UFSM).

Allan Denizard Mota Marinho
Mestre em Saúde Pública pela Universidade Federal do Ceará (UFC). Especialização em Medicina de Família e Comunidade. Médico articulador do Telessaúde da Secretaria de Saúde do Ceará (SESA-CE). Regulador da SESA-CE. Médico Assistente da Secretaria da Administração Penitenciária do Estado do Ceará. Médico de Família e Comunidade atuante em visita domiciliar.

Almiro Domiciano da Cruz Filho
Graduado em Medicina pela Universidade Federal Fluminense (UFF). Mestre em Saúde da Criança e do Adolescente pela Fiocruz. Médico no Instituto Fernandes Figueira (IFF). Professor da Faculdade de Medicina na Universidade do Grande Rio (Unigranrio).

Amália Claudia Facundo de Brito
Graduada em Serviço Social pela Universidade Estadual do Ceará (Uece). Especialista em Políticas Públicas, Direitos Sociais e Serviço Social pela Uece. Especialista em Preceptoria em Saúde pela Universidade Federal do Rio Grande do Norte (UFRN). Mestranda em Avaliação de Políticas Públicas pela Universidade Federal do Ceará (UFC). Assistente Social do Hospital Universitário Walter Cantídio.

Amanda Alves Medeiros
Terapeuta Ocupacional da Atenção Primária da Prefeitura de Niterói. Especialista em Neurociências.

Amanda Rafaela Silveira Goshima Kronka
Graduada em Medicina pela Universidade de Ribeirão Preto. Residência Médica em Medicina de Família e Comunidade pelo HCFMRP-USP. Mestra em Ciências (Saúde Pública) pela FMRP-USP. Trabalhou como preceptora e Médica de Família e da Comunidade da Fundação de Apoio ao Ensino, Pesquisa e Assistência do HCFMRP-USP. Preceptora e Docente no curso de Medicina no Centro Universitário Estácio de Ribeirão Preto. Atua principalmente nas seguintes áreas: medicina de família e comunidade, assistência domiciliar, ética, metodologia ativa de ensino.

Ana Alice Alves Gama
Nutricionista pela Faculdade São Lucas (RO). Pós-graduada em Saúde Pública e Nutrição Clínica pela Faculdade São Lucas. Nutricionista na APS Santa Marcelina pelo EMAD.

Ana Carla Krolow
Graduada em Medicina pela Universidade Federal do Rio Grande do Sul (UFRGS). Médica de Família e Comunidade pelo Grupo Hospitalar Conceição (GHC). Médica Residente em Medicina Paliativa no Grupo Hospitalar Conceição.

Ana Carolina B. Vasconcelos

Ana Carolina Lima Delgado
Graduada em Medicina pelo Instituto Metropolitano de Ensino Superior, Unidade Educacional do Vale do Aço (Univaço). Especialista em Preceptoria (ano opcional ao curso de Residência Médica em Medicina de Família e Comunidade) pela Escola de Saúde Pública de Florianópolis (ESP). Médica de Família e Comunidade pela Universidade Estadual de Montes Claros (Unimontes).

Ana Carolina Mignot Rocha
Graduada em Medicina pela Universidade Estácio de Sá. Médica da Prefeitura Municipal de Poços de Caldas (MG).

Ana Flávia Martins Monteiro Furini
Graduada em Medicina pela Universidade Federal do Pará (UFPA), com Residência em Clínica Médica pelo Hospital Ipiranga e em Nefrologia pelo Hospital do Servidor Público Estadual de São Paulo (IAMSPE-SP). Pós-graduada em Medicina Paliativa pelo Instituto Paliar.

Ana Paula Melo Dias
Graduada em Medicina pela Universidade Federal de Minas Gerais (UFMG). Mestre em Saúde Pública com ênfase em Atenção Primária à Saúde (APS) e Estratégia Saúde da Família pela Escola Nacional de Saúde Pública (ENSP/Fiocruz). Especialista em Medicina de Família e Comunidade (MFC) pela Universidade do Estado do Rio de Janeiro (UERJ). Médica de Família e Comunidade. Médica da Secretaria de Saúde do Distrito Federal (SES-DF) e Preceptora do Programa de Residência Médica em Medicina de Família e Comunidade da Escola Superior de Ciências da Saúde (ESCS). Supervisora do Grupo Especial do Programa Mais Médicos, no Alto Rio Negro (AM).

Anderson Costa Portes
Graduado em Enfermagem pela Unifenas. Pós-graduado em Gerontologia pela Faculdade Senac. Especialista em Gestão, Qualidade e Auditoria nas Instituições Públicas de Saúde pela Faculdade Pitágoras. Especialista em Atenção Básica em Saúde da Família pela Universidade Federal de Minas Gerais (UFMG).

André Marçal Ferreira
Médico da Estratégia de Saúde da Família (ESF) e Internação Domiciliar (SAD).

Andréa Gomes de Oliveira
Graduada em Odontologia pela Universidade Federal de Uberlândia (UFU). Mestre e Doutora em Odontologia pela Faculdade de Odontologia de Ribeirão Preto (USP). Professora Associada e Coordenadora da área de Prótese Removível e Materiais Odontológicos, Coordenadora de Estágios curriculares e de Programa de Extensão em Assistência Domiciliar da Faculdade de Odontologia da Universidade Federal de Uberlândia (UFU).

Andréa Luísa Ribeiro
Bacharel em Enfermagem pela PUC Minas. Especialista em Enfermagem Ginecológica e Obstétrica pelo Instituto Israelita Albert Einstein de Ensino e Pesquisa. Especialista em Gerontologia pela PUC Minas.

Andrea Nogueira Araújo
Médica Pediatra graduada pela Universidade Federal de Minas Gerais (UFMG) e pela Sociedade Brasileira de Pediatria/Associação Médica Brasileira (SBP/AMB). Especialista em Bioética e Filosofia pela Universidade de Brasília (UnB) e em Cuidados Paliativos Pediátricos pelo Hospital Sírio-Libanês. Mestre em Ciências da Reabilitação pela Rede SARAH de Hospitais de Reabilitação. Doutoranda em Bioética pela Faculdade de Medicina da Universidade do Porto.

Andréa Silva Gondim
Médica Geriatra com Residência em Geriatria pelo Hospital Universitário Walter Cantídio (HUWC/UFC). Médica Assistente do Serviço de Geriatria do Hospital Universitário Walter Cantídio (HUWC/UFC). Diretora Científica da Sociedade Brasileira de Geriatria e Gerontologia – Seção Ceará. Coordenadora do Serviço de Clínica Médica do Hospital Geral Dr. Waldemar Alcântara (HGWA).

Andreia Anaclecio de Loredo
Graduada em Administração e Pós-graduada em Saúde Pública com ênfase em Saúde da Família. Servidora Pública.

Andreia Beatriz Silva dos Santos
Graduada em Medicina pela Universidade Federal de Ciências da Saúde de Porto Alegre (UFCSPA). Especialista em Saúde Coletiva com ênfase em Saúde da Família pela Universidade Estadual de Santa Cruz, Ilhéus/Bahia (UESC). Título de Especialista em Medicina de Família e Comunidade pela Sociedade Brasileira de Medicina de Família e Comunidade (SBMFC). Mestre em Saúde Coletiva pela Universidade Estadual de Feira de Santana (UFES). Doutoranda em Saúde Pública pela Universidade Federal da Bahia. Médica da Secretaria de Saúde do Estado da Bahia (SESAB). Professora da Graduação em Medicina e Preceptora do Programa de Residência em Medicina de Família e Comunidade da Escola Bahiana de Medicina e Saúde Pública (EBMSP).

Angélica Mônica Andrade
Mestre e Doutora em Enfermagem pela Escola de Enfermagem da Universidade Federal de Minas Gerais.

Angélica Massako Yamaguchi
Médica Geriatra com área de atuação em Cuidados Paliativos. Doutora em Ciências pela FMUSP. Ex-médica do NADI – HCFMUSP.

Anna Carolina Afonso Cardoso Andrade
Graduada em Medicina pela Universidade de Taubaté (UNITAU). Especialista em Medicina da Família e Comunidade no Hospital Israelita Albert Einstein. Pós-graduanda em Cuidados Paliativos pelo Instituto Paliar. Médica Responsável Técnica pelo Serviço de Atendimento Domiciliar na Prefeitura de Santos/SP. Médica do Serviço de Atendimento Domiciliar na Fundação São Francisco Xavier. Coordenadora da Liga de Cuidados Paliativos da Unimes/SP.

Antonio Eduardo Vieira dos Santos
Graduado em Enfermagem pela Faculdade de Enfermagem da Universidade do Estado do Rio de Janeiro (UERJ). Doutor em Saúde Coletiva pelo Instituto Fernandes Figueira/Fiocruz. Tecnologista Pleno do Instituto Fernandes Figueira/Fiocruz. Professor Adjunto do Departamento de Enfermagem Materno-Infantil (DEMI).

Aristides Vitorino de Oliveira Neto
Médico pela Universidade de Pernambuco. Residência em Medicina de Família e Comunidade. Mestrado em Saúde Coletiva pela UnB. Doutorando em Saúde Coletiva pela Universidade Federal de São Paulo (Unifesp).

Aristóteles Cardona Jr.
Graduado em Medicina pela Universidade Federal de Pernambuco (UFPE). Residência em Medicina de Família e Comunidade pela Universidade Federal do Vale do São Francisco (Univasf). Professor do Curso de Medicina da Universidade Federal do Vale do São Francisco. Médico da Atenção Primária em Petrolina (PE). Mestrando em Saúde Coletiva na Fiocruz. Tutor Acadêmico do Programa Mais Médicos pela Univasf.

Arnaldo Aires Peixoto Junior
Médico Geriatra. Preceptor de Geriatria e Clínica Médica do Hospital Universitário Walter Cantídio, da Universidade Federal do Ceará (UFC). Mestre e Doutor em Farmacologia pela UFC. Professor Adjunto do Departamento de Medicina Clínica da Faculdade de Medicina da UFC. Professor do Curso de Medicina da Unichristus (CE). Professor do Programa de Mestrado Profissional em Ensino em Saúde e Tecnologias Educacionais da Unichristus (CE).

Arthur Fernandes da Silva
Graduado em Medicina pela Universidade Federal do Cariri (UFCA). Mestre em Cuidados Paliativos e Paliativista pelo Instituto de Medicina Integral Professor Fernando Figueira (IMIP). Médico de Família e Comunidade (Secretaria Municipal de Saúde de Recife). Preceptor da Residência em Medicina de Família e Comunidade da Secretaria de Estado de Saúde do Distrito Federal (SES-DF) e do Internato em Saúde Integral da Universidade de Brasília (UnB). Membro dos Grupos de Trabalho em Espiritualidade e Saúde e em Cuidados Paliativos da Sociedade Brasileira de Medicina de Família e Comunidade (SBMFC). Membro do Comitê de Atenção Primária à Saúde da Academia Nacional de Cuidados Paliativos (ANCP).

Artur Oliveira Mendes
Graduado em Medicina pela Universidade Federal de Minas Gerais (UFMG). Médico de Família e Comunidade na Estratégia de Saúde da Família em Belo Horizonte (MG). Especialista em Saúde da Família pela UFMG. Título em Medicina de Família e Comunidade pela Sociedade Brasileira de Medicina de Família e Comunidade (SBMFC). Especialista em Ativação de Processos de Mudanças nos Cursos Superiores da área da Saúde pela Fiocruz/ENSP. Diretor do Departamento de Defesa Profissional do SinMed-MG. Preceptor do Programa de Residência Médica em Medicina de Família e Comunidade do Hospital das Clínicas da UFMG. Mestrando em Saúde da Família pela Universidade Federal de Ouro Preto (UFOP).

Bárbara Gazolla de Macêdo
Fisioterapeuta. Doutora em Medicina e Biomedicina pelo Instituto de Ensino e Pesquisa da Santa Casa de Belo Horizonte (IEP-SCBH). Mestre em Ciências da Saúde pelo Instituto de Previdência dos Servidores do Estado de Minas Gerais (IPSEMG). Especialista em Ortopedia e Gerontologia pela Universidade Federal de Minas Gerais (UFMG). Especialista em Fisioterapia Gerontológica pela Associação Brasileira de Fisioterapia em Gerontologia (ABRAFIGE). Membro e Especialista em Gerontologia pela Sociedade Brasileira de Geriatria e Gerontologia. Membro do Conselho Estadual da Pessoa Idosa do Estado de Minas Gerais.

Brendha Silva Givisiez
Médica de Família e Comunidade do Serviço de Saúde Comunitária do Grupo Hospitalar Conceição. Especialista em Preceptoria em Medicina de Família e Comunidade pela UNA-SUS/UFCSPA.

Breno Augusto Cardoso Barroso
Graduado em Medicina pela Universidade Federal do Ceará (UFC). Médico de Família e Comunidade formado pelo Programa Unificado de Residência Médica de Medicina de Família e Comunidade (PRMMFC) do consórcio HUWC-UFC/ESP-CE/SMS-Fortaleza. Especialista em Preceptoria em Medicina de Família e Comunidade pela Universidade Federal de Ciências da Saúde de Porto Alegre. Especialista em Docência em Atenção Primária à Saúde pela Escola de Saúde Pública do Ceará. Médico Assistente do Programa de Assistência Ventilatória Domiciliar (PAVD) do Serviço de Assistência Domiciliar (SAD) do Hospital Geral Dr. Waldemar de Alcântara (HGWA). Preceptor Médico do Estágio de Atenção Domiciliar pelo PRMMFC do consórcio HUWC-UFC/ESP-CE/SMS-Fortaleza. Supervisor Docente da Pós-graduação em Atenção Primária à Saúde pela Escola de Saúde Pública do Ceará.

Bruna Ballarotti
Graduada em Medicina pela Universidade Federal de Santa Catarina (UFSC). Especialista em Saúde da Família pela Universidade Aberta do Sistema Único de Saúde/Universidade Federal de São Paulo (Unifesp). Titulação de Médica de Família e Comunidade pela Sociedade Brasileira de Medicina de Família e Comunidade (SBMFC). Mestre em Saúde Coletiva pela Unifesp. Professora de Atenção Primária à Saúde na Universidade Cidade de São Paulo.

Bruna Dias França
Enfermeira graduada pela Escola de Enfermagem da Universidade Federal de Minas Gerais. Mestre em Enfermagem na linha de pesquisa Gestão e Educação na Saúde e Enfermagem pelo Programa de Pós-graduação em Enfermagem da Escola de Enfermagem da Universidade Federal de Minas Gerais. Doutoranda em Enfermagem na linha de pesquisa Gestão e Educação na Saúde e Enfermagem pelo Programa de Pós-graduação em Enfermagem da Escola de Enfermagem da Universidade Federal de Minas Gerais.

Bruna Liane Passos Lucas
Graduada em Enfermagem. Especialista em Auditoria Hospitalar pelo Centro Universitário Celso Lisboa. Assessora Científica do Laboratório de Ensino, Pesquisa e Extensão em Teatro e as Práticas de Promoção da Saúde (LEPETS) do Departamento de Medicina em Atenção Primária à Saúde (DMAPS) da Faculdade de Medicina da Universidade Federal do Rio de Janeiro (UFRJ).

Bruna Schneider
Graduada em Medicina pela Universidade de Santa Cruz do Sul (UNISC). Médica Internista pelo Hospital Nossa Senhora da Conceição (GHC). Residente em Medicina Intensiva no Hospital de Clínicas de Porto Alegre (HCPA). Instrutora do Curso de Suporte Avançado de Vida (ACLS) pelo Centro de Treinamento e Simulação de Emergências Médicas (CTSEM). Mestranda em Ciências Pneumológicas pela Universidade Federal do Rio Grande do Sul (UFRGS).

Camila Borba Pereira
Médica pela Universidade Federal de Juiz de Fora (UFJF, *campus* Governador Valadares). Residente em Medicina de Família e Comunidade pela Secretaria Municipal de Governador Valadares (MG).

Camila Falcão de Souza
Fisioterapeuta pelo Centro Universitário Christus (Unichristus). Pós-graduação em Fisioterapia Respiratória e Cardiovascular pela Universidade de Fortaleza (Unifor). Pós-graduanda em Fisioterapia em Terapia Intensiva Adulto pela PUCPR. Fisioterapeuta do Hospital Regional Unimed Fortaleza (HRU) e do Serviço de Assistência Domiciliar do Hospital Geral Waldemar de Alcântara (HGWA).

Camila Scheffel
Graduada em Medicina pela Universidade Federal do Rio Grande do Sul (UFRGS). Médica de Família e Comunidade certificada pela SBMFC e pela AMB. Professora do Núcleo de Formação Específica em Pediatria e Medicina de Família e Comunidade da Pontifícia Universidade Católica do Rio Grande do Sul (PUC-RS) e do Internato em Medicina de Família e Comunidade da Universidade do Vale do Rio do Sinos (Unisinos). Mestra em Saúde Coletiva pela Universidade Federal do Rio Grande do Sul (PPGCol/UFRGS) e especialista em Saúde da Família pela Universidade Federal de Pelotas (UFPEL).

Camila Silva Castro
Graduada em Medicina pela Universidade Federal do Ceará (UFC). Residência em Clínica Médica no Hospital Universitário Walter Cantídio (UFC/CE).

Camillo de Alcântara César
Médico de Família e Comunidade (MFC). Residência e preceptoria pelo Hospital Metropolitano Odilon Behrens. MFC pela Prefeitura Municipal de Belo Horizonte.

Carla Bezerra Lopes Almeida
Graduada em Medicina pela Universidade Federal do Ceará (UFC). Formação em Geriatria pela Universidade Federal de São Paulo (Unifesp). Mestre em Tecnologias da Saúde pela Unifesp. Titulada em Geriatria pela Sociedade Brasileira de Geriatria e Gerontologia e área de atuação pela Associação Médica Brasileira em Medicina Paliativa. Professora do curso de Medicina do Centro Universitário Christus (Unichristus). Médica Assistente e Coordenadora da Equipe de Cuidados paliativos do Hospital Geral Waldemar Alcântara. Médica Assistente e Preceptora de Internos e Residentes no Ambulatório de Geriatria no Hospital Universitário Walter Cantídio.

Carlos Henrique Peloso Silva Júnior
Graduado em Medicina pela Universidade Federal Fluminense (UFF). Residência Médica pela Universidade do Estado do Rio de Janeiro (UFRJ). Médico da Estratégia Saúde da Família da Prefeitura Municipal de Varginha.

Carmen Carvalho de Brito Bezerra
Graduada em Medicina pela Faculdade de Medicina de Juazeiro do Norte (FMJ). Residente em Clínica Médica.

Carmen Luiza Correa Fernandes
Graduada em Medicina pela Universidade Federal de Pelotas (UFPEL). Médica no Serviço de Saúde Comunitária do Grupo Hospitalar Conceição (GHC). Especialista em Medicina de Família e Comunidade pelo Grupo Hospitalar Conceição (GHC). Preceptora e Coordenadora do Programa de Residência Médica em Medicina de Família e Comunidade. Terapeuta de Casal e Família pelo Instituto da Família de Porto Alegre (Infapa). Especialista em Saúde Mental Coletiva pela Universidade Luterana do Brasil (Ulbra). Mestre em Epidemiologia pela Universidade Federal do Rio Grande do Sul (UFRGS).

Carolina Campanário de Castro
Enfermeira Coordenadora do Programa Melhor em Casa de Angra dos Reis (RJ). Especialista em Atenção Domiciliar pela Universidade Federal do Maranhão (UFMA/UNA-SUS).

Carolina Cirino Valadão
Médica Geriatra.

Carolina de Araújo Affonseca
Graduada em Medicina pela Universidade Federal de Minas Gerais (UFMG). Residência Médica em Pediatria e em Terapia Intensiva Pediátrica. Especialista em Cuidados Paliativos pelo Instituto de Ensino e Pesquisa do Hospital Sírio-Libanês. Título de Especialista em Pediatria, Terapia Intensiva Pediátrica e área de atuação em Cuidados Paliativos pela AMB. Mestra em Ciências da Saúde pela UFMG.

Carolina Folgierini Goldstein
Graduada em Medicina. Residência em Medicina de Família e Comunidade (MFC) com atuação em Atenção Domiciliar pelo Programa de Atenção Domiciliar do Grupo Hospitalar Conceição (PAD/GHC).

Célia Regina Moutinho de Miranda Chaves
Graduada em Medicina pela Universidade Federal do Rio de Janeiro (UFRJ). Mestra em Clínica Médica pela UFRJ. Doutora em Clínica Médica pela UFRJ. Médica no Instituto Fernandes Figueira.

Charlys Barbosa Nogueira
Graduado em Medicina pela Universidade Federal do Ceará (UFC). Professor Adjunto das Disciplinas de Geriatria e de Semiologia Médica da UFC. Doutor em Clínica Médica pela Faculdade de Medicina de Ribeirão Preto (USP).

Christina A. Ribeiro
Graduada em Medicina. Mestre e Doutora em Gestão de Serviços de Saúde. Consultora em Transição de Cuidados: Serviços de Atenção Domiciliar e Unidades de Transição.

Cibelle Gomes Lima Melo
Graduada em Medicina pela Universidade Nove de Julho. Especialista em Saúde da Família e Comunidade pela Universidade Federal de São Paulo (Unifesp) e pela Sociedade Brasileira de Medicina de Família e Comunidade (SBMFC). Pós-graduada em nível de Aperfeiçoamento em Atenção Domiciliar pela Universidade Federal de Santa Catarina (UFSC). Capacitação em Preceptoria de Residência Médica pelo Hospital Alemão Oswaldo Cruz. Vice-coordenadora do Grupo de Atenção Domiciliar da SBMFC.

Cinara Franco

Clarice Rizzi Lage
Graduanda em Medicina.

Clarissa Terenzi Seixas
Professora Adjunta do Departamento de Enfermagem em Saúde Pública da Faculdade de Enfermagem da Universidade do Estado do Rio de Janeiro (UERJ). Doutora em Sciences Sociales pela Université Paris Descartes – Sorbonne V, Paris, França.

Claudia Lima Campos Alzuguir
Médica, Enfermeira e Economista. Doutora em Pesquisa Clínica (Fiocruz). Professora Adjunta do Departamento de Medicina em Atenção Primária à Saúde da Faculdade de Medicina da Universidade Federal do Rio de Janeiro (UFRJ).

Claudinéia Maria da Silva Oliveira

Cleo Borges
Médico de Família e Comunidade da Prefeitura Municipal de Cuiabá. Coordenador do Departamento de Atenção Primária à Saúde da Universidade de Cuiabá. Coordenador da Residência Médica em Medicina de Família e Comunidade da Associação de Proteção à Maternidade e à Infância de Cuiabá/Hospital Geral. Mestre em Políticas e Gestão em Saúde pela Università di Bologna, Itália.

Clovis Cechinel
Graduado em Medicina pela Universidade Católica do Paraná (PUC-PR). Residência em Clínica Médica e Geriatria. Pós-graduado em Dor pelo Hospital Israelita Albert Einstein e em Saúde do Trabalhador pela Universidade Federal do Paraná (UFPR). Mestre em Enfermagem pela UFPR.

Constancy Roldan Tavares
Fisioterapeuta pela Universidade Católica do Salvador. Especialista em Fisioterapia aplicada à Neurologia pelo Monte Tabor Centro Ítalo Brasileiro de Promoção Sanitária. Especialista em Docência pela Faculdade Católica do Ceará (FCF).

Cristiane Rodrigues de Sousa
Graduada em Medicina pela Universidade Federal do Ceará (UFC). Residência em Pediatria pelo Hospital Universitário Walter Cantídio (UFC). Especialista em Pediatria pela Socie-

dade Brasileira de Pediatria (SBP/AMB). Especialista em Neonatologia pela SBP/AMB. Especialista em Medicina Paliativa pela SBP/AMB. Mestre em Saúde da Criança e do Adolescente pela UFC. Professora do Curso de Medicina da Universidade de Fortaleza (Unifor). Coordenadora Médica do Programa de Assistência Ventilatória Domiciliar (PAVD) do Hospital Infantil Albert Sabin (HIAS), Secretaria da Saúde do Ceará.

Cristiane Weirich Lenzi
Farmacêutica Clínica formada pela UNIOESTE (Universidade Estadual do Oesto do Paraná). Especialista em Farmácia Clínica e em Qualidade e Segurança no Cuidado ao Paciente.

Daniela Álvares Machado Silva
Graduada em Farmácia pela Universidade Federal de Minas Gerais (UFMG). Mestra em Medicamentos e Assistência Farmacêutica pela UFMG. Atua no Núcleo Ampliado de Saúde da Família e Atenção Básica (Nasf-AB) de Belo Horizonte-MG.

Daniela Araújo Aragão Pereira
Graduada em Medicina. Residência em Clínica Médica pelo Hospital Universitário Walter Cantídio (HUWC) da Universidade Federal do Ceará (UFC). Residente de Geriatria no HUWC/UFC.

Daniela de Ré
Graduada em Fisioterapia pela Universidade Estadual do Oeste do Paraná (Unioeste). Formada em Osteopatia pela Escola de Osteopatia de Madrid. Pós-graduada em Ortopedia, Traumatologia e Desportiva. Membro da Equipe Multiprofissional do SAD de Cascavel (PR).

Daniele Santos da Conceição
Enfermeira Especialista em Pediatria. Coordenadora do Programa de Assistência Domiciliar Interdisciplinar (PADI) do Instituto Nacional de Saúde da Mulher, da Criança e do Adolescente Fernandes Figueira (INSMCAFF/Fiocruz). Mestre em Enfermagem pela Escola de Enfermagem Anna Nery-UFRJ. Doutoranda em Saúde da Criança e da Mulher do INSMCAFF/Fiocruz. Integrante do Projeto de Ações Estratégicas na Desospitalização de Pacientes Pediátricos com Condições Crônicas de Saúde do INSMCAFF/Fiocruz.

Danielle Morgado Melantonio
Psicóloga e Coordenadora do NASF de Embu das Artes, São Paulo.

Danieli Sirlei de Moraes
Mestre em Ciências do Movimento Humano pela UFRGS. Fisioterapeuta na Força Aérea Brasileira (FAB).

Danielle Bianchini Rampim
Graduada em Medicina pela Universidade Federal de São Paulo (Unifesp). Residência Médica em Medicina Física e Reabilitação – Fisiatria pela Universidade de São Paulo (USP). Cursa Especialização em Neurofisiologia Clínica na USP.

Danielle Pessoa Lima
Residência em Clínica Médica pelo Hospital do Servidor Público Municipal de São Paulo (HSPM-SP). Residência em Geriatria pelo Hospital das Clínicas da Faculdade de Medicina da USP (HC-FMUSP). Especialista em Geriatria pela Sociedade Brasileira de Geriatria e Gerontologia (SBGG). Mestre em Saúde Coletiva pela Universidade de Fortaleza (Unifor). Doutoranda em Ciências Médicas pela Universidade Federal do Ceará (UFC). Professora do Curso de Medicina da Unifor.

Danuta Ramos Duarte
Graduada em Medicina pela Universidade Federal do Tocantins (UFTO).

Daphne Lourenço
Graduada em Medicina pela Universidade Federal do Rio de Janeiro (UFRJ).

Débora Bertolin Duarte
Médica Geriatra. Residência em Geriatria pelo Instituto de Previdência dos Servidores do Estado de Minas Gerais (IPSEMG). Preceptora da Residência de Clínica Médica pelo IPSEMG. Médica do Serviço de Cuidados Paliativos do IPSEMG.

Denise Philomene Joseph van Aanholt
Nutricionista Clínica. Especialista em Terapia Nutricional pela Sociedade Brasileira de Nutrição Parenteral e Enteral (BRASPEN). Especialista em Atendimento Domiciliar pela Escola de Enfermagem da USP (EEUSP). Doutoranda do Programa de Pós-graduação em Enfermagem pela EEUSP.

Denise Rocha Raimundo Leone
Graduação e licenciatura de Enfermagem pela Universidade Federal de Juiz de Fora (UFJF). Especialização em Enfermagem em Nefrologia nos moldes de residência em serviço pela Universidade do Estado do Rio de Janeiro/Hospital Universitário Pedro Ernesto. Mestrado em Enfermagem pela UFJF. Doutorado em Saúde Coletiva pela UFJF.

Diângeli Soares Camargo
Médica de Família e Comunidade graduada pela Universidade de Caxias do Sul e titulada pela Sociedade Brasileira de Medicina de Família e Comunidade (SBMFC). Professora Universitária e Médica de Família e Comunidade.

Diani de Oliveira Machado
Mestre em Enfermagem pela Universidade Federal do Rio Grande do Sul (UFRGS). Especialista em Enfermagem em Estomaterapia pela Universidade do Vale do Rio dos Sinos (Unisinos). Especialista em Enfermagem de Urgências e Emergências pela UFRGS. Especialista em Saúde Coletiva pelo Instituto Brasileiro de Pós-graduação e Extensão (IBPEX).

Dijon Hosana Souza e Silva
Graduado em Medicina pela Universidade Federal da Bahia (UFBA).

Edna Aparecida Barbosa de Castro
Graduada em Enfermagem e Obstetrícia pela Universidade Federal de Juiz de Fora. Mestre em Educação pela Universidade Federal de Juiz de Fora. Doutora em Saúde Coletiva pelo Instituto de Medicina Social.

Eduardo Alexander Júlio César Fonseca Lucas
Médico e Enfermeiro. Doutor em Ciências pela Universidade de São Paulo (USP). Professor Adjunto do Departamento de Medicina em Atenção Primária à Saúde (DMAPS) da Faculdade de Medicina da Universidade Federal do Rio de Janeiro (FM-UFRJ).

Elaine Rossi Ribeiro
Doutora em Medicina. Docente Pesquisadora do Programa de Ensino nas Ciências da Saúde da Faculdade Pequeno Príncipe. Editora da Revista Espaço para a Saúde.

Elisa Brauwers
Graduada em Medicina pela Universidade Federal do Rio Grande do Sul (UFRGS). Residência em Medicina de Família e Comunidade pelo Hospital de Clínicas de Porto Alegre. Pós-graduanda em Preceptoria para Medicina de Família e Comunidade pela Universidade Federal de Ciências da Saúde de Porto Alegre (UFCSPA/UNA-SUS).

Eliza de Souza Sampaio
Graduada em Nutrição pela Pontifícia Universidade Católica de Minas Gerais (PUC-MG). Especialista em Nutrição Clínica, Cuidados Paliativos e Terapia da Dor e Epecializanda em Geriatria e Gerontologia pela PUC-MG. Mestranda do Programa de Pós-graduação em Nutrição e Longevidade da Universidade Federal de Alfenas (Unifal-MG). Nutricionista da Equipe Multidisciplinar de Apoio (EMAP) do Serviço de Atenção Domiciliar de Poços de Caldas e Responsável Técnica pelo Setor de Nutrição da Medicina Social da Prefeitura Municipal de Poços de Caldas.

Elza Gabriela de Barros Pereira
Graduada em Medicina pela Universidade Federal de Rondônia. Médica pelo Programa Melhor em Casa, no Serviço de Assistência Multidisciplinar Domiciliar no Estado de Rondônia.

Emanoella Pessoa Angelim Guimarães
Doutoranda em Sociologia na Universidade Estadual do Ceará (UECE). Mestra em Sociologia pela UECE. Licenciada em Sociologia pelo Centro Universitário Leonardo da Vinci (UNIASSELVI). Bacharela em Ciências Sociais pela UECE. Pesquisadora Técnica da Estação Observatório de Ciências Sociais e Humanas em Saúde (Observa Saúde) e Parecerista do Comitê de Ética em Pesquisa da Universidade Estadual do Ceará (UECE).

Emília Maria Paulina Campos Chayamiti
Enfermeira Sanitarista. Mestre em Enfermagem pela Escola de Enfermagem de Ribeirão Preto da Universidade de São Paulo (EERP-USP). Especialista em *Laser*/LED. Especialista em Estomaterapia. Especialista em Atenção Domiciliar. Especialista em Gestão da Clínica nas Regiões de Saúde. Especialista em Saúde Pública. Membro do Instituto Lótus de Cuidados Paliativos (ILCP-RP). Membro do Grupo de Pesquisa CNPq – Grupo de Estudo e Pesquisa em Segurança do Paciente. Membro do Conselho Curador da Fundação Instituto de Enfermagem de Ribeirão Preto.

Estevão Felipe dos Santos Nascimento

Esther Angélica Luiz Ferreira
Graduada em Medicina pela Faculdade de Medicina de Botucatu (FMB) da Universidade Estadual Paulista (Unesp). Residência Médica em Pediatria e em Reumatologia Pediátrica pela FMB-Unesp. Especialista em Pediatria (TEP) pela Associação Médica Brasileira (AMB) e pela Sociedade Brasileira de Pediatria (SBP). Doutora pelo Programa de Pós-graduação em Anestesiologia da FMB-Unesp. Professora Adjunta II do Departamento de Medicina (DMed) da Universidade Federal de São Carlos (UFSCar). Coordenadora da Especialização em Cuidados Paliativos da UFSCar. Membro do Departamento Científico de Cuidados Paliativos e Dor da Sociedade de Pediatria de São Paulo (SPSP). Membro do Departamento de Medicina da Dor e Cuidados Paliativos da SBP.

Euclides Colaço Melo dos Passos
Médico de Família e Comunidade. Mestre em Bioética. Pós-graduado em Psiquiatra. Pós-graduando em Filosofia pela Universidade São Camilo. Professor da Universidade Católica de Minas Gerais (PUC-MG, *campus* Poços de Caldas). Médico da Estratégia da Saúde da Família da Secretaria Municipal de Saúde de Poços de Caldas. Diretor de Ligas da Associação Mineira de Medicina de Família e Comunidade (AMMFC).

Erivelton Cordeiro Carvalho
Graduado em Enfermagem pelo Centro Universitário Serra dos Órgãos/UNIFESO. Especialista em Terapia Intensiva Neonato-Pediátrica pela Pontifícia Universidade Católica de Minas Gerais (PUC-MINAS).

Evandro Lucas de Borba
Médico de Família e Comunidade pelo Hospital de Clínicas de Porto Alegre (HCPA). Terapeuta de Família e Casal pelo Instituto da Família de Porto Alegre (INFAPA). Mestre em Medicina e Ciências da Saúde pela Pontifícia Universidade Católica do Rio Grande do Sul (PUC-RS). Chefe do Serviço de Atendimento Domiciliar do Hospital de Aeronáutica de Canoas (HACO).

Fabiano Gonçalves Guimarães
Graduado em Medicina pela Universidade Federal de Juiz de Fora. Pós-graduado em Medicina de Família e Comunidade pela Universidade Federal de Minas Gerais (UFMG). Mestrado Profissional em Saúde da Família (PROFSAÚDE) pela Universidade Federal de Juiz de Fora. Médico em Equipe de Saúde da Família em Belo Horizonte. Preceptor da Residência em Medicina de Família e Comunidade do Hospital das

Clínicas da Universidade Federal de Minas Gerais. Professor da graduação em Medicina da Universidade José do Rosário Vellano.

Fábio Araújo Gomes de Castro
Médico pela Universidade Federal de Minas Gerais. Residência em Medicina de Família e Comunidade pelo Hospital Metropolitano Odilon Behrens. Preceptor do Programa de Residência de Medicina de Família e Comunidade do Hospital Odilon Behrens e da Universidade Federal de Ouro Preto (UFOP). Mestrando em Ciências da Saúde pela Universidade Federal de Viçosa (UFV).

Fábio Campos Leonel
Especialista em Clínica Médica, Geriatria e Cuidados Paliativos. Médico pela Faculdade de Medicina de Catanduva (FAMECA). Especialista em Clínica Médica pelo Hospital do Servidor Público Estadual de São Paulo (IAMSPE). Especialista em Geriatria e Gerontologia pelo Hospital das Clínicas da Faculdade de Medicina da Universidade de São Paulo (HC-FMUSP). Especialista em Cuidados Paliativos pelo Hospital Sírio-Libanês. Vice-Presidente da Sociedade Brasileira de Geriatria e Gerontologia (SBGG-SP). Diretor do Serviço de Clínica Médica do IAMSPE – HSPE. Coordenador do Núcleo de Assistência Domiciliar Interdisciplinar (NADI) do HCFMUSP. Médico Assistente do Serviço de Geriatria do HCFMUSP. Membro do Grupo Técnico de Desospitalização da Secretaria Estadual de Saúde do Estado de São Paulo (SES/SP).

Fábio Junior Modesto e Silva
Graduado em Medicina e Enfermagem. Médico dos Serviços de Atenção Domiciliar de Contagem (EMAD Paliativo) e Ribeirão das Neves (EMAD Clínica). Mestrando na Faculdade de Medicina da UFMG. Preceptor da Residência Médica Medicina da Família e Comunidade (residentes atuantes na Rede de Saúde de Contagem). Especialista em Geriatria pelo Hospital das Clínicas da UFMG.

Felipe Gurgel do Amaral Mota
Médico pela Universidade Federal do Cariri. Residência em Clínica Médica pela Escola de Saúde Pública do Estado do Céara /Hospital Regional do Cariri. Pós-graduando em Cuidados Paliativos pelo Instituto Paliar.

Fernanda Casals do Nascimento
Graduada em Medicina pela Universidade de Ribeirão Preto. Residência Médica em Medicina de Família e Comunidade pela Faculdade de Medicina de Ribeirão Preto (FMRP-USP). Mestre em Saúde Coletiva pelo Departamento de Medicina Social pela FMRP-USP. Professora do Centro Universitário Estácio de Ribeirão Preto (SP).

Fernanda Fontes Mangerona
Graduada em Medicina pela Universidade do Oeste Paulista (Unoeste).

Fernanda Lages Mendes
Graduada em Psicologia pela Universidade Federal Fluminense (UFF). Mestra em Políticas Públicas e Formação Humana pela Universidade do Estado do Rio de Janeiro (PPFH/UERJ). Doutora em Saúde Pública pela Escola Nacional de Saúde Pública Sérgio Arouca (ENSP/Fiocruz). Pós-doutora em Saúde Pública pelo Conselho Nacional de Desenvolvimento Científico e Tecnológico (CNPq). Pesquisadora e Professora Colaboradora do Departamento de Estudos sobre Violência e Saúde Jorge Careli (Claves/ENSP/Fiocruz). Professora do Departamento de Psicologia do Instituto Brasileiro de Medicina de Reabilitação (IBMR/Ânima Educação).

Fernanda Leitão Costa
Graduada em Medicina pelo Centro Universitário Christus (Unichristus). Residente de Clínica Médica do Hospital Universitário Walter Cantídio (UFC).

Fernanda Raphael Escobar Gimenes
Professora Associada da Escola de Enfermagem de Ribeirão Preto da Universidade de São Paulo (EERP-USP). Mestre em Enfermagem Fundamental pela EERP-USP. Doutora em Ciências pela EERP-USP, com período sanduíche na Universidade de Alberta, Faculty of Nursing, Edmonton, Canadá.

Fernanda Souza Andrade
Médica Geriatra. Pós-graduada em Cuidados Paliativos Pós-graduanda em Oncogeriatria.

Fernanda Veiga de Góes
Neurologista Infantil do IFF/Fiocruz. Especialista em Pediatria pela Sociedade Brasileira de Pediatria (SBP) e em Neurologia Infantil pela SBP/ABN. Mestre em Saúde da Criança e da Mulher pelo IFF/Fiocruz. Doutoranda em Pesquisa Aplicada à Saúde da Criança e da Mulher pelo IFF/Fiocruz.

Fernanda Vieira Dias
Graduada com Licenciatura em Matemática pela Universidade Federal do Rio de Janeiro (UFRJ). Professora Adjunta do Departamento de Ciência da Computação do Instituto Multidisciplinar da Universidade Federal Rural do Rio de Janeiro e do Programa de Pós-graduação Interdisciplinar em Humanidades Digitais (PPGIHD) na mesma universidade. Mestre e Doutora em Ciências, Engenharia de Sistemas e Computação pelo Programa de Engenharia de Sistemas e Computação (PESC/COPPE-UFRJ).

Flávia Alice Portezan Miranda
Graduada em Medicina. Médica da Família e Comunidade.

Flávia Castro Andrade
Graduada em Medicina pela Pontifícia Universidade Católica de São Paulo (PUC-SP). Residência em Medicina de Família e Comunidade pela Secretaria Municipal da Saúde de Florianópolis. Pós-graduada em Preceptoria em Medicina de Família e Comunidade pela Universidade Federal de Ciências da Saú-

de de Porto Alegre. Residente do Programa de Atenção Domiciliar do Grupo Hospitalar Conceição (Porto Alegre-RS).

Francisca Luciana Almeida Colares
Graduada em Medicina pela Universidade Federal do Ceará (UFC). Residência de Medicina de Família e Comunidade pela Escola de Saúde Pública do Ceará.

Francisco Telésforo Celestino Junior
Graduado em Medicina pela Universidade Federal do Cariri (UFCA). Residente de Medicina Paliativa no Hospital Universitário Walter Cantídio (HUWC/UFC). Médico de Família e Comunidade com Residência Médica pela Univasf. Graduado em Direito pela Universidade Federal do Ceará (UFC) e em Gestão de Comércio Exterior pela Faculdade Integrada do Ceará (FIC).

Frederico Brina Correa Lima de Carvalho
Graduado em Medicina pela Universidade Federal de Minas Gerais. Trabalhou durante 3 anos como médico da família pela Prefeitura de Belo Horizonte. Fez Residência em Clínica Médica no Instituto de Previdência dos Servidores do Estado de Minas Gerais (IPSEMG). Fez a segunda Residência em Geriatria, também no IPSEMG. Preceptor da Residência Médica em Geriatria no IPSEMG e da Residência de Clínica Médica no IPSEMG.

Gabriela Carvalho Nascimento
Graduada em Fisioterapia pela Universidade Federal do Rio Grande do Sul (UFRGS). Residente do Programa de Residência Multiprofissional do Grupo Hospitalar Conceição, com ênfase em Atenção ao Paciente Crítico.

Gabriela dos Santos Marques
Médica pela Universidade Federal de Minas Gerais. Residência em Medicina de Família e Comunidade pelo Hospital Metropolitano Odilon Behrens (Belo Horizonte-MG).

Gabriela Gonçalves Campos
Médica pelo Centro Universitário de Caratinga (FUNEC). Residente R2 em Medicina de Família e Comunidade pelo FUNEC.

Gabriella Maciel Fiamoncini
Médica de Família e Comunidade pela Universidade Federal de Ouro Preto (UFOP). Pós-graduada em Preceptoria de Medicina de Família e Comunidade com ênfase Clínica pela Universidade Federal de Ciências da Saúde de Porto Alegre (UFCSPA).

Gilson Fernandes da Silva
Graduado em Enfermagem pela Universidade Paranaense (UNIPAR/Cascavel-PR). Enfermeiro, Mestre e Doutorando em Biociências e Saúde pela Universidade Estadual do Oeste do Paraná (UNIOESTE). Gerente da Escola de Saúde Pública Municipal e Coordenador do Programa de Residência Multiprofissional em Saúde da Família, da Secretaria Municipal de Saúde de Cascavel, PR.

Gleice Marques de Souza
Graduada em Enfermagem pela Unifenas. Pós-graduada com Especialização em Atenção Domiciliar pela Universidade Federal de Santa Catarina (UFSC). Enfermeira do Serviço de Atenção Domiciliar da Fundação Hospitalar Estado de Minas Gerais.

Graciele Oroski Paes
Graduada em Enfermagem. Especialista em Enfermagem Cardiovascular pela Escola de Enfermagem Ana Nery (EEAN-UFRJ). Mestre pela Universidade Federal do Estado do Rio de Janeiro (UNIRIO). Doutora pela EEAN-UFRJ. Pós-doutora pela Facultad de Enfermería, Fisioterapia y Podología da Universidade de Sevilla (FEFP-Espanha). Associada do Departamento de Enfermagem Fundamental da EEAN-UFRJ. Professora/Orientadora do Programa de Pós-graduação da EEAN-UFRJ. Líder do Grupo de Pesquisa, Ensino e Extensão em Segurança e Sustentabilidade em Saúde (GPESEG-UFRJ).

Guilherme Emanuel Bruning
Graduado em Medicina pela Universidade Federal do Paraná (UFPR). Residência Médica em Medicina de Família e Comunidade. Médico do Programa de Atenção Domiciliar (PAD) do Grupo Hospitalar Conceição (GHC) em Porto Alegre (RS).

Guilherme Gryschek
Graduado em Medicina pela Universidade Estadual de Londrina (UEL). Sanitarista pela Faculdade de Ciências Médicas e Biológicas (FMB/Unesp). Médico de Família e Comunidade pela Associação Médica Brasileira/Sociedade Brasileira de Medicina de Família e Comunidade (AMB/SBMFC). Mestre em Saúde Coletiva pela FMB/Unesp. Aperfeiçoamento Profissional em Cuidados Paliativos pelo Instituto Paliar. Doutor em Ciências pela Faculdade de Ciências Médicas (FCM/Unicamp), com período sanduíche no Palliative Care Institute Liverpool (University of Liverpool-UK).

Guilherme Rhis
Graduado em Medicina pela Universidade Federal de Juiz de Fora (UFJF), *campus* avançado de Governador Valadares. Residente em Medicina de Família e Comunidade pela Secretaria Municipal de Governador Valadares (MG).

Gustavo José Luvizutto
Graduado em Fisioterapia, com Especialização em Fisioterapia Neurológica pelo Centro Universitário de Araraquara. Mestre em Fisioterapia pelo Programa de Bases Gerais da Cirurgia com ênfase em Doenças Cerebrovasculares e Reabilitação. Doutor em Neurologia pela Universidade Estadual Paulista Júlio de Mesquita Filho (Unesp). Pós-doutor em Neuroestimulação pela Unesp. Professor do Departamento de Fisioterapia Aplicada da Universidade Federal do Triângulo Mineiro (UFTM) na área de Fisioterapia Neurofuncional.

Gustavo Labanca Valadares Reis
Médico pela Universidade Federal de Minas Gerais. Mestre em Medicina de Família e Comunidade/Saúde Coletiva pela Unimontes (MG). Doutorando na Erasmus MC, Rotterdam, Holanda, em Ensino do Raciocínio Clínico em Ambiente Virtual. Médico da Atenção Básica da Prefeitura Municipal de Ouro Preto. Preceptor da Residência Médica em Medicina de Família e Comunidade da Universidade Federal de Ouro Preto (UFOP).

Hayda Alves
Graduada em Enfermagem pela Faculdade de Ciências Médicas (FCM/Unicamp). Mestre em Enfermagem pela FCM/Unicamp. Doutora em Saúde Pública pela Escola Nacional de Saúde Pública da Fundação Oswaldo Cruz (ENSP/Fiocruz). Pós-doutora pelo Departamento de Antropologia do Instituto de Filosofia e Ciências Humanas (IFCH/Unicamp) e pelo Prevention Sciences Research Center/Morgan State University (Estados Unidos). Professora do Curso de Graduação em Enfermagem da Universidade Federal Fluminense (UFF). Professora Colaboradora da Pós-graduação em Saúde Coletiva do Instituto de Saúde Coletiva (ISC/UFF).

Heitor Rossi Lopes
Médico de Família e Comunidade com graduação pela Unifesp/EPM. Especialista em MFC pela SBMFC. Especialista em Atenção Domiciliar pela UFSC. Coordenador do Programa de Residência em Medicina de Família e Comunidade da SMS-SP. Professor da Disciplina de MFC e Supervisor de Estágios Práticos em APS/MFC da FASM (São Paulo/SP). Professor das Disciplinas de Atenção Primária à Saúde, Urgência/Terapia Intensiva e Semiologia da UNIFIP (Patos/PB). Membro e Coordenador do Subgrupo de Formação do GT em AD da SBMFC. Supervisor do PMMB no Estado de São Paulo pelo MEC. Instrutor ACLS (TECA A/SBC). Instrutor/Facility/Coordenador ACLS (AHA). Instrutor/Facility/Coordenador BFA, EO, BLS,ACLS e PALS (ASHI). Previamente foi Médico Visitador EMAD e Preceptor em AD PRMFC R3 Universidade Toronto/Canadá, PRMFC Hospital Santa Marcelina e Programa de Internato FASM.

Helena Cristina de Mesquita Tavares
Psicóloga, Bacharel em Psicologia pela Universidade Federal de Goiás. Especialista em Teorias e Técnicas em Psicanálise pela Universidade Federal de Goiás. Especialista em Psicologia da Saúde pelo CFP.

Hellen Cristina Lopes Sales Rocha
Graduada em Medicina. Residência em Clínica Médica pela Santa Casa de Misericórdia de Sobral/Universidade Federal do Ceará (UFC). Residente de Geriatria pelo Hospital Universitário Walter Cantídio/Universidade Federal do Ceará (HUWC/UFC).

Heloísa Arrussul Braga
Assistente Social, Especialista em Saúde da Família e Comunidade pela Residência Multiprofissional em Saúde pela Escola GHC. Atuante na Política de Atenção Domiciliar em Porto Alegre (RS).

Henrique de Martins e Barros
Graduado em Medicina pela Faculdade de Medicina da Universidade Federal de Minas Gerais (UFMG). Especialista em Medicina de Família e Comunidade. Pós-graduado/especialização *lato sensu* em Atenção Básica em Saúde à Família pela UFMG. Professor de Medicina da Universidade José do Rosário Vellano (FM/Unifenas-BH) em Clínica Médica e Medicina de Família e Comunidade. Médico em Unidade de Saúde da Família em Belo Horizonte (MG). Médico Responsável pelo Atendimento Domiciliar e em Instituições de Longa Permanência de pacientes idosos de Ribeirão das Neves (MG). Professor do curso de graduação – Preceptoria para o Internato em Saúde Básica para o último ano de graduação em Medicina pela Unifenas.

Hilton Soares Oliveira
Graduado em Medicina. Médico Pediatra com Especialização em Neonatologia. Médico de Família e Comunidade pela Sociedade Brasileira de Medicina de Família e Comunidade (SBMFC). Secretário Adjunto de Assistência à Saúde em Betim (MG). Professor de Pediatria, Saúde Coletiva e Medicina de Família e Comunidade do Curso de Medicina da Faculdade de Minas Gerais (MG-Faminas BH). Coordenador dos Internatos de Saúde Coletiva e Medicina de Família e Comunidade e Membro Titular do colegiado do curso da MG-Faminas BH. Mestrando em Promoção à Saúde e Prevenção da Violência da Escola de Medicina da Universidade Federal de Minas Gerais (UFMG).

Hudson José da Silva
Graduado em Enfermagem pela Universidade Federal dos Vales do Jequitinhonha e Mucuri (UFVJM). Mestrando em Gestão e Educação em Saúde pela Universidade Federal de Minas Gerais (UFMG). Pós-graduado em Enfermagem em Terapia Intensiva pelo Instituto de Educação Continuada (IEC/PUC Minas). Enfermeiro Especialista em Terapia Intensiva da Fundação Hospitalar do Estado de Minas Gerais. Enfermeiro do Serviço de Atenção Domiciliar da Prefeitura Municipal de Contagem (MG).

Igor de Oliveira Claber Siqueira
Graduado em Medicina pela Universidade Federal de Juiz de Fora (UFJF). Médico de Família e Comunidade pela SBMFC. Médico da área de Defesa Social – presídio de Caratinga. Médico do Serviço de Assistência Domiciliar (SAD) – Prefeitura Municipal de Caratinga-MG. Professor de Semiologia da Faculdade de Medicina da UNEC.

Ingrid Carneiro Damasceno
Graduada em Psicologia pela Universidade de Fortaleza (Unifor). Pós-graduanda em Psicomotricidade pela Unifor. Realiza MBA em Gestão de Pessoas pelo Centro Universitário Maurício de Nassau (Uninassau). Pesquisadora e membro integrante do Laboratório de Estudos sobre Psicanálise, Cultura

e Subjetividade (LAEpCUS) do Programa de Pós-graduação em Psicologia da Unifor.

Isabel Oliveira Arrieira
Graduada em Enfermagem pela Santa Casa de Misericórdia de Pelotas. Doutora em Ciências pela Universidade Federal de Pelotas (UFPel). Mestre em Ciências pela UFPel, especialista em Administração Hospitalar, Humanização da Atenção e Gestão do SUS, Multiprofissional em Saúde da Família, Enfermagem Materno-infantil e Gestão de Emergência em Saúde Pública. Chefe da Divisão de Gestão do Cuidado e Coordenadora Técnica do Serviço de Atenção Domiciliar do Hospital Escola da UFPel com foco na atenção em Cuidados Paliativos. Enfermeira Assistencial do Programa de Internação Domiciliar Interdisciplinar Oncológico. Profesora do Centro de Ciências da Saúde da Universidade Católica de Pelotas (UCPel). Professora do Curso de Especialização em Cuidados Paliativos da Universidade da Região da Campanha (RS) e do Curso de Especialização em Cuidados Paliativos da Universidade de Marília (Unimar) (Marília-SP).

Israel Soares Pompeu de Sousa Brasil
Graduado em Medicina pela Escola Bahiana de Medicina e Saúde Pública (EBMSP). Residência em Neurologia pelo Hospital do Servidor Público Estadual de São Paulo (Iamspe). Complementação especializada em Neurofisiologia Clínica com ênfase em Medicina do Sono pela Faculdade de Medicina da Universidade de São Paulo (USP). Especialista em Neurologia Clínica pela Academia Brasileira de Neurologia (ABN-AMB). Especialista em Medicina do Sono pela Associação Médica Brasileira (AMB). Médico Assistente do Serviço de Neurologia do Hospital do Servidor Público Estadual de São Paulo. Coordenador do Ambulatório de Sono do Departamento de Neurologia do Hospital do Servidor Público Estadual de São Paulo.

Ivone Bianchini de Oliveira

Izaura Eusébio Coelho
Graduada em Medicina pela Universidade Federal de São Paulo (Unesp). Médica Preceptora da Prefeitura Municipal de Guarulhos.

Jaqueline Teixeira Paiva
Assistente Social. Mestre em Psicologia Aplicada pela Universidade Federal de Uberlândia (UFU).

Jarbas de Sá Roriz Filho
Graduado em Medicina pela Universidade Federal do Ceará (UFC). Doutor em Ciências Médicas pela Faculdade de Medicina de Ribeirão Preto (FMRP-USP). Especialista em Geriatria pela Sociedade Brasileira de Geriatria e Gerontologia (SBGG). Residência em Clínica Médica e em Geriatria pela FMRP-USP. Professor do Magistério Superior, Adjunto IV, do Departamento de Medicina Clínica da Faculdade de Medicina da Universidade Federal do Ceará (Famed-UFC). Presidente do Instituto de Geriatria e Gerontologia do Ceará (INGGÁ). Membro da Comissão de Imunizações da SBGG.

Joana Rebesquini Teixeira
Graduada em Medicina pela Universidade de Caxias do Sul (UCS).

João André Santos de Oliveira
Médico de Família e Comunidade (SBMFC). Doutor em Saúde Coletiva pela Universidade Federal de São Paulo (Unifesp). Professor da Faculdade de Medicina da Universidade Federal da Bahia (UFBA) e da Escola Bahiana de Medicina e Saúde Pública. Supervisor do Programa de Residência em Medicina de Família e Comunidade (FESF-SUS).

João Macedo Coelho Filho
Graduado em Medicina pela Universidade Federal do Ceará (UFC). Residência em Clínica Médica no Hospital Universitário Walter Cantídio (HUWC-UFC). Mestre em Epidemiologia pela Universidade Federal de São Paulo (Unifesp). *Fellowship* em Geriatria pela University of Oxford (Reino Unido). Especialista em Geriatria pela Associação Médica Brasileira/Sociedade Brasileira de Geriatria e Gerontologia (AMB-SBGG). Doutor em Farmacologia pela UFC. Professor Titular de Clínica Médica/Geriatria da Faculdade de Medicina da Universidade Federal do Ceará (FM-UFC). Diretor da FM-UFC. Preceptor da Residência em Geriatria do Hospital Universitário Walter Cantídio (HUWC-UFC).

João Rafael Gomes de Luna
Graduado em Medicina pela Universidade Federal do Ceará (UFC).

João Victor Furtado Peixoto de Alencar
Graduado em Medicina e em Direito pela Universidade Federal do Ceará (UFC).

Joelma Veras
Doutoranda em Saúde da Família. Mestra em Processos Construtivos de Saneamento Ambiental. Docente da Universidade Federal do Maranhão e do Instituto de Educação, Ciência e Tecnologia do Maranhão. Engenheira de Segurança do Trabalho, Enfermeira, Especialista em Gerenciamento de Resíduos e Saúde Pública.

Jorge Esteves
Graduado em Medicina pela Fundação Técnico-Educacional Souza Marques. Médico de Família e Comunidade. Doutorando em Saúde Coletiva pelo Instituto de Medicina Social Hésio Cordeiro (IMS) da Universidade do Estado do Rio de Janeiro (UERJ). Mestre em Saúde Coletiva com ênfase em Atenção Primária à Saúde pela UFRJ. Especialista em Ensino na Saúde pelo IMS-UERJ. Especialista em Medicina de Família e Comunidade pela UFRJ. Preceptor da Escola Superior de Ciências da Saúde (ESCS/DF) no Programa de Residência Médica em Medicina de Família e Comunidade (MFC). Vice-coordenador do Grupo de Trabalho de Saúde Prisional

da Sociedade Brasileira de Medicina de Família e Comunidade (SBMFC). Vice-coordenador do Grupo de Trabalho de Comunicação em Saúde da SBMFC.

Jorge Luiz de Carvalho Mello

Médico Geriatra. Membro Titular Sociedade Brasileira de Geriatria e Gerontologia/AMB e da Sociedade Brasileira de Clínica Médica/AMB. Residência em Geriatria pelo Hospital Governador Israel Pinheiro do Instituto de Previdência dos Servidores do Estado de Minas Gerais (IPSEMG). Mestre em Ciências Aplicadas à Saúde pela Universidade do Vale do Sapucaí (Univás). Professor do Curso de Medicina da Univás.

José Carlos Arrojo Júnior

Médico de Família e Comunidade pela Universidade Federal de São Paulo (Unifesp). Administrador em Saúde titulado pela AMB e pela ABRAMPAS. MBA Executivo em Saúde pela Fundação Getulio Vargas (FGV). Pós-graduado em Gestão em Saúde Pública pela Universidade Estadual Paulista (Unesp). Gerente Médico da APS Santa Marcelina (São Paulo-SP). Professor da Disciplina de Medicina de Família e Comunidade da Faculdade Santa Marcelina. Coordenador do Programa de Residência Médica em Medicina de Família e Comunidade do Hospital Santa Marcelina.

Jossuel Carvalho Melo Martins

Graduado em Medicina. Médico neurologista.

Joyce Hilario Maranhão

Psicóloga. Psicanalista. Doutoranda em Psicologia pela Universidade Federal do Ceará (UFC). Mestra em Saúde da Família. Especialista em Psicologia em Saúde e Psicopedagogia pelo Conselho Regional de Psicologia da 11ª Região. Especialista em Gestão em Saúde pela Universidade Aberta do Brasil e pela Universidade Estadual do Ceará (UEC).

Julia Barban Morelli Rosas

Graduada em Medicina pela Universidade Federal do Estado do Rio de Janeiro. Residência Médica pela Universidade de São Paulo. Mestrado pelo Instituto de Medicina Social da Universidade do Estado do Rio de Janeiro. Docente da Faculdade de Medicina de Petrópolis e Supervisora do Programa de Residência de Medicina de Família e Comunidade de Petrópolis.

Júlia Düringer Jacques de Lima

Graduada em Medicina pela Faculdade de Medicina de Petrópolis. Residência em Medicina de Família e Comunidade pela Universidade Federal do Rio de Janeiro.

Júlia Santiago França

Médica de Família e Comunidade pela Universidade Federal de Ouro Preto. Médica da UBSF Bem Viver, Complexo Cachoeira da Campo, Ouro Preto, Minas Gerais. Preceptora da Residência Médica e do Internato de Saúde Coletiva da Universidade Federal de Ouro Preto.

Juliana Bisinotto Gomes Lima

Graduada em Odontologia (cirurgiã-dentista) pela Universidade de Ribeirão Preto (Unaerp). Técnica em Prótese Dentária pela Escola Técnica de Saúde (ESTES/UFU). Coordenadora do Projeto Atenção Odontológica aos Pacientes do Programa de Assistência Domiciliar do Hospital de Clínicas da Universidade Federal de Uberlândia (UFU). Professora Associada do Curso de Odontologia da UFU no Departamento de Prótese Removível e Materiais Dentários. Doutora em Reabilitação Oral pela Faculdade de Odontologia de Ribeirão Preto (FORP-USP). Mestre em Reabilitação Oral pela UFU.

Juliana Hilario Maranhão

Assistente Social. Mestra em Psicologia pela Universidade Federal do Ceará (UFC). Especialista em Gestão em Saúde pela Universidade Aberta do Brasil e pela Universidade Estadual do Ceará (UEC). Especialista em Impactos da Violência na Saúde pela Escola Nacional de Saúde Pública Sérgio Arouca (EAD/ENSP/Fiocruz).

Juliana Raphaelli de Souza

Enfermeira, graduada pela PUCRS. Pós-graduada em Gestão em Saúde pelo Instituto Albert Einstein.

Julieta Carriconde Fripp

Graduada em Medicina pela Universidade Federal de Pelotas (UFPel). Especialista em Clínica Médica e Medicina Intensiva pela Associação de Medicina Intensiva Brasileira (AMIB). Mestre e Doutora em Ciências pela UFPel. Colaboradora do Programa Melhor em Casa junto ao Ministério da Saúde. Especialista em Gestão Hospitalar pelo Instituto de Ensino e Pesquisa (IEP) do Hospital Sírio-Libanês. Especialista em Processos Educacionais na Saúde com ênfase em Avaliação e Competência. Professora do Departamento de Clínica Médica, Disciplina de Cuidados Paliativos, da Faculdade de Medicina da UFPel (Famed-UFPel).

Kamila Vieira Silva

Médica de Família e Comunidade pela FMUSP. Especialista em Cuidados Paliativos pelo Instituto Pallium Latinoamerica. Professora substituta da Disciplina de Saúde Coletiva. Preceptora da Residência Médica em MFC da UEPA/Santarém.

Karen Bon Lima Ligeiro

Mestranda do Programa de Pós-graduação em Educação (PPGE). Professora Adjunta do Centro Universitário Arthur Sá Earp Neto (UNIFASE). Graduada pela Faculdade de Medicina de Petrópolis. Especialização em Medicina da Família e Comunidade e em Pediatria pelo Instituto Carlos Chagas.

Karla Maria Carneiro Rolim

Graduada em Enfermagem pela Universidade de Fortaleza (Unifor). Especialista em Perinatologia e Saúde Reprodutiva pela Universidade Federal do Ceará (UFC). Mestra em Enfermagem pela UFC. Doutora em Enfermagem pela UFC e pela Escola Superior de Enfermagem de D. Ana Guedes (Porto-Portugal). PhD em l'Humanisation des Soins en Néonatalogie pela Universidade de Rouen (CHU/Rouen-França). Professora Titular do Curso de Enfermagem da Unifor. Professora Titular do Programa de Pós-graduação em Saúde Coletiva (PPGSC) da Unifor. Coordenadora do Mestrado Profissional em Tecnologia e Inovação em Enfermagem (MPTIE) da Unifor.

Katia Cordeiro Moreira
Graduada em Psicologia pela Universidade Federal de São Paulo.

Katia Maria Oliveira de Souza
Psicóloga. Analista de Gestão em Saúde. Doutora pela Escola Nacional de Saúde Pública Sérgio Arouca (ENSP/Fiocruz). Integra o Programa de Desospitalização do Instituto Nacional da Saúde da Mulher, da Criança e do Adolescente Fernandes Figueira (IFF/Fiocruz). Membro do Programa de Atenção Domiciliar Interdisciplinar do IFF/Fiocruz.

Keila Tomoko Higa-Taniguchi
Graduada em Medicina e em Clínica Médica Geral pela Faculdade de Medicina da Universidade de São Paulo (FMUSP). Especialista em Geriatria pela Sociedade Brasileira de Geriatria e Gerontologia (SBGG). Doutora em Ciências na área de Fisiologia Humana pelo Instituto de Ciências Biomédicas da USP. Médica Assistente do Núcleo de Assistência Domiciliar Interdisciplinar (NADI) do Hospital das Clínicas da FMUSP. Professora Colaboradora junto ao Departamento de Clínica Médica do HC-FMUSP, com base no programa da Disciplina da Clínica Médica Geral e Propedêutica.

Kênia Lara da Silva
Graduada em Enfermagem pela Universidade Federal de Minas Gerais. Mestre em Enfermagem pela Universidade Federal de Minas Gerais. Doutora pela Universidade Federal de Minas Gerais. Professora da Escola de Enfermagem da Universidade Federal de Minas Gerais e Pesquisadora do Núcleo de Estudos e Pesquisas sobre Ensino e Prática de Enfermagem (NUPEPE).

Kleber Galante Souza
Graduação em Psicologia pelo Centro Universitário do Triângulo (Unitri). Especialista (*lato sensu*) em Psicologia da Saúde e Hospitalar pela Associação de Combate ao Câncer em Goiás (ACCG). Especialista (*lato sensu*) com Residência em Saúde Pública/Hospitalar com ênfase em Psicologia Oncológica pela Universidade Federal de Uberlândia (UFU). Psicólogo no Serviço de Atenção Domiciliar (SAD) pelo Programa Melhor em Casa – Prefeitura Municipal de Uberlândia (MG).

Kleber Proietti Andrade
Graduado em Medicina pela Universidade Federal de Juiz de Fora (UFJF), *campus* avançado de Governador Valadares. Residente em Medicina de Família e Comunidade pela Secretaria Municipal de Governador Valadares (MG).

Laerte Honorato Borges Júnior
Graduado em Fisioterapia e em Educação Física. Especialista em Gestão Hospitalar no SUS. Especialista em Gestão em Serviços de Saúde. Especialista em Fisioterapia Respiratória e Terapia Intensiva. Mestre e Doutor em Ciências da Saúde pela Universidade Federal de Uberlândia (UFU). Gerente de Atenção às Doenças Crônicas no Hospital de Clínicas da UFU.

Lara Oliveira Lopes
Médica de Família e Comunidade. Atua na Atenção Básica no Município de Porto Seguro/BA.

Larissa Menezes Viana Braga Rebêlo
Residência em Medicina de Família e Comunidade pela Fundação Educacional de Caratinga (FUNEC). Graduação em Medicina pelo Centro Universitário de Caratinga – UNEC.

Larissa Natalia Fuga Guerrer
Graduada em Fisioterapia pela Universidade Paranaense (UNIPAR), em Umuarama. Especialista em Traumato-Ortopedia e Desportiva, Acupuntura e Dermato-funcional pela Ibrate, em Curitiba PR.

Larissa Suyama da Silva
Graduada em Fonoaudiologia pela Universidade de São Paulo (USP). Aprimoramento em Neurogeriatria pelo HCFMUSP. Aperfeiçoamento em Atenção Domiciliar pela Universidade Federal de Santa Catarina (UFSC/UNA-SUS). Mestranda em Saúde da Comunicação Humana pela Faculdade de Ciências Médicas da Santa Casa de São Paulo (FCMSCSP) com a temática de atendimento domiciliar em fonoaudiologia. Fonoaudióloga no SUS.

Laura Figueiredo Café
Graduada em Medicina e Especialista em Clínica Médica pela Santa Casa de Misericórdia de Belo Horizonte (SCBH). Médica Especialista em Geriatria pelo Instituto de Previdência dos Servidores do Estado de Minas Gerais (IPSEMG). Médica Assistente da equipe de Cuidados Paliativos do Instituto de Previdência dos Servidores do Estado de Minas Gerais (IPSEMG).

Leilane Isabela de Léon Ribeiro
Graduada em Medicina pela Universidade Federal de Minas Gerais (UFMG). Residência em Clínica Médica no Instituto Mário Penna (MG). Residência em Geriatria no Instituto de Previdência dos Servidores de Minas Gerais (IPSEMG). Pós-graduada em Cuidados Paliativos pelo Hospital Israelita Albert Einstein.

Lenir Santos
Graduada em Direito pela Universidade do Estado do Rio de Janeiro (UERJ). Especialista em Direito Sanitário pela Universidade de São Paulo (USP). Doutora em Saúde Pública pela Universidade Estadual de Campinas (Unicamp, DSC-FCM). Professora convidada da Unicamp e Presidente do Instituto de Direito Sanitário Aplicado (IDISA).

Leonardo Cançado Monteiro Savassi
Médico de Família e Comunidade. Pediatra. Mestre e Doutor em Educação em Saúde pelo Centro de Pesquisas René Rachou (Fiocruz Minas). Médico da Atenção Domiciliar na GEAD Unimed-BH. Professor Associado da Universidade Federal de Ouro Preto (UFOP). Coordenador do polo UFOP – Mestrado Profissional em Saúde da Família.

Leonardo Davi Bettim Florêncio
Graduado em Medicina e Especialista em Cuidados Paliativos e Controle de Dor pela Pontifícia Universidade Católica de Minas Gerais (PUC-MG). Médico Especialista em Atenção Domiciliar pelo Centro de Ciências da Saúde da Universidade Federal de Santa Catarina (UFSC). MBA em Gestão, Inovação e Serviços em Saúde pela Pontifícia Universidade Católica do Rio Grande do Sul (PUC-RS). Médico da APS Santa Marcelina com atuação em Atenção Domiciliar.

Leonardo Graever
Médico de Família e Comunidade/*Family Physician*. Professor Colaborador do Programa Mestrado Profissional em Atenção Primária à Saúde (MPAPS – UFRJ). Professor de Medicina da UNIFASE Petrópolis.

Leonardo Valesi Valente
Graduado em Terapia Ocupacional pela Universidade Federal de Minas Gerais (UFMG). Especialista em Saúde Mental e Atenção Psicossocial. Especialista em Gerontologia e Programas de Saúde. Especialista em Neuropsicologia. Mestre em Neurologia. Professor efetivo do Instituto Federal do Rio de Janeiro (IFRJ – *campus* Realengo) nas graduações em Terapia Ocupacional, Fisioterapia, Farmácia e na pós-graduação em Neuroeducação (*campus* avançado Mesquita). Professor das disciplinas: Neuropsicologia e Reabilitação Cognitiva; Idoso, Família e Sociedade; Supervisão de Estágio III em Terapia Ocupacional; Atenção à Saúde III (Geriatria e Gerontologia); Processos Cognitivos, Linguagem e Aprendizagem; Desenvolvimento Neuropsicomotor e Aprendizagem. Preceptor de Estágio I (Reabilitação Cognitiva) e Estágio III (Saúde Funcional) na Clínica-Escola do IFRJ. Doutorando em Psicossociologia de Comunidades e Ecologia Social do Programa Eicos, do Instituto de Psicologia da UFRJ.

Letícia Andrade
Mestre e Doutora em Serviço Social pela PUC-SP, com Pós-doutoramento em Serviço Social pela mesma instituição. Assistente Social do Hospital das Clínicas da Faculdade de Medicina da Universidade de São Paulo. Coordenadora da Comissão de Treinamento e Ensino do Programa de Aprimoramento, Especialização e Residência em Serviço Social do HCFMUSP.

Letícia Maria Soares
Médica Especialista em Clínica Médica. Mestre em Gerontologia pela Universidade Estadual de Campinas (Unicamp). Professora do Curso de Medicina da Universidade do Vale do Sapucaí (Univás).

Leydjane Nunes Carvalho
Graduada em Psicologia pela Universidade Federal de Alagoas (UFAL). Especialista em Gestão em Saúde Pública pela Faculdade de Economia (FEAC/UFAL). Especialista em Psicologia da Saúde pelo Conselho Federal de Psicologia (CFP). Mestra em Ensino na Saúde pela Faculdade de Medicina (FAMED/UFAL).

Liane Carvalho de Brito de Souza
Médica Anestesiologista com área de atuação em Dor e Cuidados Paliativos pela AMB/SBA. Doutoranda em Ciências Médicas pela Universidade de São Paulo (USP). Coordenadora do Serviço de Dor do Hospital Universitário Walter Cantídio da Universidade Federal do Ceará (UFC/EBSERH). Responsável pela Residência Médica em Dor da UFC/EBSERH.

Lidiane de Oliveira Vilela
Médica pela Universidade do Vale do Rio Verde. Residência Médica em Medicina de Família e Comunidade pelo Hospital Municipal Odilon Behrens. Atuou em Equipe de Saúde da Família, na gestão da Prefeitura de Belo Horizonte como Referência Técnica e na Unimed Pleno em BH. Foi Coordenadora e Preceptora do Programa de Residência Médica de Medicina de Família e Comunidade do Hospital Municipal Odilon Behrens e Preceptora do PET Saúde GRADUA-SUS pela Universidade de Minas Gerais. Supervisora do Programa Mais Médicos do Brasil pela Universidade São João Del Rei. Médica do Programa de Atendimento e Internação Domiciliar (PADI) de Varginha. Professora do curso de Medicina da Universidade José do Rosário Vellano – Unifenas/Alfenas. Mestra em Educação em Saúde pela Unimontes/ PROFSAUDE. Ex-Presidente da Associação Mineira de Medicina de Família e Comunidade.

Lissa Carvalho Werneque
Graduada em Medicina pelo Instituto Metropolitano de Ensino Superior (IMES). Residente de Medicina de Família e Comunidade pela Secretaria Municipal de Saúde de Governador Valadares (MG).

Lívia Almeida de Menezes
Graduada em Medicina pela Universidade Gama Filho (UGF-RJ). Residência em Pediatria pelo Instituto Nacional de Saúde da Mulher, da Criança e do Adolescente Fernandes Figueira (IFF/Fiocruz) e em Infectologia Pediátrica também pelo IFF/Fiocruz. Especialista em Gestão Hospitalar pelo Instituto Sírio-Libanês de Ensino e Pesquisa – IEP/HSL. Aluna do Programa de Mestrado Profissional em Saúde da Criança e da Mulher. Diretora Substituta e Coordenadora de Atenção à Saúde do IFF/Fiocruz. Diretora Técnica do corpo médico do IFF/Fiocruz junto ao CREMERJ.

Luana Souto Barros
Doutora em Segurança e Saúde Ocupacionais pela Faculdade de Engenharia da Universidade do Porto (FEUP). Mestre em Bioengenharia pela Universidade Federal de Minas Gerais (UFMG). Especialista em Fisioterapia Respiratória.

Luara Brandão Viveiros
Médica pela Escola de Medicina da Universidade Federal de Ouro Preto (UFOP). Residência Médica em Medicina de Família e Comunidade no Hospital das Clínicas da Universidade Federal de Minas Gerais (HC UFMG). Especialista em Preceptoria de Medicina de Família e Comunidade pela Universidade Federal de Ciências da Saúde de Porto Alegre (UFCSPA). Preceptora do Programa de Residência Médica de Medicina de Família e Comunidade da UFOP.

Lucas Lima de Carvalho
Graduando em Enfermagem pela Escola de Enfermagem Anna Nery (EEAN) da Universidade Federal de Rio de Janeiro (UFRJ).

Lucas Wollmann
Médico Especialista em Medicina de Família e Comunidade. Mestre e Doutorando em Epidemiologia pelo Programa de Pós-graduação em Epidemiologia da Universidade Federal do Rio Grande do Sul (UFRGS), com pesquisas na área de Atenção Primária à Saúde e Relação Médico-Paciente. Médico do Serviço de Saúde Comunitária do Grupo Hospital Conceição, em Porto Alegre (RS). Gerente de Formação, Ensino e Pesquisa da Agência para o Desenvolvimento da Atenção Primária à Saúde (ADAPS).

Luciana Leite

Luciana Dadalto
Doutora em Ciências da Saúde pela Faculdade de Medicina da Universidade Federal de Minas Gerais (UFMG). Mestre em Direito Privado pela PUC-Minas. Advogada com atuação exclusiva em saúde. Professora universitária.

Luciana de Oliveira Neves
Graduada em Medicina pela Universidade Federal de Pelotas (UFPel). Residência em Neurologia pela Santa Casa de Porto Alegre (UFCSPA). Título em Medicina Paliativa pela Academia Brasileira de Neurologia (ABN). Neurologista e Coordenadora do Serviço de Neurologia e Neurocirurgia no Hospital São Carlos. Coordenadora do Núcleo de Medicina Paliativa pela ABN. Pós-graduada em Neurologia Vascular pelo Hospital Moinhos de Vento, Porto Alegre (RS). MBA de Gestão em Negócios de Saúde pela Universidade de Fortaleza (Unifor). Mestranda em Saúde Coletiva pela Unifor. Certificação em Neurossonologia pela ABN e pela Associação Médica Brasileira (AMB).

Luciana Pinto Saavedra
Graduada em Medicina e em Fisioterapia pela Universidade Luterana do Brasil. Especialização em Fisioterapia Dermatofuncional pela CBES. Especialização em Saúde Coletiva pela Ulbra. Especialização em Educação na Saúde para Preceptores do SUS pelo HSL. Especialização em Cuidados Paliativos pelo HSL. Especialização em Geriatria Clínica e Preventiva pela PUC-RS. Especialização em Cuidados ao Paciente com Dor pelo HSL. Mestre em Saúde Coletiva pela Ulbra. Residência Médica em Medicina de Família e Comunidade pelo Grupo Hospitalar Conceição (GHC). Especialista em Medicina de Família e Comunidade com área de atuação em Medicina Paliativa. Coordenadora do Serviço de Dor e Cuidados Paliativos do GHC. Médica na Clínica de Oncologia Integrativa Oncotrata (RS). Preceptora da Residência de Medicina Paliativa do GHC. Membro do Grupo de Trabalho de Cuidados Paliativos da SBMFC. Membro do Comitê de Cuidados Paliativos na Atenção Primária da ANCP e do Grupo de Pesquisa de Narrativas em Saúde do GHC.

Luciana Wolff
Graduada em Fonoaudiologia pela Pontifícia Universidade Católica de São Paulo (PUC-SP). Mestra e Doutora em Fonoaudiologia pela PUC-SP com Aperfeiçoamento em Comunicação Suplementar e Alternativa pelo COGEAE-PUC-SP. Experiência na área de Fonoaudiologia Clínica e Educacional, com ênfase em Comunicação Suplementar e Alternativa e Transtorno do Espectro Autista.

Luciane Kopittke

Ludimila Falcão Gomes

Luís Fernando Rodrigues
Médico pela Universidade Estadual de Londrina. Residência em Clínica Médica e em Gastroenterologia Clínica. Especialista em Cuidados Paliativos pelo PALLIUM – Latino América. Masters in Health Research in Palliative Care pela Lancaster University - UK. Doutorando em Saúde Coletiva pela UEL. Atuou como Médico Assistente e Gerente no Sistema de Internação Domiciliar da Secretaria Municipal de Saúde de Londrina, PR. Foi Coordenador Médico do DOM - Serviço de Atenção Domiciliar da Unimed de Londrina entre 2002 e 2006. Diretor Clínico do Hospital Anísio Figueiredo de Londrina. Atuou no Hospital de Câncer de Londrina onde reestruturou a Equipe Interprofissional de Cuidados Paliativos Oncológicos, com a criação do Serviço de Atendimento Domiciliar daquele hospital. Ex-conselheiro do CRM-PR entre. Membro fundador da Academia Nacional de Cuidados Paliativos. Vice-presidente da Academia Nacional de Cuidados Paliativos entre 2011-2013. Foi conselheiro vocal da Associação Latino Americana de Cuidados Paliativos (ALCP), na gestão do Dr Jorge Eisen Chelas (ARG). Membro da comissão organizadora do VI Congresso de Cuidados Paliativos da ALCP realizado em Curitiba em 2012. Médico Assistente da Unidade de Cuidados Paliativos do Hospital de Câncer de Barretos. Coordenador do Comitê de Ligas Acadêmicas de Cuidados Paliativos da ANCP. Membro do Comitê de Políticas Públicas da ANCP. Vice-presidente do Instituto Lótus de Cuidados Paliativos de Ribeirão Preto. Participação como consultor dos textos da Lei n. 20.091, de 19 de Dezembro de 2019 – cria a política estadual de cuidados paliativos no Paraná. Docente da Pós-graduação em Cuidados Paliativos da PUCPR. Docente da Pós-graduação em Cuidados Paliativos do Hospital Araújo Jorge/PUC-GO em Goiânia/GO. Docen-

te da Pós-graduação Multiprofissional em Cuidados Paliativos da FACISB, em Barretos.

Luiz Felipe Fabbi
Graduado em Medicina pela Universidade de São Paulo (USP). Especialista em Saúde da Família pelo Santa Marcelina. Médico de Família e Comunidade pela Fundação Faculdade de Medicina. Clínico da Prefeitura Municipal de São Paulo.

Luiza Watanabe Dal Ben
Graduada em Enfermagem. Doutora e Mestre em Enfermagem pela EEUSP. Atua desde 1992 na Atenção Domiciliar. Membro da REBRAENSP e da ABRAHCT. Pesquisadora na área de Gestão em Saúde e Transição de Cuidados.

Madeleine Sales de Alencar
Residência em Clínica Médica pelo Hospital Geral de Fortaleza pela Escola de Saúde Pública do Ceará. Residência em Geriatria pelo Hospital Universitário Walter Cantídio/Universidade Federal do Ceará (HWC/UFC). Pós-graduada em Cuidados Paliativos e Bioética pela Universidade de Fortaleza (Unifor). Mestranda em Fisioterapia e Funcionalidade pela UFC. Professora do Curso de Medicina do Centro Universitário Christus (Unichristus). Preceptora e membro integrante da Equipe de Cuidados Paliativos do Hospital Geral do Ceará.

Maíla Cristina da Cunha Guimarães
Graduada em Medicina pela Faculdade de Medicina da Universidade Federal de Minas Gerais (UFMG). Residência Médica em Pediatria pelo Hospital Infantil João Paulo II – FHEMIG. Especialização em Cuidados Paliativos Pediátricos pelo Hospital Sírio-Libanês.

Manuela Guedes Borges
Médica de Estratégia de Saúde da Família em São Paulo. Residência de Medicina de Família e Comunidade pela Casa de Saúde Santa Marcelina.

Mara Lúcia Renostro Zachi
Graduada em Enfermagem pela Universidade Paranaense (UNIPAR). Mestre em Ensino das Ciências da Saúde pela Universidade do Pequeno Príncipe em Curitiba (PR). Enfermeira Concursada e Gerente da Atenção Especializada do Município de Cascavel (PR). Especialista em Vigilância Sanitária pela UNIPAR. Especialista em Processos Educacionais na Saúde pelo IEP. Vice-Presidente da Associação Brasileira dos Serviços de Atenção Domiciliar (ABRASAD). Membro externo do Grupo de Trabalho de Atenção Domiciliar da Sociedade Brasileira de Medicina de Família e Comunidade (SBMFC).

Marcello Dala Bernardina Dalla
Graduado em Medicina pela Universidade Federal do Espírito Santo. Mestrado em Educação pela Fundação Universidade Regional de Blumenau. Doutorado em Pediatria e saúde da criança pela Pontifícia Universidade Católica do Rio Grande do Sul.

Marcelo de Freitas Mendonça
Médico Geriatra e Paliativista. Pós-graduado em Cuidados Paliativos pela Universidade de Santa Cecília (SP). Doutorado em Clínica Médica pela FMRP-USP. Titulado em área de atuação em Medicina Paliativa pela Associação Médica Brasileira (AMB) e pela Sociedade Brasileira de Geriatria e Gerontologia SBGG). Coordenador da Comissão de Cuidados Paliativos do Hospital de Clínicas de Uberlândia (UFU-MG).

Marcia Cristina Lemos dos Santos
Graduada em Medicina pela Universidade Federal do Estado do Rio de Janeiro (Unirio). Médica de Família e Comunidade. Residência em Medicina de Família e Comunidade pela SMS de Sobral (CE). Preceptora da Residência Médica em Medicina de Família e Comunidade pela SMS do Rio de Janeiro. Curso de atualização em Cuidados Paliativos e Acupuntura.

Marco Túlio Aguiar Mourão Ribeiro
Médico de Família e Comunidade. Geriatra. Mestre e Doutor pela Universidade Federal do Ceará (UFC). Professor do Curso de Medicina da Universidade de Fortaleza (Unifor) e da Universidade Federal do Ceará (UFC). Vice-presidente da Sociedade Brasileira de Medicina de Família e Comunidade. Ensino, pesquisa e extensão na atenção domiciliar na APS. Médico e diretor da Clínica FAM Fortaleza (CE).

Marco Tulio Cária G. Pereira
Médico de Família e Comunidade. Mestre em Atenção Psicossocial. Graduado em Medicina pela Universidade Federal de Minas Gerais (UFMG) com Residência em MFC pela Universidade Federal do Vale do São Francisco (Univasf). Mestre em Atenção Psicossocial pelo IPUB/UFRJ.

Marcos Quirino Gomes Faria
Especialista em Clínica Médica e Geriatria pela SBCM e pela SBGG. Professor Assistente de Geriatria do Centro Universitário FAG em Cascavel/PR. Médico Geriatra Responsável pelo Ambulatório de Geriatria no Município de Cascavel/PR.

Marcos Venicios Alencar Lima
Graduado em Psicologia pelo Centro Universitário de João Pessoa. Tem experiência na área de Licenciatura em Psicologia, com ênfase em Psicologia Clínica, Organizacional, Psiconefrologia Hospitalar. Psicólogo Clínico do Serviço de Atendimento Domiciliar (SAD).

Margarete Simone Fanhani dos Santos
Graduada em Enfermagem pela Universidade Estadual do Oeste do Paraná (Unioeste). Mestre em Promoção da Saúde pela Unicesumar. Especialista em Docência no Ensino Superior pelo Centro Universitário Assis Gurgacz (FAG). Professora do curso de Enfermagem do Centro Universitário Assis Gurgacz, com enfoque no Centro Cirúrgico.

Maria Aquimara Zambone
Nutricionista. Mestre em Ciências pela Faculdade de Medicina da Universidade de São Paulo (FMUSP). Especialista em Nutrição Enteral e Parenteral pela BRASPEN. Especia-

lista em Gerontologia pela SBGG. Coordenadora do Programa de Residência em Nutrição Clínica do Instituto Central do Hospital das Clínicas da FMUSP.

Maria das Graças Fonseca Rocha

Assistente Social do Hospital Universitário Walter Cantídio – UFC/EBSERH. Graduada em Serviço Social pela Universidade Estadual do Ceará (UECE). Mestre em Avaliação de Políticas Públicas pela Universidade Federal do Ceará (UFC). Especialista em Cuidados Paliativos e Bioética pela Universidade de Fortaleza (Unifor). Especialista em Administração e Planejamento do SUAS pela UECE. Especialista em Planejamento e Administração de Projetos Sociais pela Universidade Gama Filho.

Maria de Fátima Maciel Nepomuceno

Especialista em Geriatria, em Saúde do Idoso e em Saúde da Família pela Universidade de Pernambuco. Especialista em curso de formação em Terapia Comunitária pelo Espaço Família – Serviços Jurídicos e Terapêuticos. Servidora Pública da Secretaria Municipal de Saúde do Recife.

Maria de Lourdes Guin

Pós-graduada em Educação Profissional na área da Saúde pela UFMG. Enfermeira do Serviço de Atenção Domiciliar no município de Caratinga.

Maria Eliana Madalozzo Schieferdecker

Especialista em Terapia Nutricional Enteral e Parenteral pela Sociedade Brasileira de Terapia Parenteral e Enteral. Mestrado em Medicina Interna e Doutorado em Clínica Cirúrgica pela Universidade Federal do Paraná (UFPR). Professora Associada do Departamento de Nutrição/UFPR. Professora permanente do Programa de Pós-graduação em Alimentação e Nutrição da UFPR, em que foi coordenadora no período 2015-2017 e Vice-coordenadora no período de 2011-2015. Conselheira do CRN-8 gestões 2009-2012 e 2012-2015. Experiência em Diagnóstico e Intervenção Nutricional em Indivíduo Hospitalizado e em Domicílio. Tutora da Residência Multiprofissional de Atenção Hospitalar na área de concentração da Saúde do Adulto e Idoso no Hospital de Clínicas da UFPR. Atua na Terapia Nutricional Enteral Domiciliar em projetos de extensão e pesquisa.

Maria Eugênia Baltazar Guimarães

Graduação em Medicina pela Universidade Federal da Paraíba. Residência Médica em Medicina de Família e Comunidade – Sistema Municipal de Saúde pela Escola da Prefeitura Municipal de Fortaleza; Clínica Médica pela Escola de Saúde Pública do Ceará; Geriatria pela Universidade Federal do Ceará (UFC). Especialização em Cuidados Paliativos pela Universidade Estadual do Ceará. Médica do Serviço de Cuidados Paliativos da UFC.

Maria Leopoldina de Castro Villas Bôas

Médica pela Universidade Federal de Alagoas. Mestrado em Saúde da Criança pela Universidade Federal de Alagoas. Mestrado em Ciências da Saúde pela Universidade Federal de Sergipe. Doutorado em Ciências da Saúde pela Universidade de Brasília.

Maria Lia Silva Zerbini

Enfermeira Sanitarista pela USP-SP. Mestre em Saúde Coletiva pela UFRGS. Especialista em Micropolítica da Gestão e do Cuidado pela UFF.

Maria Raimunda Penha Soares

Professora Associada da Universidade Federal Fluminense. Graduada em Serviço Social e em Ciências Econômicas pela UFMA. Mestre e Doutora em Serviço Social pela UFRJ. Pós-doutorado pelo PPGPP/UFMA. Líder do Grupo de Pesquisa NEAB (Diretório do CNPq). Coordena projetos de pesquisa e extensão em questões étnico-raciais e junto a quilombos do Rio de Janeiro.

Maria Teresa de Andrade Sol

Médica de Família e Comunidade da Estratégia Saúde da Família em Ouro Preto, MG. Preceptora da Residência Médica em MFC da Universidade Federal de Ouro Preto (UFOP).

Maria Teresa de Mendonça Biasi Pafume

Residência em Saúde da Criança pela UFU. Mestre em Ciências da Saúde pela UFU. Especialista em Fisioterapia Cardiorrespiratória Pediátrica e Neonatal pelo COFFITO. Fisioterapeuta da UTI Pediátrica da UFU.

Maria Vanessa Tomé Bandeira de Sousa

Graduada em Enfermagem pela Universidade Federal do Ceará (UFC). Especialista em Enfermagem Médico-Cirúrgica pela Universidade Estadual do Ceará (UECE). Especialista em Cuidados Paliativos e Bioética pela Universidade de Fortaleza (Unifor). Mestranda em Tecnologia e Inovação em Enfermagem pela Unifor. Enfermeira do Serviço de Cuidados Paliativos HUWC. Enfermeira da CIHDOTT do IJF.

Mariana Borges Dias

Graduação em Medicina pela Faculdade de Ciências Médicas de Minas Gerais. Especialista em Clínica Médica e em Gestão de Políticas de Saúde Informadas por Evidências. Médica concursada e efetiva da FHEMIG e da Secretaria Municipal de Saúde de Betim, cedida ao Ministério da Saúde, onde atua como referência técnica para Atenção Domiciliar desde 2011. Áreas de atuação: Saúde Coletiva e Gestão Pública, com ênfase em Atenção Domiciliar, Atenção Primária, Urgências e Emergências, Toxicologia Clínica e Gestão Hospitalar.

Mariana Ribeiro Maso Lous

Farmacêutica Clínica pela Pontifícia Universidade Católica do Paraná. Especialista em Gestão da Saúde, Farmácia Clínica Hospitalar e Cuidados Paliativos e Controle da Dor.

Mariana Setúbal Nassar de Carvalho

Assistente Social. Tecnologista em Saúde Pública da Fiocruz. Doutora em Serviço Social pela UFRJ. Integra o Programa de

Desospitalização do Instituto Nacional da Saúde da Mulher, da Criança e do Adolescente Fernandes Figueira (IFF/Fiocruz).

Marianna Fischer de Paula Lopes

Graduada em Medicina pela Universidade Federal de Minas Gerais (UFMG).

Mariléia Sandra Renostro

Graduada em Ciências Biológicas com ênfase em Biotecnologia pela Universidade Paranaense (UNIPAR). Especialista em Auditoria e Perícia Ambiental pela UNIPAR. Técnica de Enfermagem com experiência da Atenção Domiciliar.

Marília Mendes Costa

Marina Dias Gomes Bar Infante

Médica de Família e Comunidade pela Universidade Federal de Ouro Preto. Médica da UBSF Fontanella Jaguariuna, SP. Tutora do Programa Médicos pelo Brasil.

Marina Magalhães de Sousa e Silva

Graduação em Nutrição pelo Centro Universitário de Belo Horizonte. Especialização em Nutrição Clínica e Terapia Nutricional pelo GANEP Educação. Mestre em Ciências da Saúde pela Faculdade de Medicina da UFMG (2013). Tem experiência na área de Nutrição, com ênfase em Dietética, Reeducação Alimentar, Nutrição Clínica e Obesidade.

Marina Padovani

Professora do Curso de Fonoaudiologia da Santa Casa de SP. Professora do Centro de Estudos da Voz CEV de SP. Ex-Presidente da Comissão de Ensino da SBFa.

Marta Lúcia Pereira

Graduada em Pedagogia pela Fundação Educacional Rosemar Pimental. Graduada em Psicologia pela Universidade Estácio de Sá. Pós-graduada em Gestão de Recursos Humanos pela Universidade Barra Mansa. Especialização *lato sensu* em Cuidados Paliativos pelo Hospital Santa Cecília (SP) e pela Pinus LongaEva. Especialização *lato sensu* em Gestão de Atenção à Saúde pela Fundação Dom Cabral e pelo Hospital Sírio-Libanês de Ensino e Pesquisa. Ex-Coordenadora do Serviço de Atenção Domiciliar de Volta Redonda (RJ).

Marta Maria Sampaio Serrano

Especialista em Pediatria pela SBP. Residência Médica em Pediatria pelo Hospital Infantil Albert Sabin. Coordenadora da Unidade de Cuidados Especiais Prolongados do Hospital Infantil Albert Sabin. Preceptora do PRM em Pediatria do HIAS. Médica Pediatra do HIAS. Plantonista da UTI pediátrica.

Maruan Omais

Graduado em Medicina pela Universidade Federal de Mato Grosso do Sul e Doutorado em Medicina (Ortopedia e Traumatologia) pela Universidade de São Paulo. Tem experiência na área de Medicina, com ênfase em Anestesiologia, atuando principalmente nos seguintes temas: Dor, Anestesiologia, Analgesia em Obstetrícia, Analgesia Multimodal e Analgesia Pós-operatória, é Fundador e Diretor Presidente a da Assosmed – Associação Sul Matogrossence para o estudo da Dor.

Matheus Marques Almeida Machado

Graduação em Medicina pela Universidade Federal de Minas Gerais. Tem experiência na área de Educação Médica.

Mauro Binz Kalil

Médico pela Fundação Faculdade Federal de Ciências Médicas de Porto Alegre. Especialista em Medicina de Família e Comunidade; mantendo atuação em nível assistencial desde graduação, tendo experiências em internação hospitalar, emergência e atenção primária. Área de atuação focal em internação domiciliar há 10 anos. Coordenador da implantação de Programa de Atenção Domiciliar do Ministério da Saúde na cidade de Porto Alegre e Programa de Oxigenoterapia Domiciliar. Experiência em ensino acadêmico e de profissionais em especialização.

Mauro Kleber de Sousa e Silva

Especialista em Clínica Médica pelo CFM. Especialista em Suporte Nutricional pelo CFM. Membro da Equipe de Assistência Domiciliar (GEAD) – UnimedBH.

Milton Junior Neckel

Graduação em Medicina pelo Centro Universitário Fundação Assis Gurgcz. Especialização em Cuidados Paliativos pelo Instituto Paliar. Preceptor na Residência de Medicina de Família e Comunidade de Cascavel, Paraná, na grade de atenção domiciliar. Médico Assistente no Programa de Assistência e Internação Domiciliar (PAID).

Mônica Regina Prado de Toledo Macedo Nunes

Terapeuta Ocupacional Sanitarista. Mestranda pela UFSCAR – PPG Gestão da Clínica. Presidente da ABRASSAD. Ex-Coordenadora do Programa do SAD de Campinas/SP. Ex-Diretora de Saúde – SMS de Campinas/SP. Coordenadora da APS – SMS de Campinas.

Mônica Isaura Corrêa

Médica pela Faculdade de Medicina do Vale do Aço – UNIVAÇO. Residência Médica em Medicina de Família e Comunidade. Pós-graduação pela Faculdade Ciências Médicas de Minas Gerais em Emergências Médicas. Possui experiência na área de Cuidados Paliativos e Atenção Domiciliar. Médica do Serviço de Assistência Domiciliar da Prefeitura de Caratinga-MG. Discente do curso de Medicina do Centro Universitário de Caratinga nas Disciplinas de Medicina de Família e Comunidade, Semiologia Médica e Clínica Médica. Supervisora da Residência Médica da Medicina de Família e Comunidade do Hospital Irmã Denise – CASU. Pós-graduanda em Cuidados Paliativos pelo Hospital Israelita Albert Einstein.

Munira Bittencourt Abud

Graduada em Medicina pela Universidade Anhembi Morumbi. Pós-graduada em Medicina da Família pela Universidade

Federal de São Paulo (Unifesp). Nefrologista formada pela Santa Casa de Misericórdia de São Paulo.

Naiara Monique de Vasconcelos Matias
Médica de Estratégia de Saúde da Família do município de Lucas do Rio Verde (MT). Graduada pelo Centro Universitário de Várzea Grande (UNIVAG/Mato Grosso-Brasil).

Nayara Gonçalves Ferreira
Médica pela Faculdade de Ciências Médicas de Minas Gerais. Especialista em Clínica Médica pelo Hospital Júlia Kubtschek. Especialista em Geriatria pelo Hospital da Previdência (IPSEMG). Membro Titular em Geriatria pela Sociedade Brasileira de Geriatria e Gerontologia (SBGG). Pós-graduada em Cuidados Paliativos pelo Hospital Albert Einstein.

Nayra da Silva Freitas
Médica pela Universidade do Estado do Amazonas. Médica de Família e Comunidade pela Universidade Federal de Ouro Preto (UFOP). Preceptora no Programa de Residência em Medicina de Família e Comunidade da UFOP.

Natália Dias de Almeida Costa
Enfermeira de Família e Comunidade. Pós-graduação em preceptoria do SUS pelo Hospital Sírio-Libanês (em curso), Mestranda em Ciências Farmacêuticas pela Universidade Federal de Ouro Preto. Coordenadora das unidades básicas de saúde Bauxita/Vila Aparecida Ouro Preto MG.

Natália Priolli Jora Pegoraro
Graduação em Enfermagem pela Escola de Enfermagem de Ribeirão Preto da USP. Doutorado em Ciências pelo Programa de Pós-graduação em Enfermagem Psiquiátrica da Escola de Enfermagem de Ribeirão Preto da USP. Enfermeira do Centro de Atenção Psicossocial a Usuários de Álcool e outras Drogas (CAPS-ad II) de Ribeirão Preto – SP. Ex-coordenadora do CAPS-ad II de Ribeirão Preto. Representante dos Serviços da rede Municipal Especializada em atendimentos de Pacientes com Transtornos Relacionados ao uso de Álcool e outras drogas no Comitê Gestor de Saúde Mental da Secretaria de Saúde de Ribeirão Preto-SP (Portaria n. 148/2020). Tem experiência na área de Enfermagem, com ênfase em Enfermagem Psiquiátrica, atuando principalmente nos seguintes temas: uso, abuso e dependência de álcool e outras drogas, enfermagem psiquiátrica, prevenção e promoção à saúde focada em agravos decorrentes do uso de substâncias.

Nélcio Souza Soares Segundo
Graduado em Medicina pela Universidade de Fortaleza (Unifor). Residente em Medicina de Família e Comunidade. Emergencista em unidades de pronto-atendimento e Médico Perito da Justiça Federal do Ceará.

Niveamara Sidrac Lima Barroso
Servidora Pública da SESA/Ce. Psicóloga Clínica e Hospitalar, Preceptora de Residência Interdisciplinar Esp/Ce. Terapeuta Sistêmica de Casal e Família. Mestre em Psicologia. Especialista em Abordagem Sistêmica da Família, Psicopedagogia, Dependência Química, Formação em Cuidados Paliativos, Arteterapia, Tanatologia, Constelação Familiar e Terapia Comunitária Integrativas.

Odilon Mangerona Netto
Graduação pela Universidade Federal do Triângulo Mineiro. Médico Dermatologista pela Prefeitura Municipal de São Paulo.

Otávio Amâncio da Silva
Médico pelo Centro Universitário das Faculdades Associadas de Ensino (UNIFAE), Residente R2 em Medicina de Família e Comunidade pela PUC Minas. Médico na APS em Poços de Caldas.

Patrícia Fernandes Barreto Machado Costa
Graduação em Medicina pela Universidade Federal do Estado do Rio de Janeiro. Mestrado em Medicina pela Universidade Federal Fluminense. Doutorado pelo Programa de Medicina Tropical da Fiocruz. Especialista em Pediatria com área de atuação em Pneumologia Pediátrica pela Sociedade Brasileira de Pediatria e pela Sociedade Brasileira de Pneumologia e Tisiologia. Professora Assistente em Pediatria/Pneumologia Pediátrica da Universidade Federal do Estado do Rio de Janeiro (UNIRIO). Pneumopediatra do Setor de Pneumologia Pediátrica da Instituto Nacional da Saúde da Mulher e da Criança – Instituto Fernnades Figueira – Fiocruz. Tem experiência na área de Medicina, com ênfase em Pneumologia Pediátrica, atuando principalmente nos seguintes temas: broncodisplasia pulmonar, sibilância na infância, doença pulmonar por vírus, doença pulmonares crônicas em pediatria e avaliação da função pulmonar na infância.

Patrícia Rigoni Dantas Baldi
Graduação em Psicologia pela Universidade Federal de Goiás. Psicoterapeuta Junguiana com ênfase em Psicologia Analítica. Especialista em Psicologia da Saúde e Hospitalar pela ACCG. Certificação em Conhecimentos Gerais em Psico-oncologia pela SBPO. Psicóloga Responsável pela Equipe de Oncologia paliativa do SAD (Serviço de Atenção Domiciliar) de Aparecida de Goiânia.

Patrícia Rocha dos Santos
Fonoaudióloga pela Universidade Estadual de Campinas (Unicamp). Aprimoramento em Neurogeriatria pelo HCFMUSP. Mestre em Fonoaudiologia Clínica pela PUC-SP. Doutoranda em Comunicação e Saúde pela PUC-SP com a temática de atendimento domiciliar em fonoaudiologia. Fonoaudióloga do SUS.

Paula Grisolia Soares Carvalho
Médica Especialista em Clínica Médica pelo Hospital João XXIII/FHEMIG. Médica Especialista em Geriatria pelo Instituto de Previdência dos Servidores do Estado de Minas Gerais (IPSEMG). Pós-graduada em Cuidados Paliativos pelo Instituto de Ensino e Pesquisa Albert Einstein. Médica Assistente da Equipe de Geriatria e Cuidados Paliativos do Insti-

tuto de Previdência dos Servidores do Estado de Minas Gerais (IPSEMG).

Paula Hobi Weiss Cunha de Castilho

Nutricionista pela PUCPR, com experiência em Nutrição Clínica. Mestranda pela UFPR. Membra do Grupo Brasileiro de Nutrição Enteral Domiciliar (BHEN) da UFPR. Fundadora da Liga do BHEN.

Pauliana Alencar Monteiro

Mestranda em Saúde Pública pela Universidade Federal do Ceará (UFC). Especialista em Nutrição e Exercício Físico pela Universidade Estadual do Ceará (UECE). Residência Multiprofissional em Saúde Coletiva pela Escola de Saúde Pública do Ceará (ESP/CE). Bacharel em Ciências da Nutrição pela Universidade de Fortaleza (Unifor). Pesquisadora do Programa Aluno Voluntário de Iniciação Científica – PAVIC da Unifor.

Pedro Henrique Miranda

Médico pela Universidade Federal de Ouro Preto (UFOP). Residência em Medicina de Família e Comunidade pela UFOP. Médico de Família na Unimed Inconfidentes - Itabirito - MG. Médico Plantonista na Unidade de Pronto Atendimento – Conginhas – MG.

Pedro Paulo de Oliveira Junior

Médico de Família e Comunidade. Preceptor do Programa de Residência em Medicina de Família e Comunidade da Universidade Federal de Ouro Preto (UFOP).

Pollyanne Fabrícia Teixeira

Queila Furlanetto

Graduação em Fonoaudiologia pelo Centro Universitário São Camilo. Aprimoramento em Neuro-Geriatria em Fonoaudiologia pelo HCFMUSP. Fonoaudióloga do Hospital Sírio-Libanês e realiza atendimentos domiciliares para pacientes com disfagia e distúrbios de linguagem. Atua também em projetos para promoção do envelhecimento saudável por meio de estimulação linguístico-cognitiva individual ou em grupos. Participa do grupo ARCO (Ambulatório Reabiliação Cognitiva Pós-traumatismo Crânioencefálico) do HCFMUSP, com especialidade voltada também para este público.

Rafael de Oliveira Arrieira

Graduado em Fisioterapia pela Universidade Católica de Pelotas. Especialização no Programa Saúde da Família pela Portal Faculdades, Passo Fundo-RS. Mestre em Saúde da Mulher, Criança e Adolescente pela UCPel. Funcionário Público da Universidade Federal de Pelotas e Doutorando em Saúde e Comportamento pela UCPel.

Rafael Firmino Ballester

Graduado em Medicina pela Universidade Federal do Rio Grande do Sul (UFRGS). Membro do Laboratório de Dor e Neuromodulação. Médico-residente de Medicina de Família e Comunidade do Hospital de Clínicas de Porto Alegre (HCPA). Mestrando pelo Programa de Pós-graduação da UFRGS – Ciências Médicas.

Rafaela Alves Pacheco

Professora Efetiva de Medicina de Família e Comunidade da UFPE. Professora Efetiva do Curso de Medicina NCV-UFPE de Caruaru. Graduação pela Universidade de Pernambuco. Tem experiência na área de Medicina, com ênfase em Atenção Primária em Saúde, Saúde Mental Comunitária e Cuidado Holístico. Médica de Família e Comunidade com Residência Médica pela Universidade de Pernambuco (FCM-UPE). Docente no Laboratório de Sensibilidades e no Programa de Práticas Interdisciplinares de Ensino, Serviço e Comunidade (PIESC) do NCV-UFPE. Preceptora da Residência de Medicina de Família e Comunidade da Secretaria Municipal de Saúde do Recife (SESAU-Recife). Mestra em Saúde Coletiva PPGSC-UFPE. Especializanda em Ginecologia Natural.

Rafaela Yasmine de Sousa Ferreira

Graduação em Medicina pela Universidade Estadual do Ceará. Residência em Medicina de Família e Comunidade pela Escola de Saúde Pública do Ceará. Mestrado em Saúde da Família pela Fundação Oswaldo Cruz Ceará. Docente do curso de Medicina da Unifor. Supervisora do Programa Mais Médicos da Escola de Saúde Pública do Ceará. Preceptora da Residência em MFC da Escola de Saúde Pública do Ceará e Integrante do Colegiado de Coordenação da Residência em Medicina de Família e Comunidade. Ex-tutora do Grupo Tutorial da Residência em Medicina de Família e Comunidade.

Rafaella Rosa de Oliveira Fernandes

Médica pela Universidade Federal de Alagoas (UFAL). Médica de Família e Comunidade pela Universidade Federal de Ouro Preto. Especialista em Preceptoria Clínica em Medicina de Família e Comunidade pela UFCSPA-UNASUS.

Raísa Dall'Agnol Fiorentin

Médica pela Pontifícia Universidade Católica do Rio Grande do Sul-PUCRS. Residência em Pediatria pelo Hospital São Lucas da PUCRS. Especialista em Pediatria pela Sociedade Brasileira de Pediatria. Médica Pediatra do Programa Melhor em Casa, Associação Hospitalar Vila Nova, Porto Alegre/RS. Médica Pediatra estatutária da Atenção Básica na Prefeitura de Gravataí/RS.

Raphael Lacerda Barbosa

Raquel Carvalho de Sousa

Médica pela Universidade Estadual de Londrina (UEL). Residência em Medicina de Família e Comunidade pela Faculdade de Medicina de São José do Rio Preto (FAMERP). 3° ano de Medicina de Família e Comunidade com área de atuação em Cuidados Paliativos pela Universidade Federal de São Paulo (Unifesp). Preceptoria em Residência Médica pela Universidade Aberta do Sistema Único de Saúde (UNA-SUS) em parceria com a Universidade Federal de Ciências da Saúde de Porto Alegre (UFCSPA). Pós-graduação em Saúde da Família pela

UNA-SUS em parceria com a Unifesp. Pós-graduação Multiprofissional em Cuidados Paliativos pela Casa do Cuidar.

Raquel Jeanty de Seixas Mestriner

Graduação em Fisioterapia pela Pontifícia Universidade Católica do Rio Grande do Sul (PUCRS). Realizou o Programa de Residência Multiprofissional em Saúde da PUCRS com ênfase em Reabilitação Cardiopulmonar. Especializada em Fisioterapia em Oncologia pela FACIS – SP e em Saúde da Família pela Escola de Gestão em Saúde/HMV. Mestrado Acadêmico no Programa de Pós-graduação em Ciências Médicas pela UFRGS. Fisioterapeuta do Programa de Atenção Domiciliar do Grupo Hospitalar Conceição (PAD/GHC).

Ravini dos Santos Fernandes Vieira dos Santos

Enfermeira. Mestre em Enfermagem pela Universidade do Estado do Rio de Janeiro (UERJ). Professor Assistente do Departamento de Enfermagem Materno-Infantil (DEMI) da Faculdade de Enfermagem da UERJ.

Renalli Alves

Graduada em Fisioterapia. Pós-graduada em Fisioterapia cardiorrespiratória. Mestre em Patologia pela Universidade Federal de Pernambuco (UFPE). Especialista em Fisioterapia Neurofuncional da Criança e do Adolescente. Professora Substituta do Curso de Fisioterapia da UFPE. Doutoranda em Saúde Integral pelo Instituto de Medicina Integral Professor Fernando Figueira. Fisioterapeuta do Hospital Otávio de Freitas – Secretaria de Saúde de Pernambuco. Tutora da Faculdade Pernambucana de Saúde. Professora de cursos de Pós-graduação. Formação no Conceito Bobath e Bobath Baby Course.

Renata Chaves

Médica de Família e Comunidade – GHC. Terapeuta de Família e Casais pelo Instituto Noos. Mestrado Profissional em Saúde da Família – PROFSAUDE/UERJ. Docente da Universidade Estácio de Sá/IDOMED *campus* Città/Rio de Janeiro.

Renata Meiga

Aluna do segundo ano do curso de Medicina da Faculdade de Medicina do ABC. Bolsista do Programa PIBIC/CNPq na área de Biologia Molecular.

Renata Mesquita Ferreira Lima

Psicóloga pela Universidade Federal do Ceará (UFC). Trabalha com atendimento clínico, hospitalar e domiciliar. Especialista em Psicologia Hospitalar pelo Conselho Regional de Psicologia. Especialização em Saúde Mental e Atenção Psicossocial pelo Centro Universitário Estácio do Ceará. Pós-graduação em Atenção Domiciliar pela Universidade Federal de Santa Catarina (UFSC). Mestranda em Saúde Coletiva pela Universidade Estadual do Ceará (UECE). Trabalhou como Psicóloga Hospitalar no Hospital Haroldo Juaçaba (Instituto do Câncer Do Ceará) e no Hospital Regional do Norte (HRN) em Sobral-CE. Psicóloga do Serviço de Atendimento Domiciliar (SAD) do Hospital Geral Dr. Waldemar de Alcântara (HGWA), realizando estudos na área de Atenção Domiciliar.

Renata Zanella

Mestre em Ensino nas Ciências da Saúde da Faculdade Pequeno Príncipe. Pós-graduada em Metodologia do Ensino Superior e em Enfermagem e Saúde do Trabalhador. Graduada em Enfermagem pelo Centro Universitário Assis Gurgacz – FAG. Docente do curso e Coordenadora de Trabalhos de Conclusão de Curso (TCC) de Enfermagem do Centro Universitário Assis Gurgacz.

Renato Martins Pereira Girato

Residência Médica em Medicina de Família e Comunidade. Médico do Centro de Atenção Integral à Saúde do Hospital de Força Aérea de São Paulo. Médico responsável pelo processo de implantação do PRM em Medicina de Família e Comunidade do HFASP (ainda em fase de cadastro). Médico responsável pela Agência Transfusional do HFASP. Médico Responsável Técnico Assistencial pela Organização Social Associação Saúde da Família (ASF) da regional Oeste do município de São Paulo.

Rhaíza Colares Franco

Graduada em Medicina pelo Instituto Metropolitano de Ensino Superior. Médica da Equipe de Saúde da Família da UBS São Domingos (Ladainha-MG). Professora na Faculdade de Medicina do Mucuri da Universidade Federal dos Vales do Jequitinhonha e Mucuri (UFVJM), área de Saúde da Família. Preceptora voluntária no Internato Rural da UFVJM.

Ricardo Alexandre de Souza

Graduado em Medicina pela Universidade Federal de Minas Gerais (UFMG). Vice-Presidente da Associação Mineira de Medicina de Família e Comunidade. Mestre em Saúde Pública pela mesma instituição, com ênfase em Epidemiologia. Doutor em Estudos do Lazer pela UFMG. Professor da UFMG, no Departamento de Pediatria na área de Medicina de Família e Comunidade. Titulado na área.

Ricardo de Castilhos

Médico graduado pela UFRGS. Especialista em Medicina de Família e Comunidade pelo GHC. Médico do Programa de Atenção Domiciliar pelo Grupo Hospitalar Conceição. Supervisor Acadêmico do Programa Mais Médicos para o Brasil.

Ricardo Souza Heinzelmann

Médico de Família e Comunidade titulado pela Sociedade Brasileira de Medicina de Família e Comunidade (SBMFC). Graduado em Medicina pela Faculdade de Medicina da Universidade Federal da Bahia (UFBA). Especialista em Saúde da Família pela UFBA. Mestre em Epidemiologia com ênfase em Atenção Primária à Saúde pela UFRGS. Diretor de Graduação e Pós-graduação *stricto sensu* da SBMFC. Professor efetivo do Departamento de Saúde Coletiva da Universidade Federal de Santa Maria (UFSM). Supervisor do Programa de Residência em Medicina de Família e Comunidade da UFSM. Médico de Família e Comunidade do Serviço de Atenção Domiciliar do Hospital Universitário de Santa Maria.

Rita de Cássia Guedes de Azevedo Barbosa
Graduada em Fisioterapia pela Universidade Federal de Minas Gerais (UFMG). Especialista em Fisioterapia Respiratória pela UFMG. Fisioterapeuta da Fundação Hospitalar do Estado de Minas Gerais. Preceptora da Fundação Hospitalar do Estado de Minas Gerais.

Roberta Costa Aquino de Alcantara
Enfermeira pela Universidade Federal do Ceará (UFC). Especialização em Enfermagem em Centro de Terapia Intensiva pela Universidade Estadual do Ceará (UECE). Especialização em Cuidados Paliativos pela Universidade Estadual do Ceará (UECE). Mestranda em Tecnologia e Inovação em Enfermagem pela Universidade de Fortaleza (Unifor).

Rodrigo Bazan
Graduado em Medicina pela Universidade Estadual Paulista Júlio de Mesquita Filho. Mestre em Neurologia pela Faculdade de Medicina da USP Ribeirão Preto (FMUSP-RP). Doutor em Neurologia pela FMUSP-RP. Professor Assistente da Universidade Estadual Paulista Júlio de Mesquita Filho. Professor Assistente Doutor da Faculdade de Medicina de Botucatu (FMB/Unesp). Membro do Comitê de Ética em Pesquisa da FMB/Unesp. Supervisor da Residência Médica em Neurologia da FMB/Unesp. Pesquisador do Conselho Nacional de Desenvolvimento Científico e Tecnológico da FMB/Unesp. Coordenador Geral da Upeclin da FMB/Unesp e Conselho de curso da 3ª série da FMB/Unesp. Ex-Coordenador do Departamento Científico (DC) em Reabilitação Neurológica da Academia Brasileira de Neurologia (ABN).

Rogerio Luz Coelho Neto
Graduação em Medicina pela Faculdade Evangélica do Paraná. Especialista em Acupuntura Médica e em Medicina de Família e Comunidade. Mestrado em Desempenho Esportivo pela UFPR. Professor e Supervisor do Eixo de Saúde Coletiva da Faculdade de Medicina da Universidade Positivo;.Preceptor da Residência em Medicina de Família e Comunidade do Programa Conjunto em Curitiba (UFPR/FEAES/PUCPR/FPP/UP-HCV). Médico da Estratégia de Saúde da Família, concursado na Prefeitura Municipal de Curitiba desde 2006.

Rogério Yassuaki Sakurada
Médico Especialista em Medicina da Família e Comunidade. Docente do curso de Medicina da Faundação Assis Gurgacz. Coordenador do Programa de Residência Médica em Medicina da Família e Comunidade do Hospital São Lucas de Cascavel-PR. Tem experiência na área de Medicina, com ênfase em Saúde da Família e Comunidade e Atenção Domiciliar

Rômulo Rebouças Lobo
Médico pela Universidade Federal do Ceará (UFC). Residência em Clínica Médica pelo Hospital das Clínicas da Faculdade de Medicina de Ribeirão Preto-USP (HCFMRP-USP). Residência em Geriatria pelo HCFMRP-USP. Especialista em Geriatria pela Sociedade Brasileira de Geriatria e Gerontologia (SBGG). Doutorado em Ciências Médicas pela Faculdade de Medicina de Ribeirão Preto-USP. Professor Adjunto do Departamento de Medicina Clínica da UFC. Médico Assistente do Serviço de Geriatria do Hospital Universitário Walter Cantídio da UFC.

Rosani da Rosa Bendo
Assistente Social. Especialista em Saúde Pública e Saúde da Família pela Universidade Estadual do Oeste do Paraná. Especialista em Gestão em Saúde pela Universidade Aberta do Brasil e pela Escola Nacional de Saúde Pública Sergio Arouca – EAD/ENSP/Fiocruz. Especialista em Preceptoria no SUS Hospital Sírio-Libanês.

Roselene Soares de Oliveira
Fisioterapeuta pela Universidade de Fortaleza (Unifor). Especialista em Fisioterapia Cardiorrespiratória pela Unifor. Especialista em Cuidados Paliativos pela FAVENI. Mestre em Saúde da Criança e do Adolescente pela Universidade Estadual do Ceará (UECE). Fisioterapeuta do Serviço de Assistência Domiciliar do Hospital Geral Dr. Waldemar Alcântara e da Unidade de Terapia Intensiva Oncológica do Hospital Infantil Albert Sabin.

Ruan Carling Schott Wondollinger
Médico de Família e Comunidade pela UFOP.

Rubens Torres de Holanda Cavalcante Filho
Graduado em Medicina pela Universidade de Fortaleza (Unifor). Residente em Medicina de Família e Comunidade.

Rúbia Santos Camargo Di Salvio
Farmacêutica. Especialista em Gestão da Assistência Farmacêutica pela Universidade Federal de Santa Catarina. Mestra e Doutoranda em Medicamentos e Assistência Farmacêutica pela Universidade Federal de Minas Gerais. Atua no Nasf-AB de Belo Horizonte-MG.

Rute Ramos da Silva Costa
Nutricionista e Mestre em Alimentação, Nutrição e Saúde pela UERJ. Doutora em Educação em Ciências e Saúde pela UFRJ. Docente do Instituto de Alimentação e Nutrição do Centro Multidisciplinar da UFRJ. Líder do Grupo de Pesquisa CulinAfro (CNPq) e do Programa de Extensão AJEUM: Alimentação, Saúde e Cultura na Escola. Membro do Núcleo de Estudos Afro-brasileiro e indígena Clarissa Gomes da Silva.

Ruth Borges Dias
Graduada em Medicina pela Faculdade de Ciências Médicas de Minas Gerais. Residência em Pediatria. Especialista em Medicina de Famíla e Comunidade.

Sabrina Stefany da Silva Souza
Preceptora da Residência de Medicina de Família e Comunidade de Governador Valadares. Residência Médica pela SMS Governador Valadares. Formada pela Universidade Federal de Juiz de Fora *campus* Governador Valadares.

Saionara Pereira da Silva
Assistente Social, atuante na política de saúde na área de Pediatria. Especialista em Políticas Públicas e Direitos Sociais. Residência em Saúde da Família e Comunidade. Mestranda em Saúde da Criança e do Adolescente.

Samia Carolina Reis e Silva
Enfermeira Mestre em Desenvolvimento Regional e Meio Ambiente. Doutoranda do Programa de Pós-graduação da Escola de Enfermagem Anna Nery da Universidade Federal do Rio de Janeiro (UFRJ).

Samuel Soares Filho
Médico Assessor Técnico – APS/Hospital Santa Marcelina. Supervisor do Programa de Residência em Medicina de Família e Comunidade do Hospital Santa Marcelina. Professor do curso de Medicina da Faculdade Santa Marcelina (FASM). Médico de Família e Comunidade do Hospital Santa Marcelina. Mestre em Ciências da Saúde e Medicina de Família pela McGill University. Doutorando em Cirurgia Global pela Unifesp.

Sandra Trindade Toledo
Bacharel e Licenciada em Enfermagem pela Universidade Federal de Juiz de Fora (UFJF). Especialista em Enfermagem em Saúde do Adulto nos moldes de Residência em Serviço pelo HU/UFJF. Mestra em Enfermagem pela Faculdade de Enfermagem da UFJF.

Sara M. Teixeira Sgobin
Psiquiatra. Mestre em Ciências Médicas pela Faculdade de Ciências Médicas da Unicamp. Especialista em Gestão de Redes pela Fiocruz. Coordenadora de Saúde Mental de Campinas.

Sarah B. Segalla
Graduação em Medicina pela Universidade Estadual de Campinas (Unicamp). Residência em Medicina de Família e Comunidade pela Escola de Saúde Pública de Florianópolis. Mestrado em Saúde Coletiva pela Universidade Federal da Paraíba (UFPB). Docente no curso de graduação de Medicina do Centro Universitário de João Pessoa (Unipê). Supervisora Acadêmica do Programa Mais Médicos no DSEI Vale do Javari e Coordenadora do Grupo de Interesse Especial em Saúde Indígena da Sociedade Brasileira de Medicina de Família e Comunidade (SBMFC). Tem experiência na área de Medicina, com ênfase em Medicina de Família e Comunidade e Política, Planejamento e Gestão.

Sarah Musy Leitão
Médica Geriatra. Ex-residente de Geriatria do Hospital Universitário Walter Cantídio da Universidade Federal do Ceará (UFC). Preceptora do Serviço de Cuidados Paliativos do Hospital Geral de Fortaleza. Mestranda do Programa de Mestrado Profissional em Ensino em Saúde e Tecnologias Educacionais do Centro Universitário Christus (UNICHRISTUS). Professora do Curso de Medicina da UNICHRISTUS.

Sarah Silva Ferraz
Preceptora da Residência de Medicina de Família e Comunidade de Governador Valadares. Residência Médica pela SMS Governador Valadares. Formada pela Universidade Federal de Juiz de Fora *campus* Governador Valadares.

Sati Jaber Mahmud
Graduação em Medicina pela Universidade Federal do Rio Grande do Sul (UFRGS). Residência Médica em Medicina de Família e Comunidade pelo Grupo Hospitalar Conceição (GHC). Mestrado em Avaliação de Tecnologias para a Saúde no SUS. Tem experiência nas áreas de Atenção Domiciliar e Atenção Primária a Saúde.

Scheilla de Lima Bastos

Simone de Araújo Medina Mendonça
Farmacêutica pela Universidade Federal de Ouro Preto. Mestra em Ciências Farmacêuticas e Doutora em Medicamentos e Assistência Farmacêutica, ambos pela Universidade Federal de Minas Gerais (UFMG). Professora Adjunta do Departamento de Farmácia Social da Faculdade de Farmácia da UFMG.

Simone Pereira Lins Chaves
Graduação em Fonoaudiologia. Pós-graduada em Saúde Pública, Fonoaudiologia Hospitalar e Disfagia e em Cuidados Paliativos. Aperfeiçoamento em Atenção Domiciliar pela UFSC. Mestre em Gerontologia pela UFPB. Atuação em Disfagia, com atendimento domiciliar; atuação em Audiologia Clínica. Docente Substituta da UFPB. Docente do Centro Universitário de João Pessoa da UNIPÊ. Coordenação da Extensão em Saúde Pública e Audiologia.

Simone Sanghi
Mestre em Serviço Social pela Pontifícia Universidade Católica do Rio Grande do Sul (PUCRS). Especialização em Preceptoria no SUS pelo Hospital Sírio-Libanês. Graduada em Serviço Social pela Universidade Católica de Pelotas. Residência Integrada em Saúde Coletiva com ênfase na Atenção Primária em Saúde pela Escola de Saúde Pública do RS (ESP/RS). Ex-docente do Curso de Graduação e Pós graduação em Serviço Social da Universidade Luterana do Brasil (ULBRA), nas modalidades presencial e EAD. Docente do Curso de Graduação em Serviço Social da Faculdade Anhanguera na modalidade EAD. Possui experiência na área de Saúde Pública e Serviço Social, com ênfase no estudo com famílias em situação de vulnerabilidade social, atuando na área de consultoria e assessoria. Assistente Social do Hospital-Escola da UFPEL – atuando junto ao Ambulatório de Cuidados Paliativos – Cuidativa/FAMED/UFPEL e Serviço de Atenção Domiciliar e Cuidados Paliativos.

Sócrates Palácio da Silveira
Graduação pela Universidade Federal de Juiz de Fora. Residência em Medicina de Família e Comunidade. Especialista em Geriatria. Trabalha em ILPI na cidade de São João Nepomuceno.

Soraia Rizzo
Graduada em Enfermagem pela Universidade Federal de São Paulo e em Direito pela Universidade Bandeirante de São Paulo. Especialista em Saúde Pública e Estomaterapia.

Suely Itsuko Ciosak
Enfermeira. Professora Associada-3 da EEUSP. Especialista em terapia nutricional pela BRASPEN. Orientadora de Mestrado e Doutorado dos Programas Pós-graduação da EEUSP e Programas Interunidades de Doutoramento em Enfermagem da EE e EERP USP. Presidente do Programa de Pós-graduação Interunidades de Doutoramento em Enfermagem EE/EERP USP. Membro da Comissão de Pesquisa EEUSP. Bolsista Produtividade em Pesquisa do CNPq. Coordenador do Grupo de Pesquisa: "A senescência e a senilidade: desafios no cuidar em saúde", cadastrado no CNPq.

Talita Ferreira Turatti do Carvalhal
Graduada em Fisioterapia pela Universidade Estadual Paulista Júlio de Mesquita Filho. Pós-graduada em Fisioterapia Cardiorrespiratória pela Faculdade Inspirar.

Tamires dos Prazeres de Oliveira
Graduada em Enfermagem pela Universidade do Oeste Paulista. Atua no atendimento domiciliar pelo Programa Melhor em Casa.

Tânia Maria de Cássia Marcucci Oliveira
Graduada em Medicina pela Faculdade de Medicina de Jundiaí. Rresidência em Pediatria pela PUC Campinas. Ex-Coordenadora da área da criança e adolescente pela Secretaria Municipal de Campinas.

Tarcísio Nema de Aquino
Graduado em Fisioterapia pela Pontifícia Universidade Católica de Minas Gerais (PUC-MG). Mestre em Ciências da Reabilitação pela Universidade Federal de Alfenas. Especialista em Fisiologia do Exercício pela Universidade Federal de São Carlos e em Fisioterapia Cardiorrespiratória pela AVM Faculdade Integrada. Aperfeiçoamento em Reeducação Postural Global e em Fisioterapia Pneumofuncional. Possui experiência em Fisioterapia em Terapia Intensiva, Reabilitação Cardiopulmonar e Metabólica e Serviço de Atenção Domiciliar. Fisioterapeuta do Programa Melhor em Casa pela Secretaria de Saúde de Poços de Caldas. Docente nos cursos de Fisioterapia, Enfermagem, Educação Física e Farmácia da Faculdade Pitágoras.

Tatiana Monteiro Fiuza
Graduação em Medicina pela Universidade Federal de Minas Gerais (UGMG). Preceptora de Medicina de Família e Comunidade e Coordenadora regional do Programa de Residência de Medicina de Família e Comunidade do Sistema Municipal de Saúde Escola de Fortaleza. Especialista em Medicina de Família e Comunidade. Especialização latu senso em Medicina do adolescente. Mestre em Saúde Pública pela Universidade Federal do Ceará (UFC). Doutora em Saúde Pública pela UFC. Professora Adjunta da UFC.

Tatiane Ferreira Vaz
Enfermeira, Especialista em Terapia Intensiva e Terapia Intensiva e Trauma em Neonatologia e Pediatria pela Universidade Católica de Minas Gerais e em Ginecologia e Obstetrícia pela Faculdade Única. Enfermeira da UTI Neonatal e Pediátrica do Hospital Regional em Betim (MG). Enfermeira da Equipe Multiprofissional de Atenção Domiciliar Pediátrica em Contagem (MG).

Thaís Bandeira de Carvalho
Graduação em Medicina pela Universidade do Estado do Rio Grande do Norte . Residência em Medicina de Família e Comunidade pela Secretaria Municipal de Saúde do Rio de Janeiro. Residência em Medicina Paliativa pela Universidade Federal do Ceará (UFC). Coordenadora do Serviço Especializado em Cuidados Paliativos no Hospital São José de Doenças Infectocontagiosas. Médica do Ambulatório de Dor e Cuidados Paliativos – PRONON da Santa Casa de Misericórdia de Fortaleza. Professora Substituta da Disciplina Atenção Básica à Saúde do Adulto (ABS8)/Semiologia da UFC.

Thiago de Medeiros Souza
Enfermeiro pela Universidade do Estado do Rio de Janeiro (UERJ). Especialização em Enfermagem nos moldes de Residência: Clínica e Cirúrgica: Hematologia e Hemoterapia pela Universidade Federal do Estado do Rio de Janeiro (UNIRIO). Especialização em Enfermagem em Oncologia Clínica pela Universidade Veiga de Almeida (UVA). Mestre em Enfermagem pela Faculdade de Enfermagem da Universidade Federal de Juiz de Fora (UFJF).

Thiago Henrique dos Santos Silva
Graduação em Medicina pela Universidade Federal de Pernambuco. Residência Médica em Medicina de Família e Comunidade pelo Hospital das Clínicas da Universidade Federal de Pernambuco. Mestrado em Saúde Pública pela Universidade de São Paulo. Especialista em Terapia Intensiva pela AMIB. Pós-graduado em Pesquisa Clínica pela Harvard T.H. Chan School of Public Health. Médico Diarista das UTIs Cirúrgicas do Hospital das Clínicas da Faculdade de Medicina da USP (HC-FMUSP). Médico da UTI do Hospital Sírio-Libanês. Preceptor da Residência de Anestesiologia do HC-FMUSP no estágio das UTIs Cirúrgicas. Foi Preceptor/Professor convidado do Programa de Residência Médica em Medicina de Família e Comunidade de São Bernardo do Campo, no estágio de Urgência e Emergência. Professor do Curso de Eletrocardiograma e Cardiologia aplicada à Atenção Primária chancelado pela Sociedade Brasileira de Medicina de Família e Comunidade (SBMFC).

Thiago Leister de Medeiros
Médico de Família e Comunidade pela Universidade Federal de Ouro Preto. Médico da UBSF Morro Santana, Ouro Preto,

Minas Gerais. Preceptor da Residência Médica e do Internato de Saúde Coletiva da Universidade Federal de Ouro Preto.

Thomaz de Figueiredo Braga Colares
Graduado em Medicina pelas Faculdades Integradas Pitágoras. Residência em Clínica Médica pelo Hospital Governador Israel Pinheiro – IPSEMG. Geriatria pelo Hospital Governador Israel Pinheiro – IPSEMG. Docente na Graduação de Medicina das Faculdades Unidas do Norte de Minas – Funorte. Preceptor da Residência de Geriatria da Universidade Estadual de Montes Claros pela Unimontes. Coordenador do Centro de Referência de Atenção à Saúde do Idoso – CRASI em Montes Claros. Pós-graduando em Cuidados Paliativos pela Faculdade Unimed. Mestrando em Cuidado Primário à Saúde pela Unimontes.

Tiago Maas
Médico de Família e Comunidade e Paliativista do Programa Melhor em Casa/PIDI em Pelotas/RS. Professor do Núcleo de Saúde Coletiva da UCPel. Especialista em Saúde da Família pela UFSC. Titulado em Medicina de Família e Comunidade e Medicina Paliativa pela AMB. Mestre em Saúde da Família pela Fiocruz/ABRASCO.

Ubiratan de Araújo Curcino Júnior
Diretor da Atenção Domiciliar de São Pedro da Aldeia, RJ. Responsável Técnico pela implantação do SAD de São Pedro da Aldeia, RJ, e pelo funcionamento e gerência técnica do SAD de Cabo Frio, RJ. Graduado em Fisioterapia pela UnigranRio. MBA pela Universidade Federal do Rio de Janeiro (UFRJ) em Gestão de Pessoas. Pós-graduado em Gestão do Atendimento Domiciliar pela Universidade Federal de Santa Catarina (UFSC). Docente do curso de Gestão do Serviço de Atendimento Domiciliar pela Universidade de São Paulo (USP). Referência Técnica e Fiscal do Programa Oxigenoterapia pelo município de São Pedro da Aldeia do Estado do Rio de Janeiro.

Vanderlei Luiz Gomes
Atuou como coordenador e idealizador do projeto de Atenção Odontológica aos Pacientes do Programa de Assistência Domiciliar do Hospital de Clínicas da UFU. Diretor Hospital Odontológico da Faculdade de Odontologia da UFU. Vice-Diretor da Faculdade de Odontologia UFU. Coordenador da área de Reabilitação Oral do Programa e Mestrado da FOUFU. Vice-Presidente da ABO/Uberlândia. Vice-Presidente da ABENO. Professor Aposentado Titular da área de Prótese Removível e Materiais Odontológicos. Professor do Programa de Pós-graduação em Mestrado da FOUFU. Doutor em Reabilitação Oral pela FORP/USP. Mestre em Clínicas Odontológicas pela USP. Especialista em Prótese Dentária pelo CRO GO. Especialista em Metodologia do Ensino Superior UNB/UFU. Cirurgião Dentista pela Universidade Federal de Uberlândia.

Vanessa Pellegrini Fernandes
Graduação em Medicina pela Universidade Federal de Pelotas, com Residência em Clínica Médica e Geriatria.

Vanessa Tomé Gonçalves Calado
Mestra em Ciências da Reabilitação – Comunicação Humana – pela Faculdade de Medicina da USP. Pós-graduação *lato sensu* em Docência do Ensino Superior. Capacitação profissional em Saúde Baseada em Evidências pelo Hospital Sírio-Libanês. Especialização em Neurogeriatria pelo Hospital das Clínicas. Bacharelado em Fonoaudiologia pela Faculdade de Medicina da USP. Fonoaudióloga Clínica com vasta experiência na área de Reabilitação em Neurologia, Geriatria e Cognição, em Promoção de Saúde Cognitiva para o Envelhecimento Saudável e Pesquisadora voluntária no Ambulatório de Reabilitação Cognitiva Pós–traumatismo Cranioencefálico no HCFMUSP. Possui experiência com atividades de ensino: preceptoria em Curso de Graduação em Fonoaudiologia das Faculdades Metropolitanas Unidas (FMU) na área de linguagem oral e escrita; responsável pela elaboração do Projeto Pedagógico do Curso (PPC) de Fonoaudiologia da Faculdade do Vale do Ribeira (autorizado pelo MEC); colaboradora no projeto de Implantação da Residência Multiprofissional em Reabilitação de Pessoas com Deficiência Física Incapacitante do IMREA – Lucy Montoro; palestrante de minicurso em cursos de especialização, pós-graduação, congressos e outros eventos científicos.

Vanessa Vasconcelos Carvalho
Graduada em medicina pela Universidade Católica de Brasília (UCB) e em Psicologia pela Universidade de Brasília (UnB). Especialista em Medicina da Família e Comunidade. Pós-graduada em Geriatria e Especialista em Atenção Domiciliar e Gestão de Redes de Saúde.

Verlaine Balzan Lagni
Graduação em Fisioterapia pelo Instituto Porto Alegre da Igreja Metodista e Especialização em Cinesiologia pela Universidade Federal do Rio Grande do Sul. Fisioterapeuta do Programa de Atenção Domiciliar do Grupo Hospitalar Conceição e Mestre do Programa de Pós-graduação em Epidemiologia da Universidade Federal do Rio Grande do Sul.

Veronica Gomes Assunção Borges
Graduada em Terapia Ocupacional pela Universidade Federal do Triângulo Mineiro. Aperfeiçoamento pela Fiocruz em Envelhecimento e Saúde da Pessoa Idosa. Pós-graduação em Saúde Coletiva e Pós-graduação em Terapia Ocupacional Hospitalar. Especialista em Terapia Ocupacional Hospitalar pelo Coffito. Mestranda do Instituto de Psicologia da UFU.

Victor Kelles Tupy da Fonseca
Graduado em Medicina pela Universidade Federal de Viçosa. Residência em Medicina de Família e Comunidade pela UFV. Professor do Curso de Medicina da UFV. Preceptor do Programa de Residência Médica de Medicina de Família e Comunidade da UFV.

Victor Moreira de Souza
Médico, graduado pela Universidade Federal de Juiz de Fora. Especialista em Medicina de Família e Comunidade pela SBMFC. Especialização em Geriatria e Gerontologia pela Faculdade de Ciências Médicas de Minas Gerais. Especialização em Cuidados Paliativos pela Faculdade Unimed.

Vinícius de Jesus Rodrigues Neves
Médico de Família e Comunidade, Sanitarista. Servidor Público, Professor Titular do curso de Medicina da Universidade Federal do Mato Grosso do Sul – campus de Três Lagoas. Médico da Vigilância Epidemiológica da Prefeitura Municipal de Três Lagoas (MS). Mestrado Profissional em Saúde da Família pela Fiocruz, MS. Especialização em Preceptoria em Residência Médica no SUS pela Universidade Federal de Ciências da Saúde de Porto Alegre (UFCSPA). Especialização em Preceptoria em Residência Médica no SUS pelo Instituto de Ensino e Pesquisa do Hospital Sírio-Libanês. Residência Médica em Medicina de Família e Comunidade pela Universidade Federal de Ouro Preto (UFOP). Graduação em Medicina pela UFOP.

Vinicius Pafume de Oliveira
Graduação em Fisioterapia pelo Centro Universitário do Triângulo. Fisioterapeuta do Hospital de Clínicas de Uberlândia (Serviço de Atenção Domiciliar e UTI neonatal). Tem experiência na área de Fisioterapia, com ênfase em Fisioterapia Hospitalar. Especialista em Fisioterapia Hospitalar pela Universidade de Uberaba. Especialista em Regulação em Saúde pelo Instituto Sírio-Libanês. Mestre pela Faculdade de Medicina, Programa de Pós-graduação em Ciências da Saúde na Universidade Federal de Uberlândia. Coordenador do Serviço de Atenção Domiciliar e Diretor dos Serviços de Reabilitação de Uberlândia.

Vitor Ângelo Carlucio Galhardo
Médico Geriatra. Membro Titular da Sociedade Brasileira de Geriatria e Gerontologia e AMB. Mestre em Ciências da Saúde pela Unifesp. Professor do Curso de Medicina Universidade do Vale do Sapucaí (UNIVÁS).

Vitor Hugo Moreira Marques
Médico Psiquiatra. Mestre em Ciências da Saúde pela Universidade do Vale do Sapucaí (UNIVÁS). Residência Médica em Psiquiatria pelo SSCF-Campinas-SP. Residência Médica em Psicogeriatria – Psiquiatria Geriátrica pela Unicamp. Professor de Psiquiatria do Curso de Medicina da UNIVÁS.

Viviane Xavier de Lima e Silva
Graduada em Medicina pela Universidade Federal de Pernambuco (UFPE). Especialista em Saúde da Família pela UPE e em Preceptoria de Residências Médicas pelo Hospital Sírio-Libanês. Mestra em Saúde Coletiva pela UFPE. Doutoranda em Bioética pela UNB. Professora no curso de medicina da UFPE. Médica de Família e Comunidade na Estratégia Saúde da Família.

Waleska Rayssa de Oliveira Martins
Graduada em Fisioterapia pelo Centro Universitário de João Pessoa. Tem experiência nas áreas de Fisioterapia e Terapia Ocupacinal com ênfase em Saúde Coletiva.

Walter Franca Sauer
Enfermeiro II RT na Associação Saúde da Família. Especialista em Enfermagem em UTI Adulto, em Enfermagem em UTI Pediátrica e em Enfermagem em Urgência e Emergência.

Wanessa Gonçalves Sousa
Cirurgiã-dentista. Bacharel em odontologia pela UFPA. Habilitada em Odontologia Hospitalar pelo HUJBB-UFPA. Aperfeiçoamento em Cirurgia Oral Menor pelo IOA-Belém. Docente da Universidade Paulista – UNIP/Polo Cametá.

Washington Luiz Abreu de Jesus
Médico de Família e Comunidade. Doutorado em Saúde Pública. Mestrado em Saúde Coletiva. Especialista em Medicina de Família e Comunidade, Nutrologia e Medicina Preventiva e Social. Certificado de atuação em Administração em Saúde. Professor da Universidade Federal da Bahia (UFBA), da Escola Bahiana de Medicina e Saúde Pública e do Centro Universitário UNIFTC-Salvador. Profissional líder da área técnica de Nutrologia da Secretaria da Saúde do Estado da Bahia.

Wemerson Ferreira Rodrigues
Graduado em Enfermagem pela PUC-Minas. Pós-graduado em Terapia Intensiva pelo IEC/PUC-MG. Especialização em Atenção Básica em Saúde da Família pelo NESCON/UFMG. Especializando em Cuidados Paliativos pelo IPEMIG. Enfermeiro na Unidade de Cuidados Intensivos no Hospital Metropolitano Odilon Bherens. Coordenador do Serviço de Atenção Domiciliar do Programa Melhor em Casa de Betim-MG.

Wendiane Samara da Silva Batista
Pós-graduada em Fisioterapia Dermatofuncional e Cosmetologia pelo UNIPÊ. Graduanda em Osteopatia IDOT. Graduada em Fisioterapia pelo Centro Universitário de João Pessoa – UNIPÊ. Curso de Liberação Miofascial, bandagem elástica (*kinesiotapping*), ventosa terapia pelo Instituto RS Saúde. Aperfeiçoamento em Biomacânica do Exercício pelo CREF 10.Curso de Pilates pelo Pilates Instituto Geneve, realizado na Suíça. Minicurso "O papel do fisioterapeuta no desmame de ventilação mecânica invasiva: estratégias baseadas em evidências", pelo Centro Universitário de João Pessoa – UNIPÊ. Extensão no projeto: "Fisioterapia e seus benefícios no câncer de teciso ósseo e conectivo", pelo Centro Universitário de João Pessoa UNIPÊ. Monitora de Fisioterapia aplicada à Reumatologia pelo Centro Universitário de João Pessoa UNIPÊ. Monitora Substituta em Neurologia pelo Centro Universitário de João Pessoa. Curso de Fisioterapia nas Disfunções Temporomandibulares pelo Centro Universitário de João Pessoa – UNIPÊ. Minicurso de Dermatofuncional pelo Centro Universitário de João Pessoa – UNIPÊ. Tem experiência em ortopedia, reumatologia, saúde da mulher, pilates, traumatologia, geriatria, nefrologia, ginecologia, atenção básica, neurologia

básica e fisioterapia geral. Atuou como Instrutora de Pilates em Sanare Pilates no Ecomedical em João Pessoa; Instrutora de Pilates Licenciada pelo Instituto Geneve; Fisioterapeuta do Centro de Reabilitação em Belém – PB. Fisioterapeuta Domiciliar. Fisioterapeuta do SADJP.

Yuji Magalhães Ikuta

Médico pela Universidade do Estado do Pará (UEPA). Residência em Medicina de Família e Comunidade pela Unicamp. Especialização em Geriatria e Gerontologia pela Unicamp.Especialização em Fisiologia do Exercício pela Unifesp. Especialização em Saúde Coletiva pela UEPA, aperfeiçoamento em Geriatria na Tokyo Medical and Dental University (TMDU). Aperfeiçoamento em Radiação na Hiroshima University/HICARE. Aperfeiçoamento em Gestão em Saúde/Kaizen 5S na JICA Yokohama. Mestrado em Clínica Médica pela Unicamp. Doutorado em Clínica das Doenças Tropicais na UFPA. Professor da UEPA, do Centro Universitário do Pará (CESUPA) e da UFPA. Editor Associado da Revista Brasileira de Medicina de Família e Comunidade (RBMFC), revisor da Revista Pan-Amazônica de Saúde e Interdisciplinary Journal of Health Education (IJHE). Diretor de Titulação e Exercício Profissional da Associação Paraense de Medicina de Família e Comunidade. Diretor da Beneficência Nipo-Brasileira da Amazônia. Coordenador do Viver Bem e da Atenção Primária a Saúde da Unimed Belém e Presidente da Associação dos Ex-bolsistas Japão Brasil (ABJB). Ex-secretário de Saúde de Belém, Fundador da Associação Paraense de Medicina de Família e Comunidade e fundador da Residência de Medicina de Família e Comunidade do Estado do Pará.

Zolder Marinho Silva

Graduação em Medicina pela Universidade Federal do Estado do Rio de Janeiro. Residência Médica em Ginecologia e Obstetrícia pelo Hospital Governador Israel Pinheiro – IPSEMG, Mestrado em HIV/aids e Hepatites Virais pela Universidade Federal do Estado do Rio de Janeiro. Doutorando no Programa de Pós-graduação em Saúde e Nutrição com pesquisa de Biomarcadores Imunológicos no Câncer de Ovário. Graduação em Farmácia pela Universidade Federal de Minas Gerais. Tem experiência nas áreas de Obstetrícia, Ginecologia Geral e Cirurgia Ginecológica, atendimento em urgências e emergências.

Sumário

SEÇÃO 7
Procedimentos realizados no domicílio II – Propedêutica e reabilitação em AD

Coordenadores: Amanda Alves Medeiros, Leonardo Cançado Monteiro Savassi, Élida L. C. Martins

SEÇÃO 8
Situações clínicas em crianças

Coordenadores: Almiro Domiciano da Cruz Filho, Cristiane Rodrigues de Sousa, Leonardo Cançado Monteiro Savassi

SEÇÃO 10
Situações clínicas em idosos

Coordenadores: Marco Túlio Aguiar Mourão Ribeiro, Debora Pereira Thomaz

SEÇÃO 11
Intercorrências domiciliares mais frequentes

Coordenadores: Sati Jaber Mahmud, Igor de Oliveira Claber Siqueira, Mauro Binz Kalil, Camillo de Alcântara César, Cibelle Gomes Lima Melo

Quadros infecciosos

Quadros respiratórios

Quadros gastrintestinais e urinários

SEÇÃO 14
Covid-19

Coordenadores: Mariana Borges Dias, Mara Lúcia Renostro Zachi, Leonardo Cançado Monteiro Savassi, Marco Túlio Aguiar Mourão Ribeiro, Cibelle Gomes Lima Melo

Apresentação

Este livro surge de um sonho coletivo, de uma série de pessoas apaixonadas pela Atenção Domiciliar (AD) e toda a sua gama de possibilidades de cuidados e intervenções. Trata-se de um projeto com alguns anos de amadurecimento, fruto de discussões de profissionais ligados a Serviços de AD, de Atenção Primária, de Médicas e Médicos de Família com especial interesse nessa forma de atendimento e de pessoas que vivenciam esse cuidado em seu cotidiano, nos mais diversos papéis.

Surge ainda da evolução da percepção do papel da AD diante da sociedade, de forma mais ampla, e diante do setor da saúde em seus subsistemas público e privado, apresentando-se como alternativa para uma série de situações e adentrando o novo século como forma de cuidado cada vez mais adequada às necessidades das pessoas.

A AD passou de uma atividade adicional e muitas vezes fora do horizonte de cuidado habitual, nos primórdios, à qualidade de serviço, organizado, multiprofissional, complementando outras formas de cuidado de maneira periférica, até o final do último século. Em seguida, a AD passa a ser entendida como mais um elemento dentro de uma rede de atenção à saúde, cada vez mais robusta, com funções e organicidade próprias e capilaridade intermediária, capaz de fornecer cuidados complementares ou substitutivos a outros pontos dessa rede. Hoje, a AD ainda pode ser vista como tal, mas também com o *status* de um nível próprio de atenção, que perpassa a Atenção Primária, a Secundária e a Terciária, de acordo com a densidade tecnológica, e sua capacidade de oferecer soluções únicas que outros serviços ou níveis não serão capazes de ofertar.

Com isso, surge a necessidade da formação de recursos humanos de maneira adequada para o exercício dos papéis de assistência e gestão desses serviços, sendo cada vez mais fundamental o fortalecimento de estratégias educacionais voltadas para esse campo do saber. Concomitantemente, há necessidade de um material de formação capaz de oferecer um conteúdo que possa instrumentalizar os profissionais no campo da prática, proporcionando informações de caráter multiprofissional, que abarque os saberes específicos da AD e suas particularidades, que una as necessidades de conhecimentos técnico-científicos, de gestão de serviços, de planejamento e programação do cuidado e de abordagem de todos os elementos que compõem o contexto dessa prática, incluindo familiares, cuidadores e as mais diversas vertentes do cuidado, tanto por ciclos de vida como por densidade tecnológica, tipos de procedimentos ou saberes interprofissionais.

Assim, esta obra não se atém a um elemento específico do cuidado, mas procura trazer todos eles, entendendo que o cuidado domiciliar exige competências próprias, que perpassam o campo da assistência ou da gestão, bem como centram-se em um cuidado que não é apenas individual, mas também familiar e comunitário, abrangente e contextual.

Os Editores
Leonardo, Cibelle, Mariana, Marco e Mara

Agradecimentos

Agradecemos à equipe da Editora Manole e à SBMFC, que confiaram nesse sonho e deram a oportunidade para que nós, profissionais da saúde, pudéssemos construir esta obra. Agradecemos também aos nossos imprescindíveis colaboradores e coautores, afinal eles representam as muitas mãos de todo o país, mãos que lutam todos os dias por mais segurança, acolhimento, bem-estar e promoção à saúde na Atenção Domiciliar e que arduamente construíram este *Tratado de Atenção Domiciliar*. Acreditamos que os livros transformam vidas e cremos que esta obra possa trazer mais progressos na Atenção Domiciliar.

Esperamos que os profissionais da Atenção Domiciliar leiam, desfrutem e sintam as mudanças no seu dia a dia com base no conhecimento adquirido e que, a partir dele, possam acolher e promover mais qualidade a cada vida que encontrarem, em cada domicílio que adentrarem.

Mahatma Gandhi, um grande ativista indiano que lutou sem armas e sem violência pela independência da Índia, disse: "Seja a mudança que você quer ver no mundo".

Apesar de todos os percalços e das dificuldades diárias na Atenção Domiciliar, desejamos que você, profissional de saúde, continue tendo ESPERANÇA de dias melhores e continue lutando, assim como Gandhi fez, individual e coletivamente, por uma Atenção Domiciliar e um mundo melhores.

Abraço,
Leonardo, Cibelle, Mariana, Marco e Mara

Seção 1

Fundamentos da atenção domiciliar

Coordenadores: Leonardo Cançado Monteiro Savassi, Mariana Borges Dias

Capítulo 1

Conceitos fundamentais em atenção domiciliar

Leonardo Cançado Monteiro Savassi

PONTOS-CHAVE

- A atenção domiciliar é uma modalidade de cuidado que envolve uma série de ações de diferentes níveis de atuação e complexidade, dos pontos de vista clínico, tecnológico, familiar ou relacional.
- A atenção domiciliar, eminentemente interprofissional, pertence ao campo de ação de diferentes equipes e diferentes níveis da rede de atenção à saúde, com conhecimentos que se originam de disciplinas e profissões diversas.
- A atenção domiciliar reúne um conjunto de preceitos e fundamentos que exigem uma formação específica, com competências não apreendidas em outras formações no campo da saúde, seja na graduação, seja na pós-graduação.

OBJETIVOS DE APRENDIZAGEM

Ao final do capítulo, o leitor deverá ser capaz de:

- Compreender as modalidades e níveis de atuação da atenção domiciliar.
- Elencar a evolução dos principais conceitos que permearam a atenção domiciliar.
- Localizar a atenção domiciliar na evolução dos sistemas e serviços de saúde.
- Compreender os principais conceitos correlacionados à atenção domiciliar na atualidade.

Introdução

A atenção domiciliar (AD) pode ser entendida como o conjunto de ações em saúde realizadas no domicílio, com foco principal – mas não exclusivo – em situações clínicas peculiares, caracterizadas por estabilidade clínica, densidade tecnológica específica, e dependente de pessoas que realizam ações complementares às ações das equipes de saúde.[1]

Como tal, implica uma série de competências profissionais que – embora nem sempre sejam exclusivas deste *locus* de atuação – se apresentam como necessárias e não podem ser apreendidas em um único curso de graduação da área, nem em uma especialidade em saúde, demandando conhecimentos e habilidades que derivam de espaços tão diversos quanto a atenção primária à saúde (APS), a psicologia, a reabilitação ou os âmbitos intensivista, paliativista e hospitalar; requer, portanto, formação específica e direcionada para o campo e para a área. Tal formação exige ações de prevenção e promoção baseadas nas melhores evidências científicas, bem como ações de tratamento, controle ou cura, reabilitação e cuidados paliativos.[2]

A AD amplia as possibilidades de cuidado, representando desde um nível perene de cuidados dentro da rede de atenção à saúde, passando por um serviço com papel de transferência entre níveis ou pontos de atenção, transitória, que propicia uma transição do cuidado mais segura e eficaz, até mesmo como uma ação estratégica pontual para o entendimento do contexto de vida das pessoas, resolução de conflitos familiares ou mudança de proposta terapêutica. Também se incluem nesse rol de atuação as ações de vigilância, que envolvem desde ações de vigilância epidemiológica até aquelas de vigilância específica em saúde para acompanhamento de casos, busca ativa ou outras.

A evolução dos conceitos de AD seguiu a lógica das grandes mudanças nos modelos de atenção à saúde, partindo inicialmente de cuidados não baseados em ciência, passando por uma centralização do papel do médico e do hospital nos modos de cuidados, vivenciando a lógica da progressão de cuidados privados, para a seguir integrar serviços e, por fim, sistemas de atenção à saúde, levando ao conceito de redes de atenção à saúde (RAS). Ocorrem, então, a descentralização e a hierarquização dos níveis de atenção e a capilarização da atuação, com a valorização da APS como âmbito privilegiado de oferta de cuidados e a demanda de maior integração entre todos esses pontos. Assim, a lógica dos conceitos de cuidados domiciliares viveu essa mesma dicotomia de centralização, seguida de divisão e fragmentação e, por fim, sua reintegração, ainda que realizada por mais de um dos pontos da RAS.

A casa é o espaço de maior intimidade da pessoa. Enquanto no hospital o paciente está em território médico com regras rígidas, no domicílio são os profissionais de saúde que adentram o território do outro, o que exige uma postura diferenciada que se reflete em competências específicas para a atuação.[2]

A evolução da atenção domiciliar em face das mudanças dos sistemas de saúde

A AD já foi a única forma de entrega de cuidados, em especial nos séculos anteriores ao século XX, já que o cuidado aos nobres era realizado em sua casa ou castelo, e não em ambulatórios ou hospitais. O próprio conceito de hospital remonta a locais para o isolamento de doenças graves, num conceito muito mais higienista, de separar os doentes das pessoas sadias, do que propriamente como local de atenção à saúde. Assim, o cuidado em casa está na base da ação em saúde desde os primórdios da medicina.[3]

A partir da transição do século XIX para o século XX, os hospitais ganham preponderância como espaço de atenção e os ambulatórios passam a ser locais de atendimento, reduzindo-se o cuidado feito em domicílio. Visitas domiciliares, que representavam 40% de todos os contatos entre médicos e pacientes na década de 1930, declinaram para menos de 1% na década de 1980.[4]

A partir de então, os serviços de cuidados exclusivamente domiciliares, também conhecidos como *home care*, passam a se organizar para situações clínicas específicas. Os fatores que levaram ao ressurgimento e reforço da AD incluem especialmente a transição epidemiológica, com o envelhecimento da sociedade, a ampliação das ferramentas tecnológicas que permitem maior segurança do paciente em casa e a otimização de custos e recursos em saúde. Em especial no âmbito da APS, houve ênfase dos sistemas de saúde na organização de cuidados domiciliares como modalidade de atenção dos serviços de base comunitária, vinculada às reformas dos sistemas de saúde baseados na APS. Com isso, a AD voltou a fazer parte da lógica do cuidado, em especial nas últimas duas décadas.[5]

A consulta médica no domicílio dos séculos passados representa uma forma de cuidado pautado não por critérios de elegibilidade, mas como única forma de atendimento em saúde existente à época. Assim, a substituição do domicílio por consultórios, ambulatórios e o próprio hospital passou a demandar a reorganização do cuidado domiciliar.

Um conceito fundamental que inicialmente definiu o formato do cuidado em casa foi a característica da doença. Portanto, uma primeira definição de cuidados domiciliares foi a de atendimentos de urgência, destinados a casos agudos, ou cuidados domiciliares contínuos, voltados para quadros crônicos de evolução lenta, mas progressiva. Serviços de AD que antecederam a construção do Sistema Único de Saúde (SUS) se organizavam por essas premissas.

Posteriormente, a lógica de divisão do cuidado passou a se dar a partir dos serviços de origem, separando-se de forma burocrática serviços ambulatoriais que prestavam cuidados em domicílios e serviços que realizavam "internação domiciliar", constituindo-se serviços ligados a maior densidade tecnológica. Em uma lógica de RAS, esse cuidado já se estabelecia considerando diferentes pontos de assistência, mas ainda em uma estratégia de referência e contrarreferência. O conceito de "atenção" domiciliar passava a ser o de um "guarda-chuva", que abrange todas as modalidades de atenção realizadas em domicílio.

Finalmente, em 2011, a divisão do cuidado passou a se dar por níveis de AD, que se diferenciavam pelas características da equipe prestadora, pela intensidade do cuidado e pela densidade tecnológica e demanda por procedimentos, estabelecendo-se no âmbito do SUS uma estratégia de continuidade do cuidado entre as equipes que realizam esse cuidado, e o fomento a um cuidado em espiral, reconhecendo a APS como primeiro nível de cuidados e fonte fundamental da AD (Figura 1).[3]

Àquela altura, não existia uma normativa unificada plenamente implantada para a AD no âmbito do SUS, nem custeio federal para serviços de AD, e não se sabia quantos serviços de AD existiam no país e os serviços de AD existentes até então eram iniciativa dos gestores locais, sem qualquer apoio federal ou coordenação pelo Ministério da Saúde.[6]

Conceitos elementares em atenção domiciliar

Um primeiro conceito a ser apresentado é que a visita domiciliar (VD) não é necessariamente sinônimo de atenção domiciliar. Isso porque uma VD pode representar um atendimento pontual, ou uma atuação voltada a ações que não necessariamente envolvem abordagens clínicas, mas que podem ser centradas na vigilância em saúde, epidemiológica, ou outras. Assim, a percepção de uma VD como atendimento isolado vai depender das ações realizadas no domicílio.

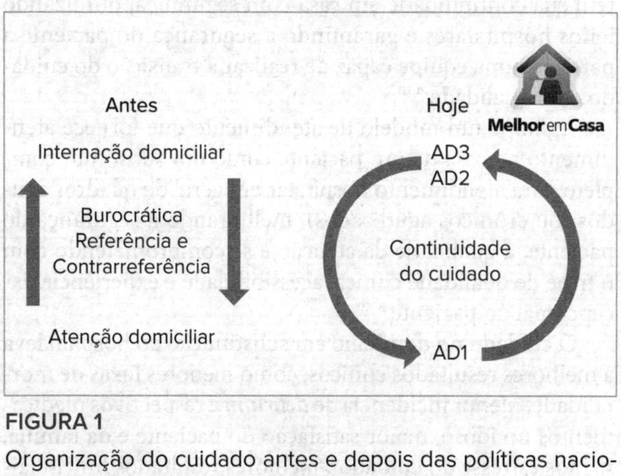

FIGURA 1
Organização do cuidado antes e depois das políticas nacionais que definiram a atenção domiciliar em 2011.
Fonte: elaborado pelo autor.

Sob esse mesmo aspecto, as visitas podem ser vistas como VD fim – com objetivos específicos de atuação, para atendimentos clínicos, abordagem da família, elaboração de projetos terapêuticos – ou VD meio –, nas quais a presença da equipe no domicílio tem o papel de estabelecer canais de diálogo, ampliar possibilidades de conhecimento do contexto e ações que não apresentam uma meta ou objetivo específico, mas o estabelecimento de pontes.[7]

A discussão dicotômica acerca de assistência *versus* internação domiciliares também permeou por muito tempo a elaboração das políticas de AD. Hoje temos em mente que, embora possam fazer sentido para alguns serviços, no geral temos que assistência e internação são ações a serem realizadas por equipes similares ou complementares, nas quais a complexidade do cuidado sobressai, e a elaboração de planos de cuidados define muito mais a intensidade e frequência do que necessariamente uma classificação de tipo de atenção.

A internação domiciliar, hoje, está muito mais ligada ao uso de tecnologias do que propriamente à frequência, e faz mais sentido dar o nome da modalidade do cuidado, como ventilação mecânica, do que tentar diferenciar burocraticamente internação de assistência.

O uso do termo *home care* está consagrado como terminologia que define, em geral, serviços de AD exercidos pelo subsetor privado e suplementar, embora a tradução literal para o português seja "atenção domiciliar". Assim, embora em geral seja utilizado para descrever esses serviços, há similaridade na percepção da AD como um todo em pesquisas.

A iniciativa *hospital at home*, ainda que tenha sido desenvolvida e patenteada pelo Grupo Johns Hopkins, focada especificamente nos idosos, hoje se refere a toda uma gama de iniciativas de desospitalização de pessoas para a continuidade do cuidado em domicílio.[8] Sob essa ótica, aproxima-se muito da principal estratégia fomentada pelo Programa Melhor em Casa (que inclusive teve como um de seus *slogans* "a segurança do hospital no conforto de sua casa"), que centra grande parte de sua estratégia na desospitalização de casos em que estabilidade clínica e densidade tecnológica permitem sua continuidade em casa com segurança, otimizando leitos hospitalares e garantindo a segurança do paciente a partir de uma equipe capaz de realizar a transição do cuidado com qualidade.[9,10]

Assim, é um modelo de atendimento que fornece atendimento na casa de um paciente como um substituto completo para atendimento hospitalar em geral de quadros agudos (ou crônicos agudizados), melhorando a segurança do paciente, a qualidade da atenção e se comprometendo com o tripé de qualidade clínica, acessibilidade e experiência excepcional do paciente.[8-10]

O cuidado no domicílio em substituição ao hospital leva a melhores resultados clínicos, como menores taxas de mortalidade, menor incidência de *delirium* e respectivos medicamentos no idoso, maior satisfação do paciente e da família, menos estresse do cuidador, melhores resultados funcionais em casa, presumida redução de custos em comparação com o atendimento hospitalar tradicional, menos testes laboratoriais e de diagnóstico, em comparação com pacientes semelhantes em cuidados hospitalares agudos.[11]

A estratégia de utilizar a AD para gerenciamento de casos ou gerenciamento de crônicos, proporcionando a adequada gestão da clínica, também vem se expandindo, numa lógica de coordenação da atenção. Representa também uma estratégia relevante de cuidado que envolve o tripé de benefícios da AD: a coordenação do cuidado por uma equipe capaz de realizar o gerenciamento dessa atenção, evitando confusões, prescrições antagônicas e um cuidado fragmentado; satisfação do paciente/usuário do serviço por uma atenção personalizada, adaptada ao contexto e que evita deslocamentos desnecessários ao serviços; e redução de custos pelo gerenciamento da atenção por um profissional que consegue, ao coordenar o cuidado, tanto evitar internações desnecessárias, quanto ao uso de vários profissionais do serviço por conseguir compreender as necessidades de atenção e ser realmente centrado na pessoa domiciliada. Assim, em ambos os subserviços – público e privado, a estratégia de gerenciar o cuidado tem sido adotada como solução para pacientes com quadros complexos.[12]

O *home-based primary care* (HBPC) é um nome dado a estratégias de organização da APS para o cuidado em domicílio, estabelecendo a casa das pessoas como espaço de cuidados, naquelas situações de impossibilidade ou dificuldade de deslocamento até um serviço de saúde, à semelhança do que o Melhor em Casa definiu como AD de Nível 1, realizada pelas equipes de APS.[13]

O cuidado em casa: mesclando tecnologia e adaptando-se ao contexto

Um dos elementos mais desafiadores da AD é adaptar as necessidades de cuidado ao contexto de vida das pessoas. Assim, a AD não se furta a trazer a melhor evidência científica para a sua prática clínica, bem como a tecnologia mais avançada que se possa executar em domicílio. Ao mesmo tempo, é necessário que essa tecnologia esteja bem adaptada à realidade do domicílio, e suas especificidades demandam do profissional de saúde protagonismo e inventividade.

Portanto, não é incomum presenciar uma equipe de AD realizando exitosamente uma hipodermóclise para a realização de reposição volêmica ou por via medicamentosa, a seguir demandando martelo, pregos, fitas adesivas ou um barbante para adaptar um cabide elevado como suporte de soro (Figura 2); ou utilizando sondas de gastrostomia seguras, extensores e dietas industrializadas, invertendo uma cama e seu estrado para que a cabeceira desta sirva como a base de um leito com "cabeceira elevada"; ou definindo a ventilação mecânica com ventiladores de última geração, mas estabelecendo no domicílio e no veículo da família estratégias para possíveis picos de energia – ainda que a companhia energética já tenha sido reportada quanto à prioridade no religamento naquela região.

No que tange à segurança do paciente, da mesma forma é habitual verificar, em pessoas cuja lista de medicamentos é muito extensa – algo comum em quadros como epilepsia de difícil controle e outras doenças neurológicas da infância, ou

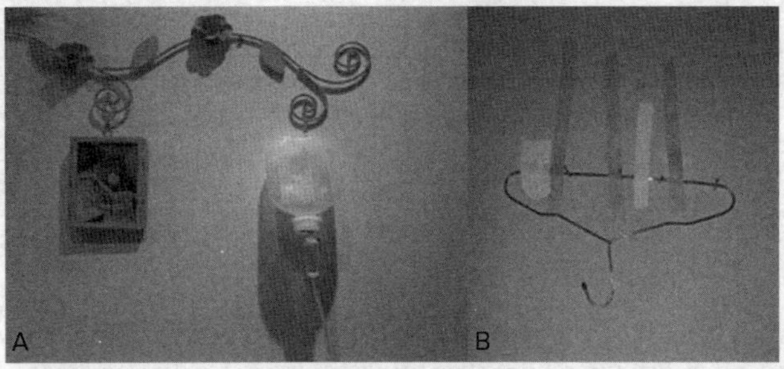

FIGURA 2

Hidratação venosa no domicílio: (A) utilizando um porta-retratos como suporte e (B) utilizando prego, fitas adesivas e cabide na mesma situação.

Fonte: acervo do autor.

em idosos com polipatologias –, a presença de quadros brancos marcados com fita adesiva colorida e pincéis de diferentes cores, para visibilizar uma prescrição com horários que possam ser seguidos e checados.

Por fim, é fundamental reforçar que o estabelecimento da segurança do paciente no domicílio é um objetivo central da AD, e que sob esse aspecto os familiares e conviventes devem estar familiarizados com estratégias de cuidado e atuação em caso de emergência, em especial aquelas previsíveis para os respectivos quadros clínicos ou equipamentos e materiais em uso. Portanto, é fundamental que familiares estejam preparados para lidar com tais situações e executar primeiros-socorros, bem como realizar algumas manobras e ações em domicílio.[14,15]

Conclusão

O cuidado domiciliar sempre esteve presente no campo da saúde, notadamente antes da organização da atenção em ambulatórios e hospitais. Apesar de reduzir-se ao longo do último século, a AD renovou-se com uma perspectiva de futuro ambiciosa: substituir outros serviços com maior segurança, qualidade e ambiência.

Tendo em vista a elevação exponencial dos custos em saúde, a AD se apresenta como opção de racionalidade da assistência, ao mesmo tempo otimizando leitos hospitalares, desocupando salas de observação de unidades de urgência e reduzindo diretamente os gastos a partir da substituição da estrutura, intervenção e mão de obra hospitalar pela estrutura do ambiente.

Por outro lado, há segurança crescente nas ações realizadas em casa, devido à ampliação das possibilidades de monitoramento e avaliação das pessoas domiciliadas, das tecnologias de comunicação e informação cada vez mais disponíveis, especialmente pela redução dos riscos hospitalares referentes à iatrogenia e exposição a micro-organismos mais resistentes.

Outro elemento fundamental, além do menor custo e da maior segurança, são os benefícios secundários à satisfação do usuário com o serviço de AD, que leva ao reconhecimento da qualidade do sistema de saúde e maior possibilidade de adesão à terapêutica estabelecida. O recebimento de cuidados domiciliares por pacientes e cuidadores gera uma percepção de valor que se traduz, também, no reconhecimento da própria gestão do serviço.

Por fim, a AD propicia maior qualidade de vida para pacientes e familiares, preservando o conforto do domicílio enquanto se recebe a terapêutica prescrita. Com isso, o paciente recebe a atenção necessária em seu quarto, cercado pelos símbolos de seus valores pessoais e crenças, as fotos de entes queridos, o travesseiro, o colchão e o banheiro com o qual sempre esteve acostumado. Ele pode se alimentar na sua cozinha, sentar-se no seu sofá e adaptar seu tratamento à manutenção de uma vida diária mais natural, ao invés de adiar seus planos pessoais para estar dentro de um espaço desconhecido, pouco confortável e impessoal. E pode se cercar de todos os familiares que estejam dispostos a acompanhá-lo nessa caminhada, sem as limitações impostas pelo acesso deles às instituições hospitalares.

Essa autonomia da pessoa cuidada representa um desafio para a equipe de saúde, especialmente em termos de pactuação de prescrições e seguimento de horários, o que gera a necessidade de uma relação profissional de saúde-cuidadores e pacientes que seja construtiva. Entretanto, trata-se de um enorme ganho para ambos no sentido de estabelecer novas relações profissionais que tornam essa atenção personalizada, pautada pelo convencimento em vez da prescrição impositiva, e de um cuidado realmente centrado nas pessoas, mais do que na doença. O que, por sinal, se confunde com a própria percepção da AD, que se define muito mais pela demanda das pessoas do que pela doença diagnosticada.

Referências

1. Brasil. Ministério da Saúde. Portaria nº 825, de 25 de abril de 2016. Redefine a Atenção Domiciliar no âmbito do Sistema Único de Saúde (SUS) e atualiza as equipes habilitadas. Brasília, DF: Ministério da Saúde; 2016.
2. Savassi LCM. Os atuais desafios da Atenção Domiciliar na Atenção Primária à Saúde: uma análise na perspectiva do Sistema Único de Saúde. Rev Bras Med Fam Comunidade. 2016;11(38):1-12.
3. Brasil. Ministério da Saúde. Caderno de Atenção Domiciliar. Brasília, DF: Ministério da Saúde; 2012.
4. Meyer GS, Gibbons RV. House calls to the elderly — a vanishing practice among Physicians. N Engl J Med. 1997;337(25):1815-20.
5. Schuchman M, Fain M, Cornwell T. The Resurgence of Home-Based Primary Care Models in the United States. Geriatrics (Basel). 2018;3(3):41.
6. Oliveira Neto AVO, Dias MB. Atenção domiciliar no Sistema Único de Saúde (SUS): o que representou o Programa Melhor em Casa? Divulg Saúde Debate. 2014;51:58-71.
7. Coelho FLG, Savassi LCM. Aplicação de Escala de Risco Familiar como instrumento de priorização das Visitas Domiciliares. Rev Bras Med Fam Comunidade. 2004;1(2):19-26.
8. Johns Hopkins Medicine. Johns Hopkins Healthcare Solutions: Hospital at Home. [acesso dez 2021]. Disponível em https://www.johnshopkinssolutions.com/solution/hospital-at-home/.
9. World Hospital at Home Congress. Website. [acesso dez 2021]. Disponível em https://whahc.kenes.com/.
10. Leff B. Why I Believe in Hospital at Home. NEJM Catalyst. [acesso dez 2021]. Disponível em: https://catalyst.nejm.org/doi/full/10.1056/CAT.17.0537.
11. Targa LV. Atenção domiciliar à saúde. Programa de Atualização em Medicina de Família e Comunidade (PROMEF), Ciclo 2, Módulo 4. Porto Alegre: Artmed/Panamericana; 2006.

12. Chronic Care Model. Improving Chronic Illness Care, a national program of The Robert Wood Johnson Foundation. Retrieved March 24, 2003. [acesso dez 2021]. Disponível em http://www.improvingchronic-care.org/change/model /components.html.
13. American Academy of Home Care Medicine. The Power of Home Care Medicine. [acesso em dezembro de 2021]. Disponível em: https://www.aahcm.org/home-based-primary-care-toolkit.
14. Brasil. Ministério da Saúde. Atenção domiciliar na atenção primária à saúde. Brasília, DF: Ministério da Saúde; 2020. 98 p.
15. Brasil. Ministério da Saúde. Segurança do paciente no domicílio. Brasília, DF: Ministério da Saúde; 2016. 40 p.

Capítulo 2

Princípios e pressupostos da atenção domiciliar

Mariana Borges Dias
Laerte Honorato Borges Júnior
Mônica R. Prado de Toledo M. Nunes
Mara Lúcia Renostro Zachi

PONTOS-CHAVE

- A potência intrínseca da prática de atenção domiciliar.
- Integração da atenção domiciliar na rede de atenção à saúde.
- Capacidade de interlocução da atenção domiciliar, inclusive intersetorial.
- Importância de considerar o território de atuação.
- O trabalho em equipe como prerrogativa.
- A inserção da família, do cuidador e do paciente no plano de cuidados.

OBJETIVOS DE APRENDIZAGEM

Ao final do capítulo, o leitor deverá ser capaz de:

- Compreender as possibilidades que a atenção domiciliar traz com ela, sua estratégica presença no Sistema Único de Saúde.
- Reconhecer os pressupostos norteadores da atenção domiciliar.
- Trabalhar com as redes de apoio intersetoriais.
- Promover o trabalho em equipe e o cuidado compartilhado na atenção domiciliar.

Introdução

A atenção domiciliar em saúde é uma prática mundial, que remonta à Antiguidade, praticada por profissionais ou não, com o intuito de tratamento, conforto, cuidados em geral, podendo ser profissionalizada ou de maneira caritativa. No último século, essa prática foi ampliada e estruturada em vários países, inclusive no Brasil, principalmente a partir da década de 1990.

Tal ampliação, tanto no setor público quanto no privado, deve-se não somente a fatores relacionados à otimização do uso dos leitos hospitalares, mas também ao seu potencial humanizador e com a capacidade ímpar de individualizar o cuidado. Afinal, somente dentro do domicílio é que a equipe de saúde pode perceber uma grande gama de fatores que interferem diretamente, tanto positiva quanto negativamente, na condição de saúde do indivíduo.

Isso permite uma visão mais acurada, para muito além da doença, mostrando todo um contexto físico e familiar de potencial curador ou adoecedor. Tal percepção possibilita à equipe de saúde intervenções mais efetivas, inclusive na busca de soluções em outros setores quando necessário, para propiciar maior qualidade de vida e, consequentemente, um cuidado ampliado, muito mais adequado, eficaz e duradouro.

Outro ponto importante com relação à atenção domiciliar é a sua plasticidade, na sua capacidade de se moldar aos mais diversos contextos epidemiológicos e trazer respostas efetivas aos seus desafios sanitários. Isso traz certa "porosidade" que diferencia a atenção domiciliar, como modalidade aberta à escuta e porosa à singularidade de cada sujeito, sua família e realidade de necessidades e potencialidades. "Quando há porosidade, a atenção domiciliar pode se configurar como modelagem alternativa que produz cuidado no território existencial do idoso de modo não hegemônico e de forma a tecer soluções criativas, compartilhadas e singulares".[1]

Como exemplo, citamos sua atuação nos diversos locais de moradia, sejam residências próprias, abrigos, ILPI, hotéis, cárceres e contextos epidemiológicos mais distintos, como nos momentos de epidemias, na pandemia de covid e nos cenários de prevalência de condições de saúde específicas, como traumas, prematuridade, cuidados paliativos e outros.

Justamente por essa capacidade adaptativa e pelo desenvolvimento progressivo de um olhar mais acurado para as realidades de vida das pessoas, os trabalhadores que realizam a atenção domiciliar, não raro, progressivamente são imbuídos de sentimentos compassivos, e sua atuação muitas vezes vai bem além de suas "obrigações" profissionais. Ao depararem com situações de extrema vulnerabilidade, são desafiados a trazer soluções que tratam da integralidade do indivíduo e de seu contexto de vida, daí ser tão importante o trabalho intersetorial, considerado um dos pressupostos para a efetividade da atenção domiciliar, como explicaremos a seguir.

Principais pressupostos para a efetividade da atenção domiciliar

Estar inserida nas redes de atenção à saúde

A atenção domiciliar surge no Brasil com o objetivo de preencher uma lacuna assistencial nas redes de atenção à saúde, respondendo a novas demandas assistenciais de saúde resultantes do surgimento de novas doenças, demandas de novas tecnologias e abordagens terapêuticas, mudança na transição demográfica, epidemiológica, nutricional e o rápido envelhecimento da população, somados com a tripla carga de doenças crônicas e as causas externas.[2,3]

Nesse cenário de sobrecarga do sistema de saúde, ressalta-se a importância de se aperfeiçoar o funcionamento das redes com o propósito de assegurar ao usuário o conjunto de ações e serviços necessários para garantir a integralidade à saúde, a continuidade dos cuidados nos diversos pontos de atenção, no tempo e no lugar corretos, com tecnologia, custo e qualidade adequados.[3]

Na organização e operacionalização do processo de trabalho da atenção domiciliar, é necessária a articulação com todos os pontos de atenção à saúde, pois a centralização da assistência está nas necessidades do usuário e da família, o que muitas vezes extrapola os limites assistenciais das equipes, sendo fundamental o compartilhamento do cuidado em virtude da complexidade de determinadas situações de saúde que demandam de intervenções conjuntas para alcançar melhores resultados. Para isso, é importante a construção de projetos terapêuticos singulares, incluindo os saberes das equipes de saúde, de equipes intersetoriais, do usuário e de sua família, no contexto de sua comunidade.

Nessa óptica, torna-se imprescindível que a equipe de atenção domiciliar tenha conexão com as demais equipes das redes de atenção à saúde, criando dispositivos que possibilitem articulações para implementar ações que facilitem a produção do cuidado integral, equânime, promovendo o acompanhamento e a recuperação do estado de saúde dos usuários.

As redes são organizações poliárquicas de vários serviços interligados entre si, com objetivos comuns. Apresentam ações cooperativas e interdependentes que se complementam, com estruturas flexíveis e abertas ao compartilhamento do cuidado em saúde. Na vida prática, geralmente as equipes de atenção domiciliar, principalmente as equipes do serviço de atenção domiciliar, transitam em todos os níveis de atenção da rede de atenção à saúde; com isso, têm maior possibilidade de dialogar com as demais equipes.[3]

A atenção primária à saúde (APS) também tem um papel fundamental nas redes de atenção à saúde, pois é considerada eixo estruturador e ordenador da assistência, por estar mais próxima da população e ser a porta de entrada do Sistema Único de Saúde (SUS), além de conhecer os recursos disponíveis e os diversos pontos de atenção no território, garantindo as articulações intersetoriais. Essas são prerrogativas indispensáveis e necessárias ao gestor que pretende implementar e organizar corretamente a atenção domiciliar.[4]

Nesse contexto, destacamos a importância de as equipes do serviço de atenção domiciliar e as equipes de APS compreenderem que as condições e necessidades de saúde das pessoas na atenção domiciliar muitas vezes ultrapassam o limite dessas equipes em atender às demandas assistenciais, sendo necessário acionar os diversos equipamentos do território para a produção do cuidado compartilhado e integral em saúde.

As redes de atenção à saúde devem ser dinâmicas e elásticas, podendo se expandir para vários equipamentos, formando ramificações sempre que as equipes de referências acionam um novo serviço para atender às necessidades dos usuários, visando promover a atenção integral.[4]

Dialogar com o que está estabelecido no território

O território consiste em um lugar com limites definidos, onde as pessoas habitam, trabalham, constroem afetos, divertem-se, encontram-se e desencontram-se. O conceito de território não deve ser entendido somente como uma área geodemográfica, mas também como um espaço vivo de produção de subjetividades, sendo, sobretudo, um espaço de relações de poder, de informações e de trocas.[5]

A territorialização é um processo de se conhecer o habitar e vivenciar em um território, a partir da obtenção e análise de informações sobre as condições de vida e saúde de populações. A criação de um território de atuação das equipes de atenção domiciliar tem o intuito de subsidiar o planejamento para a organização dos serviços.[5,6]

Como resultado da territorialização, devemos ter a convergência dos diversos poderes e das potencialidades presentes em um território na produção de melhoria na qualidade de vida de sua população. Os territórios são diferentes uns dos outros, portanto é necessário conhecer o território, a sua população, o ambiente e as suas relações, entendendo que esse espaço é dinâmico e está em constantes transformações.[6]

A partir desse reconhecimento do território é que iniciamos o processo de implantação e implementação da atenção domiciliar, pois, conhecendo a estrutura da rede de atenção à saúde local, as demandas e necessidades de saúde, organiza-se o serviço de forma eficaz. Os serviços de atenção domiciliar e a APS devem se adaptar às necessidades da população, e não o contrário.

Embora seja complexa, a construção desse processo pode resultar na fixação de critérios e instrumentos de acompanhamento e avaliação de resultados, metas e indicadores com o objetivo de obter melhora no nível de saúde da população, responder com efetividade às suas necessidades da população, usando adequadamente os recursos disponíveis.

As diferentes equipes de atenção domiciliar dentro de um mesmo município podem ter demandas diferentes, a depender da população de sua área de responsabilidade. Por exemplo, enquanto uma tem predominantemente idosos frágeis, a outra pode ter predominantemente uma população jovem, onde ambos os grupos poderão se beneficiar da atenção domiciliar por motivos distintos. Diante disso, faz-se necessária a adequação dos processos de educação permanente, fluxos assistenciais, redes de matriciamento e processos que promovam a intersetorialidade.[7]

Atuar de maneira intersetorial

A atenção domiciliar deve transitar de forma colaborativa com os diversos pontos de atenção das redes de atenção à saúde (primário, secundário e terciário), trabalhando de forma integrada com tais serviços.

Os serviços de atenção domiciliar são constituídos por equipes multiprofissionais, integrando diversos saberes e atuações profissionais para possibilitar a atenção resolutiva e integral no atendimento prestado. Entretanto, para além do cuidado sanitário, o olhar do profissional proveniente de dentro das moradias mostra muitas vezes que o problema de saúde é somente uma pequena parte da complexa situação social e familiar, impondo uma afinada relação com os demais serviços públicos do território, no sentido de buscar a resolução de problemas diversas ordens, por isso sendo imprescindível uma abordagem intersetorial.

A intersetorialidade se baseia na articulação de diferentes setores sociais para a resolução dos problemas multifatoriais, com a perspectiva da abordagem integral e promoção da equidade, com respeito aos diferentes saberes e superação da fragmentação dos conhecimentos. Portanto, deve ser considerada como grande potência para o desenvolvimento de políticas públicas, com foco na produção de efeitos mais significativos na saúde da população, tendo como partida a visão ampliada dos indivíduos.[8]

Para ser alcançada de forma mais abrangente e efetiva, deve-se considerar a integralidade do indivíduo em diversas dimensões (biopsicossocial), a partir de uma concepção da visão ampliada das necessidades tanto dele e sua família quanto da população, na qual a saúde não é entendida apenas como ausência de doenças, mas como um emaranhado de fatores econômicos, culturais e sociais.[9]

Nessa perspectiva da atenção domiciliar, ações intersetoriais têm se mostrado uma boa estratégia na busca de novos modelos organizacionais para a resolução de problemas do cotidiano das equipes e pode ser entendida como articulação dos diferentes saberes, das políticas, dos programas e projetos dirigidos a comunidades aos pacientes que estão em cuidados domiciliares, com o objetivo de atender às suas necessidades e expectativas de forma integral.[8]

São muitos os desafios da intersetorialidade na prática da atenção domiciliar; não existe um protocolo de como realizá-la. Entretanto, existem, na literatura, experiências e evidências que podem dar orientações para a resolução de alguns dos problemas enfrentados pelas equipes de saúde. Ainda é um processo de aprendizagem e de determinação dos sujeitos,

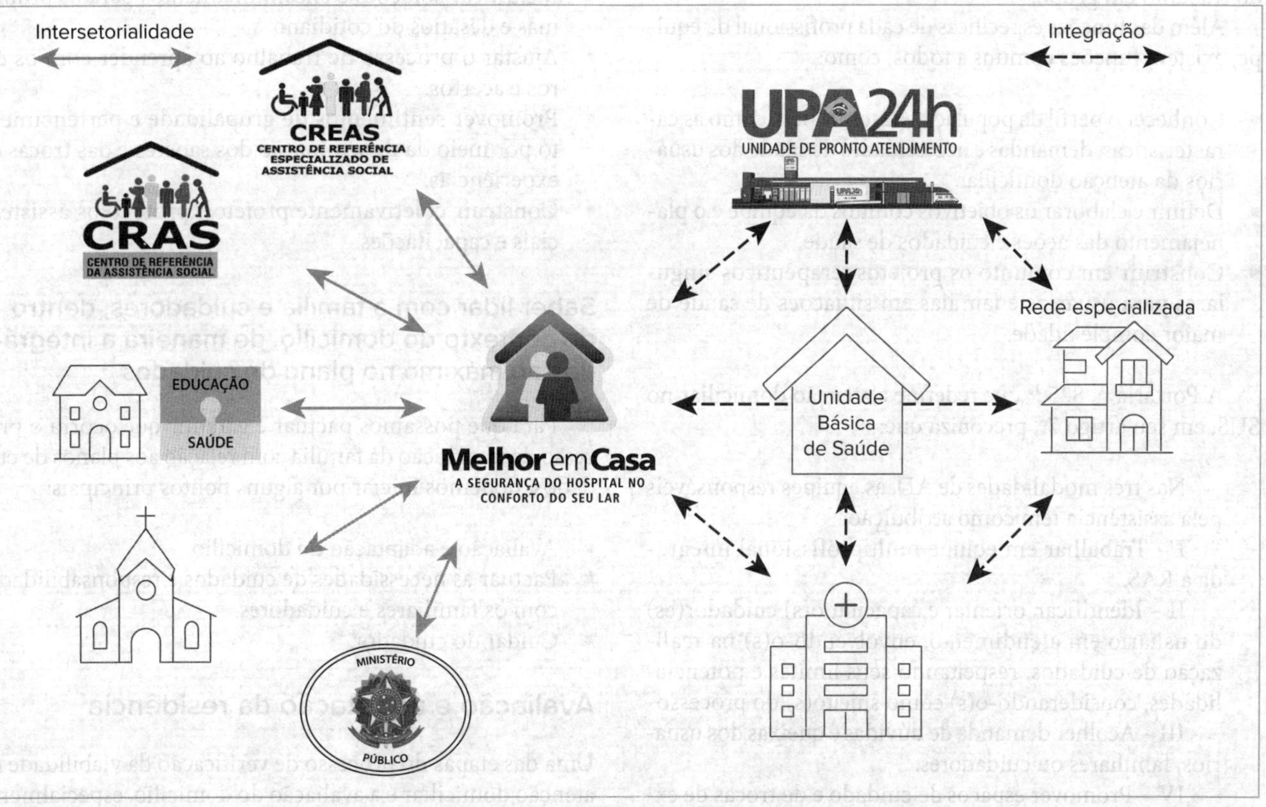

FIGURA 1
Representação gráfica da integração dos pontos da rede de saúde e intersetorialidade.
Fonte: elaborada pelos autores.

que resulta também na gestão integrada das políticas sociais e que procura responder com efetividade aos problemas da população de um determinado território.[10]

Trabalhar em equipe e promover cuidado compartilhado

O trabalho em equipe é um dos pilares da atenção domiciliar, que tem como princípio básico a integração profissional e o trabalho interdisciplinar e transdisciplinar. Pressupõe que as equipes tenham o desejo em comum a todos os integrantes de proporcionar relações de compartilhamento de saberes, respeito, integridade, considerando a importância do trabalho de cada um para o alcance dos objetivos da equipe e para a resolutividade da assistência.[11]

O trabalho em equipe pode ser definido como aquele que envolve profissionais de diferentes categorias, não necessariamente apenas da área da saúde, que juntos vão compartilhar de um senso de pertencimento. Devem buscar trabalhar de maneira integrada e interdependente, com vistas a atender às necessidades de saúde de determinada população. Nas equipes de atenção domiciliar, não há espaço para individualismos na produção do cuidado em saúde; todo o trabalho é resultado de um esforço conjunto e, portanto, requer uma construção dinâmica, na qual os integrantes se conheçam e aprendam a trabalhar em parceria, com o reconhecimento dos papéis individuais e da importância do resultado do trabalho em grupo.

Além das funções específicas de cada profissional da equipe, existem funções comuns a todos, como:

- Conhecer o perfil da população adscrita, bem como as características, demandas e necessidades de saúde dos usuários da atenção domiciliar.
- Definir e elaborar os objetivos comuns da equipe e o planejamento das ações e cuidados de saúde.
- Construir em conjunto os projetos terapêuticos singulares para usuários e famílias em situações de saúde de maior complexidade.

A Portaria n. 825,[12] que redefine a atenção domiciliar no SUS, em seu artigo 7º, preconiza que:

> Nas três modalidades de AD, as equipes responsáveis pela assistência têm como atribuição:
>
> I – Trabalhar em equipe multiprofissional integrada à RAS.
>
> II – Identificar, orientar e capacitar o(s) cuidador(es) do usuário em atendimento, envolvendo-o(s) na realização de cuidados, respeitando seus limites e potencialidades, considerando-o(s) como sujeito(s) do processo.
>
> III – Acolher demanda de dúvidas e queixas dos usuários, familiares ou cuidadores.
>
> IV – Promover espaços de cuidado e de trocas de experiências para cuidadores e familiares.
>
> V – Utilizar linguagem acessível, considerando o contexto.
>
> VI – Pactuar fluxos para atestado de óbito, devendo ser preferencialmente emitido por médico da EMAD ou da Equipe de Atenção Básica do respectivo território.
>
> VII – Articular, com os demais estabelecimentos da RAS, fluxos para admissão e alta dos usuários em AD, por meio de ações como busca ativa e reuniões periódicas.
>
> VIII – Participar dos processos de educação permanente e capacitações pertinentes.

O diálogo é um elemento fundamental para o trabalho em equipe, pois é nele que emergem as ideias e emoções, e é por meio dele que ocorre a aproximação das pessoas e se consegue chegar a soluções e entendimentos. Logo, deve estar presente o tempo todo, porque, embora os objetivos da equipe sejam comuns, as ideias nem sempre são convergentes, e o resultado do trabalho em equipe depende de dar capacidade de negociação e argumentação dos integrantes envolvidos; implica saber ouvir e ceder diante de todas as situações bem fundamentadas.

Para que as equipes possam manter um diálogo permanente, é importante que sejam criados espaços para isso. Destacamos, portanto, a importância de reuniões periódicas sistematizadas para planejar e avaliar o processo de trabalho com base na análise de indicadores, bem como para discutir casos clínicos, elaborar projetos terapêuticos, discutir sobre conflitos e tensões do cotidiano. Esse espaço ajuda a:

- Identificar soluções e encaminhamentos para os problemas e desafios do cotidiano.
- Ajustar o processo de trabalho ao aprender com os erros e acertos.
- Promover sentimentos de grupalidade e pertencimento por meio da disseminação dos saberes e das trocas de experiências.
- Construir coletivamente projetos, protocolos assistenciais e capacitações.

Saber lidar com a família e cuidadores, dentro do contexto do domicílio, de maneira a integrá-los ao máximo no plano de cuidados

Para que possamos pactuar e garantir que ocorra o processo de integração da família com relação aos planos de cuidados, podemos iniciar por alguns pontos principais:

- Avaliação e adaptação do domicílio.
- Pactuar as necessidades de cuidados e responsabilidades com os familiares e cuidadores.
- Cuidar do cuidador.

Avaliação e adaptação da residência

Uma das etapas do processo de verificação da viabilidade da atenção domiciliar é a avaliação do domicílio, especialmente do local que o usuário irá permanecer. Aí poderá ser identificada alguma necessidade de adaptação, e para tal necessitará de acordo com os familiares e cuidadores. O que devemos priorizar nessa adaptação do domicílio, para que ele se torne adequado para o cuidado, considerando inclusive a necessidade de outros equipamentos de apoio, é que exista minimamente estrutura para a execução de cuidados e procedimentos de forma segura para o paciente. Vale a pena ressaltar que não é intenção "transformar" o domicílio em um hospital ou leito hospitalar, pois isso retira o que de mais valioso existe na atenção domiciliar, que é a personalização/customização do cuidado adaptado à vida real de cada um. Todavia, devemos garantir a segurança do paciente nesse ambiente. Outros fatores a serem observados, não no sentido de exclusão da admissão do paciente, mas no da necessidade de providenciar melhorias, são o fornecimento de água potável e energia elétrica; espaço físico para um leito e os equipamentos necessários para assistência; meios de comunicação; acesso para veículos de emergência (Brasil, 2006).

Reforçamos aqui que, no caso de ocorrerem propostas de alterações ou mudanças por parte da equipe, deve-se sempre contar com o consentimento e a parceria do usuário e familiares, sempre respeitando a dinâmica dessa família, suas singularidades, padrões culturais e as necessidades do usuário. No capítulo Ambiência domiciliar (seção 4, capítulo 6), trazemos considerações mais aprofundadas sobre o tema.

Pactuar as necessidades de cuidados e responsabilidades com os familiares e cuidadores

O cuidador é considerado uma "pessoa com ou sem vínculo familiar, apta para auxiliar o usuário em suas necessidades e atividades da vida cotidiana". É esperado que o cuidador observe e identifique a necessidade de que a pessoa cuidada mantenha sua condição satisfatória de cuidados, seja relacionado à sua patologia, seja com relação às atividades de vida diária. Para que isso ocorra, existe a necessidade do envolvimento das equipes de atenção domiciliar, rede familiar e social.[13]

É fundamental a definição de quem será o cuidador "preferencial", o qual receberá as orientações mais específicas quanto às necessidades de cuidados, bem como deverá ser o contato com a equipe do serviço de atenção domiciliar nas situações de intercorrências e demais necessidades do paciente. Isso é de extrema importância para que o cuidado no domicílio ocorra de forma adequada e segura. Entendemos que essa definição do cuidador é primordial, porém nem sempre é tarefa fácil, exigindo da equipe um olhar para além de preconceitos ou idealizações, focando onde há mais possibilidades de melhor resolução para a situação posta, não precisando ser necessariamente alguém da família.[13]

Cuidar do cuidador

A responsabilidade e a atribuição de cuidar de alguém formam uma tarefa árdua que implica diversas mudanças, sejam elas, sociais, emocionais, físicas e espirituais do cuidador. Por vezes, isso prejudica o próprio paciente a ser cuidado. Portanto, o cuidado com o cuidador deve ser uma ação essencial da equipe de saúde envolvida, seja da APS ou do serviço de atenção domiciliar.

Ao recordar que as relações familiares são anteriores ao adoecimento e à necessidade de cuidados, a equipe pode promover o restabelecimento de laços familiares rompidos e propiciar arranjos cuidadores possíveis, mesmo quando não há a possibilidade de retomada de vínculos.[14] Para garantir o bom cuidado do usuário dependente, está a identificação, pela equipe do serviço de atenção domiciliar ou por indicação da própria família, de um segundo cuidador, que possa substituir sempre que necessário o cuidador principal na tentativa de equilibrar melhor as tarefas, reduzindo a carga a que o cuidador principal está exposto.[13,14]

A equipe de saúde deve esclarecer e orientar sobre todas as ações necessárias as quais os cuidadores deverão assumir, o que e como realizarão tais cuidados, deixando bem claro quais ações serão desenvolvidas pelos profissionais de saúde e quais serão pelo cuidador, delimitando o papel de cada um, bem como suas responsabilidades.[13]

É de extrema importância que os cuidadores sejam orientados sobre "sinais de alerta" do quadro clínico do paciente, indicando com isso a necessidade de acionamento da equipe de saúde ou de um serviço de urgência e emergência (SAMU).

Destaca-se que a equipe de saúde deve apoiar e promover orientações aos cuidadores por meio de ações educativas, de maneira individual ou em grupo, de acordo com as necessidades do paciente e organizações dos territórios de saúde no compartilhamento desses cuidados. As orientações mais prementes costumam relacionar-se com medidas de limpeza de higiene com dispositivos (como traqueostomias e gastrostomias, órteses e próteses); orientações gerais quanto à mudança de decúbito e à prevenção de feridas por pressão, atividades referentes aos cuidados gerais de higiene[13,14] e alimentação. Ressaltamos que no SUS os cuidadores, em sua grande maioria, são pessoas com vínculos familiares, e não profissionais de saúde, necessitando de todo o esclarecimento e apoio necessário.

"A parceria entre os profissionais e os cuidadores deverá possibilitar a sistematização das tarefas a serem realizadas no próprio domicílio, privilegiando-se aquelas relacionadas à promoção da saúde, à prevenção de incapacidades e à manutenção da capacidade funcional da pessoa cuidada e do seu cuidador, evitando-se assim, na medida do possível, hospitalização, asilamentos e outras formas de segregação e isolamento."[15]

Com isso, esperamos dar continência relacionada à complexidade dos cuidados dentro de um domicílio e de uma família. Cada projeto terapêutico deve ser individual e único, respeitando todas as possibilidades e adversidades de cada núcleo familiar.

Conclusão

A atenção domiciliar tem assumido maior relevo na rede de atenção à saúde, não somente por sua capacidade de personalizar o cuidado, mas também de otimizar recursos, tanto nos sistemas públicos quanto nos privados, ao redor do mundo. Entre outras características dessa modalidade, sobressaem as capacidades de:

- Promover a humanização do cuidado.
- Ter porosidade no olhar e na escuta, de forma a tecer soluções criativas, compartilhadas e singulares.
- Trazer a corresponsabilização para o cuidado à família, os cuidadores e o próprio usuário.
- Atuar como observatório do sistema, ao integrar-se à rede de saúde por meio da visão de dentro dos domicílios.
- Promover interlocução intersetorial (SUS) e extrassetorial para a produção de melhores desfechos ao atuar para além da saúde nas situações de extrema vulnerabilidade.
- Promover a desinstitucionalização da saúde, mostrando a potência de outros locais no cuidado e desconstruindo o já insuficiente modelo hospitalocêntrico.

Referências

1. Pereira PBA. Relatório final: lições aprendidas e recomendações acerca das experiências de excelência no cuidado à pessoa idosa no contexto domiciliar. Brasília, DF: Ministério da Saúde; OPAS; 2017.
2. Brasil. Ministério da Saúde. Portaria n. 4.279, de 30 de dezembro de 2010. Estabelece diretrizes para a organização da Rede de Atenção à Saúde no âmbito do Sistema Único de Saúde (SUS). Brasília, DF; 2010.
3. Mendes EV. As redes de atenção à saúde. Rev Méd Minas Gerais. 2008;18(4 Supl 4):S3-11.
4. Brasil. Ministério da Saúde. Orientações técnicas para a implementação de linha de cuidado para atenção à saúde da pessoa idosa. Brasília, DF: Ministério da Saúde; 2018.
5. Santos M. A natureza do espaço: técnica e tempo, razão e emoção. São Paulo: Hucitec; 1999.
6. Gondim GM, Monken M, Rojas LI, Barcellos C, Peiter P, Navarro M, et al. O território da saúde: a organização do sistema de saúde e a territorialização. In: Miranda AC, Barcellos C, Moreira JC, Monken M, organizadores. Território, ambiente e saúde. Rio de Janeiro: Fiocruz; 2008. p. 237-55.
7. Brasil. Ministério da Saúde. Serviço de Atenção Domiciliar. Brasília, DF; 2018.
8. Junqueira RGP. Agendas sociais: desafio da intersetorialidade na construção do desenvolvimento local sustentável. Revista de Administração Pública. 2000;34(6):117-30.
9. Junqueira LAP. Intersetorialidade, transetorialidade e redes sociais na saúde. Revista de Administração Pública. 2000;34(6):35-45.
10. Nascimento S. Reflexões sobre a intersetorialidade entre as políticas públicas. Serv Soc Soc. 2010;101:95-120.
11. Peduzzi M, Agreli HF. Teamwork and collaborative practice in Primary Health Care. Interface (Botucatu). 2018;22(Supl. 2):1525-34.
12. Brasil. Ministério da Saúde. Portaria n. 825, de 25 de abril de 2016: redefine a atenção domiciliar à Saúde no âmbito do Sistema Único de Saúde (SUS). Brasília, DF: Ministério da Saúde; 2016.
13. Brasil. Ministério da Saúde. Portaria de Consolidação nº 5, de 28 de setembro de 2017. Consolidação das normas sobre as ações e os serviços de saúde do Sistema Único de Saúde. Brasília, DF: Ministério da Saúde; 2017.
14. Amendola F, Oliveira MAC, Alvarenga MRM. Qualidade de vida dos cuidadores de pacientes dependentes no programa de saúde da família. Texto Contexto Enferm. 2008;17(2):266-72.
15. Brasil. Ministério da Saúde. Secretaria de Atenção à Saúde. Secretaria de Gestão do Trabalho e da Educação na Saúde. Guia prático do cuidador. Brasília, DF: Ministério da Saúde; 2008.

Capítulo 3

Atenção domiciliar e o Sistema Único de Saúde

Aristides Vitorino de Oliveira Neto
Edna Aparecida Barbosa de Castro
Kênia Lara da Silva
Mara Lúcia Renostro Zachi
Mariana Borges Dias
Mônica R. Prado de Toledo M. Nunes

PONTOS-CHAVE

- Histórico da atenção domiciliar no Sistema Único de Saúde.
- Legislação, normas e notas técnicas que conformam o arcabouço jurídico da atenção domiciliar no SUS.
- A atenção domiciliar como um componente da rede de atenção à saúde no SUS.

OBJETIVOS DE APRENDIZAGEM

Ao final do capítulo, o leitor deverá ser capaz de:

- Compreender a inserção da atenção domiciliar como um componente das redes de atenção à saúde no SUS e o arcabouço jurídico que sustenta essa modalidade assistencial no Brasil.

Introdução

A atenção domiciliar (AD) configura-se como uma importante estratégia de mudança de modelo assistencial, cuidado avançado em saúde e de ampliação de acesso a serviços do Sistema Único de Saúde (SUS). Sua expansão no Brasil, nos últimos 30 anos, acompanha o movimento de consolidação do SUS e de busca de alternativas para o modelo de atenção hospitalocêntrico, biomédico e curativista.

Nessa direção, a AD apresenta potencial de substitutividade no cuidado para usuários com variadas necessidades de saúde, desde aqueles que convivem com condições crônicas mais estáveis até os que demandam tecnologias, maior frequência de cuidado e monitoramento supervisionado pelas equipes de forma contínua no domicílio. Mostra-se, além disso, como estratégia assistencial potente diante da expectativa de melhor uso dos leitos hospitalares e dos recursos do SUS.

Serviços de atenção domiciliar (SAD), a exemplo do Programa Melhor em Casa (PMC), reduzem custos e geram maior satisfação dos usuários quando as suas necessidades são atendidas em ambiente domiciliar, independentemente das comorbidades encontradas (situações agudas, pacientes crônicos, cuidados paliativos etc.).[1]

A alteração no perfil demográfico e epidemiológico da população brasileira, com crescentes demandas de atenção relacionadas ao processo de envelhecimento, e das condições crônicas em todas as faixas etárias, sobrepõe-se às necessidades de manter ofertas adequadas para os quadros agudos/agudizados, além do incremento de ofertas para as novas situações que se apresentam no quadro sanitário nacional.[2]

Assistimos, nos últimos anos, à premência pela ampliação dos cuidados paliativos, da reabilitação, da prevenção terciária, do estímulo ao autocuidado e autogerenciamento das situações de saúde. Todas essas práticas compõem o rol de ações possíveis de serem realizadas pelos SAD e explicam, em grande medida, a grande capacidade de intervenção e o potencial de crescimento da AD no Brasil.

Dados fornecidos pela Coordenação-Geral de Atenção Hospitalar e Domiciliar (CGAHD), do Ministério da Saúde, mostram que em setembro de 2021 o país registrou, desde a implantação do PMC, um total de 1.052 equipes multidisciplinares de atenção domiciliar (EMAD) e 604 equipes de apoio à atenção domiciliar (EMAP), atuando por meio de 11.715 profissionais em 732 municípios de todas as regiões brasileiras, ao alcance de 39,85% da população. Em termos de admissões, foram em torno de 505 mil desde o início do Programa, sendo que nos últimos 5 anos foram realizados nos domicílios cerca de 24,7 milhões de procedimentos, desde coleta de sangue até ventilação mecânica invasiva, reafirmando-se a expressividade da AD no volume de ações realizadas pelo SUS. A Figura 1 mostra o crescimento anual do número de equipes do PMC desde a sua criação, em 2011.

Uma análise que se faz sobre esse resultado de crescimento se deve ao investimento – foram cerca de 3,5 bilhões de reais repassados pelo Governo Federal ao PMC nesses primeiros 10 anos de existência – e à decisão político-institucional de

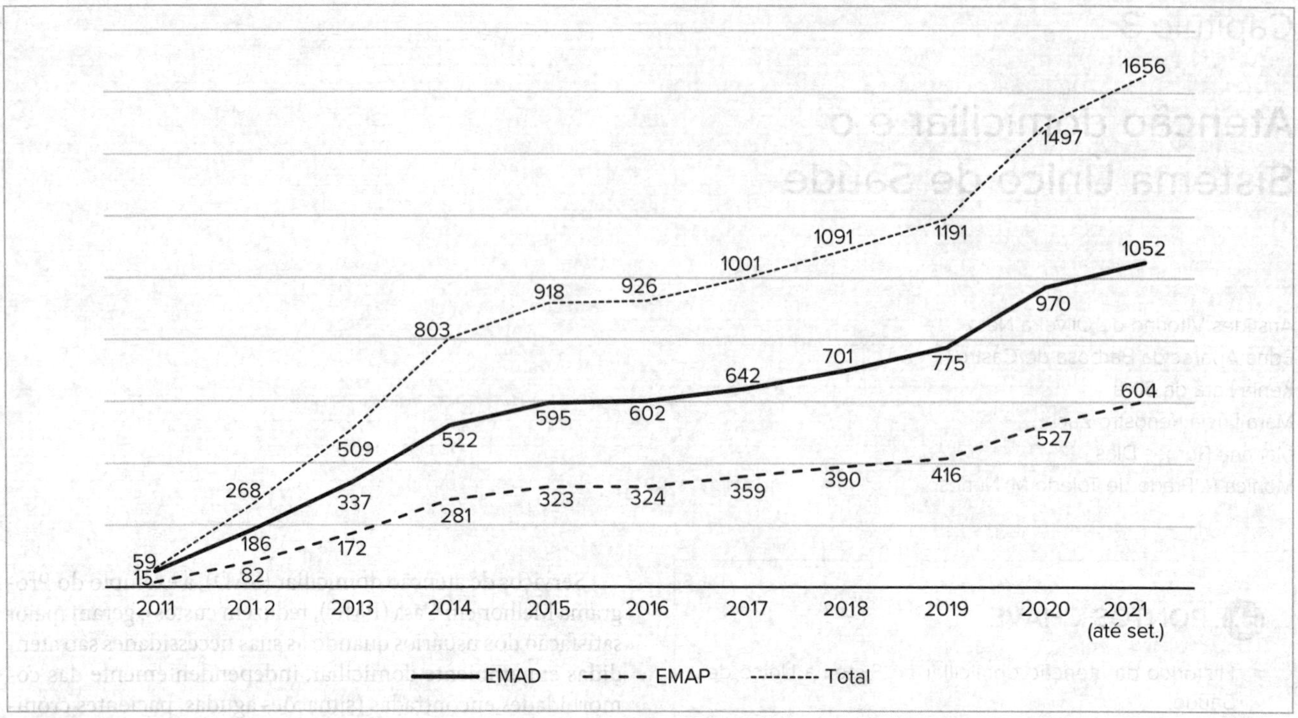

FIGURA 1

Crescimento anual do número de equipes do Programa Melhor em Casa.

Fonte: CGAHD/MS e CNES, set./2021.

adotar e manter a AD como modalidade assistencial integrante da rede de atenção à saúde do SUS. O histórico apresentado no tópico a seguir pode justificar essa afirmação.

Breve histórico da atenção domiciliar no SUS

A prática da AD no mundo antecede o surgimento dos hospitais. Foi no período após as duas grandes guerras mundiais, contudo, que o movimento do cuidado terapêutico domiciliar avançou.

No Brasil, identifica-se que em meados do século XVI foram implantadas várias casas de caridade, que tinham como orientação realizar a prática do cuidado domiciliar. O enfoque era benevolente e humanitário, executado por mulheres da comunidade ligadas à igreja ou irmãs de caridade. Essa característica do domicílio como espaço de produção do cuidado em saúde foi conservada por muito tempo, e esse modelo de atendimento desenvolveu-se por diversos países, com o objetivo de prevenir doenças e promover a saúde, evoluindo gradativamente e agregando novos significados e conhecimentos.[3]

Nos anos 1920, a experiência das enfermeiras visitadoras na política de saúde do Departamento Nacional de Saúde Pública, coordenado por Carlos Chagas, é considerada pioneira no monitoramento de endemias e educação sanitária da população diretamente nos domicílios. Paralelamente, em 1925, o Centro de Saúde da Faculdade de Saúde Pública da Universidade de São Paulo desenvolveu intenso trabalho na área de enfermagem domiciliar.[4]

Em 1949, foi criado o Serviço de Assistência Médica Domiciliar e de Urgência (SAMDU), vinculado ao Ministério do Trabalho, que tinha como objetivo o atendimento, em domicílio, de usuários cadastrados na Previdência Social. O serviço contava com uma atividade planejada de atenção médica pública e domiciliar no país, inicialmente no Rio de Janeiro e sucedida por serviços semelhantes em vários outros estados, como São Paulo, Rio Grande do Sul, Pará, Pernambuco, Ceará e Piauí. Os focos eram tanto as pessoas usuárias do sistema de previdência pública, que necessitavam de algum tipo de pronto atendimento, quanto os crônicos, para que não agudizassem de seus quadros de insuficiência cardíaca, diabetes, doenças urinárias e outras.[4]

Apesar dessas iniciativas na primeira metade do século XX, foi somente a partir da década de 1960 que os SAD no Brasil tornaram-se sistematizados. A experiência do Hospital Público Universitário de São Paulo foi um desses serviços.

Com o surgimento do SUS em 1988 e a aposta na atenção primária à saúde (APS) como grande porta de entrada do sistema, houve um expressivo aumento de cobertura assistencial por meio do Programa de Saúde da Família, depois denominado Estratégia de Saúde da Família. Tal cobertura não é apenas pelo atendimento nas unidades básicas de saúde, inclui também a possibilidade de fazer visitas domiciliares àqueles acamados ou restritos ao lar, de seu território de abrangência.

Oportunamente a Estratégia de Saúde da Família, denominada também como programa de Saúde da Família Dentro de Casa, torna-se fundamental para reedificar a AD como elemento primordial na atenção à saúde, com fundamentos baseados no âmbito domiciliar e comunitário, melhorando a qualidade de vida dos usuários e a organização e reorganização dos sistemas de saúde.[5]

Nesse período, os serviços específicos de AD começam a ser incrementados seguindo a lógica de otimização do uso do leito hospitalar. Alguns municípios brasileiros, mais bem organizados na oferta de serviços públicos de saúde, formaram equipes multidisciplinares voltadas aos cuidados domiciliares, ao passo que no setor privado começaram a se expandir empresas prestadoras dessa modalidade de cuidados em saúde.

Assim, na década de 1990, cresceram propostas de AD no país, com a criação de programas e serviços em diferentes instituições e regiões, a maior parte delas ligadas a hospitais e voltadas à desospitalização. Serviços de maior destaque, à época, foram o Programa de Atendimento Domiciliar Terapêutico de um hospital da rede estadual de hospitais de Minas Gerais; o Serviço de Internação Domiciliar de Londrina, criado em 1992; um serviço para pacientes com condições crônicas complexas, no Hospital Municipal Paulino Werneck, no Rio de Janeiro; o Programa Interdisciplinar de Atenção Domiciliar, do Hospital das Clínicas da UFMG – HC Domiciliar; o Programa Interdisciplinar de Internação Domiciliar/PROIID, do município de Marília, no estado de São Paulo.[6] Cita-se também o Serviço de Atendimento Domiciliar, do município de Campinas/SP, criado em 1993, com a proposta assistencial de atendimento a pacientes acamados, com patologias incapacitantes, terminais e sujeitos a internações recorrentes, proposta que se deu através da Secretaria Municipal de Saúde, com vinculação inicial às unidades de saúde dos territórios, bem como em outros municípios.

Além destas, destaca como relevante, ainda na década de 1990, a experiência desenvolvida na cidade de Santos, São Paulo. Em 1992, sob a liderança de David Capistrano, a Secretaria Municipal de Saúde implantou o Programa de Internação Domiciliar (PID), que chegou a ter cerca de 40 profissionais e era composto por quatro núcleos (PID-AIDS; o Programa de Atendimento Domiciliar – PAD; o Programa de Odontologia Domiciliar; a Fisioterapia Domiciliar). Essa experiência surgiu da necessidade de lidar com a crise na atenção hospitalar e permitiu experimentar um modelo de atenção humanizado e otimização de recursos.[7]

Nos anos 2000, no Brasil, diversos municípios pontualmente começaram a se organizar, assim como empresas privadas, para prover cuidado domiciliar a uma população crescente de idosos e outras pessoas com doenças crônicas agudizadas estabilizadas, para a qual o hospital já não representava o local mais indicado para o cuidado. Assim, ao fim da década de 2000, existiam várias experiências de AD públicas em curso, com diversos projetos tecnoassistenciais e que aconteciam por iniciativa das gestões municipais e de estabelecimentos hospitalares nos três níveis de governo.[8]

Em 2006, os gestores e coordenadores dos serviços realizaram o primeiro encontro no município de Cascavel, Paraná, em defesa da AD como política de saúde. A partir desse encontro e de inúmeras discussões entre diversos gestores e trabalhadores, foi fundada a Associação Brasileira dos Serviços de Atenção Domiciliar (ABRASAD).

Em 2007, a ABRASAD realizou o I Congresso Brasileiro de Atenção Domiciliar (COBRAD), considerado um marco na AD. O evento reuniu mais de mil participantes, entre gestores, profissionais, trabalhadores de saúde e a comunidade acadêmica de todas as regiões do país. Foi um importante movimento de debates e discussões em torno da organização e da normatização da AD no Brasil.

Esse foi um ponto decisivo para o avanço da modalidade, pois desde então se observou a articulação progressiva entre gestores e coordenadores de programas de atenção ou internação domiciliar existentes no país, criando massa crítica e tensionadora para a implementação de uma política de cunho nacional que contemplasse o que de fato já vinha sendo feito isoladamente no âmbito do SUS.

Em 2011, gestores e técnicos próximos ao debate e experiências municipais de AD foram solicitados a colaborar com a equipe da Secretaria de Atenção à Saúde (SAS) do Ministério da Saúde, favorecendo a inserção da AD na agenda do Governo Federal, o que incluía a necessidade de atualizar a normativa e inserir essa estratégica modalidade de atenção no orçamento federal.

Além disso, o Ministério da Saúde passaria a desempenhar o papel de apoiador junto aos gestores que desejavam expandir e qualificar os serviços de AD existentes, colocando-se na posição de "catalisador" para aqueles que ainda não haviam implantado a AD em sua rede de atenção, por falta de apoio financeiro ou por falta de apoio técnico/normativo. No segundo semestre de 2011, foi criada, ainda que não formalmente, a Coordenação-Geral de Atenção Domiciliar (CGAD), no Departamento de Atenção Básica (DAB) do Ministério da Saúde, que ficaria responsável pela coordenação técnica, administrativa e política relacionada à AD junto aos gestores municipais e estaduais.

O Ministério criou também, na mesma época, um Grupo de Trabalho composto por membros da CGAD e de outras áreas técnicas, além de representantes de experiências municipais em AD que vinham liderando o debate sobre o tema nos fóruns de discussão do SUS e em espaços acadêmicos. O acúmulo produzido por esse grupo foi a revisão da normativa federal anterior, de 2006, sobre a AD, mas também a base técnica e política para a formulação e o lançamento do PMC, em novembro de 2011.

A presença desse grupo na formulação do futuro PMC conferiu-lhe importantes legitimidade e adesão, como ressalta Verdi (2019): "No que tange aos aspectos da normativa que também contribuíram para a implementação e os bons resultados referidos, evidenciou-se o fato de o programa ter tido seus subsídios em experiências concretas, bem como de ter sido incluído agenda federal a partir dos atores envolvidos localmente".[9]

Destacando-se as primeiras iniciativas, como as de Campinas, Betim, Belo Horizonte e Recife, os SAD têm aprimorado e se constituído de diversas formas em relação às necessidades de saúde da população onde estão inseridos, ampliando a sua assistência em diversas frentes relacionadas à capacidade instalada de sua equipe e das condições tecnológicas ofertadas pelas gestões locais.

Inicialmente, o perfil dos pacientes atendidos por esses serviços relacionava-se à condição de estarem restritos ao leito e/ou domicílio, portadores de doenças crônico-degenerativas agudizadas, idosos com dificuldades especiais, incapacidade funcional provisória ou permanente e portadores de patologias que necessitem de cuidados paliativos, dependentes de atendimento de uma equipe multiprofissional de média complexidade.

Com a implementação das Portarias Ministeriais, o avanço e o reconhecimento das potencialidades desses serviços, foi ampliado o escopo dos SAD, com a inclusão de usuários com quadros agudos e crônicos agudizados, e dependências de maior complexidade de cuidados, haja vista a densidade tecnológica, requerendo-se o aporte de equipamentos específicos para o atendimento, como para a ventilação mecânica e outros procedimentos mais invasivos, como alimentação parenteral. É importante destacar que essas ofertas são consideradas inovadoras para a rede pública de saúde, pois na rede privada esses procedimentos já são executados há mais tempo.

Como maneira de fomentar esse incremento de complexidade nos procedimentos e no perfil de pacientes admitidos no PMC, o Ministério da Saúde, em 2015, decide desvincular a CGAD – coordenação-geral de AD, ainda informal – do Departamento de Atenção Básica, transferindo-a para o Departamento de Atenção Hospitalar e de Urgência (DAHU), visando fortalecer a presença do SAD como porta de saída qualificada e resolutiva para esses equipamentos da RAS. Houve mudança da origem do repasse financeiro, do fundo PAB (piso de atenção Básica) para o MAC (média e alta complexidade), porém o meio de registro da produção das equipes (E-SUS AD) continuou vinculado ao SISAB (Sistema de Informação em Saúde para a Atenção Básica), por não haver alternativa no momento. No entanto, foi somente em 2019 que a coordenação-geral de AD foi formalizada, já não mais de maneira isolada, mas integrada à coordenação hospitalar, figurando desde então oficialmente no organograma do Ministério da Saúde como CGAHD (Coordenação-Geral de Atenção Hospitalar e Domiciliar), dentro do agora Departamento de Atenção Hospitalar, Domiciliar e de Urgência.

Vale salientar que, na atualidade, em que vivemos a pandemia de SARS-CoV-19, os serviços de AD tiveram um papel fundamental, agilizando as altas hospitalares e realizando o acompanhamento desses pacientes no domicílio, otimizando com isso a utilização dos leitos hospitalares. As condições pós-covid passaram a representar um montante significativo de aumento de admissões nos SAD, em média 40% de todos os pacientes em atendimento no segundo semestre de 2021 na maioria dos serviços (dados da CGAHD/MS).

Legislação e normativas que definem a atenção domiciliar no SUS

A AD contou com avanços normativos ao longo das décadas de 1990 e 2000, embora não tenha sido parte do projeto original do SUS estabelecido pela Constituição Federal de 1988, tendo sido proposta somente em 2002, por meio da Lei n. 10.424.[10] O avanço normativo iniciou-se com a publicação, pelo Ministério da Saúde, da Portaria n. 2.416 em 1998, que estabelece requisitos para o credenciamento de hospitais e critérios para a realização de internação domiciliar no SUS. Essa Portaria restringia o credenciamento e, consequentemente, o custeio federal, aos hospitais, deixando clara a perspectiva hospitalocêntrica adotada pelo Governo Federal naquele momento e a centralidade da desospitalização como finalidade principal da AD.

No início de 2006, foi publicada a Resolução da Diretoria Colegiada (RDC) da Agência Nacional de Vigilância Sanitária n. 11 (RDC/Anvisa n. 11), considerada um marco para a AD, pois estabeleceu o Regulamento Técnico de Funcionamento dos Serviços que prestam essa modalidade de atenção, tanto no setor público quanto no privado, trazendo definições, garantias a serem fornecidas pelos modos de organização e indicadores obrigatórios a ambos, entre outros. Essa normativa foi a primeira a empregar algumas terminologias que seriam utilizadas em normas e documentos oficiais posteriores e que prevalecem até hoje, como SAD e EMAD.[11]

Ainda em outubro de 2006, foi publicada a Portaria n. 2.529, do Ministério da Saúde, que instituiu a internação domiciliar no âmbito do SUS. Essa Portaria representou um avanço, pois apresentou aspectos não observados na normativa anterior, de 1998, como a previsão de serviços de internação domiciliar, sendo as equipes multiprofissionais territorializadas e custeadas com recurso federal. Além disso, em seu anexo, apontou a necessidade de revisão no modelo de atenção hospitalar.[12]

Apesar de ter representado, do ponto de vista conceitual, um ganho, a Portaria n. 2.529 não foi efetivamente operacionalizada, frustrando as expectativas de gestores e trabalhadores do SUS acerca da prioridade que o Ministério daria à AD e os próprios rumos dessa modalidade de atenção no âmbito do SUS.

Após 5 anos sem alterações na normativa vigente sobre AD no SUS, em fevereiro de 2011 o Ministério da Saúde instituiu um grupo de trabalho que contou com a participação de representantes de alguns serviços municipais de AD. O objetivo era entender as necessidades concretas dos municípios para que a normativa federal fosse ajustada. Dessa forma, em agosto de 2011, foi publicada a Portaria n. 2.029, que instituiu a AD no âmbito do SUS e revogou a Portaria n. 2.529 de 2006. A atualização da normativa federal sobre AD foi a base para o lançamento do PMC, em novembro do mesmo ano, a fim de expandir e qualificar a AD no SUS.[12]

A Portaria n. 2.029, de 2011, pode ser considerada a normativa mais importante e um marco legislativo no processo de estruturação da AD, uma vez que a integra como nova modalidade de atenção no SUS. Entretanto, 1 mês antes dela, já havia sido publicada a Portaria n. 1.600, de julho de 2011, instituindo a Rede de Atenção às Urgências (RUE) no SUS; a AD, pela primeira vez, foi citada e inserida como um de seus componentes, juntamente com as UPA, o SAMU, a atenção primária, os hospitais etc. Isso explicita claramente a intencionalidade inicial dessa política, já sugerindo sua importância como porta de saída efetiva e complementar às urgências.

Ainda em outubro de 2011, publicou-se a Portaria n. 2.527, que redefiniu padrões populacionais para habilitação dos SAD e suas equipes multiprofissionais (EMAD e EMAP). As demais portarias que se seguiram, nos anos de 2013 (Portaria n. 963) e 2016 (Portaria n. 825), foram ampliando critérios populacionais e aprimorando critérios de elegibilidade, bem como instituindo novos sistemas de informação e de cadastramento das equipes.

Mesmo não tendo sido instituído formalmente por meio de normativa federal,[12] vale a pena tratar do PMC neste trabalho, devido à relevância técnica, institucional, política e simbólica que ele teve no desenvolvimento da AD no país. Pode-se afirmar que o PMC é resultado de um acúmulo de experiências, formulações e normativas que têm se dado no país antes e depois do SUS, mas, principalmente, após sua criação, com o processo de municipalização que ocorreu intensamente ao longo da década de 1990.[13]

Trata-se, portanto, de uma iniciativa que respondeu às expectativas de trabalhadores, gestores e sociedade civil (usuários do SUS e suas famílias) que, desde o surgimento do SUS, reivindicavam do Governo Federal apoio aos serviços de atenção/internação domiciliar criados pelos municípios e estados e que enxergaram o PMC como importante avanço no fortalecimento da AD no país. Consequentemente, a AD ganhou relevância nas agendas dos gestores municipais e estaduais, seja pelo atrativo financiamento federal, seja pelo esforço tripartite necessário para o ajuste das normativas e expansão/qualificação dos SAD no território.[13] O Quadro 1 apresentada uma síntese das principais normativas sobre a AD publicadas pelo Ministério da Saúde.

A partir das normativas publicadas desde 2011, a área técnica responsável pela AD do Ministério da Saúde elaborou e divulgou um conjunto de publicações, documentos e notas técnicas (NT) com o objetivo de esclarecer ou detalhar pontos importantes à operacionalização dos SAD pelos municípios e estados. Os principais são listados no Quadro 2.

Além das normativas federais, é importante destacar que vários municípios e estados publicaram suas próprias portarias ou leis que tratam da AD no SUS, com o objetivo de preencher um "vazio" ou insuficiência normativa antes e depois de

QUADRO 1 Normativas sobre atenção domiciliar

Normativa/ano	Destinadas a	Finalidade	Repasse financeiro
Portaria n. 2.416/1998	Hospitais	Promover a desospitalização de grupos específicos	Por produtividade, via AIH
Lei n. 10.424/2002	Todos os serviços interessados	Regulamentar a assistência domiciliar no SUS	Não trata
RDC/Anvisa n. 11/2006	Todos os serviços de AD públicos e privados	Regulamentação de serviços de AD	Não trata
Portaria n. 2.529/2006	Municípios com mais de 100 mil habitantes e estados	Internação domiciliar com trabalho em equipe	Incentivo à implantação e custeios fixos (mas não foi implementado)
Portaria n. 1.600/2011	Municípios e estados	Institui a rede de urgências e insere a AD como um de seus componentes	Não trata
Portaria n. 2.029/2011	Municípios com mais de 100 mil habitantes e estados	Instituir a AD no SUS nas suas três complexidades (AD1, AD2, AD3), com equipes exclusivas	Custeio mensal fixo para EMAD e EMAP, sendo permitida a implantação de 1 EMAD para cada grupo populacional de 100 mil habitantes e 1 EMAP a cada 3 EMAD implantadas
Portaria n. 2.527/2011	Municípios com mais de 40 mil habitantes em regiões metropolitanas e estados	Mantém critérios anteriores, porém amplia a elegibilidade para novos municípios	Mantém critérios anteriores
Portaria Interministerial n. 630/2011	Domicílios inscritos no Cadastro Único com usuários em assistência domiciliar	Institui a tarifa social de energia elétrica	Possibilita a isenção ou o desconto na tarifa de energia elétrica
Portaria n. 1.533/2012	Municípios com mais de 40 mil habitantes em qualquer região e estados	Mantém os critérios da 2.527, mas inclui a possibilidade de mais municípios e EMAD temáticas	Mantém critérios anteriores
Portaria n. 1.237/2012	Todos os SAD	Inserir novos procedimentos na tabela do SUS relacionados à AD	Não há financiamento por procedimento

(continua)

QUADRO 1 Normativas sobre atenção domiciliar (*continuação*)

Normativa/ano	Destinadas a	Finalidade	Repasse financeiro
Portaria n. 963/2013	Todos os municípios e estados interessados, pois amplia o acesso ao PMC, possibilitando 1 equipe tipo II para os municípios com população entre 20 e 40 mil habitantes, bem como a formação de consórcios entre os menores de 20 mil, para obterem essa população mínima e implantarem 1 EMAD e EMAP em comum	Universalização do acesso – potencialmente todos os municípios poderão implantar o SAD com a criação de EMAD tipo II, ficando facultada a esta prestar assistência na modalidade AD3, caso possua condições técnicas e operacionais para a sua execução	Idem, incluindo o financiamento fixo para a nova EMAD tipo II com carga horária reduzida para o profissional médico e o enfermeiro
Portaria n. 1.208/2013	Hospitais participantes do Programa SOS Emergências	Possibilita nova equipe do PMC em hospitais de referência para emergências	Mesmo incentivo das demais EMAD tipo I
Portaria n. 761/2013	Municípios e estados com interesse na implantação dos SAD	Estabelece normas para cadastramento dos SAD no SCNES	Mantém o financiamento dos SAD ligados ao PMC regularizado pela Portaria n. 1.505, de jul./2013
Portaria n. 1.505/2013	Municípios e estados	Fixa valores de incentivo de custeio para EMAD e EMAP	Custeio fixo mensal de R$ 50 mil para cada EMAD tipo I implantada, R$ 34 mil para tipo II e R$ 6 mil para a EMAP
Portaria n. 1.653/2015	Municípios e estados com SAD implantados	Institui sistema de informações para a AD (E-SUS AD)	Não há financiamento atrelado
Portaria n. 825/2016	Municípios e estados mantêm os critérios populacionais da 963; atualiza listagem dos serviços credenciados, mantendo os que estavam em funcionamento	Flexibiliza e amplia critérios de elegibilidade, incluindo possibilidade de ventilação mecânica invasiva domiciliar e redefinindo AD1, AD2 e AD3. Institui o E-SUS AD como novo sistema de informação específico para a produção dos SAD	Idem à Portaria n. 1.505, mantém os valores e critérios
Portarias de consolidação n. 1, art. 307; 5, arts. 531-564; 6, arts. 305 a 312, de set./2017	Municípios e estados mantêm critérios anteriores	Mantém todos os termos da normativa anterior, a 825, entretanto de maneira desmembrada, para atender à nova conformação normativa do Ministério da Saúde	Mantém valores e critérios anteriores

AIH: autorização de internação hospitalar; EMAD: equipe multidisciplinar de atenção domiciliar; EMAP: equipe multidisciplinar de apoio à atenção domiciliar; PMC: Programa Melhor em Casa; RDC: Resolução da Diretoria Colegiada; SAD: serviços de atenção domiciliar; SCNES: Sistema de Cadastro Nacional de Estabelecimentos de Saúde; SUS: Sistema Único de Saúde.
Fonte: adaptado de Dias MB *et al.*, 2021.[8]

2011, sempre dialogando com a necessidade de considerar as singularidades locais. Como exemplo, podemos citar as iniciativas de Secretaria Estadual de Saúde de Minas Gerais e Rio Grande do Norte, Juiz de Fora/MG, Belo Horizonte/MG, Betim/MG, Contagem/MG, Uberlândia/MG, Campinas/SP, Ribeirão Preto/SP, Santos/SP, São Bernardo/SP, Cascavel/PR, Corumbá/MS, Brasília/DF, Rio de Janeiro/RJ, Volta Redonda/RJ, Vila Velha/ES, Porto Alegre/RS, João Pessoa/PB, Porto Velho/RO e tantos outros.

Uma análise dos aspectos normativos no desenvolvimento da AD no SUS aponta que, na primeira da "nova era" da AD no SUS, o SAD foi pensado e estruturado para atuação principalmente nas portas de saída das urgências superlotadas e dos hospitais com alta taxa de ocupação. Essa é a realidade das grandes cidades e regiões metropolitanas, muito diferente da de 70,2% dos municípios brasileiros, onde 3.914 (dos 5.570, de acordo com o IBGE) que tem menos de 20 mil habitantes e habitualmente são dotados de pequenos hospitais, na maior parte do tempo vazios e ofertando cuidado de baixa complexidade e densidade tecnológica. Ou seja, um programa voltado à desospitalização seria no mínimo conflituoso com a realidade da maioria.

Ainda assim, sob forte pressão das entidades representativas das secretarias de saúde municipais e estaduais, logo após o lançamento da Portaria n. 2029/2011, em outubro já foi revogada pela Portaria n. 2.527, justamente ampliando o escopo

QUADRO 2 Publicações e notas técnicas mais relevantes do Ministério da Saúde sobre atenção domiciliar no SUS

Ano	Publicações diversas
2012	Caderno de atenção domiciliar Vol. 1 (2012)
2013	Caderno de atenção domiciliar Vol. 2 (2013)
2014	Propostas de educação permanente: Programa Melhor em Casa (2014)
2014	Atenção domiciliar no SUS: resultados do laboratório de inovação em atenção domiciliar/Ministério da Saúde. Organização Pan-Americana da Saúde (2014)
2015	Caderno de atenção domiciliar Vol. 3 – Cuidados em terapia nutricional (2015)
2015	Guia para instalação e utilização do prontuário eletrônico do cidadão na atenção domiciliar (módulo E-SUS AD) (2015)
2016	Manual de segurança do paciente no domicílio (2016)
2016	Proposta da CGAD para atuação das Secretarias Estaduais de Saúde em relação aos serviços de atenção domiciliar (2016)
2016	Manual de monitoramento e avaliação/Programa Melhor em Casa (2016)
2017	Lições aprendidas e recomendações acerca das experiências de excelência no cuidado à pessoa idosa no contexto domiciliar (2017)
2017	O cuidado à pessoa idosa no contexto domiciliar (2017)
2017	Complexidade do cuidado na atenção domiciliar (2017)
2018	Recomendações para a ventilação mecânica domiciliar (2018)
2018	Orientações ao cuidador (2018)
2018	Cartilha de orientações para o cuidado com o paciente no ambiente familiar (2018)
2020	Caderno de atenção domiciliar na APS (2020)
	Notas técnicas
2012	Nota técnica – TSEE (2012)
2013	Nota técnica 30/2013 – Orientação para grupamentos de municípios
2015	Nota técnica 175/2015 – Transição do Sistema de Informação dos Serviços de Atenção Domiciliar
2016	Nota técnica 20/2016 – Orientações para o funcionamento adequado do serviço de atenção domiciliar
2016	Nota técnica 12/2016 – Solicitação dos repasses financeiros retroativos referentes às EMAD e EMAP
2016	Nota técnica 11/2016 – Alimentação do SISAB e suspensão de recursos por ausência de envio de produção
2016	Nota técnica 08/2016 – Verificação da produção da atenção domiciliar por meio do SISAB

(continua)

QUADRO 2 Publicações e notas técnicas mais relevantes do Ministério da Saúde sobre atenção domiciliar no SUS (*continuação*)

	Notas técnicas
2016	Nota técnica 03/2016 - Atuação do SAD na situação de emergência para dengue, chikungunya e zika
2016	Nota técnica 02/2016 – Programa de trabalho e SAIPS
2016	Nota informativa – Atenção domiciliar neonatal e pediátrica no Brasil (2016)
2016	Nota técnica conjunta GGTES/CGAD 01/2016 – Elucida a RDC 11 da Anvisa
2017	Nota técnica 03/2017 – Orientações para agrupamentos de municípios para pleitear o Melhor em Casa (2017)
2018	Nota técnica 01/2018 – Monitoramento dos SAD
2020	Nota técnica 09/2020 – Recomendações para o Programa Melhor em Casa – em relação à pandemia de covid-19
2021	Nota técnica 133/2021 – Recomendações para o atendimento domiciliar de situações pós-covid-19

APS: Atenção Primária à Saúde; CGAD: Coordenação-Geral de Atenção Domiciliar; CGTES: Coordenadoria Geral de Gestão do Trabalho e da Educação em Saúde; EMAD: equipe multidisciplinar de atenção domiciliar; EMAP: equipe multidisciplinar de apoio à atenção domiciliar; RDC: Resolução da Diretoria Colegiada; SAD: serviços de atenção domiciliar; SAIPS: Sistema de Apoio à Implementação de Políticas em Saúde; SISAB: Sistema de Informação em Saúde para a Atenção Básica; SUS: Sistema Único de Saúde; TSEE: Tarifa Social de Energia Elétrica.

Observação: as publicações, NT e legislação sobre AD estão disponíveis na íntegra no site do MS e podem ser acessadas pelo *link*: https://www.gov.br/saude/pt-br/composicao/saes/dahu/atencao-domiciliar.

Fonte: elaborado pelos autores.

populacional permitido para a implantação dos serviços: de um mínimo de 100 mil habitantes (2029), o município precisa ter pelo menos 40 mil habitantes e estar em regiões metropolitanas onde o gargalo é a superlotação de hospitais e urgências. Esse critério deixou de vigorar em 2012, com a Portaria n. 1.533, que não exige que os municípios de 40 mil habitantes ou mais estejam em regiões metropolitanas. Em 2013, a Portaria n. 963 universaliza o acesso ao Programa para todos com mais de 20 mil habitantes e abre a possibilidade dos menores de se reunirem em grupamentos para chegar a essa população e pleitear uma equipe a ser compartilhada entre dois ou mais municípios.

Certamente, esse compartilhamento não é simples de ser operacionalizado. Não há um regramento único a ser seguido, porém o que for combinado entre os entes precisará ser homologado em Comissão Intergestores Bipartite (CIB).

Há de se considerar que o recurso será passado na íntegra para um único município e este deve assegurar assistência aos demais. Para tanto, a questão do transporte, do atendimento a intercorrências, do provisionamento de insumos e medicamentos e da lotação dos profissionais precisa ser alinhada claramente. Por todos esses dificultadores, para além da distância geográfica entre os municípios agrupados, poucos consorciamentos foram feitos ao longo dos anos, com resultados de custo-benefício questionáveis na maior parte das vezes.

Salienta-se que o valor de repasse a todos os municípios menores de 40 mil habitantes é substancialmente menor (de 50 mil para EMAD tipo 1, passa-se a 34 mil reais por mês de custeio para essas EMAD tipo 2). Isso se deve à exigência de carga horária médica e de enfermagem reduzidas, e número médio de pacientes a metade da prevista para as demais.[14]

Atenção domiciliar e seu papel na rede de atenção à saúde

A oferta de cuidado de saúde no domicílio ganha novos significados e se fortalece a partir de políticas estruturantes do SUS, como a Estratégia de Saúde da Família (ESF);[15] Política de Atenção à Saúde do Idoso;[16] Pacto pela Gestão do SUS,[17] que indicou a criação de serviços de AD buscando valorizar o efeito favorável do ambiente familiar na recuperação dos usuários idosos e outros benefícios, expressos em uma normativa específica com diretrizes técnicas[11] e, posteriormente, circunscrita a uma RAS, cuja implantação ocorreu em 2010.[18]

A normativa que orientou a implantação da RAS relacionou a AD à Rede de Urgência e Emergência (RUE), e em 2011, vinculada à RUE, publicou-se a Política Nacional de Atenção Domiciliar,[19] a qual tem impulsionado a expansão da AD desde então, por meio dos SAD, subsidiados pelo PMC, integrado às RAS e em interlocução com outros serviços.

A proposição para a organização dos serviços de saúde em redes ancora-se em um marco conceitual que se baseia na integração e coordenação do cuidado, pela atenção primária, a fim de organizar o acesso dos usuários a ações e serviços especializados, resolutivos às necessidades de saúde. Adota o princípio do cuidado organizado por território, com coordenação única para responsabilidade sanitária, resguardando-se as dimensões técnica e política. Uma expectativa sobre a RAS é que essa modalidade de organização de serviços seja capaz de induzir ou permitir arranjos que provêm serviços equitativos e integrais, conforme o estado de saúde da população a que serve; dispostas à prestação de contas por seus resultados clínicos e econômicos.[20]

Entre os aspectos idealizados para a organização dos serviços em rede, destaca-se a possibilidade de substituição da modalidade assistencial conforme as necessidades de saúde dos usuários, seja na dimensão da localização, das competências clínicas ou demanda de tecnologias, como a transição do local da atenção prestada do hospital para o domicílio; do cuidado profissional para o autocuidado ou a definição de papéis e funções específicos a cada um dos pontos de atenção demandados pelo usuário, entre eles a AD.

Tomando por base o ideário da RAS, espera-se que a transição do cuidado do usuários de SAD entre um ponto de atenção e outro se concretize sistematicamente por um processo contínuo, que requer o uso de estratégias de integração coerente com o conjunto de atributos que caracteriza o sistema de saúde e convergente ao Pacto pela Saúde e às políticas públicas de saúde vigentes.[18]

No contexto da RAS, a AD tem buscado delimitar um campo de conhecimentos e de práticas em saúde, demarcado pela produção contra hegemônica e libertadora do cuidado em saúde, assumindo a premissa de que o cuidado, quando realizado na casa das pessoas, é potente para avançar na integralidade, pela incorporação do conhecimento da cultura, rotinas e necessidades do usuário e de sua família.[21]

A práxis do cuidado pela AD deve, portanto, ser compreendida no contexto da RAS, ou seja, integrada a outros pontos assistenciais, a fim de que não se torne um bloco solitário de cuidado. O diálogo com serviços hospitalares, de atenção primária, urgências e outros se inclui como atividade imprescindível à oferta dessa modalidade de cuidado, envolvendo profissionais, pacientes, cuidadores, famílias e diferentes agentes no âmbito da gestão pública. Ganha visibilidade um conjunto de atividades de cuidados demandadas pelas transições de um contexto para outro, que exigem tecnologias específicas alicerçadas em processos comunicacionais, educativos e de acompanhamento sistemático.

A comunicação expõe-se como habilidade a ser desenvolvida e ressignificada, para além de encaminhamentos burocráticos, aliada a instrumentos definidores da interlocução entre os diferentes atores e pontos da RAS, e as diferentes formas de documentação do cuidado, com destaque para sistemas de informação e prontuários informatizados.

A efetividade da comunicação é fundamental para o diálogo em rede e possibilita o alcance da integralidade do cuidado, com resolubilidade das necessidades de saúde do usuário, sua satisfação, otimização de tempo e custos para o sistema de saúde. Juntamente com as habilidades de observação e avaliação clínica, a habilidade comunicacional constitui-se em tecnologia, seja na identificação dos cuidados transicionais, no planejamento interprofissional, na oferta das atividades e procedimentos necessários à continuidade do tratamento – além disso, para possibilitar o acesso dos usuários a recursos essenciais que se encontram disponíveis em outros pontos da RAS, como exames, medicações, terapias alternativas e complementares, reabilitação e outras terapêuticas.

A sobreposição em tempo e atividades à transição de um cenário assistencial a outro precisa ser valorizada e possibilitada pela gestão, que deve subsidiar, além da formação continuada dos profissionais, a definição de instrumentos normativos que garantam tempo de acompanhamento para que o paciente, seu cuidador e a equipe que prosseguirá com cuidado compreendam todas as demandas a serem assumidas. Prevê-se, pela comunicação, guiada por atividades de cuidados de transição, que a continuidade do tratamento aconteça segundo o plano terapêutico, contribuindo para a redução de morbimortalidade, maior segurança, qualidade do cuidado ofertado e satisfação do usuário e da família.

Conclusão

A AD tem representado uma alternativa fundamental para os gestores do SUS, na medida em que tem contribuído sobremaneira para ajudar a equalizar a carência de leitos e a superlotação das portas de urgência, especialmente para problemas agudos ou agudizações de usuários que convivem com condições crônicas, bem como para promover a continuidade do cuidado domiciliar em situações que extrapolam a competência das equipes de outros serviços. A expansão dos serviços com ampliação de sua cobertura e a existência de diretrizes, normativas e legislação sustentam a consolidação política e técnica da AD no arcabouço jurídico do SUS. No contexto das RAS, a AD cumpre um papel singular na delimitação de conhecimentos e práticas para um cuidado integral, humanizado, orientado pela multidisciplinaridade, interprofissionalidade e compartilhamento de saberes. A articulação promovida e necessária à AD é potente para avançar na continuidade do cuidado e assegurar o lugar desses serviços como componentes fundamentais do SUS.

Referências

1. Nishimura F, Carrara AF, Freitas CE. Effect of the Melhor em Casa program on hospital costs. Rev Saúde Pública. 2019;53:104.
2. Silva KL, Castro EAB, Braga PP, Lino R, Lage EG. Custo e efetividade de modalidades de serviços de atenção domiciliar para população idosa: revisão integrativa da literatura. Revista Mineira de Enfermagem. 2021;25:e1374.
3. Tavolari CEL, Fernandes F, Medina P. O desenvolvimento do "home health care" no Brasil. Revista de Administração em Saúde. 2000;3(9):15-8.
4. Ribeiro C. Atenção domiciliar: princípios, práticas e perspectivas. 1. ed. São Paulo: Eureka; 2019.
5. Souza MF. Saúde da família nos municípios brasileiros: os reflexos dos 20 anos do espelho do futuro. Campinas: Saberes; 2014.
6. Seixas CT, Silva KL, Souza CG. Experiências de atenção domiciliar em saúde no mundo: lições para o caso brasileiro. In: Brasil. Ministério da Saúde. Atenção domiciliar no SUS: resultados do laboratório de inovação em atenção domiciliar. Brasília, DF: Ministério da Saúde; 2014. 184 p.
7. Campos FCB, Henriques CMP. Contra a maré à beira-mar: a experiência do SUS em Santos. São Paulo: Página Aberta; 1996. 251 p.
8. Dias MB, Silva KL, Silva YC. Serviço de atenção domiciliar: a inserção do cuidado domiciliar no sistema de saúde. In: Lacerda MR, coordenadora. Atenção domiciliar em saúde: perspectivas teóricas e práticas. Porto Alegre: Moriá; 2021.
9. Verdi DS. Entre padronização e flexibilidade na implementação local de programa com diretrizes federais: o caso do Melhor em Casa. Dissertação [Mestrado em Governança e Desenvolvimento] – Escola Nacional de Administração Pública, Brasília; 2019.
10. Rehem TCMSB, Trad LAB. Assistência domiciliar em saúde: subsídios para um projeto de atenção básica brasileira. Ciênc Saúde Coletiva. 2005;10:231-42.
11. Brasil. Ministério da Saúde. Agência Nacional de Vigilância Sanitária. RDC/ANVISA nº 11, de 26 de janeiro de 2006. Dispõe sobre o Regulamento Técnico de Funcionamento de Serviços que prestam Atenção Domiciliar. Brasília, DF: Diário Oficial da União; 2006.
12. Oliveira Neto AV, Dias MB. Atenção Domiciliar no Sistema Único de Saúde (SUS): o que representou o Programa Melhor em Casa? Divulgação em Saúde para Debate/Rio de Janeiro. 2014(51);58-71.
13. Oliveira Neto AV. Análise do Programa Melhor em Casa : um olhar sobre a atenção domiciliar no âmbito do Sistema Único de Saúde (SUS). Dissertação [Mestrado em Saúde Coletiva] – Faculdade de Ciência da Saúde da UnB; 2016.
14. Brasil. Ministério da Saúde. Atenção Domiciliar. Programa Melhor em Casa. [acesso em dezembro de 2021]. Disponível em: https://www.gov.br/saude/pt-br/composicao/saes/dahu/atencao-domiciliar.
15. Silva KL, de Sena RR, Seixas CT, Feuerwerker LCM, Merhy EE. Atenção domiciliar como mudança do modelo tecnoassistencial. Rev. Saúde Pública. 2010;44(1):166-76.
16. Brasil. Ministério da Saúde. Portaria n. 2.528, de 19 de outubro de 2006. Aprova a Política Nacional de Saúde da Pessoa Idosa. Brasília, DF: Diário Oficial da União; 2006.
17. Brasil. Ministério da Saúde. Gabinete do Ministro. Portaria n. 399, de 22 de fevereiro de 2006. Diretrizes do Pacto pela Saúde - Consolidação do Sistema Único de Saúde. Brasília, DF: Diário Oficial da União; 2006.
18. Brasil. Ministério da Saúde. Gabinete do Ministro. Portaria n. 4279, de 30 de dezembro de 2010. Estabelece diretrizes para a organização da Rede de Atenção à Saúde no âmbito do Sistema Único de Saúde (SUS). [acesso em dezembro de 2021]. Disponível em: http://conselho.saude.gov.br/ultimas_noticias/2011/img/07_jan_portaria4279_301210.pdf.
19. Brasil. Ministério da Saúde. Portaria n. 2.527, de 27 de outubro de 2011. Redefine a Atenção Domiciliar no âmbito do Sistema Único de Saúde (SUS). Brasília, DF: Diário Oficial da União; 2011.
20. Marinho JL, Carrião GA, Marques JR. Atenção hospitalar: interatividades por entre constituição histórico-social, gestão e humanização em saúde. Revista de Gestão em Sistemas de Saúde. 2019;8(2).
21. Silva KL, Castro EA, Toledo ST, Ribeiro JL, Ribeiro AD. Political pathway of home health care in Minas Gerais. Revista Mineira de Enfermagem. 2019;23:e-1155.

Capítulo 4

Atenção domiciliar na saúde suplementar

Christina A. Ribeiro

PONTOS-CHAVE

- Qualificação de gestores e equipes de atenção domiciliar.
- Conhecimento das particularidades da prática da atenção domiciliar e o perfil de pacientes elegíveis para a modalidade na saúde suplementar.

OBJETIVOS DE APRENDIZAGEM

Ao final do capítulo, o leitor deverá ser capaz de:

- Conhecer as modalidades de atenção domiciliar praticadas na saúde suplementar.
- Compreender a relação das operadoras de planos de saúde com as empresas de atenção domiciliar.
- Verificar o crescimento da atenção domiciliar no Brasil e o impacto da covid-19 na modalidade de atenção domiciliar.
- Conhecer as inovações de modelos de atenção e a incorporação de recursos da telemedicina no domicílio.

Introdução

Dos anos 1990 até o início do século XXI, o caminho dominante da desospitalização e transição de pacientes pós-agudos contou com o destino quase exclusivo do domicílio, acompanhado de estrutura tecnológica, equipes multidisciplinares, familiares e cuidadores, para a garantia de continuidade da assistência e cuidados de diferentes especificidades, visando a convalescência, controle, reabilitação, cuidados paliativos e finitude.

Unidades semelhantes às de tratamento semi-intensivo chegaram a ser montadas em ambientes domiciliares, para o suporte a pacientes dependentes de equipamentos de ventilação mecânica, ou de outros dispositivos, mais uma série de itens medicamentosos, de materiais e profissionais de diferentes áreas, para o alcance das metas propostas no plano de atenção domiciliar.

As estruturas e os processos customizados foram amadurecendo, e o progresso da modalidade de atenção domiciliar fez com que muitos se beneficiassem de sua prática. Humanização, qualidade de vida, segurança assistencial, racionalização de recursos, redução de custos, experiência e satisfação dos usuários foram sedimentando as fragilidades corrigidas, e, mesmo não contando com a regulamentação da Agência Nacional de Saúde (ANS),[1] ela foi, de maneira continuada, autorizada pelas operadoras de planos de saúde e atualmente tem sua prática crescente, diversificada e respeitada no sistema nacional de saúde, nas áreas pública e privada.

Muitas conquistas ainda estão por vir. Novas modalidades de transição de cuidados estão surgindo, e as unidades de transição, como instâncias intermediárias entre o hospital e o domicílio, já despontam com seus valores e resultados. O importante é entendermos a jornada da transição de cuidados como um todo e integrar fluxos, serviços e gestores para uma melhoria contínua de um modelo de atenção, onde todos têm suas atribuições e devem se comunicar e ganhar espaço para atuação.

O contexto da atenção domiciliar no Sistema Suplementar de Saúde

Segundo Ribeiro,[2] a atenção domiciliar é praticada de diferentes formas desde a Antiguidade, mas ganhou formato sistematizado como modalidade de atendimento no fim do século passado. A otimização de leitos hospitalares, a customização da assistência, a oferta humanizada de cuidados e a redução de custos assistenciais são seus principais propósitos, segundo a autora, além de ser uma estratégia racional para o enfrentamento, público e privado, das transições demográficas, epidemiológicas, tecnológicas e de gestão dos serviços de saúde.

O espaço do domicílio, na jornada de saúde das pessoas, comporta ações em todos os níveis de atenção, em especial no atendimento integrado a pacientes em processo de desospitalização, pós-agudos, que necessitam de estrutura e cuidados técnicos multidisciplinares continuados. Os objetivos maiores são manutenção da estabilidade clínica, superação de déficits, educação para o autocuidado, treinamento de cuidadores e, sempre que possível, alta para a utilização de outras instâncias ambulatoriais do sistema de saúde.

A atenção domiciliar no Brasil, apesar de ainda não ser regulamentada pela ANS e não constar do rol de coberturas obrigatórias pelas operadoras de planos de saúde, é autorizada para seus beneficiários, mediante critérios de elegibilidade, desde o início dos anos 1990, através de serviços de *home care* ou atenção domiciliar credenciados.

O funcionamento dos serviços de atenção domiciliar em todo o território nacional segue desde 2006 a RDC n. 11 da Anvisa,[3] que especifica e conceitua as modalidades que compõem seu escopo geral: internação, assistência, visita e atendimento pré-hospitalar.

A internação domiciliar é indicada a pacientes com quadros clínicos mais complexos e que exigem estrutura e cuidados mais intensivos, incluindo a permanência de profissionais de enfermagem no domicílio, por períodos variáveis, chegando a 24 horas, com atuação de equipe multidisciplinar, retaguarda a distância e suporte de ambulância para o atendimento de urgências/emergências, para os casos de instabilidades clínicas e transporte para o atendimento hospitalar.

No atendimento ou assistência domiciliar, a oferta de estrutura, embora ocorra de maneira continuada, não contempla a permanência diária de profissionais no domicílio, por períodos maiores do que 1 ou 2 horas. A modalidade conta com grande participação da equipe de enfermagem, fisioterapia e demais integrantes da equipe multidisciplinar, sendo o foco os procedimentos, as avaliações e sessões desses técnicos, com grande ênfase em treinamentos e adaptações às novas condições clínicas, administração de medicamentos e reabilitação.

A visita domiciliar é a célula da atenção domiciliar, e com essa modalidade é possível moldar uma série de ações estratégicas nas áreas de promoção de saúde, prevenção e controle de riscos e agravos, entre outras atividades.

O atendimento pré-hospitalar (APH) é utilizado como suporte para as demais modalidades para atender pacientes que se encontram em atenção domiciliar e necessitam de avaliações em situações de urgência e emergência, assim como transporte especializado para o hospital.

Com a prática continuada e ampliada da atenção domiciliar nas últimas décadas e os resultados apresentados, as operadoras de planos de saúde ampliam gradativamente a autorização dos serviços domiciliares em duas vias, na desospitalização e na não hospitalização, ou seja, para casos que podem ir direto do pronto-socorro para o domicílio, com plano de atenção proposto e pré-aprovado – caso da administração de antibioticoterapia endovenosa, entre outras indicações, evitando uma internação hospitalar.

A participação da atenção domiciliar no setor suplementar

A Tabela 1 demonstra as categorias de planos de saúde existentes: autogestão, cooperativa médica, filantropia, medicina de grupo e seguradoras e o percentual de beneficiários acima de 60 anos em cada uma delas. A respeito do envelhecimento da população, Ubaldine *et al.*[4] salientam que aumenta no país o número de habitantes que necessita de mais atendimentos médico-assistenciais especializados e demanda novas tecnologias que ofereçam tratamentos mais acurados, causando fortes impactos no custo assistencial do setor. Em estudo sobre os impactos da longevidade, Borba Filho[5] constatou que os maiores custos esperados, de usuários com mais de 59 anos de idade até virem a óbito, são decorrentes das internações hospitalares.

TABELA 1 Distribuição dos beneficiários por categoria de operadora e na faixa etária de 60 a e + ANS

Operadoras	Beneficiários	%	Beneficiários 60 e +	%
Autogestão	4.260.138	8,9	1.088.861	25,5
Cooperativa médica	17.393.493	36,5	2.515.971	14,5
Filantropia	911.059	1,9	159.303	17,5
Medicina de grupo	18.984.070	39,9	2.500.303	13,2
Seguradora de saúde	6.077.603	12,8	528.025	8,7
Total	**47.626.363**	**100**	**6.792.537**	**14.2**

Fonte: ANS, dez./2020. Disponível em: https://www.gov.br/ans/pt-br/acesso-a-informacao/perfil-do-setor/dados-e-indicadores-do-setor/d-tiss-painel-dos-dados-do-tiss.

Publicação de Veras *et al.*[6] ressalta a maior incidência de doenças e utilização dos serviços de saúde com o envelhecimento e o quanto essa situação afeta diretamente os custos das operadoras de saúde suplementar. Segundo o autor, ainda é precária a infraestrutura para atender de modo eficiente às necessidades desse segmento populacional e que novos modelos de atenção precisam ser construídos. Essa construção tem avançado nos últimos anos, e a atenção domiciliar com todas as suas modalidades, tem contribuído para esse processo. As operadoras de planos de saúde informam semestralmente seus dados de produção à ANS, pelo Sistema de Informação de Produtos (SIP), incluindo o regime de internação, onde constam as internações hospitalares, hospitais-dia e domiciliares realizadas no período.

Na Tabela 2, os dados de internação domiciliar estão descritos, porém ainda não há registro oficial na ANS sobre os atendimentos nas modalidades de assistência, visita e atendimento pré-hospitalar, que são amplamente praticadas no setor suplementar. No entanto, é usual o setor de atenção domiciliar privado considerar que o percentual de internação

TABELA 2 Distribuição do número absoluto e percentual de internações domiciliares, por categorias de OPS, notificadas à ANS pelo SIP no período de 2018 a 2020

Tipos de OPS	2018	%	2019	%	2020	%
Autogestão	42.941	22,7	31.242	16,6	32.862	15,9
Cooperativa	94.407	49,9	93.166	49,4	94.662	45,7
Filantropia	3.103	1,6	2.945	1,6	3.902	1,9
Medicina de grupo	22.858	12,1	29.348	15,6	38.006	18,4
Seguradora	25.981	13,7	31.721	16,8	37.463	18,1
Total	**189.290**	**100**	**188.422**	**100**	**206.895**	**100**

Fonte: ANS-SIP. Disponível em: https://www.gov.br/ans/pt-br/acesso-a-informacao/perfil-do-setor/dados-e-indicadores-do-setor

domiciliar representa cerca de 30% dos casos atendidos, e as demais modalidades, 70% de produção, proporção que tem sido adotada para projeções pelos gestores da área, pois o setor ainda carece de indicadores e informações oficiais.

O mercado da atenção domiciliar no setor privado

O Núcleo Nacional das Empresas de Serviços de Atenção Domiciliar (Nead),[7] através de censos bianuais do setor, apresenta a caracterização das empresas de atenção domiciliar privada no Brasil. No censo de 2013-2014, foram identificadas 400 empresas no Cadastro Nacional de Estabelecimentos de Saúde (CNES). O Censo de 2017-2018, feito em parceria com a Fundação Instituto de Pesquisas Econômicas (Fipe), apontou crescimento de 60% do setor em relação ao estudo anterior, totalizando 676 empresas, em 2018, cadastradas no CNES.

Na última pesquisa publicada, período de 2019-2020, as empresas atingiram o patamar de 830, com implemento quantitativo em todas as regiões do país. Destaque maior foi observado na Região Nordeste, com crescimento de 209% em relação a 2017 e cerca de 345 empresas, 41,5% do total operando na Região Sudeste.

Outras informações divulgadas se referem aos dados econômicos da prestação de serviços de atenção domiciliar. Segundo o último Censo citado, o *ticket* médio diário foi de R$ 212,48 para serviços de assistência domiciliar e de R$ 742,84 para serviços de internação domiciliar. A estimativa de custo diário para as modalidades foi de R$ 141,92 para a assistência domiciliar e de R$ 614,96 para a internação domiciliar.

A Fipe estimou que a receita anualmente gerada pelo setor é de R$ 10,6 bilhões, tendo como referência o ano de 2019. 57,5% dessas receitas foram geradas por internações domiciliares (R$ 6,1 bilhões) e 42% por assistência ou atendimentos domiciliares (R$ 4,5 bilhões). O número de colaboradores (próprios e terceirizados) do setor foi estimado em 105.769 pessoas em 2019. A Fipe estimou também que, caso o setor de atenção domiciliar encerrasse seus serviços, seriam necessários 20.763 leitos hospitalares adicionais ao ano, para a internação dos atendimentos atuais da atenção domiciliar. Esses leitos representam 4,87% do total de leitos hospitalares do país.

Com relação ao número de pacientes e total de diárias, o estudo estimou que o setor tenha atendido 292 mil pacientes em 2019, o que gerou um total de 29 milhões de diárias, 30% destas por internações domiciliares.

Além das empresas específicas de *home care*, existem os serviços vinculados às operadoras de planos de saúde, caso das Unimeds (cooperativa médica – 17.393.493 beneficiários, 2020, ANS), que oferecem serviços de atenção domiciliar aos seus beneficiários, em grande parte das cidades do Brasil, com serviços próprios e credenciamento de empresas para atenção de maior complexidade em algumas localidades.

Também existem operadoras verticalizadas, como a Amil (cerca de 6,2 milhões de beneficiários no Brasil, 2020, ANS), com serviço próprio de atenção domiciliar, além de empresas credenciadas, a Prevent Sênior (cerca de 600 mil beneficiários), com núcleo de gestão de serviços de atenção domiciliar próprio e empresas credenciadas. O mesmo trabalho compartilhado ocorre com o Grupo Notre Dame Intermédica (GNDI), com cerca de 7,2 milhões de beneficiários, que atua com serviço próprio e credenciado.

Grande parte das operadoras de planos de saúde oferecem serviços de telemedicina a seus beneficiários, de maneira direta ou recursos credenciados, incluindo as empresas de atenção domiciliar, que desde o início da pandemia da covid-19, em 2020, puderam incorporar uma série desses serviços. Entre as inovações estão os produtos de telemonitoramento, teleconsulta, telerreabilitação, entre outras possibilidades, acompanhando os avanços tecnológicos, com racionalização de recursos e deslocamentos de pacientes e profissionais.

Programas de prevenção e controle de doenças de beneficiários maiores de 60 anos, portadores ou não de doenças e condições crônicas, são praticados atualmente por várias operadoras de planos de saúde, nas diferentes regiões do Brasil. Destaque para o Programa Idoso Bem Cuidado, da Sul-América, operacionalizado pelo Grupo Dasa, no município de São Paulo, que se propõe gerenciar a saúde de seus beneficiários idosos, com recursos de telemedicina e ações presenciais em ambiente domiciliar.

Ferreira *et al.*[8] estudaram as estratégias de atendimento domiciliar dos beneficiários com doenças crônicas nas operadoras de planos de saúde do Sistema de Saúde Suplementar, além de observar a implementação de projetos de teleatendimento para suporte ao grupo de indivíduos monitorados, com ênfase para o monitoramento telefônico.

Trata-se de um movimento sem volta, considerando o grau de dependência de atenção dos usuários que envelhecem, portadores de doenças e condições crônicas, e a necessidade de facilitar acesso aos cuidados, otimizar tempo e recursos, sem perder qualidade, alcance de desfechos favoráveis e uma boa experiência e satisfação do paciente e da família.

Um dos programas especializados que permeiam todas as instâncias de cuidados pós-agudos é o de cuidados paliativos. O perfil de elegibilidade para suas ações é bem fundamentado por estudos científicos, e grande parte dos profissionais que atuam na área é especializada e realiza pesquisas, publicações nacionais e internacionais na área.

Além da clareza na definição do estágio da doença ou condição em que se encontra o paciente elegível para a atenção domiciliar, suas condições domiciliares, familiares e de cuidadores, a equipe deve seguir protocolos específicos, focados em qualidade, segurança, apoio psicológico, social, alívio de sintomas e procedimentos específicos.

A última fase dos cuidados paliativos é a finitude, quando é necessário ter clareza das diretrizes antecipadas de vida do paciente, orientar paciente e familiares sobre o testamento vital e verificar se existe um consenso para o óbito domiciliar ou se o mais indicado é retornar para uma unidade de transição ou mesmo para o hospital.

Atualmente, alguns serviços de atenção domiciliar passam por processos específicos de certificação em cuidados paliativos, o que corrobora o grau de importância e a excelência necessária para sua prática. Outros programas especializados em educação e orientações em saúde, na área neonatal, estímulo à amamentação, imunização, educação para o controle do diabetes, hipertensão, doenças pulmonares, gestão da saúde do idoso, pré-cirúrgicos, entre muitos outros, ocupam espaços, seja por demanda das operadoras de planos de saúde, seja por serem aspirações dos usuários e a oferta ser custo-efetiva, com diferenciais de valor por parte das operadoras que autorizam suas atividades.

A jornada de vida do paciente pós-agudo – desospitalização no setor de saúde suplementar

O planejamento adequado da desospitalização, o estabelecimento técnico de critérios de elegibilidade para cada uma das modalidades, a elaboração bem fundamentada do plano de atenção a ser desenvolvido no domicílio e a representatividade técnica crescente dos serviços de atenção domiciliar, em estrutura, logística, equipes multidisciplinares, qualidade nos processos e protocolos gerenciais e assistenciais, cumprimento de metas, entrega de resultados esperados, têm sido algumas das características da relação das operadoras de planos de saúde com seus usuários e serviços credenciados.

Em função da não regulamentação da modalidade, nem tudo está resolvido na relação operadora × beneficiário. A lacuna nesse relacionamento propicia ou reforça algumas atitudes, por parte dos beneficiários, de buscar via processos de judicialização a obtenção da atenção domiciliar.

A judicialização da oferta de atenção domiciliar é relevante no Brasil. Existem também problemas relacionados à consistência técnica das solicitações de autorizações junto às operadoras de saúde. A necessidade, em muitos casos, é maior conscientização do beneficiário quanto aos seus direitos e deveres, perante sua operadora de saúde, maior maturidade na relação entre as empresas de *home care* e usuários, fluxos responsáveis de informações nos hospitais e maior flexibilidade e entendimento das operadoras, quanto à racionalização de recursos que a modalidade domiciliar pode oferecer, comparada com os custos de uma diária hospitalar.

Outro fator que contribui para o desfecho de liminares para atenção domiciliar é o desconhecimento, o qual gera impasse dos juízes para o julgamento de pedidos de atenção acompanhados de relatórios médicos e diagnósticos múltiplos e complexos. O apelo emocional muitas vezes se confunde com a racionalidade dos direitos, com ênfase em casos que envolvem crianças e idosos mais frequentemente. Na inexistência de regulamentação da atenção domiciliar privada, o que norteia muitas vezes os juízes são as jurisprudências e o Código de Defesa do Consumidor.

A pandemia de covid-19 e os impactos sobre a oferta da atenção domiciliar

A pandemia de covid-19 trouxe grande impacto para o sistema de saúde como um todo, com aumento relevante da procura por atendimentos e leitos hospitalares e a necessidade de otimizar a utilização de serviços extra-hospitalares, para evitar o caos do sistema.

Nesse contexto, a atenção domiciliar, que inicialmente recuou sua oferta, ganhou mais visibilidade e protagonismo porque conseguiu prevenir internações hospitalares, manteve pacientes crônicos estáveis assistidos no domicílio e contribuiu para abreviar o tempo de desospitalização, transição e continuidade de cuidados.

Um dos pontos principais para o enfrentamento da pandemia de covid-19 foi a conscientização sobre a importância da integração de serviços, ações e profissionais de saúde, a relevância da comunicação entre todos os envolvidos, as ações educativas para a população, o isolamento social e o acesso a tecnologias.

Diante da necessidade de oferecer atenção, compatível com o grau de necessidade da demanda, foi necessário priorizar a internação hospitalar para pacientes mais complexos e distribuir os demais pacientes, com manifestações mais leves, para acompanhamento em outras instâncias assistenciais, ambulatoriais e domiciliares.

Diante da necessidade de adequação da oferta de serviços, a atenção domiciliar ganhou protagonismo e maior visibilidade, liberando leitos hospitalares, oferecendo suporte de continuidade de cuidados para casos de covid-19 e não covid, além de evidenciar sua inserção no sistema de saúde como um todo, muito mais como uma modalidade transversal do que uma simples ferramenta de desospitalização e racionalização de custos. Para tanto, contou com uma série de inovações e incorporações de novas práticas:

- Estruturação de comitês/núcleos de gerenciamento de risco.
- Redimensionamento de equipes.
- Comunicação entre serviços – prontos-socorros e setores de internação hospitalar.
- Maior proximidade das operadoras de planos de saúde.
- Instrumentos de educação em saúde.
- Revisão de processos assistenciais.
- Elaboração de protocolos técnicos específicos.
- Relacionamento com familiares.

- Maior foco em qualidade e segurança do paciente.
- Cuidado coordenado e centrado no paciente.
- Redesenho da jornada do paciente diante da pandemia.
- Incorporação de recursos de telemedicina como telemonitoramento, teleconsulta, telerreabilitação, uso de plataformas digitais.
- Experimentação de aplicativos e *devices*.
- Revisão e utilização de novos equipamentos de proteção individual.
- Novos fluxos de visitas domiciliares.
- Aprimoramento da logística para a entrega de materiais, medicamentos e equipamentos.
- Estruturação de *cases* – atuações específicas para pacientes covid-19.
- Elaboração de trabalhos científicos, cursos e treinamentos *online*, entre outros.
- Diversos cursos de educação continuada e webinários retratando as dificuldades iniciais, trocas de experiências e avanços no enfrentamento da pandemia por parte dos serviços de atenção domiciliar e unidades de transição.

Com as inovações incorporadas na prática da atenção domiciliar em 2020, seu crescimento quantitativo, desempenho gerencial e assistencial, desfechos e transversalidade, elevaram ainda mais sua importância e inserção definitiva no sistema de saúde como um todo, exigindo discussão aprofundada sobre sua regulamentação, remuneração e incorporação de novas tecnologias, visando a maior resolubilidade, equidade e experiência do paciente e da família.

Conclusão

A tendência é que a atenção domiciliar cresça de maneira significativa nas próximas décadas, porém não de maneira isolada, e sim compondo uma rede de atenção, que contenha todos os níveis assistenciais, começando pelo primário, preventivo, até o hospitalar de maior complexidade, passando pelas instâncias ambulatoriais, domiciliares, leitos de transição, reabilitação, centros-dia, entre outros. Para tanto, deve-se considerar o momento epidemiológico e demográfico que vivemos, que deverá ser mais evidente em cada uma das próximas décadas, com o envelhecimento da população, processo resultante de causas estruturais da sociedade, avanços da medicina e acesso progressivo aos serviços de atenção à saúde. Diagnósticos precoces, tratamentos e controles de doenças crônicas são algumas ações que acarretam maior expectativa de vida.

Estamos, ainda, diante de um modelo de atenção hospitalocêntrico, em que parte considerável dos agravos à saúde ainda é atendida em serviços de pronto-socorro, gerando internações hospitalares. A maior fragilidade do idoso e dos portadores de doenças e condições crônicas, quando hospitalizados, tende a apresentar maior número de complicações clínicas, maior tempo de permanência e dificuldades crescentes para a desospitalização e a continuidade dos cuidados em outras instâncias assistenciais.

O idoso deve permanecer o máximo possível em seu domicílio, de maneira progressivamente adaptada, para evitar riscos de queda, facilitar suas atividades, ser cuidado de maneira preventiva, utilizar os medicamentos de maneira acertada e contínua, ter uma alimentação balanceada, atenção global em termos de movimentação física, exercícios, relacionamentos sociais, atividades de lazer, terapias ocupacionais e atenção especial a sua cognição.

Grande parte das operadoras de planos de saúde, serviços de saúde e seus profissionais ainda não está preparada para a atenção ao idoso. As palavras de ordem são conscientização, treinamento e humanização do atendimento para todas as faixas etárias, mas, diante do perfil crescente do envelhecimento e suas implicações, em termos de morbidade e mortalidade, todos terão de se preparar para essa oferta diferenciada de atenção.

Referências

1. Brasil. Agência Nacional de Saúde Suplementar. Parecer técnico nº 05/GEAS/GGRAS/DIPRO/2021. 2021. [acesso em dezembro de 2021]. Disponível em: https://www.gov.br/ans/pt-br/arquivos/acesso-a-informacao/transparencia-institucional/pareceres-tecnicos-da-ans/2020/parecer_tecnico_no_05_2021_atencao_domiciliar_-_home_care.pdf
2. Ribeiro C. Atenção domiciliar: princípios, práticas e perspectivas. São Paulo: Eureka; 2019.
3. Brasil. Agência Nacional de Vigilância Sanitária. Resolução n. 11, de 26 de janeiro de 2006. Regulamento Técnico que dispõe sobre o funcionamento de serviços que prestam atenção domiciliar. [acesso em dezembro de 2021]. Disponível em: https://bvsms.saude.gov.br/bvs/saudelegis/anvisa/2006/res0011_26_01_2006.html.
4. Ubaldine DD, Oliveira HCG. Reflexos do envelhecimento populacional brasileiro nos custos assistenciais do setor de saúde suplementar: uma análise da projeção para 2060. Refas. 2020;7(2).
5. Borba Filho LFS. O impacto do envelhecimento populacional, do aumento da expectativa de vida e seus diferenciais por sexo, nos custos assistenciais das operadoras de planos de saúde. Monografia [Graduação em Ciências Atuariais] – Universidade Federal do Rio Grande do Norte, Universidade Federal do Rio Grande do Norte; 2017.
6. Veras RP, Caldas CP, Coelho FD, Sanchez MA. Promovendo a Saúde e Prevenindo a Dependência: identificando indicadores de fragilidade em idosos independentes. Rev Bras Geriatr Gerontol. 2007;10(3):355-70.
7. Núcleo Nacional das Empresas de Serviços de Atenção Domiciliar. Censo Nead/Fipe 2019-2020. São Paulo; 2020.
8. Ferreira MR, Monken SFP. Estratégias inovadoras de operações de serviços na assistência domiciliar à doentes crônicos na saúde suplementar. Int J Healthc Manag. 2021;7(2).

Capítulo 5

Visitas domiciliares

Artur Oliveira Mendes
Fabiano Gonçalves Guimarães
Juliana Hilário Maranhão

PONTOS-CHAVE

- Atenção domiciliar.
- Visita domiciliar.
- Cotidiano da família e paciente.

OBJETIVOS DE APRENDIZAGEM

Ao final do capítulo, o leitor deverá ser capaz de:

- Apreender a visita domiciliar como instrumento e metodologia de trabalho.

Introdução

Os cuidados em saúde, a partir do seu reconhecimento ampliado pela Organização Mundial da Saúde (OMS), em 1945, passaram por diversas mudanças, entre elas a concepção de que, para promover saúde, é necessário estar próximo dos contextos sociais em que os sujeitos vivem, além de conhecer os condicionantes de saúde e dados epidemiológicos sobre determinado território.

Nesse sentido, ampliam-se também diferentes estratégias de abordagem dos sujeitos, tanto de modo individual quanto familiar e comunitário. Em especial, na atenção domiciliar, alguns instrumentos tornam-se direcionadores do trabalho dos profissionais de saúde, por possibilitarem uma aproximação e constituição de sinergia junto ao paciente e à família acompanhada. É o caso do plano terapêutico singular, da entrevista para conhecer o paciente e da visita domiciliar (que trataremos neste capítulo).

A visita domiciliar é um instrumento de diálogo e aproximação dos profissionais de saúde junto aos territórios, uma vez que possibilita conhecer os modos de vida e hábitos dos sujeitos acompanhados em seu dia a dia. Assim, articuladas a escuta qualificada e a entrevista, esse instrumento de trabalho possibilita conhecer *in loco* o cotidiano dos sujeitos, seus hábitos, modos de ser e interação com a comunidade, ou seja, sua linguagem e sua cultura, bem como compreender suas dificuldades, conflitos territoriais e condições de habitação e renda que interferem na saúde.

Resgatar as perspectivas teóricas que embasam a visita domiciliar é urgente, a fim de promover um aperfeiçoamento desse instrumento e dessa metodologia de trabalho. Para tanto, neste capítulo, discutiremos a visita domiciliar entendendo-a como instrumento de trabalho que possibilita o conhecimento sobre os sujeitos e as famílias, acompanhados em uma perspectiva ampliada. Desse modo, urge também discutir sobre a questão do trabalho e da ética que perpassam a materialização cotidiana da visita domiciliar, bem como a metodologia que envolve a execução da visita.

Processos de trabalho na saúde

A saúde, conforme o artigo 2º da Lei nº 8.080, de 1990, é um direito fundamental do ser humano, devendo o Estado prover as condições indispensáveis ao seu pleno exercício. Conforme a política social de saúde se aperfeiçoa no Brasil, por meio da consolidação do Sistema Único de Saúde (SUS), em especial com o reconhecimento da atenção básica como o centro de comunicação entre os diversos pontos de atenção à saúde,[1] surgem serviços como a Estratégia de Saúde da Família, em 1994, o Núcleo Ampliado de Saúde da Família e Atenção Básica em 2008 e, mais recentemente, a atenção domiciliar em 2011, bem como mudanças no processo de trabalho dos profissionais da saúde.

O trabalho é toda ação do homem de transformação da natureza e autotransformação, daí o seu caráter ontológico. Além do mais, é uma atividade teleológica, consciente e histórica, que envolve um processo de trabalho composto de um objeto, meios e força humana. O objeto se refere àquilo que será transformado, já os meios são o conhecimento, os instrumentos que possibilitam moldar esse objeto, as habilidades técnicas etc., enquanto a força de trabalho é o desgaste físico e mental do trabalhador. Ao final, esse processo de trabalho deve gerar um produto com valor de uso para quem o produziu.[2]

Com as transformações nos modos de produção, em especial no sistema do capital, o trabalho ganha outro sentido, haja vista o caráter alienado do capitalismo por meio da apropriação dos meios de trabalho e do assalariamento dos trabalhadores. O objetivo do trabalho no capitalismo não é gerar valor de uso, mas valor de troca, por isso a produção de objetos é planejada e executada para garantir a lucratividade.

Esse modo de produzir interfere nas relações sociais e, consequentemente, no modo de vida da população, que passa a trabalhar e fazer suas atividades com base na lógica mercadológica e individualista. O acesso aos bens produzidos pela humanidade também é balizado pela capacidade de trabalho e compra de cada sujeito. Desse modo, o trabalho não perde sua característica ontológica, mas não pode garantir uma resposta crítica dos seres humanos às suas necessidades, uma vez que não controlamos de forma integral o processo de trabalho.

No caso da política de saúde, esta também passa a ser tratada como mercadoria, e sua qualidade é definida pela capacidade de custeio de quem recebe os cuidados em saúde. Ao criar um sistema público de saúde, o Brasil avança no sentido de amenizar os impactos de um sistema constituído de relações desiguais e de contradições.

No caso dos profissionais de saúde, o processo de trabalho envolve como objeto a saúde (pensada como bem-estar psicossocial e físico), o conhecimento das diversas categorias sobre o corpo humano e os determinantes de saúde, as habilidades técnicas dos profissionais e, por fim, a sua própria força de trabalho.

A visita domiciliar está relacionada com o processo de trabalho, por ser um instrumento incorporado na atenção domiciliar como metodologia, sendo todo caminho que possibilite chegar a um fim, ou seja, é um conjunto de procedimentos lógicos e sistemáticos e como técnica/instrumento que possibilita o exercício do trabalho de profissionais da saúde.[3] Assim, a visita domiciliar é incorporada nos serviços de saúde como um meio de aprofundar o conhecimento sobre os pacientes e seus familiares em seu contexto familiar e comunitário. A seguir, descreveremos os procedimentos para a realização da visita.

Visita domiciliar como instrumento e metodologia

As visitas domiciliares são a atividade em torno da qual orbitam todos os aspectos da chamada atenção domiciliar. Enquanto o ambiente hospitalar é onde o poderio dos profissionais de saúde determina a rotina e controla cada passo das pessoas, haja vista a imposição de uma padronização da rotina para agilizar os procedimentos técnicos de cuidado à saúde, o local de moradia é submetido a regras e informalidade da vida cotidiana próprios do morador, com organização que não pode ser subvertida pelo mero ordenamento e demandas de médicos, enfermeiros e demais profissionais da saúde.[4]

No caso da atenção domiciliar, as visitas domiciliares vão ao encontro do proposto nas diretrizes da Portaria nº 825 de 2016, que redefine a atenção domiciliar no âmbito do SUS;[5] assim, devem-se adotar linhas de cuidado por meio de práticas clínicas cuidadoras baseadas nas necessidades do usuário, reduzindo a fragmentação da assistência e valorizando o trabalho em equipes multiprofissionais e interdisciplinares, e estimular a participação ativa dos profissionais de saúde envolvidos, do usuário, da família e do(s) cuidador(es).

As visitas domiciliares exigem dos profissionais competências comunicativas e interativas, a fim de que sejam agradáveis, ao mesmo tempo mantendo o rigor técnico.[6] Além do mais, é exigida acuidade do profissional, para observar aquilo que muitas vezes não é dito, bem como construir um bom roteiro de entrevista que facilite a ambiência desse processo de trabalho e oriente a ação dos profissionais para um objetivo concreto.

As visitas inserem-se como estratégia dentro de uma coordenação de cuidados, e como tal precisam ter objetivo claro. Podem ser classificadas de duas formas: as visitas-fim e as visitas-meio.[7] Tal divisão é importante para fins didáticos e para a organização da proposta de cuidados.

Nas visitas-fim, são contemplados os casos de pessoas agudamente impedidas de outros deslocamentos (como no caso de fraturas com complicações), para que a equipe possa melhor compreender o ambiente doméstico (como no caso de suspeita de abuso infantil) e por determinação judicial (como para avaliação de saúde de idosos sofrendo maus-tratos). Desse modo, é uma atividade com início e término bem determinados, sem a pretensão de muitos retornos.

Nas visitas-meio, são contempladas as pessoas que, por questões diversas (imobilidade, graves problemas mentais, barreiras físicas, insuficiência familiar grave), precisam ter o encontro com os profissionais em seu domicílio, sendo parte integrante do processo de gestão de cuidado (e, portanto, "meio" para o exercício), até que as condições que justificam as visitas sejam modificadas.

No dia a dia, é comum que visitas-fim acabem por se tornar visitas-meio (quando verificada a necessidade de cuidados domiciliares crônicos) e que pessoas periodicamente visitadas necessitem de atenção episódica. O importante é compreender que, qualquer que seja a situação, existe sempre um planejamento e uma razão para essa atividade. Não é contraproducente, em meio a uma rotina de necessidades de cuidados em saúde de uma grande população, que os profissionais façam visitas em seu horário de trabalho por cortesia ou mera socialização. A visita profissional não deve ser confundida com casualidade e modismos, tampouco pedidos particulares por favorecimento sem objetivos claros na gestão do cuidado.[6]

A visita domiciliar e a assistência à saúde no domicílio devem ser perpassadas pelo reconhecimento dos profissionais de que a família está em seu espaço privado e íntimo, mantendo uma atitude de respeito quanto à sua dinâmica e ao contexto em que cada família vive. Trata-se de uma aproximação, institucionalizada, com o serviço de saúde.[6]

A partir das discussões realizadas até aqui, apontamos alguns aspectos a serem considerados quando da escolha da visita domiciliar como metodologia de trabalho junto aos pacientes e suas famílias, bem como técnica de conhecimento sobre suas condições de vida.[4]

Elegibilidade para visitas

Este assunto já vem sendo discutido em outros capítulos deste tratado. É preciso ter claro que, uma vez que existe um motivo para a visita, seja conhecer de forma mais aprofundada algum caso, seja manter uma aproximação com o paciente, a atividade deve integrar um plano de cuidado e ser compreendida como a alternativa mais custo-efetiva para o contato com a equipe de saúde (outros meios existem: agendamento de consultas para uma data que permita a organização dos apoios para garantir o deslocamento da pessoa, ligações por telefone, videochamadas, uso de aplicativos de mensagens rápidas, informações e conversas por meio de outro profissional visitador, conferências familiares etc.).

Também é preciso avaliar se a visita é uma possibilidade que goza de assentimento dos moradores, uma vez que a equipe de saúde estaria entrando em ambiente íntimo que em alguns casos é perpassado por expressões da questão social, como violência urbana, situações de negligência e maus-tratos, miséria, conflitos familiares. Nesses casos, se necessário, pode ocorrer o agendamento da visita, haja vista que o profissional não exerce um papel de "averiguador da verdade", mas, com sua competência e habilidade para observar e entrevistar, pode obter informações sobre o caso em que está intervindo.

Na experiência profissional, dificilmente as famílias rejeitam as visitas domiciliares, posto que é um modo de o Estado, por meio dos profissionais, estar próximo de seu cotidiano, em especial aqueles que têm parentes acamados ou restritos ao domicílio, ou que dependem da visita para a concessão de algum benefício da assistência social ou previdenciário. Inclusive nos casos em que a visita é uma solicitação judicial, há o interesse da família em apresentar uma dinâmica familiar saudável, a fim de reduzir a interferência de atores externos. As recusas, muitas vezes, ocorrem pelo não preparo naquele momento da família ou pela ausência do responsável que possa prestar informações mais assertivas.

Profissionais necessários na visita

As pessoas têm múltiplas necessidades, e estas é que vão orientar quem precisa realizar a visita para determinada pessoa. Visitas com grande número de profissionais de saúde podem gerar confusão de informações e receio nas famílias, atrapalhando o processo de organização do cuidado e dificultando o seguimento de um plano. Visitas devem ser cadenciadas, avisadas e bem ordenadas dentro de um plano, com cada membro da equipe podendo contribuir e ter um momento com a pessoa e seus cuidadores para poder prestar as orientações pertinentes.

É preciso também diálogo entre a equipe, como a elegibilidade de um profissional para direcionar a visita, com acordo prévio das questões a serem discutidas durante a visita, a fim de manter a sinergia da equipe e evitar a repetição de perguntas.

Preparo prévio

As visitas precisam ser combinadas com os moradores. Muitos serviços usam termos de compromisso, assinados por todos os envolvidos, de modo a estabelecer os objetivos, direitos e deveres, bem como explicitar o que o serviço de saúde pode oferecer e o que não pode (por exemplo, alguns termos deixam claro qual deverá ser a ação dos cuidadores no caso de necessidade aguda de cuidados, como deslocar-se ao serviço hospitalar ou acionar a urgência móvel). Deve estar bem definido pela equipe de trabalho qual será o acordo com relação a contatos fora dos momentos de visita (se por meio do agente comunitário de saúde, ou por meio de telefone ou meios eletrônicos em horários estabelecidos, por exemplo).

Uma vez definida pela realização e agendados a data e o horário (algumas famílias, por exemplo, preferem visitas no período da tarde, uma vez que é comum que rotinas como o banho diário e o uso de medicamentos ocorram no início do dia, e a chegada de visitadores pode tumultuar essas tarefas, ou mesmo em horários específicos da manhã, devido ao preparo de refeições e ao cuidado com outros entes, em especial crianças que necessitam de bastante atenção); assim, a equipe deve buscar garantir a logística para a visita (meio de transporte, material que precise ser levado para exames ou curativos, categorias profissionais adequadas para participar da visita naquele dia e papel esperado destas etc.), considerando também essas informações pertencentes à singularidade de cada família.

Ressalte-se que, antes da visita, é preciso elaborar um planejamento, com questões a serem discutidas durante a visita domiciliar, bem como seu objetivo e informações essenciais sobre os pacientes, como nome, cuidador, possível situação que justifica a visita, telefone de contato e ponto de referência, caso seja um paciente recém-ingresso no serviço.

Realizando a visita

Ao fazer, a visita é preciso usufruir do potencial dela. Um ponto importante tem sido o uso de aparelhos eletrônicos pelos profissionais dentro das residências, portanto é necessário fazer uso de ligações telefônicas ou aplicativos de redes sociais digitais durante o atendimento apenas quando tiverem relação com o caso do paciente atendido. Também é preciso evitar conversas paralelas entre os profissionais ou com outros familiares, evitando a dispersão, pois a visita às moradias é uma oportunidade para ser integrante da rotina dos moradores. Ademais, durante essa atividade o profissional precisa se atentar, minimamente, para os seguintes aspectos:[4]

- **Paciente em foco:** quem é a pessoa ou as pessoas que estão sendo visitadas. Compreender quais problemas de saúde e quais possibilidades o ambiente proporciona para o cuidado e o que precisará ser mais bem negociado. Inclusive, considerar se a pessoa tem algum nome ou apelido que gosta de ser chamada e até mesmo sua identidade de gênero (a maneira como a pessoa se sente e se percebe, como masculino, feminino, trans, não binário), de modo a ter uma postura de respeito, sempre se dirigindo a ela quando do diálogo com o cuidador.
- **Presença de cuidador:** o cuidador, quando presente, é a pessoa que merece atenção e respeito por parte dos visitadores. É preciso se lembrar de que essa pessoa é quem passa a maior parte do tempo com aquele que se encontra enfermo. Suas crenças, credo, posturas e dúvidas precisam ser conhecidos pelo profissional de saúde. Muitas vezes o cuidador é responsável não apenas pela pessoa sob seus cuidados, mas também pela casa e, não raramente, por outras pessoas na mesma família. Essa sobrecarga dificulta a organização de um projeto terapêutico e precisa ser compreendida para que a equipe possa melhor ajudar na solução dos problemas, em vez de apenas trazer mais demandas. A inexistência de cuidador não impede a realização da visita, mas representa importante obstáculo à atenção à saúde quando se trata de pessoa dependente para atividades de vida diária ou em estado de confusão mental (como no caso de demências), situação que, muitas vezes, se caracterizar estado de abandono, deve ser notificada às autoridades competentes, bem como feita articulação junto à rede de proteção social.
- **Rotina:** a equipe de saúde deve saber como é organizada a rotina da pessoa e da família visitada. A partir desse entendimento é que os acordos são feitos com os cuidadores. Também é importante saber o que tem sido feito para garantir fontes de lazer para o paciente em foco (muitas vezes coisas simples, como assistir à tevê, ligações para parentes ou passar parte do dia na varanda para ver a vizinhança). Sem atenção a esses aspectos, corre-se o risco de falsos diagnósticos de transtornos de humor, que na verdade são fruto de um contexto empobrecido culturalmente ou com ausência de recursos comunitários que possibilitem a interação social.
- **Cuidado com insumos:** é na visita domiciliar que os profissionais podem perceber como a pessoa, ou o cuidador, coordena os recursos disponíveis. No caso de medicamentos, não raramente são guardados com acondicionamento ruim, retirados dos blísteres e com data de validade vencida. A prescrição pode não estar visível, tornando mais comuns erros e aumentando a insegurança do paciente. Outros insumos, como gazes, soro fisiológico, lençóis e fronhas, e até mesmo órteses e próteses, podem não estar bem organizados e limpos, devendo ser um ponto de conversação junto à família. No que tange à alimentação, tanto quanto os medicamentos, é importante compreender quem é responsável pela sua organização e preparo, a fim de adaptar nutricionalmente a condição de saúde do paciente, inclusive adequando o seu fornecimento ao momento em que os demais familiares estiverem se alimentando, possibilitando uma integração da família.
- **Moradia:** a habitação é o espaço onde ocorrem a convivência e a construção de laços entre pessoas que dividem vínculos sanguíneos ou afetivos, tendo como função três papéis essenciais: proteger os moradores das intempéries, bem como os itens necessários ao desempenho de atividades diárias; ser o espaço da materialização de crenças, valores morais, desejos e preferências das pessoas que moram ali; ser acessível e propiciar a interação com a vizinhança, favorecendo contatos e encontros.[8] A partir dessas características é que um domicílio pode se converter em mais que mero abrigo, mas em um lar. É um lugar de possibilidades, mas também de estabelecimento de proibições e regras de convivência social. Contudo, diante de situações contingências, seja por pauperização e desemprego, seja por adoecimento e violência, é preciso haver a intervenção de pessoas externas à família, a fim de orientar e promover o seu fortalecimento. No caso da atenção domiciliar em saúde, esse ambiente precisa muitas vezes ser adaptado para permitir o cumprimento da proteção e do cuidado do paciente, bem como de sua segurança, como retirada de tapetes, construção de rampas e colocação de barras de apoio nos banheiros, limpeza sistemática de móveis e ventiladores ou ares-condicionados. A própria rotina dos moradores precisa se adaptar muitas vezes, com responsáveis pelos cuidados e atenção em alguns horários e mudanças de hábitos (como manter portas fechadas, deixar animais domésticos mais afastados, guardar objetos pontiagudos e cortantes em locais de mais difícil acesso).

  Cabe destacar que cada caso deve ser analisado de modo peculiar. Sabemos que nosso país é desigual, principalmente pela escassez ou má gestão de recursos na área social, bem como pela superexploração da classe trabalhadora, com baixos salários e extenuantes cargas horárias de trabalho, recaindo para um familiar somente o cuidado de todos os membros, enquanto os demais buscam recursos financeiros. Além do mais, a ausência de uma política pública que garanta acesso a políticas sociais públicas, como habitação, saneamento e renda, impossibilita que muitas famílias tenham moradias salubres e confortáveis. A quantidade de moradores por habitação, associada aos rendimentos e gastos, fornece indicativos sobre os recursos financeiros dos quais os moradores dispõem para investimento nos cuidados.
- **Abordagem familiar:** na ocasião da visita domiciliar, deve-se atentar aos limites que permeiam essa abordagem, como não identificar previamente a possibilidade de a família receber os profissionais devido à sua rotina. Também a garantia do sigilo da entrevista feita durante a estada no domicílio, uma vez que pode ocorrer de algum membro da família, em situação de conflito com o cuidador ou com o paciente, intervir de forma a intimidar esses sujeitos, ou mesmo a aproximação dos profissionais para solucionar problemas no cuidado. Há, ainda, a questão do tempo da visita, haja vista que, além dos cuidados em saúde, há outras demandas da família, como cuidado com idosos, crian-

ças e animais domésticos e o próprio autocuidado do cuidador. Por isso, é importante também fazer uso de instrumentos como genograma familiar e questionários dos serviços de saúde, a fim de conhecer previamente um desenho da família e de organização dela, o que fornece importante informação sobre os possíveis apoiadores na gestão do cuidado e esclarece, não raras vezes, o histórico de dinâmicas que dificultam a implantação de um projeto terapêutico. Assim, o microssistema, representado por aqueles mais próximos (em geral, os familiares), é parte essencial da equipe "ampliada" de cuidados. Compreender sua rotina, suas escolhas, seus itinerários, é parte do trabalho dos profissionais visitadores que pretendem trazer soluções ao cuidado às pessoas enfermas. Ademais, antes de iniciar a visita, são importantes a identificação dos profissionais e a solicitação de autorização para entrada no domicílio, bem como explicação do objetivo da visita de forma sucinta (principalmente em casos de suposição de violência), e, caso haja necessidade de fazer anotações *in loco*, explicar para o paciente e familiares que o registro é uma forma de acompanhamento das ações discutidas.

Concluindo a visita

As visitas domiciliares são parte necessária para o cuidado a pessoas restritas ao domicílio. A equipe de saúde que se dispõe a esse trabalho deve compreender que não se trata meramente de repetir condutas e orientações dadas em consultório. Uma casa não é um hospital, assim como as famílias não têm obrigação de se comportarem conforme os valores culturais e morais dos profissionais. Compreender o paciente e sua família em uma totalidade, ou seja, em seu contexto cotidiano, relacionado a questões macroestruturais do estado brasileiro, é uma oportunidade para garantir e facilitar a gestão dos cuidados conforme a necessidade dos cidadãos. Ainda, no fim de toda visita, independentemente de seu tipo, deve ser elaborado um relatório com a descrição e a reflexão sobre o que foi observado e os pontos trabalhados junto à família. E, se preciso, fazer um encaminhamento à rede de proteção social ou agendamento de consultas, para a garantia de um cuidado integral ao sujeito.

Considerações finais

A visita domiciliar é um instrumento e metodologia de trabalho que possibilita a aproximação com o cotidiano dos pacientes e seus familiares. Para tanto, é preciso construir uma prática crítica, ética e comprometida com o cuidado em saúde em uma perspectiva ampliada. Neste capítulo, discutimos sobre a visita domiciliar, em especial na sua materialização na atenção básica.

Por fim, temos que as visitas domiciliares são a expressão final de um planejamento que envolve vários membros da equipe, disponibilidade de recursos de diversas naturezas e horário garantido pelo serviço para a sua realização. Assim, para a realização das visitas, exige-se uma capacidade técnica da equipe e conhecimento teórico prévio, bem como o afastamento de quaisquer juízos de valor sobre as famílias e comunidades atendidas e a construção de espaços de diálogos entre os profissionais para compartilhamento dos resultados desse instrumento.

Referências

1. Brasil. Ministério da Saúde. Política Nacional de Atenção Básica. Brasília, DF: Ministério da Saúde; 2012.
2. Iamamoto MV. O serviço social na contemporaneidade: trabalho e formação profissional. São Paulo: Cortez; 2008.
3. Gil AC. Métodos e técnicas de pesquisa social. 6. ed. São Paulo: Atlas; 2008.
4. Mendes AO, de Oliveira FA. Visitas domiciliares pela equipe de Saúde da Família: reflexões para um olhar ampliado do profissional. Rev Bras Med Fam Comunidade. 2007;2(8):253-60.
5. Brasil. Portaria nº 825 de abril de 2016. Redefine a Atenção Domiciliar no âmbito do Sistema Único de Saúde (SUS) e atualiza as equipes habilitadas. Brasília, DF: Diário Oficial da União; 2016.
6. Amaro S. Visita domiciliar: teoria e prática. 1. ed. Campinas: Papel Social; 2014.
7. Coelho FLG, Savassi LCM. Aplicação da escala de risco familiar como instrumento de priorização de visitas domiciliares. Rev Bras Med Fam Comunidade. 2004;1(2):19-26.
8. Rifrano L. Avaliação de projetos habitacionais: determinando a funcionalidade da moradia social. São Paulo: Ensino Profissional; 2006.

Capítulo 6

Formação em atenção domiciliar na graduação

Angélica Mônica Andrade
Sandra Trindade Toledo
Edna Aparecida Barbosa de Castro
Clarissa Terenzi Seixas
Kênia Lara da Silva

PONTOS-CHAVE

- A atenção domiciliar tem se expandido como serviço tanto no Sistema Único de Saúde como no setor privado, consolidando-se como cenário de atuação interprofissional.
- A atenção domiciliar possui particularidades que precisam ser consideradas no processo formativo dos profissionais de saúde, de forma a desenvolver as competências e habilidades necessárias para a produção do cuidado no domicílio.
- Um importante desafio na formação de profissionais para a atuação na atenção domiciliar diz respeito à dificuldade de inserção dos estudantes em ambientes de cuidado domiciliar. O fortalecimento e a atratividade da atenção domiciliar como área de atuação para profissionais de saúde dependem, entre outros aspectos, do desenvolvimento de estratégias de formação dos futuros profissionais de forma interdisciplinar e interprofissional, com o uso de metodologias ativas e oportunidades de experienciar o domicílio como espaço de atuação, ainda que a partir de laboratórios de simulação realística.
- O processo de formação em saúde precisa incorporar as premissas do cuidado pela atenção domiciliar, estimulando futuros profissionais a se interessarem pelo tema e operarem transformações em suas práticas e, consequentemente, na realidade dos usuários e familiares.

OBJETIVOS DE APRENDIZAGEM

Ao final do capítulo, o leitor deverá ser capaz de:

- Compreender as necessidades e demandas da formação acadêmica de profissionais de saúde que contemplem as singularidades do cuidado realizado no domicílio.
- Reconhecer desafios e potências para o fortalecimento da formação de profissionais de saúde para o cuidado domiciliar.

Introdução

A graduação em saúde tem por meta a formação de profissionais generalistas, ou seja, com competências e habilidades amplas, que os tornem capazes de atuar de forma plena, crítica e reflexiva. Essa formação visa a atuação prioritária nos serviços da rede de atenção à saúde (RAS) do Sistema Único de Saúde (SUS), mas também no setor privado de saúde.

Reconhecendo a continuidade do processo formativo ao longo de toda a vida laboral, os profissionais de saúde, a partir de uma base sólida construída durante a graduação e após inserção nos mais diversos serviços, seguiriam em permanente construção da sua trajetória, podendo escolher se especializar dentro de suas respectivas áreas de atuação e em consonância com as especificidades das RAS.

A atenção domiciliar (AD) consiste em uma modalidade de atenção à saúde propícia à concretização de novas formas de produção do cuidado e de atuação interdisciplinar em expansão mundial.[1] A possibilidade de profissionais de saúde generalistas exercerem o cuidado nessa modalidade aponta para a necessidade de uma formação que abranja a AD nos currículos de graduação.

No Brasil, a AD, desde a implantação do Programa Melhor em Casa (PMC), vem se estabelecendo como um serviço da RAS. É uma modalidade assistencial destinada aos usuários do sistema que apresentam necessidades de saúde de maior complexidade, cujas demandas se alocam em lacunas entre serviços de urgência e emergência, hospitalares, ambulatoriais especializados e a atenção básica. Com isso, comporta a possibilidade de que profissionais de saúde generalistas exerçam o cuidado nesse ponto da RAS – entretanto, com a premissa de que os currículos de graduação contemplem as especificidades do trabalho na AD.

Reconhece-se a exigência de um perfil diferenciado de profissionais para atuar no domicílio, cuja qualidade de formação é fundamental para a consolidação da AD como campo de atenção à saúde.[1] Estudos posteriores à implantação das equipes multiprofissionais de AD (EMAD) e de apoio (EMAP) ressaltaram que os profissionais que ingressam nesse campo de atuação são generalistas, com titulações de especialistas em outras áreas e agregam diferentes experiências, relativas à atuação anterior em outras modalidades de serviços ou pontos de atenção. Não possuem formação específica para o cuidado domiciliar nos moldes requeridos pela AD, e, portanto, há crescente escassez de pessoal qualificado.[2]

Há uma diversidade de modalidades de currículos, e em boa parte deles a formação centraliza-se nas demandas do cuidado hospitalar ou de outros pontos de atenção, e a abordagem demandada para a atuação na AD torna-se desafiadora para o profissional da saúde em virtude das particularidades desse cenário.[1] Mesmo quando presente, a formação acadêmica relacionada à AD tende a ser pontual nos currículos e insuficiente diante da complexidade de atuação no domicílio. Há, portanto, insuficiência da formação acadêmica para a AD, resultando em um déficit de conhecimentos e habilidades e afetando a prática de muitos dos profissionais envolvidos no cuidado domiciliar,[3] tanto no sistema público quanto no setor privado.[4]

Indica-se que o cuidado domiciliar possui características próprias, não podendo ser compreendido como extensão da prática realizada no hospital ou em outros pontos da rede de atenção. O domicílio é um espaço privado de domínio do usuário, sendo imperativo conhecer e valorizar as particularidades de cada família. Assim, o contexto domiciliar deve ser entendido por meio de uma perspectiva ampla que vai além do domicílio como espaço físico, que considera esse ambiente um conjunto de coisas, eventos e seres humanos interligados entre si, cujas entidades representam caráter particular, interferente e simultâneo.[5]

A insuficiência da formação acadêmica para a AD reflete na falta de bases teóricas próprias para o cuidado domiciliar, podendo interferir no cuidado e na organização do serviço.[3] Reflete ainda a dificuldade de uma formação realmente interprofissional,[6] com os núcleos de saber não se relacionando na graduação para ações conjuntas dos campos em comum. Portanto, fica evidente a necessidade de preparação adequada de profissionais de diferentes áreas para a atuação efetiva e resolutiva junto aos usuários e às famílias que demandam cuidados domiciliares.

Este capítulo apresenta e problematiza o cenário de formação profissional para a AD no Brasil e as repercussões relacionadas a essa temática. As subseções seguintes abordam as competências transversais para a atuação profissional na AD e as específicas que estão descritas, atualmente, na legislação brasileira, principalmente resoluções dos conselhos de classe e nas Diretrizes Curriculares Nacionais (DCN), os desafios para o processo formativo para o cuidado domiciliar e as possíveis alternativas para uma formação que contemple as peculiaridades do cuidado no domicílio. Somado a isso, compartilham-se as principais discussões acadêmicas ligadas ao tema na atualidade.

Formação do campo de saber de profissionais de saúde para atuação na atenção domiciliar: construção de competências transversais

Este tópico tem por objetivo mencionar os conceitos de campo e núcleo de competência e responsabilidade[7] para a construção de competências transversais às diferentes áreas que atuam na AD. O campo de saber das profissões de saúde abrange os saberes e as responsabilidades comuns ou confluentes a várias profissões ou especialidades. Já os núcleos de competência referem-se aos saberes e responsabilidades específicos a cada categoria profissional ou especialidade. Nesse sentido, é necessário considerar que a formação de profissionais de saúde advenha do aprendizado do campo e do núcleo de competências e responsabilidades, construindo, além de saberes, as habilidades e as atitudes próprias a esse profissional, temas transversais que sustentam sua prática. Em especial, as competências transversais – o campo do saber – são suscetíveis de aprendizado durante a formação e têm impacto tanto na qualidade do cuidado ofertado como nos próprios profissionais de saúde.[8]

Um dos objetivos a serem alcançados pelos currículos de formação do profissional de saúde pela graduação é a compreensão sobre as características dos serviços de AD (SAD), quanto ao modo de organização; modalidade assistencial, periodicidade de atendimentos, tipo de serviço ofertado pela AD; se presencial ou monitoramento remoto e composição das EMAD e EMAP. Além disso, pode guiar-se pelos domínios que têm se consolidado no âmbito desse cenário de atuação que demandam competências transversais conforme as ações amplas e as habilidades, segundo as atividades pertinentes a cada área profissional. No curso de uma pesquisa em que se levantaram as atividades desenvolvidas pelos profissionais, identificou-se que as competências se agruparam em ações inerentes a campos de competências e as atividades indicaram as habilidades a serem desenvolvidas. Podemos dizer que existem competências e habilidades específicas a serem desenvolvidas e aprimoradas para cada categoria profissional.

O Quadro 1 apresenta quatro possíveis categorias de competências transversais necessárias para atuação na AD e suas descrições, a serem consideradas para o processo formativo dos profissionais de saúde.

Como exposto no Quadro 1, as competências clínicas são relevantes e precisam estar incluídas no processo formativo. Entretanto, por si só não sustentam as demandas do cuidado domiciliar, sendo necessário o desenvolvimento de competências ampliadas. É preciso a (res)significação do cuidado produzido em cada domicílio, em interlocuções com o usuário e sua família, na sua singularidade e levando em conta o contexto cultural, social, econômico e político em que vivem.

QUADRO 1 Competências transversais para a atenção domiciliar

Competências gerenciais	
Competências	**Atividades/habilidades transversais**
Transição de cuidado	▪ Avaliar as demandas de desospitalização ou desupalização. ▪ Definir prioridades para admissão e seguimento pela AD. ▪ Realizar busca ativa em UPA/hospital e visitas a pacientes antes da alta hospitalar ou da UPA conforme demanda. ▪ Coletar dados em prontuários e analisar prescrições em curso. ▪ Conversar com familiares na UPA/hospital (explicar critérios admissionais e de funcionamento do serviço). ▪ Discutir casos com a equipe do SAD e demais profissionais disponíveis no momento (hospital ou UPA). ▪ Realizar visita no período admissional visando a transição de cuidados; avaliação de riscos, prevenção de readmissões. ▪ Fazer relatórios para equipes da UBS da área de cobertura da residência do usuário de alta do SAD, contendo informações para a transição do cuidado e/ou participar de reunião na UBS/outros serviços para a discussão do caso. ▪ Fazer contatos com profissionais de outros serviços por telefone ou outra mídia digital. ▪ Mobilizar rede de apoio social.
Gerenciamento do SAD	▪ Realizar atividades inerentes à coordenação do serviço. ▪ Gerir as condições para o funcionamento do SAD, habilidades de liderança, supervisão, comunicação e para fazer registros.
Gestão do cuidado – planejamento e organização antes, durante e após VD	▪ Realizar atividades em equipe interprofissional: programação, planejamento, definição de rotas conforme prioridade da assistência e gestão das situações complexas. ▪ Organizar, conduzir e/ou participar de reuniões com familiares para discussão do caso. ▪ Avaliar e encaminhar as demandas vindas de cuidadores. ▪ Realizar contatos/comunicações e colaboração com os diferentes agentes da RAS. ▪ Prever, preparar e repor materiais gastos no âmbito da atuação profissional. ▪ Realizar providências relativas a encaminhamentos (interconsultas e anotações e documentação do cuidado).
Competências clínico-assistenciais	
Tipo de ações	**Atividades**
Cuidado integral centrado no usuário	▪ Planejar e realizar VD. ▪ Realizar avaliação do usuário/família/domicílio/rede social de apoio/riscos de modo interprofissional. ▪ Ter visão integral do usuário, do cuidador e da família. ▪ Personalizar/adaptar a assistência e cuidados de acordo com a realidade familiar. ▪ Realizar o cuidado centrado nas necessidades do usuário. ▪ Acompanhar usuários, familiares e cuidadores.
Plano de cuidados	▪ Analisar e discutir o plano de cuidados interprofissional com o usuário, cuidador e equipe. ▪ Estar disponível para usuário, familiares e cuidadores.
Intervenções/ procedimentos no domicílio	▪ Realizar as intervenções para a restauração e/ou reabilitação e para manutenção de maior autonomia possível do usuário. ▪ Avaliar de modo interprofissional o que poderá ser delegado ao usuário ou cuidador. ▪ Acompanhar o cuidador na realização de procedimentos.
Monitoramento a distância	▪ Fazer contatos/ligações/mensagens para monitoramento de dados e evolução clínica. ▪ Planejar com usuário, cuidador e equipe o que pode ser monitorado remotamente e avaliar condições tecnológicas necessárias/disponíveis.

(continua)

QUADRO 1 Competências transversais para a atenção domiciliar *(continuação)*

Competências educativas	
Orientação, ensino, treinamentos de cuidadores e/ou usuários no domicílio conforme necessidades	▪ Participar da formação e definição do papel dos cuidadores. ▪ Realizar orientações sobre os cuidados. ▪ Reforçar orientações anteriores e realizar novas orientações ao cuidador. ▪ Educar sobre recursos sociais.
Desenvolvimento de estratégias de ensino	▪ Elaborar materiais de apoio (cartilhas, murais entre outros). ▪ Fazer vídeos ou mensagens explicativas em rede social.
Construção e manutenção de uma rede de cuidados e capacitação de seus membros	▪ Preparar usuário, família e rede de vizinhos e outros setores para a prevenção de riscos em casos de emergências/catástrofes.
Orientações a outros membros da equipe	▪ Realizar atualizações com auxiliares, técnicos de enfermagem e outros membros da equipe.
Educação permanente	▪ Participar de cursos, oficinas, congressos. ▪ Discutir problemas em equipe e buscar informações. ▪ Fazer buscas, leituras, estudos para a fundamentação da assistência. ▪ Estar disponível para aprender.

Competências relacionais	
Colaboração interprofissional	▪ Realizar atendimento compartilhado no domicílio. ▪ Fortalecer a equipe interprofissional.
Comunicação entre membros da equipe	▪ Realizar contato com outros membros da equipe durante atendimento. ▪ Participar da discussão de casos em que ocorra a construção do plano terapêutico/negociação e definição das condutas clínicas prioritárias.
Apoio afetivo, mental, espiritual ou psicológico	▪ Realizar encontros entre membros da equipe ou outra atividade de solidariedade. ▪ Realizar escuta ativa e acolhedora. ▪ Manter comunicação mediadora, empática e assertiva. ▪ Estabelecer relação de ajuda/relação de confiança/interação.; ▪ Realizar apoio afetivo, mental ou psicológico. ▪ Respeitar e estar disponível para o diálogo.

UBS: unidade básica de saúde; UPA: unidade de pronto atendimento; VD: visita domiciliar.
Fonte: adaptado de Programa de Pesquisas para o SUS.[9]

Com isso, a formação de profissionais de saúde voltada ao cuidado realizado no domicílio deve ser orientada pela integralidade, conhecimento científico-tecnológico, autonomia, responsabilidade, vínculo para trabalhar com os usuários, familiares, cuidadores e equipe multiprofissional. Cuidar de pessoas em seu domicílio requer compreensão das inter-relações entre as necessidades físicas, espirituais, culturais, modos de vida e relacionais dos usuários.[10]

Para o alcance do cuidado integral centrado no usuário, espera-se que os profissionais de saúde estabeleçam relações de cuidado e apoio a estes, seus familiares, cuidadores e núcleo de apoio, a fim de conduzir suas necessidades a partir de uma perspectiva integral, favorecendo o vínculo no ambiente domiciliar.[8] Espera-se, também, que saibam adaptar suas práticas às circunstâncias pessoais, e ambientais, psicossociais e biológicas de cada usuário e família.[8] A necessidade de adaptação surge, portanto, pela característica peculiar que o domicílio apresenta, sendo este um espaço diferente dos demais serviços de saúde, que não possui uma estrutura física padronizada para as ações dos profissionais. Destarte, a AD é um espaço de cuidado possuidor de singularidades que exigem adaptações da teoria à prática.[3]

É preciso, além disso, que os profissionais de saúde desenvolvam ações que possibilitem a construção de experiências positivas pelos usuários de serviços de AD que vivenciam o fenômeno de adoecimento, aliviando os efeitos incapacitantes produzidos pela dor, incerteza e medos dos usuários e/ou seus familiares e cuidadores. Não bastam os conhecimentos técnicos que fundamentam tais ações, haja vista que a atuação requer o desenvolvimento de habilidades relacionais para o "saber estar" e "estar próximo" ao usuário, seus familiares e cuidadores, agindo sobre seus processos de saúde e doença, com sensibilidade, acolhimento e cientificidade. Aliadas às competências transversais, as específicas também precisam fundamentar a formação para o cuidado domiciliar, que serão tratadas a seguir.

Formação dos núcleos do saber de profissionais de saúde para atuação na atenção domiciliar: apontamentos de resoluções e diretrizes curriculares nacionais

Os profissionais egressos dos diferentes cursos da área da saúde que atuam na AD têm o exercício profissional no domicílio regulado pelos conselhos de classe. Pela necessidade de normatização da prática neste cenário assistencial, os conselhos criaram, em 2001, distintas resoluções que direcionam a atuação desses profissionais na AD, com muitas atualizações nos últimos anos, após a intensificação do PMC.[4] O Quadro 2 apresenta resoluções dos conselhos de classe das profissões de saúde envolvidas na AD normatizadas pelo PMC que abordam a regulamentação para atuação no domicílio.

Esses aparatos legais, além de reforçar a necessidade de formação de profissionais de saúde para o cuidado domiciliar, sinalizam requisitos relevantes a serem considerados durante o exercício profissional. Isso porque as atividades regulamentadas pelos conselhos indicam os núcleos de competência e responsabilidade,[7] demarcando as atividades privativas de cada categoria profissional.

Consonante à regulamentação citada, para a formação dos núcleos do saber, é fundamental que os currículos incorporem as recomendações das DCN dos cursos de graduação em saúde. Estas têm em comum a característica de descreverem as competências fundamentais para a formação generalista em saúde. Apesar de nas DCN não constarem explicitamente diretrizes específicas para a atuação na AD, estas definem diretrizes amplas que abarcam as competências gerais.[4]

QUADRO 2 Resoluções dos conselhos de classe das profissões de saúde quanto à atuação na atenção domiciliar

Categorias	Resoluções dos conselhos de classe	Descrição das resoluções
Enfermagem Conselho Federal de Enfermagem (COFEN)	nº 267, de 2001	Aprova atividades de enfermagem no domicílio *home care*
	nº 270, de 2002	Aprova o regulamento das empresas que prestam serviços de enfermagem domiciliar
	nº 464, de 2014	Normatiza a atuação da equipe de enfermagem na atenção domiciliar
	nº 581, de 2018, alterada pela Resolução nº 625, de 2020	Atualiza, no âmbito do Sistema Conselho Federal de Enfermagem/Conselhos Regionais de Enfermagem, os procedimentos para registro de títulos de pós-graduação *lato* e *stricto sensu* concedido a enfermeiros e aprova a lista das especialidades, entre as quais a enfermagem em assistência domiciliária e gestão em *home care*
Farmácia Conselho Federal de Farmácia (CFF)	nº 386, de 2002	Dispõe sobre as atribuições do farmacêutico no âmbito da assistência domiciliar em equipes multidisciplinares
	nº 674, de 2019	Dispõe sobre a regulamentação dos cursos livres, de formação complementar, que não compreendam pós-graduação *lato sensu* e *stricto sensu*, a serem credenciados pelo Conselho Federal de Farmácia
Fisioterapia Conselho Federal de Fisioterapia e Terapia Ocupacional (COFFITO)	nº 414, de 2012	Dispõe sobre a obrigatoriedade do registro em prontuário pelo fisioterapeuta, da guarda e do seu descarte e dá outras providências, inclusive quando o atendimento ocorrer no domicílio
	nº 474, de 2016	Normatiza a atuação da equipe de fisioterapia na atenção domiciliar/*home care*
	nº 482, de 2017	Fixa e estabelece o Referencial Nacional de Procedimentos Fisioterapêuticos e dá outras providências
Fonoaudiologia Conselho Federal de Fonoaudiologia (CFFA)	nº 337, de 2006	Dispõe sobre regulamentação dos procedimentos fonoaudiológicos clínicos no âmbito domiciliar e dá outras providências
	nº 577, de 2020	Dispõe sobre os atendimentos em domicílio ou instituição de longa permanência na vigência dos riscos de contágio pelo coronavírus (SARS-CoV-2).
Medicina Conselho Federal de Medicina (CFM)	nº 1668, de 2003	Dispõe sobre normas técnicas necessárias à assistência domiciliar de paciente, definindo as responsabilidades do médico, hospital, empresas públicas e privadas; e a interface multiprofissional nesse tipo de assistência
	nº 2178, de 2017	Regulamenta o funcionamento de aplicativos que oferecem consulta médica em domicílio

(continua)

QUADRO 2 Resoluções dos conselhos de classe das profissões de saúde quanto à atuação na atenção domiciliar *(continuação)*

Categorias	Resoluções dos conselhos de classe	Descrição das resoluções
Nutrição Conselho Federal de Nutrição (CFN)	nº 600, de 2018	Dispõe sobre a definição das áreas de atuação do nutricionista e suas atribuições, indica parâmetros numéricos mínimos de referência, por área de atuação, para a efetividade dos serviços prestados à sociedade e dá outras providências, entre as quais a atenção nutricional domiciliar (pública e privada)
Odontologia Conselho Federal de Odontologia (CFO)	nº 25, de 2002	Estabelece as áreas de competência para atuação dos especialistas em Odontologia, indicando que pacientes com necessidades especiais podem ser atendidos em nível domiciliar
	nº 87, de 2009	Normatiza a perícia e junta odontológica que pode ser realizada no domicílio, entre outros lugares
	nº 116, de 2012	Altera a redação de artigos da Consolidação das Normas para Procedimentos nos Conselhos de Odontologia, porém mantém a possibilidade de atendimento domiciliar a pacientes com necessidades especiais
Psicologia Conselho Federal de Psicologia (CFP)	nº 08, de 2010	Dispõe sobre a atuação do psicólogo como perito e assistente técnico no Poder Judiciário, sendo que o trabalho pericial poderá contemplar visitas domiciliares
	nº 17, de 2012	Dispõe sobre a atuação do psicólogo como perito nos diversos contextos, incluindo o domicílio
Serviço Social Conselho Federal de Serviço Social (CFESS)	nº 782, de 2016	Institui os novos instrumentais das Comissões de Orientação e Fiscalização dos Conselhos Regionais de Serviço Social, a serem utilizados e aplicados nas visitas realizadas pelo regional, em caráter experimental, incluindo visitas domiciliares
Terapia Ocupacional Conselho Federal de Fonoaudiologia (CFFA)	nº 415, de 2012	Dispõe sobre a obrigatoriedade do registro em prontuário pelo terapeuta ocupacional, que poderá tirar uma cópia do prontuário quando o atendimento ocorrer no domicílio
	nº 418, de 2012, alterada pela Resolução nº 445, de 2014	Altera a Resolução nº 418, de 2012, que fixa e estabelece os parâmetros assistenciais terapêuticos ocupacionais nas diversas modalidades prestadas pelo terapeuta ocupacional, incluindo AD
	nº 429, de 2013	Reconhece e disciplina a especialidade de terapia ocupacional em contextos hospitalares definindo a visita domiciliar, a assistência domiciliar e a internação domiciliar como áreas de atuação de atenção extra-hospitalar oferecida por hospital quando realizados por equipe hospitalar
	nº 475, de 2016	Normatiza a intervenção terapêutica ocupacional domiciliar/*home care* e dá outras providências

AD: atenção domiciliar; SARS-CoV-2: *severe acute respiratory syndrome coronavirus 2.*
Fonte: adaptado de Hermann AP; Andrade AM, 2021.[4]

Ademais, as DCN apontam que a formação deve estar de acordo com o sistema de saúde vigente, como também os cursos de graduação precisam ofertar cenários de aprendizagem diversificados, sendo o domicílio um possível campo.[4] Ao considerar a necessidade de formação para o exercício de profissionais de saúde no domicílio, regulamentado por resoluções e DCN específicas, vislumbram-se os desafios presentes nesse processo, apresentados a seguir.

Desafios do processo formativo para o cuidado domiciliar

O processo de formação, na contemporaneidade, torna-se um desafio pela exigência de formar profissionais com competência técnica e relacional, providos de conhecimento, raciocínio, percepção e sensibilidade para as questões da vida e da sociedade, capacitados para agir diante de contextos de incertezas e complexidade.[11]

Destaca-se que o modelo hegemônico de ensino, centralizado na prática hospitalar, descontextualizado dos conceitos relacionados à especificidade da AD, ainda é predominante.[4] Na formação dos profissionais prevalece o modelo de ensino biomédico, com o cuidado centrado na doença, e não no sujeito. É desafiadora a inclusão de abordagens inovadoras que qualifiquem o profissional para a realização de um cuidado humanizado que considere o cotidiano de vida das famílias em seus domicílios.[3]

O ambiente domiciliar é diferente do hospitalar, e, assim, há uma dissonância da formação em ambiente diferente daquele onde e para o qual foram treinados. No domicílio, espaço de domínio do usuário, a centralidade do usuário e das famílias no processo de cuidar se manifesta. Percebe-se, na maioria das vezes, que nos cursos de graduação em saúde "a formação dos profissionais de saúde pouco aponta para as questões de cuidado no domicílio, suas perspectivas, peculiaridades e o perfil necessário para um profissional trabalhar nesta especialidade".[5]

Os currículos das universidades privilegiam o conhecimento sistemático, de preferência científico.[12] A racionalidade técnica, a epistemologia da prática predominante nas faculdades, põe em risco a competência profissional, na forma de aplicação de conhecimento privilegiado a problemas instrumentais da prática. Acrescenta-se que o "currículo normativo das escolas e a separação entre a pesquisa e a prática não deixam espaço para a 'reflexão-na-ação', criando, assim, um dilema entre o rigor e a relevância para educadores, profissionais e estudantes". O autor pondera que, a despeito da relevância do conhecimento científico, "os problemas da prática do mundo real não se apresentam aos profissionais como estruturas bem-delineadas".

Assim, "fica claro que, neste novo século, não é mais possível formar profissionais voltados somente à racionalidade técnica tão contestada na atualidade".[13] Destarte, a formação acadêmica em cursos da saúde, na contemporaneidade, possui um grande desafio: formar profissionais com competência técnica e política, dotados de conhecimento, raciocínio, percepção e sensibilidade para que se tornem agentes inovadores e transformadores do mundo do trabalho.[11]

Outro desafio para a formação de profissionais de saúde para o cuidado domiciliar se refere ao preparo para a atuação interprofissional. Tradicionalmente, diferentes profissionais de saúde são formados separadamente com pouca interação durante a sua formação. De modo contraditório, espera-se que os recém-formados sejam capazes de colaborar com outros profissionais sem o conhecimento das competências de outras categorias.[6] Cabe mencionar, ainda, que a maioria das pesquisas sobre trabalho e educação interprofissional tem sido realizada em ambientes hospitalares.[14]

Os cursos de graduação nas áreas da saúde podem desempenhar um papel fundamental na preparação de profissionais para a prática na AD; no entanto, muitas vezes o currículo e a exposição clínica a ambientes de cuidado domiciliar são limitados.[15] Destacam-se, assim, desafios operacionais para abordagem do cuidado domiciliar no âmbito do processo formativo. Citam-se algumas das barreiras para a inserção do aluno em cenários de prática de AD: o grande número de alunos e a dificuldade para alocação em ambientes domiciliares de cuidado, incluindo locais distantes e por vezes de difícil acesso, espaços limitados, disponibilidade limitada de preceptores e percepções negativas dos alunos sobre o cuidado domiciliar.[16] A sobrecarga dos serviços e dos profissionais que atuam na AD também dificultam o acesso a locais de atendimento domiciliar suficientes para permitir a entrada de alunos.[15] Obter preceptores para a AD que sejam experientes e dispostos para estudantes de graduação é outro desafio.[16]

Entre outros possíveis desafios, cabe mencionar que a atividade docente em saúde é carente de formação direcionada para o exercício da AD, porventura, fruto dessa adversidade em formação para o campo da AD descrita desde a graduação, especialização e com reflexos para a docência. Reforça-se a necessidade de se alcançar uma formação para o cuidado em AD para a atuação interprofissional, que contemple habilidades técnicas e relacionais, de forma a preservar a centralidade de usuários e familiares no processo de cuidar. Adiante, apresentam-se os prováveis rumos para chegar a esse ideal.

Caminhos possíveis para uma formação que contemple as singularidades da atenção domiciliar

No contexto do aumento da demanda por profissionais qualificados para o cuidado domiciliar, notam-se vários desafios na formação para o cuidado de usuários em seu domicílio. Para as transformações almejadas no mundo do trabalho, torna-se necessário que a formação contribua para a constituição de profissionais críticos, criativos e reflexivos. Assim, estratégias que possam ser incorporadas na graduação em saúde são fundamentais para a formação de profissionais que se interessem pelo cuidado domiciliar e que sejam capazes de operar transformações em suas práticas e, consequentemente, na realidade dos usuários e familiares que recebam o cuidado domiciliar.[3]

A despeito da especialidade que os acadêmicos dos cursos da área da saúde escolham para seu futuro, é fundamental que tenham acesso a experiências de ensino-aprendizagem que valorizem o contexto em que as pessoas vivem, a forma como os serviços domiciliares são prestados e a complexidade única do atendimento domiciliar. Portanto, reforça-se que é necessário incorporar o ensino sobre o cuidado domiciliar nos currículos de cursos da saúde.[17]

Para além do ensino da eficácia clínica, a abordagem da AD durante a formação deve se configurar como estratégia educacional que forneça elementos de aprendizagem sobre os aspectos psicossociais, econômicos e comunitários da saúde, sendo todos esses elementos relevantes para a atenção à saúde de qualidade.[17]

Um primeiro aspecto a ser considerado reverbera a necessidade da exposição ao ambiente de atendimento domiciliar para o desenvolvimento das habilidades necessárias nessa área.[10] A inserção do futuro profissional na realidade é uma recomendação para a formação em saúde e, sobretudo, para a AD, pois somente por esse meio "é que ele vai tomar consciência de si e do mundo, ele se apropria da realidade, reflete sobre ela e depois de admirá-la, ele a transforma de acordo com suas ações".[11]

A inclusão de ambientes de AD na graduação promove a formação de profissionais de saúde com potencial de melhor compreensão sobre os aspectos biopsicossociais dos usuários e seus familiares. Os estudantes devem ser inseridos em contextos que lhes possibilitem compreender como as pessoas vivem, as formas como os serviços de cuidados domiciliares são prestados e a sua complexidade.[18] Ademais, o ambiente de cuidados domiciliares é considerado um cenário de aprendizagem ideal para estudantes da área da saúde, uma vez que a AD possui importante papel no fortalecimento da compreensão dos princípios do trabalho em equipe e na abordagem interprofissional da atenção à saúde.[19]

As visitas domiciliares (VD) como estratégia educacional são comumente incorporadas aos currículos.[18] As experiências de VD permitem que os alunos compreendam melhor o comprometimento funcional dos usuários e as formas de oferecer apoio à família em um determinado contexto.[18] Cita-se um modelo de aprendizagem por meio da VD, desenvolvido para o ensino de cuidados domiciliares para estudantes de Medicina, mas que pode ser implementado em cursos de outras categorias profissionais. O modelo foi desenvolvido em etapas: indução à atividade, seleção do paciente, organização da VD, descrição das atividades durante a VD, discussão e acompanhamento.[17] A realização da VD por acadêmicos de cursos de saúde é essencial para a aproximação da teoria e prática, no que se refere ao preparo para a realização do CD.[4]

A realização de VD com preceptores de diferentes profissões pode ser uma estratégia para o ensino da interprofissionalidade na AD. Os ambientes de AD são particularmente valiosos para promover a educação interprofissional. Ressalte-se, pois, que esta permite aos alunos aprender a assumir responsabilidades e usar seus conhecimentos em colaboração com outros de forma a beneficiar o usuário.[6]

Após as visitas, é relevante que se tenha uma discussão com alunos, docentes e preceptores, buscando suscitar reflexões sobre questões relacionadas aos determinantes da saúde, a abrangência da prática de outros profissionais de saúde, a centralidade do cuidado no usuário e na família e a necessidade de colaborar quando os usuários são atendidos em seus domicílios.[19]

A realização de VD durante a formação acadêmica permite ao estudante de graduação uma percepção mais abrangente e integral do cuidado, criando oportunidades para a aprendizagem e reflexão, além de promover a aproximação entre teoria e prática. Após a VD, a construção de um diário reflexivo por alunos sobre a sua experiência e aprendizado é citada como estratégia que encoraja a aprender com um evento. A reflexão pode ser necessária para aprofundar as vivências e conduzir a um aprendizado efetivo.[20]

Nesse contexto, a adoção de um referencial teórico que sustente o processo de ensino-aprendizagem na formação é relevante. Para a AD, acredita-se que a prática reflexiva seja relevante para a formação dos profissionais de saúde. Essa prática se refere à atividade em que o indivíduo reflete na ação e sobre a ação, visando aprimorar continuamente seu desempenho por meio das experiências.[12] A formação deve incluir o ensino prático reflexivo, uma vez que a prática reflexiva é identificada como ponto-chave para preencher a lacuna entre teoria e prática, permitindo a vinculação e o reforço do conhecimento teórico e prático.[3]

Dado o simultâneo aumento da demanda por serviços de atendimento domiciliar e a crescente complexidade das condições vivenciadas pelos usuários de atendimento domiciliar, exigem-se abordagens novas e inovadoras no processo formativo. O ensino prático do cuidado domiciliar é uma maneira de imergir os alunos e despertar seu interesse nessa área de especialidade.[16]

Uma abordagem com potencial para qualificar futuros profissionais para o cuidado domiciliar é a criação de experiências de simulação de atendimento domiciliar, na formação acadêmica, que proporcione apoio ao discente antes de sua primeira visita ao domicílio.[21] É, também, uma maneira de minimizar os efeitos da falta de locais clínicos reais.[16]

É conhecido que a simulação é considerada método valioso para o ensino na área da saúde, em que habilidades complexas de pensamento crítico são necessárias na preparação de profissionais competentes.[15] A simulação no ensino possibilita aprimorar conhecimento, pensamento crítico, habilidade, satisfação ou confiança. Embora muitas simulações se concentrem em ambientes de cuidados intensivos, a AD também está começando a se beneficiar do uso da pedagogia da simulação.[9,16] Estudos indicam que a simulação do cuidado domiciliar auxilia no aprendizado dos alunos, tendo aumento eficaz de suas experiências clínicas.[9,16]

Ao estabelecer eventos domiciliares simulados realísticos, professores de enfermagem podem aumentar a confiança dos estudantes e melhorar a qualidade do cuidado.[15] É possível associar configurações de ensino a distância e simulação realística para complementar a inserção real no local.[15] A oferta de conteúdos *online* pode associar uma variedade de métodos de ensino para incentivar o envolvimento dos alunos e auxiliar no conteúdo de aprendizado, como o uso de PowerPoint® narrado, leituras dirigidas, discussões em atividades síncronas e inclusão de vídeos ou *podcasts* em plataformas digitais.[15] Outras possibilidades de aprimoramento para a formação também podem ser citadas (Figura 1).

A Figura 1 apresenta opções que podem contribuir para melhor formação acadêmica para o cuidado domiciliar, como o fortalecimento de grupos de pesquisa que estudem o tema com a agregação de discentes, com consequente aumento da produção científica relacionada. Além disso, as atividades extracurriculares junto a estratégias de ampliação e direção de estágios para a AD, em parceria com os SAD locais, representam outras possibilidades para a formação.

Portanto, são muitos os caminhos possíveis para uma formação que contemple as peculiaridades da AD. Assim, considera-se importante ressignificar esse processo de forma a procurar incorporar estratégias na graduação dos cursos da área da saúde que visem a uma formação técnica, relacional, interprofissional e reflexiva para refletir em melhor resposta às demandas crescentes de AD na sociedade.

Conclusão

A AD tem ganhado notoriedade com sua expansão mundial acompanhada de desafios para a sua consolidação como modalidade de cuidado à saúde. No campo da formação para a AD, destaca-se a exigência de qualificação de profissionais para atuar diante das características próprias do cuidado domiciliar. Portanto, concebe-se a necessidade de investimentos na formação de profissionais de saúde desde a graduação para o trabalho na AD. A necessidade de qualificação profissional reflete a dificuldade de uma formação que valide a interprofissionalidade como eixo transversal do cuidado em

Fortalecimento de grupos de pesquisa que trabalham com o cuidado domiciliar, pois podem ampliar a proteção científica da área, coordenar projetos de iniciação científica e extensão

Produção científica em cuidado domiciliar, o que permite a ampliação do arcabouço de conhecimentos na área e facilita a construção de materiais didáticos para o seu ensino

Ampliação de projetos de iniciação científica e extensão em cuidado domiciliar que permitam aos acadêmicos a vivência em cuidar de pacientes no interior dos seus domicílios

Participação do acadêmico em atividades extracurriculares sobre cuidado domiciliar

Ampliação da carga horária para estágios com a possibilidade de retorno ao domicílio e criação de vínculos com o paciente, familiares e cuidadores

Reformulações curriculares com disciplina específica e adequada inserida em outra disciplina, com inclusão dessa área nas ementas das disciplinas que abordarem o tema

Fortalecimento das parcerias com equipes do Programa Melhor em Casa e com empresas privadas de *home care* para a ampliação de campos de estágio e troca de experiências

Figura 1 Possibilidades de aprimoramento para a formação acadêmica de profissionais da saúde para o cuidado domiciliar.
Fonte: adaptada de Hermann AP; Andrade AM, 2021.[4]

saúde e, sobretudo, do cuidado domiciliar, com a inter-relação dos núcleos de saber na graduação para ações conjuntas dos campos em comum.

Como desafios para a formação de profissionais para a AD, destacam-se o predomínio do modelo hegemônico de ensino, centralizado na prática hospitalar, descontextualizado de conceitos relacionados à especificidade da AD. É, também, notória a dificuldade para a inserção do aluno em cenários de prática de AD, seja pelo número de alunos e dificuldade para alocação nos domicílios de usuários, seja por indisponibilidade de preceptores. Mais do que isso, faz-se necessário discutir os aspectos éticos relacionados à utilização do espaço da casa como campo de prática dos estudantes.

Alguns desses desafios poderiam ser superados com o fortalecimento de iniciativas de formação profissional, por exemplo, mediante a adequação dos currículos de forma a prever a preparação dos estudantes em espaços próprios para o trabalho no domicílio. Evidentemente, a inserção de estudantes e profissionais no espaço da casa para o desenvolvimento das habilidades necessárias não pode ser desprovida de reflexão e objetivos claros, pesando benefícios e riscos e com autorização expressa dos moradores. A vivência de simulação de atendimento domiciliar também pode fortalecer a formação acadêmica por oportunizar o contato com os princípios da AD e por ser uma forma de remediar a falta de locais clínicos reais.

Referências

1. Rajão FL, Martins M. Atenção Domiciliar no Brasil: estudo exploratório sobre a consolidação e uso de serviços no Sistema Único de Saúde. Ciênc Saúde Colet. 2020;25(5):1863-77.
2. Castro EAB, Leone DRR, Santos CM, Gonçalves Neta FCC, Gonçalves JRL, Contim D, et al. Organização da atenção domiciliar com o Programa Melhor em Casa. Rev Gaúcha Enferm. 2018;39:e2016-0002.
3. Andrade AM. Aprendizagem reflexiva de enfermeiras na atenção domiciliar: caminhos para uma práxis criadora. 207 p. Tese [Doutorado em Enfermagem] – Universidade Federal de Minas Gerais, Belo Horizonte; 2017.
4. Hermann AP, Andrade AM. A formação de profissionais de saúde para o cuidado domiciliar. In: Lacerda MR, Castro EAB, Silva KL, Tonin L, organizadores. Atenção domiciliar em saúde: perspectivas teóricas e práticas. 1. ed. Porto Alegre: Moriá; 2021.
5. Lacerda MR. Cuidado domiciliar: em busca da autonomia do indivíduo e da família - na perspectiva da área pública. Ciênc Saúde Colet. 2010;15(5):2621-6.
6. Thistlethwaite J. Interprofessional education: a review of context, learning and the research agenda. Med Educ. 2012;46(1):58-70.
7. Campos GWS. Saúde pública e saúde coletiva: campo e núcleo de saberes e práticas. Ciênc Saúde Colet. 2000;5(2):219-30.
8. Escarrabill J, Clèries X, Sarrado JJ. [Transferable skills of healthcare professionals in providing homecare in chronically ill patients]. Aten Primaria. 2015;47(2):75-82.
9. Projeto custo-efetividade na atenção domiciliar: análise da produção do cuidado orientado por diferentes protocolos. Financiada pela Fundação de Amparo à Pesquisa do Estado de Minas Gerais (Processo APQ 04032-17 – Programa de Pesquisas para o SUS).
10. Hunt C, Yordy M. Opening the door to an alternative teaching strategy for home health clinical. J Nurs Educ. 2020;59(2):97-100.

11. Winters JRF, Prado ML, Heidemann ITSB. A formação em enfermagem orientada aos princípios do Sistema Único de Saúde: percepção dos formandos. Esc Anna Nery Rev Enferm. 2016;20(2):248-53.
12. Schön DA. Educando o profissional reflexivo – um novo design para o ensino e a aprendizagem. Porto Alegre: Artmed; 2000. 256.
13. Lima CA, Rocha JFD, Leite MTS, Santos AGP, Rodrigues BG, Lafetá AFM. A teoria em prática: interlocução ensino-serviço no contexto da atenção primária à saúde na formação do(a) enfermeiro(a). R Pesq Cuid Fundam. 2016;8(4):5002-9.
14. Toth-Pal E, Fridén C, Asenjo ST, Olsson CB. Home visits as an interprofessional learning activity for students in primary healthcare. Prim Health Care Res Dev. 2020;21:e59.
15. Mager DR. Home Care: Promoting Knowledge and Creating Impact among Nursing Students. J Community Health Nurs. 2021;38(2):120-9.
16. Mager DM. Using simulation to teach home health care. J Community Health Nurs. 2021;38(3):151-60.
17. Garcia-Huidobro D, Rivera S, Gonzalez C. Home Care Learning Model for Medical Students in Chile: A Mixed Methods Study. ISRN Family Med. 2014;2014:631732.
18. Yoshimura M, Saiki T, Imafuku R, Fujisaki K, Suzuki Y. Experiential learning of overnight home care by medical trainees for professional development: an exploratory study. Int J Med Educ. 2020;11:146-54.
19. Solomon RC. Promoting interprofessional learning with medical students in home care settings. Med Teach. 2011;33(5):e236-41.
20. Nagano H, Obara H, Takayama Y. A brief home-based palliative care learning experience for medical students and resident doctors in Okinawa, Japan. PLoS One. 2019;14(6):e0218780.
21. Smith SJ, Barry DG. The use of high-fidelity simulation to teach home care nursing. West J Nurs Res. 2013;35(3):297-312.

Capítulo 7

Formação em atenção domiciliar na pós-graduação: especialização

Leonardo Cançado Monteiro Savassi

PONTOS-CHAVE

- A atenção domiciliar é uma modalidade de cuidados cujas especificidades exigem formação específica, devido ao cenário de prática, suas especificidades, podendo ser vista como um nível de atenção que demanda saberes únicos.
- A atenção domiciliar é eminentemente interprofissional e pertence ao campo de ação de diferentes equipes e diferentes níveis da rede de atenção à saúde, com conhecimentos que se originam de disciplinas e profissões diversas.
- A atenção domiciliar demanda formação preferencialmente em cenários de prática ou, caso não seja possível, utilizando situações-problema e casos clínicos que simulem a realidade, em uma lógica do saber-fazer.
- Metodologias ativas de aprendizagem, tutoria qualificada e construção de objetivos de aprendizagem centrados na prática são fundamentais para uma formação contextual e centrada no aprendiz.

OBJETIVOS DE APRENDIZAGEM

Ao final do capítulo, o leitor deverá ser capaz de:

- Compreender as especificidades das modalidades de formação de especialização.
- Elencar os elementos mínimos que demandam conhecimentos em atenção domiciliar.
- Apresentar estratégias de formação e ensino-aprendizagem que podem pautar cursos de especialização.
- Descrever as estratégias metodológicas necessárias para uma formação pautada no saber-fazer.

Introdução

Tendo em vista a ausência de conteúdos aprofundados na graduação, e mesmo a escassez de mecanismos de formação voltados para o serviço, grande parte dos profissionais que atuam na atenção domiciliar (AD) o faz sem formação específica ou é submetida a cursos de especialização de base teórica, com carga horária limitada e pouco ou nenhum treinamento em serviço.[1]

Embora a formação em especializações tenha foco eminentemente teórico, as metodologias ativas de aprendizagem, somadas à incorporação de tecnologias da informação e de estratégias específicas do desenho instrucional voltado para a educação a distância (EAD), tem ampliado as possibilidades de formação em saúde. Com isso, é possível abrir o leque de formação de um campo que cresce muito além das possibilidades de formação hoje disponíveis, tanto no setor público, por meio das equipes multiprofissionais de atenção domiciliar (EMAD) e de apoio (EMAP), quanto no setor privado, com a ampliação dos serviços de AD para cuidados contínuos e internação hospitalar.[1,2]

Discute-se aqui a "especialização" sob a lógica de cursos de especialização *lato sensu* com conteúdo mais teórico, ou teórico-prático com duração mínima de 360 horas, embora a mesma lógica de construção pedagógica possa se aplicar a cursos de aperfeiçoamento, com carga horária inferior. A formação aprofundada, com carga horária ampliada e treinamento em serviço, é discutida de forma mais aprofundada no capítulo sobre residência.[3]

Formação em atenção domiciliar

O cenário de formação para AD tem crescido neste novo milênio, porém ainda é insuficiente, notadamente a partir das últimas décadas, quando se ampliaram os serviços de atenção domiciliar (SAD) no subsetor privado, seguidos da expansão de iniciativas municipais e estaduais do subsetor público que culminaram com a iniciativa do Programa Melhor em Casa e toda a expansão do SAD no âmbito do Sistema Único de Saúde (SUS).[4,5]

Essa insuficiência de formação ainda ocorre a despeito de iniciativas muito relevantes, como o Programa Multicêntrico de Qualificação Profissional em Atenção Domiciliar a Distância, da Universidade Aberta do SUS (UNA-SUS), que se propôs formar profissionais do SUS por meio de cursos autoinstrucionais, de aperfeiçoamento (180 horas) e de especialização.[6] Além do Programa Multicêntrico da UNA-SUS, uma série de cursos de aperfeiçoamento ou especialização, ofertados de maneira uniprofissional, de cunho teórico e voltado para o treinamento de conhecimentos, tem sido a fonte de formação desses profissionais.

Isso representa um importante desafio para a consolidação das políticas de expansão da AD no Brasil, tendo em vista que o conhecimento necessário para a qualificação da prática de tais profissionais não se encontra em apenas um lócus, mas sim difuso em diversos locais, como materiais educativos disponíveis em instituições científicas, vídeos educativos de universidades e serviços, redes sociais destas, material institucional do Ministério da Saúde e Secretarias de Saúde, entre outros.

Assim, uma formação de base sistêmica, com intencionalidade pedagógica clara de formar profissionais para habilidades específicas e competências atitudinais que estejam de acordo com as necessidades que a AD aponta, ainda não está estabelecida no país, a despeito de iniciativas neste sentido.[1,6,7]

Conteúdos necessários para a formação teórica em atenção domiciliar

Embora haja diversidade nas percepções de formadores quanto aos preceitos mínimos fundamentais para o aprendizado, para o nível de aprofundamento dos conhecimentos teóricos, e mesmo quanto à inter-relação entre os conhecimentos profissionais e multiprofissionais em AD, pode-se partir de alguns conteúdos já consolidados por entidades e aparelhos formadores que se dispuseram a estabelecer parâmetros de referência para conteúdos nessa área.

Uma referência relevante para a definição de conteúdos mínimos necessários são os Cadernos de Atenção Domiciliar (CAD), desenvolvidos pela Coordenação-Geral de Atenção Domiciliar do Ministério da Saúde, disponíveis em livre acesso para *download* no portal da entidade. Foram lançados os CAD 1 e 2 (respectivamente, em 2012 e 2013), que apresentam em seu escopo a grande maioria de condições clínicas, intercorrências e procedimentos realizados no domicílio, além de aspectos organizacionais dos serviços, sob a égide da legislação pertinente. Foram lançados posteriormente o CAD 3, em 2014, sobre cuidados em terapia nutricional; o CAD que aborda a segurança do paciente no domicílio (2016); as Recomendações para a ventilação mecânica domiciliar (2018); em 2020, o Caderno de Atenção Domiciliar na Atenção Primária à Saúde. Todos esses documentos podem ser encontrados no portal do Ministério da Saúde (Quadro 1).[8]

QUADRO 1 Publicações da Coordenação-Geral de Atenção Domiciliar, do Ministério da Saúde

Cadernos de Atenção Domiciliar:
▪ Caderno de Atenção Domiciliar – Vol. 1
▪ Caderno de Atenção Domiciliar – Vol. 2
▪ Caderno de Atenção Domiciliar – Vol. 3 – Cuidados em Terapia Nutricional
▪ Segurança do Paciente no Domicílio
▪ Recomendações para a Ventilação Mecânica Domiciliar
▪ Atenção Domiciliar na Atenção Primária à Saúde
▪ Complexidade do Cuidado na Atenção Domiciliar
Material de apoio, pesquisa e orientação normativa:
▪ Atenção Domiciliar no SUS – Resultados do Laboratório de Inovação em Atenção Domiciliar
▪ Proposta de Educação Permanente
▪ Manual de Monitoramento e Avaliação – Programa Melhor em casa
▪ Fôlder – Melhor em Casa
▪ Lições Aprendidas e Recomendações acerca das Experiências de Excelência no Cuidado à Pessoa Idosa no Contexto Domiciliar
▪ Revisão bibliográfica – O Cuidado à Pessoa Idosa no Contexto Domiciliar
▪ Proposta da CGAD para atuação das Secretarias Estaduais de Saúde em relação aos Serviços de Atenção Domiciliar

CGAD: Coordenação-Geral de Atenção Domiciliar; SUS: Sistema Único de Saúde.
Fonte: Brasil, 2021.[8]

Outra possibilidade de organização da formação pode ser pensada a partir do conteúdo do programa de formação da UNA-SUS, que produziu 21 cursos rápidos livres *online*, de qualificação profissional, três cursos de aperfeiçoamento e dois cursos de especialização ao longo do Programa Multicêntrico, mediado por tecnologias, e a distância. Os módulos independentes (autoinstrucionais) se concentraram tanto em temáticas clínico-assistenciais quanto em abordagens mais específicas – familiar, comunitária, cuidadores – e também da organização e gestão de serviços, apresentando, portanto, um escopo bastante completo (Quadro 2).[7]

QUADRO 2 Temas de cursos autoinstrucionais do Programa Multicêntrico de Qualificação Profissional em Atenção Domiciliar a Distância

1. Introdução à Atenção Domiciliar.
2. Assistência Domiciliar na Rede de Atenção Básica à Saúde (posteriormente renomeado como Atenção Domiciliar na Rede Básica de Saúde).

(continua)

QUADRO 2 Temas de cursos autoinstrucionais do Programa Multicêntrico de Qualificação Profissional em Atenção Domiciliar a Distância (*continuação*)

3. Implantação e Gerenciamento do Serviço de Atenção Domiciliar.
4. Judicialização da Saúde em Atenção Domiciliar.
5. Gestão do Cuidado na Atenção Domiciliar.
6. Abordagem Familiar na Atenção Domiciliar.
7. Cuidadores e a Atenção Domiciliar.
8. Abordagem Domiciliar em Situações Clínicas Comuns Materno-Infantis.
9. Abordagem Domiciliar de Situações Clínicas Comuns em Adultos.
10. Abordagem Domiciliar de Situações Clínicas Comuns em Idosos.
11. Curso de Capacitação Profissional em Princípios do Cuidado Domiciliar I.
12. Curso de Capacitação Profissional em Princípios do Cuidado Domiciliar II.
13. Princípios para o Cuidado Domiciliar por Profissionais de Nível Superior.
14. Intercorrências Agudas no Domicílio I.
15. Intercorrências Agudas no Domicílio II.
16. Oxigenoterapia e Ventilação Mecânica em Atenção Domiciliar.
17. Abordagem Domiciliar de Pacientes em Cuidados Paliativos.
18. Abordagem da Violência na Atenção Domiciliar.
19. Intercorrências Agudas no Domicílio III.
20. Microcefalia e Infecção por Vírus Zika: Abordagem para a Estimulação Precoce na Atenção Domiciliar.
21. Monitoramento e Avaliação de Serviço de Atenção Domiciliar.

Fonte: UNA-SUS.[9]
Plataforma Arouca: https://www.unasus.gov.br/cursos/busca.
Plataforma ARES: https://www.unasus.gov.br/recursos/acervo_recursos.

Tal material encontra-se disponível na plataforma do Acervo de Recursos Educacionais (ARES), como cursos compactados para a plataforma educacional Moodle, ou como recursos educacionais diversos (como cadernos, apostilas, imagens, vídeos e infográficos); alguns cursos livres mantiveram-se com novas ofertas abertas, na plataforma Arouca, após o término da sua produção e período previsto para oferta.

Além disso, a temática apresentada pelas seções deste Tratado de Atenção Domiciliar pode e deve servir de base para a definição dos conteúdos teóricos necessários. De qualquer maneira, a sugestão é que a formação seja ou multiprofissional, ou ao menos executada em formatos nos quais a interprofissionalidade possa ser exercitada, seja pelo convívio de diferentes alunos em plataformas ou cenários formativos, cada qual em sua formação uniprofissional, seja na elaboração de um curso cujos conteúdos possam ser compartilhados e os profissionais possam trocar experiências e vivências.

O que se espera de uma formação teórica nessa área é um aprendizado interprofissional, mais do que multiprofissional, já que na AD esse intercâmbio leva a uma produção de cuidados integrada e compartilhada, em que os profissionais não apenas complementam seus conhecimentos, mas os integram, construindo novas possibilidades de atenção, novos conhecimentos e, assim, um novo modelo de atendimento à pessoa.

Além disso, o conhecimento em AD exige adaptações à realidade, que demandará a adequação de condutas à atuação em casos nos quais o próprio domicílio, ou a dependência, representam o maior desafio. Dessa forma, protagonismo, saber "criativo e intuitivo", o cuidado quanto ao contexto comunitário e social e a busca de soluções para além do conhecimento tácito em saúde são competências necessárias; por outro lado, demandam o compromisso com as limitações da própria ciência e do próprio conhecimento, assumindo-os frente a pacientes e cuidadores quando a "imprecisão na condução do cuidado" se impõe.[10]

Aprendizado baseado em competências e metodologias ativas na formação

Cursos de especialização, ainda que na modalidade EAD, exigem tutoria, atividades supervisionadas (mesmo que teóricas) e avaliações presenciais. Com isso, estabelece-se uma oportunidade ímpar, ao menos se comparados aos cursos autoinstrucionais. A presença do tutor permite que se lance mão de metodologias ativas, nas quais a participação do aluno é pautada pela proatividade e pelo protagonismo, mais do que o cumprimento de tarefas passivas.[11]

Assim, a lógica é a inclusão do aluno como sujeito do seu aprendizado, por meio da problematização, em que ele protagoniza decisões e mesmo a definição de situações-problema, seja através do aprendizado individualizado, em pequenos grupos, ou em equipe. Com isso, consegue contextualizar o próprio aprendizado por meio de situações que façam sentido à sua prática.

No caso específico da AD, por se tratar de uma área de atuação na qual a interprofissionalidade é um pré-requisito e o profissional deve se especializar para uma atuação voltada ao cuidado clínico-assistencial, o uso de situações-problema no aprendizado se impõe como estratégia relevante. Sob esse aspecto, reforça-se novamente como desejável a organização de processos formativos que permitam as trocas interprofissionais.

Um aprendizado baseado em competências é necessário para a AD, tendo em vista que a formação é para a prática. Como tal, algumas iniciativas no sentido de estabelecer as competências mínimas para AD foram desenvolvidas.[2] No campo da enfermagem, por exemplo, são complementares as competências ampliadas, adaptadas para ações de cunho clínico-assistencial, educacional e gerencial (Quadro 3). Essas competências técnicas e relacionais ocorrem em um ambiente onde há mínima autonomia do profissional, por estar no lugar do outro.[10,12]

QUADRO 3 Competências para a prática de enfermeiros em atenção domiciliar

Função assistencial	Função administrativa e de gestão	Função educativa em saúde
Administração de medicação intravenosa	Registro de admissões nos registros da unidade básica de saúde	Educação em saúde para paciente e família no domicílio
Administração de medicação intramuscular	Registro de admissões e altas nos sistemas de informação	Educação em saúde para paciente e família na admissão/alta
Manejo de cateter venoso central	Registro de pagamentos/plano de saúde/cartão do sistema do paciente	Capacitação a serviços e unidades de apoio a respeito da AD
Troca e manejo de sonda uretral	Solicitação de insumos/equipamentos	Docência
Troca e manejo de sonda nasogástrica	Elaboração de estatísticas da unidade	
Manejo de estomas	Elaboração de fluxogramas de atenção e/ou protocolos	
Manejo de dreno pleural	Categorização de pacientes	
Manejo de dor em cuidados paliativos	Coordenação do cuidado (outros serviços e unidades de apoio)	
Curativos avançados	Coordenação do cuidado com central de leitos	
Coleta de exames	Manejo da equipe de enfermagem	
Oxigenoterapia	Planejamento da rota diária da equipe	
Controle de dados vitais	Planejamento e apoio a reuniões de equipe	
	Notificação de eventos adversos	
	Matriciamento com atenção primária à saúde	

Fonte: Gómez CP, Alvarado OS, 2015.[12]

A formação médica em AD também está sob discussão, tendo em vista que não são competências aprendidas na graduação médica, nem em alguma área específica do conhecimento, incluindo elementos da atenção primária, abordagem familiar e comunitária, especialidades por ciclos de vida, cuidados intensivos, cuidados paliativos e medicina de emergência. Assim, e tendo em vista a ampliação dos serviços de AD nos subsetores público e privado, entende-se a formação médica específica para essa área como fundamental, a partir de competências já bem discutidas (Quadro 4).[1,2]

QUADRO 4 Competências desejáveis do médico de atenção domiciliar

Conhecimentos	Habilidades	Atitudes
1. A aplicação da melhor evidência clínica científica disponível para cada quadro clínico.	1. Protagonizar a tomada de decisões complexas.	1. Empatia e disponibilidade para discutir situações fora do contexto da saúde.
2. A técnica ideal de procedimentos comuns e suas possíveis adaptações.	2. Exercer a criatividade na prática de suas atividades clínicas.	2. Humildade ao adentrar o terreno do outro.
3. O tratamento de situações pouco usuais na clínica ambulatorial.	3. Adaptar a melhor evidência científica para um contexto real.	3. Respeito pelas crenças e modelos explicativos familiares do processo saúde-adoecimento.
4. A determinação social da saúde e suas vertentes.	4. Gerenciar conflitos familiares.	4. Busca por consenso com a família na definição de metas de cuidado.
5. Representação gráfica, classificação e abordagem familiar.	5. Incrementar a relação equipe--família.	5. Discernimento para entender elementos antropológicos que interfiram no cuidado.
6. Gerenciamento de casos complexos e elaboração de planos de cuidados.	6. Executar procedimentos com equipamentos mínimos e sem estrutura física ideal.	6. Observação ativa da família, do domicílio e da vizinhança.
7. Instrumentos de avaliação de autonomia e mobilidade.	7. Atender independentemente do ciclo de vida das pessoas.	7. Disponibilidade para ouvir e adaptar condutas à realidade local.
8. Instrumentos de avaliação de sobrecarga e abordagem do cuidador.	8. Classificar a vulnerabilidade e a funcionalidade familiar.	8. Neutralidade em conflitos familiares, procurando estabelecer vias de diálogo.
9. Formas de construção de redes de apoio social.	9. Abordar a família dos pontos de vista social, clínico e sistêmico.	9. Autoconhecimento para evitar que crenças pessoais ou sentimentos negativos em relação aos demais atores afetem a ação em saúde.
10. Noções de antropologia para entender a cultura local e transformar empecilhos em soluções.	10. Reconhecer os elementos presentes na rede de apoio social.	10. Vínculo com a família para se configurar como a fonte contínua de cuidados.
11. Classificação da complexidade do cuidado.	11. Apoiar o cuidador do ponto de vista clínico e de aquisição de competências.	11. Desprendimento para abordar a morte e o luto de acordo com a crença de cada familiar.
12. Cuidados paliativos e a terminalidade da vida.	12. Classificar a complexidade do cuidado.	12. Posicionamento claro diante de situações de violência familiar.
13. Óbito no domicílio e orientações funerárias.	13. Lidar com situações de violência familiar e comunitária.	
14. Planejamento e gerenciamento de fluxos de atuação no domicílio.		

Fonte: Savassi LCM *et al.*, 2018.[1]

A necessidade, por outro lado, de trazer outros elementos do mundo real para dentro da organização do curso – tais como custos, tempo, riscos – nos traz ao desafio de construir atividades para AD em situações cuja simulação o aproxime da tomada de decisões com as quais ele terá de lidar. Assim, a organização de conteúdos, notadamente clínico-assistenciais, que envolvam tomadas de decisão através de trilhas de aprendizado que simulem esses desfechos, é uma estratégia exitosa que deveria ser colocada em prática, especialmente em cenários em que a tutoria não seja contínua, ou necessariamente médica.[13,14]

As possibilidades das tecnologias da informação e comunicação na formação

A rápida expansão das tecnologias da informação, notadamente com o advento da "Internet 2.0", que propiciou o surgimento de redes sociais digitais, e posteriormente a "Internet das Coisas", que trouxe a internet e a tecnologia para dentro de telefones, *tablets*, televisões e demais aparelhos, foram revoluções notáveis que permitiram a ampliação da comunicação e do acesso à informação. Com isso, há potencialidade crescente nas formas de se gerar conhecimento e transmitir informações, bem como o uso de ambientes nos quais os alunos já estejam familiarizados, como as próprias redes sociais que frequentam, propiciando melhor interação, usabilidade e construção do conhecimento, embora por vezes às custas de maior dedicação de tempo a telas e a relação com o aparelho formador ou ao serviço, em cenários nos quais a dedicação já é ampla e causadora de *burnout*.[15,16]

Por outro lado, o ensino no novo século, com uma geração de profissionais de saúde *millenials*, que seriam "nativos digitais", demandam uma nova forma de estabelecer a relação educador-educando, pois o tempo inteiro a formação em saúde compete com um cenário de distrações e acesso a informações, sendo a intencionalidade pedagógica o diferencial a favor do processo educacional. A necessidade de vencer essa competição exige do educador do século XXI novas habilidades, as quais envolvem o conhecimento de tecnologias somadas à produção criativa.[16]

A evolução do cenário de produção de cursos na saúde, notadamente devido à expansão da EAD, avançou de meros formatos que repetiam a lógica da produção de conteúdos – e transposição para formatos hipertexto, imagens e vídeos – para uma série de possibilidades dentro das ferramentas da tecnologia, permitindo a configuração de simulações de situações-problema, cidades virtuais e, consequentemente, de uma hiper-realidade que culminou com o conceito mais recente de "metaverso", ou fusão entre a realidade aumentada (RA) e a realidade virtual (RV), permitindo interações mais complexas em cenários virtuais.

Assim, além de criar cenários, esquetes e desafios, a tecnologia pode trazer cenários de simulação mais realísticos, maior capacidade de interação do aprendiz com o cenário virtual; inclusive, é possível estabelecer caminhos de tomadas de decisões diversos, no sentido de determinar um cenário em que as consequências da tomada de decisões fazem parte do processo de raciocínio, como nos casos de trilhas de aprendizagem de múltiplos desfechos.[17]

Por outro lado, essa hiper-realidade permite que dispositivos *wereables* sejam incorporados, como por exemplo os óculos de RV, *joysticks* adaptados ao corpo ou sensores táteis, que se incorporem cada vez mais desafios no processo de aprendizagem, o que deverá, em muitas situações, substituir cenários de aprendizagem, por exemplo, com atores, manequins e bonecos para trazer experiências de RV, com sensações de palpação, percussão, ausculta e outras possibilidades em um exame clínico.

Assim, no campo da saúde, é fundamental entender que o aprendizado contextualizado será cada vez mais exigido, trazendo possibilidades de interação com pacientes simulados de diferentes maneiras e modificando a forma de produção desses cursos. Da mesma maneira, abre-se a possibilidade de integrar conteúdos obrigatórios e complementares e, por exemplo, aprofundar o conhecimento sobre mecanismos fisiopatológicos ou alterações celulares a partir da aplicação "virtual" de um microscópio sobre uma lesão por pressão infectada, por exemplo.

A interação com cuidadores, familiares e outros agentes nesse processo passa a trazer elementos fundamentais no processo, e a organização do aprendizado a partir de casos clínicos e situações-problema passa pela necessidade de roteirizar cenários e situações para prever uma aprendizagem baseada em problemas que simulam o mundo real. Na AD, isso é especialmente importante, porque trabalha-se ao mesmo tempo em um cenário de máxima autonomia da pessoa e familiares na tomada de decisão, posto que não se está em um âmbito de controle como o hospital, mas na casa do outro; mas também de mínima autonomia em termos de funcionalidade e capacidade, por se tratar de um cenário onde a demanda pela AD se dá a partir da perda de autonomia da pessoa, mais do que pela doença de base estabelecida.

Conclusão

A formação de recursos humanos em saúde é um desafio amplo, tanto pelas vertentes possíveis de formação, quanto pela amplitude do conhecimento necessário e pelas diferentes inter-relações entre o conhecimento do núcleo profissional e do campo específico da saúde. Em AD, isso não é diferente e representa um desafio extra, pois encontra-se ainda em formação, não havendo um corpo de conhecimentos, habilidades e atitudes plenamente consolidado que possa ser traduzido em uma grade curricular única, ou aproximada.

O exercício de contrabalançar conhecimentos profissionais e multiprofissionais, a necessidade de trazer especificidades do campo, mas também do núcleo, a diversidade de cenários de onde os conhecimentos são trazidos, o ineditismo do próprio campo da prática, a despeito de o cuidado em casa ser uma das ações mais antigas em saúde, e a evolução tecnológica que traz desafios e possibilidades, tanto no campo da assistência quanto da formação, todos esses elementos tornam a formação em AD um desafio que se apresenta para as instituições formadoras.

Com isso, aceitar o desafio de realizar uma formação de base teórica, ou desvinculada diretamente da prática em serviços de AD, é uma responsabilidade que precisa ser compensada pelas metodologias ativas de aprendizagem, pelo uso adequado e intencional de tecnologias aplicadas à formação e pela criatividade no estabelecimento de trilhas de aprendizagem.

Referências

1. Savassi LCM, Melo CGL, Gonçalves DA, Oliveira DOPS, Lopes HR, Fregonezi RLH, et al. Proposta de residência em Atenção Domiciliar como área de atuação. Rev Bras Med Fam Comunidade. 2008;13(40): 1-13.
2. Savassi LCM, Jaber SM, Melo CGL, Lopes HR. Avanços nas políticas de atenção domiciliar e nas estratégias de cuidado e seu impacto na atenção primária à saúde. In: Sociedade Brasileira de Medicina de Família e Comunidade, Augusto DK, Umpierre RN, organizadores. Promef – Programa de Atualização em Medicina de Família e Comunidade: Ciclo 13. Porto Alegre: Artmed Panamericana; 2019. p. 25-69.
3. Brasil. Lei n. 9.394, de 20 de dezembro de 1996. Estabelece as diretrizes e bases da educação nacional. Brasília, DF: Diário Oficial da União; 1996.
4. Brasil. Ministério da Saúde. Caderno de atenção domiciliar. Brasília, DF: Ministério da saúde; 2012.
5. Brasil. Ministério da Saúde. Portaria nº 825, de 25 de abril de 2016. Redefine a Atenção Domiciliar no âmbito do Sistema Único de Saúde (SUS) e atualiza as equipes habilitadas. Brasília, DF: Diário Oficial da União; 2016.
6. Colussi CF, Hellmann F, Verdi M, Serapioni M, Savassi LCM, Ferreira DD, et al. Estudo de avaliabilidade do Programa Multicêntrico de Qualificação Profissional em Atenção Domiciliar a Distância (PMQPAD). Cad Saúde Pública. 2021;37(10):e00081920.
7. Savassi LCM, Dias MB, Boing AF, Verdi M, Lemos AF. Educational strategies for human resources in home health care: 8 years' experience from Brazil. Rev Panam Salud Publica. 2020;44:e103.
8. Brasil. Ministério da Saúde. Atenção Especializada (SAES)/DAHU: Perguntas Atenção Domiciliar - Publicações. [acesso em janeiro de 2022]. Disponível em: https://www.gov.br/saude/pt-br/composicao/saes/dahu/perguntas-atencao-domiciliar/.
9. Universidade Aberta do SUS (UNA-SUS). Portal UNA-SUS. [acesso em janeiro de 2022]. Disponível em: https://www.unasus.gov.br/.
10. Andrade AM, Braga PP, Lacerda MR, Duarte ED, Borges Junior LH, Silva KL. Standards of knowledge that found nursing performance in home care. Texto & Contexto. 2020;29:e20190161.
11. Brasil. Ministério da Educação. Portaria Normativa n. 11, de 20 de junho de 2017. Estabelece normas para o credenciamento de instituições e a oferta de cursos superiores a distância, em conformidade com o Decreto nº 9.057, de 25 de maio de 2017. Brasília, DF: Diário Oficial da União; 2017.
12. Gómez CP, Alvarado OS. Rol del profesional de enfermería en unidades de hospitalización domiciliaria de hospitales públicos. Rev Iberoam Educ Investi Enferm. 2015;5(1):8-17.
13. Figueiredo AM, Santos AO, Reis GVL, Tavares W, Paula HC, Savassi LCM. Aplicação de metodologias ativas na construção de cursos autoinstrucionais a distância pela UNA-SUS/UFOP em interface com as transformações recentes na formação e no cuidado em saúde. In: Barral-Netto M, Lemos AF, Oliveira VA, Vianna RF, Nascimento EM, Souza AC, et al. Práticas inovadoras da Rede UNA-SUS tecnologias e estratégias pedagógicas para a promoção da Educação Permanente em Saúde. 1. ed. Porto Alegre: Editora da UFCSPA; 2018. v. 1.
14. Lobo LC. Educação Médica nos Tempos Modernos. Rev Bras Educ Med. 2015;39(2):328-32.
15. Savassi LCM, Toneli BR, Santos AO, Pereira RPA. Facebook: estratégia pedagógica sobre evidências na disciplina "Medicina de Família e Comunidade". In: Congresso Brasileiro de Medicina de Família e Comunidade, 14., 2017, Curitiba.
16. Kenski VM. Design instrucional: para cursos on-line. São Paulo: Senac; 2015. 379 p.
17. Savassi LCM, Paula HC, Figueiredo AM, Santos AO, Reis GVL. A construção reversa e as trilhas de aprendizagem de múltiplos desfechos como metodologias ativas e contextuais na Educação a Distância em Saúde. Revista de Saúde Digital e Tecnologias Educacionais. 2019;4: 1-13.

Capítulo 8

Formação em atenção domiciliar na pós-graduação: residência

Rogério Yassuaki Sakurada
Ricardo de Castilhos
Sati Jaber Mahmud
Gilson Fernandes da Silva

PONTOS-CHAVE

- Perfil do profissional em atenção domiciliar.
- Processo de formação em pós-graduação.
- Residência médica e multiprofissional.
- Matriz de competências para a atenção domiciliar.

OBJETIVOS DE APRENDIZAGEM

Ao final do capítulo, o leitor deverá ser capaz de:

- Compreender os processos de formação médica e multiprofissional na pós-graduação.
- Reconhecer as especificidades da atenção domiciliar e a necessidade de formação para atuação nessa modalidade de assistência.
- Estruturar um modelo que contemple as principais áreas de atuação na atenção domiciliar.

Introdução

A área de saúde está em constante expansão, havendo a necessidade de profissionais cada vez mais capacitados para atuar em suas diversas frentes de trabalho. Por conta disso, a pós-graduação em saúde é uma necessidade para quem busca qualificação para o mercado de trabalho.[1]

O Brasil passou por uma mudança no perfil demográfico da população com aumento da expectativa de vida em torno de 18 anos em um período relativamente curto em relação às demais nações desenvolvidas. Tal aumento na expectativa de vida deu-se de forma abrupta nos últimos 50 anos, devido principalmente ao melhor controle de doenças infectocontagiosas e à redução da mortalidade materna perinatal.[2,3]

Esse cenário gerou aumento da demanda de saúde para doenças crônicas em uma população que muitas vezes tem dificuldades em acessar os serviços, em que trabalhadores e gestores são forçados a procurar soluções e tecnologias que ajudem no enfrentamento desse problema. Nesse contexto, as equipes de atenção domiciliar surgem como perspectiva no sentido de otimizar o acesso de populações específicas, garantir a desospitalização precoce, reduzir novas hospitalizações, instrumentalizar familiares e cuidadores para as demandas relacionadas a condições de saúde crônicas e auxiliar e intervir em situações de agudização de tais condições. Na transição do cuidado, qualificam e articulam os diversos pontos da rede de saúde dos municípios.[1,4,5]

A escolha de uma especialização não é tarefa das mais simples, assim como a própria escolha da profissão, pois pode definir os rumos da carreira profissional de um indivíduo para o resto de sua vida. Diferentes fatores devem ser analisados e considerados. Caso o desejo seja pela docência e pesquisa, as pós-graduações *stricto sensu* são as mais indicadas. Contudo, para quem procura a atuação direta na assistência e organização dos serviços, as especializações no modelo *lato sensu* institucionais e os programas de residência médica e multiprofissional na área da saúde, que devem ser aprovados pelo Ministério da Educação e Cultura (MEC), são as melhores opções.

Os programas de residência, hoje, são considerados padrão-ouro na formação profissional especializada, tendo regras específicas na área de saúde. Ocorrem pela necessidade de atualização crescente para acompanhar as mudanças nos campos de atuação que estão cada vez mais complexos. Para tanto, a saúde exige que seus profissionais acompanhem as técnicas e tecnologias que estão surgindo, principalmente em uma área tão abrangente como a atenção domiciliar.

Perfil profissional para atenção domiciliar

Em um contexto geral, a assistência domiciliar à saúde é uma sequência de serviços a serem oferecidos após o indivíduo ter recebido atendimento primário e prévio, ou seja, para as pessoas com diagnóstico estabelecido e possíveis indicações de tratamento. Nos casos de quadro crônico, a assistência domiciliar pode beneficiar o paciente, já que recebe os cuidados em seu domicílio.

A qualificação do profissional deve ser mais dirigida à realização de tarefas definidas e é entendida como um conjunto de habilidades e competências, saberes e conhecimentos originados de diferentes instâncias: formação geral (conhecimento científico), formação profissional (conhecimento teórico) e experiência de trabalho e social (qualificação tática).

A competência, nesse contexto, é o determinante da articulação entre saber, saber fazer e fazer em uma situação determinada, complexa e cambiante; é a capacidade real do indivíduo de enfrentar e adaptar-se a situações concretas de trabalho. Nessa visão, não pode haver competência se o conhecimento não for transferível para outra situação de trabalho, permitindo desempenhar funções em diferentes situações.[4]

Várias são as competências necessárias para atuar na atenção domiciliar, pois o foco da assistência é o cuidado centrado no indivíduo, e não somente na doença (Figura 1). Então, compreender seu território, a estrutura da residência, sua cultura, seus relacionamentos sociais, a condição econômica da família, as dificuldades de acesso aos serviços de saúde, as possibilidades terapêuticas e a ausência destas fazem-se imprescindíveis ao profissional das equipes.[1,5,6]

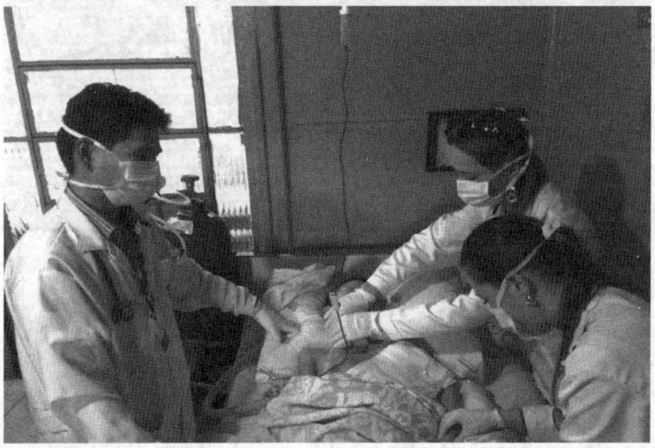

FIGURA 1
Cuidado centrado no indivíduo.
Fonte: acervo dos autores.

Portanto, o treinamento da resiliência e da empatia deve ser uma constante nos programas de formação, pois, diferentemente de outras áreas clínicas, o ambiente de trabalho em geral não pode ser controlado. Frequentemente, adaptações são necessárias tanto pelo paciente como pela família e, principalmente, pelos profissionais da assistência. Provavelmente essa seja a principal característica necessária para a atuação: a capacidade de ajustar-se a situações adversas.

As equipes de atenção domiciliar também se diferenciam com relação às demais pelo fato de que constroem sua relação com o sujeito que necessita de cuidados no domicílio, e não em um estabelecimento de saúde. Assim, "a potencialidade inovadora da atenção domiciliar se dá pela maior permeabilidade das equipes aos diferentes aspectos vivenciados pelos usuários e suas famílias e pela produção de um cuidado ampliado que não se restringe aos aspectos biológicos da doença".[5]

Nesse aspecto, para manter uma integralidade e a resolutividade na atenção, a equipe de atenção domiciliar deve, necessariamente, articular-se com os outros pontos de atenção da rede e partilhar saberes, com vistas a produzir a "superação de um modelo de produção em saúde centrado em procedimentos e organizado na lógica médico-hegemônica para um trabalho modelado pelo reconhecimento da prática de outros profissionais de saúde".[5]

As especialidades médicas e multiprofissionais

As especialidades médicas

A Resolução nº 2.221/2018, por meio do consenso entre o Conselho Federal de Medicina (CFM), junto da Comissão Nacional de Residência Médica (CNRM) e da Associação Médica Brasileira (AMB), definiu uma lista apresentando 55 especialidades médicas reconhecidas no Brasil, as quais constam:[7]

1. Acupuntura
2. Alergia e imunologia
3. Anestesiologia
4. Angiologia
5. Cardiologia
6. Cirurgia cardiovascular
7. Cirurgia da mão
8. Cirurgia de cabeça e pescoço
9. Cirurgia do aparelho digestivo
10. Cirurgia geral
11. Cirurgia oncológica
12. Cirurgia pediátrica
13. Cirurgia plástica
14. Cirurgia torácica
15. Cirurgia vascular
16. Clínica médica
17. Coloproctologia
18. Dermatologia
19. Endocrinologia e metabologia
20. Endoscopia
21. Gastroenterologia
22. Genética médica
23. Geriatria
24. Ginecologia e obstetrícia
25. Hematologia e hemoterapia
26. Homeopatia
27. Infectologia
28. Mastologia
29. Medicina de emergência
30. Medicina de família e comunidade
31. Medicina do trabalho
32. Medicina de tráfego
33. Medicina esportiva
34. Medicina física e reabilitação
35. Medicina intensiva

36. Medicina legal e perícia médica
37. Medicina nuclear
38. Medicina preventiva e social
39. Nefrologia
40. Neurocirurgia
41. Neurologia
42. Nutrologia
43. Oftalmologia
44. Oncologia clínica
45. Ortopedia e traumatologia
46. Otorrinolaringologia
47. Patologia
48. Patologia clínica/medicina laboratorial
49. Pediatria
50. Pneumologia
51. Psiquiatria
52. Radiologia e diagnóstico por imagem
53. Radioterapia
54. Reumatologia
55. Urologia

Além dessas especialidades, reconhece-se a existência de diversas áreas de atuação que, devido ao seu caráter mais específico, ainda não são consideradas especialidades. Dessa forma, o profissional médico pode ser um especialista e optar por atuar em uma área de atuação mais específica.[7]

De modo geral, as áreas da medicina delimitam uma atuação aprofundada em um tipo de cuidado ou ação. Com isso, um médico se especializa em tratar problemas específicos ou populações específicas, as doenças e problemas que surgem em determinada parte do corpo ou na prática de um determinado procedimento ou tecnologia.[8-9]

Para qualquer início de atividades de uma residência médica, esta deverá necessariamente compor uma Comissão de Residência Médica (Coreme) e realizar o cadastro da Instituição na plataforma do Sistema da Comissão Nacional de Residência Médica (SisCNRM) para a apreciação da CNRM em datas específicas. No momento, a especialização em atenção domiciliar está vinculada como ano adicional, sendo área de ênfase nas residências médicas em medicina de família e comunidade.[8]

Residências multiprofissionais

As residências multiprofissionais e em área profissional da saúde, criadas a partir da promulgação da Lei nº 11.129, de 2005, são orientadas pelos princípios e diretrizes do Sistema Único de Saúde (SUS), a partir das necessidades e realidades locais e regionais, e abrangem as profissões da área da saúde, a saber: biomedicina, ciências biológicas, educação física, enfermagem, farmácia, fisioterapia, fonoaudiologia, medicina veterinária, nutrição, odontologia, psicologia, serviço social, terapia ocupacional, saúde coletiva e física médica.[9]

Assim como as residências médicas, para início de suas atividades, estas devem compor uma Comissão de Residência Multiprofissional (Coremu) e ficarão sob acompanhamento da Comissão Nacional de Residência Multiprofissional em Saúde (CNRMS).[8-9]

Cada profissão contemplada na residência possui uma matriz de competências específica e uma compartilhada, onde ocorre a interação entre as demais áreas. Isso é fundamental para que se construa um pensamento coletivo de trabalho e estruturação das equipes multiprofissionais de atenção domiciliar (EMAD) e equipes multiprofissionais de apoio (EMAP) (Figura 2), facilitando o processo de assistência longitudinal e a construção de planos terapêuticos efetivos para cada caso.

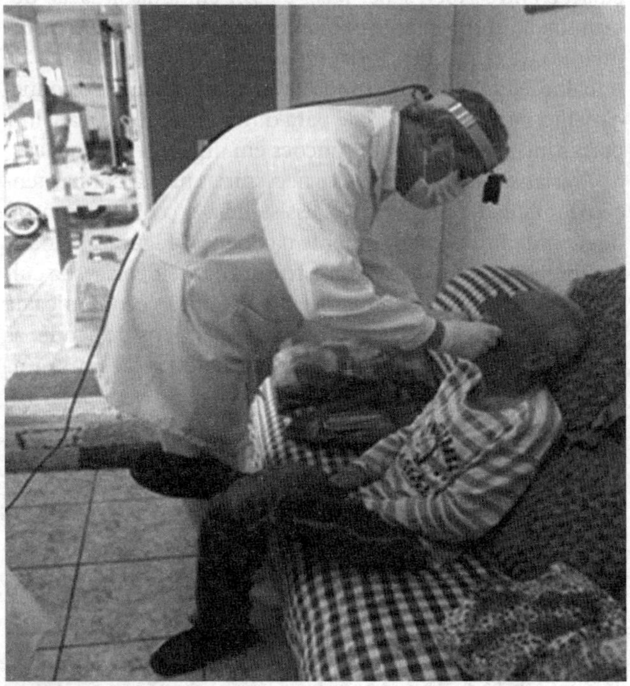

FIGURA 2
Equipe multiprofissional de apoio.
Fonte: acervo dos autores.

Programas de residência médica e multiprofissional: medicina de família e comunidade

A medicina de família e comunidade no Brasil ainda é exercida predominantemente na atenção primária à saúde do SUS. Como especialidade, foi reconhecida pela CNRM em 1981 (à época com o nome de medicina geral comunitária).[8]

Considerando a necessidade da atuação em equipes de saúde dentro da atenção domiciliar, os médicos de família, por terem um forte histórico de defesa e atuação multiprofissional, estão em posição privilegiada para pactuar e participar de arranjos legais e institucionais que priorizem o diálogo com outras profissões da saúde, superando uma relação conflituosa entre as corporações por reserva ou ampliação de seus mercados de trabalho.[8,9]

Como especialistas, são responsáveis principalmente pela prestação de cuidados abrangentes e continuados a todos os indivíduos que os procuram, independentemente da idade, sexo ou afecção (Figura 3). Prestam cuidados a indivíduos no

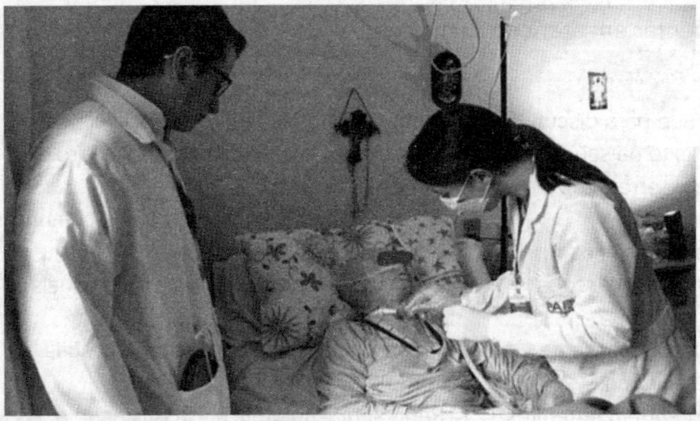

FIGURA 3
Prestação de cuidados abrangentes e continuados.
Fonte: acervo dos autores.

contexto familiar, comunitário e cultural, respeitando sempre a sua autonomia. Ao negociarem os planos de ação com os seus pacientes, integram fatores físicos, psicológicos, sociais, culturais e existenciais, recorrendo ao conhecimento e à confiança resultante dos contatos repetidos.

A medicina de família e comunidade desempenha o seu papel profissional promovendo a saúde, prevenindo a doença e prestando cuidados curativos, de acompanhamento e paliativos. Fazem-no diretamente ou por meio dos serviços de outros constantes na rede de assistência. Assim, devem ser coordenadores do cuidado, auxiliando no acesso, sempre que necessário, e estabelecendo fluxos de encaminhamento. Também são responsáveis pelo desenvolvimento e pela manutenção das suas aptidões, valores e equilíbrio pessoais, como base para a prestação de cuidados efetivos e seguros.[10,11]

Portanto, dentro do que se espera de um perfil profissional para atuação dentro da atenção domiciliar, a medicina de família e comunidade é a que mais se aproxima das características necessárias para o atendimento a esse paciente, necessitando ainda de aprimoramento em áreas específicas, as quais fogem ao escopo da atenção primária, como a ventilação mecânica invasiva domiciliar e os procedimentos invasivos domiciliares.

Matriz de competências

Diversas e complexas são as necessidades para a atenção domiciliar. Observa-se que, como área de atuação, deriva de características específicas de pacientes, ligadas a limitação de acesso, desfechos de agravos, guardando correlação com níveis de atenção. As indicações do cuidado no domicílio estão mais vinculadas ao grau de funcionalidade que propriamente a uma doença em particular, o que torna ainda mais peculiares os aspectos do cuidado, assim como ocorre com a medicina de família e comunidade.[5,12,6,11]

Portanto, é natural correlacionar essas duas áreas, pois compartilham muitos pontos em comum e, por consequência, acabam se complementando. Porém, quando voltamos o olhar para as modalidades de AD2 e AD3, estas se correlacionam com maior proximidade com áreas como clínica médica e medicina intensiva, pois lidam com pacientes com características clínicas complexas e que muitas vezes requerem aparato tecnológico e monitoramento que fogem dos padrões da atenção básica.[1,12,6,11]

O objetivo geral é formar um médico de família e comunidade com competências específicas à atuação em atenção domiciliar em um nível de complexidade crescente com relação à sua formação básica e em atuação contínua com equipes multiprofissionais.

Em sintonia com as proposições da Sociedade Brasileira de Medicina de Família e Comunidade, propõe-se a seguinte matriz de competências para a formação complementar em atenção domiciliar (Quadro 1), definidas na I Jornada de Medicina de Família e Comunidade e Atenção Domiciliar (2014):

De acordo com o Currículo Baseado em Competências, há quatro níveis a serem atingidos pelo residente em cada área de atuação: pré-requisito, essenciais, desejáveis e avançadas. Ao final da residência de medicina de família e comunidade o residente deve ter adquirido as competências essenciais a cada área, ao passo que, para se tornar proficiente em uma área de atuação específica dentro do campo de atuação de um MFC, deverá atingir também as competências avançadas.[13]

Além do campo de práticas, sugere-se a construção de um plano teórico que contemple o aprofundamento em temas fundamentais prioritários à atenção domiciliar, como abordagem familiar, abordagem de situações em vulnerabilidade social, condições clínicas – cuidados paliativos oncológico e não oncológico, dor crônica, insuficiência cardíaca, *diabetes mellitus*, hipertensão arterial sistêmica, doença renal crônica, doença pulmonar obstrutiva crônica, cuidados pós-acidente vascular cerebral, síndromes demenciais, cuidados pós-situações de trauma e politrauma –, procedimentos domiciliares relacionados a condições clínicas como paracentese, biópsia óssea, toracocentese, ventilação invasiva e não invasiva, nutrição parenteral total, cuidados com feridas e cuidados com ostomias.

Fomenta-se que a construção do espaço formativo seja interdisciplinar, que o aprofundamento dos temas clínicos aproveite a possibilidade que a atenção domiciliar oferece, construindo transversalmente o conhecimento com as equipes multiprofissionais.

Apesar de não termos formação multiprofissional específica em atenção domiciliar, reforçamos que o espaço de formação das equipes é rico na construção dos saberes interdisciplinares. A possibilidade de cuidado compartilhado entre os núcleos profissionais, no planejamento de terapêuticas construídas coletivamente, provoca a transversalidade do conhecimento, de forma a capacitar todos os envolvidos, multiplicando o saber específico de cada profissão. Neste momento, temos diversas equipes de atenção domiciliar que são palco para estágios curriculares para residências multiprofissionais de ênfases diversas que complementam sua formação também com vivências na atenção domiciliar. São profissionais que ingressarão no mercado de trabalho com um olhar mais abrangente sobre os aspectos que envolvem as questões de saúde das pessoas que cuidamos, escapando da lógica hospitalar que ainda prevalece nos espaços de formação.

QUADRO 1 Matriz de competências para a formação complementar em atenção domiciliar

Habilidades	Atitudes	Conhecimentos
1. Protagonizar a tomada de decisões complexas. 2. Exercer a criatividade na prática de suas atividades clínicas 3. Adaptar a melhor evidência científica para um contexto real. 4. Gerenciar conflitos familiares. 5. Incrementar a relação equipe-família. 6. Executar procedimentos com equipamentos mínimos e sem estrutura física ideal. 7. Atender independentemente do ciclo de vida das pessoas. 8. Classificar a vulnerabilidade e a funcionalidade familiar. 9. Abordar a família dos pontos de vista social, clínico e sistêmico. 10. Reconhecer os elementos presentes na rede de apoio social. 11. Apoiar o cuidador do ponto de vista clínico e da aquisição de competências. 12. Classificar a complexidade do cuidado. 13. Lidar com situações de violência familiar e comunitária.	1. Empatia e disponibilidade para discutir situações fora do contexto da saúde. 2. Humildade ao adentar o terreno do outro. 3. Respeito pelas crenças e modelos explicativos familiares do processo saúde-adoecimento. 4. Busca por consenso com a família na definição de metas de cuidado. 5. Discernimento para entender elementos antropológicos que interfiram no cuidado. 6. Observação ativa da família, do domicílio e da vizinhança. 7. Disponibilidade para ouvir e adaptar condutas à realidade local. 8. Neutralidade em conflitos familiares, procurando estabelecer vias de diálogo. 9. Autoconhecimento para evitar que crenças pessoais ou sentimentos negativos em relação aos demais atores afetem a ação em saúde. 10. Vínculo com a família para se configurar como a fonte contínua de cuidados. 11. Desprendimento para abordar a morte e o luto de acordo com a crença de cada familiar. 12. Posicionamento claro diante de situações de violência familiar.	1. A aplicação da melhor evidência clínica científica disponível para cada quadro clínico. 2. A técnica ideal de procedimentos comuns e suas possíveis adaptações. 3. O tratamento de situações pouco usuais na clínica ambulatorial. 4. A determinação social da saúde e suas vertentes. 5. Representação gráfica, classificação e abordagem familiar. 6. Gerenciamento de casos complexos e elaboração de planos de cuidados. 7. Instrumentos de avaliação de autonomia e mobilidade. 8. Instrumentos de avaliação de sobrecarga e abordagem do cuidador. 9. Formas de construção de redes de apoio social. 10. Noções de antropologia para entender a cultura local e transformar empecilhos em soluções. 11. Classificação da complexidade do cuidado. 12. Cuidados paliativos e a terminalidade da vida. 13. Óbito no domicílio e orientações funerárias. 14. Planejamento e gerenciamento de fluxos de atuação no domicílio.

Fonte: adaptado de Savassi LCM, 2016.[14]

Experiência em serviço

O encontro de residências médicas com residências multiprofissionais já acontece em Porto Alegre, no Grupo Hospitalar Conceição (GHC), onde o Programa de Atenção Domiciliar (PAD) promove um espaço formativo como estágio obrigatório para residentes dos programas de Residência em Medicina de Família e Comunidade (RMFC) do GHC, bem como para o programa RMFC do Hospital de Clínicas de Porto Alegre (HCPA). Nos últimos anos, passou a receber também residentes do terceiro ano do Programa de Residência em Medicina Interna do GHC e do segundo ano da Residência em Cuidados Paliativos do HCPA. Também é campo obrigatório para residentes do Programa de Atenção ao Paciente Crítico, do Programa de Saúde da Família e Comunidade vinculados à Residência Multiprofissional em Saúde do GHC.

A atenção domiciliar faz-se especial campo de atuação no sentido de horizontalizar saberes, de possibilidade de experiências em saúde fora do âmbito hospitalar e ambulatorial, que traz aos profissionais de diversos núcleos a convivência com situações questionadoras, observando-se a singularidade dos adoecimentos em cada núcleo familiar, diferentemente do vivenciado nos ambientes protegidos que formalmente fazem parte dos seus currículos. A experiência de formação multiprofissional na atenção domiciliar tem sido exitosa, tendo em vista a ampliação dos olhares para as questões que extrapolam a formação em saúde tradicional.

Experiências semelhantes ocorrem em vários serviços espalhados pelo país, a exemplo dos programas de residência médica e multiprofissional de Uberlândia (MG), Cascavel e Curitiba (PR), entre outros.

Conclusão

A atenção domiciliar aparece como tecnologia inovadora e complementar à rede atual de saúde. A humanização do cuidado, a oferta de tecnologias de complexidade hospitalar no domicílio, a ampliação do acesso, a diminuição de complicações ocasionadas por hospitalizações prolongadas e a redução de novas hospitalizações estão no escopo de suas ações.

Infelizmente, ainda enfrentamos dificuldade para estruturar equipes com perfil e conhecimento específicos para compor as EMAD e EMAP, pois muitas das ações permanecem repassadas pelo conhecimento prévio do próprio serviço ou compartilhamento de experiências entre outros profissionais.

Criar modelos padronizados, com protocolos bem definidos, e estimular seu conhecimento não só na pós-graduação, mas também na graduação na área da saúde, é fundamental para a estruturação do atendimento com qualidade, provendo melhor utilização dos recursos, segurança e conforto ao paciente. A residência médica e multiprofissional em medicina de família e comunidade auxilia em muito nesse aspecto, porém ainda necessita de maior expansão voltada para o modelo de atenção domiciliar e suas particularidades.

Referências

1. Brasil. Ministério da Saúde. Secretaria de Atenção à Saúde. Departamento de Atenção Básica. Caderno de atenção domiciliar. Brasília, DF: Ministério da Saúde; 2012. v. 1.
2. Victora CG, Barreto ML, Leal MC, Monteiro CA, Schmidt MI, Paim JS, et al. Condições de saúde e inovações nas políticas de saúde no Brasil: o caminho a percorrer. Lancet. 2011.
3. Schmidt MI, Duncan BB, Azevedo e Silva G, Menezes AM, Monteiro CA, Barreto SM, et al. Chronic non-communicable diseases in Brazil: burden and current challenges. Lancet. 2011;377(9781):1949-61.
4. Marques CMS, Egry EY. As competências profissionais em saúde e as políticas ministeriais. Rev Esc Enferm USP. 2011;45(1):187-93.
5. Silva KL, Sena RR, Seixas CT, Camargo L, Feuerwerker LCM, Merhy EE. Atenção domiciliar como mudança do modelo tecnoassistencial. Rev Saúde Pública. 2010;44(1):166-76.
6. Coelho Neto GC, Antunes VH, Oliveira A. The practice of family and Community Medicine in Brazil: context and perspectives. Cad Saúde Pública. 2019;35(1).
7. Brasil. Conselho Federal de Medicina. Resolução nº 2.221, de 23 de novembro de 2018. Homologa a Portaria CME nº 1/2018, que atualiza a relação de especialidades e áreas de atuação médicas aprovadas pela Comissão Mista de Especialidades. Brasília, DF: Diário Oficial da União; 2019.
8. Brasil. Ministério da Educação. Residência Médica [Internet]. [acesso em dezembro de 2021]. Disponível em: http://portal.mec.gov.br/residencias-em-saude/residencia-medica.
9. Brasil. Ministério da Educação. Portaria interministerial nº 7, de 16 de setembro de 2021. Dispõe sobre a estrutura, a organização e o funcionamento da Comissão Nacional de Residência Multiprofissional em Saúde. Brasília, DF: Diário Oficial da União; 2021.
10. WONCA. A definição europeia de medicina geral e familiar. WONCA Europa; 2002.
11. Anderson MIP, Demarzo MMP, Rodrigues RD. Family and Community Medicine, Primary Care and Undergraduate Medical Education: recommendations and potentialities. Rev Bras Med Fam Comunidade. 2007;3(11).
12. Andrade HS, Alves MGM, Carvalho SR, Silva Junior AG. A formação discursiva da Medicina de Família e Comunidade no Brasil. Physis. 2018.
13. Sociedade Brasileira de Medicina da Família e Comunidade. Currículo Baseado em Competências para Medicina de Família e Comunidade. 2015. [acesso em dezembro de 2021]. Disponível em: http://www.sbmfc.org.br/wpcontent/uploads/media/Curriculo%20Baseado%20em%20Competencias(1).pdf.
14. Savassi LCM, Melo CGL, Gonçalves DA, Oliveira DOPS, Lopes HR, Fregonezi RLH, et al. Proposta de residência em Atenção Domiciliar como área de atuação. Rev Bras Med Fam Comunidade. 2018;13(40):1-13.

Capítulo 9

Educação permanente na atenção domiciliar

Mara Lúcia Renostro Zachi
Leonardo Cançado Monteiro Savassi
Elaine Rossi Ribeiro

PONTOS-CHAVE

- A contextualização da educação permanente perpassa os conceitos de educação popular em saúde e centra-se na educação na saúde, compreendendo uma série de estratégias de cuidado.
- O foco da educação permanente neste campo é a qualificação das equipes de atenção domiciliar (AD) para uma prática clínica ética e estética, baseada nas melhores evidências e centrada no saber-fazer.
- O desenvolvimento de boas práticas na AD é fundamental para a qualidade da atenção e a segurança do paciente, e demanda habilidades de andragogia para uma adequada ação educativa para os profissionais de saúde.

OBJETIVOS DE APRENDIZAGEM

Ao final do capítulo, o leitor deverá ser capaz de:

- Compreender os pressupostos e a política da educação permanente em saúde (EPS) no Sistema Único de Saúde (SUS), visando a qualificação dos profissionais que atuam na AD.
- Orientar o planejamento de ações de EPS voltadas à AD na atenção primária à saúde (APS) e nos serviços de AD.
- Estimular o pensamento crítico e reflexivo dos profissionais da AD, em relação aos momentos e movimentos que constituem a formação das equipes.
- Descrever a postura ética, colaborativa e comprometida com uma assistência em AD qualificada.

Introdução

A educação permanente em saúde (EPS) é a educação realizada no trabalho e para o trabalho. Constitui-se como processo democrático que implica, aos profissionais de saúde, uma imersão na aprendizagem a partir das reflexões de ações cotidianas, aprendendo assim, a fazer perguntas adequadas ao seu contexto, e não a receber respostas prontas advindas de um processo de ensino tradicional[1].

Sendo assim, a EPS precisa de organizações democráticas e a construção de espaços que possibilitem essa reflexão. Como processo de ensino-aprendizagem, a EPS se apropria da realidade vivenciada pelos trabalhadores no cotidiano do trabalho das equipes de saúde e a experiência dos sujeitos envolvidos, produzindo conhecimentos capazes de gerar mudanças nas práticas e na produção do cuidado.

À guisa de reflexões, pode-se dizer que internacionalmente, a EPS aparece em pauta na agenda 2030, proposta pela Organização Mundial da Saúde (OMS), em 2015[2], e da mesma forma pela Organização Pan-americana de Saúde (OPAS), em 2017[3], apontando para as mesmas problemáticas, isto é, a imperiosa necessidade de transformação das práticas profissionais, considerando-se a humanização do cuidado, gestão aperfeiçoada, qualificação do acesso, sem perder de vista os profissionais, que acenam com a precariedade das condições de trabalho, inadequação dos perfis profissionais, baixa produtividade e consequente baixo desempenho[4].

No Brasil, Machado e Ximenes[5] fazem uma análise aprofundada sobre os 30 anos do SUS, citando iniciativas como a implementação de políticas e programas de gestão do trabalho e de educação em saúde com foco no protagonismo do trabalhador, que levaram a uma nova configuração do mundo do trabalho rumo a efetivação dos princípios do SUS.

Assim, diante desse cenário de transformações e possibilidades, o grande desafio da EPS é instigar e sensibilizar os profissionais sobre a reflexão de suas práticas, pela sua responsabilidade com o processo constante de aperfeiçoamento. Por isso, é necessário também que os gestores analisem os métodos para o desenvolvimento da educação permanente; para que seja para todos, com o protagonismo de todos e que tenha uma metodologia que considere o cenário das práticas, no qual a reflexão sobre o fazer seja a matéria-prima essencial do aprender no trabalho[6].

Para tanto, nas equipes de AD, a EPS deve estar inerente ao processo de trabalho fazendo parte do pensar e fazer dos trabalhadores, propiciando-lhes o desenvolvimento de capacidades pessoais e profissionais e das competências essenciais para a função e a organização da prática profissional em AD. Esse processo deve ser construído para potencializar a leitura e a transformação da realidade, ou seja, uma AD fortalecida com profissionais capazes de produzir mudanças, fortalecendo e qualificando o trabalho das equipes.

Educação permanente na saúde

A EPS surgiu com o desenvolvimento de um programa criado pela OPAS em 1984, com o objetivo do desenvolvimento dos trabalhadores, por meio de um processo educacional, partindo de uma constatação de que havia uma estreita relação entre o planejamento das ações na saúde e o planejamento de gestão de pessoas na saúde. Considerando também a readequação da formação dos trabalhadores de saúde para atender as reais necessidades da população[7].

A EPS apresenta-se como uma política de educação em saúde e também como um processo de ensino-aprendizagem contínuo, apropriando-se da realidade e das experiências vivenciadas pelos trabalhadores no cotidiano do trabalho das equipes de saúde, produzindo novos conhecimentos capazes de gerar mudanças na prática. Como política de educação em saúde, a EPS contribui para a construção do SUS, sendo adotada como política pública nacional no Brasil desde o ano de 2004[1].

Para Ceccim e Ferla[1], e na visão de alguns educadores, a EPS é um desdobramento da Educação de Jovens e Adultos, orientando-se pelos princípios de Paulo Freire que, por sinal, foi um dos precursores da noção de aprendizagem construtivista e significativa, uma das bases na qual se apoia a educação permanente. Porém, mesmo apresentando muitas semelhanças, a Educação Popular tem seu foco na cidadania, a EPS no mundo do trabalho.

E é nesse mundo do trabalho que a EPS tem como objetivo fundamental promover as transformações das práticas, orientando os trabalhadores para melhoria do acesso, equidade e a qualidade dos serviços de saúde. Para isso, é necessário que todos os atores envolvidos no processo se sintam incomodados e desconfortáveis com os problemas do dia a dia e que esse desconforto possa ser discutido, dialogado, pensando em todas as dimensões do trabalho[1].

O grande desafio, portanto, da EPS é instigar e sensibilizar os profissionais sobre a reflexão de suas práticas, pela responsabilidade com o processo constante de seu aperfeiçoamento. Por isso, é necessário também que as instituições públicas reavaliem seus métodos para o desenvolvimento da educação permanente, para que seja para todos. Um processo participativo, permanente e que tenha uma sistematização, tendo como cenário o próprio espaço das práticas, no qual o pensamento crítico reflexivo é um dos elementos essenciais do aprender e do trabalhar[6].

Política de educação permanente no SUS

Antes mesmo de a EPS ser adotada como política pública no Brasil, a incoerência entre os processos educacionais e as necessidades no campo da produção do cuidado em saúde já havia sido identificada pelos gestores e pelo Conselho Nacional de Saúde (CNS) como alternativa para o enfrentamento desse problema[7].

A partir daí essa discussão se desdobrou na realização de conferências específicas para a temática de recursos humanos. Ainda que inserida em tantos espaços de discussões e mesmo numa Norma Operacional Básica de Recursos Humanos do SUS – NOB/RH-SUS, a readequação dos processos educacionais dos profissionais de saúde e as diretrizes apontadas pelas conferências só foram consolidadas como política pública e prioridade na organização do SUS a partir de 2003, especialmente por meio da criação e da atuação da Secretaria de Gestão do Trabalho e da Educação na Saúde – SEGETES/MS.

Logo na sequência, como um dos primeiros projetos da SEGETES/MS, houve a apresentação da Política de educação e desenvolvimento para o SUS: caminhos para a educação permanente em saúde, a qual teve sua proposta aprovada pelo CNS[8].

O objetivo principal da política é fazer a articulação entre as instituições de ensino, serviços de atenção, estruturas de gestão e o controle social, de forma a cumprir os requisitos da NOB/RH-SUS referente à formação dos profissionais da saúde[8].

A Portaria GM/MS n. 1996, publicada em 20 de agosto de 2007, dispõe sobre as normas e diretrizes para a implantação e implementação da PNEPS. A referida portaria considera a proposta pactuada pelo MS para a Política de Educação e Desenvolvimento para SUS em 2003; os princípios e diretrizes para a Gestão do Trabalho no SUS – NOB/RH-SUS e as diretrizes operacionais do Pacto pela Saúde, entre outros[9].

Segundo Lopes et al. e Merhy[7,10] essa Política é mais um grande desafio para o SUS, tendo em vista que, para implementá-la efetivamente é necessário vencer o paradigma do modelo biomédico ainda hegemônico da saúde. Não se trata de transformações pontuais, que podem ser realizadas isolada e verticalmente, trata-se sim, da reorganização das estruturas e serviços de saúde de gestão e dos papéis dos diversos atores nos processos de mudança, caracterizando-se pela negociação, aprovação e debate nas diversas políticas públicas como a de saúde e educação, priorizando os processos educacionais como atividades-fim, e não atividade-meio.

Assim, a perspectiva da PNEPS é a mudança das práticas de formação dos trabalhadores da saúde invertendo a lógica do processo, incorporando o ensino e a aprendizagem na micropolítica do trabalho das equipes de saúde, promovendo a articulação dos saberes no território em saúde, incluindo as equipes intersetoriais, a comunidade acadêmica e a comunidade em geral[9].

Outro ponto a ser considerado é a transformação significativa das estratégias educativas, a partir da prática, da leitura da realidade como fonte de conhecimento e de problemas, problematizando e refletindo sobre o próprio fazer. Tornando-os ativos no processo, críticos e reflexivos, construtores do próprio conhecimento e propositores de alternativas de ações para resolução de problemas.

Nesse contexto a EPS pode ser compreendida como uma Política Transversal a outras Políticas, devendo ser articulada em várias frentes, incidindo na formação dos profissionais nas instituições de ensino, na qualificação dos profissionais nos serviços de saúde, capacitando gestores sobre novas maneiras de organizar as redes de atenção à saúde de pontos de atenção, articulando-se com a comunidade por meio do controle social, para que este também possa ser qualificado na sua atuação junto ao planejamento e acompanhamento das políticas de saúde.

As estratégias metodológicas de educação permanente para a atenção domiciliar no contexto da atenção básica e dos serviços de atenção domiciliar

A EPS pode ser compreendida como um eixo estruturante no cotidiano das práticas das equipes da saúde, constituindo-se como espaço privilegiado para discussão de problemas a partir da leitura da realidade, promoção de novas negociações, construção de projetos de intervenção e de novos significados na equipe. Sua eficácia e eficiência podem ser explicadas pelos três pilares teóricos metodológicos, que devem orientar o planejamento estratégico e a execução das propostas para estabelecer um Programa de Educação Permanente.

Pilares teóricos metodológicos da educação permanente em saúde

Aprendizagem significativa

Caracteriza-se quando o conteúdo a ser aprendido faz sentido para o aprendiz e os novos conhecimentos se relacionam aos conhecimentos prévios.

Essa conceituação, segundo Ausubel[11], autor da Teoria da Aprendizagem Significativa, promove a aproximação sucessiva do conhecimento prévio, considerado como ponto de partida, com novos conhecimentos, levando progressivamente à construção de novos significados.

Carvalho et al.[12] conceituam a partir de uma concepção sócio-humanista:

> A aprendizagem significativa é um modelo de aprendizagem no qual o aluno amplia seus conhecimentos por meio da assimilação de novos conceitos com os pré-existentes. Isso é feito pelo sistema de ancoragem, no qual a informação anterior se ancora à nova informação e, assim, expande sua estrutura cognitiva.

Aprendizagem de adulto

Compreende o processo que assume como núcleo estruturante das práticas educativas as experiências de vida, favorecendo a busca de significados e a valorização de situações concretas da vida, vinculadas aos contextos do adulto aprendiz.

Método da problematização

A construção do conhecimento parte da leitura/explicação da realidade, identificação dos problemas, apropriação de informações e planejamento das ações para solucionar os problemas. O processo de ação-reflexão-ação da prática possibilita aos profissionais ampliar suas capacidades, considerando os diversos contextos e as interações entre os diferentes atores que ao mesmo tempo aprendem e ensinam.

Berbel[13] é a autora clássica para reflexão do assunto. Ela cita o método do arco de Maguerez, composto por cinco etapas que se desenvolvem a partir da realidade ou um recorte da realidade:

- Observação da realidade.
- Pontos-chave.
- Teorização.
- Hipóteses de solução.
- Aplicação à realidade: isto é, a prática sendo revisitada após construção do conhecimento advindos da própria prática.

Ressaltamos que os pilares teórico-metodológicos citados podem ser utilizados simultaneamente ou separados, dependendo dos objetivos de aprendizagem estabelecidos no planejamento das ações educacionais.

O papel das equipes e o planejamento das ações de educação permanente para a qualificação da atenção domiciliar

A formação dos profissionais de saúde tem sido um dos grandes desafios no cumprimento dos princípios e diretrizes do SUS.

A EPS favorece o desenvolvimento profissional dos trabalhadores no SUS, assumindo a prática como fonte constante de aprendizado e construção do conhecimento, visando a transformação da realidade e da rotina das equipes.

Assim, para refletirmos sobre o papel dos profissionais atuando como agentes impulsionadores da EPS e sobre o planejamento das ações de educação permanente para a qualificação da AD, salientamos a importância do protagonismo pautado na autonomia e empoderamento dos profissionais, gestores, usuários e comunidade acadêmica nesse processo.

As equipes são conhecedoras das realidades locais no cotidiano dos serviços de AD: agentes transformadores do contexto em que estão inseridos e facilitadores dos processos de educação e mobilização para a implementação das boas práticas assistenciais.

Portanto, devemos considerar algumas atribuições importantes para essa equipe no desenvolvimento da EPS na AD, como:

- Capacidade de leitura da realidade e identificação dos problemas para orientar as ações educativas na AD.
- Desenvolvimento de práticas educacionais visando à promoção da saúde no domicílio, mobilizando a participação dos diversos atores sociais.
- Ampliar o conhecimento das políticas públicas de saúde, em especial as políticas que envolvem a AD.
- Todos os profissionais da AD devem exercer a função de educador visando à garantia da qualidade da assistência.
- Desenvolver habilidades para a promoção de ações de educação em saúde.

Experiências exitosas: EAD para EPS

O Programa Multicêntrico de Qualificação em Atenção Domiciliar a Distância representou um marco na capacitação de Recursos Humanos em Saúde, sendo provavelmente a fonte mais ampla de material para EPS. Foram desenvolvidos 21 cursos autoinstrucionais, sobre temáticas que compreenderam organização e gestão de serviços, temas clínicos, intercorrências e abordagens específicas, incluindo cuidados paliativos; também foram disponibilizados cursos de aperfeiçoamento e especialização[14]. No portal de cursos da Universidade Aberta do Sistema Único de Saúde (UNA-SUS) ainda há alguns cursos com ofertas disponíveis; já no Acervo de Recursos Educacionais em Saúde (ARES), há catalogados mais de 800 materiais didáticos na área temática da AD, como imagens, fluxogramas e infográficos para impressão, vídeos, cartilhas, livros didáticos e trabalhos de conclusão de cursos de especialização, que podem ser utilizados por educadores em saúde como fonte de apoio à EPS (Tabela 1)[15].

O Portal do Núcleo Nacional de Empresas de Serviços de Atenção (NEAD), que representa empresas que trabalham com EAD, tem também material relevante de apoio a profissionais de saúde. Em seu portal, há vídeos, entrevistas e revistas que são fontes de conhecimento e proporcionam a possibilidade de uso em processos educativos em saúde. Porém, o material mais relevante deste portal são os Cadernos de Boas Práticas, que representam produções científicas contextualizadas para a prática em AD e estão disponíveis sem custo, mediante cadastro na internet.

A Sociedade Brasileira de Medicina de Família e Comunidade (SBMFC) tem Grupos de Trabalho (GT) e Grupos de Interesse Especial, dentre os quais o de Atenção Domiciliar (GT-AD), que produzem material centrado no primeiro nível de AD (AD1). Alguns GT têm temática muito próxima à da AD, como o GT de Dor, o de Cuidados Paliativos, Medicina Rural, Multimorbidades, Saúde e Espiritualidade, e o GT-AD tem produzido material voltado não apenas para a AD1, mas em conjunto com a Associação Brasileira dos Serviços de Atenção Domiciliar (Abrasad), inclusive para AD em período de pandemia (Tabela 1).

TABELA 1 Fontes de material educativo para profissionais de saúde (2022)

UNA-SUS/ARES	https://www.unasus.gov.br/ Cursos: https://www.unasus.gov.br/cursos ARES: https://ares.unasus.gov.br/acervo
GT-AD SBMFC	Grupos de Trabalho da SBMFC: https://www.sbmfc.org.br/grupos-de-trabalho-e-grupos-de-interesse-especial/ GT-AD: https://www.sbmfc.org.br/gt-de-atencao-domiciliar/
Abrasco	https://www.abrasco.org.br/site/categoria/foruns-comissoes-comites-e-grupos/
NEAD	https://www.neadsaude.org.br/ Caderno de Boas Práticas: https://www.neadsaude.org.br/caderno-de-boas-praticas/
Ministério da Saúde	Atenção domiciliar: https://www.gov.br/saude/pt-br/composicao/saes/dahu/perguntas-atencao-domiciliar/

Fonte: elaborada pelos autores.

Com um olhar mais voltado para as políticas públicas e saúde coletiva, a Associação Brasileira de Saúde Coletiva (Abrasco) também tem GT atuantes com temáticas que têm aderência a AD, como os de Deficiência e Acessibilidade, Envelhecimento e Saúde Coletiva, além do GT de Trabalho e Educação na Saúde que apresenta uma discussão das estratégias possíveis para a EPS no âmbito do SUS.

Por fim, o material ministerial representa um acervo fundamental de informações que inclui não apenas a legislação pertinente, mas também conteúdo científico produzido pela equipe técnica da Coordenação Geral de Atenção Domiciliar (Atenção Especializada (SAES)/DAHU), dos quais destacam-se os Cadernos de Atenção Domiciliar (CAD), além de material referente ao uso dos sistemas de informação e da adequação dos cenários de práticas às políticas[16]. Material específico de Secretarias Estaduais e Municipais de Saúde também podem servir como fonte de apoio e deve ser prospectado.

Considerações finais

Na EPS o processo de ensino e aprendizagem pode ser implementado utilizando-se de vários métodos, dentre os quais podemos citar as nossas próprias experiências que podem ser compartilhadas com os outros, construindo novos sentidos e significados.

As equipes são os principais agentes que apoiam a propagação do conhecimento e a implementação das boas práticas na AD e são responsáveis pela identificação das lacunas de aprendizagem dos atores envolvidos.

Dessa forma, podemos compreender que esse processo é constante e deve acontecer nos diferentes cenários das práticas em que os saberes científicos e técnicos, e os valores éticos formam um conjunto de elementos que resultam no modo de ser e do saber de todos os profissionais.

Referências

1. Ceccim RB, Ferla AA. Educação permanente em saúde. In: Venâncio J. Dicionário da educação profissional em saúde. Rio de Janeiro: EPSJV; 2006. p. 107-12.
2. World Health Organization. Health Work Force 2030: towards a global strategy on human resources for health. Genebra: WHO; 2015.
3. Organização Pan-Americana de Saúde. Relatório da 29a Conferência Sanitária Panamericana. 69 Sessão do Comitê Regional da OMS para as Américas. Washington: OMS/OPAS; 2017.
4. Gonçalves CB, Pinto ICM, França T, Teixeira CF. A retomada do processo de implementação da Política Nacional de Educação Permanente em Saúde no Brasil. Saúde em Debate [online]. 2019;43(spe1). Disponível em: https://doi.org/10.1590/0103-11042019S101. (acesso 16 out 2021).
5. Machado MH, Ximenes Neto FRG. Gestão da educação e do trabalho em saúde no SUS: 30 anos de avanços e desafios. Ciênc. Saúde Colet. 2018;23(6):1971-9.
6. Ricaldoni CAC, Sena RR. Educação permanente: uma ferramenta para pensar e agir no trabalho de enfermagem. Rev Latino-Am Enfermagem. 2006;14(6):847-52.
7. Lopes SRS, Piovesan ETA, Melo LO, Pereira MF. Potencialidades da educação permanente para a transformação das práticas de saúde. Comun Cien Saúde. 2007;18:147-55.
8. Brasil. Ministério da Saúde. Política de educação e desenvolvimento para o SUS: caminhos para a educação permanente em saúde – Polos de Educação Permanente em Saúde. Brasília: Editora do Ministério da Saúde; 2003.
9. Brasil. Ministério da Saúde. Política nacional de educação permanente em saúde. Brasília: Editora do Ministério da Saúde; 2009.
10. Merhy EE. Saúde: a cartografia do trabalho vivo. São Paulo: Hucitec; 2002. p. 67-92.
11. Ausubel DP. A psicologia da aprendizagem verbal significativa. Nova York: Grune & Stratton; 1963. 255 p
12. Carvalho DPSRP, Rego ALC, Ferreira KS, Sila SB, Vitor AF, Ferreira Júnior MAF. A teoria da aprendizagem significativa como proposta de inovação na formação do enfermeiro: a experiência do aluno. Rev Enferm UFSM. 2015;5(1):186-92.
13. Berbel NN. Problematization and problem-based learning: different words or different ways? Interface – Comunicação, Saúde, Educação. 1998;2(2).
14. Savassi LCM, Dias MB, Boing AF, Verdi M. Lemos AF. Educational strategies for human resources in home health care: 8 years' experience from Brazil. Rev Panam Salud Publica. 2020;44:e103. https://doi.org/10.26633/RPSP.2020.103
15. Universidade Aberta do SUS (UNASUS). Portal UNA-SUS. Disponível em: https://www.unasus.gov.br/ (acesso 15 nov 21).
16. Brasil. Ministério da Saúde. Atenção especializada (SAES)/DAHU: perguntas. Disponível em: https://www.gov.br/saude/pt-br/composicao/saes/dahu/perguntas-atencao-domiciliar/ (acesso 15 nov 21).

Capítulo 10

Pesquisas na atenção domiciliar: panorama do campo e necessidade de novas investigações

Kênia Lara da Silva
Bruna Dias França
Thiago de Medeiros Souza
Denise Rocha Raimundo Leone

PONTOS-CHAVE

- As pesquisas como dimensão fundamental para o avanço da atenção domiciliar como modalidade assistencial.
- As pesquisas em serviços de saúde como um tipo de investigação aplicada à realidade dos serviços e sistemas de saúde.
- O panorama das pesquisas e produção do conhecimento na atenção domiciliar no Brasil.
- Recomendações e sugestões de questões de pesquisas para a atenção domiciliar.

OBJETIVOS DE APRENDIZAGEM

Ao final do capítulo, o leitor deverá ser capaz de:

- Compreender a importância das pesquisas para o avanço da atenção domiciliar, bem como as principais investigações realizadas no campo e as possibilidades de novos estudos acerca da atenção domiciliar.

Introdução

As mudanças no setor da saúde têm ocorrido rapidamente, e acompanhá-las, por vezes, torna-se um grande desafio para os profissionais, tanto pela velocidade destas quanto pela necessidade de desenvolvimento de propostas que visem à resolução dos problemas de saúde dos indivíduos, famílias e coletividades. Nesse contexto, a pesquisa auxilia no atendimento às demandas de saúde, na melhora da qualidade de vida, na avaliação dos custos associados à assistência e gera conhecimentos novos, além de possibilitar a inserção de novas tecnologias na saúde.[1]

Pesquisar é "realizar uma indagação minuciosa ou exame crítico e exaustivo na procura de fatos e princípios; uma diligente busca para averiguar algo. Não é apenas procurar a verdade; é encontrar respostas para questões propostas, utilizando métodos científicos".[2] Assim, o ato de pesquisar não deve estar restrito à academia; em todos os contextos e nos mais diversos serviços de saúde, há muito o que pesquisar, e, por meio do resultado dessa ação, pode-se fundamentar a prática assistencial.

As necessidades de pesquisas em saúde no Brasil variam conforme o perfil epidemiológico de cada região e objetivam a resolução de problemas persistentes, em que se destacam as doenças negligenciadas, as doenças emergentes e as doenças crônicas não transmissíveis. Vale ressaltar que os problemas também se modificam conforme a região, população e serviços de saúde.[3]

No contexto da atenção domiciliar (AD), ressalte-se que houve um aumento substancial no número de pesquisas/publicações nos últimos anos, possivelmente impulsionado pelo conjunto de normativas que regem a AD no Sistema Único de Saúde (SUS), que consequentemente aumentou a oferta e a demanda desse nível de atenção.

Contudo, persistem questões que necessitam de investigações nos âmbitos nacional, regional e local e que devem ser exploradas a fim de possibilitar uma assistência de saúde baseada em evidências.

Pesquisas em serviços de saúde como um tipo de pesquisa adequada para a atenção domiciliar

As pesquisas em serviços de saúde têm se configurado como um espaço importante de investigação, definidas como um tipo que examina como as pessoas têm acesso aos cuidados de saúde, quanto custa o tratamento e o que acontece aos pacientes como resultado desses cuidados.

A principal característica das pesquisas nos serviços de saúde é a preocupação com problemas aplicados, ou seja, problemas reais dos serviços de saúde. Seu objetivo é identificar os desafios e as lacunas da prática e desenvolver estudos que apontem estratégias para melhorar a atenção à saúde.

Trata-se de um campo multidisciplinar que utiliza um conjunto amplo de teorias, conceitos e instrumentos derivados de várias disciplinas para identificar as maneiras mais eficazes de organizar, gerenciar, financiar e fornecer cuidados de alta qualidade.[4] Como campo multidisciplinar, sustenta-se em metodologias originárias das investigações biomédicas, epidemiologia, estatística, sociologia, psicologia e economia.

Os domínios de pesquisa em serviços de saúde são indivíduos, famílias, organizações, instituições, comunidades e populações, pois estudam como os fatores sociais, sistemas de financiamento, estruturas e processos organizacionais, tecnologias de saúde e comportamentos pessoais afetam o acesso aos cuidados de saúde, a qualidade e o custo dos cuidados de saúde.

As pesquisas em serviços de saúde incluem métodos quantitativos, qualitativos e mistos para descrever e analisar o panorama dos sistemas de saúde, das políticas de saúde e da organização dos serviços. Assim, há diferentes tipos de pesquisas em serviços, conforme o foco de análise e a finalidade da investigação.

Shi (2008)[5] apresenta os tipos de pesquisa em serviços voltados para o nível individual (pesquisas clínicas); para o nível subindividual (pesquisas biomédicas); para o nível populacional (pesquisas epidemiológicas); para o nível ambiental/estrutural (pesquisas econômicas e políticas/administrativas).

Um outro autor[6] justifica a realização das pesquisas em serviços de saúde frente à necessidade crescente de analisar o efeito e o impacto, no nível clínico ou populacional, da utilização dos serviços de saúde, bem como para medir e melhorar a qualidade e a eficácia do sistema de saúde, garantir o acesso e a equidade, de forma eficiente e a um custo sustentável. Todas essas motivações se aplicam à AD e tornam a pesquisa em serviços de saúde uma vertente importante para estudar essa modalidade assistencial no Brasil.

O autor apresenta um esquema sobre as pesquisas em serviços de saúde que pode ser aplicado à AD. No desenho, estão apresentadas as três dimensões das investigações: acesso, custo e qualidade, com resultados que se voltam para o indivíduo, instituição/serviço, sistema e comunidade. Assim, os objetos de investigação na AD poderiam ser os fatores sociais ligados à percepção do serviço; os sistemas de financiamento na AD; os modelos de organização dos serviços de AD públicos e privados; as tecnologias requeridas, empregadas e construídas para a AD e os comportamentos individuais de usuários, cuidadores, profissionais e gestores ligados à AD.

Devemos considerar especialmente a utilização das pesquisas em serviços de saúde a partir das suas três finalidades, as quais podemos aplicar à AD:

1. Medir resultados: realizar as pesquisas de forma sistemática para criar/propor indicadores à AD.
2. Monitorar resultados: realizar as pesquisas para fundamentar as informações sobre a produção de resultados na AD.
3. Gerenciar resultados: utilizar as pesquisas para melhorar os resultados da AD a partir das informações geradas nos estudos.

Dessa forma, as pesquisas na AD são estratégias para a tomada de decisão e melhoria da qualidade da assistência.

É importante considerar que a AD está definida como um eixo da Agenda de Prioridade de Pesquisas para o SUS. Dentre as prioridades estabelecidas na agenda, a necessidade de investigações acerca da AD foi listada no eixo 9 "Programas e políticas de saúde", sendo incentivada pesquisas nas seguintes temáticas:[3]

- Avaliação do impacto da AD na rotatividade de leitos hospitalares.
- Avaliação de custo-efetividade do Serviço de Atenção Domiciliar.

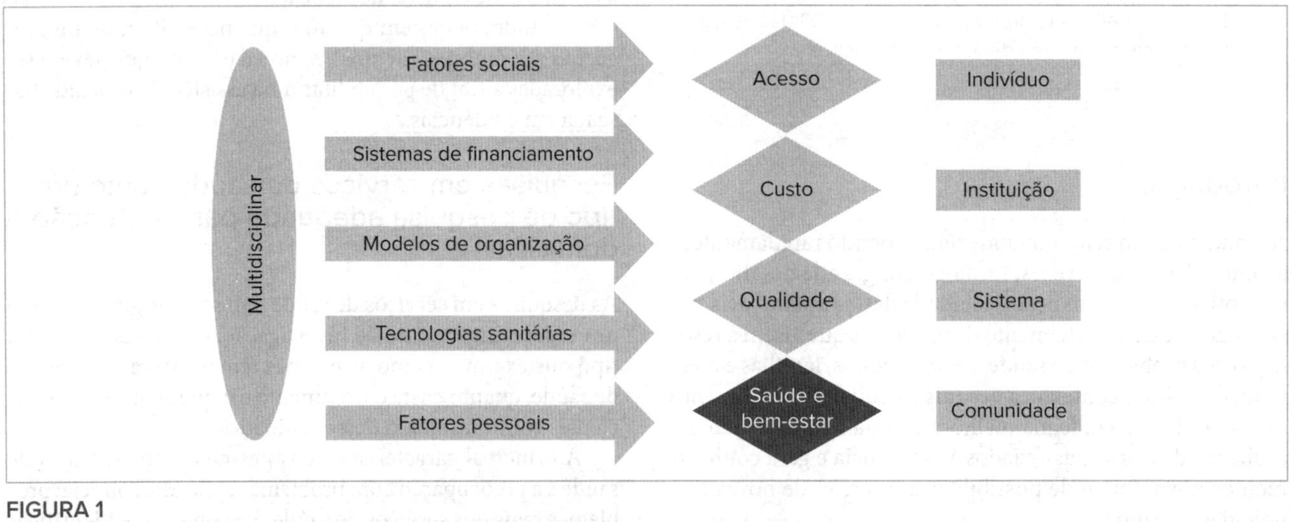

FIGURA 1
Possibilidades de investigação em serviços de saúde aplicados à atenção domiciliar.
Fonte: adaptada de Sarria SA, 2013.[6]

- Análise das especificidades do trabalho em AD no que se refere à regulação e à gestão do trabalho.

Panorama das pesquisas no campo da atenção domiciliar: a produção do conhecimento no campo

Com o objetivo de apresentar uma caracterização geral das publicações brasileiras no campo da AD, foi desenvolvida uma revisão de literatura, a partir das seguintes etapas: definição dos descritores e base de dados; estabelecimento de critérios para a inclusão e exclusão; definição das informações a serem extraídas com base no objetivo do capítulo; interpretação dos resultados e descrição da revisão do conhecimento.

Formou-se uma estratégia de busca que identificasse o objeto de estudo, por meio dos seguintes descritores em ciências da saúde (DeCS) para a seleção dos estudos: serviços de assistência domiciliar, assistência domiciliar, serviços hospitalares de assistência domiciliar, enfermagem domiciliar. Optou-se por incluir os descritores que se referiam à assistência domiciliar.

Foi elaborada, a partir dos descritores, uma busca bibliográfica, em 3 de outubro de 2021.

Estratégia de busca: Serviços de Assistência Domiciliar OR Assistência Domiciliar OR Serviços Hospitalares de Assistência Domiciliar OR Enfermagem Domiciliar

Essa busca foi aplicada na Biblioteca Virtual em Saúde (BVS), onde se identificaram os artigos que tratavam da temática nas bases de dados Literatura Latino-Americana e do Caribe em Ciências da Saúde (LILACS), Base de Dados Específica da Enfermagem (BDENF), Coleciona SUS, Medical Literature Analysis and Retrieval System Online (MEDLINE), Secretaria do Estado de Saúde de São Paulo (SES-SP), Índice Bibliográfico Espanhol de Ciências da Saúde (IBECS), Secretaria Municipal de Saúde de São Paulo (SMS-SP), Regional Base of Health Technology Assessment Reports of the Americas (BRISA), History of Health (HISA), Index Psychology Journals e Health Information Locator (LIS).

Os critérios de inclusão adotados foram publicações no idioma português; e os critérios de exclusão foram não abordar a temática da AD. Desse modo, foi realizada a busca com a inclusão dos critérios, e foram encontradas 261 publicações: 124 na LILACS, 75 na BDENF, 19 na Coleciona SUS, 16 na MEDLINE, 13 na SES-SP, 6 na IBECS, 4 na SMS-SP, 1 na BRISA, 1 na HISA, 1 na Index Psychology Journals e 1 na LIS. Identificaram-se 86 publicações duplicadas. Excluíram-se 32 artigos por não abordar a temática da AD. Compondo a amostra final, foram 143 publicações sobre a temática da AD.

Evidencia-se que os estudos se iniciam no ano de 1984, sendo que em 2012 se publicou o maior número de artigos (n = 10) referentes ao tema, seguido pelo ano de 2019 (n = 09). Os resultados corroboram para a compreensão histórica da temática, que apresenta publicações desde 1984, tendo seu auge em 2012, 1 ano após a instituição da Portaria nº 2.029,

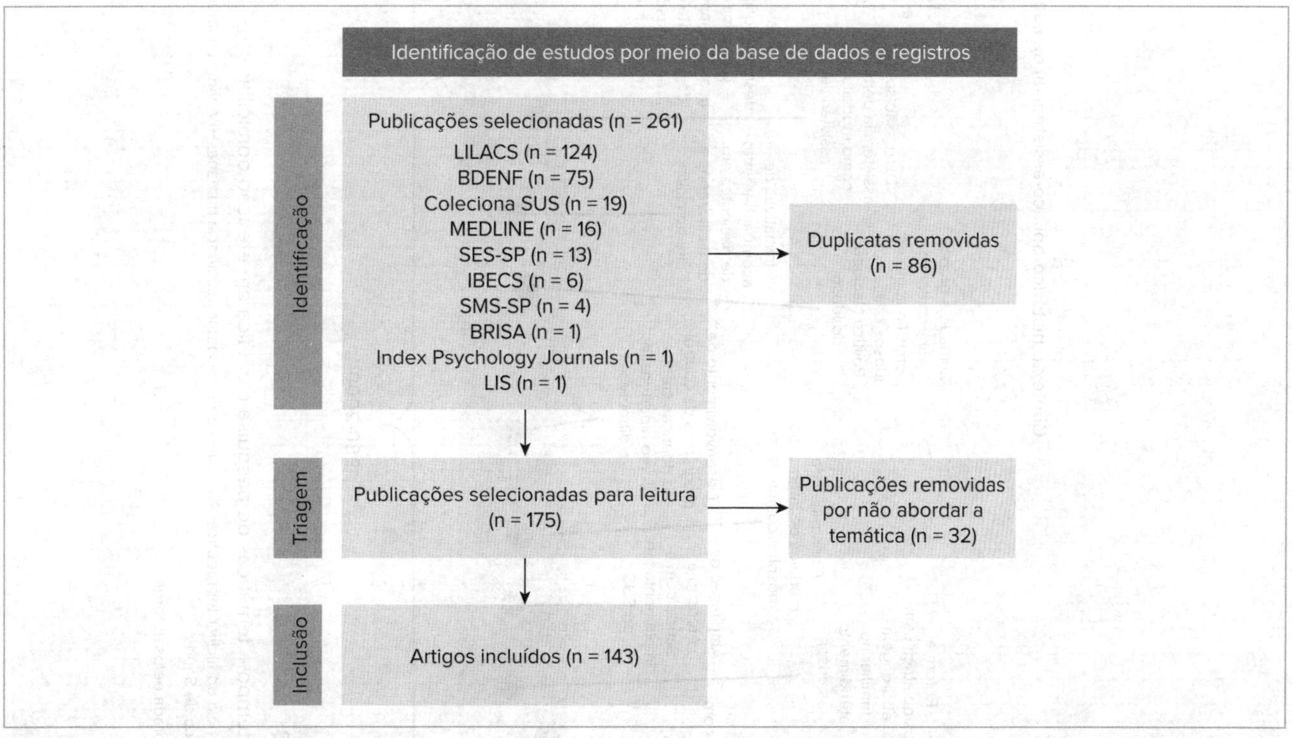

FIGURA 2

Fluxograma de seleção das publicações.

Fonte: elaborada pelos autores, utilizado o modelo de fluxograma do PRISMA 2020.

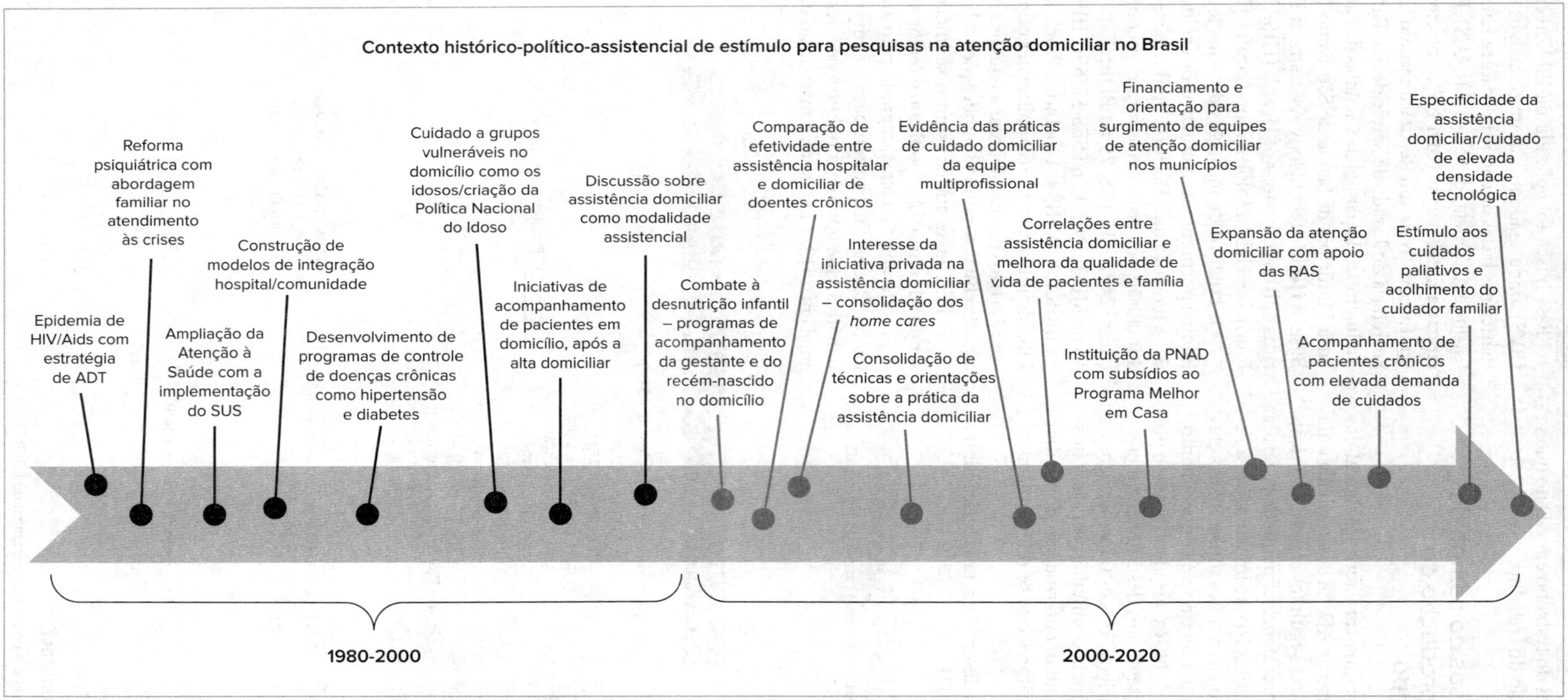

FIGURA 3

Linha do tempo – temáticas de pesquisa científica em atenção domiciliar.

ADT: assistência domiciliar terapêutica; Aids: síndrome da imunodeficiência humana; HIV: vírus da imunodeficiência humana; PNAD: Política Nacional de Atenção Domiciliar; RAS: Redes de Atenção à Saúde; SUS: Sistema Único de Saúde.

Fonte: elaborada pelos autores.

que institui a AD no âmbito do SUS.[7] Desse modo, considera-se que a inclusão dessa modalidade de cuidado no SUS estimulou a publicação dos dados nesse campo.

Quanto à metodologia das publicações incluídas, nota-se que 16 foram estudos de revisão, 73 estudos de metodologia qualitativa, 33 estudos de metodologia quantitativa, 13 estudos quanti-qualitativos e 8 não apresentaram metodologia específica devido ao tipo de publicação (livro, manual e protocolo).

Há predominância dos estudos qualitativos no campo temático da AD. Tal evidência nos permite analisar que a metodologia qualitativa consiste em uma técnica mais apropriada para captar os aspectos subjetivos dos fenômenos sociais, além de ter sido a principal escolha metodológica dos autores para estudar o contexto da AD. Para elucidar, de forma didática, as principais temáticas que têm sido alvo de investigações no âmbito da AD, compilaram-se os achados mais marcantes em uma linha do tempo (Figura 3), facilitando o entendimento do leitor.

As primeiras publicações elencadas na estratégia de busca para este capítulo apontam que algumas ações de cuidado no domicílio , ainda que incipientes, surgem no contexto da epidemia de HIV que assolou o Brasil na década de 1980. Na ocasião, a literatura descreveu a Assistência Domiciliar Terapêutica (ADT) instituída para a oferta de tratamento antirretroviral aos indivíduos adoecidos pelo vírus, com a possibilidade de receber tratamento em sua residência, para casos considerados não graves.[8]

Em paralelo, assistia-se no cenário sanitarista brasileiro ao fomento da Reforma Psiquiátrica, sob o julgamento de que manicômios não seriam as instituições mais adequadas ao tratamento de doentes mentais. Tal movimento fortalecia a possibilidade de terapêuticas menos agressivas e acolhedoras, incluindo a família e a possibilidade de novos locais de tratamento para os pacientes em crise.[9,10]

No entanto, com a consolidação do SUS após o decreto de sua lei orgânica, no início da década de 1990, iniciou-se uma ampliação do acesso à saúde pela população, que começava a se beneficiar de programas de investidura na saúde pública. Nesse contexto, buscou-se integrar o cuidado hospitalar com o comunitário, fomentando programas de controle para doenças crônicas de enorme prevalência na população brasileira. À época, diabetes e hipertensão eram os mais prevalentes.[11]

Mais adiante, pensou-se que outros grupos de indivíduos vulneráveis poderiam se beneficiar de uma assistência menos institucionalizada, como os idosos, que em 1994 tiveram seus direitos protegidos pela primeira vez com a implementação da Política Nacional do Idosos (PNI), a qual, entre outras instâncias, também indicava o público idoso como consumidor de um cuidado domiciliar.[12,13]

Nos anos 2000, as reflexões e discussões acerca de um modelo assistencial complementar ao hospitalar, que permitiria continuar cuidando do indivíduo de forma integral após sua alta hospitalar, ganhava mais força no cenário de pesquisa acadêmica, com publicações de estudos avaliativos e comparativos sobre a efetividade dos dois modelos assistenciais.

Outras ações de cuidado domiciliar surgiram diante dos cenários epidemiológicos diversos, como a orientação de acompanhamento de gestantes e crianças recém-nascidas para combate à desnutrição e baixo peso, na tentativa de melhorar os índices de mortalidade materno-infantil do início da década de 2000. Essas estratégias, embora sem arcabouço político evidente, já demonstravam a importância do atendimento domiciliar de grupos específicos para o controle de suas condições de saúde.

Nesse contexto, a eficácia da assistência domiciliar se fortalecia à medida que mais práticas e orientações eram descritas na literatura científica, trazendo robustez a essa modalidade de cuidado. Não obstante, houve investimento e expansão da iniciativa privada para os serviços de *home care* de forma a reduzir custos de internações hospitalares bancados pelos planos de saúde, configurando-se um novo mercado consumidor de serviços médicos: dentro do domicílio.[14]

Pode-se observar, ainda, uma ascendência de produção científica cada vez mais especificada para grupos e perfis de pacientes com o emprego cada vez maior de tecnologias necessárias ao cuidado dentro do domicílio. Assim, o ritmo de publicação das pesquisas demonstrava tendência de valorização das práticas de saúde no âmbito do domicílio, trazendo um panorama positivo.

Este também pode ser considerado um elemento que impulsionou a regulamentação da AD como modalidade de atenção à saúde. Em 2011, com a criação da Política Nacional de Atenção Domiciliar (PNAD), instituída pela Portaria nº 2.029, de 24 de agosto de 2011, houve ampliação da assistência domiciliar em todo o território nacional.[15]

Outros estudos apontam a operacionalização do Programa Melhor em Casa, mediante publicação da Portaria GM/MS nº 2.527/2011, impulsionando o atendimento domiciliar a perfis específicos de população adoecida, com complexidade assistencial e dependência de cuidados.

Em complemento, outra observação sobre a trajetória de publicações científicas referentes à AD, no Brasil, aponta para um cenário de consolidação recente de legislação sobre essa modalidade assistencial no âmbito do SUS, com reforço político-econômico para o subsídio de seus projetos e programas, a partir de 2011, com a implementação da PNAD.[15]

Nesse sentido, a evolução político-legal da AD no Brasil pode ser mais bem compreendida na Figura 4.

Pesquisas na atenção domiciliar: recomendações para novos estudos

Neste tópico, utilizamos o quadro proposto por Sheikh *et al.* (2011)[16] ao discutir as pesquisas para políticas e sistemas de saúde (Health Policy and Systems Research – HPSR) como uma alternativa ampliada para as pesquisas nos serviços de saúde. Os autores apresentam três diferentes níveis de análise como exemplos de questões que podem ser feitas para as pesquisas de políticas e sistemas de saúde:

1. Nível macro: analisa a estrutura dos sistemas (arranjos organizacionais).
2. Nível meso: concentra-se no funcionamento das organizações e intervenções sistêmicas.

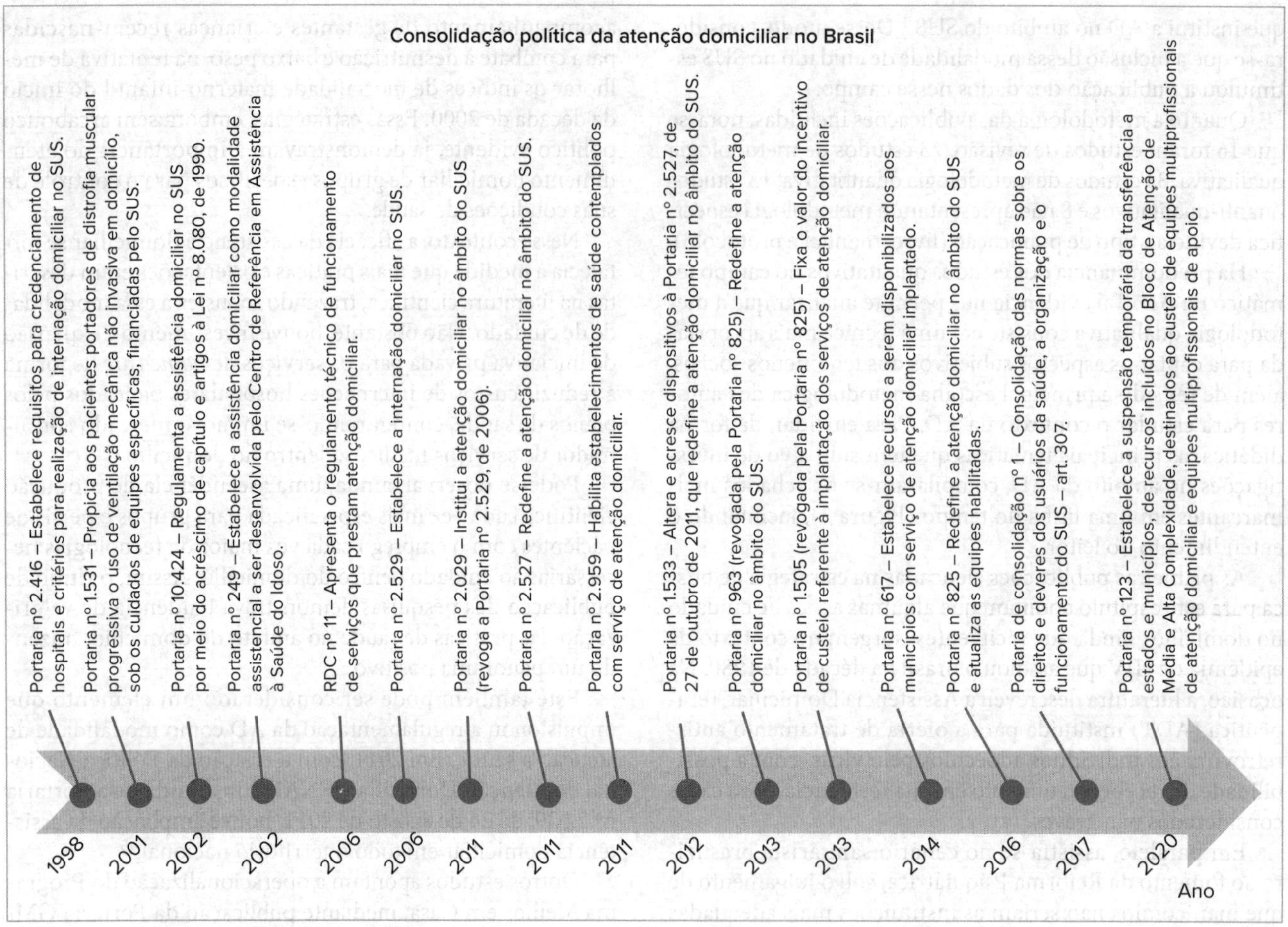

FIGURA 4

Linha do tempo – legislação brasileira do Serviço de Atenção Domiciliar.

RDC: Resolução da Diretoria Colegiada; SUS: Sistema Único de Saúde.

Fonte: elaborada pelos autores.

QUADRO 1 Sugestões de perguntas de pesquisas para o campo da atenção domiciliar

Nível de análise (natureza/finalidade da pesquisa)	Macro	Meso	Micro
Normativa/avaliativa	Como aumentar a cobertura populacional da AD no Brasil? A inclusão de um programa nacional de apoio ao cuidador pode favorecer a AD? Qual o efeito da política de AD nos gastos em saúde no Brasil/estados?	Como a AD pode captar melhor os usuários com condições crônicas? Como os serviços de AD podem ampliar o acesso de usuários em diferentes faixas etárias? Quais as razões para a baixa eficiência da AD em comunidades remotas?	Quais os incentivos para a atuação dos profissionais da AD? Profissionais com alta qualificação melhoram os resultados da AD? Quais os efeitos de um programa de educação permanente na redução dos eventos adversos na AD? Usuários da AD apresentam maiores índices de autocuidado?
Exploratória/explicativa	Quais são as normas e diretrizes para uma política nacional de AD? Quais os arranjos políticos para a ampliação da oferta da AD? Quais os custos da AD no Brasil, sob diferentes perspectivas (sistema, serviços e sociedade)?	Como os serviços de AD se organizam para atender usuários com condições agudas (ou outras condições)? Quais as motivações das organizações para implantar um serviço de AD? Como envolver os serviços da rede de saúde na corresponsabilização pelo cuidado domiciliar?	Quais as tecnologias desenvolvidas pelas famílias para o cuidado no domicílio? Qual a experiência do cuidador em cuidar de um idoso dependente no domicílio? Como os profissionais das equipes de AD lidam com o processo de morte/morrer no domicílio?

Fonte: elaborado pelos autores.

3. Nível micro: considera os papéis e o comportamento dos indivíduos envolvidos nos serviços de saúde e a influência na provisão, utilização e governança.

Além desses níveis, os autores apresentam questões de pesquisas que definem a natureza das investigações, quer sejam normativas/avaliativas ou exploratórias/explicativas. Numa aproximação com o campo da AD, apresentamos no Quadro 1 exemplos de perguntas que julgamos necessárias para o desenvolvimento de pesquisas na AD no Brasil.

Conclusão

A realização de pesquisas com a temática da AD possibilita a tomada de decisão e melhoria da assistência, pois por meio delas se podem propor indicadores e fundamentar as informações, as estratégias e a tomada de decisão. Embora o número de publicações tenha aumentado nos últimos anos, existe a necessidade de novos estudos para esclarecer fenômenos em níveis macro, meso e micro. Para tanto, nesse texto, sugerimos a realização de estudos de natureza normativa, avaliativa, exploratória e explicativa.

Ressalte-se a relevância de não restringir as pesquisas sobre a AD às universidades e que possam e devam ser estimuladas a serem realizadas nos serviços de AD. Ademais, os materiais publicados devem ser acessados pelos profissionais de saúde que atuam nessa esfera da atenção, com o objetivo de fundamentar a sua prática em evidências científicas.

Referências

1. Dutra HS, Reis, VN. Desenhos de estudos experimentais e quase-experimentais: definições e desafios na pesquisa em enfermagem. Revista de Enfermagem UFPE On Line. 2016;10(6):2230-41.
2. Marconi MA, Lakatos EM. Técnicas de pesquisa. 9. ed. São Paulo: Atlas; 2021.
3. Brasil. Ministério da Saúde. Agenda de Prioridades de Pesquisa do Ministério da Saúde – APPMS [recurso eletrônico]. Brasília, DF: Editora do Ministério da Saúde; 2018.
4. Agency for Healthcare Research and Quality. Helping the Nation with Health Services Research [fact sheet]. U.S. Department of Health and Human Services. AHRQ Pub. No. 02-P014. 2002.
5. Shi L. Health services research methods. 2. ed. Albany: Delmar Publishers, Inc.; 2008.
6. Sarria SA. Investigación y Evaluación de Servicios Sanitarios. Madri: Escuela Nacional de Sanidad; 2013.
7. Brasil. Ministério da Saúde. Gabinete do Ministro. Portaria nº 2.029, de 24 de agosto de 2011. Institui a Atenção Domiciliar no âmbito do Sistema Único de Saúde (SUS). Brasília, DF: Diário Oficial da União; 2011.
8. Brasil. Ministério da Saúde. Programa Nacional de DST e Aids. Rotinas de assistência domiciliar terapêutica (ADT) em HIV/Aids. Brasília, DF: Editora do Ministério da Saúde; 2006.
9. Okada LM, Feio NHP, Kerr-Corrêa F. Atendimento psiquiátrico domiciliar: vale a pena? Rev ABP-APAL. 1994;16(3):94-8.
10. Horta RL, Albuquerque FP, Cozzatti, LC. A abordagem sistêmica da urgência psiquiátrica no domicílio. Rev ABP-APAL. 1996;18(4):105-10.
11. Luce M, Padilha MI, Almeida RLV, Silva MO. O preparo para o autocuidado do cliente diabético e família. Rev Bras Enferm. 1990;43(1-2-3-4).
12. Pedreira LC, David RAR, Nápoli I. Perfil clínico-demográfico de idosos em internamento domiciliar. Nursing. 2002;5(54):25-7.
13. Albuquerque SMRL. Qualidade de vida do idoso: a assistência domiciliar faz a diferença? São Paulo: Casa do Psicólogo; 2003.
14. Soerensen AA, Mendes IAC, Hayashida M. Atendimento domiciliar: análise de um serviço privado. Rev RENE. 2004;5(2):86-92.
15. Silva KL, Castro EAB, Toledo ST, Gonçalves J, Ribeiro AD. Trajetória política da Atenção Domiciliar em Minas Gerais. Rev Min Enferm. 2019;23:e-1155.
16. Sheikh K, Gilson L, Agyepong IA, Hanson K, Ssengooba F, Bennett S. Building the Field of Health Policy and Systems Research: Framing the Questions. PLoS Med. 2011;8(8):e1001073.

Capítulo 11

Bioética no atendimento domiciliar

Euclides Colaço Melo dos Passos
Luís Fernando Rodrigues

PONTOS-CHAVE

- A bioética é uma disciplina multifacetada e transdiciplinar.
- O cuidado domiciliar suscita dilemas bioéticos específicos e de difícil.
- Aspectos relacionados à proteção de direitos fundamentais, garantia da autonomia e equidade são pontos fundamentais no processo de cuidado bioético no domicílio.

OBJETIVOS DE APRENDIZAGEM

Ao final do capítulo, o leitor deverá ser capaz de:

- Conhecer as principais vertentes do pensamento bioético, em especial de proteção e intervenção.
- Conjugar as teorias do pensamento bioético com a prática de atendimento domiciliar, procurando demonstrar onde a bioética se materializa nessa modalidade de prática na saúde, ajudando o profissional de saúde a desenvolver uma relação mais leve e confortável com pacientes, família e outros colegas.

Introdução

Existem registros médicos, já em 1803, expressando a preocupação em estabelecer um código de práticas e condutas por parte dos médicos, que fossem moralmente aceitáveis e observando o cuidado e a atenção ao paciente.[1] Assim é que os valores religiosos e maior delicadeza e cuidado com as mulheres já eram recomendados como pontos a serem respeitados pelos médicos na sua prática.[2] Apesar disso, o comportamento atroz do ser humano em alguns episódios históricos desencadeou o surgimento de discussões e literatura normativa estabelecendo códigos de conduta que tinham como objetivo preservar a vida humana.[1]

Exemplo que podemos citar é o episódio de Tuskeegee, cidade do Alabama. Este, na década de 1930, assistiu a um experimento no qual um grupo de homens negros foi intencionalmente exposto ao *Treponema pallidum* (bacilo da sífilis) com a simples finalidade de observar a evolução natural da doença, sem ofertar nenhum tratamento. Esse grupo foi comparado a um grupo controle são. A observação durou mais de 40 anos, e o grupo infectado não recebeu tratamento, mesmo depois do descobrimento da penicilina, em 1928. O problema ético inicial era que os pacientes não eram informados sobre a intervenção nem o objetivo do estudo. A eles foi oferecido o transporte até a unidade de saúde onde a pesquisa era realizada, uma refeição e as despesas com o funeral.[3]

Outro episódio vergonhoso da história da humanidade foram os ditos "experimentos científicos" da Segunda Guerra Mundial, que nem sequer podem ser considerados como tal, pois não se tratava de aplicação de método científico, mas, simplesmente, imposição de várias técnicas e procedimentos sem maiores explicações – "aberrações pseudocientíficas", nas palavras de José Roberto Goldim, da Universidade Federal do Rio Grande do Sul.[3]

Após a Segunda Guerra Mundial, instalou-se o Tribunal de Nuremberg, cuja finalidade era a de julgar os crimes de guerra cometidos naquela ocasião. Um de seus desdobramentos, além da condenação de vários líderes do movimento nazista, foi a produção do Código de Nuremberg, um documento contendo 10 itens, normatizando as condutas relativas à realização de pesquisa em seres humanos, garantindo principalmente a autonomia da pessoa.[4]

Posteriormente surgem a Declaração de Helsinque, em 1964, o Hasting Centre Reports, e em 1970 Van Rensselaer Potter publica o livro *Bioética: ponte para o futuro*, onde traz a sua primeira definição de bioética. A área da saúde é um ambiente repleto de oportunidades de tomadas de decisão, simples e complexas. Quando o cuidado é transferido para o domicílio, essas possibilidades se multiplicam, e a autonomia do paciente e da família se intensifica, propiciando o surgimento de situações difíceis de conduzir quando se desconhece ou se tem dificuldade em utilizar o conhecimento bioético.

Bioética de Jahr a Potter

O termo "bioética" foi utilizado pela primeira vez na Alemanha por Paul Max Fritz Jahr em 1927, em um artigo intitulado *Bioética: uma revisão do relacionamento ético dos humanos em relação aos animais e plantas*.[5] Nele, Fritz Jahr faz um contraponto ao imperativo categórico de Kant (antropocentrista com o seu imperativo bioético, com olhar integrativo, que contemple todos os seres vivos).[5]

Na década de 1970, o oncologista estadunidense Van Rensselaer Potter resgata o termo no já referido livro *Bioética: ponte para o futuro*, tornando-se um marco, estabelecendo as bases bioéticas, deslocando a discussão acerca dos problemas impostos pela pós-modernidade e pelo desenvolvimento científico e tecnológico. Potter nos leva a refletir sobre os caminhos do desenvolvimento da sociedade, de uma perspectiva mais tecnicista para uma trilha pautada pelo humanismo, superando a dicotomia entre os fatos explicáveis pela ciência e as questões aprofundados pela ética ("Quero?", "Devo?", "Posso?").[5,6] Biossegurança, uso de animais em pesquisa, manipulação genética em seres humanos, aborto e eutanásia requisitavam novas abordagens e, principalmente, respostas mais amplas da parte de uma ciência que se propõe transdisciplinar e dinâmica por definição.

A bioética gradativamente aumenta seu campo de visão e sua permeabilidade nos diversos campos da vida e do conhecimento humano. Como os diversos campos pedem abordagens e reflexões mais específicas, a bioética apresenta inúmeras vertentes, muito embora a corrente mais amplamente conhecida seja a bioética principialista.[6,7] Algumas delas:

- Bioética principialista, ou biomédica.
- Bioética católica personalista.
- Bioética naturalista.
- Bioética hermenêutica.
- Bioética casuística.
- Bioética de inspiração feminista.
- Bioética das virtudes.
- Bioética da permissão.
- Bioética da proteção.
- Bioética comunitária.
- Bioética da intervenção ou latino-americana.

Essas múltiplas visões contribuem para uma discussão trazendo aspectos de base filosófica e epistemológica diversos.[6] Para fins deste capítulo, vamos discorrer sobre duas correntes em especial: a bioética principialista, de Beauchamps e Childress; e a bioética de proteção, idealizada por Schramn.

Bioética principialista

Como mencionado anteriormente, o Relatório Belmont utilizou-se de três princípios éticos básicos: a autonomia, a beneficência e a justiça. Com base neste, o filósofo Tom Beauchamp e o teólogo James Childress (ambos vinculados ao Kennedy Institute of Ethics) publicaram, em 1978, o Principles of Biomedical Ethics.[8,9]

Além do Relatório Belmont, Beauchamp e Childress tomam por base uma teoria da "moralidade comum" compartilhada por uma sociedade, a partir de senso comum e tradição (com fortes traços das ocidentais). Desse modo, apresentam-nos os quatro princípios da bioética: autonomia, justiça, beneficência e a não maleficência.[9] Os autores adicionaram este último aos princípios contidos no Relatório Belmont, compreendida pelos autores como tão relevante quanto a beneficência – e não meramente seu oposto. Esses princípios são chamados *prima facie:* têm a mesma importância hierárquica entre si, não se sobrepujando uns aos outros.[6,7]

Beauchamp e Childress entendem que cada um desses quatro princípios é obrigatório diante de dilemas, tomadas de decisão e pesquisa em saúde.[7]

Os quatro princípios

O respeito pela autonomia: escolhas livres, autônomas ou intencionais de agentes capazes de entender o que estão fazendo, e que estejam livres de influências indevidas em suas decisões.[7] Promover a autonomia deve ser algo constante dentro da prática de saúde. Assim, profissionais de saúde devem informar os pacientes sobre os recursos possíveis de tratamento e os possíveis resultados e esclarecendo riscos associados.[6,7]

Outro ponto fundamental, em especial em contextos de alta vulnerabilidade e desigualdade social, é garantir que a informação seja compreendida corretamente, além do incentivo à participação dos pacientes e responsáveis envolvidos nas decisões, considerando sua cultura, seus valores e preferências.[6,7]

Em situações específicas, como alguns procedimentos, tratamentos e projetos de pesquisa, é aplicável o consentimento informado, onde o indivíduo deixa claras a sua decisão e consciência de possíveis riscos. A partir daí, pode ser necessário ler, compreender e preencher um documento chamado Termo de Consentimento Livre e Esclarecido (TCLE).

A não maleficência estabelece que os profissionais de saúde não prejudiquem intencionalmente seus pacientes. Esse princípio remete a Hipócrates de Cós, em seu aforismo *Primum non nocere et in dubio abstine* (Primeiramente não causar dano. Na dúvida, abstenha-se de intervir). Aqui, os autores destacam pontos como "não matar intencionalmente um paciente" e "não causar intencionalmente dor ou sofrimento desnecessário" a ele. Esse princípio converge com práticas de prevenção quaternária, onde podemos ponderar sobre e determinar que o tratamento cessasse quando se tornasse fútil, por exemplo. Além disso, tem importância em especial na ética aplicada à pesquisa, ao proibir experimentos e testes que levem a lesões ou prejuízos aos participantes, mesmo que consintam (muitas vezes movidos por questões econômicas, sociais etc.).[6,7]

Enquanto a não maleficência veda e restringe várias ações, o princípio da beneficência é positivo: requer que profissionais de saúde tenham a obrigação moral de agir em benefício e no interesse do paciente. A atividade em saúde deve ter por objetivo promover o bem e a melhora aos indivíduos.[6,7]

Entende-se o princípio da justiça com base na justiça distributiva; assim, a distribuição justa, equitativa e apropriada na sociedade, de acordo com normas que estruturam os termos da cooperação social. Vale ressaltar que esse princípio caminha em paralelo com o conceito de equidade: buscar tratar desigualmente os desiguais, com base em sua desigualdade, buscando a justiça.[6,7,10]

Desse modo, o profissional de saúde deve atuar com imparcialidade, evitando ao máximo que aspectos sociais, culturais, religiosos, financeiros ou outros interfiram negativamente na relação com o paciente. Os recursos devem ser utilizados e distribuídos de maneira equilibrada, visando alcançar, com melhor eficácia, o maior número de pessoas.

Bioética da proteção

A bioética da proteção (BP) é uma proposta que torna explícitos conteúdos que se referem aos problemas envolvidos pela vulnerabilidade humana. Surge a partir da aplicação do corpo teórico-prático da bioética tradicional, tentando transformá-lo e adaptá-lo aos conflitos em saúde pública, principalmente no cenário da América Latina e das periferias do capitalismo.[11]

Assim, a BP pode ser vista como ferramenta transdisciplinar para lidar com os dilemas éticos das práticas sanitárias, uma vez que comunica saberes distintos – como as ciências da saúde, a biotecnociência, as ciências humanas e sociais –, mas que não estão separados, como na Saúde Pública, onde podem ocorrer zonas de atrito, mas também interações positivas e fortuitas, pois a assistência sanitária é para todos os cidadãos.[11] Todavia, a BP tem como norteador a equidade – sustentáculo para as demais inter-relações.

> A equidade, um dos três princípios doutrinários do Sistema Único de Saúde (SUS), tem por princípio o cuidado prestado de forma desigual para indivíduos e comunidades desiguais entre si, buscando a Justiça.[10]

Com isso, a BP foca esforços na proteção dos vulneráveis e, mais ainda, dos vulnerados – aqueles onde a vulnerabilidade extrema já se consolidou numa situação de agravo à saúde, social, perda de autonomia etc. A Declaração Universal sobre Bioética e Direitos Humanos apresenta, em seu art. 8º,[12] a importância e a responsabilidade para com os vulnerados:

> Na aplicação e no avanço dos conhecimentos científicos, da prática médica e das tecnologias que lhes estão associadas, deve ser tomada em consideração a vulnerabilidade humana. Os indivíduos e grupos particularmente vulneráveis devem ser protegidos, e deve ser respeitada a integridade pessoal dos indivíduos em causa.

No Brasil, a Constituição incorpora esses conceitos, em uma dimensão protetora (BP) e de defesa dos Direitos Humanos, quando incorpora em seu texto que "Saúde é Direito de Todos e Dever do Estado".[13] Desse modo, a BP legitima políticas públicas de saúde de caráter universal, como é o caso da política sanitária presente na Constituição de 1988 e nos princípios do SUS. Todavia, a BP orienta também que se deve respeitar, na medida do possível, a pluralidade dos valores morais, não impondo comportamentos que poderiam ferir a autonomia das pessoas e de grupos específicos, mas oferecendo (não impondo) modelos de comportamentos considerados válidos do ponto de vista da prevenção e da promoção da saúde.[11] Existem exceções, como epidemias que podem afetar dramaticamente a saúde da população e que implicam medidas impostas a indivíduos ou grupos que formam a população, buscando a proteção do "corpo social" como um todo contra as ameaças de indivíduos e grupos.[11]

Bioética na saúde e tomada de decisão

A partir da década de 1970, alguns casos curiosos na medicina suscitaram o debate sobre as questões ligadas ao surgimento/início da vida – aborto, manipulação genética – ou sua interrupção e manutenção da vida em situações incuráveis. Um dos casos mais emblemáticos foi o da jovem Karen Ann Quillan, que viveu às custas de suporte avançado de vida por vários anos, sem perspectiva de cura. Seus pais, cansados de vivenciar aquele sofrimento, pediram que os aparelhos fossem desligados, o que não foi acatado pelos médicos. O caso foi parar na Suprema Corte dos Estados Unidos, e após meses de debate e julgamento foi concedida a permissão para a interrupção das medidas sustentadoras da vida. Karen viveu poucos meses mais, sem nenhum sinal de recuperação.[14]

Outro caso interessante ocorreu com outra jovem, sabidamente portadora de câncer em estágio avançado, cujos tratamentos empregados não surtiram efeito. Certa noite, meio a muito sofrimento, ela solicitou a um médico residente que estava de plantão que "terminasse logo com tudo aquilo". A mãe, que estava junto com a paciente, não demonstrou objeção. Ele preparou uma dose letal de morfina e, em poucos minutos, a paciente faleceu.[14]

Ambos os casos exemplificam as complexidades envolvidas na condução de casos de pacientes portadores de patologias incuráveis ou de condições graves que causam incapacidades severas permanentes sem perspectiva de melhora e, o mais importante, às custas de um sofrimento muito grande. Esses fatos fundamentam, portanto, o entendimento de que a manutenção de tratamentos habituais que não modificam o curso da doença de nenhuma maneira "prolonga a vida" ou "prolonga o processo de morte" sem olhar para o sofrimento que é causado, para o paciente e sua família. Pelo ponto de vista do dever *prima facie* de defender a vida a qualquer custo, o caráter técnico-biológico que justifica o uso dos protocolos padrão para condições consideradas irreversíveis é aceitável. Embora seja compreensível pelo olhar dos profissionais de saúde, pode não o ser pelo paciente e sua família. Assim é que, por parte do paciente e seus familiares, variáveis como sentimentos, afetos, valores morais e religiosos e crenças culturais, e a intensidade da ansiedade, angústia e sofrimento vivenciados, interfiram de maneira crucial para as decisões que serão tomadas na sequência. Por parte dos profissionais de saúde, conhecimento técnico sobre a eficácia do procedimento, seus próprios valores de manter a vida e interesses particulares são as variáveis de interferência. Iniciar, suspender ou manter um procedimento envolve, portanto, múltiplos aspectos, e essa não é uma tarefa simples ou fácil.

Cuidado domiciliar

O cuidar em casa tem raízes históricas que remontam aos períodos pré-cristãos. Sabe-se de relatos dos judeus sobre a ida de rabinos até as casas das pessoas para a prestação de cuidados. No Brasil, a criação do serviço de enfermeiras visitadoras foi uma alternativa para o controle sanitário, principalmente da tuberculose, garantindo que os pacientes estavam sendo medicados de forma adequada.[15] Com a intensificação da urbanização vivenciada nas últimas décadas, o caráter do atendimento domiciliar em saúde adquire novos formatos e funções, exemplificado pelas visitas realizadas pelas equipes de saúde da família até os sistemas de *home care* privados que podem modificar a arquitetura da residência, a fim de introduzir ali elementos antes pertencentes exclusivamente ao ambiente hospitalar, como ventiladores mecânicos e equipamentos de hemodiálise.

O desejo de poder ser cuidado e morrer em casa é frequente. Estudos realizados em vários países demonstram que essa preferência pode alcançar até 87% de frequência.[16] O ato de receber alta de um hospital e ir para a casa pode assumir diferentes sentidos, conforme a condição clínica existente. Dessa forma, uma gestante pode receber alta mais precocemente para continuar recebendo antibiótico por via endovenosa para tratar uma infecção urinária em casa, e da mesma forma um paciente com câncer metastático que não vai mais receber tratamento modificador da doença será enviado para casa para ter mais conforto e bem-estar.

Provavelmente, devem existir maiores dificuldades em decidir pelo segundo caso, em que a alta probabilidade de evolução para a morte pode provocar medo e deixar as famílias assustadas. Tais dificuldades podem ser minimizadas utilizando-se recursos éticos legais já existentes.

As resoluções do CFM

Em 2006, o Conselho Federal de Medicina (CFM) publicou a Resolução nº 1.805 de 28 de Novembro, conhecida como Resolução da Ortotanásia. Essa resolução foi fruto do trabalho da Câmara Técnica sobre Terminalidade da Vida, da qual fizeram parte, além de médicos, juristas, religiosos e filósofos. Havia a necessidade de se debater, do ponto de vista ético, as decisões a serem tomadas em algumas condições próximas ao final da vida: (1) feto anencéfalo – e sua relação com o aborto; (2) estado vegetativo persistente – que envolve manutenção da vida de maneira indefinida em condições irreversíveis; (3) morte encefálica – e sua relação com a decisão de suspender medidas sustentadoras da vida e também a doação de órgãos; (4) doenças crônico-degenerativas – e as decisões de interromper tratamentos que não modificam mais a doença e mesmo a não introdução de medidas de suporte avançado de vida. Antes de publicar a resolução, o CFM organizou, em parceria com o CREMESP, São Paulo, em 27 e 28 de julho de 2006, um Seminário sobre Terminalidade da Vida, no qual todas essas questões foram debatidas.[17] Entre os expositores, estava presente Gilson Langaro Dipp, Ministro do STJ à época, que externou o entendimento da justiça expressando-se assim:

- "Não existe, no Código Penal ou no Código Civil brasileiro, nenhuma linha que incrimine um médico por ele deixar de realizar um procedimento que considere ineficaz para seu paciente; no entanto, não existe também nenhuma linha dizendo que está permitido a ele fazer isso".[17]
- "... trata-se de conceitos puramente médicos e se os senhores não estão preparados, não chegam a um consenso, imaginem nós."[17]

Nesse sentido, o trabalho da Câmara Técnica do CFM foi o de redigir a resolução que abrangesse uma lacuna existente no campo jurídico, dando uma resposta ética deontológica para a situação. Assim, o texto da Resolução nº 1.805 diz:[18]

> Art. 1º É permitido ao médico limitar ou suspender procedimentos e tratamentos que prolonguem a vida do doente em fase terminal, de enfermidade grave e incurável, respeitada a vontade da pessoa ou de seu representante legal.
>
> § 1º O médico tem a obrigação de esclarecer ao doente ou a seu representante legal as modalidades terapêuticas adequadas para cada situação.
>
> § 2º A decisão referida no *caput* deve ser fundamentada e registrada no prontuário.
>
> § 3º É assegurado ao doente ou a seu representante legal o direito de solicitar uma segunda opinião médica.
>
> Art. 2º O doente continuará a receber todos os cuidados necessários para aliviar os sintomas que levam ao sofrimento, assegurada a assistência integral, o conforto físico, psíquico, social e espiritual, inclusive assegurando-lhe o direito da alta hospitalar.

Criava-se, dessa forma, uma condição favorável para que o médico e a equipe de saúde se sentissem mais tranquilos para ter conversas com seus pacientes e suas famílias sobre continuidade ou não dos tratamentos modificadores da doença, e assim poderem tomar decisões de maneira mais fundamentada e segura. No dia seguinte à sua publicação, a promotoria do Distrito Federal entrou com uma liminar judicial suspendendo a validade dessa resolução, cujo argumento era o de que o CFM não poderia legislar sobre uma causa de caráter constitucional, e a resolução foi suspensa até que pudesse ser julgada.

O Conselho não se intimidou nem ficou paralisado. Deu início ao processo de revisão do Código de Ética Médica (CEM), cuja última revisão datava de 1988, e eram necessárias revisões sobre aspectos relacionados não apenas à terminalidade da vida, mas também a questões relacionadas com genética humana, reprodução humana, uso de métodos remotos para atendimento a paciente (telemedicina ou medicina conectada), além de vários outros temas de relevância próprios da prática da medicina contemporânea.

Assim, o novo Código de Ética Médica, publicado em 2010, trouxe os seguintes artigos, relacionados com as situações dos pacientes portadores de doenças crônicas incapacitantes e ameaçadoras da vida,[19] com destaque para os artigos que preservam a autonomia da pessoa e os cuidados paliativos como opção aos tratamentos com intenção de modificar o curso das doenças:

> Capítulo I – (Princípios Fundamentais)
>
> Item XXII – Nas situações clínicas irreversíveis e terminais, o médico evitará a realização de procedimentos diagnósticos e terapêuticos desnecessários e propiciará aos pacientes sob sua atenção todos os cuidados paliativos apropriados.
>
> Capítulo IV (É vedado ao médico)
>
> Art. 22. Deixar de obter consentimento do paciente ou de seu representante legal após esclarecê-lo sobre o procedimento a ser realizado, salvo em caso de risco iminente de morte.
>
> Art. 24. Deixar de garantir ao paciente o exercício do direito de decidir livremente sobre sua pessoa ou seu bem-estar, bem como exercer sua autoridade para limitá-lo.
>
> Capítulo V (É vedado ao médico)
>
> Art. 34. Deixar de informar ao paciente o diagnóstico, o prognóstico, os riscos e os objetivos do tratamento, salvo quando a comunicação direta possa lhe provocar dano, devendo, nesse caso, fazer a comunicação a seu representante legal.
>
> Art. 36. Abandonar o paciente sob seus cuidados.
>
> § 2º Salvo por motivo justo, comunicado ao paciente ou à sua família, o médico não o abandonará por este ter doença crônica ou incurável e continuará a assisti-lo e a propiciar-lhe os cuidados necessários, inclusive os paliativos.
>
> Art. 41. Abreviar a vida do paciente, ainda que a pedido deste ou de seu representante legal.
>
> Parágrafo único. Nos casos de doença incurável e terminal, deve o médico oferecer todos os cuidados paliativos disponíveis sem empreender ações diagnósticas ou terapêuticas inúteis ou obstinadas, levando sempre em consideração a vontade expressa do paciente ou, na sua impossibilidade, a de seu representante legal.

Em 2019, foi publicada nova revisão do CEM, mas esses artigos não sofreram alteração.

Em 1º de dezembro de 2010, a justiça do Distrito Federal emite sentença considerando improcedente a liminar anteriormente imposta,[20] reiterada posteriormente por sentença federal em 14 de março de 2013, indeferindo a referida liminar. Portanto, a Resolução nº 1.805, de 26 de novembro de 2006, passa a ter valor legal novamente. Posteriormente, uma nova Resolução é publicada para contribuir com os dilemas referentes ao final da vida. Trata-se da Resolução nº 1.995, de 31 de agosto de 2012, que define as diretivas antecipadas de vontade e como ela pode ser feita.[21] A Resolução define diretivas antecipadas de vontade, como segue:

> Art. 1º Definir diretivas antecipadas de vontade como o conjunto de desejos, prévia e expressamente manifestados pelo paciente, sobre cuidados e tratamentos que quer, ou não, receber no momento em que estiver incapacitado de expressar, livre e autonomamente, sua vontade.

Em outras palavras: uma pessoa pode decidir sobre quais tratamentos e procedimentos irá querer que se façam ou se deixem de fazer, ao saber que está gravemente doente, portador de uma moléstia incurável, caso venha perder a sua consciência, inclusive podendo recusar procedimentos. Para isso se concretizar, basta que a pessoa relate seus desejos ao seu médico de referência, cabendo ao médico registrar no prontuário como orienta a resolução, no art. 2º, § 4º:

> O médico registrará, no prontuário, as diretivas antecipadas de vontade que lhes foram diretamente comunicadas pelo paciente.

E, em situações nas quais a família discorde ou questione, a orientação dada pela resolução é clara, cuja redação expressa que a vontade do paciente deverá prevalecer sobre qualquer outra opinião não médica, resguardando a autonomia do paciente. Essas normativas pavimentam cenários nos quais decisões críticas devem ser pautadas e tomadas, como a continuidade de terapêuticas em domicílio ou interrupção de determinados procedimentos, tendo como pano de fundo a manutenção do conforto e do bem-estar em detrimento do objetivo de prolongar a vida.

O ambiente do domicílio é ponto importante nos processos de cuidado, pois, quando a evolução da doença deixa evidente a falta de resposta à condição subjacente, e quando o paciente tem essa consciência, por meio de comunicação ética e honesta, ele próprio solicita para que possa regressar à sua casa (se estiver internado) ou de nela permanecer, caso já esteja. Portanto, os profissionais que prestam atendimento no domicílio têm essa condição garantida, uma vez que tanto a Resolução nº 1.805 como a nº 1.995, apoiadas pelo CEM, dão todas as prerrogativas possíveis para a execução de um plano de cuidados mais conservador, no sentido de evitar o emprego de terapêuticas invasivas, dolorosas e absolutamente ineficazes para a atual condição da enfermidade.

Além desse aspecto peculiar do ambiente domiciliar, deve-se considerar a teia de relações que circunda o cuidado em casa. Até o momento, foram identificadas três categorias de questões bioéticas na atenção primária à saúde: (1) relações entre profissionais de saúde e usuários e suas famílias; (2) relações entre os profissionais da própria equipe; (3) relações entre os profissionais e o sistema de saúde. Embora o cuidado domiciliar não seja exclusividade da atenção primária à saúde nem do sistema público de saúde, entendemos que essa classificação é perfeitamente extrapolável para esse contexto.

Tanto a indicação do cuidado domiciliar como a sua manutenção em caso de evolução desfavorável do paciente servem como exemplo de um cenário, entre inúmeros possíveis, para a tomada de decisão (novo episódio neste caso), o qual naturalmente suscita possibilidades e opiniões divergentes na hora dessa decisão: manter no hospital ou encaminhar para casa, se o paciente já estiver hospitalizado, ou manter em casa ou encaminhar para o hospital, se o paciente estiver em domicílio. Esse contexto pode ser chamado de desacordo moral radical, que pode ser, por sua vez, parcial ou total.[22] A fim de contribuir para auxiliar nesse processo de tomar decisão, Marim sugere o método de Johnstone de cinco passos:

- Passo 1 – Avaliar a situação, incluindo fazer uma avaliação diligente dos fatos relevantes do assunto e dos valores operacionais na situação em questão.
- Passo 2 – Diagnosticar ou identificar o problema moral em questão.
- Passo 3 – Estabelecer metas morais e planejar um curso de ação moral apropriado para abordar os problemas morais identificados.
- Passo 4 – Implementar o plano de ação moral.
- Passo 5 – Avaliar os resultados morais da ação implementada.

Baseados na prática cotidiana, modestamente sugerimos a inclusão do sexto passo, que é o envolvimento dos atores que influenciam essa decisão, pois cada cenário é multifacetado, envolvendo diferentes aspectos de uma mesma situação, como se fosse um quebra-cabeça; a omissão de uma peça irá formar um quadro incompleto.

Conclusão

Por fim, podemos entender a bioética como uma plataforma que serve de sustentação para diversas reflexões nesses diversos campos do saber, em especial nas áreas da saúde e das humanidades. O atendimento domiciliar na área da saúde abre um espaço diferente dentro do contexto do cuidado. O processo de referência para essa modalidade de atenção envolve por si só tomadas de decisão. Apesar disso, novas situações virão a exigir reflexões adicionando novos dilemas, que guiarão, forçosamente, para novas decisões, as quais carreiam, inerentemente, questões éticas e morais.

A tendência mundial é que a autonomia da pessoa seja cada vez mais valorizada e respeitada, tornando o modelo principialista uma das abordagens possíveis e adequadas na área da saúde. Sua associação com a BP, com preocupação reforçada com os vulneráveis e a equidade em nível de saúde pública, fortalece o repertório que fundamenta as ideias a embasar numerosos processos de tomada de decisão.

Focar no alívio do sofrimento humano, decorrente do adoecimento e da perda da funcionalidade e dos papéis sociais que a pessoa exerce, tende igualmente a ser um paradigma prioritário nas condições de incurabilidade e de igual peso em planejamento terapêutico das condições reversíveis e curáveis, exibindo um novo desafio que se põe à prática de saúde, tanto no cenário público quanto no privado.

Assim, faz-se necessário refletir sobre a proposição feita por Potter, sobre a conciliação da excelência técnica com atuação humanista, em um ambiente de relações fluidas onde as promessas feitas pelos recursos de alta tecnologia, apoiadas em recursos de informática cada vez mais sofisticados, insistem em seduzir a mente humana na busca pela infalibilidade inalcançável. Pensemos sobre isso.

Referências

1. Goldim JR. Bioética: origens e complexidade. Rev HCPA. 2006;26(2): 86-92.
2. Medical Ethics: or a Code of Institutes and Precepts adapted to the Professional Conduct of Physicians and Surgeons. Prov Med Surg J (1840). 1849;13(26):711-2.
3. Goldim JR. O caso Tuskegee: quando a ciência se torna eticamente inadequada. 1999. [acesso em dezembro de 2021]. Disponível em: https://www.ufrgs.br/bioetica/tueke2.htm.
4. Tribunal Internacional de Nuremberg. Código de Nuremberg. Centro de Bioética do CREMESP. 2002.
5. Pessini L. As origens da bioética: do credo bioético de Potter ao imperativo bioético de Fritz Jahr. Rev Bioét. 2013;21(1):9-19.
6. Ferrer JJ, Álvarez JC. Para fundamentar a bioética. 2. ed. São Paulo: Edições Loyola; 2005.
7. Figueiredo AM, França GV. Bioética: uma crítica ao principialismo. Derecho y Cambio Social. 2009;17:1-18.
8. Scholz S. Encyclopedia of global bioethics. Springer; 2016.
9. Childress JF, Beauchamp TL. Principles of biomedical ethics. Oxford University Press; 2001.
10. Corgozinho MM, Oliveira AAS. Equidade em saúde como marco ético da bioética. Saúde Soc. 2016;25(2):431-41.
11. Schramm FR. A bioética de proteção: uma ferramenta para a avaliação das práticas sanitárias? Ciênc. Saúde Colet. 2017;22(5):1531-8.
12. Organização das Nações Unidas para a Educação, Ciência e Cultura Divisão de Ética das Ciências e Tecnologias. Declaração Universal sobre Bioética e Direitos Humanos. 2006.
13. Brasil. Constituição. Constituição da República Federativa do Brasil. Brasília, DF; 1988.
14. Its over, Debbie. JAMA. 1988;259(14):2094-8.
15. Duarte YAO, Diogo MJD. Atendimento domiciliar: um enfoque gerontológico. São Paulo: Atheneu; 2000.
16. Gomes B, Calanzani N, Gysels M, Hall S, Higginson IJ. Heterogeneity and changes in preferences for dying at home: a systematic review. BMC Palliat Care. 2013;12:7.
17. CREMESP. Fórum sobre Terminalidade de Vida: a conduta médica voltada p/o paciente terminal. 2006. [acesso em dezembro de 2021]. Disponível em: https://www.cremesp.org.br/?siteAcao=Jornal&id=711.
18. Conselho Federal de Medicina. Resolução CFM nº 1.805/2006. Brasília, DF: Diário Oficial da União; 2006.
19. Conselho Federal de Medicina. Código de Ética Médica. Brasília, DF; 2019.
20. Brasil. Ministério Público Federal. Processo nº 2007.34.00.014809-3. Seção Judiciária do Distrito Federal; 2010.
21. Conselho Federal de Medicina. Resolução CFM nº 1.995/2012. Brasília, DF: Diário Oficial da União; 2012.
22. Marim CI. O papel das emoções no processo de tomada de decisão moral diante de conflitos bioéticos. Veritas. 2020;65(2):1-9.

Seção 2

Organização dos serviços em atenção domiciliar

Coordenadoras: Mara Lúcia Renostro Zachi, Mônica R. Prado de Toledo M. Nunes

Capítulo 1

Territorialização e análise situacional

Mara Lúcia Renostro Zachi
Mônica R. Prado de Toledo M. Nunes
Talita Ferreira Turatti do Carvalhal
Cleo Borges

PONTOS-CHAVE

- O processo de territorialização é importante para a organização da atenção domiciliar.
- Na análise situacional, ocorrem a identificação de necessidades e prioridades em saúde, a identificação de intervenções e de programas apropriados e a avaliação de seu impacto.
- As potencialidades da atenção domiciliar no território vão muito além do cuidado com a doença.

OBJETIVOS DE APRENDIZAGEM

Ao final do capítulo, o leitor deverá ser capaz de:

- Compreender o conceito de territorialização e a sua utilização na saúde, a partir das discussões realizadas na unidade.
- Compreender o território para além de sua delimitação territorial, abarcando toda a sua complexidade, constitui uma etapa essencial para conhecer a população e seus problemas de saúde.
- Ofertar alguns elementos teóricos e práticos para orientar as equipes quanto ao processo de territorialização.
- Identificar a importância da territorialização para a estruturação da atenção domiciliar no território.

Introdução

O Sistema Único de Saúde (SUS) do Brasil é um sistema público fundamentado num projeto territorial descentralizado, hierarquizado e integrado regionalmente por meio das redes de atenção à saúde (RAS), estruturas organizadas a partir das ações e dos serviços de saúde, com diferentes densidades tecnológicas, as quais, integradas por meio de sistemas de apoio técnico, logístico e de gestão, buscam garantir a integralidade do cuidado.[1] O objetivo das RAS é promover a integração das ações e dos serviços de saúde com a atenção contínua, integral, de qualidade, de forma organizada em termos de acesso, equidade, eficácias clínica e sanitária e eficiência econômica.[1]

Toda a estrutura desse projeto é alicerçada nos princípios do SUS, independentemente de que ponto do território a pessoa esteja, e é dever do Estado oferecer as possibilidades da sua efetivação. Aos municípios cabe a responsabilidade de estruturar as RAS a partir da organização da atenção primária em saúde, considerada a porta de entrada do SUS.

A territorialização do SUS significa organizar os serviços de acordo com as necessidades de saúde do território, ou seja, conhecer o território, que é onde a vida acontece. Nesse contexto, deve-se abranger tanto a necessidade individual como a coletiva e, a partir dessas necessidades, organizar os serviços do território.

O território em saúde é o lugar de entendimento do processo de adoecimento, em que as representações sociais do processo saúde-doença envolvem as relações sociais e as significações culturais.[2] O entendimento de território em saúde vai além da ideia de extensão geométrica; apresenta um perfil administrativo, epidemiológico, político, social e cultural que o caracteriza e se expressa num território processo, em permanente construção.[3]

Os territórios são extremamente diferentes uns dos outros, o que significa que uma forma de organização dos serviços que funcione muito bem em determinado local pode dar muito errado em outro. Conhecer as necessidades e características de determinado território e da população que ali reside é o que determinará o sucesso ou fracasso das intervenções.

Um território possui uma identidade que vai depender da sua história e construção; pode ser relativamente homogêneo, onde se constroem relações de poder de atuação, que podem ser do Estado ou dos cidadãos que nele habitam.[3]

Por isso, a territorialização é uma importante estratégia para as políticas sociais públicas e a efetivação das ações para o enfrentamento de problemas de saúde e das necessidades populacionais. O território é o resultado de um acúmulo de situações históricas, ambientais e sociais que promovem condições particulares para a produção das doenças.[4]

O reconhecimento desse território e a análise situacional constituem um passo básico para a caracterização da população e de seus problemas de saúde, bem como para a avaliação do impacto dos serviços sobre os níveis de saúde dessa população, processo indispensável para a implantação da atenção domiciliar (AD) na RAS.

Territorialização

O espaço-território vai muito além de um simples recorte geográfico ou político operacional; é o *locus* onde se verifica a interação população-serviços de saúde no local onde vivem. A população localizada nesse espaço apresenta problemas e necessidades de saúde, os quais devem ser compreendidos e visualizados especialmente por profissionais e gestores das distintas unidades prestadoras de serviços de saúde, para o planejamento das ações de saúde e a resolução dos problemas apresentados.[4,5]

O principal objetivo da territorialização é conhecer a população, o ambiente, suas necessidades e suas relações, estabelecer as áreas de responsabilidades das equipes de saúde, para que possam fazer o planejamento e então organizar o serviço de forma eficaz. Os serviços de saúde devem se adaptar às necessidades da população, e não o contrário.

Nesse processo, é possível também a identificação dos problemas, a priorização dos problemas e a programação e operacionalização das ações de saúde, bem como o monitoramento e a avaliação de saúde. Também é possível, na territorialização, realizar o cadastramento das famílias residentes nesse território, conhecer todas as lideranças na comunidade e construir o mapa inteligente dessa área.

O mapa inteligente é um importante instrumento para o planejamento e acompanhamento da saúde da população, cujo objetivo é melhorar a qualificação das ações de saúde. Ele define as microáreas de abrangência da Unidade de Saúde da Família (USF) e é alimentado por ações de territorialização que coletam informações geográficas e de saúde obtidas no diagnóstico da comunidade.

Conforme Haesbaert,[6] esse processo de apropriação do território e a territorialização devem ser trabalhados na coletividade e na multiplicidade dos poderes, incorporando todos os agentes e sujeitos envolvidos, pois o território é um instrumento do poder político e um espaço de identidade cultural. Assim, devemos primeiramente identificar nos territórios os sujeitos que os constroem, sejam eles indivíduos, grupos sociais, o Estado, empresas, instituições como a igreja etc.

Cabe aqui ressaltar que o processo de territorialização é uma técnica e um método de obtenção e análise de informações sobre as condições de vida e saúde de determinada população, um instrumento que possibilita entender todos os contextos e todos os níveis das atividades humanas (econômicos, sociais, culturais, políticos etc.). Há sempre um questionamento das equipes: como fazer esse processo? Várias metodologias podem ser utilizadas para a realização da territorialização, mas podemos explorar e refletir sobre alguns passos importantes. O processo pode ser dividido em três fases:[4,7]

- Fase preparatória ou de planejamento.
- Fase de coleta de dados/informações.
- Fase de análise dos dados.

Na fase preparatória, é necessário um planejamento que estabeleça as melhores estratégias para obter as informações e o que é importante saber, promovendo uma ampla compreensão na equipe e na comunidade sobre a importância desse processo, para o que é preciso haver um espaço de discussão e disseminação do conhecimento.

É o momento em que os dados já existentes devem ser sistematizados, facilitando a identificação da necessidade de outros dados a serem coletados, identificando a existência de projetos/estudos/mapas urbanos que contenham a identificação do território e a malha viária, realizando o levantamento de dados de fontes do próprio município. A fase de coleta dos dados/informações é a mais densa e trabalhosa, na qual ocorre a obtenção dos dados. Esse processo se caracteriza por quatro momentos complementares:

Organizar as observações *in loco* ou passeios ambientais no território[4,7]

- Observar e anotar os pontos de atenção à saúde: UBS, UPA, centros referências, hospitais, SAMU, clínicas privadas etc.
- Equipamentos e serviços sociais existentes: igreja, escolas, comércio, CRAS, associações, grupos sociais etc.
- Áreas de lazer existentes: praças, quadras, academia ao livre, clubes, bares etc.
- Áreas de risco ambiental: lixão; áreas sujeitas a deslizamento, soterramento ou inundação; fonte de poluentes (tipo, origem etc.) e outros riscos.
- Áreas de assentamentos e invasões.
- Áreas de aglomeração urbana: favelas, cortiços etc.
- Áreas rurais: número de comunidades, ponto de apoio, distância da UBS.
- Urbanização e acesso, pavimentação das ruas e avenidas, meios de transporte: público, malha viária, rodovias, ferrovias.
- Características dos domicílios.

Acesso aos sistemas de informação à saúde (SIS)

Esse momento é importante para a preparação do diagnóstico situacional, pois vai sequenciar os dados e assim facilitar a interpretação da informação e a tomada de decisão. A sugestão para a equipe é seguir um roteiro nessa coleta de dados. Para a obtenção das informações primárias, é importante realizar também as entrevistas com informantes-chave (pessoas da região que têm informações e podem contribuir para o diagnóstico). Alguns dados requeridos correspondem ao somatório dos dados dos diagnósticos regionais de saúde, ao passo que outros devem ser levantados a partir dos sistemas de informação:[4,7]

A. Perfil demográfico e perfil epidemiológico das pessoas: http://www2.datasus.gov.br/SIAB/index.php?area=01
B. Perfil da atenção básica: http://dab2.saude.gov.br/sistemas/notatecnica/frmListaMunic.php
C. Serviços existentes no município cadastrados no CNES: http://www2.datasus.gov.br/DATASUS/index.php?area=0204&id=6906&VObj=http://
D. Perfil dos serviços intersetoriais do território: Assistência social: https://aplicacoes.mds.gov.br/sagi/RIv3/geral/index.php

Os dados deverão ser organizados por região, o que possibilita um conhecimento mais preciso da sua população, seguindo os perfis territorial e ambiental, demográfico, socioeconômico, epidemiológico e assistencial, considerando a região ou macrorregião.[4,7]

Levantamento de dados nos prontuários dos usuários da unidade de saúde

Momento relevante para levantar também o perfil epidemiológico e socioeconômico dos usuários, como o número de analfabetos, famílias com renda familiar *per capita* inferior a R$ 60,00 (sessenta reais), famílias sem acesso a produtos de higiene, famílias segundo o grau de risco, patologias mais frequentes (HAS, DIA, HAN, TBC, HIV-AIDS), crianças (aleitamento materno e desnutrição), idosos > 60 anos, gestantes, adolescentes e outros dados que a equipe achar pertinente levantar.

Entrevistas realizadas com as pessoas que habitam o território, consideradas informantes-chave

Esse momento da entrevista com o informante-chave é importante para se conhecer o território, além de reconhecer pessoas consideradas lideranças cuja opinião represente a de várias pessoas, já que a equipe não dispõe de tempo para entrevistar individualmente toda a população. Destaca-se a necessidade de conversar com diferentes informantes-chave.

No caso de entrevistas, o roteiro é útil para que o entrevistador não se esqueça de nenhuma informação importante e desejável. Exemplo de roteiro para entrevista com informante-chave:

- Há quanto tempo você mora neste bairro?
- Quais são as principais mudanças que você observa no bairro desde que se mudou para cá até hoje? Conte-me uma curiosidade ou particularidade desse bairro.
- Como são as pessoas que moram aqui, neste bairro?
- Em sua opinião, quais são os principais problemas que a sua comunidade enfrenta atualmente?
- Há algum fator, que você percebe neste bairro, que está afetando a saúde das pessoas que vivem nele?

Ressaltamos a importância de tomar conhecimento também da população que não é usuária da unidade de saúde, compreendendo as necessidades de saúde e oportunidade de acesso.[4,7]

Com isso posto, reconhecendo o território, as necessidades epidemiológicas, sociais e coletivas dessa população, devemos considerar outras informações que podem, ou melhor, devem partir do reconhecimento do território pelas equipes de atenção primária à saúde, entre as quais certamente se incluirão número de acamados, pacientes com comprometimento neurológico, pessoas com incapacidade funcional provisória ou permanente, cuidados paliativos, dependentes de oxigenoterapia domiciliar, antibioticoterapia, idosos frágeis, egressos de internações hospitalares, pacientes recorrentes às portas de urgência, puérperas com risco e/ou vulnerabilidade, crianças com crises recorrentes de asma, pessoas com transtornos psíquicos graves, doenças restritivas respiratórias, sequelas de traumas, feridas/lesões de diversas etiologias, insuficiência cardíaca, coronariana e renal, transtornos mentais e déficits sensoriais.[4,7]

Também é importante que sejam considerados e sistematizados aspectos relacionados aos determinantes sociais, como condição do domicílio, acesso a água tratada, hábitos de higiene, saneamento básico, hábitos alimentares, entre outros, pois são relevantes na definição da vulnerabilidade e na avaliação da necessidade de AD.

Fase da análise dos dados segundo a Organização Pan-Americana de Saúde (OPAS),[8] a análise situacional em saúde é um processo analítico-sintético que permite caracterizar, medir e explicar o perfil de saúde-doença de uma população, incluindo os danos ou problemas de saúde, assim como seus determinantes, que facilitam a identificação de necessidades e prioridades em saúde, a identificação de intervenções e de programas apropriados e a avaliação de seu impacto.

Análise situacional

Definição

A análise situacional (Asis) é um processo analítico-sintético que permite caracterizar, medir e explicar o perfil de saúde-doença de uma população, incluindo os agravos e problemas de saúde, assim como seus determinantes. A Asis estuda principalmente a caracterização: da população e suas variáveis demográficas, socioeconômicas, culturais e políticas; das condições de vida (ambientais, características dos sujeitos) e do perfil epidemiológico (indicadores de morbidade, de mortalidade).[7]

De forma sucinta, com o apanhado dos problemas e o estudo dos fatores relacionados, dá-se a priorização, determinando a quais problemas e ações se concederá um investimento maior em termos de intensidade das intervenções.[7] Os gestores em saúde de determinada região deverão traçar alguns questionamentos pertinentes e organizados a respeito da população a ser assistida, para que então possam ser traçadas as devidas prioridades. Por exemplo:

- Qual a quantidade de usuários diabéticos dessa região?
- Esses usuários estão monitorados quanto aos índices glicêmicos?
- Esses usuários sofrem agravos relacionados ao diabetes, como lesões periféricas?

As vantagens de realizar uma análise situacional do território são:

- Tomadas de decisão mais assertivas (evidências).
- Visão mais crítica e reflexiva do território.
- Otimização da alocação de recursos.
- Contratação de serviços, procedimentos e especialidades de forma direcionada.
- Potencialização de ações intersetoriais.
- Maior qualificação dos dados produzidos.
- Instrumento de suporte ao controle social, informando a comunidade e os profissionais de saúde.
- Maior respaldo para a gestão por gerar evidências.

A realização de Asis é um processo contínuo que deve ser realizado periodicamente com o intuito de gerar um aperfeiçoamento progressivo na assistência. Para isso, são fundamentais o desenvolvimento e a manutenção de sistemas de informação em nível local, uma qualificação gerencial contínua e consequentemente uma qualificação assistencial contínua para registros e análise das informações.[7]

Potencialidades e singularidades do território na atenção domiciliar

Ao adentrar no espaço familiar, os profissionais inserem-se para muito além dos problemas clínicos do paciente. Necessitam estar atentos aos demais fatores influenciadores do processo saúde-doença. Em cada domicílio existe uma dinâmica que abrange fatores específicos os quais influenciam a vida da família. Devem enxergar o cuidador como sujeito do processo e não como executor das ações, a partir de um contexto próprio (renda, religião, crença, costume, moradia), incluindo diferentes respostas frente aos diferentes problemas, o que propicia aos profissionais uma prática diferenciada, personalizada e humanizada.

Assim, o objeto permanente da AD constitui-se na atenção centrada nas necessidades do usuário, contemplando a integralidade do cuidado e a integração das equipes, além de considerar a necessidade de otimização e utilização dos leitos hospitalares e a qualificação da assistência para pacientes com necessidade de maior intensidade de cuidados e agravos relacionado à sua saúde.

A equipe de AD utiliza a territorialização como instrumento para o diagnóstico e a análise da situação de saúde no planejamento local. Ou seja, ao analisar as condições da população do território de atuação, a equipe de AD responsável pela assistência ao paciente daquela região poderá traçar metas e objetivos realistas que visem sempre ao benefício do paciente.[2]

O planejamento quanto às condutas, aos procedimentos e às ofertas assistenciais ao paciente deverão ser traçados de acordo com a realidade local e de forma condizente com o que os usuários podem absorver.

O processo de trabalho, a combinação das jornadas de trabalho dos profissionais das equipes e os horários e dias de funcionamento do SAD devem ser organizados de forma a garantir o máximo de acesso possível. E, caso haja modificações nas condições atuais, o serviço poderá se adaptar para melhor atender os usuários.

A pandemia de covid-19, por exemplo, trouxe uma avalanche de necessidades em um curto espaço de tempo, e o SAD e suas equipes assistenciais precisaram se reorganizar na forma de atender à população para sanar as necessidades dos usuários acometidos ou não pelo vírus da covid-19. Atualmente, também é necessário gerir modificações assistenciais para absorver os casos de pacientes com sequelas moderadas a graves em seu território, ou domicílio.

Considerações finais

O SAD, como todos os serviços que compõem as RAS, deve estar programado para responder às necessidades de saúde da população, levando em consideração os demais serviços adscritos na região territorial, ou melhor, no escopo de serviços de determinado território, organizado dentro das necessidades epidemiológicas, condições de saúde e sociais de determinada população. Com isso, a conformação do serviço prestado pelo SAD deve ser compatível para atender à população adscrita, e toda a oferta do serviço deve estar adaptada para a necessidade de saúde do território a que o SAD pertence.

Apesar de termos uma missão estabelecida para esses serviços através de Portarias Ministeriais e Normas Técnicas, o SAD tem a capacidade de adaptar-se de diversas formas de atuação, ou seja, consegue responder a diversas complexidades de atendimentos, desde que seja estruturado para tanto. Transita pelos serviços de saúde de forma colaborativa, atendendo às necessidades dos diversos pontos de atenção (primário, secundário e terciário), inclusive a demandas ocasionais na efetivação do cuidado no domicílio, como no caso da pandemia de covid-19.

Referências

1. Brasil. Ministério da Saúde. Portaria nº 825, de 25 de abril de 2016. Redefine a Atenção Domiciliar no âmbito do Sistema Único de Saúde (SUS) e atualiza as equipes habilitadas. Brasília, DF: Ministério da Saúde; 2017.
2. Mendes EV, organizador. Distrito sanitário: o processo social de mudança das práticas sanitárias do Sistema Único de Saúde. São Paulo: Hucitec; 1993.
3. Gondim GMM, Monken M, Rojas LI, Barcellos C, Peiter P, Navarro M, et al. O território da Saúde: a organização do sistema de saúde e a territorialização. [acesso em fevereiro de 2022]. Disponível em: http://www.escoladesaude.pr.gov.br/arquivos/File/TEXTOS_CURSO_VIGILANCIA/20.pdf.

4. Barcellos C, Sabroza PC, Peiter P, Rojas LI. Organização espacial, saúde e qualidade de vida: A análise espacial e o uso de indicadores na avaliação de situações de saúde. Informe Epidemiológico SUS. 2002;11(3):129-38.
5. Mendes EV. A construção social da Vigilância à Saúde do Distrito Sanitário. Série Desenvolvimento de Serviços de Saúde. Brasília, DF: OPS; 1993.
6. Haesbaert R. Dos múltiplos territórios à multiterritorialidade. Porto Alegre, Setembro de 2017. [acesso em fevereiro de 2022]. Disponível em: https://www.ufrgs.br/petgea/Artigo/rh.pdf.
7. Colussi CF, Pereira KG. Territorialização como instrumento do planejamento local na Atenção Básica. Série Formação para a Atenção Básica. Florianópolis: UFSC; 2016. 86 p.
8. Organización Panamericana de la Salud. Resúmenes metodológicos en epidemiología: análisis de la situación de salud. Boletín Epidemiológico. 1999;1-3.

Capítulo 2

Organização de equipes e serviços

Maria Leopoldina de Castro Villas Bôas
Emília Maria Paulina Campos Chayamiti
Mônica R. Prado de Toledo M. Nunes

PONTOS-CHAVE

- O trabalho em equipe interdisciplinar e multiprofissional.
- Protocolos, procedimentos operacionais e diretrizes da atenção domiciliar.
- Estrutura operacional da atenção domiciliar.

OBJETIVOS DE APRENDIZAGEM

Ao final do capítulo, o leitor deverá ser capaz de:

- Compreender as especificidades do trabalho em equipe de atenção domiciliar.
- Reconhecer e aplicar os protocolos, procedimentos operacionais e diretrizes dos serviços de atenção domiciliar.
- Identificar as necessidades logísticas e de apoio da atenção domiciliar.

Introdução

A implantação dos serviços de atenção domiciliar (SAD) torna-se um desafio tanto para os gestores e coordenadores de SAD como para os profissionais, que investem esforços no sentido de identificar e analisar as condições de saúde que subsidiam e qualificam as decisões e as ações de gestão ou assistenciais, a fim de que sejam resolutivas. Desafio, pela necessidade de manter integradas as ações da gestão às assistenciais, haja vista a complexidade do cuidado a ser ofertado pela AD, com o deslocamento do cenário assistencial para o domicílio, antes focado nas instituições de saúde legitimadas pelo Estado.[1]

Dessa forma, vislumbram-se duas as vertentes que mobilizam os gestores na decisão político-institucional de se implantar a AD após a criação do Programa Melhor em Casa (PMC) no país, em 2011. A primeira é que compreendem essa modalidade de atenção como abreviação ou substituição da internação hospitalar, visando, assim, à diminuição dos custos. Outra, como alternativa para a reorganização do modelo tecno-assistencial, tornando esse tipo de serviço um espaço para gerir novas maneiras de cuidar. Estas, complementares entre si, são consideradas centrais no agenciamento dos gestores e profissionais que se postam à frente do processo de organização dos SAD.[1]

Esse processo perpassa pela delimitação de uma base territorial, sendo referência em AD para uma população definida, sendo imprescindível a responsabilidade compartilhada entre níveis distintos da rede de atenção à saúde (RAS), a fim de garantir a continuidade ao atendimento das necessidades de grupos particularmente vulneráveis, por meio de pactuação de vínculo formal dos SAD com as unidades hospitalares, unidades de atenção primária, de especialidades e de diagnóstico complementar, unidades de urgência e emergência de referência e o Serviço de Atendimento Móvel de Urgência – SAMU (Figura 1).[2]

Inclui-se, ainda, a identificação do fluxo da oferta, tanto proveniente dos serviços existentes na RAS quanto da demanda espontânea, desde a solicitação de inclusão e a admissão do usuário à sua alta, mediante critérios de elegibilidade, seguida do planejamento assistencial, possibilitado pela avaliação do grau de complexidade, definições sobre a modalidade, recursos e tecnologias de cuidado, periodicidade dos atendimentos no domicílio, aliado aos recursos humanos qualificados, financeiros, de apoio e logística.

A partir desse fluxo, é necessário definir critérios de elegibilidade[3] – *vide*, no final do capítulo, o Anexo 1: Escala de classificação de complexidade assistencial do pacientes em AD no Sistema Único de Saúde (SUS), que foi validado e implantado no SAD-DF –, com parâmetros clínico-assistenciais, indicadores das modalidades de cuidado constantes na Portaria de AD e administrativos, proporcionando a organização dos SAD, na medida em que determina a equipe que irá responsabilizar-se pelo cuidado de forma mais protagonista (equipe de atenção básica ou EMAD/EMAP), desencadean-

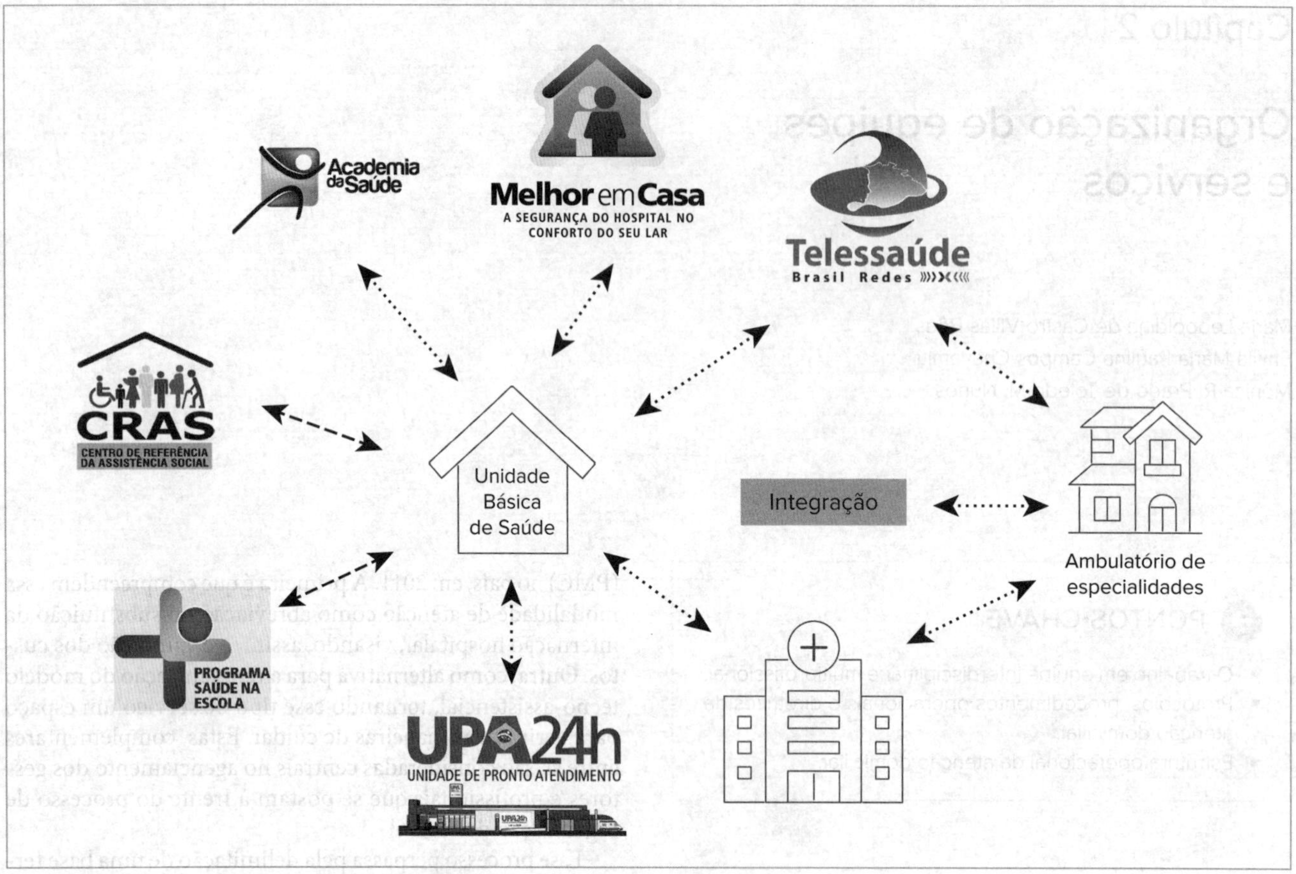

FIGURA 1

Responsabilidade compartilhada no cuidado.

Fonte: Ministério da Saúde, 2014.

do um planejamento adequado para a realização do cuidado que será desenvolvido junto aos usuários, família e cuidador (*vide* fluxograma geral do paciente elegível no SAD).

Em virtude da especificidade de cada usuário, há situações nas quais seja importante considerar outros aspectos, como os socioeconômicos e ambientais, referentes ao risco social familiar (drogadição, desemprego, analfabetismo), presença de cuidador e necessidade de treinamento/capacitação, estrutura familiar (consentimento e participação familiar, idoso sozinho e rede social de apoio), condições de moradia (relação morador/cômodo, saneamento básico), segurança dos profissionais da equipe e acessibilidade ao domicílio.[4]

O trabalho em equipe interdisciplinar e multiprofissional

O trabalho em equipe é a diretriz para a reorganização do processo de trabalho no SAD, que visa à abordagem integral e resolutiva e pressupõe mudanças na organização e nos padrões de atuação individual e coletiva, favorecendo maior integração entre os profissionais e as ações por eles desenvolvidas, superação da relação hierárquica entre os profissionais e isolamento nos diversos núcleos de competência. Os profissionais das equipes ainda precisam buscar, para além da articulação técnica, a construção, em comum, do projeto terapêutico singular (PTS), de forma a qualificar o cuidado aos usuários.

Esse serviço faz parte da RAS, composto por equipe multiprofissional formada por EMAD (médicos, enfermeiros, técnicos de enfermagem, fisioterapeutas) e EMAP (fonoaudiólogos, dentistas, terapeutas ocupacionais, nutricionistas e assistentes sociais, entre outros), podendo haver necessidades específicas, levando-se em consideração o perfil epidemiológico da população a ser atendida, de modo que o trabalho da EMAD tem o formato de cuidado horizontal (diarista) em dias úteis e nos finais de semana e feriados, de forma a assegurar a continuidade da atenção em saúde, podendo-se utilizar, nessas ocasiões, o regime de plantão. Já a EMAP deve apoiar a EMAD nos dias úteis e, quando necessário, ter escala especial para finais de semana e feriados.

Assim, a EMAD realizará atendimento, no mínimo, 1 vez por semana a cada usuário, e a frequência das visitas domiciliares será estipulada individualmente, considerando-se as características do paciente, tipo de doença, condições e arranjos familiares e referenciais sociais. As condutas profissionais serão discutidas com a equipe, a família, o paciente, se este for consciente, e o cuidador. As decisões das condutas referentes ao cuidado serão reavaliadas continuamente. A

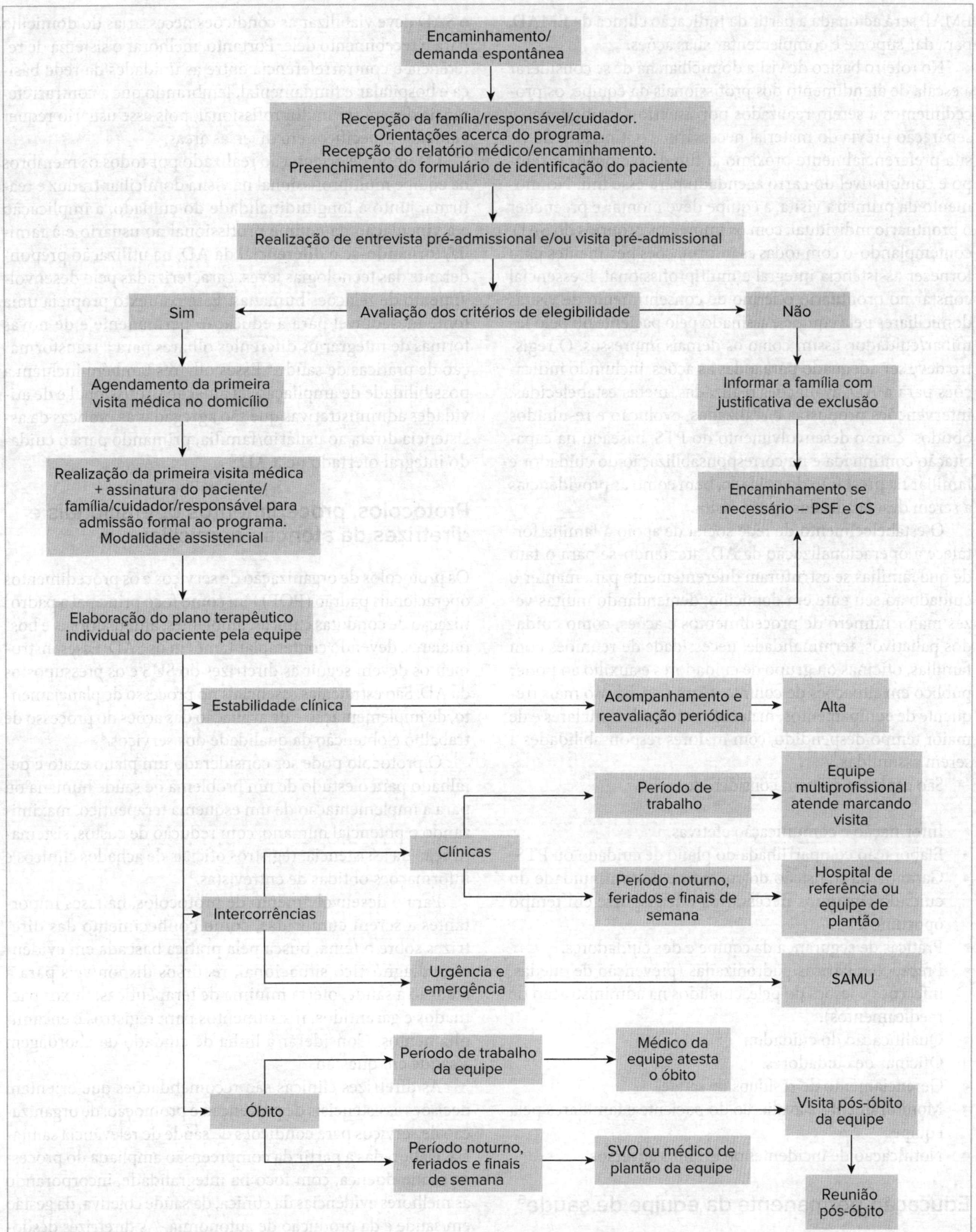

FIGURA 2

Fluxograma geral do paciente elegível no serviço de atenção domiciliar.

PSF: Programa Saúde da Família; SAMU: Serviço de Atendimento Móvel de Urgência; SVO: Serviço de Verificação de Óbito.

Fonte: elaborada pelas autoras.

EMAP será acionada a partir da indicação clínica da EMAD, para dar suporte e complementar suas ações.

No roteiro básico de visita domiciliar, há de se considerar a escala de atendimento dos profissionais da equipe, os procedimentos a serem realizados por usuário e profissional, a separação prévia do material necessário e o itinerário de visita preferencialmente próximo, a fim de racionalizar tempo e combustível do carro agendado para esse fim. No momento da primeira visita, a equipe deve montar e preencher o prontuário individual, com os impressos próprios do SAD, contemplando-o com todas as informações pertinentes para fornecer assistência integral e multiprofissional. É essencial constar no prontuário o termo de consentimento de visitas domiciliares pela equipe e assinado pelo paciente ou pelo familiar/cuidador, assim como os demais impressos. O registro deve ser adequado para todas as ações, incluindo indicações para a AD, avaliações realizadas, metas estabelecidas, intervenções propostas e realizadas, evolução e resultados obtidos, com o desenvolvimento do PTS, baseado na capacitação continuada e na corresponsabilização do cuidador e familiar na prestação do cuidado, bem como as providências a serem desencadeadas após a visita.

O estabelecimento de rede social de apoio à família fortalece a operacionalização da AD, atentando-se para o fato de que famílias se estruturam diferentemente para manter o cuidado ao seu ente em domicílio, demandando muitas vezes maior número de procedimentos e ações, como cuidados paliativos, terminalidade, necessidade de reuniões com famílias, oficinas ou grupo de cuidadores e auxílio ao poder público em situações de conflito. Com isso, há uso mais frequente de equipamentos, materiais médico-hospitalares e de maior tempo despendido, com maiores responsabilidades a serem assumidas.

São aspectos a serem considerados:

- Informação e comunicação efetivas.
- Elaboração compartilhada do plano de cuidado ou PTS.
- Garantia da transição do cuidado e de continuidade do cuidado (insumos necessários e transporte em tempo oportuno).
- Práticas de segurança da equipe e dos cuidadores.
- Precauções básicas padronizadas (prevenção de quedas, infecções e lesões de pele, cuidados na administração de medicamentos).
- Qualificação do cuidador.
- Oficinas de cuidadores.
- Gerenciamento de resíduos de saúde.
- Monitoramento e avaliação do paciente e familiares pela equipe.
- Notificação de incidentes ou eventos adversos.

Educação permanente da equipe de saúde[6]

O SAD também atua na transição do cuidado, no preparo conjunto e na programação da alta segura/desospitalização pelos profissionais dos hospitais e trabalhadores das unidades de saúde e ESF. Com o paciente ainda internado no hospital, o SAD deve viabilizar as condições necessárias do domicílio para o recebimento dele. Portanto, melhorar o sistema de referência e contrarreferência entre as unidades da rede básica e hospitalar é fundamental, lembrando que a contrarreferência deverá ser multiprofissional, pois esse usuário requer cuidados específicos em diversas áreas.

O tempo de orientação realizado por todos os membros da equipe multiprofissional na visita domiciliar traduz e reafirma, junto à longitudinalidade do cuidado, a implicação e a vinculação da equipe profissional ao usuário e à família, tornando-se o diferencial da AD, na utilização preponderante das tecnologias leves, caracterizadas pelo desenvolvimento de relações humanas. Esse contexto propicia uma fonte inesgotável para a educação permanente e de novas formas de integrar os diferentes olhares para a transformação de práticas de saúde.[6] Esses olhares também incluem a possibilidade de ampliação da atuação profissional e de atividades administrativas que são agregadas às práticas da assistência direta ao usuário/família, primando para o cuidado integral ofertado pela AD.[7]

Protocolos, procedimentos operacionais e diretrizes da atenção domiciliar

Os protocolos de organização de serviços e os procedimentos operacionais padrão (POP) têm como foco principal a padronização de condutas clínicas, ambientes, ambulatoriais e hospitalares, devendo contemplar também os SAD. Esses instrumentos devem seguir as diretrizes do SUS e os pressupostos da AD. São estratégias essenciais no processo de planejamento, de implementação e de avaliação das ações do processo de trabalho e obtenção da qualidade dos serviços.[8]

O protocolo pode ser considerado um plano exato e detalhado para o estudo de um problema de saúde humana ou para a implementação de um esquema terapêutico, maximizando o potencial humano, com redução de custos, sistematização da assistência, registros oficiais de achados clínicos e informações obtidas de entrevistas.[8]

Para o desenvolvimento de protocolos, há fases importantes a serem cumpridas, como conhecimento das diretrizes sobre o tema, busca pela prática baseada em evidências, diagnóstico situacional, recursos disponíveis para a atenção à saúde, oferta mínima de terapêuticas, fluxos pactuados e garantidos, instrumentos para registros e encaminhamentos. Considerar a linha de cuidado da abordagem à saúde em questão.

As diretrizes clínicas são recomendações que orientam decisões assistenciais de prevenção e promoção, de organização de serviços para condições de saúde de relevância sanitária, elaboradas a partir da compreensão ampliada do processo saúde-doença, com foco na integralidade, incorporando as melhores evidências da clínica, da saúde coletiva, da gestão em saúde e da produção de autonomia. As diretrizes desdobram-se em guias de prática clínica/protocolos assistenciais, orientam as linhas de cuidado e viabilizam a comunicação entre as equipes e serviços, programação de ações e padronização de determinados recursos.[9]

As linhas de cuidado são formas de articulação dos recursos e das práticas de produção de saúde, orientadas por diretrizes clínicas, entre as unidades de atenção de uma dada região de saúde, de forma ágil e singular aos usuários, pelas possibilidades de diagnóstico e terapia, em resposta às necessidades epidemiológicas de maior relevância. Visam à coordenação ao longo do contínuo assistencial, por meio da pactuação/contratualização, e à conectividade de papéis e de tarefas dos diferentes pontos de atenção e profissionais. Pressupõem uma resposta global dos profissionais envolvidos no cuidado, superando as respostas fragmentadas.[9]

A implantação de linhas de cuidado deve partir das unidades da atenção básica, que têm a responsabilidade da coordenação do cuidado e ordenamento da rede. Vários pressupostos devem ser observados para a efetivação dessas linhas de cuidado, como garantia dos recursos materiais e humanos necessários à sua operacionalização; integração e corresponsabilização das unidades de saúde; interação entre equipes; processos de educação permanente; gestão de compromissos pactuados e de resultados.[9]

Assim, os protocolos, procedimentos-padrão e diretrizes são instrumentos que fazem parte inerente da organização da AD, seja nos aspectos administrativo (solicitação de admissão, visita/entrevista pré-admissional, documentos necessários), assistencial (PTS, protocolos clínicos de antibioticoterapia, cuidados paliativos, oxigenoterapia domiciliar, sondagens, óbito no domicílio), de logística (orientações e dispensação de insumos, materiais e equipamentos, agendamento de carro, regulação), de apoio (solicitação de exames laboratoriais, de imagem, encaminhamento a especialidades, teleassistência, informação em saúde) e de processo de trabalho da equipe multiprofissional, implantando espaços coletivos (reuniões de discussão de caso, construção de projetos terapêuticos, educação continuada e permanente), com fluxos estabelecidos e pactuados com todos os atores envolvidos da RAS.

Estrutura operacional da atenção domiciliar

Quanto à estrutura operacional da AD, devem-se considerar a demanda e o grau de complexidade da população a ser atendida e pelo tipo de EMAD habilitada, valendo ressaltar, aqui, que a EMAD tipo I deve ficar sob a responsabilidade da atenção primária à saúde e seu funcionamento se dará através de suas equipes.

Para as EMAD tipos II e III, é recomendável que tenham local sede para suas equipes, uma vez que serão exclusivas para esse atendimento. Existem vários arranjos desses serviços que serão adequados às possibilidades locais, podendo ser um espaço adaptado dentro de um serviço de saúde preexistente (unidade básica de saúde, serviço de urgência e emergência, hospital, ambulatório de especialidades) ou uma sede própria.

Uma vez que atendam às necessidades de organização de trabalho, retaguarda de insumos e equipamentos, podem ocorrer de diversas formas. Conforme a RDC/ANVISA nº 50, de 2002,[10] o SAD deve ter infraestrutura física com os seguintes ambientes:

- Infraestrutura básica da sede do SAD:
  - Recepção.
  - Área de trabalho para a equipe administrativa com arquivo.
  - Área de trabalho para a EMAD.
  - Almoxarifado.
  - Instalações de conforto e higiene.

Recursos materiais

A lista de materiais e medicamentos deve constar na unidade, nas visitas domiciliares e durante a realização de alguns procedimentos, salientando-se que alguns equipamentos são disponibilizados de acordo com a necessidade do paciente em oxigenoterapia domiciliar (como concentrador, BIPAP, CPAP, ventilador mecânico, aspirador, inalador) e os demais para possibilitar os cuidados domiciliares (cama hospitalar, cadeira de rodas/banho, entre outros).

Equipamentos, medicamentos e materiais devem estar regularizados junto à Anvisa/Ministério da Saúde, contar com sistema de controle de rastreabilidade e o transporte ser efetuado conforme orientação do fabricante. Os equipamentos devem ser calibrados periodicamente, com garantia de manutenção preventiva e corretiva e substituição dos que apresentarem problemas de operação.

Quanto à instalação dos equipamentos em domicílio, observam-se as seguintes condutas:

- Verificar condições de instalação.
- Realizar testes de funcionamento.
- Orientar paciente, familiares e cuidadores no manuseio dos equipamentos e riscos associados.

O funcionamento dos serviços deve ocorrer de forma a atender às necessidades de atendimento de seus pacientes o maior tempo possível. Segundo a Portaria MS nº 825, de 25 de abril de 2016, as EMAD II e III devem funcionar 12 horas/dia, com retaguarda de finais de semana.

Outros fatores importantes a serem considerados para viabilizar os atendimentos:

- Garantia de comunicação das equipes, entre os profissionais, com a sede e os pacientes.
- Transporte adequado para as equipes para os atendimentos.
- Retaguarda de urgência e emergência.
- Retaguarda de transporte para os pacientes (SAMU ou transporte sanitário).
- Retaguarda de especialidades e exames.

Considerações finais

Conforme descrito neste capitulo, os SAD pressupõem em sua organização os conceitos do SUS de RAS, PTS, linhas de cuidado, trabalho interprofissional, protocolos assistenciais, clínica ampliada, trabalho com a família e o território, redes de apoio, enfim, todos os preceitos e diretrizes assistenciais para garantir o cuidado integral e de qualidade aos pacien-

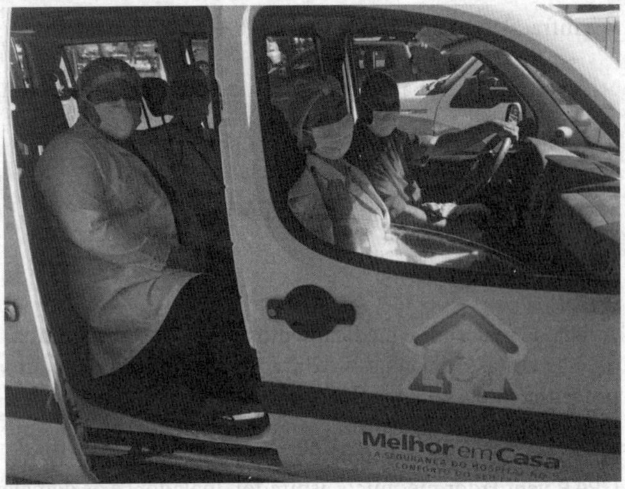

FIGURA 3

Equipe do Serviço de Atenção Domiciliar – DF.

Fonte: acervo das autoras.

tes, necessitando-se, para isso, de condições adequadas para as equipes poderem realizar esse trabalho, com infraestrutura de sede, transporte, insumos, materiais, equipamentos e retaguardas assistenciais.

Os SAD podem e devem ser constituídos com diversas possibilidades de atendimentos, dependendo das estruturas existentes nos locais de trabalho, retaguardas e demandas assistenciais dos pacientes com menor ou maior complexidade de cuidados.

Referências

1. Castro EAB, Leone DRR, Santos CM, Neta FCCG, Gonçalves JRL, Contim D, et al. Organização da atenção domiciliar com o Programa Melhor em Casa. Rev Gaúcha Enferm. 2018;39:e2016-0002.
2. Brasil. Portaria nº 825, de 25 de abril de 2016. Redefine a Atenção Domiciliar no âmbito do Sistema Único de Saúde (SUS) e atualiza as equipes habilitadas. Brasília, DF: Ministério da Saúde; 2016.
3. Bôas ML de CV, Shimizu HE, Sanchez MN. Creation of complexity assessment tool for patients receiving home care. Rev Esc Enferm USP. 2016;50(3):434-441.
4. Brasil. Ministério da Saúde. Secretaria de Atenção à Saúde. Departamento de Atenção Básica. Caderno de atenção domiciliar. Brasília, DF: Ministério da Saúde; 2013.
5. Organização Pan-Americana da Saúde. Ampliação do papel dos enfermeiros na atenção primária à saúde. Washington, D.C.: OPAS; 2018.
6. Bôas ML de CV, Shimizu HE. Tempo gasto por equipe multiprofissional em assistência domiciliar: subsídio para dimensionar pessoal. Acta Paul Enferm. 2015;28(1):32-40.
7. Chayamiti EMPC, Dal Ben LW. Dimensionamento em enfermagem na Atenção Primária à Saúde e concepção da Atenção Domiciliar: conceitos e elementos para a prática do cuidar. In: Kalinowski CE, Crozeta K, Costa MFBNA, organizadoras. PROENF Programa de Atualização em Enfermagem: Atenção Primária à Saúde da Família: Ciclo 8. Porto Alegre: Artmed/Panamericana; 2020.
8. Borges EL. Feridas: como tratar. 2. ed. Belo Horizonte: Copemed; 2008.
9. Brasil. Ministério da Saúde. Gabinete do Ministro. Atenção Primária a Saúde. Capítulo I - Das Políticas de Saúde art. 2º ao art. 5º. [acesso em janeiro de 2022]. Disponível em: https://bvsms.saude.gov.br/bvs/saudelegis/gm/2017/prc0002_03_10_2017.html
10. Brasil. Ministério da Saúde. Resolução RDC nº 50, de 21 de fevereiro de 2002. Dispõe sobre o Regulamento Técnico para planejamento, programação, elaboração e avaliação de projetos físicos de estabelecimentos assistenciais de saúde. Brasília, DF: Diário Oficial da União; 2002.

Anexo 1
Escala de classificação de complexidade assistencial do paciente em atenção domiciliar no SUS

Classificação de complexidade assistencial do paciente em atenção domiciliar no SUS		
Nome do paciente:		
Endereço:		
Serviço:	Profissional:	Data:
I. Atividades domiciliares	**Definições operacionais**	**Pontuação**
1. Monitorização e controle clínico		
1a) Avaliação clínica do paciente com perfil MODERADO: assistência ao paciente crônico, com comorbidades, acamado e dependente para AVD, que exijam cuidados mais complexos e que superam aqueles que possam ser oferecidos pelas equipes de atenção básica.	Será pontuado o paciente estável, dos pontos de vista respiratório e hemodinâmico, podendo apresentar alteração do padrão cardiorrespiratório com: risco para hemorragia e em uso contínuo de anticoagulante; risco de infecção; desnutrição grau II, ou obesidade ou sobrepeso; necessidade de suplementação nutricional enteral por via oral.	

(continua)

(continuação)

1b) Avaliação clínica do paciente com perfil GRAVE: assistência ao paciente crônico, com comodidades, acamado e dependente para AVD, que por razões de segurança, gravidade ou terapia necessita de maior observação, acompanhamento e controle, diante da iminência de internação hospitalar.	Aplica-se ao paciente com quadro clínico potencialmente instável, presença de dispneia, taquicardia/bradicardia ou arritmia, reversível durante os procedimentos domiciliares com: risco de hemorragia por presença de ferida extensa com uso de anticoagulante ou presença de lesão potencialmente sangrante; presença de infecções agudas e recorrentes, com risco de repercussão hemodinâmica; alimentação por via oral sem atingir pelo menos 50% das necessidades, ou desnutrição grau III ou obesidade mórbida; necessidade de controle de analgesia; necessidade de suporte ventilatório não invasivo; necessidade de alimentação enteral por sonda; diálise peritoneal e paracentese.	
Caso sejam encontrados no mínimo 2 itens do perfil MODERADO OU		2
Caso sejam encontrados 2 itens de qualquer perfil OU		2
Caso sejam encontrados no mínimo 2 itens do perfil GRAVE		6
1c) Avaliação de enfermagem	Avaliação do estado clínico e psicossocial do paciente inserido em sua realidade doméstica; planejamento da assistência.	2
1d) Avaliação fisioterapêutica	Avaliação do estado físico e psicossocial do paciente, analisando sua capacidade funcional e interação com o contexto ambiental; planejamento da assistência.	2
1e) Avaliação nutricional	Avaliação nutricional do paciente e elaboração de prescrição dietética.	2
2. Procedimentos terapêuticos		
2a) Curativo/desbridamento de úlceras de pressão grau II/ III e IV ou múltiplas	I – Úlcera estágio II: perda de espessura parcial da pele envolvendo epiderme e/ou derme. A úlcera é superficial e apresenta-se clinicamente como uma abrasão ou cratera rasa **OU**	1
	II – Úlcera estágio III: perda da pele de espessura total envolvendo dano ou necrose de tecido subcutâneo que pode se estender até, mas não através, da fáscia adjacente. A úlcera apresenta-se clinicamente como uma cratera profunda com ou sem enfraquecimento do tecido adjacente **OU**	2
	III – Úlcera estágio IV: perda de pele de espessura total com destruição extensa, necrose tecidual ou dano ao músculo, osso ou estrutura de apoio, por exemplo, tendão, cápsula articular etc. **OU**	2
	IV – Úlceras múltiplas (acima de 3), a partir do estágio II.	3
2b) Administração de medicamentos e fluidos por via parenteral	Aplica-se a todas as vias de administração de fluidos e medicamentos, exceto a oral.	1
2c) Cuidados gerais com sondas, drenos e tubos	Aplica-se a todos os pacientes que estejam em uso contínuo de sonda, e/ou dreno e/ou tubo.	2
2d) Cuidados gerais com traqueostomia	Aplica-se a todos os pacientes traqueostomizados hipersecretivos.	1
3. Investigações laboratoriais		
3a) Passagem de sonda uretral para coleta de urina	Aplica-se a todos os pacientes incontinentes ou a condições clínicas indicativas do procedimento	1
3b) Coleta de material biológico para exames	Pontuam-se todos os pacientes.	1
4. Mobilização e posicionamento (comum aos membros da equipe):		
Inclui orientação, treinamento e supervisão para a família e/ou cuidador, de procedimentos como mudança de decúbito, mobilização do paciente, transferência da cama para a cadeira e vice-versa.		1
5. Reabilitação		
5a) Sessão de fisioterapia	Aplica-se aos pacientes que necessitem restaurar os movimentos e funções comprometidas depois de uma doença ou acidente, até tornar possível desenvolver ou restabelecer suas aptidões e capacidades.	3

(continua)

(continuação)

6. Suporte e cuidado aos familiares, cuidadores e pacientes (comum aos membros da equipe).		
6a) Aplica-se a todo paciente, cuidador e familiar, constituindo-se um diferencial da internação domiciliar, na construção do vínculo paciente/cuidador/família OU		1
6b) Atenção psicossocial em situações especiais, nas quais é necessário explicar condições clínicas, lidar com a dor e a angústia, inclusive o luto.		3
II. Atividades administrativas e gerenciais	Definições operacionais	Pontuação
1a) Atividades comuns aos membros da equipe	Realização de tarefas de rotina, como orientação telefônica, orientação aos familiares/cuidadores na unidade; elaboração de plano terapêutico; notificação de agravos; referenciamento dos pacientes para outros serviços; entrevista de admissão, consolidado de produtividade.	2
1b) Atividades do médico	Atualização terapêutica, análise de resultado de exames, emissão de laudos e relatórios.	2
1c) Atividades da enfermagem	Marcação de exames, entrega de material, recebimento, conferência e guarda de materiais da farmácia.	1
1d) Atividades do nutricionista	Cálculo de dietas, análise de resultado de exames, relatórios trimestrais para atualização da nutrição enteral.	2
1e) Atividades do fisioterapeuta	Emissão de laudos e relatórios fisioterapêuticos.	1
Classificação assistencial/pontuação final		

Pontuação: 13 a 21 – AD1 (atenção domiciliar tipo 1 – baixa complexidade; equipes de atenção básica); ≥ 22 – AD2/AD3 (atenção domiciliar tipo 2/3 – média complexidade; equipes de atenção domiciliar).

Fonte: elaborado pelas autoras.

Capítulo 3

Protocolos, procedimentos operacionais e diretrizes

Emília Maria Paulina Campos Chayamiti
Mônica R. Prado de Toledo M. Nunes

PONTOS-CHAVE

- A organização e o funcionamento do serviço de atenção domiciliar depende da utilização de alguns instrumentos que facilitam a prática do profissional e o acesso do usuário ao serviço.
- As recomendações e as diretrizes são essenciais na organização do serviço de atenção domiciliar.
- Deve ocorrer a qualificação da equipe da atenção domiciliar para o trabalho integrado na rede de atenção à saúde e a utilização dos protocolos.

OBJETIVOS DE APRENDIZAGEM

Ao final do capítulo, o leitor deverá ser capaz de:

- Compreender o funcionamento e a organização do serviço de atenção domiciliar.
- Apreender a importância do trabalho integrado na rede de atenção à saúde.
- Utilizar protocolos, procedimentos operacionais padrão e diretrizes para a organização do serviço de atenção domiciliar.
- Entender a importância do uso de protocolos no serviço de atenção domiciliar.

Introdução

A atenção domiciliar (AD) é uma modalidade de atenção à saúde que deve estar integrada com todas as políticas públicas e os projetos sociais do município, conectada aos movimentos de lutas por melhorias na área da saúde. A integração com as políticas e os movimentos sociais deve ser impulsionada pelas equipes de atenção primária à saúde e equipes dos serviços de atenção domiciliar (SAD), viabilizando e potencializando a assistência prestada no domicílio ao usuário e à família.

Desde o início, em alguns municípios pioneiros em AD, o SAD reunia atividades com equipes específicas, com enfermagem e outras com diversos profissionais, como enfermeiros, médicos, fisioterapeutas, nutricionistas, odontólogos, assistentes sociais e auxiliares e técnicos de enfermagem. As equipes muitas vezes eram generalistas, da própria unidade de saúde que assumia a visita domiciliar, e equipes especializadas de AD exclusivas para esse fim. O que originou esse trabalho, mesmo antes de uma regulamentação atrelada a um financiamento, foi a possibilidade de evitar ou abreviar a internação hospitalar e proporcionar a autonomia e qualidade de vida dos usuários do Sistema Único de Saúde (SUS).

A regulamentação da AD possibilitou a reorganização e reestruturação do processo de trabalho das equipes dos SAD e trouxe novas denominações para essas equipes – equipe multidisciplinar de atenção domiciliar e equipe multidisciplinar de apoio –, as quais contribuíram para a expansão e o fortalecimento da AD em todo o Brasil. Quanto a seus objetivos e princípios, estes foram conservados em muitas experiências e serviram de base fundamental à regulamentação.[1]

A integração da AD com os demais pontos de atenção à saúde do sistema e em especial com a atenção básica e as urgências tem se tornado um importante desafio aos gestores. Entende-se que essa integração e reorganização do fazer/cuidar contribui significativamente para a diminuição da sobrecarga na rede básica e na rede de urgência e emergência; como resultado, haverá melhora na eficiência do atendimento à saúde da população.

Nesse sentido, faz-se necessária a elaboração de protocolos, os procedimentos operacionais padrão (POP) e normas de acordo com as diretrizes do Programa Melhor em Casa, do SUS e do Ministério da Saúde. A implantação desses documentos favorece a prática profissional, no entanto não podem ser documentos para dificultar o acesso do usuário; cabe a avaliação criteriosa de cada situação pela equipe de saúde.[2]

Fatores essenciais para o trabalho integrado

- Fluxos estabelecidos e pactuados, com todos os atores envolvidos.
- Protocolos assistenciais (antibioticoterapia, cuidados paliativos, programa de oxigenoterapia, precaução de contato) e de inclusão nos serviços.
- Projeto terapêutico que proporcione assistência que atenda e contemple a necessidade do usuário, dentro da realidade de seu núcleo familiar.
- O estabelecimento de redes sociais.
- Trabalho intersetorial.
- Observador e articulador do sistema.

O alcance do trabalho integrado corresponde à efetivação do atendimento integral e integrado na rede de atenção à saúde, com a harmonização de todos os pontos de atenção e destaque importante ao papel da atenção domiciliar, o qual favorece sobremaneira esse processo de integração, com a possibilidade de:

- Desinstitucionalizar e ampliar a autonomia dos usuários.
- Reduzir a demanda da hospitalização e/ou a permanência de usuários internados.
- Realizar a articulação dos pontos de atenção, de modo a ampliar a resolutividade e a integralidade do cuidado.
- Reinserir o paciente o mais rápido e da melhor maneira possível ao acompanhamento ambulatorial.
- Auxiliar na adaptação e maior autonomia do paciente e de seus familiares quanto às atividades de vida diária.
- Propiciar a educação em saúde.
- Prevenir de forma precoce complicações no domicílio.
- Retomar o vínculo familiar e a rotina domiciliar.
- Melhorar a qualidade de vida e qualidade de morte.[2]

Estruturação dos serviços de atenção domiciliar na perspectiva das redes de atenção à saúde, tendo a atenção primária à saúde como ordenadora do cuidado e da ação territorial

No SAD, as decisões não são centradas em um profissional; existe a "disseminação" dos saberes, determinando um projeto terapêutico integrado com todos os profissionais, respeitando a especificidade do núcleo de conhecimento e sendo terapêutico, o que determina o sucesso do tratamento.[2]

São necessárias técnicas de domínios pelos trabalhadores do SAD:

- **Resolutividade:** o profissional é provocado a ter, na sua atuação com a clientela, o olhar ampliado, transcendendo muitas vezes o seu núcleo profissional, tanto no caráter técnico e social como nas situações impostas pela condição desse núcleo familiar.
- **Ampliação dos saberes:** quando o profissional consegue trabalhar e participar da lógica da construção do projeto terapêutico integrado, clínica ampliada e transdisciplinaridade, amplia sua própria atuação profissional, com maior segurança e confiabilidade nessa equipe de trabalho, o que garante a condução do caso de forma precisa, imediata e qualificada.

Pela possibilidade de disseminação/agregar saberes, muitas vezes essa equipe consegue buscar alternativas inovadoras e resoluções práticas em situações do cotidiano, sem grandes aparatos tecnológicos, com recurso acessível.[3] Ressalte-se que muitas dessas soluções ocorrem com a participação dos usuários, sendo a sensibilidade dos profissionais envolvidos importante na condução dessas alternativas.

Também não se podem desconsiderar os conflitos existentes nessas relações, na própria equipe, com os demais serviços de saúde e os familiares, os quais, se não discutidos e conduzidos, podem acarretar grandes problemas que por vezes impossibilitam o processo e a condução do trabalho e o projeto terapêutico singular.

É importante que esse trabalho esteja pautado em uma equipe multiprofissional que atue na prática de forma interdisciplinar. A interdisciplinaridade pressupõe, além das interfaces disciplinares tradicionais, a possibilidade da prática de um profissional se reconstruir na prática do outro, transformando ambas na intervenção do contexto em que estão inseridas.

A AD tende a pôr em xeque a interdisciplinaridade e a quebra de barreiras e territórios de atuação de cada profissional. Os membros das equipes aprendem a depender uns dos outros, a compartilhar das mesmas dificuldades e a ter cumplicidade nas estratégias a serem implementadas.

O estabelecimento do SAD e a importância de estar integrado ao SUS transcorrem por alguns pontos e geram resultados importantes, assim como:[3]

- Articulação com os demais pontos de atenção à saúde, com serviços de retaguarda e incorporados ao sistema de regulação.
- A ampliação do acesso, acolhimento, equidade, humanização e integralidade da assistência.
- Estar inserido nas linhas de cuidado por meio de práticas clínicas cuidadoras baseadas nas necessidades do usuário, reduzindo a fragmentação da assistência.
- Adoção do modelo de atenção centrado no trabalho de equipes multiprofissionais e interdisciplinares, com a participação ativa dos profissionais de saúde envolvidos, do usuário, da família e do cuidador.

Protocolos e procedimentos operacionais padrão

As referências para protocolos e POP são inúmeras, sendo necessário que com eles se articulem as potencialidades dos diversos núcleos profissionais. Há ainda a importância de que sejam baseados em evidências científicas e, se necessário, que temas sejam estudados, muitos dos quais serviços geradores de experiências.

Os POP são documentos desenvolvidos para facilitar o planejamento das atividades dos profissionais, muitas vezes utilizados na enfermagem. Para as técnicas de enfermagem, são fases dos procedimentos, funcionando como guia de passo a passo. Os protocolos podem ser classificados como:

Protocolos gerais

São os protocolos referentes ao serviço e que de forma geral podem ser aplicados por toda a equipe:

- Protocolo de ingresso.
- Protocolo de alta programada.
- Protocolo de antibioticoterapia.
- Protocolo de cuidados paliativos.
- Protocolo de oxigenoterapia domiciliar.
- Protocolo de óbito domiciliar.
- Protocolo de Alta ou de Transição do cuidado (transferência de cuidados).
- Protocolo de resíduos em saúde.

Protocolos específicos

São de referência a cada categoria profissional:

- Protocolo de enfermagem.
- Protocolo médico.
- Protocolo de fisioterapia.
- Protocolo de nutrição.
- Protocolo de fonoaudiologia.
- Protocolo de terapia ocupacional.
- Protocolo de serviço social.
- Protocolo de empréstimo de equipamentos.
- Protocolos SAMU-SAD.

Considerações finais

Para que o trabalho em equipe e o cuidado em AD sejam eficazes e eficientes, a articulação e a inter-relação em rede dos diversos pontos de atenção em saúde são pressupostos imprescindíveis. Para obter bons resultados na atenção à saúde o profissional deve ter perfil para desenvolver o trabalho e as equipes precisam estar preparadas para a atuação de forma assertiva. As diretrizes, os POP e os protocolos formalizam as condutas dos profissionais, por isso são importantes no processo de trabalho.

Referências

1. Brasil. Portaria nº 825, de 25 de abril de 2016. Redefine a Atenção Domiciliar no âmbito do Sistema Único de Saúde (SUS) e atualiza as equipes habilitadas. Brasília, DF: Diário Oficial da União; 2016.
2. Brasil. Ministério da Saúde. Secretaria de Atenção à Saúde. Departamento de Atenção Básica. Caderno de atenção domiciliar. Brasília, DF: Ministério da Saúde; 2013.
3. Brasil. Ministério da Saúde. Secretaria de Atenção Especializada à Saúde. Departamento de Atenção Hospitalar, Domiciliar e de Urgência. Atenção Domiciliar na Atenção Primária à Saúde. Brasília, DF: Ministério da Saúde; 2020. 98 p.

Capítulo 4

Planejamento, monitoramento e avaliação da atenção domiciliar

Mônica R. Prado de Toledo M. Nunes
Marco Túlio Aguiar Mourão Ribeiro

PONTOS-CHAVE

- Avaliação, planejamento e monitoramento: primordiais para a resolubilidade dos serviços prestados para a população na atenção domiciliar.
- Possibilidades e organização para estabelecer critério de avaliação do serviço prestado pelo serviço de atenção domiciliar.
- Adequação das ofertas dos serviços de acordo com as necessidades da população.

OBJETIVOS DE APRENDIZAGEM

Ao final do capítulo, o leitor deverá ser capaz de:

- Compreender a importância da avaliação do contexto do usuário.
- Reconhecer critérios e necessidades de monitoramento.
- Compreender a importância do planejamento das ações e necessidades do serviço de atenção domiciliar em relação à população atendida.

Introdução

Nos últimos anos, o aumento da expectativa de vida e a redução da fecundidade têm modificado o perfil epidemiológico mundial, no chamado fenômeno de transição epidemiológica. Essa mudança tem consequência direta no aumento da carga de doenças crônico-degenerativas, uma vez que temos o aumento de faixa etária relacionado à expectativa de vida,[1,2] além de gerar preocupação com o aumento dos custos com a saúde.

Doenças de curso agudo tendem a ser resolvidas de forma mais rápida, gerando demandas mais breves aos serviços de saúde. De outro modo, as doenças crônico-degenerativas se relacionam a prevalências mais altas e longos períodos de cuidado, o que leva a demandas mais frequentes e internamentos mais prolongados.[2,3] No Brasil, devido à sua grande extensão territorial e diversidade de situações econômicas e sociais, isso não se dá de forma igualitária em toda a sua territorialidade, o que leva a realidades e necessidades distintas. Como consequência, são impostos desafios relacionados ao envelhecimento populacional no Brasil, sendo necessário adequar as ofertas de serviço, dentre os quais podemos destacar a atenção domiciliar (AD).

A AD tem ganhado espaço em todo o mundo como estratégia no cuidado longitudinal desses pacientes com comprovada efetividade e consequente redução nos custos com cuidado à saúde, podendo, ou melhor, devendo estar presente desde a atenção primária à saúde até a atenção terciária, com as altas hospitalares programadas, continuidade de cuidados no domicílio e cuidados paliativos, além de uma abordagem de cuidados centrada na necessidade do indivíduo.

Cabe ressaltar que, na visita domiciliar (VD), podemos estabelecer uma abordagem centrada na pessoa, abordando a família no seu contexto social e comunitário, conhecer o ambiente no qual o paciente está inserido e, dessa forma, compreender os possíveis fatores de risco e a vulnerabilidade que podem prejudicar a saúde do paciente e/ou de sua família.[3-6]

Existem algumas necessidades de organização dos serviços, bem como estratégias de monitoramento e avaliação, para que de fato possamos atender as necessidades ímpares desses pacientes atendidos pelos serviços de atenção domiciliar (SAD).

Pressupostos avaliativos de necessidade de saúde em atenção domiciliar

Sabemos da grande importância nos processos de trabalho da atenção primária, sendo ela a porta primária ou primordial de acesso aos cuidados necessários à sua população adscrita. Infelizmente, não são observados a avaliação e o planejamento como prática rotineira dos profissionais de saúde. Quando os pacientes são visitados, a maioria dos profissionais ainda não avalia nem estratifica o risco ou vulnerabilidade do paciente e de sua família, assim como não faz o planejamento dos que vão realizar as próximas visitas, assim como não estabelece a periodicidade das visitas.[2]

Nesse processo de avaliação continuada, ainda há poucos protocolos estabelecidos e divulgados que visem à organização do processo de trabalho das visitas domiciliares. Neste capítulo, vamos tentar estabelecer algumas possibilidades e ferramentas, a fim de ajudar a organizar a agenda, identificando as necessidades das pessoas, propondo estratégias e planejando intervenções futuras.

Reconhecimento do território, planejamento e gestão das visitas na atenção primária à saúde

Antes de iniciar as visitas, é importante conhecer onde estamos, ou seja, é necessário conhecer o território. Inicialmente, temos de fazer a territorialização, reconhecendo o território e os dados epidemiológicos onde os pacientes estão inseridos. Esse olhar é fundamental para todas as "formas" de AD, ou seja, AD1, AD2 e AD3.[4,5]

Nessa caracterização do território, teremos um papel importante da atenção primária à saúde, contando inclusive com os agentes comunitários de saúde (ACS) dessa equipe, podem inicialmente destacar e identificar os pacientes de sua microárea, que teriam necessidade de atendimento domiciliar.

Para facilitar a identificação dos pacientes pelo ACS e estratificar o risco, estabelecendo prioridades e praticando a equidade, sugerimos a escala de Savassi e Coelho, a qual pode ser aplicada pelos ACS e outros integrantes da equipe de Saúde da Família, podendo auxiliar na identificação de sentinelas de riscos sociais e individuais das famílias adscritas, a partir dos dados coletados pelo E-SUS.[6]

TABELA 1 Escala de Savassi e Coelho (2004)

Sentinelas de risco	Escore de risco
Acamado	3
Deficiência física	3
Deficiência mental	3
Baixas condições de saneamento	3
Desnutrição grave	3
Drogadição	2
Desemprego	2
Analfabetismo	1
Indivíduo menor de 6 meses de idade	1
Indivíduo maior de 70 anos de idade	1
Hipertensão arterial sistêmica	1
Diabetes *mellitus*	1
Relação morador/cômodo maior que 1 Relação morador/cômodo igual a 1 Relação morador/cômodo menor que 1	3 2 0

Fonte: adaptada de Pinheiro et al.[6]

As famílias, a partir da soma dos escores atribuídos, são classificadas em vulnerabilidade habitual a máxima (V1 a V3).

TABELA 2 Escore de vulnerabilidade

Escore total	Vulnerabilidade familiar
0 a 4	V0: vulnerabilidade habitual
5 e 6	V1: vulnerabilidade menor
7 e 8	V2: vulnerabilidade média
Acima de 9	V3: vulnerabilidade máxima

Fonte: adaptada de Pinheiro et al.[6]

Uma vez contemplada essa primeira avaliação de necessidade assistencial, partimos para o planejamento das ações das equipes, sejam elas AD1, AD2 ou AD3, para dimensionar os pacientes e os perfis de necessidade de cuidados. Após identificar os pacientes que serão visitados, será necessário definir com a equipe algumas questões, como quais turnos seriam necessários para fazer as visitas, quais profissionais realizar, para que com isso fosse estabelecido um cronograma, o que ajudaria no planejamento e alinhamento entre os integrantes da equipe. Ressaltamos aqui alguns questionamentos que podem auxiliar nesse contexto avaliativo de necessidade de AD:

- Quando visitar?
- Qual a frequência das visitas domiciliares na agenda de uma equipe?
- Como visitar?
- Quais integrantes da equipe devem realizar as visitas?
- Por que e como se dará a realização dessas visitas?
- Qual o perfil de necessidade de cuidados do indivíduo que iremos visitar?
- Quando visitar?
- Quais insumos necessários para esta visita?

Respondendo à primeira pergunta, "Quando visitar?", ressaltamos que, para essa programação, também sejam considerados alguns fatores, já que o período ou turno de visita na agenda deverão ser definidos em equipe, de acordo com a realidade de cada localidade e a demanda de pacientes que necessitam de VD.

Como já dito, conhecer o território nos permite identificar e compreender situações e problemas, como violência na comunidade, horários mais convenientes, rotina das famílias, disponibilidade de transporte, formas de acesso e pressão assistencial, a fim de definir o turno ou horário para visitas programadas. Destaca-se que, se houver necessidade de visitas para uma demanda aguda ou urgência, o profissional pode e deve realizá-las em qualquer horário da sua agenda.

Quanto à frequência das visitas, sugere-se que, a partir da análise de situação e aplicação da escala de Savassi e Coelho, quando a equipe já conhece o número de pessoas que necessitam de VD por ACS, se estabeleça uma agenda de 4 a 6 pacientes por turno de 4 horas, identificando a necessidade de turnos necessários para adequação a esses indivíduos. Por exemplo, em uma equipe com 20 pacientes que necessitem de VD, se tiver disponível 1 turno de visitas semanais, terão capacidade de visitar de 16 a 24 pacientes em 1 mês, ou seja, em 1 mês visitariam todos os pacientes. Isso seria necessário? Haveria necessidade de visitas semanais?

Já uma equipe com 80 pacientes que necessitem de VD, se tivesse o mesmo turno disponível para visitas semanais, teria capacidade de visitar de 16 a 24 pacientes. Ou seja, veriam todos os pacientes em 4 meses. Isso seria suficiente? Um turno semanal seria suficiente? Para isso, veremos à frente que nem todos precisarão ser vistos todo mês, mas haverá pacientes que precisam ser vistos semanalmente e outros poderiam ser vistos a cada 2, 4 ou 6 meses.

Quanto ao meio de transporte para as visitas, estas devem acontecer prioritariamente com carros destinados a essa ação. No entanto, pode ser a pé, se for próximo à unidade de saúde, em um território seguro para a equipe; pode ser de barco, caval, ou outros meios que dependerão das barreiras geográficas e do acesso à casa dos pacientes.

A presença do ACS é fundamental nas visitas iniciais das equipes de AD, pois é o profissional que possui o maior vínculo com o território e a família, o que ajuda a estreitar o contato dos profissionais e facilita a entrada da equipe no território. Quanto aos profissionais que devem realizar as VD, podemos estabelecer, após a elaboração de um projeto terapêutico individual (PTI), lista de problemas, metas terapêuticas, serviços e equipamentos que precisam ser utilizados. Dessa forma, pode-se estabelecer e pactuar qual componente da equipe deve ser escalado para as próximas visitas, assim como suas atribuições no plano terapêutico.

Para responder à pergunta "Por que visitar?", a equipe responsável pela AD deve conhecer a realidade do paciente, assim como a sua lista de problemas. A partir das visitas, a equipe conhece o indivíduo e sua família, sua condição sociocultural, dessa forma garantido assistência adequada de acordo com suas necessidades. Para definir quais pacientes serão visitados, sugere-se que isso seja feito pela equipe, em reuniões mensais de planejamento, a partir da classificação e de acordo com o perfil operacional de atendimento de modalidade da AD.

A escala de Savassi e Coelho é extremamente útil para triar ou identificar pacientes vulneráveis ou de risco pelo ACS; no entanto, após a consulta do profissional médico, enfermeiro ou outro profissional de nível superior, durante a visita se percebe a necessidade de incluir outros critérios clínicos, familiares e sociais para melhor avaliação e estratificação do risco e vulnerabilidade. Para tanto, sugere-se a aplicação da escala de Ribeiro, Fiuza e Pinheiro,[2] a qual aborda os seguintes critérios:

- Comorbidades e situações de agudização ou descompensação.
- Idade.
- Polifarmácia.
- Grau de funcionalidade e independência.
- Mobilidade.
- Condições clínicas de maior fragilidade.
- Suporte e sobrecarga familiar.

QUADRO 1 Escala de risco e vulnerabilidade para atenção domiciliar na atenção primária à saúde

Indicador	Situação	Escore de risco e vulnerabilidade	Pontuação obtida
Idade	75 a 84 anos > 85 anos	1 2	
Multimorbidade	Nº de comorbidades (≥ 5) Descompensação clínica	2 5	
Polifarmácia	Nº de medicamentos (≥ 5)	2	
Funcionalidade	AVD instrumentais AVD básicas e instrumentais	1 2	
Mobilidade	Dificuldade de marcha Risco de queda Acamado	1 2 3	
Suporte familiar	Disfunção familiar Sobrecarga do cuidador	1 1	
Fragilidade	Síndrome demencial, depressão, Parkinson, neoplasia, sarcopenia, desnutrição, disfagia, incontinência, paralisia cerebral	2 (cada)	
Cuidados paliativos	PPS 90 a 100 PPS 60 a 80 PPS 30 a 50 PPS < 20	2 5 8 10	
Total	X	X	

AVD: atividades da vida diária; PPS: *palliative performance scale* (escala de performance paliativa).
Fonte: Ministério da Saúde, 2016.

QUADRO 2 Classificação de risco e vulnerabilidade clínica

Classificação de risco e vulnerabilidade	Escore	Tempo médio para planejamento das próximas visitas
Baixo	≤ 5	6 meses a 1 ano
Médio	6 a 10	4 a 6 meses
Alto	11 a 15	2 a 3 meses
Muito alto	≥ 15	Quinzenal a mensal

Fonte: adaptado de Carneiro et al.[2]

A escala permite avaliar esses parâmetros, identificar o risco e a vulnerabilidade por meio do escore obtido e planejar as próximas visitas a partir do risco atribuído, respeitando o acesso e a equidade. Dessa forma, a aplicação da escala de risco e vulnerabilidade auxilia na avaliação dos pacientes para planejamento, monitoramento e organização das visitas domiciliares. Isto posto, o processo de mudanças na estrutura etária da população e a tendência de ampliação do cuidado à AD se tornam cada vez mais uma necessidade, e o uso racional do tempo e dos recursos para a sua realização precisam de instrumentos de gestão.

O uso de instrumentos adequados permite identificar pacientes em situação de risco e vulnerabilidade, além de apoiar os médicos e outros profissionais de saúde na organização da agenda, identificação das necessidades das pessoas, acompanhamento das doenças crônicas, proposta de estratégias e planejamento de intervenções futuras. A proposta descrita serve como apoio, sendo o escore de resultado um guia para as visitas em AD, embora a decisão final seja do profissional que aplica a ferramenta ao individualizar as escolhas aos pacientes que ele já conhece.

Devemos ter organização e compreensão da necessidade e condições da população a ser atendida, o que não difere de onde os pacientes são encaminhados ou é solicitado o atendimento para as equipes de SAD. Podem ser oriundos dos hospitais, unidades de pronto atendimento, prontos-socorros, atenção especializada e atenção primária à saúde.

Monitoramento e avaliação do serviço de atenção domiciliar

Como sabemos, o monitoramento dos serviços assistenciais é primordial para que se dê condição para a avaliação da resolubilidade dos serviços prestados para a população, assim como pela gestão deles. Para isso, vamos apresentar alguns instrumentos de gestão, tendo como o foco os SAD no âmbito da RAS-SUS; exemplificaremos, no Anexo 1, no final deste capítulo,, o monitoramento do SAD do município de Campinas, no estado de São Paulo.

Ressaltamos a necessidade de realizar o monitoramento dessas equipes e a possibilidade de avaliar e tomar decisões no processo de gestão dos SAD. Dessa forma, seria importante apresentar conceitos de monitoramento e avaliação, apresentar processos de análise de contexto em monitoramento e fundamentos para a seleção e construção de indicadores de monitoramento e de avaliação para o SAD.

Na perspectiva de construção do SUS a partir do município, o monitoramento e a avaliação dos processos de gestão e de atenção à saúde constituem necessidades e desafios a serem incorporados como atividades inerentes ao trabalho. Compreende-se o monitoramento como um acompanhamento contínuo na execução de ações, atividades, na prestação de um serviço para identificar avanços ou problemas durante a execução. Já na avaliação, podemos defini-la como um processo para julgar o que foi realizado e aprimorar o programa, serviço ou atividade. Infelizmente o monitoramento e a avaliação não constituem prática rotineira e frequente nos serviços de saúde.

Existe a necessidade de ampliar o debate em relação à incorporação de processos de monitoramento e avaliação nos serviços e unidades da RAS-SUS, bem como a qualificação e organização de equipes e grupos de referência para encaminhar as ações de monitoramento e de avaliação, de modo a subsidiar a gestão em todas as esferas do SUS. Sobre indicadores para monitoramento e avaliação de SAD, devemos considerar conceitos e aspectos que situam esse processo e a construção de indicadores para o referido monitoramento.

Indicador é uma medida, geralmente quantitativa, que permite a mensuração de processos em determinado sistema, bem como a indicação de possíveis mudanças nas suas características. Na saúde, os indicadores permitem apontar dados objetivos da situação sanitária de uma região, por exemplo – "Além de prover matéria-prima essencial para a análise de saúde, a disponibilidade de um conjunto básico de indicadores tende a facilitar o monitoramento de objetivos e metas em saúde, estimular o fortalecimento da capacidade analítica das equipes de saúde e promover o desenvolvimento de sistemas de informação de saúde intercomunicados." (http://www.ripsa.org.br/vhl/indicadores-e-dados-basicos-para-a-saude-no-brasil-idb/)

A construção de um indicador depende da delimitação e clareza do objeto de estudo e do tipo de avaliação que se pretende realizar. O cálculo pode ser:

- Simples e direto, por exemplo: número de atendimentos no SAD/ano); ou
- Por meio de proporções, taxas, entre outras fórmulas, exemplo: percentual de reinternação de pessoas atendidas por SAD.

De cálculos simples ou proporcionais, algumas características são essenciais para maior eficácia de indicadores: a confiabilidade dos dados e cálculos, a validade (medir o que se propõe, considerando um objeto específico), a relevância e a mensurabilidade (basear-se em dados possíveis de serem obtidos). É fundamental considerar, ainda, que cada indicador selecionado e construído deve ser compreensível, de fácil interpretação, para todos que necessitem da informação gerada – ou resultante – da aplicação do indicador. No monitoramento das ações do SAD, é possível utilizar diferentes tipos de indicadores: de oferta, de utilização, de cobertura.

Como propor indicadores para os serviços de atenção domiciliar

Podem ser de diversas formas, as quais exemplificaremos a seguir, com algumas possibilidades e alguns questionamentos quanti-qualitativos:

- Dimensão do que se quer avaliar: capacidade do SAD de atender às demandas do município.
- Pergunta avaliativa: o SAD tem sido capaz de atender às demandas quanto à solicitação e admissão de pessoas para AD?
- Variáveis observáveis e indicadores:
  - Número de pessoas encaminhadas ao SAD.
  - Origem das pessoas encaminhadas ao SAD por serviços do município.
  - Tempo de retorno do SAD às solicitações.
  - % de atendimento do SAD às solicitações dos serviços.

Além dos dados explicitados anteriormente, podem ser executados os processos de monitoramento por meio de avaliação externa do serviço direcionado aos coordenadores de cada serviço da rede de saúde do município, os quais encaminham pacientes para o SAD, com o objetivo de investigar o grau de satisfação desses serviços com o SAD. São sugestões de indicadores de avaliação:

- Número de pessoas encaminhadas ao SAD.
- Número de pessoas encaminhadas ao SAD, por serviço de saúde do município.
- Tempo de retorno do SAD às solicitações/encaminhamentos.
- Porcentagem de atendimento do SAD às solicitações/encaminhamentos por serviços de saúde municipal.
- Porcentagem de motivos de não admissão no SAD.

A definição de indicadores é ação primordial e essencial para a viabilização de monitoramento e avaliação dos processos relacionados à qualidade e resolubilidade dos serviços de saúde, sendo também uma ferramenta no âmbito da gestão e da prestação de serviços em saúde.

A utilização de indicadores quanti-qualitativos é de extrema importância para acompanhamento, orientações, análises, estratégias a serem tomadas frente a problemas apresentados, recondução de estratégias, enfim, implicam de forma a estarem relacionadas às ações e ofertas de serviços a serem prestados para a população. Com isso, afirmamos aqui a importância da utilização de indicadores para avaliação e monitoramento da atenção domiciliar. No Anexo 1, alguns instrumentos já utilizados por SAD no Brasil.

Considerações finais

Este capítulo trouxe reflexões sobre a necessidade de planejar, monitorar e gerir a atenção domiciliar, tanto em nível da atenção primária quanto à saúde quanto na perspectiva do serviço domiciliar. Esperamos que, com a leitura deste capítulo, a utilização de ferramentas para a gestão dos pacientes seja incorporada para aperfeiçoar os SAD e qualificar o cuidado da equipe às pessoas.

Referências

1. Albuquerque ABA, Bosi MLM. Visita domiciliar no âmbito da estratégia saúde da família: percepções do usuário no município de Fortaleza, Ceará, Brasil. Cad Saúde Pública. 2009;25(5):1103-12.
2. Carneiro LAF, Campino ACC, Leite F, Rodrigues CG, Santos GMM, Silva ARA. Envelhecimento populacional e os desafios para o sistema de saúde brasileiro. São Paulo: Instituto de Estudos de Saúde Complementar; 2013.
3. Dos Reis CS, Noronha K, Wajnman S. Envelhecimento populacional e gastos com internação do SUS. R Bras Est Pop. 2016;33(3):591-612.
4. Gusso G, Lopes JM, Dias LC. Tratado de Medicina de Família e Comunidade. Artmed; 2018.
5. Brasil. Ministério da Saúde. Manual de Monitoramento e Avaliação. Programa Melhor em Casa. Brasília, DF: Ministério da Saúde; 2016.
6. Pinheiro JV, Ribeiro MTAM, Fiuza TM, Montenegro Junior RM. Ferramenta para avaliação e gestão da visita domiciliar na atenção primária à saúde: um relato de experiência. Rev Bras Med Fam Comunidade. 2019;14(41):1818.
7. Brasil. Portaria n. 825, de 25 de abril de 2016 que redefine a Atenção Domiciliar no âmbito do Sistema Único de Saúde (SUS) e atualiza as equipes habilitadas. [acesso em janeiro de 2022]. Disponível em: https://www.in.gov.br/materia/-/asset_publisher/Kujrw0TZC2Mb/content/id/22685962/do1-2016-04-26-portaria-n-825-de-25-de-abril-de-2016-22685827.
8. Savassi LCM, Lage JL, Coelho FLG. Sistematização de um instrumento de estratificação de risco familiar: Escala de Coelho-Savassi. J Mang Prim Health Care. 2012;3(2):179-85.

Anexo 1
Planilha de monitoramento SAD – Campinas

1 – Programação de visitas														
1.1 – Número de triagens														
Mês	Jan	Fev	Mar	Abr	Mai	Jun	Jul	Ago	Set	Out	Nov	Dez	Total	Média
Total	51	42	58	42	43								236	43

(continua)

(continuação)

1.2 – Pacientes não inseridos/liberação de medicação

Mês	Jan	Fev	Mar	Abr	Mai	Jun	Jul	Ago	Set	Out	Nov	Dez	Total	Média
Sem perfil	28	20	29	24	16								117	24
Medicação	4	9	5	1	5								24	5
Total	32	29	34	25	21	0	0	0	0	0	0	0	141	-

1.3 – Pacientes inseridos (com perfil)

Mês	Jan	Fev	Mar	Abr	Mai	Jun	Jul	Ago	Set	Out	Nov	Dez	Total	Média
Total	19	13	24	17	22								95	19

2 – Número de pacientes

Mês	Jan	Fev	Mar	Abr	Mai	Jun	Jul	Ago	Set	Out	Nov	Dez	Total	Média
Noroeste	109	107	111	102	109								538	109

2.1 – Número de pacientes

Mês	Jan	Fev	Mar	Abr	Mai	Jun	Jul	Ago	Set	Out	Nov	Dez	Total	Média
Pacientes atend. oxigênio	79	68	74	80	78								379	78

3 – Pacientes encaminhados pelo SAD para PS/PA/hospitais

Mês	Jan	Fev	Mar	Abr	Mai	Jun	Jul	Ago	Set	Out	Nov	Dez	Total	Média
PA/Campo Grande	0	4	2	1	2								9	2
PS-PUC	0	0	0	0	0								0	-
Hospitais	0	0	1	1	0								2	-
Total	0	4	3	2	2								11	2

4 – Visitas diárias e semanais

Mês	Jan	Fev	Mar	Abr	Mai	Jun	Jul	Ago	Set	Out	Nov	Dez	Total	Média
Semanal: nº de visitas/5 dias	229	248	259	239	255								1.230	248
Diário: nº de visitas/dias/mês (28, 30 ou 31)	37	43	42	42	41								205	42

4.1 – Número de visitas por paciente

Mês	Jan	Fev	Mar	Abr	Mai	Jun	Jul	Ago	Set	Out	Nov	Dez	Total	Média
Total	1.152	1.242	1.294	1.193	1.277								6.158	1.242

4.2 – Visitas mensais não realizadas

Mês	Jan	Fev	Mar	Abr	Mai	Jun	Jul	Ago	Set	Out	Nov	Dez	Total	Média
Total	31	20	18	41	16								126	20

4.3 – Número de visitas finais de semana e feriado

Mês	Jan	Fev	Mar	Abr	Mai	Jun	Jul	Ago	Set	Out	Nov	Dez	Total	Média
Sábado	42	54	60	65	126								347	60
Domingo	65	60	44	43	41								253	44
Feriado	11	30	0	22	0								63	11
Total	118	144	104	130	167	0	0	0	0	0	0	0	663	-

(continua)

(continuação)

5 – Quantidade de atendimentos por profissionais														
Mês	**Jan**	**Fev**	**Mar**	**Abr**	**Mai**	**Jun**	**Jul**	**Ago**	**Set**	**Out**	**Nov**	**Dez**	**Total**	**Média**
Enfermagem	541	610	587	556	624								2.918	587
Enfermeira	97	113	163	154	110								637	113
Fisioterapeuta	144	168	202	192	207								913	192
Fono	100	76	87	88	74								425	87
Médico	76	90	115	92	91								464	91
Assist. social	74	50	0	23	14								161	23
Nutrição	75	79	86	36	100								376	79
Pediatra	34	30	30	34	38								166	34
Psicologia	6	11	9	7	6								39	7
Farmácia	0	0	0	0	0								-	-
TO	5	15	15	11	13								59	13
Total	1.152	1.242	1.294	1.193	1.277	0	0	0	0	0	0	0	6.158	-

6 – Número de pacientes em cuidados paliativos oncológicos														
Mês	**Jan**	**Fev**	**Mar**	**Abr**	**Mai**	**Jun**	**Jul**	**Ago**	**Set**	**Out**	**Nov**	**Dez**	**Total**	**Média**
Total	12	9	14	10	10								55	10
Óbitos paliativos	3	5	2	6	2								18	3

7 – Número de pacientes em cuidados paliativos não oncológicos														
Mês	**Jan**	**Fev**	**Mar**	**Abr**	**Mai**	**Jun**	**Jul**	**Ago**	**Set**	**Out**	**Nov**	**Dez**	**Total**	**Média**
Total	102	98	98	92	99								489	98

8 – Visitas domiciliares – programa de oxigenoterapia														
Mês	**Jan**	**Fev**	**Mar**	**Abr**	**Mai**	**Jun**	**Jul**	**Ago**	**Set**	**Out**	**Nov**	**Dez**	**Total**	**Média**
Total de pacientes	79	68	74	53	78								352	74
Óbitos	2	9	0	1	3								15	2
Nº de triagens O_2	7	5	5	6	3								26	5
Visitas realizadas	25	18	62	53	33								191	33

9 – Local do óbito														
Mês	**Jan**	**Fev**	**Mar**	**Abr**	**Mai**	**Jun**	**Jul**	**Ago**	**Set**	**Out**	**Nov**	**Dez**	**Total**	**Média**
Domicílio	7	4	5	5	3								24	5
Hospital	1	3	2	7	4								17	3
Total	8	7	7	12	7	0	0	0	0	0	0	0	41	-

10 – Número de exames coletados por paciente														
Mês	**Jan**	**Fev**	**Mar**	**Abr**	**Mai**	**Jun**	**Jul**	**Ago**	**Set**	**Out**	**Nov**	**Dez**	**Total**	**Média**
Total	73	44	65	39	45								266	45

11 – Número de óbitos de pacientes														
Mês	**Jan**	**Fev**	**Mar**	**Abr**	**Mai**	**Jun**	**Jul**	**Ago**	**Set**	**Out**	**Nov**	**Dez**	**Total**	**Média**
Total	8	7	7	12	7								41	7

(continua)

(continuação)

12 – Taxa de mortalidade da modalidade assistência domiciliar														
Mês	**Jan**	**Fev**	**Mar**	**Abr**	**Mai**	**Jun**	**Jul**	**Ago**	**Set**	**Out**	**Nov**	**Dez**	**Total**	**Média**
Nº óbitos x 100/total AD	7%	6%	6%	12%	6%								37%	6%
Nº pctes. em AD	109	107	111	102	109								538	109

13 – Número de altas de pacientes														
Motivo	**Jan**	**Fev**	**Mar**	**Abr**	**Mai**	**Jun**	**Jul**	**Ago**	**Set**	**Out**	**Nov**	**Dez**	**Total**	**Média**
Reabilitação	6	4	5	7	2								24	5
Mudança de área de abrangência	0	1	0	0	0								1	-
Encaminhado para antibiótico	0	4	1	3	1								9	1
Total	6	9	6	10	3	0	0	0					34	5

14 – Taxa de alta da modalidade assistência domiciliar														
Motivo	**Jan**	**Fev**	**Mar**	**Abr**	**Mai**	**Jun**	**Jul**	**Ago**	**Set**	**Out**	**Nov**	**Dez**	**Total**	**Média**
Nº pctes. em AD com alta x 100/total	5%	8%	5%	10%	3%									5%
Nº pctes. em AD	109	107	111	102	109									

15 – Taxa de infecção após atenção domiciliar														
Mês	**Jan**	**Fev**	**Mar**	**Abr**	**Mai**	**Jun**	**Jul**	**Ago**	**Set**	**Out**	**Nov**	**Dez**	**Total**	**Média**
Nº pctes. em AD com INF x 100	18%	18%	27%	25%	13%									20%
Nº pctes. em AD	109	107	111	102	109									

16 – Taxa de internação após atenção domiciliar														
Mês	**Jan**	**Fev**	**Mar**	**Abr**	**Mai**	**Jun**	**Jul**	**Ago**	**Set**	**Out**	**Nov**	**Dez**	**Total**	**Média**
Nº pctes. em AD internados x 100	7%	6%	8%	10%	7%									8%
Nº pctes. em AD	109	107	111	102	109									
Nº pctes. internados	8	6	9	11	8									

17 – Busca ativa (visita intra-hospitalar – perfil para SAD)														
Mês	**Jan**	**Fev**	**Mar**	**Abr**	**Mai**	**Jun**	**Jul**	**Ago**	**Set**	**Out**	**Nov**	**Dez**	**Total**	**Média**
Hospital da PUC	40	26	35	50	37								188	37

18 – Procedência dos encaminhamentos (com/sem perfil)														
Procedência	Jan	Fev	Mar	Abr	Mai	Jun	Jul	Ago	Set	Out	Nov	Dez	Total	Média
Hospital	26	23	27	16	23	0	0	0	0	0	0	0	115	-
Bloco 1	6	4	2	8	2								22	4
Bloco 2	4	3	3	3	1								14	3
Bloco 5	6	4	4	3	11								28	4
Bloco 6	0	0	1	0	0								1	-
Bloco 8	0	0	1	0	0								1	-
Bloco 3/4	0	1	0	0	1								2	-
PSA	6	6	7	1	2								22	6

(continua)

(continuação)

18 – Procedência dos encaminhamentos (com/sem perfil)														
Procedência	Jan	Fev	Mar	Abr	Mai	Jun	Jul	Ago	Set	Out	Nov	Dez	Total	Média
PSI	0	0	0	0	0								-	-
PA GO	0	0	0	0	0								-	-
Hemodiálise	0	0	1	0	0								1	-
Ambulatório	0	0	0	0	0								-	-
Serviço social	0	0	1	0	0								1	-
UTI neonatal	0	0	0	0	0								-	-
Infectologia	0	0	0	0	0								-	
Oncologia	4	5	7	1	6								23	5
Hospitais/PA														
HMMG	0	2	3	3	4								12	3
CHOV	3	5	8	8	4								28	5
Unicamp	2	2	4	2	1								11	2
PA Campo Grande	0	0	0	0	0								-	-
Beneficência Portuguesa	0	0	1	0	0								1	-
UBS														
C.S. Florence	2	2	0	3	0								7	2
C.S. Floresta	0	0	0	0	0								-	-
C.S. Integração	1	0	1	0	1								3	1
C.S. PQ Itajaí	1	0	0	0	2								3	-
C.S. Pedro Aquino	0	0	0	0	0								-	-
C.S. Perseu	1	0	0	0	0								1	-
C.S. Ipaussurama	2	0	4	0	2								8	2
C.S. Rossim	0	1	0	1	0								2	-
C.S. Santa Rosa	1	0	0	0	0								1	-
C.S. Valença	0	0	0	0	0								-	-
C.S. Lisa	0	0	0	0	0								-	-
C.S. Satélite Iris	0	0	1	0	0								1	-
C.S . Campina Grande	0	0	1	1	0								2	-
Outros (outros hospitais)	12	7	8	8	6								41	8
Total	51	42	58	42	43	0	0	0	0	0	0	0	236	-

19 – Doenças prevalentes														
Mês	Jan	Fev	Mar	Abr	Mai	Jun	Jul	Ago	Set	Out	Nov	Dez	Total	Média
Parkinson	0	0	0	0	1								1	-
Pacientes neuropatas Crianças	5	5	5	5	5								25	5
Demência	5	6	5	5	4								25	5
Alzheimer	7	6	7	7	9								36	7
AVC	20	19	24	20	19								102	20
CA diversos/cuidados paliativos	11	9	13	10	10								53	10
TRM	5	5	5	4	4								23	5

(continua)

(continuação)

19 – Doenças prevalentes														
Mês	**Jan**	**Fev**	**Mar**	**Abr**	**Mai**	**Jun**	**Jul**	**Ago**	**Set**	**Out**	**Nov**	**Dez**	**Total**	**Média**
TCE	5	3	2	2	2								14	2
Outros	51	54	50	49	55								259	51
Total	109	107	111	102	109	0	0	0	0	0	0	0	538	-

20 – Avaliação de satisfação do usuário – avaliação do serviço															
	Janeiro			**Fevereiro**			**Março**			**Abril**			**Maio**		
Avaliação do serviço a cada 6 meses	Bom	Médio	Ruim	Bom	Médio	Ruim	Bom	Médio	Ruim	Bom	Médio	Ruim	Bom	Médio	Ruim
	0	0	0	0	0	0	0	0	0	0	0	0	0	0	0
	Junho			**Julho**			**Agosto**			**Setembro**			**Outubro**		
	Bom	Médio	Ruim	Bom	Médio	Ruim	Bom	Médio	Ruim	Bom	Médio	Ruim	Bom	Médio	Ruim
	Novembro			**Dezembro**			**Total**	**Soma**							
	Bom	Médio	Ruim	Bom	Médio	Ruim	Bom								
							Médio								
							Ruim								

21 – Quilometragem dos carros														
Mês	**Jan**	**Fev**	**Mar**	**Abr**	**Mai**	**Jun**	**Jul**	**Ago**	**Set**	**Out**	**Nov**	**Dez**	**Total**	**Média**
Kombi ENC0E11	1.852	2.038	2.216	2.387	2.114								10.607	2.114
Kombi EAO 0J01	2.184	2.144	2.443	2.405	2.303								11.479	2.303
Total	4.036	4.182	4.659	4.792	4.417	0	0	0	0	0	0	0	22.086	4.417

22 – Antibióticos e medicamentos fornecidos por mês para os pacientes do SAD														
Mês	**Jan**	**Fev**	**Mar**	**Abr**	**Mai**	**Jun**	**Jul**	**Ago**	**Set**	**Out**	**Nov**	**Dez**	**Total**	**Média**
Amoxicilina + clavulanato; comprimido VO	0	22	0	0	0								22	-
Adrenalina	0	0	0	1	0								-	
Atropina	0	0	0	0	0								-	
Dexametasona	12	0	1	49	1								12	
Glicose 50%	5	0	0	2	7								5	
Terbutalina	3	0	0	0	0								3	
Metoclopramida	1	0	2	0	3								1	
Omeprazol	0	0	0	2	3									
Cefalexina VO	0	0	0	28	0								28	-
Moxifloxacino VO	14	0	0	0	1								15	-
Gabapentina VO	0	0	0	0	0								-	-
Amoxicilina + clavulanato; solução VO	0	0	0	5	0								5	-
Ranitidina EV	0	0	0	0	0								-	-
Dipirona EV	2	0	15	12	19								48	12
Morfina EV/SC	484	219	812	648	791								2.954	648

(continua)

(continuação)

22 – Antibióticos e medicamentos fornecidos por mês para os pacientes do SAD														
Mês	**Jan**	**Fev**	**Mar**	**Abr**	**Mai**	**Jun**	**Jul**	**Ago**	**Set**	**Out**	**Nov**	**Dez**	**Total**	**Média**
Furosemida EV	20	6	3	2	0								31	3
Hidrocortisona EV	0	0	4	18	18								40	4
Soro glicofisiológico 1.000 mL	0	0	0	0	0								-	-
SF 0,9% 1.000 mL	1	1	0	13	33								48	1
SF 0,9% 500 mL	25	31	26	22	22								126	25
Sulfato de magnésio	6	12	15	12	16								61	12
Cloreto de sódio 20%	0	21	3	0	9								33	3
Cloreto de potássio 19,1%	0	0	5	0	3								8	-
Ondansetrona EV	34	4	34	31	21								124	31
Antibióticos EV													-	
Amicacina EV	38	56	108	68	68								338	68
Ciprofloxacino EV	0	14	20	73	0								107	14
Cefepima EV	85	68	0	0	56								209	56
Gentamicina EV	14	144	21	40	0								219	21
Ceftriaxona EV	35	163	189	130	100								617	130
Ertapeném EV	5	6	18	7	27								63	7
Micafungina EV	0	0	0	9	0								9	-
Moxifloxacino EV	7	0	35	13	1								56	7
Vancomicina EV	15	36	0	0	0								51	-
Tigeciclina EV	0	0	0	0	0								-	-
Teicoplanina EV	172	0	10	4	0								186	4
Meropenem	0	0	0	0	0								-	-
Daptomicina	0	0	0	0	0								-	-
Total	978	803	1.321	1.189	1.199	0	0	0	0	0	0	0	5.419	-

23 – Procedimentos														
Mês	**Jan**	**Fev**	**Mar**	**Abr**	**Mai**	**Jun**	**Jul**	**Ago**	**Set**	**Out**	**Nov**	**Dez**	**Total**	**Média**
Paracentese	0	0	0	0	0								-	-
Troca de SVD	17	15	18	20	17								87	17
Cistostomia	2	2	3	2	2								11	2
Repasse de CNE	9	12	15	18	15								69	15
Hemotransfusão	0	0	0	1	0								1	-
Troca traqueostomia	2	2	4	6	4								18	4
Gastrostomia	3	7	10	3	4								27	4
Hipodermóclise	3	3	4	5	4								19	4
Total	36	41	54	55	46	0	0	0	0	0	0	0	232	-

Capítulo 5

Satisfação do usuário

Emília Maria Paulina Campos Chayamiti
Talita Ferreira Turatti do Carvalhal
Mariana Borges Dias

PONTOS-CHAVE

- Importância de mensurar a satisfação do usuário de serviços de saúde.
- Maneiras de mensurar a satisfação do usuário pelos serviços de saúde e de atenção domiciliar.
- O que considerar numa pesquisa de satisfação do usuário em atenção domiciliar.

OBJETIVOS DE APRENDIZAGEM

Ao final do capítulo, o leitor deverá ser capaz de:

- Apreender a avaliação da qualidade do serviço de atenção domiciliar.
- Reconhecer formas de avaliar a satisfação do usuário em atenção domiciliar.
- Apresentar instrumentos de registros de satisfação do usuário de forma prática e voltado à realidade.

Introdução

Avaliar serviços de saúde com a participação dos usuários é um processo relativamente novo; iniciou-se na Europa e nos Estados Unidos e posteriormente no Brasil, o qual foi inserido para fortalecer o controle social do Sistema Único de Saúde (SUS) com a corresponsabilização do cuidado ou o cuidado centrado no usuário.[1]

O Programa Melhor em Casa, implantado em 2011, desde a sua oficialização em território nacional, tem viabilizado pesquisas de satisfação dos usuários dos serviços de atenção domiciliares (SAD), com iniciativa da coordenação-geral do programa como pressuposto da avaliação das estruturas e processos da atenção à saúde e satisfação dos usuários.

A avaliação pode se constituir em uma, entre outras práticas sociais possíveis, a somar esforços na busca de sistematizar e apresentar a usuários e cidadãos os resultados dos investimentos públicos no setor saúde, além de ajudar profissionais e gestores a qualificarem suas práticas e iniciativas.[2]

A satisfação do usuário é um componente essencial para a avaliação da qualidade dos serviços de saúde, constatado em literatura nacional e internacional, pois expressa a capacidade dos serviços em atenderem às necessidades e expectativas da população assistida.[1] Assim, é um importante indicador a ser considerado no planejamento das ações de diferentes serviços.

A atenção domiciliar (AD) tem adotado um processo de trabalho capacitado a fim de suprir as necessidades de saúde da população atendida, abrangendo também necessidades humanas e sociais, facilitando os acessos tanto na assistência à saúde quanto na prevenção de doenças. A AD propõe cuidado personalizado no ambiente do paciente, favorecendo a sua participação e/ou do seu cuidador familiar. Estudos permitem apreender que usuários desses serviços são beneficiados e satisfeitos, provavelmente pela proximidade do cuidado.[3,4]

Satisfação do usuário

Importância da satisfação do usuário no Sistema Único de Saúde

Uma das diretrizes do SUS diz respeito à participação da comunidade. O controle social é a expressão mais viva da participação da sociedade nas decisões tomadas pelo Estado no interesse geral, e suas manifestações mais importantes são o cidadão e o usuário no centro do processo de avaliação.[5] A opinião dos usuários quanto à qualidade da atenção é considerada de extrema relevância quando se busca avaliar esses serviços. Assim, não se pode deixar de considerar sua percepção, a fim de contribuir para a melhoria do sistema de saúde de forma geral[6] e no âmbito da AD.

Avaliação do serviço de atenção domiciliar por meio da satisfação do usuário

O planejamento é uma ferramenta importante para qualquer setor de entrega de serviços à população, inclusive para a AD. É necessário o levantamento de informações relevantes, como a qualidade do atendimento, a resolubilidade da assistência, o número de pessoas assistidas por equipe de saúde, a satisfação do usuário, o desempenho da equipe etc. Essas informações geram os dados através de sistemas de informação e avaliação em serviços de saúde.[7]

Todas as equipes que prestam atendimento domiciliar podem elencar indicadores de saúde para avaliar e monitorar sua demanda e os resultados de suas ações. Quando analisados, esses indicadores contribuem na apresentação da realidade, no processo de trabalho da equipe, entre outros, sendo muito importantes para direcionar ações e ofertas. A avaliação dos serviços de saúde, abrangendo inclusive os SAD, desponta como tendência crescente para o auxílio da gestão no planejamento. Uma forma de avaliação que se destaca é a satisfação do usuário, como tarefa fundamental que pode produzir reflexão sobre o serviço prestado.[8]

Estruturação de instrumentos para coletar informações sobre a satisfação do usuário em atenção domiciliar

Diversos serviços, ligados ou não ao SUS, têm ao longo dos últimos anos implementado a prática de avaliar a satisfação do usuário da AD no Brasil, com formatos próprios de questionários e diferentes formas de aplicação deles. Determinado estudo recente avaliou o grau de satisfação dos usuários dos serviços de saúde em cinco municípios da região noroeste do estado de São Paulo e foi utilizado como instrumento de avaliação uma entrevista dirigida, realizada por pesquisadores previamente calibrados, utilizando-se para a coleta das informações um formulário semiestruturado, com 21 questões abertas e fechadas, incluindo a percepção e satisfação em relação ao atendimento prestado nas unidades de saúde e hospitais municipais. Como resultado, para 72% os serviços de saúde prestados estão resolvendo os problemas e as necessidades da população, e 61,7% classificaram os serviços de saúde geral dos municípios como ótimo e bom (Figura 1). Apesar das queixas relatadas, o usuário mostrou-se satisfeito com os serviços públicos de saúde oferecidos.

Diante do exposto, notou-se que tanto a avaliação positiva quanto a negativa proveniente do usuário trazem benefícios para o serviço de saúde, pois pode ajudá-lo a manter condutas positivamente avaliadas e melhorar condutas negativamente avaliadas.

Os resultados de pesquisa precisam chegar para os serviços locais, pois é fundamental avaliar os resultados na ponta para entender o desejo do usuário/família e sua necessidade, e a equipe de saúde precisa compreender a perspectiva do usuário/família para trabalhar em prol disso. A grande questão é equalizar desejos x necessidades x recursos disponíveis, com a capacidade de resposta de cada serviço. Os SAD que implementam a avaliação de satisfação do usuário como indicador de qualidade podem ter com isso ótimas referências quanto aos próximos objetivos a serem adotados pelo serviço.

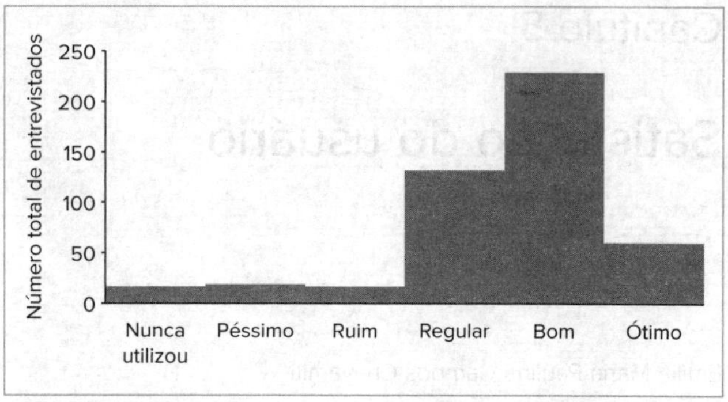

FIGURA 1

Avaliação do serviço de saúde.

Fonte: Moimaz SAS *et al.*, 2010.[9]

Em estudo das perspectivas dos usuários sobre atendimentos de suas necessidades pelo SAD, as pesquisadoras obtiveram resultados de que o perfil da população atendida na maioria era de idosos; o atendimento no domicílio é apresentado como melhor opção pelo conforto do lar, vínculos e superação quanto às barreiras de acesso. Na perspectiva dos usuários, o cuidar em casa apresenta novas relações que ampliam o acesso, a autonomia e a qualidade de vida do usuário.[4]

Os achados sugeriram, ainda, que os SAD têm contribuído para atender às necessidades dos usuários; a AD é um importante ponto da rede de atenção à saúde para os usuários e cuidadores, apesar dos desafios estruturais para o pleno atendimento às demandas do cuidado, sendo reconhecida como possibilidade de superar as dificuldades de acesso. E que a AD promove relações que ampliam o acesso, a autonomia e a qualidade de vida do usuário.[4]

Em nível nacional, o Ministério da Saúde decidiu avaliar a satisfação quanto ao Programa de Atenção Domiciliar denominado Melhor em Casa, por meio de pesquisas sistematizadas e regulares. Foram direcionadas aos usuários e, na impossibilidade de estes responderem, aos cuidadores e/ou familiares, nos anos de 2012, 2014 e 2017 e com abrangência nacional.

As pesquisas foram formuladas e estruturadas pela então Coordenação-Geral de Atenção Domiciliar (CGAD), atualmente Coordenação-Geral de Atenção Hospitalar e Domiciliar (CGAHD), integrante do Departamento de Atenção Hospitalar, Domiciliar e de Urgência (DAHU) da Secretaria de Atenção Especializada à Saúde (SAES) do Ministério da Saúde.

Para a realização da pesquisa, contou-se com a parceria do Departamento de Ouvidora-Geral do SUS (DOGES), unidade da Secretaria de Gestão Estratégica e Participativa do Ministério da Saúde (SGEP/MS). Entre as suas competências, estão viabilizar e coordenar a realização de estudos e pesquisas para subsidiar a formulação de políticas de gestão do SUS.

A pesquisa foi feita por meio de inquérito telefônico, operacionalizado pelos teleatendentes do Disque Saúde 136. Os teleatendentes que executaram o trabalho receberam capacitação específica sobre o Programa Melhor em Casa e o sistema de pesquisa utilizado para a coleta dos dados.

O instrumento de pesquisa se constituiu em um questionário elaborado pela CGAD/DAB/SAS/MS, com 25 perguntas na primeira edição, reduzidas para 23 nas seguintes (quando respondidas pelo usuário) ou 27 reduzidas a 25 perguntas (quando respondidas pelo cuidador) (Anexo 1, no final deste capítulo).

A intenção da CGAD era justamente enxergar, sob a ótica dos usuários, a prestação dos serviços pelas equipes dos SAD/Programa Melhor em Casa e a satisfação com eles, e permitir uma caracterização sucinta desse público. Assim, o questionário foi dividido em três partes:

- Caracterização do usuário e cuidador.
- Compreensão e caracterização do trabalho das equipes.
- Grau de satisfação geral dos usuários/familiares.

O questionário foi elaborado e validado pela equipe técnica da CGAD, e os passos para realização foram:

- Levantamento dos contatos do maior número de pacientes para a amostra.
- Seleção dos respondentes, em média; apenas em torno de 30% dos usuários com contato captado finaliza a pesquisa com sucesso.
- Capacitação dos teleatendentes para a compreensão mínima do proposito da pesquisa, com o estabelecimento da linguagem apropriada.
- Entrevista telefônica com aplicação dos questionários.
- Consolidação dos dados obtidos.
- Análise das respostas, com comparação com outros anos e dentro dos contextos de cada uma.

Ressalte-se que a pesquisa de satisfação passou a ser um procedimento obrigatório a todas as ouvidorias do SUS, atendendo às especificações da legislação.[10] A seguir, na Tabela 1, há um resumo de características das três pesquisas realizadas.

TABELA 1 Índices resumidos das pesquisas

Mês e ano de realização	Nº de municípios participantes	Nº de pessoas entrevistadas	Equipes em atividade	Satisfação geral
Set. 2012	59	2.120	139	94%
Dez. 2014 e jan. 2015	235	6.830	794	91,2%
Abr. 2017	379	10.416	976	92,4%

Fonte: Ouvidoria Geral do SUS – DOGES/SGEP/MS.

Com relação à realização das pesquisas, as principais dificuldades foram ter os telefones corretos dos respondentes, bem como a compreensão dos teleatendentes sobre o questionário e sua forma de aplicação, mesmo com intensos preparo e suporte. Existiu, nas três edições da pesquisa, uma perda significativa de até 70% dos contatos disponibilizados, devido a telefones errados, números não encontrados, recusa e desistência em responder por parte dos entrevistados, entre outros.

Os achados mais significativos foram relativos ao perfil dos usuários e cuidadores, à capacidade de resposta e atuação das equipes, bem como à satisfação geral com o programa, sempre bastante positiva e acima de 91%, como mostra a Tabela 1. Em relação ao quesito "idade", a pesquisa mostra uma concentração no atendimento do Melhor em Casa à população idosa, visto que 43,23% dos pacientes entrevistados pertencem à faixa etária entre 70 e 89 anos. Acima de 60 anos, são quase 70% do contingente atendido pelo Programa.[11]

O maior contingente de respondentes nas três pesquisas pertence à classe de renda entre 1 e 2 salários-mínimos, representados na última pesquisa, em 2017, e com o maior volume de participantes, 69,18% do total; esse grupo somado ao dos que não têm renda e dos que recebem menos de um salário-mínimo representa 76,97% do contingente total pesquisado. Outro dado de relevância é a constatação de que apenas 2,47% dos cuidadores são pessoas contratadas e remuneradas para essa finalidade, apontando uma imensa maioria (97,3%) de não remunerados, ocasionando certamente importante sobrecarga familiar. Importante enfatizar que a pesquisa prevê a necessidade de que o questionário seja realizado com o cuidador do paciente nos casos em que este não possa responder. Nesse sentido, a pesquisa mostrou que a possibilidade de isso ocorrer é alta, tendo em vista que 77,37% dos questionários respondidos foram feitos com o cuidador.[11]

Desse ponto de vista, o Programa Melhor em Casa cumpre um papel social de elevada importância no conjunto dos serviços públicos de saúde do SUS, à medida que atende, preferencialmente, a população idosa e de baixa renda.[11]

Os dados apurados foram importantes para evidenciar o bom serviço prestado pelos SAD ao longo dos primeiros 6 anos do programa, mas também a fragilidade etária, socioeconômica e em relação aos cuidadores da grande maioria dos usuários. Entre outros, esse fato provocou um movimento de fomento intersetorial de políticas voltadas ao cuidado e cuidadores, com grupo interministerial composto juridicamente para tal.

Uma quarta pesquisa chegou a ser solicitada e realizada em 2019, entretanto foi inviabilizada por incongruências na apuração dos questionários e uma redução de 95% do número de respondentes possíveis, invalidando a amostra.

Nos dois anos posteriores, a pandemia direcionou todos os esforços e recursos do Ministério da Saúde para a exigente e complexa pauta da covid. Ao se equalizarem esses problemas, em 2022 pretende-se realizar novamente a pesquisa de satisfação, pois no atual momento (dezembro de 2021) o país conta com aumento bastante recente de equipes habilitadas em todos os estados, exceto Roraima, e uma cobertura em torno de 40% da população brasileira.

Considerações finais

O processo de implementação da AD tem alcançado muitos avanços, no entanto precisam prosseguir quanto a promover melhorias em sua organização para que seus princípios sejam efetivos – e a pesquisa sobre a satisfação do usuário pelos serviços pode contribuir sobremaneira. Utilizar formas simples de registros da satisfação do usuário, como entrevista com poucas perguntas em questionário padronizado, realizada pessoalmente ou por telefone, fará que o SAD tenha o retorno necessário para manter pontos positivos e aperfeiçoar pontos negativos, suscitando assim constantes melhorias. Pode-se concluir que a perspectiva do usuário sobre as ações desenvolvidas pela equipe de AD é de extrema importância, e a devolução do usuário favorece o direcionamento e planejamento do serviço. Tudo isso permite compreender a percepção do usuário e analisar a qualidade e eficiência dos serviços prestados de forma personalizada pelo sistema de saúde local, no âmbito domiciliar.

Referências

1. Furlanetto DLC, Lima AA, Pedrosa CM, Paranaguá TTB, Xavier MF, Silva AKPD, et al. Satisfação do usuário da Atenção Primária no Distrito Federal: a importância do acesso oportuno e da visita domiciliar. Ciên Saúde Colet. 2020;25(5):1851-63.
2. Furtado JP, Akerman M, organizadores. Práticas de avaliação em saúde no Brasil: diálogos. Porto Alegre: Rede Unida; 2015. 374 p.
3. Tøien M, Bjørk IT, Fagerström L. An exploration of factors associated with older persons' perceptions of the benefits of and satisfaction with a preventive home visit service. Scand J Caring Sci. 2018;32(3):1093-107.
4. Silva KL, Silva YC, Lage EG, Paiva PA, Dias OV. Por que é melhor em casa? A percepção de usuários e cuidadores da atenção domiciliar. Cogitare Enferm. 2017;(22)4:e49660.
5. Crevelim MA. Participação da comunidade na equipe de saúde da família: é possível estabelecer um projeto comum entre trabalhadores e usuários? Ciên Saúde Colet. 2005;10(2):323-31.
6. Jesus PBR, Carvalho AV. Percepção de usuários de unidade de saúde da família sobre a assistência à saúde: uma contribuição da enfermagem. REME. 2002;6(1-2):48-56.
7. Brasil. Ministério da Saúde. Secretaria de Atenção à Saúde. Departamento de Atenção Básica. Caderno de atenção domiciliar. Brasília, DF: Ministério da Saúde; 2012.
8. Silva NRG. Satisfação dos cuidadores e dos idosos usuários do serviço de atenção domiciliar: Programa Melhor em Casa. 99 f. Dissertação [Mestrado em Gerontologia] – Universidade Federal de Pernambuco, Recife; 2020.
9. Moimaz SAS, Marques JAM, Saliba O, Garbin CAS, Zina LG, Saliba NA. Satisfação e percepção do usuário do SUS sobre o serviço público de saúde. Physis. 2010;20(4):1419-40.
10. Brasil. Decreto nº 9.492, de 5 de setembro de 2018. Regulamenta a Lei nº 13.460, de 26 de junho de 2017, que dispõe sobre participação, proteção e defesa dos direitos do usuário dos serviços públicos da administração pública federal, institui o Sistema de Ouvidoria do Poder Executivo federal. Brasília, DF: Diário Oficial da União; 2018.
11. Brasil. Ministério da Saúde. Secretaria de Gestão Estratégica e Participativa. Departamento de Ouvidoria Geral do SUS. Núcleo de Pesquisa. Relatório de pesquisa do Melhor em Casa etapa III. 2017. [acesso em fevereiro de 2022]. Disponível em: https://www.gov.br/saude/pt-br/media/pdf/2021/outubro/28/relatorio-de-pesquisa-do-melhor-em-casa-etapa-iii-2017.pdf.

Anexo 1
Roteiro para a elaboração das questões para as pesquisas de satisfação voltadas aos usuários e/ou cuidadores do programa Melhor em Casa

Perguntas de perfil do paciente (1 a 7):

1. Idade.
2. Identidade de gênero.
3. Cor/raça.
4. Renda familiar.
5. Escolaridade.
6. Recebimento de benefício social (Bolsa Família ou equivalente).
7. Uso de plano de saúde.

Perguntas sobre o atendimento (8 a 20)

8. O(A) Sr.(a) ainda está recebendo as visitas da equipe em sua casa?
9. Além do atendimento pela equipe de AD, o(a) Sr.(a) e sua família são acompanhados por uma equipe de Saúde da Família?
10. Se já teve alta: após a alta do Melhor em Casa, houve necessidade de continuidade de tratamento pela equipe da Unidade Básica de Saúde?
11. Esse tratamento aconteceu/vem acontecendo de maneira satisfatória?
12. Qual serviço foi responsável pelo encaminhamento do seu caso para o SAD?
13. Após o profissional de saúde que o(a) acompanhava ter indicado a AD para o(a) Sr.(a), qual foi o tempo de espera até a primeira visita da equipe de AD do Melhor em Casa?
14. De 0 a 10, qual nota você daria a esse tempo de espera (sem considerar a qualidade do atendimento recebido) para o início do cuidado no SAD; onde 0 seria muito ruim e 10, excelente:
15. Com que frequência o(a) Sr.(a) recebeu visitas da equipe de AD do Melhor em Casa durante o período em que estava/está sendo cuidado em casa?
16. Durante o acompanhamento da equipe de AD do Melhor em Casa, o Sr.(a) conseguiu/consegue realizar exames quando solicitados pelo médico?
17. Durante o acompanhamento da equipe de AD do Melhor em Casa, o(a) Sr.(a) conseguiu/consegue realizar consulta com especialista quando foi solicitado pelo médico?

18A. Alguma vez, houve a necessidade de que a equipe fosse até o domicílio em horário diferente da visita agendada?

18B. Se "Sim", a equipe de AD realizou a visita?

19. A equipe transmitiu/transmite confiança e segurança durante as ações executadas no domicílio?
20. Na(s) visita(s), as orientações que lhes foram/são dadas pelos profissionais desta equipe sobre os cuidados que deve tomar para se recuperar, como alimentação adequada, uso de medicamentos, foram/são satisfatórias?

Satisfação geral (21 a 23)

21. De 0 a 10, qual nota o(a) Sr.(a) daria ao atendimento prestado pela equipe de AD, onde 0 seria muito ruim e 10, excelente?
22. Você recomendaria o SAD para um amigo ou familiar?
23. Com relação ao SAD, o Sr.(a) acha que alguma coisa precisa ser melhorada?

Roteiro 2. Quando o entrevistado é o CUIDADOR/RESPONSÁVEL
Acrescentar estas perguntas de perfil do CUIDADOR (1 e 2):

1. Qual o seu grau de parentesco com o paciente?
2. Qual a sua escolaridade?

Capítulo 6

Gerenciamento de resíduos de serviços de saúde domiciliares

Emília Maria Paulina Campos Chayamiti
Joelma Veras da Silva
Mara Lúcia Renostro Zachi

PONTOS-CHAVE

- Compreensão sobre os resíduos de serviços de saúde gerados decorrentes dos serviços de saúde, destacando o serviço de atenção domiciliar.
- Contextualização sobre o descarte inadequado dos resíduos de serviços de saúde, contribuindo sobremaneira para o aumento dos problemas na saúde pública.
- Necessidade de qualificação e elaboração do plano de gerenciamento de resíduos em saúde pela equipe de atenção domiciliar.
- Conhecimento sobre os tipos de resíduos de serviços de saúde domiciliares gerados aos assistidos pelas equipes de atendimento domiciliar, os quais podem influenciar diretamente o manejo adequado no domicílio dos pacientes assistidos.

OBJETIVOS DE APRENDIZAGEM

Ao final do capítulo, o leitor deverá ser capaz de:

- Identificar a legislação sobre os resíduos de serviços de saúde.
- Descrever as etapas do plano de gerenciamento de resíduos de serviços de saúde domiciliares.
- Adotar ações adequadas com relação aos resíduos na atenção domiciliar.

Introdução

Os resíduos de serviços de saúde são todos aqueles gerados em estabelecimentos de saúde, como laboratórios, hospitais, clínicas médicas, consultórios de odontologia, farmácias, clínica veterinária, unidades móveis de urgência e emergência (ambulâncias), serviços de atenção domiciliar (SAD) e instituições de ensino e pesquisa na área da saúde, entre outros semelhantes.[1]

Os resíduos de serviços de saúde domiciliares (RSSD) são todos os resíduos gerados por usuários assistidos em seus domicílios, e que mesmo em pequenas quantidades são particularmente importantes, dada a destinação inadequada que muitas vezes recebem. O descarte incorreto de indústrias no setor de saúde também contribui para a contaminação do solo e da água superficial, promovendo um elevado nível de metais pesados no solo, como cádmio, cobre, chumbo e mercúrio.[2]

Os RSSD gerados em AD também têm despertado grande preocupação nos últimos anos, não pela quantidade gerada, mas pelo potencial de risco que alguns deles representam à saúde dos que os manuseiam e ao meio ambiente quando descartados indiscriminadamente. Essa situação demonstra a necessidade de um planejamento que envolva geração, acondicionamento, segregação, destinação, tratamento e disposição final desses resíduos, além da necessidade de orientação aos profissionais que prestam AD e os usuários do Sistema Único de Saúde (SUS), acerca da segregação e destinação correta desses resíduos.

A Agência Nacional de Vigilância Sanitária (Anvisa) e o Conselho Nacional do Meio Ambiente (Conama), com o objetivo de instruir os serviços de saúde, publicaram ações normativas, operacionais e fiscais, em busca da regulamentação do manejo dos RSS, desde a produção até o seu destino final, com o propósito de preservar a saúde humana e ambiental.[2] O gerenciamento de RSS abrange todas as etapas de planejamento de recursos físicos, materiais e capacitação dos recursos humanos envolvidos.[3]

Gestão dos resíduos

Legislação regulamentadora dos resíduos de serviços de saúde

A Resolução da Diretoria Colegiada (RDC) nº 306/04 e a Resolução nº 358/05 discorre sobre o manejo dos RSS,[4] sendo que a primeira foi revogada e foi adotada a RDC nº 222/18 da Anvisa, a qual regulamenta o gerenciamento dos RSS e estabelece que o serviço gerador de RSS é o responsável pela elaboração, implantação, implementação e monitoramento do plano de gerenciamento de resíduos de serviços de saúde (PGRSS).[3-7]

Esse documento aponta e descreve todas as ações relativas ao gerenciamento e manejo dos RSS, observadas as suas características e riscos, contemplando os aspectos referentes à geração, identificação, segregação, acondicionamento, coleta, armazenamento, transporte, destinação e disposição final ambientalmente adequada, bem como as ações de proteção à saúde pública, do trabalhador e do meio ambiente.[5]

Assim, é fundamental que os SAD apresentem um plano de gerenciamento de resíduos de serviços de saúde domiciliares (PGRSSD) específico, de acordo com a assistência prestada, considerando que os resíduos apresentam riscos potenciais semelhantes aos RSS, consonantes com a legislação vigente.

Manejo de resíduos de serviços de atenção domiciliar

O manejo inadequado dos RSS é uma problemática que preocupa a administração pública e privada, potencializado pela pandemia da covid-19, devido ao risco de contaminação de contato com resíduos infectados por patógenos, impactando negativamente o meio ambiente e a saúde pública.

Para diminuir a cadeia de proliferação de infectantes, é crucial a obrigatoriedade de que geradores de resíduos de saúde gerenciem e tratem adequadamente os resíduos produzidos, antes de serem descartados no meio ambiente.

Para os RSSD oriundos da AD domiciliar, ainda precisam ser implementadas as diretrizes técnicas, que norteiem as ações de quem os gera, o desenvolvimento de estudos e pesquisas sobre o potencial de risco que alguns resíduos representam à saúde de quem os manuseia e ao meio ambiente quando descartados indiscriminadamente.

Existe uma preocupação das autoridades sanitárias, que compreendem que o problema não é a geração, mas sim os descartes indevidos, os quais resultam em riscos à saúde pública, não apenas em face a uma pandemia atual, em que o descarte incorreto pode suscitar inclusive a proliferação dos patógenos e a difusão de variantes.[3]

Não é a quantidade de RSS gerada que preocupa, e sim a quantidade não coletada e consequentemente não tratada corretamente – o que se exacerba para os RSS originados após atendimentos domiciliares.

Em ambientes hospitalares, há problemas oriundos do descarte incorreto dos resíduos, mesmo com fiscalizações e normativas claras de condutas de gerenciamento. Contudo, os RSSD dos usuários do SAD não são fiscalizados e geralmente ainda não têm documento norteador de gerenciamento, até mesmo pela incipiência de muitos serviços.

É imprescindível que os SAD apresentem um PGRSSD, de acordo com a peculiaridade da assistência prestada, haja vista que não há, na literatura atual, orientações técnicas direcionadas aos profissionais que prestam AD e os usuários do SUS.

O descarte inadequado dos RSS contribui sobremaneira para o aumento dos problemas na saúde pública, pois admite-se que uma parcela dos estabelecimentos de saúde não está cadastrada nos serviços de coleta, ou encaminham seus resíduos de forma incorreta para o destino.

A responsabilidade pela segregação e destinação final ambientalmente correta dos RSS é do gerador dos resíduos na assistência prestada, mas ainda é de pouco conhecimento a normativa que promova a complementação dessa responsabilidade.

Ainda que haja a definição de políticas específicas, a instituição precisa analisar não apenas as variáveis internas ligadas ao gerenciamento de seus resíduos, mas o conjunto de relações das variáveis externas que de alguma forma possam interferir nos resultados que podem ser obtidos, como locais adequados para a realização das etapas de tratamento e disposição final dos RSS.

Manejo de resíduos provenientes da atenção domiciliar

Para os resíduos provenientes da AD, é preciso toda uma logística para que a segregação, o descarte e o transporte ocorram dentro de princípios básicos de gerenciamento de resíduos. Quando não gerenciados, em quaisquer das etapas da geração e tratamento final comprometem a saúde dos trabalhadores, do próprio paciente e dos familiares, além do meio ambiente.

Tais resíduos podem conter material biológico, perfurocortantes, fármacos vencidos ou restos de medicações, seringas contaminadas, entre outros materiais, como algodões, tecidos removidos nos curativos, meios de culturas, sangue coagulado, luvas descartáveis, filmes radiológicos etc.

Um número expressivo quanto à geração de resíduos de saúde domiciliar foi verificado em estudo sobre o atendimento de um paciente em domicílio: a geração diária foi de 2,64 kg, aproximadamente, enquanto em pacientes internados em hospitais da cidade de São Paulo a geração de resíduos foi de 3,77 kg/dia. Levando em consideração o padrão da América Latina, onde a média de geração de resíduos varia entre 1 e 4,5 kg/leito/dia, concluiu-se que a geração dos RSS na assistência domiciliar está se aproximando dos padrões hospitalares, realçando sua relevância.[1]

O descarte desses resíduos, quando realizado em conjunto com os resíduos comuns, traz risco direto para quem irá manuseá-lo; esses materiais, uma vez expostos, podem ocasionar acidentes biológicos (sangue, secreções e excreções) originados pela manipulação de materiais perfurocortantes.

Os acidentes com esses materiais são avaliados como um problema mundial, pela probabilidade da transmissão de patógenos veiculados pelo sangue. Esse risco está mais próximo ainda daqueles que o recolhem (agentes de limpeza urbana), sobretudo devido à utilização de sacos plásticos para o descarte, pois tais recipientes são frágeis e isso favorece riscos à saúde.

Existem alguns grupos de fármacos que, quando descartados no meio ambiente, merecem especial atenção: os antibióticos e os estrogênios. Os primeiros, porque acabam gerando bactérias mais resistentes, e os últimos, porque afetam o sistema reprodutivo de organismos aquáticos, a saber, que esses fármacos acabam feminizando os peixes que eram machos, o que compromete diretamente a reprodução deles.[6]

O descarte como resíduo doméstico pode levar à poluição da água e do solo, modificar fatores biológicos e químicos do ecossistema, diminuir a reciclagem de materiais e aumentar riscos de acidente ocupacional.

Como exemplo, citamos as análises do gerenciamento dos resíduos de saúde gerados pelas equipes multiprofissionais de atenção domiciliar do SAD (EMAD-SAD), na cidade de São Luís, Maranhão, e a proposta de instrumentos facilitadores para o manejo dos resíduos.[7]

Foram gerados 684,3 kg de RSSD (Quadro 1). As maiores quantidades levantadas desses resíduos foram enquadradas no grupo A – infectantes (271 kg) – e grupo B – químicos (213 kg). Ressaltamos que mais de meia tonelada de resíduos

TABELA 1 Tipo e quantidades de atendimentos domiciliares em São Luís, em 2018

Tipo de atendimento domiciliar	Quantidades	Atendidos
Procedimentos em gastrostomizados	150	51%
Curativos gerais	75	25%
Reabilitação	27	27%
Sondagens vesicais	9	3%
Cuidados paliativos	27	27%
Procedimentos com traqueostomizados	9	3%
Total de atendimentos	297	100%

Fonte: Silva JV, Braga RMQL, 2021.[7]

QUADRO 1 Quantitativo de RSSD gerados/grupos em atendimento domiciliar em 2018

Procedimentos	Tipo de RSSD gerado	Quantidade (kg) gerada em 2018						
		A1 e A4	A2, A3 e A5*	B	C*	D	E	RSSD (kg/ano)
Gastrostomizados	Cateter de silicone ou de poliuretano, tubo, sonda de alimentação de silicone, seringa, equipo, frasco de soro, embalagens de formulação dietética, par de luvas, fita adesiva hipoalergênica ou esparadrapo, máscara, guia metálico da sonda	109,3		169,5		16,2		315
Curativos gerais (úmidos e secos)	Gazes, algodão, compressas, esparadrapo, frasco de soro de 10 mL, 30 mL, 500 mL, agulhas, seringas, lâmina de bisturi, placas de curativo, frascos com hemoderivados, par de luvas, máscara	125	-		-	86,5	43,5	255
Reabilitação	Resíduos úmidos e secos, gazes, algodão, esparadrapo, frasco de soro de 10 mL, 30 mL, 500 mL, agulhas, seringas, lâmina de bisturi, placas de curativo, frascos com hemoderivados, gel, óleos, par de luvas, máscara		-	6,4	-	22,5	3,5	32,4
Sondagem vesical	Par de luvas estéreis, sonda vesical de alívio ou sonda vesical de demora, tubo de xilocaína geleia estéril (uso único), seringas de 20 mL, agulha (40x12), campo esterilizado, ampolas de água destilada, coletor de urina sistema fechado (se SVD), pacotes de gaze, material para higiene íntima, Micropore®, solução de antissepsia padronizada dos hospitais, máscara	22,2	-	7,5	-	12,2	1,3	43,2
Cuidados paliativos	Aplicações de medicamentos, tópicos, orais, venosos e intradérmicos. Fisioterapia respiratória e locomotora, psicologia e nutrição. Resíduos gerados: par de luvas, frascos de medicamentos, frascos de tomadas tópicas, gel, óleos, seringas, agulhas, gazes secas e úmidas, compressas secas e úmidas, algodão, máscara	2,8	-	5,8	-	8,4	1,9	18,9
Traqueostomizados	Limpeza, mobilização e aspiração. Resíduos gerados: par de luvas. Material necessário: par de luvas de procedimento, par de luva esterilizada, pacotes de gaze esterilizada, sonda de aspiração com válvula, seringa de 20 mL, agulha 40x12, ampolas de soro fisiológico de 500 mL a 0,9%; frasco de água destilada 10 mL; coletor de secreção descartável 1.000 mL, máscara	12,2	-	4,7	-	2,9		19,8
Total de resíduo gerado/grupo		271,5		213,9		148,7	50,2	
Total de RSSD gerado								684,3

RSSD: resíduos de serviços de saúde domiciliares; SVD: sonda vesical de demora.
Fonte: Silva JV, Braga RMQL, 2021.[7]

QUADRO 2 Indicadores indispensáveis para a avaliação do PGRSSD em 2017

Item a ser avaliado	Indicadores	Resultados
Acidentes com perfurocortantes	Taxa de acidentes com perfurocortantes em profissionais de saúde, cuidadores e pacientes. Total de acidentes	
Geração de resíduos	Variação da geração de resíduos** Do termo "variação" subentende-se a comparação dos dados do ano posterior com os do início do plano de resíduos, ou de cada ano consequente com o seu antecedente. Portanto, na origem do plano, considerar apenas a proporção e não a variação da proporção	
	Total de resíduos gerados atualmente	
Resíduos do grupo A	Variação da proporção dos resíduos do grupo A	
	Total de resíduos do grupo A gerados	
	Total de resíduos gerados * Inclui recicláveis	
Resíduos do grupo B	Variação da proporção dos resíduos do grupo B	
	Total de resíduos do grupo B gerados* * Onde houver quantidade de resíduos químicos em litros, transformar em quilogramas por isonomia com os demais resíduos e para ter a sua totalização em uma só unidade	
	Total de resíduos gerados* * Inclui recicláveis	
Resíduos do grupo C	Variação da proporção dos resíduos do grupo C	0 %
	Total de resíduos do grupo C gerados	0 kg/mês em 2016
	Total de resíduos gerados	
Resíduos do grupo D	Variação da proporção dos resíduos do grupo D	
	Total de resíduos do grupo D gerados	
	Total de resíduos gerados * Inclui recicláveis	
Resíduos do grupo E	Variação da proporção dos resíduos do grupo E	
	Total de resíduos do grupo E gerados	
	Total de resíduos gerados	
Resíduos recicláveis	Variação da proporção dos resíduos recicláveis	
	Total de resíduos recicláveis	
	Total de resíduos gerados * Inclui recicláveis	
Pessoas capacitadas em gerenciamento de resíduos de serviços de saúde domiciliares, incluindo a clientela do programa*	Variação do percentual de pessoas capacitadas em gerenciamento de resíduos	
	Total de pessoas capacitadas em gerenciamento de resíduos	
	Total de pessoas capacitadas	
Custo com RSSD* Do termo "variação" subentende-se a comparação dos dados do ano posterior com os do início do plano de resíduos, ou de cada ano consequente com o seu antecedente. Portanto, na origem do plano, considerar apenas a proporção, não a variação da proporção	Variação da proporção de custo com RSSD	(custo mensal/custo total)
	Custo do gerenciamento do RSS	
	Custo do gerenciamento total	

PGRSSD: plano de gerenciamento de resíduos de serviços de saúde domiciliares; RSSD: resíduos de serviços de saúde domiciliares.
Fonte: elaborado pelas autoras.

de serviços de saúde foi gerada pelas equipes de saúde domiciliares, sem manual de instruções técnicas que direcione a equipe para o gerenciamento adequado dos resíduos.

Qualificação para equipe em atenção domiciliar

O conhecimento de EMAD sobre o manejo adequado dos RSSD é imprescindível para a concepção de ações de acordo com as diretrizes e normas de gerenciamento nacionais, voltadas para os resíduos gerados [7]

É relevante que o SAD seja eficiente, que atenda aos preceitos estipulados pelo SUS, mas é preciso se atentar à destinação adequada desses resíduos. Assim, um modelo propositivo, similar aos parâmetros expostos no PGRSS, já amplamente difundido, deve ser construído para os resíduos gerados na AD[7] no país, de forma pioneira pelos envolvidos nessa modalidade de atenção.

À equipe do SAD cabem orientações gerais quanto ao acondicionamento, descarte, com atenção especial aos resíduos perfurocortantes, cujo descarte deve ser realizado em recipientes adequados rígidos e resistentes a furos, rupturas e vazamentos. Caixas especiais podem ser fornecidas pelo SAD, caso não seja possível utilizar latas ou garrafas PET e identificar material perfurocortante.[7]

Educação permanente e continuada

O serviço gerador de RSS deve garantir que os trabalhadores sejam avaliados periodicamente em relação à saúde ocupacional, mantendo registros da respectiva avaliação. Ademais, deve manter um programa de educação continuada a todos os envolvidos nas atividades de gerenciamento de resíduos, inclusive os que atuam temporariamente. Os temas estão elencados na RDC nº 222.[3] A educação e as atualizações para profissionais e usuários são primordiais, e a comissão de gerenciamento de RSSD tem, como competência:[3]

- Acompanhar, avaliar e divulgar as ações implantadas pelo plano de gerenciamento de resíduos.
- Supervisionar a qualidade do manejo, acondicionamento, coleta, armazenamento e disposição final do resíduo de saúde domiciliar gerado.
- Realizar visitas regulares às residências para detectar possíveis falhas no manejo e destino dos resíduos e corrigi-los.
- Estimular os diversos profissionais a seguir o preconizado em rotinas e normas.
- Fazer a adequação e supervisão das normas e rotinas do plano de gerenciamento de resíduos nos diversos níveis da assistência do programa.

Elaboração do plano de gerenciamento de resíduos de serviços de saúde domiciliares

Todo gerador de RSS é responsável pela elaboração, implantação, implementação e monitoramento de um plano de gerenciamento, o chamado PGRSS, que deve estar disponível para consulta dos órgãos de vigilância sanitária ou ambientais, dos funcionários, dos pacientes e do público em geral.

Para a garantia da segurança dos usuários, de sua família e até mesmo da comunidade local, os profissionais do SAD têm a atribuição de orientar quanto à destinação dos resíduos sólidos provenientes do cuidado em saúde.

As etapas do manejo, desde a geração até a disposição final dos resíduos no PGRSS, incluem: segregação; acondicionamento; identificação; transporte interno; armazenamento temporário; tratamento ambiental adequado.[3,6]

O PGRSSD é adaptado conforme o serviço prestado por cada âmbito de saúde e a realidade local. Sendo assim, o SAD deve ter um programa de gerenciamento que contemple suas atividades, objetivando minimizar resíduos, descartar materiais perigosos, proteger o profissional, usuário e cuidador e preservar o meio ambiente. Ainda de acordo com a RDC nº 222/18, a destinação final e o gerenciamento dos resíduos são de responsabilidade do gestor da instituição que o origina.[5]

O SAD deve contar com um PGRSSD e organizar uma forma de transportar os resíduos produzidos no domicílio para tratamento ambientalmente adequado.[7] Nesse caso, os profissionais do SAD devem orientar o usuário, seus cuidadores e a família para a importância da destinação correta dos resíduos que serão produzidos no domicílio, de acordo com a classificação dos resíduos conforme a RDC nº 222/18.[6]

Etapas do plano de gerenciamento de resíduos no SAD e equipamentos de proteção individual e coletivo

O PGRSSD, documento que implementa a gestão integrada de resíduos em conformidade com a RDC nº 222/18, deve:[6]

- Empregar medidas técnicas, administrativas e normativas para prevenir acidentes com o ser humano e com o meio ambiente.
- Gerenciar de forma correta todos os RSSD gerados pelo programa, atendendo às normas e exigências legais, desde a sua geração até o destino final.
- Reduzir o volume de resíduos perigosos e a incidência de acidentes ocupacionais, reduzindo os riscos sanitários e beneficiando o meio ambiente.
- Disponibilizar informações técnicas aos servidores das diversas categorias do programa sobre o manejo adequado de RSSD.
- Contribuir para a formação da consciência ambiental dos servidores, por meio de ações educativas a respeito do assunto.
- Implantar o plano de reciclagem para minimizar o impacto ambiental.
- Avaliar periodicamente o PGRSSD por meio da comissão de gerenciamento, objetivando a sustentabilidade do plano.

O PGRSSD deve ser adaptado, conforme o serviço prestado e a realidade local. Sendo assim, as equipes devem ter um plano que contemple suas atividades, objetivando minimizar resíduos, substituir materiais perigosos, proteger o profissional, usuário e cuidador e mitigar os impactos, preservando o meio ambiente.

A caracterização e a classificação dos RSSD iniciam-se durante a assistência, gerando informações dos procedimentos do manejo dos RSSD, desde a geração até o descarte para posterior tratamento, realizados pelos profissionais do SAD.

Destaca-se que a RDC nº 222/2018, no art. 4º, determina que o gerenciamento dos RSS deve conter todas as etapas de planejamento. O art. 5º, por sua vez, aduz que todo serviço gerador deve ter um plano de gerenciamento, enquanto o art. 10º estabelece que o serviço gerador de RSS é responsável pela elaboração, implantação, implementação e monitoramento desse plano.[5]

A equipe de AD, como geradora do RSSD, precisa, em seu PGRSSD:[5]

I – Estimar a quantidade dos RSS gerados por grupos, conforme a classificação por grupo A, B, C, D e E, e os subgrupos correspondentes.

II – Descrever os procedimentos relacionados ao gerenciamento dos RSS quanto à geração, à segregação, ao acondicionamento, à identificação, à coleta, ao armazenamento, ao transporte, ao tratamento e à disposição final ambientalmente adequada.

III – Estar em conformidade com as ações de proteção à saúde pública, do trabalhador e do meio ambiente.

IV – Estar em conformidade com a regulamentação sanitária e ambiental, bem como com as normas de coleta e transporte dos serviços locais de limpeza urbana.

V – Quando aplicável, contemplar os procedimentos locais definidos pelo processo de logística reversa para os diversos RSS.

VI – Estar em conformidade com as rotinas e processos de higienização e limpeza vigentes no serviço gerador de RSS.

VII – Descrever as ações a serem adotadas em situações de emergência e acidentes decorrentes do gerenciamento dos RSS.

VIII – Descrever as medidas preventivas e corretivas de controle integrado de vetores e pragas urbanas, incluindo a tecnologia utilizada e a periodicidade de sua implantação.

IX – Descrever os programas de capacitação desenvolvidos e implantados pelo serviço gerador, abrangendo todas as unidades geradoras de RSS e o setor de limpeza e conservação.

X – Apresentar documento comprobatório da capacitação e do treinamento dos funcionários envolvidos na prestação de serviço de limpeza e conservação que atuem no serviço, próprios ou terceiros de todas as unidades geradoras.

XI – Apresentar cópia do contrato de prestação de serviços e da licença ambiental das empresas prestadoras de serviços para a destinação dos RSS.

XII – Apresentar documento comprobatório de operação de venda ou de doação dos RSS destinados à recuperação, à reciclagem, à compostagem e à logística reversa.

Como organização para a elaboração do PGRSSD, sugerem-se as seguintes etapas, que serão adequadas de acordo com as análises das variáveis obtidas:[7]

QUADRO 3 Passos para a elaboração do PGRSSD

1	Caracterizar a assistência prestada, bem como tipos de procedimento que ocorrem com mais frequência, quantidade de usuários assistidos, tipos de materiais utilizados, dispositivo de segurança, EPI e EPC utilizados.
2	Descrever as etapas do gerenciamento RSSD, da segregação ao transporte para tratamento e destinação final.
3	Classificar, segundo a RDC nº 222/18, os resíduos de saúde gerados em cada procedimento na assistência domiciliar prestada.
4	Listar os equipamentos necessários, desde recipientes com tampa e pedal, contêineres, bombonas, suporte de caixas para descarte de perfurocortantes, adesivos de sinalização e identificação.
5	Oferecer capacitações periódicas bimestrais para toda a equipe com temas sugeridos na RDC nº 222/18 e inclusão de comissões, do tipo Núcleo de Educação Permanente (NEP).
6	Acompanhar, avaliar e divulgar as ações implantadas de gerenciamento de RSSD, incluindo os gestores.
7	Supervisionar a qualidade do manejo dos RSS domiciliar gerados.
8	Realizar visitas domiciliares regulares para detectar possíveis falhas no manejo e destino dos resíduos, a fim de corrigi-los.
9	Estimular continuamente, além das capacitações periódicas, os profissionais a seguir o preconizado em rotinas e normas.
10	Adequar e supervisionar as normas e rotinas dos procedimentos de saúde, nos diversos níveis do programa.
11	Implementar continuamente o PGRSSD, observando os indicadores que são avaliados periodicamente por órgãos de fiscalização e controle.
12	Divulgar os números dos indicadores avaliados comparativamente aos anos que antecederam, de forma que os profissionais visualizem as falhas, evoluções e dificuldades e melhorias no gerenciamento.
13	Apresentar indicador relacionado ao número de acidentes por perfurocortante, devendo ser amplamente divulgado e notificado nas equipes-sentinelas de saúde do trabalhador, CIPA e SESMT; todo profissional acidentado deve ser compulsoriamente notificado nas fichas do SINAN.
14	Construir tabelas com a classificação e pesagem dos resíduos, para que os profissionais da AD consigam quantificar após a classificação dos resíduos gerados.
15	Incentivar a ampliação de segregações destinadas a reciclagem e reaproveitamento de materiais diversos, oriundos dos SAD.

Fonte: elaborado pelas autoras.

Equipamentos de proteção individual para profissionais, usuários e cuidadores e equipamentos de proteção de uso coletivo

É importante que o SAD/Programa Melhor em Casa implemente disponibilização dos equipamentos de proteção individual (EPI) aos profissionais, usuários e cuidadores, de acordo com a necessidade: luvas, óculos, máscaras, jalecos, capotes, gorros etc.[7]

Rotinas e processos de organização, higienização e limpeza

A organização local é realizada pela equipe, em conjunto com o cuidador e, quando possível, com a participação do usuário. Os envolvidos no cuidado são previamente instruídos com relação a higiene e manutenção da limpeza da residência, bem como instruções diversas acerca de medidas para não atrair e eliminar roedores, pragas e insetos etc.

Ações de separação para reciclagem

O SAD/Programa Melhor em Casa deve adotar medidas que contribuam para a reciclagem de materiais, bem como instruir usuários e cuidadores sobre o processo de reciclagem dos materiais, como papelão, plásticos (frascos de soro), embalagens de papéis, plásticos, pilhas alcalinas, baterias de celular e garrafas.[7]

Considerações finais

A problemática dos RSS não se restringe aos profissionais da saúde pública, mas se estende ao princípio da prevenção, que deve envolver e ser de responsabilidade de toda a sociedade, sobretudo quando esses resíduos são gerados no domicílio, podendo ocasionar acidentes aos profissionais de saúde, aos assistidos e agentes de limpeza pública, quando mal gerenciados ou acondicionados de forma incorreta.

Nesse contexto, identificar o conhecimento da equipe de multiprofissionais que assistem o paciente no domicílio e o manejo adequado dos RSS gerados nos procedimentos é importante para subsidiar um planejamento e estratégias voltadas à educação permanente e continuada e adequação de procedimentos realizados na AD, bem como diminuir as consequências da segregação inadequada dos RSS produzidos.

Pondera-se que a informação e a educação são os pilares de sustentação para que possam mitigar os impactos negativos ao meio ambiente, à população, à saúde pública, incluindo a saúde dos trabalhadores que lidam com esses resíduos. Ainda são escassos os estudos sobre os resíduos de saúde domiciliares, termo que ainda não está na literatura científica.

O manejo adequado, após o estabelecimento de diretrizes de gerenciamento de resíduos para efetivação do PGRSSD, pelos profissionais do SAD, cuidadores, usuários, sobretudo na etapa de destinação final e tratamento, sinaliza a importância da necessidade de estudos mais aprofundados, com enfoque aos resíduos de saúde advindos da assistência domiciliar.

Que as equipes do SAD encontrem, no manual instrutivo adotado para a implantação do propositivo denominado PGRSSD, o instrumental técnico para melhor gerenciar os resíduos gerados, atendendo às normas nacionais vigentes e o cumprindo a responsabilidade ambiental e de saúde pública. A obrigatoriedade da segregação correta em todas as etapas e da destinação adequada ambientalmente dos RSSD é de quem os gera.

Referências

1. Bidone FA, Povinelli J. Conceitos básicos de resíduos sólidos. Rio de Janeiro: RIMA, ABES; 1999. 109 p.
2. Bataglin MS, de Souza MHT, Camponogara S. Conhecimento da equipe de enfermagem sobre a segregação dos resíduos sólidos em ambiente hospitalar. Ensino, Saúde e Ambiente. 2013;5(3).
3. Brasil. Ministério da Saúde. Agência Nacional de Vigilância Sanitária. Gerenciamento de resíduos. Resíduos de serviços de saúde. 2020. [acesso em: jan. 2022]. Disponível em: https://www.gov.br/anvisa/pt-br/assuntos/servicosdesaude/gerenciamento-de-residuos.
4. Brasil. Resolução Conama nº 358, de 29 abril de 2005. Dispõe sobre o tratamento e a disposição final dos resíduos dos serviços de saúde e dá outras providências. Brasília, DF; 2005.
5. Brasil. Ministério da Saúde. Serviço de Atenção Domiciliar – Melhor em Casa. [acesso em: jan. 2022]. Disponível em: https://www.gov.br/saude/pt-br/acesso-a-informacao/acoes-e-programas/atencao-domiciliar/servico-de-atencao-domiciliar-melhor-em-casa.
6. Oliveira LP. Fatores associados ao manejo de Resíduos de Serviços de Saúde, pela Equipe de Enfermagem. 56 f. Dissertação [Mestrado em Enfermagem] – Universidade Federal do Maranhão; 2016.
7. Silva JV, Braga RMQL. Home waste management plan-HWM proposed manual for home care in São Luis City, Maranhão State, Brazil. RSD. 2021;10(4).

Capítulo 7

Comissão de controle de infecção no domicílio

Diani de Oliveira Machado
Talita Ferreira Turatti do Carvalhal
Soraia Rizzo

PONTOS-CHAVE

- O controle de infecção domiciliar tem sido um desafio para os profissionais, familiares e cuidadores.
- A comissão de controle de infecção deve atuar para garantir a segurança do cuidado no domicílio.
- O monitoramento de infecção domiciliar deve ser realizado por uma equipe treinada e capacitada para isso, envolvendo familiares e cuidadores.

OBJETIVOS DE APRENDIZAGEM

Ao final do capítulo, o leitor deverá ser capaz de:

- Compreender o conceito e a importância de infecções relacionadas à atenção em saúde no domicílio.
- Reconhecer as funções de uma comissão de controle de infecção no âmbito domiciliar.
- Replicar as ações citadas neste capítulo em sua própria atuação como profissional da atenção domiciliar.

Introdução

Historicamente, o controle das infecções bacterianas sistêmicas teve início em 1935, com o emprego da sulfanilamida e, a seguir, com a descoberta da penicilina por Fleming.[1]

As ações e as normativas de prevenção e controle de infecções nos serviços de saúde têm sido vistas como prioridade no ambiente hospitalar,[2] tornando-se um desafio para cuidadores, profissionais e pesquisadores que atuam na atenção domiciliar (AD). A escassez de investimentos e a precariedade dos dados de vigilância de infecções adquiridas no ambiente extra-hospitalar são consenso entre os estudiosos de infectologia.[3]

No Brasil, as normativas referentes ao controle de infecção são em sua maioria destinadas aos nosocômios, dentre as quais se destaca a Lei nº 9.431, de 1997, que dispõe sobre a obrigatoriedade da manutenção do programa de controle de infecções hospitalares pelos hospitais do país,[4] e a Portaria nº 2.616, de 1998, que compõe o Programa de Controle de Infecções Hospitalares e a Comissão de Controle de Infecção e trata das diretrizes e normas para a prevenção e o controle das infecções hospitalares.[5]

Um avanço observado em relação à ampliação das ações de controle de infecção para além dos hospitais foi a substituição do termo "infecções hospitalares" por "infecções relacionadas à assistência à saúde (IRAS)", a fim de abranger as infecções associadas à assistência em qualquer ambiente de cuidado.[6]

As IRAS são consideradas um dos eventos adversos mais prevalentes nos serviços de saúde e estão relacionadas ao aumento da morbidade, da mortalidade e dos custos em saúde, além de interferirem na qualidade e na segurança da assistência prestada ao paciente.[7]

No âmbito da AD, a Resolução nº 11, da Agência Nacional de Vigilância Sanitária (Anvisa), dispõe sobre o Regulamento Técnico de Funcionamento de Serviços que prestam AD e orienta a elaboração e a implementação de um Programa de Prevenção e Controle de Infecções e Eventos Adversos (PCPIEA), visando à redução da incidência e da gravidade desses eventos.[8]

Segundo o Ministério da Saúde, todos os serviços de saúde devem adotar medidas de prevenção de IRAS baseadas em evidências, inclusive os serviços de AD.[7] Nessa perspectiva, após a alta hospitalar e durante o atendimento em qualquer serviço da rede de atenção à saúde, as ações de controle de infecção devem ser praticadas.[2]

Ademais, boas práticas de controle de infecção na AD contribuem para a segurança do paciente, qualificam a assistência e podem atuar na prevenção de internações hospitalares.[9] No Sistema Único de Saúde (SUS), diante da expansão dos cuidados domiciliares através da implementação do Programa Melhor em Casa pelo Ministério da Saúde, ações de controle de infecção vinculadas a procedimentos invasivos e ao uso racional de medicamentos no domicílio tornaram-se essenciais.[10]

Ainda assim, é sabido que os profissionais que atuam na comunidade se deparam com várias limitações para prevenir e controlar a ocorrência das infecções no ambiente domiciliar, principalmente porque a condição social, cultural e ambiental difere de domicílio para domicílio.[3,11]

Neste capítulo, serão abordados: conceito de IRAS, comissão de controle de infecção domiciliar, protocolo de biossegurança, medidas de precauções padrão e monitoramento de indicadores.

Infecções relacionadas à assistência à saúde

Segundo o Ministério da Saúde, as IRAS são infecções adquiridas após um procedimento de assistência à saúde ou a uma internação e que atenda a uma das seguintes situações:[7]

- Casos em que o período de incubação do microrganismo causador da infecção é desconhecido e não há dado laboratorial ou evidência clínica de infecção no momento da internação; entende-se como IRAS toda manifestação clínica de infecção que se apresenta a partir do terceiro dia de internação (D3), sendo o D1 o dia da internação.[7]
- Situações em que o período de incubação do microrganismo causador da infecção é desconhecido e não há dado laboratorial ou evidência clínica de infecção no momento do procedimento de assistência à saúde; entende-se como IRAS toda infecção que se apresenta a partir da realização do procedimento, estando o paciente internado ou não.[7]

Ainda, considera-se IRAS relacionada ao uso de dispositivo invasivo aquela diagnosticada em pacientes em uso desses dispositivos por um período superior a 2 dias de calendário, a partir do D3, sendo o D1 o dia de instalação do dispositivo, considerando que o paciente o estava utilizando na data da infecção ou, ainda, o havia removido no dia anterior.[7]

Internacionalmente, um conceito comum encontrado na literatura é o recomendado pela Association for Professionals in Infection Control and Epidemiology, que define as IRAS no domicílio como aquelas que não estavam presentes ou em período de incubação no início do tratamento no domicílio. Ainda, as infecções com início dentro de 48 horas após a alta de uma unidade de saúde estão vinculadas à unidade que encaminhou o paciente para a AD.[12]

Para as ações de prevenção e controle de infecção a serem desenvolvidas no serviço de atenção domiciliar (SAD), é importante que seja padronizado um conceito de infecção e que ele esteja em consonância com os critérios de definição padronizados nacionalmente.

Comissão de controle de infecção domiciliar

A finalidade de uma comissão de controle de infecção (CCI) é atuar na garantia da segurança do paciente por meio da definição de ações de prevenção e controle de infecções e do monitoramento de tais agravos, de novas colonizações por microrganismos multirresistentes, bem como fazer a gestão dos antibióticos e padronizar os procedimentos invasivos.[13] A comissão dentro da AD pode ser um elo importante entre os profissionais que atuam na assistência direta ao paciente, o SAD e os departamentos de apoio como farmácia, serviços de diagnóstico e de materiais.

A composição da CCI pode variar, mas, em geral, é composta por profissionais de diferentes formações,[13] como enfermeiro, médico, farmacêutico, sendo recomendados ao menos três desses profissionais. Além de conhecer os procedimentos realizados no âmbito da AD, os membros da CCI na AD precisam dominar as bases teóricas que sustentam o desempenho da prática para garantir maior segurança aos profissionais e pacientes por estarem em ambiente não controlado, orientando possíveis adaptações, buscando anular ou minimizar ao máximo o risco de veiculação microbiana.[11]

De forma prática, a CCI na AD proporcionará as devidas orientações ao SAD, quanto à assistência em saúde segura a ser desempenhada pela equipe multiprofissional de atenção domiciliar e pela equipe multiprofissional de apoio, à infraestrutura adequada e às medidas de prevenção necessárias para evitar a proliferação de agentes infecciosos.[10] Essas orientações devem incluir os pacientes e seus familiares/cuidadores, pois são agentes ativos nos cuidados diários do paciente. O objetivo principal da comissão é reduzir ao máximo os índices de infecção domiciliar, proporcionando proteção e segurança para o paciente, seus familiares/cuidadores e profissionais de saúde envolvidos, além de minimizar reinternações hospitalares.[10,14]

A RDC nº 11, da Anvisa, orienta em seu art. 19 que o SAD deve elaborar e implementar um PCPIEA visando à redução da incidência e da gravidade desses eventos.[8] Tal programa seria elaborado pela comissão em consonância com o SAD e os demais membros das equipes e profissionais de referência.

Os programas de prevenção e controle de IRAS nos serviços de saúde visam à segurança do paciente por meio da prevenção e do controle de infecções, redução da resistência microbiana aos antimicrobianos e do risco de morbidade, mortalidade e incapacidade gerados pelas infecções,[7] considerando que é necessária uma abordagem multifacetada para a prevenção de infecções. Abordagens diversas são frequentemente resumidas no plano ou programa de gerenciamento de controle de infecção, que é então usado para facilitar a prevenção e o controle de IRAS como parte de iniciativas internas de melhoria da qualidade.[15]

Conforme mencionado, há uma série de funções centrais importantes da CCI na AD, incluindo:

- Adotar um PCPIEA documentado e com a participação de profissionais habilitados.[8]
- Promover um programa de revisão dos dados de vigilância de infecções e desenvolvimento de metas e plano de controle de infecção apropriados,[13] considerando situações em que os pacientes apresentem fatores de risco, como microrganismos multirresistentes, uso de traqueostomias, cateteres urinários, cateter de acesso venoso central, gastrostomias.[14]

- Discussão e desenvolvimento de ações para o controle de surtos e monitoramento da implementação das ações, se necessário.[13]
- Construção e implementação de diretrizes baseadas em evidências para redução das IRAS e combate da resistência antimicrobiana. A educação e o treinamento de profissionais de saúde sobre as recomendações das diretrizes e o monitoramento da adesão às recomendações das diretrizes devem ser realizados para se obter uma implementação bem-sucedida.[16]
- Revisão periódica da conformidade (*benchmarks*) dos indicadores dos serviços com os padrões de referência específicos da instituição e nacionais. Ao revisar e discutir esses dados, a comissão pode ajudar a identificar variações na prática e abordar as barreiras para atingir as metas.[13]
- Promover e facilitar a educação e a conformidade de todos os profissionais nas políticas e nos procedimentos de controle de infecção.[13]
- Mensurar e avaliar os índices de infecções confirmadas e a tomada de decisões de direcionamento de melhorias das medidas de prevenção.[13]
- Padronizar procedimentos invasivos no domicílio por meio de protocolo assistencial ou procedimento operacional padrão, com o objetivo de garantir a assistência segura dentro da técnica asséptica adequada.[14]
- Inserir rotinas de precaução para profissionais quando em contato com pacientes portadores de germes multirresistentes e/ou pacientes que têm potencial risco de espalhar microgotículas de secreções.[17]
- Implantar programas educativos continuados com ênfase no gerenciamento de resíduos, cuidados com higiene pessoal dos pacientes, medidas de precaução e formas de transmissão de infecções, uso de equipamentos de proteção individual (EPI), higienização das mãos, limpeza, desinfecção, esterilização e armazenamento de artigos e equipamentos utilizados durante a assistência, princípios de assepsia e limpeza do ambiente, cuidados com perfurocortantes e esquema de imunizações.[18]

Conforme a Organização Mundial da Saúde (OMS), as ações de educação na prevenção de IRAS e de redução da resistência antimicrobiana devem ser destinadas a todos os profissionais de saúde, e sugere-se que o método de ensino se utilize de simulações realísticas e treinamento à beira do leito.[16]

Desde o início da pandemia pelo vírus SARS-CoV-2, em 2020, a segurança do paciente e dos profissionais de saúde e, consequentemente, da qualidade da assistência prestada, provocou um alerta para a necessidade de intensificar as medidas de prevenção e controle de casos e novos casos assistidos no domicílio. Com isso, foi preciso padronizar, implantar e monitorar medidas de higiene, isolamento e precauções para minimizar ou reduzir ao máximo a transmissão do vírus. A CCI na AD passa a ter maior destaque para tentar garantir maior eficiência e eficácia na assistência.[11]

O ambiente domiciliar guarda especificidade própria em relação ao hospital, exigindo, assim, ações específicas de prevenção e controle de infecção. Ainda precisamos de mais estudos e relatos sobre a operacionalização de uma CCI na AD.

Todas as ações visando ao controle de infecção no ambiente domiciliar são de suma importância para o bom andamento do serviço e devem ser vistas como o centro de todo cuidado prestado aos pacientes, pois estão diretamente relacionadas com a segurança deles, não apenas como ações adicionais a serem realizadas no tempo livre dos profissionais.[2]

Protocolo de biossegurança

Os protocolos de biossegurança têm por objetivo serem utilizados na prevenção de infecções e de acidentes biológicos, por meio de medidas padrão pré-avaliadas e descritas pela CCI. Diante das particularidades do SAD, faz-se necessário que o setor utilize um protocolo próprio do serviço ou do município preferencialmente elaborado pela comissão de controle e infecção domiciliar (CCID) em conjunto com os profissionais do SAD e contenha padrões de biossegurança, controle de antimicrobianos e precauções, orientando as equipes de AD, usuários, cuidadores e familiares.[10] Muito embora toda conduta possa ter falhas, quanto mais padronizadas, melhores os resultados com relação ao baixo índice de infecção domiciliar.

Precauções-padrão

Manter medidas de precaução-padrão durante as visitas domiciliares contribui para a prevenção de transmissão de infecções associadas ao contato paciente-profissional, profissional-paciente e, no caso de visitas subsequentes, paciente-paciente.[18]

Medidas de precaução-padrão[18]

- Lavagem de mãos.
- EPI.
- Imunizações.
- Cuidados com o ambiente.
- Cuidados com equipamentos.
- Cuidados com a maleta de visita domiciliar.
- Cuidados nos procedimentos invasivos:
  - Cateteres venosos.
  - Sistema urinário.
  - Feridas.
  - Sistema respiratório.
  - Sistema digestório.

Pacientes com germes multirresistentes

Muitas vezes os microrganismos considerados hospitalares permanecem com os pacientes após a alta hospitalar, o que não necessariamente significa infecção ou necessidade de tratamento específico, mas algumas medidas devem ser adotadas pela equipe:[14]

- Paramentação dos profissionais de saúde durante o atendimento (avental de manga longa e luvas de procedimento), a fim de evitar que o profissional de saúde seja carreador desses microrganismos a outros pacientes/residentes.[14,17]

- Reduzir, se possível, a utilização de equipamentos reutilizáveis, sendo os equipamentos limpos e desinfetados antes e após a visita e antes de sair da casa do paciente com solução alcoólica.[14] Quando possível, é recomendado deixar o equipamento na residência até que o paciente receba alta. Caso a desinfecção no domicílio não seja possível, os equipamentos podem ser acondicionados em saco plástico e transportados para outro local, onde serão realizadas a limpeza e a desinfecção.[17]
- Orientar adequadamente os familiares que não necessitam de paramentação, mas devem realizar a higienização das mãos antes e depois do contato com o paciente.[14] Ao paciente cabe evitar o contato direto com recém-nascidos e pessoas muito debilitadas. As roupas dos pacientes devem ser minimamente manipuladas, a fim de evitar a contaminação do ar e de superfícies. Para a lavagem das roupas, não é necessário adotar um ciclo de lavagem especial.[17]

Ainda, recomenda-se que a equipe do SAD organize as visitas do dia de forma que os pacientes com germes multirresistentes sejam os últimos a serem atendidos.

Monitoramento de indicadores

Um cuidado de saúde de qualidade requer trabalho em equipe e a capacidade de colocar em prática os processos necessários para garantir essa qualidade. A vigilância de IRAS, alinhada com as recomendações e prioridades nacionais, atua como um mecanismo de alerta precoce, fornece informações essenciais para monitorar a eficácia das intervenções e auxilia na concepção, planejamento e avaliação de intervenções ou programas.[15] O *feedback* oportuno e destinado para gestores e profissionais de saúde também é indicado.[16]

A coleta dos indicadores a serem monitorados cabe aos profissionais treinados nas definições adotadas pelo SAD, com possibilidade de acesso a um profissional de referência para orientar a construção do protocolo institucional e para sanar possíveis dúvidas, uma vez que os profissionais da AD podem não estar habituados às ações de coleta, análise e interpretação dos dados de vigilância.

Segundo a Association for Professionals in Infection Control and Epidemiology, a vigilância de IRAS entre pacientes em AD pode lançar mão de indicadores de processo e de resultado. Estão descritos a seguir alguns indicadores de processo, muito embora não estejam limitados apenas a estes:[12]

- Adesão às normas publicadas e/ou às recomendações dos órgãos reguladores.
- Conformidade dos profissionais do SAD com as práticas de higiene das mãos, imunizações recomendadas e gerenciamento de dispositivos invasivos.
- Manejo adequado de dispositivos invasivos e indicação de terapia antimicrobiana.
- Realização de treinamento e avaliação dos cuidados prestados pela família ou cuidador no domicílio.
- Avaliação da adesão dos profissionais às práticas de prevenção e controle de infecções estabelecidas pelo SAD.
- Identificação e notificação de infecções associadas aos cuidados de saúde.
- Identificação de possíveis tendências, surtos ou doenças infecciosas emergentes na comunidade.

Sugere-se que os indicadores de resultados não se concentrem em doenças intercorrentes (por exemplo, infecções respiratórias ou gastrintestinais virais) que um paciente pode desenvolver enquanto recebe cuidados domiciliares, mas em resultados associados aos processos de cuidados ofertados pelo SAD, como infecções associadas ao uso de dispositivos invasivos (cateter urinário, acesso vascular periférico ou central), infecções da pele e dos tecidos moles (úlceras por pressão ou outras feridas), entre outros.[12]

A RDC nº 11/2006 prevê o indicador de infecções do SAD como forma de monitoramento. O cálculo sugerido contempla:[8]

$$\frac{\text{Número de pacientes em internação domiciliar com episódios de infecção no mês}}{\text{Todos os pacientes que receberam atenção na modalidade internação domiciliar no mês}} \text{*100 [\%]}$$

O uso de instrumentos de coleta de informações adequados permite identificar pacientes em situação de risco, além da organização da agenda, identificação das necessidades dos pacientes, proposta de estratégias e planejamento de intervenções futuras. Apesar de as IRAS representarem um relevante problema de saúde pública no Brasil e no mundo, a AD ainda se encontra em processo de construção de normas e rotinas específicas para esse ambiente de cuidado.[19]

Considerações finais

Paralelamente aos avanços tecnológicos na área da saúde, aumenta o problema das infecções nos ambientes tanto hospitalares como domiciliares, particularmente, das infecções cruzadas e contagiosas, agravado pelas novas amostras de bactérias resistentes aos antibióticos. Assim, medidas efetivas devem ser adotadas pelos serviços de saúde visando à redução e eliminação das infecções, proporcionando maior segurança aos pacientes, cuidadores e familiares e profissionais, destacando-se como medida prioritária a criação de uma CCI na AD.

A CCI na AD é, hoje, uma necessidade sentida em muitos serviços. É muito importante a conscientização geral de todos os profissionais por meio de programas educativos quanto às práticas de técnicas assépticas, atingindo desde a limpeza do ambiente até quando dos procedimentos. O bom êxito na profilaxia e no controle das infecções depende do esforço permanente e sistematizado de toda a equipe, e não apenas da CCI na AD isoladamente, pois trata-se de um trabalho difícil, que exige a colaboração contínua e eficiente de todos.

Referências

1. Horr L, Oro IM, Lorenzini A, Machado e Silva L. Comissão de Controle de Infecção Hospitalar. Rev Bras Enferm. 1978;31(2):182-92.
2. Payne D, Peache M. The challenge of infection control in patients' homes. Br J Community Nurs. 2021;26(4):168-74.
3. Sousa AF, Queiroz AA, Oliveira LB, Valle AR, Moura ME. Social representations of community-acquired infection by primary care professionals. Acta Paul Enferm. 2015;28(5):454-9.
4. Brasil. Lei nº 9.431, de 6 de janeiro de 1997. Dispõe sobre a obrigatoriedade da manutenção de programa de controle de infecções hospitalares pelos hospitais do País. Brasília, DF: Diário Oficial da União; 1997.
5. Brasil. Ministério da Saúde. Portaria nº 2616, de 12 de maio de 1998. Brasília, DF: Diário Oficial da União; 1998.
6. Silva PLN, Aguiar ALC, Gonçalves RPF. Relação de custo-benefício na prevenção e no controle das infecções relacionadas à assistência à saúde em uma unidade de terapia intensiva neonatal. J Health Biol Sci. 2017;5(2):142-9.
7. Brasil. Gerência de Vigilância e Monitoramento em Serviços de Saúde. Gerência Geral de Tecnologia em Serviços de Saúde. Agência Nacional de Vigilância Sanitária. Programa Nacional de Prevenção e Controle de Infecções Relacionadas à Assistência à Saúde (PNPCIRAS) 2021 a 2025. Brasília, DF; 2021.
8. Brasil. Ministério da Saúde. Resolução RDC nº 11, de 26 de janeiro de 2006. Dispõe sobre o Regulamento Técnico de Funcionamento de Serviços que prestam Atenção Domiciliar. Brasília, DF: Diário Oficial da União; 2006.
9. Oliveira HM, Silva CPR, Lacerda RA. Policies for control and prevention of infections related to healthcare assistance in Brazil: a conceptual analysis. Rev Esc Enferm USP. 2016;50(3):502-8.
10. Brasil. Ministério da Saúde. Secretaria de Atenção à Saúde. Departamento de Atenção Básica. Caderno de atenção domiciliar. Brasília, DF: Ministério da Saúde; 2013.
11. Valle ARMC, Andrade D, Sousa AFL, Carvalho PRM. Prevenção e controle das infecções no domicílio: desafios e implicações para a enfermagem. Acta Paul Enferm. 2016;29(2):239-44.
12. Bjerke N, Omsted R, Stevenson K, Smith P, Singh N, Embry FC, et al. APIC-HICPAC Surveillance Definitions for Home Health Care and Home Hospice Infections. 2008.
13. Pegues D. The infection control committee. In: Lautenbach E, Malani PN, Woeltje KF, Han JH, Shuman EK, Marschall J. Practical Healthcare Epidemiology. Cambridge University Press; 2018.
14. Brasil. Ministério da Saúde. Secretaria de Atenção à Saúde. Departamento de Atenção Hospitalar e de Urgência. Segurança do paciente no domicílio. Brasília, DF: Ministério da Saúde; 2016.
15. Mitchell BG, Gardner A. Addressing the need for an infection prevention and control framework that incorporates the role of surveillance: a discussion paper. J Adv Nurs. 2014;70(3):533-42.
16. World Health Organization. Minimum requirements for infection prevention and control. Genebra: WHO; 2019.
17. Brasil. Agência Nacional de Vigilância Sanitária. Prevenção de infecções por microrganismos multirresistentes em serviços de saúde – Série Segurança do Paciente e Qualidade em Serviços de Saúde. Brasília, DF: Anvisa; 2021.
18. Martins AF, Prates C, Lopes FS, Prates J, Siliprandi EMO, et al. Controle e monitoramento de microrganismos multirresistentes. Porto Alegre: Gráfica e Editora RJR; 2014.
19. Valle ARMC, Andrade D. Habilidades e atitudes do enfermeiro na atenção domiciliar: bases para a prevenção dos riscos de infecção. REME. 2015;19(2):67-72.

Seção 3

Gestão do cuidado

Coordenadores: Marco Túlio Aguiar Mourão Ribeiro, Mara Lúcia Renostro Zachi, Leonardo Cançado Monteiro Savassi

Capítulo 1

Classificação de necessidades em atenção domiciliar

Samuel Soares Filho
Manuela Guedes Borges
José Carlos Arrojo Júnior
Leonardo Davi Bettim Florêncio

PONTOS-CHAVE

- Avaliação da classificação de necessidades em atenção domiciliar.
- Critérios de elegibilidade na atenção domiciliar.
- Critérios de desligamento na atenção domiciliar.

OBJETIVOS DE APRENDIZAGEM

Ao final do capítulo, o leitor deverá ser capaz de:

- Definir necessidades de saúde e correlacionar com as necessidades individuais e coletivas de saúde abordadas durante a atenção domiciliar.
- Conhecer as condições que caracterizariam a necessidade de atenção domiciliar.
- Descrever os critérios de elegibilidade para admissão de pacientes em serviços de atenção domiciliar.
- Demonstrar a aplicação dos critérios de elegibilidade e de desligamento para os pacientes em serviços de atenção domiciliar.

Caso clínico

WOP, 73 anos, é portadora de doença de Alzheimer, diagnosticada há 10 anos pelo médico de família e comunidade que a acompanha. Há dois meses foi internada em virtude de pneumonia aspirativa e insuficiência cardíaca descompensada. Recebe alta hospitalar acamada, sem comunicação verbal, em uso de gastrostomia e fralda, apresentando lesão por pressão em região sacral de aproximadamente 10 cm de diâmetro. A alta foi articulada juntamente com a equipe do Serviço de Atenção Domiciliar (SAD) em reunião de transição do cuidado. A paciente possui escassa rede de apoio familiar, sendo cuidada pelo filho de 52 anos, que está desempregado. Ambos sobrevivem da aposentadoria da paciente como única fonte de renda. Há dois anos o Ministério Público recebera denúncia sobre possível negligência nos cuidados de WOP e solicitou parecer da UBS. Foi realizado um Projeto Terapêutico Singular (PTS) na ocasião, na tentativa de sensibilizar o cuidador e aprimorar o suporte oferecido à paciente.

Após a alta, a paciente foi acomodada na sala de sua residência, em uma cama comum, sem suporte para equipo ou dieta. O cuidador permanece em casa em tempo integral, exceto quando sai para compra de alimentos e para saque da aposentadoria.

Diante da avaliação da equipe do SAD, a paciente foi categorizada de acordo com suas necessidades em atenção domiciliar (AD), sendo classificada como AD2 e dependente total do ponto de vista da funcionalidade, além de apresentar vulnerabilidades clínica e familiar máximas de acordo com o escore de risco.

Definição

O acesso dos usuários aos Serviços de Atenção Domiciliar (SAD) está, muitas vezes, relacionado à impossibilidade temporária ou definitiva de comparecimento a um serviço de saúde. As condições que direcionam à necessidade de cuidado no domicílio envolvem análises objetivas e subjetivas por parte das equipes. Critérios clínicos, de vulnerabilidade individual e familiar, de acesso geográfico, de transporte sanitário e sociais são definidores da indicação e da viabilidade de atenção domiciliar (AD), acrescidos da avaliação subjetiva da equipe. Devido a isso, devemos pautar a tomada de decisão em critérios objetivos consagrados acrescidos de um olhar ampliado por parte da equipe, considerando o paciente de maneira holística[1].

Por isso, tanto quanto a utilização de escalas e critérios, é importante o entendimento do contexto mais amplo de vida do indivíduo, ou seja, um olhar que contemple também os determinantes sociais de saúde[2], além das dimensões biológica e psicológica. Nesse sentido, podem-se identificar episódios de cuidado nos quais, embora o SAD não seja formalmente indicado, poderia se constituir em importante alternativa. O papel do assistente social e/ou do agente comunitário de saúde (ACS) nesse contexto é fundamental, com a possibilidade de identificar situações de risco assistencial e contribuir com a equipe na tomada de decisão[1].

Nesse sentido, a transição do cuidado disciplinada por critérios clínicos, psicológicos e de vulnerabilidade podem ser o ponto de partida para uma abordagem mais compatível com as necessidades de saúde da clientela adscrita em determinada região. Frequentemente, as incapacidades social, intelectual ou cultural, acrescidas de condição clínica, podem levar à necessidade de internação domiciliar. A equipe do SAD deve ser capaz de, ao perceber essa demanda, incorporar mecanismos de cuidados domiciliares integrais como estratégia. Reforça-se, neste cenário, a importância de se identificarem as relações do paciente com as redes familiares e comunitárias. Com essa finalidade, pode-se lançar mão de instrumentos da abordagem domiciliar, como genograma e ecomapa[1].

Dessa maneira, é relevante que os profissionais do serviço de AD desenvolvam habilidades para lidar, ainda, com a dimensão subjetiva do ser humano, sendo este um elemento fundamental para a atenção integral à saúde. O encontro desses profissionais com os usuários e a comunidade deve envolver uma escuta qualificada, tomando a pessoa como sujeito que interage com a realidade, que pertence a um determinado espaço social, que exerce e sofre influências culturais, espirituais e políticas. Nesse sentido, a equipe SAD torna-se um potente instrumento para desenvolvimento de um leque de possibilidades de cuidado. Esse instrumento também deve incentivar o protagonismo dos usuários e cuidadores na produção da saúde. A construção de espaços formais para tomada de decisão, como as reuniões de equipe, em que os profissionais possam dialogar sobre os casos e suas especificidades, as necessidades de saúde individuais e coletivas dos territórios são primordiais para o desenvolvimento de projetos terapêuticos singulares que enfatizam esse olhar ampliado na produção do cuidado domiciliar e promovem a autonomia dos usuários. Ademais, antes de ser um espaço de entrega de cuidado em saúde, o domicílio é um local íntimo e privado, onde as pessoas vivem e constituem suas relações interpessoais. Cada casa e cada família possui sua forma de viver, sua cultura, seus hábitos, suas crenças e seus valores, que necessitam ser compreendidos e respeitados[1,2]. Portanto, é um espaço onde ocorre inversão de papéis em relação aos serviços de saúde, pois nele as regras e as normas são estabelecidas pelo próprio usuário ou sua família e é necessário sensibilidade do profissional para adequar-se a esse regramento, muitas vezes oculto. O consentimento do usuário e da família é uma importante característica da equipe do SAD, pois a partir dessa decisão se inicia a construção do PTS. O protagonismo do usuário e da família é fundamental para que a entrega de cuidado do SAD ocorra, isso faz com que a autonomia e o respeito às pessoas sejam ainda mais exacerbados, com valorização da humanização na produção do cuidado, tendo geralmente a família como uma grande aliada para a integralidade do cuidado.

A admissão de pacientes em SAD depende, fundamentalmente, da classificação de necessidades de saúde dos usuários. Esse processo envolve desde o planejamento das ações da equipe, visando ao diagnóstico e a priorização de necessidades coletivas de saúde, até a avaliação do preenchimento de certos critérios de elegibilidade individuais para a inclusão do usuário no SAD. Essa análise pode ocorrer durante a transição de cuidado hospitalar ou na Atenção Primária à Saúde (APS)[1].

Acrescida a essa avaliação inicial devemos analisar, periodicamente, a possibilidade de alta do SAD. Considerando o caráter, muitas vezes temporário, das internações domiciliares, devemos reavaliar os pacientes rotineiramente para identificar o desaparecimento de critérios para a manutenção dos cuidados em SAD. Além disso, os pacientes também recebem alta quando atingem os objetivos terapêuticos traçados durante o planejamento inicial do cuidado[3].

Por outro lado, também não infrequentemente, as condições clínicas que justificam a adoção dessa abordagem são de caráter crônico, o que dificulta a clareza a respeito do momento da alta, nesse caso, correspondendo ao final do acompanhamento domiciliar. Para que diminua a existência de insegurança quanto aos critérios, é importante que a assistência seja bem planejada, com objetivos claramente delimitados (tanto para a equipe quanto para o usuário e a família) que, uma vez atingidos, possibilitam o estabelecimento de novas metas ou direcionam a alta adequadamente.

Deve-se analisar se há critérios para atendimento domiciliar dos casos solicitados e encaminhados à avaliação das equipes. Há uma proposta de sistematização de critérios em cinco passos organizada por Savassi et.al.[4], descrita a seguir:

1. Avaliação da resolutividade da visita domiciliar (VD): a VD será resolutiva?
2. Avaliação da razoabilidade da VD: a VD é a melhor alternativa para a situação?
3. Aderência do usuário e sua família ao acompanhamento: há engajamento e corresponsabilização? Foi elaborado PTS considerando o contexto individual e familiar?
4. Autorização do usuário e da família – Termo de consentimento que deverá ser anexado ao prontuário.
5. Análise da infraestrutura domiciliar – Avaliação em acordo com a análise de caso, classificação da complexidade e determinação do plano de cuidados.

Avaliação clínica

Quanto aos achados clínicos, os usuários acompanhados em AD, usualmente, tendem a possuir condições de saúde em alguma das situações descritas:

- Pacientes inseridos em cuidados paliativos (necessitando de cuidados de fim de vida ou não).
- Pacientes com doenças oncológicas.
- Pacientes com doenças neurológicas crônicas ou agudizadas graves, com incoordenação da deglutição e risco de engasgos.

- Pacientes com doenças cardiovasculares crônicas ou agudizadas graves.
- Pacientes com doenças hematológicas crônicas ou agudizadas graves.
- Usuários com impossibilidade de alimentação por via enteral.
- Usuários acamados e/ou restritos ao domicílio, de forma temporária ou permanente, incluindo condições clínicas como exacerbações (p. ex., urgência hipertensiva), pós-operatórios, doenças mentais agudizadas, com necessidade de medicamentos endovenosos.
- Situações específicas ligadas ao ciclo de vida, como recém-nascidos prematuros em alta hospitalar, adaptações iniciais de puerpério, redução de mobilidade transitória ou permanente de idosos etc.
- Usuários com arranjos sócio-familiares-econômicos frágeis, com efeitos diretos ou indiretos em seu estado de saúde.
- Usuários com comprometimentos, cujas origens possam ser esclarecidas com o conhecimento do contexto doméstico e familiar, a exemplo de crises frequentes de asma (visita investigativa).
- Situações ou problemas novos na família relacionados à saúde ou que constituam risco à saúde (como morte do provedor, abandono de um dos genitores, situação financeira crítica etc.).

Avaliação gerencial

Aspectos gerenciais do cuidado, além da indicação clínica da AD, devem ser observados também para definição de elegibilidade. Os aspectos gerenciais mais críticos encontrados durante uma avaliação para inclusão em serviço SAD são:

- Referenciamento por equipes de APS, de urgência e emergência, de assistência hospitalar ou de regulação.
- Usuário reside na área de abrangência da equipe ou unidade.
- Consentimento do cuidador ou paciente (independente) com assinatura de termo de consentimento informado.
- Pactuações sobre a presença de cuidador, de acordo com o grau de dependência funcional que o usuário apresentar.

TABELA 1 Classificação de funcionalidade com interpretação

Item	Pontuação
Alimentação	
1. Dependente. Precisa ser alimentado	Subtotal
2. Assistência ativa durante toda a tarefa	
3. Supervisão na refeição e assistência para tarefas associadas (sal, manteiga, fazer o prato)	
4. Independente, exceto para tarefas complexas como cortar carne e abrir leite	
5. Independente. Come sozinho, quando se põe a comida ao seu alcance. Deve ser capaz de fazer as ajudas técnicas quando necessário	
Higiene pessoal	
1. Dependente. Incapaz de encarregar-se da higiene pessoal	Subtotal
2. Alguma assistência em todos os passos das tarefas	
3. Alguma assistência em um ou mais passos das tarefas	
4. Assistência mínima antes e/ou depois das tarefas	
5. Independente para todas as tarefas, como lavar o rosto e as mãos, pentear-se, escovar os dentes e fazer a barba (inclusive usar barbeador elétrico ou de lâmina, colocar a lâmina ou ligar o barbeador, assim como alcançá-las do armário). As mulheres devem conseguir se maquiar e fazer penteados, se usar	
Uso do banheiro	
1. Dependente. Incapaz de realizar esta tarefa. Não participa das tarefas	Subtotal
2. Assistência em todos os aspectos das tarefas	
3. Assistência em alguns aspectos, como nas transferências, manuseio das roupas, limpar-se, lavar as mãos	
4. Independente com supervisão. Pode utilizar qualquer barra na parede ou qualquer suporte se o necessitar. Uso de urinol à noite, mas não é capaz de esvaziá-lo e limpá-lo	
5. Independente em todos os passos. Caso seja necessário o uso de urinol, deve ser capaz de colocá-lo, esvaziá-lo e limpá-lo	
Banho	
1. Dependente em todos os passos. Não participa das tarefas	Subtotal
2. Assistência em todos os aspectos	
3. Assistência em alguns passos, como para transferência, para lavar ou enxugar ou para completar algumas tarefas	
4. Supervisão para segurança, ajustar temperatura ou na transferência	
5. Independente. Deve ser capaz de executar todos os passos necessários sem que nenhuma outra pessoa esteja presente	
Continência do esfíncter anal	
1. Incontinente	Subtotal
2. Assistência para assumir a posição apropriada e para as técnicas facilitatórias de evacuação	

(continua)

TABELA 1 Classificação de funcionalidade com interpretação (*continuação*)

Item	Pontuação
3. Assistência para uso das técnicas facilitatórias e para limpar-se. Frequentemente tem evacuações acidentais	
4. Supervisão ou ajuda para pôr o supositório ou enema. Tem algum acidente ocasional	
5. O paciente é capaz de controlar o esfíncter anal sem acidentes. Pode usar um supositório ou enemas quando for necessário	
Continência do esfíncter vesical	
1. Incontinente. Uso de caráter interno	Subtotal
2. Incontinente, mas capaz de ajudar com um dispositivo interno ou externo	
3. Permanece seco durante o dia, mas não à noite, necessitando de assistência de dispositivos	
4. Tem apenas acidentes ocasionais. Necessita de ajuda para manusear o dispositivo interno ou externo (sonda ou cateter)	
5. Capaz de controlar seu esfíncter de dia e de noite. Independente no manejo dos dispositivos internos e externos	
Vestir-se	
1. Incapaz de vestir-se sozinho. Não participa da tarefa	Subtotal
2. Assistência em todos os aspectos, mas participa de alguma forma	
3. Assistência é requerida para colocar e/ou remover alguma roupa	
4. Assistência apenas para fechar botões, zíperes, amarrar sapatos, sutiã etc.	
5. O paciente pode vestir-se, ajustar-se e abotoar toda a roupa e dar laço (inclui o uso de adaptações). Essa atividade inclui o colocar de órteses. Podem usar suspensórios, calçadeiras ou roupas abertas	
Transferências (cama e cadeira)	
1. Dependente. Não participa da transferência. Necessita de ajuda (duas pessoas)	Subtotal
2. Participa da transferência, mas necessita de ajuda máxima em todos os aspectos da transferência	
3. Assistência em algum dos passos desta atividade	
4. Precisa ser supervisionado ou recordado de um ou mais passos	
5. Independente em todas as fases desta atividade. O paciente pod aproximar-se da cama (com sua cadeira de rodas), bloquear a cadeira, levantar os pedais, passar de forma segura para a cama, virar-se, sentar-se na cama, mudar de posição a cadeira de rodas, se for necessário para voltar e sentar-se e voltar a ela	

(continua)

TABELA 1 Classificação de funcionalidade com interpretação (*continuação*)

Item	Pontuação
Subir e descer escadas	
1. Incapaz de usar degraus	Subtotal
2. Assistência em todos os aspectos	
3. Sobe e desce, mas precisa de assistência durante alguns passos desta tarefa	
4. Necessita de supervisão para segurança ou em situações de risco	
5. Capaz de subir e descer escadas de forma segura e sem supervisão. Pode usar corrimão, bengalas e muletas, se for necessário. Deve ser capaz de levar o auxílio tanto ao subir quanto ao descer	
Deambulação	
1. Dependente na deambulação. Não participa	Subtotal
2. Assistência por uma ou mais pessoas durante toda a deambulação	
3. Assistência necessária para alcançar apoio e deambular	
4. Assistência mínima ou supervisão nas situações de risco ou período durante o percurso de 50 metros	
5. Independente. Pode caminhar, ao menos 50 metros, sem ajuda ou supervisão. Pode usar órtese, bengalas, andadores ou muletas. Deve ser capaz de bloquear e desbloquear as órteses, levantar-se e sentar-se utilizando as correspondentes ajudas técnicas e colocar os auxílios necessários na posição de uso	
Manuseio da cadeira de rodas (alternativo para paciente que não deambula)	
1. Dependente na ambulação em cadeira de rodas	Subtotal
2. Propulsiona a cadeira por curtas distâncias, superfícies planas. Assistência em todo o manejo da cadeira	
3. Assistência para manipular a cadeira para a mesa, a cama, o banheiro etc.	
4. Propulsiona em terrenos irregulares. Assistência mínima em subir e descer degraus, guias	
5. Independente no uso de cadeira de rodas. Faz as manobras necessárias para se deslocar e propulsiona a cadeira por pelo menos 50 metros	

PONTUAÇÃO	Classificação
10	Dependência total
11-30	Dependência severa
31-45	Dependência moderada
46-49	Ligeira dependência
50	Independência total

Fonte: Brasil, 2020[1]; Shah et al., 1989 apud Chagas; Tavares, 2001[6].

Pode-se utilizar o índice de Barthel[5,6], conforme adaptação da Tabela 1, para essa avaliação de dependência funcional.

- Presença de ambiente domiciliar minimamente adequado, conforme a Agência Nacional de Vigilância Sanitária (Anvisa)[7]:
  - Oferta de água potável e energia elétrica.
  - Espaço físico para um leito e os equipamentos necessários para assistência.
  - Acesso a sinal para meios de comunicação.
  - Acesso a veículos de emergência.

Avaliação das condições estruturais do domicílio

Quanto à avaliação da residência, devemos considerar a segurança dos profissionais que atuam em SAD e também dos usuários inseridos nesses serviços. Portanto, é necessário que existam condições básicas de estrutura domiciliar para permitir a atuação mínima das equipes SAD. É prudente ressaltar, por outro lado, que a identificação de situações de vulnerabilidade e de carência estrutural devem instigar a equipe a mobilizar recursos intersetoriais que viabilizem a inclusão do usuário, em vez de reduzir acesso e aprofundar, ainda mais, as desigualdades e as inseguranças sociais e econômicas experimentadas por populações periféricas em nosso país. É relevante destacar, ainda, a responsabilidade clínico-assistencial, territorial e sanitária da equipe SAD, diante de um cenário de extrema vulnerabilidade.[4] A equipe SAD deverá contar com o apoio das equipes de APS, de assistência social em unidades de referência e de recursos sociais da comunidade para mobilizar redes de apoio, que possam fomentar a construção de benfeitorias estruturais necessárias nos domicílios mais carentes. Dessa forma, respeita-se o princípio da equidade, considerando que os usuários e os cuidadores que vivem nos domicílios com menor infraestrutura são, provavelmente, os que mais dependem dos cuidados das equipes multiprofissionais vinculadas ao SAD.

A AD, segundo a Portaria nº 825, de 25 de abril de 2016, "é indicada para pessoas que, estando em estabilidade clínica, necessitam de atenção à saúde em situação de restrição ao leito ou ao lar de maneira temporária ou definitiva ou em grau de vulnerabilidade na qual a atenção domiciliar é considerada a oferta mais oportuna para tratamento, paliação, reabilitação e prevenção de agravos, tendo em vista a ampliação de autonomia do usuário, família e cuidador"[9].

Essa Portaria apresenta, corroborando com o Caderno de Atenção Domiciliar[3], diferentes conjuntos de critérios ou de elegibilidade para a AD (Tabela 2). Esses perfis são divididos em relação à complexidade de assistência, à periodicidade necessária das visitas e ao tipo de equipe responsável pelo cuidado[1,9]. A Portaria menciona os serviços de APS e também os SAD, que são operacionalizados por meio de Equipes Multiprofissionais de Atenção Domiciliar (EMAD) e Equipes Multiprofissionais de Apoio (EMAP). Essa equipes oferecem cuidados complementares e coordenados pela APS e serviços de urgên-

TABELA 2 Perfil de elegibilidade para admissão em serviços de atenção domiciliar

Modalidade	Perfil do usuário	Equipe prestadora do cuidado	Permanência
AD1	Problemas de saúde controlados/compensados	Equipe de atenção básica	Habitualmente contínua
	Dificuldade ou impossibilidade física de locomoção até uma unidade de saúde		
	Necessita de cuidados de menor complexidade, incluídos os de recuperação nutricional, de menor frequência, com menor necessidade de recursos de saúde		
	Frequência das visitas, a partir da avaliação clínica, de uma visita/mês		
	Dentro da capacidade de atendimento das Unidades Básicas de Saúde (UBS)		
AD2	Problemas de saúde e dificuldade ou impossibilidade física de locomoção até uma unidade de saúde	EMAD + EMAP	Habitualmente temporária, pode ser contínua se não houver estabilização suficiente para cuidados em AD1
	Necessita de maior frequência e cuidado, recursos de saúde e acompanhamento contínuo, até a estabilização do quadro		
	Necessidade de, pelos menos, uma visita/semana		
AD3	Semelhante ao da AD2, mas que faça uso de equipamentos/procedimentos especiais	EMAD + EMAP	Habitualmente contínua

Fonte: Brasil, 2012[3]; Brasil, 2013[8].

TABELA 3 Perfis de elegibilidade para a atenção domiciliar

Sentinelas de risco	Escore de risco
Acamado	3
Deficiência física	3
Deficiência mental	3
Baixas condições de saneamento	3
Desnutrição grave	3
Drogadição	2
Desemprego	2
Analfabetismo	1
Indivíduo menor de 6 meses de idade	1
Indivíduo maior de 70 anos de idade	1
Hipertensão arterial sistêmica	1
Diabetes	1
Relação morador/cômodo maior que 1	3
Relação morador/cômodo igual a 1	2
Relação morador/cômodo menor que 1	0
Escore total	**Vulnerabilidade familiar**
0 a 4	V0 – Vulnerabilidade habitual
5 e 6	V1 – Vulnerabilidade menor
7 e 8	V2 – Vulnerabilidade média
Acima de 9	V3 – Vulnerabilidade máxima

Fonte: Brasil, 2020[1]. Adaptada de Coelho e Savassi, 2004[10]; Savassi, Lage e Coelho, 2012[11].

Informações sentinela e escore de risco

TABELA 4 Escore de vulnerabilidade clínica para pacientes em visita domiciliar na APS e interpretação

Indicador	Situação	Escore de risco e vulnerabilidade	Pontuação obtida
Idade	75 a 84 anos > 85 anos	1 2	
Multimorbidade	Nº de comorbidades (≥ 5) Desconpensação clínica	2 5	
Polifarmácia	Nº de medicamentos (≥ 5)	2	
Dependência funcional	AVD instrumentais AVD básicas e instrumentais	1 2	
Mobilidade	Dificuldade de marcha Risco de queda Acamado	1 2 3	
Suporte familiar	Disfunção familiar Sobrecarga do cuidador	1 1	
Fragilidade	Síndrome demencial, depressão, Parkinson, neoplasia, sarcopenia, desnutrição, disfagia, incontinência, paralisia cerebral	2 (cada)	
Cuidados paliativos	PPS(*) 80 a 100 PPS 50 a 70 PPS 30 a 50 PPS < 20	2 5 8 10	
Total			

Escala para classificação de risco e vulnerabilidade clínica para pacientes em visita domiciliar na APS	Escore
Baixo	Menor ou igual a 5
Médio	6 a 10
Alto	11 a 15
Muito alto	15 ou mais

* PPS: *Paliative Performance Scale*.
Fonte: BRASIL, 2020[1]; Pinheiro et al., 2019[12].

cia. Além disso, as equipes EMAD e EMAP podem atuar de maneira substitutiva ou complementar à internação hospitalar[1].

Referências

1. Brasil. Ministério da Saúde. Secretaria de Atenção Especializada à Saúde. Departamento de Atenção Hospitalar, Domiciliar e de Urgência. Atenção Domiciliar na Atenção Primária à Saúde. Brasília: Ministério da Saúde, 2020. 98 p. Disponível em: http://bvsms.saude.gov.br/bvs/publicacoes/atencao_domiciliar_primaria_saude.pdf. ISBN 978-85-334-2776-1.
2. Whitehead M. The concepts and principles of equity and health. Int J Health Serv. 1992;22(3):429-45. doi: 10.2190/986L-LHQ6-2VTE-YRRN.
3. Brasil. Ministério da Saúde. Secretaria de Atenção à Saúde. Departamento de Atenção Básica. Caderno de atenção domiciliar. Brasília: Ministério da Saúde, 2012. 2 v. ISBN 978-85-334-1966-7.
4. Savassi LCM. Os atuais desafios da atenção domiciliar na atenção primária à saúde: uma análise na perspectiva do Sistema Único de Saúde. Rev Bras Med Fam Comun. 2016;11(38):1-12. doi: 10.5712/rbmfc11(38)1259.
5. Minosso JSM, Amendola F, Alvarenga MRM, Oliveira MA de C. Validação, no Brasil, do Índice de Barthel em idosos atendidos em ambulatórios. Acta Paul Enferm. 2010;23:218-23. doi: 10.1590/S0103-21002010000200011.
6. Chagas EF, Tavares M da CGCF. A simetria e transferência de peso do hemiplégico: relação dessa condição com o desempenho de suas atividades funcionais. Fisioter Pesq. 2001;8(1):40-50. doi: 10.1590/fpusp.v8i1.79397.
7. Brasil. Ministério da Saúde. Agência Nacional de Vigilância Sanitária. Resolução RDC n. 11, de 26 de janeiro de 2006. Dispõe sobre o Regulamento Técnico de Funcionamento de Serviços que Prestam Atenção Domiciliar. Disponível em: https://bvsms.saude.gov.br/bvs/saudelegis/anvisa/2006/res0011_26_01_2006.html (acesso 15 mar 2022).
8. Brasil. Ministério da Saúde. Gabinete do Ministro. Portaria n. 963, de 27 de maio de 2013. Redefine a Atenção Domiciliar no Âmbito do Sistema Único de Saúde. Portal da Secretaria de Atenção Primária à Saúde. 2013. Disponível em: https://bvsms.saude.gov.br/bvs/saudelegis/gm/2013/prt0963_27_05_2013.html (acesso 14 mar 2022).
9. Brasil. Ministério da Saúde. Gabinete do Ministro: Portaria n. 825, de 25 de abril de 2016. Redefine a Atenção Domiciliar no Âmbito do Sistema de Saúde (SUS) e atualiza as equipes habilitadas.. Disponível em: https://bvsms.saude.gov.br/bvs/saudelegis/gm/2017/prc0006_03_10_2017.html (acesso 15 mar 2022).
10. Coelho FLG, Savassi LCM. Aplicação de Escala de Risco Familiar como instrumento de priorização das visitas domiciliares. Rev Bras Med Fam Comunidade. 2004;1(2): 19-26. 2004. Disponível em: https://doi.org/10.5712/rbmfc1(2)104.
11. Savassi LCM, Lage JL, Coelho FLG. Sistematização de instrumento de estratificação de risco familiar: a Escala de Risco Familiar de Coelho-Savassi. J Manag Prim Health Care ISSN 2179-6750. 2012;3(2):179-185. doi:10.14295/jmphc.v3i2.155.
12. Pinheiro JV, Ribeiro MTAM, Fiuza TM, Junior RMM. Ferramenta para avaliação e gestão da visita domiciliar na atenção primária à saúde: um relato de experiência. Rev Bras Med Fam Comunidade. 2019;14(41):1818.

Capítulo 2

Transição de cuidados

Ricardo Souza Heinzelmann
Diani de Oliveira Machado
Elza Gabriela de Barros Pereira

PONTOS-CHAVE

- A Transição de Cuidados é uma importante estratégia para efetivação de um sistema integrado em saúde, por buscar uma forma de superar a fragmentação da atenção e garantir a continuidade na Rede de Atenção à Saúde.
- A Transição do Cuidado (TC) é definida como um conjunto de ações destinadas a garantir a coordenação e a continuidade da atenção à saúde na transferência de pacientes entre diferentes serviços ou entre diferentes setores ou equipes em um mesmo serviço de saúde.
- Para uma transição do cuidado bem-sucedida, as intervenções essenciais estão relacionadas a avaliação adequada do paciente com efetivo plano que prevê a sequência de cuidados necessários, comunicação com o serviço que dará continuidade ao cuidado, preparação da pessoa e do cuidador para a transição de cuidados, atenção para os medicamentos em uso na transição e educação do paciente em autocuidado.
- A não observância, tanto da linha de cuidado percorrida pelos pacientes, quanto da transição dos cuidados entre equipes, profissionais e serviços gera riscos associados a uma maior taxa de internações ou reinternações hospitalares, associada a maiores custos, sem garantia de maior qualidade no cuidado prestado devido às complicações inerentes ao ambiente hospitalar.
- As ferramentas e modelos de Transição de Cuidados precisam ser avaliados e adaptados à realidade brasileira, considerando o contexto nacional de baixo processo de informatização da Saúde, não existência de um registro eletrônico único do paciente e existência de uma Rede de Atenção à Saúde ainda fragmentada, com serviços funcionando de maneira isolada em boa parte dos municípios.

OBJETIVOS DE APRENDIZAGEM

Ao final do capítulo, o leitor deverá ser capaz de:

- Compreender o conceito de transição de cuidados e sua aplicabilidade na atenção domiciliar.
- Reconhecer a importância da transição do cuidado para efetivação do cuidado em rede integrada de atenção à saúde, tendo a APS como coordenadora do cuidado.
- Identificar fatores associados a resultados positivos e negativos em relação à transição de cuidados.
- Conhecer as melhores estratégias que devem ser adotadas para que ocorra uma transição de cuidados de forma exitosa.

Introdução

A transição do cuidado (TC) é definida como um conjunto de ações destinadas a garantir a coordenação e a continuidade da atenção à saúde na transferência de pacientes entre diferentes serviços (hospitais, serviços de atenção primária, serviço de atenção domiciliar, ambulatório de especialidades) ou níveis de atenção em um mesmo local (unidades de internação, ambulatório, unidade de terapia intensiva, serviço de emergência)[1].

A continuidade do cuidado estabelecida entre diferentes serviços da Rede de Atenção à Saúde (RAS) é crucial para a implementação, gestão e avaliação do plano de cuidados do paciente. Interrupções nos processos de transição, bem como a transferência ineficaz de informações entre os profissionais, podem levar a um processo de TC deficiente gerando desorganização do tratamento, duplicação de exames e procedimentos, discrepâncias no uso dos medicamentos e perda de acompanhamento da equipe de saúde. Além disso, falhas na comunicação, bem como a má-coordenação no acesso aos serviços, o planejamento de alta deficiente e/ou a dificuldade de acesso aos serviços de saúde podem resultar em internações hospitalares evitáveis[2].

As ações de transição do cuidado são especialmente importantes para idosos com múltiplas condições crônicas e regimes terapêuticos complexos, bem como para seus cuidadores e/ou familiares. Esses pacientes normalmente recebem cuidados em diversos serviços de saúde, mudam frequentemente de ambiente de cuidado tornando-se mais vulneráveis a falhas no atendimento e a eventos adversos[3].

Os Serviços de Atenção Domiciliar (SAD) possuem, dentre seus objetivos, a redução da demanda hospitalar e redução do período de permanência dos usuários internados, sendo um serviço substitutivo ou complementar aos cuidados realizados na atenção básica, nos serviços hospitalares e de urgência[4]. Portanto, é papel crucial dos SAD garantir uma transição de cuidado do hospital/pronto-socorro/UPA para o domicílio e do domicílio para outros pontos de cuidado de forma segura e efetiva, propiciando, nos casos de desospitalização, um menor tempo de internação deste hospitalar, evitando infecções e outros riscos relacionados à assistência à saúde, garantindo cuidado humanizado e com otimização, reduzindo custo, ou melhor, otimizando recursos financeiros e estruturais da RAS[4].

Nesse sentido, o diálogo e a conexão do SAD com os Núcleos Internos de Regulação, que tem como objetivo padronizar as transições de cuidado entre Unidades utilizando ferramentas de gestão da clínica, é fundamental, principalmente no que se relaciona a alta hospitalar responsável. Segundo a Política Nacional de Atenção Hospitalar, a alta responsável é uma ferramenta de qualificação do processo de transferência do paciente e contempla orientação dos cuidados domiciliares ao paciente, familiar e cuidadores com ênfase na autonomia do sujeito, no autocuidado e na articulação do cuidado com os demais serviços da RAS[5].

Assim, a atenção domiciliar (AD) também incorpora o desafio de garantir a articulação necessária com os diversos pontos da RAS, a fim de garantir uma TC segura entre os diferentes serviços que a compõem.

Transição de cuidados e sua importância na efetivação do cuidado em rede

A TC torna-se uma importante estratégia para efetivação de um sistema integrado em saúde, por buscar uma forma de superar a fragmentação da atenção e garantir a continuidade na RAS[6]. Trata-se de um processo complexo, pois ocorre em um contexto de múltiplos relacionamentos que envolvem o paciente, seus familiares e cuidadores, os profissionais que prestam o atendimento e os que continuarão a assistência em saúde. Assim, exige coordenação e comunicação entre pessoas de diferentes formações, experiências e habilidades[6].

Para que este processo seja o mais coordenado possível é papel da AD construir fluxos assistenciais, fluxogramas e fichas de avaliação de elegibilidade, principalmente aos pacientes crônicos e restritos ao leito, que sejam amplamente divulgados dentro da RAS que visem padronizar as transições de cuidados entre os diversos pontos da RAS para a AD e da AD para os diversos pontos da RAS, respeitando as especificidades e arranjos locais e sempre visando a construção de planos individuais de cuidado.

Dentro da compreensão do processo de TC é fundamental que a equipe de AD esteja presente nos ambientes hospitalares tanto para realização de busca ativa dos pacientes elegíveis para AD, quanto para avaliação de pacientes encaminhados ao SAD[5], buscando discutir os casos viáveis por meio de integração com o serviço de gerenciamento de leitos (preferencialmente junto aos Núcleos Internos de Regulação, quando estes estiverem instituídos) ou pela estratégia de realizar avaliação a beira leito a fim de elencar possíveis situações comuns na urgências que são passíveis de assistência domiciliar.

Nem sempre é possível, dentro das diversas realidades e dos diferentes arranjos da RAS dentro no país, instituir ferramentas validadas para desospitalização de pacientes e para captação precoce desses pacientes que sejam comuns a todos os territórios. Porém, é possível, por meio de um processo contínuo e transversal, trazer para todos os pontos da RAS a sensibilização de profissionais, usuários, familiares e cuidadores que é factível cuidar dentro do domicílio de patologias que anteriormente só eram cuidadas em ambiente hospitalar, com segurança. E com isto auxiliar concretamente a mudança de um modelo técnico assistencial predominantemente ainda centrado no hospital, buscando um modelo que privilegia o olhar voltado ao indivíduo, sua família e sua comunidade, considerando o território e a atenção primária à saúde[7,8].

A TC exige atenção dos profissionais; e falhas nesse processo podem acarretar eventos adversos principalmente após a alta hospitalar. Estima-se que 20% dos pacientes desenvolvem um evento adverso após a alta hospitalar, resultando em piora desnecessária dos sintomas, período prolongado de doença ou mesmo readmissão ao hospital. A falha nas transições de cuidados seguros está associada à comunicação inoportuna ou insuficiente em relação ao estado de saúde do paciente ou em relação ao compartilhamento do plano de tratamento com o próximo profissional ou serviço, assim como das metas do atendimento, desenvolvimentos a serem esperados e as próximas etapas do cuidado[9].

Estudo que teve como objetivo sistematizar um modelo de TC apontou seis categorias de problemas sobrepostos, que foram associados a resultados negativos entre idosos hospitalizados com multimorbidades, que fazem a transição para ambientes de cuidados intermediários ou suas casas: não investimento na participação ativa do paciente no plano de cuidados; comunicação ausente ou inadequada; falta de colaboração entre os membros da equipe; acompanhamento e monitoramento limitados; má-continuidade do cuidado; e lacunas graves nos serviços à medida que os pacientes se movem entre os profissionais de saúde e entre os ambientes de atendimento[10].

Operacionalizar o verdadeiro cuidado centrado no paciente e o envolvimento do paciente com intervenções como o de TC é essencial para reduzir os custos de saúde e melhorar a qualidade do cuidado. Nesse sentido, estudo internacional, destaca a confluência de políticas para melhorar as transições de cuidado, incluindo penalidades financeiras para altas taxas de readmissão hospitalar[11].

Revisão de literatura aponta que várias intervenções, modelos ou programas de TC baseados em evidências foram desenvolvidos com o objetivo de melhorar ou prevenir transições entre diferentes ambientes. Para os autores, "melhorar as transições de cuidados" significa fornecer e qualificar os cuidados e serviços de transição prestados durante os deslocamentos físicos de pacientes de um ambiente de cuidados para outro. "Prevenir as transições de cuidados" seria fornecer os cuidados e serviços necessários a fim de evitar um movimento físico desnecessário ou evitável de pessoas idosas entre dois ou mais ambientes de cuidados[12].

O sucesso ou fracasso da implementação de qualquer inovação em um ambiente de saúde é geralmente influenciado por múltiplos fatores reconhecidos como barreiras ou facilitadores. Esses fatores podem estar ligados às características da inovação, características dos profissionais, dos pacientes e cuidadores, estrutura organizacional, planejamento, clima da equipe, complexidade das inovações e nível de engajamento das lideranças dos serviços[12].

As produções teóricas internacionais sobre o tema avançam no sentido de propor modelos e instrumentos de avaliação da TC. Modelos internacionais de transição de cuidados vêm sendo implementados nas últimas décadas com importantes resultados clínicos, satisfação de pacientes e profissionais de saúde e de redução de custos para os sistemas de saúde[10]. O *Transitional Care Model* (TCM), uma intervenção multicomponente desenvolvida nos Estados Unidos, tem mostrado diminuição do número de readmissões de hospitalização, diminuição de custos e melhoria da satisfação dos pacientes. É interessante observar que diferentemente da literatura internacional, no Brasil ainda são escassos os estudos que apontam estratégias de TC como parte do modelo de atenção à saúde.

No Brasil, algumas experiências no sentido da garantia de fluxos de comunicação clínica entre serviços de diferentes densidades tecnológicas vêm sendo analisadas. No entanto, ainda não se tem uma melhor sistematização da operacionalização dessas experiências nacionais.

Estratégias para transição do cuidado

Para uma transição do cuidado bem-sucedida, as intervenções essenciais estão relacionadas a avaliação adequada durante a internação hospitalar com planejamento da alta e da sequência de cuidados necessários, comunicação com o serviço que dará continuidade ao cuidado, preparação da pessoa e do cuidador para a transição de cuidados, atenção para os medicamentos em uso na transição e educação do paciente em autocuidado[7]. Diante disso, no Quadro 1[1,13-15], destacam-se algumas ações importantes para a garantia da transição do cuidado segura.

QUADRO 1 Estratégias para transição de cuidados

Construção do plano de cuidados
▪ Construir, durante o acompanhamento do paciente, um plano de cuidados abrangente contendo informações, como a lista de problemas atuais, os medicamentos em uso, as alergias, achados do exame físico, a função cognitiva, a funcionalidade do paciente, as metas de cuidado e as informações de contato de cuidadores e profissionais de saúde. Na construção do plano, envolver o paciente, os cuidadores ou os familiares e os demais profissionais pertencentes aos serviços da RAS que prestam cuidado ao paciente, sempre que possível.
▪ Durante o processo de TC do paciente entre serviços, e principalmente no momento da alta do SAD, é importante que o plano de cuidado esteja claro e acessível para todos os profissionais da RAS que prestam ou irão prestar atendimento ao paciente. Essa comunicação pode ser telefônica, eletrônica ou por meio de um prontuário em papel. Nesse sentido, espera-se que barreiras sejam removidas e incentivos criados para desenvolver sistemas de comunicação eletrônica que facilitem a transferência apropriada de dados clínicos essenciais entre serviços com sistemas de informação heterogêneos.
Engajamento do paciente
▪ Realizar uma avaliação abrangente para identificar os objetivos do paciente em relação ao seu cuidado em saúde.
▪ Desenvolver um plano de cuidados compartilhado com o paciente, respeitando também os seus objetivos.
▪ Monitorar o progresso do paciente em atingir seus objetivos.
▪ Manter uma comunicação bidirecional.
▪ Avaliar continuamente os níveis de envolvimento do paciente.
Envolvimento do cuidador
▪ Identificar o cuidador envolvido no cuidado ao paciente e entender suas expectativas, preferências e habilidades.
▪ Envolver o cuidador no planejamento do cuidado, respeitando também os seus objetivos.
▪ Monitorar o progresso do cuidador em atingir seus objetivos e em ajudar os pacientes a atender às suas necessidades.
▪ Manter comunicação bidirecional.
▪ Avaliar continuamente os níveis de envolvimento dos cuidadores.
Manejo dos medicamentos
▪ Identificar polifarmácia e atentar para que paciente e cuidador tenham compreensão sobre quais medicamentos estão sendo utilizados, qual o motivo de sua utilização e a forma de uso.
▪ Garantir que o plano de gerenciamento de medicamentos seja baseado em evidências.
▪ Respeitar as escolhas dos pacientes na adesão ao plano.
▪ Fornecer informações e treinamento adequados para que o paciente e cuidador estejam bem informados e confiantes na utilização dos medicamentos. Para tal, é possível utilizar tabelas ilustrativas, organizadores, e até mesmo monitoramento à distância (via telefone ou *chat*).

(continua)

QUADRO 1 Estratégias para transição de cuidados (*continuação*)

- Avaliar o acesso aos medicamentos na rede.
- Realizar a reconciliação medicamentosa entre os medicamentos prescritos em diferentes serviços de saúde além do SAD. Atentar para as situações em que o paciente tem alta hospitalar, pois os medicamentos usados até então podem ter sido substituídos, suspensos ou outros medicamentos podem ter sido iniciados.

Educação do paciente e cuidador

- Identificar e abordar a alfabetização e a linguagem em saúde.
- Apresentar as informações de saúde em formatos precisos e fáceis de acessar, como *folders* ilustrativos e vídeos.
- Levar em consideração os conhecimentos prévios dos pacientes e cuidadores sobre o tema a ser desenvolvido.
- Confirmar a compreensão das instruções pelos pacientes e cuidadores. Para tal, o profissional pode solicitar que o paciente ou cuidador repita o que entendeu das orientações fornecidas ou que demonstre como realizar os cuidados.
- Encaminhar para serviços de apoio psicológico disponível na rede os cuidadores que necessitem de apoio psicológico.

Bem-estar dos pacientes e cuidadores

- Promover a identificação e intervenções precoces para lidar com questões emocionai, como sofrimento durante o processo de transição do cuidado.
- Reconhecer as preocupações comuns do cuidador em relação ao papel de cuidar, incluindo medo de prejudicar seus entes queridos.
- Identificar e implementar estratégias eficazes para apoiar os pacientes e o bem-estar emocional do cuidador.

Continuidade do cuidado

- Comunicar-se efetivamente com os serviços que acompanham o paciente.
- No momento de transferência do paciente, seja do serviço hospitalar para o SAD ou do SAD para acompanhamento na APS, é fundamental prepará-lo para receber cuidados no próximo contexto. Um componente importante dessa preparação é garantir que esses pacientes e seus cuidadores tenham orientações claras sobre como gerenciar suas condições de saúde, como reconhecer sinais e sintomas de alerta que podem indicar que sua condição piorou, como entrar em contato com um profissional de saúde que esteja familiarizado com seus planos de cuidados e como buscar cuidados no contexto em que estarão inseridos.
- Pacientes que recebem alta hospitalar e são encaminhados ao SAD ou Serviço de APS necessitam de atenção especial, principalmente relacionada à adaptação dos cuidados ao domicílio, educação do paciente e cuidador, reconciliação medicamentosa, história da internação hospitalar. Em algumas situações, o SAD pode avaliar o paciente antes da alta hospitalar com objetivo de coordenar os cuidados e ofertar orientação prévia para realização dos cuidados no domicílio.

(*continua*)

QUADRO 1 Estratégias para transição de cuidados (*continuação*)

- Ações importantes na alta do SAD: contatar os serviços que seguiram acompanhando o paciente (p. ex., serviço de APS, reabilitação, ambulatório de especialidades) com objetivo de atualizar o plano de cuidados, fornecer orientações ao paciente sobre como acessar os serviços de saúde que necessita em seu território, contatar um profissional de saúde familiarizado com seu plano de cuidados e administrar situações de piora clínica.
- Sinalização clara da necessidade de possíveis revisões/trocas de dispositivos (traqueostomia, gastrostomia, sonda nasoenteral), apontando as datas das últimas trocas desses dispositivos.
- Implantação de fluxos assistenciais, fluxogramas e utilização de fichas de avaliação de elegibilidade, divulgados na RAS, que visem padronizar o processo de TC.

Comunicação

- Manter comunicação efetiva intra e entre as equipes de saúde.
- Realizar registro do plano de cuidados e das ações de cuidado realizadas oportunizando que os outros serviços tenham acesso a tais informações, principalmente no momento da transferência do paciente. Para tal, pode haver

Comunicação

acesso eletrônico das informações via prontuário, plano enviado via e-mail, *chat*, ou de forma física e portado pelo paciente. Nesse sentido, é importante manter os cuidados necessários para garantia da proteção dos dados sensíveis, conforme legislação de proteção de dados vigente no país.
- Preferencialmente, contatar os profissionais que darão sequência ao atendimento do paciente. O plano pode ser disponibilizado por contato telefônico, meio eletrônico ou por meio de um prontuário médico em papel.
- Discussão de casos envolvendo os profissionais do SAD e os profissionais de outros serviços que acompanham o paciente podem ser úteis nos casos mais complexos.

Fonte: Coleman et al., 2003[1]; Brasil, 2020[13]; Naylor et al., 2017[14]; Soong et al., 2013[15].

Considerações finais

Para a consolidação das ações de transição do cuidado entre os profissionais de saúde, sugerem-se atividades de educação permanente contemplando temáticas, como a incorporação das preferências dos pacientes e cuidadores nos cuidados, comunicação ativa (telefônica, eletrônica ou impressa) com profissionais de saúde em todos os ambientes, e garantia de transferência oportuna para o próximo ponto de atenção ou acompanhamento[1].

Um dos aspectos mais relevantes da TC é possibilitar a desospitalização de pacientes. Utilizando as estratégias de TC, as equipes de SAD podem realizar a busca ativa nas instituições hospitalares e/ou avaliação de pacientes elegíveis à beira leito a fim de elencar possíveis situações comuns nas urgências como condições agudas que necessitam de antibioticoterapia venosa que possam ser realizadas em domicílio, afecções crônicas agudizadas sem sinais de instabilidade, idosos frágeis e feridas infectadas.

Um importante desafio colocado no cenário brasileiro é a TC entre componentes da AD (AD1, AD2, AD3) e os múltiplos serviços que compõem o cuidado do paciente atendido ou internado no domicílio. Analisando as experiências internacionais, fica claro que ferramentas e modelos precisam ser avaliados e adaptados à realidade brasileira, considerando o contexto nacional de baixo processo de informatização da saúde, não existência de um registro eletrônico único do paciente e existência de uma RAS ainda fragmentada, com serviços funcionando de maneira isolada em boa parte dos municípios[16].

Há um número crescente de demandas de atenção/internação domiciliar de pacientes complexos, com presença de demandas que prescindem de uma atuação interdisciplinar coordenada. A não observância, tanto da linha de cuidado percorrida por esses pacientes, quanto da transição dos cuidados entre equipes, profissionais e serviços gera riscos associados a uma maior taxa de internações ou reinternações hospitalares, associada a maiores custos, sem garantia de maior qualidade no cuidado prestado devido às complicações inerentes ao ambiente hospitalar[17].

Ainda há de se considerar a importância do desenvolvimento de pesquisas que oportunizem uma melhor compreensão sobre o processo de transição de cuidados vivenciado pelos pacientes e equipes, lacunas e estratégias de qualificação[1,18].

Referências

1. Coleman EA, Boult C. Improving the quality of transitional care for persons with complex care needs. JAGS. 2003;51(4):556-7.
2. Mansukhani RP, Bridgeman MB, Candelario D, Eckert LJ. Exploring transitional care: evidence-based strategies for improving provider communication and reducing readmissions. PT. 2015;40(10):690.
3. Naylor M, Keating A. Transitional care: moving patientes from one care sitting to another. Am J Nurs. 2008;108(9):58-63.
4. Brasil. Ministério da Saúde. Portaria n. 825, de 25 de abril de 2016. Redefine a Atenção Domiciliar no âmbito do Sistema Único de Saúde (SUS) e atualiza as equipes habilitadas. Brasília: Ministério da Saúde; 2016.
5. Brasil. Ministério da Saúde. Caderno de atenção domiciliar. Brasília: Ministério da Saúde; 2012.
6. Weber LAF. Avaliação da transição do cuidado de pacientes com doenças crônicas do hospital para o domicílio. Porto Alegre: UFRGS; 2018.
7. Morkisch N, Upegui-Arango LD, Cardona MI, van den Heuvel D, Rimmele M, Sieberet CC, et al. Components of the transitional care model (TCM) to reduce readmission in geriatric patients: a systematic review. BMC Geriatr. 2020;20(1):345.
8. Bailey JE, Surbhi S, Wan JY, Munshi KD, Waters TM, Binkley BL, et al. Effect of intensive interdisciplinary transitional care for high-need, high-cost patients on quality, outcomes, and costs: a quasi-experimental study. J Gen Intern Med. 2019;34(9):1815-24.
9. Zwart D, Schnipper JL, Vermonf D, Bates DW. How do care transitions work? Unraveling the working mechanisms of care transition interventions. Med Care. 2021;59(4):387-97.
10. Hirschman KB, Shaid E, McCauley K, Pauly MV, Naylor MD. Continuity of care: the transitional care model. Online J Issues Nurs. 2015;20(3).
11. Gardner R, Li Q, Baier RR, Butterfield K, Coleman EA, Gravenstein S. Is implementation of the care transitions intervention associated with cost avoidance after hospital discharge? J Gen Intern Med. 2014;29(6):878-84.
12. Fakha A, Groenvyncky L, De Boer B, Van Achterberg T, Hamers J, Verbeek H. A myriad of factors influencing the implementation of transitional care innovations: a scoping review. Implement Sci. 2021;16(1):21.
13. Brasil. Ministério da Saúde. Atenção Domiciliar na Atenção Primária à Saúde. Brasília: Ministério da Saúde; 2020.
14. Naylor M, Shaid EC, Carpenter D, Gass B, Levine C, Li J, et al. Components of comprehensive and effective transitional care. J Am Geriatr Soc. 2017;65(6):1119-25.
15. Soong C, Daub S, Lee J, Majewski C, Musing E, Nord P, et al. Checklist of safe discharge practices. J Hosp Med. 2013;8: 444-9.
16. Mendes EV. O cuidado das condições crônicas na atenção primária à saúde: o imperativo da consolidação da estratégia da saúde da família. Brasília: Organização Pan Americana da Saúde; 2012.
17. WHO. Transitions of care: technical series on safer primary care. Geneva: World Health Organization; 2016.
18. Lima MADS, Magalhães AMM, Donszelmann N, Quintana OG, Lorenzini ME, Weber LAF, et al. Estratégias de transição de cuidados nos países latino-americanos: uma revisão integrativa. Rev Gaúcha Enferm. 2018;39.

Capítulo 3

Segurança do paciente no domicílio

Mariana Borges Dias
Mara Lúcia Renostro Zachi
Verlaine Balzan Lagni
Soraia Rizzo
Cibelle Gomes Lima Melo

PONTOS-CHAVE

- Segurança do paciente como forma de reduzir ao mínimo possível os riscos inerentes ao cuidado em saúde.
- Segurança do cuidado domiciliar precede a saída do paciente do hospital e quando no domicílio deve ser observada por protocolo de vários quesitos.
- Todos os profissionais da atenção domiciliar devem estar cientes e atentos para a garantia do ambiente, da prática e da comunicação seguros.

OBJETIVOS DE APRENDIZAGEM

Ao final do capítulo, o leitor deverá ser capaz de:

- Aprimorar o conhecimento e a disseminação dos conceitos da qualidade e da segurança no cuidado ao paciente em domicílio.
- Identificar o conjunto de riscos inerentes e potenciais às condições clínicas e de vida do paciente sob os cuidados domiciliares.
- Ampliar a capacidade de construir projetos terapêuticos singulares seguros para os pacientes e familiares em ambiente domiciliar.
- Elencar e observar todos os quesitos necessários para a segurança do paciente no domicílio, respeitando as particularidades do cuidado neste local e garantindo a segurança necessária.
- Identificar a importância de um protocolo mínimo com o intuito de garantir a segurança do paciente.
- Avaliar, monitorar e atualizar as ações para o cuidado seguro na atenção domiciliar.

Introdução

A segurança do paciente é definida pela Organização Mundial da Saúde (OMS) como uma forma de reduzir a um mínimo aceitável o risco de dano desnecessário associado ao cuidado de saúde. Desde 2004, quando foi criada a *World Alliance for Patient Safety* (atualmente chamado *Patient Safety Program*), a OMS aborda amplamente essa temática de grande importância para os pacientes, famílias, gestores e profissionais de saúde que buscam uma assistência segura.

No Brasil, o marco normativo da iniciativa é a criação da Portaria MS/GM nº 529/2013 que instituiu o Programa Nacional de Segurança do Paciente (PNSP) e contribui para a qualificação do cuidado em todos os estabelecimentos de saúde.

Desde então, desenvolveram-se políticas para a melhoria da qualidade assistencial e da problemática que envolve os riscos à segurança do paciente nos hospitais e instituições mais tradicionais de cuidado. No entanto, o crescimento da atenção domiciliar nas últimas décadas, fez voltar a atenção dos aspectos de segurança também para este ambiente. Ao considerar que, no domicílio, a maioria dos pacientes encontra-se em contato apenas com cuidadores e/ou familiares leigos, os cuidados em relação à promoção da maior segurança possível é imperativo.

Dessa maneira, em 2016, o Ministério da Saúde (MS) lançou o Manual de Segurança do Paciente no Domicílio, que orienta e descreve os fatores que promovem a segurança do paciente em domicílio, enfatizando o seguinte:[3] "Neste espaço, no entanto, têm-se alguns desafios específicos, já que a equipe não se encontra em uma unidade de saúde e não pode contar com sua logística de funcionamento. Deve-se, ainda, levar em conta aspectos sociais e culturais, que são determinantes na condução da assistência prestada, além da necessidade de se estabelecer comunicação realmente efetiva com usuários e cuidadores, que são protagonistas da atenção à saúde e possuem papel ainda mais essencial na modalidade cuidado domiciliar".

Antes de mais nada, é preciso esclarecer alguns dos principais conceitos da Classificação Internacional de Segurança do Paciente propostos pela OMS:[9]

- **Risco**: probabilidade de um evento acontecer.

- **Dano**: comprometimento da estrutura ou função do corpo e/ou qualquer efeito dele oriundo, incluindo doenças, lesão, sofrimento, morte, incapacidade ou disfunção, podendo, assim, ser físico, social ou psicológico.
- **Incidente**: evento ou circunstância que poderia ter resultado ou resultou em dano desnecessário ao paciente, podendo não causar lesão.
- **Evento adverso:** qualquer incidente que resulte em dano é assim chamado. A distinção entre os eventos adversos assistenciais de outros desfechos indesejados está, basicamente, associada à natureza das lesões ou é decorrente da evolução natural da enfermidade ou é causado pelo cuidado prestado na organização hospitalar.

Todo paciente submetido a um tratamento de saúde corre o risco de sofrer algum evento adverso por falha da realização dos procedimentos e orientações, ou situações clínicas pré existentes não identificadas. Fatores como ter pouca ou muita idade, apresentar alterações cognitivas, doenças crônicas e condições sociais desfavoráveis podem ser prejudiciais à segurança das ações.

Protocolo de segurança do paciente no domicílio

Para fins deste tratado, elaborou-se um protocolo de segurança do paciente em domicílio, que apresenta as situações mais comuns de risco neste ambiente, as medidas preventivas e de resolução de forma concisa, já que outras publicações trazem os assuntos de forma mais extensa. Assim, reunimos/agrupamos os conteúdos, descritos a seguir.

Elegibilidade, continuidade e monitoramento do cuidado

A admissão do usuário na atenção domiciliar (AD) dá-se a partir do estabelecimento de critérios clínicos e administrativos,[11] e os diversos tipos de serviços – públicos e privados, que realizam cuidados domiciliares, possuem critérios próprios de elegibilidade conforme especificidade do serviço prestado. Basicamente, é fundamental avaliar se o que o paciente necessita é passível de ser realizado por aquela equipe, seja em função da especificidade, intensidade e ou complexidade dos cuidados. Em outras palavras, se a equipe tem ou não plenas condições de prestar cuidados seguros e resolutivos. Em relação às características do domicílio que propiciam maior segurança ao paciente, seria sempre desejável que houvesse água potável, saneamento básico, suprimento regular e seguro de energia elétrica, meio de comunicação efetivo para situações de urgência, fácil acesso para veículos de resgate e ambiência domiciliar favorável, com limpeza, iluminação e arejamento adequados. Entretanto, as realidades brasileiras são bastante desiguais, e se a assistência domiciliar for condicionada rigorosamente ao fiel cumprimento de todos esses critérios, certamente parte dos pacientes seriam excluídos e condenados à institucionalização permanente. Portanto, mais do que critérios de elegibilidade, consideramos a busca de todas essas condições – de maneira intersetorial inclusive – como mais um desafio à equipe de AD, na melhoria das condições de vida daquele paciente e sua família. Entretanto, nos casos que requerem desospitalização de usuários permanentes de aparelhos elétricos de suporte à vida (concentradores de oxigênio, ventiladores mecânicos etc.), faz-se exigência para admissão no cuidado domiciliar uma fonte de energia elétrica estável e segura que deve ser providenciada e garantida.

O Serviço de Atenção Domiciliar (SAD) deve iniciar o acompanhamento pela assinatura de um **termo de aceite** pelo próprio usuário ou familiar responsável. A aplicação do termo, geralmente, é um momento, no qual se explicam aspectos do funcionamento do acompanhamento, atribuições da equipe, conduta em situações de violência do território e nas situações de urgências/emergências. É recomendado que um profissional oriente a leitura do termo de aceite ou consentimento, explicando e esclarecendo as dúvidas do paciente/familiar responsável e assegurando as competências dos envolvidos no processo do cuidado no domicílio para minimizar o risco do paciente/familiar confundir o que está proposto no projeto de assistência e, ao mesmo tempo, ter conhecimento da garantia e continuidade do cuidado pela equipe, do fornecimento dos insumos e recursos disponíveis, do processo de alta etc. O termo é assinado exclusivamente pelo usuário ou familiar responsável após a concordância e o aceite. A admissão no serviço de AD pressupõe a presença de um cuidador, formal ou informal, responsável pelo cuidado toda vez que o usuário for dependente funcional, possuir alguma deficiência cognitiva ou quando estiver em estado de vulnerabilidade.

A garantia do cuidado durante todo o processo de acompanhamento do paciente pelo serviço de AD passa pela correta elegibilidade, pela disponibilidade de pessoas, veículos, materiais, pelo pacto firmado com paciente e cuidador, pelo treinamento constante da equipe e dos cuidadores, pela elaboração de um plano terapêutico coerente, factível e seguro, pela discussão de casos intra e intersetorial e pelos encaminhamentos da rede.

Sendo assim, entre as medidas que garantem a continuidade do cuidado adequadamente estão a disponibilidade de profissionais e de veículo próprio e identificado para o transporte da equipe multiprofissional, a oferta de materiais, a coleta adequada de resíduos, entre outros. Sempre é necessária a pactuação com o SAMU para o transporte seguro dos pacientes em situações de resgate e instituição hospitalar de retaguarda.

A segurança do paciente também é resultado dos comportamentos adotados pelos profissionais e cuidadores durante a prestação dos cuidados. São consideradas precauções básicas padronizadas a acomodação do usuário no domicílio de acordo com a complexidade ou riscos, o esclarecimento dos posicionamentos corretos, a higienização das mãos, os cuidados respiratórios e, sobretudo, a utilização de equipamentos de proteção individual (EPI). Todas essas medidas devem ser adotadas por profissionais de saúde e cuidadores. Outras medidas incluem a identificação dos profissionais de saúde e dos veículos de transporte e resgate, a pactuação com a família sobre dias e horários para a realização das visitas – principalmente em locais de alto risco, e avaliação da necessidade de visitas em áreas que estejam em conflitos entre facções, por exemplo, oferecendo outras alternativas a esses familiares. Um último aspecto que merece destaque é a importância de a equipe observar estresse e sobrecarga tanto entre seus membros quanto entre os cuidadores, tendo em vista que transtornos de saúde mental e síndrome de *burnout* podem contribuir para o erro e a ocorrência de eventos adversos.

Apesar de toda a precaução, incidentes e eventos adversos podem acontecer na presença dos profissionais ou serem relatados pela família em todas as etapas do cuidado. Por isso, é incentivada nas equipes, a criação de protocolos de registro e notificação dos incidentes ou eventos adversos, sempre garantindo a preservação da identidade do usuário e dos profissionais envolvidos.

A análise dos dados fornece subsídio para que novas ações corretivas e de melhorias sejam tomadas pela equipe e/ou pela Instituição. Um exemplo vem de um SAD no Paraná, que desenvolve um projeto piloto de notificação de eventos adversos. São deixados envelopes junto ao prontuário do paciente, para que profissionais e cuidadores identifiquem e realizem notificações de possíveis eventos adversos na AD que possam ter ocorrido durante o acompanhamento. Periodicamente, o conteúdo desses envelopes é analisado. As situações mais frequentemente relatadas são: lesão por pressão, queda, alergia, broncoaspiração, erro de administração de medicamento e/ou dieta; protocolos clínicos que não foram seguidos corretamente, reações adversas a medicamentos ou quaisquer outros possíveis, problemas relacionados a fármacos, troca de traqueostomia, gastrostomia, sonda nasoenteral e vesical de demora antes da data prevista em protocolo, queixas técnicas de equipamentos médicos/materiais hospitalares.

Os envelopes com os impressos para as notificações devem ser preenchidos e entregues para a equipe com: data do incidente, descrição do ocorrido, nome das pessoas envolvidas, ações que foram tomadas imediatamente ao ocorrido. Essas notificações são analisadas pela equipe para o planejamento das ações corretivas.

A evolução clínica favorável verificada pela estabilidade do quadro crônico e necessidade de menos cuidados intensivos, assim como cuidador apto e treinado é que define o processo de alta da AD. A partir daí, inicia-se a transição do cuidado para atenção primária, trabalhando-se o vínculo entre nova equipe e família e o fornecimento de insumos, preservando-se sempre a qualidade das informações e a segurança dos procedimentos.

Informação e comunicação efetivas

A comunicação constitui-se como o pilar central da segurança do paciente. E para que ela seja eficaz, é fundamental garantir seu significado e a validação das informações emitidas para equipe, cuidadores e pacientes.

A assinatura do termo de aceite é o primeiro momento de comunicação efetiva entre serviço e família, como visto no item anterior. A seguir, serão listadas outras atitudes que ajudam a equipe a melhorar os processos de informação e comunicação:

- Adequar a linguagem e falar claramente, tendo a certeza de que a informação dada foi entendida pelo interlocutor (aplicar técnicas de verificação).
- Fornecer, na primeira visita domiciliar, cópia do Termo de Consentimento, *folders* elucidativos sobre o funcionamento do serviço, telefones da central do SAD, nomes e contato das equipes de referência, contato do serviço de emergência SAMU, pactuação das combinações do cuidado e fornecimento da segunda via do registro da evolução no dia da visita domiciliar.
- Dentro do setor, não esquecer de manter atualizadas as informações referentes aos pacientes nos quadros/locais das equipes de referência (primeiro nome e um sobrenome do paciente, registro no prontuário, data da internação, diagnósticos principais, previsão da visita domiciliar e unidade de saúde de referência). Se houver pacientes com o mesmo nome, sinalizar para as equipes de referência e aprimorar a identificação dos mesmos.
- Adotar uma organização padrão para montagem dos prontuários dos pacientes, de modo que a capa contenha a identificação do paciente e a equipe à qual ele pertence, bem como a definição do transporte adequado para o território (ferramenta do Acesso Mais Seguro).
- Informações de precaução de contato, empréstimo de materiais e coleta de exames sanguíneos semanais também podem estar sinalizadas para facilitar a organização do serviço.
- Nas demais páginas, cada SAD deve padronizar a organização dos documentos relevantes para o acompanhamento dos usuários: dados cadastrais; folha de consultoria com procedência e motivos da internação no serviço (é importante que essas informações estejam disponíveis para toda a equipe a qualquer momento); listas de problemas; cuidados e materiais necessários para a visita domiciliar (VD); plano terapêutico singular e respectivas pactuações de cuidado; vias de evolução física, se for o caso; prescrições medicamentosas; fichas de avaliação e escalas utilizadas; termo de consentimento assinado; etiquetas e outros. Assim, todas as pessoas do serviço têm acesso e ciência dos processos de cada paciente nos momentos necessários.

Elaborar e adicionar um plano de cuidado de uma forma compartilhada, clara, objetiva, respeitosa e que atenda às necessidades de saúde do paciente em acompanhamento, sendo possível de ser executado por todos os envolvidos. A responsabilização do paciente pelo seu cuidado visa estimular a autonomia e garantir a segurança do paciente. Dessa forma, desenvolver um Plano Terapêutico Singular (PTS) constitui uma ferramenta de pactuação e comunicação efetiva, conferindo maior segurança e clareza dos processos. Para propor e rever os planos de cuidados dos pacientes sob sua referência, é imprescindível que, periodicamente, as equipes de referência (EMAD e EMAP) realizem discussões de casos e retomem as ações com paciente e família. Na ocorrência de contato telefônico, anotar registro e nome completo do paciente, bem como a equipe responsável pelo cuidado e a referida demanda. Confirmar informações na hora da ligação e encaminhar para a equipe responsável. Se houver urgência, contatar imediatamente a equipe de referência ou o responsável pela resolução das intercorrências. Isso se aplica a todo tipo de informação: às recebidas ou repassadas aos cuidadores sobre os pacientes sob os cuidados da AD; aos resultados de exames laboratoriais; às solicitações de medicamentos e materiais; às solicitações de avaliação médica e aos esclarecimentos da equipe de apoio. Elaborar treinamentos e/ou capacitações para amparar os responsáveis pelo cuidado durante o acompanhamento da AD, principalmente promover a realização dos procedimentos na prática junto aos profissionais envolvidos. Podem-se fornecer manuais de orientação para realização de cuidados mais complexos (como manejo da traqueostomia, cateterismo vesical intermitente, administração de dieta enteral etc.), deixar orientações breves impressas e expostas no local onde se realizam os cuidados, disponibilizar *folders* e vídeos. Para confecção desses materiais, sempre utilizar linguagem clara e objetiva, além de figuras como elementos visuais com objetivo de otimizar melhor assimilação das etapas do procedimento envolvido no cuidado domiciliar. Para os profissionais, protocolos próprios, científicos, como o Procedimento Operacional Padrão (POP), ferramenta que descreve a sequência correta das ações para garantir o resultado esperado da tarefa, ajuda a sintetizar a informação, padronizar condutas profissionais e diminuir a chance de falhas. De todo modo, sempre que possível, devem ser oferecidas discussões de casos entre profissionais de saúde e cursos e oficinas de capacitação de cuidadores num processo de educação permanente. Deve-se incentivar os profissionais a buscarem oportunidades de aprimoramento científico, assim como a escreverem suas experiências profissionais. Também pode-se pensar em realizar visitas de avaliação e detecção de necessidades do cuidador leigo.

Avaliação e prevenção de riscos inerentes ao ambiente e ao cuidado domiciliar

O ambiente domiciliar, por ser o mesmo da vida cotidiana das pessoas, carrega em si uma série de particularidades que precisam ser consideradas na prática da AD.

Um exemplo é a presença de animais de estimação, que pode ser benéfica à recuperação e reabilitação do paciente, mas requer cuidados de armazenamento de materiais e insumos em local adequado e distante de perigos de contaminação e acidentes. Então, deve-se reforçar medidas de higiene do local e afastar animais durante a realização de qualquer procedimento. Cuidar para que pessoas com dificuldade de marcha não sofram quedas pela interação com eles e prevenir risco de ataques ou mordidas aos profissionais de saúde ou outras pessoas que façam VD.

Outra ação necessária é a garantia de segurança na entrega de materiais certos ao paciente certo. A verificação dos riscos melhora com a utilização de um *checklist* preenchido pela equipe de enfermagem responsável.[5,15] (Ver Anexo 1, no fim deste capítulo.)

Quanto ao lixo produzido pelo cuidado domiciliar, as equipes de AD têm a atribuição de orientar quanto ao destino correto e recipiente adequado. Devem promover interlocução entre os SAD e os departamentos municipais responsáveis, organizando coleta adequada desses resíduos. A família deve ser sempre orientada a descartar os materiais perfurocortantes imediatamente após o uso em recipiente rígido, inquebrável, devidamente identificado e resistente à perfuração e vazamentos mesmo quando manuseados, com boca larga e tampa para fechamento. Orienta-se a entregar no local destinado quando atingir 2/3 da capacidade total, onde será descartado sem que seja aberto ou deformado. O recipiente no qual se depositam os materiais perfurocortantes deve ser guardado em local próximo de onde se realizam os procedimentos e protegido do alcance das crianças e dos animais. As agulhas não devem ser reencapadas, entortadas, quebradas ou retiradas manualmente das seringas. A família também deve ser orientada a deixar os recipientes com lixo cobertos ou tampados e manuseá-los, preferencialmente, com luvas ou lavar as mãos após o manuseio. Recomenda-se a criação de um Plano de Gerenciamento de Resíduos do Serviço de Saúde Domiciliar (PGRSSD). Por meio dele se classificaria o lixo de acordo com a periculosidade e os riscos no manuseio, que envolve desde a etapa de geração até o destino final.[5,15] Para maiores detalhes sobre o tema, consultar o Capítulo "Gerenciamento de resíduos de serviços de saúde", na seção 2.

Comissão de controle de infecção domiciliar

Muitas ações devem ser implementadas para melhorar a qualidade da assistência no domicílio quando falamos em infecção domiciliar. A prevenção e o controle das infecções relacionadas à assistência à saúde são de responsabilidade de cada estabelecimento de saúde, assim, faz-se imprescindível e imperativo a constituição de uma comissão de controle de infecção domiciliar (CCID), objetivando a redução das infecções.

Para assegurar o controle e a prevenção de infecções na AD é necessário o uso de insumos/materiais isentos de contaminação e ambiente limpo, bem como sensibilizar os profissionais quanto à adoção dos princípios de assepsia com ênfase na higienização das mãos, por aplicação de soluções alcoólicas nas situações em que há falta de infraestrutura para lavagem simples das mãos com água e sabão, e nas normas de biossegurança. O uso de antimicrobianos e sua padronização é outro ponto desafiador, investimentos para reduzir o consumo desses medicamentos é muito importante e urgente, além de estabelecer vigilância medicamentosa e dos procedimentos que possam evitar a contaminação e a transmissão de cepas multirresistentes no ambiente domiciliar/familiar e na comunidade. Podemos nos aprofundar nesse tema revendo o Capítulo "Comissão de controle de infecção no domicílio", na seção 2.

Checando os riscos mais frequentes

A avaliação de riscos domiciliares é primordial no cuidado para garantir a segurança do paciente. Alguns desses riscos comuns na AD, como lesão por pressão, infecção, uso incorreto das medicações, queda, sangramento, trombose, hipotensão, urgências/emergências hipertensivas, hipoglicemia, hiperglicemia e insuficiência respiratória, serão descritos a seguir.[15]

Lesão por pressão (LP)

A LP pode ser evitada mantendo-se avaliação preventiva permanente com sinalização em prontuário conforme risco (leve, moderado ou alto) para todos os usuários. Orientação e adoção de medidas de prevenção (higiene, nutrição, hidratação oral e da pele, e mudança de decúbito frequentemente e individualizado) também são primordiais (ver capítulo "Pele – Feridas e outras afecções de partes moles", na seção 7). Na presença da LP, tratar segundo protocolo e condições domiciliares, não deixando de realizar a prevenção continuamente.

Infecção domiciliar

Para diminuir o risco de infecção é importante a adequada paramentação da equipe com uso de EPI, que são trocados a cada VD. A orientação aos cuidadores quanto à realização da higiene das mãos em todos os momentos de contato com o paciente e até a paramentação, se necessário, é fundamental. Dependendo do material a ser limpo, é fundamental, para a não proliferação de microrganismos, a desinfecção com álcool 70% ou com água e sabão. Para os procedimentos invasivos no domicílio, como troca de dispositivos (gastrostomia, cistostomia, sonda nasoenteral etc.), paracentese, punção venosa, aspiração de vias aéreas, sondagem vesical, dentre outros, devem estar descritos nos POP, e pela possibilidade de focos de infecção, é necessária a revisão dos dispositivos de sondagem, dieta, acesso venoso, do estado da pele, hábitos de higiene (corporal, oral, íntima), a cada VD, assim garantimos que estejam livres de alterações ou, se houver, agir evitando complicações, além de avaliar se estão sendo realizados corretamente. Ensinar o cuidador a perceber sinais de infecção ou sepse e ter cuidado ainda maior com pacientes com alterações cognitivas ou dificuldades de deglutição, reforçando medidas de bom posicionamento e adaptação da dieta.[15]

Erros referentes ao uso de medicamentos

Os erros referentes ao uso de medicamentos são comuns em todas as etapas, seja quando adquiridos, prescritos, dispensados, administrados e monitorados, mas ocorrem com maior frequência durante as ações de prescrição e administração. A reconciliação de medicamentos é um processo concebido para prevenir erros de medicação nos pontos de transição do paciente e deve envolver efetivamente o paciente e a família.[15]

Ações que melhoram o cuidado com a segurança dos medicamentos:

- Contabilizar/conferir a quantidade de medicamentos tanto dos que serão levados na visita quanto dos que estão no domicílio do paciente.
- Fornecer dispositivos visuais de organização dos medicamentos (envelopes identificados, caixas organizadoras etc.) e uma tabela de orientação farmacêutica, que contém o nome das drogas, doses e horários, podendo-se reorganizar a ingestão conforme interações medicamentosas e à rotina particular da família.
- Ter a lista completa e precisa de todos os medicamentos que o paciente está utilizando com detalhamento da dose, frequência e via comparada à lista da nota da alta hospitalar e com as receitas médicas que estão com o paciente.
- Validar, junto ao paciente e ao cuidador, a lista de medicamentos no domicílio para determinar se existe compreensão da indicação do medicamento, dose e frequência de uso.
- É importante que se explique ao paciente e seu cuidador quaisquer acréscimos ou descontinuação de medicamentos para melhorar a adesão ao tratamento e orientá-los quanto ao jejum, perda da eficácia ao ser partido, armazenamento, estabilidade etc., e documente-se as mudanças na prescrição em prontuário.
- Manter medicamentos nas suas devidas embalagens (caixas, frascos), sobretudo os de aparência semelhante, e se a opção for utilizar caixas organizadoras ou outro sistema de organização dos medicamentos, não retirar comprimidos dos blisters de origem e identificar devidamente cada recipiente escolhido para guardá-los (usar identificação apropriada para analfabetos, deficientes visuais, déficits cognitivos, se necessário).
- Incentivar os pacientes, a família e os cuidadores a manter uma lista precisa de todos os medicamentos, incluindo medicamentos com receita médica e sem prescrição, suplementos nutricionais, história de imunização e quaisquer reações alérgicas ou medicamentosas adversas.
- No preparo e aplicação de infusões parenterais verificar as recomendações dos protocolos de diluição para domicílio.
- Sempre verificar a via de administração correta de dieta e medicamentos, podendo ser oral (boca), enteral (sonda nasoenteral), gástrica (sonda nasogástrica ou gastrostomia), posicionamento do paciente no leito, sendo no mínimo 45 °C, medicamento certo, em horário certo, dose certa e via certa.
- A administração de medicamentos parenteral (intravenosa, intramuscular e subcutânea) somente deverá ser realizada por profissional de saúde.[5,15]

Risco de quedas no domicílio

É necessário avaliar também os possíveis riscos de quedas, implementando orientação de atividades de vida diária, conduta terapêutica de exercícios e modificações do mobiliário. Podem ser utilizados instrumentos como a Escala de Morse e outros recursos mais participativos de preenchimento pelo usuário e/ou familiar apontando riscos denotados por eles com respectivas modificações do seu domicílio. Alterações fisiológicas da idade, doenças como acidente vascular encefálico, uso de medicamentos como benzodiazepínicos e alterações ambientais com pouca iluminação, por exemplo, são fatores que aumentam o risco de quedas no domicílio e devem sempre ser sinalizadas no prontuário e acompanhadas para minimizar esse risco.[15]

Risco de sangramento

O risco de sangramento existe nos pacientes que tomam medicação anticoagulante e antiagregante plaquetária, bem como naqueles com doenças que afetem a cascata de coagulação e propiciem sangramentos. No caso, devemos monitorar sinais clínicos do risco incluindo esses pacientes em protocolos de profilaxia.[15]

Risco de trombose venosa profunda

O risco de trombose venosa profunda é comum em quadros de restrição ou imobilidade, que podem ser agravados por outras condições como idade avançada, doenças vasculares, traumas, policitemia etc. Se houver consenso de alto risco de desenvolvimento, podem-se adotar medidas de profilaxia, como elevação de membros inferiores (MMII), movimentação ativa e passiva dos MMII e deambulação quando possível, uso de meias elásticas e até uso de heparina ou outros medicamentos afins.[15]

Risco de alterações pressóricas

A hipotensão é frequente em dias de muito calor, dessa forma, pacientes com anemia, desidratação e longos períodos de imobilização merecem olhar cuidadoso da equipe. Da mesma maneira, elevações bruscas da pressão arterial sistêmica podem ser situações perigosas, considerando-se urgência e emergências hipertensivas, principalmente em pessoas hipertensas prévias.[15]

Risco de hipoglicemia e hiperglicemia

Os riscos de hipoglicemia e hiperglicemia ocorrem principalmente em pacientes com diabete melito que façam uso de insulinoterapia ou medicações hipoglicemiantes orais, enfatizando a importância do controle glicêmico e nutricional.[15]

Risco de insuficiência respiratória

É frequente no domicílio, principalmente em pacientes com oxigenoterapia, o uso de traqueostomia e/ou ventilação mecânica. Por isso, é fundamental que a equipe esteja bem treinada a realizar procedimentos de suporte no caso de intercorrências respiratórias e também para fazer orientações mais específicas nessas situações. O SAD que disponibilizar, sobretudo, assistência em oxigenoterapia, ventilação mecânica e realização de procedimentos complexos, deve assegurar presença de materiais essenciais para resgate em situações de urgência e emergência, bem como via facilitada de contato com SAMU e reinternação hospitalar.[15]

Considerações finais

A AD não pretende que o domicílio do usuário seja transformado em ambiente parecido com o hospital. Portanto, entende suas particularidades, mas não descuida dos processos que garantem a segurança dos pacientes e familiares bem como seu bem-estar.[5,15]

As equipes devem sempre identificar os riscos e aplicar medidas preventivas, de forma permanente e incansável, no sentido de prevenir incidentes. Escuta e conversas, materiais impressos, vídeos, demonstrações práticas, treinamentos no sentido de aumentar a segurança do paciente em seu domicílio, evitando eventos adversos devem ser incentivados[5,15].

Para que os serviços de saúde do país estabeleçam um plano de segurança para o paciente domiciliar adequado é necessário o pleno envolvimento dos gestores, dos profissionais dos serviços de saúde, dos familiares, dos cuidadores e dos pacientes, além da implementacão de políticas públicas e o engajamento de agências reguladoras e empresas da área da saúde, de forma integrada.

Referências

1. Brasil. Ministério da Saúde. Documento de referência para o Programa Nacional de Segurança do Paciente/Ministério da Saúde; Fundação Oswaldo Cruz; Agência Nacional de Vigilância Sanitária. Brasília: Ministério da Saúde; 2014.
2. Machado DO, Moraes F, Mahmud SJ, Fengler F, Paskulin LMG. Care demands regarding home-care service: a descriptive study. OBJN [Internet]. 2014; 13(3):353-61. Disponível em: http://www.objnursing.uff.br/index.php/nursing/article/ view/4397/html_173 (acesso 7 jun 2020).
3. Brasil. Ministério da Saúde. Portaria GM/MS n. 825, de 25 de Abril de 2016. Redefine a Atenção Domiciliar no âmbito do Sistema Único de Saúde (SUS) e atualiza as equipes habilitadas. Brasília: Ministério da Saúde; 2016.
4. Brasil. Agência Nacional de Vigilância Sanitária. Assistência segura: uma reflexão teórica aplicada à prática. Brasília: Anvisa; 2017.
5. Brasil. Ministério da Saúde. Secretaria de Atenção à Saúde. Segurança do paciente no domicílio. Brasília: Departamento de Atenção Hospitalar e de Urgência; 2016.
6. Lacerda MR. Cuidado domiciliar: em busca da autonomia do indivíduo e da família: na perspectiva da área pública. Ciência & Saúde Coletiva. 2010;15(5):2621-6. [acesso 9 ago 2019]. Disponível em: http://www.scielo.br/pdf/csc/v15n5/v15n5a36.pdf.
7. Blais R, Sears NA, Doran D, Baker GR, Macdonald M, Mitchell L, et al. Assessing adverse events among home care clients in three Canadian provinces using chart review. BMJ. 2013;22(12):989-97.
8. Brasil. Ministério da Saúde. Organização Pan-Americana da Saúde. Atenção Domiciliar no SUS: Resultados do Laboratório de Inovação em Atenção Domiciliar. Brasília: Ministério da Saúde; 2014.
9. Brasil. Agência Nacional de Vigilância Sanitária. Investigação de Eventos Adversos em Serviços de Saúde. Brasília: Anvisa; 2013.
10. Alpendre FT, Cruz EDA, Dyniewicz AM, Mantovani MF, Silva AEBC, Santos GS. Cirurgia segura: validação de checklist pré e pós-operatório. Rev Latino-Am. Enfermagem. [Internet] 2017;25:e2907. [acesso 24 ago 2019]. Disponível em: http://www.scielo.br/scielo.php?script=sci_arttext&pid=S0104-11692017000100357&lng=pt&nrm=iso&tlng=pt.
11. Brasil. Ministério da Saúde. Secretaria de Atenção à Saúde. Departamento de Atenção Básica. Caderno de Atenção Domiciliar. Brasília: Ministério da Saúde; 2012.

12. Sears N, Baker G, Barnsley J, Shortt S. The incidence of adverse events among home care patients. Int J Health Care Qual Assur. 2013;25(1):16-28.
13. World Health Organization. Joint Commission. WHO Collaborating Centre for Patient Safety Solutions. Assuring medication accuracy at transitions in care. Volume 1, Solution 6. Genebra: WHO; 2007.
14. Melo CGL, Ribeiro MTAM, Savassi LCM. Abordagem preventiva das principais intercorrências domiciliares. PROMEF – Programa de Atualização em Medicina de Família e Comunidade: ciclo 14. Porto Alegre: Artmed Panamericana; 2020. p. 105-58.
15. Brasil. Resolução RDC n. 222, de 28 de março de 2018. Regulamenta as boas práticas de gerenciamento dos resíduos de serviços de saúde. Agência Nacional de Vigilância Sanitária. Brasília: Diário Oficial da República Federativa do Brasil; 2018.
16. Brasil. Estado do Maranhão. Plano de gerenciamento de resíduos de saúde domiciliares – PGRSSD: manual propositivo para atendimento domiciliar na Cidade de São Luís. Research, Society and Development. 2021;10(4):e7810413599.
17. Brasil. Agência Nacional de Vigilância Sanitária. Pacientes pela segurança do paciente em serviços de saúde: como posso contribuir para aumentar a segurança do paciente? Orientações aos pacientes, familiares e acompanhantes. Brasília: Anvisa; 2017.
18. Valle ARMC, et al. Prevenção e controle das infecções no domicílio: desafios e implicações para a enfermagem. Acta Paulista de Enfermagem [online]. 2016;29(2):239-44. [acesso 20 out 2021]. Disponível em: https://doi.org/10.1590/1982-0194201600033.

Anexo 1
Checklist: itens para segurança do paciente no domicílio e ações referentes

Itens da segurança	Possível		Ações referentes
	Sim	Não	
Assinatura do termo de ACEITE			
Presença de cuidador com habilidade e cognição			
Facilidade na comunicação			
Telefone disponível			
Necessidade de materiais, equipamentos e/ou insumos necessários			
Plano de cuidados			
Higienização das mãos			
Risco de lesão por pressão			
Risco de lesões de pele			
Medicamento oral			
Medicamento parenteral			
Risco de quedas			
Presença de animais de estimação			
Presença de resíduos de saúde			
Uso de equipamento de proteção individual			
Procedimentos invasivos			
Risco de sangramento			
Risco de infecção pulmonar			
Risco de infecção urinária			

Capítulo 4

Comunicação na atenção domiciliar

Maria Eugênia Baltazar Guimarães
Maria Vanessa Tomé Bandeira de Sousa
Cinara Franco
Luciana Leite

PONTOS-CHAVE

- O atendimento domiciliar é um processo de atenção à saúde que possibilita o cuidado centrado na pessoa (leia-se o binômio paciente-familiares).
- A boa comunicação é um elemento fundamental para enfrentar as dificuldades advindas da relação entre profissionais de saúde, pacientes e familiares.
- Os profissionais de saúde devem ser sensibilizados e capacitados quanto às habilidades de comunicação de más notícias, em especial por meio da empatia.
- A conspiração do silêncio é uma alteração das informações mediada por um pacto entre duas pessoas em relação à terceira, bastante comum em nosso meio, sendo imprescindível que os profissionais de saúde sejam adequadamente treinados no manejo dessas situações.

OBJETIVOS DE APRENDIZAGEM

Ao final do capítulo, o leitor deverá ser capaz de:

- Definir comunicação em saúde e sua relação com o contexto da atenção domiciliar.
- Apresentar as características de duas dimensões da comunicação (linguagem verbal e não verbal) e a importância de cada uma na interlocução entre profissionais, pacientes e familiares.
- Apresentar o uso da comunicação por meio da tecnologia em pacientes com severas limitações funcionais.
- Orientar estratégias na comunicação de más notícias.
- Apresentar as características e as formas de enfrentamento da conspiração do silêncio.

Caso clínico

Sra. Maria, 87 anos, viúva desde os 37 anos, natural de Sobral, mora em Fortaleza há mais de 60 anos. Era dona de casa, mas precisou fazer doces e salgados para ajudar no sustento da família após a morte súbita de seu marido. Tem 8 filhos, 21 netos, 24 bisnetos e 1 tataraneto. Foi batizada na Igreja Católica, mas não costumava frequentar missas. Tinha como passatempo costura e crochê, dedicando várias horas do seu dia a fazer artesanato em toalhinhas para presentear os familiares.

Portadora de hipertensão arterial sistêmica (HAS), osteoporose, hérnia de hiato e vertigem postural paroxística benigna (VPPB), teve diagnóstico de demência de Alzheimer há cerca de seis anos, evoluindo com progressiva perda de funcionalidade e disfagia importante, estando acamada e em uso de gastrostomia (GTT) há cerca de três anos após grave pneumonia aspirativa.

Segue em cuidados domiciliares com apoio da equipe multidisciplinar, evoluindo estável, com intercorrências de menor gravidade, mas gradual perda de peso a despeito da terapia nutricional, de difícil manejo em virtude da manifestação de refluxo gastroesofágico importante.

Há cerca de um mês, apresentou nova pneumonia aspirativa, com episódio de parada respiratória à noite por excesso de secreções, ficando cianótica e com queda da saturação de O_2. Foi prontamente assistida pela cuidadora, que chamou o Serviço de Assistência Móvel de Urgência (SAMU). Ao chegar, a situação havia sido contornada, estando a paciente confortável em uso de oxigenoterapia ao lado da filha e da neta, que estavam extremamente assustadas pelo ocorrido. A médica do SAMU perguntou se a paciente estava em Cuidados Paliativos e disse que, em caso de nova parada respiratória, Dona Maria não deveria ser reanimada, pois já era muito idosa e tinha Alzheimer avançado. O fato deixou a família em estado de choque. No dia seguinte, a Equipe de Atenção Domiciliar foi acionada para avaliação de Dona Maria e realizar o planejamento de cuidados junto com os familiares.

O caso descrito é ilustrativo para abordar as questões relativas à comunicação na atenção domiciliar, visto que a adequada comunicação entre profissionais de saúde, pacientes e familiares é fundamental para garantir a qualidade e a continuidade dos cuidados no domicílio, sendo ainda mais importante nas situações de indicação de cuidados paliativos. Gostaríamos de chamar atenção do leitor para alguns pontos.

Introdução

O atendimento domiciliar possibilita aos profissionais de saúde o acesso direto ao cotidiano de indivíduos portadores de condições crônicas, muitas vezes, limitantes da comunicação. Desse modo, para garantir a segurança e a qualidade do cuidado exercido pelos profissionais de saúde a pacientes e seus cuidadores, é necessário o desenvolvimento de boas habilidades de comunicação.[1]

Alguns autores definem a comunicação como uma prática social que advém da interação entre seres humanos, expressa por meio de aspectos verbais e não verbais, que sofrem interferências de linguagens e saberes diferentes, limitações orgânicas do receptor ou emissor (afasias, déficit auditivo, déficit visual), imposição de valores e influência de mecanismos inconscientes. Além disso, diferenças de ordem sociocultural e graus de desenvolvimento cognitivo e intelectual dos interlocutores influenciam a comunicação.[2]

O intercâmbio de informações engloba os seguintes aspectos:

- O que o paciente necessita saber.
- Como informar o paciente apropriadamente.
- Assegurar-se de que o paciente tenha compreendido a informação:
  - Verificar se a informação foi compreendida corretamente e, se necessário, corrigi-la.
  - Preocupar-se com a reação afetiva envolvida na passagem da informação, considerando sentimentos e expectativas que o paciente tem em relação ao profissional de saúde (transferência), bem como com os sentimentos e expectativas que o profissional de saúde tem do paciente (contratransferência).

De acordo com a portaria do MS/Nº 825, de 25 de abril de 2016, a qualificação dos processos de comunicação e acolhimento devem fazer parte das práticas que envolvem a atenção domiciliar. Apesar desse incentivo, observam-se várias dificuldades na comunicação entre profissionais de saúde, pacientes e familiares, como pouca empatia e maior controle por parte dos profissionais, prejudicando a percepção ou valoração correta da aflição dos pacientes e seus familiares, principalmente quando se trata da comunicação de más notícias.[3]

Dentre os elementos que podem colaborar para uma adequada comunicação, a empatia, entre vários conceitos, destaca-se como "uma habilidade em perceber os significados e sentimentos de outra pessoa e comunicá-los a ela". Diferente de simpatia, na qual se pode imaginar o que outra pessoa está sentindo, a empatia significa imaginar pelo ponto de vista da outra pessoa.[4] A seguir, no Quadro 1, estão as principais características da empatia.

Desse modo, faz-se necessário aos profissionais de saúde dedicarem-se ao estudo e ao desenvolvimento de habilidades de comunicação, para que o cuidado ao paciente em domicílio seja satisfatório, com redução de conflitos, promoção de saúde, prevenção de agravos e alívio do sofrimento. Este capítulo abordará alguns dos temas mais relevantes para o aprimoramento da comunicação na atenção domiciliar.

QUADRO 1 Características da comunicação empática
Identificar a perspectiva do outro e entendê-la como verdade.
Não julgar.
Reconhecer as emoções do outro.
Comunicar ao outro o que percebeu.
Envolver as emoções no modo de expressar a mensagem proferida.

Fonte: Carvalho RT et al., 2018.[4]

Desenvolvimento

Comunicação interpessoal

Comunicação interpessoal é um processo que envolve troca de mensagens por pessoas no contexto da interação presencial em pequenos grupos, por meio da fala e de sinais paralinguísticos e corporais.[5] É algo especificamente humano, por meio dela, em toda sua complexidade, transmitimos mensagens, conhecimentos, nos relacionamos na família, no trabalho, na comunidade, nos desenvolvemos pessoal, psicossocial e espiritualmente.[4]

A comunicação adequada é condição imprescindível para que ocorra o acolhimento, de forma a resolver os problemas trazidos pelo usuário e, para isso, a humanização deve estar presente. A humanização do atendimento acontece quando há democratização das relações que o envolvem, mais diálogo e melhor comunicação entre profissional da saúde e paciente, o reconhecimento de direitos do paciente, de sua subjetividade e suas referências culturais, assim como o reconhecimento das expectativas de profissionais e pacientes como sujeitos do processo terapêutico.[6]

No contexto profissional, a equipe multiprofissional de saúde utiliza esta comunicação principalmente como ligação entre os diferentes saberes sobre um mesmo fato, acontecimento ou paciente, aplicando princípios da interdisciplinaridade e construindo um trabalho compartilhado. Reuniões e conversas informais devem ser momentos valorizados por todos. Como uma clínica ampliada, onde o cuidado é centrado na pessoa, as equipes de referência são impulsionadas a prestar a melhor assistência domiciliar possível, envolvendo usuário, família e cuidadores.[5]

Cada profissional deve desempenhar com competência as atividades ligadas a sua própria área, buscando conhecer também o fazer de seus colegas de equipe. Da mesma forma que existem reações contratransferenciais na relação entre pacientes e familiares, também podem existir barreiras e conflitos nas relações entre profissionais. Isso pode gerar distanciamento e dificultar a dinâmica da equipe, portanto relações verticalizadas que impõem uma hegemonia nas atribuições profissionais podem fragilizar a integração das ações e refletir negativamente na prática da abordagem interdisciplinar.

É preciso torná-la eficaz e efetiva, valorizando todas as formas de sinais gerados, verbais e não verbais. Para se desenvolver esse processo, com consciência e interesse é necessário que os profissionais discutam estratégias e busquem conciliar saberes, praticando a interdisciplinaridade. Em que cada um contribui para o cuidado do usuário.[5]

É por meio da comunicação interpessoal e seus fundamentos nos serviços de saúde, públicos e privados, que otimizamos as práticas de cuidado. É pressuposto para nos fazer compreender, ensinar, compartilhar, adaptar as informações, orientações, processos e protocolos. E na atenção domiciliar, essa comunicação nos permite maiores vínculos com usuários, famílias e cuidadores, por meio de aderência ao tratamento e promoção da qualidade de vida, mesmo diante de doenças que a ameaçam, em qualquer realidade que essas pessoas estejam inseridas.[7]

A comunicação interpessoal na área da saúde deve levar em consideração alguns critérios básicos para assegurar a qualidade dessa comunicação: responsividade, prestação de serviço para o paciente e seu familiar, confiança, competência técnica e cortesia, empatia, instalações físicas e equipamentos funcionando em boas condições.[8]

Linguagem verbal e não verbal

A comunicação ocorre por meio de duas dimensões, a verbal e a não verbal, sendo esta mais expressiva na maioria das vezes.

A comunicação verbal refere-se a todas as palavras usadas na interlocução entre indivíduos, nesse caso, equipe de saúde, pacientes e familiares. A comunicação não verbal, por outro lado, são todas as outras formas de transmissão de mensagem que não a verbal, como expressões faciais, posturas corporais, gestos, maneira de tocar ou ser tocado etc. Ambas as dimensões são fundamentais quando uma má notícia precisa ser comunicada, pois envolve o conteúdo que necessita ser transmitido e o sentimento em relação à própria notícia, à pessoa para quem está sendo transmitida a mensagem e ao contexto em que a interação está ocorrendo.[2]

Comunicação visual

Outra realidade que se apresenta com a evolução biotecnológica é o aumento da prevalência das doenças crônicas, levando a um número crescente de pacientes de alta complexidade e alta dependência em fase avançada de suas enfermidades de base, alguns com perspectiva de terminalidade. Esses indivíduos experimentam, muitas vezes, dificuldade de comunicação com seus familiares e a equipe de saúde, levando-os a perda de autonomia e má qualidade de vida.

As severas limitações de comunicação encontradas em pacientes imobilizados que conservam consciência e intelecto, como os portadores de esclerose lateral amiotrófica (ELA), justificam e incentivam o desenvolvimento e implementação de dispositivos de comunicação visual (por computador) que se aproveitam de movimentos ainda preservados apesar do avanço da doença (como olhos ou face) para promover uma comunicação eficiente com outras pessoas e, assim, maior autonomia, desenvolvimento pessoal e profissional e melhora da qualidade de vida.[9]

Conspiração do silêncio

A comunicação é uma ferramenta muito importante, e por isso deve ser realizada de forma adequada desde o primeiro atendimento, pois permite que os pacientes e familiares vivenciem o processo de adoecimento de forma menos dolorosa. Contudo, muitas vezes, a informação não é fornecida adequadamente por solicitação de uma das partes envolvidas nesse processo, estabelecendo-se assim a conspiração ou pacto do silêncio, definido como a alteração de informações mediada por um acordo ou pacto entre diferentes partes (paciente, família e profissional de saúde) em relação a uma terceira. Segundo Crispim DH,[10] esse processo pode se apresentar de diversas formas, como demonstrado na Figura 1. A conspiração do silêncio pode ocorrer a partir de "acordos" entre diferentes partes.

A conspiração do silêncio tem alta incidência na atualidade e pode ocorrer em qualquer fase do processo de adoecimento, entretanto torna-se mais frequente quando estamos diante de doenças graves, principalmente em terminalidade. As principais motivações para ocultar a informação são o sentimento de compaixão e o medo de o paciente não conseguir lidar adequadamente com as más notícias, além de instabilidade emocional do familiar, falta de preparo do profissional em dar as notícias e o forte paternalismo.[11]

Ao não compartilhar a informação adequada, o médico e a família acreditam que podem evitar dor e sofrimento ao paciente. Contudo, estudos mostram que na maioria das vezes, o estabelecimento de uma relação de inverdade é equivocada e traz consequências ruins para ele e para a família. O indivíduo geralmente percebe que está sendo enganado ao

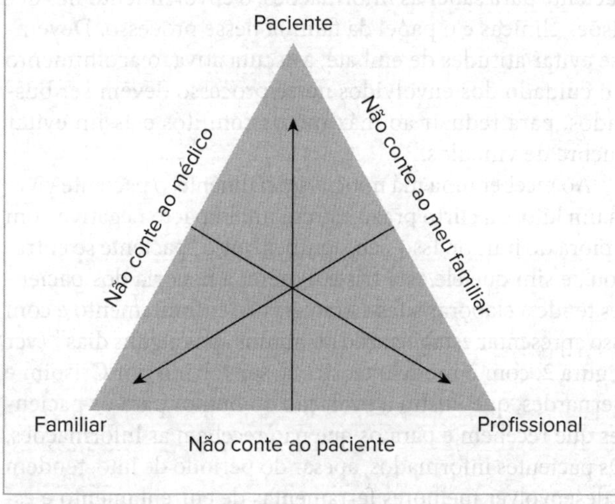

FIGURA 1

Esquema teórico da conspiração do silêncio.

Fonte: Crispim DH e Bernardes DC, 2018.[10]

observar sinais de bloqueio, como discurso evasivo e técnico, conversas com a família sem a presença dele e falta de atenção e resposta aos seus questionamentos. A maioria dos pacientes com doenças oncológicas desejam saber sobre o seu diagnóstico, assim como obter o máximo de informações sobre a doença. Ter as informações adequadas permite ao paciente e à família elaborar estratégias de enfrentamento, inclusive em relação ao luto complicado, tendo a oportunidade de realizar seus desejos de forma realista. Ao contrário do que se imagina, a conspiração do silêncio traz aos envolvidos sensação de medo e ansiedade. As consequências dessas atitudes são o isolamento em relação à família e quebra de confiança em relação ao profissional.[10]

Do ponto de vista bioético, segundo o princípio do respeito à autonomia, o paciente tem o direito de saber sobre o seu diagnóstico e prognóstico, para que possa tomar decisões. Segundo Katz, deixar o paciente de fora do processo de tomada de decisão é uma afronta à dignidade e à autonomia humana. Nosso Código de Ética Médica também discorre sobre o dever do médico de "... prestar informações no que diz respeito ao esclarecimento sobre diagnóstico, prognóstico, alternativas de tratamento, riscos, benefícios, entre outros dados, visando a possibilitar ao paciente a tomada de uma decisão informada quanto ao procedimento médico que deve ser adotado".[12,13]

Existem muitas variações culturais a respeito de como devem ser fornecidas as informações aos pacientes. Alguns países, como o Brasil, ainda praticam uma medicina muito paternalista, na qual, muitas vezes, o médico toma decisão juntamente com a família sem comunicar o paciente. Respeitar a autonomia do indivíduo não implica uma abordagem única, como certo ou errado; além disso, McCabe orienta que se deve evitar *truth dupping* – dizer a verdade a qualquer custo e de qualquer maneira. De acordo com esse autor, o mais importante é promover uma abordagem gradual e estabelecer com o paciente e a família uma relação de confiança, levando em consideração as preferências do paciente para saber as informações, o envolvimento nas decisões clínicas e o papel da família nesse processo. Devem-se evitar atitudes de embate; a escuta ativa, o acolhimento e o cuidado dos envolvidos nesse processo devem ser buscados, para reduzir ao máximo os conflitos e assim evitar quebra de vínculos.[13]

Ao receber uma má notícia, inicialmente, o paciente viverá um luto, e a curto prazo sofrerá um impacto negativo com a piora do humor. Isso não significa que o "paciente se entregou", e sim que ele está triste. Porém, a maioria dos pacientes tende a elaborar suas estratégias de enfrentamento e com isso apresentar estabilização do humor após alguns dias[10] (ver Figura 2, com o modelo teórico desenvolvido por Crispim e Bernardes, que ilustra a evolução do humor para os pacientes que recebem e para os que não recebem as informações. Os pacientes informados, apesar do período de luto, tendem a desenvolver melhores ferramentas de enfrentamento e estabilizarem o humor após a notícia).).

Para abordar corretamente a conspiração do silêncio é imprescindível que os profissionais de saúde sejam adequadamente capacitados no manuseio das informações e que desenvolvam habilidades de comunicação. Recomenda-se uma abordagem empática e individualizada, sugerindo argumentos importantes que não geram confronto de ideias com os descritos no Quadro 2.

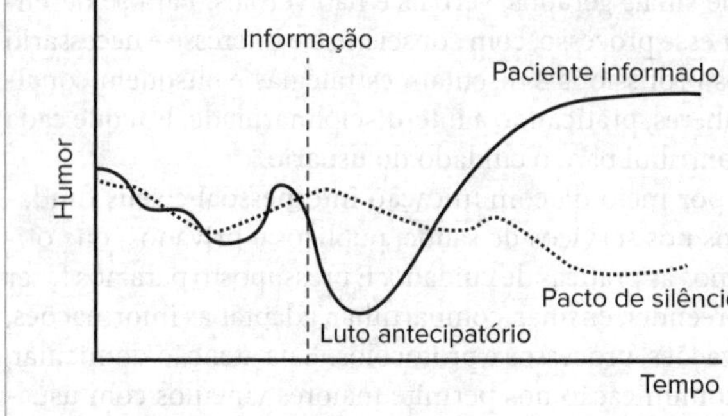

FIGURA 2
Efeito do pacto do silêncio no humor.
Fonte: Crispim DH, Bernardes DC, 2018.[10]

QUADRO 2 Argumentação na conspiração do silêncio

Vale a pena dizer a verdade	Não vale a pena mentir
O paciente sabe: existe uma probabilidade grande de o paciente saber que algo muito ruim vem acontecendo; as pessoas percebem quando padecem.	O paciente percebe: os pacientes podem perceber quando médicos e familiares escondem informações, agindo de forma dissimulada.
A verdade traduz entrega: quando não existem segredos, as pessoas se tornam mais próximas.	Sentimento de culpa: muitos familiares experimentam culpa e arrependimento após o falecimento da pessoa.
Planejamento: a pessoa tem o direito de fazer planos realistas em prazos possíveis.	Não realizar desejos: muitas coisas que poderiam ser realizadas hoje estão aguardando
Enfrentamento: dotada de informação adequada, uma pessoa tem mais recursos para o enfrentamento psicológico.	Humor: o humor pode se tornar mais depressivo durante o tratamento e o acompanhamento.
Saber informar: "nossa equipe é treinada para conversas como esta". A informação deve ser fornecida de maneira progressiva, conforme a demanda do paciente.	A informação pode chegar da pior maneira: algum profissional novo que comenta na sala, uma visita hospitalar, um letreiro ou prescrição com o diagnóstico escrito.
Direito e ética: autonomia do paciente.	Afastamento: "nessa fase da doença seria melhor que vocês estivessem próximos".

Fonte: Crispim DH, Bernardes DC, 2018.[10]

Comunicação de más notícias

Uma má notícia é toda informação que pode afetar a vida do indivíduo e a de todos de sua rede de apoio (pessoas próximas, como família, amigos e cuidadores), além das mudanças que poderá sofrer, agora ou em um futuro próximo. A forma como uma má notícia é comunicada interfere e repercute na relação entre profissional-paciente/familiar e influenciará no enfrentamento e compreensão do adoecimento, no acesso e no processo de tratamento e no grau de sofrimento dos envolvidos, incluindo a fase final de vida e sua morte. Atitudes mais empáticas e mais humanas são habilidades que podem ser exploradas entre os profissionais de saúde, facilitando, assim, o processo da comunicação de más notícias.

Na atenção domiciliar, nos deparamos com um cuidado mais centrado no usuário, na sua integralidade e na sua autonomia, já que ele está em seu meio, no qual se reconhecem singularidades, crenças, saberes e desejos e são discutidas e pactuadas as ações e/ou procedimentos a serem realizados – a conduta terapêutica. Nesse mesmo espaço, a tríade criada (usuário –profissional de saúde – família/cuidadores) se compromete com esse cuidado, por meio de processos oriundos de uma comunicação e um inter-relacionamento com vínculo estabelecido. Devemos validar esse cuidado com características culturais, naturais e sociais intrínsecas àquela realidade vivida. Com isso, garantimos a oportunidade de manter uma adequada comunicação, que gere compreensão e satisfação de todas as inquietações, e que o processo adaptativo do paciente e família, diante de fatos extraordinários e de enfrentamento dos processos de doença sejam ajustados e apoiados pela equipe de saúde. Seja na unidade de saúde ou em domicílio, a Política Nacional de Humanização destaca o acolhimento adequado do usuário como prioridade na condução dos processos de saúde-doença, promovendo inclusão e participação do usuário e da família.

O estabelecimento de uma comunicação eficaz, em que emissor e receptor da mensagem possam compreender e ser compreendidos atravessa o fazer profissional em diferentes áreas. Na saúde, o estabelecimento de uma comunicação adequada faz-se fundante no sentido de promover uma compreensão apurada acerca do que se pretende informar, como diagnósticos, formas de tratamento e cuidado, além de acolher demandas, expressar sentimentos e promover práticas de saúde que respeitem o universo de cada cliente e que também se alinhem aos pressupostos de um sistema formal de cuidado.[14]

A transmissão de más notícias carrega ambivalência que afeta tanto o doente quanto os profissionais de saúde. Requer, portanto, manejo assertivo em processo que utilize recursos de enfrentamento saudáveis e adaptativos, viabilizando a troca de informações entre profissionais, pacientes e familiares.[15]

Para que aconteça a comunicação de má notícia é fundamental que os profissionais se tornem aptos e sensibilizados a exercer esse cuidado. Não é algo que se aprende na academia. É aprendido nas práticas de inter-relacionamento com membros da equipe, com usuários e familiares, com experiências pessoais e com capacitações profissionais. Empatia, compaixão, percepção do que está sendo falado e as atitudes demonstradas são fundamentais. É necessário interesse e compromisso com condutas alicerçadas na bioética, bem como tratar o usuário com respeito (história, papel e representação social), justiça (acesso ao tratamento, por exemplo), beneficência, não maleficência, veracidade (falar a verdade, de forma clara com linguagem acessível), autonomia (inclusive, se quer ou não, saber o que está acontecendo). Crispim (2021) diz: Se quero melhorar meu nível de percepção do sentimento alheio ou se quero melhorar a forma de agir com o próximo, preciso trabalhar especificamente minha atitude. Nem sempre será confortável sentir em maior intensidade a dor do outro, mas acreditamos que o desenvolvimento da empatia seja o caminho para a evolução da forma de cuidar e do conteúdo de quem cuida. As atitudes altruístas e compassivas nascem da percepção.

Podem ser seguidos protocolos e dicas que orientem essa prática e que respalde a comunicação, adaptando-a à realidade da Assistência Domiciliar, em que a equipe de saúde estará no ambiente do usuário. Para tanto é necessário um planejamento de como essa assistência acontecerá, sem uso de linguagem técnica, termos incompreensíveis e rebuscados. Que favoreçam a compreensão deturpada de algo ruim, como algo bom. As palavras devem ser claras. Outro fator importante é utilizar a escuta ativa para avaliar a compreensão do que está sendo dito. Continuamente deve-se ter um retorno do entendimento e da avaliação do grau desta comunicação, sem que ocorra conspiração do silêncio, mas adequação das necessidades do usuário. Validar os sentimentos gerados, como esperança, revolta, barganha e medos. Entre tantos protocolos na área da comunicação, destacamos o protocolo SPIKES, criado por Bachman em 1992, para oferecer um protocolo que organiza a comunicação de más notícias e habilita os profissionais de saúde no ambiente do usuário, adaptar estratégias para que ele se sinta acolhido, esclarecido e participante de todo o processo, a partir de seis fases, descritas no Quadro 3.

A comunicação de uma má notícia na atenção domiciliar traz à tona certo grau de tensão entre pessoas da equipe multiprofissional, pela sobrecarga do número de usuários para atender em um espaço de tempo limitado e pela incerteza de como será o enfrentamento e o entendimento da má notícia. Os profissionais de saúde precisam de estratégias de capacitação, rodas de conversa e avaliações de como realizar de forma eficiente esse tipo de comunicação. Tais práticas são preponderantes para a construção deste momento. É urgente a sensibilização desses profissionais para que se promova discussões e reflexões profundas, a construção de outros estudos sempre ligando os contextos sociocultural, espiritual e características individuais dos usuários, tanto públicos como privados para que a comunicação da má notícia seja efetiva, trazendo, apesar dos resultados iniciais impactantes, perspectiva de que a adaptação e o enfrentamento do sofrimento possam ser compartilhados e vivenciados de forma autêntica, resiliente e participativa por todos: equipe, usuário e família/cuidadores. O cuidado será desenvolvido de forma qualificada, trocando saberes, direcionando e orientando o percurso deste usuário, até o desfecho final, seja alta do serviço, reabilitação ou morte. A habilidade de comunicação da má notícia pelo

QUADRO 3 Protocolo SPIKES

S – *Setting up* (preparando-se para o encontro): apesar de a notícia ser triste, é importante manter a calma, pois as informações dadas podem ajudar o paciente a planejar seu futuro. Procure por um lugar calmo e que permita que a conversa seja particular. Manter um acompanhante com seu paciente costuma deixá-lo mais seguro. Sente-se e procure não ter objetos entre você e seu paciente. Escute atentamente o que o paciente diz e mostre atenção e carinho.
P – *Perception* (percebendo o paciente): investigue o que o paciente já sabe sobre o que está acontecendo. Procure usar perguntas abertas.
I – *Invitation* (convidando para o diálogo): identifique até onde o paciente quer saber sobre o que está acontecendo, se quer ser informado integralmente ou se prefere que um familiar tome as decisões por ele. Isso pode acontecer! Se o paciente deixar claro que não quer saber detalhes, mantenha-se disponível para conversar no momento que ele quiser.
K – *Knowledge* (transmitindo as informações): introduções como "infelizmente não trago boas notícias" podem ser um bom começo. Use sempre palavras adequadas ao vocabulário do paciente. Use frases curtas e pergunte, com certa frequência, como o paciente está e o que está entendendo. Se o prognóstico for muito ruim, evite termos como "não há mais nada que possamos fazer". Sempre deve existir um plano!
E – *Emotions* (expressando emoções): aguarde a resposta emocional que pode vir. Dê tempo ao paciente; ele pode chorar, ficar em silêncio, em choque. Aguarde e mostre compreensão. Mantenha sempre uma postura empática.
S – *Strategy and summary* (resumindo e organizando estratégias): é importante deixar claro para o paciente que ele não será abandonado, que existe um plano ou um tratamento, curativo ou não.

Fonte: Cruz CO, Riera R, 2016.[16]

profissional de saúde pode gerar reações nas pessoas que a recebem de modo que nunca esquecerão como foi feita essa comunicação, quem o fez e, dependendo de como experienciaram esses processos, nunca perdoarão quem a comunicou.[7]

Considerações finais

A comunicação adequada entre os profissionais da saúde é fundamental para um bom relacionamento com usuários, familiares e cuidadores, assim como entre os próprios integrantes da equipe multi e interdisciplinar. O domicílio se transforma no arcabouço de proteção e conforto para o usuário, fazendo com que o cuidado seja vivenciado com segurança e qualidade. E a doença e sua terminalidade sejam encaradas com atenção qualificada por uma equipe capacitada.

Existe carência na formação acadêmica dos profissionais da área da saúde em comunicação interpessoal. Os protocolos de comunicação, educação continuada, exposições de conceitos e a importância da comunicação empática são fundamentais para a capacitação e a sensibilização desses profissionais e, consequentemente, se bem utilizados, proporcionam uma melhor assistência e satisfação independentemente do desfecho clínico do doente.

Na atenção domiciliar, a equipe deve perceber e compreender a dor e o sofrimento gerados no enfrentamento da doença, em acordo com as experiências e subjetividade do usuário e sua família, tal necessidade é trabalhada no processo de humanização que é aplicado nas redes de atenção à saúde (RAS), oferecendo integralidade no cuidado, tornando-se uma prática legitimada dentro das políticas nacionais voltadas para este fim.

Neste capítulo, discutimos a importância do processo de comunicação e todas as nuances em relação a adequação na assistência domiciliar, principalmente quando trabalhamos com a equipe de saúde inserida no domicílio e na vida do usuário, tendo contato direto com as particularidades, deficiências, como também aprendendo e ensinando melhores formas de cuidado e acompanhamento. Todas as instâncias da atenção domiciliar exigem do profissional a capacidade de sensibilizar e orientar o cuidado humano, de forma altruísta, científica e de qualidade.

Referências

1. Yamaguchi AM, Higa-Taniguchi KT, Andrade L, Bricola SAPC, Filho WJ, Martins MA. Assistência domiciliar: uma proposta interdisciplinar. Barueri: Manole; 2010.
2. Coriolano-Marinus MWL, Queiroga BAM, Ruiz-Moreno L, Lima LS. Comunicação nas práticas em saúde: revisão integrativa da literatura. Saúde e Sociedade. 2014;23(4):1356-69.
3. Victorino AB, et. al. Como comunicar más notícias: revisão bibliográfica. SBPH. 2007;10(1):53-63.
4. Carvalho RT, Souza MRB, Franck EM, Polastrini RTV, Crispim D, Jales SMCP, et al. Manual da residência de cuidados paliativos. Barueri: Manole; 2018.
5. Castilho RK, Silva VCS, Pinto CS. Manual de cuidados paliativos da Academia Nacional de Cuidados Paliativos (ANCP). 3.ed. Rio de Janeiro: Atheneu; 2021.
6. Rennó CSN, Campos CJG. Comunicação interpessoal: valorização pelo paciente oncológico em uma unidade de alta complexidade em oncologia. Revista Mineira de Enfermagem. 2014;18(1):116-25.
7. Pereira MAG. Má notícia em saúde: um olhar sobre as representações dos profissionais de saúde e cidadãos. Texto Contexto Enfermagem [Internet]. 2005;14(1):33-7.
8. Borba VR, Campos JQ. Marketing de relacionamento no campo da saúde: o desafio da década. São Paulo: Jotacê; 2003.
9. Cassemiro CR, Arce CG. Comunicação visual por computador na esclerose lateral amiotrófica. Arquivos Brasileiros de Oftalmologia. 2004;67:295-300.
10. Crispim DH, Bernardes DC. Comunicação em cuidados paliativos. In: Carvalho RT, Souza MRB, Franck EM, Polastrini RTV, Crispim D, Jales SMCP, et al. Manual da residência de cuidados paliativos: abordagem multidisciplinar. Barueri: Manole; 2018. p. 41-55.
11. Machado JC, Reis HFT, Sena ELS, Silva RS, Boery RNSO, et al. O fenômeno da conspiração do silêncio em pacientes em cuidados paliativos: uma revisão integrativa. Enfermería Actual de Costa Rica [online]. 2019;36:92-103.
12. Conselho Federal de Medicina. Código de Ética Médica: Resolução CFM nº 2.217, de 27 de setembro de 2018, modificada pelas Resoluções CFM nº 2.222/2018 e 2.226/2019. Brasília: Conselho Federal de Medicina; 2019. 108 p.
13. McCabe MS, Wood WA, Goldberg RM. When the family requests withholding the diagnosis: who owns the truth? J Oncol Pract. 2010; 6(2):94-6.

14. Pinheiro UMS. Más notícias em oncologia: o caminho da comunicação na perspectiva de médicos e enfermeiros. [Dissertação]. Santa Maria: Universidade Federal de Santa Maria; 2012.
15. Silva MJP. Comunicação de más notícias. Mundo Saúde [Internet]. 2012;36(1):49-53.
16. Cruz CO, Riera R. Comunicando más notícias: o protocolo SPIKES: diagnóstico e tratamento. 2016;21(3):106-8.
17. Fontes CMB, Mendes DV, Borgato H, Luís MR. Comunicação de más notícias: revisão integrativa de literatura na enfermagem. Rev Bras Enferm. 2017;70(5).

Capítulo 5

Ambiência domiciliar

Talita Ferreira Turatti do Carvalhal
Letícia Andrade
Ivone Bianchini de Oliveira

PONTOS-CHAVE

- Para que o cuidado domiciliar tenha bons resultados é fundamental que o ambiente seja seguro e confortável.
- É importante a participação da família na organização do ambiente adequado para a atenção domiciliar.
- O domicílio como espaço e possibilidade de ocorrência do óbito na atenção ao paciente em cuidados paliativos.

OBJETIVOS DE APRENDIZAGEM

Ao final do capítulo, o leitor deverá ser capaz de:

- Compreender pontos importantes sobre a ambiência na atenção domiciliar.
- Aprender a apoiar a família e o cuidador na construção de um ambiente domiciliar adequado, com menos riscos ao usuário e sua família.
- Entender que na atenção domiciliar não significa tornar o espaço privado em espaço público, mas sim individualizar as ações, respeitando todas as particularidades de cada domicílio.

Introdução

A atenção domiciliar à saúde está em expansão mundialmente e representa um espaço de trabalho diferenciado para atuação dos profissionais de saúde, tanto no âmbito público, quanto no privado. O ambiente domiciliar tem importante papel em proporcionar os cuidados adequados, oportunidades de vivências e melhora gradual relacionada a estar em seu próprio espaço.

Por se tratar de um cenário caracterizado por diversas particularidades, desenvolver assistência no domicílio exige, por parte dos profissionais de saúde, uma adaptação ou utilização de outras ferramentas específicas para a prestação do cuidado. Exige também um papel de responsabilidade e autonomia dos participantes, que assumem uma proporção diversa, observável nas relações que se estabelecem no hospital, consultório ou unidade de saúde[1].

Ser assistido no ambiente domiciliar traz inúmeras vantagens:

- O usuário sente, por vezes, mais segurança e satisfação em estar em um ambiente conhecido e junto de seus familiares.
- Para as famílias cujos laços afetivos estão mantidos, o fato de ter o paciente próximo e não precisar estar "internado" junto ao mesmo (no caso de familiares acompanhantes em tempo integral) ou se locomover, às vezes por grandes distâncias para a realização das visitas, constitui-se grande facilitador.
- Evitam-se maiores contaminações de germes e bactérias multirresistentes presentes no ambiente hospitalar.
- Para pacientes dependentes de cuidados crônicos, quando vinculados às famílias, podem ter esses cuidados realizados por familiares e adaptados ao seu ambiente e à sua realidade social.

Por outro lado, se não for adequadamente realizado pelas equipes o cuidado domiciliar pode constituir-se como um grande estressor[2] para as famílias (aqui relacionado estritamente à ambiência), quando:

- Exige-se da família alterações no ambiente não bem vistas ou que demandam custos que vão além das possibilidades financeiras da família.
- Espera-se do ambiente domiciliar a assepsia e a impessoalidade do ambiente hospitalar.
- Exige-se que o tratamento seja cumprido à revelia da rotina da família no que se refere à imposição de horários rígidos e organização do ambiente, desconsiderando que "casa é casa" e "hospital é hospital". Lembrando-se aqui que os cuidados devem ser adaptados à residência do cliente[2] e não o paciente se adaptar a um cuidado imposto quan-

do está em seu ambiente, onde conhece todas as dificuldades e possibilidades ali presentes.

Desenvolvimento

Prestação dos serviços em ambiente domiciliar

Os profissionais de saúde que assistem ao paciente no âmbito domiciliar devem ter claro que, mesmo o domicílio sendo o território da pessoa atendida e de sua família, a partir do momento em que assumem a responsabilidade técnica pelo cuidado desse paciente eles devem realizar uma avaliação clara, exata e técnica para, assim, controlar as ações que deverão ser realizadas, mesmo não estando presentes a maior parte do tempo no domicílio, por meio de orientações realizadas ao acompanhante responsável[1].

Deve-se levar em conta que o domicílio, local onde se dará a assistência, é pleno de valores, códigos particulares, organização própria, sendo privado e particular[2]. É onde cada indivíduo organiza sua vida, mantém suas lembranças, seus pertences, é onde dita as regras, reconhece-se em seu espaço e mantêm o que lhe é importante, mas é também o espaço onde se tornam mais visíveis os problemas sociais.

Atender em domicílio não significa tornar público o espaço que é privado, mas sim particularizar uma ação. Não significa "levar o hospital para a casa do cliente", mas sim, conhecendo o "território" do indivíduo e respeitando suas particularidades, conseguir traçar um plano de cuidados de acordo com as possibilidades e limites aí reconhecidos. Este plano deve ser individual, adaptado ao seu quadro clínico, às suas necessidades, aos limites impostos por um ambiente não hospitalar e a todas as possibilidades vislumbradas exatamente por não se estar dentro de um hospital.

Então, como e quando eticamente propor uma alteração no ambiente? Como interferir no "espaço do outro" sem que a ação se torne uma invasão? Quando a assistência domiciliar deixa de ser uma opção e passa a ser uma imposição? Tais questionamentos exigem um canal de comunicação claro e direto entre a equipe de assistência domiciliar e indivíduos atendidos; demandam acordos entre ambas as partes visando à aderência adequada e, acima de tudo, a certeza de que neste tipo de atendimento o profissional de saúde já não mais detém "o controle" sobre o local e as rotinas a serem estabelecidas, devendo então, estar preparado para isso[2].

Um aspecto que merece atenção especial da equipe são as situações que envolvem o final da vida; informar, tranquilizar e combinar com a família o processo que envolve o óbito, abordar desde os aspectos clínicos até os procedimentos legais é de suma importância[3].

Cuidado com a ambiência adequada

No domicílio a maior parte das atividades é desenvolvida sem a presença de profissionais. Portanto, os familiares e cuidadores precisam estar afinados com a proposta terapêutica e aptos a realizar alguns procedimentos rotineiros (p. ex., mudança de decúbito e ações de higiene) ou manusear equipamentos necessários ao cuidado, permitindo a continuidade e a boa qualidade da atenção. Para isso, é fundamental a capacitação do cuidador, seja durante as visitas ou em cursos e oficinas promovidos pelas equipes envolvidas no cuidado ao usuário.

Os profissionais assistentes devem observar e promover as adequações que forem necessárias, mas sempre lembrando que estão em um ambiente privado, onde devem ser respeitadas as particularidades culturais e os valores familiares individuais. Uma orientação básica a ser dada é a de que o ambiente domiciliar seja arejado, iluminado e limpo periodicamente.

Prevenção de quedas em ambiente domiciliar

As quedas apresentam causas multifatoriais, destacando-se as alterações fisiológicas relacionadas à idade, às doenças, ao uso de medicamentos ou outras substâncias e às condições ambientais, como piso escorregadio e pouca iluminação.

No intuito de prevenir as quedas, elencam-se alguns pontos a serem observados:

- Avaliar o risco de quedas por meio de questionários específicos e de fácil aplicação.
- Envolver os cuidadores no processo de prevenção de quedas, pela identificação de possíveis facilitadores no domicílio.
- Sinalizar em prontuário os usuários com risco alto e moderado de queda, facilitando a abordagem preventiva multiprofissional.
- Evitar superfícies escorregadias e molhadas.
- Estimular o uso de corrimão ou dispositivos auxiliares de marcha, sempre que necessários.
- Utilizar protetores nas camas e barras de apoio no banheiro e locais de circulação frequente.
- Manter os ambientes bem iluminados e livres para circulação.
- Atentar-se para o uso de múltiplos fármacos e dos efeitos colaterais que eles possam produzir, resultando em perda do equilíbrio.
- Evitar pisos desnivelados e tapetes na casa.
- Orientar o uso de calçados fixos aos pés e com solados antiderrapantes.

Convivência com animais de estimação

O convívio com animais domésticos tem mostrado resultados interessantes com relação aos benefícios na recuperação e na reabilitação de pacientes em diferentes faixas etárias e condições de saúde, com expressivo impacto na sua qualidade de vida e de seus familiares. Entretanto, alguns cuidados são necessários para que essa convivência não gere intercorrências. Seguem orientações que merecem atenção na interação do animal com os usuários:

- Evitar contato direto e indireto do animal com lesões ou feridas, ou ainda com dispositivos como ostomias (gastrostomia, traqueostomia e outras), cateteres, medicamentos e materiais de curativos e de outras soluções de continuidade.

- Manter as condições de higiene do ambiente.
- Atentar para riscos de queda (idosos, pacientes com dispositivos de marcha).
- Atentar para risco de acidentes, ataques e mordidas à equipe de saúde.

Domicílio como espaço de morte

Se a ambiência na saúde compreende o espaço físico, social, profissional e de relações interpessoais que deve estar em sintonia com um projeto de saúde voltado para a atenção acolhedora, resolutiva e humana[4], no que se refere à assistência domiciliar em seu modelo atual, devemos falar do domicílio como espaço de possibilidade de ocorrência do óbito na atenção ao paciente em cuidados paliativos.

No que se refere especificamente ao espaço físico é necessário levar em conta as dificuldades inerentes aos próprios cuidados finais e ao processo de morte. Essa análise não se relaciona a condições estritamente econômicas, mas a questões mais amplas que nem sempre são abordadas adequadamente por despreparo do profissional ou por, às vezes, constrangerem família e equipe. Espaços físicos exíguos em que há a dificuldade de se manter uma cama hospitalar (quando indicado e possível), espaço para a circulação de cadeiras-de-roda ou de banho (mesmo as adaptadas pelas famílias apenas acrescentando-se rodas pequenas às comuns) ou mesmo um local adequado para o paciente manter seus cuidados privativamente, dificultam sobremaneira os cuidados ao final da vida na residência.

Em nenhum momento, tais fatores abordados podem ser encarados, pela equipe, como impeditivos se família e paciente estão imbuídos desse ideal, mas devem ser ponderados e trabalhados junto ao grupo familiar, visto que se o cuidado se estender por muitos meses e o estresse for crescente, o simples fato de não mais conseguir retirar o paciente da cama para uma higienização adequada pode gerar um grande sofrimento no cuidador familiar. Pacientes "reféns do próprio quarto" por conta da arquitetura da casa são uma constante na assistência domiciliar em cuidados paliativos. Tal fato requer conhecimento prévio para uma abordagem precisa da equipe, o que às vezes inclui transferência do paciente para outro cômodo da casa ou adaptações prévias providenciadas pela própria família. Esse assunto deve ser abordado com delicadeza visto que, alterações no ambiente, por este ser compartilhado por vários membros, nem sempre são aceitas tranquilamente, mas sabemos da angústia gerada quando o cuidado e a atenção ao paciente não são realizados a contento por dificuldades previsíveis e possíveis de serem solucionadas. Apesar de apontarmos sempre que "cada caso é um caso" a experiência acumulada com o cotidiano deve ser capaz de nos fornecer conhecimento suficiente para prever problemas e sugerir soluções adequadas, evitando-se mais estresse para os cuidadores.

No que se refere ao espaço domiciliar adaptado ao cuidado é importante ressaltar que as primeiras impressões podem ser equivocadas se embasadas em certezas prévias: nem todos os pacientes que residem "nos fundos das casas" estão relegados ao segundo plano, nem todos os que estão sendo cuidados no cômodo principal da residência ocupam essa posição dentro da família. O espaço, como nos diz Pais[5], é uma construção social e nem sempre perceptível à primeira visita da equipe. Morar sozinho pode ter sido uma opção de vida e não resultado de abandono familiar; residir com uma família numerosa não garante cuidados efetivos e não se relaciona, em hipótese alguma, a vínculos firmados. Existem situações em que, grandes residências abrigam famílias numerosas que se comportam como se vivessem em um hotel: ninguém é responsável por ninguém, nenhum membro familiar se preocupa com os outros; não há convivência, eles apenas habitam particularmente o mesmo espaço, sem que este mesmo espaço se torne comum. Mas o contrário também é verdadeiro, há situações em que o paciente mesmo residindo sozinho mantém em torno de si uma verdadeira rede de suporte e apoio social, contando sempre com alguém, 24 horas por dia, dentre seus inúmeros familiares, vizinhos e amigos[6].

Por isso a análise do cuidado e morte no domicílio perpassa uma série de questões que demandam experiência, treino do olhar, percepção aguçada e tempo para abordagens precisas.

Associado ao exposto cabe aos profissionais entender e respeitar o significado da morte para paciente e família: questões espirituais[7] e religiosas devem ser sempre abordadas; e crenças, que em uma análise superficial parecem sem sentido, sempre devem ser consideradas pela equipe na avaliação sobre o local onde ocorrerá o óbito. Por exemplo: resguardados os devidos cuidados e preparos, indica-se o domicílio como local mais apropriado para o óbito nas situações em que a religião professada pelo paciente regulamenta que somente um membro designado pelo grupo religioso poderá tocar no corpo após o falecimento. Nesta situação, o paciente estará mais confortável, em seu ambiente, em seu "domínio", no qual somente ele e a família ditam as regras. Já nos casos em que se espera que não haja a ocorrência da autópsia para preservação do corpo e, tanto a equipe quanto a família não conseguirão garantir o fornecimento do atestado de óbito no domicílio, o mais indicado é que o paciente faleça durante uma internação programada, em que a equipe tenha ciência do caso e possa auxiliar adequadamente paciente e família nesses momentos finais. É importante frisar que a assistência domiciliar faz parte da Rede de Atenção em Saúde[8], dessa forma o paciente atendido em domicílio deve ter direito a acesso aos demais serviços nos diferentes níveis de atendimento que compõem o Sistema Único de Saúde (SUS).

Nas situações em que apesar de todo o trabalho realizado pela equipe, o núcleo familiar não consegue perceber a morte daquele indivíduo como uma ocorrência natural, mas ao contrário, a vivencia como uma situação extremamente traumática, não há porque incentivar a ocorrência do óbito no domicílio, mesmo que seja esse o desejo do paciente. Há que se abordar tal assunto, junto à família e ao paciente, demonstrando o quanto essa ocorrência pode ser traumática para esses familiares e o quanto isso pode representar um processo de luto complicado[9] para os que ficam; lembrando que esses familiares provavelmente continuarão a habitar o mesmo espaço, em que, em algumas situações, a lembrança da morte se torna insuportável. Há que se respeitar a autonomia do paciente, mas essa autonomia é sempre relativa e partilhada quando se vive em família, e principalmente quando se vive uma situação de dependência de outrem, como nos casos de doenças em fase final de cuidados.

Um cuidado especial deve existir por parte da equipe nas situações em que há crianças habitando o mesmo espaço, principalmente se for um dos pais que está em cuidados paliativos. É direito desta pessoa querer ou recusar a participação de seus filhos em seu processo de morte. Muitos adultos ainda optam por seus filhos pequenos não estarem próximos quando ocorrer o óbito, com o intuito não de negar[10] a morte, mas de não os forçar a presenciar esse desenlace. Essa participação nunca deve ser motivo de insistência da equipe com a justificativa de que é necessária a naturalização da morte; paciente e família são autônomos para decidir o que querem para si e para seus filhos; devem ter o direito de, até o final, decidirem qual a imagem que querem que seus filhos mantenham de si próprios.

Nem sempre apontada como importante por grande parte dos membros da equipe, mas vista como fundamental pelo profissional assistente social, as condições socioeconômicas de vida – é importante frisar – não são determinantes para o cuidado ou falta deste, mas facilitam ou dificultam, em grande medida, a manutenção por um período prolongado do cuidado domiciliar e condicionam sua garantia até o final de vida do paciente.

Além disso, as questões burocráticas que se apresentam devem ser antecipadamente solucionadas, como já dito anteriormente[3], levando-se em conta que, provavelmente a família estará sem a presença da equipe no domicílio quando o óbito ocorrer[10]. Por isso, os familiares devem ter informações precisas sobre o que fazer logo após a ocorrência, a quem recorrer para a obtenção da declaração de óbito (própria equipe, médico que atende à família ou na impossibilidade desses, ter ciência dos procedimentos específicos do município), serviços funerários disponíveis na região, documentos exigidos e todas as demais questões burocráticas que nem sempre são explicadas e que trazem tantos transtornos quando não encaminhadas da forma adequada. Sugere-se que o assistente social atuante na equipe elabore uma "cartilha de orientações quando da ocorrência do óbito"[11] com as informações necessárias, a ser entregue na reunião de família ou como parte das intervenções próximas ao falecimento do paciente. Nessa cartilha é importante constar as informações apresentadas na Tabela 1.

Essas sugestões estão relacionadas especificamente aos aspectos burocráticos a serem orientados levando-se em conta a morte em espaço domiciliar, outras questões direcionadas ao acolhimento dos familiares e cuidadores em um momento tão difícil e único devem ser contempladas.

Considerações finais

No que se refere à discussão sobre ambiência na atenção domiciliar é importante pontuar o significado da residência para cada um de nós: um espaço social onde ensaiamos formas de convivência, contato, cuidado e atenção que reproduziremos nos diferentes espaços frequentados por nós no decorrer de toda a vida. Sendo assim, o domicílio do paciente pode ser ou não um espaço propício ao cuidado e, cabe à equipe entender a construção social do espaço onde atua, suas fragilidades e potencialidades, bem como suas possibilidades e limites para que em conjunto com a família chegue a um bom termo no que se refere aos cuidados propostos. Este entendimento perpassa não só a apreensão do já exposto, mas também e, principalmente, pelas propostas de ações efetivas e

TABELA 1 Sugestão de informações que devem constar na cartilha de orientações sobre o óbito

		Observações
Documentos do paciente a serem apresentados na ocorrência do óbito para a obtenção do atestado de óbito:	Cédula de identidade (RG), cadastro de pessoa física (CPF), certidão de nascimento ou de casamento, comprovante de residência (para que o endereço seja obtido de forma precisa).	O Atestado de óbito deve ser fornecido pelo médico que vinha prestando assistência ao paciente, desde que não haja suspeita de morte violenta ou inesperada. No caso de impossibilidade, alternativas devem ser criadas conjuntamente entre equipe e família.
Documentos a serem apresentados no serviço funerário:	RG, CPF, comprovante de residência, Atestado de óbito, cartão do INSS (aposentadoria ou pensão) e os documentos comprobatórios de posse de túmulo (se houver).	Lembrar que o familiar que irá providenciar a documentação e compra do serviço para sepultamento também deve estar de posse de sua documentação pessoal com foto (RG).
Serviço funerário:	Endereços e telefones das agências funerárias da Região ou Município com horário de funcionamento.	▪ Atentar-se para o fato de que nem todas as agências atendem 24 horas. ▪ Acrescentar Informações de como realizar o sepultamento gratuito para os casos em que haja essa necessidade; lembrando-se sempre que esta prerrogativa é um direito garantido por lei regulamentado pelos municípios.

Fonte: Andrade L, 2019[6].

intervenções adequadas ao espaço domiciliar aberto aos cuidados, único e particular na sua organização e simbologia, tendo sempre presente que o atendimento que se efetiva na residência do paciente deve ser uma possibilidade e não falta de opção, deve ser um exercício de liberdade e não uma imposição. E se este for o desejo do paciente em consonância com a família, a equipe de atendimento domiciliar deve oferecer suporte e assistência adequados ao binômio paciente e família, garantindo tanto a atenção condizente às necessidades daquele sujeito sob cuidados, quanto o acolhimento, apoio e orientações pertinentes aos familiares e aos cuidadores.

Referências

1. Lopes JMC, Sousa AI. A gestão do cuidado na atenção domiciliar. Especialização em atenção domiciliar – Módulo 3. Porto Alegre: Universidade Federal de Ciências da Saúde de Porto Alegre; 2015.
2. Andrade L. Desvelos – Trajetórias no limiar da vida e da morte: cuidados paliativos na assistência domiciliar. [Tese]. São Paulo: Pontifícia Universidade Católica De São Paulo; 2007.
3. Brasil. Ministério da Saúde. Secretaria de Atenção à Saúde. Departamento de Atenção Hospitalar e de Urgência. Segurança do paciente no domicílio. Brasília: Ministério da Saúde; 2016.
4. Brasil. Ministério da Saúde. Secretaria de Atenção à Saúde, Núcleo Técnico da Política Nacional de Humanização. Ambiência. 2 ed. Brasília: Ministério da Saúde; 2010.
5. Pais JM. Vida cotidiana: Enigmas e revelações. São Paulo: Cortez; 2001.
6. Andrade L. Paciente em cuidados paliativos: abordagens direcionadas às famílias. In: Andrade L. (org.). Serviço social na área da saúde. São Paulo: Editora Alumiar – Casa de Cultura e Educação; 2019. p. 153-66.
7. Saporetti LA. Espiritualidade em cuidados paliativos. In: Santos FS. (org.) A arte de morrer: visões plurais, vol. II. Bragança Paulista: Comenius; 2009.
8. Brasil. Ministério da Saúde. Secretaria de Atenção à Saúde. A implantação das redes de atenção à saúde e outras estratégias da SAS. Brasília: Ministério da Saúde; 2014.
9. Colin MP. Luto: estudos sobre a perda na vida adulta. São Paulo: Summus Editorial; 1998.
10. Kluber-Ross E. Sob a morte e o morrer. São Paulo: Martins Fontes; 1969.
11. Andrade L. Providências práticas para toda a família. In: Carvalho RT, Parsons HA. Manual de cuidados paliativos ANCP. 2 ed. São Paulo: ANCP; 2012

Capítulo 6

Reconciliação terapêutica domiciliar

Flávia Castro Andrade
Luciane Kopittke
Raphael Lacerda Barbosa
Sati Jaber Mahmud

PONTOS-CHAVE

- A reconciliação medicamentosa é uma estratégia de segurança do paciente que tem como objetivo evitar erros e danos envolvendo a prescrição e a administração de medicamentos.
- A atenção domiciliar é um ponto sensível à reconciliação medicamentosa, pois são esses os pacientes mais suscetíveis à transição e ao compartilhamento do cuidado nos diferentes níveis de atenção à saúde.
- Na atenção domiciliar torna-se mais clara a importância do papel da família e/ou cuidador no armazenamento e administração dos medicamentos, possibilitando adotar medidas facilitadoras para a compreensão e o uso das medicações.
- Desafios na otimização da prescrição podem ser conduzidos com maior facilidade pela equipe multidisciplinar da atenção domiciliar, permitindo intervenções precoces que facilitem o acesso ou mesmo a troca das medicações.
- Estratégias como priorização de demandas, decisão compartilhada e adaptação à realidade do paciente e da família são elementos essenciais do processo de reconciliação terapêutica.

OBJETIVOS DE APRENDIZAGEM

Ao final do capítulo, o leitor deverá ser capaz de:

- Compreender a importância da reconciliação medicamentosa e suas aplicações.
- Descrever o papel da reconciliação medicamentosa na atenção domiciliar.
- Reconhecer os fármacos sensíveis à reconciliação medicamentosa durante o processo de transição do cuidado no domicílio.
- Conhecer as etapas do processo de reconciliação medicamentosa.

Introdução

Erros associados ao uso de medicação são responsáveis pelo aumento da morbidade e custos em saúde. A reconciliação medicamentosa surge como uma medida de prevenção que se caracteriza como uma estratégia de segurança ao paciente, cujo propósito inicial é garantir o fornecimento, o uso correto e a otimização das medicações prescritas em todos os pontos da rede de saúde.[1-3] Trata-se de uma prática multiprofissional em torno de um processo sistemático de avaliação da lista de medicamentos em uso, incluindo nome, dosagem, frequência e via de administração. Essa lista deverá ser atualizada e revista conforme a admissão, a transferência e a alta entre os níveis assistenciais dos serviços de saúde com o objetivo de evitar erros, eventos adversos e interações medicamentosas.[1-4]

É esperado que no processo de transição do cuidado, modificações nos esquemas de medicamentos sejam realizadas para adequação ao novo momento de saúde do indivíduo. Dentro dessas adaptações, medicamentos anti-hipertensivos, antidiabéticos, estatinas e antibióticos costumam ser pontos de conflito e dúvida para as famílias e os profissionais de saúde, que precisam lidar com uma prescrição rotineira prévia (por ex., da Unidade Básica de Saúde), uma prescrição vinda de um serviço de saúde (p. ex., do hospital) e uma prescrição nova a ser construída (p. ex., da atenção domiciliar). A organização dessa múltipla lista de medicamentos dentro de um cenário no qual as indicações clínicas têm que ser revisadas, interações medicamentosas ponderadas e acessibilidade aos fármacos avaliada torna a reconciliação medicamentosa uma prática complexa, porém necessária.

Dessa forma, a atenção domiciliar é um campo estratégico para a prática da reconciliação medicamentosa. O perfil dos pacientes é composto majoritariamente por idosos e acamados, o que eleva o risco para reinternações hospitalares, polifarmácia e cuidado fragmentado em saúde dentro dos diferentes níveis de atenção. Essas características apontam para maior risco de modificação de esquema terapêutico, adição de novos fármacos, interações medicamentosas, erro de posologia e eventos adversos.[5]

Também é importante pontuar que na atenção domiciliar pode ser identificada dificuldade na adesão ao tratamento, seja por dependência de cuidados ou condições sociais que dificultam o acesso às medicações. De modo a facilitar esses entraves, a equipe pode rever estratégias de comunicação e de prescrição com uso de ferramentas alternativas, como ilustrações, quadro de medicamentos, caixas organizadoras e comprimidários. Além, de considerar a troca de medicamentos para melhor comodidade posológica.[6]

Desenvolvimento

Etapas da reconciliação medicamentosa

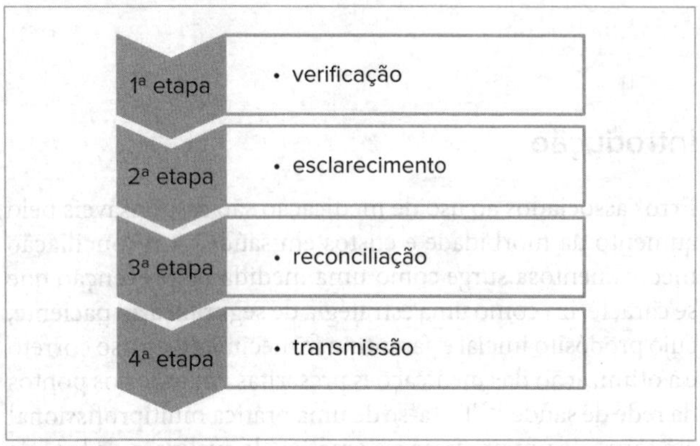

FIGURA 1
Etapas da reconciliação medicamentosa.

Primeira etapa: verificação

A primeira etapa consiste na coleta de dados e elaboração das listas de medicamentos utilizados/prescritos. Considerando que o paciente da atenção domiciliar transita nos diferentes níveis de atenção à saúde, sugerimos extrapolar a lista de medicamentos provinda da internação ou atenção primária e ampliar o número de listas, sendo elas:

- Lista de medicamentos da alta hospitalar.
- Lista de medicamentos da atenção primária (unidade de saúde).
- Lista de medicamentos de serviços especializados.
- Lista de medicamentos a partir do relato do paciente ou cuidador, que pode incluir: medicamentos de venda livre, fitoterápicos e plantas medicinais.[7]

Além desses medicamentos, também é importante verificar se há uso de álcool ou outras drogas com potencial de abuso que possam interferir no tratamento.

Segunda etapa: esclarecimento

Esta é a etapa que visa assegurar que os medicamentos e a posologia prescritos estão adequados aos pacientes.[7]

Nesse momento, também é importante perguntar ao paciente ou cuidador sobre o uso de medicamentos que comumente são esquecidos de serem relatados, como: psicofármacos, analgésicos, vitaminas, inaladores, colírios e insulinas.

Além do paciente e cuidador, nessa etapa, é necessário averiguar outras fontes de uso de medicamentos. Para isso, solicitar embalagens de todos os medicamentos em uso, contatar médicos que atendem o paciente nos diferentes níveis de atenção, consultar banco de dados dos medicamentos retirados no sistema público, prescrições e registros de saúde anteriores.

Terceira etapa: reconciliação

Nesta etapa é feita a análise das listas para a identificação, ou não, de discrepâncias entre as diferentes listas que possam ocasionar risco ao paciente pela interação farmacológica ou maior probabilidade de efeitos adversos. É feita a sugestão de correções e modificações relacionadas à dose, posologia, ajuste de horários e retirada de medicamentos.[7]

As discrepâncias podem ser classificadas em duas categorias:

- Não documentado: discrepâncias nas quais o prescritor fez escolha intencional por adicionar, alterar ou interromper um medicamento, mas essa escolha não está claramente documentada.
- Não intencional: discrepâncias nas quais o prescritor alterou, adicionou ou omitiu acidentalmente um medicamento que o paciente estava utilizando.

Quando não for possível avaliar a lista de medicamentos utilizados pelo paciente, por falta de informações suficientes ou por não ter profissional para fazer a avaliação, prescrever os medicamentos para 24 horas após a admissão na atenção domiciliar, até que seja realizada a reconciliação.[8]

Quarta etapa: transmissão

Etapa em que as decisões relacionadas à conciliação de medicamentos devem ser registradas no prontuário do paciente, combinada com o paciente/cuidador, divulgada na equipe multiprofissional de referência do paciente.[7] É importante disponibilizar o acesso à consulta do registro a todas as equipes dos diferentes níveis de atenção que assistem o paciente.

O processo de reconciliação de medicamentos é constante. Uma vez que esteja desenhado e implementado, o monitoramento dos parâmetros-chave devem continuar a apoiar as escolhas da equipe para um *feedback*. Identificar oportunidades para melhorar a eficiência e a eficácia do processo e, quando ocorrer um "desvio" de procedimentos, devem ser identificadas as razões e o processo deve ser restabelecido.

Apesar de ser um processo que qualifica a segurança do paciente, existem barreiras para a implementação do processo de reconciliação de medicamentos. Apresentamos a seguir algumas dessas barreiras que os serviços de atenção domiciliar necessitam atentar para que o processo seja implementado, solidificado e tenha qualidade:

- **Pouca informação sobre o uso de medicamentos:** à medida que os pacientes fazem a transição entre vários ambientes de cuidados, muitas vezes há transferência inadequada das informações necessárias dos pacientes entre os diferentes serviços de saúde. Essa desconexão de informações pode ser causada por fatores como a falta de um formulário padronizado descrevendo o estado atual do paciente e os medicamentos, que pode levar a informações imprecisas, desatualizadas ou até mesmo, ausentes sobre o histórico de saúde e os medicamentos de um paciente, impedindo ou dificultando a atuação da equipe de atenção domiciliar na avaliação e precisão de um regime para uso de medicamentos.[8]
- **Falta de conhecimento e envolvimento do paciente:** em muitos casos, o paciente e seu cuidador não têm conhecimento sobre sua saúde, incapacitando o fornecimento de informações precisas sobre o uso atual de medicamentos para a equipe que o atende no domicílio. Isso pode ser especialmente difícil para a equipe de saúde da atenção domiciliar que, por vezes, não tem acesso imediato ao histórico médico do paciente e às informações sobre os medicamentos.[8]
- **Falta de clareza do papel:** os enfermeiros da atenção domiciliar são essenciais para garantir a segurança do paciente durante a transição do cuidado. Frequentemente estes profissionais são encarregados de realizar a reconciliação de medicamentos no ambiente de atendimento domiciliar e devem colaborar com os pacientes, familiares/cuidadores e outros prestadores de cuidados de saúde nesse processo. No entanto, essa função nem sempre é bem definida na equipe, o que pode dificultar o plano de reconciliação de medicamentos.[8]

Implementação da reconciliação de medicamentos[9,10]

A. Identifique na equipe um profissional que possa assumir a coordenação da reconciliação de medicamentos.
B. Envolver outros membros da equipe para desenhar o projeto de reconciliação e implementar o processo.
C. Integrar o processo de reconciliação de medicamentos proposto com o fluxo de trabalho da equipe de atenção domiciliar, realizando as adaptações necessárias.
D. Treinar a equipe para a reconciliação de medicamentos, considerando que esses profissionais poderão replicar o treinamento para novas equipes.
E. Implementação do processo na equipe assistencial.
F. Medir a consistência e oportunidade de implementação de cada uma das etapas do processo.
G. Aferir o impacto em outras atividades relacionadas ou que tenham interface com a reconciliação de medicamentos, bem como o impacto nos pacientes.
H. Testar o processo em estudo piloto antes da implementação e fazer os ajustes necessários, registrando o redesenho.
I. Após a implementação do processo, monitorar e reavaliar periodicamente.

Situações comuns:

- Antidiabéticos: pacientes com condições que requerem hospitalização costumam necessitar de aumento do uso de medicamentos antidiabéticos de forma temporária, podendo ser momento de primeiro contato com insulinoterapia e de suspensão de antidiabéticos orais. O espaço da atenção domiciliar é importante para a revisão dessa categoria de medicamentos e reconciliação medicamentosa. Atentar para a possibilidade de que insulinoterapia pode não ser mais necessária após hospitalização dentro de um contexto de melhora clínica e do fim de contraindicações ao uso de antidiabéticos orais.
- Anti-hipertensivos: na atenção domiciliar, os pacientes também costumam sofrer modificações de esquema medicamentoso, tanto para redução quanto para a necessidade de associação e troca de anti-hipertensivos a depender da situação de doença. Torna-se então ponto sensível para erros de uso e iatrogenias.
- Antibióticos: antibioticoterapia representa outra intervenção comum dentro do contexto de atenção domiciliar, necessitando de reconciliação do esquema de medicamentos por: risco de interações medicamentosas, dificuldade de compreensão de uso, priorização medicamentosa do antibiótico diante da lista de medicamentos e, de forma importante, reavaliação de indicação da droga, posologia e via de administração. Prescrições oriundas de outros níveis da atenção não necessariamente são a melhor escolha no ambiente da atenção domiciliar.

Considerações finais

O processo de reconciliação de medicamentos contribui para a segurança do paciente e a qualidade do atendimento em toda a rede de atenção à saúde. Apesar de inúmeras barreiras, padronizar o processo, difundir e avaliá-lo continuamente, contribui para fortalecer o relacionamento entre as equipes dos diferentes níveis de atenção e envolve os cuidadores e pacientes no conhecimento sobre sua saúde e uso de medicamentos, garantindo a eficácia na reconciliação de medicamentos.

Referências

1. Santos CO, Lazaretto FZ, Lima LH, Azambuja MS, Millão LF. Reconciliação de medicamentos: processo de implantação em um complexo hospitalar com a utilização de sistema eletrônico. Saúde em Debate. 2019;43:368-77.
2. Mekonnen AB, McLachlan AJ, Brien JE. Effectiveness of pharmacist-led medication reconciliation programmes on clinical outcomes at hospital transitions: a systematic review and meta-analysis. BMJ Open [Internet]. [acesso 12 out 2021]. Disponível em: https://bmjopen.bmj.com/content/6/2/e010003.long.
3. Al-Hashar A, Al-Zakwani I, Eriksson T, Sarakbi A, Al-Zadjali B, Al Mubaihsi S, et al. Impact of medication reconciliation and review and counselling, on adverse drug events and healthcare resource use. Int J Clin Pharm. 2018;40(5):1154-64.
4. Lester PE, Sahansra S, Shen M, Becker M, Islam S. Medication reconciliation: an educational module. MedEdPORTAL J Teach Learn Resour. 15:10852.

5. Valente SH, Barbosa SM, Ferro D, Fabriz LA, Schönholzer TE, Pinto IC. Problemas relacionados a medicamentos na transição de idosos do hospital para casa. Rev Bras Enferm. 2019; 72:345-53.
6. Duncan BB, Schmidt MI, Giugliani ERJ, Duncan RS, Giugliani C. Medicina ambulatorial. In. Condutas de atenção primária baseadas em evidências. 4 ed. São Paulo: Artmed; 2014.
7. Meyer C, Stern M, Woolley W, Jeanmonod R, Jeanmonod D. How reliable are patient-completed medication reconciliation forms compared with pharmacy lists? Am J Emerg Med. 2012;30(7):1048-54.
8. Fuji KT, Abbott AA. Ensuring effective medication reconciliation in home healthcare. Home Healthc Nurse. 2014;32(9):516-22. [acesso 31 out 2021]. Disponível em: https://journals.lww.com/homehealthcarenurseonline/Fulltext/2014/10000/Ensuring_EffectiveMedication_Reconciliation_in.2.aspx.
9. The high 5s project implementation guide. Assuring medication accuracy at transitions in care: medication reconciliation. Geneva: World Health Organization; 2014. 36p. Disponível em: https://www.who.int/patientsafety/implementation/solutions/high5s/h5s-sop.pdf (acesso 31 out 2021).
10. Ciara K, Donaldson L, Kelley E, Hill S, Dhingra-Kumar N, Garner S, et al. Medication Safety in Transitions of Care World Health Organization Technical Report. Genebra: WHO; 2019.

Capítulo 7

Consentimento da família e o processo de tornar-se cuidador

Joyce Hilário Maranhão
Juliana Hilário Maranhão
Rosani da Rosa Bendo

PONTOS-CHAVE

- Cuidador: a pessoa, membro da família ou não, que deverá ser capacitada para auxiliar nos cuidados do paciente; aquele que exerce o cuidado principal com o paciente, assumindo responsabilidades tanto de auxílio com atividades da vida diária quanto financeiros.
- Cuidado: conceito teórico e prático que designa as inter-relações humanas de ajuda mútua, atenção e auxílio em hábitos do cotidiano.
- Domicílio: espaço de convivência, moradia e socialização de valores e crenças.
- Família: conceito sócio-histórico para designar agrupamentos de pessoas ligadas por vínculos sanguíneos, de parentesco ou afinidade.

OBJETIVOS DE APRENDIZAGEM

Após a leitura do capítulo, o leitor deverá ser capaz de:

- Apreender o conceito sócio-histórico de família.
- Compreender o conceito de cuidado enquanto categoria teórica.
- Refletir sobre a abordagem do cuidado em saúde no âmbito familiar.

Introdução

O aumento do número de pessoas com adoecimentos crônicos, perdas funcionais, dependência para a realização de atividades de vida diária (AVD) e necessidade de cuidados de saúde especializados na modalidade domiciliar tem demandado a implementação de ações intersetoriais que garantam a qualidade de vida dos usuários e dos seus familiares que lhe prestam os cuidados.

O cuidado no domicílio é uma modalidade de serviço em saúde cujo objetivo é proporcionar melhor qualidade de vida e, principalmente, o convívio dos pacientes com seus familiares no lar,[1] uma vez que se considera que esse é o local onde ele mantém seus vínculos, sua privacidade, seu aconchego e seu lazer.

Entende-se por cuidador a pessoa, membro da família ou não, que deverá ser capacitada para auxiliar nos cuidados do paciente. Além de estabelecer a relação com a equipe de saúde para os cuidados necessários. É responsável por quase todas as tarefas cotidianas do paciente, ao longo de todo o dia, como alimentação, higiene pessoal, medicação e mobilização. Sua atuação está diretamente ligada a conforto, segurança e ampliação do convívio social do paciente, devendo, portanto, ser considerado parte importante dentro da equipe de cuidados em saúde.

É importante a reflexão sobre a experiência que os cuidadores vivenciam no processo do cuidar, uma vez que nele estão presentes sentimentos diversos e, por vezes, conflitantes, por exemplo, desorientação, angústia e medo, o que gera sensação de desvalia e insegurança sobre o tratamento.

Muitos familiares, ao receber alta hospitalar do seu ente querido, demonstram certa ansiedade com o acompanhamento em saúde no âmbito do domicílio. Assim, é papel dos profissionais de saúde em um primeiro contato com a família e o paciente dirimirem as dúvidas, bem como explicar o funcionamento da atenção domiciliar (AD) e sua relação com a rede de apoio em casos de intercorrências ou contingências, a fim de proporcionar-lhes tranquilidade e segurança.

Portanto, fica evidenciada a necessidade de ousar, transformar e ampliar nossa proposta de cuidado no domicílio, uma vez que a família tem seu papel importante no cuidado em saúde oferecido ao paciente, para garantir seu bem-estar ou dificultar, em alguns casos, o acompanhamento.

Ainda, as pessoas diagnosticadas com doenças crônicas e que desenvolveram um grau de dependência para as AVD ou atividades laborativas vivenciam uma ruptura do seu estilo de vida.[2] As perdas motoras, físicas e sociais sofridas pelo indivíduo em situação de dependência ocasionam mudanças na dinâmica familiar, pois se faz necessário que desse núcleo alguém se responsabilize por seus cuidados básicos. No caso do paciente, ser o provedor da família acarretará prejuízos financeiros e, se for a pessoa que prestava cuidados e proteção aos demais familiares, exigirá que outro assuma esse papel, ambas as situações, além de difícil trato, demoram a ser absorvidas pelos familiares pelo prejuízo na imagem do paciente que era referência familiar. Se for uma criança ou adolescente, exigirá cuidado constante e ampliação de demandas para o cuidador.

Ademais, nessas situações, o cuidador precisa abdicar de atividades laborativas remuneradas, o que influencia a dinâmica familiar e a capacidade protetiva no financiamento de alimentação, vestimentas, gastos com saneamento e energia elétrica, entre outros.

O conhecimento de que essas mudanças poderão ocorrer nas famílias dos pacientes exige que os profissionais de saúde mantenham boa comunicação com esses sujeitos, de modo a explicar o diagnóstico e a necessidade de continuação do tratamento em domicílio, a orientar de forma profícua sobre os objetivos do cuidado e a dirimir dúvidas e angústias que possam existir.

No entanto, a maioria das famílias relata que, na ocasião da alta hospitalar para o domicílio, não recebe orientações de como cuidar dos pacientes em casa, embora reconheça a importância de algum ensinamento sobre como proceder nas situações mais difíceis dos cuidados com o paciente.[3] Ainda, essas orientações precisam ser repassadas de acordo com o nível educacional e de conhecimento da família, a fim de facilitar a compreensão dos objetivos e da importância do cuidado.[4]

É preciso reconhecer que os cuidadores domiciliares são fundamentais no processo do cuidado na modalidade de assistência e internação domiciliar, assim, faz-se urgente refletir sobre o modo de implantação do cuidado no domicílio, a participação do paciente, a existência do cuidador formal e informal e o consentimento da família.

Ademais, a assistência é prestada conforme o grau de complexidade dos cuidados, sendo destinada a pacientes com diversos acometimentos de saúde ou doenças crônicas degenerativas, com ou sem deficiência, que estejam impossibilitados de ter acesso aos serviços de saúde. Cabe ressaltar que o atendimento domiciliar não é o fim, como tem prevalecido no senso comum, mas o meio de fornecer cuidados em saúde para aqueles que estão restritos no domicílio.

O que é o cuidado?

O cuidado, enquanto categoria teórica, tem sido discutido na saúde como um meio de promover saúde e garantir o fortalecimento dos vínculos entre o paciente e seus familiares ou pessoas com alguma conexão com ele. Conforme Figueiredo,[5] as atividades de cuidar fazem parte da história da humanidade. Em cada cultura e sociedade, bem como em cada momento histórico, foram criados procedimentos específicos de cuidado.

Ademais, algumas dimensões do cuidado são universais e permanecem na atualidade, como rituais de passagem (p. ex., batizado, apresentação ao grupo religioso, festas de aniversário e de datas significativas) e procedimentos alimentares (dietas) e higiênicos (cuidados com o corpo) e terapêuticos.

Segundo Netto,[6] baseado no pensamento de Paulo Freire, o cuidado deve ser construído em um processo de interação interpessoal, pressupondo coparticipação de experiências e crescimento do esforço comum em conhecer a realidade que se busca mudar, não permitindo uma relação de dominação e manipulação do que cuida sobre o que é cuidado.

Assim, o cuidar exige atenção contínua, gerando grande desgaste físico e emocional, portanto, requer muito amor, solidariedade, parceria e respeito e, quando não é dividido, as tarefas entre os familiares acabam resultando em desgaste para o cuidador. No que tange aos profissionais de saúde, o ato de cuidar e de se envolver emocionalmente, por si só, torna-os frágeis na medida em que se identificam com seus pacientes.

Além do mais, de acordo com Figueiredo,[5] o agente de cuidados – pais, irmãos, familiares, profissionais de saúde, educadores, amigos – deve exercer sua função de modo comprometido e atuante, mas também com ausência para dar espaço para a espontaneidade e o desejo do objeto de cuidado. Nessa presença implicada-reservada, é possível dar amparo, reconhecer as dificuldades e potencialidades, identificar o sofrimento e as vontades do outro ao mesmo tempo em que se promove o amparo físico e emocional.

O cuidado no domicílio é visto hoje como um atendimento para proporcionar melhor qualidade de vida e, principalmente, o convívio do paciente com seus familiares em seu próprio lar, pois é o local onde ele encontra sua privacidade, seu aconchego, desempenha suas funções e tem seus momentos de lazer. Conforme a trajetória e os progressos na área da saúde, o objetivo do atendimento domiciliar, desde os primórdios, é proporcionar melhor qualidade de vida aos pacientes, assistidos em seu âmbito domiciliar.

É preciso problematizar tal conceito, uma vez que ele é perpassado por mediações relacionadas a algumas intersecções, a saber: representação do feminino, ideia de família, cultura e sociedade, divisão social e sexual do trabalho, condição socioeconômica, formação profissional em saúde, dentre outros.

Desse modo, é preciso fugir tanto da análise pragmática, em que o cuidado é compreendido como uma especialização do trabalho inaugurada com o surgimento dos cuidadores profissionais, e da leitura subjetivista que produz a romantização da família enquanto grupo de pessoas competente para cuidar do paciente, ocasionando o familismo, isto é, ideia de que impõe para a família a obrigatoriedade de todos os cuidados.

Muitas vezes, um familiar não toma a decisão de tornar-se cuidador de alguém, mas adquire essa função diante da indisponibilidade de outros possíveis cuidadores para cuidar e, como já se sabe, quanto mais o cuidador se envolve com as práticas de cuidado de outro indivíduo, mais os não cuidadores se desvencilham do cuidado,[7] sobrecarregando de maneira física e emocional o primeiro.

Essa fragilidade do cuidador decorre da exigência de atenção contínua direcionada ao outro, portanto requer muito afeto, vínculo, solidariedade, parceria e respeito de ambos os lados.

Para Leopardi,[8] a arte de cuidar inclui o reconhecimento da interligação entre um indivíduo e outro. Na condição do cuidado como terapia, cuidar de si e do outro requer o mesmo empenho e necessidade de buscar ajuda quando o cuidador não tem todos os meios para todo o cuidado.

Nesse sentido, o Sistema Único de Saúde (SUS), por meio da Lei n. 10.424, de 15 de abril de 2002,[1] incluiu no seu âmbito de atuação a AD. Como princípio, a AD é um modelo de atenção que se integra aos sistemas locais de saúde, com uma abordagem integral, respeitando os limites de competência entre rede básica e internação domiciliar (ID) estabelecido pela complexidade de casos, capacitação, multidisciplinaridade, tecnologia, dentre outros, caracterizada pela responsabilidade compartilhada entre níveis distintos da rede de serviços de saúde.

A AD não substitui a hospitalização, quando esta se faz necessária. Ademais, familiares e/ou cuidadores atuam em conjunto com a equipe no papel de planejar, orientar e avaliar a consecução do cuidado no domicílio.

Ainda, de acordo com a Portaria n. 2.529,[9] a internação domiciliar é o conjunto de atividades realizadas no domicílio a pessoas clinicamente estáveis que exigem cuidados acima das modalidades ambulatoriais, mas que podem ser mantidas em casa desde que assistida por equipe para esse fim. Estabelece ainda como norma a existência de um cuidador, responsável pela efetivação do cuidado no domicílio.

A escolha de um cuidador envolve toda a família, e a decisão de quem vai cuidar envolve vários fatores relacionados com a história familiar, a personalidade de quem irá tornar-se cuidador e a preferência daquele que necessita dos cuidados. Muitas vezes, recai para a filha mais velha, por tradição familiar, ou a esposa,[10] o que endossa a ideia errada do cuidado ser somente tarefa feminina.

Mendes[11] reforça a ideia de que os cuidadores entendem a atividade de cuidar como um dever moral decorrente das relações pessoais e familiares inscritas na esfera doméstica, uma vez que, antes do adoecimento de seus familiares, não se imaginam ocupando essa função.

É possível perceber que, quando o cuidador toma para si a decisão de cuidar, tendo sido definida a indisponibilidade de outros possíveis cuidadores, quanto mais aquele se envolve, mais os não cuidadores se sentem livres de prestar o cuidado, inclusive fazer julgamentos morais sobre o cuidado prestado.

O papel de cuidador geralmente é daquele familiar que sempre tomou a frente de qualquer situação referente ao paciente, aquele que demonstra ser o mais capacitado para dar atenção à pessoa doente e, muitas vezes, julga-se insubstituível, achando que outra pessoa não é capaz de fazer tudo o que ele faz com tanta dedicação. Tal fato dificulta o reconhecimento de que o cuidador também tem suas demandas e necessita de cuidados ou de que o paciente deve tornar-se totalmente dependente dele.

Ainda, algumas famílias que assumem o cuidado em saúde geralmente ficam expostas a grandes dificuldades econômicas, pelo comprometimento de parte da renda familiar para cobrir os custos do cuidado associada à ausência ou escassez de uma rede de proteção social estatal, por exemplo, entrega gratuita de insumos de saúde (gazes, esparadrapo, fraldas, dieta especial, cama hospitalar, colchão, remédios) ou benefícios pecuniários (benefício de prestação continuada, quando for o caso, bolsa-família, etc.).

Em vários momentos, a família tem de assumir sozinha as obrigações financeiras do tratamento do paciente. Os cuidadores familiares, por sua vez, normalmente se encontram obrigados a abandonar seus empregos para cumprir as tarefas que a condição de cuidador impõe.

Assim, cuidar no domicílio não diz respeito apenas a dar resposta às necessidades instrumentais e físicas, como alimentação, mobilização e medicação. Os cuidadores descrevem que tiveram de incorporar e desenvolver a cada dia uma nova gama de cuidados, tornando o cotidiano cansativo e repetitivo. Além do mais, aumentam as preocupações com a manutenção da habitação e o pagamento de energia e água, entre outros.

Diante do exposto, entende-se que a assistência domiciliar demanda uma logística de atenção que envolve múltiplas atividades profissionais, além de controles especiais com materiais, medicamentos e equipamentos. Desse modo, cabe pensar que o cuidado prestado em domicílio não deve ser uma atividade movida a improvisações e informalidade.

Afinal, de que família falamos?

O conceito de família entendido como criação humana não é algo natural, mas uma instituição construída ao longo da história da humanidade e dentro de vários contextos sociais, políticos, jurídicos e culturais, portanto, permitindo diferentes configurações de organização dos seus membros.

Durhan[12] define família como uma instituição que se organiza em função da reprodução biológica e social, tendo como princípios a afinidade, a consaguinidade e a descendência. Apesar da mutabilidade da estruturação da organização familiar, uma característica comum em todas as sociedades é a divisão sexual do trabalho, no qual se observa a predominância da figura do homem na esfera pública e da mulher na esfera privada.

Essa relação de dominação do gênero masculino sobre o feminino se deve a uma sobreposição da ideia cultural de que a mulher teria maior habilidade para garantir os cuidados ao filho pela capacidade biológica de gerar um bebê, obrigando as mulheres a se fixarem na vida doméstica e a estender esse cuidado a outras pessoas que não são necessariamente seus filhos ou membros da família. Desse modo, associando somente ao feminino a função de cuidado.

De fato, revela-se que, na maioria dos casos, quando alguém da família adoece, são seus familiares que assumem a responsabilidade dos cuidados diretos do dependente. Quando essa responsabilidade fica somente a cargo da família, ocorre o que anteriormente se identificou como familismo. A mulher, especificamente, aparece como a grande cuidadora por exercer a função de mãe, esposa ou filha do indivíduo adoecido.[13]

Segundo Neri e Carvalho,[14] não é somente na cultura brasileira que as mulheres assumem o papel de grandes cuidadoras de pessoas idosas com alguma dependência, salvo por razões culturais muito específicas. Essa é uma atribuição esperada pela sociedade corroborando com a confusão entre a capacidade biológica da mulher para gerar um outro ser humano e uma função construída por várias sociedades.[12]

Apesar das alterações das funções e estruturas familiares registradas nas últimas décadas, os cuidadores são na maioria familiares e do sexo feminino pelo papel historicamente atribuído à mulher, pois desde sempre os cuidados de suporte a vida encontram-se ligados ao gênero feminino.

É importante destacar que as mulheres, quando se tornam cuidadoras, assumem inúmeras funções que não somente a de cuidar especificamente de outra pessoa no processo saúde/doença, elas desempenham diversas outras atividades no espaço doméstico, ou seja, o cuidar da casa, dos filhos, do marido etc., o que, por inúmeras vezes, traz sérias consequências ao seu cotidiano, como atritos nas relações familiares e reações emocionais, bem como consequências sobre a saúde, sobre a vida profissional, relacionadas à diminuição de atividades de lazer, entre outras.[15]

Os cuidadores familiares, por sua vez, normalmente se encontram obrigados a abandonar seus empregos para cumprir as tarefas que a condição de cuidador impõe, e, na perspectiva de gênero, são as mulheres as mais afetadas por essa situação, especialmente quando precisam lidar em sua velhice com aposentadoria e não têm os requisitos necessários (tempo de contribuição com o seguro público) ou bem antes quando há o falecimento do paciente e o cuidador fica sem renda, por ser o primeiro o recebedor de algum benefício social pecuniário.

Cuidar de uma pessoa dependente, muitas vezes, faz com que se mude todo o estilo de vida em função das necessidades do outro, seja pela atenção e paciência com o outro seja pela necessidade biológica do paciente se privando de outras interações afetivas e de vivência na comunidade, pois algumas acabam confinadas em suas casas presas as atividades domésticas dando atenção aos demais membros da família, bem como ao paciente.

Não é só no Brasil que as mulheres são as "grandes cuidadoras" dos idosos, pessoas com deficiência, crianças e doentes incapacitados, uma vez que a maioria dos autores indica que, salvo por razões culturais muito específicas, a mulher é cuidadora tradicional. Por causas predominantemente culturais, o papel da mulher cuidadora, no Brasil, ainda é uma atribuição esperada pela sociedade,[14] sendo necessário romper com esse paradigma de que a família como cuidadora é representada pela mulher e, por sua vez, de que o cuidado pertence somente ao feminino.

O cuidado no domicílio e o consentimento da família

O ponto básico para o estabelecimento de programas de assistência à saúde em domicílio é a capacidade que alguém tem para a realização funcional das AVD, uma vez que a realização de tais atividades revela as habilidades, a independência, o bem-estar, a autoestima e, consequentemente, a qualidade de vida dessas pessoas.

Para Caldas,[16] a função é avaliada com base na capacidade de execução das AVD: como alimentar-se, vestir-se, controlar os esfíncteres, banhar-se, locomover-se, realizar tarefas domésticas, comprar, administrar as próprias medicações, manusear dinheiro, trabalho, atividades de lazer, contatos sociais, exercícios físicos, dentre outros. Se não conseguir realizar essas atividades diárias, o paciente torna-se dependente de familiares e terceiros, necessitando de ajuda para a realização dos atos elementares da vida. Ainda, não é apenas a incapacidade que vira a dependência, mas sim a somatória da incapacidade com a necessidade de cuidados simples, como tomar banho ou vestir-se sozinho.[16]

Para Taylor,[17] quando a família está organizada e se une em busca do crescimento e do desenvolvimento de seus membros, ela é capaz de lidar com o adoecimento de um dos seus integrantes de maneira produtiva, sendo a dificuldade ou a inaptidão para uma reorganização das funções o motivo para a não responsabilidade/compromisso com a promoção do cuidado ao sujeito adoecido,[18] uma vez que o ato de cuidar exige muito envolvimento e disponibilidade do cuidador.

Segundo Marcon, Andrade e Silva,[19] o indivíduo que vivencia o adoecimento crônico-degenerativo demanda cuidados permanentes seja em hospitais, em instituições especializadas ou no domicílio. E, não somente eles, mas pessoas em qualquer idade que apresentem limitação diante de contingências de saúde afetando o seu desenvolvimento biopsicossocial. As atividades que o cuidador irá desempenhar devem ser planejadas e orientadas pelos profissionais de saúde junto ao paciente e ao próprio cuidador.

As atividades primordiais desenvolvidas no ato de cuidar são: prover alimentação, higiene oral e corporal, administrar medicamentos, realizar mudança de decúbito, fazer curativos quando necessário, dentre outras ações.[11]

Alguns fatores comuns no cuidado em domicílio são: repetição dos atos, cansaço físico e emocional pela prestação do cuidado, pouca flexibilidade nos horários para a realização das atividades, contato constante com profissionais de saúde e, consequentemente, dificuldade em lidar com informações técnicas que interferem em sua dinâmica familiar. Percebe-se que esses aspectos relativos ao acompanhamento da rotina de cuidado afetam o estilo de vida do cuidador, centrando suas atividades, inclusive as relacionadas ao seu autocuidado, em torno das necessidades do paciente.

Diante desse fato, percebe-se que o cuidador domiciliar também precisa ser cuidado, pois recorrentemente lhe são demandadas atitudes que podem não ser condizentes com a sua vontade ou possibilidade de ação naquele momento. Além disso, as expectativas, as vontades e as angústias da família nem sempre são identificadas e escutadas e acolhidas pela equipe de saúde, sendo negligenciadas ou pouco estimadas pelos profissionais.

Segundo Caldas,[20] o cuidado que se apresenta de forma inadequada, ineficiente ou mesmo inexistente é observado em situações nas quais os membros da família não estão disponíveis, estão despreparados ou estão sobrecarregados por essa responsabilidade. Por conseguinte, para além das orientações sobre os tipos de cuidados a prestar ao paciente em domicílio, a família também necessita de suporte emocional, social, econômico e espiritual.

Para tanto, faz-se necessário que os profissionais envolvidos com tal assistência estejam preparados e atentos para não corroborar atitudes e práticas promotoras de insegurança e mal-estar nos pacientes e familiares, sem interpretações apressadas sobre pensamentos e sentimentos apresentados pelos sujeitos ou julgamentos moralistas sobre o modo como as famílias escolhem e podem cuidar do seu familiar adoecido.

Não deve haver sobreposição de funções e de pensamentos sobre o cuidado do paciente, mas pactuação e união horizontal das práticas de cuidados formais previstas e prestadas pela equipe de saúde e os cuidados informais realizados pela família conforme a orientação daquele grupo.

Para Karsch,[21] as visitas periódicas dos profissionais de saúde contribuem para que não haja falhas no atendimento domiciliar por meio de suporte logístico, técnico e emocional. Necessita-se de reflexão constante sobre as mudanças que ocorrem na dinâmica familiar ao longo do tratamento em domicílio, o impacto físico, econômico, social e emocional para o paciente e seu cuidador, o compartilhamento do cuidado pelos membros da família, o engajamento da família com o tratamento do paciente e a viabilidade do acompanhamento das orientações da equipe de saúde, bem como o movimento do cuidador e do paciente para propiciarem seus autocuidados (ressalvados as condições de cada um).

Desse modo, o treinamento de cuidadores é ação de educação em saúde e pode ser enquadrado como prevenção primária, tendo como objetivo habilitar o cuidador nos atos de cuidar de pessoas acometidas por doenças e com limitações a acesso a serviços de saúde. Além disso, o treinamento deve prover conhecimento suficiente para o cuidador identificar intercorrências na qualidade e na segurança da saúde, saneando-as, quando possíveis, ou comunicando a um profissional da equipe de saúde que o treinou, para que seja providenciada a solução pertinente.

É preciso prepará-los para a operacionalização de um conjunto de atividades, que incluiu, entre outras, a prevenção de perdas, a manutenção e a recuperação da capacidade funcional do paciente e o controle dos fatores que interferem no estado de saúde biopsicossocial dele.

Ademais, considera-se cuidador a pessoa que se responsabiliza pelo cuidado do paciente, tendo maior disponibilidade de tempo para prestar os cuidados e que pode manter contato com a equipe durante o período de internação. Para isso, é solicitada a assinatura de um termo de aceitação, no qual está explicitado o compromisso entre a equipe de saúde e o cuidador, bem como são fornecidos meios de contato por e-mail e telefone entre família e equipe.

Por fim, entende-se que a atuação do cuidador está diretamente ligada a conforto, segurança e ampliação do convívio social do paciente, portanto, é necessário que ele seja considerado parte importante da equipe.

Considerações finais

A estratégia de cuidado domiciliar leva à necessária reflexão de sua inclusão no planejamento das ações dos serviços de saúde com previsão de recursos financeiros e insumos – por exemplo material de curativo, medicamentos, órteses e próteses –, auxílio pecuniário e o apoio técnico aos cuidadores e à família.

As famílias, muitas vezes, não têm condições de cuidar de seus familiares, pois não possuem suporte estatal ou condição socioeconômicas para a materialização do cuidado. Assim como há a existência de contextos comunitários e familiares de violência ou vulnerabilidade que impossibilita que o cuidado tenha qualidade ou até mesmo que haja disponibilidade dos familiares para o cuidado.

Portanto, o cuidado domiciliar deve ser parte de política pública de saúde que garanta a responsabilidade dos governos municipais, estaduais e federal, que devem articular o domicílio como local de cuidado, não como local para onde se transfere a responsabilidade da ação do cuidado, inclusive, garantindo o acompanhamento de qualidade, com profissionais capacitados e em quantidade adequada para o número de pacientes, a fim de também não se sobrecarregarem, além de recursos para aquisição de insumos de saúde para o paciente.

Referências

1. Brasil. Lei n. 10.424, de 15 de abril de 2002. Acrescenta capítulo e artigo à Lei n. 8.080, de 19 de setembro de 1990, que dispõe sobre as condições para a promoção, proteção e recuperação da saúde, a organização e o funcionamento de serviços correspondentes e dá outras providências, regulamentando a assistência domiciliar no Sistema Único de Saúde. Diário Oficial da União. 2002;Seção 1:1.
2. Modesto AP. O cuidado cultural do idoso renal crônico em tratamento hemodiálico. [Tese.] Curitiba: Programa de Pós-graduação em Enfermagem, Universidade Federal do Paraná; 2006. 158p.
3. Felício DN, Franco AL, Torquato ME, Abdon AP. Atuação do fisioterapeuta no atendimento domiciliar de pacientes neurológicos: a efetividade sob a visão do cuidador. Revista Brasileira em Promoção da Saúde. 2005;18(02):64-9. Disponível em: https://periodicos.unifor.br/RBPS/article/view/907 (Acesso 19/9/22).
4. Chagas NR, Monteiro AR. Educação em saúde e família: o cuidado ao paciente, vítima de acidente vascular cerebral. Acta Scientiarum. Health Sciences. 2004;26(1):193-204.
5. Figueiredo LC. As diversas faces do cuidar. Novos ensaios de psicanálise contemporânea. São Paulo: Escuta; 2012. p.232.
6. Netto JP. Transformações societárias e serviço social: notas para uma análise prospectiva da profissão no Brasil. Revista Serviço Social e Sociedade. 1996;7(50):87-132.
7. Karsch UM, orgs. Envelhecimento com dependência: revelando cuidadores. São Paulo: EDUC; 1998. p.248.
8. Leopardi MT. Cuidado: ação terapêutica essencial. Texto & Contexto Enfermagem. 1997;6(3):57-67.
9. Brasil. Portaria n. 2.529, de 19 de outubro de 2006. Institui a Internação Domiciliar no âmbito do SUS. Brasil: Ministério da Saúde, 2006. Disponível em: https://www.saude.mg.gov.br/images/documentos/Portaria%20GMMS%20N%C2%BA%202.529%20de%2019%20de%20outubro%20de%202006..pdf (Acesso 15/9/22).
10. Silveira TM, Caldas CP, Carneiro TF. Cuidando de idosos altamente dependentes na comunidade: um estudo sobre cuidadores familiares principais. Caderno Saúde Pública. 2006;22(8):1629-38.

11. Mendes PB. Cuidadores: heróis anônimos do cotidiano. [Tese.] São Paulo: Pós-Graduação em Serviço Social, Pontifícia Universidade Católica de São Paulo; 1995. p.203.
12. Durham ER. A dinâmica da cultura: estratégias de antropologia. São Paulo: Cosacnaify; 2004. p.475.
13. Wanderley MB, Blanes DN, Arregui CC, Sanda CT, Beltrão RE. Publicação do papel do cuidador domiciliar. São Paulo: IEE/PUC-SP. Brasília: Secretaria de Assistência Social, MPAS; 1998.
14. Neri AL, Carvalho VA. O bem-estar do cuidador: aspectos psicossociais. In: Freitas EV, Py L, Cançado FA, Doll J, Gorzoni ML, orgs. Tratado de geriatria e gerontologia. 3.ed. Rio de Janeiro: Guanabara-Koogan; 2002. p.778-90.
15. Moser L, Dal Prá KR. Os desafios de conciliar trabalho e família e cuidados: evidências do "familismo" nas políticas sociais brasileiras. Textos & Contextos. 2016;15(2):382-92.
16. Caldas CP. Envelhecimento com dependência: responsabilidades e demandas da família. Caderno de Saúde Pública. 2003;19(3):773-81.
17. Taylor CM. Fundamentos de enfermagem psiquiátrica de Mereness. [Trad. De Batista D.] Porto Alegre: Artes Médicas; 1992. p.470.
18. Sena RR, Leite JC, Costa FM, Santos FC, Gonzaga RL. Cuidado no domicílio: um desafio em construção. Cogitare Enfermagem. 1999;4(2):58-62.
19. Marcon SS, Andrade OG, Silva, DM. Percepção de cuidadores familiares sobre o cuidado no domicílio. Texto Contexto de Enfermagem. 1998;7(2):289-307. Disponível em: https://pesquisa.bvsalud.org/portal/resource/pt/lil-275501 (Acesso 15/9/22).
20. Caldas CP. O idoso em seu processo demencial: o impacto na família. In: Minayo MC, Coimbra CE Júnior, orgs. Antropologia, saúde e envelhecimento. Rio de Janeiro: Fiocruz; 2002. p.51-72.
21. Karsch UM. Idosos dependentes: famílias e cuidadores. Cadernos de Saúde Pública. 2003;19(3):861-6.

Capítulo 8

Ferramentas de gestão do cuidado

Artur Oliveira Mendes
Marília Mendes Costa

PONTOS-CHAVE

- O uso de ferramentas de monitoramento contribui para a gestão clínica de pacientes domiciliados.
- A compreensão do contexto em que vive a pessoa auxilia na elaboração de um planejamento terapêutico mais eficaz.

OBJETIVOS DE APRENDIZAGEM

Ao final do capítulo, o leitor deverá ser capaz de:

- Compreender os processos envolvidos na gestão clínica.
- Apropriar-se do uso de ferramentas para monitoramento e coordenação de cuidados.
- Internalizar posturas e aspectos éticos relacionados ao gerenciamento de casos na atenção domiciliar.

Introdução

Na realização da atenção domiciliar o profissional visitador pode contar com uma série de ferramentas para melhor gerenciar o cuidado.

As visitas domiciliares não podem ter caráter meramente social. A atenção a pessoas no domicílio precisa ser planejada para dar conta da sua realidade, considerando que na maior parte do tempo estão longe do alcance das vistas dos profissionais de saúde.

O domicílio não pode ser uma mera extensão do hospital, tampouco pode ser um lugar sem qualquer pactuação para a atenção à saúde; por essa razão é necessário refletir sobre posturas e ferramentas para melhor aproveitamento dessa atividade.

Para abranger esses aspectos, os modelos que se guiam pelos processos de gestão clínica devem ser devidamente valorados e compreendidos. O objetivo deve ser o de organizar um plano de cuidado mais efetivo.

A gestão clínica, entendida como processo de organização de uma atenção integral, pode ser pensada a partir de sete pilares[1]:

1. Orientação às necessidades de saúde e à integralidade do cuidado: as necessidades de saúde são socialmente e culturalmente construídas e a noção de integralidade deve abarcar essas questões. O método clínico centrado na pessoa (MCCP) e a clínica ampliada, por exemplo, são formatos de abordagem que valorizam diversos aspectos desse princípio. A realidade domiciliar precisa ser compreendida e respeitada.
2. Qualidade e segurança do cuidado em saúde: o melhor cuidado é aquele que também gera menos riscos para as pessoas sob atendimento. Algumas pessoas precisam de monitoramento contínuo (muitas vezes o que é possível apenas em ambiente hospitalar). Nesse sentido, para a atenção domiciliar, o monitoramento a distância, o prontuário domiciliar, a planilha de cuidados e o diário do cuidado são parte do ferramental que pode auxiliar o desenvolvimento da atenção à saúde.
3. Articulação e valorização dos diferentes saberes e práticas em saúde para o enfrentamento dos problemas em saúde: o diálogo com todos os envolvidos no cuidado permite a elaboração de um planejamento mais legítimo, porque se torna mais sensível às potencialidades do ambiente domiciliar e entorno. O próprio MCCP, além da conferência familiar e das estratégias de matriciamento do cuidado, são ferramentas que ajudam a contemplar esse princípio da gestão clínica. O Projeto Terapêutico Singular (PTS) é outra importante ferramenta nesse processo.
4. Compartilhamento de poder e corresponsabilização dos envolvidos: como já refletido em outros momentos neste material, o domicílio é regido por regras próprias. Dito isso, não há como gerenciar o cuidado sem trazer para o campo das decisões as pessoas que têm contato com esse ambiente. A pessoa sob cuidados, seus coabitantes

e vizinhança, além de outros membros do mesossistema social, uma vez que se configuram em rede mais próxima de solidariedade e cuidados, precisam poder expressar quais são suas capacidades e ineficiências, em vez de apenas receber tarefas ou cobranças. A conferência familiar e o PTS podem auxiliar nesse processo.

5. Educação das pessoas e organização: quanto mais conhecimento, maior o potencial de autonomia das pessoas e de seu entorno para o cuidado. Os processos educativos devem se dar tanto com os profissionais quanto com todos os envolvidos na atenção domiciliar, inclusive para buscar inovações para gestão do caso. Não por acaso, o PTS contempla um momento de reavaliação de estratégias adotadas.
6. Orientação aos resultados que agreguem valor à saúde e à vida: é preciso evitar o desperdício de recursos. Mais que isso, é preciso buscar resultados que tragam benefícios à qualidade de vida das pessoas, não o simples atingir de metas pré-definidas por atores externos ao ambiente domiciliar. O MCCP pode ajudar a melhor compreender esse princípio.
7. Transparência e responsabilização com interesses coletivos: não deve ser esquecida a necessidade de manter processos democráticos para as tomadas de decisões e de envolver a comunidade para a busca de melhorias. Na atenção domiciliar, esse princípio de gestão clínica se apresenta quando o controle social é chamado para não apenas conhecer, mas apontar a necessidade de avanços para que se possa, de forma sustentável, garantir os cuidados adequados às pessoas que precisam ser cuidadas em casa, buscando apoio institucional para resolução de problemas. Os métodos de cogestão reforçam esse diálogo e transparência. Do ponto de vista pragmático, o termo de consentimento precisa ser individualizado para abarcar essas questões. É a partir dele que as equipes de saúde se apresentam e ganham permissão para iniciar o seu trabalho.

A seguir, algumas explicações quanto ao ferramental auxiliar para os processos de gestão clínica na atenção domiciliar.

A clínica ampliada[2]

O encontro clínico ocorre entre sujeitos com diferentes valores e perspectivas sobre os resultados. A clínica ampliada convida a um olhar respeitoso e de reconstrução dos processos técnicos, considerando a realidade de vida das pessoas sob atendimento. Em ambiente domiciliar, essa realidade é mais flagrante, porque no dia a dia das vivências do ambiente doméstico (diferente do que ocorre no hospital), a necessidade de focar nesse aspecto é urgente, sob pena de falhas terapêuticas.

O "objeto de trabalho" dos profissionais de saúde precisa ser ampliado, suas vozes amplificadas e a organização do cuidado precisa ganhar contornos inovadores e diversificados, buscando não apenas a cura e reabilitação, mas a promoção da saúde.

O método clínico centrado na pessoa

Uma vez que o domicílio tem conjunto próprio de regras, a metodologia de trabalho deve ser direcionada à pessoa e seu contexto. O método clínico centrado na pessoa contempla um conjunto de passos que servem de checagem para o profissional monitorar e refletir sobre como tem guiado o processo de cuidado, sendo eles[3]:

1. A abordagem da experiência da doença: longe dos hospitais, na intimidade do lar, as pessoas desenvolvem ideias próprias sobre como funciona sua doença, o que a causa e como interfere no seu dia a dia, bem como qual o prognóstico esperado. O visitador precisa abordar essas questões, de modo a traçar um planejamento que contemple e esclareça os medos e dúvidas.
2. Compreendendo a pessoa como um todo: a pessoa sob cuidados domiciliares existe dentro de um contexto que precisa ser compreendido pelo profissional de saúde. Saber do entorno e das relações é que permite entender quais os apoiadores potenciais e quais as dificuldades para o melhor cuidado.
3. Elaborando um plano comum de manejo: uma vez que o domicílio tem regras próprias (que o visitador precisa conhecer), para fazer um plano de cuidado é necessário um acordo que envolva os cuidadores e a pessoa doente. Decisões unilaterais não funcionam fora do ambiente hospitalar.
4. Intensificando a relação profissional-pessoa: ao demonstrar empatia é que é construído o vínculo que permite ao profissional gerar impacto no processo de gestão de cuidado. A disponibilidade e fácil acesso a informações e para orientações com o pessoal da saúde intensifica o relacionamento das pessoas com o serviço e facilita o gerenciamento do caso.

Projeto terapêutico singular (PTS)

O PTS é a materialização de um planejamento estratégico na coordenação de cuidados. Como tal, sua elaboração prevê tanto um momento para diagnóstico, quanto para definição de responsáveis e reavaliação das atividades e resultados (favorecendo momento de dialética com o trabalho desenvolvido por meio da educação permanente). O PTS será abordado mais profundamente em capítulo próprio neste material.

Conferência familiar[4]

Muitas vezes, ao tentar elaborar um plano de cuidado, os profissionais são envolvidos pelos relatos e conflitos das famílias e moradores de um domicílio. Quando o diálogo fica difícil, é preciso que alguém faça o papel de catalisador dos encontros que vão gerar um novo equilíbrio. Não raras vezes o visitador é que precisa fazer esse papel, chamando os envolvidos e organizando uma reunião (conferência) de família, permitindo que todos falem e exponham seus pontos de vista, facilitado a construção de acordos para o cuidado. Ao trabalhar com famílias disfuncionais, esse momento representa oportunidade de melhor gestão do caso.

Deve ser pensada quando for necessário compartilhar um diagnóstico ou prognóstico, quando for preciso orientar sobre questões legais, para discutir estratégicas de cuidado e divisão de tarefas e para esclarecer sobre aspectos da finitude da vida.

Termo de consentimento

Para uma visita acontecer é preciso permissão por parte do paciente ou seus responsáveis. A postura policialesca ou apostólica quando os profissionais julgam (e por vezes condenam) as práticas de cuidado (ou falta delas) em uma família não contribuem para acordos terapêuticos efetivos[5]. As pessoas não tem obrigação de abrir suas casas, suas intimidades e segredos, para qualquer estranho. Assim, toda visita precisa de permissão e todo cuidado domiciliar necessita de assentimento. Essa autorização pode ser formal (com um documento assinado pelas partes, com deveres e direitos de cada uma) ou informal (quando apenas oralmente a permissão é dada), mas é prudente que seja sempre registrada no prontuário.

A seguir, na Figura 1, segue um exemplo de termo de consentimento, podendo ser modificado a depender da necessidade dos envolvidos, ficando clara a necessidade de explicitar os acordos realizados e possibilidades de cuidado que o serviço de saúde pode oferecer.

Prontuário domiciliar

O prontuário é documento essencial para registro do profissional de saúde quanto às impressões objetivas e subjetivas durante as visitas. É essencial para encadear o itinerário terapêutico e elaborar uma narrativa sobre o cuidado. Na atenção domiciliar, tem sido comum que as equipes deixem uma cópia do prontuário na casa do paciente, sob a guarda do mesmo ou de seu responsável. Esse prontuário, levado com a pessoa quando da necessidade de descolamento para outros serviços ajuda na gestão do caso e traz maior segurança para a atenção à saúde. Elaborar o prontuário, além disso, cumpre uma obrigação legal.

Planilha de cuidados

Oriunda do planejamento estratégico, uma planilha de cuidados (Figura 2) é uma tabela para visualização das responsabilidades de cada pessoa no domicílio, bem como explicação quanto às tarefas e período em que precisam ser realizadas. Longe de ser um instrumento gerador de estresse, deve ser

TERMO DE CONSENTIMENTO PARA REALIZAÇÃO DE VISITAS DOMICILIARES

Neste termo, ______________________________, ________anos, CPF: ____________________, declara (ou seu representante legal, ______________________________, ________anos, CPF: ____________________) autorizar a realização de visitas domiciliares para gerenciamento de cuidados em saúde pelos profissionais abaixo listados:

______________________________, categoria profissional: ____________________, CPF: ____________________

______________________________, categoria profissional: ____________________, CPF: ____________________

______________________________, categoria profissional: ____________________, CPF: ____________________

______________________________, categoria profissional: ____________________, CPF: ____________________

______________________________, categoria profissional: ____________________, CPF: ____________________

Declara, ainda, compreender que estas visitas não tem caráter de atendimento de urgência e serão agendadas e avisadas antecipadamente pela equipe acima nomeada a partir das possibilidades de organização da agenda dos mesmos e em comum acordo. O declarante se compromete, dentro de suas prerrogativas, a manter um ambiente seguro para o trabalho dos profissionais de saúde e a seguir corretamente as orientações repassadas.

Assinatura dos profissionais de saúde

Assinatura do declarante ou seu representante legal

Local ______________________________ Data: ____________

FIGURA 1

Termo de consentimento.

Fonte: elaborada pelos autores.

Nome: Sexo: Data de nascimento:
Endereço:
Problemas de saúde:

Contatos importantes:
Serviço de saúde:
Familiares:
Cuidadores:

	Responsável																				
Tarefa	Domingo			Segunda-feira			Terça-feira			Quarta-feira			Quinta-feira			Sexta-feira			Sábado		
	Manhã	Tarde	Noite	Manhã	Tarde	Noite	Manhã	Tarde	Noite	Manhã	Tarde	Noite	Manhã	Tarde	Noite	Manhã	Tarde	Noite	Manhã	Tarde	Noite

FIGURA 2
Planilha de cuidados.
Fonte: elaborada pelos autores.

entendido como uma ferramenta que permite visualizar possibilidades e dificuldades na gestão do cuidado.

Diário do cuidado

Inspirado em diários escolares, o diário do cuidado é um formato de registro simples para cuidadores (Figuras 3 e 4), com campo para descrever quantidade e aspecto de evacuações, alimentação, ingestão hídrica etc. Também pode ter um espaço para que o cuidador registre suas impressões subjetivas sobre como foi o dia da pessoa sob seus cuidados. Com esse material, a equipe de saúde pode monitorar a evolução dos pacientes; além de permitir realizar uma auditoria simples, para resolução de dúvidas e orientações. A Figura 5 é um exemplo de planilha organizada por familiar com evolução de um dia.

Planilha de medicamentos e dietas

Como as demais planilhas são registros sobre a evolução diária da pessoa, neste caso relacionadas ao uso de medicamentos e dietas. Embora muitas vezes os cuidadores afirmem o uso regular das prescrições, a padronização da verificação do uso permite compreender as dificuldades relacionadas ao consumo dos medicamentos, de modo a subsidiar adaptações que se mostrem necessárias ao contexto (Figura 6). Algumas vezes essas tabelas são organizadas pelos próprios familiares e o nível de detalhamento vai depender dos acordos realizados para o cuidado e de particularidades da medicação ou dieta usada.

Monitoramento a distância

Seja por telefone simples ou por meio de mecanismos mais modernos (como as telechamadas), os profissionais podem conversar com cuidadores e com a pessoa sob seus cuidados, procurando assim reforçar o vínculo com a equipe e gerenciar a atenção.

Em alguns casos, é possível acordar com o paciente e o cuidador a guarda de equipamentos padronizados (termômetro, saturímetro, glicosímetro, medidor de pressão arterial digital) para que sejam aferidos dados a serem repassados para os profissionais de saúde (com frequência pré-estabelecida ou no momento de uma teleconsulta).

Apoio matricial

Em nome da ampliação e incorporação de inovações para melhor organizar o cuidado, o apoio matricial potencializa a qualidade da atenção à saúde. A depender da necessidade apresentada pela pessoa sob cuidados, profissionais diferentes, externos à equipe básica de atenção domiciliar, podem ser convidados para estabelecer seus diagnósticos e gerenciar abordagens de problemas específicos.

O apoio matricial, para ser efetivo, precisa ser organizado a partir da lógica da gestão clínica, sendo o profissional que faz esse serviço (nutricionista, fisioterapeuta, psiquiatra, agente comunitário de saúde) convidado a discutir os casos em sua integralidade.

Dessa forma, é possível avaliar diferentes aspectos da saúde do indivíduo e, no encontro dos saberes, consolidar processos de educação permanente e melhoria da qualidade dos serviços de saúde prestados.

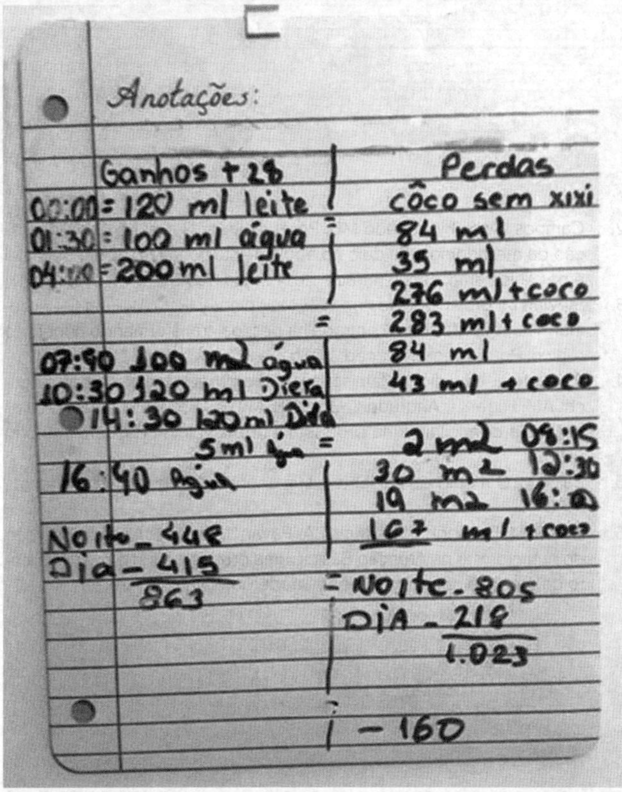

FIGURA 3

Balanço hídrico registrado por equipes de cuidado domiciliar em atenção domiciliar pediátrica.

Fonte: acervo pessoal do Prof. Leonardo CM Savassi.

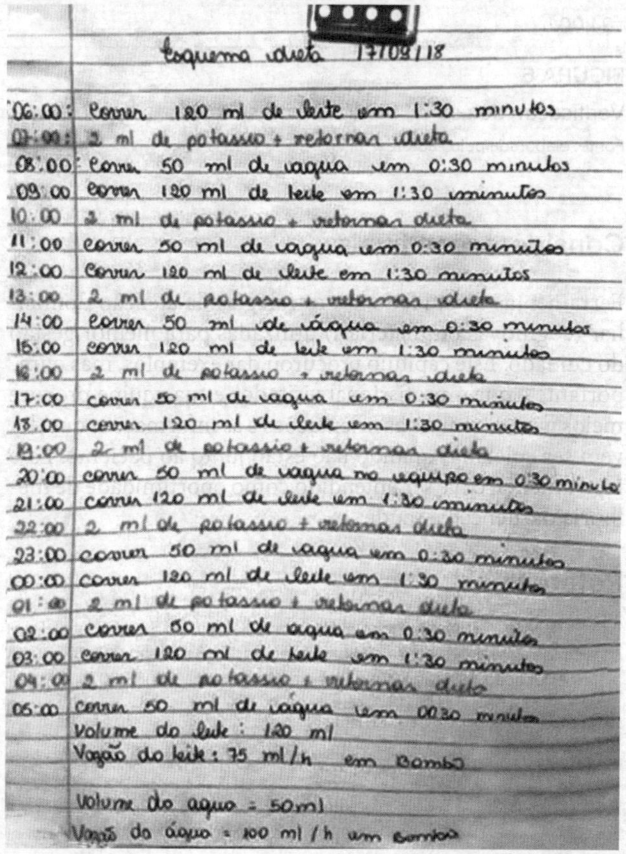

FIGURA 4

Anotação de prescrição de dieta, volume hídrico e resposição iônica em atenção domiciliar pediátrica.

Fonte: acervo pessoal do Prof. Leonardo CM Savassi.

Nome: Sexo: Data de nascimento:
Endereço:
Problemas de saúde:

	Domingo	Segunda-feira	Terça-feira	Quarta-feira	Quinta-feira	Sexta-feira	Sábado
Eliminações							
Hidratação							
Alimentação							
Observações							

FIGURA 5

Diário do cuidado.

Fonte: elaborada pelos autores.

	Medicamentos/dietas					
Horários	x	y	z	.....	.....	.....
07:00 h						
12:00 h						
19:00 h						
24:00 h						

FIGURA 6

Verificação de uso de medicamentos/dietas.

Fonte: elaborada pelos autores.

Considerações finais

Ferramentas de cuidado são estratégias da atenção domiciliar (cognitivas ou materiais) utilizadas para melhor gestão do cuidado. Este capítulo procurou dar exemplos, mas o importante é que o profissional visitador e sua equipe procure meios para organizar as orientações e as informações que devem ser coletadas quando não estão junto ao paciente. Esse instrumental deve ser entendido como oportunidade de melhoria da atenção à saúde.

Referências

1. Padilha RQ, Gome R, Lima VV, Oliveira JM, Soeiro E, Silva SF, et al. Princípios para a gestão da clínica: conectando gestão, atenção à saúde e educação na saúde. Ciência e Saúde Coletiva. 2018;23(12).
2. Campos GWS, Figueiredo MD, Pereira Júnior N, Castro CP. A aplicação da metodologia Paideia no apoio institucional, no apoio matricial e na clínica ampliada. Interface. 2014;Supl 1:983-95.
3. Stewart M, Brown JB, Weston WW, McWhinney IR, McWilliam CL, Freeman TR, et al. Medicina centrada na pessoa: transformando o método clínico. Porto Alegre: Artmed; 2017.
4. Andrade L. Reunião de família: quando e porque realizar. In: Yamaguchi AM, Higa KT, Andrade L, Bricola SAPC, Filho WJ, Martins MA. Assistência domiciliar: uma proposta interdisciplinar. Barueri: Manole; 2010.
5. Balint M. O médico, o paciente e sua doença. Rio de Janeiro: Atheneu; 1988.
6. Borelli M, Domene SMA, Mais LA, Pavan J, Taddei JAAC. A inserção do nutricionista na Atenção Básica: uma proposta para o matriciamento da atenção nutricional. Ciênc Saúde Coletiva. 2015;20(9).

Capítulo 9

Projeto terapêutico singular

Amanda R. S. Goshima Kronka
Lidiane de Oliveira Vilela
Ricardo Souza Heinzelmann

PONTOS-CHAVE

- O Brasil vem apresentando acelerado processo de transição epidemiológica com envelhecimento da população e aumento da carga de doenças crônicas e seus fatores de risco, além do aumento da morbimortalidade por causas externas.
- O Ministério da Saúde define projeto terapêutico singular (PTS) como um conjunto de propostas de condutas terapêuticas articuladas, para um sujeito individual ou coletivo, resultado da discussão coletiva de equipe interdisciplinar, com apoio matricial, se necessário.
- O PTS pode ser feito para qualquer caso, mas pela alta demanda nos serviços e pelo tempo disponível para realização de reuniões periódicas de equipe e elaboração desse instrumento, é indicado priorizar os pacientes conforme o nível de complexidade e vulnerabilidade, que exigem a participação de diferentes profissionais.
- O PTS é composto por etapas, que incluem diagnóstico com listagem de problemas, definição de metas e ações a serem realizadas, identificação de responsáveis pelas ações e apontamento de prazos, inclusive para reavaliação do plano.
- Apesar de o PTS ser um recurso para melhor eficácia das ações terapêuticas, a sua efetivação representa um desafio, sendo habilidade de comunicação clínica, trabalho em equipe interdisciplinar e trabalho na perspectiva da clínica ampliada, características fundamentais para o êxito do uso da ferramenta.

OBJETIVOS DE APRENDIZAGEM

Ao final do capítulo, o leitor deverá ser capaz de:

- Conhecer a concepção de PTS e sua aplicabilidade no contexto da atenção domiciliar.
- Identificar situações em que se orienta o uso do PTS.
- Compreender as etapas de elaboração do PTS.
- Conhecer modelos de PTS em uso em serviços de atenção domiciliar.

Introdução

Nas últimas décadas, observa-se no Brasil um acelerado processo de transição epidemiológica com envelhecimento da população e aumento da carga de doenças crônicas e seus fatores de risco. Esse processo foi vivenciado nos países europeus, mas ao longo de um período bem maior, possibilitando adequações dos sistemas de saúde para essa nova realidade sanitária[1].

Em paralelo ao aumento da prevalência de condições crônicas, a exemplo das doenças cardio e cerebrovasculares, doenças neurodegenerativas e neoplasias, o Brasil também apresenta um crescimento importante da morbimortalidade por causas externas (violência e acidentes) na população mais jovem[2]. Essa situação torna ainda mais complexa a demanda que chega nos serviços de saúde e impõe a necessidade de mudança do modelo de atenção à saúde ofertado. Nesse sentido, cresce em todo o mundo, e nos últimos anos em especial no Brasil, a oferta de Serviços de Atenção Domiciliar voltado para os cuidados de pacientes com condições crônicas e pacientes com sequelas, acidentes e vítimas de violência.

A atenção domiciliar (AD) se expande no Sistema Único de Saúde (SUS) por apresentar características que possibilitam a articulação de vários pontos da Rede de Atenção à Saúde (RAS), promovendo a otimização do uso de leitos e recursos hospitalares, a ampliação do acesso aos serviços por usuários acamados ou domiciliados, além de representar uma solução importante para a sobrecarga das portas de urgência, buscando a humanização do cuidado e a ampliação da autonomia, além de promover maior qualidade e resolutividade do cuidado[3].

Segundo o Ministério da Saúde[4], define-se AD como modalidade de atenção à saúde, integrada à RAS, prestada em domicílio e caracterizada por um conjunto de ações de prevenção e tratamento de doenças, reabilitação, paliação e promoção à saúde, garantindo continuidade de cuidados. É uma atividade que se constrói fora do espaço hospitalar e dos ambulatórios de especialidades, promovendo atendimento mais humanizado e personalizado, possibilitando maior rapidez na recuperação dos pacientes, maior autonomia e otimização dos leitos hospitalares. Também proporciona ao paciente um cuidado integral levando em consideração os aspectos familiares, socioeconômicos, estruturais, dentre outros[5].

Neste contexto, o diálogo entre equipe multiprofissional, família e paciente é essencial para garantir um cuidado integral e seguro, para isso um instrumento importante a ser utilizado é o Projeto Terapêutico Singular.

Definição

O Ministério da Saúde define Projeto Terapêutico Singular como um conjunto de propostas de condutas terapêuticas articuladas, para um sujeito individual ou coletivo, resultado da discussão coletiva de uma equipe interdisciplinar, com apoio matricial, se necessário[2]. É melhor utilizado em situações de maior complexidade com necessidade de múltiplas intervenções, sempre em concordância e participação dos principais envolvidos no cuidado[3]. Vale ressaltar que o PTS é um instrumento que pode ser usado na Atenção Primária à Saúde (APS) e nas equipes do Serviço de Atenção Domiciliar (SAD). Quando a equipe do SAD realiza o PTS, sugere-se envolvimento das equipes de atenção primária, já que são eles que acompanham e coordenam o cuidado dos pacientes de suas respectivas áreas de abrangência, trazem informações valiosas para criação do Projeto e também colaboram para o cumprimento dos objetivos e das metas terapêuticas.

Também é uma ferramenta importante nos casos de pacientes com prognósticos ruins, já que muitas vezes já se extinguiram as possibilidades de cura ou de controle da doença, com isso podemos utilizar o PTS como um instrumento gerencial, construindo um espaço onde seja possível realizar cuidados para uma morte digna e que os familiares e profissionais aprendam a lidar com o sofrimento[2].

A escolha do caso

O PTS pode ser feito para qualquer caso, mas devido à alta demanda nos serviços e tempo disponível para realização de reuniões periódicas de equipe e elaboração do PTS é indicado priorizar os pacientes com critérios de elegibilidade para AD e que possuem certo nível de complexidade e vulnerabilidade, exigindo a participação de diferentes profissionais. A iniciativa pode partir do próprio usuário e de sua família ou de um membro da equipe[6].

Cada equipe, baseada em sua população adscrita, pode criar critérios de elegibilidade para PTS, sendo fundamental a definição de prioridades e a disponibilidade de recursos. Nos casos dos SAD, que recebem muitos pacientes vindo de desospitalização, é recomendado fazer o PTS para os casos mais complexos, com polipatologias, uso de sonda nasoentérica, gastrostomia, traqueostomia, ventilação mecânica, lesões de pele e/ou vulnerabilidade social. Esses pacientes possivelmente terão internações domiciliares mais longas do que os que foram admitidos apenas para término de antibioticoterapia, por exemplo. Devido a necessidade de fluxo e rotatividade de pacientes nos SAD uma sugestão é propor que a equipe faça um PTS dos casos que a internação domiciliar esteja chegando a 30 dias para organizar as metas e ações que ainda precisam ser feitas e facilitar a transição e continuação dos cuidados pela APS.

Composição

O PTS é formado por quatro fases (Tabela 1)[2]:

- Diagnóstico: é uma construção coletiva da equipe multiprofissional garantindo integralidade no atendimento do paciente e sua família. Nessa etapa podem-se utilizar alguns instrumentos de abordagem familiar que facilitem o diagnóstico e auxiliem na avaliação de fatores de vulnerabilidade e de suporte social.
- Definição de metas: após avaliação do caso e de suas prioridades, a equipe elenca as propostas com prazo de execução, podendo ser de curto, médio e longo prazos. Sugere que essa negociação seja realizada pelo membro da equipe com melhor vínculo com a família, podendo ser qualquer profissional da Atenção Primária ou da Atenção Domiciliar.
- Divisão de responsabilidades: após as propostas e prazos definidos e em comum acordo entre equipe e paciente/família, passa-se a definir as tarefas com clareza, designando os responsáveis por cada atividade, obedecendo o cronograma proposto.
- Reavaliação: nesse momento, a equipe discute a evolução do caso, suas dificuldades e os cumprimentos das metas, propõe correções e novas propostas. Também é relevante avaliar o grau de resolutividade do PTS e a satisfação do usuário e sua família e da própria equipe.

TABELA 1 Projeto Terapêutico Singular e suas fases

Etapas	Destaques
Diagnóstico	• Avaliação integral do paciente e da situação da família • Destacar vulnerabilidades • Destacar potencialidades/vitalidades do sujeito
Definição de metas	• Propostas: curto, médio e longo prazos • Negociação realizada com o membro da equipe com melhor vínculo
Divisão de responsabilidades	• Definir tarefas com clareza • Escolher um profissional de referência: qualquer membro da equipe de Atenção domiciliar ou da Atenção Primária. Será aquele que negocia as propostas terapêuticas
Reavaliação	• Discutir a evolução • Realização de correções

Também se faz importante abrir espaço para as falas e desejos do paciente e dos cuidadores/familiares[6]. O que eles esperam do serviço? Qual a ideia em relação ao caso e as expectativas do plano de cuidados? O PTS deve ser elaborado dentro dos componentes do Método Clínico Centrado na Pessoa – explorando a doença, a saúde e a experiência da pessoa com a doença; entendendo a pessoa como um todo; elaborando um plano conjunto de manejo dos problemas e fortalecendo a relação entre a pessoa e equipe[7].

Esse documento confeccionado deve ser assinado pelos integrantes da equipe e anexado no prontuário da pessoa assistida. A Figura 1 é um modelo de PTS utilizado pelo SAD da cidade de Varginha/MG.

Sugere-se que o PTS de cada paciente tenha um coordenador que pode ser qualquer um dos profissionais da equipe que estabeleça um maior vínculo com aquele paciente. O Coordenador terá a função de analisar o PTS antes da reunião da equipe, fazer contato com responsáveis pelas ações no intuito de apoiar a resolução de pendências ou mesmo revisão das ações previstas. Muitas vezes é este coordenador que fará uma boa revisão do prontuário do paciente para que na reunião da equipe já se tenha melhor preparação do caso para discussão no intuito de revisão do PTS.

Possibilidades de uso do PTS na atenção domiciliar

O uso do PTS na AD é de extrema relevância considerando o aumento crescente da demanda e também pelos diferentes níveis de complexidade. É uma maneira de articular a rede de atenção à saúde e colaborar com o matriciamento das equipes.

Pode-se utilizar o espaço das reuniões de equipe ou de discussão de casos que são momentos reservados para reflexão do processo de trabalho em saúde. Caso a equipe não realize essas reuniões, haverá necessidade de criar um espaço protegido na agenda para a realização do PTS.

Como fazer na prática

Caso clínico 1

Criança de 3 meses, portadora de Síndrome de Down e cardiopatia congênita grave, já com intervenção cirúrgica cardiológica aos 2 meses de vida, em uso de sonda nasoentérica, traqueostomia, uso de oxigênio complementar por máscara na traqueo há 2 L/min, com proposta de receber alta hospitalar aos 5 meses de idade. Encontra-se em internação hospitalar desde o nascimento. Pela complexidade do caso foi encaminhado ao SAD da cidade. Em reunião com hospital, SAD, secretaria de saúde local e atenção primária foi estabelecido e organizado junto à família os insumos e aparelhos necessários no domicílio para receber a criança, garantindo sua segurança.

Ao receber o caso, todos os integrantes da equipe do SAD (coordenação, médico, enfermeiro, técnicos de enfermagem, fisioterapeuta, nutricionista, fonoaudióloga, psicóloga e assistente social) fizeram uma primeira visita domiciliar para avaliação e conhecimento de detalhes sobre o caso. Em seguida, em reunião de equipe, foi criado o PTS dessa criança (Figura 2) a fim de melhor gerenciamento e organização das intervenções no caso, com proposta de rever as ações do PTS dentro de 15 dias.

Caso clínico 2

Paciente adulto, 36 anos, esteve internado no Hospital Universitário devido a traumatismo cranioencefálico (TCE) grave (bicicleta-carro). Abertura ocular espontânea, fixa olhar por períodos, movimenta membros esporadicamente. Em acompanhamento, com cuidados paliativos. Tecnologias: TQT, SNE e SVD. Aguarda gastrostomia. Internado no domicílio para seguimento dos cuidados. Equipe multiprofissional do SAD elaborou no momento da internação o PTS (Figura 3) e pactuou com familiar no momento da primeira visita domiciliar.

Considerações finais

Apesar de o PTS ser um recurso para melhor eficácia das ações terapêuticas, sua efetivação representa um desafio, pois são necessários elementos como comunicação no trabalho em equipe e construção conjunta.

Pode-se perceber na abordagem do PTS um desafio para inovar o processo de assistência, em que se necessita intensificar a interação profissional, para melhor qualificar a atenção à saúde, reduzir conflitos e ampliar a colaboração interprofissional[8,9].

Hospital Bom Pastor
FHOMUV - Fundação Hospitalar do Município de Varginha

PROGRAMA DE ATENÇÃO DOMICILIAR E INTERNAÇÃO (PADI)
Hospital Bom Pastor – Varginha / MG

Melhor em Casa
A SEGURANÇA DO HOSPITAL NO CONFORTO DO SEU LAR

PROJETO TERAPÊUTICO SINGULAR (PTS)
Plano de Cuidados

NOME: DATA NASCIMENTO:
AD 1 ( ) AD 2 ( ) AD 3 ( ) DATA ADMISSÃO:
DIAGNÓSTICO INTERNAÇÃO: CID:

Diagnóstico Ampliado:
Considerar aspectos orgânicos, psicquicos e social; rede de apoio familiar e comunitária; vulnerabilidades e potencialidades

Objetivo Geral da Equipe:
( ) Reabilitação ( ) Cuidado com Feridas ( ) Acompanhamento de CPAP ou BIPAP
( ) Cuidados Paliativos Oncolo/ógicos ( ) Treinamento do Cuidador ( ) Nutrição Enteral e Oral
( ) Desmame de Oxigênio ( ) Medicação injetável ( ) Cuidados com Traqueostomia
( ) Disfagia ( ) Outros:

Expectativa Familiar:

Expectativa do Paciente:

METAS /AÇÕES	PRAZO	RESPONSÁVEIS

Prazo: Curto, Médio ou Longo .
Responsáveis: MED: médico; TE: Tecnico Enfermagem; Enf: Enfermeiro, Fisio: Fisioterapeuta; Nutri: Nutricionista; Fono: Fonoaudiologia; AS: Assitente Social; Psic: Psicologia.

Reavaliação

Carimbos/Assinaturas: Data:

FIGURA 1
Modelo de ficha de Projeto Terapêutico Singular.

Hospital Bom Pastor
FHOMUV - Fundação Hospitalar do Município de Varginha

PROGRAMA DE ATENÇÃO DOMICILIAR E INTERNAÇÃO (PADI)
Hospital Bom Pastor – Varginha / MG

Melhor em Casa
A SEGURANÇA DO HOSPITAL NO CONFORTO DO SEU LAR

PROJETO TERAPÊUTICO SINGULAR (PTS)

Plano de Cuidados

NOME: Xxxxxxxxx Xxxxxxx Xxxxxxx	DATA NASCIMENTO: xx / xx/ xx
AD 1 ( ) AD 2 (x) AD 3 ( )	DATA ADMISSÃO: xx/ xx/ xx
DIAGNÓSTICO INTERNAÇÃO: Cardiopatia Congenita / Tetralogia de Fallot	CID: Q 21.3 / Q 90

Diagnóstico Ampliado:

Considerar aspectos orgânicos, psicquicos e social; rede de apoio familiar e comunitária; vulnerabilidades e potencialidades

Sindrome de down, cardiopatia congenita, baixo peso, atrado no desevolvimento neuro psicomotor, hipotomia, SNE, traqueostoma, baixa ondição socio economonica, refluxo gastroesofágico, morador de zona rural com baxo acesso

Objetivo Geral da Equipe:

(X) Reabilitação
( ) Cuidados Paliativos Oncolo/ógicos
(X) Desmame de Oxigênio
(X) Disfagia
( ) Cuidado com Feridas
(X) Treinamento do Cuidador
( ) Medicação injetável
( ) Outros:
( ) Acompanhamento de CPAP ou BIPAP
(X) Nutrição Enteral e Oral
(X) Cuidados com Traqueostomia

Expectativa Familiar:

Ajudar meu filho em tudo que ele precisar e ser de direito dele. No momento o que mais desejo é a fonoaudiologa e que ele retire a sonda de alimentação e traqueo.

Expectativa do Paciente:

Não se aplica

METAS /AÇÕES	PRAZO	RESPONSÁVEIS
Baixo Peso: trocar fórmula para dieta enteral – tratamento refluxo	Médio	Nutri, med, fono
Pulmonar: higiene bronquica, fechar desmame de O2, dminuir infecção respiratória, orientar cuidados com aspiração	Curto	Fisio e med.
Cardiopatia: seguimento e acompanhamento com cardiologista (sem consulta há 1 ano, desde cirurgia)	Curto	Coordenação e med
Refluxo: posicionamento para dieta, tratamento medicamentoso, seguimento gastro.	Curto	Med, nutri, TE, coordenação
Social: acompanhamento no CRAS, direitos socias (aluguel social, luz, agua)	Longo	AS, coordenação, psic
Atraso no DNPM: estimulo, acompamhamento multi	Longo	TO, fono, fisio,nutri, med.

Prazo: Curto, Médio ou Longo .
Responsáveis: MED: médico; TE: Tecnico Enfermagem; Enf: Enfermeiro, Fisio: Fisioterapeuta; Nutri: Nutricionista; Fono: Fonoaudiologia; AS: Assitente Social; Psic: Psicologia.

Reavaliação

Será feita em 30 dias

Carimbos/Assinaturas: Data:

FIGURA 2
Exemplo de Projeto Terapêutico Singular.

Paciente:			DADOS:		
Data de internação:	25/08/21		Idade: 36		SAME:
Data provável de alta:	30/10/21		Data de nascimento:		CPF:
			Familiar responsável:		Contato principal:
Resumo do Histórico Clínico			UBS de referência:		Endereço:
Paciente de 36 anos, residente em Santa Maria, internado devido TCE grave (bicicleta-carro) Abertura ocular espontânea, fixa olhar por períodos, movimenta membros esporadicamente. Em acompanhamento dos Cuidados Paliativos. Tecnologias: TQT, SNE e SVD; aguarda gastrostomia.		Gestor do Caso: Médico do SAD	Retornos Hospital/Exames previstos	Data	
			Troca da SVD	21/09	
			Buco maxilo	16/09	

Lista de Problemas	Plano	Ações	Responsáveis	Prazos	Observação/Reavaliação
Polineuropatia doente crítico	Reabililitação motora	Visitas semanais da fisio e TO	Fisio e TO	Semanal - a partir de 25/08	
	Reabilitação da deglutição e fala	Visitas semanais da fono	Fono	Semanal - a partir de 25/08	
Vulnerabilidade social	Identificação de demandas e oferta de suporte da assistencia social	Visita da Assistente Social	Assistente Social	Curto prazo - a partir de 25/08	
Sonolento durante o dia e insônia à noite	Analisar medicação em uso	Rever prescrição	Médico	Curto prazo - a partir de 25/08	incluido dia 13/09 Clonzepam 0,5mg na prescrição
Sem recursos para transporte para retornos no hospital	Avaliar critérios para transporte social	Fornecer documentação para transporte social	Assistente Social	Curto prazo - a partir de 25/08	
Auxilio doença pendente	Avaliar critérios e documentação pendente	Fornecer documentação para auxílio doença	Médico e AS	Curto prazo - a partir de 25/08	

FIGURA 3
Exemplo de Projeto Terapêutico Singular.

Referências

1. Mendes EV. As redes de atenção à saúde. Ciênc Saúde Coletiva [online]. 2010;15(5).
2. Brasil. Ministério da Saúde. Comissão nacional sobre determinantes sociais da saúde. As causas sociais das iniquidades em saúde no Brasil: Relatório final da Comissão Nacional sobre Determinantes Sociais da Saúde (CNDSS). Brasília: Ministério da Saúde; 2008.
3. Brasil. Ministério da Saúde. Secretaria de Atenção Especializada à Saúde. Departamento de Atenção Hospitalar, Domiciliar e de Urgência. Atenção Domiciliar na Atenção Primária à Saúde [recurso eletrônico]. Brasília: Ministério da Saúde; 2020.
4. Brasil. Ministério da Saúde. Portaria de Consolidação n. 5, de 28 de setembro de 2017. Consolidação das normas sobre as ações e os serviços de saúde do Sistema Único de Saúde. Brasília: Ministério da Saúde; 2017.
5. Brasil. Ministério da Saúde. Serviço de Atenção Domiciliar – Melhor em Casa. Brasília: Ministério da Saúde; 2015.
6. Miranda FAC, Coelho EBS, Moré CLOO. Projeto terapêutico singular [Recurso eletrônico]. Florianópolis: Universidade Federal de Santa Catarina; 2012.
7. Stewart M, Brown JB, Weston WW, Freeman TR, Lopes JMC. Medicina centrada na pessoa: transformando o método clínico. 3 ed. Porto Alegre; Artmed; 2017.
8. Matuda CG, Pinto NRS, Martins CL, Frazão P. Colaboração interprofissional na estratégia saúde da família: implicações para a produção do cuidado e a gestão do trabalho. Ciênc Saúde Coletiva. 2015;20(8): 2511-21.
9. Scott R. Porque precisamos de educação interprofissional para um cuidado efetivo e seguro. Interface (Botucatu). 2016;20 (56):185-96.

Capítulo 10

Território no cuidado domiciliar

Cleo Borges
Naiara Monique de Vasconcelos Matias
Leonardo Cançado Monteiro Savassi
Tatiana Monteiro Fiuza

PONTOS-CHAVE

- O cuidado domiciliar à saúde se beneficia do conhecimento acerca do território, de suas especificidades e seu potencial de contribuir para a mudança no estado de saúde das pessoas em atenção domiciliar.
- O território é visto como um "espaço vivo", dinâmico, composto de determinantes da saúde permanentes ou provisórios, e com diferentes graus de resiliência individual, familiar e da comunidade adscrita.
- O processo de territorialização do cuidado em saúde deve respeitar essas diferenças e trazer um olhar ampliado para o território específico.
- Entender o "território vivo" implica considerar aspectos que ultrapassam apenas o setor saúde, e incluir percepções sociais, econômicas, culturais, espirituais, biológicas, existenciais, familiares e comunitárias.

OBJETIVOS DE APRENDIZAGEM

Ao final do capítulo, o leitor deverá ser capaz de:

- Definir o conceito de território sob o ponto de vista da atenção domiciliar.
- Compreender o papel do "território vivo" na definição de tecnologias de cuidados na atenção domiciliar, e apresentá-las.
- Estimular o pensamento crítico e reflexivo dos profissionais da atenção domiciliar sob uma perspectiva territorial.

Introdução

A atenção primária à saúde (APS) se apresenta como uma estratégia de organização e reorganização dos sistemas de saúde em geral, o que se justifica por seus atributos essenciais de atenção ao primeiro contato, longitudinalidade, integralidade e coordenação; bem como seus atributos derivados de orientação familiar e comunitária, e competência cultural.[1]

Na conjuntura do sistema público de saúde brasileiro, por exemplo, a territorialização (uma das diretrizes da APS) constituiu-se fundamental para uma prática eficaz de APS no âmbito do Sistema Único de Saúde (SUS),[2] uma vez que, com o foco das ações em uma população adscrita, os profissionais são capazes de otimizar o reconhecimento das características do seu território e compreender que o "espaço vivo" se apresenta em permanente mutação (no qual ocorrem relações sociais de poder, de cooperação, de cooptação, de interação, entre outras; e onde as pessoas moram, trabalham, constroem afetos, divertem-se, encontram-se e se desencontram – no limite também de suas fronteiras.

Por esse motivo, ainda que esteja no escopo de outros serviços, a maior parte da atenção domiciliar (AD) do Sistema Único de Saúde (SUS) no Brasil, por exemplo, é realizada na APS, sobretudo, quando a AD for a forma de cuidado mais oportuna para garantir assistência longitudinal e integral aos pacientes crônicos do seu território de abrangência.[3] Com efeito, nesse cenário, a estratégia de saúde da família (ESF) é protagonista na coordenação do cuidado da APS-SUS, em especial, na gerência e execução de programas em saúde abrangendo a AD.[2]

Nesse ínterim, várias ações multi e interdisciplinares merecem destaque, como o papel dos agentes comunitários de saúde no reconhecimento do território e no compartilhamento das demandas apresentadas pela população do território adscrito com os demais membros da equipe de Saúde da Família (eSF); o cuidado prestado pela enfermagem nas sondagens diversas, curativos em geral e administração de medicações; o envolvimento do Núcleo de Apoio à Saúde da Família (NASF) no matriciamento das eSF e no suporte multiprofissional a elas prestado; as ações abrangendo a adequação vacinal e intervenções da odontologia para garantir também saúde bucal em áreas remotas e de indivíduos com dificuldade de locomoção; dentre outras iniciativas em parceria com a Rede de Apoio Psicossocial (RAPS) e com a Rede de Urgência e Emergência (RUE).

Logo, abarcando a compreensão de que o SUS é um projeto territorial,[4] faz-se imprescindível a aplicação da territorialização também na APS no âmbito da AD, visto que proporciona o reconhecimento do perfil demográfico e epidemiológico local, culminando em diagnósticos territoriais mais acertados e em ações mais resolutivas, acentuando a importância da temática da "territorialização" na AD – assunto central deste capítulo.

Definições de território

Em sua origem, o termo território advém do latim *territorium*, que deriva de terra e que se apresenta nos tratados de agrimensura com a definição de "pedaço de terra apropriada". Sob a granulação dos princípios organizativos do SUS, principalmente os de regionalização e de municipalização,[4,5] e da concepção de território de território de Milton Santos,[6] por exemplo, vale destacar os conceitos de território, sobretudo o de "território vivo", apresentados na Figura 1.

Desse modo, o conceito de território não deve ser entendido somente como uma área geodemográfica, com as delimitações de fronteiras entre um bairro ou outro para a geração de informação de morbimortalidade ou das ações de vigilância. Ademais, ele também não é só o conjunto dos setores censitários para a contagem das pessoas, da população. O território é, portanto, um espaço "vivo" de produção de subjetividades.

Análise do território para o cuidado domiciliar

A territorialização corresponde à delimitação de uma população de responsabilidade da Rede Regionalizada de Atenção à Saúde e baseia-se no processo de análise do território sob as perspectivas epidemiológica, social, cultural, política e administrativa. Ademais, tem por objetivo a compreensão dos contextos de uso do território (econômico, social e cultural); coleta de dados; diagnósticos territoriais; ações mais apropriadas e resolutivas.

Uma vez que se trata de um processo complexo, a fim de auxiliar na execução da análise territorial, dispusemos no Quadro 1 um modelo de roteiro adaptado do Plano Diretor da Atenção Primária à Saúde da Secretaria de Estado de Saúde de Minas Gerais e Escola de Saúde Pública de Minas Gerais, de 2010, o qual pode resultar na fixação de critérios e instrumentos de acompanhamento e avaliação de resultados, metas e indicadores com o objetivo de obter melhora no nível de saúde da população. Associado a isso, podemos destacar ainda algumas ferramentas e tecnologias de grande valia para uma resposta efetiva às necessidades da população e uma gestão eficiente no uso de recursos escassos, entre outros (*vide* Figura 2 e Quadro 1).

Adscrição da clientela e análise de situação das equipes para a atenção domiciliar

O processo de territorialização ocorre concomitantemente com a adscrição da clientela e a análise de situação, cujo ob-

QUADRO 1 Esquematização do processo de territorialização

1ª etapa – Fase preparatória
Realizar discussões com a equipe de saúde para compreensão do processo de territorialização.
Definir as responsabilidades para cada uma das fases, envolvendo o levantamento de informações, principalmente os agentes comunitários de saúde e os profissionais mais antigos ou moradores da área de abrangência.
Identificar a existência de plano diretor municipal, projetos/estudos/mapas urbanos que contenham a identificação do território e a malha viária.
Adquirir um mapa-base do município ou das áreas já definidas.
Realizar o levantamento de dados de fontes do próprio município.
Analisar os dados levantados.
2ª etapa – Fase de territorialização
Delimitação ou revisão do território a partir dos quesitos:
Geográfico: barreiras, limites, áreas rurais.
Risco ambiental.
Densidade populacional.
Aspectos políticos, econômicos (modo de produção, renda), sociais, culturais.
Malha viária e meios de transporte.
Equipamentos sociais.
Pontos de atenção à saúde: UBS, centros de especialidades, consultórios/ambulatórios privados, hospitais, laboratórios, residências terapêuticas, pronto atendimento, dentre outros.
3ª etapa – Fase de apropriação do território
Sinalizar no mapa-base os limites definidos e as características do território.
Realizar análise do conjunto de informações.
Confirmar ou corrigir o território ou fazer a sua revisão, caso já exista.
4ª etapa – Fase de consulta às lideranças comunitárias
Mapear todos os representantes ou lideranças da comunidade local (informantes-chave) procurando envolvê-los no processo de territorialização.
Realizar entrevistas para levantar informações sobre o território e a vida das famílias e da comunidade, aspectos geográficos, políticos, econômicos, sociais e culturais percebidos e de relevância para a comunidade.
Indagar sobre fatores facilitadores ou dificultadores a respeito do trabalho desenvolvido pela equipe de saúde e o funcionamento da unidade de saúde.
5ª etapa – Fase de definição do território
Definir a área de abrangência e suas respectivas microáreas.
Elaboração de mapas.

Fonte: elaborado pelos autores.

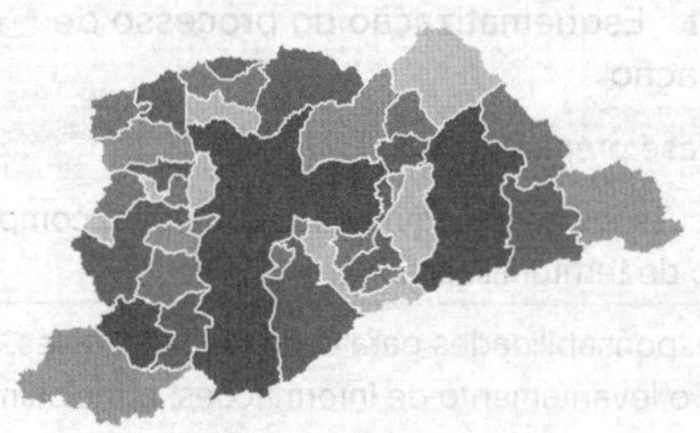

Território-distrito
Território do município, com parte dele ou, ainda, um consórcio de municípios.

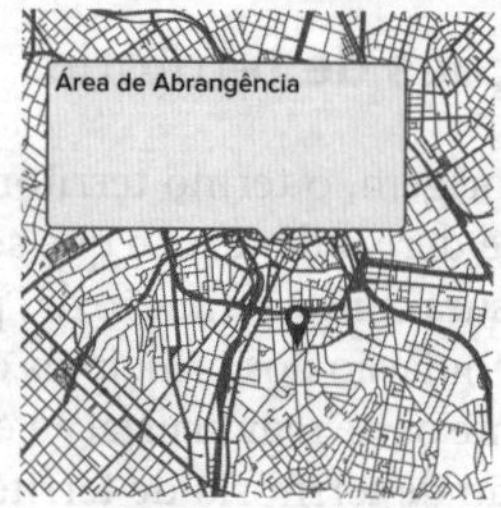

Território-área
Abrangência da Unidade Básica de Saúde – UBS/Unidade de Saúde da Família (USF).
Formada por microáreas (nem sempre contíguas).
Local em que uma equipe de saúde da família atua.
Espaço onde residem em torno de 2.000 a 3.500 pessoas.

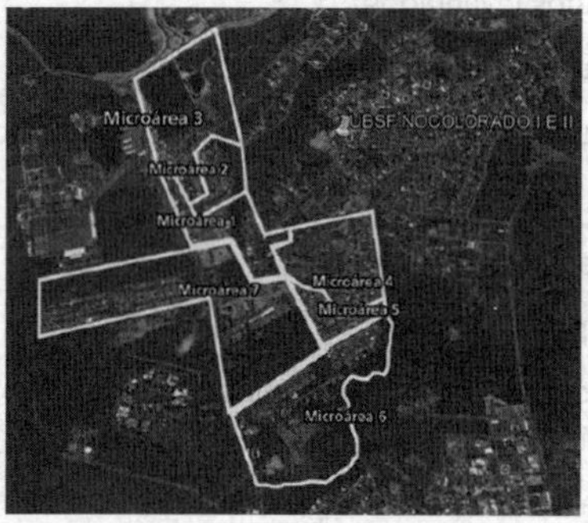

Território-microárea
Subdivisão do território-área.
Congrega no máximo 750 habitantes.
Unidade operacional do Agente Comunitário de Saúde (ACS).
Desvantagem: não trabalha qual a distribuição máxima desses habitantes por hectare ou km^2.
Outra questão a ser analisada é a enorme desigualdade social e de acesso à saúde, sendo essa normatização uma barreira à equidade.

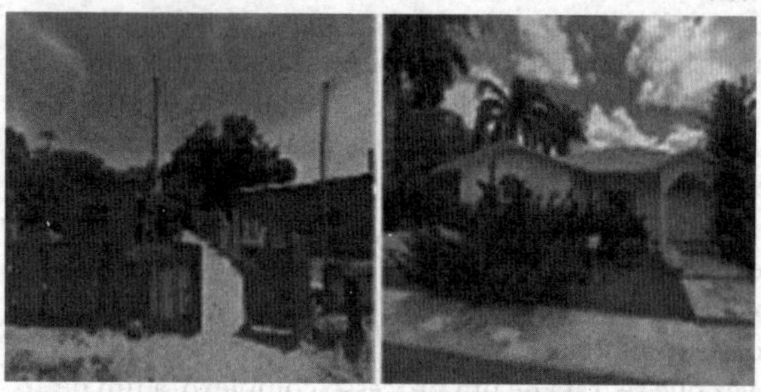

Território-moradia
Espaço de vida de uma família.
Alvo de ações de intervenção.
Objeto da prática da vigilância em saúde.

Território ético
Fica no âmbito virtual. Remete a um diálogo prévio em equipe para o acesso aos dados dos pacientes, ou seja, as equipes de atenção à saúde devem trabalhar em consonância a favor do paciente.

Território-processo
A abordagem territorial não se restringe ao território geopolítico.
O território é visto como um espaço existencial que transcende a dimensão física, no qual se constroem resistências populares e solidariedade, contrapondo-se à alienação promovida pelo capital globalizado (nos quesitos econômico, simbólico, cultural e social).

Território usado
Consiste em objetos e ações, sinônimo de espaço humano, espaço habitado, isto é, onde de fato se expressam as ações e intenções de vida dos indivíduos.

Território vivo
É um espaço em permanente mutação, no qual ocorrem relações sociais de poder, de cooperação, de cooptação e de interação; local em que as pessoas moram, trabalham, constroem afetos, divertem-se, encontram-se e se desencontram (no limite também de suas fronteiras).

FIGURA 1

Resumo dos principais conceitos de território sob a ótica dos princípios organizativos do Sistema Único de Saúde e da abordagem de território de Milton Santos.

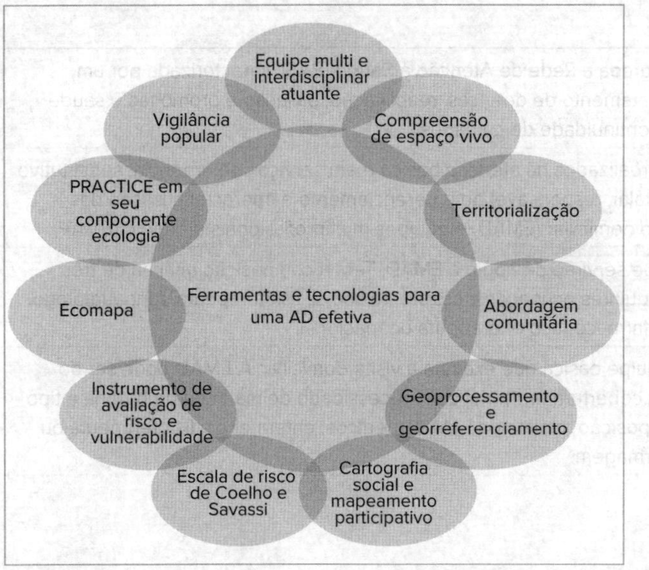
Equipe multi e interdisciplinar atuante
Vigilância popular
Compreensão de espaço vivo
PRACTICE em seu componente ecologia
Territorialização
Ferramentas e tecnologias para uma AD efetiva
Ecomapa
Abordagem comunitária
Instrumento de avaliação de risco e vulnerabilidade
Geoprocessamento e georreferenciamento
Escala de risco de Coelho e Savassi
Cartografia social e mapeamento participativo

FIGURA 2

Rol de ferramentas e tecnologias úteis para a apropriação do território na atenção domiciliar.

Fonte: elaborada pelos autores.

jetivo é a identificação das necessidades de atenção à saúde de grupos heterogêneos. Esse processo de conhecimento do território pode ser construído com a partir dos seguintes eixos:

- Informação em saúde ao buscar conhecer e caracterizar os territórios a partir da coleta e da produção de informações; e possibilitar um processo de apropriação sistemático e permanente desse espaço geográfico pelos diferentes atores sociais envolvidos – gestores, trabalhadores e usuários.
- Potencialização do cuidado nos estabelecimentos de saúde ao utilizar a elaboração coletiva de conhecimento sobre o território (p. ex., equipamentos sociais, esportivos, educacionais etc.) como um disparador para a reflexão dos processos de trabalho pensando na sua dimensão micropolítica.
- Constituição das redes de cuidado com a finalidade de compartilhar e construir redes de cuidado à saúde nos territórios, não como uma imposição de limites e de muros, mas como um conjunto de ações que possibilitem os múltiplos entendimentos solidários para o estabelecimento de pactuações e de distintos fluxos (ver no Quadro 3 os principais conceitos dessa rede de cuidados).

QUADRO 2 Ferramentas de mapeamento social e de vulnerabilidades

Tecnologias para criação de mapas virtuais do Google Maps	Google Earth	O Google Earth tem como principal característica o recurso de visualizar conteúdo em 3D, exibindo todas as informações com mais detalhes e permitindo a navegação em várias direções. Acesse o *site*: https://earth.google.com/web/.
	Mapa	O Mapa disponibiliza para o usuário o mundo em forma de um mapa sem qualquer tipo de ilustração real. É o mais rápido e o mais simples de usar. Acesse o Google Maps no *site*: https://www.google.com.br/maps/.
	Satélite	O Satélite é o modo mais completo e exibe o conteúdo da pesquisa com imagens reais, feitas por satélite. Em determinadas regiões, permite que o usuário navegue pelas ruas com fotos interativas (ferramenta *Street View*). Acesse o *site*: https://www.gosur.com/map/?t=hybrid&q=google+maps+satellite&lang=pt.
Cartografia social		"A cartografia social e o mapeamento participativo são tecnologias para a territorialização, especialmente nos territórios 'periféricos' que não devem ser vistos apenas na dimensão do espaço físico, que abriga populações vulnerabilizadas, mas deve resgatar fatos, histórias, lutas, resistências e práticas do 'viver' da comunidade. A cartografia social é uma linha da ciência cartográfica que privilegia o conhecimento popular, simbólico e cultural, como meio de produzir o mapeamento dos territórios e demanda participação social ativa e permanente".[7]
Instrumentos de estratificação de risco e vulnerabilidade	Escala de risco de Coelho e Savassi[8]	Consiste numa estratégia desenvolvida em Minas Gerais para a Estratégia de Saúde da Família (ESF), com o intuito de uma leitura prévia sobre as famílias do território de abrangência. Com base nos critérios de risco identificados na Ficha A (condições de moradia, número de entes etc.), pode-se classificar as famílias entre Risco 1, Risco 2 ou Risco 3 (risco leve, moderado ou grave).
	Instrumento para avaliação de risco e vulnerabilidade dos pacientes acompanhados na AD (ARVAD)[9]	Instrumento para avaliação de risco e vulnerabilidade dos pacientes acompanhados na AD (ARVAD). Além de apoiar os profissionais de saúde da APS na organização da agenda para a AD e identificação das necessidades das pessoas, propõe estratégias e planeja intervenções futuras com base risco-vulnerabilidade-território de responsabilidade sanitária.
	Ecomapa	Representação gráfica das ligações de uma família às pessoas e estruturas sociais do meio que habita ou convive (ambiente de trabalho, por exemplo), desenhando o seu "sistema ecológico". Identifica os padrões organizacionais da família e a natureza das suas relações com o meio, mostrando-nos o equilíbrio entre as necessidades e os recursos da família (sua rede de apoio social, por exemplo). Pode ilustrar, assim, três diferentes dimensões para cada ligação (Agostinho, 2007).

APS: atenção primária à saúde; ARVAD: avaliação de risco e vulnerabilidade dos pacientes acompanhados na AD; ESF: Estratégia de Saúde da Família.

Fonte: elaborado pelos autores.

QUADRO 3 Termos-chave da equipe de cuidado domiciliar

Atenção domiciliar (AD)	Modalidade de atenção à saúde integrada à Rede de Atenção à Saúde (RAS), caracterizada por um conjunto de ações de prevenção e tratamento de doenças, reabilitação, paliação e promoção à saúde prestadas em domicílio, garantindo continuidade de cuidados.
Serviço de atenção domiciliar (SAD)	Serviço complementar aos cuidados realizados na atenção básica e em serviços de urgência, substitutivo ou complementar à internação hospitalar, responsável pelo gerenciamento e operacionalização das equipes multiprofissionais de atenção domiciliar (EMAD) e equipes multiprofissionais de apoio (EMAP).
Equipes multiprofissionais de apoio (EMAP)	São profissionais de nível superior que servirão de apoio à EMAD. Terá a composição mínima de três profissionais escolhidos dentre as seguintes ocupações: assistente social, fisioterapeuta, fonoaudiólogo, nutricionista, odontólogo, psicólogo, farmacêutico e terapeuta ocupacional.
Equipes multiprofissionais de atenção domiciliar (EMAD)	São profissionais que compõem a equipe básica que executa a visita domiciliar. A EMAD pode ser do Tipo 1 ou Tipo 2, definidos a partir da cobertura territorial com necessidade de maior carga horária e tipo de atenção domiciliar prestada. Composição mínima da EMAD: médicos, enfermeiros, fisioterapeuta ou assistente social e auxiliares de enfermagem.

Fonte: Brasil, 2016.[10]

A definição de equipe baseia-se nas modalidades de atenção domiciliar elencadas no Quadro 4.

QUADRO 4 Modelos de atenção domiciliar e seus critérios de inclusão

Modalidade	Público-alvo	Equipe responsável
AD1	I – Usuários que tenham problemas de saúde controlados/compensados e com dificuldade ou impossibilidade física de locomoção até uma unidade de saúde. II – Usuários que necessitem de cuidados de menor complexidade, incluídos os de recuperação, nutricional – de menor frequência; com menor necessidade de recursos de saúde e dentro da capacidade de atendimento das Unidades Básicas de Saúde (UBS). III – Usuários que não se enquadrem nos critérios previstos para as modalidades AD2 e AD3 descritos nesta Portaria.	A AD1 é de responsabilidade das equipes de APS, por meio de VD regulares, no mínimo, uma vez por mês, apoiados pelos NASF, ambulatórios de especialidades e de reabilitação
AD2	Usuários com problemas de saúde + dificuldade ou impossibilidade física de locomoção até uma UBS, com maior frequência de cuidado, recursos de saúde e acompanhamento contínuo, definidas em um rol amplo de procedimentos domiciliares.	A AD2 é exercida pelas equipes multiprofissionais de atenção domiciliar (EMAD) apoiadas pelas equipes multiprofissionais de apoio (EMAP).
AD3	Usuários com problemas de saúde + dificuldade ou impossibilidade física de locomoção até uma UBS, com maior frequência de cuidado, recursos de saúde e acompanhamento contínuo e uso de equipamentos e os seguintes procedimentos: oxigenoterapia, ventilação mecânica não invasiva, diálise peritoneal e paracentese.	A AD3 também é exercida pelas equipes multiprofissionais de atenção domiciliar (EMAD) apoiadas pelas equipes multiprofissionais de apoio (EMAP).

Fonte: Brasil, 2016.[10]

Nesse ínterim, a população adscrita sob responsabilidade sanitária de uma EqSF, segundo a PNAB é de 2.000 a 3.500 pessoas; e esse quantitativo deve respeitar o risco e vulnerabilidade da população.[2] No que diz respeito à Portaria n. 825, de 25 de abril de 2016, cada equipe multiprofissional de atenção domiciliar (EMAD) deverá ser responsável por todos(as) os(as) usuários(as) que necessitarem de cuidados no domicílio num território abrangendo um certo quantitativo populacional (Quadro 5).

Além disso, vale destacar que, mesmo dentro do território de uma única EMAD, serão observadas características variadas e que precisam ser conhecidas, possibilitando adequação dos processos de educação permanente, fluxos assistenciais, redes de matriciamento e processos que promovam a intersetorialidade.

A dinâmica da equipe no território vivo

As equipes de saúde poderão ter como território de responsabilidade sanitária áreas urbanas, rurais e rurais-urbanas. Essas também são heterogêneas, sendo indispensável que cada equipe de saúde realize a territorialização, de modo que esta seja longitudinal devido à dinâmica dos territórios vivos.

Com efeito, para tal trabalho num espaço vivo, espera-se que os profissionais sejam capazes de atuar com criatividade e senso crítico, mediante uma prática humanizada, compe-

QUADRO 5 Número populacional x equipe

Municípios com população igual ou superior a 40 mil habitantes poderão solicitar habilitação de EMAD Tipo 1.
Municípios com população inferior a 40 mil habitantes poderão solicitar habilitação de EMAD Tipo 2, individualmente, se tiverem população entre 20 mil e 39.999 habitantes ou por meio de agrupamento, no caso daqueles com menos de 20 mil habitantes.
Municípios com população igual ou maior que 150 mil habitantes poderão solicitar a segunda EMAD e, sucessivamente, uma nova EMAD a cada 100 mil novos habitantes.
Todos os Municípios com uma EMAD, Tipo 1 ou Tipo 2, poderão solicitar uma EMAP, sendo possível a implantação de mais uma EMAP a cada três EMAD a mais implantadas.

Fonte: elaborado pelos autores.

tente e resolutiva, que envolva ações de promoção, prevenção, recuperação e reabilitação.[8] Desse modo, é importante colocar em ênfase algumas competências que devem (idealmente) ser parte da conjuntura dos profissionais que atuam ou que desejam atuar no cuidado domiciliar (Quadro 6). Nesse contexto, vale reforçar a importância da inserção comunitária no intuito de extrapolar o território normativo, saindo-se dos consultórios, gabinetes, salas de aula, universidades; e incorrendo em pensamentos sobre um território dinâmico e repleto de relações cujas condições de saúde refletem esse uso do território.[12-14]

QUADRO 6 Habilidades primordiais para os profissionais do serviço de atenção domiciliar no espaço vivo

Inserção comunitária.
Análise histórica do processo de formação da comunidade.
Determinação do território cartográfico/normativo das equipes de saúde.
Identificação dos principais "atores" e lideranças comunitárias.
Identificação das redes de apoio existentes no território, inclusive a RAPS.
Identificação de equipamentos sociais e políticas públicas.
Compreender o acesso da comunidade às equipes de saúde.
Identificação de barreiras aos serviços de saúde e às equipes de AD (físicas, funcionais, geradas por conflitos territoriais, grandes distâncias).
Classificar o risco e a vulnerabilidade das famílias e dos pacientes.
Construção do ecomapa da comunidade.
Análise crítica dos determinantes sociais de saúde.
Planejamento da AD baseado na análise do território.
Realizar a vigilância institucionalizada em saúde.
Trabalhar junto à vigilância popular em saúde.

RAPS: Rede de Apoio Psicossocial.
Fonte: Brasil, 2016.[10]

QUADRO 7 Caixa de reflexões críticas em relação aos principais desafios da atenção domiciliar num território (país) continental, como o Brasil

Distribuição geográfica
Em um país continental devemos considerar não apenas o número populacional por equipe de AD, mas também por distribuição territorial. Visto que em algumas regiões do país, acumular cerca de 100 mil habitantes no caso das (EMAD) pode significar percorrer vários quilômetros em regiões de difícil acesso. A exemplo de Estados como Roraima, Amapá, Acre e outras regiões onde a densidade populacional é baixa e as dificuldades no acesso (vias não asfaltadas, acesso apenas por via fluvial ou aérea) às famílias são inúmeras. As EqSF com população preconizada pela PNAB em áreas rurais com baixa densidade demográfica também têm prejuízo no acesso à AD.
Faixa etária
Devem ser considerados também na classificação não apenas de risco ou vulnerabilidade das EMAD, mas também na necessidade do número de equipes a serem dispostas nessas regiões, pois uma população mais idosa necessita de cuidados diferentes quando comparada a uma população mais jovem, visto que as consultas são mais amplas e podem demandar maior tempo no cuidado. Contudo, territórios marcados pela violência urbana, incluindo a violência armada (VA), terão demandas de atenção domiciliar para as vítimas, muitas vezes com sequelas permanentes.
Doenças mais prevalentes
É necessária uma análise situacional de cada território a ser inserido nas equipes apontando para a necessidade de conhecer o território, o que significa conhecer a população, o ambiente e as suas relações. Sendo assim, é possível conhecer as suas necessidades e, então, organizar o serviço de forma eficaz. Mesmo que em determinadas regiões não haja esses dados, ao longo da implantação do cuidado precisamos ter a flexibilidade de moldar, ampliar ou reduzir as equipes de AD conforme indicadores de saúde criados.
Frequência das visitas
Seguindo a cronologia de avaliação de indicadores, distâncias, áreas de risco e doenças mais prevalentes em cada região, tais determinantes devem ser pautados na frequência das visitas de cada família. Não podemos balizar com a mesma necessidade todas as famílias brasileiras, pois o que impera no território é a desigualdade social. A Escala de Classificação de Risco e Vulnerabilidade é uma ferramenta para planejamento da AD utilizada pelas equipes.[7]
AD na saúde suplementar
Na saúde suplementar ou privada, embora as divisões possam não seguir espaços geográficos bem definidos, o arquivo dos pacientes em prontuários eletrônicos é a fonte de informação para a geocodificação, na qual se pode fazer a conversão de endereços em coordenadas geográficas. As imagens podem ficar disformes, mas ainda assim são úteis no entendimento das relações entre o paciente, sua família e a EMAD, facilitando o entendimento do acesso, áreas de riscos, vulnerabilidades sociais e outras definições.

Fonte: elaborado pelos autores.

Considerações finais

- Contextualização do território sob a ótica do espaço vivo (elementos que cercam o contexto próximo e amplo das pessoas sob cuidados domiciliares).
- Para o mapeamento de riscos e vulnerabilidades, algumas ferramentas e tecnologias podem ser úteis para o processo de apropriação do território, como territorialização, análise de situação, diagnóstico de saúde da comunidade, inserção comunitária, ferramentas de estratificação de risco e vulnerabilidade, bem como a vigilância popular em saúde.
- Compreender o território de forma integralizada e, concomitantemente, corresponsável favorece um cuidado de maior potência e um menor número de ações prescritivas, bem como contribui com a formação de atores mais porosos às distintas racionalidades e necessidades que gravitam em torno das equipes.

Referências

1. Starfield B. Atenção primária – equilíbrio entre necessidades de saúde, serviços e tecnologia. Brasília: Unesco/Ministério da Saúde; 2002.
2. Brasil. Ministério da Saúde. PT n. 2.436/2017 – PNAB. Brasília: Diário Oficial da União; 2017.
3. Brasil. Atenção Domiciliar na Atenção Primária à Saúde [recurso eletrônico]. Brasília: Ministério da Saúde; 2020.
4. Brasil. Lei 8080/90. Lei n. 8080/90, de 19 de setembro de 1990. Brasília: Ministério da Saúde; 1990. Disponível em https://www.planalto.gov.br/ccivil_03/LEIS/L8080.htm (acesso 5 set 2006).
5. Borges C, Taveira VR. Territorialização. In: Gusso G, Lopes JMC, Dias LC. Tratado de medicina de família e comunidade. 2.ed. Porto Alegre: Artmed; 2019.
6. Santos M. O retorno do território. Santos M, Souza MA, Silveira ML (orgs). Território globalização e fragmentação. CEFET/SP. 2005;16(16).
7. Gorayeb A, Meireles A, Silva E. Princípios básicos de cartografia e construção de mapas sociais: metodologias aplicadas ao mapeamento participativo. In: Gorayeb A, Meireles A, SILVA E (eds). Cartografia social e cidadania: experiências de mapeamento participativo dos territórios de comunidades urbanas e tradicionais. Fortaleza: Expressão Gráfica Editora; 2015. p. 9-24.
8. Savassi LCM, Carvalho HR de O, Mariano F da M, Lamberti CA, de Mendonça MF, Yamana GF, et al. Proposta de protocolo de classificação de risco para o atendimento domiciliar individual na atenção primária. JMPHC. 2013;3(2).
9. Pinheiro JV, Ribeiro MTAM, Fiuza TM, Montenegro Junior RM. Ferramenta para avaliação e gestão da visita domiciliar na atenção primária à saúde: um relato de experiência. Revista Brasileira de Medicina de Família e Comunidade. 2019;14(41).
10. Brasil. Ministério da Saúde. Portaria n. 825, de 25 de abril de 2016. Redefine a Atenção Domiciliar no âmbito do Sistema Único de Saúde (SUS) e atualiza as equipes habilitadas. Brasília: Ministério da Saúde; 2016.
11. Brasil. Ministério da Saúde. Caderno de atenção domiciliar. Brasília: Ministério da Saúde; 2012.
12. Fiuza TM, Ribeiro MTAM, Esteche FF, Costa LA, Lopes JMC. Abordagem comunitária: inserção comunitária. In: Gusso G, Lopes JMC, Dias LC (eds). Tratado de medicina de família e comunidade. 2.ed. Porto Alegre: Artmed; 2019.
13. Matias N, Oissa G, Elias R, Silva L, Borges C. Program of community interaction reinforce the development of medical students. WONCA World Rural Health Conference. Gramado: Anais do 12th WONCA World Rural Health Conference; 2014.
14. Matias N, Borges C. Contribuciones de la medicina de familia y comunidad para la graduación médica. 4º Congresso Iberoamericano de Medicina de Família e Comunidade. Montevidéu; 2015.
15. Savassi LCM. Os atuais desafios da Atenção Domiciliar na Atenção Primária à Saúde: uma análise na perspectiva do Sistema Único de Saúde. Revista Brasileira de Medicina de Família e Comunidade. 2016;11(38).

Capítulo 11

Telemedicina e atendimento remoto na atenção domiciliar

Marcello Dala Bernardina Dalla
Marco Túlio Aguiar Mourão Ribeiro

PONTOS-CHAVE

- Limitações de acesso para o atendimento remoto domiciliar.
- Integrantes da Equipes de Atenção Primária à Saúde (APS) para realizar esses atendimentos.
- Limitação para uso de recursos de atendimento remoto das pessoas (condição financeira baixa, idosos).
- Desafio para conciliar atendimentos presenciais e remotos (híbrido).
- O impacto da pandemia da Covid-19 no atendimento domiciliar.
- Recursos tecnológicos viáveis para aplicação prática.
- Impacto na morbidade e/ou mortalidade nos atendimentos remotos.

OBJETIVOS DE APRENDIZAGEM

Ao final do capítulo, o leitor deverá ser capaz de:

- Fazer um resgate histórico da telemedicina.
- Contextualizar a regulamentação da telemedicina para atenção domiciliar.
- Apresentar recursos para avaliação clínica a distância, em domicílio.
- Elencar possibilidades por faixa etária e condição clínica.
- Esclarecer como princípios da MFC se adaptam ao atendimento remoto.

Caso clínico 1

Dona Augusta, 88 anos, fazia acompanhamento domiciliar com o médico de família.

Foi realizada videoconsulta às 10 h, do dia 02/11/2021.

Apresentava os seguintes problemas:

1. Hipertensão arterial sistêmica (HAS) há 30 anos.
2. Doença de Alzheimer desde 2018 (alteração na memória imediata e desorientação temporal).
3. Depressão há 5 anos.

Lista de medicamentos:

1. Escitalopram 10 mg, 1 comprimido (cp) por dia.
2. Losaratana 50 mg, 1 cp pela manhã.
3. Donepezila 5 mg, 1 cp pela manhã.

Segue registro de acordo com o SOAP

#s (subjetivos)

Paciente evoluindo bem sem intercorrências, está estável do ponto de vista do quadro demencial. Estão com medo de realizar consulta presencial, devido à pandemia. No momento estão morando em uma chácara no interior do estado.

Carlos, marido e cuidador, relata que ela apresenta bom raciocínio, independência para atividades da vida diária (AVD) básicas, mas necessita de ajuda para preparar os alimentos e na administração dos medicamentos.

Dançam, conversam, escutam música e têm boa qualidade de vida.

Tomaram as duas doses da vacina contra a Covid-19.

A noite tem chamando o pai e a mãe. Sem agitação.

#0 (objetivos)

Em março de 2021:

- Minimental: 20 pontos, com perda na orientação espacial, temporal e memória (nível superior).
- Fluência verbal: 11 pontos.
- AVD básicas: independente.
- AVD instrumental: semidependente.
- Teste do relógio: normal.
- Na consulta remota foi solicitado que verificasse pressão arterial (PA) e saturação.
- PA: 120 × 80 mmHg.
- Saturação: 98%.

- Últimos exames laboratoriais em novembro em 2020, sem alterações significativas.

A (avaliação)

1. Doença de Alzheimer.
2. Depressão
3. HAS

P (plano de ação)

- Solicito exames de rotina: enviado em formato eletrônico.
- Mantida medicação, realizada prescrição e enviado em formato eletrônico.
- Realizar minimental em consulta presencial

Caso clínico 2

Álvaro, de 45 anos, liga para a UBS solicitando atendimento domiciliar para sua mãe Domingas, de 72 anos, que está com sintomas respiratórios. Apresenta as seguintes comorbidades:

- Hipertensão arterial sistêmica diagnosticada há 20 anos, com boa aderência medicamentos e bom controle.
- Diabetes melito tipo 2 com diagnóstico há 12 anos, também com bom controle por medicamentos, mesmo com uma alimentação rica em carboidratos e gorduras animais. Além disso, insiste no uso do chá verde para "reduzir o colesterol e o açúcar no sangue".

Lista de problemas:

1. Sintomático respiratório.
2. Hipertensão arterial sistêmica há 20 anos.
3. Diabetes melito tipo 2 há 12 anos.
4. Alimentação rica em carboidratos e ácidos graxos saturados.
5. Uso de chá verde.

Lista de soluções:

1. Faz atividades físicas 3x/semana.
2. Dorme 8 horas por noite.
3. Boa relação familiar e comunitária.

Lista de medicação:

1. Hidroclorotiazida 25 mg, 1 comprimido pela manhã.
2. Ácido acetilsalicílico 100 mg, 1 comprimido após o almoço.
3. Metformina 850 mg, 2x/dia.
4. Uso de chá verde.

Introdução

As origens de recursos semelhantes à telemedicina remontam ao uso de antigos hieróglifos e pergaminhos para compartilhar informações sobre eventos relacionados à saúde, como surtos ou epidemias. Além disso, algumas sociedades eram conhecidas por usar sinais de fumaça para alertar cidades próximas sobre vários problemas, incluindo a circulação de doenças.

Ao entrarmos no século XIX, o advento do telefone e da máquina de escrever transformou a forma como pacientes e médicos compartilhavam informações de saúde. Durante a Guerra Civil dos Estados Unidos da América (EUA), o telégrafo foi usado para transmitir informações sobre vítimas e pedir recursos para atendimento aos feridos. O telefone foi usado durante guerras entre as décadas de 1950 e 1970, para organizar a distribuição de equipes médicas.

Inventado em 1856 pelo Italiano Antonio Meucci para atender uma limitação de um familiar, o telefone ainda hoje é recurso tecnológico importante para atendimentos em saúde. Houve evidente evolução dos aparelhos fixos para os móveis e variados aplicativos estão disponíveis.

Quanto à utilização de recursos de vídeo, também houve uma evidente evolução, apesar de ser singular na abordagem domiciliar para todas as especialidades médicas e profissões relacionadas à saúde, pode ter seu uso extremamente limitado por populações vulneráveis que naturalmente tem limitações de acesso às tecnologias e de trânsito de dados, o que aprofunda a desigualdade e exclusão tecnológica.

Há uma tendência de se utilizar simplesmente os termos de consulta remota ou presencial, certamente por um impulso recente de interações a distância na saúde. Porém, são tecnologias utilizadas na saúde há pelo menos 150 anos que podem receber um verniz de algo inovador para criar evidentes limitações de acesso pelo custo embutido em produtos novos e exploração indevida do trabalho médico e de todos os profissionais de saúde.

Com o impulso recente é possível estabelecer e intensificar sistemas de suporte de atendimento domiciliar que podem se estender além das fronteiras nacionais e fusos horários, rompendo com os limites de tempo e lugar; além dos tradutores eletrônicos em tempo real, que praticamente eliminam a barreira da língua, proporcionando possibilidades de ampliar o acesso aos serviços de saúde.

Neste capítulo daremos ênfase aos recursos de consulta remota voltados para pessoas, famílias e populações atendidas por profissionais e equipes de atenção primária à saúde (APS) e que dependem dos cuidados domiciliares.

Definição

- Recursos tecnológicos.
- Teleconsulta e consulta.
- Consulta remota e presencial em atendimento domiciliar – potências e riscos.
- Condições clínicas e ciclo de vida específicos.

Avaliação integral na modalidade remota

- Registro médico.
- História clínica.

- Exame físico.
- Avaliação de limitações e possibilidades de acesso tecnológico.

Recursos tecnológicos

O primeiro uso do telefone foi por uma questão de saúde. O inventor italiano Antonio Meucci, devido à dificuldade de deslocamento de sua esposa, decorrente de um problema reumatológico, criou em 1856 um aparelho simples chamado teletrofone, reconhecido como o precursor do telefone. Com o equipamento puderam se comunicar estando em diferentes andares da casa. O invento sempre foi atribuído a Graham Bell, que de fato registrou a patente, mas a primazia do italiano como inventor ocorreu somente em 2002 pelo Congresso dos EUA[1].

Ainda hoje o telefone é um recurso tecnológico viável para praticamente todas as populações, é relativamente barato, não necessita de uma capacidade alta de trânsito de dados e é acessível em áreas distantes, mesmo quando em uso coletivo. As chamadas de vídeo, apesar de necessitarem de pacotes de dados mais robustos, são importantes recursos para atendimentos remotos, sobretudo os domiciliares, pois permitem ampliar a percepção para além da condição clínica, observar o ambiente de moradia e relações interpessoais e familiares de forma mais natural. Por outro lado, não deixa de ser uma "invasão" ao ambiente privado e deve seguir regras de convivência dos encontros presenciais.

O contato telefônico resultou em acesso mais rápido para pacientes cujos sintomas eram graves o suficiente para exigir encaminhamento imediato ao pronto-socorro ou internação direta no hospital. Em uma prática de atenção primária, o telefone pode ser uma importante fonte de comunicação para profissionais, funcionários do consultório e pacientes. A criação de uma "clínica telefônica" que conta com enfermeiros e médicos internos treinados e dedicados à comunicação telefônica direta com os pacientes resultou em uma gestão mais eficiente e maior satisfação dos pacientes[2].

O uso de videochamadas na área de saúde, que ocorreu na década de 1950 com o desenvolvimento da televisão, em 1959, foi um evento marcante no uso de telemedicina pelo Instituto Psiquiátrico de Nebraska, ao realizar videoconferências para atendimentos em psiquiatria utilizando recursos da TV e incorporando recursos do cinema. A psiquiatria ainda hoje é a especialidade que mais utiliza a telemedicina. Muitos desses recursos foram aperfeiçoados, mas seus conceitos continuam semelhantes aos primórdios da telemedicina[3].

Em meados da década de 1990, utilizou-se um sistema de videochamadas em uma linha convencional e convertida em ISDN 64, em que é possível transitar voz e dados com um custo de operação semelhante a uma conta telefônica de aparelho fixo. Em um serviço domiciliar para cuidados respiratórios, estudaram-se dois grupos: houve grande redução no número de visitas domiciliares dos médicos (de 5 para 0), visitas não programadas de pacientes (de 24 para 5) e dias de internação (de 22 para 10), com aumento de cinco vezes nas ligações telefônicas (de 11 para 58) no grupo I. Isso reduziu o número líquido de horas gastas por pacientes e médicos em atendimento não programado em 95 horas para os pacientes e 51,2 horas para os médicos[4].

Esse sistema ainda é possível de ser utilizado, evidentemente com algumas evoluções. Estudos na época mostraram que o sistema de videofone utilizado pareceu ser útil no aproveitamento eficaz do tempo dos especialistas e no alívio das ansiedades das famílias. Não foram observados efeitos deletérios e foi considerado uma ferramenta prática e eficaz para recrutar recursos especializados para os cuidados domiciliares e melhorar a qualidade dos cuidados ventilatórios domiciliares pediátricos[4].

Mais recentemente, com o estabelecimento da rede mundial de computadores (internet), um dos primeiros recursos das novas tecnologias foi a utilização de e-mails, desde os primeiros momentos e que segue em uso até a presente data, assim como o telefone, é de fácil utilização, tanto por profissionais de saúde como por pacientes e familiares, com baixo consumo de dados, o que é viável para comunidades com dificuldade de acesso tecnológico, além disso, alguns dos que trilharam os primeiros passos da internet como usuários tornaram-se idosos e seguem utilizando suas contas de e-mail como principal forma de comunicação pela internet. Mais recentemente, o uso de redes sociais e aplicativos equivalentes permitem uma comunicação quase instantânea[5,6].

Apesar de evidente rejeição pelo uso de equipamentos tecnológicos pelos pacientes de mais idade; em um estudo realizado no início do século XXI, mesmo numa pequena amostra, 61% dos participantes relataram sentir-se à vontade para usar o sistema de computador sem assistência de outra pessoa. A maioria (72%) acreditava que o sistema informatizado registrava corretamente os sinais vitais e 94% relataram que o sistema informatizado não teve um impacto negativo no relacionamento com seu provedor de atenção primária à saúde, sendo que 61% acharam que o sistema teve um efeito positivo. Os participantes desse pequeno estudo piloto ficaram satisfeitos com a experiência que tiveram com a telemedicina[7].

A regulamentação da telemedicina no Brasil

A telemedicina foi regulamentada no Brasil, inicialmente, pela Resolução n. 2.227/2018, do Conselho Federal de Medicina (CFM) (hoje revogada)[8], e posteriormente pela Resolução n. 2.314/2022, que define e regulamenta a telemedicina no Brasil, como forma de serviços médicos mediados por tecnologias e de comunicação[11].

A seguir, traremos alguns dos pontos desta resolução, que ajudarão na realização na teleconsulta domiciliar.

O CFM define os preceitos básicos para o exercício legal da telemedicina, no que tange a atenção domiciliar, sendo permitida a realização em qualquer local do território nacional, mesmo com pacientes que estão em outros municípios ou estados; e que poderá ser em tempo real ou de forma assíncrona. Poderão ser realizadas ações de educação à saúde, prevenção, promoção, assim como medidas assistenciais para os pacientes e familiares.

Pacientes com doenças crônicas, podem realizar consultas remotas, mas sugere-se que também sejam realizadas consultas presenciais em intervalos não superiores a 120 dias.

No artigo 5º recomenda-se que: "Nas teleconsultas são obrigatórios os seguintes registros eletrônicos/digitais: I – identificação das instituições prestadoras e dos profissionais envolvidos; II – termo de consentimento livre e esclarecido; III – identificação e dados do paciente; IV – registro da data e hora do início e do encerramento; V – identificação da especialidade; VI – motivo da teleconsulta; VII – observação clínica e dados propedêuticos; VIII – diagnóstico; IX – decisão clínica e terapêutica; X – dados relevantes de exames diagnósticos complementares; XI – identificação de encaminhamentos clínicos; XII – produção de um relatório que contenha toda informação clínica relevante, validado pelos profissionais intervenientes e armazenado nos Sistemas de Registro Eletrônico/Digital das respectivas instituições; e XIII – encaminhamento ao paciente de cópia do relatório, assinado pelo médico responsável pelo teleatendimento, com garantia de autoria digital".

Outro ponto extremamente relevante é sobre a triagem, que permite uma avaliação de sintomas para orientar, redirecionar e encaminhar os pacientes quando necessário. No que tange a atenção domiciliar, o médico poderá fazer uma avaliação de sintomas, identificar casos leves e resolver remotamente; ou identificar as pessoas que necessitem de uma avaliação clínica presencial por visita ou mesmo encaminhamento para um serviço de urgência quando necessário.

Outra ação importante regulamentada foi o telemonitoramento, que possibilitou a identificação de dados clínicos pela história e evolução do paciente, a visualização de dados objetivos como parâmetros pressóricos, oximetria, temperatura ou de sistemas de monitoramento domiciliares para que essas pessoas pudessem ser acompanhadas periodicamente, sem a necessidade da visita presencial. Uma vez identificada alguma alteração, poderia ser solicitada a visita presencial para melhor avaliação.

Além destas, foram regulamentadas a prescrição e a solicitação de exames complementares à distância, que deve conter: "I – identificação do médico, incluindo nome, CRM e endereço; II – identificação e dados do paciente; III – registro de data e hora; IV – assinatura digital do médico ou outro meio legal que comprove a veracidade do documento".

Dessa forma, as ações de teleconsulta ou consultas remotas aos pacientes domiciliados foram regulamentadas e se tornaram um ato médico importante e relevante durante e após a pandemia da Covid-19.

Teleconsulta ou simplesmente consulta

Há uma tendência progressiva de se evitar termos com o sufixo tele e os atendimentos devem ser ofertados nas modalidades usando-se a terminologia básica de presencial e remota, isso pode facilitar o entendimento do que está se oferecendo. O processo de consulta é semelhante ao da consulta presencial tradicional, com a diferença de que o médico e o paciente estão fisicamente separados e se comunicam à distância, estabelecendo uma conversa em tempo real por áudio, vídeo ou ambos os recursos simultaneamente[9].

Essa mudança já foi incorporada nos Descritores de Ciências da Saúde (DECS) como Consulta Remota e os termos, como teleconsulta, teleconsulta síncrona, teleconsulta assíncrona, telemonitoramento e outros "tele" como termos alternativos, tendo equivalência no MESH (*Medical Subject Headings*) da *Medline* com o termo em inglês *Remote Consultation*. O termo tele pode causar alguma dúvida e inibir o acesso por parte de pessoas com limitações ao uso de recursos tecnológicos[10].

Basicamente o que é importante do ponto de vista legal é a segurança do meio que se está utilizando e, principalmente, registro em prontuário, identificando claramente o horário, qual o meio utilizado para o atendimento e registros habituais de atendimento presencial; não há necessidade de se gravar atendimentos em situações rotineiras de trabalho remoto e, quando necessário, deve ser realizado mediante autorização do paciente ou representante legal[11].

Consulta remota e presencial em assistência domiciliar – potenciais e riscos

Entrar nas casas das pessoas sempre é cercado de um potencial de maleficência, pela inversão de ambiente de atendimento. Bem entendida esta relativa "invasão", leva para dentro das casas das pessoas os reconhecidos riscos da saúde que ficam exponenciados em situações de vulnerabilidade.

Profissionais de APS possuem uma variedade de instrumentos para identificar pacientes em situação de risco e vulnerabilidade, escalonando as necessidades e como alocar adequadamente os serviços oferecidos, quase sempre com limitações de força de trabalho[12].

Do mesmo modo, os recursos de consulta remota tomam tempo, exigem profissionais disponíveis, nem todos que solicitam serão beneficiados e, como todo recurso de saúde, tem um potencial de causar iatrogenias, que ainda não foi bem estudado desde que os primeiros estudos sobre o tema começaram a ser lançados[13]..

Numa pesquisa na Dinamarca, de todos os 700 clínicos gerais (GP) de plantão, 383 (54,7%) participaram pelo menos uma vez, e os GPs participantes do estudo eram representativos de todos os GPs. No total, foram registrados 21.457 contatos; e a distribuição das características do paciente, contato e GP nos contatos fora de horários de trabalho presencial (em inglês, primary care out-of-hours (OOH) *service*) foi semelhante aos contatos presenciais. Esse estudo mostrou que as consultas por telefone foram mais frequentemente oferecidas às crianças e as visitas domiciliares principalmente aos pacientes idosos. A taxa de resposta do paciente foi de 51,2%. As mulheres constituíram a maioria dos contatos incluídos e dos entrevistados na pesquisa de pacientes[14].

Acesso

Há uma limitação real de pacientes com baixa condição econômica em acesso, quer seja por equipamentos ou por pacotes de navegação, e isso tende a aprofundar desigualdades. Como as soluções são pensadas do ponto de vista individual, poderiam haver recursos nas unidades de APS para que equipamentos de uso coletivo pudessem ser utilizados em casos de atendimento domiciliar.

Em alguns países, organiza-se de forma a estabelecer uma pré-avaliação dos atendimentos, nem sempre por médicos plantonistas, utilizando-se com frequência de equipes especializadas de enfermagem, isso é feito em situações de urgência e emergência e poderia ser organizado de forma sistemática pelas equipes que realizam atendimentos domiciliares.

Em países com sistemas nacionais de saúde, como na Holanda, o primeiro contato do paciente com serviços de atenção primária, quando fora do horário de expediente, é geralmente realizado por um "enfermeiro de triagem". Um dos problemas detectados nesse país mostrou que os enfermeiros às vezes subestimam o nível de urgência, que pode ser causado pela tomada incompleta da história utilizando-se o telefone[15].

O número médio de dúvidas discriminantes (quando se analisam casos de dor torácica e dispneia) e gerais por contato telefônico foi de 4,4 e 3,2, respectivamente. Conclui-se que perguntas incompletas tomando como base um protocolo-padrão quando se utiliza triagem telefônica não estava associada à subestimação da urgência neste estudo com enfermeiros. O reconhecimento de padrões pode ser mais importante para a identificação de problemas urgentes de saúde por parte dos enfermeiros do que fazer todas as perguntas cruciais durante a tomada da história[15].

Em outras palavras, seguir rigorosamente protocolos tanto no presencial como em atendimentos remotos pode ser mais arriscado do que buscar uma abordagem integral da pessoa e dos problemas que apresenta aos profissionais, dessa forma, a percepção adequada de casos que mais necessitam fica mais aguçada e tende a ser mais precisa.

Sem dúvida, a pandemia da Covid-19 reconhecida como tal pela Organização Mundial da Saúde (OMS) em março de 2020, impulsionou os atendimentos remotos que já vinham em um número crescente antes mesmo do início da segunda década do século XXI. A atenção primária passou por uma reorganização sem precedentes na pandemia, mas conseguiu manter o foco em pacientes com maior complexidade. Um estudo mostrou que ao se analisar 3.851.304 consultas, a idade mediana da população foi de 75 anos. A taxa de consultas telefônicas e eletrônicas/vídeo mais que dobrou ao longo do período estudado (106,0% e 102,8%, respectivamente). As consultas presenciais caíram 64,6% e as visitas domiciliares 62,6%. Isso ocorreu predominantemente na semana 11 (semana com início em 9 de março de 2020). A polifarmácia e a fragilidade estiveram associadas ao aumento relativo das consultas. O maior aumento relativo foi entre as pessoas que tomaram ≥ 10 medicamentos em comparação com aqueles que não tomaram nenhum[16].

Gerenciamento de tempo e relações de trabalho

Os clínicos gerais podem reorganizar rapidamente os cuidados fora do horário de expediente para lidar com os fluxos de pacientes durante um surto de Covid-19. Quarenta por cento dos contatos fora do horário de atendimento primário são feitos apenas por telefone. Recomendamos dar uma consulta por telefone a todos os pacientes e não depender de atendentes para diferenciar entre cuidados infecciosos e regulares. A demanda por consultas físicas diminuiu drasticamente provocando questionamentos sobre a segurança do paciente para atendimentos não relacionados à Covid-19.[17]

Por outro lado, a economia de recursos não pode se reduzir a remuneração dos profissionais de saúde. O fato de fazer atendimentos ou consultas remotas não deve se configurar numa remuneração reduzida, pois há complexidade e responsabilidades técnicas e legais tanto quanto nos atendimentos presenciais. Além disso, é preciso respeitar os momentos de descanso dos profissionais, trabalho presencial ou remoto é trabalho, e as relações empregatícias devem ser respeitadas bem como as dos médicos com as pessoas que atende.

O deslocamento de um profissional altamente qualificado é caro para o serviço, no mínimo estima-se em 3 vezes o custo maior comparado com um atendimento presencial em consultório. Isso se multiplica quando é necessária a presença de uma equipe para que abordagens multivariadas com intervenções complementares. Portanto, a definição de uma ida ao domicílio tem que se justificar por critérios técnicos, mas também organizacionais pelo dispêndio precioso de tempo e pessoal. Uma alternativa é estabelecer agendas fora de horário para uma pré-avaliação e atendimento imediato, se necessário. Modelos de monitoramento contínuo são questionáveis do ponto de vista da prática clínica centrada na pessoa, pode atender apenas as questões econômicas deixando de lado aspectos basilares da relação com serviços e profissionais de saúde, sobretudo o direito universal à privacidade.

Em uma pesquisa sobre utilização de serviços médicos fora do horário de expediente presencial e distância, o número de consultas médicas e de visitas ao domicílio por habitante diminuiu 48% e 55%, respetivamente, quando a distância média percorrida aumentou de 0 para 50 km. O uso de contato telefônico/carta não se associou significativamente às distâncias[18].

Nesse mesmo estudo, os ambulatórios de um único município localizados fora dos hospitais apresentaram a maior taxa de consulta para serviços médicos fora do horário de expediente quando ajustado pela distância. Isso corrobora achados anteriores para o fato de que a distância é um fator crucial para a utilização de serviços médicos fora do horário de expediente. O estabelecimento de ambulatórios intermunicipais e sua localização junto aos hospitais pode contribuir para uma menor taxa de uso de serviços médicos fora do horário de expediente[18].

Condições clínicas e ciclos de vida específicos

Há variadas condições clínicas e sociais que podem se beneficiar do uso de recursos de atendimento domiciliar remoto, as faixas etárias mais baixas são mais propensas a aceitar atendimento domiciliar remoto, pela preferência dos pais, por facilitar os cuidados às crianças pequenas, geralmente por problemas infecciosos respiratórios, evitando o transtorno da circulação de sintomáticos respiratórios. Idosos e seus familiares optam por atendimentos presenciais, tanto pelo deslocamento como pelos riscos de piorar estados de confusão mental ao sair do ambiente habitual de moradia.

Um serviço privado implementou um programa de gerenciamento de casos de enfermagem telefônica para melhorar a autogestão do diabetes em pacientes com alterações comportamentais (*Gold Choice*). Buscou-se identificar problemas enfrentados por pacientes com diagnósticos de saúde comportamental, comorbidades e diabetes, conforme documentado nas notas de progresso do gerente de casos de enfermeiras telefônicas por meio de análise qualitativa de 853 notas de progresso de 539 membros do programa *Gold Choice*[19].

Sete grandes temas surgiram refletindo as perspectivas do enfermeiro sobre os desafios enfrentados pelos pacientes e que podem ser úteis para planejar e melhorar atendimentos em pessoas com condições semelhantes de saúde[19].

1. Transição epidemiológica da população.
2. Necessidades complexas, envolvendo não apenas condições médicas e psiquiátricas, mas também habitação, transporte e sobrevivência.
3. Confusão quanto ao diagnóstico de diabetes.
4. Desconfiança e suspeita.
5. Dificuldades com o atendimento médico.
6. Necessidade de educação/habilidades de autogestão do diabetes.
7. Apreciação acentuada de que o TNCM iniciaria contato e cuidado com o paciente.

O estudo concluiu que pessoas com diagnósticos de saúde comportamental, comorbidades e diabetes atendidas nesse programa constituem uma população complexa com necessidades extensas, o que não difere de outros contextos. O papel do atendimento domiciliar remoto, neste caso realizado por equipes de enfermagem, necessitou ir além do cuidado com o diabetes e implicou forte apoio social, bem como ajudar na "navegação" ao buscar recursos dos sistemas de saúde, serviço social e agências governamentais de auxílio[19].

Como parte significativa da população que demanda visitas domiciliares é composta de idosos, os serviços de saúde serão demandados progressivamente, visto que está em curso um processo intenso de envelhecimento populacional e mudança nos padrões de longevidade e expectativa de vida, com consequente aumento dessa população e aumento das doenças crônico-degenerativas.

Na publicação da OMS, de 2015, "Relatório mundial sobre envelhecimento e saúde", há uma estimativa de que em 2050 a população de idosos corresponderá a 30% da população mundial. Há um crescimento no atendimento de pessoas com limitação física para deslocamento e crianças submetidas a cuidados paliativos em domicílio[20].

Outro estudo abordando idosos em risco de queda e preferencial por atendimento presencial ou remoto, mostrou que entre 2.498 respondentes, 62,7% não demonstraram interesse em nenhum dos formatos. A vontade de participar por formato de programa variou entre 21,5 (em casa) e 9,4% (via internet). Entre as pessoas interessadas em pelo menos um dos formatos (n = 931), níveis mais altos de preocupações relacionadas a quedas foram associados a uma maior preferência por um programa com visitas domiciliares[21].

A percepção de saúde ruim e a idade ≥ 80 anos foram associadas a uma menor preferência por um programa em grupo. As pessoas com educação superior eram mais favoráveis a um programa via internet em comparação com as pessoas com baixa escolaridade. A maioria dos idosos que vive na comunidade estudada, provavelmente não participou de nenhum dos seis formatos de programa oferecidos pelo serviço de saúde local para o gerenciamento de preocupações com quedas. No entanto, quando diversos formatos de programas eficazes forem disponibilizados, a adesão inicial ao programa e continuidade pode ser aumentada, uma vez que as preferências do programa estão associadas a características específicas da população, com prováveis peculiaridades individuais, familiares e culturais[21].

Mesmo para um idoso que deambule e não tenha comorbidades, há limitações físicas e de deslocamento. Os serviços são na maioria das vezes fragmentados, pode ser necessário ir a vários locais distantes fisicamente para realizar exames, adquirir medicamentos, atender questões legais e outras que podem gerar transtornos para a pessoa e sua família. Isso fica mais dramático em casos de população de idosos acometida por doenças crônico-degenerativas, que tende a evoluir com limitação de locomoção e diminuição ou perda de independência e funcionalidade. Com isso, a atenção domiciliar vem ganhando espaço em todo o mundo como uma estratégia no cuidado longitudinal desses pacientes[9].

Embora incipiente, já há estudos mostrando efeitos em unidades de terapia intensiva (UTI) e unidades de cuidado progressivo que atendem em sua maioria pacientes idosos. A mortalidade em unidade de atenção progressiva e tempo de permanência hospitalar e progressiva diminuiu significativamente. O aumento do tempo de permanência hospitalar da unidade de cuidados pós-progresso e os custos médios diretos totais, incluindo os custos de telemedicina, coincidiram com a melhoria das taxas de sobrevivência. A intervenção em telemedicina diminuiu a mortalidade geral e o tempo de permanência nas unidades de cuidados progressivos sem incorrências substanciais de custos[22].

Em outras faixas etárias, classicamente o uso do telefone em assistência para resolver problemas de saúde das crianças é um recurso utilizado desde os primeiros anos da expansão do uso da tecnologia. Essa descoberta foi um grande avanço para a aproximação dos pais aos médicos que cuidam de seus filhos, mas gera muita frustração aos profissionais de saúde em virtude do abuso de contatos fora do horário de trabalho presencial.

A ampliação dessa ferramenta ao longo dos anos extrapolou o uso do telefone fixo e dos problemas de saúde, indo além das condições febris em crianças, extrapolando para a assistência domiciliar, que, nessa faixa etária, vem crescendo sobretudo para casos de acamados e aqueles que necessitam de cuidados paliativos, além de pessoas com alterações de comportamento em que a ida a consultas presenciais gera estímulos e cause agitação por estarem em ambiente estranho.

Um fator importante nessas novas modalidades é educar os pais para o uso de tecnologias de assistência remota para cuidados domiciliares; isso pode ser incorporado às orientações ainda durante o pré-natal e ao longo dos primeiros meses de vida, oferecendo recursos disponibilizados pelos serviços de saúde. Estudos mostram que educar os pais, antes de novos episódios de febre infantil e infecções comuns reduz as consultas médicas presenciais diurnas, visitas domiciliares e consultas por telefone, bem como melhora o gerenciamento de medicamentos[23].

Por outro lado, as intervenções simples ou multicomponentes, ou seja, que combinam várias intervenções ou abordagens, variam em eficácia na redução da frequência de consultas médicas diurnas e diferem em seu potencial para reduzir o número de visitas domiciliares e contatos fora do horário comercial. Apenas as intervenções multicomponentes conseguiram uma redução nas consultas por telefone e uma melhor gestão da medicação. A educação dos pais antes de episódios de febre infantil e infecções comuns mostrou potencial para melhorar as práticas parentais em termos de comportamento de procura de cuidados de saúde e gestão de medicamentos[23].

Consultas remotas e saúde planetária

A saúde planetária é considerada uma nova disciplina com uma tarefa ambiciosa, mas necessária para buscar uma melhor compreensão das relações dinâmicas e sistêmicas envolvendo as mudanças ambientais globais, seus efeitos sobre o meio ambiente e sistemas naturais e como essas mudanças afetam a saúde dos seres humanos. Lembrado que apesar de não completamente elucidado, o SARS-CoV-2, causador da Covid-19, e outros coronavírus são zoonoses que tem como hipótese o contato de humanos com animais silvestres que vivem em habitats remotos[24].

A saúde planetária se propõe a compreender esses efeitos em múltiplas escalas: global (p. ex., clima), regional (p. ex., emissões transfronteiriças de fogo) e local (p. ex., poluentes orgânicos persistentes). Ao enfatizar as interconexões entre saúde humana e mudanças ambientais e possibilitar o pensamento sobre desafios e soluções integradas para as gerações presentes e futuras, o conceito de saúde planetária oferece uma oportunidade de avançar nos Objetivos do Desenvolvimento Sustentável (ODS), identificando inter-relações benéficas das metas, incentivando ações e parcerias intersetoriais e garantindo coerência política com ações práticas[24].

Dois possíveis impactos para além da assistência em si podem ser gerados pela atenção remota domiciliar, o impacto sobre a saúde planetária, minimamente pela redução da emissão de carbono e gases de efeito estufa, pois geralmente os deslocamentos de pacientes são feitos em ambulâncias ou transporte sanitário de uso coletivo que em geral são movidos à diesel, mais poluente que a gasolina ou álcool combustível. As equipes de saúde em serviços públicos ou privados quando se deslocam fisicamente o fazem também por veículos emissores de poluentes; evitando-se visitas domiciliares há evidente contribuição sobre a saúde planetária. Um segundo aspecto impactante, refere-se à redução de gastos para deslocamentos evitados, gerando uma economia significativa entre US 7,00 e US 20,00 para cada US 1,00 investido em sistemas de atendimento remoto[25].

Teleconsulta pós-Covid-19

Após a pandemia da Covid-19, os serviços tiveram que se reorganizar para possibilitar o acesso, a continuidade e a coordenação do cuidado para as pessoas.

Dentre essas pessoas, estavam aquelas que dependiam do cuidado domiciliar antes da pandemia, e que devido às medidas de proteção e isolamento social, em um primeiro momento tiveram as visitas suspensas por muitos gestores. Então, surgiram alguns desafios: Como garantir acesso às pessoas com maior risco e vulnerabilidade? Como garantir a continuidade do cuidado?

Os ACS tiveram um papel fundamental para identificar as pessoas com maior risco e vulnerabilidade, para que junto à equipe pudesse ser realizado um plano de cuidados adequados a esses pacientes e famílias.

Além disso, os ACS fizeram o monitoramento e vigilância deses pacientes por meio de contato remoto (telefone) e aplicativos de mensagens (WhatsApp ou Telegram). No artigo Recomendações para a Atenção Domiciliar em período de Pandemia por Covid-19, publicado na revista brasileira de Medicina de Família e Comunidade[26], os autores destacam que os ACS potencializariam por meio dessa comunicação e vínculo remoto:

- A ampliação do acesso a informações e à equipe de saúde pelo ACS de forma remota.
- A vigilância e o apoio aos pacientes crônicos.
- A identificação precoce de pacientes com sintomas gripais.
- Ações de educação em saúde pelo envio de informações, áudios ou vídeos para as pessoas e suas famílias.

A partir dessa comunicação, os ACS poderão identificar situações que necessitam de uma intervenção ou visita presencial da equipe.

Considerações finais

Os casos da abertura do capítulo trouxerem situações em que a telemedicina ou consultas remotas foram muito bem aplicadas. No primeiro caso, o seguimento de uma paciente com doenças, para acompanhamento periódico, sem queixas agudas, em que foi realizada a consulta remota para avaliar evolução clínica, identificação de dados objetivos, solicitados exames de rotina e renovada a receita. Com sugestão de avaliação presencial posterior. Nota-se que a paciente estava em isolamento e em outro município. Dessa forma, possibilitou-se acesso e continuidade do cuidado de uma pessoa com condição crônica e com risco e vulnerabilidade.

No segundo caso, foi possível a identificação precoce pela teleconsulta de um paciente com sintomas respiratórios, com comorbidades, possibilitando acesso precoce ao paciente, identificação de risco e programação de uma visita presencial.

A telemedicina e a consulta remota no domicílio vieram para ficar, visto que se somam a estratégias de cuidado, ampliando o acesso, otimizando o tempo dos pacientes e dos profissionais de saúde, possibilitando uma gestão do cuidado mais eficaz. O uso de tecnologias relativamente simples, finalmente chegou e vai ficar!

Esperamos que sejam feitas mais pesquisas e haja mais desenvolvimento tecnológico para que possamos evoluir ainda mais no cuidado domiciliar remoto; no entanto, reforçamos que nenhuma tecnologia será substitutiva ao cuidado presencial, e que a visita domiciliar presencial sempre tem sua indicação precisa, necessária e insubstituível.

Referências

1. Catania B, Meucci A. Inventor of the telephone: unearthing the legal and scientific proofs. Sagepub. 2016;24(2):115-37. Disponível em: https://journals.sagepub.com/doi/abs/10.1177/0270467604263562 (acesso 12 mar 2022).
2. Caralis P. Teaching residents to communicate: the use of a telephone triage system in an academic ambulatory clinic. Patient Education and Counseling. 2010;80(3):351-3.
3. Kichloo A, Albosta M, Dettloff K, Wani F, El-Amir Z, Singh J, et al. Telemedicine, the current COVID-19 pandemic and the future: a narrative review and perspectives moving forward in the USA. Fam Med Community Health. 2020;8(3):530. Disponível em: /pmc/articles/PMC7437610/ (acesso 20 fev 2022).
4. Miyasaka K, Suzuki Y, Sakai H, Kondo Y. Interactive communication in high-technology home care: videophones for pediatric ventilatory care. Pediatrics. 1997;99(1):E1. Disponível em: https://pubmed.ncbi.nlm.nih.gov/9096169/ (acesso 12 mar 2022).
5. Leão CF, Coelho MÊS, Siqueira AO, Rosa BAA, Neder PRB. O uso do WhatsApp na relação médico-paciente. Revista Bioética. 2018;26(3):412-9. Disponível em: http://www.scielo.br/j/bioet/a/m7VRmh7JMs4SJQHZBrFJxvS/?lang=pt (acesso 12 mar 2022).
6. Huygens MWJ, Swinkels ICS, Verheij RA, Friele RD, van Schayck OCP, de Witte LP. Understanding the use of email consultation in primary care using a retrospective observational study with data of Dutch electronic health records. BMJ Open. 2018;8(1). Disponível em: /pmc/articles/PMC5781222/ (acesso 20 fev 2022).
7. Bratton RL, Cody C. Telemedicine applications in primary care: a geriatric patient pilot project. Mayo Clinic Proceedings. 2000;75(4):365-8. Disponível em: http://www.mayoclinicproceedings.org/article/S0025619611640329/fulltext (acesso 12 mar 2022).
8. Brasil. Conselho Federal de Medicina. Resolução CFM n. 1.643/2002, de 07 de agosto de 2002 (inicialmente revogada pela Res. CFM n. 2.227/2018, revogada e restabelecida pela Res. CFM n. 2.228/2019). Define e disciplina a prestação de serviços através da Telemedicina. Brasília: CFM; 2020. Disponível em: https://sistemas.cfm.org.br/normas/visualizar/resolucoes/BR/2002/1643 (acesso 2 abr 2020).
9. Raposo VL. Telemedicine: the legal framework (or the lack of it) in Europe. GMS Health Technology Assessment. 2016;12(Doc03). Disponível em: /pmc/articles/PMC4987488/ (acesso 12 mar 2022).
10. Organização Pan-Americana da Saúde, Centro Latino-Americano e do Caribe de Informação em Ciência da Saúde. DeCS/MeSH. Disponível em: https://decs.bvsalud.org/ths/resource/?id=32630&filter=ths_termall&q=consulta remota (acesso 12 mar 2022).
11. Brasil. Conselho Federal de Medicina. Resolução n. 2.314/2022. Disponível https://www.in.gov.br/web/dou/-/resolucao-cfm-n-2.314-de-20-de-abril-de-2022-397602852
12. Pinheiro JV, Ribeiro MTAM, Fiuza TM, Junior RMM. Ferramenta para avaliação e gestão da visita domiciliar na atenção primária à saúde: um relato de experiência. Revista Brasileira de Medicina de Família e Comunidade. 2019;14(41):1818. Disponível em: https://rbmfc.org.br/rbmfc/article/view/1818 (acesso 12 mar 2022).
13. Grigsby J, Kaehny MM, Sandberg EJ, Schlenker RE, Shaughnessy PW. Effects and effectiveness of telemedicine. Health Care Financing Review. 1995;17(1):115. Disponível em: /pmc/articles/PMC4193577/ (acesso 12 mar 2022).
14. Ugeskriftet.dk. [s.d.]. Disponível em: <https://ugeskriftet.dk/dmj/feasible-method-study-danish-out-hours-primary-care-service>. Acesso em: 12 mar. 2022.
15. Huibers L, Giesen P, Smits M, Mokkink H, Grol R, Wensing M. Nurse telephone triage in Dutch out-of-hours primary care: The relation between history taking and urgency estimation. Eur J Emerg Med. 2012;19(5):309-15. Disponível em:<https://journals.lww.com/euro-emergencymed/Fulltext/2012/10000/Nurse_telephone_triage_in_Dutch_out_of_hours.7.aspx (acesso 12 mar 2022).
16. Joy M, McGagh D, Jones N, Liyanage H, Sherlock J, Parimalanathan V, et al. Reorganisation of primary care for older adults during COVID-19: a cross-sectional database study in the UK. Br J Gen Pract. 2020;70(697):e540-7. Disponível em: https://bjgp.org/content/70/697/e540 (acesso 12 mar 2022).
17. Morreel S, Philips H, Verhoeven V. Organisation and characteristics of out-of-hours primary care during a COVID-19 outbreak: A real-time observational study. PLOS ONE. 2020;15(8):e0237629. Disponível em: https://journals.plos.org/plosone/article?id=10.1371/journal.pone.0237629 (acesso 12 mar 2022).
18. Raknes G, Morken T, Hunskar S. Travel distance and the utilisation of out-of-hours services. Tidsskrift for Den norske legeforening. 2014;134(22):2151-5. Disponível em: https://tidsskriftet.no/en/2014/11/travel-distance-and-utilisation-out-hours-services (acesso 12 mar 2022).
19. Kahn LS, Fox CH, Carrington J, Desai U, Bartlett DP, Lyle H, et al. Telephonic nurse case management for patients with diabetes and mental illnesses: A qualitative perspective. Chronic Illn. 2009;5(4):257-67. Disponível em: https://journals.sagepub.com/doi/10.1177/1742395309350229 (acesso 12 mar 2022).
20. Organização Mundial da Saúde. Relatório mundial sobre envelhecimento e saúde. Genebra: OMS; 2015.
21. Dorrestein TAC, Rixt Zijlstra GA, Van Eijs YJJ, Vlaeyen WS, Kempen GIJM. Older people's preferences regarding programme formats for managing concerns about falls. Age Ageing. 2012;41(4):474. Disponível em: /pmc/articles/PMC3377130/ (acesso 12 mar 2022).
22. Armaignac DL, Saxena A, Rubens M, Valle CA, Williams LMS, Veledar E, et al. Impact of telemedicine on mortality, length of stay, and cost among patients in progressive care units: Experience from a large healthcare system. Crit Care Med. 2018;46(5):728. Disponível em: /pmc/articles/PMC5908255/ (acesso 12 mar 2022).
23. Peetoom KKB, Smits JJM, Ploum LJL, Verbakel JY, Dinant GJ, Cals JWL. Does well-child care education improve consultations and medication management for childhood fever and common infections? A systematic review. Arch Dis Child. 2017;102(3):261-7. Disponível em: https://adc.bmj.com/content/102/3/261 (acesso 12 mar 2022).
24. Pongsiri MJ, Bickersteth S, Colón C, DeFries R, Dhaliwal M, Georgeson L, et al. Planetary health: from concept to decisive action. The Lancet Planetary Health. 2019;3(10):e402-4. Disponível em: http://www.thelancet.com/article/S2542519619301901/fulltext (acesso 13 mar 2022).
25. Purohit A, Smith J, Hibble A. Does telemedicine reduce the carbon footprint of healthcare? A systematic review. Future Healthcare Journal. 2021;8(1):e85. Disponível em: /pmc/articles/PMC8004323/ (acesso 12 mar 2022).
26. Savassi LCM, Reis GVL, Dias MB, Vilela LO, Ribeiro MTAM, Zachi MLR, Nunes MRPTM. Recomendações para a Atenção Domiciliar em período de pandemia por COVID-19. Rev Bras Med Fam Comunidade. 2020;15(42):2611.

Seção 4

Famílias e cuidadores

Coordenadores: Leonardo Cançado Monteiro Savassi, Ricardo Alexandre de Souza, Maria Inez Padula Anderson

Capítulo 1

Abordagem integral à família

Ricardo Alexandre de Souza
Leonardo Cançado Monteiro Savassi

PONTOS-CHAVE

- Pacientes dependentes em atenção domiciliar (AD) representam um desafio para suas famílias e seus cuidadores.
- Integralidade do cuidado em AD implica em compartilhar saberes e valorizar o contexto desta família nas decisões.
- O estabelecimento de vínculo com a família é um elemento primordial para qualquer ação em AD.
- Integração multiprofissional e conhecimento de ferramentas de abordagem das famílias é um elemento chave para se estabelecer um cuidado integral às mesmas.

OBJETIVOS DE APRENDIZAGEM

Ao final do capítulo, o leitor deverá ser capaz de:

- Compreender o conceito de integralidade na perspectiva da abordagem familiar.
- Reconhecer as potencialidades da abordagem integral no cuidado de famílias e sujeitos no contexto familiar.
- Valorizar a visita domiciliar, momento de partilha da intimidade das famílias, como espaço privilegiado de abordagem integral à saúde.
- Entender o papel do profissional de saúde no contexto familiar mesmo quando há diferenças culturais e comportamentais.

Caso clínico

Era uma pitoresca tarde de quarta na comunidade Vila Isabel, a música tocava alta do celular dos quatro garotos sentados na calçada, dois dos quais eram netos de Sra. Orlinda, 68 anos. Desde o início de meu trabalho na Estratégia Saúde da Família (ESF) no município de Vargem Grande, há 3 anos, ela já tomava conta dos quatro netos e dois vizinhos para complementar a renda. Seu marido Sr. Juan, de 59 anos, tinha dois filhos de outro casamento que não moravam com ele, além de dois filhos com Sra. Orlinda: Romário de 30 e Deise de 28 anos. Sra. Orlinda é natural do interior de Goiás e viera para São Paulo trabalhar, quando conheceu Sr. Juan, imigrante haitiano que veio para o Brasil trabalhar e enviar dinheiro para a família. Estão juntos há 31 anos. Sr. Juan tem problemas com a ingestão de álcool e sempre se queixa de saudades dos filhos que deixou para trás. Quando está sóbrio consegue uns bicos como pintor, ajudando pouco no orçamento da casa. Sra. Orlinda sofre com dores nas costas e artrose no joelho, trabalhando com faxina, tem história de abuso de ibuprofeno e outros analgésicos. O casal apresentava um quadro de sofrimento mental e quase nenhuma rede de apoio. A principal renda do casal é cuidar das crianças. Infelizmente a casa tem várias escadas e risco de queda para todos. Ao bater no portão de chapa de metal, ao lado do enfermeiro da Unidade me perguntei: Como eu poderia ajudar este casal hoje?

Introdução

Todos nós já nos deparamos com um caso como o descrito, que facilmente poderia continuar aumentando sua complexidade, sem se tornar inverossímil. Nos capítulos a seguir ,serão problematizados e apresentados alguns saberes e ferramentas que podem apoiar a abordagem familiar no contexto da visita domiciliar. Neste capítulo abordaremos a pedra fundamental. Por que a abordagem integral da família?

Os fatores familiares que estimulam a saúde ou a doença incluem a proximidade e conexão; habilidades de enfrentamento bem desenvolvidas e focadas no problema; organização e tomada de decisões claras; e comunicação direta. Patologias familiares que podem influenciar adversamente a saúde e a doença incluem hostilidade intrafamiliar, crítica e culpa; perfeccionismo e rigidez; falta de apoio extrafamiliar. Tudo isso está abarcado dentro da integralidade. Mas o que é a integralidade?

Integralidade

A integralidade, palavra que Merhy[1] descreve como "engravidada" que não passou por um pré-natal adequado e teve muitas complicações, hoje acaba sendo usada de maneira leviana, tanto como princípio do SUS, quanto princípio do cuidado.

A expectativa de que o sujeito será cuidado integralmente parte de uma perspectiva de que o sujeito necessita de ajuda. Ou seja, ao ser visto como esse objeto biológico, tensiona a sua retirada de seu contexto, o que por si só já é uma contradição para a integralidade.

Assim, compreender a sua necessidade é o primeiro passo para se realizar a integralidade de maneira efetiva, ao estarmos não em posições opostas, mas em posições paralelas ao sujeito, vendo a vida com seus olhos, compreendendo o seu contexto a partir da proximidade. Dessa forma, a integralidade exige o deslocamento do notório saber para o saber compartilhado, íntimo e ético de cuidar do sujeito, da família e da comunidade onde ele se insere. Afinal, o sujeito é aquele que já foi imposto, sujeitado a si mesmo.

Mas não seria contraditório falarmos de cuidado integral à família se a proposta do parágrafo anterior era o sujeito? Lembramos aqui a definição da Estratégia Saúde da Família de responsabilidade sanitária, em que todos os sujeitos adscritos ao território são da responsabilidade dos profissionais da Atenção Primária à Saúde, notadamente nas equipes de saúde da família. A AD não pode nem deve se furtar à responsabilidade do cuidado do contexto. Mesmo que apenas um paciente seja de nossa responsabilidade, o contexto onde ele repousa cria a necessidade de propiciarmos uma ambiência mais qualificada para atendê-lo em suas questões, ajudando nas suas funções cotidianas e buscando sua máxima autonomia e qualidade de vida.

Integralidade é o cuidado do sujeito como um todo. Ela exige que o profissional seja ao mesmo tempo um bom clínico e uma pessoa com boa relação interpessoal, bem como disponha de sensibilidade para captar as nuances das relações entre as pessoas. Demanda que se tenha em mente as origens do sujeito, seu histórico familiar, o tipo de trabalho, seus gostos de lazer, onde mora atualmente, como faz para se deslocar, quem é sua família e o que ele representa para ela.

Assim, a integralidade familiar tem mais foco nas relações interpessoais familiares e como os problemas e soluções de cada membro interagem com os problemas e soluções dos outros membros daquele lugar que chamamos de lar. Os cuidados domiciliares não podem ser abordados de forma dissociada do ponto de vista da família sob seus cuidados.

Ferramentas e instrumentos

Instrumentos de abordagem familiar podem ser didaticamente subdivididos em ferramentas de classificação, de representação da família, de avaliação – em geral da funcionalidade – familiar e instrumentos de intervenção familiar (Tabela 1).

Algumas ferramentas permitem realizar a avaliação familiar quanto a funcionalidade e vulnerabilidade, e outras são utilizadas para uma abordagem familiar propriamente dita. Essas ferramentas são úteis para a avaliação das relações familiares, sendo adequadas para entender o grau de funcionalidade das famílias ou como elementos de avaliação que preparam o profissional para as intervenções familiares, quando necessárias[2].

TABELA 1 Tipos de ferramenta e respectivos instrumentos de abordagem das famílias

Tipos de ferramentas de abordagem das famílias	Instrumentos de abordagem
Classificação	Ciclos de vida Tipologia familiar Subsistemas familiares
Representação	Genograma Heredograma Círculo familiar Ecomapa
Avaliação	F.I.R.O. A.P.G.A.R. Escala de Vulnerabilidade familiar de Coelho-Savassi (EVF-CS) Qualidade de vida familiar do Beach Center
Roteiro para a intervenção	P.R.A.C.T.I.C.E.
Intervenção	Entrevista familiar Terapia familiar sistêmica Conferência familiar Terapia de casais

Fonte: elaborada pelos autores.

As ferramentas de representação familiar – Genograma e Ecomapa – são primordiais para compreendermos melhor o processo de adoecimento nas famílias, conhecer a situação dos seus membros e suas relações não apenas dentro da família, mas também com a comunidade onde vivem e estabelecem suas redes de apoio, representando o ecossistema familiar[3].

Assim, permitem avaliar questões relevantes para elaboração de um projeto terapêutico familiar, facilitando a visão do contexto psicossocial e situações vivenciadas tanto do paciente quanto da família, ampliando a detecção de situações conflituosas em suas próprias relações. Além disso, elas permitem representações gráficas e trazem as pessoas tanto para compreender como para ensinar ao aplicador sobre o seu entendimento de como aquela família existe sob a visão do entrevistado.

A abordagem da família na AD ou em conferência com a família demanda o entendimento do contexto no qual os fenômenos ocorrem, exigindo de quem atua no domicílio interesse nessas conexões entre os sintomas e as situações de vida, ao mesmo tempo em que demanda a capacidade empática de despir-se de seu papel de simples prestador de saúde, e detentor de um saber único, para a construção de vias de diálogo com os membros desse sistema familiar[4].

Atender famílias implica entender as relações que as pessoas têm dentro do contexto, notadamente o familiar, incluindo as relações de seus membros entre si, com sintomas, com doenças e com as experiências da doença, bem como com suas crenças e histórias[5].

Como usar a integralidade em favor de nosso paciente?

No caso clínico deste capítulo, Sra. Orlinda mora sozinha em uma vila com o Sr. Juan, ambos com pouca autonomia. Nesse caso, o profissional pergunta-se qual seria a demanda, mas fato é que esse profissional já conhece bastante a família. O que talvez falte a ele seja sistematizar o seu conhecimento. Para isso existem as ferramentas para a abordagem familiar descritas.

Importante frisar e recordar que, a cada visita a uma família, o conhecimento acerca dela deve ser questionado, tendo em vista que, ao abordar a família, estamos lidando com as relações interpessoais dos sujeitos que a compõem. De tal forma que, como sujeitos mudam a cada segundo, assim também mudarão as relações interpessoais, e esse contexto familiar é mutante em frequência ainda maior. Todo o conhecimento acerca da família está sujeito a sofrer uma grande reviravolta em um próximo encontro.

Portanto, é fundamental verificar sempre como estão as coisas: anotar nomes e idades na entrevista clínica, pode ajudar nas próximas visitas domiciliares, assim como observar a linguagem não-verbal durante a entrevista quando determinado membro é citado. Exatamente por isso, o termo mais adequado para se descrever uma família é "arranjo" e não "estrutura", que nos remete a algo mais rígido e fixo.

A visita domiciliar também nos proporciona, para além das relações interpessoais, observar a estrutura física da casa. Casas com muitas escadas, por exemplo, podem ser um desafio para idosos. Casas com infiltração são um problema para pessoas com alergias respiratórias. Qual é o nosso papel nas modificações de estilo de vida dos sujeitos que compõem a família?

Em uma rápida entrevista familiar, por exemplo, poderíamos ajudar os dois a se encontrarem novamente no cuidado do lar. Ajudar Sr. Juan a sair do alcoolismo, se ele estiver desejoso disso, com o apoio de Sra. Orlinda. Trazê-lo para o cuidado no lar. Uma conferência familiar com os filhos pode abrir a possibilidade de contar com o apoio deles na comunicação e na definição de papéis. Não cabe a nós agir, mas apenas perceber sua compreensão da vida e a partir disso oferecer a melhor evidência para o cuidado de cada membro e as relações estabelecidas.

A abordagem integral familiar tem potencial para apoiar seus membros e dar a eles o local para repousar e refletir. A família atende a esse lugar, um local onde nós podemos ser mais frágeis, porque seremos compreendidos. Um local para incentivar e crescer. Um campo fértil onde descansamos nossas cabeças. Um local onde nos reintegramos das perdas diárias.

Organizando a seção

Nesta seção pode-se aprofundar na ferramenta ou na metodologia que mais se fizer necessária, sob a perspectiva da integralidade, entendendo que nem todos os instrumentos ou abordagens serão necessários em todos os momentos, mas que de maneira equânime e integral, as ações serão adotadas de acordo com um Projeto Terapêutico Singular (PTS), familiar, que demandará ao mesmo tempo a singularidade de ser único, mas também de ser aquele que será construído com a família, e não a partir da equipe "para" a família.

Assim, no capítulo "Resiliência e vulnerabilidade familiar", você poderá compreender melhor o conceito de resiliência familiar como contraponto ao risco, suas aplicações e entendimentos, permitindo estabelecer melhor o conceito de vulnerabilidade familiar por meio de uma conceituação ao mesmo tempo subjetiva do que seria vulnerabilidade nesse âmbito, mas também objetiva, por uma escala de critérios. Isso lhe dará base para discutir, junto com este capítulo, quando e como a família se relaciona com o sujeito, o contexto em sua família e comunidade.

No capítulo "Insuficiência familiar", percebe-se que apesar de muitas vezes as famílias terem tamanhos cada vez menores, o final da vida (e em muitas ocasiões em vários momentos no tempo da existência da família) muitas vezes leva a necessidade de apoio e essa falta da rede de apoio interna e externa pode se tornar um desafio para as equipes responsáveis pelo cuidado.

No capítulo "Abordagem e cuidado ao cuidador", destaca-se a força premente que existe no contato do cuidador com a equipe de saúde da AD; que poder voltar seu olhar para o cuidador e tentar perceber suas aflições, inseguranças, dúvidas e ansiedades, fortalecendo o cuidado na melhora do contexto. Por outro lado, no capítulo "Cuidador como apoio ao cuidado", destaca-se a importância de reconhecer as assimetrias de gênero no cuidado domiciliar e estimular o cuidado coletivo. Redistribuir tarefas e reconhecer a sobrecarga das mulheres no cuidado domiciliar.

No capítulo "Funcionalidade familiar", veremos que ela é definida como a promoção de crescimento e maturação física e psicológica de todos os membros da família. Portanto, compreenderemos como cada ciclo de vida tem funcionalidades próprias e estabelecem-se linhas de atuação para cada um destes.

No capítulo "Ferramentas de classificação da família", discute-se como uma família se organiza, fornecendo a base para trabalhar o conceito de abordagem sistêmica nos processos de atuação junto a famílias, bem como compreender que esta tem uma história que a forma, ao mesmo tempo em que é ela quem forma parte desta história.

No capítulo "Ferramentas de representação da família", são apresentadas ferramentas a partir das quais é possível obter uma melhor compreensão do sistema familiar bem como da ecologia da comunidade, a partir de representações gráficas da família, permitindo que a pessoa sob cuidado da equipe de AD participe da própria leitura de sua unidade familiar.

O capítulo "Intervenção familiar" é uma gota nas imensas possibilidades que existem. Ali os autores prezam por algumas ferramentas de que já fazem uso em sua prática diária e que podem ser adotadas em situações específicas.

Por fim, o capítulo "Visão do paciente sobre a atenção domiciliar" não poderia deixar de existir. Não adianta falar do sujeito, aquele que aceita seu lugar e/ou o constrói (afinal ele é sujeito e se sujeita) que podemos mudar nossa perspectiva, em uma visão não oposta, mas paralela ao que entende nosso paciente.

Disposições finais

As famílias são mais do que um simples conjunto de pessoas ligadas por laços de parentesco vivendo em uma unidade doméstica. Além de fonte de cuidado ou adoecimento, as famílias são também o foco deste cuidado, notadamente a partir das equipes de APS, merecendo diagnósticos, classificações, avaliações e terapias.

Da mesma maneira, entender o papel das famílias em AD ultrapassa a mera "história familiar" do prontuário em saúde, no qual se registra somente o inventário de doenças que aquela família já teve, sendo fundamental um entendimento dessa família como um sistema complexo, integrado e, portanto, passível de intervenções.

Famílias são o contexto mais próximo da vida das pessoas sob a nossa atenção, influindo diretamente na capacidade de resistir ao adoecimento, a crises pessoais, espirituais, sociais ou financeiras, podendo ser fonte de apoio ou de fragilidade, e atuando como elemento de enfrentamento da vulnerabilidade individual, ou mesmo como ponto de ampliação desta quando não funcional.

Dessa maneira, em cenários naturalmente complexos do ponto de vista clínico e relacional, como são os casos de cuidados domiciliares, a equipe deve se preparar para a realização de uma atenção integral perene, direcionada não apenas para o rol de doenças do paciente sob AD, mas também para seus cuidadores e familiares, permitindo essa percepção abrangente e holística da família.

Referências

1. Merhy EE. Integralidade: implicações em cheque. Manuscrito. Campinas: Unicamp; 2005. Disponível em: https://www.dropbox.com/sh/odkklkybs2rfyrx/AACtZSct3hp7dl4fQDy0Y9Bna/Integralidade_implicacoesemcheque2005.pdf?dl=0 (acesso 6 mar 2022).
2. Neto IG. A conferência familiar como instrumento de apoio à família em cuidados paliativos. Rev Port Clin Geral. 2003(19):68-74.
3. Lopez S, Escudero V. Família, evaluación e intervención. 3 ed. Madrid: CCS; 2013.
4. Doricci GC, Crovador LF, Martins, PPS. O especialista relacional na terapia familiar de fundamentação epistemológica construcionista social. Nova perspect. .2007;26(59):37-51. Disponível em: http://pepsic.bvsalud.org/pdf/nps/v26n59/v26n59a04.pdf (acesso 20 ago 2021).
5. Asen E, Tomson D, Young V, Tomson P. Dez minutos para a família: intervenções sistêmicas em Atenção Primária à Saúde. Porto Alegre: Artmed; 2012.

Capítulo 2

Resiliência e vulnerabilidade familiar

Leonardo Cançado Monteiro Savassi
Niveamara Sidrac Lima Barroso

PONTOS-CHAVE

- Resiliência e vulnerabilidade familiar são conceitos que guardam correlações importantes.
- Embora seja romantizada, a resiliência é um marcador de insuficiência dos mecanismos de proteção social.
- A resposta focada sobre o sujeito reforça a sua culpabilização, seja ele individual ou coletivo, e não modifica o processo saúde-doença na coletividade.
- Estratégias de intervenções em atenção domiciliar focadas na resiliência familiar devem, ao mesmo tempo, priorizar os pontos positivos do sistema familiar e atentar para as redes de apoio social do território de moradia dessas famílias.
- As mortes por covid-19 têm se revelado um luto coletivo e gerado importantes fontes de estresse no sistema familiar, provocando diferentes e dolorosos processos de elaboração (raiva, negação, culpa etc.) em cada um de seus membros. Isso exige das equipes de saúde que assistem a essas famílias um acolhimento e uma atenção especial no processo de elaboração do luto.

OBJETIVOS DE APRENDIZAGEM

Ao final do capítulo, o leitor deverá ser capaz de:

- Compreender a importância dos conceitos de resiliência e vulnerabilidade familiar na prática de atenção domiciliar e na promoção da saúde coletiva.
- Diferenciar os conceitos de risco familiar e vulnerabilidade familiar.
- Conhecer possibilidades de estratégias de avaliações e intervenções em atenção domiciliar de famílias em contextos de vulnerabilidade e risco familiar.
- Refletir sobre a importância de equipes de saúde abordarem as famílias com foco nas resiliências e vulnerabilidades dos sistemas familiares, bem como serem críticos à insuficiência dos mecanismos de proteção envolvidos nesse processo.
- Debater limites e potencialidades da resiliência familiar e estratégias para a sua compensação ou fortalecimento.
- Refletir sobre a importância da abordagem familiar focada na resiliência para a promoção da saúde coletiva, e não apenas no desenvolvimento de autonomias do sujeito e da família.

Caso clínico

Conheça a família de Eliana

Eliana é uma mulher de 46 anos, com história de acidente vascular encefálico isquêmico (AVEi) há cerca de 1 ano, com hemiparesia à direita e afasia de broca, restrita ao leito, sob os cuidados de cuidadoras e familiares, principalmente a filha, Ana Paula, que não mora na mesma casa. Eliana é moradora de "área atingida por barragem" e, no momento, reside em casa alugada pela empresa responsável pelo crime ambiental, junto ao marido, o filho mais novo, Guilherme, e a esposa deste, Gabriela.

Fez uso de sonda nasoentérica (SNE) até 1 mês após o AVEi, evoluindo desde então para dieta pastosa, em acompanhamento com fonoaudióloga e nutricionista, com boa aceitação e boa progressão da dieta por via oral. Faz acompanhamento com fisioterapia semanal particular, com boa evolução motora.

Lista de problemas identificados pela equipe de Saúde da Família, que a acompanha:

1. AVEi.
2. Hipertensão arterial sistêmica.
3. Obesidade grau I.
4. Transtorno do pânico.
5. Transtorno obsessivo-compulsivo.

6. Transtorno do estresse pós-traumático.
7. Depressão.
8. Enxaqueca.
9. Insônia.

Medicações em uso:

1. Losartana 50 mg BID.
2. Hidralazina 50 mg MID.
3. Anlodipino 5 mg MID.
4. Ácido acetilsalicílico 100 mg MID.
5. Sinvastatina 40 mg MID.

A filha se queixa de cansaço e dificuldade em conciliar cuidados com sua mãe e com sua casa, além de sentir-se sobrecarregada. Tem obesidade e é hipertensa, em uso de losartana 50 mg (1-0-1).

O marido, Paulo, e o filho mais novo da paciente, Guilherme, não se responsabilizam pelo cuidado como Ana Paula, embora todos estejam envolvidos e interessados na melhora da paciente.

Paulo é usuário crônico de álcool, maconha e *crack* e, desde o adoecimento da esposa, tem aumentado o consumo de drogas, fato que preocupa a família e prejudica o cuidado. Ele tem depressão maior e faz uso de fluoxetina 20 mg (2-0-0) e amitriptilina 25 mg (0-0-1).

Guilherme apresenta quadro de asma, no momento controlada, e Gabriela não relata doenças.

A paciente reside em casa alugada pela empresa de relocação de pessoas atingidas por barragens, espaçosa, com presença de escadas estreitas. No domicílio vivem cerca de 15 cachorros, adotados pela família e separados em um canil. Vale salientar que a família, além de estar vivendo o estresse da relocação da casa por morar em área atingida por barragens, tem outros estressores sociais gerados pela pandemia de covid-19, como isolamento social, medo de contaminação e de morrer, além de vários parentes próximos e amigos mortos pelo vírus. O genograma completo da família é apresentado na Figura 1.

Introdução

Como resultado das ações de convergência e diálogo entre diferentes áreas de especialidades e no desenvolvimento do papel ético e social da ciência e da educação, a partir de 1950, inaugurou-se o que se convencionou chamar de sociedade do conhecimento. Desde então, as pessoas e suas interações consigo mesmas, com os outros e com o conhecimento têm mudado rapidamente, pela facilidade do acesso à informação e coconstruções transdisciplinares em relações mais interativas, circulares e complexas. Isso tem gerado grandes avanços tecnológicos em várias áreas, mas também trazido crises visíveis e invisíveis em todas elas.

O Brasil sofreu impactos em todas as áreas devido à pandemia de covid-19, desde março de 2020. A grande quantidade de mortos, muitas vezes na mesma família, tem gerado crises, e pode-se até afirmar que se vive hoje um grande luto coletivo. Isso tem levado as equipes de Saúde da Família a enfrentar novos desafios, pelo momento pandêmico que traz à tona não só as históricas vulnerabilidades sociais, já tão vivenciadas em classes economicamente menos favorecidas, mas acrescidas dos medos de se contaminar, de morrer pela doença, de morrer por falta de assistência, desemprego, aumento da fome, isolamento social e físico, muitas vezes impossível pela grande quantidade de pessoas convivendo na mesma casa (ou barraco), comunidades e território, onde a marca

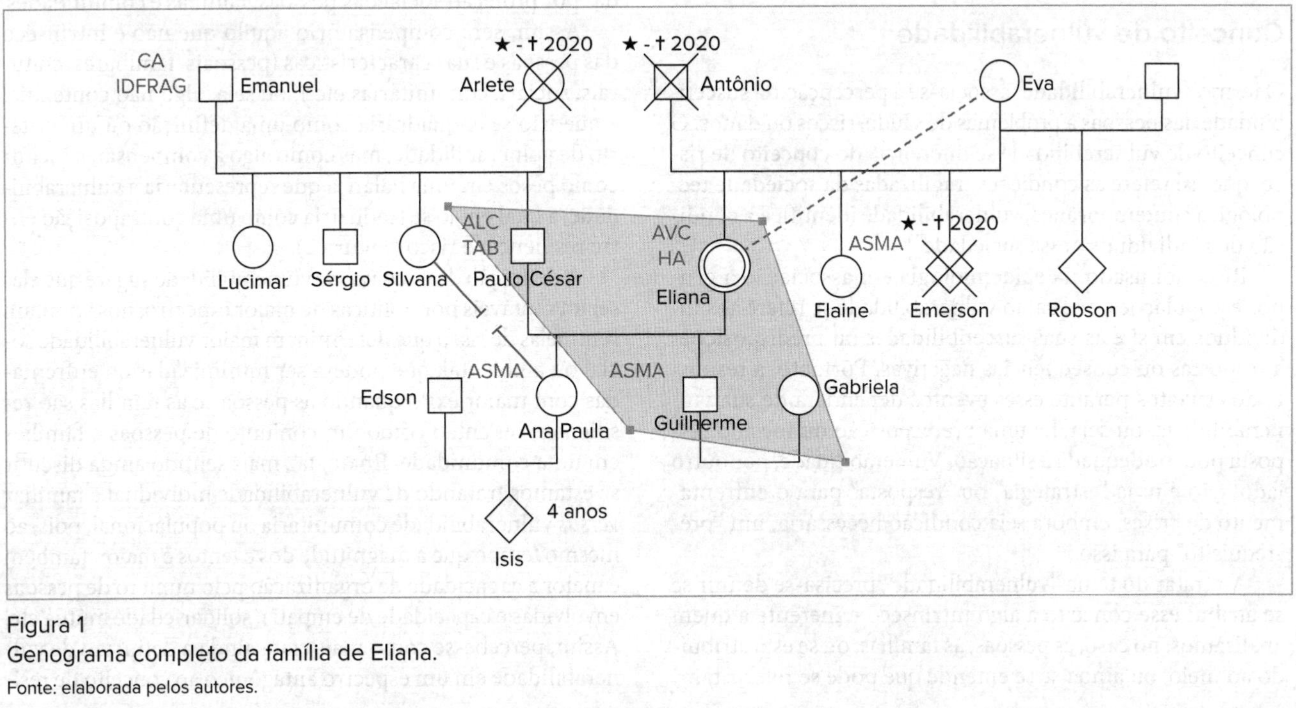

Figura 1
Genograma completo da família de Eliana.
Fonte: elaborada pelos autores.

da pobreza e a dificuldade de acesso à saúde e à educação são características marcantes (ver seção especial sobre covid-19).

No âmbito da família, resiliência e vulnerabilidade são conceitos que guardam correlações importantes e que podem ajudar não só a compreender a complexidade da situação, mas também a criar paralelamente, nessas famílias, estratégias eficazes de enfrentamento e produção de saúde coletiva. A sociedade do conhecimento, ao adotar o paradigma sistêmico, desloca a atenção do linear para o circular, do simples para o complexo e do individual para o coletivo. Há necessidade da compreensão da realidade, e não mais uma simples interpretação. Urge uma coconstrução que integre a mente, o corpo e o ambiente numa linha de cuidado e estratégias de promoção, prevenção e tratamento pautadas num processo de humanização coletiva. Para isso, compreender sobre processos de resiliência familiar no enfrentamento às situações de crises, seja por uma doença crônica em um de seus membros, lutos ou mesmo situação de desemprego de pobreza e miséria, pode ajudar as equipes multidisciplinares de atendimento domiciliar a desenvolver, junto a essas famílias, estratégias de ações mais efetivas.

O paradigma da complexidade dentro da sociedade do conhecimento carrega junto de si a relatividade, as incertezas, em um âmbito maior, desnuda toda sorte de desigualdades sociais e estresse das minorias desfavorecidas, como os economicamente de baixo poder aquisitivo, baixa escolaridade, negros, mulheres e a população LGBTQIA+, além de aumentos dos casos de violência doméstica e uso de drogas lícitas. Nesse cenário, a abordagem focada na resiliência familiar e consciente da interação dialética entre os microssistemas familiares e os macrossistemas sociais, políticos e econômicos se apresenta como importante estratégia de cuidado na atenção domiciliar, na promoção da saúde coletiva e de autonomia de famílias e sujeitos.

Conceito de vulnerabilidade

O termo "vulnerabilidade" associa-se à percepção da suscetibilidade das pessoas a problemas de saúde, riscos ou danos. O conceito de vulnerabilidade se diferencia do conceito de risco, que "se refere às condições fragilizadas da sociedade tecnológica contemporânea, vulnerabilidade identifica a condição dos indivíduos nessa sociedade".[1]

Risco foi usado na epidemiologia em associação a grupos e populações, enquanto vulnerabilidade se refere aos indivíduos em si e às suas suscetibilidades ou predisposições a respostas ou consequências negativas. Portanto, a resposta dos sujeitos perante esses eventos dependerá de sua vulnerabilidade, ou seja, há uma predisposição ou mesmo resposta pouco adequada à situação. Vulnerabilidade, por outro lado, não é uma "estratégia" ou "resposta" para o enfrentamento de crises, embora seja condição necessária, um "pré-requisito" para isso.[1,2]

Ao tratar do tema "vulnerabilidade", precisa-se definir se se atribui esse conceito a algo intrínseco e inerente a quem analisamos, no caso, às pessoas, às famílias, ou se está atribuído ao meio, ou ainda se se entende que pode se referir também a instrumentos sociais e estatais de apoio – e, sob essa ótica, à presença ou ausência destes.

Sob o aspecto do cuidado em saúde, no nível comunitário ou mesmo de atendimento a indivíduos e suas famílias, é mais plausível pensar nos elementos relacionados à proteção social (programas), como instrumentos de "enfrentamento da vulnerabilidade", do que propriamente tratar a ausência desses elementos como a vulnerabilidade em si.

Outra percepção fundamental, ao se definir vulnerabilidade, é que os níveis aos quais se está referindo, ou seja, individual, familiar, comunitário, ambiental ou populacional, modificam a percepção e o próprio conceito do que seria a vulnerabilidade.

No caso do território, os elementos de risco ambientais, físicos e sociais presentes, são determinantes externos da vulnerabilidade de indivíduos e famílias na comunidade. Esse é o caso da família de Eliana, que está sujeita a riscos ambientais e sociais determinados por um agente externo e cuja vulnerabilidade – familiar ou social – fará com que ela se adapte melhor ou pior à presença desse agente externo. Na mesma situação, do ponto de vista da comunidade em que vive, encontra-se em uma área de vulnerabilidade, no caso, a ambiental.

Um conceito controverso é o de uma suposta "vulnerabilidade programática",[3] que embaraça os conceitos de demandas ou necessidades de uma população com conceitos de oferta de serviços. Se tomada por uma perspectiva, por exemplo, dos projetos terapêuticos singulares,[4] percebe-se que, quando Ayres[3] define a vulnerabilidade social, o conceito se relaciona com a ideia de "demanda", e, quando ele defende a existência de uma "vulnerabilidade programática", traz um conceito que se aproxima da lógica da "oferta" de serviços. Esse casamento entre oferta, demanda e risco não leva em consideração, por exemplo, a resiliência, ou seja, considera a necessidade de "ofertar" proteção social, não necessariamente a "demanda" por proteção social das pessoas, famílias e comunidades.

Assim, será compensatório aquilo que não é intrínseco das pessoas e suas características (pessoais, familiares, culturais, sociais, comunitárias etc.), ou seja, algo não contextual e que não se enquadraria como uma definição ou um critério de vulnerabilidade, mas como algo a compensar, a incluir como pesos em uma balança que representaria a vulnerabilidade, a qual então se traduziria como uma contraposição entre resiliência e risco (Figura 2).

A definição de risco *versus* vulnerabilidade sugere que elas sejam mutáveis por políticas de maior espectro, nos apontam sentinelas de risco que determinam maior vulnerabilidade social ou ambiental, que podem ser minimizadas ou enfrentadas com maior êxito quando as pessoas e as famílias são resilientes, ou então como um conjunto de pessoas e famílias em uma comunidade. Então, faz mais sentido ainda discutir se estamos tratando de vulnerabilidade individual e familiar *versus* vulnerabilidade comunitária ou populacional, pois, ao mesmo tempo que a magnitude dos eventos é maior, também é maior a capacidade de organização pelo número de pessoas envolvidas e capacidade de empatia, solidariedade mútua etc. Assim, percebe-se como mais clara ainda a definição de vulnerabilidade em um espectro antagônico ao conceito de resi-

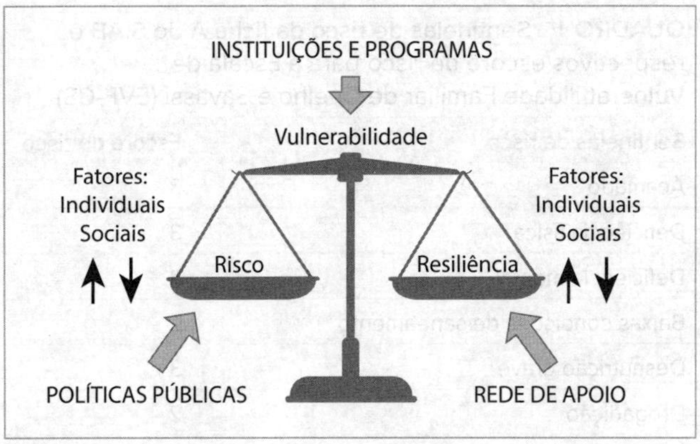

FIGURA 2

Correlação entre risco, resiliência e vulnerabilidade.

Fonte: elaborada pelos autores.

liência, restando definir, por outro lado, quais são elementos de resiliência que poderiam ser identificados em uma família, mensurados e, por fim, avaliados.

Não há que se dizer que alguém esteja certo ou errado em suas percepções de vulnerabilidade, risco, fragilidade, resiliência etc. Entretanto, sob a lógica da atenção primária à saúde (APS), na qual se trabalha com indivíduos e famílias com foco e olhar na comunidade, parece-nos mais próximo de nossa realidade, de cuidadores de populações a descritas a alguns quarteirões dentro de bairros, que o conceito de vulnerabilidade contemple a clínica individual e os problemas de saúde, a dinâmica e a sistêmica familiar, além dos elementos que estão naquele território da comunidade e que, portanto, têm até mais a ver com os elementos sociais presentes neste do que propriamente com o aparato de proteção social estatal ou programática. Também se traduzem em questões do *locus* micro ou médio e não tão macrolocalizadas como as políticas de saúde municipais, estaduais ou federais. Isso não significa dizer, em nenhum momento, que tais políticas não sejam capazes de criar redes de proteção à família vulneráveis ou indivíduos vulneráveis, mas que estas são exatamente isto: elementos de proteção social voltados para famílias vulneráveis, tendo menos a ver com o próprio conceito de vulnerabilidade.

Já para a saúde coletiva, que se ocupa muitas vezes de grandes abordagens populacionais e determinações da saúde de maior magnitude, um conceito de vulnerabilidade que se aproxime de grandes populações certamente tende a levar em conta, na lógica dos cenários mais amplos, grandes questões mensuráveis, como riscos populacionais, riscos ambientais, incidência e prevalência de grandes problemas de saúde pública, presença ou ausência do estado, da proteção social, presença ou ausência de programas que sejam capazes de criar enfrentamento para grandes populações vulneráveis.

Em última análise, o nível de desagregação será o elemento que determina quais conceitos deveríamos utilizar, sendo, portanto, o nível do indivíduo/família/comunidade de uma equipe de Saúde da Família aquele através do qual se avaliam as habilidades sob a lógica de um antônimo de resiliência. Já o nível de abrangência de várias equipes, ou seja, de uma UBS distrital/municipal/estadual/nacional, será foco de uma abordagem mais coletiva que, portanto, levará em conta elementos mais amplos, como riscos ambientais, ações programáticas, presença ou ausência da proteção do estado, elementos sociais, proporção de grupos populacionais considerados de risco ou vulneráveis, entre outros.

Assim, podemos identificar então Quatro níveis de vulnerabilidade a serem avaliados, sendo as vulnerabilidades "individual" e "familiar" aquelas nas quais a vulnerabilidade pode ser analisada em contraposição ao conceito de resiliência. E ao menos dois níveis macro, nos quais a vulnerabilidade pode ser considerada em contraposição a presença de políticas públicas, e se aproxima mais do conceito de risco, que seria mutável por grandes políticas públicas: é o caso da vulnerabilidade populacional ou Comunitária que se aproxima dos elementos sanitários mais amplos, e a vulnerabilidade ambiental.

Neste caso, percebe-se que reside no nível da comunidade o fator de inflexão entre as vulnerabilidades que podem ser enfrentadas por resiliência e as vulnerabilidades que demandam ações mais amplas, ligadas a políticas públicas; isso porque as comunidades estarão sujeitas a riscos e vulnerabilidades de magnitudes elevadas em geral acima da sua própria capacidade de resiliência, como grupamento populacional ligado a um território específico.

Não se trata de dizer que indivíduos ou famílias não se beneficiam de políticas públicas, mas que nesse caso a vulnerabilidade tem mais a ver com a sua própria capacidade de resistência, e que o papel das políticas públicas é ampliar a sua resiliência. Já com relação a comunidades, populações, e à própria lógica de risco e vulnerabilidade ambiental, as políticas públicas são a principal, senão a única, forma de construir resistência/resiliência para o enfrentamento.

Conceito de vulnerabilidade familiar

Famílias constituem o contexto mais próximo da vida das pessoas sob os cuidados das equipes de saúde, influindo diretamente na capacidade de resistir ao adoecimento, a crises pessoais, espirituais, sociais ou financeiras, podendo ser fonte de apoio ou de fragilidade. Assim, famílias podem atuar como elementos de enfrentamento da vulnerabilidade individual ou como ponto de ampliação desta.

Por outro lado, famílias também são objetos de cuidado, notadamente das equipes de APS, que têm em seu nome – Saúde da Família – tal atribuição, assim como a especialidade médica desse nível de cuidados – Medicina de Família e Comunidade. Assim, além de fonte de cuidado ou adoecimento, as famílias são também o foco dessa atenção, merecendo diagnósticos, classificações, avaliações e terapias.

Um dos elementos que se devem analisar no contexto familiar é o grau de vulnerabilidade em que essa família se encontra, determinando o nível de fragilidade e incapacidade de resistência que a acomete; por outro lado, entender quais fatores são capazes de gerar essa mesma resistência, ou resiliência, para essa mesma família, é fundamental para uma prática de saúde centrada nela.

Componente de determinação da vulnerabilidade familiar

A Escala de Vulnerabilidade Familiar (Quadros 1 e 2) de Coelho e Savassi (EVF-CS) foi criada originalmente como uma tentativa de sistematizar e priorizar visitas domiciliares para famílias vivendo com maior necessidade de cuidados.[5] Ela se baseia em sentinelas de risco presentes na ficha A do Sistema de Informações da Atenção Básica (SIAB), que, avaliadas e pontuadas, definem escores de vulnerabilidade que determinam a necessidade de um maior ou menor investimento de recursos da equipe de atenção primária.[6]

A escala é útil na educação na saúde, especialmente no âmbito da graduação, quando o exercício de correlacionar sentinelas de risco com outras situações, demonstrando a alunos que a saúde não é feita de relações lineares agente-causa-efeito,[7] bem como para o entendimento da vulnerabilidade familiar pela própria equipe;[8] na educação escolar, para priorizar famílias que demandariam abordagens mais intensivas.[9]

Famílias classificadas como vulneráveis apresentaram um risco até duas vezes maior de doença cárie[10,11] e índice de necessidade de atenção à saúde bucal;[12] demonstrou-se ainda a possibilidade de a escala balizar a frequência de visitas pela vulnerabilidade, dentro do processo de trabalho do agente comunitário de saúde.[13] Assim, a escala tem sido objeto de análises e utilizada de forma abrangente por equipes de APS. Nem mesmo a modificação do sistema de informação da atenção básica para o SIS-AB, dentro da lógica das fichas de cadastro diferentes, do eSUS, foi capaz de arrefecer os estudos na área da vulnerabilidade familiar.

Esse acúmulo de experiências na lógica da escala como definidora da vulnerabilidade, respaldado pelo acúmulo de evidências na literatura de APS, torna a vulnerabilidade familiar mais um eixo de análise, entre outras vulnerabilidades presentes no território, e destacadas no campo da saúde coletiva – como a vulnerabilidade individual, a social[3] e a ambiental.

Nos primórdios da discussão dessa escala, pensava-se no conceito de "risco familiar" e que as famílias pudessem ser classificadas de acordo com o seu risco a partir de sentinelas individuais e sociais. Isso trouxe uma série de questionamentos sobre a possibilidade de avaliar famílias a partir de sentinelas presentes no território. Além das limitações já escritas, a saber, de usar apenas aquelas descritas na ficha A do SIAB, outras preocupações envolveram a dificuldade de valorização e pontuação de cada uma dessas sentinelas.

A pontuação das sentinelas individuais, como hipertensão, diabetes e drogadição, é feita pela presença em cada indivíduo, ou seja, aquele indivíduo hipertenso e usuário de drogas pontuará por ambas as sentinelas; por outro lado, se o domicílio tem cinco pessoas hipertensas, o escore de cada uma delas contribuirá para mais cinco pontos na classificação da família. Assim, a partir da soma dos escores de risco de cada indivíduo daquela família, são classificadas em vulnerabilidade habitual, ou menor a máximo, conforme aponta o Quadro 2.

QUADRO 1 Sentinelas de risco da ficha A do SIAB e respectivos escore de risco para a Escala de Vulnerabilidade Familiar de Coelho e Savassi (EVF-CS)

Sentinelas de risco	Escore de risco
Acamado	3
Deficiência física	3
Deficiência mental	3
Baixas condições de saneamento	3
Desnutrição grave	3
Drogadição	2
Desemprego	2
Analfabetismo	1
Indivíduo menor de 6 meses de idade	1
Indivíduo maior de 70 anos de idade	1
Hipertensão arterial sistêmica	1
Diabetes *mellitus*	1
Relação morador/cômodo maior que 1	3
Relação morador/cômodo igual a 1	2
Relação morador/cômodo menor que 1	0

Fonte: Coelho FLG; Savassi LCM, 2004.[5]

QUADRO 2 Cálculo da vulnerabilidade familiar para a Escala de Vulnerabilidade Familiar de Coelho e Savassi (EVF-CS)

Escore total	Vulnerabilidade familiar
0 a 4	R0 – Vulnerabilidade habitual
5 e 6	R1 – Vulnerabilidade menor
7 e 8	R2 – Vulnerabilidade média
> 9	R3 – Vulnerabilidade máxima

Fonte: adaptado de Savassi LCM *et al.*, 2012.[6]

Ao migrar o conceito da escala de "risco" para "vulnerabilidade", a preocupação dos autores foi adequar-se ao conceito de que a vulnerabilidade é mutável a partir da construção de uma ação individual ou familiar ou mesmo comunitária, que acaba se aproximando do conceito de resiliência como estratégia de enfrentamento da própria vulnerabilidade.[1] Sob essa égide, portanto, o conceito de vulnerabilidade se aproxima bem mais do conceito trazido pela área da saúde e das ciências sociais do que propriamente dos conceito de vulnerabilidade ambiental ou programática, e de outros conceitos mais próximos da lógica de risco e enfrentamento aos fatores de risco.

Conceito de resiliência

O interesse pelo estudo da resiliência se iniciou com a pesquisa de Emmy Warney nos anos 1950, no Havaí, quando ela acompanhou, por 30 anos, crianças que aglomeravam fatores de riscos e vulnerabilidades sociais, familiares e pessoais, percebendo que 28% dessas crianças, apesar de todas as dificuldades haviam conseguido, diferente das outras, ter uma evolução diferenciada: conseguiram trabalhar, constituir família e não desenvolveram transtornos psíquicos. A partir de então, vários pesquisadores procuraram compreender como essas crianças conseguiram se desenvolver favoravelmente em um meio tão desfavorável, mas durante muitos anos houve uma tentativa de compreensão da resiliência como algo individual.[14] Walsh (2005) define resiliência como:

> Capacidade de se renascer da adversidade fortalecido e com mais recursos. É um processo ativo de resistência, reestruturação e crescimento em resposta à crise e ao desafio.[15]

A resiliência permite que a pessoa assuma sua vida depois da adversidade. Isso não é o mesmo que dizer que a pessoa resiliente seja invulnerável ou autossuficiente, até porque essas condições seriam antiéticas e incompatíveis à condição relacional e situacional do ser humano, constituído a partir do desenvolvimento e das interações de seus papéis desempenhados. O que é próprio da natureza humana reside muito mais numa resolução do coletivo do que naquilo que sobressai com "apenas" características individuais. Faz-se necessário compreender resiliência a partir da interação entre indivíduos e múltiplos contextos e como resultado de suas ações compartilhadas em um dado momento histórico. É importante abordar o termo em uma perspectiva histórica e social, o que permite compreender significados, sentidos e usos além de uma construção linguística.

No caso da família de Eliana, por exemplo, percebe-se que os desafios da família em responder às várias dificuldades advindas de diferentes ordens, que vão desde problemas físicos de saúde com várias comorbidades, passando por problemas como perder a casa por um crime ambiental, perpassa também pelas características da dinâmica familiar, onde a hierarquia e a divisão de trabalhos e responsabilidades não são compartilhadas, gerando sobrecarga de trabalho e responsabilidade na filha que nem mora mais na mesma casa, bem como problemas de saúde pública como abuso de múltiplas drogas, problemas de reorganização da estrutura familiar para cuidar de um membro acamado, enfim, várias situações, as quais se misturam e exigem uma resolução no coletivo micro do sistema familiar e macrossistema social – o que se contrapõe à crença de que as coisas vão ficar bem, mas sem se responsabilizar nem se implicar na divisão de cuidados, como é o caso de alguns dos familiares de Eliana, que não se responsabilizam pelo seu cuidado. A cultura e o momento histórico nos quais indivíduos e famílias estão inseridos delineiam, muitas vezes, os contornos dessas ações compartilhadas, exigindo esforços em criar respostas espontâneas e criativas e que rompam as conservas culturais.[16] A resiliência será sempre fruto da interação e integração das experiências de crises vividas e momentos compartilhados.

Compreendendo a resiliência familiar e coconstruindo relações de cuidados

Há alguns anos, havia questionamento sobre o fim da família, ou melhor, a morte da família tradicional cisnormativa patriarcal. Entretanto, o que acabou acontecendo foi a coexistência entre diferentes modelos de famílias com o modelo tradicional. Partindo do conceito ampliado de família, pode-se afirmar que o conceito de família não inclui só membros por consanguinidade, mas também pessoas que se consideram por afinidade ou vontade expressa (IBGE). Importante ressaltar que inclusive há mudanças jurídicas importantes na constituição e no código de direito civil e em estatutos como da criança e do adolescente, que apontam direitos e deveres e responsabilidades compartilhadas por famílias constituídas por laços não consanguíneos.[17-19]

As mudanças no conceito de família trazem, para além das questões sociais e jurídicas, uma reflexão sobre as estratégias de cuidado dessa família quando do atendimento domiciliar, que suspendam visões estigmatizantes e preconceituosas sobre a família e sua composição ou membros. Olhar sistemicamente o atendimento domiciliar leva a definir as equipes de profissionais da saúde como não só fazendo parte do sistema familiar, como também sendo referência em saúde dessa família. Nesses casos, sobressaem os agentes comunitários de saúde, por estarem mais próximos do cotidiano dessas famílias, haja vista não apenas serem moradores da mesma comunidade, mas também profissionais de saúde.

Tradicionalmente se acreditou que a resiliência não só fosse um processo individual, mas também, quando se falava em tratamento familiar, era muito comum que fosse dado um enfoque para a disfunção familiar e não para os recursos, ou seja, para o patológico das situações relacionais, e não para o saudável.

Rodrigo Pinheiro Silveira, médico de família docente da Universidade Federal do Acre, aponta que, ao se pensar na abordagem familiar na APS, pode-se compreender o adoecimento como a diminuição da capacidade de resiliência, limitando a adaptação criativa de lidar com eventos estressantes e dar respostas adequadas. Para ele, a abordagem familiar é indicada em processos de adoecimentos crônicos, principalmente nos casos que não aderem aos tratamentos, nas situações complexas de adoecimentos em que existem situações psicossociais difíceis, pessoas com sintomas difusos, psicossomáticos, pessoas hiperutilizadoras dos sistemas de saúde, adoecimento psíquico, pessoas que não aderem ao tratamento e pessoas que não melhoram, apesar de vários tratamentos. Assim, a abordagem familiar pode ajudar o profissional de saúde tanto no diagnóstico quanto no tratamento.

O profissional de saúde, em sua práxis de atendimento domiciliar, deve ter um cuidado ético e humanizado das famílias assistidas. Nessa linha de cuidado em saúde, deve-se ter o conhecimento de que o sofrimento sempre ultrapassa a dimensão individual e, sendo a família um sistema complexo, a doença impacta todo o sistema.[20]

Carter e McGoldrick (1995) defendem a ideia de que as famílias passam, ao longo do tempo, por estressores verticais e horizontais. Os verticais são os padrões, mitos e segredos familiares que são transmitidos transgeracionalmente aos seus membros e que configuram suas formas de se relacionar com eles mesmos, com outros membros da família e outros sistemas sociais. Os horizontais são referentes ao ciclo de vida, que são comuns no desenvolvimento de qualquer família e, os imprevisíveis, como morte precoce, doenças crônicas e acidentes, os quais não são esperados, apesar de conhecidos.[21]

Neste capítulo, pretende-se abordar a resiliência familiar numa perspectiva mais interacionista, ousando um olhar mais positivo sobre esses processos. As relações familiares podem ajudar no processo de resiliência ou aumentar ainda mais os estresses e provocar adoecimentos.

A ausência de problemas ou estabilidade constante lembra a linha contínua do eletroencefalograma de uma pessoa morta. Assim, nessa metáfora das linhas do eletroencefalograma, as alterações, os altos e baixos seriam a vida das famílias que passam por crises previsíveis e imprevisíveis e a forma como as enfrentam, e as respostas adequadas que conseguem dar revelam a sua capacidade de resiliência. Nas intervenções em Saúde da Família, é importante que se conheça sobre os ciclos de vida das famílias, a história dessa família. Nesse sentido, o genograma e os ecomapas são ferramentas que podem ajudar a identificar focos e necessidades de intervenção.

Walsh[15,22] aponta três elementos fundamentais para a abordagem da resiliência familiar: sistemas de crença familiar, padrões organizacionais e os processos de comunicação/solução de problemas. No Quadro 3 ela discrimina cada um desses elementos.

A abordagem sistêmica da resiliência familiar envolve a compreensão histórica e social de fatores que interagem entre si de forma dialética e processual, entre as multiplicidades de interações possíveis que revelam a cada instante histórico singular que habita em cada coletivo e coletivo que habita em cada membro e sistema familiar. Assim, resiliência familiar não é um modelo familiar estático e singular, tampouco um conjunto de traços, mas acima de tudo se apresenta como processo dinâmico ao longo dos anos, o qual vai variar de acordo com as condições adversas e recursos disponíveis, ou não, ou seja, as diferentes vulnerabilidades existentes.

E, aqui, cabe chamar atenção para os riscos de se acreditar que, mesmo abandonando o paradigma linear e desfocado do indivíduo e de suas patologias e focando numa abordagem da resiliência familiar, não é preciso fazer mais nada. Na verdade, essa postura seria o mesmo que acreditar que a resiliência familiar desenvolvida em resposta às crises fosse independente e desintegrada do contexto sociopolítico-cultural. Dessa forma, é preciso, para não cair nesse risco, não só focar na resiliência familiar, mas também promover ações que possam atuar na estrutura dos macrossistemas, ajudando a desenvolver políticas institucionais, estruturas e programas que garantam a cocriação e a corresponsabilidade dos envolvidos.

QUADRO 3 Processos-chave na resiliência familiar

Sistemas de crenças
1. Encontrar significado na adversidade
- Visão relacional da resiliência
- Normalizar, contextualizar o estresse
- Senso de coerência: ver a crise como um desafio significativo, compreensível, administrável
- Avaliação facilitadora: causal/atribuições explicativas; expectativas futuras
2. Perspectiva positiva
- Esperança, tendência otimista, confiança na superação das dificuldades
- Coragem/encorajamento; afirmar pontos fortes; focar no potencial
- Iniciativa ativa e perseverança (espírito dinâmico)
- Dominar o possível, aceitar o que não pode ser mudado, tolerar a incerteza
3. Transcendência e espiritualidade
- Valores e propósito maiores
- Espiritualidade, fé, práticas contemplativas, comunidade, conexão com a natureza
- Inspiração: antever possibilidades; sonhos na vida; expressão criativa: ação social
- Transformação: aprendizagem, mudança e crescimento a partir das adversidades
Padrões organizacionais
1. Flexibilidade
- Abertura à mudança: recuperar-se, organizar-se, adaptar-se a novas condições
- Estabilidade para combater a perturbação: continuidade, confiança, previsibilidade
- Forte liderança autoritativa: educar, guiar, proteger
- Variantes normas familiares: parentalidade cooperativa/equipes de cuidadores
- Relação do casal/cogenitor: respeito mútuo, igualdade entre os parceiros
2. Conectividade
- Apoio mútuo, colaboração e comprometimento
- Respeitar as necessidades e diferenças individuais
- Procurar reconexões, reparar separações, lutos
3. Recursos sociais e econômicos
- Mobilizar redes de parentescos, sociais e comunitárias; modelos e mentores
- Construir segurança financeira, equilibrar tensões no trabalho/família
- Sistema mais amplos: apoio institucional, estrutural
Comunicação/solução de problemas
1. Mensagens claras e consistentes
- Esclarecer informações ambíguas; buscar a verdade
2. Expressão emocional aberta
- Compartilhar sentimentos dolorosos; resposta empática; tolerar as diferenças apoio mútuo, colaboração e comprometimento
- Interações prazerosas, humor; descanso
3. Solução de problemas colaborativa
- *Brainstorming* criativo; engenhosidade
- Compartilhar tomada de decisão, reparar conflitos, negociação, justiça
- Concentrar em objetivos, tomar medidas concretas, construir sobre o sucesso, aprender com o fracasso
- Postura proativa: prontidão, planejamento, prevenção

Fonte: Walsh F, 2016.[22]

Considerações finais

Vulnerabilidade é um conceito amplo, com rica epistemologia e uma terminologia por vezes conflitante. O conceito de vulnerabilidade familiar, como capacidade de responder aos fatores estressores e dependente da resiliência familiar, parece mais adequado para as equipes que atuam em atenção domiciliar, com pacientes e famílias, sendo mais adequado à realidade de quem atua na assistência em saúde. Resiliência e vulnerabilidade familiares, portanto, guardam correlações fundamentais. No caso da família de Eliana, elementos apontam para a vulnerabilidade familiar, a partir da qual uma percepção de elementos de resiliência se fará necessária para a superação dos estressores.

Referências

1. Janczura R. Risco ou vulnerabilidade social? Textos & Contextos. 2012;11(2):301-8.
2. Yunes MAM, Szymanski, H. Resiliência: noção, conceitos afins e considerações críticas. In: Tavares J, organizador. Resiliência e educação. 2. ed. São Paulo: Cortez; 2001.
3. Ayres JR, França Junior I, Calazans GJ, Saletti Filho HC. Vulnerabilidade e prevenção em tempo de AIDS. In: Parker R, Barbosa RM. Sexualidade pelo avesso: direitos, identidades e poder. São Paulo: Editora 34; 1999.
4. Merhy EE. Apostando em projetos terapêuticos cuidadores: desafios para a mudança da escola médica ou utilizando-se da produção dos projetos terapêuticos em saúde como dispositivo de transformação das práticas de ensino-aprendizagem que definem os perfis profissionais dos médicos. Rev Saúde Coletiva. 1999;10(5):13-7.
5. Coelho FLG, Savassi LCM. Aplicação da Escala de Risco Familiar como instrumento de priorização das visitas domiciliares. Rev Bras Med Fam Comunidade. 2004;1(2):19-26.
6. Savassi LCM, Lage JL, Coelho FLG. Sistematização de instrumento de estratificação de risco familiar: a escala de risco familiar de Coelho-Savassi. J Manag Prim Health Care. 2012;3(2):179-85.
7. Pereira JG, Campinas LLSL, Martines WRV, Chueiri OS. Integração Academia, Serviço e Comunidade: um relato de experiência do curso de graduação em medicina na atenção básica no município de São Paulo. O Mundo da Saúde São Paulo. 2009;33(1):99-107.
8. Nakata PT, Koltermann LI, Vargas KR, Moreira PW, Duarte ERM, Rosset-Cruz I. Classificação de risco familiar em uma Unidade de Saúde da Família. Rev. Latino-Am. Enfermagem. 2013;21(5).
9. Santos SMR, Jesus MCP, Peyroton LS, Linhares FS. Avaliação e classificação do risco familiar em uma escola de educação infantil. J Res Fundam Care Online. 2014;6(1):232-40.
10. Kobayashi HM, Pereira AC, Meneghim MC, Ferreira RI, Ambrosano GMB. Risco familiar como elemento para organização da demanda em saúde bucal na Estratégia Saúde da Família. Rev Odontol UNESP. 2015;44(2):85-91.
11. Neto JP, Mendes KLC, Wada RS, Sousa MLR. Relação entre classificações de risco utilizadas para organização da demanda em saúde bucal em município de pequeno porte de São Paulo, Brasil. Ciênc Saúde Colet. 2017;22(6):1905-12.
12. Silva MFVM, Vidal AKL. Identificação do risco familiar em saúde como alternativa para equidade no acesso a odontologia em uma unidade de saúde da família da cidade do Recife/PE/Brasil. Odontol Clín-Cient. 2016;15(3):183-8.
13. Guzella RG. Aprazamento das visitas domiciliares dos agentes comunitários de saúde a partir do olhar da equidade. Dissertação [Mestrado em Cuidado em Atenção Primária em Saúde] – Escola de Enfermagem, Universidade de São Paulo, São Paulo; 2015.
14. Cyrulnik C, Cabral S. Resiliência: como tirar leite de pedra. Belo Horizonte: Casa do Psicólogo; 2015.
15. Walsh F. Fortalecendo a resiliência familiar. São Paulo: Roca; 2005.
16. Moreno JL. Psicodrama. São Paulo: Cultrix; 2003. 492 p.
17. Brasil. Constituição 1988. Constituição da República Federativa do Brasil. Brasília, DF: Senado; 1988.
18. Brasil. Lei nº 8.069, de 13 de julho de 1990. Dispõe sobre o Estatuto da Criança e do Adolescente e dá outras providências. Brasília, DF: Diário Oficial da União; 1990.
19. Brasil. Código Civil Brasileiro. 2002. Lei nº 10.406, de 10 de janeiro de 2002. Institui o Código Civil. Brasília, DF: Diário Oficial da União; 2002.
20. Rebelo L, coordenador. A família em medicina geral e familiar. São Paulo: Almedina; 2018.
21. Carter B, McGoldrick M. As mudanças no ciclo de vida familiar: uma estrutura para a terapia familiar. Porto Alegre: Artes Médicas; 1995.
22. Walsh F. Processos normativos da família: diversidade e complexidade. Porto Alegre: Artmed; 2016.

Capítulo 3

Insuficiência familiar

Rogério Yassuaki Sakurada
Marta Lúcia Pereira
Letícia Andrade
Ivone Bianchini de Oliveira

PONTOS-CHAVE

- Pacientes dependentes demandam cuidado de equipes de atenção domiciliar, com a necessidade de estabelecimento de uma boa relação entre profissionais de saúde – cuidador – paciente.
- O cuidado domiciliar requer o estabelecimento de um bom vínculo familiar, criando canais de cuidados para a análise do grau de suficiência familiar para o cuidado.
- A insuficiência familiar é um processo psicossocial de desequilíbrio nas relações, que exige avaliação, suporte social, ferramentas de apoio e serviços de assistência social.

OBJETIVOS DE APRENDIZAGEM

Ao final do capítulo, o leitor deverá ser capaz de:

- Identificar famílias insuficientes.
- Compreender a necessidade do trabalho em equipe e em redes de assistência para melhores resultados no atendimento.
- Reconhecer as ferramentas e serviços disponíveis para atuar com famílias insuficientes.

Caso clínico

Adejair, 62 anos, viúvo, aguarda remoção do hospital após sofrer acidente vascular encefálico (AVE), apresentando como sequelas: hemiplegia à esquerda e presença de traqueostomia com cânula metálica necessitando de aspiração de vias aéreas pelo menos 2x/dia.

O paciente é morador de rua há 20 anos. A assistência social do hospital encontrou uma filha dele que mora na cidade, mas se recusa a ter contato com o pai, pois ele havia abandonado a família e ela o culpava pela morte da mãe.

O Sr. Adejair tem também um irmão mais velho, que mora sozinho em uma cidade próxima. Realizado contato, disponibiliza um espaço para sua permanência, porém, por receber apenas dois salários mínimos de aposentadoria e ter problemas de coluna, acredita que não terá condições de auxiliar nos cuidados.

Introdução

A mudança do perfil demográfico da população, com tendência ao envelhecimento, dá-se em um contexto de transformações das famílias, que vêm adquirindo papéis, estruturas, contornos e arranjos familiares diversos. As mudanças nos padrões de fecundidade, com famílias menores; a posição da mulher no mercado de trabalho; a urbanização das cidades; a migração dos mais jovens em busca de trabalho ou estudo fora de seus lugares de origem; o aumento dos divórcios e dos recasamentos; tudo isso pode influenciar na forma como as famílias se organizam para atender e cuidar das pessoas com deficiência, em especial, daquelas que necessitam de cuidados contínuos de terceiros[1-3].

Quando a família não tem condições psicológicas, sociais nem mesmo recursos financeiros ou humanos para cuidar de seu familiar deficiente, este fica exposto às situações de morbidade. Nesse contexto, a insuficiência familiar encontra terreno fértil, o que pode prejudicar as condições de vida da pessoa e comumente levá-la à institucionalização[2].

A atenção domiciliar, ao trabalhar com o paciente inserido no âmbito familiar e social, invariavelmente acaba por necessitar conviver com essas dificuldades de manejo, tanto pela ausência de cuidadores como pela quebra de vínculos entre as pessoas e o próprio paciente. Entender essas situações e saber como manejar as causas preveníveis de problemas advindos da insuficiência familiar faz parte das atribuições da equipe multiprofissional que assiste ao doente[4,5].

A experiência de cuidar em casa de um doente dependente vem se tornando cada vez mais frequente no cotidiano das famílias; e uma maneira para desafogar as instituições de saúde, cada vez mais solicitadas de atendimento. Esse novo papel é experienciado pela multiplicidade de necessidades e sentimentos, muitas vezes contraditórios e antagônicos, pela tensão, competência e conflito associado[6]. Em domicílios que apresentem esses perfis de pacientes, criam-se ambientes propícios para a instalação da insuficiência domiciliar.

O contexto da insuficiência familiar

A principal característica do que se pode compreender como a saúde do indivíduo está relacionada com a sua funcionalidade global, embasada na capacidade da pessoa em gerir a própria vida ou cuidar de si mesmo. Considera-se saudável o ser capaz de funcionar sozinho, de forma independente e autônoma, mesmo que possua histórico ou presença atual de doenças orgânicas[2]. Muitos desses processos que levam a perda gradual da capacidade de gerir a rotina da vida podem ser explicados dentro de conceitos estabelecidos pela geriatria, mas que na AD podem ser extrapolados para diversas categorias de pacientes que se encontram em situação de incapacidade funcional[2,7,8].

No processo de envelhecimento ou por fator patológico é comum ocorrer a progressiva perda dessa autonomia, levando a uma deficiência de autocuidados que pode se tornar permanente. Segundo a Lei n. 13.146, de 6 de julho de 2015, é entendida como deficiência aquela que apresenta "impedimento de longo prazo de natureza física, mental, intelectual ou sensorial, o qual, em interação com uma ou mais barreiras, pode obstruir sua participação plena e efetiva na sociedade em igualdade de condições com as demais pessoas".

Tais deficiências levam a um progressivo descontrole de funções básicas fundamentais para a autopreservação e sobrevivência do indivíduo. São situações que se referem às tarefas do cotidiano com o próprio corpo, como tomar banho, vestir-se, realizar higiene pessoal, promover sua transferência de posição ou de um local para outro, continência esfincteriana e alimentar-se sozinho. Assim, existe uma tendência de que o declínio funcional se inicie por tarefas mais complexas, como o banhar-se, e progride hierarquicamente até chegar ao nível de dependência completa, quando o paciente necessita de ajuda até para se alimentar. Todavia, em situações que ocorrem de maneira súbita, como acidentes, doenças crônicas agudizadas ou sequelas de processos patológicos críticos, nem sempre é respeitada essa sequência. A condição funcional nas atividades de vida diárias (AVD) básicas podem ser classificadas em: independência (realiza todas as atividades básicas de vida diária de forma independente); semidependência (considerando o comprometimento de pelo menos uma das funções culturalmente influenciadas como de higiene pessoal); dependência incompleta (em que ocorre o comprometimento de uma das funções vegetativas simples como a transferência de posição ou controle esfincteriano); e dependência completa (apresenta comprometimento de todas as AVD, inclusive para se alimentar)[2,3,9,10].

Assim, domínios como: cognição, humor, mobilidade e comunicação devem ser rotineiramente avaliados nas consultas ou visitas domiciliares. Tais percepções permitem analisar perdas já estabelecidas por meio de sinais e sintomas de agravamento do quadro clínico e social, facilitando o processo de intervenção precoce em potenciais agravos. Nesse enredo, a cognição é entendida como a capacidade mental de compreender, avaliar e resolver os problemas do cotidiano, sendo muito dependente de funções corticais para a execução dessas tarefas. O humor, por outro lado, é a motivação para que os processos mentais sejam ativados pensando no progresso das ações. Mas de nada vale se a mobilidade, que é a capacidade de deslocamento do paciente, for insuficiente, pois não permite a execução das tarefas. Ressalta-se aqui que mobilidade não significa somente o processo de marcha ou postura, mas também a capacidade aeróbica, os movimentos voluntários e involuntários e a continência esfincteriana. Por último, mas não menos importante, é a capacidade de comunicação que possibilita o estabelecimento de relações produtivas com o meio. Essa habilidade pode ocorrer de duas maneiras: não verbal (através de movimentos, gestos e escrita) ou verbal (dependente dos sentidos da visão, audição e fala).

A insuficiência familiar: conceito

A insuficiência familiar é compreendida como um processo eminentemente psicossocial, que se caracteriza por apresentar um movimento atualizado, contínuo e permanente. Apresenta fator psicológico por estar fundamentado em construções internas e em significados. É social, porque acontece nas interações da pessoa com a família, com o contexto em que ela vive e também consigo mesma. Considerando que família é uma construção complexa, a experiência de insuficiência familiar é igualmente um processo complexo de interações, simbolicamente constituído por eventos não lineares, que ocorrem de modo simultâneo. São mutuamente influenciados pelo vínculo familiar prejudicado, pelas transformações contemporâneas no sistema familiar, por conflitos intergeracionais, declínio da saúde psicológica e funcional, entre outros. O processo de insuficiência familiar evidencia linhas de conectividade existentes entre as condições causais que levam ao incremento da insuficiência familiar, à experiência em si, fundada no vínculo familiar prejudicado e no baixo apoio social, e às consequências ou respostas da experiência de insuficiência familiar[10].

Os significados das doenças crônicas não são vividos exclusivamente pelo paciente, são também de seus familiares e de sua rede social. Como são compreendidos e compartilhados, de forma direta ou indireta, acabam influenciando o curso da doença. Eles podem refletir na redução ou no aumento dos sintomas, no exagero ou na diminuição das dificuldades, ou refletir em impedimentos ou facilidades relativas ao tratamento. A organização da família pode sofrer alterações por conta do adoecimento de um de seus membros e das orientações das equipes de saúde, e esses fatores demandam um novo modo de se relacionar com essa pessoa, que agora assume na família um novo papel, o de doente[11].

É importante ressaltar que esse papel nem sempre é vivido de forma tranquila, o que invariavelmente traz dificuldades para os que assumirão a função de cuidadores. A perda do papel social por si só é gerador de sofrimento, e as alterações na dinâmica familiar, geradas pelo adoecimento com dependência, tendem a potencializá-lo.

Extrapolando conceitos utilizados para pacientes idosos, mas que podem ser indicados para qualquer indivíduo deficiente ou dependente de cuidados de terceiros, o baixo apoio da família, seja dos adultos, dos jovens ou das crianças, está inteiramente vinculado ao desencadeamento da insuficiência familiar. O apoio deve ser bidirecional de forma que pacientes recebam apoio dos familiares e vizinhos e ao mesmo tempo também contribuam no cuidado. Todavia, no contexto da insuficiência familiar, o apoio sobrevém predominantemente de forma unidirecional[10], do paciente somente como provedor de recursos para família, ou do cuidador que se sobrecarrega sem auxílio dos demais[8,9].

A família nesse sistema, ao vivenciar o processo de adoecimento, necessita fazer adaptações que podem envolver mais de um ente familiar para enfrentar as adversidades e aprender a conviver com a nova situação. O adoecimento desarticula a organização do ser doente e de seu universo familiar, alterando sua dinâmica, modificando o comportamento de seus membros, de uns com os outros. Embora os familiares sofram com o adoecimento de um de seus membros, eles oferecem sustentação e apoio para o familiar doente. Assim, comumente, o movimento é no sentido de reorganizar-se em sua função protetora[6,8].

Na insuficiência familiar, diante das novas tarefas associadas com o cuidar, quando desigualmente distribuídas entre os membros da família, acrescem-se os papéis previamente existentes de um único elemento, o cuidador, causando desequilíbrio na unidade da família pela necessidade de tempo para as diversas atividades que lhe são destinadas[6]. Para se antecipar a problemas como estresse, cansaço e permitir que o cuidador tenha tempo de se autocuidar, é vital que ocorra a participação de outras pessoas para a realização do cuidado. Pessoas com limitação física e financeira são as que mais sofrem, tendo que depender da ajuda de outras pessoas, em geral familiares, fazendo com que seu poder de decisão fique reduzido, dificultando o desenvolvimento de outros vínculos com o meio social. Para oferecer uma vida mais satisfatória, é necessário o trabalho em conjunto entre o Estado, a comunidade e a família[5] para minimizar os conflitos que todo esse contexto pode favorecer.

Principais dificuldades relacionadas à insuficiência familiar

No decorrer do ciclo de vida do indivíduo, muitos acabam por se confrontar dentro de suas famílias com experiência envolvendo situações de doenças e acabam necessitando assumir uma nova função, tornarem-se cuidadores[11]. Situações assim surgem como um recurso para a desospitalização, esperando-se que as pessoas sem preparação prévia executem cuidados muitas vezes complexos e que necessitam de tempo integral. Dentro da AD, em diversas oportunidades é observado que as famílias encontram-se fragilizadas e os cuidadores familiares asseguram os cuidados, muitas vezes, de formas intuitivas, podendo existir falhas, decorrentes tanto da ausência ou lacunas de orientações recebidas no hospital que não vão ao encontro das reais necessidades dos cuidadores, como do pouco tempo que tiveram para se apropriarem das orientações[6].

Cabe pressupor que em residências com pessoas que necessitem de cuidados, encontrem-se potencialidades de provisão aos seus membros que somente a família pode proporcionar, em função da natureza dos vínculos, a exemplo de bens relacionais, como a reciprocidade e a gratuidade, a acolhida incondicional e a totalidade da atenção. Contudo, observa-se que o cuidar do outro e também o cuidar de si próprio são práticas implicadas entre si e, em alguma medida, dependentes de requisitos no campo das condições sociais, ambientais e de saúde das famílias e de seus membros[1,12].

A doença ou a limitação física em uma pessoa provoca mudanças na vida dos outros membros da família, que têm que fazer alterações nas funções ou no papel de cada um dentro da família, por exemplo, a filha que passa a cuidar da mãe; a esposa que além de todas as tarefas agora cuida do marido acamado; o marido que tem que assumir as tarefas domésticas e o cuidado com os filhos, porque a esposa se encontra incapacitada; o irmão que precisa cuidar de outro irmão. Todas essas mudanças podem gerar insegurança e desentendimentos, por isso é importante que a família, o cuidador e a equipe de saúde conversem e planejem as ações do cuidado domiciliar[5].

Camarano[12], quando se refere às condições do Brasil, apresenta que com a certeza da continuação nos ganhos de vida vividos pela mudança do perfil demográfico, aumenta a incerteza sobre as condições de saúde, renda e apoio que experimentarão os longevos. Associado a isso, temos ainda o agravante dos altos índices de analfabetismo e condições precárias que vivem grande parte da população, tendo a aposentadoria, muitas vezes, como única fonte de renda para todo o grupo familiar[3].

As famílias estão cada vez menores e as demandas familiares são crescentes, limitando a disponibilidade dos pais de cuidarem de seus filhos, assim como dos filhos de cuidarem de seus pais. Por sua vez, o aumento da participação da mulher no mercado de trabalho, a valorização do individualismo e os conflitos intergeracionais contribuem para as modificações nos arranjos domiciliares. Essas mudanças sociodemográficas e culturais têm repercussões importantes na capacidade de acolhimento às pessoas com incapacidades, que historicamente dependiam de apoio e cuidado familiar. A própria modificação nas dimensões das habitações limita as possibilidades de cuidado adequado às pessoas com necessidade de desospitalização[7].

Em um passado ainda recente, a família era formada pelo casal e filhos e a autoridade do pai era inquestionável já que cabia a ele a manutenção orçamentária do lar em um sistema patriarcal bem definido. Com o transcorrer do tempo houve mudanças principalmente na contribuição para o orçamento doméstico, com a saída da mulher para procurar trabalho fora de casa. Em consequência disso, as tarefas domiciliares e o cuidado com os filhos passaram a ser compartilhadas com o marido[9,13].

Outras modificações permitiram ainda o convívio sob o mesmo teto de pessoas sem laços consanguíneos, como o caso de filhos do primeiro matrimônio de um dos membros do casal ou organizações familiares com mais de duas gerações por situações diversas. Entretanto, nem sempre o convívio sob o mesmo teto representa contato pessoal e relações afetivas, pois isso não é um sentimento imposto, mas construído ao longo da existência[13].

Enfim, a vulnerabilidade social da família pode se caracterizar como uma das condições da insuficiência familiar. Tal vulnerabilidade pode ser exacerbada por questões, como desemprego, dependência de álcool e drogas ou por vínculos ou desgaste com problemas da vida moderna – como a valorização dos bens materiais, o fortalecimento do individualismo entre os familiares, a perda dos valores da autoridade e do respeito. Isso acarreta que trocas sociais negativas podem complicar as condições de saúde e o declínio emocional dentro do âmbito domiciliar podendo levar ao isolamento das pessoas[2,6,14].

Desafios do cuidado

O cuidador

A função de cuidadora usualmente é ocupada por um familiar do sexo feminino, muitas vezes também idosa. Na sua maioria são pessoas não qualificadas, que assumiram o papel de cuidador por disponibilidade, instinto, vontade, necessidade ou pela falta de opção. É frequente encontrarmos cuidadores idosos, por vezes, tão ou mais frágeis que os idosos que estão sendo cuidados. Apresentam fragilidades orgânicas e emocionais, vivenciando um alto nível de estresse e demandando mais atenção que o próprio paciente[3]. O simples fato de cuidar é desgastante, por conta disso, conhecer quem são os cuidadores e a situação em que eles se encontram, pode ajudar a se pensar em formas de atenuar esse desgaste, prevenindo problemas de saúde física e emocional, o que tem efeito na melhora da qualidade de vida tanto do paciente quanto do cuidador[11].

Compreender essa relação entre o cuidador e as relações que o permeia é fundamental para estruturar a forma como é organizada a AD. Quando a família não tem condições psicológicas, sociais, nem mesmo recursos financeiros ou humanos para cuidar de seu familiar, este fica exposto às situações de morbidade. Nesse contexto, a insuficiência familiar encontra terreno fértil, o que pode prejudicar as condições de vida da pessoa e comumente levá-la à institucionalização e separação de seus familiares[10].

A família

A família é quem ela considera como seu membro, ou seja, fundamenta-se nas concepções dos familiares, ultrapassando os critérios de consanguinidade, de casamento ou de quem mora na casa. A Constituição Federal atribui a todas as entidades familiares a mesma dignidade, sendo merecedoras de igual tutela, sem hierarquia[4]. Além do casamento, regula a união estável, a família parental, na qual se inclui a família monoparental e a pluriparental. Atende ainda às famílias que se constituem com egressos de vínculos afetivos anteriores e formam o que se chama de famílias recompostas[14].

Quanto mais próximos seus integrantes, maior é a confiança existente e o apoio oferecido ou recebido. Nas famílias, o padrão de comunicação pode permanecer igual ao anterior ao tratamento do paciente dependente, resultado do relacionamento construído no decorrer da vida. Isso é muito variável, pois o adoecimento pode atuar como ímã, unindo seus membros e fazendo-os discutir sobre estratégias para auxiliar naquela situação ou, por outro lado, desestabilizar tanto do ponto de vista organizacional quanto funcional. Essa situação produz sérios prejuízos para quem adoece e para a família em si[3,5,10].

Entende-se, portanto, que a família constitui um espaço de integralização social, distantes de aspectos centralizadores e egoístas. As famílias devem ser entendidas como entidades que precisam ser protegidas ao passo que atendam sua função social, sendo esta voltada a propiciar ambiente seguro tanto para a convivência entre os que a compõem como para a própria dignidade destes[2,10,12].

Os integrantes da família têm de garantir as tarefas que a pessoa dependente é incapaz de fazer por si mesma, como higiene pessoal e mobilidade. No entanto, incorpora muitas outras atividades destinadas à pessoa sob seus cuidados, como garantir um ambiente adequado, proporcionar supervisão constante e apoio emocional, gestão de comportamentos difíceis, tomar decisões em seu nome, gestão financeira do cuidado, bem como assumir cuidados de enfermagem e tarefas terapêuticas. Além desses cuidados específicos e responsabilidades destinadas ao familiar dependente, as famílias ainda têm de continuar a realizar as tarefas diárias que já eram de suas responsabilidades anteriormente[6]. O exercício das multifunções e como organizá-las é um desafio constante para todos.

O fator econômico

As mudanças sociodemográficas e culturais já discutidas têm repercussões importantes na capacidade de acolhimento das pessoas com incapacidades, que historicamente dependiam de apoio e cuidado familiar. A própria modificação nas dimensões das habitações limita as possibilidades de cuidado adequado às pessoas com grandes deficiências, como a incapacidade cognitiva, instabilidade postural, imobilidade e incontinência esfincteriana.

Dessa forma, a composição familiar e o risco psicossocial devem ser investigados detalhadamente. É necessário estar atento aos indicadores de violência domiciliar, abuso e maus-tratos. Lesões corporais inexplicadas, descuido com a higiene pessoal, demora na busca de atenção médica, discordâncias entre a história do paciente e a do cuidador, internações frequentes por não adesão ao tratamento de doenças crônicas, ausência do familiar na consulta ou recusa à visita domiciliar são extremamente sugestivos de violência familiar[3].

A Proteção Social Básica (PSB) tem por objetivo a prevenção de situações de risco, por meio do desenvolvimento de potencialidades e aquisições e o fortalecimento de vínculos familiares e comunitários procura atender à população que vive em situação de vulnerabilidade social decorrente da pobreza, privação, ausência de renda, acesso precário ou nulo aos serviços públicos e da fragilização de vínculos afetivos, discriminações etárias, étnico-raciais, de gênero ou por deficiência, entre outras[13,14].

Para tanto, administra um conjunto de serviços, programas, projetos e benefícios, sempre na perspectiva inclusiva, procurando se organizar em rede, de modo a inserir, nas diversas ações ofertadas, o atendimento às famílias, especialmente daquelas que possuem entre os seus membros pessoas com deficiência e ou pessoas idosas, conforme a situação de vulnerabilidade apresentada.

Uma dessas ferramentas é o Serviço de Proteção e Atendimento Integral à Família (PAIF), que tem como propósito fortalecer o papel protetivo das famílias, de maneira que sejam protagonistas sociais e capazes de responder pelas atribuições de sustento, guarda e educação de suas crianças, adolescentes e jovens, bem como garantir a proteção aos seus membros em situação de dependência, como idosos e pessoas com deficiência[1].

O Centro de Referência de Assistência Social (CRAS) materializa no território a presença e a responsabilidade do Estado na proteção às famílias, por meio do trabalho social, com foco nas vulnerabilidades sociais e na prevenção dos riscos que afetam as famílias e seus membros, independentemente do seu ciclo de vida e de deficiência, de modo a resguardar a diversidade humana[1,3].

Dentro da atenção domiciliar, entendendo que as equipes estarão em constante contato com essas famílias, a avaliação social e econômica dos entes é de extrema importância, e pode servir até como norteadora de como serão as condutas de manejo daquela família. O olhar expandido e não somente centrado na doença, faz a diferença na forma de evolução do atendimento. Isso mostra a necessidade de que na composição multiprofissional, além do assistente social, todos tenham essa sensibilidade e a capacidade para orientar e ajudar na resolução de problemas além do contexto clínico[2,8,9].

A quebra de vínculo familiar

A segurança de convívio, garantida aos usuários pela Política Nacional de Assistência Social (PNAS), diz respeito à efetivação do direito à convivência familiar e à proteção da família, com vistas ao enfrentamento de situações de isolamento social, enfraquecimento ou rompimento de vínculos familiares e comunitários, situações discriminatórias e estigmatizantes[14]. O enfrentamento a essas situações é realizado por meio de ações centradas no fortalecimento da autoestima, dos laços de solidariedade e dos sentimentos de pertencimento e coletividade. O direito ao convívio é assegurado, ao longo do ciclo de vida, por meio de um conjunto de serviços locais que visam à convivência, à socialização e à acolhida de famílias cujos vínculos familiares e comunitários devem ser protegidos[3,4,14].

Contudo, em situações especiais, esse vínculo pode inexistir, levando a uma perda do poder familiar[14]. Isso decorre da obrigação dos pais, resguardado pela doutrina da proteção integral e a política do melhor interesse, garantir o desenvolvimento físico, emocional, social e psicológico de seus filhos. Quando esses direitos não são resguardados, pode ocorrer a quebra desse vínculo. Lembrando que anteriormente a família era conhecida apenas pelo vínculo biológico. Esse fato vem mudando ao longo dos anos nas mutações sofridas pela própria família no que diz respeito aos valores e conceitos. Abriu-se caminho então para denotar que o vínculo afetivo é tão ou mais importante que laços genéticos[8,14].

O impacto no atendimento domiciliar é determinante. A ausência de vínculo afetivo interfere diretamente na qualidade de atendimento prestado pelas pessoas próximas ao paciente e deve ser trabalhodo pelas equipes. Entender as motivações pelas quais os cuidados são ou deixam de ser prestados é de extrema relevância no âmbito da residência, chegando, em alguns momentos, a impossibilitar a assistência. Isso pode ocorrer por períodos curtos até reorganização das relações, ou até mesmo em definitivo, com intervenção do Estado e institucionalização do doente[5,11].

Vale ressaltar que a perda é permanente, todavia nem sempre é definitiva, pois os pais podem, por meio de procedimento judicial, recuperá-la, desde que os argumentos comprovem que a causa que ensejou a perda não mais exista. É imperativa e abrange todos os filhos, já que as causas de extinção são bastante graves, colocando em risco toda a prole. Se houver a reversão, retorna-se a obrigatoriedade de cuidados tanto dos pais com os filhos, como dos filhos com os pais[14].

Avaliação social de insuficiência familiar

A avaliação social de paciente e família encaminhados para o atendimento domiciliar passa, inevitavelmente, pela compreensão de todos os aspectos que envolvem os cuidados que deverão ser dispensados pelos familiares a esse paciente e de todos os fatores que influenciarão no cuidado domiciliar[15], já citados anteriormente. Primeiramente é importante o diagnóstico, seu percurso e prognósticos, condições de cuidados, composição, organização e renda familiar, bem como nível de dependência do paciente[16]. Esses dados nos darão parâmetros para avaliarmos se a insuficiência familiar já está instalada ou pode surgir no percurso de cuidados.

Uma família pode ser suficiente para cuidar de um familiar adoecido, que não se encontra acamado e que necessita de alimentação, ajuda no banho, medicação na hora certa e com expectativa de reabilitação em três meses. Mas pode ter dificuldades com um paciente acamado, em uso de sonda nasogástrica e vesical, com lesões por pressão e sem perspectiva de reabilitação e/ou em cuidados paliativos. Geralmente, no primeiro momento, pessoas próximas ao paciente e a família se mobilizam para ajudar, mas com o passar do tempo a ajuda vai diminuindo e o cuidador se vê sozinho diante de uma situação difícil de ser equacionada.

O assistente social, profissional capacitado para essa avaliação poderá ainda, identificar, articular e mobilizar recursos da rede de saúde e assistência para minimizar as dificuldades da família, devendo também conhecer as alternativas possíveis dentro da Legislação de Proteção Social, assim como os critérios para a concessão de benefícios previdenciários, assistenciais e os dispositivos de proteção à pessoa[17].

O conhecimento da legislação e a capacidade de identificar, por meio de avaliação da documentação e das condições do paciente ou familiar, facilita o acesso a esses benefícios. As orientações e providências, de ordem prática, para a resolução de questões referentes à manutenção do paciente e da família devem ser antecipadas, evitando transtornos futuros[17]. É necessário, portanto, concentrar esforços em busca de ajuda efetiva que possa garantir as condições minimamente aceitáveis para a permanência do paciente em seu domicílio.

Aos profissionais que atuam no domicílio, cabe perceber quando a família não é capaz para prover os cuidados por fatores psicossociais ou ainda, por insuficiência de recursos financeiros. Em quaisquer das situações há de se procurar alternativas para minimizar os entraves que possam prejudicar os cuidados com o paciente.

Se acreditamos ser responsabilidade de todos a manutenção de um olhar ampliado e sensível ao reconhecimento da insuficiência familiar também o é o reconhecimento do fenômeno denominado familismo[18], tão presente nas políticas públicas atuais, que se caracteriza pela responsabilização das famílias além das suas possibilidades.

Considerações finais

Ambientes não controlados, como as residências dos pacientes, são um desafio para a AD. Entender a dinâmica familiar, o seu ciclo de vida e trabalhar os relacionamentos deve ser uma rotina para os serviços. Para tanto, fortalecer a construção de redes de apoio, definir cuidadores com ou sem grau de parentesco, facilitar o acesso a programas sociais e principalmente mediar os conflitos são ações que necessitam ser executadas constantemente.

Cuidadores e familiares devem ser considerados integrantes da equipe no momento da assistência, pois serão as pessoas que realizarão a maior parte das condutas com o doente. Assim, se essa estrutura estiver abalada, as chances de sucesso no atendimento diminuem progressivamente conforme maiores os graus de insuficiência.

As equipes devem estar constantemente atualizando e autoavaliando a condição do atendimento prestado, visando fornecer a melhor condição possível de estrutura e acesso à assistência. Entende-se que a AD não é estanque, ou seja, as situações mudam frequentemente, tanto nos fatores clínicos como nos ambientais e de convívio, necessitando de ajustes na forma de prestar os cuidados por todos os profissionais.

Referências

1. Brasil. Ministério do Desenvolvimento Social. Orientações técnicas: proteção social básica no domicílio para pessoas com deficiência e idosas. Brasília: Ministério do Desenvolvimento Social; 2017.
2. Souza AS, Pelegrini TS, Ribeiro HM, Pereira DS, Mendes MA. Conceito de insuficiência familiar na pessoa idosa: análise crítica da literatura. Rev. Bras. Enferm.2015;68(6).
3. Moraes EN. Atenção à saúde do idoso: aspectos conceituais. Brasília: Organização Pan-Americana da Saúde; 2012.
4. Brasil. Secretaria Geral da Presidência da República. Lei n. 13.146, de 6 de julho de 2015. Institui a Lei Brasileira de Inclusão da Pessoa com Deficiência. Brasília: Secretaria Geral da Presidência da República; 2015.
5. Brasil. Ministério da Saúde. Secretaria de Atenção à Saúde. Secretaria de Gestão do Trabalho e da Educação na Saúde. Guia prático do cuidador. Brasília: Ministério da Saúde; 2008.
6. Fernandes CS, Angelo M. Family caregivers: what do they need? An integrative review. Rev Esc Enferm USP. 2016;50(4):672-8.
7. Moraes EN, Marino MCA, Santos RR. Principais síndromes geriátricas. Rev Med Minas Gerais. 2010;20(1):54-66.
8. Jacobi CS, Beuter M, Girardon-Perlini NMO, Schwrtz E, Leite MT, Roso CC. A dinâmica familiar frente ao idoso em tratamento pré-dialítico. Esc Anna Nery. 2017;21(1):e20170023.
9. Alcântara AO, Camarano AA, Giacomin KC. Política nacional do idoso: velhas e novas questões. Rio de Janeiro: Ipea; 2016.
10. Souza A, Pelegrini TS, Ribeiro JHM, Pereira DS, Mendes MA. Concept of family insufficiency in the aged: critical literature analysis. Rev Bras Enferm. 2015;68(6):864-73.
11. Ferreira HP, Martins ALB, Garcia MLB. O impacto da doença crônica no cuidador. Rev Bras Clin Med. 2012;10(4):278-84.
12. Camarano AA. Características das instituições de longa permanência para idosos. Brasília: IPEA; 2007.
13. Born T. Cuidar melhor e evitar a violência – Manual do cuidador da pessoa idosa. Brasília: Secretaria Especial dos Direitos Humanos, Subsecretaria de Promoção e Defesa dos Direitos Humanos; 2008. 330 p.
14. Gonçalves CR. Civil Brasileiro – Direito de Família – Volume 6. 18 ed. São Paulo: Saraiva; 2019.
15. Andrade L. Desvelos – Trajetórias no limiar da vida e da morte: cuidados paliativos na assistência domiciliar. Holambra: Ed. Setembro; 2011.
16. Andrade L. Paciente em cuidados paliativos: abordagens direcionadas às famílias. In: Andrade L. (org.). Serviço Social na área da Saúde. São Paulo: Editora Alumiar – Casa de Cultura e Educação; 2019, p. 153-66.
17. Oliveira IB, Sales D, Spedanieri LS. Proteção ao paciente e à família em cuidados paliativos: a importância das orientações sobre aspectos legais e burocráticos. In: Andrade L. (org.). Serviço social na área da saúde. São Paulo: Editora Alumiar – Casa de Cultura e Educação; 2019. p. 59-67.
18. Alves FL, Mioto RCT. O familismo nos serviços de saúde: expressões em trajetórias assistenciais. Argumentum. 2015;7(2):208-20.

Capítulo 4

Funcionalidade familiar

Ricardo Alexandre de Souza

PONTOS-CHAVE

- Pacientes dependentes em atenção domiciliar representam um desafio para suas famílias.
- A integralidade do cuidado em atenção domiciliar implica vínculo familiar e assistência social.

OBJETIVOS DE APRENDIZAGEM

Ao final do capítulo, o leitor deverá ser capaz de:

- Reconhecer o que é funcionalidade familiar e seus desafios.
- Orientar o estudante na aplicação de ferramentas para ajudar na funcionalidade familiar.
- Interiorizar a oportunidade que é a observação familiar no lar e convertê-la em ganho no cuidado ao paciente e sua família.
- Destacar o modelo organizacional de Quinn e sua relação com a família como primeiro ponto cultural na formação do sujeito.

Caso clínico

"O doutor Urbino a encontrou sentada diante da penteadeira, debaixo das aspas lentas do ventilador elétrico, ajeitando o chapéu de sino com um enfeite de violetas de feltro. O quarto era amplo e radiante, com uma cama inglesa protegida por cortinado de filó cor-de-rosa, e duas janelas abertas para as árvores do quintal onde ressoava o alarido das cigarras estonteadas pelos presságios de chuva. Desde a volta da viagem de bodas, Fermina Daza escolhia a roupa do marido de acordo com o tempo e a ocasião, e a colocava em ordem sobre uma cadeira na noite anterior para que ele a encontrasse ao sair do banho. Não lembrava desde quando tinha começado também a ajudá-lo a se vestir, e afinal a vesti-lo, e tinha consciência de que a princípio o fizera por amor, mas desde uns cinco anos atrás tinha que fazê-lo fosse como fosse porque ele já não conseguia se vestir sozinho. Acabavam de celebrar as bodas de ouro matrimoniais, e não sabiam viver um instante sequer um sem o outro, ou sem pensar um no outro, e o sabiam cada vez menos à medida que recrudescia a velhice. Nem ele nem ela podiam dizer se essa servidão recíproca se fundava no amor ou na comodidade, mas nunca se haviam feito a pergunta com a mão no peito, porque ambos tinham sempre preferido ignorar a resposta. Tinha ido descobrindo aos poucos a insegurança dos passos do marido, seus transtornos de humor, as fissuras de sua memória, seu costume recente de soluçar durante o sono, mas não os identificou como os sinais inequívocos do óxido final e sim como uma volta feliz à infância. Por isso não o tratava como a um ancião difícil e sim como a um menino senil, e esse engano foi providencial para ambos porque os pôs a salvo da compaixão. Coisa bem diferente teria sido a vida para ambos se tivessem sabido a tempo que era mais fácil contornar as grandes catástrofes matrimoniais do que as misérias minúsculas de cada dia."[1]

Introdução

A família é o primeiro ponto cultural na formação do sujeito. É na família que regras, limites, funções, expectativas e ações são formadas, compondo o que chamaremos de sujeito. Cada sujeito, ao se relacionar com outro sujeito, cria uma ponte. Uma família é feita de pelo menos uma ponte (nem que seja com o seu eu no espelho-lacaniano),[2] mas o seu número máximo será indefinido, assim pontes e sujeitos compõem o contexto familiar. Famílias funcionam como organizações culturais, portanto o ensinamento cultural, de linguagem, de sotaque, de abertura para a sociedade, de entendimento de normas, regras e leis partirá, geralmente, da família. Possui cada família uma cultura organizacional.

A cultura organizacional é a maneira que determinado grupo desenvolve no processo de aprendizagem para lidar com os problemas de adaptação externa e integração interna, e quando as suposições funcionam suficientemente bem, são consideradas válidas e ensinadas aos demais membros como uma maneira correta de se compreender, se cogitar e se sentir em relação àqueles problemas.[3]

De acordo com a definição de cultura organizacional, é possível distinguir três níveis fundamentais nos quais a cultura ser manifesta: os aspectos observáveis, os valores e os pressupostos básicos. Para cada um dos níveis o nível de visibilidade pode variar, assim como a sua compreensão por membros externos à família.

Para mensurar e compreender essa cultura organizacional chamada família, um dos modelos recorrentemente usados é o de Quinn e Rohrbaugh (ou modelos dos valores contrastantes), que em 1983 idealizaram um gráfico com duas dimensões definidas para culturas organizacionais, posteriormente adaptado por outros estudiosos para a avaliação familiar.[5]

As dimensões do modelo podem ser definidas com os valores contrastantes, sendo eles: flexibilidade e controle; interno e externo. Outro eixo seria o dos meios e fins: meios e fins relacionam-se com a colocação da ênfase organizacional ao nível dos processos (planejamento ou definição de objetivos) ou ao nível dos resultados (produtividade). Essa dimensão pode ser traduzida pelo seguinte dilema: preocupação com os processos ou resultados. Assim, compreende-se que a família terá uma organização variada, baseada nos três eixos ou polos opostos, representando dilemas com que as famílias se deparam ao longo da existência.

Esse modelo centra-se nas tensões e nos conflitos existentes na vida familiar, quer em nível individual, quer em nível contextual nas dimensões que a compõem. Cada um dos quatro modelos presentes no gráfico serve para demonstrar a ênfase que as organizações possuem – sem almejar o julgamento, mas apenas pontuando para facilitar as ações com determinada família. Cada modelo de funcionalidade familiar tem uma proximidade com um eixo e as características presentes no gráfico.

O modelo das relações humanas, ou crescimento, coloca ênfase na flexibilidade e no foco interno, dando importância aos critérios de coesão e moral como meios e desenvolvimento de recursos humanos como fim. O modelo de sistema aberto, ou adaptação, coloca uma grande ênfase na flexibilidade e no foco externo, dando importância aos critérios de rapidez e flexibilidade como meios e crescimento, e aquisição de recursos e apoio externo como fins. O modelo dos objetivos racionais, ou objetivos sociais e econômicos, coloca ênfase no controle e foco externo, dando importância aos critérios de eficácia do planejamento e alcance das metas como meio e produtividade e eficiência como fim. O modelo dos processos internos, ou hierarquia, coloca uma grande ênfase no controle interno, dando importância ao papel de informação da gestão e comunicação enquanto meio e estabilidade controle enquanto fim.

No modelo proposto, a funcionalidade das famílias é proporcional ao equilíbrio dinâmico conseguido entre os quatro quadrantes e os três eixos como em uma rede tridimensional, esticando ou encolhendo a partir de restrições externas e internas, mudança de ciclo de vida ou mudanças de contextos familiares. Na família funcional, flexibilidade e rigidez; externo e interno; meios e fim devem se contrastar e complementar durante o funcionamento da família.

Para ajudar a compreender e tornar mais prático o uso do modelo de funcionalidade familiar, oferecemos uma releitura de Nave e Jesus (2005)[6] sobre a funcionalidade familiar por ciclo de vida. Na Figura 3, observamos que, para cada um dos quadrantes observados, existem os meios e os fins para cada lugar e objetivo familiar, daí o modelo ser tridimensional, mas, para facilitar a leitura, usaremos o modelo bidimensional da Figura 4.

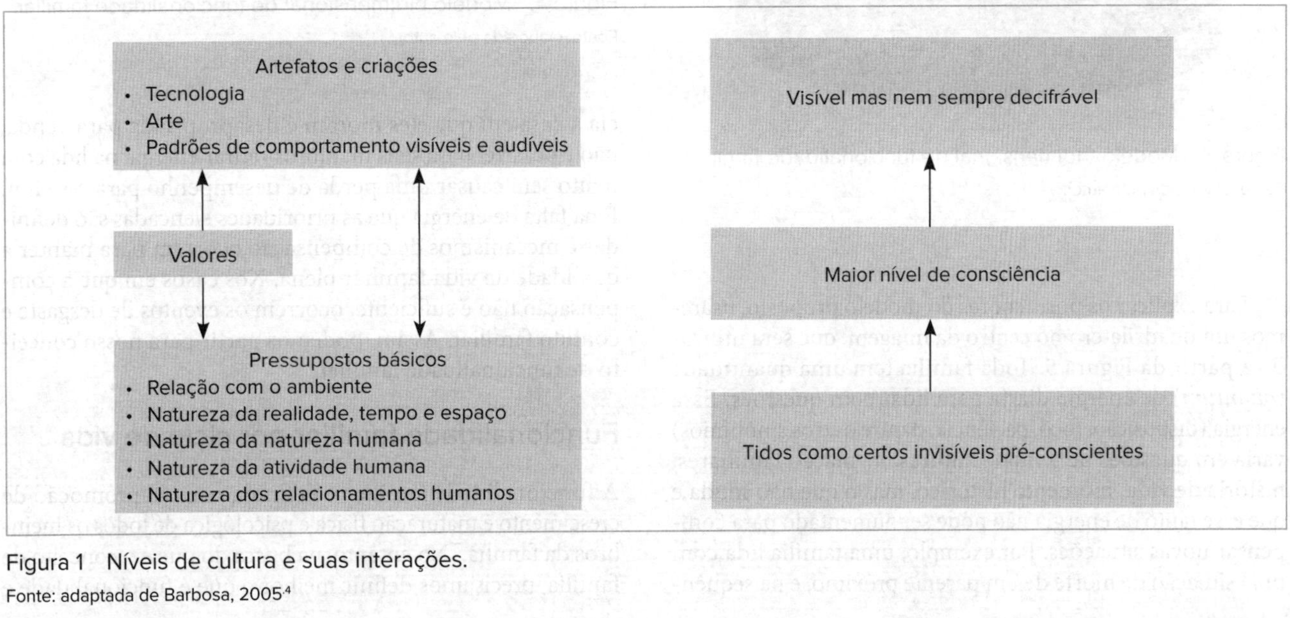

Figura 1 Níveis de cultura e suas interações.
Fonte: adaptada de Barbosa, 2005[4]

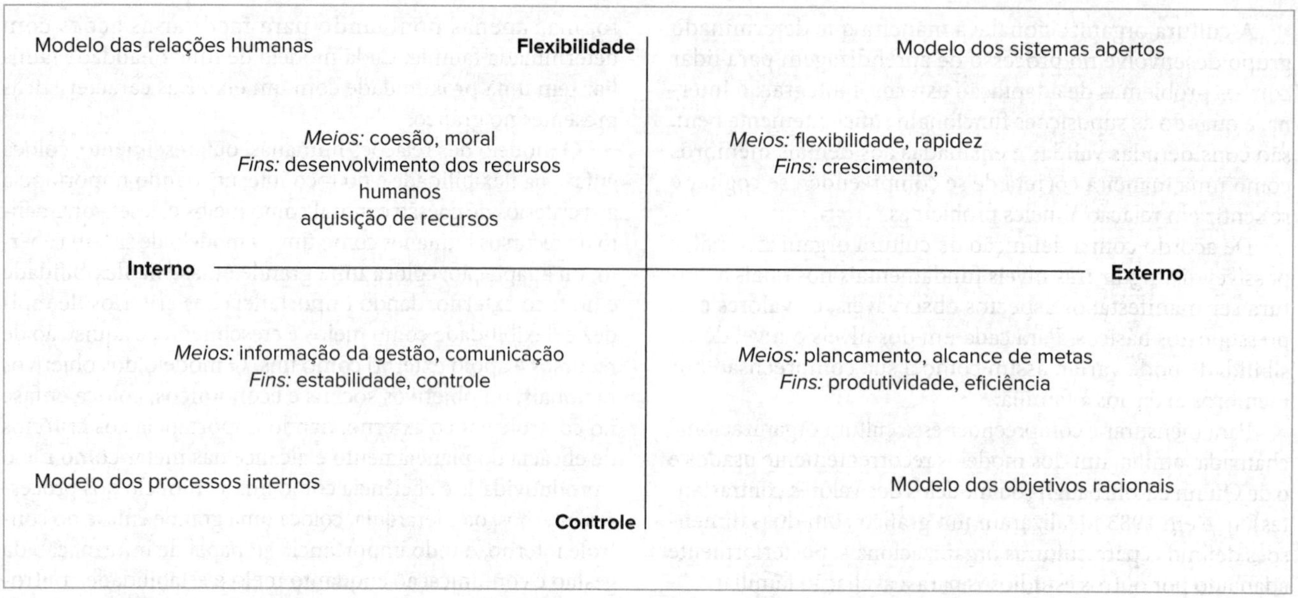

Figura 2 Modelo dos valores contrastantes (Quinn e Rohrbaugh) e eixo meios e fins (Barbosa).

Fonte: Barbosa E, 2005;[4] Quinn RE, Rohrbaugh J, 1983.[5]

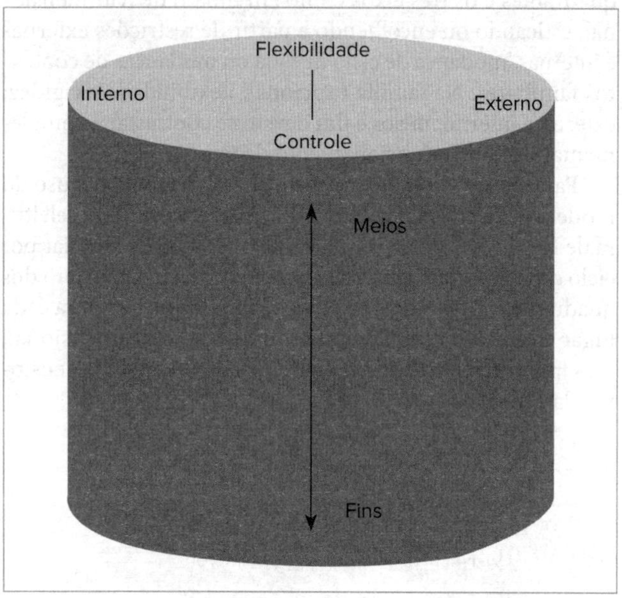

Figura 3 Modelo tridimensional de funcionalidade familiar.

Fonte: elaborada pelo autor.

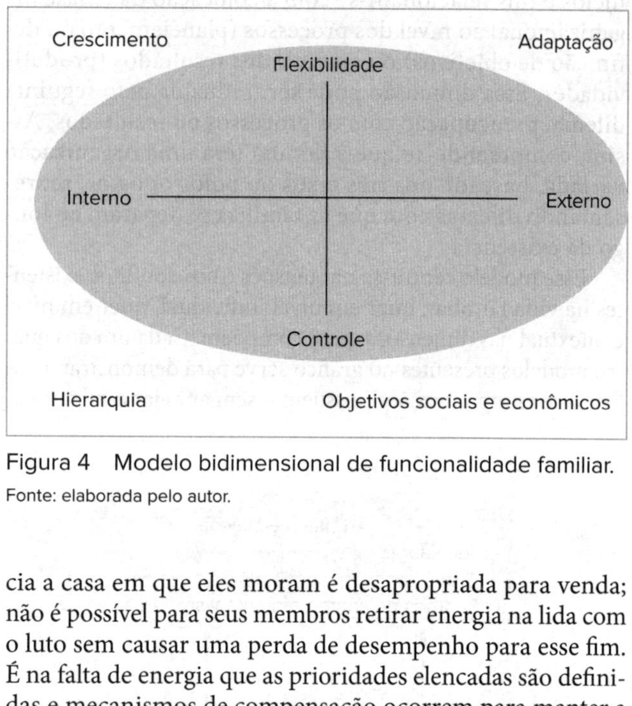

Figura 4 Modelo bidimensional de funcionalidade familiar.

Fonte: elaborada pelo autor.

Para explicar os pormenores do modelo proposto, usaremos um quadrilátero no centro da imagem, que será utilizado a partir da Figura 5. Toda família tem uma quantidade (*quantum*) de energia diária para lidar com questões. Essa energia (disposição, foco, paciência, dentre outros sinônimos) varia em questões de tempo, culturas, formação familiares, história de vida, momento histórico, mas o que não muda é que esse tanto de energia não pode ser aumentado para compensar novas situações. Por exemplo, uma família lida com uma situação de morte de um parente próximo, e na sequência a casa em que eles moram é desapropriada para venda; não é possível para seus membros retirar energia na lida com o luto sem causar uma perda de desempenho para esse fim. É na falta de energia que as prioridades elencadas são definidas e mecanismos de compensação ocorrem para manter a qualidade de vida familiar plena. Nos casos em que a compensação não é suficiente, ocorrem os eventos de desgaste e conflito familiar. Assim, podemos partir para nosso conceito de funcionalidade familiar.

Funcionalidade familiar por ciclo de vida

A funcionalidade familiar é definida como a promoção de crescimento e maturação física e psicológica de todos os membros da família.[7] No entanto, na busca do que é o conceito de família, precisamos definir melhor o que é funcionalidade e o que o ciclo de vida familiar tem de relação. Maturação física ou psíquica dos seus membros é uma interpretação subjetiva. Dessa forma, ao exercer as funções familiares, cada membro poderá definir, a partir do acordo estabelecido ou da vivência, a funcionalidade que ele espera do outro. Por exemplo, um dos membros corta grama e o outro rastela para juntá-la em montes e depois varrer onde é necessário. O primeiro fez mais força, o segundo tomou mais detalhe na execução da tarefa. A pergunta corriqueira nas relações familiares é: "Qual dos dois trabalhou tem mais valor?". Mas seria a resposta relevante? Acreditamos que não. Se naquela relação estabelecida um sujeito ocupar o lugar de fazer a força física, enquanto outro ocupar o lugar do detalhe ou da precisão, esses são arranjos que podem ser discutidos e renovados. Avaliar a funcionalidade familiar, portanto, aproxima-se do estudo ocupacional das tarefas do cotidiano executadas dentro daquela família. Mais: exige que os acordos e arranjos para os meios e fins sejam sempre revisitados. A família, formada por sujeitos, pode ser compreendida como uma fonte de energia limitada, tanto pela capacidade das partes quanto pela escolha que cada membro pode ou quer doar para a equação, que resulta na soma do total de energia disponível para um conjunto de tarefas comuns e individuais à família. Algumas vezes, algum indivíduo precisará subtrair da família, por questões pessoais (luto, depressão, desemprego) ou por questões conflitivas (uso de substâncias, discordância de pensamento, rompimento), assim a equação requererá adaptação.

Ao determinar o casamento, ou uma relação estável no mesmo domicílio, definimos o primeiro ciclo de vida familiar. O termo "casal" aqui pode ter ficado antiquado, pelos novos arranjos familiares, como trisais, ou a opção de cada membro em um domicílio, mas será o utilizado e pede-se bom senso na expansão do termo para situações diversas. Buscando a funcionalidade, percebe-se tendência a buscar os objetivos sociais e econômicos que a família define e o crescimento nas relações interpessoais da dinâmica familiar.

O ciclo de vida do casamento pode sofrer transformações; por exemplo, com o casal que escolhe não ter filhos seus ou de outros. Esse casal irá passar por fases evolutivas, e obviamente as fases aqui descritas não são estanques. Ou seja, são adequadas como uma média esperada para aquele ciclo de vida. Casais sem filhos tendem a buscar outras tarefas internas no processo substitutivo daquilo que permanece ou daquilo que é vivenciado.

Os casais com filhos pequenos sofrem de início um estressor familiar, necessitando de adaptação e construção de uma hierarquia. Nessa fase, ocorre também uma redefinição de papéis, buscando redistribuir o tempo de trabalho dos membros para a família. Nesse momento, o diálogo prévio ao nascimento é fundamental, para que o casal se adapte de maneira mais organizada ao desafio vindouro. Nessa divisão (de tempo), é fundamental definir tempo para a criança, tempo para o casal e tempo para si. Lembremos que, em um voo, quem sempre deve colocar a máscara de oxigênio primeiro é o adulto, para depois cuidar das crianças, prática muitas vezes dificultada pela má distribuição de tarefas. É fundamental, portanto, estimular os pais a terem esse tempo para si e para o casal.

Na busca por ajudar os casais nas transições harmônicas, os parceiros devem recordar sempre quais características daquela pessoa contribuem para a manutenção da família, e se essas características são suficientes para ela e para si. Em não sendo, será o diálogo, franco e não violento (assertivo), que possibilitará a melhora do arranjo familiar. Gottman, ao estudar casais por anos, percebeu que para um casamento de sucesso é necessário que a cada um interação negativa haja pelo menos cinco positivas, e para casais que se divorciaram essa proporção era de duas negativas para uma positiva[8].

A escala de Rahe[9] tem presentes nesse ciclo dois pontos: casamento propriamente dito, como segundo fator mais estressante que um não adulto pode ter, e divórcio, o segundo fator mais estressante que um adulto casado pode ter. O primeiro

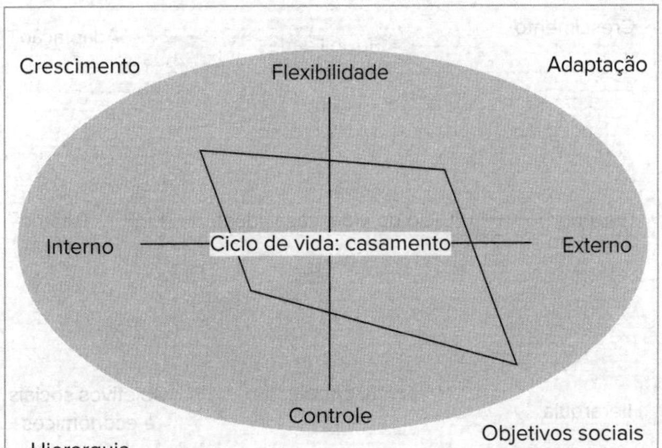

Figura 5 Modelo bidimensional de funcionalidade familiar: ciclo de vida – casamento.

Fonte: elaborada pelo autor.

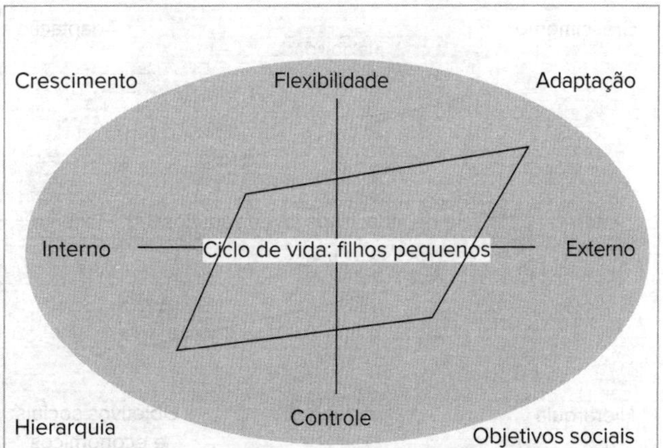

Figura 6 Modelo bidimensional de funcionalidade familiar: ciclo de vida – filhos pequenos.

Fonte: elaborada pelo autor.

ponto da escala, para ambos, é a morte de alguém; para os não adultos, é de uma mãe ou pai; para os casados, é a morte do parceiro.

Com o nascimento do primeiro filho, há abertura da família para o mundo exterior, com os rituais previstos como batizado, visitas, festa de aniversário, entre outras, apresentando-se a criança à comunidade.

A entrada para a escola é o novo estressor familiar, necessitando de uma revisita das tarefas definidas para os pais ou responsáveis. Abre-se também a porta para novidades externas, aprendizado e pensamento exclusivo para o novo membro. Durante a entrada na escola, novas tarefas são criadas para o crescimento das relações interpessoais e o preparo para atingir o objetivo social do novo membro, assim como o objetivo econômico de prepará-lo para a sociedade. Com a entrada para a escola, a abertura para a comunidade está pavimentada, e novos desafios são preparados para a adolescência.

Na família de adolescentes, ou jovens, há o conflito[10,11], já que para haver o crescimento é necessário o rompimento prévio para que esse jovem crie suas próprias regras ou se adapte aos do seu grupo. É no domínio do lazer que as culturas juvenis adquirem maior visibilidade e expressão – justamente porque na construção do senso coletivo (de grupo) é que elas vão se assemelhar e criar essa identidade grupal. Os jovens vêm de uma cultura familiar onde são doutrinados naquele contexto, e irrompem com a criação de uma identidade que os assemelha aos pares. A postura dos jovens é de um movimento de contracultura, onde se opõem à cultura dominante dos mais velhos. É nessa construção do *nomos*, ou seja, das suas próprias normas, que os jovens vão se preparar para a vida adulta ao se desprenderem da cultura existente para a construção de uma cultura deles.

Esse conflito deve ser cuidadosamente abordado, trazendo respostas ou escuta às exigências sociais, ou a incapacidade de lidar com esses desafios desenvolvimentais, evitando-se a produção de conflito entre indivíduo e família para experiências de reprovação social, onde sentimentos de exclusão, inadaptação e insatisfação conduzem com frequência a situações de insucesso psicossocial, traduzidas em comportamentos desadaptados.

A família permanece como porto seguro para os jovens, mesmo que assim não queiram ou manifestem. Quanto mais economicamente pobre for a família, mais energia dos adultos será deslocada para o trabalho, criando um desafio para a disponibilidade de energia para a família. Assim, pais e filhos necessitam definir novos papéis com flexibilidade[12]. Acolher o adolescente é fundamental, uma saída para essa transição com saúde. É condição essencial que esse acolhimento surja também no círculo familiar e do grupo de amigos, para que a identificação para além de interna (do *self*) se expanda aos sistemas familiares e socioculturais, num equilíbrio facilitador do desenvolvimento entre o sentimento de pertença e o reconhecimento social[6]. Essa dualidade transicional do adolescente dará a ele qualidade de vida nos próximos passos e à família. Não se furta ao conflito do adolescente ensinando a ele de maneira vertical, porque só o adolescente sabe de si; o adolescente é um especialista dele mesmo[13].

Na sequência dos filhos adolescentes, os jovens adultos se apresentam. A adolescência se prolonga hoje com a saída dos filhos cada vez mais tardiamente do lar. O Instituto de Pesquisa Econômica Aplicada (Ipea)[14] mostrou que, à medida que envelhecem, os jovens ficam mais propensos a sair da casa dos pais. Mas, a partir de certa idade, ocorre o oposto, sendo por viver em uma "zona de conforto" ou por assistência aos pais idosos. As mulheres e os pretos ou pardos são mais propensos a saírem da casa dos pais precocemente. Quanto mais elevada a educação do jovem, maior a probabilidade de este continuar morando na casa dos pais. Os jovens empregados apresentam maior probabilidade de sair da casa dos pais para formar um novo lar. Os jovens que saem de casa formam novo ciclo de vida ou vivem sós. A saída dos filhos da casa dos pais pede novo rearranjo, que é o casal idoso em ninho vazio. Para os que permanecem na casa dos pais, um novo rearranjo também toma forma; o casal idoso com filhos em casa.

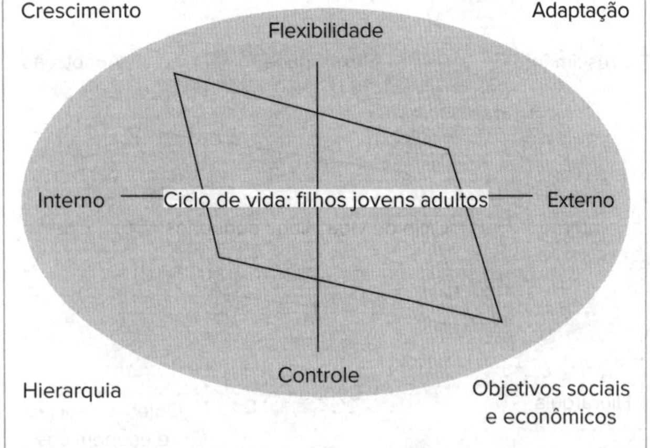

Figura 7 Modelo bidimensional de funcionalidade familiar: ciclo de vida – filhos jovens adultos.

Fonte: elaborada pelo autor.

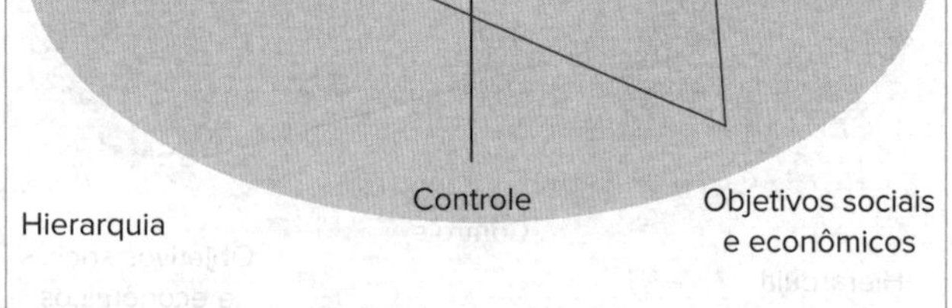

Figura 8 Modelo bidimensional de funcionalidade familiar: ciclo de vida – casal idoso.

Fonte: elaborada pelo autor.

O casal idoso apresenta como característica a potencial fragilidade do dueto ou outro arranjo familiar. Nesse momento histórico, o casal necessita da ajuda dos filhos ou de terceiros na gestão de tarefas antes simples, como configurar um celular, ou mais complexas, como organizar a cirurgia de um parente dos ascendentes. Com a perspectiva da longevidade cada vez maior nos idosos, há a preparação para esse reencontro do casal. Como bem diz Gabriel García Márquez, são as pequenas rupturas diárias que mais pesam nesse reencontro, cujo silêncio pela desnecessidade de cuidar de um terceiro transforma um triângulo da família em uma linha de dois pontos, na maior parte dos relacionamentos.

Pouco menos de 25% da população idosa do Brasil tem alguma limitação funcional, segundo o SABE (Saúde, Bem-estar e Envelhecimento), coorte com mil idosos desde 2000. Em três décadas, quase 30% da população brasileira será idosa, segundo o Instituto Brasileiro de Geografia e Estatística (IBGE). Desafios concretos ainda podem ser percebidos nas famílias sem filhos e sem (a possibilidade ou não de) planejamento financeiro. Famílias com superidosos ou idosos frágeis, como veremos em outro capítulo, geralmente são assumidos pelos cônjuges.

APGAR familiar

O APGAR familiar é uma ferramenta para abordar a funcionalidade familiar. Ele mede a satisfação de cada membro da família, representado pelo acrônimo APGAR, que significa: *adaptation* (adaptação), *partnership* (participação), *growth* (crescimento), *affection* (afeição) e *resolve* (resolução). O APGAR é composto por cinco perguntas e deve ser respondido por aquela pessoa pela qual queremos mensurar a funcionalidade familiar.

1. Estou satisfeito com a atenção que recebo da minha família quando algo está me incomodando?
2. Estou satisfeito com a maneira como minha família discute as questões de interesse comum e compartilha comigo a resolução dos problemas?
3. Sinto que minha família aceita meus desejos de iniciar novas atividades ou de realizar mudanças no meu estilo de vida?
4. Estou satisfeito com a maneira como minha família expressa afeição e reage em relação aos meus sentimentos de raiva, tristeza e amor?
5. Estou satisfeito com a maneira como eu e minha família passamos o tempo juntos?

Para cada pergunta, pontuar da seguinte forma:
Quase sempre: 2 pontos; às vezes: 1 ponto; raramente: zero.
De 7 a 10 pontos, temos uma família funcional.

De 4 a 6 pontos, temos uma família moderadamente disfuncional.

De 0 a 3 pontos, temos uma família gravemente disfuncional.

Outro instrumento, também traduzido para o português, é a Escala de Qualidade de Vida Familiar, do Beach Center[15], que foca mais na qualidade de vida familiar. É mais completo e tem 23 itens, por isso como rastreio deve ser escolhido com cuidado.

Considerações finais

Quando Fermina Daza teve consciência de que seu marido se tornara um menino, foi em um instante, mas aquela relação já passara das bodas de ouro. Assim como em muitas famílias, conhecer e ajudar seus membros e o grupo requer paciência e habilidades de quem tenta ler uma longa história em átimo. Nem sempre isso é possível. É aqui que a funcionalidade familiar entra. A funcionalidade familiar é constantemente adaptada; por isso, evitamos usar o termo estrutura familiar, por acreditar que seria insuficiente, preferindo o termo arranjo. Compreender os ciclos de vida e sua relação com a funcionalidade facilita na antecipação dos estressores familiares com plenitude, possibilitando que o sistema familiar se prepare para ele ou eles. Ajudar cada membro de uma família a ter seu papel e nos papéis de cada um no sistema contribui para o crescimento, a hierarquia e o amadurecimento da família. Com isso, ajudamos a adaptar e elencar os objetivos socioeconômicos, preparando a família para as adversidades externas e permitindo que os desejos sejam concretizados de maneira menos insalubre.

Referências

1. Márquez GG. O amor nos tempos do cólera. Rio de Janeiro: Record; 2019.
2. Lacan J. O estádio do espelho como formador da função do eu. Escritos; 1998.
3. Schein EH. Organizational culture and leadership. 5. ed. Hoboken: Wiley; 2017.
4. Barbosa E. Relação entre as dimensões culturais do modelo dos valores contrastantes e a satisfação no trabalho. In: Actas XV Jornadas Luso-Espanholas de Gestão Científica, 2005, Sevilha. Universidade de Sevilha; 2005. p. 465-77.
5. Quinn RE, Rohrbaugh J. A Spatial Model of Effectiveness Criteria: Towards a Competing Values Approach to Organizational Analysis. Manag Sci. 1983;29(3):363-77.
6. Nave FJGM, Jesus SN. Ameaças à funcionalidade familiar: uma perspectiva sistémica da cultura organizacional da(s) família(s). Educação. 2005;30(1):11-26.
7. Smilkstein G. The family APGAR: A proposal for a family function test and its use by physicians. J Fam Pract. 1978;6(6):1231-9.
8. Gottman JM, Krokoff LJ. Marital interaction and satisfaction: a longitudinal view. J Consult Clin Psychol. 1989;57(1):47-52.
9. Rahe RH, Arthur RJ. Life Change and Illness Studies: Past History and Future Directions. J Human Stress. 1978;4(1):3-15.
10. Pais JM. A construção sociológica da juventude: alguns contributos. Análise Social. 1990;139-65.
11. Pais JM. Lazeres e sociabilidades juvenis: um ensaio de análise etnográfica. Análise Social. 1990;591-644.
12. Sampaio, 1994, 246-247.
13. Ferreira RA, Cunha CF. Doctor-patient relationship in adolescence. RMMG. 2014.
14. Azevedo ALMS. IBGE - PNAD 2019. [acesso em março de 2022]. Disponível em: https://educa.ibge.gov.br/jovens/conheca-o-brasil/populacao/18319-cor-ou-raca.html
15. Jorge BM, Levy CCAC, Granato L. Adaptação Cultural da Escala de Qualidade de Vida Familiar (Family Quality of Life Scale) para o Português Brasileiro. CoDAS. 2015;27(6):534-40.

Capítulo 5

Ferramentas de classificação da família

Ricardo Alexandre de Souza

PONTOS-CHAVE

- Famílias são constructos sociais.
- Ferramentas de classificação das famílias são necessárias para compreender sua complexidade.
- Um elemento fundamental em classificação familiar é não se achar autossuficiente e ter ciência de que toda classificação é limitada em sua tentativa.
- Na atenção domiciliar conhecemos a família no palco dela, sua casa, algumas vezes em seu lar. Às vezes temos acesso a múltiplas casas ou lares de uma só família.

OBJETIVOS DE APRENDIZAGEM

Ao final do capítulo, o leitor deverá ser capaz de:

- Compreender alguns conceitos de família.
- Diferenciar os diferentes tipos de família.
- Diferenciar os diferentes momentos no tempo das famílias.
- Compreender o conceito de sistema familiar, arranjos familiares e organização familiar.

Caso clínico

A família de Valdir, de 56 anos, era especial para ele. Ele a descreve cheio de orgulho:

"Nô chegou aqui no bairro não tinha nem asfalto. Foi ele quem ajudou a construir este Centro de Saúde, Doutor. Dona'na também era ajeitada. Fazia doces como ninguém. Tiveram oito filhos, mas dois morreram no parto. Minha mãe foi a filha do meio. Quando ela casou com meu pai vieram morar aqui, lógico. Meus pais tiveram quatro filhos. Eu sou o mais velho. Casei, não tive filhos, separei-me e hoje moro sozinho com minha mãe na antiga casa do meus pais. Estou cuidando da minha mãe porque ela tem Alzheimer; e temos dois cachorros, quatro patos e a galinha Giselda. Eles são minha família".

Introdução

Família é um constructo e uma instituição social. O conceito de família muda temporal e geograficamente sofrendo influência dos paradigmas sociais. É também a unidade básica de estudos em muitas disciplinas médicas, sociológicas, filosóficas e antropológicas. A definição de família pode variar para cada país, e mesmo dentro de cada um deles. O desafio de se conceituar ou definir família, esbarra na variedade de composição, arranjos e modalidades assumidos pela família ao longo dos tempos. A cultura dominante em determinado momento histórico da humanidade forneceu uma concepção particular da constituição familiar. Por causa disso e das realidades constantemente mutantes dos tempos atuais, há a necessidade de se definir a família e o tipo de arranjo familiar. Tanto para compreender a família como fator de saúde ou adoecimento. Escolheremos adotar aqui o termo arranjo familiar e não estrutura, já que compreendemos que uma família não contém um arranjo rígido, de tal forma que a palavra estrutura conotaria uma rigidez.

A palavra família deriva do latim *famulus*, que traduzido significa "escravo doméstico" ou "servidor". Contudo a família, já estudada por Aristóteles é definida por ele como "composta pela mulher, os filhos, os escravos e as propriedades. Tendo ainda um grande elemento, o chefe, que assume pela incapacidade deles[1]. Assim, família seria esta propriedade. Lévi-Strauss[2] nos explica que são necessários três tipos de relações pessoais para configurar uma família: aliança (casal), filiação (pais e filhos) e consanguinidade (irmãos). Para Pichon-Rivière[3] a família proporciona o marco adequado para a definição e a conservação das diferenças humanas, dando uma compreensão objetiva aos papéis distintos, mas amplamente vinculados do pai, da mãe e dos filhos, que constituem fatores básicos em todas as culturas. Peter Laslett[4], identifica o grupo familiar como aquele que integra pessoas de acordo com três aspectos: a localização, o funcional e o parentesco.

Os tipos de família é tema de estudo de muitas disciplinas, um ponto de ancoragem para compreender como as famílias fazem parte da história natural de doenças e a epidemiologia delas. Ela também compõe um dos princípios fundamentais na especialidade medicina de família comunidade e dá contexto na atenção domiciliar (AD). A definição do Censo de que um domicílio tem a mesma significância de família possui em si uma limitação já que, "todas pessoas vivendo no mesmo domicílio" pode ser erroneamente compreendido como grupo familiar. Teriam eles laços, parentescos ou algum tipo de relação que justificasse chamá-los "família"? Esse tipo de definição falha em identificar unidades que funcionam como família de maneira econômica social ou emocional, mas que não vivem, geralmente, dentro do mesmo domicílio.

Existem diversas formar de se representar uma família. Compreendemos que a família nuclear é o modelo mais reconhecido socialmente com pai, mãe e filhos, mas está muito além disso nos tempos modernos[5]. Contudo, cada vez mais famílias tem chefes de família mulher ou são gerenciadas em dois núcleos familiares (para guarda compartilhada, por exemplo). O modelo tradicional de família que, em 1995, correspondia a aproximadamente 58% das famílias brasileiras passou para 42%, na Pesquisa Nacional por Amostra de Domicílios (Pnad) de 2015. Ou seja, formatos diferentes já são maioria. Mulheres sozinhas com filhos, pais divorciados que constituíram novas famílias, crianças adotadas por casais homoafetivos, entre outras, são alguns dos arranjos encontrados em frequência cada vez maior. Esses dados avigoram o fato que vem sendo observado no Brasil atualmente. Os lares chefiados por mulheres aumentaram em 67%, entre 2004 e 2014 no país, segundo dados do Instituto Brasileiro de Geografia e Estatística (IBGE). A concentração de chefes de família mulheres tende a ser mais marcante nas categorias mais pobres, já que a própria pobreza as conduz ao mercado de trabalho[6]. A família, dessa forma, atende a leitura de Laslett[4], que se adapta às realidades sociais da época em que existe.

A definição que usaremos neste texto é de que a família é um sistema social interdependente e pequeno, dentro do qual podem ser encontrados composições ainda menores (subsistemas), dependendo do tamanho da família e da demarcação de papéis. Uma família geralmente, tem papéis claros que podem se inter-relacionar de maneira a terem dinâmicas inter-relacionais de qualidade[7].

Falaremos sobre os tipos de famílias e alguns desafios e algumas possibilidades de enfrentamento a seguir.

Tipos de família

Família nuclear

A família nuclear é o tipo mais reconhecido de arranjo familiar, composto por dois pais e filhos, sendo por muito tempo estimada pela sociedade como sendo o ideal para criar filhos. As crianças em famílias nucleares geralmente recebem força e estabilidade da ligação de dois pais e tendo mais oportunidades devido à facilidade financeira e emocional de dois adultos. Dados da Pesquisa Nacional por Amostra de Domicílios (Pnad) mostram que a partir de 2005 o perfil composto unicamente por pai, mãe e filhos deixa de ser maioria nas famílias brasileiras. O tradicional arranjo ocupava 42,3% dos lares pesquisados; uma queda de 7,8 pontos percentuais em relação a 2005, quando abrangia 50,1% das moradias.

O desafio aqui são os conflitos familiares e a necessidade de distribuir papéis para as tarefas, já que quando muitas pessoas cuidam, pode ocorrer um problema para saber quem é o maior responsável para decisões que precisam de celeridade, por exemplo.

Família de pais solteiros

Consiste em um pai/mãe criando um ou mais filhos por conta própria. A família de pais solteiros é a maior mudança que a sociedade demonstra nas alterações dos arranjos familiares. Diferentes famílias de pais solteiros criam proximidade encontrando maneiras de trabalhar juntas para resolver problemas, como dividir as tarefas domésticas. Essa família pode incluir uma mãe solteira com seus filhos, um pai solteiro com seus filhos, ou uma única pessoa (divorciada, viúva, separada ou solteira por escolha) com seus filho(s).

O desafio aqui é quando apenas um dos pais está em casa, pode ser uma luta para disponibilizar cuidados às crianças, pois há apenas um pai trabalhando. Isso limita a renda e as oportunidades em muitos casos, embora muitas famílias de pais solteiros tenham apoio de parentes e amigos.

Família estendida

Consiste em dois ou mais adultos que estão relacionados, seja por sangue ou casamento, vivendo no mesmo lar. Essa família inclui muitos parentes vivendo juntos e trabalhando em direção a objetivos comuns, como criar os filhos e manter os deveres domésticos. Muitas famílias estendidas incluem primos, tias ou tios e avós que vivem juntos. Esse tipo de arranjo familiar pode se formar devido a dificuldades financeiras ou porque os parentes mais velhos não conseguem se cuidar sozinhos. Esse tipo de família se estende para além da unidade pais e filhos ou da unidade do casal, formada por parentes próximos com os quais a criança ou adolescente convive e mantém vínculos de afinidade e afetividade. Esse arranjo é muito encontrado na nossa população em pessoas que dividem o mesmo lote, quando a família estendida se encontra com a nuclear ou outro tipo.

O desafio aqui são as muitas regras em cada ambiente e em cada lar. Harmonizar para crianças essa questão das regras pode ser um desafio. Também pode sobrecarregar algum membro ou gerar conflitos interpessoais.

Família composta, pluriparental ou mosaico

Consiste em um cônjuge e companheira e seus filhos, se for o caso. Por exemplo, A era casado com B e C era casado com D. A e B se separam e C e D se separam. E então A (divorciado) casa, ou vive em união estável com D (também divorciado), formando assim uma família recomposta.

O desafio aqui é os cônjuges se aceitarem e reduzir ao máximo o conflito. As regras também devem ser bem estabelecidas e o diálogo sempre fluido.

Família sem filhos

Se a maioria das pessoas vê a família incluindo filhos, há casais que não podem ou optam por não os ter. A família sem filhos às vezes é a "família esquecida", ao fugir dos padrões tradicionais estabelecidos pela sociedade. Famílias sem filhos consistem em dois parceiros vivendo e trabalhando juntos. Muitas famílias sem filhos assumem a responsabilidade da posse de animais de estimação ou têm amplo contato com suas sobrinhas e sobrinhos.

O desafio aqui é o envelhecer. Essa família deve se preparar financeiramente para a aposentadoria segura e saudável.

Família reconstituída

No Brasil, mais de um terço dos casamentos termina em divórcio e alguns indivíduos se casam novamente. Isso cria uma nova família que envolve duas famílias antigas separadas. Consiste em um novo marido, esposa ou cônjuge e seus filhos (ou não) de casamentos ou relacionamentos anteriores.

O desafio nesse caso assemelha-se um pouco ao de todos citados anteriormente, já que as regras e pessoas geralmente estão distintas e precisam ter um certo acordo para evitar desgaste para todos. Contudo, diferente das histórias infantis, padrastos e madrastas tem o desafiador papel de criar alguém que não é de seu sangue e também precisam de apoio. Esse papel deve ser encorajado e ferramentas oferecidas para aqueles que se interessarem.

Família dos avós (ou avôs)

Muitos avós hoje estão criando seus netos por várias razões. Um em cada quatorze filhos é criado por seus avós, e os pais não estão presentes na vida da criança. Isso pode ser devido à morte dos pais, vício, abandono ou serem pais inadequados. Muitos avós precisam voltar ao trabalho ou encontrar fontes adicionais de renda para ajudar a criar seus netos.

O desafio aqui é a energia vital que já se limita com a idade, mas ganha em sabedoria. Ajudar os avós-pais a terem uma postura distinta de quando eles foram pais é importante e um caminho possível.

Família individual ou unipessoal

Seria possível ter uma família só com um membro? Com as mudanças da modernidade mais pessoas tem morado sozinhas. Em 2019, cerca de 11,7 milhões de pessoas viviam sozinhas no país, o que corresponde a 16,2% dos lares brasileiros, de acordo com o Instituto Brasileiro de Geografia e Estatística (IBGE). Essa família é comporta por uma pessoa, que pode já ter sido casada, amasiada ou sempre foi solteira. Essa qualificação tem função especialmente no campo jurídico.

Família poliafetiva

É a família com mais de duas pessoas no papel parental. Podendo ter filhos ou não.

O desafio neste contexto é social e da organização do arranjo e do cuidado. Preparar os filhos e os participantes a superar a discriminação e lutar por seus direitos torna-se fundamental, além disso, a organização necessita ser muito bem definida sem disputas e a criação de um triângulo do drama de Karpman.

Subsistemas

As famílias tem subsistemas, ou seja, dentro de uma família com mais de três membros, as interações entre os membros serão pelo menos três. Na família nuclear, por exemplo, os subsistemas seriam o parental (dos pais), fraternal (dos irmãos) e filial ou paternal/maternal (de um dos pais a um dos filhos).

Os subsistemas podem interagir e conflitar-se uns com os outros. Lembrar sempre do triângulo do drama de Karpman (Figura 1).

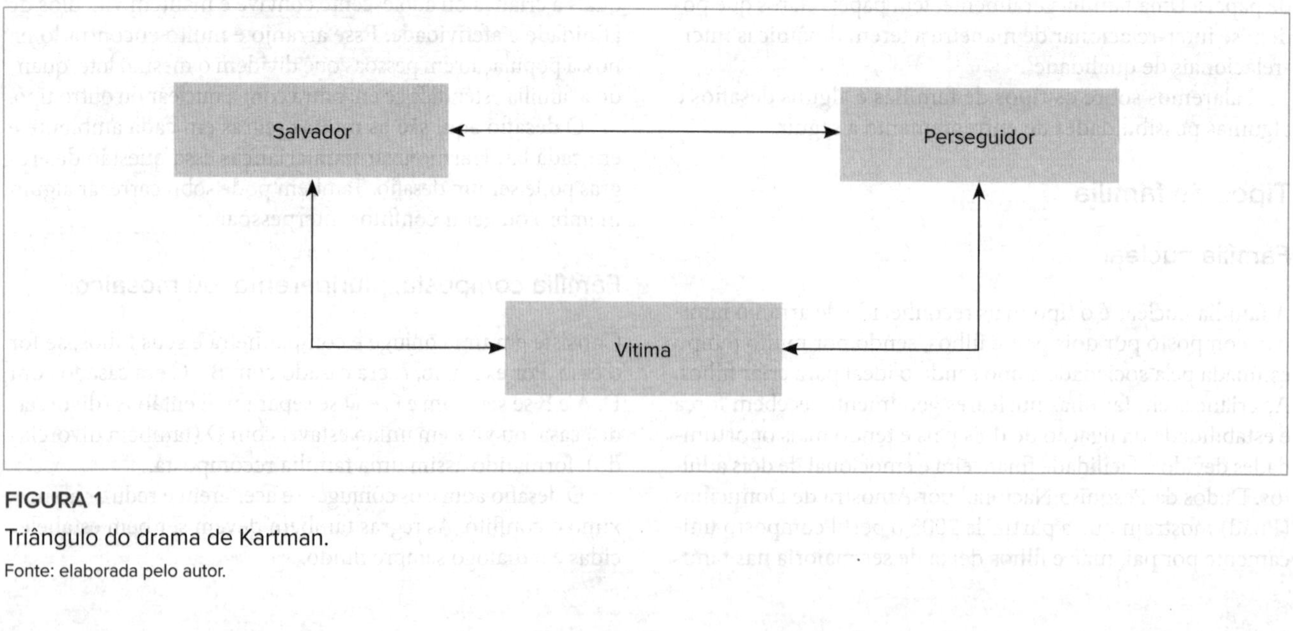

FIGURA 1
Triângulo do drama de Kartman.
Fonte: elaborada pelo autor.

Perceba que a família muda os papéis a todo momento. Ajudar as pessoas a se empoderarem do seu lugar e conscientemente escolher fugir do papel de ganhos subliminares nas relações familiares, conseguindo-o por meio do diálogo claro e assertivo deve ser o objetivo de conhecer e reconhecer isso.

Ciclos de vida

Na Figura 2 podemos identificar alguns ciclos de vida propostos:

- Adulto independente.
- Casal sem filhos.
- Casal com filhos pré-escolares.
- Casal com filhos adolescentes.
- Casal com filhos adultos dependentes.

Vamos determinar que essa família começa com um adulto independente. Pode essa pessoa viver só ou casar (aqui entendemos que casal pode ser uma relação com mais de uma pessoa) ou viver só, podendo terminar seus dias como tal, levando a família ao fim junto com o indivíduo. O casal sem filhos pode decidir ter filhos ou viver a vida toda sem filhos; se o casal sem filhos decide se separar ocorre o fim daquela família. Para as pessoas que avançam para ter filhos, sendo eles adotados ou próprios ou ambos, o ciclo segue para casal com filhos pré-escolares e segue a sequência presente na Figura 2. O ciclo casal com filhos ou casal com filhos adolescentes ou casal com jovens adultos dependentes não acaba nem mesmo com o divórcio, já que na verdade o divórcio gera uma adaptação familiar (geralmente com formação de mais núcleos). Final esperado para o ciclo de vida é o casal sem filhos, quando os filhos saem como membros independentes; ou no caso do adulto independente, com a sua morte; ou no caso do casal que não teve filhos, com a morte de seus membros.

Toda generalização é arriscada. Ao se generalizar em famílias o desafio é ainda maior. Os ciclos de vida ajudam a entender que o amadurecimento humano passa por fases. Com a evolução, as famílias perderam o poder de antes, para se tornarem (esperados) refúgios e locais de crescimento.

Adulto independente

O adulto independente, que sempre morou sozinho, será mais comum nas classes A, B e C. Nas classes D e E o mais comum é o casamento com saída para a nova família. O termo adulto independente traz um paradoxo para este capítulo, já que quando um adulto está necessitando de cuidado domiciliar ele geralmente está dependente em alguma proporção.

O adulto independente vai precisar como atenção a falta de rede de apoio no cuidado domiciliar, o desafio no acompanhamento do tratamento em domicílio e o desafio da internação domiciliar para esses casos quando precisam de cuidado nesse nível semi-hospitalar.

Casal sem filhos

Casais, trisais ou outros arranjos, sem filhos, têm como característica o suporte/conflito do/com o companheiro, a so-

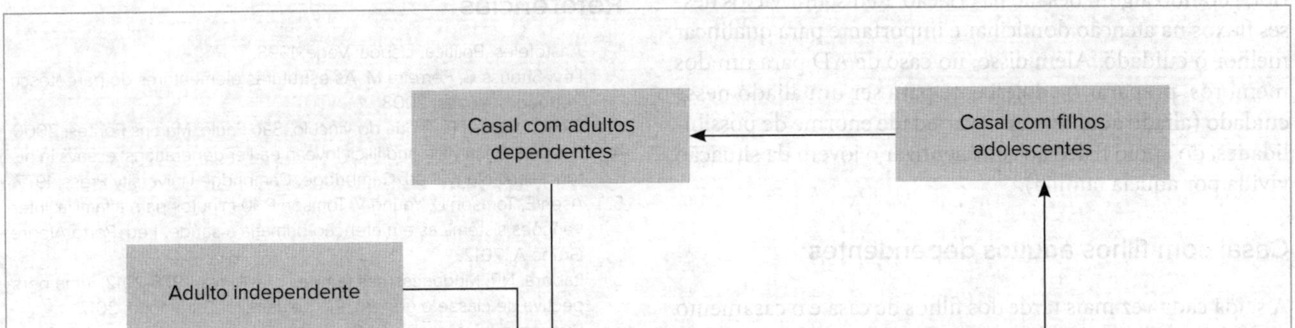

FIGURA 2
Fluxos possíveis para os ciclos de vida familiares.
Fonte: elaborada pelo autor.

brecarga do cuidador (geralmente a esposa – esse tema é apresentado em outro capítulo) e os desafios das inúmeras interações que temperaram esse casal para chegar até aqui.

Criar um apoio emocional ao(s) companheiro(s), qualificando o cuidado, possibilita que a melhora ocorra mais rápido e de forma mais sistêmica. Abrir espaço para quem cuida torna o ambiente familiar mais leve; investir e estimular o autocuidado e lazer nessas pessoas deve estar na agenda da equipe que realiza a AD. Do lazer espera-se coesão e amadurecimento da relação, algo para focar por toda a vida.

Casal com filhos pré-escolares

No caso de casais com filhos pré-escolares o período de permanência nesse tempo é muito extenso e variado. Do nascimento até a entrada na escola o desafio tem como característica a adaptação do casal às novas tarefas, a construção do espaço único para o casal e dois subsistemas parentais unilaterais.

Nessa fase, o desafio é ensinar os pais a manter um diálogo entre si, no cuidado com a criança, na formação da criança e no planejamento da família. Na AD, atentar-se a esta demanda é importante para a qualidade do cuidado do sistema familiar atual e no futuro.

Casal com filhos adolescentes

O casal com filhos adolescentes possui como desafio a preparação desse jovem para o ambiente social. Geralmente nesse momento os fluxos dos subsistemas já estão mais amadurecidos e as tarefas já se organizaram; o desafio é o jovem trazendo novos conhecimentos das regras do mundo exterior, gerando algum desafio na criação. Rediscutir vícios desses fluxos na atenção domiciliar é importante para qualificar melhor o cuidado. Além disso, no caso de AD para um dos membros, preparar o adolescente para ser um aliado nesse cuidado (aliado aqui tem uma variedade enorme de possibilidades, do apoio físico ao conscientizar o jovem da situação vivida por aquela família).

Casal com filhos adultos dependentes

A saída cada vez mais tarde dos filhos de casa e o casamento com idade cada vez maior tem trazido um aumento desse tipo de família. Nesse lar, os filhos participam de maneira mais ativa nas famílias, ou deveriam ser convidados para tal, tomar decisões deveria ser um aprendizado gradual no seio familiar. Ao mesmo tempo, pessoas de renda mais baixa podem não ter oportunidades para treinar isso ou nem ter o tempo para tanto.

Chamar os adultos dependentes a ter um papel mais central na família é ação recorrente da equipe de AD, tendo atenção também a abusos praticados por esse(s) jovem no cuidado de seus pais.

No que me ajuda na prática saber sobre os tipos de família?

Compreender os ciclos de vida e os tipos de família ajuda na aquisição de pontos de apoio, redes de cuidado e desafios em tratamentos integrais. A família não deve ser pensada em termos de Bastião sagrado da sociedade e sim como o primeiro ambiente social da criança, o primeiro local de conflito do jovem, o local de repouso dos adultos, e o local de acolhimento dos idosos.

Compreender o contexto inclui compreender a família, por isso a necessidade de utilizarmos algum parâmetro de classificação para elas buscando organizar e instrumentalizar o cuidado do sujeito compreendendo que ele está envolvido nesse contexto. Assim, o contexto nos permite avançar rumo a integralidade. Evitamos a distorção do conceito de família como único modo de se criar uma criança de maneira saudável ou que a família deve ser hetero normativa e formada por um casal. Nenhuma família é melhor que a outra, elas são diferentes; com potencialidades e desafios distintos.

Ao tentar abarcar as questões dos filhos nas famílias, perde-se neste capítulo uma mudança atual que é o aumento de casais sem filhos. Embora pequeno, este é um desafio social no envelhecimento dos membros desta família, quem cuidará deles?

Referências

1. Aristoteles. Política. Lisboa: Vega; 1998.
2. Lévi-Strauss C, Ferreira M. As estruturas elementares do parentesco. Petrópolis: Vozes; 2008.
3. Pichon-Riviere E. Teoria do vínculo. São Paulo: Martins Fontes; 2000.
4. Laslett P. Family life and illicit love in earlier generations: essays in historical sociology. 1 ed. Cambridge: Cambridge University Press; 1977.
5. Asen E, Tomson D, Young V, Tomson P. 10 minutos para a família: intervenções sistêmicas em atenção primária à saúde. 1 ed. Porto Alegre; Grupo A; 2012.
6. Itaboraí NR. Mudanças nas famílias brasileiras (1976-2012): uma perspectiva de classe e gênero. Rio de Janeiro: Garamond; 2017.
7. Buscaglia LF, Mendes R. Os deficientes e seus pais/um desafio ao aconselhamento. Rio de Janeiro: Record; 1997.
8. Lacan J. Os complexos familiares na formação do indivíduo. In: Outros escritos. Rio de Janeiro: Jorge Zahar Editor; 2003.
9. Freud S. Romances familiares. In: Freud S. Edição standard brasileira das obras psicológicas completas de Sigmund Freud (ESB). Rio de Janeiro: Imago; 1976.
10. Araripe e Andrade LA. A Família e suas heranças ocultas. 1 ed. Fortaleza: Edição da Autora; 2016.

Capítulo 6

Ferramentas de representação da família

Ruth Borges Dias
Leonardo Cançado Monteiro Savassi

PONTOS-CHAVE

- Ferramentas de representação familiar permitem a visualização esquemática de famílias, permitindo rápido acesso a informações.
- Em atenção domiciliar (AD), as famílias podem ser um elemento fundamental no processo de definição e cuidado, demandando o amplo conhecimento de seus membros por parte da equipe.
- Na AD, conhecer as redes de apoio social, demonstradas no ecomapa, permite ampliar projetos terapêuticos.
- As principais ferramentas de representação da família são o genograma e o ecomapa, embora outras ferramentas possam estar presentes.

OBJETIVOS DE APRENDIZAGEM

Ao final do capítulo, o leitor deverá ser capaz de:

- Descrever, reconhecer e analisar o genograma e o ecomapa.
- Indicar, utilizar e desenhar o genograma e o ecomapa.
- Identificar as doenças mais prevalentes no grupamento familiar.
- Conhecer possíveis aplicabilidades e objetivos na aplicação dessas ferramentas.

Caso clínico

Sr. João, 58 anos, aposentado por invalidez, é hipertenso, sofreu um acidente vascular encefálico (AVE) há 2 anos, como sequela apresenta limitação de movimentos no lado direito, com dificuldade de transferência no leito, dificuldade de deambulação, desvio da comissura labial levando a alteração da fala e de alimentação. Sua principal atividade é assistir televisão e às vezes ajuda as netas nos "trabalhos" da escola. João é casado com Helena, sua principal cuidadora, de 56 anos tem hipertensão arterial sistêmica (HAS) há 15 anos, diabete melito 2 (DM2) há 5 anos, realiza tratamento para depressão, é tabagista e etilista, todos os dias vai ao bar perto de casa para "relaxar um pouco". Helena já frequentou o AA (alcoólicos anônimos), mas desistiu há alguns anos. Gosta muito do seu psiquiatra, mas como o tratamento é particular, aumenta o intervalo entre as consultas para economizar. Antes fazia o acompanhamento pelo Sistema Único de Saúde (SUS), mas brigou com a equipe de referência e não quer mais retornar.

Do fruto do matrimônio de João e Helena, nasceram Carolina (30 anos), Bruna (28 anos) e Vinícius (24 anos).

A primeira, casou-se com Pedro (28 anos) e geraram Cecília (4 anos). Carolina tem relação distante com a família de origem e mora em outra cidade, a cerca de 120 km de distância, com Pedro e Cecília. Costumam vir para as festas de fim de ano.

Bruna tem depressão e dores crônicas articulares, está na faculdade e, além de auxiliar no cuidado do pai e das sobrinhas, morando no mesmo domicílio deles, trabalha à noite em uma lanchonete. Bruna gosta muito de seu emprego, de seus patrões e colegas de trabalho e é reconhecida pelo bom serviço.

Vinícius tem um relacionamento há 6 anos com Luíza (22 anos) que resultou no nascimento de suas filhas Vitória (4 anos) e Letícia (5 anos) que hoje estão sob os cuidados dos avós paternos e da tia, ambas gostam muito do colégio e das professoras. O relacionamento de Luíza e Vinícius, ambos usuários de drogas, é muito próximo, porém conflitivo, como estão sempre brigando, cada um mora com os seus pais.

Vinícius tem um relacionamento conflituoso com a mãe devido ao uso de drogas e tentativa de autoextermínio. A aposentadoria do patriarca e o salário da Bruna são as únicas fontes de renda, correspondendo a 5 salários mínimos, sendo suficiente para o sustento das contas da casa, embora o gasto com medicamentos tenha aumentado.

A família tem relações rompidas com a família da Helena e não frequenta nenhuma igreja.

Introdução

Família pode ser definida como um grupo de pessoas que compartilham uma relação de cuidado (proteção, alimentação, socialização), convivem e têm laços intensos de proximidade e/ou de parentesco, consanguíneo ou não. As pessoas desenvolvem de formas diferentes vínculos afetivos e de convivência, compartilham o sentimento de identidade e pertencimento condicionados por valores socioculturais e antropológicos predominantes em sua comunidade e história de vida.

Famílias são classificadas pela sua composição (tipologia familiar), suas etapas (ciclos de vida) ou seus subsistemas relacionais (conjugal, parental e fraternal), ou ainda representadas por meio de diagramas e desenhos (genograma e ecomapa). O IBGE[1] reconhece "Família única" (núcleo familiar da pessoa responsável pela unidade doméstica/domicílio) e "Famílias conviventes" (núcleos familiares em uma mesma unidade doméstica).

Anteriormente, o IBGE também considerava o coletivo de pessoas conviventes, mas "sem laços de parentesco", como nos casos em que a pessoa responsável residia com "núcleos familiares formados por agregados, pensionistas, empregado(a) doméstico(a) ou parente do(a) empregado(a) doméstico(a)[1].

As ferramentas de representação familiar – principalmente o genograma e o ecomapa – nos fazem entender a estrutura familiar, os processos de adoecimento, a situação dos seus membros e suas relações. O ecomapa nos permite visualizar relações com a comunidade onde vivem e identificar redes de apoio social, na ferramenta PRACTICE, ele pode representar o "E" ecossistema familiar[2].

Genograma

Genograma é um diagrama da árvore genealógica e das relações entre cada um de seus membros, podendo focar apenas na unidade familiar, mas preferencialmente devem incluir três ou mais gerações, por exemplo, quando os avós moram com seus filhos ou quando, embora não vivam com seus filhos e netos, desempenham um papel relevante na descrição e avaliação da família[2].

Representa a família de forma gráfica, esquemática, identificando a estrutura familiar (membros), tipos e intensidade dos seus relacionamentos, associadas a informações acerca de problemas de saúde, idade/data de nascimento e algumas outras questões relevantes que devem ser registradas, como problemas biomédicos, genéticos, comportamentais e sociais que envolvem a família. Assim, permite uma avaliação de risco, prevenção, problemas diferenciados e avaliação do problema familiar em questão (alguma doença, a dependência, crises dos ciclos familiares), e também pode ser usado como fator educativo, permitindo ao paciente e sua família ter a noção das repetições dos processos que vem ocorrendo e em como se repetem[3,4].

Permite uma representação visual, de fácil e rápida identificação de processos cujo registro textual em prontuário se tornaria amplo, por vezes confuso, e de difícil localização, favorecendo o planejamento terapêutico. Assim, favorece a longitudinalidade da atenção, reforçando o vínculo por meio do uso dos nomes dos membros da família e sabendo quem vive na mesma residência, identificando ao início de qualquer contato com membros da família os fatores de risco importantes, as necessidade de rastreamento para situações de risco e de promoção da saúde com a possibilidade de reconhecer elementos de crenças que permitam ênfase específica na orientação do paciente[4,5].

Com isso, o genograma permite avaliar questões relevantes para elaboração de um projeto terapêutico, facilitando a visão do contexto psicossocial e situações vivenciadas tanto do paciente quanto da família, ampliando a detecção de situações conflituosas em suas próprias relações, demonstrando ainda o contexto familiar, e mudanças em tempo real, como o casamento ou nascimento, permitindo a sua compreensão por qualquer profissional da saúde.

O genograma é um instrumento de análise ao mesmo tempo familiar e individual, tendo em vista que apresenta a representação da família a partir de uma visão do indivíduo entrevistado, e que esta visão é apenas uma das que percebem aquela família. A visão de um filho acerca de uma relação conflitiva entre mãe e filha, por exemplo, pode ser interpretada como relação muito próxima pelo pai destes mesmos filhos. Portanto, é um instrumento de representação da família a partir de uma visão, e que esta visão é uma das lentes de percepção daquela família[5,6].

O genograma apresenta elementos estruturais e elementos da funcionalidade familiar[3,6]:

1. Elemento estrutural: nome, idade, profissão, situação laboral, mortes na família citando datas e causas, doenças, cuidador principal e informante (que é descrito com duas linhas sobre o símbolo); sugere-se começar pelo desenho do núcleo principal do informante (fazer primeiramente o casal com seus filhos).
2. Elemento funcional: mostra a interação entre os membros da família e dá uma visão dinâmica ao instrumento.

O genograma deve conter as seguintes informações[3,5]:

- Três ou mais gerações.
- Nomes de todos os membros.
- Idade ou ano de nascimento.
- Todas as mortes, incluindo idade ou data em que ocorreu e a causa.
- Doenças ou problemas significativos.
- Indicação dos membros que vivem juntos na mesma casa.
- Datas de casamentos e divórcios.
- Lista de primeiros nascimentos de cada família à esquerda, com irmãos relacionados sequencialmente em ordem decrescente da esquerda (mais velho) para a direita (mais novo).
- Uso de uma simbologia própria para a construção do genograma.
- Um código explicando todos os símbolos utilizados.
- Símbolos selecionados por sua simplicidade e visibilidade máxima.
- Relações familiares.

Dependendo da complexidade, os seguintes pontos podem estar representados: fase do ciclo vital; sistema familiar de origem; estressores; rede social de apoio; interpretações do problema[6].

Os elementos representativos do genograma estão demonstrados na Figura 1, incluindo representações de gênero e de orientação sexual[5].

No caso da família do Sr. João (Figura 2), a família que ilustra este capítulo, percebe-se que relações distantes, conflituosas e muito estreitas, porém conflituosas se apresentam, que o núcleo que habita aquele espaço está representado, ou seja, consegue-se entender os laços familiares e estabelecer estratégias de intervenção de acordo com as proximidades e os conflitos representados. Por outro lado, a representação do inventário de doenças familiares nos permite estabelecer ações preventivas, de acordo com os padrões de repetição, bem como identificar risco e vulnerabilidade familiares e sociais, estabelecendo demandas de intervenção.

A discussão sobre a aplicação do genograma em todas as famílias sob os cuidados da atenção primária é tema recorrente na prática em saúde. Se por um lado, conhecer a estrutura familiar pode nos abrir informações importantes para o processo de cuidado, por outro, abordar famílias representaria uma forma de atuar de acordo com indicações específicas, como qualquer tipo de tratamento.

Ecomapa

O ecomapa adota duas representações gráficas complementares: o primeiro cenário é o desenho da família, ao centro, com foco nos membros que residem no mesmo local, delimitados por um círculo que determina o núcleo familiar; o segundo cenário é o desenho dos elementos que são importantes na vida dessa família, sejam eles pessoas, instituições ou agrupamentos. Esses cenários são complementados com a representação das relações e dedicação entre eles.

Trata-se de um diagrama que representa as relações entre a família e a comunidade e ajuda a avaliar os apoios e suportes disponíveis e sua utilização pela família. Uma família que tem poucas conexões com a comunidade e entre seus membros necessita maior investimento da equipe para melhorar seu bem-estar, principalmente em famílias com necessidade de atenção domiciliar.

Muitas vezes, entender o contexto próximo da família no genograma não é suficiente para compreender a família, uma vez que a mesma se relaciona com o meio e com outros atores sociais, outras famílias, pessoas ou instituições e que essas relações são fundamentais para se atingir e preservar o equilíbrio bio-psico-espiritual-socio-cultural da unidade familiar. Assim, surge a necessidade de criação de um novo instrumento para detectar e avaliar tais relações[5].

O ecomapa, portanto, inclui os membros da família e suas idades no centro do círculo e utiliza a mesma simbologia do genograma. São desenhados círculos ou símbolos externos que mostram os contatos da família com membros da comunidade ou com pessoas significativas, instituições, elementos sociais e grupos significativos, dentre outros. São tam-

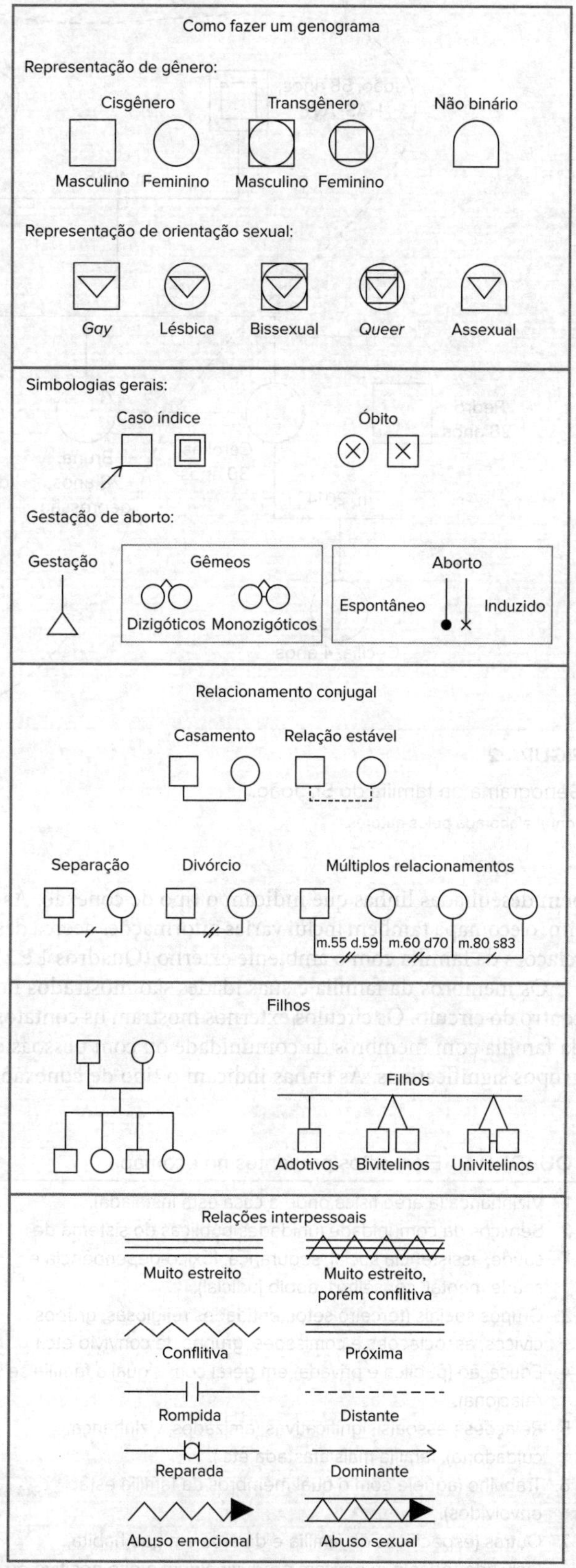

FIGURA 1

Elementos representativos do genograma.

Fonte: Dias et al., 2011[3]; McGoldrick et al., 2020[4].

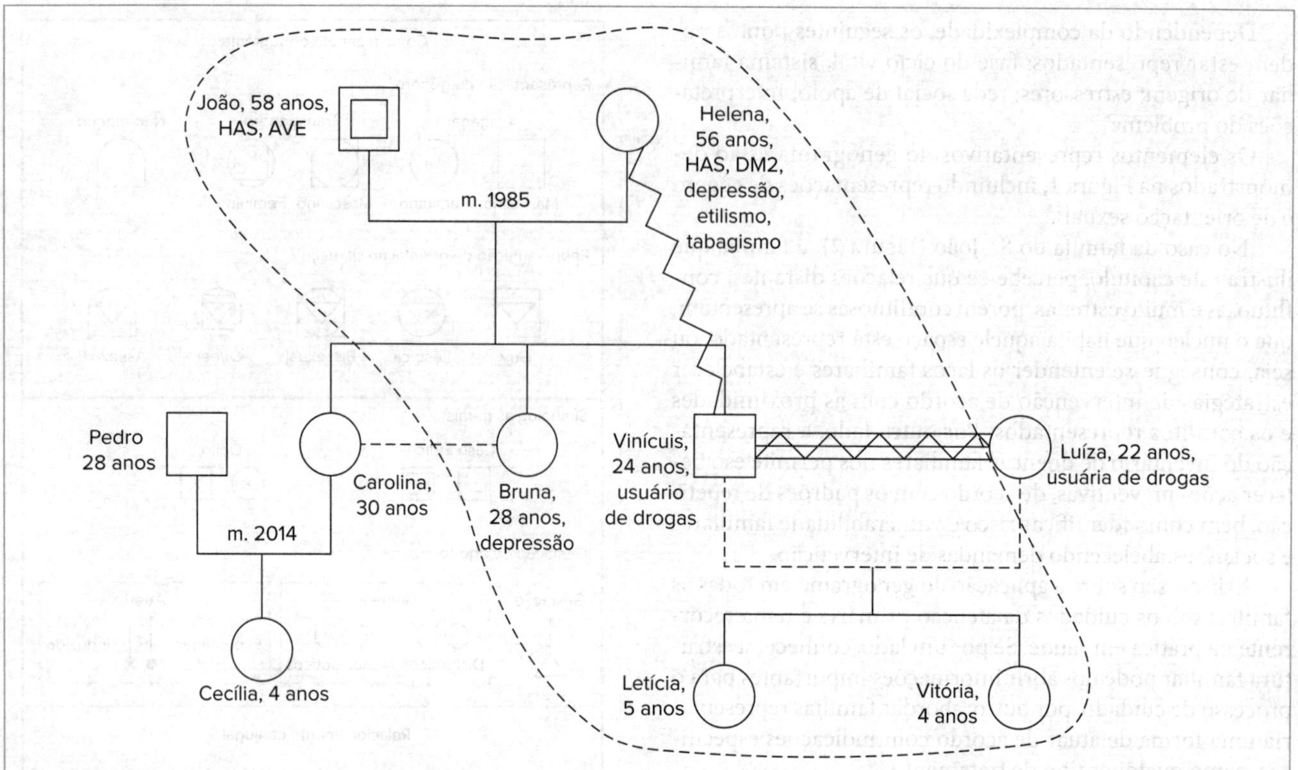

FIGURA 2
Genograma da família do Sr. João.
Fonte: elaborada pelos autores.

bém desenhadas linhas que indicam o tipo de conexão. Assim, o ecomapa também inclui várias informações acerca das relações da família com o ambiente externo (Quadros 1 e 2)

Os membros da família e suas idades são mostrados no centro do círculo. Os círculos externos mostram os contatos da família com membros da comunidade ou com pessoas e grupos significativos. As linhas indicam o tipo de conexão:

QUADRO 1 Elementos presentes no ecomapa

1. Vizinhança (a área física onde a casa está instalada).
2. Serviços da comunidade (unidades públicas do sistema de saúde, assistência social, segurança, tóxico-dependência e saúde mental, conselhos, apoio judicial).
3. Grupos sociais (terceiro setor, entidades religiosas, grupos cívicos, associações e comissões, grupos de convívio etc.).
4. Educação (pública e privada, em geral com a qual a família se relaciona).
5. Relações pessoais significativas (amizades, vizinhança, cuidador(a), família mais afastada etc.).
6. Trabalho (aquele com o qual membros da família estão envolvidos).
7. Outras (específicas da família e da área em que habita, incluindo todas que possam produzir algum efeito positivo ou negativo na família, como as atividades econômicas exploratórias do entorno, por exemplo).

Fonte: adaptado de Dias et al., 2011[3]

QUADRO 2 Simbologia do ecomapa – linhas de relações

________ linhas contínuas: ligações fortes, relações sólidas

------------ linhas tracejadas: ligações frágeis, relações tênues

_//_//_ ou /\/\/\/\/\/\/\ linhas com barras ou talhadas: aspectos estressantes, relações conflituosas

→ ← ↔ setas: fluxo de energia e/ou recursos

Ausência de linhas: ausência de conexão

Fonte: adaptado de Dias et al., 2011[3]; Horta, 2008.[5]

linhas contínuas representam ligações fortes, relações sólidas; linhas pontilhadas, ligações frágeis, relações tênues; linhas com barras ou talhadas, aspectos estressantes ou relações conflituosas. Quando setas aparecem desenhadas ao lado das linhas significam o fluxo de energia e recursos. Ausência de linhas significa ausência de conexão.

Além de elementos de relacionamentos gráficos, Lopes e Escudero[2] sugerem ainda a utilização de informações temporais e espaciais para identificar a disponibilidade de tais recursos.

O ecomapa da família do Sr. João (Figura 3) representa menos conexões sociais e, portanto, menores possibilidades de apoio social, identificando a necessidade de se estabelecer conexões para apoio familiar. A relação conflituosa com a fa-

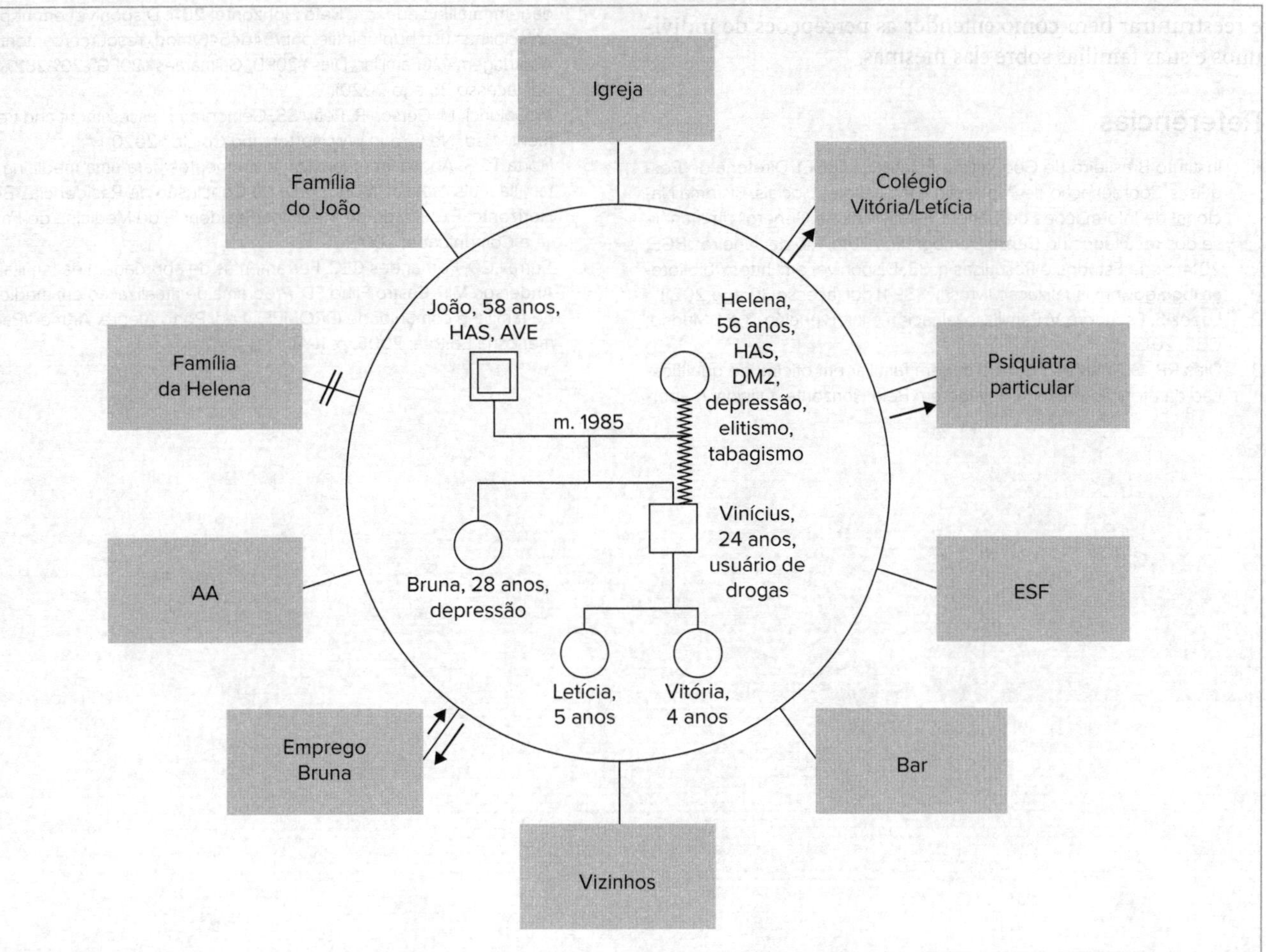

FIGURA 3
Ecomapa da família do Sr. João.
Fonte: elaborada pelos autores.

mília de origem de Helena é uma fonte de preocupação, devido a sua sobrecarga de cuidar do marido e das netas, além do próprio quadro clínico, de tabagismo e etilismo.

Assim como o genograma, que é ao mesmo tempo uma ferramenta de abordagem familiar e individual (por representar a visão de um indivíduo acerca da família), o ecomapa será uma ferramenta de análise individual se for construído a partir da visão de um indivíduo, mas também familiar e comunitário a partir do momento em que são identificados elementos desses contextos e sua influência na família.

Considerações finais

Genograma e ecomapa devem idealmente ser colocados no início do prontuário, mas evitar colocá-lo na capa externa do mesmo, notadamente em prontuários familiares, devido a presença de dados sigilosos, mesmo para profissionais do campo da Saúde (como Agentes Comunitários de Saúde). Além disso, um prontuário familiar – de papel – aberto em frente a outro membro da família pode gerar questões éticas importantes. Idealmente deve estar dentro de uma folha de rosto que contemple também problemas prévios, ações preventivas, plano terapêutico e plano propedêutico, sendo parte de um inventário de vida daquela pessoa sob cuidados.

Devem ser atualizados na medida em que problemas, relacionamentos, atritos e outros eventos se sucedem. Em prontuários de papel, o uso de lápis para configurar relacionamentos e funcionalidade familiar é desejável, podendo o item estrutural ser desenhado à caneta. Essas ferramentas nos dão uma visão inicial das principais relações entre a família e o mundo, permitindo avaliar comportamentos, relacionamentos e vínculos no tempo com as famílias, podendo ser usadas como um elemento inicial de uma terapia familiar, para auxiliar no estabelecimento do diálogo entre os membros.

Podem ser aplicados individualmente ou durante a entrevista inicial com as famílias, e devem ser modificados ou acompanhados em outras entrevistas, para ser um elemento dinâmico de avaliação. Os membros das famílias participam ativamente de sua construção e o seu uso deve ser estimulado na avaliação da família, mas também para planejar e reestruturar bem como entender as percepções de indivíduos e suas famílias sobre elas mesmas.

Referências

1. Instituto Brasileiro de Geografia e Estatística (IBGE). Diretoria de Pesquisas Coordenação de População e Indicadores Sociais. Sistema Nacional de Informações de Gênero Estatísticas de Gênero. Uma análise dos resultados do Censo Demográfico 2010. Rio de Janeiro: IBGE; 2014. Série Estudos e Pesquisas n. 33. Disponível em: https://biblioteca.ibge.gov.br/visualizacao/livros/liv88941.pdf (acesso 30 ago 2021).
2. Lopez S, Escudero V. Familia, evaluación e intervención. 3 ed. Madrid: CCS; 2013.
3. Dias RB, Guimarães FG. Abordagem familiar em oficina de qualificação da atenção primária à saúde em Belo Horizonte. Oficina 7: abordagem familiar: anexo 1. Belo Horizonte; 2011. Disponível em https://edisciplinas.usp.br/pluginfile.php/5464546/mod_resource/content/0/Abordagem%20Familiar_Dias%20RB_Guimaraes%20FG%20%282%29.pdf (acesso 25 ago 2020).
4. McGoldrick M, Gerson R, Petry SS. Gemograms: assessment and treatment. 4 ed. New York: WW Norton and Co Ltd.; 2020.
5. Horta TCG. Abordagem familiar: instrumentos para uma medicina de família mais efetiva. [Monografia de Conclusão de Residência]. Belo Horizonte: Faculdade de Medicina/Residência de Medicina de Família e Comunidade; 2006.
6. Curra LCD, Fernandes CLC. Ferramentas de abordagem da família. In: Anderson MIP, Castro Filho ED. Programa de atualização em medicina de família e comunidade (PROMEF). 1 ed. Porto Alegre: Artmed/Panamericana Editora; 2006. p. 11-41.

Capítulo 7

Intervenção familiar

Nayra da Silva Freitas
Pedro Paulo de Oliveira Junior
Ricardo Alexandre de Souza

PONTOS-CHAVE

- Intervenções familiares são ações práticas e que podem ser realizadas na atenção domiciliar, para isso é necessário vínculo e paciência.
- A intervenção familiar objetiva compreender o funcionamento familiar e melhorar a comunicação entre a família e a equipe de saúde.
- A entrevista familiar pode ser realizada com um único indivíduo. A conferência e a terapia exigem que mais membros estejam presentes.
- Intervir é propor a reflexão para mudanças, as quais levam tempo para de fato acontecerem.

OBJETIVOS DE APRENDIZAGEM

Ao final do capítulo, o leitor deverá ser capaz de:

- Conceituar entrevista familiar, conferência familiar e terapia familiar sistêmica.
- Diferenciar os tipos de abordagem, suas potencialidades e limitações.
- Compreender que a intervenção familiar tem potencial para melhorar a rede de apoio e o sistema familiar.
- Demonstrar que é factível realizar isso no dia a dia da atenção domiciliar.

Caso clínico

Augusto, 47 anos, tem diabete melito tipo I diagnosticado ainda na infância, mas nunca aderiu completamente ao tratamento e posteriormente, por abuso de álcool, piorou a adesão. Com isso, vieram as complicações: ficou cego, com úlceras no membro inferiores e está prestes a se tornar dependente de diálise. Emagrecido e com deambulação prejudicada, seu irmão Jairo aciona a unidade de saúde pedindo ajuda. Natália, médica de família e comunidade, visita a casa de Augusto e se comove com a situação observada. Augusto estava clinicamente debilitado, mas além disso, recusava alimentação, recusava medicação, recusava-se a viver. Natália ouve atentamente as queixas de Augusto, mas entende que sozinha não conseguirá solucionar os problemas percebidos.

Natália volta à unidade e se reúne com a equipe de saúde: agente comunitária de saúde, nutricionista, enfermeira, técnicas de enfermagem e cada uma decide assumir um papel no cuidado. São feitas orientações nutricionais, rodízio nas visitas domiciliares para aumentar a frequência, solicitação de exames, mapa glicêmico para tentar ajustar a dose da insulina e prescrição de antidepressivos, mas logo perceberam que apenas a motivação da equipe não sustentava o cuidado, uma vez que as tarefas incumbidas à família não eram realizadas.

Natália percebeu ser necessário aprofundar-se e voltou ao domicílio para compreender as relações familiares. Descobriu que Augusto vive numa casa com seu pai Jessé e sua mãe Lindalva; na casa ao lado mora o irmão Jairo e a cunhada Melissa, que acabaram de ter um filho; descobriu ainda a existência de uma outra irmã, Janice, que mora sozinha em um bairro próximo. Após entrevistar a família, Natália convidou todos para reunirem-se e compreender a visão de cada um a respeito do problema trazido por Jairo e buscar um plano de cuidado comum para que Augusto possa melhorar.

Natália estava ansiosa para conduzir pela primeira vez uma conferência e, além disso, se questionava: e se novos problemas surgirem?

Introdução

O significado do termo família foi se reconfigurando com a contemporaneidade, além da desconstrução de padrões de gênero, família ultrapassou o conceito de individuos que são reconhecidos como "parentes", são também pessoas que convivem por meio de laços e sentimento de pertencimento[1].

Abordar a família significa abordar o problema dentro do lugar onde eles podem estar acontecendo, mas também criar vínculos e apoio para o enfrentamento dos problemas. Com uma única pessoa, no domicílio, é possível iniciar esse processo, no entanto, em diversas ocasiões é necessário obter uma visão além de quem está dentro do "túnel da dor". O que fazer quando os sintomas não condizem com as expressões? Quando a visita domiciliar é marcada por outra pessoa? Talvez essas perguntas não sejam um problema, mas sim a luz que vai iluminar o caminho até a resolução[2].

A abordagem familiar tem a intenção de buscar ligações entre o que as pessoas sentem e o que elas vivem. Não se trata de culpar a família por causar a "doença" ou encontrar um vilão. Quando se faz uma abordagem familiar, o médico ou enfermeiro de família e comunidade tem o único intuito de promover mudança ou reduzir efeitos adversos do estresse familiar. Usando a família como recurso para cuidar das pessoas[3].

Ir à casa da família pode trazer oportunidades diagnósticas muito singulares. É importante formalizar o convite para os familiares pertencentes ao núcleo familiar daquela pessoa e que podem contribuir para o melhor entendimento do caso. Explicar para a pessoa a necessidade da reunião é fundamental, por exemplo, "quando encontro problemas como o seu, a reunião com outros membros da família pode ser muito útil". Muitas vezes, ocorrerão os desafios que envolvem confidencialidade, segredos ou cultura; o interessante é validar os sentimentos trazidos pela pessoa envolvida e apresentar que tais barreiras também têm seu potencial terapêutico. Para além da formalidade do encontro, usar pequenos momentos, com a ferramenta correta, podem trazer benefícios estratégicos. Realizar pontes, pactuar atitudes, definir os papéis de cada membro da família também faz parte do escopo da abordagem do sistema familiar. Mas como fazer isso? Neste capítulo, falaremos de três tipos de abordagem: a entrevista familiar, a conferência familiar e a terapia familiar.

A entrevista familiar

O encontro com a família para a realização da entrevista é um momento para melhorar a comunicação entre a família e a equipe de saúde e quando realizadas em domicílio permite compreender a pessoa dentro de um contexto mais amplo. A entrevista pode ser feita com parte da família ou com todo o núcleo, embora o mais usual é que seja com partes dela (pelo menos inicialmente). Geralmente, para o grupo todo, a conferência tem melhor desempenho e é importante que você já conheça aquele sistema familiar. Na entrevista familiar, propicia-se o entendimento da experiência da doença enquanto família, o respeito das defesas da família, reforça-se a identidade familiar, aumenta-se o sentimento de união, provê-se suporte psicoeducacional e mantém-se um canal de comunicação empática.

É importante que tenhamos tempo suficiente para conduzir a entrevista, a pressa gerar soluções prematuras que podem não fazer sentido para a família cuidada. Durante a visita ao domicílio é importante nos mantermos conectados com uma visão sistêmica da situação, isto é, que amplia o campo de visão além do individual, pois permite aprofundar em um dos vários contextos da pessoa. O uso de perguntas sistêmicas produz novos questionamentos e fazem com que o problema seja visto por outra perspectiva, o que estimula conexões com passado, presente e futuro e amplia o espectro de soluções[2].

Lembre-se que em uma família de três pessoas, existem três indivíduos, mas também pelo menos três relações intraindivíduos. Essas relações também devem ser abordadas e compreendidas.

Com o intuito de auxiliar a condução da entrevista, pode ser dividida em cinco passos[4], descritos a seguir.

Apresentação social

Na apresentação social devemos nos apresentar, cumprimentar a todos os membros da família individualmente e entender a relação de parentesco ou amizade com a pessoa central do cuidado. É útil nos esforçarmos para criar uma conexão com as pessoas presentes, por meio da comunicação verbal e não verbal, uma sugestão é perguntar onde a pessoa nasceu, qual profissão exerce ou mencionar objetos vistos no domicílio que transmitem valor emocional, como fotografias, imagens religiosas e troféus. Por exemplo: "Oi Augusto, que quadro bonito esse que tem no seu quarto! Você sabe me dizer quem pintou?"

Entendimento da situação e delimitação do problema

Devemos solicitar que cada um explique a sua percepção sobre o problema que acomete a pessoa cuidada. Devemos adicionar nossas próprias preocupações e definir quais os objetivos da entrevista. Nesse momento, já é possível observar conflitos, discordância entre membros e grau de entendimento da situação. Por exemplo: "Jairo, eu gostaria muito de ouvir o que você sente com essas coisas que vem acontecendo, eu também tenho algumas coisas para falar, mas também queria ouvir Jairo e Dona Lindalva, o que acha?"

Discussão

Na etapa da discussão, devemos incentivar que a família fale sobre seu ponto de vista, entender se já houve situações semelhantes no passado e como a família lidou com o problema; para isso, a utilização de perguntas abertas, habilidades de escuta ativa e anamnese com perguntas centradas na pessoa podem ajudar[5]. Por exemplo: "Augusto, o que você entende quando Dona Lindalva diz sobre este assunto?"

Identificação de recursos

Devemos buscar ativamente os pontos fortes da família, os recursos de saúde e comunitários. Uma abordagem de questionamentos auxilia a pessoa a chegar em suas próprias conclusões e coloca a narrativa do problema sob a ótica da solução[2]. Por exemplo: "Então me parece Melissa, que como você está de licença maternidade você se dispõe a ajudar no controle da glicose e na aplicação da insulina, é isso mesmo?"

Plano terapêutico

Nesta fase ajudamos a criar um plano conjunto de manejo do problema, podemos primeiro questionar a família sobre um plano e em seguida contribuir com informações profissionais ou aconselhamento. Por fim, sumarizamos e correlacionamos com os objetivos definidos no início da entrevista. Caso seja necessário, agendamos um novo encontro. Por exemplo: "Que ótima conversa! Parece que, nesse início, Melissa ficará responsável pela insulina, Dona Lindalva pela administração dos outros remédios e alimentação e seu Jessé cuidará do banho, mais alguma outra ideia que eu não mencionei e que podemos iniciar a partir de hoje?"

A conferência familiar

A conferência familiar é um momento reservado para incentivar a troca de informações entre os profissionais de saúde e as famílias. Esses encontros são indicados quando se objetiva melhorar a comunicação com a família sobre mudança no estado clínico do paciente, discussão de prognóstico, necessidade de tomar decisões sobre o tratamento ou divergências entre familiares e médicos quanto ao prognóstico do paciente, incluindo compartilhar os objetivos do atendimento e tratamentos[3]. As reuniões devem ocorrer no momento em que surgir um impasse e, após isso, realizadas regularmente para desenvolver relacionamento e confiança, trocar informações, facilitar a tomada de decisões e fortalecer o cuidado integral da pessoa que necessita de atenção domiciliar. Liderar uma conferência familiar exige habilidades em facilitação de grupo, aconselhamento, conhecimento de informações médicas e de prognóstico, redirecionamento de conversa, resolução de problemas, mediação de conflitos e orientação na tomada de decisão, as quais são possíveis de serem aprendidas e aperfeiçoadas[5]. Essas reuniões são particularmente úteis para discussão de cuidados em fim de vida e sugerimos, a seguir, um roteiro de como organizá-la. Contudo, reuniões também são úteis para outros momentos de crises familiares, como uma doença grave recém-diagnosticada, idosos com dificuldade em aderir a tratamentos, crianças com problemas comportamentais e problemas com álcool e drogas. De forma didática, pode ser dividida em sete passos, porém o primordial é permitir um fluxo colaborativo das informações em vez de etapas rígidas[3].

Preparação

Esse momento antecede a conversa com membros da família e consiste em inteirar-se sobre itens da agenda, informações trazidas pela equipe, estado médico atual, opções de tratamento, prognóstico e se há diretivas de cuidado em saúde. Normalmente, a iniciativa em iniciar uma conferência parte do profissional de saúde e inclui discutir quem deve comparecer ao encontro, onde será realizada, quem o paciente gostaria que participasse, caso seja capaz de tomar decisões, e se não o for, se há preferência por ser realizada à beira leito ou em espaço reservado. É necessário identificar quais profissionais serão importantes para atingir o objetivo da reunião, como equipe de enfermagem, assistente social, líder espiritual, estudantes de graduação ou pós-graduação. Uma pessoa deve ser designada para facilitar a reunião enquanto as outras oferecerão suporte. Por fim, deve-se obter cadeiras suficientes para todos os participantes, inclusive as crianças, e organizá-los em um círculo. O fornecimento de água, alimentos e lenços de papel pode ser considerado.

Delimitação da agenda

A conferência é um evento mais formal do que uma visita domiciliar habitual e a família espera do profissional de saúde uma introdução do assunto. Pode-se iniciar solicitando às pessoas presentes para se apresentar e informar sua relação com o paciente, caso ninguém se disponha em iniciar considere em começar pelo membro mais jovem para que se sinta incluído desde o início. Em seguida, introduzimos brevemente a trajetória do problema, estabelecemos o tema da reunião e perguntamos aos membros da família o que eles esperam alcançar na conversa e, com base nisso, avaliamos se novas pautas serão acrescidas ou substituídas. Outra forma de introduzir o assunto é perguntar aos membros da família por qual razão eles acreditam que foram convidados[2].

Discussão do *status* e prognóstico

Um dos principais objetivos da reunião é obter as perspectivas e pontos de vista da família. Permitir que as famílias tenham mais tempo para falar está associado a uma maior satisfação e menos conflito com médicos; e utilizar técnicas como *ask-tell-ask* permite a oportunidade de todos falarem[2]. Uma das formas de aplicar a técnica é pedir à família para falar o que sabe da doença, prognóstico, expectativas e preocupações. Após isso, compartilhamos o *status* médico, focando no panorama geral; e reservamos detalhes para o caso da família perguntar. Por fim, checamos novamente o entendimento e as emoções que afloram.

No prognóstico, convém discutir a probabilidade de hospitalização prolongada, deficiências cognitivas e funcionais e morte com valorização da incerteza dos acontecimentos. Nesse momento, evite usar jargão médico e apresente o prognóstico em termos de melhor cenário, pior cenário e cenários mais prováveis. Ao falar, valorizar as pausas e checar a compreensão permite maior assimilação das ideias. Quando surgirem emoções, devemos prezar pela nomeação e validação dessas emoções, fazendo declarações de apoio e respeito pela família ou pedindo à família que fale mais sobre como se sente. O uso de frases como "eu gostaria" e "eu estou preocupado que" transmite esperança com mais honestidade e transparência, por exemplo, "eu gostaria que ele pudesse voltar para casa" e "estou preocupado que nós não tenhamos tempo para fazer isso acontecer".

Esclarecimento dos objetivos

Antes de avançar para o tratamento explore o que de fato é qualidade de vida e o que o paciente declarou que gostaria quando estava bem, por exemplo, o desejo de passar mais tempo com a família, a manutenção da independência e a vontade de viver o maior tempo possível. Quando o paciente é incapaz de falar, explore junto com a família como o paciente se sentiria sobre o prognóstico, incluindo as perspectivas de hospitalização prolongada, prolongamento artificial da vida e sequelas.

Opções de tratamento

Antes de iniciar, resuma as esperanças, preocupações e o que eles consideraram importante. Comente sobre as maneiras pelas quais seus desejos podem ou não se alinhar com os objetivos de cuidado do paciente. Depois de analisar as opções de tratamento, pergunte à família por suas perspectivas sobre essas opções, com foco no que o paciente diria se fosse capaz de participar da reunião. Esse pode ser um momento importante para esclarecer preocupações sobre as maneiras pelas quais o prognóstico do paciente pode ou não se alinhar com os objetivos do paciente e da família.

Muitas vezes é útil oferecer uma recomendação. Quando possível, dê às famílias tempo para refletir sobre as informações fornecidas e conversar entre si antes de tomar uma decisão importante, como retirar ou suspender terapias. Certifique-se de que os membros da família se sintam ouvidos nomeando e validando suas emoções e peça-lhes que verbalizem a sua compreensão da discussão para garantir a clareza da comunicação.

Resumo e discussão dos próximos passos

Conclua a reunião resumindo as áreas de acordo ou discordância, revendo as decisões que foram tomadas e discutindo as próximas etapas. Estabeleça uma data ou um tempo para planejar o momento da próxima reunião familiar, uma vez que várias reuniões familiares podem ser necessárias quando decisões difíceis devem ser feitas. Esclareça como as informações serão comunicadas aos familiares não presentes na reunião e forneça o contato e informações e materiais escritos, quando disponíveis. Termine a reunião agradecendo a família e reconhecendo que esta é frequentemente uma discussão difícil. Considere que outros participantes podem ser úteis após o término da conferência como assistente social e líderes religiosos.

Debriefing

É uma reunião interprofissional que ocorre após um evento e permite aos membros da equipe de saúde a oportunidade de processar suas experiências, conciliar as diferentes percepções do que ocorreu durante a reunião, revisar as mudanças no plano de tratamento e fornecer um *feedback* sobre o que correu bem e o que pode ser feito de forma diferente na próxima vez. O *debriefing* é especialmente importante para estagiários, mas mesmo médicos experientes podem se beneficiar do *feedback*. Esse tipo de *debriefing* pode ajudar a trazer à luz quaisquer áreas remanescentes de preocupação ou desacordo.

Encerre com um resumo da reunião de família no prontuário do paciente para que outros profissionais não presentes na reunião fiquem cientes do que foi discutido e das decisões tomadas.

A terapia familiar

A terapia familiar ou aconselhamento familiar é uma forma de tratamento projetada para abordar questões específicas que afetam a saúde e o funcionamento de uma família e também pode ser utilizada no domicílio. Pode ser usado para ajudar uma família durante um período difícil, uma grande transição ou problemas de saúde mental ou comportamental em membros da família. Os quatro tipos mais comuns são apresentados a seguir.

Boweniana

Essa forma de terapia familiar é mais adequada para situações em que os indivíduos não podem ou não querem envolver outros membros da família no tratamento. A terapia boweniana baseia-se em dois conceitos centrais: triangulação (a tendência natural de desabafar ou sofrer ao falar com uma terceira pessoa) e diferenciação (aprender a se tornar menos reativo emocionalmente nas relações familiares).

Estrutural

A terapia estrutural se concentra em ajustar e fortalecer o sistema familiar para garantir que os pais estejam no controle e que tanto as crianças quanto os adultos estabeleçam limites apropriados. Nessa forma de terapia, o terapeuta "se junta" à família para observar, aprender e aprimorar sua capacidade de ajudar a família a fortalecer seus relacionamentos.

Estratégica

Essa forma de terapia é mais breve e direta do que as outras, em que o terapeuta atribui dever de casa à família. O dever de casa tem como objetivo mudar a maneira como os membros da família interagem, avaliando e ajustando a maneira como a família se comunica e toma decisões. O terapeuta assume a posição de poder nesse tipo de terapia, o que permite que outros membros da família, que normalmente não possuem tanto poder, comuniquem-se de forma mais eficaz (King, 2017).

Sistêmico

O modelo sistêmico se refere ao tipo de terapia que se concentra nas comunicações e significados inconscientes por trás dos comportamentos dos membros da família. O terapeuta nessa forma de tratamento é neutro e distante, permitindo que os membros da família mergulhem mais profundamente em suas questões e problemas como família[7].

Não propomos aqui uma abordagem sistêmica pura, mas a usaremos principalmente para abordar as questões da visita domiciliar. A terapia sistêmica oferece uma forma de olhar para os problemas e dificuldades que a diferencia de outras abordagens. Em vez de a pessoa e seus estados internos serem o foco inicial, a terapia sistêmica vê as dificuldades e os problemas experimentados como intimamente ligados às relações interpessoais. A terapia sistêmica define problema e suas resoluções como termos da organização do arranjo familiar e padrões de comportamentos na primeira fase com uma mudança subsequente, focando na criação de significados e processos linguísticos compartilhados culturalmente na segunda e na terceira fase. Mas como essas compreensões influenciaram nossa prática clínica?

A resposta para essa pergunta chama-se formulação. A formulação é amplamente definida como o processo de juntar a compreensão das dificuldades, as informações combinadas sobre o problema, a observação *in loco*, a conversa com a família, e as teorias, suas últimas evidências. A formulação, portanto, ajuda a criar explicações, assim como ideias e guias para a ação do terapeuta. De uma maneira simplista, formulação da tentativa de ajustar o tratamento ao tipo de problema e a melhor evidência. Construção da formulação precisa ser considerada como dinâmica e colaborativa, em que o terapeuta e a família trabalham juntos para construir conhecimento e entendimento compartilhado das dificuldades.

A proposta da formulação permite mapear a natureza dessa disfunção familiar, como os problemas "individuais" foram formatados pela dinâmica relacional e como a compreensão disso pode levar ao desenvolvimento de intervenções. O terapeuta trabalha ao lado da família e faz formulações momento a momento sobre a suas dinâmicas e também sobre a suas próprias relações com a família. Isso pode incluir observações de como os membros da família estão interagindo, como eles estão respondendo às suas questões, o que eles estão sentindo e pensando, e quais questões podem ser úteis futuramente, além de propor atividades para explorar nas próximas sessões ou momentos. É muito importante na terapia familiar a supervisão, porque esse momento fora da interação permite ao terapeuta refletir sobre suas próprias questões dentro daquele sistema.

Ao abordar uma família dentro de um ambiente de terapia familiar, devemos ter alguns cuidados. Entre eles:

- Não julgar.
- Paciência para a construção da relação entre o terapeuta e os analisados.
- Lembrar das perguntas lineares, circulares, reflexivas e estratégicas.

Perguntas lineares

São investigativas, dedutivas e carregadas de conteúdo, necessitando de uma perspectiva mais direta. Perguntas lineares geralmente apontam para alguma coisa ou alguém que está errado e precisa ser resolvido.

Perguntas circulares

São exploratórias e partem de uma postura de curiosidade por parte do terapeuta. Geralmente trabalham a simulação. Por exemplo, "quem da família descobriu que a criança mata aula? O que aconteceu depois?". Perguntas circulares ajudam a mostrar padrões nas relações.

Perguntas estratégicas

Perguntas estratégicas ou influenciadoras são desafiadoras na sua natureza. Elas colocam para as famílias novas possibilidades, geralmente interesses particulares. Um terapeuta pode perguntar "o que aconteceria se você e o pai da sua criança temporariamente ignorassem o comportamento dela de sair da escola mais cedo?". Nessas perguntas há uma proposta, geralmente corretiva.

Perguntas reflexivas

Favorecem a mudança na família sem mover a família em uma direção particular. Por exemplo, o terapeuta pode perguntar "se seu filho tivesse sentimentos muito fortes que ele não poderia compartilhar com você, quem poderia ser a pessoa a ouvi-lo?".

Resumindo, em todos os momentos de uma terapia familiar observe sempre:

- Como as pessoas interagem dentro das relações.
- Avalie e tente resolver problemas de relacionamento.
- Diagnostique e trate distúrbios psicológicos em um contexto familiar.
- Oriente as pessoas em crises de transição, como divórcio ou morte.
- Destaque padrões relacionais ou comportamentais problemáticos.
- Ajude a substituir comportamentos disfuncionais por alternativas saudáveis.
- Adote uma abordagem holística (mente-corpo) para o bem-estar.

Portanto, o objetivo da terapia familiar é trabalhar em conjunto para curar quaisquer problemas (não só doenças) mentais, emocionais ou psicológicos que estejam interferindo naquela família[9].

Para orientar uma família para uma vida saudável, os terapeutas familiares visam ajudar as pessoas a melhorar a comunicação, resolver problemas, compreender e lidar com situações familiares e criar um ambiente doméstico com melhor funcionamento[10].

Os objetivos da terapia familiar dependem dos problemas apresentados pelos clientes.

Considerações finais

A intervenção familiar é factível de ser realizada no ambiente domiciliar quando há uma equipe entusiasmada com a prática do cuidado centrado na pessoa, na família e que conhece a comunidade em que atua. O envolvimento de uma equipe multiprofissional propicia que o cuidado seja compartilhado e que diferentes olhares se voltem para encarar o mesmo problema e encontrar diferentes soluções.

Para isso, algumas ferramentas são utilizadas, entre elas, a entrevista familiar que visa compreender a vivência de uma condição de saúde enquanto um grupo, podendo ser realizada com um indivíduo ou vários desse sistema. Já a conferência familiar objetiva reunir vários membros da família com o intuito de trocar informações ou chegar a um objetivo de cuidado. Por fim, a terapia familiar vem com a intenção de abordar, entender e levantar, em conjunto, soluções para um problema específico que afeta o funcionamento da unidade familiar.

Em suma, intervir na família significa gerar novas perspectivas de cuidado. Podemos dizer também que intervir é causar um desequilíbrio na dinâmica com o intuito de impulsionar para a mudança que podem não ser percebidas de imediato, e sim ao longo do tempo.

Referências

1. Felippi G, Itaqui, LG. Transformações dos laços vinculares na família: uma perspectiva psicanalítica. Pensando fam. [online]. 2015;19(1); 105-13.
2. Asen E, Tomson D, Young V, Tomson P. 10 Minutos para a família: intervenções sistêmicas em atenção primária à saúde. Porto Alegre: Artmed; 2012. 257 p.
3. Gusso G, Lopes JMC, Dias LC. Tratado de medicina de família e comunidade: princípios, formação e prática. 2 ed. Porto Alegre: Artmed; 2018. 2377 p.
4. Widera E, Anderson WG, Santhosh L, McKee KY, Smith AK, Frank J. Family meetings on behalf of patients with serious illness. N Engl J Med. 2020;383(11):71.
5. Carrió, FB. Entrevista clínica: habilidades de comunicação para profissionais de saúde. Porto Alegre: Artmed; 2012. 332 p.
6. Hagiwara Y, Ross J, Lee S, Sanchez-Reilly S. Tough conversations: development of a curriculum for medical students to lead family meetings. Am J Hosp Palliat Care. 2017;34(10):907-11.
7. GoodTherapy. 2019. Disponível em: https://www.goodtherapy.org/learn-about-therapy/modes/family-therapy
8. Gottman J. The science of trust: emotional attunement for couples. New York: W. W. Norton & Company; 2011.
9. Johnson LN, Wright DW, Ketring SA. The therapeutic alliance in home based family therapy: is it predictive of outcome? Journal of Marital and Family Therapy. 2002;28(1):93-102.
10. Reiter MD. Family therapy: an introduction to process, practice and theory.1 ed. Philadelphia: Routledge, 2017. 263 p.

Capítulo 8

Visão do paciente sobre a atenção domiciliar

Ruth Borges Dias
Mariana Borges Dias

PONTOS-CHAVE

- É importante compreender a enfermidade da pessoa, e não apenas as patologias.
- A resiliência e a espiritualidade podem melhorar a qualidade de vida das pessoas em atenção domiciliar.

OBJETIVOS DE APRENDIZAGEM

Ao final do capítulo, o leitor deverá ser capaz de:

- Valorizar a escuta das falas da pessoa enferma em sua integralidade.
- Diferenciar enfermidade de patologia.
- Saber avaliar a resiliência da pessoa.
- Conseguir abordar de forma efetiva a espiritualidade da pessoa.

Caso clínico

Sr. José, 83 anos, professor aposentado, recebe atenção domiciliar por insuficiência cardíaca congestiva, após infarto agudo do miocárdio (IAM) há alguns anos e várias comorbidades. O Sr. José mora com sua esposa, Sra. Margarida, 78 anos, também aposentada, sua cuidadora.

Sr. José está sendo entrevistado pelo seu médico de família e comunidade e nos fala sobre alguns aspectos muito importantes para a equipe de saúde.

Entrevistador: Sr. José, como o senhor se sente? E como o senhor avalia o cuidado que tem recebido nesses últimos tempos de doença, pelos vários locais em que já passou?

Sr. José: Sinto cansaço, dores por todo o corpo, inapetência, coceira, vontade de dormir, mas não consigo. Meu intestino também não está bom. Tenho momentos que me sinto melhor, outros que me sinto pior. Não consigo fazer as coisas do dia a dia e estou sempre dependendo de outra pessoa para me ajudar. Apesar disso, às vezes tenho vontade de ficar sozinho. Tenho a sensação de que não vou melhorar, e acho que a morte se aproxima. Poucas coisas me interessam, não faço planos. Vivo um dia após o outro. Os horizontes ficam cada vez mais restritos, com limitações de esperança na melhora. Tenho grande preocupação de estar sobrecarregando meus entes queridos. As visitas dos profissionais são esperadas, mas por vezes muito cansativas. Muitas vezes acho até que – querendo me ajudar – falam coisas que não são verdadeiras, e me deixam mais nervoso, com falas do tipo "olha como você está melhor", "você é muito forte, logo estará bom". Às vezes me sinto frustrado porque não tenho com quem conversar sobre estas coisas que me dão angústia. Apesar disso, as visitas são importantes porque os profissionais são carinhosos e cuidadosos comigo.

Já o hospital parece um lugar de salvamento de vidas, mas que ao mesmo tempo dá muito medo pelo isolamento e pelas rotinas maçantes. A comida é sem gosto e não dão vontade de comer. Já o CTI amedronta, lá ficamos muito limitados, não conseguimos dormir sossegados, nem podemos sair da cama. Ficamos com aqueles aparelhos grudados no nosso corpo que ficam apitando. Tem poucas janelas e fica muito claro ou muito escuro quase todo o tempo. Além disso, o hospital é um ambiente frio e monótono, às vezes restando apenas o consolo de meia janela aberta para outros prédios. Fazem falta as árvores e bichos, a tagarelice das crianças e o cafezinho de casa. Em casa, com essas coisas, o sofrimento é mais ameno. As falas conhecidas, o aconchego de nossa cama, e a presença dos cuidadores que se faz cada vez mais necessária... tudo nos consola um pouco.

Quanto ao cuidador: ele pode ser desde um amigo até um tirano, conforme o jeito de me tratar por sua própria consciência no que está fazendo. Nós, os pacientes, também podemos ser tiranos, escravizando o cuidador e exigindo cada vez mais atenção. O balanço dos dois extremos depende tanto do cuidador quanto do paciente, mas não é fácil.

Entrevistador: Sr. José, que conselhos daria então aos cuidadores?

Sr. José: O cuidador precisa ser ao mesmo tempo carinhoso e paciente, mas deve buscar manter a disciplina com os horários dos medicamentos, da alimentação e da higiene. Nem o cuidador e os familiares, nem os profissionais, devem tratar o paciente como criança ou imbecil, pois isso só faz diminuir a autoestima de quem recebe o cuidado. Também devem estar atentos aos temas de conversa com os pacientes, discernindo entre as que estimulam e deprimem, economizando sentimentos pesados. O sono de qualidade é muito importante, então o cuidador deve evitar ao máximo interrupções desnecessárias, e manter o paciente bem agasalhado: quase sempre, nós idosos, sentimos muito, muito frio. Sempre que possível o cuidador deve levar o paciente para o sol, deixar flores no quarto e propiciar o máximo de contato com a natureza, o que por si só, traz alento e revigora as forças.

Introdução

> *"Quando se depende mais dos ventos do que dos remos."*
> (R. Tagore)

As pessoas com necessidade de atenção domiciliar (AD) e seus familiares convivem com problemas de saúde, habitualmente graves e/ou limitantes, diariamente, por longo tempo ou toda a vida. A autonomia fica restrita e a dependência das outras pessoas muitas vezes leva a uma diminuição da autoestima e da autoeficácia.

A tomada de consciência do 'estar doente' no cenário domiciliar de cuidado, principalmente nos casos de pessoas portadoras de doenças crônicas de evolução em longo prazo, ocorre paulatinamente, de acordo com as limitações que vão surgindo. Esse processo de conscientização da perda de autonomia e aumento da fragilidade e, portanto, de dependência do outro, resulta em uma dor profunda, não só física, mas principalmente psíquica, pois envolve a perda dos sonhos e projetos, medo do futuro, medo de ser um peso econômico para sua família, sentimentos esses que envolvem não só a pessoa, mas, também, sua família e cuidadores[1].

É fundamental que a equipe de saúde busque conhecer a pessoa na sua integralidade, quais são suas dúvidas, angústias, necessidades e capacidades. A experiência da enfermidade (*illness*) é única e difere do conceito de *disease* (doença, patologia, afecção). *Illness* pode ser traduzida como enfermidade, incômodo, e abrange fatores subjetivos e uma construção social[2].

Por isso é importante desenvolver competências dialógicas e interpretativas, propostas por Favoreto e Anderson[3]:

- Competência cultural: deslocamento para compreender outros valores e significados.
- Competência intersubjetiva: escuta atenta e interpretativa; discernimento reflexivo, autoconhecimento e empatia.
- Competência afetiva: perceber os sentimentos que fluem nos encontros.
- Competência ética: ouvir todos os lados, contextualizar todos os eventos, respeitar todas as vozes e compaixão.
- Competência terapêutica: construção e mediação da autonomia e do projeto de felicidade.

Na construção de suas narrativas, para organizar/explicar suas demandas por atenção e cuidado, as pessoas e as famílias integram diversos fatores do processo, informações e sentidos relativos à saúde/doença/enfermidade a partir de um contexto pessoal, familiar e comunitário, nos quais os fatos (sintomas, exames, tratamentos) e suas percepções (expectativas, valores morais e sociais, sentimentos) se integram e se concretizam como uma realidade e uma demanda para a atenção da equipe de saúde[3].

Entre os fatores de proteção à saúde e melhor enfrentamento da enfermidade, a espiritualidade e a resiliência se destacam por terem a possibilidade de atribuir significado ao processo de saúde-doença, melhor qualidade de vida, aliviar o sofrimento e, assim, obter maior esperança/expectativa de melhoria das condições de saúde e da qualidade de vida durante o tratamento.

Patologia *versus* enfermidade: o objetivo, o subjetivo e o intersubjetivo

Pode-se considerar que a doença ou patologia é o que o profissional de saúde aprende na faculdade, os aspectos biológicos, a fisiopatologia, os métodos diagnósticos, as classificações e o tratamento. Já a enfermidade agrega a experiência pessoal de quem tem a doença, as dimensões subjetivas desse processo de adoecimento, os sentimentos (medo, culpa, raiva, tristeza, serenidade, esperança de cura), as ideias sobre as concepções de saúde e doença, a resiliência, os impactos diretos ou indiretos na vida diária).

Especialmente na atenção domiciliar para uma percepção adequada da enfermidade, além dos seus aspectos subjetivos, é muito importante explorar também os intersubjetivos, o que pode ajudar a tornar a enfermidade mais "objetiva" para os outros[4].

Esse processo por meio do qual as pessoas interagem com os "outros" no curso da enfermidade são subdivididos, por Telles e Pollack[5], em quatro etapas:

1. Os outros sugerem, verificam ou negam que a pessoa está doente.
2. Os outros indicam que tipo ou quantidade de sentimentos são aceitáveis.
3. As pessoas encontram meios para demonstrar a validade dos seus sentimentos, um processo para o qual outros contribuem.
4. Os outros dirigem o indivíduo para os legitimadores oficiais.

Pagola[6] relata algumas vivências comuns em pessoas com enfermidades graves:

- Ruptura da segurança: sensação de fragilidade e contingência.
- Fonte de interrogações: Por que comigo? Será que vou me curar algum dia? Como tudo isso terminará?
- Experiência de recolhimento: em geral fala pouco, vive em silêncio consigo mesmo, recorda e revive.
- Revelação do essencial: experiência que permite descobrir o essencial da vida e distinguir o que é secundário.

- Interpelação à pessoa: a enfermidade o leva a redefinir de modo novo sua existência.

Resiliência é a habilidade do indivíduo para se ajustar à adversidade, manter equilíbrio, manter algum sentido de controle sobre seu ambiente e continuar a agir de maneira positiva[7] ou a capacidade da pessoa de lidar com a doença aceitando as limitações impostas pela condição, com a devida adesão ao tratamento, buscando adaptar-se à situação e viver de forma positiva[8]. Já para Vanistendael[9] é composto por duas dimensões:

1. A resistência à destruição, a capacidade de proteger sua integridade sob fortes pressões.
2. A capacidade de se construir, criar uma vida digna de ser vivida apesar das adversidades.

Já Anderson[10] nos instiga a compreender por que algumas pessoas submetidas a um mesmo agente estressor desenvolvem mecanismos adaptativos mais disfuncionais ou mais resilientes, sendo a resiliência abordada como um processo dinâmico, da interação entre processos sociais e intrapsíquicos, de risco e proteção.

TABELA 1 Fatores associados à resiliência

Cunho individual (interno)	Cunho social (externo)
Ter um sentimento de competência	Poder contar com apoio afetivo e emocional
Ter boa autoestima	Se relacionar bem com a família
Ter fé/ter uma religião	Se relacionar bem com amigos
Ser persistente para lidar com os insucessos de um planejamento prévio	Poder contar com o serviço de saúde
Ser capaz de defender suas ideias e opiniões	Poder contar com uma rede de apoio social (amigos, igreja etc.)
Saber o que fazer para alcançar suas metas	Viver em ambiente sem violência
Ter projetos de vida; ter satisfação na vida	Não sofrer violência praticada por alguém significativo, como pais, maridos e esposas, filhos, irmãos, avós

Fonte: Anderson, 2012[10].

Espiritualidade

A espiritualidade e a religiosidade estão associadas a melhores habilidades para lidar com momentos de desequilíbrio, melhor bem-estar psicológico e resiliência, procurando dar sentido às experiências de vida e compreensão sobre a causa dos acontecimentos estressantes[11].

Espiritualidade é entendida como a busca pessoal de compreensão relacionada a questões existenciais maiores (p. ex., o sentido da vida e a morte) e suas relações com o sagrado e/ou transcendente[12] ou como um processo experiencial cujas características incluem procura de significado e propósito, laços (com outros, com a natureza ou com uma divindade), valores e transcendência, os quais ajudam a ultrapassar os problemas e circunstâncias desagradáveis do cotidiano[13]. Já a religião é um sistema organizado de mitos, ritos, crenças e símbolos que produzem um modelo de relação do ser humano com o transcendente[11].

Na atenção domiciliar, principalmente no caso de pessoas com enfermidades graves e/ou crônicas, deve-se entender a importância da espiritualidade dentro da vida da pessoa, se é uma fonte de apoio ou não, se há dúvidas ou angústias espirituais relacionadas a eventos da vida e se a pessoa levaria a espiritualidade em conta na tomada de uma decisão sobre sua saúde[14].

A pessoa tem alguma crença, religião específica? Quais são seus rituais/práticas religiosas? Estes aumentaram ou diminuíram com a enfermidade? Tem uma comunidade de apoio, pessoas que compartilhem a mesma crença, que possam dar suporte nos momentos difíceis?

Para facilitar essa abordagem existem alguns questionários orientadores como o FICA[15] e o HOPE[16], sintetizados na Tabela 2.

TABELA 2 Questionários de abordagem à espiritualidade

FICA	HOPE
F – Fé/crença	**H** – Fontes de esperança, significância, conforto, força, paz, amor e relacionamento social
I – Importância ou influência	**O** – Religião organizada
C – Comunidade	**P** – Espiritualidade pessoal e prática
A – Ação no tratamento	**E** – Efeitos no tratamento médico e assuntos terminais

Fonte: elaborada pelos autores.

Na visita ao Sr. José, baseamos-nos no HOPE:

H: Quais são as suas fontes de esperança, força, conforto e paz? Ao que você se apega em tempos difíceis? O que o sustenta e o faz seguir adiante?

Sr. José: Procuro enaltecer uma crença e uma fé no ser superior que é Pai e é bom. Encontro em minha família uma razão para viver e deixar-me levar pelo amor. Procuro enxergar na humanidade os traços e sinais de uma boa vida em comum e dos esforços pela paz. Procuro ser grato a todos os benefícios que tenho recebido durante a vida, que na verdade são muitos, relativizando os percalços e doenças que me acometem. Esforço-me por crer em uma vida após a morte e entender que a mesma é natural e não necessariamente má para os seres vivos.

O: Você faz parte de uma comunidade religiosa ou espiritual? Ela o ajuda? Como? Em que aspectos a religião o ajuda e em quais não o ajuda muito?

Sr. José: Sim, sou católico desde criança, antes frequentava a missa todas as semanas, mas foi ficando cada vez mais difícil. Sim, no convívio comunitário encontro traços de amor e ajuda mútua. Procuro crer que a comunidade pode ampliar meus horizontes de bem comum e de confiança e relacionamento em Deus e com o Pai.

P: Você tem alguma crença espiritual que é independente da sua religião organizada? Quais aspectos de sua espiritualidade ou prática espiritual você acha que são mais úteis à sua personalidade?

Sr. José: Minha religião preenche meus anseios espirituais. Procuro entregar-me à oração, à meditação e aos atos de fé e celebração da Igreja em geral. A escuta e a leitura da palavra de Deus em geral servem para ampliar a minha fé e ajudar-me em vários momentos da minha vida, e nesse ponto a figura de Jesus e seus ensinamentos constituem o principal anseio e conduta para chegar ao Pai. Em particular, entendo que o segundo mandamento (amar ao próximo) representa as maiores possibilidades de vida no caminho do Pai.

E: Ficar doente afetou sua habilidade de fazer coisas que o ajudam espiritualmente? Como médico, há algo que eu possa fazer para ajudar você a acessar os recursos que geralmente o apoiam? Há alguma prática ou restrição que eu deveria saber sobre seu tratamento médico?

Sr. José: Não, embora limitem minhas possibilidades de ir ao encontro da comunidade e de eventos promotores de uma boa vida espiritual. Neste ponto encontro muitos benefícios nos meios de comunicação que trazem novas perspectivas de oração e vivência de acontecimentos ao redor do mundo. O profissional da saúde pode e deve trazer em si a essência da caridade, da solidariedade e do espírito confortador, ligando tudo isso à presença de Deus. Lembrar que a equipe de saúde pode ser mensageira de vida e de fé num Deus que é bom e é Pai, que lhe guia os passos no trabalho, estando, pois como colaboradora deste Pai, um sacedórcio.

A abordagem da espiritualidade pelos profissionais da saúde pode fortalecer o vínculo com a pessoa e a família, aumentando a sensação de acolhimento e confiança. A espiritualidade e a religiosidade em pessoas com doenças graves também estão associadas a melhor compreensão da finitude, aceitação da realidade e exercício da autonomia no viver, com qualidade, o tempo que for possível[14].

É importante que essas pessoas estejam muito bem informadas sobre suas condições, motivadas a lidar com elas e adequadamente capacitadas para cumprirem com o seu plano de tratamento. Por isso, essas pessoas precisam compreender sua enfermidade, reconhecer os sinais de alerta das possíveis complicações e saber como e onde recorrer para responder a isso.

Mas nem sempre apenas a educação em saúde é suficiente para estimular o autocuidado, a mudança de hábitos de vida e adesão ao tratamento; que dependem da vontade individual, de estratégias motivacionais e do apoio profissional. Para aumentar a efetividade do trabalho, pode-se recorrer a uma série de técnicas e abordagens especiais.

Considerações finais

Para o processo de cuidado em saúde, em especial de pessoas que têm doenças crônicas progressivas e incapacitantes, é fundamental que os profissionais conheçam a pessoa na sua integralidade, considerando suas dúvidas, angústias, necessidades e capacidades. Especialmente quando se faz a assistência no âmbito domiciliar, vem à tona detalhes e particularidades em geral invisíveis pela ótica dos outros pontos de atenção da rede de saúde. Nessa situação, há que se observar profundamente, sob o olhar do próprio paciente e seus cuidadores, todos os fatores e singularidades que permeiam a relação entre todos os envolvidos e a efetividade da assistência em si. É muito importante que a equipe desenvolva competências dialógicas e interpretativas.

O sucesso do cuidado dependerá muito das posturas e dos acordos feitos entre pessoa enferma × cuidador × família × equipe de saúde.

O paciente muitas vezes tem dificuldade para expressar suas opiniões, especialmente se não são favoráveis, em relação ao cuidado recebido. Entre outras, recomenda-se atenção quanto à:

- Tempo das visitas, para que não sejam cansativas.
- Diálogo com o indivíduo, procurando temas que o estimulem e promovam esperança.
- Não infantilizar ou menosprezar a inteligência e maturidade do enfermo.
- Não iludir quanto à melhora, não mentir à pessoa e/ou à família.
- Ser tolerante com as posturas por vezes inconvenientes dos pacientes, típicas de quem está em situação de muita baixa estima.
- Estimular contato com a natureza, pelo seu papel revigorador (sol, plantas, animais).
- Pactuar firmemente horários de medicamentos, refeições, sono, higiene pessoal, da maneira que for viável.
- Ouvir e apoiar também o cuidador.

Por fim, a promoção da resiliência e o estímulo à espiritualidade são chaves para um bom cuidado – pois, como já dito anteriormente, a espiritualidade e a religiosidade estão associadas a melhores habilidades para lidar com momentos de desequilíbrio, melhor bem-estar psicológico e resiliência, procurando dar sentido às experiências de vida e compreensão sobre a causa dos acontecimentos estressantes[11].

Referências

1. Lacerda MR. Atenção domiciliar em saúde, perspectivas teóricas e práticas. Porto Alegre: Ed. Moriá; 2021.
2. Santos JP. Illness x disease: uma abordagem antropológica sobre o sofrimento mental. Psicologia & Saberes. 2012;1(1):37-47.
3. Favoreto CAO, Anderson MIP. Abordagem centrada na pessoa e comunicação dialógica. Rio de Janeiro: UERJ; 2017.
4. Alves PC. A experiência da enfermidade: considerações teóricas. Cad. Saúde Publ. 1993;9(3):263-71.
5. Telles JL, Pollack MH. Feeling sick: the experience and legitimation of illness. Social Science Med. 1981;5A:243-51.
6. Pagola JA. É bom crer em Jesus. Petrópolis: Editora Vozes; 2018.
7. Jackson D, Firtko A, Edenborough M. Personal resilience as a strategy for surviving and thriving in the face of workplace adversity: a literature review. J Adv Nurs. 2007;60(1):1-9.

8. Bianchini DCS, Dell'Aglio DD. Processos de resiliência no contexto de hospitalização: Um estudo de caso. Paidéia. 2006;16(35):427-36.
9. Vanistendael S, Lecomte J. Resiliencia y sentido de vida. In: Melillo A, Ojeda E, Rodríguez D (Eds.). Resiliencia y subjetividad: los ciclos de la vida. Buenos Aires: Paidó; 2004.
10. Anderson MIP, Rodrigues RD. Integralidade na prática do médico de família na atenção primária à saúde. In: Gusso G; Lopes JMC. Tratado de medicina de família e comunidade: princípios, formação e prática. 1 ed. Porto Alegre: Artmed; 2012.
11. Margaça C, Rodrigues D. Espiritualidade e resiliência na adultez e velhice: uma revisão. Rev Psicol. 2019;31(2).
12. Zandavalli RB, Silveira JBS, Bueno RM, Santos DT, Castro Filho ED, Mosqueiro BP. Espiritualidade e resiliência na atenção domiciliar. Rev Bras Med Fam Comunidade. 2020;15(42):2213.
13. Oman D. Defining religion and spirituality. In: Paloutzain RF, Park CL. (Ed.). Handbook of the psychology of religion and spirituality. 2 ed. New York: The Gilford Press; 2015.
14. Fernandes A. Como a espiritualidade pode influenciar a saúde das pessoas. Disponível em: https://www.sbmfc.org.br/noticias/como-a-espiritualidade-pode-influenciar-a-saude-das-pessoas/
15. Puchalski C, Romer AL. Taking a spiritual history allows clinicians to understand patients more fully. J Palliat Med. 2000;3(1):129-37.
16. Anandarajah G, Hight E. Spirituality and medical practice: using the HOPE questions as a practical tool for spiritual assessment. Am Fam Physician. 2001;63(1):81-9.

Capítulo 9

Abordagem e cuidado ao cuidador

Carmen Luiza Correa Fernandes
Renata Mesquita Ferreira Lima
Fábio Junior Modesto e Silva
Brendha Silva Givisiez

PONTOS-CHAVE

- Conhecer as características dos cuidadores.
- Identificar e abordar a sobrecarga do cuidador.
- Reconhecer características do desempenho do cuidador que sinalizam alguma forma de violência.

OBJETIVOS DE APRENDIZAGEM

Ao final do capítulo, o leitor deverá ser capaz de:

- Reconhecer a importância da relação do serviço de saúde com o paciente e seu cuidador.
- Entender a indissociação do binômio paciente/cuidador.
- Auxiliar na definição de critérios para a escolha do cuidador principal.
- Saber auxiliar o cuidador na prevenção de sobrecarga nos cuidados.
- Identificar a sobrecarga do cuidador.
- Estimular formas de intervenção para diminuição da sobrecarga do cuidador.
- Reconhecer características na estrutura domiciliar e familiar/social que propiciam ou dificultam o melhor cuidado.

Caso clínico

Marisa, 36 anos, vem à unidade de saúde para solicitar uma visita domiciliar para sua mãe. Sra. Iara tem 70 anos, é diabética tipo II, hipertensa e obesa. Teve um acidente vascular cerebral (AVC) isquêmico há 60 dias, que a deixou com sequelas importantes. Apresenta hemiparesia à esquerda, está restrita ao leito e acabou desenvolvendo uma lesão na nádega esquerda.

Na unidade de saúde, Marisa foi recebida pela enfermeira Ana, que agendou uma visita domiciliar para a manhã seguinte e comprometeu-se a discutir o caso com a equipe responsável pela área de referência e incluir os dados no prontuário da paciente. A enfermeira Ana aproveitou a oportunidade para acolher e escutar Marisa. Durante a escuta, Marisa comentou suas necessidades em saúde, porém deixou claro que não conseguiria vir ao posto, pois não teria alguém que ficasse com sua mãe.

No dia seguinte, Rafael, médico da família e comunidade, a enfermeira Ana, a técnica de enfermagem Rosa e a agente de saúde Lena, foram à casa de Sra. Iara e encontraram Marisa servindo o café após já ter dado banho na mãe.

Marisa comenta que a mãe era uma pessoa ativa, cuidava de sua casa e gostava de fazer trabalhos manuais. Sempre moraram juntas. Sra. Iara a auxiliou nos cuidados de Vitor, de 10 anos, que também mora com elas, filho de um relacionamento breve de Marisa. Apesar disso, Marisa refere que a mãe sempre foi mais próxima dos irmãos Murilo e Marlene que são casados e moram em outros bairros da cidade.

Comenta que os irmãos não têm participado dos cuidados com a mãe, uma vez que acreditam que esta é uma tarefa dela, já que sempre morou com a mãe e a mãe lhe ajudava com os cuidados de Vitor enquanto estava trabalhando. Antes do adoecimento da mãe, Marisa trabalhava como secretária em uma imobiliária há 5 anos. Estava se realizando profissionalmente por ter planos de realizar o curso de corretagem de imóveis e progredir na carreira. Porém, após o AVC de Sra. Iara, Marisa teve que alterar alguns planos de sua vida. O primeiro deles, foi o de abandonar o emprego para se dedicar totalmente aos cuidados da mãe, do filho Vitor e da casa.

Marisa relata que se sente triste, teve aumento de peso e tem sofrido de dor lombar e piora da gastrite. Atribuiu os sintomas à sobrecarga de não ter com quem dividir o cuidado, e às preocupações financeiras por ter deixado o emprego, e ainda por não estar cuidando de si e de sua saúde. Mostra-se bastante ressentida com os irmãos, que prometeram ajudá-la, mas não apareceram nos últimos 20 dias. Tem pedido auxílio à vizinha Verônica apenas para segurar a Sra. Iara durante as trocas diárias de curativo da ferida em nádega, a qual vem com piora do aspecto nos últimos dias.

Os demais cuidados com a Sra. Iara, são feitos exclusivamente por Marisa: banho no leito, cuidados gerais com a higiene, administração da alimentação e dos medicamentos de uso diário.

O médico Rafael pergunta como Marisa acredita que a equipe de saúde pode ajudá-la e ela prontamente responde que gostaria que os irmãos entendessem que a tarefa de cuidar da mãe não é somente dela. Além disso, reafirma que já está adoecendo com tudo isso que vem acontecendo.

A enfermeira Ana e a técnica de enfermagem Rosa fazem um curativo e orientam sobre como realizar as trocas e ainda sobre as mudanças de decúbito de maneira mais ergonômica.

A equipe multidisciplinar elabora um plano de cuidados para a Sra. Iara, incluindo os cuidados de sua cuidadora principal: a filha Marisa. Combinam que os curativos devem ser trocados três vezes por semana e não diariamente como vinha sendo feito. Foi prescrito antibioticoterapia para controle da infecção de ferida por pressão. Solicitado que mantivessem as doses de insulina e demais medicações em uso, enquanto realizavam um controle de hemoglicoteste (HGT) duas vezes ao dia. Além disso, a equipe se comprometeu a solicitar avaliação odontológica para analisar possível dificuldade de mastigação e nutrição para ajuste de dieta.

Marisa terá em breve um atendimento individual com o residente Rafael em ambiente reservado para oferecer escuta e ser avaliada quanto à sobrecarga do cuidador por meio da aplicação da Escala de Zarit. Rafael iniciou a consulta de Marisa com a construção do genograma e ecomapa, com a intenção de conhecer melhor as relações intrafamiliares, as potencialidades e vulnerabilidades da família e ainda identificar a rede social de apoio. Além disso, convidou Marisa para participar do grupo de cuidadores promovido pela unidade de saúde e planejou convidar Murilo e Marlene para um encontro de abordagem familiar.

Fechamento do caso clínico

Passados alguns dias, depois das orientações realizadas na visita domiciliar, Sra. Iara já apresentava melhora do aspecto da lesão e não haviam aparecido novas lesões, uma vez que Marisa entendeu a importância das mudanças de decúbito regulares e realizava o tratamento conforme a prescrição, incluindo o uso do antibiótico e trocas menos frequentes do curativo. A equipe de odontologia avaliou que a paciente apresentava dificuldade na mastigação e a equipe da nutrição prescreveu uma dieta mais adequada. Todos incentivaram a autonomia de Sra. Iara dentro de suas limitações e ainda a envolveram em seu próprio cuidado.

Foi realizado um encontro de abordagem familiar com a presença dos filhos da paciente. Na oportunidade, Marisa pôde compartilhar seus sentimentos e o quanto se sentia sobrecarregada e sozinha, além de pedir aos irmãos que avaliassem as possibilidades de auxiliar de alguma maneira nos cuidados da mãe. Com o encontro, os filhos de Sra. Iara e a equipe, conseguiram elencar novas possibilidades após identificar as potencialidades e vulnerabilidades da família. Ou seja, foi avaliado dentro da rotina de cada filho como poderiam participar dos cuidados de Sra. Iara, sem sobrecarregar Marisa. Murilo e Marlene conseguiram se colocar no lugar da irmã Marisa e combinaram de se revezar aos fins de semana para ficar com a mãe e se dispuseram a procurar um cuidador profissional para acompanhar Sra. Iara enquanto Marisa precisasse se dedicar ao curso de corretagem de imóveis e para ter tempo para o filho Vitor.

Marisa sentiu-se acolhida pelo serviço de saúde e menos desamparada em relação aos cuidados com a mãe. Foi convidada a participar do grupo de cuidadores da unidade, no qual podia compartilhar seus sentimentos com outras pessoas que passavam por situações semelhantes, trocarem experiências, aprenderem uns com os outros e ampliarem sua rede social de apoio. Além disso, Marlene e Murilo passaram a participar mais ativamente da rotina de Sra. Iara. Cada um conseguiu identificar a importância de ter momentos de autocuidado para garantir um funcionamento familiar adequado e um ambiente mais tranquilo para a Sra. Iara.

Depois de todas esss mudanças, Marisa refletiu sobre como foram importantes as intervenções da equipe de saúde em sua família. Sentia-se cuidada e valorizada após se vincular com a equipe e desenvolver uma boa parceria com os irmãos. Percebeu que não apenas os cuidados com a saúde da mãe melhoraram, como também a frequência de crises de gastrite, a alimentação estava de forma mais equilibrada e conseguia fazer planos e pensar no futuro com mais facilidade.

Introdução

A atenção domiciliar (AD) é uma parceria entre o serviço de assistência domiciliar, o paciente, a família e o(s) cuidador(es), tendo em vista que é a condição essencial para um paciente ter alta hospitalar e receber o cuidado no domicílio – além da estabilidade clínica – é a família consentir em recebê-lo e eleger o cuidador que se responsabilize pelos diversos cuidados necessários a ele[1].

O paciente, o cuidador e a família

O diagnóstico de uma doença incapacitante ou consequências de eventos agudos à funcionalidade de um membro da família provoca uma crise no ciclo de vida da família, afetando diversos aspectos do funcionamento familiar[2].

O indivíduo que envelhece ou recebe o diagnóstico de uma condição clínica que possa exigir cuidado de outros não está preparado para lidar com instabilidades e incertezas sobre o futuro. O indivíduo percebe suas perdas de várias naturezas, seja de funcionalidade, seja de perda de tempo de vida, responsabilidades e autonomia. Com sentimentos e percepções semelhantes diante de tal acontecimento, a família pode definir-se como diferente das demais[2].

A maneira como as famílias se organizaram para os cuidados pode afetar sua adaptação e funcionamento a partir de então, uma vez que lhe foram exigidas mudanças repentinas, que envolvem adaptação de papéis e responsabilidades[3]. Com as mudanças nas relações entre os membros, algumas tarefas deverão ser compartilhadas. Para isso, a família deve ser capaz de negociar as necessidades tanto do doente como de seus familiares[4]. Logo, o ambiente muitas vezes fica cercado de insegurança e incompreensão[5].

É exigido, portanto, que as famílias encontrem novos modos de enfrentamento em um curto intervalo, comprometendo sua adaptação[2]. Com o objetivo de evitar o estresse intrafamiliar, os profissionais da equipe de saúde devem auxiliar no processo de escolha do cuidador respeitando a autonomia dos indivíduos envolvidos e as condições financeiras da família[1].

No caso de um(a) paciente com algum nível de dependência, a equipe realiza as visitas de rotina, porém a higiene, a troca de curativos, a administração de dieta e medicamentos, e os cuidados com os dispositivos (como sonda e traqueostomia) são de responsabilidade do cuidador. A maioria dos cuidadores também realiza as atividades diárias da casa. Além disso, vivenciam os lutos relativos aos desdobramentos da doença e as angústias de uma morte iminente. Todos esses elementos configuram uma situação complexa e delicada que necessitam de uma postura e uma atitude empática por parte da equipe:

> Para além de capacitar o cuidador para o cuidado, a equipe deve fazer o apoio físico e psicológico evitando o desgaste e sobrecarga excessiva do mesmo (cuidando do cuidador), orientando sobre as dificuldades que serão enfrentadas diariamente como a vivência com vários tipos de sentimentos (angústia, raiva, amor, ódio, compaixão etc.) e várias situações, como falta de paciência, rotinas repetitivas e até situações de como lidar com a morte[6].

As muitas atribuições frequentemente desencadeiam no cuidador uma sobrecarga física e emocional, resultando em falta de disposição para o autocuidado, sentimento de medo e impotência, ansiedade, tristeza, e em alguns casos transtornos emocionais mais graves. De acordo com o Caderno de Atenção Domiciliar[6]:

> Alguns estudos demonstram o impacto dessa atividade contínua e repetitiva realizada no domicílio pela necessidade de cuidado em tempo integral, sobrecarga de trabalho, impossibilidade de compartilhar o cuidado entre mais pessoas da família cuidadora, sentimentos de impotência diante da situação da pessoa cuidada, falta de apoio da rede formal e informal e conflitos familiares. A sobrecarga física e psicológica traz efeitos negativos na vida do cuidador, como os problemas de saúde mental, o isolamento social, os sintomas de depressão e ansiedade.

A maioria dos cuidadores vivencia um sentimento de ambivalência quanto ao cuidado. Ao mesmo tempo que tem satisfação em cuidar, tomando como uma missão a ser cumprida, como uma retribuição a ser dada a alguém que já cuidou e, também, como uma forma de ser reconhecido pelo que faz, experimentam efeitos negativos da sobrecarga, como já explicitado e, com isso, o sentimento de culpa por sentirem o fardo da responsabilidade. Por isso, "Cuidadores que apresentam maior sobrecarga merecem atenção diferenciada pela equipe. A conservação da saúde do cuidador é imprescindível, sendo assim, há necessidade do apoio psicológico, espiritual, técnico e operacional, além de se estabelecer a escuta ativa durante todo o processo de trabalho da atenção domiciliar"[6].

Assim, podemos compreender que o cuidador é um sujeito que necessita ser cuidado e necessita de um olhar diferenciado que possa contribuir para isso. A equipe multiprofissional deve estar atenta a essa necessidade compreendendo com empatia cada processo, respeitando as peculiaridades de cada cuidador e pensando conjuntamente nas formas de cuidar desse cuidador.

O cuidador

> Nem sempre se pode escolher ser cuidador, principalmente quando a pessoa cuidada é um familiar ou amigo. É fundamental termos a compreensão de se tratar de tarefa nobre, porém complexa, permeada por sentimentos diversos e contraditórios[6].

Os cuidadores precisam ser vistos como seres com necessidades humanas que precisam ser compreendidas e valorizadas[3].

O cuidador é alguém que a família indica ou sugere. Muitas vezes, não há indicação ou sugestão de cuidador, apenas a necessidade e a realidade se impõem e o cuidador ou a cuidadora "nascem" com o paciente, frequentemente é uma pessoa da casa (por vezes a única, além do paciente). Com a carência de instituições sociais no país, geralmente um familiar acaba se tornando o principal e maior prestador de cuidados a um paciente doente. Seja por não trabalhar ou por possuir maior disponibilidade de tempo, ou por ser o mais vinculado ao paciente, uma pessoa se torna cuidador. Pode ser alguém que se voluntariou para tais cuidados, direta ou indiretamente, ou alguém que a família contrata[5].

Cuidador formal é uma ocupação que integra a Classificação Brasileira de Ocupações – código 5126. É definido como alguém que "cuida a partir dos objetivos estabelecidos por instituições especializadas ou responsáveis diretos, zelando pelo bem-estar, saúde, alimentação, higiene pessoal, educação, cultura, recreação e lazer da pessoa assistida"[5].

Já o cuidador informal é aquele que independentemente de vínculo familiar, começa a prestar cuidados não remunerados a um doente em ambiente domiciliar[8].

A maior parte dos cuidadores é constituída por mulheres que possuem vínculo com o paciente, como esposa ou filha[7]. Porém, com a crescente inserção das mulheres no mercado de trabalho, percebe-se um aumento recente de cuidadores do sexo masculino[8].

O cuidador acaba assumindo de forma integral o cuidado do paciente de forma contínua e sem previsão de duração e, na maioria das vezes, inesperada e subitamente[2].

Sobrecarga do cuidador

Cuidar é mais que um ato; é uma atitude. Portanto, abrange mais que um momento de atenção, zelo e de desvelo. Representa uma atitude de ocupação, preocupação, de responsabilização e de envolvimento afetivo com o outro[9].

Prestar cuidados a alguém, independentemente se formal ou informalmente, se soma às demais atividades individuais diárias. O cuidado acaba centrando-se em algum dos membros da família, que passa a assumir, de maneira informal, tarefas complexas para as quais pode não estar preparado[4].

Dessa maneira, o cuidador muitas vezes se sente sobrecarregado. Principalmente quando é um familiar, além do cansaço físico ele apresenta o sentimento de tristeza por ter um ente querido doente. E ao mesmo tempo pode sentir medo, insegurança, culpa, ódio, irritação e ansiedade. Portanto, o cuidador deve ser apoiado pela equipe de saúde no sentido de entender esses sentimentos, muitas vezes contraditórios, como um processo normal para conseguir manter sua integridade e ter qualidade de vida[5].

A rotina de cuidados leva ao isolamento do cuidador, que se afasta e abdica de seu convívio social e de suas atividades de lazer[10]. Segundo Fernandes[11],

> [...] Após assumirem a responsabilidade de cuidar, tendem a valorizar em primeiro lugar as necessidades da pessoa que cuidam, deixando para um segundo plano as suas próprias necessidades, e de ter tempo para si mesmo.

Em virtude da influência emocional e física envolvidas no ato de cuidar, utiliza-se o termo "sobrecarga do cuidador" para definir a "tensão ou carga suportada pela pessoa que cuida de um idoso, de um doente crônico, ou de uma pessoa incapacitada, familiar ou não, sendo uma resposta multidimensional a estressores físicos, emocionais e financeiros, associada à experiência do cuidador[12].

Contudo, reconhecer a "sobrecarga do cuidador" é um dever do médico e sua equipe e acaba por vezes negligenciado. É de extrema relevância identificá-lo para garantir a saúde e bem-estar tanto de quem presta cuidados como daquele que recebe[13].

O instrumento mais utilizado para classificar a severidade da sobrecarga do cuidador é a escala *Zarit Burden Interview*, que periodicamente pode ser utilizada com o objetivo de mapear sobrecarga do cuidador e eventualmente sinalizar problemas de vínculo ou violência no cuidado[14].

A Escala de Zarit (Quadro 1) consiste em uma entrevista dirigida ao cuidador principal, sempre realizada na ausência da pessoa que recebe cuidado. São feitas 22 perguntas às quais o entrevistado deve responder com qual frequência ocorre a afirmativa. Existem cinco respostas possíveis (nunca, raramente, algumas vezes, frequentemente ou sempre), e nenhuma delas é considerada certa ou errada. Cada resposta corresponde a um valor numérico que ao final indicará a gravidade da sobrecarga do cuidador. Quanto maior a pontuação, mais sobrecarregado aquele cuidador tende a estar se sentindo, portanto, deve receber maiores cuidados da equipe e ter acesso a uma rede adequada de assistência[15].

QUADRO 1 Zarit Burden Interview

Instruções: a seguir encontra-se uma lista de afirmativas que reflete como as pessoas algumas vezes sentem-se quando cuidam de outra pessoa. Depois de cada afirmativa, indique com que frequência o Sr./Sra. se sente daquela maneira (nunca = 0; raramente = 1; algumas vezes = 2; frequentemente = 3; sempre = 4). Não existem respostas certas ou erradas.

1. O Sr./Sra. sente que S* pede mais ajuda do que necessita?
2. O Sr./Sra. sente que por causa do tempo que o O Sr./Sra. gasta com S, não tem tempo suficiente para si mesmo?
3. O Sr./Sra. se sente estressado entre cuidar de S e suas outras responsabilidades com a família ou amigos?
4. O Sr./Sra. se sente envergonhado com o comportamento de S?
5. O Sr./Sra. se sente irritado quando S está por perto?
6. O Sr./Sra. sente que S afeta negativamente seus relacionamentos com outros membros da família ou amigos?
7. O Sr./Sra. sente receio pelo futuro de S?
8. O Sr./Sra. sente que S depende do O Sr./Sra.?
9. O Sr./Sra. se sente tenso quando S está por perto?
10. O Sr./Sra. sente que a sua saúde foi afetada por causa do seu envolvimento com S?
11. O Sr./Sra. sente que não tem a privacidade que gostaria, por causa de S?
12. O Sr./Sra. sente que a sua vida social tem sido prejudicada porque está cuidando de S?
13. O Sr./Sra. não se sente à vontade de ter visitas em casa, por causa de S?
14. O Sr./Sra. sente que S espera seus cuidados, como se o Sr./Sra. fosse a única pessoa de quem pode depender?
15. O Sr./Sra. sente que não tem dinheiro suficiente para cuidar de S, somando-se as suas outras despesas?
16. O Sr./Sra. sente que será incapaz de cuidar de S por muito mais tempo?
17. O Sr./Sra. sente que perdeu o controle de sua vida desde a doença de S?
18. O Sr./Sra. gostaria de simplesmente deixar que outra pessoa cuidasse de S?
19. O Sr./Sra. se sente em dúvida sobre que fazer por S?
20. O Sr./Sra. sente que deveria estar fazendo mais por S?
21. O Sr./Sra. sente que poderia cuidar melhor de S?
22. De maneira geral, quanto o Sr./Sra. se sentesobrecarregado por cuidar de S**?

Fonte: Scazufca M, 2002.[14]

** Neste item, as respostas são: nem um pouco = 0; um pouco = 1; moderadamente = 2; muito = 3; extremamente = 4.

Cuidados com o cuidador

As rotinas de cuidado despertam múltiplas sensações naquele que cuida. Portanto, é necessário amenizar os sentimentos de exaustão física e mental gerados pela "sobrecarga do cuidador"[10].

Muitas responsabilidades estão envolvidas no ato de cuidar, por tal motivo, exige controle e abdicação. É fundamental que haja acordo entre quem cuida, quem é cuidado e sua família, para que principalmente o cuidador e o doente mantenham sua independência. Negociar e buscar alternativas para solucionar conflitos, proporcionam maior qualidade na relação e evitam prejuízos nos cuidados[10].

Assuntos e problemas relacionados ao cuidador são muitas vezes negligenciados e silenciados entre as pessoas envolvidas. Isso pode levar ao adoecimento físico e/ou psíquico do cuidador e deixar aqueles que recebem os cuidados mais susceptíveis a maus-tratos e abandono[10].

Quanto mais dependente se encontra uma pessoa, mais vulnerável está para ser vítima de violência. Atos de maus tratos e violência podem partir tanto de seu cuidador (formal ou informal) como também de outros membros da família. Observa-se na prática do atendimento domiciliar que os mais frequentes tipos de violência são: negligência, violência psicológica e abuso financeiro e econômico[16]. Em casos em que há suspeita ou confirmação de violência de qualquer natureza ou que o cuidador admite ser um perpetrador, deve-se realizar a notificação de violência (SINAN – Sistema de Informação de Agravos de Notificação) e, conforme a rotina de cada município realizar encaminhamentos de acordo com a organização da rede de serviços local[5].

Para diminuir o risco e evitar que um doente seja vítima de violência intradomiciliar, o médico e sua equipe devem estimular o autocuidado e a autonomia do paciente até o seu máximo potencial. Enquanto o cuidador deve ser auxiliado pela rede de apoio da família e do serviço de saúde para o desempenho da atividade e do repouso necessário para recompor o seu bem estar[8].

À medida que o cuidador se sente compreendido e amparado tanto pelo doente, quanto pela família e pelos profissionais, ele consegue lidar com suas responsabilidades e fazer negociações que melhoram a qualidade do cuidado[10]. Naturalmente que essa capacidade está comprometida no caso de pacientes mais graves e/ou com impedimentos psíquicos e cognitivos. Nesses casos, o cuidado com esse tipo de situação deve ser redobrado.

Algumas condições importantes para que o cuidador evite frustrações e tenha tempo para cuidar de si são: saber como agir em caso de imprevistos e construir alternativas; compreender que outras pessoas podem auxiliar nos cuidados e que isso pode ser visto em uma sessão de abordagem familiar para pactuação entre os membros; formar e reconhecer sua rede de apoio[10].

O serviço de saúde

O médico da família e da comunidade deve garantir o suporte para discutir maneiras de facilitar o manejo das tarefas que envolvem o cuidado e as responsabilidades do cuidador. Além disso, deve auxiliar no processo de reconhecimento do desequilíbrio entre as necessidades do paciente, do cuidador e dos demais membros da família[4].

Por ter conhecimento sobre o curso da doença, o médico pode orientar a família na perspectiva biológica além da psicossocial, podendo preparar seus membros de acordo com o prognóstico da enfermidade[6].

Porém, toda a equipe de saúde deve estar preparada para lidar com a família e ser sensível às suas necessidades. Oferecer informação é uma das formas mais importante de ajudar. Conhecer o funcionamento da rede, seus pontos de assistência e articulá-los é de suma importância para que haja um trabalho conjunto eficaz. É necessário orientar os responsáveis pelos cuidados sobre a importância de reconhecer o grau de dependência do paciente e respeitar sua autonomia, promover educação em saúde, disponibilizar espaço para troca de experiências, reconhecimento de potencialidades e escuta de possíveis vulnerabilidades envolvidas no cuidar[5].

Seja em grupo ou individualmente, o cuidador deve se sentir acolhido pelo serviço de saúde, principalmente na atenção primária. As visitas domiciliares ou consultas na própria unidade de saúde são oportunidades de aproximação entre pontos importantes da assistência ao doente. O cuidador deve ser incentivado a se cuidar, distrair-se, exercitar-se e conhecer pessoas[5].

Faz-se necessário que as equipes de saúde se organizem para a formação de grupos de cuidadores. Uma vez que em grupo tem-se uma representação realista do convívio social, os participantes tem oportunidade de realizar reflexões e conexões muitas vezes não alcançadas em encontros individuais com um profissional. Promove mudança de comportamento a partir da identificação entre pares e da comunicação[17].

Em Fortaleza, CE, o Serviço de Assistência Domiciliar (SAD) do Hospital Geral Dr. Waldemar Alcântara utiliza como estratégia de cuidado ao cuidador o Encontro de Cuidadores. Os Encontros, antes da pandemia, eram mensais, no auditório do hospital, com duração de aproximadamente 2 horas e era organizado pela terapeuta ocupacional e pela psicóloga do serviço. Entretanto, toda a equipe multi participava da execução das reuniões, principalmente do Encontro Anual de Cuidadores, confraternização realizada anualmente em dezembro (Figura 1). O convite do encontro era entregue na visita domiciliar um mês antes da reunião para que eles pudessem se organizar para estar presente.

De 2015 a 2017, as reuniões mensais aconteciam em dois momentos: o primeiro era de acolhimento aos cuidadores e compartilhamento de experiências entre eles. Também era realizado o treino "5 minutos do cuidador", em que eles eram incentivados a tirar no mínimo 5 minutos por dia para fazer algo prazeroso e olhar para si. O segundo momento era voltado para Educação em Saúde, em que a equipe auxiliava no esclarecimento de dúvidas e realizava treinamentos sobre o cuidado com o paciente.

Entretanto, em 2018 houve uma mudança e o Encontro passou a ser totalmente planejado para o cuidador a fim de proporcionar um espaço para alívio do estresse e das angústias e também abordar a atenção para o autocuidado com o apoio da equipe multiprofissional. Por exemplo, antes a nutricionista falava sobre dieta e sonda, no novo formato ela trazia temas como alimentação do cuidador e falava sobre dicas de como ter uma alimentação saudável dentro das possibilidades econômicas da família. Outro exemplo é que antes os profissionais da fisioterapia faziam treinamento de aspiração ou mudança de decúbito e no novo formato eles realizavam atividades de alongamento e relaxamento, ensinando o cuidador a fazer exercícios em casa para alívio e prevenção de dores na coluna ocasionadas pelo peso do paciente (Figura 2).

É também nos Encontros Mensais que os cuidadores se apoiam e compartilham os desafios do cuidado, podem chorar e se queixar sem se sentirem julgados e podem construir vínculos na interação com outros cuidadores.

Considerações finais

A modalidade de atenção domiciliar permite aos profissionais de saúde uma imersão no domicílio, na vida do paciente e na estrutura familiar/social que os obriga a conviver com inúmeros fatores diretamente associados ao sucesso ou ao fracasso do cuidado com o paciente. Nesse sentido, o cuidador é a peça fundamental para executar os cuidados conforme a sua experiência prévia, a orientação e a capacitação da equipe de saúde. Muitos autores trazem o termo "binômio paciente-cuidador" como uma alusão à impossibilidade de separar a atuação da equipe de saúde especificamente para o paciente sem considerar as demandas do cuidador. O sucesso da boa evolução clínica-funcional do paciente é diretamente proporcional ao envolvimento, à capacitação e ao afeto do cuidador pelo paciente e da equipe com o cuidador.

Tradicionalmente, profissionais da saúde não são formados para perceberem e se atentarem para as demandas do cuidador. A AD, por outro lado, é um campo no qual não há possibilidade de se atuar sem esse entendimento da importância do cuidador como um participante ativo do processo de cuidado domiciliar. Ressaltamos, portanto, que todos os profissionais da AD devem treinar seus olhares para enxergarem a pessoa que cuida e suas necessidades e propiciar ambiente de escuta qualificada, comunicação efetiva, orientação e ensino para todo cuidador.

A partir do primeiro contato com o cuidador, a equipe de saúde da AD já deve voltar seu olhar para o cuidador e tentar perceber suas aflições, inseguranças, dúvidas e ansiedades. Além de estar sempre prontos para acolher as demandas espontâneas dessa pessoa. Assim, é essencial que a equipe saiba identificar, por exemplo, indícios de sobrecarga do cuidador, podendo lançar mão de instrumentos para estratificar o grau de sobrecarga e propor ações que a mitiguem.

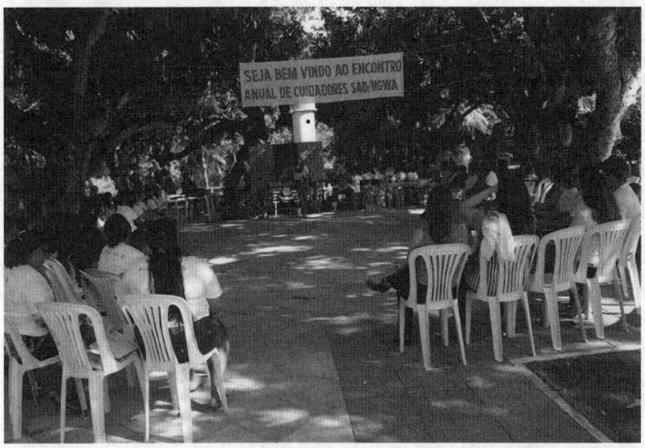
SEJA BEM VINDO AO ENCONTRO
ANUAL DE CUIDADORES SAD/HGWA

FIGURA 1
Encontro Anual de Cuidadores.
Fonte: Acervo da autora Renata Mesquita Ferreira Lima.

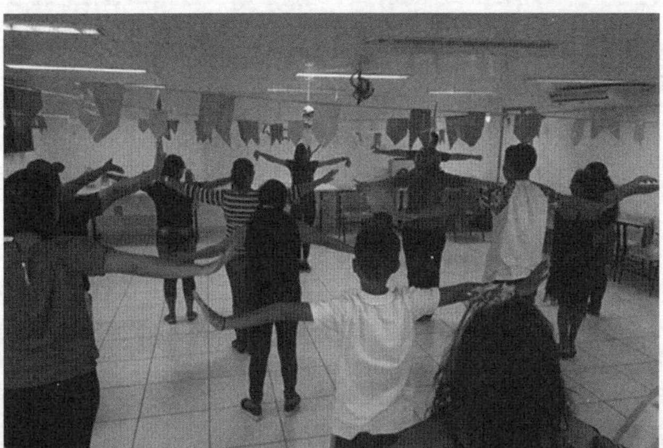

FIGURA 2
Encontro Mensal de Cuidadores.
Fonte: Acervo da autora Renata Mesquita Ferreira Lima.

Referências

1. Dias LC, Lopes JMC. A abordagem familiar na atenção domiciliar. Porto Alegre: UFSC; 2015. Disponível em: https://unasus.ufsc.br/espatencaodomiciliar/files/2017/03/M%C3%B3dulo-4_Aten%C3%A7%C3%A3o-Domiciliar.pdf
2. McDaniel SH, Hepworth J, Doherty WJ. Terapia familiar médica: um enfoque biopsicossocial às famílias com problemas de saúde. Porto Alegre: Artes Médicas; 1994.
3. Walsh F. Fortalecendo a resiliência familiar. São Paulo: Roca; 2005.
4. McDaniel SH, Campbell TL, Hepworth J, Lorenz A, Satcher D. Family-oriented primary care. 2 ed. Seaburn: Springer; 1990.
5. Brasil. Ministério da Saúde. Secretaria de Atenção à Saúde. Secretaria de Gestão do Trabalho e da Educação na Saúde. Guia prático do cuidador/Ministério da Saúde, Secretaria de Atenção à Saúde, Secretaria de Gestão do Trabalho e da Educação na Saúde. Brasília: Ministério da Saúde; 2008.
6. Brasil. Ministério da Saúde. Caderno de atenção domiciliar. Brasília: Ministério da Saúde; 2012. http://189.28.128.100/dab/docs/publicacoes/geral/cad_vol1.pdf
7. Sommerhalder C, Neri AL. Avaliação subjetiva da tarefa do cuidar: ônus e benefícios percebidos por cuidadoras familiares de idosos de alta dependência. In: Neri AL (Org.). Cuidar de idosos no contexto da família: questões psicológicas e sociais. Campinas: Alínea; 2012. p. 97-13.
8. Moherdaui JH, Fernandes CLC, Soares KG. O que leva homens a se tornar cuidadores informais: um estudo qualitativo. Rev Bras Med Fam Comunidade [Internet]. 2021;14(41):1907.
9. Boff L. Saber cuidar: ética do humano – compaixão pela Terra. Petrópolis: Editora Vozes; 1999.
10. Konsen A, Giugliani C, Diercks MS, Vidal MA, Bertoni S. Cuidando de quem cuida. Rio Grande do Sul: Serviço de Saúde Comunitária do Grupo Hospitalar Conceição; 2003.

11. Fernandes JJBR. Cuidar no domicílio: a sobrecarga do cuidador familiar. [Tese]. Lisboa: Universidade de Lisboa; 2009. Disponível em: https://repositorio.ul.pt/bitstream/10451/1088/1/20820_ulsd57600_tm.pdf
12. Kasuya RT, Polgar-Bailey P, Takeuchi R. Caregiver burden and burnout. A guide for primary care physicians. Postgrad Med. 2000;108(7):119-23.
13. Adelman RD, Tmanova LL, Delgado D, Dion S, Lachs MS. Caregiver burden: a clinical review. JAMA. 2014;311(10):1052-60.
14. Scazufca M. Brazilian version of the Burden Interview scale for the assessment of burden of care in carers of people with mental illnesses. Braz J Psych. [online]. 2002;24(1):12-17. Disponível em: https://doi.org/10.1590/S1516-44462002000100006 (acesso 16 nov 2021).
15. Brasil. Ministério da Saúde. Secretaria de Atenção à Saúde. Departamento de Atenção Básica. Envelhecimento e saúde da pessoa idosa. Brasília: Ministério da Saúde; 2006.
16. Brasil. Ministério da Mulher, da Família e dos Direitos Humanos. Secretaria Nacional dos Direitos da Pessoa Idosa. Violência contra a pessoa idoso: vamos falar sobre isso? Brasília: Ministério da Mulher, da Família e dos Direitos Humanos; 2020.
17. Casanova F, Osório LC, Dias LC. Abordagem comunitária: grupos na atenção primária à saúde. In: Gusso G, Lopes JMC. Tratado de medicina de família e comunidade. Porto Alegre: Artmed; 2012.

Capítulo 10

Cuidador como apoio ao cuidado

Julia Barban Morelli Rosas
Júlia Düringer Jacques de Lima
Karen Bon Lima Ligeiro

PONTOS-CHAVE

- O cuidar é expresso de forma relacional e o cuidado é o fenômeno resultante desta relação.
- É importante reconhecer as assimetrias de gênero no cuidado domiciliar e estimular o cuidado coletivo.
- As cuidadoras informais são mais vulneráveis à sobrecarga de trabalho.
- Os profissionais de saúde devem estar atentos aos diversos arranjos possíveis de cuidado, e respeitar e validar as pluralidades de organização familiares.
- Reconhecer as limitações e potencialidades das cuidadoras familiares e estabelecer estratégias para apoiá-las, como na qualificação de suas funções.
- Estar sensível à dinâmica familiar e saber intervir sobre ela quando necessário.

OBJETIVOS DE APRENDIZAGEM

Ao final do capítulo, o leitor deverá ser capaz de:

- Reconhecer o cuidado domiciliar em sua dimensão integral, em que vários tipos de arranjos são possíveis, reconhecendo que a assimetria de gênero produz maior sobrecarga sobre as cuidadoras familiares.
- Identificar as funções das cuidadoras e apoiá-las em sua qualificação e otimização de tarefas.
- Traçar um plano de cuidado com a cuidadora e o restante da família para que o trabalho seja integral.
- Perceber as relações que ocorrem dentro do contexto do cuidado domiciliar, em que tanto a cuidadora quanto a pessoa que é cuidada e o profissional da saúde interajam de forma dinâmica; e se empenhar pela congruência no cuidado.

Caso clínico

Marcelo tinha 72 anos quando começou o tratamento com aquela equipe. Desde os contatos iniciais com o paciente a equipe percebeu que se tratava de um caso complexo com multimorbidades (insuficiência cardíaca congestiva (ICC), hipertensão arterial sistêmica (HAS), *cor pulmonale*, doença pulmonar obstrutiva crônica (DPOC) e depressão).

Marcelo era casado com Clarice havia 51 anos e tinha três filhos: Shirley (50 anos), Roberto (48 anos) e Márcia (47 anos). Márcia morava em outro estado, mas ia às visitas médicas que a equipe realizava e organizava em uma pasta os exames e relatórios.

Após mapear os cuidados de Marcelo, o profissional responsável pelo caso percebeu que havia várias descompensações patológicas no quadro de base. Assim, iniciou cuidadosamente a reorganização de medicações e de cuidados orientados.

Em determinada visita, foi a filha Shirley que acompanhou o atendimento. Ela apresentou postura diferente da de sua irmã perante a equipe: com a autoridade de quem está no dia a dia com os pais, questionou as condutas, verbalizou que era necessário tomar atitudes diferentes e que "do jeito que está, meu pai está em risco". Confrontado, o profissional devolveu a pergunta tentando compreender por que Shirley demonstrava aquele incômodo com o progresso de um caso complexo sendo feito. Shirley então explicou que gostava muito do atendimento, que as intervenções da equipe tinham sido muito positivas, mas que ela estava preocupada. Na visita seguinte Márcia voltou a acompanhar o pai e, envergonhada, pediu desculpas pela postura de Shirley no encontro anterior. O profissional então explicou que as questões trazidas por Shirley eram legítimas. Foi nesse momento que ele percebeu a existência de um conflito entre as filhas. Havia uma disputa pelo lugar de cuidadora principal do pai, além da ausência de participação do filho Roberto.

Anteriormente, o diagnóstico de doença de Alzheimer de Clarice havia sido feito e na sequência do diagnóstico clínico um exame de imagem foi solicitado, mas nenhum dos filhos levou a mãe para realizar o exame. Havia uma lacuna nos cuidadores. Existia um conflito. Como abordar?

Introdução

O aumento da carga de doenças crônicas, o avanço da medicina e dos cuidados em geral, está permitindo o aumento da expectativa de vida diante de múltiplas morbidades e o aumento da longevidade geral. Esse processo vem acompanhado da necessidade de se pensar e organizar as redes de apoio para o cuidado no domicílio em toda a sua complexidade. E esta tarefa, ainda que esteja majoritariamente nas mãos das cuidadoras domiciliares, deve ser compartilhada também pelo Estado, pela comunidade e pelas famílias ampliadas. O olhar atento dos profissionais de saúde que atuam na assistência domiciliar é imprescindível para que o cuidado domiciliar seja uma tarefa cada vez mais coletiva e compartilhada.

Neste capítulo, adotamos a opção consciente de usar o feminino universal quando nos referimos a CUIDADORA como forma de chamar atenção e reconhecer o papel das mulheres no exercício dessa função.

A arte de cuidar pela cuidadora: uma visão integral do cuidado

O cuidar é expresso pela relação com o outro dentro do mundo, onde as duas partes envolvidas – a pessoa que é cuidada e o cuidador – contribuem nesta relação de cuidado Ele envolve crescimento e ocorre independemente da cura, é intencional e processual, por isto não existe preocupação com um fim[1,2].

O cuidado é resultado do processo de cuidar e pode ser compreendido em cinco características epistemológicas: o cuidado como uma característica humana, cuidado como imperativo ou ideal, como afeto, como uma relação interpessoal e como intervenção terapêutica[3,4]. Ele está imerso na cultura e na estrutura social e é desejável que seja culturalmente congruente[5]. Aqui, cabe ressaltar que os profissionais vinculados à atenção domiciliar devem desenvolver a chamada "competência cultural", qual seja o reconhecimento das necessidades especiais das subpopulações que podem não estar em evidência devido a características étnicas, raciais ou outras características culturais especiais[6]. Dessa forma, destaca-se que o "culturalmente congruente" para a equipe pode não ser para as cuidadoras e vice-versa, a depender de características culturais específicas. Para equalizar as disparidades resultantes, os profissionais podem lançar mão do diálogo livre de julgamentos.

Como qualidades das cuidadoras, podemos listar[7]:

- Conhecer o outro e responder às suas necessidades adequadamente.
- Capacidade do cuidador de adaptar-se às necessidades do outro.
- Ter paciência e deixar o outro em seu próprio ritmo.
- Aceitação do outro como ele é e não como gostaria que fosse.
- Confiança na habilidade do outro para crescer e se realizar.
- Tem humildade para aprender com o outro.
- Cultivar a esperança no crescimento do outro no processo de cuidar.
- Imbuir-se de coragem para deixar o outro ser.

A escolha da cuidadora e questões de gênero

O gênero feminino é associado ao cuidado doméstico e de familiares. A mulher é atrelada ao âmbito privado da vida, o que simboliza as desigualdades de gênero presentes na sociedade. Inúmeros países têm na força de trabalho não remunerada e invisível das mulheres o principal suporte para os cuidados.

Segundo Ceccon et al.[8], por todo o planeta e especialmente no Brasil as mulheres representam a maioria esmagadora das pessoas que exercem cuidados informais a familiares, sejam idosos, portadores de distúrbios mentais ou mesmo crianças com necessidades específicas. Apesar de uma discreta tendência de entrada dos homens na função, relacionada ao aumento da expectativa de vida e famílias menores, as mulheres seguem sofrendo pressão social e cultural para assumir os cuidados de familiares em necessidade. Como no exemplo colhido da experiência dos autores[9]:

> Paciente (69 anos): doutora, eu sei que voltar a morar com minha mãe agora que me separei; seria a solução para meus problemas financeiros, mas como ela tem 90 anos e eu estou solteira certamente toda a família deixaria ela por minha conta. Eu não quero assumir isso.
>
> Médica: por que você pensa que a família deixaria você sozinha?
>
> Paciente: atualmente, quem cuida dela é meu irmão que mora ao lado, mas desde que eu me separei ele joga indiretas para mim. Diz que será bom pra nós duas. Mas eu sei que ele está vendo ela ficar mais debilitada e quer que alguém assuma. O pior é que minhas tias concordam, não entendem como uma mulher solteira pode não querer cuidar da mãe. Acham um absurdo eu "deixar meu irmão fazendo isso" porque ele é homem.

As motivações para o exercício do cuidado informal incluem a obrigação perante a família, "ser filha" ou "ser esposa", inclusive não raro encontrarmos ex-esposas assumindo o cuidado de ex-maridos. As motivações para exercer a função de cuidadora impactam na qualidade desse cuidado e na sobrecarga sentida pela cuidadora[10].

Homens e mulheres exercem o papel de cuidadores de forma diferente. Mulheres, em comparação com homens, sofrem maior sobrecarga, tem menos ajuda de outras pessoas para exercer a função, gastam mais tempo de sua rotina cuidando dos familiares e provêm mais comumente cuidados pessoais íntimos, lidando com atividades como banho e manejo de incontinências com mais frequência do que os homens cuidadores[11].

Diante do caso explicitado no início deste capítulo, sugerimos que a equipe de atenção domiciliar obtenha informações acerca das motivações das cuidadoras para o exercício do papel, levando em conta o peso atribuído às obrigações do gênero feminino para o cuidado. A partir daí, elaborar um plano conjunto de cuidados que possa incluir variados recursos. Dessa forma, sugerimos que diante de cada caso seja avaliada a possibilidade de compartilhamento e divisão de tarefas entre diversos membros da família e mesmo dentro da comunidade. Cabe à equipe estimular o cuidado coletivo, bem como não perpetuar as assimetrias, incentivando as contribuições de todos os familiares, independente do gênero.

Definição de cuidadora domiciliar

A cuidadora é a pessoa que no domicílio auxilia a pessoa com limitação a realizar suas atividades básicas e instrumentais da vida diária, com o objetivo de preservação de sua autonomia e independência[12].

Distinção entre cuidado formal e informal

O tipo de cuidado oferecido pode ser de maneira informal ou formal. No primeiro, o cuidado é provido pela família, amigos próximos, parentes ou mesmo vizinhos. Caracteriza-se por não serem profissionais que foram formados para essa função mas que podem receber treinamento. Não possuem contratos com prestação e responsabilidade dos cuidados ofertados. Seu trabalho geralmente ocorre sem remuneração ou contratos com proteção social. Exercem várias tarefas e em geral sem limites para o tempo gasto em cuidados[13]. Neste contexto, há também de se acrescentar os trabalhos "invisíveis" que tornam a tarefa ainda mais abrangente como lavar louça, preparar refeições para outros membros da família, limpar a casa.

As cuidadoras formais são profissionais com qualificação e formação para esse trabalho, em que os serviços prestados são controlados por contratos, remunerados, com acesso à direitos sociais. As tarefas de cuidados são realizadas de acordo com a qualificação profissional e possuem um cronograma de trabalho[13].

O profissional de saúde que assiste ao cenário deve se atentar a essas disparidades entre o cuidado informal e formal, principalmente pela sobrecarga das cuidadoras informais bem como sua pouca qualificação.

Responsabilização pelo cuidado

A responsabilidade pelo cuidado geralmente é classificada entre primária e secundária. Dentre as cuidadoras, existem aquelas que assumem o papel principal no cuidado, exercendo um lugar de maior responsabilidade e por isso são chamadas de primárias e geralmente é quem terá as informações mais confiáveis sobre a funcionalidade de base e as possíveis mudanças na pessoa que está sendo cuidada; e as secundárias complementam o cuidado encarregando-se de responsabilidades de menor apoio.

Embora a literatura aponte para essa divisão entre os cuidadores que são classificados como primários ou secundários, propomos neste capítulo que os profissionais de saúde possam defender os diversos arranjos possíveis de cuidado. Faz-se necessário respeitar as pluralidades de cada organização familiar, entendendo os diversos contextos particulares e tornar válida cada disposição. Assim, retomando o caso apresentado no início deste capítulo, um caminho interessante seria a divisão de tarefas entre os filhos do casal assistido, divisão esta que muitas vezes precisa da ajuda dos profissionais para ser feita.

Importância da cuidadora na assistência do cuidado domiciliar

A cuidadora é protagonista no cuidado domiciliar, já que é a responsável por prestar assistência ao cuidado qualificado, identificar padrões de funcionalidade e de base de cada indivíduo[12].

Papel das cuidadoras na prestação de cuidados domiciliares

As tarefas executadas pelas cuidadoras no dia a dia dependem do comprometimento das funções diárias do indivíduo avaliadas constantemente pela equipe de saúde assistente. A partir do resultado dessa avaliação deve ser traçado um plano de cuidado que deve ser pactuado com o indivíduo, familiares e cuidadoras. Com a clareza acerca dos cuidados, a cuidadora deve continuamente informar à equipe sobre o estado de saúde do indivíduo, bem como saber reconhecer os sinais de alerta e ser capaz de acionar a rede de apoio quando necessário (serviços de urgência e emergência)[12].

A Tabela 1 apresenta as atribuições das cuidadoras no cuidado domiciliar, bem como classifica quais ações necessitam de treinamento prévio pela equipe de saúde assistente.

Necessidades e estratégias de apoio às cuidadoras

Algumas ações atuam como facilitadoras do cuidado e visam oferecer condições adequadas à cuidadora informal na assistência domiciliar[16]:

- Capacitação e qualificação sobre questões específicas do cuidado de acordo com os tipos e graus de dependência.
- Promover um espaço de troca de experiência entre cuidadoras.
- Criar uma rede de apoio e suporte envolvendo diversos atores do cuidado: família, amigos, vizinhos, dentre outros.
- Organização do processo de trabalho.
- Divisão de responsabilidades entre os envolvidos no cuidado.
- Garantir a comunicação com a família sobre o cuidado.
- Estimular o autocuidado.
- Elaborar as dificuldades e reconhecer potencialidades.
- Organização do tempo, intercalando períodos de atividade com repouso.
- Orientação quanto às posturas mais adequadas (ergonomia) na realização das atividades diárias.
- Garantir momentos de lazer e bem-estar.

TABELA 1 Atribuições da cuidadora informal na assistência domiciliar

Funções das cuidadoras	Cuidados que não necessitam treinamento pela equipe[1]	Cuidados que necessitam de treinamento pela equipe
Alimentação/medicação	Cocção. Preparo do prato. Conduzir alimentos à boca. Oferta de líquidos.	Prevenir engasgos. Utilizar meios artificiais para alimentação (GTT, SG enteral etc.). Preparos específicos dos alimentos. Administração de medicamentos[3].
Eliminações	Auxiliar a ida ao banheiro. Realizar a troca de fralda ou uso de comadre/patinho.	Monitorar a qualidade e o volume dos fluidos corporais e manejar bolsas coletoras (colostomia, cistostomia).
Higiene/lesões	Auxiliar o banho por aspersão. Manter roupas de camas e vestuário sempre secas e limpas. Realizar curativos simples[2]. Higiene oral, corporal e íntima. Hidratação cutânea.	Realizar banho na cama ou em cadeira de banho. Monitorar invasões (GTT, TQT, acesso venoso profundo, cistostomia). Prevenir infecções. Avaliar e acompanhar a lesão.
Mobilidade	Realizar a compra e o reabastecimento dos produtos de uso diário. Auxiliar a mudança de posição (sentado/deitado) ou auxiliar o paciente até a cadeira de rodas.	Matriciar para realizar fisioterapia motora[4]. Realizar troca de decúbito para prevenção de úlceras por pressão. Prevenção de quedas.
Cognição/comunicação	Pagar as contas e gerir as questões financeiras (prova de vida, gerir benefícios e renda). Comunicar à equipe de saúde a condição geral, os sinais e os sintomas.	Identificar distúrbios de comunicação e deglutição. Identificar alterações cognitivas.
Qualidade de vida	Promover o engajamento social, atividades recreativas e prática de exercícios físicos. Assegurar tranquilidade e conforto do indivíduo. Estimular autocuidado. Respeito ao bem-estar biopsicossocial.	Avaliação constante da capacidade funcional.

GTT: gastrostomia; SG: soro glicosado; TQT: traqueostomia.

1. Cuidados que não necessitam de treinamento pela equipe: a equipe de saúde deve estar sensível para reconhecer a necessidade de reforço de orientações para realização de procedimentos, mesmo que básicos, à cuidadora, bem como estimular que sejam rotineiramente cumpridos.
2. Curativos simples: realizados por meio da oclusão com gaze estéril no local da lesão, mantendo-a seca e limpa.
3. Descarte de material de curativo e materiais usados para a administração de medicação (agulhas e seringas para uso de medicação).
4. Matriciar para realizar fisioterapia motora: havendo comprometimento da capacidade funcional, a equipe capacita a cuidadora para realizar ações de reabilitação junto ao indivíduo[15].

Fonte: adaptada de Brasil, 2013[12]; Freitas, 2003[14].

Relações no contexto do cuidado domiciliar

Levando em conta que as cuidadoras, em sua maioria, são informais e que a maior parte das cuidadoras informais são familiares, geralmente esposas ou filhas, é preciso ter na abordagem familiar um elemento de gestão do cuidado na atenção domiciliar, além de prática diagnóstica e terapêutica[12]. Dessa forma, deve-se evitar uma prática objetificadora da cuidadora como recurso da equipe para lançar-lhe um olhar integral (sobre os indivíduos) e sistêmico (sobre as relações que se estabelecem). Retomando o caso de Marcelo e Clarice, aplicando-se instrumentos de abordagem familiar pode ser dissolvida a disputa entre as filhas para que a qualidade do cuidado do casal de idosos seja alcançada.

Considerações finais

Cuidar de um familiar dependente, apesar de ser uma tarefa naturalizada no que diz respeito às mulheres, envolve grandes investimentos emocionais, físicos e de tempo por parte das cuidadoras. A equipe de atenção domiciliar deve estar sensível às necessidades de capacitação, orientação, acolhimento das cuidadoras e aos conflitos familiares. Cabe também aos profissionais não perpetuar assimetrias de gênero, defender os interesses do paciente com consciência de que os indivíduos carregam uma bagagem em suas relações, e que as cuidadoras familiares podem ser o grande diferencial na qualidade de vida dos familiares, mas que não precisam ser anuladas no processo, caso todos façam sua parte: a família ampliada, a comunidade e o Estado.

Referências

1. Waldow VR. Atualização do cuidar. Aquichan [en linea]. 2021;8(1):85-96.
2. Waldow VR. Cuidado humano: o resgate necessário. 3 ed. Porto Alegre: Sagra Iuzzatto; 2001.
3. Waldow VR. Cuidar/cuidado: o domínio unificador da enfermagem. In: Waldow VR, et al. Maneiras de cuidar, maneiras de ensinar: a enfermagem entre a escola e a prática profissional. Porto Alegre: Artes Médicas; 1995. p.7-30.

4. Morse JM, Solberg SM, Neander WL, Bottorff JL, Johnson JL. Concepts of caring and caring as a concept. ANS Adv Nurs Sci. 1990;13(1):1-14.
5. Leininger MM. Leininger's theory of nursing: cultural care diversity and universality. Nursing Science Quarterly. 1988;1(4):152-60.
6. Starfield B. Atenção primária: equilíbrio entre necessidades de saúde, serviços e tecnologia. Brasília: Unesco, Ministério da Saúde; 2002.
7. Mayeroff M. On caring. 1 ed. New York: Harper & Row; 1971.
8. Ceccon RF, Vieira LJES, Brasil CCP, Soares KG, Portes VM, Júnior CASG, et al. Envelhecimento e dependência no Brasil: características sociodemográficas e assistenciais de idosos e cuidadores. Ciência & Saúde Coletiva [online]. 2021;26(1):17-26.
9. Moherdaui JH, Fernandes CLC, Soares KG. O que leva homens a se tornar cuidadores informais: um estudo qualitativo. Rev Bras Med Fam Comunidade [Internet]. 2019;14(41):1907.
10. Cajado-Mejía R, Ruiz-Arias E. Influence of gender and care strategy in family caregivers´ strain: a cross-sectional study. J Nurs Scholarsh. 2016;48(6):587-97.
11. Sharma N, Chakrabarti S, Grover S. Gender differences in caregiving among family – caregivers of people with mental illnesses. World J Psychiatr. 2016;6(1):7-17.
12. Brasil. Ministério da Saúde. Secretaria de Atenção à Saúde. Departamento de Atenção Básica. Caderno de atenção domiciliar. Brasília: Ministério da Saúde; 2013.
13. Triantafillou J, Naiditch M, Stiehr KRK, Carretero S, Di Santo TEP, Bednarik R et al. Informal care in the long-term care system. European Overview Paper; 2010. Disponível em: https://www.euro.centre.org/downloads/detail/768 (acesso 19 out 2021).
14. Freitas EV, Py L, Neri AL, Cançado FAX, Gorzoni ML, Rocha SM. Tratado de geriatria e gerontologia. Rio de Janeiro: Guanabara Koogan; 2003.
15. Yamaguchi AM, Higa-Yamaguchi KT, Andradre L, Bricola SAPC, Filho WJ, Martins MA. Assistência domiciliar: uma proposta interdisciplinar. Barueri: Manole; 2010.
16. Brasil. Ministério da Saúde. Secretaria de Atenção à Saúde. Secretaria de Gestão do Trabalho e da Educação na Saúde. Guia prático do cuidador. Brasília: Ministério da Saúde; 2008.

Seção 5

Perfil dos profissionais da atenção domiciliar

Coordenadoras: Mariana Borges Dias, Emília Maria Paulina Campos Chayamiti

Capítulo 1

Introdução à seção e caso clínico interprofissional*

Emília Maria Paulina Campos Chayamiti
Mariana Borges Dias

PONTOS-CHAVE

- Equipes multidisciplinares.
- Atenção domiciliar.

OBJETIVOS DE APRENDIZAGEM

Ao final do capítulo, o leitor deverá ser capaz de:

- Conhecer algumas das diversas profissões na atenção domiciliar.
- Identificar o perfil do profissional na atenção domiciliar.
- Reconhecer as diferentes competências profissionais.

Introdução

As equipes multidisciplinares constituídas pelas diversas áreas da saúde possuem competências e habilidades específicas, e muitas das práticas se imbricam e se complementam para atuar no processo de saúde e doença, na proteção, prevenção, reabilitação, recuperação e paliação da saúde, alcançando para além dos cuidados apenas com a saúde.

Especialmente em atenção domiciliar (AD), alguns conceitos mais atuais se destacam no que se refere aos modos de trabalho das equipes, pela multidisciplinaridade, interdisciplinaridade e transdisciplinaridade, pois o ambiente doméstico do cuidado propicia a atuação verdadeiramente humanizada e em equipe.

É fundamental a formação dos profissionais para atuação na AD, considerando que é um grande desafio atender às demandas da população, empregar os espaços coletivos para gestão e efetivar um projeto terapêutico singular e compartilhado, visando alcançar o cuidado integral e longitudinal.

Os perfis profissionais descritos nessa seção demonstram a singularidade da sua atuação nos domicílios, e como é importante a qualificação para as mudanças das práticas ainda hospitalocentradas. Esperamos que com o conteúdo trazido, possamos contribuir de alguma maneira para a reorientação do modelo, investindo na integralidade da atenção à saúde, em conformidade com os princípios e as diretrizes do Sistema Único de Saúde (SUS)[1].

Para melhor aproveitamento, segue caso clínico ilustrativo, o qual será abordado pelas diversas categorias que compõem as equipes de AD nos capítulos desta seção.

Caso clínico interprofissional

- Objetivo: contribuir para evidenciar na prática do atendimento domiciliar as possibilidades de atuação de cada categoria profissional e a potencialidade de se construir um plano terapêutico singular em conjunto.
- Data da consulta: 28/02/2021.
- Nome: M.L.S.
- Idade: 93 anos.
- Motivo da consulta: avaliação periódica.

Medicamentos em uso: memantina 10 mg, 2x/dia; quetiapina 25 mg, 1 cp à noite (uso irregular; lactulona; enalapril 5 mg; anlopidina 5mg (suspendeu, pois estava com hipotensão).

- Problemas prévios: doença de Alzeheimer avançada; dependência para atividades da vida diária (AVD) básicas e instrumentais; anemia; constipação; infecção urinária (ITU) de repetição.

S (subjetivo)

- Paciente foi internada por 10 dias (8 a 18/02/21) devido a ITU resistente, fez uso de meropenen e retorna para reavaliação.

* O caso clínico aqui apresentado serviu de base para todos os capítulos desta Seção.

- Após internação ficou acamada e iniciou com lesões na pele, que abriram ferida na região sacral e trocantérica.
- Relata constipação intestinal, está sem evacuar há 5 dias.
- Alimentação por sonda nasoenteral.

O (objetivo)

- Exames laboratoriais: urocultura (27/2/21) – Negativa.
- Ao exame físico:
  - PA 80 × 50 mmHg
  - Peso 42 kg
  - Estatura 1,56 cm
  - Hipocorada 2+/4+, desidratada 1+/4+
  - Bnrnf em 2 t
  - Mvf s /RA
  - Cavidade bucal com placa esbranquiçada, elevada e firme no dorso da língua, higiene bucal precária, dentes em mau estado de conservação.
  - Abdome livre, indolor com massa em FIE endurecida.
  - Circunferência de panturrilha 26 cm.
  - Força muscular 1+/4+ em membro superior (MMSS).
  - Membro inferior (MMII) sem mobilização, com rigidez a mobilização passiva e hipotrofia muscular.

Úlceras de pressão

Lesão 1:

- Localização: região sacral
- Medidas: 10 cm de diâmetro, 0,5 cm de profundidade.
- Acometimento tecidual: derme e subcutâneo.
- Não há toque (com pinça anatômica) de estrutura óssea – sem exposição óssea.
- Tecido de granulação recobrindo 100% da LPP.
- Altamente exsudativa. Exsudato seroso.
- Bordos com epíbole.
- Perilesão eritematosa.

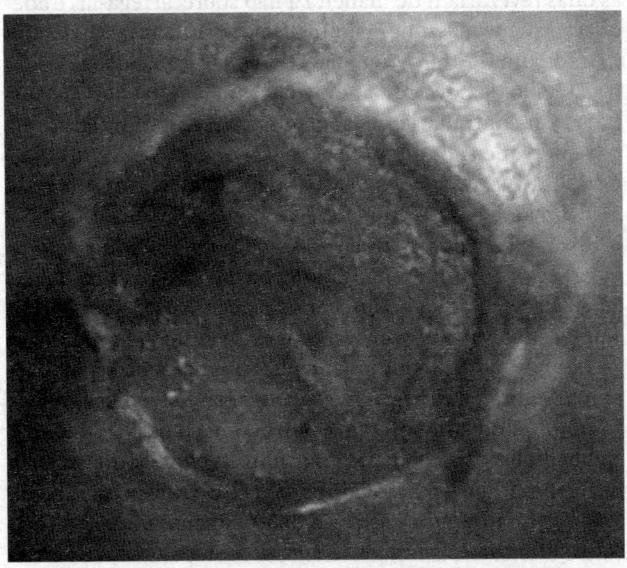

Lesão 2:

- Localização: calcanhar D.
- Medidas: 3 cm de diâmetro.
- Leito recoberto por 70% tecido de granulação e 30% de esfacelo.
- Média exsudação piosanguinolenta. Odor.
- Área com esfacelo flutuante.
- Toque periósteo com a pinça anatômica.
- Tunelização.
- Perilesão descamativa.

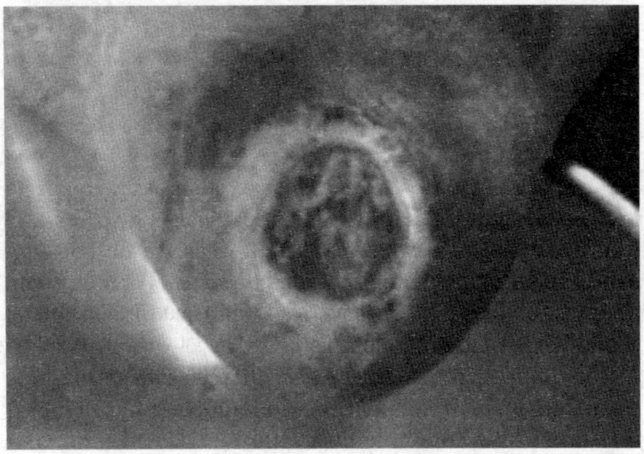

Além dessa lesão, paciente apresenta lesão escura, com borda irregular de 1,5 cm de diâmetro na região retroauricular direita, que relata ter percebido há 5 meses, mas nunca incomodou a família.

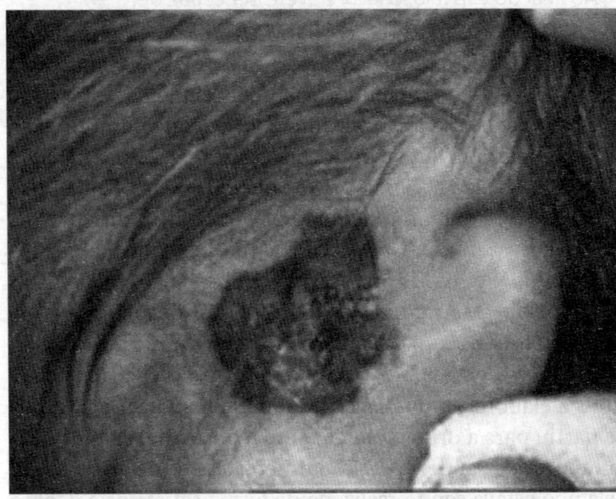

Referência

1. Batista KBC, Gonçalves OSJ. Formação dos profissionais de saúde para o SUS: significado e cuidado. Saúde Soc 2011;20(4):884-99. Disponível em: http://www.scielo.br/pdf/sausoc/v20n4/07.pdf (acesso 18 set 2021).

Capítulo 2

A atuação de agentes comunitários de saúde na atenção domiciliar

Andreia Anaclecio de Loredo
Claudinéia Maria da Silva Oliveira

PONTOS-CHAVE

- As ações do agente comunitário de saúde (ACS) vão ao encontro dos desafios atuais acerca da qualificação da atenção domiciliar (AD) pela Estratégia Saúde da Família.
- O trabalho do ACS é necessariamente realizado no domicílio, como parte das suas ações de vigilância em saúde.
- O ACS é o grande elo entre as famílias/pacientes domiciliados e o serviço de saúde, sendo imprescindível para um bom acompanhamento dos mais frágeis.

OBJETIVOS DE APRENDIZAGEM

Ao final do capítulo, o leitor deverá ser capaz de:

- Discutir o papel dos ACS no processo de atuação no domicílio.
- Elencar as competências dos ACS ao realizarem o cuidado domiciliar.
- Debater o trabalho em equipe sob a ótica das ações dos ACS.

Atuação da ACS em relação ao caso clínico proposto no início da seção

Após a elaboração do plano de cuidado da paciente, a equipe partiu para a orientação da família posto que a agente comunitária de saúde (ACS) identificou que a higiene pessoal dela não estava sendo realizada de forma satisfatória. Como as feridas não melhoravam, então a ACS agendou uma visita com a participação de uma enfermeira para orientarmos melhor como deveria ser feito o curativo e como fazer a troca de suas fraldas descartáveis.

A ACS agendou outra visita, em outra data, para a fisioterapeuta do Núcleo de Apoio em Saúde da Família, já que a cuidadora relata dificuldade em movimentar a paciente: "Ela é muito pesada, nem parece, mas é! Minha coluna não aguenta".

Durante essa visita, a fisioterapeuta ensinou que é possível fazer as trocas de fralda apenas virando a paciente de um lado para o outro e ajustando a peça a seu corpo sem necessidade de fazer grandes esforços, além de técnicas de como fazer a higiene da paciente movendo-a de forma segura para ambas. Aproveitando a situação, ensinou à cuidadora também alguns exercícios de alongamento para fazer ali mesmo (usaram cabo de vassoura, cordas e cadeiras).

Era perceptível que a família também não estava se acertando em relação à logística de cuidados que a paciente demandava, todos estavam muito ocupados com seus próprios compromissos, o que acabou sobrecarregando a cuidadora.

Durante uma visita domiciliar de rotina dois outros familiares estavam na casa e a ACS aproveitou a oportunidade para abordar o assunto de forma cautelosa, conversamos bastante e chegamos à conclusão de que o melhor a se fazer seria contratar a vizinha, que já trabalhou como cuidadora e estava desempregada, para ajudar a cuidadora atual. Assim as duas revezariam de maneira a não sobrecarregá-las e adequariam seus dias e horários de acordo com as necessidades de cada uma. A família concordou em dividir o valor para pagamento da nova cuidadora, o que foi bom para todos, que puderam continuar com sua rotina e, melhor ainda, para a paciente, que agora tem duas cuidadoras. Cuidadoras mais descansadas conseguem realizar os cuidados necessários de forma mais eficaz.

Devido à idade avançada e à impossibilidade de realizar fisioterapia (a família não tem condições de pagar particular e o serviço de saúde não possui reabilitação domiciliar), a paciente continua acamada. Assim, a ACS combinou uma nova visita com a fisioterapeuta da equipe para ensinar às cuidadoras alguns exercícios para ajudar a paciente no fortalecimento.

A respeito do uso de vários medicamentos via sonda, apesar de a ACS haver conversado com a enfermeira, o assunto ficou de ser avaliado posteriormente com a equipe de nutrição. Quanto às feridas, precisam ser acompanhadas pela enfermeira, por meio das visitas quinzenais realizadas em companhia da ACS à residência da paciente, para novas avaliações.

Infelizmente a paciente já não consegue interagir muito, em alguns dias mal fala, mas a ACS percebe que ela está mais corada. Às vezes, ao chegar ao domicílio, encontra-a na cadeira de rodas fora de casa, "tomando um solzinho".

A ACS concluiu que a paciente precisava que seus cuidadores se organizassem melhor para que ela fosse mais bem assistida. Isso resultou numa estabilidade do caso, sem muitas mudanças nas condições de saúde, mas com uma melhora na qualidade de vida da paciente, dentro de suas possibilidades. Acredita-se que isso dará a ela algum tempo a mais de vida e com mais dignidade!

Introdução: história e importância da profissão

O Programa de Agentes Comunitários de Saúde (PACS) foi iniciado pelos estados do Nordeste, na década de 1980, motivado pela pobreza, fome e adoecimento provocados pela seca, nos quais foram priorizadas as ações da área materno-infantil e aspectos relacionados à determinação social da saúde. Os agentes de saúde impactaram positivamente no processo saúde-doença: aumento da adesão ao pré-natal, aumento das taxas de cobertura vacinal, utilização do soro de reidratação oral em casos de diarreia e desidratação, cuidados básicos de higiene com a criança e a casa, incentivo e orientações a aleitamento materno exclusivo até os seis meses de vida[1].

O surgimento dos agentes comunitários de saúde precede as políticas públicas que os inserem no SUS, mas foi a partir dessas políticas que foram reconhecidas nacionalmente como ocupação. Em 1991 foi lançado o Programa Nacional de Agentes Comunitários de Saúde que, um ano depois foi renomeado como Programa de Agentes Comunitários de Saúde.

Em 1997, foi publicada a Portaria n. 1.886, de 18 de dezembro de 1997, pelo Ministério da Saúde, que aprovou as normas e diretrizes para o PACS e o Programa Saúde da Família (PSF)[2]: "O Ministério da Saúde reconhece no Programa de Agentes Comunitários de Saúde e no Programa de Saúde da Família importante estratégia para contribuir no aprimoramento e na consolidação do Sistema Único de Saúde, a partir da reorientação da assistência ambulatorial e domiciliar".

Essa Portaria estabeleceu que 750 pessoas e 150 famílias seriam acompanhadas pelos ACS; definiu que o ACS deve ser morador da área em que atua há pelo menos dois anos; aponta que este profissional deve realizar visitas domiciliares e atividades educativas individuais e coletivas. Ao referir-se à formação do ACS, estabelecia apenas que sua capacitação em serviço seja de forma contínua, gradual e permanente, sob a responsabilidade do Instrutor-supervisor[2].

Em 2002, com a promulgação da Lei n. 10.507, foi oficializada a profissão de ACS exclusivamente no âmbito do SUS e também foram definidos os requisitos para o exercício da profissão. Em relação à formação, estabelece a necessidade de conclusão do Ensino Fundamental, o que pode ser considerado um avanço, na medida em que se refere a um curso de qualificação básica para a formação de ACS[3].

Dentro da equipe de saúde, o agente comunitário de saúde (ACS) é considerado protagonista devido à relação e às trocas de experiências estabelecidas, especialmente entre os saberes populares de saúde e os conhecimentos médico-científicos. O ACS é o principal elo entre a Estratégia Saúde da Família (ESF) e a comunidade, permite o fortalecimento do vínculo com a família, proporcionando a aproximação das ações de saúde ao contexto domiciliar, aumentando, com isso, a capacidade da população de enfrentar os problemas[4,5].

Atribuições da profissão no domicílio e o cuidado centrado na família

> E antes da capacitação técnica em saúde, elas participavam do trabalho no Centro de Desenvolvimento Social, discutindo como atuar na comunidade, como entrar na casa das pessoas, como abordar determinados temas[5]. Discutíamos que os sanitaristas de Jucás e o agente de saúde, para ganhar a confiança da família, era necessário ser parte da comunidade, conhecer a forma como as pessoas vivem. Tinha que ser como uma vizinha ou um vizinho que chegava naquela casa e ajudava[1].

As equipes de saúde da família desenvolvem ações de promoção da saúde visando o desenvolvimento do autocuidado, a prevenção de agravos e a identificação de problemas.

Enfocam a família como unidade de ação programática de saúde e não mais somente o indivíduo. A atenção é centrada na família, entendida e percebida a partir de seu ambiente físico e social, o que possibilita às equipes que trabalham junto a estes sujeitos uma compreensão ampliada do processo saúde/doença e da necessidade de intervenções que transcendem as práticas curativas biomédicas.

A equipe de saúde deve identificar a rede de apoio intradomiciliar e comunitária dos pacientes e famílias para abordar não apenas aspectos curativos, mas também promoção da saúde, prevenção de agravos e cuidados paliativos.

O cadastro das famílias, realizado por meio das fichas de cadastro do domicílio e das pessoas do eSUS SIS-AB, que é realizado durante a visita domiciliar, possibilita real conhecimento das condições de vida das pessoas residentes na área sob responsabilidade sanitária e de atuação da equipe de saúde da família. Nessa perspectiva, são os agentes comunitários que mantêm o contato estreito com os usuários, as equipes de saúde e o SUS[6].

O agente comunitário de saúde desempenha um trabalho complexo e possui um papel de sujeito mediador entre equipe de saúde, famílias e comunidade. Utiliza como ferramentas no seu trabalho tecnologias leves, como o acolhimento, o respeito, o vínculo, a solidariedade, a competência cultural, a abordagem familiar e a habilidade de comunicação[7].

A classificação do risco familiar por meio do instrumento de Savassi e Coelho[8], para planejamento das visitas domiciliares pelas equipes é competência dos ACS no processo de trabalho das equipes na atenção domiciliar[5].

Competências do ACS na atenção domiciliar

- Reconhecer a estrutura e a dinâmica familiares.
- Compreender o grau de dependência do paciente em suas atividades de vida diárias básicas e instrumentais.
- Identificar a necessidade de um cuidador diante da funcionalidade do paciente.
- Definir o cuidador referência do paciente.
- Identificar se família/cuidador possuem rede de apoio.
- Identificar a adesão do paciente ao tratamento proposto.
- Perceber se há relação familiar conflituosa.
- Ouvir as expectativas do paciente em relação à sua situação de saúde no momento.
- Ter vínculo e relação de confiança estabelecida com paciente/família.
- Verificar se o paciente está recebendo hidratação adequada.
- Identificar violências e notificar à equipe de saúde.
- Identificar e orientar sobre risco de quedas.

Atuação no domicílio junto a familiares/cuidadores

Nesse momento é importante perceber as limitações e as potencialidades do paciente e da família[6,7,9].

- Limitação financeira (aquisição de medicamento/insumos, deslocamento para continuidade do tratamento, caso seja necessário).
- Nível de informação/instrução/conhecimento da família para saber como explicar o plano de cuidado a eles.
- Verificar se é necessário contar com a ajuda de outros familiares para ajudar no cuidado do dia a dia.
- Tentar perceber se a família e/ou cuidador está receptivo ao plano de cuidado e se há aderência a ele (nesse caso é importante levar em consideração crenças e costumes familiares).
- Observar e orientar a família sobre a necessidade da divisão do cuidado em relação ao ente adoentado (muitas vezes o cuidador é o parente que mora na mesma casa do paciente e fica sobrecarregado, podendo não realizar de forma adequada o que foi proposto). Por isso, nesse momento a ajuda de outros parentes e/ou vizinhos é muito importante; seja na hora de buscar medicamento, no auxílio com banho ou até mesmo para ouvir o cuidador e suas limitações.
- Se for possível para o ACS estar com a família/cuidadores na hora da apresentação do plano de cuidado (muitas vezes as pessoas não entendem adequadamente a proposta da equipe e, nesse momento, o ACS faz essa intermediação –, isso pode ser visto como uma "tradução" ou simplificação das propostas).

O que avaliar na elaboração do plano de cuidados/admissão

Nessa fase, o conhecimento da estrutura familiar do paciente faz muita diferença na elaboração do plano de cuidado. A partir disso é possível traçar uma linha de tratamento/cuidado específico para cada família – o plano de cuidado deve se adequar a toda a família e não só o paciente deve ser levado em consideração[10,11]:

- Nível de instrução dos familiares.
- Condições financeiras.
- Facilidade/dificuldade de locomoção da família e do paciente.
- Crenças e costumes.
- Dinâmica familiar no dia a dia (p. ex., a paciente tem uso irregular de quetiapina à noite – qual será o motivo dessa irregularidade? Troca de cuidadores nesse horário? Paciente dorme cedo e a família não quer acordá-la? Família/cuidadores não conseguem se organizar de forma a lembrar do medicamento da noite?).
- Avaliar necessidade de adequação nos horários da medicação.
- Avaliar quais profissionais da equipe multidisciplinar podem contribuir para a melhora desse tratamento.

Desfecho/perspectiva de alta e/ou transição do cuidado

O processo de planejamento de alta envolve as ações de educação em saúde com o usuário e familiares (nesse caso com os familiares/cuidadores), organização logística, articulação entre os serviços de saúde e comunicação entre os profissionais envolvidos no processo colaboram para a minimização de intercorrências.

No caso de nossa paciente, optou-se pela continuação do cuidado pela equipe de saúde e por uma ajuda interdisciplinar (devido às condições clínicas *x* idade), associando multiprofissionais para continuidade desse cuidado. Nessa situação, também podemos contar com nutricionista, fisioterapeuta domiciliar e ajuda do psicólogo junto a toda a rede de cuidado do paciente, de forma mais intensiva ao cuidador, que, na maioria das vezes, se abstém de seus cuidados em função do ente querido, o que pode acarretar no seu adoecimento durante o processo de melhora do familiar.

É de extrema importância o agente comunitário estar atento a toda a família em torno do doente nesse momento, mas manter o foco exclusivamente na pessoa já adoecida. No caso em questão, a paciente precisava que as cuidadoras dela se organizassem melhor para que ela pudesse ser melhor assistida, resultando em maior estabilidade do caso. Embora não tenha havido mudanças significativas em suas condições de saúde, houve uma melhora significativa na qualidade de vida, trazendo condições mais dignas à sua vida.

Referências

1. Santana JP, Castro JL. Os sanitaristas de Jucás e os agentes de saúde: entrevista com Antônio Carlile Holanda Lavor e Miria Campos Lavor. Natal: Una; 2016. 134 p. Disponível em: https://repositorio.ufrn.br/jspui/handle/123456789/25012 (acesso 15 fev 2022).
2. Brasil. Ministério da Saúde. Portaria n. 1.886, de 18 de dezembro de 1997. Brasília: Ministério da Saúde; 1997.

3. Brasil. Ministério da Saúde. Lei n. 10.507, de 10 de julho de 2002. Cria a profissão de Agente Comunitário de Saúde e dá outras providências. Brasília: Ministério da Saúde; 2002.
4. Brasil.Ministério da Saúde. Cadernos de atenção básica Programa da Saúde da Família. Brasília: Ministério da Saúde; 2000.
5. Bornstein VJ, Morel CM, Pereira IDF, Lopes MR. Desafios e perspectivas da educação popular em saúde na constituição da práxis do agente comunitário de saúde. Interface – Comunicação, Saúde, Educação. 2014;18(2):1327-40.
6. Costa SM, Araújo FF, Martins LV, Nobre LLR, Araújo FM, Rodrigues CAQ. Agente comunitário de saúde: elemento nuclear das ações em saúde. Ciência & Saúde Coletiva [online]. 2013;18(7):2147-56. Disponível em: https://doi.org/10.1590/S1413-81232013000700030 (acesso 15 fev 2022).
7. Lunardelo SR. O trabalho do agente comunitário de saúde nos Núcleos de Saúde da Família em Ribeirão Preto, São Paulo. [Tese]. Ribeirão Preto: Escola de Enfermagem – Universidade de São Paulo; 2004.
8. Coelho FLG, Savassi LCM. Aplicação de Escala de Risco Familiar como instrumento de priorização das visitas domiciliares. Rev Bras Med Fam Comunidade [Internet]. 2004:1(2):19-26.
9. Nunes MO, Trad LB, Almeida BA, Homem CR, Melo MCIC. O agente comunitário de saúde: construção da identidade desse personagem híbrido e polifônico. Cad Saude Publica. 2002;18(6):1639-46.
10. Bandeira D, Weiller TH, Damaceno AN, Pucci VR, Megier ER, Souza JF. Facilitating or hindering elements of the Care Transition process: na integrative review. Research, Society and Development. 2021;10(11):e417101119636. Disponível em: https://rsdjournal.org/index.php/rsd/article/view/19636 (acesso 22 oct 2021).
11. Trad LAB. Problematizando a interação entre profissionais de saúde e famílias no contexto do Programa de Saúde da Família. Interface. 1999;2:103-6.

Capítulo 3

Atuação de assistentes sociais na atenção domiciliar

Heloísa Arrussul Braga
Jaqueline Teixeira Paiva
Mariana Setúbal Nassar de Carvalho

PONTOS-CHAVE

- Serviço social.
- Questão social.
- Direitos sociais.
- Ações profissionais em saúde.
- Atenção domiciliar.

OBJETIVOS DE APRENDIZAGEM

Ao final do capítulo, o leitor deverá ser capaz de:

- Discorrer sobre o a atuação de assistentes sociais no âmbito da atenção domiciliar.
- Elencar os principais documentos jurídicos norteadores do trabalho.
- Articular a rede intersetorial a fim de estabelecer parcerias para a atenção integral de sujeitos e familiares.

Introdução

O presente capítulo é de cunho teórico-reflexivo, baseado na literatura científica e na análise crítica das autoras. Trata da atuação das(os) assistentes sociais na atenção domiciliar (AD), enfocando os principais aspectos relacionados à contribuição da categoria nessa modalidade de atenção à saúde.

Importa dizer que ele se inscreve em meio a pandemia mundial de Covid-19, e que estamos vivendo um momento histórico, no qual enfrentamos uma das mais graves crises de caráter humanitário, ético, político, econômico e social, cujo cenário de desmontes e retrocessos no campo das políticas sociais e direitos humanos atinge patamares significativos[1]. Há de se sublinhar também que, a despeito da conjuntura desfavorável, esse documento também celebra uma década da Política de Atenção Domiciliar (AD) no Brasil, que ao produzir saúde, ciência, cuidado, política, formação e qualificação profissional, reafirma seu compromisso ético e humano como parte do Sistema Único de Saúde (SUS).

A partir de uma breve contextualização histórica que abordará tanto a AD como o desenvolvimento da profissão no Brasil, nosso texto terá como foco os principais elementos da contemporaneidade que atravessam o trabalho profissional do Serviço Social e o cenário da saúde.

Sem a pretensão de esgotar todos os elementos desse debate, a proposta apresentada a seguir considera dois principais aspectos que possuem unidade na construção teórico-metodológica:

1. Breve histórico do Serviço Social e atribuições de assistentes sociais na AD.
2. Análise crítica, ética, estética e política de um caso na perspectiva do Serviço Social.

Breve histórico do Serviço Social e atribuições de assistentes sociais na AD

Ao discorrer sobre a atuação de assistentes sociais no âmbito da atenção domiciliar, é necessário reivindicar algumas premissas basilares da origem de nossa análise, como a perspectiva ético-política da profissão e o arcabouço jurídico-normativo e instrumental que sustenta o fazer profissional do Serviço Social.

Isso posto, cabe apontar que partimos da concepção ampliada de saúde como um dos alicerces do SUS, com base na constatação de que o paradigma biomédico não dá conta de todo o conhecimento acerca do modo de produzir saúde, que desde os anos 1940 já é reconhecido pela Organização Mundial da Saúde (OMS) como "um estado de completo bem-estar físico, mental e social e não apenas a ausência de doença ou enfermidade"[2], reconhecendo, portanto, a influência da cultura, das relações sociais e econômicas e das condições de vida e existência como intrinsecamente imbricadas nos processos de saúde-doença.

Nesse período, o Serviço Social também estava em processo de formação e foi nas décadas de 1940 e 1950 que foram observadas conquistas dignas de destaque, como a regulamentação profissional e autonomia no seu exercício, a constituição de entidades representativas, a organização de congressos nacionais, dentre outros, consolidando-se como profissão e não associada ao viés caritativo e voluntário de seus primórdios. Na década de 1960, emerge no interior da profissão um movimento denominado "Reconceituação", que representou a tentativa de superar práticas moralistas e conservadoras existentes na origem do Serviço Social, que vinculada à caridade aos pobres e nos preceitos da igreja católica, representou um importante passo para a construção de um projeto ético-político-profissional ancorado num referencial crítico[3]. Este está pautado nos princípios dos direitos humanos, equidade e justiça social, materializados no código de ética profissional[4].

Portanto, a perspectiva de atuação profissional que remonta às origens da profissão em nada coadunam com o debate sobre o Serviço Social na saúde das quatro décadas, sobretudo a partir dos anos 2000, quando as ações profissionais são ressignificadas a partir do modelo instituído pela Reforma Sanitária e pela Constituição Federal e que está nas bases de implementação do SUS. Portanto, pode-se afirmar que o Serviço Social integra o rol das profissões de saúde, com reconhecimento não só no plano legal, como também por meio da legitimação social das suas ações profissionais.

Esse reconhecimento decorre da ampliação do conceito de saúde, que incorpora sua dimensão social e, como resultado, a exigência da proteção social em saúde, baseado em três pilares:

1. Necessidades sociais em saúde, que são historicamente construídas e determinadas pelo movimento societário.
2. Direito à saúde, que é mediado pelas políticas públicas, as quais refletem um patamar determinado da relação Estado e Sociedade, operacionalizado por meio dos sistemas e serviços de saúde, envolvendo a gestão, o planejamento e a avaliação, além do controle social.
3. Produção da saúde, que é entendida como um processo que se articula a partir das transformações econômicas, sociais e políticas, das ações de vigilância à saúde e das práticas de assistência à saúde[5].

Para referenciar o trabalho das assistentes sociais na área da saúde, destacamos os principais documentos norteadores, a saber:

1. Código de Ética[4] e Lei de Regulamentação da profissão n. 8.662/1993[6].
2. Resolução CFESS n. 493/2006, que dispõe sobre as condições éticas e técnicas para o exercício profissional de assistentes sociais[7].
3. Parâmetros para a Atuação de Assistentes Sociais na Saúde[8], documento elaborado pelo CFESS em conjunto com os CRESS (2010), além da lei que embasa o SUS (Lei n. 8.080/1990)[9], a Constituição Federal[10] e legislações complementares, conforme o caso apresentado (Estatuto da Criança e do Adolescente[11], Estatuto do Idoso[12], Estatuto da Pessoa com Deficiência[13]).

Com base nesse arcabouço jurídico-normativo, assistentes sociais definem o seu plano de trabalho, que se inscreve no que denominamos Projeto de Intervenção Profissional. Tal projeto pode ser individual e/ou das equipes de Serviço Social que compõem os serviços de saúde, como os Serviços de Atenção Domiciliar (SAD). Especificamente nas equipes dos SAD, a atuação do Serviço Social é de extrema importância, tendo em vista a necessidade de sensibilização para as expressões da questão social que influenciam diretamente no processo saúde-doença, materializando-se nas condições de vida e no processo de cuidado de sujeito-família[a]. São ações como articulação da rede de apoio (intersetorial), orientação das equipes e famílias quanto aos recursos das redes de saúde, educação, assistência social, habitação, previdência e outros dispositivos do território, prover o acesso à informação das políticas sociais, direitos sociais e demais demandas apresentadas.

Com base no exposto, elencamos a seguir as principais atribuições e contribuições de assistentes sociais no âmbito da AD, divididas em eixos norteadores: Eixo 1, Eixo 2 e Eixo 3.

Eixo 1: o Serviço Social como integrante das equipes de AD

O Serviço Social contribui com o trabalho interdisciplinar em saúde, formulando estratégias de intervenção para subsidiar as equipes de AD. Importa ressaltar que a atuação de uma assistente social não tem como objetivo reduzir a questão social em um "diagnóstico" que a limite e não abarque seu caráter amplo e contraditório presente nas relações sociais. Antes de tudo, essa abordagem deve ser capaz de reunir os elementos necessários para a melhor avaliação e encaminhamentos necessários, considerando a singularidade dos casos atendidos e viabilizando o protagonismo do sujeito de direitos nessas construções.

Principais pontos:

- Elencar e realizar avaliação com base em critérios/quesitos sociais como parte da avaliação de elegibilidade para

[a] Utilizaremos ao longo do texto a expressão sujeito-família para nos referirmos ao que por vezes é nominado como usuário, paciente e outras expressões. Essa escolha se deu pensando que o sujeito engloba as perspectivas de sujeito de direitos e sujeito de desejo. O primeiro refere-se aos aspectos objetivos na concretude da produção da vida social, e o segundo, aos aspectos subjetivos, vinculados à perspectiva psicanalítica, que se ocupa do sujeito do desejo, do laço social. Como nos esclarece Rosa[14]: "[...] o sujeito não é o indivíduo justamente no ponto em que o singular de seu desejo escapa de uma conjuntura que busca determiná-lo e exercer seu poder no escuro das relações. Nesse ponto do laço social comparece a política que rege as relações sociais e em contraponto a ética e política da psicanálise" (p. 22). E a utilização do hífen é para marcar a criação de uma nova palavra, "um arranjo", para explicitar que não há o sujeito, usuário/paciente da atenção domiciliar, sem a figura do cuidador, este que por sua vez, é representado na esmagadora maioria por uma mulher com vínculo familiar. Logo, a produção do cuidado na AD necessariamente passa por pensar em, no mínimo, essa "dupla".

a inserção do sujeito no SAD (avaliação social e clínica), com base na garantia do direito à saúde.

- Compartilhar com os demais profissionais integrantes das equipes de AD, a fim de contribuir com um olhar integral das demandas dos familiares e sujeitos acompanhados pelos serviços.
- Estabelecer rotina para a realização de visitas domiciliares com demais profissionais das equipes de AD, objetivando uma atuação interdisciplinar para acompanhamento das demandas apresentadas.
- Contribuir com a produção/elaboração/efetivação/execução das ferramentas da gestão do cuidado, como clínica ampliada, acolhimento, apoio matricial e projeto terapêutico singular[15].
- Participar da elaboração de Projetos Terapêuticos Singulares (PTS)[16], visando um processo de cuidado de amplo envolvimento, partilhando responsabilidades e considerando os múltiplos fatores do cenário que se apresenta.
- Identificar, orientar, encaminhar, acompanhar com os demais profissionais integrantes das equipes de AD, suspeitas e/ou situações de violação de direitos (violência em suas diferentes formas, maus-tratos em relação aos cuidados de saúde, em especial nos casos de criança/adolescentes, mulheres, idosos, deficientes, e negros, por serem maiorias minorizadas[b]).
- Construir em coletivo, com os demais profissionais integrantes das equipes de AD, familiares/cuidadores e sujeitos, ações voltadas à rotina e organização do cuidado, como reuniões com o propósito de sensibilizar, informar e amparar, especialmente, quando identificadas fragilidades/dificuldades na execução do cuidado e sinais de sobrecarga da/o cuidadora.
- Participar das atividades das equipes de AD sejam elas rodas de conversa, multiprofissionais, discussões de caso, reuniões de equipe e estratégias de educação permanente. Ainda, incluir outros atores da rede de cuidado, proteção e garantia de direitos, nas ocasiões de formação continuada.
- Articular, sempre que possível, junto dos dispositivos territoriais de saúde, segurança pública[c] e lideranças comunitárias, especialmente nos territórios expostos à violência urbana, de modo a garantir a segurança e trânsito das equipes e sujeito-família.
- Participar do processo de transição do cuidado desde a avaliação para admissão no programa, colaborando na articulação junto aos dispositivos das redes de atenção à saúde, garantia de direitos e demais redes que componham o cuidado em saúde.
- Realizar grupos[d] e/ou encontros temáticos para cuidadores e/ou familiares, como organização da rotina do cuidado, terminalidade e luto, sobrecarga do cuidado, educação em saúde, entre outros.
- Avaliar, juntamente com demais integrantes das equipes e familiares, quando identificada ou apresentada a necessidade de institucionalização do sujeito, promovendo os devidos encaminhamentos, articulações e acompanhamento desse processo.
- Realizar registros em prontuário (físico ou eletrônico) e nos sistemas de informação utilizados pelos SAD, protegendo as informações sigilosas em material exclusivo de uso do Serviço Social, quando necessário.

Eixo 2: o estudo social e abordagem às famílias

O estudo/avaliação social contempla uma dimensão profunda das condições de vida dos sujeitos, proporcionando para as equipes de AD um olhar ampliado da composição e dinâmica familiar, do contexto social e econômico, de possíveis situações de violação de direitos e demais necessidades de sujeito-família. Para isso, a/os assistentes sociais fazem uso de instrumental técnico para abordagem familiar que seja capaz de reconhecer as reais demandas, nem sempre aparentes, com intuito de garantir acesso aos serviços e direitos. Tal estudo social possui o objetivo de reunir informações sociais, histórias de vida dos sujeitos e famílias, situação socioeconômica, entre outras informações que sejam relevantes para um cuidado integral em saúde.

Principais pontos:

- Realizar atendimento direto ao sujeito-família, por meio de acolhimento humanizado e escuta qualificada, com a finalidade de identificar as demandas relacionadas às questões sociais que necessitem de intervenção, bem como construir vínculos de confiança entre equipe sujeito/família/cuidador.
- Construir e analisar o perfil socioeconômico dos sujeitos-famílias em acompanhamento pelos SAD, considerando os determinantes sociais de saúde, com vistas à formulação de estratégias de intervenção, além de subsidiar as equipes multiprofissionais.
- Auxiliar no fortalecimento dos vínculos familiares, focando na corresponsabilização dos processos de cuidado, abordando suas diversas dimensões, como promoção, proteção, prevenção, recuperação e reabilitação da saúde.
- Produzir documentos para subsidiar as necessidades e demandas de sujeito-família no acesso aos serviços e garantia de direitos, como estudos socioeconômicos, relatórios, laudos e pareceres sociais.
- Orientar e acompanhar sujeito e familiares quanto aos direitos sociais, identificando barreiras de acesso para garantia dos mesmos.

---

[b] O contingente populacional que representa os supracitados segmentos societários é constatado maioria em números, no entanto, usual e equivocadamente chamados de minorias. Quando na verdade são minorizados na representação nos espaços sociais e de poder, em razão do nosso arquétipo colonial, escravocrata, e excludente17.

[c] Para as áreas com cobertura da ferramenta "Acesso Mais Seguro", participar sistematicamente das atualizações, no intuito de garantir a segurança de todos os membros das equipes de AD durante o momento das visitas domiciliares (veja seção 12 para aprofundamento na temática em questão).

[d] Sempre que possível observando a lógica territorial em parceria com outros dispositivos da rede de proteção e cuidado.

- Identificar questões relacionadas ao contexto sociofamiliar que interfiram na rotina de organização do cuidado, focando em estratégias que auxiliem na reorganização familiar, sensibilização da rede de apoio e suporte de cuidadores.
- Realizar orientações sobre direitos sociais, socializando informações de acesso a bens e serviços para sujeito e familiares em acompanhamento pelas equipes de AD.
- Informar, mobilizar e incentivar sujeito-família a participarem dos espaços de controle social (locais, distritais, municipais, estaduais e nacional).

Eixo 3: Serviço Social e intersetorialidade

Uma das principais atividades da atuação profissional das(os) assistentes sociais, não apenas na AD, como em todos os âmbitos de atuação na saúde, é a capacidade de articulação da rede de apoio dos territórios onde residem os sujeitos e seus familiares, extrapolando a rede de saúde. É necessário, para uma boa prática profissional, o conhecimento da rede intersetorial, do território de atuação, que seja capaz de mobilizar os serviços, conforme as demandas identificadas nas avaliações e estudos sociais.

Principais pontos:

- Mapear a rede de serviços do território onde atuam as equipes de atenção domiciliar, a fim de conhecer e realizar encaminhamentos necessários.
- Articular a rede intersetorial, mobilizando os demais serviços, como saúde, educação, assistência social, previdência social, órgãos de proteção, instituições que compõem o poder judiciário, terceiro setor, entre outros; no intuito de possibilitar o acesso do sujeito-família aos recursos e direitos sociais.
- Realizar visitas institucionais com objetivo estabelecer parcerias para atenção integral de sujeitos e familiares.
- Participar de atividades da rede socioassistencial, como reuniões de rede e discussões de caso (Conselho Tutelar e reuniões de controle social nas distritais de saúde).
- Participar das estratégias de matriciamento definidas em conjunto com as equipes dos SAD.

A seguir, os principais pontos da rede intersetorial que são articulados pelo Serviço Social das equipes dos SAD:

- Política de saúde: atenção primária; atenção secundária; atenção terciária; redes de urgência e emergência.
- Política de assistência social: Centro de Referência de Assistência Social/CRAS, Centro de Referência Especializado de Assistência Social/CREAS, Serviço de Atendimento Familiar/SAF.
- Órgãos de Defesa de Direitos: Conselho Tutelar, Ministério Público, Defensoria Pública do Estado e União, Promotorias, Delegacias.
- Política de habitação.
- Política de educação (escolas: educação infantil, fundamental e médio).
- Política da Previdência Social – INSS (aposentadorias – invalidez, majoração da aposentadoria – 25%, Benefício de Prestação Continuada/BPC, pensão, licenças, auxílios).
- Terceiro setor (organizações não governamentais).

A seguir será apresentado um estudo de um caso que narra a singularidade de sujeito-família, levando em consideração as peculiaridades e variações regionais, e de cada serviço de AD, bem como as múltiplas intervenções e acompanhamento do caso pelos profissionais do Programa Melhor em Casa, dentre eles a/o assistente social, além de demais dispositivos da rede de apoio.

Análise crítica, ética, estética e política do caso na perspectiva do Serviço Social

> [...] escrever para passar uma mensagem traz a função primordial da narrativa, seu sentido essencial, que é o da busca do sentido. Escreve-se, então, para aprender, para saber; e não é possível empreender essa viagem de conhecimento levando previamente as respostas[e18].

O trecho de Montero[18], que anuncia essa etapa da escrita, é certeiro ao reportar sobre a "busca do sentido" para a análise do caso, posto que nos coloca diante do primoroso desafio de trançar a construção teórica anterior, ao convite de olhar para o cotidiano do fazer profissional do assistente social na AD, que requer – dentre outras coisas – pensar no artesanal exercício da micropolítica do cuidado[19], ao passo que analisa a conjuntura e as constantes e dinâmicas transformações societárias.

E, mais do que isso, nas palavras de José Paulo Netto[20] (em recente aula na comemoração dos 50 anos do Programa de Pós-Graduação da PUC/SP), além de lutar para preservar as conquistas no campo dos direitos humanos e sociais – em que talvez uma das pautas mais centrais seja o SUS – é também tarefa do Serviço Social, "fazer avançar", continuar fomentando a disputa pela efetivação de um projeto societário emancipador, pautado na liberdade e na justiça social[20].

Sendo assim, e tomados desse mandato, nossa análise acontecerá em blocos, sustentada em três partes:

1. Trechos da entrevista.
2. Temas suscitados no caso.
3. Breve análise crítica da perspectiva do assistente social da AD.

Cabe ressaltar que a articulação desses elementos para a análise não pretende esgotar os possíveis aprofundamentos teóricos que cada aspecto suscita. O intento dessa etapa é de dialogar na perspectiva educativa e pedagógica sobre a práxis profissional, valendo-se de um caso hipotético que permita trazer para a reflexão as questões postas no cotidiano profissional da AD, na perspectiva de "fazer avançar".

[e] Referência à obra A louca da casa, de Rosa Montero, 2004[18].

Além disso, é importante sublinhar que tomamos o caso[f21] a partir de uma narrativa hipotética de uma história de vida[g22] que permita a construção de reflexões na "perspectiva de revelar a interpenetração dialética entre singularidade, particularidade e universalidade"[23]. Um relato que fale sobre si e nos permita contar do cotidiano profissional alinhado ao projeto ético-político profissional, mas que também fala de outrem, do coletivo, daquilo que é universal.

A apresentação se dará na forma de um caso-conto, em que caiba também a expressão da poesia da vida das pessoas que nele habitam, e que não obedece à ordem cronológica, mas que trará todos os elementos indispensáveis para uma avaliação social crítica e para a compreensão desse núcleo familiar, que é representativo sob tantos aspectos, do cotidiano profissional do assistente social na AD, seja na assistência, seja na articulação com a rede e/ou na atuação junto da equipe.

1º bloco de análise: "Nossos passos vêm de longe[h]"[24]

A narrativa é sobre a vida da Sra. M.L.S.[i], idosa de 93 anos, negra, nordestina natural de Pernambuco, viúva, analfabeta do letramento formal, e pós-doutora na feitura da vida, trabalhou como artesã, cozinheira, doceira, lavadeira e empregada doméstica. A terceira filha de 11 irmãos, filha de dona Josefa, mãe solo, que sustentou seu numeroso núcleo familiar com o trabalho braçal do canavial, sem a presença do Estado de direitos.

A Sra. M. "casou-se aos quatorze anos", viveu em uma relação violenta por mais de 30 anos. Dessa relação nasceram cinco filhos, dois deles já faleceram, um deles, o segundo filho, foi em consequência de abuso de álcool e comorbidades, e o outro filho, o quarto, em decorrência de AVC. Dos filhos vivos, duas são mulheres e um homem, este último, mora no Piauí, uma das filhas mora no interior de Pernambuco, e a outra, atualmente é a cuidadora exclusiva da Sra. Maria e, no momento atual, residem em Pindorama[j] no interior de São Paulo, onde vivem há 16 anos.

Aos 85 anos a Sra. Maria foi diagnosticada com Alzheimer, durante uma consulta na Unidade Básica de Saúde de sua referência territorial, em tutoria com especialista de geriatria e equipe interdisciplinar do NASF, a qual já acompanhava a saúde da família. Na ocasião, Clarice, a filha da Sra. Maria, morava em uma casa aos fundos da sua e trabalhava informalmente como manicure. Até então, mesmo com a idade avançada, a idosa realizava suas atividades de vida diária, comunitárias e sociais de forma independente.

Essa breve introdução sobre a história da Sra. Maria e sua família foi colhida durante uma visita domiciliar (a quarta visita da equipe naquele domicílio) da assistente social, Sebastiana, junto da terapeuta ocupacional, Ana, do SAD. Ambas muito interessadas em acolher essa narrativa por meio de uma escuta afetuosa e transformativa – de um lugar para permitir-se afetar pelas "dores e delícias"[k] do outro, ao passo que o aspecto transformativo vem de práxis[l25] em que seu fazer criativo e, nesse caso, ético-politicamente engajado, também produz transformação no recorte da realidade em questão.

E como o artista antecipa as descobertas da ciência[26], a canção de Milton Nascimento e Fernando Brant[m], adereça a nossa investida:

> [...] e o que foi feito é preciso conhecer para melhor prosseguir. Falo assim sem tristeza. Falo por acreditar que é cobrando o que fomos, que nós iremos crescer. Nós iremos crescer. Outros outubros virão. Outras manhãs, plenas de sol e de luz.

A valia da consciência histórica, está para o Serviço Social como uma das categorias que desvendam a realidade e os acontecimentos de cada tempo; logo, a compreensão da origem da família, da construção dos vínculos, e seus atravessamentos sociais e culturais, ampara a compreensão do atual cenário de cuidado, bem como dos determinantes sociais[27]. Sobretudo, essa perspectiva reporta-se ao tripé fundante e estruturante do sistema: classe, gênero e relação étnico-racial; e corrobora no tocante ao compromisso ético-político-profissional, que sustenta a reafirmação e lutas pela ampliação e efetivação de Políticas Públicas afirmativas, inclusivas, reparatórias, indenizatórias e emancipatórias, baseadas em justiça social e equidade.

Observando essa tríade convergente dos sustentáculos mais alienantes que se materializam nas relações de exploração-opressão, como patriarcado, racismo estrutural e sistema capitalista ditam não somente a desigualdade social do

[f] Na década de 1950, o "Serviço Social de Caso" era uma tendência profissional pela influência norte-americana, pautada em um viés conservador e pontual, naquele momento a prática profissional tinha caráter "resolutivo e tecnicista", com o objetivo de "ajustar" o sujeito à sociedade burguesa, exercendo sobre ele o controle social. É relevante dizer que após o "Movimento de Reconceituação", na década de 1960, rompe com os ideais conservadores e constitui o projeto ético-político profissional hegemônico na categoria, se pauta na atuação fomentada pela apreensão da totalidade social, representada em uma prática transformativa e emancipadora[21].

[g] Em coerência com a perspectiva da Clínica Ampliada[22].

[h] Lema do Movimento Negro feminista no Brasil, inspirado na obra de Werneck[24].

[i] Nome fictício para demarcar a importância de nome, sobrenome, origem, pertencimento. Além disso, também serão nomeados os demais "personagens" do caso-conto, com o intuito de conferir fluidez estética à leitura, bem como de aconchegar os atores dessa trama do cuidado e suas relações cotidianas. Resguardando sempre a questão ética e sigilosa, que para utilização de quaisquer informações e/ou imagens do sujeito-família é necessária sua autorização ou de seu responsável por meio do termo de consentimento livre e esclarecido.

[j] Nome fictício, em referência ao primeiro nome do Brasil, antes da colonização, que em tupi-guarani significa Terra das Palmeiras.

[k] Referência à canção de Caetano Veloso, Dom de Iludir (1986).

[l] Práxis a partir da perspectiva marxista, "diz respeito a "atividade livre, universal, criativa e autocriativa, por meio da qual o homem cria (faz, produz) e transforma (conforma) seu mundo humano e histórico a si mesmo"[25].

[m] Nascimento M, Brant F. O que foi feito deveras. In: Nascimento M. Clube da Esquina 2; 1978.

todo, mas se entranha nas histórias de famílias e gerações inteiras[n28], como é o caso da família em questão.

Algumas passagens da vida da Sra. Maria retratam nitidamente o contexto mencionado, o fato de ter "casado-se" aos 14 anos configura crime conforme a legislação vigente – Estatuto da Criança e do Adolescente (ECA), caracterizando um contexto de exploração, violência e negligência[11].

Lamentavelmente, no Brasil essa prática é banalizada, geralmente nas famílias em situação de vulnerabilidade social e, ainda, desdobra-se em outras problemáticas, como gravidez na adolescência e seus riscos eminentes (materno-infantil), maior exposição e possibilidades de sofrer outras formas de violências, evasão escolar, e transmissão cíclica geracional das multifacetadas violências presentes nesse enredo. Para corroborar nossa análise, vale mencionar que o Brasil é o 4º país no *ranking* mundial de exploração e violência infantil com essa tipificação, revelou o estudo Tirando o véu[29].

A situação de violência doméstica[o30] vivenciada por anos pela Sra. Maria, na sua condição de criança que foi, agora mulher, negra, nordestina, migrante, em situação de vulnerabilidade social, vitimizada por multifacetadas violências, todas essas nuances validam as afirmações anteriores, bem como sua repercussão na construção dos vínculos dessa família, e outras consequências que podem ser observadas, como a questão de sua saúde e de seu filho, que tornou-se dependente químico e uma das filhas sofre de depressão. Sobre esse amplo e emaranhado contexto, Carneiro[31] nos ilumina com a seguinte reflexão:

> Raça e sexo são categorias que justificam discriminações e subalternidades, construídas historicamente e que produzem desigualdades, utilizadas como justificativas para as assimetrias sociais, que explicitam que mulheres negras estão em situação de maior vulnerabilidade em todos os âmbitos sociais (p. 19)[31].

A responsabilidade do assistente social apropriar-se dessa leitura crítica acerca da desigualdade de gênero, étnico-racial e de classes, é lançar luz às questões – estrategicamente colocadas – periféricas ao debate e trazê-las ao centro, considerando as circunstâncias que impactam na história de vida de sujeito-família assistidos e na reprodução social do seu cotidiano, materializando-se nos determinantes sociais que impactam diretamente na saúde e condições de vida das pessoas. Daí, articular estratégias para a efetivação do princípio da equidade na execução da AD, bem como matriciar as demais categorias profissionais nessa empreitada.

E, um outro aspecto muito relevante desse primeiro bloco é ressaltar e valorizar o papel na Atenção Básica na RAS[32], bem como o NASF[33], uma vez que a vida acontece e se reproduz socialmente no território, ao mesmo tempo em que as equipes de AD são (devem ser) – muitas das vezes – transitórias nas vidas das famílias. Considerando que é atribuída à ABS o papel de ordenadora da rede[p], é acertado supor que quanto mais fortalecida está a AB, estará também o SAD, esse que, por sua vez, poderá dar alta àquelas pessoas fora do estado crônico e agudizado, e viabilizar um fluxo regular de desospitalização.

Portanto, se inscreve aqui, o valoroso papel do SAD, para acompanhar essa travessia do sujeito e sua família sujeito-família, entre os distintos pontos da rede, do território à alta complexidade, e nas diversas voltas, idas e vindas que a dança da vida pode apresentar. Assim, o convite do próximo bloco de análise é deslocar-se nessa travessia.

2º bloco de análise: "Digo: o real não está na saída nem na chegada: ele se dispõe para a gente é no meio da travessia[q]" (Guimarães Rosa)[34]

Quão ímpar é o fazer profissional de uma equipe que acompanha as múltiplas travessias das pessoas?

Como Riobaldo[r] nos recorda nesse memorável trecho do Grande Sertão Veredas, que entre a nossa "chegada" nesse mundo – com papéis e posições sociais pré-determinadas – e a nossa "saída" (a nossa finitude), é que se dá a nossa existência – na travessia –, com toda sua diversidade e pluralidade. É nesse complexo e abundante cenário que atua o SAD.

Com o passar dos anos, o avançar da idade, agora com 88 anos, avançava também o quadro de Alzheimer, a Sra. Maria tornou-se física e mentalmente fragilizada, necessitando dos cuidados constantes da filha Clarice para realizar suas atividades de vida diária. Em razão disso, Clarice diminuiu seu ritmo de trabalho, agora apenas recebendo algumas poucas clientes no seu domicílio, para complementar a renda familiar – cuja principal fonte era a pensão por morte que a Sra. Maria recebia, o que correspondia ao valor bruto de um salário mínimo e meio[s], pois o valor líquido sequer chegava a um salário, considerando os descontos referentes à empréstimos consignados anteriores.

Na segunda visita domiciliar, em que estavam presentes Leonel, o psicólogo e Sebastiana, a assistente social, ambos do SAD, notaram que a casa não tinha campainha, batia-se palmas para chamar, e logo vinha a Bolinha, latindo e

[n] A pobreza enfraquece a cidadania feminina e impede as mulheres de assumir ações políticas, interferências institucionais e legais para modificar sua condição. Também precariza as possibilidades de romper com o ciclo intergeracional da pobreza[28].

[o] Os números que apuram "raça/cor" e classe social das mulheres vítimas de violência no Brasil da mesma forma corroboram com a nossa análise, 61,8% das mulheres vítimas de feminicídio em 2019, eram negras[30]. O Mapa da Violência 2015 demonstra que no período 2003-2013, as principais vítimas da violência de gênero foram meninas e mulheres negras. O Atlas da violência de 2021 reitera tais afirmações.

[p] Política Nacional de Atenção Básica, 2017[32].

[q] Na voz de Riobaldo, um trecho do clássico Grande Sertão Veredas, de Guimarães Rosa[34].

[r] Protagonista do Grande Sertão Veredas.

[s] Em razão dessa renda familiar, Clarice, com 69 anos de idade, era excluída dos critérios para acessar o Benefício de Prestação Continuada, conforme critérios da Lei nº 12.435, de 2011[35].

abanando o rabo, e em seguida Clarice, apresentando a cadelinha, contou que ela era o xodó da mãe. Lá haviam muitas plantas, flores, algumas árvores frutíferas, vento e barulho de pássaros. Era ali o refúgio favorito da Sra. Maria, o lar, o esforço de uma vida.

Na candura do poeta Rubem Alves[36], "Todo jardim começa com uma história de amor, antes que qualquer árvore seja plantada ou um lago construído é preciso que eles tenham nascido dentro da alma". O lugar de jardim, histórias e um jeito nordestino de fazer-se pertencente ao território estrangeiro dentro do próprio país, era parcelado em prestações[t37] 'a perder de vista' e, tudo isso, era ao mesmo motivo de alegria para Clarice, por poder cuidar da mãe ali no canto delas. Mas era também fonte de preocupação, se ela conseguiria manter essa situação, e por quanto tempo.

Ela contou sobre como a renda familiar mostrava-se insuficiente pelos descontos dos empréstimos e todas as novas demandas: providenciar a curatela[u38] (Sebastiana a orientou e auxiliou nos encaminhamentos para sua efetivação por meio da Defensoria Pública); a fralda geriátrica (que passou a fazer parte dos itens básicos da lista de insumos, mas nem sempre estão disponíveis para fornecimento pelo Estado); e também a necessidade de uma alimentação com maior diversidade de alimentos, para garantir a boa nutrição de sua mãe; algumas medicações que às vezes faltavam no SUS; e eventuais saídas do domicílio que demandavam utilização de transporte privado[v].

Essa era apenas parte do lamento de Clarice, que encontrou acolhimento naquele momento de escuta, ao dizer da sua exaustão da sobrecarga feminina, da solidão e falta de suporte e vínculo familiar e das dificuldades em dar conta de tudo. Uma vez que precisa cuidar sozinha da mãe: todas as rotinas de cuidados pessoais, como alimentação, banhos, trocas, curativos, medicações; tarefas domésticas, como limpar, lavar, cozinhar, passar, planejar, comprar, pagar contas, resolver burocracias de bancos, demandas legais etc.; e ainda suporte emocional-afetivo, como dar atenção e carinho. E ainda, trabalhava algumas horas, no seu ofício, dedicada em promover o autocuidado de outras mulheres, cuja realidade estava tão distante de si. Quando, de repente, toda essa estafa escorreu pelos olhos.

Esse trecho conta muito sobre como a nossa sociedade se estrutura e organiza, nos lugares aprisionadores, do que seria supostamente masculino e feminino, do suposto saber-fazer do universo do cuidado atribuído às mulheres e articulado à construção de masculinidades tóxicas, que elimina o diálogo, reifica a opressão às mulheres e não contribui na desconstrução dessa lógica estanque da masculinidade hegemônica.

Clarice contou sobre como estava difícil lidar com o fato de que sua mãe possivelmente não se recuperaria daquele quadro, acamada, totalmente dependente, usando sonda nasoenteral, com lesões pelo corpo. Ela disse que sentiu-se desesperança quando o hospital deu alta para voltar para casa, dizendo que agora 'uma equipe de saúde especial' cuidaria da Sra. Maria em seu domicílio, Clarice sabia que 'não era bem assim', pois a idosa já fora paciente do programa em um passado recente, para a finalidade de antibioticoterapia e logo recebeu alta do SAD para a UBSF após sua melhora do estado agudizado. Já não era a primeira travessia dessa família pelos caminhos e descaminhos do SUS.

Na primeira vez em que a idosa foi admitida no programa, Darci, a enfermeira do SAD, responsável pela região oeste, aplicou a escala Coelho & Savassi[w39], adaptada para estratificação de risco de vulnerabilidade social e, em seguida, articulou uma reunião junto da equipe da UBSF, liderada pela enfermeira Mariele, e de Clarice, para a repactuação do PTS. Meses depois, houve uma segunda solicitação da UBSF Vila das Belezas, para nova avaliação do SAD, diante de um quadro de confusão e agitação da Sra. Maria, de difícil manejo pela família e equipe da UBSF, para somar às dificuldades a equipe da unidade agora lidava também, com a suspensão da tutoria de geriatria no município, devido a não substituição de profissionais que pediram demissão.

No entanto, em avaliação sócio-clínica do SAD verificou-se que, naquele momento, a idosa não preenchia os critérios para admissão no programa. Contudo, foi estabelecido um matriciamento entre as equipes SAD e UBSF, considerando que a Sra. Maria já apresentava sinais de agravamento do quadro no decorrer do tempo, simetricamente, e também se fragilizavam os cuidados e a saúde de Clarice.

[t] O Programa Minha Casa, Minha Vida (MCMV) é a maior iniciativa de acesso à casa própria já criada no Brasil. O programa, que mudou a história da habitação do País, prevê diversas formas de atendimento às famílias que necessitam de moradia, considerando a localização do imóvel – na cidade e no campo, renda familiar e valor da unidade habitacional. As modalidades do Programa Minha Casa, Minha Vida abrangem todos os Municípios brasileiros, beneficiando famílias de acordo com a sua faixa de renda[37].

[u] A curatela é um processo judicial em que é nomeado um curador (representante) para a pessoa que não está em plena lucidez (incapacitada, ainda que transitoriamente,para administrar sua renda e bens) (Defensoria, 2018) [38]. O processo de representação legal é uma demanda corriqueira para a Assistente Social do SAD, em que é feita orientação para a(o) responsável sobre a necessidade de encaminhamento de representação legal através de processo de interdição - Curatela via Defensoria Pública do Estado, tendo em vista o agravo do quadro clínico, físico e mental. Quando o sujeito não está pleno de suas capacidades civis, quais sejam: lucidez, orientação, capacidade de expressar as suas vontades, responder e praticar atos da vida civil. Nesse caso, a Assistente Social após articulação com a família sinaliza à equipe para providenciar os documentos e laudos, para a familiar responsável encaminhar o processo junto à Defensoria (com a qual fora previamente pactuado fluxo prioritário considerando a realidade da cuidadora); *vide* capítulo capítulo dedicado à temática em questão na Seção 12.

[v] Uber, táxi ou arranjo com algum vizinho em que paga-se a gasolina pelo deslocamento.

[w] Escala adaptada e utilizada pelo SAD, em todas as admissões possíveis, e nos pacientes já inseridos no Programa, com vistas a reduzir a cronificação dos quadros dos pacientes agudizados. Bem como identificar demandas para planejar ações e projetos de uma perspectiva mais ampla, e ainda fomentar a rede de cuidado (RAS), proteção (SUAS) e garantir direitos (conselhos, promotorias, defensorias sobre as famílias em situação de risco e/ou vulnerabilidade social). Ao longo de dois anos de utilização da referida escala identificou-se redução de (re)hospitalizações, óbitos e institucionalizações em ILPI, uma vez que a rede pode antecipar intensificar e priorizar suas ações pelo viés preventivo[39].

A experiência de pensar o matriciamento a partir da aplicação da escala Coelho & Savassi mostrou-se tão exitosa, ao articular ao levantamento do perfil sociodemográfico do território e, considerando outras evidências científicas quanto à tendência de envelhecimento da população no Brasil – cuja confluência analisada com as lentes dos determinantes sociais e as constantes transformações sociais – fez com que esse *modus operandi* fosse incorporado ao planejamento municipal e regional.

Durante um final de semana de fevereiro de 2021, a Sra. Maria apresentou inicialmente agitação, febre alta e resistente aos antitérmicos, e logo após ficou prostrada – segundo a filha, com recusa importante de alimentação. Clarice acionou o SAMU, cuja equipe identificou a necessidade imediata de internação, que durou dez dias em razão de quadro de infecção urinária e outros desdobramentos.

Dessa vez, a idosa teve nova solicitação de avaliação para o SAD direto da internação hospitalar – cuja solicitação foi feita por e-mail, concomitante à sua alta, sem a transição do cuidado adequada – que deve ser planejada desde à admissão em unidades hospitalares e/ou de urgência ou emergência – envolvendo todos os atores do cuidado, para que a transição do cuidado seja factível, respeitosa e segura.

Clarice, lembra-se espirituosa da primeira visita do SAD (referente à atual admissão), estava quase toda a equipe: médica, enfermeira, técnica de enfermagem, assistente social, nutricionista e fisioterapeuta, 'parecia uma festa' disse ela, 'era tanta informação de uma vez, fiquei um pouco perdida [...] ainda mais que depois todo mundo foi embora'. O olhar atento e sensível de Sebastiana já enxergava um cenário complexo de algumas dificuldades na rotina dos cuidados, realizados por cuidadora única, também idosa.

Naquele momento não foi possível realizar uma abordagem social mais aprofundada, para a investigação de demandas não aparentes, uma vez que as demandas iniciais da primeira visita foram sobre as informações do manejo com a sonda nasoenteral, administração da dieta e medicamentos, orientações da enfermagem sobre os curativos, higiene e posicionamento no leito, além de orientações clínicas.

No entanto, essas impressões iniciais serviam de base para a discussão do caso em equipes (SAD e território), pactuação do PTS, mobilização dos dispositivos da RAS, no sentido de tornar essa travessia o mais fluída e síncrona possível. Em recente trabalho, Morés[40] nos apresenta uma apreensão apurada do conceito de transição do cuidado, apropriada pelo olhar de uma assistente social, fruto da construção coletiva de assistentes sociais sobre a temática, merece a citação na íntegra:

> [...] se confirma no encontro das(os) trabalhadoras(es) com os outros atores como usuários, famílias, outros profissionais, a rede e que por envolver estes atores em diferentes dimensões se configura como estratégia coletiva que produz troca, aprendizado, conhecimento, proximidade, confiança, vínculo, corresponsabilidades e integralidade. Esta estratégia coletiva, ao garantir um diálogo interprofissional, fomenta mudanças na produção da saúde numa perspectiva de superação do modelo hegemônico de saúde médico-centrado podendo transformar a realidade em saúde de todos os atores envolvidos, e da política em saúde como um todo (p.120)[40].

Para compreender melhor essa travessia que representa a transição do cuidado, e o sequente papel do SAD, diante de tantos aspectos convergentes articulados pela autora, é importante fazer um breve resgate histórico, que começa na década de 1990. O que hoje conhecemos como Melhor em Casa, ensaiava seus primeiros passos, aflorou na mesma colheita de semeadura das reformas sanitária, psiquiátrica, CF88, no bojo das conquistas de relevantes lutas sociais, com ar fresco de tempos democráticos. Nesse momento, emergiram arrojadas propostas como a Política de Redução de Danos, os CAPS, e que mais tarde, tornar-se-iam serviços substitutivos, diretrizes políticas e, sobretudo, um novo paradigma da produção de cuidado no SUS.

E, nesse clima insurgente, é que se constrói mais do que um programa, do que equipes, constrói-se uma lógica de cuidado, que transpõe a complexidade tecnológica de uma visão médico-centrada e hospitalocêntrica, para um cuidado singular, no delicado território do outro, despido da hierárquica lógica institucional, em um diálogo mais horizontal, disponível, e afetivo. Afinal, é ali, no chão da vida que esse encontro entre sujeito-família-equipes acontece, em que os cheiros, as memórias, os barulhos, as faltas, os afetos, as privações, a diversidade e as adversidades, enfim, na concretude da vida que se anuncia, enquanto ali também se produzem subjetividades. Eis que delineia-se o mais instigante desafio do SAD, acompanhar essas plurais travessias.

Na etimologia da palavra acompanhar, "que tem a sua origem no latim "COMPANIO", de CUM PANIS, que dizer companhia e 'aquele com quem se repartia o pão' (*cum*, "com"; *panis*, "pão")"[41]. A busca da origem das palavras, das histórias é um valoroso esteio para tatear a compreensão do mundo e das relações tal como se apresentam, e nesse caso, da função primordial das equipes de SAD nessas travessias, de ser companhia – dar as mãos; estar junto – e repartir aquilo que nutre (o pão) – os cuidados, o acesso aos direitos.

Nessa toada, faz-se importante dizer que as solicitações de avaliação para o acompanhamento das equipes de AD podem ser feitas por todos os pontos da RAS[x], muito embora a grande maioria atualmente seja de unidades hospitalares e/ou urgência e emergência, lembrando que o grande contingente público dessa modalidade de assistência são aqueles pacientes crônicos e agudizados.

Ao fazer a travessia junto desse sujeito-família para a AD, convoca um mover-se, que requer clareza nas informa-

---

[x] Unidades hospitalares, unidades de urgência e emergência, ambulatórios e atenção básica. Redes de atenção à saúde (RAS) são arranjos organizativos de ações e serviços de saúde, de diferentes densidades tecnológicas que, integradas por meio de sistemas de apoio técnico, logístico e de gestão, buscam garantir a integralidade do cuidado[42]. As RAS são sistematizadas para responder a condições específicas de saúde, por meio de um ciclo completo de atendimentos[43], que implica a continuidade e a integralidade da atenção à saúde nos diferentes níveis (Atenção Primária, Secundária e Terciária)[44].

ções sobre o papel da equipe no processo do cuidado, quanto à modalidade de atenção em saúde, a qual ocorre de forma transitória, por um determinado período. Além disso, é fundamental pactuar com o cuidador responsável quanto às questões de ordem prática, como o números de visitas a serem realizadas, turnos, insumos etc.

Além disso, é de suma importância orientar a família quanto à atuação da equipe através do trabalho multiprofissional, haja vista que é também para o sujeito-família, uma mudança de paradigma a construção de um olhar integral para a pessoa, a transposição do local de cuidado para o ambiente doméstico, e seu papel imprescindível no cotidiano de cuidado, circunstância essa que demanda distintos saberes profissionais, superando a lógica médico-centrada.

Na prática cotidiana essa produção de cuidado na travessia se dá, principalmente, por meio da visita domiciliar, é o instrumento central da atuação das equipes de AD, proporciona uma ampla percepção da realidade do sujeito-família, de sua dinâmica familiar, refletida, inclusive no processo de cuidados, bem como sobre como essa família é atingida pelos determinantes sociais. Assim, cabe ao assistente social desvendar as expressões da questão social que estão refletidas nos aspectos psicossocial, socioeconômico e de relações familiares.

A visita domiciliar se configura como um eficiente instrumento para toda a equipe da AD, mas compete à assistente social, por meio do alinhamento da visita domiciliar ao projeto ético-político, superando a lógica fiscalizatória e policialesca da prática conservadora, para o exercício do caráter educativo e informativo deste instrumento. E, talvez a atribuição mais importante, promover a acessibilidade aos direitos básicos e fundamentais do público inserido na AD[45].

Nesse valioso primeiro contato, inicia-se a construção do vínculo – que com licença poética de Ana Jácomo[y46] – poderia ser traduzido como "o intervalo entre a semente e a flor". Como no jardim da Sra. Maria, há o espaço e o tempo, há que nutrir e adubar, e remover as ervas daninhas. Trata-se de respeitar o tempo do outro, sem a pretensão de colonizar seu comportamento, sua forma de ser-estar no mundo. Ao mesmo tempo em que investe-se na escuta e no acolhimento, promovendo um consistente canal de comunicação.

A delicadeza e solenidade presentes na escrita desse apanhado de experiências, ciência, teorias, práticas, em nada se remete à uma prática romantizada, residual e focalizada da assistente social na AD, mas afetivamente estratégica[z47], como nos ampara o seguinte trecho CFESS[8]:

A concepção de humanização, na perspectiva ampliada, permite aos profissionais analisarem os determinantes sociais do processo saúde-doença, as condições de trabalho e os modelos assistencial e de gestão. Nessa direção, cabe aos profissionais desencadearem um processo de discussão, com a participação dos usuários, para a revisão do projeto da unidade de saúde, das rotinas dos serviços e ruptura com o modelo centrado na doença (p. 52)[8].

Nessa perspectiva, a assistente social da AD tece coletivamente com os diversos atores envolvidos (p. ex., equipes da AB, da unidade de internação em que se encontra o sujeito-família, e a comunidade), o processo de transição do cuidado e, sempre que possível, na admissão do paciente na unidade de internação.

Daí a importância de fomentar a instrumentalização das equipes da RAS com processos de educação permanente, alinhamento com a agenda da gestão para incentivo e viabilidade de pesquisas, levantamentos do perfil do sujeito-família e planejamento baseado nas evidências. Seja por meio de utilização de escalas para estratificação de risco, mapeamento das redes de proteção, cuidado e garantia de direitos etc.

Dito isso, tecer caminhos pela rede acompanhando o sujeito-família, nutrindo-os de acessibilidade aos direitos é uma laboriosa e desafiadora empreitada. Quase que como um fio condutor desobstruindo os caminhos dessa rede, conectando os pontos, pelo privilegiado lugar de deslocar-se nesse transitório fazer do cuidado e, pela palavra, pelo afeto, pela reafirmação do compromisso humano, ético, estético, afetivo, político, desfazendo os ruídos na comunicação e produzindo cuidado.

É isso! O SAD é movimento! E nas palavras de Rosa Luxemburgo[48]: "quem não se movimenta, não sente as correntes que a prendem", inscreve-se o convite para navegar pelo terceiro e último bloco de análise do caso, sobre essa rede, e toda a multiplicidade de aspectos nela presentes (ou ausentes).

3º bloco de análise: "Eu sou, porque nós somos[aa]" (Marielle Franco)

Ao refletirmos sobre rede, logo pensamos em coletividade, conexão, encontro. E, para que a conexão aconteça de forma estável, fluida e eficaz, existem passos de uma dança que precisam acontecer em harmonia, disponibilidade e compromisso. Isso não prescinde de conflitos, diferenças ou lutas, às vezes na dança, é "dois pra frente e dois pra trás". Mas, seguramente, supõe que "toda fala precisa de escuta para torna-se um diálogo", como assinala Djamila Ribeiro[49].

E, para pensar em uma rede (encontros coletivos) que cuida, protege e garante direitos, é imprescindível presumir movimentos de luta, avanços, concessões, cons-des-recons-

[y] Ana Cláudia Saldanha Jácomo (1966) é carioca, formada em Jornalismo, funcionária pública, e absolutamente enamorada, desde criança, pelo exercício de escrever. O estilo predominante em seus textos é a prosa poética. Ela publica poemas nas suas redes sociais: https://www.instagram.com/anaclaudiajacomo/?hl=pt (fonte: https://anajacomo.tumblr.com/sobre)[46].

[z] Lau é uma das principais vozes brasileiras sobre o capacitismo – preconceito contra a pessoa com deficiência – e afirma que o afeto estratégico é a nossa ferramenta mais tecnológica. Ela acredita na potência de transformar experiências individuais em coletivas, e na diversidade como construtora de um futuro realmente inovador. Fonte: https://www.profissionaissa.com/palestrante/lau-patron[47].

[aa] A essência da filosofia Ubuntu, sul-africana, eternizada na voz de Marielle Franco, mulher, negra, lésbica, periférica, feminista, vereadora, brutalmente assassinada em 2018 no Rio de Janeiro, crime de feminicídio que até o presente momento está sem respostas.

truções, envolvendo a pluralidade de atores e suas representações: as trabalhadoras, os sujeitos-famílias, as instituições, as políticas, os espaços, as estruturas sociais. Deixemos que a(s) Maria(s) e Clarice(s)[ab] nos guie nessa construção. Ao retomar a ocasião em que, durante visita domiciliar da equipe do SAD, Clarice contava a Leonel e Sebastiana (respectivamente, psicólogo e assistente social do programa) sobre como sente falta de momentos de lazer, que adora dançar e se 'arrumar bonita', disse que 'quem dança seus males espanta', de como isso sempre ajudou a lidar com as adversidades da vida, e lamenta essa impossibilidade no seu atual contexto. Saudosa, relatou que entre as tantas faces da solidão, sente falta também de um companheiro para compartilhar as alegrias e tristezas do viver, para conversar e fazer planos.

Nesse dia, pouco se 'avançou' nas intervenções pragmáticas do Serviço Social quanto às variadas demandas que já se apresentavam até ali, porque foi evidente para Leonel e Sebastiana o quanto Clarice precisa desse espaço, dessa escuta, e desse investimento da equipe na construção do vínculo, que mais tarde, materializar-se-ia em ações pragmáticas de cada profissão envolvida nesse processo de cuidado com o sujeito-família.

No trajeto para a próxima visita, Sebastiana refletia com Leonel o quanto era angustiante por vezes na condição de trabalhadora, 'esperar' esse tempo – da ordem fenomenológica, da subjetividade e não produtivista –, o tempo baseado na necessidade do outro, quando há de um lado a lógica institucional e as cobranças por números e metas inalcançáveis, que sequer consideram as subjetividades do sujeito-família, dos trabalhadores do SUS, cujo fazer é permeado de encontros. Encontro esse com a atribuição e fazer profissional do outro colega, ou com o inesperado cenário, objetivo e subjetivo, da domesticidade, que ganha outra dinâmica fora dos muros, paredes e ditames institucionais.

Isso remete a uma questão dialógica do campo social: de que lugar é pensada a subjetividade na escuta das demandas, no planejamento e alcance social das ações envolvidas nesse processo?[50]. E, levar em conta essa subjetividade na cena social e nesses encontros, não prescinde de lançar mão de medidas protetivas, de seguridade, cuidado e todo aparato sociojurídico, muito menos de usurpar ou, eximir-se do "lugar de fala[ac]"[51], mas trata-se de assumir um lugar de ação ético-política "estrategicamente afetado"[ad47] e, "de levar em conta a dimensão sociopolítica do sofrimento"[14].

Ali, Leonel e Sebastiana compreenderam que os próximos passos do acompanhamento seria intensificar as visitas psicossociais desmembradas, diante das demandas e dinâmicas apresentadas, para mais tarde uma nova discussão definir outras articulações.

Essa passagem testemunha o trabalho vivo da produção de cuidado, e sua materialização no PTS, ajustando as velas e redefinindo direções. Por vezes, deparamo-nos no cotidiano da AD com a "aparente" necessidade de intensificação dos cuidados clínicos e manejo de sintomas, no entanto, é imperioso observar a relevância de considerar a subjetividade nesse olhar integral para o cuidado, e o quão substancial é a presença de psicólogos nas equipes, pois, por muitas vezes (quase nunca), o sintoma é somente reduzido ao aspecto clínico – e consequente manejo, tanto quanto seus desdobramentos afetam essa condição clínica inclusive.

Desse modo, o episódio descrito revela o quão imprescindível é pensar a integralidade do cuidado em rede, considerando as dimensões biopsicossociais do sujeito-família, uma vez que pensar esses tantos encontros na rede, requer atentar-se ao "vínculo, continuidade e resolubilidade". Que, necessariamente, articula a "integralidade à necessidades de saúde"[52]:

Necessidades de saúde que são amplas – vão desde as boas condições de vida, ao direito de ser acolhido, escutado, desenvolver vínculo com uma equipe que se responsabilize pelo cuidado continuamente, assim como ter acesso a todos os serviços e tecnologias necessários. Tomar a integralidade como eixo da atenção implica tomar as necessidades de saúde como referência para organizar os serviços e as práticas de saúde, daí a cadeia de cuidados[52].

Em nova visita de Sebastiana, acompanhada pela técnica de enfermagem Inara, Clarice volta a queixar-se da solidão, sobre como a sobrecarga do trabalho doméstico e do cuidado estava afetando sua saúde física e mental (p. ex., não podia tomar mais seu remédio para insônia, com receio de não acordar caso a mãe dela precisasse). Ela disse que sentia falta de um final de semana livre para pequenos passeios, ir às cachoeiras, ao samba, ao shopping, entre outros.

Clarice contou que há dois anos separou-se de Jair, com quem viveu por quase quatro anos, após sofrer repetidos episódios de violência, que começou com ciúmes e controle excessivos até chegar à agressões físicas. Disse que 'reviveu cenas de sua infância na vida adulta, lembrando das vezes em que presenciou agressões à sua mãe, perpetradas por seu pai, e que não queria aquela vida pra si'. E que na ocasião teve apoio de Manuela, sua vizinha e amiga, com quem pode contar também – eventualmente – para ficar com sua mãe.

Naquele momento, 'Manu' (como se refere à amiga) a acompanhou à UBSF de seu território, em Vila das Belezas, a unidade de saúde era o único dispositivo de políticas públicas daquela região, além da escola municipal que ficava ao lado.

Era na zona oeste, já margeando o fim da cidade, um território sabidamente violento e abandonado pelo poder público. Em acolhimento com Eliane, a Assistente Social daquela unidade, com quem já tinha vínculo, recebeu as orientações sociojurídicas referentes aos seus direitos, bem como os devidos encaminhamentos à rede de proteção social e garantia de direitos, da qual a Delegacia da Mulher e o CREAS Protetivo funcionavam juntos – no mesmo prédio, com equipes

[ab] Referência à canção O bêbado e a equilibrista, de 1979, de composição de João Bosco e Aldir Blanc, interpretada por Elis Regina.

[ac] "O lugar social não determina uma consciência discursiva sobre esse lugar. Porém, o lugar que ocupamos socialmente nos faz ter experiências distintas e outras perspectivas"[51]. Na perspectiva da autora Djamila Ribeiro, o lugar de fala da voz e visibilidade às vozes histórica e socialmente silenciadas, como a das mulheres negras por exemplo, confere ao debate a possibilidade que elas falem de si, a partir de suas vivências e experiências, teçam suas próprias narrativas.

[ad] Lau Patron, no *podcast* Amor em Pauta[47].

articuladas e um processo de trabalho integrado – com vistas a tornar acessível os direitos às mulheres, de forma ágil e efetiva, evitando a vitimização secundária[ae53], bem como evitando a costumeira desanimadora *via crucis* que se configuram muitas redes de enfrentamento às violências.

Clarice remonta, emocionada, esse período de sua vida, em que o cansaço já mencionado, mais os episódios de violências, a dificuldade financeira, e a falta de uma rede de apoio familiar, eram ingredientes de uma "conhecida receita", um quadro de ansiedade e depressão, que lhe acarretara efeitos físicos, psíquicos e emocionais. Conta sobre como foi valoroso o acompanhamento, cuidado e intervenções da equipe da UBSF Vila das Belezas, no acolhimento multiprofissional, nas intervenções, como os grupos de saúde da mulher, bem como a ajuda da medicação prescrita, nas dúvidas e pendências que ajudaram a sanar, quanto aos desdobramentos do processo de cuidado de sua mãe.

Na ocasião, por intermédio da equipe, retomou contato com seus irmãos e sua filha, com quem não falava há alguns anos. Os irmãos de Clarice, Sônia e Ronaldo, moravam longe e não tinham intenção de mudarem-se para mais perto, o vínculo de ambos com a Sra. Maria era bem fragilizado, uma vez que foram criados por uma tia materna, com a ajuda da avó Josefa, portanto, o vínculo entre mãe e filhos se fez frágil e complicado. No entanto, com a mediação da equipe, a explicitar a situação atual das idosas (mãe e filha), aliado ao protagonismo de Clarice, que manteve conversas mais frequentes com ambos reiterando essa necessidade e responsabilidade, eles comprometeram-se em ajudar financeiramente, com pouco dinheiro, já que ambos viviam em situação econômica limitada, mas, 'ainda que pouca quantia, já ajudava no orçamento familiar'. Mais tarde, Clarice contou que não havia regularidade nas contribuições, mas que também não desejava judicializar a questão.

Quanto à Erika, filha de Clarice, que havia rompido contato há alguns anos, porque Clarice não lidava bem com o fato da transexualidade[af] da filha, que nascera biologicamente Flávio, mas, desde tenra idade se identificava menina, hoje mulher. Tinham pouco contato, Erika é professora na rede municipal de ensino, formada em Universidade Federal, ingressou por meio da política de cotas[ag]. Na ocasião havia muitos meses que não se falavam, embora Erika visitasse a mãe e avó esporadicamente, e toda vez era 'um clima tenso'.

Com o apoio de 'Manu', as iniciativas educativas da UBSF Vila das Belezas no que se refere à visibilidade dos direitos das pessoas LGBTQIA+[ah57], e dos eventos do movimentos sociais comunitários do território, a exemplo da iniciativa Rede Ninguém Solta a Mão de Ninguém[ai58], um coletivo de lideranças comunitárias e religiosas que trabalhavam no enfrentamento às variadas violências. Clarice se movimentava para tentar ser mais aberta a compreender, escutar e respeitar Erika na sua forma de ser e estar no mundo.

A assistente social do SAD, Sebastiana, atentou-se às informações da relação conflituosa entre mãe e filha, Clarice e Erika, e, com sensibilidade, respeitosamente, propôs um contato com Erika, sensibilizando Clarice para a importância dela como um suporte familiar presente, bem como a possibilidade de retomar as relações de afeto, no sentido de ter apoio no processo de cuidados e toda a sobrecarga dela oriunda; mas, principalmente, poder aproximar-se de sua única filha, com quem claramente demonstrava importar-se.

Sebastiana disponibilizou-se a realizar uma reunião familiar. Embora ainda seja um desafio para ela superar essas barreiras do preconceito tão introjetadas social, cultural e subjetivamente em nós, Clarice está tentando, inclusive, ao contar sobre Erika citou-a como 'minha filha' e referiu que ambas tentavam uma vagarosa reaproximação. Sabendo de sua necessidade de contar com a presença e o auxílio da filha, nesse momento tão difícil, concordou que esse passo fosse dado.

Em contato telefônico com Erika, Sebastiana identificou-se e explicou sobre o acompanhamento pela equipe do SAD para sua avó, Sra. Maria; na ocasião Erika demonstrou-se bastante acessível, disse do seu carinho pela avó e lamentou não estar mais presente para envolver-se nesse processo de cuidado, devido os conflitos com sua mãe, o que resultou no seu afastamento do convívio com ambas. Sebastiana notou disponibilidade por parte de Erika e sugeriu a realização de uma reunião familiar, com ela e Clarice.

[ae] Optamos por difundir o termo "vitimização secundária", cunhado por Barbosa (2020)[53] nas searas psicanalíticas, que denuncia a gravidade de uma nova vitimização do sujeito pela dinâmica da violência institucional. Distintamente do que sugere o termo revitimização, como a mesma vitimização várias vezes, a "vitimização secundária" desvenda a austeridade com que essa nova e repetida experiência toca o sujeito, adentrando questões de ordem traumática, a qual não abordaremos nesse trabalho.

[af] "[...] a transexualidade pode ser compreendida como uma das múltiplas expressões identitárias humanas, inerentes à capacidade de os sujeitos construírem novos sentidos para os masculinos e os femininos. Ou, de forma mais direta, seria uma "incongruência" entre o sexo biológico e o gênero com o qual a pessoa se identifica e, por conseguinte, necessita ser socialmente aceita[54].

[ag] A Lei de Cotas (n. 12.711/2012)[55], que garante a reserva de parte de suas vagas nas instituições de ensino superior federais para alunos oriundos de escolas públicas, de baixa renda, e negros, pardos e indígenas, representa atualmente considerável avanço no campo das políticas afirmativas, em que parte da população-alvo deixe de ser apenas destinatários finais das políticas públicas, mas sejam protagonistas, escreventes e ocupem o devido lugar de fala, representação e representatividade social, reconhecida como uma das políticas mais próximas do aspecto reparatório com a população negra. Está atualmente em discussão, os pontos que precisam ser melhorados e ampliados, e também sob ataque e desmonte perpetrado pelo atual desgoverno e seu projeto antidemocrático[56].

[ah] LGBTQIA+ (lésbicas, gays, bissexuais, transexuais, travestis, queer, intersexo e assexuais). Nela, o Q vem da palavra inglesa queer e serve para designar quem transita entre os gêneros feminino e masculino e até mesmo para além dessa binaridade. Por fim, o A diz respeito à orientação sexual. Assexuais são os que não sentem atração sexual ou afetiva por outra pessoa, independentemente de orientação sexual e de identidade de gênero[57].

[ai] Nome fictício para ilustrar o coletivo de lideranças comunitárias e religiosas do território, o nome faz referência à "frase Ninguém solta a Mão de Ninguém", lançada na internet em meados de 2018 pela tatuadora mineira Thereza Nardelli, que inspirou muitas mobilizações sociais nas ruas e nas redes sociais da internet em defesa da democracia tão ameaçada nos tempos atuais[58].

O objetivo era promover um encontro, com a oferta de um espaço de escuta e acolhimento, para abordar os processos de cuidados com a idosa, e a consequente sobrecarga de Clarice, para então avaliar as possibilidades da participação de Erika nesse atual cenário da vida familiar.

Clarice e Erika aceitaram participar da reunião familiar, em clima de interesse genuíno pelos cuidados da Sra. Maria, já que os motivos que as uniam pareciam bem maiores do que os desencontros que as separavam. Na data e horário combinados, Sebastiana, Leonel e Inara foram à casa de Sra. Maria, e, como de costume, ao baterem palmas, foram calorosamente recepcionados por Bolinha, a mascote que já cativou todos os profissionais da equipe.

Ao entrar, a equipe positivamente surpresa, deparou-se com Clarice e Erika, em meio à uma conversa amistosa em clima agradável. Os profissionais apresentaram-se para Erika, e pediram licença para saudar a Sra. Maria no quarto, que estava na cama, acordada, tranquila, com a cabeceira da cama bem elevada, pois era o horário que a dieta estava correndo. Sebastiana convidou todos para acomodarem-se na sala e darem início à reunião familiar.

Sebastiana, que contava com a presença de Bolinha no seu colo, iniciou a reunião com um breve histórico sobre o acompanhamento da Sra. Maria até o momento atual, assinalando as necessidades cotidianas, a informação do diagnóstico, prognóstico e evolução do quadro clínico. Relatou o processo de sobrecarga do cuidado, vivenciado por Clarice, e com as contribuições mediadoras de Leonel, elencaram algumas alternativas, como a possibilidade de inserção da idosa em rotina de Centro Dia[aj59], contratação de cuidadora ou institucionalização da idosa em instituição de longa permanência por meio da Defensoria Pública e Assistência Social, tendo em vista as dificuldades financeiras e renda familiar.

Em seguida, Clarice pediu a palavra, inicialmente justificou-se, "esquivando-se" de admitir o cansaço e a sobrecarga da rotina e, em postura defensiva, parecia temer o julgamento da filha, por aparentemente "não dar conta" de tudo. Leonel e Sebastiana recuperaram o histórico de dedicação e cuidado de Clarice, enaltecendo seus esforços e desempenho, localizando o contexto como uma responsabilidade coletiva, do Estado (por meio de políticas públicas, atualmente insuficientes), da comunidade e da família, e como é exaustivo, por vezes até adoecedor o processo de sobrecarga existente no cotidiano do cuidar, inclusive apresentaram dados de pesquisas recentes que corroboravam essa fala.

A equipe ainda resgatou alguns acontecimentos e manteve o foco da conversa para a necessidade de Clarice também ser cuidada, e de ter tempo de vida e energia para cuidar-se, olhar-se, ir à UBSF passar por consulta por acolhimento psicológico para avaliação dos processos de depressão e ansiedade que outrora lidou, mas em razão da falta de tempo, abandonou.

Erika emocionou-se, se fez solidária ao sofrimento da mãe e da avó, explicou que gostaria de estar mais próxima para auxiliar Clarice com os cuidados da avó, mas que também sentia-se magoada sobre a forma como a mãe agiu ao rejeitá-la pela sua transexualidade Clarice também chorou, pediu desculpas e disse à filha o quanto precisava dela, ali estava forjado o esforço da equipe em promover o diálogo e, quiçá, a retomada desses vínculos ora fragilizados.

Ao término da reunião ficaram encaminhadas algumas estratégias possíveis. Erika se dispôs a ficar um final de semana por mês com os cuidados da avó, para que Clarice pudesse descansar, passear e ter um tempo para si. Antes da equipe se retirar, Inara ensinou para Erika como fazer as trocas de curativos, esclareceu as dúvidas em relação a administração dos medicamentos e da dieta. Poderia ser mais um dia como qualquer outro ou talvez ter dado tudo errado, como já aconteceu em outras vezes, em que os conflitos e as distâncias faziam ruídos na comunicação e nos afetos. Mas não naquele dia, havia ali três gerações, de mulheres enlaçadas por tantas histórias, marcas que o tempo fez, faltas. Mas havia também potência, ancestralidade, aposta de vida, laços possíveis. Como na canção de Francisco El Hombre[ak], [...]"só mesmo rejeita, bem conhecida receita, quem não sem dores, aceita que tudo deve mudar[...]".

Ainda, embalada pela canção, fica marcada a trajetória de Erika sobre como "[...] desatinou, desatou nós [...] queimou o mapa e traçou de novo a estrada [...]", agora em retomada ao convívio familiar. Erika é, infelizmente, uma exceção nesse universo das pessoas trans. Atualmente, o Brasil ocupa o primeiro lugar no *ranking* do país em que mais matam pessoas transexuais no mundo, em 2020 houve um aumento de 41% dessa lamentável estatística[60].

Em muitas das vezes as pessoas trans vivenciam o repúdio familiar muito cedo, baixa expectativa de vida, segregação social. Além disso, sofrem variadas formas de violências, a começar pela institucional, situações vexatórias, humilhações etc. Por exemplo, recorrentemente ao procurar uma unidade de saúde para quaisquer demandas como a qualquer outra cidadã, é suposto (por profissionais) que a pessoa trans em questão deseja realizar exame de HIV, também são submetidas à subempregos ou àqueles estereotipados com associações pejorativas e/ou caricatas, onde há "autorização social" para tolerar sua existência[54].

Isso reflete o projeto político em curso, da negação da alteridade, intolerância, por meio do genocídio das 'maiorias minorizadas', de inumeráveis formas diretas ou indiretas, por Covid-19, de fome, por falta de respirador, por balas (nada) perdidas, pela ausência de políticas públicas, pelo desmonte de incipientes ensaios democráticos.

[aj] O Centro Dia é uma unidade pública destinada ao atendimento especializado a pessoas idosas e a pessoas com deficiência que tenham algum grau de dependência de cuidados. Busca-se evitar o isolamento social, o abandono e a necessidade de acolhimento. A equipe do Centro Dia compartilha, com os cuidadores das famílias, os cuidados necessários ao atendimento de idosos e de pessoas com deficiência. Com o apoio encontrado no Centro Dia, torna-se mais fácil a inclusão e a participação social (Gov, 2021)[59].

[ak] Letra da música Triste, Louca ou Má, música do disco Soltasbruxa, da banda Francisco el Hombre. Composição: Juliana Strassacapa (2016). Hombre, F. El. Triste, Louca ou Má. 2016. Disponível em: https://www.youtube.com/watch?v=lKmYTHgBNoE.

Esse trecho convoca um posicionamento do Serviço Social, sem a pretensão de aprofundar em temas tão complexos nesse trabalho, mas com a responsabilidade ético-política de dar visibilidade, voz e alinharmos-nos a essa luta, em resposta à ofensiva conservadora e autoritária em pauta e em respeito e exercício de um dos princípio fundamentais do Código de Ética profissional que versa sobre "a defesa intransigente dos direitos humanos e recusa do arbítrio e do autoritarismo"[4].

Maria, Clarice e Erika, três mulheres diversas, três gerações, e o fio do tempo, da ancestralidade que enlaça suas histórias, dos afetos, e dos atravessamentos tantos, dentre eles, os das multifacetadas violências, que revelam algo de mais primitivo do que nos habita, mas também um caldo cultural, que recua e avança num dado tempo histórico. Ora reafirmando o pacto civilizatório (mais ou menos fortalecido), ora à beira da ruptura, como no momento atual, e é nesse justo ponto, em que o Serviço Social em seu projeto profissional hegemônico, não pode se furtar a alinhar-se lado a lado nas tantas trincheiras de lutas que compõem o seu fazer cotidiano no chão da vida.

Todas as lutas importam e são todas legítimas. Como nos adverte Djamila Ribeiro[51], em coerência com a notável Angela Davis, não trata-se de hierarquizar as opressões de classe, gênero e questão étnico-racial, mas sim de compreendê-las como fundamento, e não somente recorte, de uma sociedade cisheteropatriarcal branca e eurocêntrica. É preciso ter vozes singulares e plurais para encampar todas as pautas, ocupar espaços de representatividade e de representação, no sentido de construir pontes alicerçadas em todos os pontos comuns entre elas, refutando a ideia de cisões, porque é justamente dessa dissolução polarizada que os mecanismos de controle do sistema opressor pretendem se valer, e o fazem.

A nota mencionada sobre o refrão da canção em que "choram Marias e Clarices no solo do Brasil", não foi despretensiosa, foi, na verdade, uma provocação para trazer à luz um tema urgente: a sobrecarga feminina (a economia do cuidado)[61], que pode também ser lida pelo viés da violência institucional. Uma vez que a esmagadora maioria das cuidadoras no cenário da AD são mulheres (filhas, cônjuges, ex-mulheres, mães, irmãs), bem como a maioria das profissionais da RAS e do SUAS, segundo dados do IBGE de 2019[62], as mulheres dedicam-se quase o dobro de horas em relação aos homens no afazeres domésticos e de cuidados com outrem.

Na pesquisa Tempo de Cuidar[al] da OXFAM (2020)[61], o vasto levantamento de dados ao redor do mundo analisa à luz da economia do cuidado o quanto a desigualdade social e a devastação dos recursos naturais aumenta o abismo econômico, político e social em um recorte de gênero, classe e questão étnico racial. Alguns números levantados nessa pesquisa corroboram com nosso postulado:

> [...] em 2019 os bilionários do mundo, equivalente a 2.153 pessoas, detinham juntos mais do que 4,6 bilhões de pessoas, cuja tributação adicional de 0,5% sobre o 1% mais rico do mundo nos próximos 10 anos, poderia representar 11 milhões de empregos nas áreas de educação, saúde e assistência a idosos e eliminar déficits na prestação de cuidados (p. 4)[61].

A mesma pesquisa reitera, o que muitas outras pesquisas têm mostrado, além de ser empiricamente observável:

> Em todo o mundo, o trabalho de cuidado não remunerado e mal pago é desproporcionalmente assumido por mulheres e meninas em situação de pobreza, especialmente por aquelas que pertencem a grupos que, além da discriminação de gênero, sofrem preconceito em decorrência de sua raça, etnia, nacionalidade, sexualidade e casta. As mulheres são responsáveis por mais de três quartos do cuidado não remunerado e compõem dois terços da força de trabalho envolvida em atividades de cuidado remuneradas (p.10)[61].

Ainda sobre a mesma pesquisa, que revela um preocupante cenário próximo, cujos contornos apresentam a confluência dos seguintes aspectos: "envelhecimento da população – estima-se que até 2030 haverá um número adicional de 100 milhões de idosos e todo o mundo com necessidades constantes de cuidados, além de 100 milhões de crianças entre 6 e 14 anos" (p.14)[61]. Tal contexto, quando associado à devastação deliberada do meio ambiente – responsável pelo agravamento da crise climática em acelerada escalada nos últimos anos e ao desmonte dos serviços públicos e sistemas de seguridade social – os últimos dois, como parte de um projeto conservador, liderado por governos autoritários ao redor do mundo.

Diante disso, sabe-se que o ônus social, humano e econômico recai sobre as mulheres e meninas[am] que exercem majoritariamente as atividades relacionadas ao cuidado, universo este compreendido por termos como "economia do cuidado", composto por atividades remuneradas ou não, que refiram-se a cuidados com o outro sejam eles: crianças, idosos, pessoas com deficiência. Além dos afazeres ligados à domesticidade e intimidade, como limpar, passar, lavar, cozinhar, planejar a rotina etc.

A construção e efetivação das políticas públicas sociais ainda é incipiente diante das mudanças sociais ocorridas especialmente nas últimas cinco décadas, por isso, é urgente o debate em torno da questão do cuidado, visto que nela se convergem a maioria dos nós críticos relacionados à construção de uma sociedade pautada na liberdade e na justiça social. É inadiável afetar-se estrategicamente para o cuidado político, econômico e social das duas pontas da vida, a primeira infância e o envelhecimento, sabemos que é possível prevenir

[al] Pesquisa disponível em: https://www.oxfam.org.br/wp-content/uploads/2021/04/1579272776200120_Tempo_de_Cuidar_PT-BR_sumario_executivo.pdf.

[am] "O valor monetário global do trabalho de cuidado não remunerado prestado por adolescentes e mulheres na faixa etária dos 15 anos ou mais é de pelo menos US$ 10,8 trilhões por ano – três vezes mais alto que o estimado para o setor de tecnologia do mundo"[61].

inúmeras mazelas sociais e potencializar o desenvolvimento saudável, o que reflete de forma positiva econômica e socialmente. Como já explicitado, dentre eles estão: a sobrecarga feminina do cuidado, o funcionamento, o diálogo e a construção da rede de cuidado, proteção e garantia de direitos, pois é composta em sua maioria pelos executores finais das políticas sociais; logo, tem dever e responsabilidade em tornar factível o acesso aos direitos dos sujeitos-famílias, incluindo participar, estimular e fortalecer os coletivos organizados da sociedade civil, das próprias categorias profissionais, bem como ocupar os espaços de controle social, divulgar as pesquisas, números e levantamentos em espaços de circulação popular, "traduzindo" essas informações para o acesso da população, especialmente daquelas mais atingidas por esse contexto. Em outras palavras, fazer a política sair do papel.

Porque afinal, Clarice também 'tem fome[an]' de dançar, quer amar, se arrumar, descansar. Além de comida, bebida, renda, saúde, quer diversão, arte, cultura, segurança, democracia. Colocando em palavras escritas, isso parece simples, e utópico ao mesmo tempo, se considerarmos a atual situação política, econômica e social do país, em que mais de 50% da população vivencia uma realidade de insegurança alimentar[ao63], e ainda lida com a maior inflação dos últimos tempos desde a criação do plano real. Não bastasse a complexidade apresentada até aqui, há um outro ponto a ser observado, o da violência urbana.

Na visita seguinte que Sebastiana e Inara, a técnica de enfermagem do SAD, estavam prestes a realizar, durante o trajeto, notou-se uma movimentação diferente na Vila das Belezas, envolvendo viaturas policiais, deserção das ruas pela população, crianças, bancas de miudezas e comércio local. Logo Sebastiana recebeu o contato telefônico[ap] de Guaraci, auxiliar administrativa da UBSF Vila das Belezas, informando que naquele período o território estava "fechado" em razão de conflito armado, entre policiais e moradores da comunidades ligados ao tráfico de substâncias psicoativas e outras atividades afins.

Nas grandes metrópoles, em especial, a violência urbana se configura uma crescente e complexa expressão da questão social, pois está invariavelmente relacionada à desigualdade social e privação dos direitos da população – principalmente periférica. Sem quaisquer coincidências, essa gente é preta, pobre, e as comunidades povoadas por núcleos familiares matrifocais. Dito de outro modo, essa cena retrata as consequências do racismo estrutural, da herança escravagista, e ausência do Estado de direitos, que repetidamente segue – desde a escravidão de povos africanos e indígenas (violentando, encarcerando, segregando) e, agora nas vestes do aparelhamento estatal, a população negra, ora escravizada, agora negligenciada, invisibilizada e abandonada pelo poder público.

Eis que Sebastiana retornou por muitas vezes à casa de Sra. Maria e Clarice, realizada a cuidadosa avaliação social com a perspectiva de compreender as demandas objetivas e subjetivas, para definir junto de Clarice as prioridades e maneiras de acompanhá-las. Além das pactuações mencionadas, Sebastiana articulou algumas visitas com Dandara, a agente comunitária de saúde responsável pela área de abrangência, e quão potente fora essa troca, aprendizado e produção de cuidado juntas, pois Dandara, residente ali de Vila das Belezas, narrou a história daquele território, que como 'um anexo' da cidade, carecia de tanta atenção do Estado, mas que também possuía suas 'belezas' natais.

"Cada mundo tem sua beleza"[64]. Dentre elas, a rede de solidariedade/sociabilidade[aq] entre mulheres, vizinhas, famílias estendidas para o cuidado de crianças, pessoas idosas e com deficiência, quanto para suprir as necessidades reais da vida cotidiana, 'quem tem fome, tem pressa[ar]'. 'Se o Estado se fizesse presente a quantidade de vezes e investimento na saúde, assistência e educação, o quanto faz nas forças policiais, nossa gente viveria melhor, com mais dignidade', dizia Dandara.

O papel do serviço social na equipe de AD extrapola a identificação e intervenção nas demandas sociais, como seu fim; mas, principalmente, na sensibilização da equipe para compreensão dos determinantes sociais e seus desdobramentos na reprodução social da vida no cotidiano do sujeito, do seu núcleo familiar e comunidade na qual está inserido, inclusive no processo de cuidado e construção de vínculos.

Essa análise crítica que a Assistente Social tece junto da equipe da AD, problematiza as questões que "aparentam" ser individuais de cada núcleo familiar, e articulam com análise da conjuntura, propondo uma inversão na pergunta norteadora da construção do plano de cuidados: "Como as políticas sociais podem ajudar a produção do cuidado, de saúde e ainda ajudar as famílias a construírem e sustentarem seus vínculos?"

Tal perspectiva se desdobra em dois aspectos centrais acerca da atuação da assistente social, os quais não deve-se perder de vista. O primeiro é que desloca da perspectiva individualizada da família as questões ali levantadas, lançando luz à realidade social e coletiva. O outro aspecto, é que seu trabalho não se esgota em si mesmo, nem deve. O que não pres-

[an] Referência à canção dos compositores Marcelo Fromer, Arnaldo Antunes e Sergio Britto, de 1987, interpretada pelo grupo de rock nacional Titãs.

[ao] "É um termo utilizado quando uma pessoa não tem acesso regular e permanente de alimentos em quantidade e qualidade suficiente para sua sobrevivência. Quem está em insegurança alimentar não tem quantidade e qualidade suficiente de alimentos para sua vida" (DALABONA, 2021).

[ap] Em seis cidades brasileiras há a atuação da organização Cruz Vermelha, cuja ferramenta Acesso Mais Seguro (*vide* capítulo dedicado a essa temática na Seção 12) contribui no trânsito de profissionais da saúde em territórios com histórico de vulnerabilidade social e alta incidência de violência. Nos municípios em que não há a cobertura desta organização, são (ou devem ser) pactuados fluxos e protocolos junto às unidades de saúde, assistência e segurança pública das referências territoriais com essa característica.

[aq] Desde o clássico O Sexo da Pobreza[65], até a pesquisa recente Economia do cuidado (Queiroz, 2021)[66], reiteram afirmações repetidas e identifcadas há décadas, sobre o fenômeno de feminização da pobreza, cuja responsabilização recai sobre as mulheres, que por sua vez se alinham em ações auto organizativas, para sua sobrevivência, de seus núcleos familiares e comunidades.

[ar] Referência à canção tema da campanha Natal sem fome, com o título Quem tem fome, tem pressa, de 2020, composição de Xande de Pilares, Gilson Bernini, Emicida e Mosquito.

cinde do trabalho do assistente social "caso a caso" com as famílias, considerando que por vezes é essa a única porta de entrada e acesso desses sujeitos aos seus direitos.

Todavia, a atuação profissional da assistente social precisa ir muito além, capturando o movimento da realidade, com os dados estatísticos (quanti e qualitativos) das demandas que se apresentam e seus múltiplos desdobramentos na cena social, da leitura das relações institucionais e seus representantes, articulando, por meio de sua competência investigativa, uma complexa e crítica análise da conjuntura, elaborando respostas criativas com base no referencial teórico que sustenta o projeto ético-político da profissão[21].

Mais um ano se passou, a Sra. Maria continuava em acompanhamento pelo SAD, e seu prognóstico, era, infelizmente, uma piora progressiva do quadro, somados à fragilidade do seu corpo, evidenciada pelo atrofiamento em razão da condição acamada, de baixíssima mobilidade, já em uso de sonda gastroenteral, com melhora considerável das lesões por pressão, eventualmente Clarice vivenciava momentos de intercorrências relacionadas aos cuidados da mãe, como constipação, agitação, ITU, anemia. Nesse meio tempo, Clarice tomou algumas iniciativas com o intuito de promover mais qualidade de vida para sua mãe, bem como de facilitar o cotidiano de cuidados.

Sendo assim, alugou uma cama hospitalar, (após estar cadastrada na fila de espera há mais de um ano para empréstimo gratuito por meio de ONG), para facilitar a manipulação da Sra. Maria, as trocas, a alimentação e a oferta das medicações, bem como do banho, mudanças de decúbito etc. E, disse ainda, 'que bom que agora ela pode ficar com os olhos e ouvidos mais perto de mim, enquanto leio pra ela' – que era o grande sonho de sua mãe aprender a ler e escrever, e mesmo quando ainda estava 'mais saudável', mãe e filha criaram o hábito de ler juntas. Clarice contava risonha que, como uma criança curiosa, a mãe a interrompia durante a leitura para fazer perguntas sobre os personagens das histórias e levantava suas próprias hipóteses, ela fazia a sua própria "leitura" peculiar das histórias, em que através dos olhos de Clarice, e sua disponibilidade afetiva em decodificá-las, a permitia viajar, sonhar, se indignar e também se divertir.

Nem tudo era tão suave, como em alguns finais felizes dos livros que Clarice e a mãe liam. A realidade cotidiana muitas vezes era árida, e Clarice vez ou outra ainda recaia na "esperança equilibrista" de que a mãe pudesse melhorar, isso lhe dava motivos para continuar cuidando como uma promessa de um trunfo de ter restabelecida a saúde de sua mãe, 'tê-la de volta' na figura daquele corpo forte, e da mente afiada para quaisquer assuntos, e com isso amenizasse a sobrecarga com a qual precisava lidar, e 'poder ter sua vida de volta', e o dinheiro finalmente, então seria quase suficiente para as demandas do viver.

Mesmo com os arranjos, as intervenções familiares no sentido de construir uma dinâmica de cuidados mais saudável (que funcionou bem por um tempo) também para Clarice, Leonel junto de Sebastiana, perceberam o avanço da fragilização dos cuidados, bem como do estado de saúde da filha cuidadora. Em discussão de caso em equipe, ponderou-se sobre alinhamento das ações, troca de percepções sobre o caso e, "um novo ajuste de velas" para redirecionar a jornada, "agora por outras correntes". Posteriormente, os profissionais apresentaram para Clarice as possibilidades disponíveis mediante articulação com a rede de proteção social e garantia de direitos, como a inserção da Sra. Maria em uma Casa Dia ou, em última instância, em uma ILPI[as].

Ao articular a rede de proteção social para averiguar a viabilidade das opções mencionadas, verificou-se que naquelas condições clínicas a Sra. Maria não poderia ser inserida na Casa Dia, sob a justificativa do grau de dependência e exigência de cuidados da idosa, uma vez que o dispositivo social não dispõe de profissionais com habilidades coerentes com essa tipificação de demandas, bem como no aspecto quantitativo da equipe que fazer-se-ia necessário para tal. Desse modo, restou como possibilidade a inserção da Sra. Maria em ILPI.

Após algum tempo, e várias conversas, elaborações, dúvidas, relutância, medo, sentimento de culpa, e sobretudo, desejo de que houvesse outras alternativas, Clarice, com o apoio de Erika, e também de seus irmãos, decidiu que seria a melhor alternativa para o bem das duas. Clarice dizia, aos prantos, 'fiquei com medo de morrer primeiro que ela, e quem cuidaria então?' [...] 'já sinto que preciso de cuidados também', [...] vou visitá-la diariamente, e continuarei lendo pra ela'. Os trâmites e encaminhamentos documentais foram preparados junto da família, de Sebastiana e também da equipe da UBSF; e direcionados ao CREAS Protetivo, que é o dispositivo da rede de proteção social que regula as vagas disponibilizadas às pessoas em situação de vulnerabilidade social.

Diante desse desfecho, Leonel e Sebastiana, lideraram mais uma travessia, ainda com algumas visitas da equipe, fizeram a cuidadosa transição do cuidado para a UBSF Vila das Belezas, mobilizando também a equipe do NASF para uma intensificação do contato com Clarice, o que não significa, necessariamente, intervenções. Mas, sobretudo, uma demonstração de disponibilidade de escuta, acolhimento e se necessário, intervenções. Considerando que Clarice atravessaria um período de luto[at] e também de luta. Na outra ponta, também realizou-se essa travessia com equipe da ILPI, na perspectiva de sensibilização e promoção da integralidade do cuidado.

É comum ouvir relatos sobre os sentimentos de culpa, vergonha, desespero e até sensação de fracasso, quando um ente querido é institucionalizado, porque é justamente sobre isso, o que a opressão do sistema capitalista mobiliza em nós, mais uma vez, as mulheres; transferindo a responsabilidade que é do Estado – e atinge todo o coletivo –, para a esfera do privado, do individual. Essa cena, junto à transição etária e so-

---

[as] As ILPI são instituições governamentais ou não governamentais, de caráter residencial, destinadas ao domicílio coletivo de pessoas com idade igual ou superior a 60 anos, com ou sem suporte familiar e em condições de liberdade, dignidade e cidadania. As normas de funcionamento estão estabelecidas na Resolução da Diretoria Colegiada (RDC) 283, de 26 de setembro de 2005[59].

[at] O processo de luto pode ser vivenciado por muitos processos de finalizações, encerramentos de ciclos ou de relacionamentos (*vide* Capítulo 10 da Seção 13, que aborda com profundidade essa temática).

ciodemográfica em curso no Brasil e no mundo, reitera sobre a urgente necessidade da criação, efetivação e ampliação de uma política de Estado de apoio à cuidadora, renda básica contínua para a população em situação de vulnerabilidade social da valorização de trabalhos relacionados ao cuidado[67]. Uma das características mais importantes do acompanhamento domiciliar é a instrumentalização dos familiares para a rotina do cuidado, a equipe precisa estar atenta quando a família não consegue exercer essas atividades, evitando o processo de culpabilização e responsabilização dos familiares focando no apoio dos envolvidos no cuidado e pensando alternativas em conjunto para garantia de cuidados dignos e na qualidade de vida do sujeito-família.

Meses mais tarde, em visita institucional à UBSF Vila das Belezas para construção de PTS de um novo sujeito inserido no SAD, lá estavam Sebastiana e Inara, aguardando a enfermeira Mariele, quando encontraram Clarice, que acabara de participar de um grupo do NASF voltado para a Saúde da Mulher; havia participado da reunião conduzida por Sueli – psicóloga do NASF de abrangência de Vila das Belezas – com tema voltado para a saúde mental da mulher em tempos de pandemia.

Propositalmente a questão sobre ILPI aparece aqui, longe de defender a generalização da prática de institucionalização, mas retomando o cenário de quando se deu início à AD na lógica como a compreendemos, transitória, além de promover mais qualidade de vida ao sujeito, a otimizar a gestão dos leitos de urgência/emergência e hospitalares, pouco se pensava sobre a sobrecarga do cuidado e a ausência de políticas públicas de apoio à cuidadora.

Com a iminente transição demográfica no tocante ao envelhecimento da população às ILPI não podem, nem devem ser, nem será quantitativamente factível como política de proteção social às pessoas idosas, e seus respectivos familiares cuidadores, mais uma vez, as mulheres. Olhar para o horizonte da AD, é necessariamente pensar sobre políticas de apoio à cuidadora, renda básica contínua e valorização das profissões do cuidado. Como exemplo, temos o premiado Programa de Acompanhamento de Idosos (PAI)[au68], e em alguns países já se remunera o familiar que assume os cuidados da pessoa idosa, e/ou com deficiência, que dependa de cuidados constantes, em outros países se investe na licença maternidade, paternidade, e parental por mais tempo.

Clarice contou que a senhora Maria adaptou-se bem no Lar Mãe Menininha do Gantois – ILPI em que fora acolhida –, que segue visitando-a diariamente, com exceção de dias de consulta ou algum exame. Alegre, relatou que agora lê, contando histórias para a mãe e para outros companheiros do Lar. Disse que mantém contato próximo com Erika, e a filha continua vindo passar um final de semana do mês com ela, e que visitam a Sra. Maria juntas, cuidam das plantas, assistem filmes e caminham ao ar livre. Clarice exibia outra feição, com mais brilho nos olhos e cheia de planos, participando do conselho de saúde local, e estava retomando o trabalho aos poucos e pensando em voltar a estudar, por incentivo da filha.

Finalmente, diante 'das belezas' dos encontros, e também das dores, do efêmero e do eterno, Sebastiana nos convida para pensar o Serviço Social do nosso tempo, apropriando-se de toda a construção da teoria social crítica que permite-nos alternar as lentes de um olhar tão sensível, solidário, e ao mesmo tempo politicamente engajado, que quando pousado no espaço íntimo da domesticidade e territorialidade da AD, permite 'botar reparo' nas riquezas e contradições que habitam as relações da construção e produção do cuidado em rede, entre pessoas tão diversas e plurais, entre instituições e comunidades, sujeitos e famílias, entre pontes e pinguelas, barracos e beiradas, em tempos em que é preciso defender o óbvio, ocupar as ruas, mobilizar os coletivos, fortalecer os povos, as maiorias, repartir o pão[av] – como na etimologia de 'acompanhar', para caminhar juntos, na disputa por um projeto de cidade, com cidadania, que caiba todos[aw69] nós.

Considerações finais

"Mas é preciso ter manha, é preciso ter graça, é preciso ter sonho sempre. Quem traz na pele essa marca possui a estranha mania de ter fé na vida[ax]".

"Maria, Maria" nos dá pistas daquilo que é preciso tecer nessas linhas finais, e para além delas, como fazer ecoar as nossas construções presentes neste capítulo para além deste *Tratado*, por meio do fazer profissional do Serviço Social. "É preciso força, raça, gana sempre [...] e também manha, graça e sonho [...]." Por assim dizer, preferimos nomear como um desfecho propositivo, apontando alternativas alinhadas ao projeto ético político profissional.

"É preciso movimentar as subjetividades[ay70], isso retrata bem a nossa intenção com a forma de escrita do caso-conto, quando inserimos na ciência, no afeto, na literatura, na música, na poesia, na instituição, na equipe, na gestão, na política e no direito, "personagens" de vida reais que representam pluralidade e diversidade brasileiras, dessa forma a gente repara, inclui e aproxima. Por isso cabe um agradecimento especial por acompanhar a história da Sra. Maria, Clari-

[au] "É uma modalidade de cuidado domiciliar biopsicossocial a pessoas idosas em situação de fragilidade clínica e vulnerabilidade social, que disponibiliza a prestação dos serviços de profissionais da saúde e acompanhantes de idosos, para apoio e suporte nas Atividades de Vida Diárias (AVD) e para suprir outras necessidades de saúde e sociais[68]."

[av] Nesse caso, falamos de comida porque está entre as necessidades básicas, mas grande parte da população encontra-se com esse direito violado, mas a metáfora também se aplica sobre a democratização das informações, da transparência dos processos. Repartir o conhecimento, diminuindo assim os abismos da desigualdade social e seus desdobramentos.

[aw] Linguagem sobre gênero neutro, repensada para que ela vá além do binarismo homem/mulher e não trate nomes e pronomes masculinos como padrão[69].

[ax] Canção composta por Milton Silva Campos do Nascimento e Fernando Brant, de 1978.

[ay] Trecho da entrevista da Deputada Érica Malunguinho no Papo Ninja, resposta ao jornalista Samuel, quando indagada de como (re)estabelecer o diálogo em tempos de polarização[70].

ce, Erika, Sebastiana e todos os profissionais de saúde, nela representados, que nos aproximou crítica e afetivamente de tantos temas e debates, que já são próprios como categorias de análise e intervenção profissional, mas em se tratando da AD, quando damos nomes, cor, localização, características dos atores e lugares, nos sensibiliza, atravessa e rememora que para um exercício profissional pautado na ética do cuidado e justiça social, passa também por "um afetar-se estrategicamente" político.

Esse cenário de multifacetadas expressões sociais identificadas nos núcleos familiares acompanhados pelos SAD revelam a manifestação mais clara da degradação provocada pelo sistema capitalista: a mercantilização e descartabilidade das vidas, da precarização e desvalorização de trabalhos fora do radar produtivista, a crescente e discrepante desigualdade social, a fragilização e ruptura de vínculos familiares e comunitários, o processo de envelhecimento da sociedade de forma insalubre, frágil, dependente e vulnerável são fatores que, ao convergirem revelam as ruínas do Brasil de hoje.

Nesses tempos áridos, em que defender o óbvio na arena de direitos sociais que já parecíamos ter conquistado décadas atrás se tornou tarefa importante na ordem do dia, o Serviço Social participa dessa defesa de variadas formas, a primeira talvez seja a da consciência coletiva, que precisa implicar o sujeito, e o outro, a outra, para evocar Marielle de novo, "eu sou, porque nós somos", compreendendo que a luta só se dá no coletivo. E nessa toada, importa dizer que o SUS é a maior política de redistribuição de renda do país, um dos maiores sistemas de saúde do mundo em termos de complexidade, quantidade e qualidade[71].

As inúmeras dificuldades que o SUS enfrenta decorrem do sucateamento da política e do desmonte do sistema de seguridade social, pelos cortes no financiamento, precarização e flexibilização das relações e condições de trabalho (e formação continuada), como parte de um projeto atual de necropolítica[72].

A disputa por um projeto de retomada e construção de uma sociedade emancipada e democrática passa necessariamente pelas lutas coletivas. E, para pensar o coletivo nas políticas públicas, sua ampliação e efetivação, precisamos desobstruir os canais de informação, inclusão e acesso aos direitos, o que em síntese traduz o fazer do assistente social, em seus espaços sócio-ocupacionais, cotidianamente. Há sim também que ocupar as ruas, os espaços de controle social, de micropolítica do cotidiano, porque a vida se produz e reproduz no território, no município, participando dos coletivos próximos à nós, ampliando para os conselhos locais, associações de bairro, câmaras legislativas em que decidem-se as diretrizes orçamentárias, e não somente nas urnas a cada nova eleição.

O SUS representa hoje talvez a maior forma de resistência em tempos de pandemia, sem ele, a atual situação crítica social, econômica e política seria exponencialmente pior. Defendê-lo, com o compromisso ético, político de continuar des-cons-reconstruindo-o é a primeira e mais importante consideração propositiva deste capítulo; em seguida está localizar a importância da AD na RAS. Uma forma muito clara para compreender a envergadura da política de AD é que ao pensarmos na AB enquanto ordenadora da rede, e a AD como a articuladora da rede, a responsável por conectar todos esses pontos, por fazer transitar o cuidado e conferir mobilidade aos sujeitos-família. É o movimento vivo do SUS traduzido em ações de cuidado. A marca mais inovadora, necessária e previdente em relação ao planejamento político considerando todas as transformações sociais eminentes já antes apontadas neste capítulo.

De toda a riqueza e diversidade que diz respeito à prática profissional do assistente social na AD, na alternância de lentes quando o encontro com cada caso permite cuidar das singularidades e viabilizar a construção do acesso a partir dessas demandas que se apresentam, ao mesmo passo em que a análise de conjuntura, em tempo real, das constantes e complexas transformações societárias convocam o(a) profissional para um distanciamento crítico de sua prática, para que nela não confunda como fim, mas como meio de defesa e (re)construção de um projeto emancipador de sociedade. O ser-fazer do Serviço Social nessa constante travessia, em especial na AD, é da ordem do movimentar-se.

Há tantas relevantes e preciosas produções científicas, muitas citadas neste capítulo, que reportam ao berço da Teoria Social Crítica que sustenta a nossa práxis, e da qual nos valemos a todo tempo nessa empreitada poética crítica, que nos sentimos livres e ousadas o suficiente para tecer um fazer do Serviço Social na AD que traduza bem o que representa na realidade, lá no chão da vida. E o grande mote da presente construção é localizar – como categoria profissional, parte integrante das equipes interdisciplinares, pensantes e executoras dessa tão inovadora e potente política – o que se almeja, pretende e investe para a próxima década da AD.

Implica voltar o nosso olhar de aprendiz para tempos atrás, quando acreditamos na concepção da economia pela visão cisheteroeurocentrista, pela lógica da escassez, "é preciso queimar o mapa, e traçar de novo a estrada", no enfrentamento dos mecanismos tão engendrados da lógica de acumulação capitalista, há um país abundante em recursos naturais, há produção de cuidado – todo o trabalho relacionado ao cuidado (remunerado ou não) no Brasil equivale a 11% do PIB, mais do que qualquer indústria, mais do que o dobro que todo o setor agropecuário produz[67].

"As mulheres são responsáveis por mais de três quartos do cuidado não remunerado e compõe dois terços da força de trabalho envolvida em atividades de cuidado remuneradas"[61], o que aconteceria se essas mulheres e meninas não mais o fizessem? O trabalho relacionado ao cuidado gera riquezas, sustenta todo o funcionamento das economias mundiais, e no entanto a concentração das riquezas geradas desse trabalho permanece nas mãos de poucos.

Parafraseando o poema de Laura Samily[67], "mulheres que mesmo sem salário, sem escola, sem direitos, e sem voz, construíram legados de abundância". Há riqueza para todos os povos, está mal distribuída, indevidamente apropriada e, olhar para a economia do cuidado, pela perspectiva da abundância (oposto da lógica de acumulação), há de nos permitir [...] "ver cores nas cinzas, e a vida reinventar"[...].

A caminho do fim, do primeiro quarto do século XXI, tempos de pandemia, cujo manejo estatal se transformou em genocídio, primeiro e mais intensamente das pessoas vulnerabilizadas socialmente, tempos de lutos coletivos, pessoais, de intensas mudanças climáticas em resposta à devastação intencionalmente perpetrada ao meio ambiente, volta à fome, acirra o abismo da desigualdade social, do abuso de poder, recupera-se o mercado financeiro, os lucros que representam o trabalho morto, a apropriação indevida da mais valia de milhões de trabalhadores que vivem em situação de pobreza, à beira da ruptura de um pacto coletivo civilizatório, tal como o sabemos. Talvez seja essa a saída. É tempo de rever esse pacto, e as regras do jogo. Novos paradigmas estão colocados em pauta, e o Serviço Social, se não a mais, mas certamente, é uma das mais capacitadas profissões para assumir os espaços de liderança, na perspectiva de orientação, como uma bússola, junto aos coletivos, aos quilombos, para trazer à luz as pautas, informações e instrumentalização para os debates e (re)construção da democracia desse país.

"Faz escuro, mas eu canto, porque a manhã vai chegar. Vem ver comigo, companheiro, a cor do mundo mudar. Vale a pena não dormir para esperar/a cor do mundo mudar.[az][...]"[73], por mais utópico que possa parecer, são os sonhos fomentados de capacidade de indignar-se e não aceitar as coisas na ordem ditada por outrem. Eternizada na voz do poeta Galeano[ba74], está a mais bela e valorosa apreciação da serventia da utopia, "ela está no horizonte, se você caminha dez passos, ela se afasta dez passos, pois bem, a utopia serve para isso, para caminhar".

Portanto, nossa contribuição é localizar no centro do debate, das atenções e investimentos para os próximos anos a relevância da discussão sobre gênero, economia do cuidado, ampliação e efetivação da AD em toda a sua valorosa complexidade. A AD é feminina, e também a inventividade dos serviço substitutivos, e a força instituinte[bb75] progressista, a resistência, a produção do cuidado, e as cuidadoras; assim também precisa ser o lugar de fala, o debate, a pauta e a construção de políticas de não somente deem visibilidade, mas que respeitem nossa presença na condição de escreventes, pensantes, para além de executoras.

Por fim, esse capítulo sem a pretensão de abarcar e explorar com profundidade tantos temas complexos aqui levantados e iluminados, mas sim, permitiu-nos ver que há muito para caminhar, e por isso registra o convite à urgência da construção interdisciplinar da rede de cuidado, proteção e garantia de direitos, para a construção de pontes, de diálogos, protocolos, fluxogramas, tratados, por meio de um movimento dialético de ruptura de práticas e visões cristalizadas institucionalmente para uma lógica de cuidado emancipatória, integral, universal, horizontal, longitudinal, afirmativa, reparatória, afetiva e criativa.

[az] Livro de Thiago de Mello, *Faz escuro mas eu canto*[73].

[ba] As palavras de Fernando Birri, eternizadas na voz de Eduardo Galeano[74].

[bb] Conceito central da teoria da Análise Institucional de Baremblitt (1994). Então, é importante saber que para a vida social, entendida como o processo em permanente transformação que deve tender ao aperfeiçoamento, que deve visar a maior felicidade, a maior realização, a maior saúde, a maior criatividade de todos os membros, essa vida só é possível quando ela é regulada por instituições e organizações, quando nessas instituições e organizações a relação e a dialética existentes entre o instituinte e o instituído, entre o organizante e o organizado (processo de institucionalização-organização) se mantém permanentemente permeáveis, fluidas, elásticas[75].

Referências

1. Mészáros I. Para além do capital: rumo a uma teoria da transição. 1 ed. São Paulo: Boitempo; 2002.
2. Organização Mundial da Saúde. Constituição da Organização Mundial da Saúde. Genebra: OMS; 1946.
3. Iamamoto MV. Relações sociais e serviço social no Brasil: esboço de uma interpretação histórico-metodológica. 41 ed. São Paulo: Cortez Editora; 2015.
4. Brasil. Ministério da Saúde. Código de ética profissional dos assistentes sociais. Resolução CFESS n. 273, de 13 de março de 1993, com as alterações introduzidas pelas Resoluções CFESS n. 290/1994 e n. 293/1994. Brasía: Ministério da Saúde. Disponível em http://www.cfess.org.br/arquivos/CEP_CFESS-SITE.pdf (acesso 3 out 2021).
5. Mioto RCT, Nogueira VMR. Serviço social e saúde: desafios intelectuais e operativos. Ser Social. 2009;11(25).
6. Brasil. Conselho Federal De Serviço Social. Lei n. 8.662, de 7 de junho de 1993. Dispõe sobre a profissão de Assistente Social e dá outras providências. Brasília: Diário Oficial da União; 1993. Disponível em http://www.cfess.org.br/arquivos/legislacao_lei_8662.pdf (acesso 3 out 2021).
7. Brasil. Conselho Federal De Serviço Social. Resolução CFESS n.493/2006, de 21 de agosto de 2006. Dispõe sobre as condições éticas e técnicas do exercício profissional do assistente social. Brasília: Diário Oficial da União; 2006. Disponível em <http://www.cfess.org.br/arquivos/Resolucao_493-06.pdf (acesso 3 out 2021).
8. Brasil. Conselho Federal De Serviço Social. Parâmetros para atuação de assistentes sociais na política de saúde. Brasília: Conselho Federal de Serviço Social, 2010. Disponível em: http://www.cfess.org.br/arquivos/Parametros_para_a_Atuacao_de_Assistentes_Sociais_na_Saude.pdf (acesso 3 out 2021).
9. Brasil. Lei n. 8.080, de 19 de setembro de 1990. Dispõe sobre as condições para a promoção, proteção e recuperação da saúde, a organização e o funcionamento dos serviços correspondentes e dá outras providências. Brasília: Diário Oficial da União; 1990. Disponível em http://www.planalto.gov.br/ccivil_03/leis/l8080.htm (acesso 3 out 2021).
10. Brasil. Constituição da República Federativa do Brasil. Brasília: Senado Federal; 1988.
11. Brasil. Lei n. 8.069, de 13 de julho de 1990. Dispõe sobre o Estatuto da Criança e do Adolescente e dá outras providências – ECA. Brasília: Diário Oficial da União; 1990. Disponível em: http://www.planalto.gov.br/ccivil_03/leis/l8069.htm (acesso 3 outubro 2021).
12. Brasil. Lei n. 10.741, de 1º de outubro de 2003. Dispõe sobre o Estatuto do Idoso e dá outras providências. Brasília: Diário Oficial da União; 2003. Disponível em http://www.planalto.gov.br/ccivil_03/leis/2003/l10.741.htm (acesso 3 out 2021).
13. Brasil. Lei n.13.146, de 06 de julho de 2015. Institui a Lei Brasileira de Inclusão da Pessoa com Deficiência (Estatuto da Pessoa com Deficiência). Brasília: Diário Oficial da União; 2015. Disponível em http://www.planalto.gov.br/ccivil_03/_ato2015-2018/2015/lei/l13146.htm (acesso 3 out 2021).
14. Rosa MD. A clínica psicanalítica em face da dimensão sociopolítica do sofrimento. São Paulo: Escuta/Fapesp; 2016.
15. Brasil. Ministério da Saúde. Secretaria de Atenção à Saúde. Departamento de Atenção Básica. Caderno de atenção domiciliar. Brasília: Ministério da Saúde; 2013.
16. Oliveira GN. O projeto terapêutico como contribuição para a mudança das práticas de saúde. [Dissertação]. Campinas: Universidade Estadual de Campinas. Faculdade de Ciências Médicas; 2007.
17. Schwarcz L. Maiorias minorizadas: a democracia no Brasil como mal-entendido. 2020. Disponível em: https://www.nexojornal.com.br/colu-

nistas/2020/Maiorias-minorizadas-a-democracia-no-Brasil-como--%E2%80%98mal-entendido%E2%80%99
18. Montero R. A Louca da casa. New York: Harpercollins; 2004.
19. Mehry EE, Queiroz MS. Saúde pública, rede básica e o sistema de saúde brasileiro. Cad Saúde Pública [internet]. 1993;9(2):177-184. Disponível em http://www.scielo.br/pdf/csp/v9n2/09.pdf (acesso 18 out 2021).
20. Netto JP. TVPUC São Paulo. Serviço social: passado, presente e futuro. Construções, avanços e desafios na atual conjuntura. Youtube, 13 de outubro de 2021. Disponível em: youtube.com/watch?v=KBq1_RICcqM&t=924s.
21. Sodré F. Serviço social e o campo da saúde: para além de plantões e encaminhamentos. Serviço Social e Sociedade. 2010;103:453-75.
22. Brasil. Política Nacional de Humanização da Atenção e Gestão do SUS: acolhimento e classificação de risco nos serviços de urgência. Brasília: Ministério da Saúde; 2009. Disponível em https://bvsms.saude.gov.br/bvs/publicacoes/acolhimento_classificaao_risco_servico_urgencia.pdf
23. Lukács G. Estetica I: La peculiaridad de lo estético. México: Grijalbo; 1967.
24. Werneck J, Batista LEB, Lopes F. O livro da saúde das mulheres negras: nossos passos vêm de longe. 2 ed. Brasília: ABPN; 2012.
25. Bottomore T. Dicionário do pensamento marxista. Rio de Janeiro: Jorge Zahar; 1988.
26. Maurano D. Para que serve a psicanálise? 3 ed. Rio de Janeiro: Jorge Zahar; 2010.
27. Ford JV. O serviço social e o debate sobre tempo, história e memória. Serviço Social e Sociedade. 2019;134:52-69.
28. Bandeira LM. Fortalecimento da Secretaria Especial de Políticas para as Mulheres: avançar na transversalidade da perspectiva de gênero nas Políticas Públicas. Brasília: Comissão Econômica para a América Latina e o Caribe (Cepal); Secretaria de Políticas para as Mulheres da Presidência da República (SPM/PR); 2005. Disponível em https://www.cepal.org/mujer/reuniones/quito/Lourdes_Bandeira.pdf
29. Plan International. Tirando o véu: estudo sobre casamento infantil no Brasil. São Paulo: Plan International; 2019. Disponível em https://plan.org.br/wp-content/uploads/2019/07/Tirando-o-veu-estudo-casamento-infantil-no-brasil-plan-international.pdf
30. Fórum Brasileiro de Segurança Pública. ABSP, 2021. Segurança em Números. Anuário Brasileiro de Segurança Pública. São Paulo: Fórum Brasileiro de Segurança Pública; 2021.
31. Carneiro S. Mulheres negras e violência doméstica: decodificando os números. 1 ed. São Paulo: Geledés Instituto da Mulher Negra; 2017. Disponível em: https://www.geledes.org.br/wp-content/uploads/2017/03/e--BOOK-MULHERES-NEGRAS-e-VIOL%C3%8ANCIA-DOM%C3%89STICA--decodifancando-os-n%-C3%BAmeros-isbn.pdf
32. Brasil. Portaria n. 2436, de 21 de setembro de 2017. Política Nacional de Atenção Básica/ Brasília: Ministério da Saúde; 2017. Disponível em https://bvsms.saude.gov.br/bvs/saudelegis/gm/2017/prt2436_22_09_2017.html
33. Brasil. Portaria n. 154, de 24 de janeiro de 2008. Cria Núcleos de apoio à saúde da família – NASF. Brasília: Ministério da Saúde; 2008. Disponível em https://bvsms.saude.gov.br/bvs/saudelegis/gm/2008/prt0154_24_01_2008.html
34. Rosa JG. Grande sertão: veredas. Rio de Janeiro: Nova Aguilar; 1994.
35. Brasil. Lei n. 8.742. Lei orgânica de assistência social (LOAS). Brasília: Ministério da Saúde; 1993.
36. Alves R. Todo o jardim começa com uma história de amor. Revista Eco da Paz; 2019. Disponível em: http://www.revistaecosdapaz.com/todo--jardim-comeca-com-uma-historia-de-amor-rubem-alves/ (acesso 8 out 2021).
37. Brasil. Ministério do Desenvolvimento Regional. Programa Minha Casa, Minha Vida (MCMV) [internet]. Brasília: Ministério do Desenvolvimento Regional; 2020. Disponível em: https://www.gov.br/mdr/pt-br/assuntos/habitacao/minha-casa-minha-vida/programa-minha-casa-minha-vida--mcmv (acesso 22 outubro 2020).
38. Brasil. Defensoria Pública de Minas Gerais. Curatela Curadoria e Prestação de Contas [Cartilha]. Minas Gerais: Defensoria Pública de Minas Gerais; 2018. Disponível em: https://site.defensoria.mg.def.br/wp-content/uploads/2018/07/dpmg_cartilha-curatela_2018_b.pdf (acesso 16 out 2021).
39. Coelho FLG, Savassi LCM. Aplicação de escala de risco familiar como instrumento de organização das visitas domiciliares. RBMFC. 2004;1(2).
40. Morés FB. Transição do cuidado na saúde: a construção de um conceito pelo/para serviço social. [Dissertação]. Porto Alegre: PUCRS; 2021. Disponível em: http://tede2.pucrs.br/tede2/bitstream/tede/9505/2/Disserta%c3%a7%c3%a3o%20-%20Fernanda%20Brenner%20Mor%c3%a9s.pdf (acesso 26 out 2021).
41. Gramática.net. Acompanhar, Gramatica. 2021. Dinsponível em: https://www.gramatica.net.br/origem-das-palavras/etimologia-de-acompanhar/ (acesso 7 out 2021).
42. Brasil. Portaria n. 4.279, de 30 de dezebro de 2010. Estabelece diretrizes para a organização da rede de atenção à saúde no âmbito do Sistema Único de Saúde (SUS). Brasília: Ministério da Saúde; 2010. Disponível em https://bvsms.saude.gov.br/bvs/saudelegis/gm/2010/prt4279_30_12_2010.html (acesso 23 out 2021).
43. Porter ME, Teisberg EO. Repensando a saúde: estratégias para melhorar a qualidade e reduzir os custos. Porto Alegre: Bookman Companhia Editora; 2007.
44. Mendes EV. As redes de atenção à saúde. Brasília: Organização Pan--Americana da Saúde; 2011.
45. Pereira BMM, Souza DR. A visita domiciliar como instrumento de trabalho do assistente social – A experiência no atendimento domiciliar ao idoso de uma policlínica em Niterói/RJ. Disponível em: https://www.cressrj.org.br/wp-content/uploads/2016/05/074.pdf
46. Jácomo A. Frases de Ana Jácomo. [internet] Disponível em: https://citacoes.in/autores/ana-jacomo/ (acesso 29 out 2021).
47. Instituto Amuta. #06 Maternar o futuro, com Lau Patron [podcast Amor em pauta]. In: Spotify; 2020. Disponível em: https://open.spotify.com/episode/77bNMhOciqlGnlxOxudJ2I?si+mHV--ciLaTTGZm8Ryer77Zw&utm_source=whatsapp&nd=1 (acesso 3 nov 2021).
48. Luxemburgo R. A casa de vidro. [Blog]. Disponível em: https://acasadevidro.com/2017/03/05/rosa-luxemburgo-1871-1919-quem-nao-se-movimentanao-sente-as-correntes-que-o-prendem-livraria-a-casa-de-vidro/ (acesso 15 out 2021).
49. Canal GNT. Djamila Ribeiro quebra a internet falando sobre lugar de fala. Saia Justa. [video]. In: YouTube; 2017 [capturado em 3 nov. 2021]. Disponível em: https://www.youtube.com/watch?v=AINEmjM4Ki4
50. Paiva JT. Mulheres na matrifocalidade e violência: a escuta interdisciplinar do sujeito. Uberlândia: Universidade Federal de Uberlândia; 2018.
51. Ribeiro D. Lugar de fala. São Paulo: Jandaíra; 2017.
52. Feuerwerker LCM. Micropolítica e saúde: produção do cuidado, gestão e formação. Porto Alegre: Rede UNIDA; 2014.
53. Barbosa PC. A criança vítima de violência sexual intrafamiliar: consultas terapêuticas em um ambulatório especializado. Uberlândia: Universidade Federal de Uberlândia; 2020.
54. Tenenblat MJT. Serviço social e tranxesualidade: uma análise das ações de requalificação civil de pessoas transexuais no estado do Rio de Janeiro. Vitória: ENPESS; 2018.
55. Brasil. Lei n. 12.711, de 29 de agosto de 2012. Dispõe sobre o ingresso nas universidades federais e nas instituições federais de ensino técnico de nível médio e dá outras providências. Brasília: Diário Oficial da União; 2012. Disponível em http://www.planalto.gov.br/ccivil_03/_ato2011-2014/2012/lei/l12711.htm (acesso 8 out 2021).
56. Moura MRS. "Não é assim de graça!": Lei de Cotas e o desafio da diferença". Artigos. Psicol Esc Educ; 2018;22(3).
57. Soares I. LGBTQIA+: saiba o que significa cada parte integrante da sigla – Letras expressam respeito à orientação sexual e à identidade de gênero. Porto Alegre: Jornal Zero Hora; 2021. Disponível em: https://gauchazh.clicrbs.com.br/comportamento/noticia/2021/06/lgbtqia-saiba-o-que-significa-cada-parte-integrante-da-sigla-ckqgxh2pf002a-018myp0n02qo.html (acesso 1 nov 2021).
58. Rede Ninguém solta a mão de ninguém. Disponível em: https://ninguemsolta.com.br/.
59. Centro Dia, Rede de Assistência e Proteção Social. Disponível em: <https://www.gov.br/pt-br/servicos/acessar-centro-dia> .

60. Minuano C. Brasil é o país que mais mata pessoas trans; 175 foram assassinadas em 2020. Universa UOL. [internet] 29 de janeiro de 2021. Disponível em: https://www.uol.com.br/universa/noticias/redacao/2021/01/29/brasil-e-o-pais-que-mais-mata-pessoas-trans-175-foram-assassinadas-em-2020.htm (acesso 1 nov 2021).
61. Oxfam. Tempo de cuidar. Oxford: Oxfam House; 2020.
62. Agência IBGE Notícias. Em média, mulheres dedicam 10,4 horas por semana a mais que os homens aos afazeres domésticos ou ao cuidado de pessoas [internet]. 04 de junho de 2020. Disponível em: https://agenciadenoticias.ibge.gov.br/agencia-sala-de-imprensa/2013-agencia-de-noticias/releases/27877-em-media-mulheres-dedicam-10-4-horas-por-semana-a-mais-que-os-homens-aos-afazeres-domesticos-ou-ao-cuidado-de-pessoas
63. DalabonaC. O que é insegurança alimentar? [podcast] In: Rádio Brasil de Fato. 2021 [capturado em 3 nov. 2021]. Disponível em: https://www.brasildefato.com.br/2021/06/29/a-inseguranca-alimentar-e-uma-violacao-de-direitos-diz-nutricionista
64. Chiziane P. Balada de amor ao vento. Lisboa: Editorial Caminho; 2003.
65. Agier M. O sexo da pobreza – homens, mulheres e famílias numa "avenida" em Salvador da Bahia. Tempo social. 1990;2(2):35-60. Disponível em: http://dx.doi.org/10.1590/ts.v2i2.84799.
66. Queiroz C. Economia do cuidado. Revista FAPESP. 2021;299. Disponível em: <https://revistapesquisa.fapesp.br/economia-do-cuidado/>
67. Laboratório Think Olga. Economia do cuidado [video]. In: YouTube; 2013 [capturado em 3 nov. 2021]. Disponível em: https://www.youtube.com/watch?v=2oN_anHOEaM
68. São Paulo. Secretaria Municipal da Saúde. Coordenação da Atenção Básica. Área técnica de saúde da pessoa idosa. Programa Acompanhante de Idosos. Documento Norteador Programa Acompanhante de Idosos [Internet]. São Paulo: SMS; 2016 Disponível em: https://www.prefeitura.sp.gov.br/cidade/secretarias/upload/saude/DOCUMENTONORTEADORPAIFINAL02012017.pdf (citado 3 nov 2021).
69. TAB UOL. Todxs e todes: estudos indicam que a língua neutra diminui preconceitos. [internet]. TAB São Paulo. 15 de agosto de 2019. Disponível em: https://tab.uol.com.br/noticias/redacao/2019/08/15/todxs-e-todes-estudos-indicam-que-a-lingua-neutra-diminui-preconceitos.htm?cmpid=copiaecola (acesso nov 2021)
70. Papo Ninja. Erica Malunguinho e Samuel Gomes [podcast]. In: Spotify; 2020 [capturado em 3 nov. 2021]. Disponível em: https://open.spotify.com/episode/5LOlvQhrYaXYX7SZXk604j?si=wmDLsH2jSkiS9DlgwX4hLQ&utm_source=whatsapp&nd=1
71. Varella D. SUS fez a maior distribuição de renda já existente no país. Um Brasil [internet]. 2021. [Entrevista publicada originalmente em 09/08/2019]. Disponível em: http://umbrasil.com/videos/sus-fez-a-maior-distribuicao-de-renda-ja-existente-no-pais/ (acesso nov 2021).
72. Mbembe A. Necropolítica. In: Mbembe A. Biopoder soberania estado de exceção política da morte. Arte & Ensaios – Revista do ppgav/eba/ufr. 2016;32.
73. Mello T. Faz escuro mas eu canto. 24 ed. Global editora; 1965.
74. Melo W. Para que serve a utopia? Eduardo Galeano. [video]. In: YouTube; 2013 [capturado em 3 nov. 2021]. Disponível em: https://www.youtube.com/watch?v=9iqi1oaKvzs
75. Baremblitt GF. Compêndio de análise institucional e outras correntes: teoria e prática 2 ed. Rio de Janeiro: Rosa dos Tempos;1994.

Referências complementares

1. Poadcast Mamilos – O que é economia do cuidado?, com Nana Lima e Gabriela Chaves. Disponível em: https://open.spotify.com/episode/5OaZUwyAPadTwktOkzDIR6?si=ABFYhP34RC-rlbtV5ZkfXg&utm_source=copy-link (acesso em: 15 abr. 2022).
2. Poadcast Amor em Pauta – Maternar o futuro, com Lau Patrón. Disponível em: https://open.spotify.com/episode/77bNMhOciqlGnlxOxudJ2l?si=g3c7w6I5ToyuBWld38lxEg&utm_source=copy-link (acesso em: 15 abr. 2022).
3. Vídeo LAB Think Olga. Economia do cuidado. Disponível em: https://youtube.com/watch?v=2oN_anHOEaM&feature=share (acesso em: 15 abr. 2022).
4. Vídeo Para que serve a Utopia? Eduardo Galeano. Disponível em: https://youtu.be/9iqi1oaKvzs (acesso em: 15 abr. 2022).

Capítulo 4

A atuação de cirurgiões-dentistas na atenção domiciliar

Juliana Bisinotto Gomes Lima
Alcione Rodrigues Ferreira
Wanessa Gonçalves Sousa
Andréa Gomes de Oliveira
Vanderlei Luiz Gomes

PONTOS-CHAVE

- Atenção domiciliar à saúde.
- Assistência integral à saúde.
- Odontologia baseada em evidência.
- Cuidados dentários.
- Assistência odontológica para doentes crônicos.

OBJETIVOS DE APRENDIZAGEM

Ao final do capítulo, o leitor deverá ser capaz de:

- Divulgar a atuação do cirurgião-dentista na equipe odontológica do Serviço de Assistência Domiciliar (SAD).
- Apresentar as ações odontológicas de prevenção e promoção em saúde bucal, dos usuários de assistência domiciliar.
- Expressar a necessidade da atuação do cirurgião-dentista no tratamento e reabilitação dos pacientes atendidos no domicílio.
- Apresentar a importância do relacionamento da equipe multidisciplinar para promover saúde ao paciente.

Caso clínico

Na cavidade bucal o paciente apresenta placa esbranquiçada elevada e firme no dorso da língua, higiene bucal precária, dentes em mau estado de conservação, que facilitam a colonização e podem ser fonte para pneumonia aspirativa.

A hipótese diagnóstica para a placa esbranquiçada no dorso da língua é a candidíase nodular, sendo o tratamento proposto a utilização de agentes antifúngicos tópicos (nistatina, derivados azóis, anfotericina B); azóis sistêmicos (cetoconazol, fluconazol, itraconazol).

Seguem as ações preconizadas pela equipe odontológica que atua no Serviço de Assistência Domiciliar (SAD) para resolução do caso:

- Instruir a família ou cuidadores sobre a higiene mecânica dos dentes e da língua, a ser realizada no mínimo 1 vez ao dia. Indicar a utilização de escova dental com creme dental fluoretado ou gaze embebida em solução antisséptica (digluconato de clorexidina a 0,12%). Caso seja possível, os raspadores de língua podem ser utilizados.
- Após autorização da equipe médica, efetuar a raspagem mecânica supra ou subgengival (dependendo da necessidade) e exodontias dos dentes condenados. Para os elementos dentários remanescentes viáveis, está indicada a remoção do tecido cariado e restauração com ionômero de vidro ou resina composta.
- Concluído o tratamento proposto, os familiares são orientados a continuidade dos cuidados relacionados à higiene bucal do paciente. A qualquer sinal de dor ou sensibilidade, devem entrar em contato com a equipe odontológica do SAD.

Introdução: história e importância da profissão

Na 9ª Conferência Nacional de Saúde, deliberada pela 2ª Conferência Nacional de Saúde Bucal em setembro de 1993, atestou-se a saúde bucal como condição indissociável à saúde do ser humano. "A saúde bucal é parte integrante e inseparável da saúde geral do indivíduo e está relacionada diretamente com as condições de saneamento, alimentação, moradia, trabalho, educação, renda, transporte, lazer, liberdade, acesso e posse da terra, aos serviços de saúde e a informação"[1].

Dentre as linhas de cuidado com a saúde, destaca-se a odontologia, uma profissão regulamentada desde 1951, que visa o cuidado com a saúde bucal e a recuperação das funções estomatognáticas.

O Serviço de Assistência Domiciliar (SAD) instituído pela portaria n. 2.029 de 24 de agosto de 2011, substituída pela portaria n. 825 de 25 de abril de 2016, redefine a atenção domiciliar no âmbito do Sistema Único de Saúde (SUS), sendo uma das estratégias para o cuidado em saúde oral.

As ações sistemáticas desenvolvidas nessa modalidade de serviço, possibilitam desospitalização precoce e redução do risco de reinternação, resultando em maior número de leitos disponíveis e redução dos gastos relativos ao tratamento hospitalar[2]. Caracterizam-se por ações de promoção, recuperação e reabilitação em saúde[3].

O principal objetivo da atenção domiciliar, realizada no SUS pelas equipes da atenção primária ou SAD, é assistir ao paciente restrito ao lar, visando respeitar sua autonomia, direito à saúde, ampliando as possibilidades de intervenção a partir de um planejamento adequado para cada situação clínica. Além disso, o aumento da adesão terapêutica por parte dos pacientes, a segurança na realização de cuidados no domicílio e a satisfação do paciente e sua família com o atendimento humanizado contribuem para a melhora da qualidade de vida, desde que esse tipo de cuidado benéfico, não seja apenas para uma das partes envolvidas, e sim um bem comum[4].

Participam desse atendimento pacientes agudos e crônicos, pediátricos, adultos e idosos, portadores de limitações, dependentes de cuidados e que vivem em situação de risco à saúde. Quando porventura necessitam do auxílio de um membro da família ou cuidador, o cuidado com a higiene e a saúde bucal pode tornar-se extremamente difícil. Considerando essas dificuldades, a participação do cirurgião-dentista na equipe multiprofissional de apoio da atenção domiciliar (AD) é indispensável. Os cuidados relativos à saúde oral devem estar associados às estratégias de saúde integral na AD, garantindo aos usuários o direito a protocolos de avaliação, diagnóstico, tratamento e acompanhamento de sua condição bucal, articulados às ações da equipe multidisciplinar atuante em sua área de abrangência.

Assim como acontece com médicos, fisioterapeutas, nutricionistas, fonoaudiólogos, psicólogos, nos procedimentos de enfermagem e serviço social, o cirurgião-dentista também pode atuar em domicílio, complementando a atenção integral à saúde.

O tratamento odontológico realizado no domicílio otimiza a saúde do paciente, evita o desconforto gerado pelos deslocamentos, bem como a diminuição dos riscos de exposição a agentes patógenos no ambiente hospitalar. "A presença do cirurgião-dentista (generalista ou especialista) nas visitas domiciliares assume um importante papel de facilitador para o bem-estar físico e social dos usuários impossibilitados de ir até uma Unidade de Atenção Primária à Saúde"[5]. Portanto, a responsabilidade ética, nesse tipo de atendimento, faz-se necessária e obrigatória.

De acordo com Miranda e Montenegro[6], o atendimento em casa, adequado ao contexto do paciente, é a vertente dessa nova prática odontológica que tem por objetivo a realização de procedimentos clínicos odontológicos em pacientes com doenças bucais, contribuindo para a sua qualidade de vida.

As práticas de atuação à saúde bucal na área preventiva, na periodontia, nos procedimentos em dentística, na estomatologia (prevenção de lesões de mucosas), na reabilitação por prótese (fixa, removíveis imediatas e mediatas) ou nos reparos (consertos e reembasamentos de próteses), e casos cirúrgicos (exodontias, exostoses bilaterais de mandíbula com finalidade protética) são as principais atividades do cirurgião-dentista em domicílio.

Atribuições específicas da profissão no domicílio

A cárie dental e a doença periodontal são as principais doenças dentárias infecciosas prevalentes no atendimento domiciliar, atuando como focos de disseminação de microrganismos patogênicos com efeitos sistêmicos, podendo estar relacionadas a quadros mórbidos gerais, capazes de levar o paciente a óbito. A higiene oral deficiente é um importante fator de risco para a progressão dessas doenças. O cuidado bucal consiste em adotar medidas adequadas para a manutenção da saúde dos dentes e dos tecidos gengivais.

A cárie é uma enfermidade crônica que evolui lentamente podendo levar à necrose pulpar e à instalação de um processo inflamatório no periápice radicular. Em sua forma crônica, esse processo inflamatório, pode manifestar-se como um abcesso crônico, granuloma ou cisto. Em sua forma aguda, pode evoluir para abcessos submucosos ou subcutâneos[7]. Essas enfermidades geram desconforto e dor ao paciente. Na maior parte dos casos, quando ocorre essa evolução, é necessário extrair o dente.

Os fluoretos são excelentes cariostáticos, apresentando benefícios bem definidos no tratamento e na prevenção da cárie dental. Entretanto o seu uso inadequado pode gerar uma intoxicação aguda com consequências gastrointestinais, cardiovasculares, neurológicas e na bioquímica sanguínea. A utilização dos fluoretos deve ser supervisionada pelo cirurgião-dentista no domicílio.

Outra forma de impedir a progressão da lesão cariosa é a remoção mecânica do tecido cariado pelo cirurgião-dentista, e posteriormente a restauração do dente. Esse procedimento também pode ser executado em domicílio.

O diagnóstico precoce é de grande importância, interrompendo a evolução da doença cárie e os danos que causa.

As doenças periodontais inflamatórias crônicas são enfermidades degenerativas extremamente comuns no ser humano, sendo diagnosticadas em quase todas as pessoas. Ocorre o acúmulo de biofilme bacteriano, pois o dente não sofre descamação, sendo o único lugar do corpo humano onde uma estrutura mineral (dente) perfura a integridade do epitélio. Essas infecções no periodonto apresentam como fatores de risco para doenças respiratórias, doenças cardiovasculares, dificuldade no controle do diabetes, artrites, nefrites, dermatites, infecções de sítios cirúrgicos (especialmente próteses articulares) e infecções gástricas[7].

Nos pacientes acamados, comumente, a falta de cuidado bucal pode causar uma pneumonia aspirativa, pois os microrganismos presentes na placa bacteriana dental podem ser liberados para as secreções salivares e encaminhados para o sistema respiratório, tendo os pulmões como órgão alvo[8]. Microbactérias presentes na placa dental de pacientes com má higiene oral são encontradas em culturas de aspirados de secreções pulmonares em pacientes com pneumonia aspirativa[9]. As evidências de estudos realizados mostram redução significativa de pneumonia aspirativa nos pacientes que recebem cuidados bucais regularmente e mantém uma boa higiene bucal[10].

Segundo relatos de Siqueira et al.[11], as ações de prevenção em saúde bucal nessa população correspondem a melhores índices de sobrevivência. A presença de patologias sistêmicas como a endocardite bacteriana (agravada por focos infecciosos de origem dentária), pneumonia aspirativa (pela aspiração de fluidos bucais com elevada concentração bacteriana devido a perda da capacidade de deglutição), e pneumonia nosocomial (proveniente de internações hospitalares) são as principais responsáveis pela alta incidência de óbitos.

A única forma eficaz de prevenção e tratamento desse biofilme que acomete o periodonto é a limpeza mecânica realizada por meio da escovação diária (escova manual ou elétrica) ou pela limpeza subgengival realizada somente pelo dentista empregando instrumentos apropriados. Esse procedimento também pode ser realizado em domicílio.

Os dentes têm por função contribuir com a nutrição, fonética, autoestima, saúde e qualidade de vida dos indivíduos. Pacientes com comprometimento dentário e dificuldade de mastigação possuem uma dieta carente em polissacarídeos não amiláceos (PNA), frutas, vegetais e baixo teor proteico. Além disso, consomem alimentos ricos em gordura[12]. Esses fatores podem causar obesidade ou deficiências nutricionais.

Para todas as áreas de atuação, a comunicação verbal do paciente e o uso da cavidade oral para ingestão de alimentos e medicamentos garantem o princípio básico de manutenção da vida e saúde. O valor de uma dieta rigorosamente programada, de uma receita com os medicamentos adequados, só se concretizará se a porta de entrada do organismo estiver disponível. Assim o sucesso de uma proposta terapêutica está vinculada às condições adequadas de ingestão, mastigação e deglutição.

Nos idoso, a diminuição na produção das enzimas e de secreções pelas glândulas salivares são limitações no processo de proteção da cavidade oral e alimentação. Todos os órgãos e sistemas dependem do que recebem através da alimentação para seu funcionamento. Assim, qualquer privação alimentar por problemas orgânicos e/ou funcionais da boca terá consequências à saúde.

Cumprir o proposto pelo nutricionista, pelo médico e pelo cirurgião-dentista só será possível com uma boca saudável.

O cirurgião-dentista na assistência domiciliar

A odontologia domiciliar surge como uma inovação profissional, tendo a participação do cirurgião-dentista na AD regulamentada, porém tem caráter complementar, e não obrigatório[13]. O profissional atualmente faz parte da Equipe Multiprofissional de Apoio (EMAP) do SAD, porém também compõe a equipe de atenção primária, prestando atendimentos domiciliares.

O cirurgião-dentista que atuará em domicílio precisa ter perfil clínico generalista, assumir decisões resolutivas e proporcionar um atendimento humanizado nas limitações do ambiente.

A atuação da equipe odontológica no SAD contribui para o restabelecimento do estado de saúde do paciente, juntamente com as ações dos demais profissionais de saúde.

Os integrantes da população-alvo apresentam vulnerabilidade maior por problemas bucais graves, necessitando de um atendimento consolidado por ações imediatas e de acompanhamento rigoroso ao longo do tempo. Como constituem um grupo especial, pela incapacidade de deslocamento, seu atendimento em domicílio é de grande importância, por ser o único meio de se tratarem.

Além da recuperação das funções mastigatórias e fonética, de diminuição do risco de infecções e dor crônica, a recomposição da estética facial é surpreendentemente fator de bem-estar físico, mental, social e pessoal[14]. Olhar no espelho volta a ser uma conquista imensurável.

Atuação no domicílio junto a paciente

Na primeira consulta odontológica são executados os procedimentos essenciais/de urgência (controle da dor, de infecções agudas, traumatismos dento-alveolar, contenções).

Sequencialmente ocorrem a adequação do meio bucal e as ações odontológicas conservadoras, como controle de placa bacteriana com escovação dentária assistida, orientações de higienização bucal aos pacientes e cuidadores diretos, instruções sobre o uso de escova elétrica e limpadores de língua, aplicação ou escovação com flúor, restaurações, selamento de lesões ativas de cárie (tratamento restaurador não traumático), limpeza da língua com raspadores e soro fisiológico ou água filtrada embebida em compressa de gaze.

O tratamento para os problemas periodontais (gengivite, periodontite e halitose) é estabelecido e abrange orientações aos pacientes, cuidadores e familiares, sobre uma higienização bucal eficiente. Se necessário, a prescrição orientada, por tempo determinado de bochecho com gluconato de clorexidina a 0,12%, uso de fio dental embebido nessa solução nos espaços interdentais, raspagem manual supra e subgengival com uso de curetas, alisamento e polimento dos elementos dentários com uso de escovas e taças de borracha com pasta profilática ou mesmo creme dental. Pode ser indicado o uso de ultrassonografia odontológica portátil. Após realizar os procedimentos clínicos nas sessões programadas, avaliam-se os resultados obtidos.

Em intervenções cirúrgicas (exodontias por doença periodontal avançada, por comprometimento endodôntico ou devido à presença de raízes residuais), é necessário o contato com a equipe médica do SAD que acompanha o paciente, solicitando parecer médico para verificar o estado geral de saúde do mesmo. Para casos específicos (complexidade cirúrgica ou quadro clínico do paciente), exames complementares são solicitados, antes da realização do procedimento.

Caso não seja viável a intervenção cirúrgica em domicílio, deve ser avaliada a possibilidade de encaminhar o paciente ao ambulatório da Unidade Básica da Saúde ou Unidades de Saúde que atendam alta complexidade, por intermédio da concordância SAD e Secretaria Municipal de Saúde para providências de remoção e locomoção do paciente. Para casos de cirurgias extensas e paciente não colaborador, é recomendada a intervenção terapêutica sob anestesia geral ou sedação, em ambiente hospitalar (centro cirúrgico em hospitais conveniados com o Sistema Único de Saúde – SUS).

A fase restauradora é iniciada após a adequação do meio bucal. O planejamento da reabilitação dos elementos dentários e da oclusão envolve restaurações diretas em resina composta, próteses fixas, próteses removíveis parciais (provisórias e/ou definitivas) ou totais (mediatas e/ou imediatas) e ainda o uso de placas oclusais de silicone (ver Caso 2, adiante).

As visitas para manutenção do tratamento são determinadas principalmente pelo risco à doença periodontal e à doença cárie. Para a compreensão da continuidade do autocuidado com a higiene bucal, é necessário o entendimento do processo saúde-doença, sendo assim uma abordagem individualizada. Orientações sobre dieta, limpeza de próteses removíveis e remoção de hábitos deletérios, compõem um bloco de informações importantes para a manutenção da saúde bucal. Deve-se avaliar a habilidade que o paciente apresenta para manter sua própria saúde bucal.

Atuação no domicílio junto a familiares e cuidadores

Quando o usuário depender de auxílio para executar a higiene bucal, a orientação ao cuidador direto é necessária[15]. Considerando as peculiaridades de cada patologia e todas as limitações, o compartilhamento dos cuidados é individualizado e adequado a cada paciente.

É indispensável criar um plano de ação, abordando os cuidados odontológicos de acordo com as necessidades do paciente e os recursos disponíveis. Desenvolver um programa de treinamento dos familiares e cuidadores, fornecendo conteúdo sobre a melhor posição do paciente para a realização da higienização bucal, o uso de abridores de boca e instruções de higiene da prótese. Definir juntamente com os cuidadores diretos os melhores horários para o desenvolvimento das ações de higiene bucal. Nutricionista deve ser contatado para orientar a dieta.

O que avaliar na elaboração do plano de cuidados/admissão

A frequência de visitas domiciliares do cirurgião-dentista é definida após a análise da queixa principal do paciente (geralmente relatada pelos outros profissionais da equipe, familiares, cuidadores ou pelo próprio paciente) e exame clínico.

A sistemática do exame clínico completo consiste em quatro etapas: anamnese, exame físico, exames complementares e diagnóstico.

Durante a anamnese, devem-se avaliar os riscos socioeconômicos (grau de escolaridade – o paciente e/ou cuidador necessitam compreender importância da manutenção da saúde bucal), os riscos ambientais (saneamento básico, espaço físico da moradia, barreiras arquitetônicas, acessibilidade) e os riscos nutricionais (identificar o padrão do consumo alimentar – dieta hipo/hipercalórica, líquida ou pastosa, alimentação enteral ou nasogástrica; uso de medicamentos contendo sacarose ou que causam xerostomia). São analisados também hábitos nocivos e doenças preexistentes[16].

O exame físico envolve a inspeção clínica visual e tátil. Na análise extra oral examina-se na pele, a presença de alteração de cor, textura, volume e presença de linfonodos palpáveis. No exame intra oral devem ser avaliadas as mucosas, língua, palato, lábios, dentes, periodonto e as próteses em uso.

Para assegurar a saúde integral dos pacientes, definir o diagnóstico, o planejamento ou acompanhar a evolução do tratamento, o cirurgião-dentista pode solicitar exames bioquímicos ou por imagem. A utilização do aparelho de radiografia digital odontológico portátil otimiza a consulta.

Todos os dados colhidos devem ser registrados em uma ficha individual do paciente (protocolo estabelecido pelo SAD ou preconizado pelo cirurgião-dentista). Esta deve ser assinada pelo responsável legal e pelo profissional e inserida no prontuário odontológico juntamente com o Termo de Consentimento Livre e Esclarecido também devidamente assinado.

A necessidade de intervenção deve ser identificada na ficha de desenvolvimento clínico do paciente. Essas atividades variam entre promoção e prevenção, clínico-curativas e de reabilitação[3].

O plano de tratamento proposto não se restringe à ação do cirurgião-dentista, envolve a participação dos demais profissionais de saúde, familiares e cuidadores[14,17]. Os critérios utilizados para definir a conduta clínica do profissional são a queixa principal e o exame clínico completo (Quadro I). Dessa forma, o tratamento passa a ser classificado como demanda espontânea, urgência ou emergência.

Visando otimizar o atendimento domiciliar odontológico, no Capítulo "Procedimentos odontológicos" da próxima seção (sobre procedimentos odontológicos realizados em domicílio), é descrito todo o protocolo a ser seguido pela Equipe Odontológica do SAD, desde o preparo para a visita (todo o material organizado previamente, bem como o instrumental a ser usado), as normas básicas de biossegurança, os modelos de anamnese e a evolução de prontuários, os procedimentos odontológicos executados nessa situação e as orientações para pacientes e cuidadores.

Desfecho/perspectiva de alta e/ou transição do cuidado

As principais estratégias para dar alta para o paciente em tratamento odontológico domiciliar envolvem: verificar a conclusão das etapas clínicas definidas no plano de cuidados, avaliar a evolução do caso clínico, a discussão e o planejamento conjunto para o momento oportuno da alta.

Constituem elementos de avaliação para perspectiva de alta: controle da infecção, melhora dos exames complementares e restauração da função bucal. O paciente deve apresentar ausência de sinais e/ou sintomas que caracterizem desarranjo no sistema estomatognático. Alimentação habitual restabelecida, aprender a cuidar ou ser cuidado, melhora do humor e do quadro clínico geral também são parâmetros de referência para a alta.

Mesmo em situação de alta, o paciente, familiares e cuidadores são orientados a comunicar à equipe ao observar anormalidades orais, como lesões bucais ou no lábio, alteração de cor ou textura na mucosa intraoral, halitose, xerostomia, sialorreia, sangramento gengival, dor ou sensibilidade dentária.

Para o usuário que já não tem indicação de acompanhamento pela equipe do SAD é recomendado o encaminhamento para a Unidade Básica de Saúde. Dessa forma, o paciente permanece em acompanhamento ambulatorial odontológico.

Relatos de casos clínicos conduzidos pela Equipe Odontológica do SAD

Caso 1

Paciente JFM, 58 anos, sexo masculino, vítima de TCE (traumatismo cranioencefálico) grave após um assalto, foi admitido no Hospital de Clínicas, ficando hospitalizado por 18 meses. Durante a internação, passou por UTI (unidade de terapia intensiva) e enfermaria, foi traqueostomizado e gastrostomizado. Mesmo após melhora do quadro clínico, sofria infecções recorrentes, com febre intermitente. Foram realizados vários tratamentos com antibióticos diferentes, de alto custo, mas a febre não cessava.

Devido ao longo período de internação e às infecções recorrentes, além dos exames de rotina, foi solicitado cultura específica para direcionar o tratamento. O resultado mostrou a presença da bactéria *Staphylococcus aureus*.

Após a desospitalização, o paciente foi admitido pelo SAD. Na visita da equipe odontológica, foi observada extensa lesão em lábio inferior, provocada por trauma do dente canino superior, além de dentes em péssimo estado (presença de biofilme em excesso, cáries e periodontite avançada – Figura 1). De acordo com a evolução em prontuário médico, a lesão no lábio estava sendo tratada com nistatina, sem obter resultado. Na mesma sessão, realizou-se higiene bucal com hidratação labial com gaze e cloreto de sódio 0,9% para remoção de crostas provenientes de ressecamento, e higiene da cavidade oral com gaze, escova de dentes e clorexidina aquosa 0,12%, além da orientação de higiene bucal para os cuidadores.

Foi definido o plano de tratamento, com indicação de exodontia total, e solicitação de parecer médico para realização do procedimento odontológico em domicílio. Todo planejamento foi discutido multiprofissionalmente com a equipe do SAD (enfermeiros, médicos, dentistas, fisioterapeutas, nutricionista e técnicos de enfermagem). Na mesma semana, a cirurgia para exodontia foi realizada em domicílio. Participaram duas cirurgiãs-dentistas residentes do Programa de Residência Multiprofissional em Saúde[18], acompanhadas por alunos da graduação em odontologia vinculados ao projeto de extensão, e membros da equipe multiprofissional do SAD (Figura 2).

A mesa clínica foi montada em uma cama ao lado do leito do paciente, com o cuidado de manter todo o material livre de contaminação (Figura 3). Para auxiliar no procedimento, foram utilizados afastador de lábio de borracha, abridor de boca e lanterna de celular. Foram extraídos os dentes 15, 14, 13, 12, 23, 24, 27 e as raízes residuais 21 e 22 (Figura 4). O procedimento foi realizado sem intercorrências, dentro do planejado, seguindo todas as normas de biossegurança. Em seguida, os cuidadores do paciente foram orientados quanto às recomendações pós-operatórias e de higiene bucal e foram prescritos a antibioticoterapia e o analgésico.

Após sete dias do procedimento cirúrgico, foi realizada nova visita do cirurgião-dentista para remoção de sutura e avaliação pós-operatória. Foi constatada boa cicatrização gengival e do lábio inferior, e boa evolução clínica do paciente, que não apresentou novos picos de febre (Figura 5).

A equipe multiprofissional continuou as visitas domiciliares, eventualmente acompanhadas por um cirurgião-dentista, para avaliar a regressão da lesão no lábio até sua resolução por completo (Figura 6).

Segundo o prontuário médico, após o tratamento odontológico houve uma melhora significativa da saúde geral do paciente, com desaparecimento da febre recorrente desde o período que estava internado no hospital. Posteriormente à melhora do quadro, o paciente foi transferido do SAD para o Programa Melhor em Casa, admitido e acompanhado pela Prefeitura Municipal, seguindo em bom estado geral.

A presença do cirurgião-dentista no serviço de atendimento domiciliar garante a complementaridade da assistência integral à saúde. A resolução e o sucesso desse caso clínico se devem à interação da equipe multiprofissional completa, que tem o intuito de zelar pela saúde, pelo bem-estar, pela qualidade de vida e pela autoestima dos pacientes assistidos pelo SAD, com abordagens preventivas e curativas.

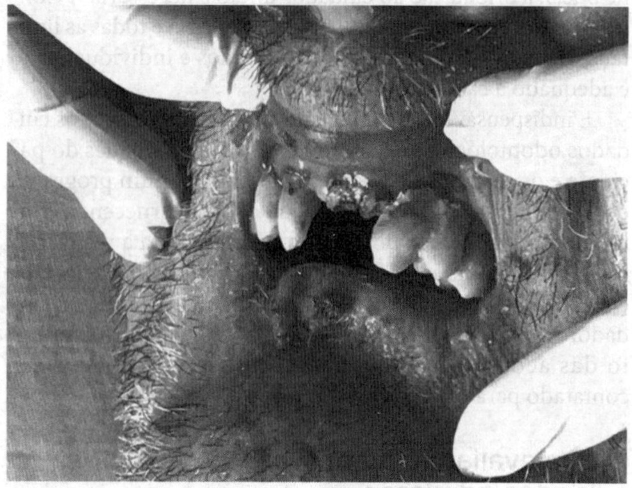

FIGURA 1

Aspecto bucal inicial.

Fonte: acervo dos autores.

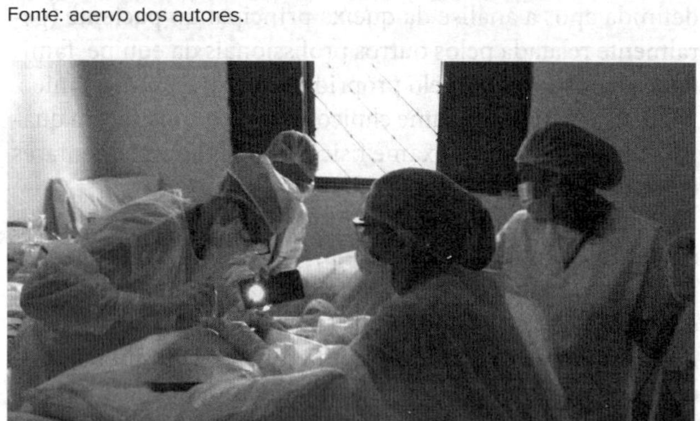

FIGURA 2

Equipe durante o tratamento odontológico no domicílio do paciente.

Fonte: acervo dos autores.

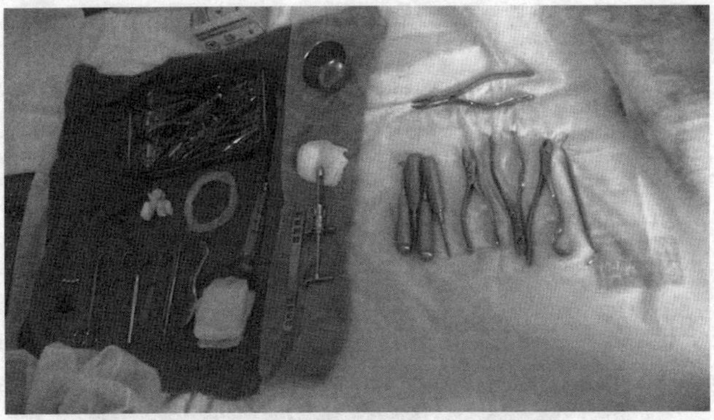

FIGURA 3

Mesa clínica ao do lado do leito do paciente.

Fonte: acervo dos autores.

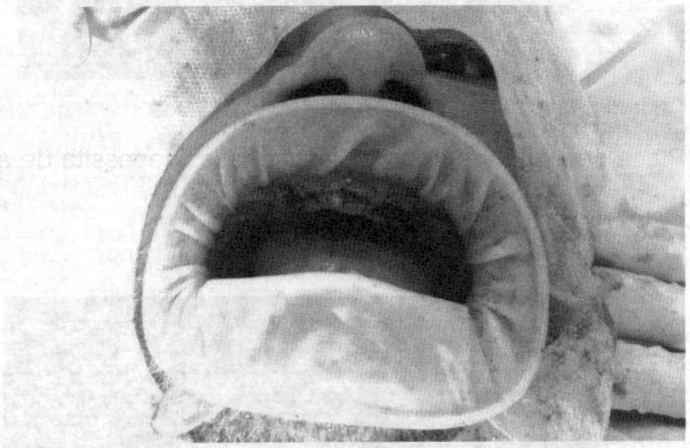

FIGURA 4

Fotografia ao final da exodontia total e o uso do afastador.

Fonte: acervo dos autores.

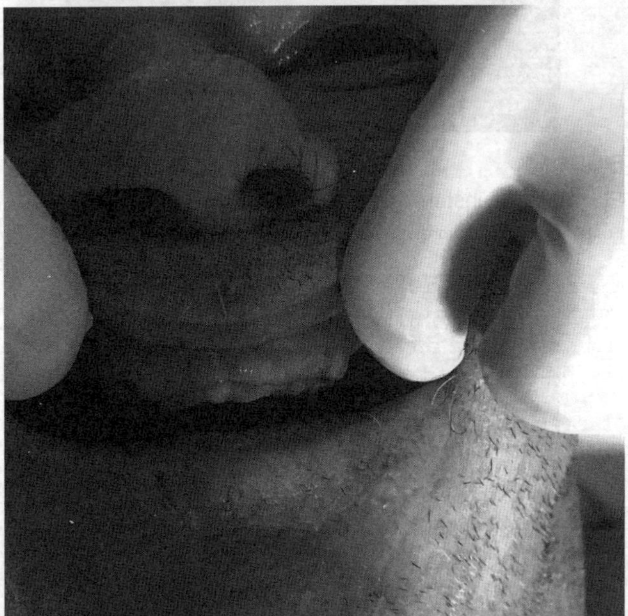

FIGURA 5

Sete dias de pós-operatório, após remoção de sutura, evidenciando rebordo em boa evolução e com diminuição da lesão do lábio.

Fonte: acervo dos autores.

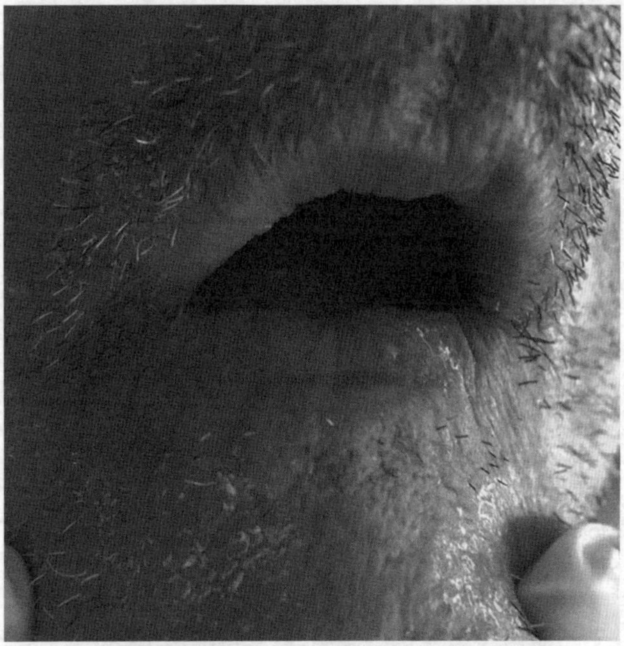

FIGURA 6

Fotografia final, com o lábio cicatrizado, sem lesão.

Fonte: acervo dos autores.

Caso 2

Paciente LAM, 49 anos, gênero feminino, leucoderma, acamada, comatosa, traqueostomizada, com ventilação mecânica, gastrostomizada. Pelo relato da cuidadora, a paciente apresentava bruxismo e apertamento involuntário, causando lesões traumáticas no rebordo superior pelo contato dos dentes inferiores. Como alternativa para conter o ferimento, a cuidadora posicionava uma moldeira de plástico nos dentes inferiores, adquirida aleatoriamente (Figura 7).

Ao exame clínico realizado pela equipe odontológica do SAD, observou-se a presença dos seis dentes anteriores inferiores, e do elemento 37. O arco superior totalmente desdentado, apresentava na região anterior, no fundo de saco de vestíbulo, uma lesão tumoral de base séssil, com superfície verrugosa e esbranquiçada, de aproximadamente 3 cm, mole à palpação, com tempo de evolução de aproximadamente 4 meses (Figura 8). Diagnóstico: hiperplasia traumática provocada pelos bordos da moldeira de plástico.

Como conduta clínica, a equipe odontológica orientou a suspensão do uso da moldeira plástica, observando após uma semana de suspensão, a redução da lesão. Para evitar o trauma provocado pelo contato dos dentes inferiores com o rebordo superior, planejou-se uma placa oclusal em silicone recobrindo os dentes anteriores inferiores, sendo todas as etapas realizadas no domicílio da paciente (Figura 9). Houve a necessidade de moldar os dentes, obter modelo de trabalho e utilizar a plastificadora a vácuo, para confeccionar o dispositivo (Figura 10). A placa oclusal foi instalada com sucesso, adaptando-se perfeitamente ao arco dental remanescente (Figura 11). Após 20 dias de instalação da placa oclusal, observa-se a regressão da lesão (Figura 12).

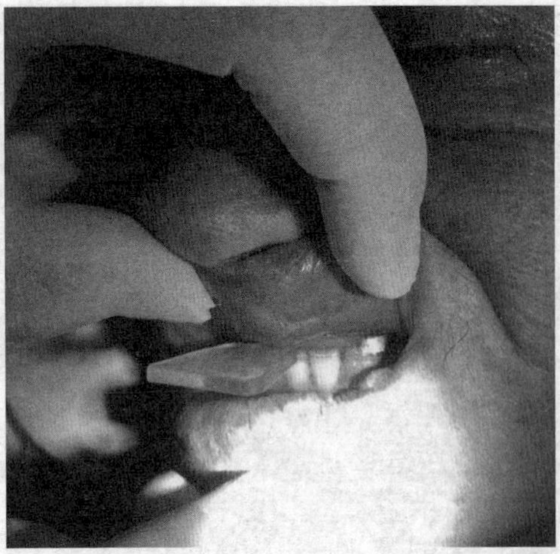

FIGURA 7

Moldeira em silicone adquirida pela família com o objetivo de conter os danos provocados pelo bruxismo da paciente.

Fonte: acervo dos autores.

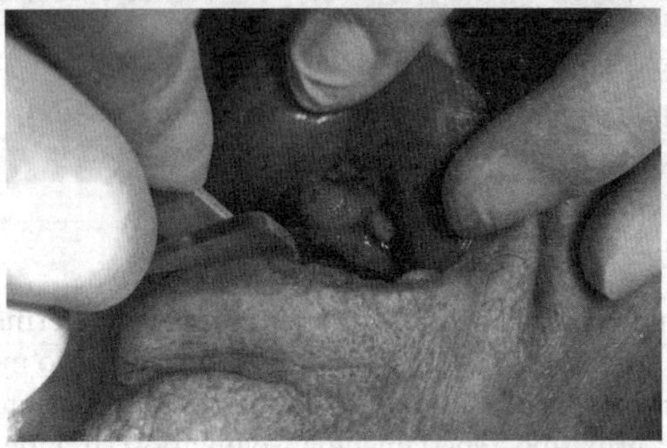

FIGURA 8

Hiperplasia traumática na região anterior da maxila, no fundo de saco de vestíbulo, provocada pelo contato da moldeira em silicone com esta região.

Fonte: acervo dos autores.

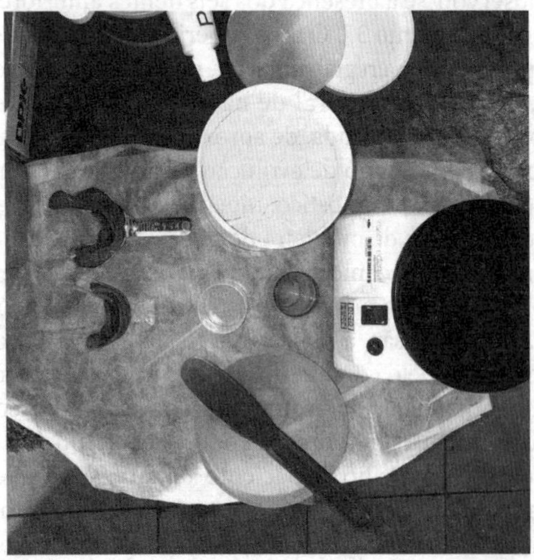

FIGURA 9

Mesa clínica montada na residência da paciente para a confecção de placa oclusal.

Fonte: acervo dos autores.

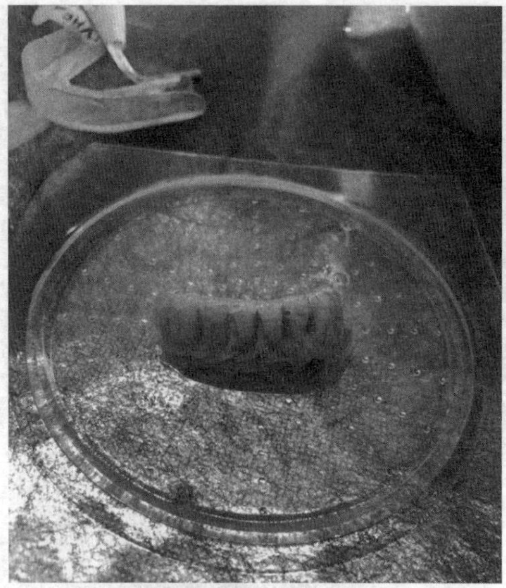

FIGURA 10

Placa oclusal logo após a plastificação. Necessita de acabamento.

Fonte: acervo dos autores.

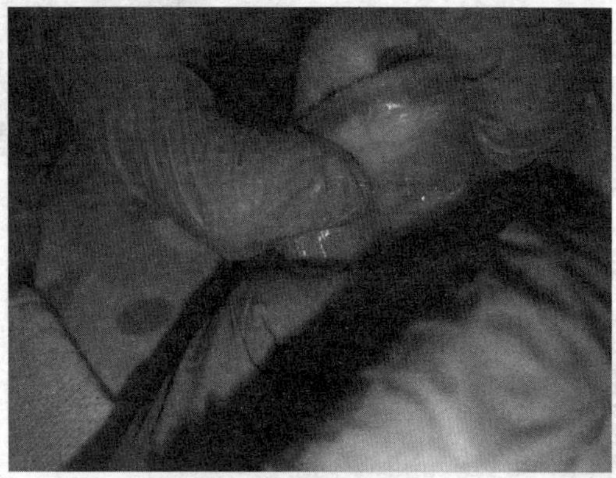

FIGURA 11

Placa oclusal instalada.

Fonte: acervo dos autores.

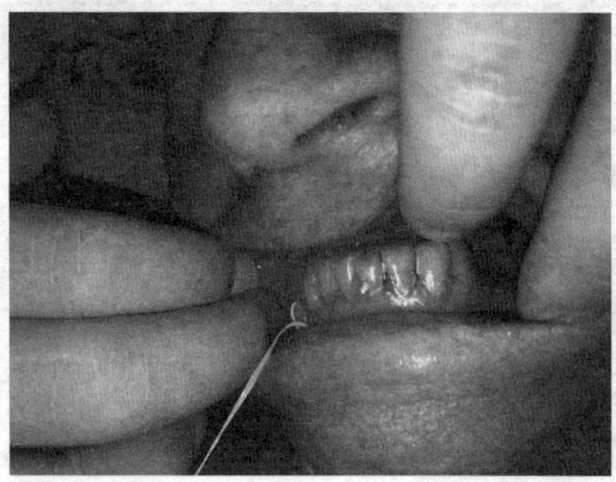

FIGURA 12

Fotografia da lesão após 20 dias da instalação da placa oclusal.

Fonte: acervo dos autores.

Caso 3

Paciente BAM, 58 anos, sexo masculino, portador de esclerose lateral amiotrófica, comprometimento da musculatura respiratória e dos membros, perda de fala pelo comprometimento da musculatura orofaríngea e por traqueotomia e gastrostomia, musculatura ocular extrínseca poupada, intelecto e estado de consciência intactos. Atento, comunicava-se exclusivamente pelo movimento de piscar de olhos, utilizando uma cartela básica para comunicação visual. Apresentava queixa de dor de dentes, e um desejo de utilizar uma prótese removível para substituir as ausências dentárias. A equipe odontológica do SAD, avaliou clinicamente, diagnosticou um quadro de periodontite aguda e cárie ativa e dolorosa. Realizaram-se as exodontias dos dentes condenados e foi proposto a reabilitação com próteses removíveis, atendendo os desejos do paciente. Todos os procedimentos foram realizados no domicílio. Ao instalar as próteses superiores e inferiores, o paciente demonstrou-se emocionado com a reabilitação.

Caso 4

Paciente KHS, gênero feminino, 52 anos, com deficiência de alfa 1 antitripsina (AATD), quadro de ansiedade e depressão, DPOC com uso de 5 L O_2/min. Ao exame clínico foram identificadas raízes residuais pela fratura de coroas, reabsorção óssea, dente 22 apresentando periodontite aguda, lesão de cárie ativa (Figura 13). A paciente relatava dor no elemento 22. Foi proposto pela equipe SAD odontologia a extração dos dentes 22, 34, 35, 44 e 45. Pela complexidade do estado geral de saúde da paciente, no parecer médico, foi sugerido a antibioticoterapia profilática e a transferência para atendimento no Programa de Cuidados Especiais às Doenças Estomatológicas do Centro Especializado Odontológico, do Hospital Odontológico (Figura 14). Após as exodontias (Figura 15), a coroa do dente 22 foi incorporada à prótese parcial removível da paciente, como manobra imediata para substituição da ausência dental na região anterior, contribuindo com sua estética (Figura 16). Na sequência, após a cicatrização dos alvéolos, a paciente iniciará o processo de reabilitação com próteses removíveis de caráter definitivo. O processo é de alta complexidade, mas não envolve riscos à paciente, portanto pode ser realizado no domicílio.

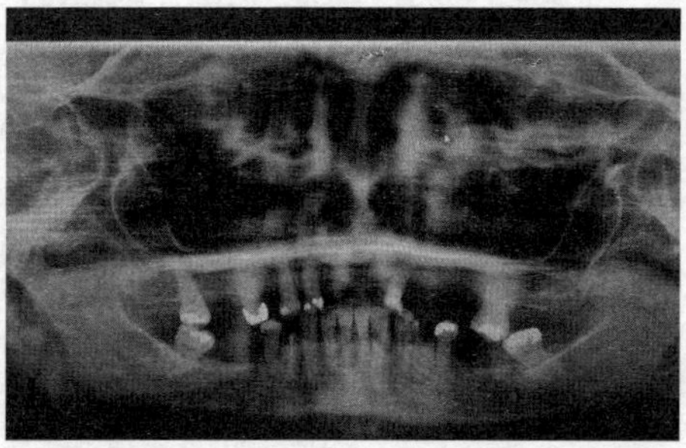

FIGURA 13

Imagem radiográfica de panorâmica digital apresentando o quadro inicial da paciente.

Fonte: acervo dos autores.

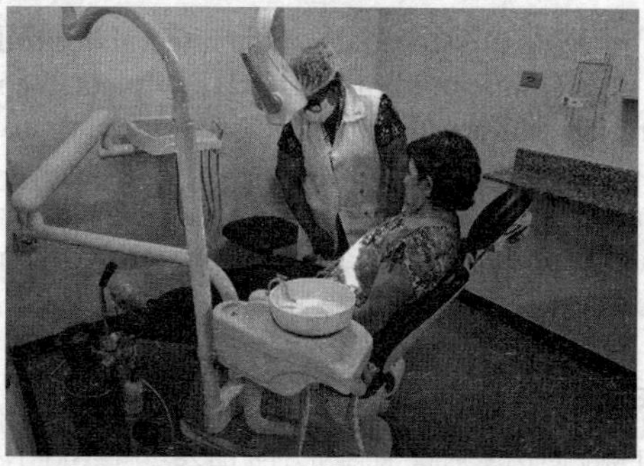

FIGURA 14

Cuidados iniciais pré-operatórios. Aferir oximetria, pressão, frequência cardíaca.

Fonte: acervo dos autores.

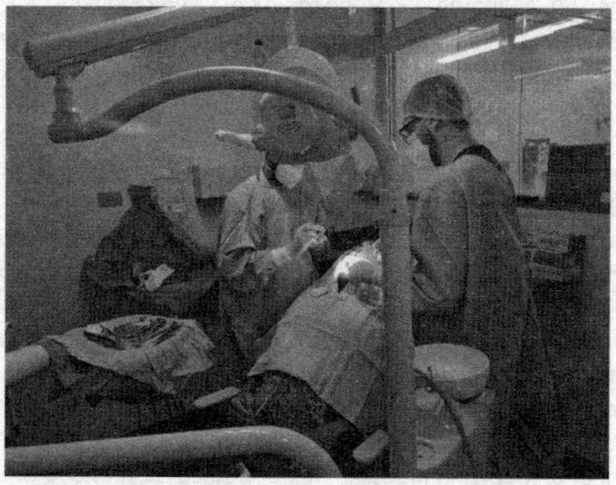

FIGURA 15

Cirurgia para exodontias dos dentes comprometidos por cárie e doença periodontal.

Fonte: acervo dos autores.

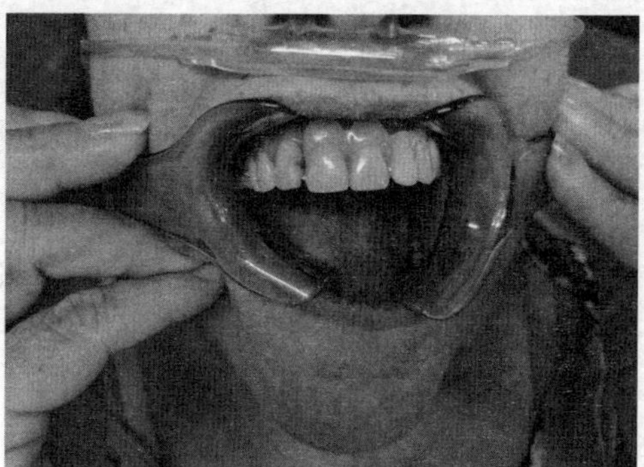

FIGURA 16

Aspecto final, após exodontias do dente 22 e reposicionamento imediato da coroa do respectivo dente na prótese removível.

Fonte: acervo dos autores.

Considerações finais

Os casos clínicos apresentados demonstram ser possível realizar, no domicílio, ações odontológicas de alta, média e baixa complexidade, contribuindo com a melhoria do estado geral de saúde do paciente.

O modelo de promoção de saúde integral dos indivíduos envolve uma equipe multiprofissional completa. E é indissociável praticar saúde sem a presença de um cirurgião-dentista na equipe.

Nas ações educativas, enfatizar a necessidade de uma atenção abrangente integrando aspectos preventivos, curativos, biopsicossociais e ambientais.

Referências

1. Brasil. Ministério da Saúde. Relatório final da 2a Conferência Nacional de Saúde Bucal. Brasília: Ministério da Saúde; 1993. Disponível em: https://conselho.saude.gov.br/biblioteca/Relatorios/2_conf_saudebucal.doc.
2. Brasil. Ministério da Saúde. Portaria n. 2.527, de 27 de outubro de 2011. Redefine a atenção domiciliar no âmbito do Sistema Único de Saúde (SUS). Brasília: Diário Oficial da União; 2011.
3. Maciel JAC, Almeida AS, Menezes AKA, Oliveira Filho IL, Castro-Silva II, Vasconcelos MIO, Farias MR. Quando a saúde bucal bate à porta: protocolo para a atenção domiciliar em odontologia. Rev Bras Promoção Saúde. Fortaleza. 2016;29(4):614-20.
4. Salimena AMO, Nazareth JB, Paiva APC, Amorim TV. Cuidador e familiar na vivência da internação domiciliar. Rev Enfermagem Atual. 2019;87(25).
5. Bizerril DO, Saldanha KGH, Silva JP, Almeida JRS, Almeida MEL. Papel do cirurgião-dentista nas visitas domiciliares: atenção em saúde bucal. Rev Bras Med Fam Comunidade. 2015;10(37):1-8.
6. Miranda AF, Montenegro FLB. O cirurgião-dentista como parte integrante da equipe multidisciplinar direcionada à população idosa dependente no ambiente domiciliar. Rev Paul Odontol. 2009;31(3):15-9.
7. Costa Filho LC, Petry PC. Saúde bucal. In: Ducan BB, Schimidt MI, Giugliani ERJ. Medicina ambulatorial: condutas de atenção primária baseadas em evidências. 3 ed. Porto Alegre: Artmed; 2004.
8. Miranda AF. Odontologia domiciliar: uma mudança de paradigma. https://www.portaldoenvelhecimento.com.br/odontologia-domiciliar-uma-mudanca-de-paradigma/ (acesso 13 out 2021).
9. Sarin J, Balasubramaniam R, Corcoran AM, Laudenbach JM, Stoopler ET. Reducing the risk of aspiration pneumonia among elderly patients in long-term care facilities through oral health interventions. JAMDA. 2008;I(2):128-35.
10. Yoneyama T, Yoshida M, Matsui T, Sasaki H. Oral care and pneumonia, Lancet. 1999;354(9177):515.
11. Siqueira Jr JF, Rôças IN, Alves FRF. Resistência bacteriana a antibióticos: como o endodontista deve lidar com o problema. RBO. 2004;61(2):120-3.
12. Moynihan PJ, Butler TJ, Thomason JM, Jepson NJA. Nutrient intake in partially dentate patients: the effect of prosthetic rehabilitation. J Dent. 2000;28(8):557-63.
13. Brasil. Ministério da Saúde. Portaria n. 825, de 25 de Abril de 2016. Redefine a Atenção Domiciliar no âmbito do Sistema Único de Saúde (SUS) e atualiza as equipes habilitadas. Brasília: Diário Oficial da União; 2016.
14. Florianí CA, Schramm SR. Moral and operational challenges for the inclusion of palliative care in primary health care. Cad Saúde Pública. 2007; 23(9):2072-80.
15. Oliveira AG, Reis SMAS, Paula AR, Carvalho TA. A integração odontologia no programa de assistência domiciliar (PAD): uma retrospectiva. Em extensão. 2010;9(1):154-62.
16. Ferraz GA, Leite ICG. Instrumentos de visita domiciliar: abordagem da odontologia na estratégia saúde da família. Rev APS. 2016 abr/jun; 19(2): 302-314
17. Brunetti RF, Montenegro FLB. Odontogeriatria: noções de interesse clínico. Artes Médicas. São Paulo, 2002.
18. Prado IMM. Atuação da equipe odontológica no Serviço de Atenção Domiciliar: relato de experiência. [Trabalho de Conclusão de Residência (Multiprofissional em saúde)]. Uberlândia: Universidade Federal de Uberlândia; 2019.

Capítulo 5

A atuação da enfermagem na atenção domiciliar

Emília Maria Paulina Campos Chayamiti
Mara Lúcia Renostro Zachi
Mariléia Sandra Renostro

PONTOS-CHAVE

- Histórico e contexto da atuação da enfermagem na atenção domiciliar.
- Aplicação dos conhecimentos técnicos e científicos na recuperação e promoção da qualidade de vida do usuário.
- Participação e adequação à rotina do usuário, objetivando ao máximo sua independência para atividades de autocuidado.
- Educação em saúde para os usuários, familiares, cuidadores e comunidade.

OBJETIVOS DE APRENDIZAGEM

Ao final do capítulo, o leitor deverá ser capaz de:

- Compreender as competências dos profissionais de enfermagem na esfera da atenção domiciliar.
- Identificar a sistematização da assistência de enfermagem e a importância de reconhecer as necessidades de cuidado.
- Conhecer as ferramentas de enfermagem na realização da gestão do cuidado na atenção domiciliar.
- Avaliar a importância e o papel da enfermagem na discussão de casos em equipe na gestão do cuidado domiciliar.

Continuação do caso clínico do início da seção

M.L.S., 93 anos.

Dando continuidade ao cuidado com a lesão, ocorrida após a internação, ficou acamada e iniciou com lesões por pressão (LP), as quais abriram ferida na região sacral e trocantérica (...)

Lesão 1:

- Localização: região sacral.
- Medidas: 10 cm de diâmetro e 0,5 cm de profundidade.
  - Acometimento tecidual: derme e subcutâneo.
  - Não há toque (com pinça anatômica) de estrutura óssea; sem exposição óssea.
  - Tecido de granulação recobrindo 100% da LP.
  - Altamente exsudativa. Exsudato seroso.
  - Bordos com epíbole.
  - Perilesão eritematosa.

Lesão 2:

- Localização: calcanhar direito.
- Medidas: 3 cm de diâmetro.
- Leito recoberto por 70% de tecido de granulação e 30% de esfacelo.
- Média exsudação piossanguinolenta. Odor.
- Área com esfacelo flutuante.
- Toque periósteo com a pinça anatômica.
- Tunelização.
- Perilesão descamativa.

Listas de problemas

Extremos de faixa etária, muito idosa, 93 anos.

Polifarmácia.

Totalmente dependente, demente e acamada.

Anemia, uso de sonda entérica e constipação.

Riscos para quedas e infecções (atentar-se aos protocolos de segurança do paciente).

Presença de LP na região sacral e trocantérica e risco para desenvolver outras LP.

Localização da LP-1, região sacral, dificulta ainda mais os cuidados, devido a umidade por eliminação.

As mensurações das LP devem ser obtidas pelas medidas dos maiores diâmetros (vertical x horizontal), formando ângulo de 90°, sendo altura *versus* largura e profundidade. Multiplicando-se as três medidas, tem-se a área total da LP. Conhecer as mensurações e realizar as medidas a cada 15 dias é um recurso para avaliar a evolução do quadro da lesão. Existem muitas formas de fazer o registro do acompanhamento dessa evolução; seria importante o serviço de atenção domiciliar (SAD)/instituição ter protocolos clínicos para referenciar a equipe.

Por serem LP-1 e LP-2, é importante avaliar a profundidade do dano tissular, o qual varia conforme a localização anatômica, presença de descolamento e túneis. E exposição de fáscia, músculo, tendão, ligamento, cartilagem e/ou osso.

A LP-1 está no estágio 3, com perda da pele em sua espessura total, a qual pode ter gordura visível; frequentemente, tecido de granulação e epíbole (lesão com bordas enroladas) estão presentes. Esfacelo e/ou escara pode estar visível, o que não é o caso da paciente; o leito da lesão tem 100% de tecido de granulação, sem descolamento e túneis nem exposição de fáscia, músculo, tendão, ligamento, cartilagem e/ou osso. Pele periferida apresenta-se prejudicada, com eritema e edema. Com alta umidade, há elevada quantidade de exsudato seroso, havendo também perdas pelo organismo, podendo sinalizar infecção local e colonização crítica. Inicialmente, nos processos de regeneração e cicatrização, o exsudato é fundamental para manter o leito úmido, favorecendo a migração celular e acelerando a cicatrização. Quando em excesso e prolongado, pode prejudicar o reparo tecidual, macerando bordas.

A LP-2 está no estágio 4, com perda da pele em sua espessura total e perda tissular com exposição ou palpação direta da fáscia, músculo, tendão, ligamento, cartilagem ou osso. Nesse caso, o leito da lesão está recoberto por 70% de tecido de granulação e 30% de esfacelo, com toque de periósteo; pinça anatômica, esfacelo flutuante, muito risco para osteomielite, exsudato com presença de pus e sangue. A pele perilesão está descamativa, com bordas espessas e ressecadas, com hiperqueratose.

À avaliação da pele adjacente, apresenta-se hiperemia na região inferior-posterior próxima à LP-2, com aspecto pálido, aparente textura seca e presença de hiperqueratose. É preciso avaliar também a temperatura, se quente, fria ou em normotermia; a pele tem sua integridade, porém com descamação e hiperpigmentação, pele escurecida acastanhada pelo depósito de ferro/hemossiderina, sinalizando problema circulatório/doença de base.

Nesse estágio 4, o esfacelo e/ou a escara podem estar visíveis, assim como a epíbole (lesão com bordas enroladas); descolamento e/ou túneis são frequentes. A profundidade varia com a localização anatômica.

Nos calcâneos ou nas regiões com pouco tecido subcutâneo, propiciando exposição óssea, não se recomenda desbridamento. Para a terceira lesão, que se apresenta escura e com borda irregular, na região retroauricular direita, a paciente precisa ser avaliada por profissional especializado, sendo referenciada conforme os protocolos institucionais.

Cabem ao técnico de enfermagem e ao auxiliar de enfermagem a participação do PE, conforme a lei do exercício profissional sob a supervisão do enfermeiro.

Introdução: história e importância da profissão

Na origem da enfermagem, assim como das práticas de saúde, influenciada pelas questões de gênero e religião, caracterizada como maternal, abnegada e submissa, estava presente a identidade religiosa da profissão, o que influenciou a formação das profissionais agregando os preceitos que a trajetória nos mostra como atributos femininos. Isso repercutiu na formação de uma profissão disciplinar e subordinada diante das relações de poder entre os profissionais de saúde.[1]

A enfermagem, especificamente a carreira do enfermeiro, teve visibilidade nos conflitos bélicos, os quais potencializaram a demanda pela busca da profissão. Assim, a imagem desta e as suas repercussões são determinadas nos campos social, político e econômico que atravessam os tempos e a história, diretamente relacionadas aos interesses governamentais e de mercado.[1]

A possibilidade de libertação ou da descontinuidade dessa história consiste no reconhecimento e na defesa das dimensões do trabalho, na amplitude e centralidade do seu fazer, dos saberes e das práticas essenciais para cuidar e/ou gerenciar o cuidado, com repercussões significativas no trabalho e interfaces com outros profissionais.[1]

Houve um processo de intelectualização da profissão, com o aprofundamento e desenvolvimento da enfermagem em detrimento do cuidado direto ao paciente. Também passou de curso de nível médio a superior, especialização, mestrado e doutorado, adquirindo *status* mais elevado, procurando também a autonomia e legitimação da sua autoridade na equipe.[2]

Ao longo dos anos, muitos avanços ocorreram, afetando sobremaneira a prática da enfermagem (enfermeiro), em busca da compreensão do seu saber e fazer, envolvida em outras dimensões do trabalho. Compreende o trabalho em equipe e a interdisciplinar, apropriando-se de conceitos e princípios para o cuidado humano.

A enfermagem tem se destacado diante do enfrentamento da pandemia pela covid-19, por meio das boas práticas no campo da inovação, da liderança, da pesquisa, das políticas e da educação em enfermagem, em todos os cenários de cuidado, sobretudo o domicílio.

Os profissionais de enfermagem favorecem o avanço dos sistemas e serviços de saúde para alcançar o acesso universal à saúde, a cobertura universal de saúde e os objetivos de desenvolvimento sustentável, em colaboração com outros profissionais da saúde.[3]

A utilidade social do trabalho da enfermagem, no que diz respeito à estreita relação entre cuidado humano e o trabalho de enfermagem, tem grande importância no cuidado na sobrevivência das espécies, na promoção da vida e na preservação do planeta.[4]

Atribuições específicas da profissão no domicílio

Na AD, o enfermeiro contribui sobremaneira, valorizando o trabalho interdisciplinar em equipe, agregando as atividades administrativas às práticas da assistência direta ao usuário e à família, primando pelo cuidado integral, contribuindo para o fortalecimento do Sistema Único de Saúde (SUS) e propiciando um novo modelo de atenção à saúde.[5]

A atuação da enfermagem domiciliar possui uma multiplicidade de ações, exigindo-se saberes específicos nem sempre adquiridos na formação, sendo necessária uma atualização constante e educação permanente nos serviços.[6] São atribuições específicas da enfermagem na AD:

- Supervisionar e gerenciar todas as atividades da equipe de enfermagem.
- Conhecer as políticas de saúde, redes de atenção à saúde, funções, estrutura, financiamento e organograma da instituição onde está inserido o SAD.
- Elaborar manuais, protocolos clínicos e procedimentos operacionais padronizados, mediante a prática baseada em evidências e legislações dos conselhos de enfermagem.
- Participar da construção dos projetos terapêuticos singulares, com a equipe multidisciplinar da AD.
- Definir, junto com a equipe multidisciplinar, critérios para a inclusão e exclusão, bem como as rotinas de acompanhamento e alta dos pacientes do SAD.
- Participar da transição do cuidado do usuário.
- Planejar e participar das reuniões da equipe.
- Orientar paciente/família e/ou cuidador para o autocuidado e autocuidado apoiado.
- Fomentar o trabalho e promover os processos educacionais na equipe multiprofissional.
- Preparar os materiais necessários para os atendimentos domiciliares.
- Realizar as triagens e dar encaminhamento aos casos não inseridos no SAD (unidades básicas de saúde, centros de referência etc.).
- Fornecer apoio técnico matricial com as unidades básicas de referência.
- Supervisionar a equipe de enfermagem, fazer o gerenciamento dos materiais e insumos e a manutenção dos equipamentos de sua competência.
- Capacitar a equipe quanto ao manuseio e à conservação de equipamentos e aparelhos.
- Realizar e/ou participar de pesquisas.
- Receber e propiciar como campo de estágio o SAD, conforme as normas institucionais e leis vigentes sobre o assunto.
- Prescrever medicamentos estabelecidos conforme protocolos ou outras normativas técnicas estabelecidas pelos gestores federal, estadual e municipal, observadas as disposições legais da profissão.
- Solicitar exames necessários de rotina e complementares quando do exercício de suas atividades profissionais, para o atendimento e cuidados de forma integral aos pacientes, conforme os protocolos ou normativas técnicas estabelecidas pelo gestor federal, estadual e municipal, observadas as disposições legais da profissão.
- Participar de e/ou realizar oficinas de cuidadores familiares.
- Promover e participar das ações de educação permanente, tanto para a enfermagem quanto com a equipe multidisciplinar.
- Realizar avaliações periódicas do trabalho e desempenho da equipe de enfermagem.
- Orientar cuidados com resíduos de saúde no cuidado do usuário e do lixo domiciliar (separação, armazenamento e coleta).
- Elaborar e aprovar escalas mensais de folga e atividades da equipe de enfermagem.

Atuação no domicílio junto ao paciente

- Organizar, gerenciar e sistematizar a assistência no domicílio.
- Realizar a sistematização da assistência de enfermagem, tendo como norte os protocolos de saúde pública do Ministério da Saúde, assim como os da rede de atenção à saúde local.
- Planejar, organizar, coordenar, executar e avaliar a assistência de enfermagem em domicílio, por meio da sistematização da assistência de enfermagem (SAE).
- Realizar os cuidados de enfermagem de maior complexidade técnica, os quais exigem conhecimento científico adequado e capacidade de tomar decisões imediatas.
- Realizar o cronograma de visitas de acordo com o planejamento da assistência, determinando as prioridades de assistência.
- Supervisionar e avaliar o plano de cuidados e a escala de visitas.
- Elaborar escala de visitas de enfermagem.
- Servir de apoio à equipe de enfermagem e à família, intermediando situações que interfiram no bom atendimento ao usuário.
- Proporcionar ao paciente assistência e conforto físico e emocional em situações de agonia e morte.
- Participar de comissões de trabalho, estudos e pesquisas da Instituição, para a melhoria da atenção ao usuário.

Atuação no domicílio junto a familiares/cuidadores

- Identificar e preparar o cuidador domiciliar.
- Capacitar o cuidador para assistir ao paciente nas suas necessidades básicas biopsicossociais, como:
  - Assistir e apoiar o usuário e cuidador na transferência para cadeira/cama, nos cuidados de higiene, alimentações eliminações.
  - Promover e orientar exercícios e atividade física apoiada.
  - Orientar atividades de lazer e recreação.
  - Estimular a socialização e comunicação.
- Encorajar o usuário a manter ou adaptar o desenvolvimento de atividades laborativas, segundo suas possibilidades e capacidades.
- Orientar cuidados sobre a ambiência, como a higiene e a organização do domicílio, promovendo ambiente seguro e diminuindo riscos de acidentes.

- Incentivar, orientar e assegurar um ambiente confortável para o repouso e o sono.
- Ser o elo entre o paciente/a família e a equipe de AD.
- Quando necessário, acompanhar os usuários em consultas, exames.
- Manter uma comunicação efetiva com o paciente.
- Estimular o paciente, cuidador e familiares para o autocuidado e o autocuidado apoiado e a se adaptar a atividades de vida diária.
- Estabelecer uma via de comunicação efetiva com a família.
- Orientar o paciente, a família e/ou o cuidador sobre a realização dos cuidados de enfermagem.

Atribuições do técnico de enfermagem[7]

Os técnicos de enfermagem são profissionais de nível médio que exercem atividades auxiliares e/ou complementares na equipe de enfermagem, sempre com a supervisão e a orientação de um enfermeiro. São atividades que cabem ao técnico de enfermagem:

- Realizar os cuidados de acordo com o plano de cuidados e a prescrição de enfermagem.
- Assistir o enfermeiro nos cuidados de enfermagem a pacientes em estado grave.
- Realizar cuidados de prevenção e controle das doenças transmissíveis em geral e em programas de vigilância epidemiológica, no contexto domiciliário.
- Promover ações de prevenção e controle da infecção domiciliar e prevenção e controle de danos físicos e emocionais que possam ser causados a pacientes durante a AD.
- Participar das atividades de educação em saúde.
- Participar de grupos de cuidadores.
- Preparar o roteiro de visitas, separando *kit* de material de consumo de cada paciente e material reserva da viatura, como determinado pelo enfermeiro.
- Preparar o paciente, em conjunto com o cuidador e/ou familiar, para consultas, exames e tratamentos, durante o atendimento domiciliário.
- Observar os sinais e sintomas e realizar a descrição correta.
- Executar tratamentos especificamente prescritos ou de rotina, além de atividades de enfermagem, adaptando-as à realidade de cada domicílio, conforme rotinas estabelecidas pelo enfermeiro, tais como:
  - Administrar medicamentos prescritos.
  - Realizar controle hídrico.
  - Fazer curativos prescritos.
  - Verificar sinais vitais.
  - Aplicar oxigenoterapia e nebulização.
  - Colher material para exames laboratoriais.
- Realizar atividades de enfermagem em conformidade com as normas técnicas estabelecidas pelo SAD e/ou unidade básica.
- Auxiliar em procedimentos invasivos realizados pela equipe de AD no domicílio.
- Prestar cuidados de higiene e conforto, no domicílio, quando necessário, estimulando a participação do cuidador, nas tarefas de sua competência, zelando pela segurança do paciente, nas atividades de vida diária.
- Cuidar da limpeza e ordem do material, de equipamentos e dependências da unidade de saúde.
- Participar da elaboração do projeto terapêutico singular.
- Promover o vínculo com o paciente, o cuidador e a família, de forma a estimular a autonomia e o autocuidado.
- Participar de atividades de educação em saúde, orientando cuidador e familiares em atividades de desinfecção, de materiais e equipamentos.
- Orientar cuidados com resíduos de saúde, originado no cuidado do usuário e do lixo domiciliar (separação, armazenamento e coleta), conforme o programa de gerenciamento de resíduos de saúde do município.
- Orientar o paciente após o atendimento da equipe multidisciplinar, quanto ao cumprimento das prescrições de enfermagem e médicas, orientações dos outros profissionais e/ou rotinas do SAD.
- Realizar visita domiciliar, utilizando-se de escuta ampliada, no contexto da família e da comunidade.
- Fazer o controle de estoque de materiais de enfermagem de acordo com as rotinas estabelecidas.
- Auxiliar a equipe nos procedimentos pós-morte no domicílio, conforme as rotinas do SAD.
- Participar de capacitações e atualização técnica constantemente.

O que avaliar na elaboração do plano de cuidados/admissão

A assistência de enfermagem domiciliar se dará em caso de instabilidade clínica e/ou por meio de visitas agendadas (programadas), considerando as dificuldades e barreiras de acesso do usuário aos serviços de saúde. Durante a visita, vários pontos devem ser observados, considerando:

- As reais necessidades de saúde.
- Ambiente domiciliar.
- Nível de capacidades de autocuidado.
- Nível de cuidado de enfermagem necessário.
- Necessidade de educação do paciente/família/cuidador.
- Nível de adesão paciente/família/cuidador.
- Prognóstico.
- Segurança dos profissionais.
- Riscos de infecção, quedas e outros.
- O desenvolvimento de vínculos e o respeito mútuo.
- A privacidade e a singularidade do paciente/família/cuidador.
- Realizar a consulta de enfermagem em todos os usuários inseridos no serviço, os quais deverão ser avaliados pelo enfermeiro, o mais breve possível, após sua admissão no serviço.
- A consulta de enfermagem é privativa do enfermeiro. É uma das etapas da SAE e deve seguir este roteiro: históri-

co de enfermagem (coleta de dados e exame físico), diagnóstico, planejamento, implementação e avaliação.

- O processo de enfermagem deve ser realizado sempre na primeira visita domiciliar feita pelo enfermeiro e reavaliado com frequência mínima de 1 vez por mês ou conforme a necessidade e as singularidades dos usuários.

Desfecho/perspectiva de alta e/ou transição do cuidado

- A alta dos cuidados de enfermagem deve ser planejada com a equipe, cuidadores e familiares.
- Devem-se identificar as necessidades e discutir o plano de cuidados pós-alta com o usuário e familiares.
- Desenvolver ações de educação em saúde para usuários e cuidadores com o objetivo de se preparar para a alta.
- Fornecer orientações sobre o uso de medicações pós-alta.
- Fornecer orientações sobre o autocuidado.
- Esclarecer todas as dúvidas da família.
- Orientar sobre a continuidade dos cuidados e a equipe de referência.

Quanto ao caso clínico, algumas competências da equipe de enfermagem

O enfermeira precisa, mediante suas competências e habilidades:

- Realizar a avaliação global da paciente, observando fatores envolvidos no processo do cuidar, como estrutura do domicílio, do cuidador e seus potenciais, recursos da família e do SAD.
- Aplicar a SAE, conforme a Resolução COFEN-358/2009,[8] que é a metodologia que organiza toda a operacionalização do processo de enfermagem e planeja o trabalho da equipe e os instrumentos que serão utilizados, de acordo com o procedimento a ser realizado.

A SAE objetiva reduzir as complicações durante o tratamento, de forma a facilitar a adaptação e recuperação do paciente; eleva a qualidade da assistência de enfermagem, beneficiando tanto o paciente, por meio de um atendimento individualizado e de qualidade; assim como o profissional, mostrando a importância do processo de enfermagem.

O processo de enfermagem (PE) é dividido em cinco etapas: coleta de dados de enfermagem ou histórico de enfermagem (investigação, anamnese e exame físico); diagnóstico de enfermagem; planejamento de enfermagem; implementação; avaliação de enfermagem; planejamentos dos resultados esperados.

A consulta de enfermagem compreende a entrevista para a coleta de dados, o exame físico (composto de quatro etapas: inspeção, ausculta, palpação e percussão), o estabelecimento dos diagnósticos de enfermagem, a prescrição, a implementação dos cuidados e a orientação das ações relativas aos problemas detectados. Em todas as fases, o paciente deve se sentir confortável.

Na AD, as etapas podem ser realizadas a cada visita, priorizando e respeitando o espaço do outro. Nem sempre é possível atingir todas as etapas numa única VD, devido às necessidades do paciente e dinâmica do domicílio. No Quadro 1, elencamos alguns diagnósticos de enfermagem, considerando o estudo clínico, a partir da taxonomia II da NANDA,[9] e intervenções de enfermagem elaboradas segundo a NIC.[10]

QUADRO 1 Diagnósticos e prescrições de enfermagem

Diagnósticos de enfermagem	Intervenções e prescrições de enfermagem
Integridade da pele prejudicada Risco de perfusão tissular periférica ineficaz Mobilidade física prejudicada Risco de infecção (presença da LP)	▪ Prevenir LP. ▪ Realizar mudanças de decúbito e usar colchão pneumático e apoios para proeminências ósseas (travesseiros, coxins e almofadas); ensinar o cuidador. ▪ Usar dispositivos como barreira para pele. ▪ Supervisionar a pele. ▪ Transferir e reposicionar a paciente sem arrastar no leito (ver capítulo sobre cuidados com a pele na atenção domiciliar). ▪ Tratar as LP, cuidados com os curativos, uso de coberturas interativas para maior conforto. ▪ Manejar o exsudato e a carga bacteriana. ▪ Ensinar o cuidador quanto aos cuidados.
Nutrição alterada e ingesta menor que as necessidades	▪ Monitorar a pele e ensinar o cuidador.
Autocuidado prejudicado	▪ Assistir nos cuidados de necessidades básicas, higiene corporal, corpo, cabelo, hidratação da pele, pela equipe de enfermagem e cuidador. ▪ Ensinar o cuidador quanto aos cuidados.
Eliminação urinária prejudicada Risco de infecção	▪ Fazer controle e prevenção contra infecção. ▪ Observar diurese, cor, volume. ▪ Monitorar ingesta de líquidos.
Constipação e risco para constipação	▪ Monitorar eliminações intestinais. ▪ Monitorar ingestas e controlar constipação.

Fonte: elaborado pelas autoras.

Tanto o SAD como as equipes de atenção primária que executam a AD devem elaborar os impressos para registro das ações e competências de cada profissão. Cabe ao enfermeiro e ao técnico de enfermagem participarem do projeto terapêutico singular, contribuindo com os aspectos do cuidar em enfermagem. Além disso, contemplar aspectos de promoção à saúde, cuidados à pele e incluir a prevenção de lesões de áreas sujeitas a pressão; proporcionar medidas de segurança indicadas para a situação específica, inclusive controle do ambiente domiciliar/e prevenção de quedas. Os enfermeiros devem fazer o planejamento da necessidade das coberturas para curativos, materiais e insumos, considerando a disponibilidade desses recursos e os protocolos vigentes.

Referências

1. Silva GTR, Almeida DB, Oliveira NL, Laitano ADC, Santos VPFA, Queirós PJP. Estudos sobre a imagem das enfermeiras: cinco décadas entre a imagética e suas repercussões. Esc Anna Nery. 2020;24(4).
2. Almeida MCP. O saber de enfermagem e sua dimensão prática. 2. ed. São Paulo: Cortez; 1989.
3. Organização Pan-Americana de Saúde. Perspectivas e contribuições da enfermagem para promover a saúde universal. Washington: OPAS; 2020. 170 p.
4. Associação Brasileira de Enfermagem. Notas sobre enfermagem: um guia para cuidadores na atualidade. Rio de Janeiro: Elsevier; 2010.
5. Chayamiti EMPC, Dal Ben LW. Dimensionamento em enfermagem na Atenção Primária à Saúde e concepção da Atenção Domiciliar: conceitos e elementos para a prática do cuidar. In: Kalinowski CE, Crozeta K, Costa MFBNA, organizadoras. PROENF Programa de Atualização em Enfermagem: Atenção Primária à Saúde da Família: Ciclo 8. Porto Alegre: Artmed/Panamericana; 2020. p. 11-39.
6. Andrade AM, Silva KL, Seixas CT, Braga PP. Nursing practice in home care: an integrative literature review. Rev Bras Enferm. 2017;70(1):199-208.
7. Santos AMNC, Brito AMSM, Souza DR, Oliveira EE, Santos EMF, Gomes FS, et al. Elaboração do procedimento operacional padrão sobre assistência de enfermagem domiciliar. Campinas: Serviço de Atendimento Domiciliar de Campinas; 2020.
8. COFEN. Resolução RDC nº 358, de 15 de outubro de 2009. Dispõe sobre a Sistematização da Assistência de Enfermagem e a implementação do Processo de Enfermagem em ambientes, públicos ou privados, em que ocorre o cuidado profissional de Enfermagem, e dá outras providências.
9. NANDA. Diagnósticos de enfermagem da NANDA: definições e classificação. 10. ed. Porto Alegre: Porto Alegre; 2015-2017.
10. Bulechek GM, Butcher HK, Dochterman JM, Wagner CM. NIC – Classificação das intervenções de enfermagem. 5. ed. Elsevier: Rio de Janeiro; 2010.

Capítulo 6

A atuação de farmacêuticos na atenção domiciliar

Mariana Maso Lous
Cristiane Weirich Lenzi

PONTOS-CHAVE

- Assistência farmacêutica domiciliar; atenção farmacêutica e farmácia clínica; uso racional de medicamentos; gestão da farmacoterapia; atenção domiciliar.
- História e contextualização da atuação farmacêutica na atenção domiciliar (AD).
- Aplicação dos conhecimentos técnicos e científicos farmacêuticos na recuperação e promoção da saúde dos usuários, garantindo qualidade e segurança no cuidado domiciliar.
- Atuação na educação em saúde com ênfase no uso seguro e racional dos medicamentos, conduzindo uma relação de atenção farmacêutica centrada no indivíduo e/ou família.

OBJETIVOS DE APRENDIZAGEM

Ao final do capítulo, o leitor deverá ser capaz de:

- Compreender as competências do profissional farmacêutico no âmbito do atendimento domiciliar.
- Utilizar ferramentas do serviço clínico farmacêutico para a execução do atendimento farmacêutico domiciliar.
- Aplicar a gestão da farmacoterapia de forma segura e racional aos indivíduos em atendimento no domicílio.
- Avaliar a importância e o papel do farmacêutico na equipe multidisciplinar e na gestão do cuidado integral ao paciente e família no cuidado domiciliar.

Caso clínico

Data da consulta: 28/02/2021
Nome: MLS
Idade: 93 anos
Motivo da consulta: avaliação periódica

Medicamentos em uso

- Memantina 10 mg, 2x/dia.
- Quetiapina 25 mg, 1 cp à noite (uso irregular).
- Lactulona.
- Enalapril 5mg.
- Anlopidina 5mg (suspendeu, pois, estava com hipotensão).

Problemas prévios

- Doença de Alzheimer avançada.
- Dependência para atividades da vida diária (AVD) básicas e instrumentais.
- Anemia.
- Constipação.
- Infecção urinária de repetição (ITU) de repetição.

S (Subjetivo)

- Paciente foi internada por 10 dias (8 a 18/02/2021) devido à ITU resistente (fez uso de meropenen) e retorna para reavaliação.
- Após internação ficou acamada e iniciou com lesões na pele, que abriram ferida na região sacral e trocantérica.
- Relata constipação intestinal, está sem evacuar há 5 dias.
- Alimentação por sonda nasoenteral.

O (Objetivo)

Exames laboratoriais:

- Urocultura (27/02/2021): negativa

Ao exame:

- PA 80x50 mmHg.
- Peso 42 kg.
- Estatura 1,56 m.
- Bnrnf em 2 t Mvf s /RA.
- Abdome livre, indolor com massa em FIE endurecida.

- Circunferência de panturrilha 26 cm.
- Força muscular 1+/4+ em membros superiores (MMSS).
- Membros inferiores (MMII) sem mobilização, com rigidez a mobilização passiva e hipotrofia muscular.

1. Elabore a lista de problemas e hipótese diagnóstica para este paciente

Os problemas relacionados aos medicamentos identificados nesse caso clínico são:

- Uso irregular da quetiapina.
- Constipação há 5 dias, e não tratada.
- Em uso de lactulose sem informações posológicas e dias de uso.
- Em uso de sonda nasoenteral: uso concomitante inadequado de memantina, disponível apresentação sólida somente em comprimido revestido e uso de quetiapina que necessita de confirmação da apresentação, disponível comprimido e comprimido revestido.
- Sem indicação de tratamento para dor em decorrência das lesões por pressão e/ou rigidez muscular.
- Investigar caso de anemia.
- Sem informações complementares dos tratamentos com os antimicrobianos utilizados para infecção urinária de repetição.

Pontos a serem considerados durante a visita domiciliar:

- Realizar uma entrevista farmacêutica completa com ficha própria do serviço formulada para anamnese.
- Exercer escuta ativa durante o relato da paciente sobre os seus problemas com os medicamentos e suas queixas de saúde.
- Confirmar com o familiar indicação, posologia e marca do medicamento quetiapina.
- Levantamento de dados sobre medicamentos de venda livre utilizados sem receita médica.
- Analisar a forma de aquisição, guarda e descarte dos medicamentos.
- Conversar sobre condições de saúde não tratadas e as tratadas, relacionando com os possíveis efeitos adversos ao uso desses medicamentos.
- Confirmar com o familiar a manutenção do enalapril mesmo com hipotensão.
- Verificar a dieta nutricional oferecida à paciente.
- Coletar dados da história de saúde relacionados às infecções urinárias dos últimos internamentos hospitalares e verificar se o resultado de culturas para identificação de bactérias está disponível.
- Verificar exames laboratoriais e de imagem quando pertinente e referente à atividade farmacêutica.

Hipótese diagnóstica:

- Constipação e tratamento medicamentoso inadequado.
- A quetiapina representa um fator de risco para constipação e obstrução intestinal, verificar a necessidade de manutenção do tratamento, já que o uso é irregular e o tempo de meia vida da droga é de 7 horas, necessitando de uso contínuo para a ação medicamentosa adequada.
- Verificar junto ao médico a necessidade atual da continuidade do medicamento enalapril, já que a paciente está com hipotensão mesmo com a suspensão do anlodipino.
- Inefetividade com o uso da memantina comprimido revestido por sonda nasoenteral.

2. Elabore o plano terapêutico para este paciente, considerando cada problema identificado:

- Verificar com o médico a necessidade da continuidade do tratamento com quetiapina 25 mg/dia. Caso seja mantida, orientar o uso contínuo diário preferencialmente à noite e utilizar na forma de comprimido para administração por sonda nasoenteral.
- Melhorar a terapia farmacológica para constipação, escolhendo primeiramente um medicamento de ação imediata, como supositório ou enema. Avaliar constipação crônica para implantar terapia farmacológica e não farmacológica contínua.
- Questionar o médico sobre a apresentação da memantina; solicitar alteração para solução oral e administração adequada para uso de sonda. O comprimido revestido é inapropriado e ineficiente para administração via sonda.
- Avaliar junto ao médico a necessidade de suporte terapêutico para dor.
- Acompanhar as queixas urinárias e quando necessário solicitar urocultura para identificação de bactérias, proporcionando uma abordagem terapêutica direcionada.
- Avaliar anemia e possibilidade de suplementação vitamínica.
- Medidas não farmacológicas para constipação e anemia, direcionando o caso para a nutricionista.
- Promover adesão ao tratamento proposto.

3. Qual a classificação de risco e vulnerabilidade deste paciente:

- Paciente vulnerável aos cuidados com os medicamentos, dependente de cuidador, com demência avançada, dispositivos e sem autonomia na gestão dos medicamentos.
- Risco de infecção nas lesões por pressão e assim necessidade de terapia antimicrobiana oral e/ou parenteral.
- Risco de formação de fecaloma e possível obstrução intestinal caso não haja tratamento medicamentoso adequado ao agravo de saúde.
- Com o uso de sonda nasoenteral há o risco de broncoaspiração, podendo gerar estados infecciosos, e administração incorreta dos medicamentos, caso seja realizada sem orientação farmacêutica e ajuste médico da farmacoterapia.

4. Qual a atribuição de cada categoria profissional e a potencialidade do plano terapêutico singular envolvendo todas as categorias?

- Realizar entrevista farmacêutica e reconciliação medicamentosa para melhorias na farmacoterapia do paciente.
- Identificar as discrepâncias na terapia e realizar intervenções farmacêuticas junto ao médico e/ou equipe multiprofissional.
- Avaliar a necessidade, a efetividade e a segurança no uso dos medicamentos.
- Garantir um plano terapêutico seguro e de qualidade no cuidado integral e multidisciplinar ao paciente.
- Prover orientações farmacológicas e não farmacológicas pertinentes ao caso clínico do paciente, promovendo o bem-estar e a qualidade de vida.
- Esclarecer dúvidas sobre o uso dos medicamentos e prover material impresso com as orientações verbais avaliadas no decorrer da consulta farmacêutica.
- Realizar seguimento farmacoterapêutico a pacientes que necessitem de maior cuidado e segurança no uso dos medicamentos.
- Melhorar a adesão à terapêutica, otimizando o uso dos medicamentos e intervindo junto ao médico nos ajustes posológicos, custo e benefício ao usuário.
- Avaliar efeitos adversos aos medicamentos no paciente e sugerir ajustes e/ou alterações junto ao médico.
- Analisar a possibilidade de incompatibilidades e interações medicamentosas e propor melhorias.
- Orientações nos cuidados gerais das condições de saúde do paciente.

Especificidades e desafios dos farmacêuticos na atenção domiciliar

Introdução: história e importância da profissão

A partir de 1970, com o movimento da reforma sanitária no Brasil, da Constituição da República de 1988 e das Leis Orgânicas de Saúde de 1990, foi criado o modelo público de ações e serviços de saúde no país, o Sistema Único de Saúde (SUS), orientado pelos princípios da universalidade, integralidade e equidade, de caráter descentralizado e com a participação social, sob a competência das instâncias do Município, do Estado e da União[1-3]. É uma concepção ampla do direito à saúde e do papel do Estado na garantia desse direito, propondo a construção de redes regionalizadas e hierarquizadas[1].

Um dos maiores desafios do SUS é a conformação de um sistema integrado dos serviços em saúde e da sua regulação assistencial nas Redes de Atenção à Saúde (RAS), operacionalizada de forma articulada e ordenada no território, de modo a atender as necessidades de saúde da população de forma integral e na promoção à saúde dos indivíduos[1,4].

Aliado ao surgimento do SUS, a assistência farmacêutica foi integrada aos direitos constitucionais e se torna efetiva para atender as necessidades da população, com o uso racional de produtos farmacêuticos e atitude mais participativa sob o aspecto do compromisso social e ao senso dos gestores quanto a compreensão da função dos fármacos no sistema de saúde[2].

As mudanças no perfil demográfico, epidemiológico e nutricional, o surgimento de novas patologias, recursos e abordagens terapêuticas e o envelhecimento populacional, acrescido de doenças infecto parasitárias e desnutrição, doenças crônicas e causas externas têm ocasionado um aumento na demanda por atendimentos na área de saúde[5-7].

Em paralelo está a elevação do número de internações hospitalares, superlotação e insuficiência de leitos disponíveis, além do aumento do risco de infecção, acarretando, em conjunto, na sobrecarga do sistema de saúde[6].

Este cenário, aliado à crise do modelo de atenção à saúde no país, tem exigido esforços dos gestores e profissionais de saúde no intuito de buscar alternativas efetivas para atender às necessidades de saúde da população[5].

Diante dessa demanda e da necessidade de adaptação do modelo de atenção em saúde, aponta-se a atenção domiciliar como um ponto de cuidado estratégico para as atividades em saúde, definida por "ações de promoção à saúde, prevenção e tratamento de doenças e reabilitação prestadas em domicílio, com garantia de continuidade de cuidados e integrada às RAS", contribuindo para a configuração de redes substitutivas transformadoras em práticas de saúde e proporcionando bem-estar e conforto ao permitir a permanência do doente em seu ambiente domiciliar, integrando ao seu contexto de vida[5,7].

O caminho normativo da atenção domiciliar se iniciou com a Portaria n. 2416, de 1998, e foi redefinida pela Política Nacional de Atenção Domiciliar em 2011, incorporando o Programa Melhor em Casa à RAS e adotando um modelo de atenção centrado no trabalho de equipes multiprofissionais e interdisciplinares, potencializando as ações de saúde no espaço do domicílio[8].

Nesse contexto, a assistência farmacêutica surge aliada à demanda crescente no uso dos medicamentos e ancorada primeiramente pela Política Nacional de Medicamentos de 1998, seguida pela Resolução n. 386 de 2002 do Conselho Federal de Farmácia, resultando em 2004 na Política Nacional da Assistência Farmacêutica, sendo estas aplicadas pelo Departamento de Assistência Farmacêutica e Insumos Estratégicos do Ministério da Saúde[9,10].

Além das mudanças demográficas, epidemiológicas, de estados de saúde-doença, das transições de modelos de atenção à saúde, do envelhecimento, das diferenças culturais e sociais; pode-se dizer que o serviço farmacêutico também passou por um efeito transformador e hoje é resultado da ciência, inovação, incorporação e reestruturação de atividades farmacêuticas e das novas demandas terapêuticas, tendo o medicamento como protagonista dessa história.

Essas transformações intensas e o aumento e o uso constante dos serviços de saúde tornam o medicamento um dos insumos principais e a presença do farmacêutico indispensável para garantir o uso adequado dos tratamentos e dos insumos, corrobora para a boa qualidade de vida da população e acesso à saúde, agrega ao cuidado com os demais profissionais da equipe multidisciplinar e melhora os resultados da farmacoterapia com os pacientes[11].

O profissional farmacêutico é o responsável pela cadeia da seleção, programação, aquisição, distribuição, armazenamento e dispensação de medicamentos; também é fundamental para o acesso dos indivíduos ao uso racional de medicamentos e insumos. Além dessas atividades administrativas, viu-se na dispensação de medicamentos e na orientação farmacêutica a potencialidade para a gestão clínica do medicamento e do cuidado integral aos usuários dos serviços de saúde[12].

A regulamentação financeira federal da assistência farmacêutica se deu por meio da Portaria n. 204, de 2007, e do Bloco de Assistência Farmacêutica, financiando as ações e serviços de saúde pelo Componente Básico, o Componente Estratégico e o Componente Especializado do SUS, além do Programa Farmácia Popular do Brasil. À frente desses programas está a gestão farmacêutica, orientando os pacientes e profissionais à aquisição e utilização desses serviços e no uso racional e seguro desses componentes terapêuticos[9].

O farmacêutico no cuidado domiciliar está atrelado a atividades principais, que garantem o uso correto, racional e seguro dos medicamentos pelos indivíduos. Essas medidas estão descritas no Quadro 1, a seguir[10]:

QUADRO 1 Atribuições do farmacêutico clínico domiciliar

1. No uso: efeitos adversos e interações dos medicamentos.
2. Nas formas de acesso e dispensação de medicamentos.
3. No uso de dispositivos e vias alternativas de administração de medicamentos.
4. Na polifarmácia: armazenamento e descarte.
5. Nos serviços clínicos de anamnese farmacêutica.
6. Na avaliação e identificação de problemas relacionados à farmacoterapia.
7. Na elaboração de um plano de cuidado e seguimento do paciente.
8. Na escuta ativa empática e nas melhorias da adesão medicamentosa.

Fonte: elaborado pelas autoras.

O serviço de farmácia clínica incorpora intervenções complexas essenciais na assistência e cuidado domiciliar de qualidade, centralizado na atenção farmacêutica ao paciente, baseada no processo de anamnese/análise/orientação/seguimento, utilizando conhecimentos de farmacoterapia, patologia, semiologia, interpretação de dados laboratoriais e relações humanas, com ênfase no uso seguro e apropriado dos medicamentos, valorizando as interações interprofissionais, cooperativas e na otimização de práticas em saúde[2,9,13].

A atenção farmacêutica domiciliar engloba todas as atividades da atenção farmacêutica, diferenciando-se pela realização de um plano de adesão farmacoterapêutico adaptado aos fatores sociais e familiares em que o indivíduo está inserido, contribuindo favoravelmente à segurança e eficácia da farmacoterapia e reduzindo problemas relacionados aos medicamentos, resgatando assim, o seu papel dentro da equipe de saúde[14].

Atribuições específicas da profissão no domicílio

- Promover a educação em saúde com ênfase nos medicamentos, conduzindo uma relação de cuidado centrada no indivíduo e/ou família.
- Garantir que o uso dos medicamentos seja realizado de forma racional e proporcionando o aumento dos níveis de saúde do usuário, família e comunidade.
- Atender as solicitações da equipe, para a orientação farmacêutica primeiramente dos pacientes que se enquadrarem nos seguintes critérios domiciliares: polifarmácia, uso de via alternativa de alimentação e ou antibiótico.
- Realizar busca ativa de pacientes com potenciais problemas relacionados aos medicamentos, com objetivo de orientá-los quanto à sua terapia medicamentosa.
- Aos pacientes que atendem os critérios realizar entrevista farmacêutica (Ficha de avaliação farmacêutica – Anexo 1) com pacientes e/ou cuidadores, a fim de obter informações sobre a forma de administração, a posologia em uso, o aparecimento ou não de efeitos adversos ou reações indesejadas e qualquer outro problema relacionado à medicação.
- Confrontar os dados obtidos na entrevista farmacêutica, com o prontuário do paciente, a fim de analisar e verificar a evolução e adaptação do quadro clínico, assim como para identificar possíveis divergências e propor intervenções farmacêuticas.
- Relacionar todos os medicamentos prescritos e não prescritos e as terapias alternativas e complementares, utilizados pelo paciente.
- Promover o uso racional de medicamentos e conscientizar o paciente e/ou cuidador quanto aos riscos da automedicação.
- Exercer a atenção farmacêutica por meio do acolhimento e escuta ativa ao paciente e/ou cuidador.
- Realizar orientação farmacêutica no domicílio, orientando o próprio paciente ou o cuidador, em todos os aspectos que dizem respeito a sua terapia medicamentosa.
- Propor seguimento farmacoterapêutico a pacientes e/ou familiares com maior dificuldade de entendimento das orientações e/ou necessidade de ajustes/alterações constantes na farmacoterapia.
- Orientar pacientes e/ou cuidadores sobre a forma correta de armazenamento, as condições de uso e conservação, e validades dos medicamentos que utiliza.
- Promover a educação do paciente e/ou cuidadores no que diz respeito à destinação correta de medicamentos vencidos e de outros resíduos de saúde ligados à terapêutica.
- Realizar orientação dos pacientes direcionando ao acesso dos medicamentos por meio da atenção básica, do componente estratégico e especializado da assistência farmacêutica.

- Avaliar a efetividade e a segurança dos tratamentos e o ajuste da farmacoterapia, quando necessário com o prescritor e a equipe de saúde.
- Realizar a identificação, a prevenção e o manejo de erros de medicação de interações medicamentosas, de reações adversas, de intoxicações e de riscos associados aos medicamentos.
- Orientar o automonitoramento de condições de saúde, como a correta verificação da glicemia e da hipertensão arterial.
- Fornecer ao paciente polimedicamentoso, quando necessário, tabela de orientação farmacêutica (Anexo 2) preenchida com todas as medicações em uso, as posologias e horários corretos de administração, para auxiliar a adesão e a compreensão do tratamento.
- Elaborar e atualizar as fichas de entrevista, formulários de automonitoramento e folhetos explicativos a serem deixados pelo farmacêutico para os pacientes.
- Fornecer à equipe de saúde e aos médicos as informações necessárias para aquisição de medicamentos do Componente Básico da Assistência Farmacêutica, assim como os formulários exigidos pelos Componentes Estratégico e Especializado do Ministério da Saúde para dispensação de fármacos.
- Fazer o levantamento mensal, por meio de indicadores, do número de pacientes atendidos pelo serviço de Farmácia Clínica e da quantidade de intervenções realizadas.
- Realizar o controle dos antimicrobianos prescritos, por meio do prontuário eletrônico e/ou manual do paciente, da prescrição médica, no acompanhamento da administração das doses no paciente e na dispensação da medicação pela farmácia.
- Acompanhar o uso de medicamentos psicotrópicos e terapias paliativas instituídas em serviços de atenção domiciliar.
- Fazer o levantamento mensal, por meio de indicadores, do número de pacientes nos programas de antibioticoterapia e/ou administração endovenosa de outros medicamentos.
- Seleção e elaboração de formulários e diretrizes terapêuticas domiciliares.
- Supervisionar a dispensação dos medicamentos pelo serviço de farmácia disponível para a aquisição da medicação e insumos.
- Praticar a farmacoeconomia para otimização de recursos.
- Desenvolver ações para a promoção do uso racional e seguro de medicamentos.

Atuação no domicílio do paciente

- Realizar escuta ativa aos pacientes dos problemas relacionados aos medicamentos.
- Avaliar sua capacidade de autonomia na gestão dos medicamentos.
- Utilizar os instrumentos de dados para coleta de informações relacionadas ao uso de medicamentos e propor plano farmacoterapêutico.
- Sanar possíveis dúvidas do paciente sobre o uso dos medicamentos no ato da visita domiciliar, provendo orientações necessárias.
- Verificar terapias ineficientes e queixas de saúde não tratadas para formular o plano farmacoterapêutico.
- Direcionar demandas do paciente aos demais profissionais da saúde, conforme a necessidade.
- Orientar o uso correto dos medicamentos ao paciente, incluindo-o no seu plano de cuidado, conforme o limite do seu entendimento.
- Prover educação farmacêutica quanto a guarda, ao descarte e à dispensação dos medicamentos em uso.
- Promover o autocuidado e controle das condições próprias de saúde.
- Avaliar escolaridade para orientação adequada e eficiente.
- Identificar possíveis efeitos adversos aos medicamentos em uso.
- Promover uso adequado, racional e seguro dos medicamentos.

Atuação no domicílio com familiares/cuidadores

- Orientar o familiar/cuidador sobre o uso dos medicamentos do paciente.
- Conscientizar sobre importância da gestão adequada dos medicamentos do paciente.
- Orientar a administração correta dos medicamentos em casa, pelos processos de maceração, diluição e na manipulação dos medicamentos para o paciente em uso de sondas ou via oral com dificuldade de deglutição.
- Conversar com o familiar sobre a identificação de possíveis efeitos adversos.
- Prover educação farmacêutica quanto a guarda, ao descarte e à aquisição dos medicamentos em uso.
- Orientar o familiar/cuidador sobre os processos de dispensação de medicamentos pelos Componentes Básico, Estratégico e Especializado do SUS.
- Disponibilizar material de apoio com orientação farmacêutica adequada para a administração dos medicamentos na posologia e nos horários corretos de administração.
- Promover estratégias de entendimento dos familiares com baixa escolaridade e deficiências físicas, como a acuidade visual, no uso de medicamentos.
- Estar disponível para o esclarecimento de dúvidas da família quanto ao uso e dispensação dos medicamentos.

O que avaliar na elaboração do plano de cuidados/admissão

- Realizar entrevista farmacêutica com coleta de dados sobre a sua história de saúde, condições gerais e patologias/diagnósticos, queixas de saúde tratadas e não tratadas, avaliar a autonomia na gestão dos medicamentos e os problemas relacionados aos medicamentos, avaliar a deglutição e a administração dos medicamentos, coletar dados de automedicação, uso de remédios caseiros e/ou fitoterapia, questionar sobre alergias, avaliar questões de tratamento para dor e uso de antimicrobianos, verificar o acesso e a aquisição dos medicamentos – seu armazenamento em casa, validades e descarte adequado.

- Realizar a reconciliação medicamentosa e intervenções farmacêuticas possíveis junto ao médico.
- Propor intervenções junto à equipe multiprofissional, quando necessário.
- Avaliar necessidade de visitas domiciliares de retorno para ajustes terapêuticos.
- Esclarecimento de dúvidas e orientações quanto ao uso racional de medicamentos.
- Manter seguimento farmacoterapêutico em casos críticos, polifarmácia, início de novas terapias medicamentosas, terapias que exigem monitoramento, no uso de dispositivos e no uso de antimicrobianos e psicoterapia endovenosa ou não.

Desfecho/perspectiva de alta e/ou transição do cuidado

- Formular transição de cuidado farmacêutico à Atenção Primária de Saúde (APS) para alta do Serviço de Atenção Domiciliar (SAD).
- Prover à APS sumário de alta com resumo do atendimento farmacêutico, intervenções e ajustes realizados, para seguimento farmacoterapêutico.
- Se possível entrar em contato presencial e/ou telefônico com o farmacêutico que ficará responsável pelo caso clínico do paciente em avaliação, para informar as questões pertinentes do caso, avanços e necessidades a serem cumpridas no decorrer do tratamento.

Anexo 1 Ficha de avaliação farmacêutica

SERVIÇO DE FARMÁCIA CLÍNICA

Melhor em Casa

Nome: ____.

Idade: ________ **SAD:** ________

Data: __/__/__ **Visita:** 1 ( ) 2 ( )

Critério: polimedicamentado ( ); **ATB** ( ); **sonda** ( ), **tipo** __________

CONDIÇÕES GERAIS E PATOLOGIAS

Queixa principal:____.

Comorbidades: diabetes ( ); HAS ( ); ICC ( ); DPOC ( ); dislipidemia ( ); Alzheimer ( ); Parkinson ( ); outros: ____________________

Sinais: PA:____x____ **mmHg**; FC: ________**bpm**; temperatura: ______**°C**; Sat.______ O_2

Hidratado ( ); alerta ( ); letárgico ( ); deambula ( ); movimentos involuntários ( ); delirium ( ); cianose ( ); petéquias ( ); tosse ( ); edemas ( ); nódulo ( ); agitação ( ); confusão ( ); cefaleia ( ); febre ( ); insônia ( ); sonolência ( ); tonturas ( ); náuseas ( ); refluxo ( ); visão borrada ( ); dificuldade auditiva ( ); boca seca ( ); amargor na boca ( ); perda de apetite ( ); dificuldade de respiração ( ); cansaço ( ); fraqueza ( ); desconforto gástrico ( ); dor abdominal ( ); sudação ( ); estado emocional ( )

Qual a média da ingestão hídrica do paciente? + de 1,5 L ( ); - de 1,5 L ( )

Fezes? + de 3x/semana ( ); - de 3x/semana ( ). Tipo: ______________

Urina? Ok ( ) Cor: __________ Aspecto: ______________

MEDICAMENTOS

Autonomia na gestão dos medicamentos? Sim ( ); Não ( )

Os medicamentos estão sendo armazenados de forma apropriada? Sim ( ); Não ( )

Validade: Sim ( ); Não ( ) Organização: Bom ( ); Razoável ( ); Ruim ( )

O paciente administra os medicamentos conforme a prescrição médica?

Sim ( ); Não ( ) Relata mudança de alguns, por orientação médica ( )

O paciente tem problemas com deglutição dos medicamentos* que usa?

Sim ( ): Sana o problema: triturando ( ), quebrando ao meio ( );

Não ( ) * Toma os medicamentos com: água ( ); outros ( )

O paciente usa medicamentos não prescritos?

Sim ( ). Quais: ______________________.

Qual a frequência de uso: quando necessário ( ); rotineiramente ( ).

Soube responder sobre a função dos medicamentos usados?

Sim, soube corretamente a função de todos ( ).

Não soube, confundiu alguns ( ).

O paciente possui alergia a medicamentos e/ou alimentos?

Sim ( ). Qual? ________. Não ( ); desconhece ( ).

O paciente faz uso de medicamentos caseiros?

Sim ( ). Qual/finalidade? __________. Não ( ).

OUTROS ASPECTOS

*** Queixa clínica é dor?**
Não ( ). Sim ( ): intensidade de 1 a 10: ______; tipo: formigamento ( ); agulhadas ( ); ardência ( );
outros ( ): ________________. Local: ________________.
Possui irradiação? Não ( ); sim ( ).
Analgésico: ____________________________
Uso de ATB? Não ( ). Sim ( ). **Início:** ____/___/____. **Duração:** ______
***Sítio infeccioso?** ________________ *Microrganismo? ________________
*Peso: __________kg; *creatinina: ____________ mg/dL
No momento, o que mais lhe incomoda? ______________________________

Acesso aos medicamentos? UBS ( ); Programa "Aqui tem farmácia popular" ( ); farmácia especial ( ); farmácia comum ( ); farmácia privada ( ); rede farmácia popular ( ); manipulação ( )

FARMACOTERAPIA

Medicamento	Posologia	Medicação ajustável: CL: mL/min/1,73 m	N	E	S	Uso correto

Anotações: ____

Anexo 2 Tabela de orientação farmacêutica

Melhor em Casa

TABELA DE ORIENTAÇÃO FARMACÊUTICA – REMÉDIO CERTO NA HORA CERTA

FEAS Fundação Estatal de Atenção à Saúde

Paciente: ______	Data: ___/___/___.
Médico: ______	Farmacêutica: ______

	Hora	Remédio	Quantidade	Água	Leite	Suco
Jejum						
Café da manhã						
Manhã						
Almoço						
Tarde						
Jantar						
Ao deitar						

Observações: ______

1. Tome seu remédio com orientação médica.
2. Um medicamento indicado a você pode não servir para outra pessoa.
3. Observar com atenção o prazo de validade dos medicamentos. Conserve em sua embalagem original e com sua respectiva bula; ao comprar um medicamento peça informações sobre possíveis reações indesejáveis.

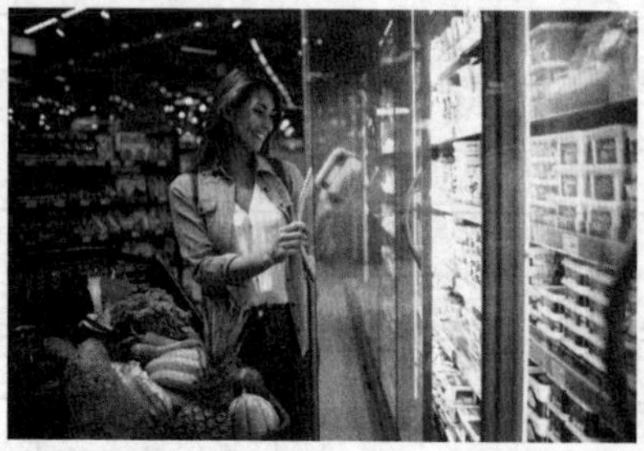

4. O medicamento foi ajustado para ser administrado (tomado) com água. Alguns medicamentos não fazem efeito se forem tomados com leite. Assim, água é sempre a melhor escolha.
5. Não abra cápsulas ou parta comprimidos, a não ser que seja orientado pelo médico.
6. Se apresentar algum sintoma diferente ao tomar um medicamento, procure seu médico.
7. Siga sempre as orientações do médico quanto ao modo de usar e a dosagem.
8. Não consuma bebidas alcoólicas quando estiver fazendo uso de medicamentos.

9. Todo medicamento deve ser guardado em locais seguros, arejados, secos e protegidos da luz; nunca em cima da geladeira, no banheiro, embaixo de pias ou próximos de materiais de limpeza; sempre longe do alcance de crianças e de animais domésticos.
10. Lembre-se de que alguns produtos exigem cuidados especiais no armazenamento. Esta informação pode ser obtida na embalagem ou na bula do produto.
11. A insulina, por exemplo, deve ser armazenada em sua embalagem original, na geladeira (2 a 8 oC), não muito próximo ao congelador, pois não pode ser congelada.

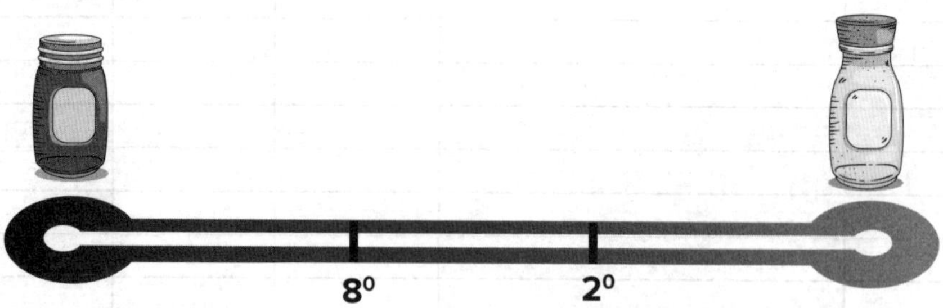

12. Embalagens como porta-comprimidos exigem que o medicamento seja mantido na embalagem original. Os porta-comprimidos podem ser utilizados somente por curto período, por um dia ou, no máximo, por uma semana.

Atenção! Os medicamentos não devem ser retirados da embalagem original

Referências

1. Oliveira RG, Grabois V, Mendes Junior WV. Qualificação de gestores do SUS. Rio de Janeiro: EAD/Ensp; 2009.
2. Storpirtis S, Mori ALPM, Yochiy A, R E, Porta V. Farmácia clínica e atenção farmacêutica. Rio de Janeiro: Guanabara Koogan; 2008.
3. Magalhães J, Miranda H. Redes de atenção à saúde: rumo à integralidade. Divulgação: em saúde para debate. 2014;1(52):1-220.
4. Mendes EV. Comentários sobre as redes de atenção à saúde no SUS. Divulgação em saúde para debate 2014;1(52):38-49.
5. Silva KL, Silva YC, Lage EG, Paiva PA, Dias OV. Por que é melhor em casa? a percepção de usuários e cuidadores da atenção domiciliar. Cogitare Enfermagem – Universidade Federal do Paraná. 2017;22(4):1-13.
6. Andrade AM, Brito MJM, Silva KL, Montenegro LC, Caçador BS, Freitas LFC. Organização das redes de atenção à saúde na perspectiva de profissionais da atenção domiciliar. Rev Gaúcha Enferm. 2013;34(1):111-7.
7. Rajão FL; Martins M. Atenção domiciliar no Brasil: estudo exploratório sobre a consolidação e uso de serviços no sistema único de saúde. Ciência & Saúde Coletiva. 2020;25(5):1863-77.
8. Dias MB, Savassi LCM, Nunes MRMTP, Zachi MLR. A política nacional de atenção domiciliar no Brasil: potencialidades, desafios, e a valorização necessária da atenção primária à saúde. J Prim Health Care. 2015;6(1):1-7.
9. Brasil. Ministério da Saúde. Serviços farmacêuticos na atenção básica à saúde. Brasília: Ministério da Saúde; 2014.
10. Santos JB, Iuquetti TM, Castilho SR, Calil-Elias S. Cuidado farmacêutico domiciliar na estratégia saúde da família. Physis: revista de saúde coletiva. 2020;30(2):1-18.
11. Silva ME, Torres VM. A importância do farmacêutico presente na estratégia saúde da família (ESF). Revista Brasileira de Educação e Saúde. 2019;9(4):27-33.
12. Diel ACL, Cavinatto AW, Bisognin E, Oliveira KR. Atuação do farmacêutico na atenção primária em saúde: experiências a partir da residência multiprofissional em saúde da família. Rev Ed Popular. 2019;18(2):297-311.
13. Bisson MP. Farmácia clínica & atenção farmacêutica. 3 ed. Barueri: Manole; 2016.
14. Rocha AS, Giotto AC. A importância da assistência farmacêutica em home care. Rev Inic Cient e Ext. 2020;3(1):390-400.

Capítulo 7

A atuação de fisioterapeutas na atenção domiciliar

Laerte Honorato Borges Júnior
Vinicius Pafume de Oliveira
Maria Teresa de Mendonça Biasi Pafume

PONTOS-CHAVE

- A importância do perfil profissional do fisioterapeuta na atenção domiciliar.
- Desenvolvimento de habilidades na avaliação, atendimento e matriciamento.
- Conhecimento dos objetivos personalizados para atenção domiciliar: humanização, habilidades, comunicação e adaptação.
- O domínio dos recursos disponíveis é fundamental para a prática em saúde, em especial na atenção domiciliar.

OBJETIVOS DE APRENDIZAGEM

Ao final do capítulo, o leitor deverá ser capaz de:

- Informar sobre o surgimento da profissão e os marcos históricos.
- Conhecer os papéis e área de atuação do fisioterapeuta.
- Entender sobre o papel do fisioterapeuta na atenção domiciliar e quais são as etapas e o planejamento a serem executadas nesse processo.
- Conhecer as diferentes tecnologias e os recursos atuais disponíveis para atuação no domicílio.
- Avaliar a necessidade de mudança de atuação e do comportamento profissional diante dessa nova tendência.

Caso clínico

Lista de problemas

- Perda de funcionalidade (acamado e dependente para atividades da vida diária).
- Lesão de pele.
- Constipação intestinal.
- Rigidez articular.
- Hipotrofia muscular.

Plano terapêutico

- Perda de funcionalidade: identificação dos distúrbios cinéticos funcionais para aplicação da cinesioterapia, facilitação neuroproprioceptiva, estímulos auditivos e externos pelo diagnóstico de base (Parkinson), treino de AVD (atividades de vida diária) e adaptações com recursos domiciliares (sentar na cama e/ou poltrona), desenvolver recursos potenciais para auxiliar nos hábitos (levar objetivo no rosto através das diagonais).
- Lesão de pele: contribuir com melhora da vascularização: orientar, ensinar e executar a rotatividade de mudança de decúbito frequente. *Laser* terapia, mobilização ativa e/ou passiva, indicações de órteses para diminuir a sobrecarga na lesão.
- Constipação intestinal: facilitar técnicas para contribuir com os movimentos peristálticos, como mobilizações globais e de membros inferiores, osteopatia, posicionamento adequado, massagem intestinal e fisioterapia pélvica.
- Rigidez articular: promover orientações e executar técnicas para aliviar e prevenir a rigidez articular, como mobilização global, exercícios passivos/ativos globais, alongamentos, amplitude de movimento dissociação de cinturas e adequação dos posicionamentos.
- Hipotrofia muscular: potencializar os estímulos musculoesqueléticos para favorecer o desenvolvimento de fibras musculares, como estimulação elétrica, fortalecimento muscular, treino de equilíbrio, estimular a mobilidade de membros inferiores/membros superiores (MMII/MMSS) e ajuste de posicionamento.

Classificação de risco e vulnerabilidade do paciente

Alto risco e vulnerabilidade pela ausência de cuidado profissional. Risco de aspiração/óbito por infecção.

Atribuição da fisioterapia/plano terapêutico

Para a execução das atividades propostas, identificar cuidadores e/ou familiares, juntamente com a equipe multidisciplinar, incluindo a elaboração Projeto Terapêutico Singular (PTS), atentando para as singularidades dos pacientes.

Apoiar, orientar e conscientizar o cuidador da importância do seu papel, e fortalecer o vínculo da rede e restaurar/adaptar as funções gerais.

Introdução

A fisioterapia é uma ciência aplicada, cujo principal objeto de estudos é o movimento humano, seja nas suas alterações patológicas ou nas suas repercussões psíquicas e orgânicas. Tem objetivos primordiais de preservar, manter, desenvolver e restaurar a integridade de órgãos, sistemas ou função. O seu surgimento foi baseado em práticas de medicina, enfermagem e educação física. É a profissão da área da saúde em que o principal propósito é a promoção da saúde em busca de evitar, identificar, avaliar, corrigir ou melhorar a disfunção aguda ou prolongada dos movimentos[1].

Está dentro das profissões mais jovens da área da saúde, e para sua compreensão é preciso conhecer sua história e trajetória, que teve sua origem na Antiguidade. Há milhares de anos já haviam os primeiros registros do uso de meios físicos como desígnio terapêutico, e os recursos físicos naturais, como banhos de sol, eram exibidos como tratamentos medicinais e desenvolveram-se como ciência[1]. O uso da eletricidade, de exercícios físicos, bem como terapias manuais cresceu de forma considerável no decorrer dos últimos 300 anos, ganhando assim o reconhecimento dos clínicos e de toda a população[2].

Em meados do século XX, as guerras mundiais deixaram um número elevado de pessoas com lesões graves que necessitavam de uma abordagem de reabilitação para reinseri-las em uma vida ativa, assim a fisioterapia surge como profissão[1,2].

No Brasil, a fisioterapia surgiu a partir de 1929, concomitantemente com o surto de poliomielite, visando o tratamento dos pacientes com sequelas da doença[3]. Em 1956, foi criada a primeira instituição no país a oferecer em caráter regular um curso de graduação em fisioterapia. Porém, somente em 13 de outubro de 1969, com o Decreto-Lei 938, a fisioterapia se legitimou como profissão[4].

Considera-se que a fisioterapia enquanto profissão apresentou desfechos positivos em inúmeros momentos e contextos históricos. Recentemente um novo marco no protagonismo da profissão com grande evidência da atuação e resultados foi a pandemia da Covid-19, na qual a atuação do fisioterapeuta obteve grande destaque.

A fisioterapia tem se especializado cada vez mais dentro das subespecialidades, contudo tradicionalmente, divide-se em fisioterapia motora, atuando nos casos de sequelas neurológicas; ortopédicas; e fisioterapia respiratória, para os casos de doenças relacionadas ao aparelho respiratório.

A fisioterapia era voltada apenas para reabilitação, mas essa tendência vem sofrendo mudanças com as necessidades em saúde, em especial na atuação na prevenção de doenças, deficiências e incapacidades, assim como no tratamento de doenças, podendo atenuar diversas patologias, diminuindo o tempo de internação hospitalar e tratamento[1,3].

O fisioterapeuta, assim como os demais profissionais da equipe multidisciplinar pode atuar nos diferentes pontos da rede de atenção à saúde, como na atenção primária, junto a estratégia de saúde da família, na atenção domiciliar (AD), nos ambulatórios e hospitais. A atuação também é diversificada, e conta com especializações. Alguns cenários de cuidados pelo fisioterapeuta: terapia intensiva – cardiorrespiratório, cuidados paliativos/oncologia, saúde da criança, saúde do idoso, foco no atendimento domiciliar, entre várias outras[2-4].

Na atenção domiciliar, a fisioterapia integra as equipes multiprofissionais no caráter clínico e assistencial, além de compor as equipes de reabilitação em serviços no âmbito do Sistema Único de Saúde (SUS).

Atribuições específicas da profissão no domicílio

A fisioterapia domiciliar tem como principal objetivo melhorar o ambiente em que o paciente vive; realizar a prevenção de agravos, fornecer cuidados paliativos, reabilitação nas enfermidades crônicas e/ou degenerativas. Enfim, prover atendimentos aos pacientes impossibilitados de se locomover a um serviço de saúde[5].

Para realizar o seu trabalho, o fisioterapeuta da AD precisa participar do dia a dia da família e utilizar diversos métodos terapêuticos, para os quais são necessários criatividade para adaptações na execução das atividades e nas informações transmitidas aos pacientes. Além da técnica, o profissional deve mostrar sensibilidade às necessidades e às circunstâncias de vida das famílias envolvidas[6].

Atribuições do fisioterapeuta na atenção domiciliar[7]:

- Realizar consulta, diagnóstico fisioterapêutico/cinesiológico-funcional, prognóstico, tratamento e alta fisioterapêutica.
- Dimensionar a equipe de fisioterapia.
- Planejar, organizar, coordenar, supervisionar e avaliar a prestação da assistência de fisioterapia.
- Executar os métodos e técnicas de fisioterapia para os quais estejam habilitados e quando necessário, solicitar avaliação e acompanhamento de fisioterapeuta especialista.
- Exercer sempre a interdisciplinaridade, trocando informações com os demais profissionais de saúde envolvidos, visando integralidade da gestão do cuidado centrado no paciente.
- Avaliar, organizar e coordenar as condições ambientais, equipamentos e materiais necessários à atenção fisioterapêutica competente, resolutiva e segura.
- Atuar na gestão das equipes multidisciplinares e do Serviço de Atenção Domiciliar.
- Promover capacitações com ações educativas para o paciente (se possível), familiar e cuidadores, visando o pre-

paro para o cuidado no domicílio; a promoção à saúde, a reabilitação funcional; e a oferta de cuidados paliativos, porque também é necessário compreender os casos quando não há possibilidade de cura.

Sendo assim, o fisioterapeuta assume várias atribuições na AD, tornando-se imprescindível considerar as legislações específicas da categoria profissional.

Elaboração do plano de cuidados/atuação junto ao paciente

A atuação do fisioterapeuta no domicílio deve ser pensada desde o processo de transição de cuidado do ambiente de origem: hospitalar, Unidade de Pronto-Atendimento (UPA), Unidade Básica de Saúde da Família (UBSF) ou outros, para o domicílio, em todos os casos agudos, crônicos e crônicos agudizados, em todas as faixas etárias – neonatal; pediátrico; adultos e os idosos, incluindo os reabilitáveis, não reabilitáveis e os em cuidados paliativos. Contudo, coloca-se um desafio para muitos profissionais, que é o de atuar e considerar espaços diferentes do cuidado, pois os ambientes institucionais e o domicílio constituem locais contrapostos por aspectos históricos e culturais. De um lado os ambientes institucionais (ambientes públicos que geralmente representam o modelo centrado em tecnologias duras e nas condições biológicas) e do outro, o domicílio (ambiente privado, com baixa densidade tecnológica, que representa a vida como ela é, onde a questão central é a biografia das pessoas). Nesse sentido, atuar no domicílio envolve maior compreensão e respeito aos determinantes sociais e valores pessoais da família e cuidadores, de forma mais abrangente do que em geral ocorre nos ambientes institucionais[8].

A equipe multidisciplinar deve atuar no processo do cuidado domiciliar, pois na maioria dos casos existe comprometimento biopsicossocial[9]. O fisioterapeuta como membro da equipe tem importante papel nesse processo de cuidar, pode atuar na rede de atenção à saúde, promovendo articulação e facilitando acessos.

Dessa forma, o fisioterapeuta avalia o paciente, prescreve o tratamento e reavalia continuamente. É necessária avaliação criteriosa da condição clínica, diagnóstica e exames complementares já realizados. A individualização da avaliação permite um tratamento mais personalizado e com foco direto no objetivo proposto. A avaliação deve ser clara e estar descrita. As condutas realizadas serão baseadas na condição do paciente e deve ser levada em consideração a necessidade de fisioterapia respiratória para afecções de doenças do sistema respiratório ou consequências que acometeram esse sistema. Fisioterapia motora e/ou neurofuncional com foco nos distúrbios musculoesqueléticos. Fisioterapia ventilatória para associações de ventilação em cuidados respiratórios. Entre outras técnicas envolvidas na assistência ao paciente: terapia manual, osteopatia, terapias alternativas, ginecologicas etc.[8-10].

Além disso, é necessário avaliação dos dispositivos inseridos na rotina do paciente. As condutas e condições podem variar de acordo com esses dispositivos necessários. Se o paciente usa ventilação mecânica invasiva ou não invasiva, a avaliação dos parâmetros e validação das propostas de alterações e/ou manutenção necessárias ao longo do tratamento são determinadas, inicialmente, na admissão. O mesmo se refere a outros dispositivos, como oxigênio, gastrostomia, sonda nasoenteral, traqueostomia, entre vários outros que possam ser utilizados[10].

Antes de iniciar a execução dos cuidados e abordagem inicial é necessária uma avaliação pregressa, levando em consideração a história da moléstia (anamnese completa) e experiências anteriores de cuidados com boa avaliação clínica. Na história pregressa identificamos todo o contexto histórico envolvido no cuidado interpessoal, relações biopsicossociais e a forma de cuidar ao longo da jornada do paciente que resultou no quadro clínico atual[11]. Dessa forma é necessário identificar:

- Queixa principal e aceitação atual da doença pelo paciente/familiar.
- Hábitos de vida.
- Atividades sociais e físicas, atuais e anteriores.
- Comorbidades.
- Complicações anteriores/antecedentes.
- Histórias familiares.
- Experiências anteriores no cuidados de entes queridos.
- Medicações.
- Avaliação domiciliar: análise dos ajustes realizados e necessários para apoio das aplicações terapêuticas no estímulo externo e facilidades adaptativas.
- Outras avaliações necessárias específicas de cada caso.

Após essas avaliações iniciais é necessário conhecer os dados vitais do paciente para estabelecimento de variáveis limítrofes e desejáveis pelo quadro clínico. Em seguida, a análise biomecânica precisa ser realizada. A partir daí, é necessário interpretar as condições clínicas e psicológicas para gerar confiança no primeiro contato. Podem ser necessários outros momentos para uma avaliação final e completa[12].

Na avaliação funcional/mecânica passamos a identificar os aspectos físicos e musculoesqueléticos. Nesse momento a avaliação é objetiva e relacionada a aspectos clínicos:

- Deformidades.
- Força muscular.
- Encurtamentos/alongamentos.
- Restrições (marcha, transferência e posicionamento).
- Lesões.
- Teste de atividades de vida diária (simular atividades e avaliar as condições clínicas baseadas em sintomas subjetivos, como dor, dispneia e dados vitais). Caso o paciente não execute simular o contexto de realização pelo cuidador/familiar.
- Sistema respiratório (padrão, expansibilidade, ausculta, secreção etc).
- Limitações.
- Acesso a prótese e órtese.

- Autocuidado.
- Disfagia.
- Tônus, reflexos e amplitudes das articulações.
- Entre vários outros aspectos de acordo com diagnóstico clínico.

O fisioterapeuta está diretamente ligado ao processo de reabilitação e ao autocuidado apoiado das causas que geraram a perda da funcionalidade, então é importante conhecer as necessidades dos pacientes e das famílias que também têm responsabilidades no planejamento das ações[6].

Nesse momento, a condição clínica e história do paciente foram levantadas, porém ainda é necessário estabelecer os principais objetivos a curto, médio e longo prazo da fisioterapia. Se os objetivos não são alinhados com os planos de cuidados dos demais componentes da equipe multiprofissional e paciente/familiar, a chance de desconexão e insatisfação é grande. Por isso, a discussão e elaboração do plano de cuidados ou projeto terapêutico singular baseado na avaliação inicial é determinante no processo de atendimento da fisioterapia e de todos os profissionais envolvidos[13].

O objetivo a curto prazo passa a ser nosso ponto de referência e avaliação da atuação nos primeiros atendimentos. É fundamental a clareza desse objetivo para continuidade da confiança e condição de apoio bilateral nas demais etapas do cuidado. Em seguida o planejamento da próxima etapa do plano de cuidado: o objetivo a médio e longo prazos. Deixar claro essas propostas é fundamental na avaliação dos resultados obtidos. Porém, se o objetivo não for alcançado dentro da meta estabelecida a repactuação é fundamental para desenvolvimento do plano de cuidados ou PTS[10].

Para isso a atuação do fisioterapeuta exige habilidades, competências e atitudes para avaliar as demandas de cada paciente e elaborar um plano de cuidados articulado com os demais atores da equipe multidisciplinar e familiares responsáveis[10]. Destacar-se que para trabalhar na AD o fisioterapeuta precisa ter conhecimentos além dos específicos da profissão, como:

- Ser qualificado na avaliação do paciente.
- Ter habilidade na avaliação de segurança.
- Ter capacidade de pensamento crítico.
- Ser bom professor.
- Respeitar as pessoas de outras culturas e origens socioeconômicas.
- Ter boas habilidades de comunicação.
- Ser intrinsecamente motivado.
- Ter boas habilidades organizacionais.

A AD é uma política pública que se fortalece cada vez mais no cenário da saúde, trazendo novas tecnologias, novas organizações e novos modelos de cuidados, exigindo de todos profissionais de saúde a busca de atualizações sobre novas formas de pensar e executar o cuidado. O profissional fisioterapeuta como componente da equipe multiprofissional de saúde tem um importante papel nesse processo em toda jornada do paciente, com ações para além da prerrogativa profissional, mas também habilidades de gestão, planejamento e gerenciamento adequado da situação, para que o cuidado domiciliar seja seguro e efetivo, trazendo melhorias para o sistema de saúde e melhor qualidade de vida dos pacientes e familiares.

Atuação no domicílio junto a familiares/cuidadores

Quando o paciente está sob os cuidados da equipe de AD, familiares/cuidadores têm papel importante, quanto às responsabilidades da continuidade da atenção, para garantia do cuidado integral e seguro ao paciente. O que é comum a todos, é que os familiares e/ou cuidadores participam ativamente no cuidado. Sendo assim, avaliar as potencialidades e realizar adequado planejamento, com preparo familiar para a prestação dos cuidados, conforme as orientações do fisioterapeuta. Para a boa relação entre o profissional e família/cuidador, é necessária a comunicação clara e objetiva, reforçar a importância do cuidado, esclarecer dúvidas, ouvir e valorizar o outro, negociar estratégias (levando em conta: compreensão, valores/crenças e conflitos familiares). Ademais, é muito importante considerar o tipo de família, experiências anteriores nos cuidados e trajetória da doença e a rede de apoio que cada família possui[6,8].

Em vários contextos sociais, a família não consegue se organizar sozinha para oferecer a assistência necessária aos familiares dependentes de cuidados, assim, é importante que o fisioterapeuta após realizar o diagnóstico proponha um plano de cuidados viável para essa família, com menor sofrimento possível. Outro aspecto importante é avaliação do cuidador, a fim de identificar o quanto ele consegue executar as tarefas orientadas[6,8,10].

Grande parte dos pacientes assistidos na AD tem perda de funcionalidade transitória ou definitiva e muitos deles não são reabilitáveis. Quando essa informação não é clara, os familiares ficam com o sentimento de que a falta de sessões de fisioterapia é causa da não evolução do caso. Por isso, essa clareza de informação se faz necessária para trabalhar as expectativas dos familiares quanto à evolução do caso, e que as tradicionais sessões de fisioterapia, poderão ser substituídas com atividades e exercícios incorporados nas atividades de vida diária na lógica do autocuidado apoiado[6].

Nas condições de avaliações positivas dos resultados e/ou ausência de resposta pela cronicidade do caso, outros pontos devem ser avaliados. O desfecho final passa a ser alta terapêutica e/ou transição do cuidado. A identificação desse momento é fundamental para a próxima fase do cuidado[13].

Desfecho, perspectiva de alta e/ou transição do cuidado

Durante a elaboração do plano terapêutico chegaremos em duas etapas fundamentais: a reabilitação/readaptação satisfatória do indivíduo ao objetivo mais favorável esperado ou a permanência de condições com sequelas definitivas ou prolongadas acima da esperada para o desfecho final. Nas duas situações, o paciente deve ser submetido a transição do cuidado para continuidade da promoção em saúde[13].

Em caso de sucesso na reabilitação ou readaptação do indivíduo é necessário encaminhamento para a rede de promoção de saúde para contínuas avaliações gerais. Como estabelecimento de outras rotinas de atividades, ressocialização, readaptação às rotinas profissionais, manutenção das avaliações periódicas e identificação do prazer em buscar a saúde. Essa alta encaminhada é indispensável para alcançar desfechos favoráveis[13,14].

Entretanto, se a manutenção de sequelas e outras complicações são permanentes ou prolongadas, é necessário a transição dos cuidados para rede de apoio desse paciente (unidade ambulatorial) com o encaminhamento completo de informações. Dessa forma, deve estar inserido o treinamento dos familiares/cuidadores buscando autonomia para os familiares/cuidadores e/ou pacientes[10,13,14].

Vale ressaltar, que a atenção domiciliar difere totalmente do tratamento hospitalar. A frequência de 2 até 4 vezes ao dia com disponibilidade rápida e total do fisioterapeuta em caso de qualquer alteração do quadro é impraticável no domicílio, por isso, o preparo de familiares/cuidadores é fundamental. Caso contrário, tem-se baixos períodos de estímulos durante o tratamento.

Por exemplo:

- Fisioterapia 1 hora/dia *versus* 23 horas deitado.
- Fisioterapia 2x/semana *versus* demais horas com pouco estímulo.

Destaca-se que a orientação e capacitação são incorporadas desde a admissão, o ideal é que esse processo se inicie na internação e transcorra na alta com a transição do cuidado. Esse processo incompleto pode complicar a evolução, impedir a aceitação e não contribuir para os principais desfechos positivos esperados[14].

Deixando claro que em agudização da condição crônica ou novas complicações o paciente deve ser reavaliado e reencaminhado para verificação da necessidade de novos planos terapêuticos. Diante disso, o fisioterapeuta busca exclusivamente os objetivos para cada condição e determina os desfechos do plano elaborado.

A alta definitiva precede o compartilhamento entre as equipes responsáveis posteriormente e o usuário. No momento de transição, a troca de informações deve ser realizada pessoalmente, essa alta responsável aumenta a segurança do paciente e cuidador/familiar.

Considerações finais

Na atenção domiciliar em geral é muito comum ter casos que comprometem vários orgãos e sistemas, necessitando de intervenções fisioterápicas, tanto motora quanto respiratória; diante disso é importante que o profissional tenha o conhecimento amplo desse perfil assistencial, para que desenvolva competências específicas para atuar de forma mais integral e resolutiva.

Referências

1. Silva RF, Santos SWS, Santos AS, Filho JLS. A origem e evolução da fisioterapia: da antiguidade ao reconhecimento profissional. Revista Ibero-Americana de Humanidades, Ciências e Educação. 2021;7(7).
2. Fonseca, JP. História da Fisioterapia em Portugal (da origem a 1966). [Dissertação]. Lisboa: Instituto Politécnico de Lisboa. Escola Superior de Tecnologia da Saúde de Lisboa; 2012.
3. Cavalcante CCL, Rodrigues ARS, Dadalto TV, Silva EB. Evolução científica da fisioterapia em 40 anos de profissão. Fisioter Mov. 2011; 24(3):513-22.
4. Colodetti NLM, Pardim RSS, Vieira RS, Morais SG. Fisioterapia na assistência domiciliar. Governador Valadares: Universidade Vale do Rio Doce, Faculdade de Ciências da Saúde; 2009.
5. Custódio ICS, Nenoki SCN, Dantas RL, Junior AJC, Silva PLAS. Atendimento domiciliar: a vivência do fisioterapeuta. Revista Eletrônica de Trabalhos Acadêmicos – Universo/Goiânia. 2017;2(4).
6. Brasil. Ministério da Saúde. Secretaria-Executiva. Superintendência Estadual do Ministério da Saúde no Rio de Janeiro. Desospitalização: reflexões para o cuidado em saúde e atuação multiprofissional [recurso eletrônico]. Brasília: Ministério da Saúde; 2020. 170 p.
7. Brasil. Conselho Federal de Fisioterapia. Resolução COFFITO n. 474, de 20.12.2016. Brasília: Conselho Federal de Fisioterapia e Terapia Ocupacional; 2016.
8. Borges Júnior LH. Análise do custo efetividade de um serviço de atenção domiciliar [Tese]. Uberlândia: Universidade Federal de Uberlândia; 2018. 88 p.
9. Carvalho MSN, Menezes LA, Cruz Filho AD, Maciel CMP. Desospitalização de crianças com condições crônicas complexas: perspectiva e desafios. Rio de Janeiro: Eldorado; 2019.
10. Oliveira VP, Junior LHB. O papel do fisioterapeuta na desospitalização do paciente pediátrico. In: Associação Brasileira de Fisioterapia Cardiorrespiratória e Fisioterapia em Terapia Intensiva; Martins JA, Schivinski CIS, Ribeiro SNS (Org.). PROFISIO Programa de Atualização em Fisioterapia Pediátrica e Neonatal: cardiorrespiratória e terapia intensiva: Ciclo 7. Porto Alegre: Artmed Panamericana; 2019. p.3-34.
11. Yamaguchi AM, Higa-Taniguchi KT, Andrade L, Bricola SAPC, Filho WJ, Martins MA. Assistência domiciliar: uma proposta interdisciplinar. Barueri: Manole; 2010.
12. Sousa AMK, Garcia BM, Silva CL, Ferreira JL, Vieira LCP, Vieira LRP, et al. The importance of anamnesis for physiotherapy: bibliographic review. RESU – Revista Educação em Saúde, 2016;4(1).
13. Borges JLH, Oliveira VP, Neto RCP. Desospitalização da unidade de terapia intensiva ao domicílio: o protagonismo do fisioterapeuta em todo o processo. Programa de atualização em fisioterapia: terapia intensiva adulto: ciclo 12. Porto Alegre: Artmed Panamericana; 2021.
14. Brasil. Ministério da saúde. Caderno de atenção domiciliar, Secretaria de Atenção à Saúde, Departamento de Atenção Básica. Brasília: Ministério da Saúde; 2013.

Capítulo 8

A atuação de terapeutas ocupacionais na atenção domiciliar

Leonardo Valesi Valente
Amanda Alves Medeiros
Veronica Gomes Assunção Borges

PONTOS-CHAVE

- Conhecer a estruturação do processo de atenção domiciliar da terapia ocupacional.
- Verificar a relação de atividades diárias com as intervenções terapêuticas ocupacionais.
- Reconhecer a importância das ocupações como foco do raciocínio profissional de terapeutas ocupacionais.
- Valorizar contextos para propor planos de cuidados específicos.
- Definir estratégias dentro de uma perspectiva contínua da atenção terapêutica ocupacional domiciliar.

OBJETIVOS DE APRENDIZAGEM

Ao final do capítulo, o leitor deverá ser capaz de:

- Oportunizar o acesso à discussão sobre as possibilidades de atuação dos terapeutas ocupacionais em contextos domiciliares, facilitando o reconhecimento dos objetivos significativos das práticas que a profissão estabelece junto a clientes e cuidadores, e a articulação com as redes de atenção integral à saúde em diferentes especialidades do cuidado, destacando processos contínuos e para a realização de atividades diárias no cotidiano.

Caso clínico

Consideremos um caso clínico, de uma idosa, com 93 anos, com escolaridade desconhecida, em acompanhamento geriátrico regular, egressa de internação hospitalar durante 10 dias, ainda neste mês, por episódio de infecção do trato urinário (ITU de repetição). Reside com a filha cuidadora (outra idosa, de 75 anos), em uso de cinco fármacos, com história de processo demencial avançado (hipótese diagnóstica de doença de Alzheimer, informada pela filha a partir da geriatria). Ao ser indicada para avaliação da terapia ocupacional, destacou-se condição recente de síndrome do imobilismo, restrita ao leito e demandando o uso de cadeira de rodas improvisada para deambular até o banheiro e à cozinha, para a realização de atividades diárias junto à filha na casa. Apresenta lesões cutâneas do tipo úlcera de decúbito na região sacral e calcânea à direita, além de lesão escura retroauricular também à direita. Confirmada a história das atividades básicas da vida diária (ABVD), de acordo com os critérios do índice de Katz modificado, é completamente dependente (grau 3) para a realização das atividades de banho, vestir-se, limpar-se no uso do banheiro, transferir-se e deambular. Apresenta dificuldade para informar sobre controle esfincteriano, geralmente ficando mais confusa e com agitação psicomotora para expressar necessidades de esvaziamento fecal. Para alimentar-se, foi avaliada em grau 2, de dependência moderada, exigindo supervisão para ser estimulada nas etapas de elevar os alimentos até a boca, quando engolir e como alternar com bebidas. Quanto às atividades instrumentais de vida diária (AIVD), considerando os instrumentos da escala de AIVD de Lawton-Brody e do índice de Pfeffer, apresenta limitação para todas as atividades aferidas, não participando dos contextos em que são realizadas, o que configura incapacidade para todas as ocupações relacionadas, mesmo naquelas AIVD que nunca fez e agora teria dificuldade de fazer. Do repertório ocupacional, avaliou-se o interesse religioso, professa a religião católica e gosta dos temas de festas típicas e datas comemorativas. Viúva, reside com a filha há cerca de 8 anos, quando passou a ter episódios de errância na vizinha anterior e se confundia no próprio domicílio, com estupor e tentativa de fugacidade ao final das tardes. No último ano, apresentou duas internações prévias, sempre com quadro de ITU, com relatos de alterações do humor para choro, gritos e agitação da movimentação das mãos, mais desorientação temporoespacial e de pessoa (não reconhece a filha, acusando-a de ser uma impostora), somente melhorando no segundo dia das referidas internações.

Desse modo, o presente caso clínico apresenta questões relevantes para a indicação da avaliação da terapia ocupacional e possível acompanhamento contínuo. Imediatamente, a primeira questão seria avaliar o posicionamento sentado e adequar o uso da cadeira de rodas, visando dispensar um equipamento em conformidade com as necessidades de deambulação e transferência, mais o posicionamento protetor para as regiões com lesões cutâneas, em que os terapeutas ocupacionais irão identificar que recursos assistivos serão mais adequados para uso quando acordada, sentada na cadeira, deitada no leito ou mesmo durante o sono e o repouso. Em seguida, a identificação de manutenção das rotinas realizadas com a filha, visando à integração das duas idosas no domicílio que coabitam e apoiando a indicação de profissional cuidador de idosos para facilitar a realização das rotinas diárias e recém-indicadas pós-internação, como o cuidado com a pele. Assim, num terceiro tempo da gestão dessa implementação da terapia ocupacional domiciliar, os problemas seriam focados na complexidade do caso de declínio cognitivo-funcional compatível com demência grave, tipo 3, da escala de avaliação da demência (Clinical Dementia Rating – CDR), em função do decurso crônico-incapacitante da doença de Alzheimer e da confirmação do histórico de acompanhamento geriátrico. Considerando essa dimensão, a terapia ocupacional domiciliar deverá envolver um processo de avaliação do funcionamento mnemônico, buscando viabilizar estímulos e recordações do tipo episódicas de longa duração, em geral facilitadas por conotações afetivas do tipo reminiscências, em que estímulos sensoriais (auditivos, musicais, sonoros, gustativos, de cores, táteis, cinestésicos para dança e gestos) serão recorridos para a expressão de conteúdos da biografia pessoal, visando à comunicação e integração socializante junto à filha e possíveis cuidadores. A verificação da orientação, como fator protetivo para a manutenção das rotinas, orientando a regularidade das ações e o uso dos ambientes para ocupações relacionadas, otimizará hábitos de sono e repouso, se pregressos ou a serem incorporados. O estabelecimento de manejos do tipo terapia de validação facilitará a comunicação com a paciente, confirmando-se com prosódicas diretas e tranquilizantes, contraindicando perguntas do tipo arguição ou confronto, sempre se atentando para buscar acolhimento ao confirmar impressões, necessidades que a paciente, porventura, questione, ou com as quais irrite ou cisme. Além dessas dimensões da terapia ocupacional domiciliar, se pautada no desempenho ocupacional cognitivo, a implementação dos cuidados ocupacionais deverá estimular a percepção de bem-estar, com o alívio de componentes estressores, como dor (ainda que raramente a ser expressada ou informada pela paciente neste caso), manutenção da integridade articular, adequação do posicionamento, facilitação das rotinas a serem analisadas e reestruturadas no cotidiano desenvolvido naquele espaço da casa. Estima-se que o acompanhamento terapêutico ocupacional se direcione a propiciar momentos de alívio, de valorização da convivência integradora, na oferta oportuna de registros de prazer diariamente para e ao realizar as atividades relevantes no cotidiano da paciente. Todas essas atividades diárias a serem viabilizadas pela atenção domiciliar terapêutica ocupacional se valerão dos interesses e históricos, de acordo com o perfil do repertório ocupacional avaliado. O contexto do cuidado informal provido pela filha idosa, no próprio domicílio, é fator primordial para ser considerado quanto às capacidades instrumentais de atividades e ocupações que a paciente poderia ser solicitada a se envolver, a partir da intervenção terapêutica ocupacional. No entanto, essas possibilidades devem antes ser criteriosamente averiguadas, para se conferir como já são realizadas pela filha, compreendendo o sentido de sua organização habitual para depois, talvez, estimar alguma possibilidade aumentada na participação social do caso e estabelecer novos objetivos vinculados do tratamento ocupacional em médio e longo prazo, cabendo também a revisão das prioridades na atenção.

Quanto à gravidade das lesões cutâneas, seria recomendável uma abordagem neurofuncional da terapia ocupacional dentro do programa de prevenção de incapacidades (PI), principalmente realizado na atenção básica com avaliação do grau da deficiência física, considerando-se aí os aspectos do pé neuropático a acompanhar; nesse caso, seriam adotadas medidas de integridade tecidual dérmica, com proteção articular, além de facilitação para o repouso e o auxílio na reorientação de rotinas de cuidados dentro das AVD. Outras ações igualmente importantes, relacionadas aos problemas de polifarmácia, prevenção de novas internações hospitalares e o tratamento dérmico mais específico, nesse caso, deverão ser avaliadas em equipe de cuidados integrais da saúde da idosa, em que os terapeutas ocupacionais indispensavelmente inseridos poderão se articular junto aos demais especialistas para a promoção de aspectos da qualidade de vida relacionada à saúde como tônica promotora para o plano de cuidados compartilhado.

Introdução: história e importância da profissão

A terapia ocupacional é uma profissão interessada em abordar ocupações da vida diária com o objetivo de facilitar pessoas e grupos a se engajarem em sua participação social mais relevante.[1] Constitui-se como arte e ciência que enfatiza o envolvimento com as atividades diárias, estimando que a realização das ocupações promova a saúde e a expressão de bem-estar, para que todas as pessoas participem de uma sociedade justa e integradora.[2] Assim, terapeutas ocupacionais reconhecem que a saúde é estabelecida, e será mantida quando seus clientes estiverem aptos a participar das próprias ocupações em casa, na escola, no trabalho e na vida comunitária.[1]

Tais ocupações são diversas estruturas ordenadoras do comportamento humano nos contextos da vida diária, qualificando o cotidiano como um lugar social,[3] em que as pessoas lidam umas com as outras e são reconhecidas em suas singularidades. Essa capacidade de exercer as ocupações permite que os indivíduos correspondam a papéis sociais, realizem suas competências pessoais, tenham oportunidades de viver conforme puderem participar e se integrar de muitos modos complexos ao longo da própria experiência diária.

As atividades da vida diária podem ser compreendidas como significativas por serem realizadas com propósitos pessoais e sustentam as relações com o envolvimento na participação social das pessoas. Atividades são a menor unidade das ocupações humanas, que precisam ser realizadas em usos definidos de tempo e espaço para atenderem ao propósito das ocupações que compõem. Tais atividades, sendo unidades de ocupações, podem ser decompostas em outros componentes ocupacionais menores, que são as tarefas. As tarefas, por sua vez, são etapas do processo de realizar as atividades que se relacionam como partes integrantes organizadoras das ocupações que compõem o cotidiano.

O conjunto de realizações complexas diárias caracterizado por tarefas, atividades, ocupações é denominado como desempenho ocupacional. Os terapeutas ocupacionais avaliam e intervêm no desempenho ocupacional de seus clientes, incluindo aí a verificação da forma como realizam as suas ocupações (padrões de desempenho), das habilidades para realizar suas ocupações e o comprometimento funcional que possa estar relacionado à organização do comportamento ocupacional para hábitos, rotinas, papéis ocupacionais, rituais, costumes, interesses. Grande parte do comportamento ocupacional é desempenhada dentro da comunidade e/ou domicílio, considerando-se aí o lugar social do cotidiano para as ocupações estruturantes como o trabalho, a educação, o lazer, como forem realizadas. Destarte, faz-se fundamental a abordagem do terapeuta ocupacional no contexto domiciliar da atenção à saúde; afinal, intervir ou não nesse contexto impacta diretamente em viabilizar facilitações para a autonomia da pessoa em seu cotidiano.

As ocupações, para serem realizadas como processo integral da percepção de saúde e bem-estar das pessoas, exige capacidade funcional para lidar de forma complexa com fatores e contextos ocupacionais muito diversos. A terapia ocupacional tem diversas origens, sendo marcantes a sua relação com usos antepassados de atividades como medidas terapêuticas em civilizações antigas, a história do trabalho moral e da psiquiatria, a reabilitação para o trabalho de contingentes populacionais egressos dos períodos pós e entre guerras mundiais, os movimentos de artes e ofícios, além de sua proposição interdisciplinar como ciência emergente proposta em 1915, na primeira escola formadora dos Estados Unidos da América.

A trajetória da prática da terapia ocupacional no Brasil tem a marca de hospitais psiquiátricos e gerais, além da incorporação disseminada dos primeiros profissionais nacionais para atuar diretamente com os trabalhadores assegurados dos fundos de caixa de aposentadoria e pensão das redes de comerciários e ferroviários. Esse espaço, além de complexo, envolve a busca por ressignificação do cotidiano por estar relacionado à doença, à espera de cuidados, a situações estressantes e rotina institucional. Nesse sentido, é necessário conceber na atuação durante a própria internação e, daí, avaliar todos os fatores funcionais e sociais que levem à reinternação, quando não são considerados no próprio planejamento da alta. Essas necessidades são essenciais ao processo de intervenção dos terapeutas ocupacionais, por isso a importância de o profissional ser inserido como componente da equipe multiprofissional.[4]

Em julho de 2013, por meio da Resolução nº 429, o Conselho Federal de Fisioterapia e Terapia Ocupacional (COFFITO)[5] reconheceu a especialidade "Terapia ocupacional em contextos hospitalares", que é dividida em três áreas: intra-hospitalar, atenção extra-hospitalar oferecida pelo hospital e cuidados paliativos. A área extra-hospitalar reconhece a visita domiciliar e assistência domiciliar. Antes, em janeiro de 2008, o Ministério da Saúde (MS)[6] reconheceu a necessidade da ampliação da perspectiva da atuação dos profissionais de reabilitação para além da lógica hospitalocêntrica, focada na doença: por meio da Portaria nº 154, a terapia ocupacional passou a ter, oficialmente, a garantia de sua inclusão como mais um profissional integrante na atenção primária à saúde (APS). Tal inclusão favoreceu aos terapeutas ocupacionais defenderem que comunidade e domicílios são espaços legítimos de intervenção, para a (re)construção de autonomia, vínculos, cultura, engajamento e educação em saúde. Observou-se que as equipes mínimas da estratégia de Saúde da Família passaram a se apoiar na integração com esses profissionais e puderam reconhecer a efetividade de demandas específicas para as intervenções terapêuticas ocupacionais, por meio do apoio matricial.[6]

Posteriormente, a Portaria nº 825/2013 atualizou as habilitações das equipes de apoio à Saúde da Família e descreve o terapeuta ocupacional como um dos profissionais que a compõem, somando-se a atuação nos serviços de atenção domiciliar (SAD) às possibilidades de trabalho dos terapeutas ocupacionais: a partir dela, também se atua na transição da alta hospitalar para o domicílio, na reabilitação, na integração desse sujeito nos contextos familiar e comunitário, bem como nos cuidados paliativos e fim de vida.[7]

A casa é o primeiro espaço onde é possível experimentar algum pertencimento social; faz parte da constituição privada de posse e vinculação, é ali que famílias se constituem e podem conviver. Pensar o domicílio significa não apenas abordar a concretude do ambiente doméstico, mas também analisar desde a dimensão ambiental, como aquele espaço é um local potente para que as pessoas habitem (e coabitem, troquem entre si, experienciem, regulem suas formas de existir, lidar) e que, por isso mesmo, coopera no processo de saúde-doença delas. Dessa forma, a moradia será tão mais saudável quanto mais recursos (físicos, humanos, comunitários, de acessibilidade, de representação de direitos)[8] houver para a sua habitabilidade, quais sejam: ter espaço para o desempenho das atividades cotidianas (ser funcional ao realizar e manejar suas próprias necessidades), permitir alguma privacidade para cada um dos moradores e para estes em conjunto, além de possibilitar algum nível de encontro com outros membros da comunidade (acessibilidade e sociabilidade) em que possam integrar-se e sentir pertencer. Pensar a atenção domiciliar compreende abordar de maneira integrada a família, seja ela composta como for, todo o seu contexto social, cultural e comunitário, atrelando todas as características mais singulares e próprias de cada residência, possibilitando a construção de entornos mais saudáveis para cada indivíduo perante a sua coletividade para participar.[9-11]

Atribuições específicas da profissão no domicílio

Antes de tratar da especificidade da terapia ocupacional domiciliar no contexto brasileiro, é necessário salientar que ela pode ser percebida por duas óticas distintas. A perspectiva trazida pela Portaria nº 154/2008 propõe uma atuação mais voltada à promoção de saúde e ao uso das tecnologias leves e leves duras (atuação na APS – NASF),[6] enquanto a Portaria nº 825/2016 traz uma visão mais direcionada ao processo de alta hospitalar/hospitalização domiciliar, com o uso de tecnologias duras e leves duras (atuação no SAD).[7] O terapeuta ocupacional, por seu objeto de estudo, transita a sua prática sem dificuldades por ambas as perspectivas. Embora sejam referenciais distintos para a implementação de suas ações, a terapia ocupacional tem trazido consigo a integralidade do cuidado nos três níveis de atenção à saúde desde muito cedo, especialmente depois da Carta de Ottawa (1986),[12] com valorização de projetos voltados para a promoção da saúde concebida como capacitação da comunidade, favorecendo o futuro de inovação de cuidados integrais em saúde pautadas com práticas baseadas na comunidade.

A atuação dos terapeutas ocupacionais na atenção domiciliar ocorre por meio dos SAD e na APS, com as equipes de estratégias em saúde (ESF) e Núcleo Ampliado de Saúde da Família (NASF) e Atenção Básica (NASF-AB). O rol das práticas do terapeuta ocupacional é amplo, e na APS consideram-se atuações individuais, em grupo e o matriciamento. É possível também destacar sobre ações de educação e promoção em saúde, prevenção de doenças e agravos, com o desenvolvimento do trabalho integrado e interdisciplinar.[13]

Posto isso, os objetivos da terapia ocupacional na atenção domiciliar são: matriciamento das equipe de saúde (públicas ou privadas); construção de entornos saudáveis para o indivíduo, família e comunidade; educação em saúde (por meio de atividades grupais ou orientações individuais), possibilitando que as pessoas sejam protagonistas de seu processo de saúde;[6] promoção de máxima independência funcional e otimização das funções ocupacionais, dentro das ocupações mais relevantes ao desempenho ocupacional daquele indivíduo; intervir nos componentes de desempenho (físicos, cognitivos, psíquicos) e contextos (social, familiar, espiritual); prescrever cadeira de rodas, órteses, próteses e equipamentos de tecnologia assistiva; orientar cuidadores para a realização e o manejo de cuidados específicos com os clientes, bem como para o autocuidado; análise de atividades, regulação, monitoramento e assessoria, adequação e adaptação delas aos contextos e às necessidades ocupacionais individuais; prevenção de agravos que evoluam das deficiências, limitações e restrições que possam advir em incapacidades; recuperação das estruturas do corpo, da funcionalidade e da participação.

O domicílio configura-se como local privilegiado para a intervenção voltada aos referidos objetivos, possibilitando atuação nos diversos contextos a partir da moradia, percebendo as relações e interconexões entre todos que compartilham esse espaço. A casa é o espaço em que as atividades diárias são oportunizadas como forma ordenadora da vida social e comunitária, onde os aspectos do desenvolvimento de cada pessoa se constituem de modo a permitir a realização das mais diversas ocupações e rotinas. Assim, os profissionais podem identificar as necessidades ocupacionais mais prementes da vida diária, buscando favorecer a manutenção de capacidades, a reintegração de papéis e a desejável construção de processos que favoreçam a realização pessoal dos seus clientes no cotidiano.

As necessidades ocupacionais em geral são percebidas por alterações que os clientes relatam como dificuldades em realizar e/ou estruturar as atividades mais significativas de sua vida diária, com relação às suas demandas sociais e na vigência do cumprimento de seus papéis que compõem sua participação social. Assim, dentro de uma perspectiva ampla, conforme a definição de domínio da atuação profissional e o processo de estabelecimento das intervenções ocupacionais,[1] os terapeutas ocupacionais atuam em todos os fatores que estejam dificultando a capacidade funcional para a realização do desempenho ocupacional de seus clientes, nos aspectos estruturais do corpo ou de seu funcionamento (incluindo componentes físico-funcionais, sensório-cognitivos, perceptuais, psicossociais e afetivos), o que se pode chamar de deficiência; na realização das atividades de manutenção da vida diária, como as ABVD ou as atividades mais avançadas com efeitos para organização da vida prática relacional, chamadas de AIVD, correspondendo ao conceito de limitações para realização de atividades; nas dificuldades para corresponder e manter competências no gerenciamento e envolvimento social, com engajamento pessoal e cumprimento de propósitos para ocupações em contextos, como os de papéis ocupacionais e ocupações mais complexas como trabalho, lazer, educação, que seriam as restrições na participação social; por último, na prevenção, na correção (remediação) ou na recuperação (compensação) das incapacidades, quando existam prejuízos relacionais entre deficiências, limitações e restrições, que impedem ou dificultam expressamente a dimensão ocupacional desses clientes em assumir suas possibilidades e desejos para o cotidiano de suas vidas, o que pode ser denominado como incapacidade.

Terapeutas ocupacionais com diversas *expertises* são aptos ao estabelecimento de processos de acompanhamento domiciliar de seus clientes. Áreas de atuação, entre outras inúmeras, podem ser citadas: 1) reabilitação físico-funcional de crianças, adultos e idosos; 2) reabilitação cognitiva junto a pessoas com lesões encefálicas adquiridas e/ou casos de acompanhamento de indivíduos com suspeita de declínio cognitivo-funcional; 3) desenvolvimento infantil; 4) avaliação, desenvolvimento, prescrição e monitoramento de recursos de tecnologia assistiva; 5) gerenciamento de retorno ao domicílio, visando ao suporte adaptativo para a vida independente e adequação ambiental com reestruturação de rotinas pós-hospitalar.

Atuação no domicílio junto ao paciente

O domicílio é esse lugar habitado que permite a estruturação do cotidiano para a vida do entorno com os demais lugares sociais em que todos os indivíduos vão diversificar e compartilhar suas experiências, com envolvimento, trocas, buscas de realização pessoal e oportunidades.

Muitas vezes, o ambiente domiciliar passa por adaptações ao receber o paciente em casa. Nesse ambiente físico, o terapeuta ocupacional atua com orientações ambientais e facilitadores para que o cuidado ocorra, como, por exemplo: indicação e contraindicação da cama hospitalar (pensando na funcionalidade da rotina), ajustes físicos com posicionamento ideal da cama no ambiente, móveis de apoio para facilitar o manejo do cuidador e demais necessidades de ajustes de acordo com cada contexto, além de possíveis sugestões e orientações ambientais passíveis de adaptação.

Conforme a demanda de atendimento em curto, médio ou longo prazo e o perfil do atendimento em reabilitação ou cuidados paliativos, a condução do acompanhamento precisa ser repensada e reestruturada, e isso acontece de forma conjunta com o familiar. O cuidador principal é, em sua maioria, assumido por um familiar que pode não ter experiências prévias de cuidado, papel assumido diante de grandes mudanças nesse cenário familiar, novos papéis, possíveis abandonos de emprego, entre outras, acompanhadas da transformação do olhar diante da pessoa que necessita de cuidado.

As atividades de vida diária, nessas circunstâncias, passam a ser desempenhadas por outra pessoa, surgindo a necessidade de adaptar e reaprender sobre o banho, vestuário, autocuidado e alimentação. Para além da atuação com próprio paciente, faz-se necessário olhar e auxiliar o cuidador nesse processo.

No geral, a atuação terapêutica ocupacional pode ser conferida e gerenciada aos mais diversos cenários dos cuidados integrais, costumeiramente solicitada para acompanhar pessoas com as mais diversas deficiências, com dependências moderadas a severas para a realização das atividades diárias, para pessoas, grupos e familiares que precisem de acompanhamento para estruturar a vida de participação social mais ampla, impedindo a restrição e o isolamento mais ostensivo ao longo do tempo dos casos em questão. Como dificultadores das práticas terapêuticas ocupacionais domiciliares, pode-se apontar a necessidade do estabelecimento de rotinas mais intensivistas, que demandem atuação terapêutica ocupacional em contato com outros profissionais, para o compartilhamento de corresponsabilidades no cuidado integral, assegurando uma assistência aos clientes dentro dos aportes institucionais quando assim forem indispensáveis.

Atuação no domicílio junto a familiares/cuidadores

Os terapeutas ocupacionais são profissionais autônomos capazes de avaliar, identificar os problemas-alvo de suas intervenções[1] (necessidades ocupacionais como problemas a serem desenvolvidos), propor e acompanhar metodologias próprias de intervenção nas funções e estruturas do corpo (em aspectos motores, físico-funcionais, sensório-perceptuais, cognitivos, psicossociais), para intervir com e para a realização das atividades diárias, para facilitar e promover a participação social ampla, estimando resultados que mantenham e/ou recuperem todas as dimensões da capacidade funcional para a vigência das ocupações no cotidiano de vida de seus clientes, seja na dimensão do atendimento domiciliar individual ou de apoio sociofamiliar, como referência para esse acompanhamento integrador de rotinas e mudanças nos modos de fazer diários.

É possível desenvolver essa dimensão considerando aspectos concernentes aos casos clínicos específicos. Por exemplo, ter-se-ia em questão um idoso frágil, àquele que esteve em internação recente, encontra-se acamado, apresenta doenças que alterem a capacidade funcional,[14] como no caso das demências, necessita de um olhar conjunto da equipe multiprofissional, principalmente quando vivencia o processo de transição da alta hospitalar para retorno ao lar com sequelas, como lesões por pressão e condição de saúde agravada.

De modo geral, os casos de demência avançada envolvem alterações na comunicação e expressão e dificuldades de alimentação por via oral, daí o uso de via alternativa e de dispositivos de contenção nas mãos. Somada a isso, há a dependência moderada a total para realizar as mudanças de decúbito, com perceptível perda de peso no decurso crônico-incapacitante da doença e apresentando o risco elevado de novas lesões por pressão ou decúbito.

Com a alta hospitalar concretizada, os cuidados do paciente dependente podem ser assumidos por um cuidador formal, no entanto o mais comum é que isso seja feito por um cuidador informal, normalmente um familiar sem qualquer treinamento prévio ou experiência na atenção a esse tipo de público. Em ambos os casos, é necessária a capacitação para o manejo das necessidades específicas daquele indivíduo em particular. Para isso, é essencial o planejamento terapêutico singular, feito em equipe e compartilhado com a família, pactuando-se ações diárias, objetivos e diretrizes em conjunto.

No caso de múltiplas lesões por pressão, o terapeuta ocupacional atua na confecção dos coxins de posicionamento; além de confeccionar, é importante envolver o cuidador, para que ele compreenda o material, forma correta de utilização e mantenha a conduta diariamente. No ambiente domiciliar, é possível adquirir espumas, tecidos e outros materiais. O acesso a esse tipo de recurso facilita a elaboração de dispositivos quando comparado ao ambiente intra-hospitalar.

Lesões na região da cabeça e orelha demandam atenção, pois é preciso manter um bom posicionamento de tronco e cervical e se preocupar com a adequação do uso do coxim *versus* a percepção da qualidade pela pessoa atendida, pensando-se em campo de visão, conforto e cuidado com possíveis dispositivos, como a sonda nasoenteral e a traqueostomia.

Os cuidadores devem vivenciar o período de adaptação ao cuidado para a manutenção do usuário na residência: banho, alimentação, medicações e outras demandas rotineiras de saúde. Os terapeutas ocupacionais devem facilitar esse manejo diário. É comum que pacientes fiquem apenas de fralda na rotina. Portanto, é significativo compreender dificuldades para o vestir, orientar possíveis adaptações, como aberturas nas laterais ou o uso do fecho de contato. Valorizar essa dimensão da saúde é conferir respeito à pessoa que necessita de cuidados especializados ao longo da vida cotidiana.

Terapeutas ocupacionais priorizarão a realização diária de atividades, aprimorando-as, acompanhando-as. Com relação ao manejo com alimentação e medicação, atuam junto com a equipe na elaboração de recursos visuais e associativos para facilitar a compreensão do cuidador, principalmente àquele que tem limitações de leitura. Tais recursos auxiliam na adesão à medicação, a qual exige muito dos cuidadores de pessoas dependentes. O banho pode ocorrer no leito ou chuveiro, com o auxílio da cadeira de banho e/ou assistência do cuidador. É possível que o terapeuta ocupacional auxilie no melhor posicionamento, com adaptações e adequações individualizadas. Também é relevante pensar no cuidador, com estratégias de posicionamento e facilitações, prevenindo-se agravos decorrentes de sobrecarga física.

Outro ponto de atuação com o cuidador é ensinar estratégias para o alívio de pressão aos pacientes acamados. São comuns dificuldades no posicionamento e mudanças de decúbito do paciente: portanto, são bem-vindas estratégias que facilitem seu manuseio e favoreçam o alívio dos pontos de pressão. Podem ser usados recursos simples, como cobertor, travesseiros, toalhas ou espumas. Em casos de lesões já existentes, é fundamental a atuação conjunta com a enfermagem.

Para além das orientações ao cuidador, é preciso olhar para essa figura e compreender que esse é apenas um dos papéis desempenhados em sua vida e que cuidar dela é importante para o equilíbrio e a manutenção de sua vida saudável para além do cuidado, evitando a temível síndrome de sobrecarga do cuidador.[15] As estratégias orientadas vão na direção desse cuidado, pois constituem uma ferramenta utilizada na rotina para facilitar, estruturar e auxiliar a rotina do paciente. Porém, simultaneamente cumprem a função de incentivar e estruturar a rotina do próprio cuidador, reduzindo sua carga de trabalho, favorecendo seu desempenho ocupacional, buscando evitar que se prive do lazer, sono e descanso em prol do cuidado.

Como destacado, observar o contexto, o ambiente físico, estar disposto a ouvir e compreender o que o cenário mostra, para além do adoecimento, auxilia no processo da elaboração do plano de cuidados efetivo. Deve-se observar o ambiente físico para orientar a melhor forma de acomodar o paciente nesse local ou a disposição mais funcional dos móveis como facilitador na rotina. O contexto também é importante para traçar os planos, pois é por meio dele que se tem a compreensão de quem cuida e quais os vínculos, quais as redes de apoio e como serão traçadas as estratégias para alcançar os objetivos. Para isso, é preciso olhar para além do adoecimento: compreender a doença de base é importante, porém também é fundamental olhar para a história de vida daquele paciente.

Para demandas de curto prazo, os planos de cuidado envolvem a orientação do cuidador, do paciente e o encaminhamento à rede de atenção à saúde (RAS) para continuidade do cuidado. Esses pacientes envolvem, em sua maioria, uma transição do hospital para casa, com um grau maior de dependência e a possibilidade de acompanhamento em um serviço de reabilitação no nível secundário, por exemplo. Já as demandas de médio e longo prazo envolvem maior planejamento em equipe, com orientações ao cuidador, plano terapêutico singular compartilhado, compreensão do contexto e grau de dependência. Por vezes, exigem intervenção com dispositivos para auxiliar na rotina, capacitação do cuidador, acolhimento da família e do paciente e orientações para o desfecho, seja o óbito domiciliar ou a manutenção do cuidado em casa.

Os pacientes em cuidados paliativos na atenção domiciliar com perfil de alta dependência, permanecendo na condição de acamados por meses ou anos, com o uso de dispositivos como traqueostomia e sondas, sem condições de responder por si, necessitam de cuidados para a manutenção de sua qualidade de vida e do ambiente que os cerca, principalmente o familiar. O terapeuta ocupacional pode auxiliar nesse processo, buscando identificar hábitos, gostos e atividades significativas para esse indivíduo e sua família, como hábito religioso, interesse por músicas, futebol, culinária, dentre outros. O profissional aponta estratégias não medicamentosas na rotina doméstica que auxiliem na ambiência e possibilitem algum prazer/lazer, preferencialmente de forma compartilhada. No caso do paciente em cuidados paliativos independente para as atividades diárias, ou que demanda pouca ajuda no desempenho ocupacional, é preciso trabalhar a manutenção dessa independência tanto quanto possível. Deve-se incentivar sua autonomia e tomada de decisões atuais e futuras, sendo possível realizar um trabalho de longo prazo sobre suas vontades e valores, estipulando parâmetros a serem seguidos quando não consegue mais responder por si.

Pensar na qualidade de vida, em toda a sua qualificação singular e subjetiva, configura-se como um dos contextos mais individuais e intrínsecos aos clientes da terapia ocupacional[16,17] e constitui-se como um dos pilares para a atuação do terapeuta ocupacional, tanto no contexto de reabilitação como no de cuidados paliativos. Necessariamente, envolve a família e o paciente cuidado. Para alcançar esse pilar, devem-se ter como norte indicadores populacionais de qualidade de vida relacionada à saúde, os quais configuram medidas objetivas da saúde integral (moradia, alimentação, sono, sexualidade, vigor físico, capacidade funcional para realizar AVD etc.). O uso de tais referenciais pressupõe o trabalho em equipe, com construção diária de ações de promoção, prevenção, recuperação e paliação dos condicionantes e/ou determinantes que afetem o bem-estar dos indivíduos, grupos ou coletivos populacionais.

O que avaliar na elaboração do plano de cuidados/admissão

A abordagem da terapia ocupacional deve sempre partir daquilo que é trazido pelo cliente:[1] sua queixa, suas necessidades individualizadas, a rotina da casa, de seus habitantes, da comunidade na qual está inserida. Inicialmente são levantadas todas as atividades que compõem o repertório de envolvimento com atividades e realização das mais diversas ocupações. Esse levantamento, e suas inter-relações com o desempenho ocupacional do sujeito, compreende uma metodologia própria da intervenção terapêutica ocupacional, chamada de histórico ocupacional. Assim, atividades realizadas pregressamente à condição atual serão destacadas e avaliadas junto aos clientes sobre a sua pertinência, relevância e significação pessoal, permitindo estabelecer diretrizes do plano de tratamento. Também devem ser coletadas informações sobre como está o desempenho ocupacional presentemente, o grau de satisfação do cliente com isso e o que seria necessário modificar para que essa satisfação seja a maior possível.

Os objetivos de tratamento devem focar em processos de aumento da independência funcional e/ou manutenção da capacidade para a autonomia (gestão, definição pessoal de processos de escolha dos clientes) e maximizar a satisfação do cliente com o seu próprio desempenho, devendo ser pactuadas de forma conjunta entre terapeuta, cliente e cuidador. O plano de tratamento deve definir as estratégias para que tais metas sejam atingidas, podendo abranger treinamento funcional, uso de adaptações, orientações, treinamento do cuidador ou encaminhamento para outros profissionais/níveis de atenção à saúde.

A terapia ocupacional domiciliar pode estar orientada em processos funcionais para a estruturação do cotidiano, conforme é indicado nas documentações oficiais da profissão[1,16,17] relativas ao processo de estabelecimento da intervenção. Esse processo é construído individualmente junto aos clientes e seus familiares; quando necessário, também compartilhado em termos de cooperação entre os demais membros cuidadores formais ou informais, que incluem etapas orientadas por objetivos diversos, os quais vão desde a identificação das necessidades iniciais daquele caso, inicialmente, quais demandas ocupações são manifestas pelos clientes, seus familiares, ou indicadas à nossa especialidade, a partir dos outros que também atendem.

Posteriormente, outras etapas se estabelecem em conformidade com um contínuo processo de avaliação e reavaliação para a implementação das contribuições no cotidiano, apoiando-se na realização das ocupações mais relevantes. Os históricos tanto do perfil ocupacional quanto dos processos de adoecimento pregresso e atual, além da investigação dos demais acompanhamentos e assistências estruturadas na vida daquele cliente, precisam ser devidamente conhecidos pelo profissional agora responsável também por aquele domicílio. O estabelecimento de vínculos, com apoio e proposição de metas compartilhadas entre clientes e terapeutas ocupacionais, mediados a princípio com o apoio de familiares e da rede de suporte dos demais cuidadores, para certificar quais motivações de fato são determinantes para o cumprimento de metas da terapia a ser desenvolvida ali. Depois, diversos contextos metodológicos se refinam para a implementação do processo de intervenção,[16,17] espaço onde a terapia ocupacional domiciliar adentra e do qual participa, dá ênfase nas realizações mais particulares de seus clientes-alvo e exige o estabelecimento de uma parceria contínua para rever as metas para o cotidiano que estejam sendo realizadas, bem como aquelas com dificuldades ainda maiores que exigem revisão para a continuidade do vínculo e da referência desse profissional como especialista das ocupações no espaço da casa/comunidade.

Desfecho/perspectiva de alta e/ou transição do cuidado

As orientações são construídas como processos de trocas, compartilhamento de metas possíveis, em que se encorajem ao máximo os processos de envolvimento com ocupações[16,17] e de realização ao longo do cotidiano. Muitas das vezes, são oferecidas oportunidades de experimentar novas atividades, novos modos de organizar e/ou realizar rotinas, estimulando a presença daquele ente, que não só ocupa seu papel de paciente, mas que precisa estar em contato com as interações e trocas sociais dos demais papéis que ocupa na vida domiciliar. Os cuidadores são alertados a valorizar as rotinas que incentivem esses modos de fazer, que delimitem as atividades como oportunidades de contato com as histórias pregressas significativas do paciente, respeitando a individualidade e integrando-o ao convívio. As mudanças visam assegurar um processo de manutenção de capacidades e/ou recuperação que facilitem a independência e a autonomia, com a dimensão ética de centralizar o cuidado no contexto específico daquele paciente.

A terapia ocupacional,[16-18] como ciência, profissão, ou prática especializada de cuidados integrais na saúde e contextos, busca se definir por modos de pensar e propor os cotidianos, de conceber as pessoas nos lugares sociais que elas possam ocupar em contextos da vida diária, na relação consigo, com os outros, com o mundo ao redor. As construções de ações terapêuticas ocupacionais domiciliares visam à manifestação de valores, oportunidades, que legitimam rotinas e modos de fazer significativos de cada um de seus clientes. As ações no domicílio fazem sentido quando dialogam com os contextos da expressão de saúde, integração e participação, formando o dito desempenho ocupacional, cuja manifestação é um dos alvos principais da terapia ocupacional. As rotinas domiciliares são um dos afazeres que mais qualificam os sentidos de morar, conviver e se integrar indispensáveis na percepção de bem-estar e definição pessoal de qualidade de vida para cada um de seus clientes.

Assim, alguns possíveis critérios de alta perpassam pelo grau de independência para a realização das AVD do cliente, considerando também a satisfação com o seu desempenho ocupacional;[16-18] efetiva participação nas rotinas do domicílio; grau de sobrecarga do cuidador; satisfação do cliente com a própria vida;[19,20] protagonismo em seu processo de saúde; uso supervisionado de adaptações terapêuticas e órteses;[17,21] sobretudo, que todos esses elementos estejam em consonância com as peculiaridades e possibilidades daquele indivíduo, seu domicílio e seu território.[8,11] Evidentemente, nenhum profissional sozinho é capaz de assegurar que todas essas necessidades sejam atendidas; para tanto, é necessário recorrer ao trabalho interdisciplinar. Entretanto, nem mesmo todo o setor saúde é suficiente para assegurar tudo o que um usuário dos serviços necessita dentro de seu território. Para tanto, é preciso recorrer à intersetorialidade, a qual conta com um capítulo específico neste tratado.

Relacionando a qualidade de vida com o senso de autossatisfação com a própria vida,[19-21] cabe ainda mencionar a atuação dos terapeutas ocupacionais na saúde mental,[22] que possam compor atuações dentro do contexto domiciliar. Para além de sua significativa participação na Reforma Psiquiátrica e na implementação das atuais políticas da área, tais mudanças somente se efetivaram na prática com a incorporação desses profissionais nos territórios, expressivamente incluídos nos dispositivos brasileiros de referência aos cuidados de usuários com transtornos mentais graves e persistentes, além de seus familiares, nos Centros de Atenção Psicossocial (CAPS) e em demais serviços substitutivos à lógica manicomial de internação psiquiátrica.[23,24] Esse movimento de acercar-se dos domicílios, de ser parte do cotidiano desses indivíduos dentro da dimensão comunitária local para a participação de suas vidas (ainda que com algumas limitações para as AIVD ou mesmo restrição de ocupações), possibilitou a efetiva ruptura com a dependência institucional do modelo manicomial, excludente, em prol da significativa construção de uma nova realidade para essa clientela, ocupando-se dos cenários da vida cotidiana com engajamento,[19,21] autonomia[9] e vínculos sociais possíveis.[25]

Referências

1. Occupational Therapy Practice Framework: Domain and Process Fourth Edition. Am J Occup Ther. 2020;74(Suppl. 2):1-87.
2. Townsend EA, Polatajko HJ. Enabling occupation II: advancing an occupational therapy vision for health, well-being, and justice through occupation. 2. ed. Ottawa: CAOT Publications; 2013.
3. Francisco BR. Terapia ocupacional. 2. ed. Campinas: Papirus; 2001.
4. De Carlo MMRP, Kebbe LM, Palm RCM. Fundamentos e processos da terapia ocupacional em contextos hospitalares e cuidados paliativos. In: De Carlo MMRP, Kudo AM, organizadores. Terapia ocupacional em contextos hospitalares e cuidados paliativos. São Paulo: Payá; 2018.
5. Conselho Federal de Fisioterapia e Terapia Ocupacional. Resolução nº 429, de 08 de julho de 2013. [acesso em janeiro de 2022]. Disponível em: https://www.coffito.gov.br/nsite/?p=3191
6. Brasil. Ministério da Saúde. Portaria nº 154, de 24 de janeiro de 2008. Cria os Núcleos de Apoio à Saúde da Família - NASF. Brasília, DF: Diário Oficial da União; 2008.
7. Brasil. Ministério da Saúde. Portaria nº 825, de 25 de abril de 2016. Redefine a Atenção Domiciliar no âmbito do Sistema Único de Saúde (SUS) e atualiza as equipes habilitadas. Brasília, DF: Diário Oficial da União; 2016.
8. Mendes EV. A construção social da atenção primária à saúde. Brasília, DF: Conselho Nacional de Secretários de Saúde; 2015.
9. Organização Pan-Americana da Saúde (OPAS), Organização Mundial de Saúde (OMS). Classificação Internacional de Funcionalidade, Incapacidade e Saúde. EdUSP; 2003.
10. Secretaria Estadual de Saúde de Minas Gerais. Guiando caminhos pela atenção primária em Minas Gerais: um manual de diretrizes para a prática da atenção primária no estado. 2009.
11. Conselho Nacional de Secretarias Municipais de Saúde. Manual do(a) gestor(a) Municipal do SUS: diálogos no cotidiano. Brasília, DF: CONASEMS; 2021. 440 p.
12. Carta de Ottawa. Primeira Conferência Internacional sobre Promoção da Saúde. Ottawa, 1986. [acesso em janeiro de 2022]. Disponível em: https://bvsms.saude.gov.br/bvs/publicacoes/carta_ottawa.pdf
13. Silva RAS, Oliver FC. Identificação das ações de terapeutas ocupacionais na atenção primária à saúde no Brasil. Rev Interinst Bras Ter Ocup. 2019;3(1):21-36.
14. Araújo RMA, Brito MCC, Ripardo ND, Moreira ACA, Nogueira DL. Idoso frágil em domicílio e a assistência prestada por enfermeiros da Atenção Básica. Revista Kairós-Gerontologia. 2018;21(3):389-402.
15. Dahdah DF, Carvalho AMP. Papéis ocupacionais, benefícios, ônus e modos de enfrentamento de problemas: um estudo descritivo sobre cuidadoras de idosos dependentes no contexto da família. Cad Ter Ocup UFSCar. 2014;22(3):463-72.
16. Lathan CAT, Radomski MV. Terapia ocupacional para disfunções físicas. 6. ed. São Paulo: Santos; 2013.
17. Pedretti LW, Early MB. Terapia ocupacional: capacidades para as disfunções físicas. 5. ed. São Paulo: Roca; 2005.
18. Crepeau EB, Cohn ES, Schell BAB. Willard & Spackman - Terapia Ocupacional. 11. ed. Rio de Janeiro: Guanabara-Koogan; 2011.
19. Hammel KW. Dimensions of meaning in the occupations of daily life. Can J Occup Ther. 2004;71(5):296-305.
20. Lathan CAT. Ocupação: filosofia e conceitos. In: Lathan CAT, Radomski MV. Terapia ocupacional para disfunções físicas. 6. ed. São Paulo: Santos; 2008.
21. Rogers JC, Holm MB. O Processo da Terapia Ocupacional. In: Crepeau EB, Cohn ES, Schell BAB. Willard & Spackman - Terapia Ocupacional. 11. ed. Rio de Janeiro: Guanabara-Koogan; 2011.
22. Morato GG, Lussi IAO. Contribuições da perspectiva de reabilitação psicossocial para a terapia ocupacional no campo da saúde mental. Cad Bras Ter Ocup. 2018;26(4):943-51.
23. Saraceno B. Reabilitação psicossocial: uma prática à espera de teoria. In: Pitta AMF. Reabilitação psicossocial no Brasil. São Paulo: Hucitec; 2016.
24. Brasil. Presidência da República. Casa Civil. Subchefia para assuntos jurídicos. Lei nº 10.216, de 6 de abril de 2001. Dispõe sobre a proteção e os direitos das pessoas portadoras de transtornos mentais e redireciona o modelo assistencial em saúde mental. [acesso em janeiro de 2022]. Disponível em: http://www.planalto.gov.br/ccivil_03/leis/leis_2001/l10216.htm
25. Política de saúde mental de Belo Horizonte: o cotidiano de uma utopia. Belo Horizonte; Secretaria Municipal de Saúde; 2008.

Capítulo 9

A atuação de fonoaudiólogos na atenção domiciliar

Larissa Suyama da Silva
Patrícia Rocha dos Santos
Marina Padovani

PONTOS-CHAVE

- Histórico e contexto da atuação da fonoaudiologia na atenção domiciliar.
- Contribuições técnicas da fonoaudiologia ao usuário e familiares no contexto da atenção domiciliar.
- Papel da fonoaudiologia para auxílio na qualidade de vida do usuário e da família.
- Importância do fonoaudiólogo na educação em saúde para usuários, familiares, cuidadores e comunidade.

OBJETIVOS DE APRENDIZAGEM

Ao final do capítulo, o leitor deverá ser capaz de:

- Compreender aspectos importantes para a atuação fonoaudiológica junto ao paciente em atendimento domiciliar.
- Compreender aspectos da avaliação fonoaudiológica do paciente em atendimento domiciliar.
- Discutir sobre tomada de decisão e conduta fonoaudiológica junto ao paciente em atendimento domiciliar.
- Discutir sobre propostas de reabilitação, gerenciamento, alta assistida e alta clínica fonoaudiológica do paciente nas modalidades AD1, AD2 e AD3 e articulação com a rede de atenção à saúde.

Foco da atuação fonoaudiológica na equipe multidisciplinar de apoio ao paciente

Avaliação da disfagia	Avaliação da comunicação (condições de expressão e compreensão entre paciente e familiares)
Realização do projeto terapêutico singular junto com a equipe (sugere-se o uso da CIF como norteador)	

Caso clínico

No âmbito do Sistema Único de Saúde (SUS), um caso clínico é sempre uma discussão coletiva. Para além das questões de protocolos clínicos de tratamento, o projeto terapêutico singular (PTS) é uma construção conjunta entre equipe, familiares e, quando possível (dependendo da gravidade e do nível de consciência), com a participação efetiva do paciente na escolha de possibilidade dos cuidados.

A CIF (Classificação Internacional das Funcionalidades, Incapacidades e Saúde) é um sistema de classificação amplo que considera os aspectos de funcionalidade e incapacidade associadas aos estados de saúde momentâneos do paciente. Esse sistema de denominação faz uma leitura dos chamados "domínios" da saúde e "domínios" relacionados à saúde, os quais proporcionam aos terapeutas um olhar sobre as mudanças na função e na estrutura corporal, as possibilidades de ação do sujeito num ambiente padrão/ideal (nível de capacidade) e o que é possível no ambiente real (desempenho). Para a avaliação da CIF, levam-se em consideração fatores do indivíduo, sua funcionalidade e incapacidade, além do ambiente. Esse modelo permite o acompanhamento da mudança do *status* funcional, o que pode gerar novos indicadores que traduzem a dinâmica dos processos de saúde (CID-10, que descreve a doença) e compreende uma visão biológica, individual e social.[1]

Considera-se, portanto, que mesmo que nem toda a rede SUS se utilize desse sistema de classificação, o exercício de fazer a CIF já contribui para um PTS mais elaborado, pois permite a colaboração de cada integrante da equipe multiprofissional somando informações que caracterizam o paciente. A construção é delicada, principalmente no que tange às questões de alimentação, pois mobiliza muitos afetos na família e no sujeito, quando consciente. Não menos importante, pelo contrário, a questão da linguagem é ponto central da atuação fonoaudiológica, a qual permite a maximização das condições de comunicação do paciente com seus entes queridos e a equipe.

Para enfoque na deglutição e comunicação, sugere-se a proposta de *checklist* da CIF para a fonoaudiologia no contexto de cuidado hospitalar,[2] com seleção de itens direcionados para essas funções.

A doença de Alzheimer (DA) é reconhecida pelas queixas relativas à memória, contudo sabe-se que o bom desempenho linguístico como um todo depende da preservação de diversas funções cognitivas.[3] O fonoaudiólogo tem o papel de promover, com os recursos factíveis e utilizando-se do aprimoramento das ferramentas e *modus operandis* já prévios de comunicação entre paciente e familiares, uma comunicação efetiva ao focar na expressividade e nos desejos do paciente, além de preparar a família para o agravamento das funções de comunicação pelo curso natural da doença, elaborando estratégias de compreensão mútua entre o paciente e a família.

As fases antecipatória e preparatória oral da deglutição podem sofrer influências cognitivas que limitam a autorregulação, a percepção e o controle de fatores de risco, bem como o desenvolvimento de estratégias compensatórias. Memória, atenção, funções executivas, linguagem, praxias e habilidades visuoespaciais, quando alteradas, podem interferir na segurança e eficiência da alimentação e deglutição.

Anteriormente à atuação na linguagem, a prioridade é a estabilização do quadro clínico de vida da paciente. A literatura refere que quadros de *delirium* e alterações de consciência podem ser causados pela insuficiência hídrica/alimentar. Pontua-se então, que, nesse caso, há a possibilidade de essa família (uma vez que a idosa está sem condições de decidir sob suas vontades) ter pactuado com a equipe a tentativa de intervenção fonoaudiológica em conjunto com as equipes nutricional, médica e de enfermagem, antes de partir para uma intervenção de via alternativa de alimentação/hidratação.

Observa-se o primeiro ponto, que é a ingesta hídrica da idosa prejudicada; infecção do trato urinário (ITU) de repetição e constipação podem ser indícios de uma ingestão de líquidos aquém da necessária. O profissional de fonoaudiologia faz, então, a avaliação da segurança da ingestão de líquido, com possibilidade de modificações de consistência por meio de espessantes, deglutição controlada, dentre outros, empregando a melhor estratégia para a aceitação da paciente e a execução do cuidador, o que pode melhorar a quantidade de ingesta/dia.

Ao garantir segurança na alimentação, o fonoaudiólogo contribui, em parceria com nutrição, equipes médica e de enfermagem, para a melhoria como um todo das condições de qualidade de vida dessa paciente. Pode-se considerar esse caso (pela idade e condições de evolução da DA – doença incurável) no âmbito dos cuidados paliativos. O Conselho Federal de Fonoaudiologia resolve que o fonoaudiólogo que atua em cuidados paliativos deve compreender o cliente e sua família como o centro gerador das decisões, informando-lhes claramente sobre o quadro clínico, propiciando-lhes dignidade e respeito, ajudando-os no enfrentamento da doença, nas definições de conduta ao longo do tratamento e no entendimento do processo de morte como uma etapa natural da vida.[4] Quanto à disfagia, devem-se respeitar as vontades dos pacientes quanto à possível recusa de alimentação/hidratação tanto por via oral quanto por uma via alternativa.[5] Caso a expressão do sujeito esteja prejudicada, é sempre necessário lembrar aos familiares que a interação, mesmo sem resposta coerente, proporciona um bem-estar emocional para ambos (familiar e sujeito).

Em um cenário no qual as adaptações foram seguidas pelos familiares e a aceitação da paciente foi boa, espera-se uma provável redução nos episódios de internação por ITU de repetição, garantindo hidratação e a possibilidade de redução dos episódios/quadros de *delirium* na vigência do quadro de infecção. A alimentação deve ser observada em conjunto desde o primeiro momento, com todas as adaptações realizadas, desde a organização do espaço de alimentação, combinação de oferta com os horários de vigília da paciente, até consistências seguras, o melhor modo de ofertar medicamentos, melhores utensílios para essa oferta, a certificação de deglutição a cada colher ofertada, possíveis manobras de condução e limpeza de resíduo de alimento, uso de próteses dentárias adequadas (se for o caso), higiene oral após a alimentação para evitar possíveis contaminações. Em último caso, o profissional de fonoaudiologia deve estar apto a ensinar os familiares e até agir com o paciente em caso de engasgo.

Com a progressão da doença, a quantidade e o número de ofertas ao longo do dia devem ser combinadas entre a equipe, de forma a ir se ajustando às necessidades homeostáticas do indivíduo. Um conceito emergente em cuidados paliativos é "apenas alimentação de conforto", uma aplicação específica de "cuidados de conforto, apenas" para fornecer nutrição e hidratação perto do final da vida.[6]

Caso a paciente não progrida positivamente, seja por sua não volição, seja pela não adesão da família, uma via de hidratação/alimentação pode ser sugerida pelo fonoaudiólogo após discussão do caso em equipe e parecer da equipe médica da efetividade desse procedimento e, posteriormente, discussão com os familiares sobre uma nova construção do PTS. A literatura demonstra que pacientes com demência avançada não apresentam aumento na sobrevida ou melhora na qualidade de vida com uso de via alternativa para alimentação,[7] contudo algumas famílias podem se beneficiar desse recurso pela sensação de cuidado, desde que devidamente discutido no PTS.

Introdução: história e importância da profissão

A história da fonoaudiologia no Brasil advém de movimentos paralelos pontuais que partiram das ciências da educação e medicina. Ao contribuir para o aperfeiçoamento na fala de escolares visando ao uso da língua portuguesa padrão e na realização de exames de audição, nasce o cerne do profissional de fonoaudiologia, que desse modo fica conhecida como a "ciência da comunicação". Nos anos 1960, houve a criação do primeiro curso de fonoaudiologia no Brasil, na Universidade de São Paulo, vinculado à Clínica de Otorrinolaringologia do Hospital das Clínicas de São Paulo, e na Pontifícia Universidade Católica de São Paulo, integrado ao Instituto de Psicologia. Entretanto, somente em 1981 a profissão foi regulamentada (Lei nº 6.965, de 9 de dezembro de 1981), e criados os conselhos federal e regionais.[8]

Ao longo dos anos, com o fortalecimento da profissão, estudos e pesquisas, a fonoaudiologia tornou-se um condensado sólido, formado de um conjunto de conhecimentos que "toma emprestadas" as bases de ciências precursoras como Linguística, medicina, psicologia e educação. Portanto, o profissional fonoaudiólogo caminhou com técnica para diversas especialidades.

Atualmente o Conselho Federal de Fonoaudiologia reconhece 14 especialidades: audiologia, disfagia, fluência, fonoaudiologia educacional/escolar, fonoaudiologia hospitalar, fonoaudiologia neurofuncional, fonoaudiologia do trabalho, gerontologia, linguagem, motricidade orofacial, neuropsicologia, perícia fonoaudiológica, voz e saúde coletiva.[9]

Na assistência domiciliar, o fonoaudiólogo pode atuar tanto na atenção básica como nas redes de apoio (exemplificado posteriormente), usando a *expertise* em saúde coletiva e os conhecimentos de base das alterações que levam a agravos e entraves na audição/comunicação dos sujeitos. Nessas duas atuações, o profissional até pode fazer visitas domiciliares que organizem os conhecimentos sobre os usuários, mas será uma atuação diferente da exercida no Programa Melhor em Casa.[10]

No caso do Programa Melhor em Casa, o fonoaudiólogo também tem sua atuação pautada na demanda das alterações da deglutição, denominadas disfagias, e nas alterações da comunicação humana. Historicamente, pela *expertise* do fonoaudiólogo nas funções da fala/fonação, que também fazem parte do conjunto de estruturas responsáveis pela deglutição/respiração, a especialidade do tratamento da disfagia surgiu organicamente dentro da profissão. Por meio de manobras posturais, estratégias sensoriomotoras, avaliações clínicas das condições gerais do sujeito e adaptações de consistências, é possível proporcionar ao sujeito uma deglutição segura, com nutrição e hidratação minimamente adequadas. A atuação dentro do Melhor em Casa pode proporcionar a retirada de vias alternativas de alimentação/hidratação ou, no caso de risco de broncoaspiração, até a sugestão de inserção de uma via alternativa. Todo o trabalho é feito de modo cuidadoso, tanto visando ao doente quanto à família, pois a questão da alimentação/hidratação é fundamental para a nutrição do sujeito, além de ser um ato social/simbólico humano, o qual gera muitos sentimentos conflituosos para com os envolvidos em suas modificações ou restrições.[10]

> " O trabalho do fonoaudiólogo dentro do domicílio se diferencia do realizado em outras modalidades de atenção à saúde. Faz-se necessária uma adaptação de técnicas, havendo uma demanda por mudança de modelo mental dos profissionais, pois promove um impacto mais direto ao usuário, de modo que é possível vivenciá-lo em seu 'mundo real'. É possível auxiliar o usuário e cuidador em situações específicas como no preparo de alimentos, vivenciar o contexto social e familiar do paciente e adquirir uma melhor compreensão de que forma usuário e cuidador podem ser auxiliados para além dos problemas relacionados à alimentação e comunicação. O cuidado deve ser holístico, deve considerar desejos e expectativas do usuário e família, levando em consideração que necessidades e expectativas do usuário e cuidador no contexto domiciliar são diferentes".[11]

O atendimento domiciliar compõe as atividades abrangidas pela rede de atenção à saúde (RAS). O Melhor em Casa é o principal programa que abrange essa modalidade de atendimento, sendo que a fonoaudiologia se encontra dentro das equipes multiprofissionais de apoio (EMAP). Além da EMAP, outros equipamentos da RAS contemplam a atenção domiciliar em fonoaudiologia. Os serviços que o fonoaudiólogo pode integrar pertencem à atenção básica e à rede de atenção psicossocial (RAPS).

Na atenção básica, o fonoaudiólogo pode estar inserido nas equipes multiprofissionais e nos Núcleos de Apoio à Saúde da Família (NASF), dentro dos quais podem ser realizadas visitas domiciliares a pacientes acompanhados nesse nível de atenção à saúde. O fonoaudiólogo inserido na atenção básica tem papel importante no atendimento nos diversos ciclos de vida e no desenvolvimento de ações de promoção, prevenção, avaliação, aperfeiçoamento e reabilitação em diferentes áreas, como amamentação, respiração, deglutição, voz, audição e linguagem oral e escrita, inclusive na atenção domiciliar, com o objetivo de desenvolver uma atenção integral que impacte na saúde e autonomia dos indivíduos e nos determinantes e condicionantes de saúde das coletividades.[12]

Na RAPS, o fonoaudiólogo pode compor a equipe multiprofissional de atenção especializada em saúde mental e o Centro de Atenção Psicossocial Infantil (CAPSi). A primeira é destinada à atenção integral às pessoas com transtornos mentais moderados para atender a demandas por atendimento especializado identificado e referenciado pela atenção básica. O CAPSi, por sua vez, dedica-se ao atendimento a crianças e adolescentes com transtornos mentais.[13] Nesses equipamentos o fonoaudiólogo busca promover momentos que estimulem o desenvolvimento da comunicação oral, e em ambos os serviços as visitas domiciliares podem ser atividades de assistência prestadas aos usuários.

Como profissional da saúde, o fonoaudiólogo tem a missão de participar ativamente da assistência integral à saúde, colaborando junto à equipe multiprofissional. Em sua atuação específica, cabe selecionar instrumentos adequados para triagem, avaliação e diagnóstico da comunicação e das funções orofaciais, como deglutição, incluindo aspectos da audição, cognição, linguagem oral e escrita e transtornos da fonoarticulação etc. A avaliação fonoaudiológica, guiada por protocolos validados ou tarefas selecionadas, direciona a intervenção fonoaudiológica e serve de referência para o monitoramento longitudinal.

Atribuições específicas da profissão no domicílio

Na atenção domiciliar, o fonoaudiólogo pode atuar com pacientes que apresentem distúrbios da deglutição/disfagia orofaríngea e da comunicação (em casos de alterações de linguagem, fala e cognição). Atribuições do fonoaudiólogo (no domicílio, junto ao paciente e à família) serão listadas, retiradas de resoluções do Conselho Federal de Fonoaudiologia[14,15] e diretrizes do Melhor em Casa,[16] adaptadas à atenção domiciliar em fonoaudiologia. São elas:

- Responsabilidade sobre organização e higiene de materiais e recursos empregados durante procedimentos fonoaudiológicos.
- Avaliação e diagnóstico com caracterização dos problemas fonoaudiológicos que acarretam prejuízo na qualidade de vida do usuário.
- Esclarecer e assegurar orientações fonoaudiológicas pertinentes a cada caso.
- Participar na construção dos PTS juntamente com a equipe de atenção domiciliar.
- Assegurar conhecimento de toda a equipe multiprofissional a respeito da tomada de decisão e conduta fonoaudiológica.
- Articulação com equipe multidisciplinar para:
  - Indicação de medidas terapêuticas para redução ou aumento da salivação.
  - Contribuição na elaboração e execução de protocolos de higiene oral.
  - Contribuição na elaboração e execução de protocolos de decanulação.
  - Contribuição na elaboração e execução de protocolos de broncoaspiração.
  - Adaptações de recursos alternativos/aumentativos para comunicação.
  - Introdução e retirada de via alternativa de alimentação para usuários com risco de aspiração laringotraqueal.
  - Indicação de terapêutica e recursos adjuvantes que possam auxiliar no tratamento das desordens de deglutição e comunicação.
- Registro de evolução do paciente em prontuário físico e/ou eletrônico.
- Emitir laudos, pareceres, declarações, atestados e relatórios fonoaudiológicos.

Atuação no domicílio junto ao paciente

- Realizar anamnese e avaliação fonoaudiológica da biomecânica da deglutição.
- Realizar anamnese e avaliação fonoaudiológica da linguagem, com aplicação de testes de rastreio cognitivo quando necessário.
- Realizar diagnóstico fonoaudiológico da deglutição e das alterações de comunicação.
- Estabelecer plano terapêutico para as desordens de deglutição e comunicação.
- Prescrever medidas de segurança da deglutição por via oral ou por via mista (prescrição de consistências de dietas alimentares e outras adaptações à alimentação necessárias).
- Realizar habilitação e reabilitação da deglutição e comunicação.
- Determinar a frequência de visitas, de acordo com as prioridades de assistência.
- Proporcionar conforto físico e emocional, melhorando e adaptando a comunicação do paciente, por meio de adaptações na dieta por via oral em condições ameaçadoras da vida.

Atuação no domicílio junto a familiares/cuidadores

É importante ressaltar que a figura do cuidador, seja ele formal ou informal, é um pré-requisito para admissão no Melhor em Casa, desde que o paciente seja dependente de cuidados. Além disso, como sendo a fonoaudiologia uma profissão que visa à reabilitação e melhora da qualidade de vida do usuário, o cuidador é de fundamental importância nesse processo, muitas vezes atuando como coterapeuta, apropriando-se de estratégias e técnicas fonoaudiológicas adaptadas para o contexto de cuidados. Alguns pontos a serem considerados na atuação fonoaudiológica no domicílio junto a cuidadores e familiares são:

- Esclarecer sobre o papel da fonoaudiologia no atendimento domiciliar e os objetivos de atuação com o paciente nessa perspectiva de cuidado.
- Promover educação em saúde às famílias e/ou cuidadores formais com relação a aspectos relacionados a alterações da deglutição, comunicação e higiene oral.
- Orientar as famílias com relação à função de coparticipação e auxílio como coterapeutas para usuários em fase de reabilitação de sequelas.
- Prestar educação em saúde às famílias e/ou cuidadores formais com relação a aspectos relacionados a alterações da deglutição, comunicação e higiene oral.
- Esclarecer a família a respeito dos riscos relacionados à disfagia e agravos à saúde que acarreta.
- Reforçar contrato terapêutico com ênfase no seguimento de orientações fonoaudiológicas para a manutenção da segurança e do bem-estar do usuário.
- Discussão com outros pontos da RAS sobre possibilidades de atuação em conjunto do serviço de fonoaudiologia no contexto da atenção domiciliar e fora dela.
- Auxiliar no encaminhamento aos casos não inseridos no programa e que apresentam necessidade de acompanhamento fonoaudiológico.
- Realizar telefonoaudiologia nos casos necessários.*

* A pandemia da covid-19 modificou a forma de trabalho em todos os setores, especialmente nos atendimentos de saúde. Devido ao distanciamento social, obrigou-se a uma mudança no atendimento clínico e na relação terapêutica entre o profissional da saúde e o paciente. Muitas profissões foram contempladas pelos seus respectivos Conselhos de Classe com normativas sobre teleprática, por meio de teleconsultas e/ou telemonitoramentos. A telefonoaudio-

logia se tornou um recurso para atendimento do usuário, considerando que grande parte do público atendido compõe o grupo de risco. Pensando nisso, o Conselho Federal de Fonoaudiologia regulamentou os procedimentos a serem realizados por uso das tecnologias da informação e comunicação (TIC).[17] O documento regula a prática e orienta como o profissional deve fazer os atendimentos e as diferentes modalidades da telefonoaudiologia: telemonitoramento (de parâmetros de saúde e/ou doença no âmbito da competência do fonoaudiólogo) e teleinterconsulta (compartilhamento de informações entre fonoaudiólogos, diagnóstico ou terapêutico). Tal regulamentação foi fundamental para a continuidade do cuidado, como relatam alguns profissionais que atuam na rede SUS, mesmo com a escassez de recursos.[18]

Nota: o Conselho Federal de Fonoaudiologia e os conselhos regionais referem que a atuação em telefonoaudiologia necessita de conhecimento e formação específica para o aprimoramento da prática clínica, já consolidada pelo profissional, ao uso das TIC.

O que avaliar na elaboração do plano de cuidados/admissão

O paciente na atenção domiciliar, principalmente no Melhor em Casa, apresenta níveis de complexidade distintos. Usuários com perfil AD1, crônicos, portadores de doenças incuráveis, degenerativas, geralmente apresentam quadro estável ou com progressão lenta da sua patologia de base, o que nos leva a uma associação com um quadro de deglutição e alimentação com mudanças lentas em longo prazo. Pacientes com perfil AD2 e AD3, por apresentarem condições agudas ou crônico-agudizadas, geralmente necessitam de avaliações e reavaliações com maior periodicidade, devido ao caráter evolutivo mais dinâmico.

Como o usuário é admitido no Melhor em Casa pela EMAD, nem sempre o fonoaudiólogo, que faz parte das EMAP, pode contribuir no início (admissão) do atendimento domiciliar. Pensando nos principais agravos fonoaudiológicos, como a broncoaspiração por quadro de disfagia, existe a possibilidade de rastreamento desse quadro por profissionais da equipe multiprofissional como forma de melhor direcionar o paciente para os cuidados fonoaudiológicos e identificação dos riscos precocemente, além do rastreio pelo próprio fonoaudiólogo no caso de grande demanda do serviço ou necessidade de triagem inicial de todos os usuários contemplados pelo programa.

A identificação precoce de pacientes com risco de disfagia pode ser uma estratégia para evitar a piora clínica, além do aumento do tempo de internação. Uma proposta para o rastreamento da disfagia orofaríngea em idosos – RaDI[19] – está validada para utilização em ambiente hospitalar, denominado nessa versão como RaDI-H,[20] com possibilidade de preenchimento pelo paciente ou acompanhante. Deve-se ressaltar que a falha no rastreamento não aponta diagnóstico, mas a necessidade de encaminhamento para avaliação específica. Dessa forma, pode ser aplicado por qualquer profissional da saúde, quando os fonoaudiólogos não participarem na admissão dos pacientes.

Temos disponível uma série de protocolos de rastreamento de broncoaspiração e/ou disfagia, e a busca pela falta de segurança na deglutição (risco de broncoaspiração) ou pela chance de desnutrição/desidratação (eficiência da deglutição) deve ser considerada na escolha do melhor instrumento. Apesar de a maioria dos protocolos ser indicada para aplicação hospitalar, adaptações podem ser consideradas para o ambiente domiciliar, ou ainda a seleção pode levar em conta a patologia de base, como o acidente vascular cerebral[21] ou a doença de Parkinson.[22] O Eating Assessment Tool (EAT-10) pode também ser considerado para a identificação do risco e de sintomas de disfagia, autorreferido, embora sendo mais recomendado para o acompanhamento clínico do tratamento.

Apesar de protocolos de rastreamento da deglutição e comunicação serem conhecidos e difundidos na literatura técnico-científica da fonoaudiologia, é de suma importância a avaliação fonoaudiológica detalhada dos aspectos relacionados à comunicação e deglutição, exclusiva do fonoaudiólogo, objetivando traçar metas terapêuticas para cada caso.

A avaliação clínica da deglutição deve incluir a verificação da integridade muscular e sensorial de todas as estruturas orofaciais, cervicais e laríngeas, seguida pela análise da funcionalidade da deglutição em diferentes consistências ou nas possíveis. A literatura nacional dispõe de algumas opções de protocolo, como o Protocolo Fonoaudiológico de Avaliação do Risco para Disfagia (PARD),[23] que, apesar de apontar no título a identificação do risco, este apresenta estrutura de avaliação, com monitoramento de sinais clínicos para broncoaspiração e classificação da gravidade da disfagia. Outras escalas bastante empregadas, mas com objetivos diferentes, podem compor a avaliação, como a Escala FOIS, de ingesta oral, a de O'Neill, de gravidade da disfagia, e a de Rosenbeck, de quantificação de penetração laríngea e/ou aspiração traqueal. Também estão disponíveis protocolos operacionais padronizados de avaliação fonoaudiológica elaborados pela Empresa Brasileira de Serviços Hospitalares[24] também adaptáveis para a atenção domiciliar.

É comum alterações de fala e linguagem acompanharem as disfagias. Dificuldades na linguagem receptiva podem afetar a participação e adesão do paciente às orientações e intervenção fonoaudiológica, assim como alterações na expressão oral, que podem incluir dificuldades motoras da fala, com prejuízo dos órgãos fonoarticulatórios e laringe, sinalizam que limitações podem acontecer nas fases oral e faríngea da deglutição. Dessa forma, minimamente triar ou avaliar aspectos específicos da linguagem receptiva e expressiva devem estar previstos para a atuação fonoaudiológica domiciliar.

Alguns protocolos de rastreamento cognitivo incluem tarefas de linguagem, priorizando o acesso lexical semântico ou fonológico e a nomeação, como o Montreal Cognitive Assessment, validado para o português brasileiro,[25] que apresentou o maior valor preditivo para diferenciar demência de Alzheimer de comprometimento cognitivo leve (CCL) e este de controles normais, além de se correlacionar com outros instrumentos já validados e amplamente utilizados no Brasil. Como protocolo mais específico para transtornos motores da fala, existe disponível o Protocolo da Avaliação da Disartria,[26] adaptado para o português e com aplicabilidade efetiva na doença de Parkinson, com tarefas padronizadas para os cinco subsistemas da fala, a saber: respiração, fonação, articulação, ressonância e prosódia. Para identificação de alteração da linguagem, a Bateria Montreal Toulouse de Avaliação da Linguagem é bastante completa para todas as funções linguísticas orais e escritas, com valores normativos para a população brasileira até 80 anos. Alguns protocolos desenvolvidos para avaliação em beira-leito da linguagem também podem ser adaptados para atenção domiciliar, como é o caso do Roteiro de Avaliação de Fala e Linguagem, proposto por Lima e Maldonade (2016).[27] Por fim, minimamente, recomenda-se a seleção de tarefas que analisem a compreensão, nomeação, repetição e fluência.

Somente após a avaliação fonoaudiológica é possível estabelecer metas terapêuticas e a que prazo se estima cumpri-las. A fim de nortear os fonoaudiólogos, o Conselho Federal de Fonoaudiologia estabeleceu o Balizador de Tempo de Tratamento em Fonoaudiologia,[28] que estipula frequência e tempo de intervenção nas patologias fonoaudiológicas. Para disfagia, estabelece um tempo de aproximadamente 6 meses com alta assistida e frequência de atendimentos semanais, e, para transtornos da comunicação adquiridos, por volta de 1 ano com frequência de atendimentos semanais. Os parâmetros assistenciais em fonoaudiologia[29] também estabelecem o número ideal de atendimentos fonoaudiológicos no âmbito domiciliar, que pode variar de 3 a 5 por período, de acordo com a faixa etária e os acometimentos apresentados.

A intervenção fonoaudiológica para as alterações de linguagem inclui orientações para facilitar a comunicação imediata do paciente com seus cuidadores, que abrangem desde a organização do ambiente para a manutenção de atenção nas tarefas rotineiras, como as refeições, até posicionamento do interlocutor à altura do paciente, falando claro, com frases curtas, boca visível e, quando necessário, apoio concreto de objetos e reforço da expressão facial. A avaliação fonoaudiológica deve apontar se há necessidade de comunicação suplementar imediata, ou alternativa, a depender do déficit cognitivo-linguístico evidenciado, a fim de favorecer alguma possibilidade comunicativa do paciente. A reabilitação poderá incluir aspectos de compreensão visual, auditiva e escrita e/ou expressão oral e gestual, nas dimensões pragmática, sintática, semântica, fonética e fonológica. Para a disfagia, é relevante observar e priorizar se o sujeito é capaz de manter a atenção no interlocutor, de realizar trocas de turnos, reconhecer pistas ou compreender situações de contexto fechado e controlado, seguir instruções simples, comunicar necessidades básicas, fazer pedidos rotineiros e/ou comunicar informações novas por meio de gestos, palavras simples ou enunciados mais complexos. As estratégias para a reabilitação podem ser apoiadas em treinos pragmáticos com objetos concretos, materiais temáticos ou até aplicativos e *softwares* específicos para as habilidades cognitivo-linguísticas, com a atenção de sempre considerar escolaridade, experiência prévia, acuidade visual e auditiva. Novas linhas de tratamento incluem vivências simuladas em situações rotineiras, de forma a aproximar o treino específico da habilidade em contexto similar ao que será utilizado.

A atuação nas disfagias deve primeiramente incluir a identificação de adaptações que possam permitir a alimentação com relativa segurança e eficiência, sendo bastante comum o uso de manobras posturais ou de favorecimento de transporte do bolo alimentar, como a deglutição com esforço ou múltipla. Também se considera nessa adaptação a mudança de consistência do alimento, facilitando seu preparo oral e o espessamento do líquido, atrasando seu trânsito oral, com maior controle oral subsequente. Para essas adaptações alimentares, sugerimos a Iniciativa Internacional de Padronização de Dietas para Disfagia (IDDSI),[30] com gradiente de modificação de alimentos sólidos e líquidos, com tradução em diferentes línguas e de fácil manejo para orientação aos cuidadores. Além da adaptação alimentar, é possível melhorar as condições alimentares com seleção ou adaptação de talheres e utensílios, com o auxílio da terapeuta ocupacional, visando à autonomia da oferta alimentar sempre que possível.

A reabilitação da disfagia incluirá aspectos de adequação das fases preparatória e oral, além da faríngea. A melhor aferência sensoriomotora pode ser alcançada por meio de estratégias para otimizar captação, preparo, centralização, ejeção do bolo alimentar, alerta oral, estimulação tátil térmico-gustativa, técnicas vocais que favoreçam o fechamento e elevação laríngea e manobras de ativação faríngea e mobilização laríngea.[31]

O uso de técnicas isoladas não modifica a função de deglutição. É importante ressaltar que, sempre que possível, o estímulo para o treino da deglutição deve ser incentivado e incluído na reabilitação.

Desfecho/perspectiva de alta e/ou transição do cuidado

O paciente em atendimento fonoaudiológico encontra-se inserido em um contexto maior de cuidados, sob a orientação de uma equipe multiprofissional e da família, cuidadores formais e informais que viabilizem esse trabalho. É importante que, para além do quadro clínico, o profissional deve se atentar às condições sociais, crenças e culturas de cada família que ocupa o domicílio.

Podemos encontrar os seguintes desfechos para o paciente em cuidados fonoaudiológicos no domicílio: alta clínica do atendimento por não mais apresentar demandas que necessitem de atuação do fonoaudiólogo; alta assistida durante vigência do paciente no programa por estabilidade do quadro e/ou limite terapêutico; transição para cuidado continuado em serviços articulados dentro da RAS, sendo estes a equipe multiprofissional da atenção primária à saúde ou NASF-AB, UBS, CER, hospital, ambulatórios ou demais serviços que possam compor a RAS de cada município.

A perspectiva de alta fonoaudiológica deve levar em consideração a melhora do quadro clínico do paciente dentro dos objetivos estabelecidos após avaliação e/ou reavaliação fonoaudiológica, levando em consideração as condições do meio e as possibilidades de cuidado da família. Uma vez atingidos os objetivos, seja do ponto de vista de reabilitação da deglutição e/ou da comunicação, o paciente não mais necessitará de cuidados fonoaudiológicos dentro da equipe de atenção domiciliar.

Com relação ao paciente em estabilidade clínica ou condição de doença crônica cujo agravamento se dará em meses ou até anos, o gerenciamento fonoaudiológico pode ocorrer por equipes da atenção básica (equipe multiprofissional da atenção básica, NASF ou profissionais da atenção básica). Pacientes com perfil AD1 encaixam-se nesse critério.

Para os perfis AD2 e AD3, podemos encontrar diferentes desfechos. Dentro do perfil AD2, praticamente todas as condições apresentadas pelos pacientes podem cursar com patologias fonoaudiológicas. Condições agudas ou crônicas agudizadas necessitam de reabilitação e acompanhamento mais frequente. Para os pacientes inseridos no serviço de atenção domiciliar, porém não necessariamente domiciliados, ou seja, não restritos ao leito e, além disso, com bom prognóstico fonoaudiológico, é possível articular com outros serviços da RAS o acompanhamento fora do domicílio, em centros de reabilitação, ambulatórios ou unidade básica de saúde, com objetivos partilhados ou divididos de acordo com áreas e especialidades.

Referências

1. Nubila HBV. Uma introdução à CIF: classificação internacional de funcionalidade, incapacidade e saúde. Rev Bras Saúde Ocup. 2010;35(121):122-3.
2. Borges FA. Proposta de check list da Classificação Internacional de Funcionalidade (CIF) para a fonoaudiologia no contexto de cuidado hospitalar. Dissertação [Mestrado em Saúde da Comunicação Humana] – Faculdade de Ciências Médicas da Santa Casa de São Paulo; 2018.
3. Ortiz KZ, Bertolucci PHF. Alterações de Linguagem nas fases iniciais da doença de Alzheimer. Arq Neuro-Psiquiatr. 2005;63(2):311-7.
4. Conselho Federal de Fonoaudiologia. Resolução nº 633 de 2 de setembro de 2021. Dispõe sobre a atuação do fonoaudiólogo em Cuidados Paliativos. Brasília, DF: Conselho Federal de Fonoaudiologia; 2021.
5. Moreira MJS, Guimarães MF, Lopes L, Moreti F. Contribuições da fonoaudiologia nos cuidados paliativos e no fim da vida. CoDAS. 2020;32(4):1-3.
6. Brody H, Hermer LD, Scott LD, Grumbles LL, Kutac JE, McCammon SD. Artificial Nutrition and Hydration: The Evolution of Ethics, Evidence, and Policy. J Gen Intern Med. 2011;26:1053-8.
7. Lee YF, Hsu TW, Liang CS, Yeh TC, Chen TY, Chen NC, et al. The Efficacy and Safety of Tube Feeding in Advanced Dementia Patients: A Systemic Review and Meta-Analysis Study. J Am Med Dir Assoc. 2021;22(2):357-63.
8. Sociedade Brasileira de Fonoaudiologia. Histórico da Profissão. [acesso em dezembro de 2021]. Disponível em: https://www.sbfa.org.br/portal2017/historico
9. Conselho Federal de Fonoaudiologia. Quais são as especialidades. [acesso em dezembro de 2021]. Disponível em: https://www.fonosp.org.br/fonoaudiologia
10. Dos Santos PR. Fonoaudiologia e assistência domiciliar na cidade de São Paulo. Tese [Doutorado] – Pontifícia Universidade Católica de São Paulo (no prelo).
11. Howells SR, Cornwell PL, Ward EC, Kuiper P. Understanding dysphagia care in the community setting. Dysphagia. 2019;34:681-91.
12. Conselho Federal de Fonoaudiologia. Fonoaudiologia nas Redes de Atenção. Sistema de Conselhos de Fonoaudiologia. Brasília, DF: Conselho Federal de Fonoaudiologia; 2020.
13. Brasil. Ministério da Saúde. Portaria de consolidação nº 3, de 28 de setembro de 2017. Dispõe sobre a Consolidação das normas sobre as redes do Sistema Único de Saúde. Brasília, DF: Ministério da Saúde; 2017.
14. Conselho Federal de Fonoaudiologia. Resolução nº 463, de 21 de janeiro de 2015. Dispõe sobre as atribuições e competências relativas ao profissional Fonoaudiólogo Especialista em Gerontologia, e dá outras providências. Brasília, DF: Conselho Federal de Fonoaudiologia; 2015.
15. Conselho Federal de Fonoaudiologia. Resolução nº 492, de 7 de abril de 2016. Dispõe sobre a Regulamentação da atuação do profissional fonoaudiólogo em disfagia e dá outras providências. Brasília, DF: Conselho Federal de Fonoaudiologia; 2016.
16. Brasil. Ministério da Saúde. Secretaria de Atenção à Saúde. Departamento de Atenção Básica. Caderno de atenção domiciliar – Volume 2. Brasília, DF: Ministério da Saúde; 2013.
17. Conselho Federal de Fonoaudiologia. Resolução CFFa nº 580, de 20 de agosto de 2020. Dispõe sobre a regulamentação da Telefonoaudiologia e dá outras providências. Brasília, DF: Conselho Federal de Fonoaudiologia; 2020.
18. Dos Santos PR, Souza LAP. Uso da TeleFonoaudiologia no Atendimento Domiciliar na cidade de São Paulo. XXIX – Congresso Brasileiro de Fonoaudiologia Digital; 2021.
19. Magalhães Júnior, 2018.
20. Antunes APA. Rastreamento de disfagia orofaríngea em idosos (RaDI): validação ao ambiente hospitalar. Dissertação [Mestrado em Fonoaudiologia] – Faculdade de Ciências Humanas e da Saúde, Pontifícia Universidade Católica de São Paulo; 2020.
21. Almeida et al., 2017.
22. Ayres et al., 2017.
23. Padovani AR, Moraes DP, Mangili LD, Andrade CRF. Protocolo Fonoaudiológico de Avaliação do Risco para Disfagia (PARD). Rev Soc Bras Fonoaudiol. 2007;12(3):199-205.
24. Brasil. Ministério da Educação. Empresa Brasileira de Serviços Hospitalares. Fonoaudiologia – POPs da fonoaudiologia. Brasília, DF: Ministério da Educação; 2020.
25. Memória CM, Yassud MS, Nakano EY, Forlenza OV. Brief screening for mild cognitive impairment: validation of Brazilian version of the Montreal Cognitive Assessment. Int J Geriatr Psychiatry. 2013;28(1):34-40.
26. Fracassi AS, Gatto AR, Weber S, Spadotto AA, Ribeiro PW, Schelp AO. Adaptação para a língua portuguesa e aplicação de protocolo de avaliação das disartrias de origem central em pacientes com doença de Parkinson. Rev. CEFAC. 2011;13(6):1056-65.
27. Lima SM, Maldonade I. Avaliação da linguagem de pacientes no leito hospitalar depois do Acidente Vascular Cerebral. Distúrb Comun. 2016;28(4):673-85.
28. Conselho Federal de Fonoaudiologia. Balizador de tempo de tratamento em fonoaudiologia. 1. ed. Brasília, DF: Conselho Federal de Fonoaudiologia, Academia Brasileira de Audiologia e Sociedade Brasileira de Fonoaudiologia; 2013.
29. Conselho Federal de Fonoaudiologia. Parâmetros assistenciais em fonoaudiologia. Sistema de Conselhos de Fonoaudiologia. Brasília, DF: Conselho Federal de Fonoaudiologia; 2017.
30. IDDSI. Brazil. [acesso em dezembro de 2021]. Disponível em: https://iddsi.org/Brazil
31. Gonçalves, 2007.
32. Silva RG. A eficácia da reabilitação em disfagia orofaríngea. Pró-Fono Revista de Atualização Científica. 2007;19(1):123-30.

Capítulo 10

A atuação de médicos na atenção domiciliar

Fábio Junior Modesto e Silva
Breno Augusto Cardoso Barroso
Vanessa Vasconcelos de Carvalho

PONTOS-CHAVE

- Médico na equipe multiprofissional de atenção domiciliar.
- A importância do médico do serviço de atenção domiciliar no projeto terapêutico singular.
- Escuta qualificada para paciente, família e cuidadores.
- Plano de cuidados individualizado.

OBJETIVOS DE APRENDIZAGEM

Ao final do capítulo, o leitor deverá ser capaz de:

- Entender a importância histórica do profissional médico na atenção domiciliar.
- Reconhecer o papel específico que cabe ao médico no atendimento domiciliar.
- Entender a importância da abordagem multiprofissional ao paciente.
- Desenvolver e sedimentar o olhar multidimensional, especialmente no atendimento aos idosos.
- Reconhecer a importância do atendimento extensivo aos familiares e cuidadores.
- Entender o serviço de atenção domiciliar como ponto efetivo da rede de atenção à saúde na transição dos cuidados.

Dando sequência à abordagem do caso clínico proposto no início desta seção:

À luz do conhecimento atual, podemos descrever o caso clínico como se tratando de uma paciente muito idosa (acima de 80 anos), frágil, com estrato clínico funcional 10 (de acordo com a escala visual da fragilidade proposta por Moraes e colaboradores, 2016),[1] ou seja, tal idosa apresenta dependência total para as AIVD (atividades instrumentais de vida diária) e dependência completa para as ABVD (atividades básicas de vida diária). Atualmente, está restrita ao leito.

Na avaliação médica de idosos, ressaltamos a importância da avaliação geriátrica ampla (AGA), para conseguir enxergar a pessoa na sua multidimensionalidade. Assim, passamos a descrever, conforme o caso se apresenta, os achados nos seus múltiplos domínios.

- **Cognição:** portadora de incapacidade cognitiva devido à demência por doença de Alzheimer (provavelmente CDR 3 e FAST 6 para 7), caracterizando uma demência já de moderada a grave.
- **Humor/comportamento:** não temos dados suficientes para elucidar tais domínios. No entanto, a piora funcional da paciente pode estar também relacionada a uma tristeza, apatia que nos direcionaria para um comprometimento do humor. Não foram descritos no caso sintomas comportamentais e psicológicos da demência (BPSD) para tentarmos inferir algum diagnóstico. O padrão de sono também não está descrito.
- **Mobilidade:** atualmente a paciente está restrita ao leito, por isso já podemos inferir que tenha imobilidade parcial (graus I a IV), conforme a classificação da imobilidade.[2] Além disso, é importante que o médico atente para os subdomínios relacionados à mobilidade no idoso, como alcance/preensão/pinça, postura/marcha/transferência, capacidade aeróbica/muscular e continência esfincteriana. Não é incomum idosos restringirem sua mobilidade devido aos problemas trazidos por uma incontinência urinária, por exemplo.
- **Comunicação:** na avaliação multidimensional do idoso, o médico deve também se atentar às funções relacionadas à comunicação, uma vez que alterações na comunicação geralmente levam à perda de funcionalidade. Portanto, aqui seria de suma importância a avaliação da visão e da audição. Sabemos também que o comprometimento na comunicação agrava quadros de demência. No entanto, no caso apresentado não temos informações suficientes para falarmos em incapacidade comunicativa, muito embora deva estar presente, devido ao quadro de demência avançado.

- **Nutrição:** nos pacientes idosos, consideramos um índice de massa corporal (IMC) dentro da normalidade quando está entre 22 e 27 kg/m^2. A paciente está com IMC = 17,3 kg/m^2, ou seja, comprometimento nutricional grave, com necessidade de intervenção nutricional para adequação mais assertiva da composição da dieta enteral. Ressaltamos aqui também o hábito intestinal com constipação, inclusive com uso de laxativo (lactulose).
- **Saúde bucal:** não nos foi esclarecida a condição bucal da paciente, se possui edentulismo (parcial ou completo) ou outras condições, como úlceras, traumas locais e infecções.
- **Estrutura sociofamiliar:** esse é outro ponto importante da avaliação multidimensional do idoso, portanto requer um olhar atento dos médicos. Nesse caso, não conseguimos identificar uma possível insuficiência social e/ou familiar, uma vez que não há informações compatíveis para tal investigação.
- **Pele:** é portadora de lesões por pressão após internação e lesão com características de neoplasia maligna conforme o mnemônico ABCDE, em que A = assimetria, B = bordas irregulares, C = cor, padrão de cores heterogêneo, D = diâmetro (pintas com diâmetro > 0,5 cm são suspeitas) e E = evolução; suspeitar se aumenta de tamanho, com mudança de cor.
- **Internação recente:** pacientes admitidos com história de internação recente necessitam de maior atenção e intervenções rápidas que diminuam a chance de reinternações precoces, principalmente nas primeiras semanas e meses.
- **Uso de medicações:** a paciente apresentava anteriormente uma polifarmácia (uso de 5 ou mais medicamentos simultâneos e contínuos), dos quais 1 antidemência (memantina: antagonista não competitivo do receptor N-metil-D-aspartato – NMDA), 1 antipsicótico atípico (quetiapina), 1 laxativo osmótico (lactulose) e 2 anti-hipertensivos (enalapril: inibidor da enzima conversora de angiotensina – IECA; anlodipino: bloqueador de canal de cálcio, já suspenso).

Diante da AGA proposta anteriormente e do exame físico apresentado previamente, enumeramos a seguir:

Lista de problemas e hipóteses diagnósticas

- Demência grave pela doença de Alzheimer.
- Anemia?
- Constipação intestinal crônica.
- Infecções de repetição do trato urinário.
- Imobilidade parcial.
- Desnutrição.
- Uso de sonda nasoenteral.
- Lesões por pressão.
- Melanoma?
- Internação recente.
- Hipotensão.
- Fecaloma?
- Sarcopenia.
- Dinapenia.
- Osteomielite em região calcânea D?
- Dor.
- Cuidados paliativos.

Plano terapêutico

Na elaboração do plano terapêutico para idosos, é essencial considerarmos o grau de fragilidade do usuário. Num paciente muito fragilizado, com doença progressiva, como do caso apresentado, a intenção será mais focada em dar conforto para o paciente e a família e atuar na prevenção quaternária. Assim, não há qualquer sentido em propor terapias medicamentosas com o intuito de prevenção primária para essa pessoa.

- **Demência avançada pela doença de Alzheimer:** sabemos que essa é uma doença incurável e progressiva, na qual podemos iniciar medicamentos antidemência conforme o estágio do quadro. A memantina geralmente é utilizada em quadros demenciais mais avançados, juntamente com inibidores da acetilcolinesterase (por exemplo, donepezila). No entanto, está relacionada a vários efeitos adversos que, inclusive, a paciente já apresenta, como constipação intestinal. A associação a antipsicóticos (de que a paciente também faz uso, a quetiapina) pode reduzir limiar de convulsão. Embora não haja consenso sobre o momento de desprescrição desse medicamento, portadores de demência avançada e elegíveis aos cuidados paliativos, provavelmente não terão qualquer benefício com o uso desse medicamento[3] e ainda podem ter malefício. Portanto, devemos conversar e compartilhar com a família sobre a desprescrição desse medicamento.
- **Anemia:** não há diagnóstico laboratorial de anemia dessa paciente. Seria necessário inicialmente um hemograma para a identificação da possível anemia. Ressaltamos, porém, que a paciente não apresenta sintomas compatíveis com esse diagnóstico, o que não configuraria intervenção de urgência. Por outro lado, se há realmente uma anemia subjacente, isso compromete diretamente o fechamento das lesões e o quadro neurológico e cardiovascular. Além disso, o diagnóstico da anemia pode nos guiar melhor para o ajuste da composição da dieta e possível tratamento, dependendo do grau dessa possível anemia. Portanto, consideramos solicitar um hemograma, sem urgência.
- **Constipação intestinal crônica:** quadro muito comum em idosos frágeis restritos ao leito. Nesses casos, temos de ser cautelosos com a indicação de muita fibra alimentar, já que frequentemente esses pacientes ficam desidratados pela oferta hídrica inadequada, o que torna pior o quadro de constipação intestinal. Assim, considerando o efeito adverso da memantina de constipação intestinal, essa constatação fortalece a decisão pela desprescrição de tal medicamento, assim como a quetiapina, que também tem como efeito adverso a constipação intestinal. O uso de um laxativo osmótico como a lactulose não está contraindicado, porém deve ser de uso contínuo até a otimização de outras estratégias (dieta, desprescrição de medicamentos, hidratação adequada) e suspenso se diarreia.

- **Infecções de repetição do trato urinário:** as infecções do trato urinário (ITU) em mulheres idosas são muito comuns. Porém, não há indicação de tratamento com antibiótico caso haja apenas alteração laboratorial sem sintomatologia. Não é raro encontrarmos idosas com ITU cujo agente etiológico é multirresistente, o que se dá exatamente pelos inúmeros tratamentos com antibióticos diante de exames alterados. A bacteriúria assintomática não deve ser tratada de rotina. Na maioria dos casos, há uma colonização crônica do trato urinário. Como a paciente tem uma urinocultura recente "negativa", não há motivos para o médico se preocupar com tratamento medicamentoso nesse momento; porém, medidas não farmacológicas, como de higiene e hidratação adequada, são essenciais.
- **Imobilidade parcial:** a princípio, essa imobilidade parcial (paciente acamada) surgiu recentemente após internação. Dessa forma, após abordar toda a lista de problemas, adequação de tratamento medicamentoso e intervenção multiprofissional, teremos maior possibilidade de entender se essa imobilidade pode ser, ao menos, parcialmente revertida. O relato de "rigidez à mobilização passiva" nos direciona para um possível quadro progressivo da doença de Alzheimer (DA), esperado para as fases mais avançadas da doença. Nesse momento, não consideramos necessária a abordagem fisioterápica com o intuito de reabilitação motora.
- **Desnutrição:** sem dúvida um quadro bem preocupante para esta paciente, mas que precisa ser mais bem elucidado. Considerando que a paciente tem uma demência avançada pela DA, tal perda de peso é esperada com a progressão da doença. Caso essa piora da funcionalidade e o emagrecimento tenham sido rápidos, por exemplo após a internação, talvez valha a pena uma adequação de dieta para melhorar um pouco o *status* nutricional, inclusive para melhora das lesões por pressão, já que a melhora, ainda que parcial das lesões por pressão, proporcionariam menor dor, menos cuidados por parte da família, menor chance de infecção, menos odor e menos secreção. Tudo isso se traduz em maior conforto e qualidade de vida a paciente e família.
- **Uso de sonda nasoenteral:** para os pacientes com demência avançada pela DA, o uso de dieta por via enteral é controverso, e as melhores evidências científicas desaconselham o uso da sonda nasoenteral. Os riscos suplantam os benefícios. Se a paciente conseguir se alimentar parcialmente por via oral, ainda que em pequenas quantidades, desaconselhamos o uso desse dispositivo. Para tanto, há de se trabalhar muito a comunicação efetiva com a família para que entendam que a paciente não irá "morrer de fome" e que a retirada da sonda não é negligência nem da equipe nem da família. No entanto, esse é um assunto que envolve questões culturais, insegurança da família e da equipe multiprofissional, não sendo de fácil decisão. Entendemos que o médico deve compartilhar seu conhecimento com a equipe e com a família para tomarem uma decisão compartilhada.
- **Lesões por pressão:** condição comum em pacientes frágeis restritos ao leito. Nesse momento, não há indicação para o médico iniciar tratamento medicamentoso. Nessas condições, a enfermeira conduz muito bem o tratamento, tanto na identificação das alterações apresentadas, como presença de esfacelo, de epíbole, muito exsudato, eritema etc., como na escolha de quais coberturas especiais (caso disponíveis) deverão ser utilizadas em cada lesão.
- **Melanoma:** essa é uma situação que deixa os médicos bem desconfortáveis, já que, diante da possibilidade de um diagnóstico de câncer, iniciam-se sempre processos complexos, tanto para o paciente quanto para a família, de entendimento, aceitação, medo, insegurança, pensamento de morte etc. Considerando a incerteza do diagnóstico de malignidade, a fragilidade e o prognóstico da paciente, entendemos que esse diagnóstico não trará benefício para a paciente nem para a família, além de poder gerar uma cascata iatrogênica pelo excesso de propedêutica e terapêutica. Mas o médico deve, sim, abordar essa questão com a equipe e com a família, explicando que os riscos superam os benefícios em possíveis investigação e tratamento.
- **Internação recente:** idosos frágeis com história de internação recente necessitam de atenção nos cuidados e nas intervenções diárias, pois têm grande chance de reinternação. Toda a equipe de atenção domiciliar (AD) deve estar preparada para identificar alterações clínicas o mais precocemente possível e atuar no sentido de evitar nova internação hospitalar.
- **Hipotensão:** já foi suspenso um anti-hipertensivo anteriormente, o anlodipino, mas a paciente continua muito hipotensa. Nesse caso, é necessário suspender imediatamente também o enalapril. Diante de uma hipotensão de 80 × 50 mmHg durante avaliação domiciliar, é importante o médico pensar na possibilidade de uma soroterapia endovenosa inicial para evitar complicações mais graves de uma hipotensão prolongada. Importante também averiguar outros sinais vitais, como a temperatura axilar, frequência cardíaca e frequência respiratória, além de aferir a saturação periférica de oxigênio, para tentar descartar um quadro sistêmico mais grave.
- **Fecaloma:** com o histórico de constipação intestinal e a informação de constipação intestinal há 5 dias, diante de massa palpável na fossa ilíaca esquerda, a principal hipótese diagnóstica é fecaloma. Diante desse diagnóstico ,o médico deve fazer o toque retal para extração manual de fecaloma. Após a extração manual de fecaloma, o médico pode ainda prescrever o microclister, que contém fosfato monossódico di-hidratado e fosfato dissódico (Fleet Enema®) para maior eficácia na extração do fecaloma.
- **Sarcopenia:** a perda da massa muscular nos casos de internação recente em idosos é muito comum. Somado a isso, temos uma idosa muito idosa, com quadro neurodegenerativo progressivo e avançado. Nessas condições, tal quadro é praticamente irreversível. Portanto, o médico em discussão com a equipe não deve ter a meta de recuperação da massa muscular perdida.

- **Dinapenia:** a perda de força muscular é um fator causal ainda mais importante na perda funcional do que a sarcopenia. Pelas mesmas justificativas apresentadas na abordagem da sarcopenia, não deve ser uma meta prioritária da equipe o ganho de força muscular.
- **Osteomielite em região calcânea direita:** toque perceptível do periósteo, odor fétido, tunelização e a presença de tecido desvitalizado (esfacelo) devem alertar o médico para uma possível osteomielite. Nas condições gerais clínicas e funcionais dessa paciente, já discutidas, o risco x benefício de uma abordagem mais invasiva, como biópsia de osso e possível tratamento com antibiótico endovenoso, é desencorajado nesse momento. Assim, ficam apenas condutas que gerem conforto para a paciente e para a família, as quais devem ser feitas pela enfermeira da equipe.
- **Dor:** considerado o quinto sinal vital, a dor em geral é abordada de forma displicente pelos profissionais de saúde. O médico deve estar atento a todos os fatores geradores de dor. A paciente apresenta vários fatores que podem lhe causar dor: lesões por pressão, contraturas musculares importantes, restrição ao leito. Dessa forma, o médico deve iniciar analgesia fixa para essa paciente.
- **Cuidados paliativos:** considerando que a paciente tem uma doença neurodegenerativa, incurável, progressiva, avançada grave, ela é elegível aos cuidados paliativos. O médico, para identificar e dar tal diagnóstico, pode considerar o uso de um instrumento para identificação do paciente elegível aos cuidados paliativos. Nesse caso aconselhamos o SPICT-BR™.[4] Inicialmente podemos identificar no SPICT-BR™ que a paciente apresenta 4 dos 6 indicadores clínicos gerais de piora da saúde (são necessários apenas 2 desses indicadores para se considerar a avaliação dos indicadores clínicos específicos das condições avançadas). No caso, a paciente apresenta minimamente 3 dos 6 indicadores de demência/fragilidade (é necessária a presença de apenas 1 desses indicadores). Resumidamente, essa idosa apresenta SPICT positivo, ou seja, é elegível aos cuidados paliativos.

Considerando todo o quadro da paciente, podemos resumir que se trata de uma paciente idosa, muito idosa, frágil em cuidados paliativos. Por isso, a abordagem deve ser, inequivocamente, multiprofissional, tanto para o paciente quanto para a família e cuidadores, com controle de sintomas, ênfase em conforto e comunicação efetiva.

Medicamentos:

- Memantina: suspender paulatinamente.
- Quetiapina: suspender imediatamente (não faz uso fixo).
- Lactulose (Lactulona®): manter fixa até a possível adequação do hábito intestinal, com intervenções não farmacológicas e suspender se diarreia.
- Enalapril: suspender imediatamente.
- Anlodipino: manter suspenso.
- Dipirona (considerando paciente não alérgica): iniciar analgesia fixa: 40 gotas a cada 6 horas fixo.

Classificação de risco e vulnerabilidade

A classificação de risco e vulnerabilidade pode depender da literatura adotada, do contexto do caso e da faixa etária do usuário e assumir conotações diferentes. Dessa forma, podemos classificar um paciente quanto ao risco de desenvolvimento de evento cardiovascular ou de ter um evento tromboembólico, de acordo com sua demanda e sintomas. A vulnerabilidade, por outro lado, pode assumir uma conotação social ou clínica-funcional. Além disso, tais estratégias apresentam diferenças a partir do ponto da rede de atenção à saúde (RAS) na qual o usuário é acolhido.[5] Na atenção primária nos deparamos muito com a demanda espontânea de diversas naturezas. Já no serviço de AD (SAD), o paciente nos é referenciado já com o quadro, na maioria das vezes, bem elucidado do ponto de vista de diagnósticos e condutas médicas, inclusive com receitas. Nas unidades de pronto atendimento (UPA 24 horas) e nos prontos atendimentos de hospitais, é muito utilizada a classificação de risco de Manchester, mas não podemos extrapolar para todos os pontos da RAS, a menos que sejam feitas adaptações compatíveis com outros pontos da RAS.

Considerando essa paciente, uma idosa, muito idosa, com demência avançada, não conseguiremos extrair dela – por meio de acolhimento, ainda que humanizado e com todos os preceitos éticos que envolvem tal ato de acolher –, suas demandas. Portanto, aqui é de extrema relevância já delimitarmos essa especificidade do atendimento domiciliar, em quem não raro o acolhimento é feito à família e aos cuidadores.

Esclarecemos aqui que o caso em si não nos fornece dados suficientes para tentarmos elucidar o contexto familiar do ponto de vista social. De toda forma, a avaliação da vulnerabilidade e a classificação de risco podem ser um processo construído em mais de uma visita domiciliar, em que um ambiente propício entre equipe e paciente/família/cuidadores se estabeleça. O médico deve considerar que a abordagem no interior do domicílio, muitas vezes com mais de um familiar/cuidador e com mais de um profissional da saúde, torna esse acolhimento mais complexo e, portanto, com maior probabilidade de necessitar de mais de uma visita domiciliar para a efetivação da avaliação da vulnerabilidade e classificação de risco.[5] A filosofia do acolhimento, classificação de risco e vulnerabilidade se aplica bem ao contexto da atenção primária à saúde (APS), em que uma demanda espontânea deve ser adequadamente compreendida para definição da urgência do atendimento, se imediato ou prioritário,[6] por exemplo.

Porém, dentro do domicílio na AD, o paciente e sua família já estão sendo atendidos e já existe uma pré-disponibilidade da equipe para acolher e tomar decisões, inclusive porque um dos objetivos do SAD é exatamente evitar (re)internações.[7] Considerando o exposto, decidimos por fazer a estratificação clínico funcional da paciente e evoluir na compreensão de demais fatores socioeconômico-familiares. Tomando por base a escala visual da fragilidade (EVF) (Figura 1),[1] cuja aplicação já está validada para o reconhecimento do grau de vitalidade ou fragilidade de idosos, podemos classificar a paciente em questão em:

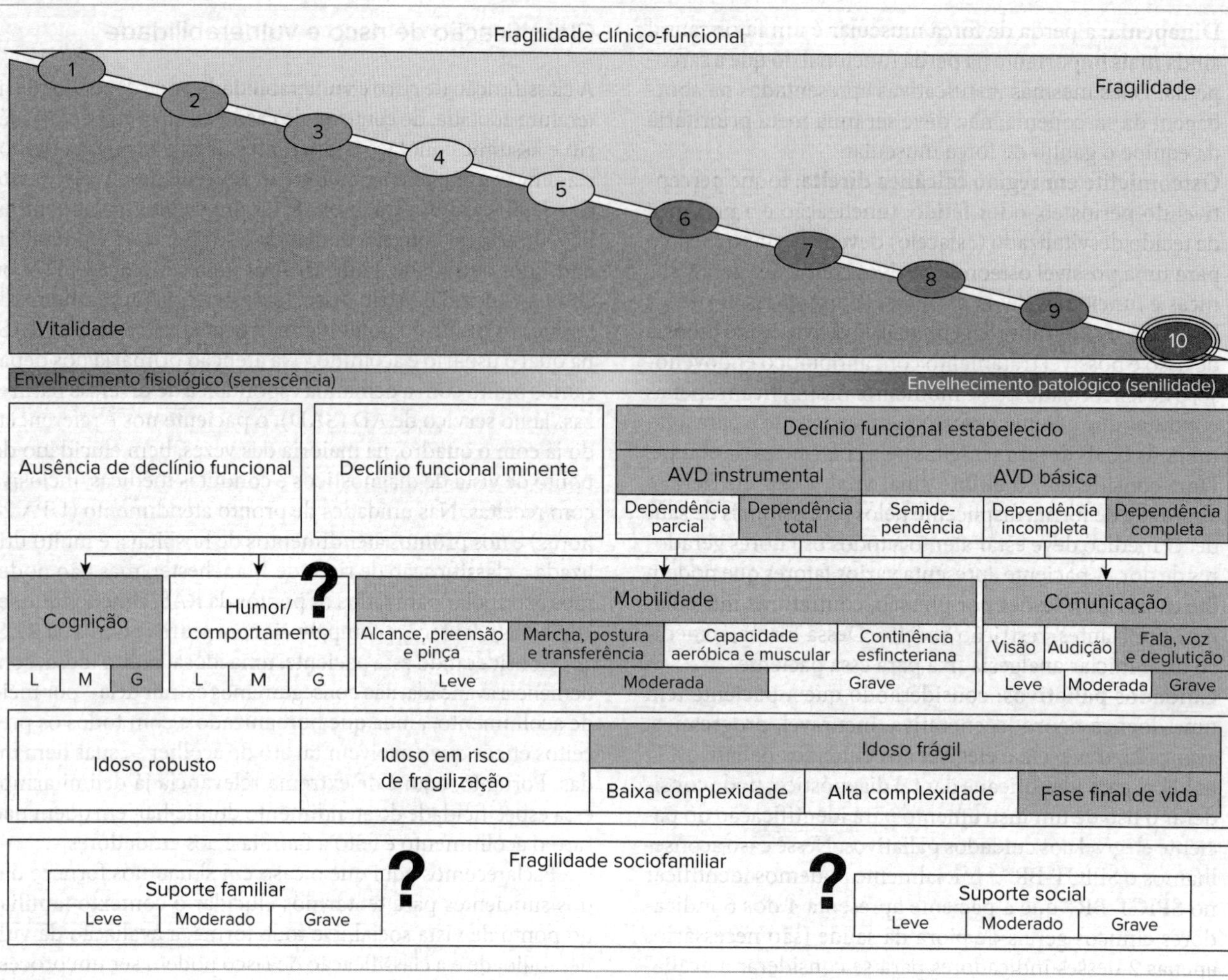

FIGURA 1
Escala visual de fragilidade (EVF).
Fonte: Moraes *et al.*, 2016.[1]

Idosa frágil, estrato clínico funcional 10, em fase final de vida

Esse modelo nos esclarece visualmente de forma rápida e objetiva quem é essa pessoa. As interrogações devem-se à escassez de informações relacionadas ao quadro de humor e comportamental, além do suporte familiar e social. No entanto, conseguimos perceber que a fragilidade dessa paciente, conforme as informações disponibilizadas, se deve a comprometimento grave da cognição, comprometimento moderado da mobilidade e comprometimento grave da comunicação.

Atribuição do médico do serviço de atenção domiciliar e a potencialidade do plano terapêutico singular envolvendo esse profissional

Em conformidade com a AGA e o plano terapêutico apresentado, consideramos o seguinte em relação à atribuição do médico::

- Prescrição e desprescrição de medicamentos conforme o perfil clínico funcional (ver item "Medicamentos").
- Estabelecimento de metas terapêuticas conforme o extrato clínico funcional (PA entre 130 × 70 e 170 × 90 mmHg; hemoglobina glicada entre 8,5% e 9%, com glicemias de jejum entre 110 e 200 mg/dL).[1]
- Prescrição medicamentosa para o controle de sintomas (ver item "Medicamentos").
- Comunicação efetiva com a família sobre a gravidade do caso, prognóstico, irreversibilidade do quadro de base, ênfase em conforto e qualidade de vida.
- Prevenção quaternária.
- Avaliação mais detalhada do quadro de humor/comportamento.
- Extração manual de fecaloma.
- Prescrição de microclister (Fleet Enema®) após extração de fecaloma.
- Solicitação de exames com parcimônia, considerando o paciente em cuidados paliativos.
- Auxílio à equipe na condução das lesões por pressão.

- Elaboração de relatório médico da paciente especificando a condição de fragilidade atual, doença de base e a não indicação de intervenções invasivas, como intubação orotraqueal (IOT), internação em centro de terapia intensiva (CTI), hemodiálise (HD), manobras de ressuscitação cardiopulmonar (RCP) e deixar com a família.
- Evitar exames de urina se a paciente estiver assintomática.

Introdução

História e importância da profissão no domicílio

"Em quantas casas eu entrar, entrarei para benefício dos que sofrem" (juramento hipocrático).[8]

O atendimento médico em domicílios remonta a relatos antigos. Imhotep, médico do Egito Antigo (século XIII a.C.), já atendia o faraó nas dependências do palácio. Asklépios, na Grécia Antiga, atendia nas residências de seus pacientes. Hipócrates (Século V a.C.) também defendia que o cuidado no domicílio propiciava um bom êxito.[8]

Ao longo dos séculos, a atividade médica intradomiciliar continuou a existir. Temos referência do médico Samuel Hahnemann, nascido em 1755, que defendia o trabalho árduo, sem descanso, em qualquer ambiente, contra uma doença. Ele atendia seus pacientes em seus domicílios e ficava a maior parte do tempo ao lado do leito deles.[9]

No final do século XVIII, a AD já era praticada na Europa como modalidade de cuidado.[10] Uma representação expoente da atividade médica no domicílio foi retratada no quadro *The Doctor* (Figura 2).

A modalidade de AD, ainda que não tivesse essa mesma denominação, evoluiu progressivamente nos últimos séculos, ganhando políticas públicas próprias, aumentando possibilidades de atuação do médico. No Brasil, a primeira experiência documentada de serviço de atendimento domiciliar data de 1949, o então chamado SAMDU (Serviço de Assistência Médica e Domiciliar de Urgência), ligado ao Ministério do Trabalho.[11] Já nessa primeira iniciativa, é marcada, inclusive no próprio nome do serviço, a participação do profissional médico nessa modalidade de atendimento.

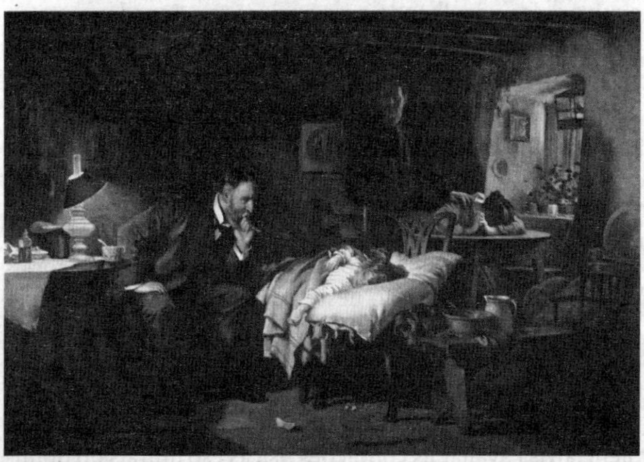

FIGURA 2
The Doctor, 1891; Samuel Luke Fildes, óleo sobre tela, Tate Gallery (Londres).

Outras iniciativas vieram nas décadas seguintes, mas foi com a Constituição Cidadã (Constituição Federal de 1988) que, no Brasil, abriu-se espaço para a discussão da importância de se organizarem políticas públicas voltadas para pacientes domiciliados, uma vez que o texto constitucional, na Seção II (Saúde), diz no seu primeiro artigo 196, que "A saúde é direito de todos e dever do Estado, garantido mediante políticas sociais e econômicas que visem à redução do risco de doença e de outros agravos e ao acesso universal e igualitário às ações e serviços para sua promoção, proteção e recuperação".[12]

Considerando que a saúde é direito de todos e que não havia serviços organizados de atendimento aos pacientes acamados, domiciliados, houve várias iniciativas municipais na década de 1990 e nos anos 2000 para suprir essa demanda. Culminando em um grupo de discussão do Ministério da Saúde com esses municípios, experimentou-se êxito nas suas iniciativas, até que se criaram portarias específicas para a AD no Brasil.[13] Em 8 de novembro de 2011, o Ministério da Saúde lançou o Programa Melhor em Casa, que cresceu exponencialmente nos últimos 10 anos, abrindo milhares de postos de trabalhos para médicos pelo país, corroborando com a importância histórica desses profissionais no cuidado domiciliar.

Atribuições específicas da profissão no domicílio

A AD conceitua a modalidade de cuidado que se constrói fora do espaço hospitalar e ambulatorial, contemplando ações de prevenção e tratamento de doenças, reabilitação, paliação e promoção à saúde.[13] As atribuições esperadas de um profissional que atua na AD – competências, habilidades e atitudes – derivam de características do local de atuação, da população-alvo e dos conhecimentos técnicos que fundamentam a tomada de decisão de conduta.

Perfil do local – um lar não deve emular um hospital

A AD tem a humanização da atenção à saúde com a ampliação da autonomia do paciente entre seus objetivos.[13] Por isso, considera o domicílio um ambiente terapêutico ao entender que a experiência do adoecimento é multidimensional e engloba aspectos objetivos e subjetivos do sofrimento.[14,15] O domicílio é familiar ao paciente, é o local onde a sua intimidade pode ser respeitada e é onde o doente tem liberdade para vivenciar o afeto. O domicílio pode ser interpretado como a dimensão espacial da família e, por isso, pode ser terapêutico.[15] Em contraste, o ambiente hospitalar tipicamente é retratado como mórbido, frio, impessoal e assustador.

A família é uma organização social onde indivíduos compartilham uma história e um futuro. O vínculo de consanguinidade não é obrigatório. Cada família possui seus rituais e suas normas, e é através de rituais e normas que se desenvolvem as dinâmicas familiares, as quais podem ser funcionais, disfuncionais, terapêuticas ou adoecedoras.[14,15]

A inclusão de um paciente em assistência domiciliar não deve significar uma ruptura com a dinâmica familiar prévia. A execução do cuidado em domicílio precisa se adequar à rotina da família, uma vez que a equipe de saúde depende da cooperação do cuidador que, na maioria das vezes, é um familiar que assume as funções do cuidado e acumula as responsabilidades domésticas.[15]

O processo de transição demográfica se caracteriza pela diminuição das taxas de natalidade e pelo aumento da expectativa de vida. Isso significa que as redes familiares estão mudando: as famílias possuem menos membros, e a proporção entre crianças e idosos está cada vez menor.[13,16] Famílias em que um cuidador assume a responsabilidade do cuidado de mais de um membro fragilizado se tornam cada vez mais comuns e configuram um novo desafio para as equipes de saúde.[16]

Conformações alternativas de domicílio, como unidades de acolhimento e instituições de longa permanência de idosos, também estão no escopo da AD.[17] As RAS ainda não estão suficientemente organizadas para atender adequadamente a essa demanda,[17]e há urgência em tal estruturação.[16]

Atuação no domicílio junto ao paciente

O médico que atua na AD assume papel de coordenador do cuidado e de porta de entrada para o sistema de saúde (*gatekeeper*).[18] Isso é naturalmente verdadeiro em nível de AD1, uma vez que é exercida pela própria equipe de saúde da APS, mas também é verdadeiro nas demais modalidades.[14] Ao nível de AD2 e AD3, o médico assistente precisa participar ativamente da coordenação do cuidado, uma vez que pacientes de maior complexidade clínica podem estar em seguimento em múltiplos ambulatórios de especialidades focais.

A desprescrição, o combate à polifarmácia e a corresponsabilização do cuidado precisam ser prioridades no plano terapêutico da equipe de AD. Tais medidas visam diminuir a carga de doenças do paciente, melhorando qualidade de vida.[14,15] A simplificação terapêutica e o controle de sintomas, ainda que não acompanhados de resolução clínica total, podem permitir o descalonamento do cuidado do paciente de modalidades de maior complexidade da AD para a AD1 e, sempre que possível, o retorno ao acompanhamento ambulatorial.

Fenômenos como morbidade confluente, multimorbidade e determinação social de saúde são abordados de maneira satisfatória através de técnicas tais como o método clínico centrado na pessoa (MCCP) e a clínica ampliada.[14,15] O médico assistente precisa estar atento a aspectos subjetivos do sofrimento, à manifestação somática de emoções, medos e dúvidas e aos rituais e às normas da família em que o paciente está inserido.[15] É fundamental não perturbar as dinâmicas terapêuticas, mas é preciso intervir em normas e rituais potencialmente adoecedores, sem que se perca o vínculo de confiança.[15] O médico assistente deve estar preparado para lidar com incertezas, principalmente em pacientes fragilizados e polimedicados.[14] É preciso se manter vigilante para não sobremedicamentalizar o paciente, para tentar aliviar a ansiedade do cuidador e a ansiedade da própria equipe.[14]

Atuação no domicílio junto a familiares/ cuidadores

A portaria ministerial da AD é clara quanto à sua filosofia de atuação, no artigo 534, IV, enfatizando o trabalho da equipe multiprofissional e o acolhimento extensivo aos familiares e cuidadores: "Estimular a participação ativa dos profissionais de saúde envolvidos, do usuário, da família e do(s) cuidador(es). (Origem: PRT MS/GM 825/2016, Art. 4º, IV)".[7] Nesse sentido, espera-se do profissional médico atuante na AD um olhar abrangente, que lhe permita enxergar a família e os cuidadores como sujeitos ativos do processo de cuidado ao paciente e que por isso devem ser acolhidos, orientados e capacitados.

Qualquer modalidade de atendimento à saúde deve resgatar os princípios do Sistema Único de Saúde (SUS) nas suas ações, atendendo o paciente na sua integralidade. Nesse contexto, o *Caderno de Atenção Domiciliar* volume 1 traz que: "A construção de ambientes mais saudáveis para a pessoa em tratamento envolve, além da tecnologia médica, o reconhecimento das potencialidades terapêuticas presentes nas relações familiares. Os conflitos, as interações e as desagregações fazem parte do universo simbólico e particular da família, intervindo diretamente na saúde de seus membros. Assistir no domicílio é cuidar da saúde da família com integralidade e dinamicidade, reconstruindo relações e significados".[13]

"O cuidador também deve ter o suporte das equipes de saúde, que devem estar atentas para as dificuldades, ouvir suas queixas, atender às suas demandas em saúde, incentivar a substituição de cuidadores e rever o processo de cuidado conforme a sua condição."[13]

Dentro dessa dinâmica complexa no domicílio, o cuidador é mais um ator essencial para o êxito no cuidado prestado ao usuário. O olhar abrangente do médico deve, portanto, identificar esse ator e suas múltiplas características, potencializando seu conhecimento prévio, desencorajando condutas equivocadas e acolhendo suas queixas relacionadas tanto ao paciente quanto a si próprio.

O que avaliar na elaboração do plano de cuidados/admissão

A admissão do paciente no SAD requer uma série de cuidados e atenção específicos para esse tipo de cuidado, tanto para o profissional médico como para todas as outras categorias profissionais que atuarão nesse cuidado. Quando acionado o SAD para avaliação da admissão de um paciente, a equipe deve realizar, sempre que possível e especialmente para pacientes desospitalizados complexos, uma visita ao domicílio indicado para a continuidade dos cuidados. Essa visita de ambiência visa avaliar as condições físicas estruturais do domicílio e as possíveis adaptações a serem realizadas, bem como avaliar as condições emocionais e físicas do cuidador principal e toda a sua rede de apoio.

Ainda que, muitas vezes, o médico do SAD não participe dessa visita pré-admissional, ele deve compartilhar das informações acerca dessa avaliação e fornecer as orientações necessárias. Contudo, o médico do SAD deve entrar em contato diretamente com a equipe que está transferindo e/ou compartilhando os cuidados do paciente para maior entendimento do caso e avaliação inicial do ponto de vista médico. Portanto, ele deve observar e avaliar as patologias, as necessidades farmacológicas e não farmacológicas, os dispositivos e equipamentos necessários ao cuidado, a perspectiva do paciente e/ou cuidador, bem como da equipe de saúde que o acompanhava e dos demais profissionais que compõem o SAD.

É necessário ao médico ter clareza e boa comunicação, com a percepção de que o ambiente em que atuará é do paciente e seus familiares, cabendo a ele o respeito às suas crenças culturais e religiosas, percebendo a dinâmica familiar já estabelecida e conversando sobre possíveis modificações dessa dinâmica quando necessárias ao melhor cuidado do paciente.

Como já dito, deve estar atento também ao cuidador, ao seu estado físico e emocional para tal atribuição, visando preservá-lo de um maior adoecimento. Ele deve se recordar de que o domicílio passa a ter um significado bem mais amplo, que engloba maiores relações afetivas, maior humanização do cuidado, estreitamento de laços, com forte confidencialidade, o que não ocorre com tanta intensidade quando o local de cuidado é controlado pelo profissional, como hospitais, consultórios, UPA, unidades básicas de saúde etc. O ato de cuidar obriga ao médico e toda a equipe de cuidados domiciliares responsável, que forneça orientações, bem como que acompanhe o cuidador em suas ações de forma específica, considerando as especificidades de cada doença e de cada cuidador.[19]

Apesar de na UBS a visita domiciliar também ser atribuição do médico que lá atua, a frequência preconizada e a necessidade de idas ao domicílio do paciente não são as mesmas que o médico do SAD deve realizar, o que proporciona uma vinculação maior dos profissionais que atuam no SAD a esse indivíduo e seus cuidadores, bem como pode levar a uma geração de maiores conflitos, assim como se torna necessário ao médico do SAD uma observação mais atenta ao domicílio e suas nuances.

Por ser o domicílio o local de atuação desse médico, a criatividade deve ser uma de suas características, visto que ela deve existir na elaboração do plano de cuidados do paciente e adaptação de sua rotina diária. O plano de cuidados, ou Plano Terapêutico Singular (PTS), deve ser elaborado em conjunto pelo médico e demais profissionais ainda no início do processo de admissão, antes mesmo de o domicílio ser seu local de cuidado, e deve ser revisado por todos constantemente, visto que as necessidades e condições do paciente não são estáticas. Cabe ao médico também, sempre que necessário, reconstruir, discutir e informar ao paciente, cuidadores e outros profissionais sobre esse plano, bem como qualquer alteração necessária.

Na elaboração do PTS, não se pode esquecer de incluir o momento de lazer para o cuidador, o qual não pode ser considerado um "luxo" para o cuidador, cabendo ao médico mostrar que isso faz parte do tratamento, visto que cuidar da saúde física e mental desse cuidador influencia diretamente um melhor cuidado do paciente.[20]

Desfecho/perspectiva de alta e/ou transição do cuidado

Os SAD fazem parte das RAS, e a transição de cuidados entre os diversos pontos da RAS é primordial na segurança e qualidade do atendimento prestado. A AD deve fugir de um modelo médico assistencial e curativista, bem como de uma atuação isolada, sem comunicação com os diversos pontos das RAS e com as diversas redes de apoio. Logo, o desfecho dos cuidados prestados deve ser planejado, comunicado e discutido entre os diversos atores da rede, sejam profissionais, familiares, cuidadores e o próprio paciente. É importante que existam protocolos e fluxos estabelecidos para uma alta responsável, integrando os diversos serviços, permitindo a comunicação entre eles e evitando ações isoladas nesse processo.[21]

Ações visando ao planejamento para uma alta responsável devem ser iniciadas desde o momento de admissão do paciente ao SAD, não só pelos profissionais médicos, mas por toda a equipe que os acompanha. Assim, pacientes acompanhados por SAD, que possuem diversas necessidades de saúde, utilizam dispositivos e dependem de tecnologias para a manutenção da vida, melhora ou continuidade dos cuidados, necessitam de uma coordenação na transição do cuidado, que não necessariamente deva ser do médico assistencialista, mas que esse profissional esteja obrigatoriamente participando do processo de planejamento.[21] Faz-se necessário ainda que os profissionais que compõem os pontos da rede que participarão da alta, bem como da transição do cuidado, estejam treinadas e tenham os recursos necessários para apoio nesse processo.[22]

A alta deve ser responsável, para propiciar a continuidade e integralidade do cuidado independentemente do nível de atenção à saúde, fazendo uma transição do cuidado segura e efetiva, para evitar desfechos desfavoráveis. Assim como a alta médica não pode se sobrepor à alta dos demais profissionais que fazem parte desse cuidado, estará o paciente de alta de um serviço de saúde apenas quando recebedor de alta de todos os membros ativos no seu cuidado. O profissional médico, como um dos atores diretos de todo esse processo de desfecho/perspectiva de alta e/ou transição do cuidado, deve ter um amplo "olhar", observando todas as suas nuances. Deve voltar seu olhar inclusive ao cuidador, seja familiar, formal ou informal, visto que estes podem já estar adoecidos ou ingressar num processo de adoecimento físico e emocional que o próprio ato de cuidar promove.

A importância da comunicação

A comunicação é uma importante e eficaz ferramenta na área da saúde, que deve acontecer em todos os âmbitos: entre os profissionais de saúde e de diferentes níveis de atenção; entre profissionais e familiares e/ou cuidadores; entre todos e o paciente, tornando-se fator de grande importância para o sucesso do cuidado em AD, no seu desfecho em relação ao serviço e na transição de seu cuidado. Contudo, para que essa comunicação seja efetiva e auxilie num desfecho favorável aos cuidados domiciliares, deve ser precisa, objetiva, completa, compreendida pelo receptor da mensagem, sem ambiguidades e clara.[23] Pode ainda se utilizar de instrumentos que auxiliem na uniformização de informação, melhorando a gestão de riscos e que estejam ligados à prestação de cuidados de saúde.[24]

Assim, uma comunicação ineficaz pode gerar uma série de falhas no cuidado e acompanhamento do paciente, podendo acarretar atraso no diagnóstico, eventos adversos ou tratamentos ineficazes ou errados, falta de confiança na relação médico/paciente ou médico/familiares ou médico/cuidadores, ou entre os profissionais do SAD e entre estes e outros níveis de atenção, podendo levar inclusive a situações de conflitos, expondo a segurança do paciente ao risco.[25] A comunicação torna-se ainda mais importante quando o desfecho do caso é o óbito. Cabe a todos os membros da equipe de AD, bem como ao médico, a preparação de todos os familiares/cuidadores, bem como ao próprio paciente de que esse desfecho poderá ocorrer.

Transferência/transição de cuidado

A transição de cuidado na AD ocorre principalmente entre o hospital e o SAD (admissão, internação hospitalar ou reinternação hospitalar), como também entre o SAD e os serviços de APS (alta do SAD e/ou admissão ao SAD), bem como entre o SAD e os serviços de pronto atendimento.[23] O conceito de transição de cuidados de saúde, hoje amplamente utilizado, e importante tanto na admissão do paciente no SAD quanto em sua alta, refere-se a: "[...] qualquer momento da prestação em que se verifique a transferência de responsabilidade de cuidados e de informação entre prestadores, que tem como missão a continuidade e segurança dos mesmos. São exemplos, a transição de cuidados entre os cuidados de saúde primários, os cuidados hospitalares e os cuidados continuados integrados, bem como, a transição intra/interinstituições. São momentos vulneráveis/críticos da transição de cuidados para a segurança do doente os momentos cuja complexidade envolvem um maior risco de erro na transferência de informação, como é o caso das admissões e altas hospitalares para o domicílio ou para outro nível de cuidados, e das mudanças de turno na mesma instituição [...]".[23]

Essa transição, para ser eficaz nos cuidados do paciente, deve possuir uma abordagem, do médico e de toda a equipe de saúde, que una a segurança e princípios de desenvolvimento da prática, sendo importantes o treino da técnica, a utilização de instrumentos, a inclusão familiar e verificações de segurança.[25] Ter uma ferramenta/instrumento de transmissão de informação referentes ao cuidado do paciente na AD aumenta a segurança do paciente.[26] É nessa transição de cuidado que se consegue avançar na direção do cuidado centrado no paciente, na sua integralidade.

O paciente domiciliado possui grandes peculiaridades na transição de cuidado, pois vários atores fazem parte dessa transição, como os familiares do paciente e/ou seus cuidadores, o próprio paciente quando possui consciência e consegue se manifestar, os profissionais do SAD e os profissionais do outro serviço de saúde que irá admiti-lo ou que dará alta. Diante disso, na prática do médico do SAD, deverá haver, além da utilização de instrumentos para essa transição, uma boa comunicação direta entre todos, a fim de que se possa montar uma estratégia para a continuidade do cuidado por outro nível de atenção. Dessa forma, deve haver uma discussão sobre o planejamento prévio dos cuidados, o papel de cada um, os equipamentos e/ou suportes necessários para essa transição, as possíveis modificações das medicações, o treinamento do cuidador, entre outros, fazendo que o médico do SAD tenha completa participação em toda essa transição.

Quando pensamos em pacientes domiciliados, essa transição de cuidado, quando realizada, deve também levar em conta a necessidade e o suporte que o novo ambiente de cuidado poderá oferecer, seguindo as necessidades do paciente.

Considerações finais

O olhar dos profissionais médicos no contexto da atenção domiciliar deve extrapolar as paredes institucionais e se atentar às variáveis encontradas no cenário do domicílio. Hospitais, consultórios, UPAs, ambulatórios e clínicas guardam em si uma artificialização na relação médico-paciente, já que são ambientes controlados, rigidamente organizados em agendas, fluxos, protocolos etc. Saindo desses ambientes, a vida se torna real quando o paciente chega ao domicílio e ali enfrenta todas as suas dificuldades, frustrações, mas, ao mesmo tempo, experimenta, não raro, o acolhimento, o carinho, o zelo e o cuidado de que necessita.

É nesse sentido que a atenção domiciliar sempre demanda do profissional médico uma visão holística, que o desperte para a abordagem centrada não só nas condições clínicas, mas na família, no(s) cuidador(es), no contexto sociofamiliar e tudo que permeia o paciente e seu domicílio. Ao seguir o princípio da abordagem ampla ao paciente, o médico não só aumenta a possibilidade de sucesso em suas intervenções como também torna mais efetiva sua contribuição na elaboração do PTS, que deve ser construído, essencialmente, em equipe.

Tão importante quanto ter a capacidade de abordagem holística do paciente é tornar clara toda intervenção e toda conduta para o paciente, para a família e para o(s) cuidador(s). A comunicação é um instrumento essencial, não só para a prática médica, mas também intraequipe e da equipe com o paciente/família/cuidador.

O médico que obtém sucesso terapêutico na atenção domiciliar é aquele que entende não só o seu processo de trabalho, mas também a importância de todos os atores envolvidos.

Referências

1. Moraes EN, Lanna FM, Santos RR, Bicalho MAC, Machado CJ, Romero D. A New Proposal for the Clinical Functional Categorization of the Elderly: Visual Scale of Frailty (VS-Frailty). J Aging Res Clin Practice. 2016;5(1):24-30.
2. Moraes EM, Moraes FL. Avaliação multidimensional do idoso: guia de bolso. 5. ed. Belo Horizonte: Folium, 2016.

3. Moraes EM, Moreira AM, Moraes FL. Manual de terapêutica segura no idoso. Belo Horizonte: Folium, 2019.
4. Supportive and Palliative Care Indicators Tool (SPICT-BR™). Disponível em: https://www.spict.org.uk/the-spict/spict-br/. Acesso em: 03 jun. 2022.
5. Brasil. Ministério da Saúde. Cadernos de Atenção Básica n. 28, v. I – Acolhimento à demanda espontânea. Brasília: Ministério da Saúde, 2012. Série A. Normas e Manuais Técnicos.
6. SCOM/SMS-SP. Reorganização do processo de trabalho: acolhimento à demanda espontânea. Atenção Básica SMS-SP. 2015.
7. Portaria de Consolidação n. 5, de 28.09.2017, de consolidação das normas sobre as ações e os serviços de saúde do Sistema Único de Saúde. Disponível em: https://bvsms.saude.gov.br/bvs/saudelegis/gm/2017/prc0005_03_10_2017.html. Acesso em: 11 ago. 2021.
8. Cairus HF, Ribeiro Jr. WA. Textos hipocráticos: o doente, o médico e a doença. Rio de Janeiro: Editora Fiocruz, 2005. 252 p.
9. Amaral NN. Assistência domiciliar à saúde (home health care): sua história e sua relevância para o Sistema de Saúde atual. Rev Neuroc. 2001;9(3):111-117.
10. Silva KL et al. Internação domiciliar no Sistema Único de Saúde. Rev. Saúde Pública. 2015;39(3):391-7.
11. Dependências do Samdu nos anos 1950. GHZ. Disponível em: https://gauchazh.clicrbs.com.br/pioneiro/cultura-e-lazer/memoria/noticia/2018/11/memoria-dependencias-do-samdu-nos-anos-1950-10642780.html. Acesso em: 18 ago. 2021.
12. BRASIL. Constituição (1988). Constituição da República Federativa do Brasil. Brasília, DF: Senado Federal: Centro Gráfico, 1988.
13. Brasil. Ministério da Saúde. Secretaria de Atenção à Saúde. Departamento de Atenção Básica. Caderno de atenção domiciliar/Ministério da Saúde, Secretaria de Atenção à Saúde, Departamento de Atenção Básica. 2013.
14. Gusso G. et al. Tratado de medicina de família e comunidade: princípios, formação e prática. Porto Alegre: Artmed, 2012.
15. Freeman TR. Manual de medicina de família e comunidade de McWhinney [recurso eletrônico]/trad. Islabão AG, Burmeister AT; rev. téc. Lopes JMC, Curra LCD. 4. ed. Porto Alegre: Artmed, 2018. e-PUB.
16. Freitas EV, Py L. Tratado de geriatria e gerontologia 4. ed. Rio de Janeiro: Guanabara Koogan, 2017.
17. Brasil. Ministério da Saúde. Secretaria de Atenção Especializada à Saúde. Departamento de Atenção Hospitalar, Domiciliar e de Urgência. Atenção Domiciliar na Atenção Primária à Saúde [recurso eletrônico]. 2020. 98 p.
18. Starfield B. Atenção Primária: equilíbrio entre necessidades de saúde, serviços e tecnologia. Brasília: UNESCO, Ministério da Saúde, 2002.
19. Baptista BO et al. A sobrecarga do familiar cuidador no âmbito domiciliar: uma revisão integrativa da literatura. Rev. Gaúcha Enferm. 2012;33(1):147-156.
20. Laham CF. Percepção de perdas e ganhos subjetivos entre cuidadores de pacientes atendidos em um programa de assistência domiciliar [Dissertação]. São Paulo: Faculdade de Medicina de São Paulo, Universidade de São Paulo; 2003. 161 s. Mestrado.
21. Gomes LMS, Gomes LAMS, Paula DG, Vernaglia TVC. Construção do DesHospitaliza: Plano para alta responsável de pacientes idosos com doenças crônicas. Research, Society and Development [Internet]. 2021 [cited 2021 Oct 14];10(2) DOI http://dx.doi.org/10.33448/rsd-v10i2.12429.
22. Lima MAD, Magalhães S, Oelke Amm, Marques ND, Lorenzini GQ, Weber LAF, Fan I. Estratégias de transição de cuidados em países da América Latina: uma revisão integrativa. Rev. Gaúcha Enferm. [internet]. 2018;39. Disponível em: https://doi.org/10.1590/1983-1447.2018.20180119. Acesso em: 15 maio 2022.
23. Departamento da Qualidade na Saúde. Comunicação eficaz na transição de cuidados de saúde. Norma n. 001/2017. 2017:1-8.
24. Plano Nacional para a Segurança dos Doentes 2015-2020. Ministério da Saúde: Despacho n. 1400-a/2015. 2015 (2ª série).
25. Mannix T, Parry Y, Roderick A. Improving clinical handover in a pediatric ward: implications for nursing management. Journal of Nursing Management. 2021.
26. Spooner A, Corley L, Fraser J, Chaboyer W. Nursing team leader handover in the intensive care unit contains diverse and inconsistent content: An observational study. International Journal Of Nursing Studies. 2016:61165-172.

Capítulo 11

A atuação de nutricionistas na atenção domiciliar

Denise Philomene Joseph van Aanholt
Paula Hobi Weiss Cunha de Castilho
Maria Aquimara Zambone
Maria Eliana Madalozzo Schieferdecker

PONTOS-CHAVE

- Histórico e contexto da atuação do nutricionista na atenção domiciliar.
- Aplicação dos conhecimentos técnicos e científicos na recuperação nutricional do usuário.
- Integração da orientação nutricional individualizada na rotina do usuário para garantir autonomia e qualidade de vida.
- Garantia do autocuidado nos cuidados de terapia nutricional, quando indicado.
- Educação e capacitação aos usuários com necessidade de terapia nutricional, familiares e cuidadores.

OBJETIVOS DE APRENDIZAGEM

Ao final do capítulo, o leitor deverá ser capaz de:

- Compreender as competências do nutricionista na atenção domiciliar.
- Identificar o papel do nutricionista na avaliação e no monitoramento de usuários sob cuidados de nutrição.
- Entender a importância do acompanhamento nutricional na atenção domiciliar.

Com relação ao caso clínico colocado no início desta seção:

O paciente MLS, idoso, desnutrido, com lesões por pressão em uso de sonda enteral sendo acompanhado no domicílio, será beneficiado com a presença do nutricionista – especialmente na recuperação do estado nutricional, que irá proporcionar a melhora da cicatrização das lesões e prevenir comorbidades e internações. Ao longo deste capítulo, serão inseridas mais considerações.

História da profissão

A origem da profissão de nutrição, no Brasil, se deu em associação à disciplina "higiene alimentar" no século XIX entre o currículo de medicina, mas foi no século seguinte que se iniciaram pesquisas sobre o efeito dos alimentos e nutrientes no organismo humano.[1,2]

A partir da década de 1940 se estabeleceu a profissão de nutricionista, sob a identificação em cursos de nutricionista-dietista. Porém, em 24 de abril de 1967, a Lei nº 5.276 regulamentou a profissão do nutricionista, e em 1972 houve a criação dos cursos de nutrição.[3]

Na sequência dos anos surgiram as associações profissionais no Brasil, auxiliando na definição do campo de atuação do profissional de nutrição, bem como na estruturação curricular do curso de nutrição. Cerca de 40 anos depois, com o aparecimento de revistas cientificas na área de alimentação e nutrição, a nutrição evoluiu como ciência.[1,2]

Nos dias de hoje, a profissão de nutricionista se encontra regulamentada por meio de legislação e da Diretriz Curricular do Ministério da Educação, que norteiam o perfil do profissional a ser formado pelas instituições de ensino superior.[2,4]

Nos últimos 30 anos, houve grandes avanços nas diferentes áreas de atuação dos nutricionistas. Na área clínica, pode-se observar o contexto da dietoterapia, que inicialmente tinha como objetivo "tratar" enfermos com a alimentação adequada, nas diferentes situações. Focava-se na técnica da alimentação equilibrada e balanceada, seguindo normativas da nutrição básica. A dietoterapia continua usando a alimentação adequada, porém modula a conduta nutricional terapêutica entre alimento, nutriente e a administração nos serviços de alimentação.

Com a necessidade e o crescimento de estudos populacionais, a nutrição social originou o campo da nutrição em saúde pública, ampliando o campo para a coletividade e grupos de indivíduos enfermos ou sadios.[2] O grande número de profissionais no mercado, oriundos da criação do grande número de cursos de nutrição, ampliou o campo de especializações.[5]

A área da nutrição clínica inicialmente tinha como campo de atuação os hospitais; posteriormente, expandiu-se para consultórios e clínicas e para a atenção primária, atuando na prevenção e promoção à saúde por meio da alimentação. Entre os campos de atuação da nutrição que vêm crescendo está a atenção domiciliar, especialmente para pacientes com necessidades especiais de alimentação, como a nutrição enteral e a parenteral.

Entre as diversas especialidades da nutrição clínica, está a terapia nutricional parenteral e enteral, reconhecida pela Sociedade Brasileira de Nutrição Parenteral e Enteral e pelo Conselho Federal de Nutricionistas. Na regulamentação da especialidade está a obrigatoriedade da presença do nutricionista como membro de equipe multiprofissional de terapia nutricional, nos hospitais ou no cuidado domiciliar.[6,7]

Também faz parte da história da nutrição a criação de políticas públicas para a alimentação e nutrição direcionadas para o direito humano à alimentação adequada, buscando estratégias sustentáveis de produção, distribuição, acesso, consumo de alimentos seguros e de qualidade, promoção da saúde e da alimentação adequada e saudável em todos os níveis federativos.[8]

O atendimento nutricional às pessoas no domicílio considera a necessidade de manter e/ou recuperar o estado nutricional, uma das importantes funções atribuídas ao nutricionista. A recuperação nutricional é essencial para reverter os altos índices de desnutrição, melhorar a cicatrização de lesões, prevenir o aumento da morbidade, evitar novas internações hospitalares precoces e, logo, reduzir custos com saúde.[9]

Atribuições específicas do nutricionista no domicílio

Com o crescimento da atenção domiciliar e a necessidade de manter o atendimento adequado e seguro ao usuário, principalmente aqueles com necessidades de terapia nutricional, o Conselho Federal de Nutricionistas, por meio de portarias legislativas para terapia nutricional, aponta as atribuições do nutricionista na atenção domiciliar (Quadro 1).[6,7]

Para proporcionar maior qualidade do atendimento nutricional no domicílio, é importante que existam protocolos de atendimento com a padronização das ações de cada profissional membro da equipe de saúde. Na nutrição, a Academia Americana de Nutrição e Dietética instituiu o modelo de padrões de prática em nutrição que tem sido adaptado no Brasil, o manual que orienta a sistematização do cuidado.[10]

A padronização em manuais e protocolos com embasamento técnico científico sobre avaliação, diagnóstico e assistência nutricional contribui para a maior efetividade da nutrição domiciliar.

Para o atendimento do paciente MLS, é importante que o nutricionista siga os modelos padronizados para realizar a avaliação e o diagnóstico nutricional, os quais conduzirão a intervenção e os acompanhamentos do plano nutricional, estabelecendo metas para a efetividade da terapia nutricional.

Atuação do nutricionista no domicílio junto ao paciente

O nutricionista no atendimento domiciliar planeja as ações de intervenção em conjunto com o paciente e familiares, viabilizando o cuidado integral, condição clínica, social e afetiva. Neste sentido, o Conselho Federal de Nutricionistas e o Ministério da Saúde[11,12] preconizam ações que o nutricionista deve desenvolver, conforme descritas no Quadro 2.

O nutricionista durante o acompanhamento do paciente MLS irá considerar a necessidade de terapia com nutrientes específicos, com fórmulas enterais especializadas, para a recuperação das lesões por pressão e melhora do estado nutricional. Porém, também deverá considerar aspectos para a nutrição enteral domiciliar, ponderando que o paciente tem 93 anos. As orientações e prescrições deverão considerar os aspectos da cultura, do prazer, da saúde e da qualidade de vida do paciente e da família – ações que o nutricionista tem condições de associar no plano dietoterápico. Para realizar essa associação, o nutricionista acompanha periodicamente o paciente, monitorando com as adequações nutricionais e orientações. Todos os procedimentos e condutas são discutidos com a equipe de saúde.

QUADRO 1 Atribuições do nutricionista no atendimento domiciliar

- Definir protocolos de atendimento dietoterápico.
- Participar, junto à equipe multiprofissional de saúde, da indicação e evolução da nutrição oral e enteral.
- Elaborar um diagnóstico nutricional segundo avaliação nutricional realizada.
- Realizar e manter registros da prescrição dietética e diagnóstico nutricional sempre atualizados.
- Orientar usuário/familiares/cuidadores/responsáveis em relação à nutrição indicada e sua correta administração.
- Monitorar se a assistência nutricional proposta foi alcançada.
- Propor alterações, quando necessário, junto à equipe multiprofissional de saúde (prescrição de suplementos orais, solicitação de exames laboratoriais, prescrição dietética com alimentos para fins especiais etc.), sempre respeitando a legislação vigente.
- Viabilizar a alta da terapia nutricional especializada.

Fonte: elaborado pelas autoras.

QUADRO 2 Ações do nutricionista no cuidado ao paciente em domicílio

- Identificar situações de risco e facilitar o acesso a programas sociais relacionados aos direitos à alimentação, incentivando a inserção do paciente nos equipamentos sociais disponíveis e na busca de redes de apoio.
- Orientar e esclarecer dúvidas sobre a condição clínica e o prognóstico, com base no diagnóstico nutricional.
- Orientar sobre os alimentos e o processo de alimentação, incorporar os saberes sobre a comida, a culinária, a cultura, o prazer, a saúde e a qualidade do alimento, tanto do ponto de vista sanitário quanto nutricional.
- Elaborar rotinas de atenção nutricional e atendimento para doenças relacionadas à alimentação e à nutrição, de acordo com protocolos de atenção básica.
- Orientar práticas alimentares saudáveis, estabelecendo estratégias segundo as necessidades do paciente.
- Em situação de fim de vida, discutir sobre as preferências do paciente com relação à alimentação.
- Apoiar o paciente e priorizar a qualidade de vida nas decisões relacionadas à nutrição.
- Estabelecer critérios para inclusão no acompanhamento domiciliar sistematizado.
- Elaborar plano terapêutico com controle dos agendamentos, visitas e insumos necessários.
- Cumprir o cronograma de visitas de nutrição.

Fonte: elaborado pelas autoras.

Atuação no domicílio junto a familiares/cuidadores

A equipe multidisciplinar realiza as visitas de forma periódica; entretanto, a família e o cuidador têm papel importante para auxiliar na identificação de características domiciliares que viabilizem a detecção precoce de dificuldades que possam afetar o estado nutricional e a segurança alimentar e nutricional da família e do paciente. É importante orientar e qualificar os cuidadores para a prestação do cuidado de forma precoce, ou seja, preferencialmente antes da alta hospitalar e indicação para o atendimento no domicílio. Nesse sentido, são papel do nutricionista algumas ações descritas no Quadro 3.[13]

A família e os cuidadores de MLS devem ser capacitados pelo nutricionista gradualmente ainda durante a sua internação, sobre como se deve realizar a terapia nutricional enteral domiciliar (TNED), desde a preparação e administração da dieta, de forma a garantir a segurança alimentar e nutricional, além de conhecer eventuais complicações e suas possíveis causas. Esse processo facilita a transição de MLS para casa, e o nutricionista domiciliar dará continuidade ao processo seguindo os cuidados nutricionais já iniciados.

O que avaliar na elaboração do plano de cuidados/admissão

O plano de cuidados deve ser adaptado por todos os profissionais da equipe de saúde para atender às necessidades do indivíduo nas etapas de avaliação, diagnóstico, intervenção e monitoramento. No cenário da nutrição, todo o contexto do ambiente domiciliar deve ser avaliado, principalmente os fatores envolvidos na segurança alimentar e nutricional do paciente e dos familiares/cuidadores, relacionadas no Quadro 4.[12-14]

QUADRO 3 Ações do nutricionista no cuidado domiciliar junto a familiares e cuidadores

- Aconselhar, apoiar e oferecer atenção os familiares/cuidadores.
- Planejar e pactuar as atividades que serão realizadas pelos familiares/cuidadores.
- Desenvolver um processo de relação permanente entre nutricionista-familiares/cuidadores.
- Orientar o cuidador para realizar suas contribuições na assistência ao paciente, como:
  - Escolha, compra, higienização e armazenamento dos gêneros alimentícios para consumo por via oral ou preparação da fórmula nutricional.
  - Preparação e conservação correta da dieta prescrita.
  - Administração de fórmula nutricional por via alternativa de alimentação, quando necessário, seguindo o fracionamento e os horários de administração da fórmula.
  - Higienização dos materiais e utensílios utilizados no preparo dos alimentos ou da fórmula nutricional.
  - Posicionar adequadamente o paciente para a alimentação ou administração da fórmula nutricional, buscando evitar qualquer intercorrência.
  - Identificar complicações decorrentes da alimentação.
  - Estimular e auxiliar na alimentação.
  - Atuar como incentivador da adesão à dietoterapia.

Fonte: elaborado pelas autoras.

QUADRO 4 Relação de fatores analisados pelo nutricionista durante a admissão do usuário em domicílio para elaboração do plano de cuidado

- Presença de recursos, utensílios, saneamento básico e condição socioeconômica.
- O acesso aos alimentos pelo paciente e pela família, considerando o contexto social e as crenças envolvidas.
- Os problemas e riscos nutricionais relevantes.
- A classificação da complexidade do paciente.
- O diagnóstico nutricional e a definição do prognóstico da nutrição.
- A disponibilidade de mecanismos de comunicação com os demais serviços da rede de atenção à saúde.
- A frequência ideal e viável das visitas para a fase correspondente do cuidado.
- Elaboração de metas de curto, médio e longo prazo.
- Qualidade de diálogo entre paciente e familiares/cuidadores.
- Nível de capacitação do cuidador.
- Nível de adesão do paciente.

Fonte: elaborado pelas autoras.

Antes de iniciar o cuidado domiciliar de MLS, o nutricionista irá avaliar, junto a família e equipe multiprofissional do hospital, a situação clínica, social e cultural para melhor elaborar o plano de cuidados. Serão verificados o fornecimento da nutrição enteral e o nível de capacitação do cuidador, se necessário reforçando os conceitos e as técnicas. Junto à equipe de saúde domiciliar e família, metas em médio e longo prazo serão elaboradas, considerando a evolução clínica, nutricional e cicatrização das lesões como parâmetros de alteração de conduta.

Desfecho/perspectiva de alta e/ou transição do cuidado

O desfecho do cuidado nutricional deve prover ao paciente alimentação com finalidade terapêutica ou de manutenção, que garanta o fornecimento adequado de nutrientes, previna a desnutrição e contribua para a recuperação da saúde.[15]

Quando falamos em transição de cuidados, deve-se incentivar a importância da alta responsável, que compreende a comunicação eficiente entre os profissionais responsáveis pela assistência ao paciente.[16,17] A alta responsável consiste no processo de planejamento e transferência do cuidado de uma unidade de saúde para outra, de modo a propiciar a continuidade do cuidado.[18]

Muitos benefícios são encontrados quando se estabelecem precocemente planos de alta e de cuidado estruturados e individualizados, baseados nas necessidades e condições clínicas e nutricionais dos pacientes. Realizada de modo não padronizado, pode causar descontinuidade e fragmentação do cuidado dispensado ao paciente e colocá-lo sob maior risco após a alta.[19]

QUADRO 5 Atribuições do nutricionista durante o acompanhamento do usuário em domicílio e monitoramento da reabilitação nutricional, para elaboração do plano de transição do cuidado

- Receber informações detalhadas da nutrição enteral prévia quanto ao volume prescrito, fracionamento, intercorrências e metas para reabilitação nutricional.
- Verificar se foi entregue orientação nutricional individualizada.
- Orientar quanto aos cuidados de acesso à terapia nutricional.
- Desenvolver ações de educação alimentar e nutricional, com adoção de estratégias práticas e objetivas, de modo a facilitar a adesão ao tratamento, respeitando e entendendo as limitações e o grau de conhecimento do cuidador e/ou paciente.
- Manter registros da prescrição dietética e da evolução nutricional, conforme protocolos preestabelecidos.
- Monitorar o alcance das metas da assistência nutricional.
- Viabilizar a alta da terapia nutricional especializada, para a transição de cuidado eficiente e com sucesso terapêutico.
- Aplicar critérios para reabilitação nutricional, com indicadores antropométricos, dietéticos e bioquímicos.
- Elaborar relatório de transição de cuidado, com informações qualificadas e detalhadas da evolução nutricional.

Fonte: elaborado pelas autoras.

Os indicadores propostos são parâmetros qualificados e quantificados que servem como padrões de acompanhamento e desempenho da terapia nutricional.

A continuidade do cuidado nutricional do paciente MLS no domicílio será efetiva com sequência da terapia nutricional iniciada no hospital. Com os dados do diagnóstico nutricional e as intervenções realizadas durante o internamento, o nutricionista em domicílio poderá adequar a prescrição dietética à situação clínica e realidade do paciente. A comunicação entre os pontos de atenção à saúde proporciona melhor qualidade de vida a esse paciente e seus familiares.

Referências

1. Vasconcelos FAG, Batista Filho M. História do campo da alimentação e nutrição em saúde coletiva no Brasil. Ciênc Saúde Coletiva. 2011;1(16):81-90.
2. De Negri ST, Amestoy SC, Heck RM. Reflexões sobre a história da nutrição: do florescimento da profissão ao contexto atual da formação. Contexto & Saúde. 2017;17(32):75-84.
3. Brasil. Casa Civil. Lei nº 5.276, de 4 de abril de 1967. Brasília, DF; 1967.
4. Brasil. Conselho Nacional de Educação. Resolução CNE/CES nº 5, de 7 de novembro de 2001. [acesso em dezembro de 2021]. Disponível em: http://portal.mec.gov.br/cne/arquivos/pdf/CES05.pdf
5. Vasconcelos FAG, Calado CLA. Profissão nutricionista: 70 anos de história no Brasil. Rev Nutr Campinas. 2011;24(4):605-61.
6. Conselho Regional de Nutricionistas 3ª Região SP/MS. Resolução da Diretoria Colegiada nº 63, de 6 de julho de 2000.
7. Conselho Federal de Nutricionistas. Resolução CFN nº 600, de 25 de fevereiro de 2018. [acesso em dezembro de 2021]. Disponível em: https://www.cfn.org.br/wp-content/uploads/resolucoes/Res_600_2018.htm

8. Brasil. Ministério da Saúde. Políticas Nacional de Alimentação e Nutrição. Brasília, DF: Ministério da Saúde; 2013.
9. Correia MITD, Perman MI, Waitzberg DL. Hospital malnutrition in Latin America: A systematic review. Clin Nutr. 2017;36(4):958-67.
10. Fidelix MSP, organizadora. Manual orientativo: sistematização do cuidado de nutrição. São Paulo: ASBRAN; 2014.
11. Recine E, Carvalho MF, Leão M. O papel do nutricionista na atenção primária à saúde. 3. ed. Brasília, DF: Conselho Federal de Nutricionistas; 2015.
12. Brasil. Ministério da Saúde. Secretaria de Atenção Primária à Saúde. Departamento de Saúde da Família. Carteira de serviços da Atenção Primária à Saúde (CaSAPS): versão profissionais de saúde e gestores. Brasília, DF: Ministério da Saúde; 2020.
13. Brasil. Ministério da Saúde. Secretaria de Atenção à Saúde. Departamento de Atenção Básica. Caderno de atenção domiciliar. Brasília, DF: Ministério da Saúde; 2013.
14. Brasil. Ministério da Saúde. Secretaria de Atenção à Saúde. Departamento de Atenção Básica. Cuidados em terapia nutricional. 1. ed. Brasília, DF: Ministério da Saúde; 2015.
15. Yamaguchi AM, Higa-Taniguchi KT, Andrade L, Bricola SAP de C, Jacob Filho W, Martins M de A. Assistência domiciliar: uma proposta interdisciplinar. Barueri: Manole; 2010.
16. Lima MADS, Magalhães AMM, Oelke ND, Marques GQ, Lorenzini E, Weber LAF, et al. Estratégias de transição de cuidados nos países latino-americanos: uma revisão integrativa. Rev Gaúcha Enferm. 2018;39.
17. van Aanholdt DPJ, Matsuba CST, Dias MCG, Silva MLT, Campos ACL, Aguilar-Nascimento JE. Diretrizes Terapia Nutricional Domiciliar. BRASPEN J. 2018:33(Supl 1):37-46.
18. Brasil. Ministério da Saúde. Portaria nº 3.390, de 30 de dezembro de 2013. Brasília, DF; 2013.
19. Gonçalves CR, Dias MCG, Segadilha NLAL, Oliveira-Neto ANS, Batista MSLP, Silva MLT. Planejamento nutricional da alta hospitalar: breve revisão da literatura e proposta de instrumento de avaliação. BRASPEN J. 2020;35(4):329-39.

Capítulo 12

A atuação de psicólogos na atenção domiciliar

Danielle Morgado Melantonio
Estevão Felipe dos Santos Nascimento
Helena Cristina de Mesquita Tavares
Katia Cordeiro Moreira
Pollyanne Fabrícia Teixeira

PONTOS-CHAVE

- Histórico e contexto da atuação da psicologia na atenção domiciliar.
- Aplicação dos conhecimentos técnicos e científicos no trabalho em equipe multiprofissional em atenção domiciliar.
- Participando da construção do projeto terapêutico singular, centralizando o cuidado nos desejos e limites do paciente e do cuidador.
- Promovendo a humanização do cuidado e educação em saúde para profissionais da equipe, usuários, familiares e cuidadores.

OBJETIVOS DE APRENDIZAGEM

Ao final do capítulo, o leitor deverá ser capaz de:

- Compreender as competências dos profissionais de psicologia na esfera da atenção domiciliar.
- Identificar as diferentes demandas para a psicologia na atenção domiciliar.
- Conhecer as principais práticas de psicologia no atendimento domiciliar.
- Avaliar a importância e o papel da psicologia na discussão de caso em equipe na gestão do cuidado domiciliar.

Dando sequência ao caso clínico apresentado no início da seção:

Lista de problemas e HD da paciente M.L.S.

Os problemas ativos observados na paciente são: úlceras de pressão (UPP), infecção do trato urinário de repetição, uso de sonda nasoenteral para alimentação e doença de Alzheimer em estado avançado. É importante destacar que a paciente está acamada desde a última internação, com dependência para atividades básicas e instrumentais. Avaliando a complexidade do caso, compreende-se a necessidade de oferecer um cuidado multiprofissional à paciente. Devido à debilidade significativa, considerando sobretudo a idade e a doença crônica em estágio avançado, compreende-se que a paciente possa se enquadrar como perfil para receber um tipo de atenção com enfoque predominantemente paliativo.

Projeto terapêutico singular

O plano terapêutico dependerá de distintas abordagens e olhares para se oferecer um cuidado integral ao paciente e da composição de cada equipe multidisciplinar de atenção domiciliar e equipe multidisciplinar de apoio da realidade de cada município. Dos pontos de vista emocional e comportamental, será necessário que um psicólogo faça uma visita domiciliar para o acolhimento e a avaliação das demandas apresentadas pelo paciente e a esfera de cuidados que o envolve (cuidador e sua família).

No caso em questão, não está explicitado o estado psicológico da paciente. A Alzheimer avançado já sinaliza que o nível de consciência e a possibilidade de comunicação verbal (ou não verbal, o qual poderia ser realizado por meio de prancha) possam estar prejudicados, o que pode impossibilitar a psicoterapia; sendo assim, o psicólogo pode fazer atendimentos compartilhados com os demais profissionais e auxiliar na conduta e articulação, como:

- Fisioterapia: colaboração dos exercícios.
- Terapia ocupacional: por meio da prática de atividades terapêuticas, emergir questões como conhecimento prévio da doença, modo de enfrentamento da paciente, histórico de transtorno mental.
- Assistência social: rede de suporte no município.

O psicólogo precisa estar sempre atento ao cuidador/aos familiares. Uma vez acolhidos e sentindo-se seguros com o suporte do programa, sentem-se mais capacitados para darem conta dos cuidados na ausência da equipe, como:

- Auxiliar na comunicação e cooperação efetiva entre equipe e cuidador/familiares. Reforçar orientações da equipe, ajudar no olhar para cuidador/familiares como pessoas que possivelmente também estão em sofrimento, com desafios para lidar com a situação atual. Dessa forma, o psicólogo é um profissional estratégico que auxilia no processo de humanização.
- Observar como lidam com a doença e a paciente, a relação familiar/afetiva antes do adoecimento, os conflitos já elaborados para lidar com essa nova relação com a paciente e entre os próprios familiares (principalmente entre irmãos). O cuidador formal, no caso de ser um familiar não remunerado, está dando conta dos diversos papéis que exerce? Medo da perda, luto, nível de sobrecarga, estresse, ansiedade e se existe rede de apoio são condições importantes a serem observadas.
- Fortalecer cuidador/familiares para lidar com algumas características esperadas da doença, como mudanças de humor, trocas de papéis, confusões temporais, espaciais e de reconhecimento de pessoas queridas. Além das dificuldades da rotina do cuidado, como banho, trocas de curativos etc.
- Orientar cuidador/familiares para atividades que tragam qualidade de vida à paciente, relembrando alimentos (no caso de não haver restrição), objetos, atividades que possam ser realizadas em família (como música, brincadeiras, jogos), decoração do espaço onde a paciente passa a maior parte do tempo, lembranças afetivas e significativas que trarão mais "leveza" a essa relação do cuidado, e "estar junto", saindo da automatização e vindo para a humanização e o resgate das relações.

Classificação de risco e vulnerabilidade

M.L.S. é elegível para o programa como AD2. Pela idade avançada, é vulnerável em todos os sentidos: infecção pelas lesões nessa fase torna-se grave; há risco de queda do cuidador/familiares nas transferências; a pele é mais sensível ao toque, que pode causar hematomas e feridas. Confusões causadas pela própria doença podem colocá-la em risco.

O psicólogo avaliará riscos e vulnerabilidades contidos no grupo (familiar ou não) que cerca o paciente, principalmente na dupla que fará face com esse paciente: a pessoa escolhida como seu cuidador.

Sabemos que condições físicas, psíquicas, nível de instrução/escolaridade do cuidador influenciam diretamente o desenvolvimento do trabalho de cuidado. Portanto, essa dupla, paciente-cuidador, deve estar no radar de atenção dos psicólogos e demais profissionais para avaliar o grau de atenção necessário a cada caso.

Atribuições de cada profissional e a potencialidade do projeto terapêutico singular envolvendo equipe multiprofissional

Cada profissional da equipe contribui com o seu conhecimento e traz para o cuidado um olhar importante de sua prática, completando os diversos olhares e conhecimentos. Quando todos os profissionais se comunicam e trabalham juntos, um complementa o trabalho do outro, olhando para o indivíduo integralmente, e consideram o contexto biopsicossocial, não somente em partes. As condutas devem estar alinhadas, e o cuidador e/ou os familiares não podem receber orientações divergentes. Devemos sempre lembrar que todos somos parte de uma grande engrenagem: um influencia o outro, e estarmos alinhados é crucial para a evolução do quadro do paciente.

Na psicologia, por exemplo, é muito importante que o primeiro atendimento seja feito junto à equipe, sem intenção de psicoterapia inicial, pois pode-se observar a relação equipe-paciente-cuidador/familiares, os medos latentes quando a fonoaudióloga e a nutricionista orientam sobre a alimentação e o uso da sonda nasoenteral, angústias na manipulação das lesões, por exemplo. São conteúdos importantes que podem ser trabalhados posteriormente na psicoterapia domiciliar. Um projeto terapêutico singular mostra como o psicólogo pode trabalhar na equipe além da psicoterapia (isolado fisicamente), apoiando outros profissionais no momento do seu atendimento, potencializando-o.

Todos os profissionais, em especial os psicólogos, devem estar atentos aos desejos, às necessidades e aos limites do paciente ou cuidador quando da elaboração do projeto terapêutico singular. Crenças e saberes da realidade desse paciente devem ser respeitados, pois a construção desse projeto demanda negociação das duas pontas do trabalho. As propostas da equipe não podem se sobrepor às do paciente e seu cuidador; precisam ser construídas em conjunto com eles. O psicólogo deve ajudar nessa mediação, auxiliando na escuta do cuidador e do paciente pela equipe.

Introdução: história e importância da profissão

A psicologia surge no Brasil ao longo do século XX, a partir de práticas e especializações médicas, mas começa a se desenvolver como profissão de formação específica na década de 1960. O trabalho dos profissionais era realizado quase exclusivamente em consultórios particulares, por meio de atendimentos individuais acessados sobretudo por classes econômicas mais altas. Em menor número, alguns profissionais atuavam em clínicas e hospitais psiquiátricos. Mesmo diante do surgimento do Sistema Único de Saúde, em 1990, levaria alguns anos para o profissional psicólogo ser incluído nas equipes hospitalares e clínicas de assistência à saúde.

Com a Reforma Psiquiátrica se tornando lei em 2001 (Lei nº 10.216, de 06.04.2001),[1] o campo da saúde mental ganha espaço dentro do SUS, e a psicologia também. E, no desenvolvimento da rede de atenção básica, o psicólogo é cogitado como importante profissional no trabalho de promoção, prevenção e tratamento de casos leves. Recentemente, os planos de saúde têm incluído psicólogos em seu rol de ofertas, buscando fornecer tanto o trabalho terapêutico como o preventivo.

O Código de Ética do Psicólogo estabelece que o psicólogo deve atuar com responsabilidade social, analisando crítica e historicamente a realidade política, econômica, social e cultural, e baseará seu trabalho no respeito e na promoção da liberdade, da dignidade, da igualdade e da integridade do ser humano, apoiado nos valores que embasam a Declaração Universal dos Direitos Humanos.[2] Portanto, para o cumprimento dessas recomendações, é fundamental que o psicólogo que atua no SUS, na área de atendimento domiciliar, conheça, além do Código de Ética, as resoluções do Conselho Federal de Psicologia pertinentes à sua atuação e as políticas públicas de saúde, como o SUS, sua história, diretrizes, princípios e a rede de assistência à saúde.

O psicólogo que atua no SUS se insere em um contexto amplo de trabalho que se diferencia em grande medida da atuação clínica tradicional em consultório particular e individual. A atuação no SUS exige uma perspectiva institucional que envolve o trabalho em equipe multiprofissional, múltiplos públicos e espaços diversos, como grupos, famílias e comunidades.

O atendimento domiciliar em psicologia é uma modalidade nova e pouco conhecida por muitos profissionais. A visita domiciliar em psicologia tem sido bastante usada na área judicial, quando o psicólogo é designado para isso, na Assistência Social e em diversos campos da Saúde, como no trabalho comunitário, na saúde mental e nas equipes de Saúde da Família. Esse atendimento pode ser definido como:

> [...] o atendimento que o profissional faz a pessoas que apresentem dificuldades ou impedimentos de locomoção, devido a patologias ou outros motivos que as impedem de se dirigir ao hospital ou ao consultório para receber tratamento. Em alguns casos, o trabalho envolve orientação à família ou ao responsável pelos cuidados prescritos ao paciente. O pedido ou a indicação para o atendimento psicológico domiciliar pode ser feito pelo próprio paciente, por seus familiares, pelo médico ou pela equipe de saúde que o assiste.[3]

A partir da demanda, cabe à(ao) psicóloga(o) realizar avaliação do caso, identificando as necessidades desse tipo de atendimento.

> É uma prática que pode ser realizada conjuntamente com outras(os) profissionais (muitas vezes ocorre como um trabalho interdisciplinar das profissões), permitindo um contato direto com o contexto familiar e social das(os) usuárias(os)/beneficiárias(os) dos serviços oferecidos pelas políticas públicas, para as intervenções e orientações necessárias.[4]

Dessa forma, a atuação do psicólogo que realiza atendimento domiciliar em um serviço de saúde pode acontecer em quatro instâncias: com o paciente, o cuidador, a família e a equipe de saúde. Contribui na elaboração das angústias e alívio do sofrimento do paciente e de seus familiares, além de acolher e encaminhar as questões sociais que dificultam a evolução do tratamento e que possam interferir na resposta clínica do paciente, incluindo o contexto familiar.

O profissional de saúde mental deve, por sua vez, informar-se também a respeito de efeitos de medicamentos que os pacientes estejam tomando e possam influenciar seu humor e sua cognição ou trazer outros efeitos colaterais.

É importante ressaltar que o psicólogo não deve se colocar no papel de "psicoterapeuta" da equipe, já que também faz parte dela; ainda que se depare com a existência de pedidos nesse sentido, eles são comuns, já que o trabalho é mobilizador de várias emoções, principalmente quando a convivência com a morte é constante – o que é frequente nessa atuação. Para solicitar o trabalho do psicólogo, é necessário que os demais profissionais entendam o que ele faz.

Quanto às limitações à atuação do psicólogo no domicílio, é desejável que sejam encaradas como desafios e que não signifiquem um entrave no tratamento para pacientes que, muitas vezes, se veem impotentes diante da doença que não tem cura, mas que insistem na continuidade da vida, com o máximo possível de qualidade.

O psicólogo deve procurar manter-se atualizado no que tange ao seu próprio conhecimento profissional, institucional e pedagógico que venha a contribuir em sua atuação. Essa experiência técnica é fundamental para o bom desempenho do seu exercício. Tão importante quanto a competência é ter um perfil singular, no qual o amadurecimento, a segurança e o compromisso contam muito e são qualidades essenciais.

O profissional deve ser capaz de visualizar o paciente como um todo, envolvendo o contexto familiar, seus valores pessoais, seus sentimentos e suas formas de relações.

Atribuições específicas da profissão no domicílio

- Conhecer, além do Código de Ética, as resoluções do Conselho Federal de Psicologia pertinentes à sua atuação e às políticas públicas de saúde.
- Identificar questões sociais que dificultam a evolução do tratamento e que possam interferir na resposta clínica, incluindo o contexto familiar.
- Encaminhar, quando necessário, para outros pontos da rede de atenção à saúde e assistência social.
- Manter um diálogo constante com os demais membros da equipe sobre as implicações orgânicas do caso, compreendendo o processo de adoecimento, que possa interferir na evolução clínica.
- Observar a dinâmica existente entre a equipe e o paciente, familiares e cuidador no momento das visitas domiciliares.
- Informar, nas reuniões de equipe, onde há discussões de casos, como o paciente, o cuidador e a família estão reagindo à situação de doença, focalizando as implicações psicológicas de cada caso atendido.
- Auxiliar na análise e mediação de eventuais problemas e/ou conflitos, trazendo aspectos psicodinâmicos da relação profissional-paciente.

- Levantar hipóteses psicológicas que possam explicar o porquê de comportamentos como a não adesão ao tratamento proposto.
- Expor à equipe apenas o que for necessário para a continuidade do acompanhamento interprofissional.
- Nortear/esclarecer a sua atuação em cada caso, dependendo das necessidades e demandas levantadas.
- Realizar orientações individuais ou grupais.
- Trazer para os outros membros que compõem a equipe a subjetividade do paciente, do seu cuidador e da família.
- Análise de prontuário precedendo a VD, para avaliar a evolução do paciente com os demais profissionais da equipe.
- Retorno à equipe multiprofissional sobre aspectos que possam ter impacto no planejamento de cuidados do paciente.
- Registro em prontuário.
- Encerramento do atendimento psicológico quando o paciente não apresenta mais o desejo de ser atendido, não apresentar mais condições de ser atendido ou quando o profissional considerar que não há mais demanda de acordo com os objetivos do acompanhamento.
- Fazer acolhimento psicológico em casos peculiares, como na comunicação de notícias difíceis, óbito e descompensação clínica.
- Manter-se atualizado no trato com pacientes críticos, crônicos e terminais.
- Participar de cursos, palestras, congressos para atendimentos e acompanhamentos voltados especificamente para o Programa Melhor em Casa e/ou Atenção Domiciliar.

Atuação no domicílio junto ao paciente

- Acolhimento, respeitando a singularidade do sujeito e potencializando sua autonomia diante do processo de adoecer.
- Avaliação psicológica do paciente.
- Avaliar como o paciente está enfrentando a situação de doença, os recursos psíquicos disponíveis, a existência de comprometimentos psíquicos advindos da doença orgânica ou não, o momento de enfrentamento da doença em que se encontra (negação ou aceitação) e o prognóstico.
- Participar da construção ativa do projeto terapêutico singular.
- Facilitar a comunicação entre a equipe e o paciente.
- Reabilitação e manutenção psíquica do paciente.
- Planejar, organizar e executar o procedimento operacional padrão relacionado à profissão.
- Planejar e aplicar questionários que contribuam para uma melhor avaliação do caso.
- Elaborar escala de visitas de psicologia de acordo com o projeto terapêutico singular.
- Articular, junto à equipe da unidade básica de saúde e o agente comunitário de saúde de referência, o cuidado compartilhado e a alta clínica.
- Proporcionar ao paciente assistência emocional em situações de angústia intensa, sofrimento de qualquer natureza e morte.

Atuação no domicílio junto a familiares/cuidadores

- Avaliar o cuidador quanto à forma como está enfrentando a situação de doença, sendo focalizada, principalmente, a existência ou não do cuidado consigo mesmo.
- Verificar como lidam com a situação de ter um parente doente, como se organizam para os cuidados e identificar problemas na dinâmica familiar que possam estar interferindo no andamento do tratamento.
- Estimular o processo de ressignificação do sofrimento vivenciado.
- Encaminhar, quando necessário, o cuidador individualmente para psicoterapia intensiva, bem como para outros pontos da rede, estimulando o processo de autocuidado.
- Participar de reuniões de família, juntamente com outros membros das equipes de saúde, para redirecionar o tratamento.
- Facilitar a comunicação entre a equipe e familiares/cuidadores.
- Avaliar os impactos psicossociais que o exercício de cuidar tem provocado em suas vidas, com as perdas e os ganhos que isso significa.
- Potencializar as capacidades e habilidades do familiar/cuidador, melhorando a vinculação na relação com o paciente.
- Orientar o familiar/cuidador sobre a importância de preservar a autonomia do paciente em todos os níveis possíveis.
- Planejar e executar momentos de promoção e prevenção da saúde dos familiares/cuidadores.
- Promover espaços de cuidados e trocas de experiências para cuidadores e familiares, acolhendo, sanando dúvidas e queixas emergentes.
- Acompanhar processos de luto e proporcionar acolhimento.

O que avaliar na elaboração do plano de cuidados/admissão

- A necessidade da assistência de psicologia.
- A frequência das visitas.
- A dinâmica de consultas/atendimentos compartilhados.
- As vulnerabilidades e as potencialidades biopsicossociais.
- Nível de orientação do familiar/cuidador e do paciente.
- Prognóstico.
- As dependências do ambiente que possibilitam a privacidade do acolhimento.

Desfecho/perspectiva de alta/óbito e/ou transmissão do cuidado

- Manter contato com a equipe de Saúde de Família de referência para fortalecer o vínculo na transmissão do cuidado.
- A alta de psicologia deve ser considerada pela equipe, em casos de alta por reabilitação ou administrativa.

- Discutir com pacientes e familiares sobre o plano de cuidados pós-alta.
- Instruir o paciente e seu cuidador sobre os pontos da rede de atenção à saúde, incluindo pontos de urgência e emergência.
- Realizar orientações sobre a continuidade do cuidado, promoção e prevenção de possíveis agravos.
- Desenvolver ações de educação em saúde com o intuito de preparar para alta.
- Apoiar e acolher a família no pós-óbito por meio da escuta qualificada e/ou com encaminhamentos que avaliar necessários.

Referências

1. Brasil. Lei nº 10.216, de 6 de abril de 2001. Dispõe sobre a proteção e os direitos das pessoas portadoras de transtornos mentais e redireciona o modelo assistencial em saúde mental. Brasília, DF: Diário Oficial Eletrônico; 2001.
2. Conselho Federal de Psicologia. Resolução nº 10/2005, de 21 de julho de 2005. Aprova o Código de Ética Profissional do Psicólogo. Brasília, DF; 2005.
3. Conselho Regional de Psicologia SP. O atendimento domiciliar em Psicologia. Jornal de Psicologia CRP SP. 2001;19:128.
4. Conselho Regional de Psicologia SP. Série CRP Orienta: Atendimento domiciliar (home care) e visita domiciliar. Impressos/Manuais CRP Orienta, São Paulo, dez 2015. [acesso em janeiro de 2022]. Disponível em: https://www.crpsp.org/uploads/impresso/1656/susvzpvV2kONFZM3rIF-FILEMIpPPQ3Ba.pdf

Capítulo 13

A atuação de gestores na atenção domiciliar

Ubiratan de Araújo Curcino Júnior
Erivelton Cordeiro Carvalho
José Carlos Arrojo Júnior
Mara Lúcia Renostro Zachi

PONTOS-CHAVE

- Desafios enfrentados pelos coordenadores dos serviços de atenção domiciliar e na atenção primária.
- Formação necessária para os profissionais que assumem a gestão da atenção domiciliar.
- Planejamento das ações e organização dos processos de recursos de trabalho.
- Autonomia na gestão para conduzir e organizar os processos de trabalho.
- Desenvolvimento de uma comunicação efetiva com as equipes e as redes de atenção à saúde.

OBJETIVOS DE APRENDIZAGEM

Ao final do capítulo, o leitor deverá ser capaz de:

- Qualificar os coordenadores dos serviços de atenção domiciliar para a gestão dos serviços.
- Compreender as competências dos coordenadores da atenção domiciliar;
- Conhecer os desafios enfrentados pelos coordenadores.
- Inteirar-se das ferramentas da gestão da atenção domiciliar.

Situação-problema

Bernardo é chamado para uma reunião com a gestão da Secretaria Municipal de Saúde do município de Jequitibá do Sul. Na reunião, é feito um importante convite para ocupar a vaga de gestor do serviço de atenção domiciliar (SAD). Ele ficou apreensivo, pois o convite não era esperado. Apesar de ser servidor público há algum tempo, nunca imaginou ocupar um cargo como esse e logo pensou:

"Como poderia assumir um cargo desse, sem ter nenhuma formação para isso? Quais foram os critérios para essa escolha? Será que devo aceitar? Estou tão confortável na assistência, essa função vai me tirar da zona de conforto em que estou hoje, vou ter que estudar muito, pois sei muito pouco sobre a gestão. É um cargo que exige dedicação exclusiva, vou ter de ficar de sobreaviso e atender a equipe quando necessário, fora dos meus horários de trabalho. Será que vale a pena?"

Em seguida, o secretário interrompeu seus pensamentos e lhe perguntou:

— E aí, Bernardo, aceita assumir o desafio de participar da nossa equipe de gestão? Lembrando que é grande a tarefa de gerenciar um SAD. Não existe um estabelecimento específico para realizar os cuidados, e todo o cuidado feito pelas equipes de AD acontece no domicílio das pessoas.

"De repente, coordenador de um serviço de atenção domiciliar"

A situação de Bernardo ao receber o convite para a função de gerenciar o SAD é semelhante à de muitos coordenadores no Brasil. Isso porque o cargo carece de profissionais preparados para essa função, o que dificulta a tomada de decisão no momento de assumir a posição.

Este capítulo foi escrito a partir de experiências de coordenadores de sucesso na AD e tem como objetivo ajudar o leitor a refletir sobre esse trabalho, destacando a importância de estabelecer um perfil diferenciado, com um olhar mais humanizado para as questões da AD – não apenas com formação acadêmica, embora ela seja imprescindível para os profissionais que exercem essas atividades, deve-se demonstrar aptidão para liderança e imparcialidade nas decisões, ser ético e ter disponibilidade para o serviço, adaptável ao cenário de mudanças que se apresentam no dia a dia do trabalho.

A função gerencial na saúde pode ser conceituada como um instrumento técnica e politicamente capaz de organizar o processo de trabalho das equipes, com o objetivo principal de torná-lo mais qualificado e produtivo na oferta de uma assistência universal igualitária e resolutiva.[1]

Na AD, seja ela prestada pela atenção básica (AB) ou pelos SAD, por vezes esse coordenador se destaca, na condução dos processos gerenciais e de liderança, inerentes à sua função, ou assistenciais, organizando a assistência em saúde nos domicílios, frente às demandas de saúde de uma população hoje detentora de maiores informações e cada vez mais exigente.

Mas por que temos tamanha dificuldade em encontrar a pessoa certa para cargos de liderança? Por que encontramos tanta rotatividade nas chefias da maioria dos serviços?

A rotina de um gestor na saúde é desafiadora. E, na gestão dos SAD, o coordenador gerencia recursos humanos, materiais, financeiros e administrativos, além de exercer o aprimoramento dos sistemas de comunicação intra e interinstitucional e com a população atendida. Em tempos de imediatismo como o que vivemos, as inúmeras e variadas chamadas de profissionais, população, gestores, chefias e equipes são inevitáveis.

Lidar com pessoas exige muita energia e pode se tornar uma grande provação. O sentimento de que faltam horas no dia para todos os planos traçados é diário na rotina. Adaptar-se a essa nova realidade, ao mesmo tempo ser educado e resolutivo, torna-se uma seleção natural para os novos diretores. Nesse contexto, a organização e gestão do tempo podem ser a mais valiosa dica para um novo gestor.

Programar a agenda diária com o mínimo de compromissos fixos possíveis é fundamental para fazer um bom planejamento e ser efetivo em eventuais intercorrências. Atender a todos e estar disponível para diferentes pessoas contribui para o sucesso do trabalho.

Perfil e competências do coordenador do serviço de atenção domiciliar

A escolha de um líder para a AD deve se basear, prioritariamente, em habilidades de comunicação e organização do trabalho. Deve-se interagir politicamente com a diversidade de grupos e atores sociais demandantes das políticas, bem como ter conhecimento da política de AD e da rede de saúde local. Exige ser um mediador em espaços em que se planejam e executam as ações e manter diálogo permanente com os diferentes atores sociais e as instâncias de negociação e pactuação, com a gestão municipal, com as equipes de saúde, com a comunidade ou com a sociedade civil organizada.

Assim, para que o coordenador de um SAD possa formar, gerir e manter equipes em alta *performance*, ou seja, que demonstrem elevada competência e comprometimento, é preciso manter-se como figura inspiradora, motivadora e incentivadora, fazendo mais do que a gestão do trabalho em si, também agindo como ponte entre os processos de cada membro da equipe em busca da excelência dos resultados.

Em resumo, algumas das principais características de atuação em cargos de liderança de equipes de alta *performance* que devem estar contidas no perfil de um gestor como o diretor de AD são:

- Inteligência e segurança emocional.
- Planejamento das ações, organização de processos e recursos humanos, bem como manejo adequado de erros e conflitos na equipe.
- Promoção de comunicação efetiva com as equipes, acessibilidade e estabelecimento de relações de confiança.
- Descentralização de decisões, proatividade e autogerenciamento da equipe.
- Conhecimento e utilização dos sistemas de informação para a análise constante de indicadores com foco nos resultados.
- Estabelecimento de método simples e cotidiano de diagnóstico situacional que permita a identificação e a correção rápida de eventuais erros.
- Estabelecimento de ações de educação permanente e matriciamento entre profissionais da equipe e da rede de atenção à saúde (RAS).
- Avaliação compartilhada de desempenho dos membros da equipe e da equipe.

Inteligência e segurança emocional

Apesar de parecerem temas abstratos, diante da expectativa de concretude das ações de um coordenador do SAD ou da atenção primária, gerir equipes de saúde em que cotidianamente há o enfrentamento de situações ameaçadoras da vida, sofrimento, superação, terminalidade, morte, entre outras, não é tarefa fácil e passível de realização sem o desenvolvimento de inteligência e segurança emocional, tanto do líder quanto da equipe.[2-4] Não se trata de temática relacionada somente ao desenvolvimento do gestor, mas também da interdependência das ações entre ele como líder e dos componentes da equipe, uma vez que a segurança psicológica é alcançada quando os integrantes se sentem seguros para tomar decisões.

A promoção e o estabelecimento da segurança psicológica permitem que o coordenador construa conjuntamente um ambiente mais seguro, criativo, com diálogo aberto e encorajador, para que os profissionais da equipe possam se responsabilizar por seus atos, ao mesmo tempo que identificam suas limitações e as superam contando com a ação conjunta dos saberes dos demais profissionais sem melindres.

A segurança psicológica, no entanto, só poderá ser conquistada se houver, por parte do coordenador, inteligência emocional para lidar com o manejo de situações de impasse e conflito no processo de liderança da equipe. O desenvolvimento dessa competência socioemocional que, por vezes, pode parecer tão banal tem se demonstrado um grande diferencial nos gestores de equipes de AD, pois a partir dela é possível desenvolver suas atribuições de maneira muito mais assertiva e eficaz.[2-4]

Sem o desenvolvimento dessa capacidade de AD, a equipe automaticamente tem maiores chances de conflito interno e erro. Não se trata de tornar-se uma figura fria, que passa uma imagem inabalável diante de adversidades ou de processos de grande dificuldade específicos da atuação de cada um dos componentes, mas sim da capacidade de lidar com as emoções, de mostrar empatia para com os profissionais diante das necessidades e adversidades, ao mesmo tempo que concatene soluções compartilhadas de maneira analítica e lógica, objetivando melhores resultados ou a transposição de barreiras.[2-4]

Tomando como exemplo o caso de Bernardo, convidado para assumir repentinamente a gestão do SAD de sua cidade, nem sempre os profissionais estão preparados para tal função (como todos os requisitos técnicos e gerenciais), porém, se desenvolverem boa inteligência emocional, desempenhando em seu trabalho escuta qualificada, bem como resiliência diante das adversidades, a chance de sucesso aumenta, uma vez que há consequente estabelecimento de ambiente de aprendizagem contínua, rumo à excelência e alta *performance* dessa modalidade de cuidado.

Desenvolvimento de pertencimento da equipe pela modalidade

Em muitos municípios do Brasil, a formação de equipes de AD é feita a partir da identificação de profissionais já existentes na RAS aos quais se possibilitou a transferência para a composição dessa modalidade de atenção. Infelizmente, nem sempre os componentes da equipe estão alinhados com as diretrizes nacionais dessa modalidade, muito embora sejam tecnicamente potentes para a execução de toda a carteira de serviços e rotina assistencial.

Essa fragmentação da equipe, no que se refere à incerteza nos sentimentos, ideias, funções e expectativas por parte dos componentes em relação ao trabalho a ser desempenhado dentro do núcleo de atuação profissional e, também, no campo de atuação comum, gera o comprometimento dos resultados assistenciais. No caso da situação-problema apresentada neste capítulo, Bernardo precisa avaliar rapidamente o grau de conhecimento da equipe sobre a modalidade para obter sucesso na gestão do serviço e na entrega dos resultados esperados tanto pelos munícipes atendidos, quanto pelos demais componentes da RAS e pelo secretário municipal de saúde que lhe confiou o cargo.

Essa avaliação pode se dar a partir de uma reunião de integração inicial com a equipe, trazendo como disparadores temas centrais contidos na prática de uma equipe de AD, como o processo de admissão de novos pacientes, práticas dentro do núcleo de competências e rol de serviços ofertados, análise de situações em que a integração entre saberes é a chave para a resolução, bem como a disposição para ouvir as principais necessidades e entraves na percepção da equipe.

Não raramente, a depender do grau de compreensão dos componentes da equipe sobre a modalidade, é necessário apresentar as diretrizes da AD para os próprios integrantes do serviço como forma de alinhamento das ideias, funções e expectativas acerca da atuação individual e conjunta da equipe, garantindo uniformidade, repactuando objetivos, metas e valores e, por fim, desenvolvendo sensação de sentido do trabalho e pertencimento. Somente com o pertencimento desenvolvido entre os integrantes da equipe, o SAD poderá ter sua identidade reconhecida interna e externamente no contato com os demais pontos de cuidado da RAS.

Planejamento das ações, organização de processos e recursos humanos

O planejamento consiste no ato de criar e planejar uma ação, desenvolvendo, assim, estratégias para atingir determinados objetivos de curto, médio e longo prazo. O trabalho de forma integrada, pautado nas necessidades do usuário, feito por meio do diálogo entre os serviços da RAS e trabalhadores que compõem a rede, é um dos princípios básicos para garantir um bom planejamento da AD.

Assim, é imprescindível que o gestor seja capaz de reconhecer e descrever macroprocessos, como os pontos de captação na RAS de pacientes com potencial perfil de admissibilidade no SAD, as rotinas assistenciais essenciais de cada categoria profissional componente da equipe, as rotinas compartilhadas de visitas aos pacientes, as rotinas administrativas que apoiam o trabalho dos profissionais, as rotinas de preparação para a transferência segura do cuidado, a depender da evolução do paciente sob os cuidados do SAD, as rotinas de alta de pacientes, entre outras.

Também é importante estar inteirado dos microprocessos e das atividades desempenhadas pelos profissionais, essenciais para que se tenha um painel que permita ao gestor e toda a equipe se apropriar do planejamento conjunto das ações e organização do serviço visando a uma atuação qualificada.

O planejamento estratégico de ações também deve fazer parte da gestão, baseado num diagnóstico situacional apurado das necessidades de saúde da população, os motivos pelos quais as pessoas procuram os serviços de saúde e quantas não conseguem acessar os pontos de atenção da RAS. Recomenda-se que o gestor e a equipe iniciem o desenho do modelo de assistencial do SAD que atenda às necessidades das pessoas e preencha as lacunas assistenciais do Sistema Único de Saúde (SUS), com a equipe e a alocação de recursos humanos que contemple essas necessidades.

É importante adotar estratégias que otimizem os processos de trabalho, refazer os fluxos internamente e contribuindo externamente, promover na equipe a escuta qualificada e a comunicação efetiva, formando uma equipe inovadora e coesa. A AD deve se adaptar à necessidade de cada região abrangida, seja ela uma casa, rua, bairro ou todo um município. As unidades de saúde são habitualmente conhecedoras das necessidades de saúde locais.

Exemplos de sucesso da criação de serviços baseados em diagnósticos situacionais foram destacados em 2019, durante o projeto Complexidade do Cuidado na Atenção Domiciliar, desenvolvido pelo Hospital Alemão Oswaldo Cruz em parceria com o Ministério da Saúde. Foram os casos dos serviços de Contagem (MG), Pelotas (RS) e Uberlândia (MG), os quais se moldaram e se estruturaram a partir das necessidades de atenção à saúde da população local.

O serviço de Contagem se destacou pela inovação em metodologias de gestão, com a criação de um sistema gratuito de captação de pacientes a partir da *web*, na sistematização de indicadores para monitorar a qualidade da assistência e na criação de diferentes especificidades de equipes da AD, como as de ortopedia, pediatria e cuidados paliativos.

A SAD de Pelotas implementou em 2005 o Programa de Internação (PIDI), com a criação de uma equipe de cuidados paliativos exclusiva, em resposta à grande demanda de atendimento do seu hospital-escola. Já no seu primeiro ano de funcionamento, ganhou o Prêmio Saúde Oncologia da América Latina, na categoria tecnologia assistencial.

O município mineiro de Uberlândia, por sua vez, tornou-se referência nacional em ventilação mecânica domiciliar e auxiliou na formulação de políticas públicas de atendimento domiciliar a portadores de condições crônicas que necessitam de suporte ventilatório.

"Você consegue fazer mais apenas com o que tem. Inove!" – comunicação efetiva entre a equipe, acessibilidade e estabelecimento de relações de confiança

Diferentemente do que muitos profissionais à frente da gestão de uma equipe de saúde pensam, nem sempre os líderes são claros o suficiente ou mesmo conseguem transmitir direcionamentos, instruções, alertas etc., bem como em muitos casos também têm dificuldades em receber de suas equipes informações importantes que lhe trariam importantes elementos para correções de erros ou melhora da *performance*, dos resultados e dos indicadores.

De maneira geral, o coordenador de uma equipe de AD deve entender a necessidade de manter comunicação efetiva com sua equipe, estando na posição de emissor ou receptor, uma vez que a liderança que exercerá deverá ser pautada pelo exemplo também nessa competência. Ao mostrar-se um bom comunicador e guiar a equipe para a excelência na transmissão de informações, contribui potencialmente para o melhor cuidado ofertado, diminuindo a chance de erro e estimulando os profissionais a compartilharem conhecimentos de forma horizontalizada e sem melindres. Assim, o coordenador da AD deve primar pela comunicação com sua equipe e desenvolver modelos comunicacionais entre os integrantes da própria equipe que contemplem sete principais características:

- Uniformidade.
- Clareza.
- Objetividade.
- Precisão.
- Completude.
- Certificação.
- Possibilidade de contra-argumentação.

Deve estar sempre disponível ao diálogo, acolhimento e compartilhamento de diferentes percepções dos processos de trabalho por parte da equipe. Tal atitude propicia maior troca de experiências sem melindres entre as diversas categorias profissionais que integram a equipe do SAD, a otimização das ações individuais e coletivas.

Do ponto de vista prático e para a organização do dia a dia da equipe de SAD, o coordenador deve estar disposto a executar planejamento diário ou, ao menos, semanal com a equipe, deixando evidente em quadro de avisos na sala sede do serviço, em lugar de fácil visualização, as prioridades a serem executadas no período, as necessidades de busca de informações, os pontos de atenção e outras informações essenciais e determinantes para o sucesso das ações esperadas.

Também se pode instituir entre ele e a equipe uma reunião semanal (geralmente no início da semana), com um *checklist* das principais ações com *briefing* da maneira de execução de cada uma, com discriminação verbal concisa e objetiva da participação de cada membro da equipe (geralmente 5 a 9 pontos), sendo determinadas as prioridades, prazos e metas. Ao final da semana, pode ser agendado um momento de *briefing*, com avaliação dos resultados e *feedback* por parte do líder, incluindo o reforço das ações executadas com sucesso, predição de possíveis correções de conduta e correções de eventuais erros em ambiente colaborativo, respeitoso e construtivo.

A conquista de tal ambiente já permite maior grau de confiança nas relações entre os membros da equipe, de maneira que o clima organizacional se torne menos estressante e que a menor carga de estresse leve a maior integração e novamente maior confiança, produzindo-se, nesse ciclo, melhores resultados.

Por fim, e não menos importante, atenção especial deve ser dedicada pelo coordenador do SAD às organizações da equipe em grupos de comunicação ou *chats* em aplicativos ou *softwares* utilizados em dispositivos móveis, tais como *smartphones*, *tablets* ou microcomputadores, nos quais as informações circulem de maneira instantânea.

Descentralização de decisões e desenvolvimento de antecipação, proatividade e autogerenciamento da equipe

Ao contrário do que muitos pensam, o exercício do processo decisório não deve ser uma tarefa somente do gestor; ele deve ser o mais coletivo possível, porém, para que o processo de descentralização de decisões no SAD ocorra, é necessário que o gestor desenvolva os integrantes e o trabalho em equipe nos tópicos já abordados (pertencimento da equipe pela modalidade, planejamento de ações, organização de processos e recursos humanos, manejo de erros e conflitos na equipe, comunicação efetiva, estabelecimento de relações de confiança entre os integrantes). Depois do desenvolvimento das competências já citadas, é importante promover o desenvolvimento em cada integrante da equipe, como um novo patamar evolutivo na organização do serviço, o poder de percepção de riscos e antecipação de decisões, estimulando, portanto, a proatividade.

É possível perceber, entre as equipes de SAD em que cada membro tem arraigadas em sua essência respostas claras às sete principais perguntas norteadoras de cada processo em que está envolvido como protagonista ou coadjuvante do fornecimento de cuidado (O que é esse processo? Por que temos de realizá-lo? Quando? Quem está envolvido? Quanto recurso consumirá? Como desempenhá-lo primando pela segurança e alta *performance*? Onde encontrar respostas para otimizar o trabalho, auxílio para dirimir dúvidas e/ou suporte para informar e corrigir não conformidades?), um alto poder de antecipação na tomada de decisões evitando riscos e erros, promovendo a qualificação do cuidado aos pacientes assistidos. Dessa forma, o coordenador que promove a capacidade de antecipação e diagnóstico constante na equipe perceberá que é possível galgar mais um passo rumo à transformação do SAD em um serviço qualificado, experienciando a proatividade dos integrantes da equipe.

Aos poucos, com maturidade processual, acompanhamento e estímulo do coordenador do SAD (sem haver negligência em seu papel ou afastamento da equipe), diagnóstico contínuo das ações da equipe e de cada profissional, bem como clima organizacional de melhoria contínua, ocorrerá o autogerenciamento da equipe. A incorporação de tal cultura trará:

- Maior autonomia para os membros da equipe.
- Maior criatividade e resolução na busca de soluções.
- Maior agilidade na tomada de decisões.
- Otimização de recursos.
- Maior facilidade para o monitoramento e a avaliação das ações, já que, quanto maior a autonomia, mais evidente e importante se torna a atuação individual dos componentes e de suas ações/decisões na manutenção do clima organizacional e da eficiência da equipe.

Não se trata, com toda a evolução da equipe descrita, do esvaziamento das funções do gestor, mas sim do reposicionamento de seu olhar, devendo ele permanecer alerta e com diagnóstico constante sobre indicadores de homogeneidade e correção dos processos, utilização e otimização de recursos, comunicação e notificações de não conformidade, avaliação de desempenho individual e da equipe.

A tomada de decisão unilateral em equipes muito desenvolvidas organizacionalmente pode dividir a equipe, aumentar os conflitos e as frustrações com o serviço. A aposta na construção de espaços coletivos é uma forma de organizar momentos de planejamento, inovações e construção de projetos, promovendo a troca de experiência e interação de todos.[5]

A decisão de implantar um novo processo de trabalho, de propor uma nova filosofia institucional ou implementar qualquer tipo de proposta de melhoria será mais eficaz se partir dos próprios colaboradores. Para isso, o gestor precisa ter a disciplina de manter uma rotina de reuniões mínimas com eles, com datas pré-fixadas e tempo de duração definido, para que as decisões possam fluir naturalmente, a partir de uma construção de raciocínio coletivo.

Identificando os líderes informais no seu serviço

Toda equipe possui aquele profissional que se destaca entre os demais pelo seu perfil de líder, tem a admiração de todos, é responsável, ético, comprometido, mas normalmente não gosta ou não tem desejo de assumir uma posição de liderança. Ele será peça fundamental do sucesso do gestor! Trazer para perto e convencê-lo a participar do projeto de gestão normalmente é uma decisão que se mostra acertada.

Grande parte dos profissionais, ao contrário do que muitos pensam, não precisa de uma remuneração extra para assumir posições de liderança. Eles buscam estabilidade, reconhecimento e um local organizado para trabalhar. A escolha de lideranças informais pode promover maior harmonia e trabalho em equipe.

Assim como citado anteriormente, não é possível dar autonomia nem compor equipes com potencial de autogerenciamento se não houver empenho na seleção do perfil dos profissionais, evitando conflitos e impactando diretamente na qualidade do serviço prestado.

Os perfis desejados de profissionais para a AD são de pessoas comprometidas com boas ações intersetoriais e interdisciplinares, que visem a promoção, prevenção, matriciamento, tratamento e/ou reabilitação dos pacientes, promovendo a humanização no atendimento, acolhimento e que entendam seu papel dentro do serviço. Devem participar ativamente dos processos de gestão e organização territorial do serviço de saúde. Desse modo, é importante fazer o levantamento dos profissionais com esse perfil.

Conhecimento e utilização dos sistemas de informação para a análise constante de indicadores com foco nos resultados

De fato, ser coordenador do SAD, além de todas as competências e necessidades de desenvolvimento das equipes citadas, exige que a apropriação de elementos de gestão que incluam a análise constante de indicadores com foco nos resultados. Os indicadores são medidas, números absolutos ou preferencialmente porcentagens, taxas que, no contexto do SAD, podem se dividir em seis principais categorias:[6]

- De ocupação/utilização: são utilizados para avaliar o perfil de pacientes acompanhados pelo SAD e a sua rotatividade como modalidade de transição de cuidado. Exemplos: número de pacientes atendidos pelo SAD, perfil de atendimento, agudizados, crônicos, os complexos ou complexos progressivos, dentro de uma elegibilidade AD2 e AD3, como preconiza a Portaria nº 825, de 25 de abril de 2016.
- De oferta: são utilizados para mensurar o quanto o serviço está disponível para a população-alvo, se é acessível, se o rol de serviços preconizado está sendo ofertado a quem necessita. Exemplos: visitas médicas por pessoa atendida pelo SAD/mês segundo perfil AD1, AD2 ou AD3; atendimentos de fisioterapia por pessoa com afecções respiratórias atendidas pelo SAD/mês etc.
- De estrutura: indica recursos físicos, materiais, humanos e financeiros do SAD. Exemplos: número de profissionais contratados para o SAD/vagas disponíveis (ou necessárias para a estruturação correta do serviço); número de veículos adquiridos para o SAD/número de veículos necessários; proporção de utilização da verba do SAD/componente (material, medicamentos etc.), entre outros.

- De cobertura: é importante que o SAD seja dimensionado corretamente para a região de atuação ou município, de forma que o denominador utilizado traduza em uma taxa a necessidade de equipes/profissionais. Esse indicador, somado aos de ocupação, utilização, oferta e estrutura, pode guiar o diretor do SAD a requisitar mais recursos, a fim de otimizar a *performance* do serviço.
- De processo: são utilizados para avaliar atividades envolvendo profissionais de saúde e pessoas atendidas com base nos processos descritos. Exemplos: taxa de negativas de admissão de novos pacientes/mês/motivo; taxa de visitas improdutivas/mês; taxa de realização de projetos terapêuticos/número de admissão de pacientes no SAD; taxa de óbitos declarados pela equipe do SAD/óbitos do mês etc.
- De resultado/qualidade/performance: utilizados para avaliar o alcance dos objetivos do serviço, considerando satisfação e expectativas, com base em padrões predefinidos. Exemplos: índice de reinternação de pessoas atendidas pelo SAD; taxa de internação por afecções respiratórias em pacientes com traqueostomia; grau de satisfação de pessoas atendidas pelo SAD e/ou suas famílias.

Na construção de indicadores, devem ser consideradas a pergunta avaliativa (o que se quer avaliar), a possibilidade de coletar a informação para responder ao indicador (disponibilidade da informação) e a dimensão do que se quer monitorar ou avaliar (adequação de recurso material, acesso ao serviço etc.).

Para a aferição desses indicadores e de outros, é necessário que o coordenador do SAD tenha domínio de onde encontrar os dados, para construir as informações que deseja. Os sistemas de informação são as bases para que se possam encontrar dados tabulados com determinado grau de desagregação que permita ao gestor encontrar os números que formarão os indicadores. A depender do tipo de indicador, sobretudo os específicos do serviço, será preciso padronizar a coleta das informações com instrumentos específicos, atribuições de alimentação deles e periodicidade de consolidação dos dados para geração das informações e indicadores.[6]

Obviamente, a utilização de indicadores pressupõe o estabelecimento de metas; assim como os indicadores, devem ser preferencialmente desenvolvidas pelo coordenador do SAD, de maneira compartilhada com a equipe, além de ser responsável pelo monitoramento constante.

Estabelecimento de ações de educação permanente e matriciamento entre profissionais da equipe e da rede de atenção à saúde

Assim como em qualquer outra modalidade de atenção, a educação permanente dos profissionais deve ser uma das prioridades do coordenador do SAD. Com o avanço da incorporação tecnológica e a maior possibilidade de cuidados em domicílio, é essencial que o perfil de competências dos profissionais seja ampliado e homogeneizado entre as equipes, evitando ilhas de excelência e tornando possível o compartilhamento de saberes.

Além do desenvolvimento e das *expertises* dentro do próprio SAD, o coordenador deve articular ações educacionais na RAS, possibilitando o matriciamento, formando multiplicadores na equipe, fortalecendo ainda mais os processos de ensino e aprendizagem e a AD.

Divulgação do serviço de atenção domiciliar

Receita de bolo da divulgação

Não é preciso ser um *expert* em marketing ou publicidade para fazer a divulgação dos SAD; um dos grandes segredos é contar com os colaboradores da informação. Comece capacitando, por exemplo, os ACS, as unidades de Estratégia de Saúde da Família (ESF), fornecendo de modo claro e objetivo o que precisa ser divulgado para a comunidade; então, serão os multiplicadores da informação.

Utilize a mídia a que você tem acesso; talvez nesse primeiro momento não consiga uma divulgação em massa, mas acalme-se, pois chegaremos lá! O importante é começar. Utilize o portal de informação de seu município, talvez pequenos vídeos autoexplicativos em sua mídia social particular ou até mesmo compartilhando entre os membros de suas equipes e familiares dos usuários. Uma estratégia que tem dado certo é sempre estar alinhado com os secretários municipais de saúde, prefeitos e lideranças da cidade. Sensibilize-os sobre a importância da divulgação da AD.

Como ser visto pelos seus superiores?

Entender o seu papel dentro de seu município é a chave para o avanço. Dentro de toda estrutura organizacional, desempenhar com técnica a administração do SAD, ter convicção nas ações e seguir os exemplos que já deram certo serão a metade do caminho.

Ande mais perto do seu gestor municipal, quiçá do prefeito de sua cidade; saiba quais são os pontos principais do seu governo e quais estratégias ele busca para melhorar a situação dos serviços. Seja para seus superiores, alguém que você desejasse ter perto de si mesmo. Elogie, esteja presente em reuniões com o seu gestor, mostre a importância do SAD no município, aponte estratégias para o bom andamento do serviço. Em suma, seja um bom articulador na rede. Precisamos de líderes que somem e não subtraiam, que multipliquem e não dividam; seja você esse intermediador!

Quando se é eficaz, sendo eticamente profissional, com liderança assertiva e imparcialidade nas decisões, um bom relacionamento com a gestão e principalmente andando junto para chegar mais longe, não apenas seus superiores verão, mas toda a população saberá da excelência do seu serviço!

Considerações finais

Em um panorama tão complexo, rico e cheio de desafios como é a AD, nasce a figura do coordenador, um intermediador que traz as marcas, as histórias, as alegrias, as desavenças, as tristezas e os choros de muitas pessoas que fazem parte do seu dia a dia. Ele vem para auxiliar na organização do processo de trabalho, de acordo com a missão e os objetivos preestabelecidos, manter imparcialidade nas decisões, creditar a confiança, somar com as equipes de EMAD e EMAP, promover o trabalho em equipe e o desenvolvimento de projetos na coletividade.

Nesse contexto, surgem novos termos nas conversas: em vez de "Eu faço", "Nós fazemos"; "Você vai", "Nós vamos"! E todos passam a falar em desospitalizar, desupalizar, reabilitar, equipes, serviço, SAD, atendimento humanizado. Sempre tentando avançar na compreensão da dimensão humana, auxiliar, tornar possível o impossível, gerar recursos e fazer com que desse solo, muitas vezes seco, brote uma flor.

Ressaltamos que nem sempre encontraremos a AD "arrumadinha"; por mais que pareça impossível, tudo se ajeita, e para isso precisamos manter o foco, estudar, ampliar as capacidades de liderança, tornando o trabalho do SAD mais técnico e eficiente, qualificando a produção do cuidado.

O destaque das equipes e um bom desempenho não necessariamente estão ligados a uma grande estrutura física ou com grande tecnologia, mas principalmente quando o trabalho está pautado na unidade, capacidade de cada integrante da equipe do trabalho coletivo e na construção de um horizonte comum a todos.

Ressaltamos a importância do conhecimento da política de AD e seu papel na RAS pelo gestor para a sua operacionalização, partindo de dois movimentos recíprocos a serem desenvolvidos pelos sujeitos implicados nesse processo organizativo da sua implantação e implementação, a superação de obstáculos e a implantação de inovações no cotidiano dos serviços de AD, nas relações entre os níveis de gestão do SUS e nas relações destes com a sociedade.[7]

Os louros virão, não só acompanhados por palmas ou brados, muitas vezes nem com palavras de gratidão. Acredite, eles virão! Chegarão por meio de um sorriso em meio à dor, uma lágrima de agradecimento. Lembrando que o sucesso só é alcançado quando a equipe e o líder chegam juntos – nesse caso, quando diminuem as filas nas portas dos serviços de saúde, quando a atenção à saúde chega à casa das pessoas que não têm acesso aos serviços de saúde, quando os princípios do SUS são cumpridos em sua integralidade. Esse é o SAD que vislumbramos para o Brasil, e o coordenador é o facilitador de todo esse processo.

Referências

1. Greco RM. Relato de experiência: ensinando a administração em enfermagem através da educação em saúde. Rev Bras Enferm. 2004;57(4):504-7.
2. Goleman D. Inteligência emocional: a teoria revolucionária que redefine o que é ser inteligente. 2. ed. Rio de Janeiro: Objetiva; 2012. 383 p.
3. Donnellon A. Liderança de equipes: escolha sua equipe, comunique as metas, defina as funções, crie um clima de confiança: soluções práticas para os desafios do trabalho. Rio de Janeiro: Elsevier; 2006.
4. Katzenbach JR, Smith DK. A força e o poder das equipes: como formar, liderar e manter equipes com alta performance e com força para assumir riscos e desafios. São Paulo: Makron Books; 1994.
5. Brasil. Ministério da Saúde. Secretaria de Atenção à Saúde. Departamento de Atenção Básica. Caderno de atenção domiciliar. Brasília, DF: Ministério da Saúde; 2012.
6. Brasil. Ministério da Saúde. Departamento de Atenção Básica. Departamento de Atenção Hospitalar e de Urgência. Manual de monitoramento e avaliação: Programa Melhor em Casa. Brasília, DF: Ministério da Saúde; 2016.
7. Pinheiro R. Integralidade em saúde. [acesso em janeiro de 2022]. Disponível em: https://www.pucsp.br/prosaude/downloads/bibliografia/integralidade_em_saude.pdf

Seção 6

Procedimentos realizados no domicílio I – Cuidados em AD

Coordenadoras: Mara Lúcia Renostro Zachi, Cibelle Gomes Lima Melo

Capítulo 1

Pele: cuidados com a pele

Emília Maria Paulina Campos Chayamiti
Margarete Simone Fanhani dos Santos
Natalia Dias de Almeida Costa
Renata Zanella

PONTOS-CHAVE

- A pele é responsável por diversas atividades, como proteção imunológica, termorregulação, percepção sensorial, secreção e proteção contra radiação ultravioleta.
- Os profissionais precisam estar habilitados em relação à avaliação de risco para a lesão por pressão (LP), considerando os prejuízos que causam.
- Na atenção domiciliar (AD), um ponto crítico a se considerar é a avaliação e inspeção diária da pele por um profissional da enfermagem, havendo a necessidade de educação permanente aos cuidadores/familiares, respeitando limites e contexto social.

OBJETIVOS DE APRENDIZAGEM

Ao final do capítulo, o leitor deverá ser capaz de:

- Revisar anatomia e fisiologia do sistema tegumentar.
- Apreender cuidados sobre a manutenção da integridade da pele em pacientes acamados ou semiacamados na AD.
- Identificar fatores de risco associados ao desenvolvimento de lesões em pacientes acamados ou semiacamados na AD, e com isso, reduzi-los.
- Conhecer formas práticas e objetivas para o desenvolvimento de técnicas de cuidados com a pele dos pacientes na AD.
- Conhecer princípios de cuidados com a pele e prevenção de lesões na AD.

Definição

A pele é o maior órgão do corpo humano, correspondendo a cerca de 20% da massa corporal total[1-4]. Sua principal função é de proteção das estruturas internas das agressões externas; absorver e excretar líquidos, regular a temperatura do corpo, absorver a luz ultravioleta, metabolizar a vitamina D, detectar estímulos sensoriais e servir de barreira impedindo a penetração de microorganismos[2,4].

Devido à sua arquitetura e propriedades físicas, químicas e biológicas, é responsável por diversas atividades, com proteção imunológica, termorregulação, percepção sensorial, secreção e proteção contra radiação ultravioleta[2,4].

A pele pode ser dividida em duas camadas de tecidos: a superior, denominada epiderme; e a inferior, chamada derme, que está acima da camada subcutânea, conforme a Figura 1[4,6].

Nesse sentido, há a necessidade de orientação à equipe de AD, quanto às estratégias preventivas para afecções na pele, principalmente nos pacientes com fatores de risco e maior vulnerabilidade, assim evitando *skin tears* ou rasgos na pele, lesão por pressão, danos cutâneos associados a umidade e às alterações de pele no final da vida[5].

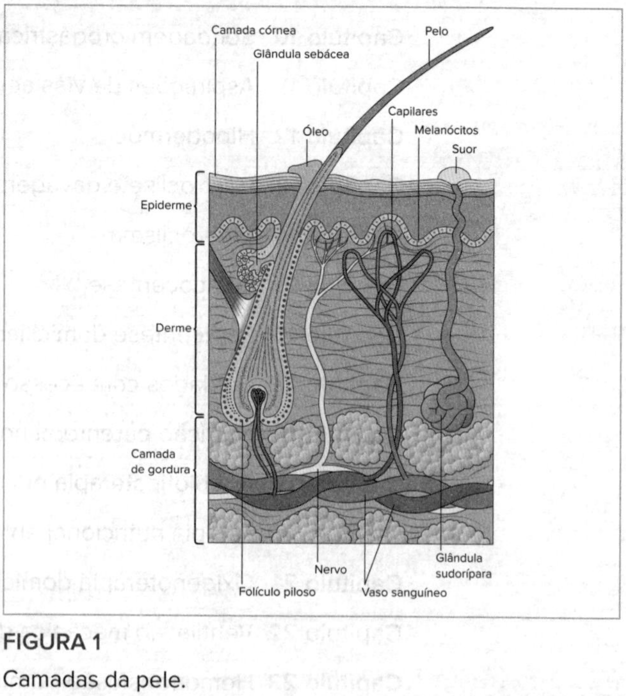

FIGURA 1

Camadas da pele.

Fonte: adaptada de Merck[7].

A epiderme possui células que fazem a divisão mitótica, sendo responsáveis pela regeneração da pele. A derme é composta por fibras de colágeno, o que confere à pele sua capacidade de distensão quando tracionada.

A gordura subcutânea é rica em tecido adiposo, agindo como isolante para proteção térmica, como amortecedor mecânico e como depósito de energia. Também são encontradas glândulas sudoríparas que fazem a proteção corporal contra alterações na temperatura por meio da produção do suor, e as glândulas sebáceas que produzem o sebo, um lubrificante que evita o ressecamento da pele e impede a perda de água de forma excessiva[8,9].

Nesse sentido, algumas técnicas devem ser desenvolvidas visando a manutenção da integridade da pele do paciente que está acamado ou semiacamado em AD, como a realização da mudança de decúbito, a hidratação da pele, cuidados com o conforto do paciente, por meio da aplicação de coxins, cuidados com as eliminações fisiológicas e a umidade da pele, entre outros, evitando assim, o desenvolvimento de LP nas proeminências ósseas[3], conforme demonstrado na Figura 2.

A LP é um dano localizado na pele e/ou tecidos moles subjacentes, geralmente sobre uma proeminência óssea ou relacionada ao uso de dispositivo médico ou a outro artefato. Podendo ser dolorosa e se apresentar em pele íntegra ou como úlcera aberta[2,3,10].

A lesão ocorre como resultado da pressão intensa e/ou prolongada em combinação com o cisalhamento. A tolerância do tecido mole à pressão e ao cisalhamento pode também ser afetada pelo microclima, nutrição, perfusão, comorbidades e pela sua condição[2,3,10].

O aparecimento de uma LP é resultante de dois determinantes fisiológicos críticos: intensidade e duração da pressão sobre determinadas estruturas corporais, além da tolerância tecidual, doença de base e do estado nutricional[2,3,10,11].

As superfícies de suporte para prevenção são dispositivos especializados em redistribuir a pressão, controlar carga sobre os tecidos e o microclima que são fundamentais no cuidado. Entre esses dispositivos estão: colchão, sistema de redistribuição da pressão integrado na cama, colchonetes, coxins, diversos dispositivos e almofadas para cadeira de rodas[2].

No ambiente domiciliar, assim como em quaisquer estabelecimentos de saúde, o paciente apresenta riscos e condições que devem ser observadas para garantia de sua segurança. Existem riscos inerentes mais comuns na AD, como quedas, hipoglicemia e hiperglicemia, sangramento, infecção, assim como o risco de LP, entre outros. Assim, é importante realizar a avaliação dos riscos, o planejamento de condutas e a capacitação dos cuidadores[12].

Finalidade

As técnicas têm como finalidade a prevenção do desenvolvimento das LP e, por meio da avaliação da pele, sistematicamente, aplicando as escalas de risco e adotando cuidados corretos, garantindo assim a manutenção da integridade e segurança do paciente/cuidador, considerando os recursos disponíveis[3].

As diretrizes auxiliam profissionais de saúde, pacientes e cuidadores a tomar decisões sobre cuidados de saúde, nas clínicas específicas, como o cuidado com a pele e prevenção de lesões, mas também possuem fins educativos e informativos. Devem-se seguir as recomendações baseadas em evidências e as boas práticas. Toda decisão de adotar qualquer recomendação deve ser feita pela equipe multidisciplinar de saúde em conjunto com paciente e cuidador[3,16].

Indicação e contraindicação

O desenvolvimento das técnicas apresentadas a seguir é indicado para todos os pacientes acamados e dependentes total ou parcial de cuidador/familiar em AD. Especialmente os extremos de idades, como idosos, bebês, obesos, e com diversas condições crônicas.

A Tabela 1 apresenta ações para a equipe em relação ao risco inerente à AD no desenvolvimento de LP.

Profissional responsável

O preparo do familiar/cuidador deve ser desenvolvido pela equipe da Atenção Primária à Saúde, envolvendo o trabalho em equipe interdisciplinar, pelo Serviço de Atenção Domiciliar e pela Equipe de Estratégia de Saúde da Família, no serviço público. Por se tratar de cuidados preventivos todos da equipe juntamente com o cuidador devem estar atentos, mas em especial enfermeiros e técnicos de enfermagem, que compõem a equipe de enfermagem[12].

Os profissionais precisam estar habilitados em relação a avaliação de risco para a LP, considerando os prejuízos que

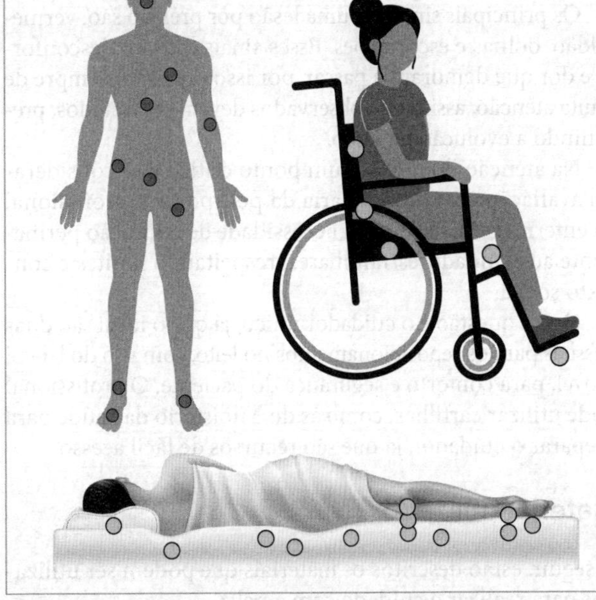

FIGURA 2

Regiões corporais comuns para o aparecimento de lesões por pressão (LP), com o paciente em decúbito dorsal.

Fonte: adaptada de Caliri, 2018[3].

TABELA 1 Risco a ser avaliado em todas as visitas domiciliares, de acordo com as condições de cada paciente[12]

Tipo de risco	O que avaliar/fatores de risco	O que orientar ao paciente/cuidador
Risco de lesão por pressão:	Avaliação preventiva inicial de todos os usuários com a utilização de escalas como: Escala de Braden, e reavaliação periódica. (Sinalizar no prontuário esse risco conforme gravidade: leve, moderado ou alto)	Medidas de prevenção: hidratação e higiene de pele, nutrição adequada, mudança de decúbito periódica, eventual uso de artefatos de suporte próprios no local da lesão (almofadas, colchões etc.)

Fonte: elaborada pelas autoras.

causa o seu desenvolvimento, para tal existem instrumentos de medida ou escalas de avaliação de risco, que diferem quanto a complexidade, abrangência e facilidade de uso, e que têm sido testadas e validadas no mundo todo. Em regra, essas escalas compõem os aspectos avaliativos e protocolos de prevenção e tratamento das LP[13].

Riscos/pontos críticos

Existe risco aumentado para o desenvolvimento da LP e a sua evolução dentro das suas categorias somado a combinação dos fatores de risco (extremos de idade, imobilidade, déficit do estado nutricional, obesidade, tempo prolongado de internação, aumento da umidade da pele, força de fricção e cisalhamento entre outros) e falta das intervenções eficazes e de recursos.

Os principais sinais de uma lesão por pressão são: vermelhidão, bolhas e escoriações. Esses sinais causam desconforto e dor que demoram a passar, por isso precisam sempre de muita atenção, assim que observados devem ser tratados, prevenindo a evolução da lesão.

Na atenção domiciliar, um ponto crítico a se considerar é a avaliação e inspeção diária da pele por um profissional da enfermagem, havendo a necessidade de educação permanente aos cuidadores/familiares, respeitando limites e contexto social.

Outra questão é o cuidador único, já que o ideal são duas pessoas para os reposicionamentos no leito, com uso do lençol móvel, para conforto e segurança do paciente. O profissional pode utilizar cartilhas, como as do Ministério da Saúde para preparar o cuidador, já que são recursos de fácil acesso.

Material utilizado

A seguir, estão descritos os materiais que podem ser utilizados para realizar o cuidado com a pele:

- Equipamentos de proteção individual (EPI): protetor corporal, luvas de procedimento, máscara.
- Hidratante corporal, protetores de pele, creme barreira, sabonete líquido com pH próximo ao da pele.
- Toalhas, lençol móvel, superfícies de suporte para auxiliar no posicionamento, almofadas apropriadas para os assentos, colchão pneumático com pressão alternada, travesseiros e outros.
- Lençóis.
- Fraldas geriátricas, absorventes, forros tipo trocador descartável.

Descrição da técnica

Quanto à realização dos cuidados, é sugerido que o cuidador siga a técnica da seguinte forma:

- Mudança de decúbito, reposicionando sistematicamente, para os pacientes acamados e dependentes.
- Evitar umidade excessiva, assim, é importante realizar a troca de fraldas sempre que necessário.
- Hidratação da pele.
- Higienização e cuidados com eliminações fisiológicas/fraldas.
- Nutrição e hidratação adequadas.
- Conforto com coxins e almofadas.
- Cuidados com fricção da pele e arrumação da cama.

Orientações para equipe e familiar/cuidador

Recomenda-se que a avaliação global do paciente e orientação do familiar e cuidador seja feita pelo enfermeiro ou profissional de saúde capacitado, com detecção precoce, aplicando escalas preditivas, cuidados de enfermagem e implementações das práticas, além da implantação de protocolos institucionais[3,8,10,11,14,15], como:

- Observar a hidratação da pele do paciente e a garantia da ingestão nutricional.
- Fazer uso de hidratantes corporais todos os dias e de preferência após o banho, sempre observando o aspecto da pele.
- Realizar a higiene corporal e íntima com sabonete líquido e neutro, hidratar a pele com creme emoliente e uso de creme barreira para as partes íntimas.
- Mudar o paciente sistematicamente de decúbito a cada duas horas; se possível, usar algum dispositivo visual que sirva como lembrete/alerta.
- Avaliar diariamente a pele para intervenção imediata, se necessário.
- Observar presença de alterações na pele entre os dedos, curvatura da orelha e parte de trás da cabeça.
- Utilizar dispositivos como o colchão redutor de pressão, pneumático ou piramidal (caixa de ovo), com densidade e altura de acordo com o peso do paciente.
- Conforto com coxins e almofadas: quando colocar o paciente de lado, apoiar travesseiros entre as pernas para diminuir a pressão entre os joelhos e os pés.
- Quando colocar o paciente sentado na própria cama, apoiar travesseiros por baixo dos joelhos e apoiando os

braços, dessa maneira evitando, que o paciente escorregue ou tombe para o lado.

- Atenção com os calcanhares: apoiar um travesseiro por baixo das pernas, deixando os pés livres sem encostar no colchão.
- Aplicar coberturas para prevenção, como espumas com silicone, protegendo regiões de proeminência óssea, para a manutenção do microclima da pele, prevenção do cisalhamento (causado pela combinação da gravidade e da fricção) e a distribuição da pressão.
- Movimentar o paciente, aplicando o lençol móvel nos reposicionamentos, de preferência em duas pessoas. Não arrastar o paciente na cama.
- Havendo possibilidade, colocar o paciente no sol, principalmente no período entre 10 e 16 horas, com duração de 15 a 30 minutos, dependendo da cor da pele, para assim conseguir realizar uma reposição de vitamina D adequada. Pesquisas mostram que este é o melhor horário para a absorção da vitamina D, pois existe maior nível de raios UVB, o que não acontece antes das 10 horas.
- Manter o lençol livre de rugas, limpos, secos e garantir que seja macio ao toque.
- Não realizar massagem de conforto sobre as saliências ósseas, nem usar óleos.

Recomendações para prevenção e tratamento de LP: para equipe da AD, paciente, familiar e cuidador[10]

- Avaliar criteriosamente a pele, atentando-se para áreas de proeminências ósseas, pelo menos uma vez ao dia.
- Realizar a orientação quanto aos cuidados com a pele para as pessoas acamadas ou em uso de cadeira na AD.
- Realizar a orientação educacional para paciente e/ou seu cuidador sobre os cuidados com os dispositivos quando estiver em uso destes em ambiente domiciliar.
- Fornecer e avaliar a ingestão diária de líquidos a fim de promover uma adequada hidratação do indivíduo em risco de desenvolver LP.
- Incentivar a ingestão de alimentos ricos em proteína, vitaminas e sais minerais em pessoas em risco para LP, incluindo a ingestão diária de frutas, legumes, folhas, preferencialmente sob orientação de nutricionista.
- Realizar o reposicionamento do paciente a cada duas horas, independentemente da superfície de apoio utilizada; o reposicionamento deve adotar inclinação de 30º para posições laterais; na sequência: decúbito lateral direito, dorsal, decúbito esquerdo e posição de pronação, se o estado clínico do paciente assim permitir.
- Se o paciente tem capacidade de mobilidade no leito, incentivá-lo a dormir em decúbito lateral entre 30° a 40° ou na horizontal, se não for contraindicada.
- Não posicionar o paciente lateralizado a 90°, pois essa elevação aumenta a pressão nas regiões de proeminências ósseas.
- Caso o paciente possa ser posicionado na posição prona, utilizar superfícies de suporte no rosto e em outros pontos do corpo para aliviar a pressão. Na posição prona, os pontos susceptíveis ao surgimento de LP são: rosto, região das mamas, joelhos, dedos dos pés, órgão genital masculino, clavículas, crista ilíaca ou região da sínfise púbica.
- Não elevar a cabeceira do leito acima de 30°, exceto nos casos contraindicados devido à condição clínica, aspectos relacionados à alimentação ou ao sistema digestório.
- A pele e o conforto do paciente devem ser regularmente avaliados. A frequência do reposicionamento deve ser reconsiderada, após avaliação, no caso de hiperemia, apesar da implementação das medidas adequadas.
- Estabelecer um plano de reposicionamento para cada paciente, juntamente com o cuidador, com a frequência e a duração do reposicionamento descritas em prontuário domiciliar.
- Ensinar aos pacientes e cuidadores o procedimento de alívio da pressão, ou outras manobras de alívio adequadas, conforme a sua possibilidade.
- Realizar o reposicionamento do paciente com o auxílio de outros profissionais ou cuidadores e nunca sozinho. Deve-se levantar o paciente e nunca arrastá-lo.
- Se disponível, adotar um elevador elétrico para transferir o paciente do leito para a cadeira.
- Não posicionar um indivíduo sobre uma LP já existente.
- Não posicionar os calcâneos diretamente em contato com a cama. Posicionar os calcâneos elevados, isto é, flutuantes, utilizando coxim posicionado na panturrilha.

Cuidados com a pele

- Evitar ao máximo posicionar um paciente sobre um local em que há hiperemia. A hiperemia indica que a pele do local ainda não se recuperou da pressão anterior.
- Manter a pele limpa, seca e hidratada com emolientes.
- Indicar hidratação da pele duas vezes ao dia.
- Utilizar um produto com pH neutro ou próximo ao da pele (acidificado) para a limpeza.
- Não massagear nem esfregar a pele em risco para desenvolvimento de LP, principalmente nas proeminências ósseas.
- Elaborar e implementar um plano de cuidado específico para o manejo da incontinência, adotando, se possível, uso de comadre ou papagaio ou outros dispositivos para o manejo adequado da incontinência.
- Limpar a pele logo após o paciente realizar as eliminações.
- Utilizar creme barreira para evitar a exposição da pele à umidade excessiva proveniente da incontinência urinária, fecal, dupla incontinência ou até de outras fontes, como exsudato de lesões.

Cuidados quanto ao reposicionamento

- Posicionar um coxim na região plantar dos pés, não sob os calcâneos, para evitar a queda plantar.
- Posicionar o paciente em decúbito dorsal, de modo que os joelhos fiquem ligeiramente fletidos, entre 5° a 10°, pois a hiperextensão dos joelhos pode obstruir a veia poplítea e predispor a uma trombose venosa profunda.

- Não posicionar coxins sob o tendão de Aquiles.
- Orientar técnicas de reposicionamento aos pacientes e cuidadores quando estiverem restritos ao leito em atenção domiciliar.
- Anotar os regimes de reposicionamento, documentando os procedimentos e dispositivos utilizados.
- Ensinar ao paciente o procedimento de alívio da pressão, a elevação do corpo da cadeira por meio dos braços, a cada 15 minutos e ou outras manobras de alívio adequadas, conforme sua possibilidade, quando em cadeiras.
- Quando sentado, em qualquer cadeira de rodas ou não, providenciar apoio para os pés e braços, para minimizar a pressão e evitar o deslizamento do paciente da cadeira.
- Apoiar os pés do paciente, mas atentar para que ele não fique em uma posição que aumente a pressão na região sacral. Isso pode ocorrer no caso de o paciente apresentar um comprimento insuficiente na região isquiotibial.
- Considerar um período de repouso no leito para que ocorra a adequada cicatrização de lesões em regiões isquiáticas ou sacrais.
- Caso o paciente já tenha uma LP em região sacrococcígea ou isquiática e for posicionado sentado, restringir essa posição a no máximo 60 minutos por período, ou seja, até 60 minutos pela manhã, até 60 minutos pela tarde e da mesma forma no período noturno e usar almofada adequada para redistribuição da pressão.
- Evitar posicionar um indivíduo sentado numa postura totalmente ereta.

Cuidados quanto ao uso de dispositivos médicos

- Considerar todos os pacientes em uso de dispositivos médicos como em risco para o desenvolvimento de LP.
- Verificar se o dispositivo médico em uso possui calibre e/ou tamanho adequado para o paciente.
- Verificar a fixação dos dispositivos médicos diariamente, para evitar seu deslocamento, e adotar coberturas para auxiliar na fixação se necessário.
- Preferir dispositivos mais flexíveis que minimizem os danos à pele e removê-los assim que possível.
- Não deixar o paciente em posição em que sua pele fique em contato direto com dispositivos médicos, como tubos, cateteres ou outros.
- Avaliar regularmente a pele em contato com dispositivos médicos, duas vezes ao dia.
- Quando a pele do paciente for mais suscetível ou quando o paciente apresentar edema localizado ou generalizado, avaliar a pele próxima aos dispositivos médicos com uma frequência maior do que o indicado (mais do que duas vezes ao dia).

Cuidados quanto aos dispositivos médicos

- No caso da LP relacionadas à dispositivos médicos, classificá-la de acordo com o sistema de classificação da NPUAP.
- Manter a pele sob e ao redor dos dispositivos médicos adequadamente limpa e seca.
- Realizar o reposicionamento do dispositivo médico para promover a redistribuição da pressão.
- Realizar a rotação do dispositivo médico com cuidado. Atentar para não alterar a profundidade do dispositivo durante o procedimento, por exemplo, ao rotacionar uma sonda nasoenteral.

Cuidados quanto às superfícies de suporte

- Ao escolher uma superfície de suporte, como colchão ou almofadas, considerar a capacidade da superfície de controlar a umidade da pele assim como o excesso de temperatura, optando por uma superfície de apoio flexível e respirável.
- Não utilizar dispositivos aquecidos, como almofadas térmicas ou luvas com água quente, em contato com a pele. O calor aumenta o metabolismo e induz a transpiração, diminuindo a tolerância tissular.
- Não utilizar dispositivos com orifício no centro, em formato de anel, para prevenir a LP, esses dispositivos têm limitações na prevenção da LP, são contraindicados.
- Não utilizar luvas cheias de água ou sacos com fluidos intravenosos para aliviar a pressão de proeminências ósseas ou como superfície de suporte para os calcâneos, esses dispositivos comprovaram que não são eficazes para reduzir ou aliviar a pressão, são contraindicados.
- Considere o uso de tecidos de seda para prevenir a LP em vez de tecidos de algodão para reduzir a fricção e/ou o cisalhamento.
- Limitar a quantidade de roupas de cama e lençóis absorventes.
- Não utilizar colchões de ar ou colchões de sobreposição de pressão alternada (pneumáticos), de células pequenas, de diâmetro inferior a 10 cm.
- Considerar a troca do colchão ou superfície de apoio caso o paciente esteja "afundado".
- Realizar as orientações aos indivíduos ou familiares quanto às almofadas e superfícies de suporte indicadas.

Outras medidas complementares

- Podem-se utilizar coberturas para a prevenção da LP, como espumas de poliuretano ou mesmo o filme transparente semipermeável não estéril em regiões de proeminências ósseas.
- Ao utilizar uma cobertura para prevenir a LP, atentar-se para avaliar a pele diariamente, verificando a integridade da cobertura e da pele.
- Realizar o rastreio nutricional dos pacientes na admissão do Serviço de Atenção Domiciliar, na alteração ou risco de lesão ou quando a LP estiver com a cicatrização retardada. Adotar um instrumento validado para determinar o rastreio nutricional.
- Realizar encaminhamentos de pessoas em risco para desenvolver LP ou em desequilíbrio do estado nutricional

para avaliação e acompanhamento por um nutricionista assim como por uma equipe multiprofissional de terapia nutricional.

Referências

1. Freitas N. Atlas de fisiologia humana. São Paulo: Girassol/Yendis; 2010.
2. Borges EL, Carvalho DV. Cuidados com a pele. In: Blanes L, Ferreira LM. Prevenção e tratamento de úlcera por pressão. São Paulo: Editora Atheneu; 2014.
3. Universidade de São Paulo. Grupo de estudo e pesquisa de segurança do paciente. São Paulo: EERP-USP. Disponível em: http://www.eerp.usp.br/feridascronicas/
4. Elder DE, Elenitsas R, Johnson BL Jr, et al. Lever's histopathology of the skin. 10 ed. Philadelphia, PA: Lippincott Williams & Wilkins; 2009.
5. Beeckman D, Campbell K, LeBlanc K, Campbell J, Dunk AM, Harley C, et al. Best practice recommendations for holistic strategies to promote and maintain skin integrity. 2020. Wounds International:1-9.
6. Mota JP. Classificação de fototipos de pele: análise fotoacústica versus análise clínica. São Paulo: Universidade do Vale do Paraíba; 2006.
7. Merck. Manual Merck. Disponível em: http://www.msd.brazil.com (acesso 5 set 2021).
8. Regasson B. Atenção integral nos cuidados de feridas crônicas. In: Agreda JS, Bou JET. Petrópolis: Editora EPUB; 2012.
9. Parker F. Doenças de pele. In: Coldman L, Bennett JC. (ed.) Cecil: tratado de medicina interna. 21 ed. Rio de Janeiro: Guanabara Koogan; 2001, p. 2521-27.
10. European Pressure Ulcer Advisory Panel, National Pressure Injury Advisory Panel and Pan Pacific Pressure Injury Alliance. Prevention and Treatment of Pressure Ulcers/Injuries: Quick Reference Guide. 2019. Disponível em: http://www.internationalguideline.com/static/pdfs/Quick_Reference_Guide-10Mar2019.pdf (acesso 15 set 2121).
11. Caliri MHL, Chayamiti EMPC, Rabeh SAN, Miyazaki MY. Novas tecnologias no cuidado de feridas In: PROENF Saúde do Adulto.1 ed. Porto Alegre/RS: Artmed/Panamericana Ltda. 2013;3:149-82.
12. Brasil. Ministério da Saúde. Secretaria de Atenção Especializada à Saúde. Departamento de Atenção Hospitalar, Domiciliar e de Urgência. Atenção Domiciliar na Atenção Primária à Saúde [recurso eletrônico]. Brasília: Ministério da Saúde; 2020.
13. Paranhos WY, Santos VLCG. Avaliação de risco para úlceras de pressão por meio da Escala de Braden, na língua portuguesa. Revista da Escola de Enfermagem da USP [Internet]. 1999;33:191-206.
14. Ribeirão Preto. Secretaria Municipal da Saúde. Manual de Assistência às Pessoas com Feridas. Cuidados com a pele. Ribeirão Preto: Secretaria Municipal da Saúde; 2011. Disponível em: https://www.saudedireta.com.br/docsupload/1340367448manual_feridas_2011.pdf (acesso 15 set 2021).
15. Brasil. Ministério da Saúde. Orientações para o cuidado com o paciente no ambiente familiar. Brasília: Fundação Oswaldo Cruz; 2018. Disponível em: https://bvsms.saude.gov.br/bvs/publicacoes/orientacoes_cuidado_paciente_ambiente_domiciliar.pdf (acesso 15 set 2021).

Capítulo 2

Pele: feridas e outras afecções de partes moles

Emília Maria Paulina Campos Chayamiti

PONTOS-CHAVE

- Os profissionais precisam conhecer e identificar as afecções comuns que levam à infecção de pele e tecidos moles, com destaque para a lesão por pressão, por ser um evento comum a pacientes em atenção domiciliar.
- A identificação e a classificação da lesão por pressão são primordiais para a intervenção assertiva.
- A lesão por pressão pode e deve ser prevenida com o apoio da equipe de atenção domiciliar, da família e do paciente.
- O conhecimento dos processos envolvidos tanto na fisiologia da pele quanto na cicatrização permite aos profissionais boas práticas no tratamento e prevenção de lesões.
- Em relação aos cuidados e à troca de curativos no domicílio envolvendo familiar e cuidador, estes devem estar preparados pela equipe multidisciplinar da atenção domiciliar.

OBJETIVOS DE APRENDIZAGEM

Ao final do capítulo, o leitor deverá ser capaz de:

- Identificar e classificar a lesão por pressão nos pacientes em domicílio.
- Reconhecer tipos de feridas e afecções.
- Reconhecer as fases do processo de cicatrização.
- Apreender a importância do envolvimento profissional, do usuário/cuidador, para decisões assertivas, autocuidado e adesão ao tratamento.

Definição

As feridas são um grande desafio para a saúde pública, pois geram altos gastos com recursos, que nem sempre são efetivos. A educação sobre a temática visando a qualidade de vida, o planejamento e a adesão ao tratamento de feridas são fundamentais.

A capacidade de reparar e restaurar de forma efetiva a função de tecidos lesionados é uma condição indispensável ao ser humano para a sobrevivência.[1]

Qualquer lesão que leve à solução de continuidade da pele ou mucosa pode ser chamada de ferida. Elas têm diversas causas:[2]

- Trauma – mecânico, químico e físico.
- Intencional – cirurgia.
- Isquemia – falta de aporte sanguíneo, por exemplo, lesão arterial de perna.
- Pressão – compressão do tecido mole em superfície dura, por um longo tempo, por exemplo, lesão por pressão.[2]

Processo de cicatrização

A cicatrização das feridas é um processo altamente complexo, em etapas interdependentes e sobrepostas. É importante o enfermeiro conhecer os processos fisiológicos envolvidos, para a compreensão do processo da fisiologia e da cicatrização, tornando possível reconhecer anormalidades, permitir a forma adequada de tratamento e as necessidades do paciente durante o processo de cicatrização.[2]

As fases do processo de cicatrização correspondem à inflamatória, proliferativa e epitelização.[2]

Para a terapêutica e utilização das diversas coberturas ou produtos disponíveis no mercado, pelo profissional e cuidador, há de se considerar a fase do processo cicatricial, além do conhecimento para a aplicação.

Afecções de tecidos moles

No domicílio, é comum o tratamento de afecções de partes moles como infecções, por exemplo, a erisipela e a celulite. Linfedema e suas complicações ocorrem na estase venosa ou linfática crônica, ou na hipoalbuminemia, e os cuidados podem aliviar muito os sintomas e as complicações decorrentes.[3]

As afecções de tecidos moles podem ser classificadas como: primárias (sem porta de entrada aparente); secundárias (complicações de lesões de pele); agudas (duram poucos dias); crônicas (duram meses ou anos); monomicrobianas e polimicrobianas. No Quadro 1, observa-se a classificação das afecções comuns que levam à infecção de pele e tecidos moles, podendo a pessoa ser gravemente acometida.[4]

QUADRO 1 Infecções de pele e de tecidos moles

Associadas à invasão direta e à proliferação dos microrganismos, que levam à destruição tecidual, com possibilidade de produção de toxinas		
Superficiais	Circunscritas Abscesso ou focais Foliculite	Abscesso Furúnculo Carbúnculo Impetigo
	Difusas ou disseminadas	Celulite Erisipela
Profundas	Fascíite necrotizante Miosite necrotizante	
Outras	Lesão por pressão Úlceras de estase venosa Pé diabético	

Fonte: Diniz, 2018.[4]

As feridas crônicas são, em sua maioria, interrupções da integridade cutaneomucosa desencadeadas por agravos crônicos de saúde e suas complicações, associadas a deficiências e incapacidades funcionais, com curso prolongado.[5]

Apresentam-se como um grande problema de saúde pública, com alta prevalência e recidivas frequentes, e trazem implicações para o paciente, família e serviços de saúde.

O atual modelo de atenção domiciliar (AD) no Sistema Único de Saúde prevê a instrumentalização do cuidador para a realização do curativo no domicílio; assim, o cuidado de enfermagem com feridas torna-se um desafio frente às limitações em proporcionar um ambiente adequado para a cicatrização e a adesão do paciente e da família ao tratamento.[6] Assim, é de suma importância a avaliação criteriosa, o acompanhamento e o suporte da equipe de enfermagem.

Neste capítulo, a abordagem aprofundada será para a lesão por pressão, por ser um evento muito comum a pacientes restritos ao leito e em uso de cadeiras de rodas.

Lesões por pressão

Lesão por pressão (LP) é um dano localizado na pele e/ou tecidos moles subjacentes, geralmente sobre uma proeminência óssea ou relacionada ao uso de dispositivo médico ou a outro artefato. Pode se apresentar em pele íntegra ou como úlcera aberta, e é categorizada para indicar a extensão do dano tissular, considerado em estágios.[7,8]

A lesão ocorre como resultado da pressão intensa e/ou prolongada em combinação com o cisalhamento. A tolerância do tecido mole à pressão e ao cisalhamento pode também ser afetada pelo microclima, nutrição, perfusão, comorbidades e pela sua condição.[7,8]

As LP são consideradas evitáveis em muitos casos se as medidas de prevenção forem utilizadas no contexto de segurança do paciente, começando pela identificação deste (Figura 1).[5]

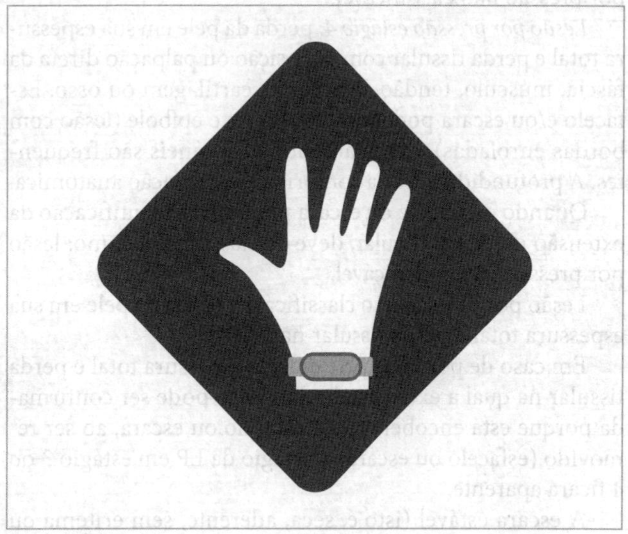

FIGURA 1
Pulseira de identificação de paciente.

Classificação das lesões por pressão[7,8]

Lesão por pressão estágio 1: pele íntegra com eritema que não embranquece, pode parecer diferente em pele de cor escura. Presença de eritema que embranquece ou mudanças na sensibilidade, temperatura ou consistência (endurecimento) podem preceder as mudanças visuais. Mudanças na cor não incluem descoloração púrpura ou castanha; estas podem indicar dano tissular profundo.

Lesão por pressão estágio 2: perda da pele em sua espessura parcial com exposição da derme. O leito da ferida é viável, de coloração rosa ou vermelha, úmido e pode também apresentar-se como uma bolha intacta (preenchida com exsudato seroso) ou rompida. O tecido adiposo e tecidos profundos não são visíveis. Tecido de granulação, esfacelo e escara não estão presentes.

Essas lesões geralmente resultam de microclima inadequado e cisalhamento da pele na região da pélvis e no calcâneo. Esse estágio não deve ser usado para descrever as lesões de pele associadas à umidade, incluindo a dermatite associada à incontinência (DAI), a dermatite intertriginosa, a lesão de pele associada a adesivos médicos ou as feridas traumáticas (lesões por fricção, queimaduras, abrasões).

Lesão por pressão estágio 3: perda da pele em sua espessura total, na qual a gordura é visível e, frequentemente, tecido de granulação e epíbole (lesão com bordas enroladas) estão presentes. Esfacelo e/ou escara podem estar visíveis.

A profundidade do dano tissular varia conforme a localização anatômica; áreas com adiposidade significativa podem desenvolver lesões profundas. Podem ocorrer descolamento e túneis. Não há exposição de fáscia, músculo, tendão, ligamento, cartilagem e/ou osso.

Quando o esfacelo ou escara prejudica a identificação da extensão da perda tissular, deve-se classificá-la como lesão por pressão não classificável.

Lesão por pressão estágio 4: perda da pele em sua espessura total e perda tissular com exposição ou palpação direta da fáscia, músculo, tendão, ligamento, cartilagem ou osso. Esfacelo e/ou escara podem estar visíveis e epíbole (lesão com bordas enroladas), descolamento e/ou túneis são frequentes. A profundidade varia conforme a localização anatômica.

Quando o esfacelo ou escara prejudica a identificação da extensão da perda tissular, deve-se classificá-la como: lesão por pressão não classificável.

Lesão por pressão não classificável: perda da pele em sua espessura total e perda tissular não visível.

Em caso de perda da pele em sua espessura total e perda tissular na qual a extensão do dano não pode ser confirmada porque está encoberta pelo esfacelo ou escara, ao ser removido (esfacelo ou escara) o estágio da LP em estágio 3 ou 4 ficará aparente.

A escara estável (isto é, seca, aderente, sem eritema ou flutuação) em membro isquêmico ou no calcâneo não deve ser removida.

Lesão por pressão tissular profunda: pele intacta ou não, com área localizada e persistente de descoloração vermelha escura, marrom ou púrpura que não embranquece ou separação epidérmica que mostra lesão com leito escurecido ou bolha com exsudato sanguinolento. Dor e mudança na temperatura frequentemente precedem as alterações de coloração da pele.

A descoloração pode apresentar-se de forma diferente em pessoas com pele de tonalidade mais escura. Essa lesão resulta de pressão intensa e/ou prolongada e de cisalhamento na interface osso-músculo.

A ferida pode evoluir rapidamente e revelar a extensão atual da lesão tissular ou resolver sem perda tissular. Quando tecido necrótico, tecido subcutâneo, tecido de granulação, fáscia, músculo ou outras estruturas subjacentes estão visíveis, isso indica lesão por pressão com perda total de tecido (lesão por pressão não classificável ou estágio 3 ou estágio 4). Não se deve utilizar a categoria lesão por pressão tissular profunda (LPTP) para descrever condições vasculares, traumáticas, neuropáticas ou dermatológicas.[8]

Definições adicionais[8]

Lesão por pressão relacionada a dispositivo médico

Essa terminologia descreve a etiologia da lesão. Lesão por pressão relacionada a dispositivo médico resulta do uso de dispositivos criados e aplicados para fins diagnósticos e terapêuticos, geralmente apresenta o padrão ou forma do dispositivo. Essa lesão deve ser categorizada usando o sistema de classificação de LP.[8]

Lesão por pressão em membranas mucosas

A lesão por pressão em membranas mucosas é encontrada quando há histórico de uso de dispositivos médicos no local do dano. Em razão da anatomia do tecido, essas lesões não podem ser categorizadas.[8]

Acesse o Guia para prevenção da LP: orientação para pacientes adultos e familiares, disponível em: http://eerp.usp.br/feridascronicas/cartilha_lp.html (acesso em: 10.02.2022). Esse material é de fácil uso para os cuidadores.

Observe no fluxograma a descrição do tratamento para lesão por pressão (Figura 2).

A escala de Braden é um instrumento muito utilizado, validado e traduzido para o português de fácil aplicação e para pacientes pediátricos; deve-se empregar ferramentas apropriadas, como a escala de Braden Q. A utilização de uma escala preditiva pode permitir a identificação do paciente de risco e seu perfil clinicodemográfico e estabelecer medidas preditivas que garantam a segurança do paciente e a assistência da equipe multiprofissional.[9]

Finalidade

Os cuidados e procedimentos têm a finalidade de prevenir, assistir e tratar lesões, com profissionais atualizados com conhecimentos e habilidades para avaliar e assistir o paciente de forma integral na atenção domiciliar.

Indicação e contraindicação

Há indicação quando o paciente apresenta risco para desenvolver lesão ou já a possui; é recomendado aplicar escalas de predição de risco. Por exemplo, a **escala de Braden**, recurso utilizado para medir o risco dos pacientes críticos ou acamados e dependentes de cuidadores de desenvolverem lesões por pressão. A partir desse registro, os enfermeiros conseguem indicar medidas preventivas e promover tratamento mais eficaz.

Profissional responsável

A equipe de enfermagem e/ou médica é responsável pelo curativo, procedimento técnico com finalidade de proteção e cicatrização das feridas.

Cabe ao enfermeiro a avaliação, diagnóstico e prescrição de enfermagem para os cuidados e troca de curativos no domicílio, envolvendo familiar e cuidador, que devem estar preparados para os cuidados nos curativos mais simples.

O profissional de enfermagem juntamente com a equipe multidisciplinar têm importante papel no tratamento e prevenção de lesões. O enfermeiro deve ser responsável pela supervisão, incluindo a prescrição de coberturas e produtos adequados, a orientação, o acompanhamento, o desenvolvimento de processos educativos com os profissionais, culminando com a avaliação dos resultados.[10]

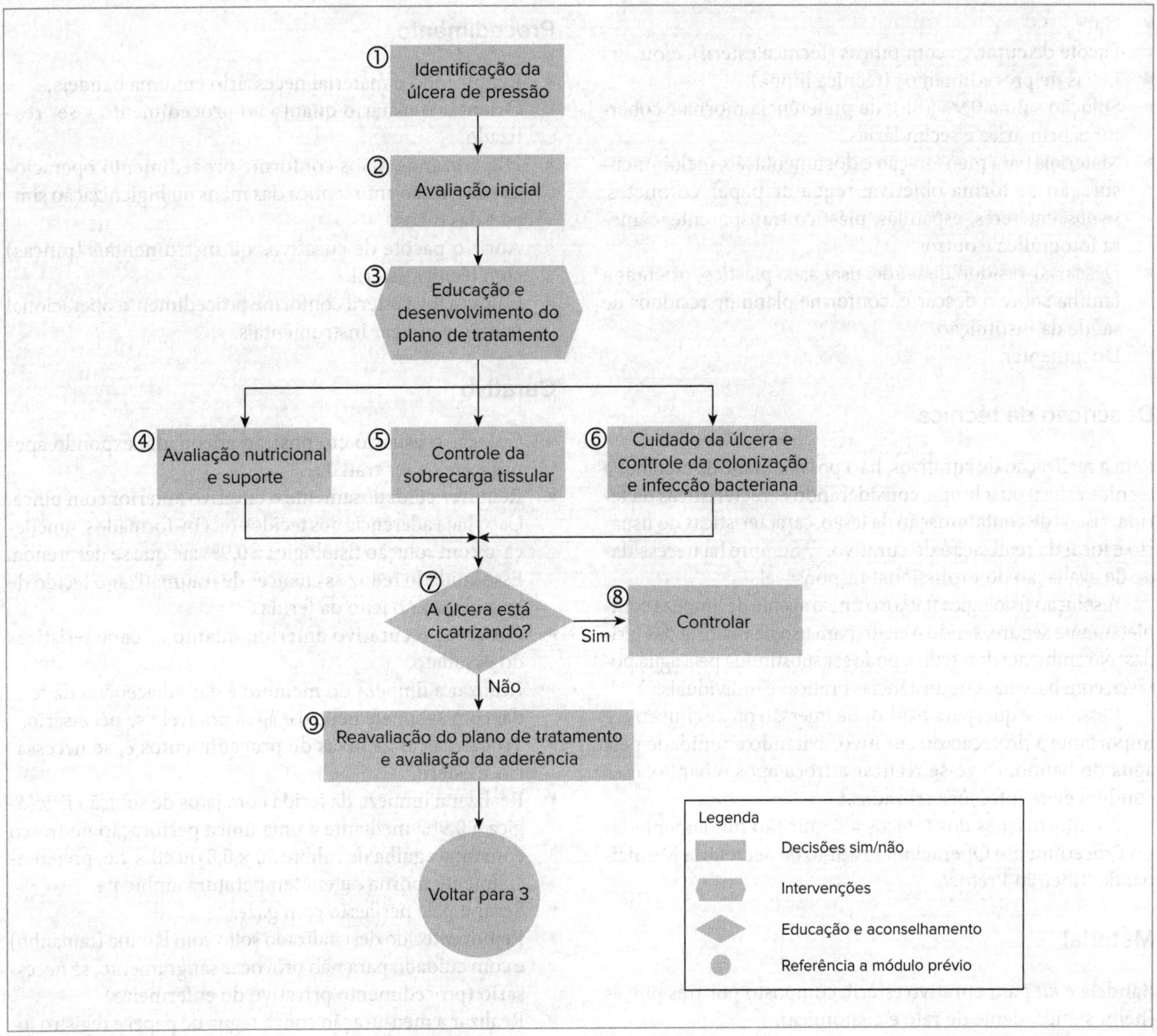

FIGURA 2
Tratamento da úlcera por pressão.
Fonte: adaptada de Bergstrom et al., 1994.

Risco/pontos críticos

Procedimentos mais complexos, como lesões profundas, cavitárias, com edemas, dores e outros, precisam ser avaliados com ponderação a respeito de riscos e possíveis complicações; se necessário, fazer o encaminhamento ao profissional especialista.

A família e o paciente devem ser abordados quantos aos riscos e pontos críticos na realização do procedimento no domicílio, visando sempre a proteção do paciente, evitando danos. Nestes casos, é sempre muito importante a avaliação da equipe interdisciplinar.

Destaca-se, quando necessário, o uso de instrumentos de corte, como tesouras e bisturi; a remoção mecânica assume características de desbridamento instrumental, tornando-se um procedimento especializado cabível ao enfermeiro com treinamento específico (Resolução COFEN n. 501/2015) ou estomaterapeuta e aos médicos.[11]

Material utilizado

- Equipamentos de proteção individual (EPI): protetor corporal, luvas de procedimento, máscara, gorro e óculos de proteção.

Para o procedimento, observar protocolos assistenciais institucionais. Sugere-se para o preparo do material para o curativo:

- Gaze.
- Pacote de curativo com pinças (técnica estéril). e/ou
- Luvas de procedimentos (técnica limpa).
- Solução salina 0,9% (SF), de preferência morna e coberturas primárias e secundárias.
- Materiais para mensuração e documentação, incluir mensuração de forma objetiva: régua de papel, cotonetes, *swabs*, cateteres, espátulas, plástico transparente, câmera fotográfica e outros.
- Descartar resíduo de saúde: usar saco plástico, orientar a família sobre o descarte, conforme plano de resíduos de saúde da instituição.
- Documentar.

Descrição da técnica

Para a realização de curativos, há a possibilidade de escolher a técnica estéril ou a limpa, considerando características da ferida, riscos de contaminação da lesão, características do usuário e local da realização do curativo.[5,11] Sempre há necessidade de avaliação do profissional responsável.

A solução fisiológica 0,9% é o único agente de limpeza completamente seguro, sendo o eleito para uso na maioria das feridas. No ambiente domiciliar, pode ser substituída pela água potável, com base nas circunstâncias práticas e individuais.[2,5,11,12]

Ressalta-se que, para banhos de imersão ou de chuveiro, é importante a proteção do curativo, evitando a umidade pela água do banho. Deve-se realizar a troca após o banho, essa conduta evita infecções cruzadas.[2]

As informações dos tópicos a seguir são fundamentadas no Procedimento Operacional Padrão da Secretaria Municipal de Ribeirão Preto.[11]

Material

Bandeja e *kit* para curativo estéril, composto por três pinças (hemostática, dente de rato e anatômica);

- Frasco de solução fisiológica 0,9% de 250 mL ou 500 mL em temperatura ambiente.
- Agulha 25 × 0,8 mm ou 40 × 1,6 mm.
- Pacotes de gaze estéril.
- Caixa plástica ou similar para acondicionamento de coberturas padronizadas.
- Faixa crepe (10 ou 15 cm, conforme necessidade).
- Esparadrapo, fita microporosa, fita crepe.
- Luvas de procedimentos e estéreis.
- Réguas de papel.
- Espátula.
- Lâmina de bisturi (se necessário).
- Tesoura.
- Papel-toalha.
- Equipamentos de Proteção Individual (avental, máscara cirúrgica, óculos de proteção, gorro).

Procedimento

- Reunir todo o material necessário em uma bandeja.
- Orientar o usuário quanto ao procedimento a ser realizado.
- Higienizar as mãos conforme procedimento operacional de fricção antisséptica das mãos ou higienização simples das mãos.
- Abrir o pacote de curativos ou instrumentais (pinças) com técnica estéril.
- Calçar a luva estéril conforme procedimento operacional padrão e utilizar instrumentais.

Curativo

- Colocar o usuário em posição adequada, expondo apenas a área a ser tratada.
- Remover cuidadosamente o curativo anterior com pinça. Caso haja aderência aos tecidos recém-formados, umedeça-o com solução fisiológica a 0,9% até que se desprenda. Esse cuidado reduz as chances de traumatizar o tecido de granulação no leito da ferida.
- Observar o curativo anterior, quanto às características do exsudato.
- Realizar a limpeza do membro e das adjacências da ferida, com sabonete neutro e água potável,[2] se necessário.
- Trocar/calçar as luvas de procedimentos e, se necessário, a estéril.
- Realizar a limpeza da ferida com jatos de solução fisiológica a 0,9%, mediante a uma única perfuração no frasco com uma agulha de calibre 30 × 0,8 ou 40 × 1,6, preferencialmente morna ou em temperatura ambiente.
- Secar a pele perilesão com gaze.
- Remover tecido desvitalizado solto com lâmina (tamanho) e com cuidado para não provocar sangramento, se necessário (procedimento privativo do enfermeiro).
- Realizar a mensuração com a régua de papel e registro fotográfico (este último sempre que possível). Dependendo do tamanho da ferida, pode ser mensurada a cada 15 dias ou semanal.
- Realizar avaliação da fase da ferida e o tipo de tecido presente no leito da ferida, e escolher a cobertura mais indicada.
- Aplicar a cobertura escolhida.
- Ocluir o curativo, conforme necessidade (cobertura secundária, gazes, compressa algodoada, ataduras e bota de Unna).
- Reposicionar o usuário confortavelmente.
- Remover todo o material usado e dispensá-lo em local específico.
- Higienizar as mãos.
- Agendar retorno para nova avaliação.
- Registrar o procedimento no prontuário domiciliar e do serviço.

Coberturas

As coberturas são consideradas produtos ou substâncias que promovem um ambiente eficaz para a cicatrização. São classificadas em primária (aquela aplicada diretamente sobre o leito da lesão) e secundária (aplicada sobre a cobertura primária).

Para a avaliação da cobertura, considera-se: conforto do paciente, facilidade de aplicação, efetividade e custo. Ademais, para indicação, o profissional precisa considerar as vantagens e desvantagens e fatores individuais e outros.

Com a evolução das terapias, as coberturas oclusivas e interativas, como as espumas, representam um avanço no tratamento tópico para as lesões, considerando suas características e seus resultados no tratamento, levando ao desuso de muitas coberturas e produtos.

O Quadro 2 apresenta algumas coberturas existentes nos serviços de saúde no Brasil, incluindo o Sistema Único de Saúde (SUS), dependendo da padronização de cada local/serviço.[5]

Existem outras coberturas de troca diária, que são apresentadas como pomada, gel e creme, além das consideradas como terapia complementar alternativa. Muitos serviços de saúde, principalmente no SUS, têm se utilizado destas, em razão do fácil manuseio e aquisição, do baixo custo e de bons resultados no tratamento.

O Quadro 3 destaca coberturas primárias de troca diária mais comuns, que podem ser manipuladas.[12]

QUADRO 2 Relação de coberturas, com suas composições, indicações, vantagens e desvantagens

Cobertura	Composição	Indicação	Vantagens	Desvantagens
Gaze Seca – lesão exsudativa Úmida – lesão seca	100% algodão	Lesões grandes, profundas e exsudativas.	Custos e fácil manuseio.	Pode deixar fibras no leito, levar ao ressecamento, levar danos ao tecido de granulação, fornece desbridamento não seletivo, não controla o excesso de umidade. Troca.
Filme transparente adesivo	Poliuretano	Prevenção de lesões; lesões superficiais; LP I, II e III como primária ou secundária.	Mantém ambiente úmido, permite visualização, protege e mantém a lesão aquecida. Troca de 3 a 5 dias.	Não é absorvente, não adere a pele oleosa. Não indicado na presença de infecção.
Hidrocoloide	Gelatina, pectina, carboximetilcelulose sódica, espuma e/ou filme de poliuretano.	Prevenção de lesões; lesões com pouca exsudação.	Mantém barreira impermeável, previne infecção secundária, estimula e protege tecido novo, permite desbridamento autolítico, mantém umidade fisiológica, diminui dor, não requer cobertura secundária. Troca de 3 a 5 dias.	Pequena absorção; não são transparentes, presença de odor na remoção, forma gel que pode confundir com exsudação purulenta. Não indicado na presença de infecção.
Hidrogel	Água e gel amorfo, com ou sem alginato de cálcio e sódio, com ou sem carboximetilcelulose sódica.	Qualquer tipo de lesão.	Hidratante, fornece desbridamento autolítico, não traumatiza na retirada, diminui a dor. Troca conforme a cobertura secundária; pode ser de 1 a 3 dias.	Não indicado para lesões muito exsudativas; pode levar à maceração da pele perilesional. Trocas frequentes.
Espuma de poliuretano	Polímeros hidrofílicos, adesivas ou não, com ou sem prata iônica e com adição de outras substâncias.	Lesões exsudativas, infectadas ou não.	Alto poder de absorção, mantém barreira impermeável, previne infecção secundária, estimula e protege tecido novo, permite o desbridamento autolítico, mantém a umidade fisiológica, diminui o odor, não adere ao leito da lesão, diminui a dor, não requer cobertura secundária. Troca de 3 a 7 dias.	Não indicada para lesões secas; pode macerar a pele perilesional e custos.

(continua)

QUADRO 2 Relação de coberturas, com suas composições, indicações, vantagens e desvantagens (*continuação*)

Cobertura	Composição	Indicação	Vantagens	Desvantagens
Alginato de Cálcio	Algas marinhas, composto por ácidos manurônico e gulurônico na forma de sais. Com ou sem prata iônica.	Lesões profundas, infectadas, com moderada ou alta exsudação.	Alto poder de absorção, pode ser usada em diferentes tipos de lesões, em túneis, cavidades, bordas descoladas. Promove a hemostasia, mantém a umidade, não adere ao leito da ferida, auxilia o desbridamento autolítico. Troca conforme a cobertura secundária; pode ser de 1 a 7 dias.	Necessidade de cobertura secundária; pode apresentar odor; não indicado para lesão seca e com tecido necrótico (nas apresentações de placas e fitas).
Carvão ativado com prata (em desuso)	Carvão ativado, e impregnado com prata, película de *nylon*.	Lesões profundas, infectadas, com moderada ou alta exsudação.	Reduz carga bacteriana, filtra e elimina odores, reduz exsudato. Troca de 3 a 7 dias.	Necessidade de cobertura secundária; não indicado para lesão seca e com tecido necrótico; pode aderir ao leito da ferida; levar danos ao tecido de granulação, fornece desbridamento não seletivo. Não pode ser cortado (a placa selada).
Espuma de Silicone	Poliuretano, silicone e película semipermeável.	Resistente à água e bactérias, é um adesivo de silicone.		
Colágeno	Colágeno de bovinos e aves.	Lesões infectadas ou não de difícil cicatrização, com mínima a moderada exsudação.	Fácil manuseio, mantém meio úmido, pode ser usado a outras coberturas e agentes tópicos.	Necessidade de cobertura secundária; não indicado para lesões úmidas. Pode causar sensibilidade por conta de origem animal. Alto custo.

Fonte: Caliri MHL, et al.[5]

Orientações para equipe e família e cuidadores

Considerando o cuidado no domicílio e o perfil do paciente atendido pelo serviço de atenção domiciliar, é fundamental a identificação e preparo do cuidador familiar pela equipe interdisciplinar em AD, em especial a equipe de enfermagem, que tradicionalmente cuida das lesões e curativos.

As lesões são multicausais e, por isso, precisam ser tratadas de forma a considerar sua etiologia, fatores intrínsecos e extrínsecos que interferem no processo de cicatrização, as características da lesão, entre outros.

As orientações aos familiares e cuidadores devem ser embasadas em protocolos e manuais assistenciais, compreendendo não só as que tratam dos cuidados diretos com a lesão, como os curativos, e a escolha de coberturas adequadas que favoreçam um ambiente ideal para a epitelização da lesão, mas, também, as de controle glicêmico, níveis pressóricos, nutrição e repouso. O uso de cartilhas para cuidadores e afins pode colaborar para apreensão do cuidado.[13]

Considerações finais

Por ser multicausal, é de difícil manejo, requer intervenções e trabalho em equipe interdisciplinar atualizada, considerando a etiologia da lesão e recursos disponíveis e outros fatores.

O enfermeiro pode contribuir sobremaneira na assistência à pessoa com lesão, iniciando pela elaboração de protocolos assistenciais, cartilhas para familiares e cuidadores, participando na padronização de produtos e coberturas para tratamento, assim como na elaboração do projeto terapêutico singular, junto à equipe multidisciplinar e cuidador, melhorando a qualidade de vida desses indivíduos.[13]

QUADRO 3 Relação de coberturas primárias, com suas propriedades e indicações

Cobertura primária	Propriedades	Indicação
Calêndula (*Calendula officinalis*)	Tem múltiplas propriedades terapêuticas, capacidade de melhorar o processo de cicatrização. Além de cicatrizante, possui inúmeros mecanismos de ação, como antialérgica, anti-inflamatória e antisséptica.	Lesões com ou sem infecção e de difícil cicatrização.
Papaína (*Carica papaya*) (mamão papaia)	A papaína é uma enzima proteolítica presente no látex do vegetal no caule, folha e frutos, que, além de promover o desbridamento enzimático do tecido necrótico, tem ação bactericida, bacteriostática e anti-inflamatória. Proporciona o alinhamento das fibras de colágeno, promovendo o crescimento tecidual uniforme; aumenta a força tênsil da cicatriz e diminui a formação de queloides.	Lesões com ou sem infecção, com tecido necrótico e na presença de tecido de granulação e outros, dependendo da concentração: ▪ Ferida necrótica: 10% se houver escara, usar o produto após escarectomia. ▪ Ferida com exsudato purulento: 4 a 6% ▪ Ferida com tecido de granulação: 2%
Barbatimão (*Striphnodendron barbatiman*)	Cicatrizante, antisséptica analgésica, anti-inflamatória.	Lesões sem infecção, com presença de tecido de granulação.

Fonte: Departamento de Atenção Domiciliar da Prefeitura de Ribeirão Preto.[12]

Referências

1. Regasson B. Atenção integral nos cuidados de feridas crônicas. Agreda JJS, Torra i Bou JE (eds.). Lima A (trad.). Petrópolis: Editora EPUB. SOBENFeE, 2012.
2. Dealy C. Cuidando de Feridas: um guia para as enfermeiras. Lacerda RA, Santos VLCG (trads.). 3.ed. São Paulo: Atheneu Editora, 2008.
3. Brasil. Ministério da Saúde. Secretaria de Atenção à Saúde. Departamento de Atenção Básica. Caderno de atenção domiciliar / Ministério da Saúde, Secretaria de Atenção à Saúde, Departamento de Atenção Básica. Volume 2. Brasília: Ministério da Saúde, 2013. [acesso 17 set 2021]. Disponível em: https://bvsms.saude.gov.br/bvs/publicacoes/caderno_atencao_domiciliar_melhor_casa.pdf.
4. Diniz CG. Infecções de pele e de tecidos moles. Bacteriologia - 2º Semestre de 2018. [acesso 29 set 2021]. Disponível em: https://www.ufjf.br/microbiologia/files/2013/05/Infec%c3%a7%c3%b5es-de-pele-e-tecidos-moles-claudio-2018.pdf.
5. Caliri MHL, Chayamiti EMPC, Rabeh, SAN, Miyazaki MY. Novas tecnologias no cuidado de feridas In: PROENF Saúde do Adulto. Porto Alegre/RS: Artmed/Panamericana Ltda, 2013;3:149-182. Disponível em: https://repositorio.usp.br/item/002690912.
6. Machado DO, Mahmud SJ, Coelho RP, Cecconi CO, Jardim GS, Paskulin LMG. Cicatrização de lesões por pressão em pacientes acompanhados por um serviço de atenção domiciliar. Texto contexto – enferm. [Internet]. 2018;27(2):e5180016. [acesso out 2021]. Disponível em: http://www.revenf.bvs.br/scielo.php?script=sci_arttext&pid=S0104-07072018000200329&lng=pt. Epub 21 - Jun 2018. http://dx.doi.org/10.1590/0104-07072018005180016.
7. Escola de Enfermagem de Ribeirão Preto. Grupo de Estudos e Pesquisa em Segurança do Paciente. Disponível em: http://eerp.usp.br/feridascronicas/. Acesso em: 29 set. 2021.
8. NPUAP. Copyright National Pressure Ulcer Advisory Panel – NPUAP®. Contato: npuap@npuap.org.
9. Wechi JS, Amante LN, Salum NC, Matos E, Martins T. Escala de Braden: instrumento norteador para a prevenção de úlceras por pressão. Florianópolis (SC), 2016. ESTIMA [Internet].2017 Nov. 7;15(3). [acesso 18 out 2021]. Disponível em: https://www.revistaestima.com.br/estima/article/view/544. DOI: 10.5327/Z1806-3144201700030005
10. Feitosa MNL, et al. Assistência de enfermagem na atenção primária ao paciente com risco potencial de desenvolver pé diabético: Uma revisão bibliográfica. Rev. UNINGÁ, Maringá. 2017;54(1):185-196.
11. Ribeirão Preto. Prefeitura Municipal. Secretaria Municipal da Saúde. Departamento de Atenção Domiciliar. Manual de Procedimentos Operacionais Padrão – POP. Vários autores, 523p. CDU: 614.21.
12. Ribeirão Preto. Prefeitura Municipal. Secretaria Municipal da Saúde. Departamento de Atenção Domiciliar. Manual de Assistência Integral às Pessoas com Feridas – SMS/RP (Ribeirão Preto, 2011).
13. Leite AC, Silva ES, Oliveira ACD, Pereira RKA, et al. Atribuições do enfermeiro na cicatrização de lesões por pressão em pacientes acompanhados no serviço de atenção domiciliar. Braz J of Develop (Curitiba). 2020 Oct;6(10):82848-82867.

Capítulo 3

Procedimentos odontológicos

Alcione Rodrigues Ferreira
Andréa Gomes de Oliveira
Wanessa Gonçalves Sousa
Vanderlei Luiz Gomes
Juliana Bisinotto Gomes Lima

PONTOS-CHAVE

- É possível realizar no domicílio, procedimentos odontológicos envolvendo vários níveis de complexidade.
- As ações de promoção e proteção em saúde bucal consistem em exames periódicos com a finalidade de diagnosticar precocemente problemas bucais e tratá-los a fim evitar seu agravamento.
- Os riscos aos quais o paciente é exposto, estão diretamente relacionados à complexidade do procedimento a ser executado e ao estado de saúde geral do paciente.

OBJETIVOS DE APRENDIZAGEM

Ao final do capítulo, o leitor deverá ser capaz de:

- Abordar o protocolo odontológico para o atendimento domiciliar:
  - Preparar o domicílio para receber a equipe odontológica.
  - Definir critérios para o planejamento e plano de tratamento.
  - Delinear terapêuticas possíveis de serem executadas.
  - Criar protocolo para retirar-se do domicílio.
  - Determinar descarte e transporte de material contaminado.

Definição

É possível realizar no domicílio procedimentos odontológicos envolvendo vários níveis de complexidade. O uso de equipamentos portáteis (aparelhos de consultório, radiografia e ultrassonografia) otimiza os tratamentos.

Atender no domicílio, exige da equipe odontológica envolvida criterioso planejamento prévio do trabalho a ser executado e organização do material e instrumental a ser transportado. Os usuários colaboram preparando o ambiente para que seja possível realizar o atendimento no domicílio.

As ações possíveis de serem realizados no domicílio são as de promoção e proteção em saúde, além das de recuperação e reabilitação.

Ações de promoção e proteção em saúde

São caracterizados por procedimentos de baixa complexidade:

- Instrução de higiene bucal e escovação dental supervisionada.
- Aplicação tópica de flúor.
- Aplicação de selante.
- Selamento provisório de cavidade dentária.
- Raspagem supragengival.

Ações de recuperação e reabilitação

Significam intervenções clínicas curativas de média e alta complexidade, a impactar os principais problemas de saúde do paciente.

- Diagnóstico e tratamento de lesões bucais comuns em pacientes debilitados, como a candidíase, mucosite, queilite angular e hiperplasia fibrosa.
- Raspagem subgengival.
- Confecção de próteses fixas.
- Confecção de próteses removíveis totais.
- Confecção de próteses removíveis totais parciais.
- Restaurações diretas.
- Exodontias.

Finalidade

As ações de promoção e proteção em saúde bucal consistem em exames periódicos com a finalidade de diagnosticar precocemente problemas bucais e tratá-los a fim de evitar seu agravamento. A instrução de higiene bucal e escovação dental supervisionada fazem parte desse grupo, sendo ações que devem ser iniciadas desde a primeira consulta, supervisionadas durante o tratamento e reforçadas ao final.

A ênfase é conscientizar, promover a prevenção na saúde bucal e a autonomia dos usuários.

O paciente precisa ser conscientizado desde o início que cuidar da sua saúde envolve também ter hábitos diários de limpeza bucal. O sucesso nas ações preventivas evita tratamentos mais sofisticados e dispendiosos.

Nas ações de recuperação e reabilitação o foco é o diagnóstico e o tratamento de doenças bucais. O diagnóstico deve ser o mais precoce possível para que o tratamento possa ser instituído de imediato, priorizando procedimentos conservadores.

Essas ações permitem reintegrar o indivíduo ao seu ambiente social.

Na Seção 5 (Perfil dos profissionais da AD), no Capítulo Cirurgiões-dentistas, sobre atribuições específicas da profissão no domicílio, os autores relatam as principais doenças dentárias infecciosas prevalentes no atendimento domiciliar e o impacto dessas doenças na saúde geral do paciente.

Indicação e contraindicação

As indicações e contraindicações dos procedimentos odontológicos no domicílio são específicos.

Instrução de higiene bucal e escovação dental supervisionada

- Indicações: prevenção de doenças bucais, principalmente cárie e doença periodontal.
- Contraindicações: não há contraindicações significativas.

Aplicação tópica de flúor

- Indicações: pacientes com médio e alto risco cariogênico; pacientes de todas as idades; pacientes com dietas cariogênicas; pacientes com ausência ou deficiência de cuidados com a higienização oral; pacientes com diminuição do fluxo salivar.
- Contraindicações: não há contraindicações significativas. O cirurgião-dentista deverá definir a necessidade desse tratamento, a partir do estudo do caso clínico apresentado.

Aplicação de selante

- Indicações: pacientes com alto risco de cárie; dentes que ainda não estabeleceram oclusão funcional; dentes com fossas e fissuras profundas com acúmulo de biofilme.
- Contraindicações: são contraindicados para pacientes sem atividade de cárie, que possuem dentes em oclusão funcional com mecanismo de limpeza ativado com fossa e fissuras rasas e bem coalescidas; dentes interrompidos a mais de 3 anos que se apresentem livres de cáries oclusais.

Selamento provisório de cavidade dentária

- Indicações: pacientes com atividade de doença cárie; lesões cariosas em esmalte/dentina; pacientes com necessidades especiais.
- Contraindicações: cavidades extensas.

Raspagem supragengival

- Indicações: pacientes que apresentam algum grau de inflamação gengival.
- Contraindicações: pacientes muito debilitados e com risco cirúrgico muito elevado.

Diagnóstico e tratamento de lesões bucais comuns em pacientes debilitados (com candidíase, mucosite, queilite angular ou hiperplasia fibrosa)

- Indicações: quando qualquer lesão (mucosa, óssea, tumefação) persiste por mais de duas semanas sem nenhuma base etiológica ou que não responde ao tratamento local proposto.
- Contraindicações: podem ser de ordem geral (relacionadas a pacientes com patologias sistêmicas), ou local (contraindicada a biópsia incisional em hemangiomas e melanomas); estruturas normais; lesões traumáticas que podem regredir após a remoção do fator etiológico; lesões inflamatórias que respondem a tratamentos locais ou medicação sistêmica específica.

Raspagem subgengival

- Indicações: pacientes que apresentam algum grau de inflamação gengival.
- Contraindicações: pacientes muito debilitados e com risco cirúrgico muito elevado.

Confecção de próteses fixas

- Indicações: quando há perda dentária, comprometimento da estética e função na mastigação na qual há condições de confeccionar uma prótese unitária, saúde periodontal adequada e paciente receptivo, responsivo.
- Contraindicações: má higiene oral; doença periodontal avançada e mobilidade grau III ou maior, perda extensa da coroa dentária, paciente acamado, ausência de prestação de serviços de laboratório de próteses para unidades de Serviço de Atenção domiciliar.

Confecção de próteses removíveis totais

- Indicações: pacientes desdentados totais.
- Contraindicações: pacientes que não apresentam controle neuromuscular.

Confecção de próteses removíveis parciais

- Indicações: pacientes desdentados parciais.
- Contraindicações: pacientes que não apresentam controle neuromuscular.

Restaurações diretas

- Indicações: restaurações de dentes anteriores e posteriores com presença de cárie e/ou fraturados; correção de forma e cor; fechamento de diastemas.
- Contraindicações: cavidades extensas com perda de estrutura dentária significativas.

Exodontias

- Indicações: pacientes que apresentam mobilidade dentária fisiológica ou patológica a partir de grau 3; lesão de furca a partir de grau 3; presença de raiz residual que não seja indicado prótese fixa; pacientes em estado comatoso, em ventilação mecânica; doença periodontal severa.
- Contraindicações: pacientes que possuem o parecer médico desfavorável; alterações sistêmicas importantes, cujos exames de coagulometria estejam alterados.

Profissional responsável

A equipe é constituída pelo motorista, responsável pelo transporte dos profissionais; por um dentista responsável e o auxiliar.

O dentista é o profissional responsável por definir o diagnóstico, planejamento e realizar os procedimentos. Esse profissional deve estar preparado para se submeter a possíveis adaptações de trabalho, de materiais auxiliares e facilitadores durante o atendimento, respeitando a individualidade e a segurança do paciente[1].

Juntamente com os demais membros da equipe, o dentista deve acompanhar, apoiar e desenvolver atividades referentes à saúde, integrando as ações de forma multidisciplinar. O dentista também é o responsável por supervisionar o técnico em saúde bucal.

O auxiliar, técnico em higiene bucal, é o responsável por organizar a escala de visita; manejo da ficha clínica; checar o material, instrumental e equipamento a ser transportado; realizar a montagem da mesa clínica; exercer a função de instrumentador. Tal sistema de trabalho promove produtividade, qualidade e bem-estar físico e mental aos profissionais.

Risco/pontos críticos

Os riscos aos quais o paciente é exposto estão diretamente relacionados à complexidade do procedimento a ser executado e ao seu estado de saúde geral.

Instrução de higiene bucal e escovação dental supervisionada

- Riscos: paciente que possui pouca mobilidade nos músculos bucais e faciais pode aspirar líquido durante a escovação. Por isso, há a necessidade de sucção por bomba portátil efetiva.

Aplicação tópica de flúor

- Riscos: intoxicação por ingestão de grande quantidade de flúor, em um curto espaço de tempo. Os sintomas mais comuns incluem dor abdominal, diarreia, disfagia, hipersalivação, náuseas e vômito. Os sintomas neurológicos incluem dor de cabeça, fraqueza muscular, espasmos musculares, convulsões e tremores[2].

Aplicação de selante

- Riscos: paciente que possui pouca mobilidade nos músculos bucais e faciais pode aspirar líquido durante a escovação. Por isso, há a necessidade de sucção por bomba portátil efetiva.

Selamento provisório de cavidade dentária

- Riscos: paciente que possui pouca mobilidade nos músculos bucais e faciais pode aspirar líquido durante a escovação. Por isso, há a necessidade de sucção por bomba portátil efetiva.

Raspagem supragengival

- Riscos: hipersensibilidade dentinária.

Diagnóstico e tratamento de lesões bucais comuns em pacientes debilitados (com candidíase, mucosite, queilite angular ou hiperplasia fibrosa)

- As biópsias são menos invasivas (menor quantidade de material retirado), com técnicas mais precisas. O paciente pode apresentar dor, sangramento e edema.

Raspagem subgengival

- Riscos: caso não ocorra a conduta correta durante a anamnese, exame clínico e posterior solicitação do parecer médico e aprovação do mesmo, o paciente pode ter uma infecção sistêmica após a raspagem subgengival devido ao biofilme dental presente (especificidades relacionadas com *Actinobacillus actinomycetemcomitans* e na chamada periodontite agressiva) circular na corrente sanguínea. No tratamento, deve avaliar criteriosamente a necessidade de antibioticoterapia profilática e uso posterior após as sessões de raspagens subgengivais.

Confecção de próteses fixas

- Riscos: aspiração do material de moldagem; engolir um provisório; sensibilidade dentária em dente vital preparado.

Confecção de próteses removíveis totais

- Riscos: aspiração do material de moldagem; paciente não se adaptar com as próteses; surgir hiperplasia fibrosa inflamatória em decorrência de registro intermaxilar equivocado; paciente dormir com os aparelhos protéticos por longo período; e controles posteriores inadequados. Inflamações; alergia de contato na gengiva e palato devido à exalação de monômero em detrimento do ciclo de polimerização inadequada da prótese.

Confecção de próteses removíveis parciais

- Riscos: aspiração do material de moldagem; dificuldade do paciente em se adaptar com as próteses; úlcera traumática em decorrência de sobrextensão da prótese. Sobrecarga dental por falha no planejamento da prótese.

Restaurações diretas

- Riscos: sensibilidade pós-operatória, que ocorre principalmente nos casos de lesão cariosa extensa, pela proximidade com a polpa, pode haver uma evolução para pulpite aguda e até abscesso. Caso ocorra evolução, os procedimentos cirúrgicos devem ser evitados na fase aguda do abscesso e a drenagem deve ser realizada quando tiver flutuação. O tratamento deve incluir antibióticos.

Exodontias

- Riscos: as extrações constituem sérios riscos ao paciente, como hemorragia dentária, alveolite (desorganização do coágulo), parestesia (dano temporário aos nervos próximos). Sendo procedimentos realizados por cirurgiões-dentistas habilitados e com aprovação do parecer médico. As extrações também podem funcionar como porta de entrada para *Actinomyces israelli*, uma bactéria anaeróbica encontrada na boca. Ao tornar-se patogênica, pode ocasionar um quadro de actinomicose cervicofacial. O tratamento deve ser feito com antibioticoterapia.

Material utilizado

O atendimento domiciliar odontológico não necessita diretamente do uso do consultório portátil[3], mas o uso deste equipamento é um facilitador, principalmente nos procedimentos que envolvem remoção mecânica de tecido cariado ou preparo específico de dentes para receber uma prótese.

O consultório odontológico portátil (Figura 1) é composto por micromotor (alta rotação elétrico, peça reta e contra-ângulo, seringa tríplice microbomba aspiradora de secreção com frasco coletor), aparelho de fotopolimerizador sem fio ou com fio bivolt, equipamento portátil de ultrassonografia odontológica (com sistema de irrigação por bomba peristáltica) para remoção de cálculo. O refletor pode ser de tripé por luz de *led* ou pode ser substituído por foco de luz de lanternas comuns, com apoio de cabeça ou até provenientes

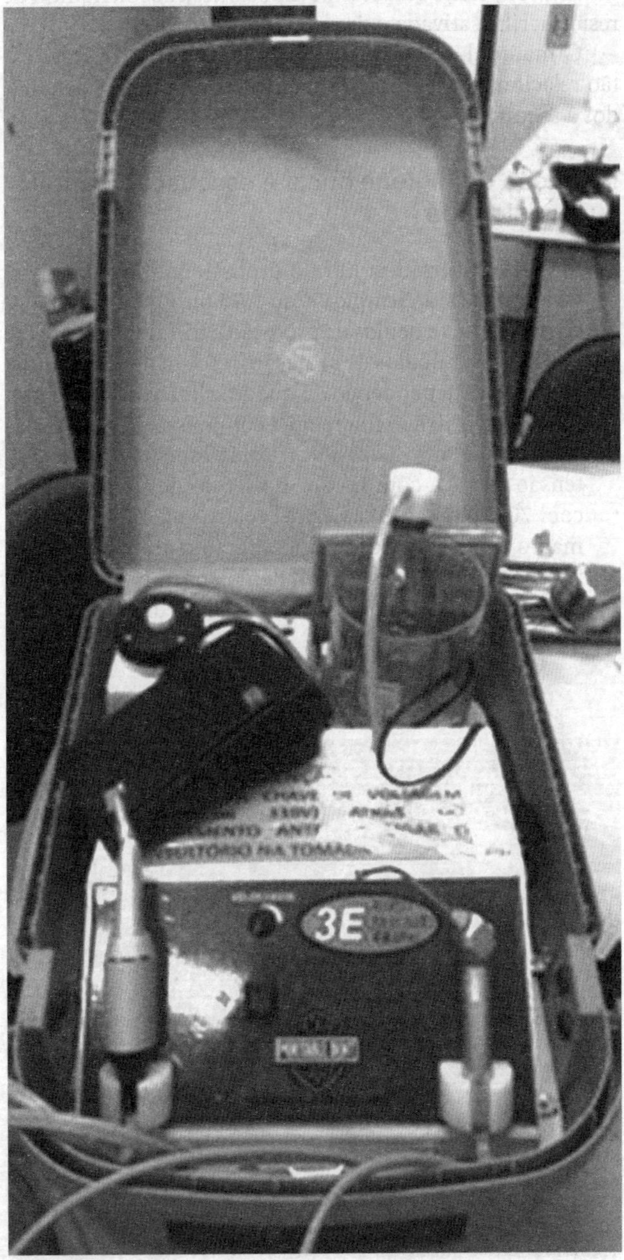

FIGURA 1

Consultório odontológico portátil.

Fonte: acervo ds autores.

de celulares. Os motores elétricos de bancada substituem as peças de mão que necessitam de ar comprimido, tornando desnecessário o transporte de compressores e cilindros de ar.

Uma lista de instrumentais e materiais de consumo é organizada previamente (Figura 2), checando os itens. É recomendado materiais para reposição imediata, caso aconteça algo inesperado e fora do planejamento, como algum instrumental cair no chão ou contaminar.

Todo o material deve ser transportado em recipientes apropriados para preservar suas características originais e evitar a exposição ao calor excessivo, luz solar, poeira e contaminação. Deve-se ter cautela especial com materiais líquidos e inflamáveis, como soluções de hipoclorito, álcool, líquido de resina acrílica ativada quimicamente, entre outros.

O material, instrumental e equipamento utilizado, estão relacionados ao procedimento a ser executado, detalhados a seguir.

Instrução de higiene bucal e escovação dental supervisionada

- Materiais utilizados: EPI do profissional (luvas descartáveis, máscara cirúrgica e/ou N95 ou Pff2, gorro, jaleco ou avental e óculos de proteção); EPI do paciente (se possível usar óculos de proteção), escova dental manual ou elétrica (dependendo do quadro clínico do paciente), tubo de dentifrício fluoretado, compressa de gaze, espátulas de madeira, luvas descartáveis, espelho de mão, extensão elétrica com fio de 30 m, rolo de fio dental, álcool 70% para assepsia, papel toalha, sabonete líquido, macro modelos odontológico para ilustração da escovação orientada e uso do fio dental, que pode ser usado dependendo o estado clínico, idade (pediatria), e condição do paciente.

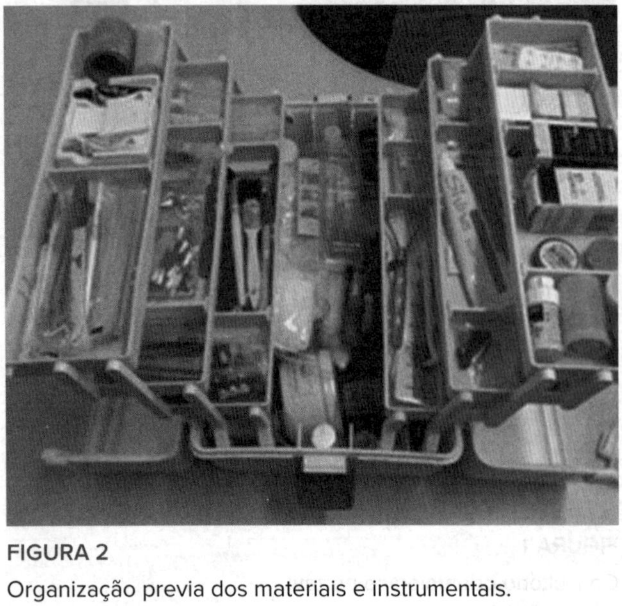

FIGURA 2
Organização previa dos materiais e instrumentais.
Fonte: acervo ds autores.

- Instrumentais utilizados: kit exame clínico (espelho, pinça clínica, sonda exploradora), espátulas de madeira, abridor de boca em silicone (se necessário), babador impermeável, sugador (plástico, metal ou cirúrgico).
- Equipamentos: lanterna manual ou de cabeça ou tripé com foco de luz *led*, bomba de sucção à vácuo portátil com coletor e mangueira para os casos em que o paciente é acamado ou traqueostomizado ou apresenta limitações de movimentos da boca.

Aplicação tópica de flúor

- Materiais utilizados: EPI para o profissional e paciente; escova dental manual; frasco com flúor em gel neutro; rolo de algodão; afastador gengival; babador descartável ou toalha do paciente; escova dental; moldeiras ajustáveis de plástico (ou cotonete); sugador; gaze.
- Instrumentais utilizados: kit de exame clínico.
- Equipamentos: bomba de sucção à vácuo portátil com coletor e mangueira.

Aplicação de selante

- Materiais utilizados: EPI; pasta profilática; ácido fosfórico 37%; adesivo fotopolimerizavél; resina fluída ou CIV (cimento de ionômero de vidro); escova dental ou de Robson; soro fisiológico; seringa descartável de 20 mL; agulha hipodérmica; algodão em rolete; gaze e *microbrush*.
- Instrumentais utilizados: kit de exame clínico; espátula n. 24 e placa de vidro (em caso de utilização do CIV); abridor de boca de silicone (usar se necessário); babador impermeável; sugador; contra-ângulo.
- Equipamentos: consultório odontológico portátil; bomba de sucção à vácuo portátil com coletor e mangueira; foco de luz (lanterna manual ou de cabeça ou tripé com *led*); fotopolimerizador; extensão elétrica para ligar o consultório.

Selamento provisório de cavidade dentária

- Materiais utilizados: EPI do paciente e do profissional; compressas de gaze; rolos de algodão para isolamento relativo; antisséptico bucal; copo descartável; escova de Robinson; taça de borracha; pasta profilática ou creme dental; pote dappen; *microbrush*; pincel cerdas finas; cimento de ionômero de vidro restaurador; brocas esféricas para alta rotação n. 002, 004; sugador descartável; digluconato de clorexidina 0,2%; agulha hipodérmica; agulha gengival; anestésico.
- Instrumentais utilizados: kit de exame clínico; kit de dentística com escavador duplo de dentina; espátulas para resina composta; placa de vidro e espátula para manipulação; seringa carpule.
- Equipamentos: foco de luz; extensão elétrica para ligar o consultório; aparelho fotopolimerizador; bomba de sucção portátil à vácuo com mangueira; consultório odontológico portátil.

Raspagem supragengival

- Materiais utilizados: EPI; soro fisiológico; seringa descartável de 20 mL; agulha hipodérmica; gaze; antisséptico (clorexidina 0,12%); copo descartável de 50 mL; babador impermeável; sugador.
- Instrumentais utilizados: kit de exame clínico; curetas de Gracey (5-6,7-8,11-12,13-14); afastador; bandeja de inox; cubeta de inox; sonda periodontal milimetrada.
- Equipamentos: bomba de sucção à vácuo portátil com coletor e mangueira; foco de luz; aparelho de ultrassonografia odontológica portátil.

Diagnóstico e tratamento de lesões bucais comuns em pacientes debilitados (com candidíase, mucosite, queilite angular ou hiperplasia fibrosa)

- Materiais utilizados: EPI; soro fisiológico; anestésico; seringa descartável de 20 mL; agulha hipodérmica; agulha gengival; gaze estéril; antisséptico (digluconato de clorexidina 0,12%); copo descartável de 50 mL; babador impermeável e sugador; espátula para raspagem da superfície; lâmina de vidro; álcool 95º; escova de cerdas macias para coleta; tubo hermético com líquido conservador; frasco para biopsia; lâmina de bisturi; antisséptico; fio de sutura.
- Instrumentais utilizados: kit de exame clínico;, afastador; bandeja de inox; cubeta de inox; seringa carpule; cabo para bisturi; pinça hemostática.
- Equipamentos: bomba de sucção à vácuo portátil com coletor e mangueira; foco de luz.

Raspagem subgengival

- Materiais utilizados: EPI; soro fisiológico; anestésico; seringa descartável de 20 mL; agulha hipodérmica; agulha gengival; gaze; antisséptico (digluconato de clorexidina 0,12%); copo descartável de 50 mL; babador impermeável e sugador.
- Instrumentais utilizados: kit de exame clínico; curetas de gracey (5-6,7-8,11-12,13-14); afastador; bandeja de inox, cubeta de inox; seringa carpule; sonda periodontal milimetrada.
- Equipamentos: bomba de sucção à vácuo portátil com coletor e mangueira; foco de luz.

Confecção de próteses fixas

- Materiais utilizados: EPI do paciente e do profissional; compressas de gaze; antisséptico bucal; copo descartável; pote dappen; pincel cerdas finas; brocas diamantadas para alta rotação (n. 3203, 1014, 3216, 3118); broca maxicute de tungstênio; broca diamantada para peça de mão (n. 82); fita carbono; alginato (com potes dosadores do pó e água); cera utilidade; cera rosa n. 07; fio dental; fios retratores (000, 00, 0); álcool 70º e 96º; isqueiro; vaselina sólida; gesso pedra; sugador descartável; digluconato de clorexidina 0,2%; agulha hipodérmica; agulha gengival; anestésico; silicone de condensação (densa e fluida).
- Instrumentais utilizados: kit de exame clínico, kit de dentística com escavador duplo de dentina; seringa carpule; jogo de moldeiras de alumínio para pacientes dentados; gral de borracha; espátula para gesso; lâmpada à álcool; placa de vidro; espátula simples de manipulação de aço inox; espátula dupla para cera n. 31; espátula para cera n. 07; esculpidor Le Cron n. 05; compasso de Willis.
- Equipamentos: bomba de sucção portátil à vácuo com coletor e mangueira; consultório odontológico portátil; extensão elétrica para ligar o consultório; motor elétrico de baixa rotação de bancada.

Confecção de próteses removíveis totais

- Materiais utilizados: kit de EPI; digluconato de clorexidina 0,12%; copo descartável 50 ou 100 mL; compressa de gaze não estéril; alginato (com potes dosadores do pó e água); cera utilidade; cera rosa n. 07; estilete pequeno; carta molde; fio dental; álcool 70º e 96º; isqueiro; vaselina sólida; pasta para moldagem à base de óxido-zinco-eugenol (pasta-pasta e pasta-catalisadora); hipoclorito de sódio 0,5%; brocas diamantadas (n.1090, 1014, 2131); broca maxicute de tungstênio.
- Instrumentais utilizados: kit de exame clínico; espátula para gesso; jogo de moldeiras de alumínio para desdentados totais (perfuradas de tipo HDL); gral de borracha; lâmpada à álcool; placa de vidro; espátula simples de manipulação de aço inox; espátula dupla para cera n. 31; espátula para cera n. 07; esculpidor Le Cron n. 05; compasso de Willis.
- Equipamentos: motor elétrico de baixa rotação de bancada; aparelho fotopolimerizador; extensão elétrica para ligar o motor.

Confecção de próteses removíveis parciais

- Materiais utilizados: kit de EPI; digluconato de clorexidina 0,12%; copo descartável 50 ou 100 mL; compressa de gaze não estéril; alginato (com potes dosadores do pó e água); cera utilidade; cera rosa n. 07; estilete pequeno; carta molde; fio dental; álcool 70º e 96º; isqueiro; vaselina sólida; pasta para moldagem à base de óxido-zinco-eugenol (pasta-pasta e pasta-catalisadora); gesso pedra; hipoclorito de sódio 0,5%; brocas diamantadas (n.1090, 1014, 2131); broca maxicute de tungstênio; rolos de algodão para isolamento relativo; seringa de resina micro-híbrida de uso universal na cor selecionada de 4 gramas; sistema adesivo universal fotopolimerizável frasco de 3 gramas; condicionador ácido fosfórico 37% seringa de 2,5 mL e ponteira para aplicação; sugador descartável.
- Instrumentais utilizados: kit de exame clínico; kit de dentística; espátulas para resina composta; espátula para gesso; jogo de moldeiras de alumínio para desdentados totais (perfuradas de tipo HDL); jogo de moldeiras para pacientes dentados; gral de borracha; lâmpada à álcool; placa de

vidro; espátula simples de manipulação de aço inox; espátula dupla para cera n. 31; espátula para cera n. 07; esculpidor Le Cron n. 05; compasso de Willis.

- Equipamentos: bomba de sucção portátil à vácuo com coletor e mangueira; consultório odontológico portátil; extensão elétrica para ligar o consultório; motor elétrico de baixa rotação de bancada; aparelho fotopolimerizador.

Restaurações diretas

- Materiais utilizados: EPI do paciente e do profissional; compressas de gaze; rolos de algodão para isolamento relativo; antisséptico bucal; copo descartável; escova de robinson; taça de borracha; pasta profilática ou creme dental; pote dappen; *microbrush*; pincel cerdas finas; cimento de ionômero de vidro forrador (se necessário); seringa de resina micro-híbrida de uso universal na cor selecionada de 4 gramas; sistema adesivo universal fotopolimerizável frasco de 3 gramas; condicionador ácido fosfórico 37%; seringa de 2,5 mL e ponteira para aplicação; brocas esféricas para alta rotação n. 002, 004; sugador descartável; digluconato de clorexidina 0,2%; agulha hipodérmica; agulha gengival; anestésico.
- Instrumentais utilizados: kit de exame clínico; kit de dentística com escavador duplo de dentina; espátulas para resina composta; seringa carpule.
- Equipamentos: bomba de sucção portátil à vácuo com mangueira; consultório odontológico portátil; aparelho fotopolimerizador; foco de luz; extensão elétrica para ligar o consultório.

Exodontias

- Materiais utilizados: EPI; campo cirúrgico; antisseptico intraoral (clorexidina 0,12%); antisseptico extraoral (clorexidina 0,2%); copo descartável de 50 mL; babador impermeável; sugador; seringa descartável; agulha hipodermica; agulha gengival; solução anestésica; hemostático; gaze, lâmina de bisturi; fio de sutura.
- Instrumentais utilizados: espelho clínico; afastador; pinças (allis, *backhaus*, clínica, hemostática, dietrich); seringa carpule; cabo de bisturi; sidesmotomo; descoladores de periósteo; extratores (fórceps); elevadores (alavancas); porta agulha; tesouras; canetas de alta e baixa rotação e brocas cirúrgicas (caso haja utilização de consultório portátil).
- Equipamentos: bomba de sucção à vácuo portátil com coletor e mangueira; foco de luz; consultório portátil.

Descrição da técnica

Preparo do ambiente para a visita domiciliar da equipe odontológica

Para a primeira consulta domiciliar, aproximadamente 48 horas antes da visita, o paciente e/ou cuidador(a) e familiares são consultados por telefone a respeito da data e do horário do atendimento. O horário deve ser acordado entre a equipe e o responsável pelo paciente para não comprometer principalmente o horário do banho ou das refeições. Essa estratégia de agendamento pode ser adotada para todas as sessões ou se a equipe preferir, o próximo atendimento pode ser definido na última visita.

É aplicada uma ficha de triagem (Ficha 1), direcionada ao usuário ou responsável no caso de idosos, crianças e adolescentes e pessoas com necessidades especiais. Essa ficha deve questionar alguns aspectos clínicos relevantes: é prudente verificar se o paciente ou acompanhantes no domicílio apresentam sintomas de qualquer tipo de infecção contagiosa. Caso a resposta seja positiva, os usuários são orientados a adiar a consulta para depois da melhora dos sintomas.

É prudente informar ao paciente ou ao responsável o procedimento que será realizado e a duração prevista para o atendimento. Deve-se repassar as recomendações aos familiares para o preparo e limpeza do ambiente objetivando o atendimento: recomenda-se a remoção de tapetes e de pequenos móveis para facilitar o transporte e a instalação do equipamento; quando possível, é primordial um ambiente com boa iluminação, arejado, energia elétrica, água e privacidade; é orientado que crianças e animais domésticos sejam retirados do local, quando possível.

Solicitar que, se possível, realize higiene pessoal e bucal do paciente, antes da chegada dos profissionais.

Cuidados preliminares ao entrar no domicílio

A equipe deve adotar medidas de precaução para o controle de infecção cruzada, como forma eficaz de redução do risco ocupacional e de transmissão de agentes infecciosos. Previamente ao acesso à residência, pode ser borrifado o Sacrinato de alquil dimetil benzil amônio a 0,09%, exclusivamente no jaleco (Figura 3), *scrub* e calçados (Figura 4). Outra opção, é utilizar o avental descartável para os atendimentos, desprezando-o logo após a conclusão do procedimento.

Atenção ao paciente antes do atendimento

Inicia-se paramentando o operador e o auxiliar com EPI (jaleco ou avental, máscara cirúrgica e/ou N95, ou Pff2, gorro, óculos de proteção e luvas descartáveis).

Na sequência, é protocolo indispensável aferir a temperatura, pressão, oximetria e frequência cardíaca do paciente antes de realizar qualquer procedimento odontológico (Figura 5). É recomendado também, se possível, que o paciente realize um bochecho com 15 mL de gluconato de clorexidina a 0,12% sem álcool[4] (ou de cloreto de cetilpiridínio a 1:4.000 ou iodopovidona a 0,2% ou água oxigenada 10 volumes líquida diluída em água na proporção 1:2), oferecida em copo descartável, por 1 minuto (Figura 6). O líquido deve voltar ao copo e ser descartado na pia do banheiro. Caso o paciente não consiga realizar o bochecho, uma gaze embebida na solução pode ser utilizada para passar sobre os dentes e mucosa.

UFU Universidade Federal de Uberlândia

Serviço Público Federal
Ministério da Educação
Universidade Federal de Uberlândia
Faculdade de Odontologia
Área de Prótese Removível e Materiais Odontológicos

50 ANOS FOUFU

Termo de Consentimento Informado para atendimento odontológico e visitas domiciliares aos pacientes do SAD/HCUFU-EBSERH durante a pandemia por coronavírus.

Responder um dia antes da visita domiciliar

Projeto: "Atenção Odontológica aos Pacientes do Serviço de Assistência Domiciliar do HCUFU-EBSERH, pela FOUFU, PET Odonto UFU, Programa de Residência Multiprofissional FAMED/UFU e HOUFU.

Nome do(a) paciente:
Nome do(a) cuidador(a):
Nº prontuário odontológico:
Telefones:
Data do contato telefônico: ______ / ________ / 20____
Data da visita domiciliar: ______ / ________ / 20______
Observações:

1) Você já se vacinou contra COVID-19?
   ______ SIM 1ª dose ( ) 2ª dose ( ) 3ª dose ( ) ( ) NÃO
2) Você está com ou teve sintomas de gripe nos últimos 14 dias?
   ______ SIM ______ NÃO
3) Você está com ou teve febre, dores no corpo, diarreia, tosse, perda de olfato e paladar ou dificuldade de respirar nos últimos 14 dias?
   ______ SIM ______ NÃO
4) Você teve contato com pessoas diagnosticadas como contaminadas pelo COVID19 nos últimos 14 dias?
   ______ SIM ______ NÃO
5) Você teve contato com pessoas (familiares, cuidadores, profissionais SAD) apresentando quadro de febre, dores no corpo, diarreia, tosse, perda de olfato e paladar ou dificuldade de respirar nos últimos 14 dias?
   ______ SIM ______ NÃO

Eu compreendi que serei submetido ao tratamento odontológico durante a pandemia por coronavírus pela equipe da Faculdade de Odontologia da UFU e aceito a presença da equipe odontológica em minha residência.
Declaro que recebi todas as informações de maneira clara e objetiva.

Assinatura: (do paciente ou do familiar ou do cuidador): ______________________________

Anotações importantes:

- SpO^2%: ______________________________
- PA: ______________________________
- FC: ______________________________

FICHA 1 Ficha de triagem *(continua)*

Universidade Federal de Uberlândia
Faculdade de Odontologia
Programa Educação Tutorial Odontologia
Hospital Odontológico/UFU
Programa de Residência Multiprofissional/FAMED/HC/UFU
Serviço de Assistência Domiciliar/Hospital de Clínicas UFU-EBSerh

PROMOÇÃO À SAÚDE BUCAL DE PACIENTES DO SERVIÇO DE ASSISTÊNCIA DOMICILIAR

Examinador: ______________________

No caso de pacientes que não apresentem condições cognitivas para responder às questões abaixo, as mesmas deverão ser respondidas pelo cuidador ou familiar responsável.

Respondente: ( ) Paciente ( ) Cuidador ( ) Familiar/outro responsável
Nome completo: ______________________
Telefones: ______________________

ANAMNESE

Data: ____/____/____

1 – IDENTIFICAÇÃO
Nome: ______________________
Prontuário HCUFU: ______________________
Prontuário HOUFU: ______________________
CPF: ______________________ Data de Nascimento: ____/____/____
Idade: ______________________ Religião: ______________________
Gênero: ( ) Feminino ( ) Masculino Cor: ( ) Branca ( ) Parda ( ) Negra
Cidade de Nascimento: ______________________ Estado: ______________________
Endereço: ______________________
Complemento: ______________________ Bairro: ______________________
Telefone residencial: ______________________ Celular: ______________________
Escolaridade: Grau ( ) 1º ( ) 2º ( ) 3º Completo: ( ) Sim ( ) Não
Aposentado: ( ) Sim ( ) Não
Profissão: ( ) atual ( ) ocupação anterior: ______________________
Renda familiar (em salários mínimos): ( ) <1 ( ) de 1 a 2 ( ) de 2 a 3 ( ) de 3 a 5 ( ) >5
Recebe ajuda de entidade filantrópica: ( ) Sim ( ) Não

2 – HISTÓRIA FAMILIAR
Nome do pai: ______________________
Nome da mãe: ______________________
Número de pessoas residentes na casa: ______________________
Nome do cuidador 1: ______________________
Idade do cuidador: ______________________ Telefone do cuidador: ______________________
Escolaridade do cuidador: Grau ( ) 1º ( ) 2º ( ) 3º Completo: ( ) Sim ( ) Não
Nome do cuidador 2: ______________________
Idade do cuidador: ______________________ Telefone do cuidador: ______________________
Escolaridade do cuidador: Grau ( ) 1º ( ) 2º ( ) 3º Completo: ( ) Sim ( ) Não

3 – HISTÓRIA MÉDICA
Médico/referência Nome: ______________________
Especialidade: ______________________ Telefone: ______________________

FICHA 1 Ficha de triagem *(continua)*

Doenças familiares: ____________________

Doenças anteriores: ____________________

Estado geral de saúde: ( ) Bom ( ) Regular ( ) Ruim

Doença incapacitante (diagnóstico): ____________________

Região acometida: ____________________

Grau de incapacidade (AVD): Dependência ( ) Parcial ( ) Total ( ) Independente

Maior parte do tempo: ( ) Caminhando/atividades normais ( ) Sentado ( ) Acamado

Ano do diagnóstico: ( ) Desconhecido ou não se lembra

Tratamento atual: ____________________

Medicamentos em uso: ____________________ ( ) Nenhum

Observações relevantes que limitam o tratamento odontológico: ____________________

____

____

Alergias ( ) Não ( ) Sim-quais: ____________________

Tem algum outro problema de saúde: ( ) Não ( ) Sim:

Tabagismo: ( ) Não ( ) Sim ( ) Ex-tabagista: parou há quantos anos? ____________________

Tipo: __________ Quantidade: __________ Tempo: __________

Consome bebida alcoólica freqüentemente? ( ) Não ( ) Sim Tipo: ____________________

Pressão arterial: ( ) Normal ( ) Baixa ( ) Alta – Controlada por medicamento? ( ) Não ( ) Sim

Já fez alguma cirurgia?: ( ) Não ( ) Sim – Qual(is)? ____________________

Sangramento: ( ) Normal ( ) Excessivo

Cicatrização: ( ) Normal ( ) Alterada

4 – HISTÓRIA ODONTOLÓGICA

Queixa principal: ____________________

Outras necessidades de tratamento: ____________________

Tem sentido dor nos dentes ou gengiva? ( ) Não ( ) Sim

Sente dores ou estalidos no maxilar ou ouvido? ( ) Não ( ) Sim

Range os dentes? ( ) Não ( ) Sim

Tem alguma ferida dentro da boca ou no lábio? ( ) Não ( ) Sim

Já recebeu visita de cirurgião-dentista em casa? ( ) Não ( ) Sim – Qual motivo? ____________________

Data do último tratamento odontológico: ____________________

Faz uso de prótese dentária? ( ) Não ( ) Sim – Que tipo? ____________________

Está satisfeito com as próteses? ( )S im ( ) Não

5 – HIGIENE BUCAL

Já recebeu instrução de higiene bucal? ( ) Não ( ) Sim

Qual (is)? ____________________

Quem deu essa orientação? ____________________

Faz higiene bucal todos os dias? ____________________

Frequência: ( ) < 3x/dia ( ) 3x/dia ( ) > 3x/dia

Faz uso de fio dental? ( ) Não ( ) Às vezes ( ) Sim Frequência/dia: ____________________

Usa alguma substância para bochecho? ( ) Não ( ) Sim ( ) Já fez, mas parou

Apresenta sangramento gengival espontâneo? ( ) Não ( ) Sim

6 – AVALIAÇÃO DIETÉTICA

Via de nutrição: ( ) Oral ( ) Sonda nasal ( ) Sonda gástrica ( ) Parenteral

Alimenta-se bem? ( ) Não ( ) Sim

FICHA 1 Ficha de triagem *(continua)*

Consome alimentos fibrosos crus? ( ) Não ( ) Sim – Quais? ____________________

Consome alimentos açucarados? ( ) Não ( ) Sim – ( ) Às vezes ( ) Frequentemente

Quais? ____________________

EXAME CLÍNICO

7 – EXAME CLÍNICO EXTRABUCAL

Fala	( ) Normal	( ) Alterações:
Audição	( ) Normal	( ) Alterações:
Visão	( ) Normal	( ) Alterações:
Olfato	( ) Normal	( ) Alterações:
Deglutição	( ) Normal	( ) Atípica
Respiração	( ) Nasal	( ) Bucal ( ) Mista
Lábio superior	( ) Normal	( ) Alterações:
Lábio inferior	( ) Normal	( ) Alterações:
ATM (Dor)	( ) Presente	( ) Ausente ( ) Abertura Bucal ( ) Fechamento Bucal
Cadeia ganglionar Submandibular	( ) Normal	( ) Alterações:
Hábitos Parafuncionais	( ) Bruxismo	( ) Abrasão ( ) Apertamento Dental ( ) Outros: (cite)

8 – EXAME CLÍNICO INTRABUCAL:

Abertura Bucal	( ) Normal	( ) Alterações:
Porção interna dos lábios	( ) Normal	( ) Alterações:
Freio labial superior – Inserção	( ) Normal	( ) Alterações:
Freio labial inferior – Inserção	( ) Normal	( ) Alterações:
Mucosa jugal	( ) Normal	( ) Alterações:
Língua	( ) Normal	( ) Fissurada ( ) Geográfica
Outro(s)		

Freio lingual – Inserção:		( ) Normal ( ) Curta
Assoalho bucal		( ) Normal ( ) Alterações:
Palato duro		( ) Normal ( ) Alterações:
Palato mole		( ) Normal ( ) Alterações:
Amígdalas		( ) Normal ( ) Alterações:
Gengiva		( ) Normal ( ) Gengivite:
Espaço retromolar		( ) Normal ( ) Alterações:
Limite orofaringe		( ) Normal ( ) Alterações:
Atrição/abrasão/erosão	( ) Não	( ) Sim
Hipoplasia de esmalte	( ) Não	( ) Sim
Induto	( ) Não	( ) Sim
Cálculo/tártaro	( ) Não	( ) Sim – **preencher o periodontograma, anexo.**
Retração gengival	( ) Não	( ) Sim
Oclusão	( ) Normal	( ) Alterações:

FICHA 1 Ficha de triagem *(continua)*

Processos patológicos:

( ) Xerostomia	( ) Mucosite	( ) Cárie de irradiação	( ) Hemorragia	( ) Candidíase
( ) Trismo	( ) Herpes	( ) Aftas	( ) Queilite Angular	
Mobilidade Dentária	( ) Não	( ) Sim – quais Dente(s):		

Preencher o periodontograma se julgar necessário:

PERIODONTOGRAMA – ACHADOS

			55	54	53	52	51	61	62	63	64	65			
18	17	16	15	14	13	12	11	21	22	23	24	25	26	27	28
48	47	46	45	44	43	42	41	31	32	33	34	35	36	37	38
			85	84	83	82	81	71	72	73	74	75			

Legenda:

BA ≤ 4 – Bolsa periodontal ativa ≤ 4 mm
BA > 4 – Bolsa periodontal ativa > 4 mm
BI ≤ 4 – Bolsa periodontal inativa ≤ 4 mm
BI > 4 – Bolsa periodontal inativa > 4 mm

C – Cálculo
HG – Hiperplasia gengival
MOB – Mobilidade dentária
R – Recessão gengival
S – Sangramento

ODONTOGRAMA – ACHADOS

			55	54	53	52	51	61	62	63	64	65			
18	17	16	15	14	13	12	11	21	22	23	24	25	26	27	28
48	47	46	45	44	43	42	41	31	32	33	34	35	36	37	38
			85	84	83	82	81	71	72	73	74	75			

Assinalar com X dentes ausentes e Marcar a face que necessita de restauração

Legenda

* – Mancha Branca Ativa
° – Mancha Branca Inativa
A – Ausente
Ae – Abrasão/Erosão
Am – Amálgama

Ca – Lesão cavitada ativa
Ci – Lesão cavitada inativa
E – Extraído
H – Hígido
M – Restauração metálica

PF – Prótese fixa
RE –Restauração estética
SP – Selamento Provisório
T –Traumatismo
X – Extração indicada

AP Orto ( )
Prótese removível parcial ( )
Prótese Total ( )

PLANEJAMENTO DO TRATAMENTO EM ATENÇÃO PRIMÁRIA

			55	54	53	52	51	61	62	63	64	65			
18	17	16	15	14	13	12	11	21	22	23	24	25	26	27	28
48	47	46	45	44	43	42	41	31	32	33	34	35	36	37	38
			85	84	83	82	81	71	72	73	74	75			

Legenda

Am – Amálgama
COM – Compósito
CP – Capeamento pulpar direto
CUR – Curetagem subgengival
F – Fotopolimerizável
ION – Escavação e restauração com ionômero

P – Pulpotomia
RAP – Raspagem supra-gengival
RR – Remoção de resto radicular
SL – Selante
SP – Selamento Provisório
X – Exodontia

Aplicação tópica de flúor individual ( )
Atendimento extra-clínica ( )
Controle de placa bacteriana individual ( )
Prótese removível parcial ( )
Prótese Total ( )
Visita domiciliar ( )

Grupo operativo US ( )
Escovação supervisionada ( )
Bochecho fluorado ( )
Aplicação tópica flúor gel ( )
Educação em saúde bucal ( )

FICHA 1 Ficha de triagem

(continua)

USO PRÓTESE: Nenhuma ( ) Não ( ) Sim – qual o tipo? Prótese Fixa ( ) sup / ( ) inf.....
Prótese Removível parcial ( ) sup / ( ) inf Prótese Removível total ( ) sup / ( ) inf
NECESSIDADE DE PRÓTESE: ( ) Não ( ) Sim – qual o tipo? Prótese Fixa ( ) sup / ( ) inf.....
Prótese Removível parcial ( ) sup / ( ) inf Prótese Removível total ( ) sup / ( ) inf
Necessidade de Reparos em prótese removível: Base da Prótese ( )
Reembasamento: ( ) Direta ( ) Indireta
Dentes: ( ) Substituição ( ) Restituição

PLANO DE TRATAMENTO

QSD	QSE	QIE	QID

Q – Quadrante
S – Superior I – Inferior
D – Direito E – Esquerdo

A cada consulta realizar primeiramente o bochecho com digluconato de clorexidina 0,12% ou água oxigenada 10 vol. líquida, diluída em água na proporção e uma tampa para duas de água.
IMPORTANTE: antes de cada procedimento aferir a temperatura, pressão arterial, oximetria e frequência cardíaca e anotar todos os dados

DATA	DENTE	PROCEDIMENTOS REALIZADOS	ASSINATURA

FICHA 1 Ficha de triagem *(continuação)*

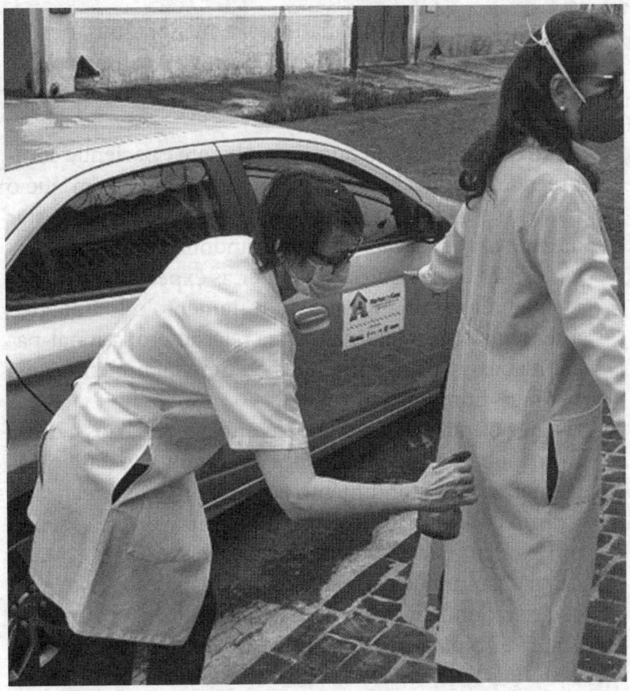

FIGURA 3
Borrifar solução desinfetante no jaleco antes de entrar no domicílio.
Fonte: acervo ds autores.

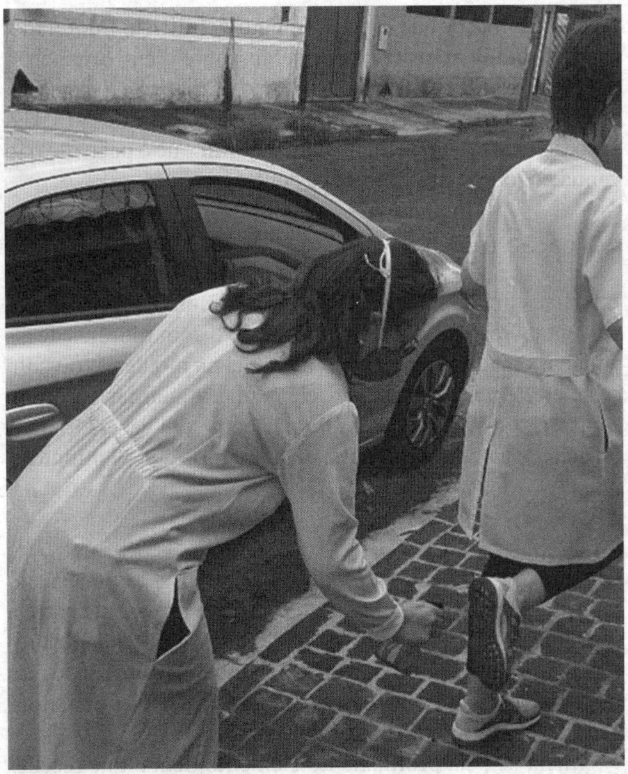

FIGURA 4
Borrifar solução desinfetante no sapato antes de entrar no domicílio.
Fonte: acervo ds autores.

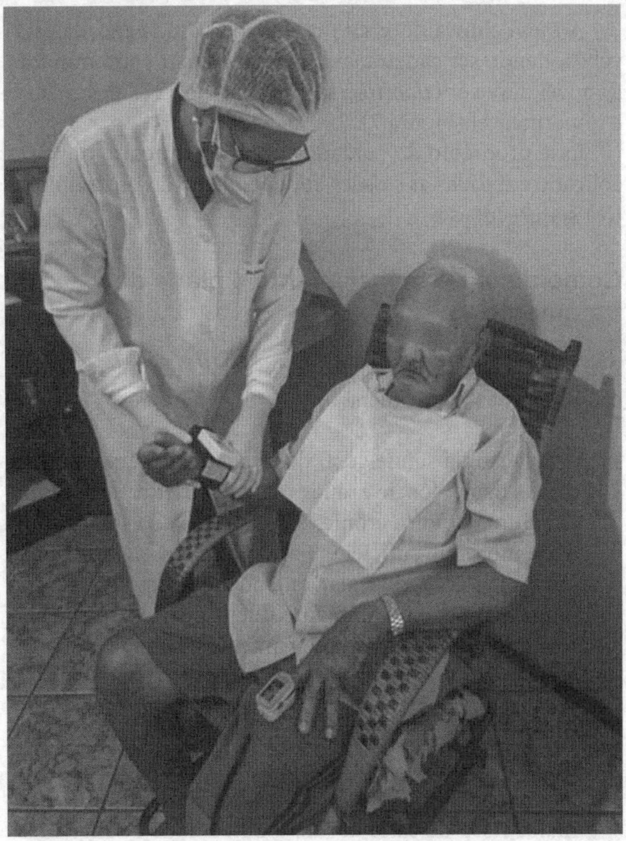

FIGURA 5
Aferir temperatura, pressão, frequência cardíaca e oximetria antes de realizar qualquer procedimento.
Fonte: acervo ds autores.

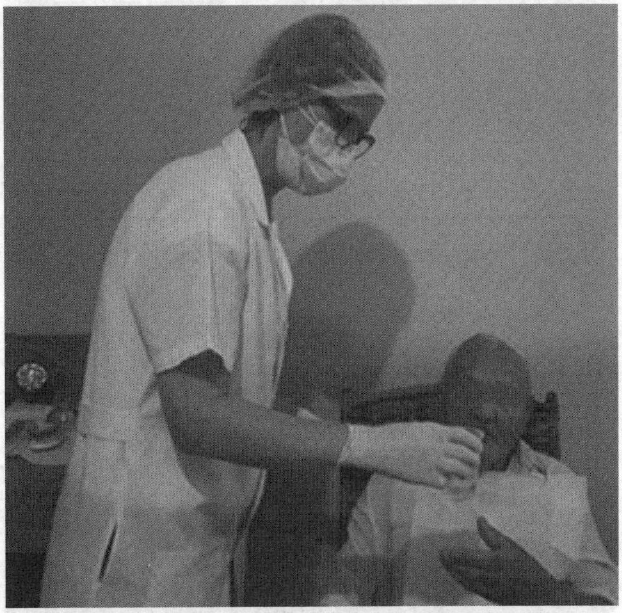

FIGURA 6
Se possível, solicitar ao paciente que faça um bochecho com solução antisséptica.
Fonte: acervo ds autores.

A mesa clínica deve ser montada em uma bancada estável (podendo ser cadeira, cama) e para evitar contaminação o móvel deve ser coberto com proteção de TNT descartável e impermeável (Figura 7).

Esse protocolo de cuidados pré-atendimento, deve ser aplicado em todas as sessões, independente do procedimento a ser executado.

Como definir o planejamento e plano de tratamento

A estrutura básica do planejamento é definida após a avaliação das etapas que seguem:

1. Avaliação da saúde geral do paciente: observar o quadro de dependência e saúde mental, verificar se apresenta alguma doença crônica sistêmica, avaliar se a habilidade motora é suficiente para praticar a higiene bucal, analisar se consegue falar, entender e compreender bem o que acontece no ambiente. Identificar o uso rotineiro e concomitante de medicamentos e analisar sua interação com os medicamentos propostos para o tratamento em questão.
2. Avaliação da saúde bucal: a saúde bucal do paciente domiciliar pode apresentar-se agravada, principalmente do idoso; não só pela limitação motora/mental (que gera maior risco de cárie devido à dificuldade de higienização bucal), mas também pelas características específicas do processo de envelhecimento e senilidade (menor capacidade renovadora tecidual, resposta imunológica reduzida, redução da qualidade óssea, menor tônus muscular, pele mais fina e seca, dentre outros). Analisar a saúde das mucosas, definir o risco para o desenvolvimento de cárie e doença periodontal.
3. Avaliar o contexto da família, ambiente e paciente: compreender a situação financeira e do ambiente em que o paciente convive com a família. O profissional deve estar atento para observar sinais de abandono familiar, violência física e/ou psíquica. Entender as expectativas do paciente e da família quanto ao tratamento odontológico a ser realizado, o que exige uma relação profissional-paciente baseada nos princípios de um atendimento cada vez mais humanizado.
4. Avaliar os materiais e equipamentos necessários e dessa forma, quais as possibilidades de tratamento para o paciente: como o atendimento odontológico será realizado fora do consultório clínico, é indispensável que se tenha um excelente planejamento do tratamento a ser executado e organizar minuciosamente os materiais necessários para levar ao domicílio. Além disso, programar um segundo ou terceiro planos, caso o planejamento inicial fracasse.

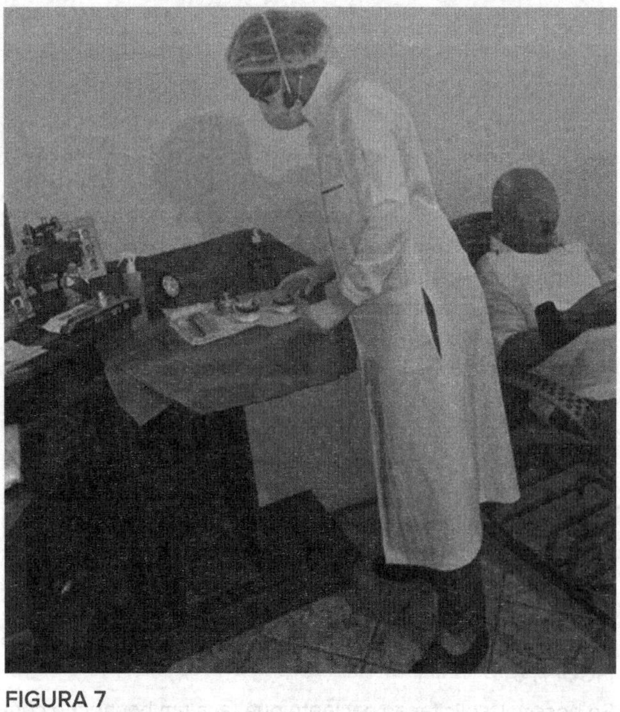

FIGURA 7
A mesa de apoio deve ser estável.
Fonte: acervo ds autores.

Descrição técnica resumida dos procedimentos odontológicos executados no domicílio

Instrução de higiene bucal e escovação dental supervisionada

Consiste em ações de escovação com dentifrício fluoretado, uso do fio dental, orientações gerais sobre dieta, orientação para autoexame da boca, e limpeza da língua. Se necessário, orientar sobre o uso do abridor de boca de silicone para passar o fio dental pelo orifício, para garantir que o paciente não venha engoli-lo, caso solte dos dentes.

Aplicação tópica de flúor

Inicia-se com a realização da profilaxia com a própria escova dental. Realizar o isolamento relativo com rolinhos de algodão e sugador. Inserir o flúor em gel na moldeira (ou com cotonete) e recobrir a superfície dental. Aguardar 1 minuto e cuspir exaustivamente ou limpar bem com gaze. Orientar o paciente a não ingerir água ou alimentos por 30 minutos.

Aplicação de selante

Utilizam-se materiais seladores (resinosos e ionoméricos) formando uma barreira física (obstrução mecânica) entre a superfície dentária exposta e o meio bucal aumentando a resistência à cárie dentária devido às pequenas porções de material que permanecem no interior das cicatrículas e fissuras, evitando, assim, o início do processo carioso.

Inicia-se pela profilaxia do elemento dental que receberá o procedimento, com a utilização de pasta profilática e escova dental ou de Robinson (no caso de utilização do consultório portátil), fazendo uma limpeza em a toda superfície oclusal; em seguida, com a utilização de água ou soro fisiológico essa superfície é lavada, removendo todo produto utilizado na profilaxia.

Na etapa seguinte, realiza-se o condicionamento do esmalte dental em toda a superfície oclusal, com ácido fosfórico a 37% na forma de gel, sob vibração, empregando-se para tanto, uma sonda exploradora, por 30 segundos. Após intensa lavagem (com água ou soro fisiológico) e secagem (jato de ar, bolinhas de algodão ou gaze), aplica-se uma fina camada de adesivo, retirando o excesso (jato de ar ou *microbrush*) e posterior fotopolimerização. O próximo passo é inserir o material selador (resina fluída ou CIV), que deverá ser aplicado em todos os sulcos, fossulas e fissuras com auxílio de uma sonda exploradora e/ou *microbruch*. A fotopolimerização se fará pelo tempo de 20 segundos.

Selamento provisório de cavidade dentária

Realiza a adequação do meio bucal e limpeza do(s) dente(s) a ser(em) restaurado(s), anestesia (se necessário), remoção do tecido cariado com escavador duplo, limpeza da cavidade com digluconato de clorexidina 0,2%, secagem, isolamento relativo, manipulação do ionômero de vidro, inserção do material na cavidade, fotopolimerização. Acabamento das restaurações devem ser realizados após sete dias.

Raspagem supragengival

É a remoção mecânica de placas e cálculos aderidos à superfície dentária, com o objetivo de descontaminar a superfície coronal, removendo os patógenos presentes, que prejudicam as estruturas periodontais e provocam infecções.

O primeiro passo é o posicionamento do paciente que deve, sempre que possível, ser posicionado com uma elevação entre 30° e 45°. Após essa etapa realiza-se a antissepsia intraoral com gluconato de clorexidina 0,12% em forma de bochecho ou com o auxílio de gaze. Em seguida, inicia-se a remoção de placas e cálculos coronalmente à margem gengival com auxílio dos instrumentos manuais (curetas de gracey), em movimentos curtos e contínuos, que devem ser utilizados de acordo com os elementos a serem tratados. Para a terapia periodontal não cirúrgica, o uso da ultrassonografia odontológica portátil (Figura 8) também é indicado. Irrigar a área tratada com soro fisiológico para auxiliar na visualização.

Diagnóstico e tratamento de lesões bucais comuns em pacientes debilitados (com candidíase, mucosite, queilite angular ou hiperplasia fibrosa)

Mudança na cor, textura ou consistência da mucosa oral requerem investigação. Em alguns casos, a história e a apresentação clínica fornecem informações suficientes para o diagnóstico definitivo. Nos casos em que o exame físico, clínico e anamnese não são suficientes para definir o diagnóstico, é necessário a biopsia para avaliação histológica, podendo ser citologia, aspiração incisional e excisional[5]. Os materiais e instrumentais utilizados vão depender do tipo de lesão e técnica selecionada para a biopsia[6].

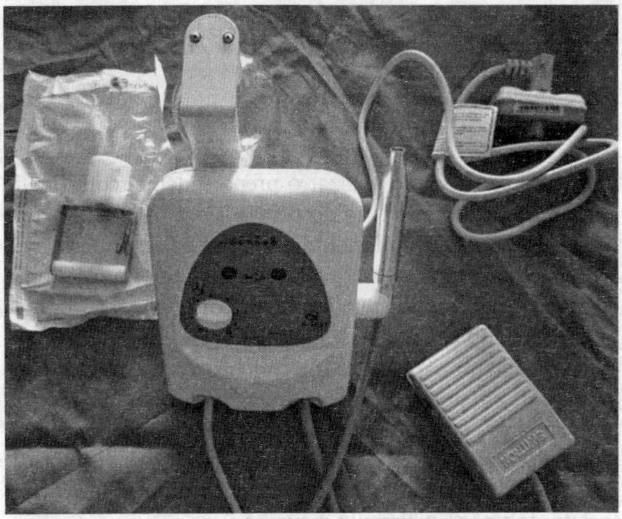

FIGURA 8
Aparelho de ultrassonografia odontológica portátil.
Fonte: acervo ds autores.

A citologia esfoliativa convencional envolve a raspagem da superfície da lesão com uma espátula ou escova, com posterior esfregaço desta sobre uma lâmina de vidro. O material é fixado à lâmina, utilizando-se álcool 95° ou uma solução álcool/éter 1:1. Na citologia em base líquida, a coleta e o transporte dos espécimes são feitos através de uma escova de cerdas macias, que é mergulhada em tubo contendo líquido preservador à base de metanol. O líquido sofre um processo de centrifugação ou homogeneização, passa por filtro, e o material residual nos filtros é colocado em contrato com as lâminas[7].

Nas biópsias incisionais apenas parte da lesão é removida como amostra; e na excisional, toda lesão é retirada constituindo também uma forma de tratamento. A técnica envolve antissepsia intra e extra oral; anestesia infiltrativa terminal; apreensão da lesão; incisão; exérese da lesão; hemotasia; sutura; encaminhamento do fragmento cirúrgico à biópsia; prescrição de medicação pós-operatória (analgésico); remoção da sutura após sete dias; preservação do paciente[8].

Raspagem subgengival

O primeiro passo é o posicionamento do paciente que deve, sempre que possível, ser posicionado com uma elevação entre 30° e 45°. Após essa etapa realiza-se a antissepsia intraoral com gluconato de clorexidina 0,12% em forma de bochecho ou com o auxílio de gaze. Realiza-se uma sondagem para mensurar o tamanho da bolsa periodontal formada e assim determina-se a ordem das áreas a serem tratadas. Após essa etapa, inicia-se o bloqueio anestésico da área a ser tratada, com objetivo de controlar a dor e a hemorragia.

Em seguida, realiza-se a remoção dos depósitos moles e duros das superfícies radiculares localizados abaixo da margem gengival, com auxílio dos instrumentos manuais (curetas de *gracey*), em movimentos curtos e contínuos, que devem ser realizados de acordo com os elementos a serem tratados. Irrigar a área tratada com soro fisiológico para auxiliar na visualização.

Confecção de próteses fixas

A técnica consiste em realizar o preparo dental com finalidade protética e confecção do provisório. O dente preparado é moldado utilizando moldeira de estoque, materiais de moldagem elastoméricos, fio afastador e hemostático. Sobre o modelo é confeccionada (em laboratório) a estrutura metálica para suporte da porcelana. São realizados a prova e o ajuste do retentor, o registro intermaxilar e a moldagem com a estrutura em posição para remontagem, e seleção da cor da porcelana. Na sessão seguinte, faz-se o ajuste estético e funcional da porcelana. Após o *glaze* (realizado em laboratório), a peça está pronta para ser cimentada, utilizando cimento de fosfato de zinco ou cimento resinoso.

Confecção de próteses removíveis totais

- 1ª sessão para a confecção de uma prótese removível total, selecionar as moldeiras superiores e inferiores para desdentado total. Individualizá-las com filetes de cera utilidade. Realizar a moldagem de estudo superior e inferior com alginato[9]. Lavar os moldes em água corrente e em seguida borrifar um agente desinfetante (hipoclorito 0,5%). Conservar os moldes em saco plástico até o momento do modelamento com gesso.
- 2ª sessão: já de posse das moldeiras individuais devidamente confeccionadas pelo protético, desinfetá-las com esfregaço de álcool 70º embebido em compressa de gaze. De acordo com as possibilidades do paciente, posicioná-lo, aplicar vaselina sólida nos lábios e realizar a moldagem funcional utilizando pasta zinco eugenólica[9]. Enxaguar os moldes em água corrente e em seguida borrifar um agente desinfetante nos moldes. Conservar os moldes em saco plástico até o momento do modelamento com gesso.
- 3ª sessão: com as bases de prova confeccionadas em resina acrílica ativada quimicamente proceder-se com o plano de orientação superior e inferior para o registro das relações intermaxilares de interesse protético (relação cêntrica e dimensão vertical de oclusão, forma do arco dental, curva vestibular do arco, curvas de compensação anteroposterior (Spee) e vestibulolingual [Wilson]) e estético (linhas de referência para seleção de dentes, ângulo nasolabial, altura incisal, corredor bucal). Selecionar os dentes artificiais de acordo com os registros e referências obtidas. Acesse o link: https://youtu.be/XiKUGeQJI9U para assistir a técnica de obtenção de planos de orientação.
- 4ª sessão: prova dos dentes, avaliação estética, funcional, relações intermaxilares. Seleção da cor da gengiva (mucosa alveolar e mucosa queratinizada inserida) para caracterizar a base da prótese definitiva.
- 5ª sessão: instalação dos aparelhos protéticos, avaliação fonética, orientações de uso (mastigação, higienização e conservação da prótese). Posteriormente são realizados aproximadamente quatro controles para avaliar possíveis traumas e corrigir as queixas do paciente.

Para conhecer um pouco mais sobre sistema de retenção e estabilidade das próteses removíveis totais, acesse o *link*: https://youtu.be/dGITX0fHoTI.

Consertos e reembasamentos de próteses

Os consertos são procedimentos clínicos com o objetivo de reparar danos na prótese, principalmente fratura de dentes ou porções da base protética. Os reembasamentos visam melhorar a adaptação da prótese ao tecido de sustentação. Por meio do *link* https://youtu.be/KNuMv7En7ec é possível ter acesso às indicações, técnicas e materiais utilizados no conserto e reembasamento de próteses.

Confecção de próteses removíveis parciais

Alcançar um tratamento bem-sucedido depende dos esforços do cirurgião-dentista, da equipe técnica e dos cuidados do paciente. Caso os dentes remanescentes na cavidade oral estejam em condições favoráveis de suporte, retenção e estabilidade para receber a prótese removível, é primordial avaliar a condição financeira do paciente, custo-benefício e prognóstico da reabilitação por PRP, para pagar a armação metálica, visto que em determinadas regiões do país os serviços de saúde não atendem nos níveis terciários no âmbito do Sistema Único de Saúde (SUS), pois dependem de prestação de serviços de laboratório de prótese para confeccionar a armação metálica.

Após os tratamentos periodontal e restaurador por resina composta, os dentes remanescentes, que serão pilares diretos e indiretos, precisam ser delineados e preparados para receber a futura prótese parcial (confecção de nichos, apoios, retenções adicionais). Em uma sequência clínica e laboratorial após o preparo de boca específico dos dentes, obtém-se os modelos de trabalho, confecção estrutura metálica, prova da estrutura e registro intermaxilares, seleção dos dentes artificiais, montagem dos modelos em articulador semi-ajustável (ASA), montagem dos dentes, avaliação funcional (prova dos dentes em boca), processamento (ceroplastia, inclusão dos modelos, prensagem, acabamento), instalação dos aparelhos protéticos e proservação.

Restaurações diretas

Adequação do meio bucal e limpeza do(s) dente(s) a ser(em) restaurado(s), anestesia (se necessário), remoção do tecido cariado com escavador duplo, limpeza da cavidade com digluconato de clorexidina 0,2%, secagem, isolamento relativo, aplicação e adesivo, fotopolimerização, inserção da resina composta em incrementos, fotopolimerização. Acabamento das restaurações devem ser realizados após sete dias.

Exodontias

Posicionar o paciente para o procedimento, levando em consideração as limitações e o quadro clínico apresentado; em seguida, realiza-se a antissepsia intra e extra oral; após esses passos realiza-se a anestesia (importante avaliar o quadro clínico para fazer a melhor escolha da solução anestésica a ser utilizada); iniciam-se as fases de diérese, hemostasia, exérese e síntese. Finalizando com as orientações pós-operatórias.

Considerações após concluir o procedimento odontológico no domicílio: transporte do material contaminado, transporte do lixo contaminado e desparamentação

Após o uso, os equipamentos de uso comum (termômetro, estetoscópio, oxímetro e outros) e peças protéticas devem ser descontaminados com álcool 70% friccionando a superfície com toalha de papel por 20 segundos (Figura 9).

A bandeja contendo todos os instrumentos contaminados deve ser acondicionada no interior de uma caixa plástica rígida e hermeticamente fechada, com travas na tampa, para o transporte até o setor de expurgo.

Todo o lixo contaminado produzido no local do atendimento deve ser transportado para a unidade de saúde de referência da região em saco plástico branco leitoso, onde será recolhido pelo serviço de coleta especial da localidade. Em nenhuma hipótese (independentemente do tipo do resíduo, comum ou contaminado) deve ficar no domicílio. Com a finalidade de gerar o menor volume de lixo possível, os campos da mesa são dobrados e compactados. Atenção aos objetos perfurocortantes: preferencialmente desprezá-los dentro de garrafas plásticas pequenas com tampa para evitar o risco de perfuração durante o transporte do lixo.

Na desparamentação, pode ser borrifado o Sacrinato de alquil dimetil benzil amônio a 0,09%, exclusivamente no EPI, que deve ser retirado, tomando o cuidado para não sacudi-lo a fim de evitar a dispersão de resíduos ou possíveis vírus[4]. Realizar a higiene das mãos imediatamente após a retirada das luvas descartáveis.

O Termo de Consentimento Livre e Esclarecido preconizado pela Unidade de Saúde da Região, ou Órgãos competentes deve ser assinado na primeira sessão pelo paciente (ou cuidador responsável e/ou familiares). A evolução do prontuário deve contemplar cada sessão, com todos os dados mensurados, o resumo do procedimento desenvolvido, data e assinatura do profissional responsável.

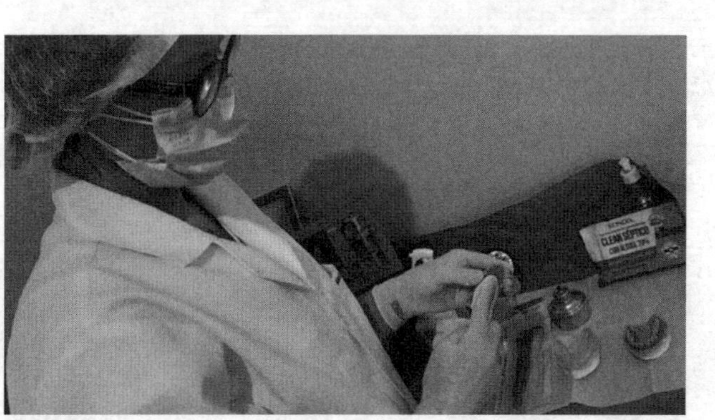

FIGURA 9
Higienização das peças protéticas para transporte.
Fonte: acervo ds autores.

Orientações para equipe e familiar/cuidador

A seguir, sugestões para orientação de higiene bucal transmitidas ao paciente, familiares e cuidadores:

- Escove os dentes sempre que se alimentar e depois de tomar remédios orais (como comprimidos ou xaropes), pois eles permitem o aumento de bactérias dentro da boca.
- Utilize escova macia e creme dental com flúor. O fio dental também deve ser usado diariamente para retirar os resíduos que ficam entre os dentes.
- Caso sinta dor ou desconforto nos dentes, gengiva, lábios, língua, procure um dentista para receber as orientações.

Como realizar a escovação dentária do paciente acamado?

- Sentar o paciente na cama. Uma almofada pode ser usada para levantar as costas, evitando o risco de engasgamento com pasta de dente ou saliva.
- Colocar uma toalha sobre o peito do paciente e uma pequena bacia vazia no colo, para que ele possa cuspir.
- Passar creme dental na escova. A quantidade deve ser do tamanho de uma ervilha. Escovar os dentes por fora, por dentro e por cima. Limpar também as bochechas e a língua.
- Pedir para o paciente cuspir o excesso de dentifrício na bacia. Caso o paciente não consiga cuspir, a higiene bucal é realizada passando uma gaze umedecida em enxaguatório bucal ou digluconato de clorexidina 0,12%. Esse procedimento também é realizado nos pacientes que não possuem dentes.
- O fio dental com cabo, *miniflosser*, é mais fácil de se utilizar, além de ser descartável.

Como realizar a limpeza da prótese dentária?

1. Retirar a prótese da boca do paciente cuidadosamente.
2. Escovar a prótese utilizando escova de dentes e dentifrício. A escova para unhas é mais fácil de segurar, sendo uma ótima opção para escovar a prótese.
3. Lavar em água limpa e colocar na boca do paciente.

Durante a noite, remova a dentadura e coloque-a dentro de um copo com água limpa e uma colher de chá de bicarbonato e dez gotinhas de vinagre (ou dez gotinhas de água sanitária). A água do copo deve ser trocada todos os dias para evitar o acúmulo de microrganismos que podem infectar a dentadura e provocar problemas na boca.

Cuidados pós-extrações dentárias

É muito importante manter alguns cuidados após a extração dentária para favorecer a recuperação e evitar complicações.

- Após o termino da cirurgia, faça compressas com gelo a cada 20 ou 30 minutos na área afetada.
- Nos primeiros dias, ingerir alimentos nutritivos líquidos ou pastosos e frios, como sucos e caldos.
- Beber bastante água ao longo do dia para se manter hidratado.
- Escovar os dentes diariamente e normalmente utilizando escova de cerdas macias e creme dental. Cuidado especial na área operada. Não realize bochechos.
- Evitar realizar atividades físicas que demandem esforço.
- Tomar corretamente as medicações prescritas.

Referências

1. Colussi CF, Freitas SFT. Aspectos epidemiológicos de saúde do idoso no Brasil. Cad Saúde Pública. 2002;18(5):1313-20.
2. Zuo H, Chen L, Kong M, Qiu L, Lü P, Wu P, et al. Toxic effects of fluoride on organisms. Life Sci. 2018;198:18-24.
3. Miranda AF, Rocha DA. Atendimento odontológico domiciliar aos idosos: uma necessidade na prática multidisciplinar em saúde: revisão de literatura. Rev Bras Geriatr Gerontol. 2013;16(1):181-9.
4. Pires FS, Fontanella V. Consenso Abeno: biossegurança no ensino odontológico pós-pandemia da Covid-19. Porto Alegre: Associação Brasileira de Ensino Odontológico; 2020.
5. Gomes JB, Santos PSS, Felix VB, Prospero JD, Nunes CC, Freitas RR. Oral lesion as the first manifestation of choriocarcinoma of the testicle. J Clin Oncol. 2009;27(9):1522-3.
6. Noonan VL, Sadru K. Diagnosis and management of suspicious lesions of the oral cavity. Otolaryngol Clin North Am. 2005;38(1):21-35.
7. Lucena EES, Miranda AM, Araújo FAC, Galvão CAB, Medeiros AMC. Método de coleta e a qualidade do esfregaço de mucosa oral. Revista de Cirurgia e Traumatologia Buco-maxilo-facial. 2011.
8. Caubi AF, Xavier RLF, Lima Filho MA, Chalegre JF. Revista de Cirurgia e Traumatologia Buco-maxilo-facial. 2004;4(1):1-71.
9. Gomes VL, Lima JBG, Lima JHF, Gomes JB. Moldagem em prótese removível total. In: Pedrosa SF (Org.). Pro-odonto prótese. 1 ed. Porto Alegre: Artmed Panamericana; 2011.

Capítulo 4

Higiene e conforto na atenção domiciliar

Margarete Simone Fanhani dos Santos
Renata Zanella

PONTOS-CHAVE

- Importância da avaliação e dos cuidados de enfermagem em relação à higiene de pacientes em atendimento domiciliar, para melhora da qualidade de vida.
- Cuidados de enfermagem relacionados à higiene oral aplicados ao paciente em atendimento domiciliar.
- Importância da promoção da higiene e do conforto ao paciente na atenção domiciliar.

OBJETIVOS DE APRENDIZAGEM

Ao final do capítulo, o leitor deverá ser capaz de:

- Aplicar conhecimentos relacionados à realização do banho na cama ou no chuveiro em pacientes acamados ou parcialmente acamados na atenção domiciliar.
- Compreender a importância de realizar a higienização correta de cabelos e couro cabeludo, além das genitálias, em pacientes com mobilidade prejudicada na atenção domiciliar.
- Realizar também a higiene oral de pacientes acamados ou com limitações de movimentos e de pacientes que fazem uso de prótese dentária.
- Reconhecer conhecimentos relacionados ao conforto de pacientes acamados ou parcialmente acamados na atenção domiciliar.

Definição

A higiene corporal, além de proporcionar conforto e bem-estar, é um fator importante para a recuperação da saúde. O banho deve ser diário, no chuveiro, banheira ou cama. É importante tornar este, um momento de relaxamento[1].

Nesse sentido, além da realização do banho, é importante fazer a higiene oral das pessoas acamadas, para evitar cáries, dor de dente e inflamação da gengiva. Pessoas que conseguem realizar sozinhas o procedimento devem ser estimuladas a fazê-lo, mas o cuidador deve fornecer os materiais necessários, orientando, dando apoio e acompanhando a atividade. A higiene bucal deve ser feita após cada refeição ou uso de remédios pela boca, independentemente de a pessoa ter ou não dentes[1].

Finalidade

A higiene do corpo é fundamental para a manutenção da saúde. Nesse sentido, pessoas acamadas ou necessitando de cuidados, precisam de atenção redobrada no momento do banho. O banho é capaz de proporcionar sensação de bem-estar e de relaxamento, auxiliando na recuperação dos pacientes. No momento do banho é possível remover odores, verificar anormalidades no estado da pele da pessoa, além de aplicar cremes e fazer massagens para melhorar a circulação[2,3].

Indicação e contraindicação

O desenvolvimento das técnicas apresentadas a seguir é indicado para todos os pacientes acamados e parcialmente acamados que estão recebendo o atendimento por seu cuidador/familiar em regime domiciliar.

Não existem contraindicações.

Profissional responsável

A capacitação do familiar/cuidador deve ser desenvolvida pela equipe de enfermagem disponível na atenção primária e na atenção secundária, como os serviços de atenção domiciliares (Equipe Multiprofissional de Atenção Domiciliar – EMAD [serviços públicos] e privados [*home care*], sendo uma equipe composta por enfermeiros e técnicos de enfermagem)[4].

Riscos/pontos críticos

Quanto aos riscos, o cuidador deve redobrar a sua atenção durante a realização do banho, devido ao risco de quedas do paciente, que pode ocorrer durante a aplicação da técnica. Além disso, o cuidador precisa atentar para não lesionar a pele do paciente durante o procedimento de banho, higiene oral e de tricotomia.

Assim, o cuidador deve tomar precauções durante a realização das técnicas citadas, visando minimizar o risco do desenvolvimento de lesões posturais e, também, utilizar os equipamentos de proteção individual (EPI) para se proteger de secreções que possam ser geradas no processo.

É importante também que o cuidador realize a higienização das mãos, conforme recomendações da Agência Nacional de Saúde/Organização Mundial da Saúde (ANVISA/OMS), antes e depois do contato com o paciente, visando evitar a contaminação do cuidador e do paciente.

O cuidador deve manter os utensílios, roupas e equipamentos utilizados durante o banho (como comadre, cadeira de banho e bacias) sempre bem limpos, visando evitar a propagação de microrganismos.

Material utilizado

Banho[5]

- Luvas de procedimento.
- Luvas de banho, pano ou compressa.
- Almotolia com sabonete líquido.
- Material para higiene oral.
- Camisola ou pijama.
- Fralda.
- Sabonete (preferencialmente de pH neutro).
- Hidratante para pele (p. ex., ácidos graxos essenciais – AGE).
- Toalhas de rosto e de banho.
- Jarro, bacias, balde, comadre.
- Roupas de cama para preparo do leito.
- Cadeira de banho (se necessário).
- Cesto de roupas (para roupas sujas).
- Saco plástico para resíduos.

Higiene dos cabelos e couro cabeludo[5]

- Luvas de procedimento.
- Sabonete ou shampoo e condicionador (se necessário).
- Jarra com água morna.
- Balde.
- Bolas de algodão.
- Cobertor.
- Saco de plástico grande.
- Toalha de banho.
- Saco plástico para resíduos.

Higiene da genitália[5]

- Luvas de procedimento.
- Pano, gaze ou luva de pano.
- Sabonete (preferencialmente de pH neutro).
- Toalha de banho.
- Bacias.
- Forro impermeável ou saco plástico.
- Jarro com água morna.
- Comadre.
- Saco plástico para resíduos.

Higiene oral[5]

- Escova de dentes (preferencialmente de cerdas macias).
- Espátula envolta em gaze, pinça ou cotonetes.
- Pasta de dente ou antisséptico oral.
- Toalha de rosto.
- Saco plástico para resíduos.
- Tubo plástico (canudo).
- Hidratante labial (p. ex., ácidos graxos essenciais [AGE], glicerina, dexpantenol creme 5%).
- Copo descartável com água.
- Cuba rim ou cuba redonda.
- Equipamento de proteção individual.
- Abaixador de língua.

Tricotomia[5]

- Aparelho de barbear descartável.
- Água.
- Cuba rim ou bacia.
- Sabonete neutro.
- Toalha.

Unhas e pés[6]

- Bacia.
- Cuba rim.
- Toalha.
- Cortador de unha.
- Escova macia de unha.
- Lixa de unhas.
- Loção corporal.
- Tapete para banheiro antiderrapante.
- Luvas de procedimento.

Descrição da técnica

Banho[5]

Etapas iniciais

1. Orientar o paciente sobre o cuidado que será oferecido.
2. Instruir o paciente para que tome banho corretamente (quando o paciente for independente).
3. Organizar o ambiente.
4. Manter as janelas fechadas (evitar correntes de ar).
5. Preparar e levar os materiais necessários, colocando-os em local de fácil acesso.

Banho de aspersão (chuveiro)

1. Higienizar as mãos conforme recomendações da ANVISA/OMS.
2. Encaminhar o paciente ao banheiro, apoiando ou levando-o em cadeira de banho.
3. Organizar os materiais de banho (toalhas, sabonete, roupa, dentre outros) de modo acessível ao paciente.
4. Abrir o chuveiro e verificar a temperatura da água.
5. Se o paciente não tiver condições de manter-se em pé, disponibilizar uma cadeira de banho ou banquinho.
6. Pedir para que o paciente não tranque a porta, quando estiver sozinho no banheiro.
7. Auxiliar o paciente no banho caso tenha necessidade.
8. Ajudar o paciente a vestir-se (usar roupas adequadas à temperatura ambiente e estação do ano).
9. Providenciar a limpeza, a ordem do ambiente e do material.
10. Retire as luvas e higienizar as mãos conforme recomendações da ANVISA/OMS.

Banho no leito

1. Higienizar as mãos conforme recomendações da ANVISA/OMS.
2. Calçar luvas.
3. Soltar a roupa de cama (começar pelo lado mais distante e retirar o travesseiro).
4. Iniciar o banho pela lavagem do rosto (ensaboar o rosto, começando pelo lado mais distante, abrangendo toda face, orelhas, pescoço e nuca). Na sequência enxaguar e secar.
5. Proceder à higiene oral conforme método descrito abaixo.
6. Despir o paciente.
7. Colocar a toalha de banho sobre o tórax, descer o lençol em leque até a região pubiana e deixar os braços do paciente sobre a toalha.
8. Lavar e enxaguar os membros superiores (iniciar sempre pelo membro mais distante e depois no mais próximo, iniciando sempre a lavagem pela extremidade distal).
9. Oferecer bacia com água morna e solicitar que o paciente lave as mãos (se necessário realize a lavagem das mãos do paciente).
10. Solicitar que o paciente coloque as mãos sob a cabeça.
11. Lavar, enxaguar e enxugar as axilas do paciente (iniciar pela mais distante).
12. Lavar, enxaguar e enxugar o tórax. Nas mulheres, atentar-se à higiene na base dos seios, especialmente em mulheres obesas (manter o local seco e hidratado).
13. Colocar a toalha sobre os membros inferiores.
14. Lavar, enxaguar e secar o membro inferior mais distante e em seguida o proximal (iniciar pela coxa, seguindo joelho e pernas, depois o pé).
15. Movimentar o paciente para decúbito lateral.
16. Colocar a toalha sob as costas e abaixar o lençol.
17. Lavar, enxaguar e secar o tronco e as nádegas.
18. Retirar metade do lençol, colocando-o sob o paciente.
19. Realizar a higienização de metade do leito com álcool 70% – se colchão de ar/colchão impermeável.
20. Colocar as roupas de cama (na parte limpa) na seguinte ordem: lençol e lençol móvel/travessa (atentando-se para mantê-los esticados).
21. Movimentar o paciente para o decúbito lateral contrário, executando todos os passos de higiene do leito descritos anteriormente.
22. Puxar e esticar os lençóis, fixando-os no leito.
23. Movimentar o paciente para decúbito dorsal.
24. Colocar a toalha de banho e a comadre sob a região glútea.
25. Disponibilizar material para o paciente realizar a higiene íntima, ou se necessário, você deve realizá-la (incluindo a região pubiana).
26. Retirar a comadre e a toalha.
27. Se necessário colocar fralda no paciente.
28. Vestir o paciente.
29. Terminar o preparo do leito, colocando sobre lençol e cobertor (se necessário).
30. Oferecer e/ou utilizar materiais de cuidado para a pele do paciente.
31. Providenciar a limpeza, a ordem do ambiente e do material.
32. Retirar as luvas e higienizar as mãos conforme recomendações da ANVISA/OMS.

Observações:

- Durante o banho manter a temperatura da água adequadamente (realize a troca de água sempre que necessário).
- A higiene oral deve ser realizada antes do banho, caso não tenha sido realizada.
- As unhas devem ser cortadas e limpas.
- Estimular o paciente a participar do cuidado. Caso ele consiga banhar-se, deixe que o faça.
- Avaliar as condições de pele e anexos, a função motora, circulatória, respiratória e nutricional do paciente.
- Tomar precauções quanto aos riscos de acidentes e quedas.
- Manter a pele do paciente hidratada.
- Para evitar infecções, as bacias devem ser lavadas e desinfetadas com solução alcoólica 70%.
- Atentar-se aos cuidados em relação ao uso de dispositivos (sondas, cateteres, dentre outros) e as restrições do paciente.
- Caso as condições do paciente não permitam o banho completo diariamente, realizar ao menos a lavagem do rosto, dos braços, das axilas, da região dorsal e dos órgãos genitais.

Higiene dos cabelos e couro cabeludo[5]

Etapas para execução:

1. Higienizar as mãos conforme recomendações da ANVISA/OMS.
2. Reunir o material necessário.
3. Deixar o material próximo ao paciente e na ordem que será utilizado.

4. Orientar o paciente sobre a assistência que será prestada.
5. Fechar janelas (evitar corrente de ar).
6. Calçar luvas.
7. Preparar um rolo com cobertor simulando bacia e envolvê-lo com o saco plástico com pequena abertura no fundo, formando um funil, para que o lado do escoamento da água fique dentro do balde.
8. Forrar a cama com um saco plástico e toalha próxima ao local onde será realizada a técnica.
9. Deixar uma toalha sob a cabeça do paciente a fim de evitar que molhe o travesseiro.
10. Posicionar o paciente na diagonal da cama (se possível), com a cabeça sobre o rolo do cobertor e um coxim sob as escápulas.
11. Posicionar o balde para escoamento da água.
12. Proteger os ouvidos do paciente com bolas de algodão.
13. Executar a lavagem do cabelo e couro cabeludo com o material disponível para essa finalidade.
14. Enxaguar e secar os cabelos com a toalha ou secador (se disponível), e penteá-los.
15. Deixar o paciente confortável.
16. Providenciar a limpeza, a ordem do ambiente e do material.
17. Retirar as luvas e higienizar as mãos conforme recomendações da ANVISA/OMS.

Observações:

- Evitar que escorra sabão nos olhos.
- Durante o procedimento investigar a presença de alterações no cabelo e/ou couro cabeludo.

Higiene da genitália[5]

Etapas para execução:

1. Higienizar as mãos conforme recomendações da ANVISA/OMS.
2. Reunir o material necessário.
3. Deixar o material próximo ao paciente e na ordem que será utilizado.
4. Orientar o paciente sobre a assistência que será prestada.
5. Manter o ambiente em temperatura agradável.
6. Calçar as luvas.
7. Forrar a cama sob a região pélvica do paciente com o impermeável e uma toalha.
8. Posicionar a comadre sob o paciente e posicioná-la próxima à região genital.
9. Se o paciente conseguir realizar a higiene sozinho, oferecer o material necessário, e orientá-lo sobre como realizar.
10. Colocar pano ou gaze na região inguinal para evitar que água escorra, molhando o leito.
11. Molhar e ensaboar a genitália da região pubiana em direção à região anal, sem retornar para a região limpa (movimento unidirecional).
12. Utilizar água morna (observar a temperatura da água para não queimar o paciente).
13. Enxaguar abundantemente.
14. Secar a região (movimento unidirecional).
15. Deixar o paciente confortável.
16. Providenciar a limpeza, a ordem do ambiente e do material.
17. Retirar as luvas e higienizar as mãos conforme recomendações da ANVISA/OMS.

Observações:

- *Higiene íntima feminina:*
  - Para facilitar a execução da técnica, priorizar a posição ginecológica ou manter as pernas flexionadas.
  - Por se tratar de uma região sensível proceder à higiene da vulva com delicadeza.
  - Evitar exposição da paciente.
- *Higiene íntima masculina:*
  - Atentar-se à higiene do prepúcio e da glande.
  - Retrair o prepúcio para expor a glande para melhor higienização, secar e voltar delicadamente o prepúcio sobre a glande para evitar edema na região.

Higiene oral[5]

Etapas iniciais:

1. Orientar o paciente sobre o cuidado que será oferecido.
2. Organizar o ambiente.
3. Preparar e levar os materiais necessários, colocando-os em local de fácil acesso (p. ex., mesa de cabeceira).

Paciente acamado "consciente"

1. Higienizar as mãos conforme recomendações da ANVISA/OMS.
2. Colocar o paciente na posição de Fowler (se possível) ou em decúbito lateral.
3. Organizar o material próximo ao paciente protegendo-o com a toalha.
4. Orientar o paciente sobre o modo correto de escovar os dentes e a língua.
5. Calçar as luvas de procedimento.
6. Oferecer ao paciente a escova de dentes com água e creme dental.
7. Se necessário, escove os dentes e a língua do paciente.
8. Ofereça o copo com água para que o paciente enxágue a boca e cuspa dentro da cuba rim.
9. Seque a boca do paciente.
10. Hidratar os lábios (se necessário).
11. Enxaguar a escova, secá-la e guardá-la em recipiente apropriado.
12. Deixar o paciente confortável.
13. Providenciar a limpeza, a ordem do ambiente e do material.
14. Retirar as luvas e higienizar as mãos conforme recomendações da ANVISA/OMS.

Paciente acamado inconsciente ou com limitações no autocuidado

Pacientes inconscientes ou debilitados apresentam desafios devido a propensão a alterações da cavidade oral, como o ressecamento de mucosas provocado pela respiração pela boca e pela oxigenoterapia, presença de secreções espessadas e incapacidade de ingerir alimentos ou líquidos[6].

1. Higienizar as mãos conforme recomendações da ANVISA/OMS e calçar as luvas de procedimento.
2. Colocar o paciente na posição de Fowler (se possível) ou em decúbito lateral.
3. Colocar a toalha de rosto sob o queixo do paciente e protegendo a roupa de cama.
4. Adaptar a cuba rim ao lado do queixo do paciente.
5. Use um abaixador de língua para abrir gentilmente a boca do paciente e deixe-o entre os molares posteriores.
6. Umedeçar a gaze com a solução antisséptica e proceda à limpeza dos dentes, gengivas, mucosas da bochecha e palato.
7. Lavar a língua, usando a espátula com gaze.
8. Hidratar os lábios (se necessário).
9. Deixar o paciente confortável.
10. Providenciar a limpeza, a ordem do ambiente e do material.
11. Retire as luvas e higienize as mãos conforme recomendações da ANVISA/OMS[5].

Observações:

- A frequência da higiene oral está relacionada à alimentação, devendo ser realizada pelo menos três vezes ao dia.
- Inspecionar a cavidade oral, observando alterações na mucosa e na salivação, bem como mobilidade dental, presença de cáries, sangramento, quantidade de dentes, edemas e presença de lesões. As alterações identificadas devem ser registradas e comunicadas à equipe de saúde (enfermeiro, médico e cirurgião dentista)[5].

Pacientes que fazem o uso de prótese dentária

É responsabilidade do cuidador proceder à higiene da prótese dentária do paciente em situações em que ele não consiga realizá-la.

- A prótese dentária deve ser retirada com cuidado para que não machuque a boca do paciente.
- Recolocar a prótese assim que a higiene oral for concluída.
- Em pacientes inconscientes, a prótese dentária não deverá ser colocada[5].

Etapas para execução:

1. Retire a prótese e higienize-a fora da boca, com escova de dente de cerdas mais duras e pasta dental.
2. Proceda a higiene oral conforme descrito anteriormente.
3. Após a finalização da higienização oral, recolocar a prótese[1].

Observação:

- Quando for necessário remover a prótese, coloque-a em uma vasilha com água e em lugar seguro para evitar queda. A água da vasilha deve ser trocada diariamente. Não se deve utilizar produtos como água sanitária, álcool, detergente para limpar a prótese, basta fazer a higiene com água limpa e pasta dental.
- A limpeza da boca deve ser feita mesmo que a pessoa cuidada não tenha dentes e não use prótese[5].

Tricotomia[7]

Etapas para execução:

1. Higienizar as mãos conforme recomendações da ANVISA/OMS e calçar as luvas de procedimento.
2. Preparar o material.
3. Orientar o paciente quanto ao procedimento.
4. Observar a necessidade de aparar os pelos que serão removidos.
5. Ensaboar a área a ser tricotomizada (face, axilas, pernas, virilha) com sabonete neutro e água.
6. Fazer a tricotomia local utilizando o aparelho de barbear com cuidado para não lesionar e evitar infecções.
7. Realizar quantas vezes necessário, higienizando o aparelho de barbear e ensaboando o local.
8. Proceder com a higienização final do local com água.
9. Secar o local com cuidado.
10. Providenciar a limpeza, a ordem do ambiente e do material e seu descarte correto.
11. Retire as luvas e higienize as mãos conforme recomendações da ANVISA/OMS.

Unhas e pés[5,8]

Deve-se orientar a realização de cuidados especiais com unhas e pés visando evitar infecções, mau odor, dor e lesão dos tecidos moles.

Etapas para execução:

1. Calçar as luvas de procedimento.
2. Inspecionar as superfícies dos dedos das mãos, artelhos, unhas, calcanhares e solas dos pés, verificando áreas de inflamação, ressecamento ou rachaduras.
3. Identificar o risco que o paciente apresenta: idade avançada (idoso), diabetes melito (reduz o fluxo sanguíneo para tecidos periféricos aumentando o risco de infecção em rupturas da integridade da pele), insuficiência cardíaca e doença renal (aumentam o edema tecidual, reduzindo o fluxo sanguíneo para tecidos), acidente vascular cerebral (fraqueza ou paralisia resulta na alteração dos padrões de deambulação que podem levar ao aumento da pressão e da fricção nos pés).

4. Sentar o paciente em cadeira ou auxiliar o paciente acamado a ficar em decúbito dorsal com a cabeceira do leito em 45 graus.
5. Colocar o tapete sob os pés do paciente.
6. Encher a bacia com água morna, testando a temperatura da água.
7. Colocar a bacia no chão.
8. Solicitar que o paciente coloque os pés na água.
9. Ajustar a mesa de refeição sobre o paciente.
10. Encher a cuba rim com água morna e colocá-la sobre folhas de papel toalha na mesa de refeições.
11. Orientar o paciente a imergir os dedos na cuba rim e apoiar os braços em posição agradável.
12. Solicitar que o paciente mantenha os pés e mãos por 10 minutos imersos em água.
13. Limpar delicadamente sob as unhas das mãos e pés.
14. Usar uma escova de unhas macia para diminuir o excesso de resíduos.
15. Retirar a cuba rim e secar os dedos completamente.
16. Lixar e aparar unhas.
17. Secar os pés e aparar ou cortar as unhas.
18. Aplicar loção nos pés e mãos.
19. Ajudar o paciente a se posicionar novamente no leito e ficar em posição confortável.
20. Reunir os materiais, retirar as luvas de procedimento e higienizar as mãos.

Observação: Se o paciente tiver diabetes melito ou neuropatia periférica, não permita que faça a imersão dos pés e das unhas das mãos em água morna[6,8]

Orientações para a equipe e familiar/cuidador

Orientações para a equipe de enfermagem

O profissional responsável pela orientação dos procedimentos citados ao longo do capítulo aos cuidadores/familiares deverá adaptar as técnicas de acordo com o grau de dependência que cada paciente apresenta.

Orientações para o cuidador/familiar

- Se o paciente se recusar a tomar banho, buscar identificar as causas associadas à recusa.
- Sempre que realizar a troca dos produtos de higiene pessoal ou da roupa utilizados, atentar-se para a realização de processo alérgico no paciente.
- Os pacientes que apresentam leve dependência, o cuidador deve preservar seus hábitos de higiene anteriores, como o horário para execução do banho, a marca de: sabonete, shampoo e de outros produtos.
- O cuidador deve criar uma rotina para os pacientes que apresentam dependências severas, pois isso facilitará o trabalho e criará uma rotina com o paciente.
- Sempre que possível, estimule, oriente, supervisione e auxilie, evitando fazer pelo paciente. Executando as atividades somente em casos mais severos de dependência.
- Mantenha portas e janelas fechadas visando evitar correntes de ar e garantir a privacidade do paciente.
- O cuidador deve analisar a necessidade da colocação de barras de segurança na parede do box, pois trará mais segurança ao paciente e evitará quedas. Nesse sentido, é importante manter o piso seco e utilizar tapetes antiderrapantes emborrachados.
- Atentar-se à necessidade da aquisição de uma cadeira de banho para permitir mais conforto ao paciente durante o procedimento.
- O cuidador não deve utilizar buchas de banho, como a vegetal, pois a pele do paciente é sensível e poderá sofrer lesões pelo seu uso.
- É importante secar bem o corpo, principalmente as regiões articulares (dobra de joelho, cotovelos e axilas), interdigitais e genitais, evitando o desenvolvimento de infecções. Da mesma forma, é importante utilizar uma toalha que seja macia e deve-se evitar a fricção da toalha ao realizar a secagem do corpo.
- Durante a hidratação pós-banho, massagear suavemente a pele para favorecer a circulação sanguínea e promover o conforto.
- Sempre que possível, manter os cabelos aparados, visando o bem-estar do paciente.
- Ao vestir o paciente dependente, sempre iniciar a colocação da vestimenta pelo lado que se tem menos movimento, e ao retirar a roupa, realizar o processo contrário.
- Após vesti-lo, fazer a colocação dos adornos conforme o seu hábito de uso. Atentar-se à necessidade de aparar as unhas das mãos e dos pés, cortando-as com cuidado, especialmente nos pacientes diabéticos.
- Levando em consideração o conforto do paciente, verificar a possibilidade da colocação de colchão de ar; casca de ovo; de água, ou colchões pneumáticos (se possível), para evitar o desenvolvimento de lesão por pressão.

Referências

1. Brasil. Ministério da Saúde. Guia prático do cuidador. Brasília: Ministério da Saúde; 2008.
2. Figueiredo NMA. Fundamentos, conceitos, situações e exercícios. 6 ed. São Caetano do Sul: Difusão Enfermagem; 2003.
3. Figueiredo NMA, Viana DL, Machado WCA. Tratado prático de enfermagem – volume 1. 3 ed. São Caetano do Sul: Yendis Editora; 2010.
4. Brasil. Ministério da Saúde Estratégia saúde da família Brasília: Ministério da Saúde. Disponível em: https://aps.saude.gov.br/ape/esf/ (acesso 6 set 2021).
5. Souza ALT, Sousa BOP. Manual de procedimentos básicos de enfermagem. Registro: Faculdades Integradas do Vale do Ribeira; 2017.
6. Perry AG, Potter PA. Guia completo de procedimentos e competências de enfermagem. 8 ed. Rio de Janeiro: Elsevier; 2015.
7. Motta ALC. Normas, rotinas e técnicas de enfermagem. 6 ed. São Paulo: Iátria/Saraiva; 2016.
8. Potter PA, Perry AG. Fundamentos de enfermagem. 5 ed. Rio de Janeiro: Guanabara Koogan; 2004.

Capítulo 5

Princípios gerais e cuidados com estomas e cânulas respiratórias: traqueostomia

Cibelle Gomes Lima Melo
Heitor Rossi Lopes

PONTOS-CHAVE

- A cânula metálica de traqueostomia nunca pode ser utilizada em pacientes em ventilação mecânica invasiva.
- A aferição da pressão do cuff, pela equipe de atenção domiciliar, é primordial para evitar lesões na traqueia.
- Os cuidados com a traqueostomia e, inclusive, a troca de cânula de traqueostomia podem ser executados em domicílio, sem intercorrências, sem equipe bem treinada.
- Os cuidados com a traqueostomia devem ser sempre incentivados, e os cuidadores, capacitados e supervisionados, por equipe de enfermagem da atenção domiciliar, conforme pareceres dos seus conselhos, evitando intercorrências no domicílio e reinternações hospitalares.

OBJETIVOS DE APRENDIZAGEM

Ao final do capítulo, o leitor deverá ser capaz de:

- Apreender quais tipos de cânulas estão disponíveis e quando utilizá-las, em cada faixa etária.
- Compreender as principais indicações domiciliares do uso da traqueostomia e as principais intercorrências.
- Reconhecer o manejo da troca de cânulas de traqueostomia no domicílio e a decanulação.
- Compreender a importância da capacitação de familiares e cuidadores no domicílio, quanto aos cuidados com pacientes traqueostomizados.

Definição

As ostomias são vias artificiais entre um órgão e o meio externo, com o objetivo de auxiliar a entrada ou saída de substâncias ou gases.[1-3] São divididas em:

- Ostomias respiratórias (traqueostomias).
- Ostomias alimentares (gastrostomia, jejunostomia).
- Ostomias intestinais de saída (colostomia, ileostomia).
- Ostomias urinárias (cistostomia, uretrostomia, nefrostomia).

Abordaremos, neste capítulo, as ostomias respiratórias: traqueostomia.

A traqueostomia é um estoma realizado por meio cirúrgico com a abertura da parede anterior da traqueia, garantindo assim uma comunicação com o meio externo.[1-3]

Finalidade

A finalidade dessa via é a entrada e a saída de ar dos pulmões, permitindo a troca gasosa de forma eficaz, a realização de higiene brônquica com a eliminação de secreções traqueobrônquicas e a ventilação, quando é impossível realizar tudo isso de forma natural.[1-3] A finalidade desse estoma também pode ser dividida em:

- Paliativa: em situações críticas, sem possibilidade de reversão da doença. É empregada para conforto ao paciente.
- Terapêutica: com o objetivo de tratamento temporário, para recuperação do organismo, ou definitivo.
- Preventiva: evitar complicações nos pacientes sem capacidade de ventilação ou higiene brônquica, como intubação prolongada, prevenindo lesões na laringe e nas vias aéreas superiores.[1,3,4]

Indicação e contraindicação

As principais indicações domiciliares são:

- Ventilação mecânica invasiva, quando existe disfunção da musculatura respiratória, por exemplo pacientes com esclerose lateral amiotrófica (ELA).

- Obstrução das vias aéreas superiores ocasionadas por neoplasias como laringe, faringe, traqueia, além de anomalias congênitas como estenose de glote, subglote ou traqueia ou por trauma.
- Higiene brônquica, para a eliminação de secreções traqueobrônquicas, devido a situações como doenças neuromusculares e lesão raquimedular.[4]

A única contraindicação do procedimento é o paciente encontrar-se em situação na qual pode realizar ventilação de forma eficaz, sem alterações na homeostase, ou apresenta patologias que impeçam a traqueostomia, como um tumor no pescoço.[1-4]

Profissional responsável

O procedimento deve ser feito por médico treinado - cirurgião ou otorrinolaringologista –, e a troca da cânula no domicílio, realizada por um médico igualmente treinado.[4] Os cuidados com o estomas devem ser realizados por equipe de enfermagem, a qual deve capacitar de forma eficaz cuidadores e familiares, evitando complicações no domicílio e reinternações hospitalares.[1-4]

Risco/pontos críticos

Quanto aos pontos críticos e riscos do uso da cânula de traqueostomia cronicamente no domicílio, devemos ressaltar:

- Perda da pressão expiratória final positiva (*positive end--expiratory pressure* – PEEP) com aumento do risco de atelectasia.[4]
- Diminuição do reflexo de tosse com arqueação da laringe, que aumenta o risco de broncoaspiração.[4]
- Perda da fala com prejuízo no aprendizado, sobretudo entre as crianças.
- Prejuízo do olfato e do paladar.[4]
- Necrose e trauma da traqueia, principalmente pela insuflação do balonete fora dos parâmetros de pressão ideal.[4]
- Traqueítes, que é a inflamação da traqueia, bastante comum.[4]
- Deslocamento da cânula formando um falso trajeto, que é uma complicação importante. Para que isso não ocorra, a cânula deve ser bem fixada, e a troca do dispositivo, feita por médico treinado.[4]
- Sangramentos durante aspiração traqueal, tosse ou pressão no balonete muito acima do normal.[4]
- Traqueomalácia.[4]
- Granulomas.[4]

As intercorrências mais comuns no domicílio são:

- Saída acidental da cânula de traqueostomia: em caso de saída, deve-se reintroduzir nova cânula, dos mesmos tamanho e comprimento.
- Traqueíte aguda: normalmente melhora de forma espontânea em algumas semanas. Podem ser prescritos sintomáticos como antitussígenos e anti-inflamatórios. Em caso de sinais de infecção local, usam-se antibióticos.
- Dermatite traqueal: podem-se utilizar cremes de barreira para o tratamento. Devem-se sempre seguir as recomendações da equipe de enfermagem, quanto às coberturas disponíveis para a melhora do quadro.
- Ulcerações e necrose traqueal por hiperinsuflação do *cuff* ou excessiva movimentação da cânula: necessitam da avaliação de especialistas: cirurgia torácica ou otorrinolaringologista. É importante a prevenção e, para isso, deve-se manter a pressão no *cuff* em adultos entre 18 e 25 cmH_2O e, nas crianças, entre 15 e 20 cmH_2O.
- Obstrução da cânula por secreção traqueal: é possível evitar fazendo a aspiração endotraqueal, dependendo da necessidade do paciente.
- Fístula traqueocutânea persistente pós-decanulação: normalmente se fecha espontaneamente, sem intervenção; entretanto, se persistirem mais do que 3 meses, será necessária a avaliação com especialista para o fechamento cirúrgico.

Material utilizado

Entre os materiais empregados para a traqueostomia, temos as cânulas. Existem diversas delas, e vamos abordá-las a seguir.

Tipos de cânulas

As cânulas diferem entre si pela estrutura e composição:

- Metálicas: de aço ou prata esterlina. Utilizadas somente em adultos, muito frequentemente em pacientes adultos crônicos com indicação permanente da traqueostomia, sem necessidade de ventilação mecânica invasiva e também na decanulação, sobretudo.
- De PVC (plásticas) com ou sem balão/balonete: são utilizadas em crianças e adultos. Aquelas com balão são empregadas sobretudo na ventilação mecânica invasiva. Essas cânulas possuem durabilidade de 30 dias a 4 meses, dependendo da marca.
- De silicone com ou sem balão/balonete: são utilizadas em crianças e adultos; aquelas com balão são utilizadas, em especial, na ventilação mecânica invasiva. Apresentam durabilidade superior à das cânulas de PVC, chegando a 9 meses para uma nova troca em algumas marcas. Isso promove conforto ao paciente e evita lesões na traqueia, devido às trocas frequentes. Entretanto, o custo é expressivo.

Tanto as cânulas metálicas de PVC e quanto de silicone podem ter fenestras que permitem a passagem de ar por meio da cânula e das cordas vocais, o que possibilita a fala do paciente. São muito utilizadas por pacientes que conseguem se comunicar.[3,4]

O balão das cânulas de PVC e silicone possui a função de vedação do sistema respiratório e por isso, em caso de disfagia, diminui o risco de broncoaspiração. O balão deve sempre ser insuflado com ar, e, em seguida, deve ser mensurada a pressão com o cuffômetro; o ideal é que a pressão seja mantida entre 18 e 25 cmH_2O, para evitar lesões em traqueia nos adultos. Algumas cânulas possuem o supra *cuff*, o qual serve para a retirada da saliva que fica acumulada acima do *cuff*.[3,4]

As cânulas apresentam algumas partes:

- Cânula externa: é colocada na via do estoma de traqueostomia. Normalmente possui, em sua lateral, uma abertura para a fixação do velcro ou cadarço. As cânulas que têm somente cânula externa são utilizadas em pacientes normalmente com pouca secreção traqueal e secreção fluida.
- Cânula interna: é a que está dentro da cânula externa, também conhecida como endocânula. Os pacientes que a utilizam são aqueles com mais secreção traqueal. A secreção é grossa, o que leva ao risco de obstrução da traqueostomia.
- Fio-guia: é colocado na cânula externa para guiar o momento da troca do dispositivo.[4]

Todas as cânulas possuem variações com relação à numeração e ao comprimento.[4] O tamanho recomendado para o adulto varia entre 7 e 9 mm; nos homens e nas mulheres, de 5 a 7 mm. A numeração nas crianças é proporcional ao peso:[4]

- Prematuros e recém-nascidos pesando menos que 1 kg: 2,5 mm de diâmetro interno.
- Entre 1 e 2,5 kg: 3 mm.
- Recém-nascidos de 0 a 6 meses: 3 a 3,5 mm.
- Entre 6 e 12 meses: 4 a 4,5 mm.
- Entre 1 e 2 anos: 4 a 4,5 mm.
- Maiores que 2 anos – deve-se calcular: idade +16/4.

Ressalte-se que constitui recomendação que, em crianças, somente se utilizem cânulas de traqueostomia de plástico (PVC) ou silicone. Isso porque as cânulas metálicas, nas crianças, podem gerar maior risco de lesão traqueal, tendo visto que não existe restrição do movimento cervical nessa população. É preciso frisas também que, em pacientes com ventilação mecânica invasiva, devem-se sempre utilizar cânulas de PVC (plásticas) ou silicone com balão, pois este é essencial para a vedação do sistema respiratório e, assim, a garantia da efetividade da ventilação mecânica. Nesses casos, contraindicam-se cânulas sem balão ou metálicas.[4]

Descrição da técnica

Quanto à descrição das técnicas de procedimentos com traqueostomia, temos:

- Cuidados com curativo, troca da fixação de velcro ou cadarço, higiene da cânula interna e aspiração das vias aéreas superiores e endotraqueal: podem ser realizados pela equipe de enfermagem e por um cuidador treinado por essa equipe.
- Troca do dispositivo e decanulação da traqueostomia: médico assistente treinado.

A aspiração das vias aéreas superiores e endotraqueal não é abordada neste capítulo, mas é tratada em outro capítulo desta seção.

Cuidados com o curativos e troca da fixação de velcro

As trocas devem ser realizadas diariamente, para evitar decanulação acidental, granulomas, dermatites, entre outras complicações. Os seguintes materiais são necessários, tanto para o curativo quanto para a troca da fixação de velcro:

- Equipamentos de proteção individual (EPI): luvas de procedimento, máscara e óculos.
- Gazes.
- Bandeja.
- Água destilada (AD) ou soro fisiológico (SF).
- Saco plástico para descartar os resíduos.
- Procedimento:
- Higienizar das mãos.
- Colocar os EPI.
- Separar o material.
- Explicar ao paciente e à família o procedimento.
- Realizar o procedimento já ensinando e treinando o cuidador quanto aos cuidados com o dispositivo.
- Colocar as luvas de procedimento.
- Retirar o curativo anterior e a fixação de velcro ou cadarço, sempre segurando a cânula externa para evitar a saída acidental.
- Umedecer as gazes com SF ou AD e iniciar a limpeza da pele ao redor da cânula.
- Secar o local com a gaze.
- Utilizar creme de barreira, se necessário, na pele periestomal.
- Fixar a cânula com o novo fixador de velcro ou cadarço.
- Desprezar o material infectado.
- Higienizar novamente as mãos.
- Registrar o procedimento em prontuário domiciliar e da unidade.
- Orientar como o cuidador deve proceder.

Higiene da cânula interna

Curativo e troca da fixação de velcro:

- EPI: luvas de procedimento, máscara e óculos.
- Gazes.
- Bandeja.
- AD ou SF.
- Saco plástico para descartar os resíduos.
- Peróxido de hidrogênio.
- Procedimento:
- Higienizar as mãos.
- Colocar os EPI.
- Separar o material.
- Explicar ao paciente e à família o procedimento.

- Realizar o procedimento já ensinando e treinando o cuidador quanto aos cuidados com o dispositivo.
- Colocar as luvas de procedimento.
- Retirar a cânula interna do paciente e mergulhá-la em bandeja com peróxido de hidrogênio, metade porção de água e metade porção da solução. Deixar no conteúdo por alguns minutos.
- Umedecer as gazes ou uma escovinha para a limpeza interna da cânula.
- Retirar todo o produto da cânula com água.
- Secar a cânula interna com gaze.
- Reintroduzir a cânula interna dentro da cânula externa.
- Desprezar o material infectado.
- Higienizar novamente as mãos.
- Registrar o procedimento em prontuário.
- Orientar como o cuidador deve proceder no domicílio.

Troca de traqueostomia domiciliar com garantia de manutenção de via aérea no adulto e Pediatria

A grande preocupação dos profissionais de saúde durante a troca de traqueostomia no domicílio, seja para pacientes adultos, seja para pacientes pediátricos, é a perda da via aérea durante o procedimento. Essa complicação pode ocorrer, por exemplo, devido à estenose ou granuloma traqueal e deve ser considerada principalmente na primeira troca de traqueostomia no domicílio, quando esta não foi feita no ambiente hospitalar, mas também é indicada em todas as demais trocas, para a adequada segurança do paciente no domicílio.[4-6]

Para realizar esse procedimento, primeiramente se deve observar de que tipo de traqueostomia o paciente faz uso, como a metálica ou plástica. Em seguida, é fundamental anotar o número dela e, por fim, definir se a troca ocorrerá entre os mesmos tipos de traqueostomia ou tipos diferentes (metálica para metálica, plástica para plástica, metálica para plástica ou plástica para metálica).[4-6]

A troca de traqueostomia metálica para metálica ou plástica para plástica é indicada, geralmente, pelo próprio fabricante do insumo (manual de instruções) no momento de seu vencimento. Já a troca de traqueostomia metálica para plástica é indicada quando um paciente, em uso de traqueostomia metálica, apresenta broncopneumonia aspirativa de repetição, por exemplo, e necessita de traqueostomia plástica com *cuff* para prevenção da aspiração, ou de acoplamento da traqueostomia plástica com *cuff* em ventilação mecânica invasiva, como o ventilador BiPAP. Há, ainda, situações de necessidade de cânulas plásticas com fenestras para a comunicação. Por fim, a troca de traqueostomia plástica para metálica ocorre, de preferência, em indicação de processos de decanulação, na qual não há preocupação com aspiração ou necessidade de ventilação mecânica invasiva.[4-6]

A troca do dispositivo de traqueostomia pode ser indicada em:[4-6]

- Situações de saída acidental do dispositivo.
- Foco de infecção.
- Obstrução da cânula.

Além disso, as trocas são programadas, seguindo orientações do fabricante quanto ao tempo de validade e durabilidade, sendo recomendado:

- Cânula Shiley – de PVC siliconado: recomenda-se troca a cada 28 dias.
- Cânula Portex – de PVC: recomenda-se troca a cada 29 dias.
- Cânula Tracoe – de PVC: recomenda-se troca em 4 meses.
- Cânula Bivona – de silicone: recomenda-se troca em 9 meses, com higienização a cada 30 dias.

Essa troca programada, seguindo recomendações do fabricante, pode evitar a saída acidental da cânula por degradação, a piora da efetividade da ventilação mecânica invasiva, devido ao *cuff* degradado, obstruções na cânula por degradação do material, entre outras complicações.

Material necessário para a troca do dispositivo:[4-6]

- EPI: luvas de procedimento/estéreis, máscara e óculos.
- Cânula de traqueostomia com o guia.
- Gazes.
- Bandeja.
- Xilocaína ou lubrificante hidrossolúvel.
- Seringa.
- Saco plástico para descartar resíduos.
- Clorexidina.

A seguir, será apontado o passo a passo para a troca da traqueostomia domiciliar com garantia de manutenção da via aérea, tanto no adulto como na criança, diferenciando-se pelo tamanho do insumo.

Troca de cânula de traqueostomia metálica para metalica[4-6]

Passo 1 – anotação do número da traqueostomia metálica (Nº Traqueo Metálica) e avaliação, pelo manual de instruções do fabricante, do diâmetro interno (mm) da cânula de traqueostomia metálica, correspondente ao número da cânula. Note que o diâmetro interno (mm) da cânula de traqueostomia metálica (ID Traqueo Metálica) corresponde ao número da traqueostomia metálica (Nº Traqueo Metálica) mais 6, respeitando, portanto, a seguinte fórmula:

ID Traqueo Metálica = Nº Traqueo Metálica + 6

Exemplo: ID Traqueo Metálica de Nº 5 = 5 + 6 = 11 mm

Passo 2 – escolha do tubo endotraqueal a ser inserido no interior da cânula de traqueostomia metálica após a retirada da endocânula, notando que o parâmetro a ser considerado para escolher o tubo endotraqueal deve ser seu diâmetro externo (OD Tubo Endotraqueal). Esse diâmetro externo do tubo endotraqueal (OD Tubo Endotraqueal) necessariamente deve ser igual ou inferior ao diâmetro interno da cânula de traqueostomia metálica (ID Traqueo Metálica) menos 4 mm (valor correspondente aos estimados 2 mm de dobra em cada extremidade do diâmetro da traqueostomia metálica que se encontra em sua porção distal), obedecendo, portanto, à seguinte fórmula:

OD Tubo Endotraqueal = ID Traqueo Metálica – 4 mm

Exemplo: OD Tubo Endotraqueal para inserção em Traqueo Metálica de Nº 5 = ID Traqueo Metálica - 4 mm = (5 + 6 = 11 mm) – 4 mm = 7 mm. OD Tubo Endotraqueal igual ou inferior a 7 mm corresponde ao tubo endotraqueal de Nº 5 (ID Tubo Endotraqueal Nº 5 = diâmetro Interno do tubo endotraqueal Nº 5 = 5 mm)

Passo 3 – separação de todo o material para a troca de traqueostomia metálica domiciliar e montagem da bancada com luva estéril, tesoura, tubo endotraqueal com número adequado, cânula de traqueostomia metálica com número adequado, gases, soro fisiológico, fixador de cânula de traqueostomia metálica e lidocaína gel.

Passo 4 – com o paciente em decúbito preferencial de 45° (na impossibilidade, realizar mesmo com ele sentado ou em decúbito dorsal) e na presença de dois profissionais, realizar leve extensão cervical e, após o profissional 1 retirar as gases ao entorno da cânula de traqueostomia, higienizar a região com soro fisiológico, desamarrar o dispositivo ou cadarço de fixação da cânula e segurar a cânula de traqueostomia metálica com os dedos – Figura 1 (para evitar decanulação acidental). O profissional 2 deve embeber as paredes do tubo endotraqueal escolhido com lidocaína gel – Figura 2 – e inseri-lo no interior da cânula de traqueostomia metálica presente no paciente na profundidade do comprimento dela – Figura 3 (comprimentos detalhados por número da traqueostomia metálica. Exemplo: o comprimento de uma cânula de traqueostomia metálica de modelo padrão de nº 5 é de 7,5 cm, logo o tubo endotraqueal adequado deve ser inserido na profundidade de 7,5 cm). Caso se senta alguma resistência quando o tubo endotraqueal atinge a região distal da traqueostomia metálica, deve-se girá-lo em 90 a 180°, para que a ponta chanfrada e distal do tubo endotraqueal ultrapasse as dobras distais da cânula de traqueostomia metálica.

Passo 5 – após a inserção adequada do tubo endotraqueal no interior da cânula de traqueostomia metálica pelo profissional 2, ela deve ser retirada cuidadosamente pelo profissio-

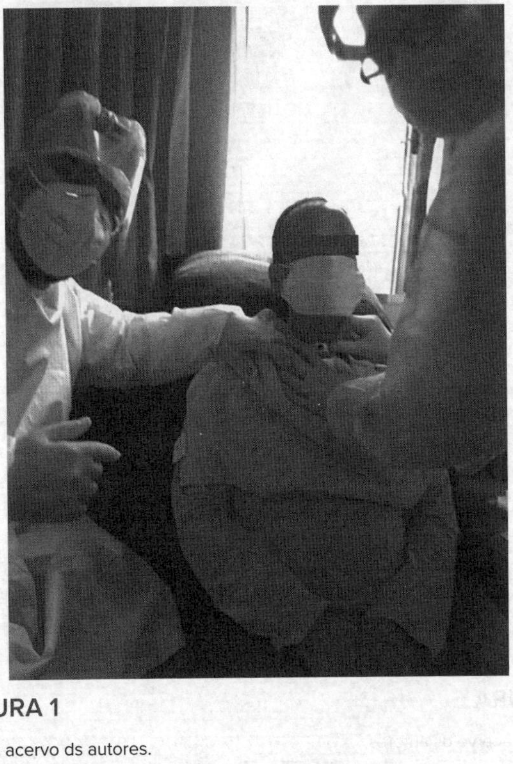

FIGURA 1

Fonte: acervo ds autores.

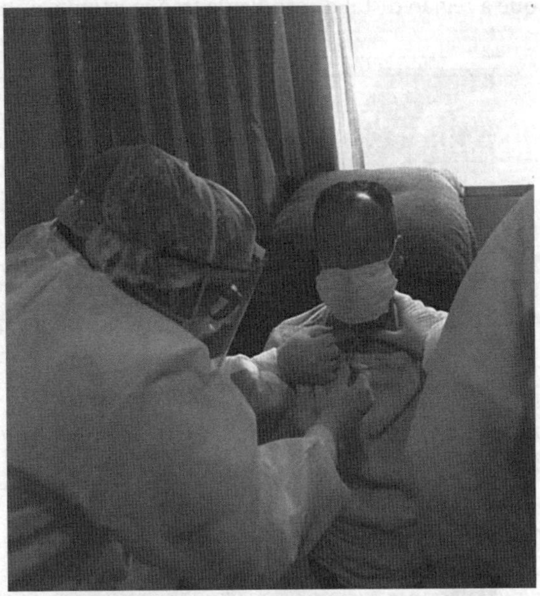

FIGURA 2

Fonte: acervo ds autores.

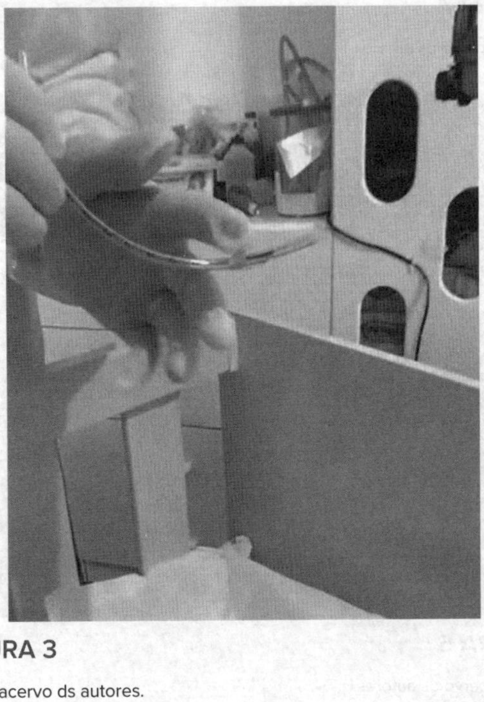

FIGURA 3

Fonte: acervo ds autores.

nal 1, enquanto o profissional 2 mantém o tubo endotraqueal na mesma profundidade para garantir a manutenção de via aérea, segurando, por fim, a região distal do tubo endotraqueal assim que ela ficar visível, durante a retirada final da cânula de traqueostomia metálica pelo profissional 1 – Figura 4.

Passo 6 – por fim, após a retirada completa da cânula de traqueostomia metálica, e com a garantia de manutenção da via aérea pela presença do tubo endotraqueal no interior da traqueostomia, fixado pelo profissional 2, a nova traqueostomia metálica deve ser introduzida pelo profissional 1 utilizando-se desse tubo endotraqueal como guia. No momento em que a região distal da cânula de traqueostomia atinge a pele, ela deve entrar em ângulo de 90°; ao ser introduzida, deve-se realizar um giro suave de 90° em sentido horário para introdução sem traumas ou lesões.

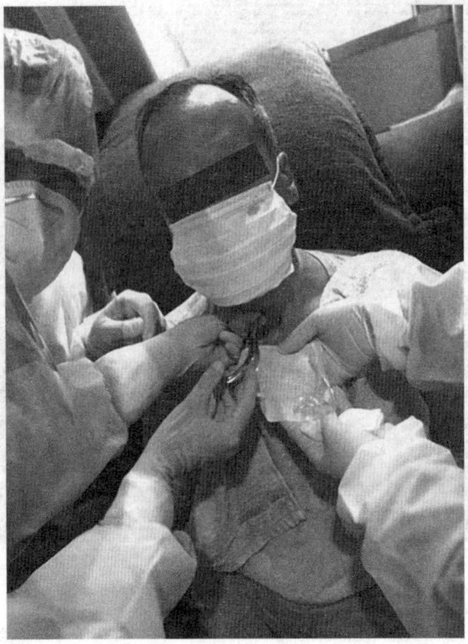

FIGURA 4

Fonte: acervo ds autores.

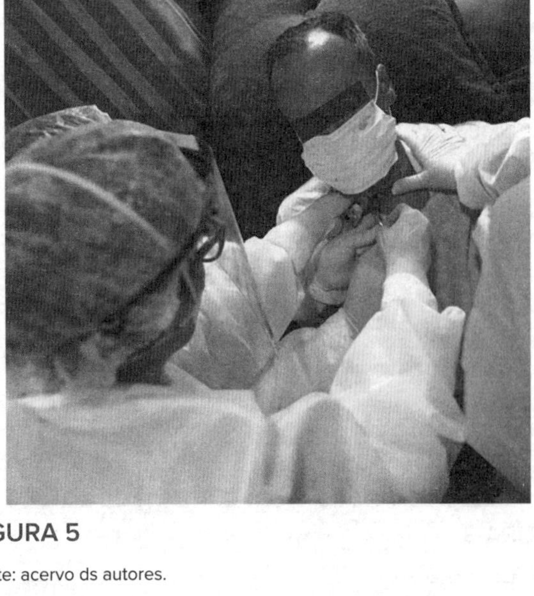

FIGURA 5

Fonte: acervo ds autores.

Troca de cânula de traqueostomia plástica para plástica[4-6]

O procedimento, a partir do passo 3, é idêntico ao da troca de cânula de traqueostomia metálica para metálica, com a diferença da necessidade de um cuffômetro para testagem do *cuff*, se houver, na cânula de traqueostomia plástica (mais adiante, ensinaremos a produzir um cuffômetro caseiro) e da própria cânula de traqueostomia plástica no *kit*. A diferença desse procedimento, portanto, encontra-se nos passos 1 e 2, como apontado a seguir:

Passo 1 – anotação do número da cânula de traqueostomia plástica (Nº Traqueo Plástica). Note que o diâmetro interno (mm) da cânula de traqueostomia plástica (ID Traqueo Plástica) corresponde exatamente ao número dela (Nº Traqueo Plástica = ID Traqueo plástica) – Tabela 1.

Exemplo: ID Traqueo Plástica Nº 5 = 5 mm

Passo 2 – escolha do tubo endotraqueal a ser inserido no interior da cânula de traqueostomia plástica, notando que o parâmetro a ser considerado para a escolha do tubo endotraqueal deve ser seu diâmetro externo (OD Tubo Endotraqueal). Esse diâmetro externo (OD Tubo Endotraqueal) necessariamente deve ser menor que o diâmetro interno da cânula de traqueostomia plástica (ID Traqueo Plástica) – Figuras 6 e 7.

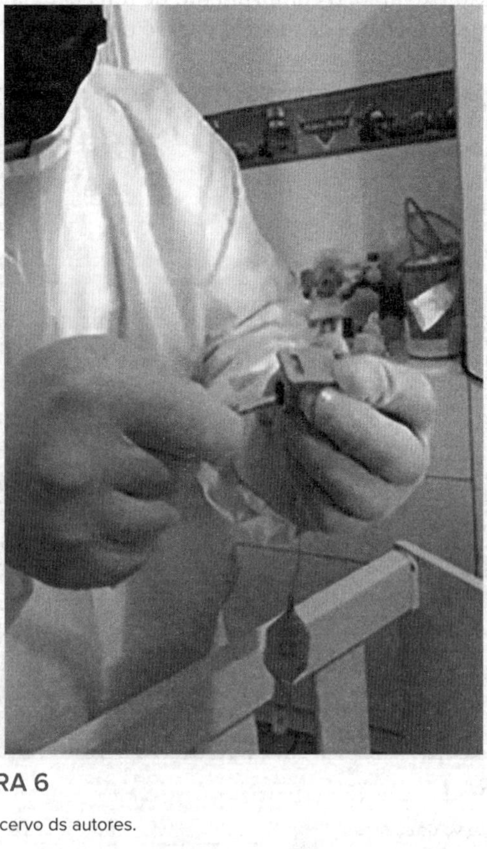

FIGURA 6

Fonte: acervo ds autores.

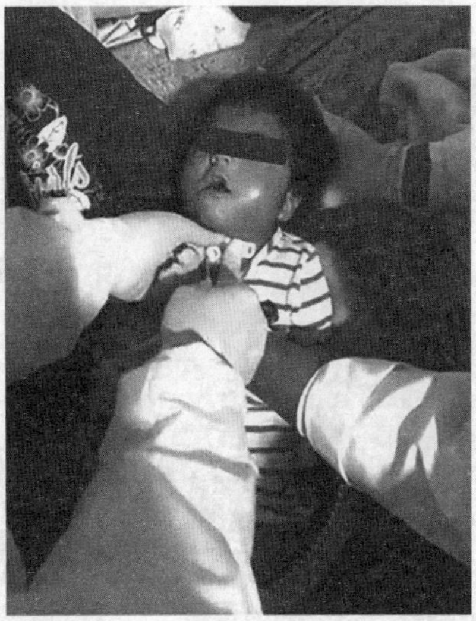

FIGURA 7

Fonte: acervo ds autores.

Exemplo: OD Tubo Endotraqueal para inserção em Traqueo Plástica de Nº 5 deve ser menor que 5 mm. Observando a Tabela 1, OD Tubo Endotraqueal menor que 5 mm corresponde a Tubo Endotraqueal de Nº 3,5 (ID Tubo Endotraqueal Nº 3,5 = Diâmetro Interno do Tubo Endotraqueal Nº 3,5 = 3,5 mm). Esse tubo endotraqueal deve ser introduzido até a profundidade correspondente ao comprimento da cânula de traqueostomia plástica de Nº 5, ou seja, 5,7 cm, como mostrado na Tabela 1.

A partir do passo 3 – ver troca de cânula de traqueostomia metálica para metálica – Figuras 8 e 9.

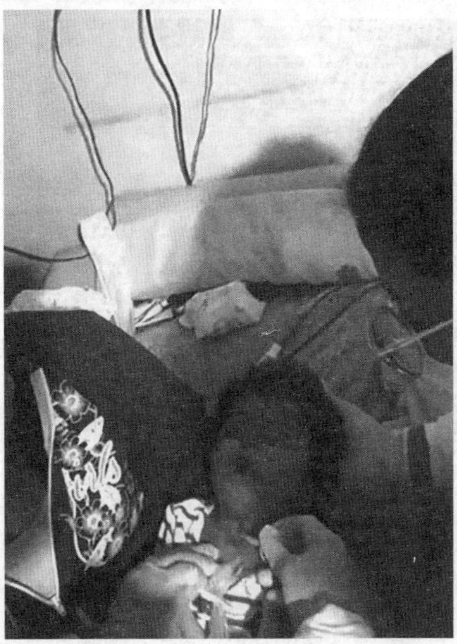

FIGURA 8

Fonte: acervo ds autores.

TABELA 1 Cânulas de traqueostomia com balão

Tamanho (mm)	Comprimento	ID (mm)	OD (mm)	Balão	VE
3,5	47,0	3,6	5,3	11,0	5
4,0	54,0	4,1	5,9	12,0	5
4,5	54,0	4,6	6,5	14,0	5
5,0	57,0	5,1	7,0	14,0	5
5,5	58,0	5,6	7,5	15,0	5
6,0	64,0	6,0	8,7	19,0	5
6,5	64,0	6,5	8,7	19,0	5
7,0	70,0	7,0	10,0	21,0	5
7,5	75,5	7,5	10,7	25,0	5
8,0	81,0	8,0	11,3	28,0	5
8,5	81,0	8,5	11,2	28,0	5
9,0	87,0	9,0	12,7	28,0	5
9,5	87,0	9,5	12,7	28,0	5
10,0	95,5	10,0	14,0	30,0	5

Troca de cânula de traqueostomia metálica para plástica ou plástica para metalica[4-6]

O procedimento, a partir do passo 2, é idêntico ao da troca de cânula de traqueostomia metálica para metálica ou plástica para plástica. Desse modo, para a escolha do tubo endotraqueal, basta observar os apontamentos dos itens A e B. A diferença, portanto, encontra-se no passo 1, como apontado a seguir:

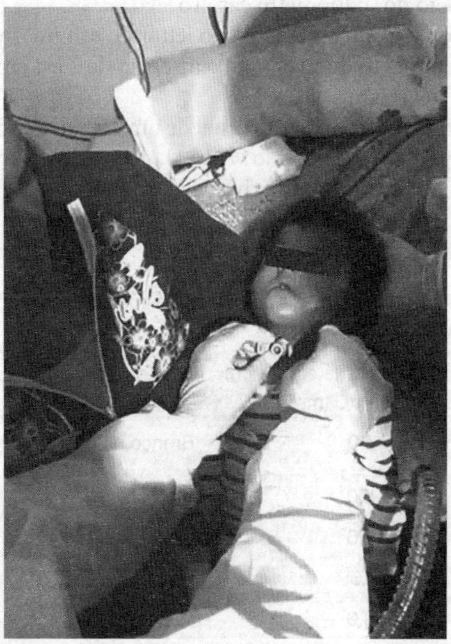

FIGURA 9

Fonte: acervo ds autores.

Passo 1 – para a troca da cânula de traqueostomia metálica para plástica, ou vice-versa, basta notar que o diâmetro interno (mm) da cânula de traqueostomia plástica (ID Traqueo Plástica) corresponde ao número da traqueostomia metálica (Nº Traqueo Metálica) mais 4 – Tabela 2, seguindo esta fórmula:

ID Traqueostomia Plástica = Nº Traqueostomia Metálica + 4

Exemplo: caso tenhamos uma cânula de Traqueo Metálica Nº 5 e queiramos trocar por uma cânula de Traqueo Plástica, teremos o seguinte: ID Traqueo Plástica = Nº Traqueo Metálica + 4 à ID Traqueo Plástica = 5 + 4 à ID Traqueo Plástica = 9 mm.

Montagem e manuseio do "cuffômetro caseiro"

As cânulas de traqueostomia plásticas com *cuff* são fundamentais, tanto para a prevenção da broncoaspiração em pacientes com broncopneumonia de repetição quanto para o acoplamento de pacientes à ventilação mecânica não invasiva. Entretanto, caso a pressão do *cuff* sob a traqueia esteja demasiadamente alta, corre-se o risco de apresentar lesões graves como a estenose de traqueia. Para evitar essa patologia, é fundamental a aferição da pressão exercida pelo cuff sob a traqueia, embora dispositivos que realizem essa medição sejam muito caros no mercado, o que muitas vezes impossibilita o seu uso rotineiro. Na tentativa de resolver essa demanda, é possível fazer uma adaptação e montar o que denominamos de "cuffômetro caseiro", utilizando simplesmente o leitor do esfigmomanômetro (manômetro), garrote, ponta do equipo de soro, torneirinha de três vias (*three way*) e uma seringa de 10 mL, com custo acessível e viabilidade econômica.

A seguir, será apontado o passo a passo para montagem e manuseio do "cuffômetro caseiro".

Passo 1 – desacoplamento do leitor do esfigmomanômetro (manômetro) do manguito e inserção de 2 a 4 cm de garrote em sua ponta.

Passo 2 – corte da região distal de um equipo de soro (parte em contato com o acesso venoso), deixando aproximadamente 1 cm de plástico flexível, e acoplamento ao garrote – Figuras 10 e 11.

TABELA 2 Número da cânula metálica e correlação com a cânula de PVC

Nº da cânula metálica	Nº da cânula em PVC (mm)	Cor de identificação
00	4.0	Branco
01	5.0	Verde
02	6.0	Laranja
03	7.0	Bordô
04	8.0	Vermelho
05	9.0	Amarelo
06	10.0	Cinza

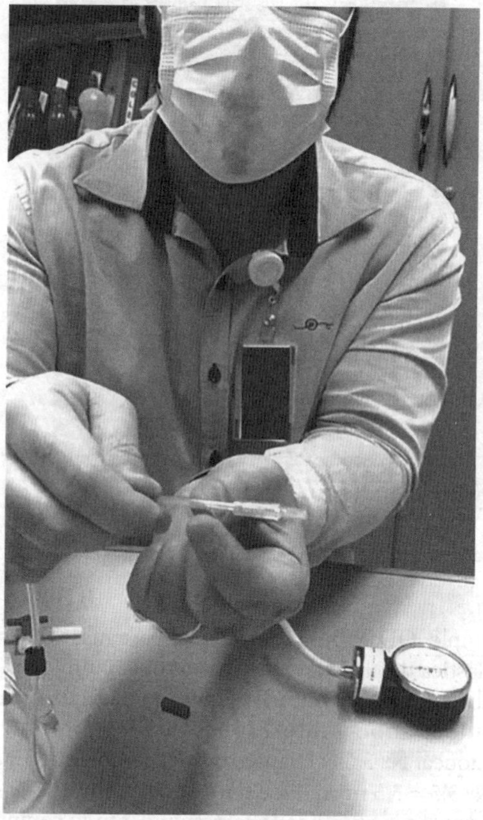

FIGURA 10

Fonte: acervo ds autores.

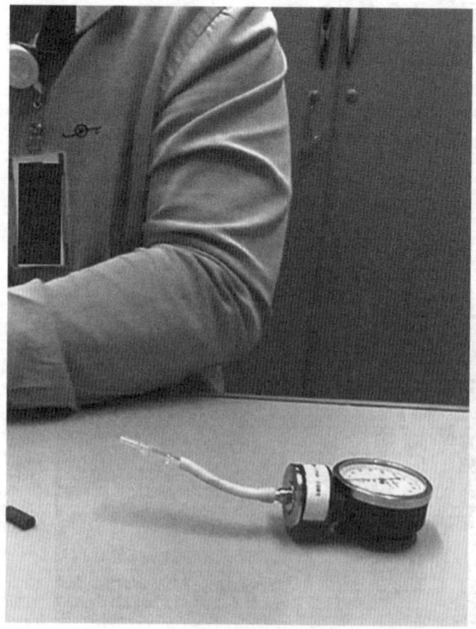

FIGURA 11

Fonte: acervo ds autores.

Passo 3 – acoplamento da torneirinha de três vias (*three way*) ao plástico flexível já acoplado ao garrote e ao esfigmomanômetro (manômetro). Em seguida, acople na torneirinha tanto a seringa de 10 mL quanto o balão de controle do cuff – Figura 12.

Passo 4 – após o teste, devemos usar o "cuffômetro caseiro" para ajustar a pressão intra *cuff* tanto no paciente adulto quanto no pediátrico, com valores que serão apontados em seguida – Figuras 13 e 14.

A pressão intra *cuff*, por meio do "cuffômetro caseiro", deve ser ajustada de acordo com o valor ideal no adulto e na criança, para evitar complicações como estenose ou granuloma traqueal. Porém, esses valores pressóricos na literatura e nos cuffômetros tradicionais encontram-se na unidade de medida de cmH_2O. Desse modo, para uso do "cuffômetro caseiro", precisamos converter os valores de pressão de cmH_2O para mmHg, o que permite o emprego do esfigmomanômetro (manômetro) para aferição.

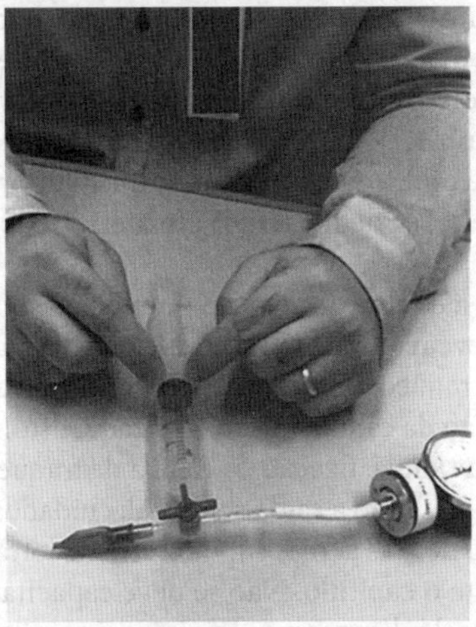

FIGURA 12

Fonte: acervo ds autores.

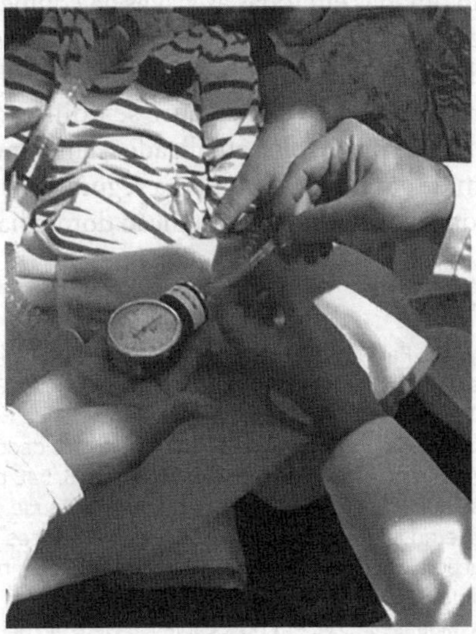

FIGURA 13

Fonte: acervo ds autores.

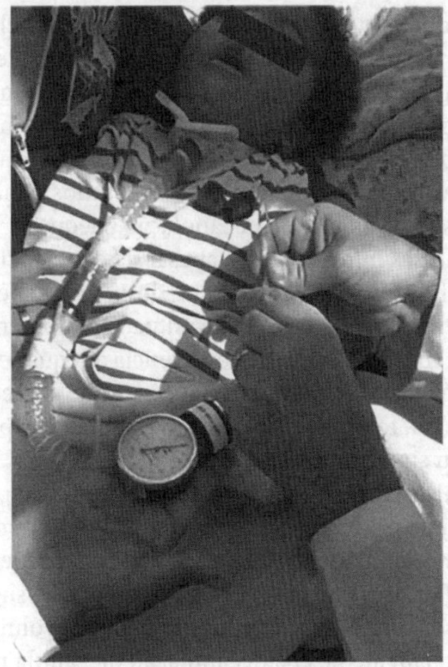

FIGURA 14

Fonte: acervo ds autores.

Sabe-se que 1 cmH_2O corresponde a 0,7355 mmHg. A pressão intra *cuff* ideal no adulto encontra-se na faixa de 18 a 25 cmH_2O (máximo 30 cmH_2O), ou seja, de 13 a 18 mmHg no "cuffômetro caseiro" (máximo 22 mmHg), sendo uma boa média o valor de 15 mmHg. Já a pressão intra *cuff* ideal na Pediatria encontra-se na faixa de 15 a 20 cmH_2O (máximo 20 cmH_2O), ou seja, 11 a 15 mmHg no "cuffômetro caseiro" (máximo 15 mmHg), sendo uma boa média o valor de 13 mmHg.

Dessa maneira, com a adaptação do "cuffômetro caseiro", é possível a garantia da segurança do paciente no domicílio, evitando-se lesões pela pressão intra *cuff* erroneamente aumentada ou aspirações e broncopneumonia de repetição pela pressão intra *cuff* inadvertidamente baixa, tudo isso associado a uma custo-efetividade com consequente viabilidade para o procedimento.

Decanulação

A decanulação consiste na retirada da cânula de traqueostomia, a qual deve ocorrer no paciente traqueostomizado, quando este passa da situação de dependente para a independência da cânula, uma vez que as vias aéreas superiores têm condições adequadas para a realização de ventilação, com pouco ou nenhum suporte respiratório, bem como a eliminação de secreções traqueobrônquicas encontra-se de forma eficaz.[7]

Na maioria das vezes, os fisioterapeutas tomam inicialmente a decisão do processo de decanulação, pois se encontram em intenso trabalho de reabilitação respiratória. Entretanto, somente após o consenso de uma equipe multidisciplinar (médico, enfermagem, fisioterapia, fonoaudiologia), na qual toda a equipe é indispensável nesse processo, é que se inicia esse processo.[7]

Sabe-se que não existe um consenso sobre a melhor forma, e a mais segura, de realizar esse procedimento.[7] Recomendações confirmam o benefício de protocolos de desmame da ventilação mecânica e decanulação para traqueostomizados e frisam a importância do fisioterapeuta, médico e fonoaudióloga nesse processo. No entanto, poucos estudos estabelecem critérios para o desmame e a decanulação adequada.[7]

Diante dessas informações, e apesar da deficiência de parâmetros definidos para o sucesso no desmame, sabe-se que, se o paciente apresenta as seguintes situações, aumenta o sucesso na decanulação: nível de consciência adequado, tosse e deglutição eficaz, diminuição ou ausência de secreção traqueobrônquica, tolerância de oclusão traqueal e capacidade vital igual ou superior a 15 mL/kg.[7]

A seguir, apresentamos um protocolo multidisciplinar de decanulação de pacientes traqueostomizados, com o objetivo de diminuir a incidência de falhas e complicações da decanulação.[7] Por fim, esse protocolo de decanulação sugere um passo a passo, com o qual o profissional deve evoluir, desde desinsuflar o *cuff* até fazer a decanulação da cânula metálica de traqueostomia e o curativo oclusivo.[7]

QUADRO 1 Protocolo de desmame e decanulação de traqueostomia

1º dia: desinsuflar o *cuff*.
Após 48 horas com o *cuff* desinsuflado, sem sinais de desconforto respiratório e broncoaspiração, troca-se a traqueostomia plástica para metálica com calibre menor.
3º dia: oclui-se a traqueostomia durante o atendimento. O paciente deve se manter estável clinicamente, sem sinais de desconforto respiratório, e a traqueostomia deve permanecer ocluída em todo o período (6 horas).
4º dia: manter a traqueostomia ocluída durante 12 horas.
5º dia: ocluir a traqueostomia por 24 horas.
6º dia: ocluir por 48 horas.
8º dia: na ausência de secreção, sinais de desconforto respiratório, broncoaspiração, e com tosse eficaz, decanula-se o paciente e coloca-se curativo oclusivo em estoma.
Observação: caso o paciente não evolua para o próximo passo, voltar um passo.

Fonte: Mendes F et al., 2013.[7]

Orientações para equipe, familiar/cuidador

Orientações familiares e a cuidadores são primordiais para evitar intercorrências domiciliares e devem ser fornecidas todos os dias, nas visitas domiciliares, por todos da equipe e, principalmente, pela equipe de enfermagem, que pode realizar essa capacitação e supervisioná-la; são citados alguns pareceres a seguir.[8,9]

O Parecer COREN-SP nº 023/2013 – CT, assim como o Parecer COREN-DF nº 05/2018, citam a importância da capacitação do cuidador e dos familiares pela equipe de enfermagem na atenção domiciliar.

"...O cuidador familiar não remunerado poderá ser capacitado pelo enfermeiro para realização de aspiração de secreção do estoma traqueal ou da cânula de traqueostomia definitiva no ambiente domiciliar, ressaltando que receberá o acompanhamento sistemático e supervisão do enfermeiro na execução dos procedimentos citados."[8]

"... O cuidador que atua no contexto da atenção domiciliar, conforme Portaria GM nº 963 do Ministério da Saúde, deve ser capacitado dentro de um programa de educação continuada, baseado em procedimentos operacionais padronizados e protocolos da instituição prestadora de cuidados domiciliares, com o objetivo de melhorar o bem-estar e a segurança do paciente crônico em uso de traqueostomia..."[9]

"... É necessária a manutenção de uma forma fácil de contato do cuidador com a equipe durante o período da assistência, para esclarecer possíveis dúvidas e solicitar visitas adicionais."[9]

"... O enfermeiro deve supervisionar o cuidador familiar para verificar se ele está executando de forma adequada o procedimento de aspiração traqueal. Se houver dúvidas que possam pôr em risco a vida e a integridade física do paciente crônico, a equipe de enfermagem não deve liberar a execução do respectivo procedimento. A equipe de enfermagem deve garantir suporte e cuidado aos cuidadores de pacientes em atenção domiciliar."[9]

Portanto, a equipe de atenção domiciliar, sobretudo a enfermagem, deve realizar orientações específicas ao cuidadores de pacientes traqueostomizados, de forma exaustiva: cuidados na higienização da cânula interna da traqueostomia, evitando obstruções na cânula, fixação da cânula de traqueostomia corretamente, impedindo a saída acidental, cuidados com o estoma, aspiração de vias aéreas superiores e endotraqueal, como citado durante o capítulo. Não se deve capacitar o cuidador quanto à troca do dispositivo, pois isso não está preconizado.[9]

Essas capacitações podem ser fornecidas por meio de folhetos e cartilhas, e a prática deve ocorrer no dia a dia, sempre discutindo dúvidas em todas as visitas da equipe de atenção domiciliar.[9] Ressalta-se que toda a equipe deve seguir as orientações dos seus conselhos profissionais e do Ministério da Saúde, e recomenda-se que sempre se utilizem, em sua prática, diretrizes e protocolos atualizados, em benefício do paciente, além de garantir garantindo a segurança dele, de si próprio(a) e da equipe atuante na atenção domiciliar.

Referências

1. Carmagnani MIS, Fakih FT, Canteras LM, Labbadia LL, Tanaka LH. Procedimentos de enfermagem: guia prático. Rio de Janeiro: Guanabara Koogan; 2012.
2. Prado ML, GELBCKE, FL (org.). Fundamentos para o cuidado profissional de enfermagem. 3. ed. Florianópolis: UFSC; 2013. 548 p.
3. Brasil. Ministério da Saúde. Secretária de Atenção à Saúde. Portaria nº 400, de 16 de novembro de 2009. Estabelece Diretrizes Nacionais para a Atenção à Saúde das Pessoas Ostomizadas no âmbito do Sistema Único de Saúde - SUS. Brasília, DF; 2009.
4. Avelino MA, Maunsell R, Valera FCP, Lubianca Neto JF, Schweiger C, Miura CS, et al. First Clinical Consensus and National Recommendations on Tracheostomized Children of the Brazilian Academy of Pedia-

tric Otorhinolaryngology (ABOPe) and Brazilian Society of Pediatrics (SBP). Braz J Otorhinolaryngol. 2017;83(5):498-506.

5. Changing Tracheostomy tube without losing the airway. Thabet Abbarah MD. [acesso em janeiro de 2022]. Disponível em: https://www.youtube.com/watch?v=H-yBrle0vxc
6. Manejo da Traqueostomia na Infância. Centro de Telessaúde HC-UFMG. [acesso em janeiro de 2022]. Disponível em: https://www.youtube.com/watch?v=h4avlJc02WY
7. Mendes F, Ranea P, Oliveira ACT. Protocolo de desmame e decanulação de traqueostomia. Revista UNILUS. 2013;10(20).
8. Conselho Regional de Enfermagem de São Paulo. Parecer COREN-SP 023 /2013 – CT. Ementa: Procedimento de aspiração de secreção por cânula de traqueostomia. [acesso em janeiro de 2022]. Disponível em: https://portal.coren-sp.gov.br/sites/default/files/parecer_coren_sp_2013_23.pdf
9. Conselho Regional de Enfermagem do Distrito Federal. Parecer Técnico Coren-DF Nº 05/2018. [acesso em janeiro de 2022]. Disponível em: https://www.coren-df.gov.br/site/parecer-tecnico-coren-df-052018

Capítulo 6

Princípios gerais e cuidados com estomas e sondas alimentares: gastrostomia e jejunostomia

Cibelle Gomes Lima Melo
Mara Lúcia Renostro Zachi
Samia Carolina Reis e Silva
Tamires dos Prazeres de Oliveira

PONTOS-CHAVE

- Promoção da educação em saúde na atenção domiciliar.
- Qualificação da equipe multidisciplinar para os cuidados com as estomas, gastrostomia e jejunostomia.
- Compreensão dos cuidados com relação às sondas de gastrostomia e jejunostomia e os dispositivos necessários para os procedimentos.

OBJETIVOS DE APRENDIZAGEM

Ao final do capítulo, o leitor deverá ser capaz de:

- Definir e classificar os tipos de estomas alimentares.
- Identificar as responsabilidades da equipe, os dispositivos e acessórios necessários para a realização dos procedimentos de estomas alimentares.
- Refletir sobre as condições adjuvantes ao cuidado domiciliar com o paciente estomizado.
- Reconhecer as complicações e contraindicações dos procedimentos.
- Capacitar os profissionais para os cuidados com os estomas no domicílio, bem como a definição de estratégias para a adesão aos cuidados do usuário/cuidador.

Definição

Lembramos que o sistema digestório é responsável pela preensão, mastigação, deglutição, digestão, absorção dos nutrientes e, por fim, expulsão dos resíduos, os quais serão eliminados sob a forma de fezes. O estoma (ou ostomia) é uma comunicação artificial entre um órgão ou víscera com o meio externo para drenagens, eliminações ou nutrição.[1,2]

- **Gastrostomia:** estoma de alimentação, no qual existe a abertura de uma boca entre o estômago e a pele, com a inserção de uma sonda, com o objetivo de alimentar o paciente, podendo ser de caráter temporário ou definitivo.[1,2]
- **Jejunostomia:** estoma de alimentação, no qual existe a abertura de uma boca entre o jejuno e a pele, com a inserção de uma sonda, para que seja possível a alimentação do paciente, podendo ser de caráter temporário ou definitivo.[1,2]

As gastrostomias e jejunostomias podem ser realizadas por via endoscópica ou cirurgias (laparoscopia ou laparotomia). O método mais utilizados, por ser seguro, prático e de longo prazo, é a gastrostomia endoscópica percutânea (GEP), comparada à utilização das técnicas cirúrgicas.[3] Estudos mostram que os procedimentos de sondas de GEP têm aumentado devido ao aumento das doenças crônico-degenerativas e ao fato de ser uma técnica com baixos riscos de complicações.[4]

Entre as complicações mais comuns na GEP, temos vazamento, granuloma, infecção da pele periostomal, síndrome *buried-bumper*, deslocamento da sonda, hemorragias, peritonite etc., que iremos explorar no decorrer do capítulo. Também são comuns essas complicações na jejunostomia.[4]

Ressaltamos que a escolha do estoma depende de uma avaliação criteriosa da situação clínica do paciente, da finalidade, da durabilidade do dispositivo escolhido e da modalidade terapêutica. E devemos frisar ao cuidador e paciente que, apesar das complicações, essa é uma técnica segura, com mortalidade rara se realizada de forma correta, seguindo as diretrizes para a realização do procedimento.

Finalidade

A principal finalidade é a nutrição enteral do paciente, quando a integridade estrutural e funcional do organismo está prejudicada ou a ingesta normal não é possível. Dessa forma, faz-se necessária a suplementação dietoterápica, para evitar a deficiência nutricional.[4,5]

Ressalte-se que a nutrição enteral é uma forma de alimentação especial e controlada de nutrientes, elaborada especialmente para uso oral ou via sondas, industrializadas ou não, para substituir ou complementar a alimentação oral em pacientes desnutridos, com disfagia ou outras comorbidades que impeçam a alimentação, visando ao equilíbrio e à manutenção dos tecidos, órgãos e sistemas.[3]

Indicação e contraindicação

Indicação

A abertura de um orifício artificial externo no estômago ou jejuno para alimentação e suporte nutricional está indicada quando há impossibilidades ou perigo em usar a via normal, quando as morbidades e comorbidades debilitam a pessoa reduzindo ou anulando a capacidade de se alimentar por tempo determinado ou indefinidamente. As ostomias alimentares são indicadas em caso de:[6,7]

- Doenças obstrutivas: neoplasias de orofaringe, esofágicas, doença de Chagas, gastroparesia, obstruções intestinais.
- Doenças neuromusculares: distrofia muscular, esclerose lateral amiotrófica, doença do neurônio motor, esclerose múltipla.
- Doenças neurológicas: acidente vascular encefálico, doença de Alzheimer, Parkinson, trauma cranioencefálico.
- Estados hipercatabólicos como grandes queimados e desnutrição proteico-calórica grave.
- Idosos com quadro de disfagia moderada a grave.
- Uso prolongado de sonda nasoenteral.

Contraindicações do procedimento

Quanto às contraindicações absolutas à GEP, estão a recusa do paciente, obstruções completas do trato digestivo superior que impossibilitem acesso ao estômago, coagulopatia grave ou não compensada, ausência de motilidade intestinal, degradação clínica progressiva ou doença incurável. As contraindicações relativas incluem condições clínicas transitórias que não permitem a realização imediata do procedimento ou condições anatômicas ou funcionais que possam dificultá-lo. Nesse caso, as contraindicações clínicas envolvem também as hepatopatias descompensadas, distúrbios de coagulação, peritonite, diálise peritoneal e ascite maciça.

Deve-se lembrar que tecnicamente pode haver dificuldades em casos de hepatomegalia, presença de varizes esofágicas, presença de cateter de derivação ventriculoperitoneal, hérnia hiatal volumosa, obesidade mórbida, cirurgias prévias e gastrectomias subtotais. A gastrostomia permite a infusão de maiores volumes de dieta e apresenta menores riscos de complicações.[6,7]

Profissional responsável

O procedimento deve ser realizado por médico treinado, sendo este cirurgião gástrico normalmente.[9,7] Os cuidados com o estomas e a troca de sondas podem ser feitos por equipe de enfermagem e médico da assistência domiciliar. Essa equipe também deve treinar de forma eficaz cuidadores e familiares para evitar complicações no domicílio, nos cuidados com esses dispositivos.[9,7]

Risco/pontos críticos

Algumas situações são pontos críticos no cuidado para evitar complicações com a gastrostomia e jejunostomia, sendo:

- **Saída acidental da sonda de gastrostomia ou jejunostomia:** a extrusão é resolvida com a breve reintrodução. Por vezes, ao adentrar o domicílio, o próprio cuidador ou paciente já realizou a reinserção, dada a simplicidade do procedimento. A extrusão ocorre geralmente por esvaziamento ou ruptura do balonete, por isso a importância do teste do balonete antes da introdução da sonda. É muito comum os pacientes com déficit cognitivo grave (paralisia cerebral ou demências) arrancarem a sonda com o balonete insuflado.[9,1,7,10]
- **Obstrução da sonda:** por vezes, ocorre a obstrução da sonda por alimentos, conforme sua espessura, ou por medicamentos (alguns deles formam cristais, ainda que diluídos). Nesses casos, geralmente, a lavagem da sonda com água filtrada com pressão (uso de seringa de 20 mL) costuma ser suficiente. Em alguns casos, será necessária a troca do dispositivo. É importante que o médico esteja atento às medicações prescritas que podem ser utilizadas via sondas, evitando a obstrução. São exemplos omeprazol por ranitidina e óleo mineral por lactose. Existe uma lista de medicamentos que podem ser utilizados via sondas.[9,1,7,10]
- **Vazamentos:** nesse caso, é importante avaliar o diâmetro, a espessura da sonda e o próprio orifício. Verificar se o fechamento da tampa da sonda é hermético.[9,1,7,10]
- **Degradação da sonda:** em muitos casos, a sonda se degrada antes mesmo do período destinado à troca, por temperatura da alimentação, pelo calor corporal, pela exposição excessiva à luz, ou mesmo pelas características (acidez, diluição) da dieta. Caso haja dilatações ou tortuosidades, pode ser necessária a troca antes do período previsto pelo fabricante. Deve-se ter atenção à data prevista pelo fabricante para a realização da troca antes de sua degradação.[9,1,7,10]
- **Alargamento do estoma:** pode ser resolvido com a modificação do calibre da sonda, com a alteração da fixação, caso o alargamento seja simétrico e limitado. Entretanto, alguns casos podem demandar intervenção cirúrgica ou curativos, com o objetivo de diminuir o estoma. Em algumas situações, é possível a passagem de sonda nasoenteral para alimentação e o tratamento tópico do estoma até a sua melhora ou, ainda, a retirada da sonda de gastrostomia no período noturno, com a realização de curativo oclusivo no local, mantendo-os por 6-8 horas, para que haja contração do estoma e redução do seu diâmetro. Após esse período, é possível repassar uma nova sonda de gastrostomia.[9,1,7,10]

- **Dermatite química:** demanda proteção local, com elementos tais como: cremes barreira conforme prescrição de enfermagem.[9,7,10]
- **Infecção periestomal:** pode ser resolvida com antibiótico tópico ou sistêmico, dependendo da extensão.[9,1,7,10]
- **Granuloma:** são processos inflamatórios por fricção, irritação da pele pelo contato com o suco gástrico, excesso de movimentos da sonda, traumas no estoma, fios de sutura e processos infecciosos, colonização bacteriana dos orifícios das ostomias. Existe uma série de possibilidades terapêuticas disponíveis: uso de nitrato de prata, gel hipertônico de NaCl e substância amorfa estéril composta de ama purificada, ácido tricloroacético, cloreto de sódio a 20% e goma xantana, corticoides tópicos, coberturas primárias como óleo de girassol, zinco ou soluções salinas e espumas de poliuretano.[9,1,7,10]
- **Peritonite:** quadro grave de infecção do peritônio com necessidade de avaliação hospitalar imediata.
- **Perfuração de vísceras:** avaliação hospitalar imediata.
- **Fístulas:** normalmente requerer intervenção cirúrgica. Assim, é necessária a avaliação do médico cirurgião.
- **Síndrome de *buried-bumper*:** é a entrada do balonete da sonda de gastrostomia na mucosa gástrica. Se houver suspeita dessa alteração, é necessário o deslocamento do paciente ao hospital para avaliação.

Sondas disponíveis

Entre as sondas utilizadas, estão:

- **Sonda de silicone com fixação em disco:** sonda utilizada na realização do procedimento cirúrgico de inserção por ter, em sua extremidade final, uma âncora (disco), com a finalidade de fixação e redução da saída acidental.[5,6]
- Sonda de silicone com fixação em balão: sonda que pode ser utilizada após a primeira troca do dispositivo. Tem em sua extremidade final um balão, que deve ser insuflado para garantir a fixação do dispositivo.
- **Sonda com fixação em balão tipo *botton*:** sonda menor, para a qual também existem dois tipos: balão ou disco (com uma âncora em sua extremidade). Essas sondas podem ter extensores e válvulas antirrefluxo.[5,6]

As sondas para gastrostomia e jejunostomia variam de tamanho, conforme a idade do paciente. Normalmente se utiliza nas crianças o parâmetro de 12 a 18 French (Fr); para os adultos, de 20 a 28 Fr. A substituição ou troca das sondas deve sempre ser feita conforme indicações do fabricante, evitando a deterioração com a sua saída acidental.[5,6]

Descrição da técnica

São possíveis alguns procedimentos no domicílio, como cuidados com estomas e troca da sonda de gastrostomia e jejunostomia.

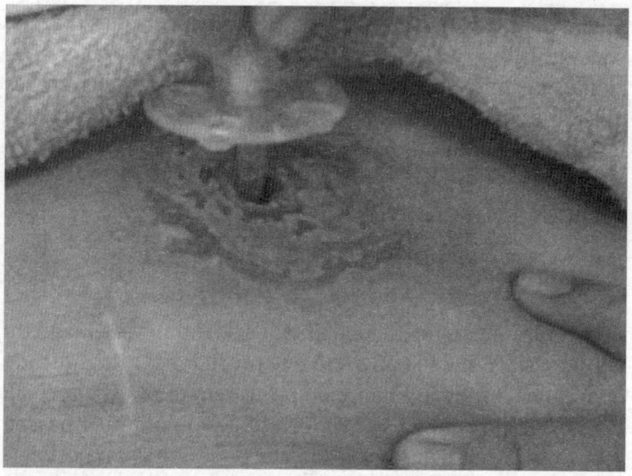

FIGURA 1
Dermatite química
Fonte: acervo pessoal da Dra. Cibelle Gomes Lima Melo.

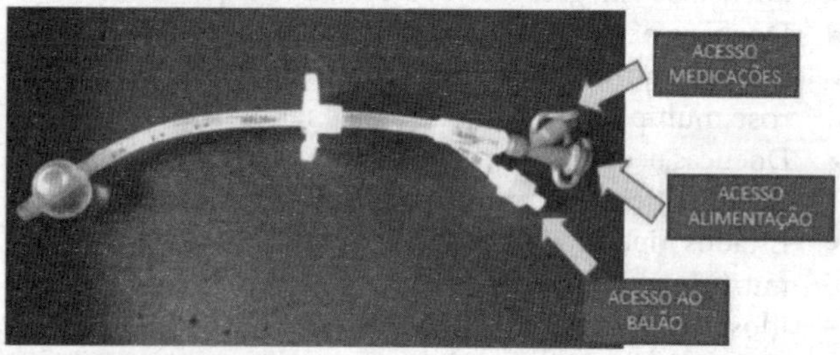

FIGURA 2
Sonda de gastrostomia de Kangaroo
Fonte: acervo pessoal da Dra. Cibelle Gomes Lima Melo.

Cuidados com o estoma

Este deve ser realizado por:

1. Enfermeiro.
2. Auxiliar ou técnico de enfermagem.
3. Cuidador treinado; troca do dispositivo:
   - Enfermeiro: pode fazer a troca do dispositivo de gastrostomia. Somente poderá realizar a troca da jejunostomia se for enfermeiro estomatoterapeuta; caso não seja, solicitar a troca por médico seguindo o último parecer do COFEN nº 06/2013.[8]
   - Médico.[8]

Realização de procedimento: os curativos devem ser feitos até 7 dias do procedimento cirúrgico de inserção do dispositivo, com luvas estéreis nos primeiros 7 dias. Após o sétimo dia, não existe a necessidade de curativo local.[5,6]

Materiais para o curativo:

1. Equipamentos de proteção individual (EPI): luvas de procedimento/estéreis, máscara e óculos.
2. Gazes.
3. Bandeja.

4. Água destilada ou soro fisiológico 0,9%.
5. Saco plástico para descartar os resíduos.

Procedimento:

- Realizar higienização das mãos.
- Paramentar-se (gorro, máscara, avental, luvas).
- Separar o material.
- Explicar ao paciente e à família o procedimento.
- Realizar o procedimento já ensinando e treinando o cuidador.
- Realizar o curativo utilizando luvas de procedimento; se o tempo de inserção cirúrgica do dispositivo for maior que 7 dias, devem-se utilizar luvas estéreis, e se o tempo for menor que 7 dias não é necessário.
- A seguir, remover o curativo anterior.
- Umedecer as gazes com soro fisiológico ou água destilada e iniciar a limpeza da pele periestoma e, em seguida, a sonda próximo à inserção.
- Secar o local com a gaze, evitando a fricção.
- Ocluir, com novo curativo, com gaze estéril e fita adesiva (se o tempo de inserção cirúrgica do dispositivo for menor que 7 dias).
- Realizar higienização local com água morna e sabonete de uma a três vezes ao dia, se o tempo de inserção cirúrgica do dispositivo for maior que 7 dias. A seguir, aplicar protetores cutâneos ou creme barreira.
- Proceder à fixação da sonda na pele com adesivo hipoalergênico.
- Desprezar o material infectado.
- Realizar higienização das mãos.
- Registrar o procedimento em prontuário.
- Orientar o cuidador sobre como proceder com relação aos cuidados com a gastrostomia. Se o tempo de inserção cirúrgica do dispositivo for menor que 7 dias, observar que o curativo será realizado pela equipe de atenção domiciliar, considerando o risco de contaminação local.[5,6,8]

Trocas de dispositivo

Estas serão realizadas nos seguintes casos:

- Saída ou retirada acidental do dispositivo.
- Se houver sinais sugestivos de processo infeccioso.
- Obstrução da sonda de gastrostomia ou jejunostomia.
- Seguindo orientações do fabricante quanto ao tempo de validade e durabilidade.
- Desgastes do dispositivo – especialmente as sondas de látex –, como tortuosidades, dilatações, rachaduras.[5,6,8]

Material necessário para a troca do dispositivo:

1. EPIs: luvas de procedimento/estéreis, máscara e óculos.
2. Sonda de gastrostomia/jejunostomia com balão.
3. Xilocaína ou lubrificante hidrossolúveis.
4. Seringa de 5 ou 20 mL.
5. Gazes.
6. Bandeja.
7. Água bidestilada.
8. Saco plástico para descartar resíduos.
9. Soro fisiológico 0,9%.
10. Clorexidina degermante.

Procedimento:

- Realizar higienização das mãos.
- Separar o material.
- Paramentar-se (gorro, máscara, avental, luvas).
- Remover o curativo antigo.
- Realizar a limpeza do estoma e sonda (que será removida) com clorexidina degermante e soro fisiológico 0,9%.
- Avaliar o tipo de sonda, a numeração e quantos centímetros a sonda está introduzida do estoma.
- Calçar luvas estéreis.
- Realizar teste do balão da sonda nova, injetando a quantidade de água bidestilada determinada pela sonda e, em seguida, desinsuflando.
- Remover a água bidestilada do balão da sonda antiga com seringa vazia e em seguida descartá-la.
- Lubrificar a extremidade distal da sonda nova com lubrificante ou xilocaína e inserir de 1 a 2 cm acima da marcação verificada na sonda inserida anteriormente. Exemplo: marcação 2 cm. Introduzir de 3 a 4 cm da sonda nova.
- Conectar o equipo de alimento para avaliar a capacidade de aspiração de conteúdo do estômago.
- Insuflar o balão da sonda nova com a quantidade de água bidestilada determinada pelo fabricante da sonda. Normalmente, devem-se utilizar no mínimo 5 mL de água bidestilada.
- Ajustar a sonda.
- Girar a sonda, para avaliar se o balão não está em camadas musculares ou tecido adiposo.
- Fechar as saídas da sonda.
- Realizar limpeza do estoma.
- Descartar material e resíduos.
- Higienizar as mãos no fim do procedimento.
- Realizar a anotação do procedimento em prontuário. É importante que, em sua anotação, estejam descritos o procedimento, numeração da sonda, tipo de sonda e numeração da marcação do estoma.[5,6,8]

Orientações para equipe e familiar/cuidador

As orientações da equipe aos familiares e cuidadores são primordiais, a fim de reconhecer e intervir diante de algumas intercorrências domiciliares. É importante salientar que os cuidados gerais com a sonda podem ser realizados pelo enfermeiro, auxiliar ou técnico de enfermagem e, ainda, por um cuidador treinado. Sobre a troca do dispositivo, ressaltamos que só deve ser realizada por médico e/ou enfermeiros treinados.

Quanto aos cuidados realizados pelos próprios cuidadores, é importante orientar sobre:[9,10]

- Higienização das mãos antes da manipulação dos dispositivos.
- Higienização do dispositivo no mínimo duas ou três vezes ao dia ou sempre que necessário, a fim de evitar excesso de umidade.
- Nunca utilizar óleos ao redor do estoma, pois facilitam a saída acidental do dispositivo.
- Manter a elevação da cabeceira, no mínimo 30°, no momento da administração de alimentos, água e medicações, a fim de evitar náuseas, vômitos e broncoaspiração.
- Após o término da administração, manter o paciente com cabeceira elevada por no mínimo 40 minutos.
- Em situações de náusea e vômitos durante a administração, relatar a equipe de atenção domiciliar e suspender imediatamente a administração.
- Após a administração da dieta e medicações, realizar lavagem da sonda com 20 mL de água, com o auxílio da seringa, para evitar obstrução do dispositivo.
- Caso apresente dificuldade/resistência para administração da dieta ou medicações, proceder à passagem de água potável pela sonda – em jato – com seringa.
- Observar o estoma durante a rotina diária de limpeza deste e, caso apresente descamação, hiperemia, secreção com odor fétido, sangramento, avisar imediatamente a equipe de atenção domiciliar.
- Em caso de saída acidental da sonda, avisar imediatamente a equipe de assistência para a troca do dispositivo.

Considerações finais

A pessoa com ostomia – tanto a gastrostomia como a jejunostomia – requer orientações e o acompanhamento de uma equipe multidisciplinar no domicílio para que se garantam a segurança na manipulação da sonda, a ingestão adequada de nutrientes, a manutenção ou o ganho de peso e os valores eletrolíticos normais, sem intercorrências e complicações. Diante disso, ressalte-se que as pessoas com estomia devem ser atendidas e acompanhadas pelas equipes de atenção básica para receber orientações para o autocuidado; quando necessário, devem acionar as equipes dos serviços de atenção domiciliar para garantir esse cuidado integral e ampliar a resolutividade. Também podem, e devem, ser acompanhadas pelas redes de serviços privados de atenção domiciliar.

Espera-se que este capítulo norteie o trabalho das equipes multiprofissionais de atenção domiciliar em todas as etapas do cuidado e do processo de reabilitação, no desenvolvimento do seu autocuidado e autonomia.

Referências

1. Brasil. Ministério da Saúde. Secretaria de Atenção à Saúde. Portaria nº 400, de 16 de novembro de 2009. Brasília, DF; 2009.
2. Carmagnani MIS, Fakih FT, Canteras LM, Labbadia LL, Tanaka LH. Procedimentos de enfermagem: guia prático. Rio de Janeiro: Guanabara Koogan; 2012.
3. Forest LL. Gastrostomias para nutrição enteral. Campinas: Lince; 2011.
4. Simons S, Remington R. The Percutaneous Endoscopic Gastrostomy Tube: A Nurse's Guide to PEG Tubes. Medsur Nurs. 2013;22(2):77-83.
5. Prado ML, GELBCKE, FL (org.). Fundamentos para o cuidado profissional de enfermagem. 3. ed. Florianópolis: UFSC; 2013. 548 p.
6. Santos JS, Kemp R, Sankarankutty AK, Salgado Jr. W, Tirapelli LF, Silva Júnior OC. Gastrostomia e jejunostomia: aspectos da evolução técnica e da ampliação das indicações. Medicina. 2011;44(1):39-50.
7. Grilo A, Santos CA, Fonseca J. Percutaneous endoscopic gastrostomy for nutritional palliation of upper esophageal cancer unsuitable for esophageal stenting. Arq Gastroenterol. 2012;49(3):227-31.
8. Conselho Federal de Enfermagem. Parecer nº 010/2013/COFEN/CTAS. Troca de sonda de cistostomia. Brasília; 2013.
9. Smeltzer SC, Bare BG, editores. Tratado de enfermagem médico-cirúrgica. 7. ed. Rio de Janeiro: Guanabara Koogan; 1994.
10. Brasil. Ministério da Saúde. Orientações para o cuidado com o paciente no ambiente familiar. Hospital Alemão Oswaldo Cruz. Brasília, DF: Ministério da Saúde; 2018.

Capítulo 7

Princípios gerais e cuidados com estomas e sondas urinárias: cistostomia

Cibelle Gomes Lima Melo
Mara Lúcia Renostro Zachi
Samia Carolina Reis e Silva
Tamires dos Prazeres de Oliveira

PONTOS-CHAVE

- Os cuidados com a cistostomia podem e devem ser realizados por cuidador ou familiares, no domicílio, com o apoio da equipe multidisciplinar da atenção domiciliar tanto pública como privada, evitando complicações e intercorrências no domicílio.
- A troca do dispositivo, sonda de cistostomia, pode ser realizada por médico treinado e enfermeiro treinado, conforme parecer nº 010/2013/COFEN/CTAS no ambiente de atenção domiciliar.
- A atenção da equipe multidisciplinar da atenção domiciliar à saúde mental do paciente ostomizado deve ser sempre um foco no atendimento.

OBJETIVOS DE APRENDIZAGEM

Ao final do capítulo, o leitor deverá ser capaz de:

- Compreender a finalidade, indicação e contraindicação da cistostomia.
- Aplicar a técnica da troca da sonda de cistostomia no domicílio.
- Compreender os cuidados com a cistostomia no ambiente domiciliar.
- Reconhecer os cuidados que devem ser repassados para familiares e cuidadores.

Definição

A cistostomia é uma via artificial para a eliminação da urina, por meio da criação de um estoma no abdome, para a inserção de uma sonda vesical de demora, com a finalidade de promover a drenagem da urina da bexiga, para a bolsa coletora de sistema fechado. É realizada por procedimento cirúrgico via céu aberto ou punção suprapúbica.[1,2]

A via céu aberto é realizada por meio da exposição da parede anterior da bexiga e parede anterior do abdome, passando os fios de tração pelo músculo reto anterior. Nessa derivação vesical, o cateter é colocado no interior da cavidade vesical via céu aberto, cirurgia.[1-3] Já na via por punção suprapúbica, o cateter é inserido na bexiga por punção suprapúbica, através do instrumento até atingir o interior da bexiga.[1-3]

Finalidade

A finalidade é a eliminação de urina em situações em que o paciente não consegue fazê-lo de forma natural.[2]

Indicação e contraindicação

Por via céu aberto, temos indicações e contraindicações.[2] As indicações são:

- Obstrução do colo vesical por hiperplasia prostática.
- Estenose de uretra.
- Trauma vesical, uretral.
- Pós-uretroplastia e cistoplastia.
- Neoplasia maligna de próstata e uretra em estágios avançados.

As contraindicações são:

- Tumores malignos de bexiga, com possibilidade de formação de fístulas ou disseminação de células tumorais.
- Pacientes com redução da capacidade vesical.

A via punção suprapúbica tem as mesmas indicações; contudo, quanto às contraindicações, devemos salientar, além das expostas na via céu aberto, a não realização em pacientes submetidos a radioterapia e/ou cirurgias pélvicas prévias, pois o peritônio parietal após procedimentos ou alças intestinais pode apresentar aderências, o que aumenta o risco de lesões no momento do procedimento de punção da via.[2,4]

Profissional responsável

O procedimento deve ser feito por médico treinado, sendo cirurgião ou urologista.[4,5] Os cuidados com o estoma e a troca de sonda de cistostomia podem ser realizados por equipe de enfermagem, a qual deve treinar de forma eficaz cuidadores e familiares quanto aos cuidados, para evitar complicações no domicílio.[5-6]

O parecer nº 010/2013/COFEN/CTAS frisa que compete ao enfermeiro a troca da sonda de cistostomia, desde que o trajeto esteja bem definido e o profissional esteja capacitado e tenha segurança na realização do procedimento.[6] Dessa forma, é um procedimento possível para esses profissionais em ambiente domiciliar.[6]

Risco/pontos críticos

Quanto aos riscos e intercorrências com o dispositivo, é primordial ter atenção com:

- Saída acidental da sonda de cistostomia: deve-se imediatamente reintroduzir nova sonda de Foley.[2,5,7]
- Dermatite periestomal: é um processo inflamatório na região periestomal. O tratamento deve ser feito com o uso de cremes de barreira que melhorem o quadro, conforme a prescrição de enfermagem. Os cuidados por enfermagem são primordiais para evitar ou melhorar esse quadro.[2,5,7]
- Infecção de urina: é um quadro comum. Para o tratamento, utilizam-se antibióticos, conforme o capítulo da seção 12. Também são essenciais orientações ao cuidador, como:[2,5,7]
  - Cuidados com o estoma, para evitar infecção.
  - Cuidados com a bolsa coletora, como o posicionamento correto da bolsa coletora no leito, para evitar refluxo de urina.
- Lesão na bexiga: necessita de avaliação do médico cirurgião, pois o quadro pode necessitar de tratamento cirúrgico.[2,5,7]
  - Infecção do estoma: é um processo infeccioso, cujo tratamento deve ser local, com antibióticos, e, se necessário, sistêmico.[2,5,7]
  - Obstrução da sonda com bexigoma: retirada da sonda antiga e reintrodução de nova sonda de Foley em cistostomia.[2,5,7]

Material utilizado

Para o procedimento de troca de dispositivo, são necessários os seguintes materiais:[2,4,5]

1. Troca do dispositivo:

A. Equipamentos de proteção individual (EPI): luvas de procedimento, máscara e óculos.
B. Bandeja
C. Gazes
D. Agulha 40x12
E. Água bidestilada
F. Seringa
G. Sonda de Foley
H. Bolsa coletora de urina
I. Xilocaína

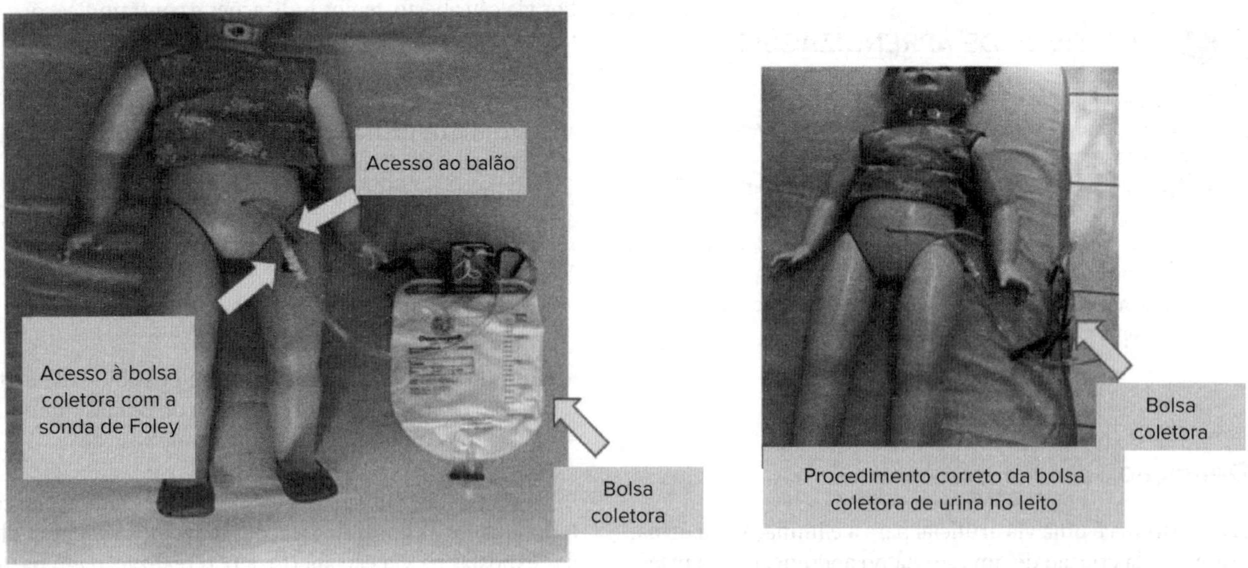

FIGURA 1
Posicionamento correto do paciente em leito e da bolsa coletora para evitar refluxo de urina
Fonte: acervo Cibelle Melo.

J. Degermante

Descrição da técnica

A troca de sonda de cistostomia pode ser realizada por enfermeira ou médico capacitado, como já citamos. Essa troca deve ocorrer conforme a prescrição médica. Recomenda-se que as sondas de látex sejam substituídas a cada 15-20 dias, em média. Já as sondas 100% silicone podem ser substituídas a cada 180 dias, em média, sempre considerando a individualidade do paciente quanto aos cuidados de higiene do dispositivo.[2,4] Quanto ao procedimento de troca de sonda de cistostomia:

- Higienizar as mãos.
- Separar o material.
- Explicar ao paciente e ao cuidador e iniciar o treinamento de paciente, família ou cuidadores nesse momento.
- Colocar os EPI: máscara e luvas de procedimento.
- Realizar a assepsia.
- Realizar o teste do balão em sonda de Foley nova.
- Retirar a água destilada do balão da sonda de Foley antiga com uma seringa.
- Retirar a sonda de Foley antiga.
- Passar xilocaína na extremidade final da sonda de Foley nova e introduzi-la em estoma.
- Insuflar o balão com água bidestilada, de 5 a 10 mL.
- Conectar a sonda de Foley com a bolsa coletora de urina.
- Higienizar novamente as mãos.
- Anotar todo o procedimento e as informações de treinamento do cuidador ou paciente em prontuário domiciliar e da unidade de atenção domiciliar. É importante que os cuidados com o dispositivo estejam no prontuário domiciliar, para que o cuidador tenha acesso e, dessa forma, possa consultá-lo em caso de dúvidas.

Orientações para equipe e familiar/cuidador

A orientação à equipe e familiares e cuidadores é imprescindível para evitar intercorrências domiciliares, sendo as seguintes:[7]

- Higienização de mãos antes da manipulação da sonda de cistostomia e bolsa coletora, evitando a contaminação do dispositivo.
- Higienização com água e sabão, 2 a 3 x/dia ou quando for necessário, da sonda e da bolsa coletora.
- Giros da sonda de cistostomia com frequência, para verificar se ela não está aderida à parede da bexiga e evitar a sua aderência.
- Realização frequente da troca de gazes que protegem a pele.
- Nunca utilizar óleos ao redor do orifício do estoma, pois isso facilita a saída acidental do dispositivo.
- Sempre manter a bolsa coletora de urina no posicionamento correto, fixada à perna com Velcro®, para evitar refluxo e quadros de infecção de urina.
- Sempre manter a bolsa coletora de urina sem encostar no chão, para evitar contaminação.
- Sempre esvaziar a bolsa coletora de urina no mínimo 2 x/dia, com cuidado, para a urina não atingir seu rosto.
- Sempre colocar o conteúdo de urina da bolsa em um recipiente e depois descartá-lo no vaso sanitário.
- Observar, no orifício do estoma, se ele apresenta hiperemia, escoriações, descamação, sangramento; em caso positivo de quaisquer dessas situações, avisar a equipe da atenção domiciliar imediatamente.
- Em caso de saída acidental da sonda, entrar em contato imediato com a equipe de AD, para que seja realizada a troca do dispositivo, evitando assim o fechamento do estoma.
- Observar o impacto que a necessidade de uma ostomia representa na vida da pessoa e como está o processo de aprendizagem do autocuidado e apoiar ao gerir os cuidados do estoma pelos familiares.
- A aceitação da imagem corporal decorrente da elaboração de uma ostomia é um aspecto descrito pela literatura como mutilante, apresentando-se por vezes mais devastador do que o diagnóstico da própria doença. Nesse sentido, é importante que os profissionais da atenção domiciliar incluam práticas de intervenções que visem à prevenção, identificação de dificuldades no processo de adaptação às alterações da imagem corporal, evitando e prevenindo problemas com a saúde mental. Caso verifiquem transtorno da saúde mental, devem solicitar sempre o apoio da equipe multidisciplinar: psicóloga e médico assistente.

Considerações finais

As equipes de atenção domiciliar têm um papel fundamental na adaptação fisiológica, emocional e social da pessoa ostomizada e de seus familiares. Ao conhecerem as necessidades das pessoas ostomizadas e as vulnerabilidades, podem orientar e planificar as ações, construindo projetos terapêuticos singulares, que preconizem o cuidado integral ao usuário e à família, contribuindo para uma melhoria significativa da qualidade de vida dessas pessoas.

Tendo em vista que o processo de adaptação à vida com ostomia de eliminação urinária é um processo complexo, difícil e singular, muitas vezes com sentimento de violência à identidade, autoestima e imagem corporal dessa pessoa, é essencial que as equipes conheçam esses fenômenos condicionantes para promover o autocuidado e a adaptação eficaz à nova situação, prevenindo problemas na saúde mental dos pacientes.

Referências

1. Carmagnani MIS, Fakih FT, Canteras LM, Labbadia LL, Tanaka LH. Procedimentos de enfermagem: guia prático. Rio de Janeiro: Guanabara Koogan; 2012.
2. PRADO, ML; GELBCKE, FL. Fundamentos para o cuidado profissional de enfermagem. 3. ed. Florianópolis: UFSC; 2013. 548 p.
3. Cologna AJ. Cistostomia. Medicina. 2011;44(1):57-62.
4. Brasil. Ministério da Saúde. Secretária de Atenção à Saúde. Portaria nº 400, de 16 de novembro de 2009. Brasília, DF: Ministério da Saúde; 2009.
5. Brasil. Ministério da Saúde. Instituto Nacional de Câncer. Orientações sobre ostomias. Elaboração: Divisão de Comunicação Social Comitê de Padronização de Impressos. Rio de Janeiro; 2003.
6. Conselho Federal de Enfermagem. Parecer nº 010/2013/COFEN/CTAS. Troca de sonda de cistostomia. Brasília; 2013.
7. Brasil. Ministério da Saúde. Orientações para o cuidado com o paciente no ambiente familiar. Hospital Alemão Oswaldo Cruz. Brasília, DF: Ministério da Saúde; 2018.

Capítulo 8

Princípios gerais e cuidados com estomas e bolsas intestinais (colostomia, ileostomia)

Mara Lúcia Renostro Zachi
Samia Carolina Reis e Silva
Tamires dos Prazeres de Oliveira

PONTOS-CHAVE

- Os profissionais da atenção domiciliar (AD) são responsáveis pela manutenção das estomias identificando os riscos e os pontos críticos, prevenindo as complicações.
- As complicações associadas aos estomas de eliminação podem ser imediatas, precoces e tardias; por isso, a importância do acompanhamento das equipes de AD.
- Os cuidados com estomas intestinais são fundamentais e devem ser fornecidos pela equipe de AD, evitando intercorrências no domicílio.

OBJETIVOS DE APRENDIZAGEM

Ao final do capítulo, o leitor deverá ser capaz de:

- Compreender a definição de estomias de eliminação intestinal.
- Compreender as responsabilidades de cada profissional acerca da manutenção dos dispositivos de eliminação intestinal.
- Conhecer as indicações e contraindicações.
- Delinear as intercorrências relacionadas ao uso de dispositivos de eliminação intestinal no domicílio.
- Compreender quais são os materiais necessários aos cuidados com os dispositivos de eliminação intestinal.
- Apreender os cuidados gerais com as estomias de eliminação intestinal.
- Descrever condutas que auxiliem a prevenção das complicações associadas aos dispositivos de eliminação intestinal.

Definição

A estomia é a exteriorização de qualquer víscera oca do corpo em consequência de diversas causas, desviando o trânsito normal. As ostomias intestinais também conhecidas como de eliminação, pela exteriorização do cólon (colostomia) ou seguimento ileal (ileostomia), pela parede abdominal, tem o objetivo de permitir a eliminação fecal.

Pode ser de caráter temporário, com a finalidade de proteger uma anastomose intestinal, ou definitivo, com o objetivo de substituir a perda de função esfinctérica resultante da amputação da área afetada[1].

Algumas mudanças importantes quanto à necessidade dessa intervenção cirúrgica envolvem questões físicas relativas à integridade corporal, perda esfincteriana com privação de controle fecal e eliminações involuntárias de gases e odores[2].

Finalidade

A estomia intestinal (colostomia ou ileostomia) é um orifício que tem como única finalidade criar uma comunicação na parede abdominal com a alça intestinal para conduzir a eliminação das fezes e gases[3].

Indicação e contraindicação

A indicação terapêutica contempla uma gama variável de patologias. O Quadro 1 apresenta os estomas de eliminação mais comuns e suas principais características.

Profissional responsável

Para o êxito da estabilidade do estoma, processo de reabilitação, após a alta hospitalar é necessário acompanhamento do paciente com uma equipe multiprofissional em AD, em rede de atenção integrada, conforme será citado no texto, com o objetivo de evitar complicações e intercorrências no domicílio.

A Portaria n. 400/2009 determina que os Serviços de Atenção à Saúde sejam classificados em: Atenção às Pessoas Ostomizadas I e Atenção às Pessoas Ostomizadas II, atribuindo dessa forma a competência dos profissionais que irão acompanhar os usuários.

QUADRO 1 Tipos de estomas de eliminação, indicações e características

Tipos	Indicações
Colostomia terminal	Após amputação abdominoperineal do reto (permanentes) Após operação de Hartmann: sigmoidectomia ou retossigmoidectomia com colostomia terminal e sepultamento do coto retal (temporárias ou permanentes)
Colostomia em alça	Proteção de anastomoses coloanais ou colorretais No tratamento inicial da obstrução do cólon esquerdo No tratamento da perfuração do reto extraperitoneal No tratamento das neoplasias obstrutivas do cólon associada a carcinomatose peritoneal ou múltiplas metástases à distância No tratamento dos processos infecciosos perineais graves
Ileostomia terminal	Após colectomia total abdominal de urgência ou proctocolectomia total na retocolite ulcerativa Na polipose adenomatosa familiar, em caso de câncer avançado no reto inferior ou na presença de múltiplos pólipos retais na vigência de contraindicação técnica à anastomose íleo-anal com reservatório ileal Na construção de derivações urinárias Em casos de cânceres sincrônicos do reto inferior e do ceco
Ileostomia em alça	Proteção de anastomoses íleo-anais, coloanais ou colorretais Na doença de Crohn, nos casos raros de sepsia abdominal por perfuração ileocecal após ressecção ileal e nas situações de doença perianal quando a proctocolectomia é recusada No tratamento de perfurações intestinais com peritonite generalizada No tratamento paliativo da obstrução do cólon esquerdo, na ausência de alça fechada
Tipos mais frequentes	
Colostomia transversa	Abaixo do ângulo costal, normalmente à direita Colostomia em alça Protrusão de 1 a 3 cm acima do nível da pele, diâmetro de 6 a 10 cm Fezes semifirmes ou líquidas, quantidade relativamente alta de gases e fezes com mau odor Fezes lesivas à pele
Ileostomia	Quadrante inferior direito do abdome Ileostomia terminal: uma abertura, 3 a 4 cm acima do nível da pele Ileostomia em alça: duas aberturas – uma passiva no nível da pele e uma ativa 3 a 4 cm acima do nível da pele Conteúdo intestinal líquido – 600 a 800 mL (menos gases que o normal e odor desagradável/diferente do odor das fezes normais)

Fonte: UFMG, 2013[6].

QUADRO 2 Características dos serviços de atenção à saúde das pessoas ostomizadas I e II e as equipes multiprofissionais

Objetivos	Equipe multiprofissional
Atenção às pessoas ostomizadas I ▪ Ações de orientação para o autocuidado ▪ Prevenção de complicações nas estomias ▪ Fornecimento de equipamentos coletores e adjuvantes de proteção e segurança	▪ 1 médico clínico ▪ 1 enfermeiro ▪ 1 técnico de enfermagem ▪ 1 assistente social
Atenção às pessoas ostomizadas II ▪ Ações de orientação para o autocuidado ▪ Prevenção de complicações nas estomias ▪ Fornecimento de equipamentos coletores e adjuvantes de proteção e segurança ▪ Capacitação de profissionais	▪ 1 médico clínico ▪ 1 enfermeiro ▪ 1 técnico de enfermagem ▪ 1 assistente social ▪ 1 psicólogo ▪ 1 nutricionista

Fonte: adaptado de Brasil, 2009[5].

Nesse contexto, a AD configura ferramenta essencial para monitoramento da situação de saúde dos pacientes ostomizados, estabelecendo um plano conjunto de cuidado construído de forma multidisciplinar[7].

Cabe ao médico realizar consulta e acompanhamento do quadro clínico, solicitar exames quando necessário e encaminhamento para os serviços de urgência em casos de complicações.

O enfermeiro é o profissional responsável por indicar o equipamento apropriado para cada usuário; realizar a troca da bolsa no primeiro atendimento; além de orientar sobre uso, manuseio e cuidado com equipamentos, dispositivos e acessórios, prevenindo agravos, visando melhor aproveitamento e incentivando o autocuidado.

O serviço social deverá orientar o usuário sobre o cadastro inicial no serviço especializado; conhecer seu contexto socioeconômico e o impacto da condição de estomizado em sua vida. O nutricionista tem a responsabilidade de elaborar um plano nutricional personalizado e orientar a família quanto à importância de segui-lo. E por fim, cabe ao psicólogo a avaliação do grau de compreensão e aceitação do quadro atual e identificação da rede de apoio, na qual o usuário possa dispor do suporte emocional necessário para realização do tratamento de forma adequada e adaptativa[8].

Riscos/pontos críticos

As complicações associadas aos estomas de eliminação podem ser imediatas, precoces e tardias. As imediatas se manifestam nas primeiras 24h de pós-operatório. Quando aparecem até o 7º dia do pós-operatório são classificadas como complicações precoces. As tardias se manifestam após a alta hospitalar, quando o indivíduo estomizado e seus familiares assumem os cuidados com o estoma.

Dentre as complicações mais comuns estão[9-11]:

- Dermatite periestomal: podem variar de ligeira vermelhidão até ulcerações importantes. Podem ocorrer por exposição da pele ao efluente ou por trauma mecânico associado à remoção traumática do dispositivo, fricção ou pressão contínua de dispositivos mal adaptados (Figura 1).
  O tratamento consiste basicamente na prevenção, que incluem técnicas adequadas de limpeza, evitar a retirada traumática do dispositivo, observar se há fricção ou pressão contínua de dispositivos mal-adaptados, trocar a bolsa coletora conforme a orientação da equipe de saúde, identificar e interromper o fator causal da dermatite, orientar o paciente para o autocuidado e intensificar os cuidados com a pele.
- Hérnia periestomal: trata-se de um espaço entre o segmento intestinal que forma o estoma e o tecido circundante, configurando um defeito fascial e apresentando como resultado uma saliência total ou parcial na base do estoma (Figura 2).
  Essa é uma complicação que se apresenta geralmente de forma tardia e de acordo com os sintomas que ela produz, como ulceração da pele, dor, encarceramento, estrangulamento ou obstrução intestinal e outros que podem causar transtornos às atividades de vida diária. O tratamento indicado é cirúrgico.
  Nesses casos, o médico da AD deve avaliar e encaminhar o paciente para o serviço de referência na RAS para uma análise criteriosa dos fatores de riscos, que devem ser individualizados de acordo com cada caso.
- Prolapso: exteriorização inesperada total ou parcial do segmento da alça intestinal pelo estoma. A revisão cirúrgica é necessária quando ocorre dificuldade no cuidado e manipulação diária, encarceramento ou estrangulamento (Figura 3).
  - Estenose: trata-se do estreitamento da luz do estoma produzida por circulação ineficiente, lesões periestomais e déficit do processo cicatricial; nesse caso o médico pode tentar dilatar o estoma com um dilatador ou encaminhar para o serviço adequado para o cirurgião remodelá-lo.
- Abscesso: a infecção da mucosa é geralmente provocada por fungos ou bactérias anaeróbicas, podendo ser decorrente, ou não, por isquemia parcial do estoma.
- Hemorragia: podem ocorrer por etiologia inflamatória, uso de fármacos anticoagulantes ou antiagregantes plaquetários. Além disso, pode ocorrer devido irritação do estoma à colocação da bolsa coletora de forma indevida e por fricção excessiva à limpeza, o tratamento imediato é compressão e compressa de gelo no local, se necessário encaminhar para o serviço de referência para fazer sutura hemostática das áreas sangrantes.
- Retração: ocorre quando um estoma se encontra abaixo do nível da pele. Trata-se no geral, de uma complicação pós-cirúrgica imediata resultante da tensão no intestino, embora seja possível que ocorra em um período tardio em pacientes desnutridos, imunodeprimidos, obesos, que manifestam dificuldade na cicatrização de feridas (Figura 4). Assim, para diminuir o risco dessa complicação, faz-se necessário uma avaliação criteriosa no pré-opera-

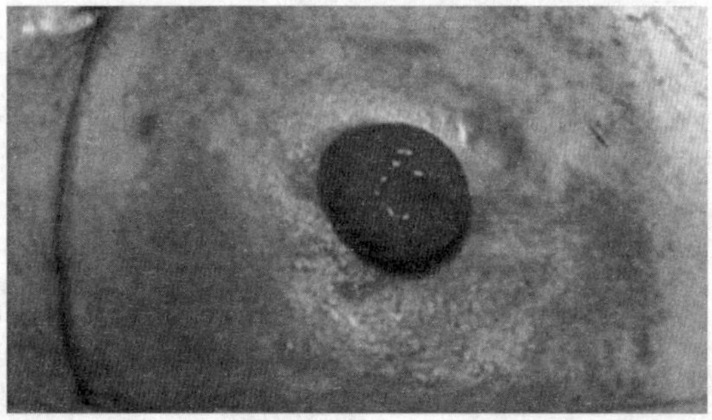

FIGURA 1

Dermatite de contato normalmente provocada por exposição da pele a efluentes, fita adesiva, placa protetora, pós, cremes, material da bolsa.

Fonte: http://www.convatec.com.br/estomia

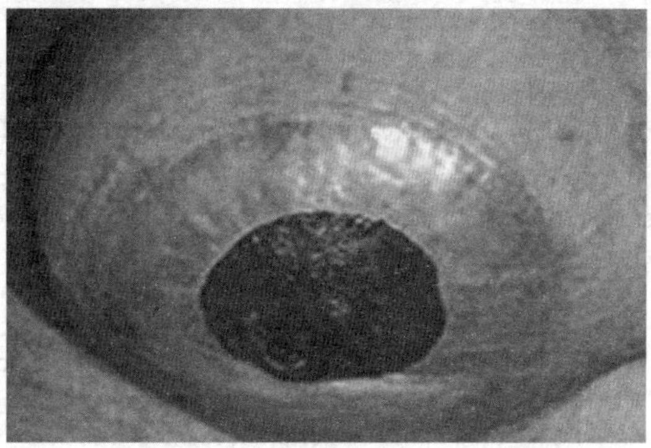

FIGURA 2

Hérnia paraestomal.

Fonte: http://www.convatec.com.br/estomia

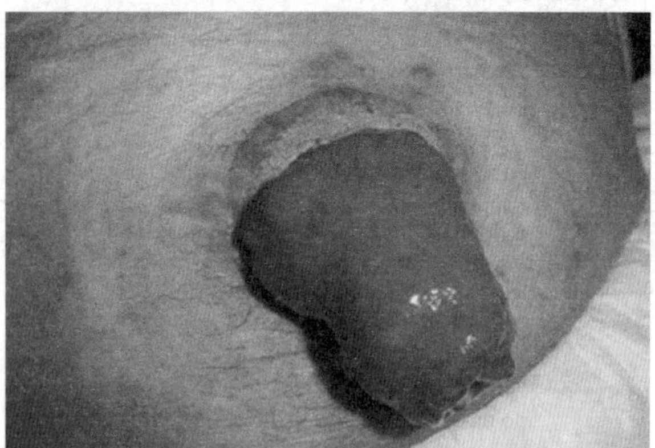

FIGURA 3

Prolapso de estoma.

Fonte: http://www.convatec.com.br/estomia

tório, como a melhor escolha e a marcação do local da ostomia pelo especialista. A reabilitação da pessoa com ostomia deve ser realizada pela equipe multiprofissional, no caso de retração, muitas vezes apenas a mudança da bolsa coletora resolve o problema, são poucos os casos que necessitam de correção cirúrgica.

Material e equipamentos

Materiais necessários para troca da bolsa de colostomia: bolsa, tesoura, gases e fita adesiva (Figura 5).

Descrição da técnica

Habitualmente, após a alta o paciente será encaminhado para o atendimento especializado a fim de que receba as orientações necessárias à sua nova condição. O empoderamento do indivíduo ostomizado bem como o envolvimento do cuidador/família no processo de reabilitação qualifica o cuidado e otimiza as estratégias de enfrentamento.

Para isso, listamos a seguir os principais cuidados com as ostomias de eliminação.

Para esvaziar a bolsa

- Para ileostomias, esvaziar quando estiverem com um terço do seu espaço preenchido. É necessário fazê-lo constantemente para que o dispositivo não fique pesado e facilite o descolamento da pele.
- Para colostomias, esvaziar de acordo com a necessidade do usuário.
- Realizar a troca de preferência no banheiro ou com auxílio de um recipiente próprio para desprezar as fezes.
- Higienizar as mãos sempre antes e após o término do procedimento.
- Separar o material necessário: toalha limpa, papel absorvente e água limpa.
- Abrir o *clamp* na parte inferior da bolsa coletora.
- Desprezar o conteúdo da bolsa no vaso sanitário ou em recipientes próprios para desprezar as fezes. Observar coloração, odor e consistência.
- Irrigue a bolsa coletora com aproximadamente 50 mL de água fria e um pouco de sabão para higienizá-la internamente.
- Lave a parte inferior da bolsa com água corrente e seque com papel absorvente.
- Remova o ar da bolsa coletora.
- Recoloque o *clamp*.
- Atentar-se para não tracionar a bolsa coletora no momento da limpeza.
- Após, higienizar as mãos com água e sabão.

Recomendações gerais para a troca da bolsa coletora (Figura 6)

- Atentar-se para o momento oportuno relativo à troca da bolsa coletora: normalmente "sinalizado" pela mudança na coloração da placa protetora, à medida que vai ficando "esbranquiçada" há risco de descolamento e vazamento (normalmente entre o 4º e 5º dia após a troca).
- Recomenda-se que a troca seja feita no momento do banho de modo a facilitar a remoção da placa adesiva assim evitando traumas na pele.

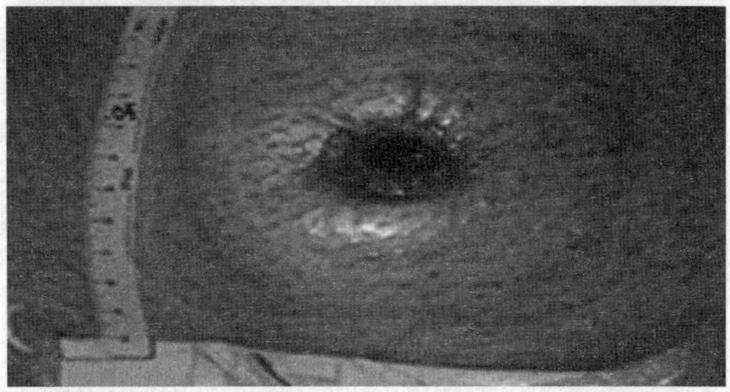

FIGURA 4
Retração de estoma.
Fonte: www.coloplast.com.br/estomia

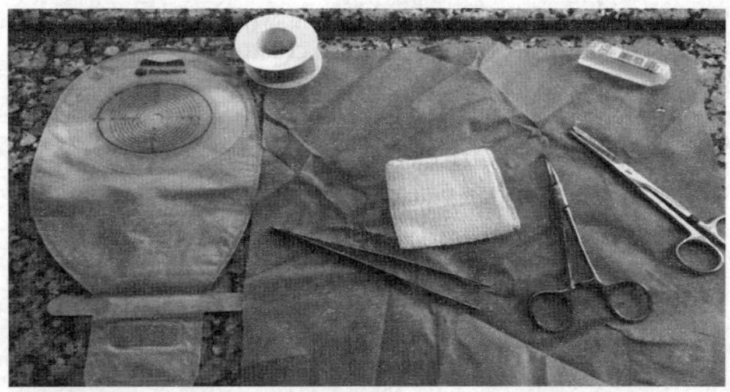

FIGURA 5
Materiais necessários para troca da bolsa.
Fonte: acervo da autora Mara Zachi.

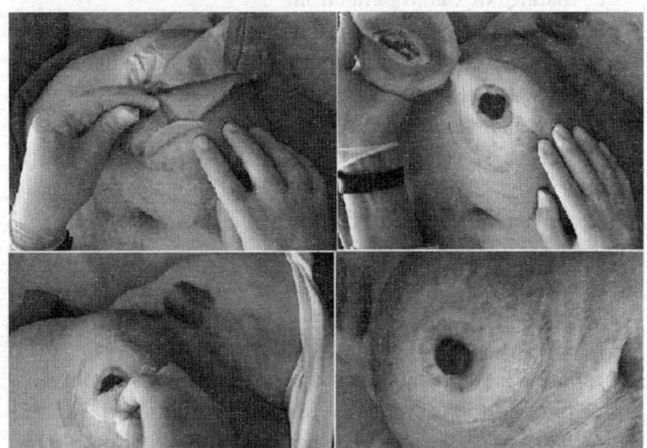

FIGURA 6
Remoção da bolsa e limpeza do estoma.
Fonte: acervo da autora Mara Zachi.

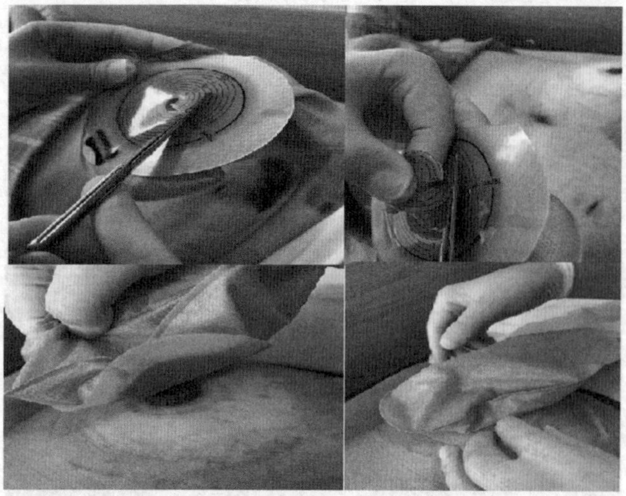

FIGURA 7
Instalação do novo dispositivo.
Fonte: acervo da autora Mara Zachi.

- Realizar a remoção delicadamente – de cima para baixo – utilizando as duas mãos, uma para ir puxando o adesivo cuidadosamente e a outra para segurar a pele ao redor.
- Após remoção, coloque a bolsa coletora em saco plástico e descarte-o no lixo.
- Limpar o estoma e a pele periestoma com água e sabão, não é necessário friccionar.
- Secar o estoma e a pele que o circunda com toques leves e pano macio, não friccionar.

Para instalação do novo dispositivo (Figura 7)

- Recorte a bolsa no tamanho do estoma, conforme orientação do enfermeiro (observe as variações no tamanho que podem ocorrer com o passar do tempo).
- Retire o papel autocolante que protege a resina.
- Encoste o rebordo da abertura à parte inferior do estoma e "instale" de baixo para cima.
- Com a mão aberta, pressione ligeiramente o dispositivo durante alguns segundos para garantir que o dispositivo fique bem aderido à pele.
- Evite deixar pregas ou bolhas de ar para que não haja vazamentos. Certifique-se de que a bolsa está bem adaptada à pele.
- Remova o ar de dentro da bolsa e feche o *clamp*.
- Realizar a lavagem das mãos.

Orientação para equipe e familiar/cuidador

O preparo e a educação do cuidador e familiares são importantes para adquirir confiança no desenvolvimento dos cuidados. Para isso, o processo educativo é um instrumento, no qual é possível compartilhar o conhecimento, promover a saúde, evitando complicações e reduzindo a tensão.

O cuidador e seus familiares devem ser orientados sobre[2,3,6]:

- Os cuidados com a ostomia e sintomas de complicações potenciais que exigem atenção imediata: sangramento, distensão, rigidez abdominal, diarreia, febre, drenagem da ferida e ruptura da linha de sutura.
- Manter uma dieta saudável com orientações nutricionais para ajudar pacientes na identificação dos alimentos irritativos, que podem provocar diarreia e constipação.
- Seus medicamentos prescritos.
- Instruir quanto a limpeza, irrigações e trocas de curativos/dispositivos, envolvendo o paciente, cuidador e familiares no processo.
- As opções de equipamento, nome comercial da bolsa a ser usada, de modo que ele possa obter um suprimento imediato, deve ter informações sobre como obter outros suprimentos.
- Os pelos que circundam a região do estoma devem ser aparados e não raspados, porque isso pode deflagrar um processo inflamatório.
- Evitar a aplicação de qualquer produto na pele periestoma sem indicação/prescrição profissional.
- A inspeção da pele e do estoma, que devem fazer parte da rotina do ostomizado e família: a pele ao redor do estoma deve ter o mesmo aspecto de toda a pele, o estoma deve ser rosado ou vermelho e úmido.
- Alguma alteração no estoma e na pele periestoma, se houver, deve entrar em contato com a equipe do Serviço de Atenção Domiciliar ou unidade de saúde de referência.
- As associações e serviços de apoio para ostomizados, familiares e seus cuidadores, ampliando a rede de apoio.
- A escolha dos melhores equipamentos e insumos, que poderá ser feita em conjunto, pelo paciente, cuidador, familiares e equipe multiprofissional.

Geralmente, a permanência hospitalar é curta, e o período é insuficiente para o aprendizado de todos os cuidados, por isso a importância do atendimento fornecido pelas equipes de AD no pós-alta imediato.

Desse modo, todo cuidado domiciliar da ostomia, da terapia, a avaliação do estado geral do paciente, o processo com os dispositivos e insumos, irrigação da ostomia devem ser monitorizados por uma equipe de AD, otimizando as condutas adotadas e melhorando a assistência ofertada pela equipe e por seus familiares.

A orientação multiprofissional, bem como o apoio familiar, favorece a adaptação à nova situação de vida e melhora a postura em relação ao autocuidado.

Considerações finais

Considerando as mudanças na saúde física, psíquica, social e sexual associadas à utilização de um dispositivo de eliminação, o Ministério da Saúde instituiu no ano de 2009 a Portaria n. 400, a fim de garantir a integralidade e a qualidade da assistência, estabelecendo algumas responsabilidades interdisciplinares, como a reabilitação, enfocando no autocuidado, a prevenção de complicações e o fornecimento gratuito de equipamentos coletores e adjuvantes[4,5].

Diante da recomendação destaca-se a importância da educação da pessoa com estomia, a implementação de programas educativos, como o programa de recuperação aprimorada após cirurgia, uma abordagem perioperatória com educação contínua acerca da estomia e avaliação da compreensão do paciente, cuidador e familiar, assim impactando na redução no tempo de internação hospitalar e diminuição do número de complicações relacionadas à estomia e pele.

Referências

1. Sene LL, Oliveira WT. Sentimentos e percepções de pessoas ostomizadas. Rev Uningá [Internet]. 2018;47(2):51-5.
2. Oliveira ACM, Barros FLS, Costa AWS, Azevedo AP, Coelho PGP, Cunha MLS, et al. Conhecimento sobre o manejo de estomias intestinais de eliminação. Rev enferm UFPE On Line. 2019;1345-53.
3. Queiroz CG, Freitas LS, Medeiros LP, Melo MDM, Andrade RS, Costa IKF. Characterization of patients with an ileostomy that are treated on a reference service for patients with an ostomy. Enferm Glob. 2017;16(2):1-36.
4. Mota MS, Gomes GC, Petuco VM, Heck RM, Barros EJL, Gomes VLO. Facilitators of the transition process for the self-care of the person with stoma: subsidies for Nursing. Rev Esc Enferm USP. 2015;49(1):82-8.
5. Brasil. Portaria n. 400, de 16 de novembro de 2009. Dispõe sobre o Serviço de atenção à saúde das pessoas ostomizadas. Secretaria de Atenção à Saúde. Brasília: Ministério da Saúde; 2009.
6. Machado DO, Borges EL, Cotta FVMD, Silva RA, Avendanho RVMD, Mahmud SJ, et al. Princípios para o cuidado domiciliar por profissionais de nível superior. Belo Horizonte: Nescon/UFMG; 2013.
7. Brasil. Guia de atenção à saúde da pessoa com estomia. Secretaria de Atenção Especializada em Saúde. Brasília: Ministério da Saúde; 2019.
8. Sesa. Manual de Orientação aos Serviços de Atenção às pessoas ostomizadas. Vitória: Secretaria de Estado da Saúde do Espírito Santo; 2017.
9. Cavalcanti NF, Teixeira P, Goulart AB, Pereira JC, Carvadasa ASR. Técnica de correção de prolapso de estoma por abordagem local com grampeador linear – aspectos técnicos. Journal of Proctology. 2018;(1):165-91.
10. Udesc. Orientações de enfermagem para a alta hospitalar: cuidados com bolsa de ostomia intestinal. Universidade do Estado de Santa Catarina. Departamento de Enfermagem. Programa de Formação para Profissionais de Enfermagem na Atenção Hospitalar. Chapecó: UDESC; 2016.
11. Brasil. Cuidados com a sua estomia intestinais urinárias: orientações ao usuário. 2 ed. Rio de Janeiro: Inca; 2018.
12. Sousa F. Guia de pessoa com ostomia de eliminação intestinal. Coimbra: Centro Hospitalar e Universitário de Coimbra (CHUC); 2019.

Capítulo 9

Cateterismo urinário

Emília Maria Paulina Campos Chayamiti
Fernanda Raphael Escobar Gimenes
Luiza Watanabe Dal Ben
Rogério Yassuaki Sakurada

PONTOS-CHAVE

- É importante o conhecimento da equipe de atenção domiciliar sobre cateterismo urinário e quanto aos diferentes dispositivos para disfunção miccional, promovendo a educação em saúde aos usuários e cuidadores.
- A compreensão dos cuidados da equipe de saúde em relação ao cateterismo urinário e cateter/sonda vesical de demora é um foco da atenção domiciliar.
- A qualificação da equipe para os cuidados e as orientações ao usuário e cuidador, sobre incontinência urinária no serviço de atenção domiciliar, é fundamental para o cuidado seguro.

OBJETIVOS DE APRENDIZAGEM

Ao final do capítulo, o leitor deverá ser capaz de:

- Reconhecer as indicações clínicas para a realização do cateterismo urinário.
- Diferenciar as diversas formas de cateterismo urinário/vesical, entre elas o cateterismo vesical intermitente limpo e o cateterismo vesical de demora.
- Entender a importância da capacitação do profissional para a realização dos procedimentos.
- Reconhecer a importância das condutas, conforme protocolos clínicos para o preparo do usuário para o autocateterismo urinário ou para o cateterismo urinário executado por um cuidador/familiar.
- Reconhecer as complicações do procedimento e suas contraindicações.
- Aprender a avaliar os riscos referentes ao procedimento dentro da atenção domiciliar e como minimizá-los.
- Identificar as estratégias de engajamento/adesão do usuário de cateterismo urinário.

Definição

O cateterismo urinário ou das vias urinárias pode ser descrito como a drenagem da urina, por meio de um cateter introduzido pela uretra que chega ao interior da bexiga. De acordo com o tempo de permanência na uretra e o intervalo de realização do procedimento, o cateterismo urinário pode ser denominado como de demora, de alívio ou intermitente, utilizando a técnica limpa ou asséptica.[1,2]

A incontinência urinária é uma preocupação de saúde pública e de qualidade de vida significativa para as pessoas em todo o mundo e pode ser uma das principais causas de necessidade de cateterismo urinário. Segundo a International Continence Society, a prevalência de incontinência urinária é de 25% a 45%, ou seja, no mínimo duas em cada 10 pessoas convivem com a perda involuntária de urina.[3]

Outra situação, na qual é frequente o cateterismo urinário, é a disfunção neurogênica da bexiga urinária, que resulta em desordem urinária e causa impacto na qualidade de vida, além de oferecer risco de complicações graves, como infecção urinária de repetição, hidronefrose, litíase vesical e insuficiência renal.

O cateterismo vesical intermitente (CVI) é o método "padrão-ouro" para o manejo da disfunção neurogênica da bexiga e tem mudado a qualidade de vida das pessoas com distúrbio de esvaziamento, especialmente os pacientes com traumatismo raquimedular, que antes apresentavam taxa de mortalidade elevada em razão do uso contínuo de coletores externos ou de cateter vesical de demora.[4]

O procedimento de inserção do cateter uretral sempre apresenta riscos de trauma e infecção do trato urinário (ITU), por isso os envolvidos na realização da técnica precisam estar devidamente capacitados.[5] As equipes de atenção primária à saúde (APS), incluindo as do serviço de atenção domiciliar (SAD), podem favorecer o processo de acompanhamento e orientação aos usuários de cateteres urinários, por estarem mais próximas de seu contexto social.

Neste capítulo, a abordagem será sobre os procedimentos técnicos para a manutenção da drenagem urinária mais comuns na AD: o cateterismo vesical intermitente limpo (CVI-TL) e o cateterismo vesical de demora (CVD). A cistostomia será abordada em outro capítulo desta seção.

Cateterismo vesical intermitente limpo ou cateterismo urinário intermitente limpo e autocateterismo vesical intermitente

O CVI-TL consiste em uma técnica limpa utilizada para esvaziar a bexiga urinária ou qualquer reservatório urinário, por meio da introdução de um cateter pela uretra até chegar à bexiga. Quando o CVI-LT é realizado pela pessoa com disfunção, denomina-se autocateterismo vesical intermitente (ACVI-TL), este considerado muito importante na prevenção de complicações urinárias do indivíduo que sofreu uma lesão medular. A técnica é considerada a melhor para pacientes com disfunção de esvaziamento vesical, nos quais não é possível obter micção adequada com outros métodos de tratamento. Pode ser indicado em qualquer idade, inclusive crianças pequenas e recém-nascidos.[1]

O ACVI-TL é uma técnica que proporciona independência e favorece a ressocialização. Ela já existe desde 1972, quando se observou que a drenagem vesical em intervalos regulares reduzia o risco de infecções.[2,6] No mesmo período, sugeriu-se a introdução da técnica limpa, com base na teoria de que fatores de resistência do hospedeiro e o esvaziamento vesical são mais importantes para a prevenção da infecção urinária do que a tentativa de impedir a introdução das bactérias no trato urinário por meio de técnica rigorosamente asséptica. Essa técnica tem o objetivo de eliminar a urina de maneira não estéril, utilizando as mãos, previamente lavadas com água e sabão.[6]

Ademais, o ACVI-TL é considerado o tratamento de primeira escolha em pacientes com disfunção neurogênica do trato urinário inferior (DNTUI), conhecida como bexiga neurogênica. Pode ser realizado no domicílio, apresenta baixo risco e possui muitos benefícios, dentre os quais o conforto, pois promove o restabelecimento da continência funcional; melhora da aceitação social e da imagem corporal; independência; conveniência; redução da duração na internação hospitalar; diminuição do tempo de assistência de enfermagem; redução da frequência de infecções sintomáticas do trato urinário (quando comparada ao CVD); redução das complicações renais em longo prazo; impacto positivo na qualidade de vida no âmbito psicossocioemocional, com aumento da autoestima e possibilidade de restauração da vida sexual.[2,7]

Ainda que o conceito básico seja único, a técnica de CVI a ser adotada pode variar de acordo com a indicação, o local onde é realizado e a disponibilidade de recursos, com experiência pessoal de quem o indicou ou realizou o preparo da pessoa para a execução do cateterismo urinário.[2]

Cateterismo vesical de demora

O CVD, ou a sondagem vesical de demora (SVD), é um procedimento estéril que consiste na inserção do cateter ou sonda (linguagem coloquial) até a bexiga através da uretra, para a drenagem da urina ou injeção de medicamentos ou líquidos, com tempo de permanência longo (pode variar de dia a meses) e prescrita pelo médico.[2]

O procedimento executado pela equipe de enfermagem deve ser realizado no contexto do processo de enfermagem, atendendo-se às determinações da Resolução COFEN nº 358/2009[8] e aos princípios do Programa Nacional de Segurança do Paciente, do Sistema Único de Saúde (SUS).[9] A retirada do CVD pode ser feita pelo técnico de enfermagem, desde que capacitado e sob supervisão e orientação do enfermeiro, nos termos determinados pela legislação, observando-se os procedimentos operacionais-padrão e os protocolos institucionais.[10,11] Os profissionais de enfermagem que prestam assistência domiciliar estão regulamentados pelas Resoluções Cofen nº 270/2002[12] e nº 464/2014,[13] cujas ações têm a finalidade de promoção, prevenção de agravos, tratamento de doenças, reabilitação e cuidados. No âmbito do SUS, a AD foi redefinida, e as equipes de enfermagem foram habilitadas pelo Ministério da Saúde, pela Portaria MS/GM nº 825/2016.[14] As Figuras 1 e 2 ilustram inserções dos cateteres, na uretra masculina e feminina, respectivamente.

Finalidade

Os procedimentos ou técnicas têm a finalidade de manutenção do escoamento da urina produzida pelos rins para o meio externo, isto é, esvaziar a bexiga urinária, cuja frequência pode variar de acordo com a indicação do procedimento.[2]

Indicação e contraindicação

O procedimento é indicado quando a pessoa apresenta disfunção miccional, como a retenção urinária e a incontinência urinária, além dos casos de necessidade de realização de

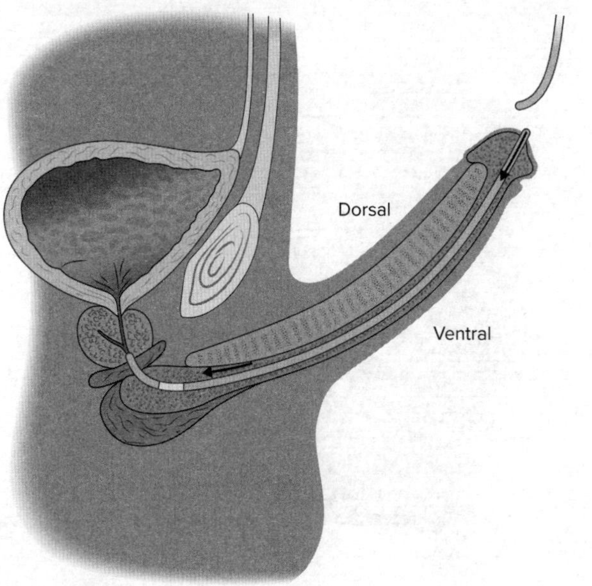

FIGURA 1
Inserção do cateter vesical na uretra masculina.

exames.[2] O CVI-TL está indicado para a prevenção das complicações urinárias, sobretudo para o indivíduo que sofreu uma lesão medular.[2] O CVI é contraindicado a pacientes com estenose uretral, ITU em curso, trauma uretral, cirurgia de reconstrução uretral ou cirurgia vesical.[2]

Profissional responsável

Destaca-se que a prescrição é de responsabilidade médica, e a responsabilidade pela técnica depende do procedimento em questão. A introdução e a troca do cateter vesical de demora estão sob a responsabilidade de médicos e enfermeiros, de acordo com as legislações das categorias profissionais. Na equipe de enfermagem, o cateterismo urinário é um procedimento privativo do enfermeiro – conforme a Resolução COFEN nº 450/2013,[15] requer prática e conhecimento científico. Já o autocateterismo urinário é de responsabilidade da pessoa com a disfunção miccional, após seu devido preparo pelos profissionais habilitados (médicos e enfermeiros), embora o acompanhamento e a supervisão da equipe sejam fundamentais.

Riscos e pontos críticos

Quanto aos riscos e pontos críticos do CVI e CVD, ressalta-se que o usuário com as devidas técnicas pode apresentar dor, ardência, incidência de episódios de sangramento e ITU, complicações e/ou traumatismos uretrais provocados por cateterizações frequentes.[2] Nos cateterismos inseridos por longo período, além dos já citados, há riscos de obstrução e deslocamento por tracionamento no manuseio do cateter.[2] A troca do cateter é recomendada a cada 30 dias, ou de acordo com orientação médica ou característica do cateter ou do sistema fechado.[2,16] Podem ser considerados riscos e/ou pontos críticos a adesão do usuário ao tratamento e ao autocuidado, a falta de orientação do usuário, familiares e cuidadores sobre a necessidade do CV e a correta técnica de execução, os quais podem necessitar de capacitação para a correção de vícios no procedimento.[2]

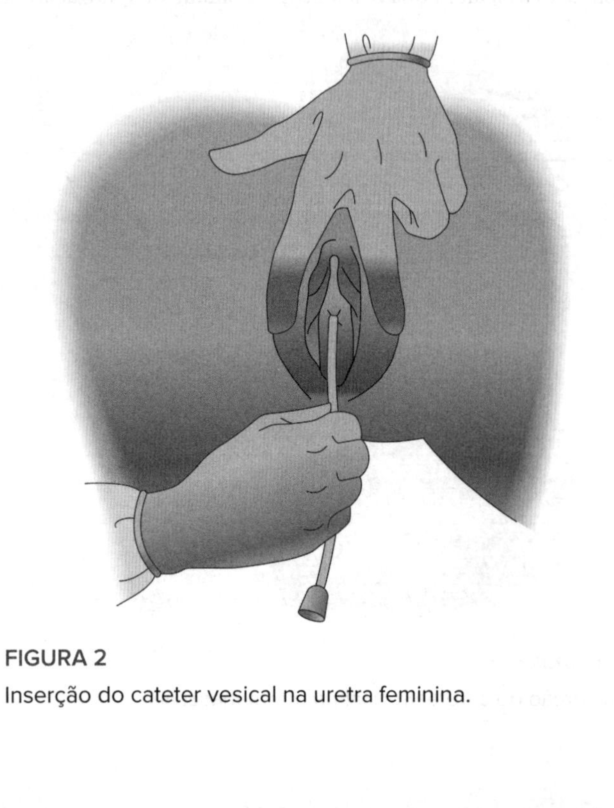

FIGURA 2
Inserção do cateter vesical na uretra feminina.

Material utilizado

Entre os materiais utilizados, existem os cateteres com várias apresentações, sendo os hidrofílicos os mais recomendados. O cateter urinário de polivinila (PVC), material de baixo custo, flexível e sem lubrificantes, é o mais comum, geralmente disponível no SUS. Existem os de poliuretano, com lubrificação hidrofílica de segunda geração, de polivinilpirrolidona (PVP) e solução salina isotônica (SSI), e cateter de PVC, lubrificado por solução de glicerina e água, revestido por um filme de polietileno flexível, que permite técnica sem toque, acoplado a um coletor de urina descartável e drenável.[2] Quanto ao calibre dos cateteres, na escala French (Fr) podem variar de 6 a 12 Fr para crianças, de 10 a 14 Fr para homens e 10 a 16 Fr para mulheres.[2]

A última recomendação da Sociedade Brasileira de Urologia indica o cateter hidrofílico como padrão-ouro para o CVI-TL.[2] Outros recursos são necessários, como materiais e produtos para a técnica que são expostos a seguir e para a lavagem das mãos: água e sabão; a utilização de lenços umedecidos é uma alternativa na dependência do local e disponibilização de recursos.[2]

Material para cateterismo vesical intermitente – técnica estéril na atenção domiciliar[2,16,17-19]

1. Luvas estéreis.
2. Cateter uretral estéril descartável.
3. Clorexidina solução aquosa a 2% ou PVPI tópico 10%.
4. Compressas de gaze estéril ou bolas de algodão estéril.
5. Bandeja de materiais estéreis para cateterismo (cuba rim, cúpula, pinça Cheron).
6. Campo cirúrgico fenestrado.
7. Frasco para coleta de urina, se necessário.
8. Anestésico em gel estéril.
9. Seringa descartável de 20 mL (indivíduos adultos).

Material para cateterismo vesical intermitente – técnica limpa na atenção domiciliar[2,18]

1. Luvas de procedimento.
2. Cateter uretral limpo ou estéril descartável.
3. Clorexidina solução aquosa a 2% ou PVPI tópico 10%.
4. Compressas de gaze ou bolas de algodão.
5. Coletor externo limpo.
6. Gel hidrossolúvel lubrificante ou anestésico gel a 2%.
7. Seringa descartável de 20 mL (indivíduos adultos).

No CVI-TL, são utilizadas luvas de procedimento, ou até mesmo se dispensa o uso de luvas, apenas com a higienização prévia das mãos em casos de autocateterismo, substância degermante não estéril para limpeza da região genital ou água e sabão para ambiente domiciliar, coletor externo limpo e apenas o cateter uretral que deve ser de modo preferencial, mas não obrigatoriamente, estéril.[2]

Material para cateterismo vesical de demora na atenção domiciliar[2,16,17,19]

1. Luvas de procedimento e luvas estéreis.
2. Óculos de proteção e máscara.
3. Pacote de cateterismo vesical esterilizado contendo cuba rim, cuba redonda, gaze ou bolas de algodão, pinça Cheron e campo cirúrgico estéril.
4. Cateter vesical 2 vias (Foley® ou similar).
5. Bolsa coletora sistema fechado.
6. Seringas descartáveis de 20 mL (duas): 1 para lubrificação e 1 para insuflar o balão.
7. Gel hidrossolúvel lubrificante ou anestésico gel a 2% estéril.
8. Agulha descartável 25x12 mm para aspirar.
9. Frasco de solução antisséptica e soro fisiológico 0,9%.
10. Água destilada (frasco/ampola).
11. Filme transparente ou fita hipoalergênica.
12. Saco plástico coletor para resíduo de saúde (branco).
13. Material para higiene íntima (toalha ou gaze não estéril, luvas para procedimentos, sabão líquido, jarro com água morna e fralda/comadre se houver).

Descrição da técnica

Temos as seguintes técnicas de realização do procedimento de cateterismo vesical:[2]

- Técnica estéril: é preconizado o uso de máscara e gorro, antisséptico para limpeza da região genital, lubrificante uretral estéril, luvas estéreis, material de apoio (campos cirúrgicos e pinças) estéreis, cateter de uso único estéril e sistema fechado para coleta de urina.
- Técnica asséptica: é utilizado antisséptico local, e apenas as luvas, o cateter (de uso único) e o lubrificante são estéreis.
- Técnica limpa: são utilizadas luvas de procedimento, ou até mesmo é dispensado o uso de luvas, apenas com higienização prévia das mãos, substância degermante não estéril para limpeza genital, lubrificante não estéril, coletor externo limpo e apenas o cateter uretral/vesical deve ser, de modo preferencial, mas não obrigatoriamente, estéril.[2]

As etapas básicas essenciais do procedimento de CV abrangem o preparo, durante a realização e após o término do procedimento. Estes compõem os protocolos-padrão, embasados em evidências técnico-científicas que oferecem um cuidado ético e seguro ao paciente/usuário/cuidador familiar e de biossegurança aos profissionais da enfermagem. As etapas são descritas logo adiante.[2,20]

Cuidados quanto ao preparo, durante e após a realização do procedimento de cateterismo vesical[18]

Protocolo-padrão: preparo para realizar o procedimento de cateterismo vesical

- Verificar a indicação de cateterização urinária.
- Reunir todos os materiais (reutilizável e descartável), de acordo com os protocolos da instituição.
- Verificar as regras da instituição.
- Para todas as intervenções de enfermagem, verificar ou providenciar:
- Identificação do paciente.
- Preenchimento do Termo de Consentimento Livre e Esclarecido (TCLE), se exigido pela instituição.
- Luvas limpas, se houver o contato com membranas mucosas, pele não íntegra ou substâncias corporais úmidas (considere alergia a látex na escolha das luvas).
- Colocar os equipamentos de proteção individual (EPI) (complementar com os óculos de proteção, gorro), pois já estará de máscara ao entrar no domicílio.
- Realizar a higiene das mãos por, pelo menos, 15 segundos, seguindo as diretrizes de higienização das mãos.
- Para a solução de fricção para as mãos, verifique no rótulo as orientações para uso. O Centers for Disease Control and Prevention (CDC) recomenda os 15 segundos.
- Apresentar-se ao paciente e à família, incluindo seu nome e função.
- Explicar o procedimento e descrever o que o paciente pode esperar, em termos simples. Entender o que está sendo feito alivia o nível de ansiedade do paciente e aumenta a sua capacidade de cooperar.
- Encaminhar o paciente para higiene íntima, se for possível ele realizá-la.
- Realizar pelo paciente/usuário a higiene íntima, utilizando os EPI necessários.
- Ajustar o leito na altura apropriada e abaixar a grade mais próxima a você. Verificar as travas nas rodas do leito. Minimizar o esforço dos cuidadores e prevenir a lesão. Evitar o deslocamento do leito.
- Providenciar iluminação adequada para fazer o procedimento. Assegurar adequada iluminação para o corpo do paciente e dos materiais.
- Providenciar privacidade para o paciente. Posicioná-lo e cobri-lo o paciente, se necessário.

Protocolo-padrão: durante a realização do procedimento de cateterismo vesical

- Promover a independência do paciente, a tomada de decisão e, se possível, o envolvimento. A participação do paciente aumenta a sua motivação e cooperação.
- Avaliar a tolerância do paciente e estar alerta aos sinais de desconforto e fadiga. A capacidade de tolerar intervenções varia, dependendo da gravidade da doença ou da dor. Utilizar o julgamento de enfermagem para providenciar medidas de repouso e conforto.

Protocolo-padrão: após a realização do procedimento de cateterismo vesical

- Auxiliar o paciente a permanecer em uma posição confortável e organizar os objetos de uso pessoal ou de toalete para estarem ao seu alcance.
- Certificar-se de que o paciente tenha como chamar por ajuda, se necessário. Minimizar o risco de quedas.
- Levantar as grades laterais do leito e colocá-lo na posição mais baixa. As grades laterais são consideradas restrições e não podem ser utilizadas para impedir a saída e a volta do paciente ao leito. O julgamento de enfermagem pode permitir que pacientes alertas e cooperativos fiquem com as laterais abaixadas.
- Organizar os materiais utilizados.
- Retirar e descartar as luvas, se utilizadas. Realizar a higienização das mãos por pelo menos 15 segundos. O uso de luvas não elimina a necessidade de higiene das mãos.
- Documentar e relatar a resposta do paciente e os resultados esperados ou inesperados no prontuário domiciliar. Promover a continuidade dos cuidados de enfermagem.

É importante, antes de proceder a troca do cateter, investigar junto ao usuário como foi a última troca, ou seja, quais foram as intercorrências.[18] Outro cuidado com relação à troca do cateter urinário de demora é clampear o cateter em uso, 20 minutos antes de preparar o material para a retirada dele. No caso de não haver retorno da urina, deve-se observar a existência de bexigoma.[18]

Técnica: cateterismo vesical de demora no sexo feminino[2,18,19]

Etapa 1: preparar – protocolo-padrão: preparo para realizar o procedimento de cateterismo vesical

- Preservar a privacidade da paciente.
- Colocar o saco coletor de lixo próximo ao leito.
- Realizar a higiene íntima com água e sabão ou outro produto para higiene, caso não tenha sido realizada pela usuária/paciente, e secar.
- Remover as luvas de procedimento e realizar novamente a higiene das mãos.
- Colocar a usuária/paciente em posição ginecológica, protegendo-a com lençol.

Etapa 2: realizar o procedimento – protocolo-padrão: durante a realização do procedimento de cateterismo vesical

- Abrir com técnica asséptica o pacote do cateterismo sobre o leito entre as pernas da paciente, em posição diagonal com a ponta próxima à região glútea.
- Colocar sobre o campo cirúrgico a seringa de 20 mL, a agulha e as gazes ou bolas de algodão.
- Abrir o invólucro do cateter vesical, colocando-o na cuba rim.
- Colocar antisséptico na cuba redonda.
- Abrir a embalagem do coletor, colocando a ponta da extensão sobre o campo cirúrgico.
- Abrir a ampola de água destilada e deixá-la sobre a mesa de cabeceira.
- Colocar lubrificante ou gel anestésico.
- Calçar as luvas estéreis com técnica asséptica.
- Aspirar a água destilada com a seringa e agulha com o auxílio de outra pessoa, se necessário, ou envolver a ampola em uma gaze estéril.
- Conectar a extensão do coletor ao cateter vesical e fechar o *clamp* de drenagem de saída da urina da bolsa coletora.
- Lubrificar o cateter em torno de 7 cm, com gel anestésico. Atentar para a não obstrução dos orifícios e aproximar a cuba rim.
- Dobrar as gazes embebidas em PVPI tópico 10% ou clorexidina solução aquosa a 2%, uma a uma, ou as bolas de algodão, e mantê-las dentro da cuba redonda.
- Separar cuidadosamente os lábios vaginais com os dedos da mão não dominante (agora contaminada) para visualizar totalmente o meato urinário, mantendo os lábios vaginais afastados até o término do cateterismo.
- Com a pinça estéril na mão dominante, pegar a gaze dobrada e umedecida ou uma bola de algodão com solução antisséptica e proceder à antissepsia do meato uretral em movimento circular, deslizando no sentido anteroposterior para o vestíbulo vaginal.
- Repetir o movimento realizando a antissepsia do meato uretral deslizando pelo pequeno lábio direito com a segunda bola de algodão ou segunda gaze e, em seguida, deslizando pelo pequeno lábio esquerdo com a terceira bola de algodão ou a terceira gaze.
- Usar uma gaze ou uma bola de algodão para cada região e desprezá-la.
- Limpar a região com soro fisiológico, obedecendo aos mesmos princípios descritos anteriormente.
- Lubrificar o cateter uretral cerca de 7 cm no gel hidrossolúvel lubrificante ou anestésico gel a 2%.
- Afastar com a mão dominante a cuba redonda e a pinça.
- Continuar mantendo exposto o vestíbulo com a mão não dominante.
- Introduzir o cateter, com a mão dominante, mais ou menos de 4 a 5 cm.
- Verificar a saída de urina pela extensão da bolsa coletora conectada ao cateter vesical de demora.
- Assim que a urina fluir, avançar o cateter mais 2,5 a 5 cm. Não forçar o cateter se encontrar resistência. O avanço garante o posicionamento correto do CVD.
- Soltar os lábios vaginais, mas continuar segurando o cateter com a mão não dominante.
- Com a mão dominante livre, conectar a seringa preenchida à via do balão. Injetar lentamente a quantidade total do líquido na via do balão do CVD.
- Após insuflar o balão com água destilada, soltar o cateter da mão não dominante. A quantidade deve ser a determinada pelo fabricante. O balão de cateter vesical de demora não deve ser subinflado, pois isso causa alteração

na forma do balão, o que representa um potencial para lesão de bexiga.
- Tracionar delicadamente o cateter até encontrar a resistência (sentir a ancoragem do cateter no trígono vesical).
- Fixar o cateter na face externa da coxa; fixar o cateter com uma tira de fita hipoalergênica para o lado de onde estiver a bolsa coletora (deixar uma folga para a movimentação da perna, a fim de evitar tensão no cateter vesical).
- Posicionar a bolsa de drenagem abaixo do nível da bexiga, fixando a bolsa no estrado do leito. Não prender às grades do leito.
- Proceder à limpeza concorrente, caso haja contaminação de superfícies.

Etapa 3: após a realização do procedimento – protocolo-padrão após o cateterismo vesical

- Higienizar as mãos.
- Auxiliar a paciente a permanecer em uma posição confortável e organizar os objetos de uso pessoal ou de toalete para estarem ao seu alcance.
- Certificar-se de que a paciente tenha como chamar por ajuda, se necessário. Minimizar o risco de quedas.
- Levantar as grades laterais do leito e colocá-lo na posição mais baixa. As grades laterais são consideradas restrições e não podem ser utilizadas para impedir a saída e a volta da paciente ao leito. O julgamento de enfermagem pode permitir que pacientes alertas e cooperativos fiquem com as laterais abaixadas.
- Deixar o ambiente e o material em ordem.
- Fazer o registro no prontuário domiciliar e relatar a resposta da paciente e os resultados esperados ou inesperados. Promover a continuidade dos cuidados de enfermagem.

Técnica: cateterismo vesical de demora no sexo masculino[2,18,19]

Etapa 1: preparo

- Protocolo-padrão de preparo para CV.
- Preservar a privacidade do paciente.
- Colocar o saco coletor de lixo próximo ao leito.
- Colocar o paciente em decúbito dorsal e com as pernas afastadas, protegendo-o com lençol.
- Realizar a higiene íntima com água e sabão ou outro produto para higiene, caso não tenha sido realizada previamente por ele, e secar.
- Retirar as luvas de procedimento.

Etapa 2: realizar o procedimento

- Protocolo-padrão durante o procedimento do CV.
- Manter o paciente em decúbito dorsal e com as pernas afastadas, protegendo-o com lençol.
- Abrir com técnica asséptica o pacote do cateterismo sobre o leito, entre as pernas do paciente, em posição diagonal, com a ponta próxima à região glútea.
- Colocar sobre o campo cirúrgico as seringas, agulhas, gazes e/ou bolas de algodão.
- Abrir o invólucro do cateter vesical, colocando-o na cuba rim.
- Colocar antisséptico na cuba redonda.
- Abrir a embalagem do coletor, colocando-o sobre o campo cirúrgico.
- Abrir a ampola de água destilada e deixá-la sobre a mesa de cabeceira.
- Calçar as luvas estéreis com técnica asséptica.
- Aspirar a água destilada com a seringa e agulha com o auxílio de outra pessoa se necessário, e colocá-la sobre o campo cirúrgico.
- Conectar a extensão do coletor ao cateter vesical e fechar o *clamp* de drenagem de saída da urina da bolsa coletora.
- Retirar o êmbolo do corpo da seringa de 20 mL para a colocação do gel lubrificante/anestésico gel.
- Preencher o interior do corpo da seringa com 10 mL de gel lubrificante. Solicitar à pessoa que auxilia para abrir o tubo de gel anestésico e desprezar a primeira gota, em seguida despejar o gel dentro da seringa e, após, recolocar o êmbolo da seringa e retirar o ar.
- Conectar novamente o êmbolo da seringa com cuidado, para que o gel lubrificante não extravase.
- Dobrar as gazes embebidas em PVPI tópico a 10% ou solução aquosa de clorexidina a 2%, uma a uma, e mantê-las dentro da cuba redonda.
- Segurar o pênis do usuário com a mão não dominante, mantendo-o perpendicular ao abdome.
- Afastar o prepúcio com o polegar e o indicador da mão, não dominante (essa mão deve permanecer imóvel no local até o final da introdução do cateter urinário e o término do procedimento).
- Com a pinça estéril na mão dominante, pegar uma bola de algodão umedecida ou uma gaze dobrada com solução antisséptica e proceder à antissepsia do meato uretral em movimento único e circular, até a base da glande.
- Repetir o movimento com as outras duas bolas de algodão ou as outras gazes.
- Realizar a antissepsia da glande com outra gaze em movimento circular único.
- Pegar a seringa com gel lubrificante/anestésico.
- Introduzir a ponta da seringa com o gel lubrificante/anestésico na uretra do paciente.
- Injetar o gel lubrificante/anestésico na uretra com a seringa e pressionar a glande de 30 a 60 segundos, a fim de evitar o refluxo do gel lubrificante/anestésico.
- Com a mão dominante, inserir suavemente o cateter através do meato e a urina aparecer, avançar o CVD até a bifurcação da drenagem e a via de insuflação do balão (18 a 20 cm) com movimentos circulares, mantendo o pênis elevado perpendicularmente, e baixá-lo lentamente, facilitando a passagem na uretra bulbar.
- Diante de resistência, não tentar inserção forçada do cateter.
- Abaixar o pênis e manter o cateter seguro na mão não dominante.

- Com a mão dominante livre, conectar a seringa preenchida na via do balão do cateter e injetar lentamente a quantidade total do líquido na via do balão do CVD.
- Após insuflar o balão com água destilada, soltar o cateter da mão não dominante. A quantidade de água destilada deve ser a determinada pelo fabricante. O balão do CVD não deve ser subinflado, pois isso causa alteração na forma do balão e representa um potencial para lesão de bexiga.[18]
- Tracionar delicadamente o cateter até encontrar resistência (sentir a ancoragem do cateter no trígono vesical).
- Remover o excesso do gel anestésico da glande e reposicionar o prepúcio sobre a glande do pênis em caso de retração, a fim de evitar o edema dele.
- Fixar o cateter na parte inferior do abdome com fita hipoalergênica para o lado onde estiver a bolsa coletora, ou na região hipogástrica (profilaxia de fístulas uretrais).
- Posicionar a bolsa de drenagem abaixo do nível da bexiga, fixando a bolsa no estrado do leito. Não prender às grades do leito.
- Proceder à limpeza concorrente, caso haja contaminação de superfícies.

Etapa 3: após a realização do procedimento

- Protocolo-padrão após a realização do procedimento de CV.

Técnica para retirar o cateter vesical de demora[2,18-20]

- Verificar a indicação da retirada do cateter.
- Reunir todos os materiais (reutilizável e descartável), de acordo com os protocolos da instituição.
- Explicar e orientar o usuário sobre o procedimento a ser realizado.
- Preparar o material a ser utilizado.
- Higienizar as mãos.
- Calçar as luvas de procedimento.
- Remover a fita de fixação do cateter vesical, cuidadosamente.
- Desinsuflar totalmente o balão com auxílio da seringa de 20 mL.
- Remover lentamente o cateter.
- Realizar higiene íntima.
- Organizar o ambiente.
- Retirar as luvas e higienizar as mãos.
- Registrar todas as atividades em prontuário domiciliar, incluindo o tempo de permanência do cateter e alterações existentes.
- Desprezar o resíduo em local apropriado.

Procedimento de cateterismo vesical intermitente estéril em pessoas do sexo feminino[2,16-19]

Avaliar as condições da pessoa, como mobilidade, limitações físicas, nível de consciência, capacidade de compreensão e cooperação, padrão e última eliminação urinária, alterações geniturinárias, intercorrências ou alergias.

Etapa 1: preparo

- Protocolo-padrão de preparo para CV.
- Preservar a privacidade da paciente.
- Colocar o saco coletor de lixo próximo ao leito.
- Realizar a higiene íntima com água e sabão ou outro produto para higiene, caso não tenha sido realizada por ela, e secar.
- Remover as luvas de procedimento e realizar novamente a higiene das mãos.

Etapa 2: realizar o procedimento

- Protocolo-padrão durante o procedimento do CV.
- Colocar a paciente em posição ginecológica, protegendo-a com lençol. Posicionar a usuária em decúbito dorsal supino, com os joelhos flexionados e os pés sobre o leito mantendo os joelhos afastados. Posição alternativa: decúbito lateral (de Sims), com a parte superior da perna flexionada no joelho e no quadril. Garantir que somente o períneo seja exposto.
- Abrir com técnica asséptica o pacote do cateterismo vesical sobre o leito ou entre as pernas da paciente, conforme a posição da paciente, visando manter o material estéril. Manter o campo cirúrgico em posição diagonal com a ponta próxima à região glútea.
- Colocar sobre o campo cirúrgico as seringas e agulhas e colocar as gazes ou o algodão dentro da cuba redonda.
- Abrir o invólucro do cateter vesical, colocando-o na cuba rim.
- Colocar o antisséptico (PVPI tópico 10% ou clorexidina solução aquosa a 2%) na cuba redonda.
- Despejar o gel hidrossolúvel lubrificante ou anestésico gel a 2% na cuba rim ou sobre uma gaze.
- Calçar a luva estéril em cima de uma superfície plana próxima ao campo cirúrgico.
- Posicionar a cuba rim próxima à região perineal, em cima do campo cirúrgico estéril.
- Dobrar as gazes embebidas em PVPI tópico 10% ou clorexidina solução aquosa a 2%, uma a uma, e mantê-las dentro da cuba redonda.
- Separar cuidadosamente os lábios vaginais com os dedos da mão não dominante (agora contaminada) para visualizar totalmente o meato urinário, mantendo os lábios vaginais afastados até o término do cateterismo.
- Com a pinça estéril na mão dominante, pegar a gaze dobrada e umedecida ou uma bola de algodão com solução antisséptica e proceder à antissepsia do meato uretral em movimento circular, deslizando no sentido anteroposterior para o vestíbulo vaginal.
- Repetir o movimento realizando a antissepsia do meato uretral deslizando pelo pequeno lábio direito com a segunda bola de algodão ou segunda gaze e, em seguida, deslizando pelo pequeno lábio esquerdo com a terceira bola de algodão ou a terceira gaze.

- Lubrificar o cateter uretral cerca de 7 cm no gel hidrossolúvel lubrificante ou anestésico gel a 2%.
- Pedir à paciente para realizar leve força para baixo e introduzir lentamente o cateter lubrificado no meato uretral até a saída da urina.
- Liberar os lábios vaginais, mas manter o cateter seguro.
- Verificar a saída de urina pelo cateter e coletar uma amostra da urina, caso seja para exame laboratorial, deixando-a drenar na cuba rim.
- Realizar movimento de compressão da bexiga para auxiliar na saída da urina, se necessário.
- Após a saída completa da urina, clampear o cateter com a pinça e removê-lo suavemente da uretra.
- Secar a área do corpo e colocar a paciente em posição confortável.
- Recolher todo o material.
- Proceder à limpeza concorrente, caso haja contaminação de superfícies.

Etapa 3: após a realização do procedimento

- Protocolo-padrão após o CV.
- Registrar o procedimento, incluindo o número do cateter utilizado, a quantidade e as características da urina drenada, data e horário do procedimento, carimbo e assinatura de quem realizou a técnica em prontuário domiciliar.
- - Se disponível, pode ser colocado o campo cirúrgico fenestrado estéril ao redor da região genital da paciente para manter a área mais protegida, o qual será removido após a finalização do procedimento.

Procedimento de cateterismo vesical intermitente estéril em pessoas do sexo masculino[2,16-19]

Etapa 1: preparo

- Protocolo-padrão de preparo para CV.
- Preservar a privacidade da paciente.
- Colocar o saco coletor de lixo próximo ao leito.
- Realizar a higiene íntima com água e sabão ou outro produto para higiene, caso não tenha sido realizada pelo paciente, e secar.
- Remover as luvas de procedimento e realizar novamente a higiene das mãos.

Etapa 2: realizar o procedimento

- Protocolo-padrão durante o procedimento do CV.
- Posicionar o usuário em decúbito dorsal com as pernas estendidas e afastadas.
- Abrir o pacote estéril de cateterismo, com cuidado para não contaminar.
- Abrir o pacote de gaze estéril dentro da cuba redonda.
- Umedecer as gazes com o PVPI tópico 10% ou solução aquosa de clorexidina a 2%.
- Posicionar a cuba rim próxima à região perineal do usuário, no campo estéril.
- Abrir o cateter uretral e a seringa de 20 mL e colocar no pacote estéril de cateterismo.
- Calçar a luva estéril em cima de uma superfície plana próxima ao campo.
- Desconectar o êmbolo do corpo da seringa de 20 mL.
- Preencher o interior do corpo da seringa com 10 mL de gel lubrificante/anestésico com o auxílio de gazes estéreis.
- Conectar novamente o êmbolo da seringa com cuidado para que o gel lubrificante/anestésico não extravase.
- Dobrar as gazes embebidas em PVPI tópico a 10% ou solução aquosa de clorexidina a 2%, uma a uma, e mantê-las dentro da cuba redonda.
- Segurar o pênis do paciente com a mão não dominante, perpendicular ao abdome (essa mão não deverá ser removida dessa posição até o final da introdução do cateter urinário).
- Com a pinça estéril na mão dominante, pegar uma bola de algodão umedecida com solução antisséptica e proceder a antissepsia do meato uretral em movimento único e circular, até a base da glande.
- Repetir o movimento com as outras duas bolas de algodão.
- Realizar a antissepsia da glande com outra gaze, em movimento circular único.
- Pegar a seringa com gel lubrificante/anestésico.
- Introduzir a ponta da seringa com o gel lubrificante/anestésico na uretra, lentamente.
- Injetar o gel lubrificante/anestésico na uretra com a seringa e pressionar a glande de 30 a 60 segundos, a fim de evitar o refluxo do gel lubrificante/anestésico.
- Introduzir o cateter vesical na uretra do paciente até a saída de urina.
- Verificar a saída de urina pelo cateter, deixando-a cair na cuba rim, ou coletar a urina caso seja para exame laboratorial.
- Realizar movimento de compressão da bexiga para auxiliar na saída da urina, se necessário.
- Após a saída completa da urina, clampear o cateter com a pinça e removê-lo suavemente da uretra.
- Secar a área do corpo e colocar o paciente em posição confortável.
- Proceder à limpeza concorrente, caso haja contaminação de superfícies.
- Recolher todo o material.

Etapa 3: após a realização do procedimento

- Protocolo-padrão após o CV.
- Registrar o procedimento, incluindo o número do cateter utilizado, a quantidade e as características da urina drenada, data e horário do procedimento, carimbo e assinatura de quem realizou a técnica em prontuário domiciliar.

Cateterismo vesical intermitente na atenção domiciliar – técnica limpa: cuidados quanto ao preparo, durante e após a realização do procedimento[2,16]

A seguir, sugestão de procedimento de CVI-TL com reuso do cateter urinário. Quanto à técnica na APS, pelo SAD ou por outras equipes, considera-se o protocolo institucional, recursos disponíveis, local e outros fatores. Orientar o usuário ou familiar que realizará o procedimento:

Quanto ao preparo

1. Lavar bem as mãos, com sabão e água.
2. Colocar todo o material que será utilizado ao alcance das mãos.
3. Realizar a higiene da genitália com sabão neutro, utilizando gaze, retirar o sabão com água, utilizando outra gaze, seguindo a orientação da equipe de saúde (enfermeiro/médico).
4. Lavar novamente as mãos com sabão e água.

Quanto à realização do procedimento

5. Abrir a embalagem original do cateter e conferir se o número do cateter vesical é o recomendado.
6. Aplicar gel anestésico 2% na extremidade do cateter que será introduzida (2 cm). Inserir o cateter na uretra, conforme orientado pela equipe de saúde (enfermeiro/médico).
7. Massagear a região da bexiga para favorecer a saída da urina. Aguardar o esvaziamento completo da bexiga.
8. Retirar o cateter suavemente, após o esvaziamento da bexiga.

Quanto aos cuidados após o procedimento de ACVI-TL

9. Lavar o cateter por dentro, com o auxílio da seringa, com água, de preferência água corrente.
10. Aplicar sabão em uma gaze e deslizá-la pelo cateter urinário, uma única vez.
11. Lavar o cateter por fora com água corrente, para remover o sabão.
12. Guardar o cateter e a seringa em um recipiente de vidro limpo (lavado com água fervente diariamente) e tampar.[2,16,19]
13. Manter o pacote com gaze tampado, em local limpo e seco.
14. Utilizar um cateter e uma seringa de 10 mL por dia.
15. Após o término do procedimento, desprezar o cateter no lixo.[2,16,19]
16. Lavar bem as mãos, com sabão e água corrente.

Orientações para a equipe de enfermagem e familiar/cuidador

A equipe de enfermagem, os familiares/cuidadores e o próprio usuário/paciente devem estar devidamente informados, por meio de cartilhas/manuais ilustrativos e de "oficinas" práticas. Os objetivos do processo de capacitação devem ser claros, e a compreensão de cada etapa do processo, bem como das dificuldades do usuário/familiar/cuidador, deve ser mensurado sistematicamente, de modo a construir em conjunto o conhecimento dessas pessoas para a conquista da autonomia.[5]

A seguir, apresenta-se um manual ilustrativo sobre orientações aos usuários e cuidadores de pessoas com cateter vesical, realizado pelo SAD de Ribeirão Preto, São Paulo (Figuras 3).

Orientações específicas sobre o autocateterismo vesical intermitente – técnica limpa – ACVI-TL

Os usuários/pacientes que utilizam a técnica de ACVI-TL, como escolha para o esvaziamento vesical, relatam como pontos positivos do autocateterismo o retorno à vida social, a segurança na relação sexual, a liberdade e o benefício de se livrar das fraldas ou de coletores de urina.[2] As principais orientações ao usuário, cuidadores e familiares quanto ao autocateterismo[2] incluem:

- Técnica limpa e sua realização, informando a necessidade periódica de realização.
- Importância da higiene das mãos e do meato uretral antes do procedimento, para evitar infecções.
- Uso do espelho acomodado entre as pernas para melhor visualização do meato uretral, principalmente pelas mulheres.
- Diante de sinais de sangramento, urina turva ou com forte odor e sintomas febris, o usuário deve solicitar a avaliação médica da equipe de AD.
- Nos casos de resistência durante a inserção do cateter, deve-se tracionar ligeiramente e reiniciar a sua introdução com movimento circular em torno de si mesmo. Em caso de insucesso, solicitar o apoio da equipe de AD para avaliação.

Orientações específicas sobre o cateterismo vesical intermitente – técnica limpa e cateterismo vesical de demora[2,16]

- Estimular o autocuidado, enfatizando a reabilitação e capacitando os usuários e familiares/cuidadores para os cuidados e a autonomia.
- Estimular as trocas de saberes entre os usuários e cuidadores.
- Motivar o usuário a exteriorizar seus sentimentos com relação às alterações na imagem corporal.
- Lavar as mãos antes e depois do manuseio do cateter e equipamento coletor (bolsa de drenagem, extensão), a fim de evitar infecções.
- Orientar o usuário e o cuidador/familiar sobre a importância de não dobrar o cateter nem se deitar sobre ele, para não obstruir o sistema e impedir a drenagem da urina.
- Não elevar a bolsa coletora, para não haver retorno da urina para a bexiga urinária.

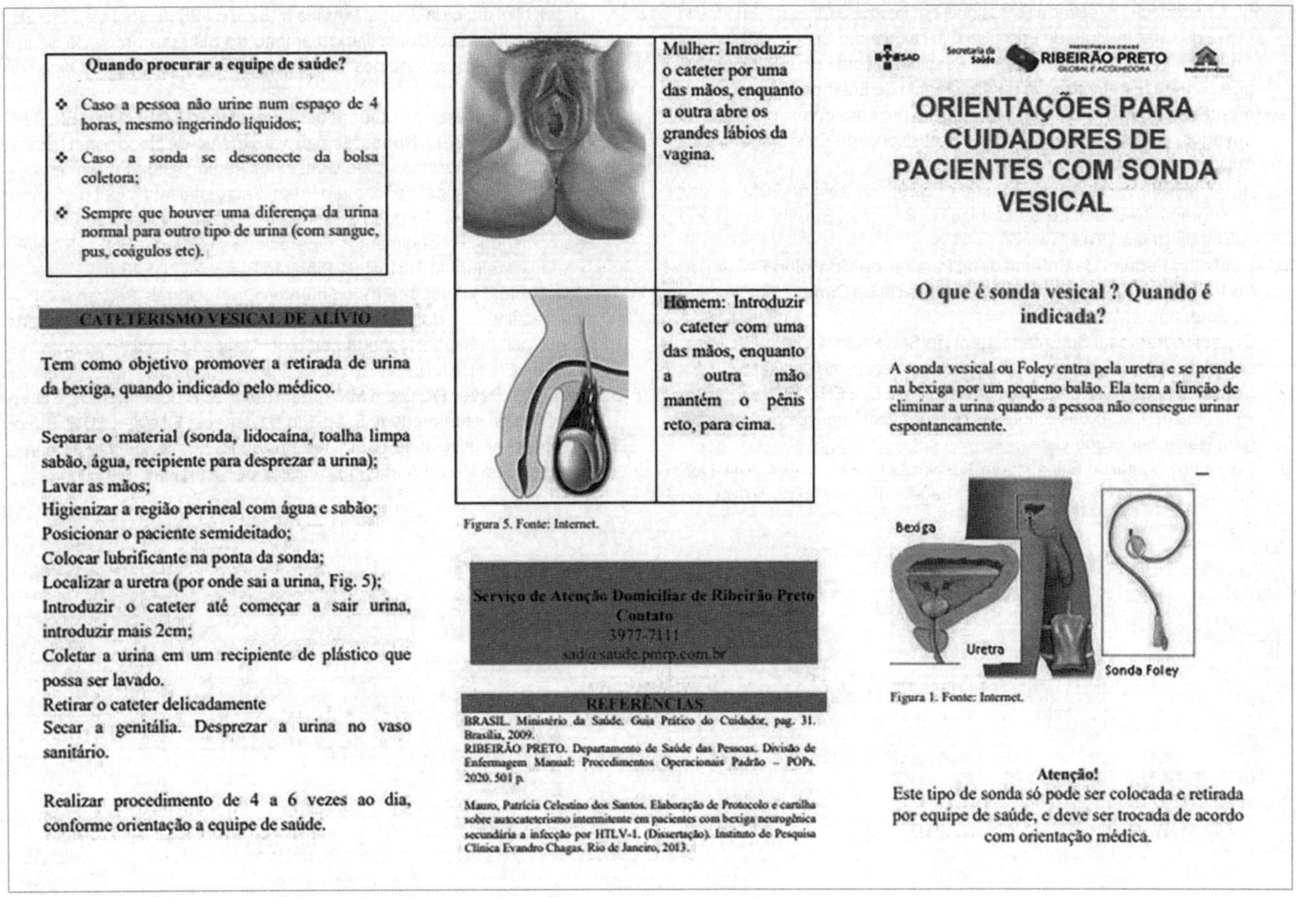

Quando procurar a equipe de saúde?

- Caso a pessoa não urine num espaço de 4 horas, mesmo ingerindo líquidos;
- Caso a sonda se desconecte da bolsa coletora;
- Sempre que houver uma diferença da urina normal para outro tipo de urina (com sangue, pus, coágulos etc).

CATETERISMO VESICAL DE ALÍVIO

Tem como objetivo promover a retirada de urina da bexiga, quando indicado pelo médico.

Separar o material (sonda, lidocaína, toalha limpa sabão, água, recipiente para desprezar a urina);
Lavar as mãos;
Higienizar a região perineal com água e sabão;
Posicionar o paciente semideitado;
Colocar lubrificante na ponta da sonda;
Localizar a uretra (por onde sai a urina, Fig. 5);
Introduzir o cateter até começar a sair urina, introduzir mais 2cm;
Coletar a urina em um recipiente de plástico que possa ser lavado.
Retirar o cateter delicadamente
Secar a genitália. Desprezar a urina no vaso sanitário.

Realizar procedimento de 4 a 6 vezes ao dia, conforme orientação a equipe de saúde.

Mulher: Introduzir o cateter por uma das mãos, enquanto a outra abre os grandes lábios da vagina.

Homem: Introduzir o cateter com uma das mãos, enquanto a outra mão mantém o pênis reto, para cima.

Figura 5. Fonte: Internet.

Serviço de Atenção Domiciliar de Ribeirão Preto
Contato
3977-7111
sad@saude.pmrp.com.br

REFERÊNCIAS

BRASIL. Ministério da Saúde. Guia Prático do Cuidador, pag. 31. Brasília, 2009.
RIBEIRÃO PRETO. Departamento de Saúde das Pessoas. Divisão de Enfermagem Manual: Procedimentos Operacionais Padrão – POPs. 2020. 501 p.

Mauro, Patrícia Celestino dos Santos. Elaboração de Protocolo e cartilha sobre autocateterismo intermitente em pacientes com bexiga neurogênica secundária a infecção por HTLV-1. (Dissertação). Instituto de Pesquisa Clínica Evandro Chagas. Rio de Janeiro, 2013.

SAD Secretaria da Saúde RIBEIRÃO PRETO GLOBAL E ACOLHEDORA

ORIENTAÇÕES PARA CUIDADORES DE PACIENTES COM SONDA VESICAL

O que é sonda vesical ? Quando é indicada?

A sonda vesical ou Foley entra pela uretra e se prende na bexiga por um pequeno balão. Ela tem a função de eliminar a urina quando a pessoa não consegue urinar espontaneamente.

Figura 1. Fonte: Internet.

Atenção!
Este tipo de sonda só pode ser colocada e retirada por equipe de saúde, e deve ser trocada de acordo com orientação médica.

Figura 3 Orientações para cuidadores de pessoas com cateter vesical

Fonte: SAD- Ribeirão Preto. https://www.ribeiraopreto.sp.gov.br/portal/saude/sad

- Orientar ao cuidador que, em caso de decúbito dorsal, a bolsa coletora deve ser posicionada em um nível abaixo do corpo do paciente.
- Esvaziar a bolsa coletora antes de alcançar sua capacidade total de volume, evitando incidentes (até dois terços).
- No caso de pessoas do sexo feminino, fixar o cateter na face interna da coxa com fita hipoalergênica, deixando uma folga, permitindo a livre movimentação dos membros inferiores.
- Em pessoas do sexo masculino, fixar o cateter na região suprapúbica ou na porção superior da coxa com fita hipoalergênica, deixando uma folga, permitindo a livre movimentação dos membros inferiores.
- Identificar a bolsa coletora com data, hora, calibre do cateter utilizado, volume injetado no balão e nome do profissional responsável pelo procedimento.
- Orientar o cuidador a comunicar a equipe de AD sobre qualquer alteração no equipamento e/ou na urina, como danos, coloração, volume de drenagem ou presença de grumos.

Considerações finais

O planejamento das ações pela equipe de saúde seguindo as normas e os protocolos baseados em evidências, juntamente com a instrumentalização do cuidador, usuário e familiares, com o fornecimento de materiais informativos, são primordiais e evitam complicações e agravos à saúde da pessoa em uso de cateter urinário.

Referências

1. Canalini AF, Carneiro KS, Caprini Júnior N, Gomes CM, Castro MAS. Bexiga urinária: cateterismo intermitente. Projeto Diretrizes. Rio de Janeiro: Associação Médica Brasileira, Conselho Federal de Medicina; 2008.
2. Truzzi JC, Canalini AF, Prezotti JA, Resplande J. Recomendações SBU 2016 Cateterismo Vesical Intermitente. São Paulo: Sociedade Brasileira de Urologia; 2016.
3. Abrams P, Cardozo L, Wagg A, Wein A. Incontinence. 6. ed. Tóquio: International Continence Society; 2017.
4. Strauss DJ, Devivo MJ, Paculdo DR, Shavelle RM. Trends in life expectancy after spinal cord injury. Arch Phys Med Rehabil. 2006;87(8):1079-85.
5. Meska MHG, Mazzo A, Jorge BM, Souza-Junior VD de, Negri EC, Chayamiti EMPC. Urinary retention: implications of low-fidelity simulation training on the self-confidence of nurses. Rev Esc Enferm USP. 2016;50(5):831-7.
6. Lapides J, Diokno AC, Silber SJ, Lowe BS. Clean, intermittent self-catheterization in the treatment of urinary tract disease. J Urol. 1972;107(3):458-61.
7. Mauro PCS. Preparation of protocol and primer on self-clean intermitente catheterization in patients with neurogenic bladder secondary to HTLV-1.

50 f. Dissertação [Mestrado Profissional em Pesquisa Clínica] – Fundação Oswaldo Cruz; Instituto de Pesquisa Clínica Evandro Chagas; 2013.
8. Conselho Federal de Enfermagem. Resolução Cofen nº 358/2009. Dispõe sobre a Sistematização da Assistência de Enfermagem e a implementação do Processo de Enfermagem em ambientes, públicos ou privados, em que ocorre o cuidado profissional de Enfermagem, e dá outras providências.
9. Brasil. Ministério da Saúde. Portaria nº 529, 1 de abril de 2012. Institui o Programa Nacional de Segurança do Paciente. Brasília, DF: Diário Oficial da União; 2013.
10. Conselho Federal de Enfermagem. Parecer de Conselho Federal nº 063/2018/COFEN. Retirada de Sonda Vesical de Demora por Técnico de Enfermagem.
11. Conselho Regional de Enfermagem de São Paulo. COREN-SP. Parecer nº 027/2019. Ementa: Cuidados com cateterismo vesical.
12. Conselho Federal de Enfermagem. Resolução COFEN-270/2002. Aprova regulamentação das empresas que prestam Serviços de Enfermagem Domiciliar Home Care.
13. Conselho Federal de Enfermagem. Resolução COFEN nº 464/2014. Normatiza a atuação da equipe de enfermagem na atenção domiciliar.
14. Brasil. Ministério da Saúde. Portaria nº 825, de 25 de abril de 2016. Redefine a Atenção Domiciliar no âmbito do Sistema Único de Saúde (SUS) e atualiza as equipes habilitadas. Brasília, DF: Diário Oficial da União; 2016.
15. Conselho Federal de Enfermagem. Resolução COFEN nº 450, de 11 dezembro de 2013. Normatiza o procedimento de Sondagem Vesical no âmbito do Sistema Cofen/Conselhos Regionais de Enfermagem.
16. Prefeitura Municipal de Ribeirão Preto. Secretaria Municipal de Saúde. Departamento de Atenção à Saúde das Pessoas. Divisão de Enfermagem. Manual: Procedimentos Operacionais Padrão – POPs. Ribeirão Preto: Prefeitura Municipal de Ribeirão Preto; 2021. 523 p.
17. São Paulo. Manual de Procedimentos Operacionais Padrão (POP) – Multiprofissional do Melhor em Casa. v. 1. 1. ed. São Paulo: Secretaria Municipal da Saúde; Departamento de Atenção Básica; Programa Melhor em Casa; 2020.
18. Perry AG, Potter PA, Elkim MK, organizadores. Procedimentos e intervenções de enfermagem. 5. ed. Rio de Janeiro: Elsevier; 2013. 816 p.
19. Prefeitura Municipal de Campinas. Protocolo de Assistência de Enfermagem. Serviço de Atenção Domiciliar de Campinas; 2015.

Capítulo 10

Sondagem orogástrica, nasogástrica e nasoentérica

Emília Maria Paulina Campos Chayamiti
Fernanda Raphael Escobar Gimenes
Luiza Watanabe Dal Ben
Rogério Yassuaki Sakurada

PONTOS-CHAVE

- A compreensão dos cuidados de enfermagem na atenção domiciliar em relação a sondas enterais é imprescindível à prática, considerando que é a via de acesso mais utilizada para a administração da terapia nutricional enteral.
- Com a sondagem enteral, é possível administrar a nutrição enteral, medicamentos e líquidos, por meio de diferentes dispositivos de acesso.
- A qualificação da equipe para os cuidados com o usuário de sondas enterais no serviço de atenção domiciliar é primordial para a qualidade do atendimento.
- A ausculta epigástrica não deve ser realizada isoladamente para confirmar a posição de sonda nasoenteral recém-inserida às cegas à beira do leito.
- O raio x é o padrão-ouro para confirmar a posição de sondas enterais inseridas às cegas à beira do leito.

OBJETIVOS DE APRENDIZAGEM

Ao final do capítulo, o leitor deverá ser capaz de:

- Abordar o protocolo odontológico para o atendimento domiciliar:
- Definir e identificar quais sondas enterais estão disponíveis na atenção domiciliar.
- Descrever as indicações e contraindicações, com foco em sondas enterais nasogástricas e nasoentéricas.
- Citar os principais eventos adversos relacionados ao uso dessas sondas, na atenção domiciliar.
- Enumerar as etapas da inserção de uma sonda nasogástrica e nasoentérica.
- Descrever os cuidados com as sondas nasogástricas e nasoentéricas no contexto da atenção domiciliar.

Definição

A sonda enteral é um dispositivo de acesso ao trato gastrintestinal (TGI),[1,2] podendo ser chamado tubo. Tal dispositivo pode ser inserido por meio dos seguintes acessos: oral, nasal e estoma, para viabilizar a administração de nutrientes e/ou medicamentos em pessoas com TGI funcionante, mas que não podem, não querem ou não conseguem se alimentar por via oral.

Os estomas são caracterizados por uma abertura de um órgão ou víscera oca para o meio externo e são realizados por meio de intervenções cirúrgicas no sistema digestório, vias urinárias ou respiratórias.

A GTT e a jejunostomia são aberturas com a fixação de uma sonda alimentar no estômago ou no jejuno, respectivamente, objetivando obter comunicação entre a cavidade do estômago/jejuno e a parede do abdome, como demonstra a Figura 1.

Finalidade

As sondas enterais de curto prazo podem ser empregadas nas doenças agudas, nos traumas ou nos tratamentos. Geralmente são indicadas para usuários que necessitam de nutrição enteral (NE) por período inferior a 4 a 6 semanas.[1,3] Quanto ao local de inserção, a sonda enteral de curto prazo pode ser introduzida pela região nasal, como sondas nasogástrica e nasoentérica (SNG ou SNE), ou oral, como sondas orogástricas e oroentéricas (SOG ou SOE), independentemente do tipo de material.

As sondas enterais de longo prazo podem ser colocadas diretamente no estômago ou intestino delgado por meio de cirurgia, laparoscopia, endoscopia (gastrostomia endoscópica percutânea – GEP) ou radiografia. Estão incluídas nessa categoria as gastrostomias (GTT), as jejunostomias e as gastrojejunostomias[3] – esse assunto será abordado em outro capítulo desta seção. São indicadas para usuários que necessi-

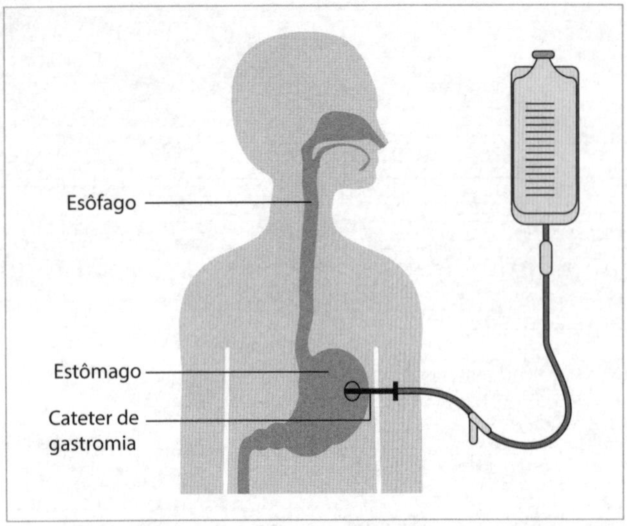

FIGURA 1

Estômago com GTT e sistema para nutrição enteral.

Fonte: Associação Brasileira de Estomaterapia (SOBEST)[29].

tam de nutrientes por longos períodos de tratamento (maior de 4 a 6 semanas) ou por toda a vida.[1,3] A opção por esta via alternativa de alimentação depende de diversos fatores, entre os quais duração estimada da terapia de NE, objetivos de longo prazo, disposição e necessidades especiais do usuário, familiares e cuidadores.[1] Contudo, vale ressaltar que em geral as SNE são mais propensas à obstrução em comparação com as GTT, que são consideradas bastante apropriadas para a NE às pessoas em atenção domiciliar (AD).[4]

Em estudo nacional realizado com o objetivo de caracterizar os usuários em AD, foi verificado que 64% se alimentavam por via oral; 15,6%, por GTT; 15,3%, por SNE e apenas 0,6% faziam uso de nutrição parenteral. Os resultados também apontaram diferenças entre os serviços públicos e privados, ou seja, a prevalência do uso de SNE foi maior que a de GTT nas instituições de saúde públicas.[5] Para a terapia de NE domiciliar (TNED), a SNE foi a mais comum (53%), apesar de a maioria dos usuários apresentar doenças neurológicas; a GTT foi menos utilizada (34%) e abrangeu com maior frequência o setor público e o privado.[6] Outras pesquisas, ainda no setor público, revelaram o predomínio da via de acesso nasoenteral em 52,8% e da GTT, em 47,2% no programa de atendimento domiciliar de um hospital universitário.[7] Ainda, no estudo sobre o perfil epidemiológico e nutricional de usuários de TNED, os resultados apontaram que a SNE foi utilizada por 63%, seguida pela SNG, por 21% e pela GTT, por 16%.[8] No entanto, outro estudo apontou o predomínio de GTT em 52,4% dos usuários, com relação a 33,3% de usuários com SNE.[9]

A via de acesso da NE domiciliar (NED) é predominantemente a GTT, conforme demonstrado em estudo multicêntrico, retrospectivo e observacional realizado na Polônia, após a implementação do programa de reembolso da NED em 2007. Segundo os pesquisadores, foi verificada evolução significativa do quantitativo de 196 para 2.842 usuários em uso de GTT, no período de 5 anos (de 2008 a 2013). A GTT representou 83,6% do total de dispositivos de acesso enteral, considerando-se a soma de GEP (60,4%), de GTT cirúrgica (23,2%), de SNG (10,2%) e de jejunostomia (6,2%).[10]

Com o objetivo de contribuir com os estudos desenvolvidos em países da Europa sobre a NED, levantaram-se dados dos anos 2018 a 2019. Os resultados apontaram o total de 4.586 usuários em uso de GTT, os quais apresentaram média de 64 anos de idade. A via de acesso enteral por GTT predominou (76,6%), sendo que 65% dos usuários faziam uso de GEP e 11,6%, de GTT cirúrgica. Ademais, 14,3% faziam uso de SNG e 7% de jejunostomia. A duração média geral de NED foi de 354 dias – 615 dias para usuários neurológicos e 209 dias para usuários com câncer. Concluiu-se que o número de usuários com NED é crescente e que a TNED é considerada procedimento seguro, bem tolerado e de baixo custo para os sistemas de saúde.[11] Destaca-se que, no Brasil, de acordo com a Lei nº 13.146, de 2015, as pessoas estomizadas são consideradas pessoas com deficiência[12] e direito a acesso aos materiais necessários para os cuidados com a estomia.[29]

As recomendações nacionais de boas práticas em TNED abrangem o momento pré-procedimento: higiene das mãos e da ambiência domiciliar, condições de armazenamento, atenção para que essa área não esteja diretamente exposta ao sol, temperatura para conservação, checagem das informações contidas no rótulo, identificação do usuário, composição quantitativa e qualitativa da dieta, volume total, velocidade de administração, via de acesso, data e hora da manipulação e prazo de validade. Destaca-se que tais recomendações devem ser confrontadas com a prescrição médica e as orientações da nutricionista e da equipe de saúde. A utilização de *checklist* auxilia na inspeção visual da NED. No momento da instalação da dieta enteral, devem-se realizar a higienização das mãos, o posicionamento correto do usuário, a realização da desinfecção das conexões da sonda e a confirmação do posicionamento da sonda e de sua permeabilidade, antes de iniciar a administração da NE. Ademais, é preciso comunicar imediatamente o enfermeiro ou qualquer membro da equipe sempre que houver quaisquer alterações.[13-15]

Indicações e contraindicações

As sondas enterais são indicadas para usuários:[2]

- em condições crônicas, como idosos acamados com dependências de cuidadores, pessoas com doenças crônicas, como demências, diabetes, doenças cardiovasculares, doenças respiratórias e outras;
- com doença em fase avançada, como em pessoas com neoplasias, doença de Alzheimer, doenças crônicas degenerativas e outras;
- submetidos a intervenções cirúrgicas;
- com desnutrição calórica e proteica;
- idosos que necessitem de NE para garantir as necessidades nutricionais diárias;
- crianças dependentes de tecnologia de manutenção à vida e que não conseguem fazer nutrição por via oral.

De maneira geral, o acesso gástrico é a primeira opção para a NE e indicado para usuários:

- livres de gastroparesia;
- sem obstrução ou fístula.

O acesso entérico ou pós-pilórico é mais apropriado para usuários com os problemas a seguir:[1,3]

- esfíncter esofágico inferior incompetente;
- estenose pilórica;
- gastroparesia grave;
- refluxo gastroesofágico grave em adultos e doença do refluxo gastroesofágico em crianças pequenas;
- diminuição do nível de consciência, do reflexo da tosse ou do vômito;
- déficits neurológicos, com alteração de reflexo de tosse ou vômito;
- elevado risco para aspiração;
- níveis elevados de resíduo gástrico e êmese.

Destaca-se que os *guidelines* da American Society for Parenteral and Enteral Nutrition (ASPEN) recomendam a alimentação pós-pilórica em usuários gravemente enfermos, com alto risco de aspiração ou intolerância à NE por via gástrica.[1] Aproximadamente 79% dos usuários críticos sofrem de esvaziamento gástrico retardado. Logo, o acesso pós-pilórico torna-se uma opção viável, já que não apenas reduz as complicações gastrintestinais e respiratórias, mas também garante que os objetivos nutricionais sejam alcançados.[16] O tipo de sonda, bem como a localização ideal (gástrica *versus* intestinal), deve ser determinado considerando-se os riscos inerentes a cada dispositivo de acesso enteral. Também devem ser observados fatores relacionados ao usuário, como gravidade da doença, anatomia do TGI, motilidade gastrintestinal e duração da NE.[1,3] Atualmente, vários modelos de sonda enteral de curto prazo estão disponíveis:[16]

- sonda enteral de lúmen simples, com ou sem ogiva distal, macia e de fino calibre: destinada à alimentação gástrica ou pós-pilórica;
- sonda enteral sem ogiva, com lúmen simples ou duplo: destinada à descompressão gástrica do íleo e lavagem gástrica;
- sonda enteral sem ogiva, com três ou quatro lúmens: destinada ao usuário com hemorragia gastrintestinal.

A sonda enteral de curto prazo pode ser confeccionada em polivinil, também conhecida como sonda Levine® (Figura 2); poliuretano ou silicone, conhecida como sonda Dobbhoff® (Figura 2); são manufaturadas em silicone ou poliuretano e não sofrem alterações físicas em pH ácido. São fabricadas em pequeno calibre (de 6 a 12 French), por isso permitem o fechamento dos esfíncteres cárdia e piloro.[3]

A sonda enteral de curto prazo pode ser inserida em posição gástrica ou entérica (pós-pilórica) e possui maior durabilidade, maleabilidade e flexibilidade.[3] A sonda do tipo Levine® é menos resistente em pH ácido e possui calibre que

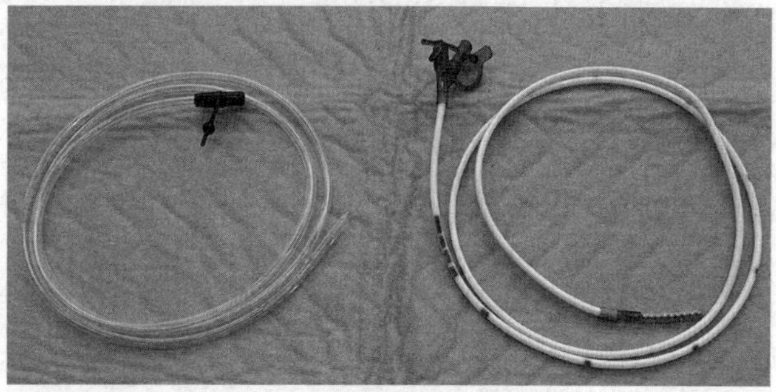

FIGURA 2

Sonda enteral de curto prazo (da esquerda para a direita: sonda enteral do tipo Levine® do tipo Dobbhoff®).

Fonte: acervo dos autores.

varia de 4 a 24 French.[17] Esse tipo de sonda só deve ser inserido em posição gástrica e não está indicada para a NE, pois causa desconforto no usuário, além de aumentar o risco de sinusite e lesão por pressão relacionada a dispositivo médico.[3]

A sonda Dobbhoff® possui marcas numéricas ao longo da extensão que auxiliam o profissional de saúde na verificação do seu posicionamento. Algumas contêm, na extremidade distal, ogiva confeccionada com tungstênio para facilitar a progressão da sonda e o seu posicionamento no intestino. Contudo, evidências científicas não confirmaram essa hipótese. Ademais, sondas confeccionadas sem a ogiva são mais fáceis de serem inseridas através das narinas e demonstraram migrar com mais facilidade para o intestino delgado, sobretudo após a administração de metoclopramida ou de eritromicina intravenosa.[3] Também são dotadas de um estilete de metal temporário ou fio-guia que facilita a inserção e a progressão da sonda através do TGI.[3] O fio-guia é removido depois que a extremidade distal da sonda é corretamente posicionada e não deve ser reinserido. Os riscos dessa prática incluem a perfuração da sonda e o avanço do estilete para além da ponta da sonda, o que pode ocasionar perfuração do esôfago, estômago ou intestino.[3,18] Em geral, as sondas do tipo Dobbhoff® são radiopacas, de modo que o estilete de metal deve ser removido antes da realização do raio x,[18] considerado o método com o melhor nível de evidência para confirmar a posição da sonda.[19] O tempo de uso recomendado para que o usuário permaneça com a mesma sonda é de 30 a 90 dias, sendo indicada a troca após esse período.[20]

As sondas para GTT variam de diâmetros: para crianças, 12 a 18 French e, para adultos, 20 a 28 French, sendo 1 French = 3 milímetros (mm) de diâmetro interno. Essas sondas saem por uma incisão no quadrante superior esquerdo do abdome, no qual um amortecedor ou balão interno e um amortecedor ou disco externo mantêm a sonda no lugar, evitando a migração. Na GTT por cirurgia aberta ou endoscópica percutânea (PEG), é inserida uma sonda gástrica com um dispositivo limitador intragástrico, conforme demonstra a Figura 3.

As sondas tipo botão (G-bottons) ou sondas curtas estão indicadas após a terceira a oitava semanas, ou seja, quando o trajeto da GTT fica maduro podendo ser substituído pelo dispositivo do tipo botão. O comprimento é exato entre o balão

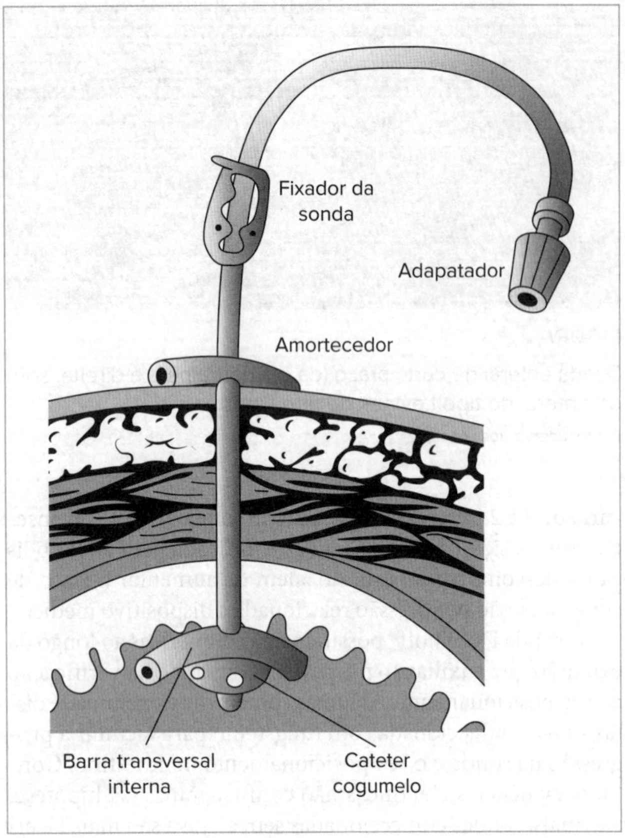

FIGURA 3
Colocação de sonda PEG no estômago.

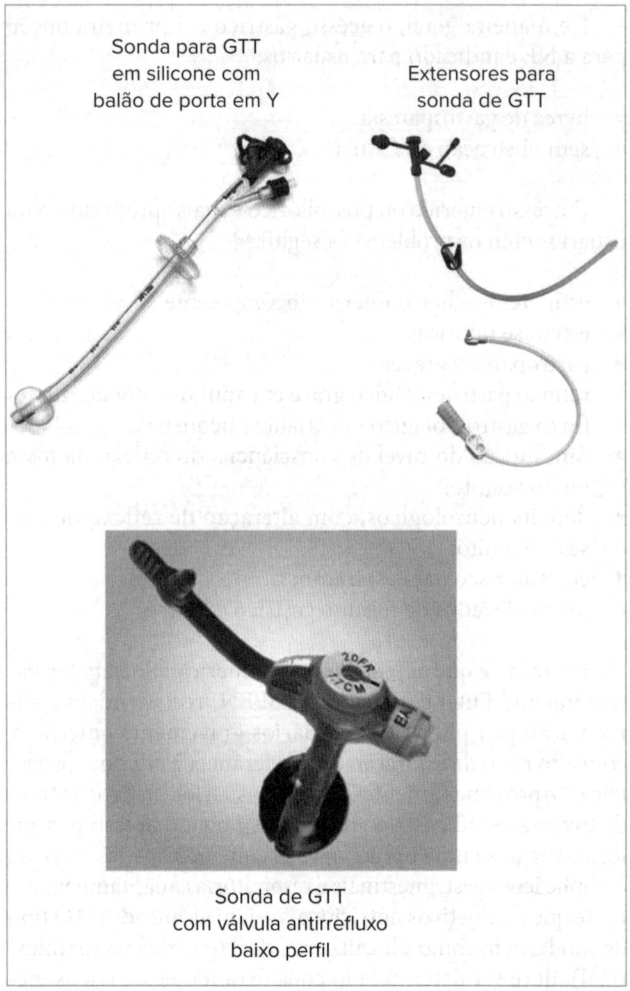

FIGURA 4
Sonda, extensores e sonda com sistema de válvula antirrefluxo (botton) para GTT.
Fonte: acervo dos autores.

interno (ou outro limitador 36 interno) e a pele, ficando externamente apenas um conector em forma de botão com uma tampa que permite acoplar intermitentemente a sonda extensor para a administração da dieta. Esses G-bottons possuem um sistema de válvula antirrefluxo, e alguns são acompanhados de um acessório que permite a eructação artificial. Estão disponíveis em vários comprimentos que atendem a distância da parede do estômago à pele, para cada calibre (Figura 4).

Profissional responsável

No âmbito da equipe de enfermagem, a inserção de uma sonda enteral de curto prazo é privativa do enfermeiro, que deve imprimir rigor técnico e científico ao procedimento.[21] No Brasil, é competência do enfermeiro participar da escolha da via de administração da NE, junto à equipe multidisciplinar de AD, fazer a escolha do calibre da sonda (8 a 12 French em adultos), inserir a sonda de curto prazo, garantir a manutenção segura no usuário durante a permanência com o dispositivo, assegurar a administração correta da NE e prescrever os cuidados de enfermagem.[21]

No domicílio, o cuidador familiar é responsável pela manutenção dos cuidados específicos no manejo da sonda enteral, seguindo prescrição e orientação da equipe multidisciplinar, além de comunicar ao serviço de AD (SAD) as intercorrências com o dispositivo e com a NE.[13]

A Diretriz da Sociedade Brasileira de Nutrição Parenteral e Enteral (BRASPEN) de Enfermagem em Terapia Nutricional Oral, Enteral e Parenteral[15] corrobora que o enfermeiro tem papel fundamental nas equipes multiprofissionais de terapia nutricional (EMTN), por ser considerado aquele que permanece por maior período em contato com o usuário e que tem a possibilidade de promover maior comunicação entre os demais membros da equipe multiprofissional.

Riscos e pontos críticos

A extubação planejada está prevista na AD, diante da necessidade das substituições seletivas da sonda enteral, conforme protocolo da instituição ou mudança para a via oral. O estudo no SAD por 6 meses, em que todos os usuários detinham o grau de dependência total, de acordo com o índice de Katz, identificou que 36,1% dos usuários extubaram uma única vez e 2,7% apresentaram de cinco a oito extubações. O total de extubações planejadas foi de 42%. As extubações não planejadas nesse estudo foi de 58%, cujas causas foram em relação à GTT: rompimento do balão (32,1%), deterioração do acesso (27,1%), retirada no procedimento (banho) (3,6%); em relação à SNE: retirada pelo usuário (21,5%), posição seletiva da sonda (21,5%), fixação inadequada (7,1%) e obstrução (7,1%).[22]

As SNE apresentam vários riscos, incluindo o posicionamento incorreto no pulmão, esôfago ou intestino. Especialistas afirmaram que mesmo os profissionais mais experientes podem ter dificuldade em reconhecer a intubação pulmonar ao inserir uma sonda enteral temporária às cegas à beira do leito.[18] Ademais, SNE são difíceis de serem colocadas inicialmente e o posicionamento correto da extremidade distal nem sempre é mantido. Os principais eventos adversos relacionados a essas sondas incluem:[23]

- pneumotórax;
- pneumonia aspirativa;
- enfisema;
- hemorragia pulmonar.

Algumas pessoas estão em maior risco para sondas mal posicionadas, incluindo aquelas com:

- deformidades anatômicas;
- TGI não funcionante (por exemplo, íleo paralítico);
- vômito intratável por meio de antieméticos;
- cirurgia, trauma ou doença buco-maxilo-facial;
- tumores ou cirurgia oral, nasal ou esofágica;
- fratura da base do crânio;
- doença do refluxo gastroesofágico grave;
- mucosite;
- alergia ao material da sonda;
- varizes esofágicas;
- recente radioterapia de cabeça e pescoço;
- disfunção neurológica grave;
- obstrução na orofaringe ou esôfago que impede a passagem da sonda.

Nesse caso, a sonda deverá ser inserida com o auxílio de fluoroscopia ou endoscópio.

Pesquisa realizada em 2015 mostrou que mais de 88% dos enfermeiros utilizavam práticas não baseadas em evidências para verificar a posição de SNG, como ausculta epigástrica, teste do copo e inspeção do aspirado. Segundo os pesquisadores, tais métodos aumentam o risco para os eventos adversos e devem ser abolidos da prática clínica.[24] Essas práticas também não são recomendadas no país.[15]

A aspiração broncopulmonar é um evento adverso potencialmente grave, que ocorre quando o conteúdo orofaríngeo ou gástrico é inalado para os pulmões, sendo factível para pacientes em uso de SNG ou SNE. Para evitar, deve-se: elevar a cabeceira a no mínimo 30° durante e ao menos 30 minutos após a alimentação; usar medicamentos que reduzam o refluxo, conforme indicação médica; interromper a administração de dieta diante de evidências de intolerância, como presença de distensão abdominal, náusea e vômito; monitorar sinais de desconforto respiratório, como presença de tosse, alteração na coloração da pele, aumento da frequência respiratória e mudanças no ritmo da respiração. Em tais situações, a equipe de saúde deve ser comunicada imediatamente.

Materiais utilizados para a inserção de uma sonda enteral de curto prazo

- Bandeja.
- Sonda de calibre adequado (do tipo Levine®, para descompressão gástrica ou drenagem, ou do tipo Dobbhoff®, para NE).
- Fita indicadora de pH para aspirado em humano (para SNG ou SOG).
- Copo descartável para verificação do pH.
- Seringa de 20 mL, bico *slip*.
- Lubrificante hidrossolúvel.
- Estetoscópio.
- Fita hipoalergênica, curativo semipermeável (transparente) ou dispositivo para fixação de sonda.
- Copo com água e canudo (para pessoas capazes de deglutir).
- Toalha de rosto.
- Lenços de papel ou gaze.
- Par de luvas de procedimento.
- Lanterna de bolso para verificar a colocação da sonda na nasofaringe.
- Abaixador de língua.

Materiais utilizados para a reinserção de uma sonda enteral de longo prazo

Material para técnica asséptica: antissepsia da pele, gaze, luva estéril

- Bolsa/frasco de alimentação, sondas ou sistema pronto para uso descartável.
- Seringa de 60 mL para acoplamento na extremidade da sonda.
- Lubrificante hidrossolúvel.
- Fita hipoalergênica, curativo semipermeável (transparente) ou dispositivo para fixação de sonda.
- Estetoscópio.
- Bomba de infusão enteral, de acordo com a infusão prescrita.
- Indicadores de pH (escala de 0,0 a 14,0).
- Fórmula enteral prescrita.
- Luvas de procedimento.
- Equipamentos para obter o nível de glicose capilar, caso indicado.
- Material específico da sonda a ser inserida ou reintroduzida.
- Prontuário do paciente para registro do procedimento.

Situações que exigem alerta e orientação aos cuidadores familiares para comunicação imediata à equipe de saúde[13-15]

1. Sonda enteral obstruída:
   - Tentar irrigar com água fria ou morna. Como primeira opção para a desobstrução, pode-se usar o *flush* com água morna, com movimentos suaves de vaivém.
   - Estão disponíveis produtos especiais para desobstruir sondas enterais (solução enzimática pancreática); não usar refrigerante nem suco.
   - Interromper a alimentação e comunicar um profissional da equipe do SAD.
   - Manter o usuário na posição de semi-Fowler.
2. O usuário desenvolve diarreia intensa (mais de três evacuações em 24 horas):
   - Notificar a equipe do SAD ou consultar o nutricionista sobre a necessidade de alterar a fórmula.
   - Considerar outras causas, como a infecção ou contaminação bacteriana da dieta enteral.
   - Determinar se o usuário está fazendo uso de medicamentos (por exemplo, que contenham sorbitol) que induzem a diarreia.
   - Disponibilizar cuidado cutâneo perineal após cada evacuação.
3. O usuário desenvolve náuseas e vômitos, que podem indicar íleo paralítico:
   - Reter a alimentação por sonda e notificar a equipe do SAD.
4. O líquido aspirado da sonda tem odor fétido ou aparência incomum:
   - Notificar a equipe do SAD.
   - Não devolver o material aspirado de odor ou aparência incomum para o usuário, sem antes consultar a equipe do SAD.

Descrição da técnica

Inserção de uma sonda enteral de curto prazo

1. Higienizar as mãos com água e sabão ou solução alcoólica, conforme recomendação da Agência Nacional de Vigilância Sanitária (Anvisa).[25]
2. Reunir o material (Figura 5).
3. Orientar o usuário/familiar/cuidador sobre a finalidade do procedimento e solicitar o consentimento.
4. Posicionar o usuário em posição de Fowler alta, se não houver contraindicação.
5. Inspecionar as narinas quanto à presença de obstrução e/ou desvio de septo com o auxílio da lanterna de bolso. Realizar a higiene da narina, se necessário.
6. Determinar o comprimento da sonda a ser inserida e marcar o local com fita hipoalergênica:
   A. Utilizar a medida NEX + XU: medir a sonda da ponta do nariz (N) até o lóbulo da orelha (E), deste até o processo xifoide (X) e ponto médio entre o processo xifoide e a cicatriz umbilical (XU) (Figura 6).[18]

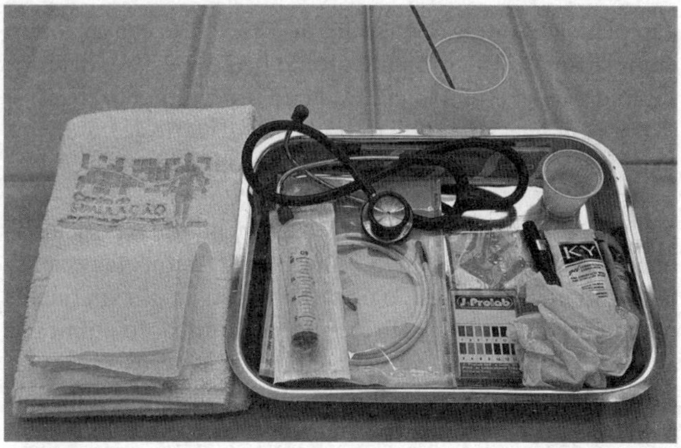

FIGURA 5
Material necessário para a inserção de uma sonda enteral de curto prazo.
Fonte: acervo dos autores.

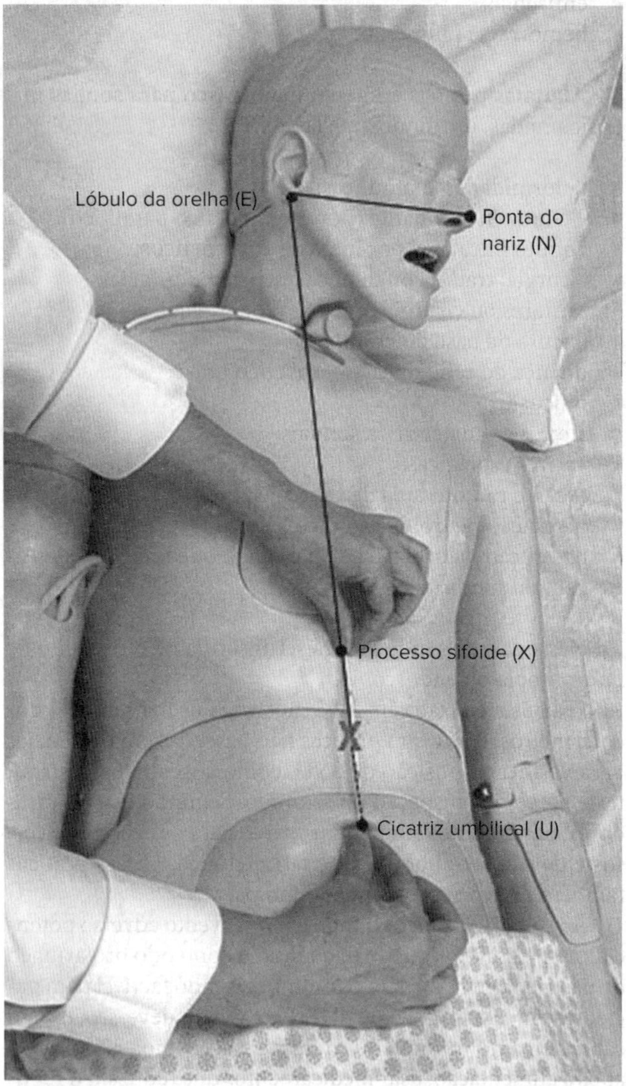

FIGURA 6
Medida NEX + XU para inserção de SNG.
Fonte: acervo dos autores.

B. No caso de SNE, acrescentar 15 a 20 cm à medida NEX (ponta do nariz ao lóbulo da orelha, deste até o processo xifoide + 15 a 20 cm).

7. Aplicar o lubrificante hidrossolúvel na ponta da sonda (pelo menos, de 5 a 10 cm).
8. Cortar cerca de 10 cm de fita hipoalergênica ou preparar o curativo semipermeável ou dispositivo para fixação da sonda.
9. Cobrir o tórax do usuário com a toalha de rosto.
10. Calçar as luvas de procedimento.
11. Solicitar ao usuário que flexione a cabeça para trás, apoiando-a no travesseiro, caso não haja contraindicação.
12. Inserir a sonda delicadamente através da narina selecionada até a região posterior da nasofaringe (cerca de 12 a 14 cm).[23] Acompanhar o assoalho nasal ao mesmo tempo que direciona a sonda para trás e para baixo, em direção à orelha.
13. Flexionar o pescoço do usuário em direção ao tórax e estimulá-lo a deglutir, quando possível, com o auxílio do canudo e do copo com água.
14. Avançar a sonda até a marca realizada previamente com a fita hipoalergênica.
15. Remover a sonda rapidamente em caso de resistência e alterar o ângulo de inserção; caso contrário, tentar a outra narina.
16. Verificar a posição da sonda na região posterior da garganta (nasofaringe) com o auxílio da lanterna de bolso e do abaixador de língua.
17. Prender a sonda temporariamente ao nariz com um pequeno pedaço de fita hipoalergênica.
18. Remover a fio-guia ou mandril no caso de sonda do tipo Dobbhoff®.[23,26]
19. Confirmar a posição da sonda:
    A. Conectar a seringa de 20 mL.
    B. Posicionar o estetoscópio na região epigástrica.
    C. Injetar 20 mL de ar e realizar a ausculta epigástrica simultaneamente.
    D. Aspirar uma pequena quantidade de conteúdo gástrico.
    E. Colocar a amostra no copo descartável e mergulhar a fita reagente de pH para aspirado em humano (Figura 7).
    F. Comparar a cor da tira de teste com o guia de cores da embalagem que acompanha as tiras reagentes. O teste é considerado seguro se o resultado for ≤ 5,0.[18,23]
    G. Caso não seja possível obter o conteúdo gástrico, tampar a extremidade distal da sonda e aguardar 30 minutos antes de aspirar novamente. Se após 30 minutos não for possível obter o aspirado, o raio x deverá ser realizado e interpretado por médico radiologista com experiência comprovada. Se a sonda não puder ser identificada na radiografia, considerar a remoção da sonda e realizar nova inserção.
20. Fixar a sonda ao nariz, evitando pressão sobre as narinas (Figura 8).
21. Prender a extremidade distal da sonda à roupa do usuário com uma fita adesiva (Figura 9). Não utilizar alfinetes.
22. Recolher o material.
23. Colocar o usuário em posição confortável.
24. Recompor o ambiente.
25. Retirar as luvas e desprezá-las em local apropriado.
26. Higienizar as mãos.
27. Realizar o registro do procedimento documentando o tipo de sonda inserida (tipo Levine® ou Dobbhoff®), o calibre da sonda (de 8 a 12 French), o local de inserção (se gástrica ou entérica), o resultado do pH e/ou do raio x.

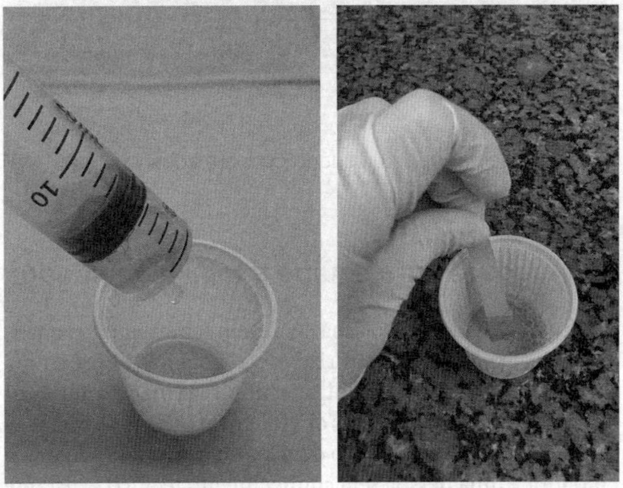

FIGURA 7

Verificação do pH.

Fonte: acervo dos autores.

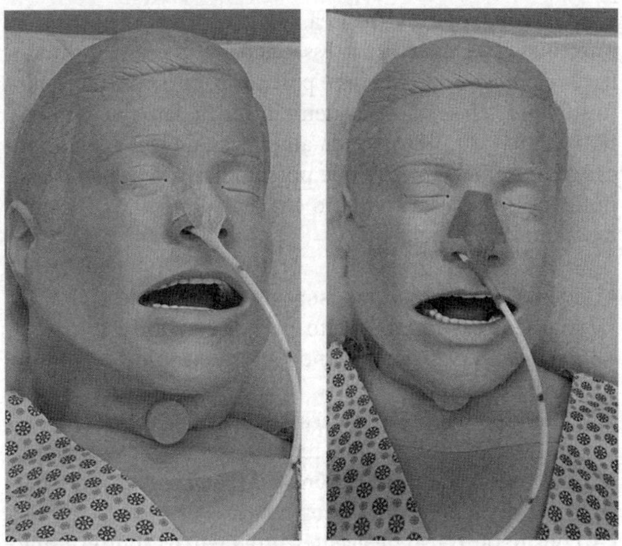

FIGURA 8

Fixação da sonda nasoenteral – da esquerda para a direita: fixação da sonda com fita hipoalergênica e com dispositivo para fixação.

Fonte: acervo dos autores.

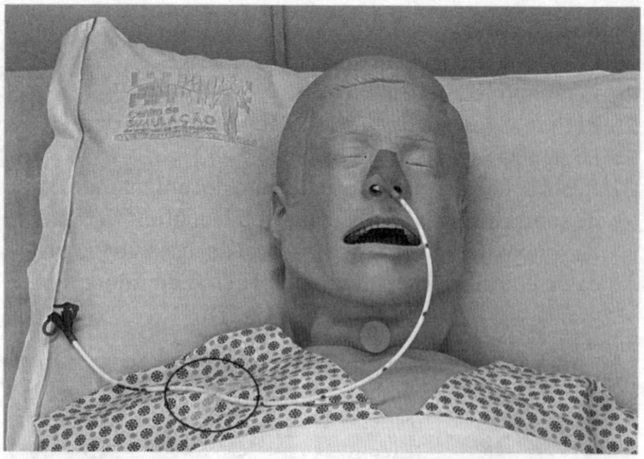

FIGURA 9
Sonda presa à roupa do usuário com fita adesiva.
Fonte: acervo dos autores.

Orientações para equipe e familiar/cuidador

A família, o cuidador e o usuário devem ser orientados quanto à utilização de NE, seus riscos e benefícios. O programa de cuidado e apoio pela equipe multidisciplinar é muito importante, para sanar todas as dúvidas com relação às tomadas de decisão frente ao cuidado do usuário; considerando que o cuidador é uma pessoa sem conhecimento técnico e distante das práticas dos serviços de saúde.[27] Na AD, os cuidados com a NE iniciam desde a aquisição dos ingredientes da dieta artesanal ou a compra da dieta industrializada até o término da infusão da dieta pela sonda e monitorização de complicações pós-infusão, com ênfase na observação de possíveis intercorrências, como diarreia, náusea, dor no estômago, obstipação intestinal etc. Dessa forma, essas ações requerem, dos familiares e cuidadores, saberes e práticas para o cuidado qualificado que não se dá de maneira intuitiva, fato que reforça a importância do preparo e da ampliação de estratégias educativas continuadas para que possam dar suporte ao cuidado de pessoas nesta condição em seus domicílios.[28] Outras recomendações incluem:[15]

- identificar e monitorar usuários com risco de aspiração;
- manter a cabeceira do leito elevada entre 30 e 45°;
- verificar a posição da sonda após episódios de vômito, tosse e tração;
- monitorar alterações gastrintestinais que incluem a presença de náusea, vômito, refluxo, sensação de plenitude, distensão abdominal, ausência de ruídos intestinais, desconforto abdominal, dor ou cólicas;
- considerar o uso de agentes procinéticos (por exemplo, metoclopramida), antes da inserção de uma sonda enteral de curto prazo e mediante a prescrição médica.

Atividades relacionadas à terapia nutricional realizadas pelo cuidador[13]

- Escolher, comprar, higienizar e armazenar os gêneros alimentícios para preparação da fórmula nutricional.
- Preparar e conservar corretamente a fórmula nutricional.
- Administrar a fórmula nutricional por meio de um dispositivo de acesso enteral (como SNG, SNE ou GTT).
- Higienizar os materiais e utensílios utilizados no preparo e na administração da fórmula nutricional.
- Seguir corretamente o fracionamento e os horários de administração da fórmula nutricional.
- Posicionar adequadamente o usuário para a administração da fórmula nutricional.
- Identificar complicações decorrentes da administração da fórmula nutricional.
- Manter o local de preparo da fórmula nutricional limpo, bem como manter os ingredientes separados, verificar a integridade das embalagens, o prazo de validade dos produtos e a integridade dos alimentos *in natura*.
- Higienizar os utensílios utilizados, como colheres, panelas e copo de liquidificador, antes e depois do preparo da fórmula nutricional.
- Manter frascos, equipos e seringas limpos e sem resíduo da fórmula.
- Verificar se o êmbolo da seringa desliza bem e se o equipo está flexível e transparente.
- Acondicionar, sob refrigeração, as fórmulas nutricionais preparadas para cada horário de administração ou para, no máximo, 1 dia.
- Considerar que quanto maior a manipulação da fórmula nutricional maior o risco de contaminação.[13]

Considerações finais

A transição do cuidado é de suma importância para a continuidade da assistência, tanto para a equipe multidisciplinar da AD quanto para o usuário, familiares e cuidadores, e o preparo do cuidador é imperativo para o cuidado seguro dos usuários de sonda enteral no cenário domiciliar e deve ser um dos objetivos da equipe de saúde.

O cuidado ao usuário com sonda enteral deve ser individualizado, considerando as condições clínicas e nutricionais, e adaptado à realidade de cada domicílio, fonte pagadora e dinâmica familiar.[14] A equipe de AD, em especial a enfermagem, deve atuar como facilitador na identificação de potenciais riscos, participando da escolha da sonda enteral e do local de inserção, atentando-se aos eventos adversos e avaliando o impacto desses eventos na qualidade da assistência e na segurança do usuário em uso de sonda enteral.

Ainda, os profissionais necessitam se envolver nos processos de aquisição de sondas, na organização e revisão de protocolos assistenciais relacionados à inserção e à confirmação do posicionamento desses dispositivos, para tomar decisões assertivas com relação à segurança dos cuidados e para garantir a qualidade da assistência. Habilitar usuários e cuidadores adequadamente no manejo correto das sondas também é fundamental para a redução de riscos de complicações e reinternações hospitalares.

Compete à equipe de AD a realização de capacitações frequentes e de oficinas de cuidadores e elaborar instrumentos, como cartilhas, folhetos e outros que facilitem a compreensão dos cuidadores familiares. O envolvimento do usuário e do familiar/cuidador no cuidado com a sonda enteral é um componente-chave dos processos assistenciais. Não há serviço de saúde seguro sem o envolvimento dos usuários, pois são os principais beneficiários dos serviços de saúde e as primeiras vítimas de um incidente de segurança. Ademais, essas pessoas devem ser estimuladas para que sejam corresponsáveis pela segurança dos próprios cuidados.

Referências

1. Boullata JI, Carrera AL, Harvey L, Escuro AA, Hudson L, Mays A, et al. ASPEN Safe Practices for Enteral Nutrition Therapy [Formula: see text]. JPEN J Parenter Enteral Nutr. 2017;41(1):15-103.
2. Cober MP, Robinson D, Adams S, Allen K, Andris D, Bechtold M, et al. Definition of Terms, Style, and Conventions Used in A.S.P.E.N. Board of Directors – Approved Documents American Society for Parenteral and Enteral Nutrition (A.S.P.E.N.). 2015.
3. Lord LM. Enteral access devices: types, function, care, and challenges. Nutr Clin Pract. 2018;33(1):16-38.
4. Fisher C, Blalock B. Clogged feeding tubes: a clinician's thorn. In: Parrish CR, editor. Practical Gastroenterology. 2014. p. 16-22.
5. Carnaúba CMD, Silva TDA, Viana JF, Alves JBN, Andrade NL, Trindade-Filho EM. Caracterização clínica e epidemiológica dos pacientes em atendimento domiciliar na cidade de Maceió, AL, Brasil. Rev Bras Geriatr Gerontol. 2017;20:353-63.
6. Van Aanholt DPJ, Matsuba CST, Dias MCG, Teixeira da Silva ML, Aguilar-Nascimento JE. Inquérito brasileiro sobre estado atual da terapia nutricional domiciliar. Braspen J. 2017;32(3):214-20.
7. Naves LK. Avaliação da terapia de nutrição enteral domiciliar em um hospital universitário: um estudo de caso. 314 f. Tese [Doutorado em Ciências] – Escola de Enfermagem, São Paulo; 2017.
8. Silva AC, Simonton AS. Epidemiological and nutritional profile of home enteral nutrition users. Demetra. 2014;9(3):783-94.
9. Cutchma G, Eurich Mazur C, Thieme RD, De Franca RM, Schieferdecker MEM. Fórmulas alimentares: influência no estado nutricional, condição clínica e complicações na terapia nutricional domiciliar. Nutr Clin Diet Hosp. 2016;36(2):45-54.
10. Klek S, Pawlowska D, Dziwiszek G, Komon H, Compala P, Nawojski M. The evolution of home enteral nutrition (hen) in poland during five years after implementation: a multicentre study. Nutr Hosp. 2015;32(1):196-201.
11. Folwarski M, Kłęk S, Zoubek-Wójcik A, Szafrański W, Bartoszewska L, Figuła K, et al. Home Enteral Nutrition in Adults—Nationwide Multicenter Survey. Nutrients. 2020;12(7):2087.
12. Brasil. Lei nº 13.146, de 6 de julho de 2015. Institui a Lei Brasileira de Inclusão da Pessoa com Deficiência (Estatuto da Pessoa com Deficiência). Brasília, DF: Diário Oficial da União; 2015.
13. Brasil. Ministério da Saúde. Secretaria de Atenção à Saúde. Departamento de Atenção Básica. Melhor em Casa: Cuidados em terapia nutricional. 1. ed. Brasília, DF: Ministério da Saúde; 2015.
14. Aanholt DPJ, Matsuba CST, Dias MCG, Silva MLT, Campos ACL, Aguilar-Nascimento JE. Diretriz Brasileira de Terapia Nutricional Domiciliar. Braspen J. 2018;33(Supl 1):2-36.
15. Matsuba CST, Serpa LF, Pereira SRM, Barbosa JAG, Corrêa APA, Antunes MA, et al. Diretriz BRASPEN de Enfermagem em Terapia Nutricional Oral, Enteral e Parenteral. Braspen J. 2021;36(3).
16. Lv B, Hu L, Chen L, Hu B, Zhang Y, Ye H, et al. Blind bedside postpyloric placement of spiral tube as rescue therapy in critically ill patients: a prospective, tricentric, observational study. Crit Care. 2017;21(1):248.
17. Unamuno MRDL, Marchini JS. Sonda nasogástrica/nasoentérica: cuidados na instalação, na administração da dieta e prevenção de complicações. Medicina (Ribeirão Preto). 2002;35(1):95-101.
18. Lyman B, Peyton C, Healey F. Reducing nasogastric tube misplacement through evidence-based practice: is your practice up-to-date? Am Nurse Today. 2018;13(11):6-11.
19. Metheny NA, Krieger MM, Healey F, Meert KL. A review of guidelines to distinguish between gastric and pulmonary placement of nasogastric tubes. Heart Lung. 2019;48(3):226-35.
20. NPSA. Patient Safety Alert NPSA/2011/PSA002. Reducing the harm caused by misplaced nasogastric feeding tubes in adults, children and infants. National Patient Safety Agency; 2011. p. 1-17.
21. Conselho Federal de Enfermagem. Resolução COFEN nº 619/2019. Normatiza a atuação da equipe de enfermagem na sondagem oro/nasogástrica e nasoentérica. [acesso em fevereiro de 2022]. Disponível em: http://www.cofen.gov.br/resolucao-cofen-no-619-2019_75874.html
22. Naves LK, Tronchin DMR. Nutrição enteral domiciliar: perfil dos usuários e cuidadores e os incidentes relacionados as sondas enterais. Rev Gaúcha Enferm. 2018;39:e2017-0175.
23. NHS, Hospitals SF. Nasogastric (NG) & nasojejunal (NJ) feeding tubes – policy for insertion and management in adult patients (excludes paediatrics and neonates). NHS Sherwood Forest Hospitals NHS Foundation Trust; 2019. p. 27.
24. Relias Media. Misplaced NG tubes a major patient safety risk. Morrisville: Relias Media; 2015.
25. Brasil. Agência Nacional de Vigilância Sanitária. Higienização das mãos em serviços de saúde. Brasília, DF: Anvisa; 2007.
26. Perry AGP, Patricia A, Elkin MK, Ostendorf W. Promovendo a nutrição. In: Perry AG, Potter PA, Elkin MK, Ostendorf W, editores. Procedimentos e intervenções de enfermagem. 5. ed. Rio de Janeiro: Guanabara Koogan; 2013. p. 257-87.
27. Barbossa-Medeiros MR, Pereira LR, Ferreira RS, Teles MAB, Oliveira KCF. Percepção de cuidadores sobre a assistência a pacientes em nutrição enteral no âmbito domiciliar. Rev Enferm UFPE on line. 2016;11(1):303-8.
28. Almeida JM, Camargo FC, Oliveira AL, Pereira EMS, Ferreira LA. Cuidados no manejo da nutrição enteral em pessoas adultas e idosas no domicílio: revisão integrativa. J Nurs Health. 2020;10(n. esp.):e20104038.
29. Associação Brasileira de Estomaterapia – SOBEST. Estomias. São Paulo: SOBEST; 2020. Disponível em: https://sobest.com.br/estomias/.

Capítulo 11

Aspirações de vias aéreas superiores e inferiores

Larissa N. F. Guerrer
Mara Lúcia Renostro Zachi
Daniela de Ré
Milton Junior Neckel

PONTOS-CHAVE

- A aspiração das vias aéreas é uma técnica eficaz para remover secreções, evitando as obstruções das vias aéreas.
- Cuidados no ambiente domiciliar com a aspiração das vias aéreas superiores e inferiores.
- A aspiração das vias aéreas pode ser realizada por cuidadores e familiares, se estes forem treinados e capacitados pelos profissionais da atenção domiciliar.

OBJETIVOS DE APRENDIZAGEM

Ao final do capítulo, o leitor deverá ser capaz de:

- Compreender a técnica da aspiração das vias aéreas.
- Compreender a finalidade, indicação e contraindicação.
- Compreender os cuidados com as aspirações de vias aéreas no ambiente domiciliar.
- Reconhecer os cuidados a serem repassados para familiares e cuidadores.
- Aplicar técnicas de aspiração das vias aéreas seguindo os princípios da qualidade e segurança no cuidado com o paciente, no domicílio.

Definição

A aspiração é um recurso mecânico simples e importante na rotina domiciliar, além de um procedimento invasivo, intensamente utilizado pela fisioterapia respiratória para remover secreções, favorecendo a permeabilidade das vias aéreas e, com isso, melhorando a ventilação pulmonar.

A técnica de aspiração das vias aéreas consiste na retirada passiva de secreções bronquiais por meio de uma sonda conectada a um sistema de sucção e constitui um dos principais cuidados em pacientes que não possuem bom reflexo de tosse ou não têm força suficiente para manter uma tosse eficaz.[1]

No âmbito domiciliar, a aspiração pode ser feita nas vias aéreas superiores através das cavidades nasal e/ou oral, e nas vias aéreas inferiores em pacientes que possuem traqueostomia.

Finalidade

As vias aéreas representam uma conexão direta entre os pulmões e a atmosfera. Por esse motivo, o sistema respiratório encontra-se constantemente exposto a agentes nocivos, necessitando, portanto, de mecanismos de defesa contra o meio externo.

A superfície das vias aéreas inferiores e de grande parte das superiores é recoberta por um epitélio cilíndrico ciliado, que juntamente com o muco produzido pelo sistema respiratório constitui os dois principais componentes de defesa das vias aéreas.[2]

O muco, além de umidificar as superfícies, captura pequenas partículas do ar inspirado e impede que estas cheguem aos alvéolos. Sua interação com o líquido periciliar permite o deslizamento da camada de muco e partículas, favorecendo sua chegada até a faringe, para depois ser deglutida ou levada à boca pela tosse.[2,3]

Fatores como idade avançada e postura supina prolongada, observada em indivíduos acamados, por exemplo, interferem no funcionamento do sistema respiratório, pois reduzem a velocidade de transporte mucociliar, alteram a função lubrificante do líquido periciliar, tornando o muco mais viscoso, dificultando a sua mobilização e reduzindo a capacidade de tossir. Como consequência, têm-se o acúmulo de secreções nas vias aéreas e o aumento na probabilidade de essas secreções serem aspiradas para os pulmões.[2,4]

A finalidade da aspiração é remover secreções da nasofaringe, orofaringe, traqueia e brônquios, de acordo com a necessidade do paciente, e prevenir infecções pulmonares, mantendo as vias aéreas pérvias e otimizando as trocas gasosas para evitar ou reverter atelectasias, aumentando a capacidade residual funcional.[5] Normalmente é realizada quando o sistema de defesa respiratório se encontra deficiente e há prejuízo do reflexo de tosse.

Indicação e contraindicação

A aspiração das vias aéreas deve ser indicada conforme a necessidade e realizada apenas quando houver demanda, nunca em horários preestabelecidos.[6] É recomendada quando o paciente é incapaz de gerar tosse espontânea e eficaz, na presença de secreção em vias aéreas (ausculta pulmonar com roncos e/ou movimentação de secreções audível durante a respiração), aumento do desconforto respiratório, queda na saturação de oxigênio verificada na oximetria de pulso (SpO_2) e suspeita de aspiração de secreções gástricas ou das vias aéreas superiores.[6,7]

Em pacientes sob ventilação mecânica domiciliar, também se usa a aspiração quando houver diminuição no volume corrente (nos ventilados à pressão) e aumento do pico de pressão inspiratória, sinais relacionados ao acúmulo de secreção nas vias aéreas.[6] A aspiração é otimizada quando se faz inalação anteriormente, com soro fisiológico a 0,9%.

Não existem contraindicações absolutas quando a técnica é bem indicada, porém deve-se tomar cuidado em casos de sangramento na nasofaringe, pacientes anticoagulados e portadores de discrasias sanguíneas, uma vez que possuem risco aumentado para sangramento.[7]

Profissionais responsáveis

Médicos, profissionais de enfermagem e fisioterapeutas, por se tratar de um procedimento feito no ambiente domiciliar em traqueostomia definitiva e pacientes estáveis; os profissionais de enfermagem podem capacitar o familiar cuidador não remunerado para fazer o procedimento de aspiração, com a supervisão contínua da enfermagem.[8]

Risco/pontos críticos

Trata-se de um procedimento invasivo, que provoca dor e desconforto, além de estar relacionado a uma série de riscos nos diferentes sistemas corporais.

- Complicações cardíacas: arritmias, bradicardia, taquicardia, hipertensão arterial, hipotensão arterial, parada cardiorrespiratória e óbito. A hipoxemia associada à estimulação vagal provoca bradicardia e vasoconstrição coronariana, comprometendo o débito cardíaco e o fornecimento de sangue aos tecidos.[5,7]
- Complicações respiratórias: traumatismo da mucosa traqueal, pneumotórax, apneia, bacteriemia (infecções), alteração da PCO_2, redução da complacência, da capacidade residual funcional e da pressão intrapulmonar pela interrupção do fornecimento de oxigênio e uso de pressão negativa, dispneia, cianose, queda da saturação de oxigênio (SpO_2), tosse excessiva, hipoxemia, broncoconstrição/broncoespasmo e microatelectasias por estímulo vagal.[5,7]
- Complicações neurológicas: alteração do fluxo sanguíneo cerebral, elevação da pressão intracraniana pelo aumento da pressão intratorácica causado pela tosse, diminuição do retorno venoso, confusão mental, agitação, ansiedade.[5-7]

Material utilizado

- Equipamentos de proteção individual (EPI): óculos, máscara, touca, avental descartável, luvas de procedimento.
- Sonda uretral (crianças com numerações entre 6 e 10 e adultos entre 10 e 14).
- Luva estéril (ginecológica).
- Lidocaína gel.
- Soro fisiológico a 0,9%.
- Gaze estéril.
- Aspirador portátil elétrico e seus componentes.
- Recipiente com água para a limpeza do prolongamento de aspiração.

Descrição da técnica[9]

Deve ser atraumática, feita de forma asséptica em traqueostomia e limpa em cavidade nasal e oral.[1]

A critério do serviço de atenção domiciliar, utiliza-se técnica limpa para aspiração traqueal, com cuidados específicos para a reutilização da sonda uretral. E ainda:

- Explicar o procedimento ao cuidador e ao paciente e tranquilizar o paciente durante todo o procedimento.
- Convidar o cuidador para auxiliar.
- Higienizar as mãos e passar álcool, se tiver disponível.
- Colocar os EPI.
- Aferir os sinais vitais.
- Organizar o material e deixá-lo próximo do paciente.
- Posicionar o paciente em semi-*fowler* ou *fowler*, se tolerável, e interromper a dieta se estiver em uso.
- Ligar o aspirador na tomada e testá-lo.
- Regular a pressão do aspirador (traqueostomia com pressão máxima, cavidades nasal e oral de acordo com o paciente e a viscosidade da secreção).
- Retirar artefatos do paciente que possam ser obstáculos à técnica asséptica (gazes de proteção da traqueostomia, por exemplo).
- Abrir a embalagem da sonda (expor somente a peça conectora), deixando o restante da embalagem para protegê-la e mantê-la estéril, e conectá-la ao prolongamento de aspiração.
- Deixar a sonda embalada sobre o leito do paciente enquanto calça a luva estéril.
- Calçar a luva estéril na mão dominante, manipulando-a apenas pelo punho, para evitar contaminação e ajustá-la no punho.
- Ligar o aspirador com a mão não dominante.
- Retirar a fonte de oxigênio do paciente, se esta existir, com a mão não dominante.
- Instilar soro fisiológico a 0,9% na cânula de traqueostomia apenas se a secreção estiver muito espessa ou se houver presença de rolha, com a mão não dominante.

- Introduzir a sonda de aspiração na cânula de traqueostomia com o prolongamento clampeado para interromper a sucção, até o ponto de resistência (carina da traqueia) e, então, liberar a sucção. Na aspiração da cavidade oral, deve-se introduzir a sonda até a orofaringe, pelas laterais da cavidade, ou utilizando-se a cânula de Guedel. Na aspiração nasal, a sonda também deve atingir a orofaringe e ser introduzida clampeada (sem aplicar sucção). O tempo de introdução da sonda deve ser o mais rápido possível.
- Retirar a sonda lentamente, após no máximo 15 segundos dentro da cavidade a ser aspirada.
- Deixar o paciente descansar por 20 a 30 segundos, fazendo uso de oxigênio se necessário.
- Repetir a aspiração quantas vezes for preciso, sempre intercalando com a ventilação do paciente (de 2 a 6 aspirações em geral).
- Após o procedimento, lavar o prolongamento de aspiração sugando água potável, desligar o aspirador e enrolar a sonda na mão, puxando-a e desprezando-a em lixo infectante junto com a luva estéril.
- Manter o prolongamento de aspiração conectado ao aspirador e proteger a sua extremidade com o invólucro da sonda uretral utilizada.
- Desprezar a secreção em vaso sanitário e lavar o recipiente com água (no final do dia, higienizar preferencialmente com água e sabão).

Considerações finais

- As aspirações de cavidade nasal e oral devem ser feitas com os mesmos procedimentos, porém sem necessidade de técnica asséptica, apenas com o uso de luva de procedimento.
- Na aspiração nasal, utiliza-se lidocaína gel para introdução da sonda, a fim de lubrificar a cavidade e minimizar o desconforto/dor.
- Não é recomendado o uso de soro fisiológico de rotina na aspiração traqueal, pois ele não possui efeito mucolítico e pode deslocar colônias de bactérias, provocando infecções respiratórias.[9] Seu uso deve ser restrito à presença de secreção espessa e rolha, para diminuir o ressecamento da cânula de traqueostomia, permitindo que as secreções não fiquem aderidas na sua parede.
- Para fluidificar a secreção e facilitar a sua retirada, é recomendável realizar inalação com soro fisiológico a 0,9% antes da aspiração.
- Após terminar a aspiração traqueal, deve-se proceder à limpeza da endocânula da traqueostomia, quando esta existir, e do entorno com soro fisiológico a 0,9%, e à troca das gazes de proteção e da fixação da cânula quando esta apresentar sujidade.
- Todo o material usado na aspiração (prolongamento de aspiração, frasco coletor de secreções, recipiente da água) deve ser lavado diariamente com água e sabão neutro, enxaguado em abundância até que se garanta a remoção da sujidade e do sabão. Após enxugar com uma toalha, deve-se assegurar a secagem interior com ar sob pressão por meio do aspirador.
- Uma vez por semana, deixar de molho o prolongamento de aspiração e o corpo do aspirador, em solução na proporção de 1 L de água para 15 mL de água sanitária, enxaguar e recolocar no aspirador após seco.
- O prolongamento de aspiração deve ser trocado sempre que necessário (geralmente por extensão de látex, quando apresentar sujidade permanente), bem como o frasco coletor quando apresentar vazamentos por rachaduras e a tampa quando esta não garantir sucção adequada.
- Caso a secreção esteja tão espessa a ponto de obstruir a sonda, durante a técnica asséptica pode-se retirá-la com gaze estéril e, no caso de técnica limpa, aspira-se água potável.
- A aspiração de traqueostomia em pacientes com ventilação mecânica deve ser precedida de hiperoxigenação para evitar queda acentuada da saturação de oxigênio e microatelectasias (utilizando-se AMBU ou aumentando a FiO_2 do ventilador).[7]

Orientações para equipe e familiar/cuidador

Os pacientes elegíveis para a atenção domiciliar, em sua maioria, possuem grau de funcionalidade reduzido para as atividades de vida diária, com déficit nas aquisições psicomotoras, apresentando comprometimento da capacidade de higiene das vias respiratórias, necessitando de aspiração das vias aéreas e/ou higiene que deverão ser realizadas por um cuidador.

O cuidador é o indivíduo que se responsabiliza, em geral, pelas demandas do cuidado com o paciente, mas em geral não tem preparo técnico para exercê-las. Dessa forma, é importante que a equipe de atenção domiciliar compartilhe seus conhecimentos a fim de instrumentalizá-lo para a realização de alguns cuidados.

Além de fazer a supervisão a cada nova visita, a equipe tem a atribuição de oferecer treinamento em aspiração e higiene de vias aéreas. O processo se inicia a partir da identificação da necessidade do paciente pelas equipes do serviço de atenção domiciliar; o cuidador estabelecido é estimulado a assistir à técnica realizada pelos profissionais e depois realizá-la com a supervisão da equipe.

O serviço de saúde deve fornecer a família e cuidador todo o material necessário à realização do procedimento no domicílio, e o aspirador portátil deve ser devolvido após finalizado o uso. As famílias de pacientes com prognóstico de uso prolongado do aspirador podem ser estimuladas a comprar o equipamento, assim que possível e se tiverem condições financeiras, parar manter o acervo de aspiradores do serviço de atenção domiciliar e não comprometer admissões de novos pacientes ou o atendimento de intercorrências respiratórias por falta de equipamento. Nesse caso, o destino do aspirador particular, findo o uso, deve ser determinado pela família. O treinamento oferecido ao cuidador deve respeitar as seguintes etapas:

- Oferecer as informações sobre conceito de aspiração e importância da permeabilidade das vias aéreas e esclarecer dúvidas.
- Orientar sobre a organização do aspirador e materiais necessários ao procedimento.

- Ensinar sobre o manejo, a limpeza e a manutenção do aspirador.
- Demonstrar e acompanhar a execução do procedimento de aspiração ou higiene das vias aéreas e orientar sobre suas complicações, conforme os protocolos dos serviços.
- Garantir a ordem correta de aspiração: traqueostomia, cavidade nasal e cavidade oral (a orientação ao cuidador para que ele possa fazer a aspiração com uso da sonda mais de uma vez, antes de esta ser descartada, deve ser avaliada individualmente).
- Ensinar a descartar corretamente os materiais utilizados.
- Orientar a reconhecer intercorrências provocadas pelo procedimento em si, assim como modos de proceder (decanulação acidental, lesão de mucosa, sangramentos, por exemplo).
- Sanar todas as dúvidas quanto aos procedimentos e incentivar a perguntar.
- Fornecer por escrito as informações passadas durante o treinamento aos cuidadores e familiares para que estes possam consultar o material sempre que surgirem dúvidas.
- Dar total liberdade aos cuidadores e familiares para entrarem em contato com a equipe durante todo o período da assistência (nos horários de funcionamento do serviço) para esclarecer possíveis dúvidas ou solicitar visitas adicionais.
- Procedimentos como higiene e aspiração de vias aéreas e traqueostomias ainda são fontes de tensão física e emocional aos cuidadores. Além disso, o tempo durante a internação dos pacientes é muito pouco aproveitado pelos acompanhantes e familiares no tocante à aprendizagem e participação nos procedimentos.
- Prepará-los, então, para realizar esses procedimentos em casa pode auxiliar no complexo processo de cuidado do indivíduo.

Nota: a aspiração de secreções pulmonares, conforme trata este capítulo, é uma técnica amplamente utilizada na atenção domiciliar para promover higiene brônquica. Porém, pacientes incapazes de produzir tosse eficaz e que sofrem o acúmulo de secreções pulmonares também podem se beneficiar de sistemas mecânicos facilitadores ou substitutivos da tosse. O insuflador-exsuflador mecânico ou assistente da tosse é um equipamento que tem sido amplamente usado, sobretudo em pacientes com doenças neuromusculares, pois a partir de ciclos de insuflação (pressão positiva) e exsuflação pulmonar (pressão negativa) aumenta o pico de fluxo da tosse, deslocando a secreção até a glote.[10]

Seu uso pode ser invasivo (acoplado na traqueostomia) ou não invasivo (acoplado na face via máscara facial); no primeiro caso, o equipamento funciona como uma espécie de aspirador de secreções durante a fase de exsuflação (pressão negativa), com a vantagem de não necessitar de técnica asséptica, evitar a introdução de sonda na traqueostomia e, portanto, ser facilmente manuseado pelo cuidador.[11] Em pacientes traqueostomizados que necessitem aspirar as vias aéreas superiores (cavidade nasal e/ou oral), pode-se manter o uso concomitante de ambos os equipamentos.

Referências

1. Rus MM. Manual de fisioterapia respiratoria. 2. ed. Majadahonda: Ediciones Ergon; 2003.
2. Silva LCC, Hetzel JL, Felicetti JC, Moreira JS, Camargo JJ, Porto N. Pneumologia: princípios e prática. Porto Alegre: Artmed; 2012.
3. Guyton AC, Hall JE. Tratado de fisiologia médica. 13. ed. Rio de Janeiro: Elsevier; 2016.
4. Freitas EV, Py L. Tratado de Geriatria e Gerontologia. 4. ed. Rio de Janeiro: Guanabara Koogan; 2017.
5. Paula LCS, Ceccon MEJ. Randomized comparative analysis between two tracheal suction systems in neonates. Rev Assoc Med Bras. 2010;56(4):434-9.
6. Martins JJ, Maestri E, Dogenski D, Nascimento ERP, Silva RM, Gama FO. Necessidade de aspiração de secreção endotraqueal: critérios utilizados por uma equipe de enfermagem de uma unidade de terapia intensiva. Cienc Cuid Saúde. 2008;7(4):517-22.
7. American Association for Respiratory Care. AARC clinical practice guidelines: endotracheal suctioning of mechanically ventilated patients with artificial airways. Respir Care. 2010;55(6):758-64.
8. Conselho Regional de Enfermagem de São Paulo. Parecer COREN-SP 023 /2013 – CT. Ementa: Procedimento de aspiração de secreção por cânula de traqueostomia. [acesso em janeiro de 2022]. Disponível em: https://portal.coren-sp.gov.br/sites/default/files/parecer_coren_sp_2013_23.pdf
9. Santos AMNC, Brito AMSM, Souza DR, Oliveira EE, Santos EMF, Gomes FS, et al. Elaboração do procedimento operacional padrão sobre assistência de enfermagem domiciliar. Campinas: Serviço de Atendimento Domiciliar de Campinas; 2020.
10. Coutinho WM, Dias AS, Junior LAF. A utilização do insuflador-exsuflador mecânico como técnica de higiene brônquica em pacientes críticos. Fisioter Bras. 2016;17(3):293-303.
11. Aparece mas não tem aqui nas referencias.

Capítulo 12

Hipodermóclise

Mara Lúcia Renostro Zachi
Maria Vanessa Tomé Bandeira de Sousa
Roberta Costa Aquino de Alcantara
Rogerio Luz Coelho Neto

PONTOS-CHAVE

- A hipodermóclise é uma via consagrada e muito utilizada em todo o mundo para administração de fluidos e medicamentos.
- É considerada uma via de acesso ao sistema vascular de boa aceitação e conforto principalmente em idosos, acamados e pessoas em cuidados paliativos.
- Na hipodermóclise, a punção e administração de fluidos e medicamentos prescritos podem ser realizados tanto por médicos quanto pela equipe de enfermagem.
- É um procedimento de fácil realização e permite excelente manejo tanto na conservação quanto na manipulação, favorecendo o cuidado no domicílio, principalmente por familiares e cuidadores informais.

OBJETIVOS DE APRENDIZAGEM

Ao final do capítulo, o leitor deverá ser capaz de:

- Compreender a finalidade da hipodermóclise na atenção domiciliar (AD).
- Aprender sobre indicações, contraindicações e riscos desse procedimento.
- Realizar a técnica da hipodermóclise corretamente.
- Explicar as orientações para que os cuidadores possam se empoderar do cuidado com a hipodermóclise no domicílio.

Definição

A hipodermóclise ou terapia subcutânea é uma técnica utilizada para administração de fluidos e medicamentos no tecido subcutâneo. A hipoderme é a camada mais profunda da pele, composta de tecido conjuntivo, tecido adiposo e é muito vascularizada por capilares sanguíneos e linfáticos. Através do processo de difusão e perfusão tecidual do espaço subcutâneo há o transporte de líquidos, medicações e nutrientes da hipoderme para a circulação geral do corpo.

Existem descrições do uso dessa técnica desde meados do século XIX, com experiências isoladas no tratamento de dores (com uso de morfina subcutânea nas guerras napoleônicas) e tratamento de cólera (na Índia) em 1865[1]. Os primeiros relatos dessa técnica no século XX são de 1903, no tratamento de desidratação, febre tifoide e pneumonia em pacientes hospitalizados[2]. Em 1913 é descrito o seu uso na pediatria, no tratamento da desidratação causada por diarreias.

O uso da hipodermóclise teve uma queda abrupta nas décadas de 1940 e 1950 com a evolução das técnicas endovenosas, incluindo a melhora da tecnologia para transfusão de sangue e grandes volumes de hidratação usadas intensamente durante a Segunda Guerra Mundial. Somam-se a isso relatos de iatrogenias causadas por mau uso da técnica, administrações inadequadas de drogas hipertônicas, excesso de volume e medicações inadequadas.

No final da década de 1960 houve o surgimento e expansão de técnicas modernas de cuidados paliativos. Com a necessidade de melhorar sintomas através de vias alternativas às vias oral, endovenosa e muscular houve nova procura pela hipodermóclise. Com técnica apropriada, a terapia subcutânea torna-se uma via segura e adequada para hidratação e administração de medicamentos, principalmente em pessoas idosas ou com muita fragilidade venosa ou em processo de paliação.

Finalidade

Além dos fluidos para hidratação, a hipodermóclise é considerada uma via segura para a administração de medicamentos, que contribuem para manejo de infecções e de sintomas em pacientes quando as vias endovenosa, intramuscular ou oral não são mais indicadas, tanto no ambiente hospitalar como no domiciliar.

Atualmente, nas diretrizes de AD, estimulamos a participação do usuário, de sua família e cuidadores, como também dos profissionais de saúde em decisões compartilhadas sobre o cuidado das pessoas. Quando o paciente começa a entrar nas modalidades AD 2 e AD 3, a hipodermóclise se torna uma estratégia importante para tratamento, reabilitação, prevenção e paliação. É um método seguro, sem graves complicações e de manuseio simples, possibilitando todo o cuidado em domicílio, inclusive nos processos supervisionados de morte[1].

Quando bem indicada, a hipodermóclise gera redução do tempo de internação, possibilitando que o próprio paciente, seus familiares e cuidadores participem ativamente do processo de cuidado no próprio domicílio.

O treinamento e capacitação de profissionais da Atenção Básica à Saúde (APS), da família e cuidadores é fácil e pode ser reavaliado de maneira sistemática, promovendo segurança, tranquilidade e independência tanto ao paciente quanto aos familiares ou cuidadores.

Para situações de administração de medicamentos por via subcutânea, após treinamento e orientações adequadas, os responsáveis devem seguir minuciosamente, passo a passo, a técnica e os cuidados. A hipodermóclise é de fácil conservação e manipulação por familiares e cuidadores. Essa técnica pode ajudar a eliminar a necessidade de injeções frequentes, o que garante mais conforto ao paciente. Outra vantagem é que a infusão pode ser interrompida a qualquer hora, sem risco de trombos[5].

Indicações e contraindicações

A literatura descreve as indicações e as contraindicações relativas e absolutas de forma muito clara sobre a hipodermóclise[1-3].

Indicações

- Alteração dos níveis de consciência: sonolência, delírio confusional, acidente vascular cerebral (AVC), coma.
- Impossibilidade de administração por via oral e alterações gastrointestinais: lesões de cavidade oral, náuseas e vômitos incoercíveis, má absorção, obstrução do trato gastrointestinal por neoplasias, disfagia, odinofagia, fístulas traqueobrônquicas.
- Impossibilidade de acesso venoso: fragilidade venosa ou da pele pelo envelhecimento, com dificuldade nas tentativas de punção e risco de trombose e flebites, conforto do paciente.

Contraindicações

Contraindicações relativas:

- Caquexia.
- Síndrome de veia cava.
- Áreas de comprometimento linfático (por cirurgias ou radiação).
- Locais próximos de proeminências ósseas e articulações, lesões de pele.
- Distúrbios de coagulação.

Contraindicações absolutas:

- Situações de emergências: reposição volêmica ou eletrolítica rápida.
- Anasarca grave.
- Desidratação grave.

Profissional responsável

Na hipodermóclise, a punção e também a administração de fluidos e medicamentos prescritos podem ser realizadas tanto por médicos como pela equipe de enfermagem (incluindo técnicos e auxiliares de enfermagem), desde que os profissionais sejam treinados e capacitados por meio da educação permanente.

Riscos/pontos críticos

Algumas observações devem ser levadas em conta ao utilizar essa técnica: a absorção ocorre por meio da difusão capilar, a farmacocinética é muito parecida com a administração de medicamentos intramusculares e depende dos seguintes fatores:

- Carga da molécula: moléculas com carga negativa são absorvidas mais rapidamente.
- Tamanho das moléculas: ideal moléculas pequenas, até 16 Kda.
- Solubilidade: soluções hidrossolúveis são melhor absorvidas.
- Fatores fisiológicos individuais: vasoconstrição, hipoperfusão e atrofia capilar.
- Velocidade de absorção: em diferentes sítios de punção no mesmo paciente varia de acordo com diferenças na captação de moléculas.

Material utilizado

- Luvas de procedimento.
- Solução antisséptica.
- Gaze não-estéril ou bola de algodão.
- Cateter agulhado (*scalp* 21G, 23G) e não-agulhado (*jelco* 20G, 22G e 24G); ou se tiver, dispositivo Intima®.
- Agulha para aspiração (40 x 12 mm).
- Seringa de 5 ou 10 mL.
- Extensor de duas vias.
- Flaconete de soro fisiológico (SF) 0,9%.
- Cobertura transparente estéril para fixar ou micropore, na inexistência deste produto.

Atentar para as novas diretrizes da ANVISA (2017), sobre Critérios Diagnósticos de Infecção Relacionada à Assistência à Saúde, que defende o não uso de cateteres agulhados em hipodermóclise[6].

Locais da punção

Para promover o conforto e a mobilidade da pessoa é importante evitar punções próximas às articulações, a escolha adequada do local para punção depende da espessura do subcutâneo. Uma espessura mínima recomendável para infusão subcutânea é de 1,0 a 2,5 cm. Por esse motivo, hipodermóclise em pessoas em caquexia devem ser indicadas com mais cuidado e monitoradas com mais atenção.

Na Figura 1 são apresentadas as regiões para punção e a tolerância de volume a ser infundido em cada uma delas.

Descrição da técnica de hipodermóclise

- Checar a prescrição médica ou de enfermagem, conferir o nome do paciente, medicamento e via de administração, dose e diluição adequadas.
- Higienizar as mãos antes e após o procedimento.
- Reunir o material necessário e colocá-lo em local rígido próximo ao leito do paciente. Pode ser em cadeira ou bancada, conforme disponibilidade no domicílio.
- Identificar medicamento em rótulo apropriado.
- Explicar o procedimento ao paciente e familiares.
- Posicionar o paciente sentado ou deitado de maneira adequada e confortável.
- Avaliar o local para punção, conforme as características do paciente.
- Calçar luvas de procedimento.
- Fazer a antissepsia da região utilizando algodão com clorexidine alcoólica 0,5%*, PVPI a 10% ou álcool 70%, em movimentos circulares do centro para o exterior.
- Pressionar a pele segurando-a e mantendo-a suspensa entre os dedos indicador e polegar, formando uma prega (coxim).
- Introduzir o cateter na área escolhida, com ângulo de 30º a 45º, de acordo com a espessura do tecido subcutâneo. A punção deve ser direcionada para o centro do corpo, atentando para drenagem linfática.
- Soltar a prega e puxar o êmbolo (aspirar). Caso não haja retorno de sangue, conectar o extensor e injetar 1 a 5 mL de SF 0,9% lentamente, e observar se ocorre extravasamento. Se não, conectar o equipo e a medicação.
- Caso, acidentalmente, tenha atingido um vaso sanguíneo, retirar o acesso e reiniciar o procedimento para evitar lesão tecidual, respeitando uma distância de 5 cm da punção anterior.

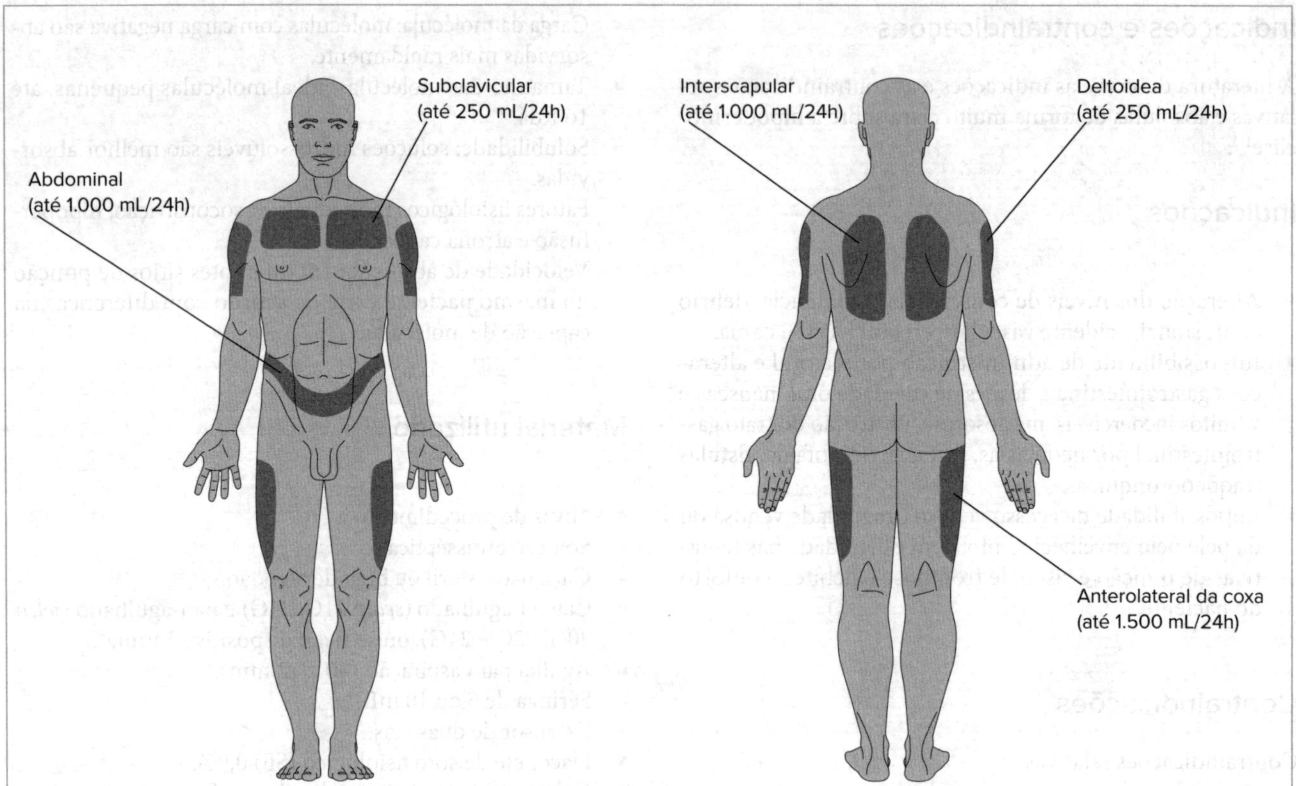

FIGURA 1

Regiões para punção e respectivos volumes de infusão

Fonte: adaptada de Azevedo DL, 2017[1].

- Fixar o cateter com filme transparente, semipermeável e estéril, para melhor avaliação de pele e da inserção do cateter. Caso não tenha filme, usar micropore.
- Identificar o curativo com data, horário e nome do profissional que realizou a punção.
- Após administração de cada medicamento em bolo, injetar 2 a 5 mL de SF 0,9% e fechar com Cone Luer. Se houver mais de um medicamento por esta via aprazado no mesmo horário, a via deve ser lavada com 2 a 5 mL de SF entre os medicamentos.
- Realizar rodízio do local de punção a cada 3 ou 5 dias, de acordo com as condições do acesso, da pele e comodidade do paciente.
- Se sinais de irritação local persistirem por mais de 4 horas após a punção, recomenda-se a troca do sítio.
- Relatos de dor ou fácies de dor no início da infusão são indícios de que a punção está fora do espaço subcutâneo.
- Em caso de edema (incluindo de grande volume) no local de infusão, a primeira providência é a redução da velocidade de infusão, o que geralmente permite a absorção do edema e a manutenção do acesso.
- Ao final do procedimento, desprezar todo o material, dando o destino correto: lixo comum, lixo branco e caixa perfuro cortante.
- Higienizar as mãos.
- Documentar em prontuário a realização do procedimento, com descrição do tipo e calibre do cateter, localização da inserção e tipo de curativo.

As Figuras de 2 a 4 ilustram o material necessário para realizar o procedimento, a técnica e os locais possíveis para punção.

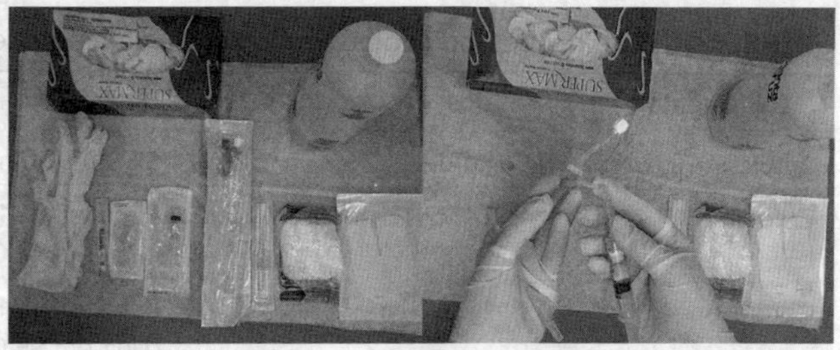

FIGURA 2
Material e preparo
Fonte: acervo dos autores.

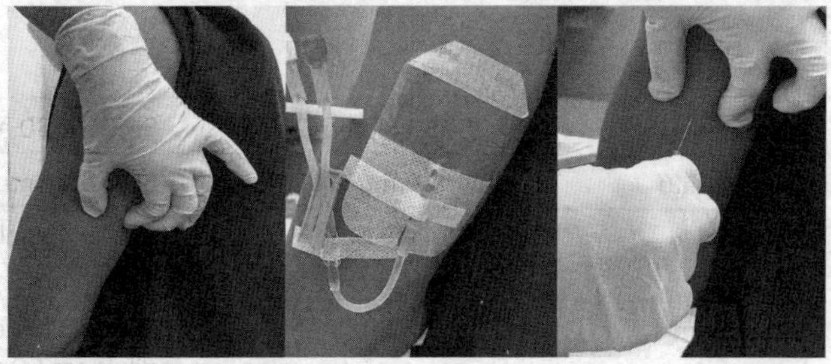

FIGURA 3
Prega cutânea e punção no deltoide
Fonte: acervo dos autores.

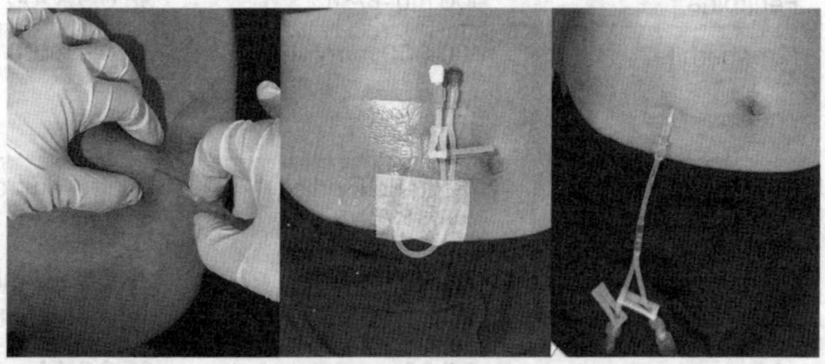

FIGURA 4
Prega cutânea e punção do abdome, curativo e fixação
Fonte: acervo dos autores.

Cuidados na manutenção domiciliar da hipodermóclise

A equipe deve orientar o cuidador para os seguintes cuidados:

- Lavar as mãos antes e após o cuidado prestado, seguindo a forma correta.
- Utilizar luvas, caso necessário, se houver presença acidental de sangue.
- Em caso de dúvidas relacionadas a alguma medicação, deve-se entrar em contato imediatamente com a equipe de atenção domiciliar.
- Administrar a medicação no horário e dose corretos, de forma lenta.
- Observar sempre o local onde está inserido o cateter, se está hiperemiado, quente, edemaciado, com sinais de dor na hora da infusão, com presença de sangue no dispositivo ou na inserção. Caso apresente algum desses sinais, comunicar a equipe de atenção domiciliar.
- Se perder o acesso, não reposicionar por conta própria e comunicar a equipe.
- Manter a "tampinha" (Cone Luer) sempre protegida, quando não estiver em uso, podendo ser com uma agulha. Após administrar os medicamentos ou soro, fechar novamente com a tampinha, ocluindo o acesso.
- Os medicamentos devem ser armazenados em local limpo, arejado e de fácil acesso, em armário ou depósito próprios, exclusivos para este fim. Não deixar próximo de produtos de limpeza, perfumaria e alimentos. Manter fora do alcance das crianças e de animais, protegidos da luz solar, do calor e da umidade (ver Tabelas 1 e 2).

TABELA 1 Medicações, soluções, sugestão de diluição e tempo de infusão para utilização da hipodermóclise[5,6]

Medicamentos	Dose	Diluição	Comentários
Ampicilina	1 g/dia	SF 0,9% 50 mL	Tempo de infusão: 20 min
Cefepime	1 g, 12/12h ou 8/8h	Reconstituir 1 g em 10 mL de água destilada e diluir em SF 0,9% 100 mL	Tempo de infusão: 40 min
Ceftriaxone	1g, 12/12h	Reconstituir 1 g em 10 mL de água destilada e diluir em SF 0,9% 100 mL	Tempo de infusão: 40 min
Dexametasona	2-16 mg a cada 24h	Diluir 1 ampola de 1 mL em SF 0,9% 1 mL ou diluir 1 ampola de 2,5 mL em SF 0,9% 2,5 mL	Aplicação lenta. Administração 1 ou 2x/dia, pela manhã. Risco de irritação local. Medicação incompatível com as demais. Fazer em sítio exclusivo
Diclofenaco	75-150 mg em 24h	SF 0,9% 30 mL	Pode causar irritação local
Dimenidrato	50-150 mg em 24h	SF 0,9% 1 mL	
Dipirona	1-2 g, até 6/6h	SF 0,9% 2 mL	Aplicação lenta em bolo. Risco de irritação local
Ertapenem	1 g, 24/24h	Reconstituir em 10 mL de água destilada e diluir em 50 mL de SF 0,9%	Tempo de infusão: 30 min
Escopolamina	20 mg, 8/8h, até 60 mg 6/6h	SF 0,9% 1 mL	Infusão em bolo ou contínua. Não confundir com apresentação combinada com dipirona
Fenitoína	100 mg, 8/8h	SF 0,9% 100 mL	Tempo de infusão: 40 min
Fenobarbital	100-600 mg/24h	SF 0,9% 100 mL	Tempo de infusão: 40 min. Pode causar dor e irritação local. Fazer em via exclusiva
Fentanil	A critério médico	Diluir 4 ampolas de 50 mcg/mL em SF 0,9% 210 mL	Infusão contínua a critério médico
Furosemida	20-140 mg/24h	SF 0,9% 2 mL (bolo) ou volumes maiores (infusão contínua)	
Haloperidol	0,5-30 mg/24h	SF 0,9% 5 mL	Se a solução preparada tiver concentração >= 1 mg/mL usar água destilada como diluente (risco de precipitação com SF 0,9%.
Levomepromazina	Até 25 mg/dia	SF 0,9% 30 mL	Fotossensível. Infusão em bolo ou contínua. Pode causar irritação local
Meropenem	500 mg a 1 g, 8/8h	SF 0,9% 100 mL	Tempo de infusão: 40-60 min.
Metadona	50% da dose oral habitual	SF 0,9% 10 mL	Velocidade de infusão: 60 mL/h. Mudar o local de punção a cada 24h pelo alto potencial de irritação cutânea
Metoclopramida	30-120 mg/dia	SF 0,9% 2 mL	Pode causar irritação local. Fazer em bolo lentamente

(continua)

TABELA 1 Medicações,, soluções, sugestão de diluição e tempo de infusão para utilização da hipodermóclise[5,6]

Medicamentos	Dose	Diluição	Comentários
Midazolam	1-5 mg (bolo) 10-120 mg/dia (infusão contínua)	SF 0,9% 5 mL (bolo). SF 0,9% 100 mL (infusão contínua)	Pode causar irritação local.
Morfina	Dose inicial 2-3mg 4/4h (bolo) ou 10-20 mg 24h (infusão contínua)	Não requer diluição (bolo) SF 0,9% 100 mL (infusão contínua)	Não existe dose máxima. Iniciar com menor dose possível em pacientes muito idosos, frágeis ou com doença renal crônica
Octreotide	300-900 mcg/24h em boloou infusão contínua	SF 0,9% 5ml (bolo). SF 0,9% 100 mL (infusão contínua)	Armazenamento em refrigerador – deve atingir a temperatura ambiente antes da administração em sítio exclusivo
Omeprazol	40 mg 24/24h	Usar o próprio diluente	Infusão lenta em bolo. Dose única diária. Não mesclar com outros medicamentos
Ondasetrona	8-32 mg/24h	SF 0,9% 30 mL	Tempo de infusão: 30 min (risco de prolongamento do intervalo QT)
Ranitidina	50-300 mg/24h	SF 0,9% 2 mL	
Tramadol	100-600 mg/24h	SF 0,9% 20 mL (bolo). SF 0,9% 100 mL (infusão contínua)	
Soluções	**Dose**	**Diluição**	**Comentários**
Soro fisiológico 0,9%	Máximo 1.500 mL/24h por sítio		SF 0,45% segue as mesmas recomendações. Volume de infusão máximo de 62,5 mL/h. Coxa é preferencial para volumes maiores
Soro glicofisiológico (2/3 SG 5% + 1/3 SF 0,9%)	Máximo 1.500 mL/24h por sítio		Volume de infusão máximo de 62,5 mL/h. Coxa é preferencial para volumes maiores
Soro glicosado 5%	Máximo 1.000 mL/24h por sítio		Volume de infusão máximo de 62,5 mL/h. Coxa é preferencial para volumes maiores
NaCl 20%	10-20 mL/24h	SF 0,9% ou SG 5% 1.000 mL	Sempre requer diluição
KCl 19,1%	10-15 mL/24h	SF 0,9% ou SG 5% 1.000 mL	Sempre requer diluição

SF: soro fisiológico; SG: solução de glicose.
Fonte: adaptada de Azevedo DL, 2017[1].

TABELA 2 Compatibilidade, entre medicamentos

Medicamentos	Cefepime	Ceftriaxona	Clorpromazina	Dexametasona	Dipirona	Escopolamina	Fenobarbital	Furosemida	Haloperidol	Levomepromazina	Metoclopramida	Midazolam	Morfina	Octreotida	Ondansetrona	Ranitidina	Tramadol
Cefepime		NT	NT	I	I	C	I	C	C	C	C	I	C	C	C	I	C
Ceftriaxona	NT		I	I	I	NT	I	C	I	NT	C	C	C	C	I	I	NT
Clorpromazina	NT	I		I	I	NT	I	I	C	NT	C	C	C	C	NT	C	NT
Dexametasona	I	I	I		I	I	I	I	I	I	I	I	I	I	I	I	I
Dipirona	I	I	I	I		I	I	I	I	I	I	I	I	I	I	I	I
Escopolamina	C	NT	NT	I	I		I	NT	C	NT	C	C	C	C	C	NT	C
Fenobarbital	I	I	I	I	I	I		I	I	I	I	I	I	I	I	I	I
Furosemida	C	C	I	I	I	NT	I		I	NT	I	I	I	NT	I	NT	NT
Haloperidol	C	I	C	I	I	C	I	I		C	C	C	C	NT	NT	I	C
Levomepromazina	C	NT	NT	I	I	NT	I	NT	C		C	C	C	NT	NT	I	NT
Metoclopramida	C	C	C	I	I	C	I	I	C	C		C	C	C	C	C	C
Midazolam	I	C	C	I	I	C	I	I	C	C	C		C	NT	C	I	I
Morfina	C	C	C	I	I	C	I	I	C	C	C	C		C	C	C	I
Octreotida	C	C	C	I	I	C	I	NT	NT	NT	C	NT	C		C	NT	NT
Ondansetrona	C	I	NT	I	I	C	I	I	NT	NT	C	C	C	C		NT	NT
Ranitidina	I	I	C	I	I	NT	I	NT	I	I	C	I	C	NT	NT		NT
Tramadol	C	NT	NT	I	I	C	I	NT	C	NT	C	I	I	NT	NT	NT	

NT: não testado, I: incompatível, C: compatível.
Fonte: adaptada de Azevedo DL, 2017[1].

Considerações finais

É comum a hipodermóclise, por ainda ser menos usada no nosso meio, gerar medos, dúvidas e angústias aos familiares ou cuidadores (incluindo alguns profissionais de saúde). Além dos fatores relacionados ao desconhecido, a proximidade da morte nos pacientes paliativos ou idosos pode sobrecarregar esses familiares ou cuidadores. Para isso, o apoio da equipe multidisciplinar é fundamental.

O familiar ou cuidador deve ter total suporte das equipes de saúde, que devem ouvir ativamente suas dificuldades, atender às suas demandas com relação a dúvidas sobre o cuidado com a hipodermóclise.

É essencial ao cuidado que pactos sejam feitos entre familiares, o cuidador eleito e a equipe de saúde para que o cuidado seja prestado da melhor forma possível (incluindo decisões de quem vai ser responsável pelo cuidado da hipodermóclise e das suas medicações).

A hipodermóclise é uma técnica de fácil aprendizado, com baixa taxa de complicações, extremamente útil e versátil e deve ser incorporada e divulgada cada vez mais como uma das principais ferramentas do arsenal da equipe de AD.

Referências

1. Azevedo DL. O uso da via subcutânea em geriatria e cuidados paliativos. 2 ed. Rio de Janeiro: SBGG; 2017.
2. Quaglio RC. Preposição de protocolo assistencial para utilização da hipodermóclise para pacientes em cuidados paliativos hospitalizados, uma construção coletiva. [Dissertação]. São Paulo: Escola de Enfermagem de Ribeirão Preto; 2016.
3. Quaglio RC, Varallo FR, Lima NKCL, Junqueira AF, Júnior EI, Matsumoto S, et al. Medicamentos passíveis de infusão por hipodermóclise. Medicina (Ribeirão Preto). 2018;51(1):55-68.
4. Azevedo EF, Barbosa MF. Via subcutânea: a via parenteral de escolha para administração de medicamentos e soluções de reidratação em cuidados paliativos. In: Carvalho RT, Parsons H. Manual de cuidados paliativos ANCP. 2 ed. Porto Alegre: Sulina; 2012. p. 259-69.
5. Takaki CYI, Klein GFS. Hipodermóclise: o conhecimento do enfermeiro em unidade de internação. ConScientiae Saúde. 2010;9(3):486-96.
6. Brasil. Agência Nacional de Vigilância Sanitária. Medidas de Prevenção de Infecção Relacionada à Assistência à Saúde. Brasília: Anvisa; 2017.

Capítulo 13

Gastróclise e gavagem na terapia nutricional enteral domiciliar

Eduardo Alexander Júlio César Fonseca Lucas
Antonio Eduardo Vieira dos Santos
Ravini dos Santos Fernandes Vieira dos Santos
Bruna Liane Passos Lucas

PONTOS-CHAVE

- O atendimento do paciente em uso de gavagem/gastróclise no domicílio deve ser centrado nas necessidades de saúde da pessoa e da família.
- A gavagem e a gastróclise são procedimentos possíveis de serem realizados no domicílio garantindo a segurança do paciente.
- As equipes que atuam, no domicílio, na estratégia de saúde da família (ESF) e no serviço de atenção domiciliar (SAD), têm papel importante na educação em saúde dos cuidadores, familiares e de pessoas em uso de gavagem/gastróclise.

OBJETIVOS DE APRENDIZAGEM

Ao final do capítulo, o leitor deverá ser capaz de:

- Descrever a técnica de administração de dieta por gavagem e gastróclise.
- Compreender a importância do familiar e do cuidador para o sucesso nutricional utilizando a gavagem ou a gastróclise como técnica de administração de dieta no domicílio.
- Perceber a importância das equipes que atuam na estratégia de saúde da família (ESF) e no serviço de atenção domiciliar (SAD), na educação em saúde, em pacientes, familiares e cuidadores no contexto da gavagem/gastróclise no domicílio.

Definição

A gavagem consiste em um método de administrar a dieta e/ou medicamento a pessoas com impossibilidade de deglutir, sendo realizada de forma gravitacional. Já a gastróclise é uma técnica de alimentação enteral contínua através de bomba de infusão[1].

Para a administração da dieta torna-se necessária a inserção prévia de uma gama de dispositivos/sondas. Comumente em nível domiciliar a aplicação dos nutrientes pode ser realizada por intermédio da via nasogástrica, orogástrica ou nasoentertal (transpilórica), infundindo a alimentação por gavagem ou gastróclise[1].

Finalidade

Do ponto de vista clínico, a terapia nutricional enteral (TNE) diz respeito ao uso de dieta com dispositivo (sonda ou estomias localizados distalmente à cavidade oral em trajetos localizados em três segmentos do TGI (trato gastrointestinal, sendo estes: o estômago, duodeno ou jejuno) para nutrição, seja parcial ou total[2,3].

A terapia nutricional enteral no domicílio (TNED) é uma tecnologia leve, viável e vantajosa, pois promove qualidade de vida e conforto, possibilitando a convivência dos indivíduos com sua família. Também contribui para a garantia do direito à nutrição saudável e adequada às pessoas que necessitam de alimentação especial, em conformidade com as diretrizes e objetivos da Política Nacional de Alimentação e Nutrição (PNAN) e do Sistema Nacional de Segurança Alimentar e Nutricional (SISAN)[2,3].

A TNED pode ser considerada segura e eficaz, apresentando um bom custo-benefício, tendo o seu planejamento e monitoramento acompanhados pela equipe de saúde da família, à luz do atributo essencial da coordenação do cuidado, e com suporte de equipe especializada de terapia nutricional sempre que necessário[4-7].

Indicações e contraindicações

A gavagem e a gastróclise são indicadas para pessoas que não são capazes de ingerir uma quantidade adequada de nutrição por via oral, apresentando dificuldade de deglutição ou também potencial risco de broncoaspiração[8].

A forma contínua está indicada para pacientes que não toleram alimentação intermitente ou para aqueles que necessitam de taxas de infusão menores. Apresenta maior segurança e confiabilidade em decorrência da infusão ocorrer sob controle da bomba de infusão (BI)[8].

Para a instalação da gavagem ou gastróclise, após a prescrição médica, devem ser checados sempre os seguintes critérios: a previsão da duração da TNED; risco potencial para broncoaspiração ou deslocamento da sonda; funcionalidade do TGI (capacidade de digestão e absorção normais); previsão de intervenção cirúrgica; e aspectos que interferem na administração da dieta, como viscosidade e volume da fórmula a ser administrada[8].

O critério relativo ao tempo estimado de permanência do dispositivo (sonda/cateter) para a administração da dieta é o primeiro aspecto que precisa ser levado em conta na escolha da via de acesso. No caso de utilização por curto período, geralmente inferior a 4 semanas, as diretrizes preconizam a adoção de sondas nasogástricas (para o posicionamento estomacal), ou enteral, (quando a posição do cateter estiver no duodeno ou jejuno)[6,8,9].

Já a indicação de estomias, que são orifícios posicionados no estômago (gastrostomia), intestino delgado/jejuno (jejunostomia), para inserção de sondas por via endoscópica, ocorre nas condições clínicas em que a utilização da TNED está prevista para durar por longo prazo, sendo o período superior a 4 semanas[6,8,9].

As técnicas de administração da nutrição enteral, podem ser divididas da seguinte forma: intermitente ou contínua, considerando-se o estado do paciente, localização da sonda, tipo de dieta, necessidades nutricionais e alimentação por via oral concomitante. A forma intermitente pode ser implementada em 3 modalidades, a saber: em *bolus*, meio gravitacional (gavagem simples) ou por intermédio de BI que fará o controle do gotejamento e do mL/h que será administrado no paciente (gastróclise ou enteróclise)[8,10-12].

É contraindicado o uso da gavagem em pacientes que apresentam sonda de jejunostomia devido ao uso de fórmulas de alta osmolaridade, podendo não ser bem toleradas, assim devendo ser administrada por enteróclise através do uso da BI[13].

Profissional responsável

O médico é o profissional responsável pela indicação, prescrição e acompanhamento das pessoas submetidas à terapia nutricional. Ao enfermeiro compete administrar a nutrição enteral por gavagem ou gastróclise, prescrever os cuidados de enfermagem em diversos níveis de atenção à saúde e capacitar a equipe de enfermagem, incluindo os técnicos, cuidadores, usuários e familiares, que após a capacitação podem administrar a dieta enteral em domicílio[14].

Riscos e pontos críticos

O manejo ineficaz da técnica de gavagem ou gastróclise pode ocasionar inúmeras complicações e riscos, sendo necessário o acompanhamento permanente do paciente a fim de adotar condutas para a prevenção e o controle das complicações e riscos, desse modo garantindo a segurança do paciente[6,10].

As complicações associadas a essa terapia estão frequentemente relacionadas às manifestações gastrointestinais, como náuseas, vômitos, estase gástrica, refluxo gastroesofágico, distensão abdominal, cólicas, sensação de plenitude, flatulência, diarreias, constipação, distúrbios hepatobiliares, gastrite e úlceras de estresse. Náuseas e distensões abdominais podem acontecer com pouca frequência quando são utilizadas adequadamente as técnicas de administração das dietas[6,10].

A diarreia é o evento clínico mais comum e pode levar a interrupção da terapia nutricional. Sua prevalência está relacionada à osmolaridade das preparações dietéticas, a antibioticoterapia, presença de lactose na dieta oferecida e a falta de um controle microbiológico adequado na preparação e administração dessas formulações[11].

As dietas enterais administradas rapidamente podem alterar os movimentos peristálticos, causando distensão abdominal e possíveis regurgitações ou vômitos. Outras complicações são a bradicardia e a apneia que ocorrem em decorrência da estimulação do nervo vago durante a manipulação da sonda enteral[15].

A sonda de alimentação enteral também é utilizada para administração de medicamentos. Entretanto, essa prática pode acarretar alguns inconvenientes oriundos da interação entre fármacos e nutrientes, muitas vezes incompatíveis do ponto de vista físico-químico, gerando obstruções pelo acúmulo de resíduos de fármacos no lúmen da sonda. Por esse motivo, torna-se necessária a lavagem da sonda com 20 mL de água filtrada ou fervida em temperatura ambiente após a gavagem/gastrólise ou entre as medicações administradas por esta mesma via[10].

No que diz respeito às complicações infecciosas, elas decorrem da contaminação da dieta em qualquer fase situada entre o preparo e a sua administração. A manifestação mais prevalente é a gastroenterocolite. Sendo assim, são necessárias a adoção de técnicas assépticas de manipulação e a programação da substituição dos dispositivos de administração, entre eles: frascos, equipos e seringas[10].

As complicações mecânicas, geralmente ocorrem pelo uso prolongado de sondas nasoenterais calibrosas não flexíveis, entretanto, essas complicações variam de acordo com a qualidade do dispositivo de alimentação e a localização de implantação no TGI. As manifestações mais comuns incluem: saída ou migração acidental da sonda, obstrução da sonda por acúmulo de resíduos alimentares ou medicamentos[10].

Assim, na prática clínica, é importante que a equipe de ESF e os SAD estejam atentos aos cuidados relativos à prevenção e controle das complicações da gastróclise/gavagem para promover o bem-estar dos indivíduos dependentes dessa tecnologia. Daí a importância do treinamento e capacitação dos profissionais das equipes de ESF e SAD para o manejo dessa técnica de administração. Muitos protocolos e diretrizes de treinamento têm enfatizado a importância da checagem dos 5 CERTOS para garantir a segurança dos pacientes que recebem a dieta por gavagem/gastróclise, conforme Tabela 1[16,17].

Nos casos de complicações com a administração da dieta, é essencial que as equipes de ESF e SAD estejam atentas à saúde mental dos pacientes, sua família e cuidador, para dar

TABELA 1 Checagem de segurança

5 itens para checagem da segurança do paciente que recebem a dieta por gavagem/gastrolise	
1. Nome do paciente	5 CERTOS
2. Nome do medicamento/tipo de fórmula (dieta)	
3. Dosagem e fluxo/velocidade de administração	
4. Via de administração	
5. Horário prescrito	

Fonte: Elaborada pelos autores com adaptações fundamentadas[16,17].

suporte emocional e lançar mão do acompanhamento psicológico sempre que necessário, à luz dos princípios da integralidade do cuidado em saúde.

Materiais e descrição da técnica

Técnica de gavagem

Compreende a técnica de administração de dieta utilizando a força da gravidade.

Os materiais utilizados são: sonda enteral; seringas Luer Slip sem rosca de 20 e 60 mL; luvas de procedimento; água potável ou destilada; estetoscópio clínico; tolha ou compressas; fórmula/dieta prescrita em temperatura ambiente; recipiente/frasco de alimentação/dieta com graduação limpo; equipo de administração gota a gota/seringa de administração e suporte para colocação do frasco da dieta[1,13,15,18].

Técnica de gastróclise

Essa técnica consiste na administração de dieta em um tempo maior ou igual a uma hora, por meio BI.

Os materiais utilizados são: seringa Luer Slip sem rosca de 20 mL; esparadrapo; luvas de procedimento; estetoscópio clínico; tolha ou compressas; fórmula/dieta prescrita; recipiente de medicação com graduação limpo; frasco de alimentação enteral e equipo de administração; bomba de infusão para administração de alimentação enteral e suporte para colocação do frasco da dieta[10,15,16].

Orientações aos pacientes, familiares e cuidadores

A alimentação enteral por sonda pode ser administrada no domicílio desde que a pessoa dependente desse tipo de tera-

TABELA 2 Técnica de gavagem

Procedimento	Justificativa/fundamentação
Explicar o procedimento ao paciente, familiar e cuidador	O método clínico centrado na pessoa e na família potencializa o processo de comunicação com os sujeitos envolvidos, otimizando a qualidade do cuidado
Higienização das mãos	Prevenção de infecções
Selecionar o material a ser utilizado	Otimização do tempo e organização do procedimento para maior eficiência
Posicionar o paciente elevando a cabeceira da cama (se possível) em posição de 45º com a cabeça em posição mediana	Prevenção de refluxo gastroesofágico, vômitos e broncoaspiração
Testar o posicionamento da sonda antes de iniciar a administração da dieta	Promove a segurança do paciente, minimizando complicações: broncoaspiração. Todos os testes de posicionamento devem ser rigorosamente realizados, para garantir a localização da sonda no tubo digestivo
Mensurar, em copo graduado, frasco de dieta ou seringa com bico sem rosca, a quantidade de dieta/fórmula prescrita a ser administrada pela sonda	Promove a segurança do paciente, minimizando complicações
Colocar uma toalha em cima do tórax do paciente	Protege o paciente em caso de vômitos ou eliminação de outras secreções
Adaptar a seringa de 20 mL à sonda e aspirar o conteúdo gástrico. Observar presença de RG no estômago. Devolver o resíduo quando ultrapassar 20% do volume da dieta e descontar. Em caso de aspecto acastanhado, esverdeado ou sanguinolento comunicar a equipe de ESF	Administrar a dieta sem verificar o RG pode acarretar sobrecarga gástrica, promover regurgitação e broncoaspiração do conteúdo estomacal

(continua)

TABELA 2 Técnica de gavagem (*continuação*)

Procedimento	Justificativa/fundamentação
Aspirar na seringa a quantidade de dieta prescrita	Prevenção de complicações, como: desconforto gástrico, refluxo gastroesofágico, entre outros
Adaptar na porção final da sonda uma seringa de 60 mL (sem o êmbolo) ou o equipo para dieta enteral conectado ao frasco de dieta e deixar fluir pela ação da gravidade. Ofertar entre 200 a 400 mL de dieta, 4 a 6x/dia, durante um período de aproximadamente 2 horas. A administração em *bolus* é realizada por infusão rápida durante 5 a 15 minutos. Exercer leve pressão no êmbolo para que a dieta flua, somente se necessário	Administrar o volume da dieta pressionando o êmbolo da seringa pode favorecer o refluxo e promover o estímulo vagal ocasionando: taquicardia/taquipneia, queda de saturação de oxigênio, queda de pressão parcial de oxigênio, apneia e alteração da perfusão
Em caso de obstrução, injetar água morna, com leve pressão, usando de preferência uma seringa de 50 mL. O fio-guia não deve ser introduzido na sonda na tentativa de desobstruí-la	A pressão excessiva, causada pelas seringas menores geralmente danificam a sonda. A introdução do fio-guia, com a finalidade de desobstrução pode perfurar a sonda e lesar a mucosa digestiva
Fechar/pinçar a sonda toda vez que a seringa for removida	Prevenir perda de dieta por refluxo ou entrada de ar no estômago
Injetar 20 mL de água potável ou destilada, preferencialmente morna, para lavar a sonda e em seguida fechá-la	Remover resíduos de gordura e/ou de dieta da luz da sonda, mantendo-a pérvia
Manter o paciente em posição de 45º por pelo menos 1 hora. Caso não seja possível posicionar o paciente em decúbito lateral direito	Favorecer o esvaziamento gástrico prevenindo a regurgitação e aspiração de conteúdo gástrico para o trato respiratório
Recolher o material utilizado	Organização do ambiente
Higienizar as mãos	Prevenção de infecções
Observar as reações do paciente e aceitação da dieta	Prevenção de intercorrências e iatrogenias (prevenção quaternária)
Orientar o paciente a cuidar da higiene das narinas e da sonda, assim como a relatar sintomas de desconforto e mal-estar, mudanças no hábito intestinal ou qualquer alteração que possa indicar uma complicação da terapia	Prevenção de infecções e de complicações

Fonte: Elaborada pelos autores com adaptações fundamentadas[1,13,18].

TABELA 3 Técnica de gastróclise

Procedimento	Justificativa/fundamentação
Explicar o procedimento ao paciente, familiar e cuidador	O método clínico centrado na pessoa e na família otimiza a qualidade do cuidado
Higienizar as mãos	Prevenção de infecções
Selecionar o material a ser utilizado verificando as condições de conservação e limpeza: equipo (íntegro, flexível e transparente); frasco (limpo e sem resíduo de dietas); seringa (transparente, sem resíduo de dietas e o êmbolo da seringa deve estar deslizando sem resistência)	Otimização do tempo e organização do procedimento para maior eficiência. Promoção da segurança do paciente
Higienizar o frasco de dieta, o equipo e a seringa	Prevenção de infecções
Posicionar o paciente elevando a cabeceira da cama (se possível) em posição de 45º com a cabeça em posição mediana	Prevenção de refluxo gastroesofágico, vômitos e broncoaspiração
Colocar uma toalha em cima do tórax do paciente	Protege o paciente em caso de vômitos ou eliminação de outras secreções
Testar o posicionamento da sonda antes de iniciar a administração da dieta. Verificar o comprimento da parte externa e a integralidade da sonda	Promove a segurança do paciente, minimizando complicações, como broncoaspiração. Aumento de mais de 5 cm, no comprimento da parte externa da sonda, indica que a sonda pode ter saído da posição. Em caso de dúvida no posicionamento correto da sonda não administre a dieta

(*continua*)

TABELA 3 Técnica de gastróclise (*continuação*)

Procedimento	Justificativa/fundamentação
Adaptar a seringa de 20 mL à sonda e aspirar o conteúdo gástrico. Observar presença de RG no estômago. Devolver o resíduo quando ultrapassar 20% do volume da dieta e descontar. Em caso de aspecto acastanhado, esverdeado ou sanguinolento comunicar a equipe de ESF	Administrar a dieta sem verificar o RG pode acarretar sobrecarga gástrica, promover regurgitação e broncoaspiração do conteúdo estomacal
Ligar a bomba infusora para alimentação enteral	Fornecimento de energia elétrica para o equipamento, deixando-o disponível para o procedimento
Preparar a seringa/frasco com a dieta conforme volume prescrito	Procedimento padrão
Pinçar a sonda e preencher o equipo com a dieta	Retira o ar do sistema
Acoplar o conector terminal do equipo conectado ao frasco de dieta à porção distal da sonda enteral e fixar as conexões com fita adesiva	Evita o deslocamento acidental
Estabelecer a velocidade do fluxo de infusão prescrito na bomba infusora para até 4 horas, liberando o pinçamento da sonda enteral para iniciar a administração	Procedimento padrão para programação da BI conforme recomendação do fabricante. O tempo de infusão da dieta não deve exceder 4 horas tendo em vista o risco de proliferação bacteriana
Em caso de obstrução, injetar água morna, com leve pressão, usando preferentemente uma seringa de 50 mL	A pressão excessiva, causada pelas seringas menores geralmente danificam a sonda
Após a administração da dieta irrigar todo o sistema (frasco-equipo-sonda) com água potável ou destilada, preferencialmente morna	Remover resíduos de gordura e/ou de dieta da luz do sistema, mantendo-os pérvios
Pinçar/fechar a sonda	Evitar a entrada de ar na sonda
Fixar a sonda sem tracionar a narina (caso esteja com uma sonda naso/oro enteral)	Evitar lesões por tracionamento no introito oral/nasal e/ou deslocamento do cateter
Manter o paciente em posição de 45º por pelo menos 1 hora. Caso não seja possível posicionar o paciente em decúbito lateral direito	Favorecer o esvaziamento gástrico prevenindo a regurgitação e aspiração de conteúdo gástrico para o trato respiratório
Recolher o material utilizado	Organização do ambiente
Higienizar as mãos	Prevenção de infecções
Observar as reações do paciente e aceitação da dieta	Prevenção de intercorrências e iatrogenias (prevenção quaternária)
Orientar o paciente a cuidar da higiene das narinas e da sonda, assim como a relatar sintomas de desconforto e mal-estar, mudanças no hábito intestinal ou qualquer alteração que possa indicar uma complicação da terapia	Prevenção de infecções e de complicações

Fonte: Elaborada pelos autores com adaptações fundamentadas[1,13,18].

pia, ou os familiares ou cuidadores estejam devidamente capacitados pela equipe de saúde. Os profissionais que atuam nos serviços de ESF e SAD precisam estar disponíveis para acompanhar todo o processo, tirando dúvidas, monitorando/supervisionando os cuidados relativos à terapia nutricional para manter a segurança do paciente[19].

As orientações para a pessoa (que utilizam a gavagem/gastróclise) e sua família/cuidador devem contemplar os seguintes aspectos: importância e necessidade do uso de sonda para alimentação do paciente; avaliação da permeabilidade e manejo da sonda; cuidados necessários para início e interrupção da alimentação enteral mantendo a segurança do paciente; posicionamento correto do paciente antes, durante e após a administração da dieta; reconhecimento precoce dos sinais e sintomas de intolerância a alimentação enteral; e incentivo à realização de perguntas sobre os cuidados relativos à técnica de gavagem/gastróclise, visando potencializar o protagonismo do paciente e sua família[19].

As equipes de ESF e SAD devem instruir a família e o cuidador a interromper a administração da dieta por via gravitacional ou BI e entrar em contato com a UBS para comunicar imediatamente a equipe de ESF ou SAD. Todos os casos dos indivíduos que estejam recebendo alimentação por sonda em casa e apresentem as seguintes situações devem comunicar a UBS: distensão abdominal; diarreia, vômitos pós-prandiais; RG aumentado da alimentação anterior (esses parâmetros são estabelecidos pela equipe de saúde); deslocamento da sonda enteral; erupção cutânea ou hiperemia no sítio de localização da sonda enteral; exsudação de secreções ou extravasamento de dieta no local de entrada da sonda enteral;

problemas mecânicos na sonda (oclusão da sonda, alteração da integridade da sonda)[3,8,19,20].

Na forma de administração intermitente é necessário um equipo e frasco plástico descartável e, nesse caso, as formulações utilizadas são de sistema aberto. A administração em *bolus* necessita de uma seringa de 20 a 60 mL, que se conecta à sonda. A dieta é administrada lentamente, por volta de 200 a 300 mL por horário. Volumes acima de 350 mL causam desconforto abdominal[8,10,11].

Na forma contínua de administração utiliza-se a dieta de sistema fechado ou aberto, infundindo-a preferencialmente por BI para controlar o gotejamento da dieta. São administradas em 24 horas contínuas, desse tempo, consideram-se 4 horas de pausas para exames, higienização, entre outros procedimentos[8,11,12].

Para a administração pós-pilórica sob a forma contínua, recomenda-se iniciar com uma fórmula diluída, com velocidade de 50 mL/hora. Na ausência de efeitos colaterais gastrointestinais, essa velocidade pode ser aumentada em 25 a 50 mL/hora/dia até ser alcançado o volume necessário, e posteriormente a osmolalidade da formulação deve ser gradativamente aumentada para atender as necessidades nutricionais do paciente[8].

Os pontos primordiais que devem ser sempre orientados em todas as visitas domiciliares[4,7,8,11]:

- Utilizar sempre água filtrada ou fervida em temperatura ambiente.
- Armazenar a dieta enteral de preparo caseiro na geladeira e retirar 30 minutos antes do uso, somente a porção a ser administrada.
- Administrar a dieta na sonda lentamente através da seringa de forma gravitacional ou por bomba infusora para evitar alterações do TGI e favorecer o processo digestório dos nutrientes.
- Administrar a dieta em temperatura ambiente, sem aquecimento prévio em banho-maria ou micro-ondas.
- Diluir o medicamento (xarope, suspensão, comprimido simples) em uma porção de água, para infusão pela sonda por meio da seringa conforme volume/dosagem prescritos pela equipe de saúde.
- Lavar a sonda, ao término da alimentação enteral injetando 20 mL de água para evitar que os resíduos de alimentos a obstruam.
- Infundir água, conforme volume prescrito pela equipe de saúde, após a administração dos medicamentos e nos intervalos das refeições, por meio de seringa ou frasco descartável.
- Manter a sonda fechada sempre que não estiver em uso.
- Para desobstrução: aspirar água morna potável para uma seringa de 20 mL e conectar a seringa na sonda, injetando o líquido para exercer uma leve pressão local; e manter a outra via da sonda bem ocluída, repetindo o procedimento quantas vezes forem necessárias.

Convém destacar que o controle da infusão gravitacional por gotas é realizado por minuto com o seguinte cálculo: cada 20 gotas equivalem a 1 mL de dieta. Assim, para converter a unidade de medida de mL/h para gotas por minuto é preciso dividir a quantidade/volume a ser administrada em mL/h pela constante três.

Outro assunto ainda não consensual é a verificação do RG antes de cada administração da TNED[8,18].

Alguns autores consideram como volume significativo de RG quantidades acima de 50% do volume da dieta administrada anteriormente. Para além desse parâmetro, permanece ainda em discussão o volume de RG necessário para a readministração ou descarte do RG mensurado, bem como do desconto deste RG na próxima dieta. Sendo assim, a avaliação do RG permanece como questão a ser discutida e as rotinas para manejo desta secreção corpórea tendem a ser modificadas de acordo com protocolos de cada instituição[8,18].

Entretanto, alguns autores afirmam que o RG deve ser conferido antes da administração de cada dieta e a sua devolução, bem como a interrupção/suspensão da dieta do horário, dependerá da avaliação do profissional de saúde considerando o volume e o aspecto desse RG. As normas dos fabricantes não recomendam a verificação do RG nas sondas jejunais ou transpilóricas[8,18].

Referências

1. Moreira M, Lopes JMA, Carvalho M. O recém-nascido de alto risco: teoria e prática do cuidar. Rio de Janeiro: Fiocruz; 2004.
2. Vasconcelos VMS, Freitas BJAS, Martins MCC, Silva TM, Ramos CV. Terapia nutricional enteral domiciliar: uma revisão integrativa. Int J Dev Res. 2020;10(10):41600-7.
3. Jansen AK, Silva KC, Henriques GS, Coimbra JR, Rodrigues MTG, Rodrigues MAS, et al. Relato de experiência: terapia nutricional enteral domiciliar – promoção do direito humano à alimentação adequada para portadores de necessidades alimentares especiais. Demetra – Alimentação, Nutrição & Saúde. 2014;9:233-47. Disponível em: https://www.e-publicacoes.uerj.br/index.php/demetra/article/view/10300 (acesso em 3 dez 2021).
4. Moreira SPL, Galvão NRL, Fortes RC. Terapia de nutrição enteral domiciliar: principais implicações dessa modalidade terapêutica. Cienc Saúde. 2011;21(4):309-18.
5. Sociedade Brasileira de Nutrição Parenteral e Enteral. Terapia nutricional domiciliar. Diretrizes em foco. Rev Assoc Med Bras. 2012;58(4):408-11.
6. Silva AC, Silveira SA. Perfil epidemiológico e nutricional de usuários de nutrição enteral domiciliar. Demetra – Alimentação, Nutrição & Saúde. 2014;9(3):783-94. Disponível em: https://www.e-publicacoes.uerj.br/index.php/demetra/article/view/10527 (acesso 3 dez 2021).
7. Prado MY, Moreira CFD, Ágatta CS, Ribeiro VMC. Perfil nutricional de usuários de terapia nutricional enteral domiciliar. HU ver. 2021;47:1-9.
8. Waitzberg DL. Nutrição oral, enteral e parenteral na prática clínica. 4 ed. São Paulo: Atheneu; 2009.
9. Menezes CS, Fortes RC. Nutritional status and clinical evolution of the elderly in home enteral nutritional therapy: a retrospective cohort study. Rev Latino-Am Enfermagem. 2019;27:e3198. Disponível em: https://www.scielo.br/j/rlae/a/dgCH83KcXfnCMcjFwWKS5pn/?format=pdf&lang=en (access 10 set 2021).
10. Fujino V, Nogueira LABNS. Terapia nutricional enteral em pacientes graves: revisão de literatura. Arq Ciênc Saúde. 2007;14 (4):220-6.
11. Unamuno MRDL, Marchini JS. Sonda nasogástrica/nasoentérica: cuidados na instalação, na administração da dieta e prevenção de complicações. Medicina (Ribeirão Preto) [Internet]. 2020;35(1):95-101.
12. Vieira PM, Lima CM, Cruz PA. Nutrição enteral: elaboração de um protocolo clínico de tratamento de diarreia em terapia nutricional enteral. Assoc Bras Nutr. 2021;12(2): 89-103.

13. Bowden VR, Greenberg CS. Alimentação enteral. In: Bowden VR, Greenberg CS. Procedimentos de enfermagem pediátrica. Rio de Janeiro: Guanabara Koogan; 2013.
14. Brasil. Ministério da Saúde. Agência Nacional de Vigilância Sanitária. Resolução – RCD n. 63, de 6 de julho de 2000. Brasília: Ministério da Saúde; 2000.
15. Bowden VR, Greenberg CS. Sondas de alimentação enteral: colocação e manejo de sonda naso/orogástrica e nasoentérica. In: Bowden VR, Greenberg CS. Procedimentos de enfermagem pediátrica. Rio de Janeiro: Guanabara Koogan; 2013.
16. Brasil. Ministério da Saúde. Agência Nacional de Vigilância Sanitária. Resolução – RCD n. 36, de 25 de julho de 2013. Brasília: Ministério da Saúde; 2013.
17. Sociedade Brasileira de Nutrição Parenteral e Enteral. Braspen Journal. 2019;34(1).
18. Cheever KH. Modalidades terapêuticas para o sistema digestório. In: Cheever KH, Hinkle JL. Brunner & Suddarth: tratado de enfermagem médico-cirúrgica. 13 ed. Rio de Janeiro: Guanabara Koogan; 2016.
19. Brasil. Ministério da Saúde. Secretaria de Atenção à Saúde. Departamento de Atenção Básica. Caderno de atenção domiciliar. Brasília: Ministério da Saúde; 2013.
20. Assis MCS, Silva SMR, Leães DM, Novello CL, Silveira CRM, Mello ED, et al. Nutrição enteral: diferenças entre volume, calorias e proteínas prescritos e administrados em adultos. Rev Bras Ter Intensiva. 2010;22(4):346-50. Disponível em: https://doi.org/10.1590/S0103-507X2010000400006 (acesso 3 dez 2021).

Capítulo 14

Enteroclisma

Euclides Colaço Melo dos Passos
Andréa Luísa Ribeiro
Otavio Amâncio da Silva
Renato Martins Pereira Girato

PONTOS-CHAVE

- A enteróclise (ou laxação, enteroclisma, lavagem intestinal, clister intestinal, clister glicerinado e *fleet enema*) consiste na injeção de líquido nutriente ou medicinal no intestino e irrigação do cólon, a fim de enchê-lo completamente e irrigá-lo.
- O procedimento é indicado em preparo de exames gastrintestinais e cirurgias abdominais.

OBJETIVOS DE APRENDIZAGEM

Ao final do capítulo, o leitor deverá ser capaz de:

- Reconhecer a necessidade de aplicação do enteroclisma de acordo com o quadro apresentado pelo paciente em cuidado domiciliar.
- Dominar as técnicas e as etapas do procedimento.
- Conhecer os materiais que devem ser utilizados, bem como seu correto descarte.
- Orientar corretamente o paciente, seus familiares e cuidadores.

Definição

A enteróclise, também conhecida como laxação, enteroclisma, lavagem intestinal, clister intestinal, clister glicerinado e *fleet enema*, consiste na injeção de líquido nutriente ou medicinal no intestino e irrigação do cólon com um grande volume de líquido, a fim de encher completamente o cólon e de irrigá-lo.[1]

Finalidade

Facilitar a eliminação de fezes; prevenir a obstrução intestinal, o desconforto do paciente, fissuras anais e hemorroidas; evitar a distensão abdominal.[2]

Indicações e contraindicações do procedimento

O enteroclisma está indicado nas seguintes situações:[2-4]

- Preparo de exames gastrintestinais (colonoscopia, retossigmoidoscopia, por exemplo).
- Cirurgias abdominais.

As indicações do procedimento em pacientes domiciliados incluem situações clínicas como:

- Eliminar ou evitar a distensão abdominal e flatulência.
- Facilitar a eliminação de fezes.
- Remover sangue, em caso de melena.
- Aliviar sinais e sintomas de constipação intestinal refratária.

É contraindicado nas seguintes situações:

- Prolapso anorretal.
- Obstrução tumoral anorretal.
- Insuficiências renal e/ou cardíaca mal compensadas.
- Instabilidade hemodinâmica.
- Presença de fecaloma (deve-se proceder a remoção por profissional médico).[5]

O procedimento deve ser prescrito pelo médico, o qual é operacionalizado pelo auxiliar ou técnico de enfermagem sob a supervisão do enfermeiro.[3,4] Casos de maior complexidade técnica podem exigir que o enfermeiro ou o médico realize o procedimento de forma exclusiva, como:

- Pacientes em pós-operatório de cirurgias anorretais.
- Pacientes portadores de fístulas.
- Pacientes recém-ostomizados.
- Crianças.
- Portadores de distúrbios cardiovasculares e renais graves.

Materiais utilizados para a realização do enteroclisma

- Anestésico tópico.
- Bacia/comadre ou fralda descartável de tamanho apropriado.
- Equipo macrogotas.
- Luvas de procedimento.
- Máscara cirúrgica.
- Solução prescrita.
- Sonda retal.
- Suporte para soro.

Descrição técnica do procedimento[3,6]

Pré-procedimento

- Checar as prescrições médica e de enfermagem.
- Reunir os materiais.
- Avaliar o paciente, verificando a pressão arterial e a frequência cardíaca.
- Paramentar-se com máscara cirúrgica e luvas de procedimento.

Execução do procedimento

- Orientar o paciente e o acompanhante sobre o procedimento.
- Posicionar o paciente em decúbito lateral esquerdo (membro inferior esquerdo estendido e membro inferior direito fletido).
- Conectar a solução à sonda retal.
- Lubrificar a sonda com a própria solução que será utilizada.
- Verificar se há lesões de pele e de mucosas anais. Havendo, comunicar à equipe médica e suspender o procedimento até a avaliação médica do quadro. Não havendo lesões, prosseguir.
- Introduzir a sonda lentamente no ânus, cerca de 5 a 7 cm nas crianças e 10 a 13 cm nos adultos.
- Observar se há resistência à introdução da sonda retal. Caso haja, interromper o procedimento imediatamente e comunicar o médico responsável. Não havendo resistência, prosseguir.
- Infusão da solução prescrita.
- Infundir lentamente a solução aquecida, de acordo com a prescrição médica.
- Observar se o paciente apresenta desconforto abdominal durante o procedimento. Havendo desconforto, suspender o procedimento imediatamente; não havendo, prosseguir com a infusão.
- Retirar a sonda retal e comprimir as nádegas.
- Oferecer a comadre, colocar a fralda ou encaminhar o paciente ao vaso sanitário, conforme condições clínicas.
- Anotar a quantidade e as características da eliminação intestinal.

Pós-execução do procedimento

- Organizar material e ambiente e garantir o conforto do paciente.
- Checar e anotar o procedimento, bem como eventuais intercorrências.
- Desprezar o material em lixo apropriado e/ou expurgo.[3,6]
  Observações:
- Durante a introdução da sonda, em caso de qualquer resistência, interromper o procedimento e analisar o canal para verificar casos de fecalomas ou outras alterações, por toque retal, com o consentimento prévio da equipe e do paciente ou seu responsável.[3]
- Em pacientes pediátricos, o procedimento deve ser executado por dois ou mais profissionais, um deles o enfermeiro, uma vez que nem sempre a criança é colaborativa para a realização de procedimentos invasivos como o enteroclisma e/ou enema, podendo ser difícil a sua execução a contento se sozinho.[3]
- Durante todo o processo, monitorar o paciente clinicamente, pois a estimulação retal pode causar estímulo vagal, cursando com sintomas de bradicardia, hipotensão, náusea, sudorese e síncope (cuidado que também deve ser observado durante o tratamento do fecaloma, a seguir).

Fecaloma

Resulta, geralmente, da evacuação fecal incompleta por longos períodos, podendo ocasionar obstrução parcial ou total do intestino. As fezes acumulam-se e desidratam-se, aumentando de consistência até se tornarem pétreas.[5] Localiza-se comumente no retossigmoide, ao alcance do dedo do examinador no toque retal. Ocorre sobretudo em portadores de megacólon (chagásico, por exemplo), distúrbios psicogênicos severos, idosos debilitados, pacientes acamados, sedentários, usuários de drogas e baixíssima ingestão hídrica.[5]

O tratamento deve ser feito preferencialmente por profissional médico, embora a Nota Técnica nº 067/CT/2019 respalde o enfermeiro a executar o procedimento, conforme existam protocolos institucionais específicos orientando o procedimento.[7] A terapêutica consiste na manipulação digital, por meio do toque retal. Previamente ao toque, injeta-se, por via retal, substância lubrificante e laxativa (óleo mineral ou mesmo substância à base de glicerina), com o intuito de facilitar a eliminação do material fecal. Pode-se usar solução anestésica para reduzir o desconforto do indivíduo. Durante o manuseio, deve-se procurar fragmentar a massa de fezes sempre contra a parede sacral (posterior), em movimentos giratórios.[5]

Material necessário

- Luvas de procedimento, avental, gorro e máscara.
- Lubrificante (óleo mineral, vaselina líquida ou mesmo lidocaína).
- Comadre (para depósito das fezes), água, sabão e toalhas.

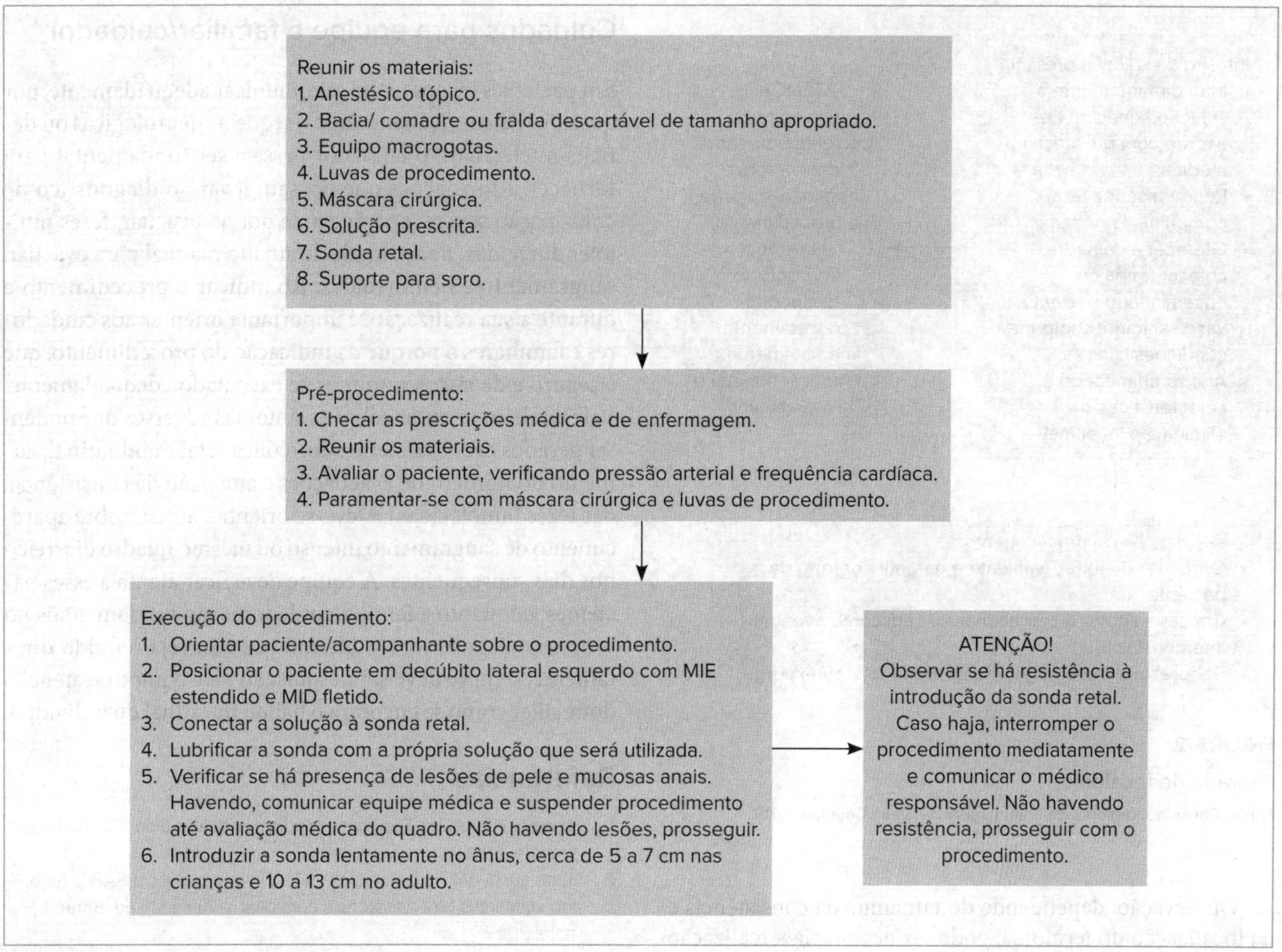

FIGURA 1
Procedimento técnico de enteroclisma.
Fonte: elaborada pelos autores.

Descrição da técnica[5,7]

- Lavagem das mãos.
- Reunir o material necessário.
- Promover um ambiente privativo, fechando as portas do quarto onde o paciente está.
- Se possível, ter uma segunda pessoa do lado para tranquilizar e confortar o paciente (familiar, cuidador ou outro membro da equipe).
- Explicar o procedimento ao paciente e sobre o desconforto envolvido.
- Colocar o paciente em posição lateral esquerda.
- Posicionar a comadre na cama.
- Cobrir o paciente para preservar sua privacidade, mantendo apenas a região das nádegas descoberta.
- Calçar luvas de procedimento.
- Lubrificar bem os dedos indicador e médio da mão dominante para reduzir a irritação do reto.
- Orientar o paciente a realizar respirações lentas e profundas.
- Inserir o dedo indicador lubrificado delicadamente no canal anal, identificando a massa fecal, e realizar estimulação digitoanal com movimento circular, ajudando a relaxar o esfíncter externo com pressão leve na direção da parede sacral.
- Movimentar o dedo em torno da massa endurecida para fragmentá-la e retirar os fragmentos, se necessário, usando os dois dedos lubrificados em movimento de pinça. Instruir ao paciente a se inclinar, se possível, enquanto se extraem as fezes.
- Para facilitar a remoção, instruir ao paciente a inclinar-se (se possível) durante o processo de extração fecal.
- Remover a impactação a intervalos se ela for de grande monta, o que ajuda a evitar o desconforto em demasia e a irritação do reto.
- Efetuar a higiene local do paciente.
- Desprezar as fezes no sanitário.
- Retirar as luvas e fazer a higienização das mãos.
- Registrar as características das fezes, a quantidade delas e o alívio do paciente após o procedimento.

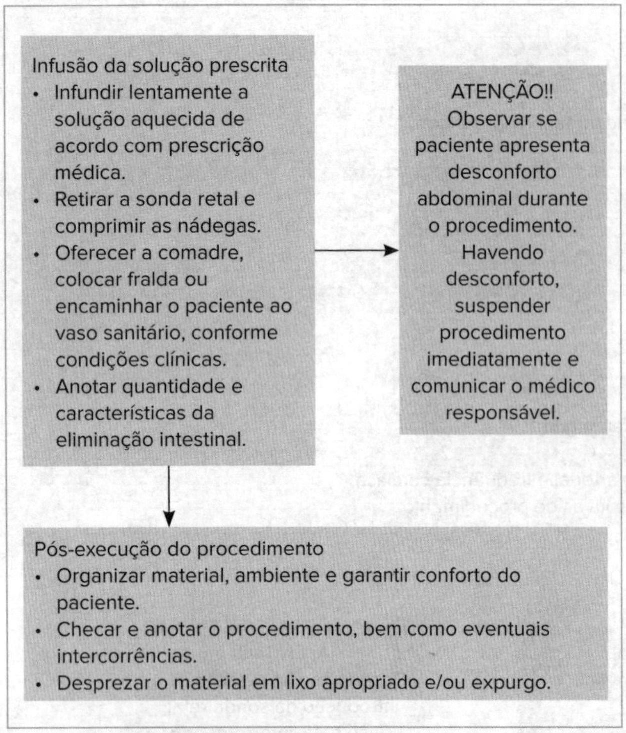

FIGURA 2
Retirada de fecaloma.
Fonte: Conselho Regional de Enfermagem de Santa Catarina, 2019.

Observação: dependendo do tamanho, da consistência e da localização do fecaloma, pode ser necessária a realização de enemas com solução fisiológica e glicerina, visando promover o amolecimento progressivo e a eliminação do fecaloma por meio de dejeções sucessivas.[5] Algumas vezes, quando a localização do fecaloma é mais alta, pode ser necessária a intervenção instrumental com o retossigmoidoscópio. Em outras situações, quando o paciente apresenta doença na região anal que provoque dor ou mesmo quando há dificuldade na remoção da porção distal do fecaloma impactado na ampola retal, pode ser necessário um procedimento anestésico, para produzir a analgesia e promover o relaxamento dos esfíncteres, facilitando o esvaziamento do fecaloma. Em ambos os casos, o paciente deve ser referenciado para serviço hospitalar/especializado.[1,5] Excepcionalmente, pode haver a necessidade de abordagem cirúrgica.

Cuidados para equipe e familiar/cuidador

Em pacientes incapazes de se comunicar adequadamente, por questões de restrição mecânica, sequelas neurológicas ou déficits intelectuais, o cuidador passa a ser fundamental para fornecer informações que possam levar ao diagnóstico de constipação severa: aparência de dor ao evacuar, fezes muito endurecidas, necessidade de auxílio manual para evacuar, sangramento e hemorroidas. Ao indicar o procedimento e durante a sua realização, é importante orientar aos cuidadores e familiares o porquê da indicação do procedimento, que é seguro e de riscos mínimos se executado adequadamente. Vale também orientar sobre os sintomas adversos que podem ser gerados eventualmente: dor/cólica retal e abdominal; aumento do número de evacuações e alteração da consistência das fezes (amolecidas). Deve-se orientar, ainda, sobre aparecimento de sangramento intenso ou mesmo quadro diarreico nos dias subsequentes. A equipe deve ficar atenta a esses pacientes, enquanto a família/cuidadores são fundamentais no processo diagnóstico. E, mesmo que não seja referido diretamente, sempre deve ser pesquisado pela equipe de atenção domiciliar como se encontra o hábito intestinal do indivíduo.

Referências

1. Thomas CL, editor. Dicionário médico enciclopédico. 17. ed. Barueri: Manole; 2000.
2. Yamaguchi AM, Higa-Taniguchi KT, Andrade L, Bricola SAPC, Jaob Filho W, Martins MA. Assistência domiciliar, volume 1. 1. ed. Barueri: Manole; 2009.
3. Conselho Regional de Enfermagem de São Paulo. Parecer COREN-SP CAT Nº 032/2010. [acesso em janeiro de 2022]. Disponível em: https://portal.coren-sp.gov.br/wp-content/uploads/2013/07/parecer_coren_sp_2010_32.pdf
4. UNA-SUS, UFPE. Princípios para o cuidado domiciliar 2 - Enteroclisma. Curso On-line, Jun/2014.
5. Conselho Regional de Medicina do Estado de São Paulo (CREMESP). Pareceres. Parecer Nº 87507: Retirada de fecaloma. 2006.
6. Monge RA, Saito KAM. Lavagem intestinal via retal. In: Silva SC, Siqueira ILP, Santos AE, organizadores. Série boas práticas de enfermagem em adultos: procedimentos básicos. São Paulo: Atheneu; 2008. p. 135-42.
7. Conselho Regional de Enfermagem de Santa Catarina. Resposta Técnica COREN/SC Nº 067/CT/2019. [acesso em janeiro de 2022]. Disponível em: http://transparencia.corensc.gov.br/wp-content/uploads/2019/08/RT-067-2019-Retirada-de-fecaloma.pdf

Capítulo 15

Toracocentese

Rogério Yassuaki Sakurada
Milton Junior Neckel

PONTOS-CHAVE

- A toracocentese é o método de escolha para obter líquido pleural.
- Ela deve seguir uma técnica padronizada, com o intuito de minimizar riscos e complicações.

OBJETIVOS DE APRENDIZAGEM

Ao final do capítulo, o leitor deverá ser capaz de:

- Compreender alguns conceitos de família.
- Diferenciar os diferentes tipos de família.
- Diferenciar os diferentes momentos no tempo das famílias.
- Compreender o conceito de sistema familiar, arranjos familiares e organização familiar.
- Contribuir com o processo de ensino, aprendizado e realização do procedimento, para que médicos que atuem em atenção domiciliar compreendam a toracocentese como um procedimento passível de ser executado no domicílio.

Definição

A toracocentese é um procedimento realizado por meio da introdução de um cateter ou agulha para a retirada do líquido pleural ou conteúdo gasoso. Possui indicação diagnóstica e/ou terapêutica. O espaço pleural é considerado um espaço virtual em situações normais, ocupado por cerca de 10 a 20 mL de líquido que possui a função de lubrificar as pleuras. Em situações patológicas, esse espaço pode ser ocupado por ar ou líquidos.[1-4,5]

Finalidade

A toracocentese tem como finalidade a obtenção de amostra do líquido pleural, sendo dividida em punção diagnóstica ou de alívio. A punção diagnóstica visa obter líquido para comprovação diagnóstica, podendo ocorrer pela visualização das características do líquido pleural ou análise laboratorial. A punção de alívio, por sua vez, pode ter o objetivo de analisar o líquido com o objetivo final da retirada de quantidade específica do líquido e assim, a melhora da ventilação do paciente.[5,6]

Indicação e contraindicação

Indicações

Toracocentese diagnóstica:

- Em pacientes com derrame pleural recente ou de etiologia incerta e ≥ 10 mm de espessura por tomografia computadorizada (TC), ultrassonografia ou radiografia em decúbito lateral.

Toracocentese terapêutica:

- Para aliviar os sintomas em pacientes com dispneia causada por um grande derrame pleural.
- Em situações de derrame pleural parapneumônico.
- Em pneumotórax espontâneo ou iatrogênico de pequeno volume.
- Em pneumotórax hipertensivo, até que seja providenciada a drenagem pleural.
- Em situações de hemotórax pós-trauma contuso com mais de 6 horas de evolução.[2]

Contraindicações

Absolutas:

- Nenhuma.

Relativas:

- Anticoagulação ou distúrbio hemorrágico.
- Localização incerta de líquido.

- Volume de líquido mínimo.
- Alteração da anatomia da parede torácica.
- Celulite ou herpes-zóster no local da punção da toracocentese.
- Pneumopatia suficientemente grave para tornar as complicações capazes de colocar a vida em risco.
- Paciente com tosse descompensada ou não cooperante.[2]

Profissional responsável

O procedimento deve ser realizado por profissional médico, com capacitação técnica no procedimento, auxiliado por equipe de profissionais da saúde para evitar riscos de contaminação, pois consiste em um procedimento estéril.

Riscos/pontos críticos

Riscos relacionados ao ambiente, ao paciente e ao cuidador

Durante a avaliação do procedimento no domicílio, devem-se considerar os seguintes fatores que podem dificultar a realização dele ou aumentar, durante e posteriormente, o risco de complicações:

- Iluminação inadequada do ambiente.
- Pouco espaço para o manuseio dos materiais.
- Ausência de superfície de apoio ao paciente.
- Cuidador mal orientado.
- Paciente não colaborativo.
- Avaliação do tempo de transporte do líquido coletado para análise e sua adequada conservação.
- Orientação prévia a cuidador e familiares sobre os potenciais riscos e complicações do procedimento e solicitação do registro em prontuário.

Riscos relacionados ao procedimento

- Pneumotórax: é a complicação mais comum. Quando associada à toracocentese, em geral é pequena e de resolução espontânea, embora haja situações em que pode ser necessário drenagem torácica.
- Dor: frequentemente de leve intensidade, respondendo a analgésicos simples.
- Reflexo vasovagal: o paciente apresenta sudorese, pré-síncope, sensação de mal-estar, náuseas ou vômitos. Os sintomas cessam com a interrupção do procedimento.
- Sangramento: pode ocorrer, decorrente de lesão vascular durante a punção. Essa situação é evitável quando realizada a punção na borda superior do arco costal inferior.
- Edema pulmonar de reexpansão: edema pulmonar não cardiogênico, que ocorre após a toracocentese de alívio com a retirada de grande volume. Ocorre em menos de 1% dos procedimentos e, geralmente, está associado à retirada de mais de 1.500 mL de líquido pleural.
- Complicações infecciosas: raras, em geral associadas a execução técnica deficiente.
- Punção hepática ou esplênica: em geral, está relacionada ao posicionamento inadequado do paciente (posicioná-lo sentado reduz o risco) e à realização da punção abaixo do 9º espaço intercostal (EIC). O prognóstico, na maior parte dos casos, é favorável, caso tenha sido usado um Jelco® 14-16 gauge e o paciente não esteja apresentando distúrbios de coagulação.[2]

Material utilizado

Os materiais para a realização do procedimento intradomiciliar devem consistir em:

- Equipamentos de proteção individual (EPI), como avental descartável ou esterilizado, máscara cirúrgica, gorro, luvas estéreis, óculos de proteção.
- Material de pequenos procedimentos acondicionado em bandeja estéril, contendo cuba rim, campo cirúrgico fenestrado, pinça para antissepsia e cuba de inox pequena para a armazenagem do antisséptico.
- Gazes esterilizadas.
- Solução antisséptica – clorexidina (alcoólica ou aquosa) ou iodopovidona PVPI tópico.
- 1 frasco de lidocaína a 1 ou 2% sem vasoconstritor.
- Seringas de 10 e 20 mL.
- Agulhas 40x12 e 13x4,5.
- Abocath® ou Jelco® 14 ou 16 – selecionar calibre e comprimento com espessura estimada da parede torácica.
- Torneira *three way*.
- Equipo macrogotas.
- Tubo estéril para a coleta de material.
- Esparadrapo.[3]

Descrição da técnica

- O procedimento deve ser feito de preferência com o paciente sentado. Em pacientes que não conseguem se sentar, pode-se usar a posição em decúbito lateral do lado do derrame ou semissentada no leito.
- O paciente deve ficar sentado, o tronco anteriorizado com os braços e o corpo apoiado em um suporte (uma mesa ajustável firme, por exemplo), colocado horizontalmente em frente ao corpo (Figura 1).[3,7]
- É recomendável realizar uma radiografia de tórax, que auxilia na identificação do lado e a quantidade de líquido existente. Também é aconselhável fazer a radiografia no intervalo de 24 horas.[3,7]
- O nível do derrame pode ser determinado pela percussão. A presença de líquido faz que o tom de percussão seja abafado (Figura 2).[3,7]
- O local de punção deve ser o EIC, abaixo do nível do derrame, na porção superior da costela, possivelmente na linha axilar posterior e na linha axilar média (preferida em pacientes em ventilação mecânica) entre o 5º e o 6º EIC ou na metade do espaço entre a coluna e a linha axilar

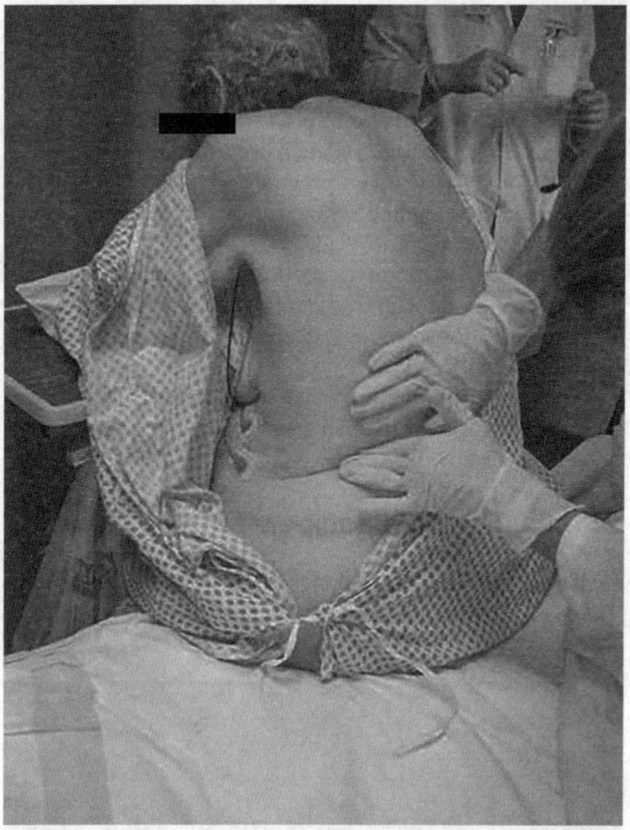

Figura 1 Posicionamento indicado do paciente.

Fonte: Mayeaux Junior EJ, 2011.[7]

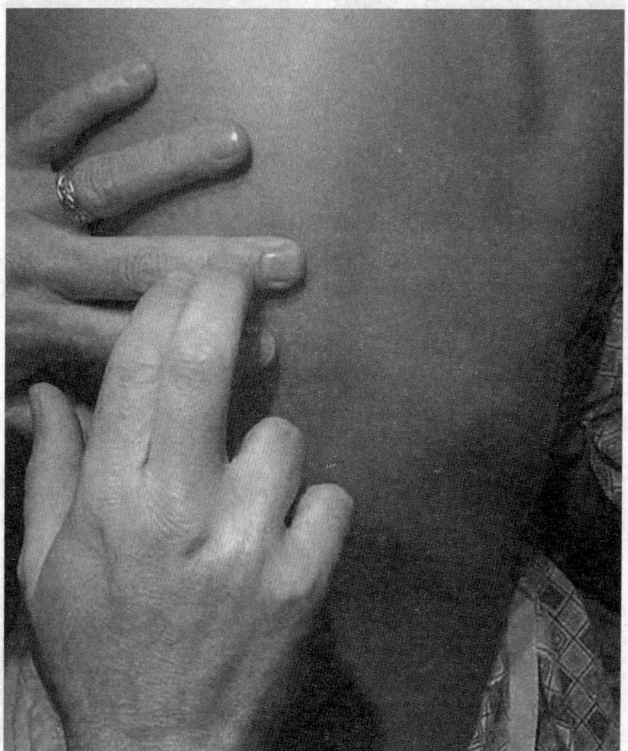

Figura 2 Teste de percussão.

Fonte: Mayeaux Junior EJ, 2011.[7]

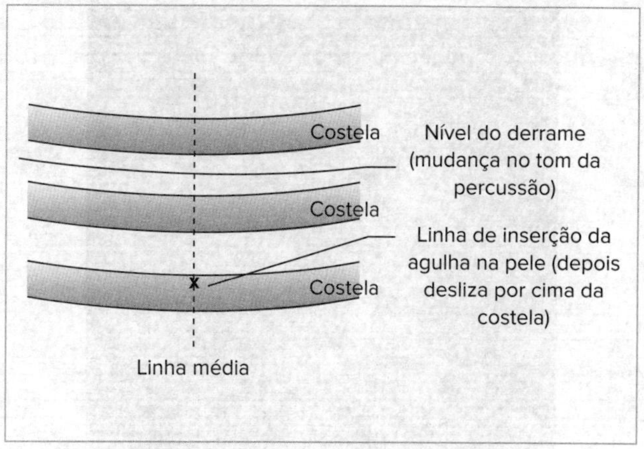

Figura 3 Local de punção.

Fonte: Mayeaux Junior EJ, 2011.[7]

posterior (cerca de 4 cm abaixo do ângulo da escápula). Evitam-se punções abaixo do 9º EIC (risco de punção abaixo do diafragma) (Figura 3).[3,7]

- Devem-se realizar antissepsia das mãos e colocação da paramentação cirúrgica: gorro, avental esterilizado ou descartável, óculos de proteção e luvas cirúrgicas (Figura 4).[3,7]
- Uma vez que o paciente esteja adequadamente posicionado, além de demarcado o local da punção, a pele do hemitórax acometido deve ser limpa com solução antisséptica e o campo estéril posicionado (Figura 5).[3,7]
- Deve-se aspirar a lidocaína na seringa de 10 mL e anestesiar todos os planos: pele, subcutâneo, periósteo e pleura parietal. Também se deve usar uma agulha pequena (10x4,5 mm) para criar um botão anestésico (cerca de 1 mL) no local de inserção, e em seguida fazer anestesia por planos com injeção em pequenas quantidades até se atingir o espaço pleural, sempre com o cuidado de aspirar a seringa antes da próxima injeção. Isso evita a injeção intravenosa do anestésico.[3,7]
- No preparo para a introdução do Jelco®, deixar o cateter periférico conectado à seringa de 20 mL e, após a introdução do bisel, fazer a tração do êmbolo para criar pressão negativa na seringa. O Jelco® deve ser mantido com o êmbolo da introdução pelos planos da parede torácica, além de tracionado.[3,7]
- Quando iniciar o retorno de líquido pleural ou ar para a seringa, deve-se parar de introduzir o cateter e introduzir lentamente o revestimento até o final.
- Após a introdução do revestimento, o mandril deve ser removido, mantendo-se no espaço pleural somente o cateter plástico. A seguir, conecta-se uma torneira de três vias para a posterior adaptação da seringa de 20 mL.[3,7]
- Realiza-se a aspiração do líquido para análise. O volume e o número de frascos dependem das hipóteses diagnósticas. Geralmente, cerca de 50 mL de líquido pleural são suficientes (Figura 6).[3,7]
- Caso se opte pela toracocentese de alívio, conecta-se o equipo de soro macrogotas ao Jelco® e permite-se a saída do líquido pleural até o volume desejado. Geralmen-

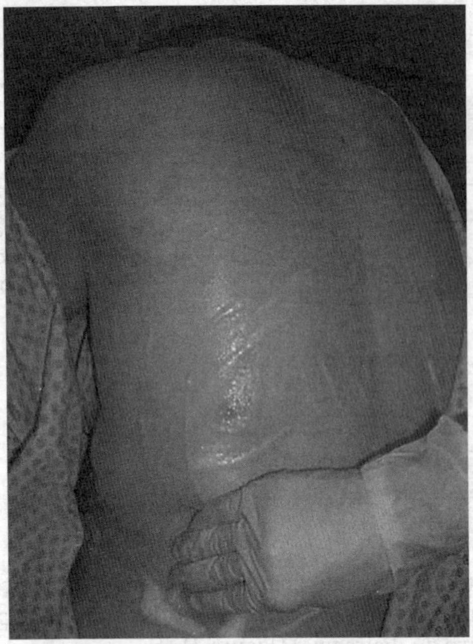

Figura 4 Antissepsia com paramentação cirúrgica.
Fonte: Mayeaux Junior EJ, 2011.[7]

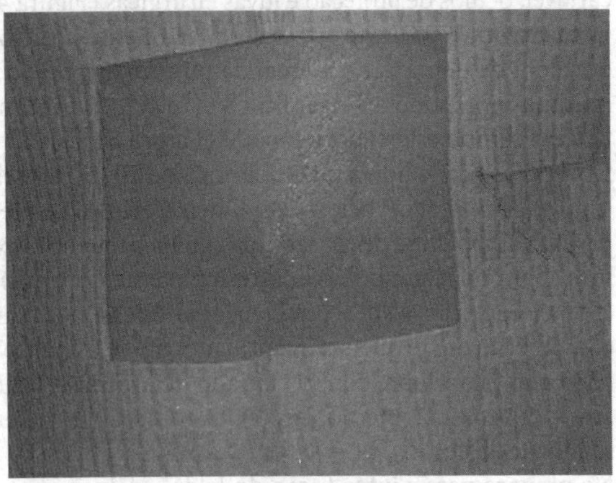

Figura 5 Posicionamento do campo estéril.
Fonte: Mayeaux Junior EJ, 2011.[7]

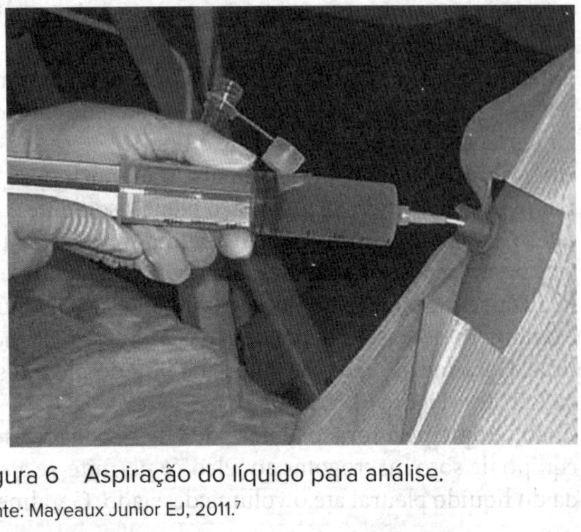

Figura 6 Aspiração do líquido para análise.
Fonte: Mayeaux Junior EJ, 2011.[7]

te se interrompe a toracocentese ao ser atingido um volume entre 1 e 1,5 L.[3,7]

- O procedimento deverá ser interrompido se o paciente apresentar desconforto respiratório, tosse ou hipotensão. Para retirar o líquido, podem ser utilizados frascos comuns ou a vácuo. O emprego do vácuo para o esvaziamento do conteúdo do espaço pleural não parece ocasionar aumento da morbidade.[3,7]
- Finda a coleta, remove-se o Jelco® e realiza-se curativo oclusivo. É importante que todos os materiais e resíduos contaminados sejam descartados de maneira correta (Figuras 7 e 8).[3,7]
- Após o procedimento, avalia-se a necessidade de radiografia de tórax, principalmente nas situações de toracocentese de alívio.[3,7]

Orientações para equipe e familiar/cuidador

- Convém orientar o cuidador e o paciente a ficarem atentos ao surgimento de sinais e sintomas que possam indi-

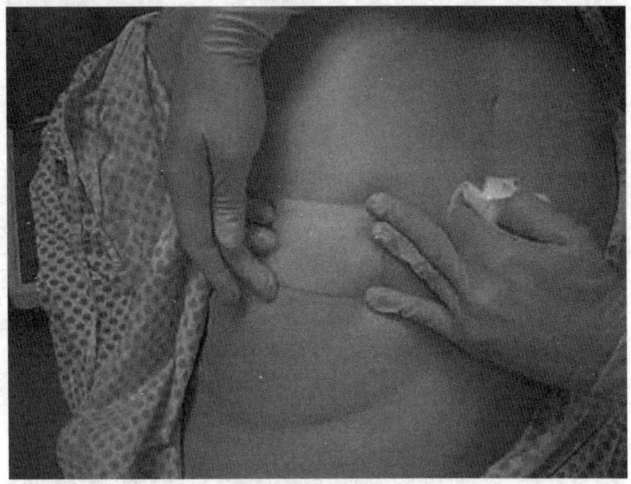

Figura 7 Aplicação de curativo oclusivo.
Fonte: Mayeaux Junior EJ, 2011.[7]

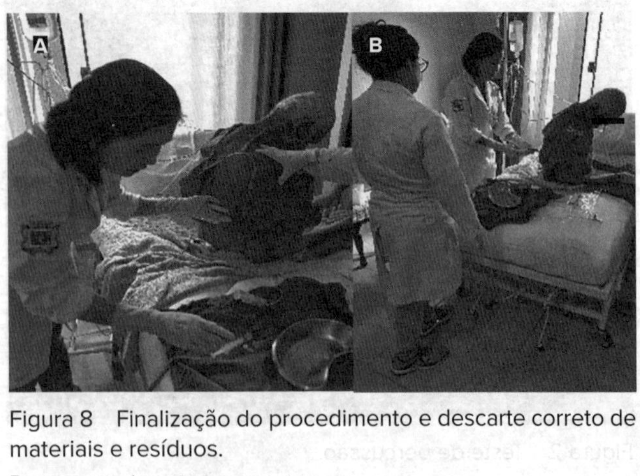

Figura 8 Finalização do procedimento e descarte correto de materiais e resíduos.
Fonte: acervo dos autores.

car complicações. Assim, aumento de dispneia, início de dor torácica, dor abdominal, piora acentuada da tosse e presença de equimoses de parede torácica podem indicar intercorrências e devem ser imediatamente comunicados ao serviço de atenção domiciliar ou serviço de urgência.

- Evita-se manusear o local de inserção do dispositivo, tendo o cuidado de não tracionar tanto o cateter como o equipo de soro, principalmente nas mudanças de decúbito e banho do paciente.

Considerações finais

A atenção domiciliar impõe inúmeros desafios às equipes que prestam esse modelo de assistência, sendo os procedimentos invasivos no domicílio ainda os que mais incitam cuidados. Dentro desse universo de possibilidades, observamos que grande parte do que é executado em nível ambulatorial também pode ser realizada na residência das pessoas; hoje, grande parte dos serviços consegue ter um nível de monitoramento e segurança equivalente ao de serviços de pronto atendimento com materiais passíveis de transporte para dentro das casas. Ressaltamos, contudo, que o Brasil é um país continental, de realidades divergentes.

A toracocentese se insere nesses procedimentos, mostrando que, em situações selecionadas, pode ser uma conduta viável para trazer conforto e tratamento em situações clínicas específicas. É segura e possível desde que feita por profissionais com experiência, adotando medidas de precaução adequadas a cada ocasião.

Referências

1. Sales R, Onishi R. Thoracentesis and pleural biopsy. J Bras Pneumol. 2006;32(Supl 3):S170-S173.
2. Dezube R. Como fazer toracocentese. Manual MSD Versão para Profissionais da Saúde. [acesso em janeiro de 2022]. Disponível em: https://www.msdmanuals.com/pt-br/profissional/dist%C3%BArbios-pulmonares/como-fazer-procedimentos-pulmonares/como-fazer-toracocentese
3. Hospital de Clínicas da Universidade Federal do Triângulo Mineiro. Toracocentese e drenagem pleural. Procedimento operacional padrão. [acesso em janeiro de 2022]. Disponível em: https://www.gov.br/ebserh/pt-br/hospitais-universitarios/regiao-sudeste/hc-uftm/documentos/pops/toracocentese_e_drenagem_pleural-final-1.pdf
4. Perfeito JA. Punção e drenagem pleural. Livro virtual da Sociedade Brasileira de Cirurgia Torácica. [acesso em janeiro de 2022]. Disponível em: http://itarget.com.br/newclients/sbct/wp-content/uploads/2015/03/puncao_drenagem_pleural.pdf
5. Westphal FL. Drenagem torácica e toracocentese. In: Parte 2 – Cirurgia Torácica. Universidade Federal do Amazonas; 2012. p. 223-37.
6. Pereira AL. Tópicos de atualização em cirurgia torácica. 2. ed. Manaus: FMO; 2011.
7. Mayeaux Junior EJ. Guia ilustrado de procedimentos médicos. Artmed; 2011.

Capítulo 16

Paracentese domiciliar

Guilherme Emanuel Bruning
Rogério Yassuaki Sakurada
Sati Jaber Mahmud

Definição

A ascite é definida como acúmulo de líquido dentro da cavidade peritoneal com volume maior do que 25 mL. Em 75% dos casos, é causada por cirrose e hipertensão da veia porta de várias etiologias.[1]

O tratamento para a ascite é determinado de acordo com sua causa e extensão e inclui restrição de fluidos, diurese e paracentese de grande volume.[1] A paracentese abdominal é o procedimento de remoção de fluido ascítico da cavidade peritoneal por meio de punção abdominal com agulha.[2,3]

A paracentese pode ser diagnóstica ou terapêutica. É uma técnica simples e segura que pode ser realizada no ambiente domiciliar.[4]

QUADRO 1 Causas de ascite
▪ Cirrose hepática
▪ Hepatite alcoólica.
▪ Insuficiência cardíaca.
▪ Insuficiência hepática fulminante.
▪ Trombose de veia porta.
▪ Carcinomatose peritoneal.
▪ Pancreatite ou processo inflamatório do sistema biliar.
▪ Síndrome nefrótica.
▪ Peritonite.
▪ Isquemia ou obstrução intestinal.

Fonte: Shlamovitz GZ, Shah NR, 2013.[3]

Finalidade

- Paracentese diagnóstica: coleta de líquido ascítico para investigação diagnóstica. É indicada para a definição do diagnóstico da causa básica do derrame peritoneal. É um procedimento seguro, sem evidências que predisponham à infecção do líquido peritoneal, que deve ser realizado em todos os pacientes com ascite que não tenham feito investigação etiológica.[2,3]
- Paracentese terapêutica: é a drenagem de líquido ascítico, com a finalidade de reduzir a pressão intra-abdominal e aliviar sintomas associados como dispneia, dor e desconforto abdominal.[2,3,5,6]

Indicação e contraindicação

São indicações de paracentese abdominal terapêutica ou de alívio:

- Pacientes com ascite tensa com sintomas: dispneia, dor ou desconforto abdominal.
- Ascite refratária ao tratamento com diuréticos e dieta com restrição de sódio.[2,3]

Profissional responsável

Cabe ao médico a responsabilidade pela prescrição do procedimento e sua execução, sendo aconselhado o acompanhamento por pelo menos um profissional da equipe de enfermagem para auxiliar no fornecimento de materiais e necessidades que possam transcorrer durante a paracentese.

Risco/pontos críticos

Os principais riscos da paracentese podem ser assim relacionados:

- Hipovolemia e hipotensão: podem ocorrer quando grande quantidade de líquido é rapidamente retirada.
- Apesar de ser extremamente rara, pode ocorrer lesão de alça intestinal e bexiga: a perfuração dessas estruturas ocorre mais frequentemente em situações que provoquem as distensões delas, em locais com possíveis aderências, na presença de massas intra-abdominais que alterem a anatomia local e na ausência de esvaziamento completo da bexiga.

- Hemorragias: ocorre principalmente em pacientes com distúrbio de coagulação, situação comum em pacientes com indicação de paracentese. Contudo, geralmente o sangramento é pequeno e autolimitado.
- Infecções: a contaminação do líquido ascítico pode ocorrer tanto pela perfuração intestinal como pela translocação do germe através da pele.[4,5,7]

As contraindicações absolutas à paracentese incluem:
- Distúrbios da coagulação graves e não corrigidos.
- Obstrução intestinal.
- Parede abdominal infectada.
- Instabilidade hemodinâmica.
- Perfuração intestinal.
- Instabilidade respiratória.[1,4,5,7]

As contraindicações relativas se referem a:
- Falta de cooperação do paciente.
- Presença de cicatriz cirúrgica ao longo do ponto de punção.
- Grandes massas intra-abdominais.
- Hipertensão portal grave com presença de circulação colateral.[4,5,7]

QUADRO 2 Pontos críticos

- Evitar a retirada de volume maior que 50 a 80 mL/kg de líquido ascítico, pelo risco de hipotensão e hipovolemia. Se volumes maiores forem necessários, iniciar reposição volêmica.
- Recomenda-se reposição de albumina na proporção de 8 g/L de líquido retirado, sem ultrapassar as 100 g de albumina no total.
- Solicitar exame laboratorial para avaliar possíveis distúrbios de coagulação. Evitar realizar em domicílio se plaquetas < 100.000/mm3 ou INR > 2,0.
- Evitar a paracentese em locais de cicatrizes abdominais, pelo risco de aderências, e solicitar previamente o esvaziamento da bexiga.
- Fazer a avaliação da pele quanto à possibilidade de infecções locais.
- Na dúvida, aconselha-se realizar o procedimento guiado por ultrassom.

Fonte: Machado DO *et al.*, 2020.[4]

Material utilizado

O material a ser utilizado para o procedimento deve ser preparado com antecedência, favorecendo que o processo ocorra de maneira adequada e evitando complicações. Sugere-se que, em serviços onde o procedimento é frequente, seja montada uma maleta/bandeja com materiais já organizados e de fácil acesso para o dia do procedimento. Materiais excedentes são importantes, pois pode haver a necessidade de repuncionar em alguns casos.

1. Frasco graduado ou com volume conhecido previamente, para acondicionar o líquido ascítico. Frequentemente utilizam-se garrafas de água mineral ou refrigerantes, os quais têm volume líquido conhecido.
2. Solução alcoólica antisséptica (ex.: clorexidina/iodo).
3. Luvas estéreis.
4. Luvas de procedimento.
5. Seringas de 20 mL e 5 mL.
6. Agulhas de calibre 25x12 e 25x07.
7. Pacotes de gaze estéreis.
8. Equipo de soro ou extensor estéril.
9. Campo estéril ou bandeja para realização de paracentese (pinça, cuba, campo estéril).
10. Cateter venoso periférico flexível 14 ou 16 ou agulha para punção abdominal.
11. Em pacientes obesos, pode-se utilizar agulha peridural descartável tamanho 17G x 90 mm.
12. Cloridrato de lidocaína 1% sem vasoconstritor.
13. Fita hipoalergênica.
14. Coletor rígido para material perfurocortante.
15. Se houver intenção de coleta para laboratório: frasco de tampa vermelha/amarela (bioquímica), frasco de tampa roxa (EDTA) e frasco de hemocultura. Alguns laboratórios realizam os testes no líquido ascítico em frascos de coleta de urina, estéreis.
16. Frascos de albumina, cateter venoso periférico e equipos, se necessário.

Descrição da técnica

Posicionamento

Deve-se estabelecer o melhor posicionamento possível para o paciente. Este deve estar em decúbito dorsal horizontal, na beira do leito, próximo do médico. Nos casos de ascites graus I e II ou necessidade de maior escoamento, recomenda-se elevar a cabeceira da cama em 30° a 45°, mas de maneira que fique cômodo ao paciente. Também é possível incliná-lo em 30° para um dos lados, caso seja realizada a paracentese em um dos quadrantes inferiores (laterais) do abdome, de modo a escoar o líquido ascítico para o lado a ser puncionado.[4,7]

Estabelecimento do local da punção

A linha média entre o umbigo e a crista ilíaca, na direção cefalocaudal, contém os vasos colaterais abdominais, os quais devem ser evitados devido ao risco de sangramentos de maior monta.

O quadrante inferior direito é menos desejável, pois pode ter cicatriz de apendicectomia ou um ceco cheio de gás em pacientes que fazem uso de lactulose, medicamento de uso comum em casos de ascite. Nas linhas paramedianas do abdome, junto ao músculo reto abdominal, encontram-se as artérias epigástricas (esquerda e direita), portanto essas áreas devem ser evitadas (a artéria pode ter 3 mm de diâmetro e sangrar massivamente se perfurada com uma agulha de grande calibre). Além disso, cicatrizes cirúrgicas podem estar associadas a aderências intestinais na parede abdominal, colocando o paciente em risco de perfuração se a paracentese for realizada perto de uma cicatriz; veias visíveis também devem ser evitadas.

O quadrante inferior esquerdo possui a parede abdominal mais fina do que a linha média, e o líquido ascítico localiza-se de forma mais profunda e em maior quantidade nesse local. Dessa forma, esse é o local preferido para punção abdominal sem o uso de ultrassonografia. Em pacientes com volume de ascite expressivo e nos quais a paracentese às cegas é pouco efetiva, pode-se, dentro das condições locais de cada serviço, realizar exame de imagem abdominal (ultrassonografia ou tomografia), com o intuito de localizar bolsões de ascite e pontos não usuais para punção.

Para marcar o ponto de punção, deve-se, no quadrante inferior esquerdo, medir 3 cm medial e 3 cm acima da borda anterossuperior da crista ilíaca esquerda. O ponto pode ser marcado com caneta ou outro marcador para melhor localização. Ao marcar o local de punção, deve-se confirmar se há macicez à percussão (timpanismo indica que há víscera oca no local), baço impalpável e ausência de cicatrizes cirúrgicas (Figura 1).

A punção

A técnica de realização de paracentese abdominal terapêutica consiste nos seguintes passos:

- Preparar o campo estéril e dispor os materiais a serem utilizados.
- Calçar as luvas de procedimento.
- Realizar a antissepsia da pele com solução antisséptica alcoólica em movimentos circulares centrífugos (partindo do centro para a periferia).
- Calçar as luvas estéreis.
- Dispor o campo fenestrado com o orifício no local definido para a punção.
- Realizar a assepsia da parte superior do frasco de lidocaína 1% sem vasoconstritor e aspirar de 3 a 5 mL em seringa estéril com agulha 25x12. É necessário o auxílio de outro profissional.
- Trocar a agulha 25x12 pela agulha 25x07.
- Aplicar a lidocaína ao redor do sítio de punção até a formação de uma pápula.
- Segue-se a infiltração mais profunda nas camadas subcutâneas, inserindo-se a agulha na posição perpendicular à pele e em direção ao centro do abdome (buscando o líquido ascítico).
- Durante a inserção da agulha, sempre permanecer realizando pressão negativa com o êmbolo da seringa, de modo que, ao atingir o líquido ascítico, este penetre na seringa.
- Ao atingir o líquido, deve-se inserir de 1 a 2 mL de lidocaína dentro do peritônio (no líquido), para anestesia do peritônio.
- A seguir, a agulha deve ser retirada paulatinamente, inserindo lidocaína em todo o seu trajeto.
- Após a anestesia, aguardar de 1 a 2 minutos para que a anestesia seja eficaz.
- A inserção do cateter para drenagem do líquido ascítico deve ser feita seguindo a técnica da anestesia.
- Inserir o cateter acoplado a uma seringa de 20 mL, realizando o mesmo trajeto da agulha de anestesia e pressão negativa pelo êmbolo da seringa.
- Ao atingir o líquido ascítico, se houver necessidade de coleta de amostra para exame de laboratório (celularidade, bioquímica e culturais), devem-se aspirar 20 mL de líquido ascítico e inocular nos frascos adequados, seguido da retirada de mais 20 mL de líquido para preenchimento do restante dos frascos de exame. Para paracentese de alívio, retira-se o mandril do cateter, o qual é acoplado ao extensor de drenagem ou equipo.
- Se desejado, deve-se estabilizar o cateter na posição perpendicular à pele, evitando o estrangulamento do cateter flexível pelas camadas subcutâneas. Essa fixação pode ser realizada segurando o cateter durante o procedimento ou estabilizando-o com fita hipoalergênica.
- Após a conclusão do procedimento, deve-se retirar o cateter do abdome e deixar curativo levemente compressivo no local, com gaze e fita hipoalergênica.

Infusão de albumina

Se necessário e indicado, a albumina deve ser injetada em acesso venoso periférico, durante ou após o procedimento. A dose recomendada é de 6 a 8 g/L de líquido removido. Deve-se usar albumina 20% não diluída na velocidade de 35 a 70 gotas/minuto, ou diluída 1:4 em soro fisiológico (0,9%) na velocidade de 125 gotas/minuto.

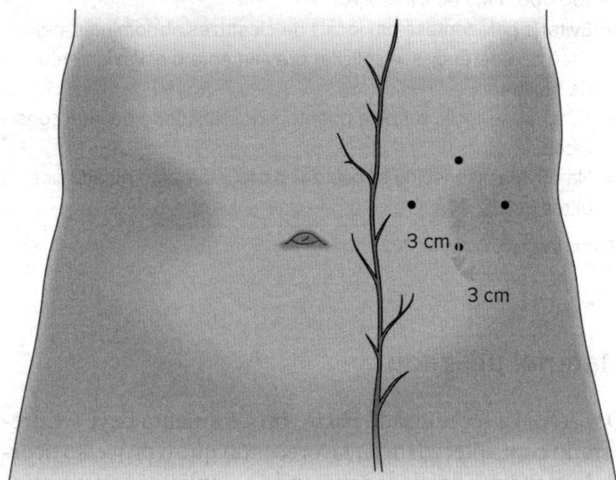

FIGURA 1

Ponto de punção.

Fonte: adaptada de Runion BA, 2021.[2]

Orientações para equipe e familiar/cuidador

- Cuidado com o curativo após o procedimento: realizar a sua troca quando saturado de líquido ou sangue e pelo menos 1 x/dia, até que não haja conteúdo exteriorizado pelo orifício.
- Havendo persistência de saída de líquido ascítico pelo orifício, se necessário pode-se acoplar uma bolsa de colostomia ou nefrostomia no local, para melhor quantificação.
- Se o paciente é capaz de deambular, deve ser orientado quanto aos cuidados, para evitar hipotensão postural, levantando-se em etapas e lentamente. Essa orientação deve ser feita especialmente quando são retirados mais de 5 L de líquido ascítico.
- Se sangramento persistente, comunicar a equipe assistente para pronta reavaliação do paciente. Recomenda-se, se houver sangramento importante, sutura em forma de oito (8) ao redor do orifício de punção.
- É preciso se atentar para o surgimento de dor abdominal difusa e comunicar a equipe imediatamente se o sintoma aparecer. Dores na parede abdominal são comuns quando o procedimento retira grandes quantidades de líquido da cavidade e costumam ser inofensivas, com melhora espontânea.
- Observar se houver flutuação do sensório e comunicar a equipe.

Considerações finais

A paracentese domiciliar é uma técnica segura e amplamente realizada por serviços de atenção domiciliar. Proporciona conforto aos pacientes, evitando o deslocamento desnecessário aos serviços de saúde, considerando as dificuldades que esses indivíduos tem na locomoção.

É importante salientar, contudo, que para alguns pacientes esse risco pode ser maior, principalmente naqueles submetidos a intervenções cirúrgicas abdominais, com alteração da anatomia, grandes massas tumorais ou distúrbios metabólicos e de coagulação. Para tanto, é necessária uma avaliação criteriosa prévia antes de indicar o procedimento no domicílio.

A utilização de punção guiada por ultrassom também já é uma realidade para alguns serviços, pois os aparelhos estão cada vez mais fáceis de transportar e menores, o que auxilia as equipes de atenção domiciliar. Contudo, por ainda não ser um equipamento amplamente presente para as equipes, não será abordado neste capítulo.

Referências

1. Pericleous M, Sarnowski A, Moore A, Fijten R, Zaman M. The clinical management of abdominal ascites, spontaneous bacterial peritonitis and hepatorenal syndrome: a review of current guidelines and recommendations. Eur J Gastroenterol Hepatol. 2016;28(3):e10-8.
2. Runyon BA. Diagnostic and therapeutic abdominal paracentesis. Waltham: UpToDate; 2021.
3. Shlamovitz GZ, Shah NR. Paracentesis technique. Medscape. 2012.
4. Machado DO, Iagni VB, Kalil MB, Mestriner RJSM, Coelho RP, Mahmud SJ. Paracentese de alívio no domicílio: uma prática assistencial possível. Rev Bras Med Fam Comunidade. 2020;15(42):2278.
5. Gotfried J. Paracentese. Manual MSD Versão para profissionais de saúde. [acesso em novembro de 2021]. Disponível em: https://www.msdmanuals.com/pt-br/profissional/dist%C3%BArbios-gastrointestinais/procedimentos-diagn%C3%B3sticos-e-terap%C3%AAuticos-gastrointestinais/paracentese
6. Universidade Federal do Triângulo Mineiro. Manejo de ascite e suas complicações – descompensação do cirrótico em ascite na sala de urgência. [acesso em novembro de 2021]. Disponível em: https://www.gov.br/ebserh/pt-br/hospitais-universitarios/regiao-sudeste/hc-uftm/documentos/protocolos-clinicos/ascite-final-2.pdf.
7. Ghiggi KC, Pereira HCP, Audino DF. Paracentese abdominal. Vittalle. 2021;33(1):84-100.
8. Ogston-Tuck S. Intramuscular injection technique: an evidence-based approach. Nurs Stand. 2014;29(4):52-9.

Capítulo 17

Cuidados com acesso venoso central

Rogério Yassuaki Sakurada
Milton Junior Neckel

PONTOS-CHAVE

- O que é um acesso venoso central e sua importância para a atenção domiciliar.
- A importância da técnica de Seldinger para punção venosa de subclávia.
- Lembrar os riscos com acesso venoso central e as particularidades no âmbito domiciliar.
- Como realizar curativos e cuidados gerais no acesso venoso central.

OBJETIVOS DE APRENDIZAGEM

Ao final do capítulo, o leitor deverá ser capaz de:

- Auxiliar na capacitação de profissionais que realizam atenção domiciliar na implantação do acesso venoso central, sendo aqui discutido o acesso em subclávia pela técnica de Seldinger (pois considera-se a de maior segurança e conforto para manutenção domiciliar).
- Orientar quanto aos cuidados para manutenção de outras vias centrais.
- Reconhecer precocemente alterações nos sítios de inserção, orientando nas condutas de prevenção, tratamento das intercorrências e manejo intradomiciliar.

Definição

O acesso venoso central é definido como o posicionamento de um dispositivo apropriado de acesso vascular realizado em veias centrais cuja extremidade atinja a veia cava superior ou inferior, esse procedimento deve ser realizado por profissional médico habilitado[1].

Conforme parecer do Conselho Regional de Medicina da Bahia, 2018, "[...] o cateter venoso central é um procedimento que pode ser feito em *home care* e terá de ser feito por um profissional médico habilitado para o mesmo. A falta de um aparelho de radiografia no local da realização, como em caso de *home care*, não é descrita como uma contraindicação para a realização do procedimento, quando feita por profissional médico conhecedor da técnica, mas sim uma orientação a solicitação pós-procedimento para avaliar complicações e posicionamento do cateter"[11].

Finalidade

Os cateteres venosos centrais (CVC) possuem diversas finalidades. Entre as principais, estão:

- para infusão de medicações, soluções endovenosas, hemoderivados e quimioterápicos em pacientes com limitação de acesso venoso periférico;
- para nutrição parenteral prolongada;
- na monitorização hemodinâmica invasiva da pressão sanguínea arterial, pressão venosa central e pressão da artéria pulmonar;
- na medição de débito cardíaco;
- no acesso para hemodiálise[2].

Indicação e contraindicação

Principais indicações

- Impossibilidade de acesso venoso periférico (rede venosa prejudicada, edema, esvaziamento ganglionar de membro, entre outros).
- Inviabilidade de acesso venoso central por inserção periférica de cateter central (PICC) – 1ª opção para pediatria.
- Indicação de cirurgia de grande porte (neurocirurgias, cirurgias cardíacas); no ambiente hospitalar.
- Necessidade de monitorização hemodinâmica (medida de pressão venosa central, pressão intracardíaca direita, pressão arterial pulmonar, entre outras) no ambiente hospitalar. Sabe-se que a instabilidade hemodinâmica e necessidade de monitorização contínua ainda são con-

sideradas critérios de exclusão para a internação domiciliar, assim essas indicações não justificam o acesso venoso central na atenção domiciliar (AD)[10].

- Terapêutica substitutiva renal de urgência (hemofiltração, hemodiálise).
- Necessidade de infusão de solução glicosada em concentração maior que 10% (por tempo prolongado); terapia com soluções hiperosmolares (≥ 900 mOsm/L); nutrição parenteral; aminas vasoativas; soluções irritantes/vesicantes e/ou antibioticoterapia – quando previsto mais de uma dose.
- Indicação de infusão venosa por tempo superior a 7 dias e inferior a 21 dias.
- Acesso vascular de longo prazo para nutrição parenteral prolongada ou quimioterapia.

Principais contraindicações

- Infecções ou lesões na área de punção.
- Trombose no trajeto do vaso.
- Alterações anatômicas e/ou estruturais que interfiram na progressão do cateter.
- Cateter impregnado de antibiótico em paciente alérgico.

Contraindicações relativas

- Coagulopatia, incluindo anticoagulação terapêutica (avaliar custo/benefício do procedimento pelo risco de sangramento ou a possibilidade de reversão da anticoagulação previamente à implantação do cateter. Importante ressaltar que não deve ser a primeira escolha em politraumatizados pelos riscos inerentes ao procedimento. Além disso, o trauma pode distorcer a anatomia do local, dificultando a punção[1].
- Síndrome da veia cava superior.
- Insuficiência cardiorrespiratória grave ou aumento da pressão intracraniana ou intraocular (o posicionamento em Trendelenburg pode agravar o quadro nessas patologias).
- História de cateterização prévia da veia central pretendida.
- Paciente não cooperativo/agitado (necessidade de sedação).
- Bloqueio de ramo esquerdo (a inserção do fio-guia ou cateter no ventrículo direito pode induzir a bloqueio cardíaco completo).

Profissionais responsáveis

Enfermeiro(a)

- Analisar o risco/benefício da implantação do CVC.
- Registrar as ações, intercorrências e condutas no prontuário.
- Realizar coleta de amostra de sangue pelo CVC.
- Realizar instalação/administração de nutrição parenteral e de hemocomponentes pelo CVC.
- Remover o CVC, quando indicado pelo médico.
- Prestar orientação e treinamento ao cuidador no manejo do paciente com CVC.

Técnico(a) de enfermagem

- Instalar as medicações ou demais soluções a serem infundidas no paciente.
- Realizar a troca de curativos diários com observação direta do local da inserção.
- Auxiliar o médico no procedimento de instalação do acesso venoso central.
- Notificar a ocorrência de eventos adversos e queixas técnicas relacionadas ao uso do CVC.

Médico

- Prescrever a implantação do CVC e os medicamentos que serão utilizados durante o procedimento.
- Solicitar exame radiográfico (quando considerar necessário).
- Analisar o posicionamento do cateter e autorizar seu uso.
- Prescrever as soluções/medicamentos que serão infundidas pelo CVC.
- Avaliar diariamente a necessidade da manutenção do uso do CVC.

Risco/ponto crítico

Os riscos relacionados à inserção de acesso venoso central podem ser tanto do procedimento quanto da sua manutenção, sendo que quanto maior o tempo de permanência, maiores são as possibilidades de complicação.

Essas complicações podem ser divididas em precoces ou tardias:

- Precoces: pneumotórax, hemotórax, ruptura de vaso, cateterização arterial.
- Tardias: quilotórax, infecção local, tromboflebite, trombose venosa, endocardite, sepse, hematomas locais.

A embolia gasosa e arritmias podem ocorrer em qualquer período enquanto estiver com o acesso[6].

Na escolha do cateter, deve-se optar pelo de menor número de lúmens necessário, pois o risco de infecção aumenta proporcionalmente ao número de lúmens[1,3,4].

Os riscos específicos à implantação do cateter no domicílio, além das complicações gerais, podem ser considerados:

- contaminações por germes comunitários (geralmente mais susceptíveis ao tratamento);
- deslocamento do cateter pela mobilização incorreta do paciente;
- contaminação do material usado para o procedimento (recomenda-se sempre ter um material substituto);
- diagnóstico tardio das complicações.

Material utilizado

Para colocação do acesso venoso central, recomenda-se a utilização dos seguintes materiais:

- Equipamento de proteção individual (EPI): avental descartável ou esterilizado, máscara cirúrgica, gorro, luvas estéreis, óculos de proteção.
- Material de pequenos procedimentos acondicionado em bandeja estéril com: cuba rim, campo cirúrgico (3 campos médios ou 1 campo grande fenestrado), pinça para antissepsia, 1 cuba de inox pequena para armazenagem do antisséptico; 1 cabo de bisturi, 1 pinça anatômica com dente de rato, 1 pinça anatômica com serrilha, 4 pinças Backaus, 1 pinça Allis, 1 pinça Halsted mosquito reta, 1 pinça Halsted mosquito curva, 2 pinças Kelly retas, 2 pinças Kelly curvas, 1 tesoura cirúrgica romba/fina/reta, 1 tesoura cirúrgica romba/curva, 1 porta agulha Mayo Hegar.
- Gazes esterilizadas, seringas de 10 e 20 mL, agulhas de 40 × 12 e 13 × 4,5.
- Solução antisséptica – clorexidine (alcoólica ou aquosa) a 2% ou iodopovidona PVPI tópico.
- 1 frasco de lidocaína a 1 ou 2% sem vasoconstritor.
- 1 frasco de soro fisiológico 0,9%, 250 mL.
- Conector de sistema fechado 01.
- Curativo transparente com borda reforçada estéril 10x12 cm 01.
- Fio sutura mononylon 3-0.
- Cateter mono ou duplo lúmen.
- Torneira de 3 vias (*Three way*).
- Equipo macrogotas e esparadrapo.
- 1 Lâmina de bisturi n. 11.
- Tubo estéril para coleta de material[4-7].

Descrição da técnica

Para inserção do acesso venoso central domiciliar, as condições devem seguir as mesmas orientações para colocação em ambiente controlado, com técnica asséptica.

Preparação do ambiente domiciliar

- Observar condições de higiene do ambiente e iluminação, caso não esteja adequada, prover fonte de luz adicional com foco.
- Centralizar a cama do paciente para que se tenha acesso aos dois lados e à cabeceira, para facilitar o deslocamento da equipe e ajustes de posição dos profissionais.
- Deixar a cabeceira da cama no plano horizontal e, se possível, elevar a parte das pernas com apoio no colchão para facilitar o retorno venoso.
- A presença da cama hospitalar auxilia no procedimento, pela facilidade de ajuste do paciente. Na sua ausência, talvez haja a necessidade de elevar toda a cama para que a altura do colchão fique próxima da cintura do profissional[4-7].

Preparo pré-punção

- Ajustar todos os materiais em uma superfície rígida sobre a bandeja e realizar a paramentação cirúrgica, após abrir todos os materiais.
- Colocar o anestésico local em uma seringa.
- Prender a agulha introdutora a uma seringa de 10 mL com 1 a 2 mL de solução salina estéril. Alinhar o bisel da agulha às marcações de volume na seringa.
- Pré-lavar todos os acessos do CVC com 3 a 5 mL de solução salina estéril e então fechar as portas com tampas ou seringas.
- Deixar adaptado e pendurado um frasco de soro fisiológico a 0,9%, de 250 mL, com equipo macrogotas.
- Limpar uma ampla área da pele com solução antisséptica, abrangendo toda a área clavicular, bem como a parte lateral do pescoço e tórax anterior abaixo do mamilo ipsilateral, realizar essa ampliação da área possibilita mudar o local de punção para a veia jugular interna em caso de falha na punção da veia subclávia.
- Deixar a solução antisséptica secar por pelo menos 1 minuto.
- Colocar campos estéreis grandes para estabelecer uma área de trabalho ampla[4-7].

Cateterização pela técnica de Seldinger

- Colocar o paciente em decúbito dorsal em posição de Trendelenburg, cerca de 15 graus, essa posição ajuda a distender as veias do pescoço e reduzir o risco de embolia gasosa, realizar limpeza da pele com solução de iodopovidona ou de clorexidina no local da punção.

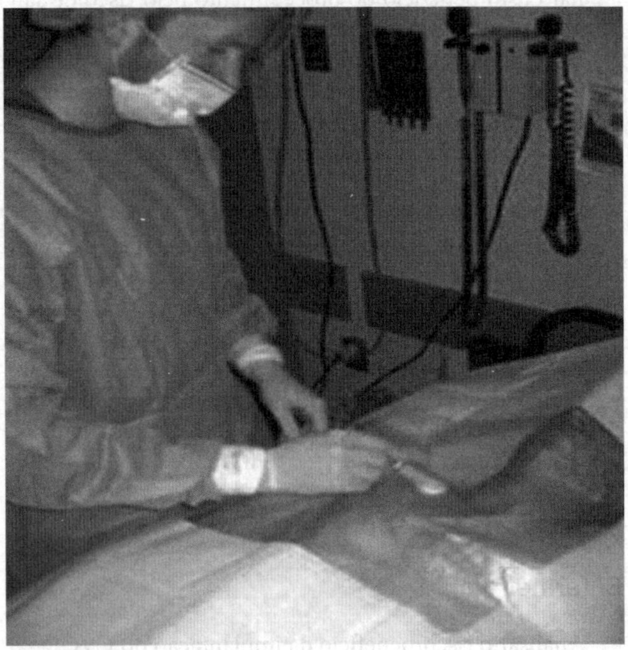

FIGURA 1
Posicionamento e limpeza do local de punção.
Fonte: acervo dos autores.

- Realizar infiltração com anestésico por via subcutânea e profundamente no local da punção, aplicar anestesia ao periósteo que é altamente sensível à dor na parte inferior da clavícula. Manter uma leve pressão negativa no êmbolo da seringa à medida que avança para identificar o posicionamento intravascular e evitar uma injeção intravascular.

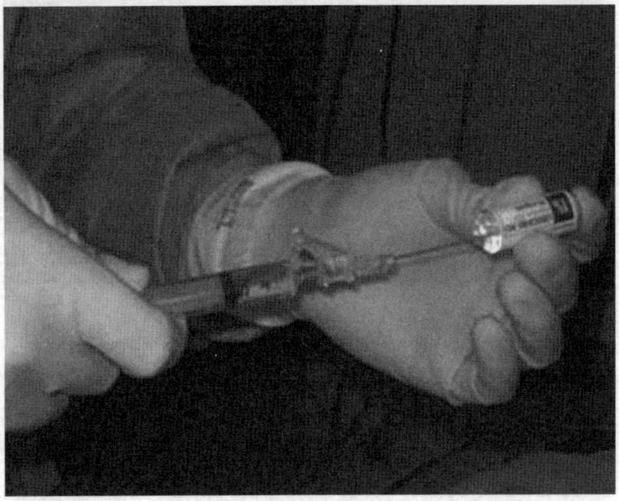

FIGURA 2
Infiltração com anestésico por via subcutânea.
Fonte: acervo dos autores.

- Realizar identificação dos pontos de referência, o local de inserção seria na bissecção dos terços médio e medial da clavícula, apontando em direção à incisura esternal.

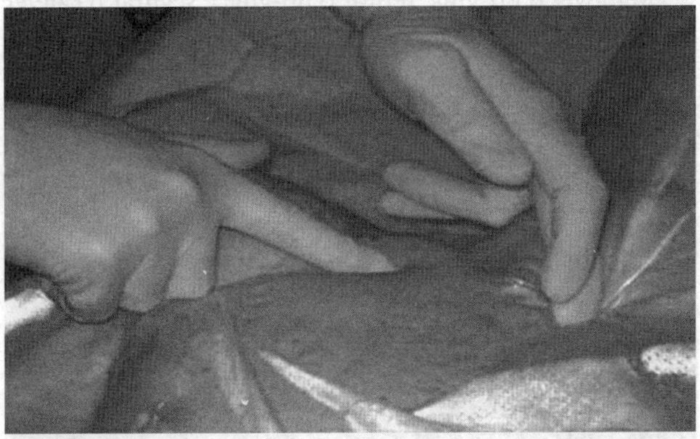

FIGURA 3
Identificação dos pontos de referência.
Fonte: acervo dos autores.

- Usar uma seringa de 10 mL com 2 mL de soro fisiológico conectada a uma agulha de grosso calibre para puncionar a pele na junção dos terços médio e medial da clavícula. Quando a pele for perfurada, segurar a agulha e a seringa paralelas ao plano frontal, direcionar a agulha medialmente, discretamente em orientação cefálica e posteriormente para trás da clavícula em direção ao ângulo posterossuperior à porção esternal da clavícula (em direção ao dedo colocado na fúrcula esternal).

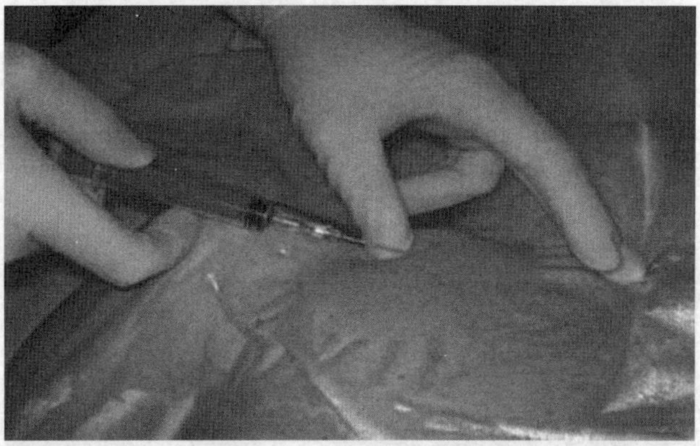

FIGURA 4
Punção da pele na junção dos terços médio e medial da clavícula.
Fonte: acervo dos autores.

- Avançar a agulha de maneira pausada enquanto traciona o êmbolo da seringa, quando aparecer um refluxo de sangue na seringa, ela deve ser removida, após usar o polegar para interromper o fluxo sanguíneo e evitar embolia gasosa.
- **Observação**: caso o sangue seja vermelho vivo e pulsátil, pode ter sido puncionado a artéria. Nesse caso, interrompa o procedimento, mantendo pressão externa com gaze durante 10 minutos. Proporcione monitoramento posterior para certificar-se do não desenvolvimento de hemotórax ou hemorragia.

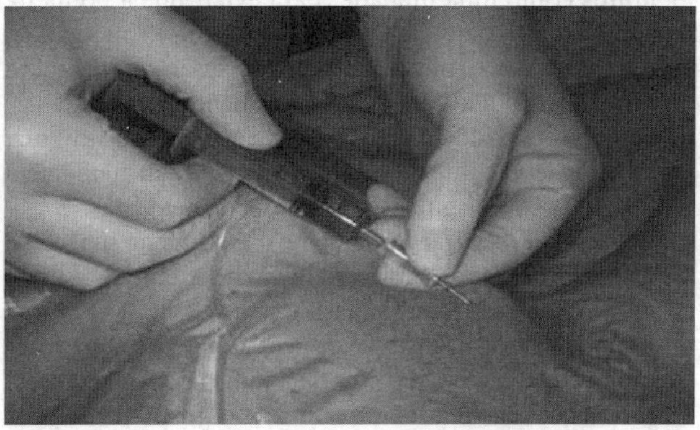

FIGURA 5
Posicionamento correto da agulha (de maneira pausada).
Fonte: acervo dos autores.

- Inserir a extremidade curva em J do fio-guia na agulha introdutora, com a curva em J voltada para baixo (i.e., na mesma direção do bisel da agulha).
- Avançar o fio-guia através da agulha e até a veia, a introdução do fio não deve ser forçada; ele deve correr suavemente. Avançar o fio 20 cm ou até ocorrerem batimentos cardíacos ectópicos (retirar a partir desse ponto até a ectopia parar).

- Caso sinta resistência ao avançar o fio-guia, parar imediatamente. Tentar remover delicadamente o fio, girá-lo ligeiramente, então avançar novamente ou tentar removê-lo completamente, restabelecer a ponta da agulha dentro da artéria (confirmada pelo retorno do sangue venoso) e, em seguida, reinserir o fio.

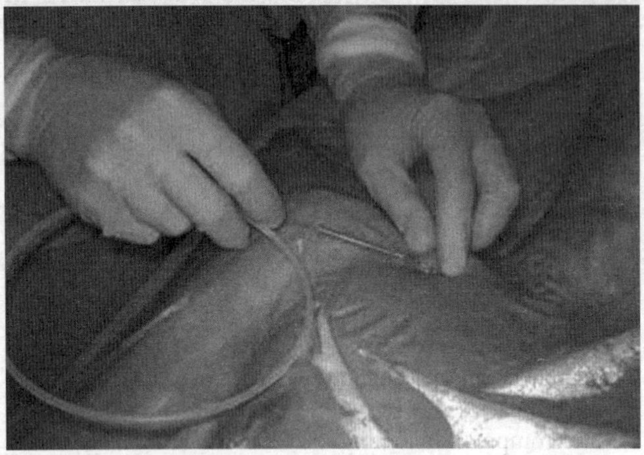

FIGURA 6

Inserção do fio-guia na agulha introdutora.

Fonte: acervo dos autores.

- Todavia, sentindo alguma resistência ao remover o fio, interromper o procedimento e retirar a agulha e o fio-guia juntos como uma unidade (para evitar que a ponta da agulha rompa o fio-guia dentro do paciente). Em seguida, usar gazes por 10 minutos e manter pressão externa sobre a área. Isso ajuda a prevenir sangramentos e hematomas.
- Se tiver ocorrido a inserção bem-sucedida do fio-guia, remove-se a agulha introdutora mantendo firmemente o fio-guia distal à agulha e puxando-a da pele.
- Em seguida, segurar firmemente o fio-guia na superfície da pele e deslizar a agulha ao longo da extensão restante do fio-guia para remover a agulha.
- Estender o local de inserção da pele: usando o bisturi, fazer uma pequena incisão (cerca de 4 mm) no local de inserção da pele, evitando contato com o fio-guia, para ampliar o local e possibilitar que acomode os maiores diâmetros do dilatador de tecido e do cateter.
- Avançar o dilatador de tecidos sobre o fio-guia: primeiro, segurar o fio-guia na pele e deslizar o dilatador para baixo ao longo do comprimento do fio em direção à pele. Em seguida, segurar o fio imediatamente distal ao dilatador, manter o dilatador próximo da superfície da pele e usar um movimento espiralado como necessário para inserir gradualmente toda a extensão do dilatador. Manter o controle do fio-guia o tempo todo durante a inserção.
- Remover o dilatador: primeiro, segurar firmemente o fio-guia distalmente ao dilatador e puxar o dilatador da pele. Quando o fio-guia está visível na superfície da pele, remover completamente o dilatador, deslizando-o pelo comprimento restante do fio-guia.

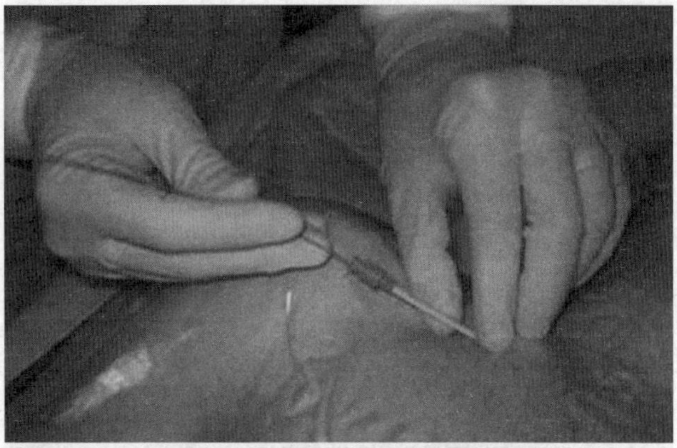

FIGURA 7

Sequência de inserção do fio-guia na agulha introdutora.

Fonte: acervo dos autores.

- Manter o controle do fio-guia na superfície da pele.
- Avançar o cateter sobre o fio-guia em direção à superfície da pele: manter o fio-guia fixo na superfície, inserir a ponta do cateter em torno da extremidade distal do fio-guia e deslizá-lo para baixo até a superfície da pele. A extremidade distal do fio-guia deve agora estar saliente a partir da conexão da via.
- Se a extremidade distal do fio-guia não está saliente a partir da conexão da via, mover gradualmente o fio-guia para fora da superfície da pele, mantendo a ponta do cateter próxima à superfície até o fio-guia estar saliente.
- Remover o fio-guia: retirar o fio-guia e segurar o cateter firmemente no lugar sobre a superfície da pele.

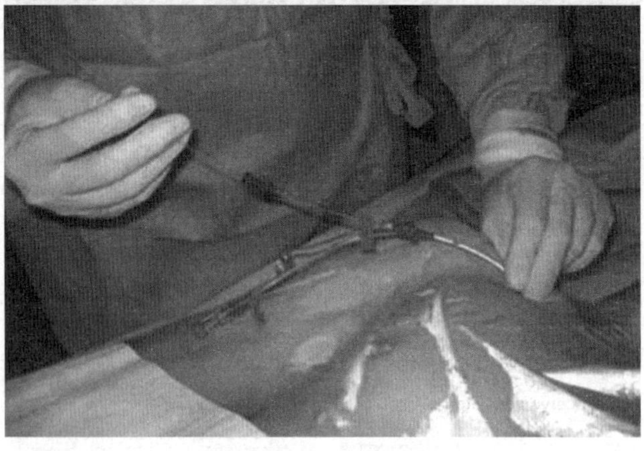

FIGURA 8

Remoção do fio-guia.

Fonte: acervo dos autores.

- Lavar cada porta do cateter com solução salina: primeiro, aspirar o ar da linha e confirmar o fluxo de sangue venoso para dentro do canhão. Então, usando uma seringa de 10 mL (ou uma de diâmetro igual ou maior) e força não excessiva, empurrar 20 mL de solução salina no acesso para limpá-lo.

- Em domicílio, é recomendável a utilização de equipo microgotas para evitar obstrução do cateter ou infusão demasiada no paciente.

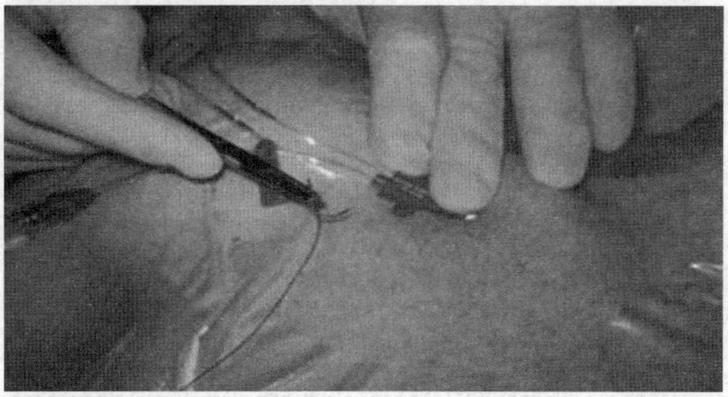

FIGURA 9
Limpeza final do cateter.
Fonte: acervo dos autores.

Curativo local

- Se o paciente está acordado ou minimamente sedado, usar lidocaína a 1% para anestesiar a pele nos locais de sutura planejados.
- Suturar a pele à braçadeira de fixação no cateter.
- Para evitar tracionar o local de inserção, suturar o cateter em um segundo local de modo que um segmento curvo ou em forma de laço do cateter permaneça entre os dois locais.
- Aplicar um curativo oclusivo estéril. Curativos de filme transparente são comumente usados podendo permanecer por até 7 dias, se não houver sujidade. Recobrir o local com gaze estéril e fixar com esparadrapo ou micropore[4-7].

Cuidados posteriores à inserção para cateteres de subclávia e jugular interna

Cuidados com curativos

- Para cateteres centrais, na ausência de sujidade visível, trocar a gaze utilizada como cobertura secundária pelo menos a cada 2 dias, e o curativo transparente a cada 7 dias.
- A cada troca, proceder a limpeza da pele com soro fisiológico a 0,9% e posteriormente com antissépticos tópicos.
- Usar gaze ou curativo estéril transparente semipermeável para cobrir o sítio de inserção dos cateteres.
- Trocar o curativo sempre que observar a presença de sujidade.
- A utilização de pomada com antimicrobianos pode danificar o material do cateter e induzir resistência antibiótica, sendo por isso contraindicada[4-7].

Substituição dos curativos

- **Materiais:**
  - Kit de curativos contendo: 1 par de luvas de procedimento, 1 pacote de curativo, 2 pacotes de gaze, 2 unidade de clorexidina alcoólica a 2%, 1 rolo de micropore, 1 saco de lixo pequeno e 1 bandeja média.
- **Técnica:**
  - Identificar-se e depois orientar o paciente e o cuidador sobre o procedimento.
  - Encontrar uma superfície rígida para colocação dos materiais.
  - Manter o rosto virado para o lado contrário do curativo.
  - Colocar saco de lixo em local próximo da cama.
  - Colocar a bandeja em local adequado, de forma a não cruzar o material contaminado com o material esterilizado.
  - Colocar luvas de procedimento e utilizar técnicas assépticas.
  - Retirar o curativo anterior, apoiando o cateter com uma mão para evitar sua tração durante a remoção; e desprezar o curativo no saco de lixo.
  - Observar se há necessidade de coletar material para cultura.
  - Limpar a inserção do cateter com clorexidina alcoólica a 2%.
  - Substituir o curativo transparente, tomando o cuidado de não tracionar o cateter (em caso da necessidade de troca).
  - Proteger a inserção com gazes.
  - Fixar o curativo com micropore anotando a data da troca[4-7].

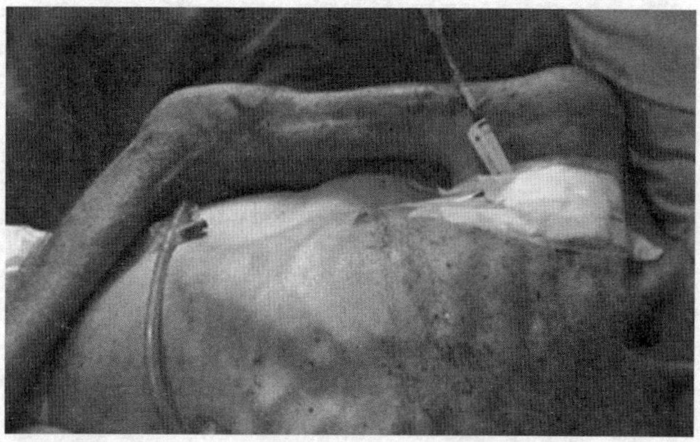

FIGURA 10
Cuidados de higiene e troca do curativo.
Fonte: acervo dos autores.

Cuidados com cateteres de longa permanência semi ou totalmente implantáveis

- Para cateteres de longa permanência semi-implantáveis o curativo deve ser feito diariamente até a cicatrização da pele. Após a cicatrização do túnel não é mais necessário fazer curativo.
- Para cateteres de longa permanência totalmente implantáveis, o curativo não precisa ser feito enquanto o cateter não está sendo usado; e após a infusão do medicamen-

to o cateter deve ser lavado com soro fisiológico antes da retirada da agulha.

Considerações finais

A complexidade dos pacientes atendidos em domicílio vem aumentando gradativamente. Encontrar ferramentas para auxiliar as Equipes Multidisciplinares de Atenção Domiciliares (EMAD) a ampliar seu escopo de atuação é fundamental para que possam garantir segurança e conforto ao doente, evitando internações desnecessárias.

A possibilidade de utilização de acesso venoso central fortalece a atenção domiciliar, pois permite assistir justamente o paciente que, de maneira recorrente, necessita de longos períodos de internação.

Ter a garantia de uma via para administração de soluções, alimentação e monitoramento do indivíduo faz parte de ações que podem facilitar o trabalho das equipes e beneficiar com conforto e humanização todos os envolvidos no atendimento.

Referências

1. Ogliaria ALC, Martins Filho CG. Acesso venoso e punção arterial. Revista de Ciências da Saúde. 2021;33(1):67-83.
2. Sousa FC, Pereira JC, Rezende DA, Laura C. Avaliação dos cuidados de enfermagem com o cateter venoso central em uma unidade de terapia intensiva adulto e pediátrica. Rev Adm Saúde. 2018;18(70).
3. CDC. Guidelines for the prevention of intravascular catheter-related infections. 2011. Disponível em: https://www.cdc.gov/infectioncontrol/guidelines/bsi/c-i-dressings/index.html (acesso 12 set 2021).
4. Araújo S. Acessos venosos centrais e arteriais periféricos – aspectos técnicos e práticos. RBTI – Revista Brasileira Terapia Intensiva. 2003;15(2).
5. Hospital de Clínicas da Universidade Federal do Triângulo Mineiro. Acesso venoso central por cateteres de curta permanência. Protocolo multiprofissional. Uberaba: PRT.NPM.005; 2021. Disponível em: https://www.gov.br/ebserh/pt-br/hospitais-universitarios/regiao-sudeste/hc-uftm/documentos/protocolos-assistenciais/AcessoVenosoCentral-v2final.pdf (acesso 12 set 2021).
6. Brandão Neto RA. Cateteres venosos centrais. Medicinanet; 2015. Disponível em: https://www.medicinanet.com.br/conteudos/revisoes/6474/cateteres_venosos_centrais.htm (acesso 12 set 2021).
7. Manual MSD. Versão para profissionais de saúde. Como fazer canulação da veia subclávia infraclavicular. 2020. Disponível em: https://www.msdmanuals.com/pt-br/profissional/medicina-de-cuidados-cr%C3%ADticos/como-fazer-procedimentos-de-inser%C3%A7%C3%A3o-de-cateteres-venosos-centrais/como-fazer-canula%C3%A7%C3%A3o-da-veia-subcl%C3%A1via-infraclavicular (acesso 12 set 2021).
8. ANVISA. Intervenções e medidas de prevenção e controle da resistência microbiana. 2007. Disponível em: https://www.anvisa.gov.br/servicosaude/controle/rede_rm/cursos/rm_controle/opas_web/modulo5/pre_corrente5.htm (acesso 12 set 2021).
9. Mayeraux EJ. Guia ilustrado de procedimentos médicos. Porto Alegre: Ed. Artmed; 2011.
10. Brasil. Ministério da Saúde. Portaria n. 825, de 25 de abril de 2016. Redefine a Atenção Domiciliar no âmbito do Sistema Único de Saúde (SUS) e atualiza as equipes habilitadas. Brasília: Ministério da Saúde; 2016.
11. CREMEB. Parecer CREMEB n. 07/18. O acesso venoso central é um procedimento que pode ser realizado em atendimento domiciliar (Home Care), após obtenção do Consentimento Informado. Salvador; 2018. Disponível em: https://www.cremeb.org.br/wp-content/uploads/2018/06/lsp_c7069aef2e46791130620d7e5c8dfd40_130618-073118.pdf (acesso 15 nov 2021).

Capítulo 18

Nutrição parenteral no domicílio

Juliana Raphaelli de Souza
Mauro Binz Kalil
Raísa Fiorentin

PONTOS-CHAVE

- A nutrição parenteral domiciliar (NPD) deve ser administrada aos pacientes incapazes de atender às suas necessidades nutricionais por via oral e/ou enteral e que podem ser tratados com segurança fora do hospital.
- É estabelecido que a NPD requer habilidades e competências de uma equipe multidisciplinar com compreensão das funções individuais do paciente.
- Cabe à atenção domiciliar (AD) realizar o treinamento formal do responsável legal, fornecendo certificação, no que se refere às instalações/desinstalações de nutrição parenteral (NP), manejo com a bomba de infusão, cateteres e outros cuidados conforme a necessidade.

OBJETIVOS DE APRENDIZAGEM

Ao final do capítulo, o leitor deverá ser capaz de:

- Referir-se à desospitalização e cuidados de pacientes em uso de NP em âmbito domiciliar, facilitando a rotina clínica, bem como impactando diretamente no cuidado/autocuidado do paciente e influenciando na sua inserção social e na qualidade de vida da família. O conhecimento aqui apresentado trará aos interessados informações e conceitos nos seguintes itens:
  - nutrição parenteral;
  - critérios e fluxos de inclusão na atenção domiciliar;
  - aspectos práticos de manuseio com a dieta e cuidados necessários;
  - monitoramento;
  - avaliações dos cuidadores;
  - gerenciamento de intercorrências.

Definição

A nutrição parenteral (NP) é um tipo de terapia nutricional médica fornecida por meio da administração intravenosa de nutrientes, como aminoácidos, glicose, lipídeos, eletrólitos, vitaminas e oligoelementos. É categorizado como NP total (ou exclusivo), quando atende às necessidades nutricionais do paciente na íntegra, e como NP suplementar (parcial ou complementar), nos casos em que a nutrição também é fornecida por via oral ou enteral. A NP pode ser administrada dentro ou fora do ambiente hospitalar; o último definido como nutrição parenteral domiciliar (NPD)[1].

Finalidade

A NPD deve ser administrada aos pacientes incapazes de atender às suas necessidades nutricionais por via oral e/ou enteral e que podem ser tratados com segurança fora do hospital[1].

A atenção domiciliar proporciona ao paciente um cuidado à saúde de alta qualidade e uma relação custo-benefício compatível com sua situação, mantendo ainda sua independência e autonomia[2], promovendo a reabilitação social, profissional e familiar com vistas à uma melhor qualidade de vida[1].

As doenças subjacentes e os mecanismos de insuficiência intestinal crônica (IIC) em decorrências de doenças benignas em adultos foram descritos em uma recente pesquisa internacional ESPEN[3]: doença de Crohn, isquemia mesentérica, complicações cirúrgicas, pseudo-obstrução intestinal crônica e enterite por radiação foram as principais doenças de base, representando cerca de 75% dos casos. A síndrome do intestino curto foi o principal mecanismo (cerca de dois terços dos casos), enquanto os restantes 33% dos casos foram decorrentes de dismotilidade intestinal, fístulas enterocutâneas, obstrução mecânica intestinal e doenças extensas da mucosa intestinal[3].

Indicações e contraindicações

A NPD é indicada se:

1. O paciente não consegue obter alimentação oral ou enteral adequada.
2. Não há outros motivos para não desospitalizar o paciente.

3. Espera-se que a NP domiciliar dure por um período mínimo de 4 semanas.
4. O paciente solicita ou está (presumivelmente) de acordo com a NP domiciliar.
5. Está garantido o fluxo de fornecimento da dieta.
6. Espera-se que o estado da doença ou a qualidade de vida permaneça estável ou melhore com a NP domiciliar (C)[1].

NPD é a terapia primária que salva vidas para pacientes com IIC devido a doenças benignas ou malignas; também, como nutrição paliativa a pacientes em fases finais de vida; e para prevenir ou tratar a desnutrição em pacientes com intestino funcionando, que recusam a nutrição médica por via oral/enteral.

A NPD não tem contraindicações absolutas. No entanto, a presença de falhas de órgãos e doenças metabólicas, como insuficiência cardíaca, insuficiência renal, diabetes tipo 1, pode estar associada à tolerância reduzida à NP e pode exigir adaptações cuidadosas e específicas do programa NPD para atender às necessidades clínicas específicas do paciente[1].

Competências

É estabelecido que a NPD requer habilidades e competências de uma equipe multidisciplinar com compreensão das funções individuais no grupo[4]. A comunicação entre as equipes envolvidas (hospital terciário, equipe de AD, empresa responsável pela entrega de aditivos nutricionais, paciente, responsável legal e rede básica de saúde) é primordial em todo o processo de desospitalização[1].

Os membros que compõem as equipes podem variar, no entanto, são imprescindíveis na composição de AD: o médico e o enfermeiro. Alguns pacientes, conforme plano terapêutico singular, exigirão contribuições de outras categorias profissionais como apoio[1].

O serviço de referência tem como responsabilidade a solicitação de consultoria para o Programa Melhor em Casa no âmbito da rede de saúde pública, e para o prestador de serviço pactuado no âmbito da rede de saúde privada deve articular juntamente com a equipe do Serviço de Atenção Domiciliar (SAD) a transição e planejamento do cuidado para a desospitalização. Realizar o treinamento formal do responsável legal, fornecendo certificação, no que se refere às instalações/desinstalações de NP, manejo com a bomba de infusão, cateteres e outros cuidados conforme a necessidade. Cabe a este fornecer retaguarda 24 horas para intercorrências graves, manter o vínculo ambulatorial para reavaliações clínicas e fornecer as prescrições de dietas[5].

À equipe multiprofissional do SAD, cabe planejar, delinear e avaliar o cuidado no ambiente domiciliar, concebendo a família maior autonomia conforme aperfeiçoamento. Realizar avaliação clínica e psicossocial, supervisionar instalações/desinstalações de NP, realizar e ensinar manejos com curativos, cateteres, ostomas, verificação de HGT, entre outros cuidados, esclarecer dúvidas e orientar quanto a fluxos de intercorrências clínicas, de infusão e/ou de causas externas[5].

Risco/pontos críticos

O plano de cuidados inclui uma variedade de avaliações e cuidados pré-alta e pós-hospitalar que requerem coordenação entre vários profissionais de saúde e prestadores de cuidados dentro e fora do hospital. A estabilidade metabólica e clínica "adequada" de um paciente pode ser avaliada por parâmetros vitais, balanços energéticos, proteicos, hídricos, eletrolíticos e controle glicêmico; aqui, o termo adequado significa nenhum risco imediato de desequilíbrio agudo após a alta hospitalar[1].

A NPD deve ser monitorada considerando as complicações com cateter, metabólicas, deficiências organizacionais e taxa de sucesso, como melhora do estado nutricional e da qualidade de vida. O fornecimento de nutrientes deve ser adaptado, se necessário, por equipe de suporte nutricional dedicada ou por médico ambulatorial com experiência na área. O cuidado de pacientes com NPD deve ser padronizado sempre que possível e a sua indicação deve ser revisada regularmente durante o curso da NP[6].

As taxas de complicações geralmente são baixas. As mais frequentes são: infecção do cateter (0,34 ocorrências/ano), oclusão do cateter (0,071/ano), tromboses venosas centrais associadas ao cateter (0,027/ano), distúrbios de fluidos e eletrólitos (0,12-0,61/ano), alterações hepáticas e de ductos biliares (0,4/ano), complicações metabólicas (osteopenia, hiperglicemia, hipertrigliceridemia etc)[1].

Critérios de inclusão no Serviço de Atenção Domiciliar

Para a inclusão do paciente no SAD (Programa Melhor em Casa), é necessário:

- Estar vinculado a um centro especializado/hospital que fornecerá retaguarda 24 horas (plantão médico e de enfermagem).
- Ter os fluxos de fornecimento de dietas e insumos formalizados antes da desospitalização do paciente.
- Ter responsável legal apto e responsável com treinamento, aprovação e certificação de competência pelo serviço de referência.
- Ter avaliação clínica e iniciado o vínculo (SAD-paciente-hospital) durante a internação hospitalar.
- Ter aprovação na avaliação social – atender os seguintes itens: condições adequadas de higiene, área para o armazenamento e a manipulação de dieta, água potável e energia elétrica regularizada, refrigeração adequada, telefone e acesso a transporte sempre que necessário.
- Apresentar estabilidade clínica.
- Ter moradia fixa e acesso a transporte.
- Pertencer à área de acesso ao Serviço de Atendimento Móvel de Urgência (SAMU).
- A alta do paciente deve ser acordada entre a equipe hospitalar e a equipe multiprofissional do SAD.
- A desospitalização deverá ocorrer sempre no início da semana (dias úteis).

- O paciente/responsável legal deverá concordar e assinar o Termo de Assentimento/Consentimento e Responsabilidade livre e esclarecido[7].

Fluxo de inclusão

O vínculo hospital-paciente-SAD, com entendimento do caso clínico e com visitas realizadas durante a internação hospitalar ao paciente, inicia-se quando o centro especializado fará uma solicitação formal ao SAD, conforme o fluxo do município. Posteriormente, será realizada uma visita social conjunta, das equipes do hospital e do SAD no domicílio, com o propósito de identificar a estrutura para a segurança e bem-estar do paciente. O domicílio deve ter condições adequadas de higiene, área para o armazenamento e a manipulação de dieta, água potável e energia elétrica regularizada, refrigeração adequada, telefone e acesso a transporte sempre que necessário. Aprovada a avaliação estrutural, será combinada a alta hospitalar do paciente, que será admitido no PMC após o paciente/responsável legal concordar com as normas e rotinas do serviço, mediante assinatura do Termo de Responsabilidade livre e esclarecido[7].

O atendimento na AD está estruturado em três estágios:

- Estágio I: inicialmente, os pacientes receberão uma visita semanal da equipe multiprofissional de pediatria (médico, enfermeiro e técnico de enfermagem) para avaliação clínica. E receberão supervisões diárias de um enfermeiro do serviço em todos os momentos de instalação e desinstalação de NP para aperfeiçoamento da técnica e esclarecimentos de dúvidas. Passados 60 dias, para a avaliação, será realizado um *checklist* conforme a modalidade contínua ou intermitente e um teste com dez questões alternativas. Atingindo os critérios estabelecidos pela equipe multiprofissional (100% de aproveitamento no *checklist* e o mínimo de 80% no teste alternativo) o atendimento passa para o Estágio II. Caso ocorra a reprovação, permanecerá no Estágio I aguardando mais 45 dias para uma nova avaliação.
- Estágio II: neste estágio, os pacientes receberão uma visita semanal da equipe multiprofissional de pediatria (médico, enfermeiro e técnico de enfermagem) para avaliação clínica do paciente. E receberão supervisões 3x/semana de um enfermeiro do serviço nos momentos de instalação e/ou desinstalação de NP para aperfeiçoamento da técnica e esclarecimentos de dúvidas. O espaçamento das visitas visa proporcionar maior autonomia do paciente e seu responsável legal. Passados mais 60 dias, nova avaliação será realizada e outro *checklist* conforme a modalidade contínua ou intermitente, e um teste com 10 questões dissertativas. Atingindo os critérios estabelecidos pela equipe multiprofissional (100% de aproveitamento no *checklist* e o mínimo de 80% no teste dissertativo) o atendimento passa para o Estágio III. Caso ocorra a reprovação, permanecerá no Estágio II aguardando mais 45 dias para uma nova avaliação.
- Estágio III: neste estágio, os pacientes receberão uma visita semanal da equipe multiprofissional de pediatria (médico, enfermeiro e técnico de enfermagem) para avaliação clínica e esclarecimento de dúvidas. O paciente e/ou seu responsável legal terão total autonomia nas instalações e desinstalações de NP, a equipe do SAD estará à disposição via telefone para qualquer dúvida em seu horário de funcionamento e o centro especializado mantém a retaguarda 24 horas. A partir deste estágio fica a critério da equipe multiprofissional do SAD a alta clínica do paciente com transição para a atenção primária de saúde

Descrição da técnica

Objetivo

Auxiliar o paciente/responsável legal treinado pelo centro especializado/hospital nos cuidados para a administração de NPD.

Material necessário

- Bolsa de nutrição parenteral.
- Bomba de infusão calibrada.
- Equipo simples para NP de bomba de infusão.
- Extensão de linha de infusão.
- Ampola de solução fisiológica (NaCl 0,9%) 10 mL.
- Solução de álcool 70%.
- Seringa de 10 mL.
- Agulha 30 x 8 (21G).
- Solução taurolidina ou heparina (conforme prescrição).
- Gaze estéril
- Luvas de procedimento.
- Bandeja.

Instalação da nutrição parenteral (passo a passo)

1. Realizar assepsia das mãos (lavagem das mãos conforme protocolo).
2. Colocar a bolsa de NP e o equipo em uma bandeja.
3. Promover a assepsia no local de conexão da bolsa da NP com gaze e álcool 70%, depois, retirar o lacre.
4. Encaixar o equipo na bolsa de NP, empurrar o equipo até a membrana interna se romper, com cuidado para não perfurar a bolsa.
5. Preencher a câmera de gotejamento e o equipo retirando o ar da extensão.
6. Proteger a bolsa da NP e extensão do equipo da luz que não são fotoprotetores com saco protetor plástico opaco (fornecido pelo fabricante), quando necessário.
7. Instalar o equipo na bomba de infusão.
8. Programar a bomba de infusão selecionando o modo para macrogotas ou microgotas, ajustar o fluxo (mL/h) e o volume total, conforme a prescrição médica.
9. Confirmar se a bomba de infusão está conectada a uma fonte de energia.
10. Realizar novamente assepsia das mãos imediatamente antes de entrar em contato com o cateter.
11. Colocar luvas de procedimento.

12. Realizar assepsia das conexões do cateter venoso central com gaze e álcool 70%.
13. Fechar o cateter (clampear) antes de desconectar a extensão de linha de infusão do cateter para evitar a entrada de ar.
14. Realizar lavagem (*flush*) do cateter venoso central com 10 mL de solução fisiológica 0,9% imediatamente antes de iniciar a infusão da NP.
15. Confirmar a localização e a permeabilidade do cateter antes de iniciar a infusão.
16. Em seguida, o sistema pode ser instalado no acesso do cateter venoso central do paciente.
17. Checar a programação da bomba conforme a prescrição; em seguida, abrir a pinça do equipo e abrir/desclampear o cateter e iniciar a infusão da NP.
18. Retirar as luvas de procedimento.
19. Realizar assepsia das mãos.

Desinstalação da nutrição parenteral (passo a passo)

1. Higienizar as mãos.
2. Separar os materiais necessários.
3. Calçar as luvas de procedimento (opcional).
4. Higienizar e montar a bandeja.
5. Abrir os materiais sem contaminar.
6. Aspirar 10 mL de soro fisiológico.
7. Aspirar taurolidina ou heparina (conforme prescrição).
8. Realizar novamente a lavagem de mãos.
9. Calçar as luvas de procedimento.
10. Clampear o cateter.
11. Realizar assepsia na ponta do cateter.
12. Desconectar o equipo do cateter.
13. Conectar a seringa de soro fisiológico.
14. Desclampear o catéter.
15. Infundir soro fisiológico.
16. Clampear o cateter.
17. Desconectar a seringa de soro e conectar seringa com taurolidina ou heparina (conforme a prescrição).
18. Desclampear o catéter.
19. Infundir taurolidina ou heparina (conforme a prescrição).
20. Clampear o cateter.
21. Desconectar a seringa.
22. Fechar o cateter.
23. Desprezar todos os resíduos nos locais adequados.

Considerações finais

A NPD é um método para fornecer nutrientes a longo prazo a pacientes aptos a serem tratados com segurança fora do ambiente hospitalar. Deve ser indicada pelo médico assistente e revisada pela equipe de suporte nutricional. O cuidado de pacientes com NPD deve ser padronizado sempre que possível e realizado pela equipe de AD multidisciplinar capacitada[8].

Pacientes e/ou cuidadores devem ser treinados pela equipe de suporte nutricional para infundir com segurança a NP com monitoramento apropriado e orientações para reconhecer complicação[5]. A indicação de NPD deve ser revisada regularmente durante o curso[8].

A NPD é um procedimento estabelecido e testado empiricamente para formar uma base de procedimentos operacionais padrão, mas que raramente foram apoiados por estudos controlados e randomizados. Assim, há grande necessidade de estudos nessa área que possam contribuir para a melhoria da qualidade dos cuidados e da qualidade de vida dos pacientes, além da redução da sobrecarga dos serviços de internação hospitalar[8].

Referências

1. Pironi L, Boeykens K, Bozzetti F, Joly F, Klek S, Lal S, et al. ESPEN guideline on home parenteral nutrition. Clin Nutr. 2020;39(6):1645-66.
2. Carvalho SS, Godoi DRS, Lopes AF. Nutrição parenteral domiciliar para pacientes oncológicos. Bra J Develop. 2021;7(3):30917-34.
3. Pironi L, Konrad D, Brandt C, Joly F, Wanten G, Agostini F, et al. Clinical classification of adult patients with chronic intestinal failure due to benign disease: an international multicenter cross-sectional survey. Clin Nutr. 2018;37(2):728-38.
4. Johnson T, Sexton E. Managing children and adolescents on parenteral nutrition: Challenges for the nutritional support team. Proceedings of the nutrition society. 2006;65(3):217-21.
5. DynaMed. Parenteral nutrition support in adults. EBSCO Information Services. 2022. Disponível em: https://www.dynamed.com/management/parenteral-nutrition-support-in-adults (acesso 5 mar 2022).
6. Bischoff SC, Kester L, Meier R, Radziwill R, Schwab D, Thul P. Organization, regulations, preparation and logistics of parenteral nutrition in hospitals and homes; the role of the nutrition support team – Guidelines on parenteral nutrition. Ger Med Sci. 2009;7.
7. Brasil. Ministério da Saúde. Secretaria de Atenção à Saúde. Departamento de Atenção Básica. Caderno de atenção domiciliar. Brasília: Ministério da Saúde; 2013.
8. Koletzko B, Jauch KW, Verwied-Jorky S, Krohn K, Mittal R, Working group for developing the guidelines for parenteral nutrition of The German Society for Nutritional Medicine. Guidelines on Parenteral Nutrition from the German Society for Nutritional Medicine (DGEM) – Overview. Ger Med Sci. 2009;7:Doc27.
9. Colomb V, Dabbas-Tyan M, Taupin P, Talbotec C, Révillon Y, Jan D, et al. Long-term outcome of children receiving home parenteral nutrition: a 20-year single-center experience in 302 patients. J Pediatr Gastroenterol Nutr. 2007;44(3):347-53.

Capítulo 19

Antibioticoterapia em atenção domiciliar

Clovis Cechinel
Cristiane Weirich Lenzi
Mariana Maso Lous

PONTOS-CHAVE

- O paciente, para ser incluído na antibioticoterapia em atenção domiciliar (AD), deve ter um diagnóstico predefinido, devendo o médico do serviço de atenção domiciliar (SAD) verificar com o serviço solicitante se existem culturas liberadas e/ou andamento.
- Deve-se sempre avaliar se o antimicrobiano prescrito é padronizado pelo serviço, e se a posologia é compatível com o funcionamento do SAD, e orientar a manutenção dos acompanhamentos nos serviços de origem.
- Se o paciente não for autônomo e/ou tiver dependência nas atividades de vida diária, torna-se obrigatória a presença de um cuidador.
- Deve ser avaliada a realização de acessos definitivos em todos os pacientes que tiverem prescrição superior a 14 dias.
- Não são elegíveis para antibioticoterapia domiciliar pacientes com história de alcoolismo ou drogadição ativa, pelo risco de evasão do domicílio durante o tratamento e/ou manipulação indevida do cateter.
- Devem-se criar protocolos e instruções fixas para reconstituição, diluição e infusão de antimicrobianos.
- Deve-se respeitar o tempo de infusão dos antimicrobianos, considerando a melhor evidência científica, assim como as recomendações do fabricante.
- A preferência é sempre pela via oral, seguida pela endovenosa, subcutânea (se possível) e intramuscular.
- A administração de medicamentos deve seguir o protocolo de segurança na prescrição, no uso e na administração de medicamentos do Ministério da Saúde.
- É preciso fazer o ajuste de dose dos antimicrobianos quando necessário, além de fazer os exames de controle laboratorial.
- Em caso de dúvidas, os familiares devem ser orientados a entrar em contato com a equipe de AD para orientações e/ou Serviço de Atendimento Móvel de Urgência (SAMU) se piora clínica.
- Toda a equipe multidisciplinar deve estar atenta à ocorrência de eventos adversos e treinada para as condutas necessárias.

OBJETIVOS DE APRENDIZAGEM

Ao final do capítulo, o leitor deverá ser capaz de:

- Descrever os critérios clínicos dos pacientes elegíveis para antibioticoterapia em atenção domiciliar.
- Descrever o papel dos profissionais da atenção domiciliar em um serviço de terapia parenteral ambulatorial (*outpatient parenteral antimicrobial therapy* – OPAT).
- Descrever questões relevantes na elaboração de um protocolo institucional de antibioticoterapia em atenção domiciliar.

Definição

Conceitos

As infecções relacionadas à assistência à saúde (IRAS) são uma das principais causas de morbidade e mortalidade no mundo, e a terapêutica tem se tornado mais difícil devido ao aumento da taxa de resistência aos antimicrobianos. Segundo a Organização Mundial da Saúde (OMS), se a situação não mudar, a resistência microbiana aos antimicrobianos poderá causar 10 milhões de mortes a cada ano até 2050 e danos catastróficos à economia, e estima-se que, até 2030, cerca de 24 milhões de pessoas poderão ser forçados à pobreza extrema.

O uso da terapia parenteral ambulatorial é um dos pilares da atenção domiciliar (AD) na estratégia de desospitalização precoce e/ou não hospitalização, ampliando o acesso ao sistema de saúde. É uma modalidade segura, eficaz, prática e econômica para a rede de atenção à saúde (RAS). Esse processo deve ser padronizado em suas diversas fases, desde a elegibilidade do paciente até a administração *in loco* do antimicrobiano.

A seguir, alguns termos importantes, que serão utilizados no decorrer do capítulo:

- **Administração de medicamentos:** ato de aplicar ao paciente o medicamento previamente prescrito, utilizando-se técnicas específicas recomendadas.

- **Administração segura de medicamentos:** inexistência de injúria acidental ou evitável durante o uso de medicamentos. A administração segura engloba atividades de prevenção e minimização dos danos provocados por eventos adversos que resultam do processo de uso dos medicamentos.
- **Análise de prescrição pela farmácia clínica:** é uma atividade que tem como finalidade a prevenção, a identificação e a resolução de problemas relacionados a medicamentos (PRM).
- **Antibioticoterapia:** é o tratamento de pacientes com sinais e sintomas clínicos de infecção pela administração de antimicrobianos. Tem a finalidade de curar uma doença infecciosa (cura clínica) ou de combater um agente infeccioso situado em determinado foco de infecção (cura microbiológica). Deve ser utilizada de forma terapêutica, ou seja, na utilização de antimicrobianos a partir de um diagnóstico preciso, ou presuntivo da etiologia do processo infeccioso, fundamentado na anamnese e nos exames clínicos e laboratoriais. O princípio básico da terapia anti-infecciosa é a determinação do agente causal da infecção e de sua suscetibilidade aos antimicrobianos. Como regra, o diagnóstico de infecção deve ser embasado em resultados clínicos, epidemiológicos e laboratoriais. Em muitas doenças infecciosas, o quadro clínico e os dados epidemiológicos permitem a presunção da etiologia com grande margem de certeza.
- **Dispensação:** processo em que se disponibiliza o medicamento ao usuário em geral em resposta à apresentação de receita elaborada por profissional legalmente habilitado (Resolução do CFF nº 357/2001).
- **Erro de medicação:** qualquer evento evitável que pode causar ou induzir o uso inapropriado de medicamento ou prejudicar o paciente enquanto o medicamento está sob o controle do profissional de saúde, paciente ou consumidor.
- **Medicamento:** produto farmacêutico, tecnicamente obtido ou elaborado, com finalidade profilática, curativa, paliativa ou diagnóstica.
- **Protocolo:** conjunto de orientações técnicas e clínicas sobre diagnóstico, profilaxia e terapêutica, fundamentadas em evidências científicas.
- **Prescrição:** ato de definir o medicamento a ser consumido pelo paciente, com a respectiva dosagem e duração do tratamento. Em geral, esse ato é expresso mediante a elaboração de uma receita, a qual constitui um documento com valor legal pelo qual se responsabilizam, perante o paciente e a sociedade, aqueles que prescrevem, dispensam e administram os medicamentos.
- **Rastreabilidade:** capacidade de traçar o histórico, a aplicação ou a localização de um item por meio de informações previamente registradas.
- **Uso racional de medicamentos:** processo que compreende a prescrição apropriada, a disponibilidade oportuna e a preços acessíveis, a dispensação em condições adequadas e o consumo nas doses indicadas, nos intervalos definidos e no período indicado de medicamentos eficazes, seguros e de qualidade.

Finalidade

Padronizar as condutas do serviço de antibioticoterapia domiciliar, além de orientar a equipe multiprofissional sobre a prescrição, a administração e o gerenciamento de antimicrobianos parenterais, visando melhorar a assistência aos pacientes em tratamento de infecção no domicílio.

Indicação e contraindicação

Indicação: diagnósticos elegíveis

- Infecções complicadas das vias aéreas superiores, incluindo otite externa maligna, otite externa necrosante e rinossinusite.
- Infecções intra-abdominais, incluindo peritonite secundária, abscesso, sepse, colecistites com perfuração ou abscesso, abscesso intra-abdominal, apendicite com perfuração ou abscesso, perfuração de estômago ou intestino, peritonite, diverticulite com perfuração, peritonite ou abscesso.
- Infecções de pele e partes moles, incluindo celulite, abscessos de grande porte, infecções de feridas cirúrgicas, queimaduras infectadas, úlceras infectadas, mordeduras infectadas, piomiosites.
- Infecções osteoarticulares, incluindo pioartrites, osteomielites agudas e crônicas e infecções relacionadas a implantes ortopédicos. Observação: em todos os casos, os pacientes são considerados elegíveis para a antibioticoterapia domiciliar, quando estabilizados e sem necessidade de intervenções cirúrgicas.
- Infecções respiratórias, incluindo pneumonias complicadas, empiemas, abscessos pulmonares, fibrose cística, exacerbações de quadros de doença pulmonar obstrutiva crônica (DPOC), bronquiectasia infectada, pneumonias comunitárias e nosocomiais e abscessos pulmonares.
- Endocardite em pacientes que não apresentem sinais de complicações possíveis da endocardite infecciosa e preditores de mau prognóstico.
- Infecções complicadas do trato urinário.

Aspectos clínicos

O paciente deve estar hemodinamicamente estável, com a infecção e as comorbidades controladas. O uso de antimicrobianos deve ter posologia compatível com a estrutura organizacional do serviço, e o tratamento antimicrobiano deve ser baseado, preferencialmente, em resultados de culturas e antibiogramas.

Aspectos socioculturais e familiares

- Não são elegíveis para antibioticoterapia domiciliar pacientes com história de alcoolismo ou drogadição ativa, pelo risco de evasão do domicílio durante o tratamento e/ou a manipulação indevida do cateter.
- Questionar os familiares sobre a segurança da área do domicílio, primando pela garantia da segurança da equipe.

- A incapacidade de compreensão do programa, incluindo os cuidados com os cateteres, deve ser considerada critério de não elegibilidade.
- Os pacientes devem ter suporte social e/ou familiar, pois precisam se corresponsabilizar pelo tratamento (desde os cuidados básicos até os cuidados com o acesso venoso, estar no domicílio no horário de administração).

Seleção do antimicrobiano

Para a definição do antimicrobiano prescrito, levam-se em consideração fatores ligados ao micro-organismo, ao paciente e ao próprio medicamento.

Fatores ligados ao micro-organismo

O princípio básico da terapia antimicrobiana é a determinação do agente causal e do perfil de sensibilidade aos antimicrobianos, devendo o diagnóstico ser embasado em resultados clínicos, epidemiológicos e laboratoriais.

A terapia antimicrobiana específica é orientada por testes microbiológicos. No entanto, há casos em que o início da terapêutica ocorre antes do diagnóstico laboratorial, caracterizando a terapia empírica. O tratamento empírico é justificável em infecções graves e na impossibilidade de realizar exames microbiológicos.

Fatores ligados ao paciente

Avaliar se o paciente tem condições/características clínicas que restrinjam o uso de antimicrobianos ou direcionem a um grupo de agentes com perfil farmacocinético e farmacodinâmico específico. Exemplos: alergias, extremos de peso corporal, idade, gestações, disfunções (hepática e renal) e uso de outros medicamentos. É preciso também considerar os antimicrobianos utilizados previamente, sítio da infecção e tempo de utilização.

Fatores ligados ao medicamento

Identificar se o fármaco é ativo contra o patógeno suspeito ou confirmado

Avaliar o perfil farmacocinético e a compatibilidade com o perfil do paciente e da infecção (perfil de absorção, distribuição, metabolismo e excreção). Também é importante avaliar o custo e a disponibilidade do antimicrobiano e a compatibilidade com o sistema de saúde e/ou com o poder aquisitivo do usuário, quando não disponibilizado pelo sistema.

Definição da posologia

A dose e/ou o intervalo entre as administrações devem ser ajustados às peculiaridades clínicas do paciente. Ao definir o intervalo entre as administrações e o tempo de infusão, deve-se considerar a estabilidade em solução do fármaco e o de segurança infusional. A duração do tratamento depende da gravidade da infecção. Ao definir a posologia, considera-se a comodidade de administração para os envolvidos, como enfermagem, cuidador ou paciente.

Seleção da via

É preciso considerar a necessidade da absorção sistêmica, o sítio da infecção e o grau de biodisponibilidade do fármaco na sua forma ativa.

- Os acessos venosos permitidos para a antibioticoterapia domiciliar devem considerar o tipo de medicamento, o tempo de duração da terapia, a frequência de administração dos antimicrobianos e a condição da rede venosa do paciente, podendo ser dispositivos periféricos ou centrais.
- Os cateteres centrais são indicados em casos de tratamento antimicrobiano parenteral com duração prevista superior a 14 dias, fragilidade capilar do paciente e quando o antibiótico a ser utilizado apresentar pH inferior a 5 ou superior a 9. A implantação do cateter central deve ser realizada pelo serviço solicitante.
- O cateter do tipo PICC (*peripherally inserted central catheter*, ou cateter central de inserção periférica) valvulado deve ser o dispositivo de escolha para a realização de antibioticoterapia domiciliar em tratamentos com duração de 14 dias ou mais.
- Os cateteres semi-implantáveis (tipo Heckman®, Broviac® ou Leonard®) ou totalmente implantáveis (Port-a-Cath®) são passíveis de uso, em especial se o paciente já estiver em uso de um desses dispositivos.
- A troca do curativo e a avaliação do acesso central devem ser de responsabilidade do enfermeiro. Em caso de apresentação de sinais flogísticos, comunicar o médico e retornar o paciente ao hospital de referência.
- As vias de longa permanência de acesso devem ser sempre salinizadas com cloreto de sódio 0,9% e assepsia antes e depois da infusão do medicamento.
- O uso de acesso venoso periférico para antibioticoterapia domiciliar é possível, para tratamentos curtos, porém requer a certificação de que o paciente tenha uma rede venosa periférica de boa qualidade.
- No caso da impossibilidade de acesso venoso, deve-se avaliar primeiramente a opção da via por hipodermóclise e posteriormente intramuscular, conforme a possibilidade de substituição da via do antimicrobiano.

Profissional responsável

Farmacêutico clínico

É responsável pelo monitoramento e gerenciamento do uso dos antimicrobianos. A utilização correta de antimicrobianos envolve a avaliação criteriosa sobre sua necessidade, a escolha de um fármaco eficaz, seguro, com custo equilibrado e que seja administrado por tempo, dose e intervalos posológicos apropriados. As ações de monitoramento consistem em:

- O farmacêutico tem acesso a todas as prescrições de antimicrobianos, assim que o médico a libera no sistema. Isso possibilita a identificação de possíveis PRM e a adequação antes que o medicamento chegue ao paciente.

- Preenchimento de fichas padronizadas de gerenciamento de uso e antimicrobianos pela farmácia clínica.
- Análise de culturas e antibiogramas de todos os pacientes em uso de antimicrobianos.
- Acompanhamento da ficha de invasibilidade do paciente preenchida pela enfermagem.
- Auditoria das prescrições médicas de antimicrobianos. As inconsistências na prescrição médica de antimicrobianos podem ser: dose; diluição; posologia e velocidade de infusão inadequados; incompatibilidade físico-química; falta de diagnóstico; falta de descrição de duração do tratamento, sendo repassadas em relatório para ajustes.
- Monitoramento e acompanhamento do desfecho do tratamento infeccioso de cada paciente, assim como a duração do tratamento.
- Apresentação do relatório mensal dos pacientes assistidos.
- A prescrição deve ser impressa e colocada no prontuário físico para checagem na administração no domicílio.

A mensuração do programa de antibioticoterapia em AD é realizada por meio de duas ferramentas (ver Anexos 1 e 2 no final do capítulo).

Equipe médica

Responsável pelo monitoramento clínico e laboratorial do paciente.

- Os pacientes em antibioticoterapia parenteral domiciliar devem ser estritamente monitorados dos pontos de vista clínico e laboratorial.
- A monitorização dos parâmetros laboratoriais deve ser, no mínimo, quinzenal para a maioria das medicações utilizadas.
- Pela maior ocorrência relatada de eventos adversos renais conhecidos, pacientes em uso de amicacina, gentamicina e vancomicina devem ter dosagens semanais de ureia e creatinina.
- Essas recomendações podem ser adaptadas em função de comorbidades ou situações particulares de cada paciente.

Medicamentos padronizados

- Avaliar questões logísticas do serviço para a realização do antimicrobiano 1 x/dia ou 2 x/dia.
- A escolha do antimicrobiano deve ser baseada em resultados de cultura e antibiograma, se possível, considerando as comorbidades e as possíveis interações medicamentosas.
- No Brasil, os seguintes antimicrobianos são considerados para uso em antibioticoterapia domiciliar: amicacina, gentamicina, ceftriaxona, cefepima, ceftazidima, ceftarolina, ertapeném, meropeném, linezolida (quando não disponível a formulação para uso oral), tigeciclina, daptomicina, teicoplanina, vancomicina, anfotericina B (formulações lipídicas), caspofungina, anidulafungina, micafungina, voriconazol (quando não disponível a formulação para uso oral).
- No Programa Melhor em Casa de Curitiba, padronizam-se os seguintes antimicrobianos: amicacina, gentamicina, ceftriaxona, cefepima, ceftazidima, ciprofloxacino, levofloxacino, vancomicina, ertapeném.
- O serviço de OPAT pode realizar também antivirais como ganciclovir.

QUADRO 1 Frequência mínima dos exames a serem realizados, com os antimicrobianos mais utilizados em atenção domiciliar no Sistema Único de Saúde

Antimicrobiano	Frequência mínima dos exames a serem realizados				
	Hemograma completo	Avaliação renal (ureia e creatinina)	Avaliação hepática (ALT, AST, gama-GT, FA)	Potássio	Observações
Amicacina	A cada 14 dias	A cada 7 dias	A cada 14 dias	A cada 7 dias	Ototoxicidade pode ocorrer: monitorar função auditiva e vestibular
Gentamicina	A cada 14 dias	A cada 7 dias	A cada 14 dias	A cada 7 dias	Ototoxicidade pode ocorrer: monitorar função auditiva e vestibular
Ceftriaxona	A cada 14 dias	A cada 14 dias	A cada 7 dias	–	–
Cefepima	A cada 14 dias	A cada 14 dias	A cada 14 dias	–	–
Ceftazidima	A cada 14 dias	A cada 14 dias	A cada 14 dias	–	–
Ciprofloxacino	A cada 14 dias	A cada 7 dias	A cada 7 dias	A cada 14 dias	–
Levofloxacino	A cada 14 dias	A cada 7 dias	A cada 7 dias	A cada 14 dias	–
Vancomicina	A cada 14 dias	A cada 7 dias	A cada 7 dias	A cada 7 dias	Controle do nível sérico vancocinemia a cada 7 dias

Fonte: adaptado de Oliveira PR, 2016; Tice AD, 2004.

QUADRO 2 Recomendações posológicas e instruções para reconstituição, diluição e infusão para os antimicrobianos

Antimicrobiano	Dose e posologia para função renal e hepática normais	Ajuste na insuficiência renal (IR) e insuficiência hepática (IH)	Via de infusão	Reconstituição	Diluição	Tempo de infusão
Amicacina	15 a 22,5 mg/kg 1 x/dia ou 5 a 7,5 mg/kg a cada 12 horas	ClCr > 60: dose normal a cada 8 horas. ClCr 40-60: dose normal a cada 12 horas. ClCr 20-40: dose normal a cada 24 horas. ClCr 10-30: dose normal a cada 48 horas. ClCr < 10: dose normal a cada 72 horas. Hemodiálise: doses de 5 a 7,5 mg/kg em intervalos de 48 a 72 horas. Sem informações de ajuste para IH.	EVI; IM	Não requer	100 a 250 mL de SF 0,9%, SG 5% ou Ringer lactato	30 a 60 min
Gentamicina	4 a 7 mg/kg 1 x/dia ou 1 a 2,5 mg/kg a cada 12 horas	Dosagem para 24 horas: ClCr > 60: 5 a 7 mg/kg a cada 24 horas. Administração a cada 8 ou 12 horas: ClCr > 60: 1,6 a 2,3 mg/kg a cada 8 horas. ClCr 30-50: 1,7 mg/kg a cada 12 a 48 horas. ClCr < 10: 1,7 mg/kg a cada 48 a 72 horas. Sem informações de ajuste para IH.	EVI; IM	Não requer	100 a 250 mL de SG 5%	30 a 120 min
Cefepima	2 g 2 x/dia IM: 0,5 a 1 g 2 x/dia (1 g em cada sítio)	ClCr 30-60: 2 g a cada 12 horas. ClCr 11-29: 2 g a cada 24 horas. ClCr < 11: 1 g a cada 24 horas. Hemodiálise: 1 g a cada 24 horas + 1 g após diálise. IH: não é necessário ajuste de dose.	EVI; IM; HDC	10 mL de água destilada estéril	100 mL de SF 0,9%, SG 5%	30 min
Ceftazidima	2g duas vezes ao dia	ClCr 31-50: dose recomendada a cada 12 horas. ClCr 16-30: dose recomendada a cada 24 horas. ClCr 6-15: 0,5 g a cada 24 horas. ClCr < 10: 2 g a cada 24 a 48 horas. ClCr < 5: 0,5 g a cada 48 horas. Hemodiálise: 500 mg a 1 g a cada 24 horas ou 1-2 g a cada 48 a 72 horas. Sem informações de ajuste para IH.	EVI; IM	5 a 10 mL de água destilada estéril	100 mL de SF 0,9%, SG 5%	30 a 60 min
Ceftriaxona	2 g 1 x/dia	Não é necessário ajuste na IR e IH.	EVI; IM; HDC	10 mL de água destilada estéril	100 mL de SF 0,9%, SG 5%	15 a 30 min
Vancomicina	15 a 20 mg/kg 2 x/dia *Clostridium difficile*: 125 a 250 mg a cada 6 horas por via oral	ClCr > 80: 1 g a cada 12 horas. ClCr 80-50: 1 g a cada 1-3 dias. ClCr 50-10: 1 g a cada 3-7 dias. ClCr < 10: 1 g a cada 7-14 dias. Sem informações de ajuste para IH.	EVI; VO	10 mL de água destilada estéril	250 mL de SF 0,9% ou SG 5%	60 min
Ciprofloxacino	400 mg 2 x/dia	ClCr > 30: dose normal. ClCr 5-29: 200-400 mg a cada 18 a 24 horas. Hemodiálise: 200 a 400 mg a cada 24 horas. ClCr 10-50: 400 mg a cada 24 horas. IH: não é necessário ajuste de dose.	EVI	–	–	60 min

(continua)

QUADRO 2 Recomendações posológicas e instruções para reconstituição, diluição e infusão para os antimicrobianos (*continuação*)

Antimicrobiano	Dose e posologia para função renal e hepática normais	Ajuste na insuficiência renal (IR) e insuficiência hepática (IH)	Via de infusão	Reconstituição	Diluição	Tempo de infusão
Levofloxacino	500 a 750 mg 1 x/dia	Dosagem 750 mg/dia: ClCr 20-49: 750 mg a cada 48 horas. ClCr < 20 ou hemodiálise: 750 mg, seguido de 500 mg a cada 48 horas. Dosagem 500 mg/dia: ClCr 20-49: 500 mg, seguido de 250 mg a cada 24 horas ClCr < 20 ou hemodiálise: 500 mg, seguido de 250 mg a cada 48 horas. Sem informações de ajuste para IH.	EVI	–	–	60 min
Ertapeném	1 g 1 x/dia	ClCr > 30 mL/min: não há necessidade de ajuste posológico. ClCr ≤ 30 mL/min, insuficiência renal avançada e em hemodiálise: 500 mg/dia. IH: não é necessário ajuste de dose.	EVI; IM	10 mL de água destilada estéril	100 mL de SF 0,9%	30 a 120 min
Ganciclovir	5 mg/kg 1 x/dia	ClCr ≥ 70 mL/min: 5 mg/kg/dia. ClCr 50 a 69 mL/min: 2,5 mg/kg/dia. ClCr 24 a 49 mL/min: 1,25 mg/kg/dia. ClCr 10 a 24 mL/min: 0,625 mg/kg/dia. ClCr < 10 mL/min: 0,625 mg/kg 3x/sem após a hemodiálise. Sem informações de ajuste para IH.	EVI	–		120 min

Fonte: elaborado pelos autores.

Toda a equipe multidisciplinar

Responsável pelo monitoramento de eventos adversos.

- Eventos adversos em pacientes em terapia antimicrobiana parenteral incluem problemas relacionados ao cateter e à infusão da droga (infecção do sítio de inserção do cateter, bacteriemia e infecção da corrente sanguínea, embolia gasosa) e efeitos colaterais relacionados ao antimicrobiano.
- Toda a equipe multidisciplinar deve estar atenta à ocorrência desses eventos e treinada para as condutas necessárias.
- A equipe precisa estar orientada a detectar eventuais reações de hipersensibilidade (alergias) aos antimicrobianos que podem surgir a qualquer momento durante o tratamento.
- A ocorrência de qualquer um dos eventos deve ser comunicada imediatamente ao médico da equipe e ser notificada ao sistema de qualidade e à farmácia clínica.
- A implantação do processo dos 13 "certos" na administração de medicamentos (prescrição certa, paciente certo, medicamento certo, validade certa, forma/apresentação certa, dose certa, compatibilidade certa, orientação certa ao paciente, via de administração certa, horário certo, tempo de administração certo, ação certa e registro certo).

No entendimento do serviço de antibioticoterapia em AD, na estrutura representativa de Reason (Figura 1), a ges-

QUADRO 3 Principais efeitos adversos relacionados aos antibióticos administrados pelo serviço de atendimento domiciliar

Antimicrobiano	Principais reações adversas na infusão rápida
Amicacina	Exacerbação de reações alérgicas e anafilaxia
Gentamicina	Exacerbação de reações alérgicas, crise asmática e anafilaxia, necrose epidérmica tóxica
Cefepima	Reações locais, flebite
Ceftazidima	Reações de hipersensibilidade
Ceftriaxona	Reações de hipersensibilidade
Vancomicina	Tromboflebite, dor, síndrome do homem vermelho, hipotensão, choque e parada cardíaca; não ultrapassar 10 mg/min
Ciprofloxacino	Reação local, dor inespecífica, mal-estar geral e febre, edema e sudorese (hiperidrose)
Levofloxacino	Reação, dor e/ou inflamação local, erupções bolhosas, necrose epidérmica tóxica e eritema multiforme
Ertapeném	Reações de hipersensibilidade e crises epilépticas; complicações no local da infusão; febre, náusea e diarreia

tão é uma fatia, a alocação de recursos é outra, com infraestrutura, programa de segurança, controles de qualidade, programas de qualificação e competências, suporte operacional, cultura, liderança, enfim, todos os elementos de um sistema.

Entretanto, esses elementos não são perfeitos. O processo contém falhas e fraquezas, representadas como buracos no queijo (Figura 2). Se as fraquezas se alinharem em todas as fatias, ou seja, um "buraco" em comum em todas as camadas, você terá um problema assistencial grave.

Risco/pontos críticos

1. A prescrição deve conter, obrigatoriamente, todas as informações necessárias; dose; via; diluição; intervalos de dose; tempo de Infusão; indicação (tipo de infecção); duração do tratamento.
2. Respeitar a velocidade de infusão, considerando-se a melhor evidência científica disponível, assim como as recomendações do fabricante do medicamento.

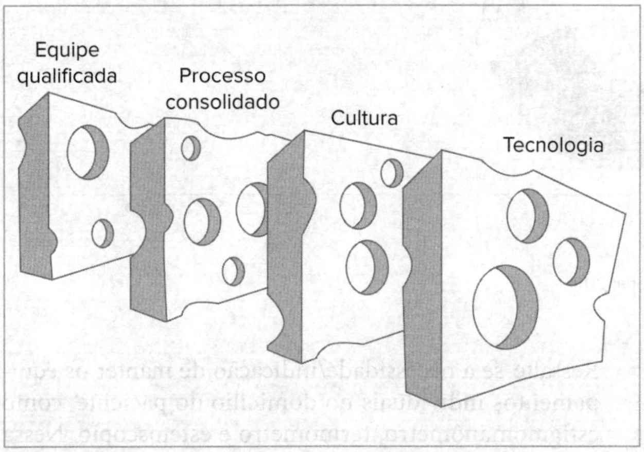

FIGURA 1
Estrutura representativa de Reason.
Fonte: Reason JT, 1990.

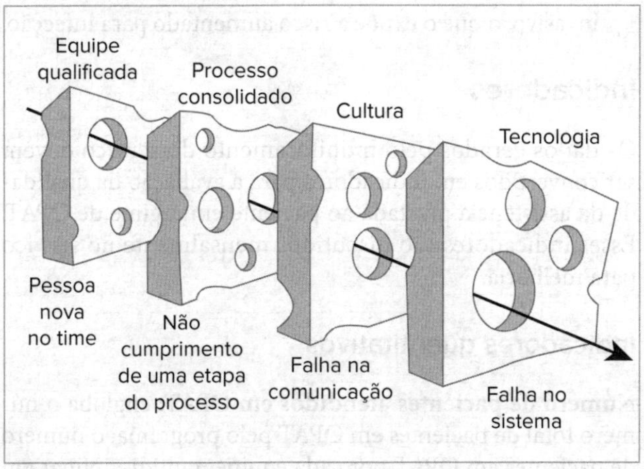

FIGURA 2
Representação da imperfeição do processo.
Fonte: Reason JT, 1990.

3. Em caso de alteração de medicamento, de dose, ou de via de administração, é obrigatória a suspensão da prescrição anterior, para que não sejam geradas prescrições em duplicidade.
4. Visando à segurança do paciente, é terminantemente proibido usar antimicrobianos de devolução e/ou fazer a prescrição em nome de outro paciente. No caso de o paciente não estar no sistema, deve ser solicitado que ele seja incluído antes da prescrição.
5. O prescritor deve registrar, na prescrição, qualquer informação que considere relevante para que a assistência ao paciente seja segura e efetiva, considerando-se os múltiplos atores no processo assistencial e a necessidade de informação completa, clara e precisa.
6. Sistema de dispensação de insumos não informatizada.
7. A medicação deve ser conferida no momento imediato da dispensação, confirmando o nome do paciente, o medicamento, a dose e se os insumos estão conforme a prescrição antes da saída para o domicílio.
8. A administração de antimicrobianos é restrita a profissionais médicos e de enfermagem.
9. A administração de medicamentos deve seguir o *Protocolo de segurança na prescrição, uso e administração de medicamentos* do Ministério da Saúde.
10. A RAS desarticulada, sem a presença de SAMU e sem suporte dos hospitais solicitados, caso haja piora clínica.
11. Não higienização das mãos.

Regras de ouro para a prescrição de antimicrobianos:

- Guiada por resultados microbiológicos, sempre que possível.
- Indicação de uso baseada em evidência científica.
- Espectro restrito, se possível.
- Dose apropriada, de acordo com o sítio e o tipo de infecção.
- Quando possível, priorizar a via oral.
- Minimizar a duração da terapia antimicrobiana.
- Monoterapia, sempre que possível.
- Reavaliação do paciente 48 horas após o início da terapia antimicrobiana.

Orientações para equipe e familiar/cuidador

- Como preconizado para qualquer instituição de saúde, as precauções-padrão devem ser seguidas. A higiene das mãos é a medida mais eficiente para a prevenção e o controle de infecção e pode ser realizada com água e sabonete ou preparação alcoólica, devendo ser respeitados os "momentos para a higiene das mãos". A instrução da correta higiene das mãos deve ser reforçada e estendida aos familiares e/ou cuidadores (Figura 3).
- O chão do quarto e do banheiro que o paciente utiliza deve ser higienizado diariamente com água e desinfetante (por exemplo, hipoclorito de sódio), e as superfícies mais próximas ao paciente, com álcool a 70%.
- É preciso orientar que não é necessário adotar um ciclo de lavagem especial para as roupas provenientes desses pacientes, inclusive naqueles com germes multirresistentes,

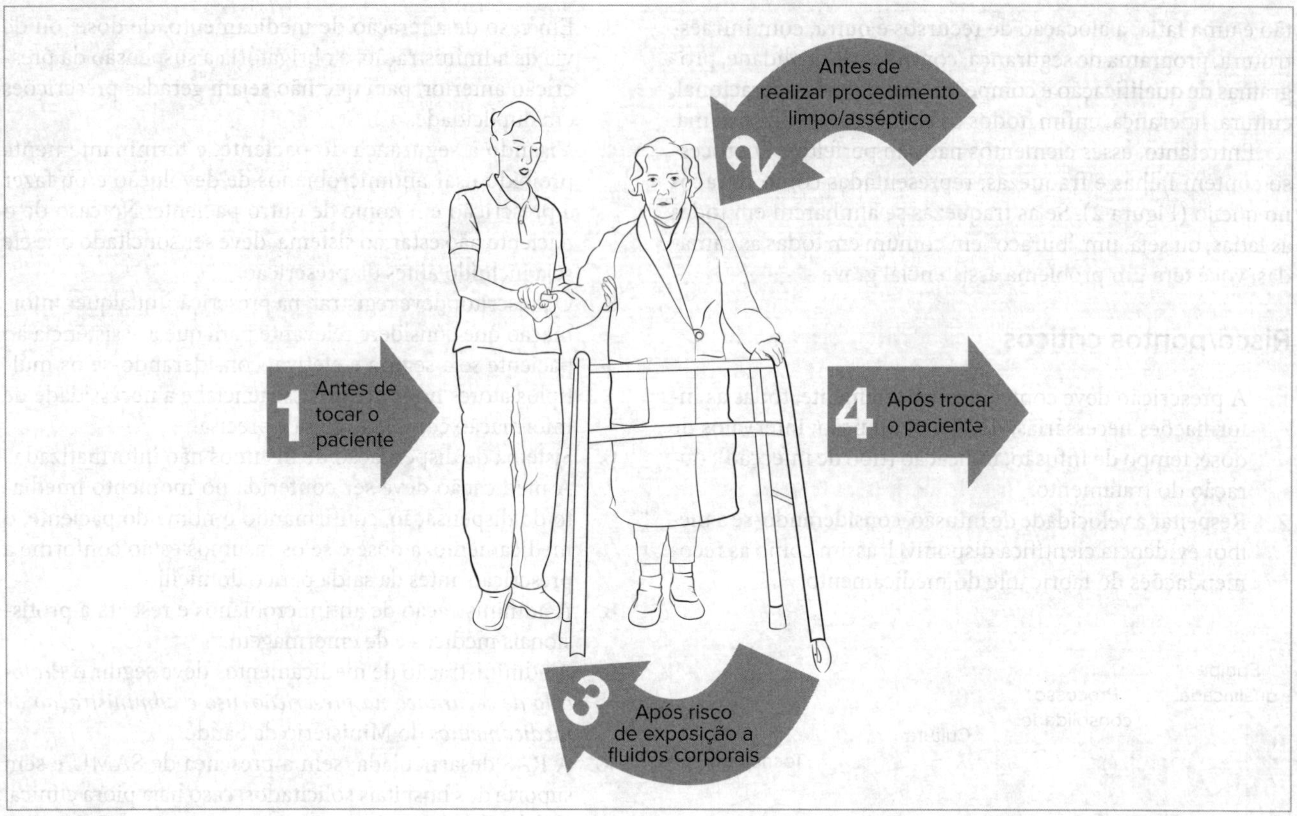

FIGURA 3

Necessidade da correta higiene das mãos.

Fonte: Organização Pan-Americana da Saúde, Agência Nacional de Vigilância Sanitária, 2014.

podendo ser seguido o mesmo processo estabelecido para as roupas em geral. No entanto, se houver roupas sujas com secreções ou fezes, devem ser lavadas separadamente.

- No âmbito da comunicação, outra estratégia é orientar o próprio paciente e o cuidador/familiar a comunicar a necessidade de precaução de contato quando forem procurar demais atendimentos em outros serviços de saúde.

Micro-organismo multirresistente

- Quando a identificação de que o paciente é portador ou tem risco para micro-organismo multirresistente (MDR) estiver disponível, a utilização de aventais e luvas deve ser realizada nos momentos de assistência, a fim de evitar que o profissional de saúde seja carreador desses micro-organismos a outros pacientes/residentes.
- Deve-se limitar ao máximo a quantidade de equipamentos reutilizáveis de atendimento ao paciente portador de MDR, sendo preferível, sempre que disponível, a utilização de equipamentos de uso descartável.
- Todos os materiais que entraram em contato direto e aqueles que tiveram contato com as superfícies ao redor do paciente devem ser limpos e desinfetados.
- A paramentação deve ser utilizada apenas pelos profissionais de saúde, os quais devem orientar adequadamente o paciente e a família quanto às precauções a serem adotadas.
- Ressalte-se a necessidade/indicação de manter os equipamentos individuais no domicílio do paciente, como esfigmomanômetro, termômetro e estetoscópio. Nessa impossibilidade, os materiais devem ser alocados em um saco plástico, limpos e desinfetados em local apropriado.
- Recomenda-se que os visitantes sejam orientados quanto à higiene das mãos e que o número de pessoas seja reduzido principalmente se o paciente tiver algum dispositivo invasivo, o que o expõe a risco aumentado para infecção.

Indicadores

Os dados gerados pelo monitoramento do serviço devem ser convertidos em indicadores para a avaliação da qualidade da assistência prestada ao paciente em regime de OPAT. Esses indicadores são discutidos mensalmente no serviço para melhoria.

Indicadores quantitativos

Número de pacientes atendidos em OPAT: engloba o número total de pacientes em OPAT pelo programa, o número de pacientes em OPAT por cada equipe multidisciplinar em atenção domiciliar.

Cálculo da dose diária dispensada (DDD): mostra a quantidade de cada antimicrobiano utilizado mensalmente no SAD. O cálculo *é feito* após a geração do relatório período × unidades × gramas × valor.

Indicador de taxa de erros de prescrição médica de antimicrobianos: definido por meio da relação entre o número de prescrições de antimicrobianos com erro (prescrições faltando dose, forma farmacêutica, via de administração, posologia, tempo de infusão, diluente e tempo de tratamento) e o número total de prescrições de antimicrobianos/mês.

Indicador de taxa de prescrições médicas de antimicrobianos não checadas: refere-se às prescrições de antimicrobianos sem checagem pela equipe de enfermagem, pelo total de prescrições de antimicrobianos/mês.

Indicadores qualitativos

Perfil epidemiológico das infecções de pacientes atendidos em OPAT: engloba sítios infecciosos prevalentes, origem da infecção, infecções em correlação com dispositivos invasivos, tratamentos guiados por cultura, ocorrência de reações adversas e desfecho clínico.

Indicador de taxa de ocorrência de MDR (em pacientes infectados × colonizados): utiliza as definições da Gipea – Gerência de Investigação e Prevenção de Infecções e Efeitos Adversos (Anvisa), que preconiza:

- Pacientes infectados: com cultura positiva para enterococo, pseudomonas, *Acinetobacter*, resistentes a dois ou mais antimicrobianos de classes diferentes, que manifestaram sinais de processo infeccioso/mês.
- Pacientes colonizados: com cultura positiva para enterococo, pseudomonas, *Acinetobacter*, resistentes a dois ou mais antimicrobianos de classes diferentes, que não manifestaram sinais de processo infeccioso/mês.

Considerações finais

- Melhora do acesso dos idosos com maior complexidade ao ambiente hospitalar, haja vista o aumento da disponibilidade de leitos.
- O desenvolvimento da antibioterapia domiciliar leva a melhor vigilância das infecções e possibilita o monitoramento de germes multirresistentes e o desenvolvimento de protocolos institucionais e revisão dos processos de trabalho.
- Obtenção de desfechos clínicos mais favoráveis.
- Monitoramento de 100% dos pacientes em tratamento com antimicrobianos.
- Adequação do tempo de tratamento das infecções: não favorecer novas colonizações intra-hospitalares e o desenvolvimento de resistência bacteriana.
- Redução de custos da RAS do município: o paciente tratado em regime de AD é de 40% a 75%, menor do que o hospitalar.
- Melhora da qualidade de vida ao paciente e seus familiares.

Referências

Brasil. Ministério da Saúde. Secretaria de Atenção à Saúde. Departamento de Atenção Hospitalar e de Urgência. Segurança do paciente no domicílio. Brasília, DF: Ministério da Saúde; 2016.

Chapman AL. Outpatient parenteral antimicrobial therapy. BMJ. 2013;346:f1585.

Lima ALLM, Oliveira PRD, Carvalho VC, Cimerman S, Gales AC, Bassetti BR, et al. Diretrizes brasileiras para terapia antimicrobiana parenteral ambulatorial (Outpatient Parenteral Antimicrobial Therapy - OPAT). São Paulo: Sociedade Brasileira de Infectologia; 2017.

MacKenzie M, Rae N, Nathwani D. Outcomes from global adult outpatient parenteral antimicrobial therapy programmes: a review of the last decade. Int J Antimicrob Agents. 2014;43(1):7-16.

O'Neill J. Tackling Drug-Resistant Infections Globally: Final Report and Recommendations. Review on Antimicrobial Resistance; 2016.

Oliveira PR, Felix C da S, Carvalho VC, Giovani AM, Reis RS, Beraldo M, et al. Outpatient parenteral antimicrobial therapy for orthopedic infections - a successful public healthcare experience in Brazil. Braz J Infect Dis. 2016;20(3):272-5.

Organização Pan-Americana da Saúde, Agência Nacional de Vigilância Sanitária. Higiene das mãos na assistência à saúde extra-hospitalar e domiciliar e nas instituições de longa permanência: um guia para a implementação da estratégia multimodal da OMS para a melhoria da higiene das mãos e da abordagem "Meus 5 Momentos para a Higiene das Mãos". Brasília, DF: Organização Pan-Americana da Saúde, Agência Nacional de Vigilância Sanitária; 2014.

Paladino JA, Poretz D. Outpatient parenteral antimicrobial therapy today. Clin Infect Dis. 2010;51 Suppl 2:S198-208.

Reason JT. Managing the risks of organizational accidents. Routledge; 1990. 272 p.

Tice AD, Rehm SJ, Dalovisio JR, Bradley JS, Martinelli LP, Graham DR, et al. Practice guidelines for outpatient parenteral antimicrobial therapy. IDSA guidelines. Clin Infect Dis. 2004;38(12):1651-72.

Anexo 1: Ficha de gerenciamento de antimicrobianos e infecções domiciliares

Paciente:			Admissão:
Diagnóstico:		Nº atendimento	Idade:
EMAD:	Data:	Médico:	

Dispositivos invasivos				Precaução de contato
	Corrente Sanguínea	Trato respiratório	Trato urinário	( ) Sim ( ) Não
Tipo				Microorganismo:

Foco provável		Origem		Cultura		Uso de ATB nos últimos 30 dias	
Urinário		Hospitalar		Sim	Não	Sim	Não
Pulmonar		Domiciliar		Data da coleta		Medicamento:	
Cutâneo/Ósseo		Não definida		Resultado:			
Sangue		Obs.					
Ferida cirúrgica							
Cateter							

ATB Prescrito	Dose	Intervalo	Via				Duração	Período	
			Oral	EV	IM	HDC		Início	Fim
			Oral	EV	IM	HDC		Início	Fim
			Oral	EV	IM	HDC		Início	Fim
			Oral	EV	IM	HDC		Início	Fim
			Oral	EV	IM	HDC		Início	Fim
			Oral	EV	IM	HDC		Início	Fim
			Oral	EV	IM	HDC		Início	Fim
			Oral	EV	IM	HDC		Início	Fim

Correção de dose para função renal: ( ) Sim ( ) Não
Intervenções Farmacêuticas:

Reações adversas:				Notificação
Hiperemia		Flebite		
Secreção purulenta		Vazamento peri-cateter		
Bacteremia		Obstrução da via		
Outras:				

Evolução do paciente
Alta – Melhorado
Internamento
Óbito – em 30 dias

Anexo 2: Ficha de invasibilidade de pacientes em terapia antimicrobiana parenteral utilizada em atenção domiciliar

Serviço de Controle de Infecção Domiciliar

Equipe: ____________ Mês: ______________ Ano: ___________ Enf. Responsável: ______________________________

DIA	Nº de pacientes internados dia	CVC	AVP	VM	TQT	Lesões de Pele	Ostomias	SVD/cisto	SNE	Observações
01										
02										
03										
04										
05										
06										
07										
08										
09										
10										
11										
12										
13										
14										
15										
16										
17										
18										

Capítulo 20

Terapia nutricional enteral na atenção domiciliar

Denise Philomene Joseph van Aanholt
Samia Carolina Reis e Silva
Graciele Oroski Paes
Suely Itsuko Ciosak

PONTOS-CHAVE

- Conhecer a importância da terapia nutricional enteral domiciliar (TNED) como terapêutica necessária no pós-alta hospitalar.
- Compreender o momento adequado para indicar a TNED e conhecimento sobre as suas contraindicações.
- Oferecer educação e capacitação aos usuários de TNED no aspecto da administração da dieta e, assim, garantir a sua segurança.
- Ter a informação necessária para um autocuidado com conhecimento de prevenção das complicações da TNED.

OBJETIVOS DE APRENDIZAGEM

Ao final do capítulo, o leitor deverá ser capaz de:

- Entender quem se beneficia da TNED.
- Informar a necessidade da nutrição enteral no cuidado domiciliar.
- Reconhecer as indicações e contraindicações da TNED.
- Informar que profissionais são necessários ao cuidado do paciente com necessidade de TNED.
- Estabelecer os cuidados necessários à realização da TNED.
- Reconhecer os materiais necessários para uso de TNED.
- Entender que ações podem evitar intercorrências relacionadas à TNED.

Definição

A terapia nutricional enteral domiciliar (TNED) é uma modalidade de terapia nutricional que, segundo o Ministério da Saúde, se refere aos alimentos para fins especiais, com ingestão controlada de nutrientes, na forma isolada ou combinada, de composição definida ou estimada, especialmente formulada e elaborada para uso por sondas ou ostomias, industrializada ou não, de forma exclusiva ou complementar à alimentação oral em pacientes desnutridos ou não, conforme as metas nutricionais estabelecidas e realizadas no domicílio.[1]

A redução do tempo de permanência hospitalar é, hoje, uma necessidade devido à limitação no número de leitos disponíveis e custos envolvidos, tornando a desospitalização um fenômeno mundial. O principal objetivo da desospitalização é evitar a longa permanência dos pacientes em ambiente hospitalar, principalmente de idosos – população crescente em nosso país –, buscando prevenir complicações clínicas comuns na longa internação, como infecções, as quais impactam diretamente na piora clínica do indivíduo, na piora da qualidade de vida e no aumento de custos com saúde.[2-4]

Assim, a TN que, em geral, está associada à prática do setor terciário (hospital), em dias atuais, se expandiu para o ambiente primário da saúde, sendo uma realidade na atenção básica (AB). Esse fenômeno levou ao fortalecimento dos programas de atenção domiciliar (AD), expandindo os cuidados de *home care* para além de procedimentos de enfermagem e monitoramento clínico, incluindo a indicação de TN nesse ambiente.[2-4]

Uma alta hospitalar pode ocorrer mesmo quando não há a total recuperação do estado nutricional ou a capacidade plena de se alimentar normalmente pela via oral e ter uma absorção adequada de todos os nutrientes. Assim, a promoção de melhor qualidade de vida para os indivíduos com necessidades alimentares especiais, após a alta hospitalar, deve conter não só aspectos alimentares, como também aspectos clínicos, nutricionais, sociais, culturais e afetivos relacionados ao estado de saúde do indivíduo, envolvendo toda a equipe multiprofissional de saúde, além de familiares e cuidadores.[3]

Pode-se dizer, então, que a TN domiciliar (TND) se tornou uma modalidade integrada na AD com crescente expansão na atualidade e pode ser definida como uma assistência nutricional e clínica ao paciente em seu domicílio. Compreende a TN oral, mediante a utilização de suplementos e complementos nutricionais, a TN enteral (TNE) ou a TN parenteral (TNP).[5,6]

Finalidade

A finalidade da TNED é recuperar ou manter o nível máximo de saúde, funcionalidade e comodidade do indivíduo,[5,6] ressaltando a importância de manter os cuidados prestados no domicílio relativos à TN, seguindo as diretrizes da TND, já que a falha nesse acompanhamento pode ser responsável pela reinternação precoce do paciente com maior custo ao setor saúde como um todo, além de prejudicar a qualidade de vida desse indivíduo.[7] Lembrar que a preocupação quanto à análise de contas frente à prescrição de TND segue os mesmos diante das prescrições de TN no ambiente hospitalar. A diferença é que, na AD, existe a possibilidade de alterar a forma de administração da TNE, permitindo uma redução importante nos custos.

Indicação e contraindicação[7,8]

A nutrição enteral domiciliar (NED) é indicada a indivíduos que se encontram em risco nutricional ou desnutridos, que não conseguem se alimentar pela via oral, de maneira a atender suas metas nutricionais preestabelecidas, de forma qualitativa ou quantitativa, que tenham um trato gastrintestinal em condições adequadas para a digestão e absorção de nutrientes.

Algumas diretrizes consideram dieta oral inadequada quando o paciente aceita menos de 60% de sua meta energética por no mínimo 7 dias ou uma ingestão energética diária menor do que 10 kcal/kg peso/dia. A perda de peso recente também é um parâmetro importante a ser analisado: quando maior do que 5% ao mês ou 15% em 3 meses, deve ser considerado o uso de NE, principalmente quando há ingestão abaixo de 75% de suas necessidades nutricionais.

São exemplos de pacientes com indicação de TNED: idosos disfágicos, pacientes com doenças neurodegenerativas, oncológicos, cardiopatas, renais crônicos, anorexia dentre outros. É importante verificar se há contraindicação para NED. Sua prescrição deve ser realizada sempre que a equipe analisar a situação clínica e o seu prognóstico, no qual os benefícios e riscos são maiores do que os malefícios. Deve-se considerar a vontade do paciente, quando este tiver condições de decidir, e/ou da família, quando o paciente não se encontrar apto para tanto.

Sociedades de alguns países não indicam a TNED quando o paciente possui expectativa de vida menor do que 30 dias; dessa forma, analisar a expectativa de vida do indivíduo com indicação de TNED é essencial para uma indicação adequada dessa terapia, seguindo os preceitos éticos vigentes de cada país.

Para pacientes com problemas absortivos severos, como síndrome do intestino curto, e presença de obstrução intestinal, como em alguns pacientes oncológicos, não está indicado uso de NED, devendo-se considerar outra via de administração, como a parenteral.

Profissional responsável

O atendimento e o monitoramento de pacientes em TNED são responsáveis pelo sucesso da terapêutica e devem ser realizados por uma equipe multiprofissional, respeitando a atuação técnica de cada profissional. A indicação da TN é de responsabilidade médica, e a prescrição da dieta do nutricionista, conforme indicação médica e clínica, a orientação da administração e cuidados com dispositivos são feitos pelo profissional de enfermagem. Em situações nas quais o paciente apresenta polifarmácia, é necessário que o farmacêutico oriente a melhor forma de administrar cada medicamento. Outros profissionais da saúde, como fisioterapeuta, fonoterapeuta, terapeuta ocupacional, dentistas e psicólogos, são de grande importância, de acordo com a necessidade clínica do paciente. O serviço social deve estar presente desde o início da avaliação, para auxiliar a equipe no contexto familiar e facilitar e efetivar a TNED.[7,9]

Riscos/pontos críticos[2,7,8,10-12]

Apesar de a TNED ser uma realidade em nosso país e no mundo, pouco se sabe sobre a brasileira, devido aos poucos registros em literatura. Segundo último inquérito brasileiro de TND, realizado pela Sociedade Brasileira de Nutrição Parenteral e Enteral (BRASPEN), os pacientes sob cuidados domiciliares com necessidade de TND, em sua maioria, são aqueles com TNED, principalmente idosos e portadores de doenças neurodegenerativas. Em relação ao dispositivo, ainda é comum o uso de sondas de Levine para alimentação e pouca indicação de gastrostomia de alimentação.

Historicamente, a AD no Brasil é considerada uma prática recente se comparado a outros países, e, apesar de termos políticas direcionadas à alimentação e nutrição e aos direitos humanos à alimentação, pouco se progrediu sob o aspecto de políticas específicas para TNED. Destacamos alguns pontos críticos importantes, para refletirmos:

- Falta de divulgação de dados referente à prática da TNED no Brasil.
- Presença de um cuidador familiar/contratado apto para o cuidado da TNED.
- Pouca indicação de ostomias para alimentação enteral.
- Ausência de protocolos específicos para definir a prescrição da NED.
- Acessibilidade adequada para o monitoramento seguro da TNED.

A escolha da formulação para a TNED pode ser um fator determinante para manter a segurança dessa terapia, principalmente no aspecto referente ao combate à desnutrição. A prescrição pode ser de dieta industrializada em sistema fechado, pronta para uso, ou sistema aberto (pó ou líquido), dieta artesanal (com alimentos frescos/caseiros) ou mista (caseira + industrializada). A escolha da dieta enteral precisa ser individualizada, devendo-se pautar em alguns pontos importantes, como:

1. Situação clínico-nutricional atual – pacientes altamente catabólicos, desnutridos, com lesões de pele, se beneficiam de fórmulas quimicamente definidas, como as dietas industrializadas, em que é possível calcular adequadamente a quantidade prescrita de calorias e proteínas. As dietas artesanais são as menos indicadas, por precisarem de mais manipulação e, portanto, apresentarem maior risco de contaminação. É mais difícil atender à meta nutricional, principalmente proteica, essencial nessas condições.
2. Tipo de dispositivo para TNED – dispositivos de baixo calibre, como as sondas nasoentéricas, dificultam a administração de dietas de maior viscosidade. Dietas artesanais para atender a um maior aporte nutricional são de viscosidade incompatível para esse tipo de dispositivo, sendo mais indicadas em ostomias com maior calibre e administração em *bolus*. Dieta mista, eventualmente, pode ser uma alternativa, desde que o paciente não se enquadre no ponto número "1", e o nutricionista realize um monitoramento constante do estado nutricional do usuário com essa prescrição. Sugerimos que, no caso de sondas de fino calibre, sejam prescritas dietas industrializadas para garantir o aporte nutricional preestabelecido.
3. Condições sanitárias do domicílio – muitas dietas, mesmo as industrializadas (sistema aberto), podem necessitar de alguma manipulação; nesse sentido, avaliar a residência e a sua situação sanitária é fundamental para a segurança da prescrição. Locais de alto risco de contaminação se beneficiam de prescrições industrializadas de baixa ou nenhuma manipulação.
4. Condições socioculturais do cuidador – é importante que o prescritor tenha conhecimento de quem irá administrar a TNED no paciente para escolher a prescrição mais adequada ao seu nível cultural e social e evitar erros durante o processo. Dietas com menor manipulação são mais adequadas nessas situações.

Material e equipamentos[10,13]

Para a TNED, os materiais e equipamentos necessários vão depender do método de administração, que por sua vez dependerá da indicação clínica/nutricional, em que podemos destacar:

- Dispositivo específico para alimentação enteral: sondas enterais ou ostomias.
- Equipos de infusão das dietas para gotejamento gravitacional ou com uso de bombas de infusão, além de seringas de 50 mL para a alimentação em *bolus*.
- Bomba de infusão em casos específicos, para controle do gotejamento da dieta enteral.
- Seringas de 20 mL para lavagem da sonda e/ou administração de medicamentos.
- Gaze para a higienização da pele.
- Adesivo fixador da sonda de alimentação.
- Frasco descartável (300 ou 500 mL) para dieta enteral e água, conforme prescrição.
- Suporte de soro ou equipamento adaptado para posicionar adequadamente o frasco de dieta ou água.
- Dieta enteral.
- Manual de boas práticas, de forma individualizada a cada cuidador/família, respeitando crenças, cultura, religião e nível de escolaridade.
- Planilha de monitoramento diário para o controle de complicações inerentes à TNED.

A dieta enteral deverá ter uma prescrição à parte, realizada em conjunto com o médico e nutricionista para elaborar a melhor opção a cada caso, considerando sua preparação, administração e meta nutricional. Entre as formulações industrializadas, temos:

- Normocalóricas a hipercalóricas: variam de 1 a 2 kcal/mL. Em geral, há preferência pelo uso de dietas em torno de 1,5 kcal/mL para atender à meta calórica em um volume menor. Dietas da 1 a 1,2 são menos utilizadas, indicadas para idosos muito velhos com menor meta calórica.
- Normocalóricas a hiperproteicas: variam de 7% a 37% de fonte proteica. Atualmente se priorizam dietas em torno de 25-30% de proteína para atender à meta proteica em um volume menor. As necessidades proteicas têm sido alteradas ao longo dos anos com aumento do aporte proteico, principalmente em situações críticas, de cicatrização e para prevenção e tratamento da sarcopenia. A prescrição deve ser individualizada.
- Dietas especializadas: são aquelas de formulação específica para determinadas situações clínicas, em geral prescritas na unidade hospitalar, sobretudo na terapia intensiva. Um exemplo são dietas para controle de glicemia e oligoméricas. No domicílio, a maioria das prescrições é de dietas não especializadas, exceto quando há indicação clínica.

Em casa, procura-se adequar a prescrição à rotina domiciliar. Nesse sentido, fórmulas industrializadas, mistas ou artesanais devem seguir as orientações mencionadas em "Riscos/pontos críticos", neste capítulo.

Sugestão de vídeo no *link*: https://www.youtube.com/watch?v=L5pxucWBTTc (acesso em: jan. 2022).

Descrição da técnica[10,11]

- Realizar lavagem das mãos com água e sabão ou fricção com álcool gel a 70%.
- Separar o material direcionado à TN.
- Verificar o posicionamento da sonda de alimentação.
- Elevar a cabeceira da cama em ângulo de 45° ou manter o paciente sentado durante a administração da dieta. Conservá-lo nessa posição de 20 a 30 minutos após a infusão da dieta.
- Para infusão em *bolus*: abrir a sonda, conectá-la à seringa e injetar água filtrada e, a seguir, dieta por um tempo mínimo de 15 a 30 minutos, respeitando intervalos entre a administração de uma seringa e outra.

- Método intermitente gravitacional:

1. Transferir o conteúdo da dieta para o frasco.
2. Conectar o equipo ao frasco (lembrando-se de fechar a pinça rolete antes de fazer a conexão).
3. Posicionar o frasco em um suporte acima do nível da cabeça do paciente.
4. Abrir a pinça rolete do equipo, permitindo que a dieta preencha todo o equipo, removendo todo o ar presente na extensão do equipo.
5. fechar novamente a pinça rolete e conectar o equipo à sonda do paciente.
6. Abrir a pinça rolete, de modo que a dieta goteje lentamente.
7. Ao término, desconectar o equipo da sonda e do frasco e injetar de 50 a 60 mL de água filtrada – pode ser utilizada água morna – para remover os resíduos da dieta do lúmen da sonda.
8. Fechar a sonda e realizar a higienização do frasco, equipo e seringa.
9. Observar as condições do paciente quanto a aceitação da dieta, conforto etc.

Observação: os materiais utilizados na TNED seguem protocolos diferentes da unidade hospitalar, podendo ser reutilizados por meio de higienização adequada, seguindo a orientação do nutricionista/enfermeiro visitador. Acesse este *link* para assistir a um exemplo de higienização dos materiais: https://www.youtube.com/watch?v=p_0meQPtR_I (acesso em: jan. de 2022).

Orientação para equipe e familiar/cuidador[6,7,14-20]

Habitualmente, os cuidados com a NE são desenvolvidos pelos profissionais de enfermagem e nutricionistas no âmbito hospitalar, no entanto essa terapia tem se expandido à atenção à saúde em âmbito domiciliar, gerando a necessidade de desenvolver estratégias para a sua organização e administração de forma qualificada e segura, especialmente por ser manipulada por indivíduos que não são profissionais da área da saúde. Os indivíduos, eleitos como cuidadores, fazem o manejo da TN a partir de quando o paciente – antes hospitalizado – é transferido para o domicílio. Portanto, os cuidadores devem ser treinados para realizar essa atividade, considerando que não são preparados tecnicamente para desenvolver esse e outros cuidados. Nesse contexto, não se pode desconsiderar a alta complexidade relacionada à transferência do cuidado em TNE do contexto hospitalar para o domiciliar e a possibilidade de incidentes com danos ao paciente, denominados eventos adversos.

Os profissionais responsáveis pelos cuidados com a TNED precisam oportunizar ao cuidador o conhecimento acerca do cuidado e da ocorrência de incidentes, por meio de espaços para educação em saúde, onde possam orientar sobre os objetivos, cuidados na administração e intercorrências, de forma a preveni-los e saber identificá-los se porventura acontecerem, evitando danos.

Um ponto importante que o nutricionista reforça em sua orientação para TNED é o cuidado com o preparo da dieta enteral, considerando a prescrição realizada. Uma dieta artesanal ou mista, onde se utilizam alimentos *in natura* e/ou módulos/fortificantes, é fundamental reforçar questões de higiene e armazenamento dos alimentos ou da dieta preparada. O ideal é sempre preparar cada dieta próximo ao horário de instalação. Nos casos em que se utilizam dietas industrializadas com sistema aberto (pó ou líquido), o preparo também deve ser monitorizado, para garantir um manuseio higiênico, e o armazenamento da dieta deve seguir orientação do fabricante. Esse aspecto é essencial para evitar contaminação da dieta enteral, e a família/cuidador deve participar de todo o processo e entender as complicações envolvidas.

Entre os incidentes da TNED, cabe destacar os mais frequentes, como obstrução, perdas acidentais e deslocamento da sonda, lesão na região da asa do nariz ou periestoma (no caso de gastrostomia) e aspiração do conteúdo gástrico ou da dieta para a árvore brônquica considerado o evento mais grave, a broncoaspiração.[14,15] A aspiração pulmonar ocorre em 2% a 10% dos pacientes em nutrição enteral, e, devido à possibilidade de desfecho desfavorável, medidas preventivas são recomendadas e necessárias.

No caso das estomias, considerando a possibilidade de desfechos desfavoráveis, é importante mencionar ainda a síndrome de *buried-bumper*, descrita como complicação tardia relacionada ao uso da gastrostomia endoscópica percutânea (GEP), que ocorre quando o disco interno, o qual mantém o tubo na cavidade gástrica, se deteriora e se aloja entre a parede gástrica e abdominal. Apesar de representar uma complicação incomum, se não sinalizada pode levar a uma série de complicações graves, incluindo infecção do estoma, peritonite e fasciite necrosante.

Por fim, deve-se considerar a ocorrência de incidentes associados ao uso do cateter do tipo Foley como dispositivo de alimentação na ausência de sondas apropriadas para essa finalidade. Orientamos ao cuidador que, cada vez que for administrar a dieta, faça a mensuração do dispositivo, de modo que o cateter, levemente esticado, deve "obedecer" a uma distância segura do estoma ao osso clavicular. Caso haja "encurtamento" da porção exteriorizada da sonda (Figura 1), orientamos aos cuidadores que o tracionem com cuidado até sentir resistência, a fim de que o tubo volte a alcançar o osso clavicular (Figura 2), sob risco de migração do dispositivo e obstrução da saída gástrica se o reposicionamento não for realizado.

O Quadro 1 apresenta alguns dos incidentes comuns e condutas recomendadas diante desse cenário.

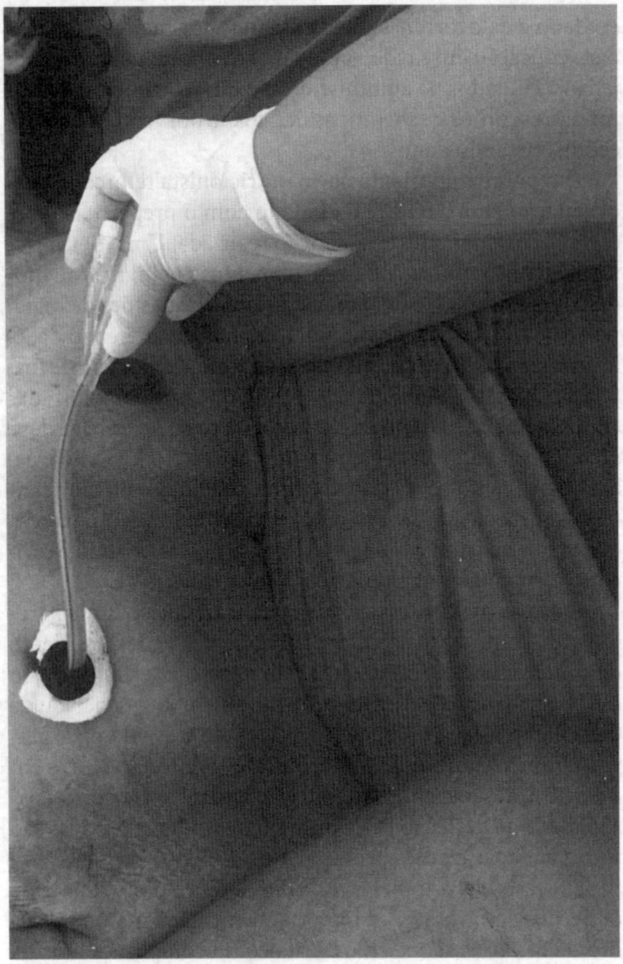

FIGURA 1
Encurtamento do dispositivo evidenciado pela apresentação da "saída"' da sonda ao nível da linha mamilar
Fonte: acervo das autoras.

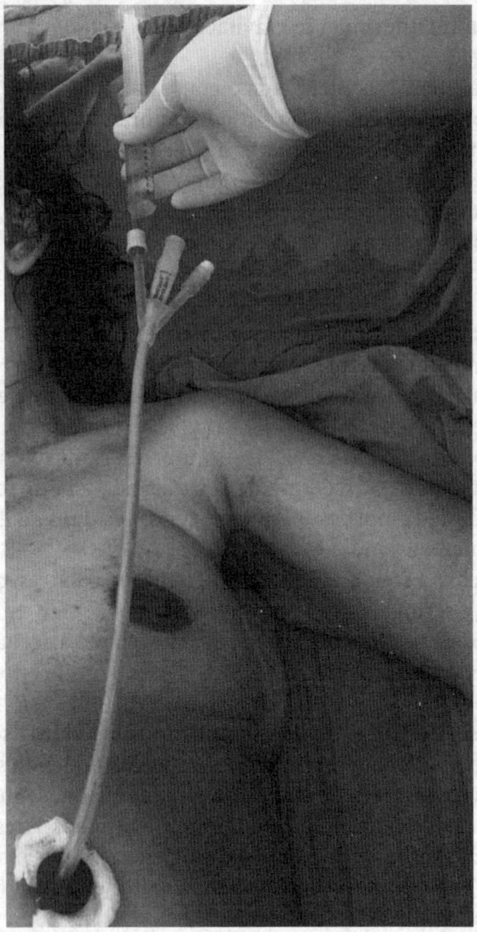

FIGURA 2
Reposicionamento do dispositivo através da tração evidenciado pela apresentação da "saída" da sonda ao nível do osso clavicular
Fonte: acervo das autoras.

QUADRO 1 Incidentes comuns e condutas recomendadas

Incidentes	Cuidados para evitar o incidente	Cuidados caso o incidente ocorra
Obstrução	"Lavagem" do cateter com seringa contendo 60 mL de água filtrada antes e depois da administração da dieta e de medicamentos. Diluir ao máximo os medicamentos administrados. O uso de água morna é recomendado a fim de facilitar a remoção de resíduos da sonda.	Não introduzir objetos na sonda (por exemplo, fio-guia) na tentativa de desobstruí-la. Contatar o serviço de atenção domiciliar (SAD).
Perdas acidentais ou retirada pelo próprio paciente	Fixação adequada da sonda e troca do adesivo se estiver úmido e/ou solto. Atentar-se ao posicionamento do dispositivo, em especial à movimentação do paciente no leito e no momento do banho, para não haver tração.	Se houver saída de sondas gástricas ou enterais: não tentar reintroduzir a sonda. Contatar o SAD. Sondas de gastrostomia: reintroduzir a sonda no estoma, realizar a fixação com adesivo hipoalergênico e contatar o SAD. Observação: caso o paciente tenha removido a sonda de gastrostomia com o balonete de fixação cheio, usar uma seringa para esvaziá-lo antes de reintroduzir.

(continua)

QUADRO 1 Incidentes comuns e condutas recomendadas *(continuação)*

Incidentes	Cuidados para evitar o incidente	Cuidados caso o incidente ocorra
Deslocamento da sonda	Fixação adequada da sonda, troca do adesivo quando estiver úmido e/ou solto. Verificar o posicionamento correto da sonda antes de qualquer infusão. Observar a marcação feita pelo profissional que introduziu a sonda para avaliar deslocamentos. Anotar a mensuração (em cm) da extensão exteriorizada, no prontuário domiciliar, pelo profissional que introduziu a sonda, possibilita ao cuidador verificar essa medida antes de infundir a dieta, água ou medicamentos. Atentar-se ao posicionamento do dispositivo, em especial à movimentação do paciente no leito e no momento do banho para que não haja tração. Pacientes agitados ou semiconscientes: "enluvar" as mãos a fim de limitar o movimento "de pinça" e evitar a remoção da sonda.	Sondas gástricas ou enterais: verificar a marca da mensuração da extensão exteriorizada da sonda e, se for incompatível com a medida anotada pelo enfermeiro, não reintroduzir o dispositivo nem realizar qualquer infusão e contatar o SAD. Sondas de gastrostomia do tipo botton: a identificação do deslocamento exige capacidade técnica e, por vezes, suporte do diagnóstico por imagem. Porém, em caso de alguns sinais, como lentificação ou dificuldade para infusão da dieta e distensão abdominal, contactar o SAD. Sonda do tipo Foley: a identificação do deslocamento exige treinamento do cuidador. Se houver sinal sugestivo da migração/deslocamento da sonda, como vômito (é importante observar e relatar a frequência) e mal-estar, contatar o SAD.
Lesão nas regiões de fixação da sonda e região periestoma	Observar a tração da sonda nas narinas do paciente. Evitar períodos prolongados para troca do adesivo fixador. Higienizar diariamente a pele com água e sabão. Dar preferência à aplicação do adesivo fixador sobre o adesivo do tipo hidrocoloide e não diretamente sobre a pele (caso seja possível). No caso das gastrostomia, manter o curativo seco. Sonda de gastrostomia: evitar tração externa pelo disco de fixação ou "folga" e o uso repetitivo de curativos oclusivos.[18]	Observar a evolução e o aspecto das lesões periestoma. Contatar o SAD para que o profissional capacitado possa avaliar a lesão e instituir conduta.
Sinais e sintomas de alerta: sede, sonolência, diarreia, vômitos, taquicardia, alterações de temperatura, turgor de pele e textura do cabelo	Observar as alterações citadas, pois indicam baixa hidratação, hipo ou hiperglicemia, intolerância à dieta ou mesmo contaminação e, no caso de nutrição prolongada, falta/excesso de aporte de vitaminas e oligoelementos.	Se houver persistência de qualquer alteração, deve ser comunicada a equipe do SAD.

Fonte: acervo das autoras.

Referências

1. Gabe KT, Jaime PC, Silva KC. Políticas públicas de alimentação e nutrição voltadas às necessidades alimentares especiais. In: Jaime PC, editor. Políticas públicas de alimentação e nutrição. 1. ed. São Paulo: Atheneu; 2019. p. 145-54.
2. Brasil. Ministério da Saúde. Secretaria de Atenção à Saúde. Departamento de Atenção Básica. Melhor em casa: a segurança do hospital no conforto de seu lar. In: _____. Caderno de Atenção Domiciliar. Brasília, DF: Ministério da Saúde, v. 1; 2012.
3. Rufino C, Carlini D, Alves M, Kim HSJ. Como promover a desospitalização devido ao transplante de órgãos sólidos? Panorama atual no Brasil e profilaxia da infecção pelo citomegalovírus com valganciclovir. JBES. 2016;8(1).
4. Mazur CE, Schmidt ST, do Amaral Rigon S, Schieferdecker MEM. Terapia nutricional enteral domiciliar: interface entre direito humano à alimentação adequada e segurança alimentar e nutricional. DEMETRA. 2014;9(3):757-69.
5. Van Aanholt D, Dias M, Marin M, Silva M, Cruz M, Fusco S, et al. Terapia nutricional domiciliar. Rev Assoc Med Bras. 2012.
6. Brasil. Ministério da Saúde. Agência Nacional de Vigilância Sanitária. Resolução – RCD N° 63, de 6 de julho de 2000. Brasília, DF: Diário Oficial da União; 2000.
7. van Aanholt DPJ, Matsuba CST, Dias MCG, Campos ACL, Aguilar-Nascimento JE. Diretrizes brasileiras de terapia nutricional. BRASPEN Journal. 2018(1):37-46.
8. Bischoff SC, Austin P, Boeykens K, Chourdakis M, Cuerda C, Jonkers-Schuitema C, et al. ESPEN guideline on home enteral nutrition. Clin Nutr. 2020;39(1):5-22.
9. Brasil. Ministério da Saúde. Agência Nacional de Vigilância Sanitária. Resolução de Diretoria Colegiada, RDC nº. 11, de 26 de janeiro de 2006. Dispõe sobre o Regulamento de Funcionamento de Serviços que prestam Atenção Domiciliar. Brasília, DF: Diário Oficial da União; 2006.
10. Brasil. Ministério da Saúde. Secretaria de Atenção à Saúde. Departamento de Atenção Básica. Caderno de atenção domiciliar: cuidados em terapia nutricional. 1. ed. vol. 3. Brasília, DF: Ministério da Saúde; 2015.
11. Araújo ISA, Santos HVD, organizadores. Guia multiprofissional de orientação para pacientes em uso de nutrição enteral domiciliar. Petrolina: HEWAB/EBSERH; 2017.
12. Aanholt DPJV, Niwa LMS, Dias MB, Toleto D, Ciosak SI. Inquérito brasileiro sobre terapia de nutrição domiciliar: panorama atual. REVISA. 2021;10(1):127-38.
13. Bazter YC, Waitzberg DL, Pinotti HW, Cecconello I. Fórmulas enterais poliméricas e especializadas. In: Waitzberg DL. Nutrição oral, enteral

e parenteral na prática clínica. 5. ed. São Paulo: Atheneu; 2017. p.951-69.

14. Runciman W, Hibbert P, Thomson R, Schaaf TVD, Sherman H, Lewalle P. Towards an International Classification for Patient Safety: key concepts and terms. Int J Qual Health Care. 2009;21(1):18-26.
15. Brasil. Portaria nº 529, de 1º de abril de 2013. Institui o Programa Nacional de Segurança do Paciente (PNSP). Brasília, DF: Diário Oficial da União; 2013.
16. 16. Shipley K, Gallo AM, Fields W. Is your feeding tube clogged? Maintenance of gastrostomy and gastrojejunostomy tubes. Medsurg Nursing. 2016;25(4):224.
17. 17. Burgermaster M, Murray M, Saiman L, Seres DS, Larson EL. Associations between enteral nutrition and acute respiratory infection among patients in New York metropolitan region pediatric long-term care facilities. Nutr Clin Pract. 2018;33(6):865-71.
18. 18. Hollaar V, Maarel-Wierink CVD, Putten GJVD, Sanden WVD, Swart B, Baat C. Defining characteristics and risk indicators for diagnosing nursing home-acquired pneumonia and aspiration pneumonia in nursing home residents, using the electronically-modified Delphi Method. BMC Geriatr. 2016;16:60.
19. 19. Lucendo AJ, Friginal-Ruiz AB. Percutaneous endoscopic gastrostomy: an update on its indications, management, complications and care. Rev Esp Enferm Dig. 2014;106(8):529-39.
20. 20. Uliano JM, Avila DFV, Luchese IC, Mattiello CM, Vasconcelos ZAA, Ely JB. Tecido de granulação hipertrófico: série de casos tratados com ácido tricloroacético a 75%. Rev Bras Cir Plást. 2018;33(Supl. 1):59-61.

Capítulo 21

Oxigenoterapia domiciliar terapêutica

Vinicius Pafume de Oliveira
Laerte Honorato Borges Júnior

PONTOS-CHAVE

- A importância da indicação profissional é fundamental e baseada em critérios objetivos e clínicos.
- O conhecimento dos objetivos personalizados da oxigenoterapia domiciliar é essencial para uma prática adequada.
- O domínio dos recursos disponíveis é fundamental para a prática em saúde, em especial na atenção domiciliar.
- A suplementação de oxigênio melhora a sobrevida de pacientes com hipoxemia crônica.
- O principal risco da oxigenoterapia domiciliar é a não utilização da terapia quando indicado.
- A falta de adesão aumenta a mortalidade, os riscos de complicações e outras comorbidades para o paciente.

OBJETIVOS DE APRENDIZAGEM

Ao final do capítulo, o leitor deverá ser capaz de:

- Informar sobre a definição da técnica e mecanismos fisiológicos.
- Reconhecer as finalidades, indicações e contraindicações.
- Compreender o papel dos profissionais inseridos nesse processo.
- Reconhecer as diferentes tecnologias e os recursos atuais disponíveis.
- Aprofundar-se sobre a técnica e orientações sobre principais riscos.
- Orientar familiares/pacientes e cuidadores sobre a técnica.

Definição

A oxigenoterapia domiciliar terapêutica é considerada um tratamento não farmacológico fundamental para os pacientes com hipoxemia ou doença pulmonar avançada (DPA).[1] Basicamente essa terapia consiste na oferta de fluxo adicional de oxigênio por meio de uma interface (cateter, cânula ou máscara) para o paciente, incrementando a inalação do oxigênio existente no ar ambiente, através de recursos (cilindros, concentradores ou outras formas descritivas posteriormente) externos, favorecendo a entrada de oxigênio no interior dos pulmões, especificamente, nas unidades alveolares e otimizando a troca gasosa (eliminação de gás carbônico e absorção de oxigênio) e homeostase acidobásica.[2]

O mecanismo fisiológico da respiração consiste na entrada e saída dos gases entre o organismo humano e o meio ambiente. Nesse processo, destacamos principalmente a entrada de oxigênio e a eliminação do gás carbônico. Para que esse mecanismo fisiológico funcione adequadamente, é necessário equilíbrio entre o aparelho respiratório (vias aéreas, caixa torácica, pulmões e diafragma), aparelho cardiocirculatório e sistema nervoso central e periférico. Essa interação permite o equilíbrio acidobásico do organismo por meio da ventilação (volume de ar nas unidades alveolares), difusão (movimento dos gases entre alvéolos e capilares) e perfusão (fluxo sanguíneo no capilar pulmonar).[3]

Qualquer alteração nesse mecanismo desequilibra o processo respiratório e leva à insuficiência respiratória (IR), podendo ser hipoxêmica (tipo I) ou hipercápnica (tipo II). Na tipo I ou hipoxêmica ocorre uma baixa concentração de oxigênio ou hipoxemia, porém com gás carbônico normal; nesse caso, a indicação de oxigenoterapia é recomendada. Entretanto, na IR tipo II ou hipercápnica o oxigênio pode estar normal ou com baixas concentrações (hipoxemia), e o gás carbônico ($PaCO_2$) estará alterado. Nessas situações é necessário avaliar a indicação da oxigenoterapia e/ou outros recursos terapêuticos como ventilação mecânica.[2,3]

Esse recurso terapêutico existe desde 1940, aproximadamente, porém as evidências das indicações e dos benefícios começaram a se destacar a partir de 1970, tratando milhares de pacientes em diferentes regiões do mundo. No Brasil, inúmeros pacientes recebem esse recurso atualmente, sobretudo com a criação de inúmeras empresas de *home care* (serviço privado para a oferta do atendimento/internação domiciliar) e a implantação do Programa Melhor em Casa (serviço público de atenção domiciliar com incentivo financeiro do Ministério da Saúde). Entretanto, vários locais ainda não oferecem a oxigenoterapia domiciliar à sua população.[4] A suplementação de oxigênio melhora a sobrevida de pacientes com hipoxemia crônica, e sua prescrição é preconizada nos consensos sobre o tema.

Finalidade

A finalidade desse recurso é oferecer oxigênio adicional, além dos 20,8% existentes no ar atmosférico, para o sistema respiratório, e consequentemente favorecer a troca gasosa. Basicamente, utilizamos essa terapia para tratar a IR hipoxêmica causada por inúmeras situações descritas nos próximos tópicos.[2,3]

Através dessa terapia, buscamos alcançar níveis desejáveis de oxigênio sanguíneo (Pressão arterial de oxigênio – PaO_2) e periférico (Saturação de oxigênio – $SatO_2$), segundo a condição clínica de cada paciente – lembrando que cada indivíduo tem valores diferentes da oxigenação, baseados no perfil epidemiológico (idade etc.), condições atmosféricas e, principalmente, alterações fisiopatológicas. Cada diagnóstico clínico tem sua particularidade na indicação de valores de oxigênio ideal, personalizando a indicação e os valores ideais.[4,5]

Dessa forma, o objetivo da oxigenoterapia é potencializar a oxigenação do indivíduo com menor risco possível, revertendo ou tratando a hipoxemia e evitando seus efeitos deletérios. A falta de oxigênio no organismo pode trazer consequências importantes ao paciente, inclusive grande chance de mortalidade. Entre as consequências, destacamos alterações respiratórias (taquipneia), alterações cardíacas (taquicardia, hipertensão e hipotensão, insuficiência cardíaca, entre outras), alterações do sistema nervoso central (coma, ansiedade, confusão, crises convulsivas, entre outras), cianose, sudorese e outras repercussões sistêmicas.[2,4,5]

A manutenção dos níveis mínimos e estáveis de oxigênio no sangue é de grande importância para a homeostase orgânica. Tratar a hipoxemia precoce e continuamente reduz danos. Os principais benefícios para o organismo são a diminuição do trabalho ventilatório e a melhora das funções cardiovasculares e musculares. Outro fator importante do oxigênio suplementar é a redução do estresse miocárdico e arritmias cardíacas, além da manutenção de níveis normais do eritrócitos evitando a policitemia secundária, devido à hipoxemia.[1,4]

Indicações e contraindicações

Avaliar a oferta de O_2 conforme indicações é indispensável no desfecho final do indivíduo, pois fornecer O_2 em pacientes sem necessidade pode causar efeitos contrários importantes. A hipoxemia é perigosa, porém a hiperóxia (excesso de O_2) também é deletéria. A indicação do oxigênio serve para normalizar os níveis de PaO_2, porém a indicação domiciliar evidenciada por estudos clássicos em pacientes com doenças respiratórias com hipoxemia grave foram:

- $PaO_2 \leq 55$ mmHg ou $SatO_2 \leq 88\%$ com ou sem hipercapnia confirmada duas vezes ao longo de um período de 3 semanas.
- $PaO_2 = 55$ a 60 mmHg ou $SatO_2 = 88\%$, com evidências de hipertensão pulmonar ou policitemia (hematócrito > 55%).

Essa indicação foi baseada no estudo NOTT 1980 e MRC 1981, conforme diretrizes do GOLD,[6] praticada em todo o mundo. Esses dois grandes trabalhos avaliaram os benefícios da terapia. O primeiro estudo norte-americano, o Nocturnal Oxygen Therapy Trial, comparou o uso de 24 horas/dia com 12 horas/dia, mostrando maior sobrevida naqueles que utilizaram oxigênio por mais tempo.[7] O segundo estudo britânico, conduzido pelo Medical Research Council, comparou o uso de oxigênio por 15 horas/dia com 0 horas/dia, mostrando aumento da sobrevida daqueles que utilizam regularmente o oxigênio.[8]

No Nocturnal Oxygen Therapy Trial, foram avaliados 203 pacientes com diagnóstico clínico de doença pulmonar obstrutiva crônica (DPOC) hipoxêmica, de seis centros diferentes, oferecendo oxigênio contínuo e oxigênio por 12 horas noturnas e acompanhadas por pelo menos 12 meses. Oferecer O_2 contínuo também beneficiou pacientes com baixa pressão média da artéria pulmonar, da resistência vascular pulmonar e aqueles com capacidade de exercício relativamente bem preservada.[7]

Já no estudo do Medical Research Council, foram avaliados 77 pacientes alocados em dois grupos: pacientes que receberam oxigênio por no mínimo 15 horas/dia e pacientes que não receberam o oxigênio em nenhum momento do dia. Os pacientes avaliados tinham DPOC do mesmo perfil do estudo NOTT, porém com indivíduos mais novos e maiores pressões parciais de gás carbônico arterial comparados ao estudo anterior.[8]

O número de pacientes com indicação de O_2 tem aumentado a cada ano. Essa modalidade terapêutica tem sido utilizada com maior frequência com o intuito de reduzir a morbidade e mortalidade e melhorar a qualidade de vida dos pacientes. A prática permite otimizar a ocupação dos leitos hospitalares, reduzir o período e números de internações e, consequentemente, diminuir custos hospitalares.[9] Toda a oferta de O_2 domiciliar a pacientes que não apresentam essas indicações entrará como principais contraindicação, porém vale destacar:

- Pacientes com PaO_2 acima dos limites normais do indivíduo.
- Paciente com $PaCO_2$ alterado sem sinais de hipercapnia (a oferta de oxigênio estimula o sistema nervoso central e, consequentemente, deprime o sistema respiratório, podendo piorar a hipercapnia e a hipoventilação e acentuar a hipoxemia).
- Doenças neuromusculares (se indispensável, para alcançar a menor $SatO_2$ e PaO_2 limite, colocar o menor fluxo possível e desmamar brevemente pelos mesmos motivos descritos anteriormente).
- Síndrome de hipoventilação por obesidades: mesmos critérios anteriormente.
- Cuidado paliativo terminal: não é contraindicação absoluta, porém vale avaliar casos pontuais com equipe multiprofissional responsável e paciente/familiares a indicação/benefício.
- Pacientes com indicação de pressão positiva para manter a PaO_2 e $SatO_2$ em limites inferiores permitidos, pois o O_2 não é terapia substitutiva da ventilação mecânica, principalmente a não invasiva.

Vale ressaltar, ainda, que a reavaliação periódica da equipe multiprofissional é indispensável e toda indicação é baseada em exames complementares e anamnese profissional. Portanto, a inclusão e/ou remoção da terapia devem ser realizadas por equipe responsável. Cuidadores e pacientes/familiares devem participar do manejo diário da terapia, porém a decisão do início e/ou suspensão é baseada em critérios determinados pelos profissionais.

Profissional responsável

Toda equipe multiprofissional deve ser envolvida no processo. Essa avaliação é indispensável, desde a admissão do paciente, e acompanhada em toda a sua jornada com a terapia. A inclusão do oxigênio domiciliar altera a rotina dos pacientes e familiares e o funcionamento de toda a dinâmica do domicílio. Portanto, todo suporte necessário facilita a adaptação e o tratamento.[10]

- Médico: a indicação é baseada na gasometria arterial ou em medidas periféricas de oxigênio, e o seu tratamento deve ser indicado por médico. Assim, a suspensão é solicitada pelo médico responsável. Além da adição do oxigênio, deve-se fazer avaliação clínica completa, se necessário com prescrição de terapia medicamentosa para o tratamento da doença de base que levou ao oxigênio e suas complicações e reavaliações periódicas.
- Fisioterapeuta: profissional responsável pela avaliação inicial, orientações/instalação da utilização do recurso, titulação do oxigênio, técnicas de conservação de energia, ajuste das atividades de vida diária (AVD) e reabilitação cardiorrespiratória.

QUADRO 1 Atribuições do fisioterapeuta no tratamento dos pacientes em oxigenoterapia

Titulação da oxigenoterapia domiciliar	Avaliar a quantidade do fluxo de oxigênio ofertado para oferecer a saturação ideal a cada paciente. É necessário ressaltar que a oferta do oxigênio aumenta nas atividades com gasto energético (ex.: banho, andar etc.) e durante o sono, pois nesses momentos as demandas metabólicas e ventilatórias são aumentadas. Realizar a titulação para todos esses três momentos.
Técnicas de conservação de energia	Técnicas cardiorrespiratórias de adaptação através de treinamentos e orientações para o desempenho das atividades funcionais diárias dos pacientes. Para evitar dessaturações, dispneias e outros sintomas.
Ajuste das AVD	Reinserção do paciente nas atividades habituais possíveis sem piora dos sintomas ou comprometimentos clínicos: atividades laborais, orientações para práticas sexuais (se possível ou não), readaptação profissional, entre outras.
Reabilitação cardiorrespiratória	

AVD: atividades de vida diária.
Fonte: elaborado pelos autores.

Os demais profissionais são fundamentais na avaliação inicial e no definição do projeto terapêutico singular, sinalizando os cuidados das diversas áreas inseridas no serviço. Existe uma necessidade de avaliações com a higiene do recurso, associação aos medicamentos prescritos, alterações psicossociais importantes pela restrição social e gravidade clínica do paciente. Ocorrem distúrbios de alimentação e atividades funcionais pelo uso frequente do equipamento potencializado com a condição clínica do paciente.[11] Portanto, o cuidado é individualizado, contínuo e seguido por uma vasta equipe multiprofissional.

Riscos/pontos críticos

O principal risco da oxigenoterapia domiciliar é a não utilização da terapia quando indicado. Essa falta de adesão aumenta a mortalidade, os riscos de complicações e outras comorbidades para o paciente.[10,11] Existem outros riscos associados à terapia que valem a pena ser destacados:

1. O aumento indiscriminado do fluxo de oxigênio pode causar efeitos indesejáveis. O excesso de oxigênio inalado, quando não indicado, pode ser lesivo às unidades pulmonares, pois a absorção em grande quantidade elimina outros gases necessários para a manutenção da estabilidade alveolar. A atelectasia de absorção pode

ser causada pelo excesso de O_2 ofertado, assim como essa hiperóxia pode aumentar os níveis de $PaCO_2$ pela hiperestimulação no sistema nervoso central e depressão respiratória.[11]

2. O gás oxigênio é altamente inflamável, portanto o risco de explosão ou incêndio pode ocorrer se houver contato direto com oxigênio e fogo. Dessa forma, é necessário armazenamento dos equipamentos e mangueiras a uma distância mínima de 5 metros de qualquer fonte de calor (inclusive fumo). Para evitar quedas e explosões, é necessário acondicionar em lugares seguros e bem ventilados e evitar exposição contínua no sol.[10]
3. Problemas com equipamento de oxigênio: como a terapia é, geralmente, contínua ou intermitente, porém diária, quaisquer problemas no equipamento/energia elétrica podem causar ausência da oferta e problemas ao paciente. Várias são as formas de dispersão do oxigênio: concentradores, cilindros comprimidos ou líquidos, portáteis etc. Independentemente da forma de dispensação, é necessária uma fonte alternativa, de acordo com a dependência e condição do paciente. Geralmente é deixado um backup de reserva nas casas dos pacientes.[10,11] Além disso, preciso contato de plantão ou urgência da empresa ou serviço responsável pela dispensação dos equipamentos. Em caso de qualquer problema, assegure-se de ter acesso a um canal responsável para suporte.
4. Para evitar contaminações ou má utilização, todos acessórios os utilizados no equipamento são descartáveis e devem ser trocados frequentemente, de acordo com a orientação dos fabricantes. Dessa forma, utilizar a câmara de umidificação, mangueiras, cateter e filtros por períodos longos e indesejáveis pode causar problemas nos equipamentos, como riscos de infecções e problemas aos pacientes. Deve-se proceder a substituições periódicas de todos os acessórios e reavaliações preventivas nos equipamentos, conforme orientações.[10,11]

Nos pontos críticos, há a necessidade de maior conhecimento e divulgação das orientações sobre a terapia. O oxigênio domiciliar é diferente das recomendações hospitalares, assim como orientações e manejo. A particularidade de cada detalhe sobre oxigenoterapia domiciliar faz toda a diferença no tratamento. Avalia-se cada detalhe e definem-se os principais pontos em cada domicílio.

Vale destacar que o gasto financeiro inserido nesse processo pode aumentar e os pacientes/familiares precisam entender direitos/legislações envolvidos nesse processo. O aumento dos custos de energia elétrica, recarga de cilindros e trocas de acessórios podem complicar o paciente/família e impactar na utilização diária. Por isso, todos os detalhes inseridos nesse processo são fundamentais na adesão à terapia. O custeio total ou parcial desse processo é diretamente mais viável comparado à permanência do paciente no âmbito hospitalar. As diretrizes do órgão responsável pelo indivíduo, assim como as medidas sociais, devem ser levantadas e inseridas nesse processo.

Material utilizado

São necessários equipamentos para a oferta da oxigenoterapia domiciliar, bem como acessórios conectados aos equipamentos e interligados ao paciente. São fontes (equipamentos) de oxigênio domiciliar:

1. Cilindro de oxigênio (várias medidas – 1/3/5/7/10 m^3).
2. Concentrador de oxigênio.
3. Oxigênio líquido.
4. Oxigênio portátil:

Apresentamos todas as fontes de oxigênio disponíveis (cilindros, concentradores, oxigênio líquido e oxigênio portátil). Vários fatores serão avaliados no momento da definição: custo, disponibilidade, *expertise* técnica, conveniência para uso domiciliar e segurança.[10] Algumas informações importantes são:

1. Os cilindros de oxigênio são abastecidos para capacidade de fornecimento limitado e, quando finalizado o gás armazenado, o paciente deixa de receber o oxigênio. Dessa forma, é necessário fazer recargas. Quanto maior o tempo de utilização do paciente, maior o consumo. São bastante utilizados para o *backup* dos concentradores na ausência de energia elétrica.
2. Concentradores de oxigênio são as formas mais comumente utilizadas pelos serviços por menores custos, facilidades no manuseio e baixo peso. Porém, em situações de quedas de energia ou instabilidade da rede, o fornecimento pode ficar impactado. O valor do consumo de energia do imóvel terá aumentos e deverá ser levado em consideração. Atualmente, existem medidas definidas de saúde pública para essas situações, devendo ser consultadas por meio do assistente social de cada serviço.
3. Os oxigênios líquido e portátil também são formas alternativas de ofertas dessa terapia. Podem apresentar custos mais elevados ou menor acesso. O fluxo de oxigênio também pode ser um fator limitador.

Outros materiais serão necessários para interligar o paciente ao equipamento selecionado para ofertar oxigênio. Nesse momento, entram os conectores e demais acessórios envolvidos nesse cenário. Serão utilizados, na face do paciente:

- Cateter nasal ou cateter nasofaríngeo: pelo baixo custo, colocado de modo intranasal ou nasofaríngeo em administração de baixas concentrações de oxigênio.
- Máscara simples: mais acessível e leve, oferta de fluxos moderados de oxigênio, sem garantia de vedação e necessidade de remoção ao alimentar.
- Máscara de traqueostomia: oferta de oxigênio umidificado para pacientes em respiração espontânea com traqueostomia, ou seja, em respiração espontânea (sem ventilador mecânico).
- Tenda facial (máscara de macronebulização): máscara desenhada com o contorno do queixo para maior conforto,

facilitando a alimentação e a fala. Geralmente utilizada em transporte de pacientes.

- Máscara de Venturi: oferta direcionada da concentração do oxigênio de acordo com a FiO_2 necessária ao paciente, oferecida por máscara de nariz e boca.
- Máscara de reinalação com ou sem reservatório: sistema de válvulas expiratórias e inspiratórias com capacidade de oferta de oxigênio em altas concentrações. Maiores vedação e peso.

A escolha vai depender do fluxo de oxigênio titulado para o paciente; quanto maior o fluxo, vai mudando a indicação respectivamente nos modelos citados. Em ambiente domiciliar, a utilização de capacete, capuz ou tenda é limitada pela necessidade de mistura de fluxos.[10,11]

A extensão e o diâmetro da mangueira que conduzirá o oxigênio podem influenciar diretamente a entrega dos fluxos e a tolerância do paciente. Dessa forma, é necessário avaliar e padronizar para evitar entrega de fluxo indevido e desconforto.

Descrição da técnica

A solicitação clínica é o passo inicial. É necessário relatório que justifique a necessidade de terapia. Com a justificativa e os exames e/ou condição clínica que apontaram essa necessidade, vêm o deferimento e a instalação do equipamento no domicílio.[5] Nesse processo, é preciso fazer o ajuste do órgão que dispensará o equipamento e a inclusão dos acessórios necessários para cada quadro clínico. Em caso de instituições públicas, são avaliadas as formas de dispensações; em caso de serviços privados, deve-se fazer a solicitação para a empresa responsável pelo fornecimento.[5] Após essas etapas, seguem os passos:

1. Entrega e teste de funcionamento do equipamento (verificar voltagem ou armazenamento dos cilindros).
2. Orientações de utilização com a família/cuidador.
3. Ligar e colocar a titulação indicada para oferta do oxigênio (quantos litros).
4. Inserir a extensão e interface que serão utilizadas.
5. Montar/orientar com relação à umidificação do oxigênio (copo) – como e quando completar.
6. Uma vez montado, ligar o botão de funcionamento.
7. Equipamento pronto para uso e paciente apto a receber a terapia.

Orientações para equipe, familiar e/ou cuidador

Antes e durante a instalação, devem-se alinhar com os envolvidos alguns pontos: seguir a prescrição profissional, tanto na titulação como no tempo de utilização/dia.

Para a equipe: construção de vínculos, entender as dificuldades da oxigenoterapia domiciliar prolongada, esclarecer dúvidas e deixar sempre instalados/orientados todos os equipamentos necessários. Além disso, cobrar a manutenção preventiva mensal do equipamento e garantir a manutenção corretiva ou substituição dos equipamentos todos os dias da semana.[10] Para o paciente: é proibido fumar próximo, com fluxo de oxigênio conforme prescrição médica. Deve-se conservar o equipamento, avisar a fornecedora do oxigênio se houver problema com o equipamento e não rolar os cilindros.[10] É preciso fazer orientações de higiene frequente do equipamento em estabelecimentos de controles e trocas periódicas dos acessórios.

- Filtros: são empregados para filtrar as partículas existentes no ar ambiente durante o processo de concentração do oxigênio que vai para o paciente. Cada aparelho tem seu filtro específico.
- Copos umidificadores: umidificadores para a oxigenoterapia utilizados nos equipamentos para umidificar o gás entregue ao paciente.
- Extensão: mangueira recomendada de cristal atóxica (evitando irritação ao paciente) para possibilitar a mobilidade e utilização do aparelho longe do paciente.
- Interface: dispositivo para a entrega do oxigênio ao paciente. Pode ser cateter ou máscara.

Em caso de dúvidas ou problemas, convém sempre deixar o contato de referência para ajuste e informações. A equipe de saúde de referência deve ser informada sobre o paciente de sua região ou responsabilidade e fazer os planos de contingência.[10,11]

Referências

1. Dela Coleta K, Silveira LVA, Lima DF, Rampinelli EA, Godoy I, Godoy I. Predictors of first year surival in patients with advanced COPD treated using long-term oxygen therapy. Respir Med. 2008;102(4):512-8.
2. COPD Working Group. Long-term oxygen therapy for patients with chronic obstructive pulmonary disease (COPD): an evidence-based analysis. Ont Health Technol Assess Ser. 2012;12(7):1-64
3. West JB. Fisiologia respiratória: princípios básicos. 8 ed. Porto Alegre: Artmed; 2010. 232 p.
4. Sociedade Brasileira de Pneumologia e Tisiologia. Oxigenoterapia Domiciliar Prolongada (ODP). J Pneumologia. 2000;26(6).
5. Baptista ALPA, Rayal AF, Patti CC, Kuniyoshi ES, Machado MCL, Pimentel MCM, et al. Diretrizes do Programa Pulmão Paulistano e de Oxigenoterapia Domiciliar Prolongada. São Paulo: Secretaria Municipal da Saúde; 2010.
6. Global Initiative for Chronic Obstructive Lung Disease (GOLD). Waltham: UpToDate; 2019.
7. Continuous or nocturnal oxygen therapy in hypoxemic chronic obstructive lung disease. Nocturnal Oxygen Therapy Trial Group. Ann Intern Med. 1980;93(3):391-8.
8. Long term domiciliary oxygen therapy in chronic hypoxic cor pulmonale complicating chronic bronchitis and emphysema. Report of the Medical Research Council Working Party. Lancet. 1981;1(8222):681-6.
9. Tanni SE, Vale SA, Lopes PS, Guiotoko MM, Godoy I, Godoy I. Influência do sistema de fornecimento de oxigênio na qualidade de vida de pacientes com hipoxemia crônica. J Bras Pneumol. 2007;33(2):161-7.
10. Brasil. Ministério da Saúde. Secretaria de Atenção à Saúde. Departamento de Atenção Básica. Caderno de atenção domiciliar. Brasília, DF: Ministério da Saúde; 2012. v. 2.
11. Chatila WM, Thomashow BM, Minai OA, Criner GJ, Make BJ. Comorbidities in chronic obstructive pulmonary disease. Proc Am Thorac Soc. 2008;5(4):549-55.

Capítulo 22

Ventilação mecânica domiciliar: invasiva e não invasiva

Laerte Honorato Borges Júnior
Vinicius Pafume de Oliveira

PONTOS-CHAVE

- História da ventilação mecânica domiciliar no Brasil.
- Conceito e finalidades da ventilação mecânica domiciliar.
- Processo que o serviço de atenção domiciliar precisa desenvolver para realizar a ventilação mecânica domiciliar.
- Diferentes tecnologias em ventilação mecânica domiciliar.

OBJETIVOS DE APRENDIZAGEM

Ao final do capítulo, o leitor deverá ser capaz de:

- Compreender o que é ventilação mecânica domiciliar e quais as etapas e o planejamento a serem desenvolvidos nesse processo para o cuidado seguro e responsável.

Definição

A ventilação mecânica (VM) é uma terapia que surgiu para o tratamento de pacientes com insuficiência respiratória aguda ou crônica agudizada, um importante recurso da terapia intensiva. Porém, uma parte dos pacientes que necessitam desse suporte apresenta dificuldade no processo de desmame da VM, podendo se prolongar ou até mesmo não acontecer, tornando o indivíduo dependente dessa tecnologia para a manutenção da vida de forma crônica.[1] As internações passam a ser caracterizadas de longa permanência, pois muitos serviços de saúde, principalmente os alocados em municípios de pequeno e médio porte, não sabem como podem oferecer esse tratamento em casa com o suporte da rede de atenção à saúde, gerando mais um importante problema no sistema público de saúde brasileiro. Além disso, é no hospital que a maioria das pessoas nasce, é cuidada em situações mais graves e morre.[2]

Essas hospitalizações prolongadas vão ao desencontro da Política Nacional de Atenção Hospitalar e apresentam um alto custo para o sistema de saúde, o qual poderia ser evitado se fossem substituídas por internações domiciliares.[3] Atualmente, classifica-se o suporte ventilatório em dois grandes grupos:

- Ventilação mecânica invasiva (VMI).
- Ventilação mecânica não invasiva (VMNI).

Nas duas situações, a ventilação artificial é obtida com a aplicação de pressão positiva nas vias aéreas. A diferença entre elas fica na forma de liberação de pressão: enquanto na ventilação invasiva se utiliza uma prótese introduzida na via aérea, isto é, um tubo oro ou nasotraqueal ou uma cânula de traqueostomia, na ventilação não invasiva se utiliza uma máscara como interface (nasal, peça bucal, facial, *pillow* ou facial total) entre o paciente e o ventilador artificial.[4]

Desde que surgiu a VM até os dias atuais, com o avanço da medicina, houve um aumento na sobrevida dos pacientes dependentes de ventilação, criando um desafio para o sistema de saúde. Quando isso começou a ocorrer, o hospital se tornou o local de moradia desses pacientes, servindo como garantia de suporte ao cuidado, porque pouco se sabia como cuidar em casa de um paciente que dependia de VM – o que gerou um importante problema de saúde pública, pois a desospitalização nesse caso era impedida, por falta de tecnologias ou mesmo por falta de experiência profissional; assim, o leito era bloqueado, impedindo-se o acesso a novos usuários, além de restringir todo o vínculo social dos pacientes e familiares.[5]

Nessa época, surge então a necessidade de se pensar e organizar um processo de garantir o cuidado em casa a esses pacientes dependentes de VM. No entanto, havia um impasse: a RDC nº 11, de 26 de janeiro de 2006, que dispõe sobre o regulamento técnico de funcionamento de serviços que prestam atenção domiciliar e a VMI só é permitida na modalidade de internação domiciliar com o acompanhamento do profissional da equipe multiprofissional de atenção domiciliar (EMAD), ou seja, equipe de enfermagem 24 horas/dia na casa do paciente.[6]

Somado a isso, com a portaria que regulamentava a atenção domiciliar no Sistema Único de Saúde (SUS), nº 963, o paciente com necessidade de VMI contínua era fator de exclusão,[7] o que gerava um importante problema nas equipes do SUS, que tinha a demanda mas não a regulamentação a seu favor. Mesmo assim, várias iniciativas de serviços públicos faziam a desospitalização desses pacientes devido à grande necessidade do sistema e das famílias que muitas vezes judicializavam para ir para casa. Só a partir de 2016, com a Portaria nº 825, é que a VMI passou a ser permitida, desde que as equipes estivessem aptas.[8]

Havia, ainda, outro impasse da RDC nº 11, que exigia a presença contínua de enfermagem, o que inviabilizava a prática no SUS. Foi nesse momento que o Ministério da Saúde publicou a nota técnica conjunta nº 01/2016, que elucida a RDC nº 11 e definia que a realização de VMI no domicílio e demais procedimentos de maior complexidade não indicava, portanto, exigência de presença de membro da equipe em tempo integral no domicílio, a partir do que se viabilizou a desospitalização de pacientes em VMI pelo SUS.[9]

Finalidade

A VM tem como principal finalidade eliminar a causa que levou à insuficiência respiratória. Se a causa é reversível, a VM entra como temporária, e se a causa é irreversível a VM passa a ser tratada como definitiva.[1,2,4] Dentre os principais objetivos, estão:

- Manter trocas gasosas (equilíbrio acidobásico).
- Aliviar o trabalho da musculatura respiratória.
- Manter a permeabilidade das vias aéreas.
- Restaurar a ventilação.
- Evitar/otimizar a sedação.
- Diminuir a mortalidade.
- Melhorar volumes e capacidades pulmonares.
- Reverter ou evitar a fadiga da musculatura respiratória.
- Diminuir o consumo de oxigênio, reduzindo o desconforto respiratório.

Em qualquer situação em que o paciente tem necessidade de suporte ventilatório, essa técnica deve ser considerada, assim como as reavaliações para a possibilidade de diminuir a dependência da ventilação ou considerar a transição da ventilação invasiva para não invasiva.[1,2,4]

Indicações e contraindicações

Os pacientes elegíveis para a VMD são os que, em qualquer faixa etária, apresentam insuficiência respiratória crônica decorrente de causas pulmonares, neurológicas ou outras (comprometimento diafragmático, das vias aéreas e da caixa torácica.[1,2,4] As principais indicações da VM não invasiva são:

- Hipercapnia.
- SAOS (síndrome da apneia obstrutiva do sono)/Pickwick.
- Doença pulmonar obstrutiva crônica com alterações significativas do volume expirado no primeiro segundo ou hipercapnia.
- Doenças neuromusculares com alterações da capacidade vital forçada.
- Distúrbios respiratórios do sono com alterações do índice de apneia e hipopneia.
- Outros doenças obstrutivas ou restritivas com repercussões clínicas.

As principais indicações da VMI domiciliar são:

- VM prolongada sem resposta ou previsão de desmame.
- Falhas consecutivas no desmame da VM.
- Condições neurológicas, cardiovasculares ou pulmonares irreversíveis com consequentes alterações do controle respiratório central ou da caixa torácica.

A VM conduzida de maneira inadequada em situações agudas pode induzir lesões diafragmáticas significativas, conduzindo o paciente para a impossibilidade de desmame ventilatório. Isso porque, quanto mais tempo a musculatura fica em repouso, maior é a perda de fibras musculares e consequentemente a diminuição na capacidade de gerar tensão. Dessa forma, é comum observar pacientes sem doenças prévias pulmonares em condições de dependência total do ventilador como acidente vascular encefálico, pneumonia, idosos com fratura de fêmur, entre outras situações. Por isso, destacamos a necessidade de protocolos bem instituídos de desmame, avaliação da inclusão de despertar diário nas unidades hospitalares e reavaliação frequente dos pacientes nessas condições.[1-4]

Profissional responsável

Todo o processo que envolve o cuidado do paciente em VM domiciliar (VMD) deverá ser de responsabilidade da equipe multiprofissional do serviço de atenção domiciliar (SAD) para garantir:

- Visitas domiciliares da equipe de acordo com o PTS (projeto terapêutico singular).
- Articulação com a rede de saúde e intersetorial.
- O registro dos atendimentos no prontuário domiciliar, especialmente a prescrição médica e de enfermagem.
- Manter a orientação ao cuidador e realizar o retreinamento quando houver troca de cuidadores.
- Cuidar do cuidador.

Entretanto, nas avaliações dos parâmetros ventilatórios, limita-se a família a realizar essas alterações e definir os profissionais responsáveis por anotar e reavaliar periodicamente as necessidades, podendo ficar sob a responsabilidade do fisioterapeuta, médico e enfermeiro as considerações e discussões dos parâmetros instalados.[8-10]

Risco/pontos críticos

Para a garantia da maior segurança possível, a avaliação do domicílio e adaptações necessárias deve ser feita para a redução de riscos.[9]

1. O ambiente onde o paciente irá ficar deve conter, de preferência, forro, piso e pintura laváveis, boa ventilação e iluminação e portas acessíveis para a passagem de macas e cadeiras.
2. Quatro tomadas próximas à cama (pelo menos uma de 110 V), na altura da mesa de apoio. Não se devem usar extensões ou "T".
3. Rede de água, esgoto e energia elétrica.
4. Telefone fixo ou celular.
5. Pia e local para a higienização dos materiais e lavagem de mãos.
6. Ventilador com bateria interna e *nobreak* em caso de ausência de energia elétrica.
7. Ressuscitador manual presente no domicílio para os casos de VMI para casos de problemas no equipamento e necessidade de substituição.
8. Outros equipamentos associados ao cuidado em perfeito estado de funcionamento (ex.: aspirador e, quando possível, aspirador a vácuo com cilindro de oxigênio para ser usado em casos de falta de energia elétrica).
9. Configurações de alarme do ventilador acionado que garanta o acionamento em casos de possíveis falhas, como alarme de desconexão e alarme de bateria sempre ativos. É importante a revisão periódica da equipe durante as visitas.

Observação: o domicílio é do paciente e de sua família, com características de funcionamento e aspectos sociais, biográficos, históricos e culturais próprios que devem ser respeitados e não transformados em quartos de hospitais sob a ótica dos profissionais.

Outro ponto crítico é a avaliação dos casos que necessitam de reinternação. Para haver a desospitalização de um paciente em uso de VM, é imprescindível a garantia de retaguarda hospitalar quando se justifica a reinternação, e para isso faz necessária a articulação com a rede de urgência e com o serviço de atendimento móvel de urgência (SAMU) ou transporte sanitário para a garantia de transporte.[8-10]

Material utilizado

O ventilador é um dos principais equipamentos necessários para a efetivação da VMD e é definido dependendo da situação clínica e do grau de dependência da VM. Sendo assim, são utilizadas três classificações, de acordo com números de horas e especificações, descritas na Tabela 1. Para isso, é necessário que o serviço tenha disponíveis aparelhos que atendam essas especificidades. Em geral, tais equipamentos po-

SETOR DE DESOSPITALIZAÇÃO – HCU-UFU
SERVIÇO DE ATENÇÃO DOMICILIAR
PROGRAMA MELHOR EM CASA

Checklist Domicílio – Desospitalização em Ventilação Mecânica Invasiva
Paciente:
Responsável/Cuidador:

Marcar com * o que necessita ser providenciado		Data	Data
	Responsabilidades da Família:		
Domicílio	Casa com forro		
	Higiene		
	Ventilação		
	Segurança		
	Portas largas para acesso de cadeiras e macas		
	4 tomadas próximas à cama (pelo menos 1 de 110V)		
	2 adaptadores universais		
Acessórios:	Aspirador		
	Ambú com reservatório		
	Cama hospitalar		
	Nebulizador		
	Colchão caixa de ovo ou pneumático		
	Suporte para frasco dieta, soro fisiológico, medicação		
	Mesa de apoio com rodinhas		
	Cadeira de rodas		
	Cadeira de banho		
	Lixeira para o quarto		
Dietas:	Não fornecidas pelo SAD		
Medicamentos:	Já pegar receita com médico durante internação (medicamentos de uso diário não são fornecidos pelo SAD)		
Fraldas:	Não fornecidas pelo SAD		
Treinamento:	Dois cuidadores devem estar treinando e executando treinamento no hospital no mínimo durante uma semana		
	Responsabilidades do SAD:		
Equipamentos:	Ventilador mecânico		
	Base aquecida		
	No break		
	Concentrador de oxigênio		
	Circuito (reserva)		
	Cateter mount (reserva)		
Materiais:	Traqueostomia (reserva nº)		
	Sonda aspiração traqueal (nº)		
	Kit mensal (gazes, soro, luvas, seringas, equipos...)		

Figura 1 *Checklist* domiciliar – desospitalização em ventilação mecânica invasiva

Fonte: Hospital de Clínicas de Uberlândia.

dem ser comprados ou locados de empresas especializadas que fornecem também a manutenção, a assistência técnica e a substituição dos ventiladores em caso de falha no funcionamento. Essa etapa é muito importante para evitar erros de oferecer mais tecnologia para quem precisa de menos ou oferecer menos tecnologia para quem precisa de mais.

Em caso de VMNI, é necessária a aquisição de máscaras específicas, conforme indicação clínica. Podemos encontrar diversos tipos de máscaras que sejam ventiladas (exalação na própria máscara) ou não (necessidade de saída exalatória, através de porta exalatória, ramo exalatório ou válvula exalatória). Os tipos de máscaras disponíveis são:

- Máscara nasal (apenas nariz).
- *Plugs* nasais/almofadas/*pillow* (apenas nariz com vedação maior).
- Orofacial (nariz e boca).
- Facial total (toda a face do paciente).
- Peça bucal (apenas na boca).
- Capacetes (abrange toda a cabeça do paciente).
- Máscara híbrida (vedação total da boca com menor superfície de contato com o nariz).

A adequada seleção da máscara leva em consideração o diagnóstico, a experiência prévia do paciente, o equipamento utilizado na execução da ventilação e a conexão com a interface. É recomendada a disponibilidade de vários tipos de máscara para avaliação individualizada e melhor adesão à terapia pelo conforto e ajuste do paciente. É necessária a seleção adequada do tipo de circuito, de acordo com o perfil de cada indivíduo. Existem três tipos de circuito:

- Circuito simples com fuga (circuito passivo): é a combinação mais utilizada em ventilação domiciliar. É preciso uma porta expiratória que permite fuga constante, tanto na inspiração quanto na expiração.
- Circuito simples com válvula expiratória (circuito ativo): é preciso uma válvula expiratória. As linhas de fluxo e pressão ligadas na válvula expiratória permitem melhor monitorização (leitura) do volume corrente.
- Circuito duplo: ramos diferentes (inspiratório e expiratório) conectados por um Y.

Observação: **é preciso** garantir contratos de fornecimento dos ventiladores, assistência técnica 24 horas dos equipamentos utilizados na VMI, reposição de acessórios (filtro de ar, sistema de umidificação, circuitos, cateter Mount), telemonitoramento em nuvem, bem como manutenção preventiva e corretiva. Essas observações devem estar descritas nos contratos, e para isso é importante que a equipe do SAD entre em contato com o setor de compras/licitações para checar se esses itens estão contemplados.

TABELA 1 **Tipos de aparelhos de acordo com as horas de uso e especificações**

Binível (uso < 12 horas/dia)	Binível (uso > 12 horas/dia)	Ventilador de suporte à vida
Modos: S, ST, T, PAC, volume garantido	Modos: S, ST, T, PAC, volume garantido	Modos: S, ST, PAC, volume garantido, SIMV, (A)CV, (A)PC E PS
Pressão inspiratória: até 30 cmH_2O	Pressão inspiratória: até 40 cmH_2O	Pressão inspiratória: até 50 cmH_2O
Frequência respiratória programável: até 50 irpm	Frequência respiratória programável: até 60 irpm	Frequência respiratória programável: 60 a 80 irpm
Uso exclusivo pra ventilação não invasiva	Uso invasivo (TQT com porta expiratória e válvula antiasfixia) e ventilação não invasiva	Uso invasivo e não invasivo
Para utilização noturna e poucos períodos durante o dia	Para pacientes parcialmente dependentes de ventilação	Para pacientes dependentes de ventilação 24 horas/dia
Alarmes e registros de alarmes: - Alta pressão. - Baixa ventilação minuto. - Falta de energia. - Alarme de desconexão.	Alarmes e registros de alarmes: - Alta pressão. - Baixa ventilação minuto. - Falta de energia. - Alarme de desconexão.	Alarmes e registros de alarmes: - Alta e baixa pressão. - Baixa ventilação minuto. - Baixo volume expirado. - Consumo de bateria interna. - Alarme de desconexão.
	Bateria interna de 2 horas Bateria externa opcional	Bateria interna de 8 horas
		Bateria externa opcional

Fonte: Manual de ventilação mecânica domiciliar da ResMed, 2018.

- Modo S: modo espontâneo utilizado em pacientes com *drive* respiratório e controle central da respiração. Nesse modo, deve-se programar IPAP (ou PS) para auxiliar na inspiração e EPAP. O aparelho não clica automaticamente, ou seja, há ausência de FR realizada pelo ventilador, dessa forma pode ser um risco caso o paciente apresente apneia. Obs.: ajustar os alarmes de apneia e selecionar bem o candidato a esse modo. A ciclagem ocorre a fluxo (porcentagem do pico de fluxo).
- Modo S/T: o paciente tem *drive* respiratório, mas, caso não alcance a FR preestabelecida, o aparelho é acionado

e faz-se respiração programada. Devem-se programar IPAP, EPAP e FR de *backup*. A ciclagem ocorre a fluxo.

- Modo T: o paciente não tem *drive* respiratório, ou seja, não há disparos ou ciclagens espontâneas. Devem-se programar IPAP, EPAP, tempo inspiratório e FR. Indicada em situações de ausência total de *drive* respiratório.
- Modo com volume assegurado: modo que busca um volume ou alvo (dependendo do algoritmo do equipamento), ajustando automaticamente PS mínimo e máximo.

Outros equipamentos e mobiliários necessários:

1. Aspirador de secreção portátil.
2. Nebulizador.
3. Reanimador manual com reservatório (AMBU).
4. Colchão pneumático ou caixa de ovo.
5. Cadeira de rodas e de banho, cama hospitalar (dependendo do nível de dependência do paciente).
6. Mesa de apoio para equipamentos.
7. Suporte para frasco de dieta/medicação (pode ser adaptado gancho na parede ou no teto).
8. Oxímetro de dedo.

Descrição da técnica

A adaptação de VMI domiciliar é feita ainda no paciente internado. Para programar o ventilador domiciliar, são sugeridos inicialmente parâmetros iguais ou próximos aos do ventilador hospitalar em uso. Essa instalação pode ser feita por profissionais que estão assistindo o paciente e/ou pelos profissionais do SAD. Após a instalação, sugerimos, nas primeiras horas, que a função respiratória seja monitorada: frequências respiratória e cardíaca, padrão respiratório, expansibilidade, ausculta e saturação de oxigênio. A gasometria arterial e a radiografia de tórax podem entrar na avaliação de rotina; caso esses exames venham alterados, é necessário ajuste nos parâmetros do ventilador. Solicita-se à equipe da internação a elaboração dos relatórios clínicos multiprofissionais com as ações realizadas na internação, para a construção do PTS em reunião com a equipe assistente, a equipe de SAD e a família. O PTS se desenvolve em quatro momentos:

1. Diagnóstico: identificar:

- Aspectos orgânicos, psíquicos e sociais.
- Redes de apoio familiar e da comunidade.
- Pessoas e outros setores que podem contribuir com metas definidas.
- Vulnerabilidades e potencialidades.

2. Definição de metas:

- Traçar metas de curto, médio e longo prazo.
- Negociar com o paciente e famílias.

3. Divisão de responsabilidades:

- Definir o papel de cada profissional dentro do projeto.
- Responsabilizar o paciente ou família pelo seu PTS.
- Estabelecer a participação dos familiares e comunidade.
- Definir o profissional de referência para acompanhar o andamento das ações.

4. Reavaliação:

- Identificar resultados alcançados.
- Avaliar a estratégia utilizada.
- Definir novos rumos do projeto.

Alta

- Pactuar o transporte para remoções eletivas e de urgência. Cadastrar e/ou informar as equipes de SAMU/UTI móvel sobre o paciente, seu nível de dependência e das necessidades desses serviços para deslocamento quando necessário.
- Para que o processo de alta hospitalar, o transporte do paciente e a admissão no domicílio ocorram em segurança, garantindo a continuidade dos cuidados, sugere-se que não sejam realizados em dias próximos a finais de semana ou feriados, ou em período noturno, pois nos primeiros dias geralmente a família está mais insegura e precisa de apoio da equipe, então esta precisa estar disponível.
- O transporte do paciente ao seu domicílio deve acontecer em veículo apropriado, com ponto de energia elétrica para a adaptação do aspirador e do ventilador e fonte de oxigênio e equipamentos mínimos para atender intercorrências, preferencialmente acompanhado pelo médico, fisioterapeuta e profissional de enfermagem. Se houver necessidade, outros profissionais poderão participar.

Admissão no domicílio

- A acomodação do paciente em seu domicílio é realizada pela equipe SAD que acompanha a alta. É preciso, neste momento:
- Certificar-se quanto à adaptação do paciente ao aparelho e monitorar os parâmetros ventilatórios até a estabilização do indivíduo e a confiança do cuidador.
- Retomar orientações prévias dadas ao cuidador, agora em contexto domiciliar, sobre os procedimentos e cuidados principais. É importante que a equipe observe os cuidadores na realização dos primeiros cuidados domiciliares, de forma a apoiá-los e orientá-los.
- Disponibilizar números de contato (do SAD, do serviço de urgência, da empresa que presta assistência técnica aos equipamentos) para possíveis intercorrências e orientar que estejam em locais de fácil acesso.
- Preencher e entregar o prontuário domiciliar, o qual deve conter: termo de consentimento e responsabilidade assinado, termo de vaga zero em caso de reinternação, prescrição médica e de cuidados, parâmetros do ventilador e demais informações iniciais do plano de cuidado.

Observação: para admitir um paciente em VMI domiciliar, é necessária a garantia de retaguarda hospitalar quando se justifica a reinternação. Aplica-se termo de retaguarda hospitalar/de urgência (vaga zero) em situações de intercorrências agudas que não podem ser manejadas em domicílio.

Seguimento do paciente pela equipe do serviço de atenção domiciliar

Destaca-se que, inicialmente, é muito provável que a família demande maior suporte do SAD, uma vez que ainda estará em adaptação ao novo cenário de cuidado e aos novos papéis. Por isso, recomenda-se que, nesse período, seja realizado um maior número de visitas – nas duas primeiras semanas, as visitas devem ser diárias e nos dois turnos (manhã e tarde), comunicando à família o cronograma dos profissionais que as farão. Após passar o período de adaptação e a equipe perceber maior segurança por parte do cuidador, é possível reduzir a frequência de visitas de forma gradual, de acordo com a complexidade e necessidade de cada caso, garantindo uma assistência segura.

Monitoramento da VMI domiciliar

O telemonitoramento é um sistema baseado em nuvem para o gerenciamento de pacientes, assim a equipe do SAD pode colaborar de modo integrado, armazenando informações de diagnóstico, prescrição, adesão e terapia do paciente a distância, permitindo a monitorização dos resultados da própria sala do SAD. A conectividade sem fio já vem incorporada ou adaptada aos ventiladores mecânicos utilizados no serviço.

Orientações para equipe e familiar/cuidador

Deve-se iniciar o treinamento dos cuidadores ainda no hospital pela equipe assistente. Um treinamento dos cuidadores, intensivo e organizado, de uma série de procedimentos que serão realizados durante o cuidado domiciliar, é imprescindível. O tempo de realização depende da quantidade de procedimentos, da experiência, da dedicação e do interesse dos cuidadores (mínimo de 1 semana). O importante é que seja concluído no momento em que os cuidadores se sentem aptos ao cuidado. Após a equipe identificar que o cuidador está treinado, é importante que a equipe do hospital faça simulação do ambiente domiciliar, ou seja, retire a monitorização contínua e deixe os cuidadores façam todos os procedimentos, para que sintam como será o dia a dia. Esse treinamento visa proporcionar maior segurança e tranquilidade, continuado e monitorado pela equipe do SAD durante o acompanhamento do paciente no domicílio, devendo conter, minimamente:

- Orientações sobre cuidados básicos, incluindo posicionamento, transferências, mobilização, cuidados com higiene e conforto.
- Interpretação de sinais e dados vitais, especialmente os que indicam possíveis mudanças do quadro do paciente e alerta clínico.
- Aspiração traqueal e de vias aéreas.
- Cuidados com a traqueostomia e sondas.
- Cuidados e prevenção de lesões de pele.
- Cuidados com a dieta (artesanal ou industrializada).
- Descarte do lixo hospitalar.
- Instruções sobre os equipamentos e acessórios (ventilador, concentrador de oxigênio, circuitos do ventilador, *no break*, umidificadores, inaladores, reanimador manual), limpeza e desinfecção deles.
- Planos de contingência para casos de intercorrências (decanulação acidental, retirada de gastrostomia, falta de energia elétrica, problemas técnicos com o ventilador), com reavaliações periódicas.
- Abordagem de cuidados paliativos quando necessário e segurança do paciente.
- Como e quando acionar o serviço de urgência e emergência.

Referências

1. Barbas CSV, Isola AM, Farias AMC, editores. Diretrizes brasileiras de ventilação mecânica – 2013. São Paulo: Associação de Medicina Intensiva Brasileira; 2013.
2. Finkelstein BJ, Borges Júnior LH. A capacidade de leitos hospitalares no Brasil, as internações no SUS, a migração demográfica e os custos dos procedimentos. J Bras Econ Saúde. 2020;12(3):273-80.
3. Brasil. Portaria nº 3.390, de 30 de dezembro de 2013. Institui a Política Nacional de Atenção Hospitalar (PNHOSP) no âmbito do Sistema Único de Saúde, estabelecendo-se as diretrizes para a organização do componente hospitalar da Rede de Atenção à Saúde. Brasília, DF: Diário Oficial da União; 2013.
4. Carvalho CRR, Toufen Junior C, Franca SA. III Consenso Brasileiro de Ventilação Mecânica. J Bras Pneumol. 2007;33(Supl 2):S 54-S 70.
5. Borges Júnior LH. Análise do custo efetividade de um serviço de Atenção Domiciliar. 88 p. Tese [Doutorado em Ciências da Saúde] – Universidade Federal de Uberlândia; 2018.
6. Brasil. Ministério da Saúde. RDC nº 11, de 26 de janeiro de 2006. Dispõe sobre o Regulamento Técnico de Funcionamento de Serviços que Prestam Atenção Domiciliar. Brasília, DF: Diário Oficial da União; 2006.
7. Brasil. Ministério da Saúde. Portaria n. 963, de 27 de maio de 2013. Redefine a atenção domiciliar no âmbito do Sistema Único de Saúde (SUS). Brasília, DF: Diário Oficial da União; 2013.
8. Brasil. Ministério da Saúde. Portaria nº 825, de 25 de abril de 2016. Redefine a Atenção Domiciliar no Âmbito do Sistema Único de Saúde (SUS) e atualiza as equipes habilitadas. Brasília, DF: Diário Oficial da União; 2016.
9. Brasil. Ministério da Saúde. Nota Técnica Conjunta GGTES/CGAD n. 01/2016. Elucida a Resolução de Diretoria Colegiada (RDC) n. 11, de janeiro de 2006, que dispõe sobre atendimento domiciliar à luz das definições previstas nos atos de regulamentação dos Serviços de Atenção Domiciliar no SUS. Brasília, DF; 2016.
10. Brasil. Ministério da Saúde. Hospital Alemão Oswaldo Cruz. Recomendações para a ventilação mecânica domiciliar. Brasília, DF: Ministério da Saúde; 2018. 42 p.
11. Thompson A. Ventilação mecânica domiciliar – uma realidade cada vez mais frequente. Pulmão RJ. 2015;24(3):49-53.
12. Oliveira VP, Borges Junior LH. O papel do fisioterapeuta na desospitalização do paciente pediátrico. In: Martins JA, Schivinski CIS, Ribeiro SNS, organizadores. PROFISIO Programa de Atualização em Fisioterapia Pediátrica e Neonatal: Cardiorrespiratória e Terapia Intensiva: Ciclo 7. Porto Alegre: Artmed Panamericana; 2019. p. 3-34. v. 4.
13. Borges Junior LH, Oliveira VP, Pires Neto RC. Desospitalização da unidade de terapia intensiva ao domicílio: o protagonismo do fisioterapeuta em todo processo. In: Martins JA, Reis LFF, Andrade FMD, organizadores. PROFISIO Programa de Atualização em Fisioterapia em Terapia Intensiva Adulto: Ciclo 12. Porto Alegre: Artmed Panamericana; 2021. p. 129-58. v. 1.

Capítulo 23

Hemotransfusão domiciliar

Maria de Lourdes Guin

PONTOS-CHAVE

- A hemotransfusão no ambiente domiciliar já é realizada com segurança em diversos serviços de assistência domiciliar no Brasil, ampliando o arsenal de terapêuticas possíveis nas casas dos pacientes.
- A hemotransfusão no domicílio é uma intervenção indubitavelmente factível e segura seguindo critérios previamente estabelecidos em protocolos*, respeitando as normas vigentes e regulamentadas pela Anvisa (Ministério da Saúde – Brasil).
- A hemoterapia domiciliar representa um avanço na assistência multiprofissional, possibilitando ações de qualidade em que os clientes sejam acolhidos de acordo com a integralidade de que necessitam, além de utilizar recursos da própria casa para realizar suas terapêuticas.

OBJETIVOS DE APRENDIZAGEM

Ao final do capítulo, o leitor deverá ser capaz de:

- Ser sensibilizado quanto à necessidade de ampliar a integralidade, eficiência e humanização do seu serviço de assistência domiciliar, por meio da possibilidade de efetivar mais um procedimento nesse contexto.
- Ser capacitado, instruído e preparado para praticar o ato hemotransfusional no âmbito domiciliar de forma oportuna e segura.
- Identificar as principais necessidades terapêuticas da hemotransfusão no domicílio.
- Identificar as principais complicações do procedimento e as imprescindíveis abordagens e decisões a serem tomadas. Ou seja, saber gerir de forma proficiente os riscos da intervenção neste cenário.

* Segundo o art. 140 da RDC Anvisa/MS n. 57, de 16 de dezembro de 2010, o serviço de hemoterapia deve estabelecer protocolos, de acordo com as determinações do Ministério da Saúde, para realização de transfusão domiciliar, mantendo os respectivos registros.

Definição

Hemotransfusão domiciliar, como o próprio nome diz, é a realização do ato transfusional no "lar do paciente", onde ele vive e mora. Espaço esse que pode ser a residência, uma instituição de longa permanência, um estabelecimento penal ou qualquer lugar fora do ambiente nosocomial ou ambulatorial onde seja a sua moradia, incluindo pessoas em situação de rua.

Finalidade

A hemotransfusão no domicílio, de forma segura e eficaz, tem como finalidade devolver funcionalidade, qualidade de vida e saúde respeitando os princípios e diretrizes do Sistema Único de Saúde (SUS). Portanto, sempre visando garantir e generalizar os princípios da integralidade, universalidade, equidade, acesso e humanização a procedimentos antes realizados apenas no ambiente hospitalar. Objetivando a redução em tempo e número as ocupações de leitos hospitalares, dessa forma ampliando o acesso às internações nosocomiais e fortalecendo a autonomia do paciente no conforto do seu lar.

Indicações

Nas indicações e contraindicações de se realizar a hemotransfusão no domicílio, os profissionais devem se atentar mais aos valores e circunstâncias do paciente, às condições clínicas, aos possíveis ganhos funcionais, à logística humanizadora, às condições do domicílio e, por último, mas fundamental: entendimento e aceitação do paciente e da sua família.

As prescrições de hemotransfusão devem ser feitas exclusivamente pelo profissional médico, fundamentada principalmente por critérios clínicos e embasada no provável prognóstico predito a cada paciente.

O uso racional e restrito do sangue e seus componentes específicos deve basear-se na necessidade do paciente após avaliação clínica e laboratorial, devendo ser realizado somente quando existe indicação e ausência de outras opções terapêuticas.

A indicação de transfusão poderá ser objeto de análise por médico do serviço de hemoterapia.

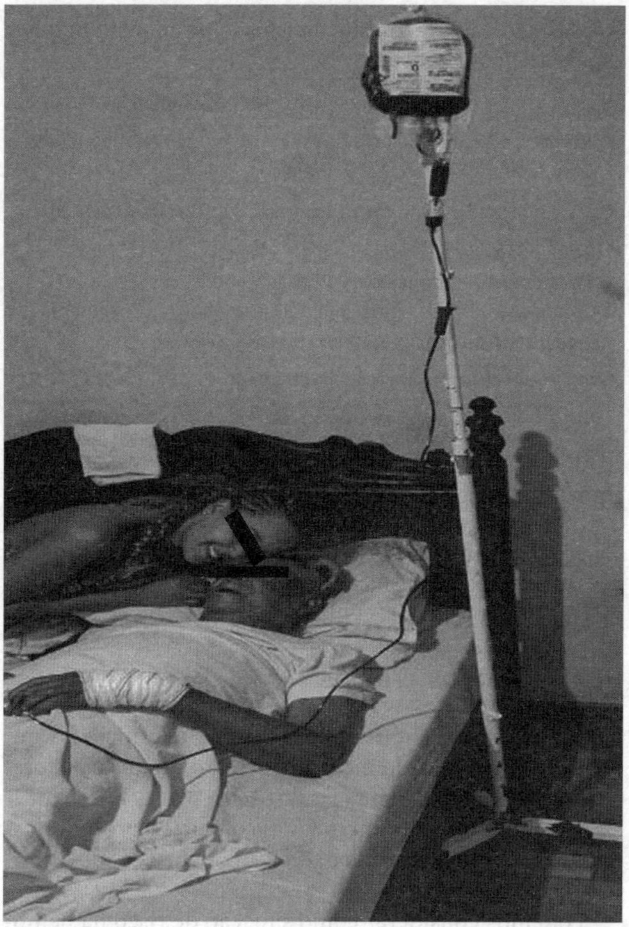

FIGURA 1
Humanização da hemotransfusão domiciliar.
Fonte: acervo da autora.

Ressalte-se que toda transfusão possui riscos, sejam imediatos ou tardios; portanto, os benefícios devem superar os riscos. Lembre-se, o importante é aprendermos a gerenciar os riscos, que por mais raros que sejam, muitas vezes são inevitáveis.

O intuito das transfusões sanguíneas é viabilizar a capacidade de transporte de oxigênio e a hemostasia, de forma que esses desfechos biológicos também reflitam em redução de mortalidade, mas também em redução de sofrimento e ganho de qualidade de vida.

Contraindicações

- Um domicílio em área de alto risco à segurança da equipe/paciente e cuidador.
- No contexto de cuidados paliativos o procedimento tenha como único objetivo melhorar os níveis de hemoglobina, com consequente prolongamento de sofrimento (distanásia).

As indicações de hemotransfusão gerais e comuns na AD estão descritas no Quadro 1.

QUADRO 1 Indicações de transfusão de concentrado de hemácias

- Hb ≤ 5,0 g/dL deve-se transfundir independente de fatores de risco cardiovascular e/ou de sinais de hipóxia.
- Hb > 6 e ≤ 8 deve-se transfundir apenas com a presença de fatores de risco cardiovascular e/ou de sinais de hipóxia.
- Hb > 8 e ≤ 10 deve-se transfundir somente com a presença de sinais de hipóxia e ainda assim há baixo nível de evidência clínica.
- Nos pacientes com sangramento é ideal que se atinja o nível de Hb entre 6 e 10 g/dL e/ou a estabilidade hemodinâmica.
- Em hemorragias agudas o paciente deve ser imediatamente transfundido quando apresentar os seguintes sinais e sintomas clínicos[5,6]:
  - Frequência cardíaca entre 100 bpm e 120 bpm.
  - Hipotensão arterial.
  - Queda no débito urinário.
  - Frequência respiratória aumentada (> 20 ipm).
  - Enchimento capilar lento (> 2 segundos).
  - Alteração no nível de consciência.
- Portadores de doenças pulmonares obstrutivas crônicas: manter Hb acima de 10 g/dL.
- Pacientes com cardiopatias isquêmicas, beneficiam-se com níveis de Hb acima de 9 g/dL.
- Pacientes acima de 65 anos de idade, sintomáticos, é aceitável transfundir com níveis de Hb < 10g/dL[6,5].

Contraindicações para transfusão de concentrado de hemácias

- Hb > 10 habitualmente não se deve transfundir.
- Para promover aumento da sensação de bem-estar.
- Para promover a cicatrização de feridas ou profilaticamente.
- Para expansão do volume vascular, quando a capacidade de transporte de O_2 estiver adequada.

Indicações de transfusão de concentrado de plaquetas (CP)

- Sangramento ativo associado a trombocitopenia ou a um defeito funcional da plaqueta.
- Plaquetopenia desencadeadas por falência medular.
- A reposição em plaquetopenias por destruição periférica ou alterações congênitas de função plaquetária[5-7].
- Pacientes com sangramento e contagem plaquetária inferior a 50.000/mm³.
- Pacientes com sangramento em SNC ou oftálmico e contagem plaquetária inferior a 100.000/mm³.
- A presença de sangramento cutâneo maior (petéquias ou equimoses em grande número ou disseminadas) e/ou sangramento mucoso (sobretudo de mucosa oral), bem como ocorrência de sangramentos decorrentes de traumas ou procedimentos invasivos devem servir de alerta para possível indicação de transfusão de plaquetas.

Contraindicações para transfusão de concentrado de plaquetas (CP)

- Púrpura trombocitopênica trombótica (PTT), exceto se houver sangramento que coloque em risco a vida.
- Trombocitopenia induzida por heparina, exceto se houver sangramento que coloque em risco a vida.

(continua)

QUADRO 1 Indicações de transfusão de concentrado de hemácias *(continuação)*

Indicações de transfusão de concentrado de plasma fresco congelado (PFC)
▪ Hemorragia em hepatopatia com déficit de múltiplos fatores de coagulação e com INR > 1,5 e/ou TTPa no mínimo de 1,5x o controle. ▪ Trombose por déficit de antitrombina III, quando não houver concentrado específico.
Contraindicações para transfusão de plasma fresco congelado (PFC)
▪ Como expansor volêmico e em pacientes com hipovolemias agudas (com ou sem hipoalbuminemia). ▪ Em sangramentos sem coagulopatia. ▪ Para correção de testes anormais da coagulação na ausência de sangramento. ▪ Em estados de perda proteica, septicemias, grandes queimados e imunodeficiências. ▪ Complemento de alimentação parenteral. ▪ Manutenção da pressão oncótica do plasma. ▪ Tratamento de desnutrição. ▪ Acelerar processos de cicatrização. ▪ Fonte de imunoglobulina e recomposição de sangue total.
Indicações de transfusão do crioprecipitado (CRIO)
▪ Repor fibrinogênio em pacientes com hemorragias e déficits isolados congênitos ou adquiridos de fibrinogênio, quando não se dispuser do concentrado de fibrinogênio industrial. ▪ Repor fibrinogênio na vigência de sangramento pós-terapêuticos com drogas anti-fibrinolíticas. ▪ Repor fibrinogênio em pacientes com coagulação intravascular disseminada (CIVD) e graves hipofibrinogenemias (dosagem menor que 100 mg/dL).

(continua)

QUADRO 1 Indicações de transfusão de concentrado de hemácias *(continuação)*

Indicações de transfusão do crioprecipitado (CRIO)
▪ Compor a fórmula da cola de fibrina autóloga para uso tópico. ▪ Sangramento em pacientes urêmicos.
Contra indicações para transfusão do crioprecipitado (CRIO)
▪ Tratamento de pacientes com hemofilia A. ▪ Portadores de doença de Von Willebrand. ▪ Tratamento de pacientes com deficiências de outros fatores que não sejam de fibrinogênio ou fator XIII.

Fonte: Manual de transfusão sanguínea para médicos[9].

Profissionais responsáveis

Os profissionais envolvidos no procedimento de hemoterapia são: médicos, enfermeiros e técnicos em enfermagem devidamente capacitados.

Riscos/pontos críticos

A abordagem probabilística de riscos/pontos críticos no ambiente transfusional domiciliar é inerente a todos os setores de saúde. Portanto, a segurança do paciente no domicílio deve estar preliminarmente em todas as condutas e procedimentos realizados no domicílio e seguir as orientações do Ministério da Saúde (2016).

Podemos considerar como situação de risco na hemotransfusão domiciliar: transmissão de patógenos, contaminação, hemocomponente inadequado a ser transfundido, incompatibilidade, logística e as reações transfusionais, conforme Tabela 1.

TABELA 1 Reações transfusionais

Tipo de reação	Achados clínicos frequentes	Causas	Tratamentos	Prevenções
Reação febril não hemolítica (RFNH)	Calafrios, tremores, febre	Anticorpos anti-leucoplaquetários do receptor ou citocinas derivadas de leucócitos do doador	Interromper a transfusão Antitérmico	Antitérmicos pré-transfusionais, hemocomponentes desleucocitados/filtrados
Hemolítica aguda imune (RHAI)	Mal estar, febre, calafrios, angústia respiratória, cianose, ansiedade, dor torácica e abdominal, hipotensão, hemoglobinúria, insuficiência renal, choque, CIVD	Incompatibilidade ABO ou anticorpo fixador de complemento do receptor contra outro antígeno eritrocitário do doador	Interromper a transfusão, manter sinas vitais, hidratar, repor fluidos, induzir diurese, tratar choque e CIVD	Assegurar correta identificação da amostra do paciente, checar rótulos da bolsa transfundida, checar o receptor

(continua)

TABELA 1 Reações transfusionais *(continuação)*

Tipo de reação	Achados clínicos frequentes	Causas	Tratamentos	Prevenções
Alérgica (leve, moderada e grave – anafilática) Alérgica (RALG)	Máculas e pápulas eritematosas e pruriginosas (urticária), edema de glote, broncoespasmo, choque anafilático	Anticorpos do receptor contra proteínas plasmáticas do doador (principalmente anti-IgA em receptores com deficiência de IgA)	Interromper a transfusão Leves e moderadas: anti-histamínicos, tentar prosseguir a transfusão Graves: anti-histamínicos, corticosteroides, adrenalina, não prosseguir a transfusão	Leves e moderadas: anti-histaminico pré-transfusional, monitorizar as transfusões Graves: hemocomponentes lavados (remoção de proteínas do plasma do doador)
Lesão pulmonar aguda relacionada à transfusão (TRALI)	Dispneia ou desconforto respiratório súbitos, cianose, taquicardia, hipotensão, febre	Anticorpos anti-HLA ou anti-HNA do doador ativam leucócitos do receptor; citocinas do doador ativam leucócitos do receptor	Interromper a transfusão, corticosteroides, suporte ventilatório e hemodinâmico	Hemácias lavadas (remoção de substâncias reativas do plasma do doador)
Contaminação bacteriana (CB)	Calafrios, tremores, febre alta, dores no corpo, dispneia, hipotensão, insuficiência renal, choque e CIVD	Contaminação bacteriana do hemocomponente	Interromper a transfusão, tratar a insuficiência renal e o choque, iniciar antibiótico	Cuidados na coleta, estocagem e manipulação dos hemocomponentes. Suspeitar se houver grumos ou bolhas visíveis na bolsa
Sobrecarga circulatória relacionada à transfusão (SC/TACO)	Taquidispneia, ortopneia, tosse, cianose, estase jugular, edema pulmonar, estertorações, taquicardia, hipertensão	Infusão rápida ou em excesso, transfusões maciças	Interromper a transfusão e outros fluidos, diuréticos, suplementação de 02, suporte ventilatório	Evitar infusões rápidas e transfusões desnecessárias (em excesso)
Hemolítica aguda não imune (RHANI)	Mal estar, calafrios, febre, angústia respiratória, cianose, ansiedade, dor torácica / abdominal/ flancos, hipotensão, hemoglobinúria, insuficiência renal choque, CIVD	Hemácias mecânica ou quimicamente hemolisadas	Interromper a transfusão, manter sinas vitais, hidratar, repor fluidos, induzir diurese, tratar choque e CIVD	Inspecionar cuidadosamente a bolsa antes da transfusão, não infundir medicamentos ou soluções osmóticas concomitantemente à transfusão sanguínea (mesmo acesso), evitar infusões sob pressão
Embolia aérea	Insuficiência respiratória, tosse, dispneia, cianose	Infusões sob pressão ou inadequação na troca de bolsa de hemocomponente ou no manuseio das conexões do acesso venoso Interromper a transfusão	Interromper a transfusão	Evitar infundir hemocomponente sob pressão, cuidado no manuseio dasconexões do acesso venoso e na troca de bolsas
Hipotermia	Calafrios, tremores, hipotermia	Infusão rápida de grande volume refrigerado, transfusão maciça	Reduzir a velocidade de infusão e aquecimento do paciente	Evitar infusões rápidas e transfusões em excesso

(continua)

TABELA 1 Reações transfusionais *(continuação)*

Tipo de reação	Achados clínicos frequentes	Causas	Tratamentos	Prevenções
Distúrbio metabólico (DM)	Hipocalcemia, hipomagnesemia, hiperpotassemia	toxicidade pelo citrato (mais comum em hepatopatas e em transfusões maciças)	Correção da alteração eletrolítica	Uso de hemocomponentes recentemente coletados (5 a 7 dias de coleta)
Hipotensiva relacionada à transfusão (HIPOT)	Hipotensão durante ou após a transfusão, ansiedade, mal estar e sudorese	Liberação de histamina (principalmente em pacientes que usam inibidores (ECA) ou durante utilização de filtros para remoção de leucócitos à beira do leito	Interromper a transfusão, utilização de soluções expansoras	Aferição dos sinais vitais pré-transfusão, 15 minutos após seu início e ao seu término
Dispneia associada à transfusão (DAT)	Dispneia	Desconhecida	Interromper a transfusão, sintomáticos	Evitar transfusões desnecessárias
Dor aguda relacionada à transfusão (DA)	Dor aguda inespecífica de instalação abrupta, hipertensão, taquicardia, taquipneia, dispneia e inquietação	Pode estar relacionada com utilização de filtros para remoção de leucócitos à beira do leito ou com anticorpos anti-HLA da classe II	Sintomáticos	Evitar transfusões desnecessárias
Reação hemolítica tardia (RHT) – aloimunização eritrocitária ou aparecimento de anticorpos irregulares (ALO/PAI)	Redução progressiva do hematócrito, icterícia, hemoglobinúria – surge de 24h a semanas após a transfusão	Resposta anamnéstica à transfusão, comumente surgem anticorpos contra os antígenos Rh, Kell, Kidd, Duffy	Sintomáticos	Identificar o anticorpo, utilizar hemácias fenotipadas e negativas para o antígeno em transfusões futuras
Doença do enxerto contra o hospedeiro pós-transfusional (DECH)	Destruição de tecidos do receptor	Reação dos linfócitos T presentes na bolsa do hemocomponente do doador contra os tecidos do receptor	Imunossupressão do receptor	Irradiação de hemocomponentes
Púrpura pós-transfusional (PPT)	Púrpura de instalação súbita 5 a 10 dias após uma transfusão	Formação de anticorpos anti-plaquetários no receptor (surgem entre 5 a 10 dias após a transfusão)	Imunoglobulina intravenosa	Selecionar bolsas negativas para o antígeno plaquetário HPA-1
Imunomodulação	Tolerância imunológica	Transfusões sanguíneas	Controvérsias quanto ao benefício da regulação imune	Evitar transfusões desnecessárias

(continua)

TABELA 1 Reações transfusionais *(continuação)*

Tipo de reação	Achados clínicos frequentes	Causas	Tratamentos	Prevenções
Hemossiderose (HEMOS)	Impregnação de tecidos e órgãos por ferro decorrente de transfusões de hemácias, com inúmeras alterações morfológicas e funcionais	Acúmulo de ferro em pacientes politransfundidos	Quelantes do ferro (deferoxamina/ deferiprona)	Usar quelantes do ferro, evitar transfusões desnecessárias
Doenças infecciosas (DT)	Manifestação clínica própria de cada doença	Vírus, bactérias ou protozoários	Tratar a doença específica	Exames sorológicos de maior especificidade e sensibilidade nos doadores

Material utilizado

Os materiais que devem estar na maleta de visita para a realização desse procedimento são:

- Caixa térmica com "gelox".
- Bandeja de inox.
- EPI (máscaras, luvas de procedimento).
- *Kit* para avaliação e controle dos sinais vitais (estetoscópio, esfigmomanômetro, termômetro, oxímetro).
- Algodão com álcool.
- Garrote.
- Jelco® n. 20 ou Scalp n. 19.
- Polifix ou extensor.
- Flaconetes de cloreto de sódio 0,9%.
- Fita adesiva hipoalergênica.
- 2 agulhas para aspiração.
- 2 seringas 10 ou 20 mL.
- Fixador do acesso venoso.
- Equipo de transfusão.
- Bolsa com hemocomponente.

Os tópicos a seguir regem a descrição da técnica:

- Verifique a prescrição médica e o formulário de solicitação do hemocomponente, se os dados do paciente estão preenchidos corretamente.
- Certifique-se de que o paciente ou responsável concordou com a transfusão e assinou o termo de consentimento.
- Separe o material para coleta de amostra de sangue.
- Identifique individualmente cada tubo conforme orienta o art. 174. Em relação às amostras de sangue para testes pré-transfusionais, todos os tubos devem ser rotulados no momento da coleta, com o nome completo do receptor sem abreviaturas, identificação do coletador, data e hora da coleta, sendo recomendável a identificação por código de barras ou etiqueta impressa.
- Higienize as mãos.
- Confirme o paciente e o procedimento a ser realizado de coleta de amostra de sangue.
- Explique o procedimento de coleta de amostra de sangue ao paciente.
- Encaminhe o impresso de solicitação de hemocomponentes ao banco de sangue juntamente com as amostras de sangue identificadas ao laboratório para realização dos testes pré-transfusionais. As amostras devem ser encaminhadas acondicionadas em caixas térmicas impermeáveis e higienizáveis que garantam a estabilidade das mesmas até a chegada ao laboratório. A caixa térmica deve portar a identificação de acordo com o material a ser transportado (p. ex., "Infectante", "Risco biológico" etc.). A temperatura geralmente é de 20 a 24 °C, mas deve-se avaliar junto aos fabricantes dos reagentes laboratoriais.
- Cheque na Agência Transfusional a disponibilidade do componente solicitado e o tempo previsto de preparo.
- Verifique as condições clínicas e infusionais do paciente: sinais vitais e disponibilidade/características do acesso venoso.
- Verifique a necessidade de infusão de medicamentos pré-transfusionais e solicite-o (se prescrito).
- Solicite a busca do hemocomponente na Agência Transfusional.
- Na Agência Transfusional, confira o nome, números das bolsas, identificação nominal em cada bolsa e tipo de equipo a ser usado. Anote os dados de recebimento. Receba a ficha de registros de transfusão. No transporte para o domicílio utilize caixa térmica rígida, com termômetro apropriado para este procedimento.
- O transporte de unidade de concentrado de hemácias, submetida ou não a procedimentos especiais, realizados em sistema fechado, deve ser transportado à temperatura de 1 até 10 °C.
- O transporte de unidade de concentrado de plaquetas deve ser realizado sob temperatura de 20 até 24 °C.
- A bolsa de sangue poderá ficar na caixa térmica no máximo 30 minutos.

- Cheque os dados do paciente com as informações contidas na bolsa, por dois profissionais, antes de iniciar o procedimento (dupla checagem). Se o paciente estiver consciente, também pergunte o nome dele.
- Higienize as mãos.
- Verifique sinais vitais antes do início da transfusão.
- Anote os valores dos sinais vitais no formulário próprio e prontuário.
- Calce as luvas de procedimento.
- Conecte o equipo apropriado à bolsa do hemocomponente e retire o ar preenchendo todo o equipo.
- Oriente o procedimento ao paciente e responsável com vistas às informações sobre as reações transfusionais.
- Conecte o equipo ao dispositivo no acesso venoso previamente realizado (Polifix®/Jelco® ou scalp) e instale a bolsa. A via deve ser exclusiva.
- Verifique o tempo de infusão e controle o gotejamento correspondente. Iniciar com 24 gotas nos primeiros dez minutos, 48 após. Ou a critério médico.
- Retire as luvas e higienize as mãos.
- Permaneça os 10 primeiros minutos ao lado do paciente após a instalação observando possíveis sinais de reação transfusional. Verifique os sinais vitais e anote na ficha de registros de transfusão.
- Avalie o paciente a cada 30 ou 45 minutos durante a transfusão.
- Ao término da infusão, permeabilize o acesso venoso com solução fisiológica.
- A bolsa de sangue com equipo, após a infusão deverá ser colocada em um saco plástico para resíduo infectante (branco) ou recipientes que evitem vazamentos/rupturas, e entregue no ambulatório do hospital para descarte final.
- Higienize as mãos.
- Verifique sinais vitais ao término da transfusão e anote na ficha de registros de transfusão.
- Realize a anotação no prontuário: horário de início e término, registro dos sinais vitais, intercorrências e providências envolvidas na transfusão.

Checklist da transfusão domiciliar

- Existe médico presente durante o ato transfusional?
- Procedimentos executados de acordo com o procedimento operacional padrão (POP)?
- Medicamentos, materiais e equipamentos disponíveis para situações de emergência?
- Registro dos procedimentos realizados?

Orientações para equipe e familiar/cuidador

As orientações são ações que fortalecem o ato de que a responsabilidade sobre a segurança do paciente não seja algo de caráter individual, incluindo a segurança dos profissionais, familiares e cuidador (BRASIL, 2014). Nesse sentido, é necessário informar sobre a possibilidade de ocorrência de modo a poder reconhecer e intervir de maneira eficaz caso uma reação transfusional ocorra, sempre atentando para o estado clínico e físico pré-transfusional.

Portanto, é imprescindível uma comunicação efetiva e estratégias individualizadas para garantir a segurança do paciente, por meio de treinamentos com supervisão prática do aprendizado como também a sistematização de todo procedimento operacional padrão, gerenciando os riscos que podem advir nesta tríade equipe/cuidador/paciente.

É evidente salientar que esses instrumentos devem seguir as diretrizes do SUS e os pressupostos da AD.

São estratégias essenciais tanto no processo de planejamento, de implementação e de avaliação das ações quanto na padronização das ações e do processo de trabalho. Dessa forma, podem ser considerados elementos relevantes para a obtenção da qualidade dos serviços (Ministério da Saúde, 2013).

Referências

1. Müller MM, Geisen C, Zacharowski K, Tonn T, Seifried E. Transfusion of packed red cells. indications, triggers and adverse events. Dtsch Arztebllnt. 2015;112:507-18.
2. Carson JL, Guyatt G, Heddle NM, Grossman BJ, Cohn CS, Fung MK, et al. Clinical practice guidelines from the AABB: red blood cell transfusion thresholds and storage. JAMA. 2016;316:2025-35.
3. Carson JL, Stanworth SJ, Roubinian N, Fergusson DA, Triulzi D, Doree C, et al. Transfusion thresholds and other strategies for guiding allogeneic red blood cell transfusion. Cochrane Database Syst Rev. 2016;12:10.
4. Brecher ME. Technical manual. 15 ed. Bethesda: American Association of Blood Banks; 2005.
5. Hospital Sírio-Libanês. Guia de condutas hemoterápicas. 2. ed. São Paulo: Hospital Sírio-Libanês; 2010.
6. Brasil. Ministério da Saúde. Guia para o uso de Hemocomponentes. 2 ed. Brasília: Ministério da Saúde; 2015.
7. Carson JL, Grossman BJ, Kleinman S, Tinmouth AT, Marques MB, Fung MK et al. Red blood cell transfusion: a clinical practice guideline from the AABB. Ann Internal Med. 2012;157:49-58.
8. Brasil. Ministério da Saúde. Apostila – Complexidade do cuidado na atenção domiciliar. Brasília: PROAD-SUS; 2017.
9. Botucatu. Unesp. Manual de transfusão de sangue. 2017. Disponível em: http://www.hcfmb.unesp.br/wp-content/uploads/2018/01/manual--de-transfusao sanguinea-para-medicos.pdf (acesso 15 out 2021).

Capítulo 24

Biópsia óssea em domicílio

Flávia Castro Andrade
Mauro Binz Kalil
Sati Jaber Mahmud

PONTOS-CHAVE

- A osteomielite é uma das condições clínicas que justificam a realização da biópsia óssea.
- O procedimento está indicado para casos em que seja necessária a confirmação do diagnóstico de osteomielite, para casos com alto risco a resistência bacteriana e para casos refratários à antibioticoterapia empírica.
- Trata-se de um procedimento de baixo risco que permite melhor adequação do tratamento.
- Qualquer profissional médico capacitado pode ser treinado para realizar a biópsia óssea.
- A realização do procedimento em domicílio pode estar associada a maior satisfação e conforto do paciente ao poupar deslocamento ao hospital.

OBJETIVOS DE APRENDIZAGEM

Ao final do capítulo, o leitor deverá ser capaz de:

- Reconhecer a técnica da biópsia óssea adaptada para o ambiente domiciliar.
- Compreender as indicações e contraindicações do procedimento.
- Reconhecer a importância da biópsia óssea para o diagnóstico de osteomielite.
- Entender como a biópsia se associa a melhor resposta terapêutica.

Definição e finalidade

A biópsia óssea caracteriza-se por um procedimento de extração de uma amostra da matriz óssea para avaliação cultural. A biópsia está indicada para casos em que seja necessário obter o diagnóstico definitivo de osteomielite e para orientar a escolha do antibiótico, pois permite a identificação do patógeno envolvido no processo infeccioso.[1,2]

Indicações

Pacientes com suspeita de osteomielite que apresentem lesões abertas, com exposição óssea no domicílio:

- Falha na antibioticoterapia empírica.
- Risco para resistência bacteriana.
- Lesões por pressão, profundas, com exposição óssea e que não apresentam boa evolução na cicatrização com as medidas implementadas.
- Lesões em pé diabético em região de mediopé ou retropé, que são mais difíceis de tratar e tendem a evoluir para amputação grave, se falha terapêutica.

Contraindicações

- A biópsia óssea pode não ser realizada se já houver resultado de hemocultura positiva com evidência radiográfica de osteomielite ou mesmo nos casos de recidiva, em que os exames de cultura óssea já tenham sido coletados.[2]
- Distúrbios de coagulação (individualizar a avaliação). Em pacientes anticoagulados, não é recomendada a biópsia em caso de razão normalizada internacional (RNI) acima do alvo.

Profissional responsável

Médico capacitado e treinado por equipe especializada, preferencialmente acompanhado de um profissional da enfermagem para auxílio no procedimento.

Riscos/pontos críticos

- O rendimento microbiológico da biópsia óssea (aberta ou percutânea) é de 37% a 87%.[2]
- Pode não ter isolamento de germes, sem excluir a hipótese de osteomielite.
- Pode ocorrer sangramento após o procedimento.
- Pode ocorrer dor após o procedimento.

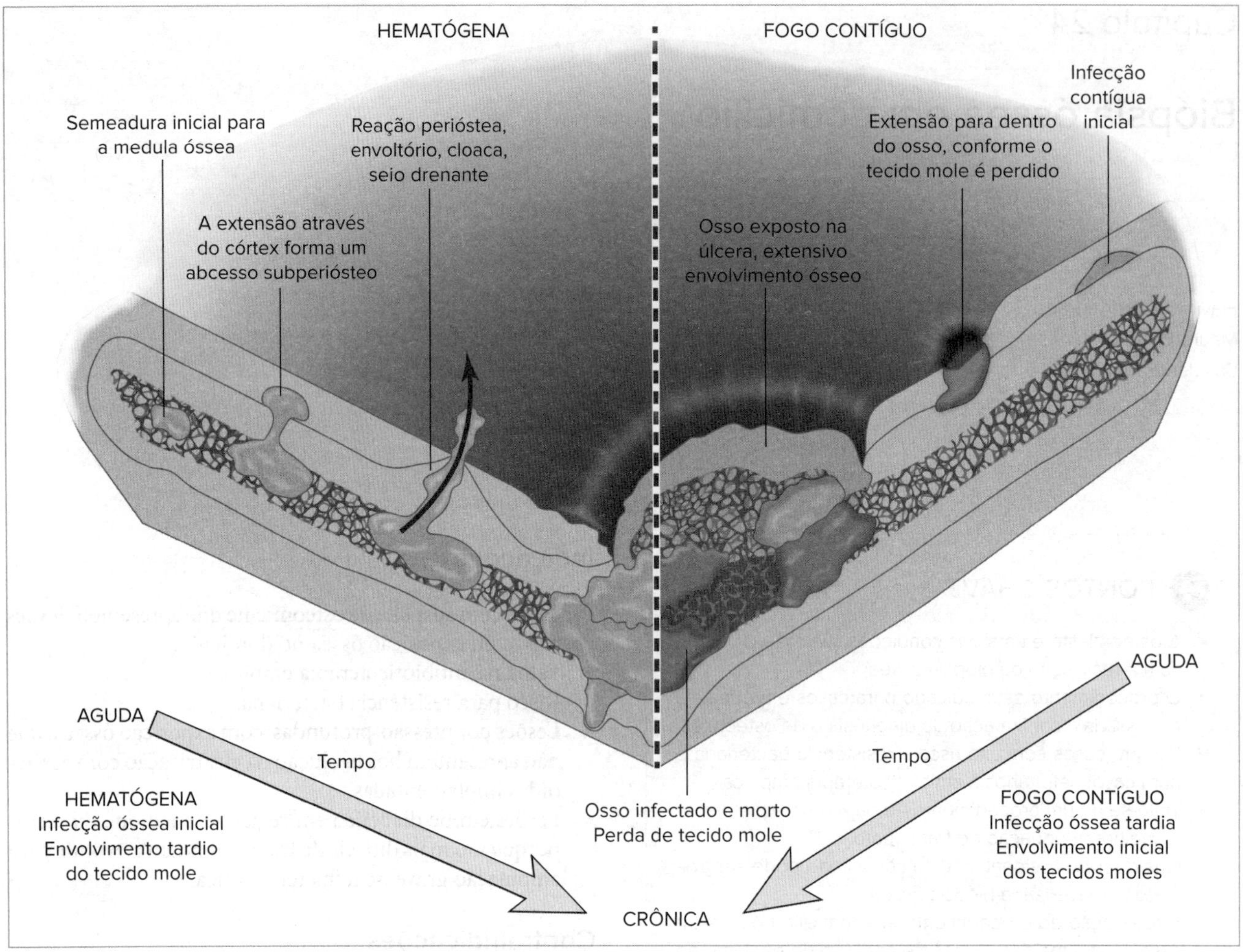

FIGURA 1

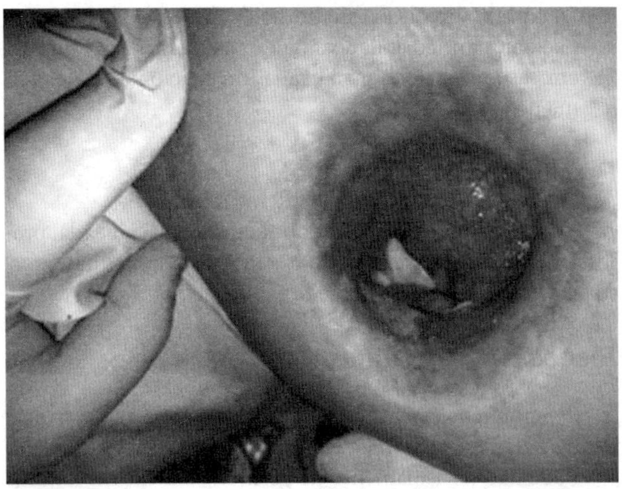

FIGURA 2

Fonte: acervo dos autores.

Material utilizado

- Soro fisiológico.
- Gazes.
- Luva estéril.
- Máscara, avental, gorro e óculos.
- Campo estéril simples e fenestrado.
- Frascos estéreis para as amostras.
- Agulha 25 × 7 e 40 × 12.
- Lidocaína sem vasoconstritor.
- Bandeja para biópsia óssea.
- Agulha para punção óssea ou *punch*.

Descrição da técnica

O procedimento deve ser realizado antes do início da antibioticoterapia, para que não haja aumento de falsos negativos.[1]

Pacientes que já estejam em uso de antibiótico devem interromper o tratamento para a realização da biópsia. No entanto, esse intervalo pode variar de 48 horas a 2 semanas, o que pode expor o paciente ao risco de um falso negativo ou mesmo ao agravamento do quadro.[2]

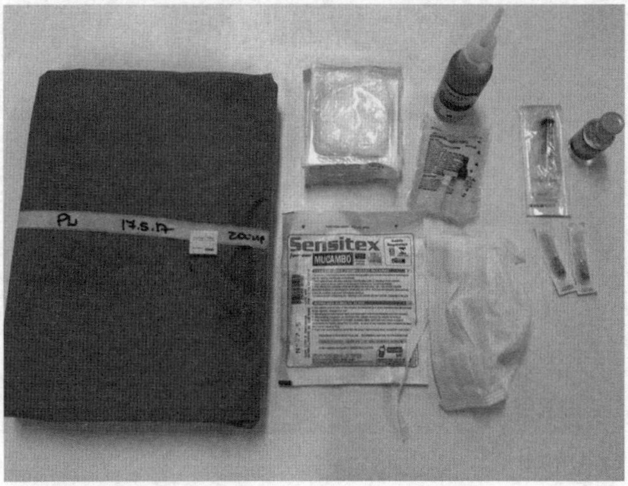

FIGURA 3

Fonte: acervo dos autores.

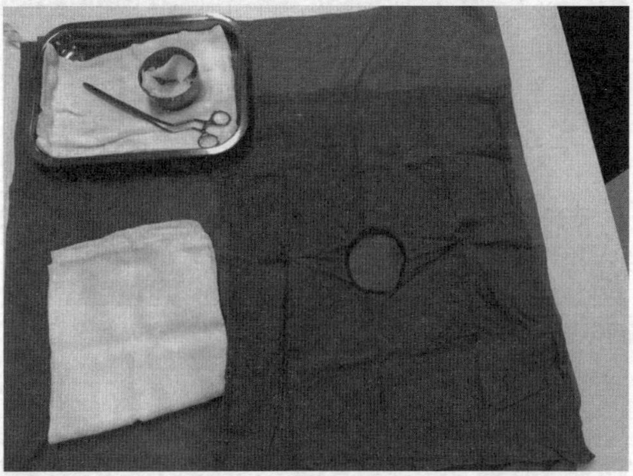

FIGURA 4

Fonte: acervo dos autores.

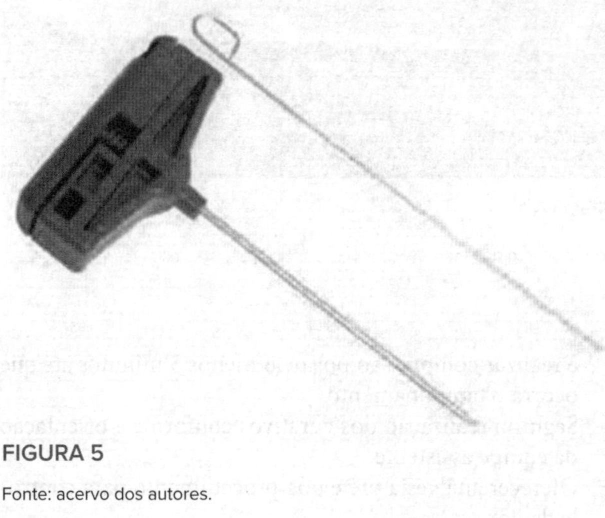

FIGURA 5

Fonte: acervo dos autores.

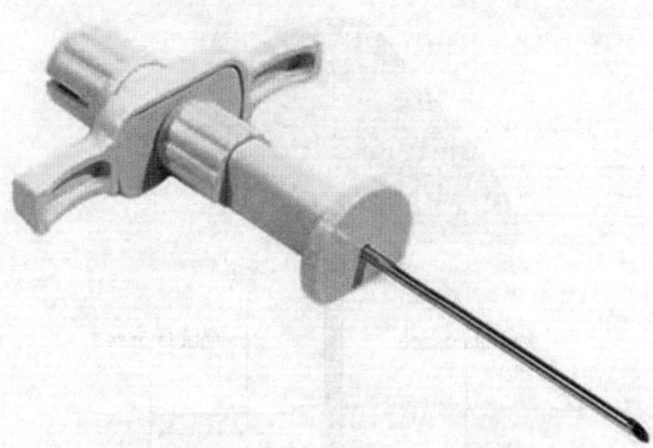

FIGURA 6

Fonte: acervo dos autores.

No momento da biópsia, devem-se coletar duas amostras para análise histopatológica e microbiana, por meio de cultura e coloração Gram.[3] Pode ser necessário um número maior de amostras, conforme hipóteses diagnósticas para o caso. Não raro, em lesões por pressão crônicas, com grande exposição óssea, podem ser retirados fragmentos ósseos com pinça e bisturi, lembrando-se de realizar a limpeza da lesão conforme orientação do preparo para o procedimento.

A biópsia deve ser coletada da margem proximal limpa.[4]

Preparo para o procedimento

- Orientar paciente/cuidador sobre a indicação e etapas do procedimento.
- Posicionar o paciente.
- Lavar as mãos.
- Paramentação.
- Separar os materiais necessários.
- Limpeza da ferida com soro fisiológico 0,9% em jato.
- Calçar luva estéril.
- Posicionar os campos estéreis.
- Preparar 10 mL de lidocaína a 1% para anestesiar a pele, tecido subcutâneo e periósteo (em lesões crônicas, com exposição óssea e fragmentos, pode não ser necessária a utilização da lidocaína).
- Realizar a punção óssea.

Solicitar os exames conforme a avaliação clínica

- Pesquisa de Gram e cultural (frasco com água destilada).
- Pesquisa de fungos e cultural (frasco com água destilada).
- Bacilo álcool-ácido-resistente e cultura para micobacteriose (frasco com água destilada).
- Patologia (frasco com formol).

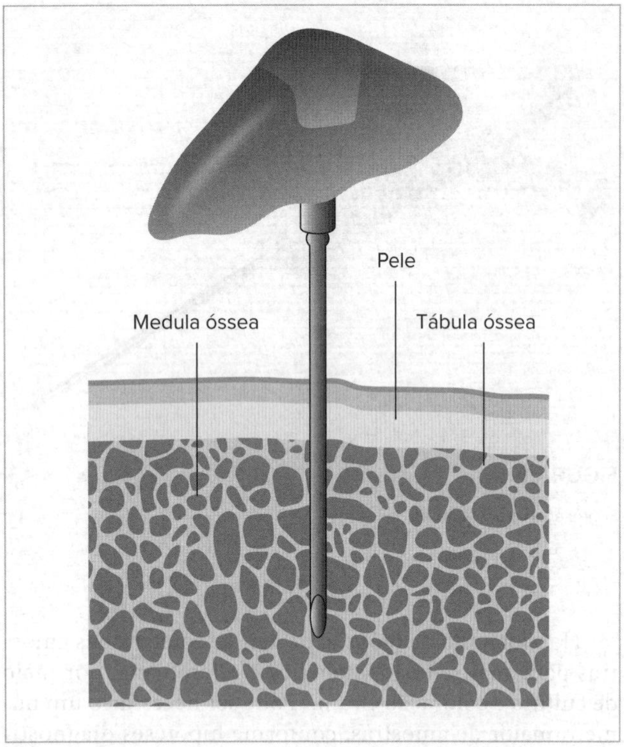

FIGURA 7

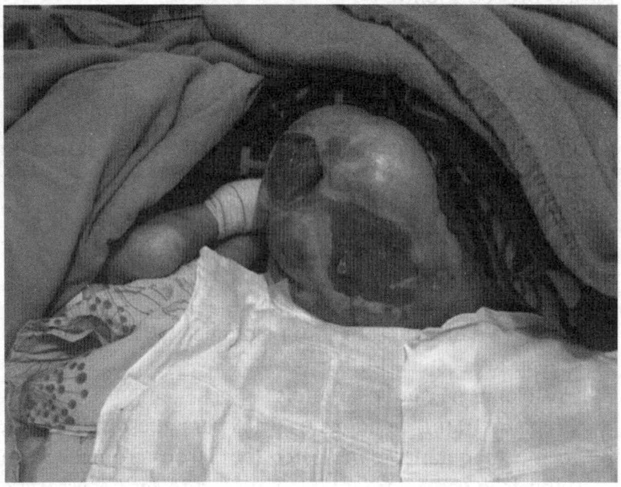

FIGURA 8

Fonte: acervo dos autores.

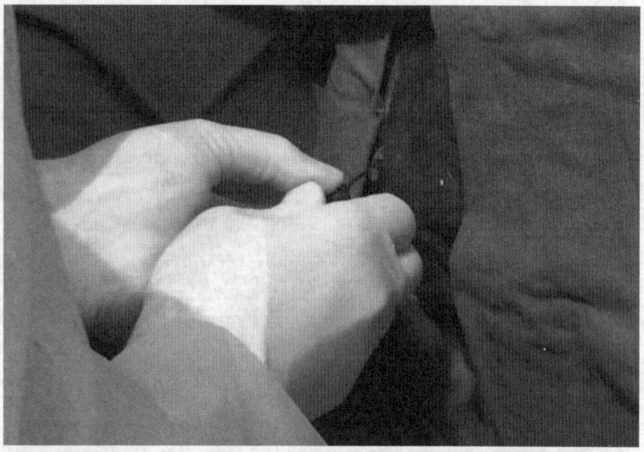

FIGURA 9

Fonte: acervo dos autores.

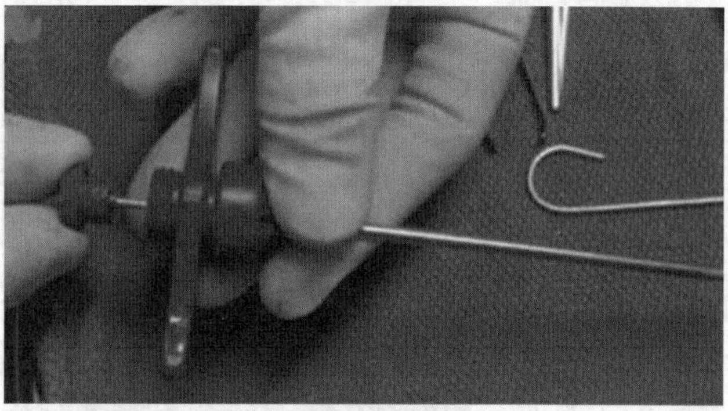

FIGURA 10

Fonte: acervo dos autores.

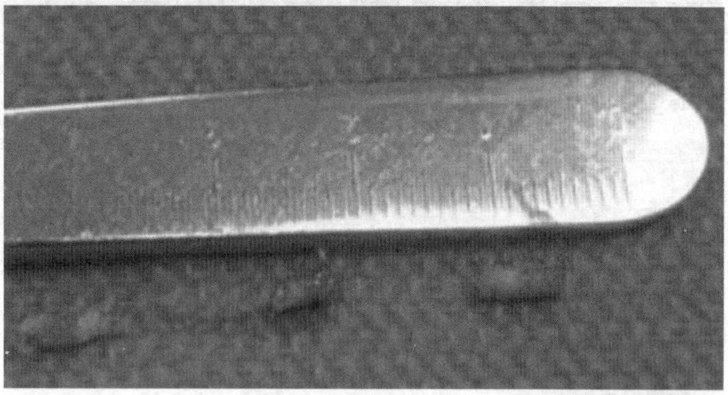

FIGURA 11

Fonte: acervo dos autores.

Orientações para a equipe e familiar/cuidador

- Realizar curativo com alginato de cálcio após o procedimento, devido ao risco de eventual sangramento.
- Em caso de sangramento persistente (pacientes anticoagulados), lavar a lesão com soro fisiológico 0,9% gelado e realizar compressão por pelo menos 5 minutos até que ocorra o tamponamento.
- Seguir a realização dos curativos conforme a orientação da equipe assistente.
- Oferecer analgesia pré e pós-procedimento para controle da dor.

Referências

1. DynaMed. Osteomyelitis. [acesso em dezembro de 2021]. Disponível em: https://www.dynamed.com/condition/osteomyelitis.
2. Lalani T, Schmitt SK. Nonvertebral osteomyelitis in adults: Clinical manifestations and diagnosis. Waltham: UpToDate; 2021.
3. Tleyjeh IM, Berlowitz D, Baddour LM. Infectious complications of pressure-induced skin and soft tissue injury. Waltham: UpToDate; 2021.
4. DynaMed. Diabetic Foot Infection. [acesso em dezembro de 2021]. Disponível em: https://www.dynamed.com/condition/diabetic-foot-infection.
5. Pfannenstein RR, Hyllengren SB, Boffeli TJ. Bone Biopsy Techniques. In: Boffeli TJ, editor. Osteomyelitis of the Foot and Ankle. Springer International Publishing; 2015.

Seção 7

Procedimentos realizados no domicílio II – Propedêutica e reabilitação em AD

Coordenadores: Amanda Alves Medeiros, Leonardo Cançado Monteiro Savassi, Élida L. C. Martins

Capítulo 1

Propedêutica no domicílio: imagem/ultrassonografia *point of care* no cuidado domiciliar

Fábio Araújo Gomes de Castro
Gustavo Labanca Valadares Reis
Luara Brandão Viveiros

PONTOS-CHAVE

- POCUS (ultrassonografia *point of care*) é uma abordagem que se presta a ser uma extensão do exame físico.
- A utilização do POCUS aumenta a resolutividade médica em vários contextos, inclusive na atenção domiciliar.
- POCUS associa-se a maior segurança ao paciente.

OBJETIVOS DE APRENDIZAGEM

Ao final do capítulo, o leitor deverá ser capaz de:

- Reconhecer a ferramenta POCUS.
- Entender POCUS como uma extensão do exame físico tradicional.
- Reconhecer os usos mais comuns no cenário de atenção domiciliar.
- Compreender as vantagens e as limitações do método POCUS.

Introdução

A assistência de saúde em ambiente domiciliar possibilita realizar um cuidado mais humanizado, centrado na pessoa e que atenda às suas necessidades. Entretanto, esbarra em limitações devido à falta de recursos normalmente disponíveis em unidades de saúde e em barreiras para a mobilização da pessoa domiciliada. Ações curativas, preventivas, promocionais, assistenciais e educativas têm mais chances de serem articuladas no ambiente domiciliar, se comparado a outros espaços de assistência à saúde. Portanto, há a necessidade de investir em resolutividade no serviço de atenção domiciliar (SAD), garantindo assim um cuidado integral e reduzindo a necessidade de deslocamentos desnecessários desses pacientes.

No cenário de AD, a tomada de decisão clínica torna-se mais desafiadora, pelo grau de complexidade dos cuidados a serem prestados e pelas dificuldades inerentes à acurácia da história e do exame clínico tradicional em certos quadros que demandam propedêutica com outros testes para conclusão diagnóstica. Nesse contexto, pode ser indicado o deslocamento do paciente para a realização de exames ou a solicitação destes para que sejam agendados para execução em domicílio.

Com os avanços tecnológicos, surgem novos dispositivos diagnósticos *point of care*, para a realização de testes com o paciente no momento do atendimento clínico, com resultado disponível rapidamente. São úteis em todos os contextos clínicos e, especialmente, nos ambientes com recursos limitados, capazes de auxiliar no raciocínio clínico e qualificar a tomada de decisões. Dessa forma, garantem maior resolutividade da equipe quando implementados na AD.

Diferença entre a ultrassonografia convencional e POCUS

Um dos dispositivos *point of care* ainda pouco difundidos na assistência domiciliar, mas com grande potencial de impacto, é a ultrassonografia *point of care*. POCUS, de *point of care ultrasonography*, também conhecida como "ultrassonografia à beira do leito", é definida como aquisição, interpretação e imediata correlação clínica da imagem ultrassonográfica realizada por um profissional assistente durante o atendimento ao paciente.[1,2] Propõe-se a responder perguntas clínicas específicas da consulta para a tomada de decisões e auxiliar na realização de procedimentos.[3] Esses exames, em geral, são focados em responder a perguntas binárias, de rápida execução, com duração média de 5 a 10 minutos. Não se trata, portanto, de avaliação completa de uma região, como a ultrassonografia tradicional, na qual o médico especialista em diagnóstico por imagem emite um laudo detalhado.[1,3]

Apesar de a aquisição e interpretação das imagens serem examinador-dependentes, há evidências de que treinamentos de curta duração são suficientes para o profissional ser capaz de realizar avaliações de condições prevalentes em pacientes atendidos em ambiente domiciliar. Para a avaliação da função sistólica do ventrículo esquerdo, identificação de derrame pleural (Figura 1) e identificação de ascite, por exemplo, são necessárias 3, 3 e 4 horas de treinamento, respectivamente.[4]

Contexto histórico

Em 1761, Leopold Auenbrugger descreveu a técnica de percussão e publicou o artigo "New invention by means of percussing the human thorax for detecting signs of obscure disease of the interior of the chest."[5] Em 1816, o médico René Laennec aprimorou o exame físico com a invenção do estetoscópio. Em 2021, mais de 200 anos após a invenção do estetoscópio, as opções de exames de imagem e de tratamentos clínicos e cirúrgicos avançaram exponencialmente. Contudo, as técnicas de exame físico pararam no tempo, e os quatro grandes pilares do exame físico tradicional continuam sendo a inspeção, palpação, percussão e ausculta.

Melhorar a acurácia do exame físico tradicional é fundamental para uma prática clínica mais resolutiva e conscienciosa. Assim, Narula e colaboradores propuseram a incorporação da insonação como o quinto pilar do exame físico.[6] Essa incorporação ao exame físico pode trazer o benefício adicional de prolongar o tempo de contato físico direto entre o paciente e o profissional e, assim, melhorar suas relações.

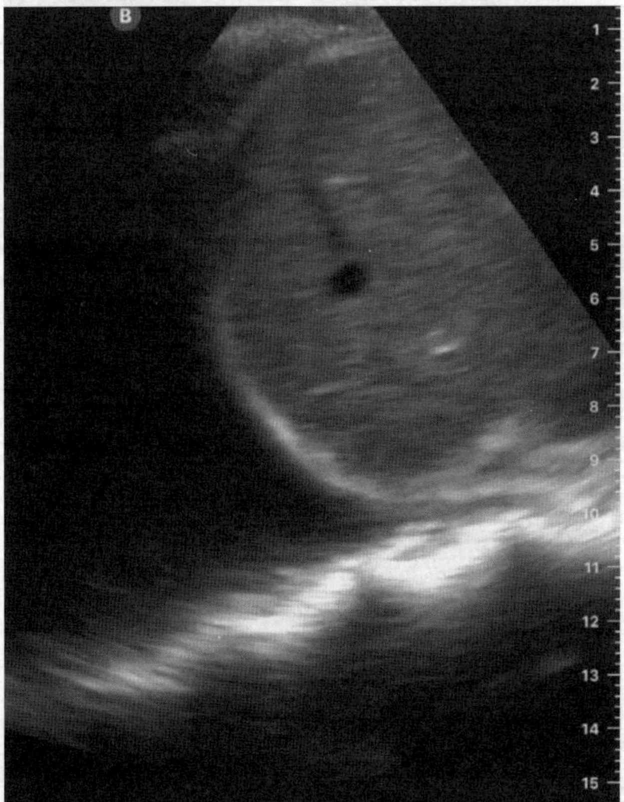

FIGURA 1

Derrame pleural. Visualizado *spine sign*, devido à presença de líquido no espaço pleural.

Fonte: acervo do autor.

A POCUS foi amplamente utilizada em ambiente hospitalar por médicos de emergência a partir do início dos anos 1990, sobretudo em pacientes politraumatizados utilizando um protocolo denominado FAST (*focused assesment with sonography for trauma*). Posteriormente, foi adotada em outras especialidades médicas, como medicina intensiva, anestesiologia, ginecologia e obstetrícia.[1,7] Com os avanços tecnológicos, houve o aprimoramento dos equipamentos, com melhor qualidade de imagem, mais portáteis e a custos menores – fatores que contribuíram para a disseminação da ferramenta, atualmente utilizada por profissionais de saúde de quase todas as especialidades médicas.

POCUS como perspectiva na assistência domiciliar

Nos últimos anos, alguns fatores contribuíram para o aumento da utilização da POCUS na AD, apesar de esse uso ainda não ser difundido no Brasil. Entre os fatores que favorecem o aumento, podem-se citar aparelhos cada vez menores (Figura 2) e mais baratos, mais profissionais treinados, mais estudos sobre evidências científicas de eficácia na AD e inclusão do ensino nos currículos da graduação e dos programas de residências médicas em alguns países do mundo.[8]

Em áreas rurais e remotas (Figura 3), a AD assume características específicas e desafiadoras, tendo em vista as grandes distâncias existentes no território, menor número de pro-

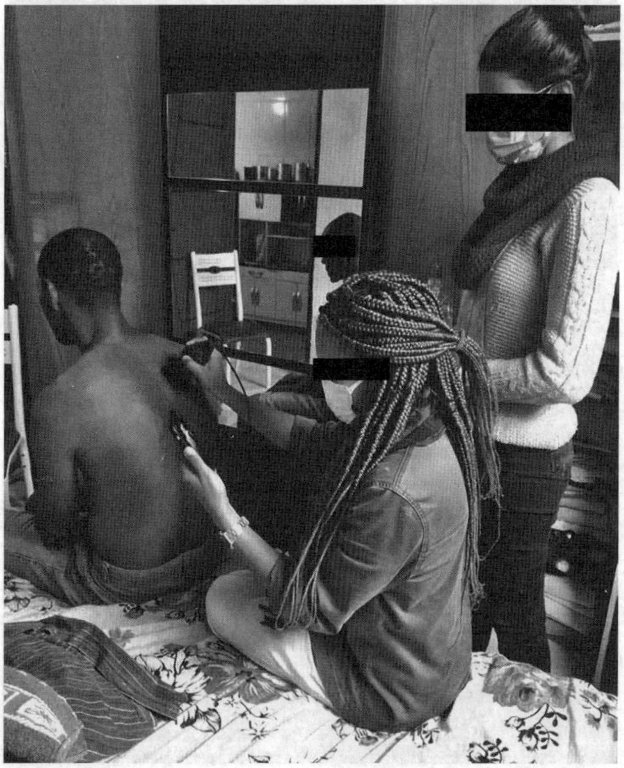

FIGURA 2

POCUS em domicílio com aparelho ultraportátil.

Fonte: acervo do autor.

fissionais e menor acesso aos equipamentos de saúde. Assim, há necessidade de maior resolutividade dos profissionais nesses cenários para garantir os cuidados. A POCUS pode potencializar o trabalho das equipes nesse contexto por aumentar a acurácia da avaliação dos profissionais, reduzindo a necessidade de outros exames indisponíveis no domicílio.

Pode ser usada, ainda, como recurso de telemedicina, por meio do envio das imagens ou até mesmo transmissão do exame em tempo real, possibilitando assim avaliação do caso por profissionais que estejam em outros locais. Essa ferramenta permite também que um profissional com menor experiência se conecte com outro profissional, auxiliando na aquisição e interpretação das imagens remotamente. Trata-se de uma alternativa para encurtar distâncias e minimizar o dano da defasagem de profissionais em áreas rurais e remotas. A realização de procedimentos guiados por ultrassom (Figura 4) é uma prática capaz de reduzir complicações e aumentar a segurança e efetividade de intervenções, como toracocentese, paracentese, punção lombar, acesso venoso central, acesso periférico venoso e arterial, bloqueios regionais, cistostomia, passagem e checagem de sonda nasogástrica (Figura 5) e sonda vesical, drenagem de abscesso, remoção de corpo estranho e aspiração/infiltração articular.[9] O aumento da segurança contribui para que mais procedimentos sejam feitos pela equipe de atenção no ambiente domiciliar, evitando transferências dos pacientes para unidades de saúde e reduzindo custos para os serviços de saúde.

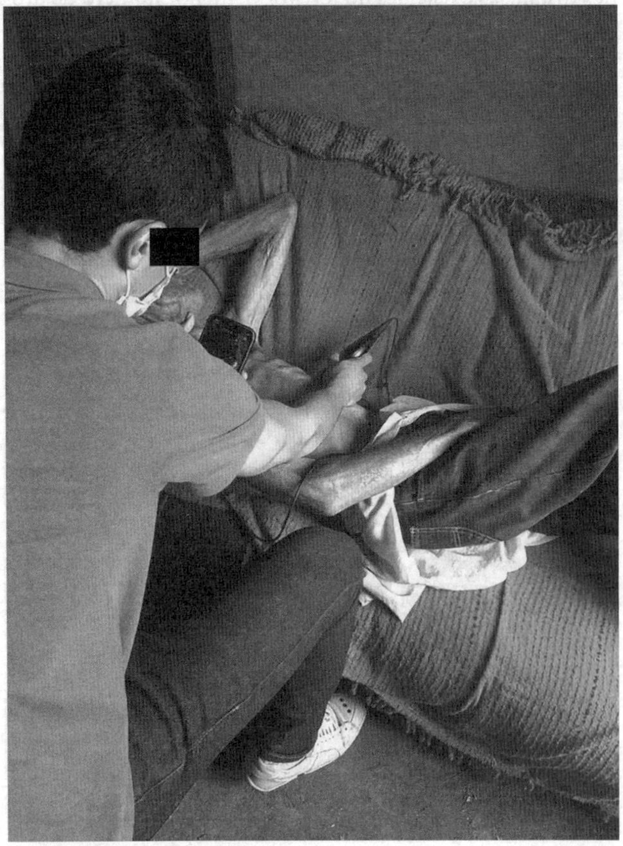

FIGURA 3

POCUS em domicílio na zona rural.

Fonte: acervo do autor.

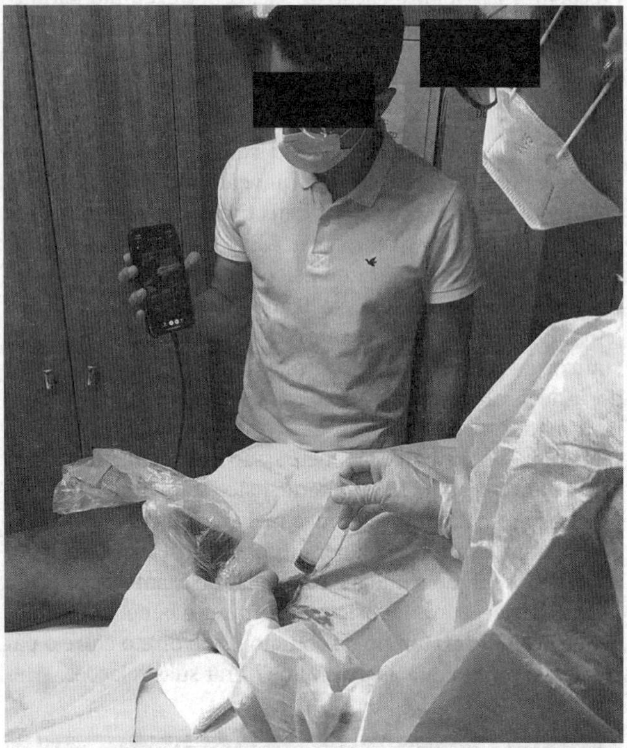

FIGURA 4

Drenagem de abscesso guiada por ultrassom.

Fonte: acervo do autor.

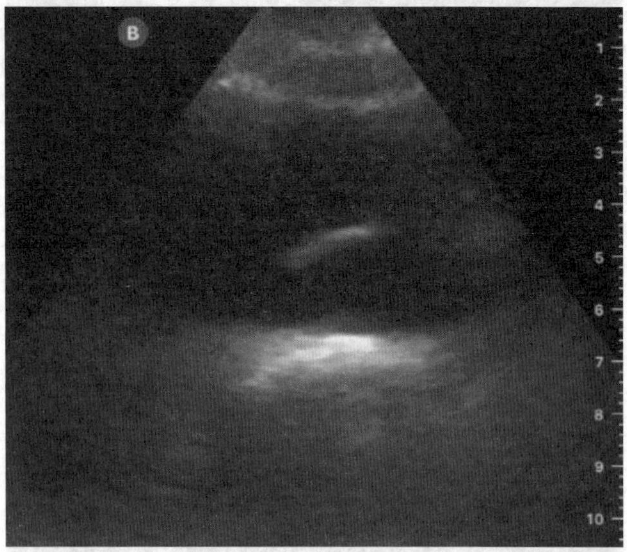

FIGURA 5

POCUS para confirmação de posicionamento de sonda nasogástrica.

Fonte: acervo do autor.

QUADRO 1 Evidências de benefícios do uso da POCUS em alguns procedimentos

Procedimento	Evidência
Inserção de cateter venoso central	Reduz complicações, punção arterial e tempo de realização e aumenta a taxa de sucesso.
Paracentese	Reduz sangramento e falha do procedimento.
Drenagem de abscesso	Reduz falha do tratamento.
Punção lombar	Reduz punção lombar traumática.
Artrocentese	Reduz dor.

Fonte: adaptado de Arnold MJ et al., 2020.[9]

Exame clínico baseado em evidências e impacto do POCUS

Atualmente, discute-se a importância da prática de saúde baseada em evidências (PSBE), definida como o uso consciencioso, explícito e criterioso da melhor evidência disponível durante a tomada de decisões nos cuidados individuais dos pacientes.[10] Em várias condições clínicas prevalentes na AD, o exame clínico tradicional isoladamente não apresenta boa acurácia para afastar ou confirmar um diagnóstico. Assim sendo, a POCUS tem um papel de importância no exame clínico racional baseado em evidências. Pode-se citar como exemplo o fato de que a POCUS é mais acurada do que o exame físico tradicional na diferenciação entre abscesso e celulite (Figuras 6 e 7), mudando o manejo em até 56% dos casos.[11] POCUS também é superior ao exame físico ou à radiografia de tórax para diagnosticar várias condições pulmonares, como derrame pleural, pneumonia, pneumotórax e edema pulmonar.[9] Incorporar a insonação ao exame físico tradicional pode aumentar a acurácia, permitindo, em muitos casos, diagnosticar ou excluir a pneumonia.

Perspectivas da POCUS em atenção domiciliar no Brasil

O primeiro ponto em que cabe importante discussão é a potencialidade da ferramenta POCUS para profissionais de diversas formações que trabalham em AD. A utilização de POCUS em áreas como enfermagem para avaliação de sondagem, acessos periféricos difíceis, na fisioterapia para avaliação pulmonar e muscular, nutrição para avaliação e seguimento de sarcopenia, como alguns exemplos, têm crescido em publicações e abordagens em todo o mundo. Cabe discutir-se o porquê de, no Brasil, essa perspectiva ainda estar distante dos serviços de AD. Por isso, deve-se analisar sobre o olhar da formação, da oferta de infraestrutura.

Em termos de formação em POCUS, pode-se dizer que ela ocorre essencialmente no ambiente hospitalar, em ciclos de pós-graduação e na área médica. O que se vê são ambientes com uso consagrado em POCUS como as citadas anteriormente, como medicina de emergência e terapia intensi-

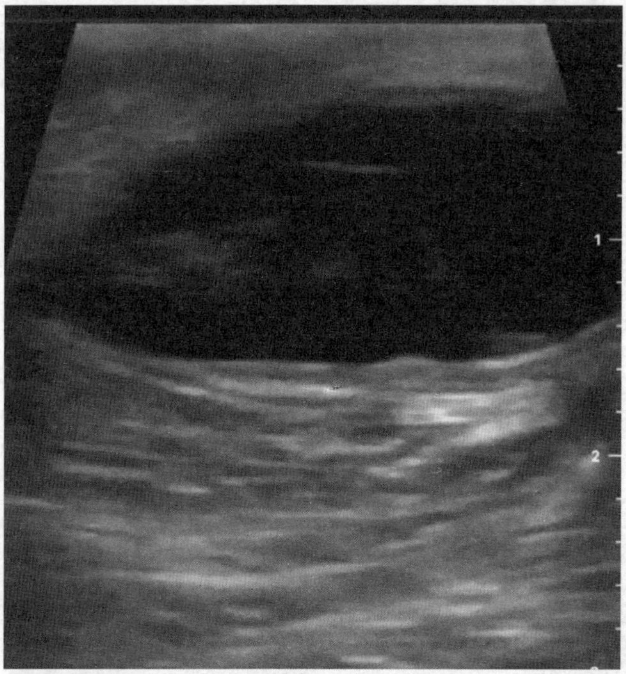

FIGURA 6
Ultrassonografia de abscesso.
Fonte: acervo do autor.

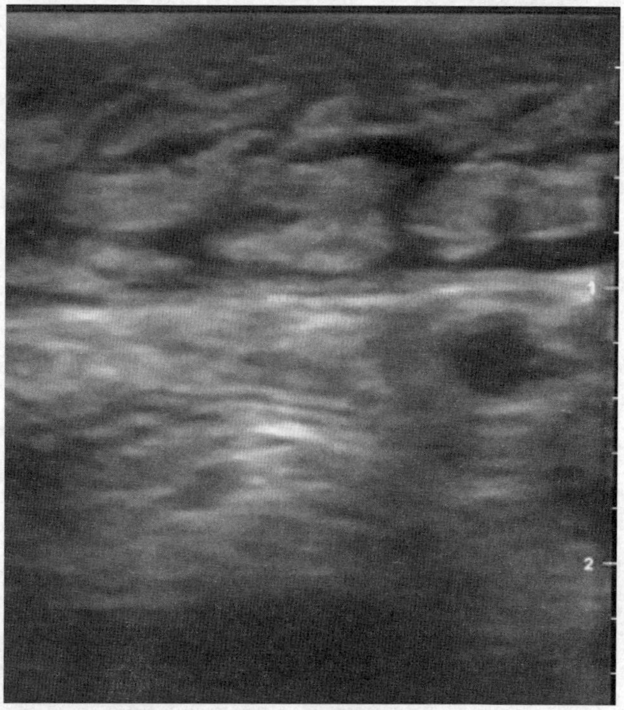

FIGURA 7
Ultrassonografia de celulite.
Fonte: acervo do autor.

va. Baseiam-se em uma dinâmica em que a aprendizagem ocorre impulsionada por competências de alguns profissionais que repassam aos aprendizes, com treinamento e avaliação pouco estruturados.

A Winfocus (World Interactive Network Focused On Critical UltraSound) é uma iniciativa mundial que deseja modificar esse cenário. Ela tem como missão desenvolver a prática, pesquisa, educação, tecnologia, redes colaborativas em POCUS na abordagem de necessidades dos pacientes, instituições e comunidades, em cenários intra e extra-hospitalares.[12] O Brasil já compõe essa rede, mas ainda existe uma oferta de cursos e materiais mais voltados para médicos e para o ambiente de terapia intensiva e medicina de emergência. Já existem grupos de trabalho desenvolvendo recomendações de POCUS em outras áreas, como a atenção primária, mas ainda sem uma sinalização clara de uma abordagem específica de AD.

No contexto de infraestrutura, os serviços de AD não costumam dispor do aparelho de ultrassonografia de maneira institucional, sendo um esforço, na maioria das vezes, individual ou em parceria de alguns dos profissionais para adquirirem seu próprio aparelho de ultrassonografia. O mercado tem oferecido cada vez mais opções, com ganho na portabilidade (aparelhos menores) e a custo mais acessível. Porém, apesar desses avanços, ainda é oneroso a aquisição, e a qualidade de alguns aparelhos torna o seu uso mais restrito em algumas situações.

Nesse sentido, os serviços de AD precisam de investimentos para o acesso a um aparelho de ultrassom de qualidade, com portabilidade compatível com as características do trabalho, o que abrange de domicílios com ótima acessibilidade até aqueles localizados em regiões distantes, sem acesso à energia elétrica etc.

Considerações finais

O trabalho em AD, portanto, necessita de recursos para aumentar sua resolutividade, o que favorece a pessoa em cuidado. POCUS mostra-se uma boa ferramenta para o enfrentamento das particularidades da AD, na medida em que complementa com informações clínicas e de grande acurácia, dispensando exames mais complexos, pouco disponíveis fora de grandes centros e onerosos ao paciente e ao sistema de saúde.

A ferramenta POCUS se mostra como uma possibilidade de reforço do trabalho interprofissional, pois traz muitas funcionalidades para os profissionais que participam do cuidado em AD, gerando informações relevantes para o cuidado com olhares de diferentes especialidades, procedimentos mais bem-sucedidos, com maior segurança para os pacientes.

Todo esse contexto, porém, necessita de recursos para ocorrer, os quais incluem desde insumos como o aparelho de ultrassonografia ao gel necessário para o seu bom funcionamento e produtos para antissepsia. Dessa forma, deve existir um maior incentivo aos prestadores por meio de financiamento específico para esse fim, nos prestadores públicos e privados.

Outro aspecto importante é o da formação dos profissionais. Deve haver esforço para a inserção em cursos de graduação para o aumento da familiaridade e pesquisa com POCUS, além de núcleos formadores para especificidades do cuidado em AD. Cabe às sociedades e associações científicas de especialidades e profissionais inserir a competência em POCUS para o fomento de iniciativas nessa linha.

Referências

1. Díaz-Gómez JL, Mayo PH, Koenig SJ. Point-of-Care Ultrasonography. N Engl J Med. 2021;385(17):1593-602.
2. Barrancos IMS. Ultrasound and Primary Care. Aten Primaria. 2017;49(7):378-80.
3. Bornemann P, Barreto T. Point-of-care ultrasonography in family medicine. Am Fam Physician. 2018;98(4):200-2.
4. Bornemann P. Ultrasound for primary care. Filadélfia: Wolters Kluwer; 2021.
5. Walker HK. The origins of the history and physical examination. Butterworths; 2011.
6. Narula J, Chandrashekhar Y, Braunwald E. Time to Add a Fifth Pillar to Bedside Physical Examination. JAMA Cardiol. 2018;3(4):346-50.
7. Mantuani D, Frazee B, Fahimi J, Nagdev A. Point-of-care multi-organ ultrasound improves diagnostic accuracy in adults presenting to the emergency department with acute dyspnea. West J Emerg Med. 2016;17(1):46-53.
8. Hall JWW, Holman H, Barreto TW, Bornemann P, Vaughan A, Bennett KJ, et al. Point-of-Care Ultrasound in Family Medicine Residencies 5-Year Update: A CERA Study. Fam Med. 2020;52(7):505-11.
9. Arnold MJ, Jonas CE, Carter RE. Point-of-Care Ultrasonography. Am Fam Physician. 2020;101(5):275-85.
10. Sackett DL, Rosenberg WMC, Gray JAM, Haynes RB, Richardson WS. Evidence based medicine: what it is and what it isn't. BMJ. 1996;312(7023):71-2.
11. Tayal VS, Hasan N, Norton HJ, Tomaszewski CA. The Effect of Soft-tissue Ultrasound on the Management of Cellulitis in the Emergency Department. Acad Emerg Med. 2006;13(4):384-8.
12. Winfocus. About Us. [acesso em março de 2022]. Disponível em: https://www.winfocus.org/about-us/

Capítulo 2

Exames complementares: coleta de amostras

Júlia Santiago França
Marina Dias Gomes Bar Infante
Thiago Leister de Medeiros

PONTOS-CHAVE

- A coleta de exames em domicílio colabora para uma atenção domiciliar otimizada.
- O planejamento logístico e a biossegurança são cuidados essenciais em qualquer procedimento domiciliar, sendo necessário conhecer suas principais normas, precauções, uso correto de equipamentos, procedimentos de armazenamento, transporte e descarte de amostras e resíduos.
- A análise de amostras do sangue, da urina e do trato respiratório constitui uma importante ferramenta diagnóstica para várias afecções. Entretanto, é fundamental que a amostra seja coletada corretamente, considerando as particularidades da técnica, para que o exame forneça resultados representativos e clinicamente significativos.

OBJETIVOS DE APRENDIZAGEM

Ao final do capítulo, o leitor deverá ser capaz de:

- Considerar a possibilidade da coleta domiciliar de amostras necessárias à propedêutica do paciente.
- Estar atento aos principais pontos de logística, organização e biossegurança da coleta domiciliar.
- Compreender as técnicas para punção venosa, coleta de urina e coleta de espécimes do trato respiratório, assim como suas principais aplicações e precauções durante a execução.

Introdução

A propedêutica realizada em domicílio traz enorme praticidade à atenção domiciliar (AD). Pacientes domiciliados geralmente apresentam quadros em saúde complexos ou de grande morbidade, demandando a otimização dos serviços relacionados ao seu cuidado, incluindo flexibilização e agilidade do atendimento e da propedêutica.

A coleta de amostras em domicílio colabora para a dinamização do cuidado à pessoa domiciliada. Os testes realizados em domicílio, ou *point of care tests* (POCT), cujos resultados são obtidos rapidamente à beira do leito, também auxiliam nesse objetivo. As técnicas de coleta de amostras que podem ser usadas em POCT são abordadas em capítulo à parte.

O objetivo deste capítulo é abordar os exames de análise laboratorial mais comuns da prática do cuidado domiciliar que podem ter seus materiais coletados em domicílio, trazendo informações e discussões pertinentes às suas técnicas de coleta e principais aplicações.

Aspectos gerais

Identificação de amostras

É essencial a rotulagem correta das amostras, contendo a identificação necessária, bem como um pedido de exame adequado, contendo informações clínicas pertinentes. Sugere-se, a seguir, um modelo baseado no recomendado pelo *Manual de procedimentos básicos em microbiologia clínica para o controle de infecção hospitalar: módulo I*, do Ministério da Saúde.

Biossegurança

O serviço de saúde e o laboratório responsável por receber as amostras devem manter atualizadas e disponibilizar a todos os funcionários instruções escritas de biossegurança, contemplando pelo menos os seguintes aspectos:

- Normas e condutas de segurança biológica, química, física, ocupacional e ambiental.
- Instruções de uso para os equipamentos de proteção individual (EPI) e de proteção coletiva (EPC).
- Procedimentos em caso de acidentes.
- Manuseio e transporte de material e amostra biológica.[2]

QUADRO 1 Modelo de identificação de amostras

Identificação
Nome e sobrenome
Registro n.
Data de nascimento: ____/____/____
Sexo: M ( ) F ( )
Campo para identificação do exame no laboratório

Informações sobre o paciente
Hipótese diagnóstica
Dados clínicos
Dados epidemiológicos relevantes
Outros dados laboratoriais importantes
Provável origem do processo infeccioso: comunitário ( ) hospitalar ( )
Relacionado a procedimento invasivo? Qual?
Cirurgia? Qual?
Existe infecção em outra topografia? Qual?
Fez uso nos últimos 10 dias de antibióticos? Qual(is)?
Existe comprometimento imunológico? Sim ( ) Não ( )
É paciente transferido de hospital? Sim ( ) Não ( )
É portador de bactérias multirresistentes? Sim ( ) Não ( )
Para urocultura, informar: sintomático ( ) assintomático ( )

Data do pedido
Nome legível do médico/CRM, carimbo e/ou telefone de contato

Descrição da amostra
Hemocultura: Sangue periférico ( ) Sangue colhido de cateter ( )
Urocultura: Jato médio ( ) Sonda de alívio ( ) Sonda vesical de demora ( ) Punção suprapúbica ( ) Saco coletor ( )

Trato respiratório: Nasal ( ) Nasofaringe ( ) Orofaringe ( ) Escarro (se induzido, especificar) ( ) Aspirado traqueal ( ) Lavado broncoalveolar ( ) Outro: ________

Lesões, secreções, abscessos ( )
Descrever: topografia, nível da coleta (superficial ou profunda) e via de obtenção do material: punção, *swab*, raspado, drenagem ou fístula, dreno etc.

Líquidos cavitários: Líquor ( ) Líquido pleural ( ) Pericárdico ( ) Sinovial ( ) Ascítico ( )

Trato respiratório: Nasal ( ) Nasofaringe ( ) Orofaringe ( )
Escarro (se induzido, especificar) ( ) Aspirado traqueal ( )
Lavado broncoalveolar ( ) Outro: ________

Lesões, secreções, abscessos ( )
Descrever: topografia, nível da coleta (superficial ou profunda) e via de obtenção do material: punção, *swab*, raspado, drenagem ou fístula, dreno etc.

Líquidos cavitários: Liquor ( ) Líquido pleural ( ) pericárdico ( ) Sinovial ( ) Ascítico ( )

Próteses ( ) Pontas de cateter ( ) Outros:

Data e hora da coleta
Identificação de quem colheu o material

Natureza do teste solicitado:

Exame microscópico:
Direto ( )
Gram ( )
Ziehl ( )
Outro:

Cultura:
Rotina bacteriológica ( )
Rotina para fungos ( )
Rotina para micobactérias ( )
Rotina para anaeróbios ( )
Rotina para vírus ( )

Outros testes:

Fonte: Brasil, 2000.[1]

Precauções universais

A norma ABNT NBR 14785:2001 trata dos Requisitos de Segurança no Laboratório Clínico aplicáveis a todo o território nacional. Com base nessa norma, recomendam-se as seguintes precauções universais:

- Proibir alimentos, bebidas, fumo, aplicação de cosméticos e maquiagens na área de coleta.
- Não colocar na boca quaisquer materiais ou objetos empregados no ambiente de trabalho, como canetas, lápis, etiquetas e envelopes.
- Evitar o manuseio de lentes de contato na área de coleta.
- Prender/proteger cabelos e barbas, a fim de evitar contato com materiais e superfícies contaminados.
- Limpar e aparar as unhas e, caso sejam utilizados esmaltes, preferir os de cor clara.
- Evitar o uso de correntes compridas no pescoço, brincos grandes ou braceletes soltos.
- Lavar as mãos após o manuseio de qualquer material biológico.
- Fazer a desinfecção imediatamente das áreas contaminadas com hipoclorito a 1%.
- Comunicar ao superior imediato os acidentes com material infectante.

Equipmentos de proteção individual[2-5]

- Utilizar jaleco na área de coleta, cobrindo adequadamente as partes do corpo (mangas compridas e que alcance o nível do joelho). As boas práticas de segurança recomendam que o jaleco /avental seja sempre retirado ao sair da área de coleta.
- Não se recomenda o uso dos EPI fora do perímetro onde seu uso está indicado.
- Recomenda-se sempre a utilização de luvas durante o ato da coleta. A troca das luvas deve ser feita a cada paciente ou sempre que houver qualquer contato com material biológico.
- Sempre que necessário, lavar as mãos e, em seguida, colocar luvas novas.
- Não manusear objetos de uso comum (celular, maçanetas, copos, xícaras etc.) enquanto estiver usando luvas.
- Não descartar as luvas nas lixeiras de uso comum e separar o lixo contaminante do lixo comum.
- Utilizar máscaras quando o ato da coleta do material biológico sugerir risco de contaminação pela formação de gotículas ou aerossóis.
- Utilizar sapatos confortáveis com solado antiderrapante e de saltos não muito altos, para minimizar os riscos de acidentes. Não se recomendam calçados abertos na área de coleta.

Armazenamento e transporte de amostras[2-5]

- Utilizar caixas para transporte padronizadas pela rede laboratorial em que as amostras serão entregues.
- Amostras de sangue não podem ficar em contato direto com o gelo. Atentar ao posicionamento das grades dos tubos, para evitar que estes caiam no interior da caixa.
- Amostras de fezes, escarro e urina podem ficar em contato com o gelo.
- A temperatura da caixa térmica deve ser monitorada e registrada desde o fechamento da caixa após a coleta até a sua entrada no laboratório de referência.
- A responsabilidade pelo acondicionamento correto das amostras biológicas deve ser compartilhada pelo serviço de coleta e pelos laboratórios de referência.
- Os laboratórios de referência devem avisar à equipe de coleta em caso de necessidade de ajustes na maneira de acondicionamento das amostras, quantidade de gelo, quantidade de amostras, condição da caixa etc.
- O responsável pelo transporte das amostras deverá ser treinado em como proceder em caso de acidente com as caixas e/ou amostras biológicas.

Tipos de resíduos[4]

De acordo com normas da Agência Nacional de Vigilância Sanitária (Anvisa) e a Resolução RDC nº 33/03, os resíduos de serviços de saúde são classificados nos seguintes grupos:

- Grupo A – resíduos biológicos:
  - Determinados pela presença de agentes biológicos que apresentem risco de infecção.
  - Exemplos: amostras de sangue, peças anatômicas, fluidos, fezes, urinas e outras secreções, tecidos e materiais utilizados na assistência à saúde.
  - Acondicionamento: sacos de lixo infectante devidamente identificados (símbolo internacional de risco biológico, com fundo branco e contornos pretos).
- Grupo B – resíduos químicos:
  - Resíduos que contenham substâncias químicas capazes de causar risco à saúde ou ao meio ambiente, independentemente de suas características inflamáveis, de corrosividade, reatividade e toxicidade.
  - Exemplo: medicamentos para tratamento de câncer, reagentes para laboratório e substâncias para revelação de filmes de raio x.
  - Acondicionamento: deve ser feito em sua embalagem original, separando todos corretamente, considerando a incompatibilidade química dos materiais, para evitar acidentes, posto dentro de um recipiente resistente envolvido por um saco. Esse grupo deve ser devolvido ao fabricante.
- Grupo C – resíduos radioativos:
  - Materiais que contenham radioatividade em carga acima do padrão e que não possam ser reutilizados.
  - Exemplos: exames de medicina nuclear.
  - Procedimentos estabelecidos para a eliminação de rejeitos radioativos, foram padronizados pela norma CNEN-NE-6.05 (CNEN, 1985). O pessoal envolvido na manipulação desses rejeitos deve receber treinamento específico para a realização dessa atividade, além de uma regular vigilância médico sanitária.
- Grupo D – resíduos domésticos:
  - Resíduos que não tenham sido contaminados e que não possam provocar acidentes.
  - Exemplos: gesso, luvas e gazes sem contaminação, materiais passíveis de reciclagem e papéis.
  - Acondicionamento: lixeiras ou recipientes que diferenciem cada conteúdo para serem devidamente enviados para a reciclagem, reutilização ou aterramento.
- Grupo E – resíduos perfurocortantes:
  - Representados por objetos e instrumentos que possam furar ou cortar; também apresentam risco biológico.
  - Exemplos: lâminas, agulhas, escalpes, bisturis, ampolas de vidro etc.
  - Acondicionamento: embalagens específicas, resistentes a punctura, ruptura, vazamento e devidamente identificadas através do símbolo de resíduo perfurocortante. Nunca devem ser colocados diretamente em sacos plásticos com outros resíduos infectantes, pois poderiam provocar acidentes.

Descarte seguro de resíduos

O descarte seguro de resíduos tem como objetivo atender à Resolução CONAMA 283, de 12 de julho de 2001, e às normas que regulamentam a obrigatoriedade do Plano de Gerenciamento de Resíduos do Serviço de Saúde (PGRSS), e devem obedecer ao padronizado pela Vigilância Sanitária em cada serviço. Os serviços de saúde devem estabelecer uma padronização para limpeza e desinfecção (quando aplicável) de seus móveis, utensílios e estrutura física, de acordo com o risco de infecção que cada área oferece.[4]

Punção venosa

Profissional responsável

Profissionais da equipe de enfermagem (enfermeiros, técnicos e auxiliares de enfermagem) e médicos.

Riscos/pontos críticos

Principais complicações

As principais complicações relacionadas à punção para coleta de sangue venoso são: hematomas; punção em artéria; lesão nervosa; infecção e dor. Acrescente-se que a diminuição das complicações relacionadas à punção venosa para coleta de sangue está diretamente relacionada ao correto manuseio dos materiais e equipamentos utilizados para o procedimento, ao conhecimento do profissional que faz a coleta, ao uso dos equipamentos de proteção individual (luvas), assepsias corretas (lavagem das mãos, assepsia antes da punção), descarte correto de materiais perfurocortantes e manutenção asséptica das salas de coleta.

Jejum para coleta de sangue

- Coleta de colesterol e triglicérides: 12 horas.
- Outros exames de sangue venoso: 8 horas.
  - PSA: antes da coleta, não fazer exercícios pesados por 24 horas, incluindo andar de bicicleta; não manter relações sexuais ou masturbações 2 dias antes da coleta de sangue; após exame de toque retal e/ou ultrassom transretal, aguardar 2 dias para fazer a coleta de sangue; após colonoscopia, aguardar 15 dias; após biópsia de próstata, aguardar 1 mês.
  - Prolactina: não fazer exercício físico intenso 1 dia antes da coleta de sangue; descansar 30 minutos antes da coleta; informar a data da última menstruação.
- Crianças até 5 anos: jejum de 3 a 4 horas. Entretanto, naquelas que estiverem em amamentação, o jejum deverá ser de 1 a 3 horas ou no intervalo entre uma mamada e outra.
- Crianças acima de 5 anos de idade: mesmo jejum recomendado para adultos.
- Durante o período de jejum, o paciente poderá beber água e não deverá suspender o uso de medicamentos sem autorização do seu médico.

Técnica de coleta

Técnica de coleta com sistema a vácuo[5-9]

A. Conferir a identificação do paciente.
B. Conferir e ordenar todo o material a ser utilizado no procedimento.
C. Informar ao paciente antes e durante a execução de todos os procedimentos.
D. Higienizar as mãos com álcool 70%.
E. Calçar as luvas, que devem ficar bem aderidas à pele, para que não haja perda da sensibilidade na hora da punção.
F. Abrir o lacre da agulha de coleta múltipla de sangue a vácuo em frente ao usuário. Retirar a proteção transparente e rosquear a agulha no adaptador (canhão) do sistema a vácuo.
G. Posicionar o braço do usuário no suporte, inclinando-o para baixo na altura do ombro.
H. Definir o local para a venopunção, examinando cuidadosamente o braço do usuário e selecionando uma veia que é facilmente palpável. Não realizar procedimento de coleta no braço:
   I. Que está ao lado de uma mastectomia.
   II. Onde o paciente foi submetido a uma infusão intravenosa.
   III. Com hematoma, edema ou contusão.
   IV. Com múltiplas punções.
   V. Com fístula de hemodiálise.

I. Fazer antissepsia do local com algodão umedecido em álcool etílico 70%, fazendo movimento circular do centro para a periferia. Permitir a secagem da área por 30 segundos, para evitar hemólise da amostra e, também, a sensação de ardência quando a veia do usuário for puncionada. Não assoprar e não tocar novamente no local após a antissepsia.
J. Garrotear o braço do usuário pedindo a ele para fechar a mão.
K. Posicionar o dispositivo de segurança e retirar a proteção que recobre a agulha de coleta. Observar se o bisel ficou voltado para cima.
L. Fazer a punção numa angulação oblíqua de 30°, com o bisel da agulha voltado para cima. Se necessário, para melhor visualizar a veia, esticar a pele com a outra mão (longe do local onde foi feita a antissepsia).
M. Inserir o primeiro tubo no adaptador (canhão), pressionando-o até o limite.
N. Quando o sangue começar a fluir para dentro da seringa, desgarrotear o braço do usuário e pedir para que abra a mão. O tempo de garroteamento não deve exceder a 1 minuto.
O. Realizar a troca dos tubos sucessivamente, seguindo a ordem:
   I. Tubo tampa azul – citrato.
   II. Tubo tampa amarela – gel separador.

III. Tubo âmbar.
IV. Tubo tampa roxa – EDTA.
V. Tubo tampa cinza – fluoreto.

P. Homogeneizar a amostra imediatamente após a retirada de cada tubo, invertendo-o suavemente de 5 a 8 vezes. Não chacoalhar o tubo.
Q. Após a retirada do último tubo, remover a agulha da veia do usuário, fazer a compressão no local da punção com algodão ou gaze secos e acionar imediatamente o dispositivo de segurança da agulha.
R. Descartar o conjunto (agulha e adaptador) em recipiente para materiais perfurocortantes.
S. Exercer pressão no local elevando o braço, em geral de 1 a 2 minutos, evitando a formação de hematomas e sangramentos. Se o usuário estiver em condições de fazê-lo, orientá-lo adequadamente para que faça pressão até que o orifício da punção pare de sangrar.
T. Etiquetar os tubos de forma transversal, de maneira que se possa visualizar o nível de sangue.
U. Fazer curativo oclusivo no local da punção.
V. Orientar o usuário para que não dobre o braço, não carregue peso ou bolsa a tiracolo no mesmo lado da punção por no mínimo 1 hora e não mantenha a manga da camisa dobrada, porque pode funcionar como torniquete.
W. Mostrar ao usuário que os tubos e os frascos estão etiquetados com seu nome completo.
X. Certificar-se das condições gerais do usuário, perguntando se está em condições de se locomover sozinho.

Técnica de coleta com seringa e agulha

A coleta de sangue venoso com seringa e agulha deve ser evitada em razão da segurança para o coletor e redução da qualidade da amostra obtida. A qualidade da amostra pode ser comprometida por se tratar de um sistema de coleta aberto e por existir a possibilidade de, na etapa de transferência do sangue para os tubos, o volume ficar acima ou abaixo da capacidade destes, alterando a proporção correta de sangue/aditivo – além da possibilidade de maior ocorrência de hemólise, formação de microcoágulos e fibrina.

Para a realização da coleta com seringa e agulha, recomenda-se seguir os mesmos passos da coleta com o sistema a vácuo, diferenciando apenas no momento da aspiração do sangue. Esta deve ser feita devagar, aspirando o volume necessário de acordo com a quantidade de sangue requerida nos tubos a serem utilizados, evitando bolhas e espuma, e com agilidade, pois o processo de coagulação no organismo do usuário já foi ativado no momento da punção. Posteriormente, deve-se abrir a tampa do primeiro tubo e deixar que o sangue escorra devagar pela parede do tubo, evitando hemólise. Fecha-se o tubo e homogeneiza-se, invertendo-o suavemente de 8 a 10 vezes (não chacoalhar). Realizar a transferência do sangue para os tubos sucessivamente, seguindo a mesma ordem descrita anteriormente e sem se esquecer de fazer o processo tubo a tubo, para evitar a troca de tampas dos tubos, causando erro de diagnóstico.

Material utilizado[5-9]

- Bandeja.
- Luvas de procedimento.
- Garrote.
- Algodão.
- Álcool 70%.
- Seringa.
- Agulha de coleta múltipla de sangue ou agulha hipodérmica.
- Curativo oclusivo.
- Tubos de sangue.
- Etiqueta.
- Caneta.
- Caixas térmicas para transporte.

Coleta de urina

Definição

O exame microscópico do sedimento urinário constitui uma das etapas da análise completa de urina e deve ser realizado por profissionais treinados em laboratórios clínicos, assim como a urocultura, que tem como objetivo detectar microrganismos na amostra. Entretanto, a coleta de urina pode ser feita em domicílio por profissionais de saúde; a técnica correta interfere diretamente na qualidade do exame.

Material utilizado

Recipiente de amostra: frascos de material inerte, limpo, seco e à prova de vazamento; devem permitir a visualização da cor e do aspecto da urina. A capacidade recomendada do recipiente é de 50 mL, o que permite a coleta de volume da amostra suficiente para as pesquisas químicas e microscópicas, eventuais confirmações, sobrando espaço para que a amostra seja homogeneizada no próprio frasco. Recipientes esterilizados, embalados individualmente, são, em geral, reservados para as amostras destinadas a exames microbiológicos, mas têm indicação se o exame de rotina é feito mais de 2 horas após a coleta.

Descrição da técnica

- A qualidade das informações derivadas do exame de urina é altamente dependente da coleta adequada, manuseio e armazenamento antes da análise.
- A escolha do método de coleta da urina depende do contexto clínico, da idade e do sexo do paciente. Os tipos de amostras mais frequentemente utilizados para o exame de urina de rotina incluem: amostra aleatória, primeira urina da manhã (ideal para o exame de urina rotina) e segunda urina da manhã (de 2 a 4 horas após desprezar a primeira micção).
- Identificar o frasco de coleta, colocando o nome do paciente, a data e o horário.

- Minimizar a contaminação por meio da implementação de medidas simples de precaução:
  - Lavagem das mãos do paciente ou uso de luvas adequadas por profissionais de saúde.
  - Assepsia da região urogenital com sabonete neutro e água, enxugando com gaze ou toalha limpas.
  - O contato do jato urinário com a mucosa deve ser minimizado, separando os grandes lábios nas mulheres e retraindo o prepúcio nos homens não circuncidados para expor o meato uretral.
  - O jato inicial deve ser descartado, eliminando os contaminantes uretrais. Coletar urina do jato médio até mais ou menos um terço ou metade da capacidade do frasco.
- Para a coleta de urina de pacientes que não têm controle da micção, pode ser utilizado o procedimento com saco coletor, que deve ser trocado a cada 60 minutos, até que ocorra a micção espontânea.
- Existem situações particulares nas quais é necessário o recurso de cateterismo vesical ou mesmo de punção suprapúbica. Esses procedimentos devem ser considerados alternativas excepcionais, e a relação risco/benefício quanto à possibilidade de lesão ou contaminação das vias urinárias deve ser cuidadosamente avaliada.
- Se o paciente apresentar sonda vesical de demora, idealmente as amostras de urina para cultura devem ser obtidas removendo o cateter permanente e obtendo uma amostra de fluxo médio. Se o cateterismo contínuo for necessário, a sonda deverá ser substituída antes da coleta de uma amostra de urina, para evitar a cultura de bactérias presentes no biofilme do cateter. Na impossibilidade dessa abordagem, é recomendado manter a sonda fechada por 1 hora e, no máximo, 2 horas antes da coleta. Realiza-se assepsia no dispositivo da sonda com álcool 70% e colher de 30 a 60 mL de urina, com uso de agulha e seringa estéril. Não utilizar a urina contida na bolsa coletora.
- Transporte e preservação:
  - Após a coleta, as amostras deverão ser entregues imediatamente ao laboratório e testadas dentro de 2 horas. Uma amostra que não possa ser analisada no prazo de 2 horas deve ser refrigerada ou ter um conservante químico adequado adicionado. Em nenhuma eventualidade a urina deve ser congelada, pois isso destrói os elementos figurados eventualmente presentes, inviabilizando o exame microscópico e falseando os dados bioquímicos da amostra.
  - O procedimento de conservação da amostra mais frequentemente utilizado é a refrigeração, entre 2°C e 8°C. A refrigeração diminui o crescimento e o metabolismo bacteriano, mas pode aumentar a gravidade específica, quando medida pelo urodensímetro, e propicia, se prolongada, a precipitação de fosfatos e uratos amorfos.

Riscos/pontos críticos

É fundamental informar corretamente ao paciente a coleta de urina. Além dos aspectos práticos da coleta, deve-se enfatizar sobre o efeito de possíveis fatores de confusão biológicos, como ingestão alimentar, diurese, exercícios e outros interferentes, principalmente para as diferentes técnicas de análise de partículas, em que a preparação da amostra é mais essencial do que na análise de tira de teste de urina e cultura microbiológica.[10,11]

Coleta de espécimes do trato respiratório

Definição

Amostras provenientes do trato respiratório são especialmente úteis para a definição de infecções do sistema respiratório, bem como a identificação de algumas infecções sistêmicas. Entre as amostras do trato respiratório superior, podemos citar raspados de lesões da boca e tonsilas, punção de seios maxilares e secreções das regiões de orofaringe, nasofaringe e nasal. Entre as amostras do trato respiratório inferior, temos o escarro, lavado broncoalveolar, aspirado brônquico, aspirado traqueal e escovado brônquico.

Profissional responsável

A coleta de amostras do trato respiratório normalmente pode ser feita por qualquer profissional de saúde treinado, incluindo a equipe de enfermagem, médicos, fisioterapeutas e dentistas, com especificações a depender do procedimento operacional-padrão do exame e da instituição em questão, o que normalmente leva em consideração a gravidade, a complexidade do exame e as características da instituição. Normalmente o lavado broncoalveolar e o aspirado transtraqueal têm sua coleta restrita à supervisão por equipe médica especializada. A coleta de escarro, por outro lado, pode ser feita pelo próprio paciente, desde que devidamente instruído, evitando potenciais erros.

Risco/pontos críticos

- Lembrar de identificar corretamente todos os frascos e respeitar normas técnicas de biossegurança.
- Escarro:
  - Em caso de suspeita de infecção por micobactérias ou fungos, é ideal coletar pelo menos três amostras, em dias consecutivos.
  - Idealmente colher apenas uma amostra por dia, e, caso seja necessário repeti-la, esperar no mínimo 1 horas entre as coletas.
  - Algumas fontes orientam coleta pela manhã, quando há acúmulo de secreção na árvore brônquica e antes da ingestão de alimentos, porém algumas fontes dizem apenas para evitar a coleta logo após uma refeição.
  - Em caso de teste rápido molecular para tuberculose, são critério de rejeição amostras de escarro sanguinolento e de pacientes em controle de tratamento (indicada baciloscopia nesse caso).
- Tipos de *swab*:
  - Os *swabs* a serem usados devem ser estéreis e ter haste de plástico, do tipo Rayon®.

- Não deverão ser usados *swabs* com haste de madeira e/ou com alginato de cálcio, pois interferem nas reações utilizadas para diagnóstico molecular e isolamento de vírus.
- Armazenamento de espécimes do trato respiratório coletados:
  - Evitar colar a etiqueta do rótulo na tampa do frasco.
  - As amostras não devem ser congeladas.
  - As amostras de secreção respiratória devem ser mantidas em temperatura adequada de refrigeração (4° C a 8° C) e encaminhadas aos LACEN, preferencialmente no mesmo dia da coleta (no caso do LACEN, realizar a imunofluorescência).
  - Evitar ciclos de congelamento e descongelamento repetidos e evitar congeladores *frost free*.
  - Caso o transporte ao laboratório fosse demorar mais que 72 horas, seria necessário o armazenamento em -70 °C (como com gelo seco).[1,12]
- Minimizando o risco de aerossolização – alguns passos adicionais são indicados na coleta de espécimes respiratórios, especialmente para coleta de escarro induzido na suspeita de infecção por micobactérias:
  - Garantir que os profissionais de saúde e os membros da família usem máscara N95 quando estiverem na mesma sala.
  - Preferir a coleta de amostras respiratórias em locais bem ventilados ou ao ar livre.
  - Deve-se evitar o uso de medicamentos indutores de tosse ou geradores de aerossol para procedimentos em pacientes com suspeita de tuberculose ou contactantes com suspeita.[13]

Material utilizado

- Luvas de procedimento.
- Proteção ocular.
- Capote.
- Máscara – em caso de suspeita de infecção por micobactéria ou por SARS-CoV-2, é recomendada a N95 ou uma máscara com nível ainda mais elevado de proteção.
- Instrumento adequado para coleta do material, a depender do método e fabricante.
- Recipiente adequado para armazenamento da coleta, a depender do método e fabricante.

Descrição da técnica

Swab nasal

- Apoie e incline a cabeça do paciente cerca de 70°.
- Insira o *swab* realizando movimentos rotatórios suaves cerca de 2 cm paralelamente ao palato, até encontrar resistência nas conchas nasais.
- Gire o *swab* várias vezes contra a parede nasal.
- Repita na outra narina com o mesmo *swab*.

Swab de nasofaringe

- Apoie e incline a cabeça do paciente cerca de 70°.
- Insira gentilmente e com uma rotação suave o *swab* paralelamente ao palato, até encontrar uma resistência que corresponde à parede posterior da nasofaringe.
  - O *swab* deve atingir uma profundidade próxima à distância entre a abertura da narina anterior e a parte anterior da abertura da orelha (normalmente entre 8 e 10 cm para adultos).
  - Prosseguir sempre horizontalmente e, encontrando alguma resistência no percurso, antes de atingir a nasofaringe, redirecionar a haste e tentar novamente.

  Não inserir paralelamente à mesma orientação do dorso nasal.

  Não inclinar a ponta do *swab* para cima ou para baixo.
- Após atingir a nasofaringe, realize alguns movimentos suaves de fricção e rotação.
- Deixe o *swab* imóvel por 10 segundos na nasofaringe.
- Retire devagar, fazendo movimentos suaves de rotação.
- Repita o procedimento na outra narina utilizando o mesmo *swab*.
  - Havendo bloqueio em uma narina, a coleta em uma só narina é aceitável, não havendo necessidade de colher em orofaringe.

Swab de orofaringe[1,12-14]

- Solicitar ao paciente que abra bem a boca.
- Usando abaixador de língua e *swab* estéril, fazer esfregaços sobre as amígdalas e faringe posterior, evitando tocar na língua, dentes, gengiva e mucosa bucal.
- Se as amígdalas foram removidas ou não estão visíveis, friccionar na loja amigdaliana.
- Procurar o material nas áreas com hiperemia, próximas aos pontos de supuração, ou remover o pus ou a placa, colhendo o material abaixo da mucosa.
- Coletar a amostra exatamente na área inflamada, evitando outros sítios na cavidade oral.
- Em caso de indicação de uso de dois *swabs*, para maior concentração de material, os *swabs* contendo as amostras deverão ser acondicionados em um mesmo tubo.

Coleta de escarro[12-14]

- O paciente deve evitar comer e não deve usar antisséptico bucal ou ingerir álcool antes da coleta da amostra.
- Orientar o paciente a escovar os dentes, somente com água (não utilizar pasta dental), e enxaguar a boca várias vezes, inclusive com gargarejos.
- Respirar fundo várias vezes e tossir profundamente, recolhendo a amostra em frasco de boca larga.
- Se o material obtido for escasso, coletar a amostra depois da nebulização.

- Em caso de dificuldades para escarrar, a amostra poderá ser induzida por inalação ou poderá ser realizada coleta por aspiração transtraqueal (procedimento deve ser evitado em caso de suspeita de tuberculose).
- Em caso de indução, pode ser feita nebulização por 15 minutos com 5 a 6mL/min de solução NaCl 3% a 5%, sendo necessária sinalização, na identificação da amostra, de que se trata de escarro induzido.
- O volume ideal de amostra é de 5 a 10 mL (o equivalente a 1-2 colheres de chá).
- Outras orientações para facilitar o exame incluem percussão do peito, banho morno e umidificador de ambiente.

Recomenda-se, além das referências indicadas a seguir, consulta ao seguinte material: World Health Organization. Guidelines for the collection of clinical specimens during field investigation of outbreaks. Genebra: WHO; 2000.

Referências

1. Brasil. Ministério da Saúde. Agência Nacional de Vigilância Sanitária. Manual de procedimentos básicos em microbiologia clínica para o controle de infecção hospitalar: módulo 1. Brasília, DF: Ministério da Saúde; 2000.
2. Brasil. Ministério da Saúde. Secretaria de Políticas de Saúde. Departamento de Gestão de Políticas Estratégicas. Assessoria de Ciência e Tecnologia. Fundação Oswaldo Cruz. Biossegurança em Laboratórios de Saúde Pública. Brasília, DF: Ministério da Saúde; 1998.
3. LACEN-SC. Manual de orientações para coleta, preparo e transporte de material biológico. 2006.
4. Brasil. Ministério da Saúde. Agência Nacional de Vigilância Sanitária. RDC nº 306, de 7 de dezembro de 2004. Dispõe sobre o Regulamento Técnico para o gerenciamento de resíduos de serviços de saúde. Brasília, DF: Diário Oficial da União; 2004.
5. Prefeitura de Belo Horizonte. Sistema Único de Saúde. Manual de exames laboratoriais da rede SUS-BH [Internet]. Belo Horizonte: Secretaria Municipal de Saúde; 2016.
6. Conselho Regional de Enfermagem da Bahia. PARECER COREN – BA Nº 008/2014. Coleta de sangue pela equipe de enfermagem. [acesso em março de 2022]. Disponível em: http://ba.corens.portalcofen.gov.br/parecer-coren-ba-n%E2%81%B0-0082014_15498.html
7. World Health Organization. WHO Guidelines on Drawing Blood: Best Practices in Phlebotomy. Genebra: WHO; 2010.
8. Brasil. Ministério da Saúde. Programa Nacional de Doenças Sexualmente Transmissíveis e AIDS. Técnicas para coleta de sangue. Brasília, DF: Ministério da Saúde; 1997.
9. Sociedade Brasileira de Patologia Clínica e Medicina Laboratorial. Recomendações da Sociedade Brasileira de Patologia Clínica e Medicina Laboratorial para Coleta de Sangue Venoso. 2. ed. Barueri: Manole; 2010.
10. Sociedade Brasileira de Patologia Clínica e Medicina Laboratorial. Gestão da fase pré-analítica. Exame de urina rotina. Biênio 2010-2011. [acesso em março de 2022]. Disponível em: http://www.sbpc.org.br/upload/conteudo/320101011105633.pdf
11. Delanghe J, Speeckaert M. Preanalytical requirements of urinalysis. Biochem Med (Zagreb). 2014;24(1):89-104.
12. Brasil. Ministério da Saúde. Secretaria de Vigilância em Saúde. Departamento de Vigilância das Doenças Transmissíveis. Guia para a Rede Laboratorial de Vigilância de Influenza no Brasil. Brasília, DF: Ministério da Saúde; 2016.
13. Brasil. Ministério da Saúde. Secretaria de Vigilância em Saúde. Departamento de Vigilância das Doenças Transmissíveis. Manual de recomendações para o controle da tuberculose no Brasil. Brasília, DF: Ministério da Saúde; 2019.
14. OPAS/OMS. Videos: Sample Collection. [acesso em março de 2022]. Disponível em: https://www3.paho.org/hq/index.php?option=com_content&view=article&id=7918:2012-videos-sample-collection&Itemid=40295&lang=pt

Capítulo 3

Propedêutica no domicílio – exames complementares em domicílio (*point of care tests*)

Júlia Santiago França
Marina Dias Gomes Bar Infante
Thiago Leister de Medeiros

PONTOS-CHAVE

- Os testes realizados em domicílio ou *point of care tests* (POCT) buscam dar suporte à decisão clínica de maneira rápida e, apesar de seu grande potencial, há ainda pouca evidência qualificada sobre seu uso, sendo necessária a perspicácia do profissional a fim de evitar iatrogenias.
- A coleta de sangue capilar é opção simples para análise de amostras, atualmente sendo usada sobretudo para realização de testes rápidos e aferição de glicemia capilar, porém possui grande potencial para outros fins no futuro do cuidado domiciliar.
- Existem vários avanços tecnológicos para a monitorização da glicemia, com perspectivas ainda mais promissoras para o campo no futuro, propiciando a possibilidade de um manejo de *diabetes mellitus* mais dinâmico e acurado.
- Testes rápidos de *swabs* anogenitais e de pesquisa de sangue oculto nas fezes (PSOF) podem auxiliar na propedêutica de infecções sexualmente transmissíveis (IST), no rastreio de câncer colorretal e na suspeita de sangramento retal.
- A fita reagente constitui uma das etapas da avaliação urinária, permitindo identificar e quantificar os constituintes químicos da urina, fornecendo informações para o diagnóstico e o manejo de condições como infecções do trato urinário, doenças renais, cetoacidose e *diabetes mellitus*.

OBJETIVOS DE APRENDIZAGEM

Ao final do capítulo, o leitor deverá ser capaz de:

- Compreender o conceito de *point of care tests* (POCT), seu potencial e principais aplicações em exames de sangue no cuidado domiciliar.
- Conhecer a técnica correta de coleta sangue capilar e suas principais aplicações.
- Familiarizar-se com os diferentes métodos de monitoramento de glicemia.
- Atentar para a possibilidade do uso de testes rápidos de *swabs* anogenitais e de pesquisa de sangue oculto nas fezes na atenção domiciliar.
- Identificar a fita reagente de urina como uma ferramenta não invasiva e de baixo custo para auxílio na condução de situações agudas e crônicas de saúde.

Introdução

Os testes realizados em domicílio, também conhecidos como testes *point of care* (POCT), visam ao suporte rápido na decisão clínica. O resultado do teste permite conduta em tempo ótimo para iniciar um tratamento, dar continuidade à propedêutica ou referenciar para outro tipo de cuidado.[1] Além da redução do tempo para a conduta, podem propiciar menor custo, diminuir referenciamento desnecessários e aumentar a satisfação de pacientes e profissionais.[2]

São compostos por uma variedade de tipos e sítios: sangue capilar, coleta venosa ou arterial, urina, *swabs* nasais e anogenitais e outros, auxiliando no cuidado em diversas situações em saúde, dentre elas condições crônicas e suas agudizações (hipertensão arterial, *diabetes mellitus*, insuficiência renal), doenças infectocontagiosas, rastreios (glicemia capilar, sangue oculto nas fezes) e saúde reprodutiva e sexual (teste de gravidez, cervicites, uretrites).

Apesar do grande potencial para o cuidado domiciliar, há pouca evidência qualificada quanto ao uso na prática médica. Pesquisa de sangue oculto nas fezes (PSOF) é exame extremamente vulnerável ao uso excessivo por seu fácil acesso e realização, sendo importante que esses testes sejam usados sob indicações e populações específicas, visando a maior acurácia analítica e cuidado do paciente. Tais considerações devem ser levadas em conta no uso de testes em domicílio.[2] Espera-se que, em um futuro breve, estudos mais elaborados acerca da acurácia e do custo-benefício desses testes sejam realizados, propiciando maior respaldo ao uso dos POCT.

O objetivo deste capítulo é apresentar os testes em domicílio mais comuns na prática em saúde atual, trazendo considerações pertinentes a cada teste.

Análise de sangue capilar

Definição

A coleta de sangue capilar é um procedimento simples feito em pacientes de qualquer idade para testes que necessitam de quantidades pequenas de sangue, sendo coletado normalmente em dedos, calcanhar ou, mais raramente, no lóbulo da orelha.

O sangue obtido por esse método é diferente do sangue de punções venosas, pois corresponde a uma mistura, com proporções indeterminadas, de sangue de arteríolas, vênulas, capilares e dos fluidos intersticial e intracelular, sendo que normalmente a proporção de sangue arterial na mistura é maior que a de sangue venoso.[3]

Finalidade

Glicemia capilar

A glicemia capilar é uma ferramenta de valor clínico imensurável para o controle de pacientes diabéticos, além de ser muito útil na avaliação de hipoglicemia em emergências médicas. Necessita apenas de treinamento básico na técnica de coleta de sangue capilar, além de lancetas, fitas de glicemia e aparelho glicosímetro, sendo que tais instrumentos muitas vezes são fornecidos pelo estado para pacientes diabéticos.

Testes rápidos

Os testes rápidos são aqueles cuja execução, leitura e interpretação dos resultados são feitas em, no máximo, 30 minutos, não necessitando de estrutura laboratorial e sendo de rápida execução. São, portanto, ferramentas de grande valia para o cuidado domiciliar. Podem ser feitos com amostra de sangue total obtida por punção venosa, por meio de coleta de sangue capilar, ou com amostras de fluido oral, plasma e soro, a depender do teste e do fabricante. O Ministério da Saúde promove a disponibilidade por meio do SUS de testes rápidos de HIV, sífilis e hepatites B e C. A depender do estado e município, outros tipos de testes podem estar disponíveis.[4]

Outros usos de coleta de sangue capilar

O sangue capilar pode ser usado para outros exames bioquímicos, entre eles: sódio, potássio, cloreto, ureia, creatinina, hematócrito, hemoglobina, cálcio ionizável, lactato, tempo de protrombina, troponina cardíaca, pH, PO_2 e PCO_2. Essas análises podem ser feitas por aparelhos *point of care* modernos com analisadores de bioquímicos integrados a *chips* de silício em cartuchos descartáveis de autocalibração, como os usados no sistema i-STAT (Abbott Laboratories, Abbott Park, IL), além de outros sistemas,[5] porém estes têm baixa disponibilidade no Brasil. Encontra-se disponível no Brasil a análise de amostra de sangue capilar para exames de rastreio neonatal (teste do pezinho).

Outro potencial uso de coleta de sangue capilar é a testagem da cetonemia no sangue capilar, o que pode ser particularmente útil na suspeita de cetoacidose diabética. Para realizar o teste, deve-se utilizar um aparelho medidor de glicemia que também faça o teste de corpos cetônicos no sangue, disponibilidade dependente do fabricante, e usar tiras específicas de cetonemia. Interessante destacar que muitas vezes o mesmo "glicosímetro", apto a aferir a cetonemia por meio de uma fita específica, pode também estar apto a aferir a cetonúria com uma fita específica para urina.[6]

Indicação e contraindicação

O método de coleta capilar é indicado em testes que necessitem de quantidades pequenas de sangue, podendo evitar a coleta de sangue em punção venosa.

É especialmente importante em pediatria, tendo em vista que a punção venosa em crianças pode ser difícil e apresentar risco potencial, como anemia em prematuros. Em crianças menores de 1 ano, é contraindicada a punção transcutânea em dedos, área central do pé, curvatura posterior do calcanhar e lóbulo das orelhas.

Em pacientes adultos, a coleta de sangue por punção transcutânea pode ser alternativa interessante em situações como: pacientes queimados ou extremamente obesos, tendências à trombose, pacientes geriátricos ou com veias superficiais inacessíveis.

Em pacientes desidratados ou com circulação colateral reduzida, pode ser muito difícil conseguir quantidade suficiente da amostra de sangue capilar.[7]

Possíveis contraindicações

As contraindicações dependem do contexto clínico e do tipo de teste desejado:[8]

- Neonatos com < 24 horas de vida (pela má perfusão periférica).
- Quando houver necessidade de análise direta da oxigenação.
- Quando houver necessidade de análise direta do sangue arterial.
- Contraindicações relativas:
  - Vasoconstrição periférica.
  - Policitemia (por causa dos tempos de coagulação mais curtos).
  - Hipotensão pode ser contraindicação relativa a depender da fonte.
- Contraindicações de locais de punção[8]
  - Curvatura posterior do calcanhar em neonatos (risco de punção do osso).

TABELA 1 Indicação de rastreamento de infecções sexualmente transmissíveis (IST) com o uso de TR e respectivas janelas imunológicas, de acordo com o Ministério da Saúde

	HIV	Sífilis	Hepatites B e C
Janela imunológica	Geralmente 30 dias		Geralmente 60 dias
População-alvo	Rastreio indicado		
Adolescentes e jovens (< 30 anos)	Anual		Ver frequência conforme outros subgrupos populacionais ou práticas sexuais
Gestantes	Na primeira consulta do pré-natal (idealmente, no 1º trimestre da gestação); no início do 3º trimestre (28ª semana); no momento do parto, independentemente de exames anteriores; em caso de aborto/natimorto, testar para sífilis, independentemente de exames anteriores		Hepatite B: na primeira consulta do pré-natal (idealmente, no primeiro trimestre). Hepatite C: de acordo com o histórico de exposição de risco para HCV
Pessoas com prática sexual anal receptiva (passiva) sem uso de preservativos	Semestral		
Pessoas que usam álcool e outras drogas			
Pessoas com diagnóstico de IST	No momento do diagnóstico e 4 a 6 semanas após o diagnóstico de IST		No momento do diagnóstico
Pessoas com diagnóstico de hepatites virais	No momento do diagnóstico	–	–
Pessoas com diagnóstico de tuberculose	No momento do Diagnóstico	–	–
PVHIV		Semestral	Anual
Pessoas privadas de liberdade	Anual	Semestral	
Violência sexual	No atendimento inicial; 4 a 6 semanas após exposição e 3 meses após exposição	No atendimento inicial e 4 a 6 semanas após exposição	No atendimento inicial e aos 3 e 6 meses após a exposição
Pessoas em uso de PrEP	Em cada visita ao serviço	Trimestral	
Pessoas com indicação de PEP	No atendimento inicial; 4 a 6 semanas após exposição e 3 meses após exposição	No atendimento inicial e 4 a 6 semanas após exposição	No atendimento inicial e 6 meses após exposição

Fonte: adaptado de www.aids.gov.br.[4]

- Dedos em neonatos (risco de lesão nervosa).
- Calcanhar de paciente que começou a deambular ou com presença de calo.
- Locais de punções prévias.
- Locais de tecidos inflamados ou edemaciados.
- Locais cianóticos ou mal perfundidos.
- Áreas localizadas de infecção.
- Artérias periféricas.

Profissional responsável

A punção transcutânea deve ser preferencialmente realizada por profissionais da saúde, como farmacêuticos-bioquímicos, biomédicos, biólogos e médicos, desde que adequadamente capacitados. Em relação aos testes rápidos, não só profissionais de saúde, mas qualquer pessoa capacitada, presencialmente ou a distância, pode realizar os testes rápidos, sendo a capacitação fornecida gratuitamente pelo governo por meio da plataforma Telelab (http://www.telelab.aids.gov.br/).[4]

Apesar da coleta poder realizada por outras pessoas, a emissão de laudos de testes rápidos e a supervisão da equipe, de acordo com o Ministério da Saúde, são restritos a profissionais de saúde de nível superior habilitados pelos seus respectivos conselhos regionais de classe profissional.[4]

No caso de aferição de glicemia capilar com o auxílio de um aparelho glicosímetro, a técnica é considerada simples o suficiente para ser realizada por qualquer pessoa com treinamento básico.

Risco/pontos críticos

- Identificar corretamente todos os frascos e respeitar normas técnicas de biossegurança.

- No caso de testes para detecção de infecções, estar atento aos períodos de janela imunológica de cada doença e teste (vide tabela anterior).
- Escolha adequada de local de coleta:
  - Dedo das mãos – 2º ou 3º dedo (evitar polegar e indicador por calos e dedo mínimo por tecido mais delicado).
  - Calcanhar – superfície plantar medial ou lateral.
    - Indicado a depender de idade, peso e presença de deambulação, ideal para pacientes neonatais e pediátricos.
    - Não realizar em curvatura posterior do calcanhar ou área central do pé (área do arco).
- Opção: lóbulo da orelha.
- Escolha de lanceta adequada.
  - Não usar escalpe.
  - Usar preferencialmente a lanceta fornecida pelo fabricante do teste a ser realizado.
  - Tamanho apropriado.
    - Tamanhos e espessuras variam com fabricante, quanto mais espessa e profunda, mais dolorosas, porém levam a maior fluxo de sangue.
    - Existem lancetas de até 2,2 mm para adultos e lancetas de 0,85 mm para recém-nascidos.
  - Não usar a mesma lanceta para puncionar a pele mais de uma vez.
- Escolha adequada da pipeta para coleta de sangue, quando cabível.
  - Cada teste utiliza volume diferente de sangue, portanto, cada conjunto diagnóstico disponibiliza uma pipeta específica que permite coletar o volume correto para aquele teste.
- Realização de aquecimento/facilitação da coleta:
  - O aquecimento do local de coleta aumenta a proporção de sangue arterial na mistura e fluxo de sangue em até 7 vezes, facilitando a obtenção de maiores volumes da amostra, porém não foi vista nenhuma diferença significativa em elementos séricos analisados.
  - Não há consenso sobre a necessidade de aquecimento, nem em pacientes pediátricos, podendo ser feito em caso de dificuldade de coleta.
  - No momento da coleta, preferencialmente manter a criança aquecida, removendo o mínimo possível de suas roupas, enrolando o lactente num cobertor, e pedindo ao pai, à mãe ou ao cuidador que sustente a criança, deixando exposta só a extremidade do local da coleta de amostra capilar.
  - Pode-se aquecer uma toalha úmida sob temperatura não maior que 42 °C e aplicar sobre a área a ser puncionada durante 3 a 5 minutos.
  - Uma opção que pode melhorar o fluxo sanguíneo é apertar e soltar de maneira rítmica o pulso da criança.
- Imobilizar a criança com auxílio adequado, em casos necessários:
  - Pedir ao acompanhante ou auxiliar para sentar-se em uma cadeira com a criança no colo.
  - Imobilizar os membros inferiores do paciente, colocando as pernas ao redor das da criança, formando uma cruz.
  - Estender um braço por cima do tórax da criança, prendendo também um dos braços por baixo do contentor.
  - Pegar o cotovelo da criança (ou seja, o braço da punção cutânea) e segurá-lo com firmeza.
  - Usar seu próprio braço para prender firmemente o pulso da criança, mantendo-o com a palma para baixo.
- Em caso de coleta para múltiplos testes rápidos:
  - Se for realizar mais de um teste, assegure que os *kits* estejam dispostos na sequência de utilização, primeiro o teste que utiliza o maior volume de sangue.
  - Usar os acessórios específicos para cada teste, evitando a troca de qualquer componente entres os *kits*.
- Potenciais erros na automonitorização da glicemia capilar:
  - Uso de fitas inapropriadas (armazenadas inadequadamente, fitas vencidas, fitas incompatíveis com o aparelho).
  - Aparelho descalibrado.
  - Preparação (limpeza) inadequada da pele antes da aferição.
  - É então recomendada a checagem da técnica e das condições do aparelho/fitas durante a consulta médica, se possível.

Possíveis complicações com a coleta de amostra capilar:

- Laceração da artéria tibial (punção medial do calcanhar) e colabamento de veias.
- Osteomielite de calcâneo.
- Comprometimento de nervos (principalmente em recém-nascidos).
- Hematoma.
- Cicatriz.
- Necrose localizada ou generalizada (efeito a longo prazo).
- Lesão cutânea por uso repetido de esparadrapo (principalmente em bebês e idosos).

Material utilizado

- Luvas de procedimento (não estéreis).
- Álcool 70%.
- Algodão ou gaze.
- Lancetas.
- Tubo de coleta de sangue capilar (se necessário).
- Teste a ser utilizado.
- Recipiente adequado para descarte para perfurocortantes.
- Recipiente adequado para descarte de imunobiológicos.

Descrição da técnica[7,8]

- Preparação antes do procedimento

- Verificar as restrições de dieta, se existentes.
- Separar todos os materiais necessários.
- Lavar as mãos.
- Colocar luva de procedimentos (não estéreis).

- Preparação da pele: aplicar álcool 70% no local escolhido para punção e esperar secar.
  - Não usar iodeto de povidona em pacientes pediátricos.
- Em caso de uso de glicosímetro ou outro aparelho, recomenda-se esse momento para ligar o aparelho e conectar a fita reagente para facilitar o momento de inserir a gota de sangue.
- Puncionar a pele.
  - Em caso de punção digital, segure a mão do paciente em posição abaixo do nível do coração e faça leve massagem/ordenha para aumentar o fluxo sanguíneo.
  - Utilize a lanceta adequada/recomendada ou disponibilizada pelo fabricante do teste.
  - Puncione com a lanceta em um movimento firme, rápido, quase perpendicular ao local da punção, cruzando as marcas digitais, não paralelamente a elas.
- Coleta de sangue
  - Limpe a primeira gota de sangue com uma gaze ou algodão, pois pode estar contaminada com líquido tissular ou debris.
  - Evite massagear excessivamente ou espremer os dedos, pois poderá causar hemólise e obstruir o fluxo sanguíneo.
  - Em casos de necessidade de mais de uma coleta, colhe-se primeiro o espécime para hematologia, seguido dos espécimes para estudos químicos e para o banco de sangue (ordem oposta à da venopuntura).
  - Em caso de necessidade de mais de uma punção, não utilize a mesma agulha e não puncione no mesmo local.
- Finalização:
  - Limpe os derramamentos sanguíneos, pressione o local da punção com algodão ou gaze.
  - Se necessário, eleve a extremidade puncionada acima do nível do coração para diminuir a saída de sangue.
  - Recolha todo o equipamento usado no procedimento e descarte nos locais adequados (atenção aos perfurocortantes).
  - Cheque a identificação do material coletado e armazene de maneira adequada.

Materiais de leitura indicados

- WHO Guidelines on Drawing Blood: Best Practices in Phlebotomy –https://www.who.int/infection-prevention/publications/Phlebotomy-portuges_web.pdf.
- Técnicas para coleta de sangue (MS) – bvsms.saude.gov.br/bvs/publicacoes/0108tecnicas_sangue.pdf.
- Guia prático para a execução de testes rápidos (MS) – www.aids.gov.br/sites/default/files/media/pagina/2017/64717_/guia_pratico_para_a_execucao_de_testes_rapidos.pdf.

Métodos de avaliação dos níveis glicêmicos

A avaliação do controle glicêmico, seja por meio de glicemias seja por meio de hemoglobina glicada e outros métodos, é norteadora para o diagnóstico e para o manejo de *diabetes mellitus* (DM). O monitoramento frequente de glicemia é essencial em pacientes em uso de insulina e, em alguns casos, em pacientes em uso de medicação hipoglicemiante.

A glicose pode ser medida em amostras pontuais de sangue ou continuamente por meio de *devices* que medem a glicose do fluido intersticial. As amostras de sangue podem ser analisadas em laboratório ou, mais usualmente no monitoramento repetido, por meio do uso de glicosímetros e fitas.

Os parâmetros clínicos de monitoramento de glicose eram classicamente compostos pela tríade: glicemia de jejum, glicemia pós-prandial (ambas relativas a flutuações agudas) e hemoglobina (relativa à glicemia "crônica"). Entretanto, com o advento e a crescente disponibilidade do sistema de monitorização contínua de glicose (SMCG), a avaliação de parâmetros glicêmicos para o tratamento do DM1 e do DM2 está passando por questionamentos e mudanças.[9]

Essa seção abordará resumidamente os diferentes métodos de avaliação de glicose e seu uso domiciliar. Técnicas não específicas de coleta de sangue capilar já foram abordadas na seção anterior.

Hemoglobina glicada

Para o manejo terapêutico do DM, a hemoglobina glicada (HbA1c) é um exame norteador, pois desde que o DCCT (Diabetes Control and Complications Trial) estabeleceu relação direta relação entre a HbA1c e complicações microvasculares, muitos protocolos se concentram em alcançar a redução da HbA1c como medida de eficácia de boa intervenção.

A aferição de HbA1c já pode ser feita por meio de POCT, estando atualmente bem estabelecido do ponto de vista técnico. A ADA, a American Association of Clinical Endocrinologists (AACE) e a European Association for the Study of Diabetes (EASD) já consideram o uso de POCT de HbA1c em seus *guidelines*.[9]

É importante ressaltar, no entanto, as limitações da HbA1c em relação às avaliações da variabilidade glicêmica e de episódios de hipoglicemia. Além disso, deve-se levar em conta na análise dos resultados as diferenças interindividuais intrínsecas, questões relacionadas a distúrbios de turnover das hemácias (hemoglobinopatias, anemias, gestação e uremia) e insuficiência renal.[9]

Destaca-se ainda que estudos mais recentes evidenciaram que a relação entre HbA1c e mortalidade por todas as causas tem se mostrado em forma de J, ou seja, que eventos adversos costumam ocorrer em valores altos (avaliados em aproximadamente 8%), mas também em valores mais baixos (cerca de 6%). A redução excessiva de HbA1c não está associada à redução de eventos cardiovasculares e pode até ser um marcador de fragilidade e associar-se a aumento de mortalidade.[10]

Monitoramento de glicemia capilar

O desenvolvimento e a disponibilização da glicemia capilar foram revolucionários no manejo de DM, principalmente por viabilizarem a automonitorização da glicemia capilar (AMGC). A medida de glicemia capilar em POCT é feita com o uso de fitas descartáveis acopladas a um glicosímetro, sendo feita análise de uma amostra de sangue, normalmente capilar. As fitas são biossensoras e contêm glicose desidrogenase ou glicose oxidase, que, após sofrer ação enzimática, leva a uma reação eletroquímica diretamente proporcional à concentração de glicose. Essa reação pode ser lida automaticamente por meio de aparelhos glicosímetros ou analisando a cor de fitas específicas (método menos utilizado atualmente).

Há uma variedade grande no mercado de glicosímetros, sendo essencial sua aprovação pela Anvisa. A maioria dos glicosímetros quantifica glicose plasmática, que é diferente da glicose basal, porém com resultados comparáveis, sendo possível sua aferição em valores de 10 a 600 mg/dL (dependendo da marca do glicosímetro), com a acurácia dos modelos variando em ± 10%.

Há também variabilidade do resultado da glicemia entre diferentes locais da punção capilar. Tipicamente, usam-se amostras de punção digital, porém, para análise de glicemia capilar, estudos recentes mostram que amostras de outros locais, como o braço, fornecem resultados acurados e podem ser menos dolorosos que a punção digital. É importante ressaltar que, em locais diferentes da polpa digital, pode-se coletar sangue venoso, obtendo-se resultados levemente menores. Além disso, há um atraso significativo na mudança de níveis glicêmicos em outros locais em relação à polpa digital quando há alterações rápidas, como em resposta à ingestão de alimentos ou ao exercício físico.[9]

Pontos críticos

- Uso adequado de fitas:
  - Não usar fitas vencidas.
  - Armazenamento correto: deve-se evitar manter a tampa do recipiente de armazenamento aberta, bem como a exposição a calor e umidade intensos.
- Técnica de punção cutânea:
  - Atentar-se à higiene do local da punção e outros erros de técnica (vide seção anterior).
  - Não variar demais o local de punção, pois pode levar à diminuição da acurácia por variabilidade entre punção digital e outros locais, como braço.
- Uso adequado do glicosímetro:
  - Recalibrar regularmente – algumas fitas possuem variações consideráveis entre os lotes, sendo necessária a recalibração do aparelho toda vez que um novo lote é usado, não sendo recomendada a mistura entre lotes de fitas.
  - Manter o glicosímetro limpo.
- Registro das aferições:
  - Alguns glicosímetros mais modernos permitem a revisão de últimos valores, bem como o *download* de dados para serem revistos, podendo diminuir a dependência da adequabilidade do registro pelo paciente.

Para diminuir os potenciais erros, recomenda-se que esporadicamente o paciente traga para consulta ou que o profissional de saúde reavalie seu glicosímetro e fitas para checar as condições e técnica.[11]

Sistemas de monitorização contínua de glicose

O sistema de monitorização contínua de glicose (SMCG) é composto de *devices* minimamente invasivos que aferem os níveis de glicose intersticial por meio de um sensor subcutâneo.

O funcionamento desses sensores ocorre por reação eletroquímica, desencadeada pelo revestimento do sensor com a enzima glicose oxidase (GOx), que catalisa a oxidação da glicose em gliconolactona, produzindo O_2, H^+ e elétrons, sendo o sinal elétrico transduzido para um transmissor que relaciona sua quantidade aos níveis de glicose. Para essa transdução ser precisa, é necessária a calibração com valores de glicemia capilar (com exceção de um tipo de sistema que também usa o ósmio e não sofre oxidação). O tempo de vida de cada tipo de sensor está ligado à estabilidade subcutânea da enzima e à sua resistência à oxidação. Estão sendo desenvolvidas tecnologias ópticas, de impedância, piezoelétricas e magnéticas para SMCG, porém ainda não estão disponíveis na prática clínica de rotina. Normalmente, os sistemas medem os níveis de glicose a cada 10 segundos ou a cada minuto, valores que são processados por um algoritmo antes de serem apresentados nos visores como média da glicemia. Pelo avanço dos algoritmos de análise, surgiu ainda o termo "HbA1c estimada", ou eA1C, que corresponde ao cálculo de métricas centradas no comportamento da glicose, levando à estimativa unitária e progressiva da porcentagem da HbA1c. Entretanto, ainda não visa abandonar o uso da HbA1c como parâmetro terapêutico, por sua relação com complicações micro e macrovasculares já ser bem documentada.[9]

Os níveis de glicose no líquido intersticial são levemente mais baixos que a glicemia basal, por conta do equilíbrio retardado entre os diferentes compartimentos fisiológicos. A acurácia das aferições por meio de SMCG é menor em extremos de níveis de glicemia, porém há cada vez mais avanços tecnológicos para minimizar esses problemas. Além disso, pacientes em uso de paracetamol ou altas doses de vitamina C, em um efeito dose-dependente, podem apresentar resultados falsamente elevados dada a oxidação dos eletrodos por essas substâncias. Ainda não existem estudos com boas amostras e metodologias para comparar a confiabilidade de diferentes tipos e marcas de SMCG. Ainda não foram feitos estudos que comprovem a redução de mortalidade de DM com o uso desses sistemas, apesar de sabidamente reduzir a quantidade e a duração de hipo e hiperglicemias.[9]

Os SMCG podem ser classificados em duas grandes categorias, de acordo com a frequência de aferição dos níveis de glicose:

1. SMCG em tempo real (tR-SMCG)/"SMCG terapêutico"/"SMCG pessoal": transmitem o nível de glicose a cada 5 minutos, podendo exibir os níveis de glicemia intersticial "em tempo real" ao paciente, sendo usados continuamente. Permitem a gestão mais precisa do DM pelo próprio paciente ou pelo seu cuidador, fornecendo dados para ajuste imediato com medicações, além de terem alertas para hipo ou hiperglicemia. A maioria conta ainda com a possibilidade de compartilhamento dos níveis de glicose com familiares e cuidadores, além de permitir o *download* dos dados registrados para avaliação médica. Não excluem o uso de aferição de glicemia capilar, pois necessitam de calibração regular.
2. SMCG retrospectivo (retro-SMCG)/"SMCG de diagnóstico"/"SMCG profissional"/"SMCG cega": transmitem o nível de glicose de maneira intermitente, a cada cerca de 15 minutos, sendo usados normalmente por até 14 dias. Permitem a análise de padrões glicêmicos registrados durante a vida média do sensor, de forma retrospectiva. São destinados para a análise feita por profissionais de saúde para ajuste terapêutico de acordo com os perfis de glicose. Classicamente, não possuem alarmes de hipo ou hiperglicemia, porém modelos mais modernos já contam com essa função. Não necessitam de calibração durante seu tempo de vida.

Os principais dispositivos SMCG disponíveis no mercado são: Enlite®, Dexcom® (Dexcom), Eversense® (Senseonics) e FreeStyle Libre® (Abbott), sendo o último o único Sistema Flash de Monitorização da Glicose (SFMG), que não necessita de calibração regular com glicemia capilar. Há variação entre os modelos e fabricantes em relação a maneira de aferir valores, registrar valores e disponibilizar resultados.[9]

Os maiores benefícios dos SMCG estão em possibilitar a identificação mais precisa de padrões glicêmicos, flutuações hipo ou hiperglicêmicas e outros parâmetros estatísticos do perfil de glicose, diminuindo o risco de episódios de hipoglicemia em pacientes com diabetes tipos 1 e 2. É importante ressaltar que esses sistemas ainda não excluem totalmente a necessidade de glicemia capilar tradicional, tanto pela necessidade de alguns sistemas de calibração quanto pela existência de situações com menor correlação entre a glicose capilar e intersticial, como quando ocorrem mudanças rápidas de glicose (período pós-prandial, exercícios) e nas primeiras 24 horas de uso do SFMG.[9]

A tendência é de cada vez mais os avanços tecnológicos diminuírem as limitações dos sistemas atuais de monitoramento de glicose, estando em desenvolvimento tecnologias não invasivas, como sensores de luz na polpa digital (semelhante à oximetria), tecnologia eletromagnética e de calor, sensores com nanopartículas em tatuagens, sensores que medem a glicose nos olhos (como se fossem lentes de contato), sensores de respiração, sensores de iontoforese reversa em "relógios", espectroscopia de impedância, entre outros.[9]

As perspectivas futuras dos SMCG são majoritariamente animadoras, sendo já avaliada a sua integração em diretrizes terapêuticas para o controle do diabetes.

Materiais de leitura indicados

- Diretrizes da Sociedade Brasileira de Diabetes 2019-2020. Capítulo: Métodos para avaliação do controle glicêmico.
- Glucose monitoring in the management of nonpregnant adults with diabetes mellitus. Página do UpToDate. Disponível em (integralmente apenas para assinantes): https://www.uptodate.com/contents/glucose-monitoring-in-the-management-of-nonpregnant-adults-with-diabetes-mellitus.

Swab anogenital

Definição

Swabs anogenitais são ferramentas de coleta de secreções para auxílio diagnóstico na suspeita de infecções sexualmente transmissíveis (IST). Seja na realização de testes rápidos ou na coleta para exame laboratorial, são fundamentais para elucidação diagnóstica diante de suspeita infecciosa.

Finalidade

Auxílio diagnóstico na suspeita de infecção por clamídia, gonococo, *Trichomonas*, treponema, *Hamephilus ducreyi*, *Mycoplasma* e outros.

Indicações

Coleta de secreções da vagina, endocérvix, uretra, próstata, glândulas anexas, úlceras e outras lesões genitais e anais.

Profissionais responsáveis

Os profissional capacitados para o procedimento são médicos e enfermeiros, de acordo com o parecer Coren-SP n. 024/2014 (disponível em https://portal.coren-sp.gov.br/wp-content/uploads/2014/08/parecer_coren_sp_2014_024.pdf; acesso em 30 de set de 2022).

Material utilizado

- *Kit* de coleta (geralmente contendo um ou dois *swabs* e um meio de transporte – nos casos de coleta para laboratório ou os *swabs*, um tubo de extração, uma tira ou dispositivo imunogênico nos casos dos testes rápidos).
- Equipamentos de proteção individual (capote, luvas, óculos ou *face shield*).

Descrição da técnica

Coleta vaginal e endocervical:

- Inserir um espéculo na vagina da paciente, lubrificado apenas com água ou soro fisiológico.
- Retirar o excesso de muco cervical com um dos *swabs* de algodão (diferente do que será utilizado para coleta do material).

- Coleta vaginal: inserir o segundo *swab*, rodar por alguns segundos sobre o fundo de saco, retirar e armazenar no meio adequado.
- Coleta endocervical: inserir o *swab* completamente no orifício externo do colo uterino (até o desaparecimento da extremidade com algodão do *swab*). Em seguida, rodar por alguns segundos para os dois lados e armazenar no meio adequado ou tubo de extração; na retirada do *swab*, é importante evitar contato com a parede vaginal e espéculo.
- Adicionar os reagentes ao tubo de extração, comprimir e girar o *swab* no tubo a fim de homogeneizar a solução (seguir os passos de acordo com a bula do produto utilizado).
- Aplicar a quantidade devida de gotas da solução final na fita ou outro dispositivo, esperar o tempo determinado e fazer a leitura do resultado.

Coleta uretral:

- Fazer a coleta pela manhã e, preferencialmente, duas horas sem ter urinado.
- No caso de secreção uretral, desprezar as primeiras duas gotas.
- Inserir o *swab* na uretra, de 2 a 4 cm, girar para os dois lados durante alguns segundos.
- Retirar e armazenar em meio adequado ou tubo de extração.
- Adicionar os reagentes ao tubo de extração, comprimir e girar o *swab* no tubo a fim de homogeneizar a solução (seguir os passos de acordo com a bula do produto utilizado).
- Aplicar a quantidade devida de gotas da solução final na fita ou outro dispositivo, esperar o tempo determinado e fazer a leitura do resultado.

Swab anal:

- Umedecer o *swab* de algodão em salina estéril.
- Inserir no esfíncter anal e rodar nas duas direções.
- Retirar e verificar se há coloração fecal no *swab*.
- Armazenar em meio de cultura específica e enviar para análise laboratorial.

Orientações para equipe e familiar/cuidador[12,13]

- Para testes rápidos, a quantidade de gotas de reagente adicionadas para formar a solução final e a quantidade de gotas de solução final colocado na fita ou dispositivo imunogênico influencia consideravelmente na acurácia do teste. É importante seguir sempre as orientações do fabricante quanto a quantidade de material a ser utilizado em cada passo do teste.
- Em *swabs* anais, sempre deve ser verificada a presença de algodão sobre todo o *swab*, no intuito de evitar lesões da mucosa anal no contato com material do *swab* sem ser o algodão. No caso de alguma irregularidade, o *swab* não deve ser utilizado.

Pesquisa de sangue oculto nas fezes

Definição

A pesquisa de sangue oculto nas fezes (PSOF) é um exame utilizado no rastreio de câncer colorretal e em suspeita de sangramentos retal.[14] É de extrema importância para a detecção precoce de casos suspeitos e a redução da morbimortalidade do câncer colorretal, que em 2020 foi o segundo tipo de câncer mais incidente no Brasil e o terceiro em mortalidade.[15]

Atualmente, o método laboratorial mais recomendado para a PSOF por sua maior acurácia é o imunocromatográfico.[16] O seu teste rápido, que é qualitativo, não possui a mesma robustez de evidências do uso laboratorial, entretanto é uma ferramenta diagnóstica que pode ser utilizada na atenção domiciliar.[17]

Indicação e contraindicação

- Indicações: rastreio de câncer colorretal; auxílio diagnóstico na suspeita de sangramento originado no trato gastrointestinal.
- Contraindicações: hemorragias provenientes de hemorroidas/fissura anal e realizar o teste durante o período menstrual.

Profissional responsável

Os profissional capacitados para o procedimento são médicos e enfermeiros, de acordo com o parecer Coren-SP n. 024/2014 (disponível em https://portal.coren-sp.gov.br/wp-content/uploads/2014/08/parecer_coren_sp_2014_024.pdf; acesso em 30 de set de 2022).

Risco/pontos críticos

- Diante da suspeita de sangramento proveniente do trato gastrointestinal alto, devem ser utilizados testes do método guaiaco ou DNA, que são realizados em laboratório. O método imunocromatográfico detecta globinas que, quando originadas no trato gastrointestinal alto, sofrem proteólise ao longo do trato, não sendo detectadas nas fezes pelo método.
- Na realização do método guaiaco, o paciente deve ser instruído a não ingerir carne vermelha, vegetais verdes, anti-inflamatórios não esteroidais, suplementação de ferro e vitamina C, por um período de 2 a 7 dias antes da coleta das fezes.[16]

Material utilizado

- *Kit* para coleta de amostra de fezes.
- *Kit* para realização do teste (geralmente composto por um tubo com alça dosadora na ponta e solução diluente, além de um dispositivo cassete reagente).

- Materiais de proteção individual (capote, *face shield*, luvas e touca).

Descrição da técnica[18]

- A amostra de fezes deve ser coletada em recipientes limpos e secos. No caso de coleta previamente à visita domiciliar, deve ser realizada em menos de 6 horas até a realização do teste. Também pode ser refrigerada de 2-8 °C durante três dias ou a -20 °C por uma semana.
- Abrir o tubo e introduzir a alça em três pontos da amostra de fezes.
- Fechar o tubo e balançar durante 3 a 5 minutos.
- Abrir a extremidade inferior do tubo e pingar a quantidade necessária de gotas da solução final no local determinado no dispositivo cassete (pingar a quantidade de gotas de acordo com o orientado pelo fabricante do produto na bula).
- Esperar o tempo determinado para a leitura do resultado. Não fazer a leitura antes ou depois do tempo determinado pelo fabricante.

Exames de fita urinária

Definição

O exame de urina é uma ferramenta diagnóstica informativa e não invasiva que está prontamente acessível ao médico em ambiente hospitalar e ambulatorial. É o terceiro maior teste de triagem diagnóstica no laboratório clínico, apenas precedido por perfis químicos de soro/plasma e análises de hemograma completo. A avaliação da composição da urina é importante uma vez que reflete uma infinidade de complexos do metabolismo corporal.

Uma análise de urina completa é composta por avaliação macroscópica, análise de fita reagente e exame microscópico do sedimento urinário. A análise de partículas em suspensão (sedimento de urina) é mais bem realizada por profissionais treinados em laboratórios clínicos, entretanto os demais testes (avaliação da cor, turbidez e odor, análise de fita de medição de constituintes químicos comuns), que são simples e de baixo custo, podem e são frequentemente feitos por profissionais de saúde treinados em ambientes de ponto de atendimento (POC).

Finalidade

Fornecer informações complementares para diagnóstico e manejo de pacientes com desordens do trato urinário, doenças hemolíticas e hepáticas, além de anormalidades metabólicas.

Indicação e contraindicação

A seguir, estão descritas algumas condições mais frequentes em que a fita reagente pode ser utilizada no ambiente de atenção domiciliar.

Infecção do trato urinário[19-21]

Os resultados da análise de urina podem ser utilizados para complementar a investigação em caso de suspeita de infecção do trato urinário. A urinálise é mais comumente realizada por fita reagente para medição de nitritos (índice confiável de bacteriúria significativa), leucócitos esterase (corresponde a piúria) e hemoglobina, sendo mais preciso para prever ITU quando positivo para leucócitos ou nitrito. Um resultado negativo torna a infecção improvável e sugere fortemente um diagnóstico alternativo. No entanto, os resultados do teste da fita reagente fornecem poucas informações úteis quando a história clínica é fortemente sugestiva de ITU, uma vez que mesmo resultados negativos não descartam de forma confiável a infecção em tais casos.

Doença renal[22,23]

O exame de urina é uma ferramenta útil para o diagnóstico de doenças renais (como glomerulonefropatias, nefrite intersticial aguda, lesão renal e condições genéticas), mas também pode ajudar a monitorar o curso da doença, direcionar o tratamento e indicar o prognóstico em pacientes com doença renal aguda ou crônica.

A evidência de alterações na urinálise, como hematúria e proteinúria, podem sugerir a presença de acometimento renal e indicar a necessidade de complementação da investigação com uma avaliação microscópica.

Diabetes mellitus

Há indicação de triagem de proteinúria/albuminúria pelo menos anualmente em todos os pacientes com diabetes tipo 2, independentemente do tratamento. O grau de albuminúria está associado a aumento da mortalidade, risco de doença cardiovascular e risco de progressão da doença renal crônica.[24]

A presença de glicosúria em uma amostra aleatória pode ser um indício de DM ou *overdose* de drogas hipoglicêmicas/insulina. Entretanto, os resultados do teste de urina são um reflexo impreciso dos níveis atuais de glicose no sangue e são alterados pela ingestão de líquidos, pela concentração de urina e por alguns medicamentos. Resultados negativos de glicose na urina não podem estabelecer a diferença entre hipoglicemia, euglicemia e hiperglicemia leve ou moderada. Portanto, o monitoramento da glicose urinária não é recomendado como parte do controle de rotina do diabetes e tem pouco valor na prevenção da hiperglicemia e hipoglicemia.[24]

Cetoacidose

O teste de cetona na urina auxilia na diferenciação entre cetoacidose diabética (teste positivo) e estado hiperosmolar hiperglicêmico (teste negativo) e, portanto, é recomendado como parte da avaliação inicial dessas condições em todos os adultos e crianças. Em caso de cetoacidose, a cetonúria deve ser monitorada até que não seja mais positiva.[25]

Outras indicações: suspeita de hipoglicemia, de erros inatos do metabolismo (distúrbios metabólicos da primeira infância) e de cetoacidose induzida por inanição, sendo que o teste de cetona na urina faz parte da investigação de rotina de pacientes com suspeita de deficiências nutricionais.[25]

Tira reagente

A fita de urina é extremamente sensível, portanto, os resultados devem estar sempre correlacionados com história detalhada e achados do exame físico. São amplamente utilizadas pela possibilidade de testar uma variedade de fatores que constituem a composição química da urina (proteína, sangue, glicose, bilirrubina e urobilinogênio, cetonas, nitritos, leucócito esterase, densidade e pH), além da facilidade do uso que permite sua realização em domicílio e rápido acesso ao resultado, já que sua leitura pode ser realizada diretamente por um profissional de saúde.

As tiras reagentes são plásticos com pequenas áreas de papel absorvente impregnado com substâncias químicas específicas fixadas separadamente, permitindo vários testes de uma vez. Na presença da amostra, ocorre uma reação química que leva à mudança na coloração em cada uma das áreas; dessa forma, o resultado é visto por meio da comparação entre a coloração produzida na fita e a tabela cromática presente no frasco das tiras. Os resultados são apresentados de modo semiquantitativo por meio da nomenclatura fornecida na tabela cromática. A leitura pode ser manual, semiautomatizada ou automatizada.

A seguir, estão descritas algumas considerações no momento da análise:

- pH – apresenta utilidade, principalmente na interpretação dos mecanismos de acidificação urinária, acidose tubular renal, acidose metabólica sistêmica e urolitíase.
- Densidade urinária – a concentração ou a densidade relativa da urina (DU) pode ser analisada pela gravidade específica ou pela osmolalidade.
- Hemoglobina baseia-se na atividade peroxidase-*like* da hemoglobina. A presença de sangue pode decorrer da presença de eritrócitos intactos ou de hemoglobina livre.
- Glicose pode refletir a presença de hiperglicemia ou disfunção tubular proximal. O ácido ascórbico (um agente redutor) e algumas bactérias podem causar um resultado falso-negativo, enquanto os agentes oxidantes e ácido clorídrico podem causar um resultado falso-positivo.
- Proteína – o método da fita reagente é mais sensível à albumina em relação a outras proteínas. A cor pode variar de verde claro, verde e azul e oferece uma quantificação aproximada que é indicada como 0 a mais 3 (+++) ou mais 4 (++++), dependendo da cor. Na ausência de proteína, a vareta de medição permanecerá amarela. As causas de um resultado falso-positivo podem incluir: urina alcalina (pH > 7,5), tempo excessivo de imersão de urina, urina altamente concentrada, hematúria macroscópica, pus, sêmen, secreções vaginais ou alguns medicamentos, como penicilina. Podem ocorrer resultados falso-negativos se a urina estiver extremamente diluída, de modo que a proteína não seja detectada adequadamente pela vareta, ou se a proteína é significativamente menor em peso (cadeias leves) a outras proteínas não albumina.
- Leucocitoesterase – é identificada por meio da ação da indoxilesterase, enzima liberada na lise de neutrófilos e macrófagos, associada com situações de ITU bacteriana ou com piúria estéril e processos inflamatórios (febre, infecções virais, vulvovaginites por vários agentes etiológicos, glomerulopatias, nefrites intersticiais, urolitíase etc.). Amostras que têm pH alcalino ou baixas densidades podem resultar em falso-positivos, enquanto, inversamente, as amostras de alta densidade podem diminuir sensibilidade aos leucócitos. Altos níveis de glicose e proteína, bem como alguns medicamentos (p. ex., tetraciclinas) podem fornecer resultados falso-negativos para leucócitos.
- Nitritos – os testes de vareta para nitritos podem ser usados para detecção de algumas bactérias Gram-negativas que utilizam a nitrato redutase para reduzir os nitratos em nitritos. Essa conversão demanda um período de aproximadamente 4 horas, podendo ocorrer falso-negativos na presença de urina vesical por um período reduzido.
- Cetonas – cetonúria pode estar presente em distúrbios de cetogênese com alteração do metabolismo da glicose (DM descompensado), cetoacidose alcóolica, dieta cetogênica, infecções agudas com oferta nutricional limitada, doenças hepáticas e em algumas formas de glicogenose. Utilização de captopril, ácido ascórbico e fenazopiridina pode resultar em falso-positivos.
- Bilirrubina e urobilinogênio – a detecção de bilirrubina na urina sugere obstrução do fluxo biliar ou hepatite. O aumento do urobilinogênio pode ser detectado nas disfunções hepáticas, e a sua redução pode ser observada em casos de obstrução biliar grave (por ausência de bilirrubina intestinal) e na utilização de antimicrobianos de largo espectro (decréscimo da formação de urobilinogênio no cólon). O aumento do urobilinogênio urinário com bilirrubina urinária negativa pode ser visto em casos de hemólise ou hemorragia tecidual.

Descrição da técnica

- Solicitar que o paciente colha de maneira higiênica a amostra de urina em recipiente limpo e seco, porém não há necessidade de utilização de frasco estéril.
- Retirar uma única tira reagente do frasco e mergulhá-la inteiramente na urina até a área de teste por não mais de dois segundos.
- Remover o excesso de urina tocando a tira uma vez em uma peça de material absorvente, a fim de reduzir a possibilidade de resultados incorretos.
- Aguardar 60 segundos e comparar as cores das áreas reagentes com a tabela de referência presente no frasco das tiras.

Riscos/pontos críticos[26,27]

- Efeito de interferência de diferentes componentes da urina nas análises das tiras de teste: a presença de medicação alcalina, urina coletada há mais tempo ou urina alcalina altamente tamponada (pH 9) pode resultar em resultados falso-positivos para proteinúria na tira de teste. Um fenômeno semelhante é observado se a tira de teste for deixada submersa na amostra de urina por um período muito longo, se compostos de amônio quaternário forem usados para limpar os recipientes de urina, se os pacientes forem tratados com polivinilpirrolodiona ou fenazopiridina, se limpadores de pele com gluconato de clorexidina forem usados ou (e) se sangue, secreção vaginal, pus, sêmen ou muco pesado estiverem contaminando a amostra. Resultados falso-negativos são relatados na urina diluída ou na presença de proteinúria ligeiramente elevada além da albuminúria (globulina, imunoglobulina, cadeias leves).
- Possível variação da interpretação dos resultados uma vez que a leitura realizada em domicílio geralmente será manual e dependente do profissional analista.

Referências

1. Schols AM, Dinant G-J, Hopstaken R, Price CP, Kusters R, Cals JW. International definition of a point-of-care test in family practice: a modified e-Delphi procedure. Family Practice. 2018;35(4):475-80.
2. Schols AM, Dinant G-J, Cals JW. Point-of-care testing in general practice: just what the doctor ordered? British Journal of General Practice. 2018;362-3.
3. (Phlebotomist) DJE, Institute C and LS, Standards NC for CL. Procedures and Devices for the Collection of Diagnostic Capillary Blood Specimens: Approved Standard. 2008.
4. Ministério da Saúde. Testes Rápidos [Internet]. Departamento de Doenças de Condições Crônicas e Infecções Sexualmente Transmissíveis. Disponível em: http://www.aids.gov.br/. [Acessado em 30/09/2022].
5. Brown AFT, Lipman J. Prehospital care. In: Mechanical ventilation. E-Book: Clinical applications and pathophysiology. Elsevier Health Sciences; 2007.
6. FreeStyle. Teste de cetonemia [Internet]. Freestylediabetes. Disponível em: https://www.freestylediabetes.pt/gerir-monitorizar/monitorizacao-da-diabetes/teste-de-cetonemia. [Acessado em 30/09/2022].
7. World Health Organization. Capillary sampling. In: WHO Guidelines on Drawing Blood: Best Practices in Phlebotomy. 2010.
8. American Association for Respiratory Care. Capillary Blood Gas Sampling for Neonatal & Pediatric Patients. In: AARC Clinical Practice Guideline: RESPIRATORY CARE. American Association for Respiratory Care; 2001.
9. Sociedade Brasileira de Diabetes. Diretrizes da Sociedade Brasileira de Diabetes 2019-2020. Sociedade Brasileira de Diabetes; 2019.
10. Arnold LW, Wang Z. The HbA1c and all-cause mortality relationship in patients with type 2 diabetes is J-shaped: a meta-analysis of observational studies. The Review of Diabetic Studies. 2014;11(2):138-52.
11. UpToDate. Glucose monitoring in the management of nonpregnant adults with diabetes mellitus [Internet]. UpToDate. Disponível em (integralmente apenas para assinantes): https://www.uptodate.com/contents/glucose-monitoring-in-the-management-of-nonpregnant-adults-with-diabetes-mellitus?source=history_widget. [Acessado em 30/09/2022].
12. Agência Nacional de Vigilância Sanitária. Microbiologia Clínica para o Controle de Infecção Relacionada à Assistência à Saúde. Módulo 4: Procedimentos Laboratoriais: da requisição do exame à análise microbiológica e laudo final. 1.ed. Brasília: Anvisa; 2013. Capítulo 2.16, Coleta de material urogenital. p.31-35.
13. Chlamydia Rapid Test Device [package insert on the Internet]. Hangzhou: Abon Biopharm Co. Ltd; 2015 Disponível em: https://dislabparana.com.br/wp-content/uploads/2021/07/clamydia-IU-ICH-502-Chlamydia-Rapid-Test-Device-Versao-5-MAI-15.pdf. [Acessado em 30/09/2022]
14. Instituto Nacional de Câncer José Alencar Gomes da Silva. Detecção precoce do câncer.Rio de Janeiro: INCA, 2021.Capítulo 2, Recomendações para a detecção precoce do câncer. p.40.
15. Instituto Nacional do Câncer. Estatísticas do Câncer [Internet]. INCA; 2021 Disponível em: https://www.inca.gov.br/numeros-de-cancer. [Acessado em 30/09/2022]
16. Kościelniak-Merak B, Radosavljević B, A, Tomasik P. Faecal occult blood point-of-care tests. Journal of Gastrointestinal Cancer. 2018;49:402-5.
17. Nicholson B, Thompson M, Price CP, Heneghan C, Plüddemann A. Point-of-care faecal occult blood testing: horizon scan Report 0035. National Institute Health Research. 2014.
18. Sangue oculto [package insert on the Internet]. Belo Horizonte: Quibasa Química Básica Ltda; 2018. Disponível em: https://quibasa.bioclin.com.br/anexos/INSTRUCOES_SANGUE_OCULTO.pdf. [Acessado em 30/09/2022]
19. Micromedex. Urine dipstick for leukocyte esterase [Internet]. EBSCO Information Services. Disponível em (integralmente apenas para assinantes): https://www.dynamed.com. [Acessado em 30/09/2022]
20. Uptodate. Acute simple cystitis in women [Internet]. UpToDate. Disponível em (integralmente apenas para assinantes): https: //www.uptodate.com/contents/acute-simple-cystitis-in-women?search=exame%20urina%20infec%C3%A7%C3%A3o&sectionRank=1&usage_type=default&anchor=H899949184&source=machineLearning&selectedTitle=1~150&display_rank=1#H899949184. [Acessado em 30/09/2022]
21. Little P, Turner S, Rumsby K, Warner G, Moore M, Lowes JA, et al. Dipsticks and diagnostic algorithms in urinary tract infection: development and validation, randomised trial, economic analysis, observational cohort and qualitative study. Health Technology Assessment. 2009;13(19).
22. UptoDate. Urinalysis in the diagnosis of kidney disease [Internet]. Uptodate. Disponível em (integralmente apenas para assinantes): https://www.uptodate.com/contents/urinalysis-in-the-diagnosis-of-kidney-disease?search=fita%20reagente%20urina&source=search_result&selectedTitle=2~150&usage_type=default&display_rank=2#H381067603. [Acessado em 30/09/2022]
23. DynaMed. Urinalysis in Diagnosis of Kidney Disease [Internet]. EBSCO Information Services. Disponível em (integralmente apenas para assinantes): https://www.dynamed.com/evaluation/urinalysis-in-diagnosis-of-kidney-disease. [Acessado em 30/09/2022]
24. Micromedex. Urine dipstick for glucose [Internet]. EBSCO Information Services. Disponível em (integralmente apenas para assinantes): https://www.dynamed.com. [Acessado em 30/09/2022]
25. Micromedex. Urine dipstick for ketones [Internet]. EBSCO Information Services. Disponível em (integralmente apenas para assinantes): https://www.dynamed.com. [Acessado em 30/09/2022]
26. Departamento Científico de /nefrologia da SPSP. O exame de urina I e a importância de sua interpretação. Sociedade de pediatria de São Paulo. 2020. Disponível em: https://www.spsp.org.br/PDF/SPSP-DC%20Nefro-Exame%20de%20urina-07.10.2020.pdf. [Acessado em 30/09/2022]
27. Oyaert M, Delanghe JR. Semiquantitative, fully automated urine test strip analysis. Journal of Clinical Laboratory Analysis. 2019;33(5):e22870.

Capítulo 4

Propedêutica no domicílio: eletrocardiograma

Cibelle Gomes Lima Melo

PONTOS-CHAVE

- O eletrocardiograma é uma ferramenta de baixa complexidade, baixo custo e fácil acesso para uso no ambiente domiciliar.
- O eletrocardiograma pode auxiliar o médico no diagnóstico, durante o atendimento domiciliar e na tomada de decisão quanto à melhor terapêutica.

OBJETIVOS DE APRENDIZAGEM

Após a leitura do capítulo, o leitor deverá ser capaz de:

- Identificar a importância do método diagnóstico eletrocardiograma na prática domiciliar.
- Descrever as principais indicações e pontos críticos desse método no domicílio.
- Correlacionar alterações eletrocardiográficas do eletrocardiograma com situações clínicas mais comuns no atendimento domiciliar.

Definição

O eletrocardiograma (ECG) é uma ferramenta médica de apoio diagnóstico não invasivo, de fácil manuseio e acesso, essencial tanto em serviços ambulatoriais e hospitalares quanto na assistência domiciliar, pois auxilia no diagnóstico de diversas patologias cardíacas e não cardíacas. Além disso, ao realizarmos o ECG no domicílio, poupamos o paciente acamado, restrito ao leito e o que mora em locais de difícil acesso, de ser deslocado ou transportado apenas com o objetivo de ser submetido à realização desse exame.[1,2] Com o ECG, por meio do eletrocardiógrafo e dos eletrodos, é possível detectar a atividade elétrica do coração.[1,2]

Finalidade

O ECG no domicílio tem a finalidade de auxiliar na tomada de decisão em situações de doenças agudas e crônicas. No caso das doenças agudas, essa ferramenta é primordial na estratificação e decisão terapêutica, quanto à transferência do paciente domiciliar ao hospital ou permanência no domicílio.[1-4]

O objetivo deste capítulo é que o médico atuante na atenção domiciliar (AD) do serviço de atenção primária – estratégia de Saúde da Família (ESF), serviço de AD (SAD) ou outros serviços privados – possa identificar a importância desse método diagnóstico, quando e como utilizá-lo em benefício do seu paciente.

Indicações

O médico em atendimento domiciliar deve solicitar esse método diagnóstico para o auxílio tanto no diagnóstico de doenças agudas como no de doenças crônicas, auxiliando no manejo e evitando complicações das patologias de base. Algumas situações clínicas comuns no domicílio, em que é possível solicitar o ECG para tomada de conduta, estão descritas a seguir.

Na rotina de visitas domiciliares, ao solicitar o ECG o médico deparará com alterações eletrocardiográficas, as quais devem ser correlacionadas com situações clínicas para o melhor tratamento. A seguir, vamos demonstrar em quadros algumas interpretações de ECG comuns na rotina do médico da AD e correlacioná-las com as situações clínicas mais frequentes.[4,5]

QUADRO 1 Situações clínicas comuns que podem ser diagnosticadas com o auxílio do eletrocardiograma

Doenças crônicas	Doenças agudas
▪ Acompanhamento da insuficiência cardíaca. ▪ Suspeitas no exame físico de patologias que possam causar sobrecarga de câmaras cardíacas, como valvulopatias. ▪ Doença pulmonar obstrutiva crônica grave com hipertensão pulmonar. ▪ Arritmias crônicas como fibrilação atrial e *flutter* atrial. ▪ Suspeitas de alterações no intervalo QTc devido ao uso de drogas como antipsicóticos, antidepressivos tricíclicos, antiarrítmicos e antibióticos.	▪ Dor torácica aguda em domicílio. ▪ Doença coronariana aguda. ▪ Arritmia aguda detectada em exame físico. ▪ Distúrbios hidroeletrolíticos (hiperpotassemia, hipopotassemia, hipercalcemia, hipocalcemia) identificados em exames bioquímicos. ▪ Sinais clínicos de embolia pulmonar.

Fonte: Medeiros Junior ME, 2016.[5]

Sobrecarga atrial direita

QUADRO 2 Características eletrocardiográficas e situações clínicas mais comuns na sobrecarga atrial direita

Características eletrocardiográficas	Situações clínicas mais comuns relacionadas
▪ Duração da onda P: dentro da normalidade. ▪ Amplitude da onda P: > 0,12 seg. ▪ Morfologia: onda P apiculada em D2, D3, aVF e V1, sendo esta bifásica com porção positiva maior que porção negativa. ▪ Vetor resultante: desviado para a direita.	▪ Valvulopatias: estenose ou insuficiência de tricúspide, estenose de pulmonar. ▪ Insuficiência cardíaca direita. ▪ Hipertensão arterial pulmonar. ▪ Embolia pulmonar.

Fonte: Medeiros Junior ME, 2016.[5]

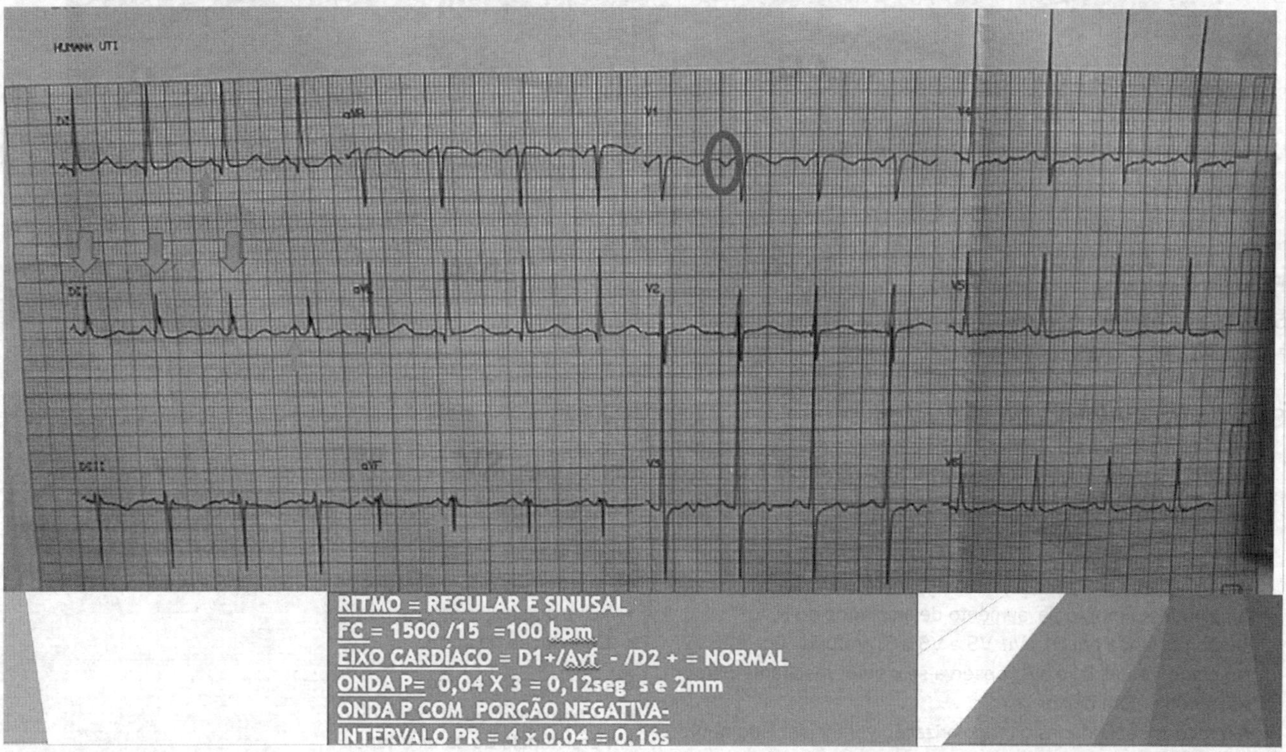

FIGURA 1

Paciente com sinais de sobrecarga atrial direita.

Fonte: acervo da autora.

QUADRO 3 Características eletrocardiográficas e situações clínicas mais comuns na sobrecarga atrial esquerda

Características eletrocardiográficas	Situações clínicas mais comuns relacionadas
▪ Duração da onda P: aumento da duração ≥ 0,12 seg. ▪ Amplitude da onda P: sem alterações. ▪ Morfologia da onda P: alargada e com entalhe. Presença de índice de Morris: presença de onda P com a parte final maior que a parte inicial, com deflexão positiva em V1 e V2. ▪ Vetor resultante: desviado o eixo > 30°, para trás.	Valvulopatias: estenose mitral e aórtica e insuficiência mitral e aórtica. Insuficiência cardíaca esquerda. Hipertensão arterial pulmonar.

Fonte: Medeiros Junior ME, 2016.[5]

Sobrecarga atrial esquerda

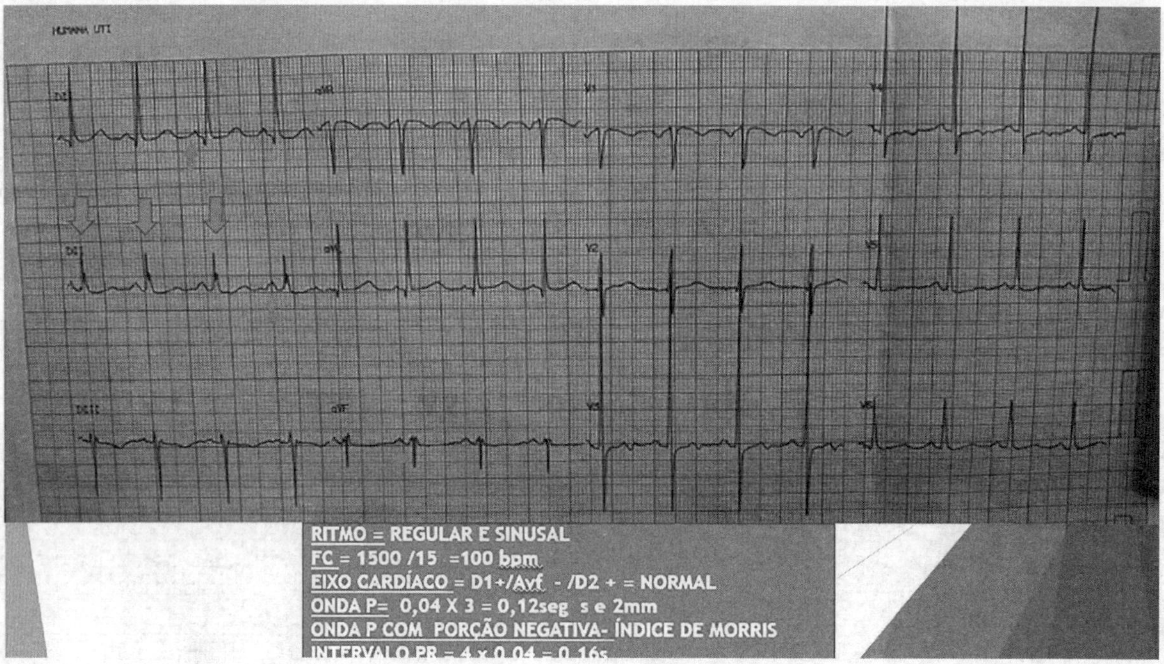

FIGURA 2

Sobrecarga atrial esquerda.

Fonte: acervo da autora.

Sobrecarga ventricular esquerda

QUADRO 4 Características eletrocardiográficas e situações clínicas mais comuns na sobrecarga ventricular esquerda

Características eletrocardiográficas	Situações clínicas mais comuns relacionadas
▪ Duração do QRS: aumento da duração ≥ 0,09 seg, entretanto descartando o bloqueio do ramo esquerdo. ▪ Amplitude e morfologia: aumento de amplitude do R, sendo profunda em D1, aVL, V5 e V6 e S, profunda em V1 e V2. No plano frontal, D1 e aVL, observa-se o vetor resultante para a esquerda e para baixo. ▪ Alterações secundárias da repolarização ventricular (segmento ST e onda T), com inversão da onda T em V5 e V6 não seguindo o complexo QRS e infradesnivelamento do segmento ST denominado padrão *strain*. A onda T encontra-se apiculada e simétrica em V5-V6, com supradesnivelamento do segmento ST, quando temos uma sobrecarga de volume do ventrículo esquerdo.	Sobrecarga de pressão: ▪ Hipertensão arterial essencial. ▪ Valvulopatias: estenose aórtica. ▪ Coarctação da aorta. Sobrecarga de volume: ▪ Comunicação interventricular. ▪ Persistência do canal arterial. ▪ Valvulopatia: insuficiência aórtica.

Fonte: Medeiros Junior ME, 2016.[5]

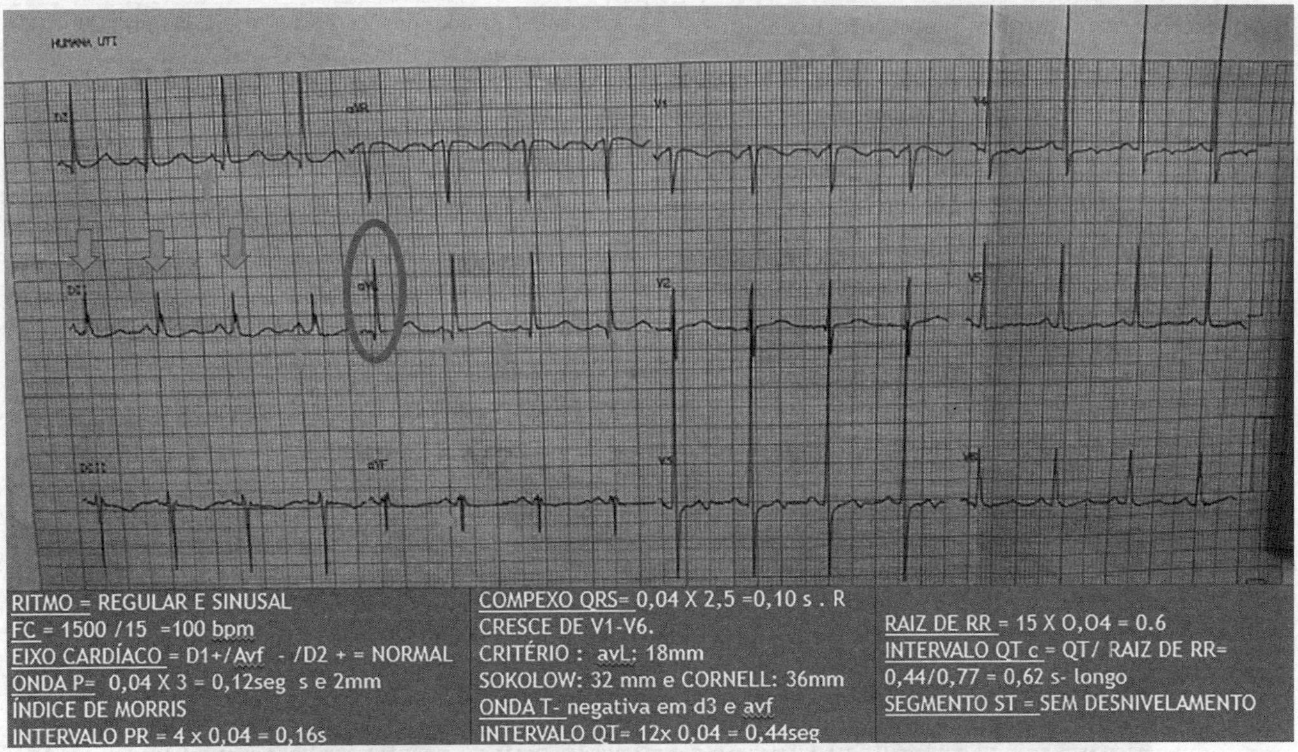

FIGURA 3

Sobrecarga ventricular esquerda e sobrecarga atrial esquerda.

Fonte: acervo da autora.

Há vários critérios com especificidade e sensibilidade diferentes. O mais conhecido é o índice de Sokolow e Lyon, o qual tem boa sensibilidade, porém baixa especificidade, o que pode ocasionar positividade mesmo em pessoas sem sobrecarga ventricular esquerda (SVE). Entretanto, o índice de Cornell possui sensibilidade de 42% e especificidade de 96%, o que o torna mais confiável:[4,5]

- Índice de Sokolow e Lyon: devemos avaliar a amplitude do S de V1 ou V2 e somar com a amplitude do R em V5 ou V6. Caso o cálculo for maior ou igual a 35 mm, teremos um quadro de SVE, enquanto nos jovens menores de 25 anos o valor deverá ser maior ou igual a 40 mm.[4,5] Fórmula: S (V1 ou V2) + R (V5 ou V6) = 35 mm ou 40 mm para jovens.[4,5]
- Índice de Cornell: somar a onda R de aVL com a onda S de V3. Se maior que 28 mm no homem ou 20 mm na mulher, é característico de SVE.[4,5]

Sobrecarga ventricular direita

QUADRO 5 Características eletrocardiográficas e situações clínicas mais comuns na sobrecarga ventricular direita

Características eletrocardiográficas	Situações clínicas mais comuns relacionadas
▪ Duração do QRS: sem alteração.	Sobrecarga de pressão:
▪ Amplitude: presença de V1 em R amplas e S amplas em V5 e V6 maiores de 5 mm.	▪ Hipertensão arterial pulmonar.
▪ Morfologia: V1 na presença de R puro, Rs, qR, qRs, padrão *strain* em V1 e V2; quando sobrecarga de pressão, padrão onda T apiculada e simétrica com supra-ST nos casos devido à sobrecarga de volume.	▪ Valvulopatias: estenose pulmonar, estenose mitral.
▪ Vetor resultante: desviado para a direita e para a frente.	▪ Embolia pulmonar.
▪ Outros sinais secundários: sobrecarga atrial direita.	▪ Doença pulmonar obstrutiva crônica.
	Sobrecarga de volume:
	▪ Comunicação intra-atrial.
	▪ Insuficiência pulmonar.

Fonte: Medeiros Junior ME, 2016.[5]

Bloqueio do ramo direito

QUADRO 6 Características eletrocardiográficas e situações clínicas mais comuns no bloqueio do ramo direito

Características eletrocardiográficas	Situações clínicas mais comuns relacionadas
▪ Duração: aumento da duração do QRS ≥ 0,12 seg e aumento no tempo de ativação ventricular em V1 > 0,05 seg. ▪ Amplitude: sem alterações. ▪ Morfologia: V1 e V2 na presença de R alargado e entalhado com padrão rsr', rsR' ou rSR', presença de qRS com S alargado e entalhado nas derivações D1, V5 e V6. ▪ Vetor resultante: pode ocorrer desvio do eixo para a direita e para a frente.	▪ Hipertensão arterial essencial. ▪ Valvulopatias: tricúspide e aórtica. ▪ Miocardiopatias. ▪ Doença de Chagas. ▪ Doença coronariana aguda. ▪ Doença de Lev. ▪ Doença de Lenègre. ▪ Doença congênitas como anomalia de Ebstein, em que ocorre um defeito congênito no septo membranoso.

Fonte: Medeiros Junior ME, 2016.[5]

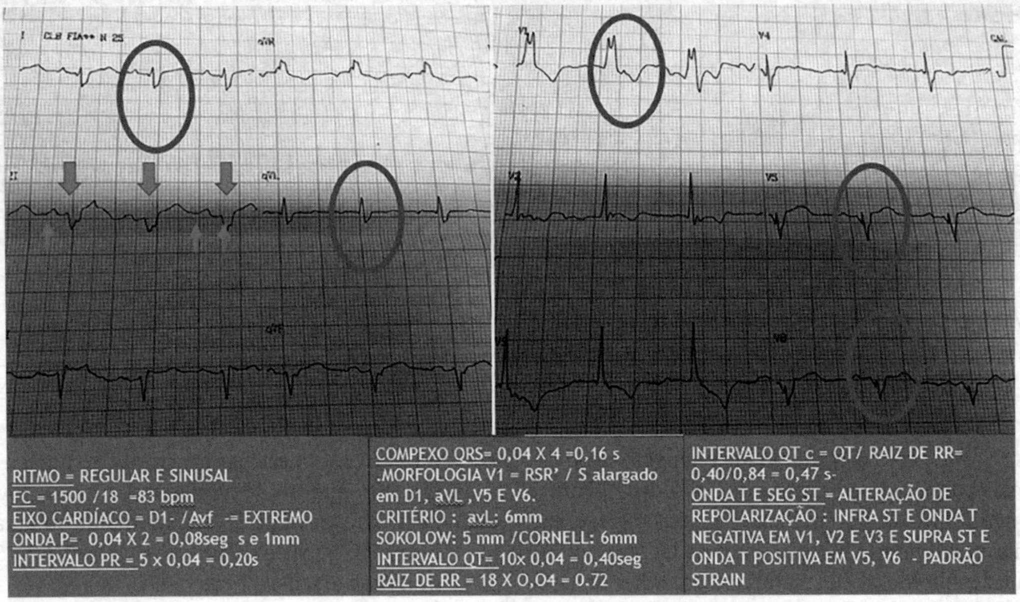

FIGURA 4
Bloqueio do ramo direito.
Fonte: acervo da autora.

Bloqueio do ramo esquerdo

QUADRO 7 Características eletrocardiográficas e situações clínicas mais comuns no bloqueio do ramo esquerdo

Características eletrocardiográficas	Situações clínicas mais comuns relacionadas
▪ Duração: aumento da duração do QRS ≥ 0,12 seg. Aumento no tempo de ativação ventricular em V5 e V6 > 0,05 seg e normal em V1 e V2. ▪ Amplitude: sem alterações. ▪ Morfologia: V1 e V2 com presença de S alargado; pode-se observar um padrão rS em V1. Já em D1, aVL, V5 e V6, padrão R alargada em torre. ▪ Alterações de repolarização: V1 e V2 QRS negativo com supra-ST e onda T positiva, porém V5 e V6 com QRS positivo com infra-ST e onda T negativa. ▪ Vetor resultante: pode ocorrer desvio do eixo para a esquerda e para trás.	▪ Hipertensão arterial essencial. ▪ Doença coronariana aguda: degeneração devido a isquemia no sistema de condução. ▪ Doença de Lev, comum em idosos: ocorrem esclerose e calcificação progressiva nas partes proximais do sistema de condução. ▪ Doença de Lenègre: degeneração primária das células nas partes distais do sistema de condução, sistema His-Purkinje – acomete mais jovens. ▪ Valvulopatias como a estenose aórtica. ▪ Miocardiopatias.

Fonte: Medeiros Junior ME, 2016.[5]

Bloqueio atrioventricular

QUADRO 8 Características eletrocardiográficas e situações clínicas mais comuns no bloqueio atrioventricular

Características eletrocardiográficas	Situações clínicas mais comuns relacionadas
▪ Bloqueio atrioventricular de 1º grau – duração: intervalo PR alargado > 0,20 seg. ▪ Bloqueio atrioventricular de 2º grau Mobitz I – duração: o intervalo PR aumenta progressivamente até que ocorra o bloqueio da passagem do estímulo, ou seja, uma onda P sem complexo QRS. ▪ Bloqueio atrioventricular de 2º grau Mobitz II – duração: intervalo PR normal e onda P eventualmente bloqueada sem o complexo QRS. ▪ Bloqueio atrioventricular de 3º grau – dissociação atrioventricular completa: intervalo PP e RR regulares.	▪ Bloqueio atrioventricular transitório benigno: 1º grau e 2º grau Mobitz I – vagotonia comum em atletas e cardiopatias agudas, como infarto agudo do miocárdio, miocardites, endocardites infecciosas, pós-operatórios de cirurgias cardíacas, e distúrbios eletrolíticos como hipercalemia, uso de drogas como betabloqueadores, bloqueadores dos canais de cálcio não diidropiridínicos, antiarrítmicos. ▪ Bloqueio atrioventricular persistente e maligno: 2º grau Mobitz II e 3º grau – doença de Lev, Lenègre, doença de Chagas; valvopatias: aórticas; cardiomiopatias infiltrativas: amiloidose, hemocromatose.

Fonte: Medeiros Junior ME, 2016.[5]

Importância das alterações no segmento ST

QUADRO 9 Características eletrocardiográficas e situações clínicas mais comuns nas alterações do segmento ST

Características eletrocardiográficas	Situações clínicas mais comuns relacionadas
Morfologia: desnivelamento do segmento ST – supradesnivelamento ou infradesnivelamento	Supradesnivelamento: ▪ Síndrome coronariana aguda. ▪ Aneurisma de ventrículo. ▪ Angina de Prinzmetal. ▪ Pericardite. ▪ Bloqueio do ramo esquerdo. ▪ Sobrecarga ventricular esquerda. ▪ Repolarização precoce. ▪ Síndrome de Brugada. Infradesnivelamento: ▪ Síndrome coronariana aguda e crônica. ▪ Aneurisma de ventrículo. ▪ Uso de digital. ▪ Taquiarritmias.

Fonte: Medeiros Junior ME, 2016.[5]

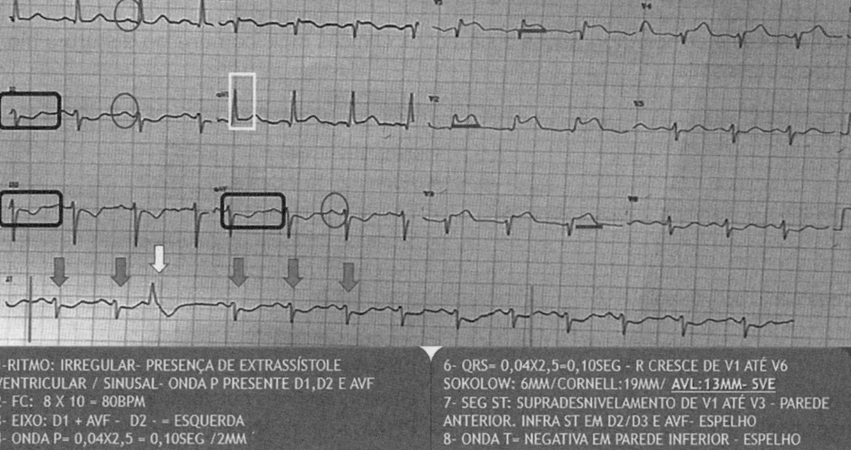

FIGURA 5

Paciente com supradesnivelamento na parede anterior – infarto agudo do miocárdio.

Fonte: acervo da autora.

Arritmias mais comuns

Fibrilação atrial

QUADRO 10 Características eletrocardiográficas e situações clínicas mais comuns na fibrilação atrial

Características eletrocardiográficas	Situações clínicas mais comuns relacionadas
▪ Duração: aumento da duração do QRS ≥ 0,12 seg. Aumento no tempo de ativação ventricular em V5 e V6 > 0,05 seg e normal em V1 e V2. ▪ Amplitude: sem alterações. ▪ Morfologia: V1 e V2 com presença de S alargado; pode-se observar um padrão rS em V1. Já em D1, aVL, V5 e V6, padrão R alargada em torre. ▪ Alterações de repolarização: V1 e V2 QRS negativo com supra-ST e onda T positiva, porém V5 e V6 com QRS positivo com infra-ST e onda T negativa. ▪ Vetor resultante: pode ocorrer desvio do eixo para a esquerda e para trás.	▪ Hipertensão arterial essencial. ▪ Doença coronariana aguda: degeneração devido a isquemia no sistema de condução. ▪ Doença de Lev, comum em idosos: ocorrem esclerose e calcificação progressiva nas partes proximais do sistema de condução. ▪ Doença de Lenègre: degeneração primária das células nas partes distais do sistema de condução, sistema His-Purkinje – acomete mais jovens. ▪ Valvulopatias como a estenose aórtica. ▪ Miocardiopatias.

Fonte: Medeiros Junior ME, 2016.[5]

Flutter atrial

QUADRO 11 Características eletrocardiográficas e situações clínicas mais comuns no flutter atrial

Características eletrocardiográficas	Situações clínicas mais comuns relacionadas
▪ Frequência atrial: menor ou ao redor de 300 bpm. A frequência cardíaca modifica com a dependência do bloqueio atrioventricular. ▪ Ritmo: não sinusal e regular ou irregular nos casos com bloqueio atrioventricular. ▪ Onda P: onda F de flutter – ondas em dentes de serra. ▪ Complexo QRS: normal.	▪ Doença reumática crônica. ▪ Valvopatias como estenose mitral. ▪ Miocardiopatias. ▪ Infarto agudo do miocárdio ▪ Doença de chagas. ▪ Hipertensão arterial. ▪ Doença pulmonar obstrutiva crônica. ▪ Cardiopatias congênitas como comunicação intra-atrial. ▪ Hipertireoidismo. ▪ Pós-cirurgias cardíacas.

Fonte: Medeiros Junior ME, 2016.[5]

Distúrbios hidroeletrolíticos

QUADRO 12 Características eletrocardiográficas e situações clínicas mais comuns no distúrbio hidroeletrolítico: hipopotassemia e hiperpotassemia

Características eletrocardiográficas	Situações clínicas mais comuns relacionadas
Hiperpotassemia: ▪ Onda T: apiculada. ▪ Onda P: casos moderados: achatamento; casos severos: ausência de onda P. ▪ QRS: largo. ▪ Intervalo PR: prolongamento do intervalo.	Hiperpotassemia: ▪ Aumento da ingesta. ▪ Excreção prejudicada por insuficiência renal e hipoaldosteronismo. ▪ Saída de potássio da célula por uso de betabloqueadores, digitais, e lise celular por rabdomiólise, paralisia periódica hipercalêmica.
Hipopotassemia: ▪ Onda T: achatada. ▪ Segmento ST: depressão. ▪ Intervalo QT: prolongamento. ▪ Onda U: aumento de amplitude.	Hipopotassemia: ▪ Diminuição de ingesta. ▪ Perdas intestinais por vômitos, diarreia. ▪ Perdas renais: uso de diuréticos, poliúria, nefropatias perdedoras de sal, acidose tubular renal tipo I e II. ▪ Uso de medicações: insulina, beta-adrenérgicos, teofilina.

Fonte: Medeiros Junior ME, 2016.[5]

Profissional responsável

O responsável pela realização do exame geralmente é um técnico de enfermagem ou enfermeiro treinado. Já o responsável pela interpretação é o médico solicitante.[1-5]

Riscos/pontos críticos

O método diagnóstico ECG é livre de riscos,[1,2] entretanto apresenta pontos críticos, aos quais o médico solicitante deve ficar atento, evitando prejudicar a qualidade do ECG. São alguns: posicionamento incorreto dos eletrodos no paciente, eletrodos soltos, eletrodos secos sem o gel ou com pouco gel; calibração inadequada (calibração normal: velocidade de 25 mm/s e amplitude de derivações periféricas e precordiais de 10 mm/ms) deve ser avaliada, conforme a Figura 6, assim como os cabos com defeitos, sendo situações que podem ocasionar distorções nos gráficos e artefatos e, até mesmo, interpretações errôneas.[6,7]

Material utilizado

São utilizados para a realização desse procedimento:

- ECG com as ventosas de borracha e braceletes.
- Gel fixador.
- Álcool.
- Papel.

Descrição da técnica

O ECG deve ser feito sempre no domicílio, da seguinte forma:

- Primeiro, orientar e explicar o procedimento ao paciente e/ou cuidador, informando que é simples e indolor.[4]
- Pedir ao paciente que se deite em sua cama com o tórax exposto ou auxiliar cuidador para deitá-lo na posição correta, quando o indivíduo é restrito ao leito.[4]
- Limpar a pele do tórax com álcool nos locais onde serão colocados os eletrodos, para haver facilidade na fixação deles, evitando interferências.[4]
- Em seguida, aplicar gel condutor nos locais em que serão fixados os eletrodos. Caso o paciente tenha muitos pelos, realizar a depilação, para que não haja interferência e distorções no traçado.[4]
- O técnico deve ligar o ECG e colocar todos os seis eletrodos no tórax do paciente. Outros eletrodos serão fixados com braceletes em região anterior dos punhos e anteromedial dos tornozelos, o que torna possível detectar os estímulos elétricos do coração.[4]
- Finalmente, após a realização, retirar os eletrodos do paciente e limpar a pele com papel.[4]
- Em seguida, mostrar o resultado do ECG ao médico solicitante, para a melhor conduta.[4]

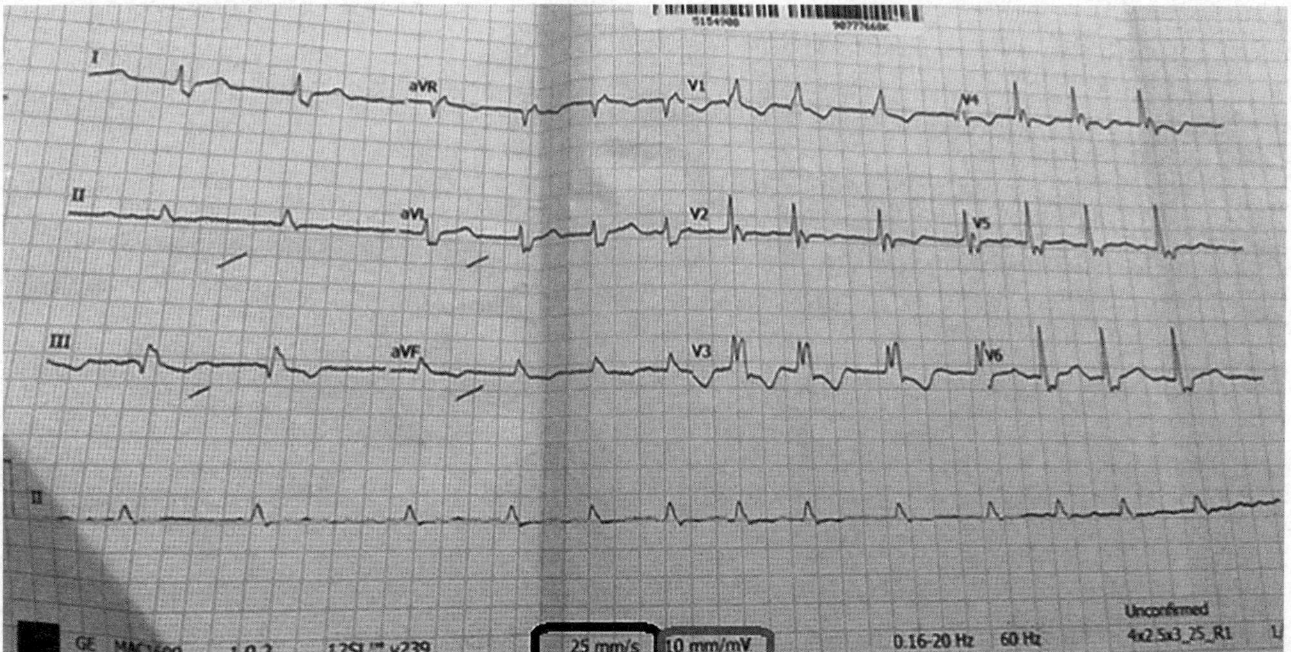

FIGURA 6

Eletrocardiograma com calibração de velocidade adequada de 25 mm/s (circulado em preto) e amplitude das derivações periféricas e precordiais adequadas de 10 mm/ms (circulado em cinza).

Fonte: acervo da autora.

Orientações para equipe e familiar/cuidador

As principais orientações à equipe são:

- Solicitação do método pelo médico assistente quando necessária – devendo este ser realizado no domicílio quando disponível o aparelho de ECG.[8]
- Realização do método por equipe de enfermagem treinada e bem capacitada, para evitar interferências, artefatos e distorções nos gráficos.[8]

Quanto aos cuidadores, é importante frisar que o ECG é um método sem riscos ao paciente, indolor e que pode auxiliar muito no diagnóstico de diversas doenças e na conduta quanto à melhor terapêutica.[8]

Referências

1. Reis HJL, Guimarães HP, Zazula AD, Vasque RG, Lopes RD. ECG Manual Prático de Eletrocardiograma. São Paulo: Atheneu; 2013.
2. Friedmann AA. Eletrocardiograma em 7 aulas: temas avançados e outros métodos. Santana de Parnaíba: Manole; 2010.
3. Martins HS, Neto RAB, Neto AS, Velasco IT. Emergências clínicas. 7 ed. Santana de Parnaíba: Manole; 2016.
4. Sociedade Brasileira de Cardiologia. Diretriz de interpretação de eletrocardiograma de repouso. Arq Bras Cardiol. 2003;80(5).
5. Medeiros Junior ME, organizador. Manual do Médico de Família: Santa Marcelina. São Paulo: Martinari; 2016.
6. Guimarães JI, Moffa PJ, Uchida AH, Barbosa PB. Normatização dos equipamentos e técnicas para a realização de exames de eletrocardiograma e eletrocardiografia de alta resolução. Arq Bras Cardiol. 2003;80(Supl 3).
7. Fernandes CRR. Avaliação e melhorias da qualidade de sinais ECG adquiridos em sistemas vestíveis. 108 f. Dissertação [Mestrado em Engenharia Biomédica] – Faculdade de Engenharia da Universidade do Porto; 2017.
8. Brasil. Ministério da Saúde. Hospital Alemão Oswaldo Cruz. Orientações para o cuidado com o paciente no ambiente familiar. Brasília, DF: Ministério da Saúde; 2018.

Capítulo 5

Reabilitação neurofuncional

Amanda Alves Medeiros
Leonardo Valesi Valente
Verlaine Balzan Lagni

PONTOS-CHAVE

- Apresentação da concepção interdisciplinar de reabilitação neurofuncional.
- Discussão dos aspectos relevantes das atuações multiprofissionais para pessoas com deficiências, em especial nos casos de afecções neurológicas.
- Destaque ao processo de estabelecimento das intervenções no contexto da atenção domiciliar.

OBJETIVOS DE APRENDIZAGEM

Ao final do capítulo, o leitor deverá ser capaz de:

- Compreender a reabilitação neurofuncional inserida na atenção domiciliar como um conjunto de conhecimentos interdisciplinares capaz de promover intervenções na atenção domiciliar para a recuperação e a saúde integral de pessoas com deficiências provenientes de afecções neurológicas, sejam elas de caráter físico ou cognitivo.

Definição

Reabilitação neurofuncional é um conjunto interdisciplinar de práticas, abordagens e métodos de intervenção que podem ser realizados por diferentes profissionais para prover ações de recuperação, remediação e compensação úteis a diversos fatores que comprometam a capacidade funcional dos indivíduos, numa perspectiva de saúde integral e bem-estar amplo na expressão de qualidade de vida. É uma abordagem classificada como centrada na pessoa. O termo reabilitação, por sua vez, é uma unidade abrangente, que de acordo com a Organização Mundial da Saúde (OMS)[1], em seu relatório mundial sobre a deficiência, exige a adoção de práticas conjuntas que facilitam a funcionalidade de pessoas com deficiência a interagirem com seus ambientes. Dessa forma, definir reabilitação neurofuncional exige a compreensão de outros conceitos como capacidade funcional, ambiente e participação social.

Historicamente, diferentes profissões tiveram suas origens relacionadas aos períodos pós-guerras mundiais. Foram registradas iniciativas em repensar possibilidades para o contingente de pessoas com sequelas físicas, sensoriais, psicossociais e cognitivas, que as impediam de participar de suas vidas, de retorno ao trabalho, de realização funcional de suas capacidades requeridas no cotidiano. Áreas do conhecimento foram se aprumando, como a terapia ocupacional, a neuropsicologia, a fisioterapia, a fonoaudiologia, e a fisiatria, numa relação direta e complexa com fundamentações de práticas reabilitadoras até a definição de seus próprios objetos de estudos contemporâneos. Atrelado a isso, as definições de conceitos sobre o que é saúde também acompanharam mudanças expressivas desde o entendimento de ausência ou remissão das doenças, até ultra-definições de bem-estar completo biopsicossocial, algumas vezes aí também incluído o contexto espiritual, para mais recentemente inaugurar um paradigma que valoriza o entendimento relacional sobre funções do corpo, atividades humanas e participação social, como foi organizado pela OMS na Classificação Internacional de Funcionalidade, Incapacidade e Saúde (CIF)[2].

A reabilitação neurofuncional trata de ações que se adequam ao paradigma funcional da saúde, dentro do escopo de estudos e práticas de cuidados reabilitadores e integrais da saúde na promoção da funcionalidade. Funcionalidade, de acordo com a CIF[2], é a definição genérica que inclui as estruturas do corpo, as atividades e a participação social, que como conjunto de características qualifica nos indivíduos suas possibilidades de se envolver com condições de saúde e interagir correspondentemente aos contextos que mais sejam relevantes, como os fatores pessoais, físicos e ambientais, exigidos em suas vidas. Também é essencial o fato de que se define a participação social[2] dentro do modelo da CIF como o envolvimento nas situações cotidianas da vida diária, que inclui ocupações, como trabalho, educação, comunicação, vida doméstica e econômica, papéis na comunidade, mobilidade e aspectos subjetivos de pertencimento. Assim, a reabilitação neurofuncional busca promover ações que possibilitem a funcionalidade e a participação de pessoas com deficiência.

O termo reabilitação neurofuncional[3,4] aprimorou o enfoque sobre as necessidades das pessoas, e não sobre as patologias[5]. Nos contextos de atenção domiciliar (AD), ela se aproxima cada vez mais de metodologias como reabilitação baseada na comunidade, práticas baseadas em evidências e saúde integral, promovendo o diálogo entre os níveis de saúde (prevenção, promoção e reabilitação), que se tornam importantes nortes do processo de trabalho.

Ressalta-se que existem múltiplos serviços de reabilitação neurofuncional na AD, cada um com suas peculiaridades e possibilidades. Este capítulo trata do recorte da reabilitação neurofuncional pela perspectiva de organização do Sistema Único de Saúde (SUS), de acordo com as Portarias do Ministério da Saúde (MS)[6-8] ns. 154, 2.446 e 825, sem, todavia, excluir a relevância para os serviços privados.

Finalidade

O objetivo da reabilitação neurofuncional é permitir que o usuário tenha o mais alto nível de funcionalidade e participação, apesar da sua deficiência física; ou seja, que ele alcance a máxima capacidade possível de executar uma tarefa e participar das atividades de vida diária, determinada pela condição de saúde individual e pelos contextos[1,2] (de acordo com ambientes físicos, sociais, culturais, virtuais em que a pessoa possa participar – como definido pela CIF e pela Associação Americana dos Terapeutas Ocupacionais (AOTA)[9], que também serão objeto da reabilitação neurofuncional.

As dificuldades e/ou possibilidades podem ser relativas a alterações nas estruturas e funções do corpo (deficiências e componentes), principalmente para a realização das atividades da vida diária (AVD) sejam as básicas (ABVD) e/ou instrumentais (AIVD), as quais quando com dificuldades de independência configuram-se como limitações. Impedimentos na participação social, por outro lado, são definidos como restrição. Em conjunto, esses elementos compõem a noção de incapacidade, que desafia a reabilitação neurofuncional a intervir em prol da funcionalidade[2] mais integradora. Para abordar tal complexidade, deve-se ajustar medidas de tratamento e intervenção ao nível do corpo, das atividades e da participação social dos indivíduos: programas que facilitem o uso de habilidades, desde uma perspectiva mais biológica, até a interação mais dinâmica com as necessidades específicas da vida pessoal, social, produtiva que qualificam a percepção de bem-estar para os indivíduos.

A reabilitação neurofuncional em um programa de AD deve considerar que os indivíduos com afecções neurológicas, em sua maioria, permanecem por tempo limitado sob responsabilidade desses programas (excetuando-se os que farão uso de ventilação mecânica ou dieta parenteral, por exemplo)[8]. Assim, a equipe de AD é responsável por organizar o cuidado e o autocuidado do usuário em seu domicílio, promovendo a recuperação precoce dos déficits sensoriomotores e cognitivos, das dificuldades de participação e demais prejuízos funcionais. Também é seu papel a prevenção de complicações secundárias; as compensações e adaptações às incapacidades de caráter permanente; o treinamento dos cuidadores (formais e/ou informais) e a adaptação do ambiente[10]. Além disso, é ponto fundamental desse processo a educação do indivíduo como protagonista do seu processo de saúde-doença, a qual possibilita garantia de autonomia e efetivação de promoção de saúde[2]. Dentro dessa perspectiva, a reabilitação em contexto domiciliar segue duas direções principais: a recuperação funcional do usuário e a atenção à saúde dos cuidadores, sendo que a primeira tem impacto direto sobre a segunda: quão mais independente o usuário se torna, menos sobrecarregado fica o cuidador – visto que a síndrome de sobrecarga do cuidador é um problema com elevada prevalência. Assim, é recomendado que nas abordagens iniciais seja priorizada a máxima participação do usuário nas ABVD: alimentar-se, banhar-se, controlar esfíncteres e realizar transferências, como forma de impactar positivamente sobre o desempenho ocupacional e senso de autoeficácia de ambos.

Indicações e contraindicações

Considerando a definição da CIF[2] de que deficiências são alterações nas funções e estruturas do corpo, estima-se que as pessoas com afecções neurológicas[3-5,10] compõem grande parte do público-alvo para a reabilitação neurofuncional: pessoas que sofreram acidentes vasculares encefálicos (AVE), traumatismos, traumatismos cranioencefálicos (TCE), ou que apresentam doenças degenerativas do sistema nervoso central (SNC), como a esclerose múltipla (EM); a esclerose lateral amiotrófica (ELA); doença de Huntington (DH); doença de Parkinson (DP); demências (arterial, frontotemporal, doença de Pick, doença de Alzheimer [DA] – a mais prevalente entre as demências); lesões medulares; deficiências neurogênicas e miopáticas; complicações neurais de amputações (como a dor do membro fantasma); neuropatias periféricas (como a hanseníase), doenças imunológicas com alterações neurais (como síndrome de Guillain-Barré); complicações finais de quadros oncológicos e imunodeficiências. Ou seja, há uma enorme diversidade de possíveis indicações para avaliação e acompanhamento pelas diferentes modalidades assistenciais que compõem a reabilitação neurofuncional.

Não há uma contraindicação absoluta. Cada caso tem seu lugar dentro das Redes de Atenção à Saúde: casos mais agudos e graves com os serviços de pós-hospitalização e/ou no nível secundário; casos crônicos e/ou leves com as equipes de saúde da família (ESF), seja com intervenção direta do Núcleo de Atenção à Saúde da Família (NASF) ou mediante seu apoio matricial[11]. Todavia, para indicação do serviço adequado, devem ser levadas em conta variáveis como: diagnóstico e prognóstico; presença e gravidade das comorbidades; grau de funcionalidade global do usuário; possibilidade de incorporação de orientações, adaptações e tecnologias assistivas; motivação subjetiva do usuário com relação ao processo, bem como o grau de interesse da família e sua vinculação à ESF/serviço de saúde; contexto familiar e social, além de outros fatores condicionantes e determinantes do processo de saúde.

Profissional responsável

O desenvolvimento de ações para a promoção da saúde é uma importante resposta à reestruturação do modelo de atenção e operacionalização de ações que priorizam uma abordagem fundamentada nos determinantes sociais da saúde[12], tal qual proposto pela CIF[2] e pelos novos paradigmas em saúde. Nessa perspectiva, cabe ressaltar que nenhum profissional de saúde é capaz de atender a todas as necessidades de um usuário. Para tanto, deve-se lançar mão do trabalho interdisciplinar. Tampouco é possível que o setor saúde sozinho possa atender a todas as necessidades de um usuário. Dessa forma, devem-se buscar as ações intersetoriais, que são descritas nos capítulos seguintes, e na Seção 5 deste livro.

Dito isso, todos os profissionais da saúde e da rede de suporte social podem e devem participar ativamente da reabilitação neurofuncional. Os profissionais de saúde, como fisioterapeuta, médico, enfermeiro, terapeuta ocupacional, fonoaudiólogo, psicólogo, farmacêutico, assistente social e nutricionista, dentre outros, podem viabilizar ações específicas da AD compartilhando objetivos de suas práticas e cooperando para uma abordagem integral, que vise a máxima recuperação funcional do usuário, dentro das dimensões das estruturas do corpo, atividades, e participação social. Eles são qualificados como profissionais responsáveis na dimensão de cuidadores formais. Ao lado dos demais profissionais, como cuidadores e acompanhantes, amigos, parentes, vizinhos, que formam uma rede indispensável de apoio e suporte, a qual deve ser permanentemente valorizada e integrada às ações de cuidado propostas pelos primeiros.

Embora todos os profissionais tenham infinitas possibilidades de atuação em reabilitação neurofuncional, integrando ações interprofissionais e pactuando focos distintos para o estabelecimento do projeto terapêutico singular que acompanhará a recuperação da pessoa no domicílio, podemos perpassar rapidamente sobre as responsabilidades gerais de alguns deles.

A princípio, a demanda para o atendimento fisioterapêutico é imediatamente reconhecida, ao se reconhecer que os quadros neurológicos acrescentam complicações neuromotoras graves, que comprometem a deambulação e avançam para o imobilismo, com dependência funcional para realizar atividades diárias. Médicos, das mais diversas especialidades, e também enfermeiros compartilham a dimensão pragmática de cuidados integrais no domicílio, resguardando de procedimentos regulatórios para manutenção da vida e integridade pessoal envolvida na gestão de recursos em saúde no próprio domicílio. Terapeutas ocupacionais se interessam em avaliar e intervir nas dimensões do cotidiano relacionadas às capacidades físico-funcionais, sensoriais, cognitivas e psicossociais para realizar as ABVD e AIVD que precisam ser mantidas com níveis de independência (modificada ou total), exigindo reestruturação ou compensação nas rotinas do domicílio, para que os usuários atendidos em sua própria casa continuem tendo a oportunidade de se engajar ao máximo na participação social, exercendo seus papéis ocupacionais com níveis aumentados de autonomia. Fonoaudiólogos serão recrutados nos processos que foquem nas capacidades comunicativas para entendimento e expressão da linguagem, além dos processos de AVD que dependam das funções de motricidade orofaciais e da deglutição que exigirão supervisão e orientação às realizações de procedimentos no domicílio. Psicólogos, dentre outras infinidades de possibilidades, ajudarão com processos de suporte qualificados em dimensões da subjetividade, dos comportamentos, das relações das pessoas com sua própria forma de estar, sentir e lidar com a reabilitação. Nutricionistas atuarão na prescrição de dietas apropriadas às condições clínicas do indivíduo e à situação socioeconômica do domicílio, assim como orientarão a suplementação alimentar, quando necessária, e em situações especiais como presença de lesões de pele ou casos de desnutrição mais importantes. Assistentes sociais, por sua vez, são os profissionais que acompanharão as famílias cuja história perpasse situações de vulnerabilidade, negligência e risco social, além de encaminhar benefícios e direitos e construir a rede de apoio. O farmacêutico será quem avaliará a polifarmácia e auxiliará o médico na adaptação da prescrição medicamentosa, bem como verificará as interações e reações adversas dos medicamentos, orientando práticas de segurança em domicílio. O assistente social cumpre papel fundamental no processo de minimização das iniquidades sociais, articulando com diversos setores do Estado e da iniciativa privada na busca por meios para assegurar os direitos sociais do usuário e sua família, garantir acesso a recursos e serviços e, muitas vezes, possibilitar o trabalho dos demais profissionais. Afinal, como seria possível preocupar-se com a mudança periódica de decúbito, quando há risco premente da casa pode vir abaixo a qualquer momento? Questões cidadãs, políticas, culturais e comunitárias da vida social atravessam todos os aspectos da saúde integral.

Outros profissionais não usuais nas equipes de atenção domiciliar poderão ser igualmente integrantes da reabilitação neurofuncional, a depender da constituição e disponibilidade para incorporação no plano de cuidados integrais.

Ademais, cabe reforçar o papel norteador da ESF[13] na coordenação do cuidado e da atenção à saúde, ainda que o usuário transite por diversos serviços, com distintos níveis de atenção[14]. É a ESF – sobretudo seus agentes comunitários de saúde (ACS), quando trata-se de serviços públicos de saúde – quem conhece o usuário, a família, o território, e como essas variáveis se articulam com o processo de saúde-doença sob sua atenção, e ela deve ser a responsável pela condução do projeto terapêutico singular (PTS) compartilhado[13,14]. Ainda que se trate de serviços privados de atenção domiciliar, é fundamental pensar pela lógica da coordenação do cuidado, da articulação entre os serviços e a atenção integral à saúde, ainda que os atores sejam outros. É dentro dessa perspectiva abrangente que este capítulo se refere ao termo ESF.

Risco/pontos críticos

- Abordagem integral dos cuidados em saúde[7,12]: todos devem cooperar de forma interdisciplinar para que o tratamento desenvolva ao mesmo tempo as áreas motoras, cognitivas, emocionais e sociais da pessoa. Porém, o desafio para reabilitação neurofuncional é aglutinar o máximo de informações relevantes sobre um dado caso e promover melhorias efetivas na condição de saúde e doença que impactam a vida daquela pessoa no domicílio, durante o tempo que durar o acompanhamento. Essa é uma tarefa complexa, que exige esforços contínuos, os quais devem ser compartilhados entre os diferentes atores do processo de reabilitação.
- Fragmentação do processo de cuidado[11]: a equipe deve reunir-se periodicamente para discutir o caso, entre si, mas também com a ESF e com profissionais de outros níveis de atenção que participem do projeto terapêutico, a fim de evitar a fragmentação do cuidado. Desde o início devem-se estabelecer objetivos do programa (sempre de maneira conjunta com o usuário e sua família), selecionar os métodos de avaliação mais adequados a cada caso e as melhores estratégias terapêuticas para cada área, podendo corrigi-las de acordo com os resultados e demandas apresentados pelo usuário.
- Avaliação eficaz[2]: devem ser avaliados *status* funcional prévio e posterior ao comprometimento, a gravidade dos déficits iniciais – físicos e cognitivos – e as limitações geradas por eles. Diversas condições das estruturas e funções do corpo podem alterar a capacidade dos indivíduos, portanto, faz-se necessário identificar a causa das incapacidades (incluindo aqui os fatores pessoais e ambientais, dentre os quais destaca-se a importância das redes de apoio social e familiar e condição socioeconômica do núcleo familiar), bem como os efeitos delas sobre a participação e a funcionalidade do indivíduo. No tópico "Descrição da técnica" podem ser encontradas sugestões de ferramentas que contribuem para uma avaliação eficaz.
- Limite terapêutico[4,5]: no caso dos usuários com prognóstico reservado, em que se estima evolução crônico-incapacitante, o risco é não atingir satisfatoriamente os objetivos de recuperação funcional para realização das AVD, ou não atendimento das expectativas do usuário e familiares. Nesses casos, é primordial o reforço do vínculo, especialmente na dimensão da referência terapêutica, para viabilizar o entendimento de que o processo de reabilitação neurofuncional também tem limitações: a intervenção se mantém durante um tempo, até que se atinja um patamar de estabilidade. A partir de então, cabe encaminhamento para outros níveis de atenção à saúde, ou manutenção das capacidades remanescentes, prevenção de agravamentos e promoção de saúde mediante orientações ao usuário, cuidador e ESF. Nesse momento é importante salientar junto ao usuário a funcionalidade existente, auxiliando-o na percepção de bem-estar e envolvimento com as ocupações cotidianas, desconstruindo o paradigma da "normalidade" e da saúde como total ausência de doenças.
- Cuidadores informais[15-17]: ao se considerar que os usuários ficam sob responsabilidade de um cuidador informal (familiar, leigo), todas as atividades propostas pela equipe precisam ser facilmente compreensíveis e exequíveis de forma segura e ativa pelos cuidadores e usuários. Destarte, eles precisam ser incentivados a participar das decisões e planejar o tratamento junto com a equipe, dentro de suas possibilidades e limitações. Não é incomum que o cuidador familiar seja um idoso, com suas próprias limitações funcionais. Por isso, é necessário falar também sobre a urgência da criação de uma política de capacitação e remuneração para cuidadores informais e familiares, que se afastam do mercado de trabalho e, portanto, perdem o direito a benefícios previdenciários concedidos aos trabalhadores formais.
- Janela terapêutica[4,5]: os primeiros meses após o evento agudo constituem o melhor período para obtenção de resultados de intervenções reabilitadoras voltadas para as estruturas e funcionamento do corpo. Este também é o período de maior dependência funcional do usuário; por isso deve ser levado em consideração pelas equipes na elaboração dos projetos terapêuticos e estabelecimento de prioridades, sobretudo nas intervenções solicitadas aos casos crônicos.
- Aspectos logísticos[13,6,11]: a disponibilidade ou não de transporte sanitário e a quantidade de profissionais a ser transportada, a qual depende das demandas específicas de cada usuário pode ser um desafio significativo, dado que por vezes, sobrepõem visitas de diferentes núcleos profissionais. Além da dificuldade referente a deslocamento, ainda há menor disponibilidade de tempo e acúmulo de informações para a família a cada visita, exigindo um alinhamento entre os profissionais. Todavia, também há vantagens neste aspecto, no tocante às trocas entre os profissionais, usuários e cuidadores no próprio ambiente do domicílio.
- Especificidades da AD[8,7,12]: o grande número de usuários sob a responsabilidade dos profissionais das equipes de apoio, grandes atores da reabilitação neurofuncional, não permite que eles sejam visitados diariamente ou intensamente. Porém, para além da questão da disponibilidade de recursos, há que se ter em mente que a reabilitação neurofuncional dentro da AD não se propõe a ser um simulacro dos serviços de níveis secundário e terciário de complexidade. O recorte domiciliar permite o uso de tecnologias leves e leve-duras[18,19], em se tratando de processos de reabilitação[20]. Assim, caracteriza-se um serviço diferenciado, com expectativas, propostas e resultados distintos dos demais tipos de serviços, que traz a necessidade de orientar corretamente o usuário com relação ao que esperar do tratamento, da manutenção do vínculo com a ESF e dos encaminhamentos a outros pontos da rede que se fizerem necessários para a perpetuação dos cuidados. Uma das grandes especificidades AD é o extrapolamento dos limites nucleares para uma atuação em

campo, em que a integração da equipe proporciona uma abordagem integral dos cuidados em saúde sobre o indivíduo, e tem a chance de fazer correções de propostas terapêuticas em um tempo extremamente curto. Em geral, as necessidades dos indivíduos são muito bem recebidas por qualquer membro da equipe e imediatamente endereçadas aos profissionais responsáveis em resolvê-las, sem a necessidade de longas esperas para este retorno por parte do usuário e família. O desafio é manter uma equipe consciente do seu papel, ágil e motivada.

- Cuidados com os cuidadores[15-17]: para melhorar a adesão do paciente e cuidador convém atentar para a quantidade e complexidade de execução das atividades orientadas. É importante que os membros da equipe saibam o que cada núcleo profissional está propondo como metas, que sejam direcionadas a objetivos específicos e em número reduzido para não causar constrangimento ou descaso do usuário/cuidador. Sempre que for possível pode-se deixar materiais visuais e outros recursos que auxiliem na lembrança e na execução das tarefas. É recomendável apostar nas interações que se apoiem em confiança, trocas e experimentações de possibilidades para determinação de vínculos e estabelecimento mais efetivo de referências na condução dos casos.

Materiais utilizados

Os diferentes profissionais e cuidadores vão dispor dos recursos mais variados para ofertar e conduzir suas práticas dentro do domicílio. Desde procedimentos que envolvem manipulação do corpo do indivíduo, manejo com a integridade física, privacidade, costumes, ritmo das interações sociais, forma como prefere receber e realizar as terapias, tudo isso será devidamente apurado para identificar quais materiais serão utilizados, quando necessários.

A casa é um espaço social muito íntimo, em que os indivíduos podem conviver entre si geralmente em relações familiares, com arranjos peculiares. Os materiais, além de respeitar essa concepção, devem ser isentos de riscos de fácil acesso e manuseio, promovendo melhorias para os níveis das funções do corpo, da realização das atividades e da participação social que se relaciona ao ambiente doméstico. Além disso, não é interessante determinar aqui todos os materiais a serem utilizados. Apenas recomenda-se que os indivíduos atentem a essas noções, que protegem o sentido das diferentes práticas reabilitadoras no domicílio. Também é válido refletir no intuito de não permitir que seu uso descaracterize o aspecto de "lar" para os moradores do domicílio, na medida do possível.

Partindo da perspectiva da CIF, os materiais pertencem ao contexto físico. Todavia, ela ressalta que o contexto social, da participação, ocorre dentro desse contexto físico, e que os materiais em si, circunspectos em suas propriedades concretas, não significam nada. Eles só adquirem relevância a partir das suas interações com os indivíduos, só faz sentido pensar os materiais a partir dos propósitos nas relações com as atividades e com os outros contextos do cotidiano que compõem a vida e participação daquele indivíduo, família ou comunidade. O uso define o papel dos materiais, bem como a monitorização e avaliação da adesão ao tratamento proposto.

Respeitadas essas considerações, cada local da casa pode transformar-se em um espaço terapêutico, e cada objeto existente nesse espaço pode ganhar novas personalidades e funções a serviço da recuperação do indivíduo. Então, o treinamento de atividades básicas e instrumentais de vida diária ou os carinhos solicitados por animais de estimação tão presentes nas visitas, passam a dar sentido e relevância às iniciativas e mudanças propostas pela equipe.

Descrição da técnica

A reabilitação neurofuncional deve se organizar de acordo com as metodologias específicas dos profissionais que a conduzirão. O plano de cuidados deve ser estabelecido de maneira conjunta com o usuário e sua família, construindo pactos e vinculações, o que exige objetividade e linguagem acessível. Usuário, família/cuidador e profissionais formam uma tríade indissociável ao longo de todo o processo de reabilitação na AD, incluindo a avaliação e planejamento. Também devem-se considerar prognósticos de recuperação a curto, médio e longo prazos. Para a elaboração adequada de tal plano de cuidados, é indispensável a escolha de bons instrumentos de avaliação, os quais fornecerão os subsídios necessários para tanto.

As medidas de avaliação devem ser idealmente padronizadas, pois sistematizam a aplicação e o reconhecimento de parâmetros comuns na implementação de cuidados específicos, mas é fundamental que se adequem à realidade do serviço. Podem ser observacionais (empíricas), de levantamento de dados prévios e atuais, ou ainda de observação direta dos profissionais junto ao indivíduo e sua rede de relação, mas sempre terá uma dimensão processual: a avaliação é contínua. Ou seja, avaliar é a manutenção de uma atitude permanente de compreensão das necessidades do caso, do entendimento das suas peculiaridades, da observação de suas mais legítimas necessidades, demandando dos profissionais escuta qualificada e investimento na recuperação do caso, seja como for possível. Assim, como dito no início da seção, o processo de avaliação segue essas diretrizes gerais, mas cada profissional deve se organizar de acordo com as metodologias específicas de sua formação.

É recomendável que o plano de cuidados individuais (e também o processo de avaliação) obedeça a uma dinâmica de problematização, evidenciando quais fatores afetam as funções do corpo, a realização das atividades, a participação social. Essa problematização deve ser seguida de uma priorização, a qual a referida tríade elenca quais pontos mais impactam negativamente sobre a funcionalidade, direcionando a abordagem dos profissionais no domicílio.

Fazem parte da técnica a dimensão das orientações, os treinos funcionais e reavaliações sistemáticas que serão abordadas no próximo tópico. Os instrumentos mais comuns para análise de funcionalidade nos Serviços de Atenção Domiciliar do Brasil são a Escala Medida de Independência Funcional

(MIF) e o Índice de Barthel (BI) por apresentarem características psicométricas de confiabilidade, serem bem reconhecidos entre os profissionais e possuírem um número considerável de publicações científicas para comparação. Ainda existem muitos outros que podem ser utilizados, o importante é que consigam ser eficazes a despeito da aparente contradição entre a alta complexidade do ambiente domiciliar, em relação à leveza das tecnologias que o mesmo permite[20]. Para a avaliação em terapia ocupacional, a AOTA[9] recomenda:

1. Verificação do perfil ocupacional: criterioso levantamento das atividades, ocupações, interesses, hábitos e rotinas, que nos possibilite enxergar o que já foi, o que é, e o que pode vir a ser significativo para a pessoa. Sugestão: entrevista da História do Desempenho Ocupacional (*Occupational Performance History Interview*).
2. Verificação do desempenho ocupacional, analisando todas as ocupações realizadas pelo indivíduo nos contextos da sua vida diária, bem como seu engajamento e satisfação para com as mesmas. Sugestão: Medida Canadense de Desempenho Ocupacional (*Canadian Occupational Performance Measure* – COPM),; Avaliação Ocupacional do Ambiente Doméstico (*Home Occupational Environmental Assessment* – HOEA); Escala de Participação, Escala de Limitação de Atividades com Consciência de Risco (SALSA); Lista de Papéis Ocupacionais (LIPO); Observação de Tarefas de Atividades Cotidianas (*Revised Observed Tasks of Daily Living* – OTDL-R).
3. Avaliações específicas de componentes da capacidade funcional, que interfiram no desempenho de atividades significativas e contextos: indica-se o uso do Índice de Katz Modificado, do Índice de Pfeffer e da Escala de AVD de Lawton-Brody como instrumentos de fácil acesso e aplicação rápida nos contextos da AD para AIVD. Outras medidas de qualidade de vida podem ser interessantes, como o Instrumento de Qualidade de Vida Abreviado da OMS (WHOQoL-Bref) e o Perfil de Saúde de Nottingham (PSN). Todavia, faz-se necessária a eleição de instrumentos mais especializados para mensuração dos componentes físicos-funcionais, sensoriais, cognitivos e psicossociais relacionados, de acordo com a realidade de cada serviço e usuário.

De posse dos dados, pode-se elaborar o plano de cuidados e o PTS compartilhado, o qual vai guiar tanto a intervenção específica do profissional quanto a abordagem da equipe como um todo.

As intervenções consistem prioritariamente em orientações (que podem ser verbais, gráficas ou até virtuais), treinamentos funcionais[21], adaptações (de ambiência, de comportamentos, de recursos) e reavaliações sistemáticas, além do apoio e aconselhamento, sempre baseados nas necessidades únicas de cada indivíduo. Pelo próprio caráter do serviço[8], cabem intervenções diretas, que possam ser repetidas e perpetuadas nos períodos de ausência dos profissionais. São orientadas proposições que possam ser executadas diretamente pelo usuário (autocuidado em saúde) ou pelo seu cuidador, utilizando-se de recursos do próprio domicílio ou de equipamentos sociais próximos. Por isso, as equipes de atenção domiciliar são extremamente exitosas e rápidas nos processos de desmame da sonda enteral, da decanulação, da descontinuação da sondagem vesical e da aquisição do controle esfincteriano, quando comparados a um serviço em nível secundário que dependa de agendamento de consultas. O foco da proposta é aumentar cada vez mais o protagonismo[22] e a autorresponsabilização da pessoa pelo seu processo de saúde-doença, emancipando-a para a vida cotidiana[23], assegurando a qualidade do cuidado (ou do autocuidado). Para tanto, evidenciam-se os propósitos compartilhados para reabilitação neurofuncional na AD:

1. Realizar orientações individualizadas e específicas para cada caso, maximizando a independência funcional, a participação nas atividades e contextos.
2. Prover capacitação de cuidador/familiares para oferecer o melhor cuidado e estímulos direcionados, de acordo com as necessidades específicas e particulares daquele usuário.
3. Oportunizar autonomia nas pactuações com os parentes, com vistas à redução da sobrecarga do cuidador, facilitando a independência aumentada para realização das AVD.
4. Orientar adaptações no desempenho funcional assegurando que o indivíduo possa executar a tarefa com o máximo de independência possível.
5. Indicar, avaliar e treinar o uso de órteses, próteses, cadeiras de rodas, dispositivos auxiliares de marcha, mobiliários adaptados e demais equipamentos de TA, de acordo com o projeto terapêutico singular para a capacidade funcional.
6. Investir tempo no processo permanente de trocas com os demais membros da equipe, com outras equipes de atenção à saúde, com outros níveis de saúde e setores da sociedade civil.
7. Atentar às delimitações do processo permanente de matriciamento das ESF com relação ao prognóstico e à condução de cada caso individual. Não existe uma "receita de bolo" que se aplique a todos os usuários que tenham um determinado comprometimento. Dentro da AD, cada indivíduo é um mundo, e cada casa é um universo.
8. Participar e comunicar sobre o processo permanente de reavaliação, posto que o indivíduo alvo das intervenções está em constante mudança, exigindo revisões da assistência implementada constantemente, assim como seus cuidadores/familiares e seus entornos.
9. Proceder com reavaliação sistemática do prognóstico funcional, revendo metas terapêuticas que possam ser ajustadas na continuidade do tratamento a médio e longo prazo, conforme revisão das prioridades do caso.

Orientações para equipe e familiar/cuidador

Orientações[24] e treinos[21] devem ser facilitados de modo a permitir a compreensão, a reprodução por parte dos usuários e cuidadores informais, que facilitem realização mais independente possível e estimulem também a autonomia para organizar, cooperar e, dentro do que for relevante, decidir sobre quando e como melhor desempenhar essas medidas do tratamento neurofuncional. As informações devem estar prontamente acessíveis nos momentos da necessidade do usuário e cuidador, sob o risco de serem ignoradas por não se fazerem explícitas. As reavaliações profissionais devem ser sistemáticas, recomendando que repercutam em comunicação e partilha de prognósticos e indicativos para a manutenção de funcionalidade e prevenção de incapacidades no decurso daquele caso.

No caso das demências, nas quais os indivíduos possam estar comprometidos em suas capacidades cognitivas (atencionais, de orientação, linguísticas, mnemônicas e executivas) recomenda-se que as orientações sejam priorizadas aos cuidadores imediatos no próprio domicílio, permitindo que sejam verificadas dúvidas e confirmação dos processos de realização de mudanças e treinos, conforme houver prescrições. Existe, no entanto, dentro da especificidade de cada profissão, a possibilidade de serem adotadas estratégias metacognitivas que priorizem sua aprendizagem e envolvimento com diferentes graus de autonomia, o que merece ser oportunizado o mais precoce possível, desde a suspeita até confirmação dos processos demenciais. É possível indicar abordagens metacognitivas específicas da atuação terapêutica ocupacional[24], que aliadas às perspectivas da reabilitação neurofuncional irão favorecer o treino com realização das AVD a partir de modelos como a Orientação Cognitiva para Desempenho Ocupacional Diário (*Cognitive Orientation to Daily Occupational Performance* – CO-OP), Modelo Interacional Dinâmico de Toglia e Modelo de Incapacidades Cognitivas, que adotaram metodologias compensatórias e contribuíram com o enfoque nas capacidades individuais, requeridas nas atividades diárias, em contextualização dos ambientes para promover a participação social daquelas pessoas desde o seu domicílio.

No entanto, mesmo que cada membro da equipe de AD forneça somente uma orientação a cada visita, ainda assim será um grande volume de informações para o cuidador leigo administrar diante da complexidade envolvida na proposta da reabilitação neurofuncional. Mais do que tudo, então, a equipe deve saber priorizar o desenrolar de algumas abordagens em detrimento de outras a cada encontro, sem prejudicar o plano terapêutico traçado previamente para aquele usuário.

Referências

1. Organização Mundial da Saúde (OMS). Relatório Mundial sobre a deficiência. São Paulo: Secretaria dos Direitos da Pessoa com Deficiência; 2012.
2. Organização Pan-Americana da Saúde (OPAS), Organização Mundial da Saúde (OMS). Classificação Internacional de Funcionalidade, Incapacidade e Saúde. São Paulo: Edusp; 2003.
3. Giles GM, Clark-Wilson J. Brain injury rehabilitation: a neurofunctional approach. San Diego: Singular; 1993.
4. Giles GM, Clark-Wilson J. Rehabilitation of the severely brain injured adult: a practical approach. Cheltenham: Stanley Thornes; 1999.
5. Turner-Stokes L. Evidence for the effectiveness of multi-disciplinary rehabilitation following acquired brain injury: a synthesis of two systematic approaches. J Rehabil Med. 2008,40:691-701.
6. Brasil. Ministério da Saúde. Portaria n. 154, de 24 de janeiro de 2008. Cria os Núcleos de Apoio à Saúde da Família – NASF. Brasília: Ministério da Saúde; 2008.
7. Brasil. Ministério da Saúde. Portaria n. 2.446, de 11 de novembro de 2014. Redefine a Política Nacional de Promoção da Saúde (PNPS). Brasília: Ministério da Saúde; 2014.
8. Brasil. Ministério da Saúde. Portaria n. 825, de 25 de abril de 2016. Redefine a Atenção Domiciliar no âmbito do Sistema Único de Saúde (SUS) e atualiza as equipes habilitadas. Brasília: Ministério da Saúde; 2016.
9. American Association of Occupational Therapists (AOTA). Occupational Therapy Practice Framework: Domain and Process. 4 ed. Am J Occup Ther. 2020;74(2).
10. Cecatto RB, Almeida CI. O planejamento da reabilitação na fase aguda após o acidente vascular encefálico. ACTA Fisiatr. 2010,17(1):37-43.
11. Campos G, Domitti A. Apoio matricial e equipe de referência: uma metodologia para gestão do trabalho interdisciplinar em saúde. Cadernos de Saúde Pública. 2007;23.
12. Prado NMBL, Santos AM. Promoção da saúde na atenção primária à saúde: sistematização de desafios e estratégias intersetoriais. Saúde Debate. 2018;42(1):379-95.
13. Mendes EV. As redes de atenção à saúde. Ciência & Saúde Coletiva. 2010;15.
14. OMS, Instituto de Medicina Física e Reabilitação do Hospital das Clínicas da Faculdade de Medicina da Universidade de São Paulo. Reabilitação em Sistemas de Saúde. Genebra/São Paulo: OMS/HCFMUSP; 2017.
15. Brasil. Ministério da Saúde. Guia prático do cuidador. Brasília: Ministério da Saúde; 2008.
16. Alves AFR, Monteiro JFA. Repercussões psicossociais na vida de cuidadores informais de pacientes acometidos por acidente vascular cerebral. Saúde & Transformação Social. 2015;6(3):26-41.
17. Moreira MD, Caldas CP. A importância do cuidador no contexto da saúde do idoso. Esc Anna Nery R Enferm. 2007;11(3):520-5.
18. Merhy EE. Saúde: a cartografia do trabalho vivo. São Paulo; Hucitec, 2002.
19. Merhy EE. Um dos grandes desafios para os gestores do SUS: apostar em novos modos de fabricar os modelos de atenção, In: Merhy EE, Júnior EMM, Rimoli J, Franco TB, Bueno WS. O trabalho em saúde: olhando e experienciando o SUS no cotidiano. São Paulo: Hucitec; 2003.
20. Coelho MO, Jorge MSB. Tecnologia das relações como dispositivo do atendimento humanizado na atenção básica à saúde na perspectiva do acesso, do acolhimento e do vínculo. Ciência & Saúde Coletiva [online]. 2009;14(1):1523-31. Disponível em: https://doi.org/10.1590/S1413-81232009000800026 (acesso 16 out 2021).
21. Kisner C, Colby LA. Exercícios terapêuticos: fundamentos e técnicas. 4 ed. Barueri: Manole; 2005.
22. Rolim LB, Cruz RSBLC, Sampaio KJAJ. Participação popular e o controle social como diretriz do SUS: uma revisão narrativa. Saúde em Debate. 2013;37(96):139-47.
23. Galheigo SM. Terapia ocupacional, cotidiano e a tessitura da vida: aportes teóricos-conceituais para construção de perspectivas críticas e emancipatórias. Cadernos Brasileiros de Terapia Ocupacional. 2020;28(1):5-25.
24. Katz N. Neurociência, reabilitação cognitiva e modelos de intervenção em terapia ocupacional. São Paulo: Santos; 2014.

Capítulo 6

Reabilitação respiratória

Constancy Roldan Tavares
Roselene Soares de Oliveira
Camila Falcão de Souza

> **PONTOS-CHAVE**
>
> - Reabilitação respiratória compreende uma série de ações reabilitadoras voltadas para quadros respiratórios relevantes, que ocorrem em situações clínicas comuns no domicílio, havendo técnicas relevantes e específicas para o atendimento domiciliar.
> - As modalidades de ventilação mecânica invasiva (VMI) e ventilação não invasiva (VNI) podem ser realizadas em domicílio.
> - Profissionais que atuam em AD devem entender o processo de reabilitação respiratória e ventilação mecânica, bem como os cuidados com o ventilador e seus acessórios.

> **OBJETIVOS DE APRENDIZAGEM**
>
> Ao final do capítulo, o leitor deverá ser capaz de:
>
> - Definir reabilitação respiratória em atendimento domiciliar.
> - Descrever finalidades, indicações e contraindicações da reabilitação respiratória domiciliar.
> - Entender a reabilitação respiratória e a ventilação mecânica.
> - Descrever os cuidados com o ventilador e seus acessórios.

Definição

A reabilitação respiratória em atenção domiciliar (AD) é um conjunto de planejamentos, procedimentos, cuidados e orientações para pacientes com incapacidade respiratória crônica. É realizada de modo individualizado em domicílio pelo profissional fisioterapeuta e inclui terapia de expansão pulmonar (TEP), terapia de remoção de secreção (TRS), bem como ajustes dos parâmetros da VMI ou VNI, além de cuidados relacionados com a prótese ventilatória.[1]

Finalidade

A reabilitação respiratória em AD tem por finalidade tratar pacientes portadores de condições respiratórias crônicas, sejam elas restritivas, obstrutivas ou mistas, e demais patologias que resultem em comprometimento funcional, necessitando ou não de oxigenoterapia e/ou suporte ventilatório.

Tem por objetivo melhorar os sintomas, a qualidade de vida e o desempenho na realização das atividades de vida diária. Além disso, atua em problemas relacionados a condicionamento físico, perda de massa muscular e de peso, podendo modificar os resultados em relação ao prognóstico da doença e ao aumento de sobrevida.[2,3]

Indicação e contraindicação

O perfil do paciente que necessita de reabilitação respiratória em AD é bastante variado, podendo ser classificados quanto à necessidade ou não de suplementação de oxigênio, presença de traqueostomia, necessidade de suporte ventilatório invasivo e não invasivo. Assim, os pacientes são encaminhados e admitidos nos Serviços de Assistência Domiciliar (SAD) e passam a receber a reabilitação respiratória em domicílio.

As principais indicações são:[4]

- Acidente Vascular Encefálico
- Doenças neuromusculares
- Doença Pulmonar Obstrutiva Crônica (DPOC)
- Apnéia Obstrutiva do Sono (AOS)
- Asma
- Bronquiectasia
- Fibrose cística
- Doença pulmonar intersticial
- Neoplasias diversas
- Sarcoidose
- Neuropatias diversas

As principais contraindicações são:[4]

- Angina não tratada
- Disfunção ventricular esquerda
- Fraturas de arcos costais
- Fraturas vertebrais
- Hemoptise recente
- Osteoporose avançada
- Pneumotórax não drenado
- Pressão intracraniana elevada

Profissional responsável

O fisioterapeuta, dentro da equipe multidisciplinar[5], é o profissional diretamente envolvido no processo de reabilitação respiratória domiciliar. Tendo como atribuições a avaliação e a reavaliação do paciente, o planejamento e a elaboração do plano terapêutico, o manejo da suplementação e o possível desmame da oxigenoterapia, a adequação e os ajustes do suporte ventilatório não invasivo e invasivo, as orientações relacionadas à prótese ventilatória, os cuidados com o paciente e a necessidade de adesão ao tratamento.

Pontos críticos/riscos

O paciente em reabilitação respiratória em AD apresenta características particulares tendo o ambiente de cuidado fora do hospital, e isso pode representar um ponto crítico em potencial.

Outros pontos críticos são relacionados ao ventilador mecânico em domicílio: falta de energia elétrica, pane no ventilador e defeitos no circuito, como furo e vazamento.

Entre os riscos estão: pacientes dependentes de suporte ventilatório invasivo, tendo em vista a presença da via aérea artificial; possíveis assincronias paciente-ventilador; infecções diversas; piora do quadro clínico do paciente (hipersecretividade, broncoespasmo, broncoaspirações, pneumonias etc.); rolhas (obstrução da cânula de traqueostomia por secreção traqueal); evolução e agravamento da própria patologia.[1]

Material utilizado

Diversos materiais e equipamentos podem ser utilizados em ambiente domiciliar, de acordo com a necessidade e o nível de comprometimento de cada paciente. São eles:[6]

- Aparelhos para VNI: BILEVEL (A30®, A40®, Stellar®, Dreamstation®, Synchrony®).
- Aparelhos para VMI: Trilogy® Astral®, PB 560®.
- Circuitos.
- Interfaces (máscara nasal, oronasal, facial total).
- Auxiliares de tosse: *Cough assist* e *Comfort Cough.*
- Concentrador de oxigênio.
- Cilindro de oxigênio.
- Bolsa-válvula-máscara.
- Nebulizador portátil.
- Aspirador portátil de secreções.

Descrição das técnicas

Alongamentos

São exercícios que têm por objetivo o aumento da flexibilidade e da amplitude de movimento, bem como a redução da tensão muscular, realizados de maneira individualizada e respeitando os limites articulares de cada paciente. No ambiente domiciliar pode ser realizado o alongamento de diversos grupos musculares, como membros superiores e inferiores, músculos tóraco-abdominais, pescoço, ombros e costas.[7,8]

Cinesioterapia

Consiste na terapia por meio do movimento, sendo que na cinesioterapia ativa é o paciente que realiza o movimento de forma consciente e voluntária, enquanto na cinesioterapia passiva o fisioterapeuta realiza o movimento.[7,8]

A cinesioterapia pode ser associada a exercícios respiratórios com o objetivo de reeducar funcionalmente a respiração associando posicionamentos, correção postural, técnicas de relaxamento, técnicas de controle respiratório, fortalecimento dos músculos respiratórios e manutenção da expansibilidade torácica. Dessa forma, promove uma redução do trabalho ventilatório, além da melhora do desempenho dos músculos respiratórios.[7,8]

Técnicas de expansão pulmonar

Exercícios respiratórios

Trata-se de técnicas respiratórias nas quais, por meio de inspirações e expirações orientadas, trabalha-se a expansibilidade da caixa torácica e pulmonar. A aplicação dessas técnicas promove o direcionamento de fluxo ventilatório para áreas hipoventiladas, o que auxilia na expansão pulmonar e proporciona melhor oxigenação e manutenção de pressão positiva nas vias aéreas.[9,10]

1. Respiração com freno labial:

   O paciente realiza uma inspiração nasal lenta e uma expiração contra a resistência dos lábios franzidos, podendo o tempo expiratório ser curto ou longo.[9,10]
2. Exercícios respiratórios com expiração abreviada:

   É realizada uma inspiração nasal lenta e profunda até a capacidade pulmonar total seguida de uma expiração curta, repetindo-se essa técnica por três ou quatro vezes e, ao final, promovendo-se uma expiração completa.[9,10]
3. Exercícios respiratórios com inspiração máxima sustentada:

   Uma inspiração nasal profunda, lenta e uniforme é realizada seguida de uma apneia para, logo após, realizar-se uma expiração oral completa até o volume residual.[9,10]
4. Padrões ventilatórios seletivos (PVSs):

   Os PVSs são realizados por meio de inspirações nasais lentas e profundas, inspirações fracionadas em dois ou três tempos e inspirações curtas e sucessivas tipo soluços.[11]

Compressão-descompressão

O fisioterapeuta posiciona suas mãos na base inferior das últimas costelas e realiza uma compressão torácica para dentro e para baixo e, posteriormente, uma descompressão súbita quando o paciente inicia a inspiração. Essa manobra promove uma elevação do fluxo expiratório e uma variação súbita durante a inspiração.[9,10]

1. Terapia de remoção de secreção (TRS)

1.1. Drenagem postural e posicionamento:

É definida como uma técnica que utiliza a ação da gravidade e posicionamentos com o objetivo de auxiliar no direcionamento ventilatório e na mobilização e deslocamento de secreções através do trato respiratório, deslocando o muco para as vias aéreas centrais onde podem ser removidas por meio da tosse ou da aspiração de secreções.[9,12]

1.2. Vibrocompressão:

A associação entre vibração e compressão da caixa torácica durante a fase expiratória.[12]

1.3. Tosse assistida:

O paciente realiza inspirações lentas seguidas de expirações suaves por um curto período, depois realiza uma curta e brusca expiração enquanto o fisioterapeuta promove uma compressão moderada.[12]

1.4. *Bag squeenzing*:

Consiste na associação entre ventilação manual e vibrocompressão, ou seja, com o AMBU® se ventila três ciclos seguidos e ao final o fisioterapeuta realiza a vibrocompressão.[9,12]

1.5. Tosse mecanicamente assistida:

É uma técnica que utiliza um dispositivo mecânico (*Cough assist* e *Comfort cough*) que realiza pressão positiva e negativa com o objetivo de mobilizar secreções. Pode ser empregada com máscara facial, bocal ou diretamente na traqueostomia.[10,11]

Em caso de sangramento ativo, seu uso é contraindicado.

1.6. Aspiração traqueal:

É uma técnica realizada em pacientes com tosse ineficaz ou em uso de traqueostomia. Utiliza-se uma sonda acoplada a um aspirador, sendo realizada de maneira séptica e com duração de 10 a 15 segundos de acordo com a necessidade para remover a secreção acumulada.[12]

Aerossolterapia

Consiste na utilização terapêutica de medicamentos, prescritos pelo médico, sob a forma de aerossóis. A sua inalação permite que o medicamento penetre nas vias aéreas, proporcionando o efeito terapêutico.[12]

Orientações para paciente e familiar/cuidador

A adequada orientação é essencial para minimizar e/ou evitar as intercorrências domiciliares. Os cuidadores devem ser orientados pela equipe sobre a necessidade de manutenção dos cuidados, o reconhecimento das urgências em que há a necessidade de contato e orientação do serviço ou visita dos profissionais, ou, ainda, chamada do serviço de emergência.

Os familiares e os cuidadores são orientados antes da alta, bem no momento da inclusão dos pacientes no serviço, sendo treinados sobre a nova rotina com o paciente.

Cuidados com os equipamentos:

1. Ventilador: manter em local arejado, bem apoiado, com instalação elétrica adequada, se possível, colocar um estabilizador se houver muita oscilação da rede de energia.
2. Circuito: tem que estar íntegro, sem vazamentos e/ou condensações. Para isso, deve-se retirar a água acumulada no circuito ou no copo coletor.
3. Jarra umidificadora: deve ser mantida bem fixa para evitar acidentes e não ocorrer entrada de água no circuito.
4. Filtro HMEF: manter em posicionamento adequado, evitando possíveis sujidades que danifiquem a sua função. Retirar durante a realização de aerossol e promover a troca a cada 72 horas ou de acordo com as especificações do fabricante.
5. Filtro bacteriológico: realizar troca conforme protocolo do serviço ou de forma antecipada em caso de sujidade.

Cuidados com o paciente

Mudança de decúbito/higienização/transferências

Realizar esses procedimentos de forma cuidadosa, levando em consideração a presença de circuitos, prótese ventilatória e oxigenoterapia, de forma que não promova desconexão do paciente do suporte que utiliza.

Desconforto respiratório

É uma situação que pode ocorrer devido a: hipersecretividade, presença de obstrução da cânula por secreção traqueal (rolhas), hiper-reatividade brônquica (broncoespasmo), distúrbios clínicos por agravamento da própria patologia e infecções.

Quando identificado aumento da frequência respiratória, relato de "falta de ar", presença de esforço muscular excessivo e queda de saturação periférica de oxigênio, orienta-se a realização de aerossóis de resgate (de acordo com a prescrição médica), a aspiração traqueal, a utilização de AMBU® e a instituição de oxigênio. Se necessário, acionar um serviço de urgência.

Treinamento de aspiração traqueal e oral

Familiares e cuidadores são treinados para a realização de aspiração e limpeza de vias aéreas superiores e cânula de traqueostomia.

Material utilizado:

- Sonda de aspiração para vias aéreas superiores (troca com 48 h).
- Sonda para traqueostomia (troca com 24 h).
- Recipientes com tampa identificado para cada sonda.

- Soro fisiológico, se necessário, para instilação na via aérea quando a secreção estiver muito espessa e ressecada.
- Sempre pinçar a sonda ao introduzi-la na via aérea para evitar traumas na mucosa.
- Realizar insuflações com AMBU® se sentir resistência na passagem da sonda pela traqueostomia.
- Nunca utilizar a sonda de via área superior na traqueostomia para evitar infecções.

Uso e manuseio do concentrador de oxigênio e cilindro de oxigênio

- Em caso de necessidade de oferta adicional de oxigênio por hipossaturação ou desconforto respiratório, os cuidadores são orientados a conectar corretamente no ventilador e/ou no circuito até o serviço de urgência chegar.

Intercorrências mais comuns no domicílio

- Falha mecânica no ventilador: caso o equipamento pare de funcionar, o paciente deve ser desconectado do equipamento. Deve-se utilizar o AMBU® para promover a ventilação manual do paciente até que o problema seja solucionado. A equipe que o assiste deve ser acionada.
- Danos no circuito, rachaduras na jarra umidificadora e frasco coletor de secreção: quando esses problemas são identificados, deve-se avisar a equipe assistente para que a troca seja realizada. Porém, até que ela ocorra, orienta-se a colocação de fita adesiva no local da rachadura e/ou vazamento.
- Falta de energia elétrica: os ventiladores de suporte à vida utilizados em domicílio têm duas baterias. Se houver perda da continuidade de fornecimento de eletricidade, esses equipamentos permanecem com bom funcionamento (de 4 a 6 horas). O contato com a empresa responsável pelo fornecimento de eletricidade deve ser realizado imediatamente.
- Broncoaspiração: engasgo frequente naqueles pacientes que ainda se alimentam por via oral pode ser um sinal de microaspirações e deve ser logo relatado à equipe. Mesmo para os pacientes que se alimentam por sonda nasoenteral ou gastrostomia, orienta-se a posicionar o paciente mais elevado durante a dieta, evitando refluxo da alimentação e chegada de resíduos aos pulmões.
- Decanulação acidental: em casos de decanulação acidental, reposicionar imediatamente a cânula de traqueostomia de volta no orifício (óstio). Avisar ao serviço que o assiste e acionar o serviço de urgência.

Referências

1. Katzer J, Madeira FP. Fisioterapia domiciliar em pacientes graves com acometimento respiratório. Caderno Saúde e Desenvolvimento. 2016;8(5):64-73.
2. Moreira WEM, Cassimiro MS. O papel do fisioterapeuta respiratório na abordagem do paciente com insuficiência respiratória: realidades da assistência domiciliar. Revista Saúde e Desenvolvimento. 2019;13(15):134-42.
3. Zanchet RC, Viegas CAA, Lima T. A eficácia da reabilitação pulmonar na capacidade de exercício, força da musculatura inspiratória e qualidade de vida de portadores de Doença Pulmonar Obstrutiva Crônica. J Bras Pneumol. 2005;31(2):118-24.
4. Branco PS et al. Temas de reabilitação: reabilitação respiratória. Editora Servier. 2012.
5. Andrade LB, Vieira FC. Reabilitação pulmonar em pediatria. In: Nicolau CM, Andrade LB. Programa de Atualização em Fisioterapia Pediátrica e Neonatal: Cardiorrespiratória e Terapia Intensiva (PROFISIO). Porto Alegre: Artmed/Panamericana; 2012. Ciclo 1, v. 4 (jan. 2013).
6. Resmed. [Internet]. [Acesso em jul. 2021]. Disponível em: http://www.resmed.com.br/o-que-e-ventilacao-mecanica.
7. Kisner C, Colby LA, Borstad J. Exercícios terapêuticos: fundamentos e técnicas. Santana de Parnaíba: Manole; 2016.
8. Silva SG. Fisioterapia neurofuncional. Rio de Janeiro: SESES; 2017.
9. Presto B, Damazio L. Fisioterapia respiratória. São Paulo: Elsievеr; 2009.
10. Plenz CM. Manual de condutas e práticas fisioterapêuticas nas Unidades de Terapia Intensiva. Rio de Janeiro: Thieme Revinter Publicações; 2019.
11. Maux DAS, Paiva GS. Recursos para terapia de expansão pulmonar em neonatologia e pediatria. In: Nicolau CM, Andrade LB. Programa de Atualização em Fisioterapia Pediátrica e Neonatal: Cardiorrespiratória e Terapia Intensiva (PROFISIO). Porto Alegre: Artmed/Panamericana; 2012. Ciclo 1, v. 3 (jan. 2013).
12. Sarmento GJV. Recursos em fisioterapia cardiorrespiratória. Santana de Parnaíba: Manole; 2012.

Capítulo 7

Reabilitação motora

Danielle Bianchini Rampim
Verlaine Balzan Lagni

PONTOS-CHAVE

- A reabilitação motora domiciliar é um processo realizado de forma multiprofissional e interdisciplinar, visando à independência funcional e autonomia e promovendo a qualidade de vida do indivíduo e a diminuição da sobrecarga dos cuidadores.
- Bons resultados na reabilitação motora domiciliar pedem o estabelecimento de metas bem claras e objetivas, o envolvimento do indivíduo e da família, um plano terapêutico e avaliações periódicas, para que sejam atingidos os objetivos durante o período de acompanhamento do programa de atenção domiciliar.
- Toda a equipe multiprofissional precisa estar ciente da meta terapêutica proposta, para que cada profissional, com suas habilidades técnicas específicas, contribua de forma significativa e agregadora para o processo de reabilitação.
- As estratégias de tratamento, a escolha de técnicas e o plano de reabilitação incluem a intervenção baseada na avaliação das necessidades clínicas e dos riscos, o estabelecimento de meta terapêutica, a definição das competências entre equipe/família e o treinamento do cuidador, assim como o esclarecimento do tempo de duração da assistência e a programação da alta.

OBJETIVOS DE APRENDIZAGEM

Após a leitura do capítulo, o leitor deverá ser capaz de:

- Definir o que é reabilitação motora e a sua finalidade na atenção domiciliar.
- Identificar o papel de cada um da equipe multiprofissional no processo de reabilitação motora.
- Estabelecer os principais objetivos e as metas do plano de reabilitação motora para a estratégia de reabilitação.

Definição

Mesmo carecendo de uma estrutura unificadora e passando por processos de confusão conceitual, a reabilitação é um processo de solidificação de objetivos terapêuticos realizado de forma multiprofissional e interdisciplinar,[1,2] através de medidas que permitam pessoas acometidas por alguma incapacidade a recuperarem, compensarem ou manterem a independência funcional e autonomia, promovendo a sua inclusão e participação em diversas áreas, como comunicação, sociabilidade, mobilidade, autocuidado, educação, trabalho e qualidade de vida.[3] É considerada reabilitação intelectual o trabalho de aspectos cognitivos, reabilitação psicológica o trabalho dos traumas, reabilitação social as ações destinadas a diminuir barreiras ambientais (construir rampas de acesso em prédios públicos) e reabilitação física ou motora o processo de melhora da funcionalidade, uma vez que as incapacidades são uma agressão à autopercepção do indivíduo (Figura 1).[4]

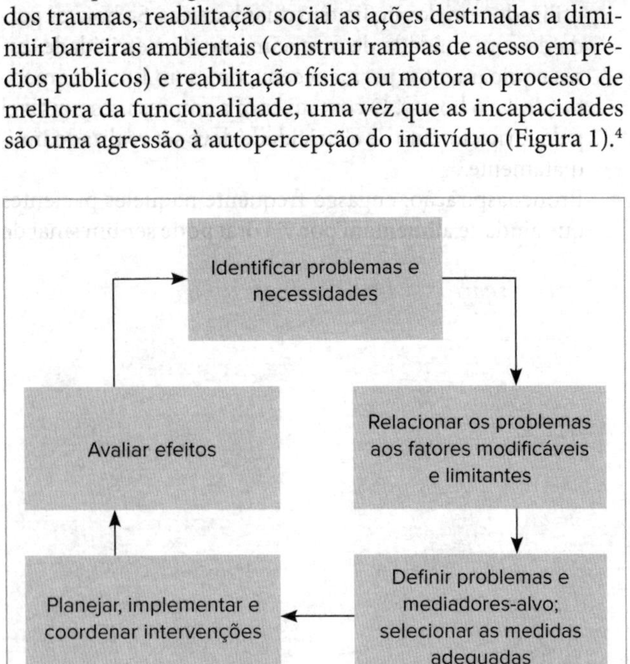

FIGURA 1

O processo de reabilitação.

Fonte: Organização Mundial de Saúde, 2012.[1]

A reabilitação motora em atenção domiciliar, especialmente neste capítulo, será tratada como um conjunto de procedimentos, como o posicionamento no leito, as trocas posturais, os exercícios terapêuticos, perpassando o treino de atividades básicas e instrumentais de vida diária que impactem na melhora da funcionalidade, previnam agravos como deformidades, imobilismo, dores e quedas, e ainda promovam a capacitação dos familiares e cuidadores, permitindo a independência funcional e o trânsito entre diferentes contextos para a promoção de saúde. A reabilitação motora também inclui a intervenção no ambiente do indivíduo – por exemplo, a instalação de barras de apoio no banheiro. Na maioria das vezes, a reabilitação acontece durante um período determinado de tempo e pode envolver intervenções simples ou múltiplas realizadas por mais de uma pessoa da equipe de atenção domiciliar, haja vista a complexidade dos usuários que fazem parte do programa. Na reabilitação motora, é sempre importante o trabalho multiprofissional e interdisciplinar com metas bem estabelecidas e avaliadas periodicamente, assim como a comunicação entre equipe, usuários, familiares e cuidadores para avaliar novas queixas, intercorrências e cumprimento do plano terapêutico.

Finalidade

A reabilitação motora tem como principais finalidades a melhora da autonomia e da funcionalidade, estimulando ações que possam ser realizadas com segurança no domicílio e possibilitem a diminuição da sobrecarga dos cuidadores, principais responsáveis por executar os múltiplos cuidados dos quais os usuários necessitam. Isto posto, o tempo limitado de atuação de um serviço de atenção domiciliar (AD) na reabilitação motora e o fato de esta acontecer no ambiente de vida do indivíduo fazem que o ganho de força e o restabelecimento da amplitude de movimento sejam paralelos à autossuficiência para realizar as atividades de vida diária, como usar o banheiro, vestir-se etc. Desse modo, a equipe interdisciplinar deve identificar quais são as condições passíveis de intervenção e discutir entre si e com os indivíduos e cuidadores sobre o seu prognóstico, numa perspectiva de clínica ampliada e integralidade do cuidado. Deve-se estimular o máximo potencial de reabilitação, reforçando as capacidades presentes, a superação das restrições, mas, também, o reconhecimento dos limites físicos, emocionais, educacionais e profissionais.[5] É também objetivo da reabilitação motora domiciliar encaminhar o usuário para a continuidade do tratamento em programa ambulatorial especializado nos casos mais complexos e de acompanhamento mais prolongado.[2]

Indicações e contraindicações

Qualquer pessoa que apresente alguma incapacidade, déficit funcional ou afecção pode participar de um programa de reabilitação motora domiciliar. Este capítulo trata da reabilitação motora, sobretudo na ordem dos distúrbios do sistema osteomuscular, o que permite abarcar considerações sobre afecções do sistema vascular e geniturinário. De outro modo, é difícil pensar em uma contraindicação absoluta para intervenções de reabilitação motora porque, considerando uma abordagem multidisciplinar, é certo que ao menos um profissional da equipe tenha contribuições a fazer quando está dentro do domicílio. É mais fácil pensar em descontinuação ou redução de um plano terapêutico anteriormente proposto quando não há adesão do indivíduo ou da família e quando a equipe encontra alguma limitação ainda não vislumbrada. O segredo, sem dúvida, é calcular realisticamente as intervenções possíveis e adequar o plano terapêutico para cada situação apresentada.

Profissional responsável

A fisioterapia é erroneamente atribuída como sinônimo de reabilitação motora. E, mesmo que profissionais como fisioterapeutas, terapeutas ocupacionais, profissionais de enfermagem e médicos pareçam estar mais comumente envolvidos neste processo, a complexidade dos casos da atenção domiciliar (AD) permite espaço para atuação de toda equipe multiprofissional, na imensa maioria das vezes.[6]

A AD tem particularidades importantes a serem consideradas quando se trata do processo de cuidado dos indivíduos. A atuação no ambiente domiciliar, e não em serviços especializados e equipados, somada às visitas realizadas por profissionais diferentes concomitantemente, permite interação única entre os profissionais e dissolve os limites das intervenções nucleares, criando a possibilidade de habilidades comuns e terapêuticas centradas na pessoa, respeitando-se, claro, as intervenções exclusivas de cada profissão.

A seguir, apresentamos atribuições gerais e particulares dos profissionais componentes de um programa de reabilitação motora domiciliar. São atribuições gerais de toda a equipe de AD:

- Abordar o paciente e a família de forma integral e individualizada e através de comunicação clara e efetiva, respeitando os aspectos socioculturais da estrutura familiar e orientando o indivíduo e seus familiares quanto aos processos de funcionamento do serviço.
- Promover a autonomia, o autocuidado e a corresponsabilização das ações para a reintegração da pessoa sob cuidado em seu núcleo familiar, fornecendo subsídios para que o cuidador possa desenvolver sua função de forma adequada e segura, propondo melhorias nas condições físicas do domicílio, realizando treinamentos, colaborando na coleta de dados e na elaboração de materiais gráficos e/ou explicativos para usuários e familiares.
- Organizar e pactuar o projeto terapêutico junto com a tríade equipe-usuário-família, participando e apoiando as discussões de caso periódicas, desenvolvendo programas de educação permanente, promovendo o trabalho interdisciplinar verdadeiro, mantendo comunicação e ação efetivas intra e intersetorialmente, registrando atendimentos e processos nos prontuários e sistema e realizando a transição do cuidado para consolidar o vínculo dos usuários com sua unidade de saúde de referência.

O médico é responsável pela admissão, diagnóstico, prognóstico e instituição das medidas terapêuticas e profilaxias. Colabora com a reabilitação realizando a prescrição de exames complementares e de medicamentos que diminuam sintomas ou limitações físicas de dor e outros fatores restritivos; também rearranja a prescrição, verifica a polifarmácia para evitar impacto funcional negativo e trata transtornos depressivos e ansiosos que possam ser barreira na adesão e evolução da reabilitação. Quando necessário, ainda realiza procedimentos específicos como paracentese, exéreses e biópsias e indica as reinternações hospitalares. É o médico quem gerencia para que a nota de alta seja adequadamente preenchida e tenha o parecer e as intervenções propostas pelos demais profissionais da equipe, assim como verifica e atesta o óbito no domicílio nos casos devidos.

O enfermeiro coordena a equipe de técnicos de enfermagem e o próprio processo de cuidado (banho, troca de fraldas e outros). Realiza procedimentos de enfermagem de maior complexidade (sondagem vesical, administração de medicação parenteral etc.), sendo o responsável por manejar estomas e feridas e também por orientar o destino dos resíduos originados da assistência ao paciente (esta também é tarefa de toda a equipe). Tem papel importante para enfatizar a importância da mudança de decúbito para melhor manejo das lesões de pele, realiza orientações em relação a continência urinária e fecal (embora o treinamento de controle esfincteriano seja um processo iniciado e desenvolvido por qualquer sujeito da equipe) e reforça os benefícios do ortostatismo e sedestação, uso de medicamentos e dieta.

O fisioterapeuta faz avaliação cinético-funcional, avalia riscos de deformidades e risco de quedas, estabelece o diagnóstico e prognóstico funcionais, assim como a meta terapêutica em prazo determinado para adequar expectativas e corresponsabilizar o indivíduo e familiares no alcance do objetivo acordado. Determina o programa de reabilitação motora, incluindo posicionamentos, mobilização passiva, exercícios terapêuticos e as técnicas a serem empregadas em cada caso. Avalia a necessidade do uso de dispositivo auxiliar de marcha, adapta materiais e propostas de acordo com os recursos disponíveis no domicílio e no setor, e promove as adaptações e alterações ergonômicas para compensar a deficiência do paciente e diminuir a sobrecarga dos cuidadores.[5]

O terapeuta ocupacional avalia as condições clínicas e incapacidades do paciente com enfoque nas atividades básicas de vida diária (ABVD) e instrumentais (AIVD), elabora o planejamento e a execução de adaptações do espaço físico, mobiliário e utensílios para a melhora das atividades instrumentais. Tem o enfoque do autocuidado, vestuário, alimentação e das adaptações necessárias a essas atividades. Avalia e confecciona órteses de posicionamento, quando necessárias, para facilitar as atividades diárias, assim como para posicionamento em repouso, reduzindo o risco de deformidades. Avalia cadeira de rodas, cadeira de banho e adaptações.

O nutricionista faz a avaliação nutricional dos indivíduos e elabora plano alimentar individualizado e compatível com a condição econômica e particularidades socioculturais do domicílio, e orienta usuários e familiares quanto a práticas alimentares apropriadas à condição clínica e no aumento da *performance* física. Na reabilitação motora, auxilia nas orientações de suplementação nutricional e vitamínica, quando necessário.

O assistente social faz a avaliação social da família e do impacto socioeconômico do cuidado, acompanha as famílias e/ou pessoas com vulnerabilidade ou risco social, principalmente quando se trata da suspeita de negligência nos cuidados, e aciona a rede de atendimento e de proteção caso necessário (Ministério Público, Defensoria Pública, delegacias especializadas, conselho tutelar etc.). É quem orienta e encaminha as famílias ou responsáveis para a obtenção dos recursos sociais de acesso a direitos e benefícios previdenciários, viabiliza redes de apoio para o atendimento das demandas dos sujeitos que não dispõem de familiares ou que possuem uma rede fragilizada, desenvolvendo propostas de atendimento em grupo para familiares dos usuários em acompanhamento e estabelecendo parcerias interinstitucionais.

O psicólogo avalia o grau de sofrimento psíquico da pessoa (patologia, diagnóstico) e das relações familiares, oferecendo suporte para o enfrentamento da situação-problema, encorajamento para cumprir as metas da reabilitação motora e o empenho durante o processo de reabilitação. De outro modo, oferece subsídios à equipe envolvida para a compreensão dos aspectos psicológicos que envolvem a situação e para os objetivos terapêuticos (como manejo, combinações etc.).

O odontólogo realiza diagnóstico de saúde bucal, incluindo lesões, alterações de mucosa, gengiva, faz exodontias de alguns dentes, intervém em situações de urgências como abscessos, dor, sangramentos etc. e orienta higiene oral e cuidado com próteses dentárias ao usuário e/ou cuidador. Tem papel importante na reabilitação motora em avaliações de oclusão dentárias, disfunções da articulação temporomandibular (ATM) que influenciam o alinhamento postural, potencializam dores cervicais e cefaléias e alteram processos de respiração.

O fonoaudiólogo realiza avaliação e terapia de fala, linguagem, motricidade orofacial e disfagia, orienta higiene oral e atua muito próximo do nutricionista na adaptação da dieta, ajudando a reverter fatores limitantes na funcionalidade e autonomia.

Por fim, o farmacêutico planeja e organiza horários e uso dos medicamentos de acordo com melhor ação e influência no processo de reabilitação, identifica a polifarmácia e interações medicamentosas que podem prejudicar a funcionalidade e atenção e aumentar risco de queda. Realiza aconselhamento do tratamento farmacológico individualizado e auxilia o médico na prescrição.

A reabilitação é um processo mais rico na medida em que um número maior de núcleos profissionais diferentes estiverem ativamente nela inseridos. Todavia, não é a realidade de muitos serviços que fazem AD no país. Não importa se estivermos falando sobre o sistema único ou suplementar de saúde; não importa se estivermos nos referindo ao Programa Melhor em Casa ou à atenção primária à saúde; haverá dificuldades e ausências. E, para dar conta das necessidades dos indivíduos, precisamos tentar supri-las por meio dos recursos ao nosso alcance: encaminhamentos, parcerias e atuação em campo.

Riscos/pontos críticos

A reabilitação motora pode parecer menos complexa que a reabilitação neurofuncional. Mesmo assim, o trabalho interdisciplinar é imprescindível e traz impactos sobre os resultados. Um indivíduo obeso com uma fratura de membro inferior terá mais benefícios se o nutricionista e o psicólogo puderem atuar junto ao fisioterapeuta, enfermeiro e médico, por exemplo. O ponto crítico é a equipe poder fazer o máximo de contribuições individuais para cada caso, sensibilizando a pessoa para a troca dos comportamentos que influenciem negativamente na sua qualidade de vida.

As dificuldades motoras apresentadas pelos indivíduos podem ser muito graves ou se constituírem como sequelas de traumas antigos. Assim, faz-se necessário o reconhecimento das condições passíveis de intervenção em cada caso e a adequação das expectativas e metas do usuário e da família. Para as situações de prognóstico crônico ou limitado, a intervenção em fatores não modificáveis vai na direção da prevenção de complicações para que tanto a pessoa quanto seus familiares e cuidadores entendam e participem dos estímulos e cuidados contínuos. Nesse ponto, talvez, resida um dos maiores desafios da reabilitação motora domiciliar. Deve-se recordar periodicamente a meta estabelecida, reavaliar e reforçar o alcance dela e trabalhar a aceitação das limitações, por isso a importância da adequação de expectativas e do engajamento de todos nesse processo.

Outro ponto crítico no planejamento da reabilitação motora é a quantidade de profissionais que estarão envolvidos nessa ação, profissionais diferentes, com conhecimentos distintos, mas que precisam trabalhar com a mesma meta e discursos complementares, atentando sempre para a quantidade de informações fornecidas e para os riscos relacionados às orientações divergentes, que podem acarretar o descrédito da equipe ou de algum núcleo profissional, especificamente, e promover o descompromisso dos envolvidos com relação à proposta terapêutica. Dessa forma, a equipe deve sempre manter contato estreito na discussão de casos, assim como manter o prontuário atualizado e com o planejamento bem descrito, por meio de roteiros e formulários padronizados, para que todos da equipe possam acompanhar e trabalhar em sintonia.

Além disso, toda a equipe precisa reconhecer as limitações inerentes do atendimento domiciliar quanto às técnicas, aos riscos e à inadequação do ambiente. A reabilitação motora na AD não é exatamente o padrão-ouro tal qual ocorreria em um ambiente ambulatorial especializado (razão pela qual devemos sempre considerar fazer a transição para novos pontos da rede). Por outro lado, o envolvimento de familiares e cuidadores e a prática da reabilitação mais próxima à realidade do indivíduo devem ser exploradas na melhora da adesão e manutenção diária dos cuidados. Igualmente, a realização das orientações de forma contínua e longitudinal pode incorporar mudanças comportamentais que promovam a prevenção e a promoção da saúde.[7] Os riscos relacionados a quedas ou danos durante a reabilitação motora podem ser minimizados com o planejamento adequado do processo de reabilitação, orientações verbais, escritas e visuais ao usuário, familiares e cuidadores.

A logística de funcionamento dos SAD proporciona a visita de um contingente maior de profissionais ao mesmo tempo. Esse fato permite que o compartilhamento das impressões e construções terapêuticas aconteça de um modo único e original, mas também pode inundar os sujeitos com mais informações do que estes seriam capazes de armazenar, prejudicando seu engajamento, podendo provocar atrito em uma equipe inexperiente. A escolha de um profissional para conduzir as principais perguntas da entrevista a cada visita e o aprendizado da interferência precisa e em momento oportuno pelos demais, associados à percepção e ao alinhamento para estabelecer as metas principais e permitir que sejam desenvolvidas adequadamente pela família até o momento da próxima visita, são considerações práticas que devem auxiliar muito a superar esse ponto crítico.

A equipe deve reunir-se periodicamente para discutir o caso e, desde o início, estabelecer os objetivos do programa, os métodos de avaliação e as melhores estratégias terapêuticas para cada área, podendo corrigi-las de acordo com os resultados apresentados pelo usuário.

Ao se considerar que os indivíduos ficam sob responsabilidade de um cuidador familiar leigo, todas as atividades propostas pela equipe precisam ser facilmente compreensíveis e exequíveis de forma segura e ativa pelos cuidadores/usuários. Por isso, precisam ser incentivados, a partir das suas possibilidades ou limitações, a participar das decisões e planejar o tratamento junto com a equipe. É o processo de coparticipação e corresponsabilização dos indivíduos pelas suas escolhas que dá vida e corpo ao processo de cuidado centrado na pessoa.[1]

Material utilizado

Existem materiais para uso coletivo e individuais. A maioria dos materiais pode ser de uso coletivo, como equipamentos de terapia por estimulação elétrica nervosa transcutânea (TENS), ultrassom, infravermelho, estimulação elétrica funcional (FES), cicloergômetro, caneleiras e halteres de diferentes pesos, faixas elásticas de diferentes tensões. Alguns materiais são de uso individual, como os eletrodos adesivos e incentivadores respiratórios.

Na verdade, diversos métodos, técnicas e recursos não poderão ser abordados em profundidade neste capítulo, infelizmente. Todavia, é perfeitamente possível utilizar para a reabilitação motora no domicílio, além da cinesioterapia, recursos térmicos de calor e frio e recursos eletroterápicos, técnicas como a acupuntura, o agulhamento seco, a terapia manual com suas diferentes aplicações, as bandagens funcionais, a ventosaterapia e muitas mais. Todo o material de uso coletivo deve ser higienizado antes e depois do uso devido ao transporte e ao uso em diferentes pacientes.

São muitos os SAD no Brasil, muitas particularidades, muitas diferenças. Portanto, é imprescindível dizer que nenhum desses materiais é indispensável para um programa de reabilitação motora ocorrer, uma vez que tudo pode e deve ser adaptado a partir e através do ambiente e dos materiais do dia a dia dos indivíduos. A operação de transformar objetos de pertencimento do usuário em objetos terapêuticos confere significação pessoal aos gestos e busca a adesão e o engajamento do indivíduo e cuidador na realização periódica das ações acordadas com a equipe.

Descrição da técnica

O paciente é incluído nos serviços de AD e inicia o seu processo de avaliação. Antes da primeira visita, os profissionais envolvidos poderão acessar prontuário e exames que estejam disponíveis, construindo uma identificação prévia do indivíduo. No domicílio, o processo da anamnese serve a todos os profissionais que participam da visita e deve colher dados da história da doença atual, das patologias pregressas, do status da funcionalidade prévia e posterior à afecção, tipo e gravidade das necessidades físicas e cognitivas. Alterações de força e sensibilidade, o *status* vigente de nutrição e hidratação, a presença de dor, o nível de consciência e a capacidade de obedecer a comandos, habilidades de comunicação e fala, deglutição, função respiratória, risco de trombose venosa profunda, risco de quedas, controle esfincteriano, ciclo vigília e sono, são perguntados na sequência. A história de hábitos, comportamentos e preferências; o grau atual de dependência para atividades básicas e instrumentais de vida diária e das medidas já adotadas para o caso; os riscos de complicações ou piora clínica; as repercussões da doença sobre a vida, a família e o trabalho; a situação das relações familiares e redes de apoio; a condição socioeconômica da família e de dados de segurança alimentar terminam de compor a entrevista. São muitas as organizações de como conduzir uma anamnese, e caberá à rotina individual ou protocolo institucional a elaboração do documento.

A habilidade de executar atividades físicas de forma independente depende de funções física, cognitiva, psicológica e social. Assim, na sequência, a realização do exame físico avalia a cooperação e o entendimento e a funcionalidade dos aspectos multidimensionais da função que envolvem áreas de desempenho inter-relacionadas, a partir das quais serão propostos os objetivos do tratamento. A avaliação física auxilia a concluir os diagnósticos funcionais e as metas terapêuticas atingíveis em tempo predeterminado para a reavaliação. Já, neste momento, começa-se a pensar nas estratégias terapêuticas possíveis, na necessidade de adaptações arquitetônicas do domicílio, na indicação de órteses, próteses e tecnologias assistivas e na implementação do treino de AVD.

É importante escolher uma escala funcional para a avaliação da funcionalidade no início e ao término do tratamento. Os instrumentos de mensuração funcional mais utilizados pelos SAD no Brasil são a Escala MIF[8] e o índice de Barthel, mas há instrumentos para avaliar disfagia, estado nutricional, atividades instrumentais, lesões de pele, equilíbrio e outros. Da mesma forma, testes especiais de força para ficar em ponta de pés, em calcanhares e sinal de Trendelemburg (fraqueza de musculatura abdutora de quadril em especial glúteo médio), por exemplo, servem como indicadores de risco de queda e ajudam a priorizar a terapêutica da reabilitação motora.

No atendimento domiciliar, a avaliação de riscos à segurança da pessoa contribui para o planejamento e a execução das atividades e facilita as adaptações para a maior independência e funcionalidade do usuário. A formalização do instrumento de avaliação de riscos à segurança da pessoa no domicílio é uma forma de envolver e reforçar a importância das adaptações e adesão às orientações.[7] A participação ativa dos familiares nas possíveis adequações também é uma forma eficaz de garantir a segurança do ambiente.

Nesse ponto, a equipe deve permanecer atenta, desde o momento em que chega no domicílio, a todos os elementos de cada visita realizada durante o acompanhamento, pois todas são momentos permanentes de avaliação e proposição de metas (Figura 2):

1. Observar o ambiente externo, a acessibilidade na entrada da casa e no percurso até o ambiente em que o paciente se encontra, os possíveis riscos de queda ao longo do caminho, a qualidade da iluminação e a ergonomia do local em que o paciente se encontra e por onde ele precisa transitar.
2. Antes de tocar o paciente, a equipe necessita prestar atenção na sua postura e posicionamento, na presença de assimetrias, deformidades, edema, hiperemia, lesões de pele, uso de órteses, próteses, cintas, tipoias ou coxins para posicionamento, entre outros.
3. Solicitar a realização de trocas posturais tendo a lesão apresentada como ponto de partida, e apontar os auxílios, apoios, estratégias que o paciente usa ou dos quais necessitaria para realizar os movimentos sem instabilidades e riscos. Avaliar se e/ou o quanto o paciente é capaz de realizar, independentemente ou com auxílio, mudanças de decúbito no leito; o processo de sedestação a partir da posição deitada, a possibilidade e qualidade do ortostatismo; as transferências para a cadeira e, por fim, a análise e o treino da marcha, a necessidade de apoio em terceiros, as instabilidades, o uso de dispositivos auxiliares e a verificação da adequação deles, quando utilizados. Incluir a análise das atividades de vida diária e instrumentais. Nesse momento, é importante observar a quantidade e o modo como o cuidador auxilia o paciente para propor intervenções de diminuição de demandas ao cuidador e aumento da *performance* do paciente.
4. Então, podem-se avaliar a mobilidade passiva e ativa, a força muscular, a sensibilidade (polineuropatias diabéticas estão associadas à alteração de propriocepção e marcha e maior risco de quedas), o controle postural, a coordenação motora, o equilíbrio e até a resistência cardiovascular, especificamente direcionadas para a recuperação da lesão motora em questão. As habilidades de mastigar, deglutir, ler, falar e escrever podem ser avaliadas nesse momento. Não se esquecer de documentar e descrever as causas das movimentações dolorosas e limitações de arco de movimento. A graduação da força muscular pode ser comparada à musculatura contrala-

teral para aprimorar o registro e verificar a existência real de assimetrias.[9]

5. Avaliar a necessidade da avaliação de outros núcleos profissionais ou especialidades, a requisição de algum exame específico e encaminhamentos possíveis.
6. Durante a entrevista, proporcionar momentos em que o paciente e familiares possam falar de como se sentem em relação à doença, quais as suas expectativas para o tratamento, com a equipe de saúde e quais as suas dúvidas a respeito do processo.

Depois de verificar a extensão dos comprometimentos (uma articulação, mais de um segmento corporal, comprometimento cognitivo), a constatação sobre a patologia ser aguda ou crônica, se a disfunção é estável ou progressiva, se comorbidades atrapalham o processo, a análise dos aspectos que podem ser mudados, a definição do prognóstico, as possibilidades e impedimentos, as expectativas do paciente e familiar e sua devida motivação e adesão à proposta, a equipe deve discutir e formular um plano terapêutico singular (explicado mais claramente em outro capítulo deste livro).

As estratégias de tratamento dependem da identificação das necessidades clínicas e da meta terapêutica. É sempre muito importante iniciar a terapia com técnicas de analgesia quando a dor é limitante. Ensinar o uso dos meios físicos na analgesia e orientar a realização antes do início da terapia fazem com que a presença do terapeuta seja mais eficaz na realização de atividades mais complexas e na inclusão de novos exercícios.

As sessões devem ser programadas em continuidade, e deve ser evitada apenas a repetição de séries e exercícios ou a entrega de uma longa série de atividades de uma só vez. Acrescentar um novo exercício por semana estimula o aprendizado e torna a terapia interessante sempre com algo novo, além de deixar sempre uma "lição de casa" ao usuário e cuidador para aprenderem mais sobre o cuidado.

A maior parte das metas de reabilitação motora se categoriza em: restauração da amplitude de movimento articular, fortalecimento muscular, treino de equilíbrio e propriocepção e enfoque neurofuncional.[10] Sempre existirão algumas particularidades de cada patologia, e cabe ressaltar alguns pontos importantes na reabilitação de pacientes com amputações, por exemplo, em que a preparação para a protetização envolve técnicas de enfaixamento, manejo de dor fantasma etc.

Sempre antes de qualquer intervenção, com o paciente consciente ou não, colaborativo ou não, comunique o que será feito, avise que vai tocar o corpo ou o movimento que irá realizar. Se houver acessos, cateteres ou sondas, certifique-se de que não vai enrolar, tensionar ou dobrar durante o movimento ou troca postural. Caso o paciente seja muito maior que você ou o posicionamento difícil de realizar sozinho, nunca tenha vergonha de pedir auxílio, mas não coloque você nem o paciente em risco em nenhuma atividade.

A sequência do tratamento deve ser individualizada e personalizada de acordo com a meta estabelecida e acordada. Entretanto, comumente iniciamos a terapia com alongamentos, orientações de posicionamentos, treino de transferências, ensinando ao familiar e cuidador fortalecimentos que seguem uma priorização craniocaudal, visando à melhora funcional da posição sentada, minimizando riscos como de broncoaspiração.

Quando a pessoa é portadora de uma afecção mais limitante, inicia-se o trabalho para controle cervical, controle de tronco, fortalecimento de membros superiores, fortalecimento de "core", treino de trocas posturais de deitado para decúbito lateral para sentado e de sentado para em pé. Treino de ortostatismo, marcha e equilíbrio progridem durante a reabilitação motora, mas devem ser estimulados desde o início. Treino com dispositivo auxiliar é feito quando necessário (andador, bengala), e treino de marcha em diferentes solos, quando possível (ambiente interno domiciliar somado a treino

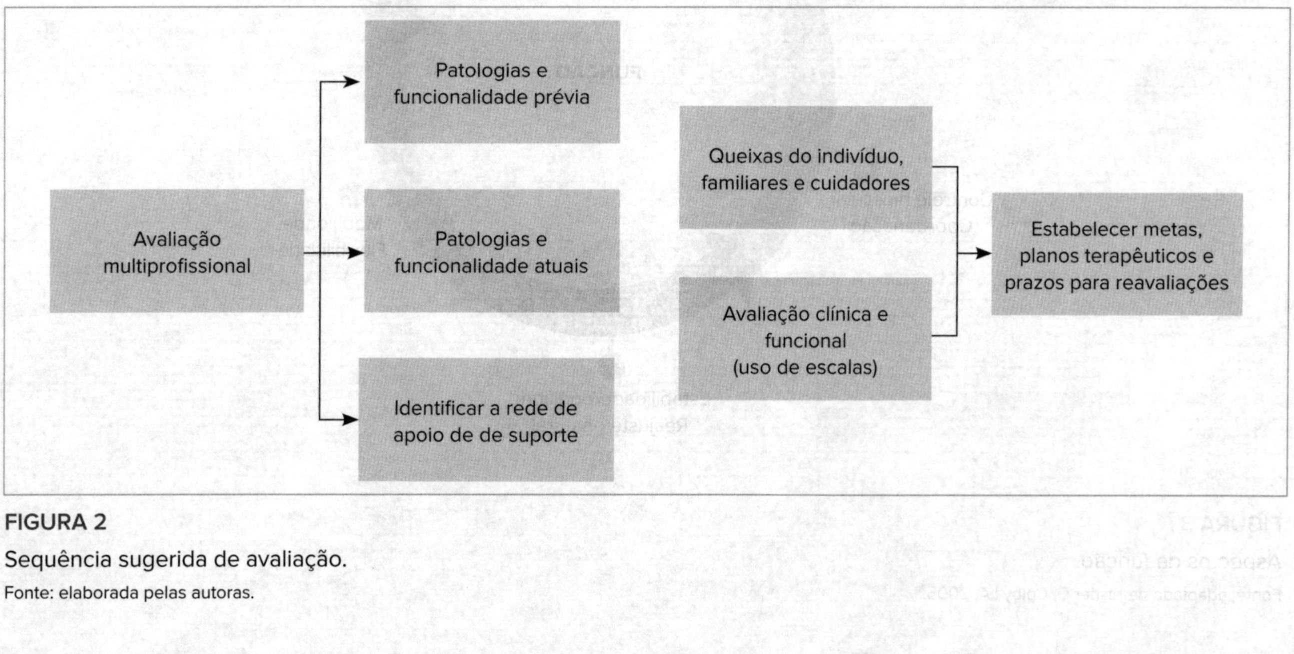

FIGURA 2
Sequência sugerida de avaliação.
Fonte: elaborada pelas autoras.

com obstáculos ou treino no quintal ou grama, por exemplo). Exercícios de subir e descer degraus são incluídos quando a reabilitação motora já está bastante avançada. Os exercícios terapêuticos estão entre os recursos fundamentais de um processo de reabilitação motora. Não é diferente no domicílio, inclusive porque é um recurso que pode ser amplamente entendido e executado pelos pacientes de forma independente ou sem necessitar de muito auxílio de outros. Simultaneamente ao treino de controle cervical e de tronco, iniciam-se os treinos de ABVD e AIVD. Também se constroem adaptações e prescrição de órteses, se necessário.

Em todo o processo de reabilitação motora, é importante definir as competências entre equipe/família e o treinamento do cuidador, o esclarecimento do tempo de duração da assistência e a programação de planejamento de alta e o seguimento dos cuidados em ambientes ambulatoriais e na comunidade.

A equipe de AD deve estar atenta à prescrição correta do uso de camas hospitalares e outros recursos que possam aumentar o imobilismo do indivíduo. Deve ser um esforço de toda a equipe adaptar, o mais rápido possível, estratégias para a retirada da pessoa do leito. A pessoa que consegue permanecer em sedestação respira melhor, alimenta-se de forma mais segura, estimula os movimentos peristálticos, conecta-se ao mundo de maneira mais estruturada, exerce controle sobre seu corpo e pode participar de muitas das AVD. Os profissionais de AD devem ter *expertise* para auxiliar nesse processo, preservando áreas de trauma e sem pôr em risco processos cirúrgicos.

Quando a afecção é de apenas um dos segmentos corporais, as iniciativas estão mais direcionadas para a recuperação daquela determinada estrutura. Em reabilitação motora, a abordagem respeita um processo mais linear de estratégias que visam à analgesia e cicatrização tecidual, seguidas pela recuperação da mobilidade, da força e da flexibilidade dos tecidos, para depois serem acrescentados o trabalho de estabilidade, equilíbrio, coordenação motora e treino de resistência. O conjunto desses elementos leva ao restabelecimento da função (Figura 3).[11]

No momento de alta e transição do cuidado para a rede ambulatorial e retorno à atenção primária à saúde (APS), a redação da nota de alta é de extrema importância. Essa nota deve conter os diagnósticos clínicos e funcionais do início do tratamento, assim como a variação inicial e final das medidas, como índice Barthel e MIF ou descritivo detalhado de funcionalidade, deve descrever a meta terapêutica, as técnicas realizadas, os profissionais envolvidos e o tempo de reabilitação motora em domicílio, justificando a alta da AD e o seguimento nos demais pontos da rede. É interessante descrever as orientações fornecidas ao usuário, familiares e cuidadores para a continuidade do processo de reabilitação motora. Esse documento é fundamental na transição de cuidado seguro e registro do processo de reabilitação e dos ganhos funcionais.

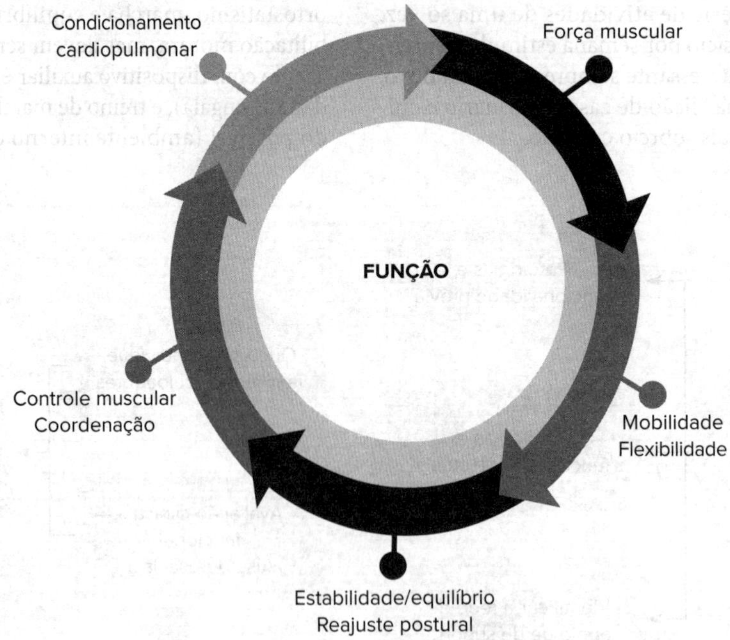

FIGURA 3

Aspectos da função.

Fonte: adaptada de Kisner C, Colby LA, 2005.[11]

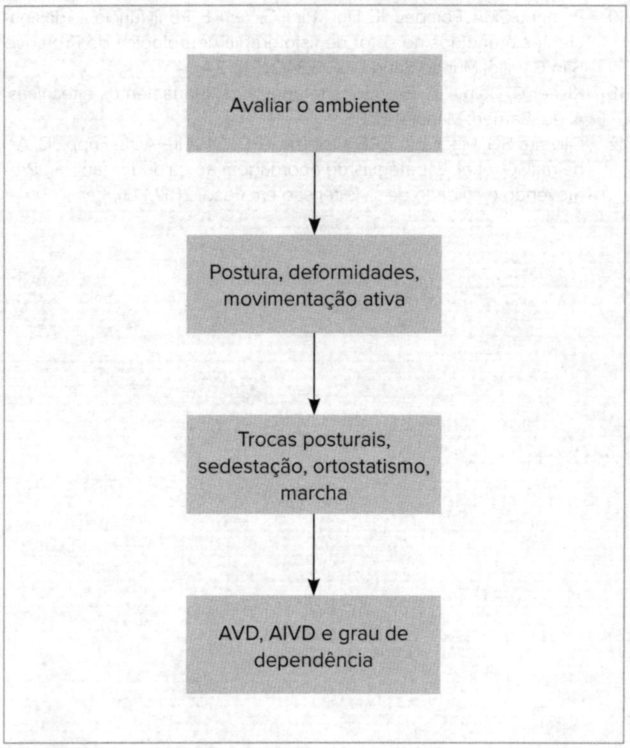

FIGURA 4

Da avaliação à meta terapêutica.

Fonte: elaborada pelas autoras.

Orientações para a equipe e familiar/cuidador

Como descrito anteriormente, as orientações para a equipe devem ser periódicas e sempre focadas no cuidado clínico-funcional e nas metas terapêuticas preestabelecidas. Se intercorrências ocorrerem ao longo do caminho, todos deverão ser orientados quanto às novas situações e decisões.

Os familiares e cuidadores precisam ser engajados no cuidado e no processo de reabilitação desde o primeiro encontro com os profissionais, e isso deve ser feito verbalmente, por meio de demonstrações práticas e, sempre que possível, incluir informações escritas e visuais para organizar a orientação. A facilitação do aprendizado acontece com o decorrer do tempo, do aprimoramento do vínculo e do reforço das informações a cada visita, sempre tentando evitar excesso de informações em um único momento de contato. Podem-se rever as orientações que outros profissionais da equipe passaram para somar as informações, criando junto com o familiar e cuidador o conhecimento e a responsabilidade do cuidado. Vídeos, manuais, grupos de discussão, capacitações e outros recursos podem ser amplamente utilizados, mas é sempre bom pensar em estratégias que estejam claramente disponíveis no momento em que são necessárias.

Precisamos sempre atentar e reforçar que o processo de reabilitação é contínuo, que não precisa ser feito todo no mesmo momento, que fracionar o cuidado e programar ao longo do dia com pausas e descansos é importante para reduzir a sobrecarga do cuidador. Além disso, é sempre bom enfatizar o aprendizado e conhecimento, compartilhando o máximo de informações com familiares e cuidadores para auxiliar na redução da ansiedade, pois o desconhecimento e a insegurança assustam e sobrecarregam. Orientar a melhor forma de execução dos cuidados e técnicas de conservação de energia devem diminuir o risco de lesões no cuidador. Tão importante é a escuta qualificada dos processos do cuidador, do quanto está conseguindo realizar o seu autocuidado, quais suas angústias e dificuldades e, assim, fornecer orientações assertivas para amenizar sua condição, além de refletir também no cuidado com o paciente.[12]

Para finalizar este tópico, cabem algumas reflexões a respeito da organização do nosso sistema de saúde. O Programa Melhor em Casa possibilita uma abordagem humanizada e integral do cuidado em ambiente conhecido do indivíduo, a possibilidade do convívio e companhia da família e a aproximação entre diferentes setores e atores de saúde. Por outro lado, a falta de instituições de cuidados paliativos ou de permanência intermediária devolve para a responsabilidade dos cuidadores leigos (sem nenhuma política pública de incentivo) pessoas previamente hígidas em um estado de profunda dependência funcional e sem recursos auxiliares, como camas hospitalares, transporte social e outros tantos. Ademais, a qualidade da rede de atenção à saúde dos municípios é muito variada; não obstante, é necessário esperar um tempo demasiadamente longo até a obtenção de uma vaga em espaço ambulatorial de reabilitação e para a confecção de uma órtese mais elaborada ou cadeira de rodas. Assim, ao mesmo tempo que os profissionais de saúde devem pautar e discutir a melhora dessas condições, elas estimulam seu fazer criativo, e, a partir dele, são apresentadas inúmeras inovações e adaptações que contribuem fortemente para a reabilitação dos indivíduos no domicílio.

Enfim, temos a mais absoluta certeza de que encerramos o capítulo abordando minimamente o universo contido dentro da reabilitação motora domiciliar, tão pouco explorado e descrito. No entanto, esperamos ter despertado a curiosidade e a vontade de saber e produzir mais sobre o assunto.

Referências

1. Organização Mundial de Saúde. Relatório Mundial sobre a Deficiência. São Paulo: Governo do Estado; 2012. 360 p.
2. Silva LWS, Durães AM, Azoubel R. Fisioterapia domiciliar: pesquisa sobre o estado da arte a partir do Niefam. Fisioter Mov. 2011;24(3).
3. O'Sullivan SB, Schmitz TJ. Fisioterapia: avaliação e tratamento. 3. ed. Rio de Janeiro: Guanabara Koogan; 2003.
4. Umphred DA. Fisioterapia neurológica. São Paulo: Manole; 1994.
5. Bezerra MIC, Lima MJMR, Lima YCPA. A visita domiciliar como ferramenta de cuidado da fisioterapia na estratégia saúde da família. Sanare. 2015;14(1):76-80.
6. Brasil. Ministério da Saúde. Portaria nº 825, de 25 de abril de 2016. Redefine a Atenção Domiciliar no âmbito do Sistema Único de Saúde (SUS) e atualiza as equipes habilitadas. Brasília, DF: Ministério da Saúde; 2017.
7. Schmeling CM, Hoepfner Júnior H, Haubricht A, Nery SA, Reinert TS. Avaliação de risco à segurança do paciente no domicílio. In: Revista Brasilei-

ra de Atenção Domiciliar. Congresso Brasileiro Interdisciplinar de Assistência Domiciliar. Núcleo de Assistência Domiciliar Interdisciplinar. 2017;3.

8. Ribeiro M, Myazaki MH, Jucá SSH, Sakamoto H, Pinto PPN, Battistella LR. Validation of the Brazilian Version of Functional Independence Measure. Acta Fisiatr. 2004;11(2):72-6.
9. Castro LBM, Diniz DO, Silveira NR, Camargos PFM, Coelho MAGM, Lima VVAF. Efeito de um protocolo de exercícios realizado em ambientes domiciliar e clínico para prevenir o risco de quedas em idosos comunitários. Fisioter Bras. 2012;13(5):359-64.
10. Pompeu SMA, Pompeu JE, Del Moral C, Yumi E. Perfil funcional dos pacientes atendidos no setor de fisioterapia neurológica do Promove São Camilo. Mundo Saúde. 1995;34(2):218-24.
11. Kisner C, Colby LA. Exercícios terapêuticos: fundamentos e técnicas. 4. ed. Barueri: Manole; 2005.
12. Oliveira SG, Machado CRS, Osielski TPO, Oliveira ADL, Fripp JC, Arrieira ICO, et al. Estratégias de abordagem ao cuidador familiar: Promovendo o cuidado de si. Extensão em Foco. 2017;1(13).

Capítulo 8

Reabilitação nutricional

Washington Luiz Abreu de Jesus

PONTOS-CHAVE

- Definições, finalidade, indicações, contraindicações, riscos, procedimentos e cuidados necessários à realização de uma terapia nutricional oral e enteral em ambiente domiciliar.

OBJETIVOS DE APRENDIZAGEM

Ao final do capítulo, o leitor deverá ser capaz de:

- Conhecer as definições e finalidades da terapia nutricional oral e enteral em ambiente domiciliar.
- Conhecer as indicações, contraindicações e riscos da terapia nutricional oral e enteral domiciliar.
- Compreender as etapas da terapia nutricional enteral em ambiente domiciliar.
- Orientar pacientes, cuidadores e familiares sobre os cuidados em terapia nutricional domiciliar.

Definições e finalidade

A nutrição é um conjunto de funções harmônicas e solidárias entre si, necessárias à manutenção da vida humana em todas as suas fases, condicionando o estado de saúde das pessoas. É importante, também, na prevenção e no tratamento de diferentes enfermidades de natureza aguda ou crônica, tanto em ambientes intra-hospitalares quanto extra-hospitalares, incluindo-se o domicílio em suas distintas modalidades.[1,2]

Como parte dos projetos terapêuticos de reabilitação funcional estabelecidos no cuidado às pessoas enfermas, um suporte nutricional adequado refere-se à administração de alimentos, soluções ou emulsões, cujo objetivo é garantir a ingestão parcial ou total de nutrientes que forneçam energia, proteínas, micronutrientes e fluidos. Tal medida pode ser realizada por meio de suplementação oral, nutrição enteral ou nutrição parenteral.[2-4]

Entende-se por terapia nutricional oral (TNO) a administração segura de alimentos modificados, fortificados ou de suplementos nutricionais orais e formulações especiais, incluindo-se as dietas industrializadas, com vistas a proporcionar o aporte de nutrientes quando a ingestão por meio da dieta não é suficiente para garantir as necessidades nutricionais diárias.[3-5]

A terapia nutricional enteral (TNE) visa à oferta de alimentos de formulação especial (industrializados ou não) a uma pessoa desnutrida ou não, que se encontre impossibilitada de realizar a ingestão de nutrientes por via oral. Tem como função complementar a ingestão por via oral, associar-se à ingestão parenteral e/ou ser a opção única de nutrição dos indivíduos em muitos casos. É realizada por meio de uma sonda inserida num trato gastrintestinal funcionante e que possua comprimento e capacidade absortiva suficiente, ou por meio de uma ostomia, a depender, inclusive, do tempo no qual o suporte nutricional esteja indicado.

A terapia nutricional parenteral (TNP), por sua vez, é a administração transitória de soluções ou emulsões nutricionais estéreis e apirogênicas de nutrientes, por via endovenosa (central ou periférica), ante uma incapacidade de funcionamento gastrintestinal diagnosticada.[3-5]

A terapia nutricional (TN) como processo assistencial de reabilitação funcional se dá nos estabelecimentos de assistência à saúde e no domicílio, por meio dos serviços de atenção domiciliar (AD), constituído por equipes multiprofissionais com o objetivo de realizar procedimentos em TN, supervisionar e avaliar as pessoas sob cuidado nutricional, garantindo a vigilância constante do seu estado clínico, de acordo com as regras estabelecidas pela legislação vigente.[5,6]

Neste capítulo, trataremos da TNO e da TNE, considerando serem esses os procedimentos de reabilitação nutricional mais aplicados no cotidiano das equipes de AD. A TNP também pode ser realizada em ambiente domiciliar, porém seu manejo deve ser feito por equipe especializada e, preferencialmente, deve estar condicionada à existência de um serviço hospitalar e de suporte diagnóstico permanente para acolher e tratar dos casos em que as complicações se estabeleçam.

Indicações e contraindicações

As indicações de TN em AD sempre dependerão do estado nutricional da pessoa assistida, sendo evidentes nos estados de privação nutricional (má nutrição); quando houver comprometimento da ingestão alimentar ou aumento relativo das necessidades nutricionais por questões de natureza orgânica ou psíquica; nas condições de distúrbio de deglutição ou de motilidade gastrintestinal; nas disfunções ou hipossuficiência gastrintestinais; ou quando associados a disfagia moderada a grave, doenças neurológicas, doenças inflamatórias intestinais, imunodeficiência adquirida, aumento das necessidades nutricionais em situações especiais passíveis de manejo domiciliar (pós-operatório tardio de ressecção de intestino delgado, fístula enterocutânea com baixo débito, queimadura com superfície corporal queimada acima de 30% em adultos e 20% em crianças etc.).[4,5,7]

Uma TN adequada depende da compreensão, por parte dos profissionais da AD, das necessidades energéticas e proteicas de cada pessoa, no seu momento clínico crítico e no acompanhamento das suas implicações. Uma pessoa clinicamente estável, porém, em desnutrição ou risco nutricional, é elegível para a implementação de TN, em qualquer circunstância. Diante da necessidade de suplementação (oral ou enteral) de nutrientes, há de se avaliar sempre as condições clínicas, analisando-se as funções vitais, principalmente nos âmbitos respiratório, cardiovascular e laboratorial. Aspectos psicossociais e culturais também devem ser considerados, uma vez que podem interferir no bom andamento e nos resultados da TN.[4,5,7,8]

Estudos realizados recentemente constataram que há ganhos significativos no tratamento e prognóstico das enfermidades em geral, quando a abordagem nutricional é adequadamente indicada, desde que não haja contraindicações. Os portadores de doenças crônicas, sequelas neurológicas, insuficiência renal, estados infecciosos e senilidade são mais vulneráveis às situações que produzem má nutrição associada à sua enfermidade de base, sendo, portanto, bastante beneficiados com a instituição de TN quando efetivamente necessário.[7,9-12]

QUADRO 1 Indicações de terapia nutricional enteral no domicílio

- Sistema digestório funcionante, capaz de digerir alimentos, absorver e metabolizar nutrientes, total ou parcialmente.
- Quando a alimentação por via oral não suprir, pelo menos, 60% das recomendações calórico-proteicas, mesmo após adaptações dietéticas.
- Quando a alimentação via oral associada ao suplemento nutricional não suprir, pelo menos, 75% das recomendações calórico-proteicas.
- Perda ponderal importante (≥ 10% do peso habitual em um período de 6 meses e índice de massa corporal para adultos < 18,5 kg/m^2 e para idosos ≤ 22 kg/m^2).

Fonte: Brasil, 2015.[3]

QUADRO 2 Contraindicações de terapia nutricional enteral no domicílio

- Quando o domicílio não dispõe de infraestrutura (água tratada, luz elétrica, refrigerador, área adequada de preparo, contato telefônico etc.), condições de higiene e suporte familiar e financeiro para a instalação de uma TNE domiciliar.
- Quando existe a expectativa de utilizar essa terapia em período muito curto, inferior a 7 dias para pacientes malnutridos e 9 dias para bem nutridos.
- Quando se verificam vômitos incontroláveis (hiperêmese), diarreia crônica, íleo paralítico intestinal, obstrução intestinal completa, fístulas jejunais e de alto débito, sangramento intestinal e isquemia gastrintestinal.

Fonte: Laís LL, Vale SHLV, 2018.[5]

Profissionais responsáveis

As equipes de TN em AD são compostas por médicos, nutricionistas, enfermeiros e farmacêuticos. Aos profissionais médicos competem a indicação e o acompanhamento das condições clínicas que determinam a necessidade da TN; aos profissionais de nutrição competem a prescrição dietética e o acompanhamento nutricional; aos profissionais de enfermagem competem o gerenciamento dos cuidados clínicos e o treinamento, de forma eficaz, de cuidadores e familiares, para evitar complicações no domicílio; aos farmacêuticos competem o provimento e a qualidade dos insumos da TN. Excepcionalmente, essas equipes podem possuir fonoaudiólogos, fisioterapeutas e até psicólogos, de acordo com as necessidades da população assistida e as diferentes modalidades assistenciais desses serviços.[3,13]

Importa destacar que a equipe de AD tem como aliado importante no cuidado compartilhado no território a equipe de atenção básica (AB), cujas competências incluem o cuidado de pessoas domiciliadas que apresentam necessidades nutricionais. O Núcleo de Apoio à Saúde da Família (NASF), que geralmente tem em sua composição profissionais de nutrição, é fundamental na definição dos cuidados às pessoas assistidas nesses serviços. Na ausência de uma equipe de AD, a equipe de AB em conjunto com o NASF é a principal responsável pelos cuidados nutricionais das pessoas no seu território.[3,4]

Riscos ou pontos críticos

Os cuidados em TN precisam acontecer desde o momento da sua indicação, sendo fundamental a tomada de decisão em equipe, embasada tecnicamente e tendo sido analisadas as condições de segurança do paciente, infraestrutura domiciliar, provimento e viabilidade terapêutica, que por se dar em ambiente domiciliar, por si só, apresenta riscos à sua implementação e é propício ao desenvolvimento de complicações. É importante, ainda, detectar as possíveis causas e traçar condutas de prevenção e controle.[3-5,13]

A TNO requer manipulação no seu preparo, por isso se deve considerar a necessidade de alguns cuidados. Inicialmente, é importante orientar e fornecer por escrito ao paciente e/ou cuidador responsável todas as informações acerca dos suplementos ou das fórmulas nutricionais indicadas, destacando as etapas de seleção, preparação, higienização, administração e controle do seu uso. Deve-se esclarecer que cuidados como a adequada higiene do ambiente, de utensílios e manipulação da formulação podem reduzir os riscos de contaminação e complicações associadas.[3-5,9]

Na nutrição enteral (NE) propriamente dita, mantêm-se as recomendações relativas à manipulação adequada por parte das equipes multiprofissionais responsáveis, considerando-se a prerrogativa técnica desse manuseio por parte da equipe de AD ou de AB, se devidamente capacitada.[3-5,9]

Complicações gastrintestinais são mais comuns, podendo se manifestar por meio de náuseas, vômitos, estase gástrica, refluxo gastroesofágico, distensão abdominal, cólicas, sensação de plenitude, flatulência, diarreia e obstipação. Podem ser agravadas por processos infecciosos relacionados à TN, associados ao comprometimento do estado imunológico e equilíbrio da microbiota intestinal ou decorrentes da contaminação da dieta em quaisquer das etapas entre o preparo e a administração, como as gastroenterocolites e a toxi-infecção alimentar. Antibioticoterapia concomitante à TN também contribui para intensificar os efeitos gastrintestinais. A utilização de formulações enterais de composição, densidade calórica e osmolaridade adequadas, boas técnicas de manipulação e a substituição regular dos frascos de dieta, equipos de nutrição e seringas, podem minimizar essas complicações.[4,5,10]

As complicações mecânicas variam de acordo com o tipo e a localização da sonda alimentar, sendo mais comuns a infecção da pele, erosão nasal, necrose, abscesso septonasal, sinusite aguda, rouquidão, otite, faringite, esofagite, ulceração esofágica, estenose, fístula traqueoesofágica, ruptura de varizes esofágicas, vazamento de conteúdo gástrico, obstrução, saída, migração acidental ou deterioração da sonda. O uso de sondas de calibre adequado com o monitoramento periódico do seu conteúdo luminal e posição no trato gastrintestinal pode minimizar essas complicações.[4,5,10]

Complicações metabólicas são menos frequentes, podendo se manifestar por meio de alterações no perfil glicêmico, com hiper ou hipoglicemia; do equilíbrio hidroeletrolítico, com hiper-hidratação ou desidratação, distúrbios de eletrólitos e de micronutrientes; e alterações do perfil hepático e do lipidograma. Além das complicações mencionadas, pode ocorrer pneumonia aspirativa ou infecciosa associada à TN, como monotonia alimentar, xerostomia, excesso de sede, falta de estímulo ao paladar, insociabilidade e depressão.[4,5,10]

Material utilizado

Terapia nutricional oral

- A cozinha do domicílio é o local de preparo dos alimentos modificados, fortificados ou suplementos nutricionais orais e formulações especiais utilizados na TNO. A depender das condições do domicílio, um local separado pode ser destinado à manipulação dessa suplementação.
- Devem estar disponíveis e devidamente limpos e higienizados a pia, mesa, utensílios e equipamentos de cozinha (liquidificador, peneira e funil), recipientes para a administração da dieta.[3,5]
- A higienização do ambiente, utensílios, equipamentos e recipientes pode ser feita com água sanitária diluída (20 mL/litro de água potável).[3,5]
- Destaca-se a importância da água filtrada e/ou fervida para o preparo dos alimentos, esta última útil em temperatura ambiente.

Terapia nutricional enteral via sonda gástrica ou entérica

- O material utilizado pela equipe de AD para administração da NE deve ser previamente esterilizado, e sua manipulação, feita com técnica asséptica.[3,5,13,14]
- Luvas estéreis, avental e máscara cirúrgica para paramentação do profissional.
- Campo esterilizado para a acomodação do material para sondagem gástrica ou entérica.
- Sonda alimentar (gástrica ou entérica): tubo fino e flexível, de material tipo poliuretano ou silicone, que permite o alimento chegar ao estômago ou intestino.
- Equipo de nutrição: tubo de PVC, que permite o transporte da dieta enteral do frasco à sonda do paciente.
- Seringa de 50 mL: para higienização da sonda.
- Frasco plástico (para dietas de sistema aberto): recipiente de plástico, graduado, com capacidade para 300 ou 500 mL, para acondicionamento da dieta enteral.
- Frasco de dieta enteral em sistema fechado.
- Esparadrapo hipoalergênico: para fixação da sonda.
- Bomba de infusão (se solicitada pela equipe que acompanhará o paciente): equipamento que controla o volume de dieta enteral a ser infundido no paciente.
- Água filtrada e/ou fervida: em temperatura ambiente.

Descrição da técnica

Diagnóstico nutricional e metabólico

- O diagnóstico nutricional e a possível indicação da TN oral ou enteral domiciliar devem ser feitos após análise multidisciplinar. Utilizando instrumento de triagem nutricional, a equipe de AD deve inicialmente definir o risco nutricional da pessoa, identificando estados de má nutrição. Sugerimos a Avaliação Subjetiva Global (ASG), para aplicação em diferentes condições clínicas, principalmente em pacientes idosos; e a Ferramenta Universal para Rastreio da Má Nutrição (MUST), para aplicação ambulatorial em adultos, idosos, lactentes e gestantes.[11,15-18] Na triagem do risco nutricional de crianças, tem sido utilizada a ferramenta STRONG Kids,[18-20] porém ainda não foi validada para uso ambulatorial.

(Selecione a categoria apropriada com um X ou entre com valor numérico onde indicado por "#")

A. História

1. Alteração no peso

Perda total nos últimos 6 meses: total = # ____ kg; % perda = # ____

Alteração nas últimas duas semanas: ___ aumento ___ sem alteração ___ diminuição

2. Alteração na ingestão alimentar

____ sem alteração

____ alterada ____ duração = # ____ semanas

____ tipo: ____ dieta sólida subótima ____ dieta líquida completa ____ líquidos hipocalóricos ____ inanição

3. Sintomas gastrintestinais (que persistam por > 2 semanas)

____ nenhum ____ náusea ____ vômitos ____ diarreia ____ anorexia

4. Capacidade funcional

____ sem disfunção (capacidade completa)

____ disfunção ____ duração = # ____ semanas

____ tipo: ____ trabalho subótimo ____ ambulatório ____ acamado

5. Doença e sua relação com necessidades nutricionais

Diagnóstico primário

(especificar) ____

Demanda metabólica (estresse): ____ sem estresse ____ baixo estresse ____ estresse moderado ____ estresse elevado

B. Exame físico (para cada categoria, especificar: 0 = normal, l+ = leve, 2+ = moderado, 3+ = grave)

____ perda de gordura subcutânea (tríceps, tórax)

____ perda muscular (quadríceps, deltoide)

____ edema tornozelo

____ edema sacral

____ ascite

C. Avaliação subjetiva global (selecione uma)

____ A = bem nutrido

____ B = moderadamente (ou suspeita de ser) desnutrido

____ C = gravemente desnutrido

Figura 1 Avaliação subjetiva global do estado nutricional.
Fonte: adaptada de Barbosa-Silva MCG, Barros AJD, 2002.[16]

- Colher a história clínica completa (anamnese), incluindo o inquérito alimentar. Para isso, a equipe de AD pode usar ferramentas como o recordatório alimentar de 24 horas, o questionário de frequência alimentar e o diário alimentar.[17]
- Realizar o exame físico geral, incluindo antropometria com definição real ou estimada de peso corporal e estatura, e o cálculo do índice de massa corporal, identificando-se o estado de higidez nutricional da pessoa e definindo se ela está eutrófica ou com malnutrição.[3,4]
- Realizar coleta domiciliar de exames laboratoriais complementares, se necessário, identificando as possíveis carências nutricionais por meio da avaliação de função hepática, função renal, perfil de proteínas séricas, perfil de eletrólitos, perfil glicêmico, lipidograma e verificação de marcadores inflamatórios.[3,4,8]

Definição das necessidades nutricionais

- As necessidades nutricionais da pessoa são estabelecidas com o cálculo gasto energético total (GET), considerando-se os requerimentos energéticos diários e, em seguida, realizando-se a distribuição desse GET pelos três macronutrientes (carboidratos, lipídios e proteínas) e definindo-se a oferta de micronutrientes, de água e de eletrólitos adequadas ao suporte nutricional proposto (complementar ou suplementar).[4,9]
- Calcular o GET pela regra de bolso: 20 a 25 kcal/kg/dia, considerando-se o peso ajustado da pessoa.[2,15]
- Distribuir o total de calorias pelos macronutrientes, de acordo com cada situação clínica, na proporção de 50% a 60% de carboidratos, 30% a 35% de lipídios e 15% a 20% de proteínas.[4,6,21]
- Considerando-se as quantidades requeridas mínimas e máximas para cada macronutrientes, podem-se adotar como valores de referência: a) para proteínas – 1,5 a 2,5 g/kg/dia; b) para carboidratos – 3 a 4 g/kg/dia; c) para lipídios – 0,7 a 1,1 g/kg/dia.[4,6,21]
- As necessidades de reposição hídrica são calculadas pela regra de 30 a 35 mL/kg/dia ou 1 a cada 1,5 mL/kcal/dia de dieta enteral, ajustado de acordo com a idade e o estado metabólico da pessoa.[4,6,21]
- Eletrólitos e elementos-traço são calculados a partir das necessidades de requerimento diário para cada pessoa.[21]

Prescrição da terapia nutricional domiciliar (oral e enteral)

- Definir o tipo de dieta e a via de administração; calcular o volume a ser ingerido/infundido, o modo da ingestão/infusão, o tempo de administração; calcular a hidratação complementar necessária.[4,6,18,21]
- TNO: dieta por via oral (geral, branda, pastosa ou líquida), fracionada (g/dia ou mL/dia) e administrada de modo intermitente (número de refeições), no intervalo de (horas). Administrar água em volume complementar total (mL) nos intervalos para manter o controle das complicações, se necessário.
- TNE: dieta enteral (polimérica, monomérica ou oligomérica) por sonda (nasogástrica ou nasoentérica), no volume total de (mL/dia) ou fracionado (mL/hora), a ser administrado de modo (intermitente ou contínuo), no intervalo de (horas), em até (vezes ao dia). Administrar água em volume complementar total (mL) nos intervalos para manter o equilíbrio hídrico, se necessário.

Acompanhamento clínico e nutricional

- Cuidar da segurança do paciente, manter acompanhamento dos dados vitais e controles metabólico e hidroeletrolítico, por meio de avaliação clínica multidisciplinar e da análise periódica dos parâmetros nutricionais, conforme protocolos clínicos embasados em evidências.[4-6,18,21]
- O cuidado nutricional em qualquer tipo de serviço deve seguir os padrões internacionais de qualidade, com um permanente processo de avaliação, diagnóstico, intervenção e monitoramento/aferição de resultados.[4,5,18]

QUADRO 3 Orientações para equipe e familiar/cuidador

- A higiene adequada das mãos é fundamental para evitar contaminações.
- O local de preparo deve estar limpo e higienizado, os ingredientes devem ser separados, e deve-se verificar a integridade das embalagens, se os produtos estão dentro do prazo de validade e se alimentos *in natura* estão íntegros.
- Os utensílios utilizados no preparo da fórmula nutricional, como colheres, panelas e copo de liquidificador, devem ser higienizados antes e depois do preparo da fórmula nutricional.
- Os frascos, equipos e seringas devem ser mantidos limpos e sem resíduo da fórmula. O êmbolo da seringa deve deslizar bem, e o equipo deve permanecer flexível e transparente.
- As fórmulas nutricionais podem ser preparadas para cada horário de administração ou, no máximo, em quantidade necessária para 1 dia, desde que acondicionadas sob refrigeração. Quanto maior a manipulação da fórmula nutricional, maior o risco de contaminação.

Fonte: Brasil, 2015.[3]

Referências

1. Ross AC, Caballero B, Cousins RJ, Tucker KL, Ziegler TR, organizadores. Nutrição moderna de Shils na saúde e na doença. 11. ed. Barueri: Manole; 2016.
2. Vanucci H, coordenador. Nutrição clínica. Rio de Janeiro: Guanabara Koogan; 2012.
3. Brasil. Ministério da Saúde. Secretaria de Atenção à Saúde. Departamento de Atenção Básica. Cuidados em terapia nutricional. Brasília, DF: Ministério da Saúde; 2015.
4. Schieferdecker MEM, Thieme RD, organizadoras. Terapia nutricional domiciliar. 1. ed. Rio de Janeiro: Rubio; 2019.
5. Laís LL, Vale SHLV, organizadores. Guia de nutrição enteral ambulatorial e domiciliar. Natal: Edição do Autor; 2018. 79 p.
6. Brasil. Ministério da Saúde. Secretaria de Atenção à Saúde. Manual de terapia nutricional na atenção especializada hospitalar no âmbito do Sistema Único de Saúde – SUS. Brasília, DF: Ministério da Saúde; 2016.
7. Clark A, Imran J, Madni T, Wolf SE. Nutrition and metabolism in burn patients. Burns Trauma. 2017;5:11.
8. Durfee SM, Adams SC, Arthur E, Corrigan ML, Hammond K, Kovacevich DS, et al. A.S.P.E.N. Standards for Nutrition Support: Home and Alternate Site Care. Nutr Clin Pract. 2014;29(4):542-55.
9. Bischoff SC, Austin P, Boeykens K, Chourdakis M, Cuerda C, Jonkers-Schuitema C. ESPEN guideline on home enteral nutrition. Clin Nutr. 2020;39(1):5-22.
10. Cawsey SI, Soo J, Gramlich LM. Home enteral nutrition: outcomes relative to indication. Nutr Clin Pract. 2010;25(3):296-300.
11. Chao PC, Chuang HJ, Tsao LY, Chen P-Y, Hsu C-F, Lin H-C, et al. The Malnutrition Universal Screening Tool (MUST) and a nutrition education program for high risk cancer patients: strategies to improve dietary intake in cancer patients. Biomedicine (Taipei). 2015;5(3):17.
12. Labrada-Despaigne A. Alternativa nutricional ambulatoria en pacientes de larga estadía. Archivos del Hospital Universitario "General Calixto García". 2017.
13. Brasil. Agência Nacional de Vigilância Sanitária. Resolução da Diretoria Colegiada, nº 63, de 6 de julho de 2000. Regulamento Técnico para a Terapia de Nutrição Enteral. Brasília, DF: Diário Oficial da União; 2000.
14. Brasil. Agência Nacional de Vigilância Sanitária. Resolução da Diretoria Colegiada, nº 21, de 13 de maio de 2015. Brasília, DF: Diário Oficial da União; 2015.
15. Tirapegui J, Ribeiro SML, organizadores. Avaliação nutricional – teoria e prática. Rio de Janeiro: Guanabara Koogan; 2013. p. 191-209.
16. Barbosa-Silva MCG, Barros AJD. Avaliação nutricional subjetiva: Parte 1 - Revisão de sua validade após duas décadas de uso. Arq Gastroenterol. 2002;39(3):181-7.
17. Sampaio LR, Silva MCM, Roriz AKC, Leite VR. Inquérito alimentar. In: Sampaio LR, organizadora. Avaliação nutricional. Salvador: EDUFBA; 2012.
18. Fidelix MSP, organizadora. Manual Orientativo: Sistematização do Cuidado de Nutrição. São Paulo: Associação Brasileira de Nutrição; 2014.
19. Maciel JR, Nakano EY, Carvalho KM, Dutra ES. STRONGkids validation: tool accuracy. J Pediatr. 2020;96(3):371-8.
20. Santos CA, Rosa COB, Franceschini SCC, Firmino HH, Ribeiro AQ. Usefulness of the StrongKids Screening Tool in Detecting Anemia and Inflammation in Hospitalized Pediatric Patients. J Am Coll Nutr. 2021;40(2):155-163.
21. Padovani RM, Amaya-Farfán J, Colugnati FAB, Domene SMA. Dietary reference intakes: aplicabilidade das tabelas em estudos nutricionais. Rev Nutr. 2006;19(6):741-60.

Capítulo 9

Reabilitação fonoaudiológica

Vanessa Tomé Gonçalves Calado
Marina Padovani
Larissa Suyama da Silva
Patrícia Rocha dos Santos

PONTOS-CHAVE

- Definição de afasia, distúrbio linguístico-cognitivo, disartrofonia e apraxia de fala adquirida.
- Atuação da fonoaudiologia nos transtornos adquiridos de cognição, fala e linguagem.
- Pontos importantes sobre avaliação e terapia fonoaudiológica em âmbito domiciliar.
- Interface entre disfagia e alterações de cognição, linguagem e fala adquiridas.
- Importância do fonoaudiólogo na educação em saúde para usuários, familiares, cuidadores e comunidade.

OBJETIVOS DE APRENDIZAGEM

Ao final do capítulo, o leitor deverá ser capaz de:

- Compreender aspectos importantes envolvendo a atuação fonoaudiológica nos transtornos adquiridos de fala, linguagem e cognição.
- Compreender aspectos da avaliação e reabilitação da afasia, disartrofonia, apraxia de fala adquirida e distúrbio linguístico-cognitivo na perspectiva da atenção domiciliar.
- Discutir sobre tomada de decisão e conduta nos distúrbios de linguagem, fala e cognição adquiridos.
- Discutir sobre articulação com a rede de atenção à saúde e a comunidade e possibilidades de trabalho com o paciente integrante do atendimento domiciliar.

Definição

Afasia é um distúrbio de linguagem definido como um comprometimento na expressão e/ou compreensão oral e escrita em decorrência de uma lesão no sistema nervoso central.[1] A causa mais comum é o acidente vascular encefálico (AVE), com lesão no hemisfério esquerdo, lado dominante para a linguagem na maior parte da população. Entretanto, há outras causas, como o traumatismo cranioencefálico (TCE), aneurisma, tumor encefálico, infecções e as afasias progressivas primárias (APP).

Além da afasia, outro comprometimento encontrado nas lesões neurológicas adquiridas, como nos vários tipos de demência, na lesão do hemisfério direito (LHD) e nas lesões difusas causadas pelo TCE, é o distúrbio linguístico-cognitivo. As habilidades cognitivas que podem estar alteradas nesse distúrbio são: atenção; memória (em especial a de trabalho, responsável por novos aprendizados); organização; julgamento; raciocínio; resolução de problemas; velocidade de processamento; função executiva e automonitoramento.[2] Existe uma interação dinâmica entre a linguagem e a cognição, fazendo da linguagem a mediação dos processos cognitivos e a cognição, possibilitando o uso adequado das competências linguísticas.[3]

É comum que esses pacientes também apresentem alterações na motricidade orofacial e na deglutição (disfagia), além de quadros clínicos com predomínio de alterações sensoriomotoras devido a lesões de nervos cranianos. Entretanto, quando o paciente apresenta um déficit de linguagem e cognição, também pode demonstrar dificuldade na reabilitação da disfagia, na execução de comandos, no automonitoramento e na correção dos seus déficits.

Disartrofonias são transtornos da fala resultantes de distúrbios no controle do mecanismo de fala, devido a danos no sistema nervoso central ou periférico,[4] podendo ocorrer comprometimento de várias funções simultaneamente, como a respiração, fonação, articulação, ressonância e prosódia. A classificação dessa condição pode ocorrer sob diversas perspectivas, como de acordo com a etiologia,[5] localização da lesão,[4] características auditivas e acústicas da voz e da fala,[6] ou por aspectos vocais e laríngeos.[7] As classificações facilitam a identificação do tipo de disartria, trazendo a compreensão de suas manifestações típicas e até do prognóstico, mas a avaliação detalhada de cada subsistema da fala é o que norteia a intervenção.[8] Os aspectos alterados da fala e da voz, o prejuízo funcional, a limitação e a restrição da participação em diferentes atividades podem variar em intensidade, dependendo do tipo de disartria.[9]

Dependendo do transtorno neurológico, o comprometimento da fala e da voz pode variar de 20%, nos casos de tremor essencial,[10] a 80%, nos casos de esclerose lateral amiotrófica,[11] ou 89% nos indivíduos com doença de Parkinson.[12] Alterações vocais, no ritmo e na velocidade de fala, em geral são encontradas nos indivíduos com transtornos neurológicos, fazendo parte do quadro de sinais e sintomas, muitas vezes peculiares, de determinadas doenças.[13] As alterações que envolvem as estruturas orofaciais, cervicais e laríngeas e comprometem a fonoarticulação também podem prejudicar a deglutição, a depender da intensidade do prejuízo sensoriomotor. No atendimento domiciliar, a avaliação será breve, mas seus achados devem:

- Caracterizar e diferenciar alterações de linguagem dos distúrbios motores da fala, como a apraxia e a disartrofonia.
- Orientar o planejamento terapêutico, de forma a minimizar o impacto das alterações de fala, linguagem e cognição em sua funcionalidade durante as atividades de vida diária.
- Preparar o indivíduo para a possibilidade de reabilitação em outros equipamentos da rede de atenção à saúde (RAS).

O fonoaudiólogo é o profissional responsável pelo diagnóstico dos distúrbios da linguagem e fala, avaliando as habilidades comunicativas, identificando pontos fortes e fracos na comunicação, além das inter-relações entre as funções cognitivas por meio de tarefas e/ou testes formais validados. Após o diagnóstico, a intervenção nessas alterações e orientação aos cuidadores, familiares e equipe multidisciplinar em relação ao manejo dessas alterações também é de competência desse profissional.[14]

Sabe-se que o atendimento no Melhor em Casa tem um caráter mais dinâmico, visando à estabilização do quadro do paciente e à organização da família para o seguimento do cuidado. Assim, há a necessidade de um conhecimento da rede que componha o território para o posterior encaminhamento e a comunicação entre profissionais, pois a organização da situação pós-alta hospitalar, por exemplo, se dará no domicílio, mas a reabilitação em si se dará em outros equipamentos (CER, centros de convivência etc.).

Outro objetivo do fonoaudiólogo que cuidará do paciente no domicílio é minimizar comprometimentos de linguagem que possam ser instaurados no início da recuperação e que podem se tornar marcas na comunicação entre familiares que são difíceis de serem ressignificadas posteriormente, além de organizar e maximizar as potencialidades comunicativas já instaladas naturalmente pela necessidade de interação com o paciente no dia a dia.

O primeiro passo quando se pensa em diagnóstico fonoaudiológico é a realização de uma anamnese com o paciente e familiares, devendo conter informações prévias, mas especialmente relacionadas ao seu histórico neurológico. Tais informações também permitem ao terapeuta ter indicadores sobre o seu prognóstico: idade; nacionalidade; escolaridade; profissão; dominância manual; tipo, localização e extensão da lesão neurológica; medicações; queixas comunicativas atuais e pregressas ao início da doença (se houver); melhoras espontâneas observadas desde a ocorrência da lesão encefálica até o momento; atividades de vida diária desempenhadas; medicamentos em uso.

No âmbito domiciliar, o ponto de partida da avaliação fonoaudiológica deve ser a comunicação funcional, ou seja, a capacidade do indivíduo de se comunicar nas atividades de vida diária e sua participação social no ambiente em que está inserido. Pode-se verificar como esse indivíduo expressa suas necessidades básicas (exemplo: quando sente dor ou quando está com fome), como expressa solicitações (exemplo: gostaria de mudar de posição), responde a comandos verbais ou não verbais (exemplo: levantar o braço para vestir a camisa por meio de ordem verbal ou modelo gestual), compreende contextos (exemplo: saída de algum familiar), identifica pessoas ou objetos com os quais tinha familiaridade (exemplo: reconhece a visita do familiar ou amigo, lembra-se de determinado objeto de estima).

Além disso, a avaliação fonoaudiológica deve ser composta por tarefas que permitam observar o funcionamento da linguagem oral e escrita. Na impossibilidade de aplicação de testes formais de linguagem que comumente são extensos e podem não se enquadrar no modelo de atendimento domiciliar proposto pelo Melhor em Casa pelo curto prazo para todo o processo, cabe ao fonoaudiólogo adaptar a avaliação para o contexto referido. É aconselhável o uso de figuras previamente selecionadas, objetos concretos encontrados no próprio domicílio, fotos de familiares, entre outros. O que avaliar e como fazê-lo se torna mais importante do que o instrumento propriamente dito.

Para a compreensão oral, podem-se utilizar ordens verbais de baixa, média e alta complexidade e, na compreensão gráfica, iniciar com o uso de palavras escritas, evoluindo para frases e histórias. Na avaliação da emissão oral, devem-se caracterizar os níveis fonético/fonológico, sintático/semântico e pragmático/discursivo com o uso de figuras e objetos concretos para a habilidade de nomeação, pranchas de narração para avaliação do discurso, palavras e frases para a habilidade de repetição, testes de fluência verbal semântica e/ou fonêmica para avaliação da fluência e outras habilidades cognitivas, como a função executiva, entre outras. Na emissão gráfica, devem ser investigados os níveis grafêmico/silábico, lexical/sintático-semântico e pragmático/discursivo com tarefas de nomeação e narração escrita, ditado de palavras e frases e cópia. É essencial que o fonoaudiólogo caracterize o padrão de comunicação do indivíduo e suas manifestações fonoaudiológicas.

É importante também citar os testes formais para a avaliação da linguagem, cognição e praxias. Vale ressaltar que estes devem ser selecionados a partir do histórico neurológico e queixas de comunicação relatadas pelo paciente ou familiares:

- Bateria Montreal-Toulouse (MTL): traduzida e adaptada para a população brasileira, é composta por provas capazes de caracterizar a compreensão e emissão oral e escrita, além de praxias e cálculos a partir de 22 tarefas.[15]

- Bateria Montreal de Avaliação da Comunicação (Bateria MAC ou versão Bateria MAC Breve): avalia quatro processos comunicativos: discursivo, pragmático-inferencial, léxico-semântico e prosódico. Indicada para avaliação em LHD e outras populações neurológicas como TCE e demência.[16]
- Narração de cena figurativa *O roubo dos biscoitos*: permite avaliação do discurso em todos os seus aspectos linguísticos e cognitivos.
- Teste BEST-2: rastreio elaborado para aplicação à beira do leito, visando à detecção de alterações de linguagem.[17]
- Teste de Nomeação de Boston: avalia a habilidade de nomeação por confrontação visual.[18]
- Teste de fluência verbal semântica e fonêmica: avalia habilidade de atenção sustentada, capacidade de iniciar uma busca sistemática, função executiva, estratégias para evocação, integridade da memória de trabalho, memória semântica no teste semântico e funcionamento das associações fonológicas às unidades léxicas no teste fonêmico.[19]
- Teste de Token: avalia fundamentalmente a compreensão auditiva, além de aspectos cognitivos como a memória de trabalho.[20]
- MoCA-B (Montreal Cognitive Assessment Basic): permite o rastreio quantitativo e qualitativo das funções cognitivas de modo rápido e prático; porém, se aplicado de forma isolada, não é suficiente para diagnóstico.[21]
- Neupsilin: bateria breve que avalia as oito principais funções neuropsicológicas (orientação temporoespacial, atenção sustentada, percepção, memória, habilidades aritméticas, linguagem, praxias e funções executivas). Há estudos iniciais voltados para afásicos.[22]
- Protocolo da Avaliação da Disartria: adaptado para o português, com aplicabilidade efetiva na doença de Parkinson e tarefas padronizadas para os cinco subsistemas da fala: respiração, fonação, articulação, ressonância e prosódia.[23]

Após a avaliação fonoaudiológica, o profissional deve estar apto a identificar em qual nível há maior comprometimento, se na compreensão ou na expressão da linguagem. Vale ressaltar que, entre as afasias fluentes, o indivíduo tem como principal dificuldade a compreensão da própria linguagem e da mensagem do interlocutor, é capaz de emitir palavras e até frases, entretanto seu conteúdo pode não ser adequado e o indivíduo não consegue perceber e corrigir suas falhas. Entre as afasias não fluentes, a principal falha está na expressão oral, podendo haver mutismo ou emissão de palavras repetidas incoerentes ao discurso, mas a compreensão é razoavelmente adequada.

Nos distúrbios linguístico-cognitivos, o fonoaudiólogo deve identificar quais funções cognitivas alteradas estão prejudicando o funcionamento da linguagem e de sua comunicação e interação com o outro, além de identificar suas manifestações e comportamentos.

Nas disartrofonias, os recursos clínicos fonoaudiológicos disponíveis para a sua compreensão baseiam-se no tripé formado por avaliação perceptivo-auditivo-visual, avaliação acústica da voz e fala e autoavaliação do paciente.

As tarefas tipicamente usadas na avaliação das disartrofonias são: fonação de vogal sustentada, repetição de sílaba, leitura de texto e conversação. Tais tarefas permitem classificar o tipo da disartrofonia, descrever subgrupos e variações individuais, e indicam a possível fisiopatologia nos subsistemas da produção da fala.[24] A avaliação clínica em geral identifica as alterações de voz, ritmo e velocidade de fala, típicas nas disartrias.[13]

A avaliação clínica bem detalhada dos subsistemas da fala pode contribuir para o diagnóstico, condição primordial para que o planejamento terapêutico seja feito e haja mais chances de êxito,[25] sendo recomendado o uso de instrumentos validados. Da mesma forma, o diagnóstico diferencial entre as diversas disartrofonias pode ser feito clinicamente pelo fonoaudiólogo.[26] Em determinadas doenças neurológicas, a alteração vocal e de comunicação pode aparecer como primeiro sintoma; nesse sentido, a caracterização da manifestação das diferentes disartrofonias a partir de testes clínicos pode contribuir para a maior acurácia de sua identificação.

Ribeiro e Ortiz (2009)[27] analisaram sessenta protocolos de disartria, encontrando o predomínio das seguintes características: ciclos respiratórios curtos, voz rouca, hipernasal, alteração moderada a grave de articulação, discreta alteração de prosódia e velocidade lenta de fala nos tipos de disartria mais observados, a saber, disartria do neurônio motor unilateral e flácida. Tais comprometimentos podem interferir tanto na pressurização de fase oral da deglutição, dificultando o transporte do bolo alimentar para a região posterior da cavidade oral, como a segurança, trazendo risco de penetração laríngea/aspiração traqueal por alterações laríngeas e/ou respiratórias.

Atualmente, o protocolo com validação de conteúdo no português brasileiro apresenta tarefas predeterminadas para cada subsistema, com escala de Likert de 7 pontos para marcação do desvio de cada subsistema, e um escore geral da soma de cada subsistema indicando grau geral de disartria.[23] Esse protocolo pode ser empregado nas avaliações domiciliares pela fácil e rápida aplicabilidade.

A escala analógico-visual, opção recente para avaliação perceptivo-auditivo-vocal, foi apresentada como robusta e sem influências de aspectos culturais.[28] Sua utilização na avaliação das disartrias ainda é incipiente, mas se mostra promissora na distinção delas.[29] Os parâmetros sugeridos para a sua aplicação são desvio geral da qualidade vocal, estabilidade vocal, integridade articulatória e ritmo e fala.[30]

De forma complementar, a avaliação acústica vocal e de fala pode identificar mudanças ainda incipientes ao ouvido humano, evidenciando quadros iniciais e oferecendo dados objetivos para comparações posteriores.[31] Os principais objetivos da sua aplicação nas doenças neurológicas são: contribuir para o diagnóstico de diferentes subsistemas neurológicos; documentar a degeneração progressiva de uma doença neurológica; identificar manifestações subclínicas dessa doença.[32]

Nas últimas décadas, o desenvolvimento de sistemas de análise e programas de baixo custo facilitou o uso da análise acústica vocal, popularizando as medidas que eram antes possíveis somente nos grandes centros de pesquisa. Uma opção gratuita que pode ser considerada atualmente é o PRAAT, com espectrografia e medidas de perturbação, também incluindo as cepstrais e de trechos de fala.

Algumas medidas que podem colaborar com o diagnóstico das disartrofonias e seu acompanhamento são variabilidade da frequência fundamental, em semitons, e a diadococinesia fonoarticulatória, também chamada de tarefa motora de fala alternada e sequencial.

A variabilidade da frequência fundamental da vogal sustentada visa evidenciar a falta de controle neural na sustentação da sonorização. Os valores dessa medida não ultrapassam dois semitons em população não neurológica e estão acima de três semitons na vigência de algum transtorno motor da fala.[30,33] Essa medida pode ser realizada posteriormente, a partir da gravação das emissões em sessão domiciliar.

A diadococinesia fonoarticulatória corresponde à habilidade de realizar rápidas repetições de segmentos simples de fala, constituindo um índice acústico da velocidade dos movimentos articulatórios e da posição dos articuladores, por isso é considerada teste de habilidade neurológica. Tem sido sugerida como sensível às rupturas motoras, principalmente de natureza neurológica. Por não sofrer influência das propriedades da linguagem, pode ter um valor universal na caracterização de transtornos motores da fala. A prova de diadococinesia pode ser feita com enfoque laríngeo, a partir da repetição da vogal /a/, ou na fala, por meio da repetição de uma mesma sílaba, na construção consoante-vogal, como /pa/, /ta/, /ka/ ou com diferentes sílabas /pataka/. Esse índice, em geral, é determinado pelo número de sílabas por segundo, sendo que os valores normais para /pa/, /ta/ e /ka/ estão acima de 6 sílabas/segundo para jovens e 5,5 sílabas/segundo para idosos.[34]

Encontra-se na literatura, de forma geral, referência à lentidão, pouca acurácia e inconsistência na diadococinesia oral em uma larga faixa de transtornos neurológicos e até funcionais.[35] A prova de diadococinesia tem sido correlacionada à clareza de articulação,[36] à severidade da disartrofonia e à inteligibilidade de fala.[37]

Apesar da contribuição das medidas acústicas e fisiológicas, as conclusões extraídas da avaliação perceptivo-auditiva da fala são o padrão-ouro. No entanto, a avaliação perceptivo-auditiva caracteriza, mas não discrimina os diversos transtornos. A especificidade da avaliação clínica é prejudicada devido à presença de características que não são exclusivas para determinadas doenças, como a lentidão ou a alteração do ritmo na repetição de sílabas.[38]

A caracterização típica das disartrofonias, tradicionalmente delineada pela combinação de dados perceptuais e acústicos, tem sido complementada há algumas décadas pela busca da compreensão do impacto do transtorno da fala na qualidade de vida do paciente. Esse dado é fundamental para elucidar o real comprometimento da comunicação em diversas situações, além de possibilitar a customização de programas de reabilitação. Para a área dos transtornos motores da fala, o protocolo Vivendo com Disartria,[39] baseado no *Living with Diysarthria*,[9] pontua o grau de interferência das alterações do paciente em diversas situações, dos níveis cognitivos ao fonoarticulatório da comunicação, passando por aspectos ambientais, sociais e emocionais. A versão original encontrou dificuldades relacionadas à restrição de participação na comunicação, possibilidade de participar ativamente em estudos e no trabalho e expressar a personalidade, além da relação com a emoção e o número de familiares em situações comunicativas, sem correlação entre o grau de dificuldade com idade, sexo, diagnóstico, duração da doença ou emprego. A intensidade da disartrofonia não pode predizer a extensão da percepção das dificuldades de comunicação, podendo ser impactante mesmo em graus leves.

Pelo fato de o processamento da linguagem envolver uma ampla rede de conexões e diversas áreas no córtex e nas regiões subcorticais, torna-se vulnerável a falhas em decorrência das lesões no sistema nervoso central.

É preciso enfatizar a importância da relação com alterações de cognição, linguagem e fala com a disfagia. As fases antecipatória e preparatória oral da deglutição podem sofrer influências cognitivas que limitam a autorregulação, percepção e controle de fatores de risco e desenvolvimento de estratégias compensatórias. Dificuldades como agnosia (não reconhecer a situação alimentar), apraxia (dificuldade de manuseio de talheres e *performance* voluntária das ações orais), memória (perdas de pistas no ato de se alimentar e esquecer de quando se alimentou), dificuldades perceptuais e espaciais (localizar talheres, alimentos), disfunção executiva (comportamentos inapropriados para a escolha de alimentos, reflexos primitivos interpretados erroneamente como recusa) e de linguagem (não expressa o que quer comer, dificuldade para seguir pistas e facilitações)[40] são problemas que podem interferir diretamente em sua deglutição, trazendo risco à vida, o que reforça ainda mais a importância de avaliar e intervir nesses aspectos relacionados à fala, linguagem e cognição.

A terapia de linguagem será indicada em todos os casos em que forem verificados déficits de linguagem e com impacto nas atividades de vida diária, no qual o fonoaudiólogo deve se atentar a três focos:

- Recuperação: trata-se do déficit funcional, na expectativa de restabelecimento da função (por exemplo, trabalhar o déficit de discriminação auditiva que está alterado).
- Reconstituição: trata-se das capacidades intactas para melhorar a alterada (melhorar o reconhecimento visual de letras por meio do sistema somestésico que está intacto).
- Reorganização (compensação): busca-se oferecer via alternativa que leve à realização da função (exemplo: comunicação alternativa).

O foco terapêutico deve ser escolhido considerando-se variáveis como etiologia da lesão, gravidade e tipo de distúrbio de linguagem, cognição e/ou fala, idade e gênero, alterações associadas, meio social e escolaridade, motivação, personalidade e estado psicológico, início da terapia.[41] Se o início da terapia ocorrer na fase aguda, ou seja, até os 6 primeiros meses, sabe-se que há maiores chances de melhoras espontâneas, por isso utilizar estratégias de recuperação é recomendável, embora os métodos não sejam excludentes e possam ser alternados ao longo do tratamento.[42]

A intervenção para as disartrofonias deve estar baseada nos princípios do aprendizado motor, com adequação ou adaptação, dentro do possível, das condições sensoriomotoras para a propriocepção oral e execução motora dos movimentos fonoarticulatórios orais e verbais, com técnicas constantes, em bloco ou aleatórias, com transferência gradativa, mas desde a primeira sessão, para emissões que possam ser funcionais. A modelagem pode ser uma estratégia aplicada, com oferta de recursos para *feedback* visual e auditivo, concomitante ou logo após a execução da técnica.[43] Todos os subsistemas alterados devem ser abordados, mas nos últimos 20 anos, com o Método Lee Silverman, o enfoque laríngeo para os quadros hipocinéticos ou flácidos deve ser enfatizado, pois é considerado fonte disparadora da emissão vocal e, quanto melhor, melhores também serão as condições articulatórias e prosódicas.[44]

Programas de intervenção com prática intensiva têm sido sugeridos para a abordagem nas disartrofonias, com prática diária, por 4 a 8 semanas. Portanto, é imprescindível que cuidadores sejam orientados para o acompanhamento de tais práticas nos dias em que o fonoaudiólogo não esteja.

Finalidade

Cerca de um terço dos indivíduos com afasia na fase inicial tem a normalização da fala em 1 mês, depois a curva de recuperação se achata.[45] Apesar de haver maior efetividade terapêutica na fase aguda, a intervenção na fase crônica das sequelas mais persistentes também é significativa.[46]

No atendimento domiciliar, o paciente geralmente se encontra em estágio agudo ou subagudo (perfil de paciente AD2) ou crônico (perfis AD1 e AD3) da lesão neurológica. Além de tentar recuperar as habilidades linguísticas, pode-se dizer que a atuação da equipe nesse momento tem quatro finalidades:

1. Direcionar o processo de recuperação da linguagem, minimizando o aparecimento e/ou a permanência de manifestações afásicas pouco produtivas (estereotipias, ecolalias, perseverações etc.)
2. Estimular os processamentos linguístico-cognitivos para recuperação das funções linguísticas alteradas.
3. Orientar cuidadores e familiares com estratégias adequadas para facilitar a comunicação com o paciente afásico, de forma a incluir o indivíduo no seu ambiente e, assim, minimizar o impacto socioemocional da afasia.
4. Escolher recursos que possam compensar os déficits de comunicação e favorecer a transição do tratamento para a RAS (ambulatórios, atenção básica, CER etc.).

Há evidências de que o atendimento em domicílio, após a alta hospitalar, reduz a chance de reinternação e aumenta a possibilidade de independência em domicílio, sendo mais efetivo para os pacientes com AVE leve a moderado quando serviços comunitários para reabilitação e apoio ao cuidador estão disponíveis e podem fornecer o nível de intensidade de reabilitação necessário.[47]

Indicação e contraindicação

O trabalho fonoaudiológico nas alterações de fala, linguagem e cognição adquiridas é indicado para todos os pacientes com esses comprometimentos e não apresenta contraindicações.

Profissional responsável

O profissional responsável pela avaliação e intervenção nos distúrbios de linguagem, fala e cognição adquiridos é o fonoaudiólogo.

Risco/pontos críticos

Diferentemente dos casos de disfagia, o manejo das alterações de fala, linguagem e cognição no domicílio não traz risco direto à saúde dos pacientes. No entanto, fatores relacionados a condições de saúde, condições socioeconômicas e expectativas dos cuidadores e família podem interferir na evolução desses quadros fonoaudiológicos. Os principais pontos críticos na intervenção terapêutica em domicílio consistem em:

- Heterogeneidade dos pacientes: idade, escolaridade, gravidade e tipo de alteração de fala e linguagem, fase da lesão.
- Prognóstico reservado devido à gravidade dos casos (extensão das lesões, caráter evolutivo-degenerativo de algumas doenças e cronificação de quadros agudos).
- Curto período de intervenção: para pacientes com AD2 – o perfil com melhor prognóstico para reabilitação fonoaudiológica –, o tempo de permanência no programa pode não permitir um processo completo de recuperação. O grande desafio é propor uma organização da comunicação entre paciente/família; paciente/profissionais da saúde; paciente/interlocutores diversos, da forma mais efetiva possível.
- Escassez de recursos: aspectos relacionados a materiais para intervenção (principalmente materiais de ordem gráfica).
- Orientação a um cuidador/parceiro de comunicação: o nível de escolaridade do paciente e da família e o modo de comunicação intrafamiliar prévio necessita ser entendido, bem como expectativas e necessidades da família e paciente com relação à sua comunicação. Faz-se importante identificar se os parceiros de comunicação são facilitadores ou barreiras.
- Priorização dos quadros de disfagia em detrimento aos de fala, linguagem e cognição: muitas vezes, o quadro que coloca em risco direto a saúde do paciente é o foco da intervenção fonoaudiológica no Melhor em Casa, de

forma que o trabalho com fala e linguagem se torna paralelo ou secundário ao objetivo de melhora do quadro de disfagia. É preciso lembrar que uma das principais questões dos pacientes com doenças neurológicas adquiridas que influenciam a linguagem apresentada são possíveis quadros depressivos e um autojulgamento sobre sua condição que interfere diretamente nas possibilidades de reabilitação.

- Levantamento de informações sobre o paciente anteriormente ao quadro neurológico que causou a alteração da linguagem e/ou a disartrofonia: esse dado é essencial na compreensão dos sintomas posteriores e para a possível organização da comunicação entre familiares e pacientes no domicílio. O fato da instauração de um quadro neurológico não traz o apagamento do sujeito, ao contrário; é somente na compreensão de quem é a pessoa por trás de todas as manifestações que a reabilitação é possível. Muitas vezes, não é possível obter essas informações, pela pouca proximidade e convívio do paciente previamente ao estado de doença da família e cuidadores atuais.

Material utilizado

Os materiais devem ser cuidadosamente escolhidos, considerando a idade do paciente (evitando materiais infantilizados), possíveis déficits sensoriais (como hemianopsia, perda auditiva ou hemiplegia), preferências do paciente quanto a assuntos de interesses e ciclo social e laboral, além de identificar as demandas conversacionais em seu dia a dia e qual recurso atende a essas demandas.

Principalmente na modalidade de atendimento domiciliar, devem ser escolhidos imagens, objetos e materiais de fácil acesso na residência, como nomear a mobília da casa, ler o cardápio da pizzaria do bairro, fazer a lista dos principais canais de televisão ou séries preferidas. É indispensável que pelo menos uma pessoa da família participe das sessões de terapia, aprenda estratégias de comunicação e forneça *feedback* no decorrer do tratamento.

No caso do trabalho com as disartrofonias, as estratégias de modelagem com imitação do terapeuta podem ser favorecidas com o uso de um espelho para monitoramento visual do paciente. Recursos que permitam a repetição das técnicas na ausência do terapeuta, como aplicativos de espectrografia, decibelímetro ou metrônomo em dispositivos móveis, podem, além de motivar, permitir melhor controle de execução mais adequada das tarefas orientadas. O uso de recursos que permitem o *feedback* visual ou auditivo por parte do paciente oferece certa autonomia para a prática necessária, com a participação de cuidadores e familiares somente como monitoramento ou apoio. Pode ser necessário o uso de dispositivos respiratórios, espátulas, imagens articulatórias dos fonemas do português brasileiro, que devem ser solicitados ou fornecidos pelo fonoaudiólogo, com cuidado prévio para garantir o uso confortável e a adequação de tamanho e fontes de letras à acuidade visual e ao letramento.

Descrição da técnica

A abordagem terapêutica nas disartrofonias deve incluir a atuação nos cinco subsistemas da fala. A abordagem com foco inicial em ajuste respiratório-fonatório parece coerente com a produção da melhor produção vocal possível para então ser modelada no trato vocal, com maior precisão articulatória e controle do ajuste de ressonância oral x nasal. Os aspectos vocais relacionados ao controle de frequência, intensidade e duração permitirão melhores ajustes prosódicos. As principais diretrizes para a abordagem dos diferentes subsistemas segue no Quadro 1.

QUADRO 1 Diferentes subsistemas

Subsistema da fala	Objetivos terapêuticos
Respiração	Adequar o apoio respiratório ao tempo de fonação. Adequar a coordenação pneumofonoarticulatória.
Fonação	Suavização da emissão nas alterações hipercinéticas e/ou espásticas. Favorecimento da coaptação glótica, da pressão subglótica, da sustentação da emissão nas alterações hipocinéticas e flácidas. Ajustar sonorização laríngea no timing correto durante a fala nos sons vozeados. Explorar a extensão vocal quanto à frequência (grave x agudo) e intensidade (forte x fraco).
Articulação	Ampliação de movimentos articulatórios quanto a extensão, disparo do movimento, velocidade e duração, com foco nos ajustes para os fonemas da língua. Adequação de tônus de língua, lábios e esfíncter velofaríngeo nos casos flácidos ou relaxamento e alongamento nas hiperfunções. Adequação de ponto e modo articulatório.
Ressonância	Melhora da pressão oral para melhor ressonância oral. Adequação de mobilidade e tônus do esfíncter velofaríngeo. Adaptação de próteses e bulbos velofaríngeos.
Prosódia	Treino de sílaba tônica, modulação frasal, ritmo e velocidade de fala.

Fonte: elaborado pelas autoras.

Nos distúrbios de linguagem e cognição adquiridos, sendo identificado o foco em que será abordada a terapia da linguagem (expressão ou compreensão), é necessário que o profissional defina uma hierarquia de qual alteração será tratada, dentro dos processamentos de linguagem: fonológico, semântico, morfossintático ou pragmático.

QUADRO 2 Processamentos de linguagem

	Compreensão	Expressão
Processamento fonológico	Seleção e discriminação auditivo-verbal de um fonema-alvo, seriação do fonema em palavras, ordenação variada de palavras com fonema-alvo em enunciados cada vez mais longos, soletração, percepção de palavras com rima, aliteração, leitura em voz alta	Discriminação de estímulos léxico-fonológicos, associação de palavras-imagens e vice-versa, denominação de objetos e imagens a partir de pistas fonêmicas, evocação de palavras com rima e aliteração, criação de palavras a partir de manipulação silábica, leitura de palavras isoladas e em frases
Processamento semântico	Discriminação auditivo-verbal de um campo semântico-alvo, emparelhamento de palavras e imagens, classificação de imagens ou objetos por categoria semântica	Discriminação de estímulos léxico-semânticos, associação de palavras-imagens e vice-versa, denominação de objetos e imagens a partir de pistas semânticas, listar características físico-perceptuais de objetos ou imagens
Processamento morfossintático	Identificação de palavras-alvo em sentenças, identificação de morfemas com o mesmo significado. Associação de palavras com o mesmo radical, identificação das frases quanto à voz passiva ou ativa. Responder a perguntas após escutar uma pequena história	Elaborar frases simples com sintagmas nominais a partir de uma imagem ou pergunta. Em seguida, fazer sucessivas substituições. Descrição de cenas relacionadas com frases coordenadas, narração. Modificação de frases da voz ativa para a passiva

(continua)

QUADRO 2 Processamentos de linguagem *(continuação)*

	Compreensão	Expressão
Processamento pragmático	Compreensão de palavras em contexto específico, variando as situações de uso, modulando a familiaridade em relação ao tópico, saliência, redundância e previsibilidade da informação e solicitando inferências	Descrição de figuras, descrição de eventos, complementação de histórias observando a troca de turno, tópicos conversacionais, alternância de tópicos e de papéis

QUADRO 3 Atividades utilizadas no tratamento

Leitura	Escrita
▪ Identificação de letras, sílabas, palavras. ▪ Leitura em voz alta de letras, sílabas e palavras. ▪ Parear palavras e frases escritas a imagens. ▪ Leitura de não palavras, palavras de classe fechada, infinitivos e verbos irregulares e letras isoladas. ▪ Responder a perguntas após a leitura de parágrafos ou texto. ▪ Dar um título após a leitura de um texto. ▪ Apresentar um final ou moral de uma história. ▪ Interpretação de expressões idiomáticas.	▪ Copiar letras, sílabas, palavras, frases. ▪ Escrever sob ditado letras, sílabas, palavras, frases. ▪ Completar frases com palavras de acordo com o sentido ou história lida previamente. ▪ Escrever palavras de acordo com uma classificação semântica ou fonológica. ▪ Ditado de palavras de baixa ou alta frequência, regulares, irregulares ou com regras ortográficas específicas. ▪ Descrever por escrito imagens ou sequências lógicas.

Fonte: elaborado pelas autoras.

Pacientes com LHD experimentam déficits no processamento da prosódia, compreensão e expressão do discurso e pragmática na fase aguda ou crônica e beneficiam-se de tratamentos de comunicação no nível de sentença ou discurso.[48] As alterações nesses níveis de processamento também são observadas nas lesões difusas do TCE, sendo indicado abordar na terapia breve a interpretação de textos com inferências, interpretação de expressões idiomáticas e metáforas, recontagem de histórias e elaboração de diferentes tipos de discursos e narrativas, treino de habilidades pragmáticas, além de reconhecimento e interpretação de emoções faciais.[49]

Quando o paciente apresenta alterações cognitivas, ensinar a família a promover ambientes ricos de estímulos para aumentar o engajamento com atividades cognitivas é recomendado e eficaz. Com relação às alterações de memória, recursos externos não eletrônicos (como diário, lembretes) e aprendizagem em ambientes virtuais são possivelmente eficazes, enquanto recursos externos eletrônicos (como computadores, alarmes) e estratégias de aprendizagem sem erro, de imageação visual e organização semântica são provavelmente eficazes.[47]

Há uma limitação no desempenho da memória tanto no treino com estratégias de memorização quanto no uso dos recursos externos. Entretanto, quando essas estratégias e recursos são utilizados em tarefas e contextos específicos para o paciente, os resultados são mais promissores. A terapia de orientação da realidade (OR) é uma abordagem que visa à apresentação contínua e organizada de informações do dia a dia do paciente, favorecendo a orientação temporoespacial e criando um ambiente estimulante. A terapia de reminiscência é uma variação da OR e usa como base o resgate sócio-histórico do paciente, criando da mesma forma uma organização contínua de dados, só que referente ao passado, com fotos, músicas, coleções etc.[50]

As alterações do comportamento podem ser o principal foco no caso das demências ou de TCE. Em alguns casos, o paciente tem agitação excessiva, mudança brusca de humor, agressividade, hipersexualidade entre outros. O paciente com Alzheimer pode apresentar também sintomas psicóticos, como ideias delirantes de caráter persecutório e alucinações.[51] Muito comumente, a síndrome do pôr-do-sol acontece quando há diminuição da luz solar e a pessoa com Alzheimer pode apresentar agitação, mudança brusca de humor, tristeza e inquietação.

Essas alterações comportamentais, além de inviabilizar as estratégias de terapia de linguagem, impactam diretamente no relacionamento com os familiares/cuidadores. Cabe ao fonoaudiólogo instruir as pessoas do domicílio sobre a natureza desses comportamentos, desmistificando como ato voluntário e proposital e propor soluções que ajudem a lidar com essas dificuldades, como: reduzir a quantidade de estímulos do seu ambiente, observar quais atividades favorecem maior tranquilidade ao paciente, como plantar, ouvir música, ficar no escuro, se afastar e ao mesmo tempo deixá-lo em segurança nos momentos de surto, favorecer uma rotina com atividades previsíveis, como horário de refeição e banho.

Orientações para equipe e familiar/cuidador

Talvez o tópico de orientações para os familiares/cuidadores seja o aspecto mais importante neste capítulo. Como já foi citado, o processo terapêutico em domicílio é caracterizado por ser breve, orientado para ajustes das estratégias de comunicação entre a pessoa com alteração de linguagem e seus interlocutores e intervenção prévia a um processo extenso de reabilitação na RAS. Dessa forma, engajar os familiares e cuidadores no processo terapêutico em domicílio é decisivo para um bom resultado.

Sugere-se ter uma escuta atenta à família/cuidadores sobre as dificuldades encontradas no dia a dia e aos sentimentos vivenciados por esses membros e pelo paciente nos momentos mais desafiadores, por exemplo quando este tenta dizer alguma necessidade e não é compreendido pelo outro. O trabalho psicoeducativo sobre o diagnóstico e sobre as técnicas de reabilitação é indispensável e deve acontecer a cada encontro. O fato de o familiar/cuidador ter conhecimento sobre o que está sendo feito e também sobre a forma mais facilitadora de se comunicar com seu familiar o torna mais participativo na terapia e apto a entender como contribuir para a recuperação da sua comunicação. Além disso, isso tende a reduzir o estresse e o impacto emocional da pessoa com alterações de linguagem.[47]

É importante, ainda, o uso das orientações básicas a seguir, para o treinamento dos familiares/cuidadores:

- Utilizar acessórios pessoais que já faziam parte de sua rotina e que interferem na comunicação, como aparelho auditivo, óculos e próteses dentárias.
- Fazer que o paciente mantenha seu lugar de "falante" em seu ambiente social, mesmo que a comunicação não seja feita por meio da fala propriamente dita ou necessite de auxílio ou compensações.
- Possibilitar escolhas durante as atividades de vida diária mostrando duas alternativas, como escolher entre a camiseta ou a blusa de frio, entre a banana e a laranja.
- Valorizar seus ganhos, mesmo que sejam pequenos.
- Lembrar que ele passará por oscilações na comunicação, devido ao seu quadro neurológico.
- É importante incentivar a comunicação respeitando seu tempo e modo de emissão, mas também respeitá-lo quando não estiver disposto a se comunicar.
- Fazer contato visual e estar na altura do paciente para se comunicar.
- Diminuir distratores nesse momento, como a televisão e o rádio.
- Falar de forma clara, com velocidade um pouco reduzida que o convencional.
- Falar um tema por vez e antecipá-lo quando mudar de assunto.
- Utilizar gestos, desenhos, figuras ou objetos, caso necessário.
- Demonstrar interesse no que a pessoa tem a dizer e que, apesar das dificuldades, essa troca é muito positiva para ambos.

Referências

1. Ortiz KZ. Afasia. In: Ortiz KZ. Distúrbios neurológicos adquiridos. Barueri: Manole; 2010. p. 47-61.
2. Ortiz KZ, Araújo AA. Traumatismo crâniencefálico: avaliação e reabilitação fonoaudiológica. In: Ortiz KZ. Distúrbios neurológicos adquiridos. Barueri: Manole; 2010. p. 287-300.
3. Cicerone KD, Dahlberg C, Kalmar K, Langenbahn DM, Malec JF, Bergquist TF, et al. Evidence-based cognitive rehabilitation: recommendations for clinical practice. Arch Phys Med Rehab. 2000;81(12):1596-615.
4. Darley FL, Aronson AE, Brown JR. Differential diagnostic patterns of dysarthria. J Speech Hear Res. 1969;12(2):246-69.
5. Ward PH, Hanson D, Berci G. Observations on central neurologic etiology for laryngeal disfunction. Ann Otolaryngol. 1981;90:430-41.
6. Aronson AE. Clinical voice disorders: an interdisciplinary approach. Nova Iorque: Thieme; 1990.
7. Ramig LO, Scherer RC. Speech therapy for neurologic disorders of the larynx. In: Blitzer A, Sasaki C, Fahn S, Brin M, Harris K, editores. Neurological disorders of the larynx. Nova Iorque: Thieme; 1992.

8. Carrillo L, Ortiz KZ. Análise vocal (auditiva e acústica) nas disartrias. Pró-Fono Revista de Atualização Científica. 2007;19(4):381-6.
9. Hartelius L, Elmberg M, Holm SR, Lövberg AS, Nikolaidis S. Living with dysarthria: evaluation of a self-report questionnaire. Folia Phoniatr Logop. 2008;60(1):11-9.
10. Gamboa J, Jiménez-Jiménez FJ, Mate MA, Cobeta I. Alteraciones de la voz causadas por enfermedades neurológicas. Rev Neurol. 2001;33(2):153-68.
11. Carrow E, Rivera V, Mauldin M, Shamblin M. Deviant speech characteristics in motor neuron disease. Arch Otolaryngol. 1974;100(3):212-8.
12. Logemann J, Fisher H, Boshes B, Blonsky E. Frequency and cooccurrence of vocal tract dysfunction in the speech of a large sample of Parkinson patients. J Speech Hear Disord. 1978;43(1):47-57.
13. Smith ME, Ramig LO. Neurological disorders and the voice. In: Rubin JS, Sataloff RT, Korovin GS, Gould WJ, editores. Diagnosis and treatment of voice disorders. Nova Iorque: Igaku-Shoin; 1996. p. 203-24.
14. Rohde A, Worral L, Godecke E, O'Halloran R, Farrell A, Massey M. Diagnosis of aphasia in stroke populations: A systematic review of language tests. PLoS One. 2018;13(3):e0194143.
15. Pagliarin KC. Bateria Montreal Toulouse de Avaliação da Linguagem: evidências de validade e de fidedignidade com adultos saudáveis e com lesão cerebral unilateral com e sem afasia. Tese [Doutorado em Psicologia] – Universidade Católica do Rio Grande do Sul; 2013.
16. Fonseca RP, Parente MAMP, Côté H, Ska B, Joanette Y. Apresentando um instrumento de avaliação da comunicação à Fonoaudiologia Brasileira: Bateria MAC. Pró-Fono Revista de Atualização Científica. 2008;20(4):285-9.
17. Marchi FHAG. Aplicabilidade do teste BEST-2 para avaliação da comunicação de afásicos em ambiente hospitalar. Dissertação [Mestrado em Comunicação Humana] – Faculdade de Medicina da Universidade de São Paulo; 2010.
18. Mansur LL, Radanovic M, Araújo GC, Taquemori LY, Greco LL. Teste de nomeação de Boston: desempenho de uma população de São Paulo. Pró-Fono Revista de Atualização Científica. 2006;18(1):13-20.
19. Aguiar JFR. Funções Cognitivas e Teste de Fluência: Resultados do Rastreio à Covilhã. Dissertação [Mestrado] – Universidade da Beira Interior; 2017.
20. Moreira L, Schlottfeldt CG, Paula JJ, Daniel MT, Paiva A, Cazita V, et al. Estudo normativo do Token Test versão reduzida: dados preliminares para uma população de idosos brasileiros. Arch Clin Psychiatry (São Paulo). 2011;38(3).
21. Memória CM, Yassuda MS, Nakano EY, Forlenza OV. Brief screening for mild cognitive impairment: validation of Brazilian version of the Montreal Cognitive Assessment. Int J Geriatr Psychiatry. 2013;28(1):34-40.
22. Da Fontoura DR, Rodrigues JC, Fonseca RP, Parente MAMP, Salles JF. Adaptação do Instrumento de Avaliação Neuropsicológica Breve NEUPSILIN para avaliar pacientes com afasia expressiva: NEUPSILIN-Af. Ciências & Cognição. 2011;16(3):78-94.
23. Fracassi AS, Gatto AR, Weber S, Spadotto AA, Ribeiro PW, Schelp AO. Adaptação para a língua portuguesa e aplicação de protocolo de avaliação das disartrias de origem central em pacientes com doença de Parkinson. Rev CEFAC. 2011;13(6):1056-65.
24. Kent RD, Kent FK. Task-based profiles of the dysarthrias. Folia Phoniatr Logope. 2000;52(1-3):48-53.
25. Goulart BNG, Chiari BM. Testes de rastreamento X testes de diagnóstico: atualidades no contexto da atuação fonoaudiológica. Pró-Fono Revista de Atualização Científica. 2007;19(2):223-32.
26. Ramig LO, Titze IR, Scherer RC, Ringel SP. Acoustic analysis of voices of patients with neurologic disease: rationale and preliminary data. Ann Otol Rhinol Laryngol. 1988;97(2):164-72.
27. Ribeiro AF, Ortiz KZ. Perfil populacional de pacientes com disartria atendidos em hospital terciário. Rev Soc Bras Fonoaudiol. 2009;14(3):446-53.
28. Nawka T, Anders LC. RBH - Die auditive klassifikation der heiserkeit. Lehrbuch der phoniatroes und pädaudiologie. Stuttgard: Thieme-Verlag; 2005.
29. Moraes M, Padovani M, Madazio G, Gielow I, Behlau M. Correlation between voice variability measures and perceptual analysis in motor speech disorders, elderly and youth. 2010.
30. Padovani M. Medidas perceptivo-auditivas e acústicas de voz e fala e autoavaliação da comunicação das disartrias. Rev Soc Bras Fonoaudiol. 2011;16:375.
31. Kent RD, Vorperian HK, Kent JF, Duffy JR. Voice dysfunction in dysarthria: application of the Multi-Dimensional Voice Program. J Commun Disord. 2003;36(4):281-306.
32. Deliyski DD, Evans MK, Shaw, HS. Influence of data acquisition environment on accuracy of acoustic voice quality measurements. J Voice. 2005;19(2):176-86.
33. Padovani M, Gielow I, Behlau M. Phonarticulatory diadochokinesis in young and elderly individuals. Arq Neuropsiquiatr. 2009;67(1):58-61.
34. Modolo DJ. Diadococinesia oral e laríngea em crianças [dissertação]. Bauru: Universidade de São Paulo, Faculdade de Odontologia de Bauru; 2007 [citado 2022-09-24]. doi:10.11606/D.25.2007.tde-14062007-083440. Disponível https://www.teses.usp.br/teses/disponiveis/25/25143/tde-14062007-083440/pt-br.php.
35. Kent RD, Kent JF, Duffy JR, Thomas JE, Weismer G, Stuntebeck S. Ataxic dysarthria. J Speech Lang Hear Res. 2000;43(5):1275-89.
36. Canter GJ. Speech characteristics of patients with Parkinson's disease: III. Articulation, diadochokinesis, and overall speech adequacy. J Speech Hear Disord. 1965;30:217-24.
37. Ziegler W, Wessel K. Speech timing in ataxic disorders: sentence production and rapid repetitive articulation. Neurology. 1996;47(1):208-14.
38. Duffy JR. Motor Speech Disorders and the diagnosis of neurologic disease. Still a well-kept secret? The ASHA Leader. 2008.
39. Puhl A, Diaferia G, Padovani M, Behlau M. Autoavaliação da disartria em pacientes com doença de Parkinson. Apresentado no 17º Congresso Brasileiro de Fonoaudiologia e 1º Congresso IberoAmericano de Fonoaudiologia. 2009.
40. Correia SM. Avaliação fonoaudiológica da deglutição na doença de Alzheimer em fases avançadas. Dissertação [Mestrado em Comunicação Humana] – Faculdade de Medicina da Universidade de São Paulo; 2010.
41. Altmann RF, Silveira AB, Pagliarin KC. Intervenção fonoaudiológica na afasia expressiva: revisão integrativa. Audiol Commun Res. 2019;1-11.
42. Gindri G, Frison TB, Oliveira CR, Zimmermann N, Netto TM, Landeira-Fernandez J, et al. Métodos em reabilitação neuropsicológica. In: Landeira-Fernandez J, Fukisima S, organizadores. Métodos em Neurociência. São Paulo: Manole; 2012.
43. Padovani M. Princípios do aprendizado motor. In: Giannecchini T, Maximino LP. Programa de intervenção práxico-produtivo. 2. ed. Ribeirão Preto: Book Toy; 2021.
44. Baumann A, Nebel A, Granert O, Giehl K, Wolff S, Schmidt W, et al. Neural Correlates of Hypokinetic Dysarthria and Mechanisms of Effective Voice Treatment in Parkinson Disease. Neurorehabil Neural Repair. 2018;32(12):1055-66.
45. Koenig-Bruhin M, Kolonko B, Annoni J-M, Hunziker E. Aphasia following a stroke: recovery and recommendations for rehabilitation. Swiss Arch Neurol Psychiatry Psychother. 2013;164(8):292-8.
46. Freire AN, Gagliardi RJ, Santos MD. Efeito de programa de intervenção fonoaudiológica para pacientes afásicos não fluentes após acidente vascular cerebral. CoDAS. 2020;32(6):1-7.
47. Winstein CJ, Stein J, Arena R, Bates B, Cherney LR, Cramer SC, et al. Guidelines for Adult Stroke Rehabilitation and Recovery. Stroke. 2016;47(6):e98-e169.
48. Blake M, Frymark T, Venediktov R. An Evidence-Based Systematic Review on Communication Treatments for Individuals With Right Hemisphere Brain Damage. American journal of speech-language pathology / American Speech-Language-Hearing Association. 22. 10.1044/1058-0360(2012/12-0021).
49. Cicerone KD, Goldin Y, Ganci K, Rosenbaum A, Wethe JV, Langenbahn DM, et al. Evidence-Based Cognitive Rehabilitation: Systematic Review of the Literature From 2009 Through 2014. Arch Phys Med Rehabil. 2019;100(8):1515-33.
50. Bottino CMC, Carvalho IAM, Alvarez AMMA, Avila R, Zukauskas PR, Bustamante SEZ, et al. Reabilitação cognitiva em pacientes com doença de Alzheimer. Arq Neuropsiquiatr. 2002;60(1):70-9.
51. Caramelli P, Barbosa MT. Como diagnosticar as quatro causas mais frequentes de demência? Rev Bras Psiquiatr. 2002;24(Supl I):7-10.

Capítulo 10

Comunicação suplementar e/ou alternativa

Luciana Wolff
Queila Furlanetto
Larissa Suyama da Silva
Patrícia Rocha dos Santos

PONTOS-CHAVE

- Definição de comunicação suplementar e/ou alternativa.
- Avanços e barreiras na área de comunicação suplementar e alternativa.
- Importância da fonoaudiologia na implementação dessa ferramenta e o trabalho com equipe inter/multiprofissional.
- Importância dos parceiros de comunicação para o paciente em cuidado domiciliar.

OBJETIVOS DE APRENDIZAGEM

Ao final do capítulo, o leitor deverá ser capaz de:

- Compreender aspectos importantes envolvendo a atuação fonoaudiológica na comunicação suplementar e alternativa.
- Compreender aspectos da avaliação da comunicação para a implementação do recurso.
- Discutir propostas de uso da comunicação suplementar e/ou alternativa junto a pacientes em atendimento domiciliar.
- Discutir sobre a importância dos parceiros de comunicação para o paciente em atendimento domiciliar.

Definição

Todos temos direito à comunicação que nos proporcione uma melhor qualidade de vida. A comunicação reúne as pessoas e é a essência da interação humana. Em qualquer campo da prática profissional, a comunicação, a troca de conhecimentos e informações é de enorme importância, quando se pretende gerar benefícios em diferentes tipos de práticas profissionais (hospital, escola, domicílio etc.).[1] A ausência de fala leva ao afastamento das pessoas, do convívio social, da tomada de decisões da sua própria vida, ao isolamento do sujeito.

A comunicação suplementar e/ou alternativa (CSA) é uma área de conhecimento que visa proporcionar a todas as pessoas, de crianças a idosos, a possibilidade de comunicação, mesmo que na ausência da oralidade. Por meio de recursos como símbolos e estratégias, garante-se a comunicação de pessoas com necessidades complexas de comunicação (NCC), ou seja, pessoas em condição de limitação ou impedimento de fala, temporário ou permanente. O uso da CSA é de conhecimento e de aplicação interdisciplinar; contudo, cabem ao fonoaudiólogo a realização da avaliação da linguagem, a implementação e o acompanhamento da aplicabilidade do instrumento elaborado, material ou gestual.[2]

Finalidade

Dentro do contexto do Melhor em Casa, a CSA surge como um recurso de otimização da comunicação entre paciente e cuidador, família, comunidade e equipe multiprofissional.

Com o caráter de intervenção breve, principalmente junto a pacientes com perfil AD2 e AD1, o fonoaudiólogo, dentro da equipe multiprofissional de apoio (EMAP), diante de pacientes com NCC tem um papel delicado e importante na avaliação e implementação de uma comunicação para aqueles que possuem linguagem e subjetividades inerentes, que necessitam serem compreendidos de alguma forma, considerando o modo como essas pessoas se comunicam (sendo que já se comunicam de alguma forma) a partir do entendimento da CSA, abarcando todas as formas de comunicação de alguém que não se comunica oralmente.[3]

Também se deve considerar que a comunicação necessita ser oportunizada e otimizada nesse contexto, muitas vezes com o desafio de trazer itens essenciais à assistência do paciente, em geral restritas ao contexto dos cuidados em saúde e rotinas diárias. Esse indivíduo precisa entender o que está acontecendo e, na medida do possível, também fazer escolhas, desde o que comer primeiro, qual meia quer calçar até dizer que certa posição dói ou perguntar sobre algum parente. Cabe ao fonoaudiólogo esse complexo trabalho de proporcionar uma comunicação ao sujeito com suas necessidades únicas e subjetivas, condicionado ao tempo e objetivo de intervenção do Melhor em Casa.

Para pacientes com perfil AD3, cujo tempo de permanência no Melhor em Casa pode ser mais longo, o fonoaudiólogo conta com maior tempo e talvez um melhor vínculo com paciente e cuidadores/familiares para a construção de recursos de comunicação mais complexos, que não só compreendam as necessidades básicas dessas pessoas, mas que possam abarcar todo o conjunto de necessidades de comunicação.

Grande parte dos pacientes que ingressarem no Melhor em Casa será por uma alta hospitalar, após um período de internação ou por uma piora de um quadro já crônico, no qual o indivíduo necessita ser atendido no domicílio. As estratégias para CSA necessitam ser pontuais, visando à organização do cuidado pela equipe/família e à expressividade do sujeito, uma vez que a CSA pode ser usada principalmente por pessoas com NCC, que por alguma razão orgânica não têm condições de se expressarem verbalmente. Deve-se considerar o que é importante, em primeiro lugar para a pessoa que irá se beneficiar da CSA, e depois o que é significativo para os familiares, pais ou responsáveis.

Indicação e contraindicação

Partindo-se do princípio de que todas as pessoas podem se comunicar, a CSA não tem contraindicação. É indicada para todos que apresentam NCC, desde crianças a idosos.
As NCC correspondem a demandas comunicativas amplas e variadas de pessoas portadoras de transtornos severos de comunicação.[2] A possibilidade de comunicação do usuário de CSA é fundamental para que este possa participar das decisões em relação às sua saúde e garantir o atendimento às suas necessidades específicas, de forma que cada recurso deve ser desenvolvido pensando-se nas particularidades do ambiente, necessidades dos usuários e potencialidade dos profissionais que compõem a equipe.[4]

No contexto do Melhor em Casa, os pacientes em todos os perfis (AD1, AD2 e AD3) podem se beneficiar com esse recurso. Para pacientes em condições agudas e crônico-agudizadas, como no perfil AD2, a CSA pode ser um recurso temporário ou mesmo permanente de comunicação. Nos perfis AD1 e AD3, pelas condições crônicas dos pacientes, a CSA pode ser, talvez, o recurso principal e definitivo para a comunicação.

Outros profissionais da equipe multiprofissional de atenção domiciliar (EMAD) e EMAP devem ser considerados na condução e implementação da CSA. A equipe multiprofissional também precisa se comunicar com o paciente, muitas vezes privado de sua linguagem oral; a adaptação de recursos de comunicação para a possibilidade de troca e interação com a equipe multiprofissional é de extrema importância.

De modo geral, todos os pacientes que apresentarem NCC são elegíveis para o uso da CSA, e condições comuns no contexto do Melhor em Casa são: afasias, alterações linguístico-cognitivas, traqueostomia, doenças neurodegenerativas, paralisia cerebral, doenças neuromusculares progressivas, quadros sindrômicos, ou seja, quando a fala não atende mais às suas necessidades comunicativas.

Com relação ao início da utilização da CSA, em crianças é sugerido que seja iniciada assim que identificada a alteração da comunicação. Em adultos que já adquiriram linguagem e perderam a capacidade de expressão oral, é recomendada logo após a estabilização do quadro clínico e o retorno do estado de consciência; já em sujeitos cuja doença têm progressão de piora no quadro clínico, como algumas neurodegenerativas, sugere-se que a CSA já se inicie enquanto há a possibilidade de fala (nesse caso, com o apoio da psicologia).

Profissional responsável

Considerando que a CSA está na área de linguagem, o profissional responsável por avaliar e identificar as habilidades de comunicação verbais e não verbais, com o objetivo de significar uma outra forma de comunicação (que não a oral), é o fonoaudiólogo.[2]

É preciso que o fonoaudiólogo seja o profissional que direcione a criação e implementação de um sistema de CSA. As avaliações da terapia ocupacional e fisioterapia também são importantes para o levantamento de aspectos sensoriais, perceptivos, motores e de ocupação do indivíduo. É importante, ainda, a participação da psicologia nos processos de seleção/confecção e implementação mais adequados a cada sujeito individualmente,[2] pensando nos profissionais que compõem a equipe do Melhor em Casa.

Risco/pontos críticos

O uso da CSA não traz riscos ao paciente, porém alguns pontos críticos devem ser considerados:

- Ter o cuidado de não utilizar determinado recurso pensando ser apropriado ao nível cognitivo do paciente, preestabelecendo um nível cognitivo específico, e assim privar o paciente de possibilidades e oportunidades de comunicação.
- Considerar a elaboração a partir da compreensão das estratégias de comunicação já utilizadas pela família com o paciente e o resgate de como o sujeito se comunicava anteriormente à situação de alteração (quando for esse o caso, em crianças é necessária a construção conjunta com a mãe/cuidador).
- Considerar, para a construção de um material de CSA no contexto do Melhor em Casa, a elaboração de estratégias para melhor compreensão (tanto composição de material gráfico quanto o uso de gestos ou de linguagem oral adaptada – falar mais devagar, com maior articulação e gesticular) que visem às necessidades imediatas de comunicação com o paciente levantadas no seu projeto terapêutico singular, ou seja, como comunicar ao paciente os procedimentos que serão realizados e o melhor modo de retorno (resposta) desse indivíduo quanto às suas sensações físicas e sentimentos com relação às suas necessidades básicas e às intervenções realizadas pela equipe.

- Quando possível, a comunicação com a equipe da rede de atenção à saúde que irá receber essa pessoa para a continuidade dos cuidados e qual a estratégia de CSA foi/está sendo utilizada (contato com profissional do centro especializado em reabilitação, ambulatório, APS, hospital etc.).
- Identificar se o paciente e familiares se adaptaram à estratégia escolhida; sem a real adesão da família/cuidadores, o método torna-se inócuo.

Material utilizado

Em um contexto ideal, a definição de qual ou quais os tipos de materiais utilizados para potencializar a comunicação se dá por critérios baseados na avaliação das habilidades linguístico-cognitivas. Contudo, na realidade vivida pelos profissionais do Melhor em Casa, há de se atentar para a questão do tempo que o paciente seguirá assistido pelo fonoaudiólogo da EMAP, que em geral, se comparado a outros equipamentos do Sistema Único de Saúde (como ambulatórios, unidades básicas de saúde, hospitais etc.), será restrito e breve; sugere-se, assim, que as habilidades de atenção, compreensão e expressão comunicativas, assim como interesses e motivação, sejam o foco da avaliação. Fatores financeiros que dificultem a confecção de materiais específicos também podem limitar o trabalho.

O fonoaudiólogo deve se atentar, juntamente com demais profissionais da equipe multidisciplinar, aos aspectos de acuidade visual e auditiva, destreza manual e outras habilidades motoras. Material e estratégias escolhidas devem ser significativos para o interlocutor, envolvendo estratégias de significação e uso dos símbolos gráficos.

As técnicas empregadas na intervenção inicial são aquelas que utilizam o próprio corpo como ferramenta, como os gestos, o piscar de olhos e apontamentos a recursos de baixa tecnologia. Para maximizar essa expressão inicial, sugere-se a construção de pranchas temáticas de comunicação feitas em papel (sugerimos um papel mais duro, como cartolina, sempre que possível plastificado), compostas por símbolos gráficos que podem ser imagens escolhidas na busca da internet, fotografias de familiares, pessoas próximas e letras do alfabeto, sempre selecionadas de acordo com a necessidade e o interesse do paciente. É importante ressaltar que o vocabulário deve ser escolhido junto com o indivíduo e, se necessário, com um familiar, com o cuidado de sempre levar em consideração a idade cronológica do paciente, ou seja, evitar a infantilização (no caso de pacientes adultos e idosos).

O processo de construção da prancha de comunicação, quando realizado junto com o paciente, é considerado um dos passos do processo terapêutico, pois, quando ele mesmo seleciona os estímulos e as imagens que fazem sentido para ele, se apropria melhor desses símbolos, e o uso da prancha em seu cotidiano se torna mais funcional. Como é difícil que essa etapa do processo aconteça no Melhor em Casa, devido ao caráter dinâmico do programa, sugere-se que o fonoaudiólogo tenha algumas pranchas temáticas básicas prontas para testar com o paciente e cuidador e para explicar a ele como essa construção pode ocorrer entre eles.

Na possibilidade de familiares poderem adquirir, ou já tiverem acesso, há também aplicativos de CSA, os quais podem ser baixados de modo gratuito e utilizados em celulares e *tablets*.

Descrição da técnica

A CSA é classificada em técnicas com e sem auxílio externo. Técnicas são as formas como as mensagens são transmitidas[5] e podem ser feitas com o próprio corpo, como a fala, os gestos, mímica, sinais manuais ou com o uso de um suporte físico externo ao corpo, como símbolos tangíveis, objetos ou sinais gráficos (por exemplo, desenhos, pictogramas, palavras escritas ou letras).[6] Há vários sistemas de CSA (símbolos gráficos ou tangíveis): os mais usados são o ARASAAC (Portal Aragonês de Comunicação Aumentativa e Alternativa) e o PCS (Picture Communication Symbol), que podem ser organizados em uma pranchas de comunicação.

Essa prancha de comunicação pode ser utilizada com auxílio de materiais de baixa ou alta tecnologia.[3] A baixa tecnologia está relacionada ao uso de estratégias feitas no papel, e a de alta tecnologia se refere ao uso de aplicativos e programas em *tablets*, celulares ou computadores que podem ter diferentes acessos, como o direcionamento ocular e movimentos de cabeça, além dos sintetizadores e gravadores de voz, que transformam a mensagem gráfica em mensagem falada.

Basicamente, a técnica da CSA consiste em potencializar e oportunizar a comunicação do sujeito com o mundo da maneira mais efetiva para ele ser compreendido e compreender o seu entorno. Os modos vão depender das possibilidades e oportunidades encontradas no ambiente domiciliar, da construção de pranchas, do uso de gestos ou objetos, da adaptação de paciente e familiares às possibilidades e oportunidades oferecidas. Alguns exemplos de pranchas básicas:

- Sim/não: para essas respostas tão importantes, é necessário observar o paciente e perguntar à família se já estabeleceram alguma comunicação desse tipo. Se o paciente já fizer algum movimento para sim e para não, utilizá-lo. Caso contrário, perguntar ao paciente como ele poderia fazer. Se, mesmo assim, não tiver resposta, pode ser padronizada uma resposta gráfica. Seguem algumas sugestões: para resposta afirmativa e negativa, por meio de sim/não escritos (podem ser coloridos em verde e vermelho, respectivamente) ou de símbolos que representem essas respostas (figura com polegar ou *emoji* expressivo também de cores verde e vermelha); é muito importante que a resposta do paciente seja padronizada e que, uma vez estipulada, todos sigam as mesmas respostas, colocando a forma padronizada por escrito em local visível a todos. Pode ser mostrado, por exemplo, o paciente se comunicando com o olhar, respondendo sim e não de forma a olhar ou apontar. Outra necessidade seria o uso do "talvez"; dependendo do paciente, ele pode precisar também de uma resposta um pouco mais elaborada.
- Esse deve ser o primeiro passo mais importante e significativo no atendimento desse indivíduo.

- Expressão de sentimentos por meio de palavras escritas ou símbolos com expressões faciais que os represente (feliz, triste, cansado, com medo, em dúvida etc.).
- Necessidades básicas como fome, sede, frio, calor, dor etc.
- Partes do corpo para a indicação de dor ou mudança postural.
- Fotografias do rosto de familiares, cuidadores e profissionais que o acompanham com seus respectivos nomes.
- Alimentos que aprecia e/ou costuma ingerir no cotidiano.
- Lugares importantes em seu histórico de vida ou que frequenta atualmente.

É preciso que esses símbolos sejam apresentados e que sejam observadas as reações do paciente, o que pode ajudar a estipular a sua resposta. Também é preciso que o fonoaudiólogo, sempre que possível, use os símbolos junto com sua fala, para mostrar o que pode ser feito e para ajudar na compreensão.

O Portal Aragonês de Comunicação Aumentativa e Alternativa (http://arasaac.org.br/) disponibiliza gratuitamente mais de 16 mil símbolos nas versões coloridas ou preto e branco, que podem ser usadas na criação de recursos de CSA, sob a licença Creative Commons. Há várias pranchas básicas prontas que podem ser reproduzidas, também. Outras iniciativas também estão disponibilizadas na internet, algumas delas voltadas para o âmbito hospitalar, mas adaptáveis ao uso em domicílio.

No período da pandemia de covid-19, foram disponibilizados uma prancha para impressão e um manual básico de uso, que também pode ser empregado por outros pacientes. Por exemplo: https://www.saude.mg.gov.br/ppimg/story/12892-pranchas-de-comunicacao-alternativa-facilitam-atencao-a-saude-de-pacientes-internados-com-covid-19

"Na escuta e nas observações, vão surgindo prioridades de comunicação, alimentação, posicionamento e desenvolvimento e/ou retomada das habilidades cognitivas. A CSA é modificar, inventar, reinventar, transformar, para dar acesso a quem precisa, utilizando-a em todos os lugares e para todas as pessoas".[7]

O fonoaudiólogo deve estar atento a todas as possíveis respostas espontâneas imediatas e tardias, oportunizar as pranchas para fazer comentários, narrativas, e não ficar apenas nas perguntas e respostas, ou seja, oportunizar pequenos momentos de diálogo com o paciente. Promover momentos de narração além de propiciar a ele a participação, sempre que possível, da tomada de decisões de sua vida. Dessa forma, ele ajuda os familiares a respeitarem decisões e comentários, pois, sem a oralidade, o paciente fica sem identidade, levado à força por decisões tomadas sempre pela família.

Orientações para a equipe e familiar/cuidador

Os familiares e cuidadores devem ser facilitadores no processo de introdução de conceitos da CSA, e não barreiras. O fonoaudiólogo deve estar preparado para compreender a situação e tentar converter qualquer nuance de barreira para uma situação positiva ao paciente da melhor forma possível, revendo e adaptando as estratégias propostas, até que alguma se encaixe de melhor modo às necessidades da dinâmica familiar. As questões subjetivas são importantes e devem sempre ser levadas em consideração. Não há uma receita pronta; são todos seres humanos, com suas ideias, vivências e experiências.

Além de serem essenciais no processo de introdução da CSA, os familiares e cuidadores são parceiros comunicativos, ou seja, o sujeito necessita expressar-se com alguém, caso contrário não haverá sentido comunicar-se. Sugere-se que visitas e diferentes interlocutores sejam sempre incentivados, o que estimula o paciente. Esses parceiros precisam saber como o paciente se comunica; dessa forma, é preciso sempre ter por perto placas explicativas (como o paciente se comunica) e as pranchas de comunicação. E, principalmente, que esses parceiros de comunicação parem certo tempo para conversar com o paciente.

Algumas orientações práticas aos cuidadores são listadas a seguir, a partir das recomendações de manual elaborado pela Sociedade Brasileira de Fonoaudiologia:[8]

- Inclusão dos recursos de CSA em diferentes atividades da rotina do paciente (ex.: lavar as mãos, atividades de lazer, acompanhar letras de músicas etc.), moldando o recurso a essas atividades.
- Recomendar leituras, *sites* e *blogs* que tratem do assunto; deixar recomendações escritas para cuidadores e familiares se apropriarem do conhecimento sobre a CSA.
- Planejar atividades que envolvam a família do paciente e promover, quando possível, grupos de trocas de experiências com outras famílias usuárias de CSA.
- Incluir elementos da CSA em possíveis atividades sociais de que o paciente faça parte.

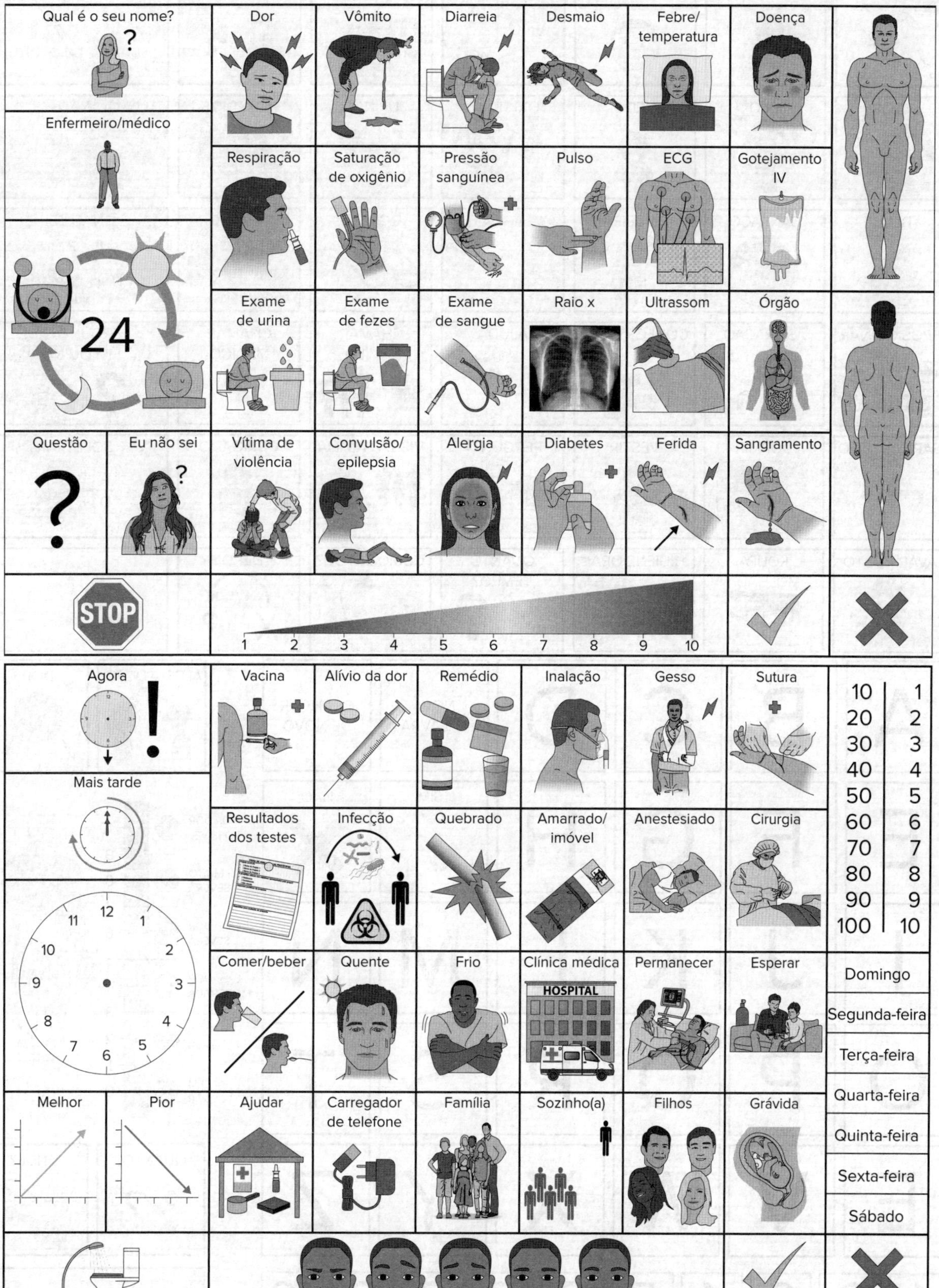

FIGURA 1

Pictogramas – Serviço de emergência médica (ajuda humanitária).

Fonte: adaptada de Hospital Universitário Sahlgrenska (Gotemburgo, Suécia). Disponível em: https://www.up.ac.za/media/shared/212/ZP_Files/humanitarian-aid--emergency-medical-services-portugese.zp172927.pdf

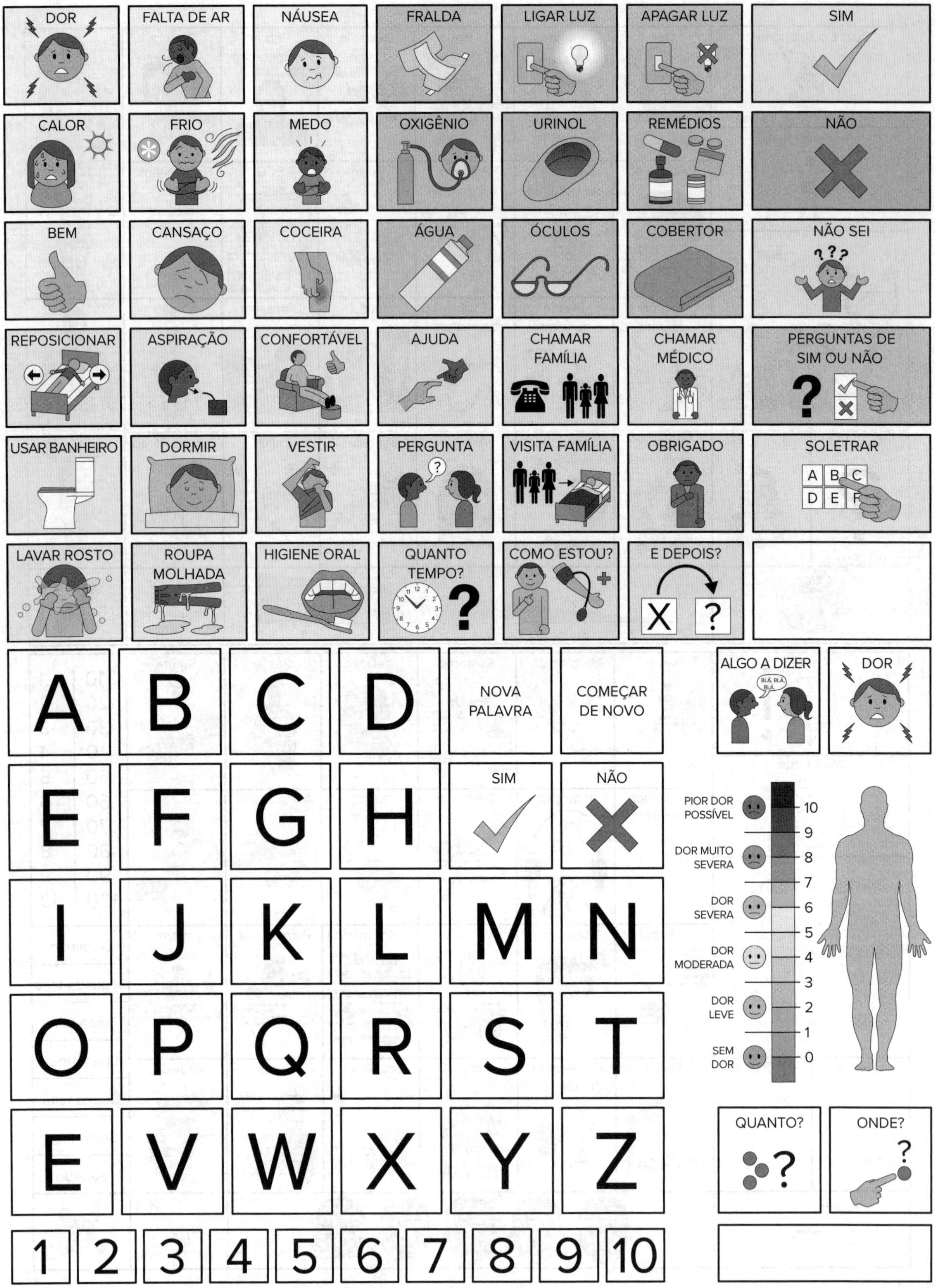

FIGURA 2

Prancha de comunicação alternativa para pacientes internados criada em projeto da UFRGS.

Fonte: Universidade Federal do Rio Grande do Sul (UFRGS).

Referências

1. Shepherd T. Comunicação - promovendo a reunião das pessoas por meio da colaboração. In: Chun RYS, Reily L, Moreira EC, organizadores. Comunicação alternativa: ocupando territórios. São Carlos: ABPEE; 2015.
2. Sociedade Brasileira de Fonoaudiologia. Perguntas e respostas frequentes sobre comunicação suplementar e alternativa para professores. [acesso em dezembro de 2021]. Disponível em: https://www.sbfa.org.br/campanha-comunicacao-suplementar-e-alternativa/pdf/faq2.pdf
3. American Speech-Language-Hearing Association. Augmentative and Alternative Communication (AAC). [acesso em dezembro de 2021]. Disponível em: https://www.asha.org/public/speech/disorders/aac/
4. Rocha ANDC, Santos BS. O uso da comunicação suplementar e alternativa na estratégia da saúde da família: relato de experiência. In: Deliberato D, Nunes DRP, Gonçalves MJ, organizadores. Trilhando juntos a comunicação alternativa. Marília: ABPEE; 2017.
5. Beukelman DR, Mirenda P. Augmentative & alternative communication: supporting children & adults with complex communication needs. 3. ed. Brookes Publishing Company; 2008.
6. Basil C, Rosell C. Sistemas de sinais manuais e gráficos: características e critérios de uso. In: Almirall CB, Soro-Camats E, Bustó CR. Sistemas de sinais e ajudas técnicas para a comunicação alternativa e a escrita: princípios teóricos e aplicações. São Paulo: Santos; 2003.
7. Gomes IC. Atendimento fonoaudiológico domiciliar em zona rural: desafios e enfrentamentos. In: Chun RYS, Reily L, Moreira EC, organizadores. Comunicação alternativa: ocupando territórios. São Carlos: ABPEE; 2015.
8. Sociedade Brasileira de Fonoaudiologia. Conversando sobre afasia: guia familiar. 2021.

Capítulo 11

Gerenciamento da terapia medicamentosa na atenção domiciliar

Daniela Álvares Machado Silva
Rúbia Santos Camargo Di Salvio
Simone de Araújo Medina Mendonça

PONTOS-CHAVE

- A morbimortalidade relacionada ao uso de medicamentos traz consequências para o indivíduo e a sociedade, com alto impacto nos sistemas de saúde.
- O gerenciamento da terapia medicamentosa é um serviço clínico provido por farmacêuticos, com potencial para reduzir o problema da morbimortalidade relacionada ao uso de medicamentos.
- O raciocínio clínico e a tomada de decisão em farmacoterapia são elementos centrais da prática clínica do farmacêutico ao prover o serviço de gerenciamento da terapia medicamentosa.
- Pacientes em atenção domiciliar podem se beneficiar do atendimento em serviço de gerenciamento da terapia medicamentosa.
- O trabalho colaborativo com a equipe de saúde contribui para o sucesso das ações do farmacêutico no serviço de gerenciamento da terapia medicamentosa.

OBJETIVOS DE APRENDIZAGEM

Ao final do capítulo, o leitor deverá ser capaz de:

- Compreender o potencial de contribuição do farmacêutico no cuidado direto a pacientes em atenção domiciliar.
- Conhecer as características do serviço de gerenciamento da terapia medicamentosa e sua aplicabilidade na atenção domiciliar.
- Compreender o processo racional de tomada de decisões em farmacoterapia no cuidado ao paciente em atenção domiciliar.

Morbimortalidade relacionada ao uso de medicamentos

O que permite que o sucesso de um tratamento seja alcançado de forma plena ou pelo menos satisfatória? Poderíamos discorrer sobre esse assunto em um livro inteiro, tamanha a diversidade das variáveis envolvidas. Mas vamos nos ater ao que nos propomos aqui: como o serviço farmacêutico de gerenciamento da terapia medicamentosa (GTM) contribui para o tratamento no contexto da atenção domiciliar (AD).

O avanço da ciência e a inovação tecnológica no desenvolvimento de medicamentos têm contribuído para o controle das doenças, melhoria na qualidade de vida de indivíduos com doenças crônicas e aumento na expectativa de vida. Sob a influência desses fatores, entre outros, o Brasil apresentou, em 2010, uma taxa de envelhecimento populacional em crescimento, com segmento de indivíduos considerados idosos (idade ≥ 60 anos) equivalente a 10,8% da população total do país.[1]

Embora os medicamentos constituam um dos recursos terapêuticos mais utilizados na sociedade contemporânea, um terço da população mundial não tem acesso regular a eles e, quando tem acesso, metade destes ainda não é prescrita, dispensada ou utilizada adequadamente.[2] O aumento da morbimortalidade ligada a medicamentos tem ocorrido mundialmente e é um problema de saúde pública. Essa morbimortalidade advém de diversas causas, as quais incluem inefetividade do tratamento, problemas de segurança da farmacoterapia e falta de acesso a tratamentos adequados.[3] Além disso, esse problema provoca custos elevados ao sistema de saúde.[4] Metanálise realizada por Winterstein *et al.*[5] mostrou que a prevalência de internações por problemas relacionados a medicamentos (PRM) variou de 3% a 9%, sendo que 50% dessas internações eram evitáveis.

No Brasil, embora haja escassez de estudos sobre a morbimortalidade relacionada a medicamentos, pesquisas incluídas na revisão sistemática de estudos observacionais realizada em 2014 no país mostraram elevada frequência de problemas de saúde relacionados ao uso de medicamentos.[6] Em análise retrospectiva realizada em um hospital brasileiro, observou-se que 14,6% dos pacientes procuraram atendimento de emergência devido aos PRM, sendo 58,9% destes considerados evitáveis. A extrapolação dos custos relacionados aos atendimentos de emergência devido a PRM chegou a US$ 6,773 milhões por ano no cenário estudado.[7] Diante desse panorama, o farmacêutico pode desempenhar um papel fundamental na redução da morbimortalidade relacionada a medicamentos.

O contexto domiciliar apresenta um cenário complexo e possibilita conhecer as especificidades apresentadas pelo paciente, família e cuidadores no ambiente real. A elegibilidade do usuário para a AD considera aspectos clínicos, socioeconômicos e ambientais. Entre as variáveis contempladas nos aspectos clínicos, encontra-se o suporte terapêutico realizado por meio da terapia medicamentosa.[8] Os pacientes sob AD geralmente são aqueles que apresentam falta de autonomia ou de suporte para comparecer a unidades de saúde, como ocorre com aqueles restritos ao leito e/ou ao domicílio. Assim, o uso de medicamentos por esses pacientes traz diversas peculiaridades que devem ser consideradas.

No Brasil, as atividades do farmacêutico no contexto domiciliar e suas atividades clínicas são regulamentadas pela Resolução nº 386/2002[9] e pela Resolução nº 585, de 29 de agosto de 2013,[10] ambas do Conselho Federal de Farmácia (CFF). Considerando a complexidade da AD, é necessário que a abordagem farmacêutica seja realizada de forma ampliada. O GTM é o serviço clínico provido pelo farmacêutico que se embasa no arcabouço teórico metodológico da atenção farmacêutica.[10] Constitui um serviço consistente, pois, por ser abrangente e centrado no paciente, pode ser facilmente integrado ao cuidado.[11] Portanto, a incorporação do GTM na AD possibilita a construção de um plano de cuidado integral e multidisciplinar. Cabe salientar que a proposta deste capítulo é mostrar ao leitor como o GTM pode ser pensado e desenvolvido no contexto da AD, sendo necessário maior aprofundamento por parte daquele que irá conduzi-lo.

Gerenciamento da terapia medicamentosa na atenção domiciliar

Quais são as responsabilidades de um farmacêutico na AD. Essa questão pode ter várias respostas diferentes, a depender de alguns fatores, como o perfil de formação e de experiência profissional, as diretrizes institucionais e as condições de trabalho, a legislação em vigor, entre outras. Porém, pretendemos partir de outra pergunta: quais responsabilidades uma pessoa em AD precisa que um farmacêutico assuma?

Como destacado na seção anterior, em nossa sociedade, marcada pelo alto consumo de medicamentos, temos cada vez mais evidências sobre os prejuízos humanos, sociais e econômicos causados pela morbimortalidade relacionada ao uso desse insumo terapêutico. Isso significa que diariamente pessoas utilizam medicamentos com a finalidade de prevenir, curar ou controlar um problema de saúde, porém não alcançam tal objetivo. Não conseguem os efeitos benéficos almejados e/ou experimentam efeitos negativos. Diante desse contexto, o farmacêutico tem a oportunidade de colaborar com os demais profissionais de saúde no cuidado direto ao paciente, corresponsalizando-se pelos resultados da farmacoterapia.[11,12]

Em sua prática clínica, o farmacêutico utiliza o mesmo processo de cuidado que os demais profissionais da saúde. Para qualquer profissional de saúde, o processo de cuidado se inicia com a identificação e análise dos problemas que esse profissional está capacitado a avaliar, passa pela determinação das prioridades de acordo com o quadro em questão, definição dos objetivos, identificação dos recursos necessários e dos instrumentos de avaliação, até o acompanhamento da execução e, se for o caso, a determinação de nova ordem de prioridades.[11,12]

O processo de cuidado é representado didaticamente em três etapas: avaliação inicial, plano de cuidados e avaliação de resultados. Em específico, em sua prática clínica, o farmacêutico assume responsabilidade pelas necessidades farmacoterapêuticas dos pacientes que assiste. Os problemas identificados, resolvidos e prevenidos pelo farmacêutico em sua prática clínica são denominados PRM. Assim, ao realizar a avaliação inicial, o profissional deve realizar a anamnese, o exame físico e a interpretação de exames laboratoriais, de modo a verificar a necessidade, a efetividade, a segurança e a conveniência dos medicamentos em uso pelo paciente.[11,12] Ao elaborar os planos de cuidados, deve-se visar que o paciente obtenha os melhores resultados do uso dos medicamentos, atingindo suas metas terapêuticas com o menor dano possível. Por fim, deve-se reavaliar esse indivíduo para verificar os resultados de suas intervenções na farmacoterapia. Um novo ciclo se inicia, pois o farmacêutico deve reavaliar o paciente de forma integral, certificando-se da necessidade, efetividade, segurança e conveniência do tratamento naquele novo momento (Figura 1).[13]

Raciocínio clínico e tomada de decisão em farmacoterapia

No contexto já apresentado sobre o processo de cuidado, quando em avaliação pelo farmacêutico, o paciente da AD irá se beneficiar de resultados otimizados em sua farmacoterapia. Isso significa que o profissional deve ser capaz de tomar decisões clínicas. O raciocínio clínico em farmacoterapia é a ferramenta que embasa e conduz com assertividade essa análise. Apesar de apresentar uma estrutura-padrão (avaliação de indicações terapêuticas de cada medicamento em uso para subsidiar a investigação de efetividade e segurança, para só então fomentar a adesão a cada medicamento avaliado), essa estrutura é dinâmica, ou seja, permite que o profissional analise de forma concomitante diversos elementos da estrutura-padrão do raciocínio clínico (ver estrutura em azul na Figura 1).

O farmacêutico mais experiente com a prática (talvez mais intuitivo) consegue ser bastante assertivo e produzir intervenções (leia-se prevenir e resolver PRM) importantes desde o primeiro contato com o paciente.[14] A taxa de resolutividade pode aumentar se já está bem familiarizado com o raciocínio e/ou se houve preparo para esse primeiro atendimento (acesso prévio a dados clínicos e registros de prontuário). A identificação de PRM é muito importante para guiar a conduta (ver estruturas amarelas na Figura 2).

Um paciente que se "esquece" de tomar uma dose de metformina, por exemplo, pode ter uma conduta diferente do que "opta" pela não utilização (ver estrutura 7 e seus desdobramentos na Figura 2). A opção da não utilização ou mesmo o "esquecimento", em geral, estão embasados em uma experiência do paciente com essa utilização recorrente e deve

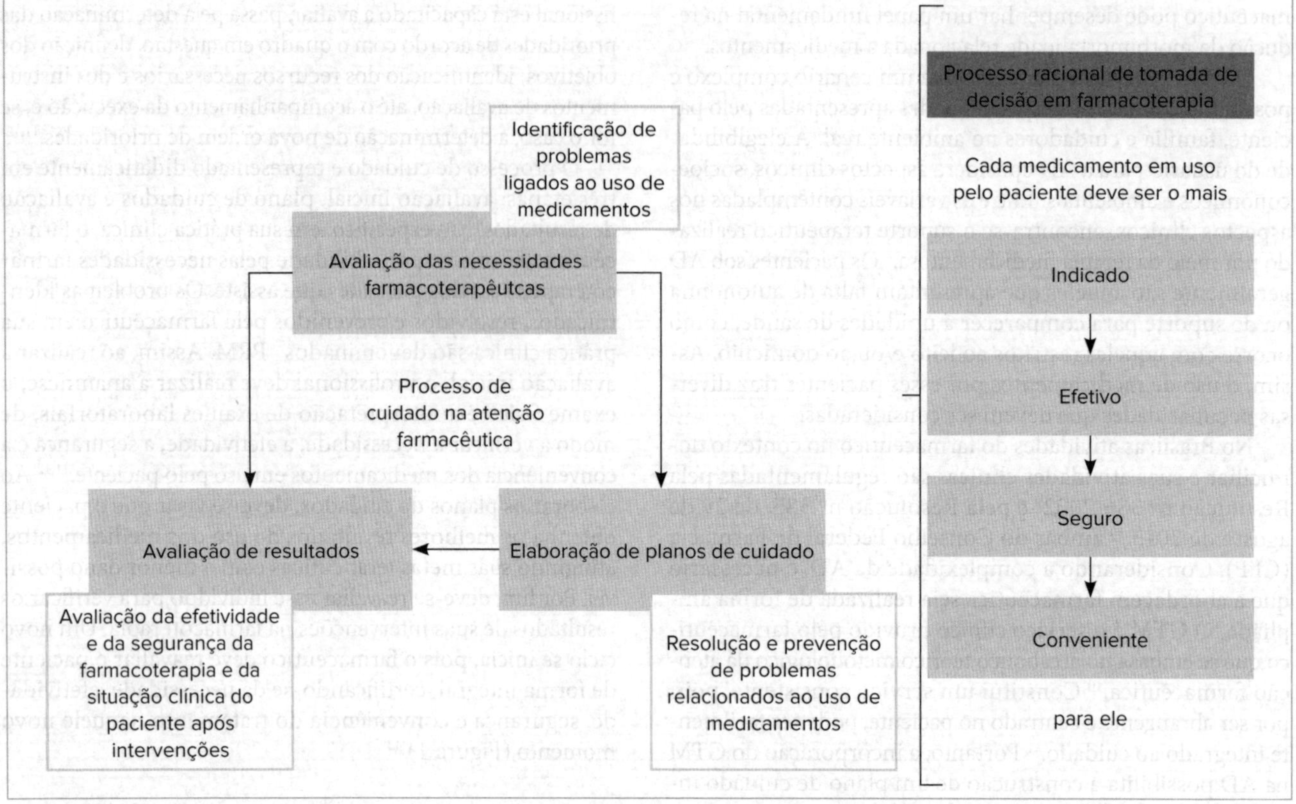

FIGURA 1

Processo de cuidado e processo racional de tomada de decisões em farmacoterapia segundo Cipolle, Strand e Morley[12]

Fonte: adaptada de Mendonça SAM, 2017.[13]

ser sempre validada. É um alerta de investigação, podendo ter embasamento subjetivo ("acho muito grande"; "minha mãe usava e ficou pior em pouco tempo de início do uso"; "ele fica após a refeição e eu durmo logo após, esquecendo de tomar") e/ou objetivo ("tenho dificuldade de deglutir", "vou muito ao banheiro"). Então, mantendo o exemplo da metformina, a decisão clínica vai depender de informações obtidas na anamnese, no exame físico e na interpretação de exames laboratoriais, a saber:

- Relacionados à efetividade (ver estruturas 4 e 4.1/4.2 na Figura 2): não necessariamente todos os que representam avaliação do quadro clínico diabetes, mas os que estiverem disponíveis no momento, como registros glicêmicos que o paciente porventura tenha, exames laboratoriais como glico-hemoglobina e glicemia de jejum, sinais e sintomas de hiperglicemia.
- Relacionados à segurança (ver estruturas 5 e 5.1/5.2 na Figura 2): os que estiverem disponíveis, para este caso específico principalmente a função renal e os níveis sanguíneos de vitamina B12, além de queixas clínicas como "diarreia e seu impacto na vida do paciente".

Então, a partir da análise dessas variáveis subjetivas e objetivas e em parceria com o paciente, o profissional avalia a necessidade (ver estrutura 6 na Figura 2) do medicamento ou da dose específica. Dessa forma, é possível resolver um problema relacionado à adesão ou mesmo identificar um problema relacionado à segurança, como a redução da função renal que justifique o ajuste de dose da metformina. A conduta, então, perpassa pela validação dessa dose suprimida (sem PRM para esse medicamento ou PRM de dose alta, se há necessidade de outra supressão de dose ou mesmo PRM de segurança com suspensão total do medicamento) (ver estruturas em amarelo na Figura 2).

Poder-se-ia, ainda, identificar nesse processo, o PRM de necessidade de medicamento adicional, como uso de insulina caso a meta de glico-hemoglobina estabelecida para esse paciente específico não pudesse ser alcançada apenas com uso da metformina, mesmo em dose máxima.

Ou seja, apenas para embasar a avaliação do uso desse medicamento, podem ser identificadas várias situações clínicas sem tratamento (rebaixamento de níveis de B12, um problema que não será classificado como de segurança, pois nesse caso a intervenção deveria ser suspensão ou troca do medicamento origem do PRM), e sim classificação de necessidade de medicamento adicional.

Em resumo, a base objetividade (exames laboratoriais e sinais) + subjetividade (sintomas e experiência subjetiva com o uso de medicamentos) deve permear a estrutura-padrão do raciocínio clínico em farmacoterapia. Ela auxilia a construção de hipóteses que, testadas, culminarão com uma decisão clínica para aquele momento e para aquele paciente, bem como o planejamento de outras intervenções a depender de mais elementos investigativos. Esse é um processo dinâmico. A priorização das intervenções deve levar em conta os desejos do paciente, associados às condições clínicas que estejam mais impactadas pela ausência de resultados terapêuticos positivos.

Não sendo possível a avaliação de nenhum elemento do processo racional de tomada de decisão em farmacoterapia – ou seja, que consiga comprovar a necessidade daquele medicamento, na posologia utilizada ou prescrita e que esteja sendo minimamente seguro na forma real de utilização pelo paciente –, há que se aguardar que o raciocínio se integre aos elementos investigativos para subsidiar uma decisão racional de orientação, pautada na responsabilidade do profissional pelos resultados clínicos esperados pelo paciente.

A estrutura 1 a seguir traduz, de forma gráfica, a dinamicidade do processo racional de tomada de decisão em farmacoterapia, relacionando a maior parte dos elementos usados no percurso diagnóstico dos PRM e as conexões necessárias entre eles. À medida que o percurso é realizado, dados objetivos e subjetivos se especificam, podendo gerar pedidos de exames complementares para avaliação de elementos distintos da estrutura-padrão.

Segundo o referencial teórico de Cipolle, Strand e Morley,[12] com a aplicação do raciocínio clínico em farmacoterapia, temos sete categorias de PRM e suas respectivas possíveis causas (Quadro 1).[13]

QUADRO 1 Classificação de problemas relacionados ao uso de medicamentos conforme Cipolle, Strand e Morley[12]

Categorias de PRM	Subcategorias de PRM	Descrição do PRM
Indicação	Medicamento desnecessário	O medicamento é desnecessário porque o paciente não tem uma indicação clínica naquele momento.
	Necessita de farmacoterapia adicional	Medicamento adicional é necessário para tratar ou prevenir um problema de saúde.
Efetividade	Medicamento inefetivo	O produto não é efetivo em produzir o efeito desejado.
	Dose baixa	A dose é baixa, não sendo capaz de produzir o efeito desejado.
Segurança	Reação adversa ao medicamento	O medicamento está causando uma reação adversa.
	Dose alta	A dose está alta, causando um efeito indesejado.
Conveniência	Não adesão	O paciente não é capaz ou não deseja tomar o medicamento.

Fonte: adaptado de Mendonça SAM, 2017.[13]

Essas sete categorias pretendem englobar todo tipo de problema que um paciente experimenta com o uso de medicamentos. Intoxicações medicamentosas, por exemplo, estão contempladas na categoria dos problemas de segurança, assim como as reações adversas a medicamentos. Interações medicamentosas podem causar problemas de efetividade ou de segurança. A automedicação pode ser causa de um problema de necessidade, caso o produto seja desnecessário, ou de um problema de segurança, caso o produto seja contraindicado para o paciente. Pode, ainda, ser a resolução de um problema de necessidade quando realizada de forma apropriada. Medicamentos vencidos em uso podem causar problemas de efetividade ou de segurança; falta de acesso aos medicamentos é um problema de conveniência. Esses são apenas alguns exemplos de temas e conceitos comuns no âmbito do uso de medicamentos que são traduzidos em categorias de problemas que direcionam intervenções específicas que precisam ser tomadas pelo profissional para a resolução deles. Alguns dos motivos para que o farmacêutico utilize, em sua prática clínica, uma classificação dos problemas que ele se propõe identificar, prevenir e resolver estão listados a seguir.

- Direcionar as intervenções a serem realizadas. Para cada subcategoria de PRM, haverá um tipo de intervenção, a qual deve ser coerente com o problema identificado.
- Uniformizar a linguagem profissional, permitindo a continuidade do cuidado ao paciente nas transições deste entre diferentes serviços de saúde.
- Permitir a avaliação da efetividade da prática por gestores e pesquisadores.
- O processo de cuidado e de tomada de decisão em farmacoterapia descritos, como já destacado, é utilizado pelo farmacêutico para garantir que as necessidades farmacoterapêuticas do paciente estão sendo atendidas. Essa é sua responsabilidade específica no cuidado em saúde, além das atribuições gerais de todos os profissionais de saúde.

Cipolle, Strand e Morley[12] preconizam que a prática seja generalista e se desenvolva na perspectiva centrada no paciente. Desenvolver uma prática generalista implica que o profissional realize a avaliação de todos os medicamentos em uso. Estando inserido em um sistema de saúde, ele deve observar as responsabilidades dos profissionais no ponto de atenção à saúde em que se encontra e fazer referência e contrarreferência com farmacêuticos provedores de serviço de GTM em outros pontos da rede.

Diferentemente do paradigma biomédico, centrado na doença e no profissional de saúde, ao prover o serviço de GTM o profissional deve desenvolver uma prática centrada no paciente. Isso pressupõe incorporar a experiência subjetiva deste com o uso de medicamentos, conectando-a ao processo racional de tomada de decisões em farmacoterapia.[11] Isso exige que o farmacêutico se coloque a serviço do paciente, compartilhando as decisões na elaboração do plano de cuidados e subsidiando as decisões que ele toma em seu cotidiano.[14]

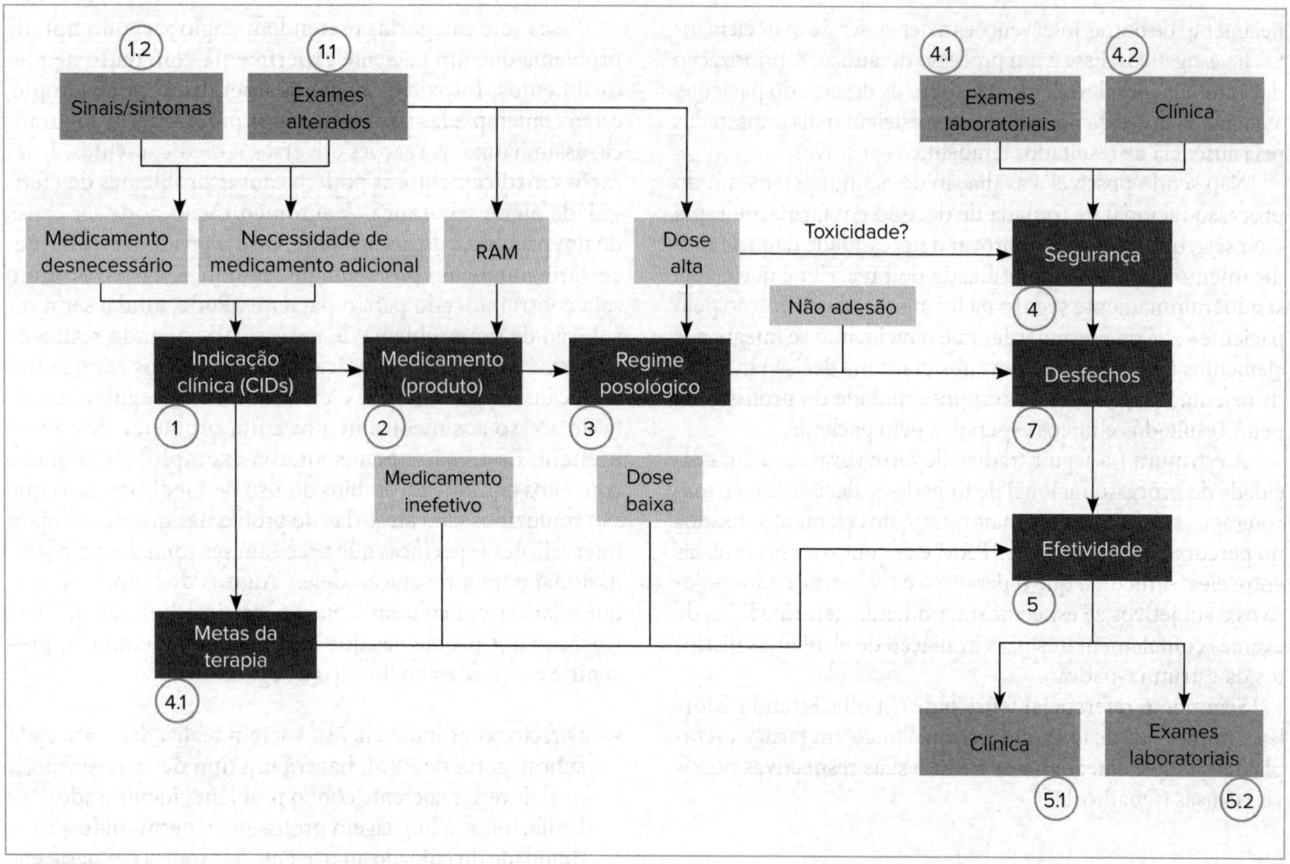

FIGURA 2
Raciocínio clínico em farmacoterapia ou processo racional de tomada de decisões em farmacoterapia.
Fonte: elaborada pelas autoras.

A AD possibilita ao farmacêutico conhecer o cotidiano do paciente e a realidade familiar e social, o que pode tornar sua avaliação e intervenções mais coerentes e bem-sucedidas. Resultados de exames laboratoriais, laudos médicos, prescrições e todos os medicamentos em uso estão mais acessíveis. Além disso, a maior proximidade com o paciente favorece o estabelecimento de relação terapêutica.

Adicionalmente, há de se considerar o possível contexto multi ou interprofissional das equipes de AD como mais um fator positivo para o sucesso das intervenções do profissional do serviço de GTM, como apontado pela literatura sobre acordos de colaboração entre médicos e farmacêuticos.[15]

Pacientes em atenção domiciliar elegíveis para o serviço de gerenciamento da terapia medicamentosa

Geralmente, os pacientes da AD apresentam diferentes perfis. Podem ter quadro crônico e estável, restrição ao leito ou ao domicílio e baixa demanda por equipamentos e procedimentos de maior complexidade; mas também podem apresentar quadro agudo, crônico agudizado ou crônico complexo, sendo necessária uma maior complexidade tecnológica.[8] Dessa maneira, a elegibilidade de casos para a AD deve considerar diversos critérios relacionados ao perfil do paciente, indicando os serviços necessários de acordo com a peculiaridade do caso e o contexto de atuação.

Dentro dos critérios e das condições de elegibilidade já considerados para a AD, a elegibilidade de pacientes para o serviço clínico de GTM deve ser pautada na possibilidade de comprometimento da efetividade e segurança da farmacoterapia. Ou seja, consideram-se como elegíveis os pacientes com maior risco de experimentar problemas farmacoterapêuticos, além das condições clínicas crônicas existentes.[15] Dessa maneira, não traremos aqui de uma relação definida de pacientes para os quais o GTM no contexto da AD é indicado, haja vista ser necessária uma discussão caso a caso junto à equipe multiprofissional envolvida.

Alguns pacientes sob AD têm algumas condições específicas relacionadas à doença, as quais podem limitar o uso de determinadas formas farmacêuticas, como nos casos em que há dificuldade de deglutição ou impossibilidade de administração do medicamento por via oral. Dessa maneira, torna-se necessária uma abordagem adequada a cada caso sob uma perspectiva ampla e integral, avaliando-se a necessidade, a efetividade, a segurança e a conveniência dessa terapia. Assim, as intervenções devem ser planejadas considerando-se também os aspectos subjetivos envolvidos tanto do paciente como de sua família/cuidador.

Referências

1. Brasil. Instituto Brasileiro de Geografia e Estatística. Sinopse dos resultados do censo 2010. Brasília, DF; 2011. [acesso em dezembro de 2021]. Disponível em: http://censo2010.ibge.gov.br/sinopse/webservice/
2. World Health Organization. Medicine strategy: framework for action in essential drugs and medicines policy 2000-2003. Genebra: WHO; 2000.
3. Isetts BJ, Brummel AR, Oliveira DR, Moen DW. Managing Drug-related Morbidity and Mortality in the Patient-centered Medical Home. Med Care. 2012;50(11):997-1001.
4. Ernst FR, Grizzle AJ. Drug-related morbidity and mortality: updating the cost-of-illness model. J Am Pharm Assoc (Wash). 2001;41(2):192-9.
5. Winterstein AG, Sauer BD, Hepler CD, Poole C. Preventable drug related hospital admission. Ann Pharmacother. 2002;36(7-8):1238-48.
6. Souza TT, Godoy RR, Rotta I, Pontarolo R, Fernandez-Llimos F, Correr CJ. Morbidade e mortalidade relacionadas a medicamentos no Brasil: revisão sistemática de estudos observacionais. Rev Ciênc Farm Básica Apl. 2014;35(4):519-32.
7. Freitas G, Balbinotto G, Hughes D, Heineck I. The Cost Of Drug-Related Morbidity That Lead To Emergency Visits In A Brazilian Hospital. Value Heal. 2015;18(3):A16-7.
8. Brasil. Ministério da Saúde. Secretaria de Atenção à Saúde. Departamento de Atenção Básica. Caderno de atenção domiciliar. Brasília, DF: Ministério da Saúde; 2013.
9. Brasil. Conselho Federal de Farmácia. Resolução nº 386, de 12 de novembro de 2002. Dispõe sobre as atribuições do farmacêutico no âmbito da assistência domiciliar em equipes multidisciplinares. [acesso em dezembro de 2021]. Disponível em http://www.cff.org.br/userfiles/file/resolucoes/386.pdf
10. Brasil. Conselho Federal de Farmácia. Resolução nº 585, de 29 de agosto de 2013. Regulamenta as atribuições clínicas do farmacêutico e dá outras providências. [acesso em dezembro de 2021]. Disponível em: http://www.cff.org.br/userfiles/file/resolucoes/585.pdf
11. Ramalho de Oliveira D. Atenção farmacêutica: da filosofia ao gerenciamento da terapia medicamentosa. 1. ed. São Paulo: RCN; 2011.
12. Cipolle RJ, Strand LM, Morley PC. Pharmaceutical care practice: the patient-centered approach to medication management services. 3. ed. Nova Iorque: McGraw-Hill; 2012. 697 p.
13. Mendonça SAM. Ensino-aprendizagem em serviço na educação para atenção farmacêutica. Tese [Doutorado em Medicamentos e Assistência Farmacêutica] – Faculdade de Farmácia, Universidade Federal de Minas Gerais, Belo Horizonte; 2017.
14. Oliveira IV, Nascimento YA, Ramalho-de-Oliveira D. Decision-Making Process in Comprehensive Medication Management Services: From the Understanding to the Development of a Theoretical Model. Pharmacy (Basel). 2020;8(4):180.
15. Silva DAM, Mendonça SAM, Ramalho de Oliveira D, Chemello C. A prática clínica do farmacêutico no núcleo de apoio à saúde da família. Trab Educ Saúde. 2018;16(2):659-82.

Seção 8

Situações clínicas em crianças

Coordenadores: Almiro Domiciano da Cruz Filho, Cristiane Rodrigues de Sousa, Leonardo Cançado Monteiro Savassi

Capítulo 1

Especificidades da criança em atenção domiciliar

Almiro Domiciano da Cruz Filho
Cristiane Rodrigues de Sousa
Lívia Almeida de Menezes
Mariana Setúbal Nassar de Carvalho

PONTOS-CHAVE

- Crianças com condições crônicas complexas, decorrentes de doença grave no período neonatal.
- Deficiências na infância, cuja dependência tecnológica leva a graves restrições nas atividades de vida diária.
- Transição epidemiológica que traz impactos nos cuidados hospitalares e domiciliares com a mudança do perfil nosológico.
- Saúde da criança e do adolescente vista pelos serviços de apoio às crianças com necessidades especiais de saúde.

OBJETIVOS DE APRENDIZAGEM

Ao final do capítulo, o leitor deverá ser capaz de:

- Entender as necessidades de cuidado e o curso das doenças crônicas.
- Apreender os aspectos epidemiológicos podem explicar a prevalência do "adoecer" no contexto atual.
- Reconhecer como as tecnologias médicas atravessam os cuidados em saúde.
- Entender a importância das relações entre a atenção básica e especializada.

Caso clínico

Aline é uma menina de 2 anos e 6 meses, filha caçula de Vanessa, que ainda tem mais dois filhos, sendo um menino de 7 anos e outra menina de 5 anos de idade. Vanessa recebeu uma triste e inesperada notícia logo na gestação de Aline, de que a filha tinha algumas malformações bastante complexas e ameaçadoras da vida, cujos diagnósticos realizados, ainda no pré-natal, foram isomerismo cardíaco à esquerda, CIA ampla, má rotação intestinal, corrigida no período neonatal, interrupção intra-hepática da veia cava inferior com drenagem realizada pelo sistema ázigos e poliesplenia. Aline nasceu em uma maternidade para gestação de alto risco do Sistema Único de Saúde (SUS), de parto cesáreo, a termo, apropriado para a idade gestacional, com índice de Apgar 3/8. Foi realizada reanimação com ventilação por pressão positiva e, após, foi acoplada à ventilação não invasiva (pressão positiva de dois níveis nas vias aéreas – BiPAP). Após 4 meses de internação na unidade neonatal, Aline foi transferida para a enfermaria. Durante o período de internação nessa unidade, apresentou inúmeros episódios de agudização respiratória, sendo que, em duas delas, houve necessidade de transferência à UTI pediátrica. Após a resolução e o controle do problema respiratório, houve uma tentativa de alta hospitalar para o domicílio, entretanto retornou ao hospital de referência 4 dias após, com novo quadro de agudização respiratória e novas internações na UTI pediátrica, onde ficou gravíssima, necessitou de parâmetros altos em ventilação mecânica e usou óxido nítrico por 14 dias, broncodilatadores venosos e sedação profunda por 6 dias. Nessa ocasião, foi feito o diagnóstico de hipertensão pulmonar em cateterismo cardíaco realizado em hospital de referência para Cardiologia. A partir daí, passou a necessitar de oxigenoterapia contínua para manter-se estável, o que aconteceu durante 20 dias, quando ocorreu nova agudização respiratória com necessidade de cuidados intensivos por 3 semanas. Essa reagudização foi atribuída à septicemia bacteriana em hemocultura positiva e recebeu antibióticos de amplo espectro, além de antifúngicos. Nessa internação, passou a ficar dependente de novos medicamentos de uso contínuo para controle da hipertensão pulmonar e da hipoxemia grave. Desde essa última internação, foi constatado um agravamento substancial do quadro respiratório, com impossibilidade de evolução do desmame da ventilação não invasiva, além da dependência de oxigênio.

Introdução

No cenário pediátrico, as condições de saúde da infância e da adolescência podem estar associadas a agravos cujas origens podem ser genéticas, congênitas ou ambientais e, ao longo dos últimos anos, vêm se concretizando pelo aumento das condições crônicas em saúde. Muito já foi dito sobre o processo de transição epidemiológica e demográfica surgido ao longo do século XX e nos primeiros anos do século XXI. Ao mesmo tempo, a melhora dos indicadores de saúde e sociais e os avanços tecnológicos da medicina propiciaram uma sobrevida significativamente maior para crianças que antes morriam precocemente, por qualquer um dos agravos descritos anteriormente. No Brasil, observam-se muitos aspectos que já ocorriam em parte da Europa, nos Estados Unidos e no Canadá,[1] como efeito do avanço tecnológico, farmacológico e do conhecimento científico acerca dos cuidados intensivos em unidades pediátricas e neonatais, bem como de técnicas cirúrgicas, fazendo com que crianças que anteriormente não tinham perspectivas de tratamento, principalmente aquelas com cardiopatias complexas, anomalias e malformações congênitas, além de prematuros extremos, portadores de fibrose cística, com graves sequelas neurológicas por asfixia perinatal e câncer, encontrassem uma oportunidade de sobrevivência.[2]

Outros fatores levam a melhora na sobrevivência dessa população, os quais vão além dos cuidados hospitalares. Entre estes, o aumento do suporte em políticas públicas resultou em aumento da longevidade e a população vive melhor atualmente do que há décadas, conforme os dados da Pesquisa Nacional de Demografia da Saúde da Criança e da Mulher[3] (PNDS), de 2006. Essas políticas públicas estão relacionadas aos avanços das condições socioeconômicas da população, da infraestrutura domiciliar, dos programas de distribuição de renda e da mobilidade social. Entre os principais indicadores de saúde, encontram-se a redução progressiva da taxa de fecundidade, agravada durante a pandemia de covid-19, a melhora crescente da qualidade da assistência perinatal, a diminuição da morbidade relacionada aos agravos agudos à saúde, tais como infecções respiratórias e diarreias, a melhoria do acesso aos serviços de saúde, a notória ampliação da cobertura vacinal, a difusão das boas práticas da amamentação, a melhora dos indicadores nutricionais e, consequentemente, a diminuição da mortalidade infantil.[4]

Moreira e colegas apontam que, com o avanço dos indicadores sociais e de saúde nas últimas décadas e o progresso das técnicas cirúrgicas, da engenharia biomédica e dos cuidados em terapia intensiva pediátrica e neonatal, crianças que antes morreriam nas primeiras horas, dias ou meses de vida, passaram a sobreviver durante anos. Essa sobrevida, contudo, tem um custo, por vezes relacionado a algum grau de dependência tecnológica parcial ao longo da vida,[1] com chances de chegar à vida adulta.

Diante dos diversos avanços já descritos, observa-se a necessidade de novas estratégias para uma rede de assistência que dê suporte às boas práticas em saúde, com segurança e qualidade; com isso, há necessidade de qualificação profissional. Estas se sustentam pelo aperfeiçoamento nos campos da pesquisa, da formação de especialistas necessários aos cuidados de média e alta complexidade, da organização dos serviços de atenção à saúde e da administração dos recursos utilizados, para dar conta dessa demanda.[4] A severidade, o impacto das doenças principais e suas comorbidades variam de acordo com os órgãos e sistemas acometidos; por vezes, vários deles são afetados e podem se manifestar desde o nascimento ou até mesmo antes dele. Muitas doenças ou agravos têm elevado potencial de gravidade e cronicidade, e algumas já podem ser detectadas pelo teste do pezinho, como anemia falciforme, fibrose cística, fenilcetonúria e hipotireoidismo. Outras doenças que figuram com grande potencial de gravidade são as cardiopatias congênitas ou adquiridas, malformações orgânicas diversas, doenças e síndromes genéticas, imunodeficiências primárias, epilepsias, doença celíaca, neoplasias etc. Muitas situações clínicas, como consequências de eventos agudos, com evidente potencial de gravidade, também podem deixar sequelas ou deficiências e podem estar associadas a evolução para adoecimento crônico e deficiências, como as intercorrências perinatais (prematuridade e asfixia), as doenças respiratórias agudas, virais ou bacterianas, as quais podem requerer ventilação mecânica prolongada, meningites, encefalites, afogamentos, condições clínicas que levam a parada cardiorrespiratória prolongada e traumatismo cranioencefálico.[4]

Para melhor entendimento das especificidades das crianças e dos adolescentes, com doenças de média complexidade, estáveis clinicamente e que são candidatos aos cuidados domiciliares, é necessária a apropriação do conceito de doenças crônicas, que passou a ser tratado textualmente como condições crônicas. Dessa maneira, passou-se a observar tal condição de saúde de forma ampliada e não fragmentada, o que vai favorecer o planejamento terapêutico individualizado e, consequentemente, o cuidado de maneira global e inclusiva. A atenção multidisciplinar vai se configurar como a mais apropriada para esse subgrupo específico de crianças com maior vulnerabilidade clínica, necessitando, portanto, de maior uso dos serviços e recursos da saúde. Na literatura atual, há divergências acerca da complexidade clínica nas condições crônicas de saúde. Uma definição clara dessa população é importante, por questões estratégicas para o desenvolvimento dos cuidados necessários e estudos de processos e resultados de saúde.

Em 2000, Feudtner e colegas desenvolveram uma definição para condições crônicas complexas que diz: "qualquer condição médica que possa durar pelo menos 12 meses (a menos que a morte intervenha) e envolva vários sistemas de órgãos diferentes ou 1 sistema de órgãos severamente, o suficiente para exigir cuidados pediátricos especializados e provavelmente algum período de internação em centro terciário". Com base nessa definição, um conjunto abrangente de códigos disponíveis na época da Classificação Internacional de Doenças (CID 10) pôde ser identificado como indicativos de condições crônicas complexas (CCC) dentro das seguintes categorias: cardiovascular, respiratório, neuromuscular, renal, gastrintestinal, hematológico, imunológico, metabólico, congênito ou genético e casos de malignidade.[5-7]

Ainda complementando a análise sobre as doenças crônicas, a Organização Mundial da Saúde (OMS), em 2003, definiu as condições crônicas de saúde como "problemas que requerem gerenciamento contínuo por um período de vários anos ou décadas, abarcando uma categoria ampla de agravos". Como consequência, demandam uma nova forma de organização dos serviços de saúde, que crie estratégias relacionadas ao cuidado com a criança, que deem conta de um ser humano em crescimento e desenvolvimento, com suas especificidades.[8]

Aspectos epidemiológicos

Observam-se uma redução das hospitalizações por condições agudas e um crescimento das internações por agudizações das condições crônicas e, com isso, novos desafios nos cuidados de saúde. A partir da mudança desse perfil nosológico, observa-se que a prevalência de CCC entre crianças e adolescentes está crescendo em todo o mundo e tem sido explicada pela profunda mudança no perfil das doenças e internações. É fato que houve uma redução da mortalidade infantil como consequência de melhorias nas políticas públicas que resultaram em aumento da cobertura de imunização e cuidados de saúde relacionados aos modernos tratamentos em unidades intensivas neonatais e pediátricas. Entretanto, esses aspectos podem não se refletir em cura das diversas doenças que apresentam evoluções graves e complexas, e então se está diante de uma nova realidade na saúde da população, que é a doença crônica e suas deficiências acopladas aos novos cuidados.

A prevalência de necessidades especiais de atenção à saúde entre as crianças é difícil de determinar, dado o amplo espectro de condições que atendem à definição. Dados da Pesquisa Nacional de Saúde da Criança (NSCH) 2016-2017 indicam que 18,8% das crianças < 18 anos nos Estados Unidos (mais de 14 milhões) têm necessidades especiais de saúde, com 13,2% das crianças com necessidades de saúde mais complexas. Mais de um quarto (28%) dos domicílios com filhos têm ao menos uma criança com necessidades especiais de saúde.[9] No Canadá, estimou-se a prevalência de CCC entre 13% e 18%, entre os anos de 2001 e 2004. Nos EUA, a prevalência foi de 16% no ano 2000. Em 2006, as crianças com CCC foram responsáveis por 10% de todas as admissões em hospitais pediátricos, 40% das despesas hospitalares e de 70% a 90% do uso de tecnologias.[10,11]

Características das diversas complexidades clínicas

Falar de condições crônicas é introduzir um campo de conhecimentos que incluem uma ampla gama de problemas de saúde compreendidos entre doenças não transmissíveis, condições transmissíveis persistentes e muitas vezes irreversíveis, transtornos mentais e sequelas físicas e/ou estruturais, as quais levam a graves deficiências que limitam a funcionalidade do indivíduo, o que se configura como uma das principais características da criança com CCC. Um exemplo de alto impacto no cuidado domiciliar é a limitação funcional condicionada pelas dependências tecnológicas que privam pacientes de familiares de convívio social, do acesso ao lazer e à escola. As condições crônicas muitas vezes apresentam um caráter irreversível e representam um alto custo social para os pacientes e suas famílias, exigindo alto consumo de produtos de saúde, bem como um sistema de saúde ágil e que funcione com alta comunicação entre os níveis de atenção. Apesar da evidência dos dados, essas crianças e adolescentes por vezes parecem imperceptíveis para a sociedade em geral, pois parcela significativa deles permanece confinada em hospitais por longos períodos (meses e até anos) até conseguir ser desospitalizada. Ao longo da vida, essas crianças podem se tornar dependentes de um ou mais dispositivos tecnológicos que garantam a sobrevivência. Consequentemente, passam a ser chamadas de crianças dependentes de tecnologias (CDT), que agregam complexidade do ponto de vista clínico, mas também social, ao grupo dos pacientes com tais condições. As necessidades de saúde, a qualidade de vida e a possibilidade de uma vivência comunitária para essas crianças dependem de uma rede de atenção à saúde integrada, composta por profissionais qualificados, no qual a atenção primária e a domiciliar, os serviços ambulatoriais especializados, os hospitais terciários e outras importantes estações de cuidado, como unidades de reabilitação, domicílio, escola e comunidade local, estejam interligados, operando na lógica da linha de cuidado.[12] As crianças e adolescentes com necessidades especiais de cuidados requerem uma variedade de serviços de saúde e de apoio, dependendo de sua condição crônica. Essas necessidades muitas vezes não são atendidas ou não reconhecidas, particularmente entre os pacientes com limitações mais severas.[13] Uma coordenação assistencial planejada e organizada dentro de um atendimento domiciliar ajuda a atender às possíveis necessidades não contempladas desses pacientes e suas famílias.[14] Até aqui, entende-se que, para melhor organização do cuidado fora dos leitos hospitalares, esta deveria começar após a identificação do potencial de evolução para CCC, inserindo esse indivíduo nos processos de desospitalização e compartilhamento do cuidado com as redes de atenção à saúde do território do paciente.[15] No Brasil, a proposta é que a coordenação do cuidado seja feita a partir da atenção primária à saúde, possibilitando a circulação do paciente/usuário na rede de saúde por intermédio de serviços, fortalecendo o enfrentamento das dificuldades, como a comunicação falha entre os serviços e a falta de responsabilização pelo cuidado ao usuário. De acordo com a necessidade, o paciente irá acessar tais serviços, atendendo aos princípios da integralidade e equidade. Apesar do disposto na portaria,[16] no Brasil as redes de atenção à saúde carecem de uma articulação que permita aos pacientes pediátricos que apresentam condições crônicas e complexas de saúde, especialmente os dependentes de tecnologias, desfrutar da convivência familiar e comunitária fora do ambiente hospitalar. A maioria necessitará de estratégias de transferência de cuidado na saída de internações hospitalares e de um tempo variável na modalidade e no protagonismo da assistência domiciliar, devido à coordenação do cuidado pela atenção primária ser incipiente ou por haver carência de serviços ou resistência dos serviços hospitalares e especializados, que ainda seguem a lógica do modelo hospitalocêntrico.

Há carência de serviços para absorver tal cuidado, notadamente na infância. Como exemplo dessa dificuldade, pesquisa realizada no DATASUS em maio de 2015 revela que existem 270 serviços particulares de assistência domiciliar no Brasil na modalidade *home care* ou internação domiciliar para uma população de 204.292.719, estimada pelo IBGE em 2015. Entretanto, segundo recomendação do Ministério da Saúde, deveria haver uma equipe de assistência domiciliar para cada 100 mil pessoas, ou seja, cerca de 2.042 equipes no caso do nosso país.[17]

Tipos de necessidades em crianças com condições crônicas complexas de saúde

As principais condições que dão sustentação, amparo e segurança, tanto para cuidadores quanto para equipes de saúde, no cuidado àqueles pacientes que têm necessidades especiais de saúde, são as que proporcionam a manutenção à estabilidade clínica, principalmente em atenção domiciliar. No Quadro 1 são descritas as mais importantes, embora haja necessidade de se estar atento às singularidades dos cuidados a determinadas crianças ou adolescentes. Logo, outras necessidades podem fazer parte de um plano terapêutico.[18]

QUADRO 1 Condições de sustentação, amparo e segurança no cuidado ao paciente crônico complexo

Linhas de cuidado integrando os diversos atores que compõem a atenção primária e a atenção especializada	Acesso a equipes de atenção domiciliar, sendo estas, muitas vezes, as gestoras do cuidado individual
Dispositivos de alta tecnologia, como ventiladores respiratórios invasivos ou não invasivos	Programas que possam prover a oxigenoterapia domiciliar prolongada
Reabilitação multidisciplinar, como terapia ocupacional, fisioterapia, fonoaudiologia	Tecnologias assistivas, como cadeira de rodas, bomba de insulina, órteses
Cuidados com a visão e/ou provimento de óculos	Cuidados auditivos e/ou aparelhos auditivos
Cuidados odontológicos preventivos e/ou tratamento odontológico, se possível duas vezes por ano, incluindo *check-ups* odontológicos	Cuidados e terapias nutricionais, por tubos de alimentação ou reabilitação oral
Apoio terapêutico em serviços médicos especializados	Acesso à escola e ao lazer, bem como aos centros de atenção psicossociais
Acesso aos cuidados comportamentais ou de saúde mental, para os pacientes ou terapia familiar	Descanso ou cuidados hospitalares
Acesso a transporte seguro e especializado para terapias de apoio que estejam fora do domicílio	Preparação e/ou apoio à transição para serviços para adultos
Acesso aos programas sociais de distribuição de renda, quando aplicáveis como direito de cidadania	

Para que se possam promover as condições de apoio citadas, há necessidade de uma coordenação assistencial que garanta atenção especial ao planejamento terapêutico, cuidados com a equipe e apoio aos objetivos da família. A coordenação da assistência efetiva resulta na prestação adequada da atenção à saúde em todo o período em que o paciente esteja dependente de uma rede assistencial (integração assistencial) e está associada a melhoria da qualidade de vida e da reinserção do paciente aos hábitos familiares.[19] De modo geral, a coordenação assistencial poderia usar como método a gestão de casos, ou seja, a gestão de uma doença ou processo específico, contextualizando o planejamento assistencial, preferencialmente escrito e detalhado, para alcançar os objetivos do cuidado. Deve-se fazer um mapeamento do cuidado destacando as necessidades e pontos fortes do paciente e da família, incluindo relações interativas entre membros da equipe e recursos disponíveis. A figura do coordenador também é importante para o gerenciamento de múltiplos profissionais de saúde, como médicos especialistas, enfermeiros, dentistas, terapeutas ocupacionais, fisioterapeutas, fonoaudiólogos, profissionais de saúde mental, assistentes sociais, sendo o intermediador principal para os pacientes, familiares, cuidadores domiciliares e outros partícipes do cuidado.

Política nacional de saúde da criança

Com base nos diversos detalhes escritos na introdução, podemos resumir pontos muito importantes para a gestão do cuidado às crianças com CCC e necessidades especiais de saúde. Os aspectos mais relevantes são o desenvolvimento de linhas de cuidado integrado, com a união e a comunicação entre as atenções primária e especializada; facilitação do acesso a equipamentos e insumos vitais para a estabilidade clínica do indivíduo; transporte especializado e seguro para o acesso a consultas, exames, internações eletivas ou emergenciais; rede de reabilitação adequada às diversas necessidades; atendimento por serviços de atenção domiciliar; acesso ao lazer e cultura; apoio ao cuidador domiciliar no seu aspecto físico e mental; acesso aos serviços de transição para a adolescência e a vida adulta; acesso aos benefícios sociais de direito do cidadão.[20] Ainda se observa que as diretrizes da Política Nacional de Atenção Integral à Saúde da Criança (PNAISC), no seu eixo estratégico IV, que versa sobre a atenção integral a crianças com agravos prevalentes na infância e com doenças crônicas, confirmam que a atenção domiciliar representa uma intervenção essencial na oferta de uma atenção integral e humanizada, pois agrega um conjunto de ações de promoção à saúde, prevenção e tratamento de doenças e reabilitação prestadas no domicílio. Já o eixo estratégico VI do PNAISC, que versa sobre a atenção à saúde de crianças com deficiência ou em situações específicas e de vulnerabilidade, confirma a inclusão dessa população às redes de atenção à saúde, identificando vulnerabilidades, risco de agravos e adoecimento, por meio do reconhecimento das especificidades desse público.[21]

Pactuação ou compartilhamento do cuidado com as redes de atenção à saúde

O processo de desospitalização de crianças e adolescentes com CCC envolve ações consideradas estratégicas em sua execução. Para podermos criar alguma base para as intervenções necessárias ao cuidado dessa população, pode-se lançar mão de uma metodologia de trabalho que se baseia em três eixos principais: o de âmbito hospitalar, ou seja, aquele que se inicia durante a internação, mas também que permanecem após a alta, com ações de matriciamento; o de âmbito domiciliar, que consiste na assistência domiciliar propriamente dita; e as ações consideradas transversais contidas no grande eixo sociopolítico, que viabilizam o planejamento. Outros dispositivos podem ser contemplados no processo e auxiliam na desospitalização; sendo assim, o projeto terapêutico singular (PTS) e as ações de matriciamento organizados por equipes experientes que planejam ações de intervenção e capacitação de rede são exemplos disso. Por meio de visitas conjuntas, de caráter multiprofissional, com contribuição dos múltiplos saberes em saúde, discute-se e planeja-se com olhar prospectivo, voltado para a qualidade de vida e a promoção do protagonismo familiar, visando ao empoderamento e à autonomia no cuidado, necessários para a alta hospitalar. Em seguida, definem-se objetivos, metas e responsabilidades de cada membro da equipe. Dessa forma, propõe-se uma intervenção diagnóstica e terapêutica ampla, para além dos aspectos biológicos, a qual, aliada à participação familiar, se configura numa proposta individualizada para cada caso mais complexo. Por fim, diante de todas essas questões, pode-se propor a construção do PTS como um recurso documentado de planejamento e de gestão aplicado ao trabalho clínico.[22]

Quando se está diante de casos de crianças e adolescentes com CCC, as implicações são variadas, logo uma miríade de aparelhos da rede de atenção à saúde passa a fazer parte do processo de execução dos planos terapêuticos para essa população. Para isso, a identificação de uma coordenação ou um coordenador de cuidados é de suma importância para lidar com a fragmentação com que os pacientes e seus cuidadores costumam encontrar, e essa coordenação vai buscar, por meio de atividades sistematizadas, a promoção e a integração de serviços. No modelo vigente, esse papel deveria ser exercido pela atenção primária, pois esta tem o controle e o acesso aos componentes das RAS, podendo gerenciar o acesso aos hospitais e outros dispositivos de saúde. A se manter a fragmentação dos cuidados de saúde existentes, fica difícil para as famílias de CCC obter os serviços de que eles precisam. Mais ainda, a não articulação necessária para a organização do cuidado, e dependendo da gravidade da doença ou condição clínica da criança, as famílias podem passar um tempo longo e inseguro, se não houver comunicação entre os recursos de saúde necessários. Além disso, dentro do espectro do cuidado domiciliar, as famílias muitas vezes têm de fazer adaptações e superações de obstáculos e dificuldades com as tarefas dos cuidados diários das crianças, trazendo risco à segurança do paciente. Ressalta-se a importância da coordenação de cuidados direcionados às crianças e adolescentes com CCC por causa de seu intenso consumo de múltiplos serviços de saúde. Deve-se considerar que a coordenação de cuidados deve ser centrada no paciente e na família, com o apoio de equipe organizada para atender às necessidades das crianças e adolescentes, ao mesmo tempo que melhora a qualidade da prestação de cuidados e capacidades das famílias, por meio de processos educativos continuados. A coordenação de cuidados aborda questões médicas, sociais, do desenvolvimento, comportamentais, educacionais e necessidades financeiras para atingir o nível ideal de resultados de saúde e bem-estar. A equipe deve enfatizar a importância das múltiplas funções na coordenação de cuidados onde estão inclusos os pais/cuidadores, equipes de cuidados primários, especialidades clínico-cirúrgicas, educadores, farmacêuticos, profissionais de saúde mental, serviços de reabilitação e outros que possam se agregar por indicações precisas ou pontuais. Finalmente, devem-se reconhecer e abordar aspectos psicossociais e os determinantes da saúde. Entretanto, o grande desafio ainda está nas questões de treinamento de pessoal, de envolvimento da família frente ao cuidado como os deveres e obrigações de fazer.

Resumem-se quatro características definidoras de coordenação de cuidados: a centralidade na família; o planejamento proativo e abrangente; a promoção de habilidades de cuidadores e do autocuidado para fortalecer a independência do paciente; a ênfase em relacionamentos e comunicações intersetoriais.[23] O equilíbrio dos cuidados prestados às crianças com CCC é exitoso quando os pacientes e as famílias estão totalmente engajados nos cuidados, tendo capacidade de negociar metas e prioridades e quando há integração e disponibilidade de acesso à saúde mental, por exemplo, direcionados aos pacientes e seus familiares. Uma equipe bem capacitada, com engajamento de pacientes, famílias e parceiros da comunidade em todos os níveis, é fundamental para uma atenção bem-sucedida,[24] e não deve haver falha na comunicação entre os múltiplos níveis de assistência, contemplando os diferentes tipos de serviços necessários à criança e ao adolescente. Um bom método de ação para atividades de coordenação de cuidados é a abordagem multidisciplinar, que vai acompanhar o crescimento, o desenvolvimento e o bem-estar das famílias, além de poder identificar os pontos positivos de seu(ua) filho(a) e enfrentar os desafios e as prioridades do cuidado da melhor maneira.

Uma excelente ferramenta de suporte para a coordenação de cuidados é a descrição dos processos em um plano escrito e compartilhado, realizado com o apoio de uma equipe de atenção especializada. O plano ou projeto terapêutico singular é criado quando o coordenador, equipe e família combinam as melhores ações, objetivos familiares e preocupações da equipe em relação aos principais problemas de saúde, fundindo-os em um plano estratégico para implementação imediata, devendo ser acompanhados em parceria com as famílias, ao longo do tempo.[25] Como exemplo prático, tem-se uma criança com epilepsia intratável. Ela pode, inicialmente, frequentar o ambulatório ou ter múltiplas internações em serviço de Neurologia, mas também pode se beneficiar de consultas em cuidados primários e receber tratamentos ou intervenções precoces em seu domicílio, evitando hospitalizações intermitentes. Com isso, pode-se iniciar o acesso aos meios de inclusão social, escolar, terapias ambulatoriais de reabilitação, até avançar no crescimento e na adolescência. Algumas especialidades de apoio aos cuidados podem emergir, como a atenção endocrinológica, ortopédica, cirúrgica, serviços de saúde mental e planejamento para a transição aos cuidados de saúde para a vida adulta.

Conclui-se que a coordenação de cuidados precisa de infraestrutura organizada, estratégias de construção, implementação, liderança, uso de ferramentas adequadas e treinamento de recursos humanos apropriados, elementos fundamentais para o sucesso. O relacionamento eficaz entre as várias entidades é essencial para resultados ótimos no cuidado de crianças e adolescentes com CCC. De acordo com dados epidemiológicos, essa população está cada vez mais sendo identificada como prioritária nas estratégias baseadas em saúde pública e, portanto, merece cuidados e esforços dedicados.[26]

Referências

1. Moreira ME, Goldani MZ. A criança é o pai do homem: novos desafios para a área de saúde da criança [Child is the father of man: new challenges for child health]. Ciên Saúde Colet. 2010;15(2):321-7.
2. Berry JG, Hall M, Cohen E, O'Neill M, Feudtner C. Ways to Identify Children with Medical Complexity and the Importance of Why. J Pediatr. 2015;167(2):229-37.
3. Brasil. Ministério da Saúde. Pesquisa Nacional de Demografia e Saúde da Criança e da Mulher 2006. Brasília, DF: Ministério da Saúde; 2009.
4. Moura EC, Moreira MCN, Menezes LA, Ferreira IA, Gomes R. Complex chronic conditions in children and adolescents: hospitalizations in Brazil, 2013. Ciên Saúde Colet. 2017;22(8):2727-34.
5. Feudtner C, Feinstein JA, Zhong W, Hall M, Dai D. Pediatric complex chronic conditions classification system version 2: updated for ICD-10 and complex medical technology dependence and transplantation. BMC Pediatr. 2014;14:199.
6. Cohen E, Kuo DZ, Agrawal R, Berry JG, Bhagat SKM, Simon TD, Srivastava R. Children with medical complexity: an emerging population for clinical and research initiatives. Pediatrics. 2011;127(3):529-38.
7. Feudtner C, Hays RM, Haynes G, Geyer JR, Neff JM, Koepsell TD. Deaths attributed to pediatrics complex chronic conditions: national trends and implications for supportive care services. Pediatrics. 2001;107(6):E99.
8. OMS. Cuidados inovadores para condições crônicas: componentes estruturais de ação: relatório mundial. Brasília, DF: Organização Mundial da Saúde; 2003.
9. Pesquisa Nacional de Saúde da Criança 2016-17. Disponível em: http://childhealthdata.org/learn/NSCH.
10. Bethell CD, Read D, Blumberg SJ, Newacheck PW. What is the prevalence of children with special health care needs? Toward an understanding of variations in findings and methods across three national surveys. Matern Child Health J. 2008;12(1):1-14.
11. Newacheck PW, Kim SE. A national profile of health care utilization and expenditures for children with special health care needs. Arch Pediatr Adolesc Med. 2005;159(1):10-7.
12. Boudreau AA, Perrin JM, Goodman E, Kurowski D, Cooley WC, Kuhlthau K. Care coordination e assistência especializada não atendida entre crianças com necessidades especiais de saúde. Pediatria. 2014;133(6):1046-53.
13. Kuo DZ, Berry JG, Glader L, Morin MJ, Johaningsmeir S, Gordon J. Health Services and Health Care Needs cumpridos por Programas Clínicos Estruturados para Crianças com Complexidade Médica. J Pediatr. 2016;169:291-6.e1.
14. Instituto Nacional de Saúde da Mulher, da Criança e do Adolescente Fernandes Figueira (IFF/Fiocruz). Cuidado às Crianças com Condições Crônicas Complexas de Saúde: magnitude, objetivos e desafios. 2017. [acesso em dezembro de 2021]. Disponível em: https://portaldeboaspraticas.iff.fiocruz.br/atencao-crianca/cuidado-a-criancas-com-condicoes-cronicas-complexas-de-saude-magnitude-objetivos-e-desafios/
15. Moreira MCN, Albernaz LV, Sá MRC, Correia RF, Tanabe RF. Recomendações para uma linha de cuidados para crianças e adolescentes com condições crônicas complexas de saúde. Cad. Saúde Pública. 2017;33(11):e00189516.
16. Brasil. Ministério da Saúde. Secretaria de Atenção à Saúde. Implantação das Redes de Atenção à Saúde e outras estratégias da SAS. Brasília, DF: Ministério da Saúde; 2014. 160 p.
17. Brasil. Portaria GM/MS nº 963, de 27 de maio de 2013. Redefine a Atenção Domiciliar no Âmbito do Sistema Único de Saúde (SUS).
18. Kuo DZ, Turchi RM. Children and youth with special health care needs. Waltham: UpToDate; 2021.
19. Kuo DZ, McAllister JW, Rossignol L, Turchi RM, Stille CJ. Coordenação assistencial para crianças com complexidade médica: de quem é o cuidado, afinal? Pediatria. 2018;141(Suppl 3):S224-S232.
20. Antonelli RC, McAllister JW, Popp J. Making Care Coordination a Critical Component of the Pediatric Health System: A Multidisciplinary Framework. Nova Iorque: The Commonwealth Fund; 2009.
21. Brasil. Ministério da Saúde. Gabinete do Ministro. Portaria nº 1.130, de 5 de agosto de 2015. Institui a Política Nacional de Atenção Integral à Saúde da Criança (PNAISC) no âmbito do Sistema Único de Saúde (SUS). [acesso em dezembro de 2021]. Disponível em: https://bvsms.saude.gov.br/bvs/saudelegis/gm/2015/prt1130_05_08_2015.html
22. Amaral MA, Campos GWS. Organização do trabalho e gestão do cuidado em saúde: uma metodologia de cogestão. In: Vecina Neto G, Malik AM. Gestão em saúde. Rio de Janeiro: Guanabara Koogan; 2016.
23. Murphy NA, Carbone PS; Council on Children With Disabilities; American Academy of Pediatrics. Parent-provider-community partnerships: optimizing outcomes for children with disabilities. Pediatrics. 2011;128(4):795-802.
24. Bachman SS, Comeau M, Long TF. Statement of the problem: health reform, value-based purchasing, alternative payment strategies, and children and youth with special health care needs. Pediatrics. 2017;139(Suppl2):S89-S98.
25. Pinto DM, Jorge MSB, Pinto AGA, Vasconcelos MGF, Cavalcante CM, Flores AZT, et al. Projeto terapêutico singular na produção do cuidado integral: uma construção coletiva. Texto & Contexto Enfermagem. 2011;20(3):293-302.
26. Mendes EV. As redes de atenção à saúde. Brasília, DF: Organização Pan-Americana da Saúde; 2011.

Capítulo 2

Criança com condição crônica complexa dependente de tecnologia

Cristiane Rodrigues de Sousa
Marta Maria Sampaio Serrano
Rita de Cássia Guedes de Azevedo Barbosa

PONTOS-CHAVE

- A condição crônica complexa se refere a condições, agudas ou crônicas, que demandam assistência especializada, nas quais o cuidado domiciliar pode ser parte relevante da atenção.
- Dependência de tecnologia implica a utilização de aparato tecnológico que contribui para sobrevivência das crianças.
- A capacitação dos cuidadores é fundamental para a boa prática de cuidados domiciliares dirigidos a crianças dependentes de tecnologia.

OBJETIVOS DE APRENDIZAGEM

Ao final do capítulo, o leitor deverá ser capaz de:

- Identificar crianças e adolescentes hospitalizados dependentes de ventilação mecânica com perfil para assistência domiciliar.
- Estabelecer plano de cuidados domiciliares para crianças e adolescentes dependentes de ventilação mecânica.
- Conhecer as necessidades de equipamentos e materiais médico-hospitalares para assistência domiciliar de crianças e adolescentes dependentes de ventilação mecânica.

Antônio,15 anos, previamente hígido, vítima de grave acidente motociclístico com colisão moto/muro, encontrando-se sem o uso do capacete no momento do impacto. Foi atendido por passantes que chamaram Serviço de Atendimento Móvel de Urgência (SAMU) e tiveram o cuidado de não mobilizar o adolescente, mantendo livres as vias aéreas. Estava desacordado, não responsivo às solicitações, apresentando-se com sangue em vias aéreas, respiração ruidosa, além de ferimento corto-contuso em região frontal. Com a chegada do SAMU, foi prontamente intubado ainda no local do acidente em razão do rebaixamento do nível de consciência. Removido para o hospital de referência para trauma da cidade, foi atendido pela equipe especializada, que constatou trauma cranioencefálico (TCE) grave. Já no hospital, apresentou parada cardiorrespiratória e foi reanimado com sucesso. Realizou exames admissionais, que revelaram na tomografia (TC) de eixo central trauma-raquimedular (TRM) fraturas de vértebras C3-C4 e TCE (lesão axonal difuso tipo 1). Foi encaminhado para UTI, onde permaneceu inconsciente por cerca de 6 horas e evoluiu com episódios convulsivos focais, sepses de diferentes focos (pulmonar e urinário), com múltiplos procedimentos invasivos e dolorosos, como acessos venosos central, punções para coleta de exames laboratoriais, monitorização de pressão invasiva e trombose venosa profunda (TC) de veias femorais (comum, superficial e profunda). Fez uso de vários esquemas de antibióticos e de antifúngicos. Apresentou tetraplegia flácida como sequela, por secção completa da medula nos locais de fratura vistas na TC e ficou dependente de ventilação mecânica. Foi traqueostomizado e permaneceu nessa UTI por 6 meses. Paciente apresentava-se muito deprimido, ao tomar ciência da situação em que se encontrava. Tinha importante sentimento de culpa, já que se considerava responsável pelo acidente e por ter desobedecido sua mãe ao pegar escondido a moto de um amigo e, sem capacete, ter ido a uma festa. Inicialmente, negou com veemência o fato de não conseguir mover-se do pescoço para baixo, apesar do grande esforço que fazia. Após um período de extrema depressão, tornou-se agressivo e exigiu que o tirassem dali, desejou sua própria morte, chorando noites e dias seguidos. O fato de estar em uma UTI de trauma, consciente do que ali ocorria, piorou de maneira importante seu quadro depressivo pela visualização de outros pacientes com situações semelhantes, que faleciam nos leitos próximos a ele. Em relação à condição sociofamiliar, seu núcleo familiar era composto por ele e sua genitora, pois seu pai faleceu quando ainda era criança. A rede de apoio familiar era formada apenas pela avó materna, trazendo muita sobrecarga e isolamento para a mãe. A genitora também se encontrava deprimida com a situação do filho e não imaginava como faria para cuidar dele. Quando poderia sair da UTI e voltar para casa? Acreditava que um milagre iria acontecer e seu filho sairia do respirador voltando a andar. Passava noites chorando pelo destino do filho. O paciente vinha alternando episódios depressivos com grande agressividade verbal e chegou a morder algumas vezes a mãe, quando ela o ajudava no banho. Seis meses depois do acidente, por apresentar dependência de ventilação mecânica e estabilidade clínica, foi transferido para uma unidade intermediária, na qual sua mãe teria condições de permanecer com ele enquanto internado. Chegou à unidade intermediária intensamente deprimido, sem querer se comunicar com ninguém, passando horas sem abrir os olhos mesmo ao ser chamado. Apresentava-se com escaras de decúbito importantes em região sacral e em uso de anticoagulante por consequência de TVP em membro inferior esquerdo. Alimentava-se normalmente por via oral. Evoluiu com episódios de sudorese profusa, taquicardia e crises de agitação, que foram classificadas como episódio disautonômico, tendo sido tratado com clonazepam com controle dos episódios. Também fez uso de fenobarbital em razão dos episódios de convulsão focal. Foi acompanhado pelo serviço de psiquiatria do hospital quanto ao transtorno depressivo com a utilização da venlafaxina. Diagnosticado com osteoporose, fez tratamento com reposição de cálcio e vitamina D. Evoluiu com bexiga neurogênica diagnosticada por exame urodinâmico, com infecções urinárias de repetição, tendo sido indicado cateterismo vesical intermitente, o que gerava grande constrangimento no paciente pela manipulação de sua genitália pelos enfermeiros e por sua mãe. Apresentou na unidade dois episódios evidenciados como tentativas de suicídio, pois movimentando o pescoço conseguiu voluntariamente se desconectar do respirador, gerando grande angústia em sua mãe e nos profissionais envolvidos em seu cuidado. Repetia frequentemente não querer viver.

Após 1 ano internado na unidade intermediária, foi instalado o ventilador mecânico portátil para uso domiciliar e, dois meses depois, foi desospitalizado pelo serviço de atenção domiciliar (SAD) vinculado ao hospital em que se encontrava, onde permaneceu acompanhado por equipe multidisciplinar. Já em casa,1 mês depois, o constrangimento que apresentava quando sua mãe realizava os cateterismos vesicais, determinou piora do quadro depressivo, bem como de sua agressividade. Assim, a equipe médica, no intuito de contornar tal situação, propôs um procedimento cirúrgico que consistia na ampliação vesical com a colocação do cateter de Mitrofanoff, permitindo o esvaziamento vesical, de extrema importância no controle da profilaxia das infecções urinárias e evitava a manipulação do pênis. Foram abordados os pontos positivos e negativos de tal procedimento, visto que o paciente precisaria se internar novamente e se submeter a uma cirurgia complexa com riscos bem significativos. Realizada conferência familiar com a participação do paciente, ficou decidido sobre seu internamento na unidade intermediária para realizar o procedimento, que ocorreu sem intercorrências e garantiu melhor qualidade de vida na abordagem de tal problema. Após a alta hospitalar, paciente retornou a seu domicílio, onde permanece em acompanhamento pelo SAD.

Definição

Nas últimas três décadas, como resultado do avanço tecnológico na assistência à saúde, observou-se maior desafio na prestação de cuidados nas unidades de terapia intensiva pediátrica e neonatais a pacientes com diversas condições, agudas ou crônicas, que necessitam de assistência especializada e utilização de aparato tecnológico que contribuem para sobrevivência[1] com destaque para a dependência de ventilação mecânica.

Diagnóstico

Por definição, crianças e adolescentes dependentes de tecnologia necessitam de suporte de dispositivos médicos e/ou equipamentos para compensar incapacidade funcional, temporária ou permanente, de modo necessário para a sobrevivência[2]. Nesse perfil de pacientes, estão recém-nascidos prematuros extremos, lactentes com doenças genéticas determinando distúrbios metabólicos congênitos, doenças neuromusculares, sequelas de infecções graves e de traumatismos graves, doenças oncológicas, dentre outras, associadas a comprometimento cognitivo e/ou motor[3].

A dependência da ventilação mecânica está relacionada à necessidade de suporte ventilatório mecânico para sobrevivência e leva em consideração a idade e o tempo de ventilação mecânica. Para crianças menores de 1 ano, determina-se essa condição quando existe a necessidade de suporte ventilatório por mais de um mês ou por mais de três meses para pacientes maiores de 1 ano de idade[2]. Além das condições citadas, é importante ressaltar que tais pacientes são considerados crianças e adolescentes com condição crônica complexa pelo comprometimento de um ou mais órgãos e sistemas, com duração de mais de doze meses além de necessitarem cuidados especializados tanto na assistência hospitalar como na ambulatorial e hospitalar[4].

Fase inicial – abordagem multidisciplinar da equipe de atenção domiciliar

Abordagem física

A condição de dependência de ventilação mecânica apresentada por Antônio, decorrente de um acidente motociclístico, traz a importância de definição de plano de cuidados domiciliares que atendam as necessidades do paciente e pode ser iniciado a partir da admissão na unidade intermediária[3] ou até mesmo na UTI quando não está disponível no hospital esta unidade para transição para o domicílio. Após período prolongado de hospitalização e mediante condição clínica estável, torna-se possível a substituição do ventilador mecânico hospitalar pelo ventilador para uso domiciliar. A estabilidade clínica implica não terem sido feitas grandes mudanças na conduta médica, especialmente no que diz respeito aos parâmetros ventilatórios. A adaptação do paciente ao ventilador mecânico portátil envolverá a participação ativa da equipe assistencial da unidade intermediária, principalmente do fisioterapeuta, como também o envolvimento dos familiares que prestarão os cuidados domiciliares.

Abordagem familiar/do cuidador

Dentre os procedimentos hospitalares realizados por profissionais de saúde, ganham destaque para Antônio a aspiração traqueal e a sondagem vesical, que passarão a ser realizadas por sua mãe após a alta hospitalar. Existem relatos de cansaço, estresse, ansiedade e adequação do ambiente doméstico para permitir a alta do paciente dependente de tecnologia para o domicílio[5]. Dessa forma, para minimizar tal situação, é importante identificar cuidador substituto (de preferência com vínculo familiar) para também receber treinamento específico. A capacitação dos cuidadores iniciará durante a hospitalização, para desenvolver a habilidade de lidar com traqueóstomo, sonda de gastrostomia, sonda vesical, dentre outros procedimentos conforme a condição crônica do paciente. A dificuldade ou impossibilidade de ofertar alimentação e medicamentos por via oral impõe a necessidade de treinamento para medicar e oferecer a nutrição por via enteral, no tocante ao preparo e à administração da dieta e de medicamentos pela sonda nasoenteral ou de gastrostomia[6].

Abordagem psicológica/espiritual

A incorporação dos cuidados diferenciados com a saúde na rotina de Antônio modifica o papel da mãe como cuidadora com impacto nas expectativas inerentes à maternidade normal[7]. Além disso, aumenta a responsabilidade pelo filho, que seria reduzida gradualmente pela evolução natural para idade adulta. Nesse sentido, o cuidado da equipe multiprofissional, especialmente do psicólogo, no período de transição para o domicílio, é de suma importância para ajudar no enfrentamento da condição crônica complexa de Antônio.

Abordagem social

A avaliação da condição do domicílio pelo assistente social ainda durante a hospitalização é essencial para identificar adaptações necessárias para permitir a permanência do paciente no domicílio. Sempre que possível, oportunizar visita em domicílio de paciente com situação clínica semelhante contribui para esclarecer dúvidas em relação a estrutura física do quarto do paciente, como também confirmar se o fornecimento de energia elétrica ocorre de modo formal por meio de empresa estatal ou contratada para prestar o serviço. A modificação do ambiente domiciliar pela presença de equipamentos e profissionais em visitas domiciliares regulares poderá trazer a sensação de que a casa se transforma em um "mini-hospital"[7] trazendo repercussão emocional a todos que ali vivem.

O acesso a benefícios sociais, previstos em leis, conforme orientação e encaminhamento pelo assistente social durante a hospitalização, contribuirá para minimizar dificuldades financeiras que possam surgir na realização de reformas no domicílio, aquisição de mobiliário, medicamentos, materiais e equipamentos não disponibilizados pelo SAD.

Evolução e progressão – abordagem multidisciplinar da equipe de atenção domiciliar

Abordagem física

Os equipamentos médicos que serão necessários no domicílio deverão compor o plano de cuidados com definição dos responsáveis para seu fornecimento.

São estes os equipamentos que serão utilizados por Antônio no domicílio:

- Ventilador mecânico portátil, com respectivos acessórios: dois circuitos descartáveis (um circuito para uso e outro para reserva), duas jarras para umidificação (uma para uso e outra para reserva), filtros bacteriológicos/umidificadores, base aquecida, *nobreak* e suporte para ventilador mecânico.
- Oxímetro de pulso com sensor modelo adulto, preferencialmente de mesa.
- Aspirador de secreções.
- Nebulizador.

Além destes, são necessários reanimador manual tamanho adulto com reservatório, cilindro de oxigênio com tomada dupla com válvulas e frascos para aspiração e oferta de oxigênio.

Conforme prescrição médica hospitalar, serão disponibilizados na alta hospitalar os medicamentos e materiais médico-hospitalares descartáveis ou permanentes. Dentre os materiais descartáveis, constam: sondas para aspiração, luvas de procedimento, frascos para dieta enteral, equipos para dieta, gaze, algodão e micropore ou esparadrapo para realização de curativo. É prudente disponibilizar para o domicílio cânula traqueal de dimensão imediatamente menor que o traqueóstomo em uso para utilização em caso de decanulação acidental ou quebra da cânula do traqueóstomo. Sonda de gastrostomia reserva (específica ou substituta) é necessária para substituição nos casos de rompimento do balão ou obstrução da sonda. Alguns materiais e medicamentos que não sejam essenciais para a assistência domiciliar poderão ser solucionados posteriormente pela família, em parceria com organizações não governamentais ou por meio de solicitação às Secretarias de Saúde.

Além disso, é importante adaptar no período de transição e garantir a disponibilidade da dieta enteral para o domicílio no momento da alta hospitalar. O nutricionista estabelecerá a quantidade semanal ou mensal de frascos ou latas para dar continuidade à terapia nutricional de Antônio.

No plano terapêutico domiciliar, deve constar a informação sobre a regularidade das visitas dos profissionais que prestarão assistência domiciliar e correspondentes atribuições. Diversos profissionais, como pediatras, enfermeiros, fisioterapeutas, psicólogos, terapeutas ocupacionais, fonoaudiólogos, assistentes sociais e nutricionistas, são responsáveis pelo cuidado. Outros profissionais podem estar envolvidos conforme a condição clínica do paciente.

É importante que as visitas domiciliares a Antônio, principalmente pelo médico, enfermeiro e fisioterapeuta, tenham início no máximo em sete dias após a alta hospitalar. Na primeira visita domiciliar, confirmar se a prescrição médica está sendo seguida, conforme orientado no treinamento do cuidador, como também se a aspiração traqueal e a administração da dieta, dentre outros procedimentos, estão sendo realizadas sem intercorrências.

É fundamental e de extrema importância para segurança do paciente e tranquilidade do cuidador garantir retaguarda telefônica com o SAD para os momentos de intercorrências, definindo os responsáveis para prestar orientação e resolução no domicílio ou remoção para unidade hospitalar de referência, caso necessário. A remoção deverá ser realizada em UTI móvel, disponibilizada pelo SAMU ou contratada pelo SAD, conforme a realidade do serviço, para garantir a manutenção da ventilação mecânica durante o transporte.

Em relação a suporte técnico para os equipamentos, especialmente o ventilador mecânico portátil, a assistência 24 horas pela empresa que presta serviço de locação permitirá a substituição imediata em caso de defeito. A inexistência desse tipo de assistência exigirá a remoção do paciente para unidade hospitalar de referência.

Abordagem familiar/do cuidador

Com o treinamento realizado durante a hospitalização, a mãe de Antônio realizará os procedimentos necessários para o cuidado contínuo dele. Nas visitas domiciliares, é importante esclarecer dúvidas a respeito dos procedimentos que, naturalmente, podem surgir, para minimizar erros e contribuir para a segurança do paciente no domicílio, numa educação continuada. O interesse dos profissionais em ouvir as solicitações e sugestões de Antônio e sua mãe no domicílio é importante para a comunicação e relacionamento harmonioso com a equipe[8].

Abordagem psicológica/espiritual

É importante que a equipe multiprofissional esteja atenta ao surgimento de agravos emocionais no paciente e familiares, especialmente no cuidador, associados a intercorrências e progressão clínica da doença, sendo necessário proporcionar visitas domiciliares do psicólogo ou consulta ambulatorial de serviços de referência. A depender do comprometimento, poderá ser necessária a avaliação psiquiátrica domiciliar ou ambulatorial.

Abordagem social

O acompanhamento do assistente social em visitas regulares contribui para identificar problemas que possam prejudicar a permanência do paciente no domicílio, como conflitos familiares, redução da renda familiar por desemprego do responsável financeiro, suspensão de benefícios sociais, violência doméstica e/ou separação dos pais. Nestas situações, o compartilhamento das informações com os outros profissionais da equipe é importante para tomada de decisão em relação a possibilidade de re-hospitalização eletiva pelo risco da permanência do paciente no domicílio determinado pela fragilidade social. O apoio da equipe multiprofissional é fundamental para que a família consiga solucionar os problemas e, tão logo a situação social esteja estabilizada, permitir o retorno do paciente ao domicílio.

A orientação para o cadastro do paciente como eletro-dependente na empresa de energia local é obrigatória para minimizar riscos nos casos de interrupção do fornecimento de energia elétrica no domicílio e impedir o desligamento por falta de pagamento.

A expectativa de vida de pacientes dependentes de ventilação mecânica tem sido influenciada pelo acesso à assistência domiciliar. Antônio, adolescente de 16 anos, poderá alcançar a idade adulta em breve, sendo necessário realizar a transição e programar a transferência para assistência por SAD para adultos[9].

No entanto, pela condição crônica complexa e dependência de tecnologia, podem ser esperadas a progressão da doença e a evolução para o final de vida. Nesse momento, é importante manter a regularidade das visitas domiciliares e garantir a assistência, com disponibilização da declaração de óbito por médico da equipe do SAD ou Serviço de Verificação de Óbito, de preferência no domicílio. Os procedimentos para sepultamento são orientados pelo assistente social e providenciados conforme a condição social da família.

Referências

1. Zenteno D, Torres-Puebla G, Navarro X, Rivas C, et al. Experiencia de una Unidad de Ventilación Mecánica Pediátrica Prolongada en un hospital público de Chile. Arch Argent Pediatr 2021;119(1):25-31.
2. Costa MTF, Gomes MA, Pinto M. Dependência crônica de ventilação pulmonar mecânica na assistência pediátrica: um debate necessário para o SUS. Ciência & Saúde Coletiva. 2011;16(10):4147-59.
3. Elias ER, Murphy NA, Council on Children with Disabilities. Home care of children and youth with complex health care needs and technology dependencies. Pediatrics. 2012;129;996-1005.
4. Feudtner C, Christakis DA, Connell FA. Pediatric deaths attributable to complex chronic conditions: a population-based study of Washington State, 1980–1997. Pediatrics. 2000;106(1).
5. Souza EM, Macedo EC, Silva LR, Moreira A. Rede social de apoio a uma criança dependente de tecnologia. Rev Fund Care Online. 2017;9(1):79-84.
6. Cordero ML, Hodgson MI, Schiling KW, Barja S, Munõz E, Antilef R. Nutrición enteral domiciliaria (NED) em niños y adolescentes. Rev Chil Pediatr. 2019;90(2):222-8.
7. Kirk S, Glendinning C, Callery P. Parent or nurse? The experience of being the parent of a technology-dependent child. Journal of Advanced Nursing. 51(5):456-64.
8. Giambra BK, et al. Integration of parent and nurse perspectives of communication to plan care for technology dependent children: the theory of shared communication. Journal of Pediatric Nursing. 2017.
9. Peterson-Carmichael SL, Cheifetz IM. The chronically critically ill patient: pediatric considerations. Respir Care. 2012;57(6):993-1002.

Capítulo 3

Criança crônica complexa

Almiro Domiciano da Cruz Filho
Daniele Santos da Conceição
Mariana Setúbal Nassar de Carvalho
Lívia Almeida de Menezes

PONTOS-CHAVE

- Compreender as necessidades de saúde da criança com condição crônica complexa.
- Organizar informações de saúde mais importantes em cada caso.
- Elaborar um plano de cuidados.
- Promover o protagonismo da família no cuidado.
- Garantir acesso nos diferentes níveis de atenção.
- Antecipar soluções para os problemas de saúde.
- Garantir transições de cuidado seguras, eficientes e precoces.

OBJETIVOS DE APRENDIZAGEM

Ao final do capítulo, o leitor deverá ser capaz de:

- Entender vários aspectos do cuidado no curso das doenças crônicas.
- Entender como a gestão do cuidado deve compreender vários níveis.
- Como as tecnologias médicas atravessam os cuidados em saúde.
- A importância das relações interníveis entre a atenção básica e especializada.

Caso clínico

Natan nasceu em novembro de 2016 de parto cesáreo já em apneia. Foi realizado 1 ciclo de ventilação com pressão positiva, e a criança foi colocada em CPAP nasal. A mãe tinha 23 anos, estava na segunda gravidez e já tinha uma filha. Realizou o pré-natal, mas não fez ECO fetal, e relatou que tinha epilepsia e fazia uso de carbamazepina desde os 13 anos de idade. Durante essa gestação, fez uso de misoprostol com 10 semanas. Não realizou cordocentese indicada pelo pré-natal. Ao exame de ultrassonografia fetal, foram evidenciados o sinal da banana, micrognatia, espinha bífida sacral aberta, pé torto e polidrâmnio. Após o nascimento, foi feita a correção cirúrgica da mielomeningocele e feita derivação ventriculoperitoneal. Apresentou crise convulsiva, sendo feito ataque fenobarbital e prescrita a manutenção. Foi realizada uma ultrassonografia transfontanela, que evidenciou dilatação leve dos ventrículos. Fundo de olho normal, porém, com entrópio e exposição corneana importante com alto risco de dano à córnea, sendo utilizada pomada oftálmica protetora. A tomografia computadorizada de crânio mostrou hidrocefalia, calcificações troncocerebrais, herniação das tonsilas e parênquima de densidade normal. O parecer da Neurologia refere que o quadro clínico não parece ser manifestação típica de Zika vírus. Natan tem, como doenças de base, a síndrome de Arnold-Chiari II, mielomeningocele e síndrome de Moebius. O parecer da genética indicou defeito do tubo neural e sequela de Moebius. Na parte respiratória, apresentou desconforto respiratório persistente e paralisia bilateral das pregas vocais em abdução, sendo indicada a traqueostomia. Ficou com tubo orotraqueal por 60 dias na modalidade ventilação invasiva/CPAP, 51 dias, até ficar sem necessidade de oxigênio. O ecocardiograma era normal. Iniciou dieta no terceiro dia de vida, chegando à dieta plena com 16 dias de vida, porém houve necessidade de gastrostomia com fundoplicatura, pois apresentava queda de saturação e bradicardia após dietas, devido a refluxo gastroesofágico importante. Recebeu alta hospitalar da neonatologia com orientação para correção de pé torto congênito após a alta.

Foi readmitido em nova internação por taquipneia, aumento de secreção e episódio de cianose labial e evoluiu com distúrbio de perfusão, taquidispneia importante e cianose respiratória, sendo transferido para unidade intermediária (UI), onde permaneceu 17 dias, dos quais 5 dias em ventilação mecânica. Desde o início da internação, necessitou de O_2 suplementar. Foram realizadas inúmeras tentativas de desmame do oxigênio e de ventilação, porém sem sucesso, pois a saturação caía até 80%. Recebeu alta hospitalar para ser acompanhado por equipe de atenção domiciliar, dependente de ventilação e oxigenoterapia 24 horas, aspirando a traqueostomia 6 vezes ao dia sob os cuidados da mãe e em uso de anticonvulsivante. Antes da desospitalização, ocorreram diversas reuniões com a família, para conversar sobre a complexidade do quadro da criança e a possibilidade de óbito no domicílio.

A criança é o segundo filho de Verônica, que tinha 23 anos, e o pai, Marcos, tinha 17 anos. Ambos residem com a avó paterna, e o pai trabalha de forma autônoma na barbearia e lava-jato da família. Verônica está em processo de desligamento do antigo emprego e pretende dar entrada no seguro-desemprego e, depois, no Benefício de Prestação Continuada (BPC). A unidade de saúde mais próxima da residência é um centro municipal de saúde. Verônica tem dois irmãos (Marcele, 17 anos, e Lucas, 21 anos) e uma filha mais velha (Heloise, 2 anos e 5 meses), que residem no mesmo domicílio. Além dos irmãos de Verônica que moram na casa, a avó (45 anos) materna da criança mora na mesma rua e pode auxiliar nos cuidados. A casa é própria da família, tem dois quartos, sala, cozinha, banheiro e quintal; espaço plano e arejado, tendo fácil acesso; a casa não possui fornecimento regular de energia elétrica. Não possuem veículo automotivo próprio.

Utilização de recursos de saúde e o papel fundamental da família na internação e no domicílio

Diversos autores no mundo se dedicam à pesquisa e à melhoria do cuidado dessa população. Uma das definições mais importantes na temática é a de Feudtner,[1] que considera as crianças com condições crônicas complexas (CCC) de saúde um subgrupo daquelas que possuem condições crônicas de saúde e as seguintes características comuns:

1. Presença de qualquer doença, cuja duração mínima esperada seja de 12 meses (exceto se a morte for o desfecho anterior).
2. Envolvimento de mais de um órgão ou sistema, ou apenas um órgão de forma severa, necessitando de acompanhamento especializado e provavelmente de um período de internação em hospital terciário.

Atualmente, a literatura considera a presença de 12 categorias de CCC, que é baseada na Classificação Internacional de Doenças e Problemas Relacionados à Saúde, a CID 10. Nesta, há dez categorias que estão relacionadas aos órgãos e/ou sistemas acometidos prioritariamente. São elas: condições neurológicas e/ou neuromusculares; respiratórias; cardiovasculares; renais e/ou urológicas; gastrintestinais; hematológicas e/ou imunológicas; metabólicas; relacionadas a anomalias congênitas ou defeitos genéticos; de malignidade e relacionadas à prematuridade e ao período neonatal. As outras duas categorias estão ligadas à dependência tecnológica e órgãos ou tecidos transplantados, que podem ser classificadas também como subcategorias dos grandes órgãos e/ou sistemas afetados concomitantemente. Cohen,[2] por sua vez, destaca as dimensões que compõem o arcabouço conceitual desse grupo de crianças e propõe quatro eixos comuns, a partir de suas afinidades:

1. A presença de uma doença crônica ao longo da vida, muitas vezes incurável, é tão grave a ponto de acometer múltiplos órgãos e/ou sistemas do corpo.
2. Limitação significativa na capacidade de desempenhar funções corporais básicas, incluindo (entretanto não limitado a) capacidade de comer, beber e respirar.
3. A necessidade de inúmeros prestadores de serviços de saúde, como especialistas clínicos, terapeutas, enfermeiras domiciliares e tratamentos para manutenção da saúde.
4. O alto uso de recursos de saúde por intermédio de inúmeras consultas ambulatoriais, prescrição de medicamentos, hospitalizações recorrentes e visitas à rede de emergência.

Quanto à presença de uma condição crônica, vale ressaltar que ela pode ser diagnosticada precocemente ou ter uma suspeita, como quando se considera a possibilidade de uma anomalia congênita ao nascimento. Em geral, é severa e/ou associada a altas taxas de morbimortalidade e permanente, ainda que o tratamento adequado proporcione melhora parcial dos sintomas.

No segundo eixo (das limitações funcionais), destacamos que as crianças com CCC tipicamente apresentam limitações consideradas severas e com frequência se tornam dependentes de alguma tecnologia, como tentativa de compensar a perda de uma função vital. Quase sempre possuem traqueostomias, dispositivos artificiais para alimentação, cadeira de rodas, derivação ventriculoperitoneal e outros, que podem ou não estar associadas entre si. As limitações podem ser ou não progressivas, variar a intensidade ao longo da vida conforme o tratamento proposto, mas sempre configuram complexidade adicional ao cuidado.

No terceiro eixo (necessidade de prestadores de serviços de saúde com cuidados específicos e contínuos), enfatiza-se que as crianças com CCC recebam cuidados de serviços que dialoguem com a família, com base na premissa de que, embora o diagnóstico da condição crônica esteja diretamente ligado ao indivíduo, é necessário compreender que toda a família conviverá com tal condição. Não importa em qual nível de cuidado a criança esteja (hospital, consulta com especialista, atenção primária ou domiciliar); a família quase sempre será a sua interface com a equipe de saúde. Além disso, a família exerce, de forma contínua, uma função nesse cuidado, o que ocasiona impacto familiar significativo sob vários pontos de vista, da dinâmica, do cuidado, do emocional e do financeiro. Por isso, quando se planeja a assistência, todos os esforços devem sempre estar orientados para o grupo familiar que participa do núcleo cotidiano do cuidado e não só para a criança. A equipe de saúde deve estar convicta desse protagonismo e apta para o diálogo. O tipo e a intensidade da dinâmica dessa relação equipe-família poderão ser modificados ao longo da vida da criança porque, quanto maior a necessidade do cuidado, maior o protagonismo.

Por fim, no eixo utilização dos recursos de saúde, dois aspectos são muito característicos nesse grupo de pacientes: a utilização de múltiplos serviços especializados (que necessitam de interligação para uma assistência de qualidade) e os altos recursos utilizados no tratamento. Com frequência necessitam de mais de um médico especialista em seu manejo clínico, além de uma equipe multiprofissional, como os profissionais de reabilitação, suporte psicológico e serviço social. Em geral, o percurso assistencial hospitalar é responsável pela maioria dos gastos em saúde, bem como medicamentos e insumos necessários para a sua manutenção, quase sempre adquiridos por mais de uma fonte de financiamento.

Nos Estados Unidos e no Canadá, estima-se que as crianças com CCC representem entre 0,4% e 5% da população pediátrica (dependendo da definição conceitual mais ou menos abrangente adotada), sendo, entretanto, responsáveis por 30% dos gastos com a saúde infantil e 55% dos gastos hospitalares pediátricos. Isso ancora fortemente a justificativa desse segmento como um problema em saúde pública.[3,4]

Diversos estudos apontam para o aumento da prevalência das internações hospitalares em crianças com CCC, *pari passu* com a diminuição por condições agudas em crianças hígidas e por agudizações de condições crônicas não complexas, como a asma brônquica. Provavelmente esse fenômeno se deve não somente ao aumento da prevalência em si dessas crianças, mas principalmente à forma equivocada de enfrentamento das CCC de saúde pelos profissionais e, sobretudo, pela organização dos sistemas de saúde.[5,6]

Alguns estudiosos sugerem que cerca de 20% das reinternações nesse segmento são consideradas preveníveis pela atenção primária, domiciliar ou ambulatorial. Por conseguinte, a prevalência das reinternações com menos de 30 dias é frequentemente utilizada como parâmetro na qualidade do cuidado às crianças com CCC.[7-9]

Nos Estados Unidos da América, estimou-se que, em 2006, 10% de todas as admissões hospitalares e, em 2009, quase 20% das admissões em hospitais exclusivamente pediátricos referiram-se a crianças com complexidade clínica. Acredita-se que as crianças com CCC sejam responsáveis por 30% a 40% dos gastos com a saúde infantil nos EUA, dos quais 80% dizem respeito a despesas hospitalares. O restante dos gastos é distribuído entre cuidados domiciliares de enfermagem (6-11%), visitas a prestadores de serviços (6-10%), medicamentos (3-4%) e serviços de emergência (menos de 1%).[6]

O hospital, portanto, é um importante cenário de cuidado para essas crianças. Ele tem presença marcante em suas trajetórias e experiências. Durante a internação hospitalar, espera-se alcançar não apenas a estabilidade clínica necessária para o retorno ao domicílio, mas também a construção de um protagonismo familiar no cuidado a partir da inserção da equipe multiprofissional hospitalar. Nessa etapa, as ações de todos os envolvidos não se limitam ao tratamento dos sinais e sintomas da paciente. As ações são voltadas para a busca da autonomia, sobretudo o treinamento e o envolvimento do paciente (sempre que possível) e da família, no cuidado e no entendimento de sua condição de saúde. Trata-se quase sempre de um cuidado contínuo e centrado na família e, em alguns casos, sem a perspectiva da cura. Enquanto a família não se sente apta e segura para retornar ao lar, a alta não deve ser considerada. A nova condição de saúde carece de cuidados diários por toda a vida, mais precisamente do autocuidado, o que significa dizer que é obrigatório que os responsáveis pela continuidade do cuidado conheçam a doença, seus sintomas graves, como reconhecê-los para tratá-los, se possível em casa, ou no atendimento de emergência, além de conhecer o prognóstico da doença.

Diante de questões tão complexas, que muitas vezes extrapolam as condições clínicas, as quais, por si só, já impõem um desafio à equipe assistente, há de se pensar em uma restauração igualmente complexa da organização dos serviços de saúde extra-hospitalares, um sistema efetivo de referência e contrarreferência, ágil e interligado, para garantir uma assistência diferenciada a essa população, não apenas com ações isoladas e individuais. Essas crianças, com frequência, encontram dificuldade de acesso aos serviços preventivos de atenção primária. Observamos repetidamente que não estão em dia com seu cartão vacinal e raramente dispõem de atendimento odontológico preventivo. Da mesma forma que qualquer criança sem condição crônica, os pacientes com CCC necessitam de todos os cuidados envolvidos na puericultura e no acompanhamento pediátrico regular, além das especificidades relacionadas às condições crônicas.

Em geral, as principais barreiras descritas por profissionais da atenção primária no cuidado desses pacientes são: o envolvimento de mais de um órgão concomitante, os diagnósticos raros ou incomuns, os cuidadores com muitas demandas, o pouco tempo para o atendimento de consultas mais complexas e o envolvimento de múltiplos especialistas em um mesmo caso. E, para mitigá-las, deve-se levar em consideração aumentar o tempo dedicado às consultas de pacientes com CCC, utilizar estratégias para uma melhor coordenação do cuidado que envolva principalmente o aprimoramento da comunicação com especialistas e proporcionar acesso a um plano sintético de ações terapêuticas para cada paciente.[10]

Do profissional de saúde espera-se uma atuação de gerenciamento de todas essas informações – clínicas e sociais – necessárias ao seu manejo adequado. Ele dialoga com um ou mais médicos especialistas, além de uma equipe multiprofissional, quase sempre completa, composta por enfermeiros, nutricionistas, psicólogos, fonoaudiólogos, fisioterapeutas, assistentes sociais, terapeutas ocupacionais, farmacêuticos e técnicos de enfermagem, independentemente de qual percurso assistencial essas crianças estejam (hospital, consulta ambulatorial, domicílio). O diálogo, imprescindível nessas situações, por vezes se estende para além dos profissionais de saúde, e a comunicação com escolas, grupos de apoio e serviços comunitários se faz premente no cuidado da criança e do adolescente com CCC.

Gestão do cuidado e complexidades adquiridas

Com base na complexidade clínica e social que tratamos anteriormente, é imprescindível a necessidade de articular aspectos relacionados à gestão do cuidado nas CCC ainda no ambiente hospitalar, direcionado para os principais aspectos que envolvem a desospitalização e, portanto, em interface com os cuidados domiciliares. Em primeiro lugar, é necessário apontar que entendemos que essa indissociabilidade entre gestão e atenção em saúde abarca características para além das biomédicas, incorporando vulnerabilidades socioeconômicas, emocionais e afetivas. Há a necessidade de treinamento de familiares que serão protagonistas desses cuidados em domicílio. Por gestão do cuidado, tomamos de empréstimo a definição de Cecílio,[11] entendida como:

> [...] provimento ou a disponibilização das tecnologias de saúde, de acordo com as necessidades singulares de cada pessoa, em diferentes momentos de sua vida, visando seu bem-estar, segurança e autonomia para seguir com uma vida produtiva e feliz.

Segundo o autor, gestar o cuidado em saúde engloba cinco dimensões do trabalho assistencial, a saber: individual, familiar, profissional, organizacional, sistêmica e societária. Dessa forma, pode-se inferir que atravessa inicialmente o aspecto do "cuidar de si", quando isso é possível, ou "cuidar do outro", o que ocorre na maior parte dos casos pediátricos, e a inevitabilidade das adaptações na vida cotidiana impostas pelo adoecimento. Envolve, ainda, as possibilidades que se abrem na condução desse processo de cuidado, diretamente relacionado com a autonomia dos sujeitos. O aspecto familiar se relaciona com as denominadas redes de apoio, formais ou informais, sem as quais não é possível a constituição de um ambiente promotor da desospitalização, isto é, não se consegue produzir o cuidado de uma criança com CCC sozinho(a) ou com exígua rede de suporte familiar ou comunitário. A dimensão profissional ocorre a partir do encontro entre equipe multiprofissional e usuário(a/s), mediados pelo conjunto de competências técnicas e éticas. Isso envolverá, ainda, as relações de confiança e vínculo estabelecidas no cuidado hospitalar e domiciliar. Por dimensão organizacional, Cecílio articula a organização dos processos e fluxos das equipes e instituições, inseridos na divisão social e técnica do trabalho. Por fim, as perspectivas sistêmica e societária atravessam as redes e linhas de cuidado, ao mesmo tempo que tratam das políticas públicas e do arcabouço jurídico-normativo voltado às necessidades sociais.[11]

Partindo do conceito, entendemos a desospitalização como a retirada do paciente do ambiente hospitalar de forma segura e responsável, com base em um minucioso processo de planejamento, quando o paciente já não é mais de alta complexidade e sim de alta dependência, contando ainda com a família protagonizando esse processo de cuidados em domicílio, com o suporte das redes de atenção à saúde (RAS) e demais redes dos territórios como a de reabilitação, a socioassistencial, entre outras, valendo-se de estratégias de matriciamento entre equipe hospitalar e dos serviços especializados com equipes de atenção primária e atenção domiciliar. A esse respeito, concordamos com Carvalho e colegas,[12] quando afirmam:

> [...] o processo de desospitalização de crianças e adolescentes com CCCs envolve ações consideradas estratégicas em sua execução, que podem ser descritas em três pilares de intervenção: as de cunho hospitalar (ou seja, aquelas que se iniciam durante a internação, mas também que permanecem após a alta, como as ações de matriciamento), as de cunho domiciliar (como a assistência no local propriamente dita) e as ações consideradas transversais contidas no grande eixo sociopolítico, que viabilizam o planejamento.

Autores como Merhy e Feuerwerker[13] afirmam que: "mesmo sem haver uma política formal ampla de financiamento de práticas assistenciais voltadas à desospitalização, inúmeras organizações de saúde vêm instituindo práticas baseadas na oferta de intervenções terapêuticas no interior do domicílio do usuário". A desospitalização também é apontada como um dos dispositivos que garantem a humanização nas práticas de cuidado e a participação da família.[14] Assim, cabe pensar na família como elemento fundamental no processo dessa gestão do cuidado, sob orientação de equipe multiprofissional. Outros pontos são considerados relevantes no planejamento do cuidado da população pediátrica no domicílio, dentre os quais destacamos: 1. Atualização vacinal; 2. Prevenção à polifarmácia; 3. Reabilitação multidisciplinar; 4. Identificação de suporte tecnológico de médio e longo prazos; 5. Provimento de insumos e equipamentos de suporte domiciliar; 6. Identificação de redes de urgência e emergência e equipes de retaguarda nos territórios; 7. Rede de assistência no território, visando à pactuação dos cuidados; 8. Reuniões com família (nuclear e extensiva); 9. Programas de aprimoramento de cuidadores leigos que prestarão os cuidados domiciliares; 10. Matriciamento de equipes de assistência domiciliar; 11. Estabelecimento de uma linha de cuidados.[14] Nessa acepção, para que o processo de desospitalização seja seguro e efetivo, é necessária a compreensão das etapas concernentes à gestão do cuidado ainda durante a internação hospitalar. É certo que o processo de desospitalização desenvolvido por uma equipe de referência só se torna possível com o aporte de um plano terapêutico centrado no(a/s) usuário(a/s), abrangendo-o em todas as suas necessidades e seu contexto. Sem a pretensão de esgotar esse debate, serão elencados a seguir os principais fluxos e ferramentas dispostos por essa equipe, assim como sistematizadas as ações que se consubstanciam no denominado projeto terapêutico singular (PTS).

Importância do projeto terapêutico singular na desospitalização segura

Cuidados que envolvem crianças complexas, em especial aquelas dependentes de algum dispositivo tecnológico, exigem intensa articulação e soma de esforços. Essa realidade, entretanto, não está dada: o estabelecimento de uma linha de cuidados que perpassa a atenção hospitalar e a atenção domiciliar por vezes carece de coordenação, e, não raro, a população pediátrica e as famílias sofrem as consequências disso. Para Olário,[15] aspectos como ausência de articulação das redes interna e externa para o fluxo de atendimento, escassez de sistematização do trabalho de equipe multiprofissional, insuficiência na conexão entre os diversos saberes dos profissionais de saúde, com consequente definição de ações pouco compartilhadas, comprometem a gestão do cuidado e, por conseguinte, o sucesso da desospitalização.

Um modelo produtor do cuidado deve atuar, segundo Merhy,[16] centrado a partir das tecnologias leves, que são as relações que se estabelecem quando realizados os atos produtores de saúde – trabalho vivo em ato – e das tecnologias leve-duras, que são as que estão inscritas no conhecimento técnico estruturado das profissões. Nessa direção, o PTS pode ser entendido como tecnologia leve e uma das principais estratégias de gestão do cuidado com vistas à desospitalização, estabelecido a partir de ações articuladas de plano-ação desenvolvidas por equipe multidisciplinar, considerando a singularidade das famílias, suas demandas e o contexto psicossocial que as constituem. Desta feita, o PTS é um recurso de planejamento e gestão aplicado ao contexto clínico, onde são definidos os objetivos, as metas e as responsabilidades de cada membro dessa equipe de referência, com propostas mensuráveis e possíveis de serem revistas/avaliadas, pois não se trata de documento finalizado e estático, mas sim um "instrumento em movimento". Configura-se numa proposta individualizada para cada caso mais complexo.[16]

Ao implementar a Política Nacional de Humanização, o Ministério da Saúde apontou alguns dispositivos na busca do fortalecimento das redes de saúde, sendo um destes o PTS. Tendo por base essas referências, apresentaremos a seguir uma proposta de esquema-síntese de PTS, sem a pretensão de delimitá-lo a um único modelo,[17] conforme o Quadro 1.

QUADRO 1 Modelo sugerido para a composição de projeto terapêutico singular

Objetivos	Metas traçadas em conjunto com a família, com o tempo necessário para o cumprimento e avaliação delas, com divisão de responsabilidades
Resumo clínico	Principais informações referentes ao diagnóstico, principais demandas assistenciais e parâmetros de dependência tecnológica
Contexto clínico atual	Avaliação considerando a estabilidade clínica
Aspectos psicológicos e emocionais	Avaliação das situações subjetivas vivenciadas pelo sujeito
Contexto social	Condições de renda e demais aspectos que envolvam a situação social familiar
Redes de apoio	Mapeamento da rede familiar e comunitária, com definição de responsabilidades. Recomendado conter o instrumento gráfico "Mapa Mínimo de Relações"
Condições habitacionais	Descrição das necessidades de adequações de infraestrutura para viabilizar a desospitalização
Lista de problemas/ fatores de risco e de proteção	Lista de problemas e condições objetivas e subjetivas para a operacionalização ou não do PTS
Proposta assistencial	Proposta de equipe mínima e frequência de atendimentos em domicílio
Medicamentos e insumos	Com quantidade mensal definida pela equipe
Material permanente e equipamentos	Com quantidade mensal definida pela equipe
Cronograma	Avaliação e reavaliação
Gestores do caso	Necessário estabelecer 1 ou 2 coordenadores do PTS. Recomenda-se a escolha pelo vínculo formado entre profissionais e usuários

Fonte: elaborado pelos autores.

Os aparatos tecnológicos agregados ao cuidado

Os planos para a desospitalização das crianças com CCC seguindo o modelo do PTS devem incluir toda a lista dos aparatos tecnológicos que a criança irá utilizar no domicílio, conforme as suas demandas de cuidados. Nas demandas de cuidados tecnológicos, estão as crianças em uso de dispositivos mantenedores da vida, como gastrostomia, traqueostomia, colostomia, entre outros.[18]

Como parte da programação da desospitalização, está a elaboração de um laudo com a indicação dos insumos e equipamentos que a criança irá utilizar no domicílio, entre eles: aspirador e nebulizador elétricos, cilindro de oxigênio, concentrador elétrico de oxigênio, concentrador de oxigênio portátil, ventilador mecânico (invasivo ou não invasivo) do tipo *bilevel*, com circuito único ou duplo, com umidificador, peça T para conexão de sistema de nebulização, sistema de prevenção à queda de energia (*nobreak*), ventilador manual (AMBU pediátrico) com reservatório e máscara, infantil, oxímetro de mesa e portátil, esfigmomanômetro infantil, bomba infusora para dieta enteral, entre outros. Esse laudo é entregue ao familiar cuidador responsável pela criança para que ele entre com o pedido de judicialização, via Defensoria Pública, do município de origem. Entendendo que o processo de judicialização depende das esferas municipal, estadual e/ou federal e não acompanha o tempo de estabilidade clínica da criança, os equipamentos para a desospitalização podem ser providenciados de diversas maneiras, a saber:

- Consignação de equipamentos próprios da instituição em que a criança está internada: é redigido um termo de empréstimo com a relação dos equipamentos que a criança irá utilizar em casa e a assinatura do familiar cuidador se responsabilizando por aquele patrimônio. Geralmente a manutenção técnica desse equipamento é de responsabilidade do hospital que faz o empréstimo.
- Doação: consiste em doações de equipamentos provenientes de atores de entidades do terceiro setor, para uso da criança dependente de tecnologia. A família que recebe o equipamento doado é responsável pela sua manutenção técnica.
- Sistema de alocação: em geral o terceiro setor, representado por organizações não governamentais (ONG), contrata empresas privadas que alugam equipamentos médico-hospitalares e financiam esses aluguéis mensalmente, assim como a manutenção dos equipamentos, caso apresentem defeitos.

Muito do sucesso do cuidado em casa, sobretudo para essas crianças dependentes de tecnologias, será o treinamento que o familiar cuidador irá receber da equipe multidisciplinar, em especial, médico, fisioterapeuta e enfermeira, para exercer as atribuições necessárias à sobrevida da criança com segurança no domicílio, e dentre estes estão o manuseio e a limpeza correta dos equipamentos, e a guarda e conservação deles. No Quadro 2, ilustramos alguns dos equipamentos mais utilizados pelas crianças com CCC e os cuidados que o familiar cuidador deve ter no domicílio.

O processo de desospitalização deve ser permeado por práticas educativas problematizadoras, tendo como fios condutores a conscientização e a dialogicidade. O enfermeiro deve ser o coordenador do processo educativo com participação ativa no contexto hospitalar, no preparo da família para o cuidado das crianças com CCC em casa.

O preparo e as orientações realizadas pelo profissional de saúde devem ser adequadas e bem compreendidas pelos cuidadores, para evitar eventos indesejados com as crianças com CCC, em que os equipamentos/dispositivos como bombas de infusão, sondas, tubos de gastrostomias e traqueostomias se tornam parte dos corpos dessas crianças, desafiando padrões de desenvolvimento e reinventando outras formas de se fazer entender e de se relacionar com esses dispositivos.[19]

Desafios

Como desafios para a gestão do cuidado de crianças com CCC, destacamos os principais:[20,21]

- Promoção de educação permanente e continuada às equipes dos territórios, em especial, naqueles em que existe alto índice de rotatividade de seus profissionais.
- Garantia do acesso às redes de reabilitação dos territórios e de determinadas linhas de cuidado na atenção especializada, sobretudo para as famílias que residem distante das capitais e grandes centros urbanos.
- Integração das RAS: serviços de atenção domiciliar, atenção primária, atenção especializada, redes de urgência e emergência, redes de reabilitação, redes de apoio psicossocial.
- Ampliação das estratégias de matriciamento e Telessaúde, envolvendo múltiplos especialistas para discussão e acompanhamento de casos.
- Elaboração de políticas públicas cada vez mais voltadas para as necessidades dessa clientela e de suas famílias.

A atenção domiciliar possui papel determinante para o êxito de todo o processo mencionado, pois possibilita promover reintegração ao ambiente comunitário e o aumento da qualidade de vida dos pacientes pediátricos e das famílias. As análises contidas neste capítulo partem da experiência dos autores, e, dessa forma, podem ser feitos os devidos ajustes em outras equipes que compunham as RAS, como forma de preparar uma desospitalização segura.

QUADRO 2 Exemplos de equipamentos que podem ser usados nos domicílios

Equipamentos utilizados pelas crianças com CCC	Principais cuidados que o familiar deve saber
Concentrador elétrico de oxigênio	▪ Saber ligar e desligar o aparelho. ▪ Saber manusear o fluxômetro para ofertar a quantidade de oxigênio necessária para a criança. ▪ Limpar com um pano umedecido com álcool a 70% pelo menos uma vez por semana, e/ou se houver sujidades. ▪ Verificar se a litragem de oxigênio ofertada à criança está correta. ▪ Evitar deixar cair líquido de qualquer natureza, pois pode danificar o aparelho. ▪ Estar atento aos alarmes e às luzes amarelas e vermelhas que podem surgir no aparelho, pois podem indicar pouco fluxo de oxigênio, sinais de obstrução à saída de oxigênio, número de horas de funcionamento excedidas ao habitual. ▪ Em caso de falta de energia, o aparelho para de funcionar.

(continua)

QUADRO 2 Exemplos de equipamentos que podem ser usados nos domicílios *(continuação)*

Equipamentos utilizados pelas crianças com CCC	Principais cuidados que o familiar deve saber
Concentrador portátil de oxigênio	▪ Saber ligar e desligar o aparelho. ▪ Saber manusear o dispositivo para ofertar a litragem de oxigênio adequada para a criança. ▪ Limpar com um pano umedecido com álcool a 70% pelo menos uma vez por semana, e/ou se houver sujidades. ▪ Compreender que quanto mais litros de oxigênio a criança consumir, menor será o tempo de vida do aparelho. ▪ Saber que o aparelho tem bateria recarregável. ▪ Saber que é um equipamento que dá mobilidade para a criança ir à consulta médica, escola, entre outros. ▪ Saber que é eficiente para crianças que são dependentes de oxigênio por cateter nasal, pois o aparelho depende de fluxo inspiratório para ser acionado. ▪ Estar atento aos alarmes que podem surgir no aparelho, pois podem indicar pouco fluxo de oxigênio, sinais de obstrução à saída de oxigênio, bateria danificada.
Cilindro de oxigênio	▪ Saber colocar e manusear o fluxômetro e o copo de umidificador, para ofertar a quantidade de oxigênio necessária para a criança. ▪ Limpar com um pano umedecido com água e sabão, pelo menos uma vez por semana, e/ou se houver sujidades. ▪ Verificar se a litragem de oxigênio ofertada à criança está correta. ▪ Evitar deixar cair líquido de qualquer natureza, pois pode danificar o aparelho. ▪ Evitar deixar cair no chão, pois pode haver vazamento e eventual explosão. ▪ Deve ficar em local seguro, longe de ar-condicionado, fogo e fogão, para evitar explosão, caso haja vazamento.
Modelos de ventiladores por pressão positiva	▪ Saber ligar e desligar o aparelho. ▪ Limpar com um pano umedecido com álcool a 70% pelo menos uma vez por semana, e/ou se houver sujidades. ▪ Evitar deixar cair líquido de qualquer natureza, pois pode danificar o aparelho. ▪ Saber que, em caso de falta de energia, o aparelho tem bateria interna de 4, 6 e até 8 horas, dependendo da marca. ▪ Saber que o aparelho tem bateria externa recarregável. ▪ Saber conectar e trocar as traqueias do aparelho caso seja necessário. ▪ Caso o aparelho apresente qualquer alarme e o familiar não tenha sido treinado a manuseá-lo, ele deve entrar em contato com o médico ou fisioterapeuta que acompanha a criança, ou com o hospital onde a criança estava internada ou com a empresa que aluga o aparelho.

Referências

1. Feudtner C, Hays RM, Haynes G, Geyer JR, Neff JM, Koepsell TD. Deaths attributed to pediatrics complex chronic conditions: national trends and implications for supportive care services. Pediatrics. 2001;107(6):E99.
2. Cohen E, Kuo DZ, Agrawal R, Berry JG, Bhagat SKM, Simon TD, et al. Children With Medical Complexity: An Emerging Population for Clinical and Research Initiatives. Pediatrics. 2011;127(3):529-38.
3. Berry JG. Children with Medical Complexity. Written Testimony. US House Committee on Energy and Commerce, Subcommittee on Health. 2016.
4. Berry JG, Hall M, Hall DE, Kuo DZ, Cohen E, Agrawal R, et al. Inpatient growth and resource use in 28 children's hospitals: A longitudinal, multi-institutional study. JAMA Pediatr. 2013;167(2):170-7.
5. Adams K, Corrigan JM. Priority Areas for National Action: Transforming Health Care Quality. Institute of Medicine (US) Committee on Identifying Priority Areas for Quality Improvement. Washington, DC: National Academies Press; 2003.
6. Simon TD, Berry J, Feudtner C, Stone BL, Sheng X, Bratton SL, et al. Children with complex chronic conditions in inpatient hospital settings in the United States. Pediatrics. 2010;126(4):647-55.
7. Berry JG, Hall DE, Kuo DZ, Cohen E, Agrawal R, Feudtner C, et al. Hospital Utilization and Characteristics of Patients Experiencing Recurrent Readmissions Within Children's Hospitals. JAMA. 2011;305(7):682-90.
8. Brittan MS, Sills MR, Fox D, Campagna EJ, Shmueli D, Feinstein JA, et al. Outpatient follow-up visits and readmission in medically complex children enrolled in medicaid. J Pediatr. 2015;166(4):998-1005.e1.
9. Coller RJ, Nelson BB, Sklansky DJ, Saenz AA, Klitzner TS, Lerner CF, et al. Preventing hospitalizations in children with medical complexity: a systematic review. Pediatrics. 2014;134(6):e1628-47.
10. Foster CC, Mangione-Smith R, Simon TD. Caring for children with medical complexity: perspectives of primary care providers. J Pediatr. 2017;182:275-282.e4.
11. Cecílio LCO. Apontamentos teórico-conceituais sobre processos avaliativos considerando as múltiplas dimensões da gestão do cuidado em saúde. Interface. 2011;15(37):589-99.
12. Carvalho MSN, Menezes LA, Cruz Filho AD, Maciel CMP, organizadores. Desospitalização de crianças com condições crônicas complexas: perspectivas e desafios. Rio de Janeiro: Eldorado; 2019.
13. Merhy EE, Feuerwerker LCM. Atenção domiciliar: medicalização e substitutividade. In: Seminário Nacional de Divulgação dos Resultados da Pesquisa: implantação de atenção domiciliar no âmbito do SUS – modelagem a partir das experiências correntes, 2008, Rio de Janeiro. Rio de Janeiro: UFRJ; 2008.

14. Brasil. Ministério da Saúde. Secretaria-Executiva. Superintendência Estadual do Ministério da Saúde no Rio de Janeiro. Desospitalização: reflexões para o cuidado em saúde e atuação multiprofissional. Brasília, DF: Ministério da Saúde; 2020.
15. Olário PS. Desospitalização em cuidados paliativos oncológicos: reconfiguração da gestão do cuidado para a atuação multiprofissional. Tese [Doutorado em Enfermagem] – Escola de Enfermagem Anna Nery, Universidade Federal do Rio de Janeiro, Rio de Janeiro; 2019.
16. Merhy EE. Saúde: a cartografia do trabalho vivo. 25. ed. São Paulo: Hucitec; 2005.
17. Amaral MA, Campos GWS. Organização do trabalho e gestão do cuidado em saúde: uma metodologia de cogestão. In: Vecina Neto G, Malik AM. Gestão em Saúde. Rio de Janeiro: Guanabara Koogan; 2016. p. 73-84.
18. Brasil. Ministério da Saúde. Secretaria de Atenção à Saúde. Núcleo Técnico da Política Nacional de Humanização. Equipe ampliada, equipe de referência e projeto terapêutico singular. 2. ed. Brasília, DF: Ministério da Saúde; 2007.
19. Precce ML, Moraes JRMM, Pacheco STA, Silva LF, Conceição DS, Rodrigues EC. Educational demands of families of children with special health care needs in the transition from hospital to home. Rev Bras Enferm. 2020;73(Suppl 4): e20190156.
20. Moreira MCN, Albernaz LV, Sá MRC, Correia RF, Tanabe RF. Recomendações para uma linha de cuidados para crianças e adolescentes com condições crônicas complexas de saúde. Cad Saúde Pública. 2017;33(11).
21. Brasil. Fiocruz. Instituto Nacional de Saúde da Mulher, da Criança e do Adolescente Fernandes Figueira. Cuidado às crianças com condições crônicas complexas: magnitude, objetivos e desafios. 2019. [acesso em dezembro de 2021]. Disponível em: https://portaldeboaspraticas.iff.fiocruz.br/atencao-crianca/cuidado-a-criancas-com-condicoes-cronicas-complexas-de-saude-magnitude-objetivos-e-desafios/

Capítulo 4

Condições neurológicas

Alessandra Augusta Barroso Penna e Costa
Fernanda Veiga de Góes

PONTOS-CHAVE

- As encefalopatias crônicas não progressivas são decorrentes de lesões cerebrais que ocorreram no encéfalo em desenvolvimento, do feto ou do lactente, gerando alterações não progressivas.
- Pacientes com paralisia cerebral frequentemente possuem alterações sensoriais, cognitivas, comportamentais, de comunicação, epilepsia e problemas musculoesqueléticos secundários.
- A hemorragia intraventricular e a hidrocefalia são complicações neurológicas comuns no período neonatal.
- Epilepsias são decorrentes de descargas elétricas cerebrais anormais, gerando vários tipos de crises e/ou síndrome epiléptica, e podem ocorrer em indivíduos com paralisia cerebral.

OBJETIVOS DE APRENDIZAGEM

Ao final do capítulo, o leitor deverá ser capaz de:

- Conhecer as etiologias responsáveis pelas encefalopatias crônicas não progressivas.
- Distinguir os vários tipos de epilepsia.
- Reconhecer os efeitos colaterais das medicações antiepilépticas.
- Conhecer as medicações para o tratamento da espasticidade.
- Otimizar a assistência e o tratamento domiciliar, minimizando internações.

Caso clínico

Lactente, sexo feminino, de 18 meses, está em acompanhamento com equipe multidisciplinar de assistência domiciliar desde a alta da unidade de terapia intensiva (UTI) neonatal. Apresenta diagnóstico de encefalopatia crônica não progressiva (ECNP) secundária, lesão cerebral por encefalomalácia multicística e hidrocefalia, com necessidade de colocação de derivação ventriculoperitoneal. Permaneceu internada na UTI neonatal por 170 dias após o nascimento, tendo sido prematura, com idade gestacional de 28 semanas, peso ao nascimento de 890 g e escala de Apgar de 4/7. Permaneceu em suporte de ventilação mecânica por 45 dias, persistindo a dependência de oxigênio até o momento. Evoluiu com diversas intercorrências: sepse neonatal (precoce e tardia), com a utilização de diferentes esquemas antibióticos e antifúngicos; doença de membrana hialina, com administração de surfactante; broncodisplasia pulmonar, em uso de fluticasona e salbutamol inalatório, além de hidroclorotiazida e espironolactona; hemorragia intraventricular grau III, evoluindo com hidrocefalia e necessidade de colocação de cateter de Ommaya, complicando com meningite e ventriculite por bactéria Gram positiva; apresentou alguns episódios de crises epilépticas com abalos clônicos, durante as pioras infecciosas, e tinha eletroencefalogramas com descargas focais, controlados com a utilização de fenobarbital; retinopatia da prematuridade bilateral grau 3, com necessidade de retinopexia; disfagia importante sem resposta à intervenção de fonoaudiólogos, sendo necessário gastrostomia com fundoplicatura pela presença de refluxo gastroesofágico sintomático. Não realizou traqueostomia, porém necessita da utilização de cateter de O_2 pela broncodisplasia. O exame neurológico na alta hospitalar evidenciava pouco controle cervical, espasticidade generalizada, postura anormal com tendência a escoliose e nistagmo de varredura (busca). Recebeu alta para assistência domiciliar com oxigenoterapia, instituição de terapias de reabilitação, dieta via gastrostomia com infusão lenta e tratamento para epilepsia focal com fenobarbital na dose de 5 mg/kg/dia. No 8º mês de vida, apresentou movimentos de espasmos epilépticos em salvas, piora da interação visual, inicialmente atribuídos à dor. Somente após 2 meses, realizou eletroencefalograma, que mostrou o padrão de hipsarritmia, confirmando a síndrome de West. As crises pioram com as infecções, principalmente relacionadas aos quadros respiratórios. Houve melhora das crises epilépticas com a troca do esquema terapêutico para vigabatrina, levetiracetam e suspensão do fenobarbital. Utiliza baclofeno para espasticidade com discreta melhora e mantém hipersialorreia com necessidade de aspirações frequentes.

Definição

A paralisia cerebral (PC) é um termo que descreve um grupo de distúrbio permanente do desenvolvimento da postura e do movimento, causando limitação nas atividades, decorrente de alterações não progressivas que ocorreram no encéfalo em desenvolvimento.[1] A espasticidade é uma alteração do tônus muscular decorrente da lesão do neurônio motor superior, geralmente associada à presença de clônus e hiper-reflexia.[2]

Diagnóstico

Encefalopatia crônica não progressiva/paralisia cerebral

Encefalopatia é o termo utilizado para denominar uma desordem do encéfalo que pode ser de etiologia não progressiva, isto é, estática sem piora com o tempo ou progressiva, ocasionada por doenças neurodegenerativas.[3] A encefalopatia crônica não progressiva ou paralisia cerebral, nomenclatura ainda utilizada, descreve um grupo de desordens do desenvolvimento da postura e do movimento ocasionado por uma lesão no cérebro em desenvolvimento.[2] Tem, como causas principais, injúrias hipóxico-isquêmicas, hemorragias intracranianas, malformações cerebrais, acidentes vasculares encefálicos, infecções do sistema nervoso central (SNC) – congênitas ou adquiridas –, traumatismo craniano e lesões de natureza tóxica e metabólica.[3]

Em pacientes sem justificativa para a ECNP, a etiologia genética deve ser investigada. A classificação da PC baseia-se, principalmente, no padrão de distribuição do prejuízo motor: hemiplegia, quadriplegia, diplegia, monoplegia; ou tipo predominante de anormalidade de tônus muscular, como espástica, distônica, atetoide, discinética e atáxica.[1] O cuidado de um paciente com ECNP deve ser realizado por uma equipe interdisciplinar e um pediatra que conheça os cuidados específicos para permitir um planejamento de cuidado terapêutico individualizado.[1] Alguns dos cuidados específicos são importantes para o conhecimento da equipe que acompanha essa população de pacientes e são citados a seguir:[1,4]

- Medicações anticrises podem predispor a osteoporose e doença gengival.
- Disfunção orofacial incluem dificuldade de mastigação e mordida, dificultando a higiene oral.
- Doença do refluxo gastroesofágico e constipação.
- Avaliação ortopédica periódica para a investigação de contraturas e retrações, luxação ou subluxação do quadril, cuidado com a coluna e desvios patológicos.
- Avaliação da aplicação de toxina botulínica para o tratamento da espasticidade.
- Oftalmologistas para acompanhar déficit visual.
- Otorrinolaringologistas para acompanhar déficit auditivo.
- Psiquiatra para avaliar a saúde mental, quando necessário.
- Neurocirurgião para avaliação da colocação da bomba de baclofeno intratecal para o tratamento da espasticidade, realização da rizotomia dorsal seletiva ou até mesmo implantação de dispositivos cerebrais profundos para o tratamento de movimentos anormais ou estimulador do nervo vago para o tratamento de epilepsia de difícil controle.
- Urologista/nefrologista para o acompanhamento de alterações vesicais como bexiga neurogênica.
- Distúrbio do sono.
- Tratamento da dor, espasticidade e distonia (Quadro 1).

QUADRO 1 Medicações utilizadas para o tratamento de espasticidade

Medicação	Dose	Efeito colateral
Diazepam	0,05 a 0,2 mg/kg/dose 2 a 4 x/dia	Depressão respiratória, sonolência e hipersecreção
Nitrazepam e clobazam	0,5 a 2 mg/kg/dia 2 a 4 x/dia	Depressão respiratória, sonolência e hipersecreção
Clonazepam	0,05 a 0,2 mg/kg/dia 2 a 4 x/dia	Depressão respiratória, sonolência e hipersecreção
Baclofeno	< 2 anos: 2,5 a 20 mg/dia 2 a 3 x/dia 2 a 8 anos: 5 a 40 mg/dia 2 a 3 x/dia > 8 anos: 10 a 60 mg/dia 2 a 3 x/dia	Redução do limiar das crises epilépticas, hipotonia, vertigem
Tizanidina	0,3 a 0,5 mg/kg/dia 2 a 3 x/dia	Boca seca, retenção urinaria, sonolência e astenia

Fonte: Rodrigues MM, Vilanova LCPV, 2017;2 Piña-Garza E, James KC, 2019.[3]

Hidrocefalia

É causada pelo acúmulo excessivo de liquor nos ventrículos cerebrais, decorrente de uma produção aumentada ou absorção reduzida. Pode ser classificada em comunicante (o liquor se comunica dentro do sistema ventricular) e não comunicante (há obstrução do fluxo liquórico em alguma parte do sistema ventricular).[2] A clínica depende da velocidade da progressão da hidrocefalia e da idade do paciente. Caso as suturas ainda estejam abertas, no lactente as manifestações clínicas serão de aumento do perímetro cefálico, irritabilidade, vômitos, protuberância da fontanela anterior ou diástases das suturas cranianas. Após esse período, a clínica compatível é de cefaleia, vômitos, diplopia, perda de marcos do desenvolvimento e papiledema. A investigação deve ser feita pelos seguintes métodos de imagem: ultrassom transfontanela (USTF) em lactentes com a fontanela anterior ainda ampla; tomografia e ressonância de crânio (ideais para estudo do fluxo liquórico). O tratamento mais comum é a colocação de um sistema de derivação (*shunt*), que desvia o liquor dos ventrículos para a cavidade peritoneal, e derivação ventriculoperitoneal (DVP); ocasionalmente, podem ser utilizados shunts da cavidade ventricular para o átrio direito do coração ou cavidade pleural. A terceiroventriculostomia endoscópica (TVE) é um tratamento alternativo eficaz entre pacientes com hidrocefalia obstrutiva.[5]

A etiologia de hidrocefalia pode ser dividida em adquirida ou congênita. Entre as adquiridas, as mais comuns são as decorrentes da reação inflamatória secundária à infecção no SNC, hemorragia subaracnóidea ou intraventricular, tumores no SNC que ocasionam obstrução ventricular, disfunção do espaço subaracnóideo ou superprodução liquórica ou malformações vasculares. A hidrocefalia congênita tem, como possíveis etiologias, as seguintes desordens: estenose de aqueduto congênita; malformação da fossa posterior; cistos congênitos; defeitos de tubo neural; além de etiologia genética associada ou não a síndromes específicas.[3]

Uma das causas mais comuns de hidrocefalia nos prematuros é a hemorragia intraventricular, classificada por Papile em quatro graus: grau I – hemorragia restrita à matriz germinativa; grau II – a hemorragia ocupa 50% do volume ventricular, porém sem dilatação ventricular; grau III – a hemorragia ocupa mais de 50% do volume ventricular, porém com dilatação ventricular; grau IV – infarto ou hemorragia ipsilateral à matriz germinativa onde ocorreu o sangramento.[3] O pediatra deve ficar atento às possíveis complicações dos *shunts* ou DVP,[3,5] como:

- Obstrução com apresentação clínica de vômitos, cefaleia, irritabilidade, redução do nível de consciência e abaulamento de fontanela ou aumento abrupto do perímetro cefálico.
- Infecção com a identificação de febre, irritabilidade, hiperemia no local da ferida ou disfunção do *shunt*.
- Pseudocisto abdominal com sintomas de infecção associado a sintomas abdominais.
- Hiperdrenagem com higroma ou hematoma subdural apresentando cefaleia crônica, sintomas intermitentes de disfunção do *shunt*.

Epilepsia

Trata-se de uma condição neurológica decorrente de atividade elétrica cerebral anormal e caracterizada clinicamente por pelo menos duas crises epilépticas não provocadas, recorrentes, com intervalo superior a 24 horas ou ao menos uma crise epiléptica não provocada, com risco de recorrência superior a 60% ou o diagnóstico de uma síndrome epiléptica.[6] A International League Against Epilepsy (ILAE) tem como objetivo padronizar e frequentemente atualizar a classificação das epilepsias e tipo de crises; a mais recente data de 2017.[7]

A classificação atual pela ILAE visa agrupar as crises de acordo com a apresentação, início da região cerebral, segundo o tipo de crise, idade de início, probabilidade de remissão, achados ao eletroencefalograma (EEG), achados radiológicos e de investigação genética.[7] As crises são categorizadas pelas manifestações clínicas iniciais da crise e são divididas em focais, generalizadas ou indeterminadas. Logo, os termos "parcial", "parcial simples" ou "parcial complexo" não devem ser mais utilizados, e novos descritores foram implementados pela ILAE (Quadro 2).[6] Os tipos de epilepsia podem ser divididos em focal, generalizada, combinada (focal e generalizada) ou desconhecida. As epilepsias focais incluem descargas únicas ou em um hemisfério, além das multifocais. As generalizadas caracterizam-se por diferentes tipos de crises generalizadas com EEG apresentando complexos ponta-onda generalizados. Já as epilepsias combinadas contemplam pacientes que possuem tanto crises focais como generalizadas.[6,7]

O termo "síndrome epiléptica" é definido como um conjunto de sinais e sintomas agrupando o tipo de crise, EEG e imagem, que tendem a ocorrer juntos, e não deve ser confundido com encefalopatia epiléptica (EE).[6] Em 2010, a ILAE descreveu a EE como consequência da própria atividade epiléptica, que pode contribuir para prejuízos cognitivos e comportamentais, sendo estes superiores aos ocasionados pela doença de base. O termo "encefalopatia epiléptica e de desenvolvimento" (EED) surgiu na classificação da ILAE em 2017, principalmente no contexto da epilepsia de origem genética, onde um gene pode causar comprometimento do desenvolvimento antes mesmo do início da EE, ambos impactando na cognição e no desenvolvimento.[6,7]

Uma variedade de síndromes epilépticas distintas foi descrita, muitas com início na infância ou adolescência. As mais conhecidas para os pediatras são as síndromes de West e Lennox-Gastaut.[8] A síndrome de West tem início entre 3 e 12 meses de idade, com crises do tipo de espasmos infantis em flexão ou extensão (ou ambos), principalmente em salvas ou sucessivas e ao despertar.[8] O EEG interictal tem padrão de hipsarritmia, e o ictal, de ondas agudas generalizadas de elevada voltagem seguida de atenuação do traçado. A síndrome Lennox-Gastaut, por sua vez, tem início entre 1 e 6 anos, com pico de 3 a 5 anos, definido pela presença da tríade de múltiplos de tipos de crise, prejuízo cognitivo e EEG interictal com complexo ponta-onda lenta (< 2,5 Hz). Os tipos mais comuns de crise são ausência atípica, crises tônicas e crises de queda que podem representar crise atônica, tônica e raramente mioclônica.[3,7,8]

QUADRO 2 Principais termos utilizados em epilepsia

Palavra	Definição
Ausência típica	Crise com início súbito, interrupção das atividades, olhar vazio com duração de segundos. EEG com descargas generalizadas e CPO 3 ciclos por segundo (3 Hz)
Ausência atípica	Crise com início e fim menos abrupto, associado a mudança do tônus e duração mais prolongada que a ausência típica. EEG atividade de ponta-onda lenta, generalizada e irregular.
Atônica	Redução ou perda súbita do tônus muscular sem associação a abalos tônicos ou mioclônicos precedendo. Duração de 1 a 2 segundos, envolvendo a musculatura da cabeça, tronco, queixo ou membros.
Aura	Sintoma subjetivo que precede a crise epiléptica.
Crises autonômicas	Crise com alteração da função do sistema nervoso autônomo (alterações cardiovasculares, pupilares, gastrintestinais, sudorese, termorregulatórias e vaso motoras).
Crises clônicas	Abalos que se repetem regularmente nos grupamentos musculares.
Crises gelásticas	Crises com episódios de gargalhadas ou risos, sem tom afetivo apropriado.
Crise generalizada tônico-clônica	Contração tônica bilateral simétrica ou assimétrica seguida de abalos clônicos bilateral dos membros, com comprometimento da percepção e fenômenos autonômicos. Há recrutamento das redes neuronais em ambos os hemisférios cerebrais no início da crise.
Crises não classificadas	O início ictal é desconhecido ou presença de características clínicas não usuais.
Crises versivas	Desvio ou rotação lateral da cabeça sustentada associada a desvio conjugado do olhar e/ou do tronco.
Convulsão	Abalo motor relacionado a crise epiléptica; termo que não deve ser mais utilizado.

(continua)

QUADRO 2 Principais termos utilizados em epilepsia *(continuação)*

Palavra	Definição
Disperceptiva	Termo utilizado para a perda da percepção.
Distonias	Contração sustentada de musculatura agonista e antagonista gerando postura anormal de torção ou atetoides.
Espasmos epilépticos	Súbita flexão, extensão, ou ambos na musculatura proximal dos membros e tronco (mais sustentada que uma mioclonia, mas não tão mantida como uma crise tônica).
Mioclonias	Contrações súbitas, breves (< 100 ms), involuntárias, únicas ou múltiplas de músculos ou grupos de músculos de topografia variável (axial, de membros proximais ou distais). A mioclonia é menos repetitiva e sustentada que o clônus.
Parada comportamental	Parada ou pausa das atividades com aspecto de congelamento.
Tônica	Contração muscular sustentada com duração de segundos a minutos.

CPO: complexos ponta-onda; EEG: eletroencefalograma.
Fonte: Fisher RS et al., 2017.[7]

Com relação à etiologia, a epilepsia pode ser classificada em seis categorias etiológicas: estrutural; genética; infecciosa; metabólica; imune; desconhecida.[6] A investigação diagnóstica pode ser:[2,3]

- Laboratorial: hemograma, bioquímica, hepatograma e outros exames individualizados para a investigação de outros diagnósticos diferenciais, como erros inatos do metabolismo.
- Eletroencefalográfica: fundamental para a classificação do tipo de epilepsia.
- Neuroimagem: tomografia e ressonância de crânio.

Tratamento

A escolha dos fármacos aplicados deve ser feita conforme o tipo de crise, se de início focal ou generalizado, presença de comorbidades, possibilidade de efeitos colaterais e disponibilidade das medicações.[8]

A epilepsia farmacorresistente é definida por ausência em alcançar o controle de crise sustentada, após o uso de pelo menos dois fármacos escolhidos adequadamente e bem tolerados, tanto em monoterapia como em combinação.[10] Nesse grupo de pacientes, os tratamentos não farmacológicos podem ser uma opção terapêutica, como: 1) Dieta: baixo índice glicêmico, Atkins modificada ou dieta cetogênica; 2) Cirurgias paliativas ou ressectivas; 3) Neuromodulação: estimulador do nervo vago ou estimulação cerebral profunda.[9]

QUADRO 3 Principais fármacos anticrises com a dose, efeitos colaterais e conduta sugerida

FAC	Dose (via oral ou GTT)	Efeitos colaterais mais comuns	Conduta sugerida
Ácido valproico	10-60 mg/kg/dia 2 a 3 x/dia; dose máx. 3.000 mg/dia	Náuseas e vômitos, hepatotoxicidade (< 2 anos), pancreatite, discrasia sanguínea, queda de cabelo, ganho de peso, síndrome metabólica	Evitar em mulheres na idade fértil Monitorização hepática, hemograma 1 a 2 x/ano
Canabidiol	2,5-25 mg/kg/dia 2 x/dia	Sonolência, diarreia, vômito, hipertermia, trombocitopenia, hepatotoxicidade	Monitorização hepática
Carbamazepina	10-35 mg/kg/dia 2 a 3 x/dia; dose máx. 2.000 mg/dia	Efeitos vestibulocerebelar, hiponatremia, rash cutâneo, farmacodermia	Dosagem de sódio
Clobazam	0,5-1 mg/kg/dia 1 a 2 x dia; dose máx. 10 a 40 mg/dia	Efeitos cognitivos, rash cutâneo	
Clonazepam	0,01-0,05 mg/kg/dia 2 a 3 x/dia; dose máx. 20 mg/dia	Hipersecreção brônquica e efeitos cognitivos, alteração hepática	Reduzir caso de hipersecreção brônquica
Diazepam	0,3-0,5 mg/kg por via retal; crise no ambiente domiciliar; dose máx. 10 mg	Rebaixamento do nível de consciência e sonolência, depressão respiratória, hipotensão	Cuidado com o rebaixamento do nível de consciência e ofertar O_2
Fenitoína	5-10 mg/kg/dia 1 a 3 x/dia; dose máx. 300 mg/dia	Sintomas vestibulocerebelares, hiperplasia gengival, hirsutismo, osteomalácia, neuropatia periférica, rash cutâneo, farmacodermia, hepatotoxicidade	Controle do nível sérico (risco elevado de intoxicação)
Fenobarbital	3-7 mg/kg/dia 1 a 2 x/dia; dose máx. 300 mg/dia	Efeitos cognitivos e de humor, hiperatividade, náuseas e vômitos, osteomalácia, rash cutâneo, Stevens-Johnson, hepatotoxicidade	Controle do nível sérico Cuidado com a sedação
Lacosamida	1-12 mg/kg/dia 2 x/dia; dose máx. 400 mg/dia	Tontura, cefaleia, diplopia, ataxia, sonolência, aumento do intervalo PR (paciente com bloqueio atrioventricular)	Observar sódio Titulação lenta Cuidado com outro bloqueador de sódio
Lamotrigina	Sem valproato: 5 a 15 mg/kg/dia 2 x/dia; dose máx. 400-600 mg/dia Com valproato: 1 a 5 mg/kg/dia 2 x/dia; dose máx. 100-200 mg/dia	Efeitos cognitivos e humor, náuseas e vômitos, rash cutâneo, Stevens-Johnson, hepatotoxicidade	Dosagem de função hepática e titulação da medicação lenta a cada 2 semanas com ácido valproico
Levetiracetam	5-60 mg/kg/dia 2 x/dia; dose máx. 3.000 mg/dia	Sonolência, alteração de humor, psicose, depressão, rash cutâneo	Observar humor Vantagem por não ter metabolização hepática
Nitrazepam	5-20 mg/dia 1 a 3 x/dia; dose máx. 20 mg/dia	Efeitos neurocognitivos e hipersecreção brônquica	
Oxcarbazepina	10-50 mg/kg/dia 2 a 3 x/dia; dose máx. 2.400 mg/dia	Efeitos vestibulocerebelar, hiponatremia, rash cutâneo, farmacodermia	Dosagem sérica de sódio
Topiramato	1-9 mg/kg/dia 2 x/dia; dose máx. 600 mg/dia	Lentidão cognitiva, parestesia, cálculo renal, glaucoma, hipertermia e perda de peso	Avaliação oftalmológica e renal (cuidado com o cálculo renal)
Vigabatrina	50-200 mg/kg/dia 1 a 2 x/dia; dose máx. 3 g/dia	Sonolência, vertigem, constrição concêntrica do campo visual	Avaliação oftalmológica

Fonte: adaptado de Liga Brasileira de Epilepsia, 2021;8 Yacubian EMT et al., 2020.[9]

Fases e evolução da doença

Aqui se faz uma conexão com a assistência fora do âmbito hospitalar, com foco no regime de cuidados domiciliares, sendo importantes os seguintes tópicos:

Abordagem física:

- Reabilitação multidisciplinar:
  - Fisioterapia motora para melhora da função motora, ganho de marcos do desenvolvimento, prevenção de contraturas e retrações e tratamento da espasticidade.
  - Fisioterapia respiratória para melhora da capacidade pulmonar, higiene brônquica e padrão respiratório prevenindo pneumonias de repetição, prevenção de posturas anormais como escoliose, lordoses e cifoses.
  - Fonoaudiologia para abordagem e tratamento da disfagia, estimulação e tratamento da linguagem e comunicação.
  - Terapia ocupacional para melhora da coordenação motora global e fina, integração entre as terapias, tratamento da hipo ou hiper-resposta sensorial e vestibular, além das atividades de vida diária e de vida prática.
  - Pedagogia para estimular o desenvolvimento global, principalmente cognitivo, e, se necessário, suporte para implementação da comunicação alternativa.

Abordagem familiar/cuidador:

- Suporte multidisciplinar para a família abordando as limitações e aceitação da condição crônica de saúde, conforme as demandas forem surgindo.

Abordagem psicológica/espiritual:

- Psicologia para orientação e tratamento do paciente, além da família abordando a ansiedade, impacto das limitações e aceitação do paciente com condição crônica de saúde. Promoção do acesso à assistência espiritual conforme o plano cultural e religioso da família.

Abordagem social:

- Suporte para a família para viabilizar o acesso ao tratamento.
- Visita domiciliar para obter melhores informações sobre as necessidades do indivíduo e de sua família.

Referências

1. Novak I, Morgan C, Adde L, Blackman J, Boyd RN, Brunstrom-Hernandez J, et al. Early, Accurate Diagnosis and Early Intervention in Cerebral Palsy: Advances in Diagnosis and Treatment. JAMA Pediatr. 2017;171(9):897-907.
2. Rodrigues, MM, Vilanova, LCPV. Tratado de neurologia infantil. 1. ed. Rio de Janeiro: Atheneu; 2017.
3. Piña-Garza E, James KC. Fenichel's Clinical Pediatric Neurology: A Signs and Symptoms Approach. 8. ed. Filadélfia: Elsevier; 2019.
4. Novak I, Morgan C, Fahey M, Finch-Edmondson M, Galea C, Hines A, et al. State of the Evidence Traffic Lights 2019: Systematic Review of Interventions for Preventing and Treating Children with Cerebral Palsy. Curr Neurol Neurosci Rep. 2020;20(2):3.
5. Kahle KT, Kulkarni AV, Limbrick DD Jr, Warf BC. Hydrocephalus in children. Lancet. 2016;387(10020):788-99.
6. Scheffer IE, Berkovic SF, Capovilla G, Connolly MB, French J, Guilhoto L, et al. ILAE classification of the epilepsies: Position paper of the ILAE Commission for Classification and Terminology. Epilepsia. 2017;58(4):512-21.
7. Fisher RS, Cross JH, French JA, Higurash IV, Hirsch E, Jansen FE, et al. Operational classification of seizure types by the International League against Epilepsy: position paper of the ILAE Commission for Classification and Terminology. Epilepsia. 2017;58(4):522-30.
8. Liga Brasileira de Epilepsia. Manual para o Diagnóstico e Tratamento das Epilepsias. Rio de Janeiro: Thieme Revinter; 2021.
9. Yacubian EMT, Manrenza ML, Terra VC, organizadores. Purple Book: guia prático para o tratamento de crises e síndromes epilépticas de um grupo de especialistas brasileiros. 2. ed. São Paulo: Planmark; 2020.
10. Kwan P, Arzimanoglou A, Berg AT, Brodie MJ, Hauser WA, Mathern G, et al. Definition of drug resistant epilepsy: consensus proposal by the ad hoc Task Force of the ILAE Commission on Therapeutic Strategies. Epilepsia. 2010;51(6):1069-77.

Capítulo 5

Condições neuromusculares

Andrea Nogueira Araújo
Cristiane Rodrigues de Sousa
Esther Angélica Luiz Ferreira

PONTOS-CHAVE

- Atrofia muscular espinhal: doença neuromuscular hereditária que decorre da degeneração dos neurônios motores do tronco encefálico e do corno anterior da medula, com atrofia, fraqueza muscular e paralisia progressivas. Os fenótipos variam conforme o início das manifestações clínicas e as aquisições motoras: crianças com fraqueza muscular acentuada, que não se sentam sem apoio (tipo 1); pacientes que se sentam, mas não andam (tipo 2); pacientes que podem andar (tipo 3); de manifestação na vida adulta (tipo 4).[1]
- Condições limitantes de vida: condições de saúde para as quais não existe cura e há risco de morte prematura, na infância ou na juventude. Em geral, cursam com declínio do estado funcional, que leva à dependência dos pais e de cuidadores.[2]
- Cuidados continuados integrados e cuidados paliativos: abordagem em modelo biopsicossocial. Visa à promoção da qualidade de vida, resgate ou manutenção da funcionalidade possível e cuidado do sofrimento multidimensional de sujeitos com problemas e declínio do estado funcional no curso de doenças que ameaçam ou limitam a vida. Às famílias, cabe ofertar um sistema de apoio para lidar com a doença e com o luto. Afirma a vida e acolhe a morte tempestiva como desfecho natural, dispensando intervenções fúteis ou danosas. Deve ser oferecida à pessoa desde o diagnóstico, de forma integrada aos cuidados dirigidos à doença, em toda a rede: na atenção primária, na atenção especializada e na atenção domiciliar. Advoga pela atenção interdisciplinar e humanizada à saúde, baseada em evidências, com equidade no acesso e custo-efetividade.

OBJETIVOS DE APRENDIZAGEM

Ao final do capítulo, o leitor deverá ser capaz de:

- Reconhecer recursos para o diagnóstico e tratamento de atrofia muscular espinhal.
- Identificar as necessidades e os desafios do cuidado integral domiciliar para crianças e adolescentes nas diferentes fases das doenças neuromusculares.

Apresentação do caso clínico

Maria tem 9 anos e mora com a família na capital do estado. Recebeu diagnóstico de atrofia muscular espinhal (AME) tipo 2 no segundo ano de vida. É a segunda filha de um casal sem parentesco. A gravidez e o parto normal transcorreram bem, sem agravos perinatais. O teste do pezinho foi normal. Maria recebeu aleitamento materno exclusivo até os 6 meses de idade. Vacinas atualizadas. Seus pais se preocuparam com um atraso no desenvolvimento motor: aos 9 meses, não permanecia sentada sem apoio. A equipe da Unidade Básica de Saúde (UBS) orientou a família para a estimulação do desenvolvimento. No retorno, aos 10 meses, sentava-se com apoio unilateral, não fazia mudança de posição, não engatinhava nem se sustentava em pé com apoio.

Maria foi referida para avaliação em ambulatório de especialidades. Apresentava hipotonia, fraqueza muscular, hiporreflexia e desaceleração recente nas curvas de crescimento. Os exames preliminares foram normais, e outros foram solicitados. Logo a seguir, Maria foi hospitalizada por pneumonia e insuficiência respiratória, com tratamento intensivo, ventilação mecânica invasiva e sonda nasoenteral para suporte nutricional. Evoluiu com melhora e foi para casa com sonda.

A investigação ampliada levou ao diagnóstico de AME tipo 2, aos 15 meses. Seus pais foram informados de que se tratava de uma condição limitante de vida, sem tratamento curativo. Maria continuou recebendo cuidados de suporte com sua equipe na UBS e em centro de referência, em programa de reabilitação. Alcançou recuperação nutricional, em uso de sonda, uma vez que a alimentação por via oral era insuficiente para suprir suas necessidades. Aos 2 anos, foi realizada gastrostomia endoscópica.

Em relação ao desenvolvimento, Maria alcançou os marcos esperados para a idade nos domínios da linguagem e da cognição. Desfralde aos 3 anos. Início da educação infantil aos 4 anos, usando cadeira de rodas manual customizada. Manteve dificuldades no domínio motor, evoluindo com escoliose e incoordenação manual fina. Aos 6 anos, estava mais vulnerável aos resfriados comuns, requerendo maior prazo e mais cuidados para recuperação completa. Despertava muito à noite. Na escola, a professora observou-a menos vivaz e com pouco interesse nas atividades.

Maria passou a usar ventilação não invasiva binível (VNI em ventilador mecânico portátil pressórico) no período noturno e recobrou o ânimo na escola. Os cuidados em saúde foram então compartilhados com a equipe multiprofissional do serviço de atenção domiciliar (SAD), que manteve diálogos com a equipe do centro de referência.

A equipe do SAD visitou a escola, dialogou com a equipe pedagógica e providenciou adaptações para otimizar a participação da Maria. Com uma nova cadeira de rodas, motorizada e com adequação postural, ela participa da educação física (antes, anotava o placar dos jogos). Conta com uma profissional de apoio escolar. Há barreiras arquitetônicas para o acesso ao banheiro nos dias com chuva. Nesses dias, Maria vai de fraldas para a escola. Agora, crescida, se incomoda muito com isso, e está com constipação intestinal. Teve alguns escapes fecais, motivo de zombaria pelos colegas. Há dias em que não deseja ir à escola.

Recentemente, Maria recebe tratamento dirigido à doença, com aplicações intratecais programadas de nusinersena, no centro de referência. Está em avaliação quanto a cirurgia para escoliose. No último resfriado, evoluiu com pneumonia e desconforto respiratório grave, foi hospitalizada e recebeu ventilação mecânica invasiva. Mesmo com todos os recursos indicados, houve falha de extubação para VNI, alcançada na segunda tentativa. Seus pais temeram a instalação de traqueostomia, o que poderia limitar mais a participação social da filha. Também sofrem com a possibilidade de morte prematura. Ao mesmo tempo, guardam grandes esperanças de que o tratamento específico recém-iniciado traga melhoras ou, pelo menos, estabilize a progressão da doença. A família e a equipe desconhecem a perspectiva de Maria a esse respeito.

No percurso da doença, a mãe deixou o emprego e comercializa doces artesanais que produz em casa. É a principal cuidadora familiar, sem cuidado de respiro. O pai trabalha em horário comercial. O irmão adolescente nem sempre dispõe da atenção dos pais, tão envolvidos com os cuidados da irmã. A família tem poucas oportunidades de lazer. Comparecem de modo regular aos encontros de sua comunidade religiosa.

Definição

Doenças neuromusculares são um grupo de doenças da unidade motora, que compreende neurônios motores no corno anterior da medula, nervos periféricos, junção mioneural e músculos. Entre as manifestações, estão fraqueza muscular, fasciculação, atrofia e hipotonia muscular.[3]

A AME é uma condição rara que decorre da degeneração dos neurônios motores do corno anterior da medula, por defeito no gene *SMN1* (do inglês, *survival of motor neuron*), no cromossomo 5. As manifestações clínicas são atrofia, fraqueza muscular e paralisia progressivas, com disfagia e problemas respiratórios. Os fenótipos variam em intensidade, como descrito previamente. O declínio do estado funcional acompanha a evolução da doença, com morte prematura nas formais mais graves. Tradicionalmente, o cuidado tem se dirigido à melhoria da qualidade de vida, abordando os efeitos da condição. Devem ser ofertados cuidados integrais em nutrição, reabilitação, fisioterapia motora e respiratória, atenção a deformidades ortopédicas, medidas farmacológicas, manejo de eventos agudos, atenção psicossocial e cuidados paliativos. Nos anos recentes, têm surgido tratamentos farmacológicos que modificam o curso da doença, alguns com registro em agências regulatórias.[1,4] No Brasil, têm registro na Agência Nacional de Vigilância Sanitária (Anvisa) o nusinersena (2017), de uso intratecal em multidoses, risdiplam (2020), de uso oral diário, e terapia gênica com onasemnogene abeparvovec (2020), em dose única intravenosa. Destes, o nusinersena foi incorporado ao Sistema Único de Saúde (SUS), para tratamento de AME tipo 1 e tipo 2. Estudos sobre eficácia, segurança e custo-efetividade desses tratamentos estão em curso no mundo, com evidências preliminares pelo curto tempo de seguimento, requerendo seguimento longitudinal e análise apurada para resposta às atuais lacunas de conhecimento.[4-6]

Diagnóstico

Na maior parte dos casos, a investigação diagnóstica é iniciada a partir da suspeita clínica. História familiar de AME é uma chave para a avaliação diagnóstica pré-sintomática. Nos casos mais graves, de AME tipo 1, sinais precoces de hipotonia acentuada, fraqueza muscular, hiporreflexia osteotendínea, respiração paradoxal e fasciculação de língua levam à suspeita. Na AME tipos 2 e 3, em geral percebe-se atraso nas aquisições motoras, com fraqueza muscular e hipotonia menos acentuadas.

O diagnóstico molecular, disponível no SUS, é o exame de primeira escolha, tornando dispensáveis a eletroneuromiografia e biópsia muscular. Baseia-se em testes em amostra de sangue para a pesquisa dos genes *SMN1* e *SMN2*. Ausência das 2 cópias de *SMN1* confirma o diagnóstico de AME. Na presença de 1 cópia de *SMN1* e quadro clínico suspeito, mutações devem ser investigadas. Se duas cópias de *SMN1* estão presentes, o diagnóstico é improvável. A análise do gene *SMN2* é dispensável para o diagnóstico, mas atualmente é um critério para admissão do paciente em ensaios clínicos. Pode ter correlação com a gravidade da doença.[1]

No Brasil, foi aprovada por lei federal e aguarda regulamentação a inclusão do rastreio da AME no Programa Nacional de Triagem Neonatal. O objetivo é assegurar o diag-

QUADRO 1 Relação entre fenótipo e número de cópias de *SMN2*

AME tipo 1	1 a 2 cópias
AME tipo 2 e AME tipo 3a	3 cópias
AME tipo 3b	4 cópias
AME tipo 4	4 a 6 cópias

nóstico precoce da AME, em fase pré-sintomática, para que tratamentos modificadores de doença sejam instituídos antes de perdas funcionais.

Fases e evolução da doença

O diagnóstico de uma condição neuromuscular é acompanhado de impactos e da necessidade de novos arranjos para a criança e seu grupo familiar. Busca por recursos terapêuticos, cuidados diferenciados, absenteísmo escolar e ao trabalho, dificuldades financeiras, sentimentos de tristeza, medo e desamparo, mas também vivências de solidariedade e resgate da esperança são marcas usuais no percurso da doença (Figura 1). Pode ser especialmente desafiador lidar com a expectativa de declínio do estado funcional da criança, com curso temporal incerto, assim como o caráter ameaçador das intercorrências agudas.[2] Com a progressão da doença, a não aquisição ou a perda de funcionalidade marcam transições relevantes:

- Disfagia e instalação de sonda nasoenteral ou gastrostomia.
- Limitações de mobilidade e troca do carrinho de bebê para a cadeira de rodas.
- Dificuldade respiratória e instalação de suporte ventilatório.

Os pacientes e suas famílias necessitam de cuidados continuados integrados, com acolhimento do sofrimento multidimensional pelas equipes e comunicação efetiva entre os diferentes pontos da rede de atenção à saúde nesse itinerário terapêutico. As abordagens devem considerar a singularidade de cada criança e da família, bem como a fase da doença.

Fase inicial – abordagem da equipe da atenção básica

Desde a gravidez e o parto até a fase pré-sintomática da doença, Maria e sua família receberam cuidados pela atenção básica, principal porta de entrada da rede de atenção à saúde. Cuidados pré-natais, triagem neonatal, incentivo e apoio à amamentação e alimentação saudável, imunizações, vigilância e estimulação do desenvolvimento são ações dirigidas para o cuidado integral da criança. A Caderneta da Criança é um recurso valioso para a operacionalização do cuidado, com orientações à família e às equipes de saúde (Figura 2). A avaliação sistemática e longitudinal permitiu identificar atraso nos marcos motores, razão para referenciar Maria à atenção especializada.

No evento respiratório agudo, Maria foi acolhida na rede de urgência e emergência e recebeu tratamento e ampliação da investigação em ambiente hospitalar. No hospital, antes da alta, sua família recebeu instruções da equipe de saúde para a oferta segura de alimentação por via oral, bem como o manejo da sonda nasoenteral e preparo da fórmula enteral em domicílio.

A partir do diagnóstico de AME, continuou recebendo cuidados de sua equipe de atenção básica, compartilhados com o centro de referência, com foco em atenção integral, manejo de nutrição enteral, cuidados de reabilitação por equipe multiprofissional, apoio psicossocial e visitas domiciliares mensais. Após a instalação de gastrostomia por via endoscópica, seus pais foram orientados quanto ao manejo e cuidados com o dispositivo. Maria e sua família adaptaram-se sem dificuldades. Foram orientados quanto aos benefícios sociais disponíveis.

Com o crescimento corporal e sem habilidade de marcha, a equipe de saúde indicou o uso de cadeira de rodas para facilitar a mobilidade e a participação social de Maria. Isso lhe permitiu maior interação na escola e em sua comunidade. Por outro lado, seus pais percebiam o declínio funcional, a instalação de dificuldades respiratórias e as limitações impostas a Maria por barreiras arquitetônicas na comunidade. Preocupavam-se com o futuro da filha.

A partir da instalação de VNI à noite, com necessidade de cuidado e apoio mais frequentes para Maria e sua família, a equipe de atenção básica providenciou que os cuidados fossem compartilhados com o SAD.

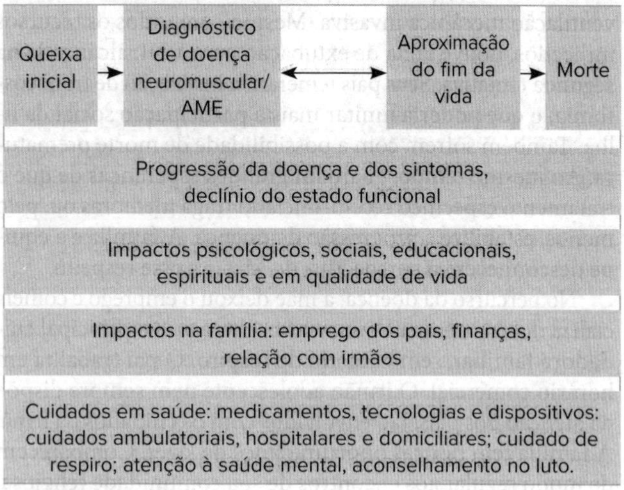

FIGURA 1

Percurso da doença.

Fonte: adaptada de McNamara-Goodger K, Feudtner C, 2012.[2]

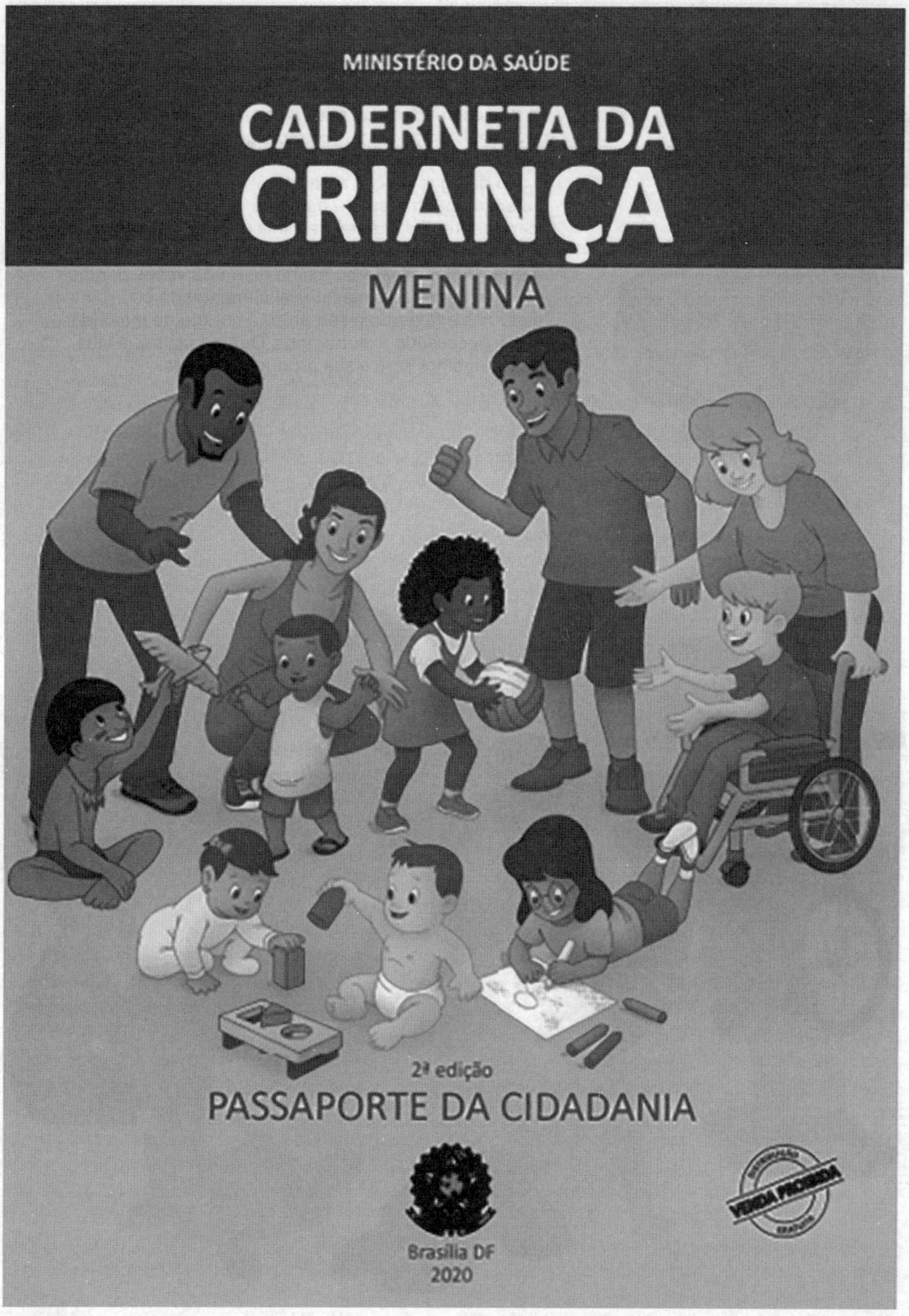

FIGURA 2

Caderneta da Criança, com destaque para o incentivo à amamentação, estimulação do desenvolvimento infantil e instrumento de vigilância do desenvolvimento. *(continua)*

AMAMENTANDO O BEBÊ

Importância do Leite Materno

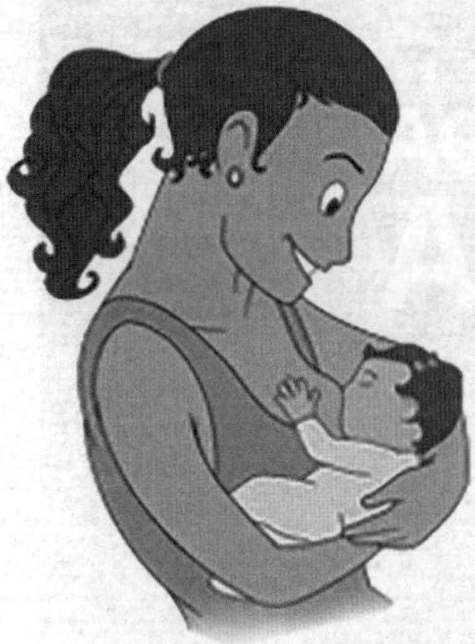

O leite materno é um alimento completo. Além disso, é o alimento recomendado para as crianças até os 2 anos de idade ou mais. Até os 6 meses de idade, deve ser o único alimento. Isso significa que sua filha não precisa de chá, suco, água, outro leite ou alimento. O uso de água ou chá antes do 6º mês pode atrapalhar o aleitamento materno e aumenta o risco de o bebê ficar doente. Em lugares de clima quente, ofereça o peito mais vezes. Inicialmente, o bebê que se alimenta apenas de leite materno mama de 8 a 12 vezes por dia e, com o tempo, ele mesmo vai aumentando os intervalos e fazendo o seu próprio horário de mamadas. Não é necessário fixar horários. Quanto mais sua filha mamar, melhor será a sua produção de leite.

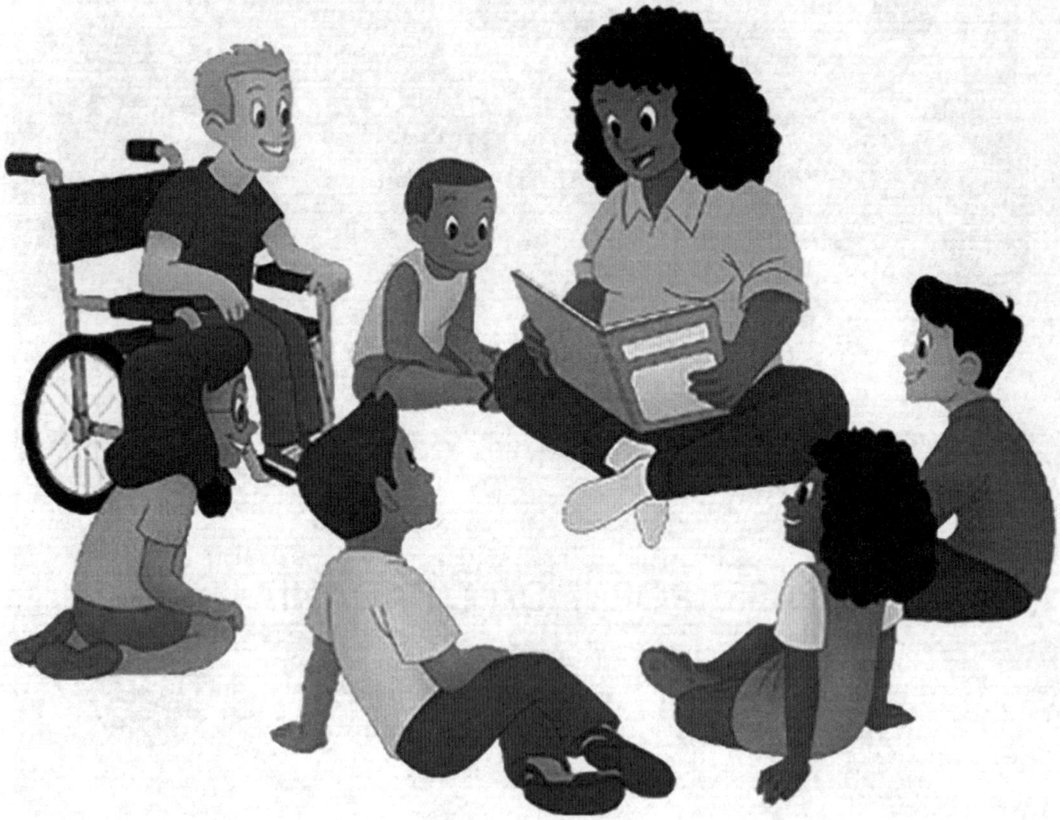

FIGURA 2 *(continuação)*

Caderneta da Criança, com destaque para o incentivo à amamentação, estimulação do desenvolvimento infantil e instrumento de vigilância do desenvolvimento.

ACOMPANHANDO O DESENVOLVIMENTO

Instrumento de Avaliação do Desenvolvimento Integral da Criança

DADOS DE AVALIAÇÃO	CLASSIFICAÇÃO	CONDUTA
Perímetro cefálico < -2Z escores ou > +2Z escores; ou Presença de 3 ou mais alterações fenotípicas*; ou Ausência de 1 ou mais reflexos/posturas/habilidades para a faixa etária anterior (se a criança estiver na faixa de 0 a 1 mês, considere a ausência de 1 ou mais reflexos/posturas/habilidades para a sua faixa etária suficiente para esta classificação).	PROVÁVEL ATRASO NO DESENVOLVIMENTO	• Acionar a rede de atenção especializada para avaliação do desenvolvimento.
Ausência de 1 ou mais reflexos/posturas/habilidades para a sua faixa etária (de 1 mês a 6 anos). ou Todos os reflexos/posturas/habilidades para a sua faixa etária estão presentes, mas existe 1 ou mais fatores de risco.	ALERTA PARA O DESENVOLVIMENTO	• Orientar a mãe/cuidador sobre a estimulação da criança. • Marcar consulta de retorno em 30 dias. Informar a mãe/cuidador sobre os sinais de alerta para retornar antes de 30 dias.
Todos os reflexos/posturas/habilidades presentes para a sua faixa etária.	DESENVOLVIMENTO ADEQUADO	• Elogiar a mãe/cuidador. • Orientar a mãe/cuidador para que continue estimulando a criança. • Retornar para acompanhamento conforme a rotina do serviço de saúde. • Informar a mãe/cuidador sobre os sinais de alerta para retornar antes.

* Exemplos de alterações fenotípicas mais frequentes: fenda palpebral oblíqua, implantação baixa de orelhas, lábio leporino, fenda palatina, pescoço curto e/ou largo, prega palmar única e quinto dedo da mão curto e recurvado.

Vermelho | Amarelo | Verde

FIGURA 2 *(continuação)*

Caderneta da Criança, com destaque para o incentivo à amamentação, estimulação do desenvolvimento infantil e instrumento de vigilância do desenvolvimento.

Fonte: Ministério da Saúde.

Evolução da doença e declínio funcional – abordagem da equipe de atenção domiciliar

Com a progressão da doença e o consequente declínio do estado funcional, novas intervenções foram acrescentadas à atenção integral de Maria, que deve prever cuidados sequenciais integrados, em perspectiva biopsicossocial, sem reduzir a pessoa à sua doença (Figura 3). As diversas dimensões se dão em um contínuo. Alguns aspectos são destacados a seguir.

Dimensão física

Uma certa disfagia para líquidos se acentuou. Uso de espessantes para líquidos ofertados por via oral e ajustes na fórmula enteral foram providenciados, a fim de assegurar a ingestão segura de alimentos por via oral, nutrição enteral adequada e crescimento saudável. É necessária atenção para se evitar a desnutrição, mas também o sobrepeso. Ambas as condições podem acentuar limitações funcionais. As metas de antropometria devem ser individualizadas, a partir de cuidadosa avaliação clínica, uma vez que as curvas de crescimento da Organização Mundial da Saúde (OMS), disponíveis na Caderneta da Criança, não contemplam a singularidade das crianças com AME tipo 1 e tipo 2.[8]

Quando a constipação intestinal se tornou sintoma incômodo, intervenções dietéticas e farmacológicas foram necessárias, bem como remodelagem de hábitos e intervenções no ambiente escolar.[9] Ao apresentar sintomas respiratórios, Maria passou a receber VNI à noite, com ventilador portátil binível. A dependência de novo aparato tecnológico implicou rearranjos domésticos. Alcançado o ajuste de parâmetros ventilatórios e a adaptação à interface, a equipe apoiou e instruiu os pais no manejo do ventilador e em cuidados respiratórios.

A limpeza do muco nas vias aéreas, por meio de manobras ou de dispositivo de auxílio à tosse, está indicada para crianças com tosse ineficaz. VNI binível deve ser indicada quando surgem sintomas respiratórios. Em geral, pressão contínua nas vias aéreas (CPAP) não deve ser empregada em crianças com AME. Em caso de asma, broncodilatadores inalatórios estão indicados. Mucolíticos têm uso restrito. Imunizações para pneumococo e vírus *influenza* devem ser administradas[10] e estão disponíveis no SUS.

Ao contrário da AME tipo 1, crianças com AME tipo 2 são menos sujeitas à dependência de traqueostomia. Decisões dessa natureza devem ser dialogadas, considerando os valores da criança e de sua família,[10,11] uma vez que a instalação de traqueostomia pode otimizar o estado funcional ou agravar seu declínio, a depender da fase de evolução da doença. A comunicação sensível e antecipada para temas difíceis pode ser bem conduzida por profissionais com formação em cuidados paliativos.

Os cuidados para posicionamento e alongamentos para prevenção de deformidades ortopédicas, associados a uso de órteses, que também podem otimizar função manual, devem estar no mapa da atenção das equipes. A mobilidade deve ser assegurada, com cadeira de rodas manual e, oportunamente, motorizada.

Como no caso de Maria, o cuidado da criança com AME, na dimensão física, requer acesso a especialidades médicas e multiprofissionais: pediatria, neuropediatria, ortopedia, pneumopediatria, odontologia, fisioterapia, nutrição, enfermagem, terapia ocupacional, fonoaudiologia, farmacêutico, educador físico e outros, conforme seja necessário. Esses serviços podem estar em diferentes pontos da rede de atenção à saúde. É imprescindível que as equipes tenham canal de diálogo permanente, para apoio matricial em dupla via e elaboração de um plano terapêutico singular e alinhado, evitando vinculação exclusiva aos serviços de alta complexidade, afastados do território, com maior risco de fragmentação do cuidado.[12,13] A equipe de atenção domiciliar deve fazer a coordenação do cuidado, estabelecendo conexão entre os diferentes pontos da rede de atenção à saúde e entre esta e a escola.

Dimensão psicoemocional, familiar e espiritual

Barreiras arquitetônicas resultaram em sintomas que afetaram o desejo de Maria em comparecer à sua escola. Impacto na qualidade de vida e sintomas psíquicos em crianças com AME devem ser o foco de atenção das equipes.[14,15] Importa que a abordagem não seja reduzida à supressão de sintomas, mas assegure a escuta empática da criança, a fim de compreender sua percepção sobre o problema, nem sempre traduzida pela percepção de seus cuidadores.[16] Barreiras à participação social, que na infância incluem o brincar e a escola, podem ser determinantes de sofrimento. A visita à escola de Maria pela equipe de atenção domiciliar possibilitou intervenção apropriada. Para as crianças impossibilitadas de comparecer à escola, o direito de receber atendimento pedagógico domiciliar deve ser assegurado. Diálogos intersetoriais, envolvendo as equipes de saúde, da educação e do sistema de garantia de direitos são desejáveis.

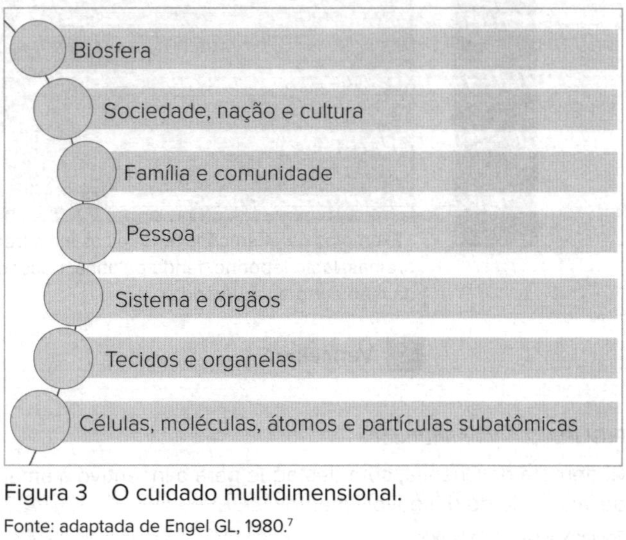

Figura 3 O cuidado multidimensional.
Fonte: adaptada de Engel GL, 1980.[7]

O sofrimento da família de Maria também deve ser acolhido. A equipe de atenção domiciliar, com visitas periódicas, tem a oportunidade de estabelecer e desenvolver vínculos pessoais, ofertando apoio psicossocial. É desejável que mobilizem ações no território para a oferta de cuidado de respiro, com momentos de descanso e lazer, aos cuidadores sobrecarregados.[17] Há experiências exitosas e inspiradoras de sistemas de apoio comunitário – as comunidades compassivas.[18]

Os pais de Maria presenciam o declínio funcional da filha e temem desfechos como a instalação de traqueostomia e morte precoce. A experiência do luto antecipatório é desafiadora. A espiritualidade, compreendida como a busca humana pela conexão com o transcendente ou o sagrado, pode apoiar o enfrentamento das famílias.[19,20] Para a família de Maria, tal conexão se concretizava pela religião.

Frente a todas as demandas de cuidado que a condição de Maria impunha, seu irmão adolescente nem sempre recebia a desejada atenção dos pais. Irmãos de crianças com condições limitantes de vida podem se sentir isolados e apresentar problemas no comportamento. Ou, ainda, silenciar suas demandas, evitando aumentar a sobrecarga dos pais. Oferecer espaço de escuta e acolhimento, bem como apoiar os pais a encontrarem possibilidades para fazê-lo, são medidas necessárias.[21] O apoio de profissionais de psicologia, serviço social e capelania é necessário.

Dimensão social

O novo arranjo doméstico pode impactar as finanças da família. Como no caso de Maria, é frequente que a mãe abandone o emprego e se torne a principal cuidadora. Os custos dos cuidados em saúde e a perda de renda podem levar ao empobrecimento das famílias, razão pela qual a cobertura universal de saúde é uma das metas dos Objetivos do Desenvolvimento Sustentável até 2030. No Brasil, mais de 70% da população utiliza exclusivamente a rede assistencial do SUS, que oferece acesso universal à saúde e dispõe de políticas e diretrizes que contemplam o cuidado a pessoas com doenças neuromusculares. Algumas são apresentadas a seguir.

Em 2008, o programa de assistência ventilatória não invasiva, originalmente dirigido a pessoas com distrofia muscular progressiva, passou a incluir outras doenças neuromusculares, disponibilizando ventilador portátil binível. Entretanto, permanece sem atualização e não contempla novos recursos, como ventilador de suporte à vida e dispositivo de auxílio à tosse.

A Política Nacional de Atenção Domiciliar prevê a oferta de cuidados domiciliares, com a participação de cuidador(a), a pessoas com perfis de necessidades diversos, inclusive aquelas em uso de ventilação mecânica invasiva. Em contraste, na rede de saúde suplementar, a atenção domiciliar não está incluída no rol de procedimentos obrigatórios.

As diretrizes para atenção integral às pessoas com doenças raras no SUS, publicadas em 2014, foram elaboradas de modo colaborativo, com a participação de técnicos do SUS, profissionais especialistas e associações de apoio e mobilização, visando organizar a rede de atenção para esse grupo, cuidar do sofrimento dos pacientes e familiares e racionalizar o uso dos recursos.

O Protocolo Clínico e Diretrizes Terapêuticas do SUS para AME 5q Tipo 1 (2019) aborda o diagnóstico, cuidados de suporte e tratamento com nusinersena. Em 2021, passou a incluir pessoas com AME tipo 2. A terapia gênica com a medicação onasemnogene abeparvovec (Zolgensma®), de alto custo, obteve registro na Anvisa em 2020. Não está incorporada ao SUS até o momento.

A participação e o controle social são fundamentais para o desenvolvimento do SUS e podem impulsionar o alinhamento das políticas públicas com o progresso científico nesse campo. Não pode escapar a esse debate a questão da equidade na alocação de recursos nos sistemas de saúde.[22]

No Brasil, o Benefício de Prestação Continuada (BPC), previsto na Lei Orgânica da Assistência Social (LOAS), assegura um salário mínimo mensal à pessoa com deficiência que comprove não ter meios de prover a própria manutenção, nem de tê-la provida por sua família.

Crianças e adolescentes com condições neuromusculares requerem tratamento complexo e prolongado. São elegíveis para receberem cuidados paliativos, abordagem recomendada pela OMS para o cuidado do sofrimento multidimensional de pacientes e famílias com condição de saúde que ameaça ou limita a vida. Entretanto, as normativas para a organização dos cuidados paliativos no âmbito do SUS ainda são incipientes.

Há desafios em todas as dimensões do cuidado. A oferta de tratamentos de suporte e modificadores de doença, os cuidados integrados e paliativos em rede, a escuta ativa da criança, as ações guiadas pelo paradigma do modelo social da deficiência e a transição dos cuidados para serviços de adultos são alguns deles.

Em última análise, o cuidado, para ser de fato integral, deve estar alinhado com os direitos previstos no Estatuto da Criança e do Adolescente. Destacamos: "É dever da família, da comunidade, da sociedade em geral e do poder público assegurar, com absoluta prioridade, a efetivação dos direitos referentes à vida, à saúde, à alimentação, à educação, ao esporte, ao lazer, à profissionalização, à cultura, à dignidade, ao respeito, à liberdade e à convivência familiar e comunitária".

Referências

1. Mercuri E, Finkel RS, Muntoni F, Wirth B, Montes J, Main M et al. Diagnosis and management of spinal muscular atrophy: Part 1: Recommendations for diagnosis, rehabilitation, orthopedic and nutritional care. Neuromuscul Disord. 2018;28(2):103-15.
2. McNamara-Goodger K, Feudtner C. History and epidemiology. In: Goldman A, Hain R, Liben S. Oxford Textbook of Palliative Care for Children. 2. ed. Oxford University Press; 2012. p. 3-12.
3. Dowling JJ, D Gonorazky H, Cohn RD, Campbell C. Treating pediatric neuromuscular disorders: the future is now. Am J Med Genet A. 2018;176(4):804-41.
4. Wadman RI, van der Pol WL, Bosboom WMJ, Asselman FL, van den Berg LH, Iannaccone ST, et al. Drug treatment for spinal muscular atrophy type I. Cochrane Database Syst Rev. 2011;(12):CD006281.

5. Wadman RI, van der Pol WL, Bosboom WMJ, Asselman FL, van den Berg LH, Iannaccone ST, et al. Drug treatment for spinal muscular atrophy types II and III. Cochrane Database Syst Rev. 2020;1(1):CD006282.
6. Day JW, Mendell JR, Mercuri E, Finkel RS, Strauss KA, Kleyn A, et al. Clinical Trial and Postmarketing Safety of Onasemnogene Abeparvovec Therapy. Drug Saf. 2021;44(10):1109-19.
7. Engel GL. The clinical application of the biopsychosocial model. Am J Psychiatry. 1980;137(5):535-44.
8. De Amicis R, Baranello G, Foppiani A, Leone A, Battezzati A, Bedogni G, et al. Growth patterns in children with spinal muscular atrophy. Orphanet J Rare Dis. 2021;16(1):375-84.
9. Iglesias SBO, Falcão MC, Blassioli CVM, Nascimento AG, Bergara GH. Alívio de sintomas gastrintestinais e aspectos nutricionais. In: Barbosa SMM, Zoboli I, Iglesias SBO. Cuidados paliativos na prática pediátrica. 1. ed. Rio de Janeiro: Atheneu; 2019. p. 151-74.
10. Finkel RS, Mercuri E, Meyer OH, Simonds AK, Schroth MK, Graham RJ, et al. Diagnosis and management of spinal muscular atrophy: Part 2: Pulmonary and acute care; medications, supplements and immunizations; other organ systems; and ethic. Neuromuscul Disord. 2018;28(3):197-207.
11. Macauley R. To trach or not to trach, that is the question. Paediatr Respir Rev. 2019;29:9-13.
12. Ehrich JHH, Kerbl R, Pettoello-Mantovani M, Lenton S. Opening the debate on pediatric subspecialties and specialst centers: opportunities for better care or risks of care fragmentation? J Pediatr. 2015;167(5):1177-8.e2.
13. Mosquera RA, Avritscher EBC, Pedroza C, Bell CS, Samuels CL, Harris TS, et al. Hospital Consultation From Outpatient Clinicians for Medically Complex Children: A Randomized Clinical Trial. JAMA Pediatr. 2021;175(1):e205026.
14. McMillan HJ, Gerber B, Cowling T, Khuu W, Mayer M, Wu JW, et al. Burden of Spinal Muscular Atrophy (SMA) on Patients and Caregivers in Canada. J Neuromuscul Dis. 2021;8(4):553-68.
15. Yao M, Xia Y, Feng Y, Ma Y, Hong Y, Zhang Y, et al. Anxiety and depression in school-age patients with spinal muscular atrophy: a cross-sectional study. Orphanet J Rare Dis. 2021;16(1):385-96.
16. Weaver MS, Hanna R, Hetzel S, Patterson K, Yuroff A, Sund S, et al. A Prospective, Crossover Survey Study of Child- and Proxy-Reported Quality of Life According to Spinal Muscular Atrophy Type and Medical Interventions. J Child Neurol. 2020;35(5):322-30.
17. Okido ACC, Cunha ST, Neves ET, Dupas G, Lima RAG. Technology-dependent children and the demand for pharmaceutical care. Rev Bras Enferm. 2016;69(4):671-7.
18. Abel J, Kellehear A, Karapliagou A. Palliative care—the new essentials. Ann Palliat Med. 2018;7(Suppl 2):S3-S14.
19. Yang BH, Mu PF, Wang WS. The experiences of families living with the anticipatory loss of a school-age child with spinal muscular atrophy - the parents' perspectives. J Clin Nurs. 2016;25(17-18):2648-57.
20. Saporetti LS. Espiritualidade nos cuidados paliativos. In: Castilho RK, Silva VCS, Pinto CS. Manual de cuidados paliativos. 3. ed. Rio de Janeiro: Atheneu; 2021. p. 531-34.
21. Lapwood S, Goldman A. Impact on the Family. In: Goldman A, Hain R, Liben S. Oxford Textbook of Palliative Care for Children. 2. ed. Oxford University Press; 2012. p. 117-29.
22. Caetano R, Hauegen RC, Osorio-de-Castro CGS. A incorporação do nusinersena no Sistema Único de Saúde: uma reflexão crítica sobre a institucionalização da avaliação de tecnologias em saúde no Brasil. Cad Saúde Pública. 2019;35(8):e00099619.

Referências complementares

Atrofia muscular espinhal

1. Atrofia muscular espinhal: entender, cuidar e viver. Um guia para famílias e profissionais. INAME – Instituto Nacional da Atrofia Muscular Espinhal. 2020. Disponível em: https://iname.org.br/wp-content/uploads/2020/11/Livro-AME_Miolo_Book_SITE.pdf.
2. Protocolo Clínico e Diretrizes Terapêuticas Atrofia Muscular Espinhal 5q Tipo 1. CONITEC, Ministério da Saúde, 2019. Disponível em: http://conitec.gov.br/images/Relatorios/2019/Relatorio_PCDT_AME.pdf.
3. Relatório de recomendação. Nusinersena para tratamento da Atrofia Muscular
Espinhal 5q tipo II e III (início tardio). CONITEC, Ministério da Saúde, 2021. Disponível em: http://conitec.gov.br/images/Relatorios/2021/20210602_Relatorio_595_nusinersena_AME5Q_2e3_P_26.pdf.

Cuidados Continuados Integrados e Cuidados Paliativos

1. Presentes na rede de atenção à saúde de países como Portugal, Espanha e Reino Unido. No Brasil, teve a primeira normatização pela Resolução MS/GM/CIT nº 41, de 31 de outubro de 2018. Foi tema do seminário internacional Conass Debate – Cuidados Continuados e Integrados: um desafio para o presente, realizado em Brasília-DF, em 26 e 27 de novembro de 2019, promovido pelo Conselho Nacional de Secretários de Saúde (CONASS). Disponível em: https://www.conass.org.br/consensus/cuidados-continuados-integrados-e-cuidados-paliativos-movimentam-debate-entre-as-tres-esferas-de-gestao-do-sus/. Acesso em 15 out. 2021.
2. Gravação do seminário:
26/11/2019 manhã: Disponível em: https://www.youtube.com/watch?v=Ybx2m7MDsZE.
26/11/2019 tarde: Disponível em: https://www.youtube.com/watch?v=9b1F3z3y27o.
27/11/2019 manhã: Disponível em: https://www.youtube.com/watch?v=DcrHPPI_I5g.
3. WHO. World Health Organization. Palliative care, 2018. Disponível em: https://www.who.int/news-room/fact-sheets/detail/palliative-care. Acesso em 15 out. 2021.

Caderneta da Criança. Ministério da Saúde, Brasil

1. Meninos: https://bvsms.saude.gov.br/bvs/publicacoes/caderneta_crianca_menino_2ed.pdf
2. Meninas: https://bvsms.saude.gov.br/bvs/publicacoes/caderneta_crianca_menina_2ed.pdf

Cobertura universal de saúde e acesso universal à saúde

1. Acesso universal e cobertura universal de saúde são foco de debate na literatura. O detalhamento extrapola os objetivos deste capítulo. Sugestões de leitura:
2. Giovanella L, Mendoza-Ruiz A, Pilar ACA, et al. Sistema universal de saúde e cobertura universal: desvendando pressupostos e estratégias. Ciência & Saúde Coletiva. 2018;23(6):1763-76.
3. Wang DWL. Are the SUS and the right to health incompatible with universal health coverage? Challenging misconceptions around the concept of UHC in the public health scholarship in Brazil. Novos estud. CEBRAP. 2020;39(3):599-618.
4. WHO. World Health Organization. Universal health coverage. Disponível em: https://www.who.int/world-health-day/world-health-day-2019/fact-sheets/details/universal-health-coverage-(uhc). Acesso em 12 out. 2021.

Modelo biomédico e biopsicossocial da deficiência

1. Vídeo educacional sobre o modelo biomédico e biopsicossocial da deficiência no canal da UNA-SUS/UFMA. Disponível em: https://www.youtube.com/watch?v=tPq9FaYxY6k.
2. Portarias ministeriais, parecer técnico, leis federais
3. Brasil. Ministério da Saúde/Gabinete do Ministro. Portaria n. 1.370, de 3 de julho de 2008. Institui o Programa de Assistência Ventilatória não Invasiva aos Portadores de Doenças Neuromusculares. Disponível em:

https://bvsms.saude.gov.br/bvs/saudelegis/gm/2008/prt1370_03_07_2008.html. Acesso em 12 out. 2021.

4. Brasil. Ministério da Saúde/Gabinete do Ministro. Portaria n. 825, de 25 de abril de 2016. Redefine a Atenção Domiciliar no âmbito do Sistema Único de Saúde (SUS) e atualiza as equipes habilitadas. Diário Oficial da União, Brasília, DF, 26 abr. 216. Seção 1, Ed. 78, p. 47. Disponível em: https://www.in.gov.br/web/dou/-/portaria-n-825-de-25-de--abril-de-2016-22685827. Acesso em 12 out. 2021.
5. ANS. Agência Nacional de Saúde Suplementar. Parecer Técnico Nº 05/GEAS/ GGRAS/DIPRO/202. Cobertura: Atenção Domiciliar (Home care, assistência domiciliar, internação domiciliar, assistência farmacêutica domiciliar). Disponível em: https://www.gov.br/ans/pt-br/arquivos/acesso-a-informacao/transparencia-institucional/pareceres-tecnicos-da-ans/2020/parecer_tecnico_no_05_2021_atencao_domiciliar_-_home_care.pdf. Acesso em 12 out. 2021.
6. Brasil. Ministério da Saúde. Secretaria de Atenção à Saúde. Departamento de Atenção Especializada e Temática. Coordenação Geral de Média e Alta Complexidade. Diretrizes para Atenção Integral às Pessoas com Doenças Raras no Sistema Único de Saúde – SUS / Ministério da Saúde. Secretaria de Atenção à Saúde. Departamento de Atenção Especializada e Temática. Coordenação Geral de Média e Alta Complexidade. – Brasília: Ministério da Saúde, 2014. Disponível em: https://portalarquivos2.saude.gov.br/images/pdf/2014/junho/04/DIRETRIZES-DOENCAS-RARAS.pdf. Acesso em 15 out. 2021.
7. Brasil. Ministério da Saúde/Secretaria de Atenção Especializada à Saúde. Portaria conjunta n. 15, de 22 de outubro de 2019. Aprova o Protocolo Clínico e Diretrizes Terapêuticas da Atrofia Muscular Espinhal 5q tipo I. Diário Oficial da União, Brasília, DF, 23 out. 2019. Seção 1, p. 47. Disponível em: https://www.in.gov.br/web/dou/-/portaria-conjunta-n-15--de-22-de-outubro-de-2019-223312638. Acesso em 12 out. 2021.
8. Brasil. Ministério da Saúde. Relatório de recomendação. Nusinersena para tratamento da Atrofia Muscular Espinhal 5q tipo II e III (início tardio), nº 595, 2021. Disponível em: http://conitec.gov.br/pacientes-com--ame-tipo-ii-ganham-opcao-de-tratamento-com-incorporacao-do-nusinersena-ao-sus. Acesso em 15 out. 2021.
9. Brasil. Ministério da Saúde/Agência Nacional de Vigilância Sanitária. Resolução n. 3.061, de 14 de agosto de 2020. Disponível em: https://www.in.gov.br/web/dou/-/resolucao-re-n-3.061-de-14-de-agosto--de-2020-272511373. Acesso em 15 out. 2021.
10. Brasil. Atos do Poder Legislativo. Lei n° 14.154, de 26 de maio de 2021. Altera a Lei nº 8.069, de 13 de julho de 1990 (Estatuto da Criança e do Adolescente), para aperfeiçoar o Programa Nacional de Triagem Neonatal (PNTN), por meio do estabelecimento de rol mínimo de doenças a serem rastreadas pelo teste do pezinho; e dá outras providências. Diário Oficial da União, Brasília, DF, 27 mai. 2021. Ed. 99, Seção 1, p. 1. Disponível em: https://www.in.gov.br/en/web/dou/-/lei-n-14.154-de-26-de-maio-de-2021-322209993. Acesso em 12 out. 2021.
11. Brasil. Ministério da Saúde. Conselho Nacional de Saúde. Para entender o controle social na saúde. Brasília: Ministério da Saúde, 2013. Disponível em http://conselho.saude.gov.br/biblioteca/livros/Manual_Para_Entender_Controle_Social.pdf. Acesso em 12 out. 2021.
12. Brasil. Presidência da República. Lei n. 12.435, de 6 de julho de 2011. Altera a Lei nº 8.742, de 7 de dezembro de 1993, que dispõe sobre a organização da Assistência Social. Disponível em: http://www.planalto.gov.br/ccivil_03/_Ato2011-2014/2011/Lei/L12435.htm#art1. Acesso em 15 out. 2021.
13. Brasil. Ministério da Saúde/Gabinete do Ministro/Comissão Intergestores Tripartite. Resolução n. 41, de 31 de outubro de 2018. Dispõe sobre as diretrizes para a organização dos cuidados paliativos, à luz dos cuidados continuados integrados, no âmbito Sistema Único de Saúde (SUS). Disponível em https://www.in.gov.br/materia/-/asset_publisher/Kujrw0TZC2Mb/content/id/51520746/do1-2018-11-23-resolucao-n-41--de-31-de-outubro-de-2018-51520710. Acesso em 15 out. 2021.
14. Brasil. Presidência da República. Estatuto da Criança e do Adolescente, Lei Federal 8.069/90, de 13 de julho de 1990, dispõe sobre a proteção integral à criança e ao adolescente, Disponível em: http://www.planalto.gov.br/ccivil_03/leis/l8069.htm. Acesso em 15 out. 2021.
15. Brasil. Presidência da República. Estatuto da Pessoa com Deficiência, Lei Federal 13.146/2015, de 6 de julho de 2015. Institui a Lei Brasileira de Inclusão da Pessoa com Deficiência. Disponível em: http://www.planalto.gov.br/ccivil_03/_ato2015-2018/2015/lei/l13146.htm. Acesso em 15 out. 2021.

Atendimento pedagógico domiciliar

1. Brasil. Ministério da Educação. Classe hospitalar e atendimento pedagógico domiciliar: estratégias e orientações. /Secretaria de Educação Especial. – Brasília: MEC; SEESP, 2002. Disponível em: http://portal.mec.gov.br/seesp/arquivos/pdf/livro9.pdf.
2. Ganem LS, Silva CCB. Ações do atendimento pedagógico domiciliar: possibilidades e desafios. Rev Bras Ed Esp. 2019 Out.-Dez;25(4):587-602.

Capítulo 6

Condições pulmonares

Patrícia Fernandes Barreto Machado Costa

PONTOS-CHAVE

- Conhecimento das características da condição clínica complexa que demandam assistência domiciliar.
- Descrição das diversas tecnologias de suporte vital.
- Processos de desospitalização sistematizada.

OBJETIVOS DE APRENDIZAGEM

Ao final do capítulo, o leitor deverá ser capaz de:

- Reconhecer a importância do diagnóstico precoce das intercorrências infecciosas, a fim de proporcionar intervenção rápida e avaliação da necessidade de hospitalização e oxigenoterapia.
- Conhecer de maneira profunda o ambiente familiar da criança, que vai desde sua composição até seus valores, suas crenças, como ela é enxergada na estrutura familiar, bem como o desafio dos cuidados.

Apresentação de um caso clínico

Joana, atualmente com 8 meses, hospitalizada desde o nascimento, apresenta diagnóstico de broncodisplasia pulmonar grave, associado a atraso do crescimento e desenvolvimento. De acordo com a equipe que a acompanha, encontra-se em condições clínicas para iniciar processo de desospitalização. A bebê nasceu de parto natural, prematuro, com 28 semanas, por pré-eclâmpsia materna, peso de nascimento de 700 g e necessidade de reanimação já na sala de parto. Além de todas as complicações no período perinatal, com necessidade de intubação orotraqueal e ventilação mecânica por doença respiratória relacionada à prematuridade, hipertensão pulmonar e asfixia neonatal, a paciente apresentou retinopatia da prematuridade e persistência do canal arterial, necessitando de cirurgias para ambas as situações.

Durante a evolução, apresentou baixo ganho ponderal, dificuldade de progressão de alimentação oral por disfagia importante e disfunção ventilatória predominantemente hipoxêmica. Sendo assim, foi submetida a gastrostomia com fundoplicatura e mantida em suporte com oxigênio inalatório sob cateter nasal, a fim de obter saturação de oxigênio maior ou igual a 92%.

A partir desse momento, houve melhora das condições clínicas da lactente, com melhora do ganho ponderal, do desconforto respiratório e da condição clínica neurológica. Atualmente com 8 meses de vida e 5 meses de idade gestacional corrigida, Joana encontra-se na enfermaria de Pediatria, apresenta peso de 6.500 g e faz uso das seguintes medicações pela gastrostomia ou por via inalatória:

- Furosemida, espironolactona, bromoprida, simeticona, polivitamínico, sulfato ferroso e fenobarbital.
- Fluticasona, salbutamol, solução salina 0,9%.
- Oxigênio inalatório sob cateter nasal com fluxo de 1 L/minuto.

A bebê é a primeira filha de Mariana, estudante do segundo ano do ensino médio, atualmente com 19 anos. Mariana mora com a mãe e dois irmãos (12 e 15 anos) na Comunidade da Maré, interrompeu seus estudos quando descobriu a gravidez e não tem expectativa de retorno. Ela acompanha a evolução de Joana desde o nascimento, se mostra interessada e participativa na linha de cuidado da filha, demonstra muito desejo em receber alta e se diz capaz de garantir os cuidados domiciliares necessários para Joana.

Os pais de Joana não vivem juntos. O pai, Marcelo, tem 20 anos, estudou até o oitavo ano do ensino fundamental, trabalha atualmente como *motoboy*, não acompanhou a gestação e após o nascimento visita a filha esporadicamente. Não demonstra interesse em ajudar nos cuidados diários, alegando que não teria tempo, mas afirma estar comprometido com o suporte e apoio financeiro para mãe e filha. A avó materna tem 48 anos, trabalha como funcionária doméstica, recebe 1 salário-mínimo, sendo este a única fonte de renda da família de Joana. A casa tem quatro cômodos, um quarto já reservado para Joana e Mariana. Esse quarto tem janela e espaço para um berço e uma cama de solteiro. Próximo à residência, há a Clínica de Saúde da Família com equipe multidisciplinar.

Definição

As doenças respiratórias são frequentes causas de adoecimento crônico na população pediátrica. A evolução nos recursos diagnósticos e terapêuticos nas últimas décadas possibilitou a sobrevida de bebês e crianças com doenças graves e complexas cuja história natural permeia a necessidade de tecnologia de suporte. Dentre elas, uma das mais frequentes é a displasia broncopulmonar (DBP), doença primeiramente relatada por Northway e colaboradores em 1967, em 32 recém-nascidos que receberam ventilação mecânica e suporte de oxigênio nos primeiros dias de vida e que apresentavam sintomas respiratórios, dependência de oxigênio e anormalidades radiológicas. Durante a evolução, os bebês continuaram dependentes de oxigênio, e clinicamente observava-se insuficiência respiratória crônica caracterizada por hipoxemia e hipercapnia, frequentemente acompanhada de *cor pulmonale*.[1]

Nos últimos 50 anos, vários estudos motivaram diferentes definições acerca da doença. A possibilidade de uso de mais de uma definição, somada às diferenças de suscetibilidade dos doentes e às rotinas terapêuticas de vários centros, tornaram extremamente difícil a correlação dos dados relacionados nos trabalhos apresentados. Em virtude de mudanças no perfil epidemiológico e nas características clínicas e histopatológicas da doença, realizou-se, em 2001, uma conferência de consenso, organizada pelo Instituto Nacional da Saúde da Criança e Desenvolvimento Humano (NICHD), com o objetivo de estabelecer uma uniformização da terminologia, definir critérios de gravidade e instituir estratégias de prevenção e tratamento para a DBP. O consenso foi manter a terminologia "displasia broncopulmonar", já que esta se distingue claramente das demais doenças pulmonares crônicas da infância.[2,3]

A definição atual propõe que prematuros que permaneçam dependentes de oxigênio em concentrações acima de 21% por um período maior ou igual a 28 dias sejam avaliados quanto à possibilidade de DBP. De acordo com a idade gestacional ao nascimento, o bebê deve ser submetido à reavaliação diagnóstica e à determinação da gravidade,[2,3] conforme o Quadro 1.

A etiologia da DBP é multifatorial, resultado da interação de diversos fatores, como a prematuridade, a ventilação mecânica, a toxicidade do oxigênio, os mediadores inflamatórios no epitélio pulmonar, processos infecciosos, o edema pulmonar, a presença de persistência do canal arterial, desnutrição e a predisposição genética recentemente descrita.[4-6]

A forma grave de DBP resulta em prolongada dependência de oxigênio e desconforto respiratório crônico. Com poucas exceções, o desenvolvimento da doença ocorre em prematuros que foram submetidos à ventilação mecânica nos primeiros dias de vida.[7,8]

Diferentemente da forma descrita inicialmente por Northway, a DBP atual é observada em prematuros de extremo baixo peso com desconforto respiratório, normalmente não expostos a altas concentrações de oxigênio e/ou de suporte de pressão do ventilador. Há, porém, relato de piora da função pulmonar, o que leva à necessidade de oxigenoterapia. Dessa forma, a piora clínica comumente se dá secundária a infecção ou persistência do canal arterial e consequente retardo da progressão do amadurecimento do sistema respiratório.[7,8]

Os principais aspectos radiológicos da DBP são linhas de opacificação peribrônquicas, hiperinsuflação e envolvimento de ambos os pulmões com acometimento gradual.[9,10]

A tomografia computadorizada de alta resolução, indicada nas formas graves ou nos casos de evolução clínica atípica, mostra um padrão de desorganização arquitetural com espessamento do interstício peribrônquico e interlobular, faixas parenquimatosas subpleurais e áreas hiperexpandidas semelhantes a cistos, correspondentes ao pulmão hiperaerado, e atelectasias que conferem ao pulmão uma aparência de "pedras de calçamento".[9,10]

A alteração mais persistente da função pulmonar é o aumento da resistência das vias aéreas. O aumento da resistência pulmonar associado à diminuição da complacência é responsável pelo aumento do trabalho respiratório, pela hipoventilação e pela hipercapnia, alterações características desses pacientes. Em crianças que evoluem com DBP grave, as grandes vias aéreas também podem estar comprometidas, com tendência ao colapso durante a fase expiratória como resultado da broncomalácia.[11]

Como resultado dessas alterações, crianças com DBP evoluem com hipoxemia e hipercapnia. A hipercapnia crônica frequentemente contribui para o aumento da concentração do bicarbonato sérico.[11]

QUADRO 1 Critérios diagnósticos e de avaliação de gravidade da displasia broncopulmonar

Idade gestacional	RN < 32 semanas	RN > 32 semanas
Momento da avaliação	IGC: 36 semanas ou no momento da alta	> 28 dias, mas < 56 dias de idade pós-natal ou no momento da alta
DBP leve	Ar ambiente	Ar ambiente
DBP moderada	Necessidade de FiO_2 < 0,3	Necessidade de FiO_2 < 0,3
DBP grave	Necessidade de FiO_2 > 0,3 ou CPAP ou VMI	Necessidade de FiO_2 > 0,3 ou CPAP ou VMI

CPAP: pressão positiva contínua nas vias aéreas; DBP: displasia broncopulmonar; IGC: idade gestacional corrigida; RN: recém-nascido; VMI: ventilação mandatória intermitente.
Fonte: elaborado pela autora.

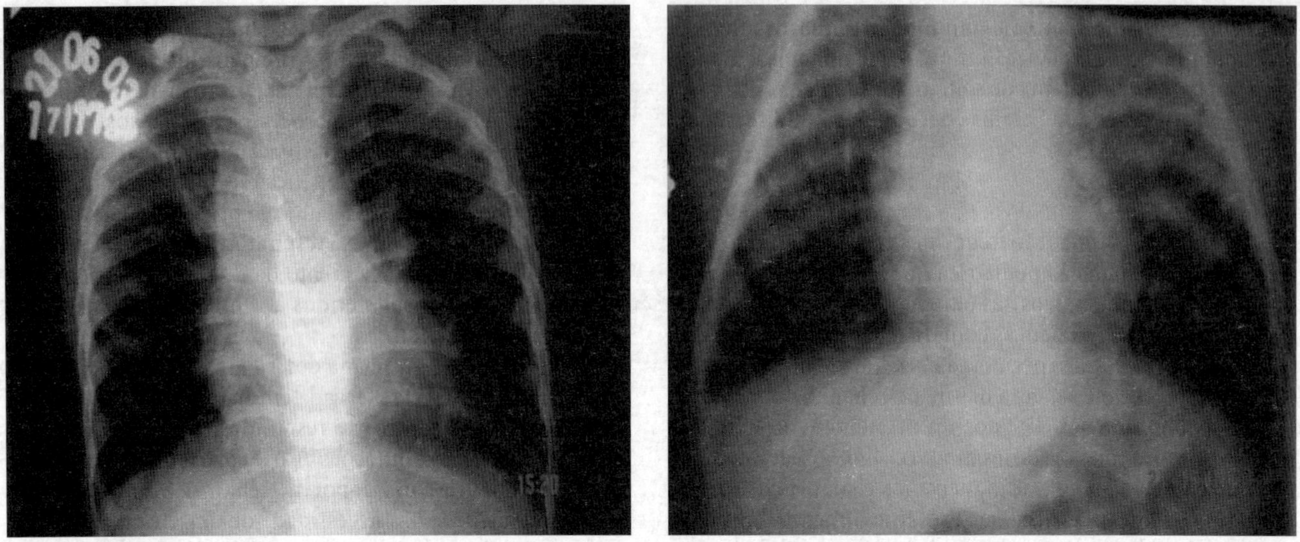

FIGURAS 1 E 2

Radiografia simples de tórax evidenciando linhas de opacificação peribrônquicas, hiperinsuflação. Nota-se envolvimento bilateral.

Fonte: acervo da autora.

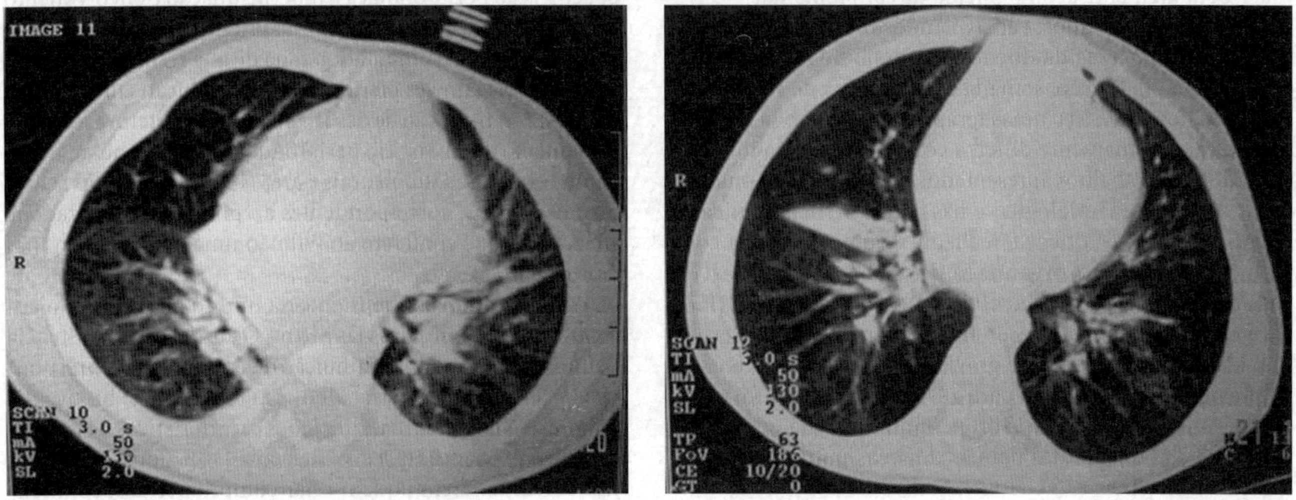

FIGURAS 3 E 4

Tomografia computadorizada de tórax com espessamento do interstício peribrônquico e interlobular, faixas parenquimatosas e áreas hiperexpandidas semelhantes a cistos, correspondentes ao pulmão hiperaerado.

Fonte: acervo da autora.

Fases e evolução da doença

Fase inicial – abordagem multidisciplinar da equipe de atendimento domiciliar (PAD); discussão de um plano terapêutico

Como a DBP, podemos citar outras condições pulmonares frequentemente relacionadas à evolução desfavorável, gerando internações prolongadas e desafios no processo de desospitalização. Dentre elas conhecemos a fibrose cística, a bronquiolite obliterante e doenças intersticiais pulmonares.

Em todas essas condições, em que é possível observar a evolução para uma condição clínica complexa, a abordagem no processo de transição para a alta do ambiente hospitalar deve ser cuidadosa e planejada através de um plano terapêutico singular com necessidade de revisão contínua.

Há pelo menos três décadas já é identificada a presença de crianças com condições clínicas complexas no ambiente hospitalar que estão sobrevivendo a despeito da intensa dependência tecnológica e das expectativas sobre sua inviabilidade.[12,13]

Em nosso caso, em que a criança possui o diagnóstico de DBP, a equipe multidisciplinar tem por objetivo dominar todos os mecanismos fisiopatológicos envolvidos nessa síndrome pulmonar com características multifatoriais. O foco do tratamento consiste em melhorar os sintomas respiratórios, minimizar a injúria pulmonar, reduzir a inflamação, manter adequada oxigenação e facilitar o crescimento pulmonar (Quadro 2).[10,11,14]

QUADRO 2 Objetivos do tratamento da displasia broncopulmonar

- Controlar as manifestações clínicas.
- Promover crescimento somático e desenvolvimento.
- Evitar as intercorrências infecciosas.
- Promover melhora da função pulmonar.
- Utilizar as medicações com mínimas doses e evitar efeitos colaterais.
- Evitar hospitalizações e monitorar o uso domiciliar de oxigênio.

Fonte: elaborado pela autora.

Crianças com DBP grave hospitalizadas podem vir a permanecer dependentes da tecnologia e se tornar criticamente crônicas. Elas são encontradas em ambientes de terapia intensiva neonatal e pediátrica, bem como transicionadas, muitas vezes, nas enfermarias de Pediatria Geral, haja vista a necessidade de redução de custos e disponibilização de leitos intensivos. No Brasil, devido a dificuldades sociais e de gestão pública nessa transição, tal grupo de crianças permanece muitas vezes meses ocupando leitos de Pediatria Geral adaptadas para recebê-las. Em outros países, uma parcela de tais pacientes estaria em ventilação domiciliar ou em unidades especializadas em desmame prolongado.[14-17]

Abordagem física

As condições pulmonares que envolvem a alta complexidade terapêutica resultam invariavelmente em prolongada dependência de oxigênio, desconforto respiratório crônico, podendo ou não estar associadas a dispositivos como traqueostomia e gastrostomia. Normalmente esses bebês apresentam ganho ponderal difícil e redução do crescimento estatural e comportam-se com esforço respiratório (presença de retrações subcostais, intercostais, uso de musculatura acessória, batimento de asa de nariz, respiração abdominal) e presença de sibilância recorrente, estertores e roncos.[7,8]

Na DBP, os quadros de hipoxemia que acompanham os bebês podem contribuir para o desenvolvimento de hipertensão pulmonar, *cor pulmonale*, broncoconstrição e diminuição do crescimento somático e cerebral. A oxigenoterapia visa prevenir o aparecimento dessas consequências.[18]

Quando existe falência pulmonar crônica, suporte ventilatório com pressões positivas algumas vezes é necessário para promover a adequada troca de gases em associação ao uso do oxigênio inalatório. Entretanto, tal procedimento pode provocar distensão alveolar acima do normal em unidades com atelectasias, agravando as lesões primárias da doença.[18]

A avaliação física primária de uma criança com condição crônica pulmonar candidata ao suporte terapêutico domiciliar incluir medidas objetivas como frequências respiratória e cardíaca basais, saturação de oxigênio em vigília, repouso, durante atividades e no sono, sinais de desconforto respiratório basais, avaliação do ganho ponderal e crescimento esperados, presença de adoecimento em outros sistemas como comprometimento neurológico, insuficiência renal ou cardíaca.[19]

Uma vez que a doença pulmonar está controlada, as necessidades de oxigênio são baixas e o bebê está estável, deve-se levar em consideração a alta para casa com oxigênio por cânula nasal, além dos demais itens do tratamento. Inúmeros trabalhos demonstram benefícios familiares e financeiros potenciais em enviar uma criança com doença pulmonar crônica para casa com oxigênio por cânula nasal e continuar a desmamar para o ar ambiente no ambiente ambulatorial. Nosso objetivo, com a oxigenoterapia domiciliar, é prevenir os efeitos da hipoxemia crônica, ao mesmo tempo que facilita a melhoria da qualidade de vida e reduz o impacto psicológico do bebê, dos pais e da família proporcionado pelo ambiente domiciliar. A determinação de quem vai para casa com oxigênio é baseada na estabilidade da criança, na capacidade dos pais e na disponibilidade de serviços de apoio na área em que a família vive.[19]

Infelizmente, o acesso a empresas adequadas de saúde domiciliar ou enfermagem domiciliar pode ser uma limitação em algumas áreas rurais. A criança normalmente é enviada para casa com cânula nasal de oxigênio com cilindros portáteis de oxigênio para facilitar a viagem e cilindros maiores ou um concentrador de oxigênio para uso doméstico. Não há evidências de que uma fonte de oxigênio seja melhor do que a outra, e ela frequentemente depende da disponibilidade dentro de uma região geográfica. Alguns cilindros são geralmente necessários como *backup*, em caso de falha de equipamento ou queda de energia. A educação sobre equipamentos é normalmente ministrada pelo fornecedor e inclui gerenciamento básico, resolução de problemas típicos e informações de contato em caso de falha do equipamento.[20]

Abordagem familiar/cuidador

O cuidador é a pessoa que presta os cuidados diretamente, de maneira contínua e/ou regular, podendo, ou não, ser alguém da família. Entende-se que a figura do cuidador não deve constituir, necessariamente, uma profissão ou função formalizada na área da saúde, uma vez que não possui formação técnica específica. O sucesso após a alta é largamente influenciado pelo quão preparada a família está para levar a criança para casa com oxigênio.[20]

Antes de determinar um plano terapêutico singular domiciliar, as conversas com o PAD devem incluir o conforto dos pais e cuidadores no gerenciamento de bebês e crianças com oxigênio e dependentes de alta tecnologia.[21]

É necessária educação familiar para todos os cuidadores, e a compreensão demonstrada à equipe responsável pela desospitalização. Um plano de emergência precisa ser claramente definido, e todos os cuidadores são ensinados a agir no caso de uma emergência, incluindo medidas de reanimação pediátrica. Por exemplo, se houver quedas de saturação ou dificuldade respiratória, os cuidadores poderão ser instruídos a aumentar o fluxo de oxigênio, possivelmente administrar um tratamento com nebulizador, ligar para o programa de atendimento domiciliar responsável ou 190 e saber a qual unidade médica levar a criança.[20]

Os cuidadores também precisam ser educados sobre a importância das imunizações, da vacina contra *influenza* e da profilaxia contra o vírus sincicial respiratório. Eles também precisam entender a importância de não fumar perto da criança durante a oxigenoterapia e após a sua suspensão.[11,20]

Muitos serviços incluem como etapa final, antes da alta, um período de transição no qual famílias e cuidadores realizam os procedimentos ainda quando a criança está hospitalizada, o que lhes permite praticar como cuidadores individuais enquanto têm a segurança da ajuda da equipe do lado de fora da sala.[18]

É muito importante que o projeto respeite os princípios básicos da PAD em relação à continuidade do cuidado: a atenção domiciliar possibilita que não existam rupturas no cuidado prestado ao paciente ao potencializar a construção de "pontes" entre os pontos de atenção e a pessoa, em seu próprio domicílio. Na Pediatria, a família e a rede de cuidado são essenciais.

Abordagem psicológica/espiritual

O acompanhamento multidisciplinar é essencial, em virtude da complexidade sob as óticas clínica, social e psicológica. São crianças com história de internação prolongada ou novas hospitalizações, além de apresentarem desordens neurológicas associadas a disfunção ventilatória e dependência de oxigênio.

É necessário o conhecimento profundo do ambiente familiar, que vai desde sua composição até seus valores, suas crenças, como enxergam a criança e o desafio do seu cuidar.[22] As relações afetivo-significativas das famílias podem se restringir aos seus membros que coabitam e formam arranjos familiares notadamente variados, ou são estendidas, envolvendo outras relações que envolvem suas famílias extensas, apesar de as ligações poderem variar entre fracas e fortes, com presença ou não de apoio recíproco ou de uma das partes. Essas funções podem estar associadas a companhia social, apoio emocional, guia cognitivo e conselhos, regulação ou controle social e ajuda material e de serviços.[22]

No caso das crianças portadoras de condições pulmonares crônicas, o envolvimento familiar é notadamente muito intenso, bem como da rede estendida de cuidado. Desde saber manejar os equipamentos, até o transporte à unidade de saúde para consultas e casos de urgência, irão demandar o envolvimento integral de todos.

Também é significativa a demanda nesse grupo de pacientes por reflexões acerca da terminalidade, visto que a doença, nesses casos, está localizada no sistema respiratório, maior causa de óbitos na infância. Nesse âmbito, aspectos relacionados à orientação religiosa das famílias será um dos orientadores para planejamento em curto e longo prazo das estratégias de cuidados.

De acordo com muitos autores, os grupos familiares buscam formas de enfrentar a situação (adversa) com menos sofrimento e esperança no elemento religioso. O apoio espiritual provoca a sensação de sentir-se acolhido, a qual decorre da necessidade dos familiares de se aproximarem de rituais religiosos, carregados de sentimento de esperança.[20]

Abordagem social

Em crianças com condições pulmonares, os aspectos sociais a serem abordados no plano terapêutico singular se iniciam pela análise da residência dessa família. Na grande parte das vezes essa criança, como já dito aqui, irá necessitar de suporte de oxigênio domiciliar, que por sua vez demanda estrutura mínima para instalação e manutenção: dimensões do cômodo, ventilação adequada, rede elétrica e proteção térmica e luminosa.[21]

Consideraram-se como rede de apoio social dessas famílias as suas ligações com o trabalho, saúde, educação, meios de comunicação, serviços jurídicos, religião/crenças religiosas e entretenimento/diversão.[21]

As doenças pulmonares que envolvem alta complexidade no tratamento crônico, por fim impactando o processo de transição para os cuidados domiciliares, possuem como principal diferencial nesse processo de planejamento dos cuidados domiciliares a necessidade da oxigenoterapia domiciliar. Esta, por sua vez, requer um plano detalhado antes da alta e um acompanhamento rigoroso para monitoramento e desmame em médio e longo prazo. Embora os bebês normalmente superem suas necessidades de oxigênio, muitos deles desenvolvem doença obstrutiva das vias aéreas. O monitoramento rigoroso da hipertensão pulmonar, hipertensão sistêmica e suporte nutricional são necessários para maximizar o crescimento e o desenvolvimento dessas crianças de alto risco.

Elas costumam apresentar complicações respiratórias de repetição e mais graves, especialmente durante os primeiros anos de vida, caracterizadas por infecções broncopulmonares e quadros de broncoespasmo que motivam reinternações frequentes.[2,8]

Exacerbações por infecções recorrentes do trato respiratório baixo contribuem para a alta taxa de re-hospitalização em crianças com DBP, por exemplo. O vírus respiratório sincicial (VRS) e outros vírus respiratórios têm sido relatados nos pacientes com DBP.[2,8] As infecções bacterianas também são comuns, não somente aos quadros virais, mas também decorrentes de outras morbidades, como síndromes aspirativas crônicas.[2,9]

É importante que a equipe responsável tenha conhecimento da importância do diagnóstico precoce das intercorrências infecciosas, a fim de proporcionar intervenção rápida e avaliação de necessidade de hospitalização e oxigenoterapia.

Referências

1. Northway W. Pulmonary disease following respiratory therapy of hyaline membrane disease. N Engl J Med. 1967;276(7):257-67.
2. Isayama T, Lee SK, Yang J, Lee D, Daspal S, Dunn M, et al. Revisiting the Definition of Bronchopulmonary Dysplasia: Effect of Changing of

Respiratory Support for Preterm Neonates. JAMA Pediatr. 2017;171(3): 271-9.
3. Bancalari E, Jobe A. Bronchopulmonary dysplasia. NICHD/NHLBI/ORD Workshop Summary. Am J Respir Crit Care Med. 2001;163:1723-9.
4. Baraldi E, Filippone M. Chronic lung disease after premature birth. N Engl J Med. 2007;357(19):1946-55.
5. Bhandari V, Bizzarro MJ, Shetty A, Zhong X, Page GP, Zhang H, et al. Familial and genetic susceptibility to major neonatal morbidities in preterm twins. Pediatrics. 2006;117(6):1901-6.
6. Ambalavanan N, Cotten CM, Page GP, Carlo WA, Murray JC, Bhattacharya S, et al. Integrated genomic analyses in bronchopulmonary dysplasia. J Pediatr. 2015;166(3):531-7.e13.
7. Stoll BJ, Hansen NI, Bell EF, Walsh MC, Carlo WA, Shankaran S, et al. Trends in Care Practices, Morbidity, and Mortality of Extremely Preterm Neonates, 1993–2012. JAMA. 2015;314(10):1039-51.
8. Surate Solaligue DE, Rodríguez-Castillo JA, Ahlbrecht K, Morty RE. Recent advances in our understanding of the mechanisms of late lung development and bronchopulmonary dysplasia. Am J Physiol Lung Cell Mol Physiol. 2017;313(6):L1101-L1153.
9. Collaco JM, McGrath-Morrow SA. Respiratory Phenotypes for Preterm Infants, Children, and Adults: Bronchopulmonary Dysplasia and More. Ann Am Thorac Soc. 2018;15(5):530-8.
10. Lucaya J. TC de alta resolução do pulmão em crianças. In: Lucaya J, Strife J. Diagnóstico por Imagem do Tórax em Pediatria e Neonatologia. 1. ed. Revinter; 2003.
11. Eber E, Zach MS. Long term sequelae of bronchopulmonary dysplasia (chronic lung disease of infancy). Thorax. 2001;56(4):317-23.
12. Hall DE. The care of children with medically complex chronic disease. J Pediatr. 2011;159(2):178-80.
13. Organização Mundial da Saúde. Cuidados inovadores para condições crônicas: componentes estruturais de ação. Relatório mundial. Brasília: Organização Mundial da Saúde; 2003.
14. Costa MTF, Gomes MA, Pinto M. Dependência crônica de ventilação pulmonar mecânica na assistência pediátrica: um debate necessário para o SUS. Ciênc Saúde Coletiva. 2011;16(10):4147-59.
15. Duarte JG, Gomes SCG, Pinto MT, Gomes MAS. Perfil dos pacientes internados em serviços de pediatria no Município do Rio de Janeiro: mudamos? Physis (Rio J.) 2012;22:199-214.
16. Moreira MCN, Moura EC, Gomes R, Menezes LA, Sá MRC, Correia RF, et al. Diagnóstico das condições crônicas em pediatria no Instituto Fernandes Figueira/FIOCRUZ: retrato da morbidade hospitalar e linhas de cuidados. Relatório parcial de pesquisa. Rio de Janeiro: Fundação Oswaldo Cruz; 2015.
17. Traiber C, Piva JP, Fritscher CC, Garcia PC, Lago PM, Trotta EA, et al. Profile and consequences of children requiring prolonged mechanical ventilation in three Brazilian pediatric intensive care units. Pediatr Crit Care Med. 2009;10(3):375-80.
18. Yeh J, McGrath-Morrow SA, Collaco JM. Oxygen weaning after hospital discharge in children with bronchopulmonary dysplasia. Pediatr Pulmonol. 2016;51(11):1206-11.
19. Lagatta J, Clark R, Spitzer A. Clinical predictors and institutional variation in home oxygen use in preterm infants. J Pediatr. 2012;160(2): 232-8.
20. Abman SH, Collaco JM, Shepherd EG, Keszler M, Cuevas-Guaman M, Welty SE, et al. Interdisciplinary Care of Children with Severe Bronchopulmonary Dysplasia. J Pediatr. 2017;181:12-28.e1.
21. Fraser LK, Miller M, Hain R, Norman P, Aldridge J, McKinney PA, et al. Rising National Prevalence of Life-Limiting Conditions in Children in England. Pediatrics. 2012;129(4):e923-e929.
22. Brasil. Ministério da Saúde. Portaria MS/GM nº 2.527, de 27 de outubro de 2011. Redefine a atenção domiciliar no âmbito do Sistema Único de Saúde (SUS). Brasília, DF: Diário Oficial da União; 2011.

Capítulo 7

Condições do sistema digestivo

Célia Regina Moutinho de Miranda Chaves
Almiro Domiciano da Cruz Filho

PONTOS-CHAVE

- A síndrome do intestino curto é uma condição grave, desafiadora e debilitante, causada por perda adquirida ou congênita do intestino que leva a má absorção e incapacidade de atender às necessidades nutricionais.
- Deve-se adotar um programa de reabilitação intestinal como coordenador do atendimento, gerenciando a terapia nutricional, as necessidades, a atenção e o apoio a comorbidades crônicas associadas, avaliação e tratamento das complicações agudas.
- Avanços na assistência médica incluem o uso de nutrição parenteral e enteral, inclusive em nível domiciliar, e intervenções cirúrgicas e farmacológicas que diminuíram a mortalidade, aumentaram a qualidade de vida e melhoraram o prognóstico.
- Devem ser feitos monitoramento rigoroso do estado nutricional, introdução precoce de nutrição enteral e prevenção, diagnóstico e tratamento de infecções.
- Prevenção da doença hepática relacionada a nutrição parenteral e do supercrescimento bacteriano.

OBJETIVOS DE APRENDIZAGEM

Ao final do capítulo, o leitor deverá ser capaz de:

- Compreender a técnica da aspiração das vias aéreas.
- Compreender a finalidade, a indicação e a contraindicação.
- Compreender os cuidados com as aspirações de vias aéreas no ambiente domiciliar.
- Reconhecer os cuidados a serem repassados para familiares e cuidadores.
- Aplicar técnicas de aspiração das vias aéreas seguindo os princípios de qualidade e segurança no cuidado com o paciente no domicílio.

Caso clínico

R.L.M. nasceu com gastrosquise e necessitou de diversas abordagens cirúrgicas. Os procedimentos incluíram a ressecção da válvula ileocecal e do cólon direito, culminando na síndrome do intestino curto (SIC). O intestino restante ficou com cerca de 38 cm. Necessitou de nutrição parenteral total (NPT) diária por tempo prolongado, devido a ileostomia de alto débito e insucesso no aumento da dieta tanto por via oral como por sonda nasoentérica. Aos 9 meses, foi feita a reconstrução do trânsito intestinal com instalação de gastrostomia, mas manteve uso de NP e dieta enteral com fórmula elementar. Com 18 meses, tinha bom estado nutricional, sendo descontinuada a NP, e permaneceu com dieta via enteral e oral. Desenvolveu doença metabólica óssea ao longo do seu tratamento e recebeu alta hospitalar com 19 meses de idade. Usou fórmula elementar, administrada à noite de forma contínua e intermitente durante o dia em bomba infusora via gastrostomia, e dieta via oral de consistência pastosa, além de reposição de vitaminas lipossolúveis, ferro, vitamina B12 intramuscular, eletrólitos e antibióticos para inibir o supercrescimento bacteriano durante 10 dias por mês. O valor energético oferecido foi de 150% das necessidades habituais. Passou a ser acompanhado ambulatorialmente a cada 7 dias e, posteriormente, mensalmente, com evolução da dieta oral e troca da dieta elementar por fórmula polimérica com sucesso.

Definição

A definição atual de SIC leva em conta o comprimento do intestino inferior a 25% do esperado e a necessidade de NP por um período superior a 60 dias após a cirurgia de ressecção intestinal.[1] As causas comuns de SIC em bebês e crianças incluem enterocolite necrosante, volvo de intestino médio, atresia intestinal e gastrosquise.[1]

A presença de um programa de "reabilitação intestinal", constituído por uma equipe multidisciplinar de especialistas que se concentram na otimização da alimentação enteral e no desmame da NP, com uso criterioso de farmacoterapia e intervenções cirúrgicas, é fundamental para a sobrevida e a qualidade de vida desses pacientes. Além disso, essa equipe promove discussões sobre gerenciamento de pacientes por especialidade e continuidade do cuidado, com acompanhamento ambulatorial, educação familiar e tratamento precoce de complicações.[1]

Fases e evolução da doença

A gravidade da SIC e os sintomas dependem de vários fatores, como as condições do intestino remanescente, do comprimento do intestino ressecado, do segmento do intestino afetado, da ressecção da válvula ileocecal e/ou do cólon, do tempo decorrente da ressecção com a adaptação do intestino à ressecção, em geral demorando de 24 a 60 meses, e continuidade *versus* descontinuidade dos intestinos. Por isso, restaurar a continuidade intestinal, tal como anastomose do intestino delgado com o cólon, deve ser feita logo que possível. Outros fatores são a presença de outras doenças sistêmicas e a idade do indivíduo.[2,3]

O comprimento do intestino varia com a idade gestacional: no prematuro de 19 a 27 semanas, o comprimento é de 142 ± 22 cm; de 27 a 32 semanas, é de 180 ± 42 cm; acima de 35 semanas, o comprimento é de aproximadamente 220 ± 50 cm. Por essas razões, nota-se que o prematuro possui um maior potencial de crescimento intestinal.[4] As manifestações clínicas na primeira fase da doença são: perdas excessivas de fluido e eletrólito; incapacidade de absorver energia; macronutrientes; vitaminas e minerais necessários; baixo ganho de peso; falha de crescimento; dismotilidade intestinal (particularmente em pacientes com gastrosquise); dilatação; estase intestinal.

Dessa forma, durante os primeiros meses após a ressecção intestinal, os objetivos predominantes são a manutenção do bom estado nutricional, por meio da administração de NP, e a prevenção de anormalidades hídricas e eletrolíticas.[5] Por vezes, há necessidade de uma reposição rigorosa de fluidos com sódio, potássio, cloreto e magnésio. As necessidades de sódio podem ser de até 8-10 mEq/kg/dia, dependendo do grau de produção de ostomia ou diarreia.[6] A hipomagnesemia é mais severa naquelas com ressecção da região distal do intestino delgado e do cólon. Entretanto, o hiperaldosteronismo secundário aumenta a excreção renal de magnésio, exacerbando a hipomagnesemia. O tratamento, portanto, envolve abordar desidratação e depleção de sódio, além de reposição de magnésio.[7]

Os aperfeiçoamentos técnicos e avanços contínuos no desenvolvimento de soluções de nutrientes altamente sofisticados tornam as soluções de NP uma técnica de alimentação segura e importante no manejo desses pacientes. No entanto, NP de longa duração pode estar associada a várias complicações, incluindo sepse relacionada ao cateter, falha do crescimento, doenças metabólicas, doença mineral óssea e doença hepática. Esta e as tromboses vasculares, que comprometem os acessos vasculares para NP, são as principais indicações para o transplante intestinal, ou transplante combinado fígado-intestino.[8]

O desmame da NP começa a ser realizado gradualmente, à medida que a alimentação enteral avança. A quantidade de energia fornecida (calorias) deve ser individualizada, com o objetivo de fornecer a quantidade mínima de NP necessária para manter um padrão de crescimento e composição corporal normais, e não pelos cálculos do fornecimento energético total.[9] A NP contínua deve ser mantida quando ocorre baixo ganho ponderal ou perdas de fluidos e eletrólitos muito extensos para serem repostas entericamente.[9]

O desmame da reposição hidroeletrolítica ocorre após o desmame da NP; entretanto, alguns pacientes podem eventualmente desmamar da NP, mas continuam a precisar de fluidos parenterais para prevenir a desidratação e o desequilíbrio eletrolítico.[9] À medida que os pacientes são capazes de tolerar a nutrição enteral, indica-se a NP cíclica com administração do mesmo volume total de solução em um fluxo mais rápido por menos de 24 horas, proporcionando um período a cada dia sem infusão de NP. Isso proporciona maior liberdade ao paciente, ajuda a promover o interesse pela alimentação oral e pode reduzir os efeitos hepatotóxicos da NP, embora requeira planejamento e monitoramento cuidadosos para evitar hiperglicemia e hipoglicemia.

Algumas crianças com função enteral limítrofe podem ser mantidas com um regime de NP por menos de 7 noites por semana. Esses pacientes podem estar em maior risco de deficiência de vitaminas e micronutrientes e, portanto, devem receber um suplemento vitamínico enteral diário.[9]

Critérios para nutrição parenteral domiciliar

Para toda criança internada em hospital, com perspectiva de tratamento nutricional endovenoso por tempo prolongado, deve ser considerada a possibilidade de transferência direta para seu domicílio, após o período inicial de estabilização das condições clínicas como glicemia estável, enquanto está sem NP por pelo menos 6 horas, equilíbrio hidroeletrolítico, peso estável e não necessitar de análises de sangue mais de uma vez por mês. Além disso, necessita da capacidade de aprendizado dos pais e aceitação do problema. Geralmente, o convívio diário dos pais com a criança, durante o longo período de internação hospitalar, permite a assimilação inicial de diversos conhecimentos técnicos sobre a NP. A seguir, diante da perspectiva da alta hospitalar, os pais passam a ser treinados por equipe multidisciplinar de saúde, de modo que os detalhes necessários sejam treinados, como técnicas de assepsia e de lavagem das mãos, estocagem e manipulação das soluções nutrientes, conhecimento e familiarização com o cateter venoso, técnica de curativos, heparinização do cateter, manipulação da bomba de infusão e dos equipos, medidas da glicemia e/ou glicosúria, resolução de eventuais problemas e o que fazer em situações de emergência. A avaliação da capacidade de aprendizado deve ser feita pelo menos em dois cuidadores, durante 2 ou 3 dias que antecedem a alta hospitalar, em que todo o tratamento deve ser feito pelos pais sob supervisão da enfermagem.[10]

A possibilidade de realizar a NP domiciliar permite maior conforto à criança, com redução do período de internação hospitalar, tornando possível a adaptação funcional do intestino remanescente e a manutenção do estado nutricional com a via oral exclusiva. Permite, também, maior comodidade aos pais e familiares, além das indiscutíveis vantagens econômicas, já que são abolidos os custos da internação hospitalar. Assim, a NP domiciliar, realizada pelos pais, com auxílio de profissionais de enfermagem ou mesmo por serviços de *home care*, tem sido de grande interesse dos planos de assistência médica e seguros de saúde, podendo ser uma realidade em saúde pública. A família deve aceitar visitas de enfermagem em casa, pois alguns prestadores de serviços comunitários exigem um serviço de enfermagem em casa, para que o paciente seja elegível.[10]

No domicílio, as soluções podem ser administradas durante o período diurno ou noturno, segundo a preferência dos familiares. A vantagem do primeiro é a maior segurança, o que torna prescindível a utilização de bombas de infusão. Se a administração for feita durante a noite, a criança poderá ter atividade normal durante o dia, porém é indispensável a utilização de bomba de infusão com sistema de alarme, para o caso de entrada de ar no sistema de equipos de soluções parenterais.

Há necessidade de que dois cuidadores recebam ensinamentos sobre NP e que estejam dispostos a aprender, além de serem capazes de executar as técnicas necessárias, associadas ao cuidado e à manutenção do dispositivo de acesso venoso central domiciliar e vias de administração. Além disso, deverão comunicar a mudança no *status* da criança para a equipe de NP domiciliar em tempo hábil.

A criança deverá retornar para exames de sangue periódicos necessários ou coletar no domicílio, caso a equipe esteja habilitada, e acompanhamento em clínicas, conforme determinado pela equipe multidisciplinar.[10,11] As complicações da NPT domiciliar estão relacionadas ao cateter venoso profundo, como trombose vascular e infecção, e metabólicas como alterações na glicemia e nos eletrólitos. Complicações como perda do acesso venoso, trombose venosa, sepse e incapacidade de ganho ponderal devem retornar ao hospital.

As diferenças de prognóstico e os sintomas associados à ressecção intestinal e eventual independência de NP são altamente dependentes da fisiologia do intestino delgado remanescente, porque cada segmento intestinal tem características únicas para absorção.[12,13]

Existem três categorias de anatomia intestinal após a ressecção, normalmente descritas em termos da localização da anastomose, o que tem implicações para o prognóstico: anastomose jejunocólica, anastomose jejunoileocolônica e jejunostomia.[12,13]

O duodeno e o jejuno proximal são locais incomuns de ressecção na SIC, no entanto essa ressecção normalmente resulta em hipergastrinemia e hipersecreção gástrica mais pronunciadas, além de deficiências em certos micronutrientes, incluindo ferro e folato. A redução do pH abaixo do nível ideal necessário para a absorção de gordura aumenta as perdas de fluido intestinal e altera a absorção enteral de drogas.[14]

A ressecção do íleo terminal, comum na SIC, está associada à má absorção e deficiência de vitamina B12, cálcio, magnésio e sais biliares.[14] A diminuição do *pool* de ácidos biliares exacerba a má absorção de gordura e vitaminas lipossolúveis. Também leva ao aumento da absorção de oxalato, resultando em hiperoxalúria e aumentando o risco de nefrolitíase e doença renal crônica. Outra consequência da ressecção ileal é a perda do "freio ileal", um retardo no esvaziamento gástrico quando os lipídios não absorvidos chegam ao íleo. Essa perda resulta em trânsito rápido e diminuição da absorção de nutrientes no intestino delgado.

O íleo também é capaz de absorver quantidades substanciais de líquido e concentrar o conteúdo ileal, por isso absorve grande parte do líquido secretado pelo jejuno durante o processo digestivo. Assim, os pacientes que perdem parte substancial do íleo têm capacidade limitada de absorver fluidos e eletrólitos. Eles geralmente não toleram grandes quantidades de dieta em *bolus* ou com alta osmolaridade, como aquelas com altas concentrações de carboidratos simples. O íleo tem maior capacidade de adaptação intestinal em comparação com o jejuno.[4]

A válvula ileocecal (VIC) atua como barreira ao refluxo do material do cólon para o intestino delgado e ajuda a regular a passagem de fluido e nutrientes do íleo para o cólon. A perda da VIC reduz o tempo de trânsito no intestino delgado, prejudicando a absorção de nutrientes, e promove o supercrescimento bacteriano do intestino delgado, que pode resultar na redução da vitamina B12 e na desconjugação dos ácidos biliares, contribuindo ainda mais para a má absorção de gordura e diarreia. O supercrescimento bacteriano do intestino delgado também pode levar a translocação bacteriana, lesão hepática, acidose D-láctica, artrite e colite. Por esses motivos, a perda da VIC tende a ser um preditor negativo da capacidade de desmamar um paciente da NP.[4]

A perda do cólon diminui a absorção de água, eletrólitos e ácidos graxos de cadeia curta, pois ele tem o trânsito mais lento. Em pacientes com ressecção extensa do intestino delgado, substancialmente mais fluido sai do intestino delgado distal.[14] O cólon também é capaz de absorver alguns nutrientes, principalmente na forma de carboidratos fermentados mal absorvidos. Portanto, em um paciente com SIC e cólon, uma dieta rica em carboidratos complexos é vantajosa.[14]

O cólon também ajuda a retardar o trânsito intestinal e estimular a adaptação intestinal.[15]

Adaptação intestinal – aspectos gerais em atenção domiciliar

A adaptação intestinal é uma resposta compensatória com mudanças morfológicas e funcionais que aumenta a área de superfície e melhora a absorção.[16] A presença de nutrientes no lúmen intestinal é essencial para promover a adaptação intestinal e parece ser mais eficaz se a alimentação enteral for iniciada precocemente. Esse efeito ocorre mesmo quando apenas pequenas quantidades de alimentos são fornecidas (alimentos tróficos), uma vez que a ausência de alimentação enteral pode induzir atrofia da mucosa.[16]

O contato direto do alimento com células epiteliais estimula a produção de hormônios gastrintestinais tróficos e secreções pancreatobiliares. Nutrientes de maior complexidade requerem maior carga de trabalho para digerir e resultar em hiperplasia aumentada. O leite humano é o alimento de escolha para bebês, mas, na sua indisponibilidade, fórmulas baseadas em aminoácidos são a segunda escolha. Essas fórmulas são bem toleradas e têm sido associadas a duração mais curta de NP.[16]

A natureza hipoalergênica dessas fórmulas também pode ser benéfica, porque crianças com SIC podem apresentar risco aumentado de alergia a proteínas heterólogas.[16] Em crianças mais velhas, a fórmula polimérica pode ser testada para alimentação enteral inicial, já que a alergia à proteína é menos comum.[16]

A transição para uma fórmula proteica intacta se dá em algum momento durante o segundo ano de vida. Essa decisão é inerente a cada paciente. A transição deve ser gradual; alguns continuam a exigir uma fórmula à base de aminoácidos. Em alguns casos, fazemos primeiro a transição para uma fórmula parcialmente hidrolisada. As indicações para retomar uma fórmula à base de aminoácidos incluem aumento da diarreia, aumento da êmese ou diminuição da taxa de ganho de peso após a mudança para a fórmula de proteína intacta.

A maioria das fórmulas baseadas em aminoácidos contém uma mistura de ácidos graxos de cadeia longa que promovem a adaptação e triglicerídeos de cadeia média (TCM) diretamente absorvidos do intestino delgado, sem transporte ativo para o sistema porta. Como a reabsorção da bile está comprometida em pacientes com ressecção ileal, as fórmulas com ácidos graxos de cadeia média são preferidas. O aumento da absorção de gordura leva ao aumento do peso e crescimento; os TCM, no entanto, não contêm ácidos graxos essenciais, por isso não são indicados como a única fonte de lipídios.[16]

A suplementação de ferro e vitaminas lipossolúveis em A, D, E e K e outras vitaminas e minerais devem ser fornecidas. Oligoelementos como zinco, cobre, manganês e selênio são necessários em quantidades relativamente pequenas, porém suas necessidades exatas variam com o estado nutricional e a condição clínica. No entanto, em pacientes com SIC com diarreia crônica, pode ocorrer perda significativa de zinco e selênio.[16] A tolerância a dieta é avaliada pelo volume e número de evacuações, presença de vômitos, irritabilidade e distensão abdominal. O volume das fezes é afetado pelo comprimento do segmento intestinal residual, o tipo de segmento – quanto mais proximal a ressecção, maiores as perdas de fluidos e sódio –, a mucosa e variáveis endoluminais e a presença do cólon. A má absorção de sais biliares deve ser considerada em pacientes sem válvula ileocecal e/ou cólon, que podem ter grandes volumes fecais e lesões perianais.[17]

Independentemente da gravidade da SIC, é imperativa a administração oral de leite humano ou fórmula em intervalos apropriados para a idade, para permitir o desenvolvimento do reflexo de sucção e deglutição e para prevenir a aversão oral, mesmo que apenas pequenos volumes sejam tolerados.[10]

Todas as crianças que fazem parte do programa de reabilitação intestinal passam por uma avaliação fonoaudiológica inicial. Com base nos resultados dessa avaliação, um plano de tratamento é colocado em prática, o qual pode incluir tratamento ativo, durante a internação hospitalar, e educação dos pais, a ser continuada em atenção domiciliar ou referenciada para serviços da comunidade, cujo acompanhamento é fornecido pelas redes de saúde locais, em intervalos conforme a necessidade, a fim de apoiar as habilidades de alimentação oral e neurodesenvolvimento.[10]

Via de acesso à nutrição enteral

A sonda nasogástrica não é segura em ambiente domiciliar, e a realização da gastrostomia proporciona uma nutrição enteral segura e em longo prazo. No entanto, as complicações relacionadas à nutrição gástrica, como pneumonia por aspiração e vazamento para a pele na região do periestoma, podem ser graves a ponto de impedir o uso da gastrostomia. A jejunostomia pode superar essas complicações com o fornecimento de dieta após o piloro.[18]

Complicações em gastrostomia

As complicações tardias estão relacionadas à infecção do sítio de gastrostomia, à irritação periestomal, à síndrome *buried bumper*, à retirada inadvertida da sonda e à infecção fúngica.[18] A infecção da pele periestomal é uma das complicações mais comuns, pois o extravasamento de secreção gástrica/dieta enteral causa lesão da pele no periestoma. Os fatores de risco incluem infecção no sítio da sonda, aumento de secreção gástrica, limpeza excessiva com peróxido de hidrogênio, torção da sonda de gastrostomia e excessiva tensão entre o balonete interno e o anteparo externo.[18]

A síndrome *buried bumper* é uma complicação rara, mas temida e relacionada à penetração do próprio balonete da sonda de gastrostomia na mucosa gástrica. Essa síndrome ocorre quando há tensão excessiva entre o balonete interno e o anteparo externo, desnutrição ou considerável ganho de peso, e caracteriza-se pela presença de infecção local, imobilização do próprio dispositivo, dor abdominal e resistência na infusão da dieta enteral.[18] Sondas gastrojejunais podem apresentar complicações que variam de 53% a 84%, causadas pelo movimento retrógrado da sonda ou pelo deslocamento com obstrução.[18]

Avanço na dieta

A introdução alimentar deve ser gradual e em lactentes por volta dos 4 a 6 meses, ou quando a criança estiver com bom desenvolvimento neuromotor. Deve consistir em carboidratos complexos e adequado conteúdo de proteína e gordura. A dieta deve ser rica em amido e TCL, e a ingestão de triglicerídeos de cadeia média (TCM) é minimizada. As escolhas alimentares para pacientes com SIC são baseadas no teor de açúcar, conforme descrito a seguir.[10] O objetivo é atingir uma ingestão de alimentos sólidos, densa em nutrientes e em calorias, para substituir a maioria dos alimentos líquidos da dieta.[1]

Os grãos processados contendo principalmente amido são os primeiros alimentos, seguidos pela introdução gradual de grãos contendo fibras solúveis. Massas brancas, arroz, pães e batatas são recomendados, aos quais são adicionadas quantidades generosas de margarinas não hidrogenadas.[10]

Grãos de alta fibra solúvel, como aveia, também são recomendados para diminuir o tempo de trânsito. Grandes quantidades de gordura, na forma de azeite ou óleo de canola, são incentivadas. Isso é seguido por vegetais com baixo teor de açúcar e proteínas de alta qualidade de carnes, frango, peixe e ovos. Alimentos conforme a idade são introduzidos quando apropriado, em tantas variedades de sabores e texturas quanto possível, dentro dos limites da restrição alimentar. Alguns podem ser tolerados em pequenas quantidades, além das quais a produção de fezes aumenta. Portanto, o efeito do tipo e da quantidade de alimento na produção de fezes deve ser monitorado de perto.[10]

A presença ou ausência do cólon direciona recomendações nutricionais. Quando o cólon está presente, é indicada uma dieta de alto teor de carboidrato complexo, com cerca de 50-60% do valor energético total e menos gordura, com cerca de 20-30% do valor energético total. Na ausência do cólon, o recomendado de gordura é de 20-30% do valor energético total, e carboidratos de 40-50% das calorias totais.[4]

A fibra solúvel retarda o tempo de trânsito intestinal e reduz o volume das fezes, o que melhora a absorção de nutrientes e crescimento. Ela é fermentada em ácidos graxos de cadeia curta, os quais são utilizados pelos colonócitos para energia; entretanto, a suplementação de fibra alimentar é apenas recomendada se o cólon estiver presente.[4]

Terapia medicamentosa

Além da reposição hidroeletrolítica e da terapia nutricional0 há necessidade de alguns medicamentos para controle das complicações da SIC. Os inibidores de bomba de prótons são agentes de primeira linha na supressão da hipersecreção gástrica, que ocorre em mais da metade dos pacientes após ressecção intestinal.[9] A hipersecreção gástrica é tipicamente transitória, mas pode durar até 12 meses. A loperamida reduz a motilidade intestinal e aumenta o tempo de trânsito intestinal e é usada na diarreia, complicação grave e debilitante da SIC. A colestiramina pode ser útil para quelar os sais biliares em pacientes com cólon remanescente e diarreia colerética. No entanto, crianças com extensas ressecções ileais têm perda líquida de ácidos biliares porque mais ácidos biliares são excretados do que podem ser repostos através da síntese hepática. Para esses pacientes, a colestiramina deve ser evitada porque pode exacerbar a esteatorreia e a má absorção de gordura. Ela também pode se ligar à loperamida, reduzindo a sua atividade.

Os antibióticos estão indicados para a redução do supercrescimento bacteriano; o uso cíclico de 1 semana por mês é a base do tratamento. O rodízio de antibiótico pode reduzir o desenvolvimento de resistência aos medicamentos.[10]

Intervenções cirúrgicas das complicações tardias

Intervenções cirúrgicas são indicadas a pacientes com um tempo de trânsito intestinal rápido, alças intestinais dilatadas e capacidade de absorção insuficiente, na presença de um diâmetro intestinal muito aumentado (maior que 3-4 cm) em um segmento de ao menos 20 cm do intestino delgado em pacientes que tenham um comprimento intestinal total mínimo de 40 cm.

As técnicas mais amplamente utilizadas são a *longitudinal intestinal lengthening and tailoring* (LILT) e, mais recentemente, a *serial transverse enteroplasty technique* (STEP). Esses procedimentos, além de aumentar o comprimento do intestino, reduzem o diâmetro das alças intestinais dilatadas, com subsequente redução do supercrescimento bacteriano do intestino delgado.[10]

Complicações crônicas

Doença metabólica óssea

Em crianças em NP de longa duração, a doença metabólica óssea (DMO) é caracterizada por diminuição da formação óssea,[2] baixa densidade mineral óssea, dor óssea e fraturas.[3] Apresenta-se mais comumente como osteopenia e frequentemente é subclínica, embora na ausência de monitoramento clínico de rotina seja diagnosticada após o desenvolvimento de fraturas ou raquitismo evidente.

A avaliação corporal por DXA é considerado o exame padrão-ouro para diagnóstico e monitoramento de DMO. Pacientes em NP de longa duração devem ter um DXA realizado pelo menos uma vez por ano após 1 ano de idade.[10] A DMO é uma condição multifatorial, causada pela deficiência de cálcio, fósforo e vitamina D. Essas deficiências podem ocorrer devido à administração excessiva de aminoácidos na NP, estado acidótico crônico, presença de acidose láctica e deficiência de vitamina K.

Como os mecanismos subjacentes da DMO em crianças em NP de longa duração é a diminuição da síntese óssea, o fornecimento de todos os substratos, em quantidades adequadas, para a síntese de osso é a estratégia nutricional mais significativa para a prevenção e o manejo nutricional.

Doença hepática

A doença hepática associada à insuficiência intestinal é um problema comum e potencialmente fatal, comum em neonatos prematuros e naqueles que requerem NP de longo prazo, interrupção do ciclo do ácido biliar êntero-hepático (estoma proximal e ressecção ileal), estase intestinal, supercrescimento bacteriano do intestino delgado (obstrução, dismotilidade, falta de VIC) e ausência de nutrição oral e enteral. Para prevenir ou retardar o desenvolvimento dessa doença em pacientes com SIC, a etapa mais importante é maximizar a alimentação enteral. Há evidências crescentes de que limitar a dose de emulsão lipídica intravenosa à base de soja ou alterar o tipo de lipídio na emulsão pode ser útil na prevenção ou no tratamento.[16]

Outras complicações da síndrome do intestino curto

Deficiência do neurodesenvolvimento; alteração dos dentes, como cárie e erupção de dentes, particularmente entre aqueles com extremo baixo peso ao nascer; uso de antibióticos; hiperbilirrubinemia conjugada prolongada.

Desafios psicossociais

O estresse psicossocial para famílias com SIC incluem preocupações com a saúde da criança, investimentos de tempo dos cuidadores para alimentação e cuidados de rotina e consultas médicas e altos custos de cuidados de saúde. As famílias precisam de aconselhamento e apoio para lidar com esses fatores. Os profissionais de saúde mental e as assistentes sociais da equipe multidisciplinar, que cuidam de pacientes com SIC, geralmente podem ajudar a aliviar algumas dessas tensões, fornecendo consultoria e recursos para suportes financeiro, comportamental e social.[10]

Considerações finais

A NP domiciliar em crianças com SIC traz indiscutíveis benefícios e permite a redução do período de internação hospitalar, tornando possível a adaptação funcional do intestino remanescente e a manutenção do estado nutricional com a via oral exclusiva.

Referências

1. Merritt RJ, Cohran V, Raphael BP, Sentongo T, Volpert D, Warner BW, et al. Clinical report: intestinal rehabilitation programs in the management of pediatric intestinal failure and short bowel syndrome. J Pediatr Gastr Nutr. 2017;65(5):588-96.
2. Mayer O, Kerner JA. Management of short bowel syndrome in postoperative very low birth weight infants. Semin Fetal and Neonatal Med. 2017;22(1):49-56.
3. Seetharam P, Rodrigues G. Short bowel syndrome: a review of management options. Saudi J Gastroenterol. 2011;17(4):229-35.
4. Matarese LE. Nutrition and Fluid Optimization for Patients With Short Bowel Syndrome. JPEN J Parenter Enteral Nutr. 2013;37(2):161-70.
5. Nightingale J, Woodward J M. On behalf of the Small Bowel and Nutrition. Guidelines for management of patients with a short bowel. Gut. 2006;55(Suppl IV):iv1–iv12.
6. Sinden AA, Sutphen J. Nutritional management of pediatric short bowel syndrome. Pract Gastroenterol. 2003;27(12):28-48.
7. Nightingale JMD. Management of patients with short bowel. World J Gastroenterol. 2001;7(6):741-51.
8. D'Antiga L, Goulet O. Intestinal failure in children: the European view. J Pediatr Gastroenterol Nutr. 2013;56(2):118-26.
9. Hartman C, Shamir R, Simchowit V, Lohner S, Cai W, Decsi T, ESPGHAN/ESPEN/ESPR/CSPEN guidelines on pediatric parenteral nutrition. Clin Nutr. 2018;37(6 Pt B):2418-29.
10. Wales P, Avitzur Y, Garofalo E, Belza C, Wong-Sterling S, Martin GC, et al. Group for improvement of intestinal function and treatment (gift) guidelines for the management of intestinal failure in infants and children. 2. ed. 2020.
11. Tannuri U. Síndrome do intestino curto na criança: tratamento com nutrição parenteral domiciliar. Rev Assoc Med Bras. 2004;50(3):330-7.
12. Jeong SH, Lee HJ, Bae HJ, Kim Y, Yoo MW, Yoon YK, et al. Factors affecting postoperative dietary adaptation in short bowel syndrome. Hepatogastroenterology. 2009;56(93):1049-52.
13. Longshore SW, Wakeman D, McMellen M, Warner BW. Bowel resection induced intestinal adaptation: progress from bench to bedside. Minerva Pediatr. 2009;61(3):239-51.
14. Jeejeebhoy KN. Short Bowel Syndrome. In: Ross AC, Caballero B, Cousins RJ, Tucker KL, Ziegler TR, editores. Modern Nutrition in Health and Disease. 11. ed. Filadélfia: Lippincott Williams & Wilkins; 2013. p. 1069-79.
15. Healey KL, Bines JE, Thomas SL, Wilson G, Taylor RG, Sourial M, et al. Morphological and functional changes in the colon after massive small bowel resection. J Pediatr Surg. 2010;45(8):1581-90.
16. Chandra R, Kesavan A. Current treatment paradigms in pediatric short bowel syndrome. Clin J Gastroenterol. 2018;11(2):103-12.
17. Gupte GL, Beath SV, Kelly DA, Millar AJ, Booth IW. Current issues in the management of intestinal failure. Arch Dis Child. 2006;91(3):259-64.
18. Itkin M, DeLegge MH, Fang JC, Wojak JC, Zuckerman DA, Cardella JF, et al. Multidisciplinary practical guidelines for gastrointestinal access for enteral nutrition and decompression from the Society of Interventional Radiology and American Gastroenterological Association (AGA) Institute, with endorsement by Canadian Interventional Radiological Association (CIRA) and Cardiovascular and Interventional Radiological Society of Europe (CIRSE). Gastroenterology. 2011;141(2):742-65.

Capítulo 8

Condições ósseas

Gleice Marques de Souza
Leonardo Cançado Monteiro Savassi
Anderson Costa Portes

PONTOS-CHAVE

- Entre as doenças ósseas responsáveis pelo cuidado domiciliar na infância, a osteogênese imperfeita é a mais prevalente.
- Devido ao espectro de alterações, os quadros são variáveis e requerem planejamento da assistência, conforme as necessidades apresentadas pelos agravos.
- A atenção domiciliar, com abordagem multidisciplinar, contribui para uma melhor assistência e qualidade de vida às crianças e familiares nas situações de doenças crônicas ósseas na infância que requerem cuidados integrais contínuos.
- A escoliose é uma complicação comum de quadros neurológicos, neuromusculares e degenerativos iniciados na infância, demandando prevenção e tratamento cirúrgico com a sua evolução.

OBJETIVOS DE APRENDIZAGEM

Ao final do capítulo, o leitor deverá ser capaz de:

- Enumerar as principais condições do sistema ósseo que levam à demanda de cuidados domiciliares.
- Identificar cuidados que podem ser ofertados pela equipe multiprofissional no âmbito domiciliar para crianças com distúrbios crônicos do sistema ósseo.
- Relatar a importância do atendimento domiciliar para evitar a reinternação de crianças com distúrbios crônicos do sistema ósseo.
- Identificar fatores de risco para escoliose na atenção domiciliar infantil e descrever ações preventivas e tratamento.
- Enumerar outras doenças ósseas da infância que possam cursar com a necessidade de cuidados domiciliares.

Caso clínico

Clarinha, hoje uma menina de 12 anos, mãe sem relato de intercorrências durante a gestação, nasceu de parto cirúrgico sem choro, com depressão respiratória. Foram realizadas ventilação com máscara e unidade ventilatória com resposta. Em menos de 12 horas após o nascimento, apresentou apneia e precisou ser intubada e colocada em ventilação mecânica (VM). Evoluiu com dependência de VM prolongada e foi submetida a traqueostomia. Radiografia de membros evidenciou fraturas múltiplas, inclusive de cervical consolidadas, e tomografia computadorizada cerebral mostrou achatamento dos hemisférios com irregularidade óssea na base do crânio. Foi feito o diagnóstico de osteogênese imperfeita (OI) tipo 2, com cariótipo normal (46XX), e a menina iniciou acompanhamento com ortopedia. Ainda no hospital, foram realizados quatro ciclos de pamidronato dissódico intravenoso, e a paciente foi gastrostomizada.

Ocorreu transição para o serviço de atenção domiciliar (SAD) nos primeiros meses de vida. O núcleo familiar é composto pela criança e pelos avós maternos, e a principal fonte de renda da família é o salário do avô. A progenitora é a cuidadora principal, com 35 anos, hígida, sempre muito atenta à assistência prestada pela equipe, e a criança é amparada atualmente com pensão pelo progenitor. O domicílio onde a família reside é próprio, com 10 cômodos, área externa, bairro com rua asfaltada, coleta de lixo e saneamento básico. Clarinha foi para o domicílio acompanhada por equipe de enfermagem devido à VM invasiva (VMI). O pai esteve presente com a mãe até o sexto ano de vida da criança. Após ter recebido o ciclo do pamidronato no hospital, veio a indicação para a primeira dose, que seria realizada no âmbito domiciliar, ocasionando na mãe um misto de bem-estar e insegurança.

Ao ser admitida na AD, a mãe relata que o principal medo foi que o seu domicílio não fosse ideal para a inclusão no programa e que sua casa se tornaria "um mini-hospital". Outro medo constante seu era a supressão de energia elétrica, devido à necessidade de uso de equipamentos. A mãe iniciou a capacitação para os cuidados no âmbito hospitalar, como banho, troca de fralda, cuidados gerais com a pele, administração de dieta via sonda de gastrostomia, cuidados com cânula de traqueostomia, bem como aspiração, treinamento e capacitação do uso de bolsa-válvula-máscara para ventilação manual. A mãe afirma que uma das grandes vantagens da administração do medicamento pamidronato em casa foi não ter de voltar com a filha para o hospital, onde ela poderia ficar mais exposta a risco de contaminação, e que é melhor vê-la recebendo os cuidados no aconchego familiar. A infusão do medicamento ocorria por uma média de 90 minutos, que se tornavam um momento de troca de experiências entre mãe e profissional da saúde, já que, além do conforto oferecido, o procedimento se dava por 3 dias consecutivos. As consultas com ortopedista aconteciam no intervalo de cada ciclo, já articulado por meio de receita médica e relatório, dia e horário estabelecidos pela mãe e pela enfermeira.

A mãe refere sentimento de apoio e tranquilidade com os cuidados ofertados pela equipe e segurança, por estar amparada por uma equipe multiprofissional, ressaltando a confiança na equipe como primordial. A evolução clínica da criança, de modo geral, hoje é a maior alegria da sua mãe/cuidadora, que descreve que ela e sua filha, uma criança com necessidades especiais, viveram em três tipos de mundos diferentes: o mundo hospitalar, o mundo da AD e o mundo de verdade. Aos 12 anos de idade, Clarinha venceu barreiras e desafios, passou por internações, superou medos, conseguiu um belo desmame da VMI, foi decanulada, com a gastrostomia em processo de retirada, e passou junto com a enfermeira da AD por nove ciclos de pamidronato, suspenso por indicação clínica devido à sua idade. Frequenta a escola, realiza terapias, hidroginástica, ainda com dificuldade na fala, em acompanhamento com a fonoaudiologia, e consegue se sentar mantendo um bom controle cervical.

Introdução

Existem dois grupos principais de situações que levam aos cuidados domiciliares em relação a condições ósseas na infância: as malformações ósseas, resultantes, em geral, de doenças genéticas, e as doenças secundárias a doenças crônicas, grandes cirurgias ou traumas graves, que levam a imobilizações prolongadas ou alterações de estruturas ósseas ameaçadoras à vida.

Entre as doenças de base genética ou metabólica, a mais importante é a OI, doença rara, ainda assim responsável por boa parte da casuística de AD nessa faixa etária.[1] Por outro lado, a escoliose é uma complicação bastante comum de doenças neuromusculares atendidas pelos SAD que levam a imobilidade, distúrbios posturais e complicações.

Muitas vezes, estabelecidos seu diagnóstico e prognóstico, desencadeia-se um estado de sofrimento por parte da família, propiciando profundas transformações que vão além da percepção da doença, por repercussões emocionais, afetivas, culturais e sociais. O atendimento domiciliar tem se tornado uma melhor alternativa para o tratamento, reabilitação e cura, contribuindo para o aumento da sobrevida em crianças graves e com doenças crônicas, além do fato de o domicílio proporcionar um ambiente seguro, acolhedor e com a participação dos pais mais próximos dos cuidados.

Nessa perspectiva, as mães muitas vezes saem do hospital levando no colo uma criança diferente de tudo que havia sonhado desde o início da concepção, para a qual serão necessários cuidados complexos, carregando nos ombros novas tarefas, rotinas, dúvidas e receios quanto à sua capacidade de lidar com a situação. Há ainda o sentimento de medo, por não saber realizar o cuidado básico da maternagem, como o receio em prestar esse cuidado, muitas vezes percebido como difícil, com uma necessidade de dedicação 24 horas por dia, deixando para segundo plano a preocupação consigo próprias.[2]

Trabalhar com crianças e sua família no âmbito domiciliar significa reunir ações que possibilitem educação para o cuidado em saúde, troca de experiências, atendimento das suas necessidades e, principalmente, a acolhida da manifestação dos sentimentos dos familiares.

Osteogênese imperfeita

A OI é um distúrbio genético e hereditário que leva ao comprometimento da fisiologia do colágeno tipo I, seja pela sua quantidade ou estrutura quando pela perda de massa ou redução da resistência, levando a fragilidade do sistema ósseo.[1] Na OI, os ossos tornam-se mais frágeis e suscetíveis a fraturas de repetição. A OI apresenta, como principais características, deformidades ósseas, baixa estatura, presença de dentinogênese imperfeita, esclera azulada e fraturas de repetição.[2,3]

A OI apresenta algumas classificações, levando-se em consideração suas manifestações clínicas, aspectos radiológicos e genótipos. Em geral, doenças da estrutura do colágeno levam a quadros mais graves do que doenças relacionadas à quantidade de colágeno. Embora já se distingam oito tipos do ponto de vista histopatológico, incluindo doenças da mineralização óssea,[4,5] e estejam registrados 21 tipos no banco de dados da Herança Mendeliana Humana Online (Online Mendelian Inheritance in Man),[6] considerando as modificações genéticas e o fenótipo da doença, neste capítulo consideramos a classificação clínica que adicionou um quinto tipo aos quatro clássicos descritos por Sillence *et al.*:[7,8]

- OI tipo 1: considerada a manifestação clínica mais leve, muitas vezes apresenta poucas ou nenhuma fratura ou deformidade óssea.
- OI tipo 2: classificada como a forma clínica mais grave, manifesta-se por fragilidade óssea extrema e associada frequentemente a morte no período neonatal.
- OI tipo 3: nessa manifestação clínica, as crianças acometidas possuem baixa estatura, fraturas múltiplas e presença de deformidades ósseas significativas.
- OI tipo 4: expressa-se de forma moderada e elevada variabilidade clínica. Podem ocorrer poucas ou múltiplas fraturas e deformidades ósseas, com curvatura dos ossos longos dos membros inferiores, e mesmo fraturas intrauterinas.

- OI tipo 5: mostra-se também de forma moderada, mas com alterações radiológicas como calcificação da membrana intraóssea, deslocamento da cabeça do rádio e inexistência de dentinogênese imperfeita. Costuma evoluir com calos hiperplásicos.

Os demais casos são mais raros, geralmente de herança genética recessiva, e tendem a cursar com gravidade maior ou letal. A tríade clássica de ossos frágeis, esclera azulada e surdez, que define a OI, na verdade não está presente na maioria dos casos.[8]

O diagnóstico de OI é clínico-radiológico (Figuras 1 e 2), a partir do achado de fraturas de fragilidade. Nos casos leves a moderados, a densitometria pode ser útil. O ultrassom neonatal pode identificar falha de crescimento intrauterino e levar à suspeição. A diferenciação tipológica se dá pelo estudo genético (painel genético completo para OI).[1,3]

Abordagem multiprofissional na osteogênese imperfeita

A AD, por meio de abordagem multidisciplinar, contribui para uma melhor assistência e qualidade de vida às crianças e familiares nas situações de doenças crônicas ósseas na infância, que requerem cuidados integrais contínuos.

Atualmente, as abordagens mais indicadas para o manejo das doenças crônicas ósseas na infância envolvem condutas não cirúrgicas e a reabilitação. No contexto da reabilitação domiciliar, os profissionais fisioterapeuta, terapeuta ocupacional, psicólogo, médico, enfermeiro e cirurgião-dentista podem contribuir notavelmente para uma assistência em saúde integral, em conformidade com as necessidades do indivíduo. O reforço muscular é fundamental para a redução das complicações, por meio da fisioterapia com foco na reabilitação motora e de formas associadas de terapia, como a hidroterapia e a natação.

Em alguns casos, há a necessidade de tratamento farmacológico para o adequado manejo terapêutico. A administração de medicamentos requer conhecimentos técnicos adequados por parte da equipe de enfermagem responsável pela aplicação no domicílio, para a segurança do paciente.

O hormônio de crescimento pode ter algum papel nos tipos I e IV, pois nessas formas ele pode atuar na melhoria da histologia óssea em crianças que apresentam resposta ao crescimento.[8]

Os bisfosfonatos são drogas antirreabsortivas, também usadas em processos degenerativos ósseos como a osteoporose; no caso da OI, um dos tratamentos farmacológicos mais indicados é o pamidronato de sódio, na forma injetável. Há discussão sobre o período máximo de tratamento, e aparentemente não há grandes alterações prognósticas no uso acima de 3 anos de duração, devendo-se optar por nova dosagem se houver suspeita de piora da qualidade óssea. Entretanto, discute-se o seu uso até a idade de fechamento das epífises, para favorecer a estrutura dos ossos longos.[9]

A terapia farmacológica objetiva aumentar o volume da massa e reduzir a alta renovação óssea, ainda que o novo osso contenha colágeno defeituoso nos tipos clássicos da doença, já que mesmo com qualidade óssea inferior um volume aumentado seria benéfico para a resistência óssea.

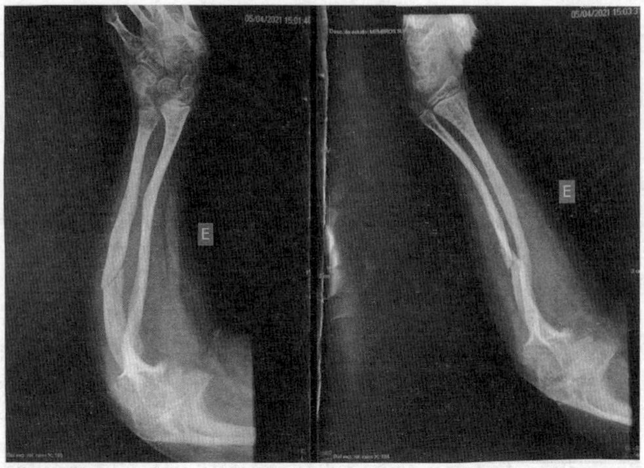

FIGURA 1

Fratura de ulna de membro superior esquerdo em criança de 12 anos com osteogênese imperfeita. Nota-se a curvatura óssea anômala, resultante de fraturas e cicatrizações anteriores.

Fonte: acervo de imagens de Gleice Marques de Souza e Leonardo Cançado Monteiro Savassi, sob autorização da responsável.

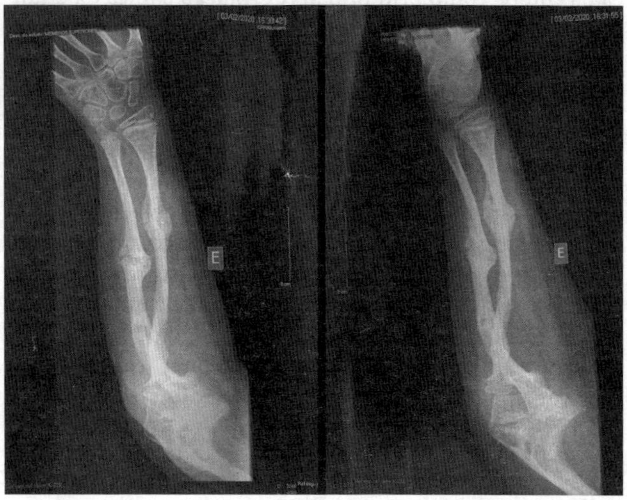

FIGURA 2

Calo ósseo de fraturas espontâneas, simultâneas de ulna e rádio de membro superior esquerdo em criança de 11 anos com osteogênese imperfeita.

Fonte: acervo de imagens de Gleice Marques de Souza e Leonardo Cançado Monteiro Savassi, sob autorização da responsável.

Dentre os cuidados a serem ofertados no âmbito domiciliar para as crianças com OI pela equipe de enfermagem, o pamidronato de sódio é a opção de escolha e pode ser prescrito para administração no âmbito domiciliar por via intravenosa. Considerando os cuidados para a segurança do paciente em casa, a equipe de enfermagem deve estar atenta para uma punção venosa com adequado acesso periférico, respeitando o tempo prescrito para a administração do medicamento – em geral, em torno de 90 minutos. É importante explicar o procedimento às crianças e seus familiares, fazendo-o de forma segura e atenta para que não ocorra infiltração subcutânea, sendo também relevante aferir dados vitais antes e depois do procedimento.

Geralmente a infusão de pamidronato ocorre em 3 dias consecutivos, sendo que, para maior conforto da criança, é interessante manter o acesso venoso periférico para evitar punção diária, até mesmo pela dificuldade de realização de nova punção. Orientam-se os cuidadores sobre a importância de monitorar diariamente a presença de sinais flogísticos no local da punção (dor referida, calor local, eritema, edema); caso identifiquem, devem acionar a equipe de saúde. Em situações de contenção de acesso venoso, deve-se solicitar o apoio da mãe para que ele seja feito de forma global e não segmentada, e, ao trocar a roupa, deve-se lembrar sempre de apoiar o membro onde se encontra o acesso periférico.

É preciso realizar a conferência da dose prescrita, bem como da diluição do medicamento, observando sempre o gotejamento e o cálculo de gotas por minuto, tendo em vista que muitas vezes, no âmbito domiciliar, nem sempre podemos contar com um equipamento como bomba de infusão com contagem de microgotas. Ao término da infusão, deve-se manter o acesso venoso com soro fisiológico estéril a 0,9%. Pelo número de internações, intercorrências e procedimentos a que essas crianças tendem a ser submetidas, piorando substancialmente a qualidade do acesso, nem sempre a primeira punção será efetiva para obter o acesso. Quando isso ocorrer, a equipe deverá ter muita calma e empatia e buscar transmitir à criança e seus cuidadores tranquilidade, orientando que tal ocorrência faz parte do processo.

Os cuidados de enfermagem a serem observados incluem:

- Em crianças em uso de fralda, a equipe de enfermagem deve orientar os pais e/ou cuidadores responsáveis para que não se levantem as pernas, deslizando de forma suave a fralda. As roupas devem ser o mais folgadas e confortáveis possível, evitando que os braços ou as pernas fiquem presos, ocasionando acidentes como fraturas.
- Ao segurar a criança, devem-se orientar os pais e/ou cuidadores responsáveis a sempre apoiar o quadril dela, para que o peso não a force, o que evita eventuais fraturas.
- Orientar os pais e/ou cuidadores responsáveis para que conheçam e respeitem a amplitude dos movimentos e das articulações, antes de fazerem movimentos com as crianças.
- Orientar os pais e/ou cuidadores responsáveis sobre a importância da aferição dos dados vitais e a proceder diante de alterações de padrão respiratório, aumento ou diminuição da temperatura corporal, queda de saturação.
- Sempre interagir com a criança e seus familiares, promovendo e buscando ferramentas que possam contribuir com a interação e cooperação da criança.
- Registrar, sempre de forma clara e bem descrita em prontuário de atendimento domiciliar, todos os procedimentos realizados.

O prognóstico da OI depende do tipo em questão, e a AD tem sido responsável tanto por prolongar a sobrevida quanto por proporcionar qualidade de vida a essas crianças, que atingem a adolescência e a idade adulta dependendo dos cuidados multiprofissionais ofertados. A demanda por cadeira de rodas ou mesmo de auxílio para as atividades básicas de vida diária dependerá do sucesso das intervenções preventivas e da disponibilidade da equipe multiprofissional.

Outras malformações e displasias ósseas

Outras doenças da formação óssea incluem as osteocondrodisplasias ósseas diversas. Apesar de guardarem semelhança em alguns aspectos com a OI, como os déficits antropométricos – baixa estatura –, e de riscos de deformidades afetarem as estruturas moles, diferenciam-se notadamente pelo risco diferente, por exemplo, para fraturas. As osteocondrodisplasias geralmente acometem as epífises – extremidades de ossos longos – levando a baixa estatura.

Tais displasias apresentam incidência bem mais rara na população e possuem associação a atraso no desenvolvimento e quadros neurológicos. São descritas na literatura como relatos de casos isolados e o tratamento é suportivo, de acordo com o grau de acometimento neurológico, envolvendo reabilitação, prevenção de complicações, indicação de ostomias quando há quadros respiratórios, gastrintestinais ou urológicos associados.

Escoliose

A escoliose é um quadro bastante frequente em pacientes com paralisia cerebral (PC) e/ou com distrofias musculares, que levam à necessidade de dispositivos para fixação da coluna, notadamente em casos nos quais há grandes períodos de restrição à cadeira de rodas. Além das causas secundárias menos comuns em AD, outros quadros relacionados à escoliose incluem doenças neuromusculares associadas a fraqueza e flacidez muscular, como distrofias musculares, outras miopatias e doença do neurônio motor. Quanto pior a disfunção neurológica, maior o impacto na disfunção física da escoliose, assim como quanto mais precoce a idade de início das deformidades. Pode ser classificada como escoliose estrutural e não estrutural.[10]

A definição tradicional de escoliose é de 10° de curvatura (método de Cobb na radiografia), e sua gravidade é avaliada pelo grau de curvatura da coluna, além do impacto em partes moles (Figura 3).

Já o sistema de Classificação da Função Motora Grossa (GMFCS) é um sistema de classificação de cinco níveis que descreve a capacidade motora grossa de pessoas com PC a partir de habilidades de movimento voluntário (Quadro 1).[11]

O enfoque de cada nível é o desempenho de mobilidade mais característica após os 6 anos de idade, mas há parâmetros para todas as faixas etárias da infância e mesmo no adolescente e adulto. Dependendo do grau de acometimento, diferentes condutas podem ser tomadas na prevenção de doenças associadas, entre elas a escoliose.

A escoliose idiopática (sem causa aparente) é encontrada em 1-2% da população, mas a escoliose neuromuscular (secundária a distúrbios da função neurológica ou muscular)

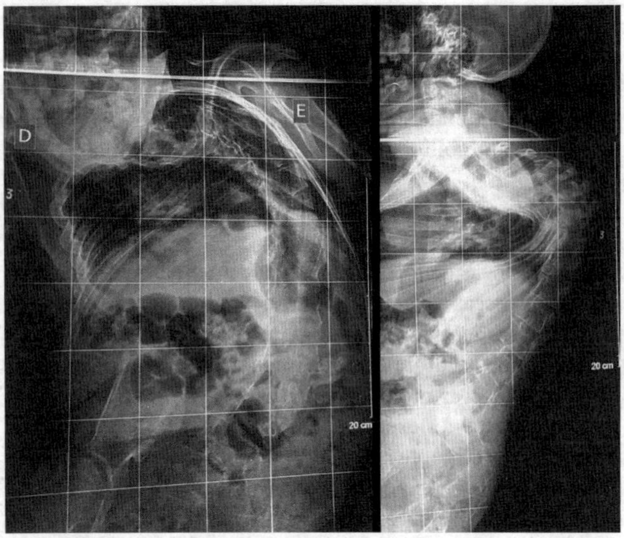

FIGURA 3
Escoliose grave em adolescente de 17 anos. Observam-se, na imagem da esquerda, em incidência anteroposterior, escoliose grave torácica, ângulo medido de 79° e convexidade esquerda da coluna. A escoliose lombar apresenta ângulo medido de 46°. Percebe-se o desvio dos órgãos e partes moles prejudicando a localização anatômica destes. À direita, na incidência de perfil, percebe-se acentuação da cifose torácica, com ângulo medido de 89° (ou seja, quase um ângulo reto), bem como retificação da lordose lombar.

Fonte: acervo de imagens de Gleice Marques de Souza e Leonardo Cançado Monteiro Savassi, sob autorização da responsável.

QUADRO 1 Sistema de classificação da função motora grossa

Nível I – Anda sem limitações
Nível II – Anda com limitações
Nível III – Anda utilizando um dispositivo manual de mobilidade
Nível IV – Automobilidade com limitações; pode utilizar mobilidade motorizada
Nível V – Transportado em uma cadeira de rodas manual

Fonte: CanChild Centre for Childhood Disability Research; Institute for Applied Health Sciences, McMaster University, 2007.[12]

ocorre em 15-80% das pessoas com PC, girando em torno de 60-70% em adultos. Esses dados derivam, em sua maioria, de estudos mais antigos, que não representam a resposta atual de crianças e adultos às técnicas preventivas e de reabilitação.[13]

A escoliose quando pronunciada prejudica a avaliação de pacientes, uma vez que a deformidade das estruturas ósseas leva à perda dos focos de auscultas pulmonar e cardíaca, prejudicando a avaliação clínica. Da mesma maneira, exames radiológicos para avaliação de parênquima são prejudicados pela sobreposição e anomalia de localização do hilo e estrutura cardíaca, podendo variar conforme a idade e o ângulo da curvatura.

Quadros nos quais os desvios se limitam de 10 a 20° da curvatura geralmente são tratados de maneira conservadora, com acompanhamento fisioterápico preventivo e reabilitador se possível; desvios entre 20 e 40° demandam o uso de órteses e coletes, bem como a adaptação de cadeira de rodas para a manutenção da coluna, nos casos de PC ou distrofias musculares mais graves. Desvios acima de 40° já indicam formalmente um tratamento corretivo invasivo, sendo estes candidatos a cirurgia.[10]

O tratamento também será necessariamente cirúrgico nas situações ameaçadoras à vida, no que diz respeito à restrição da capacidade pulmonar (desvios acima de 60°) e funcionalidade cardíaca. A definição quanto à realização ou não da cirurgia, por se tratar de grande intervenção, com demanda de cuidados domiciliares prolongados, riscos de complicação, imobilidade prolongada e dor, bem como transtornos psicossociais estéticos percebidos pelos pais, é um dilema para os familiares. Por outro lado, o adiamento pode vir associado a piora da funcionalidade e comprometimento da função pulmonar, além de representar mais dificuldades no cuidado, pelo crescimento e ganho de peso da criança.[10,13]

A maioria dos profissionais e cuidadores de pessoas com PC acredita que a cirurgia de fusão vertebral vale a pena, com alto grau de satisfação, mesmo diante do risco de complicações graves. A maior satisfação relaciona-se à mudança na forma do tronco, o que melhora e simplifica o sentar e facilita o processo de transferências e cuidados pessoais. Em geral, há insatisfação quando há correção insuficiente da deformidade, deformidade recorrente que exige mais cirurgia ou complicações maiores não resolvidas.[13]

Vale destacar algumas opções de reabilitação para melhor qualidade de vida às crianças. Uma delas é a equoterapia, considerada abordagem terapêutica e educacional que utiliza o cavalo como instrumento inserido em uma abordagem interdisciplinar e lúdica, de forma a contribuir para superar os danos sensoriais e motores de indivíduos com deficiências ou necessidades especiais. Tal abordagem favorece a manutenção e o reforço das estruturas musculares, o desenvolvimento do equilíbrio, o incremento de força muscular, o alinhamento postural, a coordenação motora e o aumento da autoestima, além de facilitar a integração social. Uma opção é a hidroterapia, que consiste em atividade terapêutica na qual são realizados exercícios fisioterápicos sob a água. Pode ser utilizada com a finalidade de manter a força muscular e ampliar a capacidade respiratória, além de melhorar a consciência corporal. Propicia relaxamento, oportunidade de socialização e alívio das dores e desconfortos.

A prevenção faz-se por fisioterapia motora, com exercícios de reforço do tônus muscular e manutenção da postura corporal adequada. Coletes para coluna e arranjos de assento de cadeiras comuns ou de locomoção (cadeiras de rodas) construídos de forma adaptada ao molde de cada paciente podem atrasar a evolução das deformidades, mas não interrompem a progressão, que pode continuar na idade adulta.

Intervenções cirúrgicas preventivas também podem ser feitas na PC, previamente às grandes cirurgias ortopédicas corretivas: para reduzir a hipertonia e espasticidade, pode-se fazer a rizotomia lombar dorsal seletiva, mais comum antes da adolescência (faixa etária de 4 a 10 anos) em crianças com capacidade de locomoção (GMFCS níveis II, III e IV). Outra opção são os implantes de bomba de baclofeno intratecal (ITB), colocados em geral perto da adolescência ou na idade adulta em indivíduos com capacidade limitada ou nenhuma capacidade de andar (GMFCS níveis IV e V). Esses procedimentos são realizados para espasticidade em diferentes populações, e cada um pode alterar o comportamento natural da coluna vertebral.[13]

Outros distúrbios da formação óssea e distúrbios secundários

A osteoporose é uma doença metabólica sistêmica, que leva a osteopenia – redução da massa óssea – e deterioração da estrutura do osso; na infância, é condição incomum mas possível, secundária a outras causas, em geral doenças crônicas ou uso de medicamentos de longa duração. A OI pode ser considerada um quadro de osteoporose primária. a osteoporose juvenil idiopática é mais rara e se diferencia da OI pela idade de acometimento (final da infância e na adolescência) e pelo local de acometimento (em geral metáfises e coluna lombar, poupando ossos longos que são o *locus* comum da OI), além de não se constituir em uma doença do colágeno.[14] Entre as causas de osteoporose incluem-se doenças carenciais ou secundárias à má absorção de nutrientes, neoplasias, doenças pulmonares, renais, reumatológicas e do tecido conectivo, doenças endócrinas e/ou uso de medicamentos como metotrexato, corticosteroides e alguns anticoagulantes e anticonvulsivantes.[15]

A osteoporose na infância em geral ocorre de forma assintomática, pois a boa qualidade da estrutura óssea nessa faixa etária torna as fraturas mais raras, ou com fraturas após traumas leves, levando nesse caso a deformidades nas áreas correspondentes, ou dores na coluna, cifose dorsal ou diminuição de estatura como sintomas indiretos.[14] O diagnóstico é feito com densitometria óssea por emissão de duplo raio (DEXA), e, assim como no adulto e idoso, dois desvios-padrão indicam osteoporose, a partir dos escores Z ajustados para a idade. Exames laboratoriais (sangue e urina) têm baixa especificidade por serem dependentes não apenas da idade, mas da fase de desenvolvimento, tipo de dieta, ciclo circadiano e função renal, não sendo úteis.[14]

Seu tratamento é feito de acordo com a causa primária, mas envolve a suplementação de cálcio (500 a 1.000 mg/dia) e vitamina D (400 a 800 unidades/dia).[15]

Considerações finais

O profissional que lida em AD com crianças portadoras de doenças crônicas na infância deve ter um olhar diferenciado na prestação dos cuidados, visto que muitas vezes essas crianças e seus familiares são excluídos pela sociedade e até mesmo desacreditados pelas equipes de saúde. A abordagem multiprofissional na oferta dos cuidados colabora para a elaboração de estratégias assistenciais conjuntas, integrando diversos saberes e práticas e permitindo uma construção coletiva de responsabilidades mútuas entre os profissionais envolvidos e a família, de forma a oferecer uma assistência em saúde de acordo com a singularidade e necessidades da criança.

No caso de Clarinha, as punções venosas eram muito difíceis ao início do tratamento. A presença de sudorese importante dificultava a fixação do acesso venoso periférico, e em alguns momentos era necessária a punção em região cefálica, para administração da medicação. Nessas situações, a mãe de Clarinha já vinha com o Prestobarba® para a realização da tricotomia, mas sempre dava um jeito para que o penteado do cabelo não deixasse apresentar o local raspado e, sempre quando ela ia realizar o procedimento, já sabíamos exatamente qual acesso venoso seria utilizado. Posteriormente, com o crescimento, as punções nos membros superiores trouxeram mais conforto para a criança e sua família, e, com a repetição desse cuidado, a criança passou a apresentar menos sudorese, o que facilitou a fixação e a manutenção do acesso.

O vínculo com a enfermeira exemplifica-se no fato de que, mesmo quando a infusão do medicamento estava prevista para ocorrer durante as férias da enfermeira, a mãe de Clarinha optava por adiar a infusão até o término das férias, mesmo que fosse haver o atraso em alguns dias ou mês. A relação de confiança estabelecida e construída junto à enfermeira dos cuidados pediátricos domiciliares, pautada dentro dos valores da humanização e cuidado individualizado, proporcionou ambiente seguro para uma recuperação plena da criança junto ao aconchego familiar.

Clarinha foi admitida no SAD necessitada de diversos dispositivos invasivos, como ventilação mecânica invasiva, traqueostomia, gastrostomia e oxigênio contínuo, sem controle cervical ou do tronco, totalmente dependente, residindo aos fundos da casa da avó paterna; os demais familiares apresentavam dificuldades para a oferta dos cuidados necessários, e uma mulher tão jovem precisava ser resiliente para assumir o desafio de ser mãe de uma criança com uma doença óssea rara. A mãe de Clarinha reconhece a importância da equipe de AD no progresso e na evolução satisfatória do quadro clínico da criança, ciente de que nada disso teria sido possível sem a colaboração, o apoio, o carinho e a dedicação dos integrantes da equipe na oferta dos cuidados necessários.

Referências

1. Forlino A, Marini JC. Osteogenesis imperfecta. Lancet. 2016;387(10028):1657-71.
2. Paiva DF, Oliveira ML, Almohalha L. Percepções de pessoas com osteogênese imperfeita acerca das intervenções terapêuticas ocupacionais e possibilidades de cuidado. Cad Bras Ter Ocup. 2018;26(2):399-407.
3. Marini JC, Cabral WA. Osteogenesis Imperfecta. In: Thakker RV, Whyte MP, Eisman JA, Igarashi I, editores. Genetics of Bone Biology and Skeletal Disease. 2. ed. Academic Press; 2018. p. 397-420.
4. Brizola E, Zambrano MB, Pinheiro BS, Vanz AP, Félix AP. Características clínicas e padrão de fraturas no momento do diagnóstico de osteogênese imperfeita em crianças. Rev Paul Pediatr. 2017;35(02):171-7.
5. Warman ML, Cormier-Daire V, Hall C, Krakow D, Lachman R, LeMerrer M, et al. 2011. Nosology and classification of genetic skeletal disorders: 2010 revision. Am J Med Genet A. 2011;155A(5):943-68.
6. Johns Hopkins University School of Medicine. OMIM - Online Mendelian Inheritance in Man® An Online Catalog of Human Genes and Genetic Disorders. Updated October 29, 2021. Website.

7. Sillence DO, Rimoin DL, Danks DM. Clinical variability in osteogenesis imperfecta-variable expressivity or genetic heterogeneity. Birth Defects Orig Artic Ser. 1979;15(5B):113-29.
8. Marini JC. Osteogenesis imperfecta. In: Kliegman RM, St Geme JW, Blum NJ, Shah SS, Tasker RC, Wilson KM, editores. Nelson Textbook of Pediatrics. 21. ed. Filadélfia: Elsevier; 2020.
9. Dwan K, Phillipi CA, Steiner RD, Basel D. Bisphosphonate therapy for osteogenesis imperfecta. Cochrane Database Syst Rev. 2016;10(10):CD005088.
10. Lourenço AF, Battibugli S. Distúrbios da coluna vertebral. In: Sociedade Brasileira de Pediatria. Tratado de Pediatria. 4. ed. Barueri: Manole; 2017.
11. Morris C, Bartlett D. Gross Motor Function Classification System: impact and utility. Dev Med Child Neurol. 2004;46(1):60-5.
12. CanChild Centre for Childhood Disability Research; Institute for Applied Health Sciences, McMaster University. GMFCS – E & R: Sistema de Classificação da Função Motora Grossa. Ampliado e Revisto. 2007. [acesso em janeiro de 2022]. Disponível em: https://canchild.ca/system/tenon/assets/attachments/000/000/075/original/GMFCS-ER_Translation-Portuguese2.pdf
13. Koop SE. Scoliosis in cerebral palsy. Dev Med Child Neurol. 2009;51:92-8.
14. Terreri MTR. Osteoporose na Infância. In: Sociedade Brasileira de Pediatria. Tratado de Pediatria. 4. ed. Barueri: Manole; 2017. p. 1822-4.
15. Campos LMA, Liphaus BL, Silva CAA, Pereira RMR. Osteoporose na infância e na adolescência. J Pediatr. 2003;79(6):481-8.

Capítulo 9

Cuidados de enfermagem na assistência domiciliar pediátrica

Carolina Campanário de Castro
Daniele Santos da Conceição

PONTOS-CHAVE

- A assistência domiciliar pediátrica não envolve apenas o cuidado à criança com condições crônicas complexas, mas também a sua família, geralmente centrada na figura da mãe – cuidadora principal, que aprende com a enfermeira a realizar os cuidados que são complexos, ainda no ambiente hospitalar.
- A enfermeira deve estabelecer uma relação dialógica, pautada na problematização das demandas de cuidados da criança, para que ela possa apreender o cuidado e realizá-lo com segurança no domicílio.
- Em resposta às condições crônicas complexas da criança, as famílias, principalmente a mãe e o pai, no seu dia a dia, podem ser afetados por sentimentos de dúvidas e insegurança; exigências excessivas em fazer os cuidados corretamente, dedicação exclusiva do seu tempo e recursos financeiros; e por estresse na relação conjugal.
- A enfermeira deve dar apoio aos pais para lidarem com as condições crônicas complexas, ser atenciosa, propor sugestões para a melhoria nos cuidados, facilitar a comunicação e a verbalização dos sentimentos, e solicitar apoio psicológico sempre que necessário.
- A enfermeira da equipe de atenção domiciliar pode articular com a rede de atenção à saúde do território da criança, com objetivo de construir a corresponsabilidade no cuidado em saúde entre as equipes de referência multiprofissionais e o apoio de especialistas.

OBJETIVOS DE APRENDIZAGEM

Ao final do capítulo, o leitor deverá ser capaz de:

- Identificar os cuidados de enfermagem à criança com condições crônicas complexas no contexto da assistência domiciliar pediátrica.
- Compreender a elaboração e a importância do projeto terapêutico singular na assistência domiciliar pediátrica.
- Reconhecer a importância da atuação da equipe multiprofissional na assistência domiciliar à criança em condições crônicas complexas.
- Compreender a importância da integração da equipe multiprofissional de atenção domiciliar com a rede de atenção à saúde.

Caso clínico

Bruno (nome fictício), sexo masculino, atualmente está com 8 anos de idade, é acompanhado por um programa de assistência domiciliar do município do Rio de Janeiro e é filho de Glória, de 33 anos. Quando foi admitido no programa, em outubro de 2013, a criança tinha a proposta de cuidados paliativos, uma vez que fazia apneias recorrentes devido às comorbidades associadas ao seu diagnóstico de base e à internação prolongada que se iniciou desde o nascimento.

Bruno apresenta os diagnósticos de Arnold-Chiari II, mielomeningocele (MMC, corrigida ao nascimento), onfalocele (corrigida ao nascimento), hidrocefalia com derivação ventriculoperitoneal (DVP) e paralisia de cordas vocais. Como dispositivos vitais, possui cânula plástica de traqueostomia (TQT) número 5,0 sem balonete e dispositivo de gastrostomia de baixo perfil (*botton* 18 French/1,2 cm) na gastrostomia (GTT).

Quando foi para casa pela primeira vez, em outubro de 2013, Bruno era dependente de oxigênio (O_2) e recebia continuamente 1 L/min através do concentrador elétrico de oxigênio, passando a ficar em ar ambiente após alguns meses de desmame gradual do O2. Entretanto, para melhorar a dinâmica respiratória no período noturno, além da prevenção das apneias durante o sono, a criança faz uso de ventilação invasiva por pressão positiva (BIPAP) com parâmetros de (ipap) 12 x (epap) 6, via TQT. Alimenta-se por dispositivo de GTT, recebendo dieta artesanal por gavagem simples e faz cateterismo vesical a cada 6 horas por técnica limpa. Após duas reinternações em 2016, o quadro clínico de Bruno regrediu, e ele voltou a ser dependente de oxigenoterapia diurna sob máscara de TQT a 2 L/min, tolerando ficar somente em uso de oxigênio até às 16 horas do dia; a partir desse horário, a mãe tinha de colocá-lo na ventilação invasiva junto com oxigênio a 2 L/min. O cateterismo vesical passou a ser realizado a cada 4 horas. Apresenta sialorreia intensa, tosse produtiva e ineficaz, com necessidade de aspiração traqueal.

Contexto social

Bruno é filho de Glória – cuidadora principal – e de João (34 anos), que trabalha como autônomo e, apesar de não ter renda fixa, consegue receber cerca de 1/2 salário-mínimo por mês. Glória recebe o benefício de prestação continuada (BPC) da criança, que os ajuda a completar a renda da família. Eles têm mais uma filha de 13 anos, que é estudante, e residem em uma área rural de um bairro da Zona Oeste do município do Rio de Janeiro, sem acesso a uma rede telefônica eficiente. A mãe tem dificuldade de organizar seu tempo, dedicado integralmente aos cuidados complexos e contínuos de Bruno, com a limpeza da casa e atenção à filha mais velha.

Até o momento, como não conseguiu os aparelhos para a sobrevivência da criança via Defensoria Pública, utiliza os aparelhos alugados por uma organização não governamental (ONG), entidade do terceiro setor que ajuda o programa de assistência domiciliar que acompanha Bruno a desospitalizar crianças e adolescentes com condições crônicas complexas (CCC).

Frente aos cuidados administrados por cuidadora habilitada e rede de suporte de saúde, o quadro de finitude precoce, conforme avaliado no início de sua vida, não se configurou até o momento. A criança tem recebido suporte de reabilitação por meio de órteses e cadeira de rodas, procedimentos cirúrgicos ortopédicos, visando à melhora da qualidade de vida.

Atualmente, Bruno tem um atraso importante no desenvolvimento intelectual, mas seu cognitivo é muito estimulado pelos pais pela equipe de assistência domiciliar (AD). Antes da pandemia, ele começou a ser alfabetizado pela rede pública de ensino quando a professora se deslocava até a sua residência, pois, por morar em uma área rural, a única linha de ônibus que circula na região apresenta um intervalo grande de circulação e não tem estrutura para transportar cadeirantes.

Introdução

O presente capítulo visa apresentar a experiência da prática do cuidado de enfermagem na assistência domiciliar pediátrica, sob a ótica das autoras, que através de um caso clínico abordam ações sistematizadas por meio de um projeto terapêutico singular (PTS), que propõe intervenções para além dos aspectos biológicos, sendo ressignificadas nas relações estabelecidas entre a família e suas redes, incluindo as redes de atenção à saúde (RAS).

Definição

Conforme descrito no caso clínico, Bruno é uma criança com CCC, que são aquelas que apresentam qualquer doença, cuja duração mínima seja de 12 meses, com o envolvimento de mais de um órgão ou sistema, ou apenas um órgão de forma severa, necessitando de acompanhamento especializado e, provavelmente, um período de internação em hospital terciário.1 Essas crianças geralmente apresentam limitação física/mental, possuem necessidades medicamentosas, nutricional, tecnológicas, entre outras, e muitas vezes têm diagnósticos de doenças sem cura.2 Descrevemos a seguir os três principais diagnósticos apresentados por Bruno, que determinaram a sua CCC: MMC, Arnold-Chiari tipo II e onfalocele.

Mielomeningocele

A MMC também é uma forma de espinha bífida (disrafismo), caracterizada por uma falha do fechamento do tubo neural nas primeiras semanas de gestação. Durante a fase embrionária, essa falha faz com que a medula, as raízes nervosas e as meninges do bebê fiquem expostas. Nessa fase de desenvolvimento do embrião, ocorrem o fechamento do tubo neural e a separação entre o tecido nervoso e a pele. A falha resulta em comunicação do tecido nervoso com o meio ambiente. Assim, a MMC é considerada um disrafismo aberto, caracterizado pela exposição da placa neural através do defeito ósseo e da pele. Sua etiologia é multifatorial, sendo a deficiência de ácido fólico o principal fator de risco.[3]

Manifestações clínicas

As complicações são diversas e podem variar dependendo da altura em que a MMC ocorre na medula espinhal, sendo mais comum na região lombossacral (Figura 1). Quanto mais alta for a lesão, maior será a gravidade.[4] Entre as diversas consequências, podemos destacar a "hidrocefalia, malformação de Chiari tipo II, distúrbios motores, esfincterianos e deformidades ortopédicas".[3] Bruno apresenta as seguintes complicações: bexiga neurogênica, hidrocefalia com DVP, déficit motor importante, déficit cognitivo, disfagia, apneia, sialorreia intensa, tosse produtiva e ineficaz.

Diagnóstico

O diagnóstico geralmente é feito durante a realização dos exames solicitados no pré-natal através da ultrassonografia (USG). Esse deve ser o exame de escolha devido à sua eficiência e segurança, ao baixo custo e ao tempo em que se podem detectar os defeitos do tubo neural, pois no primeiro trimestre já é possível identificá-los. Existe também o rastreamento através de análise de alfafetoproteína (AFP) no sangue materno, porém só se detectam valores anormais de AFP a partir do 2º trimestre de gestação e não é específico apenas para MMC; sua presença ocorre também em outras doenças. A ressonância magnética pré-natal pode ser considerada em caso de necessidade de melhor avaliação do sistema nervoso central do feto.[3]

Conduta terapêutica

A cirurgia é a principal forma de tratamento, podendo ocorrer intraútero ou após o nascimento, e "tem por objetivo cor-

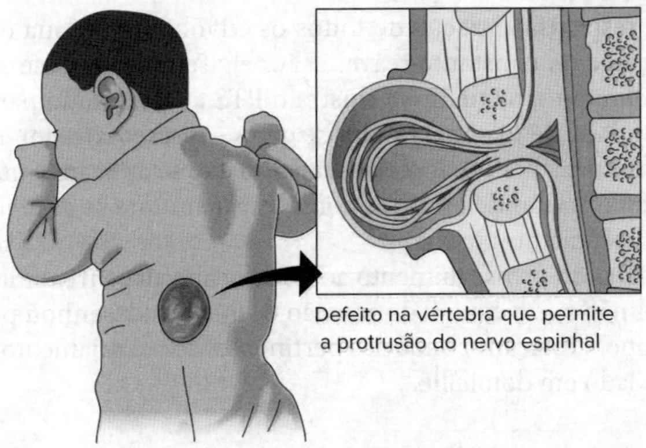

FIGURA 1

MMC em região lombossacral.

Fonte: adaptada de Protzenko T, 2020.[3]

rigir o defeito, isolar o sistema nervoso central e evitar infecções, se possível, preservando a função neurológica".[5] Entretanto, não podemos deixar de citar que o enfermeiro tem papel fundamental na prevenção do fator nutricional da MMC, atuando com educação em saúde materno-infantil na atenção básica sobre a importância do uso do ácido fólico nos defeitos do tubo neural com as mulheres em idade fértil.[6]

Arnold-Chiari tipo II

É uma anomalia congênita do sistema nervoso central que se caracteriza por uma deformidade complexa da fossa posterior e geralmente está associada a MMC.[7]

Manifestações clínicas

Entre as principais manifestações clínicas, podemos citar a perda dos reflexos orofaríngeos e traqueobrônquicos, crises de apneia devido a paralisia dos abdutores de cordas vocais, hidrocefalia, atrasos no desenvolvimento neuropsicomotor, incontinência urinária, déficits sensórios motores, paraparesia e tetraparesia.[7]

Diagnóstico

Assim como na MMC, o diagnóstico pode ser realizado durante o pré-natal na realização de USG. No primeiro trimestre gestacional, entre a 11ª e 13ª semana, já se podem identificar anormalidades anatômicas fetais. Já a ecografia obstétrica morfológica, idealmente realizada entre a 20ª e a 22ª semanas de gestação, visa estudar a anatomia interna e externa do feto para certificação de malformações ou defeitos congênitos.[7]

Conduta terapêutica

O tratamento definitivo é cirúrgico e abrange diferentes modalidades e técnicas, tais como a correção da hidrocefalia com a colocação da DVP, descompressão da fossa posterior, além do reparo da MMC.[7]

Onfalocele

Trata-se de uma malformação congênita da linha média da parede abdominal que se caracteriza pela ausência de músculo, fáscia e pele. Como consequência, ocorre a herniação patológica das vísceras abdominais por meio do cordão umbilical.[8]

Manifestações clínicas

As crianças com esse diagnóstico podem desenvolver lesão hepática, broncodisplasia, complicações hepáticas pelo uso prolongado de nutrição parenteral total, dificuldades na alimentação e no crescimento, hérnias inguinais e doenças do refluxo gastroesofágico.[9]

Diagnóstico

O diagnóstico é realizado durante o pré-natal, principalmente através da USG obstétrica, já podendo ser confirmada após a 12ª semana de gestação.[8]

Conduta terapêutica

O tratamento é cirúrgico, sendo ideal o fechamento cirúrgico primário.[8] Quando esta não for uma opção possível, devido à desproporção de conteúdo/continente, gerando risco de síndrome compartimental, pode ser considerado o fechamento estagiário (silo) ou o tratamento conservador, este último nas onfaloceles gigantes.[9]

Considerações de enfermagem

A enfermeira desempenha papel primordial em todas as etapas da assistência às crianças com CCC, mas, no que tange à atenção domiciliar, a profissional tem atuação relevante por ser considerada especialista em clínica, gerente de caso, responsável pela prestação de diversos cuidados ao paciente e por exercer importante função de liderança, ocupando papel central na atenção domiciliar.[10]

Observamos que Bruno apresenta muitas demandas de cuidados, entre elas: desenvolvimento em atraso para a idade, com necessidade de reabilitação psicomotora e social em maior número do que as crianças em geral, tecnológico com uso de dispositivos mantenedores da vida – TQT, GTT –, medicamentoso, pelo uso contínuo de fármacos essenciais – broncodilatadores e anticonvulsivantes –, atividades de vida diária habituais modificadas, pois precisa de adaptações nas atividades rotineiras – no banho, na alimentação e na locomoção, ou seja, é uma criança que apresenta demandas de cuidados clinicamente complexos (reúne todas as demandas anteriores, incluindo o manejo de tecnologia de suporte avançado a vida).[11] Além das questões sociais e emocionais, que envolvem seus familiares, exigem-se da enfermeira grandes habilidades técnicas e humanas, para ajudá-los a desenvolver e a assumir o protagonismo no cuidado.

Fases e evolução da doença

Fase inicial – abordagem multidisciplinar da equipe de assistência domiciliar

Quando Bruno foi admitido no programa de atenção domiciliar, a equipe construiu, junto com a família, o PTS, com objetivo de elaborar propostas e condutas terapêuticas, articuladas com a complexidade clínica da criança, e por também ser um dispositivo do resultado da discussão coletiva da equipe multiprofissional. O PTS agrupa o conhecimento multiprofissional e inclui os múltiplos saberes por meio da atuação de diversas especialidades importantes para aquele determinado indivíduo. Nele devem constar a elaboração do diagnóstico, a definição de metas e a responsabilização de todos os envolvidos na sua execução e na constante reavaliação.[12,13] Tendo por base esse documento, o Quadro 1 ilustra o PTS customizado para a realidade de Bruno; ressalta-se que se apresentam um modelo e uma metodologia de trabalho que se aplicam a qualquer situação de crianças complexas, em que se planeja a assistência domiciliar:

Dando prosseguimento ao PTS e à abordagem multidisciplinar que a equipe de atenção domiciliar desenhou para Bruno, destacam-se aquelas pertinentes ao planejamento do cuidado em domicílio.

Abordagem física

O planejamento do cuidado na abordagem física de Bruno envolve: a anamnese multiprofissional, conforme os variados aspectos do cuidado; garantia de adequadas oxigenoterapia e ventilação mecânica invasiva, quando indicadas; fortalecimento da musculatura global para a evolução satisfatória do

QUADRO 1 Modelo inicial de planejamento terapêutico singular

Identificação da criança	Nome, registro do prontuário, sexo, data de nascimento e filiação
Localização do território	Endereço completo e telefones para contato
Elementos relevantes	Área residencial rural na Zona Oeste do município do Rio de Janeiro, sem rede telefônica eficiente. Unidade de pronto atendimento (UPA) a 10 minutos de carro da residência; hospital geral de emergência (1) a 15 minutos, hospital geral de emergência (2) a 20 minutos; e um posto de saúde a 10 minutos de carro da residência.
Critérios de admissão no programa de assistência domiciliar	Paciente de média complexidade, segundo a avaliação feita pela equipe de atenção domiciliar. Instabilidade da condição clínica do paciente, que fazia apneias frequentes devido ao diagnóstico de base, somado a outros adquiridos no período em que ficou internado – 8 meses, desde o nascimento. Dependência de oxigênio a 2 L/min em macronebulização no período diurno até às 16 horas. Dependência de ventilação mecânica invasiva noturna com oxigênio a 2 L/min.
Arranjo familiar	Família formada por pai – João (34 anos), mãe – Glória (33 anos), uma irmã (13 anos). A mãe não dispõe de uma rede familiar participativa e atuante que apresente disponibilidade em ajudá-la nos cuidados da vida diária da criança e da filha mais velha.
Objetivos	Foram descritos em metas em curto, médio e longo prazo, entre a equipe de saúde e a família. No caso de Bruno, cada profissional traçou seus objetivos, metas e resultados alcançados.
Propostas de intervenções	Conscientização da família sobre a complexidade e gravidade da situação do paciente e possibilidade de morte iminente quando foi admitido no programa. Manter o atendimento terapêutico da cuidadora na geração de recursos emocionais que a habilite manter viva a sua individualidade.
Motivos para a implementação do projeto	Acompanhar o paciente nas suas necessidades clínicas e de reabilitação; oferecer assistência efetiva e humanizada; melhorar as relações intrafamiliares, tentando resgatar laços e responsabilidade paterna nos cuidados com paciente.
Proposta de projeto assistencial	Desde a admissão, Bruno recebe visitas de enfermagem e da fisioterapia respiratória semanais; assistência médica quinzenal e assistência de psicologia por demanda; parceria com um dos serviços de reabilitação do município do Rio de Janeiro (utilização de próteses em membros inferiores) e com o posto de saúde do território, onde são administradas as vacinas do calendário vacinal.
Lista de medicamentos e insumos	Foi definida pela equipe de atenção domiciliar uma quantidade mensal a ser dispensada.

(continua)

QUADRO 1 Modelo inicial de planejamento terapêutico singular *(continuação)*

Identificação da criança	Nome, registro do prontuário, sexo, data de nascimento e filiação
Lista de material permanente/ equipamentos	Cilindro de oxigênio de 4 mm^3 ou de 8 mm^3 Cilindro de oxigênio de 1 mm^3 Concentrador elétrico de oxigênio Ventilador tipo *bilevel* Circuito de *bilevel* com umidificador (traqueia longa, válvula exalatória e conexão para TQT) Aspirador portátil elétrico Nebulizador (tipo compressor) *Kit* para nebulização Peça T para conexão de sistema de nebulização *Nobreak* Oxímetro de mesa AMBU Infantil completo com reservatório e máscara
Avaliação das vulnerabilidades	Residência distante do centro do bairro, transporte público deficiente, telefone inoperante, rede de apoio familiar inexistente.
Pactuação dos objetivos	Realizar reunião com os pais de Bruno, a fim de conscientizá-los a respeito da complexidade e gravidade do paciente e possibilidade de morte iminente; agendar reunião com a presença do pediatra e psicóloga da equipe do programa de atenção domiciliar, com a mãe (cuidadora principal) e o pai da criança, objetivando a pactuação para a operacionalização do projeto.
Cronograma de reavaliação	Transcorridos 3 meses, a família será convidada para uma sessão de apresentação dos resultados avaliados pela equipe do programa de atenção domiciliar para pactuação de novas propostas, com encaminhamentos para outros pontos de atendimento à saúde de Bruno.
Gestores do caso	O ideal é estabelecer um ou mais coordenadores do PTS para que a união das metas estabelecidas pela equipe multiprofissional seja um elo entre a equipe hospitalar, a equipe do território e a família. É recomendado que essa escolha aconteça pelo compromisso formal dos gestores, assim como o vínculo formado entre profissionais e usuários.[14]

quadro clínico; prevenção de deformidades e/ou complicações secundárias; aprimoramento do treinamento da mãe – principal cuidadora, que durante a internação da criança foi treinada pelas enfermeiras, além de outros da equipe multidisciplinar, a realizar os cuidados clinicamente complexos. Com base nas dúvidas da mãe, a enfermeira da equipe de atenção domiciliar irá problematizar com ela suas dificuldades, tanto em relação às demandas de cuidados da criança como aos cuidados habituais de uma criança no domicílio. Para tanto, a enfermeira deve realizar treinamento periódico com a mãe sobre os cuidados complexos, a saber:

- Cuidados com a TQT: fazer aspiração traqueal (técnica asséptica) e aspiração de vias aéreas superiores; estar atenta aos cuidados com a pele ao redor do estoma; saber a técnica asséptica da troca da cânula de TQT, em caso de decanulação acidental; fazer a troca da fixação de TQT, de preferência em dupla.
- Cuidados com a GTT: manter os cuidados com o estoma e a pele – periestoma –, evitar deixar a pele úmida; preparar os alimentos e acondicioná-los; administrar dieta artesanal por gavagem simples em GTT, de forma que a criança não apresente náuseas, êmese e/ou distensão abdominal.
- Realização do preparo, diluição e administração de medicamentos, assim como aprender a armazená-los em locais frescos, fora da umidade excessiva e do calor.
- Cateterismo vesical intermitente por técnica limpa.
- Sinais vitais e sinais de alerta: verificar temperatura corporal, frequência cardíaca e/ou pulso, frequência respiratória e saturação de oxigênio no oxímetro de pulso de mesa; identificar os sinais de alerta – batimento de asa de nariz, aumento do esforço respiratório, retração intercostal, sudorese, palidez e cianose.
- Cuidados com a integridade da pele: fazer mudança de decúbito, manter a hidratação e nutrição adequada, manter a higiene e o conforto, roupas de cama limpas e sem pregas, evitar a fricção, inspecionar a pele diariamente.
- Com relação aos equipamentos: higienizar com álcool a 70%: ventilador tipo *bilevel*, concentrador elétrico de oxigênio, oxímetro de pulso de mesa, aspirador, nebulizador elétrico e *nobreak*. Higienizar com um pano umedecido com água o cilindro de oxigênio (nunca com álcool); lavar com água e sabão o copo do aspirador elétrico. Destacamos que a mãe de Bruno foi orientada quanto à importância da limpeza da casa, principalmente os cômodos em que a criança permanece por mais tempo.

Abordagem familiar/cuidador

A abordagem ao familiar cuidador foi iniciada ainda durante a internação no ambiente hospitalar, pois é importante que o serviço de atenção domiciliar (SAD), que será responsável pelo cuidado, tenha contato com a criança ainda internada em enfermaria. A enfermeira identificou que a cuidadora principal, Glória, estabeleceu uma relação de confiança com a equipe de enfermagem, que compreendeu suas preferências individuais, culturais, religiosas e seus medos. A equipe de atenção domiciliar realizou reuniões com a família de Bruno para contextualizar sobre a realidade de saúde da criança, o que esperar em curto e médio prazo, e o que poderiam proporcionar de qualidade de vida para essa criança.

Com o treinamento da cuidadora principal para a realização dos principais procedimentos citados, a enfermeira precisa negociar saberes e práticas que não pertencem ao cotidiano de cuidado dessas famílias, e quase sempre atrelados às tecnologias e fora de seus domínios. A cuidadora precisa se instrumentalizar para atender aos cuidados complexos da criança no domicílio.

O conhecimento científico, na perspectiva humanizante, deve ser útil e transformador, abrir caminhos mediatizados pelas palavras e comunicação clara, além de ter a enfermeira e a família como criadores de novas realidades. No domicílio, é preciso fazer ajustes, adaptações e transformações no estilo de vida. O saber que dá suporte à prática de cuidar é posto à prova constantemente e acaba sendo reformulado frente aos desafios impostos pelo ambiente em que a família vive.[13]

Abordagem psicológica/espiritual

A abordagem psicológica se baseia nos fatores e riscos para o possível surgimento de tensões e desvios de propostas de condutas terapêuticas. Atua como facilitadora dos canais de comunicação, buscando simetria na construção dos laços de confiança entre a equipe e a família. O psicólogo membro da equipe de atenção domiciliar poderá, também:

- Minimizar os fatores estressores indesejados para uma boa assistência, identificando os mecanismos de defesas que podem pesar sobre a compreensão, aceitação e colaboração do processo do atendimento domiciliar.
- Promover espaços de expressão, discussão e acolhimento das emoções desencadeadas no processo de adoecimento e terminalidade.
- Melhorar a qualidade do atendimento aos pacientes e familiares.
- Incentivar a continuidade das rotinas diárias, metas e projetos futuros.
- Atentar-se quanto ao desenvolvimento físico-psicoemocional da criança, à fase da doença e seu efeito sobre o crescimento e a maturidade.
- Promover o acesso à assistência espiritual, conforme o plano cultural e religioso da família.

A espiritualidade assume lugar central no cotidiano dos familiares cuidadores, sem referir-se a uma religião específica. É um discurso que compreende Deus como ajuda, esperança e superação das adversidades impostas pela nova realidade, qual seja, a de ser mãe de uma criança com CCC. Acreditar em alguém maior é capaz de promover alívio ao sofrimento e à ansiedade da família. Desse modo, confirma o que já foi identificado em outro estudo, de que é preciso considerar a espiritualidade, valores, comportamentos e conhecimentos no cuidado à saúde, quando da participação da família no processo de cuidar.[15]

Abordagem social

A abordagem social na atenção domiciliar está voltada para os pacientes, os familiares e a equipe multidisciplinar. O assistente social tem um papel imprescindível no cenário da AD, e seu principal objetivo é articular a efetivação do acesso ao sistema de saúde (SUS), bem como benefícios previdenciários (Instituto Nacional do Seguro Social – INSS), proteção social (Sistema Único de Assistência Social – Suas), direitos dos pacientes na saúde e nas políticas públicas.16 No caso da família de Bruno, a assistente social foi muito importante, pois fez encaminhamentos ligados ao acesso às políticas sociais, como a inscrição no Cadastro Único do Governo Federal e a solicitação do BPC, bem como na judicialização, via Defensoria Pública, de insumos, medicamentos e equipamentos que a atenção básica não conseguiu ofertar. Além disso, elaborou o mapeamento da rede, que tinha, para além dos dispositivos de saúde, serviços socioassistenciais.

Considerações finais

Bruno vem apresentando evolução satisfatória e mantém-se estável clinicamente. Faz reabilitação pela equipe multidisciplinar de atenção domiciliar, e, devido à pandemia de covid-19, o serviço de reabilitação disponível na RAS do seu município, conforme pactuação feita na elaboração do PTS, está temporariamente suspenso. Obedecendo aos protocolos de prevenção ao covid-19, Bruno está com as aulas presenciais ainda suspensas, com previsão de retorno no ano que vem. Entretanto, sua professora da rede pública de ensino envia material didático de alfabetização, para que a criança se mantenha estimulada. Os familiares cuidadores estão empoderados para realizar seus cuidados complexos, permitindo à criança viver com dignidade, respeito e carinho no conforto do seu lar. E, muito mais do que realizar procedimentos de saúde com foco apenas na doença, a atenção domiciliar se configurou na vida de Bruno como ferramenta de humanização, inclusão e reinserção não apenas no seio familiar, mas também em sua rede social.

Referências

1. Feudtner C, Hays RM, Haynes G, Geyer JR, Neff JM, Koepsell TD. Deaths attributed to pediatrics complex chronic conditions: national trends and implications for supportive care services. Pediatrics. 2001;107(6):E99.
2. Moreira MCN, Albernaz LV, Sá MRC, Correia RF, Tanabe RF. Recomendações para uma linha de cuidados para crianças e adolescentes com condições crônicas complexas de saúde. Cad Saúde Pública. 2017;33(11).
3. Protzenko T. Mielomeningocele: artigo de revisão. Sociedade Brasileira de Neurocirurgia Pediátrica. 2020. [acesso em dezembro de 2021]. Disponível em: https://sbnped.com.br/pt/conteudos/mielomeningocele/203-mielomeningocele-artigo-de-revisao

4. Silva BMS, Fortes FSA, Faria LMO, Cunha JC, Lannes WR, Mello TM. O papel do enfermeiro na assistência de pacientes portadores de espinha bífida. Rev Ciência Atual. 2018;11(1):1-8.
5. Cervante TP. Análise dos fatores prognósticos relacionados à mielomeningocele: uma coorte de 20 anos de seguimento. Dissertação [Mestrado em Pesquisa Aplicada à Saúde da Criança e da Mulher] – Instituto Nacional de Saúde da Mulher da Criança e do Adolescente Fernandes Figueira, Fundação Oswaldo Cruz, Rio de Janeiro; 2017.
6. Marqui ABT. Ácido fólico, prevenção de defeitos do tubo neural e fatores associados: uma reflexão. Temas em Educação em Saúde. 2019; 15(2):186-93.
7. Magalhães MJS, Pimenta BPM, Gomes HO, Neto JVF, Oliveira RV, Novais SS. Alterações neuroanatômicas do encéfalo na malformação Arnold-Chiari II. REAS. 2019;(19):e710.
8. Lima LS. Perfil epidemiológico e avaliação da atenção pré e pós-natal nos pacientes portadores de onfalocele tratados no Instituto de Medicina Integral Prof. Fernando Figueira (IMIP): um estudo descritivo. 2018.
9. Maniçoba AF, Veloso LD, Romaguera LMD. Manual de Condutas na Onfalocele. Unidade de Cuidados Intensivos Pediátrico e Neonatal. EBSERH – Hospitais Universitários Federais. Universidade Federal de Pernambuco, Hospital das Clínicas; 2021.
10. Andrade AM, Silva KL, Seixas CT, Braga PP. Nursing practice in home care: an integrative literature review. Rev Bras Enferm. 2017;70(1):199-208.
11. Precce ML, Moraes JRMM, Pacheco STA, Silva LF, Conceição DS, Rodrigues EC. Educational demands of families of children with special health care needs in the transition from hospital to home. Rev Bras Enferm. 2020;73(Suppl 4):e20190156.
12. Brasil. Ministério da Saúde. Secretaria de Atenção à Saúde. Núcleo Técnico da Política Nacional de Humanização. Equipe ampliada, equipe de referência e projeto terapêutico singular. 2. ed. Brasília, DF: Ministério da Saúde; 2007. (Série B. Textos Básicos de Saúde).
13. Pereira CD, Conceição DS da, Cruz FSB, Oliveira M de S, Barreto TB. O protagonismo da família. In: Desospitalização de crianças com condições crônicas complexas: perspectivas e desafios. Rio de Janeiro: Eldorado; 2019. p. 77-101.
14. Cruz Filho AD, Gonçalves CP, Conceição DS, Carvalho JL, Menezes LA, Carvalho MSN. A desospitalização em crianças com condições crônicas e complexas em saúde. In: Brasil. Ministério da Saúde. Secretaria-Executiva. Superintendência Estadual do Ministério da Saúde no Rio de Janeiro. Desospitalização: reflexões para o cuidado em saúde e atuação multiprofissional. Brasília, DF: Ministério da Saúde; 2020.
15. Góes FGB, Cabral IE. A alta hospitalar de crianças com necessidades especiais de saúde e suas diferentes dimensões. Rev Enferm UERJ. 2017;25:e18684.
16. Olario OS, Braga IC, Pessoa FA, Silva LV, Beja Junior SV, Santos KF, et al. Desospitalização e a abordagem multiprofissional: um olhar para o atendimento integral. In: Brasil. Ministério da Saúde. Secretaria-Executiva. Superintendência Estadual do Ministério da Saúde no Rio de Janeiro. Desospitalização: reflexões para o cuidado em saúde e atuação multiprofissional. Brasília, DF: Ministério da Saúde; 2020.

Capítulo 10

Reabilitação em atenção domiciliar pediátrica

Rita de Cássia Guedes de Azevedo Barbosa
Renalli Alves

PONTOS-CHAVE

- Intervenção multidisciplinar domiciliar é uma importante ferramenta na reabilitação de crianças em situação de cuidados em domicílio.
- A prática regular de atividades em casa permite a manutenção dos estímulos adequados para uma maior funcionalidade, participação e qualidade de vida da criança, contribuindo para o seu bem-estar e da de sua família.
- Programa domiciliar de reabilitação pode ser definido como estratégias de trabalho promovidas por profissionais da saúde em conjunto com familiares e cuidadores para explorar o máximo potencial dos pacientes em internação domiciliar.
- A assistência ao paciente deve ser integral, centrada na pessoa, com plano terapêutico individualizado. O programa domiciliar torna-se então uma alternativa promissora para garantir essa atenção, promovendo maior humanização e privacidade, facilitando a desospitalização e impedindo novas hospitalizações.
- Para a prescrição das terapias indicadas, o profissional gerenciador deve conhecer a abrangência da formação profissional das diversas áreas da saúde e associá-la com a demanda do indivíduo.

OBJETIVOS DE APRENDIZAGEM

Ao final do capítulo, o leitor deverá ser capaz de:

- Entender a importância da atuação de uma equipe multidisciplinar na prescrição da reabilitação de pacientes no domicílio.
- Descrever a importância de uma assistência ao paciente integral, centrada na pessoa, com plano terapêutico individualizado.
- Reconhecer o programa de atenção domiciliar (AD) como alternativa promissora para garantir essa atenção.
- Elencar as vantagens da AD quanto a humanização, privacidade, desospitalização e prevenção de novas hospitalizações.

Definição

Programas de intervenção multidisciplinar domiciliar tem se apresentado como uma importante ferramenta na reabilitação de crianças em cuidados em domicílio, tanto no intervalo de atendimentos realizados em centros de referência, na alta/desligamento desses, quanto em casos de não possibilidade de acompanhamento ambulatorial[1].

Crianças ou adolescentes com problemas de saúde complexos, com necessidades de cuidados especiais, apresentam risco aumentado de desenvolver danos físicos, mentais, emocionais e comportamentais crônicos, necessitam de cuidados de saúde também complexos[2]. A prática regular de atividades em casa permite a manutenção dos estímulos adequados para uma maior funcionalidade, participação e qualidade de vida da criança, contribuindo para o seu bem-estar e da sua família[3].

Programas de reabilitação domiciliar podem ser definidos como estratégias de trabalho promovidas por profissionais da saúde em conjunto com familiares e cuidadores para explorar o máximo potencial dos pacientes em internação domiciliar[3].

Crianças com complexidade médica demonstram condições crônicas que afetam múltiplos sistemas e órgãos, com risco de desenvolverem limitações funcionais severas[4]. Um esquema de reabilitação domiciliar para as crianças deve ser construído com base nos seguintes princípios[4]:

- Parceria colaborativa, centrada no paciente e estruturada em conjunto com a família, considerada como maior conhecedora da criança assistida e do ambiente da intervenção.
- Metas de trabalho estabelecidas de acordo com o desejo da criança e da família.
- Programa domiciliar de terapias organizado, escolhendo intervenções baseadas em evidências, que correspondam aos objetivos da criança e com possibilidade de ajustes e flexibilização para adequar as condutas às suas necessidades e à rotina do lar.
- Suporte regular e treinamento para que a família possa identificar mudanças no estado da criança e ajustar a complexidade do programa conforme necessário.

- Avaliação conjunta dos resultados apresentados com participação do indivíduo, família, cuidadores e demais membros da equipe[4].

As diretrizes de atendimento domiciliar desses pacientes seguem padrões internacionalmente conhecidos como *Home based programs*, no quais as atividades são desenvolvidas em um ambiente que favorece a coleta de informações, proporcionando uma adaptação efetiva à realidade vivenciada, reduzindo o isolamento social e, consequentemente, melhorando a qualidade de vida[5].

Existe hoje uma tendência mundial em assistência integral, centrada na pessoa, com plano terapêutico individualizado. O programa domiciliar torna-se então uma alternativa promissora para garantir essa atenção, promovendo maior humanização e privacidade, facilitando a desospitalização e impedindo novas hospitalizações.

Finalidade

Os serviços de atenção domiciliar (AD), que podem ser fornecidos tanto na assistência pública como na privada, são considerados modalidades de atenção à saúde que incluem ações e atendimentos reabilitadores, apoio, promoção da saúde e prevenção de agravos, tanto em condições de saúde crônicas quanto agudas.

De acordo com a gravidade e demandas individuais do paciente, a assistência de reabilitação pediátrica domiciliar deve ser organizada segundo as três modalidades de AD já estabelecidas[5,6]:

- Atendimento domiciliar: terapias ou consultas ambulatoriais realizadas em domicílio, de forma programada e com continuidade, para prevenção de agravos à saúde, manutenção e recuperação.
- Internação domiciliar: atendimentos com complexidade hospitalar realizados em domicílios, com cuidados sistematizados, de maior tecnologia, adequados para pacientes com quadro de maior gravidade.
- Visita domiciliar: ações de caráter pontual para avaliação do estado de saúde do paciente, da estrutura física do lar e das relações pessoais, propondo ajustes nesses aspectos por meio de orientação e educação.

Indicações

Nas últimas décadas, vários fatores influenciaram para a ampliação da assistência médica (clínica) domiciliar pediátrica: modernização hospitalar e capacitação de profissionais, maiores taxas de sobrevivência de prematuros extremos, menor mortalidade infantil, aumento do número de crianças com condições médicas complexas, desinstitucionalização de crianças com agravos físicos e mentais, preferência familiar para o cuidado em casa, e tentativa de redução de custos para evitar ou encurtar internações hospitalares[7].

A indicação para um plano de assistência no lar envolve critérios que vão desde a complexidade médica da criança até a existência de barreiras psicossociais para acesso a serviços de reabilitação, como custo de transporte e incapacidade dos cuidadores de se ausentar do trabalho[4,8].

Programas de reabilitação pediátrica domiciliar já foram demonstrados na literatura no tratamento de diversas condições clínicas que vão desde o risco de atraso de desenvolvimento neuropsicomotor a disfunções neurológicas[9], cardiorrespiratórias[8,10], ortopédicas[11], reumáticas e oncológicas[12].

Bebês e lactentes que sofreram injúrias nos períodos pré, peri ou pós-natal, ou com fatores de risco para a adequada maturação, crescimento e desenvolvimento, como prematuridade ou inadequação do peso ao nascer, necessitam de supervisão multidisciplinar para avaliação e adequação dos estímulos durante a aquisição dos marcos motores. Tal assistência pode acontecer em ambiente domiciliar, por intervenção direta dos terapeutas e da orientação dos seus pais e cuidadores, mantendo a continuidade da atenção[13].

Em relação às condições neurológicas, a maioria dos artigos sobre intervenção em reabilitação domiciliar pediátrica envolve o acompanhamento de crianças com paralisia cerebral e propõe atividades que trabalhem a funcionalidade por meio de tarefas dirigidas.

Programas de exercícios em casa executados pelos cuidadores podem contabilizar 50 a 80% da terapia total recebida, o restante pode ser feito com a intervenção do terapeuta presente[13].

Uma revisão sistemática publicada em 2020 analisou o efeito das intervenções existentes para o tratamento de crianças com paralisia cerebral e considerou que os modelos de exercícios domiciliares podem trazer benefícios quando são praticadas ações com eficácia comprovada. Doenças neuromusculares também são citadas como enfermidades que apresentam benefícios com terapias realizadas na moradia[9,14,15].

Dentre as condições respiratórias podemos destacar o seguimento domiciliar de crianças com doenças pulmonares crônicas, principalmente asma e fibrose cística, situações em que é recomenda a atuação contínua visando a manutenção da estabilidade clínica, redução dos períodos de agudização e condicionamento físico com maior tolerância ao esforço. Tais resultados foram alcançados por meio da prática adequada de exercícios e orientação baseada na comunidade, incluindo ambiente domiciliar e escolar[8,16].

Os pacientes em cuidados paliativos pediátricos podem apresentar sintomas intensos e dinâmicos, estresse psicológico e morbidade, todos com grande impacto na autonomia e na qualidade de vida[17]. A reabilitação física fornece uma ferramenta valiosa para o controle dos sintomas, no entanto, tem sido pouco pesquisada até o momento em crianças com doenças graves com risco de vida e suas famílias[17]. Um estudo qualitativo conclui que a terapia pode ser prestada em casa, por meio da prescrição com base no dano da criança, mesmo que a criança não esteja em situação terminal. O estudo também destaca a influência da interação com a equipe de reabilitação que prescreve o programa de exercícios, reconhecendo a importância da atitude do profissional ao trabalhar com os pais em casa[17].

Além das indicações já descritas, tivemos recentemente um aumento na procura dos serviços de reabilitação domiciliar pediátrica em vista das ações sanitárias enfrentadas pela pandemia Covid-19, que levou ao fechamento dos serviços de reabilitação ambulatorial e descontinuidade das terapias presenciais, com grave prejuízo no acompanhamento de crianças com necessidades especiais e doenças crônicas[18].

O confinamento prolongado em casa resultou em um aumento substancial na redução da atividade física e ao comportamento sedentário prolongado, ciclo que pode influenciar negativamente a saúde física e mental de uma criança devido à menor atividade, prolongado tempo de tela, dieta e hábitos de sono irregulares, além de provocar reações emocionais como tédio e frustração pela falta de interação pessoal[19].

Para assegurar a manutenção da assistência a essas crianças houve um aumento nas ações de telerreabilitação e terapias digitais desenvolvidas em parceria de terapeutas com pais e cuidadores[19,20].

Diante do novo cenário, a pandemia Covid-19 nos deu a oportunidade de acelerar o uso desses meios e facilitou a expansão dos conceitos de serviços domiciliares de reabilitação centrados na família e para crianças com deficiência. O uso de avaliações funcionais e métodos de treinamento precisou ganhar prioridade sobre os métodos presenciais baseados em evidências já estabelecidos[18,19].

A orientação remota de uma agenda de exercícios domiciliares para crianças e adolescentes pode incluir alongamentos, exercícios baseados em resistência ou atividades de fortalecimento muscular, jogos, dança (exercícios aeróbicos) e jogos *online* baseados em tarefas. Tais atividades podem impedir os efeitos deletérios da carência de terapias e isolamento social[20,21].

Contraindicações

Não são estabelecidas contraindicações absolutas para as atividades de reabilitação pediátrica, mesmo para a criança doente ou com problemas físicos. Ao contrário, as atividades devem ser encorajadas, adaptando a frequência, o tipo e a intensidade do exercício proposto à etapa do desenvolvimento e às condições clínicas de cada criança. Alguns critérios devem ser continuamente avaliados, pois limitam as ações que podem ser executadas[21]:

- Presença de instabilidade hemodinâmica, alterações da pressão arterial e de anormalidade de ritmo cardíaco.
- Disrreflexia autonômica.
- Instabilidade respiratória com sinais de dispneia ou fadiga.
- Vigência de crise epiléptica.
- Comprometimento do estado nutricional.
- Alteração do estado comportamental, como agitação.
- Dor referida ou observada.

Profissional responsável

As crianças em assistência domiciliar possuem uma ampla variedade de quadro clínico e gravidade. A organização da equipe responsável pelo seu acompanhamento irá depender de fatores relacionados aos riscos de saúde a que estão submetidas, considerando suas limitações, deficiências e prognóstico. Programas de assistência domiciliar podem ser indicados tanto para crianças acamadas quanto para aquelas com boa mobilidade, a depender do seu diagnóstico.

Para a prescrição das terapias indicadas o profissional gerenciador deve conhecer a abrangência da formação profissional das diversas áreas da saúde e associá-la com a demanda do indivíduo.

De acordo com os riscos de complicações apresentados por crianças em tratamento domiciliar[22] e áreas de atuação profissional, além dos cuidados da equipe médica e de enfermagem, na Tabela 1 são apresentadas sugestões de trabalho conjunto com terapias de reabilitação[21,23,24]:

TABELA 1 Terapias reabilitadoras de acordo com o problema de saúde apresentado

Agravos	Problemas	Terapias
Agravos do sistema respiratório	Dispneia Fadiga Incapacidade de expectorar secreção	▪ Fisioterapia respiratória ▪ Fisioterapia motora ▪ Terapia ocupacional ▪ Terapia nutricional ▪ Fonoaudiologia ▪ Psicologia ▪ Psicopedagogia ▪ Assistência social
Agravos do sistema gastrointestinal	Disfagia Desnutrição Constipação	
Agravos osteoneuro-musculares	Atraso do desenvolvimento neuropiscomotor Fraqueza Déficit funcional Encurtamentos Contraturas Deformidades Osteoporose	
Agravos emocionais, de comunicação e aprendizado	Depressão Estresse e ansiedade Retardo cognitivo	

Fonte: elaborada pelas autoras.

Riscos/pontos críticos

As evidências sugerem que as intervenções fornecidas em domicílio por indivíduos sem formação profissional, mas com treinamento e supervisão, podem ter um bom custo-benefício e melhores resultados para crianças com doenças crônicas e demais condições de saúde. Na prática, os profissionais de reabilitação devem colaborar rotineiramente com cuidadores na formulação dos programas de terapia[13].

Dada sua proximidade com os pacientes, os cuidadores, desde que eles estejam equipados e com habilidades para isso[13], podem envolver-se ativamente na terapia e têm papel importante para proporcionar maior oferta de estímulos para crianças com disfunção motora.

Embora já sejam reconhecidos diversos pontos positivos da realização de terapias em domicílio, algumas barreiras podem influenciar na adesão da família ao plano terapêutico proposto. Assim, haverá falha no seguimento das orientações dos exercícios propostos, comprometendo a técnica, proporção, intensidade, duração e frequência das atividades[25].

Fatores como percepções sobre a doença, condição ou lesão; características e percepções sobre a terapia; percepções de capacidade de completar a terapia; motivação e intenção; comportamentos relacionados à fisioterapia domiciliar; estresse e dificuldade para lidar com a criança e cognições ou experiências emocionais e sociais negativas são apontados como causas de não aderência às terapias[25].

Analisar a autoeficácia, automotivação, suporte social, intenções e adesão anterior às terapias físicas parece prever um maior risco de baixa adesão a programas de terapia domiciliar.

Estudos têm sugerido as seguintes estratégias para promover maior participação e aderência[13,25]:

- Alinhar as expectativas sobre a reabilitação com pacientes, cuidadores e familiares, combinando objetivos terapêuticos realmente alcançáveis.
- Estabelecer metas de tratamento de curto e longo prazos.
- Planejar a execução das ações, realizando treinamento das rotinas de cuidado.
- Praticar o reforço positivo, encorajando a repetição das ações de forma correta[13,25].

Material utilizado

O crescente avanço tecnológico e a visão social da necessidade de inclusão de pessoas com deficiência estão estimulando o desenvolvimento e a utilização de recursos de Tecnologia Assistiva ou de Ajuda Técnica que possam proporcionar maior autonomia aos seus usuários.

Para que as pessoas com necessidades especiais possam ter acesso aos equipamentos de Tecnologia Assistiva para uso em domicílio é necessário que equipes multidisciplinares sejam capazes de reconhecer soluções de alto e baixo custo, como órteses, próteses, adaptações domiciliares e meios alternativos para comunicação. Podemos contar atualmente com tecnologias inovadoras, envolvendo tecnologia da informação, equipamentos para adequação postural, reabilitação da marcha, dispositivos auxiliares para as atividades de vida diária e automação domiciliar.

É importante que a equipe possa reconhecer as adaptações necessárias e possíveis em cada residência, considerando o espaço, o custo e a disponibilidade da família. Para reabilitação infantil alguns materiais são necessários visando um ambiente lúdico, com adequado enriquecimento ambiental e nível de estímulos.

Recursos como bolas, rolos, tapetes e brinquedos podem ser adquiridos ou até customizados e utilizados para a terapia.

Descrição da técnica

A reabilitação domiciliar de crianças com disfunção motora também é recomendada a partir da adequação ao ambiente residencial das atividades e exercícios praticados em centros de reabilitação, utilizando os mesmos princípios que envolvem o aprendizado motor e a construção de novas habilidades para um bom crescimento, desenvolvimento e função.

O ideal é que sejam realizadas atividades lúdicas que motivem a realização de tarefas da vida real, usando autogeração de movimentos ativos com repetição e em alta intensidade, em que a prática diretamente visa a realização de uma meta definida pela criança ou por seus pais[3]. O mecanismo de ação é dependente da experiência. Assim a motivação e a atenção são importantes moduladores que permitem que a prática de tarefas específicas seja gratificante e agradável para as crianças[3].

As atividades propostas devem ser adequadas à faixa etária da criança e ao nível de maturação neurológica apresentado. Para bebês e lactentes, os exercícios devem ser orientados após minuciosa avaliação das etapas motoras que é capaz de realizar. Para esse fim podem ser aplicados instrumentos de avaliação com objetivo de identificar/quantificar a ocorrência de atraso motor. A realização/prescrição de atividades irá então ser ordenada visando a construção dos requisitos necessários para a aquisição dos marcos da motricidade infantil[10,26].

Vale então ressaltar que durante os primeiros anos de vida há uma maturação do sistema nervoso acelerada que permite à criança evoluir de padrões primitivos – reflexos e automáticos de movimento ao nascer – para uma grande variedade de movimentos voluntários, que possibilitam sua exploração do meio por meio da atividade motora grossa e fina[26].

Tal desenvolvimento depende de fatores biológicos, relacionados ao estado de saúde da criança e do nível de enriquecimento ambiental. Assim, a reabilitação infantil deve considerar as etapas que constituem os avanços motores e os fatores limitantes dessa evolução[3,10].

Após a avaliação as atividades podem ser prescritas de acordo com a idade (natural ou corrigida para prematuros) e disfunção apresentada pela criança, visando o direcionamento para o marco motor que deve ser alcançado[13]. Lembrando sempre que o plano terapêutico deve ser individualizado[13].

Dentre as inúmeras abordagens para estimular o desenvolvimento de crianças com disfunções motoras podemos ressaltar aquelas que trabalham com um modelo dinâmico, no qual aspectos do indivíduo, da tarefa e do ambiente constituem a base para mudanças de comportamento, que refletem em maior independência funcional e participação das crianças[14,22].

Fatores que influenciam essa abordagem de terapia incluem foco na família e mudanças nas definições de deficiência com novas medidas de resultados, de acordo com o proposto pela Classificação Internacional de Funcionalidade (CIF).

Dentre as alternativas listadas para reabilitação motora que podem ser executadas em domicílio e reproduzidos pelos pais, podemos destacar o treino de função (tarefa-dirigida), terapia por contensão induzida, treino de atividades bimanuais, de mobilidade e exercícios de fortalecimento[3].

A depender do estado motor e nível de mobilidade da criança diversas modalidades de exercício podem ser incluídas, além de alongamentos, que podem ser realizados de forma passiva ou ativa. Devem ser programados exercícios passivos e ativos, com repetição de séries de movimentos; e exercícios aeróbicos, utilizando por exemplo cicloergômetro, visando melhorar a tolerância à fadiga[9].

Programas de exercícios e atividades que estimulam a ativação muscular devem ser encorajados, uma vez que podem ter efeito na manutenção e melhora da função, força, amplitude de movimento, resistência, equilíbrio e atividades da vida diária. Em geral, recomenda-se a prática de exercício de 3 a 5x/semana, com duração de 30 a 60 min. Tal prescrição deve ser individualizada[19,23].

Uma outra intervenção a ser realizada em domicílio para crianças que não conseguem permanecer de pé sem apoio é o estímulo ao ortostatismo com uso de suporte conhecidos como *parapodium*, cama ortostática ou *stand table*[27]. Além dos efeitos fisiológicos, como melhora da função gastrointestinal e respiratória, o posicionamento adequado na postura de pé promove um bom alinhamento biomecânico e a descarga de peso em membros inferiores, além de possibilitar uma melhor movimentação dos membros superiores e o controle cervical[27].

Além da prática de exercícios, recomenda-se uso de órteses de membros superiores e inferiores para manutenção de um bom alinhamento articular, impedindo o avanço de encurtamentos. A prescrição das órteses e do tempo de uso ideal deve ser realizada de acordo com a condição e demanda de cada criança. Em algumas situações, o uso das órteses pode ser realizado à noite; em outras, deve ser realizado durante a função[3].

Orientações para equipe e cuidador

Em conclusão, os programas domiciliares são eficazes se[3]:

- seu conteúdo for elaborado mediante intervenções eficazes comprovadas;
- forem elaborados de forma a respeitar preferências de implementação da criança e dos pais;
- houver apoio e treinamento dos pais em sua implementação.

Referências

1. Fonseca Junior PR, Souza PP, Reis KKM dos, Filoni E. Home-based physiotherapy programmes for individuals with neurological diseases: systematic review. Fisioterapia em Movimento. 2019;32.
2. Ufer LG, Moore JA, Hawkins K, Gembel G, Entwistle DN, Hoffman D. Care coordination: empowering families, a promising practice to facilitate medical home use among children and youth with special health care needs. Maternal and Child Health Journal. 2018;22(5):648-59.
3. Novak I, Berry J. Home program intervention effectiveness evidence. Physical and Occupational Therapy in Pediatrics. Informa Healthcare. 2014;34:384-9.
4. Lin E, Scharbach K, Liu B, Braun M, Tannis C, Wilson K, et al. A multidisciplinary home visiting program for children with medical complexity. Hospital Pediatrics. 2020;10(11):925-31.
5. Dias JF, Grossi JB, Costa LA, Furtado SRC, Mancini MC, Sampaio RF. Atenção domiciliar no âmbito da reabilitação e prática centrada na família: aproximando teorias para potencializar resultados. Revista de Terapia Ocupacional da Universidade de São Paulo. 2017;28(2):206.
6. Lacerda MR, Giacomozzi CM, Oliniski SR, Truppel TC. Atenção à saúde no domicílio: modalidades que fundamentam sua prática. Saúde e Sociedade. 2006;15(2):88-95.
7. Simpser E, Hudak ML, Okun AL, Langley J, Lin E, Maynard R, et al. Financing of pediatric home health care. Pediatrics. 2017;139(3).
8. Rodríguez I, Zenteno D, Manterola C. Effects of home-based respiratory muscle training in children and adolescents with chronic lung disease. Jornal Brasileiro de Pneumologia. 2014;40(6):626-33.
9. Beckers LWME, Geijen MME, Kleijnen J, Rameckers EAA, Schnackers MLAP, Smeets RJEM, et al. Feasibility and effectiveness of home-based therapy programmes for children with cerebral palsy: A systematic review. BMJ Open. BMJ Publishing Group; 2020.
10. Du Q, Salem Y, Liu H, Zhou X, Chen S, Chen N, et al. A home-based exercise program for children with congenital heart disease following interventional cardiac catheterization: study protocol for a randomized controlled trial. Trials. 2017;18(1):38.
11. James E, Gorgon R. Caregiver-provided physical therapy home programs for children with motor delay: a scoping review background. Caregiver-provided physical therapy home programs (PTHP) play an. Physical Therapy. 2018;98.
12. Manchola-González JD, Bagur-Calafat C, Girabent-Farrés M, Serra-Grima JR, Pérez RÁ, Garnacho-Castaño MV, et al. Effects of a home-exercise programme in childhood survivors of acute lymphoblastic leukaemia on physical fitness and physical functioning: results of a randomised clinical trial. Supportive Care in Cancer. 2020;28(7):3171-8.
13. Gorgon EJR. Caregiver-provided physical therapy home programs for children with motor delay: a scoping review. Physical Therapy. 2018;98(6):480-93.
14. Johnson RW, Williams SA, Gucciardi DF, Bear N, Gibson N. Evaluating the effectiveness of home exercise programmes using an online exercise prescription tool in children with cerebral palsy: Protocol for a randomised controlled trial. BMJ Open. 2018;8(1).
15. Bartels B, Montes J, van der Pol WL, de Groot JF. Physical exercise training for type 3 spinal muscular atrophy. Cochrane Database of Systematic Reviews. New Jersey: John Wiley and Sons Ltd; 2019.
16. Chan M, Gray M, Burns C, Owens L, Woolfenden S, Lingam R, et al. Community-based interventions for childhood asthma using comprehensive approaches: a systematic review and meta-analysis. Allergy Asthma Clin Immunol. London: BioMed Central Ltd; 2021.
17. Rico-Mena P, Palacios-Ceña D, Martino-Alba R, Chocarro-Gonzalez L, Güeita-Rodríguez J. The impact of home-based physical rehabilitation program on parents' experience with children in palliative care: A qualitative study. Eur J Phys Rehabil Med. 2019;55(4):494-504.
18. Rao PT. A paradigm shift in the delivery of physical therapy services for children with disabilities in the time of the COVID-19 Pandemic. Phys Ther. 2021;101(1):pzaa192.
19. Medeiros RC da SC de, Santos IK dos, Medeiros JA de, Cobucci RN, Silva TAL da, Araujo J de S, et al. Home physical activity programs for children and adolescents as a healthy strategy during social isolation caused by COVID-19: viewpoint. Int J Cardiovasc Sci. 2021;34(5).
20. Johnson RW, Williams SA, Gucciardi DF, Bear N, Gibson N. Can an online exercise prescription tool improve adherence to home exercise programmes in children with cerebral palsy and other neurodevelopmental disabilities? A randomised controlled trial. BMJ Open. 2020;10(12).
21. Choong K, Canci F, Clark H, Hopkins R, Kudchadkar S, Lati J, et al. Practice recommendations for early mobilization in critically ill children. J Pediatr Intensive Care. 2018;07(01):014-26.
22. Agarwal S, Scher MS, Tilton A. Cerebral palsy and rehabilitative care: the role of home-based care and family-centered approach. Indian Pediatr. 2021;813.
23. Houtrow A, Murphy N, Kuo DZ, Apkon S, Brei TJ, Davidson LF, et al. Prescribing physical, occupational, and speech therapy services for children with disabilities. Pediatrics. 2019;143(4).
24. Israelsson-Skogsberg Å, Lindahl B. Personal care assistants' experiences of caring for people on home mechanical ventilation. Scand J Caring Sci. 2017;31(1):27-36.
25. Essery R, Geraghty AWA, Kirby S, Yardley L. Predictors of adherence to home-based physical therapies: a systematic review. Disability and Rehabilitation. New York: Taylor and Francis Ltd; 2017. p. 519-34.

26. Dirks T, Blauw-Hospers CH, Hulshof LJ, Hadders-Algra M. Differences between the family-centered "COPCA" program and traditional infant physical therapy based on neurodevelopmental treatment principles. Physical Therapy. 2011;91(9):1303-22.

27. Mercuri E, Finkel RS, Muntoni F, Wirth B, Montes J, Main M, et al. Diagnosis and management of spinal muscular atrophy: Part 1: recommendations for diagnosis, rehabilitation, orthopedic and nutritional care. Neuromuscul Disord. 2018;28(2):103-15.

Capítulo 11

Ventilação mecânica domiciliar na pediatria

Rita de Cássia Guedes de Azevedo Barbosa
Luana Souto Barros
Renalli Alves

PONTOS-CHAVE

- Avanços nos cuidados neonatais e pediátricos reduziram a mortalidade, entretanto introduziram uma nova morbidade: um número crescente de crianças clinicamente estáveis, mas dependentes de suporte ventilatório por tempo integral ou intermitente.
- O desenvolvimento e a modernização dos ventiladores com monitorização para ventilação mecânica domiciliar (VMD), fez com que adultos e crianças com necessidade de suporte ventilatório vivessem em suas próprias casas, utilizando aparelhos cada vez mais sofisticados e portáteis.
- Para o sucesso da ventilação mecânica domiciliar invasiva por traqueostomia (VMDI) e da ventilação não invasiva (VNID) é necessário um serviço com experiência em cuidados respiratórios complexo em ambiente domiciliar, com treinamento dos profissionais e cuidadores.
- VMD reduz o esforço respiratório, promovendo o crescimento adequado da criança e da caixa torácica, fornece energia para todas as atividades diárias. Ao repousar os músculos respiratórios e otimizar a oxigenação e o estado ácido-básico, a VMD influencia positivamente na qualidade de vida, melhora o estado nutricional e possivelmente desacelera o declínio da função pulmonar.
- A ventilação mecânica de longo prazo em um ambiente hospitalar tem uma influência social, psicológica e emocional negativa no desenvolvimento da criança, principalmente devido à separação da família. Com uma VMD adequada, famílias e serviços de acompanhamento domiciliar comprometidos, as crianças podem experimentar uma maior socialização, frequentar a escola e viver uma vida feliz.
- A VMD está indicada para um grupo heterogêneo de crianças com diagnósticos clínicos variados: fraqueza dos músculos respiratórios, falha no controle central da ventilação, doenças pulmonares, das vias aéreas e da parede torácica, síndrome de hipoventilação da obesidade, lesões da medula espinhal e traqueobroncomalácia. As indicações de tratamento são muito variadas e, consequentemente, os desfechos muito diferentes para cada criança.

OBJETIVOS DE APRENDIZAGEM

Ao final do capítulo, o leitor deverá ser capaz de:

- Entender os avanços da ventilação mecânica no ambiente domiciliar (VMD).
- Indicar VMD de acordo com os preceitos da eficácia e da segurança do paciente no domicílio.
- Descrever os benefícios e riscos da VMD.

Definição

A era moderna da ventilação mecânica se desenvolveu principalmente como uma resposta à epidemia de poliomielite que eclodiu na década de 1950[1]. O pulmão de aço com ventilação de pressão negativa foi desenvolvido e usado para tratar e manter a vida de pessoas cuja função respiratória foi prejudicada ou suprimida após o acometimento[2]. Todo o corpo ficava dentro do dispositivo (pulmão de aço) que formava uma câmara hermética e apenas a cabeça se projetava para fora, firmemente selada ao redor do pescoço[2]. Ventiladores invasivos de pressão positiva tornaram-se disponíveis nas décadas de 1940 e 1950[1,2]. O desenvolvimento histórico da ventilação mecânica é notável e reflete a evolução dos cuidados respiratórios e intensivos. A VMD, como existe hoje, foi iniciada em meados da década de 1980, quando foram desenvolvidas ferramentas para gerenciar o cuidado de pessoas com dificuldades respiratórias fora do hospital[1]. Mas até a década de 1990, a maioria dos pacientes dependentes de ventilação mecânica prolongada permaneciam nas Unidades de Terapia Intensivas (UTI), onde muitas vezes eram a maioria dos pacientes internados, representando custos mais altos e uma permanência hospitalar significativamente maior quando comparados aos outros pacientes internados[3].

Os avanços nos cuidados neonatais e pediátricos reduziram a mortalidade, entretanto introduziram uma nova morbidade: um número crescente de crianças clinicamente estáveis, mas dependentes de suporte ventilatório por tempo integral ou intermitente[1]. O desenvolvimento e a modernização dos ventiladores com monitorização para VMD fez com que adultos e crianças com necessidade de suporte ventilatório vivessem em suas próprias casas, utilizando aparelhos cada vez mais sofisticados e portáteis[1]. À medida que há um avanço nas tecnologias de monitoramento remoto e automático e da telemedicina, é provável que a VMD de pacientes pediátricos complexos continue a aumentar[4].

Não há números exatos para crianças que recebem VMD internacionalmente, mas dados dos países ocidentais sugerem que nos últimos 15 anos o número aumentou dez vezes[5]. Estudos internacionais estimam que a prevalência de VMD varia de 6,6 a 20 por 100 mil adultos e de 4,2 a 6,7 por 100 mil crianças com idade inferior a 18 anos[3].

VMD é frequentemente definida como ventilação fornecida em domicílio, diariamente, por um período de 33 meses, seja de forma invasiva por traqueostomia (VMDI) ou como ventilação não invasiva (VNID) com o uso interfaces[6].

Uma definição bem conhecida de crianças com VMD é "qualquer criança que, quando medicamente estável, continua a necessitar de um suporte ventilatório mecânico para respirar, após uma falha reconhecida no desmame, ou lentidão para desmamar por até três meses após a instituição da ventilação"[1].

Muitas dessas crianças têm outras condições graves que resultam em limitações funcionais e às vezes menor expectativa de vida[7]. Embora a VMD possa manter a função respiratória, ela não trata ou diminui essas limitações funcionais. A VMD, entretanto, exige cuidados domiciliares complexos e constantes. Para essas crianças com condições limitantes de vida, as famílias podem renunciar eticamente à VMD se for considerado ineficaz ou excessivamente oneroso, mesmo quando a criança não está com risco de morte iminente[7]. Portanto, a decisão sobre se a VMD é a melhor opção para essas crianças e suas famílias, pode ser difícil e impactante[7].

A VMDI pode ser administrada, em alguns casos continuamente, como assistência de suporte à vida por 24 horas. Também a VNID, que normalmente é utilizada durante o sono, pode ser usada continuamente[1]. Os avanços no uso da VNI para além do tempo de sono noturno têm progressivamente levado à redução da necessidade de VMI por meio de traqueostomia[8]. As estratégias de tratamento são determinadas pela alteração respiratória ou ventilatória fisiopatológica de cada indivíduo[1]. As indicações são muito variadas e, consequentemente, os desfechos muito diferentes para cada criança[1]. Para a realização da VMDI e da VNID é necessário um serviço respiratório complexo, organizado para o ambiente domiciliar e para a prestação de cuidados especiais com treinamento dos profissionais e dos cuidadores[1].

A VMDI é usada quando a criança precisa do ventilador continuamente[9], e não pode ser tratada de forma não invasiva (VNI)[1]. Uma das condições que pode limitar o uso da VNI contínua é quando mesmo com todo auxílio à tosse, a criança não consegue realizar a remoção das secreções. Outra situação é quando a criança apresenta doença do refluxo gastroesofágico incontrolável e o uso da VNI pode não ser mais seguro[1]. A VMDI é um método seguro para fornecer ventilação de longo prazo, mas emergências nas vias aéreas acontecem, e uma criança pequena com traqueostomia não deve ser deixada sozinha por causa dos riscos associados à desconexão do ventilador ou obstrução por secreção[1]. A traqueostomia deve permanecer fixa ao pescoço e livre de secreção[1]. Algumas crianças com traqueostomia podem ficar sem suporte ventilatório durante algumas horas do dia e uma válvula de fala pode ser conectada à traqueostomia[1]. Observamos então que é um grupo diversificado de crianças e famílias com necessidades de apoio, com diferentes demandas e possibilidades de ter uma vida cotidiana que funcione adequadamente[1].

Apesar do seu uso generalizado, continua existindo muito pouca literatura sobre as indicações precisas e o processo de seleção do paciente, tempo ou metodologia ideal para o início bem-sucedido da VMD. Isso se reflete na marcada variabilidade de tipos de pacientes e padrões de VMD relatados entre os diferentes centros, enquanto as condições consideradas apropriadas para VMD continuam a evoluir[8].

Finalidade

O principal objetivo da VMD é reduzir o esforço respiratório, que por sua vez promove o crescimento adequado da criança e da caixa torácica, fornece energia para todas as atividades diárias e melhora as condições que lhes permitirão atingir seu potencial de desenvolvimento[1]. Ao repousar os músculos respiratórios e otimizar a oxigenação e o estado ácido-básico, a VMD influencia positivamente na qualidade de vida, melhora o estado nutricional e possivelmente desacelera o declínio da função pulmonar[6].

Além dos benefícios como aumentar a expectativa de vida com qualidade, muitos estudos confirmaram que a VMD melhora a qualidade das interações sociais da criança e da família[10]. A VMD pode ter também, um enorme impacto não só sobre a qualidade de vida da criança, mas também na qualidade de vida da família inteira[8].

Também tem como finalidade reduzir os custos dos serviços de saúde ao diminuir o tempo de internação, especialmente em UTI, liberando leitos finitos de UTI pediátrica para cuidar de crianças criticamente enfermas. Outro objetivo importante é o de reduzir o número de infecções hospitalares e, consequentemente, diminuir a morbimortalidade em todo o mundo, especialmente no caso das doenças neuromusculares e das doenças da parede torácica[3,4,6].

A ventilação mecânica de longo prazo em um ambiente hospitalar tem uma influência social, psicológica e emocional negativa no desenvolvimento da criança, principalmente devido à separação da família[6,11]. O cuidado institucional a longo prazo não é o ambiente ideal para o crescimento emocional e intelectual na infância[8]. É importante considerar que essas crianças são frágeis e muitas vezes precisam de cuidados complexos, mas com famílias e serviços de acompanhamento domiciliar comprometidos, elas podem experimentar uma maior socialização, frequentar a escola e viver uma vida feliz[1].

Indicação

A VMD tornou-se um tratamento para uma variedade de doenças. Embora existam vários protocolos, eles são em grande parte baseados na experiência clínica, com poucos dados para avaliar a metodologia ideal e os critérios de seleção[8]. A indicação primária para o início da VMD é a insuficiência respiratória hipercápnica, também denominada na literatura como insuficiência ventilatória crônica (IVC), documentada pelo aumento da $PaCO_2$. É iniciada eletivamente após a confirmação da hipoventilação noturna que precede a IVC[5] ou durante a admissão na UTI, com falha no desmame da ventilação invasiva (VI) em tempo integral para VNI integral ou intermitente, levando à traqueostomia para fornecimento de VI contínua[12].

A VMD está indicada para um grupo heterogêneo de crianças com diagnósticos clínicos variados. Os mais comuns são fraqueza nos músculos respiratórios, falha no controle central da ventilação e vários tipos de doenças pulmonares, das vias aéreas e da parede torácica[1]. A síndrome de hipoventilação da obesidade[8], lesões da medula espinhal[5] e traqueobroncomalácia[12] também estão neste grupo de doenças para as quais existe a indicação da VMD[8]. As indicações de tratamento são muito variadas e, consequentemente, os desfechos muito diferentes para cada criança[1].

A cada ano, centenas de bebês e crianças desenvolvem a insuficiência ventilatória crônica (IVC) com dependência contínua de ventilação, seja invasiva ou não invasiva[7]. Muitas dessas crianças apresentam sequelas ou agravos neurológicos, disfunções ortopédicas e outras condições sistêmicas graves que levam ao atraso de desenvolvimento e limitações de funcionalidade, além de um maior risco de instabilidade clínica e baixa expectativa de vida[7]. Embora a VMD possa suportar a função respiratória, ela não atenua essas outras condições.

Para a criança receber a VMD ela deve estar clinicamente estável, a menos que a indicação seja para cuidados de fim de vida. Por ter uma via aérea segura, com necessidade de oferta de oxigênio geralmente menor que 40%, a $PaCO_2$ possível de ser mantida dentro de limites regulares com uso do ventilador domiciliar e com controle de ingestão nutricional para manter o crescimento e desenvolvimento adequados[8]. Além disso, o ambiente domiciliar deverá ser satisfatório, o cuidador devidamente treinado para todos os cuidados[13], e todos os equipamentos e consumíveis necessários disponíveis, testados e em bom funcionamento[11].

Outras condições de saúde como dor e dispneia devem estar bem controladas para a possibilidade de fornecer em domicílio o nível de suporte e intervenção que a criança necessita[8]. Não deve haver necessidade para testes laboratoriais constantes ou mudanças importantes nos tratamentos de rotina para garantir que cuidadores possam gerenciar a criança no ambiente doméstico[8]. Também não deve haver necessidade de mudanças no plano médico com frequência[8].

Os pais precisam compreender o prognóstico a longo prazo e devem estar dispostos e capazes de realizar o complexo tratamento da criança no ambiente domiciliar[8]. Além disso, o paciente, se for capaz, e sua família, precisam ter uma visão clara dos benefícios e dos riscos da VMD, quer seja não invasiva ou invasiva[8]. Grande parte dos protocolos publicados enfatiza a necessidade dos pacientes e suas famílias terem tempo e informação adequados antes do início da VMD para garantir o planejamento e a capacidade para compreender seu uso[8]. Para isso, a discussão sobre a possibilidade desse uso deve começar logo que o diagnóstico da doença seja realizado ou que a indicação seja feita, mesmo sem a certeza do diagnóstico[8]. Assim, a equipe de saúde, familiares, cuidadores e o paciente precisam estar de acordo com a decisão da utilização da VMD[8].E sempre que possível, devem ter tempo suficiente e informações claras para tomadas de decisões sobre cuidados avançados antes do início da ventilação[8]. Discussões iniciais quanto à possibilidade da VMID devem começar junto com o diagnóstico e deve ser rediscutida progressivamente, à medida que a doença progride e a utilização permaneça de acordo com as necessidades da família[8]. A IVC pode frequentemente desenvolver-se inesperadamente após uma doença crítica aguda ou aguda crônica, forçando as famílias a tomarem decisões sobre a VMD, em momentos de estresse com pouco tempo para resolução de forma mais consciente[7].

Para crianças com condições limitantes de vida, as famílias podem renunciar eticamente à VMD se for considerada ineficaz, mesmo quando a criança não está em situação de morte iminente. Consequentemente, a decisão sobre se a VMD é a melhor opção de tratamento para crianças com IVC e suas famílias, pode ser difícil e impactante[7]. A Tabela 1 apresenta a indicação da VMD conforme a classificação dos subgrupos[12].

Profissional responsável

Dada a complexidade para manter uma criança em casa utilizando ventilação mecânica, é requerida a atuação de uma equipe multidisciplinar, que deverá dividir as responsabilidades entre si de acordo com a sua área de atuação[15].

Quando hospitalizadas, as crianças com ventilação mecânica invasiva (VMI) apresentam múltiplas comorbidades que requerem cuidados complexos. Tempo prolongado de hospitalização, reinternações frequentes e alta utilização de recursos tecnológicos demonstram a complexidade dessa criança[15]. Aquelas em uso de VNI necessitam de atendimentos ambulatoriais para consultas de subespecialidade, serviços de reabilitação e educação especial, portanto requerem uma equipe multidisciplinar cuidadosamente coordenada[1].

Com um número crescente de crianças com VMD recebendo assistência à saúde e educação em vários ambientes é também necessário promover uma integração bem-sucedida com a comunidade[1]. Para que essa integração seja possível, a presença do assistente social é imprescindível.

Idealmente, devem existir protocolos que abordem questões antes do início da ventilação e ao iniciar a ventilação, como parte de um plano estruturado, aumentando assim a probabilidade de sucesso a longo prazo[8]. E uma equipe multiprofissional contando com médicos, enfermeiros, fisioterapeutas e inclusive a empresa que fornece os equipamentos é recomendada, para atender às complexas necessidades de cuidados das pessoas em VMD[12].

A literatura é diversa em relação a este tópico. A descrição é sempre de responsabilidade compartilhada, mas os profissionais envolvidos diretamente dependem de cada país e até de

TABELA 1 Classificação de subgrupos de crianças que necessitam de ventilação mecânica (VM)

Nível de suporte	Descrição	Exemplo
1. Criança dependente da ventilação	Aqueles que necessitam de VM para manter a vida a curto ou longo prazo, com alto risco de morte ou evento adverso grave se a VM for interrompida	Dois subgrupos são reconhecidos: 1A e 1B
1A: VM contínua	Criança depende da VM por pelo menos 16 h/dia para manter a vida em vigília ou durante o sono A vida seria ameaçada pela perda da ventilação.	Insuficiência respiratória em estágio final e lesão alta da medula cervical
1B: suporte à vida durante o sono	A criança depende da VM para manter o sono e sua vida seria ameaçada por sono sem suporte ventilatório Em caso de falha de equipamento/energia, a criança estaria segura se pudesse ser acordada	Síndrome de hipoventilação central congênita (SHCC)
2. Crianças que necessitam da VM para otimização da saúde	Aqueles em que a VM é necessária para uma saúde ideal, mas não é um "suporte de vida", conforme definido anteriormente Este grupo pode interromper o suporte ventilatório durante o sono por curtos períodos sem ameaça imediata à vida, mas podem haver efeitos negativos de médio ou longo prazo sem a utilização regular da terapia	Dois subgrupos são reconhecidos: 2A e 2B
2A: suporte de saúde frágil	A criança não depende da VM durante a vigília ou sono, para a manutenção da vida em curto prazo, mas tem uma saúde frágil e pode estar sujeita a resultados adversos sem uso diário ou em caso de falha do ventilador	DNM grave
2B: apoio à saúde	A criança não depende da VM para a continuação da vida durante a vigília ou sono O uso regular otimiza à saúde, mas um grande evento adverso é improvável sem o uso, em caso de falha do ventilador	Maioria das crianças que usam CPAP para tratar Síndrome da apneia obstrutiva do sono*
3. Suporte ventilatório para crianças com condições limitantes de vida recebendo cuidados paliativos	SV fornecido com foco na paliação dos sintomas e para facilitar a qualidade de vida (p. ex., alta hospitalar) em pessoas com uma condição limitante de vida Não é o objetivo nesta situação prolongar a vida.	Insuficiência respiratória em estágio final

*A literatura pesquisada considera o CPAP (*Continuous Positive Airway Pressure*) uma forma de VNI, porém esse conceito não é aceito por todos que trabalham com VM, pois o CPAP não auxilia a musculatura inspiratória. De acordo com Dean Hess, em 2013[14], os termos CPAP e VNI são às vezes usados indistintamente, no entanto, são distintamente diferentes[14]. O CPAP é usado para aplicar uma pressão positiva maior que a da atmosférica para a via aérea superior[14]. Com CPAP não há auxílio da musculatura inspiratória, ou seja, é completamente dependente dos músculos respiratórios[14]. A VNI, por outro lado, aplica uma pressão durante a fase inspiratória maior do que a pressão aplicada durante a expiração[14]. Assim, a VNI auxilia os músculos respiratórios e pode fornecer suporte ventilatório[14].

CPAP: *Continuous Positive Airway Pressure*; DNM: doença neuromuscular; SHCC: síndrome de hipoventilação central congênita; SV: suporte ventilatório; VM: ventilação mecânica.

Fonte: Chawla et al., 2021[12].

cada região dentro do mesmo país. A equipe multiprofissional precisa ter um coordenador e os benefícios de sua presença para a melhor qualidade do serviço já foram demonstrados na literatura[12]. O coordenador será o elo entre profissionais, hospital, comunidade e familiares[12].

A existência de um Centro de Referência em VMD é importante, pois estarão nesse local os profissionais que têm a maior experiência e, portanto, poderão contribuir para a adaptação e/ou a alta da pessoa em VMD.

No Brasil, desde o começo dos anos 2000, o SUS vem construindo uma rede de assistência ventilatória não invasiva a pacientes com doenças neuromusculares. A primeira iniciativa nesse sentido ocorreu em setembro de 2001, quando foi publicada a Portaria GM n. 1.531/2001[16] pelo Ministério da Saúde, que instituía o "Programa de Assistência Ventilatória Não Invasiva a Pacientes com Distrofia Muscular Progressiva no SUS", regulamentada pela Portaria SAS n. 364/2001. Voltado para pacientes de distrofias musculares, o programa determinava responsabilidades compartilhadas para as Secretarias de Saúde dos Estados, do Distrito Federal e dos Municípios, porém essa portaria foi considerada restrita do ponto de vista das doenças elegíveis. Esse gargalo foi corrigido sete anos depois, quando o Ministério da Saúde publicou a Portaria GM n. 1.370/2008[17], que instituiu o "Programa de Assistência Ventilatória Não Invasiva aos Portadores de Doenças Neuromusculares", e que foi regulamentada pela Portaria SAS n. 370/2008[18]. Os principais avanços estabelecidos em 2008 foram no sentido de ampliar a cobertura de doenças elegíveis para a assistência ventilatória, melhor definir instruções e critérios para o cuidado e estabelecer de forma clara a composição da equipe multidisciplinar[17]. De forma complementar ao uso de equipamentos, o cuidado multidisciplinar também é um dos principais pilares do Programa. A Portaria SAS n. 370/2008[18] define que o médico deve ser responsável pelo seguimento do paciente, podendo ser assistido por uma equipe multidisciplinar com experiência em distúrbios ventilatórios. Essa equipe deve ser constituída por assistente social, enfermeiro, fisioterapeuta respiratório, psicólogo e técnico em polissonografia[18]. De forma compartilhada, profissionais devem tratar adequadamente possíveis efeitos colaterais relacionados ao uso da VNI noturna e prover suporte técnico emergencial. Apesar de admitir a necessidade de cuidado multidisciplinar, o programa não estabelece mecanismos de financiamento como contrapartida. Desse modo, o custeio do cuidado em si, fica a cargo das Secretarias de Saúde. A concentração geográfica de profissionais também impõe entraves, já que há mais profissionais disponíveis em grandes centros urbanos, fazendo com que municípios de menor porte tenham menor quadro de pessoal especializado. Outras dificuldades são encontradas para a composição da equipe multiprofissional, dentre elas, a rotatividade do corpo técnico e a falta de capacitação profissional[19].

Em 2006, a Resolução RDC n. 11[20] definiu o regulamento técnico de funcionamento de serviços que prestam atenção domiciliar, públicos ou privados, que oferecem assistência e ou internação domiciliar. Nesta resolução ficou definido que a VMI só será permitida na modalidade de internação domiciliar, com acompanhamento do profissional da equipe multiprofissional de atenção domiciliar (EMAD)[20]. A RDC n. 11 não descreve as categorias de profissionais que devem prestar assistência ao paciente, mas define que a equipe necessita de profissionais que realizem a assistência clínico-terapêutica e psicossocial[20].

Em fevereiro de 2018, a CONITEC[13] deliberou, por unanimidade, recomendar a incorporação no SUS do procedimento de VMID para tratamento da insuficiência respiratória crônica, mediante pactuação tripartite[19]. Em novembro de 2018 foi promulgada a Portaria n. 68, de 26 de novembro de 2018[13]. A equipe necessária para o atendimento desses pacientes em VMID deve ser composta por pelo menos um fisioterapeuta com domínio em fisioterapia respiratória, além dos profissionais de uma EMAD que, segundo a Portaria n. 825, de 25 de abril de 2016[21], eram o médico, o enfermeiro, o técnico de enfermagem, o assistente social ou o fisioterapeuta[19]. A recomendação de um profissional com domínio na área respiratória se deve à necessidade de conhecimento mais específico para o manuseio adequado e a garantia da segurança desses pacientes[19]. O fisioterapeuta por estar mais frequentemente em contato com esses pacientes são peça importante nos cuidados destes[19].

Nesse contexto, no Brasil, o fisioterapeuta tem formação e experiência para gerenciar a VMID e VNID[19]. Cabe a ele realizar avaliação fisioterápica do sistema respiratório, avaliação e monitorização da via aérea natural e artificial, definir os parâmetros adequados da ventilação mecânica, utilizar técnicas e recursos de expansão pulmonar e remoção de secreção[19]. Todo o quadro respiratório do paciente deverá, obviamente, ser discutido com o médico e toda equipe deverá estar atenta aos cuidados respiratórios do paciente em VMD[19].

Riscos/pontos críticos

Os cuidados serão definidos conforme a dependência da VMD. Há requisitos e contraindicações específicos para a alta da criança dependente de VMD (Tabelas 2 e 3).

TABELA 2 Requisitos de alta para a criança dependente VMID

Recomendações	Informação adicional
1. Doença de base estável e comorbidades	Definido como nenhuma mudança no tratamento (conforme avaliado pela equipe clínica da criança)
2. Um ambiente seguro já avaliado	Equipe já realizou visita e checou a realização das adaptações sugeridas
3. Manter parâmetros da VMD	Usando o mesmo ventilador que usará em domicílio
4. Traqueostoma estável	Avaliado por médico
5. Financiamento estabelecido	Financiamento para assumir os custos dos cuidados em casa
6. Equipamento instalado	Fornecimento de todos os dispositivos necessários, consumíveis. Todos devem estar disponíveis no momento da alta
7. Plano de acompanhamento implementado	Agendamento para a primeira visita deve ser realizada antes da alta

Fonte: Adaptada de Chawla et al., 2021[12].

TABELA 3 Contraindicações relativas: questões que devem ser resolvidas antes de iniciar o processo de alta

1. Clinicamente instável	Sistema respiratório ou outros sistemas
2. Fatores familiares	Fatores que tornam a VMD difícil ou que coloquem a vida da criança em perigo
3. Cuidado e questões de proteção	Inclui triagem de saúde parental e fornecimento de apoio psicossocial
4. Impacto financeiro	O impacto financeiro para as famílias quando levam seus filhos para casa deve ser avaliado. Verificar e apresentar os benefícios públicos a que a família tem direito

Fonte: adaptada de Chawla et al., 2021[12].

Crianças que recebem VMD podem, além de dificuldades respiratórias, apresentar graves problemas funcionais e limitações, de forma que sua casa se torne um ambiente de muita tecnologia. Quando a tecnologia avançada é introduzida em um domicílio, as mudanças necessárias para a realização adequada dos cuidados de saúde, podem levar a alterações que afetam a autonomia dessa família[1].

Como parte da tomada de decisão compartilhada para a alta, a equipe de saúde deve ajudar as famílias a compreenderem as consequências complexas de iniciar ou mesmo de abandonar a VMD e alinhar a decisão das famílias, seus objetivos e valores[7].

A transição da UTI pediátrica para atendimento domiciliar requer membros da família comprometidos, porque essas famílias podem ficar sobrecarregadas fisicamente e com despesas que eram supridas pelo hospital. Além disso, os membros da família, muitas vezes, precisam parar de trabalhar ou reduzir a carga de trabalho para cuidar da criança em VMID[3]. A alteração no papel dos pais é um grande motivo de estresse, pois eles mudam de função, tornando-se um cuidador ativo de seu filho. Não encontramos na literatura estudos sobre tensões geradas nos pais quando os filhos estão em VMID. Os trabalhos publicados sobre esse tema relatam situações de filhos internados em UTI. Relatos de experiências de pais incluem a descrição de perda de privacidade e autoridade, da mudança do significado do domicílio, da dependência de suporte financeiro e tomada de decisão, do isolamento social para muitos pais (especialmente para as mães). Realizar os cuidados da criança em VMID em domicílio cria um modelo radicalmente diferente de parentalidade e vida familiar habitual[12].

Viver com VMD pode ser um processo vitalício que afeta diversas atividades da vida diária. Algumas crianças podem ser gradualmente desmamadas da VMD e algumas decanuladas e adaptadas à VNI. Mas para muitas crianças, a necessidade de VMD aumentará ao longo do tempo. Um estudo de metanálise demonstrou que algumas crianças com VMD expressaram vontade de desistir do ventilador, mas no geral, o tratamento com dispositivos tecnológicos foi visto como positivo, permitindo que elas fizessem suas atividades favoritas[1].

Doenças a longo prazo costumam ter um efeito significativo em irmãos saudáveis. Visitas regulares ao irmão em hospital, maiores responsabilidades em casa e menor tempo dos pais com eles, podem contribuir para o estresse e a ansiedade. Os irmãos podem modificar seu comportamento para atender as necessidades da família e assumir tarefas e habilidades que naturalmente não realizariam[1]. Portanto, o impacto sobre irmãos precisa ser considerado e não deve ser subestimado[12].

Muitas são as dificuldades que podem ser encontradas durante o processo de alta em VMD para o domicílio[12]. Equipe multidisciplinar deverá avaliar todo o processo e ficar atenta aos problemas para que sejam resolvidos e a criança permaneça em casa com segurança[12]. Os mais comumente encontrados são[12]:

1. Problemas de habitação (p. ex., falta de água corrente ou eletricidade).
2. Financiamento dos equipamentos.
3. Questões sociais relacionadas à família.
4. Quadro clínico da criança.
5. Falta de apoio da comunidade.
6. Problemas de organização da alta que causam atrasos.
7. Relação da família com os profissionais.

É impossível garantir total segurança ao paciente em VM, mesmo no ambiente hospitalar[12]. Uma das dificuldades na avaliação da extensão das complicações relacionadas ao ventilador no domicílio é que na maioria dos países não existe um banco de dados de falhas ou mal funcionamento da máquina e do controle do cuidado do ventilador em casa[12]. Devem ser seguidas as seguintes orientações para minimizar os riscos para o paciente[12]:

- Plano de alta individual para cada paciente.
- Treinamento do paciente, familiares/cuidadores para usar o equipamento.
- Ter plano de ação para resolver o problema (sobre como operar o equipamento, identificar problemas simples).
- Leitura do cartão de memória do ventilador.
- Seguir as recomendações dos fabricantes dos ventiladores[22].

Uma consideração relevante para a definição da VMD é considerar riscos e benefícios da VNI *versus* VI. Apesar de por muito tempo a traqueostomia ter sido a opção de escolha para crianças que requerem ventilação > 16 h/dia, um crescente número de crianças que dependem 24 horas de VM têm utilizado a VNI (VNI contínua) eficazmente. Esta opção evita a potencial morbidade/mortalidade da traqueostomia e oferece vantagens para a criança e família. Essa escolha pode ser feita no momento do diagnóstico ou mesmo quando a criança vai ser submetida à transição da VMI para VNI, conforme sua condição de saúde melhore ou quando a idade ou outros fatores influenciam esta escolha. Essas decisões devem ser feitas em conjunto com os pais e, se for o caso, com a criança, reconhecendo que a interface ideal pode mudar com o tempo[12].

A presença de um serviço de atendimento móvel de urgência, público (SAMU) ou terceirizado, é de extrema importância para garantir a assistência e a segurança dos pacientes em VMID. A pactuação para o atendimento prioritário desses pacientes se faz necessária e deve fazer parte do plano de desospitalização.

Materiais utilizados

O desenvolvimento de dispositivos mecânicos portáteis, modernos e tecnológicos, com baterias duráveis, permitiu que as crianças com VMD vivam atualmente uma vida com maior portabilidade. É extremamente importante que esses dispositivos sejam adequadamente programados e equipados com alarmes sonoros adequados para alertar os cuidadores[1]. A recomendação dos equipamentos necessários para a criança em VMD contínua permanecer em casa com segurança estão listados na Tabela 5, lembrando que cada caso deverá ser avaliado individualmente.

TABELA 4 Considerações sobre o gerenciamento do risco

Problema	Consequência	Gestão do risco
Falha de energia	Falha do ventilador	▪ Alarme de falta de energia ▪ Bateria reserva (interna ou externa) ▪ Ressuscitador manual para paciente dependente do ventilador
Desconexão acidental	Falha na ventilação	▪ Alarmes de baixa pressão ou baixa ventilação minuto ▪ Fixação segura do ventilador e do circuito
Obstrução do circuito	Falha ou perda da ventilação	Alarme de alta pressão
Problemas clínicos	Deterioração aguda do quadro clínico Configurações da ventilação não mais adequadas	▪ Acesso rápido à equipe para orientações ▪ Cuidadores treinados para reconhecer sinais precoces de infecção respiratória ou descompensação ventilatória ▪ Cuidadores orientados a chamar o serviço de urgência ▪ Acesso imediato ao hospital de referência
Defeito no ventilador	Falha do ventilador	▪ Serviço de manutenção regular e com avaliação preventiva planejada ▪ Linha de contato com a emergência ▪ Ventilador de *back up* para os dependentes
Gerais		▪ Cuidadores competentes para realizar a operação e manutenção básica dos ventiladores e para resolução de problemas mais simples ▪ Cuidadores treinados para saber o momento de procurar ajuda ▪ Plano de ação escrito para resolver problemas previsíveis, como cortes de energia, o que fazer durante quadros infecciosos e na falha do equipamento

Fonte: Simonds, 2006[22]

TABELA 5 Equipamentos recomendados para crianças dependentes de VMD

Requisitos recomendados	Detalhes
Ventilador portátil, adequado para uso domiciliar e em crianças	▪ Um ou dois modelos de ventiladores são recomendados, para que a equipe multidisciplinar esteja familiarizada com os aparelhos ▪ O modelo do ventilador dependerá da indicação individual para cada criança ▪ O ventilador deve ser configurado para cada criança individualmente ▪ A umidificação aquecida é essencial para ventilação por traqueostomia ▪ A manutenção e reparo do aparelho deve ser realizada regularmente de acordo com as normas do fabricante
Os alarmes devem estar disponíveis para alertar o cuidador para desconexão, decanulação ou oclusão da traqueostomia	Os seguintes alarmes integrados são recomendados: ▪ Baixo volume corrente ▪ Baixa ventilação minuto ▪ Alta pressão ▪ Desconexão* * Este alarme pode falhar em detectar a decanulação ou desconexão (a função de alarme deve ser avaliada com o circuito específico e número da traqueostomia) ▪ Falha de energia
Fonte de energia alternativa conforme a necessidade de cada criança	Bateria externa
Ressuscitador manual para ventilação manual	▪ Necessário em caso de falha mecânica ou elétrica ▪ Para o uso fora do domicílio para aquelas crianças que não dependem 24 horas da ventilação, mas podem precisar de suporte inesperadamente
Ventilador de *backup*	▪ Para uso em caso de falha mecânica ▪ A presença do *backup* pode depender da localização geográfica do paciente e da acessibilidade de serviços para fornecer um ventilador alternativo em curto prazo
Monitor de saturação de oxigênio	Os alarmes do ventilador não devem ser considerados isoladamente e o monitoramento contínuo da oximetria é recomendado para aumentar a observação do cuidador para o reconhecimento precoce de um problema

Fonte: Chawla et al., 2021[12].

TABELA 6 Equipamentos adicionais a serem considerados, dependendo das necessidades individuais do paciente

Concentrador ou cilindros de oxigênio	Capaz de fornecer fluxo de oxigênio suficiente para uso de emergência
Dispositivo de tosse mecânica	Empregado para auxiliar na remoção de secreção de pacientes com fraqueza de tosse
Micronebulizador	Necessário para realização de aerossolterapia medicamentosa ou com soluções salinas

Fonte: Chawla et al., 2021[12].

Em 2004, a ISO 10651-2[23] especificou os requisitos necessários para os ventiladores destinados ao uso domiciliar, determinando duas categorias[23]:

1. Ventilador para paciente não dependente: ventilador adequado para uso no domicílio, sem a supervisão contínua de um profissional da saúde, que se destina a aumentar ou proporcionar a ventilação de um paciente que não depende desta ventilação.
2. Ventilador para paciente dependente: ventilador adequado para uso no domicílio, sem a supervisão contínua de um profissional da saúde, que se destina a aumentar ou proporcionar a ventilação de um paciente que é dependente desta ventilação.

Na categoria 1 estão os biníveis (*bilevel*), que foram desenhados para realizar VNI, em pacientes acima de 10-13-18 kg, conforme o fabricante, e para tratamento da IVC. Na categoria 2 estão os suportes de vida, que foram desenhados para realizar VNI e VI, com modos pressão e volume, com baterias e mais alarmes e podendo ventilar crianças a partir de 2,5 kg.

Em 2012, a Haute Autorité de Santé (HAS) publicou um documento[24] especificando as condições mínimas de cada ventilador conforme a sua indicação.

HAS é um órgão público independente da França que contribui para a regulação do sistema de saúde por meio da qualidade[24]. Desempenha as suas missões nos domínios da avaliação de produtos para a saúde, práticas profissionais, organização da assistência e saúde pública[24].

O grupo de trabalho propôs especificações técnicas mínimas para as categorias de ventiladores e definiu três critérios que devem ser levados em consideração na prescrição do ventilador[24]:

1. Ventiladores sem bateria para os pacientes que os usam restritamente durante o sono e precisam de ventilação por até 8 h/d.
2. Ventiladores com bateria interna ou integrável, sem suporte de vida para pacientes que os usam durante o sono e algumas horas do dia. Essa situação corresponde a tempos de ventilação entre 8 e 16 h/d.
3. Ventiladores suporte de vida para pacientes com autonomia respiratória inferior a 8 h/d e ou com risco vital e se a ventilação mecânica for interrompida.

As decisões sobre a escolha da interface são normalmente imprescindíveis para a adaptação à VNI e levam em conta vários fatores[24]:

- Objetivos terapêuticos gerais.
  Idade e desenvolvimento da criança.
- Requisitos ventilatórios, como tempo de sono e vigília.
- Capacidade de permanecer períodos sem a ventilação.
- Função e segurança das vias aéreas superiores.
- Função bulbar.

No Brasil ainda não há regulamentação da VMID, no entanto esse procedimento tem sido realizado nos domicílios, principalmente, por determinação judicial. A judicialização, nesses casos, tem sido frequente para os Serviços de Atendimento Domiciliar (SAD), que se organizam localmente com recursos próprios para atender essa necessidade. Devido à falta de dados disponíveis sobre VMID no SUS, a equipe do Projeto Ventilação Mecânica Invasiva Domiciliar, do Hospital Alemão Oswaldo Cruz/PROADI-SUS, realizou um levantamento do perfil epidemiológico dos pacientes em VMID atendidos pelos serviços de AD no Brasil que realizam esse procedimento, visando conhecer a demanda atual dos SAD e as doenças que configuram a população de maior prevalência nos serviços que realizam a VMD, as quais podem representar um maior impacto orçamentário para o SUS[13]. O objetivo deste trabalho foi avaliar a melhor evidência disponível com relação à incorporação da VMID para subsidiar a CONITEC na recomendação sobre a inclusão dessa tecnologia ao Programa de Atenção Domiciliar (PAD) do Ministério da Saúde. Não existe até o presente momento a regulamentação do serviço de VMI para uso domiciliar no Programa Melhor em Casa. Entretanto, muitos serviços realizam esse procedimento no domicílio por demanda judicial, por meio de recursos próprios; ou a partir da expertise adquirida pelas equipes[13]. Alguns dados relevantes deste trabalho seguem a seguir.

Descrição da técnica

Como já citado, a VMD pode ser realizada de forma invasiva ou não invasiva. A tecnologia necessária para as duas formas incluem a traqueostomia ou a interface não invasiva, o ventilador, a umidificação e o tipo de circuito[25]. O modo ventilatório mais amplamente usado na VNID é a pressão de suporte (PS) com frequência respiratória de *backup*: modo ST e o modo pressão controlada (PC) é dominante em pacientes com DNM, que são ventilados invasivamente[10]. Os modos a pressão requerem configurações que podem ser complexas e difíceis de entender, pois podem ser diferentes para cada doença. Além disso, a nomenclatura de cada modo é específica para cada fabricante. Isso pode resultar em erros

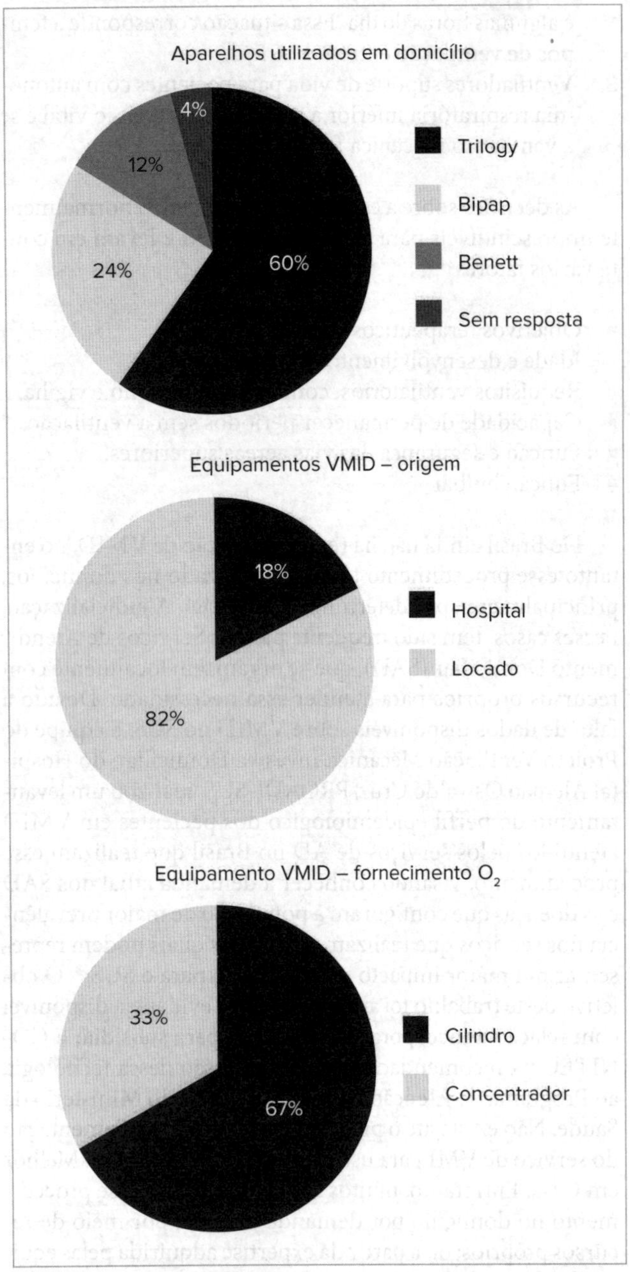

FIGURA 1

Aparelhos e equipamentos fornecidos por equipes cadastradas no Programa Melhor em Casa para ventilação mecânica domiciliar.

Fonte: Conitec, 2018[13].

ao ajustar as configurações, causando menor eficácia do tratamento, gerando assincronias paciente-ventilador e consequentemente, impactando na adesão do paciente.

A diferença do modo S/T para o modo PC, é que no modo PC todas as incursões têm um tempo inspiratório fixo e no S/T, quando uma respiração é desencadeada pelo paciente, o tempo inspiratório depende do esforço inspiratório, da mecânica respiratória do paciente (complacência e resistência do sistema respiratório) e de algumas configurações do ventilador, como o tempo de aumento de pressão, o IPAP e a sensibilidade do disparo[25].

Pode acontecer uma confusão entre o IPAP e a PS, pois dependendo do fabricante do ventilador, a pressão expiratória pode ser chamada de *positive end-expiratory pressure* (PEEP), ou *expiratory positive airway pressure* (EPAP). Da mesma forma, a pressão inspiratória pode ser chamada de *positive inspiratory pressure* (PIP) ou *inspiratory positive airway pressure* (IPAP)[25].

A diferença entre IPAP e EPAP é a PS, que corresponde à pressão fornecida pelo ventilador a cada insuflação[25]. A PS é o principal parâmetro que influencia na correção da hipoventilação noturna. Estar ciente da diferença entre IPAP e PS é de grande importância ao prescrever VNI domiciliar e ajustar as configurações do ventilador[25]. Se um EPAP de 5 e um PS de 10 cmH_2O são prescritos, a IPAP deve ser definida em 15 cmH_2O. Se a IPAP for definida em 10 cmH_2O, o paciente receberá apenas PS de 5 cmH_2O[25]. Em pacientes com colapso das vias aéreas superiores, o ajuste da EPAP evita esse colapso[25].

Definir a frequência respiratória de *backup* garante o mínimo de ventilação, quando o paciente é incapaz de acionar uma respiração mecânica. Em pacientes com doença neuromuscular (DNM) com fraqueza muscular significativa, pode ser necessário controlar a frequência respiratória, definindo uma taxa maior do que a espontânea do paciente[25].

A configuração do gatilho inspiratório (sensibilidade do disparo) varia de acordo com o fabricante do ventilador[25]. Pode ser uma escala numérica onde o menor número é o gatilho mais sensível, ou seja, detecta mais facilmente o esforço inspiratório de um paciente fraco ou pode ter níveis diferentes, como alto, médio e baixo[25]. O gatilho inspiratório deve ser definido no nível mais sensível para a melhor detecção do esforço inspiratório do paciente, porém sem causar disparos automáticos[25].

O tempo de aumento (*rise time*) é o tempo necessário para que a pressão das vias aéreas aumente do EPAP para IPAP[25]. Esse parâmetro pode ser definido de acordo com uma escala numérica em que o número mais baixo é a inclinação mais rápida, ou de acordo com uma escala de tempo[25]. Se o tempo de aumento for muito longo, pode aumentar o trabalho respiratório que não recebe fluxo inspiratório suficiente[25]. Em casos extremos, um tempo de aumento de pressão maior do que o tempo inspiratório, resulta em IPAP abaixo do valor definido, com perda na ventilação, pois o paciente não recebe a pressão inspiratória ajustada[25]. É preferível ajustar um curto tempo de aumento, porém se muito curto pode resultar em picos de pressão e fluxo desconfortáveis para o paciente[25].

Falta de grandes estudos prospectivos comparando diferentes estratégias de ventilação para a VNID, em pacientes com DNM, deixa uma grande lacuna de evidência, especialmente para crianças.

Todas as configurações dos ventiladores domiciliares podem impactar na ventilação do paciente. Portanto todos os profissionais da saúde envolvidos com as configurações do ventilador devem compreender os efeitos resultantes de cada configuração e os danos potenciais associados a configurações que não são apropriadas para o paciente individualmente.

Na umidificação ativa (umidificador aquoso aquecido) o ar que vai para o paciente passa sobre a superfície da água aquecida gerando a umidificação. A água é aquecida por meio de uma base de aquecimento que transmite calor. Os trocadores de calor e umidade descartáveis (HME – *Heat and Moisture Exchanger*) são filtros que contêm uma superfície de papel de alto contato, com elementos metálicos que capturam partículas da água exalada, vapor e calor, armazenando e liberando na próxima inspiração. A umidificação ativa é recomendada na VMID pediátrica[9,26].

Alguns ventiladores permitem a configuração do calibre do circuito respiratório (15 ou 22 mm) e o tipo de interface do paciente, bem como calibração do circuito. Configuração e calibração do circuito permitem que o ventilador meça e compense o vazamento, a fim de garantir que o paciente receba a pressão prescrita na máscara. Os circuitos com ramo único são os mais utilizados na VMD pediátrica. Nestes, ocorre tanto a inspiração como a expiração nesse único ramo. Nos circuitos com ramo único e válvula de exalação ativa, a exalação é feita por uma válvula de platô[26].

Configurar o tipo de máscara com o algoritmo do ventilador permite o controle do nível de vazamentos intencionais e fornece uma melhor estimativa dos vazamentos.

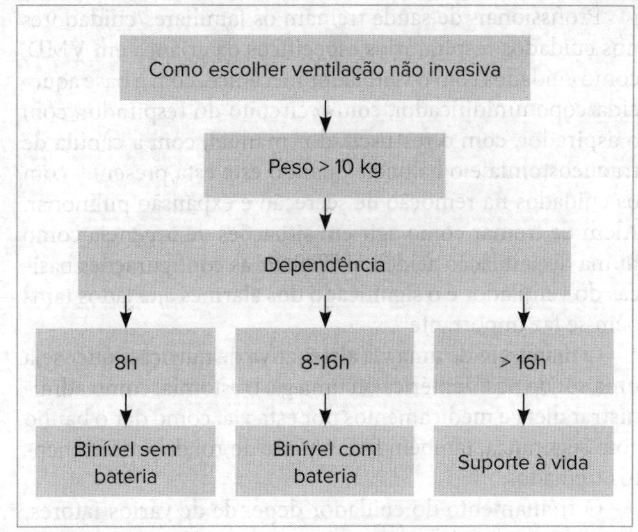

FIGURA 2

Escolha dos ventiladores.

Fonte: ISO, 2004[23]; Haute Autorité de Santé, 2021[24].

Orientações para a equipe

Dentre os requisitos necessários para alta de uma criança para a VMD está a vontade e a capacidade dos familiares/cuidadores em realizar cuidados complexos em domicílio[12]. Este requisito deve ser avaliado assim que houver essa proposta de tratamento. Ao final do treinamento, os familiares/cuidadores devem ter concluído um programa padronizado e terem demonstrado capacidade e confiança em realizar todos os procedimentos[12].

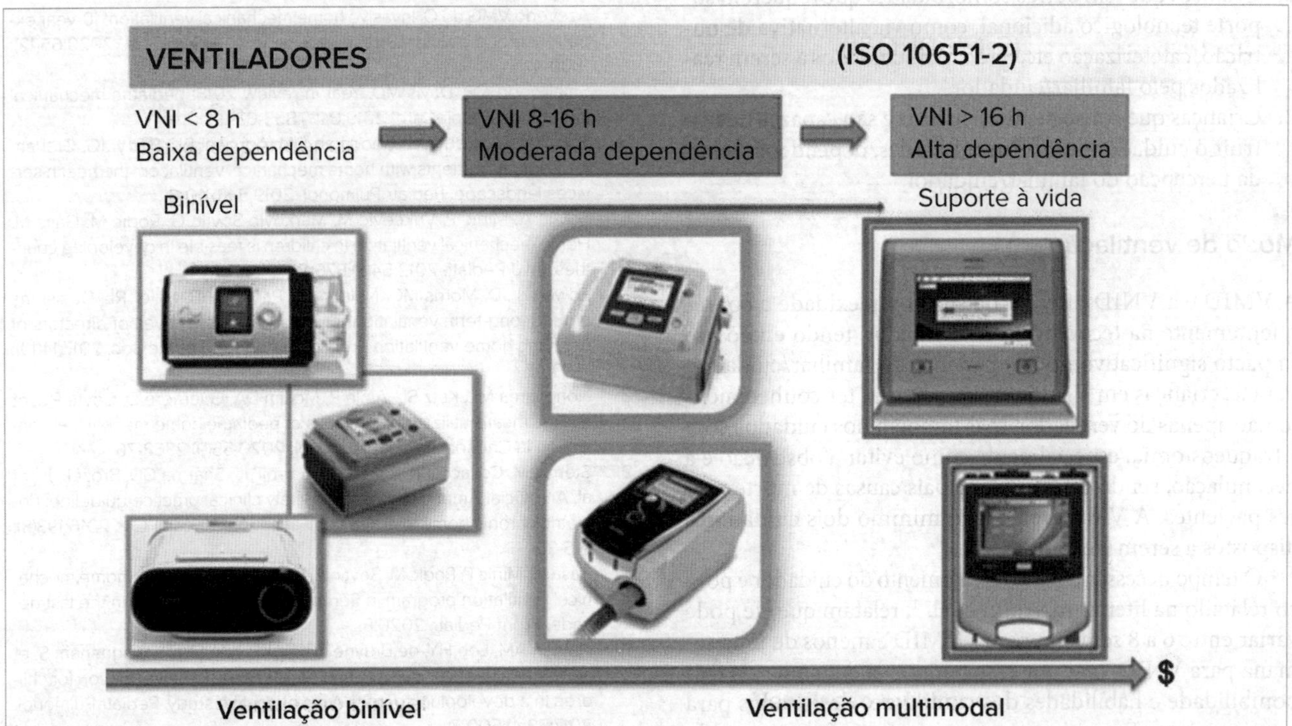

FIGURA 3

Exemplos de ventiladores de acordo com a dependência.

Fonte: ISO, 2004[23]; Haute Autorité de Santé, 2021[24].

Profissionais de saúde treinam os familiares/cuidadores nos cuidados respiratórios específicos da criança em VMD, como cuidados com o ventilador mecânico, com a base aquecida/copo umidificador, com o circuito do respirador, com o aspirador, com o ressuscitador manual, com a cânula de traqueostomia e o balonete quando este está presente, com os cuidados na remoção de secreção e expansão pulmonar. Além de treinar como agir em situações de urgência como numa decanulação acidental. Treinar as configurações básicas do ventilador e o significado dos alarmes ajustados também se faz importante[10].

O manuseio de uma via alternativa de nutrição, quer seja uma sonda naso-entérica ou uma gastrostomia, como administrar dieta e medicamentos por esta via, como dar o banho com segurança, também fazem parte do rol de procedimentos treinados.

O treinamento do cuidador depende de vários fatores, detalhados a seguir[27].

Gravidade do quadro clínico da criança

Existe uma inter-relação entre a gravidade do quadro clínico da criança, sua capacidade de autocuidado e a complexidade dos cuidados de que necessita, podendo ser influenciado por vários fatores:

A. Crianças que dependem da ventilação para viver e a falha do aparelho levará à morte rápida são, obviamente, mais graves do que aquelas que têm autonomia ventilatória.
B. Crianças que têm outras comorbidades que requerem suporte tecnológico adicional, como via alternativa de nutrição, cateterização etc, terão mais cuidados a serem realizados pelo familiar/cuidador.
C. Crianças que conseguem verbalizar e são capazes de instruir o cuidador de suas necessidades, dependem menos da percepção do familiar/cuidador.

Modo de ventilação

A VMID e a VNID diferem na sua complexidade e consequentemente na tecnologia do ventilador, tendo então um impacto significativo no treinamento do familiar/cuidador. Para as crianças em VMID, eles precisarão ter conhecimento não apenas do ventilador, mas também dos cuidados com a traqueostomia, especialmente como evitar a obstrução e a decanulação, sendo estas as principais causas de morte nesses pacientes. A VMID requer no mínimo dois cuidadores dispostos a serem treinados.

O tempo necessário para o treinamento do cuidador é pouco relatado na literatura. Amin et al.[31], relatam que ele pode variar entre 6 a 8 semanas para a VMID e menos de uma semana para VNID, mas que esse tempo vai depender da disponibilidade e habilidades dos cuidadores designados para o treinamento. É muito importante que seja feito e seguido um cronograma de treinamento para todos os cuidadores da criança. Embora a maioria dos programas tenha protocolos semelhantes, não existem critérios validados que descrevam o conhecimento e as habilidades necessárias para cuidar de uma criança em VMD. A maioria dos programas enfatiza a necessidade de um período dentro do hospital, em que os pais ficarão responsáveis por todos os cuidados da criança, como a última etapa antes de alta. Este é um momento em que o auxílio está por perto, se necessário, enquanto os familiares/cuidadores são responsáveis pelo cuidado contínuo da criança.

Capacidade da criança para o autocuidado

Com certeza, bebês e crianças pequenas dependem de cuidados contínuos por parte de familiares/cuidadores adultos. O objetivo a longo prazo é a criança alcançar a máxima independência que sua doença e nível de desenvolvimento permitam.

No Brasil, as equipes dos SAD oferecem treinamentos individuais aos cuidadores, referentes ao manuseio e monitorização dos aparelhos de ventilação mecânica, aspiração traqueal, higienização das mãos, além da reavaliação do cuidador após o treinamento. Consequentemente, em 96% dos casos os cuidadores se sentem seguros para prestar os cuidados aos pacientes e 78% dos cuidadores relataram facilidade em manusear o aparelho de VM[13].

Referências

1. Åsa Israelsson-Skogsberg. Children living with home mechanical ventilation: the everyday life experiences of the children, their siblings, parents and personal care assistants. Borås: Högskolan i Borås; 2019.
2. Kacmarek RM. The mechanical mentilator: past, present, and future. Respir Care. 2011;56(8):1170-80.
3. Borges EF, Borges-Júnior LH, Carvalho AJL, Ferreira HM, Hattori WT, Azevedo VMG de O. Invasive home mechanical ventilation: 10-year experience of a pediatric home care service. Respir Care. 2020;65(12): 1800-4.
4. Smallwood CD, Davis MD. Year in review 2018: pediatric mechanical ventilation. Respir Care. 2019;64(7):855-63.
5. Sobotka SA, Gaur DS, Goodman DM, Agrawal RK, Berry JG, Graham RJ. Pediatric patients with home mechanical ventilation: the health services landscape. Pediatr Pulmonol. 2019;54(1):40-6.
6. Sovtic A, Minic P, Vukcevic M, Markovic-Sovtic G, Rodic M, Gajic M. Home mechanical ventilation in children is feasible in developing countries. Int J Pediatr. 2012;54(5):676-81.
7. Edwards JD, Morris MC, Nelson JE, Panitch HB, Miller RL. Decisions around long-term ventilation for children: Perspectives of directors of pediatric home ventilation programs. Ann Am Thorac Soc. 2017;14(10): 1539-47.
8. Nonoyama ML, Katz SL, Amin R, McKim DA, Guerriere D, Coyte PC, et al. Healthcare utilization and costs of pediatric home mechanical ventilation in Canada. Pediatr Pulmonol. 2020;55(9):2368-76.
9. Sterni LM, Collaco JM, Baker CD, Carroll JL, Sharma GD, Brozek JL, et al. An official American thoracic society clinical practice guideline: Pediatric chronic home invasive ventilation. Am J Respir Crit. 2016;193(8): e16-35.
10. Basa M, Minic P, Rodic M, Sovtic A. Evolution of pediatric home mechanical ventilation program in Serbia – What has changed in the last decade. Front Pediatr. 2020;8.
11. Nathan AM, Loo HY, de Bruyne JA, Eg KP, Kee SY, Thavagnanam S, et al. Thirteen years of invasive and noninvasive home ventilation for children in a developing country: A retrospective study. Pediatr Pulmonol. 2017;52(4):500-7.
12. Chawla J, Edwards EA, Griffiths AL, Nixon GM, Suresh S, Twiss J, et al. Ventilatory support at home for children: a joint position paper from the Thoracic Society of Australia and New Zealand. Respirology. 2021;26(10):920-37.

13. CONITEC. Ventilação mecânica invasiva domiciliar na insuficiência respiratória crônica [Internet]. Brasília; 2018. Disponível em: http://conitec.gov.br/images/Consultas/Relatorios/2018/Relatorio_Ventilacao_Invasiva_Domiciliar.pdf
14. Hess DR. Noninvasive ventilation for acute respiratory failure. Respir Care. 2013;58(6):950-72.
15. Bonvento B, Wallace S, Lynch J, Coe B, McGrath B. Role of the multidisciplinary team in the care of the tracheostomy patient. J Multidiscip Healthc. 2017;10:391-8.
16. Brasil. Ministério da Saúde. Portaria n. 1531, de 4 de setembro de 2001. Disponível em: https://bvsms.saude.gov.br/bvs/saudelegis/gm/2001/prt1531_04_09_2001.html (acesso 13 dez 2021).
17. Brasil. Ministério da Saúde. Portaria n. 1.370, de 3 de julho de 2008. Disponível em: https://bvsms.saude.gov.br/bvs/saudelegis/gm/2008/prt1370_03_07_2008.html (acesso 13 dez 2021).
18. Brasil. Ministério da Saúde. Portaria n. 370, de 4 de julho de 2008. Disponível em: https://bvsms.saude.gov.br/bvs/saudelegis/sas/2008/prt0370_04_07_2008.html (acesso 13 dez 2021).
19. Barros LS, Ferreira FB, Barbosa R.C. assistência ventilatória não invasiva a pacientes com doenças neuromusculares no SUS: desafios e recomendações. São Paulo; 2021.
20. Brasil. Ministério da Saúde. Resolução RDC n. 11, de 26 de janeiro de 2006. Disponível em: https://bvsms.saude.gov.br/bvs/saudelegis/anvisa/2006/res0011_26_01_2006.html (acesso 13 dez 2021).
21. Brasil. Ministério da Saúde. Portaria n. 825, de 25 de abril de 2016. Disponível em: https://www.in.gov.br/materia/-/asset_publisher/Kujrw0TZC2Mb/content/id/22685962/do1-2016-04-26-portaria-n-825-de-25-de-abril-de-2016-22685827 (acesso 13 dez 2021).
22. Simonds AK. Risk management of the home ventilator dependent patient. Thorax. 2006;61(5):369-71.
23. ISO 10651-2. Lung ventilators for medical use-Particular requirements for basic safety and essential performance-Part 2: Home care ventilators for ventilator-dependent patients. 2004.
24. Haute Autorité de Santé. Ventilation mécanique à domicile dispositifs médicaux et prestations associées pour traitement de l'insuffisance respiratoire [Internet]. 2012 Disponível em: https://www.has-sante.fr/upload/docs/application/pdf/2013-01/texte_court_-_ventilation_mecanique_a_domicile.pdf (acesso 13 dez 2021).
25. Arnal JM, Thevenin CP, Couzinou B, Texereau J, Garnero A. Setting up home noninvasive ventilation. Chron Respir Dis. 2019;16:147997311984409.
26. ASSOBRAFIR. Covid-19 uso de filtros na ventilação mecânica posicionamento para utilização efetiva e segura de filtros nos pacientes em ventilação mecânica. Available from: https://assobrafir.com.br/wp-content/uploads/2020/05/ASSOBRAFIR_COVID-19_Filtros_2020.05.11.pdf (acesso 16 dez 2021).
27. Amin R, MacLusky I, Zielinski D, Adderley R, Carnevale F, Chiang J, et al. Pediatric home mechanical ventilation: A Canadian Thoracic Society clinical practice guideline executive summary. Can J Respir Crit Care Sleep Med. 2017;1(1):7-36.

Capítulo 12

Icterícia neonatal e fototerapia domiciliar

Tatiane Ferreira Vaz
Leonardo Cançado Monteiro Savassi

PONTOS-CHAVE

- A icterícia neonatal é um quadro metabólico transitório, comum em recém-nascidos, em sua maioria benigno e autolimitado, a não ser quando secundário a outras causas que não o metabolismo transitório destes.
- A demanda por fototerapia leva ao prolongamento da permanência do binômio mãe-filho em hospitais, sendo desejável a sua abordagem em domicílio.
- A fototerapia domiciliar é uma opção viável e cada vez mais comum para evitar a permanência hospitalar prolongada.
- Os serviços de atenção domiciliar gerais, bem como pediátricos, têm lançado mão dessa alternativa para a otimização de leitos e qualidade da atenção e segurança do neonato no ambiente domiciliar.

OBJETIVOS DE APRENDIZAGEM

Ao final do capítulo, o leitor deverá ser capaz de:

- Identificar os casos de icterícia neonatal considerados patológicos, compreendendo os fatores de risco e as complicações dessa condição.
- Reconhecer a terapêutica existente baseada na melhor evidência e entender as indicações da mais utilizada, a fototerapia.
- Identificar a importância do serviço de atenção domiciliar no tratamento do recém-nascido com icterícia neonatal.
- Identificar neonatos com critério para o tratamento de fototerapia domiciliar, sobretudo sob os aspectos psicossocial e econômico.

Caso clínico

Os nomes adotados neste caso clínico são fictícios. O recém-nascido (RN) Gustavo, do sexo masculino, termo limítrofe (37 semanas e 5 dias), adequado para a idade gestacional, peso de nascimento = 2.750 g, estatura = 47 cm e perímetro cefálico = 33 cm. Parto normal, hospitalar, sem intercorrências. Apgar 8 e 9 (primeiro e quinto minutos de vida). Mãe, Jussara, é primípara G2P1A1, grupo sanguíneo "O", Rh positivo; a gestação ocorreu também sem intercorrências, com oito consultas de pré-natal pela equipe de atenção primária à saúde, filho muito desejado, principalmente após a perda da primeira gestação, sem motivo detectado.

O RN evoluiu com icterícia ao exame clínico de 36 horas de vida, na zona I de Kramer, e optou-se por não dar alta e realizar exames com 48 horas de vida. Exames demonstraram bilirrubina total = 12,3 mg/dL, sendo a direta = 0,5 mg/dL e a indireta 11,8 mg/dL; hemograma sem alterações; reticulócitos 1,8%, GS "A", Rh positivo. À reavaliação clínica, nas 48 horas de vida, apresentava icterícia na zona II de Kramer, sendo indicada a fototerapia.

Foi chamada a equipe de transição e assistência social, que conversou com a família. Conjuntamente, optaram pela realização de intervenção específica domiciliar, sendo acionada a equipe multiprofissional de atenção domiciliar (EMAD), que admitiu Gustavo e Jussara para a fototerapia.

No 5º dia de vida, foi detectada ainda icterícia grau ++/4, na zona IV de Kramer. Conversando com Jussara, a enfermeira descobre que Gustavo tem apresentado mamada mais demorada, ficando pouco mais de 1 hora fora do berço e pouco menos de 2 horas em fototerapia entre as mamadas. Realizadas orientações, optou-se pela fototerapia dupla.

Reavaliado no 7º dia, com novos exames, Gustavo demonstrou melhora clínica da icterícia, com bilirrubinas totais = 4,3 mg/dL, sendo a direta = 0,9 mg/dL e a indireta, 3,4 mg/dL. Foi orientada alta, com repetição de exames no 9º dia. Apresentou pequeno rebote (bilirrubinas totais = 6,5 mg/dL, sendo a direta = 0,9 mg/dL e a indireta, 5,6 mg/dL; não foi necessário prosseguir com a fototerapia), e foi realizada transição do cuidado para a atenção primária à saúde (APS).

Definição

A icterícia manifesta-se como a coloração amarelada da pele e das mucosas, como consequência do excesso de bilirrubina no sangue (hiperbilirrubinemia). No RN, essa condição é considerada normal, presente de maneira fisiológica na maioria dos casos, pela hemólise das hemácias senescentes, e resulta em um desnivelamento entre a produção e a conjugação de bilirrubina.[1]

A meia-vida dos eritrócitos do RN é menor, em torno de 80 a 85 dias, além de haver policitemia. A hemólise gera liberação do grupo heme, que, metabolizado, se torna biliverdina, a qual, por sua vez, é transformada em bilirrubina indireta. Esta possui como característica ser lipossolúvel, daí a sua capacidade de depósito nos tecidos e nas mucosas. Além dessa condição de aumento da produção da bilirrubina, outro fator envolvido é a redução da capacidade de captação pelo fígado, por alguma razão inflamatória ou infecciosa ou por imaturidade, levando à redução da conjugação. A captação também pode estar reduzida por outras razões, como infecções. Outro fator que deve ser considerado é o RN se alimentar exclusivamente de leite, alimento líquido, o qual pode promover aumento da circulação êntero-hepática. Há, ainda, a redução da secreção da bilirrubina, que prediz muito sobre problemas obstrutivos, portanto envolvidos com a bilirrubina conjugada (direta), ou seja, a colestase, que não será tratada neste capítulo.[1,2]

Valores anormais de bilirrubina são aqueles acima de 1,5 mg/dL, mas clinicamente a icterícia é visível nos RN quando a bilirrubina total atinge níveis de 5 mg/dL, sendo comum em RN saudáveis, e tem início tardio, com resolução geralmente na 1ª semana de vida sem necessidade de tratamento. Além disso, os níveis de bilirrubina total não ultrapassam 12 mg/dL. Essa condição é considerada icterícia fisiológica.[3,4]

Já a icterícia patológica surge antes das primeiras 24 horas de vida ou se mantém por mais de 2 semanas de vida, além de alcançar níveis de bilirrubina total superiores a 12-15 mg/dL, aumentando perigosamente 0,5 mg/dL/hora. Portanto, deve representar alerta para a investigação da causa, requerendo tratamento.[3-6]

O RN a termo (RNT) com icterícia apresenta um pico entre o 3º e o 5º dia após o nascimento. Essa hiperbilirrubinemia, em geral não metabolizada, começa a estabilizar-se a partir do 6º dia, altura em que o fígado adquire a capacidade de conjugar a bilirrubina. Os níveis depois baixam, deixando a icterícia de ser perceptível até ao 15º dia de vida; 11% desses bebês necessitam de tratamento com fototerapia.[3-5]

Já no RN pré-termo (RNPT), a elevação ocorre de forma mais tardia, entre o 5º e o 7º dias; uma porcentagem maior desses bebês necessitará da fototerapia. A hiperbilirrubinemia indireta é encontrada em praticamente todos os RNPT abaixo de 35 semanas, sendo a icterícia na 1ª semana de vida mais intensa e tardia do que a do RNT, com concentrações de bilirrubina total entre 10 e 12 mg/dL no 5º dia.[3-5]

Um nível de bilirrubina não conjugada em níveis muito altos no sangue venoso, o qual corresponde à observação clínica da icterícia nos membros inferiores, favorece a difusão da bilirrubina não conjugada através da barreira hematoencefálica, causando neurotoxicidade, conhecida como encefalopatia bilirrubínica aguda ou *kernicterus*. Em neonatos a termo sadios e sem doença hemolítica, há poucas evidências de que o nível de bilirrubina indireta inferior a 25 mg/dL afete o QI; entretanto, quanto mais prematuro o neonato, maior a suscetibilidade ao *kernicterus*. Excepcionalmente, neonatos de muito baixo peso ao nascer, com bilirrubina de apenas 8 a 12 mg/dL, apresentaram *kernicterus*.[1,2]

Por isso, a principal preocupação em tratar a hiperbilirrubinemia se deve à condição chamada *kernicterus*. A maioria das crianças que evoluem para as fases mais graves, após um maior tempo de exposição à bilirrubina, acaba por morrer ou apresenta sequelas irreversíveis que envolvem o sistema extrapiramidal, visual e auditivo. Os sérios danos cerebrais por impregnação podem resultar em paralisia cerebral, coreoatetose, deficiência mental, surdez neurossensorial e comprometimento da fala.[3,4]

Apesar dos avanços no tratamento, ainda há falhas nos sistemas de saúde no diagnóstico da icterícia neonatal, levando ao quadro de *kernicterus*, reforçando a importância do acompanhamento adequado e de uma boa transição do cuidado entre hospital e atenção primária. Falhas ocorrem pela alta hospitalar precoce, durante orientações às famílias do RN, prematuridade, falta de orientações durante o pré-natal e falta de conhecimento dos profissionais para cuidar dos RN que estão sob o tratamento da icterícia neonatal.[7]

Fatores de risco

Os fatores de risco para o desenvolvimento de hiperbilirrubinemia são:[5]

- Icterícia nas primeiras 24 horas de vida.
- Doença hemolítica por Rh (antígeno D – mãe negativo e RN positivo), ABO (mãe O ou RN A ou B) ou antígenos irregulares (c, e, E, Kell, outros).
- Idade gestacional de 35 ou 36 semanas (independentemente do peso ao nascer).
- Dificuldade no aleitamento materno ou perda de peso > 7% em relação ao peso de nascimento.
- Irmão com icterícia neonatal tratado com fototerapia.
- Descendência asiática.
- Presença de céfalo-hematoma ou equimoses.
- Deficiência de glicose-6-fosfato desidrogenase (G6PD).
- Bilirrubina total na zona de alto risco (> percentil 95) ou intermediária superior (percentis 75 a 95) antes da alta hospitalar.

Muitas vezes, o aparecimento da icterícia antes das primeiras 24 horas de vida pode estar associado à presença de doenças hemolíticas por incompatibilidade Rh, incompatibilidade ABO, deficiência de G6PD e sepse.[8]

A suscetibilidade do RN para desenvolvê-la está associado a um maior volume eritrocitário (valores de hematócrito entre 50% e 60%), menor meia-vida das hemácias, menor capacidade de conjugação e excreção, principalmente pela deficiência da enzima UGT1A1 (glucuronosiltransferase) e pelo trato gastrintestinal estéril, o que permite um aumento da desconjugação na mucosa intestinal. Outras situações, nomeadamente metabólicas (hipotireoidismo, galactosemia) e infecciosas (grupo TORCH), podem ser causa de icterícia prolongada.[3,8]

Já a icterícia do leite materno é uma situação que ocorre por um mecanismo cuja causa ainda é obscura, embora a presença da enzima glicuronidase no leite possa ser a responsável. A estimativa é que 2% dos neonatos em aleitamento materno apresentem elevações significativas da bilirrubina não conjugada. Com a manutenção do aleitamento materno, os níveis caem gradualmente, podendo permanecer de 3 a 10 semanas em níveis inferiores. Caso se opte pela suspensão do aleitamento materno por 1-2 dias com uso de fórmula nesse período, os níveis de bilirrubina sofrem declínio rápido, sendo retomado o aleitamento materno sem retorno da hiperbilirrubinemia aos níveis altos. Na prática clínica, a suspensão do leite materno por 24 horas ocorre, inclusive, como prova ou teste de que a causa da hiperbilirrubinemia é o próprio leite.[9]

A dificuldade em amamentar, por outro lado, associa-se ao desenvolvimento de hiperbilirrubinemia significativa na primeira semana de vida e ocorre devido a falha na amamentação, por pega incorreta ou posicionamento inadequado, dificuldade de sucção ou pouca oferta láctea. O déficit de ingestão promove consequente perda de peso > 7% em relação ao peso de nascimento, às vezes acompanhada de desidratação, e propicia o aumento da circulação êntero-hepática da bilirrubina e a sobrecarga de bilirrubina ao hepatócito. É papel do SAD promover o aleitamento materno e dar diversas orientações à família nesse sentido.[5]

A incompatibilidade de fator Rh ou de grupo ABO materno-fetal são condições que podem gerar quadros graves de anemia hemolítica e consequente metabolismo aumentado do produto dessa degradação, a bilirrubina.

A prevalência de icterícia no Brasil é de 46,8%, semelhante ao documentado na literatura, que apresenta cifras de 50% a 60% nos RNT e até 80% em RNPT tardios. O uso de fototerapia implica prolongamento do tempo de internação (79 x 50 horas), que gera maiores custos para o sistema de saúde e ansiedade nos familiares.[6] O SAD atua na desospitalização desses RN e da respectiva família, dando continuidade ao tratamento com a fototerapia domiciliar, promovendo o aleitamento materno e capacitando os cuidadores a prestarem todos os cuidados inerentes a esse tratamento. A atuação do SAD promove, portanto, a melhoria do vínculo desse RN com sua família, já que permite maior contato dela com o filho e tranquiliza os pais, melhorando as condições do puerpério, uma vez que o fator estressante hospital é retirado dessa relação, além de reduzir os custos para o sistema de saúde.

Diagnóstico

A avaliação clínica consiste em inspeção da coloração amarela na pele das várias partes do corpo do RN por meio da digitopressão, preferencialmente sob a luz natural. A icterícia por hiperbilirrubinemia indireta apresenta progressão cefalocaudal. A forma de estimar os níveis de bilirrubina indireta clinicamente no RN é dividir a superfície corporal em cinco zonas dérmicas, conhecidas como zonas de Kramer (Quadro 1), relacionando cada uma a determinado nível de bilirrubina direta.[4,5,8,10]

QUADRO 1 Concentração de bilirrubinas e correspondência clínica

Zonas dérmicas Variação		RNT		RNPT	
		Média ± 1DP	Variação	Média ± 1DP	
Cabeça e pescoço	I	4,3-7,8	5,9 ± 0,3	4,1-7,6	***
Tronco acima do umbigo	II	5,4-12,2	8,9 ± 1,7	5,6-12,1	9,4 ± 1,9
Região hipogástrica e coxas	III	8,1-16,5	11,8 ± 1,8	7,1-14,8	11,4 ± 2,3
Joelhos e cotovelos até tornozelos e punhos	IV	11,1-18,3	15 ± 1,7	9,3-18,4	13,3 ± 2,1
Mãos, pés, palmas e plantas	V	> 15	***	> 10,5	***

DP: desvio-padrão; RNPT: pré-termo ou prematuro; RNT: recém-nascido a termo.
Fonte: adaptado de Kramer LI, 1969.[10]

Quando a icterícia está presente entre a zona II e a III, a sua quantificação é necessária. A quantificação pode ser feita no sangue venoso, sangue capilar ou método transcutâneo. Os métodos transcutâneo e capilar são métodos de rastreio que devem ser confirmados pela determinação laboratorial no sangue venoso.[3]

Existem aparelhos que medem a bilirrubina transcutânea que funcionam por meio do princípio de refletância espectrofotométrica. A medição é feita na região frontal ou esternal. Esses instrumentos apresentam coeficiente elevado de correlação (0,91 a 0,93) com a bilirrubina total sérica até valores de 13 a 15 mg/dL em RNT e RNPT, independentemente da coloração da pele, contudo há necessidade de confirmação por dosagem sérica se o valor aferido for igual ou superior a 13 mg/dL.[5]

A aplicação de bilirrubina transcutânea não ocorre no âmbito do SAD, uma vez que seu uso é de rastreio e no atendimento domiciliar o RN já apresenta níveis de fototerapia. A equipe se desloca até a residência do RN e coleta sangue venoso, encaminhando-o para o laboratório para dosagem sérica. Após a entrega da amostra, o resultado sai num prazo de 1 hora e é informado para o pediatra da equipe, que analisa e orienta o tratamento, se indicada a suspensão ou manutenção da fototerapia. Essas trocas de informações geralmente ocorrem via telefone.

O nomograma de Buthani[11] orienta a determinação do risco de hiperbilirrubinemia, levando em consideração a idade pós-natal. A definição de hiperbilirrubinemia clinicamente significativa apresenta divergências: de acordo com o Guia para Profissionais da Saúde, elaborado pelo Ministério da Saúde,[5] os níveis de bilirrubina vão de 15 a 17mg/dL; porém, outros estudos de base populacional apontam níveis de bilirrubina total acima do percentil 95 no referido nomograma de Buthani. Em relação aos valores de hiperbilirrubinemia grave (BT > 25 mg/dL) e extrema (BT > 30 mg/dL), há consenso na literatura.[8]

Além da dosagem de bilirrubinas, outros exames que podem ser úteis para predizer a evolução, tais como os exames de eritrócitos, hematócrito e contagem de reticulócitos (os quais, se muito elevados, sugerem alta renovação celular e, portanto, hemólise e prolongamento da demanda de fototerapia), tipagem sanguínea da mãe e RN para avaliar possíveis incompatibilidades, além da prova de Coombs direta do sangue do RN, também para avaliação da hemólise, risco de rebote e possível prolongamento da fototerapia.[1,2]

Tratamento

A fototerapia é empregada como forma de tratamento mais eficaz no controle da hiperbilirrubinemia. É o tratamento mais utilizado, por se tratar de um método não invasivo e de bons resultados na diminuição dos níveis de bilirrubinas plasmáticas. Um procedimento simples e eficiente que pode ser feito no hospital ou em casa, indicado nas doenças hemolíticas ou não.[2,4,5,12,13]

Outras formas de terapia para icterícia neonatal, especialmente para as formas não fisiológicas, não são realizadas no âmbito da atenção domiciliar, podendo no máximo ser adjuvantes à fototerapia no caso de resposta insuficiente a esta, embora a prática mais adotada, tanto na AD quanto em hospitais, seja lançar mão de fototerapia dupla, ou de alta intensidade, com lâmpadas especiais. Essas outras terapias incluem a utilização de drogas adjuvantes, capazes de acelerar o metabolismo e a excreção da bilirrubina, ou de reduzir a hemólise como a imunoglobulina, que se mostra a mais eficiente no tratamento de incompatibilidades, enquanto fenobarbital

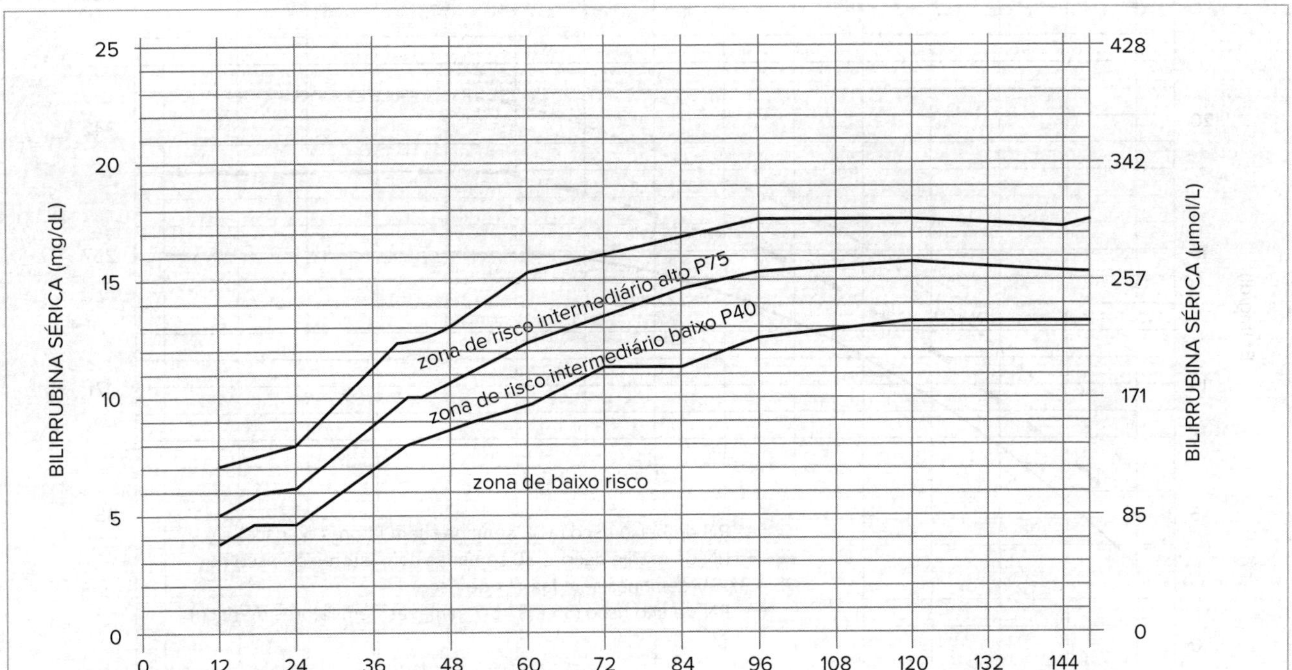

GRÁFICO 1

Avaliação do risco de hiperbilirrubinemia, segundo Bhutani

Obs.: nomograma com os percentis 40, 75 e 95 de BT (mg/dL) em RN > 35 semanas com PN > 2.000 g, segundo a idade pós-natal, para o determinar risco de hiperbilirrubinemia.

Fonte: Brasil, 2011;[5] Bhutani VK, 1999.[11]

e as metaloprotoporfirinas ainda não têm evidências sólidas para a sua utilização.[2,12]

Quando a fototerapia não produz o efeito esperado, a exsanguineotransfusão pode ser indicada, porém é realizada em âmbito hospitalar. Desde a sua introdução, a exsanguineotransfusão é considerada a técnica mais efetiva na remoção de bilirrubina, particularmente útil em casos refratários à fototerapia, como nos casos de hemólise por isoimunização, prevenindo a morbimortalidade associada à hiperbilirrubinemia. O sangue usado para substituição é desprovido de antígenos sensibilizadores, ou seja, Rh negativo e sem antígenos A e B. A perfusão de albumina, 2 horas antes do procedimento, desvia a bilirrubina extravascular para a circulação, permitindo a sua maior remoção. Apesar de eficaz, ainda que morosa e dispendiosa, é um procedimento de risco não isento de efeitos colaterais.[3]

Em RNPT:

- Abaixo de 1.000 g, iniciar fototerapia se BT > 5 mg/dL.
- 1.000 a 1.500 g, iniciar fototerapia em níveis de BT entre 7 e 9 mg/dL.
- 1.500 a 2.000 g, iniciar fototerapia em níveis de BT entre 10 e 12 mg/dL.
- 2.000 a 2.500 g, iniciar fototerapia em níveis de BT entre 12 e 14 mg/dL.

Há linhas de pesquisa que consideram o momento adequado para suspender a fototerapia quando os níveis em circulação de bilirrubina estão abaixo dos 12-14 mg/dL.[3] Outras correntes sugerem a suspensão quando a criança fica na zona de baixo risco do nomograma de Bhutani ou BT inferior a 10 mg/dL. Essa decisão na atenção domiciliar será tomada pelo médico responsável pelo acompanhamento.

A fototerapia é um procedimento seguro, com poucos efeitos adversos. Entretanto, seu uso no RN em alojamento conjunto implica prolongar o tempo de internação. Tendo em vista as normas que orientam a alta hospitalar com 48 horas pós-parto, há preocupação com o subtratamento da icterícia e possibilidade de encefalopatia bilirrubínica, comprometendo o prognóstico do RN.[6]

Nesse sentido, a atenção domiciliar proporciona maior segurança para os profissionais das maternidades, já que não raras vezes promove suporte no acompanhamento desses pacientes. A fototerapia é um tratamento que conta com vários equipamentos disponíveis no mercado.[4,5,12] A seguir, são descritos os mais encontrados na prática clínica:

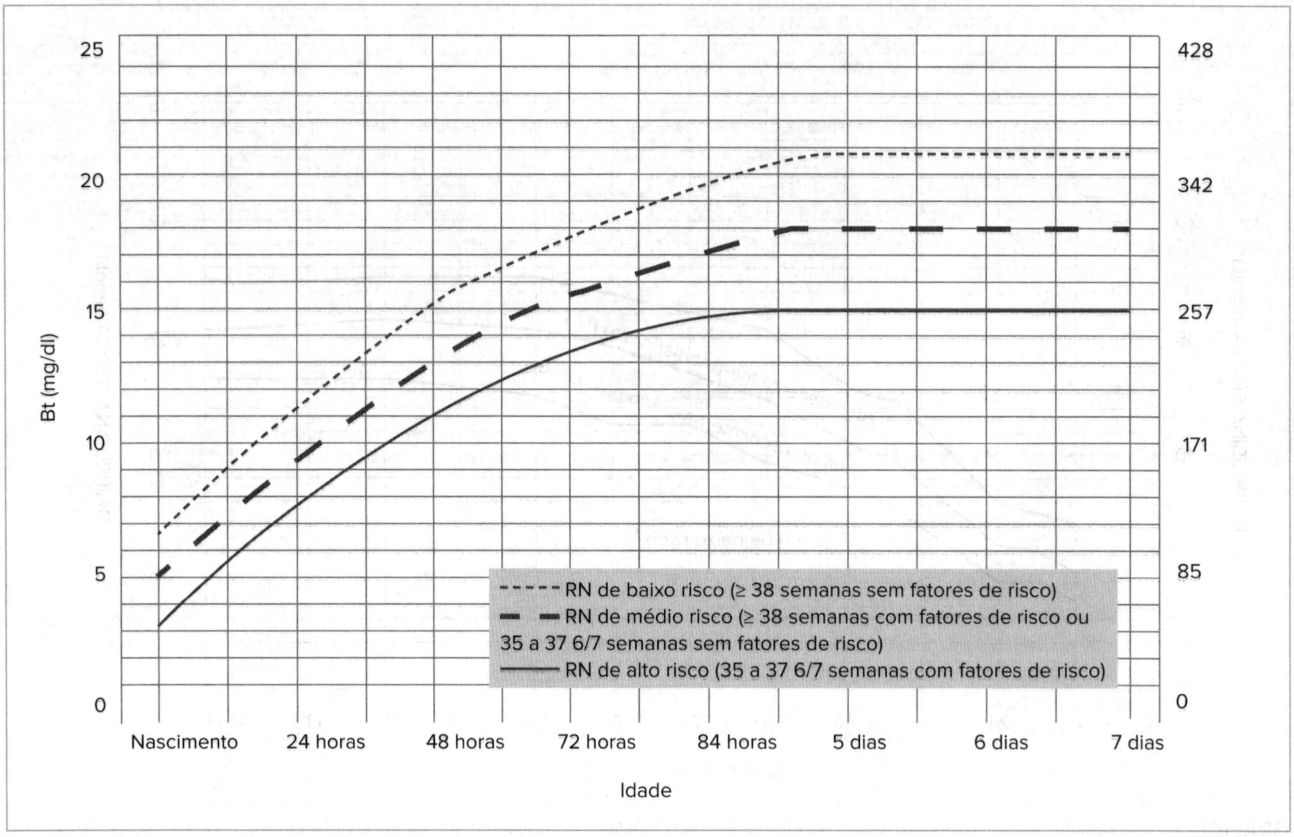

GRÁFICO 2

Indicação de fototerapia para RNT e RNPT tardio (< 35 semanas) saudáveis de acordo com dosagem sérica da bilirrubina total, segundo Bhutani

Fonte: Brasil, 2011;5 Bhutani VK, 1999.[11]

- Aparelho de fototerapia com 1 lâmpada halógena. Irradiância de 18-25 μW/cm²nm somente no foco central luminoso, com irradiância total de 4 μW/cm²nm.
- Aparelho de fototerapia com focos de super LED, cinco conjuntos de lâmpadas LED com espectro azul. Fornece irradiância maior ou igual a 30 μW/cm²nm de forma homogênea. Possibilita controlar a irradiância, sendo maior no centro do foco luminoso.
- Aparelho de fototerapia com focos de LED superior (15 LED espectro azul). Fornece irradiância maior ou igual a 30μW/cm²nm de forma heterogênea e permite escolher a irradiância desejada no aparelho.
- Berço de fototerapia de alta intensidade reflexiva e reversa: Leito em acrílico com lâmpadas super LED dispostas na base, com cúpula curva, face interna refletora e colchão de gel transparente. A radiância média emitida é de 32 μW/cm²nm.

O Bilitron®, aparelho de tecnologia nacional, é composto por cinco cápsulas super LED agrupadas numa pequena caixa. Esse tipo de equipamento é considerado bastante eficaz no tratamento da icterícia em RN prematuros. Outras vantagens estão o fato de que ele não emite luz infravermelha nem ultravioleta, dessa forma não causa queimaduras nem manchas/bronzeamento.[4]

Os aparelhos de LED apresentam melhor desempenho em relação aos de fototerapia convencionais (halógenas). Os resultados de depuração da bilirrubina sérica e o tempo de exposição dos RN à fototerapia foram melhores quando utilizado o aparelho de LED. Os aparelhos de LED duplo obtiveram melhores resultados no decréscimo dos níveis séricos de bilirrubina e menor tempo de exposição em comparação com os aparelhos de LED simples. A fototerapia com luz de LED é a opção mais indicada, devido à sua elevada eficácia e aos efeitos colaterais associados reduzidos.[11,14]

O recém-nascido em fototerapia domiciliar

No âmbito da atenção domiciliar, os aparelhos mais utilizados são os *spot* de super LED, o Bilitron®, uma vez que os bons resultados desse equipamento na redução da hiperbilirrubinemia e a facilidade de transporte o tornam a melhor escolha.

A luz emitida penetra na epiderme e atinge o tecido subcutâneo, dessa forma a bilirrubina depositada próxima à pele será irradiada e reduzida predominantemente pelo mecanismo de fotoisomerização. A molécula da bilirrubina, então, origina outros tipos de isômeros, moléculas hidrossolúveis rapidamente excretadas pela bile e urina sem necessidade de conjugação. A fototerapia é realizada para prevenir a progressão para uma encefalopatia bilirrubínica, reduzindo os níveis de bilirrubina anormalmente elevados.[3]

Quanto maior a superfície corpórea exposta à luz, a quantidade de irradiações e conforme a fonte luminosa, maior a eficácia da fototerapia. Portanto, o RN que recebe a luz na parte anterior e posterior do tronco, membros e permanece sem fraldas recebe maior irradiância espectral.[5]

O SAD é acionado para a continuidade do tratamento já instituído em âmbito hospitalar, quando o paciente apresenta baixo risco para exsanguineotransfusão e quando os níveis de bilirrubina já começaram a responder ao tratamento. Por se tratar de um paciente com necessidade de avaliação diária ou no máximo 48 horas entre as visitas, sua classificação é AD3.

No domicílio, o equipamento é instalado sobre o berço ou local onde o bebê será posicionado, respeitando-se a distância de 30 a 50 cm da pele do RN. São confeccionados os rolinhos de posicionamento do RN com o enxoval disponível no domicílio, inclusive com orientações sobre mantê-lo em decúbito dorsal com elevação da cabeceira (posição supina). É instalado o aquecedor portátil, e deve-se orientar quanto ao controle de corrente de ar, ao absoluto cuidado com esse equipamento, sem deixá-lo sobre superfícies que não podem ser aquecidas, com a recomendação de permanecer posicionado no chão e com movimento de rotação, o que previne acidentes domésticos.

Apesar dos seus amplos benefícios, a fototerapia pode causar alguns efeitos colaterais, que em sua grande maioria são facilmente controlados com orientação e acompanhamento. O RN em fototerapia tem o fluxo sanguíneo aumentado em pele e músculo, portanto pode ocorrer hipertermia, com aumento da perda insensível de água, elevando o risco de desidratação, risco ampliado pela imaturidade gastrintestinal, com aumento do número de evacuações. Também é possível ocorrerem alterações das hemácias, letargia, queimaduras, síndrome do menino bronzeado, hemólise, lesões cutâneas, efeitos no relacionamento mãe- RN, exantema eritematoso – além de danos na retina, quando de descuido da proteção ocular. Como a retina do RN é imatura ao nascimento, a exposição aos raios da fototerapia pode causar o ressecamento da córnea e favorecer o deslocamento de retina.[3,13,15]

Por isso, a equipe multiprofissional deve se atentar para aqueles sinais e sintomas, como também os fatores de risco no manejo da técnica, intervir elaborando uma rotina para o controle e a manutenção dos equipamentos, observando criteriosamente o tipo de aparelho utilizado, e se atentar à distância ideal das lâmpadas sobre o RN, avaliando sempre possíveis complicações durante o tratamento.

O período do puerpério é um momento de muitas mudanças e adaptações para a mulher-mãe. Para as mães do neonato ictérico, a construção da maternagem pode ser um processo ainda mais delicado, circundado por incertezas. Elas sempre vão se deparar com o fator separação, seja em unidades de internação, ou pela necessidade de o neonato ficar exposto à luz, de olhos vendados. Segundo a literatura, os desafios a serem enfrentados podem ser amenizados quando o profissional auxilia no manejo dessas incertezas, passando a compor sua rede de apoio e estabelecendo vínculos.[16]

Mais uma vez, a atuação da equipe de atenção domiciliar propicia o ambiente favorável para essas adaptações, já que dentro do lar o tratamento gera menos desconforto. O suporte da equipe, com acesso fácil ao telefone para suporte de quaisquer dúvidas, auxilia a sanar essas dúvidas e incertezas.

Para o procedimento de captação, a equipe solicitante entra em contato via site, com o preenchimento do formulário para solicitação, onde as informações do caso são relatadas. Na decisão sobre alta hospitalar, deve-se realizar uma avaliação criteriosa de aspectos importantes, como aleitamento materno, peso, aspecto geral, icterícia, estado de hidratação e informação do número das eliminações.[2]

Fase inicial – abordagem multidisciplinar da equipe de atenção domiciliar

Idealmente, a captação do RN candidato à fototerapia domiciliar é realizada à beira-leito hospitalar, momento em que se discute com os pais sobre o funcionamento do SAD e a proposta terapêutica de continuidade do tratamento com fototerapia. O termo de adesão do serviço é lido pelos cuidadores (pais) e assinado antes da saída deles da maternidade. Na ocasião, é verificada com eles a existência de tomadas disponíveis para o funcionamento dos equipamentos necessários. É importante valorizar as singularidades e subjetividades do educando-familiar, ao se pensar em uma educação em saúde integrativa e participativa mediada por tecnologia. Cabe apoderar-se do uso, também, da linguagem não verbal, privilegiando-se os contatos e diálogos frente a frente.[16]

Nesse aspecto, a equipe de atenção domiciliar inicia o processo de capacitação dos pais já na maternidade, no momento da captação, para se apropriarem do conhecimento da condição do filho e do tratamento proposto. Quando disponível, utilizam-se tecnologias de educação, como cartilhas, vídeos e outros meios.

O horário da saída do binômio é previamente acordado entre as equipes do alojamento conjunto e da equipe multiprofissional de atenção domiciliar pediátrica. São analisadas questões como a distância do domicílio e a base da equipe, além do tipo de transporte que a família usará para retornar para casa (carro particular, carro de aplicativo, transporte público etc.). O carro que transporta a equipe não faz o transporte do RN e sua família, já que é necessário o uso adequado do bebê-conforto para a segurança desse RN no trânsito, portanto o traslado até a residência fica sob responsabilidade da família.

No domicílio, são realizadas as devidas orientações sobre a fototerapia: os cuidadores são informados sobre a distância entre o equipamento e o RN, sobre evitar interrupções do banho de luz, exceto para amamentar e para cuidados de higiene, a importância da amamentação em livre demanda e vigilância das eliminações, sobretudo a diurese, marcador do estado de hidratação, bem como o controle térmico, uso correto do protetor ocular, além das orientações gerais de cuidados.

Orientações adicionais são realizadas, ainda, sobre os sinais de alerta que o RN pode apresentar, esclarecendo-os para os pais que acionem o serviço de urgência se necessário, garantindo a retaguarda de entrar em contato com a equipe de atenção domiciliar se qualquer dúvida ou demanda aparecer, ou mesmo retornar à maternidade se julgarem necessária uma avaliação de urgência.

Os seguintes cuidados e orientações devem ser realizados durante o uso de fototerapia domiciliar:

- Verificar a temperatura corporal a cada 3 horas, para detectar hipotermia ou hipertermia. Ajustar a ambiência do cômodo se qualquer uma delas acontecer.
- Pesar o RN nas visitas da equipe multidisciplinar de atenção domiciliar para avaliar o ganho ponderal que indiretamente reflete a qualidade de amamentação.
- Estimular o aleitamento materno em livre demanda, a fim de aumentar a oferta hídrica. Compensar a perda insensível de água.
- Orientar quanto à exposição da maior superfície corporal.
- Reforçar o uso de ninhos para aconchegar o RN e evitar perda de calor.
- Reforçar um posicionamento adequado, que mantenha o RN organizado e exposto com fralda pequena para garantir maior exposição.
- Proteger os olhos com cobertura radiopaca e realizar higiene ocular diariamente.
- Não usar loções que tenham soluções oleosas em sua composição, pelo risco de lesionar a pele do RN.
- Não utilizar a fototerapia se os níveis de bilirrubina direta estiverem elevados ou se houver colestase, para evitar o aparecimento da síndrome do bebê bronzeado, que se caracteriza pelo depósito de derivados de coproporfirina no plasma, na urina e na pele.
- Orientar sobre a prática da descontinuidade da fototerapia durante a alimentação, inclusive com a retirada da cobertura dos olhos, desde que a bilirrubinemia não esteja muito elevada.
- O uso de chás não reduz a icterícia. A amamentação tem seu papel primordial.

Todos os profissionais da equipe devem estar alinhados ao plano terapêutico proposto, para em diferentes momentos orientar e acolher a mãe e o pai. Os cuidadores do RN são corresponsáveis pela terapêutica, portanto são capacitados para tal. Assim, aponta-se para a importância de a equipe estar aberta às necessidades da mulher-mãe-família, sensível ao seu saber social para, então, acolhê-los, educando-os numa perspectiva problematizadora. A educação em saúde nessa ótica estimula a reflexão e a ação dos indivíduos, com o fim de lhes conceder autonomia e participação.[16]

Evolução e progressão – abordagem multidisciplinar da equipe de atenção domiciliar

Quando os valores de bilirrubina sérica alcançarem níveis seguros, a fototerapia será suspensa. A equipe coleta o sangue para a dosagem sérica e informa o resultado para o pediatra, que orienta como conduzir. Se a orientação for suspender a terapêutica, a equipe entrará em contato telefônico com os pais, orientando-os a desligar o equipamento.

Devem-se dosar bilirrubinas no intervalo de 24 a 48 horas após a suspensão da fototerapia para análise de rebote de icterícia. Na vigência do rebote, o tratamento é retomado, as orientações reforçadas e mantida a conduta, enquanto a normalidade dos valores pode ser informada à família por telefone; na visita subsequente, o atendimento da equipe de atenção domiciliar é encerrado. A criança é contrarreferenciada para a AD1 ou mesmo para cuidados ambulatoriais na atenção primária à saúde, para continuar o acompanhamento de puericultura. Comparado ao hospital, esse é o momento que em geral leva a uma permanência ligeiramente superior, tendo em vista que depende da disponibilidade do profissional responsável pela alta realizar uma visita de retorno ao domicílio para tais providências.

Referências

1. Enk I, Andres L, Enk FL. Icterícia Neonatal. In: Burns AAR, Júnio DC, Silva LRS, Borges WG, editores. Tratado de Pediatria. 4. ed. Barueri: Manole; 2017.
2. Ambalavanan N, Carlo WA. Icterícia e hiperbilirrubinemia no recém-nascido. In: Kliegman RM. Nelson Tratado de Pediatria. 20. ed. Rio de Janeiro: Elsevier; 2017.
3. Romano DR. Icterícia neonatal no recém-nascido de termo. Dissertação (Mestrado Integrado em Medicina) – Instituto de Ciências Biomédicas Abel Salazar, Universidade do Porto; 2017.
4. Souza ABG. Unidade de terapia intensiva neonatal: cuidados ao recém-nascido de médio e alto risco. São Paulo: Atheneu; 2015. 610 p.
5. Brasil. Ministério da Saúde. Secretaria de Atenção à Saúde. Departamento de Ações Programáticas e Estratégicas. Atenção à saúde do recém-nascido: guia para os profissionais de saúde. Brasília, DF: Ministério da Saúde; 2011.
6. Dias VSSD, Pelicia SMC, Corrente JE, Rugolo SMSS. Icterícia neonatal: fatores associados à necessidade de fototerapia em Alojamento Conjunto. Departamento de Pediatria da Faculdade de Medicina de Botucatu. 2020.
7. Salvador ZL, Oliveira MV, Borges MM, Vieira ACB, Balestra R. Kernicterus: uma complicação da hiperbilirrubinemia neonatal. Revista eletrônica de trabalhos acadêmicos – Universo. 2018.
8. Carvalho FTS, Almeida MVA. Icterícia neonatal e os cuidados de enfermagem: relato de caso. Health Residencies Journal. 2020;1(8).
9. Oliveira RG. Blackbook Pediatria. 5. ed. Belo Horizonte: Black Book; 2018. 864 p.
10. Kramer LI. Advancement of dermal icterus in the jaundiced newborn. Am J Dis Child. 1969;118(3):454-8.
11. Bhutani VK, Johnson L, Sivieri EM. Predictive ability of a predischarge hour-specific serum bilirubin for subsequent significant hyperbilirubinemia in healthy term and near-term newborns. Pediatrics. 1999;103(1):6-14.
12. Ip S, Chung M, Kulig J, O'Brien R, Sege R, Glicken S, et al. An evidence-based review of important issues concerning neonatal hyperbilirubinemia. Pediatrics. 2004;114(1):e130-53.
13. Pace EJ, Brown CM, DeGeorge KC. Neonatal hyperbilirubinemia: an evidence-based approach. J Fam Pract. 2019;68(1):E4-E11.
14. Faria JF, Ribeiro AC, Freitas EO, Senhem CD, Kegler JJ, Zamberlan KC, et al. Características e efeitos da fototerapia em recém-nascidos: revisão integrativa. Pesquisa, Sociedade e Desenvolvimento. 2021;10(2):e19610212412.
15. Silva AMN, Palumbo ICB, Almada CB. Conhecimentos da equipe de enfermagem sobre fototerapia no setor de alojamento conjunto de um hospital escola da zona norte de SP. Monografia SMS-SP, Cachoeirinha. São Paulo; 2019. [acesso em janeiro de 2022]. Disponível em: https://docs.bvsalud.org/biblioref/2020/12/1140627/tcr-amanda-midori.pdf
16. Jesus EB, Esteves AVF, Teixeira E, Medeiros HP, Nascimento MH, Sabóia VM. Validação de tecnologia educacional sobre fototerapia para orientar familiares de neonatos ictéricos. Revista Enfermagem UERJ. 2018.

Capítulo 13

Abordagem domiciliar da prematuridade e suas comorbidades

Hilton Soares Oliveira
Wemerson Ferreira Rodrigues
Tatiane Ferreira Vaz

PONTOS-CHAVE

- A prematuridade é um problema de saúde pública, sendo a morbidade e a mortalidade elevadas no primeiro ano de vida.
- No recém-nascido prematuro, menor peso de nascimento significa maior imaturidade e vulnerabilidades fisiológicas, metabólicas e psicológicas. Pode deixar sequela motora, cognitiva, de linguagem, fala e comportamental.
- O Serviço de Atenção Domiciliar (SAD) neonatal é uma ferramenta potente para garantir a continuidade da assistência ao recém-nascido prematuro e de baixo peso com segurança no ambiente domiciliar.
- A desospitalização programada e o projeto terapêutico singular bem elaborado corroboram com o sucesso assistencial do recém-nascido prematuro e de baixo peso assistido pelo SAD e o vínculo com a rede de saúde.

OBJETIVOS DE APRENDIZAGEM

Ao final do capítulo, o leitor deverá ser capaz de:

- Descrever o conceito de recém-nascido prematuro, baixo peso e suas classificações.
- Entender a importância da alta programada e do projeto terapêutico singular no sucesso assistencial do recém-nascido.
- Identificar recém-nascido com elegível para internação domiciliar e processo para uma desospitalização segura e continuidade assistencial em domicílio.
- Discorrer sobre a importância do Serviço de Atenção Domiciliar (SAD) na evolução clínica satisfatória, humanizada e de qualidade do recém-nascido prematuro e de baixo peso no ambiente domiciliar.

Introdução

O período neonatal, que compreende os primeiros 27 dias pós-parto, é considerado um momento de extrema vulnerabilidade à saúde infantil por riscos biológicos, ambientais, sociais e culturais. Essa fase impacta cerca de 60% a 70% na mortalidade infantil[1].

Segundo a Organização Mundial de Saúde (OMS)[2], o recém-nascido (RN) pode ser classificado de acordo com sua idade gestacional de nascimento em:

- pré-termo: nascidos vivos antes da 36ª semana e 6 dias de vida intrauterina;
- termo: nascidos vivos entre 37ª e 41ª semana e 6 dias de vida intrauterina;
- pós-termo: nascidos vivos com 42ª semanas ou mais semanas de vida intrauterina.

A OMS considera ainda a classificação do RN conforme o seu peso de nascimento[3]:

- RN de baixo peso: peso ao nascer inferior a 2.500 g.
- RN de muito baixo peso: peso ao nascer menor que 1.500 g.
- RN de extremo baixo peso: peso ao nascer abaixo de 1.000 g.

São considerados fatores de risco ao nascer[2]:

- residência em área de risco;
- baixo peso ao nascer;
- prematuridade;
- asfixia grave (Apgar < 5 no quinto minuto);
- necessidade de internação ou intercorrências na maternidade ou em unidade de assistência ao RN;
- necessidade de orientações especiais no momento da alta da maternidade/unidade de cuidados do RN;
- mãe adolescente;

- mãe com baixa instrução (< de 8 anos de estudo);
- história de morte de crianças com menos de 5 anos na família.

Os recém-nascidos de risco, em especial os prematuros e os de baixo peso, são os que mais impactam na morbimortalidade na infância. Os avanços da neonatologia nas últimas décadas aumentaram a sobrevida dessas crianças e trouxeram novos desafios direcionados à Rede de Atenção. Torna-se necessária a atuação de equipes multiprofissionais capacitadas e a incorporação de novas tecnologias alinhada aos custos compatíveis, com o objetivo de alcançar a integralidade da linha de cuidado ao neonato.[2]

A desospitalização desse recém-nascido precisa ser programada e a alta hospitalar deve ser organizada com antecedência, para que a proposta terapêutica seja alinhada de acordo as necessidades que o caso demandar. Esse processo precisa estar concluído antes da alta para a casa. A equipe assistencial do serviço de atenção domiciliar realiza visita pré-admissional na instituição hospitalar/maternidade para conhecer a história clínica familiar, social e econômica do recém-nascido, apresenta-se ao responsável e explica os protocolos assistenciais do serviço. Além disso, esclarece e apresenta o termo de consentimento e a importância do acompanhamento domiciliar para o desenvolvimento do neonato e já programa a visita domiciliar para conhecer um pouco a cultura familiar e realizar algumas intervenções, se necessário.

A equipe do serviço de atenção domiciliar precisa transmitir confiança para a família. Para isso, é necessário que todas as dúvidas sejam sanadas no ambiente hospitalar, oportunidade em que o cuidador deve ser orientado quanto à proposta assistencial, aos sinais de alerta e às condutas básicas nos casos de intercorrência, além de ser receber orientações sobre a retaguarda e os contatos da equipe e do serviço móvel de urgência/SAMU para as urgências e emergências.

O serviço de atenção domiciliar prima por uma desospitalização e uma assistência responsáveis, seguras e humanizadas para a equipe, para a família e principalmente para o recém-nascido, que é o bem maior, garantindo sucesso em seu acompanhamento no ambiente domiciliar, com a mesma qualidade do ambiente hospitalar.

O recém-nascido prematuro e baixo peso

A prematuridade é um problema de saúde pública, sendo a morbidade e a mortalidade elevadas no primeiro ano de vida. As evidências mostram que, quanto menor a idade gestacional do RN prematuro e menor o seu peso de nascimento, maior é sua imaturidade e, consequentemente, maiores serão suas vulnerabilidades fisiológicas, metabólicas e psicológicas. E provavelmente as complicações clínicas no período neonatal e de doenças associadas poderão acompanhá-lo durante toda a vida. São considerados de maior risco todos os recém-nascidos com peso de nascimento abaixo de 1.500 g e de extremo risco aqueles que nasceram com menos de 1.000 g e/ou idade gestacional menor do que 32 semanas[4,5,6].

Diversas repercussões podem acontecer em decorrência da prematuridade, desde problemas motores, cognitivos, de linguagem e aprendizagem até de comportamento. Podem-se citar sequelas neuromotoras e sensitivas como a paralisia cerebral, anormalidades do desenvolvimento cognitivo e motor, deficiências auditiva e/ou visual entre outros. Além de alterações metabólicas e de crescimento que abrangem a baixa estatura, baixo peso e déficit do crescimento do perímetro cefálico. Por isso a preocupação com o desenvolvimento do recém-nascido pré-termo (RNPT), cujo acompanhamento deve permitir um encaminhamento para avaliação e intervenções o mais cedo possível[4].

Uma das estratégias para a redução da mortalidade neonatal é o Método Canguru, que integra a Política Nacional de Atenção Integral à Saúde da Criança (PNAISC), do Ministério da Saúde. É uma intervenção baseada no cuidado singular ao bebê e à sua família, no contato pele a pele precoce, buscando minimizar os efeitos do nascimento pré-termo[4].

O Método Canguru estimula o contato precoce entre o RNPT e sua família, o cuidado individualizado, a parceria com a família, o incentivo/apoio à amamentação, intervenções nos cuidados e manuseio da dor voltados para o desenvolvimento neuropsicomotor. Sua aplicação ocorre em três etapas, em todas elas o contato pele a pele e a posição canguru são amplamente estimuladas[4]:

- A 1ª etapa ocorre na unidade neonatal.
- Na 2ª etapa o RNPT é transferido para uma unidade, na qual recebe cuidados de sua mãe.
- A 3ª etapa é domiciliar, quando o RN alcança peso de 1.600 g e recebe a alta hospitalar, com seguimento ambulatorial e complementação dos protocolos neonatais até o peso de 2.500 g, sendo compartilhada com as equipes da atenção básica.

É muito importante, portanto, fortalecer a continuidade do cuidado após a alta hospitalar do bebê prematuro e baixo peso, para que ele alcance o crescimento e o desenvolvimento adequados. A articulação entre a unidade neonatal e a atenção primária deve ser iniciada na hospitalização[5].

O serviço de atenção domiciliar atua como um elo na transição dos cuidados do RN de baixo peso. Profissionais identificaram a necessidade de articulação da rede de Atenção à Saúde composta pela Unidade de Terapia Intensiva Neonatal, pelo Método Canguru, pela Atenção Domiciliar e pela Atenção Primária em Saúde com a proposta de preparar mães, pais e/ou responsáveis para o cuidado domiciliar ao recém-nascido prematuro e de baixo peso pós-alta hospitalar[6].

O Ministério da saúde corrobora ser necessário que esses bebês e suas famílias sejam acompanhados após a alta hospitalar por uma equipe que conheça as possíveis repercussões em crescimento e desenvolvimento desse grupo de crianças, a médio e longo prazo, de forma a poder intervir precocemente diante de suas necessidades[4].

Desse modo, cabe às equipes de saúde, tanto do hospital como da atenção básica, garantir uma transição segura e a realização de cuidados adequados aos bebês após a alta[5].

Assim, a terceira etapa do Método canguru (MC) é o momento em que o RNPT se encontra estável clinicamente, está sendo amamentado, necessita de estabilidade térmica e ganho de peso, porém não mais do suporte hospitalar. Nessa circunstância, o bebê obtém alta da unidade neonatal e continua sendo acompanhado ambulatorialmente pelo hospital que lhe deu alta e pela Atenção Básica até atingir o peso de 2.500 g e/ou até a resolução das pendências, conforme cada caso. Após esses resultados, o bebê será desligado do MC, permanecerá na Atenção Básica e deverá ser encaminhado aos programas de seguimento e/ou aos ambulatórios de especialidades, caso haja indicação. Para os bebês que têm alta hospitalar com menos de 2.000 g, é necessário um retorno de duas a três vezes por semana ao hospital; uma vez alcançado esse peso, o retorno poderá ser semanal. Na impossibilidade de retorno frequente à maternidade que o inseriu nos cuidados do Método Canguru, a equipe hospitalar manterá contato com a Atenção Básica para compartilhar o seguimento e, sempre que possível, realizar visitas domiciliares com os agentes comunitários de saúde responsáveis pelo bebê e por sua família[4].

A equipe assistencial encontra como desafio o efetivo trabalho compartilhado entre os seguimentos da rede de saúde. O Ministério da Saúde determina que, durante o período em que o usuário estiver sob os cuidados do SAD, a equipe de atenção básica de sua referência deverá compartilhar o cuidado, participando na elaboração do Projeto Terapêutico Singular (PTS) daquele usuário[2].

Não é esperado que equipes de atenção e promoção da saúde (APS) assumam os cuidados da equipe especializada, mas que continuem realizando seu trabalho de apoio à saúde e de estímulo e facilitação para a permanência da criança nos diferentes atendimentos, reforçando as parcerias entre os dois níveis de atenção[3].

Pesquisa recente identifica falta de articulação entre o hospital e a APS no atendimento pós-alta do RNPTBP, e aponta resultados de estudos que evidenciaram que algumas famílias enfrentam dificuldades para comparecer às consultas no ambulatório do hospital de origem, em especial por falta de recursos financeiros, além da demanda dos outros filhos. Os autores sugerem ações de divulgação e de capacitação das equipes de saúde, e também a pactuação entre os diferentes níveis de atenção à saúde, para que a terceira etapa do MC seja efetiva na APS[5].

Os desafios de cuidar de uma criança egressa de unidade neonatal, especialmente na terceira etapa do MC, podem estar vinculados à percepção da fragilidade e imaturidade fisiológica no momento da alta hospitalar, o que pode gerar medo e insegurança na realização dos cuidados para os profissionais da APS e para os pais[3].

A participação dos profissionais da APS no acompanhamento pós-alta dos RNPTBP ainda é tímida. É imprescindível que as equipes dos hospitais, em especial dos programas de seguimento aos RNPTBP e da APS, trabalhem juntas e proporcionem o acompanhamento adequado do RN depois da alta hospitalar, por meio do apoio à amamentação, observação do ganho de peso, tratamento intercorrências e avaliação de reinternações[5].

Estudo corrobora que essa atenção compartilhada não pareceu estar presente no cotidiano da APS. Os trabalhadores da APS, quando se referiam a crianças nascidas pré-termo e/ou de baixo peso, relativizavam cuidados que reconhecem como de sua responsabilidade, como acompanhamento de peso e estatura, vacinação, orientação alimentar e cuidados com a higiene, demonstrando dificuldade em reconhecer a criança de risco como responsabilidade de toda a rede de serviços de saúde[3].

Uma preocupação manifestada pela maioria dos profissionais da atenção hospitalar entrevistados foi que entendiam a necessidade de articulação entre os níveis de atenção e a construção de uma linha de cuidado na assistência prestada à criança egressa de Unidade Neonatal na terceira etapa do MC. Porém, muitas vezes, não sabiam como operacionalizá-la[3].

Nesse contexto cabe ressaltar a necessidade de abrir essa temática junto à gestão da rede de atenção à saúde, no intuito de promover melhor essa articulação entre as linhas de cuidado, fortalecendo o trabalho dos diversos seguimentos de atenção.

Essas questões identificadas precisam ser trabalhadas em ações de educação permanente e de apoio matricial às equipes de APS. O compartilhamento de saberes é fundamental para a produção de saúde no contexto da terceira etapa do MC. Esta deve, obrigatoriamente, acontecer com a articulação entre o acompanhamento especializado realizado nas unidades de alta complexidade e o realizado pelas equipes da APS na Unidade de Saúde de referência do domicílio, favorecendo o estabelecimento de uma linha de cuidado que promova a continuidade da atenção prestada[3].

O Serviço de Atenção Domiciliar Neonatal (SAD)

Entre as principais formas de abordagens positivas para redução da morbimortalidade no período neonatal, destaca-se a humanização da atenção, o alojamento conjunto, o incentivo ao aleitamento materno, o cuidado do Método Canguru, a implementação de rotinas hospitalares e extra-hospitalares que valorizem o vínculo com a família e os programas específicos de acompanhamento ao RN de baixo peso[8].

A Internação Domiciliar Neonatal surge como uma potente ferramenta propulsora dessas abordagens positivas. O cuidado com o RN exige conhecimentos específicos e direcionamento da assistência às suas necessidades, com foco no período de internação, estendendo-se ao ambiente domiciliar. Nesse sentido, a continuidade e a qualidade do cuidado domiciliar surgem como garantia à manutenção da saúde dessa população de risco[9].

O bebê de baixo peso no ambiente domiciliar

O movimento de sair do hospital e ir para casa gera sentimentos de alegria nos pais dos RNPTBP, mas também traz medo e dúvidas quanto à capacidade de cuidar do filho[5].

Um estudo evidenciou que os pais conseguiram adaptar-se à nova rotina de cuidados com a chegada do filho em casa e relataram satisfação com as consultas da terceira etapa e de seguimento realizadas no hospital. No entanto, um bebê não conseguiu retornar às consultas por dificuldades financeiras, demonstrando a importância de as consultas serem compartilhadas com a APS[5].

A primeira consulta da terceira etapa do MC deve ocorrer em 48 h após a alta, preferencialmente no hospital onde o bebê obteve alta. A agenda deve ser "aberta", permitindo o retorno sem necessidade de marcação de consulta. Na primeira semana, o bebê passará por três avaliações, caso obtenha alta hospitalar com menos de 2.000 g de peso. A Terceira Etapa do Método Canguru será compartilhada com as Equipes da Atenção Básica de Saúde[4,6].

Ao iniciar o acompanhamento do recém-nascido pré-termo e de baixo peso (RNPTBP) após a alta hospitalar a equipe do SAD deve observar a relação mãe-bebê, esclarecendo dúvidas, estimulando a posição canguru e o aleitamento materno. Na primeira visita, realizar a leitura do resumo de alta hospitalar e avaliar a Caderneta da Criança complementando os dados que faltem. Certificar-se de que o RN realizou as triagens neonatais: triagem metabólica, auditiva, teste do reflexo vermelho e triagem para cardiopatia crítica, vacinação, e ainda avaliação oftalmológica, ultrassom transfontanela. Caso contrário, fazer os encaminhamentos necessários. Conferir e ajustar doses e modo de administração de vitaminas, sulfato ferroso e outras medicações, quando for o caso. Compartilhar os atendimentos da terceira etapa com a Atenção Básica de Saúde[9].

Avaliações das visitas e condutas[4,9]:

- Ganho de peso: calcular o ganho de peso e dividir pelo intervalo desde a última consulta (em dias) para saber quanto de peso o bebê está ganhando por dia. Deseja-se um ganho mínimo 20 g/dia.
- Questionar o número e o volume de urina e evacuações.
- Estatura: acompanhar se o crescimento está adequado, medir semanalmente.
- Perímetro cefálico (PC): Medir semanalmente, porque muitas vezes nessa fase se consegue identificar hidrocefalia.
- Realizar o exame completo no recém-nascido, detectar e anotar as anormalidades e descrever a conduta terapêutica. Fazer as orientações cabíveis.
- Promover orientações gerais como reforçar e estimular o aleitamento materno exclusivo até 6 meses de idade gestacional corrigida, retirar todas as dúvidas dos pais e acompanhante relacionadas aos cuidados com o recém-nascido.
- Tratar o RN de acordo com os problemas apresentados.

Quando o bebê não ganhou peso como o esperado, devem-se observar as seguintes situações e orientações[4]:

- Manejo inadequado da mamada: a mãe deixa a criança pouco tempo no seio materno ou alterna muito os seios e o bebê não mama o leite posterior.
- O bebê dorme demais e não mama: reforce que o RNPT nem sempre dá sinais vigorosos de fome e pode não chorar. Ofereça o seio quando o bebê estiver ativo/agitado ou com a boca aberta, procurando sugar. Lembrar que o intervalo entre as mamadas pode variar muito, de cada 30 minutos até eventualmente três horas, mas que não se deve deixar o bebê manter um intervalo longo por várias vezes durante o dia.
- Contato pele a pele (posição canguru) insuficiente. Reforçar a importância do calor pronto para os bebês abaixo de 2.000 g e para os locais frios. Salientar o quanto essa posição ajuda no desenvolvimento e no crescimento do bebê.

Acrescentamos aqui a pega correta, a posição correta de amamentação, bem como o estímulo de novas posições e os manejos adequados.

Se o exame físico estiver normal, tranquilizar a mãe e/ou o familiar, reforçar as orientações e agendar retorno em 48 h.

Os recém-nascidos de baixo peso podem receber alta hospitalar quando alcançam 1.600 g, conforme recomendado pelo MC, mas essa decisão deve vir acompanhada de uma série de fatores que garantirão a alta responsável do paciente e sua família, com total retaguarda para eles.

Entre esses fatores estão idade gestacional corrigida fora de risco de apneia, curva ascendente de ganho de peso com sucção em seio materno ou eventualmente dispositivos, devidos encaminhamentos e articulação com rede de apoio nos casos de vulnerabilidade, pais cientes dos sinais de alerta etc.

Nesse sentido, cada equipe de atenção domiciliar determinará o corte de peso para acompanhamento, de acordo com o perfil do serviço, da população atendida, dos limites geográficos e toda sua logística de deslocamento, da demanda da equipe, entre diversos critérios.

Um fator indispensável que foi descrito neste capítulo é a capacidade da família de cuidar desse RN. Os pais/cuidadores precisam reconhecer os sinais de alerta e como agir caso ocorram, e são capacitados para essas situações. São crianças de maior vulnerabilidade, que precisam ter toda a retaguarda de cuidados adequados.

A rede de apoio deve ser bem estabelecida para possibilitar a melhor adesão dos pais/cuidadores às orientações fornecidas pela equipe.

Fase inicial – Abordagem multidisciplinar da equipe de AD

O SAD nos municípios é composto por suas equipes multidisciplinares de atenção domiciliar (EMAD). A EMAD básica responsável pela realização do SAD Neonatal deve ser composta de 44 horas semanais de enfermeiro, 44 horas semanais de técnico de enfermagem e 20 horas semanais de médico[5]. Essa equipe é a mesma responsável pelas demais internações pediátricas e deve ser capacitada em Atenção Domiciliar Neonatal, além de contar com o suporte das equipes multidisciplinares dos serviços de urgência e/ou do hospital de origem do neonato. Esse suporte pode ser ofertado de modo remoto ou presencial, quando necessário[12].

São critérios para admissão do RN pela equipe da EMAD[7]:

- recém-nascidos clinicamente estáveis internados em unidades neonatais para ganho de peso com peso mínimo de 1.600 g e com idade gestacional corrigida superior a 34 semanas sem alimentação enteral;
- recém-nascidos com diagnóstico de sífilis congênita, sem neurossífilis, que necessitam completar o tratamento com penicilina procaína fora da unidade hospitalar;
- crianças portadoras de sequelas neurológicas, gastrostomizadas e traqueostomizadas;
- outras situações em que a EMAD identifica benefícios para inclusão da criança no SAD.

A partir do momento em que é identificado um RN com critérios elegíveis para o atendimento domiciliar, a EMAD programa a desospitalização, iniciando as etapas subsequentes para efetivação da admissão, que se inicia com o acolhimento da família e a identificação das suas necessidades sociais. Para essa etapa é necessária a avaliação criteriosa das condições e o preparo para a alta hospitalar, devendo ser realizado com a mãe, o pai e/ou outro familiar do RN conforme o vínculo familiar. Esse momento é extremamente importante para avaliar a segurança da família em relação à transição do cuidado para o domicílio e para auxiliar a equipe na condução do cuidado com segurança, além de conhecer a história familiar e suas demandas[11].

Com a história clínica e social, a equipe esclarece os critérios e as condições do atendimento pelo SAD. A mãe ou o responsável assina o termo de consentimento, momento esse de esclarecer dúvidas e transmitir segurança na assistência domiciliar do bebê para que a mãe se sinta acolhida. A equipe então acorda a alta do bebê com a instituição, de forma que sejam iniciados os cuidados em domicílio. A EMAD providencia a elaboração de um plano terapêutico assistencial para esse recém-nascido, incluindo a equipe multidisciplinar de apoio: fonoaudiólogo, nutricionista, psicólogo ou outro profissional, de acordo com a necessidade do neonato e da família. Essa proposta terapêutica precisa ser revista e reavaliada sempre, devendo ser alterada de acordo com novas demandas apresentadas[11].

O RN mantém o acompanhamento compartilhado com a UBS de referência durante todo o período em que está sendo assistido com a equipe do SAD, continuando a assistência programada pela equipe da Estratégia Saúde da Família (eSF)[11].

O acompanhamento para ganho de peso se inicia na captação dentro da unidade neonatal ou alojamento conjunto. O RN cuja internação foi prolongada, como no caso de prematuros da unidade neonatal, precisa estar em aleitamento por sucção, uma vez que a transição de sonda para seio ou eventualmente mamadeira já precisa ter ocorrido.

O peso mínimo para alta hospitalar recomendado pelo Ministério da Saúde é de 1.600 g, contudo, cada departamento de atenção domiciliar define o perfil de atendimento conforme as características do serviço. Além disso, o cuidado compartilhado com a atenção básica deve ser um pilar desse atendimento, conforme já abordado.

O grande desafio do acompanhamento pela equipe de atenção domiciliar para o RN baixo peso é o trabalho compartilhado com as unidades básicas de saúde. É necessário que as mesas de gestão e discussão entendam a importância de capacitar suas equipes nesse trabalho, um movimento para articular esse atendimento em rede, corresponsável e interdisciplinar.

Nesse sentido, a retaguarda da maternidade é garantida com agenda aberta, caso ocorram intercorrências – no cotidiano notam-se raros eventos e poucas reinternações. Seu ambulatório de seguimento manterá o acompanhamento conforme o protocolo do serviço. A equipe de atendimento domiciliar atua como extensão desse polo de assistência, promovendo no ambiente familiar a avaliação e condutas que seriam implementadas nos consultórios desse serviço de origem conforme a recomendação do método canguru. E para fechar esse enredo a unidade básica de saúde deve vincular toda essa assistência a suas imprescindíveis ações de promoção em saúde dentro de uma lógica de linhas de atenção.

O atendimento domiciliar para acompanhamento do ganho de peso vai muito além do simples fato de pesar o RN. A abordagem da equipe é obviamente técnica, com todas as orientações de amamentação, pega correta, tempo das mamadas etc., mas também abrange sensibilidade a fim de conhecer o ambiente familiar, as demandas dessa mulher, dessa família, como está a rede de apoio. Esse conjunto de fatores vai determinar como será a abordagem do RN, portanto o atendimento é individualizado.

Recém-nascidos com alta hospitalar com peso inferior a 2.000 g devem ser avaliados no mínimo três vezes na primeira semana pós-alta, e duas na segunda semana. A primeira consulta necessariamente deve ocorrer dentro de 48 horas após a saída da maternidade. Assim, a EMAD realiza uma visita no segundo dia após a alta desse RN, e ainda retorna na mesma semana, garantindo assim três visitas nessa primeira semana, considerando o atendimento da UBS da sua área de abrangência.

Nas semanas seguintes, a periodicidade de visitas vai depender muito da curva de ganho de peso desse bebê, uma vez que a meta de ganho diário é acima de 20 g/dia. Então, enquanto esse bebê não alcança o peso de 2.000 g as visitas serão com intervalos mais próximos.

Assim que o RN evolui com uma curva de ganho adequada, com ganho superior a 20 g/dia, e alcança os 2.000 g as visitas são realizadas semanalmente, sempre contando com o acompanhamento e a retaguarda da unidade básica e do hospital de origem.

Na visita é realizada a anamnese, momento em que se questiona como estão a amamentação, os períodos das mamadas e a frequência, o volume e o aspecto das eliminações. O exame físico é realizado com a verificação dos sinais vitais. O RN é pesado nu e enrolado em manta do próprio bebê (o peso desta é descontado/tarado na balança) para evitar perda de calor e desorganização por parte dele. Calcula-se o ganho médio de peso diário: divide-se o peso que o RN ganhou entre a alta hospitalar ou a última visita domiciliar pelo número de dias que se passaram até a visita em questão.

O RN é posicionado no seio materno para observação da mamada. Se ainda houver a necessidade de alguma orientação, esta é realizada.

A equipe de atenção domiciliar aproveita cada oportunidade de visita para encorajar os pais a realizarem a posição canguru, como meio comprovado por evidência para melhora do ganho de peso, amamentação e vínculo.

Evolução e progressão – Abordagem multidisciplinar da equipe de AD

As evidências têm demonstrado que a consolidação das práticas de cuidados domiciliares vem se afirmando internacionalmente como uma potente ferramenta de reorganização dos serviços de saúde, pois, além de racionalizar os gastos e a ocupação de leitos hospitalares, tem inegável ação humanizadora e promotora de importantes pilares do SUS: equidade, universalidade, acessibilidade e integralidade[5]. A implantação do SAD Neonatal mostrou resultados promissores para a Rede de Atenção, entre os quais se destacam[1]:

- redução dos custos inerentes a internação no período neonatal para as famílias;
- redução dos custos inerentes a internação no período neonatal para a Rede de Atenção;
- diminuição dos riscos de uma internação prolongada;
- disponibilização de maior número de leitos de UTI neonatal e leitos de unidade de cuidado intermediário;
- incentivo ao aleitamento materno;
- integração da família aos cuidados da criança de risco;
- promoção à adesão do método canguru;
- incentivo à vinculação da família ao RN de risco;
- humanização da atenção ao RN de risco;
- integração entre as equipes assistenciais da rede de atenção aos cuidados dispensados ao RN de risco e sua família.

Eventualmente, o aleitamento pode não ser exclusivamente ao seio materno. Nesses casos são fornecidas orientações sobre como complementar as mamadas, preferencialmente com leite materno ordenhado ou com fórmulas adequadas para a idade, conforme prescrição médica. A equipe aborda inclusive a forma correta de preparo dessa fórmula, os cuidados de diluição, higiene e acondicionamento.

O acompanhamento de ganho de peso ocorre até o corte definido pela equipe, conforme já discutido. De acordo com o método canguru, o peso de 2.500 g é quando a terceira etapa se encerra. A equipe então contrarreferencia a criança para a atenção básica. A partir desse momento a criança entra nos critérios de puericultura da UBS, além dos ambulatórios de seguimento, conforme suas especificidades.

Enfim, a abordagem do serviço de atenção domiciliar dos RN de baixo peso que vão para casa agrega imenso valor para esses pequenos pacientes e seus familiares. Seu trabalho permeia os níveis de atenção, estimulando a amamentação, o vínculo, o desenvolvimento e o crescimento. Além disso, oferece segurança para as equipes da maternidade e da atenção básica, uma vez que atua como elo entre elas na transição desses recém-nascidos para o ambiente comunitário. O trabalho em rede fortalece a ação compartilhada entre todos os envolvidos, os profissionais, os sujeitos e as instituições.

Referências

1. PINHEIRO JMF, TINOCO LS, ROCHA ASS et al. Atenção à criança no período neonatal: avaliação do pacto de redução da mortalidade neonatal no Rio Grande do Norte, Brasil. Ciência & Saúde Coletiva, v. 21, n. 1, p. 243-252, 2016.
2. BRASIL, Ministério da Saúde. Programa de atendimento domiciliar especializado pelo SUS completa nove anos de atuação. 2012. Disponível em: https://www.gov.br/saude/pt-br/assuntos/noticias/programa-de--atendimento-domiciliar-especializado-pelo-sus-completa-nove-anos--de-atuacao. Acesso em 30 out. 2021.
3. BRASIL, Ministério da saúde. Portaria n. 2.436, de 21 de setembro de 2017. Aprova a Política Nacional de Atenção Básica, estabelecendo a revisão de diretrizes para a organização da Atenção Básica, no âmbito do Sistema Único de Saúde (SUS) Brasília, 2017. Disponível em: https://bvsms.saude.gov.br/bvs/saudelegis/gm/2017/prt2436_22_09_2017.html. Acesso em: 30 set. 2021.
4. BRASIL, Ministério da Saúde. Secretaria de Atenção à Saúde. Departamento de Ações Programáticas Estratégicas. Manual do Método Canguru: seguimento compartilhado entre a Atenção Hospitalar e a Atenção Básica. Ministério da Saúde, Secretaria de Atenção à Saúde, Departamento de Ações Programáticas Estratégicas. Brasília: Ministério da Saúde, 2015. 274 p. Disponível em https://bvsms.saude.gov.br/bvs/publicacoes/manual_metodo_canguru_seguimento_compartilhado.pdf. Acesso em: 30 set. 2021.
5. CAÑEDO MC, NUNES CB, GAIVA MAM, VIEIRA ACG, SHULTZ IL. Vou para casa. E agora? A difícil arte do Método Canguru no domicílio. Revista de Enfermagem da UFSM. Santa Maria, RS. v. 11, e52, p. 1-23, 2021. Disponível em https://pesquisa.bvsalud.org/portal/resource/pt/biblio-1254952. Acesso em: 25 out. 2021.
6. RIGHES SFF. Seguimento dos bebês prematuros e de baixo peso na Atenção Domiciliar. Porto Alegre, 2015. Disponível em: https://docs.bvsalud.org/biblioref/coleciona-sus/2015/35408/35408-1139.pdf. Acesso em: 25 out. 2021.
7. SILVA MS et al. Acompanhamento na terceira etapa do método canguru: desafios na articulação de dois níveis de atenção. Revista baiana de saúde pública; 42(4): 671-685, 2018. Disponível em: https://docs.bvsalud.org/biblioref/2020/12/1130180/rbsp_v42n4_7_3033_final.pdf. Acesso em 31 out. 2021.
8. LEÃO E et al. Pediatria ambulatorial. 5. ed. Belo Horizonte: COOPMED; 2013.
9. HIGARASHI IH, SCHMIDT KT. Experiência materna no cuidado ao recém-nascido prematuro. Revista mineira de enfermagem-REME. 2012. UFMG. Disponível em: https://www.reme.org.br/artigo/detales/542. Acesso em: 13 out. 2021.
10. BRASIL, Ministério da Saúde. Secretaria de Atenção Primária à Saúde. Departamento de Ações Programáticas Estratégicas. Método Canguru: diretrizes do cuidado. 1. ed. rev. [recurso eletrônico]/Ministério da Saúde, Secretaria de Atenção à Saúde. Departamento de Ações Programáticas Estratégicas. Brasília: Ministério da Saúde, 2018. 80 p. Disponível em: https://bvsms.saude.gov.br/bvs/publicacoes/metodo_canguru_diretrizes_cuidado_revisada.pdf. Acesso em: 30 set. 2021.
11. Programa de Internação Domiciliar Neonatal (PIDNeo) – Hospital Sofia Feldman, 2012.
12. BRASIL, Ministério da Saúde. Portaria n. 825, de 25 de abril de 2016. Redefine a Atenção Domiciliar no âmbito do Sistema Único de Saúde (SUS) e atualiza as equipes habilitadas. Brasília, DF: Ministério da saúde; 2016. Disponível em: <https://bvsms.saude.gov.br/bvs/saudelegis/gm/2016/prt0825_25_04_2016.html> Acesso em: 25 out. 2021.

Capítulo 14

Aspectos psicossociais na atenção domiciliar pediátrica

Katia Maria Oliveira de Souza
Mariana Setúbal Nassar de Carvalho

PONTOS-CHAVE

- Criança com condição crônica complexa (CCC). A doença crônica pode ser identificada ao nascimento ou antes, durante o período gestacional. Em geral, exige um complexo e dinâmico ritmo na produção de cuidados para tratar os impactos causados nos órgãos e sistemas acometidos. Conceitualmente, pode ser definida a partir da constatação de quatro eixos estruturais: primeiramente, a necessidade de cuidados específicos e contínuos, o que coloca a família no centro da problemática, principalmente se tratando do paciente pediátrico; a presença de limitações funcionais é outro importante marcador que aponta para a frequente necessidade de dependência tecnológica, com a finalidade de compensar a perda de alguma função vital; como consequência do uso de dispositivos artificiais, as crianças com CCC necessitam utilizar múltiplos serviços de saúde especializados, de maneira que a elevada utilização dos serviços de saúde sinaliza mais um forte definidor; o quarto e último eixo é a presença de uma ou mais condições crônicas.1
- Sobrecarga do cuidador. É definida quando se observam objetivamente danos físicos e/ou mentais, assim como a produção da sensação negativa advinda do ato de cuidar.2 Para os cuidadores, esse é um dos mais fortes impactos diante da presença de uma criança ou um adolescente com doença crônica na família. Geralmente é evidenciada pela presença de comprometimentos em diversos domínios influenciados por fatores psicossociais, como renda insuficiente, desemprego, diminuição do convívio social, número de filhos, etnia da mãe, ausência de um companheiro, sinais e sintomas depressivos e de ansiedade. O sofrimento conjugal é apontado como mediador do processo de adaptação dos cuidados da criança doente e demais filhos. Por isso, os conflitos na relação conjugal aumentam consideravelmente o nível da carga de cuidados para uma das partes.
- Fatores psicossociais e o cuidar. Definidos pela Organização Mundial da Saúde (OMS), os "fatores psicossociais são os aspectos que definem a interação subjetiva entre o trabalhador e seu trabalho, os quais interferem na vivência de bem-estar no trabalho e nos processos de descompensações na saúde, seja mental ou física". Ao correlacionar com o campo da produção de cuidados em saúde, é possível pensar no paralelismo que considera a importância dos mesmos fatores na relação entre a pessoa cuidada e o cuidador. A compreensão do processo saúde-doença e suas vicissitudes implica a busca do equilíbrio da saúde de todos os envolvidos; logo, deve incluir como determinantes a relação entre os sujeitos e o ambiente. Principalmente pelo fato de que no ambiente coexistem fatores que atuam como estímulos desorganizadores capazes de intensificar o sofrimento; a exemplo de desemprego, condições precárias de vida, violência doméstica, entre outros, que promovem desagregação dos laços sociais e dificultam a formação das redes de apoio – ao contrário dos estímulos positivos, como apoio social, que protegem a saúde física e mental.3 Nesse sentido, fatores psicossociais que interferem no cuidado constituem um risco tanto para o cuidador quanto, fundamentalmente, para a pessoa cuidada.

OBJETIVOS DE APRENDIZAGEM

Ao final do capítulo, o leitor deverá ser capaz de:

- Analisar os casos atendidos pela equipe multiprofissional de atenção domiciliar (AD), elucidando os principais aspectos que o constituem, em especial as dimensões psicossociais, entendendo o grau de complexidade para além das chamadas "tecnologias duras", num conceito de Mehry.[4]

Caso clínico: situação inicial

Vitória Maria, nascida em julho de 2018 com o seguinte diagnóstico:

- Prematuridade + gemelaridade.
- Broncodisplasia.
- Tetralogia de Fallot corrigida.
- Ventilação não invasiva (VNI).
- Gastrostomia.

A criança está em atendimento domiciliar, após ter permanecido por longo período em internação hospitalar, devido à complexidade clínica e psicossocial do caso, além da dependência tecnológica, e foi então hospitalizada. Nessa etapa foram elaborados o Projeto Terapêutico Singular (PTS), para viabilizar a desospitalização da paciente com segurança, e o acompanhamento de um Programa de Assistência Domiciliar (PADI) público, pertencente ao SUS. Em função dos problemas de ordem nutricional, respiratório e motor, associados à dependência tecnológica, foi necessário o envolvimento de todos os profissionais da equipe: médico, enfermeira, técnico de enfermagem, fisioterapeuta, assistente social, nutricionista, fonoaudióloga e psicóloga. A questão nutricional se apresentou como o maior desafio, uma vez que, em consequência do quadro de desnutrição, foi necessário negociar com a família a prescrição e a execução dos horários das dietas, em curtos intervalos, durante o dia e a noite, com a finalidade de atingir o peso ideal, promover ajustes no desenvolvimento psicomotor e estabilidade do quadro clínico.

Introdução

A integralidade é um dos princípios mais fundamentais do Sistema Único de Saúde (SUS). É fato que os cuidados isolados e fragmentados, ou mesmo os que consideram apenas os aspectos biomédicos como essenciais, tornam-se impeditivos para a realização de um cuidado integral e vão na direção oposta dos conceitos que norteiam a atenção domiciliar (AD).

A AD possui características peculiares no que se refere à natureza dos vínculos com os pacientes e sua extensão familiar. As visitas sistemáticas aos lares propiciam, para a equipe de saúde, uma nítida visão das relações entre os membros que coabitam no mesmo espaço. Os medos, acordos e tensões inerentes aos sistemas familiares não permanecem ocultos diante da força das vulnerabilidades existentes no contexto familiar, onde existe uma criança cronicamente adoecida. Isso se deve, em parte, à complexa produção de cuidados e enfrentamentos intrínsecos aos aspectos sociais e individuais,5 os quais geram diferentes graus de suscetibilidade e aumentam o sofrimento e demais agravos.

O funcionamento da família, sobretudo na AD, atua como parte importante da gestão do cuidado. Quando a assistência é feita no domicílio, torna-se fundamental o estabelecimento do vínculo duradouro, de confiança, pautada no estabelecimento de uma comunicação regular e transparente. Essas são condições que, para Campos e colaboradores,6 resultam na eficácia das intervenções clínicas, diagnósticas, terapêuticas ou de reabilitação.

O contato estreito com as famílias possibilita a identificação de demandas que convocam a equipe às tomadas de decisões. Quando a família sugere uma dinâmica pouco segura, é necessário concentrar atenção aos fatores de risco que comprometem o cuidado do paciente, como situações de violência (negligência, física, psicológica, sexual, patrimonial) ou a configuração de relacionamento abusivo entre os adultos responsáveis pela criança.

Cabe à equipe de saúde identificar os riscos, entender as fragilidades e encontrar as medidas formais de cessar com a violência e proteger a figura mais vulnerável, que em nossa abordagem é a criança, ou seja, aquela que possui um fator adicional de vulnerabilidade. Em algumas famílias, pode ocorrer a internalização de que modos agressivos sejam normais no enfrentamento das situações difíceis, o que resulta na banalização do abuso, maus-tratos e violência. O fato de apenas um dos parceiros manter o sustento da família não legitima ao outro um lugar de subalternidade e de passividade diante de atitudes abusivas.7

Para Nunes e Rodrigues8 e Carvalho,9 a família é compreendida como uma unidade de cuidados que apresenta demandas espirituais, sociais, econômicas, físicas, emocionais e psicológicas. A família do paciente pediátrico vivencia direta e indiretamente essa atmosfera de cuidar. Ela interage com a equipe multiprofissional na tomada de decisões e na prestação direta de cuidados embasadas nos seus próprios saberes e/ou nas diretrizes da equipe, podendo-se denominar esse conjunto de ser cuidado e cuidador como unidade familiar.

Desta feita, é indispensável uma análise multifatorial de equipe que garanta uma abordagem que leve em consideração as diferentes dimensões que constituem e garantem a singularidade de cada caso/família, como o que apresentaremos neste capítulo.

Definição dos problemas

1. Criança com CCC, dependente de tecnologia e muitos cuidados. A equipe avalia a necessidade de acompanhamentos das várias especialidades clínicas para manter a estabilidade da criança.
2. Sobrecarga do cuidador e ausência de suporte de apoio familiar. Genitora como cuidadora principal e acumulando demais funções domésticas, gerando grande sobrecarga. Detectando a importância da equipe multiprofissional, para viabilizar o gerenciamento dos cuidados, de forma mais adequada à realidade da cuidadora/genitora.
3. Fatores psicossociais desorganizadores do cuidar, situações de violência psicológica e relações abusivas, agregando complexidade ao diagnóstico psicossocial. Identificado prioridade da atuação dos profissionais da

psicologia e do serviço social para a formalização dos encaminhamentos.

Diagnóstico

Criança com CCC de saúde em atendimento domiciliar, vulnerável aos efeitos gerados pelas condições socioemocionais do contexto familiar.

Abordagem física

Paciente prematura, nascida através de parto cesariano de urgência devido a descolamento de placenta após o nascimento do primeiro gemelar, com 31 semanas e 2 dias, apropriada para a idade gestacional (AIG). Apresentou escala de APGAR de 3/6/8, necessitando de reanimação com ventilação por pressão positiva, com fração inspirada de oxigênio (FiO_2) em 60%. Ao nascimento, foi diagnosticada com tetralogia de Fallot e permaneceu no modo ventilatório não invasivo (CPAP). Ficou 2 dias em capacete de oxigênio concentrado, retornando para o CPAP posteriormente, por intolerância. Evoluiu para intubação traqueal devido a episódio de queda de saturação arterial e bradicardia. Foi mantida intubada, até que houve extubação acidental e foi instituída a ventilação não invasiva (VNI). Foi novamente intubada após crise de cianose associada a bradicardia. Após permanência em unidade de terapia intensiva (UTI) neonatal durante 95 dias, foi realizada da cirurgia cardíaca paliativa na técnica de Blalock-Taussig. Foi realizado um ecocardiograma de controle no pós-operatório, concluindo com boa função miocárdica. Retornou para a UTI após correção cirúrgica. Após 42 dias, foi submetida a novo procedimento cirúrgico, dessa vez para gastrostomia (GTT) com fundoplicatura, sem intercorrências e sem necessidade de hemotransfusão. Com 3 meses de vida, foi transferida para a unidade intermediária pediátrica (UI), onde a família iniciou o processo de treinamento de cuidados e programação para a desospitalização com equipe de AD. Conforme é possível perceber, a gravidade do quadro clínico implica a complexidade dos cuidados, o que corresponde a uma variedade de procedimentos e especialidades profissionais. O caso exemplifica uma criança com CCC, a qual necessita de cuidados específicos e contínuos. Independentemente da condição de hospitalizada ou em atendimento domiciliar, a família é a principal interface com a equipe de saúde e deverá sempre ser alvo do olhar atento dos profissionais de saúde.[1]

Abordagem familiar/cuidadores

Sobre a situação familiar: são genitores que não possuem relação conjugal estável, por afeto ou oficial, apesar de coabitarem na mesma residência. O genitor é o único provedor que se encontra com redução salarial em função da pandemia por covid-19. Tal situação o faz sentir-se ameaçado quanto à manutenção do vínculo empregatício. A genitora é do lar e relata sobrecarga com as atividades domésticas, desgaste físico e mental da função materna, sobretudo pela excessiva carga de cuidados exigida para manter a filha em assistência domiciliar. Apresenta queixas por ser a cuidadora exclusiva e não possuir vida social e apresenta dificuldades em contar com sua rede familiar.

Abordagem social

Durante o período da assistência domiciliar, foi identificado pela equipe que os pais mantinham uma relação abusiva (violência psicológica). Em função disso, os atendimentos psicossociais foram intensificados, cabendo ao serviço social a orientação dos encaminhamentos que envolviam legalização da pensão alimentícia e guarda das crianças, junto à Defensoria Pública. Somente as crianças tinham plano de saúde, por isso utilizavam alguns serviços da rede privada nas situações emergenciais.

Abordagem psicológica e espiritual

O atendimento com o profissional da psicologia focou em trabalhar a autoestima da genitora, capacitando-a para lidar com conflitos de relacionamento com o pai das crianças e com a própria mãe, com quem mantinha resistência a formar uma rede de apoio familiar. O objetivo central foi auxiliar no empoderamento da figura feminina e no exercício da autonomia sobre a própria vida e condução dos cuidados da filha doente. Nos planos de cuidado com o cuidador, foram recomendados pequenos momentos de introspecção, reservados para meditação guiada, relaxamento ou práticas relacionadas ao campo da espiritualidade. Uma vez que, independentemente da crença ou religião, a espiritualidade implica uma dimensão de subjetividade, podendo ser instrumento potente de promoção de saúde, sobretudo para auxílio no enfrentamento das adversidades da vida.[10]

Na ocasião da alta pelo PADI, a mãe decidiu deixar a casa do pai das crianças, resgatou o vínculo com a mãe e foi morar com ela.

Caso clínico: evolução e progressão

Abordagem física

Vitória Maria atingiu o peso ideal, progrediu no desenvolvimento psicomotor e apresentou estabilidade no quadro cardiorrespiratório. Permaneceu em atendimentos ambulatoriais especializados no hospital de origem, como a cardiologia, a pneumologia e o ambulatório de seguimento. A família buscou os serviços de reabilitação aos quais havia sido orientada, onde a criança passou a ser atendida com frequência quinzenal nos serviços de fonoaudiologia, fisioterapia e estimulação essencial. Os contatos com a atenção primária seguiram com o objetivo de obter acesso e atendimento no próprio território.

Abordagem familiar/cuidador

Passados alguns meses, a equipe multiprofissional foi informada de que a genitora e as filhas haviam se mudado para um novo endereço, independente, porém ainda próximo à avó materna, com quem contava como apoio. Nessa ocasião, o relato era de o que se sentia totalmente capaz de gerenciar os cuidados e a educação das crianças. Vitória Maria foi inserida na creche da prefeitura da cidade, e a genitora retornou, parcialmente, às suas atividades profissionais. Aceitou o convite para participar de um projeto social que forma e incentiva o regresso de mulheres ao mercado de trabalho.

Abordagem psicológica e espiritual

A genitora assimilou as necessidades da criança e atualmente se coloca de maneira mais segura e autônoma nos cuidados. Essa situação a deixou mais confiante e desenvolta para transitar com as duas crianças em ambientes de saúde, familiar e lazer. Embora não seja religiosa praticante, dispensa habitualmente momentos para aproximação da fé, por sentir-se mais bem conectada consigo mesma e mais centrada para elaborar o sentido da própria vida.

Abordagem social

A família já havia sido encaminhada para benefícios sociais, dos quais cumpria os pré-requisitos.

Considerações finais

Manter uma criança dependente de tecnologia em atendimento domiciliar exige a tessitura de uma rede de pessoas e serviços implicados a participar da gestão dos cuidados. Contudo, sabemos que a realidade que se apresenta na maior parte das famílias atendidas gira em torno das demandas de cuidado, de atribuição quase exclusiva da figura feminina, sendo ela a materna em sua maioria. Contudo, na ausência destas, a figuração de tias, avós, madrinhas, irmãs, cunhadas, entre outras, exerce o papel de cuidadora – principal e auxiliar.11 Não raro, as equipes multiprofissionais que atuam com AD, em especial psicólogas e assistentes sociais, recebem relatos de extremo desgaste físico e mental dessas mulheres, conflitos familiares e dependência de recursos econômicos, como no caso apresentado neste capítulo.

Adicionalmente, muitas equipes exercem papel fiscalizatório e punitivo àquelas que porventura não atendem a esse padrão de cuidados esperado e legitimado socialmente.

Referências

1. Carvalho MSN, Menezes AS, Cruz Filho AD, Maciel CMP. Desospitalização de crianças com condições crônicas complexas: perspectivas e desafios. Rio de Janeiro: Eldorado; 2019. 216 p.
2. Macedo EC, Silva LR, Paiva MS, Ramos MNP. Burden and quality of life of mothers of children and adolescents with chronic illnesses: an integrative review. Rev Latino-Am Enfermagem. 2015;23(4):769-77.
3. Pinheiro R, Mattos RA. Cuidado: as fronteiras da integralidade. Rio de Janeiro: CEPESC/UERJ/IMS/ABRASCO; 2006. 320 p.
4. Merhy EE. Cartografia do trabalho vivo. São Paulo: Hucitec; 2005.
5. Florêncio RS, Moreira TMM. Modelo de vulnerabilidade em saúde: esclarecimento conceitual na perspectiva do sujeito-social. Acta Paul Enferm. 2021.
6. Campos GWS, Guttiérez AC, Guerrero A, Cunha GT. Reflexões sobre a atenção básica e a estratégia de saúde da família. In: Campos GWS, Guerrero AVP, organizadores. Manual de práticas em atenção básica: saúde ampliada e compartilhada. São Paulo: Hucitec; 2008. p. 121-42.
7. Brasil. Ministério da Saúde. Secretaria de Atenção à Saúde. Departamento de Atenção Básica. Cadernos de Atenção Domiciliar. Brasília, DF: Ministério da Saúde; 2012. v. 1.
8. Nunes MGS, Rodrigues BMRD. Tratamento paliativo: perspectiva da família. Revista Enfermagem UERJ. 2012;20(3):338-43.
9. Carvalho CSU. A necessária atenção à família do paciente oncológico. Rev Bras Cancerol. 2008;54:87-96.
10. Gomes ET, Bezerra SMMS. Espiritualidade, integralidade, humanização e transformação paradigmática. Revista Enfermagem Digital Cuidado e Promoção da Saúde. 2020;5(1):65-9.
11. Neves ET, Cabral IE. Empoderamento da mulher cuidadora de crianças com necessidades especiais de saúde. Texto Contexto - Enferm. 2008;17(3):552-60.

Capítulo 15

Cuidados à criança em fim de vida no domicílio

Carolina de Araújo Affonseca
Esther Angélica Luiz Ferreira
Maíla Cristina da Cunha Guimarães

PONTOS-CHAVE

- Cuidados paliativos pediátricos: segundo a Organização Mundial da Saúde (OMS), os cuidados paliativos são definidos como a "prevenção e o alívio do sofrimento de pacientes adultos e pediátricos e suas famílias que enfrentam problemas associados a doenças potencialmente fatais, incluindo o sofrimento físico, psicológico, social e espiritual dos pacientes e de seus familiares". Dessa forma, os cuidados paliativos pediátricos (CPP) não aceleram ou adiam a morte e podem, inclusive, influenciar positivamente o curso da doença.[1] É muito importante destacar que a participação de uma equipe de CPP não exclui os demais tratamentos, sejam eles curativos ou de suporte, complementares e aplicáveis em qualquer fase da doença. O suporte à família é fundamental, inclusive após a morte da criança, quando se faz necessário o acompanhamento dos familiares enlutados.[1]
- Cuidados paliativos na comunidade: trata-se do CPP que é fornecido fora do ambiente hospitalar com o objetivo de oferecer recursos e serviços em residências, clínicas comunitárias, instalações de cuidados de longo prazo e hospices (unidades de cuidados paliativos); podem ser gerenciados por meio de quaisquer instituições baseadas na comunidade, com apoio fornecido pessoalmente, por telefone ou por meio eletrônico. Quando vinculados a um hospital, os programas de CPP baseados na comunidade fornecem continuidade de cuidados para pacientes que transitam entre os ambientes hospitalar e ambulatorial, otimizando a qualidade de vida em um cuidado contínuo.[2]
- Melhor em Casa: no Brasil, a política pública que regulamenta e financia o atendimento domiciliar é o Programa Melhor em Casa, lançado em 2011. Nesse programa está prevista a oferta de cuidados paliativos, inclusive com a possibilidade de que o final de vida e a morte ocorram em domicílio.[3]

OBJETIVOS DE APRENDIZAGEM

Ao final do capítulo, o leitor deverá ser capaz de:

- Identificar quais pacientes são elegíveis para a abordagem de cuidados de fim de vida no domicílio.
- Entender que o fim de vida em domicílio requer interlocução entre os diversos níveis de saúde.
- Identificar os recursos necessários para garantir a segurança dos cuidados em fase final de vida no domicílio.
- Assimilar que o controle de sintomas deve ser impecável para o cuidado holístico do paciente.
- Aprender que o cuidado deve ser mantido inclusive após o óbito, com orientações à família e suporte ao luto.
- Reafirmar a comunicação como pilar fundamental do cuidado.

Caso clínico

O caso clínico aqui apresentado é fictício: Joana morreu aos 14 anos de idade. Era acompanhada, desde os 10 anos, pela equipe da reumatologia pediátrica de um serviço terciário do Sistema Único de Saúde (SUS), após o diagnóstico de arterite de Takayasu. Já havia sido avaliada por diferentes especialistas até que o diagnóstico fosse realizado, estabelecendo-se, assim, um vínculo muito forte com a equipe. Ao longo desses 4 anos, diversos tratamentos foram realizados, mas a doença progredia e a refratariedade às condutas evidenciou-se com a piora do quadro clínico.

No último ano de vida, em virtude dos tratamentos, necessitou ficar internada por longos períodos. Durante esses extensos intervalos, a maior preocupação de Joana era a escola, pois não queria deixar de aprender e sentia saudade das conversas com as amigas. A equipe de terapia ocupacional da enfermaria iniciou adaptações para que ela pudesse ter o mínimo de perdas.

Nos últimos meses, Joana apresentou episódios de dores muito fortes, especialmente em membros superiores. Com o descontrole dos sintomas, a equipe de cirurgia vascular optou pela alta, alegando que não havia mais nada a ser feito pela doença. Apesar de uma resistência inicial, a equipe de reumatologia pediátrica decidiu solicitar avaliação da equipe de CPP para auxiliar no cuidado.

Diferentemente da equipe cirúrgica, a reumatologia não queria deixar de acompanhá-la, pelo vínculo e responsabilidade que sentia ter com Joana. Como não entendiam ao certo os conceitos de cuidados paliativos, imaginavam que, ao chamar essa outra equipe, não teriam mais contato com a paciente. Ao contrário, a construção do cuidado foi feita pelas duas equipes, uma vez que a *expertise* de uma se juntava com o vínculo da outra. O planejamento antecipado de cuidados foi traçado sempre ouvindo Joana e seus pais: iniciando o controle dos sintomas físicos, especialmente da dor, além de conversas sobre o prognóstico, a morte e a fase final de vida.

Nesse momento, a equipe identificou que a espiritualidade de Joana estava em sua religião, católica, e, especialmente em sua escola, o seu maior sagrado. Sendo assim, um dos enfoques foi manter as adaptações para que ela pudesse estar o maior tempo possível vinculada ao ambiente escolar.

Em uma das conversas, a paciente demonstrou o desejo de fazer seu final de vida em casa. A princípio, os pais tinham muito medo e não concordavam. Após muito diálogo e entendimento desses medos, a família aceitou o cuidado domiciliar.

A equipe hospitalar se certificou de que havia uma rede de apoio e interlocução entre os diversos tipos de assistência: houve uma longa conversa com a equipe do Posto de Saúde da Família e com a equipe do pronto-socorro, buscando garantir o cuidado nas 24 horas do dia.

O acompanhamento de Joana pela equipe domiciliar de CPP era semanal, com a presença de um profissional da reumatologia pediátrica, além da visita dos agentes de saúde a cada 3 dias. A professora e as amigas levavam a lição escolar todos os dias à tarde para Joana, o que a fez se sentir muito feliz. Ela pôde se alimentar da comida preparada pela mãe e não disfarçava a preferência pelo macarrão.

Joana morreu após 4 semanas de atendimento domiciliar, em um final de tarde, após as amigas e a professora terem se despedido. A equipe não estava lá, mas chegou minutos depois, avisada pela mãe. Foi feita a declaração de óbito, enquanto a assistente social orientava a mãe sobre os procedimentos relativos ao funeral. A enfermeira foi acolher o pai, ao mesmo tempo que a psicóloga conversava com o irmão de 7 anos.

Os pais de Joana pediram que a equipe rezasse junto a ela e convidaram-nos para que participassem do velório, ressaltando a importância da presença de todos.

Diagnóstico

Adolescente com doença crônica grave, em cuidados de fim de vida no domicílio.

Cuidados de fim de vida no ambiente domiciliar

Epidemiologia

A escolha do local da morte de uma criança parece variar de acordo com a infraestrutura do sistema de saúde, das políticas de saúde e das diferenças culturais de cada país. O desejo da família e o da criança tendem a oscilar com a trajetória da doença e dependem da experiência do cuidado e do suporte recebido no domicílio.

Na América Latina, há resultados variáveis quanto ao local preferível para morrer, o que parece se dever à diversidade socioeconômica, cultural e de serviços ofertados em cuidados paliativos e cuidados de final de vida.[4] Nos Estados Unidos, observa-se um aumento no tempo em que as crianças com doenças ameaçadoras à vida permanecem no domicílio durante o último ano de vida, e aproximadamente 33% a 50% dos pacientes com doenças crônicas morrem em casa.[2]

A análise de 40.624 mortes de crianças com condições clínicas complexas ocorridas em 2008 em 11 países evidencia a grande variabilidade na ocorrência de mortes no domicílio em diferentes localidades. Os países com as maiores proporções de óbitos domiciliares são Nova Zelândia (42,4%), Bélgica (42,1%), Suécia (34,8%), Itália (31,2%), México (31,2%) e Estados Unidos (29,6%). Já em países como República Checa, França, Coreia do Sul e Espanha/Andaluzia, mais de 80% dos óbitos ocorrem em ambiente hospitalar.

Os diferentes níveis de desenvolvimento dos cuidados paliativos pediátricos parecem ser um fator importante para explicar as variações na proporção de mortes em domicílio por condições clínicas complexas. Muitas áreas da Nova Zelândia têm acesso ao cuidado paliativo baseado na comunidade fornecido por hospices que dão suporte domiciliar aos pacientes, em colaboração com pediatras locais e serviços sociais e de saúde.

Porém, altas taxas de morte no domicílio nem sempre indicam um sistema de saúde organizado. No México, mortes domiciliares ocorrem principalmente em famílias de baixa renda familiar.[5] O mesmo acontece em países da África Subsaariana, onde aproximadamente metade das crianças morre em casa, provavelmente devido ao precário acesso a serviços de saúde.[6]

Critérios de elegibilidade

Durante o processo de planejamento dos cuidados, deve-se tentar identificar se existe o desejo da criança e/ou da família em vivenciar a fase final de vida em casa. Para o conforto do paciente e a oferta de um cuidado seguro, o domicílio deve ter condições mínimas de se adequar às necessidades básicas da criança. As condições de higiene e energia elétrica devem ser sempre avaliadas, uma vez que pode ser necessário o uso de aparelhos para suporte de vida e monitorização que demandem um fornecimento regular de energia.[7]

Outro ponto primordial é que o fornecimento de medicações, medidas não farmacológicas, manejo adequado de vias de acesso e curativos precisa ser garantido no ambiente domiciliar, a fim de garantir um adequado controle dos sintomas físicos.[1]

É necessário que o cuidador seja ensinado e treinado pela equipe de saúde sobre os cuidados a serem realizados em casa e que serão de responsabilidade da família, bem como sobre os sinais e sintomas que indiquem situações de alarme e como proceder em intercorrências, até que seja possível a avaliação pela equipe de saúde.

A equipe deve estar disponível continuamente. Nos casos em que não houver uma equipe específica 24 horas para o cuidado domiciliar do paciente, há a necessidade de coordenar o cuidado com equipes de saúde da atenção primária do próprio SUS ou do sistema suplementar de saúde, além da garantia de transporte que pode ser alinhado com o Serviço de Atendimento Móvel de Urgência (SAMU), por exemplo, uma vez que essa criança poderá necessitar de transitar entre os ambientes de cuidado. É importante garantir o acesso ao cuidado ininterruptamente.[7]

Benefícios do fim de vida em domicílio

O cuidado domiciliar à criança em fim de vida, se bem planejado, pode trazer uma série de benefícios. Há redução significativa na quantidade de eventos adversos associados à internação hospitalar, como infecção por germes resistentes, além de menor probabilidade de intervenções fúteis e, muitas vezes, invasivas.[7]

Quanto à família, há uma maior sensação de conforto e privacidade, especialmente para o cuidador principal, que pode, inclusive, dividir as tarefas com outros membros da casa e reduzir a sua sobrecarga.[7] Além disso, a oferta de cuidados paliativos como um todo parece reduzir os custos para os sistemas de saúde, sobretudo quando em ambiente domiciliar.[7]

Outro ponto importante do cuidado domiciliar é permitir que a criança conviva com seus familiares e amigos até os momentos finais de vida, o que, em ambiente hospitalar, especialmente após as mudanças sanitárias impostas pela pandemia de covid-19, pode ser inviável.[8]

Passos necessários – *checklist* para um cuidado final de vida adequado e seguro

Planejamento avançado de cuidados

O cuidado paliativo pediátrico deve ser oferecido preferencialmente ao diagnóstico de uma condição de saúde ameaçadora à vida e envolve um planejamento de cuidado a fim de garantir o respeito aos valores e desejos da criança e de sua família durante todo o curso da doença. O planejamento avançado de cuidados (PAC) é um processo que parte da compreensão do diagnóstico e prognóstico da doença e inclui deliberações relacionadas aos caminhos a serem seguidos na medida em que ocorre a evolução do processo de adoecimento e inclui diferentes decisões referentes a tratamentos, tipo de cuidados, utilização de recursos avançados para suporte de vida, local em que os cuidados serão ofertados, dentre outras. Deve ser feito por uma equipe multidisciplinar e, necessariamente, incluir os pacientes e/ou suas famílias. A criança deve ser ouvida, e sua autonomia, respeitada sempre que demonstrar maturidade e capacidade adequada de compreensão e tomada de decisão, independentemente de sua idade.

Várias barreiras são identificadas para a construção do PAC, tais como o reconhecimento da natureza limitante da doença, dificuldade de consenso na equipe de saúde, divergência de opinião entre equipe e família e relutância da equipe em realizá-lo por não se considerar preparada para tal. Por outro lado, estudos recentes indicam que os pais desejam que esse planejamento seja realizado, a partir de conversas honestas e compassivas regulares, o que torna urgente a necessidade de capacitação em técnicas de comunicação avançada em saúde e cuidados paliativos.

Compreender os desejos e valores da criança e de sua família auxilia no cuidado, sobretudo durante a fase final da vida. Parece haver uma correlação entre o planejamento de cuidados e o local da morte da criança: em 67,7% dos pacientes em que foi realizado um planejamento de cuidado com adequação de medidas terapêuticas, o domicílio ou hospice foi o local do óbito; 91,3% dos pacientes com ordem de não reanimar morreram em casa.[9]

É importante deixar claro para as famílias e crianças que nem sempre será possível que a morte ocorra em casa, pois, para que seja factível, são necessários diversos fatores, como garantir o acesso a um serviço especializado de atenção domiciliar, à equipe com formação em cuidados paliativos, ao transporte em situações de urgência, entre outras questões econômicas e sociais fundamentais para um cuidado seguro e adequado.

Ao avaliar crianças que morreram e estavam em acompanhamento em um centro terciário de hematologia/oncologia, verificou-se que 61% tinham documentada a decisão sobre o local preferencial de morte e que 54% deles preferiam morrer em casa. Todos os pacientes que desejavam morrer no hospital ou em hospice assim o fizeram. Porém, apenas 58% daqueles que preferiram morrer em casa conseguiram. Já 59% das crianças que gostariam de morrer em casa, e não conseguiram, apresentaram piora aguda pouco após a conversa em que foi conhecida essa preferência, indicando a necessidade de iniciar esse diálogo mais precocemente.[10]

A transição rápida e segura de casa para o domicílio e vice-versa é imprescindível para se conseguir respeitar o local desejado para morrer. Faz-se necessária uma transição de cuidados de alta qualidade que garanta a continuidade de cuidado, objetivando prevenir desfechos adversos. Para isso, deve-se incluir, no sumário de alta informações atualizadas sobre medicações, necessidade de tratamentos após a alta, tratamentos realizados durante a internação, quais tarefas, consultas, cuidados ficarão a cargo do hospital após a alta e como será a coordenação do cuidado entre o hospital e o atendimento extra-hospitalar.[11] Também é fundamental deixar registrado o plano de cuidados definido com a família, a fim de que ele seja seguido independentemente do local em que a criança receba atendimento.

Além da articulação adequada da alta para o domicílio, deve-se garantir adequado transporte do paciente, principalmente para pacientes com maior labilidade clínica. O transporte paliativo é definido como o transporte para casa que requer uma equipe de cuidados avançados de vida devido à possibilidade de morte iminente.[12] Na realidade brasileira, nos locais em que há equipes do SAMU bem estabelecidas, poderiam receber treinamento para realizar o transporte paliativo.

Os pais devem estar bem orientados quanto à probabilidade de morte durante o transporte, bem como sobre os cuidados a serem ofertados nessa situação. Tanto os familiares quanto a equipe de transporte devem estar completamente cientes do PAC estabelecido para a criança.

Garantir o adequado controle de sintomas

Em um programa ideal de cuidados paliativos baseado na comunidade, devem-se ter médicos treinados para prestar atendimento em tempo integral, telefônico ou presencialmente, a fim de garantir a avaliação em tempo oportuno e realizar ajustes nas medidas sempre que necessário. As medicações, os suprimentos e equipamentos devem ser disponibilizados no domicílio, prevenindo-se idas desnecessárias ao hospital. As famílias devem ser treinadas quanto aos sintomas esperados e aos passos que devem seguir para o manejo de cada um deles. Algumas medicações já devem estar na prescrição e disponíveis no domicílio, a fim de garantir agilidade no tratamento dos sintomas mais prováveis para cada paciente.[2]

O ideal, para uma assistência domiciliar integral, é que os medicamentos, cilindro ou concentrador de oxigênio, bombas de infusão, insumos para infusão, hipodermóclise e punção de acessos de longa permanência sejam disponibilizados pelo serviço de atenção domiciliar (SAD) e que isso ocorra rapidamente. Em alguns serviços, há a possibilidade de manutenção de uma caixa de emergências com várias drogas e materiais necessários. Geralmente essa caixa fica lacrada, e, quando aberta, o serviço deve ser avisado para reposição do que foi utilizado. O importante é que a disponibilização seja rápida, a fim de evitar estresse familiar e desconforto para o paciente.

Muitas vezes, os paliativistas que prestam assistência domiciliar têm uma maleta com o material necessário para hipodermóclise, fluidos e drogas parenterais mais comumente utilizadas para garantir a assistência inicial assim que chegam ao domicílio.

Existe ainda a possibilidade de tecnologias que, por serem mais onerosas, ainda são pouco disponíveis, como o uso de analgesia controlada pelo paciente para controle de dor e cateter de alto fluxo para controle da dispneia.

Em crianças em fase final de vida no ambiente domiciliar, as indicações do uso da analgesia controlada pelo paciente são: 1) necessidade de uso de opioide para controle de dor ou dispneia para pacientes que não podem receber a medicação por via enteral; 2) desejo familiar de permanência domiciliar para pacientes em uso de opioides endovenosos; 3) analgesia inadequada a despeito do uso de medicações orais em dose otimizada. Apesar de possíveis dificuldades com o manuseio do equipamento, parecem pouco frequentes.[13]

O uso de cateter de alto fluxo no ambiente domiciliar em crianças parece auxiliar na transição hospital/casa e no controle de dispneia em casa.[14]

Muitos familiares e oncologistas de pacientes com câncer avançado acreditam que o manejo de sintomas em fase final de vida seja mais adequado em ambiente hospitalar, alegando o acesso em tempo integral à equipe médica. Porém, resultados de um estudo sobre controle de sintomas e qualidade de vida de crianças com câncer em cuidados paliativos domiciliares sugere um controle semelhante da dor e outros sintomas (fadiga, inapetência e dispneia) em ambos os ambientes. Demonstrou-se, ainda, maior qualidade de vida quando o cuidado de final de vida foi realizado em casa.[15,16]

Garantir o suporte emocional, social e espiritual ao paciente e familiares

As crianças em cuidados de fim de vida em domicílio precisam ter um olhar ampliado para a sua dor, que não é apenas física. Além do suporte emocional contínuo, uma vez que o luto antecipatório está presente nas perdas diárias sofridas pelo paciente, os suportes espiritual e social são fundamentais para um cuidado total.

A experiência de troca de papel social da criança, que deixa de ser vista como tendo um "futuro", pode ser acompanhada de sentimentos de ansiedade, abandono e solidão, impactando de maneira complexa tanto o paciente como a sua família.[15] As atividades de rotina diária não serão mais as mesmas, uma vez que a família e o paciente estão vivenciando mudanças, muitas vezes, drásticas em seu dia a dia.

O papel da espiritualidade precisa ser abordado, tanto para o paciente como para a família, uma vez que, por mais que a espiritualidade do paciente seja única, a família pode ter influência sobre essa percepção. Entender sobre os rituais fúnebres e o papel da morte nesse contexto é essencial. É necessário que a equipe tenha habilidade para abordar essas questões, e pode ser desejável a visita de um líder espiritual.[1]

O CPP e a atenção domiciliar têm um papel valioso para abordar, prevenir e proporcionar o alívio da dor física, social, espiritual e emocional.[1,15]

Coordenação e continuidade dos cuidados

Como já ressaltado, os pacientes com condições ameaçadoras à vida transitam por diferentes ambientes de cuidado. Por isso, a oferta de CPP baseados na comunidade funciona como um componente integral da equipe assistencial interdisciplinar e deve coordenar as transições casa/hospital/hospice, além de manejar questões referentes à organização, para garantir que a família e a criança se mantenham em um ambiente confortável e familiar.

Para alcançar uma qualidade assistencial domiciliar integrada adequada, devem-se garantir: fornecimento e manutenção de equipamentos, medicações e fluidos endovenosos, prescrição atualizada, acesso a exames laboratoriais, fisioterapia, terapia ocupacional, fonoaudiologia, psicologia, assistente social, suporte para paciente/pais/irmãos e serviço de assistência ao luto. Não necessariamente, todos os elementos descritos devem ser fornecidos pelo serviço de CPP, mas podem estar em diferentes unidades de cuidado, desde que integrados e coordenados.

Os modelos ideais de CPP baseados na comunidade funcionam como "casas médicas móveis", com o objetivo de trazer equipes interdisciplinares e recursos para o local desejado para o cuidado. Os recursos necessários variam de acordo com a doença e seus sintomas e são variáveis em um mesmo paciente, de acordo com a evolução da doença.[2]

Embora a oferta de cuidados domiciliares para pacientes que residem em locais remotos seja mais difícil, já há estudos relatando experiências exitosas nos Estados Unidos com telemonitoramento pela equipe de CPP, atuando de forma coordenada com as equipes de saúde de regiões rurais, com adequado controle de sintomas e suporte à família.[17]

Para a coordenação entre os ambientes hospitalar e domiciliar/hospice, deve haver uma forte integração entre as equipes com comunicação contínua e bem estabelecida. A fim de facilitar a integração dos ambientes hospitalares e da comunidade, devem-se fomentar a pesquisa e projetos educacionais conjuntos, o que permitirá a disseminação dos CPP, avançando-se, assim, por meio de programas educacionais colaborativos.[2]

Cuidados pós-óbito

Questões organizacionais referentes ao falecimento no domicílio devem ser tratadas previamente ao momento da morte. O trabalho da assistente social é fundamental nesse momento. As regras e os recursos do município referentes a funcionamento de cartório, velório e sepultamento devem ser previamente conhecidos, a fim de se fornecer uma orientação precisa.

É importante que a família esteja ciente de quem realizará o preenchimento da declaração de óbito (DO) e como contatar esse profissional. O ideal é que o SAD ou o serviço de transporte de urgência se responsabilize pela emissão. Quando não for possível, deve-se alinhar com a equipe do centro de saúde ou com algum médico da região para que ele seja o responsável por preencher a DO. E, em uma situação completamente extraordinária, quando nenhuma das opções descritas for possível, a família precisará comunicar à delegacia mais próxima e aguardar os procedimentos, que variam de acordo com cada município.

A DO possui três vias. A via amarela deve ser entregue à família para ser levada ao cartório. As vias branca e rosa devem ser encaminhadas ao SAD. Quando a família optar pela cremação, a DO deverá ter a assinatura de dois médicos ou de um médico legista. Preenchida a DO, entra-se em contato com o serviço funerário. Alguns oferecem o serviço de registro do óbito em cartório. Caso não ofereça, algum familiar deve ir ao cartório para a emissão do atestado de óbito. Os documentos geralmente necessários são a cédula de identidade, o Cadastro de Pessoa Física (CPF) e a certidão de nascimento da criança.

Caso a família pretenda contratar um plano funerário, que o faça antes do falecimento da criança, a fim de evitar o acúmulo de questões financeiras e burocráticas com o sofrimento relacionado ao momento da morte. Essas questões devem ser abordadas com delicadeza, atentando-se ao momento adequado para cada família.

Uma função importante da equipe de cuidados paliativos é auxiliar a família a se organizar e distribuir tarefas após a morte da criança. A família deve estar ciente de que, durante a resolução das questões relativas ao funeral e sepultamento, o corpo da criança permanecerá no domicílio e que, resolvidas as questões no cartório de registro civil, a funerária pode demorar um longo tempo para buscar o corpo.

Nesse intervalo, é ideal que haja alguém da equipe no domicílio para orientar e trazer conforto e segurança aos presentes. Há famílias que aproveitam para homenagear a criança, ficar com ela no colo, fazer rituais religiosos, cantar. Em período de pandemia, em que os velórios são mais curtos e restritos, essa é uma oportunidade para se despedirem por mais tempo, com a participação de todas as pessoas importantes para a família.

Caso a família resida em município distinto do local em que gostaria de fazer o sepultamento, é importante que os gastos e questões logísticas sejam organizados previamente.

Após a morte da criança, é desejável haver um serviço de suporte ao luto vinculado ao serviço de CPP baseado na comunidade ou um serviço para o qual as famílias sejam encaminhadas. Grupos de suporte espiritual podem ajudar, caso a família solicite.[1] A equipe envolvida no cuidado da criança pode programar uma visita ou, pelo menos, enviar uma mensagem acolhedora a essa família cerca de 15 a 30 dias após o falecimento.

O fornecimento de serviços de suporte para famílias afetadas pela morte de uma criança pode ser crucial para a maneira como vivenciam a perda e elaboram o processo de luto.

Principais barreiras/desafios para possibilitar o cuidado de fim de vida em domicílio

Da equipe

O principal desafio é desmistificar o conceito de CPP e da ocorrência da morte no ambiente domiciliar. É muito importante que toda a equipe que assiste o paciente se comunique de forma assertiva e coerente, a fim de evitar informações contraditórias ou conflitantes.[3]

Durante o planejamento do tratamento e objetivos de cuidado, um grande desafio é evitar julgamentos e evitar tomar decisões baseadas em nossos próprios valores morais, religiosos e culturais. Os profissionais devem reconhecer suas limitações e utilizar a bioética como um guia para tomar as melhores decisões em benefício do paciente.[7]

Uma das grandes barreiras é o preparo técnico adequado da equipe de saúde. Ainda é pequeno o número de profissionais de saúde com capacitação no manejo de cuidados de fim de vida fora do ambiente hospitalar, havendo uma grande necessidade de treinamento das equipes tanto quanto a conceitos e fundamentos de CPP, como em técnicas para controle de sintomas físicos (dor, dispneia, dentre outros) e emocionais (ansiedade, angústia, depressão etc.).[3]

Outra dificuldade enfrentada é que muitos profissionais, por não estarem capacitados em cuidados domiciliares,[3] desconhecem os processos relacionados ao fornecimento e uso de medicamentos em ambiente domiciliar e não atuam de forma preventiva, o que inclui a realização antecipada da prescrição, evitando atrasos no início do tratamento. Uma boa alternativa para pacientes em fase avançada de doença é organizar uma maleta de urgência em cuidados paliativos que ficaria disponível no próprio domicílio, contendo medicações e materiais necessários para o manejo dos sintomas mais prováveis.

Além da necessidade de conhecimento em cuidados paliativos e cuidados domiciliares, é preciso encontrar profissionais capacitados para o atendimento de crianças: há especificidades importantes no cuidado em pediatria, que incluem o preparo e a administração de doses muito pequenas de medicação, dificuldade de acesso venoso e adequação da comunicação de acordo com diferentes faixas etárias.[1]

Do paciente e da família

Culturalmente, em nosso país, há uma compreensão errônea relacionada ao conceito de cuidados paliativos. Pode haver o entendimento de que a transferência do paciente para vivenciar a fase final de vida em casa esteja relacionada a "não há mais nada o que fazer pela criança, por isso ela foi levada para morrer em casa". Além disso, observamos em nossa sociedade uma grande dificuldade em lidar com a morte, mesmo de pacientes idosos e em fase avançada de doenças. Quando se fala sobre a morte de crianças, essa dificuldade tende a ser ainda maior. Por isso, para que o planejamento se concretize de forma adequada, pode ser benéfico organizar um momento de comunicação com os demais familiares e vizinhos, engajando-os no cuidado e suporte.[3]

Há, também, aspectos muito sensíveis a serem abordados com a família. Pode existir incômodo causado pela "invasão" do domicílio pela equipe, uma vez que as visitas ou o acompanhamento são regulares e, muitas vezes, diários, alterando a rotina da casa. Em alguns casos, há a transformação do ambiente, que pode lembrar muito um leito hospitalar e, até mesmo, uma unidade de terapia intensiva.

A comunicação deve ser intensificada, abrangendo todas as preocupações aventadas pela família, como o receio "de a casa ficar marcada" ou "de o corpo ficar muito tempo aqui", ou "das lembranças dos momentos finais". O apoio emocional por uma equipe capacitada é decisivo para que a família consiga externar suas angústias e ser cuidada em seu sofrimento.

Dos recursos

Materiais e medicamentos

Uma grande dificuldade no cenário pediátrico é a ausência de medicamentos com formulações farmacêuticas adequadas para crianças. Assim, muitas vezes, as famílias têm de diluir comprimidos e cápsulas e aspirar a quantidade proporcional à dose desejada, o que aumenta o risco de erros de dosagem. Além disso, existem medicamentos que não podem ser macerados e outros que, mesmo quando macerados e diluídos em água, não passam facilmente pela sonda enteral ou de gastrostomia. A participação de um farmacêutico com experiência clínica é fundamental para auxiliar a equipe médica e de enfermagem quanto a essas orientações e com relação ao risco de interações medicamentosas, frequentes, haja vista a grande quantidade de medicamentos de que os pacientes com condições clínicas complexas necessitam.

Outro desafio diz respeito ao acesso a opioides, medicamento extremamente importante para o controle da dor e da dispneia, mas sobre o qual ainda existe muita resistência quanto ao uso, tanto por parte de familiares quanto dos próprios profissionais de saúde, que temem pelo risco de intoxicação, adição e associam seu uso à terminalidade, acreditando que, inclusive, abreviem o tempo de vida. Os opioides são medicações seguras quando usadas na dose correta e monitorada por profissionais com conhecimento quanto à sua farmacologia e farmacodinâmica. Não aceleram o processo de morte e, quando usados de forma adequada, não provocam adição, além de serem fundamentais para o adequado controle de sintomas na fase final de vida.

Por fim, outro grande desafio é a disponibilidade de bombas de infusão contínua em domicílio, uma vez que há pouca disponibilidade e o equipo tem um alto custo.

Suspensão de suporte artificial de vida em domicílio e sedação paliativa

Embora a maioria dos pacientes submetidos a suspensão de suporte artificial de vida e sedação paliativa esteja em ambiente hospitalar, observa-se um aumento do número de pacientes e familiares que desejam que os momentos finais de vida sejam vivenciados em casa, por se sentirem mais confortáveis, terem maior privacidade e uma sensação de controle da situação.

Essa parece ser, sem dúvidas, a melhor opção para os pacientes e familiares que demonstram esse desejo, mas traz um enorme desafio para a equipe de saúde. Inicia-se com o transporte da criança do ambiente hospitalar para casa que, como já foi apontado, deve ser realizado por equipe qualificada e em veículo com equipamentos e medicamentos que possam ser necessários para o controle de sintomas, e exige a organização do ambiente domiciliar e disponibilidade da equipe de saúde em tempo integral, o que muitas vezes só é possível em pacientes que estão em internação domiciliar vinculados a uma operadora de saúde.

A extubação paliativa consiste na suspensão da ventilação mecânica de pacientes com doenças irreversíveis quando o objetivo de tratamento definido é ofertar cuidado e conforto e permitir que a doença siga o seu curso natural até a morte. Embora a morte não seja o objetivo, é um desfecho possível e frequente, mas deve-se ter clareza de que a causa da morte é a doença que acomete o paciente, grave, incapacitante e que impossibilita a manutenção espontânea das funções vitais. Entretanto, o tempo em que o paciente sobrevive após a suspensão do suporte ventilatório pode ser extremamente variável, de poucos minutos a muitos dias, meses e até anos! Portanto, tanto a família quanto a equipe precisam estar preparadas para os possíveis desfechos.

Existem diferentes protocolos que orientam o processo de retirada da ventilação. É necessário que o paciente esteja em fase terminal de uma doença grave e incurável, exista autorização do paciente e/ou de sua família, os cuidados voltados para o adequado controle de sintomas sejam intensificados, haja consenso da equipe de saúde quanto à indicação da extubação paliativa, o preparo do paciente a ser submetido ao procedimento seja iniciado pelo menos 24 horas antes, haja disponibilidade de uma equipe com conhecimento avançado em cuidados paliativos e adequado treinamento em técnicas de comunicação.[18]

A European Association for Palliative Care define sedação paliativa como o uso monitorado de medicamentos com o objetivo de reduzir o nível de consciência, a fim de avaliar o sofrimento causado por sintomas incontroláveis a despeito de uma abordagem adequada realizada por equipe experiente. Deve ser utilizada a menor dose possível necessária para promover esse alívio, e o procedimento necessariamente deve ter sido amplamente discutido e consentido pelo paciente e/ou por seus familiares.[19]

A sedação paliativa pode ser classificada, de acordo com a intensidade, em leve ou profunda e, de acordo com a duração, em intermitente ou contínua. O nível ideal de sedação seria aquele em que fosse alcançado um adequado controle de sintomas com a menor dose possível da medicação escolhida e que idealmente permitisse ao paciente despertar e conseguir se comunicar.

As principais medicações para sedação paliativa recomendadas para a população pediátrica são midazolam, cetamina, dexmedetomidina e propofol. Clorpromazina e levomepromazina são boas opções para pacientes com náusea e *delirium*, porém podem reduzir o limiar convulsivo de pacientes sabidamente epilépticos, causar sintomas extrapiramidais e ter efeitos anticolinérgicos. A dose inicial das drogas sedativas deve ser aumentada em aproximadamente 30% por hora, até atingir um nível adequado de sedação e deixar o paciente confortável. Importante ressaltar que, em caso de dor ou dispneia, o uso de opioides deve ser mantido. Além disso, opioides não devem ser usados em monoterapia com o intuito de provocar sedação.

Para a administração da sedação paliativa em geral, será necessária a punção de acesso subcutâneo ou venoso, o uso de bomba de infusão e a presença de um técnico de enfermagem à beira do leito por tempo integral. Durante a sedação paliativa, a família deve ser encorajada a oferecer carinho, conversar com o paciente, tocá-lo ou, se for criança, segurá-la no colo. Cuidados com os lábios, pele, olhos e medidas de prevenção de escaras devem ser iniciados ou otimizados. Além disso, é preciso acompanhar rotineiramente o funcionamento vesical e intestinal.

Provavelmente surgirão questionamentos quanto à continuidade da hidratação e nutrição durante a sedação paliativa. Geralmente os pacientes que necessitam de sedação paliativa já pararam de se alimentar ou ingerir líquidos, pela própria deterioração clínica provocada pela doença. Muitos estudos demonstraram que não há benefícios em administrar líquidos e alimentos por uma via artificial de alimentação (sondas ou gastrostomia) para pacientes em fase final de vida, e seu uso pode estar associado a sintomas desagradáveis como edema, vômitos, diarreia, aumento da secreção pulmonar e ascite. Há relatos de que a desidratação, pela liberação de bioprodutos metabólicos, provoca efeito anestésico natural. No entanto, a interrupção no fornecimento de alimentos pode ser um fator muito estressante para a família, portanto essa decisão deve ser feita de forma individualizada baseada, em argumentos técnicos, mas sem desconsiderar fatores culturais, religiosos e psicológicos do indivíduo e de sua família.[20] Tanto a extubação paliativa quanto a sedação paliativa devem ser realizadas por equipe com conhecimento avançado em cuidados paliativos pediátricos.

Considerações finais

O final de vida em domicílio é um cuidado que tem se expandido na pediatria nos últimos anos, embora ainda enfrente muitos desafios. O preparo da equipe, com estratégias de educação continuada e inserção dos cuidados paliativos desde a graduação, é primordial, bem como a participação de uma equipe multiprofissional que atue de forma integrada e colaborativa.

Os sistemas de saúde têm se adequado, mas ainda há demandas latentes e necessárias, como o desenvolvimento de políticas públicas, financiamento específico, treinamento e disponibilização de recursos humanos, garantia de oferta de materiais e medicamentos, ampliação das discussões éticas e legais e organização de um cuidado em rede. O paciente e a família precisam estar amparados nas 24 horas do dia, a fim de garantir um atendimento adequado e seguro. E uma comunicação compassiva e eficiente deve permear todo esse processo.

Referências

1. World Health Organization. Integrating palliative care and symptom relief into paediatrics: a WHO guide for health care planners, implementers and managers. Genebra: World Health Organization; 2018.
2. Kaye EC, Rubenstein J, Levine D, Baker JN, Dabbs D, Friebert SE. Pediatric palliative care in the community. CA Cancer J Clin. 2015;65(4):316-33.
3. Rodrigues LF, Pacheco LS, Chubaci EF, Zabeu GV, Souza GL, Colombino ICF, et al. Perfil e indicadores da assistência de um serviço de atenção domiciliar em cuidados paliativos de um Hospital de Câncer. Revista de Saúde Pública do Paraná. 2020;3(1):5-17.
4. Dittborn M, Turrillas P, Maddocks M, Leniz J. Attitudes and preferences towards palliative and end of life care in patients with advanced illness

and their family caregivers in Latin America: A mixed studies systematic review. Palliat Med. 2021;35(8):1434-51.
5. Håkanson C, Öhlén J, Kreicbergs U, Cardenas-Turanzas M, Wilson DM, Loucka M, et al. Place of death of children with complex chronic conditions: cross-national study of 11 countries. Eur J Pediatr. 2017;176(3):327-35.
6. Price J, Lee J, Willcox M, Harnden A. Place of death, care-seeking and care pathway progression in the final illnesses of children under five years of age in sub-Saharan Africa: a systematic review. J Glob Health. 2019;9(2):020422.
7. Carvalho RT, Souza MRB, Frank EM, Polastrini RTV, Crispim D, Jales SMCP, et al. Manual de residência de cuidados paliativos. Barueri: Manole; 2018.
8. Ferreira EAL, Mattos DWFG, Oliveira NF, Pereira RCM. Guia geral sobre COVID-19 e cuidados paliativos pediátricos. São Paulo: Academia Nacional de Cuidados Paliativos; 2020.
9. Hoell JI, Weber HL, Balzer S, Danneberg M, Gagnon G, Trocan L, et al. Advance care planning and outcome in pediatric palliative home care. Oncotarget. 2018;9(25):17867-75.
10. Stilwell P, Bhatt A, Mehta K, Carter B, Bisset M, Soanes L, et al. Preferred place of death in paediatric, teenage and young adult haemato-oncology patients: a retrospective review. BMJ Support Palliat Care. 2020;bmjspcare-2019-002005.
11. Eggen AC, Jalving M, Bosma I, Veenhuis DJ, Bosscher LJ, Geerling JI, et al. A methodology to systematically analyze the hospital discharge of terminally ill patients. Medicine (Baltimore). 2018;97(46):e12953.
12. Raed M, Grossoehme DH, Brown M, Friebert S. Hospital to home transport at end of life: Survey of clinician experience. Palliat Med. 2020;34(3):424-9.
13. Mherekumombe MF, Collins JJ. Patient-controlled analgesia for children at home. J Pain Symptom Manage. 2015;49(5):923-7.
14. Auld B, Noyes M, Moloney S. Home high-flow therapy: How technology is contributing to palliation in paediatric cardiorespiratory disease. J Paediatr Child Health. 2017;53(2):202.
15. Silva AE, Silva GA, Silva KAT da, Santos MF dos, Carvalho TV, Ribeiro SA. Social pain in oncological patients eligible to palliative care in home care: Integrative review. RSD. 2021;10(5):e17510513847.
16. Friedrichsdorf SJ, Postier A, Dreyfus J, Osenga K, Sencer S, Wolfe J. Improved quality of life at end of life related to home-based palliative care in children with cancer. J Palliat Med. 2015;18(2):143-50.
17. Weaver MS, Shostrom VK, Neumann ML, Robinson JE, Hinds PS. Homestead together: Pediatric palliative care telehealth support for rural children with cancer during home-based end-of-life care. Pediatr Blood Cancer. 2021;68(4):e28921.
18. Affonseca CA, Carvalho LFA, Quinet RPB, Guimarães MCC, Cury VF, Rotta AT. Palliative extubation: a five-year experience in a pediatric hospital. J Pediatr. 2019;S0021-7557(19)30363-8.
19. Kiman R, Wuiloudd AC, Requena ML. End of life care sedation for children. Curr Opin Support Palliat Care. 2011;5(3):285-90.
20. Schildmann EK, Schildmann J, Kiesewetter I. Medication and monitoring in palliative sedation therapy: a systematic review and quality assessment of published guidelines. J Pain Symptom Manage. 2015;49(4):734-46.

Seção 9

Situações clínicas em adultos

Coordenadores: Cibelle Gomes Lima Melo, Camillo de Alcântara César

Doenças respiratórias crônicas

Capítulo 1

Doença pulmonar obstrutiva crônica (DPOC)

Lucas Wollmann
Verlaine Balzan Lagni

PONTOS-CHAVE

- A doença pulmonar obstrutiva crônica deve ser entendida e abordada como uma doença multissistêmica, e não apenas do ponto de vista respiratório.
- O tratamento não farmacológico inclui intervenções de modificação de hábitos (sobretudo cessação do tabagismo) e fatores de risco e de educação em saúde, podendo ser desenvolvido por abordagens estruturadas como a reabilitação pulmonar domiciliar.
- O tratamento farmacológico é definido a partir de uma classificação combinada de risco, que considera o nível de obstrução do fluxo aéreo, a intensidade de sintomas e o risco de exacerbações.
- Um plano coordenado de exercícios domiciliares pode representar uma estratégia efetiva do tratamento não farmacológico da doença pulmonar obstrutiva crônica, realizada com segurança no domicílio e intimamente acompanhada pela equipe multidisciplinar de atenção domiciliar.

OBJETIVOS DE APRENDIZAGEM

Após a leitura do capítulo, o leitor deverá ser capaz de:

- Entender o conceito e o diagnóstico de doença pulmonar obstrutiva crônica.
- Conhecer as diretrizes de tratamento mais atualizadas para a doença.
- Apresentar o papel e a ação dos diferentes profissionais da equipe de atenção domiciliar para o acompanhamento de pessoas com doença pulmonar obstrutiva crônica.
- Entender os aspectos peculiares, os impasses e as potencialidades do manejo de pessoas com doença pulmonar obstrutiva crônica no domicílio.

Caso clínico

Seu José Evaristo é um senhor branco de 57 anos que trabalhou como caminhoneiro desde que tinha 14 anos, quando começou a acompanhar o pai. "Ainda sinto o cheiro do *diesel* que vinha do escapamento", diz ele, ao contar sobre as suas viagens pelo Brasil afora. Foi naquela época que seu José Evaristo também começou a fumar até mais de uma carteira de cigarro por dia, para parecer mais adulto e participar das conversas dos homens velhos à noite. Seu Zé, como gosta de ser chamado, está iniciando o acompanhamento pela equipe de atenção domiciliar de Porto Alegre a pedido da UBS local, depois de um susto por piora da condição respiratória. Seu Zé conta que nota, já há uns quatro invernos, uma tosse seca que o acompanha, às vezes até lhe aperta o peito, e que em alguns períodos ele sente uma secreção clara que sai pela boca com dificuldade. Há dois anos, cansa quando sai para caminhar, e nos últimos meses diz que já está mais difícil tomar banho e fazer algumas atividades de casa que exijam mais esforço, como cuidar do jardim e lavar o carro. Tentou diminuir bastante o consumo de cigarros, mas ainda não conseguiu parar e não achou que tivesse melhorado por causa disso. Seu Zé é casado com a D. Nara há 39 anos e tem um filho que vem visitá-los e os ajuda sempre que necessário. Faz uns 8 dias que seu Zé sentiu que a tosse se tornou mais intensa e a secreção ficou amarelada. Sentiu-se gradativamente mais cansado e indisposto, a respiração ficou mais pesada, e sentiu dificuldade até para comer. No dia em que procurou a UBS, fez febre de 39 °C e apresentou SpO_2 de 84% e FR de 26 irpm. O exame dos demais sistemas não mostrou nada de anormal, exceto a constatação de uma infecção pelo hemograma. Seu tórax tem formato de tonel, a ausculta pulmonar estava bem diminuída, e podiam-se ouvir sibilos durante a inspiração e expiração.

Seu Zé já tinha ouvido falar das doenças provocadas pela fumaça do cigarro e por gases, mas confessa que nunca deu muita importância. Disse que tinha vontade de parar de fumar, mas não sabia como, e que desejava continuar ativo e o mais saudável possível, mostrando-se disposto a fazer o que fosse necessário. A equipe, então, após ouvir a história, as preferências e as motivações de Seu Zé, programou visitas com profissionais diferentes para gerenciar o caso. Começou explicando-lhe mais sobre sua doença, a doença pulmonar obstrutiva crônica (DPOC), utilizando recursos audiovisuais e uma embalagem de creme dental para que ele compreendesse como acontece a obstrução do fluxo expiratório e quais as consequências em suas atividades diárias. Organizou um tratamento medicamentoso já proposto pela UBS, aplicou as vacinas cabíveis, propôs alternativas para a cessação do tabagismo e a modificação de alguns hábitos de dieta e comportamento, e ensinou-lhe manobras para facilitar a higiene brônquica e melhorar o padrão ventilatório, além de técnicas de conservação de energia para quando estivesse mais cansado. A equipe até conseguiu regularizar uma situação de benefício social que estava pendente junto ao INSS. Por fim, logo que os sintomas restritivos diminuíram, foi instituído um plano coordenado de atividades de reabilitação pulmonar para serem desenvolvidas no domicílio. A seguir, os preceitos adotados pela equipe para tratar pessoas com DPOC na atenção domiciliar.

Definição

A DPOC é uma entidade nosológica caracterizada por limitação significativa no fluxo de ar, associada a uma resposta inflamatória crônica das vias aéreas e pulmões, em resultado da destruição do tecido pulmonar.[1] Geralmente afeta adultos com mais de 40 anos com exposição a fatores de risco, que podem ser: tabagismo (principalmente); exposição ocupacional (poeiras orgânicas e inorgânicas, agentes químicos, carvoarias); deficiência de alfa-1-antitripsina; poluição.[1]

Diagnóstico

A DPOC deve ser considerada em qualquer pessoa com dispneia, tosse crônica ou expectoração, história de infecções recorrentes do trato respiratório inferior e/ou história de exposição a fatores de risco para a doença (Quadro 1).[1]

A dispneia crônica e progressiva é o sintoma mais característico da DPOC. Usualmente ela piora com o esforço. A tosse pode ser intermitente e não produtiva. Sibilância recorrente também pode ser identificada. A expectoração deve ser considerada, independentemente do padrão (em frequência, quantidade ou coloração). Pode existir significativa variação diária na presença dos sintomas, os quais podem anteceder o desenvolvimento de limitação do fluxo aéreo em muitos anos. Entretanto, a confirmação da presença de limitação persistente do fluxo aéreo, por meio de espirometria apresentando VEF1/CVF pós-broncodilatador < 0,7, é necessária na confirmação do diagnóstico de DPOC.

O exame físico raramente auxilia de forma decisiva no diagnóstico da DPOC. Achados sugestivos de limitação do fluxo de ar geralmente não estão presentes até que ocorra comprometimento significativo da função pulmonar. É importante calcular e registrar o índice de massa corporal (IMC) na primeira avaliação.[1] No momento da avaliação diagnóstica inicial, além da espirometria, todos os pacientes devem realizar:[1]

- Radiografia de tórax (posteroanterior e perfil): para a identificação de outras patologias ou de sinais correlacionados, com espessamento brônquico e áreas de hiperinsuflação.
- Hemograma completo: para a avaliação de anemia ou policitemia (indicativa de hipoxemia crônica).
- Oximetria em repouso: para registro na linha de base e eventual indicação de oxigenoterapia (se $SpO_2 < 92\%$).[1]

Outros exames podem ser solicitados, de acordo com a avaliação clínica e a necessidade de diagnóstico diferencial (Quadro 2).

Classificação combinada de risco da doença pulmonar obstrutiva crônica

Os objetivos da avaliação combinada da DPOC são determinar o nível de limitação do fluxo de ar, seu impacto no estado de saúde do paciente e o risco de eventos futuros (como exacerbações, internações hospitalares ou morte), a fim de orientar o melhor tratamento.[3] A classificação da limitação do fluxo aéreo é determinada pelo nível de obstrução identificado na espirometria (Tabela 1).

QUADRO 1 Informações consideradas no diagnóstico da doença pulmonar obstrutiva crônica

Elementos clínicos		Função pulmonar
Sintomas respiratórios crônicos	**Fatores de risco**	**Distúrbio ventilatório obstrutivo**
Tosse Expectoração Sibilância Dispneia Respiração ofegante Sensação de opressão torácica	Idade > 40 anos Externos: tabagismo ou inalação de gases irritantes ou de material particulado em ambiente ocupacional ou domiciliar, como fumaça de fogões a lenha Genéticos: deficiência de alfa-1 antitripsina História familiar de DPOC Fatores relacionados à infância: baixo peso ao nascer, infecções respiratórias na infância etc.	Espirometria: relação VEF1/CVF < 0,7 pós-broncodilatador

CVF: capacidade vital forçada; VEF1: volume expiratório forçado em 1 segundo.

Fonte: Brasil, 2021.[1]

QUADRO 2 Exames complementares no diagnóstico diferencial da doença pulmonar obstrutiva crônica

Exame	Objetivo
Cultura de escarro	Para identificar infecções com apresentam quadro de expectoração crônica (tuberculose)
Medições seriada do pico de fluxo aéreo	Diagnóstico diferencial de asma. Sinais clínicos sugestivos da asma: início dos sintomas na infância; grande variação diária dos sintomas e piora à noite ou pela manhã; história familiar de asma; história pessoal de atopias e rinite; obesidade associada.
Eletrocardiograma e peptídios natriuréticos séricos	Para avaliar a suspeita de doença cardíaca ou hipertensão pulmonar devido a: ▪ Uma história de doença cardiovascular, hipertensão ou hipóxia ou ▪ Sinais clínicos, como taquicardia, edema, cianose ou características de *cor pulmonale*.
Ecocardiograma	Para avaliar a suspeita de doença cardíaca ou hipertensão pulmonar.
Tomografia computadorizada do tórax	▪ Para investigar sintomas que parecem desproporcionais ao comprometimento espirométrico. ▪ Para investigar sinais que possam sugerir outro diagnóstico pulmonar (como fibrose ou bronquiectasia). ▪ Para investigar anormalidades vistas em uma radiografia de tórax.
Alfa-1 antitripsina sérica	Para avaliar a deficiência de alfa-1 antitripsina se DPOC de início precoce, histórico mínimo de tabagismo ou histórico familiar da doença.

Fonte: adaptado de NICE, 2018.[2]

TABELA 1 Classificação espirométrica da doença pulmonar obstrutiva crônica

Estágio	Espirometria (em pacientes com VEF1/CVF < 70%)
GOLD 1 (obstrução leve)	VEF1 ≥ 80% do previsto
GOLD 2 (obstrução moderada)	50% ≤ VEF1 < 80% do previsto
GOLD 3 (obstrução grave)	30% ≤ VEF1 < 50% do previsto
GOLD 4 (obstrução muito grave)	VEF1 < 30% do previsto

CVF: capacidade vital forçada; VEF1: volume expiratório forçado em 1 segundo.

Fonte: GOLD Report, 2020.[3]

O estado de saúde pode ser avaliado de duas formas: o Modified British Medical Research Council (mMRC) Questionnaire é um instrumento que avalia a intensidade da dispneia e classifica em 5 categorias. Contudo, como a dispneia não é o único fator que impacta na saúde dos portadores de DPOC, foi desenvolvido o COPD Assessment Test (CAT), questionário de 8 itens que avalia o impacto na saúde do DPOC de forma global. Os instrumentos podem ser encontrados no Protocolo Clínico e Diretrizes Terapêuticas (PCDT) da DPOC, disponível no *site* da Comissão Nacional de Incorporação de Tecnologias no SUS (CONITEC).[1] Além disso, a frequência de exacerbações de DPOC está associada a um pior prognóstico da doença. Dessa forma, a avaliação combinada também incorpora essa informação, e é possível delinear uma classificação combinada de risco, que auxilia nas decisões terapêuticas 1 (Tabela 2).

TABELA 2 Classificação combinada de risco da doença pulmonar obstrutiva crônica

Grupo de risco*	GOLD	mMRC	CAT	Exacerbações no ano
A Baixo risco, poucos sintomas	GOLD 1-2	0 ou 1	< 10	≤ 1 sem necessidade de hospitalização
B Baixo risco, muitos sintomas	GOLD 1-2	≥ 2	≥ 10	≤ 1 sem necessidade de hospitalização
C Alto risco, poucos sintomas	GOLD 3-4	0 ou 1	< 10	≥ 2 ou ≥ 1 com necessidade de hospitalização
D Alto risco, muitos sintomas	GOLD 3-4	≥ 2	≥ 10	≥ 2 ou ≥ 1 com necessidade de hospitalização

mMRC: Modified British Medical Research Council (mMRC) Questionnaire; CAT: COPD Assessment Test.

* Considerar sempre a maior categoria de risco em caso de conflito entre as informações.

Fonte: adaptada de GOLD Report, 2021;[3] Gentry S; Gentry B, 2017.[4]

Fases e evolução da doença

Geralmente, a pessoa com DPOC só toma consciência da doença quando começam as manifestações clínicas de tosse, expectoração e infecções respiratórias. Nas fases iniciais, o indivíduo ainda não apresenta limitações em suas atividades diárias e é acompanhado pela atenção primária à saúde (APS), que inicia o tratamento medicamentoso e orienta cuidados e mudanças de comportamento, podendo até encaminhar o indivíduo para atividades de reabilitação pulmonar ambulatorial quando necessário. A partir do momento em que as exacerbações da doença se tornam mais frequentes, a independência funcional diminui, e corre-se o risco de reinternação hospitalar por necessidade de monitoramento mais assíduo, a equipe da APS encaminha às equipes de atenção domiciliar (AD), para que assumam o cuidado e acompanhamento. Os preceitos do tratamento seguem a lógica nas fases inicial e tardia da doença e serão apresentados a seguir. A atuação da equipe de AD para pessoas com DPOC ocorre, sobretudo, no manejo das exacerbações da doença para evitar hospitalizações ou finalizar o tratamento imediatamente após a internação hospitalar. As intervenções são multidisciplinares e desenvolvidas durante as visitas de acompanhamento por meio de um plano coordenado de medidas e atividades, que pode ser simultâneo ou continuado com as equipes da APS, quando ocorrer a alta do Programa Melhor em Casa e o grau de complexidade do cuidado já for menor. Já no setor privado, os serviços oferecidos dependem das preferências dos clínicos que determinam o acompanhamento de serviços de outros profissionais de saúde ou *home care*, a partir das opções ofertadas por cada plano de saúde suplementar.

Tratamento não farmacológico

Abordagem física

O tratamento não farmacológico da DPOC no domicílio passa por intervenções que almejam a modificação de hábitos e a educação em saúde como forma de restaurar a funcionalidade, melhorar sintomas de dispneia e depressão (associadas a estes indivíduos), prevenir novas exacerbações e prolongar a estabilidade clínica do paciente. A terapia mais importante e efetiva na melhora da sobrevida das pessoas com DPOC é a cessação do tabagismo – estratégia bem desenvolvida pelas equipes de Saúde da Família (ESF), mas também abordada pela equipe de AD no período de seu acompanhamento por meio de pequenos aconselhamentos e pelo monitoramento da adesão e dos sintomas de abstinência. Também deve ser recomendada a vacinação anual anti-*influenza* para todos os pacientes e a vacinação antipneumocócica para os pacientes sintomáticos, exacerbadores e os pacientes com comorbidades associadas a maior risco de doença pneumocócica grave (diabetes *mellitus*, insuficiência renal, insuficiência cardíaca etc.).[1,3]

A interrupção ou redução à exposição ocupacional ou poluição ambiental a que os indivíduos estejam expostos, a adoção de dieta saudável e de um programa de atividades físicas e educação em saúde completam o escopo dessa abordagem integral de saúde. A modificação de comportamentos e o processo de educação em saúde podem ser desdobrados dentro de um programa de reabilitação pulmonar (RP) em domicílio, estruturado a partir das características, possibilidades e composição das equipes de AD. A RP é uma estratégia multiprofissional de tratamento não farmacológico para pessoas com DPOC que possui fortes evidências de melhora dos sintomas, aumento da tolerância ao exercício e da qualidade de vida desses indivíduos. Todavia, a escassez de centros referenciados de RP, limitações funcionais e dificuldade de mobilidade dos usuários restringem o acesso e a adesão a programas desse tipo. Assim, programas de RP desenvolvidos no domicílio demonstram resultados que se assemelham aos ambulatoriais e configuram-se como alternativa para usuários, podendo, então, ser gerenciados por equipes de AD.[5-7]

Pessoas com DPOC perfilam entre as com maior frequência de reinternações hospitalares/ano. Por isso, alternativas de cuidado e acompanhamento que os mantenham distantes do ambiente hospitalar são extremamente bem-vindas.

Para compor com as outras estratégias não farmacológicas, um plano de atividades coordenado para RP no domicílio pode trazer diferenciais relevantes. O acompanhamento desenvolvido por equipe interdisciplinar que faz visita domiciliar conjunta e frequente, e conhece profundamente o *status* funcional do usuário e a realidade socioeconômica e cultural da família, permite desenvolver um programa individualizado e adaptado para a sua realidade. A proposta de RP no domicílio possui a segurança necessária para a realização independente de exercícios e atividades e dispensa deslocamentos ou recursos de transporte da rede, incentivando o autocuidado e a autonomia do usuário no seu local de moradia. O vínculo e a escuta qualificada entre equipe e paciente podem servir de motivadores de mudanças comportamentais e esclarecem dúvidas à medida que elas aparecem, assim como acolhem inseguranças e crenças limitantes e orientam para a identificação precoce dos sintomas e manejo mais efetivo da dispneia, tosse e secreções, desenvolvendo percepção aguçada das exacerbações da doença e evitando visitas desnecessárias à emergência e até reinternações.[5-7]

O processo inicia-se pelas avaliações da equipe multidisciplinar. O médico faz o diagnóstico e o estadiamento da doença, prescreve o tratamento medicamentoso, libera a atividade física e monitora progressos e intercorrências. O enfermeiro auxilia nos processos de coordenação do cuidado, realizando procedimentos mais complexos de tratamento de lesões de pele (comuns pela imobilidade), passagem de sonda enteral ou vesical, quando necessário. O fisioterapeuta avalia o *status* funcional e determina os exercícios, sugere modificações ergonômicas ao domicílio, estabelece a necessidade de fisioterapia respiratória e orienta a possibilidade e poupança de gasto energético nas atividades desejadas pelo usuário (passeios, banho, relações sexuais). O farmacêutico verifica interações medicamentosas, organiza horários e tabela de medicamentos e elucida dúvidas sobre o tratamento farmacológico. O nutricionista avalia o estado nutricional e ajusta a dieta para a perda ou ganho de peso, podendo ou não fazer uso de recursos ergogênicos (suplementação, fitoterápicos etc.), faz aconselhamento dietético conforme a realidade do domicílio, considerando comorbidades e grau de adesão do paciente. Embora não haja evidências de alguma dieta específica para o DPOC, a caquexia causada pela inflamação crônica é comum nas fases avançadas da doença. Assim, a tolerância reduzida ao exercício em consequência à sarcopenia e dispneia pode ser monitorada e beneficiada pela intervenção da nutricionista e adoção de uma dieta com fins anti-inflamatórios. O fonoaudiólogo avalia a possibilidade de disfagia e aspiração de corpo estranho por conta da dispneia, verifica o estado da arcada ou uso de prótese dentária, desenvolve consciência da higiene oral e sugere alterações na consistência dos alimentos quando é necessário diminuir gasto energético durante as refeições, auxiliando nos exercícios respiratórios para melhora da fala. As atribuições citadas resultam da contribuição sobre a experiência dos profissionais na participação e no tratamento de pessoas com DPOC.

QUADRO 3 Instrumentos de avaliação de pessoas com doença pulmonar obstrutiva crônica utilizados pela equipe de atenção domiciliar

Domínio	Profissional	Teste
Diagnóstico e estadiamento	Médico	Classificação combinada de risco
Dispneia	Fisioterapeuta	Escala mMRC de dispneia Baseline and Transition Dyspnea Index BDI/TDI Escala de esforço de BORG
Status funcional	Fisioterapeuta	Teste de caminhada de 6 minutos (TC6) Teste do degrau (TD) Teste sentar e levantar de 1 minuto (TSL)
Força muscular	Fisioterapeuta	Dinamometria de preensão palmar Teste incremental de força muscular para MS e MI
Estado nutricional	Nutricionista	Peso em kg Antropometria

Fonte: adaptada de GOLD Report, 2021;[3] Gentry S; Gentry B, 2017.[4]

Tratamento farmacológico

Aspectos-chave do tratamento farmacológico da pessoa com DPOC são os seguintes:

- Os medicamentos são importantes aliados no alívio dos sintomas, reduzindo a intensidade destes e o risco das exacerbações, melhora no estado geral de saúde e maior tolerância ao exercício, porém não mudam a evolução natural do declínio da capacidade pulmonar gerada pela doença, em longo prazo.
- A prescrição deve levar em conta, sobretudo, a habilidade da pessoa em usar um dado dispositivo (no caso dos inaladores), bem como a sua preferência pessoal. Outros fatores envolvem o custo, a disponibilidade e a experiência da equipe assistente.
- Um broncodilatador de curta duração deve ser prescrito a todas as pessoas com a doença, para alívio sintomático momentâneo.[1]

Manejo da doença pulmonar obstrutiva crônica estável

A partir da classificação combinada de risco ABCD, é possível definir o tratamento farmacológico inicial dos pacientes com DPOC (Quadro 4).[1]

No caso da ocorrência de pneumonia em vigência de corticoide inalatório (CI), deve-se considerar a redução da dose ou suspensão do medicamento. Pacientes com asma sobreposta, eosinofilia sanguínea (> 300 células/μL) ou exacerbações recorrentes (≥ 2/ano) apresentam maior vantagem no uso de CI.[3]

Apesar de evidências que demonstram benefício no controle de sintomas, a teofilina não deve ser recomendada de modo rotineiro, considerando o potencial de efeitos adversos cardíacos e neurológicos, bem como perfil de interação farmacológica.[3] O uso diário de corticoides orais no manejo da DPOC estável não está indicado.[3]

A azitromicina (250 mg/dia ou 500 mg 3 x/semana) apresenta benefício em pacientes que se mantêm exacerbadores (> 2 exacerbações/ano), a despeito do uso de antimuscarínicos ou agonista beta-2 de longa ação, sem tabagismo ativo e que não apresentam eosinofilia sanguínea (< 100 células/μL). É necessário considerar o risco de complicações cardiovasculares e o perfil de resistência bacteriana. O benefício ou segurança após 1 ano de uso não está estabelecido.[1] O uso de mucolíticos (carbocisteína/N-acetilcisteína) em pacientes que não usam CI pode ajudar no controle de sintomas e redução de exacerbações.[3]

Pacientes GOLD 3 ou 4, sem comorbidades graves, que permanecem muito sintomáticos após tratamento otimizado por 4-6 meses (incluindo RP), podem ser encaminhados para serviços especializados (pneumologia e cirurgia torácica) para avaliar possibilidade de tratamento cirúrgico, como cirurgia redutora de volume e transplante pulmonar. Pacientes com enfisema bolhoso heterogêneo devem ser encaminhados para centros especializados (pneumologia e cirurgia torácica), a fim de avaliar a indicação de bulectomia.[1]

Manejo das exacerbações

Uma exacerbação da DPOC é definida como um agravamento agudo dos sintomas respiratórios que resulta em necessidade de tratamento adicional. O objetivo do tratamento das exacerbações é minimizar o impacto negativo imediato e prevenir complicações e novos episódios. Os sintomas mais

QUADRO 4 Tratamento farmacológico da doença pulmonar obstrutiva crônica a partir da classificação combinada de risco

Grupo A Broncodilatador de ação curta (salbutamol, fenoterol ou brometo de ipratrópio) conforme a necessidade (alívio de sintomas, antes de exercício).	**Grupo B** Formoterol ou salmeterol 2 x/dia em uso regular (manutenção). Broncodilatador de ação curta (salbutamol, fenoterol ou brometo de ipratrópio) conforme a necessidade (alívio de sintomas, antes de exercício).
Grupo C Formoterol ou salmeterol 2 x/dia em uso regular (manutenção). Broncodilatador de curta ação (preferencialmente brometo de ipratrópio) se necessário. Associar corticoide inalatório se houver a presença de um ou mais fatores preditivos de resposta: - Sobreposição com asma (história de asma na infância, hiper-responsividade brônquica e eosinofilia sanguínea). - VEF1 < 50%. Considerar broncodilatação dupla de longa ação com antimuscarínico + agonista beta-2 adrenérgico (brometo de umeclidínio + trifenatato de vilanterol ou brometo e tiotrópio monoidratado + cloridrato de olodaterol), com suspensão de corticoterapia inalatória, nos casos com VEF1 < 50%, nos quais não houve melhora clínica relevante após 12-16 semanas ou nos quais se observou a ocorrência de pneumonia. Oxigenoterapia conforme avaliação.	**Grupo D** Broncodilatador beta-2 adrenérgico de longa ação associado a corticoide inalatório em uso regular (manutenção) Broncodilatador de curta ação (preferencialmente brometo de ipratrópio) se necessário. Considerar broncodilatação dupla de longa ação com antimuscarínico + agonista beta-2 adrenérgico (brometo de umeclidínio + trifenatato de vilanterol ou brometo e tiotrópio monoidratado + cloridrato de olodaterol) nos casos com VEF1 < 50% em que não se observou melhora clínica após 6-10 semanas ou se observou a ocorrência de pneumonia após o início do corticoide inalatório. Oxigenoterapia conforme necessidade.

VEF1: volume expiratório forçado em 1 segundo.

Fonte: adaptado de Brasil, 2021.[1]

comumente relatados são piora da falta de ar, piora da tosse, aumento da expectoração e mudança na cor da expectoração. As exacerbações podem ser precipitadas por vários fatores. A causa mais comum são as infecções virais do trato respiratório. Como os sintomas das exacerbações não são específicos, diagnósticos diferenciais relevantes sempre devem ser considerados.[2,3]

As principais intervenções a serem instituídas na identificação de uma exacerbação por DPOC são:

- Intensificação do uso de broncodilatador de ação curta (beta-2 agonista, com ou sem anticolinérgico).
- Uso de corticoide oral, usualmente prednisona 40 mg/dia, por 5 a 7 dias.
- Uso de antibiótico, usualmente por 5 a 7 dias, quando indicado.

Antibióticos devem ser administrados a pacientes com exacerbações de DPOC que apresente os três sintomas seguintes: aumento da dispneia, aumento do volume do escarro e escarro purulento. Caso o paciente tenha escarro purulento, apenas a presença de aumento da dispneia ou o aumento do volume de escarro já indicam o uso de antibiótico.[3]

Os antibióticos de escolha são as aminopenicilinas com ácido clavulânico, macrolídeos ou tetraciclinas. Contudo, a escolha do antibiótico deve ser baseada no padrão de resistência bacteriana local e no risco de infecções resistentes ou por germes atípicos (*Pseudomonas*). Pacientes com exacerbações frequentes, que requereram ventilação mecânica e/ou que apresentem limitação grave do fluxo aéreo, têm maior risco desse tipo de infecção. Nesse caso, podem ser coletadas culturas de escarro para definição de esquema antibiótico ou indicar tratamento inicial com quinolonas.[3] As seguintes situações podem indicar hospitalização:[1]

- Resposta insatisfatória ao tratamento ambulatorial.
- Insuficiência respiratória aguda.
- Prejuízo no sono ou na alimentação devido aos sintomas.
- Agravamento de hipoxemia, da hipercapnia/acidose respiratória aguda.
- Alteração no estado mental.
- Incapacidade para o autocuidado ou falta de condições no domicílio.
- Incerteza diagnóstica.
- Comorbidades clinicamente significativas, como pneumonia, cardiopatia, diabetes *mellitus* ou insuficiência renal.

A avaliação deve ser feita de forma integrada, e a indicação vai depender dos recursos diagnósticos/terapêuticos e da capacidade de acompanhamento multiprofissional que a equipe assistente possui.[3] Pacientes em uso de oxigenoterapia devem ter a oferta de oxigênio titulada para manter uma saturação entre 88% e 92%.[3]

A melhora na dispneia e a purulência na expectoração são os indicadores clínicos de boa resposta ao tratamento. Os sintomas geralmente duram entre 7 e 10 dias, mas cerca de 20% dos pacientes não retornam ao estado pré-exacerbação. O melhor preditor de uma nova exacerbação é o número de exacerbações do ano anterior. As exacerbações contribuem para a progressão da doença. Imediatamente após cada exacerbação, devem-se avaliar a adesão e o uso correto dos tratamentos, bem como a necessidade de adequação ou intensificação das medidas farmacológicas e não farmacológicas.[3]

Oxigenoterapia domiciliar

A oxigenoterapia domiciliar contínua (> 15 horas/dia) está indicada a pacientes com um dos critérios seguintes: PaO_2 < 55 mmHg, SpO_2 < 88% ou PaO_2 entre 55 e 59 mmHg ou SpO_2 < 89%, com sinais de hipertensão arterial pulmonar (policitemia, edema periférico, turgência jugular, segunda bulha cardíaca hiperfonética, eletrocardiograma com onda p *pulmonalis*).

Na vigência da oxigenoterapia, o paciente deve manter PaO_2 > 60 mmHg e SpO_2 > 90%. O oxigênio também deve ser usado durante o sono e exercícios. Há risco de explosão em caso de contato do oxigênio com uma fonte de calor. Os pacientes devem ser orientados em relação a isso, especialmente tabagistas em quem se manteve a indicação da oxigenoterapia.[1,3]

O uso de oxigenoterapia domiciliar prolongada ou de ventilação não invasiva não impede a realização de um plano de atividades e exercícios, todavia esses recursos são mais comuns nas fases avançadas da doença. É possível até que a cessação do uso do oxigênio suplementar ocorra em alguns casos não tão avançados, em que os usuários recuperem a funcionalidade e atinjam níveis adequados de gases sanguíneos. Desse modo, a oxigenoterapia domiciliar prolongada pode ser instituída, acompanhada e interrompida pela equipe de AD com bastante segurança.[1,3]

Monitoramento

Em todos os atendimentos, devem ser avaliados os sintomas e a ocorrência de exacerbações, a adesão correta e a tolerância aos tratamentos farmacológicos e não farmacológicos. A efetividade do tratamento deve ser avaliada por meio de aferições seriadas da capacidade funcional (questionário mMRC, CAT, TC6M e demais testes de avaliação funcional).[1]

A oximetria não invasiva em repouso está mais bem indicada em grupos de alto risco (VEF1 < 50%), a cada 6-12 meses. Em caso de $SpO_2 \leq 92\%$, em paciente clinicamente estável, deve-se solicitar gasometria arterial. A espirometria deve ser realizada anualmente.[1,3] Enfim, pessoas que vivem com DPOC podem ter bom manejo clínico, inclusive prevenindo ou evitando internações desnecessárias, quando recebem acompanhamento da AD, pelas equipes da UBS, do Programa Melhor em Casa ou de outros serviços semelhantes ofertados pelo setor privado.

Programa coordenado de exercícios de reabilitação pulmonar

No plano terapêutico, estão especificadas as estratégias do programa, ponderando as expectativas do usuário e da família. São estabelecidos tipo, frequência e intensidade dos exercícios, intervalo das intervenções do psicólogo e do nutricionista, momentos das reavaliações e duração do acompanhamento. Não sendo possível avaliar o usuário antes da alta hospitalar ou por falta de condições adequadas no domicílio, podem-se substituir os testes por outras formas mais subjetivas de balizar o comprometimento psicofuncional. As atividades da RP no domicílio podem ser realizadas da mesma maneira pela equipe desde as fases iniciais da doença, tendo um componente mais preventivo do que restaurador nessa etapa. É importante lembrar que cada programa de AD define sua atuação pelas características de recursos humanos, de recursos físicos, de transporte, de organização logística etc.

Ao iniciar o acompanhamento, a equipe orienta e treina o sujeito quanto a todos os procedimentos a serem desenvolvidos durante o programa: exercícios, atividades básicas de vida diária (ABVD), uso de medicamentos/suplementos, rotinas, uso de algum equipamento específico etc. Também fornece manuais ou materiais gráficos que ajudam a entender a doença e sua progressão, a ação dos medicamentos, orientações de nutrição, das atividades, os telefones de contato da equipe e dos serviços de emergência. Materiais básicos necessários ao desenvolvimento de RP estão listados a seguir, mas são possíveis e comuns muitas adaptações (Quadro 5).

QUADRO 5 Materiais necessários (materiais individuais)

- Oxímetro ou dispositivo portátil de monitoramento.
- Cicloergômetro/esteira.
- Halteres e caneleiras.
- Bandas elásticas.
- Cronômetro.
- Dispositivo de conexão virtual e rede.

Fonte: elaborado pelos autores.

Os pilares da RP no domicílio são os exercícios aeróbicos realizados em bicicletas ergométricas, simuladores de caminhada ou mesmo em caminhadas ao ar livre com contagem de passos ou distância/tempo. Exercícios funcionais de sobrecarga submáximos e individualizados e alongamentos musculotendinosos também pertencem ao escopo das práticas. Treinamento muscular respiratório (TMR) parece melhorar a força muscular inspiratória, a dispneia e a distância percorrida nos testes de caminhada. No entanto, a melhora da função respiratória só poderia ser testada nos períodos de exacerbação da doença, quando há sobrecarga inspiratória, sem evidências robustas. De qualquer forma, exercícios respiratórios são praticados simultaneamente às atividades físicas, podendo-se utilizar dispositivos e incentivadores e deixando a indicação de fisioterapia respiratória para quando houver a necessidade de melhorar a expansão pulmonar e a higiene brônquica. Os exercícios, de forma geral, são supervisionados pelo fisioterapeuta e repetidos pelos usuários de forma sistemática por um período médio compreendido entre 8 e 12 semanas, durante o qual ocorrem as reavaliações e o incremento personalizado das metas e atividades. Invariavelmente, o usuário DPOC da AD, sobretudo nos períodos de pós-hospitalização, possui momentos de exacerbação clínica da doença. Logo, é preciso adequar o volume, a intensidade e a duração da prescrição de exercícios até haver estabilidade e condições de progressão funcional. Assim, o tempo gasto em cada sessão pode variar de 10 a 50 minutos, a partir das metas estipuladas, da tolerância e adesão às atividades propostas. Para garantir a motivação nesse processo, o acompanhamento periódico do psicólogo é imprescindível. Os demais profissionais da equipe multidisciplinar acompanham o processo mais perifericamente, podendo fazer as intervenções necessárias.[1,5-7] Apesar da heterogeneidade nas intervenções de RP na DPOC, o que prejudica a clareza sobre a medida dos efeitos e desfechos mais duros de reinternações e mortalidade, há evidências suficientemente favoráveis de melhora de dispneia, de tolerância ao exercício e de qualidade de vida dos usuários.[1,3]

Não há consenso sobre a duração ideal de um programa de RP (média de 8 a 12 semanas) nem sobre a permanência dos efeitos após seu término.[3] Porém, parece lógico pensar que a independência e interação social do indivíduo oriundas da melhora da sua capacidade funcional sejam perdidas mais por novos avanços/ exacerbações descontroladas da doença ou quadros graves de depressão do que pelo recrudescimento dos ganhos motores.

É importante dizer que as iniciativas para recuperação funcional das pessoas com DPOC nos serviços de AD não ocorrem de forma tão rígida ou estruturada, por conta de todas as particularidades apresentadas neste texto e que chamar de reabilitação poderia soar inadequado. No entanto, o serviço de AD pode oferecer um plano coordenado de medidas terapêuticas e atividades de vida diária, com suporte de diferentes profissionais e acompanhamento regular da equipe (inclusive com mudança de terapêutica farmacológica imediata, quando necessário), que funcionam muito parecidos aos serviços de referência, sobretudo pela interação da equipe e característica do acompanhamento.

Outros recursos interessantes para melhorar a qualidade de vida de pessoas com DPOC no domicílio são as técnicas de conservação de energia, um conjunto de estratégias pensadas para diminuir o gasto energético na realização das ABVD, aumentando a resistência à fadiga.[8]

Abordagem social

O assistente social verifica a situação socioeconômica da família, a sobrecarga do cuidador, as relações familiares e a possibilidade de benefícios assistenciais aos quais o indivíduo ou a família tenha direito – descontos em conta de luz nos casos de oxigenoterapia domiciliar prolongada, por exemplo, situações já explicadas neste livro, nos capítulos sobre ELA e de serviço social. Profissionais como o assistente social e o psicólogo, em geral, usam instrumentos de avaliação mais subjetivos; todavia, os testes e instrumentos objetivos de avaliação sugeridos neste texto já estão bem documentados em publicações médicas e *guidelines* sobre o assunto.

Abordagem psicológica/espiritual

O acompanhamento da saúde mental conferido pela equipe é fundamental para a pessoa que vive com DPOC. O psicólogo fornece apoio familiar e escuta do indivíduo em função dos quadros de depressão e ansiedade causados pela imobilidade, consequente da dispneia e pelo processo de cessação do tabagismo. Os profissionais têm momentos previamente determinados para conversar com o usuário em um cronograma individual de abordagem centrada na pessoa. Para além da abordagem psicossocial, conhecer e incentivar as crenças e a espiritualidade individuais são uma forma de respeitar e colaborar para o processo de recuperação funcional da pessoa com DPOC.

Abordagem do cuidador e familiares

É um processo interessante de educação em saúde, bem descrito em estudos antropológicos, trabalhar a percepção do paciente e família com relação à sua doença (anatomia, fisiopatologia), utilizando desenhos e objetos significativos e inteligíveis a ele. É importante orientar e fornecer materiais sobre o uso e cuidados da oxigenoterapia domiciliar prolongada e nebulização, nos casos em que são utilizados – e, sobretudo, orientar o uso de medicamentos com espaçadores. Anos de prática em AD mostram que o uso incorreto desses dispositivos gerado pelo desconhecimento do mecanismo de ação dos medicamentos e a alienação quanto ao processo da doença constituem os maiores entraves dos portadores de DPOC. Construir o próprio espaçador pode ser uma estratégia de educação em saúde. É dever da equipe elucidar, orientar e treinar usuários e cuidadores, sistematicamente, bem como ouvir suas demandas e procurar adaptar o cuidado para evitar sobrecarga. Particularmente nos casos de DPOC, deve-se orientar quantos aos riscos e cuidados com os dispositivos de oxigenoterapia para evitar acidentes e emergências clínicas por má utilização.[1,3]

Por fim, a propagação e a popularização dos recursos virtuais e o advento dos dispositivos portáteis de monitoramento apontam para um caminho de programas mistos de RP desenvolvidos em domicílio, isto é, que alternam visitas domiciliares e telerreabilitação. Usuários e cuidadores bem orientados/treinados pelas equipes podem ser supervisionados a distância com segurança e efetividade, conforme mostram diversas experiências.[9] O estabelecimento de programas de monitoramento remoto simultâneos pode ampliar o acesso dos usuários e a capacidade de assistência dos serviços sem gerar custos elevados para o sistema. É possível que a facilidade proporcionada pela tecnologia prolongue o acompanhamento e aumente o vínculo e a construção da rede hospital-AD-usuário-UBS.[6-9]

Referências

1. Brasil. Ministério da Saúde. Protocolo Clínico e Diretrizes Terapêuticas da Doença Pulmonar Obstrutiva Crônica. Brasília, DF: Ministério da Saúde; 2021.

2. National Institute for Health and Care Excellence. Chronic obstructive pulmonary disease in over 16s: diagnosis and management. [acesso em março de 2022]. Disponível em: https://www.nice.org.uk/guidance/ng115
3. Pauwels RA, Buist AS, Calverley PM, Jenkins CR, Hurd SS, GOLD Scientific Committee. Global strategy for the diagnosis, management, and prevention of chronic obstructive pulmonary disease. NHLBI/WHO Global Initiative for Chronic Obstructive Lung Disease (GOLD) Workshop summary. Am J Respir Crit Care Med. 2001;163(5):1256-76.
4. Gentry S, Gentry B. Chronic obstructive pulmonary disease: diagnosis and management. Am Fam Physician. 2017;95(7):433-41.
5. Holland AE, Mahal A, Hill CJ, Lee AL, Burge AT, Cox NS, et al. Home Based Rehabilitation for COPD Using Minimal Resources: A Randomized Controlled Equivalence Trial. Thorax. 2017;72(1):57-65.
6. Vasilopoulou M, Papaioannou A, Kaltsakas G, Louvaris Z, Chynkiamis N, Spetsioti S, et al. Home-based maintenance tele-rehabilitation reduces the risk for acute exacerbations of COPD, hospitalisations and emergency department visits. Eur Respir J. 2017;49(5):1602129.
7. Kjærgaard J, Juhl CB, Lange P, Wilcke T. Adherence to early pulmonary rehabilitation after COPD exacerbation and risk of hospital readmission: a secondary analysis of the COPD-EXA-REHAB study. BMJ Open Respir Res. 2020;7(1):e000582.
8. Velloso M, Jardim JR. Funcionalidade do paciente com doença pulmonar obstrutiva crônica e técnicas de conservação de energia. J Bras Pneumol. 2006;32(6):580-6.
9. Cox NS, Dal Corso S, Hansen H, McDonald CF, Hill CJ, Zanaboni P, et al. Telerehabilitation for chronic respiratory disease. Cochrane Database Syst Rev. 2021;1(1):CD013040.

Doenças cardiovasculares

Capítulo 2

Insuficiência cardíaca

Thiago Henrique dos Santos Silva
Victor Kelles Tupy da Fonseca
Alida Lopes Vieira
Flávia Alice Portezan Miranda
Bruna Schneider

PONTOS-CHAVE

- O risco de desenvolvimento de insuficiência cardíaca (IC) é de aproximadamente 20% para todas as idades a partir dos 40 anos de idade. Esse risco dobra naqueles indivíduos com pressão arterial (PA) ≥ 160/100, constituindo-se um grave problema de saúde pública para países em desenvolvimento.
- As etiologias da IC são múltiplas, sendo as mais comuns a isquêmica (30,3%) e a hipertensiva (20,4%); seguidas por cardiomiopatia dilatada idiopática (14,6%), valvar (12,4%) e chagásica (10,8%).
- Pacientes em cuidado domiciliar constituem uma população de especial atenção para o tratamento da IC, devendo o médico e equipe cuidadora tomar decisões clínicas baseadas no grau de autonomia, prognóstico e desejos e valores do paciente e familiares.

OBJETIVOS DE APRENDIZAGEM

Ao final do capítulo, o leitor deverá ser capaz de:

- Ao final deste capítulo, o leitor deverá ser capaz de:
- Compreender como construir um raciocínio clínico baseado em evidências aplicado à insuficiência cardíaca.
- Identificar as manifestações clínicas da insuficiência cardíaca.
- Saber identificar os estágios da doença.
- Compreender o manejo medicamentoso e não medicamentoso da insuficiência cardíaca no paciente domiciliado.
- Entender o impacto familiar e social da doença no contexto da atenção domiciliar.

Caso clínico

Dona Laura tem 59 anos e você é o(a) médico(a) que irá conhecê-la para dar continuidade ao seu acompanhamento por meio de visitas domiciliares.

Ela mora em seu apartamento em uma grande cidade e vive com sua filha Cíntia. Raramente sai de casa, pois mora no segundo andar de um prédio sem elevador e precisa subir ou descer as escadas, o que desencadeia uma forte dispneia. Tolera deambular do quarto para a sala, mas o faz com algum esforço e se locomove com apoio humano para evitar quedas, isto é, tem dependência parcial para as atividades básicas de vida. Para se alimentar e realizar a higiene pessoal, Dona Laura o faz sem ajuda. No último mês, sua filha notou que a paciente está mais fadigada, preferindo ficar mais restrita à sua cama e deitada no sofá, quando antes preferia andar pela casa e até mesmo tentar cuidar das poucas plantas que mantêm na varanda. Frequentemente tira cochilos ao longo do dia, além de queixar-se da dispneia aos esforços mais intensos.

Cíntia queixa-se de estar sobrecarregada com os cuidados, pois os irmãos não a apoiam, nem dividem as tarefas da casa, tornando-se a única cuidadora da paciente. Além disso, os gastos com o tratamento têm se tornado onerosos, o que a leva a questionar se seria mesmo necessário o uso de todas as medicações.

Dona Laura é hipertensa há cerca de 15 anos, com fibrilação atrial há 3 anos e com episódio de acidente vascular encefálico isquêmico há 2 anos, além de depressão de longa data.

Suas medicações de uso contínuo são: 1) Furosemida 40 mg de manhã e à tarde; 2) Carvedilol 12,5 mg de manhã e à noite; 3) Enalapril 10 mg à noite; 4) Espironolactona 25 mg de manhã; 5) Varfarina 5 mg diariamente à tarde; 6) Atorvastatina 40 mg à noite; 7) Carbonato de cálcio 500 mg no fim da tarde; e 8) Duloxetina 30 mg de manhã.

Ao exame físico, você nota: ritmo cardíaco irregular em 2T, bulhas normofonéticas, PA 90x50 mmHg, FC 58 bpm. Sons respiratórios com estertores crepitantes bibasais, FR 12 IRPM, SpO_2 98%. Abdome flácido com refluxo hepatojugular. Membros com edema ++/4+ e sinal de cacifo.

Definição

Insuficiência cardíaca (IC) é caracterizada por um estado fisiopatológico em que, devido a uma anormalidade da função cardíaca, há a incapacidade do coração em bombear o sangue para suprir adequadamente a demanda metabólica dos tecidos, ou há a capacidade de fazê-lo somente sob altas pressões de enchimento.

Assim, a IC é considerada uma síndrome complexa, composta por sintomas cardinais, como dispneia, edema de membros inferiores e fadiga, que podem estar acompanhados de sinais de congestão, ao exame físico, como estase jugular, edema periférico e crepitações pulmonares[1]. A definição clínica de falência cardíaca esquerda é a redução da fração de ejeção do ventrículo esquerdo (FEVE) ou aumento de suas pressões de enchimento. Os pacientes podem apresentar FEVE reduzida com pressão de enchimento normal, FEVE reduzida com pressão de enchimento aumentada ou FEVE normal com pressão de enchimento aumentada.

Epidemiologia

Sua prevalência é de 1% em indivíduos com idade entre 55 e 64 anos, chegando a 17,4% naqueles com idade maior ou igual a 85 anos[2]. Assim, a prevalência aumenta com a idade: aproximadamente 1% entre os indivíduos < 55 anos para > 10% entre aqueles com 70 anos ou mais[1].

O risco de desenvolvimento de IC é de, aproximadamente, 20% para todas as idades a partir dos 40 anos de idade. Esse risco dobra naqueles indivíduos com pressão arterial (PA) ≥ 160/100, quando comparado aos indivíduos com PA < 140/90. Se não houver antecedentes de infarto do miocárdio, aos 40 anos, o risco diminui para 11,4% nos homens e 15,4% nas mulheres[3].

Etiologia

As etiologias da IC são múltiplas e, no Brasil, segundo o registro BREATHE (I Registro Brasileiro de Insuficiência Cardíaca), as mais comuns são isquêmica (30,3%) e hipertensiva (20,4%), seguidas por cardiomiopatia dilatada idiopática (14,6%), valvar (12,4%) e chagásica (10,8%)[2].

A IC é causada geralmente por disfunção miocárdica (sistólica, diastólica ou ambas), mas também pode ser ocasionada por doenças que comprometam o pericárdio, endocárdio ou as valvas cardíacas; anormalidades de ritmo e de condução também são consideradas fatores etiológicos[1]. É mandatório que se faça a investigação, pois determinadas etiologias demandam tratamento específico[1,2].

Diagnóstico

O diagnóstico se fundamenta na detecção dos mecanismos da IC descritos na definição: pressão de enchimento do VE elevada ou FEVE reduzida. Como não há um padrão-ouro para o diagnóstico, vários escores já foram propostos, dentre os quais destacam-se os critérios de Framingham, descritos na Tabela 1.

No entanto, escores como o de Framingham, baseados principalmente em achados clínicos, demonstraram falta de acurácia para o diagnóstico definitivo de IC [1,5]. O papel dos sintomas, sinais e exames complementares no diagnóstico de IC ainda é amplamente estudado e a busca por achados de cada um deles que possam refletir os mecanismos da IC e, portanto, aumentar a probabilidade do diagnóstico, é o objetivo ao se avaliar um paciente com suspeita da doença.

TABELA 1 Critérios de Framingham

Critérios de Framingham para insuficiência cardíaca Diagnóstico de IC requer: 2 maiores OU 1 maior + 2 menores	
Critérios maiores:	Critérios menores:
Dispneia paroxística noturna	Edema de tornozelos bilateral
Ortopneia	Tosse noturna
Distensão venosa jugular	Dispneia a esforços habituais
Refluxo hepatojugular	Hepatomegalia
Estertores pulmonares	Derrame pleural
Evidência radiográfica de cardiomegalia	Frequência cardíaca maior que 120 batimentos por minuto
Edema agudo de pulmão	
Presença de B3 (terceira bulha)	
Pressão venosa central > 16 cmH_2O	
Perda de peso > 4,5 kg nos primeiros 5 dias de tratamento para insuficiência cardíaca	

Fonte: Lee et al., 2006[4].

Achados da história que podem contribuir para aumentar a probabilidade do diagnóstico de IC são: infarto do miocárdio prévio, doença arterial coronariana, hipertensão arterial, diabete melito, abuso de álcool, doença renal crônica, quimioterapia cardiotóxica e história familiar de cardiomiopatia ou morte súbita[1].

No cenário da atenção primária (AD), é importante contarmos com achados de alta sensibilidade, pela possibilidade de descartar o diagnóstico quando ausente. O único sintoma relacionado a IC que se aproxima dessa característica é a dispneia com uma sensibilidade de 87%[4]. Outros sintomas de IC estão descritos na Tabela 2 e caracterizados como típicos e menos típicos e alguns têm sua acurácia fornecida.

Em relação aos achados do exame físico, os sinais que mais contribuem para o diagnóstico são presença de terceira bulha, desvio lateral do *ictus cordis*, refluxo hepatojugular e distensão venosa jugular (estase jugular ou turgência jugular). Pessoas com IC crônica compensada podem apresentar poucos sinais ao exame físico e esses achados podem estar ausentes[2].

A Tabela 3 apresenta um resumo dos principais sinais e sintomas de IC.

Na abordagem inicial dos pacientes com IC sob tratamento são recomendados exames laboratoriais complementares – que podem ser coletados no domicílio pela equipe de SAD – a fim de avaliar a presença e a gravidade de lesão de órgãos-alvo e detectar outras comorbidades, assim como verificar fatores agravantes do quadro clínico. A realização de exames seriados pode ser necessária para monitoração, principalmente a função renal e eletrólitos (Na, K, Mg, Ca e P).

TABELA 2 Acurácia de alguns achados clínicos no diagnóstico de insuficiência cardíaca

	Sensibilidade (%)	Especificidade (%)	RV+	RV-
Histórico de infarto do miocárdio	26	89	2,4	0,83
Dispneia	87	51	1,8	0,25
Ortopneia	44	89	4	0,63
Edema	53	72	1,9	0,65
Pressão venosa jugular elevada	52	70	1,7	0,69
Cardiomegalia	27	85	1,8	0,86
Ruídos cardíacos adicionais	11	99	11	0,9
Crepitações pulmonares	51	81	2,7	0,6
Hepatomegalia	17	97	8,7	0,86

Fonte: adaptada de Mant J, 2009[6].

TABELA 3 Sinais e sintomas da insuficiência cardíaca

Sintomas	Sinais
Típicos Dispneia Ortopneia Dispneia paroxística noturna Tolerância ao exercício diminuída Fadiga, cansaço, tempo de recuperação após esforço aumentado Edema de tornozelos	**Mais específicos** Pressão venosa jugular elevada Refluxo hepatojugular Terceira bulha Impulso apical desviado lateralmente
Menos típicos Tosse noturna Sibilos Sensação de plenitude gástrica Perda de apetite Confusão mental em idosos Depressão Palpitações Tontura Síncope Bendopneia*	**Menos específicos** Ganho de peso (> 2 kg/semana) Perda de peso (IC avançada) Caquexia Sopro cardíaco Edema periférico (tornozelo, sacral e escrotal) Crepitações pulmonares Derrame pleural Taquicardia Pulso irregular Taquipneia Respiração de Cheyne-Stokes Hepatomegalia Ascite Extremidades frias Oligúria Baixa pressão de pulso

* Dispneia à flexão anterior do tórax (sintoma de IC avançada).
Fonte: European Society of Cardiology, 2021.

No caso de pacientes egressos de internação, a função hepática e o *status* do ferro também devem ser avaliados, caso não tenham sido feitos. Com base na avaliação clínica e nos exames laboratoriais, deve ocorrer otimização do tratamento, pois tal abordagem está associada a taxas mais baixas de readmissão em 30 dias[1,2].

A investigação adicional vai depender do prognóstico do paciente, suas preferências e de seus familiares, além da estrutura da rede de saúde e apoio que todos estão inseridos. Em geral, o eletrocardiograma (ECG), radiografia de tórax (RX) e ecocardiograma transtorácico (ECO) são os exames escolhidos, havendo também destaque para os peptídeos natriuréticos no auxílio do diagnóstico, quando disponível. O ECG e RX são disponibilizados no domicílio por alguns Serviços de Atenção Domiciliar (SAD), já para o ECO é necessário o deslocamento do paciente, seja direto para a realização do exame ou para o serviço de referência em cardiologia.

A importância do ECG está na detecção de achados anormais (como sobrecarga do ventrículo esquerdo e bloqueio do ramo esquerdo). Se completamente normal, ajuda a excluir o diagnóstico de IC, pois o torna pouco provável[1,4]. Em relação à radiografia de tórax, os achados que mais contribuem para aumentar a probabilidade do diagnóstico de IC são cefalização da trama vascular pulmonar (redistribuição para os ápices pulmonares) e presença de cardiomegalia. Estas possuem maior especificidade e menor sensibilidade, portanto, sua contribuição é maior na realização do diagnóstico do que em sua exclusão, diferentemente do ECG[4]. Ambos são exames relativamente de fácil execução na AD.

Ao se analisar conjuntamente achados clínicos, radiografia de tórax e ECG, aqueles que mais contribuem para a detecção de altas pressões de enchimento são a cefalização da trama e a distensão venosa jugular. Os que indicam FEVE reduzida são cardiomegalia ou cefalização da trama à radiografia de tórax, impulso apical anormal e alterações eletrocardiográficas. O achado de maior auxílio na identificação de disfunção diastólica é hipertensão arterial atual (com níveis pressóricos de PAS > 160 mmHg ou PAD > 100 mmHg ou > 105 mmHg) É importante observar que achados isolados possuem um papel limitado no diagnóstico. A caracterização dos achados e sua contribuição para a detecção de IC estão descritas na Tabela 4.

Dentre os peptídeos natriuréticos destacam-se o BNP e o NT-proBNP. Sua contribuição no diagnóstico de IC é semelhante à do ECG. Determinados valores desses peptídeos tornam a probabilidade de IC remota e auxiliam na exclusão do diagnóstico. O BNP mostrou acurácia diagnóstica maior que a do ECG, enquanto o NT-proBNP não apresentou diferença quando comparado ao ECG[4]. Se BNP < 35-50 pg/mL ou NT-proBNP < 125 pg/mL, o diagnóstico de IC é improvável, embora exista incerteza sobre o ponto de corte ideal para definição diagnóstica em pacientes ambulatoriais[2].

O ecocardiograma transtorácico é o exame de imagem de escolha para o diagnóstico de pacientes com suspeita de IC. Permite avaliar funções sistólica e diastólica e determinar a FEVE; realizar a mensuração das cavidades cardíacas e espessuras parietais e fornecer estimativa hemodinâmica de forma não invasiva[2].

TABELA 4 Acurácia dos exames complementares no diagnóstico de insuficiência cardíaca

	Sensibilidade (%)	Especificidade (%)	RV+	RV-
ECG 89	56	2	0,2	
Radiografia de tórax (cardiomegalia)	67	76	2,8	0,43
Radiografia de tórax (qualquer anormalidade)	68	83	4	0,39
BNP	93	74	3,6	0,09
NT-proBNP	93	65	2,7	0,11

Fonte: adaptada de Mant J, 2009[6].

A ultrassongrafia a beira do leito ou POCUS (do inglês, *Point of Care Ultrasound*) é uma ferramenta especialmente valiosa na avaliação da IC no paciente domiciliado, pois permite propedêutica *in loco*, sem deslocar o paciente para outro local. Ele pode estimar com grau razoável de acurácia se a fração de ejeção está preservada, podendo ser uma alternativa mais prática para a realidade de AD. Em recente revisão sistemática[5], os autores encontraram redução de 30% no risco de internação por complicações da IC, sugerindo um papel interessante para a ultrassonografia pulmonar na beira do leito em pacientes fora do ambiente hospitalar.

Uma revisão sistemática com metanálise publicada em 2009[6], buscou encontrar uma ferramenta clínica simples para o diagnóstico de IC na atenção primária, com o objetivo de discriminar os pacientes em dois grupos: aqueles com probabilidade de IC suficientemente alta para se referenciar diretamente ao ecocardiograma e aqueles que deveriam passar por investigações adicionais antes de se encaminhar (ou não) para a realização do ecocardiograma. Os autores sugeriram a seguinte abordagem inicial:

- Pacientes com sintomas sugestivos de IC devem ser encaminhados diretamente para a realização de ecocardiograma caso possuam história de infarto do miocárdio e/ou apresentem crepitações nas bases pulmonares e/ou sejam homens com edema de tornozelos.
- Caso o paciente não preencha nenhum desses três critérios, deve-se solicitar a dosagem de BNP e encaminhar para a realização do ecocardiograma conforme o resultado.

Diagnóstico ICFEp (IC com fração de ejeção preservada)

O diagnóstico da ICFEp ainda é desafiador[1]. A etiologia e fisiopatologia da síndrome de ICFEp são muito variadas, conferindo múltiplos fenótipos para a doença, o que dificulta uma uniformização dos critérios diagnósticos[2].

O escore H_2FPEF (Tabela 5) pode ser utilizado para avaliar a probabilidade de ICFEp por meio de critérios clínicos e ecocardiográficos[1,7]. Caso a probabilidade seja baixa, o diagnóstico de ICFEp é improvável e devem-se investigar diagnósticos alternativos; se intermediária, sugere-se a avaliação da função diastólica durante estresse, o que poderia ser realizado, de forma não invasiva, por meio da ecocardiografia de estresse diastólico; e se alta probabilidade, o diagnóstico de ICFEP estaria confirmado[7].

No caso em questão, temos um diagnóstico clínico de IC bem provável, mas é importante considerar outras hipóteses, como doença renal crônica, deficiência de eletrólitos ou até mesmo infecções urinárias baixas. Definir melhor o que a acompanhante chama de sonolência ajudará a identificar se o problema é anedonia ou astenia, cada qual apontando para uma hipótese diferente (depressão e má perfusão respectivamente).

TABELA 5 Escore H_2FPEP

Classificação da probabilidade de ICFEp: Alta: 6 a 9 pontos Intermediária: 2 a 5 pontos Baixa: 0 a 1 ponto		
H_2 Hipertensão	IMC > 30 kg/m²	2 pontos
Heavy: obesidade	Uso de 2 ou mais hipertensivos	1 ponto
F: fibrilação atrial	Paroxística ou persistente	3 pontos
P: hipertensão pulmonar	PSAP > 35 mmHg (ecocardiograma)	1 ponto
E: idade avançada (elderly)	Idade > 60 anos	1 ponto
F: pressões de enchimento (filling pressures)	E/e' > 9 (ecocardiograma)	1 ponto

IMC: índice de massa corpórea; PSAP: pressão sistólica da artéria pulmonar.
Fonte: adaptada de Marcondes-Braga, 2021[8].

Exames séricos de sódio, potássio, hemograma e creatinina vão ajudar a avaliar distúrbios hidroeletrolíticos e doença renal crônica.

No momento, não temos dados da ecocardiografia para obtermos a classificação do caso de Dona Laura, de acordo com a fração de ejeção e, como a paciente não tem história de evento isquêmico cardíaco prévio, pode-se supor que a causa mais provável de sua IC seja a hipertensão arterial sistêmica (HAS).

Classificação da IC

A IC pode ser classificada de acordo com a fração de ejeção do ventrículo esquerdo (FEVE) em três tipos:

1. Insuficiência cardíaca com fração de ejeção preservada (ICFEp), na qual a FEVE é ≥ 50%.
2. IC com fração de ejeção levemente reduzida (ICFElr), com FEVE 41 a 49%.
3. IC com fração de ejeção reduzida (ICFEr), que é caracterizada por FEVE ≤ 40%.

Essa classificação se justifica pelo fato de que os ensaios clínicos tradicionais apontavam benefício no tratamento de pacientes com FEVE < 40%. Entretanto, análises retrospectivas de *Trials* que consideraram FEVE de 41 a 49% sugerem que pacientes dentro dessas faixas podem se beneficiar se tratados com a estratégia para a insuficiência cardíaca com fração de ejeção reduzida (ICFEr). É por isso que as atuais diretrizes Brasileira e Europeia têm adotado essa classificação para guiar o tratamento.

Fases e evolução da doença

A evolução da doença é estabelecida em quatro estágios, de acordo com a *American College of Cardiology/American Heart Association* (ACC/AHA), que vai de indivíduos assintomáticos e portadores de fatores de risco até o surgimento de alteração estrutural cardíaca e sintomas de IC. Essa classificação da AHA contribui para avaliação prognóstica, uma vez que pacientes que passam para um outro estágio não retornam mais ao estágio anterior. Os estágios são:

- Estágio A: pessoas em alto risco para o desenvolvimento de IC, mas que não possuem doença cardíaca estrutural ou sintomas de IC.
- Estágio B: presença de doença cardíaca estrutural e ausência de sintomas de IC.
- Estágio C: presença de doença cardíaca estrutural e sintomas atuais ou prévios de IC.
- Estágio D: IC refratária com necessidade de intervenção especializada.

Os pacientes também devem ser classificados de acordo com o seu grau de funcionalidade por meio da classificação da *New York Heart Association* (NYHA). Essa classificação define a gravidade dos sintomas, no caso a dispneia, e auxilia no manejo terapêutico com valor prognóstico, sendo uma classificação mais dinâmica, que pode variar de acordo com o grau de compensação clínica do paciente. Seguem os critérios:

- Classe I: não há intolerância aos esforços, atividades físicas habituais não causam sintomas.
- Classe II: limitação leve aos esforços, com aparecimento de sintomas em atividades físicas habituais.
- Classe III: limitação importante ao esforço, com sintomas moderados em atividades físicas menos intensas que as habituais.
- Classe IV: qualquer atividade física gera desconforto; pode apresentar sintomas ao repouso.

Os pacientes em classe funcional da NYHA III e IV possuem maiores taxas de internação hospitalar e maior risco de mortalidade. Além disso, pacientes classificados como NYHA III, apesar de sintomas moderados, podem apresentar alto risco de hospitalização e morte. Esses pacientes podem necessitar de cuidado domiciliar devido ao grau de limitação funcional e às internações recorrentes. A reavaliação precoce, na fase vulnerável pós-alta hospitalar, quando realizada em até sete dias está associada à redução das taxas de readmissão de 30 dias. Indivíduos em classe funcional da NYHA II, embora tenham sintomas mais leves e menor índice de hospitalizações, podem apresentar morte súbita mesmo sem piora sintomática[1,2].

Embora tenham ocorrido diversos avanços no tratamento, a IC permanece como uma doença grave, com alto índice de mortalidade, e sobrevida após cinco anos do diagnóstico podendo ser de apenas 35%[2].

Abordagem multidisciplinar da equipe de atenção domiciliar

Abordagem física

A orientação multiprofissional tem um grande nível de evidência para pacientes portadores de IC, em que a equipe multidisciplinar seria o padrão-ouro para acompanhamento de tais pacientes, integrando a educação contínua tanto dos pacientes quanto dos seus cuidadores. Nessa abordagem, é importante que se dê atenção aos cuidados básicos, como atividade física, dieta adequada, adesão ao tratamento medicamentoso, avaliação dos sinais e sintomas de descompensação, como piora do cansaço, flutuações de peso e limitação funcional. Além disso, é interessante que o paciente e o cuidador saibam sobre causas da IC, seu tratamento e o potencial de progressão clínica.

Para os pacientes se manterem estáveis e livres de internações, a abordagem presencial, com reforços, uso de materiais escritos, e telemonitorização são fundamentais, principalmente se associados a um bom envolvimento de familiares ou cuidadores. A abordagem deve ser centrada no paciente e não com foco apenas na IC, mas também no manejo de outras comorbidades, como arritmias, hipertensão, diabetes, disfunção renal e depressão, melhora do bem-estar e autogestão, para assim levar a melhores resultados. Mal-entendidos, concepções equivocadas e falta de conhecimento contribuem para um autocuidado insuficiente e desfechos ruins.

O enfermeiro e o médico são integrantes fundamentais dessa equipe e recomenda-se que também façam parte o nutricionista, o fisioterapeuta, o farmacêutico, o educador físico, o psicólogo e o assistente social. Recomenda-se que seja feita uma visita clínica precoce após hospitalização, com avaliação médica/multidisciplinar em 7 a 14 dias após alta hospitalar, se for o caso.

De forma a reduzir a taxa de hospitalização, melhorar a qualidade de vida e reduzir os custos hospitalares, os programas de transição de cuidados devem ser implementados. É de suma importância destacar que manifestações de saúde mental podem se associar em qualquer fase da doença e devem ser prontamente identificadas no início, pois são fatores que afetam a adesão ao tratamento.

- Restrição de sódio: não existem boas evidências sobre tal recomendação, mas sabe-se que o excesso de sódio e de fluidos pode se associar a piora da hipervolemia, que seria um fator de descompensação e risco de hospitalização em pacientes com IC crônica sintomática. Por outro lado, uma restrição excessiva de sódio (< 5 g de sal por dia), em comparação com dieta com teor normal de sódio (~ 7 g de sal por dia), pode também se associar com desfechos ruins e maior número de hospitalizações e mortalidade por aumento da ativação neuro-hormonal. Em resumo, seria cauteloso recomendar que se evite ingestão excessiva de sódio (em níveis > 7 g de sal por dia) para todos os pacientes com IC crônica[2].
- Restrição hídrica: nesse caso, as evidências são controversas e não existem recomendações específicas e detalhadas sobre o emprego de restrição hídrica em pacientes com IC crônica. Em pacientes na AD, deve-se tomar cuidado com a desidratação e aumentar a ingestão durante os períodos de muito calor, umidade ou no caso de náusea e vômitos[1,2].
- Dieta e perda de peso: um aumento do índice de massa corporal (IMC) acima de 25 kg/m², no geral, é acompanhado do aumento do risco de complicações médicas. A obesidade, por si só, tem associação com o desenvolvimento de remodelamento cardíaco e queda da função sistólica ventricular esquerda, que são potencialmente reversíveis com a perda de peso. No cenário da IC grave e avançada, sugerem-se efeitos benéficos da perda de peso em obesos mórbidos, inclusive com modalidades de cirurgia bariátrica. Parece razoável propor que, em indivíduos com risco de desenvolver/portadores de IC, deve-se buscar a manutenção de peso adequado por dieta saudável; porém, devido às limitações de evidências, não se recomendam orientações formais de dieta para pacientes com sobrepeso e obesidade leve[1,2].
- Tabagismo: os pacientes com IC, sem exceção, devem ser orientados sobre a interrupção do tabagismo, em que podem fazer uso de reposição de nicotina e/ou fármacos moduladores. Tais pacientes poderiam se beneficiar muito dos serviços em atenção primária à saúde e seus programas de interrupção ao tabagismo[1,2].
- Uso de bebidas alcoólicas: no caso de pacientes com miocardiopatia dilatada de origem alcoólica a abstinência completa do álcool deve ser encorajada, pois pode se traduzir em melhora da função ventricular. A redução na ingestão também pode trazer benefícios parciais. O uso permissivo de álcool em pacientes com IC crônica estável de etiologia não alcoólica é controverso e a decisão de uso pode ser compartilhada[1,2].
- Vacinação: a vacinação anual contra influenza para todos os pacientes com IC sugere redução nas internações por doenças cardiovasculares[2]. No caso da vacinação para pneumococo, as evidências são menos consistentes; mas, na avaliação dos riscos e dos benefícios, ainda é recomendada. Além disso, se possível, a aplicação sendo realizada pela equipe de atenção primária oferece maior garantia e comodidade.
- Reabilitação cardiovascular: a reabilitação cardiovascular com exercícios físicos promove aumento da capacidade funcional e qualidade de vida, independente da FEVE, mas, principalmente, em NYHA II a III[2]. No entanto, os efeitos em longo prazo ainda não estão completamente estabelecidos, mas há indícios de ação favorável no remodelamento ventricular esquerdo.

Apesar de algumas barreiras dificultarem a aderência ao treinamento físico regular, a reabilitação cardiovascular em domicílio deve ser implementada para aumentar a participação na reabilitação cardiovascular, cuja participação da fisioterapia e da terapia ocupacional é fundamental. Em revisões sistemáticas da Cochrane[8,9], chegou-se a uma evidência de força baixa a moderada de que a reabilitação cardiovascular em domicílio ou em centro de referência tem efeitos similares na qualidade de vida e custo em pacientes que sofreram de infarto do miocárdio recente ou revascularização coronariana.

- Atividade laborativa: a manutenção do trabalho é muito favorável, tanto financeiramente quanto para o estado emocional e a autoestima em pacientes com doenças crônicas, diminuindo o risco de depressão. No caso de tarefas laborativas de força, a troca de função deve ser avaliada de modo individual após a otimização do tratamento farmacológico e não farmacológico.
- Outros: a deficiência de vitamina D tem alta prevalência em pacientes com IC, mas a sua suplementação mostrou efeito neutro, sem melhora da função ventricular esquerda ou da tolerância ao exercício.

Tratamento medicamentoso

Ao abordar o tratamento farmacológico, é importante a classificação da IC de acordo com a FEVE, pois os benefícios na morbimortalidade, presentes em grandes ensaios clínicos multicêntricos, foram demonstrados na ICFEr.

Tratamento medicamentoso da ICFEr

Os objetivos do tratamento farmacológico da ICFEr são redução da mortalidade, prevenção de hospitalizações recorrentes e melhora clínica, funcional e da qualidade de vida dos pacientes. A modulação dos sistemas renina-angiotensina-aldosterona e nervoso simpático através de iECAs (inibidores da enzima conversora de angiotensina), BRA (bloqueadores do receptor de angiotensina II), INRA (inibidores da neprilisina e do receptor da angiotensina), betabloqueadores (BB) e antagonistas dos receptores mineralocorticoides (ARM) demonstrou aumentar a sobrevida, reduzir as hospitalizações e melhorar os sintomas de pacientes com ICFEr e são consideradas a base do tratamento dessa doença[1].

As doses devem ser ajustadas progressivamente buscando-se as doses-alvo, que constituem as doses utilizadas nos ensaios clínicos que demonstraram diminuição na morbimortalidade. Caso não seja possível atingir tais doses, devem ser utilizadas as doses máximas toleradas[1] (ver Tabela 6).

Inibidores do sistema renina-angiotensina

Fármacos recomendados para todos os pacientes com ICFEr, exceto se houver contraindicações. Pode ser utilizado um inibidor da enzima conversora de angiotensina (iECA) ou um bloqueador do receptor da angiotensina II (BRA) ou inibidor da neprilisina e do receptor da angiotensina (INRA)[1,2,11]. Os BRA estão indicados como substituição aos iECA quando há angioedema ou tosse persistente e debilitante (desencadeados pelo uso de iECA em < 1% dos casos e em 10 a 20% dos casos, respectivamente)[2]. O INRA, cujo representante é o fármaco sacubitril combinado com valsartana, está indicado[1,2] para pacientes que permanecem sintomáticos mesmo em uso de terapêutica otimizada com iECA, BB e ARM. Já a atualização da diretriz ACC/AHA de 2017[11], recomenda a substituição do iECA ou BRA nos pacientes sintomáticos NYHA II ou III e tolerantes a tais fármacos pelo INRA.

A justificativa da diretriz ACC/AHA em sua atualização de 2017 para tal recomendação foi a redução da morbimortalidade com a combinação de sacubitril e valsartana quando comparado ao iECA (enalapril), encontrada no estudo PARADIGM-HF[12]. Entretanto esta superioridade tem sido questionada pela comunidade científica[13] por vários fatores, sendo o mais problemático deles a diferença no tratamento entre os grupos: enquanto o grupo intervenção recebeu dose máxima da valsartana (320 mg/dia); o grupo controle recebeu metade da dose máxima do enalapril (20 mg/dia); uma explicação detalhada desta discussão foge ao escopo deste capítulo e recomendamos a leitura do artigo citado nas referências bibliográficas.

Tanto os iECA quanto os BRA devem ser administrados com cautela em indivíduos portadores de doença renal crônica, hipercalemia ou baixa pressão arterial sistêmica[11]; nesses casos, a introdução deve ser feita com doses baixas e titulação progressiva até as doses-alvo. Além disso, deve ser realizado o monitoramento dos níveis de creatinina e potássio e do *clearance* de creatinina. O limite aceitável para o aumento da creatinina é de até 50% da creatinina basal, ou até 3 mg/dL de valor absoluto, ou *clearance* da creatinina estimado > 25 mL/min/m^2 (nesses casos, não há necessidade de redução da dose do fármaco). Considerar a suspensão do iECA ou do BRA caso o potássio ultrapasse o valor de 5,5 mEq/L, ou a creatinina ultrapasse o valor de 3,5 mg/dL, ou *clearance* estiver < 20 mL/mim/m^2.[2]

No uso do INRA deve-se monitorar com cautela a pressão arterial pelo risco de hipotensão. Essa classe de fármaco também está associada ao aparecimento de angioedema (embora seja evento adverso raro). Deve-se aguardar 36 horas da suspensão do enalapril para a administração dessa medicação (em pacientes que vinham em uso de BRA esse período de *washout* não é necessário)[2,11]. Terapia com INRA não deve ser recomendada para pacientes com história de angioedema[10].

Betabloqueadores (BB)

Demonstraram redução da morbimortalidade em pacientes com ICFEr quando combinados a iECA e diurético. Também promovem melhora dos sintomas de IC[1]. Estes resultados foram alcançados de forma consistente, nos ensaios clínicos, com o uso de carvedilol, bisoprolol e succinato de metoprolol[2]. O BB pode ser iniciado concomitantemente ao iECA assim que o diagnóstico de ICFEr sintomática é estabelecido em pacientes estáveis e euvolêmicos, em doses baixas, com aumento progressivo a cada duas semanas, objetivando o alcance da dose-alvo[1,2].

Monitorar o aparecimento de bradicardia e piora sintomática da IC. Se os sintomas piorarem, considerar ajuste de diuréticos e vasodilatadores antes da redução ou suspensão do BB[1,2]. Se houver bloqueios atrioventriculares, deve-se, primeiramente, reduzir ou suspender outros fármacos que atuem

TABELA 6 Doses iniciais e doses alvo no tratamento medicamentoso da ICFEr

Droga	Dose inicial	Dose-alvo
iECA		
Captopril	6,25 mg, 3x/dia	50 mg, 3x/dia
Enalapril	2,5 mg, 2x/dia	10-20 mg, 2x/dia
Ramipril	1,25-2,5 mg, 1x/dia	10 mg, 1x/dia
Lisinopril	2,5-5,0 mg, 1x/dia	20-40 mg, 1x/dia
Perindopril	2 mg, 1x/dia	8-16 mg, 1x/dia
BRA		
Losatrana	25-50 mg, 1x/dia	100-150 mg, 1x/dia
Valsartana	40-80 mg, 1x/dia	320 mg, 1x/dia
Candesartana4-8 mg, 1x/dia	32 mg, 1x/dia	
INRA		
Sacubitril/Valsartana	24-26 mg, 2x/dia	97-103 mg, 2x/dia
Betabloqueadores		
Carveditol	3,125 mg, 2x/dia	50 mg, 2x/dia
Succinato de metoprolol	25 mg, 1x/dia	200 mg, 1x/dia
Bisoprolol	1,25 mg, 1x/dia	10 mg, 1x/dia
Antagonista mineralocorticoide		
Espironolactona	25 mg, 1x/dia	25-50 mg, 1x/dia
Hidralazina/dinitrato de isossorbida	25 mg/20 mg, 3x/dia	100 mg/40 mg, 3x/dia
Ivabradina	5 mg, 2x/dia	7,5 mg, 2x/dia

IECA: inibidores da enzima conversora da angiotensina; BRA: bloqueadores dos receptores da angiotensina II; INRA: inibidor da neprilisina e do receptor de angiotensina.

Fonte: Diretriz Brasileira de Insuficiência Cardíaca Crônica e Aguda, 2018.

no nodo atrioventricular, como digoxina e amiodarona. Pacientes pneumopatas, inclusive os asmáticos, podem ser tratados com BB, dando preferência para aqueles com maior seletividade β1, como o bisoprolol[2].

Antagonistas dos receptores mineralocorticoides

A diretriz brasileira[2] recomenda o uso de antagonistas mineralocorticoides (como a espironolactona) para pacientes classe funcional NYHA II a IV e FE ≤ 35%, e em sintomáticos com disfunção sistólica do VE, em classes funcionais II a IV. A diretriz europeia[1] recomenda seu uso para todos os pacientes com ICFEr para redução de mortalidade e risco de hospitalização. Seu uso é melhor estabelecido na literatura de acordo com esta última recomendação, mas pode ser considerado para pacientes com FE > 40%. Deve-se ter cautela em pacientes com comprometimento da função renal e naqueles com potássio > 5,0 mmol/L – nesses casos, realizar monitorização frequente e periódica da função renal e eletrólitos – e evitar o uso em pacientes com insuficiência renal avançada (creatinina > 2,5 mg/dL) e em pacientes com hipercalemia persistente (em geral potássio > 5,9 mmol/L).

Diuréticos

Diuréticos de alça são recomendados para reduzir sinais e/ou sintomas de congestão nos pacientes com ICFEr. Seus efeitos em morbimortalidade não foram estudados em ensaios clínicos randomizados, porém os maiores ensaios clínicos feitos em pacientes com ICFEr que nortearam modificações no tratamento da doença objetivando melhora da sobrevida e redução das hospitalizações foram conduzidos com pacientes em uso concomitante de diuréticos de alça. O grande representante dessa classe de fármacos é a furosemida. O objetivo do tratamento é manter a euvolemia com a menor dose do diurético[1]. Diurético tiazídico pode ser associado ao diurético de alça para congestão persistente (pouca resposta a doses crescentes de diurético de alça)[2].

Inibidores do cotransportador 2 de sódio e glicose (iSGLT2)

São fármacos recentemente incluídos no tratamento da ICFEr devido aos resultados de dois grandes ensaios clínicos, DAPA-HF[13] e EMPEROR-Reduced[14], que demonstraram redução do desfecho combinado de morte cardiovascular e hospitalização por IC (DAPA-HF também avaliou necessidade de atendimento em serviço de urgência com administração de terapia endovenosa para IC), independentemente da presença ou não de diabetes. Por isso, passaram a surgir como recomendação de várias diretrizes, incluindo a brasileira[2], para o tratamento de todos os pacientes com ICFEr que já estejam em terapia otimizada com BB, iECA/BRA ou INRA e ARM. Os fármacos recomendados são dapagliflozina ou empagliflozina[2]. Importante destacar que o mecanismo responsável por tais benefícios ainda não é conhecido. Há a hipótese de que sejam decorrentes do efeito diurético proporcionado por essas drogas, gerando a reflexão de que os pacientes com ICFEr talvez pudessem se beneficiar do aprimoramento da diureticoterapia. Com a evidência científica disponível, até o momento, ainda não temos essas respostas.

Associação de hidralazina e nitrato: indicado para pacientes sintomáticos em classe funcional II-IV da NYHA que possuam contraindicação ao uso de iECA ou BRA devido à hipercalemia e/ou insuficiência renal; ou para pacientes negros autodeclarados, NYHA III-IV, que permanecem sintomáticos apesar de terapêutica otimizada. É uma estratégia com benefícios comprovados nos desfechos clínicos dos pacientes com ICFEr, embora inferiores aos alcançados com o uso de iECA[2].

Ivabradina: inibe seletivamente a corrente I_f no tecido do nó sinoatrial, reduzindo a FC (FC elevada é considerada um marcador de eventos em IC e, por isso, um alvo terapêutico). Sua indicação pode ser considerada em pacientes que permanecem sintomáticos, mesmo com terapêutica otimizada, e que estejam em ritmo sinusal e com FC > 70 bpm[2].

Digoxina: pode ser considerada em pacientes com ICFEr, em ritmo sinusal, que permaneçam sintomáticos apesar da terapêutica otimizada com terapia tripla (iECA, BB e ARM), para redução de sintomas e hospitalizações. Possui janela terapêutica estreita e seus níveis devem ser monitorados com objetivo de se manter as concentrações séricas abaixo de 1,2 ng/mL[1,2].

Tratamento da ICFElr: é recomendado que se faça o manejo da congestão por meio de diuréticos, assim como nas outras formas de IC. Não há ensaios clínicos realizados exclusivamente nesses pacientes e os dados disponíveis foram provenientes de análise de subgrupo em estudos negativos para o desfecho primário[1]. Portanto, o tratamento farmacológico da ICFElr é de eficácia pouco conhecida[1], apesar da indicação das atuais diretrizes[2] de que seja tratada como ICFEr. Pode ser considerado o uso de iECA/BRA ou INRA, BB e ARM[1].

Tratamento da ICFEp: ainda não existe intervenção específica que reduza eventos cardiovasculares em pacientes com ICFEp. Recomenda-se uso de diuréticos para alívio dos sinais e sintomas de congestão e o tratamento das comorbidades associadas, como a isquemia miocárdica, a fibrilação atrial e a hipertensão, para diminuir sintomas e potencialmente reduzir a progressão da ICFEp[2,11].

Algo muito importante a ser questionado é se a insuficiência cardíaca de Dona Laura está com tratamento adequado, o que se justifica, além da funcionalidade comprometida, pela hipotensão e fadiga. Na prática clínica, sempre há o risco de abordarmos de forma muito agressiva a hipertensão arterial e o controle de frequência cardíaca, o que poderia favorecer o surgimento de complicações devido ao baixo débito cardíaco, como quedas e consequentes fraturas.

Quando referenciar

Identificar o paciente com suspeita de insuficiência cardíaca é um passo fundamental, assim como saber se ele está descompensado e onde pode ser feito seu tratamento, no domicílio ou no serviço hospitalar.

Alguns sumários de evidência indicam onde o paciente deve receber a atenção, como o apresentado na Tabela 7, para paciente com diagnóstico prévio de IC e que apresenta sinais de descompensação que foram vistos anteriormente. Assim, a ferramenta ajuda a escolher se o paciente deve ser manejado ambulatorialmente (no nosso caso, no domicílio) ou internado.

O encaminhamento para o cardiologista deve ser considerado sempre que houver dificuldades em estabelecer a etiologia da IC, diante da necessidade de melhor investigação diagnóstica (com exames mais complexos como cintilografia, cateterismo etc.) ou quando houver falha na primeira linha de tratamento para IC. De uma forma geral, a IC é uma condição clínica passível de ser bem conduzida na APS.

Diante de casos refratários ou em que se considera fundamental o apoio mais presente da equipe multiprofissional, com acompanhamento semanal, a APS pode solicitar apoio

TABELA 7 Sinais que indicam pronta avaliação hospitalar

Dor torácica ou sintomas anginosos	Hipotensão relativa (substancialmente menor que os registros habituais do paciente)
Dispneia ao repouso	Sinais de hipoperfusão (dor abdominal, extremidades frias)
Ortopneia ou DPN graves e progressivas, ou dispneia aos mínimos esforços que está em piora	Arritmia nova pelo exame físico (isto é, ritmo cardíaco irregular não antes detectado)
Descargas repetidas em pacientes com dispositivo cardiodesfibrilador implantável	Anasarca
Vários episódios de insuficiência aguda descompensada recentemente	Nível de consciência alterado
Suspeita de nova causa de IC	Se ECG performado, nova arritmia ou nova evidência de isquemia
Hipoxemia (saturação de oxigênio ≤ 90%), a menos crônica e estável por doença pulmonar conhecida	Outros sinais graves que sugerem doença concomitante (como pneumonia, acidente vascular encefálico etc.)

Fonte: elaborada pelos autores.

do Serviço de Atendimento Domiciliar (SAD) para melhor controle dos sintomas e manejo conjunto.

Abordagem do familiar e do cuidador

O impacto da insuficiência cardíaca não é limitado à pessoa vivendo com a doença[16], mas se estende à sua rede de apoio, sejam familiares e amigos ou pessoas próximas; aqui denominados cuidadores. Pacientes sofrem de sintomas que limitam a capacidade física e atividades sociais. Estima-se que 75% enfrentam dificuldades para executar atividades de vida diária, de maneira que a presença de um cuidador se torna crucial no cuidado desses pacientes[15,16]

Estudos demonstram que estar no papel de cuidador de uma pessoa com IC reduz a qualidade de vida relacionada à saúde, bem como tem um impacto negativo na saúde física e emocional[16,17]. O envolvimento com o cuidado do doente impacta também a vida social e profissional do cuidador, e está associado a sobrecarga econômica. Cerca de um terço dos cuidadores reportam estresse ou ansiedade e a prevalência é maior nos cuidadores de pacientes com classificação NYHA mais alta[19].

Por fim, é importante ter em vista que uma abordagem integral da pessoa com IC não deve se restringir a aspectos biológicos da doença. É essencial buscar uma compreensão da pessoa como um todo, bem como de seu contexto social e familiar. Sobretudo nesse ínterim, deve-se atentar às necessidades do paciente e do principal cuidador, uma vez que o controle dos sintomas do paciente se reflete também no bem estar do cuidador; e que o bem estar deste pode proteger o paciente de eventos adversos. Assim, no caso exposto, torna-se importante atentar para as queixas de Cíntia, que se sente sobrecarregada. A piora da qualidade de vida do cuidador pode estar associada à piora de sintomas físicos e mentais da pessoa vivendo com IC, assim como aumentar o risco de hospitalização. E, por sua vez, a piora dos sintomas da pessoa doente pode intensificar a piora da qualidade de vida do cuidador. Dessa forma, é primordial o apoio da equipe de SAD com psicólogos e médicos promovendo estratégias para evitar ou diminuir a sobrecarga do cuidador.

Abordagem psicológica

O impacto na insuficiência cardíaca na vida do paciente se reflete em maior risco de adoecimento mental. Por exemplo, estima-se que um a cada cinco pacientes com IC são acometidos por depressão, co-ocorrência que se associa com pior qualidade de vida a aumento da mortalidade (21%). Entretanto, é importante observar que é comum a sobreposição de sintomas da própria IC com elementos somáticos da depressão, elemento que deve ser valorizado no raciocínio diagnóstico[16].

É comum que a depressão associe a IC e se relacione com um aumento da carga financeira, sintomas, hospitalização, piora da qualidade de vida e do prognóstico, aumento da mortalidade, servindo como um preditor de eventos cardíacos futuros. Os inibidores seletivos da recaptação da serotonina podem melhorar os sintomas de depressão e o prognóstico em pacientes, mas apenas após a consideração de demais comorbidades e interações medicamentosas[10].

Como verificamos no caso, dona Laura padece de dependência parcial para as atividades de vida diária, além de estar restrita ao lar a maior parte do tempo. Ou seja, podemos depreender que seu adoecimento pela IC impacta sobremaneira na sua rotina. Dona Laura faz uso de furosemida, um diurético de alça, que aumenta a frequência miccional (sendo que a noctúria, maior frequência de micção noturna, pode contribuir com o prejuízo do sono). O aumento da diurese pode evoluir com perdas urinárias, que a seu turno podem promover isolamento e criar constrangimentos. Os sintomas físicos da própria IC, sobretudo se em manejo subótimo ou com controle insuficiente de sintomas, podem contribuir para menores níveis de bem estar e, portanto, pode se atrelar a maior risco de depressão.

A presença de depressão em pacientes com doenças cardiovasculares foi associada com aumento da morbidade e mortalidade por doença cardiovascular e outras causas[16]. Isso pode ser devido a influências indiretas no autocuidado, como menor motivação em relação à dieta, tabagismo, menor engajamento em exercício, não aderência à medicação. Ainda, pode haver influência da supressão da resposta imune, que por sua vez deixa o paciente mais suscetível a infecções oportunistas, a eventos trombogênicos, assim como eventos arrítmicos.

A abordagem do paciente com IC e adoecimento mental inclui terapia farmacológica, estímulo ao exercício físico e terapia cognitivo-comportamental. As alternativas não farmacológicas demonstram impactos positivos na melhora de sintomas de depressão, ansiedade e qualidade de vida. Em relação ao uso de antidepressivos, a sertralina e o escitalopram se mostraram seguros, entretanto, seu uso não demonstrou diferença significativa na melhora de escores de depressão ou de desfechos cardiovasculares[20]. Deve-se evitar o uso de antidepressivos tricíclicos pelo maior risco de agravar arritmias, bloqueio atrioventricular, bloqueios intraventriculares e prolongamento do intervalo QT.

Abordagem social

Aspectos como apoio social são essenciais na abordagem da pessoa vivendo com IC, embora nem sempre sejam considerados. Negligenciar a rede de apoio do paciente pode justificar resultados clínicos insatisfatórios. Outro aspecto que deve ser considerado refere-se à relação entre a situação socioeconômica precária e a idade avançada.

Uma das frentes de atuação de apoio social é o acesso ao auxílio-doença, que é regulamentado pela Previdência Social. De acordo com a Portaria Interministerial MPAS/MS n. 2.998, de 23 de agosto de 2001, portadores de cardiopatia grave, comprovada em perícia médica, não necessitam da exigência de carência para a concessão do benefício. Nesse ponto, o paciente e sua família podem ser bastante auxiliados pelo assistente social da equipe do SAD.

Abordagem espiritual

A espiritualidade, no contexto da saúde, pode ser compreendida como um sistema de crenças, relacionadas ou não à religiosidade, que atribui significados a eventos da vida. Pode envolver elementos intangíveis, assim como mobilizar energias e iniciativas que influenciam na qualidade de vida da pessoa. Em estudo transversal desenvolvido em Porto Alegre[21], foi observada a associação entre a espiritualidade e a adesão a orientações e tratamentos prescritos em pacientes com IC. Também a mais recente Diretriz Brasileira de Insuficiência Cardíaca trata o tema como relevante no cuidado do paciente portador de IC.

Por fim, há que se ter em vista a importância da abordagem da finitude, sobretudo (mas não apenas) em estágios mais avançados da doença. A falta ou o adiamento de discussões sobre o tema criam uma barreira para que cuidadores se sintam preparados para a possibilidade de morte do paciente. Cuidadores relatam ter consciência de que a morte em um futuro próximo é possível, entretanto, enquanto profissionais de saúde não trazem o assunto à tona, os primeiros não se sentem confortáveis em iniciar o diálogo sobre finitude. Por outro lado, a escassez de conversas sobre o tema e uma morte inesperada pode levar a uma dificuldade de adaptação e a luto patológico para o cuidador.

Prognóstico

Dada a complexidade da IC e de seu diagnóstico, associado a sinais e sintomas não específicos e ausência de um padrão-ouro de avaliação, estudos apresentam dificuldade em avaliar a real incidência e as mudanças no prognóstico na população geral, mesmo com recentes e importantes evidências no tratamento. Temos poucas referências que abordam os índices de carga de sintomas, a qualidade de vida, hospitalização e mortalidade em pacientes de 20 a 60 anos. No entanto, são exatamente os pacientes mais jovens, ou seus familiares, que mais nos abordam sobre prognóstico.

Em pacientes mais jovens há menor prevalência de todas as comorbidades, especialmente diabete melito, hipertensão e acidente vascular cerebral, que estão entre os preditores de prognóstico mais poderosos (junto com a idade), para a melhor sobrevida. As taxas de mortalidade parecem ser relativamente estáveis em toda a faixa etária de 20 a 59 anos, apenas aumentando notavelmente em pacientes com idades entre 60 a 69 anos e subindo novamente aos 70 anos. Embora os pacientes mais jovens tenham uma classe NYHA mais favorável (a maior parte CF II da NYHA e/ou menor proporção III e/ou IV) do que pacientes mais velhos, eles têm piores relatos de qualidade de vida. Isso pode se dar pelo maior impacto dos sintomas de IC e sua limitação funcional em uma faixa etária que é mais ativa (ou deseja ser) ou em relação às demandas de emprego e família e/ou compromissos sociais. A não aderência à medicação e medidas de estilo de vida foram relatadas como possíveis contribuintes para IC de pior prognóstico em pacientes mais jovens.

De acordo com a etiologia, entre os homens, a sobrevida foi melhor nos casos atribuídos à doença coronariana ou hipertensão do que aqueles atribuídos à doença valvar (OR 1,68) ou outras causas desconhecidas (OR, 1,69). Sugere-se que pacientes chagásicos apresentam pior prognóstico em comparação com pacientes com doença cardíaca hipertensiva e isquêmica, além de maior taxa de readmissão hospitalar, associação com disfunção de ventrículo direito, menor alta hospitalar e maior proporção de transplante cardíaco.

Alguns achados de exame físico poderiam indicar um pior prognóstico, principalmente se durante a internação hospitalar, em especial, a presença de choque cardiogênico, baixa pressão arterial, presença de distensão jugular, alta frequência cardíaca, dispneia em repouso, idade, diabetes e etiologia isquêmica. Ademais, a caquexia também está associada a um prognóstico adverso juntamente com hospitalizações anteriores recentes ou frequentes por IC.

No caso de Dona Laura, apesar de ser considerada jovem, sua evolução, no dado momento, poderia ser considerada como estágio C ou D, o que poderia nos alertar para a sua alta taxa de internação hospitalar e maior risco de mortalidade em decorrência de sua classificação funcional estágio III (NYHA). Além disso, a própria hipertensão, o AVE prévio e a hipotensão ao exame físico são preditores de pior prognóstico.

Referências

1. McDonagh TA, Metra M, Adamo M, Gardner RS, Baumbach A, Böhm M, et al. 2021 ESC Guidelines for the diagnosis and treatment of acute and chronic heart failure. Eur Heart J. 2021;42(36):3599-726.
2. Rohde LEP, Montera MW, Bocchi EA, Clausell NO, Albuquerque DC de, Rassi S, et al. Diretriz Brasileira de Insuficiência Cardíaca Crônica e Aguda. Arq Bras Cardiol. 2018;111(3):436-539.
3. Lloyd-Jones DM, Larson MG, Leip EP, Beiser A, D'Agostino RB, Kannel WB, et al. Lifetime risk for developing congestive heart failure. Circulation. 2002;106(24):3068-72.
4. Lee DS, Pencina MJ, Benjamin EJ, Wang TJ, Levy D, O'Donnell CJ, et al. Association of Parental Heart Failure with Risk of Heart Failure in Offspring. New England Journal of Medicine. 2006 Jul 13;355(2): 138-47.
5. Albuquerque DC de, Souza Neto JD de, Bacal F, Rohde LEP, Bernardez-Pereira S, Berwanger O, et al. I Brazilian registry of heart failure – Clinical aspects, care quality and hospitalization outcomes. Arq Bras Cardiol. 2015;104(6):433-42.
6. Mant J, Doust J, Roalfe A, Barton P, Cowie M, Glasziou P, et al. Systematic review and individual patient data meta-analysis of diagnosis of heart failure, with modelling of implications of different diagnostic strategies in primary care. Health Technol Assess. 2009;13(32).
7. Mhanna M, Beran A, Nazir S, Sajdeya O, Srour O, Ayesh H, et al. Lung ultrasound–guided management to reduce hospitalization in chronic heart failure: a systematic review and meta-analysis. Heart Fail Rev. 2022;27(3):821-26.
8. Marcondes-Braga FG, Moura LAZ, Issa VS, Vieira JL, Rohde LE, Simões MV, et al. Atualização de tópicos emergentes da Diretriz Brasileira de Insuficiência Cardíaca – 2021. Arq Bras Cardiol. 2021;116(6):1174-212.
9. Dalal HM, Zawada A, Jolly K, Moxham T, Taylor RS. Home based versus centre based cardiac rehabilitation: Cochrane systematic review and meta-analysis. BMJ. 2010;340(jan19 4):b5631–b5631.
10. Taylor RS, Dalal H, Jolly K, Zawada A, Dean SG, Cowie A, et al. Home-based versus centre-based cardiac rehabilitation. In: Cochrane Database of Systematic Reviews. Chichester, UK: John Wiley & Sons, Ltd; 2015.
11. Kahwati LC, Weber RP, Pan H, Gourlay M, LeBlanc E, Coker-Schwimmer M, et al. Vitamin D, calcium, or combined cupplementation for the primary Prevention of practures in community-dwelling adults. JAMA. 2018;319(15):1600.
12. Yancy CW, Jessup M, Bozkurt B, Butler J, Casey DE Jr, Colvin MM, et al. ACC/AHA/HFSA Focused Update of the 2013 ACCF/AHA Guideli-

ne for the Management of Heart Failure. J Am Coll Cardiol. 2017;70(6): 776-803.

13. McMurray JJV, Packer M, Desai AS, Gong J, Lefkowitz MP, Rizkala AR, et al. Angiotensin–neprilysin inhibition versus enalapril in heart failure. N Engl J Med. 2014;371(11):993-1004.
14. Correia LCL, Rassi Jr. A. Paradigm-HF: a paradigm shift in heart failure treatment? Arq Bras Cardiol. 2016;106(1):77-9.
15. McMurray JJV, Solomon SD, Inzucchi SE, Køber L, Kosiborod MN, Martinez FA, et al. Dapagliflozin in patients with heart failure and reduced ejection fraction. N Engl J Med. 2019;381(21):1995-2008.
16. Packer M, Anker SD, Butler J, Filippatos G, Pocock SJ, Carson P, et al. Cardiovascular and renal outcomes with empagliflozin in heart failure. N Engl J Med. 2020;383(15):1413-24.
17. Jeon Y-H, Kraus SG, Jowsey T, Glasgow NJ. The experience of living with chronic heart failure: a narrative review of qualitative studies. BMC Health Services Research. 2010;10(1).
18. Saunders MM. Factors associated with caregiver burden in heart failure family caregivers. West J Nurs Res. 2008;30(8):943-59.
19. Lacerda MS, Prado PR do, Barros ALBL de, Lopes J de L. Sintomas depressivos em cuidadores familiares de pacientes com insuficiência cardíaca: revisão integrativa. Revista Gaúcha de Enfermagem. 2019;40.
20. Lahoz R, Proudfoot C, Fonseca AF, Loefroth E, Corda S, Jackson J, et al. Caregivers of patients with heart failure: burden and the determinants of health-related quality of life. Patient Prefer Adherence. 2021;15:1153-64.
21. O'Connor CM, Jiang W, Kuchibhatla M, Silva SG, Cuffe MS, Callwood DD, et al. Safety and efficacy of sertraline for depression in patients with heart failure. J Am Coll Cardiol. 2010;56(9):692-9.
22. Alvarez JS, Goldraich LA, Nunes AH, Zandavalli MCB, Zandavalli RB, Belli KC, et al. Association between spirituality and adherence to management in outpatients with heart failure. Arq Bras Cardiol. 2016;106(6).

Doenças cardiovasculares

Capítulo 3

Fibrilação atrial e anticoagulação

Thiago Henrique dos Santos Silva
Marco Tulio Cária G. Pereira
Aristóteles Cardona Jr.

PONTOS-CHAVE

- A fibrilação atrial (FA) é atualmente considerada um problema de saúde pública.
- O tripé básico do manejo da FA compreende evitar o acidente vascular cerebral (AVC), melhora no controle dos sintomas e manejo adequado dos fatores de risco.
- Decisões terapêuticas em pacientes domiciliados com FA não se resumem à simples indicação de terapias medicamentosas, mas levam em conta vários fatores como prognóstico, impacto na qualidade de vida, letramento em saúde do paciente e familiares, dentre outras.

OBJETIVOS DE APRENDIZAGEM

Ao final do capítulo, o leitor deverá ser capaz de:

- Identificar a FA como importante causa de morbidade e mortalidade entre pacientes em atenção domiciliar (AD).
- Compreender a fisiopatologia da FA e suas consequências clínicas.
- Compreender o manejo da FA em pacientes com diferentes perfis prognósticos.
- Entender o papel do médico da AD no contexto do paciente com FA, sabendo manejar antiarrítmicos e anticoagulantes.
- Identificar pacientes que possam se beneficiar do cuidado do especialista focal, evitando encaminhamentos desnecessários.

Caso clínico

Dona Ana, 60 anos, viúva, trabalhadora rural aposentada, analfabeta, acompanhada por meio de visitas domiciliares realizadas pela Equipe de Saúde da Família da UBS do Jardim Nova Vida. Mora com sua filha Maria de Fátima e duas netas, de 14 e 12 anos. Maria de Fátima tem ensino fundamental completo e trabalha como diarista. Seu cuidado, nos dias em que a filha trabalha, é realizado pelas netas adolescentes.

Sofreu acidente vascular encefálico isquêmico há 1 ano, com sequela motora à esquerda, ocasionando dependência para as atividades de vida diárias (AVD) instrumentais e parcialmente dependente para AVD básicas (classificação funcional: *ranking* 4; estrato funcional 7). Possui ainda diagnóstico de insuficiência cardíaca com fração de ejeção preservada, hipertensão arterial sistêmica, diabete melito não insulinodependente, e osteoartrite em joelho direito. Apresenta também neuropatia periférica em membros inferiores, incontinência urinária mista, com predomínio de urgência e instabilidade postural (queixa-se recorrentemente de tontura). Relata sentir episódios de palpitações, principalmente noturnas.

Está em uso de enalapril 20 mg/dia; furosemida 40 mg/dia; metformina 850 mg, 1 comprimido, 3x/dia; sinvastatina 40 mg/dia; AAS 100 mg/dia; amitriptilina 25 mg/dia; além de paracetamol 500 mg quando sente dores no joelho.

Recém-chegado à UBS, o Dr. Paulo realiza sua primeira visita domiciliar à paciente. Durante o exame físico, percebe ritmo cardíaco irregular. Pactua com os familiares que levem a paciente à UBS para a realização de um eletrocardiograma, que constata fibrilação atrial, sobrecarga ventricular esquerda e sobrecarga atrial esquerda.

Achados alterados do exame físico: creptos finos em ambas as bases pulmonares, ritmo cardíaco irregular, presença de B3, bulhas normofonéticas, dermatite ocre em membros inferiores.

Definição

A fibrilação atrial (FA) é definida como uma arritmia, na qual os batimentos cardíacos irregulares decorrem de anormalidades eletrofisiológicas, que alteram o tecido atrial e promovem formação/propagação anormal do impulso elétrico[1].

Vários fatores podem causar alterações atriais complexas[2], como fibrose induzida por estiramento, hipocontratilidade, infiltração gordurosa, inflamação, remodelamento vascular, isquemia, disfunção de canal iônico e instabilidade de cálcio.

Todos esses fatores podem aumentar a propensão atrial para desenvolver ou manter a arritmia e facilitar o estado de hipercoagulabilidade associado a ela[2]. O remodelamento atrial resultante desses processos constrói um substrato anatômico que pode perpetuar a FA.

Além do processo que leva ao remodelamento, outro processo fisiopatológico de grande interesse ocorre na FA: a formação dos trombos intracardíacos. A concorrência de lesão endotelial, estase sanguínea e aumento da coagulabilidade compõem a chamada Tríade de Virchow, que leva à formação de trombos – principalmente no apêndice atrial esquerdo, de onde podem se deslocar ocasionando fenômenos tromboembólicos.

Epidemiologia

A FA é atualmente considerada um problema de saúde pública, sendo a arritmia mais comum em adultos de todo o globo, associada com aumento da morbidade e mortalidade, com enorme impacto na carga de doenças no contexto das doenças crônicas não transmissíveis (DCNT). Vem aumentando sua prevalência com o envelhecimento populacional experimentado em todo o mundo, sendo que em pacientes com menos de 60 anos, a prevalência é inferior a 0,1%, ao passo que, naqueles acima de 80 anos, sua prevalência é de 8%. Esses números devem ser subestimados, uma vez que 10 a 25% dos casos são completamente assintomáticos[1].

O aumento da idade é um fator de risco importante para FA, mas a carga de outras comorbidades, incluindo hipertensão, diabete melito, insuficiência cardíaca (IC), doença arterial coronariana (DAC), doença renal crônica (DRC), obesidade e síndrome da apneia e hipopneia obstrutiva do sono (SAHOS) é fundamental para o aparecimento e/ou recorrência da FA, uma vez que essa doença está altamente associada com estados de multimorbidade. Em 2012, dados do Center for Medicare and Medicaid Services[3] demonstram que a FA está associada com cinco ou mais condições clínicas em mais de 50% dos pacientes. Este é um dado importantíssimo para compreender a FA no contexto de pacientes em AD, pois, muitas vezes, os pacientes que necessitam desse tipo de cuidado em saúde são multimórbidos, que necessitam de abordagens complexas, elencando prioridades na atenção. Além disso, não raras são às vezes em que pacientes em AD estão nesta condição justamente por sequela de um AVE isquêmico secundário a um quadro de FA não diagnosticado ou não adequadamente tratado.

O caso de Dona Ana, portadora de FA e multimórbida, com sequela funcional por conta de AVC isquêmico prévio, ilustra bem não apenas o perfil de paciente mais idoso, como a carga de doenças e dependências que se sucedem a um quadro mal controlado de FA ao longo da vida.

Etiologia

A FA resulta tanto de condições clínicas que possam alterar a arquitetura atrial esquerda (notadamente da inserção das veias pulmonares), quanto de fatores agudos ou vias acessórias de transmissão de impulso elétrico[1].

Dentre as condições agudas, destacam-se os estados inflamatórios pós-cirúrgicos, infecções e distúrbios eletrolíticos. Todas essas condições podem ser causadoras de episódios de FA aguda interagindo ou não com um substrato anatômico que possa perpetuar a FA[2]. Na maioria das vezes, corrigindo-se o distúrbio de base, corrige-se a FA, sem necessidade de terapia de longo prazo.

Dentre as condições crônicas, é importante reconhecer a importância das patologias valvares, notadamente da válvula mitral, em virtude da mudança que se seguiu à transição epidemiológica[4] que países como o Brasil passaram: se em décadas anteriores, com o predomínio das doenças infectocontagiosas a principal causa de distúrbios na válvula mitral (e, consequente, remodelamento do átrio esquerdo) era a cardiopatia reumática, com a principalidade das doenças crônicas não transmissíveis (DCNT), nas últimas décadas percebemos a hipertensão arterial sistêmica como principal causa de remodelamento do átrio esquerdo, e as valvulopatias senis como importantes causas de defeitos na mitral, em uma população que continua a envelhecer cada vez mais.

Classificação

De acordo com a Diretriz da Sociedade Europeia de Cardiologia de 2020[2], atualmente a FA classifica-se em:

- Primeiro diagnóstico: quando o paciente nunca apresentou histórico de FA, independente da forma de apresentação.
- Paroxística: FA que cessa em até 7 dias com ou sem intervenção médica.
- Persistente: FA que se sustenta por mais de 7 dias, incluindo episódios de cardioversão (elétrica ou química) após 7 dias.
- Persistente de longa duração: FA com mais de 12 meses de duração quando se decide por optar por estratégia de controle do ritmo.
- Permanente: quando paciente e médico desistem de abordagens de retomada ao ritmo sinusal, sejam elas químicas ou cirúrgicas (como ablação). É mais uma atitude terapêutica do que uma classificação fisiopatológica, não devendo ser utilizada em caso de mudança nesta decisão terapêutica, sendo o paciente reclassificado como persistente de longa duração, caso se decida por nova tentativa de restaurar o ritmo sinusal.

Esta mesma diretriz ainda recomenda que se abandonem os termos FA solitária, FA valvar/não valvar e FA crônica, muitas vezes ainda utilizados na prática clínica. Essa classificação atualiza conceitos contidos inclusive na Diretriz Brasileira de Fibrilação Atrial de 2016[1] que considerava apenas as formas aguda, paroxística, persistente e permanente.

Diagnóstico

Na investigação de um paciente com provável quadro de FA, são necessários anamnese e exame físico minuciosos, identificando fatores de risco que já podem de antemão aumentar a probabilidade da arritmia, como hipertensão, diabetes, doença valvar, infarto do miocárdio prévio, insuficiência cardíaca e síndrome da apneia e hipopneia obstrutiva do sono[1].

A suspeita de FA deve ser levantada em todo quadro de palpitação de origem cardíaca (excluídas causas metabólicas, doenças orgânicas e estresse psicoemocional), pacientes com quadros de palpitação que precedem síncope ou mesmo dentro da investigação clínica da síncope[5].

É recomendada a realização, em todos os suspeitos, de um ECG de 12 derivações ou ECG de apenas uma derivação > 30 segundos. Em caso de ausência de ondas P com ritmo regularmente irregular (quando a condução AV não estiver prejudicada), é dado o diagnóstico de FA[2]. Este é um exame simples, que conta com aparelhos portáteis e que pode ser realizado no domicílio pela equipe de SAD.

Uma vez diagnosticada, deve ser feita uma avaliação estruturada da FA em todos os pacientes, que inclui: avaliação do risco de AVC, avaliação de risco de sangramento, *status* dos sintomas, carga da FA e avaliação do substrato. Essas avaliações servirão de base para decisão terapêutica e manejo compartilhado da FA entre o médico e o paciente[2].

A FA é uma condição que gera impactos variáveis na vida de seus portadores, podendo não gerar nenhum sintoma clínico perceptível, mas pode causar quadros incapacitantes. Muitas das decisões de manejo terapêutico passam pela quantificação e qualificação dos sintomas. Para isso, é recomendada a utilização da escala de sintomas da European Heart Rythm Association (EHRA)[6] e atentar para sintomas como dispneia, fadiga, dor anginosa, desconforto torácico, verificando se estão ou não associados a comorbidades não diagnosticadas ou mal manejadas[2].

Em casos de alta suspeita de FA com ECG normal, é possível lançar mão de exames complementares como Holter de 24h, pois muitas vezes não é possível "flagrar" o episódio de FA nos 30 segundos de um ECG tradicional. Em caso de Holter negativo em que a suspeita ainda permanece, pode-se lançar mão de dispositivos como o *Loop Recorder* ou dispositivos implantáveis[2]. Esses exames são pouco disponíveis no cenário da atenção primária e SAD, devendo a equipe de AD encaminhar o paciente para serviço de referência em cardiologia em casos em que o paciente possa se beneficiar.

Recentemente tem-se discutido o papel da Carga de FA[2], ou seja, o papel que o tipo clínico da arritmia (paroxística, aguda, persistente etc) pode ter nos desfechos. Alguns estudos apontam que FA não paroxísticas estão associadas a maior risco de tromboembolismo e mortalidade[7], bem como de insuficiência cardíaca[1,2].

Há um clássico aforisma na cardiologia que diz que "FA gera FA"[8], ou seja, quanto mais tempo o paciente passar em arritmia, mais dilatação e fibrose é gerada no átrio esquerdo, resultado em substratos anatômicos que podem perpetuar a FA.

Dessa forma, é de suma importância o papel do ecocardiograma transtorácico na avaliação de todo paciente com FA, pois além de avaliar possíveis distúrbios valvares (estenose ou insuficiência mitral), pode verificar o volume/tamanho do átrio esquerdo, servindo como marcador prognóstico[1,2] e de tomada de decisão terapêutica.

TABELA 1 Escala de sintomas da *European Heart Rythm Association*

Escore	Sintomas	Descrição
1	Nenhum	FA não causa sintomas
2a	Leves	Atividades normais não afetadas por sintomas relacionados a FA
2b	Moderados	Atividades normais não afetadas por sintomas relacionados a FA, mas paciente preocupado com sintomas
3	Severos	Atividades normais são afetadas por sintomas relacionados a FA
4	Debilitantes	Atividades normais descontinuadas

Fonte: elaborada pelos autores.

Pacientes selecionados podem se beneficiar de exames de imagem mais detalhados em casos de dúvidas ou achados anormais ao ecocardiograma, como ressonância magnética cardíaca ou tomografia cardíaca[1,2], porém, quando necessários, são solicitados pelos especialistas focais. Também devem ser encaminhados para estes especialistas pacientes com distúrbios valvares de moderados a importantes associados a FA.

O ecocardiograma transesofágico fica reservado para pacientes com suspeita de trombos intracardíacos ou avaliações mais acuradas de valvulopatias, entretanto são exames realizados em ambiente hospitalar sob anestesia, não tendo papel no cenário da atenção primária e domiciliar.

A avaliação de doença coronariana com ecostress ou cintilografia miocárdica devem seguir o risco do paciente e a suspeita clínica, mas são importantes para o manejo de isquemia crônica que pode ser substrato de focos ectópicos.

Todo paciente com FA deve ter solicitado em primeira consulta perfil tireoidiano, hemograma, eletrólitos (sódio, potássio, magnésio, cálcio ionizado, fósforo) e avaliação da função renal, com vistas a afastar potenciais causas metabólicas ou doenças orgânicas, condições que podem *per si* gerar ou perpetuar um quadro de fibrilação atrial. Todos esses exames podem ser coletados no domicílio, facilitando o cuidado de pacientes acompanhados pela equipe de AD.

Avaliação do risco de AVC

Um dos principais pilares do cuidado do paciente com FA é reduzir o risco da formação de trombos intracardíacos que possam resultar em fenômenos embólicos em qualquer território arterial, notadamente no cérebro. Atualmente sabe-se que a FA aumenta em torno de cinco vezes o risco de um acidente vascular cerebral isquêmico (AVCi), entretanto este risco não é homogêneo, dependendo das características individuais de cada paciente e de suas comorbidades[2].

Para isso, foram desenvolvidos ao longo do tempo escores de risco que possam predizer melhor o risco de AVC. Tais escores tendem a balancear simplicidade e praticidade em prejuízo da precisão[9], alcançando apenas um poder moderado para predizer eventos cardioembólicos, mas têm melhor poder para predizer pacientes de baixo risco de AVC[2]. Ou seja: são bons escores para saber que pacientes podem não se beneficiar da terapia anticoagulante.

O principal e mais utilizado é o CHA_2DS_2-VAS_c[10], que leva em consideração fatores de risco como idade, história de IC, HAS, diabetes, AVC prévio, doença vascular e sexo. Outros escores têm sido propostos, inclusive utilizando biomarcadores como o ATRIA e o ABC-Stroke, que apresentam uma vantagem modesta em relação ao CHA_2DS_2-VAS_c, entretanto, com aumento de custos por conta das dosagens de biomarcadores. Atualmente, a diretriz europeia recomenda o uso dos escores usando biomarcadores para refinar o risco de pacientes classificados inicialmente como baixo risco[2]. O CHA_2DS_2-VAS_c é um escore de fácil aplicação pelo médico da AD, devendo ser aplicado na primeira visita ao paciente portador de FA.

Uma revisão sistemática de 2018[11] identificou que tanto o CHA_2DS_2-VAS_c, quanto o $CHADS_2$ e o ATRIA têm juntos as melhores evidências para predizer o risco de eventos embólicos, da mesma forma que o HAS-BLED é o melhor escore para predizer risco de sangramento. A Academia Americana de Médicos de Família (AAFP) em sua diretriz de 2016 levanta a preocupação de que o uso do CHA_2DS_2-VAS_c ao invés do $CHADS_2$, por utilizar mais fatores de risco, tende a identificar mais pacientes elegíveis para anticoagulação sem uma demonstração clara de superioridade[12]. Sendo assim, a AAFP não recomenda o uso de um escore sobre o outro, ficando a cargo do médico discutir com seu paciente a melhor abordagem.

Escores do CHA2DS2-VASc ou CHADS2 = 2 já apontam para risco de 2,2% de AVC ao ano. A Diretriz europeia2 recomenda limiar de risco de 1,7% para indicar terapia com varfarina e 0,9% com NOAC, caso não haja contraindicação. Pacientes do sexo feminino, por ser um fator de risco independente, estão indicadas para essa terapia em caso de escore ≥ 3. Em casos de escore = 1, com risco anualizado de 1,3%, a terapia anticoagulante pode ser considerada. A Diretriz da AAFP de 2016 considera o uso de antiplaquetários em caso de escores = 1 ou 0; recomendação que não é endossada pelas Diretrizes mais atuais, europeia e americana. Aspirina em monoterapia não reduziu risco de AVCi13 aumentando o risco de sangramentos, e sua associação com clopidogrel reduziu risco de eventos embólicos à custa de aumento de risco de sangramento em pacientes que não podiam tomar varfarina.

Avaliação de risco de sangramento

As diretrizes são unânimes[1,2] em apontar o HAS-BLED como a melhor escore preditor de risco de sangramento. Este escore é composto de fatores modificáveis (PAS > 160 mmHg, funções renal e hepática elevadas e uso de drogas e/ou álcool) e não modificáveis (AVC prévio, predisposição a sangramentos, INR lábil e idade > 65 anos), e o médico da AD precisa atentar para a compensação dos quadros clínicos de base antes de introduzir terapia anticoagulante.

É importante frisar que o HAS-BLED (Tabela 2) não contraindica formalmente a anticoagulação, uma vez que seu benefício supera os riscos na maioria dos pacientes. Entretanto, é fundamental que, diante de um escore elevado, o médico foque na atuação dos fatores modificáveis a fim de reduzir o risco de sangramentos. Pacientes classificados como de alto risco de sangramento devem ser reavaliados preferencialmente a cada quatro semanas para melhor manejo dos fatores modificáveis[2].

TABELA 2 Escore HAS-BLED

H	Hipertensão descontrolada (PAS > 160 mmHg)	1 ponto
A	(*Abnormal*) Funções hepática ou renal anormais (diálise; transplante; creatinina > 2,2; bilirrubinas 2x acima da normalidade; TGO/TGP/FA 3x acima da normalidade	1 ponto para cada
S	(*Stroke*) AVC prévio, isquêmico ou hemorrágico	1 ponto
B	(*Bleeding*) História de sangramento ou predisposição	1 ponto
L	(*Labile*) INR lábil	1 ponto
E	(*Elderly*) Idade > 65 anos ou fragilidade extrema	1 ponto
D	(*Drugs*) Drogas ou consumo excessivo de álcool	1 ponto para cada
Escore máximo		9 pontos

Fonte: elaborada pelos autores.

Fases e evolução da doença

Conforme descrito anteriormente, a FA é uma condição crônica que se origina de outras condições crônicas na maioria dos casos. No momento do primeiro episódio dessa arritmia, provavelmente o paciente ainda possui pouco ou nenhum substrato anatômico para perpetuar a FA, podendo tais episódios serem completamente reversíveis e controlados. Entretanto, um paciente portador assintomático pode ter como primeira manifestação da FA um episódio de acidente vascular isquêmico (AVCi) cardioembólico, que pode gerar sequelas cognitivas e motoras importantes.

Numa fase mais avançada da doença, o paciente pode apresentar limitações para as atividades da vida diária, seja pela própria arritmia, seja pela insuficiência cardíaca secundária à FA, ou mesmo por um ou mais episódios de AVCi, que podem limitar o paciente a cuidados domiciliares. É por isso que as diretrizes mais modernas têm recomendado o rastreio de FA em grupos específicos de pacientes, identificando aqueles de maior risco de desenvolver FA (dadas as suas comorbidades) ou para identificação precoce dessa condição, por exemplo em subgrupos de pacientes pós-AVC[14].

Abordagem multidisciplinar na atenção domiciliar

A abordagem multidisciplinar é etapa fundamental no cuidado e na prevenção das complicações decorrentes da FA[2]. Em um plano de cuidado integrado a ser construído, executado e monitorado pelos profissionais de saúde que prestam assistência ao paciente portador de FA, deve-se buscar o controle dos sintomas e gerenciamento dos fatores de risco e comorbidades ao longo do tempo.

Neste contexto, os componentes principais a serem considerados são os seguintes:

- Educação em saúde do paciente: o que deve incluir a apropriação de sua condição pelas pessoas até o estabelecimento de planos de ação individualizados e metas a serem atingidas.
- Mudanças no estilo de vida, considerando intervenções estabelecidas, como perda de peso, hábito de atividades físicas regulares, adequação alimentar e cessação do tabagismo, quando é o caso.
- Acompanhamento psicoterápico; por exemplo, a terapia cognitivo-comportamental ou outras formas de intervenção e cuidado psicoterápico.
- Educação continuada dos profissionais de saúde que acompanham os pacientes.

É dever de toda a SAD criar estratégias para reforçar a adesão aos tratamentos[15], já que é uma das principais causas de falha no tratamento, diminuindo a eficácia dos regimes terapêuticos. Outra consequência é o aumento dos custos financeiros para o Estado e para as famílias, com internamentos e complicações em suas condições de saúde. Programas de monitoramento e manejo integrado via internet podem representar um apoio importante na melhora da adesão e estabilidade da doença, possibilitando, assim, melhor qualidade de vida e redução nas readmissões hospitalares[16].

Considerando a realidade brasileira, a observação da adesão medicamentosa ganha ainda mais importância. Um estudo brasileiro de 2018 identificou uma prevalência de baixa adesão a tratamentos medicamentosos para condições crônicas, na ordem de 30,8%, ganhando destaque, entre outros fatores, nas pessoas com três ou mais doenças ou que faziam uso de cinco ou mais medicamentos[17]. Ressalte-se que ambas condições não são incomuns em pessoas acometidas por FA e que podem necessitar do cuidado com anticoagulantes orais em algum momento de suas vidas. Diante disso, é fundamental reforçar o papel da equipe multiprofissional nesse manejo, com destaque para enfermagem e farmacêuticos, que podem contribuir sobremaneira para o entendimento e adesão dos pacientes aos tratamentos propostos.

No cuidado domiciliar de pessoas com FA deve-se considerar a necessidade de construção e articulação de uma rede de cuidados em saúde que dê suporte ao paciente, seus familiares e à equipe de saúde. Em pacientes em uso de varfarina e com necessidade de controle periódico do RNI, é fundamental que a equipe de saúde organize todo o processo de coleta sistemática dos exames, considerando tanto a periodicidade, quanto a responsabilidade pela coleta, encaminhamento ao laboratório, avaliação dos resultados e revisão do plano terapêutico, quando necessário.

Além disso, é fundamental que a equipe de AD organize, conjuntamente com o paciente e seus cuidadores, um plano para situações de urgência, que deve considerar complicações associadas ao uso dos anticoagulantes, como sangramento ou alargamento do RNI que exija intervenções, além de outras complicações cardiovasculares e clínicas, associadas ao quadro de FA e suas comorbidades.

Em usuários cuidados pela equipe de AD com rede familiar precária e/ou insuficiente é decisivo avaliar e dar suporte à configuração de uma rede social de apoio àquele indivíduo, considerando as seguintes dimensões:

1. Existem pessoas que o compreendem e apoiam.
2. Quando se sente mal, existem pessoas próximas que saberão e entenderão o que está passando.
3. Se precisar de ajuda, existem pessoas em quem posso confiar.
4. Existe pelo menos uma pessoa, para além dos familiares, que acompanha a sua condição de saúde e pode ser uma parceria no cuidado.

O caso de Dona Ana é um exemplo dessa necessidade. A paciente possui um cuidado familiar frágil, sendo cuidada por uma filha, sobrecarregada com os cuidados da mãe, as atividades domésticas e o trabalho como diarista e tendo basicamente o cuidado de duas netas adolescentes durante alguns dias da semana. Nessas situações, é fundamental ampliar a rede de cuidados em saúde, envolvendo pessoas próximas no território. Além disso, é necessário organizar planos claros, simples e didáticos de identificação de complicações e situações de urgências, com soluções factíveis e acessíveis para esses familiares e as demais pessoas envolvidas no cuidado da paciente.

Abordagem física

Abordagem não farmacológica

Do ponto de vista do manejo dos pacientes portadores de FA, é necessário um manejo integrado considerando cinco domínios: manejo da descompensação aguda, manejo de fatores precipitantes, manejo do risco de AVC, controle da frequência cardíaca e controle dos sintomas[2]. Todas essas dimensões cumprem importante papel na melhora da qualidade de vida, e elaborar um plano de cuidado elencando prioridades, principalmente quando falamos em pacientes em cuidados domiciliares, é fundamental. Dentre essas dimensões, o controle dos sintomas é a única que não cumpre papel na melhora da expectativa de vida, todas as demais têm impacto em reduzir mortalidade[2].

De uma forma geral, podemos considerar que a abordagem não farmacológica da FA se dá controlando os fatores de risco de suas comorbidades associadas, como redução da ingestão de sódio, controle do peso, alimentação adequada, atividade física e reabilitação cardiovascular.

Controle do ritmo *versus* controle da frequência: qual estratégia escolher?

Por muito tempo o tratamento da FA se baseou na obstinação por restaurar o ritmo sinusal, afinal, do ponto de vista fisiopatológico fazia todo sentido imaginar que uma vez se mantendo o coração em seu ritmo habitual, com enchimentos e esvaziamento atrial preservados, se evitariam as complicações relacionadas a esta arritmia. Dessa forma, ao diagnóstico de FA, era comum que pacientes recebessem prescrição de antiarrítmicos.

Entretanto, não foi isso que demonstrou o estudo AFFIRM[18], que randomizou um total de 4.060 pacientes para dois braços: controle do ritmo com antiarrítmicos (como a amiodarona) e controle da frequência cardíaca com controladores de frequência (betabloqueadores ou bloqueadores do canal de cálcio). Este estudo clássico demonstrou que não houve benefício de mortalidade com a estratégia de controle do ritmo cardíaco em ritmo sinusal, contrariando o pensamento puramente fisiopatológico. Desde então, as diretrizes afirmam que não há superioridade entre a estratégia de controle de ritmo e de frequência cardíaca. Ambas são eficazes em reduzir sintomas e mortalidade. A escolha entre uma e outra leva em consideração variáveis que abordaremos adiante.

Do ponto de vista de metas de frequência cardíaca, é recomendado o controle leniente da FC[2,19] como estratégia inicial, com meta inicial < 110 bpm, a menos que os sintomas não fiquem controlados com esta frequência, o que levaria a metas mais baixas. Metas de repouso < 80 bpm e no exercício < 110 bpm são defendidas na Diretriz Americana[20].

Para atingir essas metas, é possível lançar mão de betabloqueadores (atenolol, carvedilol, metoprolol) ou bloqueadores de canal de cálcio não diidropiridínicos (verapamil, diltiazem). A digoxina pode ser uma alternativa, lembrando sempre que sua dose terapêutica é muito próxima do limiar de toxicidade.

Como as duas estratégias são equivalentes (controle do ritmo × controle da FC) é fundamental discutir desejos e preferências do paciente numa estratégia de decisão compartilhada. Para tanto, é importante ter em mãos resultados de exames como o ECO e o Holter, que ajudam a entender a carga da doença e seu impacto na estrutura miocárdica.

Dessa forma, pode-se considerar em alguns casos o controle do ritmo como estratégia de eleição, principalmente se: FA paroxística, FA em primeiro episódio, sintomas incontrolados, átrio esquerdo normal ou aumento moderado, idade < 65 anos, paciente evoluindo com sintomas de insuficiência cardíaca, FA precipitada por doença aguda e, logicamente, a preferência do paciente. Falam a favor do controle da FC os seguintes aspectos: oligo ou assintomáticos, FA persistente tardia, FA recorrente, > 65 anos, sem evolução para IC, átrio esquerdo com aumento importante, insucesso prévio com uso de antiarrítmicos e a preferência do paciente.

Para atingir o controle do ritmo cardíaco, pode-se lançar mão da amiodarona (100 a 600 mg/d) ou da propafenona (300 a 900 mg/d), principais antiarrítmicos de uso no Brasil. A propafenona é a droga de escolha quando o paciente não possui IC ou cardiopatia estrutural, assim como a amiodarona é a droga de eleição quando o paciente porta tais características. Para isso, um ecocardiograma basal do paciente é fundamental.

Anticoagulação

Um dos pilares do tratamento da FA é a prevenção de eventos cardioembólicos, com uso de anticoagulantes. Os mais largamente utilizados são os antagonistas da vitamina K, como a varfarina, que são capazes de reduzir o risco de AVCi em 64% e de mortalidade em 26% em pacientes com FA. Atualmente, é o único tratamento estabelecido para FA com valvulopatia reumática ou válvula mitral artificial.

Entretanto, dado seu mecanismo de ação, vários fatores podem interferir no seu efeito: alimentos ricos em vitamina K (carne vermelha e vegetais como brócolis, espinafre, agrião, couve etc), medicamentos e a dificuldade de controle laboratorial do INR.

Nos últimos anos, com o desenvolvimento dos NOAC (novos anticoagulantes orais), essa realidade tende a se modificar no âmbito da APS, com medicamentos mais seguros e com manejo menos complexo. Os estudos ARISTOTLE (Apixabana), RE-LY (Dabigatrana), Rocket-AF (Rivaroxabana) e o ENGAGE (Edoxabana) foram divisores de águas no tratamento anticoagulante, em especial para prevenção de AVCi na FA[1,2,20].

Uma metanálise[21] mostrou que os NOAC foram capazes de reduzir em 19% o risco de embolia sistêmica, 51% o risco de AVC hemorrágico, com taxas equivalentes de redução de AVCi. Além disso, reduziram em 10% a mortalidade por todas as causas. De uma forma geral, os NOAC são terapias mais seguras que a varfarina, com maior comodidade posológica e manejo menos complexo com melhor adesão terapêutica. Esses aspectos são ainda mais relevantes em pacientes mais frágeis como idosos, com função renal prejudicada e AVC prévio[2]. Isso os torna atualmente as drogas de eleição para tratamento anticoagulante na com FA sem valvopatia reumática ou prótese metálica.

Na Tabela 3 estão descritas as doses dos NOAC e seus ajustes necessários.

Contudo, compreendemos que o uso disseminado dos NOAC ainda está longe da realidade brasileira, principalmente por conta da realidade financeira da maioria de nossa população e pela não incorporação desses medicamentos no SUS até a presente data. Dessa forma, o uso da varfarina ainda é bastante disseminado em nosso meio, e atentar para alguns cuidados pode tornar essa terapia mais eficaz e segura para os pacientes da APS[22] (Tabela 4).

Atenção deve ser dada à população que deve iniciar o tratamento com a dose de 2,5 mg, em vez da dose padrão de 5 mg: idosos > 75 anos, pacientes com múltiplas comorbidades, desnutridos, pacientes com INR basal alterado e/ou disfunção hepática e tireoidiana.

TABELA 3 Doses dos NOAC e seus ajustes necessários

Dabigatrana		Rivaroxabana	Apixabana	Edoxabana
Dose padrão	150 mg, 2x/dia	20 mg/dia	5 mg, 2x/dia	60 mg/dia
Dose baixa	110 mg, 2x/dia			30 mg/dia
Dose reduzida		15 mg/d	2,5 mg, 2x/dia	30 mg/dia
Critério de redução da dose	Dabigatrana 110 mg, 2x/dia para: ▪ Idade > 80 anos ▪ Uso concomitante de verapamil ▪ Risco de sangramento aumentado	*Clearence* 15-49 mL/min	Pelo menos 2 dos critérios abaixo: ▪ Idade > 80 anos ▪ Peso ≤ 60 kg ▪ Creatinina ≥ 1,5 mg/dL	Se qualquer dos critérios abaixo: ▪ *Clearence* 30-50 mL/min ▪ Peso ≤ 60 kg ▪ Uso comitante de dronaderona, ciclosporina, eritromicina ou cetoconazol

Fonte: elaborada pelos autores.

TABELA 4 Cuidados no uso da varfarina

Dosar o INR basal do paciente	Manter o INR entre 2 e 3, com exceção da síndrome anticorpo antifosfolípide quando se recomenda entre 3 e 4
Iniciar a anticoagulação com a administração de varfarina 5 mg/dia até o INR desejado	Os exames devem ser a princípio semanais, até a estabilização do INR, que normalmente ocorre após cerca de duas semanas (mais precoce nos obesos e idosos).
Aguardar no mínimo três meias vidas (3x/8h) do medicamento para estabilização do INR. O INR deve ser dosado novamente após três doses	Após dois exames semanais da faixa desejada, considera-se alcançada a estabilização do alvo. Após isso, a periodicidade dependerá da estabilidade do INR (que varia de paciente para paciente).
Administrar varfarina às 18h para realizar monitorização matinal do INR	Alterações na dose devem sempre ser precedidas da análise clínica de fatores associados que possam estar alterando o INR.
Caso a anticoagulação seja excessiva após três doses, deve-se considerar condições que causem elevação rápida do INR	O aumento de 10% na dose aumentará o INR em cerca de 0,7 a 0,8. Novo estado de estabilização do INR só ocorre após cerca de três semanas com nova dose, recomendando-se a monitorização semanal neste período

Fonte: Brasil. Prefeitura Municipal de São Bernardo do Campo.[22]

Conforme detalhado anteriormente, todo paciente elegível para terapia anticoagulante deve ser avaliado para o risco de sangramento, utilizando-se o escore HAS-BLED. Entretanto, há algumas contraindicações (Quadro 1) que devem ser verificadas em todos os pacientes e avaliados os riscos e benefícios. A diretriz europeia aponta que mesmo pacientes com idade > 90 anos, declínio cognitivo e funcional, disfunção renal, hepática e câncer podem se beneficiar da terapia anticoagulante, mas essa decisão deve ser individualizada[2].

QUADRO 1 Contraindicações ao uso de anticoagulantes orais

Contraindicações ao uso de anticoagulantes orais (deve-se pesar o risco/benefício):

- Sangramento ativo (risco > benefício).
  - Dificuldade de controlar o INR por problemas socioeconômicos.
  - História de sangramento importante.
  - Neoplasias.
  - HAS descontrolada (> 180/100).
  - Gravidez (contraindicação absoluta).
  - Úlcera péptica ativa.
  - Trombocitopenia < 50.000 ou disfunção plaquetária.
  - AVC hemorrágico recente.
  - Demência ou severo déficit cognitivo (sem responsável capaz de realizar o acompanhamento).
  - Alcoolismo.
  - Quedas frequentes (> 3/ano).
  - Cirurgia ou procedimento invasivo planejado (normalmente a suspensão por 4 a 5 dias normaliza o INR, a não ser em idosos ou quando há interações de drogas que potencializem o varfarina).
  - Uso crônico de AINE.

AINE: anti-inflamatórios não esteroides; AVC: acidente vascular cerebral; HAS: hipertensão arterial crônica; INR: razão normalizada internacional.
Fonte: elaborado pelos autores.

A tomada de decisão compartilhada (TDC) visa equilibrar o direito dos pacientes à autonomia com a responsabilidade dos profissionais de proteger a sua segurança[26]. TDC é um processo dentro da relação médico-paciente aplicável a qualquer ação clínica, seja de natureza diagnóstica, terapêutica ou preventiva[23]. É um diálogo entre o paciente e seu médico com o objetivo de identificar, adaptar e iniciar o tratamento mais adequado de acordo com seu contexto e preferências.

Esse diálogo geralmente contém três elementos-chave para a tomada de decisão: promover a consciência da escolha, reconhecendo que há mais de um caminho a seguir; apresentar as opções e seus potenciais danos e benefícios baseados em evidências e; discutir como as opções disponíveis afetariam questões importantes, tanto no nível emocional quanto prático, além da capacidade do paciente de adequar o tratamento em sua vida.

Quando se fala em TDC na FA dois elementos são centrais: a discussão sobre o uso de anticoagulantes para a prevenção de evento tromboembólico (AVC) e a discussão sobre controle de ritmo x controle da frequência cardíaca. Nesta última, deve ser avaliado se tenta-se reverter a FA para ritmo sinusal, tendo como *trade-off* o uso do antiarrítmico ou se o paciente se mantém em FA controlando a frequência cardíaca.

Em relação à terapia anticoagulante, é importante lembrar que todo tratamento profilático visa reduzir a chance da ocorrência de determinado evento; logo, diminuir a probabilidade da ocorrência de um AVC nos casos da FA. Em razão disso, para que médicos e pacientes possam tomar decisões compartilhadas efetivas é fundamental que entendam as probabilidades de risco em questão, o impacto dos tratamentos propostos sobre esses riscos, as possibilidades de danos associadas à intervenção e também – no caso da AD isso é ainda mais relevante – o prognóstico do paciente em questão.

A Tabela 5 apresenta a probabilidade de uma pessoa com FA ter um AVC a cada ano de acordo com o CHA2DS2-VASc. As diretrizes de FA recomendam o início da anticoagulação nas seguintes situações:

- Para pontuação CHA2DS2-VASc ≥ 2 em homens ou ≥ 3 em mulheres, o benefício de OAC geralmente excede os riscos de sangramento grave.
- Para pontuação CHA2DS2-VASc de 1 em homens ou 2 em mulheres, o risco de tromboembolismo varia dependendo do fator de risco. Entre os fatores de risco com valor de 1 ponto, a idade de 65 a 74 anos tem o maior efeito no risco tromboembólico, e a anticoagulação é recomendada em pacientes com esse fator de risco[2].

Vamos simular alguns cenários relacionados ao uso de anticoagulação na FA:

1. A anticoagulação na FA promove uma redução relativa do risco (RRR) de aproximadamente 60% no risco de AV.
2. Uma pessoa com o CHA2DS2-VASc de 4 tem 4% de taxa anualizada de risco de AVC. Logo, este é seu risco absoluto.
3. A redução absoluta do risco (RAR) = 60% × 4% = 2,4% de redução absoluta do risco. Como NNT = 100/RAR, o NNT do CHA2DS2-VASc de 4 = 41,7.
4. Se este paciente tiver um CHADS2-VASc = 9, seu NNT seria de aproximadamente 11.
5. Já se o CHAS2-VASc for de 2, em que já se recomenda formalmente a anticoagulação, seu NNT seria de 75,8.

Avaliando mais detalhadamente o NNT individualizado para um paciente real, levando em conta o tamanho do efeito intrínseco do tratamento (anticoagular com varfarina), é possível percebermos a discrepância de benefício entre pacientes que teriam, em tese, a "mesma" indicação de anticoagulação. Com um escore de 4, seriam necessárias 42 pessoas tratadas por ano para que uma se beneficiasse (evite um AVC). Já para um escore de 9, seriam necessárias apenas 11 pessoas para que uma se beneficie. Em suma, a probabilidade do paciente se beneficiar do tratamento anticoagulante, depende do seu risco basal.

Esse é um aspecto comum para a maioria dos tratamentos farmacológicos e deve ser ainda mais considerado no contexto da AD, em que grande parte dos pacientes são idosos frágeis, com baixo potencial de melhora funcional e prognósticos de sobrevida. Nos últimos anos, ferramentas foram desenvolvidas para ajudar pacientes e médicos nessas conversas muitas vezes difíceis. Algumas dessas ferramentas de Tomada de Decisão Compartilha – chamadas de "auxílios à decisão do paciente" – levam o TDC para fora do encontro e pedem aos pacientes que revisem as evidências e pensem sobre suas preferências, em preparação para o encontro[24]. Um exemplo desse recurso para a TDC é o *Anticoagulation Choi-*

TABELA 5 Probabilidade de FA para risco de AVC (CHA2DS2-VASc)

Critérios CHA2DS2-VASc	Pontos	Pontuação no CHA2DS2-VASc	Taxa de risco de AVC (%/ano)
		0	0
ICC ou FEVE < 40%	1	1	1.3
Hipertensão	1	2	2.2
Idade > 75 anos	2	3	3.2
Diabetes	1	4	4
AVC, AIT ou tromboembolismo	2	5	6.7
Doença vascular (IAM prévio, doença arterial periférica ou placa aórtica)	1	6	9.8
Idade 65-74 anos	1	7	9.6
Sexo feminino	1	8	6.7
		9	15.2

AIT: ataque isquêmico transitório; AVC: acidente vascular cerebral; FEVE: fração de ejeção do ventrículo esquerdo; IAM: infarto agudo do miocárdioç ICC: insuficiência cardíaca congestiva.
Fonte: adaptada de ESC, 2020.

ce Decision Aid, da Mayo Clinic, disponível em anticoagulationdecisionaid.mayoclinic.org.

A ferramenta facilita o cálculo do risco individualizado de AVC, com base na situação médica do paciente (usando o sistema de pontuação CHA2DS2-VASc). O risco para AVC incapacitantes ou fatais é apresentado em um horizonte de tempo de 1 ou 5 anos e é exibido por meio de números, cores e matrizes de ícones, enquadrados tanto positivamente (3 em 100 pessoas terão um AVC) e negativamente (97 em cada 100 pessoas não terão um AVC) o que ajuda pacientes e médicos a compreenderem o risco individual.

O manejo de múltiplas patologias é um desafio na prática da AD. As diretrizes clínicas, na maioria das vezes, são orientadas para uma doença de forma isolada, podendo produzir conflitos na sua aplicação. Além disso, a carga de doenças e tratamentos podem transformar o cuidado em algo desafiador e sobrecarregar o paciente e o cuidador.

A multimorbidade é muito prevalente na FA. Levantamentos realizados entre beneficiários do Medicare[3] no ano de 2010 mostram que mais de 80% dos usuários com diagnóstico de FA possuíam três ou mais condições de saúde.

Em pacientes com multimorbidade, uma ampla variedade de potenciais interações entre doenças e tratamentos podem ocorrer, o que pode piorar o curso da(s) doença(s), causar sintomas (evitáveis) e complicar a investigação diagnóstica. Por isso, interações medicamentosas (interação droga-droga), entre medicamentos e algumas doenças (interação droga-doença), e entre as próprias doenças (interação doença-doença) devem ser avaliadas. Além dos possíveis efeitos adversos dos medicamentos e suas interações, os regimes com diversas drogas aumentam a chance de não adesão ou subtratamento.

Para lidar adequadamente com esses desafios, é importante manter uma lista de problemas, avaliar sua gravidade e impacto na qualidade de vida e funcionalidade. Além disso, uma estratégia útil é ter uma descrição organizada de todas as medicações que o paciente está em uso, chamando a atenção para as possíveis interações entre elas. Revisar as medicações regularmente e avaliar a adequação daquela droga, além de organizar uma lista atualizada de outros médicos e profissionais da saúde envolvidos no cuidado daquele paciente também são estratégias potentes. Informações claras e sistematizadas reduzem a chance de erros e danos associados ao tratamento (iatrogenia).

Abordagem familiar/cuidador

Considerando que a anticoagulação oral é o único tratamento medicamentoso considerado eficaz para reduzir a incidência de VC em pessoas com FA, é de fundamental importância, como apontado anteriormente, que tanto a pessoa acometida, quanto familiares e cuidadores devem estar implicados com o tratamento. A desinformação quanto aos mecanismos da FA, assim como os receios relacionados ao uso do anticoagulante oral podem também comprometer o manejo adequado

O envolvimento da família em todas as etapas, desde o diagnóstico, faz-se necessário não apenas pelo manejo e cuidado com a pessoa em tratamento, mas também pelos impactos que tal diagnóstico traz para a família. Artigo publicado em julho de 2021 analisou, por meio de grupos focais com familiares de pacientes com FA todo o impacto que a doença pode trazer para a família, especialmente nos casos mais sintomáticos. Muitas dessas implicações passam pela redefinição de papéis entre os membros da família, como o cuidado com os mais jovens ou até mesmo com substituição em funções antes atribuídas ao paciente em tratamento.

Nesse sentido, dialogando com o caso clínico de nosso capítulo, é importante não somente olharmos para a dinâmica de autocuidado de Dona Ana, como também para qual a compreensão que Maria de Fátima, sua filha, e as suas netas possuem da doença e da situação de Dona Ana. Há dados consistentes que suportam o fato de que mais informação pode levar à melhora no controle da anticoagulação em pacientes com FA[25].

Da mesma forma, deve-se pensar no papel que ela cumpre no seu atual arranjo familiar e o quanto esse diagnóstico, associado à sua terapêutica, pode interferir nas relações estabelecidas dentro da família.

Abordagem psicológica/espiritual

A abordagem psicológica é um componente importante do cuidado das pessoas com FA, especialmente nos casos em que há indicação do uso de anticoagulante oral. Sabe-se que a depressão é um dos problemas mais prevalentes em saúde mental no mundo hoje com maior incidência em pacientes com FA. Essa condição, em conjunto com transtornos de ansiedade, está associada a menores taxas de adesão ao tratamento em pacientes convivendo com FA[2].

A terapia cognitivo-comportamental é uma das opções a serem utilizadas para o tratamento de depressão em pacientes com doença cardiovascular. É o que mostra uma revisão sistemática de 2018 que apontou importante melhora em pacientes com depressão e ansiedade em comparação a grupos controle, embora não necessariamente alcance diferença na satisfação do paciente ou redução na ocorrência dos eventos cardiovasculares. Dessa forma, é fundamental o trabalho em equipe e a elaboração de um plano estruturado de abordagem psicológica pelo médico do SAD e o/a psicólogo/a da equipe.

Abordagem social

O Letramento Funcional em Saúde (LFS) do paciente e de seu(s) cuidador(es) é uma dimensão importante da atenção em saúde de pessoas com diagnóstico de FA em AD. Entendido como a aquisição de competências cognitivas e sociais que ampliam a motivação e a capacidade dos indivíduos em obter acesso a serviços de saúde, processar e compreender informações necessárias para a tomada de decisões adequadas, tais habilidades favorecem o autogerenciamento adequado do tratamento com anticoagulantes, reduz complicações e internações, além de melhorar o autocuidado, aumentando o empoderamento e a autoeficácia.

Por essa razão, é tarefa dos profissionais aumentar o seu letramento funcional em saúde dos pacientes e cuidadores.

Além do compartilhamento de informações e construções de estratégias que favoreçam o entendimento e o cuidado adequados, o uso de materiais educativos e auxiliadores do autocuidado podem ser estratégias interessantes visando tais objetivos.

Mendes, 2012[26] sugere que pessoas com condições de saúde muito complexas, como frequentemente são os pacientes da AD, podem se beneficiar de um gestor de casos. Este profissional, idealmente um assistente social ou enfermeiro, tem o papel principal de advogar pela pessoa, sua família e sua rede de suporte social. Esse papel de advocacia implica, em relação à pessoa e sua família: defender seus interesses; empoderá-las para o autocuidado e para a autonomia e a independência; facilitar a comunicação com os prestadores de serviços; e coordenar o cuidado em toda a rede de atenção à saúde. Além disso, no caso do assistente social, articular recursos da rede intersetorial, possibilitando acesso a políticas públicas e direitos sociais. O gestor de caso coordena o cuidado, mobiliza recursos e monitora os resultados, sem se envolver diretamente na prestação de serviços[26].

Referências

1. Magalhães L, Figueiredo M, Cintra F, Saad E, Kuniyoshi R, Teixeira R, et al. II Diretrizes Brasileiras de Fibrilação Atrial. Arq Bras Cardiol. 2016;106(4).
2. Hindricks G, Potpara T, Dagres N, Arbelo E, Bax JJ, Blomström-Lundqvist C, et al. 2020 ESC Guidelines for the diagnosis and management of atrial fibrillation developed in collaboration with the European Association for Cardio-Thoracic Surgery (EACTS). Eur Heart J. 2020;42(5):373-498.
3. Centers for Medicare & Medicaid Services. Chronic Conditions Chartbook: 2012 Edition. Baltimore: CMS. Disponível em: https://www.cms.gov/Research-Statistics-Data-and-Systems/Statistics-Trends-and-Reports/Chronic-Conditions/2012ChartBook (acesso 23 nov 2021).
4. Marinho F, de Azeredo Passos VM, Carvalho Malta D, Barboza França E, Abreu DMX, Araújo VEM, et al. Burden of disease in Brazil, 1990-2016: a systematic subnational analysis for the Global Burden of Disease Study 2016. The Lancet. 2018;392(10149):760-75.
5. Wexler RK, Pleister A, Raman SV. Palpitations: evaluation in the primary care setting. Am Fam Physician. 96(12):784-9.
6. Wynn GJ, Todd DM, Webber M, Bonnett L, McShane J, Kirchhof P, et al. The European Heart Rhythm Association symptom classification for atrial fibrillation: validation and improvement through a simple modification. Europace. 2014;16(7):965-72.
7. Ganesan AN, Chew DP, Hartshorne T, Selvanayagam JB, Aylward PE, Sanders P, et al. The impact of atrial fibrillation type on the risk of thromboembolism, mortality, and bleeding: a systematic review and meta-analysis. Eur Heart J. 2016;37(20):1591-602.
8. Khan IA. Oral loading single dose flecainide for pharmacological cardioversion of recent-onset atrial fibrillation. Int J Cardiol. 2003;87(2-3):121-8.
9. Killu AM, Granger CB, Gersh BJ. Risk stratification for stroke in atrial fibrillation: a critique. Eur Heart J. 2018;40(16):1294-302.
10. Lip GYH, Nieuwlaat R, Pisters R, Lane DA, Crijns HJGM. Refining clinical risk stratification for predicting stroke and thromboembolism in atrial fibrillation using a novel risk factor-based approach. Chest. 2010;137(2):263-72.
11. Borre E, Goode A, Raitz G, Shah B, Lowenstern A, Chatterjee R, et al. Predicting thromboembolic and bleeding event risk in patients with non-valvular atrial fibrillation: a systematic review. J Thromb Haemost. 2018;118(12):2171-87.
12. Gutierrez C, Blanchard DG. Diagnosis and treatment of atrial fibrillation. Am Fam Physician. 94(6):442-52.
13. Sjalander S, Sjalander A, Svensson PJ, Friberg L. Atrial fibrillation patients do not benefit from acetylsalicylic acid. Europace. 2013;16(5):631-8.
14. An Y, Ogawa H, Yamashita Y, Ishii M, Iguchi M, Masunaga N, et al. Causes of death in Japanese patients with atrial fibrillation: the Fushimi atrial fibrillation registry. Eur Heart J. 2018;5(1):35-42.
15. Zaugg V, Korb-Savoldelli V, Durieux P, Sabatier B. Providing physicians with feedback on medication adherence for people with chronic diseases taking long-term medication. Cochrane Database Syst Rev. 2018;2018(1).
16. Cutler RL, Fernandez-Llimos F, Frommer M, Benrimoj C, Garcia-Cardenas V. Economic impact of medication non-adherence by disease groups: a systematic review. BMJ Open. 2018;8(1):e016982.
17. Tavares NUL, Bertoldi AD, Mengue SS, Arrais PSD, Luiza VL, Oliveira MA, et al. Factors associated with low adherence to medicine treatment for chronic diseases in Brazil. Rev Saude Publica. 2016;50(suppl 2).
18. Wyse DG, Waldo AL, DiMarco JP, Domanski MJ, Rosenberg Y, Schron EB, et al. A comparison of rate control and rhythm control in patients with atrial fibrillation. N Engl J Med. 2002;347(23):1825-33.
19. Croke LM. Newly detected atrial fibrillation: AAFP updates guideline on pharmacologic management. Am Fam Physician. 2017;96(5):332-3.
20. January CT, Wann LS, Calkins H, Chen LY, Cigarroa JE, Cleveland JC Jr, et al. 2019 AHA/ACC/HRS Focused Update of the 2014 AHA/ACC/HRS Guideline for the management of patients with atrial fibrillation: a report of the American College of Cardiology/American Heart Association Task Force on Clinical Practice Guidelines and the Heart Rhythm Society in Collaboration With the Society of Thoracic Surgeons. Circulation. 2019;140(2).
21. Ruff CT, Giugliano RP, Braunwald E, Hoffman EB, Deenadayalu N, Ezekowitz MD, et al. Comparison of the efficacy and safety of new oral anticoagulants with warfarin in patients with atrial fibrillation: a meta-analysis of randomised trials. Lancet. 2014;383(9921):955-62.
22. Brasil. Prefeitura Municipal de São Bernardo do Campo. Secretaria de Saúde. Departamento de Apoio a Gestão do SUS. Divisão de Regulação. Protocolo de anticoagulação ambulatorial. São Bernardo do Campo: Secretaria de Saúde. Departamento de Apoio a Gestão do SUS; 2015.
23. Coronado-Vázquez V, Canet-Fajas C, Delgado-Marroquín MT, Magallón-Botaya R, Romero-Martín M, Gómez-Salgado J. Interventions to facilitate shared decision-making using decision aids with patients in Primary Health Care. Medicine. 2020;99(32):e21389.
24. Montori VM, Kunneman M, Brito JP. Shared decision making and improving health care. JAMA. 2017;318(7):617.
25. Lane DA, Ponsford J, Shelley A, Sirpal A, Lip GYH. Patient knowledge and perceptions of atrial fibrillation and anticoagulant therapy: Effects of an educational intervention programme. Int J Cardiol. 2006;110(3):354-8.
26. Mendes EV. O cuidado das condições crônicas na atenção primária à saúde: o imperativo da consolidação da estratégia da saúde da família. Brasília: Organização Pan-Americana da Saúde; 2012.

Transtornos de saúde mental incapacitantes

Capítulo 4

Depressão

Tatiana Monteiro Fiuza
Marco Túlio Aguiar Mourão Ribeiro
Ingrid Carneiro Damasceno
Francisca Luciana Almeida Colares
Emanoella Pessoa Angelim Guimarães

PONTOS-CHAVE

- Os transtornos mentais se caracterizam como um grupo de doenças com alto grau de sobrecarga e sofrimento, não só para o indivíduo que sofre, mas também para seus familiares e cuidadores.
- A depressão pode ser identificada e tratada na atenção primária à saúde, sendo a atenção domiciliar fundamental para o cuidado de pacientes com quadro de depressão grave e isolamento social.
- O cuidado com a saúde de uma pessoa com depressão grave prestado em domicílio, no contexto da atenção primária, deve mobilizar toda a equipe e necessita de apoio de equipe multidisciplinar (Núcleo de Apoio à Saúde da Família ou equipes de Aatenção domiciliar níveis 2 ou 3).
- Cuidar de uma pessoa com depressão grave no domicílio deve objetivar atenção ao sofrimento, construção de uma rede de suporte para o cuidado, prevenção de incapacitações e manutenção da qualidade de vida.

OBJETIVOS DE APRENDIZAGEM

Ao final do capítulo, o leitor deverá ser capaz de:

- Compreender o papel da atenção domiciliar no cuidado de pacientes com depressão grave.
- Realizar o diagnóstico diferencial de condições clínicas que podem se apresentar como sintomas depressivos.
- Realizar a abordagem ao comportamento suicida na atenção domiciliar.
- Aplicar o método clínico centrado na pessoa no contexto da atenção domiciliar da pessoa com depressão.
- Reconhecer o papel de cada profissional na abordagem multidisciplinar na atenção domiciliar de pessoas com depressão.
- Apresentar a potência da rede de apoio social e afetiva para o suporte de pessoas convivendo com a depressão grave.

Caso clínico

Maria, médica de família e comunidade (MFC), iniciou o trabalho em uma Equipe de Saúde da Família há 2 meses. Na reunião de planejamento mensal das visitas domiciliares a ACS Carla traz o relato do caso de Ana.

Ana tem 27 anos, é parda, solteira e estudante universitária. Tentou suicídio há 30 dias, ingerindo grande quantidade de benzodiazepínicos (medicação que a mãe toma contra insônia). Ficou internada durante 26 dias, dos quais dez permaneceu em intubação. Após extubação, investigação de causas orgânicas para o quadro depressivo e estabilização, recebeu alta há 4 dias, com prescrição de antidepressivo para acompanhamento no CAPS; no entanto, a família ainda não conseguiu atendimento, pois Ana se recusa a sair de casa. Diante do relato, a médica agendou visita domiciliar para o dia seguinte.

Subjetivo

Há seis meses Ana iniciou sentimento de perda de interesse pelas atividades da vida, que correlaciona com o fato de ter saído da universidade devido à dificuldade financeira, pela qual passa a família, desde que a mãe perdeu o emprego. Reduziu a ingestão alimentar e perdeu cerca de 8 kg nesse período. Relata que fica a maior parte do dia dormindo e abandonou hábitos como o grupo de leitura e pedalar, dos quais gostava muito. Vinha pensando em suicídio há cerca de dois meses. A mãe referiu que Ana nunca teve grandes mudanças no comportamento, apresentou tristeza normal em períodos adversos da vida, como quando o pai saiu de casa após separação conjugal, mas nunca tinha se comportado daquela forma.

Objetivo

Durante a consulta domiciliar, Ana apresentava fala e motricidade lentificadas, humor hipotímico, chorava durante a conversa, relatou que tomou a medicação, pois queria dormir e nunca mais acordar para parar de sentir a angústia que sente.

Fazia uso de sertralina 50 mg pela manhã há três semanas. Estava aceitando dieta pastosa, pois ficou com engasgos para sólidos, que relacionava ao fato de ter sido entubada. Deambulando com dificuldade, pois relata sentir-se fraca.

Ao exame: emagrecida, afebril e eupneica.

Avaliação

- Transtorno depressivo grave com tentativa de suicídio recente.
- Internamento recente.
- Disfagia.
- Dificuldade de deambulação.
- Sobrecarga do cuidador.

Introdução

Os transtornos mentais se caracterizam como um grupo de doenças com alto grau de sobrecarga e sofrimento, não só para o indivíduo que sofre, mas também para seus familiares e cuidadores.

"Entre eles, a depressão é atualmente responsável pela mais alta carga de doenças entre todas elas. Sua característica insidiosa vai destruindo as esperanças e o brilho da vida de seus portadores, tendo consequências devastadoras na vida dos que estão ao seu redor. A depressão se caracteriza pela perda de interesse e prazer por tudo, pelo sentimento de tristeza e baixa da autoestima. Os quadros mais graves podem levar ao suicídio. Apesar disso, a doença permanece escondida e não tratada"[1].

Depressão é uma síndrome clínica crônica caracterizada por humor deprimido, diferente de tristeza, e que envolve, principalmente, a perda de vontade, prazer e satisfação, afetando as relações interpessoais, causando sofrimento e reduzindo a funcionalidade global da pessoa acometida. Pode ser graduada em leve, moderada e grave de acordo com o grau de comprometimento na funcionalidade e sintomas apresentados.

De acordo com a Organização Mundial da Saúde (OMS), a depressão é a segunda causa de invalidez entre todas as doenças físicas e psíquicas, perdendo apenas para as doenças cardiovasculares. E estimava-se que em 2020 seria a doença de maior incidência em todo o mundo[2].

Ressalta-se que, diante de um indivíduo com queixa de tristeza, é importante diferenciar uma reação esperada a um evento adverso da vida de um transtorno com impacto na funcionalidade da pessoa, para não incorrer no erro de medicalizar a tristeza ou outros sentimentos inerentes à condição humana. Equipes de atenção primária à saúde devem ter conhecimento e estratégias para diferenciar tristeza de depressão leve, moderada e grave e manejá-las de maneira adequada[2].

A depressão pode ser identificada e tratada na atenção primária à saúde, sendo a atenção domiciliar estratégica para abordar as pessoas com quadro de depressão grave, isolamento social ou com complicações, como risco de suicídio.

A depressão pode ser a causa principal para o cuidado domiciliar, mas também pode compor uma lista de problemas, somando-se a outras comorbidades, como doenças degenerativas, incapacitantes ou ameaçadoras de vida. Dessa forma, é necessária a abordagem e o tratamento adequados pelas equipes de saúde da atenção primária nos dois contextos.

O suicídio é o desfecho mais dramático da depressão e não pode ser negligenciado pelos profissionais de saúde. Identificar e caracterizar o comportamento suicida em usuários da atenção primária torna-se relevante, reforçando a necessidade de um acompanhamento dessas pessoas pela equipe da Atenção Primária à Saúde (APS), devido ao maior risco e vulnerabilidade[3].

Além de identificar a presença da depressão, é também importante saber quais são os fatores associados ao seu surgimento. Estudos sobre adoecimento mental indicam que aspectos da vulnerabilidade social – pobreza, baixa escolaridade, desemprego, altas taxas de morbidade e mortalidade, desnutrição, ocupação em atividades de risco e vivências de violência – estão associados ao surgimento de transtornos mentais, incluindo a depressão[4].

Existem inúmeros instrumentos para triagem do transtorno depressivo, entre eles o Inventário de Depressão de Beck-II, que pode ser considerado padrão-ouro. Outros instrumentos validados no Brasil são a Escala de Avaliação de Depressão de Hamilton, o *Patient Health Questionnaire*-9 (PHQ-9) e a Escala de Depressão Geriátrica[5].

Diagnóstico

Os critérios diagnósticos do transtorno depressivo maior, de acordo com o Manual Diagnóstico e Estatístico de Transtornos Mentais (DSM-5), estão descritos no Quadro 1.

QUADRO 1 Critérios diagnósticos do transtorno depressivo maior

Apresentar cinco dos sintomas abaixo durante duas semanas consecutivas acarretando mudança na funcionalidade anterior, sendo que, obrigatoriamente, o sintoma 1 ou 2 deve(m) estar presente(s):
(1) Humor deprimido na maior parte do dia, quase todos os dias, indicado por relato subjetivo (sentir-se vazio, triste, sem esperança) ou relato de outros (parece choroso).
(2) Interesse ou prazer marcadamente diminuídos em relação a todas ou quase todas as atividades, quase todos os dias.
(3) Perda ou ganho de peso significativo.
(4) Insônia ou sono excessivo quase todos os dias.
(5) Agitação ou lentidão psicomotora quase todos os dias.
(6) Fadiga ou perda de energia quase todos os dias.
(7) Sentir-se sem valor ou com culpa excessiva, quase todos os dias
(8) Habilidade reduzida de pensar ou se concentrar, quase todos os dias.
(9) Pensamentos recorrentes sobre morte, pensamentos suicidas sem um plano, tentativa de suicídio ou plano para cometer suicídio.

Fonte: DSM-5[6].

Os sintomas precisam causar impacto significativo no convívio social, no trabalho ou em outras áreas e não podem ser atribuídos a efeitos de substâncias ou causas orgânicas[6].

Para descartar outras causas de transtorno depressivo é importante investigar o histórico de uso de medicações pela pessoa, uso de substâncias psicoativas lícitas e ilícitas e realizar anamnese clínica e exame físico para exclusão de causas orgânicas.

A Tabela 1 sintetiza os principais diagnósticos diferenciais, assim como os medicamentos e substâncias que podem apresentar ou causar sintomas depressivos.

TABELA 1 Diagnósticos diferenciais para sintomas depressivos

Diagnósticos diferenciais para sintomas depressivos	Medicamentos e substâncias que podem causar sintomas depressivos
Hipotiroidismo	Corticoides
Transtorno bipolar	Tacrolimus
Esquizofrenia	Benzodiazepínicos
Síndrome de fragilidade	Levodopa
Síndromes demenciais	Álcool, cocaína, maconha
Doença de Parkinson	Betabloqueadores
Anemia, hipovitaminoses	Antipsicóticos
Doenças autoimunes	
Tumor e infecções do sistema nervoso central	
Doença de Huntington	
Sequela de acidente vascular cerebral	

Fonte: elaborado pelos autores, com base em DSM-5[6].

A depressão pode ser unipolar ou bipolar. O que distingue a depressão bipolar da unipolar é a presença de alternância dos quadros depressivos com a presença ou história de episódios de mania e/ou hipomania. A partir do DSM-5, as depressões unipolares passaram a pertencer ao capítulo de Transtornos Depressivos e as depressões bipolares passaram a fazer parte do capítulo de Transtornos Bipolares e Relacionados[6].

As depressões, além de serem unipolares ou bipolares, podem ser caracterizadas segundo subtipos.

A depressão ansiosa pode ser definida pela presença de dois dos seguintes sintomas, os quais devem persistir na maior parte dos dias no episódio depressivo maior ou no transtorno depressivo persistente, podendo variar em intensidade:

A. Sensação de tensão.
B. Sensação incomum de incapacidade de relaxar.
C. Dificuldade em concentra-se devido a preocupações.
D. Medo que coisas ruins aconteçam.
E. Medo de perder o autocontrole.

TABELA 2 Subtipos da depressão unipolar

Depressão melancólica	Disforia Perda de interesse Tendem a sentir-se pior pela manhã e melhorar o humor ao longo do dia Baixa reatividade ao ambiente Hipofagia Anorexia Insônia Retardo motor Sentimento de culpa acentuado Hiperativação noradrenérgica e serotoninérgica e do sistema simpático Baixa imunidade Nível de cortisol plasmático elevado Hiperatividade do eixo hipófise-pituitária-adrenal (HPA)
Depressão atípica	Disforia, perda de interesse Tendem a estar melhor ao acordar e se sentir piores ao longo do dia Reatividade acentuada a fatores ambientais Hipersonia, hiperfagia Letargia e fadiga Atividade simpática, noradrenérgica e serotoninérgica reduzidas Alta imunidade Nível de cortisol plasmático baixo Atividade reduzida do eixo HPA
Depressão psicótica	Disforia, perda de interesse Depressão não variável ao longo do dia Insônia, ilusões e alucinações
Depressão ansiosa	Disforia, perda de interesse Sensação de tensão Sensação incomum de capacidade de relaxar, dificuldade de concentrar-se devido a incapacidade de relaxar, dificuldade de concentrar-se devido a preocupações Medo que coisas ruins aconteçam

Fonte: adaptada de Harald e Gordon, 2012[7].

Outros conceitos sobre depressão ansiosa foram revisados, indicando que alternativamente a depressão ansiosa pode ser conceituada como depressão maior com ansiedade, na qual há presença de sintomas ansiosos, sendo esta distinta ou mais severa[7].

Fases e evolução da doença

O transtorno depressivo deve ser classificado em leve, moderado e grave, podendo essa diferenciação ser feita de maneira objetiva por meio da pontuação pela Escala de Hamilton, sendo também classificada como grave se houver a presença de sintomas psicóticos ou forte ideação suicida.

É importante a classificação, pois facilita o planejamento da abordagem e tratamento. Casos leves geralmente são manejados na APS e não requerem tratamento medicamentoso, mas terapia e mudanças de hábitos de vida. Casos moderados podem requerer a associação do tratamento medicamentoso e casos graves podem necessitar de matriciamento ou acompanhamento conjunto com psiquiatra. Nos casos graves, nos quais os pacientes se isolam em casa ou possuem risco ou tentativa de suicídio, a atenção domiciliar tem importante papel.

Para o diagnóstico é primordial que a visita domiciliar ocorra. A demanda pode chegar à equipe por meio de familiares do paciente, pelos ACS; ou esse paciente com diagnóstico de transtorno depressivo grave pode ser identificado em uma visita domiciliar programada em virtude de outras causas como síndrome de fragilidade e imobilidade.

O ACS deve fazer o contato com o paciente e/ou seus familiares para pactuar o dia e o horário da visita. Como o paciente pode estar em uso de medicações, que pode levar à sedação, deve ser pactuado o horário mais conveniente para a visita. Pacientes com quadro de depressão atípica tendem a ficar melhor ao acordar e os sintomas pioram no decorrer do dia, sendo as visitas indicadas pela manhã, sempre que possível.

Dentre os objetivos da visita domiciliar, destaca-se a compreensão da dinâmica familiar. Compreender o ambiente do paciente, identificar fragilidades e potencialidades dentro do domicílio, família e comunidade, assim como mapear as possíveis redes de apoio sociais e afetivas.

Em pacientes que apresentam depressão grave podemos observar as condições de limpeza do domicílio, o autocuidado e a higiene do paciente. Devemos checar a medicação em uso, assim como identificar outros medicamentos ou outras substâncias que possam ser usadas para tentativa de suicídio.

Abordagem multidisciplinar da equipe de atenção domiciliar

Abordagem física

A abordagem à pessoa com sintomas depressivos graves deve ser feita de forma ampla, tendo como objetivos entender a pessoa e entender a doença da pessoa, podendo, para isso, ser utilizado método clínico centrado na pessoa.

A abordagem centrada na pessoa (ou o método clínico centrado na pessoa) tem seis componentes que são estreitamente inter-relacionados: explorando a doença e a experiência da pessoa com a doença; entendendo a pessoa como um todo; elaborando um projeto comum de manejo dos problemas; incorporando prevenção e promoção à saúde no dia a dia; intensificando a relação médico-pessoa (que deve ser estendido à relação equipe-pessoa); e sendo realista.

Esse método oferece importantes ferramentas para abordagem e criação do plano terapêutico de uma pessoa com transtorno depressivo grave em domicílio, por meio da formação de vínculo, alinhamento das expectativas do paciente e da equipe e traçar estratégias possíveis dentro das limitações do paciente, da família e da equipe[8].

O tratamento antidepressivo deve ser entendido de uma forma integral e deve levar em consideração o ser humano como um todo, incluindo dimensões biológicas, psicológicas e sociais, devendo aliar medicação, psicoterapia, outras formas de terapia, mudanças no estilo de vida, fortalecimento de vínculos sociais e comunitários e ferramentas para resolução de conflitos pessoais, interpessoais ou conflitos de âmbitos maiores que possam estar envolvidos na etiologia do transtorno depressivo. O objetivo é melhorar a qualidade de vida da pessoa, reduzir a necessidade de internação hospitalar, evitar o suicídio ou complicações advindas de tentativas de suicídio e reduzir a reincidência dos quadros depressivos[2].

Diante de uma pessoa com diagnóstico de depressão na atenção domiciliar é fundamental abordar pensamentos suicidas e investigar planejamento atual e tentativas prévias, pautando a conduta de acordo com o risco de suicídio, sendo falta de suporte social e familiar fatores de risco importantes, entre outros.

As redes de apoio social e afetivas são essenciais para o desenvolvimento de estratégias eficazes em situações de crise. A importância dessas redes se manifesta, por exemplo, na redução de sintomas psicopatológicos, como angústia, medo e sentimento de desamparo. De maneira que a ausência delas, pode aumentar a vulnerabilidade das pessoas diante de situações de risco[9].

Ao perceber discurso que remete a desesperança, desamparo ou desespero deve-se conversar com empatia, sigilo (procurar um local calmo e reservado), reservar tempo para a conversa e ouvir com efetividade.

Identificar o estado mental da pessoa também é importante. Três características em particular são próprias do estado das mentes suicidas:

- Ambivalência quanto ao desejo de viver e de morrer. Muitas pessoas suicidas não querem realmente morrer – é somente porque elas estão infelizes com a vida.
- Impulsividade: o ato suicida pode ser desencadeado por eventos negativos do dia a dia. Acalmando tal crise e ganhando tempo, o profissional da saúde pode ajudar a diminuir o desejo suicida.
- Rigidez: quando pessoas são suicidas, seus pensamentos, sentimentos e ações estão constritos, quer dizer, elas constantemente pensam sobre suicídio e não são capazes de perceber outras maneiras de sair do problema.

Outros aspectos importantes para identificação, classificação do risco e prevenção do suicídio é identificar plano suicida atual – quão preparada a pessoa está, e quão cedo o ato está para ser realizado e o sistema de apoio social da pessoa (família, amigos etc.).

O primeiro passo para avaliar o risco de suicídio é perguntar com cuidado, preocupação e empatia.

Pode não ser fácil perguntar para uma pessoa sobre sua ideação suicida. Deve-se chegar ao tópico gradualmente. Algumas questões úteis são: você se sente triste, sente que ninguém se preocupa com você, sente que a vida não vale mais a pena ser vivida, sente como se estivesse cometendo suicídio?

Pode-se perguntar sobre ideação suicida quando a pessoa tem o sentimento de estar sendo compreendida, está confortável falando sobre seus sentimentos, quando a pessoa está falando sobre sentimentos negativos de solidão, desamparo etc.

Algumas perguntas podem ser utilizadas:

1. Descobrir se a pessoa tem um plano definido para cometer suicídio. Por exemplo: Você fez algum plano para acabar com sua vida, tem uma ideia de como você vai fazê-lo?
2. Descobrir se a pessoa tem os meios para se matar. Por exemplo: Você tem pílulas, uma arma, inseticida, ou outros meios facilmente disponíveis?
3. Descobrir se a pessoa fixou uma data. Por exemplo: Você decidiu quando planeja acabar com sua vida ou quando você está planejando fazê-lo?

Diante disso, pode-se definir o risco para cometer suicídio em baixo (sem planos), médio (tem plano, mas não pretende cometer imediatamente) e alto (tem plano definido, meios e planeja fazer imediatamente).

Ressalta-se que é importante demonstrar apoio emocional, acionar a rede de apoio social e afetiva e vínculos da pessoa (família, amigos, grupo religioso, profissionais de saúde), instituir tratamento para o transtorno de base e manter contato regular. Casos de alto risco devem passar por uma vigilância maior por parte da rede de apoio e ser discutido com a pessoa e cuidadores a necessidade de internamento[10].

Caso haja ideação suicida, orientar manter as medicações fora do alcance do paciente, sendo explicado e pactuado com este a necessidade dessa medida com os cuidadores.

Para o tratamento medicamentoso do transtorno depressivo existem diversas classes de medicamentos, e a escolha da melhor medicação deverá ser feita levando em consideração as particularidades de cada pessoa, os sintomas apresentados, o perfil de efeitos colaterais da medicação, comorbidades e a necessidade de potencialização para melhorar a resposta terapêutica, como exemplificado na Tabela 3.

TABELA 3 Tratamento medicamentoso do transtorno depressivo

Classe	Sintomas	Efeitos adversos	Observações
Antidepressivos tricíclicos (ADT). Por exempo: amitriptilina, nortriptilina, imipramina, clomipramina		Boca seca, constipação, sonolência, turvação visual, retenção urinária, arritmias, sedação, alteração da memória	Evitar a associação de ADT com ISRS ou ISRS com dual, pois aumenta risco de síndrome serotoninérgica
Inibidores seletivos da recaptação da serotonina (ISRS). Por exemplo: paroxetina, fluoxetina, citalopram, sertralina, escitalopram	Os ISRS podem ser uma boa escolha em pacientes que apresentam tristeza, choro fácil, pensamentos ruminativos, dificuldade de decisão	ISRS como classe pode ter como efeitos adversos: indução de ganho de peso, quadros gastrointestinais, hiponatremia, alteração da atividade plaquetária Fluoxetina piora o apetite nos primeiros meses e diminui mais a libido Sertralina tem como efeito adverso diarreia Paroxetina tem como efeito ganho de peso, síndrome da retirada (sintomas de rebote), sonolência, sangramento TGI	Na gestação – sertralina é nível B e paroxetina é nível D, o restante é nível C. Para potencializar a ação dos ISRS pode-se associar lítio 300-450 mg ou antipsicótico atípico (risperidona 2 mg ou quetiapina 100 mg)
Duais Obs: a ação da venlafaxina varia de acordo com a dose – dose baixa (37 a 75 mg) age como ISRS; entre 75 e 150 mg age como dual, sendo eficiente nos quadros depressivos e ansiosos graves; acima de 150 mg atua na via dopaminérgica (semelhante aos ADT, mas com menos efeitos colaterais); pode causar virada maníaca	Os duais podem ser uma boa escolha quando presentes sintomas ansiosos, dores, alteração de memória, taquicardia, sintomas físicos	Elevação da pressão arterial, síndrome da retirada	Potencialização de duas: venlafaxina + mirtazapina; mirtazapina aumenta o sono e o apetite (boa escolha para idosos com insônia e redução do apetite)
Bupropriona	Boa escolha quando presente diminuição da libido, da energia e compulsão alimentar	Agitação, ansiedade, *rash* cutâneo, diminuição do apetite, boca seca e obstipação intestinal, convulsões (raro)	Pode-se associar bupropriona para potencialização dos ISRS e ADT quando persiste libido ruim, energia ruim, compulsão alimentar

Fonte: adaptada de DSM-5[6].

Levando em consideração os aspectos descritos, o plano terapêutico inicial para Ana foi: ajuste da dose da sertralina para 100 mg ao dia, solicitação de visita de psicóloga, fonoterapeuta, nutricionista, fisioterapeuta e assistente social do NASF, agendamento da visita de retorno para 30 dias, vigilância semanal pela ACS no domicílio e orientações à cuidadora para evitar nova tentativa de suicídio.

Lítio e antipsicóticos podem ser usados como potencializadores dos antidepressivos em quadros depressivos graves, que apresentam forte ideação suicida ou psicose. Na Tabela 4 estão descritas as faixas de doses das medicações.

TABELA 4 Medicações e indicação de doses

Antidepressivo	Dose inicial	Dose terapêutica
Amitriptilina 25, 75, 100 mg	25 mg	50-100 mg
Nortriptilina 10, 25, 50, 75 mg, solução 2 mg/mL	25 mg	50-100mg, dose máxima 150 mg
Imipramina 10, 25, 75, 150 mg	25 mg, 1-3x/dia	50-100 mg
Paroxetina 10, 15, 20, 25, 30, 40 mg	10-20 mg	40-60 mg
Fluoxetina 10, 20 mg solução oral 20 mg/mL	20 mg	20-60 mg
Citalopram 20, 40 mg	20 mg	20-40 mg
Escitalopram 10, 15, 20 mg, solução oral 10 e 20 mg/mL	5 mg	5-20 mg
Sertralina 25, 50, 75, 100 mg	25-50 mg	50-200 mg

Fonte: adaptado de Aprahamian, 2019[11].

A equipe de Atenção Primária à Saúde que cuida do paciente com depressão possui diversas funções, sendo algumas citadas abaixo e exemplificadas na continuação do caso clínico.

Seguimento:

A equipe do NASF realizou visita no dia seguinte. A fonoterapeuta realizou intervenção e ajustou a consistência da alimentação para semissólido em 15 dias. O fisioterapeuta agendou visitas quinzenais para orientação da mãe, quanto a realização de exercícios para recuperação da força muscular de Ana. A psicóloga realizou visitas quinzenais no primeiro mês e a nutricionista orientou dieta adequada para recuperação do peso. A assistente social orientou a mãe de Ana sobre os trâmites para ter acesso ao seguro-desemprego. Durante a visita, a psicóloga percebeu que a mãe de Ana estava sobrecarregada, sendo orientada a ampliar a rede de apoio para os cuidados.

Ana evoluiu bem, com boa resposta às intervenções. Na visita médica no mês seguinte estava deambulando sem ajuda, aceitando a dieta sólida e havia recuperado 1,5 kg, mantendo humor hipotímico, dormindo 8 horas por dia e havia retomado o grupo de leitura, que estava compondo a rede de apoio na recuperação. A médica aumentou a dose da sertralina para 150 mg e o acompanhamento com a equipe do Núcleo Ampliado de Saúde da Família (NASF) continua. O retorno para o próximo mês foi agendado na Unidade de Atenção Primária em Saúde (UAPS).

No retorno na UAPS, Ana foi acompanhada pela mãe. Havia recuperado mais 2 kg. Recebeu alta da fisioterapia, nutrição e fonoterapia, mantendo consulta quinzenal com psicóloga e mensal com médica na UAPS.

Na atenção primária o suporte multidisciplinar é proveniente do Núcleo de Apoio à Saúde da Família (NASF). Cada equipe deve avaliar a capacidade de ofertar o cuidado adequado diante das demandas de uma pessoa com depressão grave no domicílio e solicitar suporte e acompanhamento conjunto do serviço de atenção domiciliar nível 2 ou 3, do Centro de Atendimento Psicossocial (CAPS), e de psiquiatra, de acordo com a necessidade do paciente.

Quanto à abordagem médica, esses são gestores do cuidado, no contexto da atenção domiciliar e devem avaliar e reavaliar a evolução do paciente adequando as intervenções e a frequência das visitas de acordo com avanços e retrocessos na melhora clínica, funcionalidade e riscos. Devem também realizar educação sobre a condição de saúde, informando à família e cuidadores sobre a doença, sobre a expectativa da equipe quanto à evolução, sinais de melhora, de piora, em que momentos contactar a equipe para avaliação antes do programado e fornecer meios de contato. As visitas devem ser programadas de acordo com a rotina da paciente e da família, dentro da capacidade da equipe. Pode ser necessário articular o cuidado com outros níveis de atenção à saúde, por meio do matriciamento com psiquiatra do CAPS ou acompanhamento conjunto com a atenção domiciliar nível 2 ou 3. Faz parte também da gestão do cuidado: estar atento a intercorrências agudas e tratá-las, adequar as medicações evitando a polifarmácia ou o subtratamento, realizar orientações para prevenção do suicídio (vigilância, afastar instrumentos e substâncias letais do paciente) e fazer a abordagem do cuidador, identificando e estimulando o acionamento da rede de apoio para evitar sobrecarga do mesmo. É primordial que a equipe tenha unidade nas condutas, por meio do acompanhamento conjunto com outros profissionais da equipe multidisciplinar, devendo o médico reforçar as orientações dadas pelos outros profissionais e acolher as percepções e sugestões que estes tragam sobre o paciente.

A enfermagem tem importantes funções: avaliação da integridade da pele, orientações para prevenção de lesões por pressão, curativos e cuidados com sondas e ostomias e na abordagem do cuidador; além de cuidar da educação em saúde sobre o problema do paciente e prevenção de sobrecarga do cuidador.

A abordagem nutricional pode ser feita pela avaliação do estado e necessidades nutricionais e de orientações e prescrições visando recuperar o estado nutricional do paciente.

Quanto à abordagem fonoaudiológica, tem como objetivos: avaliar distúrbios da fala e da deglutição, orientar e intervir para prevenir broncoaspiração (posicionamento, adequação da consistência da alimentação) e realizar intervenções para recuperação da capacidade de deglutição nos casos graves, por exemplo depressão grave com desnutrição proteico-calórica grave e disfagia.

Já a abordagem fisioterapêutica deve visar a avaliação da motricidade e intervenções para recuperação da funcionalidade, redução do risco de queda e prevenção de lesões por pressão.

Abordagem psicológica

A abordagem psicológica de pacientes com depressão grave em domicílio tem particularidades inerentes ao caso e ao local, que devem ser trabalhadas e utilizadas de maneira a tornar o acompanhamento efetivo. Assim, é importante:

- Realizar visitas de acordo com as necessidades do paciente com estímulo ao autocuidado.
- Garantir local de escuta apropriada durante o atendimento, avaliando o melhor local no domicílio para essas visitas.
- Avaliação geral da paciente, ouvindo-a com as principais queixas e demandas (atendimento familiar).
- Atendimento individual com interação de jogos como carta, incentivando a conversa, já que a paciente apresenta uma fala mais vagarosa e desinteressada. Além de verificar o estado psicomotor diante da patologia e os efeitos medicamentosos.
- Realizar atendimentos de forma dinâmica, contendo interações criativas que façam parte do dia a dia da paciente, estando atenta às respostas e estados de consciência.
- A partir das respostas ao tratamento, ir incluindo a família no processo e realizando vivências no bairro para trabalhar a interação social, inclusive avaliando a possível inserção em algum grupo comunitário onde possa desenvolver habilidades sociais, motoras, artísticas e canalizar o sofrimento psíquico.
- Reavaliação, encaminhamentos em conjunto com os demais profissionais após a discussão do caso clínico de forma multidisciplinar.

Assim, o direcionador das intervenções psicológicas é o paciente, pois é a partir das demandas apresentadas, que se planejam as intervenções possíveis.

Diante do quadro clínico destacado, esse processo será o suporte inicial que garantirá o amparo à família, tornando a paciente mais presente em seu estado psicomental.

Abordagem social

A abordagem social inicia-se na perspectiva da compreensão da depressão como fenômeno social, decorrente ou desencadeado por componentes externos ao indivíduo, como desemprego ou condições de trabalho insalubres, perda de poder aquisitivo, divórcio, traição, separação, luto etc., deve ser sempre avaliada.

Diante disso, mapear o contexto social próximo (relações familiares, segurança financeira, educação, emprego, lazer e apoio social) e amplo (comunidade, cultura, sistemas de saúde, meios de comunicação, ecossistema etc.) da pessoa, entendendo a potência dos determinantes sociais de saúde e das relações sociais nas ações preventivas e curativas da depressão são fundamentais.

Quadros depressivos graves podem incapacitar para o trabalho de forma temporária, indeterminada ou permanente, devendo a equipe estar atenta para as necessidades de atestados e orientações acerca do afastamento do trabalho e utilização de benefícios por meio do INSS, quando o paciente for amparado por leis trabalhistas ou pelo Benefício de Prestação Continuada (BPC) em casos em que o paciente não exerce função empregatícia formalizada.

De acordo com o grau de funcionalidade e insumos necessários, o paciente pode necessitar ter acesso a cadeira de rodas para locomoção e higiene, cama hospitalar, fraldas, dietas especiais (quando se faz uso de sondas para alimentação, por exemplo), coberturas especiais para curativos, entre outras necessidades.

É papel da equipe estar atenta a essas necessidades e orientar os trâmites para acesso aos insumos de forma subsidiada pelo SUS ou planos de saúde.

Abordagem do cuidador

Quanto à abordagem do cuidador, compreendemos que o envolvimento afetivo e todas as mudanças geradas na vida do cuidador, bem como deixar de lado seu próprio projeto de vida em detrimento do paciente com depressão grave com risco de suicídio, a diminuição de tempo para relacionar-se com amigos, sobrecarga física e frustrações diversas podem aumentar o nível de estresse no cuidador. A depressão causa sofrimento tanto para o paciente quanto para os indivíduos que convivem com ele, alterando a rotina, as atividades e o convívio social[12].

Um instrumento objetivo para avaliação da sobrecarga do cuidador é a escala de Zarit, que não deve ser aplicada na frente do paciente, pois pode reforçar a percepção de estar dando trabalho ou sendo um peso para a família, sintoma frequentemente presente em quadros depressivos.

Assim, a equipe deve estar preparada para avaliar o conhecimento do cuidador acerca da evolução da doença e auxiliar o cuidador a identificar sinais de evolução desfavorável ou de regressão nos ganhos de funcionalidade e qualidade de vida do paciente; orientar o cuidador a como acessar e utilizar produtos especializados (suplementos alimentares, dietas especiais, material de curativo etc.) quando necessário, assim como orientar quanto ao acesso a serviços profissionais e grupos de apoio que podem ajudar com as responsabilidades da prestação do cuidado e reduzir a sobrecarga do cuidador.

Para isso, é importante que os profissionais envolvidos no cuidado saibam como acessar e explicar a disponibilidade e eficácia dos recursos para as pessoas e os cuidadores. O acesso em tempo adequado, a utilização dos recursos e insumos demandados em cada caso é importante para que se possa atingir as metas pessoais do cuidador e do paciente, maximizar a função e manter a independência deste, de forma a promover evolução favorável do paciente e evitar novas internações ou perdas da funcionalidade, devendo o plano de cuidado ser modificado sempre que necessário[8].

Considerações finais

O transtorno depressivo é um problema de saúde mental que vem crescendo em incidência e prevalência no mundo, causando sofrimento, perda da qualidade de vida; e casos graves podem ser significantemente incapacitantes e ter desfechos trágicos, como atos suicidas.

A atenção primária tem importante papel no rastreio, diagnóstico, correta abordagem e tratamento dos transtornos depressivos, sendo a atenção domiciliar imprescindível para o acesso e o tratamento de pessoas com transtorno depressivo grave, com isolamento e ideação suicida, seja como transtorno primário ou quando a depressão está presente junto com outras comorbidades incapacitantes. Diante dos casos de transtorno depressivo grave é essencial o manejo por uma equipe multidisciplinar e o acompanhamento conjunto do serviço de atenção domiciliar nível 2 ou 3, do Centro de Atendimento Psicossocial (CAPS) e do psiquiatra.

É fundamental também a abordagem do cuidador, para que o cuidado se torne efetivo e não resulte em sobrecarga, além da identificação dos determinantes sociais de saúde, como etiologia do problema e o fortalecimento das relações sociais nas ações preventivas e curativas da depressão.

Referências

1. Abelha L. Depressão, uma questão de saúde pública. Editorial. Cad. Saúde Colet. 2014;22(3).
2. Gonçalves AMC, Teixeira MTB, Gama JRA, Lopes CS, Silva GA, Gamarra CJ, et al. Prevalência de depressão e fatores associados em mulheres atendidas pela Estratégia de Saúde da Família. J Bras Psiquiatr. 2018;67(2):1019.
3. 3 Magalhães LS, Andrade SMO. Depressão e comportamento suicida: atenção primária em saúde. Revista Psicologia e Saúde. 2019;11(1): 99-107.
4. Barroso SM, Melo APS, Guimarães MDC. Depressão em comunidades quilombolas no Brasil: triagem e fatores associados. Rev Panam Salud Publica. 2014;35(4):256-63.
5. Guerra TRB, Venâncio ICD, Pinheiro DMM, Mendlowicz MV, Cavalcanti ACD, Mesquita ET. Métodos de rastreamento da depressão em pacientes ambulatoriais com insuficiência cardíaca. Int J Cardiovasc Sci. 2018;31(4):414-21.
6. American Psychiatric Association (APA). Diagnostic and statistical manual of mental disorders – DSM-5. 5.ed. Washington: APA; 2013.
7. Harald B, Gordon P. Meta-review of depressive subtyping models. J Affect Disord. 2012;139(2):126-40.
8. Antoni C, Koller SH. Vulnerabilidade e resiliência familiar: Um estudo com adolescentes que sofreram maus tratos intrafamiliares. Psico. 2000;31(1):39-66.
9. Organização Mundial da Saúde (OMS). Prevenção do suicídio: um manual para profissionais da saúde em atenção primária. Genebra: OMS; 2000.
10. Lopes JMC, Sousa AI. A gestão do cuidado na Atenção Domiciliar. Universidade Federal de Santa Catarina. Porto Alegre; 2015. Disponível em: https://unasus.ufsc.br/espatencaodomiciliar/files/2017/03/M%C3%B3dulo-3_Aten%C3%A7%C3%A3o-Domiciliar.pdf (acesso 14 nov 2021).
11. Aprahamian I. Psiquiatria geriátrica. Rio de Janeiro: Editora Guanabara Koogan; 2019.
12. Piovezan NM. Cuidando dos cuidadores: um olhar sobre a depressão em cuidadores de idosos. E-USF. 2017;1(1):187-201.

Transtornos de saúde mental incapacitantes

Capítulo 5

Esquizofrenia

Keila Tomoko Higa-Taniguchi
Angélica Massako Yamaguchi
Rafaela Alves Pacheco
Fábio Campos Leonel

PONTOS-CHAVE

- A esquizofrenia é um transtorno psiquiátrico que traz grande sofrimento para pacientes e seus familiares, na medida em que altera o pensamento, o afeto e o comportamento.
- Tem início na adolescência e em adultos jovens.
- Pode ocasionar a perda de muitos anos de vida.
- A suspeita diagnóstica e o tratamento precoce podem influenciar na evolução do quadro.

OBJETIVOS DE APRENDIZAGEM

Ao final do capítulo, o leitor deverá ser capaz de:

- Entender a abordagem do paciente com esquizofrenia que requer a modalidade Atenção Domiciliar (AD).
- Coordenar o trabalho em equipe multidisciplinar no acompanhamento integral dos casos de esquizofrenia em AD.

Caso clínico

JBS, sexo masculino, 37 anos, solteiro, caçula de sete filhos, único homem, morava com os pais octogenários, natural de São Paulo capital, cursou ensino médio completo, foi auxiliar administrativo, católico.

Durante a infância, tinha bom rendimento escolar. Porém, no final do ensino fundamental II começou a se isolar, achava que os colegas e os professores falavam mal dele. Seu rendimento escolar caiu e no ensino médio conseguiu se formar depois de algumas recuperações.

Teve seu primeiro transtorno psicótico aos 20 anos, durante o horário de serviço. Estava com a ideia fixa de que um colega de trabalho queria prejudicá-lo e estavam todos mancomunados para tirá-lo de lá. Ouvia vozes que diziam para acabar com tudo aquilo. Não dormia bem à noite e passava o dia sonolento, mal comia, com receio de que colocassem algum veneno em sua refeição. Seus pais o convenceram a ser atendido no posto de saúde, que o encaminhou ao psiquiatra. O médico fez o diagnóstico de esquizofrenia, mas JBS não tomou a medicação, pois não concordava com esse diagnóstico.

Deu entrada no serviço de atenção domiciliar (SAD) após sofrer assalto e ferimento por arma de fogo em abdome e face, além de lesão medular. Foi submetido a laminectomia de T8 a T12, enterectomia, enucleação de olho direito. Ficou internado por um mês em hospital de retaguarda e foi encaminhado desse serviço para o SAD. Evoluiu com paraplegia, bexiga neurogênica em uso de sonda vesical de demora (SVD), lesões por pressão (LPs) em região sacral, tornozelos, ísquio direito, diabetes tipo 2, síndrome de frontalização, escoliose após lesão medular, infecções de urina de repetição, hemorroidas e irregularidade do hábito intestinal (constipação e episódios ocasionais de diarreia).

Social: foi aposentado por invalidez e recebia o acréscimo de 25% pela dependência. Uma cuidadora foi contratada para realizar os cuidados durante o dia e ficava só com os pais à noite. Durante o atendimento no SAD, não foi deixado o prontuário no domicílio, pois continuava a negar o diagnóstico de esquizofrenia.

Apresentou novo transtorno psicótico após a internação hospitalar, achava que estava sendo vigiado pelos vizinhos, que alguém queria matá-lo, não deixava pessoas da equipe de saúde entrar. A assistente social foi quem conseguiu criar vínculo com os pais para que se pudesse realizar o tratamento, mas o paciente não aceitava a medicação, escutava vozes que diziam para ele que queriam envenená-lo. Para trocar a SVD, só aceitava uma auxiliar de enfermagem e, mesmo assim, houve grande dificuldade de convencê-lo.

Discutido o caso com o psiquiatra, optou-se por deixar o haloperidol decanoato injetável. A auxiliar de enfermagem e a assistente social, que tinham maior vínculo com o paciente, conseguiram convencê-lo a ser medicado. Dessa forma, foi possível iniciar o tratamento mensal e, a partir do terceiro mês, já teve controle do quadro psicótico, sem apresentar efeitos adversos, aceitando a equipe de saúde e os cuidados.

Introdução

Esquizofrenia foi o termo utilizado pela primeira vez por Eugene Bleuler. Inicialmente era chamada de demência precoce por Kraepelin no final do século XIX. Indicava um quadro com uma dissociação entre as funções do pensamento, da afetividade e do comportamento (*esquizo* = divisão; *phrenia* = mente).[1]

Segundo o DSM-V (*Diagnostic and Statistical Manual of Mental Disorders, Fifth Edition*),[2] a esquizofrenia está inserida no Espectro da Esquizofrenia e outros Transtornos Psicóticos, que inclui esquizofrenia, outros transtornos psicóticos e transtorno (da personalidade) esquizotípico (Figura 1). Esses transtornos são definidos por anormalidades em um ou mais dos cinco domínios a seguir: delírios, alucinações, pensamento (discurso) desorganizado, comportamento motor grosseiramente desorganizado ou anormal (incluindo catatonia) e sintomas negativos (Quadro 1).

Epidemiologia

De acordo com a Organização Mundial de Saúde (OMS),[3] a esquizofrenia é a terceira causa de perda da qualidade de vida entre os 15 e 44 anos. São cerca de 1,6 milhão de brasileiros que, além da doença, sofrem com o estigma. Afeta aproximadamente 0,6% da população (com variação de 0,6%-3%), de-

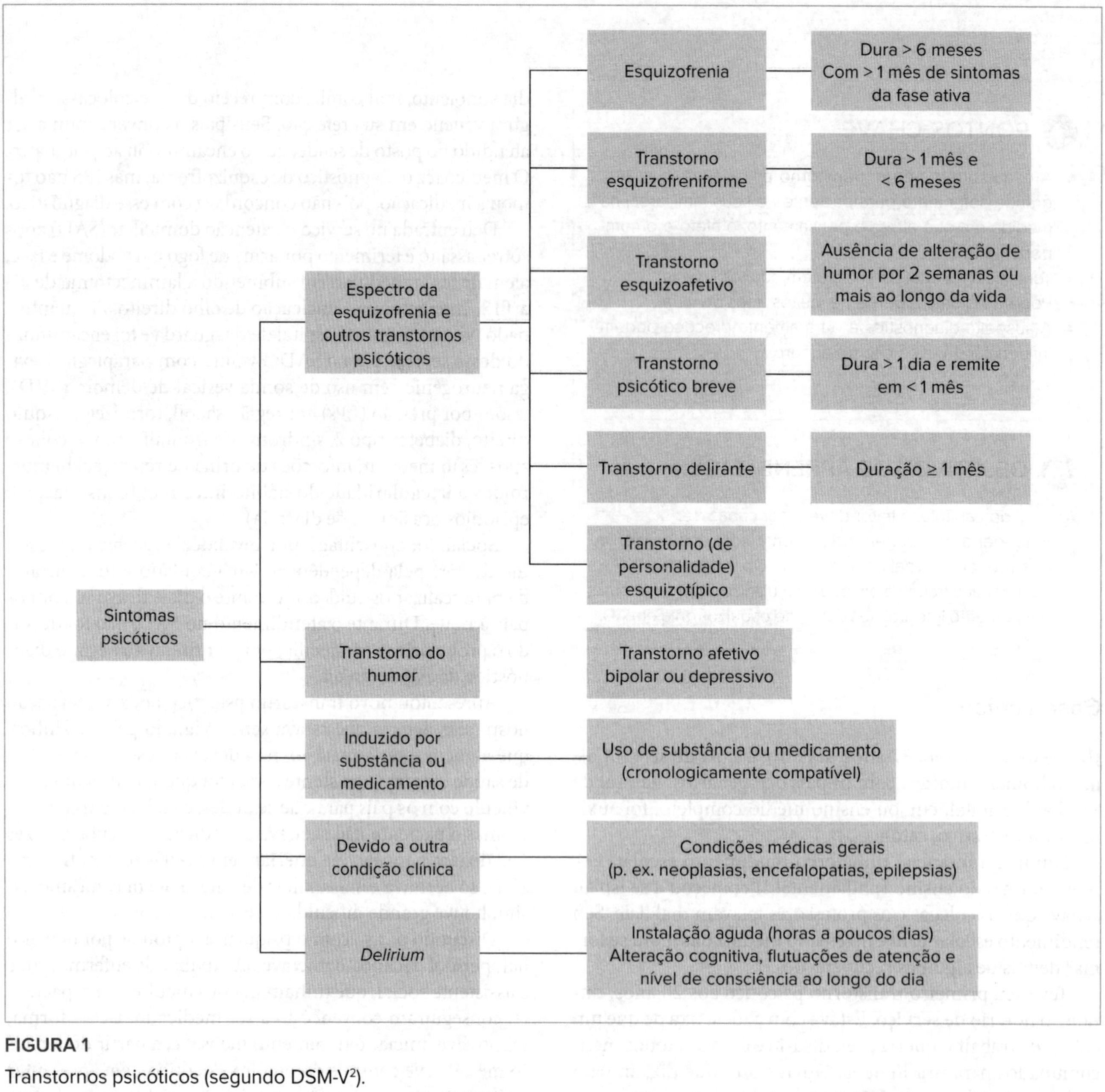

FIGURA 1

Transtornos psicóticos (segundo DSM-V[2]).

Fonte: adaptada de Leite e Franco, 2012.[15]

QUADRO 1 Definição dos sintomas

Sintomas	Definição
1. Delírios	▪ Crenças fixas, não passíveis de mudança à luz de evidências conflitantes. ▪ Conteúdos: persecutório, de referência, somático, religioso, de grandeza.
2. Alucinações	▪ Experiências vívidas e claras semelhantes à percepção, que ocorrem sem um estímulo externo. ▪ Não estão sob controle voluntário. ▪ Podem ocorrer em qualquer modalidade sensorial (auditiva, visual, tátil).
3. Desorganização do pensamento (transtorno do pensamento formal)	▪ Discurso do indivíduo pode mudar de um tópico a outro (descarrilamento ou afrouxamento das associações). ▪ Discurso pode estar tão gravemente desorganizado que é quase incompreensível (incoerência ou "salada de palavras"). ▪ Sintoma deve ser suficientemente grave a ponto de prejudicar de forma substancial a comunicação efetiva.
4. Comportamento motor grosseiramente desorganizado ou anormal	▪ Comportamento variável, desde "tolo e pueril" até a agitação imprevisível. ▪ Comportamento catatônico é uma redução acentuada na reatividade ao ambiente. ▪ Variações do catatonismo: resistência a instruções (negativismo), manutenção de postura rígida, inapropriada ou bizarra, até falta total de respostas verbais e motoras (mutismo e estupor), atividade motora sem propósito e excessiva sem causa óbvia (excitação catatônica), movimentos estereotipados repetidos, olhar fixo, caretas, mutismo e eco da fala.
5. Sintomas negativos	
Expressão emocional diminuída	▪ Redução na expressão de emoções pelo rosto, no contato visual, na entonação da fala e nos movimentos das mãos, da cabeça e da face, os quais normalmente conferem ênfase emocional ao discurso.
Avolia	▪ Redução em atividades motivadas, autoiniciadas e com uma finalidade. ▪ A pessoa pode ficar sentada por períodos longos e mostrar pouco interesse em participar de atividades profissionais ou sociais.
Alogia	▪ Produção diminuída do discurso.
Anedonia	▪ Capacidade reduzida de ter prazer resultante de estímulos positivos, ou degradação na lembrança do prazer anteriormente vivido.
Falta de sociabilidade	▪ Aparente ausência de interesse em interações sociais, podendo estar associada à avolia, embora possa ser uma manifestação de oportunidades limitadas de interações sociais.

Fonte: adaptado de DSM-V.[2]

pendendo dos critérios diagnósticos utilizados, e não há evidência de diferença entre os sexos.[4]

No Brasil, foram encontradas prevalências de 0,3%-2,4% da população para psicose em geral em um estudo de 1992 realizado em três capitais brasileiras.[5] Em São Paulo, em 2002, um estudo encontrou uma prevalência de 0,8% em 12 meses para psicoses não afetivas.[4]

Em relação à carga global das doenças, esses transtornos são responsáveis por 1,1% dos AVAIs (anos de vida ajustados para incapacidade) e por 2,8% dos AVIs (anos de vida com incapacidade).[4]

No Rio Grande do Sul, a esquizofrenia foi o principal diagnóstico em internações hospitalares no ano de 2000, mas apresentou uma tendência a diminuição com a realização das reformas na assistência psiquiátrica realizadas na última década, chegando a cerca de 20%, em 2004.[4]

Etiologia

Existem algumas teorias para explicar a etiologia da esquizofrenia. O que se acredita, atualmente, é que existem fatores genéticos que, associados a uma cadeia de eventos ambientais, a depender da fase do desenvolvimento, provocam alterações neuroestruturais e de neurotransmissores que precipitam o surgimento de sintomas da esquizofrenia.[5]

- Fatores genéticos: a prevalência entre parentes de primeiro grau é de aproximadamente 10%, em gêmeos monozigóticos a taxa de concordância é de 44%, mostrando uma forte correlação genética para o risco de esquizofrenia. Os alelos de risco identificados até agora são também associados a outros transtornos mentais, incluindo transtorno bipolar, depressão e transtorno do espectro autista.

- Fatores ambientais de risco precoce: complicações perinatais como hipóxia, idade avançada dos pais, estresse, infecções, desnutrição, diabetes materna e outras condições médicas têm ligação com a esquizofrenia. Entretanto, a maioria dos bebês com esses fatores de risco não desenvolve a doença.
- Fatores ambientais de risco tardio: o uso da maconha aumenta cerca de três vezes o risco de desenvolver esquizofrenia ou transtorno esquizofreniforme. Esse uso na adolescência foi associado ao desenvolvimento de psicose em indivíduos homozigotos para um alelo do gene da catecol-O-metiltransferase (COMT).
- Principais neurotransmissores associados à esquizofrenia:
  - a dopamina em menor quantidade no córtex pré-frontal seria responsável pelos sintomas negativos, e uma consequente hiperfunção dopaminérgica no estriado estaria relacionada ao surgimento dos sintomas positivos;
  - o glutamato é um dos principais neurotransmissores excitatórios que tem importante papel na neuroplasticidade, e a expressão genética de seus inúmeros receptores pode ser alterada por fatores ambientais durante o desenvolvimento cerebral. O antagonismo de receptores glutamatérgicos tipo NMDA foi associado a induzir sintomas positivos e negativos;
  - a adenosina modula os sistemas dopaminérgico e glutamatérgico. Insultos cerebrais como hipóxia, convulsões, infecções e trauma podem aumentar os níveis desse neurotransmissor. Esse aumento em fases iniciais do neurodesenvolvimento foi associado a alterações estruturais encefálicas (alargamento dos ventrículos, alterações difusas em substância branca e cinzenta e redução do volume axonal).

Diagnóstico

Conforme o DSM-V,[2] os transtornos psicóticos são definidos por anormalidades em um ou mais dos domínios a seguir: delírios e alucinações (sintomas positivos), pensamento (discurso) desorganizado, comportamento motor grosseiramente desorganizado ou anormal (incluindo catatonia) e sintomas negativos (Quadros 1 e 2).

O diagnóstico de um transtorno do espectro da esquizofrenia exige a exclusão de outra condição capaz de originar uma psicose.[2] Portanto, o diagnóstico baseado nos critérios da CID-10,[4] que é muito semelhante ao DSM-V, descreve critérios gerais, sendo o primeiro deles a presença de sintomas, citados no parágrafo anterior, e o segundo a exclusão de determinadas condições (Quadro 3).

Outras características que podem apoiar o diagnóstico são: alterações de humor, sono e apetite, déficits cognitivos, hostilidade e agressividade, falta de *insight* ou consciência de seu transtorno (como é o caso do paciente citado no caso clínico deste capítulo). Esse é o preditor de não adesão ao tratamento mais comum, o que evolui com altas taxas de recaída e, assim, com pior prognóstico da doença.[2]

QUADRO 2 Critérios diagnósticos de esquizofrenia

A. Dois (ou mais) dos itens a seguir, cada um presente por uma quantidade significativa de tempo durante um período de um mês (ou menos, se tratados com sucesso). Pelo menos um deles deve ser (1), (2) ou (3):
1. Delírios.
2. Alucinações.
3. Discurso desorganizado.
4. Comportamento grosseiramente desorganizado ou catatônico.
5. Sintomas negativos (i.e., expressão emocional diminuída ou avolia).
B. Por período significativo de tempo desde o aparecimento da perturbação, o nível de funcionamento em uma ou mais áreas importantes do funcionamento, como trabalho, relações interpessoais ou autocuidado, está acentuadamente abaixo do nível alcançado antes do início (ou, quando o início se dá na infância ou na adolescência, incapacidade de atingir o nível esperado de funcionamento interpessoal, acadêmico ou profissional).
C. Sinais contínuos de perturbação persistem durante, pelo menos, seis meses. Esse período de seis meses deve incluir **no mínimo um mês de sintomas (ou menos, se tratados com sucesso) que precisam satisfazer ao Critério A** (i.e., sintomas da fase ativa) e pode incluir períodos de sintomas prodrômicos ou residuais. Durante esses períodos prodrômicos ou residuais, os sinais da perturbação podem ser manifestados apenas por sintomas negativos ou por dois ou mais sintomas listados no Critério A presentes em uma forma atenuada (p. ex., crenças esquisitas, experiências perceptivas incomuns).
D. Transtorno esquizoafetivo e transtorno depressivo ou transtorno bipolar com características psicóticas são descartados porque 1) não ocorreram episódios depressivos maiores ou maníacos concomitantemente com os sintomas da fase ativa, ou 2) se episódios de humor ocorreram durante os sintomas da fase ativa, sua duração total foi breve em relação aos períodos ativo e residual da doença.
E. A perturbação pode ser atribuída aos efeitos fisiológicos de uma substância (p. ex., droga de abuso, medicamento) ou a outra condição médica.
F. Se há história de transtorno do espectro autista ou de um transtorno da comunicação iniciado na infância, o diagnóstico adicional de esquizofrenia é realizado somente se delírios ou alucinações proeminentes, além dos demais sintomas exigidos de esquizofrenia, estão também presentes por pelo menos um mês (ou menos, se tratados com sucesso).
Adicionam-se a esses critérios os especificadores de curso, que somente devem ser usados após um ano de duração do transtorno e se não estiverem em contradição com os critérios de curso diagnóstico; especificar se há presença ou não de catatonia e a especificação de gravidade atual.

Fonte: adaptado de DSM-V.[2]

QUADRO 3 Critérios diagnósticos de esquizofrenia

A classificação utiliza o descritor "G" para critérios gerais de cada grupo diagnóstico. O critério sintomas ("G1") é dividido em 2 tipos: sintomas mais específicos (nos qualis a presença de um deles é suficiente) e outros menos específicos e que ocorrem em outros transtornos (nos quais são necessários 2 ou mais). Dessa maneira, os sintomas dos critérios G1 devem ser preenchidos juntamente com a exclusão de diagnósticos de outros agravos descritos em G2.

G1 – Critérios de inclusão: pelo menos uma das síndromes, sintomas e sinais listados em 1 ou pelo menos dois grupos dos sintomas e sinais listados em 2 devem estar presentes pela maior parte do tempo durante um episódio de doença psicótica que dure pelo menos 1 mês (ou por algum tempo durante a maioria dos dias).

1) **Sintomas de maior hierarquia**:
- eco, inserção, roubo ou irradiação de pensamento;
- delírios de controle, influência ou passividade, claramente relacionados ao corpo ou a movimentos dos membros ou a pensamentos, ações ou sensações específicos; percepção delirante;
- vozes alucinatórias fazendo comentários sobre o comportamento do paciente ou discutindo entre si, ou outros tipos de vozes alucinatórias advindas de alguma parte do corpo; e
- delírios persistentes de outros tipos que sejam culturalmente inapropriados e completamente impossíveis (p. ex., ser capaz de controlar o tempo ou estar em comunicação com alienígenas).

2) **Sintomas de menor hierarquia**:
- alucinações persistentes, de qualquer modalidade, quando ocorrerem todos os dias, por pelo menos 1 mês, quando acompanhadas por delírios (os quais podem ser superficiais ou parciais), sem conteúdo afetivo claro ou quando acompanhadas por ideias superestimadas persistentes;
- neologismos, interceptações ou interpolações no curso do pensamento, resultando em discurso incoerente ou irrelevante;
- comportamento catatônico, tal como excitação, postura inadequada, flexibilidade cérea, negativismo, mutismo e estupor; e
- sintomas "negativos", tais como apatia marcante, pobreza de discurso, embotamento ou incongruência de respostas emocionais (deve ficar claro que tais sintomas não são decorrentes de depressão ou medicamento neuroléptico).

G2 – Critérios de exclusão diagnóstica mais comuns:
- Se o paciente também preenche os critérios para episódio maníaco, episódio depressivo ou misto, os critérios listados em 1 e 2 devem ter sido satisfeitos antes que a perturbação do humor se desenvolva.
- O transtorno não é atribuível a doença cerebral orgânica ou a intoxicação, dependência ou abstinência relacionada a álcool ou drogas.
- Na avaliação da presença dessas experiências subjetivas e comportamentos anormais, deve-se tomar especial cuidado para evitar avaliação falso-positiva, especialmente quando estão envolvidos modos de expressão e comportamento cultural ou subculturalmente influenciados ou um nível de inteligência abaixo do normal.

Fonte: adaptado de CID-10[4].

Exame físico

O exame físico costuma não acrescentar muito no diagnóstico, mas pode ajudar a excluir outras causas de psicose. A presença de lesões de automutilação pode alertar os potenciais riscos e orientar a indicação de um tratamento ambulatorial ou hospitalar.

É possível observar também alterações ao exame físico que podem guiar a escolha do antipsicótico. Por exemplo: na presença de obesidade, deve-se evitar o uso de fármacos que aumentem o peso; em caso de alterações motoras prévias, dar preferência a fármacos com menor potencial de efeitos extrapiramidais.

Exames laboratoriais

É importante a dosagem de substâncias toxicológicas, que pode auxiliar no diagnóstico diferencial para o transtorno psicótico ou identificar o uso abusivo de substâncias que podem ser um indicativo de outra comorbidade.

Recomenda-se dosar o perfil lipídico e metabólico antes de iniciar o tratamento, devido aos efeitos colaterais de alguns fármacos.

O eletrocardiograma (ECG) é relevante como medida basal para pacientes que futuramente possam receber prescrição de medicações antipsicóticas capazes de prolongar o intervalo QT.

O eletroencefalograma (EEG) pode ser usado para excluir o diagnóstico de epilepsia de lobo temporal. Em casos raros, um exame de imagem como a ressonância nuclear magnética (RNM) de crânio pode ser utilizada para exclusão de outras causas de psicose.[6]

Diagnóstico diferencial

Não é fácil fazer o diagnóstico num primeiro momento, sendo necessário ver a evolução e avaliar as comorbidades. Mas pode-se optar pelo início do tratamento farmacológico dos sintomas psicóticos e pelo acompanhamento do paciente mesmo sem o diagnóstico definitivo, pois o retardo no tratamento é prejudicial para a evolução da doença.

O espectro da esquizofrenia e de outros transtornos psicóticos tem aspectos clínicos muito semelhantes, o que muda são a temporalidade e a presença ou não de sintomas de humor durante a fase ativa (Figura 1).[2]

Quando os delírios ou alucinações ocorrem exclusivamente durante um episódio depressivo maior ou maníaco, o diagnóstico de transtorno depressivo ou transtorno bipolar com características psicóticas passa a ser considerado.

O diagnóstico de esquizofrenia é feito apenas quando o episódio psicótico é persistente, não podendo ser atribuído a efeitos fisiológicos de uma substância ou a outra condição médica. Indivíduos com *delirium* ou transtorno neurocognitivo maior ou menor podem apresentar sintomas psicóticos, mas estes devem ter relação temporal com o início das mudanças cognitivas consistentes com esses transtornos.

Fases e evolução da doença

Os primeiros sintomas psicóticos costumam surgir entre o fim da adolescência e o início da vida adulta; é raro o início antes da adolescência.[2] Pode ter um curso repentino ou insidioso, porém é mais comum o curso lento e gradativo.

É papel da equipe de saúde prestar atenção em adolescentes que se isolam, com comportamentos estranhos, descuido com a higiene e a aparência, e sintomas depressivos, que podem ocorrer em cerca de metade dos pacientes. Essas mudanças são frequentemente percebidas por familiares e amigos e costumam influenciar o desempenho no trabalho e no estudo.[1] Alterações cognitivas podem preceder o aparecimento de sintomas psicóticos, e podem persistir quando ocorre a melhora desses sintomas, contribuindo para a incapacidade relacionada à doença.

O curso parece favorável em cerca de 20% das pessoas com esquizofrenia, e um número pequeno de indivíduos é referido como tendo obtido recuperação completa. A maioria dos indivíduos com esquizofrenia, entretanto, ainda necessita de apoio formal ou informal na vida cotidiana. Muitos permanecem cronicamente doentes, com exacerbações e remissões de sintomas da fase ativa,[2] como nos casos de o indivíduo estar restrito ao domicílio, sem capacidade de frequentar serviços de saúde, em decorrência da gravidade de sintomas psiquiátricos, ou mesmo por estar afetado por outra condição que impeça seu deslocamento para fora do domicílio.

Há uma tendência à diminuição dos sintomas psicóticos com o envelhecimento. No entanto, os sintomas negativos tendem a ser mais persistentes, apresentando íntima relação com o prognóstico.

As características essenciais da esquizofrenia tendem a ser as mesmas na infância, ainda que seja mais difícil fazer o diagnóstico. Os delírios e as alucinações podem não ser tão elaborados como os dos adultos; nessa fase, são mais comuns as alucinações visuais, sendo importante diferenciá-las de jogos de fantasia normais. Desorganização de discurso e comportamentos podem ocorrer em outros distúrbios com início na infância e não devem ser atribuídos à esquizofrenia sem descartar esses outros transtornos (p. ex., transtorno do espectro autista, transtorno de déficit de atenção e hiperatividade). O prognóstico costuma ser ruim quando a esquizofrenia inicia na infância.[2]

O diagnóstico de esquizofrenia com início tardio, após os 40 anos, é mais comum em mulheres, os sintomas são predominantemente psicóticos com preservação do afeto e do funcionamento social.

Abordagem multidisciplinar na atenção domiciliar

Abordagem física

Tratamento farmacológico

O tratamento é voltado para o manejo dos sintomas, usando um neuroléptico/antipsicótico de alta potência para sintomas positivos e de agitação psicomotora. A potência dos neurolépticos como antipsicótico está diretamente relacionada à ação no receptor D2 de dopamina, mas muitos bloqueiam outros receptores (adrenérgicos, histaminérgicos, colinérgicos e serotoninérgicos), podendo apresentar efeitos colaterais relacionados a esse bloqueio (Tabela 1).

Os principais neurolépticos atípicos são haloperidol, clorpromazina, periciazina e levomepromazina. Apresentam alta potência antipsicótica, com exceção do haloperidol, que possui maior efeito sedativo, que pode ser desejável ou não.

Deve-se tatear a dose do neuroléptico até que se tenha controle dos sintomas; o aumento deve ser lento e gradual. Geralmente, num primeiro surto, inicia-se com haloperidol na dose de 2-5 mg, que costuma ser suficiente. Em caso de agitação, pela lenta ação do neuroléptico, pode-se associar um benzodiazepínico como lorazepam ou clonazepam de 2-6 mg/dia e, assim que houver melhora clínica, devem ser suspensos.

Pode-se associar um anticolinérgico como o biperideno para prevenção de efeitos extrapiramidais e, após a remissão do surto, com a diminuição do neuroléptico procurando-se manter a dose mínima eficaz, reduz-se o anticolinérgico até que seja suspenso, uma vez que o uso prolongado está associado ao aparecimento de discinesia tardia.[6]

Os neurolépticos atípicos como risperidona, olanzapina, quetiapina, ziprazidona, amisulpirida e aripiprazol podem ser usados quando os típicos ocasionaram efeitos colaterais indesejáveis ou se o paciente não respondeu aos neurolépticos típicos. Os atípicos também podem ser a escolha para quando o paciente apresenta predomínio de sintomas negativos.

A clozapina pode ser considerada em caso de refratariedade, alto risco de suicídio e discinesia tardia com repercussão significativa. Caso haja intolerância à clozapina por agranulocitose, a troca poderá ser por olanzapina, quetiapina, risperidona ou ziprasidona, preferencialmente as que não foram utilizadas anteriormente.

Considera-se refratariedade ou falha terapêutica quando não há melhora de pelo menos 30% dos sintomas na escala breve psiquiátrica (BPRS)[7] com o uso de qualquer um dos fármacos preconizados por pelo menos seis semanas, nas doses adequadas.

Considerar a substituição do medicamento em uso por ziprasidona ou aripiprazol caso haja comorbidades clínicas (hipertensão arterial sistêmica, obesidade, diabetes *mellitus*, síndrome metabólica) desencadeadas após o uso de algum antipsicótico.

Em relação ao caso clínico, o paciente com diagnóstico de esquizofrenia sofreu um ferimento por arma de fogo com lesão medular, tornando-se dependente para as atividades da vida diária. Além disso, não aceitava o diagnóstico de esquizofrenia.

Nesse contexto, o estresse e a falta de aderência ao tratamento precipitaram um novo quadro psicótico agudo. Para tanto, o médico assistente, ao realizar a visita domiciliar, poderia escolher qualquer um dos antipsicóticos de uso oral (ver Tabelas 1 e 2) para iniciar o tratamento, evitando antipsicóticos com ação metabólica (p. ex. risperidona e olanzapina,

TABELA 1 Afinidade dos antipsicóticos aos receptores e principais efeitos colaterais

Fármaco	Afinidade por receptor						Principais efeitos colaterais			
Atípicos	**D1**	**D2**	**1 Adr**	**H1**	**mAch**	**5-HT2**	**SEP**	**SED**	**Hipo**	**Outros**
Risperidona	-	+++	++	-	-	+++	+	++	+	Aumento de peso, EPS em altas doses e hipotensão
Quetiapina	-	+	+++	-	++	+	+	++	++	Taquicardia, agitação e boca seca
Olanzapina	+	+	+	+	++	++	+	+	++	Boca seca, cefaleia, agitação e constipação
Clozapina	++	++	++	++	++	+++	-	++	+	Risco de agranulocitose (< 1%) necessita de controle com HMG. Convulsão, salivação, efeitos anticolinérgicos e ganho de peso
Típicos										
Clorpromazina	++	+++	+++	++	++	+	++	++	++	Aumenta prolactina (ginecomastia), hipotermia, efeitos anticolinérgicos, reações de hipersensibilidade, icterícia obstrutiva, taquicardia ventricular e morte súbita
Haloperidol	+	+++	+/-	+	+/-	+	+++	-	++	Parecido com a clorpromazina, mas sem icterícia e menos efeitos anticolinérgicos

SEP: Sintomas extrapiramidais; SED: sedação; Hipo: hipotensão.
Fonte: adaptada de CNSforum.com.

TABELA 2 Tratamento antipsicótico

Fármaco	Apresentação	Dose inicial	Dose terapêutica	Dose máxima	Dose máxima grupos especiais*
Risperidona	CP: 1, 2 e 3 mg	1 mg 2x/dia	3 mg 2x/dia		3 mg/dia *
Quetiapina	CP: 25, 100, 200 e 300 mg	25 mg 2x/dia	300-600 mg ao dia ÷ em 2-3 doses/dia	750-800 mg/dia	
Ziprazidona	CP: 40 e 80 mg	40 mg 2x/dia	40 mg 2x/dia	160 mg/dia	
Olanzapina	CP: 5 e 10 mg	5 mg à noite	20 mg/dia	30 mg/dia	5 mg/dia**
Clozapina	CP: 25 e 100 mg	12,5 mg à noite	300-400 mg/dia	800 mg/dia	
Clorpromazina	CP: 25 e 100 mg Solução oral 40 mg/mL	50-100 mg 3-2x/dia	400-800 mg/dia	1.000 mg/dia	
Haloperidol	CP: 1 e 5 mg Solução oral 2 mg/mL	1-5 mg ao dia	10 mg/dia	15 mg/dia	
Haloperidol decanoato	Solução injetável 50 mg/mL	150-200 mg IM ao mês		400 mg/mês	

CP: comprimido; * pacientes com insuficiência hepática ou renal.; ** pacientes debilitados fisicamente e emagrecidos.
Obs.: Para o tratamento dos efeitos extrapiramidais, o biperideno poderá ser utilizado na dose de 1 a 16 mg, divididos em 1 a 4 administrações ao dia, dependendo da intensidade dos sintomas. O propranolol também poderá ser utilizado para essa finalidade, na dose de 40 a 160 mg, divididos em 2 a 3 administrações ao dia.
Fonte: adaptada do Protocolo Clínico e Diretrizes Terapêuticas Esquizofrenia.[4]

que aumentam o peso, podendo alterar a glicemia, os triglicérides e a prolactina).

Não se tratando de paciente idoso, uma vez que é mais sensível a neurolépticos típicos ou de primeira geração, para esse jovem poderia-se prescrever o haloperidol ou a clorpromazina. Devido à não aceitação do diagnóstico de esquizofrenia pelo paciente, nesse caso optou-se pelo uso do haloperidol decanoato, um neuroléptico de depósito que pode ser administrado uma vez por mês para melhorar a adesão ao tratamento.

Por sorte, o tratamento foi eficaz, tratando o quadro de delírios persecutórios e alucinações auditivas. O paciente também não apresentou efeitos extrapiramidais como distonia, discinesia, acatisia e parkinsonismo (tremor, rigidez e bradicinesia).

Critérios de interrupção[4]

Haloperidol e clorpromazina:

- Após 6 semanas de uso de 300-1.000 mg/dia de clorpromazina ou 5-15 mg de haloperidol, não se mostrar melhora clínica.
- Não aderir ao tratamento e às avaliações.
- Apresentar distonia significativa, extrapiramidalismo resistentes ao tratamento com biperideno ou propranolol, ou outros efeitos adversos intoleráveis.

Risperidona:

- Após 6 semanas de uso de dose máxima, não se mostrar melhora clínica.
- Não aderir ao tratamento e às avaliações.
- Apresentar efeitos adversos intoleráveis, hiperprolactinemia ou sintomas extrapiramidais resistentes ao tratamento com biperideno ou propranolol ou gravidez/lactação.

Olanzapina e quetiapina:

- Após 6 semanas de uso de até 20 mg/dia (olanzapina) ou de 800 mg/dia (quetiapina), não se mostrar melhora clínica.
- Não aderir ao tratamento e às avaliações.
- Apresentar efeitos adversos intoleráveis, ganho de peso com desenvolvimento de obesidade (IMC acima de 30 kg/m^2), cintura com mais de 94 cm, HAS, dislipidemia, DM, resistência insulínica ou gravidez/lactação.

Ziprasidona:

- Após 6 semanas de uso de até 160 mg/dia, não se mostrar melhora clínica.
- Não aderir ao tratamento e às avaliações.
- Apresentar efeitos adversos intoleráveis.

Clozapina:

- Após 6 meses de uso de 300-800 mg/dia, não se mostrar melhora clínica.
- Não aderir ao tratamento e às avaliações.
- Apresentar, a qualquer tempo, efeitos adversos como convulsões, citopenia (leucócitos totais abaixo de 3.000/mm^3 ou neutrófilos abaixo de 1.500/mm^3 ou plaquetas abaixo de 100.000/mm3) ou conforme avaliação médica especializada. O paciente que, por qualquer das razões acima, tiver que interromper o uso de clozapina, poderá iniciar tratamento com quetiapina, ziprasidona, olanzapina ou risperidona.

Síndrome neuroléptica maligna[8]

Importante lembrar dessa condição, que pode ocorrer em 0,02 a 3% dos pacientes em uso de neurolépticos, tendo 10 a 20% de mortalidade.

Trata-se de um efeito adverso idiossincrático extremamente grave, que se acredita seja dado pelo bloqueio de receptores D2.

Geralmente ocorre após duas semanas do início do tratamento, e os sinais e sintomas são: extrapiramidais, instabilidade hemodinâmica, hipertermia, alteração de consciência, movimentos involuntários, leucocitose, aumento CPK. Pode levar a estupor, coma e morte.

O tratamento é a suspensão do neuroléptico que provocou a síndrome, suporte em centro de terapia intensiva, uso de agonista dopaminérgico (bromocriptina e amantadina) e dantrolene. A reintrodução do neuroléptico deve ser com muita cautela, de preferência esperar pelo menos duas semanas iniciando com drogas de baixa potência, tateando com doses bem baixas e aumentando bem lentamente. Certificar-se de que o paciente está bem hidratado e monitorar os sintomas da síndrome neuroléptica maligna é primordial. Evitar o uso de lítio, que parece ser um fator de risco, também é essencial.

Abordagem da Farmacêutica

A farmacêutica atuou de forma proativa, avaliando riscos de interações medicamentosas e a melhor forma de administrar as medicações para auxiliar na adesão medicamentosa, orientando também a aquisição dos medicamentos e a melhor maneira de guardá-los para que não se perca a ação terapêutica.

Abordagem da Enfermagem

A enfermagem, como agente que cuida, tem papel fundamental no manejo de um paciente com esquizofrenia.

O profissional deve ter um olhar para o paciente, para a família e para o espaço que habitam para poder cuidar efetivamente. Deve ter uma atenção sem julgamentos, respeitar, acolher e cuidar com segurança, de forma a criar empatia e confiança entre as partes.[8]

Muitos dos cuidados e dos procedimentos de enfermagem implicam situações de intimidade, como a higiene a ser orientada para o próprio paciente e para o cuidador, a passagem de uma sonda vesical de demora, a injeção intramuscular no glúteo, a coleta de exames de sangue, urina e fezes etc. Esses cuidados são fundamentais para que o paciente possa ficar em seu domicílio de forma segura, confortável e digna.

Para a segurança do paciente e da equipe de enfermagem, é importante que o profissional que adentra o domicílio seja muito bem treinado quanto aos procedimentos e, de preferência, tenha uma pessoa para auxiliá-lo e que possa servir como testemunha.

No caso clínico do capítulo, a equipe de enfermagem teve a função de aplicar a injeção mensalmente, conforme prescrição médica. Foi necessário orientar cuidadores e familiares quanto à higiene íntima e corporal e quanto à realização de curativos das lesões por pressão, além de terem sido organizadas a troca da SVD a cada 21 dias e a coleta de exames laboratoriais periódica para o acompanhamento de condições clínicas como diabetes e hiperlipidemia. Devido aos episódios de constipação, foi necessária a realização de *fleet* enema para quadro de impactação fecal pontual.

Abordagem da Nutrição

Segundo Boog (1999, apud SIMOMURA 2010, p. 61),[8] o papel do nutricionista é orientar o paciente a ter uma alimentação adequada, ingerindo os nutrientes necessários, promovendo a prevenção de desnutrição, o controle de doenças, a recuperação da saúde e, ao mesmo tempo, trazendo satisfação sensorial e psicológica.

No caso clínico, a nutricionista realizou a avaliação com recordatório nutricional e exame antropométrico para orientar adequadamente a dieta. Foi prescrita dieta para diabético, laxativa, hiperproteica (devido à LP). Eventualmente, durante o acompanhamento, indicou suplemento alimentar por não atingir a necessidade proteica/calórica.

Abordagem da Fisioterapia

O fisioterapeuta tem o papel de reabilitar o paciente e, no domicílio, deve encontrar formas diversificadas de atuação com base em seus conhecimentos.

A avaliação do grau de dependência e das principais queixas do paciente, para estabelecer um plano terapêutico de forma a alcançar o maior grau possível de mobilidade, adaptação cardiorrespiratória e controle de dor, é primordial.[8]

O paciente do caso clínico apresentava paraplegia, estava acamado e foi orientado a fazer reabilitação motora. O fisioterapeuta orientou os cuidadores quanto a mudança de decúbito, transferência e autocuidado, assim prevenindo lesões, lombalgias e dores articulares. Posteriormente, conseguiu-se que o paciente obtivesse controle de tronco para se sentar em cadeira de rodas.

Abordagem da Odontologia

Uma das alterações observadas nos pacientes é o descuido com a higiene pessoal, a começar pela escovação dos dentes. O paciente do caso clínico aqui apresentado não era diferente, apresentava uma má higiene oral e teve a orientação da equipe de odontologia quanto ao uso de fio dental e à escovação dos dentes. No entanto, foram necessários procedimentos *in loco* para extração de dentes e retirada de cálculos.

Abordagem da Terapia Ocupacional

A terapia ocupacional tem a finalidade de recuperar a capacidade funcional.[6] Pode-se dispor de ferramentas para que isso seja possível. No caso clínico, a terapeuta ocupacional indicou a confecção de órteses para os membros inferiores a fim de evitar que ele ficasse com os pés equinos e de ajudar o posicionamento em cadeira de rodas. Foram feitas adaptações na cama para facilitar a mudança de decúbito e orientadas tarefas objetivas para que o paciente percebesse que era capaz de fazê-las.

Abordagens psicossociais

A atuação do psicólogo da equipe multidisciplinar da AD é fundamental para o paciente com esquizofrenia.

Sabe-se que grande parte do percurso da doença apresenta quadros depressivos, ansiosos e risco de suicídio. A psicoterapia individual deve priorizar o apoio ao paciente, melhorar os sintomas, prevenir recaídas e evitar institucionalização.[6] A psicoterapia baseada em interpretações, com várias sessões semanais e por longos anos, não é recomendada. A psicoterapia em grupo também pode ajudar no sentido de estimular a organizar a comunicação, dando suporte e proteção ao grupo.[6]

Os sintomas positivos podem levar a grande ansiedade e tristeza, que, por sua vez, diminuem de intensidade quando o delírio e a alucinação melhoram. No entanto, os sintomas depressivos podem ocorrer independentemente dos sintomas psicóticos, e podem estar ligados à percepção da perda funcional e da nova realidade de vida após a crise.[9]

A depressão, a falta de esperança, a resposta ao comando de uma alucinação e o abuso de substâncias são fatores de risco para o suicídio. Cerca de 20% dos indivíduos com esquizofrenia tentam suicídio em algum momento da vida, e 5 a 6% morrem dessa forma. O risco é maior também no período após um episódio psicótico ou alta hospitalar.

Muitas vezes a esperança pode estar na religião ou na espiritualidade desse indivíduo. Avaliar suas crenças e valores pode ajudar em sua recuperação e conforto.

Segundo Shirakawa,[6] o acompanhante terapêutico é um profissional da saúde mental, geralmente um psicólogo, que tem o papel de ajudar o paciente a recuperar habilidades perdidas e acompanhá-lo em sua rotina, para permitir que ele retome a sua vida social e seja funcional.

Abordagem social

Os antecedentes culturais e religiosos devem ser levados em conta quando se avalia um quadro psicótico. Algumas ideias que parecem delirantes podem fazer parte da cultura daquele indivíduo (p. ex., bruxaria) ou alucinações podem estar relacionadas à religião (p. ex., ouvir a voz de Deus) e precisam ser consideradas quando se analisa o caso como um todo. As barreiras de idioma também devem ser consideradas para avaliar o conteúdo de um delírio.

Muitos pacientes com esquizofrenia costumam ter dificuldade para completar seus estudos e conseguir um emprego ou se manter nele.

É uma doença estigmatizante que acarreta conflitos nas relações familiares, escolares e profissionais. A rede social costuma ser precária, muitos homens não se casam nem têm amigos. Com a progressão para perda funcional as dificuldades aumentam e a parte financeira fica comprometida.

É dever do assistente social da equipe de Atenção Domiciliar orientar quanto aos recursos a que aquele indivíduo tem direito, como o BPC (Benefício de Prestação Continuada), ou acesso à LOAS (Lei Orgânica da Assistência Social) no caso de ser idoso, ter alguma deficiência física ou mental e não ter contribuído para a Previdência, tendo os critérios sociais para adquirir esses benefícios.[10]

Em caso de contribuição prévia, se o paciente apresentou quadro psicótico enquanto ainda era ativo no mercado de trabalho, pode receber o auxílio-doença, e se provada a incapacidade permanente pode ser aposentado por invalidez.

Essa foi a situação do paciente discutido neste capítulo. Em caso de aposentadoria por invalidez, se o indivíduo estiver dependente para as atividades de vida diária, pode-se solicitar o acréscimo de 25% sobre a aposentadoria.

Abordagem do familiar/cuidador

Como em muitos casos de doenças crônicas debilitantes, o paciente com esquizofrenia pode precisar de uma pessoa que o acompanhe e cuide dele.[11] Daí a importância na orientação e na educação da família/cuidador quanto à doença e como encará-la. Um ambiente familiar tenso tem mais chance de desencadear recaídas, assim como ser muito rígido e exigente.

É importante que o familiar/cuidador esteja presente para que o tratamento seja realizado efetivamente, verificando a adesão medicamentosa, os possíveis efeitos adversos das medicações, os sinais e os sintomas precoces de recaída. O familiar/cuidador e a equipe de saúde da Atenção Domiciliar devem encorajar o paciente a ser independente.

No entanto, toda essa carga de cuidados pode trazer uma sobrecarga a esse familiar/cuidador, tanto do ponto de vista físico como mental. Portanto, é de suma importância que a equipe de saúde esteja atenta aos sinais de sobrecarga do cuidador. Uma forma de avaliar essa situação é usando escalas de sobrecarga, como a escala de Zarit,[12] e a Burden Interview Scale.[13] A escala de Zarit avalia a sobrecarga percebida pelo cuidador familiar. A Burden Interview Scale avalia a sobrecarga do cuidador familiar de pacientes com doenças mentais associada a deficiência funcional e comportamental no domicílio. Em ambas, quanto maior a pontuação, maior a sobrecarga.

Esse cuidador deve ser orientado pela equipe de saúde a cuidar do paciente sem deixar de se cuidar. O apoio familiar e social é uma forma de minimizar a sobrecarga, dividindo as tarefas e estreitando novos vínculos sociais.[11] É preciso um espaço em que se possa aliviar as tensões, um lugar de escuta. O psicólogo pode acolher as angústias desse familiar/cuidador ajudando-o a lidar com a situação.

O acompanhamento pela equipe de saúde, seja pelo CAPS, seja pela equipe de assistência domiciliar, também foi apontado como forma de minimizar a sobrecarga, refletindo o cuidado como um todo, com o controle dos sintomas do paciente. Quando o paciente está bem, o cuidador fica bem.

Referências

1. Silva RCB. Esquizofrenia: uma revisão. Psicologia USP, 2006, 17(4):263-285.
2. DSM-5 – Espectro da esquizofrenia e outros transtornos psicóticos. In: Seção II Critérios Diagnósticos e Códigos. Manual diagnóstico e estatístico de transtornos mentais [recurso eletrônico]. American Psychiatric Association; trad. Maria Inês Corrêa Nascimento et al. 5. ed. Porto Alegre: Artmed, 2014.
3. Ministério da Saúde. Saúde mental, 24 maio 2021. Disponível em: https://www.gov.br/saude/pt-br/assuntos/noticias/dia-nacional-da-pessoa-com-esquizofrenia-cercada-de-tabus-doenca-tem-tratamento-no-sus. Acesso em: 18 nov. 2021.
4. Portaria SAS/MS n. 364, de 9 de abril de 2013. Protocolo Clínico e Diretrizes Terapêuticas Esquizofrenia.
5. Araripe-Neto AGA, Bressan RA, Busatto-Filho G. Fisiopatologia da esquizofrenia: Aspectos atuais. Rev. Psiq. Clín. 2007;34(2):198-203.
6. Shirakawa I. Aspectos gerais do manejo do tratamento de pacientes com esquizofrenia. Rev Bras Psiquiatr; 2000:22(I):56-58.
7. Elkis H, Alves T, Eizenman I. Reliability and validity of the Brazilian version of the BPRS Anchored. Schizophr Res. 1999;36:7.
8. Wijidikis EFM. Neuroleptic malignant syndrome. Disponível em: www.uptodate.com. Acesso em 13 mar. 2022.
9. Yamaguchi et al. Assistência domiciliar: uma proposta interdisciplinar. Santana de Parnaíba: Manole, 2010.
10. Araripe-Neto AGA, et al. Sintomas depressivos e esquizofrenia. Med Int Méx. 2020;36(1):S32-S35.
11. Stopa R. O direito constitucional ao Benefício de Prestação Continuada (BPC): o penoso caminho para o acesso. Serv. Soc. Soc., São Paulo, n. 135, p. 231-248, maio/ago. 2019. Disponível em: https://www.scielo.br/j/sssoc/a/vWM6YLcDR8vXMTGnqDM8skS/?lang=pt. Acesso em 02 mar. 2022.
12. Almeida MM, et al. Sobrecarga de cuidadores de esquizofrênicos. Rev Psiquiatr Rio Grande do Sul. 2010;32(3):73-79.
13. Sequeira C. Adaptação e validação da Escala de Sobrecarga do Cuidador Zarit. Rev Ref. 2010;2(12):9-16.
14. Scazufca M. Brazilian version of the Burden Interview scale for the assessment of burden of care in carers of people with mental illnesses. Rev Bras Psiquiatr. 2002;24(1):12-17.
15. Leite RFM e Franco RS. Psicoses no contexto da Medicina de Família e Comunidade. In: Gusso G, Lopes JMC. Tratado de Medicina de Família e Comunidade: princípios, formação e prática. Porto Alegre: Artmed, 2012. v. 2, cap. 227, p. 1985-89.

Doenças vasculares

Capítulo 6

Úlceras venosas e arteriais

Maria Teresa de Andrade Sol
Gabriela dos Santos Marques
Camillo de Alcântara César

PONTOS-CHAVE

- Aproximadamente 70% das úlceras nos membros inferiores são causadas por doença venosa, e cerca de 20% por insuficiência arterial ou doença arteriovenosa mista.
- O paciente que apresenta úlceras venosas ou arteriais deve ser assistido por equipe multidisciplinar para abordagem satisfatória.
- A atenção domiciliar ao indivíduo com úlceras venosas e arteriais busca medidas para a melhoria do retorno venoso e fluxo arterial, além do controle dos fatores sistêmicos e de cuidados com a ferida para promoção da cicatrização.
- O método clínico centrado na pessoa inclui a avaliação do contexto familiar e a abordagem do sofrimento psicossocial e deve ser aplicado no atendimento domiciliar de pacientes com úlceras venosas e arteriais.

OBJETIVOS DE APRENDIZAGEM

Ao final do capítulo, o leitor deverá ser capaz de:

- Realizar avaliação clínica do paciente com úlceras venosas e arteriais no domicílio.
- Diferenciar estágios de evolução das úlceras e descrever o aspecto das feridas.
- Abordar terapeuticamente as úlceras de acordo com as diferentes etiologias, com foco na prevenção e no cuidado multidisciplinar pela equipe de atenção domiciliar em serviços de atenção domiciliar privado ou público.

Apresentação do caso clínico

J.S., 77 anos, viúva, com história de hipertensão arterial controlada com hidroclorotiazida 25 mg pela manhã e losartana 50 mg a cada 12 horas, diabetes *mellitus* tipo 2 em uso de metformina 850 mg 2 x/dia, uso diário de ácido acetilsalicílico 100 mg e atorvastatina 20 mg. Era acompanhada com frequência na unidade básica de saúde (UBS), devido às úlceras venosas em membros inferiores, que possui há mais de 5 anos. Há 2 anos, sofreu acidente vascular encefálico (AVE) isquêmico com sequela de hemiparesia direita e atualmente está restrita ao domicílio, com dependência completa para as atividades de vida diária (AVD) instrumentais e semidependência para as AVD básicas. J.S. vive com uma filha, que solicitou visita domiciliar para avaliação das úlceras, pois a mãe tem se queixado de dor mais intensa no local e aumento da área de lesão no maléolo lateral direito, com saída de secreção e odor fétido. Ao exame dos membros inferiores, observaram-se varizes, hiperpigmentação e edema duro pior à direita. Na região do maléolo lateral esquerdo, uma lesão com área de 12 cm^2 e, no maléolo lateral direito, lesão de 67 cm^2. Ambas eram rasas e moderadamente exsudativas, com bordas irregulares e leitos recobertos por tecido necrótico amarelo. Pele ao redor das lesões sem sinais de infecção.

Definição

Diversas patologias podem resultar na formação de úlceras nos membros inferiores, sendo as doenças vasculares (insuficiência venosa crônica e doença arterial obstrutiva periférica) importantes etiologias. Aproximadamente 70% das úlceras nos membros inferiores são causadas por doença venosa, e cerca de 20% por insuficiência arterial ou doença arteriovenosa mista.[2] As úlceras são consideradas crônicas quando não passam por uma reparação ordenada e oportuna, capaz de promover a integridade anatômica e funcional, após 3 meses do seu aparecimento.[1]

Diagnóstico

A maioria das úlceras pode ter sua etiologia identificada a partir das características e localização. História clínica, fatores de risco e exame físico focado na avaliação neurovascular também contribuem para essa determinação (Quadro 1).

Na suspeita de insuficiência venosa, a ultrassonografia duplex estará indicada se o diagnóstico não for claro ou se for considerada intervenção cirúrgica. Através desse exame de imagem não invasivo, é possível avaliar refluxo e obstrução no sistema venoso superficial e profundo.

Para a confirmação da doença arterial periférica (DAP), deve ser realizado o índice tornozelo-braquial (ITB), assim como para exclusão de DAP em pacientes com suspeita de insuficiência venosa crônica. A ultrassonografia duplex arterial ou a angiografia também podem ser utilizadas para confirmação da DAP, além de ser necessária para a realização de revascularização e seguimento pós-intervenção.[2] Úlceras venosas com evolução maior que 3 meses ou que não respondem ao tratamento após 6 semanas têm indicação de biópsia para o diagnóstico histológico, com o objetivo de excluir malignidade ou outras etiologias para a ferida.[3]

QUADRO 1 Apresentação clínica: úlceras venosas e arteriais

	Venosa	Arterial
História	Trombose venosa profunda anterior, obesidade, multiparidade, edema crônico de membros inferiores, dor ao permanecer em ortostatismo prolongado.	Tabagismo, diabetes, dislipidemia, claudicação intermitente. Ferida que surge com pequeno trauma e não cicatriza.
Localização	Acometimento da "área da polaina ou perneira". Regiões maleolares.	Regiões distais (dedos dos pés). Pontos de pressão.
Morfologia	Margens irregulares, rasas (geralmente espessura parcial, até a derme), exsudato abundante.	Bordas bem delimitadas, escara necrótica, podem ser profundas.
Outras características	Dermatite de estase, lipodermatoesclerose, edema periférico, varicosidades.	Pele atrófica e brilhante, sem pelos. Pulsos periféricos fracos/ausentes, tempo de enchimento capilar prolongado.
Presença de dor	Dor leve/moderada	Dor intensa

Fonte: adaptado de Singer AJ *et al.*, 2017.[2]

Avaliação da lesão

Para avaliação da ferida, pode ser utilizada a ferramenta TIME, na qual o "T" se refere à identificação do tecido presente no leito da ferida, o "I" diz respeito a sinais de inflamação ou infecção, o "M" trata da manutenção da umidade, e o "E" descreve as bordas da ferida (do inglês *edges*).[4]

Fases e evolução da doença

Na atenção domiciliar, o acompanhamento das úlceras é voltado para avaliar a efetividade dos tratamentos em curso e identificar sinais de alarme. Deve-se monitorizar a evolução das feridas: sua dimensão, profundidade, leito e tecidos circundantes. É desejável documentar detalhadamente a evolução do quadro, e sugere-se o uso de fotografias para visão mais objetiva e longitudinal.[5]

Feridas de quaisquer etiologias estão sujeitas a infecção secundária, extensiva a pele e partes moles.[5] É de suma importância atentar-se para sinais flogísticos, como eritema, edema, calor local, alteração do exsudato e piora do odor, que motivarão o emprego de antibioticoterapia sistêmica. Em quadros avançados, sinais de exposição óssea devem elevar a suspeição para osteomielite. Uma avaliação clínica ampla deve vigiar sinais de disseminação sistêmica e sepse.[6]

Outro grupo de complicações relevantes são as urgências neurovasculares, que demandam pronto atendimento e intervenção especializada. Em pacientes com DAP, a equipe assistente no domicílio precisa investigar ativamente sinais de isquemia crítica. O exame clínico deve avaliar a dor, temperatura no membro, perfusão e palpação de pulsos, especificamente das artérias poplítea, dorsal do pé e tibial posterior. Em quadros crônicos de gangrena, há uma alteração localizada e distal, nos dedos, com aspecto escuro, demarcado e, geralmente, ressecado.

Quadros de isquemia aguda tendem a cursar com dor aguda, redução de pulsos e de temperatura no membro, palidez, paralisias e parestesias.[7] Constatados esses quadros, torna-se indispensável a avaliação especializada de cirurgião vascular, com acesso a propedêutica complementar prioritária. Em alguns casos, poderá lançar mão de terapias trombolíticas, de reperfusão ou mesmo amputações.[6]

A identificação precoce e a abordagem das complicações mencionadas objetivam reduzir o comprometimento do membro, manter sua viabilidade e prevenir disfunções orgânicas, em pacientes em atenção domiciliar, já fragilizados.

Abordagem multidisciplinar pela equipe de atenção domiciliar

Abordagem física

Medidas preventivas

É importante identificar os fatores de risco para úlceras presentes para cada paciente. Úlceras venosas têm como fatores de risco idade avançada, sexo feminino, história prévia de trombose venosa profunda ou flebite, ferimento prévio, edema crônico dos membros inferiores, sedentarismo e ortostatismo prolongado. Fatores de risco para úlceras arteriais são diabetes *mellitus*, hipertensão, dislipidemia, obesidade, tabagismo.[1]

A partir da identificação desses fatores de risco, é possível intervir naqueles que são modificáveis, com foco no bom controle das comorbidades, como diabetes e hipertensão, incentivo à atividade física, à alimentação balanceada e à cessação do tabagismo, a fim de prevenir o aparecimento de úlceras venosas ou arteriais.

O tratamento específico das úlceras venosas e arteriais é muitas vezes desafiador; exige abordagem multidisciplinar e envolvimento do cuidador. O paciente com úlceras crônicas deve ser avaliado de forma integral, e o nível de complexidade do cuidado dependerá de diversos fatores, como doenças de base, grau de dependência e mobilidade, suporte e disponibilidade dos cuidadores, complexidade do curativo proposto e periodicidade de trocas. Esses pacientes necessitarão de tratamento prolongado até a cicatrização das úlceras, e essa avaliação deve ser feita de forma dinâmica com integração da rede, identificando na evolução do quadro a eventual necessidade de cuidados de maior complexidade.

Cuidados com as úlceras

- **Preparação do leito da ferida:** inicialmente o paciente deve ser avaliado como um todo, com especial atenção para o controle das comorbidades, medicações em uso que podem atrasar a cicatrização (como imunossupressores e corticoides sistêmicos) e estado nutricional. Avaliar a perfusão e oxigenação dos tecidos e realizar os cuidados com o leito da ferida para promover a cicatrização. Diferenciar tecido viável de tecido não viável, realizar limpeza da úlcera a cada troca de curativo com solução salina ou água e desbridamento, conforme necessário.
- **Desbridamento:** deve ser realizada a remoção de tecido necrótico e desvitalizado de forma cirúrgica, mecânica, enzimática, biológica ou autolítica. A escolha do método de desbridamento deve se basear na avaliação da ferida, na disponibilidade do serviço e na condição de saúde geral do paciente. Em úlceras arteriais com gangrena úmida ou abscesso, a ferida deve ser desbridada imediatamente, independentemente da necessidade de revascularização, e a extremidade deve ser revascularizada o mais rápido possível, com segurança, se necessário, após drenagem/desbridamento e controle da infecção. Para pacientes com gangrena seca sem celulite, o membro deve ser revascularizado primeiro. O curativo é protetor, reduzindo o risco de trauma ou infecção. A ferida deve ser levemente envolvida com uma atadura volumosa de gaze seca, evitando-se o excesso de pressão que pode agravar a isquemia. Após a revascularização, a ferida deve ser monitorada de perto para sinais de cura ou para necrose/drenagem do tecido que pode indicar a necessidade de desbridamento adicional.[8]
- **Avaliar a presença de infecção:** um ou mais dos seguintes sintomas sugerem presença de infecção da ferida: calor e sensibilidade local, eritema importante na pele adjacente, linfangite, aumento rápido da úlcera, febre. A presença de infecção impede a cicatrização adequada da úlcera, além de trazer riscos para o paciente caso ocorra progressão para uma infecção sistêmica.
- **Antibioticoterapia sistêmica:** deve ser utilizada apenas em pacientes com sinais ou sintomas de infecção. Não há evidências de que o uso rotineiro de antibióticos contribua para a redução da colonização bacteriana ou cicatrização de úlceras venosas, além de potencialmente promover resistência bacteriana.[9] Quando indicada, a antibioticoterapia deve cobrir organismos Gram-positivos e Gram-negativos, incluindo *Pseudomonas*.
- **Coberturas:** devem manter o leito da ferida propício à cicatrização. A escolha será individualizada, levando em consideração diversos fatores. A cobertura deve ser capaz de manter o leito úmido, controlar exsudatos e proteger a pele circunjacente. Deve minimizar fricção e não causar maiores danos nos tecidos, além de ser custo-efetiva, apropriada para a etiologia da úlcera e o contexto do paciente (Quadro 2).

Úlceras arteriais

O paciente que apresenta úlcera arterial é considerado portador de DAP avançada, sendo importante avaliá-lo quanto ao

QUADRO 2 Coberturas para úlceras: tipos e indicações

Hidrocoloide placa
Estimula a granulação e angiogênese, absorve excesso de exsudato, mantém a umidade e temperatura, facilitando a regeneração tissular. Promove o desbridamento autolítico e alivia a dor ao manter as terminações nervosas protegidas, úmidas e aquecidas. **Indicação:** feridas com baixa a moderada exsudação, não infectadas, com ou sem tecido necrótico, queimaduras superficiais. Pode permanecer sobre a lesão por até 7 dias. Aplicada diretamente sobre a ferida, deixando margem de 1 cm. Não exige cobertura secundária.
Hidrofibra (fita ou placa)
Capacidade de absorção de moderado a intenso exsudato, mantém meio úmido, promove desbridamento autolítico. **Indicação:** ferida com moderada a intensa exsudação, com ou sem infecção, com ou sem sangramento (controla pequenas hemorragias), com ou sem tecido necrótico, feridas cavitárias (utilizar fita), queimaduras de 1º e 2º grau. Aplicar diretamente sobre a ferida, ultrapassando as bordas da ferida em ao menos 1ccm. Requer cobertura secundária. Trocar quando houver saturação da cobertura ou extravasamento de exsudato, não ultrapassando 7 dias após a aplicação.
Hidrofibra com prata
Indicação: ferida com moderada a intensa exsudação, com ou sem infecção, intensamente colonizada, com ou sem tecido necrótico, profundas ou superficiais. Contraindicada a feridas com exsudato mínimo.
Alginato
Capacidade de absorver exsudatos e promover desbridamento autolítico. **Indicação:** feridas de moderado a intenso exsudato, requer cobertura secundária para absorver o excesso de exsudato. Contraindicado em feridas necróticas ou com exsudato mínimo.

(continua)

QUADRO 2 Coberturas para úlceras: tipos e indicações (*continuação*)

Espuma de poliuretano
Capacidade de absorver exsudatos e controlar umidade. **Indicação:** ferida com moderada a intensa exsudação, com ou sem infecção (prioritariamente com infecção), com ou sem tecido necrótico, queimaduras de 2º ou 3º grau e feridas estagnadas. Aplicar diretamente sobre a ferida de forma que ultrapasse a borda da ferida em pelo menos 2 cm em toda a sua extensão. Trocar quando houver saturação da cobertura ou extravasamento do exsudato, não ultrapassando 7 dias após a aplicação. Não requer cobertura secundária. **Contraindicação**: pacientes com sensibilidade à prata. Não deve ser utilizado com soluções de hipoclorito ou peróxido de hidrogênio, pois ocorre inativação da prata.
Carvão ativado e prata
Indicação: em feridas de moderado a intenso exsudato com odor desagradável, com ou sem infecção. Associação com prata pode ser usada em feridas com grande colonização ou infectadas. Aplicar diretamente sobre a ferida em qualquer uma das faces usando luvas ou materiais estéreis. Requer cobertura secundária. Trocar quando houver saturação da cobertura, não ultrapassando a 7 dias após aplicação. A cobertura secundária pode ser trocada sem a troca da placa se ainda não estiver saturada. Contraindicado em feridas necróticas ou com exsudato mínimo.
Hidrogel
Indicação: feridas secas e dolorosas. Mantém umidade no leito da ferida, porém devem ser observadas hiper-hidratação e maceração. Deve ser usado sempre associado a coberturas oclusivas ou gaze. As trocas são feitas de acordo com a saturação da cobertura associada, ou até 72 horas quando associado com gaze. **Contraindicação:** feridas excessivamente exsudativas.

Fonte: adaptado de Fonder MA *et al.*, 2008.[10]

grau e localização da obstrução e à indicação de revascularização ou até amputação de membros. A melhora da vascularização é de extrema importância para alcançar a cicatrização da úlcera. Pacientes que não são candidatos à revascularização, seja devido às comorbidades ou anatomia arterial desfavorável, devem ser manejados com terapia conservadora.

Úlceras venosas

Para o tratamento da úlcera venosa, é importante abordar a insuficiência venosa crônica além do tratamento específico para a ferida, com foco na prevenção de infecção e promoção da cicatrização. O tratamento conservador da insuficiência venosa inclui cuidados com a pele, elevação dos membros inferiores, exercícios físicos e terapia compressiva. Pacientes com sintomas persistentes, apesar do tratamento conservador, podem ser candidatos ao tratamento cirúrgico. O tratamento conservador das úlceras venosas se ampara em quatro pilares:[11]

1. Terapia tópica (limpeza e escolha de coberturas locais).
2. Controle de infecção.
3. Tratamento da estase venosa.
4. Prevenção de recidivas com mudanças de estilo de vida.

A terapia compressiva auxilia na cicatrização das úlceras e na prevenção de recorrências. Tem como objetivos reduzir a pressão venosa, diminuindo a estase e A inflamação, melhorando a vascularização dos tecidos. Existem diversas modalidades para promover a compressão, como meias elásticas, bandagens elásticas ou inelásticas (bota de Unna) e compressão pneumática. Estudos mostraram que a terapia de compressão elástica resulta na cicatrização mais rápida da úlcera em comparação com a terapia de compressão inelástica,[12] porém a indicação de cada uma das modalidades deve ser individualizada e baseada em múltiplos fatores, como custo, tolerância pelo paciente, experiência do cuidador, entre outros.

Para a adequada cicatrização de úlceras venosas, é necessário promover compressão elevada (30-40 mmHg), além de verificar se o paciente apresenta contraindicação à prescrição de terapia compressiva de alta intensidade, como DAP, ITB ≤ 0,9, fase aguda de trombose venosa profunda, insuficiência cardíaca, celulite, infecção aguda ou tecidos necróticos na pele.[13] Na maioria dos casos, meias abaixo do joelho são tão efetivas quanto as de comprimento até a coxa, com a vantagem de serem mais bem toleradas.[11] A compressão deve ser realizada pela manhã, logo após acordar, quando o edema é mínimo, ou após elevação dos membros inferiores por cerca de 30 minutos. Devem ser colocadas após a realização dos curativos da úlcera e removidas à noite ou até o horário máximo de tolerância do paciente. As principais complicações da terapia compressiva são necrose da pele, infecção fúngica e dermatite de contato.

No caso clínico, a paciente J.S. apresentava clínica compatível com úlceras de etiologia venosa. Na avaliação clínica, seria importante a realização do ITB para identificar a presença de doença arterial concomitante. Poderia ser orientada da elevação dos membros inferiores acima do nível do coração por algumas horas do dia, além de implementada terapia compressiva para melhoria do retorno venoso, como a bota de Unna. A oclusão da lesão com cobertura capaz de absorver exsudato também é indicada, por exemplo com alginato de cálcio ou carvão, sendo necessária reavaliação frequente da ferida e da periodicidade de troca do curativo, de acordo com a evolução e quantidade de exsudato.

Prevenção e reversão das úlceras arteriais e venosas

A identificação de pacientes de risco para lesões cutâneas e de tecidos moles pelo médico assistente que realiza atendimento domiciliar pode ser obtida por meio do rastreamento de fatores de risco, história clínica e exame físico, necessários para instituir um plano de cuidado multidisciplinar de medidas preventivas, além de identificar fatores potencialmente corrigíveis.[3]

Abordagem da insuficiência venosa: para o controle do edema na insuficiência venosa periférica, três estratégias são utilizadas: elevação dos membros inferiores, deambulação e terapia compressiva. Os pacientes e/ou cuidadores devem ser orientados quanto à elevação dos membros inferiores acima do nível do coração durante o dia, por pelo menos 2 a 4 horas. Os pés da cama podem ser elevados 10-15 cm, caso não haja contraindicação (como insuficiência cardíaca ou respiratória). É indicada fisioterapia com o objetivo de promover drenagem venosa e cinesioterapia para melhoria da amplitude de movimento da articulação tibiotársica e da função de bomba muscular. Dessa forma, é possível promover diminuição da anquilose e de atrofias musculares causadas pela insuficiência venosa crônica. O estímulo à deambulação com caminhadas controladas também se mostra útil.[11]

A terapia compressiva, seja por meio de meias compressivas ou de bandagens, é fundamental para o tratamento de úlceras venosas ativas, bem como para a prevenção de surgimento ou recorrência de ulcerações (Figura 1).

Abordagem da DAP: para o tratamento do paciente com úlcera arterial, é preciso fazer o posicionamento neutro ou pendente das pernas, cuidado com os sapatos para evitar traumatismos (usar de sapatos confortáveis e com bico largo, não andar descalço, evitar sandálias). Redução da pressão em extremidades e atividade física conforme a tolerância também são sugeridas, além do controle de comorbidades e cessação do tabagismo (Figura 2).[10]

Serviços de atenção domiciliar públicos (EMD) ou privados (*home care*) podem acompanhar pacientes com úlceras na realização de curativos, bem como em casos de infecção local sem comprometimento sistêmico, quando da possibilidade de tratamento antibiótico parenteral, até a resolução do quadro infeccioso e fechamento da ferida.

Situações com necessidade de suporte hospitalar: para pacientes devem ser avaliados quanto à indicação de revascularização cirúrgica, trombose arterial aguda, trombose venosa profunda e tromboembolismo pulmonar, desbridamento cirúrgico extenso ou amputação de membro, é sugerida a avaliação em nível hospitalar.

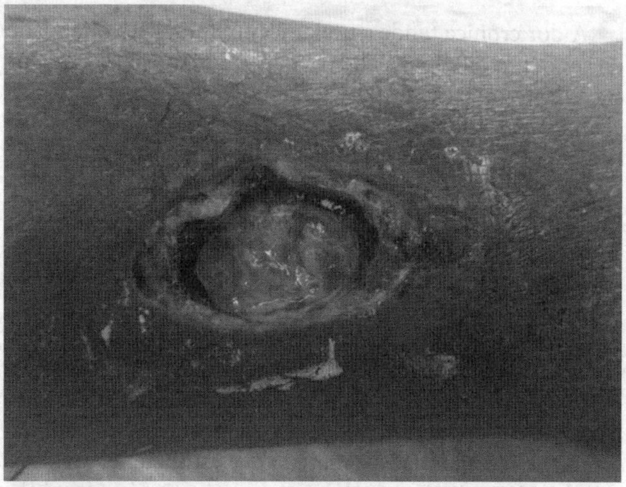

FIGURA 2

Úlcera arterial: ferida isquêmica, perto do maléolo lateral. Observe que a ferida se estende por toda a derme, com mistura de tecido fibrótico e escara na base.

Fonte: Neschis DG, Golden MA, 2021.[14]

Abordagem psicológica

Úlceras de etiologia arterial, venosa ou mista tendem a cronicidade, com impacto negativo sobre a qualidade de vida. A cicatrização pode levar anos ou não se completar em até 20% dos quadros venosos, e há moderado risco de recorrência, em 23% até 60% dos casos.[15,16] Conviver com a presença de úlceras e os cuidados requeridos pode exacerbar sintomas depressivos e ansiosos.[17]

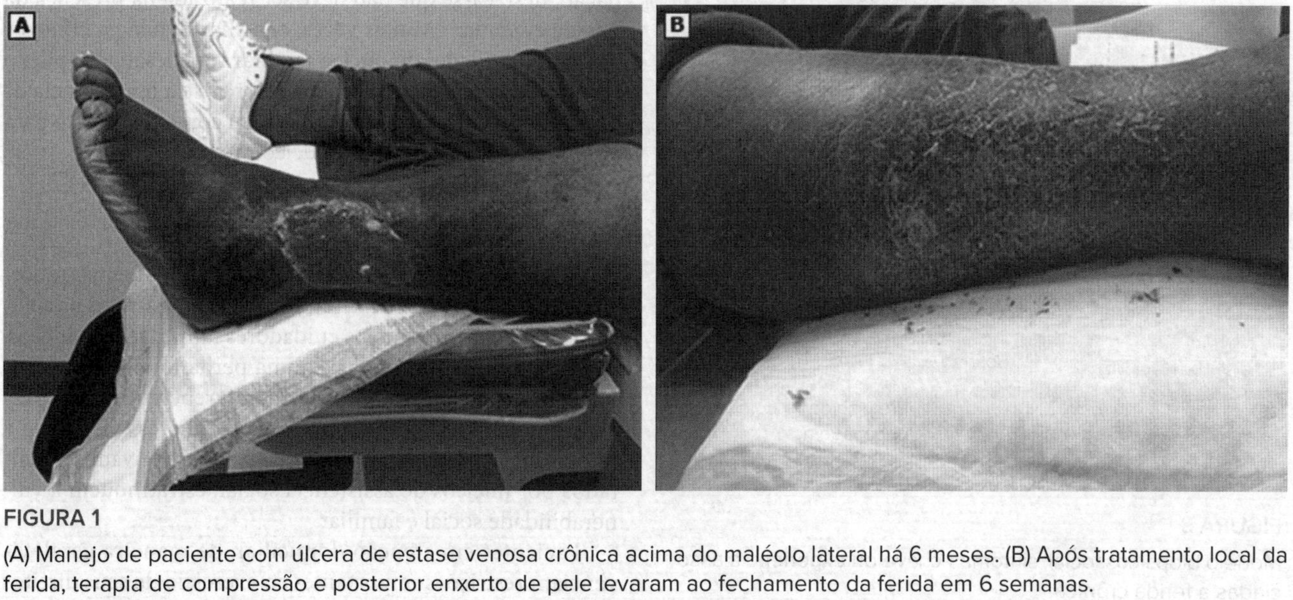

FIGURA 1

(A) Manejo de paciente com úlcera de estase venosa crônica acima do maléolo lateral há 6 meses. (B) Após tratamento local da ferida, terapia de compressão e posterior enxerto de pele levaram ao fechamento da ferida em 6 semanas.

Fonte: Evans K, Kim PJ, 2020.[8]

A dor crônica tende a prejudicar o humor e a qualidade do sono. Em estudos qualitativos, pacientes relatam tendência à desvalorização e subtratamento desses sintomas.[17] Em alguns casos, a aparência, exsudatos e o odor das úlceras também geram estigmas e sentimentos de vergonha, aspecto clínico associado ao isolamento social.[18]

Em quadros avançados, há limitação da capacidade de trabalho e da autonomia, com demanda por ajuda de terceiros. Além de sintomas físicos impactantes, pacientes em atenção domiciliar vivenciam mudanças na dinâmica familiar, que podem despertar sentimentos de menos valia e culpa.[17,18] Há evidências de que pacientes desejam participação mais ativa nas definições de tratamento, por exemplo, seleção de curativos.[17] Decisões compartilhadas podem aumentar a adesão aos planos terapêuticos, à medida que estimulam a autonomia do sujeito. Aprimorando-se a comunicação, é possível alinhar as expectativas do paciente ao conhecimento do profissional, fomentando resiliência e empoderamento.

Nesse aspecto, faz-se essencial a atenção da atenção primária à saúde/equipe multidisciplinar de atenção domiciliar (APS/EMAD), serviços privados de atenção domiciliar, para ofertar escuta empática e, quando necessário, tratamento psicotrópico. Uma abordagem holística, centrada na pessoa, enfoca o processo de cicatrização das úlceras e o controle sintomático, na mesma medida em que se valorizam a experiência do paciente e suas prioridades (Figura 3).

Abordar aspectos de espiritualidade pode ser uma expectativa dos pacientes, nem sempre contemplada por profissionais de saúde. Uma avaliação oportuna desse aspecto, sem julgamentos religiosos, fortalece o atendimento integral e humanizado em contextos de fragilização da saúde, próprio

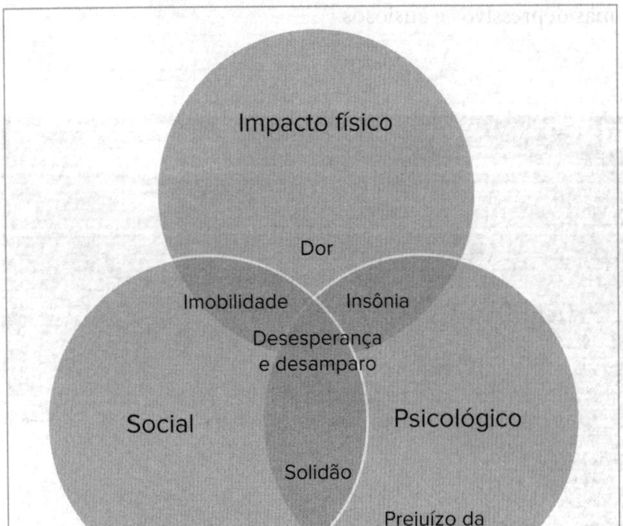

FIGURA 3

Modelo biopsicossocial: sintomas-chave ou experiência associadas a ferida crônica.

Fonte: adaptado de Fearns N et al., 2017.[17]

de muitos casos de atendimento domiciliar. Os questionários FICA e HOPE podem ser ferramentas úteis nessa perspectiva.[19]

Abordagem do cuidador

Em pacientes com úlceras crônicas, há tendência à redução dos vínculos sociais extrafamiliares, predominando o suporte familiar, para cuidados físicos, psicológicos e emocionais.[18] Na atenção domiciliar, o cuidado de condições crônicas complexas demanda treinamento e educação permanente dos agentes. É fundamental que a equipe multidisciplinar estimule e valorize o saber e a vivência do núcleo familiar e instrumentalize cuidadores. A rotina no domicílio inclui cuidados de alimentação, higiene, mudanças de decúbito e tratamento de comorbidades, por vezes com aferições glicêmicas, pressóricas e outras medidas.[20] Em relação às úlceras, o cuidador deve ser capacitado para realizar curativos e reconhecer sinais infecciosos locais e sistêmicos. Úlceras extensas têm risco elevado de infecções com potencial de disseminação, e, à menor suspeita, deve-se acionar avaliação profissional.

Sempre que possível, a assistência deve contar com profissionais de enfermagem para cuidados de curativos, nutrição nos casos de sarcopenia e desnutrição, fisioterapia e terapia ocupacional, quando da necessidade de reabilitação motora, farmácia, sobretudo em casos de polifarmácia, fonoaudiólogo, quando da alimentação por vias alternativas. Para além da orientação, também é preciso que a equipe multidisciplinar reconheça e legitime as demandas dos cuidadores. Na literatura, observa-se uma lacuna de estudos que avaliam objetivamente a qualidade de vida desse grupo, porém estudos qualitativos reportam manifestações de sobrecarga, demandas por empatia e participação mais ativa no plano terapêutico por parte de familiares.[17,21]

Na abordagem da sobrecarga do cuidador, sintomas psíquicos e físicos devem ser pesquisados, pois padrões de adoecimento são frequentes. A escala de Zarit auxilia nessa avaliação; destaca-se que não deve ser realizada na presença da pessoa cuidada.[22] Muitas vezes, conciliar o manejo clínico e as particularidades do núcleo familiar será desafiador para o serviço de saúde. Nesse aspecto, reforça-se a importância de olhar abrangente para o contexto, bem como do esforço para empoderar o paciente e seu núcleo próximo.

Abordagem social

A prevalência de úlceras venosas e arteriais aumenta proporcionalmente com a idade. Grande parte dos assistidos na atenção domiciliar e mesmo os cuidadores familiares são idosos, os quais podem apresentar alguma perda funcional, que os tornam inaptos para atividade laboral, repercutindo negativamente nas condições econômicas familiares.[18] É de suma importância que a APS/EMAD ou *home care* privados, orientados por núcleos de assistência social, estratifiquem a vulnerabilidade social e familiar.

Pacientes em atenção domiciliar, de maneira geral, vivenciam restrições importantes ao exercício de seus direitos de cidadania. A sintomatologia, limitações da mobilidade e necessidade de cuidados frequentes estão associadas à redução de funcionalidade e autonomia.[18] Alguns aspectos práticos a serem avaliados pela EMAD e os serviços privados são a disponibilidade de cuidadores e a regularização de benefícios previdenciários. Eventualmente, será necessário prestar orientações sobre garantias de direitos e elaborar relatórios para procedimentos de curatela ou prova de vida. O reconhecimento e a abordagem de estressores financeiros e sociais são elementos fundamentais para viabilizar o cuidado de qualidade.

Referências

1. Werdin F, Tenenhaus M, Rennekampff HO. Chronic wound care. Lancet. 2008;372(9653):1860-2.
2. Singer AJ, Tassiopoulos A, Kirsner RS. Evaluation and management of lower-extremity ulcers. N Engl J Med. 2017;377(16):1559-67.
3. The Wound Healing Society. Chronic Wound Care Guidelines. [acesso em dezembro de 2021]. Disponível em: https://woundheal.org/files/2017/final_pocket_guide_treatment.pdf
4. Júnior NFLC, Bezerra SMG, Branco NFLC, Carvalho MRD, Rocha Júnior K, Ferreira LFO, et al. Ferramenta TIME para avaliação de feridas: concordância interobservador. Estima. 2020;18(1):e1720.
5. Armstrong DG, Meyr AJ. Clinical assessment of chronic wounds. Waltham: UpToDate; 2021.
6. Petersen JM. Approach to the differential diagnosis of leg ulcers. Waltham: UpToDate; 2020.
7. Abbott JD. Management of Acute and Critical Limb Ischemia. Dynamed. [acesso em dezembro de 2021]. Disponível em: https://www.dynamed.com/management/management-of-acute-and-critical-limb-ischemia
8. Evans K, Kim PJ. Overview of treatment of chronic wounds. Waltham: UpToDate; 2020.
9. Zenilman J, Valle MF, Malas MB, Maruthur N, Qazi U, Suh Y, et al. Chronic Venous Ulcers: A Comparative Effectiveness Review of Treatment Modalities. Rockville: Agency for Healthcare Research and Quality (US); 2013.
10. Fonder MA, Lazarus GS, Cowan DA, Aronson-Cook B, Kohli AR, Mamelak AJ. Treating the chronic wound: A practical approach to the care of nonhealing wounds and wound care dressings. Am Acad Dermatol. 2008;58(2):185-206.
11. Borges EL. Feridas: úlceras dos membros inferiores. Rio de Janeiro: Guanabara Koogan; 2011.
12. Mauck KF, Asi N, Elraiyah TA, Undavalli C, Nabhan M, Altayar O, et al. Comparative systematic review and meta-analysis of compression modalities for the promotion of venous ulcer healing and reducing ulcer recurrence. J Vasc Surg. 2014;60(2 Suppl):71S-90S.e1-2.
13. Andriessen A, Apelqvist J, Mosti G, Partsch H, Gonska C, Abel M. Compression therapy for venous leg ulcers: risk factors for adverse events and complications, contraindications–a review of present guidelines. J Eur Acad Dermatol Venereol. 2017;31(9):1562-8.
14. Neschis DG, Golden MA. Clinical features and diagnosis of lower extremity peripheral artery disease. Waltham: UpToDate; 2021.
15. Jones J, Barr W, Robinson J, Carlisle C. Depression in patients with chronic venous ulceration. Br J Nurs. 2006;15(11):S17-23.
16. Werdin F, Tennenhaus M, Schaller H-E, Rennekampff H-O. Evidence-based Management Strategies for Treatment of Chronic Wounds. Eplasty. 2009;9:e19.
17. Fearns N, Heller-Murphy S, Kelly J, Harbour J. Placing the patient at the centre of chronic wound care: a qualitative evidence synthesis. J Tissue Viability. 2017;26(4):254-9.
18. Klein TM, Andress V, Kirsten N, Protz K, Augustin M, Blome C. Social participation of people with chronic wounds: A systematic review. Int Wound J. 2021;18(3):287-311.
19. Lucchetti G, Granero AL, Bassi RM, Latorraca R, Nacif SAP. Espiritualidade na prática clínica: o que o clínico deve saber? Rev Bras Clin Med. 2010;8(2):154-8.
20. Brasil. Ministério da Saúde. Secretaria de Atenção à Saúde. Departamento de Atenção Básica. Caderno de atenção domiciliar. Brasília, DF: Ministério da Saúde; 2013.
21. Olsson M, Järbrink K, Divakar U, Bajpai R, Upton Z, Schmidtchen A, et al. The humanistic and economic burden of chronic wounds: A systematic review. Wound Repair Regen. 2019;27(1):114-25.
22. Scazufa M. Brazilian version of the Burden Interview scale for the assessment of burden of care in carers of people with mental illnesses. Rev Bras Psiquiatr. 2002;24(1):12-7.

Doenças infectocontagiosas crônicas

Capítulo 7

AIDS

Gabriela dos Santos Marques
Scheilla de Lima Bastos
Camillo de Alcântara César
José Carlos Arrojo Júnior
Leonardo Davi Bettim Florêncio

PONTOS-CHAVE

- A adesão aos antirretrovirais é a base do tratamento que impede a progressão da infecção pelo HIV para a doença AIDS.
- O método clínico centrado na pessoa ajuda na adesão ao tratamento do HIV-AIDS, na avaliação do contexto familiar e na abordagem do sofrimento psicossocial.
- O manejo de infecções oportunistas e sintomas da doença avançada faz parte da atenção domiciliar ao paciente com AIDS.
- O paciente com AIDS em atenção domiciliar deve ser assistido por uma equipe multidisciplinar, para cuidados com estado nutricional, feridas e direitos sociais.

OBJETIVOS DE APRENDIZAGEM

Após a leitura do capítulo, o leitor deverá ser capaz de:

- Realizar o diagnóstico acurado do HIV e conhecer a história natural da doença.
- Conhecer opções de tratamento antirretroviral recomendadas no Brasil e ser capaz de monitorar a terapêutica.
- Reconhecer as principais infecções oportunistas e neoplasias relacionadas à AIDS.
- Articular na atenção domiciliar uma rede de cuidado integral às pessoas vivendo com HIV/AIDS, por equipe multidisciplinar.

Caso clínico

O abrigo Frei Orlando cuida de pessoas em situação de rua. Há poucos dias recebeu Carmem, mulher, 45 anos, há cerca de 5 anos sem abrigo, ex-usuária de drogas, atualmente tabagista e etilista, com sequela de paresia nos membros inferiores após atropelamento sofrido há 1 ano, que a tornou dependente de cadeira de rodas para locomoção, o que também restringia cuidados de higiene. Essa vulnerabilidade clínica e social repercutia na dificuldade de acessar serviços de saúde.

Como prática do abrigo, foi solicitada avaliação médica, realizada por Dr. Carlos, que dedica um turno da semana para atendimento voluntário. Chamaram atenção sinais e sintomas constitucionais apresentados por Carmem, que estava extremamente emagrecida, com febre baixa, sudorese vespertina, tosse secretiva há mais de 1 mês e diarreia há 3 meses. Também se queixava de dormências e redução da sensibilidade em membros inferiores.

Questionada sobre práticas sexuais, referiu que não usava preservativos com seus parceiros e nunca realizara exames de infecções sexualmente transmissíveis. Dr. Carlos solicitou revisão laboratorial, considerando a possibilidade de AIDS, baciloscopia em escarro e radiografia de tórax por suspeita de tuberculose. Na visita seguinte, encontrou Carmem com lesões papulovesiculares em dermátomo de hemitórax direito, sugestivas de herpes-zóster. Na avaliação dos exames, foi constatado o diagnóstico de HIV, com LT-CD4 190 células/mm^3, radiografia com padrão de tuberculose disseminada (miliar) e baciloscopia positiva para *Mycobacterium tuberculosis*. Dr. Carlos notificou os agravos e orientou que seria necessário seguir acompanhamento médico com prioridade para terapêutica diretamente supervisionada (DOT) para tuberculose e planejamento de terapia antirretroviral, com apoio para adesão. Também foram solicitados abordagem de equipe multidisciplinar domiciliar com assistente social, nutricionista e psicólogo.

Introdução

No Brasil, o primeiro diagnóstico da síndrome da imunodeficiência adquirida (AIDS) ocorreu em 1983, e ainda hoje a infecção pelo vírus da imunodeficiência humana (HIV) estigmatiza, apesar dos tratamentos atuais, capazes de controlar a multiplicação, evitar a transmissão do vírus e elevar a expectativa e a qualidade de vida do portador.[1] A assistência domiciliar terapêutica (ADT) em HIV/AIDS, implantada em 1995 no Brasil, presta atendimento multidisciplinar integral, melhor qualidade de vida, desospitalização segura, adesão ao tratamento e controle de sintomas em pacientes admitidos para cuidados paliativos em fase final de vida, realização de procedimentos diagnósticos e terapêuticos aplicáveis. Como principais motivos da inclusão, estão dificuldade de locomoção, não adesão à terapia antirretroviral (TARV) e caquexia.[1]

Definição

A infecção pelo HIV pode progredir de fases oligossintomáticas até estágios de imunodeficiência grave (AIDS-SIDA). Com diagnóstico tardio e na ausência ou falha do tratamento, a replicação viral progressiva ocasiona destruição, principalmente de linfócitos LT-CD4+ (pessoas soronegativas têm cerca de 800 células/mm^3). A AIDS é definida quando estão comprovados quadros de infecção oportunista ou neoplasias relacionadas, associados a LT-CD4+ < 350 células/mm^3. Na ADT ao paciente vivendo com HIV (PVHIV) avançado, é preciso se atentar para quadros clássicos de tuberculose pulmonar atípica, criptococose, neurotoxoplasmose, pneumocistose e retinite por citomegalovírus (CMV), bem como as neoplasias mais comuns nesse contexto: sarcoma de Kaposi, linfoma não Hodgkin e câncer cervical.[2]

Etiologia

Quanto à etiologia, o HIV, retrovírus do gênero *Lentivirus*, tem dois tipos principais: HIV-1 e HIV-2, justificando quadros de coinfecção por cepas diferentes e a possibilidade de recombinações virais. A transmissão ocorre pelas vias sanguínea, sexual e vertical ou por amamentação. No Brasil, há predomínio do HIV-1, portanto as informações elencadas neste capítulo serão centradas na abordagem desse tipo. O HIV-2 é endêmico em países da África Ocidental, mas sua ocorrência é possível em outros países. Há particularidades na evolução natural e potência das TARV para esse tipo.[2,3]

Diagnóstico

Recomenda-se ofertar anualmente o rastreamento de HIV a todo paciente sexualmente ativo. A frequência pode ser aumentada caso ocorra exposição de risco. No Brasil, há quatro categorias de testes: imunoensaios laboratoriais (ELISA – *enzyme-linked immunosorbent assay*), imunoensaios simples (testes rápidos) e testes complementares ou confirmatórios, como Western Blot.[2,3]

Logo após a infecção, apesar da viremia crescente, ainda não há anticorpos suficientes para detecção pela maioria dos exames, situação denominada "janela imunológica". Para imunoensaios laboratoriais, esse período é de cerca de 15 a 30 dias; se um resultado negativo é obtido nessas condições, o teste deve ser repetido posteriormente.[3] Na primeira consulta pós-diagnóstico, devem-se realizar anamnese direcionada e exame físico completo (Quadro 1 e Figura 1) e solicitar os primeiros exames complementares (Quadro 2).[2]

QUADRO 1 Roteiro para a abordagem inicial da PVHIV

História médica atual e passada	▪ História de tuberculose, profilaxia e/ou tratamento prévio. ▪ História de doença mental. ▪ Infecção oportunista prévia ou atual e necessidade de profilaxia para infecção oportunista. ▪ Outras infecções ou comorbidades atuais e/ou pregressas. ▪ Histórico de imunizações. ▪ Uso de medicamentos, práticas complementares e/ou alternativas.
Riscos e vulnerabilidade	▪ Parcerias e práticas sexuais. ▪ Utilização de preservativos e outros métodos de prevenção. ▪ História de sífilis e outras infecções sexualmente transmissíveis. ▪ Uso de tabaco, álcool e outras drogas. ▪ Interesse em reduzir os danos à saúde.
História psicossocial	▪ Reação emocional ao diagnóstico. ▪ Análise da rede de apoio social (família, amigos, organizações não governamentais). ▪ Nível educacional. ▪ Condições de trabalho, domicílio e alimentação.
Saúde reprodutiva	▪ Desejo de ter filhos. ▪ Métodos contraceptivos. ▪ Estado sorológico da(s) parceria(s) e filho(s).
História familiar	▪ Doenças cardiovasculares e hipertensão. ▪ Dislipidemias. ▪ Diabetes. ▪ Neoplasias.

Fonte: adaptado de Brasil, 2018.[2]

QUADRO 2 Exames complementares iniciais

- Contagem de LT-CD4+ e exame de CV-HIV.
- Genotipagem pré-tratamento.*
- Hemograma completo.
- Glicemia de jejum.
- Dosagem de lipídios (colesterol total, HDL, LDL, triglicerídeos).
- Avaliação hepática e renal (AST, ALT, FA, BT e frações, Cr, exame básico de urina).
- Teste imunológico para sífilis.
- Testes para hepatites virais (anti-HAV, anti-HCV, HBsAg, anti-HBc total e anti-HBs; verificar imunidade).
- IgG para toxoplasmose.
- Sorologia para HTLV I e II e Chagas.**
- Prova tuberculínica (PT).
- Radiografia de tórax.

* Indicada apenas para gestantes, casos novos com coinfecção TB-HIV (como no caso clínico ilustrado), pessoas que tenham se infectado com parceria em uso de terapia antirretroviral e crianças e adolescentes pré-tratamento com antirretroviral.
** Triagem para indivíduos oriundos de áreas endêmicas.

Fonte: adaptado de Brasil, 2018.[2]

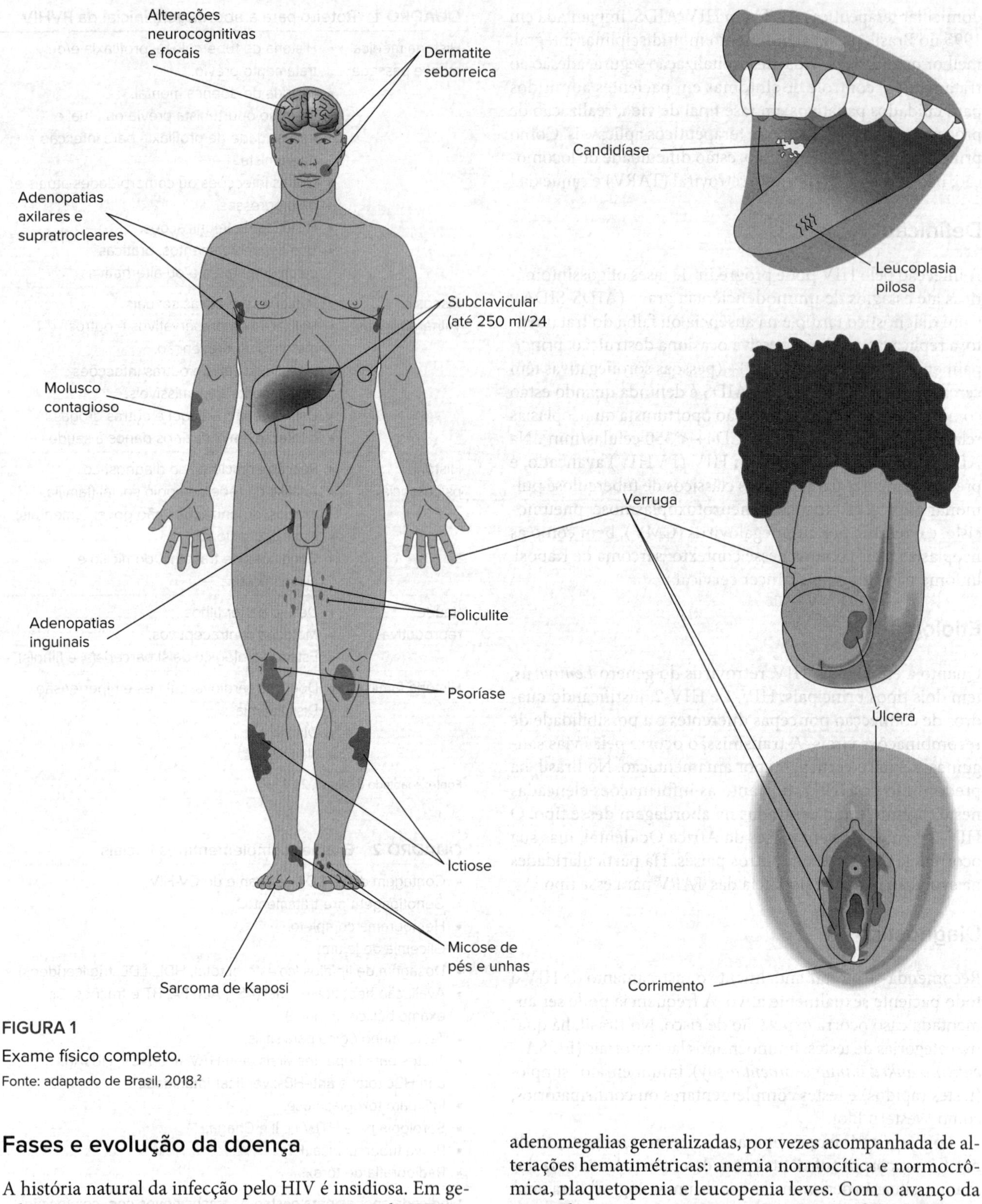

FIGURA 1

Exame físico completo.

Fonte: adaptado de Brasil, 2018.[2]

Fases e evolução da doença

A história natural da infecção pelo HIV é insidiosa. Em geral, transcorrem 10 anos entre a contaminação pelo HIV e a manifestação de sintomas. No primeiro mês, pode ocorrer síndrome retroviral aguda com adenomegalias difusas, febre, astenia e cefaleia e, raramente, diarreia, vômitos, meningite e síndrome de Guillain-Barré.[2] A fase latente caracteriza-se pela remissão dos sintomas iniciais, possível manutenção de adenomegalias generalizadas, por vezes acompanhada de alterações hematimétricas: anemia normocítica e normocrômica, plaquetopenia e leucopenia leves. Com o avanço da imunodepressão, ocorrem emagrecimento, febre baixa, sudorese atípica e diarreia crônica. Em estágios avançados (na ausência de intervenções terapêuticas bem-sucedidas), ocorrem infecções secundárias, de alta morbimortalidade, quadros respiratórios (ex.: tuberculose, pneumocistose), herpes-zóster, candidíase oral e neoplasias característicos da AIDS.

Com essa evolução desfavorável, o paciente pode apresentar limitações de suas atividades de vida diária, devido à caquexia, necessitando de atenção domiciliar, cuidado nutricional, de feridas e de comorbidades associadas à AIDS (Quadro 3).[2]

Abordagem da equipe multidisciplinar pela atenção domiciliar

Com o avançar dos tratamentos de HIV, a expectativa de vida se aproxima da média da população geral, o prognóstico da infecção pelo HIV se torna mais favorável, e as causas de morte não relacionadas à AIDS se tornam progressivamente mais importantes. Em quadros avançados, foi observado nesses pacientes o aparecimento de alterações, como lipodistrofia, doenças cardiovasculares, alterações metabólicas, ósseas e renais, que podem estar associadas não apenas a fatores pessoais, genéticos e de estilo de vida, mas à própria ação inflamatória do HIV e toxicidade dos medicamentos. Reforça-se, assim, a importância de um atendimento em equipes amplo e integral.[4,5]

Para elaborar um projeto terapêutico individualizado à PVHIV, com limitações das atividades de vida diária devido a complicações da doença, se faz necessário conduzir não somente demandas clínicas, como acompanhamento de *status* imunológico, manejo da infecção-base e coinfecções, além da melhoria de condições nutricionais, psicossociais, ambientais e garantia de direitos. A equipe deve constituir-se de médico, enfermeiro, técnico de enfermagem, psicólogo, assistente social, fisioterapeuta, sendo matriciados, conforme a necessidade, por infectologistas, odontologistas, psiquiatras, terapeuta-ocupacional, nutricionista etc.[1,4]

A fisioterapia, por exemplo, pode auxiliar na melhora do condicionamento físico e da funcionalidade desses pacientes, por meio de treinamento de atividades de vida diária, mobilidade, consciência corporal e controle de dor. Esses profissionais podem também auxiliar os cuidadores com instruções sobre sua saúde, com orientações, por exemplo, de transferência e adaptações ambientais, quando há necessidade do paciente.[6,7]

O acompanhamento nutricional é importante no planejamento de uma alimentação saudável, desde o diagnóstico da infecção pelo HIV, e sobretudo no quadro de caquexia nos quadros de AIDS. Para realização de um plano adequado, devem-se levar em consideração o estágio da infecção, as patologias associadas (diabetes, hipertensão, obesidade), lipodistrofia, estilo de vida, entre outros. Em casos em que a ingestão alimentar for insuficiente, poderá ser necessário o uso de suplementos nutricionais, com avaliação e prescrição do nutricionista ou médico. A

QUADRO 3 Manifestações de imunodeficiência avançada (definidoras de AIDS)

- Síndrome consumptiva associada ao HIV (perda involuntária de mais de 10% do peso habitual), associada a diarreia crônica (dois ou mais episódios por dia com duração ≥ 1 mês) ou fadiga crônica e febre ≥ 1 mês.
- Pneumonia por *Pneumocystis jiroveci*.
- Pneumonia bacteriana recorrente (dois ou mais episódios em 1 ano).
- Herpes-simples: úlceras mucocutâneas (> 1 mês) ou visceral.
- Candidíase esofágica, de traqueia, brônquios ou pulmões.
- Tuberculose pulmonar e extrapulmonar.
- Sarcoma de Kaposi.
- Doença por CMV.
- Neurotoxoplasmose.
- Encefalopatia por HIV.
- Criptococose extrapulmonar.
- Infecção disseminada por micobactérias não *M. tuberculosis*.
- LEMP.
- Criptosporidiose intestinal crônica (> 1 mês).
- Isosporíase intestinal crônica (> 1 mês).
- Micoses disseminadas (histoplasmose, coccidioidomicose).
- Septicemia recorrente por *Salmonella não typhi*.
- Linfoma não Hodgkin de células B ou primário do sistema nervoso central.
- Carcinoma cervical invasivo.
- Reativação de doença de Chagas (meningoencefalite e/ou miocardite).
- Leishmaniose atípica disseminada.
- Nefropatia ou cardiomiopatia sintomática associada ao HIV.

CMV: citomegalovírus; leucoencefalopatia multifocal progressiva (LEMP).

Fonte: adaptado de Brasil, 2018.[2]

QUADRO 4 Esquema de terapia antirretroviral inicial preferencial para adultos

Situação	TARV	Dose diária	Observação
Adultos em início de tratamento	TDF/3TC + DTG	(300 mg/300 mg) "2 x 1"+ 50 mg 1 x/dia	Esquema-padrão
Coinfecção TB-HIV sem gravidade (conforme critérios abaixo)	TDF/3TC/ EFV	(300 mg/300 mg/600 mg) ▪ DFC 1 x/dia	Concluído tratamento completo de TB; poderá tocar EFV para DTG
Coinfecção TB-HIV com um ou mais dos critérios de gravidade a seguir: ▪ LT-CD4+ < 100 células/mm³. ▪ Presente infecção oportunista. ▪ Hospitalização/doença grave. ▪ TB disseminada.	TDF/3TC + RAL	(300 mg/300 mg) "2 x 1" 1 x/dia + 400 mg a cada 12 horas	Concluído o tratamento completo de TB, deverá ser feita a mudança (*switch*) do RAL para DTG em até 3 meses

EFV: efavirenz; RAL: raltegravir.

Fonte: adaptado de Brasil, 2018.[2]

utilização desses produtos, de alguns fitoterápicos e até dietas sem orientação profissional pode ser nociva, causando interações com a TARV e debilitando o sistema imune.[6]

Outro cuidado a ser ofertado às PVHIV é a saúde bucal, com a proposição de tratamentos preventivos e reparadores. Busca-se manter um diálogo integrado com demais profissionais, essencial para pessoas com doenças crônicas. Ressalte-se que medidas de biossegurança devem ser as mesmas padronizadas a outros pacientes.[8]

Abordagem física

A PVHIV em atenção domiciliar requer controle de sintomas frequentes como dor, caquexia, astenia, náuseas, vômitos, dispneia e diarreia, acompanhamento quanto à adesão à TARV, administração de medicações parenterais, coletas de exames bioquímicos, manejo de sondas e curativos.[1]

- **TARV e acompanhamento:** recomenda-se início imediato de TARV para a PVHIV, reduzindo a morbimortalidade e transmissibilidade do HIV. O esquema preferencial inclui associação de inibidores da transcriptase reversa – lamivudina (3TC) e tenofovir (TDF) – e o inibidor de integrase – dolutegravir (DTG).[2,9] O Quadro 3 detalha as doses.
- **Situações especiais:** o esquema básico de TARV deve ser modificado para gestantes/mulheres com intenção reprodutiva e uso de antiepilépticos específicos (evitar dolutegravir). Na coinfecção com tuberculose (TB) no ato do diagnóstico, o início da TARV não deve ser simultâneo ao tratamento de TB, para evitar a soma de eventos adversos ou a síndrome inflamatória da reconstituição imune (SIRI).[2,9]
- **Coinfecção por TB e HIV:** em pessoas sem uso prévio de TARV, iniciar primeiro o tratamento-padrão de TB e checar *status* imune; CD4 < 50 células/mm³ ou imunodeficiência: iniciar TARV em até 2 semanas após início do tratamento de TB; demais casos: TARV pode ser iniciada até a oitava semana.

Cabe à equipe de AD avaliar o esquema de TARV, interações medicamentosas e toxicidade, fatores que potencializam efeitos adversos, polifarmácia, nefro e hepatopatia. A não adesão à TARV é o motivo principal da falha virológica. No uso irregular, níveis séricos baixos das drogas exercem pressão na seleção de subpopulações virais mais resistentes. Avaliação clínica completa e exames laboratoriais periódicos auxiliam na prevenção desses problemas (Quadro 5).[2]

Exames complementares de rotina

- **Risco cardiovascular:** o quadro inflamatório da AIDS pode acarretar injúria endotelial, que se soma a efeitos dislipidêmicos e agregante plaquetário de algumas TARV. A avaliação deve ser feita ao diagnóstico e modificações terapêuticas, sobretudo se uso de IP (atazanavir ou darunavir), pela estratificação de risco de Framingham: baixo (≤ 10%) a cada 2 anos, moderado (10-20%) semestral a anual; elevado (≥ 20%) trimestral.[2]

QUADRO 5 Avaliação laboratorial no acompanhamento de pessoas com HIV/AIDS

Exame	Frequência	Observação
Carga viral (CV)	Semestral	▪ Após 8 semanas do início ou modificação de TARV. ▪ Confirmação de falha virológica: após 4 semanas da primeira CV detectável.
Contagem LT-CD4	Semestral	▪ Em TARV, assintomático, CV indetectável e CD4 > 350 células/mm³ em dois exames semestrais: parar de solicitar. ▪ Pacientes em profilaxia de infecção oportunista podem ter frequência de exame CD4 reduzida para 3 meses, para avaliar suspensão ou manutenção da profilaxia.
Hemograma e plaquetas	Anual	▪ Início de TARV contendo zidovudina (AZT); repetir em 2 a 8 semanas. ▪ Se uso de AZT ou outras drogas mielotóxicas, solicitar a cada 3 a 6 meses.
Creatinina e urina rotina	Semestral	▪ Início ou modificação de TARV: após 8 semanas. ▪ Anual se paciente não usar tenofovir (TDF), atazanavir (ATV) ou outros nefrotóxicos, sem risco aumentado para doença renal (diabetes *mellitus*, hipertensão arterial sistêmica).
Lipidograma	Anual	▪ Se alterações prévias, semestral.
Glicemia de jejum (GJ)	Anual	▪ Teste de tolerância à glicose se GJ alterada.
TGO, TGP, FA, BT	Semestral	▪ Se drogas hepatotóxicas ou hepatopatia: até trimestral.
VDRL ou teste rápido sífilis	Semestral	▪ Maior frequência se exposição de alto risco.
Anti-HCV, HBsAg (ou testes rápidos)	Anual	▪ Maior frequência se exposição de alto risco. ▪ Imunizados (anti-HBs positivos): não rastrear HBV.
PT	Anual se exame inicial < 5 mm	▪ Exame inicial > 5 mm: tratamento para infecção latente, se descartada tuberculose em atividade.

Fonte: adaptado de Brasil, 2018.[2]

- **Rastreamento de neoplasias:** deve-se atentar para prevenção quaternária se expectativa de vida curta.
  - Câncer de mama e colorretal, conforme rotina.
  - Específicos:
    Colo uterino: semestral no primeiro ano; se normal, manter seguimento anual; se LT-CD4+ < 200 células/mm³, a cada 6 meses, até recuperação imunológica.
    Ânus: se relação receptiva anal, antecedente de papilomavírus humano (HPV), histologia vulvar ou cervical anormal, periodicidade anual.
    Fígado: cirróticos e portadores de HBsAg positivos, alfafetoproteína e ultrassom semestrais.[2]
- **Imunizações:** HIV imunocompetentes, LT-CD4+ > 350 células/mm³: cronograma vacinal padrão. Se imunodeficiência e LT-CD4+ < 200 células/mm³, evitar imunizantes de vírus vivo (poliomielite oral, varicela, rubéola, febre amarela, sarampo e caxumba) (Quadro 6).[2] Em situações intermediárias, devem-se analisar individualmente os riscos e benefícios da decisão.[2,9]
- **Vacinação contra covid-19:** até 2021, os imunizantes foram desenvolvidos com fragmentos genéticos do SARS-CoV-2, e por não conterem vírus vivo atenuado não há potencial de replicação, nem contraindicação ou evidência de riscos aumentados para PVHIV.[10]
- **Profilaxia e manejo de infecções oportunistas (IO):** IO ocorrem, em sua maioria, com contagem de LT-CD4+ < 200 células/mm³. Recomenda-se profilaxia primária conforme guiada pelo estado imunológico (Quadros 7 e 8).[2] Após quadros infecciosos e profilaxia secundária, as dosagens sofrem alterações. A paciente Carmem, devido à contagem de CD4 190, deve receber inicialmente a profilaxia primária de pneumocistose.

Ao se excluir IO de tropismo neurológico, deve-se considerar que o próprio quadro de HIV/AIDS pode ocasionar alterações neurocognitivas: desatenção, depressão, lentificação psicomotora, alterações de força, dos reflexos e da coordenação motora, até demências graves se doença avançada. Uma vez constatado o quadro, pode-se optar por ajustes na TARV – zidovudina, abacavir ou lopinavir/ritonavir atuam mais sobre o sistema nervoso central (SNC), além do tratamento de condições associadas e reabilitação multidisciplinar.[2] Outros sistemas afetados pelo HIV são cardiovascular e renal, com pericardite, cardiomiopatia, doença glomeru-

QUADRO 6 Vacinação para maiores de 13 anos vivendo com HIV

Vacina	Recomendação
Tríplice viral	2 doses em suscetíveis < 29 anos, com LT-CD4+ > 200 células/mm³ 1 dose em suscetíveis, 30 e 49 anos, com LT-CD4+ > 200 células/mm³
Varicela*	2 doses com intervalo de 3 meses em suscetíveis, com LT-CD4+ > 200 células/mm³
Febre amarela*	Individualizar o risco/benefício conforme a condição imunológica do paciente e a situação epidemiológica da região. Vacinar quando LT-CD4+ > 200 células/mm³
Dupla do tipo adulto (dT)	3 doses (0, 2, 4 meses) e reforço a cada 10 anos
Haemophilus influenzae tipo b (Hib)	2 doses (0, 2 meses) em menores de 19 anos não vacinados
Hepatite A	2 doses (0 e 6 a 12 meses) em indivíduos suscetíveis à hepatite A (anti-HAV negativo), portadores de hepatopatia crônica, incluindo portadores crônicos do vírus da hepatite B e/ou C
Hepatite B	Dose dobrada recomendada pelo fabricante, administrada em quatro doses (0, 1, 2 e 6 a 12 meses), em todos os indivíduos suscetíveis à hepatite B (anti-HBc negativo, anti-HBs negativo)
Streptococcus pneumoniae (23-valente)	2 doses com intervalo de cinco anos, independentemente da idade
Influenza	1 dose anual da vacina inativada contra o vírus *influenza*
Vacina papilomavírus humano 6, 11, 16 e 18 (recombinante) – HPV quadrivalente	Indivíduos entre 9 e 26 anos, desde que tenham contagem de LT-CD4+ > 200 células/mm³. Vacina administrada em três doses (0, 2 e 6 meses)

* Geralmente contraindicadas a gestantes.

Fonte: adaptado de Brasil, 2018.[2]

QUADRO 7 Profilaxia primária de infecções oportunistas

Pneumocystis jiroveci	LT-CD4+ < 200 células/mm^3 (ou < 14%), candidíase oral, febre indeterminada > 2 semanas ou doença definidora de AIDS	SMX-TMP (800/160 mg) 3x/semana	Dapsona 100 mg/dia	Boa resposta à TARV com manutenção de LT-CD4+ > 200 células/mm^3 por mais de 3 meses. Reintroduzir profilaxia se LT-CD4+ < 200 células/mm^3
Toxoplasma gondii	LT-CD4+ < 100 células/mm^3 e IgG anti-*T. gondii* reagente	SMX-TMP (800/160 mg) 1 x/dia	Dapsona 50 mg/dia + pirimetamina 50 mg/semana + ácido folínico 10 mg 3 x/semana ou clindamicina 600 mg 3 x/dia + pirimetamina 25- 50 mg/dia + ácido folínico 10 mg 3 x/semana	
Mycobacterium tuberculosis *(tuberculose latente)*	PT > 5mm ou história de contato com paciente bacilífero ou raio x de tórax com cicatriz de TB sem tratamento prévio	Isoniazida 5mg/kg/dia (dose máx. 300mg/dia) – a associação com piridoxina 50mg/dia pode reduzir o risco de neuropatia ou rifampicina na dose de 10 mg/kg (dose máxima de 600 mg/dia)		Duração de 6-9 meses para isoniazida (preferencialmente a utilização de 270 doses em 9-12 meses) ou 4 meses para rifampicina
Complexo Mycobacterium avium	LT-CD4+ < 50 células/mm^3	Azitromicina 1.200-1.500 mg/semana	Claritromicina 500 mg 2 x/dia	Boa resposta à TARV com manutenção de LT-CD4+ >100 células/mm^3 por mais de 3 meses. Reintroduzir profilaxia se LT-CD4+ < 50 células/mm^3
Cryptococcus sp. / Histoplasma capsulatum	Não se indica profilaxia primária para criptococose e histoplasmose. Evitar situações de risco, como entrar em cavernas ou se expor a fezes de pássaros e morcegos			
Citomegalovírus	Não se indica profilaxia primária. Recomenda-se diagnóstico precoce de retinopatia por meio de fundoscopia rotineira em PVHIV com LT-CD4+ < 50 células/mm^3			

Fonte: adaptado de Brasil, 2018.[2]

QUADRO 8 Identificação e manejo de infecções oportunistas principais

IO: quadro clínico	Abordagem	Observação
Pneumocistose: febre, tosse seca, dispneia, fadiga e perda de peso, taquipneia, taquicardia, hipoxemia e ausculta normal ou estertores finos ao final da expiração. Infiltrado intersticial peri-hilar, pneumatoceles e pneumotórax ou TC: atenuação em vidro fosco	Pneumonia leve/moderada ($PaO_2 \geq 70$ mmHg): SMX-TMP, 15-20mg de TMP/kg/dia VO a cada 6 ou 8 horas, por 21 dias Pneumonia moderada a grave ($PaO_2 < 70$ mmHg): SMX-TMP (5 mg/kg de TMP) EV a cada 6 ou 8 horas, 21 dias, e corticoide sistêmico; pode necessitar de suporte ventilatório	Causa mais comum de doença pulmonar oportunista em PVHIV com contagem de LT-CD4+ < 200 células/mm^3 Indicada profilaxia secundária
Meningite criptocócica: cefaleia, febre, mal-estar, náuseas, vômitos e rebaixamento sensorial. Pode haver acometimento pulmonar e cutâneo (lesões semelhantes a molusco contagioso)	Indução: (2 semanas), anfotericina B desoxicolato 0,7 a 1 mg/kg/dia e flucitosina 100 mg/kg/dia em quatro tomadas/dia ou 800 mg/dia em duas tomadas. Consolidação (8 semanas): fluconazol 400 a 800 mg/dia	Mais provável se LT-CD4+ < 100 células/mm^3. Manejo agressivo e adequado de hipertensão intracraniana, punções lombares de alívio; pode de necessitar neurocirurgia. Monitorar nefrotoxicidade da anfotericina Indicada profilaxia secundária

(continua)

QUADRO 8 Identificação e manejo de infecções oportunistas principais *(continuação)*

IO: quadro clínico	Abordagem	Observação
Neurotoxoplasmose: sinais focais (hemiparesia, disartria, afasia), cefaleia, febre, convulsões e alteração mental. Lesões compatíveis à tomografia de crânio contrastada.	Indução: sulfadiazina 1.000 (peso < 60 kg) a 1.500 (≥ 60 kg) VO, a cada 6 horas, mais pirimetamina 200 mg VO (1º dia), seguida de 50 (peso < 60 kg) a 75 mg/dia (peso ≥ 60 kg) VO + ácido folínico 10 mg/dia VO, durante 6 semanas; corticosteroide para edema cerebral se preciso	Mais provável se LT-CD4+ < 100 células/mm³. Difícil diferenciar de outras doenças, como linfoma e tuberculoma. Considerar padrão de resposta à medicação e, se preciso, biópsia Indicada profilaxia secundária
Doença citomegálica: retinite: escotomas, baixa acuidade visual/ perda súbita. Digestivo: úlcera orofaríngea, esofagite, gastrite, colite, enterite. Febre baixa, náuseas, anorexia, hemorragia digestiva, dor abdominal. Pode acometer pulmões, fígado, via biliar, sistema nervoso central (demência, ventriculoencefalite)	Agudo: ganciclovir 5 mg/kg a cada 12 horas, por 14 a 21 dias. Realizar fundoscopia sob dilatação Terapia intraocular adjuvante depende da topografia da lesão retiniana se indicada por oftalmologista	Risco de reativação LT-CD4+ se reduz a menos de 100 células/mm³ Indicada profilaxia secundária
Candidíases orofaríngea e esofágica: oral: placas removíveis esbranquiçadas, queilite angular ou pápulas na mucosa. Esofágica: dor retroesternal difusa, disfagia e/ou odinofagia, sem febre	Orofaríngea: fluconazol 100 mg/dia por 7-14 dias ou tópico; nistatina suspensão 5 mL: gargarejar e engolir 4-5 x/dia; esofágica: fluconazol 200-400 mg/dia VO ou 400 mg/dia EV nos casos de disfagia	Comuns em LT-CD4+ < 200 células/mm³ Indicada profilaxia secundária
Histoplasmose: pneumonia, febre, perda de peso, hepatoesplenomegalia, linfadenomegalia, pápulas, nódulos umbilicados e úlceras. Infiltrado pulmonar reticulonodular difuso e pancitopenia	Leve a moderada (não meníngea): ▪ Inicial (até melhora clínica): itraconazol 200 mg 3 x/dia. ▪ Consolidação (12 meses): itraconazol 200 mg 2 x/dia. Moderada a grave: ▪ Inicial (2 semanas ou até melhora): anfotericina B lipossomal 3 mg/kg/dia ou anfotericina B desoxicolato 0,7a 1 mg/kg/dia. ▪ Meningite confirmada: ▪ Inicial (4 a 6 semanas): anfotericina B lipossomal 5 mg/kg/dia, 4-6 semanas. – Consolidação (12 meses): itraconazol 200 mg 2 x/dia.	Contagem de LT-CD4+ < 150 células/mm³ Cultivo micológico e/ou exame histopatológico, obtidos por raspado ou biópsia de lesões, cultura de sangue, amostras respiratórias e outros Indicada profilaxia secundária

Fonte: adaptado de Brasil, 2018.[2]

lar manifestada por proteinúria e hipoalbuminemia, sem alterações volêmicas ou pressóricas, uso de TARV; tenofovir, dolutegravir, atazanavir/ritonavir e raltegravir podem causar nefrotoxicidade.[2]

Sintomas frequentes no paciente com AIDS

Para cada manifestação, é necessário investigar a causa-base, que pode ser a infecção pelo HIV propriamente dita, uma consequência do tratamento, de comorbidades e coinfecções. No cenário de atenção domiciliar, torna-se importante o manejo dos sintomas para conforto e qualidade de vida do PVHIV. A seguir, listamos a prevalência de cada sintoma no contexto paliativo e as intervenções aplicáveis.[11]

- Dor (29-76%): principais causas – neuropatia periférica (herpes-zóster, CMV, drogas e polineuropatia do HIV), sarcoma de Kaposi, artralgias e mialgias, abordar causas tratáveis (ex.: infecções) e manejo sintomático rigoroso conforme a escala da dor. Nociceptiva: 1) ibuprofeno 400 mg 4 x/dia, paracetamol 500-1.000 mg 4 x/dia, ácido acetilsalicílico 500-1.000 mg 4 x/dia; 2) opioides fracos – codeína 25-50 mg 6x/dia, tramadol 50-100 mg 4x/dia; 3) opioides fortes – morfina 10-30 mg 6 x/dia, oxicodona 5-10 mg 6 x/dia, fentanila adesivo 25 μg 72 horas. Neuropática: amitriptilina 25-75 mg, gabapentina máximo 2,4 mg/dia, carbamazepina 200-400 mg 4 x/dia. Espasmo muscular: baclofeno 5 mg 3 x/dia. Gastrintestinal: butilescopolamina 10-20 mg 3 x/dia. Edema tumoral, compressão nervosa, candidíase avançada, cefaleia persistente: dexametasona 2-6 mg/dia. Associar medidas não medicamentosas: relaxamento, massagem.[1,11]

- Fadiga e astenia (48-54%): avaliar e tratar anemia, corticoterapia, psicoestimulantes (ex.: metilfenidato).
- Perda de peso (37-91%): prednisolona 5-15 mg/dia por mais de 6 semanas, agentes anabólicos. Estimular o apetite.
- Náuseas e vômitos (17-43%): haloperidol 1-2 mg 1-2 x/dia, clorpromazina 25-50 mg 2-4 x/dia, metoclopramida 10 mg 3 x/dia, cetirizina 10 mg 1 x/dia, hidroxizina 25-50mg 4-6 x/dia, anti-histamínicos, ondansetrona 8 mg 1-2 x/dia.
- Úlceras orais e odinofagia: cândida (miconazol, fluconazol), afta (prednisolona tópica), herpes-simples (aciclovir oral), odor fétido (metronidazol – “bochecho”), boca seca (revisar medicações).
- Soluços: simeticona, metoclopramida, haloperidol, fluconazol (candidíase), antiepiléptico (tumor cerebral).
- Diarreia: aumentar a ingesta hídrica; loperamida 4 mg inicial seguida de 2 mg a cada episódio (máx. 12 mg/dia).
- Constipação: *psyllium*, macrogol 14 g 1-2 x/dia, lactulose 10-20 mL 3 x/dia, bisacodil 5-15 mg noite, *senna*.
- Tosse (19-60%): seca (codeína). Se hipersecreção: atropina, hioscina 10 mg 3x/dia, escopolamina, restrição de fluidos. Estado terminal (morfina/tramadol).
- Dispneia (15-48%): broncoespasmo (broncodilatadores e prednisolona), insuficiência cardíaca (furosemida 40-160 mg/dia), suporte ventilatório, opioides, broncodilatadores, benzodiazepínicos.
- Ansiedade e insônia (21- 50%): inibidores seletivos da recaptação de serotonina (ISRS); ex.: citalopram máximo 60 mg/dia, benzodiazepínicos, clomipramina 100-150 mg/dia (iniciar com 25 mg). Insônia: zopiclona.
- Depressão (15-40%): ISRS (citalopram, sertralina), tricíclicos (amitriptilina), lítio, venlafaxina.[11]

- Feridas: avaliar a presença de fatores sistêmicos, estado nutricional, comorbidades associadas, condições circulatórias arteriais e venosas, idade, mobilidade, apoio de cuidador, que podem interferir no curso de tratamento das feridas. Documentar localização, dimensões, estágios das úlceras de pressão, exsudação, odor, sinais de infecção nas úlceras. Orientações sobre uso de curativos devem ser feitas conforme o Quadro 9.[1]

Abordagem do cuidador

Os cuidadores formam o elo entre paciente, família e equipe de atenção domiciliar; na maioria das vezes, são pessoas leigas, escolhidas pela família. Devem-se identificar no cuidador disponibilidade e capacidade de atenção com o paciente e, para seguir com orientações da equipe, compromisso com o projeto terapêutico e proatividade.[1,12] O grupo familiar sofre junto com o paciente PVHIV/AIDS, vivenciando as consequências do adoecimento, com isso podem lidar com e responder às demandas das mais variadas formas, positivas ou não, impactando no psicológico e na adesão ao tratamento por parte do paciente.[13,14] Para que o cuidador consiga exercer seu papel de maneira eficiente e integral, é necessário treinamento e monitoramento pela equipe. É preciso fornecer orientações sobre cuidados gerais (nutrição, higiene, biossegurança), situações de urgência e/ou óbito, aspectos legais (direitos e deveres) do paciente, por folhetos explicativos, bem como por grupos de apoio psicossocial, que também ajudam no alívio do estresse e da angústia gerados pelo ato de cuidar.[1,15]

É preciso dar orientação aos pacientes e cuidadores sobre biossegurança, uso de luvas de borracha nas tarefas domésticas que haja contato com sangue ou secreções, higiene de espaços e objetos pessoais, descarte correto de resíduos, especificamente os objetos perfurocortantes;1 abordar dificuldades dos cuidadores, dúvidas sobre a doença, intercorrências familiares, preconceitos, auxiliando na elaboração de sentimentos como culpa, medo, solidão, buscando formas de conexão de sentimentos de esperanças e sonhos (coping religioso espiritual positivo). O auxílio deve ocorrer, também, na reflexão do cuidador sobre seu papel, resgatando suas identificações sobre si e sua imagem além da centrada no doente, reduzindo a chance de sobrecarga.[4]

Abordagem psicológica

A comunicação do diagnóstico de HIV impacta psicologicamente, por preconceitos e estigmas, dúvidas sobre manifestações da doença e seus estágios, como a vida se transformaria (relacionamentos, planejamento familiar), sensação de estar sendo castigado(a), medo da morte e das reações do seu círculo social, mais afetados na presença de vulnerabilidade sociais e ausência de rede de apoio sociofamiliar.[1,14] Consequências psicológicas comuns são representadas por negação, deslocamento, racionalização; ansiedade, medo, isolamento e raiva; abuso de substâncias psicoativas; depressão e ideação suicida.[13]

A ferramenta de comunicação de más notícias “SPIKES” possibilita humanizar o contato da equipe para com o PVHIV, uma relação de confiança, redução do impacto psíquico do diagnóstico de HIV e melhora da adesão ao tratamento. Psicólogos são importantes nesse processo, auxiliando com estratégias de reflexões oportunas e realistas, reduzindo a sobrecarga do diagnóstico nos familiares e amigos e estimulando a promoção de autocuidado, pela busca por atividades prazerosas, planejamento de metas e projetos de vida.[1,13] Na indicação de uso de antidepressivos e psicotrópicos, devem-se avaliar as interações com a TARV, e em casos de depressão e ansiedade optar por ISRS como primeira opção.[16] Redes de apoio e formas de enfrentamento à doença, pela religiosidade e espiritualidade, produzem ressignificação da vida na busca da superação do medo, do estigma, do preconceito e da própria morte.[17]

QUADRO 9 Orientações sobre uso de curativos

Cobertura	Indicação	Modo de uso	Modo de ação	Observação
Ácidos graxos essenciais (AGE) Lipídio insaturado rico em ácido linoleico*	Todos os tipos de lesões, infectadas ou não, desde que desbridadas previamente	Irrigar a lesão com soro fisiológico (SF) 0,9%, aplicar AGE por toda a área da ferida e cobrir com cobertura secundária	Promove quimiotaxia para leucócitos, facilita a entrada de fatores de crescimento na célula e promove mitose e proliferação celular	Não é agente debridante, porém estimula o desbridamento autolítico
Carvão ativado Tecido de carvão 100% de carbono e nitrato de prata**	Feridas infectadas, exsudativas, com presença de tecido necrótico	Irrigar a lesão com SF 0,9%, aplicar o carvão e cobrir com cobertura secundária	Remove as bactérias do exsudato pelo carvão e ação bactericida da prata e ajuda o desbridamento autolítico	Não utilizar em áreas de granulação, doadoras de enxerto ou em queimaduras
Hidrocoloides Partículas hidroativas em polímero inerte impermeável**	Lesões não infectadas superficiais/profundas com ou sem exsudato; áreas doadoras e incisões cirúrgicas	Irrigar a lesão com SF 0,9%, secar as bordas, aplicar hidrocoloide e fixá-las bem	Promove barreira protetora. Isolamento térmico, meio úmido ótimo, desbridamento autolítico, granulação e epitelização	Não utilizar em lesão infectada, úlcera grau 4, queimaduras de 3º grau, vasculite, lesão fúngica tuberculosa
Alginato de cálcio Fibras de alginato de cálcio puro**	Lesões exsudativas, com sangramento, áreas doadoras de enxertos	Desbridar e irrigar a lesão com SF 0,9%. irrigar a cobertura e aplicar diretamente sobre a lesão	Estimula agregação plaquetária e macrófagos; ativa fatores de coagulação, queratinócitos e fibroblastos. Tem alto poder de absorção	Não utilizar em implantes cirúrgicos, queimaduras de 3º grau ou lesões pouco exsudativas
Hidrogel gel de PVP* em H_2O sustentado por estrutura fibrosa e polietileno**	Feridas limpas exsudativas ou não; queimaduras	Irrigar a lesão com SF 0,9%, secar as bordas e aplicar hidrogel, fixar bem as bordas ou aplicar cobertura secundária	Aloja metabólitos, aumenta a permeabilidade local e migração celular, mantém o meio úmido e remove substâncias tóxicas	Não utilizar em lesão infectada, úlcera grau 3 e 4

* Trocas 1 x/dia ou se necessário.
** Trocas a cada 72 horas ou se necessário.

Fonte: adaptado de Brasil, 2006.[1]

Abordagem social

A *Declaração dos Direitos Fundamentais da Pessoa Portadora do Vírus da AIDS* (1989) foi elaborada por profissionais da saúde e membros da sociedade civil, diante da necessidade de informações sobre direitos de PVHIV e suas famílias. A PVHIV tem o direito do sigilo à sua condição sorológica no ambiente de trabalho, incluindo testes de admissão, periódicos ou demissão, sendo vedada a testagem obrigatória. Tem o direito à isenção do Imposto de Renda assegurado, além do ressarcimento de valores retroativos – 5 anos a partir da comprovação da infecção. E ainda: auxílio-doença ou aposentadoria, sem período de carência, para o segurado que, após filiação à Previdência Social, vier a manifestar AIDS; pensão por morte aos dependentes e Fundo de Garantia do Tempo de Serviço (FGTS), independentemente de rescisão do contrato individual de trabalho ou de qualquer outro tipo de pecúlio a que o paciente tenha direito (Lei nº 7.670/1988).[18]

Referências

1. Brasil. Ministério da Saúde. Secretaria de Vigilância em Saúde. Programa Nacional de DST e Aids. Rotinas de assistência domiciliar terapêutica (ADT) em HIV/Aids. Brasília, DF: Ministério da Saúde; 2006.
2. Brasil. Ministério da Saúde. Secretaria de Vigilância em Saúde, Departamento de Vigilância, Prevenção e Controle das Infecções Sexualmente Transmissíveis, do HIV/Aids e das Hepatites Virais. PCDT: Protocolo Clínico e Diretrizes Terapêuticas para Manejo da Infecção pelo HIV em Adultos. Brasília, DF: Ministério da Saúde; 2018.
3. Brasil. Ministério da Saúde. Secretaria de Vigilância em Saúde. Departamento de Vigilância, Prevenção e Controle das Infecções Sexualmente Transmissíveis, do HIV/Aids e das Hepatites Virais. Manual Técnico para Diagnóstico da Infecção pelo HIV em Adultos e Crianças. Brasília, DF: Ministério da Saúde; 2016.
4. Brasil. Ministério da Saúde. Secretaria de Vigilância em Saúde. Programa Nacional de DST e Aids. Guia para o Cuidador Domiciliar de Pessoas que Vivem com HIV/Aids. Brasília, DF: Ministério da Saúde; 2010.
5. Smith CJ, Ryom L, Weber R, Morlat P, Pradier C, Reiss P, et al. Trends in underlying causes of death in people with HIV from 1999 to 2011 (D:A:D): a multicohort collaboration. Lancet. 2014;384(9939):241-8.

6. Brasil. Ministério da Saúde. Secretaria de Vigilância em Saúde. Departamento de DST, Aids e Hepatites Virais. Recomendações para a prática de atividades físicas para pessoas vivendo com HIV e aids. Brasília, DF: Ministério da Saúde; 2012.
7. Nobre A, Costa I, Bernardes K. A fisioterapia no contexto do HIV/AIDS. Fisioterapia em Movimento. 2017;21(4).
8. Brasil. Ministério da Saúde. Secretaria de Vigilância em Saúde. Programa Nacional de DST, Aids e Hepatites Virais. Cuidado integral às pessoas que vivem com HIV pela Atenção Básica. Manual para a equipe multiprofissional. Brasília, DF: Ministério da Saúde; 2017.
9. Neto LFSP, Perini FB, Aragón MG, Freitas MA, Miranda AE. Protocolo brasileiro para Infecções Sexualmente Transmissíveis 2020: infecção pelo HIV em adolescentes e adultos. Epidemiol Serv Saúde. 2021.
10. Hibberd PL. Immunizations in patients with HIV. Waltham: UpToDate; 2021.
11. Eramova I, Matic S, Munz M. HIV/AIDS Treatment and care clinical protocols for the WHO European Region. Genebra: World Health Organization; 2007.
12. Salles CMB, Ferreira EAP, Seidl EMF. Adesão ao tratamento por cuidadores de crianças e adolescentes soropositivos para o HIV. Psic Teor e Pesq. 2011;27(4).
13. Lobo AS, Leal MAF. A revelação do diagnóstico de HIV/Aids e seus impactos psicossociais. Rev Psicol Divers Saúde. 2020;9(2):174-89.
14. Neves AS, Reis RK, GIR E. Adesão ao tratamento por indivíduos com a coinfecção HIV. Rev Esc Enferm USP. 2010;44(4):1135-41.
15. Lemos LA, Fiuza MLT, Galvão MTG. Cotidiano feminino da vivência com o HIV em grupo de autoajuda. Rev Rene, Fortaleza. 2011;12(3):613-20.
16. European AIDS Clinical Society. Linhas Orientadoras 8.0. 2015. [acesso em março de 2022]. Disponível em: https://www.eacsociety.org/media/guidelines-8.0-portuguese.pdf
17. França LCM. As representações sociais da espiritualidade para pessoas que vivem com HIV/Aids. 150 f. Dissertação [Mestrado em Enfermagem] - Universidade do Estado do Rio de Janeiro, Rio de Janeiro; 2018.
18. Brasil. Ministério da Saúde. Departamento de Doenças de Condições Crônicas e Infecções Sexualmente Transmissíveis. Direitos da PVHIV. [acesso em março de 2022]. Disponível em: http://www.aids.gov.br/pt-br/publico-geral/direitos-das-pvha

Doenças infectocontagiosas crônicas

Capítulo 8

Hanseníase na atenção domiciliar

Odilon Mangerona Netto
Fernanda Fontes Mangerona

PONTOS-CHAVE

- A hanseníase é uma infecção crônica causada pelo bacilo *Mycobacterium leprae*, que apresenta tropismo pelos nervos periféricos, pele e mucosas do trato respiratório superior.
- Os sintomas são múltiplos, passando por lesões cutâneas geralmente polimórficas e anestésicas, além de neuropatia periférica.
- O diagnóstico é clínico, e o tratamento deve ser iniciado assim que possível, diminuindo a progressão da doença e evitando incapacidades.
- A doença tem cura por meio de poliquimioterapia. Os pacientes tornam-se rapidamente não contagiosos após o início do tratamento.
- Membros da equipe da atenção domiciliar, em especial agentes comunitários de saúde, devem estar preparados para suspeitar da doença. O diagnóstico precoce é valioso na prevenção de incapacidades que levam o paciente à restrição domiciliar.

OBJETIVOS DE APRENDIZAGEM

Ao final do capítulo, o leitor deverá ser capaz de:

- Relacionar os sintomas que levam os profissionais de saúde a suspeitar de hanseníase.
- Classificar o caso como paucibacilar (PB) ou multibacilar (MB), distinguir as formas clínicas (HI, HT, HD, HV) e iniciar o tratamento poliquimioterápico (PQT).
- Sistematizar a avaliação física do paciente hansênico no contexto do domicílio e adaptar testes de sensibilidade à realidade local.
- Reconhecer a necessidade de encaminhamento para referência em hanseníase (reações hansênicas, dificuldades de classificação e/ou diagnóstico).
- Empoderar profissionais da equipe de atenção domiciliar para o desenvolvimento de ações básicas em prevenção de incapacidades físicas
- Despertar na equipe multiprofissional a construção de adaptações que melhoram a qualidade de vida do paciente com sequelas.

Apresentação do caso clínico

Em visita domiciliar, o paciente L.H.P., 58 anos, masculino, negro, aposentado, residente em Suzano (SP), procedente de Coroatá (MA), refere à equipe diagnóstico prévio de hanseníase há 40 anos, quando iniciou tratamento. Alguns anos após, mudou-se para Mogi das Cruzes (SP), onde residiu em um hospital colônia por 20 anos. Encontra-se agora na casa de seu sobrinho, restrito ao domicílio, consequência da amputação de quatro pododáctilos do pé direito. Há 8 meses, iniciou quadro de ulceração plantar direita, associada a paresia e dor intensa no membro inferior direito. É hipertenso em uso de losartana 50 mg. Ao exame físico, apresenta úlcera plantar de aproximadamente 4 cm no pé direito, além de redução da força muscular na perna e pé direitos. Acompanhado pela equipe multidisciplinar da atenção domiciliar (AD), realiza fisioterapia semanalmente para o fortalecimento do membro acometido e teve recentemente confeccionado, pela TO, órtese plantar para o pé acometido.

Definição

A hanseníase é uma doença infectocontagiosa, de evolução crônica, causada pelo *Mycobacterium leprae*. A longa evolução da doença e o diagnóstico tardio podem acarretar deformidades e mutilações que causam incapacidades físicas e emocionais. Estimular e capacitar os profissionais de saúde, especialmente os agentes comunitários de saúde (ACS), a buscar e reconhecer a doença, em todas as visitas, é um desafio importante que deve ser superado para eliminar a hanseníase como problema de saúde pública no Brasil.[1]

Epidemiologia

Em 2019, foram reportados à Organização Mundial da Saúde (OMS) 202.185 casos novos da doença no mundo; destes, 27.864 casos foram notificados no Brasil. Diante desse cenário, ocupamos o segundo lugar na relação de países com maior número de casos no mundo, atrás apenas da Índia.[2] Em 2020, 9,8% dos casos novos de hanseníase apresentavam grau 2 de incapacidade física no momento do diagnóstico, número considerado alto por estar intimamente relacionado ao diagnóstico tardio e ao acúmulo de pessoas que irão demandar recursos para tratamento e reabilitação das incapacidades.[3]

Transmissão

A transmissão da hanseníase ocorre mais frequentemente de indivíduo para indivíduo, por meio de contato próximo e prolongado de uma pessoa suscetível com um doente que não está sendo tratado. A bactéria é transmitida especialmente pelas vias aéreas superiores e áreas de pele ou mucosa erosadas. Acredita-se que a maioria da população tenha imunidade ao bacilo, o que significa dizer que nem todas as pessoas adoecem após o contato. Tal suscetibilidade possui influência genética, portanto familiares de pessoas com hanseníase, os quais apresentam maior chance de adoecer.[1]

Classificação

A OMS utiliza uma classificação simples e operacional que, como veremos mais à frente, é necessária para eleger um dos dois esquemas terapêuticos existentes. Esse método é adotado pelo Ministério da Saúde e baseia-se na contagem do número de lesões cutâneas e no resultado da baciloscopia. Os doentes são classificados em paucibacilares (PB) quando possuem até cinco lesões de pele com baciloscopia negativo, quando disponível. Os multibacilares (MB), por sua vez, caracterizam-se pela presença de seis ou mais lesões de pele ou baciloscopia positiva.[4] Para a descrição das formas clínicas, adota-se geralmente a classificação de Madrid. Descreve-se a seguir, de maneira breve, cada uma delas, com o intuito de despertar a atenção à variedade de manifestações da doença, as quais estão diretamente relacionadas ao tipo de resposta imunológica do paciente ao *M. leprae*.[4]

Hanseníase indeterminada (paucibacilar)

É a manifestação inicial de quase todos os pacientes após o período de incubação que varia de 2 a 5 anos. Pode passar despercebida por meses ou anos e evoluir para cura ou outra forma clínica da doença. A lesão de pele geralmente é única, hipocrômica, com alteração da sensibilidade térmica e/ou dolorosa. Os nervos periféricos não são atingidos, e a sensibilidade tátil geralmente é preservada. A baciloscopia é negativa, e a biópsia da pele pode não confirmar o diagnóstico.[4]

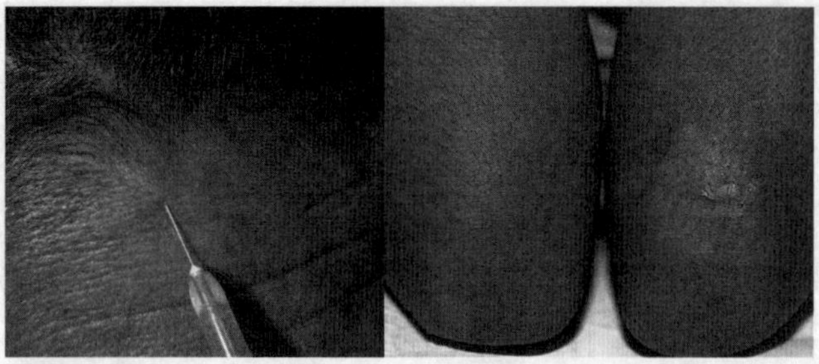

FIGURA 1
Hanseníase indeterminada.
Créditos: Samuel Freire da Silva, retirada do *site* www.atlasdermatologico.com.br.

Hanseníase tuberculoide (paucibacilar)

Surge a partir da forma indeterminada não tratada. É a forma da doença em indivíduos cujo sistema imune consegue destruir os bacilos espontaneamente. Geralmente não se dissemina, ficando restrita às áreas iniciais. A lesão mais frequente é uma placa anestésica, por vezes com bordas elevadas, bem delimitadas e de centro claro. Com menor frequência, pode se apresentar como um nervo espessado com perda de sensibilidade em seu território de inervação. A baciloscopia também é negativa.[4]

Hanseníase dimorfa (multibacilar)

É a forma mais comum de apresentação da doença. Há uma grande variedade morfológica em sua apresentação. As lesões em geral são eritematosas, ferruginosas, infiltradas, edematosas, com contornos internos bem definidos e externos mal definidos (bordas esmaecidas), centro deprimido, hipocrômico, e hipoanestésicas. É comum haver comprometimento assimétrico de nervos periféricos, e os estados reacionais são frequentes, acarretando elevado potencial incapacitante. A baciloscopia pode ser positiva ou negativa.[5]

Casos de hanseníase com comprometimento unicamente de nervo, sem lesões cutâneas, podem ocorrer nas formas tuberculoide e dimorfa. São chamados de hanseníase neural pura ou primária. As manifestações neurais são geralmente assimétricas, podendo envolver vários nervos periféricos. O nervo ulnar é o mais afetado. As alterações sensitivas ocorrem antes das motoras e podem ser acompanhadas de xerose cutânea e ulcerações.[4]

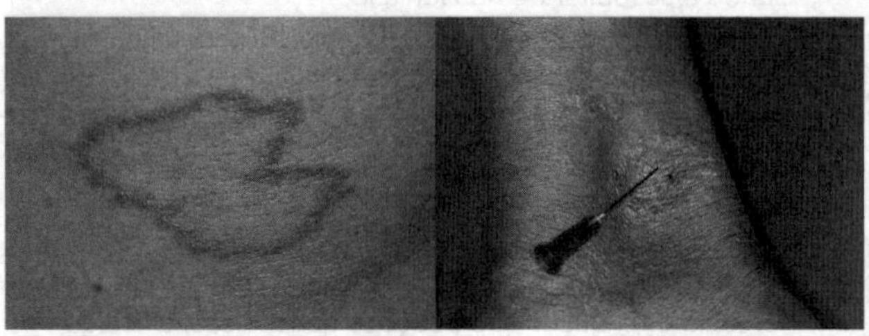

FIGURA 2
Hanseníase tuberculoide.
Créditos: Samuel Freire da Silva, retirada do *site* www.atlasdermatologico.com.br.

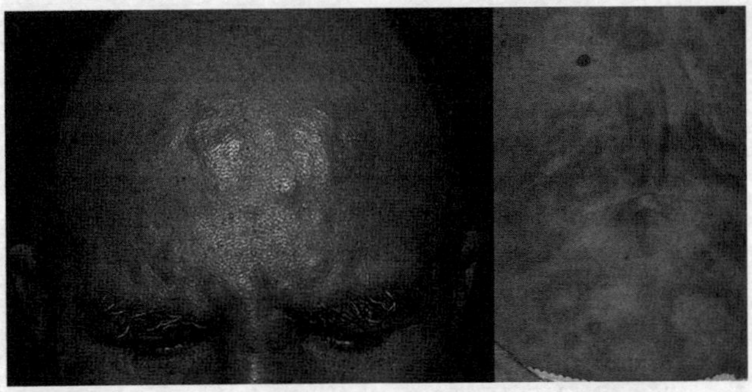

FIGURA 3
Hanseníase dimorfa.
Créditos: Samuel Freire da Silva, retirada do *site* www.atlasdermatologico.com.br.

Hanseníase virchowiana (multibacilar)

É a forma mais contagiosa da doença. Representa, em geral, a doença em pacientes com imunidade celular incompetente. A hanseníase virchowiana é uma doença sistêmica, com manifestações mucosas e viscerais importantes. Olhos, nariz, testículos, ossos, fígado e baço podem ser afetados. Geralmente o paciente não apresenta manchas visíveis. A pele apresenta-se avermelhada, seca, infiltrada, com poros dilatados (aspecto de "casca de laranja").[1]

Na evolução da doença, é comum aparecerem caroços (pápulas e nódulos) escuros, endurecidos e assintomáticos (hansenomas). Quando a doença se encontra em estágio mais avançado, pode haver perda parcial ou total das sobrancelhas (madarose) e dos cílios. A face costuma ser lisa (sem rugas) devido à infiltração, o nariz é congesto, os pés e mãos arroxeados e edemaciados, a pele e os olhos secos.[1]

Os nervos periféricos e seus ramos superficiais estão simetricamente espessados, o que dificulta a comparação. Por isso, é importante avaliar e buscar alterações de sensibilidade térmica, dolorosa e tátil no território desses nervos (facial, ulnar, fibular, tibial) e em áreas frias do corpo, como cotovelos, joelhos, nádegas e pernas.[1] A baciloscopia é fortemente positiva, e os casos sem tratamento são importantes focos de transmissão da doença.[5]

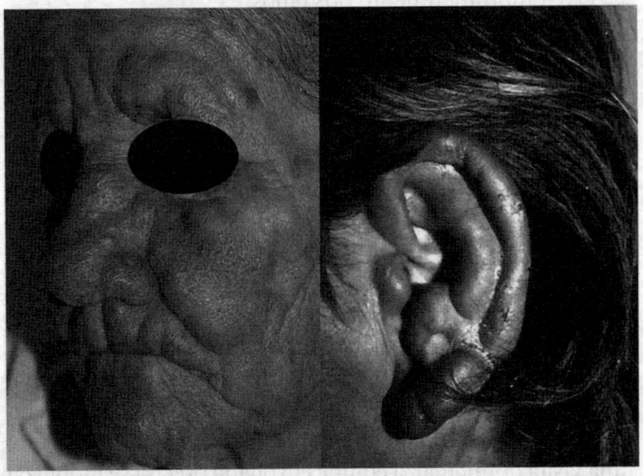

FIGURA 4
Hanseníase virchowiana.
Créditos: Samuel Freire da Silva, retirada do *site* www.atlasdermatologico.com.br.

Diagnóstico

O diagnóstico de um caso de hanseníase é essencialmente clínico e epidemiológico. A análise da história do paciente, bem como de suas condições de vida, associada a um exame dermatoneurológico minucioso, geralmente são suficientes para a conclusão. Quando disponíveis, exames subsidiários poderão ser realizados. Vale ressaltar que os resultados precisam ser correlacionados com a clínica. Em suas visitas domiciliares, o médico deverá trazer consigo objetos que facilitem o exame dermatoneurológico, descrito adiante. Algodão, agulha, álcool e tubos usados para coleta de sangue são alguns dos utensílios mais úteis. Deve estar atento aos seguintes sinais e sintomas:

- Manchas hipocrômicas, acastanhadas ou avermelhadas com alterações de sensibilidade dolorosa, ao calor e/ou ao tato.
- Parestesia, choques ou câibras em membros que evoluem para dormência.
- Queimaduras ou traumas não percebidos.
- Pápulas, tubérculos ou nódulos, em alguns casos avermelhados e dolorosos.
- Diminuição ou queda de pelos de forma localizada ou difusa.
- Pele infiltrada com diminuição de suor no local.
- Diminuição e/ou perda de força nos músculos inervados por nervos acometidos, sobretudo membros superiores e inferiores.
- Entupimento, feridas e ressecamento do nariz.

O exame dermatoneurológico deve ser realizado em um local iluminado e reservado da casa. Devemos realizar a inspeção de toda a pele, de preferência com o paciente despido. Testam-se também as sensibilidades térmica, dolorosa e tátil das lesões suspeitas. Na avaliação dos nervos mais frequentemente acometidos pelo *M. lepra*, verifica-se a presença de dor e espessamento à palpação, bem como alterações sensitivas, motoras e autonômicas na área inervada.[6]

Um possível roteiro para o teste de sensibilidade está descrito a seguir. O teste é de execução simples e pode ser feito em qualquer visita domiciliar.[4]

A. O paciente deve ser informado sobre o procedimento, orientando que aleatoriamente serão testadas áreas suspeitas e não afetadas. Com os olhos fechados, o paciente é solicitado a responder sobre sensibilidades térmica, dolorosa e tátil.
B. Sensibilidade térmica: pode ser testada tocando a pele com tubos de ensaio contendo água fria e quente. Podem ser usados tubos usados nos laboratórios para a coleta de sangue. O examinador deve testar em si próprio os tubos para verificar se estão em temperatura adequa-

da. Os tubos devem tocar áreas suspeitas com lesões de pele ou referidas pelo paciente como regiões com alteração de sensibilidade. Caso não seja possível levar ao domicílio uma garrafa térmica, ou obter água quente e gelada na própria residência, utilizamos alternativamente um algodão embebido em éter, que corresponderá à sensação de frio, e outro seco.

C. Sensibilidade dolorosa: pode ser pesquisada com agulha de injeção descartável, devendo o paciente identificar se é a ponta ou o fundo da agulha que está tocando a sua pele.
D. Sensibilidade tátil: pode ser testada com uma fina mecha de algodão seco, solicitando que o paciente aponte a área tocada.

Quanto aos exames subsidiários, a baciloscopia e a biópsia de pele são os mais utilizados e geralmente estão disponíveis em unidades de referência em hanseníase. Casos novos ou duvidosos devem sempre ser discutidos com as equipes dessas unidades, para traçar estratégias adequadas ao contexto da AD.[1]

Fases e evolução da doença

Fases iniciais

Em suas fases iniciais, a hanseníase não impõe qualquer tipo de limitação aos pacientes. Dessa forma, a principal maneira de prevenir a evolução da doença, bem como suas incapacidades, é o diagnóstico precoce. A equipe da atenção primária, seja da Estratégia da Saúde da Família (ESF), seja do serviço ambulatorial privado, podem acompanhar o paciente de maneira plena, acessando o serviço referência em hanseníase, quando necessário, obtendo respostas e direcionando aos cuidados necessários para cada caso. Nessa fase, poliquimioterapia, educação em saúde e autocuidado são os pilares do acompanhamento.[7]

Os casos mais graves de hanseníase podem demandar mais recursos, equipe com maior *expertise* e esforços mais intensos. Comumente esse cuidado é temporário, com rara necessidade de equipamentos e procedimentos especiais em domicílio. Casos que necessitam de reabilitação ou confecção de órteses podem ser encaminhados pela atenção primária (ESF) para a atenção secundária – serviço de atendimento domiciliar (SAD) e equipe multidisciplinar de atendimento domiciliar (EMAD) –, que poderá realizar procedimentos de reabilitação motora e confecção de órteses, com o auxílio da fisioterapia e terapia ocupacional, respectivamente. Pacientes que necessitem de abordagens cirúrgicas ou procedimentos não disponíveis no âmbito da AD podem ser referenciados aos serviços de referência em hanseníase. O íntimo contato com os serviços de referência em hanseníase será necessário, sobretudo àqueles pacientes que irão, em algum momento, necessitar de abordagens cirúrgicas, órteses, entre outros procedimentos de reabilitação não disponíveis na AD.[1,8,9]

Como visto anteriormente, os quadros podem se agravar por diagnóstico tardio ou tratamentos incompletos, como no caso clínico descrito. Mas a principal causa de evolução da doença são os episódios reacionais, que constituem importante evento na evolução da hanseníase. É durante esses episódios que invariavelmente ocorre a piora das lesões neurológicas e aumento das incapacidades.[10]

Os episódios reacionais são fenômenos de hiperatividade da doença e podem ocorrer de forma aguda antes, durante ou após o final do tratamento com poliquimioterapia. Essas reações são desencadeadas pela atuação do sistema imunológico do hospedeiro contra o bacilo. Manifestam-se com reações inflamatórias na pele e nervos, provocando edema, calor, rubor, perda de função e dor.[1]

A reação em uma lesão de pele pode ser incômoda, mas raramente é grave. Já a inflamação de um nervo pode causar danos severos, como a perda da função, consequente ao edema e da pressão sobre o nervo. As reações hansênicas são divididas em dois tipos:[1]

- Tipo I: tende a surgir mais precocemente, depois de iniciado o tratamento, e o paciente preserva o seu estado geral. As principais características dessa reação são:[1,5]
  A. As lesões de pele da hanseníase se tornarem mais avermelhadas e inchadas.
  B. Os nervos periféricos ficarem mais dolorosos.
  C. Ocorrer piora dos sinais neurológicos de perda de sensibilidade ou perda de função muscular.
  D. Ocorrer inchaço súbito das mãos e dos pés.
  E. Surgirem abruptamente novas lesões de pele até 5 anos após a alta medicamentosa.
- Tipo II: aparece em geral na forma virchowiana e algumas vezes na dimorfa. A manifestação clínica mais frequente é o eritema nodoso hansênico (ENH), em geral associado a fatores precipitantes, como infecções, estresse físico ou psíquico, imunizações, gravidez, entre outros. As principais características dessa reação são:[1,5]
  A. Manchas ou "caroços" na pele, quentes, dolorosos e avermelhados.
  B. Febre, artralgia e mal-estar.
  C. Dor nos nervos periféricos (mãos e pés).
  D. Comprometimento dos olhos.
  E. Comprometimento sistêmico (anemia severa aguda, leucocitose com desvio à esquerda, comprometimento do fígado, baço, linfonodos, rins, testículos, suprarrenais).

Abordagem multidisciplinar da equipe de atenção domiciliar

Fase inicial da doença

A abordagem inicial da hanseníase deve ser realizada pelos serviços de atenção primária (ESF), com o apoio dos agentes comunitários de saúde (ACS), na busca ativa de casos em visitas domiciliares e ambulatoriais nos serviços privados, sempre que possível, independentemente da forma clínica. Após uma visita domiciliar, a equipe envolvida precisa se mobilizar na tentativa de promover ações que venham ajudar em questões sociais, ambientais e familiares identificadas, dispensando atenção às necessidades e aos anseios do indivíduo. Desenvolver um plano terapêutico para cada caso, guiando-se por informações coletadas nas avaliações iniciais (rotinas, condições socioambientais, gostos/preferências, principais limitações físicas, psicológicas e ocupacionais), previne incapacidades e melhora a qualidade de vida do doente e das pessoas envolvidas.[8,9]

Abordagem física

Tratamento medicamentoso – poliquimioterapia

A poliquimioterapia (PQT), recomendada pela OMS e distribuída pelo Ministério da Saúde, consiste na associação de rifampicina, dapsona e clofazimina. Deve-se iniciar o tratamento já na primeira visita, após a definição do diagnóstico, se não houver contraindicações formais.[1]

A partir de julho de 2021 o Ministério da Saúde recomenda a unificação dos esquemas terapêuticos para a hanseníase. O esquema de rifampicina, dapsona e clofazimina passa a se chamar PQT-U e deve ser utilizado tanto para casos PB como MB, fazendo-se a diferenciação pelo tempo de tratamento: 6 meses para os casos PB e 12 meses para os casos MB. A PQT-U é distribuída em cartelas individuais, que contêm a dose mensal supervisionada e as doses diárias autoadministradas, adulto ou infantil. O Quadro 1 traz as doses e a posologia das drogas que constituem a PQT única.[11,12]

QUADRO 1 Esquema terapêutico para todos os casos de hanseníase (PQT-U)

Adulto	Rifampicina (RFM): dose mensal de 600 mg (2 cápsulas de 300 mg) com administração supervisionada
	Dapsona (DDS): dose mensal de 100 mg supervisionada e dose diária de 100 mg autoadministrada
	Clofazimina (CFZ): dose mensal de 300 mg (3 cápsulas de 100 mg) com administração supervisionada e 1 dose diária de 50 mg autoadministrada
Criança	Rifampicina (RFM): dose mensal de 450 mg (1 cápsula de 150 mg e 1 cápsula de 300 mg) com administração supervisionada
	Dapsona (DDS): dose mensal de 50 mg supervisionada e dose diária de 50 mg autoadministrada
	Clofazimina (CFZ): dose mensal de 150 mg (3 cápsulas de 50 mg) com administração supervisionada e uma dose de 50 mg autoadministrada em dias alternados
Duração do tratamento	Paucibacilar: 6 meses; multibacilar: 12 meses

Fonte: Brasil, 2021.[12]

A alta por cura se dá após 6 doses supervisionadas em até 9 meses para os casos PB, e após 12 doses mensais supervisionadas em até 18 meses nos casos MB. Na última dose de cada tratamento, o paciente deve ser submetido a exame dermatológico, avaliações neurológicas simplificadas e do grau de incapacidade física. Casos que não apresentaram melhora clínica, com lesões ativas ao final do tratamento preconizado, deverão ser encaminhados para avaliação em serviço de referência a fim de discutir a conduta mais adequada para o caso.[1,13] Para o tratamento de crianças com hanseníase, o peso corporal deve ser considerado fator mais importante do que a idade, seguindo estas orientações:[1]

A. Crianças com peso superior a 50 kg devem utilizar o mesmo tratamento prescrito para adultos.
B. Crianças com peso entre 30 e 50 kg devem utilizar as cartelas infantis (marrom/azul).
C. Crianças menores de 30 kg devem fazer os ajustes de dose conforme a Tabela 1.

TABELA 1 Ajustes de dose do tratamento da hanseníase para crianças e adultos com peso inferior a 30 kg

Droga	Dose PQT	Dose (mg/kg)
Rifampicina (RFM) suspensão	Mensal	10-20
Dapsona (DDS)	Mensal	1-2*
	Diária	1-2*
Clofazimina (CFZ)	Mensal	5,0
	Diária	1,0

* A dose total máxima não deve ultrapassar 50 mg/dia.
Fonte: Brasil, 2016.[7]

Avaliação da função neural, grau de incapacidade física e escore OMP

A avaliação da função neural é mandatória no momento do diagnóstico, durante os estados reacionais e na alta por cura. Recomenda-se a utilização de dois formulários (em anexo): Formulário de Avaliação Neurológica Simplificada (Anexo I) e Formulário de Avaliação do Grau de Incapacidade Física no Diagnóstico e na Alta de PQT (Anexo II).[1] O exame neurológico compreende a inspeção, palpação, avaliação de sensibilidade e força muscular. A partir desse exame, podemos classificar o grau de incapacidade física. Deve ser realizado:[4]

A. No início do tratamento.
B. A cada 3 meses durante o tratamento se não houver queixas.
C. Sempre que houver queixas, como dor em trajeto de nervos, fraqueza muscular, início ou piora de queixas parestésicas.
D. No controle periódico de doentes em uso de corticoides, em estados reacionais e neurites.
E. Na alta do tratamento.
F. No acompanhamento pós-operatório de descompressão neural.

Para avaliar a sensibilidade, recomenda-se a utilização do conjunto de monofilamentos de Semmes-Weinstein (6 monofilamentos: 0,05 g, 0,2 g, 2 g, 4 g, 10 g e 300 g) nos pontos de avaliação de sensibilidade em mãos e pés, e do fio dental (sem sabor) para os olhos. Na indisponibilidade, quando não há resposta ao monofilamento lilás (2 g) ou mais pesado, considera-se grau 1 de incapacidade. Na ausência desse monofilamento, é aceitável substituí-lo pelo toque da ponta de uma caneta esferográfica. O formulário para avaliação do grau de incapacidade física deverá ser preenchido de acordo com os critérios estabelecidos pela OMS e estão descritos no Quadro 2.[1]

QUADRO 2 Critérios para classificação do grau de incapacidade física e da função neural em doentes com hanseníase

Grau	Características
0	Olhos: força muscular das pálpebras e sensibilidade da córnea preservadas, conta dedos a 6 metros, ou acuidade visual ≥ 0,1 ou 6:60. Mãos: força muscular das mãos preservada e sensibilidade palmar: sente o monofilamento 2 g (lilás) ou sente o mais leve toque da ponta de caneta esferográfica. Pés: força muscular dos pés preservada e sensibilidade plantar: sente o monofilamento 2 g (lilás) ou sente o toque da ponta de caneta esferográfica.
1	Olhos: diminuição da força muscular das pálpebras sem deficiências visíveis e/ou diminuição ou perda da sensibilidade da córnea: resposta demorada ou ausente ao toque do fio dental ou diminuição/ausência do piscar. Mãos: diminuição da força muscular das mãos sem deficiências visíveis e/ou alteração da sensibilidade palmar: não sente o monofilamento 2 g (lilás) ou não sente o toque da ponta de caneta esferográfica. Pés: diminuição da força muscular dos pés sem deficiências visíveis e/ou alteração da sensibilidade plantar: não sente o monofilamento 2 g (lilás) ou o toque da ponta de caneta esferográfica.
2	Olhos: deficiência(s) visível(eis) causada(s) pela hanseníase, como: lagoftalmo; ectrópio; entrópio; triquíase; opacidade corneana central, iridociclite e/ou não conta dedos a 6 metros ou acuidade visual < 0,1 ou 6:60, excluídas outras causas. Mãos: deficiência(s) visível(eis) causada(s) pela hanseníase, como garras, reabsorção óssea, atrofia muscular, mão caída, contratura, feridas tróficas e/ou traumáticas. Pés: deficiência(s) visível(eis) causada(s) pela hanseníase, como garras, reabsorção óssea, atrofia muscular, pé caído, contratura, feridas tróficas e/ou traumáticas.

Fonte: Brasil, 2016.[7]

Abordagem familiar

Especial atenção deve ser dispensada aos familiares do caso notificado, mesmo que não residam no domicílio do caso, uma vez que apresentam maior risco de adoecimento.

A investigação de contatos tem por finalidade a identificação precoce de casos entre aqueles que convivem ou conviveram com o caso recém-diagnosticado. Todos os contatos intradomiciliares do indivíduo devem ser examinados. Considera-se contato intradomiciliar a pessoa que resida ou tenha residido, conviva ou tenha convivido com o doente no âmbito domiciliar nos últimos 5 anos.[1,7]

Deve-se realizar exame dermatoneurológico de todos os contatos intradomiciliares. É extremamente importante que a equipe forneça orientações sobre transmissão, sinais e sintomas da doença, além da avaliação da cicatriz vacinal da BCG.

A vacina BCG é efetiva na prevenção da hanseníase, diminuindo o risco de contrair a doença, e deve ser aplicada nos contatos intradomiciliares na ausência de sinais e sintomas da hanseníase. A aplicação da BCG depende da história vacinal e deve seguir as recomendações do Quadro 3. Não deve ser feita em pacientes imunossuprimidos, pessoas com tuberculose ativa, gestantes ou em indivíduos vacinados recentemente.[4]

QUADRO 3 Prescrição da vacina BCG para prevenção da hanseníase de acordo com a avaliação da cicatriz vacinal

Avaliação da cicatriz vacinal	Conduta
Sem cicatriz	Prescrever 1 dose
Com uma cicatriz de BCG	Prescrever 1 dose
Com duas cicatrizes de BCG	Não prescrever qualquer dose

Fonte: Duncan BB et al., 2013.[4]

Abordagem psicológica e espiritual

Garantir suporte ao enfrentamento dos medos e conflitos é imprescindível para que o paciente tenha a segurança da melhor condução do seu tratamento, além do entendimento quanto à cura e reabilitação quando necessário. São temas pertinentes à discussão:

- Medo, preconceito e discriminação com relação à doença.
- Assistência da equipe de saúde e fortalecimento de vínculos.
- Suporte familiar.
- Humanização da assistência.

O apoio psicológico e os grupos de autoajuda podem auxiliar o paciente com hanseníase a recuperar a autoestima e enfrentar a doença e todos os preconceitos que ela carrega.[14]

Abordagem social

A equipe de saúde deve estar engajada em estimular a inclusão social dos pacientes. Movimentos sociais, associações e grupos dos mais diversos são suportes que potencializam a inclusão do paciente em todos os campos da sociedade. Essas possibilidades devem ser mapeadas no território pela equipe, que pode encorajar os pacientes, não perdendo de vista que o cuidado não se remete apenas aos sinais visíveis da doença, mas ao contexto social ao qual o paciente se encontra inserido.[9,14] As dificuldades que os pacientes enfrentam podem ser identificadas mediante o uso das fichas de avaliação de incapacidade, Escala de Participação e SALSA.[15]

Progressão da doença

Nessa fase, é comum encontrar o paciente com alguma deficiência ou incapacidade. Como visto no caso clínico deste capítulo, ainda são comuns os casos que viveram nos antigos "leprosários", impactados pelas deformidades da doença. Um grande desafio é corrigir ou compensar os danos físicos, emocionais e socioeconômicos que poderão se apresentar. As incapacidades dificultam a rotina diária e em geral estigmatizam o doente, que nem sempre se vê estimulado por familiares e equipe.[16]

Abordagem física

As equipes de AD podem ser altamente resolutivas no manejo dos pacientes com complicações de hanseníase. No entanto, algumas situações podem demandar consultas ou encaminhamentos aos serviços de referência.

Manejo das reações hansênicas

O manejo dos estados reacionais é geralmente ambulatorial e deve ser preferencialmente conduzido com retaguarda de serviços referência em acompanhamento de hanseníase. Tanto no episódio reacional do tipo 1 quanto do tipo 2, o paciente não deve suspender a PQT. A equipe deve orientar repouso imediato do membro afetado em caso de suspeita de neurite. O terapeuta ocupacional deve ser acionado nesses casos, a fim de imobilizar o membro afetado com tala gessada prevenindo danos neurais.[1,9] Casos que não respondem ao tratamento clínico dentro de 4 semanas devem ser avaliados quanto à possibilidade de tratamento cirúrgico para reduzir a compressão do nervo periférico.[9]

Reação hansênica tipo 1

Quando houver comprometimento dos nervos, recomenda-se o uso de corticosteroides, sendo a prednisona a mais utilizada. A dose inicial recomendada é de 1 mg/kg/dia por via oral pela manhã. Para o quadro álgico, é comum associar antidepressivo tricíclico em dose baixa – amitriptilina 25 a 75 mg à noite, por exemplo, associada a carbamazepina 200 a 400 mg/dia.[17]

Pacientes em uso de corticosteroides devem ter monitorizados pressão arterial, glicemia de jejum e ganho ponderal. Faz-se profilaxia para estrongiloidíase, prescrevendo albendazol 400 mg/dia durante 3 a 5 dias consecutivos, e para osteoporose, com cálcio 1.000 mg/dia associado a vitamina D 400-800 UI/dia.[1,4]

O paciente em episódio reacional deve ser monitorado e visitado pela equipe com mais frequência que o habitual, portanto o apoio do SAD no serviço público é essencial para o manejo da doença. Se houver melhora da função dos nervos, ou estabilização, inicia-se a redução lenta e gradual da dose da prednisona. Recomenda-se diminuir 10 mg por mês até a menor dose sem sintomas.[1,17]

Reação hansênica tipo 2

A apresentação clínica é variada, mas a manifestação clínica mais frequente é o ENH. A talidomida é o medicamento de escolha para a remissão desse quadro reacional, na dose de 100 a 400 mg/kg. Por seus conhecidos efeitos teratogênicos, esse medicamento está formalmente contraindicado em gestantes. Seu uso em mulheres em idade fértil deve ser feito com ressalvas, seguindo as orientações de contracepção antes, durante e depois do uso do medicamento. Como alternativa, para mulheres em idade fértil ou em pacientes com contraindicações à talidomida, pode-se utilizar a pentoxifilina 400 mg 3 x/dia, ou anti-inflamatórios não hormonais.[1,4]

Prevenção e tratamento de incapacidades

A prevenção e o tratamento de incapacidades físicas são caracterizados por um conjunto de ações a fim de minimizar a ocorrência dos danos de origem neural. Não devem ser exclusivos de um profissional, uma vez que envolve técnicas e conhecimentos variados. Algumas ações serão destacadas a seguir:[8,9]

- Olhos: identificação de lesões oculares, realização de limpeza, aplicação de colírios lubrificantes e retirada manual de cílios 1 x/mês, a fim de evitar a lesão corneana. Encaminhar aos serviços especializados pacientes com quadro de hiperemia e dor com ou sem secreção ou com perda brusca da acuidade visual.[9]
- Membros superiores: hidratar, lubrificar e massagear a pele compensando as funções sudoríparas e sebáceas acometidas. Cremes à base de ureia são extremamente úteis, bem como mergulhos dos membros em água na temperatura ambiente. Exercícios de fortalecimento passivos e ativos, assistidos ou não têm ótima indicação nas paresias e paralisias, evitando retrações e atrofias. Exercícios passivos são indicados para retrações de tecidos moles (dedos em garra, por exemplo). Exercícios ativos são indicados para fraqueza muscular. A confecção de órteses destina-se a imobilizar os membros, auxiliando no tratamento das reações e neurites, evitando sobretudo trauma sobre os nervos. A terapia ocupacional tem papel fundamental nesse processo, corrigindo retrações e facilitando a execução de movimentos funcionais. Esse apoio deve ser fornecido pelo SAD no setor público para a melhora da qualidade de vida desses pacientes.[8,9]
- Membros inferiores: hidratação, exercícios e órteses como descritos nos membros superiores. O uso correto de calçados também deve ser orientado, sobretudo para pacientes com úlceras ou pé caído. Além das órteses, palmilhas especiais podem ser adaptadas para prevenir lesões. Para pacientes com perda da sensibilidade protetora do pé, recomenda-se o uso de duas meias, o que diminui o atrito

da pele e alivia as áreas de pressão. Calos espessos e localizados nas áreas de maior pressão dos pés são riscos eminentes de úlceras plantares. Realiza-se a remoção de calos através de desbastamento leve. Pacientes com úlceras plantares devem ser acompanhados pelo serviço de atenção secundária do SAD, com o objetivo de uma assistência mais frequente, auxiliando no manejo da doença. O desbridamento químico ou cirúrgico deve ser indicado na presença de áreas necróticas. Atentar-se à presença de secreção, odor fétido ou outros sinais que indiquem infecção secundária. O tratamento conservador das úlceras plantares consiste na realização de curativos com solução fisiológica, solução não alcoólica de iodo a 1% e óleo rico em ácidos graxos essenciais (AGE). Casos crônicos, de difícil controle e/ou com quadro infeccioso associado devem ser discutidos com a unidade referência. Em alguns casos, a amputação pode ser necessária, sobretudo de artelhos, poupando o membro e evitando que novas úlceras se formem em outros pontos de apoio.[8,9]

Cirurgia de reabilitação

O paciente com incapacidade instalada, apresentando mão em garra ou pé caído, por exemplo, entre outras incapacidades, deve ser encaminhado para avaliação e indicação de cirurgia de reabilitação nos centros de atenção especializada. Dois critérios são essenciais na indicação de cirurgia de reabilitação:[1]

- Tratamento poliquimioterápico completo.
- Não apresentar estado inflamatório reacional e/ou uso de medicamentos antirreacionais há pelo menos 1 ano.

Abordagem familiar/cuidador

Além das avaliações dos contactantes e das recomendações aos familiares, descritas anteriormente, devemos ressaltar a importância do apoio familiar aos pacientes em estágio avançado da doença, que após sequelas e deficiências tendem a se isolar e apresentar quadros graves de depressão. Observar também a sobrecarga do cuidador quando esse paciente está restrito ao leito e na possibilidade de dependência em algumas situações. Descritos a seguir estão alguns objetivos da abordagem familiar em hanseníase:[18]

- Conhecer como organizar e manter contato com a família durante o curso da assistência domiciliar, a fim de evitar o isolamento.
- Coordenar o plano terapêutico da doença, promovendo colaboração do paciente e da família.
- Identificar o impacto da doença na família (trabalho, financeiro, social).
- Identificar as necessidades familiares.
- Reconhecer disfunção familiar que interfira no tratamento.
- Abordar estigmas, preconceito e prevenção de contágio.
- Coparticipação familiar no autocuidado.
- Identificar sobrecarga do cuidador de pacientes com muitas sequelas, sobretudo restritos ao leito.

Abordagem psicológica e espiritual

Em estágios mais avançados, sobretudo aqueles nos quais o paciente convive com sequelas graves e definitivas, é comum o desenvolvimento de quadros graves de ansiedade, depressão e o isolamento social é possível. O apoio e acompanhamento da equipe de AD são essenciais tanto no tratamento medicamentoso do quadro de saúde mental quanto no apoio psicológico durante as visitas domiciliares.[9,18]

Lembrar que nem sempre o conceito de cura é de fácil compreensão, sobretudo quando se precisa conviver com deficiências definitivas. É preciso dispensar tempo a esse paciente, escutar, orientar, garantir uma rede integrada de atenção à saúde. Não permitir que a baixa escolaridade ou a vergonha em esclarecer sua doença prejudique o autocuidado.[8,18]

Sentimentos afloram a partir de algumas mudanças mais radicais, seja na relação amorosa, no trabalho, nas manifestações de afeto prejudicadas pelo risco do contágio. O paciente cultiva o medo de mudar a aparência, sofre mentalmente após amputações, não tem de si próprio uma autoimagem favorável. Muitos se acham fisicamente desagradáveis e acabam por encaminhar sua própria exclusão, pois escutam de amigos e familiares palavras como "leproso" ou "lazarento".[19]

Em uma sociedade que preza pelas condições estéticas dos indivíduos, o paciente hansênico passa a se ver como alguém que não têm direitos ou possibilidades de aceitação. O apoio da equipe de AD poderá impactar positivamente na saúde mental e promover melhora da qualidade de vida por meio da identificação precoce dessas situações.

Abordagem social

A equipe de saúde deve fornecer a pacientes e familiares conhecimentos quanto a seus direitos, garantindo acessibilidade à saúde e a benefícios vigentes. A classificação do Grau de Incapacidade Física é um documento obrigatório que, além de essencial no acompanhamento da evolução do quadro, auxilia nas decisões previdenciárias. Os profissionais devem ter atenção no preenchimento e realizar uma avaliação minuciosa, fornecendo aos pacientes os documentos sempre que necessário.[1,9] Vale lembrar que, em um passado não tão distante, pacientes eram retirados do convívio social e enviados a "leprosários". A assistência social pode ajudar a promover a integração e a reinserção desses indivíduos, facilitando o contato com entidades que atuam junto a esses pacientes que tiverem seu contexto social atingido pela hanseníase, como o Movimento de Reintegração das Pessoas Atingidas pela Hanseníase (MORHAN).

Referências

1. Brasil. Ministério da Saúde. Secretaria de Vigilância em Saúde. Departamento de Vigilância das Doenças Transmissíveis. Guia prático sobre a hanseníase. Brasília, DF: Ministério da Saúde; 2017.
2. World Health Organization. Global leprosy update, 2019: time to step-up prevention initiatives. Weekly Epidemiological Record. Genebra: OMS; 2020. p. 417-40.
3. Brasil. Ministério da Saúde. Secretaria de Vigilância em Saúde. Boletim Epidemiológico – Hanseníase 2021. Brasília, DF: Ministério da Saúde; 2021.

4. Duncan BB, Schmidt MI, Giugliani ERJ, organizadores. Medicina ambulatorial: condutas de atenção primária baseadas em evidências. 4. ed. Porto Alegre: Artmed, 2013. p. 1583-93.
5. Rivitti EA. Manual de Dermatologia Clínica. São Paulo: Artes Médicas; 2014. p. 297-315.
6. Araújo MG. Hanseníase no Brasil. Revi Soc Bras Med Trop. 2003;36(3): 373-82.
7. Brasil. Ministério da Saúde. Secretaria de Vigilância em Saúde. Departamento de Vigilância das Doenças Transmissíveis. Diretrizes para vigilância, atenção e eliminação da Hanseníase como problema de saúde pública: manual técnico-operacional. Brasília, DF: Ministério da Saúde; 2016.
8. Universidade Federal de Santa Catarina. Centro de Ciências da Saúde. Núcleo Telessaúde Santa Catarina. Abordagem da Hanseníase na atenção básica. Florianópolis: CCS/UFSC; 2018.
9. Brasil. Ministério da Saúde. Secretaria de Vigilância em Saúde. Departamento de Vigilância Epidemiológica. Manual de prevenção de incapacidades. Série A. Normas e Manuais Técnicos. Cadernos de prevenção e reabilitação em hanseníase; n. 1. Brasília, DF: Ministério da Saúde; 2008.
10. Ura S. Tratamento e controle das reações hansênicas. Hansen Int. 2007;32(1):67-70.
11. Brasil. Ministério da Saúde. Nota Técnica n. 4/2020-CGDE/.DCCI/SVS/MS. 2020.
12. Brasil. Ministério da Saúde. Nota Técnica n. 16/2021-CGDE/.DCCI/SVS/MS. Nota Técnica Conjunta CGDE/DCCI/SVS/MS e CGAFME/DAF/SCTIE/MS. 2021.
13. Medeiros Junior EM, Cintra EO, Garbin NHR, Misimoto MYSM, Teixeira NB, Rubinho R, organizadores. Ambulatório de dermatologia em APS. São Paulo: Martinari; 2018.
14. Abrita APCT, Abrita BM. Hanseníase: aspectos psicológicos e socioeconômicos. Revista Brasileira de Administração Científica. 2018;9(1): 81-92.
15. Ikehara E, Nardi SMT, Ferrigno ISV, Pedro HSP, Paschoal VD. Escala Salsa e grau de Incapacidades da Organização Mundial de Saúde: avaliação da limitação de atividades e deficiência na hanseníase. Acta Fisiatr. 2010;17(4):169-74.
16. Loures LF, Mármora CHC. Suporte e participação social em indivíduos com hanseníase. Mundo Saúde. 2017;41(2):244-52.
17. Brasil. Ministério da Saúde. Corticosteroide em hanseníase: orientações para o uso. Brasília, DF: Ministério da Saúde; 2010.
18. UFCSPA. Abordagem familiar na Atenção Domiciliar. Recurso Eletrônico – Portal UNA-SUS. Porto Alegre. 2015.
19. Barreto LA. Importância da percepção do paciente sobre diagnóstico e terapêutica da doença. Rev Neurocienc. 2011;19(2):194-5.

Doenças renais crônicas

Capítulo 9

Doença renal crônica e diálise

Camillo de Alcântara César
Munira Bittencourt Abud

PONTOS-CHAVE

- A doença renal crônica é caracterizada por alterações da função e/ou estrutura renal que estejam presentes por mais de 3 meses.
- Apresenta taxa de filtração glomerular < 60 mL/minuto/1,73 m^1, achados de alteração renal laboratoriais (por exemplo, albuminúria) ou por imagem (anormalidade estrutural).
- Diabetes *mellitus*, hipertensão arterial sistêmica e glomerulonefrite são causas comuns de doença renal crônica.
- Complicações incluem doenças cardiovasculares, hipertensão, anemia, doença óssea, anormalidades eletrolíticas e, em estágios finais, uremia.

OBJETIVOS DE APRENDIZAGEM

Ao final do capítulo, o leitor deverá ser capaz de:

- Realizar o diagnóstico precoce e a avaliação clínica e dos quadros de doença renal crônica.
- Classificar e abordar preventiva e terapeuticamente os estágios da doença.
- Reconhecer especificidades do atendimento domiciliar de indivíduos com a doença.

Caso clínico

Carlos, médico da Estratégia de Saúde da Família (ESF), realiza visita domiciliar a Jorge, um homem de 70 anos de idade, branco, com história de 20 anos de diabetes e hipertensão, além de complicações de retinopatia diabética, bem como obesidade grave e osteoartrose, as quais dificultam subir as escadarias e o impedem de ir pessoalmente à Unidade Básica de Saúde (UBS). Jorge se queixa de fadiga e ganho de peso nos últimos 3 meses, sem relação com mudanças alimentares. Na última semana, esteve com mal-estar, náuseas, vômitos e redução da diurese. Ao exame físico, obesidade, edema depressível bilateral nos membros inferiores, índice de massa corpórea (IMC) 38 kg/m^1, aparelho cardiovascular com pressão arterial 160x90 mmHg, frequência cardíaca 85 bpm, aparelho respiratório com murmúrio vesicular fisiológico, eupneico, SO_2 95%. Jorge refere que tem aumentado o uso de anti-inflamatórios, para tentar reduzir a dor dos joelhos que está mais presente nos últimos 3 meses. Carlos, ao ler o prontuário do histórico de acompanhamento do senhor Jorge, recentemente havia descartado a presença de insuficiência cardíaca, sem ter percebido nenhum achado que direcionasse etiologias do sistema respiratório. Passou-se a considerar a hipótese de progressão da doença renal crônica, pois a creatinina basal de Jorge estava em 3 mg/dL e já se discutia a possibilidade de terapia renal substitutiva. Solicitaram-se exames laboratoriais para complementar as hipóteses diagnósticas.

Os resultados foram liberados com urgência pelo laboratório, como nível crítico de creatinina sérica de 3,8 mg/dL. Optou-se pela modalidade de diálise peritoneal por parte do senhor Jorge, e o cuidado seguiu em acompanhamento compartilhado com a equipe multiprofissional de atenção domiciliar (EMAD).

Definição

A doença renal crônica (DRC), ou insuficiência renal crônica, é definida como anormalidade da estrutura ou função renal, presente por ≥ 3 meses, incluindo as suas complicações. É representada pela taxa de filtração glomerular (TFG) < 60 mL/minuto/1,73 m^1 ou a presença de um ou mais dos seguintes marcadores de danos renais: albuminúria/proteinúria, anormalidades nos sedimentos urinários (ex.: hematúria), alterações eletrolíticas por distúrbios tubulares, anormalidades estruturais detectadas por método de imagem ou biópsias ou história de transplante renal.[2]

Classificação diagnóstica

Segundo a KDIGO, a DRC é dividida em estágios, com base na TFG, incorporando a presença de albuminúria. Essas informações, unidas, classificam a doença e indicam o prognóstico, da seguinte forma (Figura 1):[1]

- G1: TFG > 90 mL/min/1,73 m^1 (normal ou alta).
- G2: TFG 60 a 89: mL/min/1,73 m^1 (discretamente diminuída em comparação ao nível do adulto jovem).
- G3a: TFG 45 a 59: mL/min/1,73 m^1 (redução leve a moderada).
- G3b: TFG 30 a 44: mL/min/1,73 m^1 (moderada a severa diminuição).
- G4: TFG 15 a 29: mL/min/1,73 m^1 (severamente diminuída).
- G5: TFG < 15: mL/min/1,73 m^1 (insuficiência renal).

A categoria de albuminúria é documentada com base na taxa de excreção da albumina (TEA) ou na relação albumina/creatinina (RAC):

- A1: TEA < 30 mg de albumina/24 horas ou RAC < 3 mg/mmol (< 30 mg/g): normal a levemente aumentada.
- A2: TEA 30 a 300 mg de albumina/24 horas ou RAC 3 a 30 mg/mmol (30 a 300 mg/g): moderadamente aumentada.
- A3: TEA > 300 mg de albumina/24 horas ou RAC > 30 mg/mmol (> 300 mg/g): gravemente aumentada; inclui síndrome nefrótica.

Causas

A causa mais comum, na população adulta é o diabetes.[1] Como vimos no caso clínico, estima-se que um terço dos pacientes com diabetes desenvolverá nefropatia dentro de 15 anos após o diagnóstico de diabetes *mellitus* (DM).[3] Hipertensão é a segunda causa mais comum.[1] A associação entre a hipertensão arterial sistêmica (HAS) e DRC é complexa, sendo a primeira causa e consequência da última.[4] Algumas vezes, considera-se o diagnóstico de doença renal hipertensiva se nenhuma outra etiologia identificável é localizada.

Causas menos frequentes incluem doença renal policística, uropatia obstrutiva, síndrome nefrítica, síndrome nefrótica, glomeruloesclerose segmentar focal, nefropatia membranosa, nefrite lúpica, amiloidose e glomerulonefrite rapidamente progressiva, episódios prévios de lesão renal aguda.[2] Fatores hereditários/genéticos também podem se associar à DRC; aproximadamente um terço dos adultos com DRC tem história familiar positiva de DRC.[5]

Epidemiologia

A DRC é uma condição comum, muitas vezes diagnosticada já em estágios avançados. Como vimos no caso clínico, muitas vezes o diagnóstico é tardio em estágio com necessidade de diálise – cerca de 70% dos casos em diálise foram diagnosticados tardiamente, com taxa de mortalidade próxima a 15%.[6] Estima-se que 9% a 13% da população mundial adulta apresente DRC. Em 2017, a prevalência mundial estimada de DRC, segundo o estágio, foi 5% (G1 e G2), 3,9% (G3), 0,16% (G4) e 0,07% (G5), com taxas de diálise de 0,041% e transplante renal de 0,011%.[7] A prevalência de DRC tem crescido em virtude do envelhecimento populacional e da maior incidência de DM e HAS, responsáveis por 40% e 33% dos casos de DRC, respectivamente.[8]

Prognóstico de insuficiência renal crônica por GFR e categorias da albuminúria: KDIGO 2012				Categorias dos níveis de albuminúria – Descrição e intervalo		
				A1	A2	A3
				Normal para ligeiro aumento	Aumento moderado	Aumento grave
				< 30 mg/g < 3 mg/mmol	30-300 mg/g 3-30 mg/mmol	> 300 mg/g > 30 mg/mmol
Categorias de GFR (ml/min/ 1,73 m²) Descrição e intervalo	G1	Normal ou alto	≥ 90			
	G2	Diminuição ligeira	60-89			
	G3a	Diminuição moderada	45-59			
	G3b	Diminuição pouco severa	30-44			
	G4	Diminuição grave	15-29			
	G5	Falência renal	< 15			

FIGURA 1
Prognóstico de doença renal crônica por RFG e categorias da albuminúria

Fonte: KDIGO 2012.[2]

Pessoas negras, hispânicas, com história familiar de DRC, têm maior prevalência que a população geral.[9] A DRC está relacionada a grandes disparidades raciais e socioeconômicas, porém resultados do ACCORD mostraram que cuidados à saúde igualitários nos casos de etiologia diabética,[10] além do controle adequado dos fatores de risco, levam a retardo da evolução da DRC e diminuição da incidência dos casos de diálise.[6]

Diagnóstico

Uma proporção significativa dos indivíduos com DRC é assintomática e não sabe que tem a doença, sendo informada somente após o encontro de anormalidades em exames de sangue (elevação na creatinina com redução na TFG) e/ou urina (hematúria e/ou proteinúria), tornando importante o rastreio oportuno dos achados de dano renal.

Na anamnese, sinais e sintomas são vagos e insidiosos, como fadiga (relacionada à uremia ou à anemia associada a DRC), náuseas e edema. Sintomas urêmicos podem estar presentes em algum grau nos estágios iniciais.[11] Com a evolução para os estágios mais avançados de uremia, podem ocorrer anorexia, náuseas, vômitos, pernas inquietas, prurido e mal-estar.[12] Nos casos de redução de produção urinária (oligúria < 400 mL, anúria < 100 mL), de excreção de sódio e albumina sérica, ocorre sobrecarga hídrica que leva a dispneia e ortopneia decorrente de edema pulmonar. Alterações cognitivas podem ocorrer em todos os estágios; nos mais avançados, podem ocorrer convulsões ou coma.[13]

No exame físico, alguns achados podem ocorrer em consequência da DRC: hipertensão, edema periférico e palidez (anemia).[13] É importante pesquisar sinais de retinopatia hipertensiva ou diabética, evidências de dano microvascular concomitante ao dano renal. Em homens, pesquisar hiperplasia e nódulos prostáticos pode ser útil no diagnóstico de uropatia obstrutiva. Nas síndromes nefrítica e nefrótica glomerulares, a apresentação ocorre agudamente com hipertensão grave, edema periférico e periorbital, nas doenças autoimunes: erupções cutâneas e artrite. Urina espumosa ocorre na presença de proteinúria significativa, e cor escura, na de hematúria.

Exames complementares

A investigação inicial inclui creatinina sérica (parte do perfil bioquímico-renal), TFG estimada pela fórmula CKD-EPI (considere cistatina C sérica em indivíduos com extremos de massa muscular) e urinálise (hematúria e proteinúria). Para o diagnóstico de DRC, a avaliação urinária de albumina geralmente é preferível à proteína urinária total, com o cálculo da taxa de excreção da albumina ou a relação albumina/creatinina. Proteinúria é um diagnóstico e um indicador prognóstico na DRC.[2,13]

Ultrassonografia renal é necessária para avaliar o tamanho do rim, lesões de massa, obstrução do trato urinário e fluxo arterial renal (duplex).[13]

Exames de imagem do trato urinário podem ser solicitados nas seguintes situações: radiografia abdominal simples pode detectar nefrolitíase contendo cálcio; tomografia computadorizada na avaliação de nefrolitíase e caracterização adicional de lesões (massa ou cistos) renais; ressonância é reservada para lesões de massa renais (como carcinoma).

Quanto a investigação adicional, biópsia renal para diagnóstico etiológico está indicada na minoria dos casos como suspeita de síndrome nefrítica ou nefrótica glomerular, diabetes com apresentação atípica (por exemplo, DRC rapidamente progressiva) e nas infecções (hepatites B e C, sífilis e faringite estreptocócica) que se associam a distúrbios glomerulares para determinar a lesão patológica.[2]

Rastreamento

Com base na opinião de especialistas, há recomendações para rastrear os indivíduos com fatores de risco: diabetes, hipertensão, história familiar de DRC, doenças multissistêmicas com potencial envolvimento renal (ex.: lúpus eritematoso sistêmico), doença cardiovascular, doença estrutural do trato renal e uso de drogas nefrotóxicas, por meio de urinálise (hematúria e/ou proteinúria) e creatinina sérica (TFG) anuais.[14]

Fases e evolução da doença

A DRC, na maioria das vezes, é progressiva e conduz à doença renal em estágio terminal (DRET) e à necessidade de terapia renal substitutiva (TRS): hemodiálise, diálise peritoneal ou transplante renal. A incidência de DRC aumenta com a idade, aproximadamente 50% dos casos de DRC estágio 3a ocorrem após os 70 anos, a tabela abaixo apresenta a incidência dos casos nos Estados Unidos.[15]

QUADRO 1

População	Estágio 3a	Estágio 3b	Estágio 4	Estágio 5
Homens brancos	53,6%	29%	9,3%	3,3%
Mulheres brancas	64,9%	36,7%	11,4%	2,2%
Homens negros	51,8%	33,7%	15,8%	8,5%
Mulheres negras	63,6%	40,2%	18,5%	7,8%

Embora a DRC não tenha cura, pode ser controlada, reduzindo a progressão e as complicações secundárias. A DRC é um grande fator de risco cardiovascular; a maioria dos pacientes pode falecer por eventos cardiovasculares antes de atingir o estágio G5 (DRET). Com a progressão da disfunção renal, complicações como anemia e hiperparatireoidismo desenvolvem-se e contribuem para o agravamento da doença cardiovascular e da osteodistrofia renal, respectivamente.

O controle glicêmico está diretamente relacionado ao desenvolvimento de doença renal diabética e à rapidez da evolução para DRET.[3] A otimização do controle da pressão arterial e a redução da proteinúria podem diminuir a taxa de progressão para DRET e a eventual necessidade de TRS.

Com o objetivo de evitar e retardar a progressão da DERT, é importante o acompanhamento periódico dos pacientes em atenção domiciliar e que apresentam fatores de risco para DRC, bem como os diagnosticados com DRC, abordando terapeuticamente as doenças de base (ex.: DM e HAS) e monitorando a progressão da DRC e suas complicações. A abordagem de intercorrências que exijam menor intensidade de tempo e/ou de equipamentos também é responsabilidade da ESF-AD1. No cotidiano de trabalho da ESF, pacientes elegíveis para AD1 são os que apresentam, comprometimento de atividades básicas e instrumentais de vida diária, função cognitiva, comorbidades associadas, mobilidade, acometimento de órgãos e sentidos, estado nutricional e funcionalidade familiar. A taxa de progressão da DRC deve ser avaliada periodicamente pela TFG, a partir dos estágios < 60 mL/minuto/1,73 m^1 da doença, com rastreamento para anemia e distúrbios minerais ósseos, conforme o Quadro 2.

QUADRO 2 Acompanhamento laboratorial na doença renal crônica

Exames/estágio	G3a/G3b	G4	G5
Creatinina, urinálise, albuminúria, potássio	6 a 12 meses	3 a 6 meses	mensal
Hemoglobina			
Cálcio			1 a 3 meses
Fósforo			
Paratormônio (PTH) intacto, vitamina D		6 a 12 meses	3 a 6 meses

O compartilhamento do cuidado com o nefrologista se torna importante quando pacientes atingem o estágio G4 (TFG < 30 mL/min/1,73 m^1), com objetivos de discussão sobre início do processo de TRS, escolha da via de acesso, entre outros. A depender da capacitação do médico de família e comunidade, o encaminhamento para nefrologia, ou mesmo contatos via Telessaúde, podem se iniciar no estágio G3b e/ou na presença de alterações laboratoriais e doenças associadas, como anemia, hiperparatireoidismo secundário e hipovitaminose de vitamina D.[16] O cuidado pode ser compartilhado com o Núcleo Ampliado de Saúde da Família (NASF), como nutricionista em caso de risco nutricional e adequação da ingestão proteica e glicêmica, reabilitações com terapia ocupacional nos que apresentem comprometimento visual por retinopatia.[17]

Situações que exigem acionamento da rede de atenção à saúde EMAD-SAD-AD2/AD3 e/ou hospitalar em primeiro momento, pela necessidade de atenção que supera a capacidade da ESF, compreendem terapia com ferro parenteral para anemia ferropriva, incapacidade de alimentação e hidratação por via oral, doença debilitante, DM com risco de hipoglicemia, edema pulmonar, sinais de alerta como hipotensão, taquicardia, alteração do estado mental, oligúria (considerando padrões basais do paciente) e início de processo de diálise peritoneal domiciliar, pois demandam terapêuticas e acompanhamento mais próximo. Ou mesmo a necessidade de cuidados paliativos, com o fim de controlar a dor e o sofrimento do usuário.

Plano terapêutico

Abordagem física

Relembramos a importância do diagnóstico precoce a partir do rastreamento de grupos de risco, seguido do acompanhamento da progressão da doença. A velocidade da evolução pode determinar o prognóstico, com exames específicos e classificação do estádio (G1-G5), e atuação no controle doenças de base.[16,17] A presença de DRC configura alto risco cardiovascular, indicando-se estatina independentemente de valores do lipidograma, como prevenção secundária. Para pacientes ≥ 50 anos com DRC com TFG categoria G3 ou G4, a ezetimiba pode ser combinada com a estatina sinvastatina.[18] Ácido acetilsalicílico traz efeito cardioprotetor.[17]

Antidiabéticos: metas de hemoglobina glicada (HbA1c) < 7%, ou 7% a 7,9% em pacientes selecionados como idade avançada, expectativa de vida limitada, doença cardiovascular presente, alto risco de hipoglicemia grave (maior na DRC) ou dificuldade em atingir metas mais baixas. Opções que reduzem a mortalidade cardiovascular incluem metformina, inibidores da proteína cotransportadora de sódio e glicose 2 (SGLT2) (empagliflozina, canagliflozina) e agonistas do peptídio semelhante ao glucagon 1 (GLP-1, liraglutida). Atentar para a contraindicação se TFG < 30 mL/min/1,73 m^3) ou mesmo o custo de SGLT-2 e GLP-1.[19,20]

Anti-hipertensivos: está indicado o uso de um inibidor da enzima conversora de angiotensina (IECA) ou um bloqueadores de receptores da angiotensina 2 (BRA2) pelos efeitos nefroprotetores e redutores à albuminúria. Ao iniciá-lo, avaliar potássio e creatinina após 2 semanas, suspendê-los se elevação da creatinina a partir de 30% do basal ou potássio acima de 6 mmol/L. Na intolerância a IECA ou BRA2, uma alternativa são os bloqueadores de canais de cálcio não diidropiridínicos. Metas de pressão arterial: Joint National Committee 8 de 2014, < 140x90 mmHg;[21] American College of Cardiology/American Heart Association de 2017, PA < 130x80 mmHg.[21]

Especificidades nos estágios G3A e G3B

Anemia: estará indicada eritropoetina se hemoglobina 8 a 10 mg/dL, com o objetivo terapêutico de 11 mg/dL, junto com a reposição de ferro.

Hipovitaminose D: recomenda-se a reposição se valores laboratoriais < 30 nanogramas/dL.

Hiperparatireoidismo secundário: hiperfosfatemia, hipocalcemia e PTH elevado: controlar taxas de fósforo e cálcio com quelantes de fósforo e/ou de alimentos ricos nesse componente. Quando há alterações, o paciente deve ser seguido por um especialista (nefrologista ou endocrinologista) e nutricionista.[22]

Especificidades do estágio 4 e 5

Atentar-se para orientações dietéticas específicas, com restrição de ingestão proteica, potássio, fósforo, sal e líquidos. Estágio 5: iniciar TRS ou quando presentes sinais de uremia.[22]

Não existe outra terapia medicamentosa para manter os pacientes vivos a partir do momento em que atinjam G5, a não ser TRS: hemodiálise, diálise peritoneal ou transplante renal. Pacientes acima de 80 anos, com comorbidades significativas (como insuficiência cardíaca avançada), podem não ter êxito com diálise e frequentemente não são candidatos a transplante, sendo então considerados os cuidados paliativos.

Dados do Censo Brasileiro de Diálise (2009-2018)[23] estimam que 135 mil pessoas estejam em diálise, 92,3% em hemodiálise e 7,7% em diálise peritoneal, com 22,1% na fila para transplante renal. Na hemodiálise, o portador de DRC se dirige à clínica de hemodiálise para três sessões semanais de duração de cerca de 4 a 6 horas cada. São inconvenientes a necessidade de locomoção, por vezes até para outros municípios para tal realização, ou mesmo os possíveis sintomas de mal-estar após o procedimento, fazendo com que o indivíduo tenha de reservar o dia unicamente para a sessão.

Diálise peritoneal

Outra opção de TRS é a diálise peritoneal, que retira as toxinas e os líquidos em excesso no organismo por meio do contato da solução dialisante com a membrana do peritônio, através de um cateter abdominal. São vantagens ser realizada no próprio domicílio, junto ao meio familiar, permitindo o exercício das atividades diárias conforme sua autonomia e independência. Os pacientes em diálise peritoneal seguem em acompanhamento periódico com nefrologista. Barreiras incluem cicatrizes peritoneais não corrigíveis, aderências, hérnias ou ostomias; comprometimento físico, cognitivo ou psicológico que impeça o paciente e/ou cuidador de realizar trocas; falta de ambiente adequado para armazenar suprimentos ou realizar trocas.

São dois os tipos de diálise peritoneal: manual e automática. Na diálise peritoneal manual ou diálise peritoneal ambulatorial contínua, o paciente permanece 24 horas com o líquido (em média 2 L) de diálise no abdome, o qual é trocado a cada 6 horas; cada troca leva cerca de 30 minutos, diariamente, permitindo que o paciente faça suas atividades entre as trocas de líquido. A diálise automática, ou diálise intermitente (APD), é feita no período noturno, pelo período médio de 9 horas (durante o sono), com auxílio de máquina (ciclador), responsável por cerca de quatro a cinco trocas automáticas.

Complicações da diálise peritoneal incluem peritonite suspeita por dor abdominal leve a acentuada, líquido dialisado turvo, febre, náusea ou diarreia, sendo tratada com antibioticoterapia. A hérnia incisional pode ser corrigida cirurgicamente.

Quanto aos cuidados requeridos, a cicatrização ocorre após 2 semanas da inserção do cateter abdominal. Mantém-se o local limpo, para minimizar o risco de infecção da pele e peritonite, prende-se o cateter com fita para estabilizá-lo e, assim, minimizam-se a movimentação e o risco de lesão local. A pele ao redor do local do cateter deve ser lavada diariamente ou em dias alternados, com sabonete antibacteriano ou um antisséptico (iodopovidona ou clorexidina), armazenado no frasco original.

- Antes de limpar a área, lave as mãos com água e sabão e calce luvas limpas.
- Segure o cateter imóvel durante a limpeza, o que ajuda a prevenir lesões na pele.
- Não toque ou remova crostas locais.
- Seque a pele ao redor do local após a limpeza. Utilize um pano ou uma toalha limpa.
- Aplique um creme antibiótico prescrito na pele ao redor do cateter com um cotonete sempre que o curativo for trocado.
- Evite usar fitas ou curativos que impeçam o ar de atingir a pele. O local deve ser coberto com um curativo de gaze estéril, que deve ser trocado a cada limpeza do local. O cateter deve ser fixado à pele com fita adesiva ou um adesivo especialmente desenvolvido.

Com a colocação apropriada do cateter e cuidados no local de saída, a maioria dos cateteres de diálise peritoneal não apresenta problemas e funciona por muitos anos. Convém avaliar as medicações em uso e ajuste de dose conforme TFG, avaliar suspensão conforme a bula e TFG. Cautela com anti-inflamatórios não esteroides; se possível, evitar o uso principalmente na população idosa.

Vacinação: influenza anual, pneumococo 2 doses (ao diagnóstico e reforço em 5 anos), hepatite (4 aplicações, 0, 1, 2 e 6 meses com o dobro da dose) e avaliação sorológica (anti-HBs) da resposta vacinal.[16,22]

Abordagem familiar/cuidador

Indivíduos com DRC em atendimento domiciliar requerem a presença de cuidador que observe e identifique as necessidades de auxílio e estimulem, quando possível, sua autonomia. O papel do cuidador, muitas vezes um familiar, é complexo por lidar com pessoas com dependência funcional.

Nos indivíduos com DRC, o cuidador pode ter, como ações, administração de medicações, aferição de glicemia capilar, se DM, e se em uso de dispositivos, osteomias, órteses e próteses, ajudar a mantê-los higienizados, com mudanças de decúbito para a prevenção de úlceras de pele, alimentação e observação de sinais de alarme clínicos. Também ajudar na ida às sessões de diálise ou na diálise peritoneal domiciliar. A ESF, a EMAD e serviços de atenção domiciliar privados podem auxiliar nessas orientações por meio de educação continuada (abordagem individual, material educativo, curso UNA-SUS, grupos de apoio).

Abordagem psicológica/espiritual

Na DRC, sobretudo no estágio dialítico, os indivíduos têm uma mudança no contexto e nas rotinas de vida, restringido em parte planos de vida pessoais, o que, somado à grande carga de cuidados em saúde, pode trazer quadros de sofrimento psíquico (ansiedade e/ou depressão). É importante a ESF e a EMAD-SAD abordarem tais demandas através do método clínico centrado na pessoa, com escuta empática. Também considerar terapia psicológica e, se necessário, psicotrópicos (atentar-se para a correção da dose pela TFG).

Especificamente para pacientes em diálise, alguns instrumentos são validados para avaliação da qualidade de vida (Questionário Genérico de Qualidade de Vida SF-36 e KD-QOL).[24] Abordar a espiritualidade no momento adequado, de modo humano e integral, sem julgamentos religiosos, pode ser uma expectativa dos pacientes com DRC, sobretudo quando em estágios avançados. Os questionários FICA e HOPE podem auxiliar nesse ponto.[18]

Na abordagem de sobrecarga do cuidador, sintomas psíquicos e físicos devem ser pesquisados, pois é comum o adoecimento. A escala de Zarit contribui para essa avaliação. Destaca-se que não deve ser realizada na presença da pessoa cuidada.[19]

Abordagem social

Ofertar suporte familiar, identificação de cuidador, fortalecimento da rede familiar e social e mediação de conflitos são aspectos às vezes presentes no acompanhamento domiciliar. O trabalho junto à assistente social nessas abordagens, bem como nas pendências legais e financeiras e nos benefícios previdenciários e sociais pertinentes, pode ser realizado.

Referências

1. GBD 2017 Disease and Injury Incidence and Prevalence Collaborators. Global, regional, and national incidence, prevalence, and years lived with disability for 354 diseases and injuries for 195 countries and territories, 1990-2017: a systematic analysis for the Global Burden of Disease Study 2017. Lancet. 2018;392(10159):1789-858.
2. Kidney Disease: Improving Global Outcomes (KDIGO). KDIGO 2012 clinical practice guideline for the evaluation and management of chronic kidney disease. Kidney Int Suppl. 2013;3(1):1-150.
3. Alicic RZ, Rooney MT, Tuttle KR. Diabetic kidney disease: challenges, progress, and possibilities. Clin J Am Soc Nephrol. 2017;12(12): 2032-45.
4. Pugh D, Gallacher PJ, Dhaun N. Management of hypertension in chronic kidney disease. Drugs. 2019;79(4):365-79.
5. Connaughton DM, Kennedy C, Shril S, Mann N, Murray SL, Williams PA, et al. Monogenic causes of chronic kidney disease in adults. Kidney Int. 2019;95(4):914-28.
6. Kiefer MM, Ryan MJ. Primary care of the patient with chronic kidney disease. Med Clin North Am. 2015;99(5):935-52.
7. GBD Chronic Kidney Disease Collaboration. Global, regional, and national burden of chronic kidney disease, 1990-2017: a systematic analysis for the Global Burden of Disease Study 2017. Lancet. 2020; 395(10225):709-33.
8. Hill NR, Fatoba ST, Oke JL, Hirst JA, O'Callaghan CA, Lasserson DS, et al. Global prevalence of chronic kidney disease - a systematic review and meta-analysis. PLoS One. 2016;11(7):e0158765.
9. Kibria GMA, Crispen R. Prevalence and trends of chronic kidney disease and its risk factors among US adults: An analysis of NHANES 2003-18. Prev Med Rep. 2020;20:101193.
10. Mancia G. Effects of intensive blood pressure control in the management of patients with type 2 diabetes mellitus in the Action to Control Cardiovascular Risk in Diabetes (ACCORD) trial. Circulation. 2010;122(8):847-9
11. Meyer TW, Hostetter TH. Uremia. N Engl J Med. 2007;357(13):1316-25.
12. National Kidney Foundation. KDOQI clinical practice guideline for hemodialysis adequacy: 2015 update. Am J Kidney Dis. 2015;66(5): 884-930.
13. Webster AC, Nagler EV, Morton RL, Masson P. Chronic kidney disease. Lancet. 2017;389(10075):1238-52.
14. Collins AJ, Gilbertson DT, Snyder JJ, Chen S-C, Foley RN. Chronic kidney disease awareness, screening and prevention: rationale for the design of a public education program. Nephrology (Carlton). 2010;15 Suppl 2:37-42.
15. Grams ME, Chow EKH, Segev DL, Coresh J. Lifetime Incidence of CKD Stages 3-5 in the United States. Am J Kidney. 2013;62(2):245.
16. Brasil. Ministério da Saúde. Diretrizes clínicas para o cuidado ao paciente com doença renal crônica – DRC no Sistema Único de Saúde. Brasília, DF: Ministério da Saúde; 2014.
17. Bastos MG, Kirsztajn GM. Chronic kidney disease: importance of early diagnosis, immediate referral and structured interdisciplinary approach to improve outcomes in patients not yet on dialysis. J Bras Nefrol. 2011;33(1):93-108.
18. Baigent C, Landray MJ, Reith C, Emberson J, Wheeler DC, Tomson C, et al. The effects of lowering LDL cholesterol with simvastatin plus ezetimibe in patients with chronic kidney disease (Study of Heart and Renal Protection): a randomised placebo-controlled trial. Lancet. 2011;377(9784):2181-92.
19. Zelniker TA, Wiviott SD, Raz I, Im K, Goodrich EL, Furtado RHM, et al. Comparison of the effects of glucagon-like peptide receptor agonists and sodium-glucose cotransporter 2 inhibitors for prevention of major adverse cardiovascular and renal outcomes in Type 2 diabetes mellitus. Circulation. 2019;139(17):2022-3.
20. Kwon S, Kim YC, Park JY, Lee J, An JN, Kim CT, et al. The long-term effects of metformin on patients with Type 2 diabetic kidney disease. Diabetes Care. 2020;43(5):948-55.
21. James PA, Oparil S, Carter BL, Cushman WC, Dennison-Himmelfarb C, Handler J, et al. 2014 evidence-based guideline for the management of high blood pressure in adults: report from the panel members appointed to the Eighth Joint National Committee (JNC 8). JAMA. 2014;311(5):507-20.
22. National Institute for Health and Care Excellence. Chronic kidney disease in adults: assessment and management. [internet]. Londres: NICE; 2014.
23. Neves DMM, Sesso RCC, Thomé FS, Lugon JR, Nasicmento MM. Censo Brasileiro de Diálise: análise de dados da década 2009-2018. J Bras Nefrol. 2020;42(2):191-200.
24. Duarte PS, Miyazaki MC, Ciconelli RM, Sesso R. Tradução e adaptação cultural do instrumento de avaliação de qualidade de vida para pacientes renais crônicos (KDQOL-SFTM). Rev Assoc Med Bras. 2003;49(4):375-81.

Doenças renais crônicas

Capítulo 10

Bexiga neurogênica

Munira Bittencourt Abud
Camillo de Alcântara César

PONTOS-CHAVE

- A bexiga neurogênica é uma disfunção do trato urinário inferior secundária a qualquer distúrbio do sistema nervoso e subdivide-se em: hiperatividade do detrusor (bexiga hiperativa), hipoatividade do detrusor (bexiga hipoativa) e dissinergia do esfíncter detrusor.
- Os sintomas neurourológicos são comuns em condições como lesão da medula espinhal ou nervos pélvicos, acidente vascular cerebral, tumor cerebral, esclerose múltipla ou outra condição que cause disfunção no sistema nervoso que controla o trato urinário inferior.
- Complicações da bexiga neurogênica incluem danos ao trato urinário superior e inferior, urossepse, infecção do trato urinário recorrente, nefrolitíase, insuficiência renal e disreflexia autonômica.

OBJETIVOS DE APRENDIZAGEM

Ao final do capítulo, o leitor deverá ser capaz de:

- Realizar a avaliação clínica diagnóstica dos quadros de bexiga neurogênica, diferenciando seus subtipos: hiperatividade do detrusor (bexiga hiperativa), hipoatividade do detrusor (bexiga hipoativa) e dissinergia do esfíncter detrusor.
- Abordar terapeuticamente cada subtipo dos quadros de bexiga neurogênica.
- Reconhecer especificidades do atendimento domiciliar de indivíduos com quadro de bexiga neurogênica.

Apresentação do caso clínico

Lucas, médico da Estratégia de Saúde da Família (ESF), realiza visita domiciliar para Francisca, 70 anos, viúva, hipertensa, diabética e tabagista, acometida por acidente vascular encefálico há 6 meses, desde então com incontinência urinária e uso de fraldas pela dificuldade de locomoção devido a hemiparesia crural esquerda. Francisca está febril há 3 dias, prostrada, com ingesta de líquidos reduzida por vômitos, conforme relato de Carlos um dos seus dois filhos. Ao exame físico: regular estado geral, algo confusa, desidratada ++/4+, temperatura axilar de 37,8 °C. Aparelho cardiovascular: ritmo cardíaco regular, PA 130 × 80 mmHg, FC 100 bpm. Aparelho respiratório: murmúrio vesicular, sem ruídos adventícios, eupneica. Abdome: plano, peristaltismo presente, doloroso à palpação profunda hipogástrica, sem sinais de irritação peritoneal. Realizado teste de urina em fita, com leucócitos e nitrito presentes.

Lucas decide pelo encaminhamento de Francisca para avaliação em unidade de pronto atendimento (UPA). No dia seguinte, recebe, de sua agente comunitária de saúde, a notícia de que Francisca foi liberada para casa após atendimento na UPA, para acompanhamento pela equipe multidisciplinar de atenção domiciliar (EMAD-SAD) vinculada à UPA, com antibioticoterapia parenteral e hidratação por hipodermóclise, o que deixou seu filho mais confortável, pois temia que a mãe ficasse novamente internada no hospital, como ocorreu pelo mesmo motivo há 4 meses.

Definição

Bexiga neurogênica, disfunção neurogênica do trato urinário inferior ou sintomas neurourológicos são definições do mau funcionamento da bexiga secundário a doenças do sistema nervoso central ou nervos periféricos, responsáveis pela inervação vesical e esfincteriana que controlam a micção, acarretando dificuldade para urinar adequadamente e sintomas de incontinência ou retenção urinária (Quadro 1).[1] Classifica-se a bexiga neurogênica em subtipos:

- Hiperativa (hiperatividade do detrusor): hipertonia e contrações involuntárias do detrusor na fase de enchimento, com perda involuntária de urina, tipicamente relacionada a lesão acima de T12.[1,2]

- Hipoativa (hipoatividade do detrusor): a bexiga encontra-se relaxada e flácida, incapaz de contrair-se voluntariamente, o que resulta em esvaziamento prolongado e incapacidade de esvaziamento completo.[1]
- Dissinergia do esfíncter do detrusor (DDS): achado urodinâmico de contração do detrusor concomitante à contração involuntária do esfíncter (uretra e/ou musculatura periuretral), o qual pode causar obstrução ao fluxo urinário.[1,3]

Causas

- Lesões da medula espinhal associadas a condições congênitas (espinha bífida, defeitos congênitos do tubo nervoso).
- Outras doenças da coluna: discogênica, síndrome da cauda equina, estenose medular lombar.
- Lesões do nervo pélvico.
- Disfunção no sistema nervoso que controla o trato urinário inferior devido a: acidente vascular cerebral, conforme vimos no caso clínico descrito, tumor cerebral, demência, desmielinização (esclerose múltipla), neuropatia periférica (diabetes, abuso de álcool, síndrome de Guillain-Barré), distúrbio neurodegenerativo (Parkinson, paralisia supranuclear progressiva, Lewy, atrofia de múltiplos sistemas), paralisia cerebral.[1,5]

Epidemiologia

Bexiga neurogênica é comum em indivíduos com doenças neurológicas, muitas das quais afetam pessoas em acompanhamento domiciliar, tendo a seguinte incidência/prevalência em condições a seguir listadas, tendo por base o local de lesão (Quadro 1):[1]

1. Lesões e doenças suprapontinas e pontinas:
   - Acidente vascular cerebral: afeta de 57% a 83% das pessoas no 1º mês pós-evento, com recuperação espontânea em 6 meses em 71% a 80% dos casos.
   - Demência: bexiga hiperativa, incontinência três vezes mais prevalente, 25% em Alzheimer, < 25% em demência por corpos de Lewy.
   - Doença de Parkinson: 30% no início e 70% após 5 anos da doença.
   - Paralisia cerebral: 62% das mulheres e 58% dos homens, infecção do trato urinário recorrente e alterações radiológicas em mais de 10% dos casos.
   - Trauma craniano: disfunção de armazenamento em 44%, disfunção miccional em 38% e anormalidades urodinâmicas, em 60% dos indivíduos.

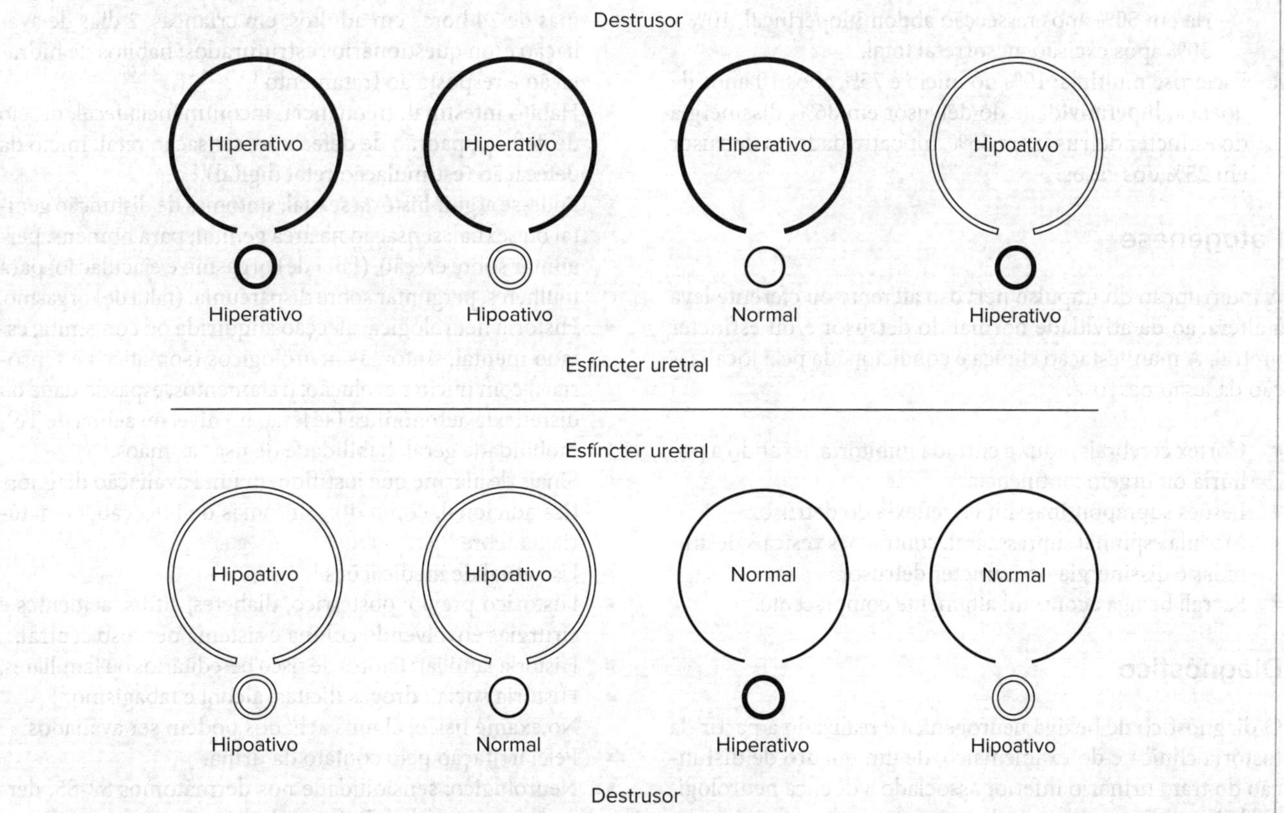

FIGURA 1
Sistema de classificação da EAU-Madersbacher.
Fonte: adaptada de Aus G *et al.*, 2009.[4]

QUADRO 1 Principais condições neurogênicas, por localização, que podem afetar o funcionamento do trato urinário inferior

Tipo de condição/localização	Lesões congênitas e perinatais	Condições adquiridas estáveis	Condições adquiridas progressivas ou degenerativas
Condições cerebrais	Paralisia cerebral	Acidente vascular cerebral Trauma	Esclerose múltipla Doença de Parkinson Demências
Condições da coluna vertebral	Disrafismo espinal	Trauma na coluna vertebral	Esclerose múltipla Espondilose cervical com mielopatia
Condições em nervos periféricos ou coluna vertebral sacral	Disrafismo espinal Agenesia sacral Anomalias anorretais	Síndrome da cauda equina Trauma na coluna vertebral Dano em nervo periférico devido a cirurgia pélvica radical	Neuropatia periférica

Fonte: adaptado de National Institute for Health and Care Excellence, 2012.[6]

2. Doenças e lesões entre tronco cerebral caudal e medula espinhal sacral:
   - Espinha bífida: sintomas em 96%.
   - Lesão da medula espinhal: hiperatividade do detrusor e dissinergia do esfíncter detrusor em até 95%, hipoatividade do detrusor em até 83%.
3. Lesões e doenças do sistema nervoso periférico:
   - Hérnia intervertebral: hipoatividade do detrusor em 26%.
   - Lesões iatrogênicas do nervo pélvico: retenção urinária em 50% após ressecção abdominoperineal, 10% a 30% após excisão mesorretal total.
4. Esclerose múltipla: 10% no início e 75% após 10 anos da doença, hiperatividade do detrusor em 86%, dissinergia do esfíncter detrusor em 35%, hipoatividade do detrusor em 25% dos casos.

Patogênese

A interrupção do impulso nervoso aferente ou eferente leva à alteração da atividade normal do detrusor e/ou esfíncter uretral. A manifestação clínica é condicionada pela localização da lesão nervosa:

- Córtex cerebral: reduz a entrada inibitória, levando a poliúria ou urgeincontinência.
- Lesões suprapontinas: hiper-reflexia do detrusor.
- Medula espinhal suprassacral: contrações vesicais desinibidas e dissinergia do esfíncter detrusor.
- Sacral: bexiga acontrátil altamente complacente.[7]

Diagnóstico

O diagnóstico de bexiga neurogênica é realizado a partir da história clínica e do exame físico, de um quadro de disfunção do trato urinário inferior associado a doença neurológica de base.[1] Entre as queixas clínicas presentes, estão urinar pequenas quantidades com mais frequência do que o normal, dificuldade para começar a urinar ou esvaziar a bexiga, perda do controle da bexiga, dificuldade para saber se a bexiga está cheia, até infecções do trato urinário recorrentes. Na anamnese, os seguintes dados podem ser úteis:

- História dos sintomas de alteração miccional: época e modo de início dos sintomas (abrupto/insidioso), alívio pós-micção, sensação vesical, modo de micção (cateterismo), volume urinário, frequência urinária, enurese, incontinência, urgência urinária, retenção.[1]
- Diário miccional: permite avaliação objetiva dos sintomas de 24 horas em adultos; em crianças, 2 dias de avaliação e/ou questionários estruturados; hábitos de hidratação e resposta ao tratamento.[1,3]
- Hábito intestinal: frequência, incontinência fecal, desejo de defecar, padrão de defecação, sensação retal, início da defecação (estimulação retal digital).[1]
- Pode-se arguir história sexual: sintomas de disfunção genital ou sexual; sensação na área genital; para homens, perguntar sobre ereção, (falta de) orgasmo e ejaculação; para mulheres, perguntar sobre dispareunia, (falta de) orgasmo.
- História neurológica: afecção adquirida ou congênita, estado mental, sintomas neurológicos (somáticos e sensoriais) com início e evolução, tratamentos, espasticidade ou disreflexia autonômica (se lesão no nível ou acima de T6), mobilidade geral, habilidade de usar as mãos.[1]
- Sinais de alarme que justifiquem uma avaliação diagnóstica adicional, como dor, sintomas de infecção, hematúria ou febre.[1]
- Uso atual de medicações.[1]
- Histórico prévio: obstétrico, diabetes, sífilis, acidentes e cirurgias envolvendo coluna e sistema nervoso central.
- História familiar: fatores de risco hereditários ou familiares.
- História social: drogas ilícitas, álcool e tabagismo.

No exame físico, alguns achados podem ser avaliados:

- Pele: irritação pelo contato da urina.
- Neurológico: sensibilidade nos dermátomos S2-S5, dermátomos afetados. Reflexos bulbocavernosos e contração do músculo superficial do períneo indicam arcos reflexos espinhais S2-S4 intactos), perianal, patelar, aquileu e Babinski.[8]

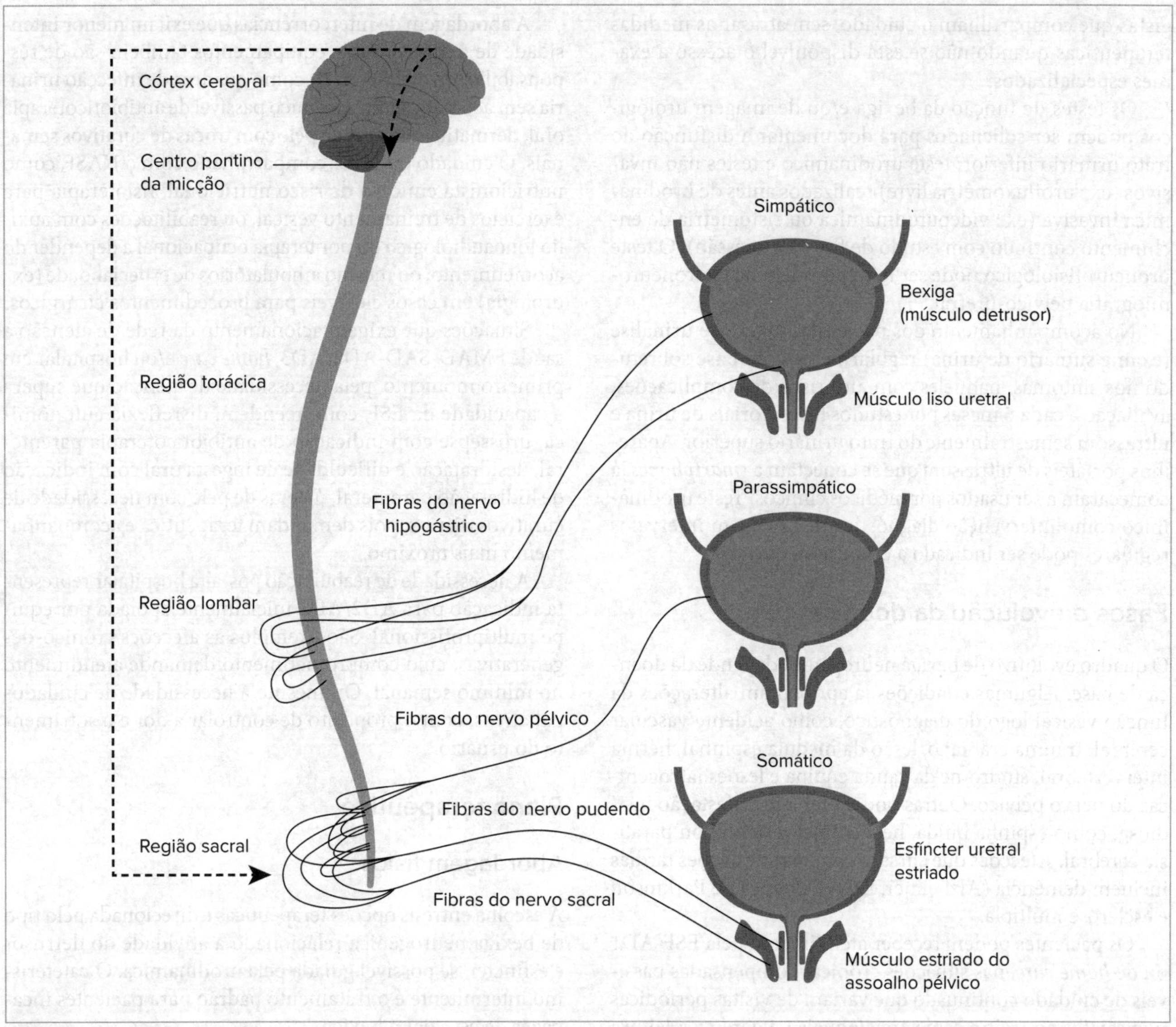

FIGURA 2
Inervação da bexiga, uretra e assoalho pélvico.

- Disreflexia autonômica: resposta autonômica súbita e exagerada a estímulos em pacientes com lesões ou disfunção da medula espinhal no nível ou acima de T6. Aumento da pressão arterial sistólica > 20 mmHg da linha de base, dor de cabeça latejante, bradicardia e sudorese profusa acima do nível da lesão; aconselhar sobre emergência médica.[1]
- Reto: tônus esfíncter anal, incluindo contrações voluntárias, próstata.
- Pelve: prolapso de órgão pélvico; avaliar a função do assoalho pélvico.[1]

A fim de facilitar o cuidado compartilhado e longitudinal, bem como a segurança do paciente e evitar intervenções desnecessárias, recomenda-se manter cópia das anotações em prontuário do paciente no próprio domicílio, para que seja compartilhado entre todos os profissionais que fazem o cuidado do indivíduo (ESF, Núcleo Ampliado de Saúde da Família – NASF –, EMAD, equipe de *home care* da atenção suplementar ou privada).

O diagnóstico diferencial inclui incontinência urinária de esforço, de urgência ou mista, bexiga hiperativa não neurogênica, obstrução da saída da bexiga (ex.: nefrolitíase, estenose uretral), infecção do trato urinário.[1,3]

Exames complementares

A depender da utilidade e aplicação clínica, os exames complementares podem ser úteis na definição etiológica da alteração neurológica de base, bem como na avaliação fisiopatológica urológica. O julgamento clínico da importância desses exames passa pela avaliação funcional do paciente, evitando submeter aqueles com declínio funcional importante a testes invasivos. Outro ponto a ser avaliado é o acesso a urologistas que compartilham o cuidado, sem atrasar as medidas terapêuticas quando não se está disponível o acesso a exames especializados.

Os testes de função da bexiga e/ou de imagem urológicos podem ser solicitados para documentar a disfunção do trato urinário inferior: teste urodinâmico e testes não invasivos (ex.: urofluxometria livre) realizados antes de urodinâmica invasiva (ex.: videourodinâmica ou cistometria de enchimento contínuo com estudo de fluxo de pressão). O teste uroneurofisiológico pode ser feito por meio da eletroneuromiografia pélvico-uretral.

No acompanhamento dos pacientes, sugere-se urinálise (exame sumário de urina) regularmente com base sobretudo nos sintomas; naqueles com alto risco de complicações, avaliação a cada 6 meses por estudos laboratoriais de urina e ultrassom semestralmente do trato urinário superior. Aparelhos portáteis de ultrassom que se conectam a *smartphones* já começaram a ser usados por médicos clínicos. Teste urodinâmico como intervenção diagnóstica de base com intervalos regulares pode ser indicado a crianças pequenas.

Fases e evolução da doença

O quadro evolutivo de bexiga neurogênica depende da doença de base. Algumas condições já apresentam alterações da função vesical logo do diagnóstico, como acidente vascular cerebral, trauma craniano, lesão da medula espinhal, hérnia intervertebral, síndrome da cauda equina e lesões iatrogênicas do nervo pélvico. Outras podem ter a manifestação insidiosa, como espinha bífida, hérnia intervertebral ou paralisia cerebral. Afecções que cursam com manifestações tardias incluem demência (Alzheimer, Lewy), doença de Parkinson e esclerose múltipla.

Os pacientes podem receber atendimento pela ESF-AD1 ou de *home care*, nas situações crônicas compensadas passíveis de cuidado continuado que variam de visitas periódicas mensais/bimestrais a semestrais/anuais (sugere-se a leitura de escalas de periodicidade de visitas nas leituras recomendadas ao fim do capítulo), a depender do estágio evolutivo da doença neurológica e suas repercussões avaliadas por critérios, como comprometimento de atividades básicas e instrumentais de vida diária, função cognitiva, comorbidades associadas, mobilidade, acometimento de órgãos e sentidos, estado nutricional e funcionalidade familiar.

Os pacientes residentes no território de abrangência mantêm seu cuidado sob a responsabilidade da ESF, sobretudo os que não têm limitações importantes nos quesitos listados anteriormente, bem como aqueles que respondem adequadamente à terapêutica oral para hiperatividade ou hipoatividade do detrusor, os que conseguem realizar cateterismo vesical ou com ajuda de terceiros e que mantêm bom controle urinário.

A abordagem de intercorrências que exijam menor intensidade de tempo e/ou de equipamentos também são de responsabilidade da ESF-AD1, como quadros de infecção urinária sem acometimento sistêmico passível de antibioticoterapia oral, dermatites, úlceras de pele com trocas de curativos semanais. O cuidado pode ser compartilhado com o NASF, como nutricionista em caso de risco nutricional, fisioterapia para exercícios de treinamento vesical, ou reabilitações com auxílio fonoaudiológico ou por terapia ocupacional a depender do acometimento; ou mesmo ambulatórios de especialidade (ex.: urologia) em casos elegíveis para procedimentos cirúrgicos.

Situações que exigem acionamento da rede de atenção à saúde EMAD-SAD-AD2/AD3, *home care* e/ou hospitalar em primeiro momento, pela necessidade de atenção que supera a capacidade da ESF, compreendem: disreflexia autonômica, urossepse com indicação de antibioticoterapia parenteral, desidratação e dificuldade de ingesta oral com indicação de hidratação parenteral, úlceras de pele com necessidade de curativos diários, pois demandam terapêutica e acompanhamento mais próximo.

A necessidade de reabilitação pós-alta hospitalar representa indicação para AD2/AD3 inicialmente apoiada por equipe multiprofissional. São exemplos as afecções crônico-degenerativas, cujo comprometimento demande atendimento no mínimo semanal. Ou mesmo a necessidade de cuidados paliativos, com o propósito de controlar a dor e o sofrimento do usuário.

Plano terapêutico

Abordagem física

A escolha entre as opções terapêuticas é direcionada pelo tipo de bexiga neurogênica relacionado a atividade do detrusor e esfíncter, se possível guiada pela urodinâmica. O cateterismo intermitente é o tratamento padrão para pacientes incapazes de esvaziar a bexiga.

1. Hiperatividade do detrusor: anticolinérgicos são a primeira linha de escolha, representados por: oxibutinina, cloreto de tróspio, propiverina e tolterodina, solifenacina e darifenacina. Doses mais altas ou em combinação podem aumentar a eficácia. Formulações de liberação prolongada estão associadas a menos efeitos colaterais como: boca e olhos secos, cefaleia e constipação. Porém as medicações são potencialmente inadequadas para idosos.[9-14]

   Considera-se tansulosina ou outro alfabloqueador em combinação com anticolinérgicos para melhora dos sintomas. Considera-se, ainda, terapia combinada de alfabloqueador e mirabegrona, < 100 mg/dia, em pacientes que falham ao anticolinérgico. Efeitos colaterais de alfablo-

TABELA 1 Dose oral de anticolinérgicos

Oxibutinina	Propiverina	Tróspio	Tolterodina	Propantelina
5-30 mg em 3 doses (liberação imediata)	≤ 90 mg/dia	≤ 60 mg/dia	2-8 mg/dia, 2x/dia (liberação imediata) ou 2-8 mg 1x/dia (liberação prolongada)	≤ 90 mg / dia

Fonte: elaborada pelos autores.

TABELA 2 Dose oral de alfa-bloqueador

Alfuzosina	Doxazosina	Tansulosina	Terazosina	Silodosina
5-10 mg/dia	2-8 mg/dia	0,4-0,8 mg/dia	2-10 mg/dia	8 mg/dia

Fonte: elaborada pelos autores.

queadores incluem rinite, hipotensão postural, tontura, ejaculação anormal e síndrome da íris flácida.[5]

Considere antidepressivos tricíclicos (imipramina ≤ 45mg/dia) em pacientes específicos (ex.: lesão medular e < 75 anos) em combinação com anticolinérgicos com ou sem alfabloqueador. A terapia combinada deve ser prescrita com cuidado, devido ao risco de polifarmácia e comprometimento cognitivo.[10] Considere a desmopressina na poliúria noturna refratária após otimizar o manejo com antimuscarínicos, frequência adequada de cateterismo e restrição de líquidos antes de dormir.[15]

Devem-se evitar "ciclos" de anticolinérgico oral se forem ineficazes; considera-se um tratamento alternativo, como toxina botulínica no detrusor em pacientes com esclerose múltipla ou lesão da medula espinhal; onabotulinum A (intradetrusor) reduz a frequência de episódios de incontinência urinária, mas aumenta o risco de retenção urinária e infecção do trato urinário.[16] Realiza-se aumento vesical (miectomia do detrusor) para tratar quadro refratário.[17] Estimulação percutânea do nervo tibial pode melhorar os sintomas.

2. Hipoatividade do detrusor: inserção de esfíncter urinário artificial em homens com incontinência urinária de esforço neurogênica. Consideram-se *slings* uretrais autólogos em mulheres com incontinência urinária de esforço neurogênica, capazes de autocateterismo vesical.[17] Não prescrever parassimpaticomiméticos.
3. Dissinergia do esfíncter detrusor: alfabloqueador (tansulosina) para diminuição da resistência à saída da bexiga ou considerar combinação com anticolinérgicos ou ressecção transuretral do esfíncter urinário externo (TURS). A drenagem de *stent* uretral pode ser considerada alternativa para TURS.[17] Considere injeções de toxina botulínica em pacientes com lesão da medula espinhal com dificuldade em realizar cateterismo intermitente asséptico devido a espasmos do esfíncter. Consideram-se, ainda, estimulação elétrica e rizotomia sacral posterior. Biofeedback parece reduzir a incontinência diurna em crianças com dissinergia do esfíncter detrusor.
4. Cateterismo intermitente: tratamento-padrão para pacientes incapazes de esvaziar a bexiga. O método asséptico é o de escolha; usa-se cateter de tamanho 12-16 Fr, realizado 4 a 6 vezes ao dia, e mantém-se o volume da bexiga < 400-500 mL. Se possível, evitar o uso de cateterismo transuretral e suprapúbico de demora. Cateteres de silicone são preferíveis ao látex, devido ao menor risco de incrustação e alergia. Cateter externo de preservativo é uma opção a pacientes com incontinência.[1,2]
5. Cateterismo permanente: em pacientes com habilidade manual reduzida e ausência de cuidador, alta ingesta de líquidos, comprometimento cognitivo, abuso de substância psicoativa, que apresentam risco de complicações geniturinárias devido a elevadas pressões do detrusor.[1-3]
6. Esclerose múltipla: treinamento dos músculos do assoalho pélvico com biofeedback, com ou sem estimulação elétrica neuromuscular, parece útil para a hiperatividade do detrusor.[18] Programa de reabilitação da bexiga pode melhorar qualidade de vida.[19] Anticolinérgicos não parecem úteis para o tratamento de sintomas urinários.
7. Outros tratamentos para pacientes selecionados: a eletroterapia intravesical pode aumentar a capacidade vesical. Considere as opções de desvio urinário caso outros tratamentos falhem.
8. Tratamento da infecção do trato urinário: não tratar bacteriúria assintomática em adultos. Em adultos com infecção do trato urinário, deve-se otimizar o tratamento de sintomas neurológicos e remover corpos estranhos (cateter de demora).[1] Evitar o uso de antibióticos por longo prazo para infecção recorrente. Individualizar a profilaxia de infecção do trato urinário, pois nenhuma medida profilática ideal está disponível.

Abordagem familiar/cuidador

Indivíduos em atendimento domiciliar requerem a presença de cuidador que observe e identifique o que necessitam de auxílio e, se possível, estimule a sua autonomia. O papel do cuidador, muitas vezes um familiar, é complexo, por lidar com pessoas com dependência funcional.

Nos indivíduos com bexiga neurogênica, a ação do cuidador pode envolver a administração de medicações, cateterismo intermitente, observação de sinais de alarme clínicos, cuidados de acordo com a patologia neurológica de base, limpeza de dispositivos e ostomias, órteses e próteses, mudanças de decúbito/prevenção de úlceras de pele, higiene e alimentação. A ESF e a EMAD-SAD podem auxiliar nessas orientações por meio de educação continuada (abordagem individual, material educativo, curso UNASUS, grupos de apoio).

Abordagem psicológica/espiritual

Indivíduos acometidos por doenças que restringem a sua independência têm o seu papel familiar e social modificados, sobretudo quando restritos ao domicílio. No caso de bexiga neurogênica, a incontinência urinária impacta na qualidade de vida e, somada às doenças neurológicas de base, pode acarretar quadros de sofrimento psíquico (ansiedade e/ou depressão). É papel da ESF, EMAD-SAD ou equipes de *home care* estarem atentos aos sinais de sofrimento psicológico, abordando-os por meio do método clínico centrado na pessoa, buscando compreender a repercussão da doença na vida dessa pessoa. Identificados tais sofrimentos, procede-se à escuta empática, considerando-se ainda a terapia psicológica e, se necessário, psicotrópicos.

Especificamente para pacientes acometidos por esclerose múltipla ou lesão da medula espinhal, alguns instrumentos são validados para a avaliação da qualidade de vida (I-QoL, QoL-BM, MSISQ-15 ou MSISQ-19, SF-36 ou KHQ).[1]

Abordar aspectos de espiritualidade como significação da vida e formas de enfrentamento dos obstáculos vivenciados pela pessoa se torna importante, sendo muitas vezes uma expectativa dos pacientes, principalmente quando acometidos por doenças crônico-degenerativas sem perspectiva de cura. A ESF, a EMAD e a equipe de *home care* devem saber o momento certo e a forma correta de abordar essa dimensão, sem ofender ou julgar as preferências religiosas, de forma humana e integral possível. Os questionários FICA e HOPE podem auxiliar nesse ponto.[20]

Na abordagem de sobrecarga do cuidador, sintomas psíquicos e físicos podem ser pesquisados, pois é comum o adoecimento; instrumentos como a escala de Zarit auxiliam nessa avaliação. Destaca-se que não deve ser realizada na presença da pessoa cuidada.[21]

Abordagem social

Outra atribuição da ESF, EMAD-SAD e *home care* é o de suporte familiar ao lidar com a complexidade do cuidado, identificação de cuidador, fortalecimento da rede familiar e social e mediação de conflitos caso seja necessário. A presença de assistente social junto à equipe ajuda nessas abordagens, bem como nas pendências legais e financeiras e nos benefícios previdenciários e sociais pertinentes a cada situação.

Leitura recomendada

1. Brasil. Ministério da Saúde. Secretaria de Atenção Especializada à Saúde. Atenção domiciliar na atenção primária à saúde. Brasília, DF: Ministério da Saúde; 2020.
2. Brasil. Ministério da Saúde. Secretaria de Atenção Especializada à Saúde. Caderno de atenção domiciliar. Brasília, DF: Ministério da Saúde; 2013.

Referências

3. Blok B, Pannek J, Castro-Diaz D, Del Popolo G, Groen J, Hamid R, et al. Neuro-urology. [acesso em dezembro de 2021]. Disponível em: https://uroweb.org/guideline/neuro-urology/
4. Jamison J, Maguire S, McCann J. Catheter policies for management of long term voiding problems in adults with neurogenic bladder disorders. Cochrane Database Syst Rev. 2011;(12):CD004375.
5. Tekgul S, Radmayr C, Dogan HS, et al. European Society for Paediatric Urology/European Association of Urology (ESPU/EAU) guidelines on paediatric urology. ESPU/EAU 2018 Mar.
6. Aus G, Chapple C, Hanus T, Irani J, Lobel B, Loch T, et al. The European Association of Urology (EAU) Guidelines Methodology: A Critical Evaluation. Eur Urol. 2009;56(5):859-64.
7. Romo PGB, Smith CP, Cox A, Averbeck MA, Dowling C, Beckford C, et al. Non-surgical urologic management of neurogenic bladder after spinal cord injury. World J Urol. 2018;36(10):1555-68.
8. National Institute for Health and Care Excellence. Urinary incontinence in neurological disease: assessment and management. Clinical guideline [CG148]. 2012.
9. Klausner AP, Steers WD. The Neurogenic Bladder: An Update with Management Strategies for Primary Care Physicians. Med Clin North Am. 2011;95(1):111-20.
10. Previnaire JG. The importance of the bulbocavernosus reflex. Spinal Cord Ser Cases. 2018;4:2.
11. Semla TP, Beizer J, Brandt N, Dombrowski R, DuBeau C, Eisenberg W, et al. American Geriatrics Society 2015 Updated Beers Criteria for Potentially Inappropriate Medication Use in Older Adults. J Am Geriatr Soc. 2015;63(11):2227-46.
12. Madersbacher H, Stöhrer M, Richter R, Burgdörfer H, Hachen HJ, Mürtz G. Trospium chloride versus oxybutynin: a randomized, double-blind, multicentre trial in the treatment of detrusor hyper-reflexia. Br J Urol. 1995;75(4):452-6.
13. Stöhrer M, Madersbacher H, Richter R, Wehnert J, Dreikorn K. Efficacy and safety of propiverine in SCI-patients suffering from detrusor hyperreflexia--a double-blind, placebo-controlled clinical trial. Spinal Cord. 1999;37(3):196-200.
14. Stöhrer M, Mürtz G, Kramer G, Schnabel F, Arnold EP, Wyndaele J-J. Propiverine compared to oxybutynin in neurogenic detrusor overactivity--results of a randomized, double-blind, multicenter clinical study. Eur Urol. 2007;51(1):235-42.
15. Kennelly MJ, DeVoe WB. Overactive Bladder: Pharmacologic Treatments in the Neurogenic Population. Rev Urol. 2008;10(3):182-91.
16. Yamaguchi O, Marui E, Kakizaki H, Homma Y, Igawa Y, Takeda M, et al. Phase III, randomised, double-blind, placebo-controlled study of the β3-adrenoceptor agonist mirabegron, 50 mg once daily, in Japanese patients with overactive bladder. BJU Int. 2014;113(6):951-60.
17. Cameron AP. Medical management of neurogenic bladder with oral therapy. Transl Androl Urol. 2016;5(1):51-62.
18. Abdel-Meguid TA. Botulinum toxin-A injections into neurogenic overactive bladder--to include or exclude the trigone? A prospective, randomized, controlled trial. J Urol. 2010;184(6):2423.
19. Consortium for Spinal Cord Medicine. Bladder management for adults with spinal cord injury: a clinical practice guideline for health-care providers. J Spinal Cord Med. 2006;29(5):527-73.
20. McClurg D, Ashe RG, Marshall K, Lowe-Strong AS. Comparison of pelvic floor muscle training, electromyography biofeedback, and neuromuscular electrical stimulation for bladder dysfunction in people with multiple sclerosis: a randomized pilot study. Neurourol Urodyn. 2006;25(4):337-48.
21. Kuitwaard K, Berg LH, Vermeulen M, Brusse E, Cats EA, Kooi AJ, et al. Randomised controlled trial comparing two different intravenous immunoglobulins in chronic inflammatory demyelinating polyradiculoneuropathy. J Neurol Neurosurg Psychiatry. 2010;81(12):1374-9.
22. Lucchetti G, Granero AL, Bassi RM, Latorraca R, Ponte SA. Espiritualidade na prática clínica: o que o clínico deve saber? Rev Bras Clin Med. 2010;8(2):154-8.
23. Scazufa M. Brazilian version of the Burden Interview scale for the assessment of burden of care in carers of people with mental illnesses. Rev Bras Psiquiatr. 2002;24(1):12-7.

Doenças hepáticas crônicas

Capítulo 11

Cirrose hepática

Marcia Cristina Lemos dos Santos
Leonardo Graever

PONTOS-CHAVE

- A cirrose hepática está entre as principais doenças de adultos que requerem cuidados paliativos.[1]
- A cirrose hepática pode levar a complicações fatais.
- A detecção precoce da doença melhora o manejo e permite a antecipação de complicações.
- O acompanhamento do estado geral de saúde, definindo metas clínicas e mantendo a pessoa junto a seu meio familiar e social, deve ser um foco no cuidado a essa condição.
- O transplante de fígado é a única opção terapêutica curativa, em casos selecionados.

OBJETIVOS DE APRENDIZAGEM

Ao final do capítulo, o leitor deverá ser capaz de:

- Suspeitar de cirrose hepática durante o cuidado a uma pessoa que apresente fatores de risco, história, sinais e sintomas compatíveis.
- Realizar o diagnóstico de cirrose hepática por meio de investigação clínico-laboratorial.
- Iniciar cuidados primários que previnam complicações e melhorem o estado clínico e a qualidade de vida da pessoa, em conjunto com a equipe multidisciplinar e levando em conta o seu contexto biopsicossocial.
- Participar de um plano de atendimento domiciliar a pessoas com cirrose hepática que necessitem desse tipo de cuidado.

Caso clínico

Waldomiro tem 47 anos e é morador de uma favela do Rio de Janeiro. Encontra-se há alguns dias sem conseguir sair de casa, por se sentir fraco. Pede ao seu agente comunitário, insistentemente e com alguma agressividade, que lhe consiga um atendimento domiciliar. O agente, que o conhece bem, acha estranho, pois Waldomiro é uma pessoa calma. No atendimento, queixa-se de "cabeça zonza" e "barriga inchada", aumentando a cada dia e o atrapalhando para dormir. Não entende o crescimento, porque está sem fome e comendo pouco. Pedreiro, não consegue trabalhar, pois está com os braços fracos e ninguém mais o chama; está com cara de doente.

Além de falar sobre os sintomas clínicos, pede que a equipe de saúde consiga algum benefício financeiro para ajudá-lo a se sustentar financeiramente. Durante o atendimento, repete mais de uma vez a necessidade de apoio para se sustentar. Waldomiro consumia álcool em grande quantidade e com frequência até há 2 anos, quando entrou para a igreja e parou de beber, usar maconha e fumar cigarro. Ao exame físico, apresenta lentidão para a resposta verbal, caquexia, ascite volumosa e telangiectasias no abdome. O médico pensa em cirrose hepática como diagnóstico clínico inicial, mas não sabe bem como conduzir o caso.

Definições

A cirrose é o estágio final da maioria das doenças hepáticas crônicas. Representa 3% das causas de morte e anos de vida ajustados por incapacidade (AVAI) em nível global e no Brasil. Dentre estas, cerca de 70% estão associadas a fatores de risco manejáveis,[2] como a ingestão nociva de álcool, as hepatites virais crônicas e a síndrome metabólica causando doença hepática (*nonalcoholic steatohepatitis* – NASH). Este último fator, hoje o mais importante em nível global, responde por 60% dos casos e tem sido o responsável pelo aumento de 13% em sua prevalência nas duas últimas décadas, sobretudo em populações desfavorecidas socialmente.[3-5]

O panorama epidemiológico descrito torna necessária a familiaridade do profissional de saúde que atua em diversos cenários, como a atenção primária à saúde e a atenção domiciliar, com essa condição, com o objetivo de realizar prevenção, diagnóstico precoce, prevenção de complicações agudas, cuidado multiprofissional integral com foco na qualidade de vida, reconhecimento de situações nas quais é necessário o encaminhamento a cuidado de alta complexidade e instalação de cuidados paliativos.

Quanto à sua patologia, a injúria hepática crônica, de diversas naturezas, leva à formação de septos fibrosos (fibrose) e formação de nódulos regenerativos com distorção da arquitetura do fígado (cirrose). A cirrose causa distorção da vasculatura hepática, com alteração do fluxo sanguíneo da veia porta para o sistema de drenagem das veias hepáticas, sob a forma de *shunts*. Essa alteração de fluxo causa perda de sinusoides, aumento da resistência intra-hepática (hipertensão porta), disfunção dos hepatócitos (insuficiência hepática) e aumento do risco de carcinoma hepatocelular (CHC) devido ao aumento da atividade regenerativa.[6]

A identificação da etiologia da cirrose hepática é essencial para iniciar medidas preventivas que interrompam ou retardam a progressão da doença e promover intervenções específicas. Quando consideradas as três causas mais comuns (hepatites crônicas virais, hepatite alcoólica crônica e esteato-hepatite não alcoólica), de 10% a 20% das pessoas nessas condições irão desenvolver cirrose em até 20 anos. A progressão é mais frequente em pessoas com idade mais avançada, em portadores de comorbidades, como a coinfecção HCV e HIV, e em homens, com exceção da hepatite alcoólica crônica, em que a evolução para cirrose é mais comum em mulheres.[5]

Diagnóstico

O diagnóstico da cirrose baseia-se em história e exame clínicos seguidos de avaliação laboratorial, de imagem e confirmação por meio de biópsia hepática. Embora apresente uma ampla gama de sinais e sintomas, pode ser oligossintomática ou assintomática em suas fases iniciais, dada a plasticidade do fígado em manter suas funções preservadas até que a perda da arquitetura de seu parênquima seja muito significativa. Portanto, a suspeição diagnóstica é muito importante para a detecção em fases iniciais e possibilidade de acompanhamento, atuação sobre fatores de progressão e profilaxia de complicações.

A cirrose compensada é considerada uma doença silenciosa, na qual a maioria das pessoas se mantém assintomática. Quando presentes, os sinais e sintomas nessa fase são inespecíficos, como fadiga, anorexia, perda de peso e massa muscular e desconforto no hipocôndrio.[5] Nessa fase, é comum o achado de plaquetopenia isolada como primeira manifestação,[7] assim como achados incidentais em dosagens de enzimas hepáticas, como a aspartato aminotransferase (AST) e a alanina aminotransferase (ALT), proteínas séricas como a albumina, aferição de relação normalizada internacional (INR) e exames de imagem abdominais realizados por outros motivos.[5,6]

No caso clínico descrito, Waldomiro já apresenta alguns sinais de descompensação da doença. Alguns são característicos de hipertensão portal, como circulação colateral abdominal e esplenomegalia. Ascite, eritema palmar e alterações de caracteres sexuais, transtornos da hemostasia e alterações neurológicas denotam perda da função hepática, com comprometimento da síntese de albumina e fatores da coagulação, do metabolismo de esteroides e toxinas sanguíneas, entre outras alterações. O Quadro 1 e a Figura 1 mostram os sinais mais comuns em cada sistema orgânico.

QUADRO 1 Manifestações clínicas da cirrose hepática

Localização/sistema	Manifestação clínica
Geral	Perda muscular
Sistema nervoso central	Asterixis (tremor de mãos com extensão do punho), sonolência, irritabilidade
Cabeça	Hálito hepático: atribuído ao aumento de compostos de amônia na circulação Icterícia: mais bem vista nas membranas mucosas da língua, aumento da parótida
Tórax	Ginecomastia, angiomas ("*spiders*"), rarefação de pelos axilares
Abdome/sistema digestivo	Fígado contraído ou aumentado, com predominância do lobo esquerdo, ascite Circulação colateral "em cabeça de medusa" (ingurgitamento das veias epigástricas a partir do umbigo), hemorroidas, esplenomegalia
Mãos e unhas	Baqueteamento digital, contratura de Dupuytren (fibrose da fáscia palmar com redução da extensão dos dedos), eritema palmar, unhas de Terry (embranquecimento da metade proximal do leito ungueal)
Trato geniturinário	Atrofia testicular
Extremidades inferiores	Eritema distal, edema, petéquias

Fonte: Smith A, 2019.[5]

Diante de uma suspeita clínica de cirrose hepática, deve-se proceder com a investigação diagnóstica. No caso de pessoas assintomáticas com achados anormais em exames laboratoriais, como já citado, a primeira ação a ser tomada é a repetição desses exames. As enzimas hepáticas, em particular, sofrem variação importante e podem apresentar falsos positivos de até 38%, como no caso da ALT. Em paralelo, deve-se investigar o consumo de substâncias hepatotóxicas, como álcool, medicamentos (ex.: paracetamol, amiodarona, estatinas, ácido valproico), alguns suplementos nutricionais e fitoterápicos, pois estes podem causar injúria hepática, ocasionalmente severa.

A presença de múltiplos fatores de risco ou a persistência das alterações após 6 meses, uma vez excluídos os fatores agressores mencionados, justifica o prosseguimento da investigação, com um painel mais completo de exames laboratoriais visando à avaliação de injúria hepatocelular (AST, ALT), dano canalicular (gamaglutamiltransferase e fosfatase alcalina), função hepática (albumina sérica, bilirrubinas totais e frações, tempo de protrombina e INR). Com relação a exames de imagem, a ultrassonografia, embora seja pouco

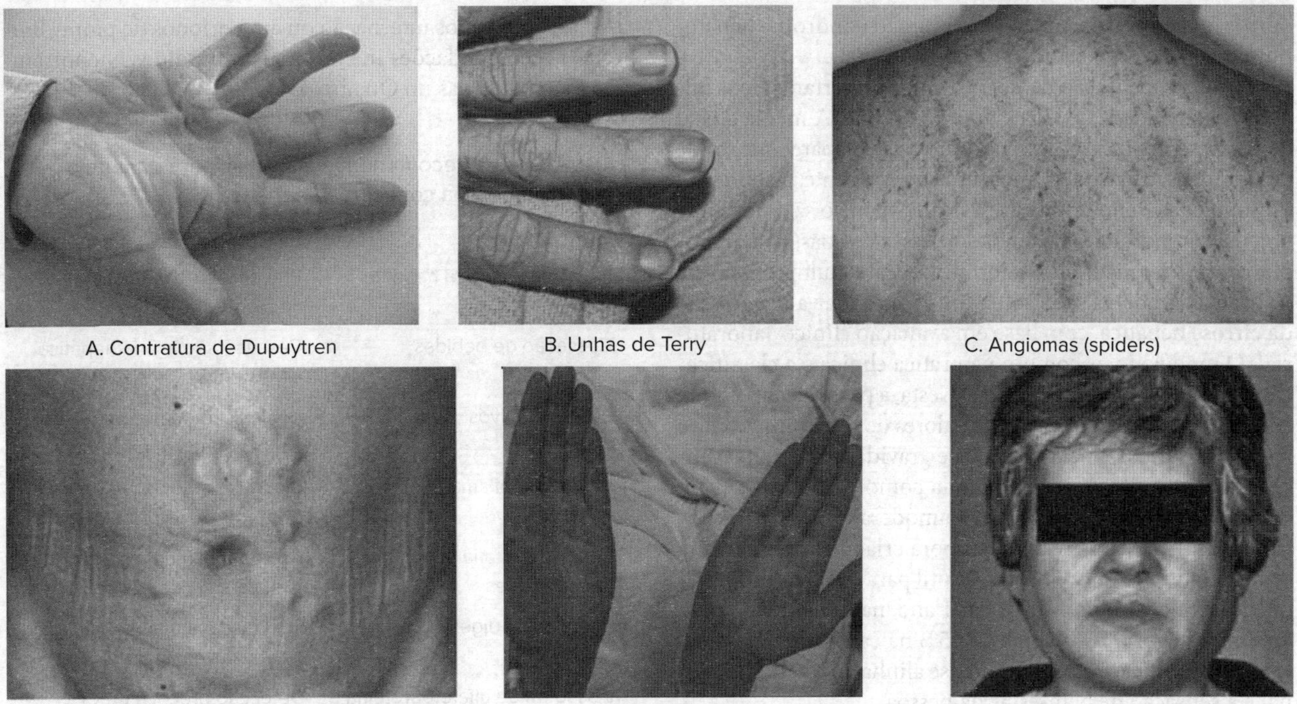

A. Contratura de Dupuytren
B. Unhas de Terry
C. Angiomas (spiders)
D. Circulação colateral (cabeça de Medusa)
E. Eritema palmar
F. Aumento das parótidas

FIGURA 1
Sinais comuns em pessoas com cirrose.
Fonte: adaptado de Nautiyal A, Chopra KB, 2010; Danderm.dk.[8,9]

sensível, é bastante específica para cirrose hepática, quando apresenta alterações características, como parênquima heterogêneo, hiperecogênico e nodular.

Nos últimos anos, a tromboelastografia hepática (*transient elastography*) tem sido usada com sucesso na detecção mais precoce de fibrose e cirrose hepática, tendo boa correlação com achados anatomopatológicos. Trata-se de uma técnica ultrassonográfica não invasiva, na qual se avalia a rigidez do fígado por meio da emissão e captação de pulsos sonoros através do parênquima hepático. Seu uso está indicado em pessoas com alterações clínico-laboratoriais suspeitas de fibrose ou cirrose hepática, quando os exames de imagem tradicionais não apresentam alteração definidora. Em caso de falha de outros testes em confirmar o diagnóstico, a biópsia hepática, feita usualmente em ambiente ambulatorial, está indicada.

Em paralelo ao diagnóstico de cirrose, é importante fazer a investigação etiológica, baseando-se em história, exame físico e detecção de fatores de risco, como hepatites virais, uso de álcool, esteato-hepatite não alcoólica associada à síndrome metabólica e outras causas menos comuns, que devem ser pesquisadas de forma racional.

Fases e evolução da doença

A evolução da cirrose, uma vez estabelecida, é progressiva; entretanto, quando associada a fatores modificáveis, a deterioração hepática pode ser interrompida, com estudos recentes mostrando algum nível de reversibilidade associado ao tratamento das hepatites virais crônicas, cessação do consumo de álcool e controle da obesidade em casos de esteato-hepatite não alcoólica.[10]

Adicionalmente à abordagem das causas, para pessoas assintomáticos em estágios iniciais da doença, o acompanhamento ultrassonográfico semestral e do marcador tumoral alfafetoproteína é indicado para acompanhar a evolução da doença e rastrear o aparecimento de carcinoma hepatocelular (CHC), evento ao qual essa população apresenta maior risco.[11]

Infelizmente, principalmente em países em desenvolvimento, é comum o contato da pessoa com cirrose com o serviço de saúde já na fase das complicações, descritas adiante.[6] Logo, deve-se estar preparado para o manejo de pessoas em estágios mais avançados da doença.

Com a piora da hipertensão porta e perda da função hepática, a cirrose entra em sua fase descompensada, quando é comum o aparecimento de ascite, que pode ser bastante volumosa e propiciar a ocorrência de peritonite bacteriana espontânea (PBE). Icterícia ocorre por disfunção hepatocelular, causando bastante incômodo pelo prurido associado, assim como encefalopatia, com alterações neurocomportamentais importantes como irritabilidade, perda da concentração e memória e possível evolução para o coma. Sangramentos podem ocorrer por disfunção da coagulação e plaquetopenia. Varizes de esôfago, causadas pelo aumento da pressão no sistema porta, têm chance de rompimento e grave hemorragia digestiva, de difícil controle. Alterações circulatórias sobrevêm em outros órgãos e sistemas, como o pulmão (síndrome hepatopulmonar) e os rins (síndrome hepatorrenal).

A descompensação da doença é um importante determinante da qualidade de vida e do prognóstico. A média global de tempo entre o diagnóstico de cirrose e o aparecimento de descompensação é de 12 anos; uma vez presente, a sobrevida diminui para 2 anos.[12] Sua prevenção e manejo são, portanto, objetivos importantes no cuidado a essas pessoas, que é complexo e deve ser manejado de forma integral e multiprofissional.

Vários modelos são propostos para avaliar a progressão da cirrose hepática, com base em avaliação clínico-laboratorial. O modelo mais comum na prática clínica é a classificação de Child-Pugh (Quadro 2).[13] Nesta, a partir de um escore composto pela estratificação de valores de INR, bilirrubina e albumina séricos e pela presença e gravidade da ascite e encefalopatia, o pessoa é classificada como categoria A (sem disfunção hepática), B (disfunção moderada) ou C (disfunção severa). Tal classificação, embora criada para predizer a mortalidade cirúrgica, mostra-se útil para estimar a sobrevida, que pode variar de 100% em 1 ano, na categoria A, para 80% na categoria B e menos de 45% na categoria C. No entanto, a classificação nem sempre se alinha ao estado funcional e à sensação de bem-estar da pessoa.

Fase inicial – abordagem multidisciplinar da equipe de atenção domiciliar: plano terapêutico singular

O cuidado a pessoas com cirrose hepática deve ser iniciado em nível primário, com o envolvimento de equipes de atenção primária, apoiadas por um especialista caso haja necessidade identificada pela equipe. Estudos mostram que o acompanhamento compartilhado desses casos acarreta melhor desfecho para a pessoa com cirrose, em termos de morbidade e mortalidade.[14]

Abordagem física

Inicialmente, o tratamento da cirrose consiste em tratar a doença hepática subjacente, para evitar a progressão da doença, postergar e reduzir a chance de complicações. Em sua fase inicial de evolução, boa parte do cuidado à pessoa com cirrose pode ser prestada por equipe de atenção primária, com apoio de atenção domiciliar especializada em situações específicas, como após internação ou em períodos de piora clínica. As recomendações iniciais mais difundidas encontram-se sistematizadas no Quadro 3.

QUADRO 3 Recomendações iniciais para o manejo inicial da pessoa com cirrose hepática

Ação	Racional
Imunização contra hepatite A e B	Prevenção de infecção hepática viral
Cessação de bebidas alcoólicas	Cessação de injúria hepática persistente
Evitar sedativos	Diminuição do risco de encefalopatia hepática
Evitar anti-inflamatórios não esteroides	Diminuição do risco de síndrome hepatorrenal
Ultrassonografia abdominal a cada 6 meses	Acompanhamento de ascite e pesquisa de massas (CHC)
Endoscopia digestiva alta	Pesquisa e acompanhamento de varizes esofágicas
Dosagem de alfafetoproteína a cada 6 meses	Detecção precoce de CHC
Uso de betabloqueador não seletivo (propranolol ou nadolol)	Profilaxia de ruptura de varizes esofágicas

Fonte: Smith A, 2019.[5]

Além dos cuidados anteriores, outras medidas são importantes nessa fase, como a avaliação do estado geral de saúde e correção de problemas como a desnutrição, vacinação contra agentes não hepatotróficos, como o vírus da gripe e o pneumococo, identificar e tratar comorbidades associadas e identificar possíveis candidatos a transplante hepático para referência a serviços especializados.[14]

Abordagem familiar/cuidador

Como em qualquer doença, os familiares podem participar ativamente do cuidado das pessoas. Dessa forma, as necessidades da família devem ser consideradas, até mesmo após a morte.[15] O entendimento sobre a doença, os papéis a serem

QUADRO 2 Classificação baseada no escore de Child-Pugh para a cirrose hepática

Item/pontuação	1 ponto	2 pontos	3 pontos
Bilirrubina sérica	< 2 mg/dL	2 a 3 mg/dL	> 3 mg/dL
Albumina sérica	> 3,5 g/dL	2,8 a 3,5 g/dL	< 2,8 g/dL
Ascite	Nenhuma	Facilmente controlada	Mal controlada
Encefalopatia	Nenhuma	Mínima	Avançada
Tempo de protrombina/INR	< 4 s ou < 1,7	4 a 6 s ou 1,7 a 2,3	> 6 s ou > 2,3
Pontuação: Child A – 5 a 6 / Child B – 7 a 9 / Child C – 10 a 15 pontos			

Fonte: Child CG, Turcotte JG, 1964.[13]

exercidos e a extensão do cuidado pela equipe de profissionais fazem parte da abordagem a todos os pessoas. Existem escalas que avaliam o grau de sobrecarga do cuidador, como a escala de Zarit.[16] A equipe da atenção primária muitas vezes já conhece esse cuidador, por ser morador da área adscrita, o que facilita o vínculo, bem como o acesso a quaisquer necessidades que se façam necessárias.

Abordagem psicológica/espiritual

A abordagem inicial ao sofrimento psíquico e espiritual da pessoa pode ser realizada pela equipe de atenção primária e atenção domiciliar. O sofrimento psíquico e o espiritual, quando não abordados, podem se transformar em sintomas físicos. Esses sintomas, como ansiedade, insônia e angústia, podem se expressar como demanda às unidades de saúde.[17] As dores não físicas não respondem a medicamentos e necessitam de atendimento multiprofissional. O sofrimento, de forma global, precisa ser acolhido para o alívio da pessoa.

Abordagem social

Na abordagem social da pessoa, é recomendado que a equipe conheça o domicílio e identifique suporte familiar e social (podem ser elaborados genograma e ecomapa).[18] Nessa fase inicial, pode ser identificada a carga financeira que a doença traz à família e a necessidade de suporte por serviço social. No caso da cirrose por causa alcoólica, deve-se identificar e monitorar o prejuízo social para a pessoa, da cessação do hábito, caso ocorra.

Evolução e progressão – abordagem multidisciplinar da equipe de atenção domiciliar: plano terapêutico singular

Alguns instrumentos podem ser empregados para a indicação de atenção domiciliar da pessoa com cirrose. A escala de performance de Karnofsky, comumente usada para esse fim, é um parâmetro descrito na literatura, com resultado abaixo de 50% sugerindo tal necessidade. A classificação B ou C do escore de Child-Pugh é outro bom indicativo da necessidade de cuidados mais próximos, quando analisada de forma conjunta com outras informações. À exceção de pessoas com sangramento digestivo grave, a maioria, mesmo com quadro descompensado, incluindo encefalopatia e ascite volumosa, pode receber tratamento no domicílio, com a assistência de profissionais adequadamente treinados, quando garantida a segurança da pessoa.[14]

Os cuidados paliativos devem ser prestados ao longo da trajetória da doença, desde o diagnóstico de doença hepática terminal. Cuidados de suporte podem ser oferecidos por profissionais da atenção primária e especialistas focais. O momento ideal para uma consulta de cuidados paliativos especializados depende dos recursos locais e das necessidades da pessoa. Um número crescente de estudos em pessoas com câncer avançado sugere que o envolvimento precoce leve a melhores resultados.[19]

Abordagem física

O cuidado domiciliar da pessoa com cirrose em estágio mais avançado, com episódios de descompensação, oferece vantagens como a redução da taxa de internações, levando a melhor qualidade de vida, pelo conforto e proximidade de familiares e rede social da pessoa. Além disso, reduz os custos para o sistema de saúde. Pode ser fornecido por equipe de atenção primária e por equipe de atendimento domiciliar especializado, dependendo das necessidades da pessoa. O Quadro 4 apresenta as complicações da cirrose descompensada que podem ser manejadas em ambiente domiciliar e as medidas correspondentes.[5,20,21]

QUADRO 4 Complicações mais comuns da cirrose e manejo clínico

Complicação	Manejo
Dor (abdominal, câibras)	Baclofeno, 10 a 80 mg/dia, em doses incrementais de 10 mg para câibras intensas Evitar paracetamol e anti-inflamatórios não esteroides Evitar codeína e tramadol (cinética imprevisível) Opioides, incluindo morfina (primeira linha), podem ser usados com cautela quanto ao potencial de adicção
Ascite e Edema	Manter normonatremia com controle da ingesta de sódio e água* Iniciar diuréticos: furosemida 40 a 160 mg/d e espironolactona 100 a 400 mg/d (incrementos a cada 3-5 dias) Considerar infusão de albumina em casos críticos** Paracentese de alívio***
Encefalopatia	Oferecer lactulose por via oral ou retal Rifaximina 550 mg 2 x/dia após segundo episódio de descompensação Manter aporte proteico Não usar sedativos. Se necessário, uso com cautela em doses reduzidas e com suporte clínico e possibilidade de reversão disponíveis
Desnutrição intensa	Multivitamínico Pequenas refeições frequentes e lanches noturnos Ingestão de proteína de 1 a 1,5 g/kg/dia, com suplementação conforme necessário
Osteoporose[22]	Tratamento com vitamina D, cálcio e bisfosfonatos em pacientes com baixo índice de massa corpórea e doença hepática avançada

* Evitar sal adicionado além do preparo e melhorar a conscientização sobre o alto teor de sódio em alimentos pré-embalados e enlatados. Alvo de 2 g de sal por dia.

** A albumina aumenta a eficácia dos diuréticos e reduz o número de internações hospitalares.

Fonte: Venters G, 2019.[21]

Paracentese de alívio

A paracentese de alívio é um procedimento usualmente realizado em ambiente hospitalar, visando à drenagem de grande volume de líquido peritoneal acumulado em consequência da presença de ascite, em pacientes que apresentem substrato patológico para tal. Geralmente associada a cirrose, pode ocorrer também em pacientes com insuficiência cardíaca, neoplasias e outras causas. A indicação da paracentese é o alívio do desconforto causado pelo grande volume de líquido acumulado no abdome, que pode eventualmente levar a uma restrição respiratória severa. Diversos estudos atestam a segurança da realização desse procedimento em ambiente ambulatorial e domiciliar, com grande benefício para o paciente, sem a necessidade de utilização de serviços de maior complexidade.[23]

Transplante hepático

O transplante de fígado é o único tratamento curativo para pessoas com cirrose hepática. Pode ser realizado a partir de doador cadáver ou vivo (transplante intervivos), quando o paciente recebe uma parte do fígado de um doador vivo compatível. Trata-se de procedimento de alta complexidade, feito em centros especializados, e indicado a um subgrupo de pacientes (Quadro 5). Quando realizado nessas condições, apresenta alta taxa de sucesso, prolongando significativamente a sobrevida e melhorando a sua qualidade.[6]

QUADRO 5 Indicações de transplante de fígado em pacientes com doença hepática terminal

Indicações	Contraindicações
Falência hepática avançada (Child-Pugh > 7 ou MELD > 13)	Relativas: soropositividade para HIV, dependência química, CHC estágio 3 ou superior
Falência hepática aguda (hepatite fulminante) induzida por drogas, toxinas, vírus	Absolutas: doença maligna extra-hepática, AIDS, colangiocarcinoma, infecção sistêmica severa não controlada, falência de múltiplos órgãos, doença cardiopulmonar avançada, abuso ativo de substâncias (álcool e outras drogas)
Ausência de tratamento alternativo ou contraindicações	
Possibilidade de cuidado e seguimento	

Fonte: Grattagliano I *et al.*, 2011.[14]

Considera-se a inserção de um paciente na lista de transplantes a partir do diagnóstico de doença hepática terminal, associado a uma classificação de Child-Pugh B ou MELD (*model for end-stage liver disease*), que leva em conta os valores séricos de bilirrubina, albumina e o INR, acima de 13 (valor mínimo 6 e máximo 40). A lista de candidatos a transplante de fígado é ordenada pelo valor do MELD, associado a outras complicações, como a presença de carcinoma hepatocelular.

Abordagem familiar/cuidador

Na fase mais avançada da doença, em que a pessoa apresenta complicações, o cuidador e os familiares acabam sendo mais demandados. É importante lembrar que, por mais dedicados que esse cuidador e familiares sejam, eles devem ter vida própria e tempo para o seu cuidado próprio. Cabe à equipe de atenção domiciliar auxiliar na busca de condições que possam aliviar a sobrecarga dos cuidadores.[18]

Abordagem psicológica/espiritual

Os portadores de doenças em estágio terminal experimentam sofrimento de ordens física, psíquica, espiritual e social. O psicólogo que fizer parte da assistência domiciliar precisará realizar a escuta clínica e o manejo do sofrimento psíquico, bem como favorecer a elaboração das vivências associadas ao adoecimento e à reorganização da autoimagem. A abordagem espiritual em pessoas com doença avançada deve promover reflexões profundas sobre questões existenciais, confrontos e desafios quanto ao propósito de vida. O conhecimento das crenças espirituais da pessoa e da família traz subsídios para um cuidado adequado quanto à morte, cuidados ao final da vida, rituais e diferentes necessidades ligadas a experiências singulares e individuais.[18]

Abordagem social

Com o avanço da doença, cabe à equipe reavaliar a carga financeira, tanto da doença quanto da incapacidade da pessoa em trabalhar. É necessário avaliar a necessidade de equipamentos médico-hospitalares, antecipando as necessidades do doente. Importante, também, que se converse sobre os planos de local da morte e contatos na hora da morte.[18] O Quadro 6 sintetiza aspectos biopsicossociais importantes a respeito do cuidado paliativo em pessoas com doença hepática terminal.

Mensagens-chave para o melhor manejo de pessoas com doença hepática terminal (nível de evidência)[14]

1. Suspeita-se de cirrose hepática compensada com testes de função hepática anormais, contagem baixa de plaquetas e tempo de protrombina prolongado (III).
2. A ultrassonografia é um teste confiável, não invasivo, rápido e econômico que funciona como ferramenta de primeira linha para o diagnóstico de cirrose hepática (II-III).
3. Os escores Child-Pugh e MELD avaliam o prognóstico da cirrose hepática (I).
4. O tratamento de primeira linha de pacientes com ascite cirrótica inclui: diuréticos e restrição de sódio; medicamentos antialdosterona são administrados com diuréti-

QUADRO 6 Avaliação de cuidados paliativos primários de pessoas com doença hepática em estágio terminal

Compreensão da doença/prognóstico e opções de tratamento
A pessoa/família/substituto compreende a doença atual, seu prognóstico quanto à quantidade e qualidade de vida, a trajetória esperada da doença/incerteza sobre a trajetória da doença e as opções de tratamento?
Gestão de sintomas
A pessoa apresenta sintomas não controlados/angustiantes? Em particular, a pessoa apresenta algum dos seguintes sintomas? Ascite, sangramento varicoso recorrente, encefalopatia, prurido, dispneia, dor, fadiga e distúrbios do sono, sintomas psicológicos angustiantes (depressão, ansiedade), sintomas constitucionais (anorexia, perda de peso)
Avaliação social/espiritual
Existem preocupações sociais ou espirituais significativas que afetam a vida diária?
Tomando uma decisão
A função cognitiva é adequada para a tomada de decisão individual? A pessoa sente-se à vontade para tomar decisões sobre cuidados de saúde? Ou depende de familiares, amigos ou profissionais de saúde para tomar decisões? A pessoa identificou um tomador de decisão substituto e conversou com essa pessoa sobre seus objetivos e valores? O pessoa/família/substituto gostaria de ajuda na tomada de decisão do tratamento?
Identificação de objetivos de cuidado centrados no pessoa
Quais são os objetivos do cuidado, conforme identificados pelo pessoa/família/ substituto? As opções de tratamento combinam com os objetivos informados e centrados na pessoa? A pessoa participou de um processo de planejamento de cuidados antecipados? A pessoa preencheu um documento de planejamento de cuidados antecipados?
Lidando com doenças potencialmente fatais
Como a pessoa está lidando com sua doença? Como os familiares/cuidadores familiares estão enfrentando a doença?
Coordenação de atendimento
Existem barreiras para mudanças seguras e sustentáveis de um ambiente para outro (por exemplo, transporte para consultas)? Existem sistemas para permitir uma boa comunicação entre vários provedores?

Fonte: UpToDate, 2021.[20]

cos de alça para aumentar a resposta diurética ou quando a perfusão renal está prejudicada; a ingestão de sal na dieta deve ser restrita a aproximadamente 2.000 mg/d. A restrição acentuada de sal pode expor o risco de hiponatremia (I).

5. A remoção de menos de 5 L de líquido não parece ter consequências hemodinâmicas e pode ser feita em ambiente domiciliar. Para paracentese maior, pode-se administrar albumina (6 a 8 g/L de fluido removido) (II).
6. A albumina é indicada em pacientes com PBE para prevenir a insuficiência renal e em pacientes com síndrome hepatorrenal. A albumina também pode ser usada para tratar ascite refratária. Sua infusão em casa é segura e econômica (II)
7. Betabloqueadores (por exemplo, propranolol ou nadolol) são recomendados para profilaxia de sangramento por varizes, em dosagem titulada para uma redução de 25% na frequência cardíaca de pulso (I).
8. O transplante de fígado é o único tratamento definitivo a pacientes com complicações maiores (I).
9. A osteoporose é uma complicação sistêmica importante da cirrose hepática em estágio terminal. O manejo inclui vitamina D e bisfosfonatos (II).
10. A desnutrição é um preditor negativo e independente de sobrevivência em pacientes com cirrose hepática (II).
11. Uma assistência integrada de pacientes com cirrose hepática tem um resultado melhor do que o manejo apenas por generalistas/especialistas (II).

Referências

1. Connor SR, Bermedo MCS, editores. Global Atlas of Palliative Care at the End of Life. Worldwide Palliative Care Alliance, World Health Organization; 2014.
2. GBD Compare. IHME Viz Hub. [acesso em dez. 2021]. Disponível em: https://vizhub.healthdata.org/gbd-compare/
3. Moon AM, Singal AG, Tapper EB. Contemporary Epidemiology of Chronic Liver Disease and Cirrhosis. Clin Gastroenterol Hepatol. 2020;18(12):2650-66.
4. James SL, Abate D, Abate KH, Abay SM, Abbafati C, Abbasi N, et al. Global, regional, and national incidence, prevalence, and years lived with disability for 354 diseases and injuries for 195 countries and territories, 1990-2017: a systematic analysis for the Global Burden of Disease Study 2017. Lancet. 2018;392(10159):1789-858.
5. Smith A. Cirrhosis: diagnosis and management. Am Fam Physician. 2019;100(12):12.
6. Schuppan D, Afdhal NH. Liver cirrhosis. Lancet. 2008;371(9615):838-51.
7. Hayashi H, Beppu T, Shirabe K, Maehara Y, Baba H. Management of thrombocytopenia due to liver cirrhosis: A review. World J Gastroenterol. 2014;20(10):2595-605.
8. Nautiyal A, Chopra KB. Liver Palms (Palmar Erythema). Am J Med. 2010;123(7):596-7.
9. Danderm.dk. Spider nevi and liver disease. [acesso em dez. 2021]. Disponível em: http://www.danderm-pdv.is.kkh.dk/atlas/5-116-1.html
10. Jung YK, Yim HJ. Reversal of liver cirrhosis: current evidence and expectations. Korean J Intern Med. 2017;32(2):213-28.
11. Grattagliano I, Ubaldi E, Portincasa P, Palasciano G. Liver disease: early signs you may be missing. J Fam Pract. 2009;58(10):514-21.
12. D'Amico G, Garcia-Tsao G, Pagliaro L. Natural history and prognostic indicators of survival in cirrhosis: a systematic review of 118 studies. J Hepatol. 2006;44(1):217-31.
13. Child CG, Turcotte JG. Surgery and portal hypertension. Major Probl Clin Surg. 1964;1:1-85.
14. Grattagliano I, Ubaldi E, Bonfrate L, Portincasa P. Management of liver cirrhosis between primary care and specialists. World J Gastroenterol. 2011;17(18):2273-82.
15. Gusso G, Lopes JMC, Dias LC. Tratado de medicina de família e comunidade: princípios, formação e prática. 2. ed. Porto Alegre: Artmed; 2019.

16. Zarit SH, Reever KE, Bach-Peterson J. Relatives of the Impaired Elderly: Correlates of Feelings of Burden. Gerontologist. 1980;20(6):649-55.
17. Grant E, Murray SA, Kendall M, Boyd K, Tilley S, Ryan D. Spiritual issues and needs: Perspectives from patients with advanced cancer and nonmalignant disease. A qualitative study. Palliat Support Care. 2004;2(4):371-8.
18. Castilho RK, Silva VCS da. Manual de Cuidados Paliativos ANCP. 3. ed. São Paulo: Atheneu; 2021. 592 p.
19. Beste LA, Harp BK, Blais RK, Evans GA, Zickmund SL. Primary Care Providers Report Challenges to Cirrhosis Management and Specialty Care Coordination. Dig Dis Sci. 2015;60(9):2628-35.
20. Primary palliative care assessment of patients with end-stage liver disease. 2021. [acesso em dez. 2021]. Disponível em: https://www.uptodate.com/contents/image?imageKey=ONC%2F109553&topicKey=GAST%2F86296&source=see_link
21. Venters G. Scottish Palliative Care Guidelines. 2019. [acesso em dez. 2021]. Disponível em: https://www.palliativecareguidelines.scot.nhs.uk/media/71344/20-2019-liver.pdf
22. Zheng J, Miao H, Zheng S, Liu W, Chen C, Zhong H, et al. Risk factors for osteoporosis in liver cirrhosis patients measured by transient elastography. Medicine. 2018;97(20):e10645.
23. Machado DO, Lagni VB, Kalil MB, Mestriner RJS, Coelho RP, Mahmud SJ. Paracentese de alívio no domicílio: uma prática assistencial possível. Rev Bras Med Fam e Comunidade. 2020;15(42):2278.

Doenças neurológicas e neuromusculares

Capítulo 12

Acidente vascular cerebral

Matheus Marques Almeida Machado
Marianna Fischer de Paula Lopes
Luiz Felipe Fabbi
Aida Maria Negrão

PONTOS-CHAVE

- O acidente vascular cerebral é uma das principais causas de morbimortalidade no mundo e causa elevada carga de prejuízo na qualidade de vida da pessoa acometida pelo problema e sua rede de apoio.
- O cuidado da pessoa com acidente vascular cerebral distribui-se por mais de um ponto das redes de atenção à saúde, estendendo-se do atendimento pré-hospitalar à assistência domiciliar ao longo da evolução do problema.
- A atenção domiciliar à pessoa com acidente vascular cerebral tem como objetivos o regresso seguro e responsável ao domicílio subsequentemente à fase aguda da doença e a prevenção e o manejo de agravo ou complicação clínica, funcional e sociofamiliar pelo problema, incluindo recidiva e reinternação.
- Quanto mais precocemente se inicia a reabilitação da pessoa com acidente vascular cerebral, melhor se estima seu prognóstico funcional.

OBJETIVOS DE APRENDIZAGEM

Após a leitura do capítulo, o leitor deverá ser capaz de:

- Reconhecer o acidente vascular cerebral em sua fase aguda e levantar estratégias para o manejo pré-hospitalar no domicílio.
- Avaliar a pessoa com acidente vascular cerebral como um todo e propor um plano de cuidados multidimensional e interdisciplinar para a atenção à sua saúde no domicílio.
- Compreender as práticas em saúde para a prevenção secundária e terciária nas pessoas com acidente vascular cerebral.

Caso clínico – Parte I

Paula é enfermeira na equipe multiprofissional de atenção domiciliar (EMAD) Céu Anil e recebeu solicitação de admissão da paciente Marta Célia de Oliveira (nome fictício) pelo hospital geral de sua cidade. Segundo a equipe encaminhadora, Marta é uma paciente de 59 anos que retornará ao domicílio com imobilidade instalada após um acidente vascular cerebral (AVC) há 10 dias. Ela foi diagnosticada com fibrilação atrial paroxística durante a internação e está em anticoagulação com varfarina, cuja dose ainda está em ajuste. Ela terá como cuidador principal o filho Ronaldo, que reside na mesma casa. A alta está programada para o dia seguinte, e Paula confirma a captação do caso.

No dia seguinte à alta, Paula foi até o domicílio de Marta para a sua admissão em visita conjunta com a fisioterapeuta Jussara. Elaboraram juntas a lista de problemas seguinte a partir da avaliação de Marta e da análise dos documentos de alta: AVC isquêmico cardioembólico há 12 dias; paresia braquiocrural direita e ausência de controle de tronco; afasia transcortical motora; incontinência urinária funcional; dependência completa para atividades de vida diária (AVD) instrumentais e básicas. Não detectaram nenhum sintoma descontrolado naquele dia.

Definição

O AVC é um episódio de disfunção neurológica sintomática aguda causado por isquemia ou hemorragia focais no encéfalo, medula espinhal ou retina.[1] No ano de 2019, apresentou-se globalmente como a segunda causa de morte de modo isolado e a terceira causa de morte e incapacidade combinadas,[2] sendo uma importante questão de saúde pública.

Etiologia

Classifica-se o AVC em dois tipos. o AVC isquêmico (AVCi) é o mais comum, representando 62,4% dos casos incidentes no mundo em 2019.[2] Segundo a classificação TOAST,[3] o AVC pode apresentar diferentes etiologias, como a aterosclerose de grandes artérias, o cardioembolismo, a oclusão de pequenas artérias e outras causas determinadas e indeterminadas. Diante da investigação etiológica, é possível compreender os fatores de risco envolvidos e iniciar terapêutica direcionada para evitar novos eventos no futuro. Já o AVC hemorrágico (AVCh) foi responsável por 37,6% dos casos em 2019.[2] Nesse tipo, incluem-se hemorragias subaracnoideas que podem ter como etiologia aneurismas cerebrais, malformações arteriovenosas, tumores e vasculites, enquanto as hemorragias intraparenquimatosas estão mais associadas à angiopatia amiloide cerebral e arteriopatia por hipertensão arterial.

Diagnóstico

O AVC é uma emergência clínica. Reconhecê-lo assim é importante para que as pessoas por ele acometidas possam receber assistência médica no tempo e no cenário apropriados. É sabido que a eficácia de intervenções terapêuticas, a saber as terapias trombolítica e endovascular, para a redução dos déficits funcionais pelo AVC, é dependente do tempo entre o início dos sintomas e o tratamento.[4]

Deve-se suspeitar de AVC em toda pessoa que se apresente com distúrbio neurológico de início súbito e evolução aguda. Mais de uma ferramenta para facilitar o reconhecimento dessa condição num ambiente pré-hospitalar está disponível. O acrônimo FAST, derivado do inglês *Face drooping, Arm weakness, Speech difficulty* e *Time to call emergency* (rosto caído, fraqueza no braço, dificuldade para falar e hora de chamar a ambulância, traduzindo livremente para o português) é uma delas.[5] Ele reúne três achados clínicos significativos e o que fazer diante deles em formato acessível para a população leiga.

As equipes de atenção domiciliar (AD) estão sujeitas a flagrarem pessoas sob seus cuidados com AVC agudo, quando deverão executar algumas tarefas (Quadro 1).[1,6] A escala LAPSS (sigla para Los Angeles Prehospital Stroke Screen, Figura 1) é um instrumento cuja aplicação por quaisquer dos membros da equipe pode auxiliar na identificação da suspeita de AVC. Trata-se de escala já traduzida e validada para o Brasil,[7] com desempenho diagnóstico satisfatório em cenário pré-hospitalar – sensibilidade de 91% (IC 95%, 76%-98%), especificidade de 97% (IC 95%, 93%-99%), LR+ de 31 (IC 95%, 13%-75%) e LR- de 0,09 (IC 95%, 0,03%-0,27%).[8]

Nos cenários subsequentes de cuidado, o diagnóstico de AVC se estabelece a partir de avaliação clínica e propedêutica complementar que confirmem o achado de déficits neurológicos persistentes ou letais e de evolução aguda provocados por isquemia ou hemorragia.[9,10] É aplicada a escala NIHSS (National Institutes of Health Stroke Scale) para avaliação da gravidade do evento e obtenção da neuroimagem, bem como para a pesquisa de afecções que possam simular o AVC. Entre os diagnósticos diferenciais, há hipoglicemia e outros distúrbios metabólicos, convulsões e estados pós-ictais, infecções neurológicas ou sistêmicas, *delirium*, tumores e outras lesões estruturais do sistema nervoso central.

Fases e evolução da doença

Compreendemos como fase aguda os dias seguintes ao início dos sintomas de AVC. Arbitrariamente, é estabelecido o término desse período na ocasião da alta da unidade de AVC ou passados 30 dias da admissão em unidade hospitalar.[1] Foge aos objetivos deste capítulo explorar de modo detalhado as intervenções desenvolvidas nesses cenários. Vale destacar, porém, que os objetivos de cuidado na fase aguda abrangem a caracterização clínica e etiológica do AVC, a instituição de profilaxia contra novos eventos, a identificação e o tratamento de complicações clínicas e a implementação de estratégias precoces de reabilitação de funções da pessoa. Outra tarefa desenvolvida é o planejamento da alta hospitalar e do retorno ao domicílio para a continuidade de cuidados, de acordo com a situação clínica e funcional de cada um. A pessoa poderá ser referenciada para seguimento em variados pontos das redes de atenção à saúde (RAS), entre eles hospitais e centros ambulatoriais de reabilitação, ambulatórios de especialidades médicas em nível secundário, unidades básicas de saúde e o próprio domicílio com suporte das equipes de AD.

QUADRO 1 Tarefas da equipe de atenção domiciliar diante da pessoa com suspeita de acidente vascular cerebral agudo

- Configurar rapidamente a suspeita de AVC agudo com avaliação clínica direcionada.
- Acionar imediatamente o Serviço de Atendimento Móvel de Urgência (SAMU 192) ou outro serviço móvel de urgência disponível à pessoa.
- Avaliar vias aéreas, respiração e circulação periodicamente e prover estabilização clínica até a transferência de cuidados ao serviço móvel de urgência, de acordo com os recursos acessíveis à equipe no domicílio.
- Monitorar a saturação de oxigênio e oferecer oxigenoterapia suplementar se inferior a 95% e se disponível no domicílio.
- Avaliar o estado de hidratação e ofertar hidratação intravenosa, se preciso.
- Aferir a glicemia capilar e oferecer solução de glicose, se necessário.
- Não administrar rotineiramente anti-hipertensivos até avaliação em ambiente de urgência.
- Coletar informações da pessoa, familiares, cuidadores ou outras testemunhas acerca dos sintomas detectados, destacando o tempo de início, e transmiti-las na transferência de cuidados.
- Comunicar, na transferência de cuidados, problemas ativos e inativos da pessoa, bem como medicamentos em uso, diretivas antecipadas de vontade e outras informações relevantes para a tomada de decisões clínicas.
- Instruir os familiares, cuidadores ou outros responsáveis para se manterem disponíveis a participar de tomadas de decisões se necessário e acolher preocupações, expectativas e emoções expressas à equipe.

Fonte: adaptado de Boulanger JM *et al.*, 2018;[1] Oliveira-Filho J *et al.*, 2012.[6]

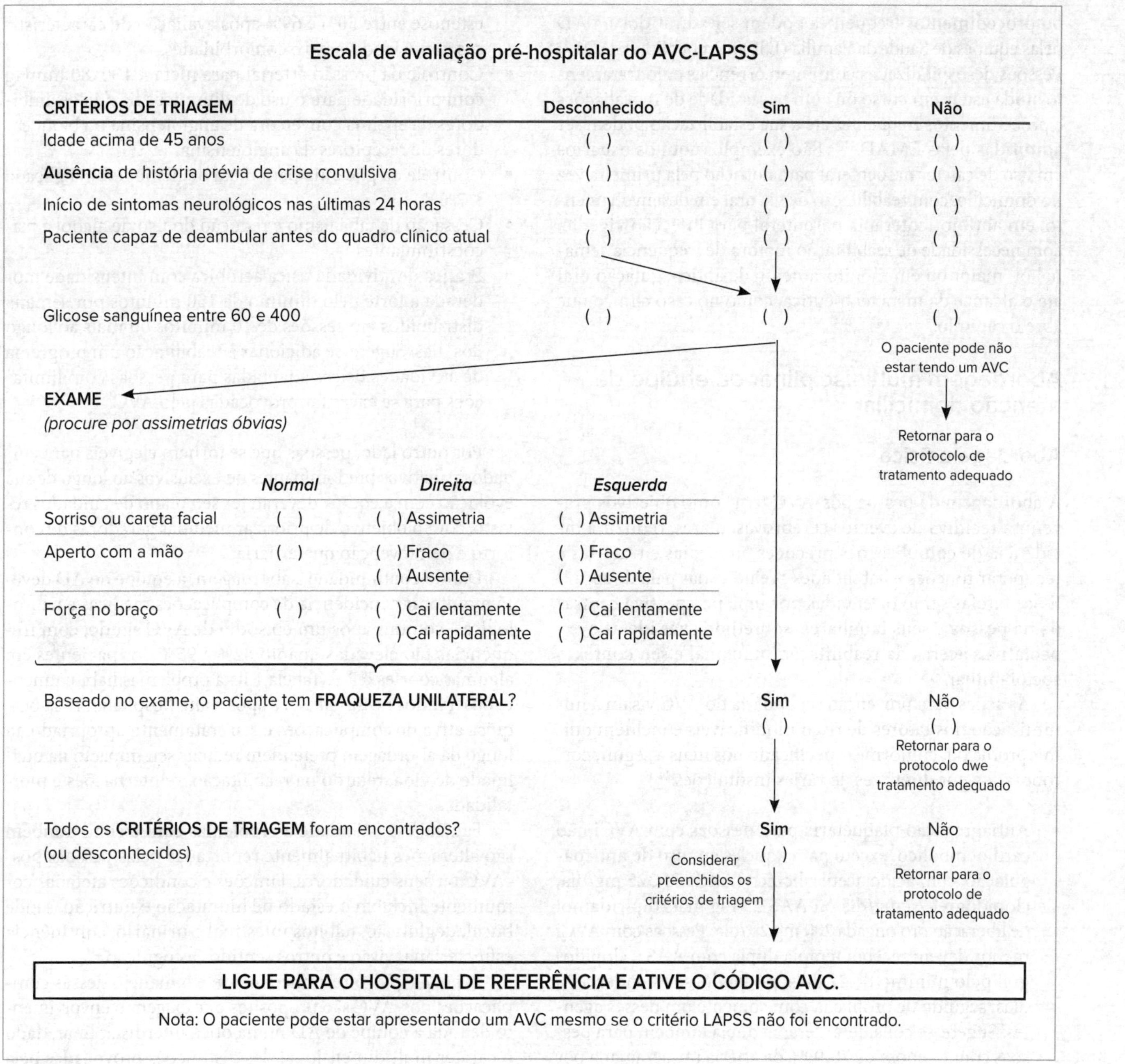

FIGURA 1

Escala LAPSS.

Fonte: Almeida PMV, 2019.[7]

A AD é uma modalidade frequente de assistência à saúde para pessoas egressas de serviços hospitalares após o AVC agudo. Nessa fase, predominam como metas do cuidado manter medidas preventivas contra recidivas de acordo com a etiologia do AVC, monitorar complicações clínicas e propor plano de cuidados para consequências funcionais, sociais e de outras naturezas provocadas pelo evento. Aqui estão incluídas intervenções de reabilitação da cognição, fala, motricidade e outras funções significativas para a vida da pessoa assistida.

No âmbito do Programa Melhor em Casa, no Sistema Único de Saúde (SUS), podem ser captados pela AD indivíduos que tenham desenvolvido dependência funcional e imobilidade subsequentemente ao evento e, portanto, não possam conduzir autônoma e independentemente seus cuidados de saúde em unidades ambulatoriais. A apresentação clínica e funcional dessas pessoas às equipes de AD é diversa e depende das estruturas e funções neurológicas afetadas pela doença. Usuários cujas condições clínicas se encontrem controladas e não demandem atendimento médico, de enfermagem ou procedimentos frequentes podem ser admitidos na AD pelas equipes de Saúde da Família (ESF) na modalidade AD1.[11] Pessoas desospitalizadas com intercorrências cujo tratamento ainda esteja em curso ou com necessidade de reavaliações e procedimentos frequentes até a sua estabilização podem ser admitidas pelas EMAD.[11,12] São exemplos aqui os usuários em uso de cateter nasoenteral para nutrição pela primeira vez no domicílio, com reabilitação de via oral em desenvolvimento, em antibioticoterapia parenteral para infecção vigente, com necessidade de reabilitação motora de frequência semanal ou maior ou em monitoramento de anticoagulação oral até o alcance da meta terapêutica, como no caso clínico que abre o capítulo.

Abordagem multidisciplinar da equipe de atenção domiciliar

Abordagem física

A abordagem da pessoa pós-AVC tem como objetivos prevenir a recidiva de eventos cerebrovasculares, reduzir a incidência de complicações precoces ou tardias e tratá-las e recuperar funções e habilidades prejudicadas pela doença.[13] Essas tarefas serão orientadas por uma perspectiva centrada na pessoa e seus familiares, sobretudo suas ideias e expectativas acerca da reabilitação funcional e seu contexto sociofamiliar.

As ações para prevenção secundária do AVC visam à minimização dos fatores de risco modificáveis e incluem quimioprofilaxia, conforme especificado nos itens a seguir, corroborados por diretrizes de várias instituições:[14-17]

- Antiagregação plaquetária para pessoas com AVCi não cardioembólico, exceto para aqueles em uso de anticoagulação, com ácido acetilsalicílico (AAS) 50-325 mg/dia, clopidogrel 75 mg/dia ou AAS 25 mg mais dipiridamol de liberação prolongada 200 mg 2 x/dia. Pessoas com AVCi menor devem receber terapia dupla com AAS e clopidogrel pelo mínimo de 21 dias, podendo-se estender a 90 dias, seguido de profilaxia com somente um desses agentes. Sugere-se considerar terapia dupla também para pessoas com estenose de 70-99% de artéria intracraniana por 90 dias após o AVC agudo.
- Uso de estatinas para pessoas com colesterol LDL > 100 mg/dL e ausência de doença coronariana ou cardioembólica, restringindo-se a meta para < 70 mg/dL na doença aterosclerótica. Recomenda-se o emprego de associações a ezetimiba ou outros medicamentos se o controle lipídico fugir à meta.
- Anticoagulação oral para pessoas com AVCi cardioembólico e arritmias cardíacas, como a fibrilação atrial e o *flutter* atrial. Indica-se uso de varfarina para aquelas com estenose mitral moderada a grave ou valva mecânica ou novos anticoagulantes na ausência dessas condições.
- Endarterectomia de carótida para pessoas com AVCi nos últimos 6 meses e estenose ipsilateral ≥ 70%. O procedimento pode ser considerado também para pessoas com estenose entre 50% e 69% após avaliação de características como idade, sexo e comorbidades.
- Controle da pressão arterial para meta < 130x80 mmHg com prioridade para o uso de diuréticos tiazídicos, inibidores da enzima conversora de angiotensina ou bloqueadores de receptores da angiotensina.
- Controle da glicemia para meta de hemoglobina glicada ≤ 7%.
- Cessação de tabagismo e redução do uso de álcool e psicoestimulantes.
- Prática de atividade física aeróbica com intensidade moderada a forte pelo mínimo de 150 minutos por semana distribuídos em sessões de 10 minutos ou mais ao longo dos dias. Sugere-se adicionar à reabilitação um programa de atividades físicas adaptadas para pessoas com limitações para se exercitar provocadas pelo AVC.

Por outro lado, pessoas que se tornem elegíveis para cuidados paliativos predominantes ou exclusivos ao longo de sua evolução com a equipe deverão ter seu plano de cuidados revisto, com o objetivo de priorizar medidas geradoras de conforto e de prevenção quaternária.

Dando continuidade à abordagem, a equipe de AD deverá monitorar a incidência de complicações médicas e neurológicas, comuns após um episódio de AVC agudo, com frequências tão elevadas quanto 82% a 95% dos pacientes em algumas coortes.[18,19] A Tabela 1 lista problemas habitualmente observados nessas pessoas após a alta hospitalar. Essa pesquisa ativa de complicações e seu tratamento apropriado ao longo da abordagem pretendem reduzir seu impacto na qualidade de vida, retardo na reabilitação, reinternações e mortalidade.

Fadiga, espasticidade e problemas com o sono também são alterações habitualmente reportadas pelas pessoas pós-AVC ou seus cuidadores. Funções e condições afetadas comumente incluem o estado de hidratação e nutrição, saúde bucal, deglutição, hábitos intestinal e urinário, continência esfincteriana, visão e outros sentidos e cognição.[21]

A prevenção, o reconhecimento e o manejo dessas complicações pós-AVC são propósitos que exigem o envolvimento de toda a equipe de AD numa ótica interdisciplinar, dado o caráter multidimensional das disfunções provocadas pela doença. Tomemos como exemplo a situação de uma pessoa que tenha desenvolvido hemiplegia direita flácida pelo AVC. Ao passo que os profissionais de fisioterapia e terapia ocupacional desempenham papel essencial na condução da reabilitação da marcha, transferência, postura e atividades de vida diária, atuarão conjuntamente com os profissionais de enfermagem, médicos e psicologia para a vigilância de eventuais obstáculos ou intercorrências, como dispositivos médicos em uso, lesões de pele, sobrecarga de cuidador, dor ou sofrimento psíquico.

Além das atividades já mencionadas, a AD torna-se importante cenário para intervenções de reabilitação pós-AVC. Nas semanas e nos meses subsequentes ao evento agudo, a reabilitação tem como propósito restaurar redes neurais afetadas pelo evento ou recrutar aquelas poupadas para desem-

TABELA 1 Frequência de complicações até 30 meses após o acidente vascular cerebral

	Período de observação		
	Alta hospitalar até 6 meses	6 a 18 meses	18 a 30 meses
Pessoas observadas	220	180	148
Complicações			
Recorrência de AVC	6 (2–9)	9 (4–18)	12 (7–18)
Perdas transitórias de consciência	9 (4–18)	19 (13–25)	13 (7–19)
Infecções do trato urinário	16 (10–22)	23 (16–30)	22 (15–29)
Infecções torácicas	13 (8–19)	23 (16–30)	29 (21–37)
Lesões cutâneas, incluindo por pressão	8 (3–12)	8 (3–12)	11 (6–17)
Quedas	36 (28–44)	49 (41–57)	45 (37–53)
Dor, exceto ombro	41 (33–50)	35 (27–42)	37 (29–45)
Sintomas depressivos	50 (42–58)	43 (35–51)	54 (45–62)
Sintomas ansiosos	34 (26–42)	44 (36–52)	49 (41–58)
Readmissões hospitalares	15 (9–21)	31 (24–38)	35 (27–43)

Observação: os valores acima são a proporção (IC 95%) de pessoas nas quais se observou a complicação durante o período de acompanhamento.

Fonte: adaptada de Langhorne P *et al.*, 2000.[20]

penhar as funções perdidas.[22,23] Esse é um período crítico da recuperação pós-AVC, quando implementar atividades de reabilitação tão cedo quanto possível se associa a melhores desfechos funcionais.[24] Logo, efetivar uma avaliação funcional e traçar estratégias interdisciplinares de reabilitação precocemente é uma responsabilidade importante a ser desenvolvida pela equipe de AD, consistente com recomendações encontradas em diretrizes internacionais.[24,25]

Escalas que mensuram o desempenho da pessoa em AVD básicas e instrumentais são ferramentas úteis para sistematizar a abordagem. O índice de Barthel modificado é comumente utilizado para avaliar a capacidade de autocuidado e independência física (Quadro 2) e pode ser associado a outras escalas para estender a análise.[26] O uso de escalas deve ser complementar à abordagem centrada na pessoa, a partir da qual é possível conhecê-la de modo ampliado, sua experiência com as sequelas funcionais da doença e as repercussões desta em sua trajetória de vida, além de definir conjuntamente que problemas e intervenções são significativas para si e seus familiares. Perguntas como "o que você fazia antes do AVC que não pode fazer agora?" e "o que você gostaria de ser capaz de fazer que não está fazendo?" são úteis para auxiliar na construção desse panorama.[13]

Ao elaborar um plano de reabilitação em conjunto com a pessoa e seus cuidadores, é importante que esse plano tenha metas significativas e relevantes para eles, alcançáveis, mensuráveis, passíveis de revisão ao longo do processo e que estimulem sua autonomia, independência e integração social.[27] As estratégias de reabilitação devem ser conduzidas por toda a equipe multiprofissional. Recomendam-se reuniões periódicas entre os profissionais para a discussão do caso e das intervenções propostas.[28]

Com o avançar dos meses, os objetivos de reabilitação tornam-se mais voltados para mecanismos de compensação dos déficits funcionais remanescentes e modificações extrínsecas. Dessa forma, trabalha-se para adaptar ações e comportamentos à perda funcional, promover alterações ambientais ou contextuais pertinentes e incorporar tecnologias assistivas para aprimorar funções e o desempenho de AVD.[13,22,23]

Pessoas que inicialmente tenham sido admitidas pelo SAD após a alta hospitalar e evoluam com a estabilização das suas condições clínicas e funcionais podem ter seus cuidados transferidos à ESF para continuidade das intervenções de longa duração.

Caso clínico – Parte II

Paula orientou Ronaldo sobre oferta segura de alimentação e medicamentos, higiene da cavidade oral e cuidados com toda a pele, incluindo a região das fraldas. Jussara executou e prescreveu atividades de cinesioterapia e ensinou Ronaldo a reproduzi-las nos dias seguintes. Ambas acolheram dúvidas expressas por Ronaldo e auxiliaram com orientações sobre posicionamento de Marta no leito, manejo não farmacológico da dor nos joelhos e mudança de decúbito. Ficaram preocupadas com o fato de Ronaldo estar cuidando sozinho de Marta e parecer sobrecarregado e concordaram em solicitar o envolvimento precoce dos colegas do Serviço Social, Fonoaudiologia e Terapia Ocupacional, para estender a avaliação das dificuldades do cuidador e contribuir na reabilitação da linguagem e de AVD. Paula programou, ainda, discussão do plano de cuidados de Marta com a médica e o farmacêutico da equipe para revisão dos medicamentos em uso e monitoramento da eficácia do uso da varfarina.

QUADRO 2 Índice de Barthel modificado

Alimentação	Totalmente dependente	0
	Necessita de ajuda (para cortar)	5
	Independente	10
Banho	Não pode executar sem assistência	0
	Executa sem assistência	5
Toalete pessoal	Necessita de ajuda	0
	Lava o rosto, penteia cabelos e escova os dentes	5
Vestuário	Totalmente dependente	0
	Necessita de ajuda, mas faz pelo menos a metade da tarefa dentro de um período razoável	5
	Independente, amarra sapatos, fixa fivelas e coloca adaptações (órtese etc.)	10
Controle de intestinos	Acidentes frequentes	0
	Acidentes ocasionais ou necessita de auxílio com enema ou supositório	5
	Sem acidentes e independente para uso de enemas ou supositórios, se necessário	10
Controle da bexiga	Incontinência ou necessita de dispositivo de coleta (fralda, coletor, sonda etc.)	0
	Acidentes ocasionais ou necessita de ajuda com o dispositivo de coleta	5
	Sem acidentes, capaz de cuidar do dispositivo de coleta, se for usado	10
Locomoção até o banheiro	Não usa banheiro; está restrito ao leito	0
	Necessita de ajuda para equilibrar-se, colocar as roupas, cortar o papel higiênico	5
	Independente no banheiro	10
Transferência da cama para a cadeira	Restrito ao leito; não é possível o uso da cadeira	0
	É capaz de sentar, mas necessita de assistência máxima na transferência	5
	Mínima assistência ou supervisão	10
	Independente, inclusive nas travas da cadeira de rodas e para levantar o suporte do pé	15
Mobilidade e deambulação	Senta-se na cadeira de rodas, mas não se impulsiona	0
	Independente na cadeira de rodas por 50 metros; não consegue caminhar	5
	Caminha com ajuda por uma distância de 50 metros	10
	Independente por 50 metros; pode usar dispositivos de auxílio, sem ser o andador com roda	15
Subir escadas	Não sobe escadas	0
	Necessita de ajuda ou supervisão	5
	Independente; pode usar dispositivo de auxílio	10

Fonte: Brasil, 2013.[17]

Do ponto de vista da AD do tipo AD1, de responsabilidade da ESF, é desejável que se compreenda a complexidade envolvida no cuidado do paciente pós-AVC. Cabem a esse cenário a prevenção secundária, prevenção primária e coordenação de cuidados.

Savassi *et al.*, em 2012, desenvolveram uma escala para avaliação da complexidade do paciente em AD1.[29] Essa escala objetiva orientar e dar apoio à organização do trabalho da ESF, visando estabelecer a frequência de visitas domiciliares ideais a serem realizadas.

Além de compreender o suporte desejado a pacientes com maior vulnerabilidade, é pertinente aos cuidados do paciente pós-AVC acompanhado pela ESF a prevenção secundária, conforme já exposto. Ressalta-se, ainda, que a ESF também tem como objetivo intrínseco a prevenção primária, identificando os pacientes sem eventos prévios, que apresentem fatores de risco modificáveis e manejáveis no âmbito da atenção primária. Pondera-se que todos sejam abordados de forma individualizada, baseados em modelos teóricos de mudança comportamental, como a entrevista motivacional, com condutas específicas segundo os estágios dos modelos, pensando na alteração de hábito de vida segundo cada momento de vida do paciente.

Ainda no escopo das competências desejáveis a serem realizadas pela ESF e AD1, incluem-se procedimentos de competência da AD1, com apoio da AD2 e AD3. No Caderno de Atenção Domiciliar do Ministério da Saúde de 2013, descreve-se uma gama de procedimentos como cuidados com ostomias com trocas, curativos e higienização, realização de sondagens com troca, fixação e higiene; curativos de feridas agudas e crônicas, punções periféricas etc.[11] Entender essa gama de procedimentos e as necessidades de determinada população permite o trabalho em equipe, adequação de procedimentos, solicitação de material, além de, ao longo do tempo, e a depender do procedimento e nível de compreensão da família, o suporte e a transição de cuidados para familiares.

Abordagem do cuidador

O pós-AVC insere-se em uma diversidade de apresentações clínicas, com variáveis déficits e limitações a serem enfrentadas pelo paciente e pela sua rede de apoio. Essas limitações podem ser tais que a figura do cuidador pode ser necessária, de forma parcial ou total. Isso pode levar a alterações na dinâmica familiar, e, diante disso, pode ser interessante que a família e os possíveis cuidadores sejam incluídos como componentes no plano de manejo do paciente pós-AVC (evidência A – classe IIb). Observa-se ser razoável incluir a família no plano de reabilitação, oferecendo informações sobre o processo evolutivo, treinamento a respeito de habilidades para o cuidado e envolvê-los no planejamento do tratamento e decisões desde o início do processo de reabilitação (evidência B – classe IIb).[30]

Outra questão importante a ser considerada é o impacto psicossocial na vida da família e do cuidador. A depressão está presente na realidade não só dos pacientes, mas também dos cuidadores, sendo importante a atenção dos profissionais assistentes aos sinais e sintomas apresentados, pois a depressão não tratada está ligada a pior qualidade de vida do cuidador e do paciente em questão.[31]

A abordagem da família e do cuidador requer tranquilidade, linguagem clara e objetiva, com informações construídas aos poucos, com o objetivo de empoderamento da família para auxílio com o cuidado do paciente, sendo importante identificar a figura do cuidador principal.

Abordagem psicológica e espiritual

Diante da variabilidade de sequelas associadas ao AVC, vale retomar a importância da personalização do atendimento do paciente, considerando suas particularidades e desenvolvendo-se um plano individualizado. Com isso, é importante abordar o paciente em sua totalidade, não apenas nos seus aspectos biológicos, com controle de fatores de risco e prevenção secundária, mas com a compreensão das relações sociais, saúde mental e relação com a espiritualidade.

Sabe-se que após um AVC é comum que o paciente apresente depressão e ansiedade, sendo que a probabilidade de depressão aumenta de acordo com a gravidade das sequelas, porém o mecanismo associado não é bem compreendido.[32] Alguns fatores são descritos como preditores de depressão pós-AVC, entre eles história prévia de depressão, grau de incapacidade, declínio cognitivo, história prévia de AVC, história familiar de doenças psiquiátricas e sexo feminino.

Destaca-se que a depressão pode afetar negativamente o processo de reabilitação dos pacientes,[33] e diante disso é importante avaliar sintomas depressivos desde o início do acompanhamento. A AHA, em seu *guideline* sobre reabilitação e recuperação de adultos com AVC, sugere o uso do questionário PHQ-2 para o rastreio de depressão nos pacientes pós-AVC (B-I). Diante de um rastreio e avaliação positivos, é recomendado o tratamento com antidepressivos na ausência de contraindicações, sendo os ISRS (inibidores seletivos da recaptação de serotonina) os medicamentos considerados mais razoáveis para a labilidade emocional ou o estresse emocional.[30]

Além disso, é importante oferecer educação voltada ao paciente sobre as expectativas e o processo de reabilitação, permitindo espaço de conversa sobre os impactos da doença em sua vida. Nesse âmbito, cabe também a compreensão da espiritualidade do indivíduo, explorando a relação do paciente com sua crença, a fim de entender métodos de enfrentamento com fatores estressores, e a relação de *coping* positivo ou negativo associado à crença,[34] o que permite ao profissional da saúde compreender fatores que podem dificultar ou ser facilitadores ao tratamento e à reabilitação. Os instrumentos que podem ser utilizados para essa avaliação da espiritualidade são o FICA[35] e o HOPE,[36] exemplificados a seguir. Com isso, estrutura-se o cuidado da pessoa considerando suas preferências e particularidades, desenvolvendo-se um plano terapêutico conjunto compreendendo o indivíduo, suas crenças e suas expectativas.

Abordagem social

Considerando-se a abordagem social do paciente pós-AVC, é necessário entendê-lo tanto do ponto de vista de direitos sociais quanto da retomada de atividades previamente exercidas, quando possível, o retorno ao trabalho ou reabilitação profissional, a reavaliação da habilidade de direção, as atividades de lazer e as relações interpessoais.

Do ponto de vista dos direitos sociais, no Brasil, o paciente pós-AVC contribuinte do INSS pode se enquadrar em categorias como o auxílio-doença, que se refere ao auxílio por incapacidade temporária, ou aposentadoria por invalidez, referente à aposentadoria por incapacidade permanente. Lembrando que, para ter direito a esse benefício pelo INSS, é necessário que o beneficiário se qualifique como segurado na data do início da incapacidade, ser considerado incapaz e cumprir a carência; ou seja, considerando o dia de início da incapacidade, o beneficiário necessita ter contribuído nos 12 meses anteriores.[37]

A capacidade de retorno ao trabalho após o AVC varia de 20% a 66%[30] entre os estudos realizados. Esse intervalo significativo entre os estudos se relaciona às múltiplas variáveis consideradas no processo de retorno ao trabalho, como a função ocupada previamente, o nível de incapacidade e gravidade após o AVC e a capacidade de reabilitação. Recomenda-se a avaliação cognitiva, física e motora dos pacientes pós-AVC, que consideram a possibilidade de retorno ao trabalho, com avaliação vocacional do cargo e aptidão e, se indicado, reabilitação profissional por meio de readequação de função.[30] Com a realidade do paciente afastado por auxílio-doença, por exemplo, o INSS pode encaminhar o trabalhador para uma reabilitação profissional por meio de cursos profissionalizantes.[38] O objetivo do retorno ao trabalho, seja por meio da ocupação da função prévia, seja por meio da reabilitação profissional, se associa ao trabalho de promover uma relação de identidade social que contribui para a autoestima e a satisfação pessoal do paciente.

A capacidade de orientação e suporte ao paciente pós-AVC com relação a outras atividades sociais, como retorno a direção de veículos, estímulos a atividades de lazer e abordagem de questões sexuais, é desejável para apoio à qualidade de vida dessas pessoas. Para atividades como direção, avalia-se o nível de comprometimento do ponto de vista motor, visão e necessidade de adaptação por meio de órteses ou veículos adequados ao perfil do indivíduo.

No processo de reabilitação, é razoável estimular o paciente e as figuras de apoio a realizarem atividades de lazer, reforçando a importância em se manter ativo, com um estilo de vida saudável. Esses momentos também são possibilidades para o desenvolvimento de capacidades para a resolução de problemas associados às novas barreiras encontradas na sociedade.

Levando em conta a totalidade do suporte social, estabelecer um diálogo de modo a permitir que os pacientes e suas parcerias tenham confiança em conversar sobre problemas relacionados com a vida sexual é importante. Essa discussão deve incluir questões relacionadas à segurança, alterações de libido, limitações físicas e emocionais secundárias ao AVC.[30]

Referências

1. Boulanger JM, Lindsay MP, Gubitz G, Smith EE, Stotts G, Foley N, et al. Canadian Stroke Best Practice Recommendations (CSBPR) for Acute Stroke Management: Prehospital, Emergency Department, and Acute Inpatient Stroke Care, 6th Edition, Update 2018. Int J Stroke. 2018;13(9):949-84.
2. GBD 2019 Stroke Collaborators. Global, regional, and national burden of stroke and its risk factors, 1990-2019: a systematic analysis for the Global Burden of Disease Study 2019. Lancet Neurol. 2021;20(10):795-820.
3. Adams HP Jr, Bendixen BH, Kappelle LJ, Biller J, Love BB, Gordon DL, et al. Classification of subtype of acute ischemic stroke. Definitions for use in a multicenter clinical trial. TOAST. Trial of Org 10172 in Acute Stroke Treatment. Stroke. 1993;24(1):35-41.
4. Powers WJ, Rabinstein AA, Ackerson T, Adeoye OM, Bambakidis NC, Becker K, et al. Guidelines for the Early Management of Patients With Acute Ischemic Stroke: 2019 Update to the 2018 Guidelines for the Early Management of Acute Ischemic Stroke: A Guideline for Healthcare Professionals From the American Heart Association/American Stroke Association. Stroke. 2019;50(12):e344-e418.
5. American Heart Association. Stroke symptoms. [acesso em março de 2022]. Disponível em: https://www.stroke.org/en/about-stroke/stroke-symptoms
6. Oliveira-Filho J, Martins SCO, Pontes-Neto OM, Longo A, Evaristo EF, Carvalho JJF, et al. Guidelines for acute ischemic stroke treatment: part I. Arq Neuro-Psiquiatr. 2012;70(8):621-9.
7. Almeida PMV. Tradução, adaptação transcultural, validade e confiabilidade das escalas Cincinnati Prehospital Stroke Scale e Los Angeles Prehospital Stroke Screen. Botucatu. Tese [Doutorado em Enfermagem] – Universidade Estadual Paulista Júlio de Mesquita Filho; 2019.
8. Goldstein LB, Simel DL. Is This Patient Having a Stroke? In: Simel DL, Rennie D, editores. The Rational Clinical Examination: Evidence-Based Clinical Diagnosis. McGraw Hill; 2009. p. 627-39.
9. Oliveira-Filho J, Mullen MT. Initial assessment and management of acute stroke. In: Kasner SE, Edlow JA, Dashe JF, editores. Waltham: UpToDate; 2022.
10. DynaMed. Ipswich: EBSCO Information Services; 1995 . Record No. T143427, Stroke (Acute Management). [acesso em março de 2022]. Disponível em: https://www.dynamed.com/topics/dmp~AN~T143427
11. Brasil. Ministério da Saúde. Caderno de Atenção Domiciliar. v. 1. Brasília, DF: Ministério da Saúde; 2012.
12. Brasil. Ministério da Saúde. Caderno de Atenção Domiciliar. v. 2. Brasília, DF: Ministério da Saúde; 2013.
13. Kernan WN, Viera AJ, Billinger SA, Bravata DM, Stark SL, Kasner SE, et al. Primary Care of Adult Patients After Stroke: A Scientific Statement From the American Heart Association/American Stroke Association. Stroke. 2021;52(9):e558-e571.
14. Gladstone DJ, Lindsay MP, Douketis J, Smith EE, Dowlatshahi D, Wein T, et al. Canadian Stroke Best Practice Recommendations (CSBPR) Advisory Committee, in collaboration with the Canadian Stroke Consortium. Secondary Prevention of Stroke Update 2020. Can J Neurol Sci. 2021;1-23.
15. Kleindorfer DO, Towfighi A, Chaturvedi S, Cockroft KM, Gutierrez J, Lombardi-Hill D, et al. 2021 Guideline for the Prevention of Stroke in Patients With Stroke and Transient Ischemic Attack: A Guideline From the American Heart Association/American Stroke Association (AHA/ASA). Stroke. 2021;52(7):e364-e467.
16. DynaMed. Ipswich: EBSCO Information Services; 1995. Record No. T922409, Secondary Prevention of Stroke or Transient Ischemic Attack. [acesso em março de 2022]. Disponível em: https://www.dynamed.com/topics/dmp~AN~T922409
17. Brasil. Ministério da Saúde. Manual de rotinas para atenção ao AVC. Brasília, DF: Ministério da Saúde; 2013.
18. Indredavik B, Rohweder G, Naalsund E, Lydersen S. Medical complications in a comprehensive stroke unit and an early supported discharge service. Stroke. 2008;39(2):414-20.
19. Johnston KC, Li JY, Lyden PD, Hanson SK, Feasby TE, Adams RJ, et al. Medical and neurological complications of ischemic stroke: experience from the RANTTAS trial. RANTTAS Investigators. Stroke. 1998;29(2):447-53.
20. Langhorne P, Stott DJ, Robertson L, MacDonald J, Jones L, McAlpine C, et al. Medical complications after stroke: a multicenter study. Stroke. 2000;31(6):1223-9.
21. DynaMed. Ipswich: EBSCO Information Services; 1995. Record No. T900125, Long-term Management of Stroke. [acesso em março de 2022]. Disponível em: https://www.dynamed.com/topics/dmp~AN~T900125
22. DynaMed. Ipswich: EBSCO Information Services; 1995. Record No. T580145, Stroke Rehabilitation in Adults. [acesso em março de 2022]. Disponível em: https://www.dynamed.com/topics/dmp~AN~T580145
23. Belagaje SR. Stroke Rehabilitation. Continuum (Minneap Minn). 2017;23:238-53.
24. Sall J, Eapen BC, Tran JE, Bowles AO, Bursaw A, Rodgers ME. The Management of Stroke Rehabilitation: A Synopsis of the 2019 U.S. Department of Veterans Affairs and U.S. Department of Defense Clinical Practice Guideline. Ann Intern Med. 2019;171(12):916-24.
25. Hebert D, Lindsay MP, McIntyre A, Kirton A, Rumney PG, Bagg S, et al. Canadian Stroke Best Practice Recommendations (CSBPR): Stroke rehabilitation practice guidelines, update 2015. Int J Stroke. 2016;11(4):459-84.
26. Goldstein LB. Use and utility of stroke scales and grading systems. In: Kasner SE, Dashe JF, editores. Waltham: UpToDate; 2022.
27. National Institute for Health and Care Excellence. Stroke rehabilitation in adults. NICE; 2013.
28. Brasil. Ministério da Saúde. Diretrizes de atenção à reabilitação da pessoa com acidente vascular cerebral. Brasília, DF: Ministério da Saúde; 2013.

29. Savassi L, Carvalho H, Mariano F, Lamberti C, De Mendonça M, Yamana G, et al. Proposta de protocolo de classificação de risco para o atendimento domiciliar individual na atenção primária. JMPHC. 2013;3(2):151-7.
30. Winstein C, Stein J, Arena R, Bates B, Cherney L, Cramer S, et al. Guidelines for Adult Stroke Rehabilitation and Recovery. Stroke. 2016;47(6):e98-e169.
31. Oupra R, Griffiths R, Pryor J, Mott S. Effectiveness of Supportive Educative Learning programme on the level of strain experienced by caregivers of stroke patients in Thailand. Health Soc Care Community. 2010;18(1):10-20.
32. Paolucci S, Gandolfo C, Provinciali L, Torta R, Toso V. The Italian multicenter observational study on post–stroke depression (DESTRO). J Neurol. 2006;253(5):556-62.
33. Chollet F, Acket B, Raposo N, Albucher J, Loubinoux I, Pariente J. Use of Antidepressant Medications To Improve Outcomes After Stroke. Curr Neurol Neurosci Rep. 2013;13(1):318.
34. Pargament K, Koenig H, Perez L. The many methods of religious coping: Development and initial validation of the RCOPE. J Clin Psychol. 2000;56(4):519-43.
35. Borneman T, Ferrell B, Puchalski C. Evaluation of the FICA Tool for Spiritual Assessment. J Pain Symptom Manage. 2010;40(2):163-73.
36. Spirituality and medical practice: Using the HOPE questions as a practical tool for spiritual assessment. Journal of Osteopathic Medicine. 2001;4(1):31.
37. Marcar Perícia Médica no INSS. Gov.br. 2022. [acesso em março de 2022]. Disponível em: https://www.gov.br/pt-br/servicos/marcar-ou-remarcar-pericia-medica-do-inss
38. INSS assina acordo com Ministério Público do Trabalho para promoção de acessibilidade e reabilitação profissional de segurados. Instituto Nacional do Seguro Social - INSS. [acesso em março de 2022]. Disponível em: https://www.gov.br/inss/pt-br/assuntos/inss-assina-acordo-com-ministerio-publico-do-trabalho-para-promocao-de-acessibilidade-e-reabilitacao-profissional-de-segurados

Doenças neurológicas e neuromusculares

Capítulo 13

Esclerose lateral amiotrófica

Verlaine Balzan Lagni
Heloísa Arrussul Braga
Gabriela Carvalho Nascimento
Aline Arebalo Veppo

PONTOS-CHAVE

- A esclerose lateral amiotrófica é uma doença progressiva e fatal que necessita da atuação coordenada dos diferentes pontos da rede de saúde.
- Seu tratamento é a combinação de farmacoterapia, indicação e realização assertiva de procedimentos clínicos e atuação organizada de equipes interdisciplinares de saúde.
- Cuidar de um indivíduo com esclerose lateral amiotrófica pressupõe o aumento gradativo da complexidade dos cuidados, a adoção de medidas paliativas que são decididas antecipadamente pelo sujeito, pela família e pela equipe e o preparo do processo do luto no domicílio, processos compartilhados entre atenção primária à saúde, atenção domiciliar e outras instituições.

OBJETIVOS DE APRENDIZAGEM

Após a leitura do capítulo, o leitor deverá ser capaz de:

- Compreender o caminho do diagnóstico e as características principais da esclerose lateral amiotrófica.
- Reconhecer a complexidade do cuidado e o processo de saúde-doença-luto do sujeito com esclerose lateral amiotrófica pela equipe interdisciplinar de atenção domiciliar.
- Compreender o papel das equipes de saúde na coordenação e transição do cuidado de indivíduos com esclerose lateral amiotrófica.
- Capacitar os(as) profissionais da saúde que fazem atenção domiciliar a construírem um plano de cuidado que possa promover a autonomia do sujeito/cuidador nos processos de esclerose lateral amiotrófica.

Caso clínico

Seu Josué, de 51 anos, chega à unidade básica de saúde (UBS) acompanhado da companheira, Dona Rita, com sintomas de perda de força em membros superiores e menor resistência cardiorrespiratória (cansa mais para fazer as atividades habituais). Além disso, relata dor de cabeça ao acordar pela manhã. Após ser mais bem investigado o histórico do usuário pela equipe da UBS e por relatar que era pedreiro e fumante, Seu Josué é encaminhado ao serviço de traumato-ortopedia e também ao pneumologista.

Após a realização de diversos exames complementares, a ressonância magnética da coluna solicitada pelo ortopedista evidenciou hérnia de disco cervical, mas não parecia justificar a perda de força nos membros superiores. A prova de função pulmonar mostrou um distúrbio restritivo, apesar do histórico de tabagismo. Devido a evolução da perda de força e disfagia, Seu Josué também foi encaminhado ao ambulatório de neurologia, onde recebeu o diagnóstico de esclerose lateral amiotrófica (ELA).

Dona Rita retorna ao posto após o diagnóstico, muito confusa, pois Seu Josué já não consegue descer as escadas da sua moradia e não está conseguindo dormir na posição horizontal. Buscam acompanhamento dos profissionais de fonoaudiologia, fisioterapia e terapia ocupacional e apresentam dúvidas sobre a necessidade de *home care*. Na consulta ambulatorial, foi dito que a doença não tem cura, mas a família não compreende, como o pai, que era provedor da família e sempre foi muito forte, está tão debilitado. Apesar de estar com sua companheira há muitos anos, não são casados legalmente.

Inicialmente, a UBS combina uma visita domiciliar e encaminha para acompanhamento ambulatorial e também para o Centro de Referência de Assistência Social (CRAS). São orientados sobre medicações a serem adquiridas na farmácia da UBS e também do estado e recebem primeiras orientações sobre associações. A ansiedade pela espera da regulação dos serviços, juntamente com a solicitação de uso de ventilação mecânica não invasiva pelo pneumologista assistente, fez a família questionar sobre a judicialização, e a equipe da UBS solicitou acompanhamento do serviço de atenção domiciliar (SAD).

Definição

A ELA é uma condição caracterizada pela degeneração de neurônios motores inferiores e superiores na idade adulta, resultando em fraqueza progressiva e irreversível dos músculos esqueléticos, incluindo aqueles usados para respirar.[1,2] O quadro cursa com tetraparesia, disfonia, disfagia e perda da capacidade ventilatória.[3]

Etiologia e epidemiologia

Embora ainda não sejam totalmente compreendidos os processos etiopatogênicos e fisiopatológicos, a ELA é, atualmente, considerada de origem multifatorial, combinando exposição a fatores ambientais e de estilo de vida em pessoas predispostas geneticamente.[3,4] Existem a ELA esporádica (90% dos casos) e a ELA familiar (10% dos casos). Alguns casos surgem com demência frontotemporal e consequente degeneração e atrofia de neurônios corticais, porém, em geral, não há prejuízo das capacidades mentais do indivíduo até os estágios mais avançados da doença.[3] Apesar de uma porcentagem baixa dos casos (10-20%) evoluir de forma mais lenta, a expectativa média de vida desde o início dos sintomas está entre 2 e 5 anos, embora fatores como ser mais jovem ou ter maior capacidade funcional e ventilatória no momento do início de sintomas e ter diagnóstico precoce podem aumentar a sobrevida. A incidência média anual é de 2 novos casos para cada 100 mil pessoas, e a distribuição é discretamente maior no gênero masculino, ao considerar-se pessoas com menos de 70 anos.[2-4]

Diagnóstico

Os sinais e sintomas decorrentes da desordem neurovegetativa dependem da localização corporal do início da afecção e da velocidade e padrão de propagação, produzindo comprometimentos de membros, de esqueleto axial, de funções bulbares e de sistema respiratório. Dessa forma, a manifestação clínica inicial é extremamente variável entre os indivíduos e pode apresentar ou misturar sinais de lesões de neurônios motores superiores e inferiores. A fraqueza assimétrica dos membros é a apresentação mais comumente observada na ELA, seguida pelos casos de apresentação bulbar, anunciados por dificuldade em mastigar, falar ou engolir. Alterações de sensibilidade não fazem parte do escopo de ELA, exceto se forem decorrentes de outro distúrbio. As diferenças na apresentação clínica da ELA associadas à raridade de sua ocorrência podem induzir a um erro de diagnóstico, sobretudo se o profissional ou serviço procurado não tiver experiência nesses casos.[2,3]

O curso de progressão é linear com os sintomas, instalando-se primeiramente em determinado segmento e depois acometendo outras regiões até evoluir para disfagia e insuficiência neuromuscular respiratória. Em geral, são preservados os neurônios que inervam os músculos dos olhos.[4] A morte devido a paralisia respiratória ocorre entre 3 e 5 anos.[3]

O tempo médio do início dos sintomas até a confirmação diagnóstica é de aproximadamente 10 a 13 meses. O diagnóstico se baseia, principalmente, no exame clínico em conjunto com o exame de eletromiografia e a ressonância magnética para confirmar os achados e a extensão do processo de desnervação. Testes de laboratório fazem o diagnóstico diferencial de distúrbios reversíveis que podem se assemelhar a ELA.[3,4] Toda vez que houver um familiar de primeiro grau afetado pela ELA, a equipe da atenção primária à saúde (APS) deve indicar investigação e aconselhamento genético.[2] A presença de sinais de acometimento do neurônio motor inferior (amiotrofia, fasciculações, fraqueza muscular associada à hipotonia) e do neurônio motor superior (fraqueza muscular associada à hipertonia espástica, hiper-reflexia patológica e sinais patológicos de liberação piramidal) podem ser concomitantes em diferentes segmentos espinais e/ou bulbares. Disfagia, disartrofonia, fraqueza de músculos faciais e língua são vistos quando há comprometimento do tronco encefálico. Todos os sinais e sintomas podem ser concomitantes em diferentes segmentos. Há diferentes critérios diagnósticos desenvolvidos ao longo do tempo para a categorização da ELA, com base em critérios clínicos e neurofisiológicos. De qualquer forma, a equipe da APS deve referenciar os casos para acompanhamento concomitante de um especialista.[2,3]

A comunicação do diagnóstico deve ser realizada na presença do indivíduo e sua família ou rede de apoio, com calma e em local adequado. A equipe deve demonstrar atitudes de esperança, embora seja importante debruçar-se sobre o prognóstico e a evolução esperados. Quase nunca é fácil para o indivíduo e a família compreender o processo da doença.[3] Pode-se oferecer a chance de uma segunda opinião profissional e de um segundo momento, temporalmente próximo ao primeiro, para nova conversa da equipe com outros membros da família e amigos no sentido de esclarecimento das dúvidas de diagnóstico, abordagem dos sintomas e acolhimento.[2,3]

Fases e evolução da doença

O início da doença em geral é insidioso. Nas fases iniciais, enquanto há funcionalidade ou independência e o cuidado é menos complexo, o acompanhamento é feito pela equipe da APS e ambulatórios especializados. Orienta-se uma reavaliação a cada 3 meses ou sempre que houver demandas ou intercorrências. Há casos em que o sujeito ainda tem pouca dependência funcional, mas as equipes de AD podem se responsabilizar por internações curtas para a realização dos ciclos de tratamento com medicamentos injetáveis, permitindo a continuidade dos acompanhamentos na APS e ambulatórios especializados.[5] Os princípios das intervenções não medicamentosas e o tratamento farmacológico são os mesmos desde a obtenção do diagnóstico, adaptados às condições funcionais ou de vontade desse sujeito em cada etapa.

A partir do momento de declínio da condição clínica ou da funcionalidade, a AD pode assumir a coordenação do caso junto com a APS e dar continuidade ao tratamento no domicílio, em geral, até o fim da vida do sujeito. A AD deve ter um olhar humanizado e integral sobre a situação da família e condições do domicílio, coordenando o cuidado, promovendo adaptações necessárias, organizando a utilização de ventilação mecânica e assistindo o óbito domiciliar.[6] Embora os serviços de AD atuem de formas diferentes quando consideradas sua origem pública ou de saúde suplementar, a premissa de incentivar a autonomia do cuidado e promover intervenções que possam ser repetidas sem a presença da equipe deve estar sempre presente.[5] Diante da ausência de um manejo curativo, o tratamento da ELA é executado para tratar os sintomas apresentados pelos indivíduos no decorrer do processo de sua afecção.

Abordagem multidisciplinar pela equipe de atenção domiciliar

Abordagem física

Tratamento medicamentoso

Evidências científicas suportam medicamentos específicos para o tratamento sintomático das pessoas que vivem com ELA. Todavia, as drogas usadas para conter avanços da doença são provenientes de resultados apresentados por ensaios clínicos randomizados, mas ainda carecem da análise de maior amostragem e testagem da dosagem de uso, assim como de regulamentação e aprovação de agências regulatórias para a possível distribuição pelo Sistema Único de Saúde (SUS).[2-4]

Tratamento não medicamentoso

O tratamento não medicamentoso para pessoas que vivem com ELA é constituído pela intervenção conjunta e coordenada de uma equipe interdisciplinar associada à terapia farmacológica na tentativa de aumentar a sobrevida e garantir maior nível de funcionalidade, autonomia e qualidade de vida dos indivíduos. Indivíduos e familiares devem ser orientados a informar para adaptar o manejo da equipe com quaisquer mudanças no estado clínico ou nutricional, alterações da capacidade de falar, deglutir ou movimentar-se (por falta de amplitude, força ou coordenação motora), aumento da espasticidade ou de deformidades osteomusculares, menor limiar à fadiga e piora da função pulmonar, assim como modificações comportamentais e de humor.[2,3]

O desafio na assistência é que os sinais de evolução da doença nem sempre são claros. Os sintomas ventilatórios, por exemplo, podem ser sutis e manifestar-se nas atividades diárias, como queixas de dispneia ou sensação de cansaço para se alimentar, nas trocas de postura e principalmente ao deitar. Não é incomum o sono apresentar-se mais leve, sem a função regenerativa esperada. Queixas de cefaleia e sonolência ao longo do dia se justificam pela maior dificuldade de ventilação e consequente prejuízo da troca gasosa na posição deitada, gerando hipercapnia. A conjunção desses fatores deve estar muito nítida para a equipe de AD poder sensibilizar o indivíduo e a família sobre a importância de não perder o momento mais seguro para a realização de intervenções como gastrostomia endoscópica percutânea (GEP) e uso de ventilação mecânica (VM), uma vez que o atraso pode diminuir o tempo de sobrevida e a qualidade de vida do usuário. Porém, essas medidas e todas as decisões do tratamento somen-

QUADRO 1 Medicamentos utilizados para tratamento da esclerose lateral amiotrófica

Riluzol: único medicamento aprovado pela Anvisa para tratar ELA no Brasil. **Edaravone:** aprovado somente no Japão e nos Estados Unidos. Medicamento intravenoso infundido por ciclos e aplicado no Brasil por processo de judicialização. Outros medicamentos são: associação de ácido fenilbutirato com ácido tauroursodeoxicólico (AMX0035), metilcobalamina, TUDCA em associação ao riluzol ou como monoterapia, terapias imunossupressoras, terapias celulares e terapêuticas baseadas em modalidade genéticas e os agentes anabólicos esteroides.
Tratamento dos sintomas: usado no manejo de sinais e sintomas da doença. **Ansiedade:** buspirona; escitalopram; paroxetina; sertralina; venlafaxina. **Sintomas de pânico:** alprazolam; clonazepam. **Câibra:** baclofeno; diazepam; fenitoína; quinidina. **Depressão:** citalopram; escitalopram; fluoxetina; paroxetina; sertralina; venlafaxina; desvenlafaxina; bupropiona; amitriptilina; nortriptilina; trazodona. Espasticidade: baclofeno; diazepam; dantroleno; tizanidina. Fasciculações: carbamazepina; gabapentina. Insônia: amitriptilina; nortriptilina; zolpidem; trazodona. Riso e choro imotivados: amitriptilina; dextrometorfano (indisponível na forma de terapia isolada no Brasil); salivação: amitriptilina; colírio de atropina 1%; hioscina – inalação com soro fisiológico ou gotas; escopolamina adesivo; propantelina. Toxina botulínica ou irradiação nas glândulas parótidas podem ser ponderados. **Anestésicos e medicamentos contraindicados ao paciente com ELA/DNM** Cuidado ao uso de medicamentos de efeito sedativo ou supressão de controle respiratório no tronco encefálico e medicamentos que alterem intervalos potenciais do eletrocardiograma. Não há contraindicação para vacinações.

Fonte: adaptado de Salvioni C; Oda AL, 2021.[3]

te serão tomadas se também forem vontade do paciente e família, o que se chama de diretivas antecipadas de vontade.

Medicina e enfermagem (enfermeiros(as) e técnicos(as) de enfermagem) coordenam o tratamento medicamentoso e a realização dos procedimentos invasivos (sondagens, ostomias, curativos), orientam questões de cuidados pessoais e participam dos processos interdisciplinares juntamente com os demais integrantes da equipe para a tomada de decisão para a gestão dos sintomas. O(a) farmacêutico(a) apoia a equipe no esclarecimento das ações medicamentosas, sendo o(a) profissional de referência para ajudar a avaliar riscos e benefícios quando há possibilidade de uso de uma nova droga para o tratamento. Outros profissionais da equipe de AD têm uma atuação bastante ativa no acompanhamento dos usuários com ELA.[3]

O *status* nutricional é um fator prognóstico independente para a sobrevida das pessoas com ELA. O estado hipermetabólico característico, parcialmente explicado pela redução energética decorrente da perda da massa magra e do aumento compensatório do trabalho respiratório, demonstram a importância do(a) nutricionista na equipe. A porcentagem de perda de peso no momento do diagnóstico tem influência direta no aumento de risco de óbito, assim como maior gordura corporal configura um fator protetor da evolução da doença. Portanto, devem-se acompanhar tanto a variação do peso quanto o percentual dos compartimentos corporais.[2,3]

Indivíduos em uso de VM têm menor gasto energético, sendo necessário adaptar a recomendação da ingesta. A dieta via oral deve ter, como diretrizes, fracionar refeições, evitar longos períodos de jejum, ser hipercalórica (normal a hiperlipídica) e hiperproteica, ser rica em fibras e com oferta hídrica adequadas às necessidades individuais, adaptando consistências diante da disfagia. Devem-se preferir carboidratos complexos, fazer controle glicêmico e modificar a dieta para hipoglicídica nos indivíduos retentores de gás carbônico (que não possam ser compensados com VM). A suplementação de aminoácidos de cadeia ramificada está contraindicada.[3]

A adoção de uma via alternativa de alimentação como a GEP deve ser realizada precocemente e orientada pelo(a) nutricionista e fonoaudiólogo(a) para evitar influência negativa na sobrevida desses sujeitos. A GEP não exclui a alimentação oral e garante a nutrição e a hidratação adequada para pessoas que vivem com ELA. A medida da capacidade vital forçada (CVF) próxima a 50% do predito na análise de função respiratória pode indicar o momento certo do procedimento, mesmo sem disfagia e respeitando-se suas contraindicações. Não sendo possível utilizar a GEP ou necessitando esperar um tempo maior do que 2 a 3 semanas entre a indicação e realização do procedimento, pode-se optar pelo uso da sonda nasoenteral (SNE), a qual obedece às indicações da GEP, mas apresenta mais inconvenientes – por exemplo, no caso de o indivíduo já fazer uso de alguma interface ventilatória, como máscara, provocando desconforto e até lesões na face pelo contato dos dois dispositivos. A terapia nutricional enteral instituída a partir disso mantém as características das orientações dietéticas realizadas por via oral.[2,3]

A fonoaudiologia é o núcleo que atua diretamente na disfagia (distúrbio presente em 80% dos casos avançados de ELA e em todos os casos de ELA bulbar) e nos processos de comunicação desses sujeitos. A avaliação consiste em observar as estruturas faciais, a função da mastigação e deglutição, as preferências alimentares e as dificuldades relatadas pelo usuário. Além do tônus, força e mobilidade orais, avaliam-se também a qualidade da voz, o índice de fatigabilidade da musculatura orofacial, a simetria, dentição, oclusão e os reflexos orais. A incoordenação da deglutição/respiração e a fadiga aumentam o risco de pneumonias aspirativas, sendo a adaptação das consistências para garantir ingesta e diminuir gasto energético com segurança uma das intervenções mais comuns do(a) fonoaudiólogo(a). São reforçadas manobras para melhora da deglutição, manejo da sialorreia, limpeza das vias aéreas e exercícios que proponham técnicas de conservação de energia. Além disso, são trabalhadas estratégias de compreensão e comunicação alternativa adaptadas às necessidades de cada caso, pois a comunicação é também um elemento eficaz do cuidado com a pessoa em curso de uma doença progressiva e uma forma de promoção dos cuidados paliativos.[3,6]

Para integrar o atendimento interdisciplinar da pessoa com ELA, o tratamento fisioterapêutico neurofuncional visa preservar a flexibilidade articular e a amplitude dos movimentos, manter a função e diminuir a dor, na medida do possível. Estão indicados exercícios aeróbicos, funcionais de força/resistência e alongamentos. Atividades que induzam o indivíduo à fadiga respiratória e da musculatura esquelética devem ser evitadas por contribuir para o aumento da degeneração neuronal e maior progressão da doença. Sempre se devem avaliar cautelosamente exercícios com alta resistência e estimulação elétrica antes de aplicá-los à terapêutica e respeitar períodos de descanso entre os dias de exercícios terapêuticos.[2,3,7]

Embora muitas vezes a família, os cuidadores e o próprio indivíduo estejam preocupados com a perda da capacidade motora, uma das chaves do tratamento do(a) acometido pela ELA é a preservação da sua capacidade ventilatória. Os indivíduos apresentam restrições pulmonares caracterizadas por redução da capacidade vital (CV) e do volume corrente (VC) e, como consequência, insuficiência respiratória crônica.[3,7] Assim, o papel da fisioterapia também é promover melhora e manutenção da ventilação e troca gasosa através de exercícios respiratórios, os quais podem ser realizados com o auxílio do dispositivo de hiperinsuflação manual ou técnicas de facilitação neuromuscular. Nesse contexto, também está indicada a VM não invasiva (VMNI), que inicialmente tem a função de promover uma adequada ventilação à noite e na posição deitada, e depois pode vir a ser utilizada durante outros períodos do dia e adjunta da fisioterapia motora. A VM é uma etapa importante na vida dos indivíduos com ELA e, apesar de ser temida e associada ao processo de fim de vida, deve ser esclarecida e iniciada ainda em fases mais iniciais do processo para agregar maiores benefícios.[8]

Todas as diretrizes recomendam que a indicação de VMNI seja baseada em parâmetros da função pulmonar, oximetria noturna ou mesmo bicarbonato plasmático. São parâmetros utilizados: redução de 50% do valor predito para capacidade vital forçada (CVF) e/ou a diminuição da SpO_2 abaixo de 88% mais que 5 minutos consecutivos no período noturno, e/ou o aumento da pressão parcial de oxigênio no sangue arterial ($PaCO_2$) > 45 mmHg e/ou aumento da pressão inspiratória máxima dos músculos inspiratórios (Pimáx) > -60 cmH_2O. Podem existir indicações relacionadas a possíveis sinais e sintomas, como dispneia, fadiga, dor de cabeça matutina, sonolência exacerbada etc. Deve-se considerar a relação do pico de fluxo expiratório (PFE) com a função muscular bulbar. Um PFE < 270 L/min, associado a sintomas de hipoventilação, pode indicar a instituição de VNI.[4,8,9] Todavia, os testes de função pulmonar podem ser prejudicados pela condição clínica do indivíduo. O número de horas de que o sujeito necessita fazer uso determinará o tipo de suporte utilizado. Para períodos maiores que 16 horas/dia, devem-se utilizar equipamentos de suporte à vida.[10-12] Não há consenso sobre a melhor interface a ser utilizada (máscara nasal ou oronasal). Porém, sempre que possível, deve-se alternar entre mais de um modelo de máscara, evitando lesões por pressão na face e desconforto. A escolha das interfaces, a adaptação e o manejo dos efeitos adversos são tarefas da equipe de acompanhamento.[12]

A traqueostomia é uma conduta comum em países como o Brasil. Todavia, esse procedimento agrega aumento da incapacidade e dependência, sem promover melhora da qualidade de vida e causando impacto emocional significativo nas pessoas com ELA e seus cuidadores. Os riscos de infecções respiratórias também são maiores. Atualmente, é uma prática menos encorajada e mais discutida entre usuário, equipe e família.[14] O fornecimento do ventilador mecânico é garantido por portarias e gerenciado pelas prefeituras.[12] Encontram-se incluídos no procedimento o fornecimento de material de consumo mensal (oxigênio) e a substituição e manutenção de máscara e dos equipamentos.[10] O tratamento isolado com oxigênio deve ser evitado, uma vez que pode exacerbar a retenção de dióxido de carbono e hipoventilação em função da supressão do centro respiratório. Não está indicada, também, a VM invasiva (VMI) de urgência na fase final da doença por motivos já mostrados anteriormente neste texto.[15]

A degeneração e a perda da função motora podem causar deformidades de extremidades e perda de funcionalidade.[3,5] Para essas alterações e melhora da função para as tarefas diárias, são utilizadas órteses confeccionadas individualmente ou orientadas pelo(a) terapeuta ocupacional. A equipe interdisciplinar, em conjunto, também indica e constrói ainda adaptações para melhorar a *performance* e diminuir o gasto energético do indivíduo nas tarefas diárias, auxiliando a família na rotina do cuidado. A cadeira de rodas é prescrita considerando-se fatores como autonomia do indivíduo, diminuição do risco de quedas, gasto energético, presença de controle cervical e de tronco, possibilidade de utilizar membros superiores, adequação postural e da condição respiratória, quantidade de deslocamentos, presença de dores e edema. A Portaria nº 1.272, de 25 de junho de 2013, garante a possibilidade da cadeira de rodas motorizada pelo SUS se os indivíduos possuírem determinados impedimentos de utilizar uma cadeira de rodas tradicional. Outro recurso muito empregado por pessoas que vivem com ELA são as chamadas tecnologias assistivas, que contribuem para manter ou ampliar habilidades funcionais para a promoção de inclusão ou melhora da independência. Equipamentos de comunicação alternativa (sistemas de sim/não/ talvez e frases predefinidas, audiovisuais, de controle ocular, comando de voz etc.), informática acessível, adequação postural (para evitar deformidades e lesões de pele), sistemas de controle do ambiente, modificações ergonômicas e arquitetônicas (posição e adequação do mobiliário, acesso à casa e às suas partes, dispositivos que facilitem vestir-se, alimentar-se etc.), órteses e próteses, adaptações veiculares, dispositivos para diminuição da acuidade visual e auditiva e dispositivos de mobilidade (muletas, andadores, cadeira de rodas e banho).[16,17]

Abordagem de cuidadores e familiares

Muito se fala a respeito da sobrecarga dos cuidadores. Na AD, as obrigações do cuidado podem tornar-se mais graves por serem depositadas sobre uma ou muito poucas pessoas leigas, permanentemente. O familiar que fica responsável pelo cuidado representa o elo entre a equipe e o indivíduo que sofre. Em determinado momento, ele passa a ser o seu interlocutor. Por isso, durante toda a trajetória do acompanhamento, a equipe deve dispor de tempo e estratégias de escuta e intervenções para esse familiar.

Se a equipe for atenta, consegue perceber as necessidades, sinalizar para outros membros e compor intervenções conjuntas que podem ser pensadas para minimizar a tarefa do cuidado: treinamentos e capacitações, adaptações, reuniões familiares; auxílio de outros familiares para promover descanso do cuidador principal; sugestão de momentos de lazer voltados ao cuidador, encaminhamento para acompanhamento psicológico; encaminhamento ao CRAS, entre outros planos individualizados.[18-20]

Existem algumas associações, instituições, serviços e organizações não governamentais que realizam atendimentos para pessoas com ELA e prestam assistência direta tanto para a pessoa diagnosticada com a doença como para os seus familiares e cuidadores. A principal atribuição dessas instituições é acolher, apoiar, orientar e compartilhar informações relevantes, principalmente sobre direitos e acesso a bens, insumos e materiais necessários para esse momento da vida.[21] As associações oportunizam a criação de uma rede de apoio estruturada, dando um alento para que as famílias e pessoas com doenças raras não se sintam sozinhas nesse processo. Atualmente no Brasil existem algumas associações voltadas para o acompanhamento de pessoas diagnosticadas com ELA: a Pró-Cura, a ABrELA e outras representantes regionais encontradas em algumas capitais.[22,23]

Abordagem social

O papel do serviço social é identificar as expressões das questões e vulnerabilidades sociais que se apresentam na realidade de cada usuário e família no processo saúde-doença-luto, sensibilizando a equipe de AD para as demandas que necessitam ser acolhidas e encaminhadas. A atuação do(a) assistente social precisa estar voltada para as condições e modo de vida das pessoas envolvidas no processo de cuidado (história de vida e familiar, dinâmica da família, situação socioeconômica, crenças, organização e responsabilização do cuidado, processo de sobrecarga do cuidador), respeitando-se as singularidades e o protagonismo dos sujeitos envolvidos na rotina do cuidado.[3]

A avaliação social pode ocorrer de duas formas. Alguns serviços realizam uma avaliação mais ampla antes da inclusão/admissão no Programa Melhor em Casa, sobretudo quando a pessoa com ELA já esteja necessitando do uso de VM. Nesse caso, a avaliação social e a dos demais profissionais irão determinar sua inclusão ou não no programa. De outra forma, o(a) assistente social realiza sua avaliação em domicílio, no decorrer das visitas de acompanhamento. As principais atribuições da profissão se dão através de ações como articulação da rede intersetorial, orientações e informações sobre os direitos sociais, políticas sociais, bens, serviços e recursos disponíveis na rede (saúde, assistência social, previdência social, associações e ONGs voltadas para pessoas com ELA e seus familiares). Seguem algumas orientações fundamentais para encaminhamentos legais e processos burocráticos:[3]

- Encaminhamento de representação legal através de procuração ou curatela/interdição (a procuração é feita em tabelionato ou cartório de notas, quando a pessoa se encontra lúcida e orientada, podendo demonstrar a sua própria vontade, dando a autorização formal para que outra pessoa o represente em diversos âmbitos; a curatela/interdição é realizada por um processo judicial e pode ser encaminhada através da Defensoria Pública). A nomeação de um curador é feita por um juiz, quando a pessoa está incapacitada de manifestar a própria vontade de forma consciente, por motivos de sequelas e avanço da doença.
- Orientações para encaminhamentos de insumos, dietas, materiais e medicamentos junto ao município e estado.
- Informação sobre a tarifa social, desconto na tarifa da energia elétrica para pessoas com ELA que precisem realizar tratamento em domicílio, onde em algum momento da evolução da doença vão necessitar de uso contínuo de aparelhos e equipamentos de preservação vital que tenham consumo de energia elétrica.[24]
- Orientações sobre os direitos previdenciários junto ao Instituto Nacional de Seguridade Social – INSS (quando a pessoa com ELA está na categoria de segurada, ou seja, possui inscrição ativa junto ao INSS), auxílio-doença, aposentadoria por invalidez, acréscimo de 25% concedido somente para aposentadoria por invalidez segundo a legislação vigente do INSS, pensão por morte.[25]
- Orientação e encaminhamentos para o benefício assistencial (Benefício de Prestação Continuada – BPC/LOAS) quando a pessoa com ELA não está na condição de segurada no INSS, ou está desempregada. O BPC é exclusivo para pessoas que não exerçam atividade remunerada.[26,27]
- Informação sobre a possibilidade de realização de União Matrimonial, se for identificado o desejo da pessoa com ELA em formalizar a união estável ou casamento no civil e/ou religioso.
- Informação sobre o documento de testamento em vida quando a pessoa com ELA manifesta a vontade de registrar em cartório/tabelionato de notas os seus últimos desejos em relação aos seus itens pessoais, bens materiais, sentimentais e patrimoniais.
- Orientação sobre o saque do Fundo de Garantia por Tempo de Serviço (FGTS), que garante à pessoa com ELA a retirada, quando houver, do saldo disponível nas contas vinculadas ao período de trabalho, sendo ativas ou inativas, com a confirmação do diagnóstico de doença grave ou situação de fim de vida para custear gastos com tratamento.[28,29]
- Informação sobre a isenção do imposto de renda. Considerando o diagnóstico da doença em que haja paralisia irreversível e incapacitante, a pessoa com ELA pode ter o direito a isenção do imposto de renda sobre a aposentadoria ou pensão, não incidindo o mesmo direito sobre o salário.[30]
- Informação e orientação sobre a gratuidade do serviço funerário municipal para pessoas de baixa renda, caso a pessoa com ELA se encaixe nos critérios de elegibilidade para tal serviço (podendo variar da regionalidade de cada local e legislação do município).

Abordagem psicológica/espiritual

O diagnóstico de uma doença incurável e progressiva é muito impactante emocionalmente, gerando angústia, insegurança e sofrimento para a pessoa que o recebeu e seus familiares. Não é incomum que os indivíduos façam uma negação, fiquem em depressão e/ou se revoltem com o diagnóstico. A psicologia se torna indispensável para o acompanhamento da pessoa com ELA desde o diagnóstico até o processo de fim de vida por proporcionar um espaço de escuta, acolhimento para expressão e elaboração dos sentimentos que possam estar abalando os indivíduos e suas famílias e auxiliar no processo de tomada de decisões importantes, como a realização de procedimentos de suporte à vida até o óbito no domicílio.[3] Infelizmente, poucas equipes de AD contam com a presença do profissional de psicologia. Assim, a alternativa acaba sendo encaminhar para serviços destinados a usuários de baixa renda ou oferecidos pelas universidades, associações ou centros de reabilitação ambulatoriais. Porém, é sempre essencial às equipes algum tipo de apoio em saúde mental.[3]

Outras considerações do acompanhamento envolvem o manejo dos desejos de fim de vida, do processo do luto e da espiritualidade. As diretivas antecipadas de vontade constituem uma declaração do indivíduo sobre quais tratamentos e procedimentos clínicos deseja receber quando estiver incapacitado de responder ou expressar-se e têm como objetivo nortear a equipe, sujeitos e familiares ou outros tomadores de decisão sobre cuidados futuros e processo de fim de vida.

Aspectos relativos a todos os seus desejos de cuidado e tratamento devem ser abordados.[31] Esse processo precisa ser bem abordado com a pessoa no momento em que ainda esteja lúcida, de preferência com a comunicação verbal ainda presente. Nesse sentido, a equipe deve proporcionar a discussão das decisões sobre o processo de fim de vida, sobre suas preferências, e orientar sobre a legislação relativa ao testamento e herança desde o diagnóstico da doença, respeitando o tempo de cada família. O manejo do cuidado paliativo está mais bem apresentado em outro capítulo deste livro.[32]

O processo de luto é iniciado a partir do momento em que é recebido o diagnóstico de uma doença potencialmente mortal, pelas perdas concretas ou simbólicas que essa doença possa trazer para a pessoa e sua família. O apoio emocional e espiritual ajuda a dar dignidade ao indivíduo e sua família nesse momento difícil, e a espiritualidade representa uma conexão com o propósito de vida que ajuda na compreensão dos significados da existência. Conhecer as crenças do sujeito e da família, incentivar e participar dos processos nos momentos de acompanhamento faz que os profissionais da equipe conheçam melhor as suas necessidades, criando um espaço de respeito e comunhão.[32,33]

Para uma consideração final, a ELA é uma enfermidade que suscita ainda muitas discussões a respeito do seu manejo. O fato de ser progressiva e fatal e possuir amplo estudo sobre novos medicamentos pode gerar a adoção de condutas diferentes ainda que com o mesmo propósito, a depender do profissional, da maneira como este atua e dos recursos disponíveis nos setores público ou privado de saúde. Dessa forma, é importante procurar por equipes que atuem de forma interdisciplinar e planejada para o tratamento da ELA e que tomem decisões assertivas e baseadas em evidências, a fim de evitar a geração de processos desnecessários de judicialização pela defesa cega de direitos ou de tratamentos alternativos, uma vez que essas solicitações raramente alteram o tempo de sobrevida ou a qualidade de vida dos indivíduos.

Referências

1. Gajdoš O, Rožánek M, Donin G, Kamenský V. Cost–Utility Analysis of Home Mechanical Ventilation in Patients with Amyotrophic Lateral Sclerosis. Healthcare (Basel). 2021;9(2):142.
2. Brasil. Ministério da Saúde. Secretaria de Ciência, Tecnologia, Inovação e Insumos Estratégicos em Saúde. Departamento de Gestão e Incorporação de Tecnologias e Inovação em Saúde. Protocolo Clínico e Diretrizes Terapêuticas da Esclerose Lateral Amiotrófica. Brasília, DF: Ministério da Saúde; 2021.
3. Salvioni C, Oda AL, organizadoras. Protocolo clínico para o tratamento do paciente com esclerose lateral amiotrófica/doença do neurônio motor: guia terapêutico. São José dos Campos: Pulso Editorial; 2021.
4. Andersen PM, Abrahams S, Borasio GD, de Carvalho M, Chio A, Van Damme P, et al. EFNS guidelines on the clinical management of amyotrophic lateral sclerosis (MALS) – revised report of an EFNS Task Force. Eur J Neurol. 2012;19(3):360-75.
5. Brasil. Ministério da Saúde. Portaria nº 825, de 25 de abril de 2016. Redefine a Atenção Domiciliar no âmbito do Sistema Único de Saúde (SUS) e atualiza as equipes habilitadas. Brasília, DF: Ministério da Saúde; 2017.
6. Pontes RT, Orsini M, Freitas MR de, Antonioli R de S, Nascimento OJ. Alterações da fonação e deglutição na Esclerose Lateral Amiotrófica: Revisão de Literatura. Rev Neurocienc. 2010;18(1):69-73.
7. Ortega-Hombrados L, Molina-Torres G, Galán-Mercant A, Sánchez-Guerrero E, González-Sánchez M, Ruiz-Muñoz M. Systematic Review of Therapeutic Physical Exercise in Patients with Amyotrophic Lateral Sclerosis over Time. Int J Environ Res Public Health. 2021;18(3):1074.
8. Mitsumoto H, Rabkin JG. Palliative care for patients with amyotrophic lateral sclerosis: "prepare for the worst and hope for the best". JAMA. 2007;298(2):207-16.
9. Presto B, Orsini M, Presto LDN, Calheiros M, Freitas MRG, Mello MP, et al. Ventilação não-invasiva e fisioterapia respiratória para pacientes com esclerose lateral amiotrófica. Rev Neurocienc. 2009;17(3):293-7.
10. França EET, Ferrari F, Fernandes P, Cavalcanti R, Duarte B, Aquim EE, et al. Fisioterapia em Pacientes Críticos Adultos: Recomendações do Departamento de Fisioterapia da Associação de Medicina Intensiva Brasileira. Rev Bras Ter Intensiva. 2012;24(1).
11. Brasil. Ministério da Saúde. Hospital Alemão Oswaldo Cruz. Recomendações para a ventilação mecânica domiciliar. Brasília, DF: Ministério da Saúde; 2018. 42 p.
12. Brasil. Ministério da Saúde. Secretaria de Atenção à Saúde. Portaria nº 370, de 4 de julho de 2008. Brasília, DF: Diário Oficial da União; 2008.
13. Morelot-Panzini C, Bruneteau G, Gonzalez-Bermejo J. NIV in amyotrophic lateral sclerosis: The 'when' and 'how' of the matter. Respirology. 2019;24(6):521-30.
14. Radunovic A, Annane D, Rafiq MK, Brassington R, Mustfa N. Mechanical ventilation for amyotrophic lateral sclerosis/motor neuron disease. Cochrane Database Syst Rev. 2017;10(10).
15. Saavedra M, Pereira F, Moreno B, Azevedo MJV. Recomendações na Abordagem da Esclerose Lateral Amiotrófica. Revista da SPMFR. 2020;32(3).
16. Brasil. Ministério da Saúde. Portaria nº 1.272, de 25 de junho de 2013. Inclui Procedimentos de Cadeiras de Rodas e Adaptação Postural em Cadeira de Rodas na Tabela de Procedimentos, Medicamentos, Órteses, Próteses e Materiais Especiais (OPM) do Sistema Único de Saúde. Brasília, DF: Diário Oficial da União; 2013.
17. Bersch R. Introdução à tecnologia assistiva. Porto Alegre: Assistiva Tecnologia e Educação; 2017. [acesso em fevereiro de 2022]. Disponível em: https://www.assistiva.com.br/Introducao_Tecnologia_Assistiva.pdf
18. Brasil. Ministério da Saúde. Secretaria de Atenção à Saúde. Departamento de Atenção Básica. Caderno de Atenção Domiciliar. Volume 2. Brasília, DF: Ministério da Saúde; 2013.
19. Mello MP, Orsini M, Nascimento OJM, Pernes M, Lima JMB, Heitor C, et al. O paciente oculto: Qualidade de vida entre cuidadores e paciente com diagnóstico de esclerose lateral amiotrófica. Rev Bras Neurol. 2009;45(4):5-16.
20. Orsini M, Mello M, Lisieux D, Pássaro CP, Leite MAA, Baldez AC, et al. Qualidade de Vida de Cuidadores e Pacientes com Diagnóstico de Esclerose Lateral Amiotrófica. Rev Neurocienc. 2012;20(2):215-21.
21. Langer AL. Alerta Médico da Associação Pró-cura da ELA. [acesso em fevereiro de 2022]. Disponível em: https://procuradaela.org.br/alerta-medico-atualizado/
22. Associação Pró-Cura da ELA. Pró-Cura associação. [acesso em novembro de 2021]. Disponível em: https://procuradaela.org.
23. Associação Brasileira de Esclerose Lateral Amiotrófica. Pró-Cura associação. [acesso em fevereiro de 2022]. Disponível em: Disponível em: https://www.abrela.org.br/
24. Brasil. Lei nº 12.212, de 20 de janeiro de 2010. Dispõe sobre a tarifa social de energia elétrica; Altera as Leis nºs 9.991, de 24 de julho de 2000, 10.925, de 23 de julho de 2004, e 10.438, de 26 de abril de 2002; E dá outras providências. Brasília, DF: Diário Oficial da União; 2010.
25. Instituto Nacional de Seguro Social. Informações sobre auxílios, aposentadorias, benefícios e pensões. [acesso em novembro de 2021]. Disponível em: https://www.gov.br/inss/pt-br
26. Brasil. Lei nº 8.742, de 7 de dezembro de 1993. Dispõe sobre a organização da Assistência Social e dá outras providências. Brasília, DF: Diário Oficial da União; 1993.
27. Governo do Brasil. Solicitar Benefício Assistencial à Pessoa com Deficiência (BPC/LOAS). [acesso em novembro de 2021]. Disponível em: https://www.gov.br/pt-br/servicos/solicitar-beneficio-assistencial-a-pessoa-com-deficiencia

28. Brasil. Lei nº 8.036, de 11 de maio de 1990. Dispõe sobre o Fundo de Garantia do Tempo de Serviço, e dá outras providências. Brasília, DF: Diário Oficial da União; 1990.
29. Caixa. Condições e documentos para saque do FGTS. [acesso em novembro de 2022]. Disponível em: https://www.caixa.gov.br/downloads/fgts-informacoes-diversas/Condicoes_Saque_FGTS.PDF
30. Brasil. Lei nº 7.713, de 22 de dezembro de 1988. Altera a legislação do imposto de renda e dá outras providências. Brasília, DF: Diário Oficial da União; 1988.
31. Conselho Federal de Medicina. Resolução CFM nº 1.995/2012. Dispõe sobre as diretivas antecipadas de vontade dos pacientes. Brasília, DF: CFM; 2012.
32. Oliveira CIA, Buss MT, Rutz AP, Coelho SA, Habekost DC. Espiritualidade e o processo de morrer: reflexões de uma equipe interdisciplinar de cuidados paliativos. Av Enferm. 2016;34(2):137-47.
33. Barbosa RM de M, Ferreira JLP, Melo MCB de, Costa JM. A espiritualidade como estratégia de enfrentamento para familiares de pacientes adultos em cuidados paliativos. Rev. SBPH. 2017;20(1):165-82.

Doenças neurológicas e neuromusculares

Capítulo 14

Esclerose múltipla

Fernanda Fontes Mangerona
Odilon Mangerona Netto

PONTOS-CHAVE

- Esclerose múltipla (EM) é caracterizada pela presença de episódios de disfunção neurológica em pelo menos duas áreas do sistema nervoso central (cérebro, medula espinhal ou nervos ópticos) separados no tempo e no espaço.
- A ressonância magnética trouxe avanço em termos de diagnóstico, controle e prognóstico da esclerose múltipla.
- O tratamento é dividido em três categorias principais: manejo do agravamento agudo/recidiva, terapia modificadora da doença e manejo sintomático.
- A atenção domiciliar deve estar atenta quanto à possível hipótese diagnóstica, realização de encaminhamentos e o desenvolvimento do plano terapêutico em equipe multidisciplinar.

OBJETIVOS DE APRENDIZAGEM

Ao final do capítulo, o leitor deverá ser capaz de:

- Compreender a fisiopatologia, fases e evolução da doença.
- Desenvolver e acolher o cuidador em ambiente domiciliar.
- Reconhecer a importância do diagnóstico precoce no prognóstico da doença.
- Desenvolver ações terapêuticas relacionadas às necessidades do indivíduo portador de esclerose múltipla na atenção domiciliar em equipe multidisciplinar.

Caso clínico

Paciente de 34 anos, sexo feminino, natural de Mogi das Cruzes (SP), procedente de São Paulo (SP), parda, casada, multípara, encaminhada para o serviço de atendimento domiciliar (SAD) por encontrar-se acamada, após surtos recorrentes de parestesias e paresias em membros superiores, inferiores e hemiface sem clareza diagnóstica na época. Durante a última gestação, com 36 semanas, a paciente desenvolveu dormência em lábio superior e hemiface (comprometimento central do nervo facial), dor hemicraniana direita, foi referenciada ao serviço de neurologia e diagnosticada com esclerose múltipla (EM).

Continua sendo acompanhada pelo centro de referência de EM e agora está sendo assistida pela equipe multidisciplinar do SAD, onde são desenvolvidas ações principalmente da equipe de enfermagem semanalmente, para o tratamento de lesão por pressão em região sacral, classificada como grau 2. Fisioterapia quinzenal com o objetivo de tratamento da fraqueza muscular, desequilíbrio, parestesias e paresias em membro superior direito e membros inferiores.

Definição

Esclerose múltipla (EM) é uma doença neurológica progressiva e incurável, relacionada a ataques recorrentes de inflamação seguidos de desmielinização de todo sistema nervoso central (NSC). Afeta a funcionalidade e autonomia do portador; portanto é uma condição clínica que necessita de intervenção de equipe multidisciplinar, entendimento e apoio familiar e suporte psicossocial[1].

Etiopatogenia

A EM é uma doença imunomediada que afeta principalmente adultos jovens.

Quanto a sua etiologia permanece desconhecida, mas é provável uma associação de fatores ambientais com a existência de suscetibilidade genética[2,3].

Os marcadores morfopatológicos da EM são quatro[3]:

- Desmielinização.
- Inflamação.

- Gliose.
- Perda axonal.

As lesões da EM podem ser encontradas por todo o SNC, com predileção por[4,5]:

- Nervos ópticos.
- Tronco cerebral.
- Medula espinal.
- Cerebelo.
- Substância branca periventricular/subcortical.

As características inflamatórias na EM são constatadas pela presença de infiltrado de linfócitos e plasmócitos no tecido do SNC de distribuição perivenular e pericapilar, causando reações secundárias à substância branca, com distribuição preferencial, no início da doença (regiões periventriculares, centro-oval, corpo caloso, cerebelo, tronco cerebral e regiões anterolaterais da medula), tendendo, posteriormente, a confluir com a evolução da mesma, causando desmielinização na substância branca periventricular. Provavelmente, a concentração de lesões nessas áreas está diretamente relacionada à liberação de mediadores inflamatórios e proteínas plasmásticas, concomitantemente à participação de linfócitos T, do tipo CD4, nas lesões recentes, e de CD8, nas lesões em fases mais avançadas da moléstia, bem como de infiltrado de macrófagos na substância branca, caracterizando a interação do sistema nervoso e imunológico na doença[1].

Sabe-se que pacientes com anormalidades no sistema de antígenos de histocompatibilidade associadas a uma condição denominada por Poser de "traço característico" desenvolveriam a doença. Segundo essa teoria, além da predisposição genética, os indivíduos teriam um estado duradouro e permanente de hiperatividade imunológica, caracterizada clinicamente por contínua e intensa produção de anticorpos a vários antígenos virais. Indivíduos geneticamente predispostos, com hiperatividade imunológica, apresentam alterações na barreira hematoencefálica, em determinada época de suas vidas, e por fatores etiológicos ainda não estabelecidos desencadeiam um processo inflamatório caracterizado pela passagem de células T pela barreira hematoencefálica, iniciando uma cascata imunológica que causa a desmielinização[1].

Também fatores ambientais podem estar envolvidos na etiopatogenia da EM[1].

Os principais fatores ambientais envolvidos na etiopatogenia da EM são:

A. Geográficos: sabe-se que a maior prevalência ocorre em regiões mais distantes da linha do Equador; com condições climáticas na qual a umidade e as baixas temperaturas são mais favoráveis ao desenvolvimento da doença; situações de baixa exposição à luz solar, com consequente diminuição da vitamina D circulante, tem sido responsabilizada pela desorganização do sistema imune, aumentando o risco para a doença[1].
B. Socioculturais: a frequência elevada da EM está diretamente relacionada às boas condições socioeconômicas e culturais, na maioria dos pacientes, provavelmente pela resposta tardia às infecções comuns na infância, já que quando essas ocorrem precocemente podem provocar uma redução da função autoimune. Dietas pró-inflamatórias, hiperenergéticas, ricas em ácidos graxos saturados de origem animal e uma microbiota intestinal disbiótica (disbiose intestinal) também contribuem para o desenvolvimento da doença[1,6].
C. Risco biológico: agentes infecciosos, traumas, gestação e vacinações estão correlacionadas.

Estudos demonstram que em gestantes o risco de recidiva da doença nos primeiros seis meses do puerpério é três vezes maior que durante a gestação, ao passo que não foi constatada influência da amamentação ou da anestesia peridural no curso ou na taxa de recidiva, bem como na progressão da esclerose[1].

Há muitos anos pesquisadores têm se dedicado ao estudo da relação de fatores infecciosos, principalmente vírus, no desencadeamento da EM[1].

Sendo assim, há evidências de que a EM é uma doença autoimune, e o reconhecimento de que essas respostas imunes são controladas por diversos genes motivaram os estudos em seres humanos com intuito de identificar genes polimórficos participantes nesses mecanismos[1].

Diagnóstico

Nos portadores de EM as células imunológicas invertem seu papel: em vez de protegerem o sistema de defesa do indivíduo, passam a agredi-lo, produzindo inflamações. As inflamações afetam particularmente a bainha de mielina: uma capa protetora que reveste os prolongamentos dos neurônios, denominados axônios, responsáveis por conduzir os impulsos elétricos do SNC para o corpo e vice-versa[1].

Com a mielina e os axônios lesionados pelas inflamações, as funções coordenadas pelo cérebro, cerebelo, tronco encefálico e medula espinhal ficam comprometidas. Dessa forma, surgem os sintomas típicos da doença, como alterações na visão, na sensibilidade do corpo, no equilíbrio, no controle esfincteriano e na força muscular dos membros com consequente redução da mobilidade ou locomoção[1].

Os surtos (desmielinização) ocorrem a partir do surgimento de um novo sintoma neurológico ou piora significativa de um sintoma "antigo", com duração mínima de 24 horas[1].

Para ser considerado um novo surto é necessário que ocorra um intervalo mínimo de 30 dias entre eles, caso contrário, considera-se o sintoma do mesmo surto em andamento. A recuperação dos ataques dessas inflamações (desmielinização), chamados de surtos, pode ser total ou parcial (remielinização)[1].

Quanto ao quadro clínico de cada surto é variável e pode apresentar mais de um sintoma[1].

Alguns pacientes apresentam piora dos sintomas na ocorrência de febre, infecções, frio extremo, calor, fadiga, exercício físico, desidratação, variações hormonais e estresse emocional (situações transitórias). Deve-se ter atenção especial às infecções, pois agravam o quadro clínico do paciente, desencadeando sintomas que podem ser considerados surtos, mas nessas situações é considerado "falso ou pseudo-surto"[1].

A EM se manifesta por uma variedade topográfica de sintomas e sinais neurológicos recorrentes, de caráter evolutivo, variável de paciente para paciente, com manifestações clínicas sucessivas, causadas pela desmielinização e pelo dano axonal, caracterizando-a como doença com lesões que se disseminam no tempo e no espaço[1].

Desse modo, a doença pode se manifestar no início, com sintomas isolados, como sintomas sensitivos, motores ou neurite óptica isolada (início monossintomático) ou por associação desses (início polissintomático). O mais habitual é o predomínio de sintomas motores, seguidos dos sensitivos e dos visuais[1].

Estima-se que em, aproximadamente, 80% dos casos há comprometimento motor nos pacientes em alguma fase evolutiva da doença, principalmente nas formas progressivas, na qual a quase totalidade dos pacientes apresenta paraparesia. O grau de intensidade da paresia é variável, podendo ser discreto e ocorrer, por exemplo, apenas após o exercício ou, ainda, com aumento da temperatura ambiente. A claudicação medular é observada com certa frequência e se caracteriza por déficit de força muscular após alguns minutos de marcha. Com a evolução da doença, geralmente, a paresia torna-se constante e predomina em um dos membros inferiores. Em pacientes com esclerose múltipla, de longa duração, habitualmente observa-se espasticidade nos membros inferiores, comprometendo a deambulação, o que pode provocar fadiga[1].

A maioria dos pacientes relata distúrbios sensitivos sob a forma de parestesias, disestesias ou percepções sensitivas anômalas.

Ao exame neurológico, a alteração mais observada nesses casos é a do comprometimento da sensibilidade vibratória e/ou proprioceptiva, principalmente nos membros inferiores[1].

Alterações cerebelares não são habituais nas fases iniciais da EM, porém sua ocorrência durante a evolução da moléstia, torna o prognóstico desfavorável na maioria dos casos[1].

Outros sintomas, menos frequentes na EM, são nevralgia do trigêmeo, espasmos tônicos, disfunção de esfíncteres, fadiga e distúrbios neuropsicológicos, como a depressão e os distúrbios de memória[1].

Vários critérios para o diagnóstico clínico da EM foram propostos no decorrer dos últimos anos, porém apesar da melhoria dos métodos de diagnóstico, a falta do conhecimento preciso dos mecanismos fisiopatológicos, a ausência de achados clínicos patognomônicos, a presença de sinais e sintomas variados pelos pacientes e o extenso diagnóstico diferencial envolvido ainda dificultam, em muitas vezes, o diagnóstico de certeza da doença[1].

O diagnóstico da esclerose múltipla foi baseado, durante muitos anos, apenas na história clínica e nos achados de exame físico, porém o aparecimento de novas técnicas laboratoriais e o desenvolvimento tecnológico de métodos já existentes, como a ressonância magnética (RM), a pesquisa de bandas oligoclonais no líquido cefalorraquidiano (LCR) e alterações nos potenciais evocados, principalmente o visual, possibilitaram avanços na sensibilidade diagnóstica da doença. É importante ressaltar que nenhum desses métodos laboratoriais é específico para o diagnóstico da esclerose[1].

Em 2001, McDonald et al. estabeleceram pela primeira vez os critérios para o diagnóstico de EM, e esses ficaram conhecidos como critérios de McDonald. Esses critérios vêm sendo atualizados diversas vezes, até a sua versão mais atual, formulada em 2017[7,8].

Os critérios de McDonald são, portanto, critérios clínicos, radiológicos e laboratoriais que ajudam a estabelecer o diagnóstico da EM[7,8].

- Critérios de diagnóstico de Mc Donald[7,8]:
  - Dois ou mais surtos e evidências clínicas de duas ou mais lesões.
  - Dois ou mais surtos e uma evidência clínica (desde que haja evidências claras de um surto anterior envolvendo uma lesão em uma localização anatômica distinta).
  - Dois surtos, evidência clínica de uma lesão e disseminação à RM no espaço ou banda oligoclonal em LCR ou um novo surto da doença.
  - Um surto, evidência clínica de duas ou mais lesões e disseminação à RM no tempo ou um novo surto da doença.
  - Um surto, evidência clínica de uma lesão e disseminação à RM no espaço ou banda oligoclonal em LCR e duas ou mais lesões à RM compatíveis com EM e disseminação à RM no tempo ou um novo surto.

Os critérios de diagnóstico utilizando a RM, foram estabelecidos por Barkof et al., que se caracterizam por disseminação da doença no tempo pelo aparecimento de novas lesões comparativamente, em intervalo de três meses, entre os exames consecutivos; ao passo que a disseminação espacial se baseia na presença de, pelo menos, uma lesão infratentorial, uma justacortical, três periventriculares ou nove lesões gadolínio-positivas[7,8].

Quanto aos achados radiológicos, sabe-se que as alterações por RM da medula espinal são observadas em 70 a 80% dos pacientes e produzem sinais e sintomas mielopáticos. Em 5 a 24% dos casos, pode acometer, exclusivamente, a medula. As lesões classicamente acometem menos do que dois corpos vertebrais e predominam nas regiões dorsolaterais. O segmento da medula mais acometido é o cervical, seguido do torácico[1].

Na RM, as placas apresentam hipersinal em T2 e isossinal ou hipossinal em T1, podendo ou não apresentar realce por meio de contraste. O realce pode ser um dos indicadores de atividade inflamatória da EM. Nos estágios avançados, pode ser demonstrada apenas a atrofia medular com hipersinal difuso[9-11]. As lesões com hipossinal T1, conhecidas como buracos negros (*black holes*), ao contrário do encéfalo, não são muito observadas[1]. As lesões desmielinizantes típicas da doença tem que preencher critérios de disseminação no tempo e no espaço, como presença de uma lesão em pelo menos dois locais do SNC; de quatro localizações típicas: justacorticais/corticais, periventriculares, infratentoriais e medulares. Estas são necessárias para cumprir o critério de disseminação no espaço. Na Figura 1, observam-se as áreas arredondadas na cor branca, que são as típicas lesões desmielinizantes da EM, apontadas pelas setas[7,8].

Devemos ressaltar que a presença de banda oligoclonal no LCR não é de ocorrência exclusiva da esclerose múltipla, bem como as lesões descritas na RNM, que podem ocorrer em outras doenças[7,8].

O exame de coleta de líquor – LCR (líquido cefalorraquidiano), material extraído por uma punção na coluna lombar, auxilia na confirmação do diagnóstico de EM. A pesquisa das bandas oligoclonais (BOC) no liquor e sua interpretação é etapa importante na investigação diagnóstica das doenças desmielinizantes[7,8].

A Figura 2 demonstra nove amostras de soro (sangue) e liquor (LCR), nas quais em seis delas encontra-se a presença de BOC exclusivamente no LCR, indicando parte do processo imunológico envolvido na EM. Esse exame auxilia no diagnóstico da doença[7,8].

Outros métodos complementares podem ser solicitados, como potenciais evocados visual, potencial evocado somatossensitivo dos membros superiores e inferiores, e auditivo do tronco cerebral (exames de neurofisiologia), úteis para a compreensão das funções comprometidas e como parâmetros de resposta ao tratamento[7,8].

No diagnóstico diferencial da esclerose múltipla devemos sempre excluir um grande número de moléstias neurológicas que apresentam similaridade com a doença. A variedade de sintomas, que pacientes com essa doença apresentam, inclui uma série deles, que são comuns a outras patologias, que também podem evoluir em surtos e de maneira progressiva[7,8].

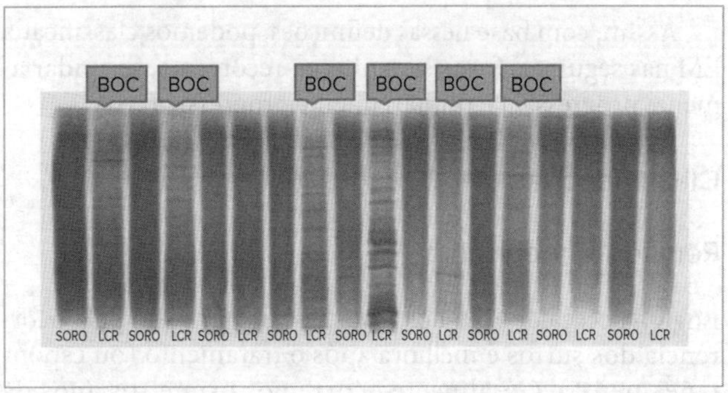

FIGURA 2

Amostras de sangue e liquor com presença de BOC.

Dessa maneira entende-se que a confirmação diagnóstica depende da realização de exames complexos disponíveis fora do ambiente domiciliar, em serviços ambulatoriais especializados. Cabe à equipe do Serviço de Atenção Domiciliar identificar a suspeita diagnóstica juntamente com a realização de encaminhamento para um serviço de referência com o intuito de impedir a piora clínica.

Fases e evolução da doença

A EM pode se manifestar sobre a forma de quadros agudos, recorrentes e progressivos.

Denomina-se surto de EM a presença de alterações neurológicas subjetivas ou evidências dessas ao exame neurológico, com duração mínima de 24h, na ausência de febre ou aumento de temperatura corpórea.

Define-se como remissão a resolução parcial ou total das alterações neurológicas causadas pelo surto, com duração mínima de 1 mês. Se ocorrerem sintomas ou sinais neurológicos novos antes desse período, são considerados agregados ao surto anterior.

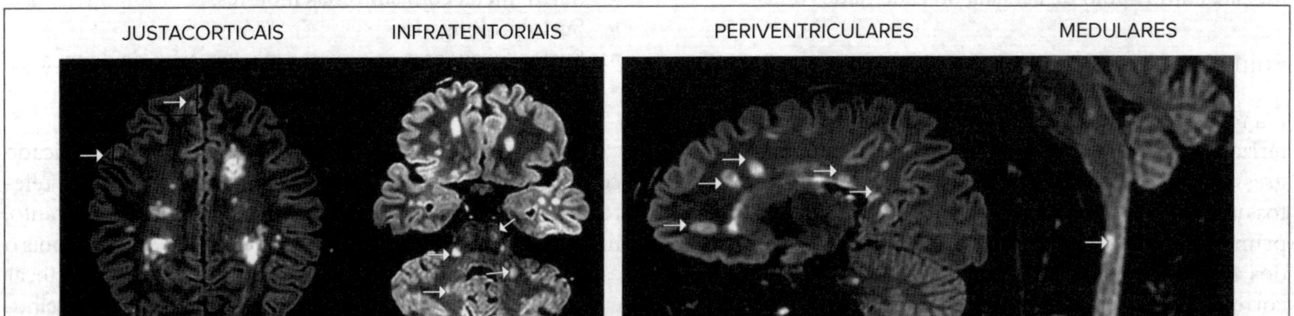

FIGURA 1

Esclerose múltipla (EM).

Fonte: Hospital Albert Einstein (einstein.br).

Assim, com base nessas definições, podemos classificar a EM nas seguintes formas: remitente-recorrente, secundariamente progressiva e primariamente progressiva[1].

Classificações

Remitente-recorrente

Engloba cerca de 85% dos casos. É caracterizado pela ocorrência dos surtos e melhora após o tratamento (ou espontaneamente). Geralmente ocorre nos primeiros anos da doença, com recuperação completa e sem sequelas. Os surtos duram dias ou semanas. Em média os surtos se repetem uma vez por ano, caso o tratamento adequado não for iniciado[1].

O curso da doença se caracteriza por episódios alternados de surtos e remissões, com duração e intervalos variáveis entre os eventos, que variam de caso a caso. Essa é a forma de apresentação mais frequente nas fases iniciais da doença, na maioria dos pacientes. Habitualmente, observa-se, após os primeiros surtos, que os pacientes se recuperam integralmente, ao passo que a ocorrência repetida desses surtos pode causar progressão da doença e recuperação menos acentuada com o tempo, podendo assim gerar sequelas[1].

Secundariamente progressiva

Em média, após 5 a 10 anos, a maioria dos pacientes que inicia a doença com a forma remitente-recorrente apresenta sintomas e sinais de comprometimento hemisférico ou medular, caracterizando um eventual surto progressivo. Clinicamente, a caracterização das formas progressivas não é tarefa fácil, pois, na maioria dos casos, o paciente apresenta condição clínica estacionária e há dificuldade em avaliar os surtos com comprometimento funcional evidente, para a devida caracterização da progressão da doença. Nessa etapa os pacientes não se recuperam mais plenamente dos surtos e acumulam sequelas. Podem apresentar, por exemplo, perda visual definitiva ou maior dificuldade para andar, com consequente necessidade de auxílio para mobilidade ou locomoção, como apoio de bengala ou cadeira de rodas[1].

Primariamente progressiva

É a forma de EM menos frequente (10% dos casos). Caracteriza-se pela instalação de sintomas e sinais lentamente progressivos, desde o início da doença. Não se constatam surtos ou remissões prévios ou na evolução da doença. A forma primariamente progressiva geralmente se inicia em torno dos 40 anos de idade, ao contrário das formas remitente-recorrente e secundariamente progressiva, que se iniciam mais precocemente[1].

Sabe-se que 5% dos pacientes apresentam a quarta forma da doença, mais rápida e agressiva, chamada progressiva com surtos (EMPS). Nesta quarta forma estão combinados a progressão paralela do processo desmielinizante e comprometimento mais precoce dos axônios[1].

Na evolução da esclerose múltipla, deve-se lembrar que o espectro clínico da doença depende da extensão, da localização das placas de desmielinização e do padrão de disseminação temporal das mesmas[1].

Pacientes com surtos mais brandos, principalmente com manifestações sensitivas e sem déficits residuais são capazes de manter a deambulação, sem apoio, após 10 anos do início da doença, assim caracterizando as formas mais brandas. Esses casos foram denominados de EM benigna[1].

Inúmeros estudos foram publicados para definir e determinar marcadores da progressão da doença: sexo dos pacientes, sintomas clínicos iniciais, frequência de surtos entre outros. Aparentemente, há relação entre o número de surtos e o prognóstico da doença, ou seja, quanto mais episódios de surtos o paciente manifestar durante a vida maior será a velocidade da progressão da doença, e pior o prognóstico. O índice anual de surtos é variável de caso a caso, sendo maior no primeiro ano[1].

A Escala Expandida do Estado de Incapacidade de Kurtzke (EDSS) é um método para quantificar o grau de incapacidade na esclerose múltipla. A escala classifica a incapacidade em oito sistemas funcionais (SF) e permite ao médico determinar uma pontuação a cada um deles[1] (Tabela 1).

Elementos clínicos, associados entre si, determinam o bom ou o mau prognóstico[1].

Fatores que contribuem para o bom prognóstico em pacientes com EM e que normalmente promovem menos sequelas são[1]:

- Início: adulto jovem.
- Surto inicial monossintomático (alterações sensitivas, neurite óptica).
- Baixo índice de surtos nos primeiros dois anos.
- Intervalo longo entre os surtos.
- Poucas alterações motoras.
- Poucas alterações residuais após os surtos.

Fatores que contribuem para o mau prognóstico em pacientes com EM e que promovem mais sequelas[1]:

- Início: adultos acima dos 45 anos.
- Surto inicial com sintomas motores.
- Surto prolongado.
- Surtos frequentes nos primeiros dois anos da doença.
- Alterações residuais após os surtos.

Dessa forma, quanto antes o paciente for diagnosticado com EM e receber atendimento especializado e/ou for referenciado, melhor será o prognóstico da doença e, portanto, mais tempo de vida com qualidade funcional este terá, pois o especialista pode auxiliar toda a equipe do SAD a identificar e manejar sinais e sintomas de novos surtos, avaliar a melhora ou piora clínica, determinar progressões de difícil percepção e tratamentos mais adequados naquela fase da doença.

Associa-se a pior prognóstico/evolução da doença quando o primeiro episódio de surto da doença ocorre tardiamente associado a surtos prolongados e frequentes com manifestação inicial de sintomas motores.

TABELA 1 Escala expandida do estado de incapacidade (EDSS)

Score	Característica	Subscore Total
0	Exame neurológico normal (todos os SF grau 0; cerebral grau 1 aceitável)	
1.0	Sem incapacidade (1 SF grau 1)	
1.5	Sem incapacidade (2 SF grau 1)	
2.0	Incapacidade mínima em 1 SF (1 SF grau 2, outros graus 0 ou 1)	
2.5	Incapacidade mínima em 2 SF (2 SF grau 2, outros graus 0 ou 1)	
3.0	Incapacidade moderada em 1 SF (1 SF grau 3, outros graus 0 ou 1) ou incapacidade discreta em 3 ou 4 SF (3/4 SF grau 2, outros graus 0 ou 1) Deambulando plenamente.	
3.5	Deambulação plena, com incapacidade moderada em 1 SF (1 SF grau 3) e 1 ou 2 SF grau 2; ou 2 SF grau 3; ou 5 SF grau 2 (outros 0 ou 1)	
4.0	Deambulação plena, até 500 m sem ajuda ou descanso (1 SF grau 4, outros 0 ou 1)	
4.5	Deambulação plena, até 300 m sem ajuda ou descanso. Com alguma limitação da atividade ou requer assistência mínima (1 SF grau 4, outros 0 ou 1)	
5.0	Deambulação até 200 m sem ajuda ou descanso. Limitação nas atividades diárias (equivalentes são 1 SF grau 5, outros 0 ou 1; ou combinação de graus menores excedendo o escore 4.0)	
5.5	Deambulação até 100 m sem ajuda ou descanso. Incapacidade impedindo atividades plenas diárias (equivalentes são 1 SF grau 5, outros 0 ou 1; ou combinações de graus menores excedendo o escore 4.0)	
6.0	Assistência intermitente ou com auxílio unilateral constante de bengala, muleta ou suporte (equivalentes são mais que 2 SF graus 3+)	
6.5	Assistência bilateral (equivalentes são mais que 2 SF graus 3+)	
7.0	Não anda 5 m mesmo com ajuda. Restrito a cadeira de rodas. Transfere da cadeira para cama (equivalentes são combinações com mais que 1 SF 4+, ou piramidal grau 5 isoladamente)	
7.5	Consegue apenas dar poucos passos. Restrito à cadeira de rodas. Necessita de ajuda para transferir-se (equivalentes são combinações com mais que 1 SF grau 4+)	
8.0	Restrito ao leito, mas pode ficar fora da cama. Retém funções de autocuidado; bom uso dos braços (equivalentes são combinações de vários SF grau 4+)	
8.5	Restrito ao leito constantemente. Retém algumas funções de autocuidado e dos braços (equivalentes são combinações de vários SF grau 4+)	
9.0	Paciente incapacitado no leito. Pode se comunicar, mas não come, não deglute (equivalentes é a maioria de SF grau 4+)	
9.5	Paciente totalmente incapacitado no leito. Não se comunica, não come, não deglute (equivalentes são quase todos de SF grau 4+)	
10.0	Morte por esclerose múltipla	
	Escore total	

Fonte: elaborada pelos autores.

Abordagem multidisciplinar da equipe de atenção domiciliar

A equipe multiprofissional tem papel fundamental na avaliação, identificação, planejamento e execução de ações individualizadas e holísticas para controle dos sintomas dos pacientes, sofrimento e do núcleo de cuidado. Deve-se atentar aos desejos e valores do paciente para propor um plano de cuidados condizente com o que lhe é importante e de acordo com os sinais e sintomas físicos e emocionais apresentados pelos pacientes.

O plano de cuidados é a ferramenta para organizar as ações da equipe diante dos sofrimentos do paciente, com o objetivo de instrumentalizá-lo para enfrentar as prováveis dificuldades do adoecimento. Temos que lembrar que em alguns momentos os sofrimentos podem se exacerbar, em outros podem permanecer iguais ou serem resolvidos, mas a equipe sempre estará ao lado do núcleo de cuidados para acolher, ter escuta ativa e ajudar no que precisar[12].

Abordagem física

Na EM, a enfermagem tem papel fundamental para avaliar a sintomatologia do paciente, a gravidade dos sintomas, a condição física, a prevenção e o tratamento de úlceras de decúbito, assim como cuidados com dispositivos como cateterismo vesical e outras condições clínicas relacionadas à doença.

O paciente com EM deve ser devidamente informado pelo profissional médico sobre seu diagnóstico, formas de evolução, tratamentos disponíveis e sobre o prognóstico.

Com relação ao prognóstico de sua condição física e mental, abordar suas perspectivas futuras e, principalmente, sobre a elaboração antecipada das diretrizes de vontade, antes da piora e evolução do quadro, é primordial.

Depressão e ansiedade são condições comuns que podem afetar a qualidade de vida, relacionadas a incertezas que os portadores de EM têm com relação às suas capacidades físicas e mentais. Dessa forma, é importante que a equipe da SAD esteja atenta a esses diagnósticos, para que, se necessário, fazer as devidas intervenções terapêuticas, como terapia, intervenção medicamentosa, auxílio para adaptações das atividades diárias – com o profissional da terapia ocupacional e/ou fisioterapia –, são estratégias que podem amenizar o sofrimento do paciente e promover o potencial máximo de desempenho necessário para as várias funções da vida, utilizando-se de atividades que lhes sejam significativas e promovam qualidade de vida.

Sintomas como fraqueza, fadiga, alterações de marcha, controle do equilíbrio estão presentes em praticamente todas as fases da doença. Assim, é importante o olhar multidisciplinar da equipe de nutrição, fisioterapia e do profissional médico, com o objetivo de amenizar esse quadro.

A intervenção nutricional por meio de mudança dietética, por exemplo, pode diminuir a inflamação, retardando a progressão da doença. O profissional da fisioterapia pode auxiliar no manejo do treino para poupar energia reduzindo os sintomas de fraqueza e fadiga, apontar estratégias de melhora da marcha e do equilíbrio e intervenção médica avaliando a necessidade de uso ou retirada de medicamentos podem aliviar ou agravar o controle desses sintomas.

É fundamental solicitar uma avaliação do profissional da fonoaudiologia, pois os distúrbios relacionados à deglutição, embora pouco investigados, podem fazer parte do quadro clínico. A disfagia é frequente em pacientes com EM, especialmente naqueles com maior comprometimento das funções neurológicas e, portanto, a reabilitação e adaptações são essenciais para a melhora da qualidade de vida.

Tratamento sintomático

O tratamento pode ser dividido em sintomático, do surto e preventivo (terapia modificadora da doença)[1].

No tratamento sintomático, procura-se aliviar sintomas decorrentes da doença, como espasticidade, fraqueza muscular, ataxia e tremores. As drogas são as mesmas utilizadas em outras doenças neurológicas que se manifestam com esses mesmos sintomas. Algum deles[1]:

- *Espasticidade:*

A. Antiespasmódicos: baclofeno 5 mg, por via oral, 3x/dia inicialmente, aumentar em incrementos de 5 mg/dose a cada 3 dias, máximo de 80 mg/dia[13].
B. Benzodiazepínicos: clonazepam 0,5 a 1 mg, por via oral, 1x/dia ao deitar[13].
C. Relaxante muscular: tizanidina 2-4 mg, por via oral, 3x/dia[13].
D. Anticonvulsivante: gabapentina 100 mg, por via oral, 1x/dia ao deitar inicialmente, aumentar em incrementos de 100 mg/dia até 300 mg, 1x/dia ao deitar; ou 100-300 mg, 3x/dia (atenção com o efeito sedativo)[13].
E. Toxina Botulínica: manejo com especialidade[13].

- *Parestesias/dores:*

A. Anticonvulsivante: carbamazepina 200-400 mg, por via oral, 2x/dia[13].
B. Anticonvulsivante: gabapentina 100 mg, por via oral, 1x/dia ao deitar inicialmente, aumentar em incrementos de 100 mg/dia até 300 mg, 1x/dia ao deitar; ou 100-300 mg, 3x/dia (atenção com o efeito sedativo)[13].
C. Anticonvulsivante: pregabalina 150 mg/dia, por via oral, administrados em 3 doses fracionadas inicialmente, aumentar após 2-3 dias para 300 mg/dia, administrados em 3 doses fracionadas (atenção com o efeito sedativo)[13].
D. Anticonvulsivante: oxcarbazepina 150-300 mg, por via oral, 2x/dia[13].
E. Antidepressivo: duloxetina 60 mg, por via oral, 1x/dia (efeito antidepressivo e controle de dor)[13].
F. Antidepressivo: amitriptilina 25-100 mg, por via oral, 1x/dia (efeito antidepressivo e controle de dor[13].

- *Fadiga:*

A. Antiparkinsoniano: amantadina 100 mg, por via oral, pela manhã; e 100 mg à tarde, no máximo até as 14-15 horas[13].

- *Tremores:*

A. Anti-hipertensivo: propranolol 5 mg, 2x/ dia inicialmente, aumentar em incrementos de 5 mg/dose até 20 mg, 2x/dia[13].
B. Anticonvulsivante: primidona 50 mg, 1x/dia ao deitar inicialmente, aumentar em incrementos de 12,5 mg/dia até 50 mg, 3x/dia[13].
C. Benzodiazepínicos: clonazepam 0,25 mg, 3x/dia inicialmente, aumentar em incrementos de 0,25 mg/dose até 1 mg, 3x/dia[13].

- *Polaciúria:*

A. Antimuscarínico: Ooxibutinina 5 mg, por via oral (liberação imediata), 2-3x/dia[13].

B. Antimuscarínico: solifenacina 5-10 mg, por via oral, 1x/dia[13].

Observação: injeções de toxina botulínica e autocateterismo intermitente são opções adicionais de tratamento, desde que excluída a presença de infecção urinária[13].

A necessidade de se tratar os surtos na EM é baseada nas evidências obtidas de grandes casuísticas e seu objetivo é reduzir o tempo e a gravidade, atuando na inflamação e no edema da bainha de mielina e preservando os axônios de eventual dano secundário[1].

Tratamento farmacológico (terapia modificadora da doença)

1. Fingolimode: medicação oral que evita a saída dos linfócitos dos linfonodos (fornecido pelo SUS). Dose: 0,5 mg, por via oral, 1x/dia[13].
2. Ocrelizumabe: anticorpo monoclonal de aplicação endovenosa semestral, leva a depleção de linfócitos B (fornecido pelo SUS). Dose: 300 mg, por via intravenosa, em dose única inicialmente, seguidos por 300 mg, em dose única, duas semanas depois e, em seguida, 600 mg, a cada 6 meses[13].
3. Alentuzumabe: anticorpo monoclonal de administração em dois ciclos com intervalo de 1 ano, leva a depleção de linfócitos T e B (fornecido pelo SUS). Dose: 12 mg, por via intravenosa, 1x/dia, por cinco dias consecutivos no primeiro ciclo de tratamento; depois, 12 mg, por via intravenosa, diariamente, por três dias consecutivos, administrados 12 meses mais tarde[13].
4. Cladribina: medicação oral, cuja administração é realizada em dois ciclos anuais (depleção imune de linfócitos B e T). Consultar sempre o especialista.
5. Natalizumabe: anticorpo monoclonal de aplicação endovenosa mensal que impossibilita a entrada dos linfócitos dentro do sistema nervoso central (fornecido pelo SUS). Dose: 300 mg, por via intravenosa, 1x a cada 4 semanas[13].

Abordagem do cuidador

A maioria dos cuidadores da pessoa portadora de EM vivenciam sentimentos de sobrecarga, cansaço, insônia e ansiedade exigido pelos cuidados, muitas das vezes solitários, além dos múltiplos papéis sociais, que não deixam de exercer. Muitos dos cuidadores referem necessidades relacionadas ao apoio no cuidado em ambiente domiciliar e ao isolamento social que vivenciam[14].

Diante de sintomas da EM como fraqueza, fadiga e limitações físicas como dificuldade de deambular (ou até mesmo a imobilidade) e dependência para realizar as tarefas de vida diária é importante que o cuidador possa ser treinado, por exemplo, por um profissional da terapia ocupacional ou da fisioterapia, para entender como lidar com esses sintomas, orientações de mudanças de decúbito, transferências e mobilização[14].

É importante que a equipe SAD planeje ações em rede de suporte com membros da equipe de profissional, da família, vizinhos e voluntários para auxiliar na limpeza, nos ajustes do domicílio, diminuindo o sofrimento físico. Momentos de autocuidado devem ser incentivados e empoderamento do cuidador, quanto ao reconhecimento de sinais de esgotamento (estresse do cuidado) são fundamentais[14].

Abordagem psicológica

Em se tratando do paciente portador de EM, o profissional médico e da psicologia devem averiguar como ele lida com a situação de doença e com o tratamento proposto, se existe a necessidade de intervenção terapêutica e quais são os recursos psíquicos disponíveis para tanto. É importante, se possível, identificar em que estágio o paciente se encontra ao lidar com a perda da saúde biológica (fases da doença), mental (negação, raiva, aceitação, dentre outros), social e espiritual para traçar um plano de cuidado.

É muito comum que o paciente apresente sintomas depressivos e ansiosos associados a mudança de qualidade de vida, perspectivas de futuro e incertezas. Avaliar a possibilidade de intervenção da psicologia (terapia individual e/ou em grupos) juntamente com a necessidade de atuação médica. Também é primordial a avaliação da necessidade de intervenção medicamentosa, como a prescrição de antidepressivos e/ou ansiolíticos.

Já os profissionais da terapia ocupacional e da fisioterapia devem atuar juntamente com o cuidador, como facilitadores do desenvolvimento da autonomia do paciente, podendo desse modo exercer suas atividades, dentro de suas limitações funcionais, contribuindo significativamente com a perspectiva do que o paciente entende sobre ter qualidade de vida, desenvolvendo ações adaptativas e individuais em sua rotina, impactando assim na sua saúde mental. Por exemplo, conseguir adaptar dispositivos eletrônicos, que o paciente deseja utilizar com as mãos para entretenimento.

Abordagem social

O acolhimento do assistente social é primordial para estreitar as relações entre pacientes, familiares, cuidadores e profissionais de saúde envolvidos. Esse profissional tem como objetivo fundamental resgatar a dignidade, a cidadania e a independência, dentro das limitações previstas pela doença e também oferecer informações e orientações a respeito de seus direitos e benefícios. Estratégias como estimular e produzir redes de apoio e a reinserção na vida social também é papel do serviço social, para que assim seja possível promover qualidade de vida ao portador de EM[15].

É preciso entender que a saúde deve ser vista como direito e o atendimento previsto ao portador de EM como dever do Estado. Dentre os direitos já conquistados, temos:

- Portadores de EM que sofrem consequências limitadoras estão assegurados pela Lei Brasileira de Inclusão da Pessoa com Deficiência (Lei n. 13.146/2015). Essa lei assegura e promove, em condições de igualdade, o exercício dos direitos e das liberdades fundamentais por pessoa com deficiência, visando à sua inclusão social e cidadania[16].

- A Lei n. 7713, que foi promulgada em 22 de dezembro de 1988, dispõe sobre o Imposto de Renda, garantindo, em seu artigo 6º, o direito à isenção de imposto de renda para o portador de EM[16].
- Dispensação do Respirador Não Invasivo BiPAP pela Secretaria de Saúde – Portaria n. 1.370, de 03 de março de 2008[16].
- Em 2018, a Agência Nacional de Saúde Suplementar (ANS) incluiu no rol de medicamentos o fornecimento obrigatório do medicamento natalizumabe, para pacientes com doença altamente ativa, sendo o primeiro fármaco para esclerose múltipla a ser oferecido pelos planos de saúde. Em 2020 ocorre a análise pela CONITEC (Comissão Nacional de Incorporação de Tecnologias no Sistema Único de Saúde) da inclusão de mais um medicamento no SUS, o ocrelizumabe. Em 28 de abril de 2021, o medicamento alentuzumabe também foi incluído.
- A Lei Federal n. 8.112/90 destina 20% das vagas de todos os concursos públicos para pessoas com deficiência que sofrem consequência limitadora em função da EM. A mesma legislação assegura ainda aposentadoria integral aos servidores federais afastados permanentemente do trabalho em razão da doença. A mesma lei assegura o requerimento do auxílio-doença à Previdência Social[16].
- Solicitação de aumento de 25% da aposentadoria por invalidez se houver comprovação de necessidade de cuidados contínuos do paciente por terceiros[16].
- Redução de impostos para aquisição de veículos novos também podem ser requeridos[16].

Referências

1. Lopes AC. Tratado de clínica médica. São Paulo: Roca; 2006.
2. Osborn, Anne G. Osborn's brain: Imaging, pathology, and anatomy. Utah: Amirsys; 2013.
3. Grossman RI, Yousem DM. Neuroradiology: the requisites. Philadelphia: Mosby; 2003.
4. Polman CH, Reingold SC, Banwell B, Clanet M, Cohen JA, Filippi M, et al. Diagnostic criteria for multiple sclerosis: 2010 revisions to the McDonald criteria. Ann Neurol. 2011 Feb;69(2):292-302.
5. Polman CH, Reingold SC, Edan G, Filippi M, Hartung HP, Kappos L, et al. Diagnostic criteria for multiple sclerosis: 2005 revisions to the McDonald Criteria. Ann Neurol. 2005;58(6):840-6.
6. Silva CP. Abordagem nutricional na esclerose múltipla. Revisão Temática 1.º Ciclo em Ciências da Nutrição Faculdade de Ciências da Nutrição e Alimentação da Universidade do Porto. Porto; 2019.
7. McDonald WI, Compston A, Edan G, Goodkin D, Hartung HP, Lublin FD, et al. Recommended diagnostic criteria for multiple sclerosis: Guidelines from the international panel on the diagnosis of multiple sclerosis. Ann Neurol. 2001;50(1):121-7.
8. Thompson AJ, Banwell BL, Barkhof F, Carroll WM, Coetzee T, Comi G, et al. Diagnosis of multiple sclerosis: 2017 revisions of the McDonald criteria. Lancet Neurol. 2018;17(2):162-73.
9. Osborn, Anne G. Osborn's brain: Imaging, pathology, and anatomy. Utah: Amirsys; 2013.
10. Grossman RI, Yousem DM. Neuroradiology: the requisites. Philadelphia: Mosby; 2003.
11. Polman CH, Reingold SC, Banwell B, Clanet M, Cohen JA, Filippi M, et al. Diagnostic criteria for multiple sclerosis: 2010 revisions to the McDonald criteria. Ann Neurol. 2011 Feb;69(2):292-302.
12. Polman CH, Reingold SC, Edan G, Filippi M, Hartung HP, Kappos L, et al. Diagnostic criteria for multiple sclerosis: 2005 revisions to the McDonald Criteria. Ann Neurol. 2005;58(6):840-6.
13. Willis AM. Esclerose múltipla. BMJ. Atualização 5 out 2021.
14. Depew R, Kushner S, Northrop D, Reitman N, National MS Society. Guia para cuidadores na esclerose múltipla; 2019.
15. Associação Brasileira de Esclerose Múltipla. Papel do Serviço Social. Disponível em https://www.abem.org.br (acesso 12 mar 2022).
16. Brasil. Lei n. 11.303, de 11 de maio de 2006. Lei Brasileira de Inclusão da Pessoa com Deficiência (Lei n. 13.146/2015). Lei Federal n. 8.112/90. Brasília, 6 de julho de 2015.

Doenças neurológicas e neuromusculares

Capítulo 15

Apneia obstrutiva do sono

Nélcio Souza Soares Segundo
Rubens Torres de Holanda Cavalcante Filho
Allan Denizard Mota Marinho
Israel Soares Pompeu de Sousa Brasil

PONTOS-CHAVE

- AOS é uma condição comum em que ocorre obstrução recorrente das vias aéreas durante o sono, resultando em cessação da ventilação, hipóxia e hipercapnia.
- Os fatores de risco para a doença são condições que reduzem o diâmetro faríngeo ou aumentam a resistência das vias aéreas, sendo a obesidade o principal deles.
- Os sinais e sintomas clínicos mais comuns são os roncos e a sonolência diurna.
- O método diagnóstico padrão-ouro é a polissonografia de noite inteira. O teste de apneia domiciliar pode ser usado no contexto da atenção domiciliar.
- A abordagem clínica da AOS é multidisciplinar, envolvendo atuação física, familiar, psicológica e social, representando um desafio à equipe multidisciplinar.

OBJETIVOS DE APRENDIZAGEM

Ao final do capítulo, o leitor deverá ser capaz de:

- Entender a definição de apneia obstrutiva do sono (AOS).
- Compreender a fisiopatologia da doença e a evolução de suas fases clínicas.
- Discutir o diagnóstico de AOS, incluindo a investigação domiciliar.
- Compreender como é realizada a abordagem clínica da doença em todas as suas fases de evolução.
- Identificar a atuação dos integrantes da equipe multidisciplinar no cuidado ao paciente com a comorbidade.

Caso clínico

Sr. José, 62 anos, hipertenso, diabético e dislipidêmico, em uso regular de medicações para os agravos. Veio trazido por insistência da parceira em virtude de sonolência diurna, fadiga progressiva, roncos noturnos e irritabilidade há 1 ano. Ele se revela sedentário e consumidor de 1 maço de cigarro por dia nos últimos 10 anos. Ao exame físico, destaca-se: pressão arterial 150 × 100 mmHg; glicemia de jejum 150 mg/dL; peso 100 kg; altura 170 cm; IMC 34,6 kg/m^2; circunferência abdominal 102 cm, circunferência cervical 45 cm; *orofaringe* evidenciando Mallampati IV, hipertrofia de tonsilas palatinas Grau II, presença de palato ogival. Abdome globoso por adiposidade. As doses das medicações anti-hipertensivas, antidiabéticas e para controle de perfil lipídico estavam subótimas, sendo ajustadas. Foi feita orientação a respeito de mudança de estilo de vida com foco em cessação do tabagismo, ajuste de dieta e prática regular e guiada de exercícios físicos. Foram solicitados exames para avaliação de metas metabólicas e prevenção secundária de eventos cardiovasculares com retorno precoce para acompanhamento das mudanças propostas. Todavia, antes do retorno, paciente evolui com acidente vascular cerebral com dificuldade de comparecer ao retorno. Familiares solicitaram visita da Equipe de Atenção Domiciliar para avaliação clínica, após a alta hospitalar. Após visita e avaliação detalhada, consideramos seguimento conjunto com colegas de serviço de atenção domiciliar especializada (SAE).*

Introdução e etiologia

A apneia obstrutiva do sono (AOS) é o distúrbio respiratório relacionado ao sono mais comum, sendo uma condição crô-

* Na construção deste capítulo, considerou-se a Equipe de Atenção Domiciliar (EAD) a equipe básica que pode estar presente na Atenção Primária do setor público composta por médico, enfermeira e agente comunitário de saúde ou em conformação semelhante junto ao mesmo serviço oferecido no setor privado. Denominamos Serviço de atenção domiciliar especializada (SAE) aquele acrescido de outras categorias como fisioterapia, fonoaudiólogo, psicólogo. A Equipe de Atenção Domiciliar, conforme modelo assistencial no SUS, promove acompanhamento longitudinal do paciente e, mesmo com a entrada da equipe estendida, continua acompanhando-o e mantendo a função de coordenação de cuidados.[17,20]

nica que se caracteriza pela interrupção do fluxo respiratório, pela obstrução parcial ou completa das vias aéreas superiores durante o sono, resultando em dessaturação da oxiemoglobina com hipóxia intermitente e uma série de consequências em curto e longo prazos para o paciente. Tal patologia deve ser aventada como hipótese diagnóstica em todos os pacientes que referem sonolência como queixa durante a consulta, contudo cabe perceber que uma significativa proporção de pacientes com AOS pode não se queixar de sonolência diurna.[1-6]

Os principais fatores de risco relacionados à AOS se referem à idade avançada, gênero masculino, IMC > 30 kg/m^2, circunferência cervical aumentada e características craniofaciais específicas (micrognatia, retrognatia, hipoplasia mandibular).[4,5] A prevalência de AOS pode alcançar, dependendo da classificação, até um terço da população adulta.[5] A explicação para a ocorrência da AOS é multifatorial e envolve a anatomia da via aérea superior individual do paciente e seu controle motor, a presença de outras comorbidades que podem agravar e ser agravadas pela AOS (doenças cardiovasculares, obesidade), o gênero (homens têm uma predisposição maior à AOS, supostamente pelo seu maior comprimento da via aérea superior, facilitando o colapso), bem como o controle do complexo fluxo respiratório em si.[4,6]

A AOS tem várias repercussões para a pessoa, como um pior controle pressórico, aumento de risco de acidentes automobilísticos (já que há prejuízo da atenção, memória e funções executivas), hipertensão pulmonar, coronariopatias, vasculopatias, além de outros desfechos negativos nos aspectos neurocognitivos, metabólicos e cardiovasculares, principalmente em indivíduos com AOS moderada a grave, tanto mais quando presentes em mais jovens comparado a pessoas com mais de 65 anos.[3,4,6,14]

Diagnóstico

Na caracterização diagnóstica da AOS, devemos ponderar sobre pontos de investigação na anamnese e achados direcionadores ao exame físico.

Durante o encontro clínico, alguns sinais e sintomas são alertas para a suspeita de AOS (Quadro 1).

Perguntas sobre eventos durante o período de sono, sintomas matutinos e capacidade laboral em vigília constituem dados chave para a caracterização da AOS. A anamnese deve aproveitar dados provenientes de pessoas próximas do paciente, já que é comum a não percepção ou a negação dos sintomas por parte da própria pessoa. Os demais dados provêm de um exame físico direcionado.[4] O exame físico do paciente requer a avaliação dos sinais vitais, um exame detalhado da inspeção facial do paciente, cavidade oral, ausculta cardiopulmonar, medida de circunferência cervical e abdominal, entre outros pontos sugeridos por cada caso.[4,5] No Exame Físico Geral deve-se aferir os índices antropométricos (peso, altura, IMC), a circunferência do pescoço e a pressão arterial.[4] Na Avaliação Facial e da Via Aérea Superior deve-se proceder a análise da morfologia craniofacial, deformações ou alterações no desenvolvimento maxilar ou mandibular, como hipoplasia de maxila ou retrognatismo, podendo ser avaliada pela Classificação de Angle para oclusão dentária (Figura 1). Alterações na arcada dentária devem ser observadas, assim como o aumento de partes moles, conforme a Classificação de Mallampati (Figura 2).[4]

Na avaliação clínica de pacientes com suspeita de AOS, existe uma série de ferramentas que podemos utilizar para seu rastreamento. Destaca-se o questionário autoaplicável STOP-BANG, descrito em 2008 por Chung et al.[7] e validado no Brasil em 2017 por Duarte et al.[8], que visa mensurar o risco de AOS de acordo com a pontuação de oito itens a serem respondidos pelo paciente.

A aplicabilidade de tal questionário na atenção primária já foi objeto de estudo de alguns autores, destacando-se o estudo de Grangeiro et al.,[9] que discutiu o rastreio do risco de AOS em idosos. O estudo aponta benefício no uso do questionário, com limitação de metodologia e de resultados, orientando aplicação em cenários de atenção primária com reservas até que novos estudos adicionem força ao método. Levando em conta o alto custo e a baixa acessibilidade de exames como a polissonografia no contexto da atenção pública, a validação desse questionário poderia beneficiar o diagnóstico e o seguimento de pacientes com AOS.[9]

QUADRO 1 Sinais e sintomas que suscitam a suspeita de AOS[3,4]

Roncos altos ou irregulares	Sonolência diurna	Sono não reparador	Noctúria
Engasgos durante o sono	Boca seca ao acordar	Cefaleia matutina	Despertares frequentes
Insônia	Alteração de memória	Diminuição da libido	Fadiga
Sonolência excessiva	Alteração do humor ou da memória	Diminuição da concentração	Pausas respiratórias no sono (testemunhadas)
IMC > 30 kg/m^2	Circunferência cervical > 43,2 cm (homens) ou > 38,1 cm (mulheres)	Hipoplasia e/ou retroposição mandibular	Circunferência abdominal > 95 cm (homens) ou > 85 cm (mulheres)
Mallampati classes III ou IV	Hipertrofia de tonsilas palatinas graus III ou IV	Presença de palato ogival	

Fonte: elaborado pelos autores.

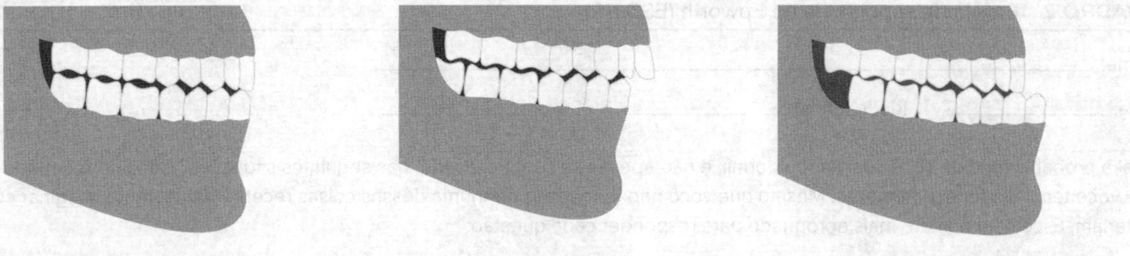

Classe I: Sem alterações na relação entre as arcadas dentárias superior e inferior.
Classe II: Retroposição mandibular.
Classe III: Prognatismo mandibular e/ou hipoplasia maxilar.

FIGURA 1
Classificação de Angle.

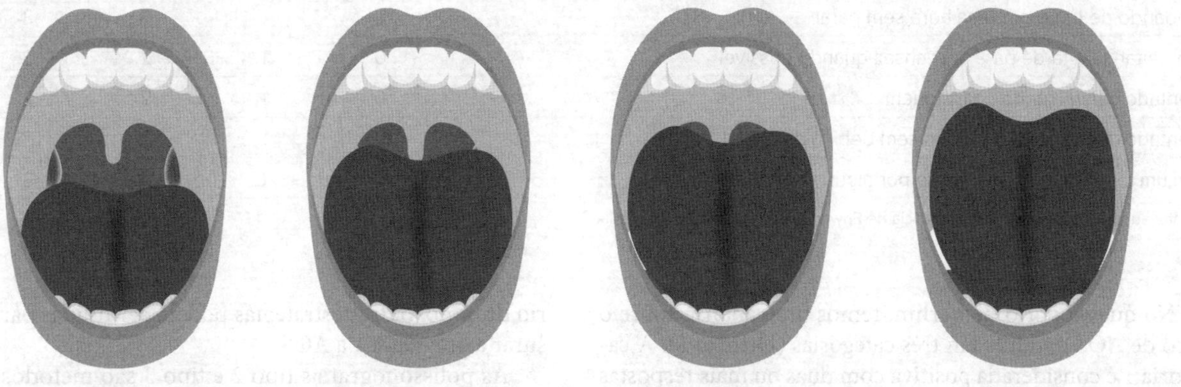

Classe I: Observam-se completamente palato mole, palato duro, úvula, orofaringe e pilares amigdalianos.
Classe II: Observa-se parte da parede posterior da orofaringe.
Classe III: Observam-se a inserção da úvula e o palato mole, não evidenciando a parte posterior da orofaringe.
Classe IV: Observam-se apenas o palato mole e o palato duro.
A circunferência cervical deve ser medida com fita métrica na região central do pescoço. O risco aumentado para AOS associa-se a valores > 43 cm (homens) ou > 38 cm (mulheres).[2-4]
A circunferência abdominal apresenta valores de risco quando > 95 cm (homens) ou > 85 cm (mulheres).[2,4]

FIGURA 2
Classificação de Mallampati.

Outros questionários se sobressaem para a avaliação de AOS, são eles a Escala de Sonolência de Epworth e o Questionário de Berlim, que foram traduzidos para o português por Araújo-Melo et al.[10] em estudo publicado em 2016. Ao final, os pesquisadores consideraram, no grupo específico avaliado em laboratório do sono, uma maior sensibilidade e especificidade do questionário STOP-BANG quando comparado ao questionário de Berlim.[10]

Com essa variedade de escalas, o conhecimento de mais de um instrumento de avaliação permite uma apropriação maior do risco aliado ao julgamento clínico, conduzindo para a investigação dos fatores associados. Os questionários são instrumentos de aproximação. Testes mais específicos para detectar ou descartar a AOS devem ser executados.[6]

Na escala de Epworth, que é autoaplicável, há oito perguntas que podem ser pontuadas de 0 a 3 de acordo com a maior chance de cochilar em múltiplas atividades (Quadro 2). Tem nota máxima de 24, sendo o resultado maior que 10 já considerado como sonolência diurna excessiva.[11,12]

QUADRO 2 Escala de sonolência de Epworth (ESS-BR)

Nome: ______________________________

Data: __________ Idade (anos): __________ Sexo: __________

Qual a probabilidade de você cochilar ou dormir, e não apenas se sentir cansado, nas seguintes situações? Considere o modo de vida que você tem levado recentemente. Mesmo que você não tenha feito nenhuma dessas coisas recentemente, tente imaginar como elas o afetariam. Escolha o número mais apropriado para responder cada questão:

0 = nunca cochilaria
1 = pequena probabilidade de cochilar
2 = probabilidade média de cochilar
3 = grande probabilidade de cochilar

Situação	Probabilidade de cochilar			
Sentado e lendo	0	1	2	3
Assistindo TV	0	1	2	3
Sentado, quieto, em lugar público (por exemplo, em um teatro, reunião ou palestra).	0	1	2	3
Andando de carro por uma hora sem parar	0	1	2	3
Ao deitar-se à tarde para descansar, quando possível	0	1	2	3
Sentado conversando com alguém	0	1	2	3
Sentado quieto após o almoço sem bebida de álcool	0	1	2	3
Em um carro parado no trânsito por alguns minutos	0	1	2	3

Fonte: adaptado da Escala de Sonolência de Epworth validada por Bertolazi et al.[12]

No questionário de Berlim, temos uma análise sobre o risco de AOS dividida em três categorias (Quadro 3). A categoria 1 é considerada positiva com duas ou mais respostas "sim" para suas cinco perguntas; de igual modo, a categoria 2 é considerada positiva quando temos duas ou mais respostas "sim" para suas três perguntas; já a categoria 3 é considerada positiva se o paciente responder "sim" para sua única pergunta ou tiver IMC > 30. Com duas ou mais categorias positivas, há uma possível interpretação de alto risco para AOS.[10,13]

No questionário STOP-BANG traduzido (Quadro 4), cada letra significa um ponto a ser avaliado e que deve ser respondido com "sim" ou "não". Cada resposta positiva corresponde a 1 ponto, sendo a nota máxima de 08 pontos e, de acordo com a pontuação geral, pode ser traçado, principalmente para pacientes obesos ou com indicação cirúrgica, o risco para AOS, da seguinte forma: entre 0 e 2 = baixo risco; 3 ou 4 = risco intermediário; maior ou igual a 5 = alto risco.[7, 8, 10]

De acordo com a terceira edição da Classificação Internacional de Transtorno do Sono[4,15,16], o diagnóstico é feito da forma mostrada no Quadro 5).

Após o diagnóstico estabelecido, devemos classificar a gravidade da AOS, de acordo com critérios clínicos e polissonográficos, em leve, moderada ou grave.[5] A polissonografia, quando feita em condições habituais na avaliação laboratorial, tem sido utilizada como padrão de referência para o diagnóstico de AOS.[5] No contexto da abordagem domiciliar, em que o paciente não pode se locomover até um laboratório do sono, outras estratégias podem ser usadas para mensurar a gravidade da AOS.[3]

As polissonografias tipo 2 e tipo 3 são métodos portáteis que podem ser utilizados em domicílio. Apesar de ter a limitação de não avaliar o índice de apneia e hipopneia (IAH), utilizado para mensurar gravidade, são capazes de medir o índice de distúrbios respiratórios (IDR), calculando a frequência de eventos respiratórios durante a gravação, contando todas as apneias e hipopneias com dessaturação de oxigênio maior ou igual a 4% e DRER (despertar relacionado ao esforço respiratório), dividindo-se esse produto pelo tempo de sono.[3]

Esses testes podem não ser úteis em pacientes que já têm uma qualidade de sono ruim ou em pessoas em que a dessaturação de oxigênio é menos pronunciada, como em pessoas jovens, magras e mulheres na pré-menopausa, subestimando a gravidade da AOS. Portanto, esse teste é mais bem indicado quando houver moderada a alta suspeição da doença e predisposição a eventos obstrutivos na via aérea, isto é, moderada a alta probabilidade pré-teste. Todavia, em locais com baixa disponibilidade de recursos para avaliação da AOS, as polissonografias portáteis podem ser a única ferramenta disponível.[3]

Estudo multicêntrico randomizado espanhol evidenciou que a aplicação de questionários de rastreamento de AOS por médicos da atenção primária foi tão efetiva quanto o rastreamento realizado por atenção secundária, utilizando polissonografia. Os desfechos clínicos nos indivíduos em acompanha-

QUADRO 3 Questionário de Berlim.

Questionário clínico de Berlim

Categoria 1

4. Você ronca?

( ) Sim

( ) Não

( ) Não sei

5. Seu ronco é:

Pouco mais alto que sua respiração?

Tão mais alto que sua respiração?

Mais alto do que falando?

Muito alto que pode ser ouvido nos quartos próximos?

6. Com que frequência você ronca?

Praticamente todos os dias

3-4 vezes por semana

1-2 vezes por semana

Nunca ou praticamente nunca

7. O seu ronco incomoda alguém?

( ) Sim

( ) Não

8. Alguém notou que você para de respirar enquanto dorme?

Praticamente todos os dias

3-4 vezes por semana

1-2 vezes por semana

Nunca ou praticamente nunca

Categoria 2

1. Quantas vezes você se sente cansado ou com fadiga depois de acordar?

Praticamente todos os dias

3-4 vezes por semana

1-2 vezes por semana

Nunca ou praticamente nunca

2. Quando você está acordado você se sente cansado, fatigado ou não se sente bem?

Praticamente todos os dias

3-4 vezes por semana

1-2 vezes por semana

Nunca ou praticamente nunca

3. Alguma vez você cochilou ou caiu no sono enquanto dirigia?

( ) Sim

( ) Não

Categoria 3

9. Você tem pressão alta?

( ) Sim

( ) Não

( ) Não sei

IMC =

Pontuação das perguntas:
Qualquer resposta circulada é considerada positiva
Pontuação das categorias:
Categoria 1 é positiva com 2 ou mais respostas positivas para as questões 1-5
Categoria 2 é positiva com 2 ou mais respostas positivas para as questões 6-8
Categoria 3 é positiva se a resposta para a questão 9 é positiva ou o IMC > 30
Resultado final:
2 ou mais categorias positivas indica alto risco para AOS

Fonte: elaborado pelos autores com base em tradução feita por Araújo-Melo et al.[10]

QUADRO 4 Questionário STOP-BANG[10]

Tópico:	Pergunta correspondente:
1) Ronco	Você ronca alto?
2) Cansaço	Você se sente frequentemente cansado ao longo do dia?
3) Apneia observada	Alguém já lhe disse que você parou de respirar durante o sono?
4) Pressão arterial	Você trata ou já realizou tratamento para hipertensão arterial?
5) IMC	Possui um índice de Massa Corporal superior a 35 kg/m²?
6) Idade	Possui idade superior a 50 anos?
7) Circunferência de pescoço	Possui circunferência cervical superior a 40 cm?
8) Gênero	É do sexo masculino?

Fonte: elaborado pelos autores com base em tradução feita por Araújo-Melo et al.[10]

QUADRO 5 Critérios diagnósticos

(A + B) ou C satisfazem os critérios

A. A presença de um ou mais dos seguintes:
- O paciente reclama de sonolência, sono não restaurador, fadiga ou sintomas de insônia;
- O paciente acorda prendendo a respiração, engasgando-se ou com asfixia.
- O companheiro de cama ou outro observador relata ronco habitual, interrupções respiratórias ou ambos durante o sono do paciente;
- O paciente foi diagnosticado com hipertensão, transtorno de humor, disfunção cognitiva, doença arterial coronariana, acidente vascular cerebral, insuficiência cardíaca congestiva, fibrilação atrial ou *diabetes mellitus* tipo 2.

B. Polissonografia (PSG) ou Teste domiciliar de apneia*[1] demonstra:
- Cinco ou mais eventos respiratórios predominantemente obstrutivos [apneia obstrutiva e mista, hipopneias ou despertar relacionado ao esforço respiratório (DRER) por hora de sono durante um PSG ou por hora de monitoramento (Teste domiciliar de apneia)[1]].

OU

C. PSG ou Teste domiciliar de apneia[1] demonstra:
- Quinze ou mais eventos respiratórios predominantemente obstrutivos (apneias, hipopneias ou DRERs)[2,3] por hora de sono durante um PSG ou por hora de monitoramento (Teste domiciliar de apneia).[1]

Notas

1. Teste domiciliar de apneia comumente subestima o número de eventos respiratórios obstrutivos por hora em comparação com PSG, porque o tempo real de sono, conforme determinado principalmente por EEG, muitas vezes não é gravado. O termo índice de evento respiratório (REI) pode ser usado para denotar a frequência de evento com base no tempo de monitoramento em vez do tempo total de sono.
2. Eventos respiratórios definidos de acordo com a última versão do Manual AASM para a pontuação do sono e eventos associados.
3. DRERs e eventos de hipopneia com base em despertares do sono não podem ser avaliados usando Teste domiciliar de apneia, porque despertares por critérios de EEG não podem ser identificados.

* Na definição usada neste capítulo, podemos considerar o teste domiciliar de apneia como a polissonografia tipos 2 e 3, que são métodos portáteis e que podem ser usados em domicílio.

Fonte: traduzido pelos autores. Adaptado de Bittencourt LRA, 2018[4]; Hypnos, 2000[15]; Thorpy M, 2017[16].

mento com diagnóstico de AOS, gravidade leve a moderada, foram semelhantes nos dois grupos, atenção primária *versus* secundária, com menor custo relativo na primeira.[19]

Os exames complementares são ferramentas para confirmação diagnóstica, discriminação de gravidade e seguimento. A polissonografia destaca-se como padrão-ouro.[2, 4, 5, 14]

Polissonografia

O estudo polissonográfico deve ter a duração mínima de 6 horas. Atualmente, há quatro tipos de monitorizações realizadas:[5]

- **Tipo I – Polissonografia padrão**: mensura o mínimo de sete parâmetros, com posição corporal bem documentada, dispondo de eletroneuromiografia ou sensor de movimento para avaliação de movimento de pernas. É realizada sob a supervisão de técnico, sendo possível realizar intervenções.
- **Tipo II – Polissonografia portátil**: mensura o mínimo de sete parâmetros, com posição corporal podendo ser objetivamente avaliada, dispondo de eletroneuromiografia ou sensor de movimento para avaliação de movimento de pernas. Não há disponibilidade de supervisão de técnico, não sendo possível realizar intervenções.
- **Tipo III – Teste portátil modificado para apneia**: mensura o mínimo de quatro parâmetros, com posição corporal podendo ser objetivamente avaliada. Há possibilidade do registro de movimento de pernas. Não há disponibilidade de supervisão de técnico, não sendo possível realizar intervenções.
- **Tipo IV – Monitorização contínua (única ou dupla) de bioparâmetros**: mensura pelo menos um parâmetro. Não é possível avaliar posição corporal e movimento de pernas, nem dispõe de supervisão técnica ou possibilidade de intervenção.

Fases e evolução da doença

Durante o curso da doença, os pacientes com SAOS podem evoluir com complicações e incapacidades temporárias ou permanentes em decorrência de outras comorbidades concomitantes, por exemplo, infarto agudo do miocárdio e insuficiência cardíaca grave, acidente vascular cerebral com sequelas motoras, traumatismos osteomusculares com limitação de movimento, dentre outras condições clínicas. Além disso, a própria SAOS pode ser fator de risco ou agravante de tais condições. Nesse contexto, em decorrência da eventual incapacidade ou limitação de acesso à Unidade de Atenção Primária à Saúde, emerge a abordagem da equipe multidisciplinar dos SAD, tanto públicos como privados.

A evolução da doença e a estratificação da gravidade são avaliadas principalmente pela repercussão funcional da sonolência diurna e dos episódios de sono involuntários, bem como pelo Índice de Apneia e Hipopneia (IAH) mensurado na polissonografia, o qual é definido pelo número de apneias ou hipopneias por hora de sono.[4]

A estratificação é dividida em:

Quadro leve: esta é a fase inicial, quando o IAH é maior ou igual a 5 e menor ou igual a 15. Sintomas ocorrem durante atividades que requerem pouca atenção (assistir à televisão, ler). Nessa fase, o tratamento pode ser conduzido pela APS e pela AD1, a depender de outras condições clínicas coexistentes, com foco nas medidas gerais de perda ponderal, terapia posicional, tratamento de congestão nasal, evitação de álcool e demais sedativos. Pode se valer de aparelho intraoral, como descrito mais adiante.[4]

Quadro moderado: com a progressão da doença, o IAH se torna maior ou igual a 15 e menor ou igual a 30. Os sintomas ocorrem durante atividades que requerem alguma atenção (assistir a eventos sociais). Nessa fase, o paciente deve ser acompanhado pela APS e pela AD1 em parceria com o SAD para o reforço das medidas gerais, porém já deve ser sondada a utilização de CPAP, ou a abordagem por meio de aparelho intraoral ou cirurgia.

Quadro grave: quando o IAH é maior do que 30. Os sintomas passam a ocorrer durante atividades que requerem maior atenção (comer, andar, conversar, dirigir). Nessa fase, o paciente deve ser acompanhado pela APS em parceria com SAD-*home care*, com foco na adesão às medidas gerais, bem como no reforço das orientações no uso do CPAP, que nessa fase torna-se imprescindível.[4]

O IAH é influenciado pelo peso, posição do paciente durante o sono, idade, uso de álcool e sedativos, medicamentos, balanço de fluido corporal, entre outras condições clínicas. Esse índice pode variar ao longo do tempo e de noites consecutivas, o que acarreta limitação em sua avaliação de gravidade da doença e riscos em longo prazo. Parâmetros adicionais que podem contribuir para uma avaliação mais ampla da AOS são a mensuração da dessaturação de oxigênio, bem como o tempo total em que o paciente dorme com a saturação abaixo de 90%.[3]

Abordagem multiprofissional na atenção domiciliar da AOS

Abordagem física

Os pacientes em fase inicial da doença apresentam poucas limitações em suas atividades de vida diária e normalmente não necessitam de acompanhamento por um serviço de atenção domiciliar.

Nessa fase da doença, é muito importante realizar uma abordagem voltada à promoção à saúde. Considerando que alguns hábitos de vida podem precipitar ou agravar a SAOS, é primordial que haja estratégias voltadas a redução de substâncias psicoativas como álcool, sedativos e tabaco. Desse modo, nesse contexto, a Estratégia de Saúde da Família com sua equipe multidisciplinar com psicóloga e médico podem promover, por exemplo, Grupos de Tabagismo, consultas médicas e psicoterapia voltadas para tratamento de adicção, além de grupos de educação em saúde, com o objetivo de esclarecer sobre o impacto do uso de tais substâncias no tratamento da SAOS.

Ademais, tendo em vista que o principal fator de risco para a doença é a obesidade, é fundamental que haja a pactuação junto ao paciente para a realização de dietoterapia, atividade física aeróbica e tentativa de perda ponderal, com o apoio conjunto, por exemplo, da fisioterapia e nutrição da equipe multidisciplinar. O depósito de tecido adiposo ao redor da região cervical contribui para o colapso da faringe. A perda ponderal parece reduzir as pressões críticas de fechamento das vias aéreas e melhorar o padrão respiratório. As evidências mostram que a posição supina pode dobrar os índices de apneia-hipopneia em comparação à terapia posicional em decúbito lateral, sendo esta benéfica em melhorar os sintomas de SAOS leve.[2]

Na fase inicial da doença, há evidências de que o uso de dispositivos orais possa ter benefício nos sintomas. Os principais aparelhos empregados são o dispositivo de avanço mandibular, sendo este o de escolha, e o dispositivo de retenção da língua. A avaliação do uso desses dispositivos pode ser realizada principalmente pelos profissionais da odontologia e fonoaudiologia da equipe multidisciplinar. Também há evidências apontando para o benefício das cirurgias nos quadros leves de SAOS. Diversos tipos de procedimentos foram tentados para a correção anatômica dos pacientes com SAOS, dentre eles a septoplastia, a uvulopalatolaringoplastia, redução e estabilização da língua, a epiglotoplastia e os procedimentos maxilomandibulares.[2] É fundamental também que, nessa fase inicial, haja o fortalecimento e garantia de vínculo entre o paciente e a Atenção Primária à Saúde (APS) a fim de que o paciente tenha adesão ao tratamento em todas as suas modalidades, pois a não adesão pode piorar a evolução da SAOS e trazer desfechos clínicos negativos no cuidado do paciente.[17]

Já com o avançar da doença e em razão de outras comorbidades associadas, os pacientes podem necessitar de apoio de um serviço de atenção domiciliar público ou privado, pois apresentam mais limitações em suas atividades de vida diária. Assim, é imprescindível avaliar a necessidade, por exemplo, do uso de dispositivos de Pressão Positiva na Via Aérea, cuja utilização pode ser orientada por médico do SAD e pela fisioterapia.

O CPAP constitui atualmente o tratamento mais eficaz e de primeira linha para pacientes com SAOS moderada a grave, funcionando por meio de uma pneumatização sustentada das vias aéreas, podendo ser realizada via oral, oronasal e nasal. As taxas de adesão do CPAP variam entre 17% e 85%, sendo maiores em pacientes que receberam precocemente educação em saúde a respeito do uso desse tipo de tratamento.

Há evidências de que o uso de CPAP melhorou a qualidade de vida e os índices de sono nos pacientes com SAOS, bem como demonstrou acarretar redução na pressão arterial, nas taxas de arritmia e na ocorrência de acidente vascular cerebral (AVC). Além disso, o uso de CPAP aumentou a fração de ejeção do ventrículo esquerdo em pacientes com insuficiência cardíaca concomitante e reduziu os índices de eventos cardiovasculares fatais e não fatais. Além do CPAP, existem dispositivos que operam por meio de pressão positiva em dois níveis (BIPAP), sendo indicados nos pacientes que necessitam de altos níveis de pressão nas vias aéreas, ou que têm hipoventilação durante o sono e dificuldades de expiração contra uma pressão fixa. Existem também os aparelhos de titulação automática, sendo mais bem indicados nos pacientes com comorbidades significativas.[17]

Abordagem familiar/cuidador

Os pacientes com AOS moderada a grave, portadores de comorbidades, podem necessitar de auxílio em suas atividades de vida diária, com o apoio de cuidadores e familiares.

Deve-se utilizar recursos de educação permanente ao paciente e aos familiares com o objetivo de facilitar e de melhorar o entendimento da doença, de sua evolução clínica, de seu tratamento, bem como da linha de cuidado à saúde e do papel de cada profissional de saúde atuante no acompanhamento da SAOS.[17]

Além de reforçar a lateralização da posição de dormir e a necessidade de perda de peso, há alguns cuidados na utilização do CPAP que devem ser explanados se valendo da técnica de "ensine-me de volta (*teach back*)" para se ter certeza de que foi compreendido. Entre esses cuidados podemos citar:

- As primeiras utilizações podem ser incômodas, relacionadas, também, à técnica incorreta. O uso contínuo, podendo ser com aumento de tempo gradativo em cada noite sucessiva, e a busca do aperfeiçoamento na técnica tornam a utilização natural, adicionada à sensação diurna de bem-estar que irá proporcionar.
- O dispositivo deve se ajustar firmemente ao nariz e às bochechas. A máscara deve ter boa correspondência com o formato do rosto da pessoa, evitando o vazamento de ar e pressões excessivas em saliências ósseas. Considerar alternar entre o modelo nasal e a máscara oronasal para maior conforto.
- Dispositivos acessórios que podem facilitar a adesão: (a) para a oclusão bucal, no intuito de diminuir vazamento; (b) para a protrusão da língua, pode aumentar o conforto do acoplamento.
- Caso o nariz fique seco e entupido, deve-se usar uma solução salina nasal antes de dormir. A adição de um *spray* nasal com esteroides pode ajudar a reduzir a congestão nasal.
- A almofada da máscara CPAP deve ser lavada diariamente com água morna e sabão neutro e secada em local arejado, sem exposição à luz solar.

Abordagem psicológica/espiritual

A apneia obstrutiva do sono pode promover diversos distúrbios na saúde mental do paciente, desde ansiedade até depressão, principalmente em fases avançadas, nas quais o paciente apresenta limitações de suas atividades de vida diária. Assim, faz-se necessária a abordagem psicológica e espiritual com:

- Avaliação integral da saúde mental do paciente e de todos os componentes do domicílio com o objetivo de identificação precoce e manejo de possíveis distúrbios psiquiátricos existentes.[17]
- Identificação das redes de suporte para saúde mental na comunidade ou em áreas próximas com o objetivo de estabelecer vínculos entre o paciente e tais recursos.[17]
- Entendimento amplo dos valores, das crenças e da espiritualidade do paciente por meio da realização de consulta com método clínico centrado na pessoa.[17]

Abordagem social

Já em relação à abordagem social, é muito importante que a equipe multidisciplinar em atendimento entenda o contexto social da família e, para isso, a utilização de ferramentas como o Ecomapa pode ser um aliado no planejamento de ações quanto ao cuidado do paciente e seus familiares/cuidadores.

Entender as necessidades faz com que a equipe fortaleça e articule redes de apoio tanto na linha de cuidado ao paciente quanto na garantia de recursos materiais para a manutenção do cuidado, como a aquisição do aparelho de CPAP/BIPAP.

A gravidade da pessoa pode lhe dar direito a recursos da seguridade social, como o auxílio-doença, cabendo ao médico-assistente fornecer um relatório pormenorizado do quadro.

Resolução do caso clínico

O Sr. José foi submetido à realização de polissonografia tipo 2, que teve como resultado um índice de apneia-hipopneia igual a 35, corroborando com o quadro clínico e confirmando a hipótese diagnóstica de AOS.

Diante disso, foi proposta uma abordagem multidisciplinar. Com o apoio da equipe de nutrição, o paciente passou a realizar dietoterapia almejando perda ponderal e redução da adiposidade cervical, além de realizar reabilitação motora de membros inferiores com apoio da equipe de fisioterapia e educação física. A fim de avaliar a questão dos engasgos, foi requisitada a avaliação fonoaudiológica, a qual trabalhou para otimizar a tolerância à deglutição de alimentos líquidos e sólidos.

A respeito das comorbidades concomitantes, foram realizados ajustes medicamentosos nos anti-hipertensivos e antidiabéticos, bem como reavaliação do risco cardiovascular do paciente.

Em decorrência do quadro de AOS grave, foi proposto pela equipe médica, em avaliação conjunta à fisioterapia, início do uso de CPAP nasal durante o sono diariamente, sem proposta cirúrgica. Após início do dispositivo, o paciente evoluiu com redução dos roncos e melhora da sonolência diurna, bem como na qualidade das funções executivas e instrumentais diárias.

Foi organizado um plano de apoio e manejo multidisciplinar conjunto ao paciente, tendo como foco a união da família e do cuidador em torno do paciente, com divisão de tarefas e responsabilidades, a fim de otimizar o tratamento em longo prazo, englobando as esferas de dimensão espiritual e social e promovendo uma integração do núcleo familiar envolvido com os recursos da comunidade.

O Sr. José passou a ter um acompanhamento regular pela equipe de atenção domiciliar e teve melhora considerável de seu quadro clínico de AOS e em seu bem-estar físico, mental e psicossocial.

Referências

1. Victor LD. Obstructive sleep apnea. Am Fam Physician. 1999;60:2279-86.
2. Semelka M, Wilson J, Floyd R. Diagnosis and treatment of obstructive sleep apnea in adults. American family physician. 2016;94(5):355-360.
3. Veasey SC, Rosen IM. Obstructive sleep apnea in adults. New England Journal of Medicine. 2019;380(15):1442-1449.
4. Bittencourt LRA, et al. Diagnóstico e tratamento da síndrome da apneia obstrutiva do sono (SAOS): guia prático. São Paulo: Livraria Médica Paulista Editora, 2008.
5. Haddad F, Bittencourt L. Recomendações para o diagnóstico e tratamento da síndrome da apneia obstrutiva do sono no adulto. São Paulo: Estação Brasil, 2013.
6. Berry RB. Fundamentals of Sleep Medicine E-Book. Elsevier Health Sciences, 2011.
7. Chung F, Yegneswaran B, Liao P, et al. STOP questionnaire: a tool to screen patients for obstructive sleep apnea. Anesthesiology. 2008;108(5):821.
8. Duarte RLM, et al. Validação do questionário STOP-BANG para a identificação de apneia obstrutiva do sono em adultos no Brasil. Jornal Brasileiro de Pneumologia. 2017;43:456-463.
9. Grangeiro AFB, et al. Rastreio do risco de Apneia Obstrutiva do Sono em idosos atendidos na Atenção Primária à Saúde. Revista Kairós: Gerontologia. 2020;23(4):123-145.
10. Araújo-Melo MH, et al. Questionários e Escalas úteis na pesquisa da Síndrome da Apneia Obstrutiva do Sono. Revista Hospital Universitário Pedro Ernesto (Título Não-Corrente). 2016;15(1).
11. Johns MW. A new method for measuring daytime sleepiness: The Epworth Sleepiness Scale. Sleep Med. 1991;14:540-45.
12. Bertolazi AN, Fagondes SC, Hof LS, et al. Validação da Escala de Sonolência de Epworth em português para uso no Brasil. J Bras Pneumol. 2009;35(9):877-883.
13. Netzer NC, Stoohs RA, Netzer CM, Clark K, Strohl KP. Using the Berlin Questionnaire to identify patients at risk for the sleep apnea syndrome. Ann Intern Med. 1999 Oct 5;131(7):485-91.
14. Kirsch DB. Obstructive sleep apnea. Continuum: lifelong learning in Neurology. 2020;26(4):908-928.
15. I Consenso em Ronco e Apneia do Sono. Hypnos. 2000;2:1-47.
16. Thorpy M. International classification of sleep disorders. In: Sleep disorders medicine. New York, NY: Springer, 2017. p. 475-84.
17. Gusso G, Lopes JMC. Tratado de Medicina de Família e Comunidade-: Princípios, Formação e Prática. Artes Médicas, 2018.
18. Clebak KT, Demetriou TJ, Carey S. Positional therapy for obstructive sleep apnea. American family physician. 2020;101(1):16-17.
19. Sánchez-Quiroga MÁ, Corral J, Gómez-de-Terreros FJ, Carmona-Bernal C, Asensio-Cruz MI, Cabello M, et al. Primary care physicians can comprehensively manage sleep apnea patients: A non-inferiority randomized controlled trial. Am J Respir Crit Care Med. 2018 abr. 17.
20. Ministério da Saúde (BR). Manual instrutivo do Programa Melhor em Casa. Brasília, DF; 2011 [cit. 1º maio 2017]. Disponível em: http://189.28.128.100/dab/docs/geral/cartilha_melhor_em_casa.pdf.

Doenças neurológicas e neuromusculares

Capítulo 16

Trauma raquimedular

Maruan Omais
Ludimila Falcão Gomes

PONTOS-CHAVE

- A incidência de trauma raquimedular no Brasil é de 6 a 8 mil casos novos por ano, sendo a maioria homens entre 10 e 30 anos de idade.
- A equipe multidisciplinar no cenário de atendimento domiciliar ao paciente com trauma raquimedular tem fundamental importância para oferecer ao paciente os cuidados necessários visando garantir uma boa assistência domiciliar, disponibilizando ações de prevenção e reabilitação.

OBJETIVOS DE APRENDIZAGEM

Ao final do capítulo, o leitor deverá ser capaz de:

- Conhecer a epidemiologia e a definição do trauma raquimedular.
- Reconhecer as causas mais comuns e classificação da lesão medular.
- Realizar as medidas de avaliação funcional e tratar no domicílio o paciente com lesão raquimedular envolvendo suas características físicas, sociais e psicológicas, bem como as do cuidador[1].

Caso clínico

Paciente JP, 26 anos, trauma raquimedular cervical há 10 anos, após mergulho em água rasa. História de trombose venosa profunda (TVP), infecções urinárias de repetição; sem controle de reflexo de evacuação; história de fratura patológica[2] de coluna torácica e deficiência nutricional. Apresentou internações frequentes para desbridamento de lesão por pressão sacral.

Realiza semanalmente acompanhamento com serviço de atenção domiciliar com fisioterapia para reabilitação motora e respiratória, além de acompanhamento com a equipe de enfermagem para curativos das lesões por pressão.

Definição

O trauma raquimedular (TRM) é uma agressão à medula espinhal que pode ocasionar danos neurológicos, como alterações da função motora, sensitiva e autônoma, ocorrendo predominantemente nos homens em idade produtiva (18-35 anos)[3].

Epidemiologia

Em termos de Saúde Pública, constitui também um problema de grande monta, visto que a estrutura demandada de suporte habitualmente não é simples para o diagnóstico, tratamento, manutenção e reabilitação, dentro de um contexto possível. A estimativa gira em torno de 11 mil vítimas anuais, com a relação de 71 novos pacientes para cada 1 milhão de habitantes[3].

No Brasil a incidência de TRM é de 40 casos novos/ano/milhão de habitantes, ou seja, cerca de 6 a 8 mil casos novos por ano, sendo que 80% das vítimas são homens e 60% se encontram entre os 10 a 30 anos de idade. Trata-se de uma patologia de alto impacto socioeconômico no nosso país, pois o custo para a sociedade por paciente permanece alto[4].

Etiologia

A medula espinhal é uma estrutura que compõe a coluna vertebral que é parte integrante do sistema nervoso central (SNC). Diante disso devemos obrigatoriamente pensar e repensar, considerando como trauma raquimedular, as sequelas de patologias da coluna vertebral. Entre elas, síndrome da cauda equina, mielomalacia, fraturas osteoporóticas, fraturas metastáticas e mielites, que cursam com lesões que podem levar a limitação transitória ou definitiva dos pacientes, que necessitarão de suporte provisório ou *ad eternum*[1].

É consensual que a maioria é de origem traumática, relacionada a acidentes automobilísticos e ferimentos por projétil de arma de fogo como segunda causa mais comum[2].

As causas não traumáticas correspondem a cerca de 20% dos casos de lesão medular. Apresentam um vasto leque de patologias, como tumores intra e extramedulares, fraturas patológicas, estenose de canal medular, deformidades da coluna, hérnia de disco e infecciosas (p. ex., mielite transversa, paraparesia espástica) e autoimunes (p. ex., esclerose múltipla)[5].

Diagnóstico

Lesões na medula resultantes de trauma nem sempre são evidentes. A lesão na medula espinhal e na coluna deve ser cogitada nos pacientes com:

- Lesões que envolvem a cabeça.
- Fraturas pélvicas.
- Lesões penetrantes na área da coluna vertebral.
- Lesões sofridas em veículos automotivos.
- Lesões fechadas graves.
- Lesões sofridas por quedas de altura ou mergulho na água.

Em pacientes idosos, também deve-se considerar lesão na coluna vertebral após pequenas quedas. Além de lesão na coluna ou medula espinhal em pacientes com sensório alterado, sensibilidade localizada na espinha, lesões dolorosas por distração ou déficits neurológicos compatíveis.

O diagnóstico das lesões na medula espinhal é feito por exames de imagens e avaliação da função neural, incluindo reflexa, motora e sensorial[6].

Estudos dos nervos

A função motora é testada em todas as extremidades. O teste de sensibilidade deve envolver toque leve (função posterior da coluna), agulhadas (trato espinotalâmico anterior) e propriocepção de posição[6].

Identificação do nível sensorial é melhor feita testando de distal para proximal e pelos testes das raízes torácicas no dorso, a fim de evitar confusão com a capa cervical. O priapismo indica dano na medula espinhal. O tônus retal pode estar diminuído; e os reflexos dos membros inferiores, exuberantes ou diminuídos[6].

Exames de imagem

Normalmente, é possível fazer radiografia de qualquer área possivelmente lesada. A tomografia computadorizada (TC) é obtida para áreas anormais e áreas com risco de lesão baseado nos achados clínicos. No entanto, a TC tem sido cada vez mais usada como imagem primária para trauma medular em virtude de sua melhor precisão diagnóstica e, em muitos centros de trauma, pode ser obtida rapidamente.

A ressonância magnética (RM), que ajuda a identificar o tipo e o local da lesão medular, é o exame de imagem mais preciso da medula espinhal e outros tecidos moles, mas pode não estar disponível no momento.

Se a fratura atravessar o forame transverso de uma vértebra cervical, geralmente indica-se exame vascular (normalmente, angiografia por TC) para descartar possível dissecção da artéria vertebral[7].

Fases e evolução da doença

A avaliação de um paciente com trauma raquimedular deve ser iniciada pelo entendimento do nível de comprometimento da lesão medular e, segundo a ASIA (Associação Americana de Lesão Medular), pode ser realizada por meio da escala de AIS (*Abbreviated Injury Scale*), como segue no Quadro 1.

Conforme essa escala, a lesão medular pode ser classificada em completa ou incompleta, avaliando o comprometimento motor e as sensibilidades profunda e superficial[8].

QUADRO 1 Escala de comprometimento da Associação Americana de Lesão Medular.

A	Sem sensibilidade ou função motora nos segmentos sacrais (S4-S5).
B	Sensibilidade preservada, mas sem função motora nos segmentos sacrais (S4-S5).
C	Sensibilidade e motricidade preservadas abaixo da lesão, mas com força muscular diminuída de 1 a 3.
D	Sensibilidade e motricidade preservadas abaixo da lesão, mas com força muscular maior que 3.
E	Sensibilidade e motricidade normais.

Fonte: Neves et al., 2007[8].

A avaliação da sensibilidade pela escala ASIA-AIS, é feita por duas vias sensoriais: a via espinotalâmica (por meio do teste do alfinete) e a via da coluna dorsal (pelo toque suave).

Há trabalhos que pontuam que, quanto menor a intensidade do toque nos dermátomos no nível da lesão, maior a probabilidade de desenvolver dor neuropática[8].

Obviamente as alterações motoras e sensitivas constituem parte do entendimento do processo no lesado medular, visto que por conta do trauma, lesões ou alterações relacionadas ao aparelho vesical, ao ritmo intestinal, percepções relacionadas ao processo álgico (presença frequente em mais de 60% dos quadros, de característica nociceptiva somática, visceral e neuropática), transtornos psicológicos e alterações, no que tange a sexualidade são frequentes[8].

Considerando-se todo o atendimento realizado inicialmente ao paciente com traumatismo raquimedular, o foco passa a primar pelo controle dos sintomas que se apresentam e a possibilidade da reversão dos danos neurológicos.

A partir de então, a prevenção de complicações decorrentes das lesões definitivas, a busca pela independência, o retorno às atividades laborais e sociais, fazem com que haja um ganho na qualidade de vida desses pacientes.

A Medida de Independência Funcional (MIF) é um instrumento que tem como objetivo a mensuração do nível de independência funcional dos indivíduos. Serve para avaliar o impacto do TRM sobre as atividades de vida diária e vem ganhando espaço na preferência das equipes de reabilitação, pois demonstra por meio de uma população específica a magnitude e o potencial incapacitante das lesões[9].

Sua natureza é multidimensional, podendo ser utilizada para trazer resultados quanto ao tratamento e como forma de planejamento terapêutico. É amplamente utilizada e aceita como medida de avaliação funcional internacionalmente.

Os escores da MIF estão dispostos no Quadro 2.

QUADRO 2 Escores da Medida de Independência Funcional para mensuração do nível de independência funcional dos indivíduos

Independente – não requer assistência de outra pessoa
7 – Completa independência: a atividade é tipicamente realizada de forma segura, sem modificação, sem órtese ou apoio assistencial e em tempo razoável.
6 – Independência modificada: a atividade requer mais do que um tempo razoável e/ou não é realizada de forma segura.
5 – Supervisão ou estrutura: não requer assistência física, porém necessita de estímulo, persuasão ou estrutura.
4 – Assistência com mínimo de contato: o indivíduo não requer mais que contato físico e emprega nessa atividade 75% ou mais de esforço necessário.
3 – Assistência moderada: o indivíduo requer mais contato físico e emprega nessa atividade 50-75% ou mais de esforço necessário.
2 – Assistência máxima: o indivíduo emprega 25-50% de esforço necessário.
1 – Assistência total: o indivíduo emprega nessa atividade de 0-25% do esforço necessário.

Fonte: elaborado pelos autores.

No âmbito específico da reabilitação, é comum a permanência de limitações residuais não incapacitantes e, portanto, é importante que a avaliação da participação do indivíduo não meça a lesão apresentada (seja tamanho, extensão ou gravidade), mas sim o impacto na efetiva realização das atividades funcionais.

A MIF é usada para a avaliação de pacientes com lesão medular e pode ser comparada com o prognóstico funcional dado pelo nível de lesão possibilitando a correlação entre os valores da MIF e o grau de incapacidade definido pelo nível da lesão.

O paciente com trauma raquimedular, que cursa com lesão medular, evolui com alterações importantes em seus hábitos de vida, com alteração de sua autonomia, quando não de sua perda, parcial ou total, além da associação de alterações decorrentes do contexto financeiro, social, emocional, espiritual do paciente, seus familiares e cuidadores.

A seguir serão discutidos os aspectos físicos relacionados ao caso clínico anteriormente descrito e suas particularidades, visto que são complicações frequentes da evolução de um paciente portador de trauma raquimedular[9].

A trombose venosa é a formação aguda de trombos no sistema venoso superficial ou profundo, provocando oclusão total ou parcial da veia. Os trombos formam-se espontaneamente ou como resultado de lesão parietal traumática ou inflamatória.

Cerca de 50% dos pacientes na fase aguda desenvolvem TVP assintomática, 15% apresentam manifestações clínicas e 4% evoluem para embolia pulmonar, muitas vezes fatal. A prevenção deve ser feita com uso precoce de anticoagulantes, movimentação passiva dos membros inferiores e uso de meias elásticas compressivas[5,10].

As repercussões urológicas causadas pela lesão na medula espinhal constituem uma das maiores preocupações para a equipe de reabilitação, pois o mau funcionamento vesical pode, quando assistido inadequadamente, acarretar complicações, que vão desde a infecção urinária, cálculos vesicais até fístulas penoescrotais, refluxo vesicoureteral, hidronefrose e em casos extremos, perda da função renal[6,11].

Infecções do trato urinário são extremamente frequentes nos lesados medulares sendo a principal doença infecciosa que os acomete tanto na fase aguda quanto na fase crônica. A principal causa relaciona-se com a retenção e esvaziamento incompleto da bexiga[5].

Os pacientes que realizam cateterismo vesical intermitente são todos virtualmente colonizados em seu trato urinário, devendo-se tomar cuidado para o diagnóstico correto de infecção nesses pacientes[7].

Assim, torna-se mandatória a avaliação periódica do trato urinário do paciente lesado medular durante toda a sua vida (semestral ou anualmente) por meio de exames laboratoriais e de imagem, bem como acompanhamento com médico urologista que dará diretrizes para melhor forma de esvaziamento vesical e procedimentos quando necessário.

A função intestinal também estará afetada nos pacientes com lesão medular. A motilidade do cólon é basicamente autônoma. Após a fase inicial de íleo neurogênico, que pode ocorrer na fase aguda, o tubo digestivo volta a apresentar movimentos peristálticos, ficando comprometido somente o funcionamento esfincteriano[5,8].

Nas lesões acima do cone medular, este reflexo está preservado e às vezes hiperativo, sendo a perda do controle do esfíncter anal externo que, neste caso, normalmente se mantém hipertônico e contraído, e ocasiona o impedimento da eliminação normal das fezes, predominando a obstipação.

Nos pacientes com lesão no cone ou na cauda equina, este reflexo está abolido ou diminuído, predominando a contração do esfíncter interno e consequentemente a obstipação. Como o esfíncter externo está flácido e a musculatura do esfíncter interno não é muito forte, com o acúmulo de fezes na ampola retal pode haver perda involuntária de fezes aos esforços.

Compete à equipe multiprofissional orientar o paciente com lesão medular a ingerir dieta não obstipante (rica em fibras), realizar manobras como massagens abdominais, seguir as medidas laxativas prescritas, orientar, prescrever ou realizar, se for o caso, o toque retal conjuntamente, com o objetivo de atingir uma rotina de esvaziamento que não prejudique seu cotidiano ou acarrete na formação de fecaloma[12].

Um acentuado declínio na densidade mineral óssea já pode ser detectado radiologicamente nos membros inferiores dos pacientes desde a sexta semana após a lesão medular, sendo descrita progressão até 1 a 2 anos após a lesão. Tal fato torna-se relevante na medida em que resulta numa fragilidade óssea e, portanto, com maior risco de fraturas nessa população[5].

Deve-se orientar o paciente quanto ao risco de fratura, ensinar técnicas corretas de transferências e demais atividades de vida diária e, diante suspeita de lesão óssea (hiperemia, encurtamento de membros, dor), procurar o serviço de pronto atendimento para diagnóstico e tratamento corretos.

O menor gasto calórico leva a alterações nutricionais, como mobilização excessiva de cálcio, balanço negativo de nitrogênio com proteólise acentuada da massa muscular e ossificação heterotópica. Inúmeros fatores como a deficiente absorção de nutrientes, dificuldades para a deglutição, ansiedade, depressão e ação de drogas podem contribuir para agravar ainda mais o balanço nutricional desses pacientes[5].

É muito comum o paciente lesado medular apresentar lesão por pressão, principalmente na região sacral e/ou grande trocânter. Costuma-se desenvolver nas regiões de proeminência óssea, que estão constantemente expostas a pressão não aliviada.

Os fatores que contribuem para o surgimento das lesões por pressão são: perda sensorial, imobilidade, perda da função protetora da pele, umidade e/ou calor excessivo, incontinência fecal e urinária[5].

A ausência de sensibilidade requer cuidados especiais, boa nutrição, higiene rigorosa, hidratação cutânea e uso apropriado de órteses. Na vigência de uma lesão por pressão, são necessários curativos diários, liberação de pressão na área acometida, debridamento periódico dos tecidos necrosados, uso de cremes, antibióticos e cirurgias plásticas[13].

Abordagem multidisciplinar da equipe de atenção domiciliar

Abordagem física

Durante o processo de reabilitação, uma ação conjunta de profissionais é indispensável; logo, a equipe deve ser formada por médico, fisioterapeuta, psicólogo e enfermeiro, trabalhando juntos com o objetivo de garantir a readaptação integral do indivíduo portador de lesão medular.

A realização da consulta de enfermagem nesse processo é um importante instrumento para a reabilitação do paciente. O enfermeiro deve promover o estímulo à realização de pequenas tarefas do dia a dia e o autocuidado, com o objetivo de aumentar a autonomia e estimular o paciente a superar as limitações da sua condição. Deve também orientar o paciente e a família quanto a realização de tarefas que auxiliam na recuperação, além de proporcionar ações de ensino-aprendizagem para o cuidado, requerendo de ambos compromisso e paciência[14].

Com a sistematização da assistência da equipe multidisciplinar tem-se a garantia[9] e a eficácia das intervenções implementadas durante o processo, favorecendo a recuperação e evitando[10] potenciais complicações, além de assegurar a reinserção do lesado medular na sociedade.

O trauma raquimedular envolve uma série de complicações. A pessoa com lesão medular apresenta múltiplas incapacidades e, com isso, requer cuidados complexos pertinentes a tantas alterações. O prognóstico funcional vai depender de uma série de fatores que incluem o nível da lesão, o grau de comprometimento, o tempo decorrido desde a injúria medular, fatores pessoais, como idade, peso, história de vida pregressa e características de humor. Além de fatores socioeconômicos, como o acesso aos serviços especializados de saúde, acessibilidade domiciliar e rede de apoio social.

Na avaliação inicial, a equipe multidisciplinar deve considerar todas as alterações sistêmicas inerentes a esse tipo de lesão e suas correlações funcionais. A prevenção de lesão por pressão, das deformidades do sistema musculoesquelético e das complicações dos sistemas urinário, digestivo, circulatório e respiratório, além de dificuldades no âmbito psicológico e manejo da dor, devem ser prioridades da equipe na construção do projeto terapêutico do paciente[15].

Para definição do programa de reabilitação é de grande importância para o terapeuta ocupacional o conhecimento da classificação do paciente no quadro acima citado. É fundamental que o profissional investigue os níveis motores e sensitivos preservados, visando melhor entendimento sobre o quadro.

A intervenção fisioterapêutica neurofuncional deve transcender a manutenção de amplitudes articulares e o fortalecimento muscular acima do nível da lesão. O fisioterapeuta deve ter como objetivo utilizar o potencial plástico demonstrado por meio da escala ASIA na zona de preservação parcial de cada paciente para otimizar a função e promover sua independência. Sendo assim, deve ser garantida a assistência da equipe multidisciplinar domiciliar a todos os indivíduos com lesão medular, em especial durante o primeiro ano após a lesão.

Abordagem do cuidador

Tomando como referência o papel da família, na continuidade do cuidado do paciente com lesão medular, no domicílio, é relevante a necessidade de treinamento por meio do planejamento de atividades. E, juntamente com a equipe de saúde, oferecer ao paciente os cuidados necessários visando garantir uma boa assistência domiciliar, promovendo ações de prevenção e reabilitação.

O processo de adaptação à nova condição ocorre de maneira lenta e a família possui papel fundamental como coparticipante diante das necessidades do paciente, atuando com amparo psicológico, oferecendo apoio, paciência e atenção ao ente querido, contribuindo com a equipe de enfermagem e identificando situações nas quais o paciente precise de mais assistência.

O conjunto de ações dos familiares junto a equipe de enfermagem promove uma reabilitação integral e individualizada, a criação de um vínculo com o paciente e a família, o fortalecimento dos laços que irão contribuir no processo de cuidar, e principalmente a integralidade do cuidado durante a reabilitação.

Orientações aos pacientes e cuidadores sobre a forma correta de desempenhar os cuidados básicos durante o programa de reabilitação precisam ser realizados. Ao cuidador cabe o conhecimento das características da lesão medular iniciando pelo curso da patologia e passando por alterações sistêmicas, motoras e sensoriais.

O cuidador deve ser informado e treinado na realização das técnicas de facilitação nas atividades de vida diárias: mudanças posturais, vestuário, higienização, autocuidado, transferências, alimentação, condução da cadeira de rodas etc.

A utilização dos pontos-chave de controle, de lençóis, alças, tábuas e cintas de transferências e de suportes disponíveis na própria cama, podem ser encorajados, desde que sob supervisão do terapeuta.

Quando a condição do indivíduo permitir, deve-se iniciar o programa de reabilitação baseado na Abordagem Orientada a Tarefa. O treino básico de habilidades em cadeiras de rodas, a independência no leito, as transferências, o vestuário, a alimentação e os autocuidados são as principais metas funcionais que precisam ser trabalhadas com a pessoa com lesão medular[5].

A remoção de barreiras como degraus, terrenos irregulares, portas estreitas e grandes aclives ou declives, precisa ser providenciada para que o cadeirante tenha acesso irrestrito a todos os ambientes da casa. As alturas dos elementos do banheiro e da cozinha e a disposição dos móveis e eletrodomésticos também podem ser modificadas, pensando em favorecer o alcance e a usabilidade. Barras de apoio podem ser disponibilizadas, tanto para facilitar as transferências, quanto para garantir a segurança durante o banho e na fase de treino de marcha domiciliar.

Abordagem social

Faz-se necessário investir no empoderamento de sujeitos sociais, potencializando a reordenação das relações de poder, tornando-as mais democráticas e inclusivas. O estímulo à estruturação de redes de solidariedade em defesa da vida, articulando a participação local da sociedade civil organizada (ONG, movimentos sociais, grupos de voluntários, associações e igrejas), potencializa a ação da coletividade na busca e consolidação da cidadania.

No âmbito de atuação local, a equipe de atenção primária deve identificar parcerias na comunidade que viabilizem e potencializem a assistência prestada no domicílio ao paciente com lesão medular.

A legislação brasileira tenta acompanhar os avanços no mundo em relação aos direitos dos portadores de deficiência e, nesse sentido, vem apresentando importantes conquistas ao longo dos últimos anos. O direito ao trabalho está assegurado no Estatuto da Pessoa com Deficiência (Lei n. 13.146/2015). Conforme o Art. 34: "A pessoa com deficiência tem direito ao trabalho de sua livre escolha e aceitação, em ambiente acessível e inclusivo, em igualdade de oportunidades com as demais pessoas". O estatuto assegura também à pessoa com deficiência o direito ao processo de habilitação e de reabilitação.

O direito à aposentadoria por invalidez está reservado àqueles que não conseguem desenvolver atividade laboral após a lesão, sendo considerados pela perícia médica da Previdência Social incapacitados para exercer suas atividades ou outro tipo de serviço que lhes garanta seu sustento. A aposentadoria deixa de ser paga quando o segurado recupera a capacidade e volta ao trabalho[16].

Aos indivíduos não vinculados à Previdência Social que comprovem renda mensal do grupo familiar *per capita* inferior a ¼ do salário mínimo e que sejam considerados pela perícia médica do Instituto Nacional do Seguro Social (INSS) incapacitados para o trabalho está reservado o direito ao Benefício de Prestação Continuada da Assistência Social, benefício pago pelo Governo Federal e operacionalizado pelo INSS. O benefício também deixa de ser pago quando houver superação das condições que deram origem à sua concessão[17].

Abordagem espiritual e psicológica

A lesão medular leva à experiência de se ver subitamente inserido numa realidade de vida totalmente desconhecida, mobilizando múltiplas reações psicológicas e emocionais, que variam conforme cada indivíduo. Alterações do humor são frequentes e estão relacionadas geralmente à ansiedade e depressão.

A reabilitação não é um processo que visa somente a recuperação motora, mas que favorece a adaptação às limitações impostas, promovendo ao paciente um pouco mais de autonomia e autoestima.

O indivíduo acometido por tal lesão sofre grandes e intensas modificações psicomotoras e psicológicas durante todo o processo de aceitação da sua condição atual, o que indiscutivelmente constitui um grande desafio à equipe multidisciplinar, por isso faz-se necessária uma análise mais focada na prestação da assistência em todas as três áreas mencionadas: atendimento pré-hospitalar, hospitalização e reabilitação.

O trabalho do psicólogo na reabilitação, centraliza-se na Psicoterapia Breve Focal, visando a reestruturação da autoimagem e autoestima, diante da deficiência física, seja congênita ou adquirida, abordando as perdas, mas ressaltando principalmente suas potencialidades residuais[5].

O paciente portador de lesão medular passa pelas seguintes fases comportamentais: choque, negação, reconhecimento e adaptação.

- Fase de choque: o paciente fica confuso e não tem noção da magnitude do fato ocorrido. Suas funções psíquicas ficam "congeladas", o paciente interrompe o vínculo com o mundo externo como forma de preservar-se. Nessa fase inicial a família tem o papel fundamental de atuar pelo paciente, pois muitas vezes ele não tem condições físicas nem emocionais de agir perante a magnitude do problema.

- Fase de negação: o paciente começa a fazer contato com a realidade, mas de forma distorcida devido à fragilidade emocional. Há também a negação da família, pois é muito traumático e angustiante ver um membro que era ativo e produtivo "paralisado", então muitas vezes psiquicamente negamos o fato pela agressão de ter que olhar para essa nova realidade.
- Fase de reconhecimento: nessa fase o paciente visualiza a deficiência como definitiva, gerando intensos sentimentos de desamparo e ansiedade, podendo levar a um quadro de depressão e ideias suicidas. A família juntamente com os profissionais da saúde devem ser seu porto seguro.
- Fase de adaptação: o paciente sente-se recompensado, põe seus esforços utilizando ao máximo sua capacidade, visualizando o processo de reabilitação como facilitador para sua reintegração biopsicossocial.

É importante que os profissionais da área da saúde que lidam com essa população tenham conhecimentos sobre o diagnóstico, para não transmitir informações irreais para o paciente e a família, e que sejam sempre éticos para não pôr em risco todo o processo de reabilitação. Ressalta-se que as fases podem não ocorrer nessa sequência, pois cada paciente vai vivenciá-las de acordo com sua história e características de sua personalidade[5].

Referências

1. Delfino HL. Trauma raquimedular. Medicina. 1999;32(4):388-400.
2. Omais and cols.
3. Masini M. Estimativa da incidência e prevalência de lesão medular no Brasil. J Bras Neurocirurg. 2001;12(2):97-100.
4. Greve JD. Traumatismos raquimedulares nos acidentes de trânsito e uso de equipamentos de segurança. Diag & tratamento. 1997;2(3):10-13
5. Brasil. Ministério da Saúde. Secretaria de Atenção à Saúde. Departamento de Ações Estratégicas. Diretrizes de Atenção à Pessoa com Lesão Medular. Brasília: Ministério da Saúde; 2015.
6. Patel NB. Phisiology of pain. In: Kopf A, Patel NB. Guide to pain management in low-resource settings. Amsterdam: International Association For The Study Of Pain; 2010.
7. Levitan Y, Zeilig G, Bondi M, Ringler E, Defrin R. Predicting the risk for central pain using sensory components of the international standards for neurological classification of spinal cord injury. J Neurotrauma. 2015;32(21):1684-92.
8. Neves MAO, Mello MP, Antonioli RS, Freitas MRG. Escalas clínicas e funcionais no gerenciamento de indivíduos com lesões traumáticas da medula espinhal. Revista Neurociência. 2007;15(3).
9. Riberto M, Myazaki M, Filho DJ, Sakamoto HR. Reprodutibilidade da Versão Brasileira da Medida de Independência Funcional. Acta Fisiatrica. 2001;8.
10. Piccinato CE. Trombose venosa pós-operatória. Medicina. 2008;41(4):477-86.
11. Frankel HL, Coll JR, Charlifue SW, Whiteneck GG, Gardner BP, Jamous MA, et. al. Long-term survival in spinal cord injury: a fifty year investigation. Spinal Cord. 1998;36(4):266-74.
12. Furlan MLS. Identificação das práticas de autocuidado referentes ao funcionamento intestinal em um grupo de pacientes com trauma raquimedular. [Dissertação]. Ribeirão Preto: Universidade de São Paulo; 2001.
13. Nogueira PC, Caliri MHL, Santos C. Fatores de risco e medidas preventivas para úlcera por pressão no lesado medular. Medicina. 2002;35.
14. Barreto et al. Com. Ciências Saúde. 2013;24(4):321-30.
15. Faro ACM. Assistência de enfermagem ao paciente com traumatismo raquimedular. In: Ventura MF, Faro ACM, Onoe EKN, Utimura M. Enfermagem ortopédica. São Paulo: Ícone; 1996.
16. Brasil. Lei n. 13.146, de 6 de julho de 2015. Institui a Lei Brasileira de Inclusão da Pessoa com Deficiência (Estatuto da Pessoa com Deficiência). Brasília: Diário Oficial da União; 2015.
17. Brasil. Ministério da Previdência Social (MPS). Reabilitação profissional. Aposentadoria por invalidez [s.d.].

Doenças endocrinológicas

Capítulo 17

Obesidade mórbida

Mauro Kleber de Sousa e Silva
Izaura Eusébio Coelho
Walter Franca Sauer
Ana Alice Alves Gama
Marina Magalhães de Sousa e Silva

PONTOS-CHAVE

- A obesidade caracteriza-se como uma doença multifatorial, crônica, estigmatizada, considerada um dos principais problemas de saúde pública, pelo aumento progressivo de sua prevalência mundial nos últimos anos.[1]
- O seu tratamento deve ser sempre individualizado.
- A atenção domiciliar pode ser uma alternativa de tratamento, para casos selecionados, especialmente obesos mórbidos restritos ao leito e ao lar.
- A abordagem de fatores emocionais e ambientais é parte essencial do tratamento.
- A abordagem multidisciplinar é desejável e benéfica.

OBJETIVOS DE APRENDIZAGEM

Ao final do capítulo, o leitor deverá ser capaz de:

- Entender a etiologia e a epidemiologia e saber diagnosticar a obesidade, no âmbito domiciliar.
- Reconhecer comorbidades associadas à obesidade.
- Compreender o papel da atenção domiciliar como facilitador no tratamento da obesidade.
- Identificar as principais indicações de encaminhamento de pacientes com obesidade para serviços de atenção domiciliar.

Caso clínico

Em setembro de 2020, iniciamos o acompanhamento da paciente M.F.S.G., de 57 anos, obesa mórbida (altura 1,58 m, peso 156 kg, IMC 62,5 km^2), acamada, portadora de hipotireoidismo, depressão leve, importante refluxo gastroesofágico, insuficiência respiratória grave, devida a apneia obstrutiva, apneia do sono, linfedema de membros inferiores, dermatite de estase e erisipelas de repetição.

Havia indicação cirúrgica para o tratamento da obesidade, no entanto, devido à insuficiência respiratória, provocada pela obesidade e apneia obstrutiva do sono, com saturação de oxi-hemoglobina igual ou inferior a 85%, quando não se encontrava em uso de oxigênio, e às erisipelas recorrentes, optou-se pelo acompanhamento domiciliar, até que houvesse melhores condições cirúrgicas.

Seu tratamento medicamentoso consistiu no uso de liraglutida (agonista ILP1), para controle do apetite e redução da resistência insulínica, por via subcutânea, na dose de 3 mg/dia; levotiroxina 50 mcg, para tratar hipotireoidismo concomitante; uso intermitente de oxigênio, por cateter nasal, uso de CPAP (pressão positiva contínua nas vias aéreas) noturno, devido à apneia obstrutiva do sono, drenagem linfática de membros inferiores e uso de benzilpenicilina 1.200.000 UI, intramuscular, a cada 15 dias, para controlar a recorrência de erisipelas.

Foram realizadas visitas periódicas de médico, enfermeiro, nutricionista, fisioterapia, com apoio de psicanalista e psiquiatra. Um ano depois, evoluiu bem, com perda de 30 kg, e já consegue caminhar com apoio. Dorme a noite toda, tem seus exames laboratoriais controlados, usa oxigênio apenas para dormir, com CPAP, e mantém o uso de liraglutida, em dose de 3 mg/dia, sem efeitos colaterais importantes.

Durante todo o período, foi capaz de manter sua atividade profissional, como contadora, e ter sua qualidade de vida melhorada. O próximo passo do plano terapêutico foi a discussão com a equipe cirúrgica, quanto à liberação para gastroplastia redutora.

Introdução

A obesidade é cada vez mais comum em nossa prática diária, seja em pacientes hospitalizados, em consultórios ou atendimento domiciliar. Trata-se de síndrome clínica de causa multifatorial, envolvendo fatores genéticos, metabólicos, bioquímicos, culturais e psicossociais.[2]

As propostas terapêuticas convencionais utilizadas, como planos alimentares restritivos, programas de atividade física, tratamento medicamentoso e cirúrgico, geram, na maioria das vezes, resultados insatisfatórios em médio e longo prazo,[3,4] sendo que apenas um pequeno número de pacientes mantém o peso em níveis satisfatórios num período de 3 a 5 anos, após a interrupção do tratamento.[4,5] Em um relato, menos de 10% conseguiram manter peso em níveis satisfatórios num período superior a 5 anos.[6]

Dada a sua complexidade, para cuidados de qualidade, o atendimento ao obeso exige atenção integral, oriunda de conhecimentos combinados, produto de diversas experiências próprias de equipe multidisciplinar qualificada.[5]

Definição

A obesidade pode ser definida como um acúmulo excessivo de tecido adiposo, na maioria das vezes coincidente com o aumento do peso corporal, embora em algumas situações, como no atleta e em pacientes portadores de grandes edemas e ascites, um aumento de peso não indique necessariamente a presença de obesidade. Por isso, é importante saber identificar e diferenciar indivíduos com excesso de massa gordurosa, dos indivíduos com excesso de massa muscular ou outro tipo de massa magra, pois todos esses marcarão peso e índice de massa corpórea (IMC) maior do que o recomendável pela Organização Mundial da Saúde (OMS).[6]

Epidemiologia

A OMS aponta a obesidade como um dos maiores problemas de saúde pública no mundo, cuja incidência mundial praticamente triplicou desde 1975.

Em 2016, mais de 1,9 bilhão de adultos maiores de 18 anos apresentava sobrepeso, dos quais 650 milhões eram obesos. Calcula-se que 39 milhões de crianças abaixo dos 5 anos de idade, em 2020, e 340 milhões de crianças e adolescentes entre 5 e 19 anos em 2016, estavam obesas em 2020. A projeção é que, em 2025, cerca de 2,3 bilhões de adultos estejam com sobrepeso.[7]

É sabido que um número maior de casos de obesidade pode colaborar para o aumento da prevalência de diabetes e hipertensão. O número mundial de diabéticos passou de 108 milhões em 1980 para 422 milhões em 2014. Entre os anos 2000 e 2016, houve um incremento de 5% nas mortes prematuras causadas por diabetes, sendo que em 2019 o diabetes era a nona principal causa mundial de mortalidade, com estimativa de 1,5 milhão de mortes diretamente causadas todos os anos. Da mesma maneira, o número de hipertensos passou de 594 milhões, em 1975, para 1,13 bilhão em 2015.[8,9]

No Brasil, dados preliminares do Vigitel 2020 mostram que, nas 27 cidades pesquisadas, a frequência de adultos obesos foi de 21,5%, semelhante entre as mulheres (22,6%) e os homens (20,3%). A frequência de obesidade aumentou com a idade até os 64 anos para homens e até os 54 anos para mulheres. Entre as mulheres, a frequência de obesidade diminuiu intensamente com o aumento da escolaridade.[10]

Etiologia

Nas últimas décadas, inúmeras mudanças socioeconômicas e epidemiológicas convergiram na redução considerável nos índices de desnutrição e no aumento expressivo nos casos de obesidade.[10] Essa mudança, definida como transição nutricional, é resultante, principalmente, do acesso mais facilitado a alimentos com alto teor energético, embora pobres nutricionalmente, com baixa quantidade de fibras e micronutrientes e principalmente elevados teores de açúcares e gorduras.[9] A redução do hábito de se preparar as refeições no domicílio, em parte devido à inclusão da mulher no mercado de trabalho, forçou a população a optar por lanches e refeições rápidas, mais volumosas, nutricionalmente mais pobres, compostas por alimentos ultraprocessados (industrializados e rápidos), refinados e de custo mais acessível.[7] Também o hábito de realizar múltiplas pequenas refeições ao longo do dia pode causar a adição de calorias extras a uma dieta já excessivamente calórica. Tudo exacerbado pelo sedentarismo, que contribui para aumentar o superávit calórico e para o ganho ponderal.

Fatores genéticos, psicológicos e hormonais também podem estar envolvidos no aumento de casos de obesidade, porém em menor proporção, quando comparados aos fatores alimentares e sedentarismo. Várias das consequências metabólicas da obesidade têm relação com a resistência à insulina, definida como uma resposta diminuída às ações biológicas da insulina: incapacidade em exercer suas ações no metabolismo dos carboidratos e lipídios e sua ação anabólica e anticatabólica.[11-13]

Diagnóstico

O diagnóstico da obesidade, no domicílio, segue os princípios de qualquer atendimento médico, no qual é essencial uma anamnese minuciosa, procurando identificar padrões de ganho de peso, hábitos de vida e alimentares, tratamentos anteriores, uso de medicamentos, história familiar e social do indivíduo.

O grau de detalhamento obtido nessas informações será de grande valia para o planejamento do tratamento. Dificilmente, em um primeiro contato, o médico sozinho reunirá todas essas informações. Consultas ou visitas posteriores, para avaliar especificamente hábitos alimentares e pesquisar melhor o estilo de vida, são úteis para melhorar a qualidade dos dados coletados.[14,15]

O exame físico deve focar no peso, altura, composição corporal, sem, no entanto, perder de vista a procura de repercussões físicas da obesidade.

Sabe-se que uma única visita domiciliar que enfoque aspectos médicos, nutricionais, comportamentais, sociais e outros, envolvidos na patogênese da obesidade, teria longa duração e seria praticamente inexequível, resultando em uma visita cansativa e desagradável, tanto para a equipe quanto para o paciente, deixando de ser produtiva. A maior parte do tempo da visita inicial é despendida na tentativa de caracterizar as consequências clínicas da obesidade e na oportunidade de esclarecer ao paciente os riscos presentes e as consequências de um não tratamento da obesidade.

É nela que, provavelmente, começa a ser criada a relação de confiança profissional-paciente. O profissional deve estar disposto e ter tempo para ouvir as queixas, as dúvidas, as expectativas, reparar nos pequenos detalhes de cada conversa, para que possa conhecer os seus anseios, angústias e limitações. Todas as informações recolhidas nessa primeira consulta deverão ser repassadas e discutidas com toda a equipe, formando um amplo painel que permitirá a elaboração de um plano terapêutico conjunto, coerente e eficiente.

Quanto às principais ferramentas clínicas para diagnosticar a obesidade em indivíduos maiores de 18 anos, sabe-se que o IMC (Quadro 1) e o perímetro da cintura abdominal, medido na cicatriz umbilical em centímetros (Quadro 2), são os mais utilizados na atualidade. Em crianças, o sobrepeso é definido a partir do índice peso/altura, padrão NCHS/OMS, sendo que o IMC só deve ser usado se for corrigido para a idade.[16]

QUADRO 1 Relação entre o índice de massa corpórea e o risco de comorbidades associados à obesidade

	IMC	Risco de comorbidades
Baixo peso	< 18,5	Baixo
Intervalo normal	18,5 a 24,9	Habitual
Excesso de peso	> 25	
Obeso I	25 a 29,9	Moderado
Obeso II	30 a 34,9	Aumentado
Obeso III	> 40	Muito grande

Fonte: Lew EA, Garfinkel L, 1979.[17]

QUADRO 2 Risco de desenvolvimento de complicações metabólicas associadas à obesidade/aumento do perímetro abdominal

Sexo	Aumentado	Significativamente aumentado	Muito aumentado
Homens	≥ 88 cm	≥ 94 cm	≥ 102 cm
Mulheres	≥ 80 cm	≥ 88 cm	≥ 94 cm

Fonte: OMS.[18]

Outros métodos de medida da composição corporal também podem ser empregados se disponíveis, como a bioimpedância elétrica, densitometria corporal total por absorciometria de duplo fóton (DEXA), que têm a função de quantificar a gordura corporal. Podem ser utilizadas ainda, com resultados variáveis, a ultrassonografia abdominal e a tomografia computadorizada.[19]

A classificação da obesidade pode ser útil quando se pretendem avaliar os riscos. Existem diversas maneiras de classificá-la, sendo as mais comuns: 1) segundo o grau de obesidade; 2) o padrão de distribuição de gordura; 3) a idade de início; 4) fatores etiológicos; 5) as implicações prognósticas de diferentes grupos de IMC. Esta última é a mais comumente utilizada e a mais útil para a programação da abordagem terapêutica.

Fases e evolução da doença

O acúmulo de tecido adiposo tem consequências importantes para o funcionamento do organismo. A presença de obesidade está diretamente associada ao aumento de comorbidades e complicações clínicas que podem acarretar piora na qualidade de vida ou até mesmo morte prematura.

Algumas consequências são fáceis de serem entendidas, pois se devem apenas às ações mecânicas da deposição de gordura. Esse é o caso dos excessos de carga sobre as articulações – que causam osteoartroses, dores lombares, deformidades da coluna vertebral – ou excesso de deposição de gordura nos tecidos moles do pescoço e do palato, que podem levar a distúrbios obstrutivos, como a apneia obstrutiva do sono.

A obesidade, se não acompanhada e tratada, pode evoluir de um grau I até grau III, ou seja, obesidade mórbida, podendo levar a repouso prolongado, com sérios agravos à saúde do indivíduo, na chamada **síndrome do** imobilismo ou do desuso. Indivíduos que se encontram restritos ao leito, com síndrome do imobilismo, podem apresentar redução de movimentos articulares, resultando principalmente em sequelas neurofuncionais e musculoesqueléticas, levando a limitações funcionais que prejudicam o movimento no leito e dificultando as atividades da vida diária, o que agrava mais ainda o quadro clínico.[20]

Obesos acamados podem ser acometidos por dermatite inflamatória causada pela obstrução mecânica à eliminação do suor pelas glândulas sudoríparas, geralmente no tronco, pescoço, axilas e dobras de pele. Há miliária profunda, se a obstrução se der na região interna da epiderme, frequentemente acompanhada por infecção bacteriana secundária (periporite ou abscesso sudoríparos), com surgimento de lesões por pressão, notadamente na região sacral, o que leva à necessidade de curativos periódicos.

Os distúrbios respiratórios são frequentes no obeso. Além da apneia obstrutiva do sono, há aumento na demanda e no esforço respiratório em decorrência do aumento da massa torácica, aliada a uma menor eficiência muscular, à diminuição da reserva funcional respiratória, à ocorrência de microatelectasias periféricas, que levam a alterações na relação V/Q, e a uma tendência a hipóxia crônica, que aumenta o risco de morte súbita.[21]

Já as consequências metabólicas se devem às diversas interações entre o tecido adiposo e o restante do organismo. Várias delas têm relação com a resistência à insulina, definida como resposta diminuída às ações biológicas da insulina: incapacidade em exercer suas ações no metabolismo dos carboidratos e lipídios e sua ação anabólica e anticatabólica.[12] Os obesos, principalmente aqueles que têm distribuição de gordura mais central, tendem a ter os níveis de glicose e insulina significativamente mais elevados. A obesidade é frequentemente associada a diabetes *mellitus* não insulinodependente (DMNID), hipertensão, dislipidemia, maior incidência de doenças cardiovasculares e câncer, além de outras doenças, numa síndrome clínica chamada síndrome de resistência à insulina ou síndrome plurimetabólica.[11,12] Segundo a National Health and Nutrition Examination Survey (NHANES) III, a síndrome metabólica está presente em 5% dos indivíduos com peso normal, 22% daqueles com sobrepeso e 60% das pessoas obesas.[22]

Abordagem multiprofissional da equipe de atenção domiciliar

Abordagem física

Quanto à abordagem do paciente, é importante iniciar o tratamento com um planejamento prévio, sempre compartilhado, para maior adesão. Esse plano deve ser seguido pelo paciente e pelos profissionais envolvidos. Habitualmente o plano terapêutico deve estar organizado em etapas (Quadro 3),[6] em cada uma das quais a participação de um ou mais profissionais tem lugar específico.

QUADRO 3 Diferentes fases da abordagem ao obeso

1. Parar de ganhar peso
2. Perda de peso
3. Estabilização e manutenção de um peso saudável
4. Prevenção do reganho de peso
5. Manejo das comorbidades

Fonte: elaborado pelos autores.

Pacientes com sobrepeso têm ótimo prognóstico, enquanto os obesos graus I têm prognóstico bom, sendo o emagrecimento permanente muito provável. O prognóstico da obesidade grau II – obesidade moderada – é mais reservado, e o emagrecimento permanente é pouco provável. Pacientes com obesidade grau III – obesidade mórbida – têm remotas chances de emagrecimento permanente, até mesmo com o emprego de medidas terapêuticas extremas, como os procedimentos cirúrgicos, além da expectativa de vida diminuída.[6]

O trabalho multidisciplinar é muito importante para que a reeducação alimentar seja efetivada. O apoio de todos os membros da equipe de atenção domiciliar (AD), incluindo nutricionista e psicóloga, é fator importante para obter resultados positivos. Habitualmente, o nutricionista é o profissional mais preparado para oferecer os conhecimentos completos e específicos a cada deficiência e demanda nutricional, reconhecer as necessidades, anseios do paciente, além de ser tecnicamente capacitado para elaborar um plano nutricional, de acordo com as características de cada indivíduo. O papel do nutricionista nunca é criticar, reprimir ou proibir, pois isso pode resultar na desistência do tratamento.

Para se conhecer bem os hábitos de um paciente, o profissional deve realizar uma análise de ingestão alimentar, a partir da qual são conhecidos os alimentos consumidos, os não tolerados, além da porcentagem aproximada da ingestão de carboidratos, proteínas e lipídios. Existem várias maneiras de analisar o consumo alimentar (por exemplo, recordatório 24 horas, registro de 3 dias, questionário de frequência alimentar, diário alimentar ou registro fotográfico).

Também é primordial o incentivo à reeducação alimentar, pois habitualmente é através desse processo, longo e trabalhoso, que o paciente muda os hábitos alimentares. Um programa de exercícios físicos no domicílio, com o apoio de um educador físico e fisioterapeuta, também se faz necessário.[18]

Ao final do exame, orientações gerais devem ser dadas, incluindo aspectos médicos, nutricionais e comportamentais. Deverão ser prescritos medicamentos que forem necessários e agendado o retorno da próxima visita domiciliar. Na prática, percebe-se que visitas domiciliares repetidas, com diferentes membros, de uma equipe multiprofissional, provavelmente pode ajudar na adesão e no comprometimento com o tratamento.[15]

O acompanhamento preventivo, com orientações a familiares, quanto à mudança de decúbito é fundamenta, bem como o acompanhamento fisioterápico, para evitar sequelas importantes neurofuncionais e musculoesqueléticas. Portanto, o trabalho em equipe, com a combinação de conhecimentos em diferentes áreas, proporciona atenção médica integral, permitindo evitar risco de complicações e um tratamento mais completo e eficiente.

Tratamento farmacológico

Abordaremos a seguir as medicações disponíveis e as indicações.

Principais indicações para uso de fármacos na obesidade:

- Pacientes com IMC > 30 kg/m^2.
- Paciente com IMC entre 27 e 29,9 kg/m^2, com comorbidades associadas que não alcançaram as metas em 6 meses com as modificações comportamentais.

Dados estatísticos demonstram que o uso de medicamentos, tanto para controle da obesidade quanto para o tratamento das comorbidades, é necessário em mais de 80% dos pacientes com obesidade grau III,[14] e seu uso deverá ser sempre supervisionado por um médico.[23] A premissa da farmacoterapia não reside no fato de ser capaz de potencializar a perda ponderal, mas no de aumentar a chance da manutenção do peso em longo prazo.[23] É possível perceber resultados com o tratamento medicamentoso, porém, uma vez que o paciente não esteja seguindo um programa de reeducação alimentar, percebe-se que os resultados não serão duradouros.[24]

Ressalte-se que a terapêutica medicamentosa não deve ser utilizada isoladamente como base do tratamento. Sempre são necessários o incentivo à reeducação alimentar, a adesão a um programa de atividade física, proposto por educador físico ou fisioterapeuta, e o acompanhamento psicológico. Os principais medicamentos empregados no tratamento da obesidade estão listados no Quadro 4.

Tratamento cirúrgico

Sabe-se que, para grande parcela da população obesa, as tentativas de mudanças no estilo de vida culminam em fracassos recorrentes pela não adesão ao programa proposto pela equipe multidisciplinar. Nestas situações, os inúmeros tratamentos e a oscilação ponderal, além do potencial genético, agravam o quadro clínico. Com a piora da qualidade de vida e extrema instabilidade emocional, surge a busca por um tratamento definitivo, com uma intervenção cirúrgica, a cirurgia bariátrica.

No entanto, percebe-se que os pacientes candidatos ao tratamento cirúrgico, muitas vezes, já passaram por todos os estágios e tentativas de tratamento anteriores citados e, habitualmente, nenhum deles obteve sucesso, por ausência de acesso a um atendimento multiprofissional, com um plano de cuidado compartilhado e incentivo periódico em seu domicílio.

O irônico é que esse direito, em tese, só é adquirido e respeitado quando o paciente atinge um estágio de obesidade, com indicação cirúrgica, em que já não pode usufruir de um possível benefício preventivo, como a atuação de uma equipe multiprofissional domiciliar, que poderia, com atendimentos mais frequentes, garantir sucesso e evitar a necessidade cirúrgica.

As cirurgias bariátricas são um conjunto de técnicas cirúrgicas, com respaldo científico, com ou sem uso de órteses, voltadas para a redução do peso corporal e o tratamento de doenças que estão associadas e/ou que são agravadas pela obesidade.[26] Com o aumento do número de procedimentos cirúrgicos, nos últimos anos, evidenciou-se também o aumento do número de complicações, tanto durante a cirurgia, como no pós-operatório imediato, quanto no tardio.

Algumas das complicações mais comuns são seromas, infecções cutâneas, atelectasias pulmonares, infecção urinária, esplenectomia, fístula gástrica, enterorragia, trombose venosa profunda, embolia pulmonar, pancreatite, peritonite, abscesso cavitário, entre outras. São mais raras, mas documentadas na literatura: doenças neurológicas, aparecimento de beribéri e obstruções gastrintestinais por fitobezoares (ou seja, obstruções por sementes, cascas, fibras, celulose ou frutas).[27]

QUADRO 4 Tratamento farmacológico

Fármacos	Ação	Dose	Contraindicações e interações com nutrientes
Sibutramina (inibidor seletivo da recaptação de serotonina e norepinefrina)	Inibidor da captação de NA e de 5-HT que produz dois efeitos: aumento da saciedade e do gasto energético	10 mg inicial, após 1 mês progredir para 15 mg	Hipertensão arterial sistêmica mal controlada, ISR, disfunção hepática grave, glaucoma, abuso de drogas e doenças cardiovasculares. Sem interação alimentar.
Orlistate (inibidor específico das lipases gastrintestinais)	Inibidor de lipase intestinal: inibe a enzima que degradaria a gordura no intestino	120 mg	Flatulência, urgência ou incontinência fecal. Síndrome de má absorção e nos casos de colestase. Ingerir a medicação com ou dentro de 1 hora de cada refeição principal contendo gordura.
Bupropriona (antidepressivo atípico)	Inibição da recaptação de norepinefrina e dopamina	150 a 300 mg/dia	Sintomas ansiosos, epilepsia, história de bulimia e/ou anorexia, uso concomitante de inibidores da monoaminoxidase e em pacientes descontinuando uso de etanol e/ou benzodiazepínicos. Pode ser tomado com alimentos para reduzir a irritação gastrintestinal.
Liraglutida/semaglutida (análogos do GLP-1)	Análogos do GLP-1: lentificam o esvaziamento gástrico	3 mg/dia 0,5 a 1 mg/sem	Hipersensibilidade aos componentes.
Metformina (biguanida/antidiabético)	Diminui a produção hepática de glicose, reduz a absorção gastrintestinal desta e eleva a sua captação no músculo	1.000 a 1.500 mg/dia	ISR, cetoacidose diabética, hipersensibilidade, doenças agudas ou crônicas com provocar hipóxia tecidual. Pode ser tomado com alimentos para reduzir a irritação gastrintestinal.
Topiramato (anticonvulsivante)	Anticonvulsivante, com efeito colateral desejando a redução do apetite	25 a 200 mg/dia	Hipersensibilidade aos componentes. Sem interação alimentar.

Fonte: ABESO, 2016.[25]

Abordagem psicológica

Parte essencial do tratamento é ocupada pela reeducação alimentar. Compreende-se por reeducação alimentar não somente o conhecimento sobre alimentos, mas também o treinamento em muitas outras áreas e disciplinas. Talvez seja a parte mais sensível e difícil do tratamento, a que mais requer trabalho multidisciplinar.

Para a efetividade de uma mudança no comportamento, esse paciente deve ser auxiliado por profissionais especializados não só em nutrição, mas também no acompanhamento de sua saúde mental, com o apoio da terapia, por um profissional capacitado como o psicólogo.[28] Mesmo assim, são poucos os trabalhos que abordam a qualidade de vida dos obesos, sua percepção da imagem corporal e integração social.[29]

Em um trabalho em que a intervenção multiprofissional envolve intervenção nutricional, programa de atividade física e de modificação de comportamento, com o apoio da terapia e de um psicólogo, foi observado que a abordagem multiprofissional intensiva é eficaz em promover perda maior de peso e gordura e aumentar a capacidade aeróbica e a qualidade de vida de pacientes jovens obesos.[30]

Como bem observado por Parizzi *et al.*,[31] em geral, o campo de atuação do profissional tende a focar no tratamento medicamentoso apenas da obesidade, deixando de lado o contexto psíquico e social. Ainda, segundo a autora, considerando-se a complexidade do tratamento da obesidade, é desejável que o profissional que lida com esses pacientes invista na ampliação de suas habilidades técnicas e humanas, para que sua atuação não se torne fragmentada ao abordar o paciente e, portanto, o contexto psicológico esteja como mártir, nessa abordagem, e com isso garantindo o sucesso no tratamento.

Aspectos emocionais e comportamentais do obeso

O obeso é vítima das mais diversas discriminações sociais, sujeito a toda sorte de pilhérias, segregações e imagens irônicas. Suas dificuldades com relação ao seu aspecto físico, especialmente no que diz respeito à capacidade de ser atraente, são tão grandes, que ele prefere buscar o caminho da simpatia e do bom relacionamento para se desviar da alternativa da solidão.

Passa a consumir como símbolo de *status* social, privilegiar o resultado do comportamento ou da ação sobre o sentimento que os gerou, hierarquizar alimentos como melhores e piores (as proteínas são tidas como melhores que os carboidratos; a carne, melhor que os doces) e usar o alimento em diferentes situações, ora como castigo, ora como prêmio. A saciedade é substituída pela sensação de plenitude gástrica ou por um amontoado de conceitos repressivos.

Esse complexo processo, cuja conscientização é indispensável na terapêutica da obesidade, é ampla e solidamente construída ao longo da vida, e torna muito grande o esforço para desmontá-lo.[6]

Alguns obesos desenvolvem graves alterações do comportamento alimentar. A principal delas é o transtorno da compulsão alimentar (TCA), ou *binge eating*, caracterizado por episódios de ingestão compulsiva, não acompanhados por manobras compensatórias para controle do peso, diferentemente da bulimia. Esses pacientes apresentam maior incidência de depressão e distimia, além de maior tendência ao abuso de substâncias para controle de apetite e tratamento de problemas emocionais. Outras anormalidades do comportamento alimentar incluem beliscar compulsivo entre as refeições, desejo incontrolável por um alimento em particular (como carboidratos ou chocolate), e a síndrome do comer noturno; todas devem ser investigadas durante a anamnese e convenientemente abordadas durante o tratamento.[32]

Abordagem do cuidador

O cuidador possui papel essencial dentro do contexto de tratamento da obesidade mórbida, tendo em vista que, muitas vezes, esses pacientes não conseguem realizar suas atividades básicas da vida diária (ABVD). Assim, a função do cuidador ultrapassa o simples suporte durante a realização de diversas atividades do cotidiano, englobando também o suporte emocional, frente às dificuldades enfrentadas pelo paciente durante o processo de reabilitação.

Considerando que o atendimento domiciliar, no setor público, não é realizado no formato de internação domiciliar, o cuidador será fundamental no cumprimento do plano terapêutico, sendo responsável, muitas vezes, pelo preparo da refeição do paciente, oferta dos medicamentos e auxílio na realização de atividades propostas pelo fisioterapeuta, nutricionista, médico e educador físico. Por isso, o cuidador deve ser orientado pela equipe multiprofissional de forma contínua, haja vista que será uma extensão da própria equipe.[33]

É importante ressaltar que o cuidador também merece atenção especial, posto haver sobrecarga de responsabilidade e trabalho, o que pode acarretar, inclusive, problemas na sua saúde, como estresse, atenção desalinhada com a proposta da equipe, raiva, medo, sendo necessário um olhar humanizado e acolhedor da equipe para evitar que tais situações ocorram, ou seja no mínimo reduzidas, e que, na existência delas, o suporte ao cuidador seja garantido de forma a garantir a saúde tanto do paciente quanto do cuidador.[34]

Abordagem social

O paciente com obesidade mórbida, do ponto de vista social, é considerado portador de necessidades especiais, portanto pode requerer auxílio junto ao Instituto Nacional de Seguro Social (INSS).

O auxílio-doença pode ser solicitado quando há incapacidade total e temporária para o trabalho, em que fique impedido de exercer as atividades laborais. No caso da obesidade, pode-se requerer o benefício previdenciário, já que essa é considerada uma doença reconhecida pela OMS. No entanto, a análise administrativa do INSS é rígida, e, em casos como a obesidade, é necessário um grau avançado da doença, como limitações de locomoção, respiração e doenças cardiológicas, para que o benefício possa ser deferido, uma vez que ele só é concedido quando fica demonstrado que o segurado não possui nenhuma condição para o trabalho.

Referências

1. Lyznicki JM, Young DC, Riggs JA, Davis RM, Council on Scientific Affairs, American Medical Association. Obesity: assessment and management in primary care. Am Fam Physician. 2001;63(11):2185-96.
2. Klein S. Medical management of Obesity. Surg Clin North Am. 2001;81(5):1025-38.
3. US Preventive Services Task Force. Screening for obesity in adults: recommendations and rationale. Ann Intern Med. 2003;139(11):930-2.
4. Clinical guidelines on the identification, evaluation and treatment of overweight and obesity in adults. The evidence report. Bethesda (MD): National Heart, Lung, and Blood Institute; 1998.
5. World Health Organization. Obesity: preventing and managing the global epidemic. Report of a WHO consultation on obesity. Genebra: WHO; 1997.
6. Fonseca JGM, Sousa-e-Silva MK. Obesidade – uma visão geral. Clin Med. 2001;257-78.
7. World Health Organization. Obesity and overweight. [acesso em janeiro de 2022]. Disponível em: https://www.who.int/news-room/fact-sheets/detail/obesity-and-overweight
8. World Health Organization. Diabetes. [acesso em janeiro de 2022]. Disponível em: https://who.int/news-room/fact-sheets/detail/diabetes
9. World Health Organization. Hypertension. [acesso em janeiro de 2022]. Disponível em: https://www.who.int/news-room/fact-sheets/detail/hypertension
10. Brasil. Ministério da Saúde. Vigitel Brasil 2020. Brasília, DF: Ministério da Saúde; 2020.
11. Sheehan MT, Jensen MD. Metabolic complications of obesity: pathophysiologic considerations. Med Clin North Am. 2000;84(2):363-85.
12. Garber A. The metabolic syndrome. Med Clin North Am. 2004;88(4):837-46.
13. Matthaei S, Stumvoll M, Kellerer M, Häring HU. Pathophysiology and pharmacological treatment of insulin resistance. Endocr Rev. 2000;21(6):585-618.
14. Felix DS, Sousa-e-Silva MK. Obesidade. In: Teixeira-Neto F. Nutrição clínica. Rio de Janeiro: Guanabara-Koogan; 2003.
15. Sousa e Silva MK, Sousa e Silva MM. A equipe multidisciplinar no controle da obesidade. 2021.
16. Nobre LN, Sammour SNF, Sobrinho PSC. Body mass index and waist circumference as predictors of altered arterial pressure in adolescents. Rev Med Minas Gerais. 2011;21(4):404-1.
17. Lew EA, Garfinkel L. Variation in mortality by weight among 750.000 men and women. J Chronic Dis. 1979;32(8):563-76.
18. World Health Organization. Global strategy on diet, physical activity and health. [acesso em janeiro de 2022]. Disponível em: https://www.who.int/dietphysicalactivity/strategy/eb11344/strategy_english_web.pdf
19. Lemos T, Gallagher D. Current body composition measurement techniques. Curr Opin Endocrinol Diabetes Obes. 2017;24(5):310-4.
20. Cintra MMM, Mendonça AC, Silva RCR, Abate DT. Influência da fisioterapia na síndrome do imobilismo. Colloquium Vitae. 2013;5(1):68-76.
21. Gami AS, Caples SM, Somers VK. Obesity and obstructive sleep apnea. Endocrinol Metab Clin North Am. 2004;33:869-94.
22. Centers for Disease Control and Prevention. Third National Health and Nutrition Examination Survey, NHANES III. [acesso em janeiro de 2022]. Disponível em: https://wwwn.cdc.gov/nchs/nhanes/nhanes3/default.aspx
23. Aronne LJ. Modern medical management of obesity: the role of pharmaceutical intervention. J Am Diet Assoc. 1998;98(10 Suppl 2):S23-6.
24. Baptista GA. Nutrición enteral y parenteral. El nutricionista-dietista en el apoyo nutricional. 2007.
25. ABESO. Diretrizes brasileiras de obesidade 2016. 4. ed. São Paulo: ABESO; 2016.
26. Sociedade Brasileira de Cirurgia Bariátrica e Metabólica. Cirurgia bariátrica e metabólica: a cirurgia. [acesso em janeiro de 2022]. Disponível em https://www.sbcbm.org.br/a-cirurgia-bariatrica/
27. Oliveira IV. Cirurgia bariátrica no âmbito do Sistema Único de Saúde: tendências, custos e complicações. Dissertação [Mestrado em Ciências da Saúde] – Universidade de Brasília; 2007.
28. Wadden TA, Foster GD. Behavioral treatment of obesity. Med Clin North Am. 2000;84(2):441-61.
29. Swallen KC, Reither EN, Haas SA, Meier AM. Overweight, obesity, and health-related quality of life among adolescents: the National Longitudinal Study of Adolescent Health. Pediatrics. 2005;115(2):340-7.
30. Knöpfli BH, Radtke T, Lehmann M, Schätzle B, Eisenblätter J, Gachnang A, et al. Effects of a Multidisciplinary Inpatient Intervention on Body Composition, Aerobic Fitness, and Quality of Life in Severely Obese Girls and Boys. J Adolesc Health. 2008;42(2):119-27.
31. Parizzi MR, Cunha CF, Ferreira RA, Lamounier JA, Listgarden MA, Magalhães GA. Abordagem interdisciplinar do adolescente obeso com ênfase nos aspectos psicossociais e nutricionais. Rev Med Min Ger. 2008,18:154-60.
32. Spitzer RL, Devlin MJ, Walsh BT, Hasin D, Wing R, Marcus M, et al. Binge eating disorder: a multisite field trial of the diagnostic criteria. Int J Eat Disord. 1992;11:191203.
33. Rajão FL, Martins, M. Atenção Domiciliar no Brasil: estudo exploratório sobre a consolidação e uso de serviços no Sistema Único de Saúde. Ciênc Saúde Coletiva. 2020.
34. Carvalho DP, Toso BRGO, Vieira CS, Garanhani ML, Rodrigues RS, Ribeiro LFC. Ser cuidador e as implicações no cuidado da atenção domiciliar. Enferm. 2015.

Seção 10

Situações clínicas em idosos

Coordenadores: Marco Túlio Aguiar Mourão Ribeiro, Debora Pereira Thomaz

Capítulo 1

Avaliação integral do idoso

Carmen Carvalho de Brito Bezerra
Jarbas de Sá Roriz Filho
João Rafael Gomes de Luna
Marco Túlio Aguiar Mourão Ribeiro

PONTOS-CHAVE

- A avaliação integral do idoso compreende peculiaridades que frequentemente não são devidamente exploradas por meio da abordagem clínica tradicional.
- A avaliação funcional dos idosos na atenção primária à saúde constitui um processo diagnóstico e de direcionamento terapêutico de caráter multidimensional e multidisciplinar.
- A atenção individualizada e sistematizada do idoso, com instrumentos apropriados e considerando suas particularidades, deve estar integrada à atenção primária e ser continuamente aperfeiçoada.
- Idosos em situação de atenção domiciliar têm maior risco e vulnerabilidade.

OBJETIVOS DE APRENDIZAGEM

Ao final do capítulo, o leitor deverá ser capaz de:

- Apresentar a avaliação funcional do idoso como roteiro e triagem para a detecção de alterações funcionais.
- Apresentar as principais ferramentas para a avaliação do idoso na atenção domiciliar da atenção primária à saúde.
- Reconhecer os principais problemas dos idosos na atenção domiciliar da atenção primária à saúde.

Caso clínico

A.C.S., 82 anos, sexo masculino, recebe visita domiciliar da equipe de Saúde da Família.

Lista de problemas:

1. Hipertensão arterial há 20 anos.
2. Diabetes *mellitus* tipo 2 há 15 anos.
3. Depressão.
4. Acidente cerebrovascular isquêmico há 5 anos, atualmente com déficit motor no dimídio direito.

Lista de medicação:

1. Hidroclorotiazida 25 mg 1 comprimido pela manhã.
2. Anlodipino 10 mg 1 comprimido à noite.
3. Ácido acetilsalicílico 100 mg 1 comprimido após o almoço.
4. Metformina 850 mg 2 x/dia.
5. Sinvastatina 40 mg 1 comprimido à noite.
6. Escitalopram 10 mg 1 comprimido pela manhã.

Queixa-se de esquecimentos frequentes nos últimos meses, e sua esposa refere que, devido a atrasos nos pagamentos, passou a auxiliá-lo no gerenciamento do pagamento das contas de casa.

Reside com a esposa, também idosa, que o auxilia com a administração correta das medicações. Realiza suas atividades básicas de vida diária de forma independente, mas deambula com auxílio de bengala.

Nega hospitalizações no último ano, mas refere ter procurado assistência em pronto atendimento duas vezes no último mês, por episódios de tontura e "queda de pressão", com ocorrência de quedas.

Introdução

A transição epidemiológica trouxe, como consequência, o envelhecimento populacional e, com ele, o aumento das doenças crônico-degenerativas. Segundo o relatório mundial sobre envelhecimento e saúde, publicado pela Organização Mundial da Saúde (OMS) em 2015, estima-se que em 2050 a população de idosos corresponderá a 30% da população mundial.*

* Resumo do Relatório sobre envelhecimento e saúde 2015, da Sociedade Brasileira de Geriatria e Gerontologia (SBGG), disponível em: https://sbgg.org.br/wp-content/uploads/2015/10/OMS-ENVELHECIMENTO-2015-port.pdf (acesso: 20 abr. 2022).

O aumento dessa população de idosos, seja pelo aumento da longevidade, seja pelo acometimento por doenças crônico-degenerativas, tem como consequência direta o aumento de pessoas com limitação de locomoção e diminuição ou perda de sua independência e funcionalidade. Dessa forma, a atenção domiciliar tem ganhado espaço em todo o mundo como uma estratégia no cuidado longitudinal desses pacientes.

Neste capítulo, daremos ênfase à população idosa que depende dos cuidados domiciliares.

Definição

A avaliação integral do idoso compreende peculiaridades que com frequência não são devidamente exploradas por meio da abordagem clínica tradicional.[1] A avaliação geriátrica ampla (AGA) constitui uma abordagem multidimensional que permite reconhecer diferentes formas de expressão do processo de envelhecimento e seus impactos nos desfechos funcionais do paciente idoso.[2] Sua introdução teve início no Reino Unido por meio do trabalho da médica Marjory Warren.[3]

Em vez de centrar-se no binômio saúde-doença, a AGA o incorpora e integra a um processo diagnóstico e terapêutico que considera diferentes domínios. Tal processo frequentemente demanda equipe multidisciplinar, que inclui médicos, enfermeiros, assistentes sociais, nutricionistas, fisioterapeutas, terapeutas ocupacionais, fonoaudiólogos, farmacêuticos e odontólogos.

Entre os objetivos, destacam-se adequado manejo de condições clínicas, preservação de funcionalidade, manutenção da autonomia pelo maior tempo possível, promoção do bem-estar e da integração social e, quando indicado, cuidados de fim de vida.[2] Destaca-se aqui que prolongar a vida não é um objetivo absoluto na atenção à saúde do idoso, e aspectos como qualidade de vida, valores pessoais e prioridades individuais frequentemente guiam decisões clínicas.[2]

Idosos residentes na comunidade comumente demandam complexas necessidades de cuidado e são propensos à deterioração aguda, especialmente na ausência do adequado suporte comunitário.[2] Nesse contexto, a atuação do médico de família e comunidade e da equipe multiprofissional é fundamental para acompanhamento, promoção de saúde e prevenção de eventos adversos.

Revisão de ensaios clínicos da Cochrane (2017) concluiu que pacientes idosos submetidos a AGA à admissão tiveram mais chances de se encontrarem vivos e no domicílio no seguimento.[4] Portanto, a atenção individualizada e sistematizada do idoso, com instrumentos apropriados e considerando suas particularidades, deve estar integrada à atenção primária e ser continuamente aperfeiçoada.

O médico deve estar familiarizado com situações frequentes em idosos, como as principais síndromes geriátricas, vulnerabilidade psicossocial, a complexidade da multimorbidade, redução do equilíbrio homeostático – substrato essencial da condição clínica denominada fragilidade –, polifarmácia, apresentação atípica de doenças e, frequentemente, situações de incerteza quanto à indicação de determinadas terapias diante da escassez de *guidelines* que se aplicam a idosos frágeis e maior risco de efeitos colaterais relacionados às intervenções.[2]

Conhecer a pessoa idosa no seu território e contexto familiar é fundamental para compreender as demandas desses pacientes, assim como identificar as potencialidades e vulnerabilidades. Para abordar esses indivíduos, devemos conhecer os problemas ou as demandas relatadas, mas também aquelas que não são referidas.

Precisamos conhecer esses pacientes como um todo, visto que o indivíduo idoso apresenta algumas particularidades. Algumas patologias ou doenças podem se apresentar de forma atípica ou inespecífica, outras ainda podem não ser diagnosticadas no momento do encontro com o paciente, e outras vezes os sintomas de uma doença podem ocultar os sintomas de outra. Dessa forma, temos de estar atentos, pois esses fatores podem muitas vezes retardar ou atrapalhar o diagnóstico e tratamento adequado, podendo gerar iatrogenias ou mesmo uma cascata de problemas.

Para uma abordagem mais adequada, sugerimos a avaliação integral do idoso no domicílio, que servirá de roteiro e triagem para a detecção de alterações funcionais, para posterior segmento na investigação de comorbidades e patologias relevantes. Descrevem-se a seguir os principais domínios que se integram a essa abordagem. As principais ferramentas de avaliação usadas na prática serão citadas nos respectivos domínios.

Avaliação integral do idoso no domicílio

Suporte social

Nesse domínio, deve-se investigar o contexto domiciliar e familiar. Listam-se a seguir alguns dados fundamentais.

- O paciente reside em domicílio próprio?
- Há situação de estabilidade quanto à sua moradia ou algum fator de vulnerabilidade?
- O paciente reside em instituição de longa permanência?
- Quem coabita com ele?
- Quem é o familiar/cuidador?

Frequentemente casais idosos moram sozinhos, de modo que o idoso frágil conta apenas com o auxílio do cônjuge para atividades da vida diária. Caso o paciente more sozinho, é importante identificar se há algum familiar ou amigo que possa ajudar no caso de alguma intercorrência.

- Há algum indício de situação de agressão – física ou emocional – ou exploração financeira?

Intercorrências prévias, histórico prévio de hospitalizações ou idas a serviços de emergência

É preciso identificar se houve, nos últimos 6-12 meses, episódios de idas a serviços de emergência ou hospitalizações, bem como os problemas médicos associados. Informações relacionadas a tempo de hospitalização e procedimentos realizados também são relevantes.

Os dados coletados nesse domínio podem ser valiosos na identificação de idosos de risco de novas intercorrências e admissões. Ademais, frequentemente o histórico de admissões à emergência pode revelar mau controle de comorbidades e, eventualmente, situação clínica de risco ainda não reconhecida, como hipotensão ortostática, distúrbios eletrolíticos ou metabólicos de instalação insidiosa (ex.: hiponatremia, hiperglicemia sintomática).

Avaliação da visão

A redução da acuidade visual, além de comprometer a qualidade de vida do idoso, pode implicar aumento do risco de quedas e, portanto, deve ser identificada e, quando possível, corrigida. Para isso, sugere-se perguntar ao paciente se ele tem algum problema de vista ou enxerga mal. Caso seja positivo, sugere-se a aplicação do teste de Snellen e Jaeger para avaliação da acuidade visual. Na identificação de déficit visual, sugere-se encaminhamento para o oftalmologista (ver Figura 1).

Avaliação da audição

A redução da acuidade auditiva contribui para o isolamento social, depressão, prejuízo cognitivo e redução da qualidade de vida. A identificação do déficit auditivo e a correção com uso de prótese auditiva são algumas das intervenções de maior impacto na prevenção de declínio cognitivo.[5]

Para avaliação da audição, perguntamos se o paciente está escutando bem e aplicamos o teste do sussurro. Caso este esteja alterado, sugerimos avaliação do conduto auditivo. A identificação de rolha de cerume é um problema frequente de pacientes idosos e com hipoacusia, e, uma vez identificada, pode ser programada a limpeza do conduto no próprio domicílio ou no ambulatório. Caso seja necessário continuar a investigação, podem ser solicitadas uma audiometria e/ou uma avaliação com otorrinolaringologista.

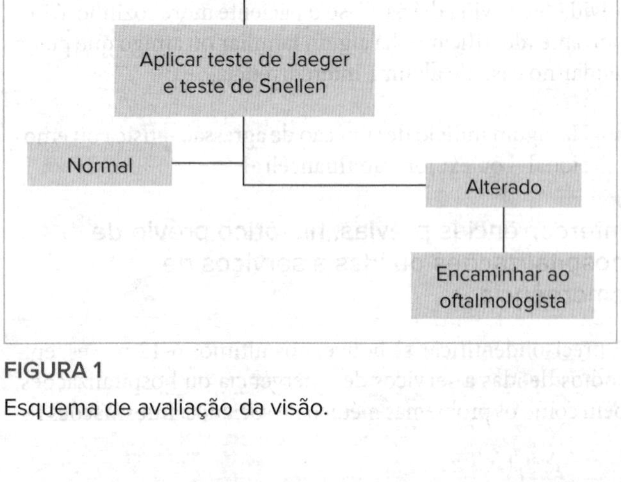

FIGURA 1
Esquema de avaliação da visão.

Avaliação de membros superiores

Para a avaliação proximal de membros superiores, deve-se solicitar que o paciente toque a nuca. Limitações de movimento ou dor podem ser percebidas e devem aprofundar a investigação da articulação de ombro comumente acometida, como osteoartrite, tendinite, bursite etc., que limita a qualidade de vida dos pacientes idosos. Para a avaliação distal de membros superiores, pode-se solicitar que o paciente pegue um lápis na mesa, com cada uma das mãos. Nesse caso, devem-se observar destreza, tremores e força, os quais podem sinalizar alguma anormalidade nesse seguimento.

Avaliação de membros inferiores e marcha

Para a avaliação de membros inferiores, solicitamos que o paciente faça o teste *Get up and go* (em tradução livre, Levante-se e vá) (Figura 2). Com o paciente sentado, solicita-se que ele se levante sem apoiar os braços, caminhe por 3 metros e volte. Nesse caso, devem-se observar a força dos membros inferiores, mobilidade de articulação de tornozelo, joelho e quadril, marcha, amplitude e velocidade de movimentos, desequilíbrio e coordenação.

Com esse teste, podem ser identificados sinais de sarcopenia, osteoartrose, rigidez e risco de queda. Nesse domínio, deve-se avaliar a capacidade do paciente de realizar transferência de forma independente, bem como alterações e velocidade de marcha. No caso de uso de dispositivo auxiliar de marcha, verifica-se adequabilidade quanto a tipo, tamanho e técnica de uso. Para a aferição da velocidade da marcha de 4 metros, deve-se solicitar ao paciente para andar no ritmo normal em um espaço livre de irregularidades. Reservam-se os primeiros 2 metros para aceleração e os últimos 2 metros para desaceleração. Deve-se cronometrar o tempo demandado pelo paciente para percorrer um trecho intermediário de 4 metros, sem levar em consideração os trechos de aceleração e desaceleração. A lentidão da marcha (< 0,8m/s) é variável preditor de quedas, limitação de mobilidade, fratura de quadril e mortalidade em idosos da comunidade.[6]

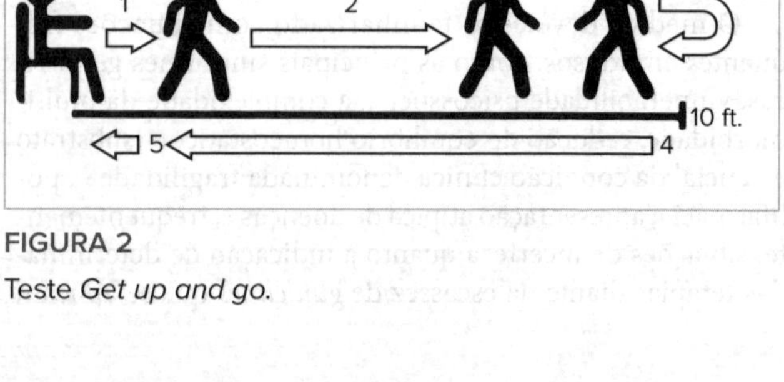

FIGURA 2
Teste *Get up and go*.

Instabilidade postural e quedas

A avaliação do equilíbrio é primordial, incluindo a avaliação integrada da visão, da propriocepção e da função vestibular. Sintomas como tontura em idosos são muito prevalentes e mais frequentemente do tipo tontura crônica não rotatória decorrente de alterações visuais e proprioceptivas. Tonturas rotatórias (vertigens) agudas por disfunção labiríntica (ex.: vertigem postural paroxística benigna – VPPB) ou de causa central (ex.: isquemia vertebrobasilar) são menos comuns, devendo ser avaliadas com manobras vestibulares e avaliação neurológica quando suspeitas.[7]

Deve-se questionar quanto à ocorrência de quedas recentes. Em caso positivo, a anamnese deve incluir o detalhamento das circunstâncias em que ocorreram, dos sintomas associados, quantas quedas ocorreram e quais foram suas consequências para o paciente.

O objetivo principal, nesse momento, é caracterizar os mecanismos envolvidos e suas possíveis causas. Sinais sugestivos de lipotimia e relação com mudanças de posição (por exemplo, ao se levantar da cama) podem sugerir hipotensão ortostática, que deve ser pesquisada ao exame físico. Avalia-se a necessidade de indicação de dispositivo auxiliar de marcha e o tipo mais adequado (ex.: bengala ou andador). Nos pacientes em uso de dispositivos de auxílio a marcha, verifica-se a eventual necessidade de ajustes, assegurando a forma correta de uso.

Avaliação ambiental

Estar no domicílio permite conhecer e identificar potenciais riscos de queda para o paciente. Devem-se avaliar:

- Presença de escadas? Batentes?
- Característica do piso: liso? Escorregadio?
- Presença de tapetes? Ou obstáculos?
- Há animais domésticos?
- A iluminação está adequada?
- Existem barras de proteção no banheiro?
- O paciente faz uso de chinelo? Ou o calçado está adequado?

Medicações em uso

A coleta de informações relacionadas aos medicamentos em uso e respectivas doses deve ser acurada, pois pode haver inconsistências entre os registros nos receituários e a real rotina de tomada dos medicamentos.

Observam-se, com certa frequência, pacientes portarem receituários provenientes de serviços distintos que não dialogam entre si. Tal situação aumenta bastante o risco de polifarmácia e combinações inadequadas de fármacos, bem como de interações medicamentosas e potencialização de eventos adversos. Questionar também o cuidador ou familiar, nesse momento, pode ser necessário para a correta identificação de quais medicamentos de fato o paciente usa, em que dose e com que frequência.

Situação comum e amplamente reconhecida em pacientes que fazem uso de polifarmácia é o que se denominou originalmente *prescribing cascade*, ou efeito cascata. Trata-se de episódio no qual não se reconhece o efeito adverso de um medicamento em uso, o qual é erroneamente interpretado como sintoma de uma nova doença. Consequentemente, a esse episódio sucede a prescrição de um novo medicamento, a fim de tratar tal sintoma ou doença. Um exemplo clássico dessa situação é a prescrição de levodopa a paciente que desenvolve parkinsonismo medicamentoso após iniciar o uso de flunarizina devido a queixa de tontura.

Funcionalidade

A condição funcional refere-se à habilidade pessoal de *performance* nas atividades, apresentando íntima relação com os demais fatores citados. Devido ao seu caráter multifatorial e prático, a funcionalidade é comumente avaliada por meio da aplicação de instrumentos de avaliação (questionários e escalas) e testes funcionais, como as escalas de Pfeffer e Katz.[8,9]

O índice de Pfeffer[8] é uma escala composta de 10 itens que possibilita, por meio de perguntas feitas ao cuidador, aferir o grau de independência para atividades instrumentais de vida diária (AIVD) (Anexo A). A pontuação final varia de 0 a 30; escores elevados indicam maior grau de dependência do paciente.

O índice de Katz[9] contém seis itens que avaliam o grau de independência do paciente para realizar atividades básicas da vida diária (ABVD): banhar-se, vestir-se, utilizar o sanitário, mobilizar-se, preservar continência e comer sem ajuda (Anexo B).

Cognição

O processo de envelhecimento se associa a aumento progressivo do risco de comprometimento cognitivo e demência, situação frequentemente associada a comorbidades como depressão, hipertensão arterial e doença arterial coronariana, doença cerebrovascular, dor crônica e diabetes *mellitus*.[2]

Queixas relacionadas à memória são frequentes entre idosos, mas nem sempre configuram transtorno cognitivo. A caracterização de um declínio cognitivo por meio de instrumento validado pode auxiliar no diagnóstico. Nessa situação, quando o idoso preserva independência para as atividades de vida diária, inclusive instrumentais, considera-se o diagnóstico de comprometimento cognitivo leve. Sinais de dependência de auxílio para realização de AIVD em função do quadro cognitivo indicam síndrome demencial.[10]

A ocorrência de transtorno cognitivo compromete a capacidade do paciente de compreender instruções médicas e exercer o autocuidado de forma efetiva no processo de tratamento. Por esse motivo, a identificação tempestiva dessa situação é necessária para que o médico institua as medidas adequadas, como simplificação posológica do regime terapêutico, orientação quanto ao uso de dispositivos de auxílio (ex.: porta-comprimidos) e envolvimento de familiares no cuidado.

O miniexame do estado mental (MEEM) é uma das principais ferramentas para o rastreio de déficits cognitivos.[10] Trata-se de teste com uma variedade de itens que avaliam a capacidade de orientação temporal e espacial, atenção/concentração, linguagem (nomeação, compreensão, leitura, escrita), capacidade construtiva e memória imediata e tardia. O escore obtido nessa escala depende do nível educacional do indivíduo avaliado, com pontos de corte diferenciados. No Brasil, o MEEM foi traduzido e adaptado por Brucki *et al.*, 2003 (Anexo C).[11]

Pacientes com indícios sugestivos de declínio cognitivo em sua história clínica e escores baixos no MEEM devem ser avaliados quanto a possíveis prejuízos no que diz respeito à funcionalidade. Faz-se necessária também propedêutica adicional para afastar causas potencialmente reversíveis (ex.: hipotireoidismo, deficiência de vitamina B12, neurossífilis) e investigação de sintomas depressivos.[10] Ante causa não reversível, cabe propor o tratamento adequado e estabelecer um planejamento de cuidados avançados.

Humor

A depressão é uma condição clínica comum em idosos. Estima-se que, entre eles, 8-16% sofram de sintomas depressivos, com prevalência de depressão maior de até 5% em idosos da comunidade. Há evidente correlação com a ocorrência de comorbidades clínicas e declínio cognitivo.[12] Entretanto, frequentemente tais sintomas não são reconhecidos pelos profissionais de saúde, situação associada a maior sofrimento para pacientes, familiares e cuidadores.[13]

O rastreio de sintomas depressivos deve fazer parte da rotina de avaliação de idosos da comunidade. Recomenda-se, para esse fim, a escala de depressão geriátrica de 15 itens (GDS-15), que tem se mostrado sensível e específica para o diagnóstico de depressão em idosos quando comparada aos critérios diagnósticos clássicos do DSM (Anexo D).[14] Consiste em 15 itens com perguntas simples binárias (sim/não). Para cada item, a depender da resposta, pontua-se 0 ou 1. O ponto de corte ≥ 5 tem elevada acurácia para o diagnóstico de episódio depressivo maior. Ressalte-se que a confirmação requer a observância dos critérios diagnósticos do Manual Diagnóstico e Estatístico de Transtornos Mentais (DSM-5).[12]

A abordagem do idoso com depressão na atenção primária deve considerar aspectos clínicos e psicossociais, como comorbidades clínicas, polifarmácia, histórico de abuso de substâncias, sintomas cognitivos, dor crônica, suporte social e emocional. Recomenda-se avaliação complementar incluindo hemograma (avaliar anemia), glicemia, dosagem de tireotrofina, vitamina B12 e folato.[12]

Antecedentes psiquiátricos podem ser relevantes nesse contexto. Por exemplo, a ocorrência de episódio pregresso sugestivo de hipomania ou mania sugere transtorno afetivo bipolar, indicando avaliação e acompanhamento especializado. Ademais, a avaliação cuidadosa de pensamentos suicidas, bem como histórico de ideação suicida, é crucial. Sabe-se que idosos têm elevado risco de suicídio.[12] Medidas preventivas devem ser prontamente incluídas no plano de cuidados.

Estado nutricional

O envelhecimento está associado a uma série de fatores que interferem na dieta, estado nutricional e composição corporal do idoso. Destaquem-se, por exemplo, alterações sensoriais (redução do olfato e paladar); disfagia; redução do apetite associada ao alentecimento do esvaziamento gástrico ou consequência de efeitos colaterais de medicações ou comorbidades; piora da saúde bucal (má higiene, alterações da dentição); isolamento social e condições socioeconômicas precárias; redução da mobilidade.[15]

Além dos fatores citados, que contribuem para a ingestão proteica insuficiente na população idosa, ressalte-se também o aumento da necessidade de proteínas na dieta como consequência de alterações metabólicas, como aumento da resistência anabólica, doenças inflamatórias e aumento da modificação oxidativa das proteínas.[15]

A ingestão insuficiente de proteínas e calorias, associada às alterações endócrino-metabólicas do envelhecimento e ao estilo de vida sedentário, contribuem para a perda de massa muscular e maior suscetibilidade a sarcopenia e osteoporose, bem como quedas, fraturas e perda de funcionalidade.[15]

Há diferentes métodos úteis para avaliação nutricional do idoso. Variáveis antropométricas, como peso, estatura, índice de massa corporal e circunferência da panturrilha, podem ser úteis. Entre os principais instrumentos utilizados nesse contexto, destaca-se a Mini Avaliação Nutricional (MAN) (Anexo E).[16] A perda ponderal recente no idoso é informação prática útil para fins de rastreio.

Alterações no sono

Mais da metade dos idosos relata queixas ligadas ao sono. Algumas se relacionam a alterações fisiológicas do envelhecimento, como maior dificuldade para iniciar o sono e redução total do tempo de sono. Sabe-se que mudanças na arquitetura e profundidade do sono fazem parte do processo normal envelhecimento. Nesse sentido, o idoso passa mais tempo nos estágios mais leves do sono, N1 e N2, do que nos estágios de sono profundo, isto é, fase N3 e REM. Consequentemente, pode apresentar despertares mais frequentes durante a noite. Tal fenômeno é denominado de fragmentação do sono.[17]

A abordagem de queixas relacionadas a alterações fisiológicas do sono deve focar essencialmente em orientações e educação quanto a hábitos que podem otimizar a qualidade do sono, como estabelecer uma rotina de atividades, incluindo horários regulares para refeições, atividades físicas, atividades cognitivas e de interação social; ajuste de esquema posológico de medicações em uso, quando necessário; evitar cochilos frequentes durante o dia; evitar uso de substâncias estimulantes, como cafeína, a partir do turno vespertino; evitar atividades estimulantes próximo ao horário de dormir. Intervenções farmacológicas usualmente não estão indicadas nesse contexto.[17]

Por outro lado, é fundamental identificar sinais ou sintomas sugestivos de eventuais condições patológicas, como síndrome da apneia-hipopneia obstrutiva do sono, insônia (inicial, intermediária ou terminal), síndrome das pernas inquietas e transtorno comportamental do sono REM. Outras condições, apesar de não primariamente relacionadas ao sono, podem interferir na sua qualidade, como incontinência urinária e noctúria, insuficiência cardíaca descompensada ocasionando ortopneia e dispneia paroxística noturna, doença do refluxo gastroesofágico e dispneia secundária a asma ou doença pulmonar obstrutiva crônica.

Avaliação do cuidador

Sugerimos a identificação do familiar cuidador. No núcleo familiar, aquele que assume o papel de cuidador necessita ser capacitado pela equipe para melhor prover os cuidados e manutenção do bem-estar ao familiar, uma vez que o cuidador pode apresentar grande sobrecarga. Pode ser utilizada a escala de Zarit para avaliação de sobrecarga de cuidador. Sugerimos genograma e PRACTICE para compreender melhor essa família e as redes de apoio. Uma vez identificado que esse paciente está sobrecarregado, ele deve ser incluído no plano de cuidados da equipe.

Avaliação de risco e vulnerabilidade

Durante a visita domiciliar, o profissional de saúde pode aplicar a escala de risco e vulnerabilidade de Ribeiro, Fiuza e Pinheiro (2018),[18] para avaliar a autonomia, independência, mobilidade, fragilidade e suporte social, a partir das famílias mais vulneráveis, incluindo outras condições clínicas, familiares e sociais. Essa escala permite que a equipe realize a avaliação dos parâmetros idade, condição clínica, uso de polifarmácia, funcionalidade, mobilidade, síndrome da fragilidade, suporte familiar, e dessa forma faça a gestão e o planejamento das próximas visitas.

QUADRO 2 Classificação de risco e vulnerabilidade

Risco	Escore	Tempo médio para planejamento das próximas visitas
Baixo	Até 5	6 meses a 1 ano
Médio	6 a 10	4 a 6 meses
Alto	11 a 15	2 a 3 meses
Muito alto	Maior que 16	Quinzenal a mensal

Fonte: elaborado pelos autores.

Avaliação geriátrica compacta de 10 minutos

Aliberti *et al.* (2018) propuseram e validaram a ferramenta denominada avaliação geriátrica compacta de 10 minutos (AGC-10, ou Targeted Geriatric Assessment/10-TaGA).[19] Trata-se de um instrumento de rastreio elaborado para investigar diferentes domínios da AGA em ambientes com limitação de tempo e recursos (Anexo F). Ao identificar alterações em itens da AGC-10, o profissional de saúde deve, no tempo oportuno, prosseguir investigação adicional por meio da anamnese e, eventualmente, uso de ferramentas validadas.

QUADRO 1 Escala de risco e vulnerabilidade

Indicador	Situação	Escore de risco e vulnerabilidade	Pontuação obtida
Idade	75 a 84 anos > 85 anos	1 2	
Multimorbidade	Nº de comorbidades (≥ 5) Descompensação clínica	2 5	
Polifarmácia	Nº de medicamentos (≥ 5)	2	
Funcionalidade	AVD instrumentais AVD básicas e instrumentais	1 2	
Mobilidade	Dificuldade de marcha Risco de queda Acamado	1 2 3	
Suporte familiar	Disfunção familiar Sobrecarga do cuidador	1 1	
Fragilidade	Síndrome demencial, depressão, Parkinson, neoplasia, sarcopenia, desnutrição, disfagia, incontinência, paralisia cerebral	2 (cada)	
Cuidados paliativos	PPS 90 A 100 PPS 60 A 80 PPS 30 A 50 PPS < 20	2 5 8 10	
Total	X	X	

Fonte: Pinheiro JV *et al.*, 2019.[18]

Considerações finais

Realizar o atendimento integral aos idosos na atenção domiciliar é um grande desafio, tendo em vista a sua complexidade e elevada amplitude de domínios avaliados. Além disso, equipes com um elevado fluxo e ritmo de atendimento podem ser uma das dificuldades. Por outro lado, ter uma lista de pacientes de atenção domiciliar, realizar sua classificação de risco e vulnerabilidade, conhecer os principais problemas desses pacientes e ter a longitudinalidade do cuidado, podendo ser agendados vários encontros no decorrer de um período, pode facilitar o planejamento da visita domiciliar a esses idosos e, assim, qualificar o cuidado.

Idosos portadores de comorbidades e problemas a serem trabalhados nos domínios cognitivo, afetivo, funcional e social podem necessitar de mais de um encontro para a adequada avaliação e gerenciamento de suas demandas. Nesse contexto, identificar e priorizar os problemas mais urgentes e potencialmente ameaçadores é fundamental. Faz-se oportuno, assim, desenvolver técnicas e métodos que permitam, de forma efetiva e acurada, rastrear as condições prioritárias.

Este capítulo trouxe uma proposta de abordagem aos pacientes idosos no contexto da atenção primária à saúde. Esperamos que, com a leitura deste, os profissionais de saúde, principalmente os médicos de família e comunidade, estejam mais bem-preparados para realizar uma abordagem mais qualificada a essas pessoas.

Referências

1. Gladman JRF, Conroy SP, Ranhoff AH, Gordon AL. New horizons in the implementation and research of comprehensive geriatric assessment: knowing, doing and the "know-do" gap. Age Ageing. 2016;45(2):194-200.
2. Kotsani M, Kravvariti E, Avgerinou C, Panagiotakis S, Bograkou Tzanetakou K, Antoniadou E, et al. The Relevance and Added Value of Geriatric Medicine (GM): Introducing GM to Non-Geriatricians. J Clin Med. 2021;10(14):3018.
3. Ritch A. History of geriatric medicine: from Hippocrates to Marjory Warren. J R Coll Physicians Edinb. 2012;42(4):368-74.
4. Ellis G, Gardner M, Tsiachristas A, Langhorne P, Burke O, Harwood RH, et al. Comprehensive Geriatric Assessment for Older Adults Admitted to Hospital. Cochrane Database Syst Rev. 2017;9(9):CD006211.
5. Castiglione A, Benatti A, Velardita C, Favaro D, Padoan E, Severi D, et al. Aging, Cognitive Decline and Hearing Loss: Effects of Auditory Rehabilitation and Training with Hearing Aids and Cochlear Implants on Cognitive Function and Depression among Older Adults. Audiol Neurootol. 2016;21 Suppl 1:21-8.
6. Bhasin S, Travison TG, Manini TM, Patel S, Pencina KM, Fielding RA, et al. Sarcopenia Definition: The Position Statements of the Sarcopenia Definition and Outcomes Consortium. J Am Geriatr Soc. 2020;68(7):1410-8.
7. Barin K, Dodson EE. Dizziness in the Elderly. Otolaryngol Clin North Am. 2011;44(2):437-54.
8. Pfeffer RI, Kurosaki TT, Harrah CH, Chance JM, Filos S. Measurement of Functional Activities in Older Adults in the Community. J Gerontol. 1982;37(3):323-9.
9. Katz S, Ford A, Moskowitz RW, Jackson BA, Jaffe MW. Studies of illness in the aged. The index of ADL: a standardized measure of biological and psychosocial function. JAMA. 1963;185:914-9.
10. LoGiudice D, Watson R. Dementia in older people: an update. Intern Med J. 2014;44(11):1066-73.
11. Brucki SMD, Nitrini R, Caramelli P, Bertoluccil PHF, Okamoto IH. Sugestões para o uso do mini-exame do estado mental no Brasil. Arq Neuro-Psiquiatr. 2003;61(3):777-81.
12. Taylor WD. Clinical practice. Depression in the elderly. N Engl J Med. 2014;371(13):1228-36.
13. Bottino CMC, Barcelos-Ferreira R, Ribeiz SRI. Treatment of Depression in Older Adults. Curr Psychiatry Rep. 2012;14(4):289-97.
14. Almeida OP, Almeida SA. Short versions of the geriatric depression scale: a study of their validity for the diagnosis of a major depressive episode according to ICD10 and DSMIV. Int J Geriatr Psychiatry. 1999;14(10):858-65.
15. Bauer J, Biolo G, Cederholm T, Cesari M, Cruz-Jentoft AJ, Morley JE, et al. Evidence-Based Recommendations for Optimal Dietary Protein Intake in Older People: A Position Paper From the PROT-AGE Study Group. J Am Med Dir Assoc. 2013;14(8):542-59.
16. Guigoz Y, Vellas B, Garry PJ. Mini nutritional assessment: a practical assessment tool for grading the nutritional state of elderly patients. Facts and Research in Gerontology. 1994:5-59.
17. Yaremchuk K. Sleep Disorders in the Elderly. Clin Geriatr Med. 2018;34(2):205-16.
18. Pinheiro JV, Ribeiro MTAM, Fiuza TM, Montenegro Junior RM. Ferramenta para avaliação e gestão da visita domiciliar na atenção primária à saúde: um relato de experiência. Rev Bras Med Fam Comunidade. 2019;14(41):1818.
19. Aliberti MJR, Apolinario D, Suemoto CK, Melo JA, Fortes-Filho SQ, Saraiva MD, et al. Targeted Geriatric Assessment for Fast-Paced Healthcare Settings: Development, Validity, and Reliability. J Am Geriatr Soc. 2018;66(4):748-54.

Capítulo 2

Abordagem ICOPE na atenção primária – estratégia integrada na pessoa idosa

Marco Túlio Aguiar Mourão Ribeiro
Fernanda Leitão Costa
Andréa Silva Gondim
Jarbas de Sá Roriz Filho
Pauliana Alencar Monteiro

PONTOS-CHAVE

- A população mundial está envelhecendo de forma rápida e, de acordo com a Organização Pan-Americana de Saúde (OPAS), a proporção da população global acima de 60 anos dobrará em 2050.
- Existe a urgência de realinhar o sistema de saúde para atender as necessidades da população idosa com cuidados sustentáveis a longo prazo.
- A Organização Mundial da Saúde (OMS) operacionalizou o conceito de cuidado integrado ao idoso por meio da estratégia Intagreted Care For Older People (ICOPE) para promover o envelhecimento saudável.

OBJETIVOS DE APRENDIZAGEM

Ao final do capítulo, o leitor deverá ser capaz de:

- Entender o conceito e as orientações da abordagem ICOPE para que os profissionais de saúde identifiquem os idosos com perda de capacidade intrínseca e habilidade funcional e providenciem atenção integral adequada.
- Definir metas centradas na pessoa e desenvolver um plano de cuidados com intervenções para manejo de cuidados em saúde e assistência social.

Caso clínico

MJFS, 67 anos, sexo feminino, relata que vem apresentando um quadro de perda de memória há 2 anos, confirmado também por familiares. É independente para as atividades básicas e instrumentais de vida diária. Além disso, tem queixa de "dormência" em membros inferiores, que dificulta sua locomoção e, por ter medo de cair, parou de realizar exercícios físicos. Portadora de hipertensão, dislipidemia e osteoartrite de coluna e quadril. Faz uso de hidroclorotiazida 25 mg/dia, propranolol 40 mg/dia e bromazepam 6 mg/dia. Relata diminuição da acuidade visual devido à catarata. Nega quedas nos últimos seis meses. Acha que vem perdendo o prazer em realizar suas atividades do cotidiano nos últimos meses. Paciente refere que tem o desejo de prevenir doenças e comorbidades, e mostra-se preocupada com o quadro de esquecimento.

Introdução

Os idosos constituem uma parcela importante da população mundial, o que corresponde a cerca de 13% da população global, conforme dados de 2017[1]. O envelhecimento vem ocorrendo de forma acelerada, especialmente em países emergentes, o que provoca impacto na economia e nos sistemas de saúde das nações[2].

Em 2050, quase 70% da população mundial com mais de 80 anos viverá nos países em desenvolvimento. No Brasil, estima-se que saltaremos dos atuais 20 milhões de idosos com mais de 65 anos em 2020 (9,8% da população) para mais de 50 milhões em 2050 (21,8% da população). (IBGE, 2021).

Manter a saúde nessa faixa etária é investir na condição humana e social, conforme os Objetivos de Desenvolvimento Sustentável (ODS) das Nações Unidas[3]. Portanto, há necessidade de uma mudança nas abordagens de saúde pública com relação ao envelhecimento, já que o manejo convencional de cuidados de saúde para os idosos se concentram, muitas vezes, em condições médicas com foco no diagnóstico e ignoram outras dificuldades encontradas no processo de envelhecimento[1].

Diante do rápido envelhecimento da população, do aumento da expectativa de vida e, consequentemente, da crescente demanda de recursos para o cuidado em saúde e reabilitação na velhice, tendo em vista que estamos na década das Nações Unidas do Envelhecimento Saudável (2021-2030), a OMS formulou uma abordagem ampla centrada na pessoa[1,4].

O ICOPE baseia-se nos princípios do direito a saúde do idoso, acessibilidade ao envelhecimento saudável, independente da condição socioeconômica e igualdade. Essa estratégia mundial desenvolve intervenções para desacelerar a perda da capacidade intrínseca e da habilidade funcional do indivíduo[1].

A capacidade intrínseca se refere ao composto da capacidade física e mental de um indivíduo. A habilidade funcional é interação da capacidade intrínseca com o meio ambiente. A partir deste entendimento, fornecer condições de suporte de saúde integrado ao ambiente são meio básicos para promover capacidade funcional, amenizando o declínio de saúde durante sua trajetória de envelhecimento, conforme representado na Figura 1[4,5].

ICOPE – descrição da estratégia

Para atender as necessidades de saúde e assistência social da população, a estratégia do ICOPE elaborou cinco passos:

- Passo 1: triagem que busca o declínio da capacidade intrínseca, uma proposta realizada por meio de uma ferramenta simples (Figura 2), que pode ser aplicada por profissionais de saúde na atenção primária e ambientes comunitários[6]. Por meio de perguntas ou testes, de fácil aplicação e reprodutibilidade, a ferramenta deve ser preenchida por caixas correspondentes, conforme representado na Figura 2. Caso haja algum sinal de declínio em algum dos domínios avaliados, será necessária uma avaliação mais detalhada, mudando para o passo 2[6].
- Passo 2: realizará uma avaliação centrada na pessoa. Nessa etapa é necessário compreender a vida da pessoa, os valores e preferências. Identificar as doenças crônicas de base e uso de polifarmácia. Além disso, avaliar o ambiente social e físico no qual o indivíduo está inserido é essencial para avaliação centrada no idoso.
- Passo 3: estabelece uma meta de plano de atendimento personalizado que envolve o indivíduo, os cuidadores e os assistentes sociais, conforme as prioridades e preferências dos

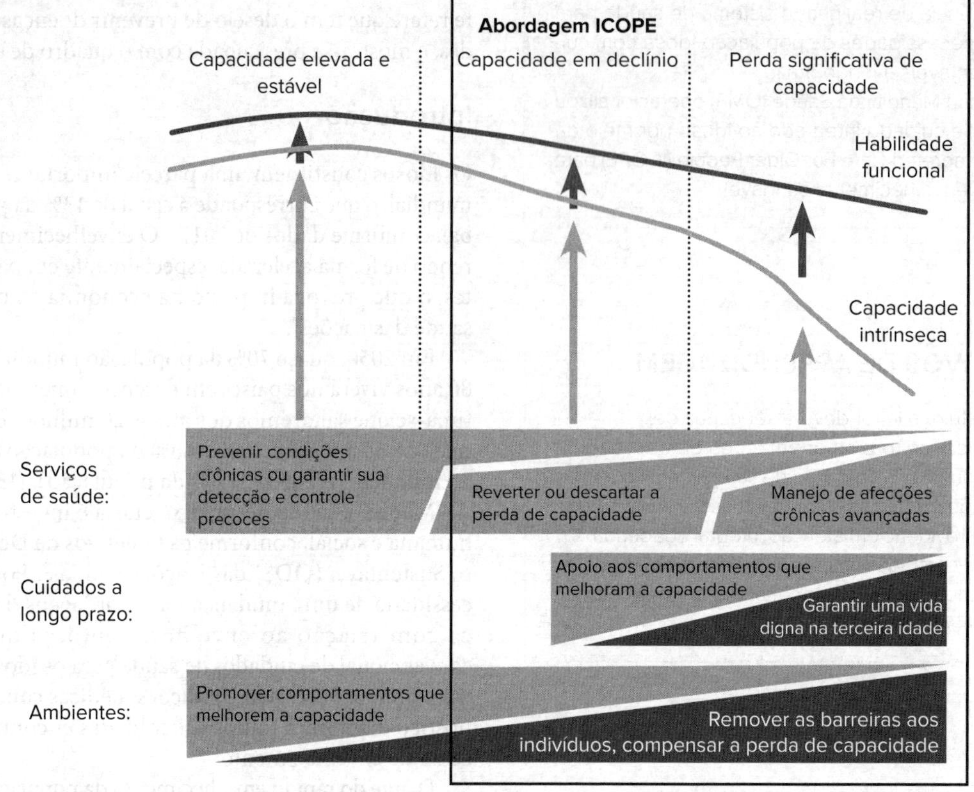

FIGURA 1

Proposta da abordagem ICOPE.

Fonte: modificada de Organização Mundial da Saúde, 2019[1].

idosos. A proposta é otimizar a capacidade intrínseca e a habilidade funcional. Nessa etapa, pode-se acompanhar o progresso das intervenções para o indivíduo.

- Passo 4: refere-se ao acompanhamento do plano de atendimento com encaminhamento ao especialista, quando necessário. O envolvimento do geriatra é fundamental, devido à sua expertise em síndromes geriátricas, polifarmácia e patologias específicas. Deve existir um trabalho em conjunto com a equipe de atenção primária, permitindo um cuidado amplo. Também é importante haver vias de referências para garantir o acesso para o atendimento de urgência e emergência, devido aos imprevistos agudos, bem como cuidados paliativos no fim da vida.
- Passo 5: envolve as comunidades e os cuidadores, garantindo treinamento, assessoria e recursos de informação. O plano de cuidados personalizado inclui o apoio aos cuidadores, por meio de intervenções baseadas em evidências[1,6].

Capacidade intrínseca e domínios

O conceito de capacidade intrínseca difere dos modelos diagnósticos de doença, pois é capaz de identificar atributos associados a um envelhecimento saudável, a partir de uma perspectiva funcional[7]. Esse conceito é representado pelos domínios a seguir (Figura 3).

Ferramenta de triagem ICOPE da Organização Mundial da Saúde

Condições prioritárias associadas à perda de capacidade intrínseca	Testes/exames	Avalie detalhadamente todos os domínios com os círculos marcados
Declínio cognitivo (Capítulo 4)	1. Lembre-se de três palavras: flor, porta, arroz (por exemplo). 2. Orientação no tempo e no espaço: Qual é a data de hoje? Onde você está agora (em casa, na clínica etc.)? 3. Você se lembra das três palavras?	○ Errou ou não soube responder qualquer uma das perguntas ○ Não conseguiu se lembrar das três palavras
Mobilidade reduzida (Capítulo 5)	Teste de levantar-se da cadeira: levante-se da cadeira cinco vezes sem usar os braços. A pessoa conseguiu se levantar cinco vezes da cadeira em 14 segundos?	○ Não
Má nutrição (Capítulo 6)	1. Perda de peso: Você perdeu mais de 3 kg sem querer nos últimos três meses? 2. Perda de apetite: você vem tendo perda de apetite?	○ Sim ○ Sim
Deficiência visual (Capítulo 7)	Você tem algum problema nos olhos? Tem dificuldade de enxergar de longe, dificuldade de ler, doenças oculares ou está atualmente em tratamento médico (p. ex., para diabetes ou pressão alta)?	○ Sim
Perda auditiva (Capítulo 8)	Ouve sussurros (teste do sussurro) OU Audiometria de triagem constatou 35 dB ou menos OU Passa em teste automático (em aplicativo) de dígitos com ruído	○ Não
Sintomas depressivos (Capítulo 9)	Ao longo das duas últimas semanas, você se sentiu incomodado(a) por: ▪ Sentir-se para baixo, deprimido ou sem esperança? ▪ Ter pouco interesse ou prazer em fazer as coisas?	○ Sim ○ Sim

FIGURA 2
Ferramenta de triagem ICOPE.
Fonte: modificada de Organização Mundial da Saúde, 2019[1].

Cognição

A função cognitiva sofre modificações heterogêneas ao longo do envelhecimento e essas alterações estão associadas a desfechos negativos relacionados à saúde. Estressores exógenos e o ambiente afetam diretamente o desempenho cognitivo. Dessa forma, a atuação no ambiente, o estímulo cognitivo e o engajamento social podem potencializar a melhora da cognição e, consequentemente em sua capacidade intrínseca[1,7].

Locomoção

A mobilidade é uma função que está associada ao estado de saúde. É importante para manter a autonomia e evitar a dependência de cuidados. Evidências demonstram a relação entre a mobilidade e as modificações fisiopatológicas subclínicas, como aumento da formação aterosclerótica, diminuição da capacidade aeróbica ou estado inflamatório. O declínio físico do indivíduo (aumento da fraqueza muscular e má mobilidade) tem sido evocado como um "sinal vital adicional" para as pessoas idosas. Portanto, triar os pacientes por meio de testes simples e programar atividades regulares adaptadas podem melhorar a capacidade locomotora. Uso de tecnologias assistivas e um ambiente adequado contra riscos de quedas também devem ser considerados.

Vitalidade

A vitalidade atribui-se aos fatores fisiológicos e inclui balanço energético, metabolismo e má nutrição como principais causas de perda de vitalidade.

Para manter o bom funcionamento, o organismo precisa equilibrar adequadamente a ingestão de energia, os gastos e os marcadores de desnutrição (p. ex., perda de peso, baixo índice de massa corporal, sobrepeso/obesidade), que são frequentemente indicados como alvos de intervenção para prevenir a cascata incapacitante, reverter a fragilidade e melhorar a capacidade intrínseca.

Sensorial

Os déficits sensoriais repercutem no estado de saúde do idoso. A deficiência simultânea da visão e da audição interferem sinergicamente na função física e cognitiva.

- Visão: a visão é um componente importante que permite que a pessoa interaja com segurança no ambiente. Sua deficiência pode causar dificuldades nas relações sociais, na realização de tarefas, ocasionar riscos de quedas, podendo também propiciar desfechos de ansiedade e depressão.
- Audição: a perda da capacidade auditiva pode ser a perda mais comum em idosos e, se não tratada, pode interferir na comunicação e provocar o isolamento social. É comum que a perda auditiva cause sensação de inadequação, declínio cognitivo e piore a qualidade de vida.

Psicológico

Os episódios de transtorno afetivo são prevalentes no idoso. Os sintomas depressivos estão correlacionados com o estado funcional do indivíduo. Existem outros aspectos, como ansiedade, características da personalidade, que exigem medidas de abordagem complexas. Muitas intervenções psicológicas podem ser utilizadas, levando em consideração o consentimento e preocupações com esta faixa etária[1,7].

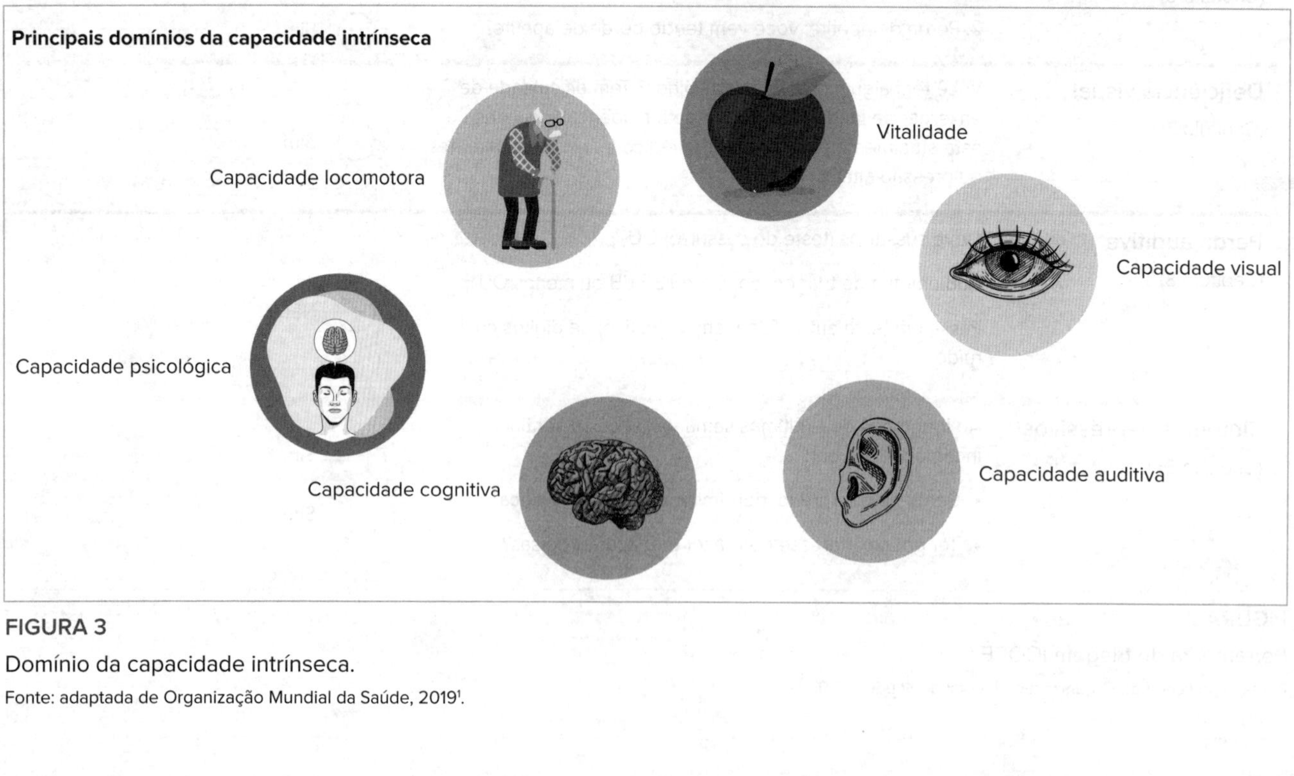

FIGURA 3

Domínio da capacidade intrínseca.

Fonte: adaptada de Organização Mundial da Saúde, 2019[1].

Abordagens

Abordagem física

Os idosos suspeitos de perda de capacidade locomotora podem ser triados por meio do teste de levantar-se da cadeira. Caso seja positivo, testes de desempenho físico, como Bateria Breve de Desempenho Físico (SPPB), podem ser utilizados para avaliar a mobilidade. Outras condições do indivíduo devem ser avaliadas, como osteoartrite, fragilidade, sarcopenia e uso de polifarmácia.

A perda de peso não intencional, a velocidade de marcha mais lenta, a menor força de aderência, menor atividade física e o baixo equilíbrio têm maior risco de incapacidade para realização de atividades de vida diária no futuro[8].

O estudo *Lifestyle Interventions and Independence for Elders* (LIFE) mostrou que uma intervenção de intensidade moderada de dois anos, incluindo exercícios de caminhada, treinamento de resistência e flexibilidade, reduziu o risco de incapacidade de mobilidade entre idosos sedentários[9].

Portanto, programas de exercício multimodais, orientações de dieta, avaliação de uso de polifarmácia, inspeção do entorno físico para evitar quedas e uso de tecnologias assistivas para movimentação são intervenções necessárias para o melhor desempenho físico do idoso[1].

Abordagem social

Ter apoio social e familiar é fundamental para promover uma vida digna para o idoso. Além de melhorar o desempenho nas atividades de vida diária, a assistência adequada favorece a redução do isolamento social, a organização financeira e diminui os riscos de abuso[1].

O engajamento social é um importante preditor de bem-estar ao longo da vida e pode reduzir o risco de desenvolver demências e incapacidade físicas por meio de vias comportamentais e psicossociais[9].

A equipe de assistência deverá avaliar o ambiente físico no qual o idoso esteja inserido e o apoio proporcionado pelos familiares. Analisar os vínculos sociais e o uso de recursos da comunidade como os centros de apoio e lazer[1].

Por meio de ações de inclusão e conectividade, inclusive tecnologias, o processo de envelhecimento será mais prazeroso e seguro.

Abordagem psicológica

Sintomas depressivos são preditores de declínio funcional para os longevos. A partir de questionamentos sobre desesperança, desinteresses em atividades, pode-se triar os pacientes para um seguimento mais direcionado. Intervenções psicológicas estruturadas breves, como terapias, exercícios multimodais e prática de atenção plena podem ser utilizadas[1,10].

O diagnóstico de depressão maior, assim como outros transtornos psiquiátricos precisam do cuidado especializado. Outras condições associadas que possam simular alterações devem ser descartadas: hipotiroidismo, má nutrição, incapacidade por dor, deficiências sensoriais. Um conjunto de evidências relaciona a depressão ao declínio cognitivo e à demência[9]. Portanto, uma avaliação ampla com profissionais da saúde é de fundamental importância.

Abordagem do cuidador

A responsabilidade dos familiares cuidadores aumenta especialmente com o declínio da capacidade intrínseca. O estresse gerado pela perda de habilidades do idoso prejudica a saúde da família. Garantir também o cuidado dos que são esse suporte faz parte da estratégia ICOPE. Intervenções de apoio, educação, capacitações são maneiras de oferecer o bem-estar e fortalecer a rede de apoio[1].

Elaboração de um plano de cuidados

O planejamento de cuidados personalizados se concentra nos valores, necessidades e preferências dos idosos. O guia de assistência social e saúde deve apoiar metas centradas nas pessoas.

A equipe multidisciplinar, juntamente com as pessoas envolvidas no cuidado podem disponibilizar o resultado de suas avaliações e propor intervenções individualizadas.

É necessário estabelecer metas participando aos idosos e envolvendo-os nas tomadas de decisões que respeitem seus valores e necessidades. Valorizar a sua independência e sua autonomia é um objetivo importante que pode reduzir impactos na saúde. Estabelecer também metas a curto prazo visa aproveitar melhorias de forma mais rápida e manter os idosos motivados.

Monitorar a evolução dos pacientes é essencial para avaliar os ganhos e detectar precocemente dificuldades encontradas durante as intervenções ou mudanças relacionadas ao indivíduo. O plano pode ser revisado, adaptado, conforme as novas necessidades.

A estratégia ICOPE, que tem o propósito de promover o envelhecimento saudável e diminuir o processo de declínios ao longo da vida, também deve empoderar a comunidade, coordenar os serviços prestados pelas equipes multidisciplinares, prestar um atendimento eficaz e fortalecer os sistemas de trabalho e gestão[1].

Referências

1. Organização Mundial da Saúde. Integrated care for older people (ICOPE): guidance for person-centred assessment and pathways in primary care. Genebra: WHO; 2019.
2. United Nations. Department of Economic and Social Affairs, Population Division. World Population Ageing. New York: ONU; 2015.
3. ONU. Objetivos de desenvolvimento sustentável. Disponível em: https://nacoesunidas.org/pos2015/ agenda2030/ (acesso 2 abr 2019).
4. Zhou Y, Li Y, Zhu X. Ma L. Medical and old-age care integration model and implementation of the integrated care of older people (ICOPE) in China: opportunities and challenges. J Nutr Health Aging. 2021;25:720-3.
5. Beard J, Officer A, Cassels A. World report on ageing and health. Geneva: World Health Organization; 2015.
6. Takeda C, Guyonnet S, Sumi Y, Vellas B, Araujo de Carvalho I. Integrated care for older people and the implementation in the INSPIRE Care Cohort. J Prev Alzheimers Dis. 2020;7(2):70-4.

7. Cesari M, Araujo de Carvalho I, Amuthavalli Thiyagarajan J, Cooper C, Martin FC, et al. Evidence for the domains supporting the construct of intrinsic capacity. J Gerontol A Biol Sci Med Sci. 2018;73(12):1653-60.
8. Vermeulen J, Neyens JC, van Rossum E, Spreeuwenberg MD, de Witte LP. Prever a incapacidade de ADL em idosos residentes na comunidade utilizando indicadores de fragilidade física: uma revisão sistemática. BMC Geriatr. 2011;11:33.
9. Heikkinen E. What are the main risk factors for disability in old age and how can disability be prevented? Copenhagen: WHO Regional Office for Europe; 2003.
10. Schillerstrom JE, Royall DR, Palmer RF. Depression, disability and intermediate pathways: a review of longitudinal studies in elders. J Geriatr Psychiatry Neurol. 2008;21:183-97.

Capítulo 3

Fragilidade e sarcopenia

Marcos Quirino Gomes Faria
Maria de Fátima Maciel Nepomuceno

3.1. Fragilidade

PONTOS-CHAVE

- Fragilidade.
- Idoso.
- Diagnóstico, tratamento, prevenção.

OBJETIVOS DE APRENDIZAGEM

Neste capítulo serão abordados a sarcopenia e a fragilidade como causas do aumento da morbimortalidade na população idosa, diagnósticos e terapêuticas propostas e o modo como a equipe multiprofissional poderá atuar no atendimento domiciliar para recuperação e monitoramento dos pacientes portadores dessas síndromes geriátricas.

Ao final do capítulo, o leitor deverá ser capaz de:

- Conhecer a fragilidade no paciente idoso, suas causas e diagnóstico correto para o tratamento e prevenção interdisciplinar dessa patologia.

Caso clínico

Idosa de 81 anos, independente para suas atividades, sedentária, tendo como comorbidades diabete melito tipo II, hipertensão arterial, transtorno depressivo maior; além de quadro súbito de dor abdominal, com náuseas e vômitos. Foi levada ao hospital, submetendo-se a laparatomia exploradora que mostrou volvo de íleo. No nono dia de internamento, com boa evolução do quadro cirúrgico, começou com tosse seca, cansaço e fraqueza geral, com diagnóstico de Covid-19. Paciente ficou mais sete dias internada, com uso de antibióticos e anticoagulantes, sem uso de oxigênio. Precisou usar sonda nasoenteral (SNE) em virtude da inapetência nesse período, com perda de 5 kg desde a chegada ao hospital. Foi para casa com fragilidade muscular, exaustão ao esforço, lentidão ao caminhar, precisando de apoio ao se locomover; sendo dependente para as atividades instrumentais de vida diária e semidependente para as atividades básicas. Iniciou acompanhamento da parte nutricional e com fisioterapia domiciliar.

Definição

A fragilidade é uma condição caracterizada por declínio no funcionamento em vários sistemas fisiológicos, acompanhada por uma elevada vulnerabilidade a estressores. A fragilidade ocorre com o envelhecimento e acarreta um alto risco de vários resultados adversos à saúde, que acabam por causar hospitalização, quedas, institucionalização e morte[1].

Em uma análise de 21 coortes de 61.500 idosos residentes na comunidade, principalmente em países desenvolvidos, estima-se a prevalência de fragilidade em pessoas com 80-84 anos em 15,7%, 26% naqueles com idade > 85 anos. No Reino Unido, o NHS England estima que 1,8 milhões de pessoas com idade > 60 anos vivam com fragilidade, com diagnósticos concentrados em indivíduos acima de 85 anos[2].

Em estudo de Friec et al.[3] com idosos em comunidade, o *Cardiovascular Health Study* (CHS), a fragilidade associou-se com raça negra, baixos níveis de escolaridade e renda, saúde deficitária e altas taxas de comorbidades e incapacidade. A prevalência foi maior entre as mulheres do que entre os homens e entre os idosos de idade avançada (32% no grupo de 90 anos ou mais *versus* 2,5% entre os de 65 a 70 anos). Dos idosos classificados como frágeis, 59% foram hospitalizados em três anos; 28% sofreram quedas; 39% apresentaram piora nas atividades básicas de vida diária; e 18% dos frágeis morreram. Os pré-frágeis apresentaram risco intermediário para esses desfechos e maior risco de se tornarem frágeis em 3 a 4 anos[3].

Condições de risco – ser mulher, negra, baixa renda, baixo nível educacional, acesso deficitário a serviços de saúde, declínio cognitivo e viver sozinha – são apontadas como preditores de fragilidade. No único estudo sobre fragilidade no Brasil, o estudo Fibra mostrou mais frágeis entre as mulheres, os de 80 anos e mais, os viúvos, os analfabetos, os que nunca foram à escola e os com déficit cognitivo[4].

Diagnóstico

Hoje em dia, existe uma infinidade de medidas de fragilidade. Uma revisão sistemática recente conduzida por Dent et al. relataram 29 instrumentos diferentes de fragilidade e concluíram que é necessário desenvolver um critério unificado para estabelecer uma medida padrão de fragilidade. Isso permitiria comparações entre estudos epidemiológicos, bem como padronizar a identificação da fragilidade na prática clínica. As duas ferramentas mais utilizadas para identificar fragilidade são a descrição fenotípica desenvolvida por Linda Fried[3] e o índice de fragilidade (FI) baseado no modelo cumulativo proposto por Rockwood[4].

O modelo fenotípico, desenvolvido por Fried et al.[3], identifica a síndrome da fragilidade:

1. Perda de peso não intencional: avaliada pela seguinte pergunta "No último ano, o(a) senhor(a) perdeu mais do que 4,5 kg ou 5% do peso corporal sem intenção". Para as respostas positivas, eram perguntados quantos quilos.
2. Fadiga: analisada por duas perguntas da *Center for Epidemiological Studies-Depression* (CES-D), pelos itens 7 ("Senti que tive que fazer esforço para fazer tarefas habituais") e 20 ("Não conseguiu levar adiante suas coisas"). Como resposta, havia as alternativas: a) sempre; b) na maioria das vezes; c) poucas vezes; e d) nunca ou raramente. Pontuaram para o critério fadiga os idosos que responderam "sempre" ou "na maioria das vezes" a qualquer uma das duas perguntas.
3. Força de preensão palmar: foi medida utilizando o dinamômetro (Jamar®) colocado na mão dominante. A baixa força de preensão correspondeu aos valores 20% menores da distribuição das médias das três tentativas. As médias foram ajustadas segundo sexo e índice de massa corporal (IMC). A Tabela 1 apresenta o ponto de corte adotado para o critério força de preensão.
4. Velocidade da marcha: indicada pelo tempo médio em segundos que cada idoso percorreu por três vezes uma distância de 4,6 metros em passo usual, no plano. As médias obtidas foram ajustadas à altura de homens e de mulheres. A baixa velocidade da marcha foi indicada pelos valores 20% mais altos relativos ao tempo gasto para percorrer os 4,6 m. O ponto de corte para esse critério da fragilidade está descrito na Tabela 1.
5. Nível de atividade física foi avaliado pelo dispêndio semanal de energia em kcal em atividades e exercícios físicos, baseado no *Minnesota Leisure Time Activities Questionnaire*[14]. Este instrumento avaliou o desempenho do idoso em atividades realizadas nas duas últimas semanas, nos últimos 12 meses e por quantos meses no ano, frequência semanal e duração diária. Com base no autorrelato das atividades desempenhadas, derivou-se o dispêndio semanal de energia em quilocalorias (kcal). O método para calcular o gasto energético por minuto de cada atividade considerou o peso corporal do idoso e o número de equivalentes metabólicos (MET – *Metabolic Equivalent of Task*) necessários para executar a atividade. A Tabela 1 indica o ponto de corte considerado pelo estudo.

Foram considerados frágeis aqueles que pontuaram em três ou mais critérios. Os idosos que pontuaram para 1 ou 2 componentes caracterizaram-se como pré-frágeis. Aqueles que não pontuaram para nenhum dos critérios foram classificados como não frágeis ou robustos[7].

TABELA 1 Pontos de corte para a força de preensão, velocidade de marcha e para o nível de atividade física

Pontos de corte para a força de preensão			
Homens		**Mulheres**	
IMC*	Pontos de corte (Kgf)**	IMC*	Pontos de corte (Kgf)**
≤ 24	≤ 29	≤ 23	≤ 17
24,1-26	≤ 30	23,1-26	≤ 17,3
26,1-28	≤ 30	26,1-29	≤ 18
> 28	≤ 32	> 29	≤ 21
Pontos de corte para a velocidade de marcha			
Homens		**Mulheres**	
Altura (cm)	Pontos de corte (seg)	Altura (cm)	Pontos de corte (seg)
≤ 173	≥ 7	≤ 159	≥ 7
> 173	≥ 6	> 159	≥ 6
Pontos de corte para o nível de atividade física			
Homens		**Mulheres**	
Sedentário	< 300 Kcal***	Sedentária	< 270 Kcal***
Ativo	> 300 Kcal***	Ativa	> 270 Kcal***

*IMC: índice de massa corporal; **Kgf: quilograma força; ***Kcal: quilocalorias.
Fonte: elaborada pelos autores.

A Tabela 1 mostra os pontos de corte para força de preensão, velocidade da marcha e nível de atividade física[7].

O índice de fragilidade é uma avaliação de difícil aplicabilidade clínica e, em função disso, os mesmos autores propuseram e validaram a Escala Clínica de Fragilidade (Tabela 2). Essa escala é baseada em dados subjetivos, referidos pelo paciente e/ou acompanhante. Por escalonar mais detalhadamente os indivíduos, reconhece talvez de forma mais acurada aqueles em risco de fragilidade, o que permitiria intervenções preventivas[8].

TABELA 2 Escala clínica de fragilidade

Escala clínica de fragilidade		
Grupo	**Características**	**Descrição**
1	Robusto	Indivíduo ativo, bem motivado, exercita-se regularmente e tem o melhor desempenho possível para a idade
2	Bem	Indivíduo sem doença ativa, desempenho inferior ao grupo 1
3	Bem, mas apresenta comorbidades	Portador de doença(s), mas com bom controle clínico
4	Aparentemente vulnerável	Apesar de ser independente, relata menos disposição, mais lentidão, ou apresenta sintomas de doença que limitam algumas atividades
5	Fragilidade leve	Necessidade de ajuda para AIVD. Tipicamente, com uma fragilidade progressiva para fazer compras, sair de casa sozinho e arrumar a casa
6	Fragilidade moderada	Necessita de ajuda para AIVD e ABVD
7	Fragilidade grave	Completamente dependente para cuidados. Estáveis sem risco de morte dentro de 6 meses
8	Fragilidade muito grave	Completamente dependente, se aproximando do final de vida

ABVD: atividades básicas de vida diária (autocuidado, locomoção, alimentar-se, etc); AIVD: atividades instrumentais de vida diária (uso do telefone, manejo medicamentos, uso de transporte etc)[8].
Fonte: elaborada pelos autores.

O questionário FRAIL é outro questionário simples, de fácil aplicabilidade e muito se assemelha ao teste do fenótipo, com a vantagem de que é composto por perguntas e respostas simples, tornando mais fácil a identificação de idosos pré-frágeis.

A velocidade da marcha é considerada um dos maiores marcadores de fragilidade, segundo revisão sistemática publicada em 2015 sobre a acurácia dos testes diagnósticos dessa síndrome[9]. Uma velocidade menor que 0,8 m/s é positivo para fragilidade. No teste, o paciente precisa caminhar 4 metros cronometrados[7].

QUADRO 1 Questionário FRAIL

▪ **F**atigue	Fadiga
▪ **R**esistance	Resistência (habilidade para subir um lance de escadas)
▪ **A**erobic	Deambulação (habilidade para caminhar uma quadra)
▪ **I**llnesses	Doenças (maior que 5)
▪ **L**oss of weight	Perda de peso (maior que 5%)

0: Robusto; 1 a 2: pré-frágil; 3 ou mais: frágil.

Fonte: Woo et al., 2012[8].

O teste cronometrado de levantar e andar (*Timed up and go*) seria outro artifício de rastreio para os idosos frágeis. O paciente levanta-se de uma cadeira, sem apoio, deambula 3 metros, gira 180 graus, retorna à cadeira, e senta-se novamente. Esse tempo é cronometrado. Se for maior que 10 segundos é considerado frágil[10].

Abordagem terapêutica

Abordagem física: a avaliação geriátrica ampla contribui de maneira multidimensional e interdisciplinar, com o objetivo de desenvolver um plano integrado de tratamento e atenção aos idosos[2].

Exercícios, intervenção nutricional, intervenções multicomponentes e modelos de cuidados geriátricos adaptados individualmente. A maioria dos exercícios concentrava-se no treinamento de flexibilidade, equilíbrio e resistência. Um programa de exercícios progressivos, começando com treinamento de flexibilidade e equilíbrio, seguido de treinamento de resistência, tem se mostrado eficaz na melhoria da função física; com um aumento gradual da intensidade do exercício. Na verdade, as diretrizes mais recentes atualizadas do *American College of Sports Medicine* recomendam que o treinamento de resistência e/ou equilíbrio deve preceder o treinamento aeróbio para essa população[11].

O estudo LIFE-P relatou que uma intervenção de atividade física de 12 meses foi associada a uma prevalência de fragilidade 9% menor e uma redução significativamente maior nos critérios de fragilidade para negros e aqueles com fragilidade em relação a um ao grupo de envelhecimento bem-sucedido[11].

Abordagem nutricional

O paciente frágil precisa de um aporte proteico e calórico adequado, entretanto, necessita da associação de ingestão proteica adequada e atividade física, para ganho de massa e força muscular.

Nos idosos saudáveis a necessidade diária é de 1 a 1,2 g/kg de peso por dia, o que corresponde a 25 a 30 g de proteína por refeição, contendo entre 2,5 e 2,8 g de leucina.

Nos idosos portadores de doenças agudas e/ou crônicas o aporte varia de 1,2 a 1,5 g/kg de peso por dia, podendo chegar a 2 g/kg. Isso vai depender da gravidade, do tipo de doença e da condição nutricional prévia[12].

Por causa da provável etiologia multifatorial subjacente à fragilidade, intervenções combinando exercícios, terapia comportamental, nutrição e treinamento cognitivo também foram testadas. Por exemplo, a combinação de exercícios e intervenção nutricional resultou na melhora do estado de fragilidade ou redução na transição de pré-fragilidade para fragilidade. Mais recentemente, um teste de seis meses combinando suplementação nutricional, treinamento físico e treinamento cognitivo foi encontrado para melhorar o estado de fragilidade em grupos que receberam cada tratamento sozinho, bem como no grupo que recebeu todos os três, e a melhora persistiu por 6 meses após a interrupção do tratamento[11].

Em idosos com deficiência de 25 (OH) vitamina D, há evidências de que a suplementação de vitamina D reduzirá as quedas, fraturas de quadril e a mortalidade. Também pode melhorar a função muscular. Embora não existam ensaios clínicos em grande escala que mostrem que a fragilidade pode ser prevenida ou tratada apenas com vitamina D, há evidências suficientes de eficácia em populações com aparência de fragilidade para sugerir que a vitamina D em pessoas frágeis com deficiência de vitamina D seria útil.

A polifarmácia é reconhecida como um possível contribuinte importante para a patogênese da fragilidade. Portanto, a redução de medicamentos inadequados pode diminuir claramente os custos e os efeitos colaterais dos medicamentos em populações frágeis. Os critérios de Beer e os critérios STOPP e START podem ser orientações úteis para reduzir o uso inadequado de medicamentos nesta população[7].

A reposição de testosterona deve ser indicada somente em pacientes com hipogonadismo, sabendo-se que a TRH pode aumentar os índices de IAM, AVC e morte, por isso não deve ser a rotina de tratamento[13].

Prevenção

As recomendações para prevenir a fragilidade concentraram-se amplamente em abordar os fatores propostos para o declínio funcional: sedentarismo; desnutrição; deficiências cognitivas; e o desenvolvimento de doenças crônicas. Buchner e Wagner delinearam as principais considerações para a prevenção da fragilidade que incluem o monitoramento da reserva fisiológica; realizar exercícios físicos regulares para prevenir perdas crônicas; prevenção da perda aguda e subaguda (como vacinações); aumento da reserva fisiológica antes da perda prevista (pré-reabilitação antes de uma hospitalização eletiva); e remover obstáculos à recuperação[11].

Existem evidências suficientes para a implementação do rastreio de fragilidade como modelo preventivo, principalmente em pessoas com 70 anos ou mais, sendo que tanto médicos da atenção primária, como especialistas, devem fazer o rastreio de fragilidade[7].

Referências

1. Soysal P, Stubbs B, Lucato P, Lucato P, Luchini C, Solmi M, Peluso R, et al. Inflammation and frailty in the elderly: a systematic review and meta-analysis Ageing Res Rev. 2016;31:1-8.
2. Woolford SJ, Sohan O, Dennison EM, Cooper C, Patel HP. Approaches to the diagnosis and prevention of frailty. Aging Clin Exp Res. 2020;32(9):1629-37.
3. Fried LP, Tangen CM, Walston J, Newman AB, Hirsch C, Gottdiener J, et al. Frailty in older adults: evidence for a phenotype. J Gerontol A Biol Sci Med Sci. 2001;56:M146-56.
4. Rockwood K, Mitnitski A. Frailty defined by deficit accumulation and geriatric medicine defined by frailty. Clin Geriatr Med. 2011;27:17-26.
5. Neri AL, Yassuda MS, Araújo LF, Eulálio MC, Cabral BE, Siqueira MEC, et al. Metodología y perfil sociodemográfico, cognitivo y de fragilidad de ancianos en comunidades desfavorecidas de siete ciudades brasileñas: Estudio FIBRA. Cad Saude Publica. 2013;29(4):778-92.
6. Marcos-Pérez D, Sánchez-Flores M, Proietti S, Bonassi S, Costa S, Teixeira JP, et al. Association of inflammatory mediators with frailty status in older adults: results from a systematic review and meta-analysis. Geroscience. 2020;42(6):1451-73.
7. Morley JE, Vellas B, van Kan GA, Anker SD, Bauer JM, Bernabei R, et al. Frailty consensus: a call to action. J Am Med Dir Assoc. 2013;14(6): 392-7.
8. Woo J, Leung J, Morley JE. Comparison of frailty indicators based on clinical phenotype and the multiple deficit approach in predicting mortality and physical limitation. J Am Geriatr Soc. 2012;60(8):1478-86.
9. Cummings SR, Studenski S, Ferrucci L. A diagnosis of dismobility giving mobility clinical visibility: a Mobility Working Group recommendation. JAMA. 2014;311(20):2061-2.
10. Podsiadlo D, Richardson S. The timed "Up & Go": a test of basic functional mobility for frail elderly persons. J Am Geriatr Soc. 1991;39(2):142-8.
11. Walston J, Buta B, Xue QL. Frailty screening and interventions: considerations for clinical practice. Clin Geriatr Med. 2018;34(1):25-38.
12. Bauer J, Biolo G, Cederholm T, Cesari M, Cruz-Jentoft AJ, Morley JE, et al. Evidence-based recommendations for optimal dietary protein intake in older people: a position paper from the PROT-AGE Study Group. J Am Med Dir Assoc. 2013;14(8):542-59.
13. Corona GG, Rastrelli G, Maseroli E, Sforza A, Maggi M. Testosterone replacement therapy and cardiovascular risk: a review. World J Mens Health. 2015;33(3):130-42.

3.2. Sarcopenia

PONTOS-CHAVE

- Quedas em idosos.
- Caquexia.
- Massa muscular.
- Força muscular e o envelhecimento.
- Atividade física e mortalidade em idosos.

Definição

Sarcopenia é uma síndrome caracterizada pela perda progressiva e generalizada da musculatura esquelética e força muscular com o risco aumentado para incapacidade física, pior qualidade de vida e morte. Seus critérios diagnósticos são baseados na redução da massa e força muscular, porém como não existe uma relação linear entre ambas, associou-se também a função muscular como critério[1].

A sarcopenia é uma condição de causas variadas e muito comum na população idosa, porém em alguns casos pode acontecer também nos adultos jovens. Na prática clínica, pode ser classificada em primária e secundária. A sarcopenia primária não evidencia uma causa especifica e está mais associada à idade, enquanto a secundária apresenta situações associadas, como mostrado na Tabela 1[2].

TABELA 1 Classificação da sarcopenia

Tipos	Causas	
Primária	Associada ao envelhecimento	
Secundária	Associada a hábitos de vida	Má nutrição, inatividade física
	Associada a morbidades	Insuficiência renal, hepática, cardíaca, doenças endócrinas, pulmonares, má-absorção, distúrbios gastrointestinais, neoplasias

Fonte: Adaptado de Cruz-Jendoft et al., 2010[2].

Para melhor desenvolver definições e critérios diagnósticos de sarcopenia, a Sociedade de Medicina Geriátrica da União Europeia (EUGMS), criou um grupo de trabalho associado a outras associações como a Academia Internacional de Nutrição e Envelhecimento (IANA), a Associação Internacional de Geriatria e Geriatria – Região Europeia (IAGG-ER) e a Sociedade Europeia de Nutrição Clínica e Metabolismo (ASPEN). Este grupo foi nomeado Grupo de Trabalho Europeu sobre Sarcopenia em Pessoas Idosas (EWGSOP) com a finalidade de dar definições, alinhar parâmetros e ferramentas para um melhor diagnóstico e consequentes intervenções para os pacientes portadores de sarcopenia[2].

Como realizar a abordagem dos pacientes com suspeita de sarcopenia?

Numa abordagem ao paciente com suspeita de sarcopenia deve-se realizar o estadiamento para melhor manejo e definição de metas e plano de cuidado. Pode-se estadiar a sarcopenia segundo o EWGSOP em:

1. Pré sarcopenia: nesta fase existe perda ou baixa massa muscular, porém sem impacto na força muscular ou desempenho físico, o diagnóstico só pode ser realizado por técnicas que medem a massa muscular com precisão.
2. Sarcopenia: nesta fase existe baixa massa muscular, além de baixa força muscular ou desempenho físico.
3. Sarcopenia grave: nesta fase os três critérios da definição são contemplados (baixa massa muscular, baixa força muscular e baixo desempenho)[3].

Como conduzir pacientes com sarcopenia?

Avaliação da massa muscular

Existem várias técnicas que podem ser usadas para avaliar a massa muscular, porém custo, disponibilidade e facilidade de uso podem determinar se as técnicas são mais adequadas à prática clínica ou mais úteis para a pesquisa[3].

Existem três técnicas de imagem que têm sido usadas para estimar a massa muscular ou massa corporal magra:

1. Tomografia computadorizada (TC).
2. Imagem por ressonância magnética (MRI).
3. Absortometria de raio-X de dupla energia (DXA).
4. BIA.

A TC e a ressonância magnética (RM) são consideradas sistemas de imagem muito precisos, que podem separar a gordura de outros tecidos moles do corpo, tornando esses métodos padrões-ouro para estimar a massa muscular em pesquisas. Porém, existem limitações nesses métodos associados ao alto custo, o acesso limitado ao equipamento em alguns locais e as preocupações com a exposição à radiação limitam o uso desses métodos de imagem de corpo inteiro para a prática clínica de rotina[4].

A DXA é um método alternativo atraente tanto para pesquisa quanto para uso clínico para distinguir tecido adiposo, mineral ósseo e tecido magro. Essa varredura de corpo inteiro expõe o paciente à radiação mínima. A principal desvantagem é que o equipamento não é portátil, o que pode inviabilizar seu uso em estudos epidemiológicos de grande escala[4].

A técnica da BIA é reconhecida por ter alta confiabilidade e acurácia na análise do sistema muscular. Ela avalia a composição corporal com um aparelho portátil de impedância bioelétrica[5].

Avaliação da força muscular

Existem técnicas bem validadas para medir a força muscular. Embora os membros inferiores sejam mais relevantes do que os superiores para marcha e função física, a força de preensão manual tem sido amplamente utilizada e está bem correlacionada com os resultados mais relevantes. O custo, a disponibilidade e a facilidade de uso podem determinar se as técnicas são mais adequadas à prática clínica ou úteis para pesquisa[2].

Na rotina podemos citar o teste de força de preensão manual: tem sido amplamente utilizada e está bem correlacionada com os resultados mais relevantes, associada à disponibilidade e à facilidade de uso. Está relacionada com a força muscular da extremidade inferior, torque de extensão do joelho e área muscular transversal da panturrilha[6]. Os resultados do teste de força de preensão manual podem estar associados diretamente à capacidade de realização das atividades de vida diária[7].

Avaliação do desempenho físico

Existem vários testes que medem o desempenho físico, entre eles podemos citar:

- SPPB (*Physical Performance Battery*): avalia equilíbrio, marcha e resistência. É uma combinação de alguns testes separados e foi recomendado recentemente para uso como uma medida de resultado funcional para idosos frágeis[8].
- Velocidade de marcha normal: a partir dos estudos de Buchner et al., evidenciou-se uma relação não linear entre a força dos membros inferiores e a velocidade normal de marcha. Pequenas mudanças na capacidade fisiológica podem ter efeitos deletérios do desempenho em adultos frágeis, enquanto grandes mudanças na capacidade têm pouco ou nenhum efeito em adultos saudáveis[9]. Esses dados foram corroborados em outros estudos confirmando a velocidade de marcha normal cronometrada como preditora de eventos adversos à saúde e sua correlação com a aumento de mortalidade[10].
- TGUG (*get up and go*): mede o tempo necessário para completar uma série de tarefas, que requer que o paciente se levante de uma cadeira, caminhe uma curta distância, vire-se, volte e se sente novamente. O resultado total do teste pontua até 5 pontos[11].

Diagnóstico de sarcopenia

Segundo o EWGSPO pode-se usar o algoritmo da Figura 1 para diagnosticar sarcopenia, com base nos resultados dos testes aplicados nos pacientes[2].

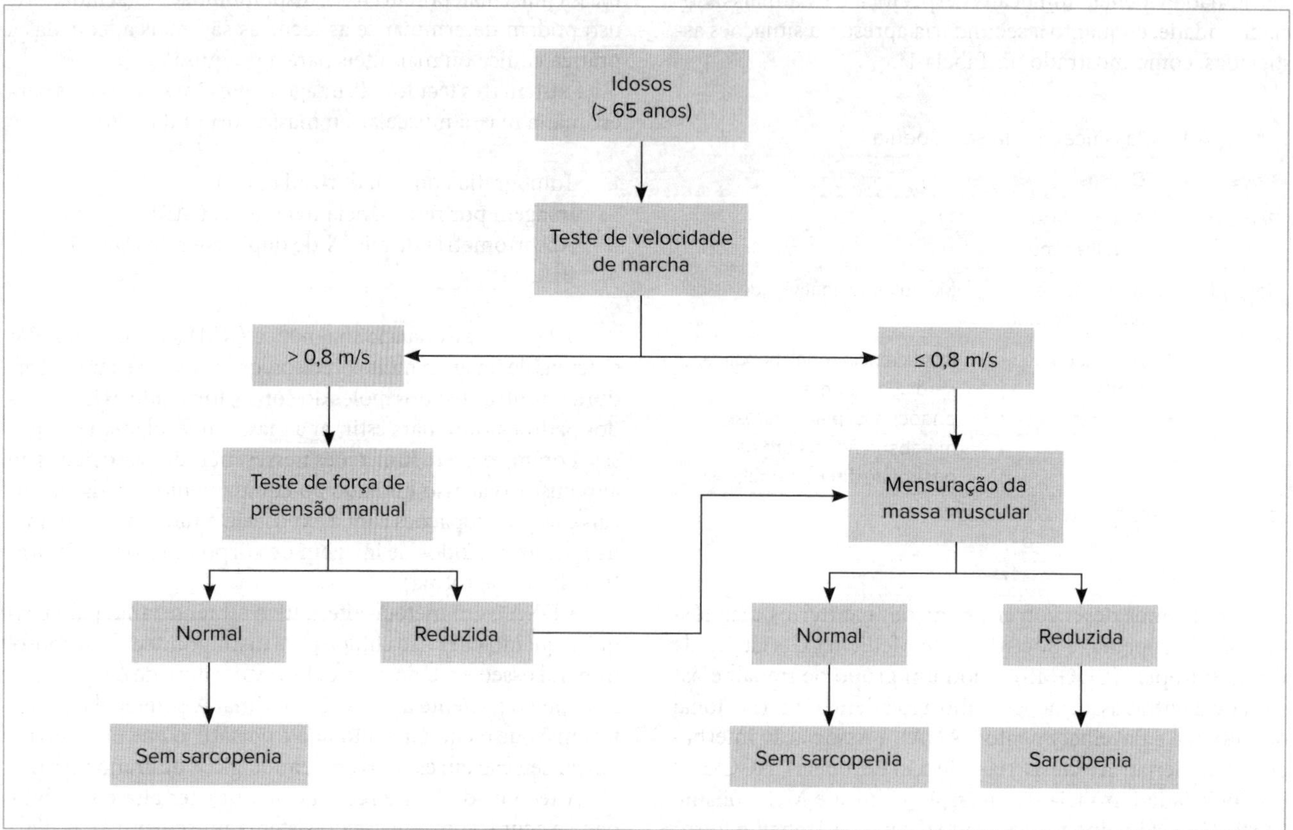

FIGURA 1

EWGSOP – sugestão de algoritmo para diagnóstico de sarcopenia.

Fonte: Cruz-Jentoft et al., 2010[2].

Após a avaliação inicial, e se confirmado o diagnóstico de sarcopenia, deve-se realizar um plano de cuidado baseado no perfil e nas condições de saúde do paciente.

Na prevenção da sarcopenia, é necessário ao longo da vida, incluir hábitos de vida saudáveis, uma alimentação balanceada aliada à prática regular de exercícios físicos e o controle medicamentoso das doenças crônicas não transmissíveis.

Abordagem terapêutica

Reposição hormonal

No tratamento para a sarcopenia a reposição de estrógenos em mulheres não se mostrou efetiva para aumentar massa e força muscular, porém a reposição de testosterona em homens hipogonádicos embora mostre resultados no aumento da massa muscular, está associada à morte súbita. Devido a esses efeitos, seu uso ainda não está indicado como rotina pela falta de segurança a longo prazo[12].

Atividade física

Uma alternativa importante é a realização de atividade física para o tratamento da sarcopenia. Estudos mostram a importância da atividade física, tanto na prevenção como no tratamento. Idosas que realizam treino com carga em três meses têm uma melhora significativa da força do quadríceps e do tempo de caminhada. Os potenciais benefícios a longo prazo são o menor número de quedas, aumento da mobilidade e independência funcional, com impacto na qualidade de vida. A prática de exercícios de resistência é a intervenção com melhores resultados para o aumento da massa e força muscular nos idosos[11].

Intervenção nutricional

Para se manter a massa muscular é fundamental a ingestão de proteínas, principalmente aminoácidos essenciais como a leucina. Porém, não há estudos que mostrem uma boa resposta na força muscular associada à ingestão desse aminoácido. Para os idosos, há a recomendação da ingestão diária de 1 a 1,2 g de proteínas de alto valor biológico por quilo de peso. Esse valor deve ser distribuído ao longo do dia em porções semelhantes com cerca de 25 a 30 g de proteínas e contendo 2,5 a 2,8 g de leucina por refeição[12].

A reposição de vitamina D é indicada quando houver deficiência ou insuficiência pela dosagem sérica da 25 hidroxi-vitamina[12].

Referências

1. Goodpaster BH, Park SW, Harris TB et al. The loss of skeletal muscle strength, mass, and quality in older adults: The health, aging and body composition study. J Gerontol A Biol Sci Med Sci 2006; 61: 1059–64.
2. Cruz-Jentoft AJ, Baeyens JP, Bauer JM, Boirie Y, Cederholm T, Landi F, et al. Sarcopenia: European consensus on definition and diagnosis. Age and Ageing. 2010;39:412-23
3. Lukasi H, Heymsfield M. Assessing muscle mass. In. Heymsfield S, Lohman T, Wang ZM, Going S. Human body composition. 2 ed. Champaign: Human Kinetics; 2005.
4. Chien MY, Huang TY, Wu YT. Prevalence of sarcopenia estimated using a bioelectrical impedance analysis prediction equation in community-dwelling elderly people in Taiwan. J Am Geriatr Soc 2008; 56: 1710-5.
5. Paula JA, Wamsen EL, Gomes ARS, Valderramas SR, Neto JC, Schieferdecker MEM. Análise de métodos para detectar sarcopenia em idosas independentes da comunidade. Rev Bras Geriatr Gerontol. 2016;19(2):235-46
6. Laurentani F, Russo C, Bandinelli S, Bartali B, Cavazzini C, Di Iorio A, et al. Age-associated changes in skeletal muscles and their effect on mobility: an operational diagnosis of sarcopenia. J Appl Physiol. 2003;95:1851-60.
7. Al Snih S, Markides K, Ottenbacher, Raji MA. Hand grip strength and incident ADL disability in elderly Mexican Americver a seven-year period. Aging Clin Exp Res. 2004;16:481-6.
8. Working Group on Functional Outcome Measures for clinical trials functional outcomes for clinical trials in frail older persons: time to be moving. J Gerontol A Biol Sci Med Sci. 2008;63:160-4.
9. Buchner DM, Larson EB, Wagner EH, Koepsell TD, Lateur BJ. Evidence for a non-linear relationship between leg strength and gait speed. Age Ageing. 1996;25:386-91.
10. Cesari M, Kritchevsky SB, Newman AB, Simonsick EM, Harris TB, Penninx BW, et al. Added value of physical performance measures in predicting adverse health related events: results from the health, aging and body composition study. J Am Geriatr Soc. 2009;57:251-9.
11. Mathias S, Nayak US, Isaacs B. Balance in elderly patients: the "get-up and go" test. Arch Phys Med Rehabil. 1986;67:387-9.
12. Bauer J, Biolo G, Cederholm T, Cesari M, Cruz-Jentolft AJ, et al. Evidence-basead recomendations for optimal dietary protein intake in older people: a position paper from the PROT- AGE Study Group. J Am Med Dir Assoc. 2013;14(8):542-59.
13. Morley JE. Sarcopenia: diagnosis and treatment. J Nutr Health Aging. 2008;12(7):452-6.

Capítulo 4

Alterações de marcha e quedas

Sarah Musy Leitão
Bárbara Gazolla de Macêdo
Débora Bertolin Duarte
Arnaldo Aires Peixoto Junior

PONTOS-CHAVE

- Alterações da marcha e quedas da própria altura em idosos têm sido utilizadas como marcadores de piora da função física e preditor de mortalidade.
- Identificar alteração da marcha e risco aumentado em idosos é fundamental para evitar a ocorrência de quedas utilizando abordagem multidisciplinar.
- Quedas em idosos usualmente não são ocasionadas por um fator único, mas sim por associação de múltiplos fatores.
- O domicílio, no período diurno, é o cenário mais frequente de quedas em idosos, e as circunstâncias mais comumente descritas são tropeço, escorregão, tontura e existência de desnível no solo.
- O objetivo é melhorar a capacidade funcional do idoso e proporcionar independência de forma segura.

OBJETIVOS DE APRENDIZAGEM

Ao final do capítulo, o leitor deverá ser capaz de:

- Conhecer o conceito, a epidemiologia e o processo fisiopatológico associado a alterações de marcha e quedas em pacientes idosos.
- Identificar os principais fatores de risco, as manifestações clínicas e como proceder à abordagem diagnóstica das alterações de marcha e quedas em pacientes idosos.
- Compreender as fases evolutivas relacionadas às quedas do idoso e como ocorre a progressão dessas manifestações.
- Entender o plano terapêutico multidisciplinar para prevenção de quedas de idosos de alto risco e para reabilitação pós-queda.

Caso clínico

Mulher idosa, 85 anos, viúva, obesa, sedentária, independente para as atividades básicas de vida diária, mora com a filha e duas netas. A filha relatou que há 2 meses a paciente apresenta dificuldade para andar e tem permanecido a maior parte do tempo na cama, "porque tem medo de cair se se levantar". Há também o relato de dor e fraqueza nos membros inferiores, restrição das atividades instrumentais da vida diária e piora funcional progressiva. É portadora de hipertensão arterial sistêmica, diabetes melito tipo 2, obesidade grau 1, transtorno depressivo maior e osteoartrite de joelhos. Mora em um domicílio de difícil acesso, com escadaria na porta, sem corrimão ou iluminação. Há tapetes nos corredores e no quarto da paciente. Está em uso de losartana, hidroclorotiazida, metformina, sinvastatina, venlafaxina e clonazepam, além de codeína se sentir dor.

Definição do problema

A alteração da marcha dos idosos tem sido utilizada como um marcador de piora da função física e um preditor de quedas e de mortalidade. Marcha é um processo complexo, depende da interação entre vários sistemas do organismo e pode ser influenciada por alterações no sistema nervoso central (SNC), periférico e musculoesquelético. Dessa forma, déficits visuais, auditivos, neurológicos, cognitivos, musculares, ortopédicos podem alterar o padrão da marcha[1].

Muitas limitações e anormalidades na marcha dos idosos estão relacionadas aos medicamentos e às doenças crônicas degenerativas, mas é certo que as mudanças fisiológicas do próprio envelhecimento também podem interferir na mobilidade, no equilíbrio e na marcha. As mudanças mais observadas no padrão da marcha durante o envelhecimento são: redução da velocidade, da altura e do comprimento do passo, da cadência e da mobilidade do tronco e da pelve[2].

Uma das variáveis da marcha mais estudada durante o envelhecimento é a velocidade. A velocidade da marcha reduzida está associada à sarcopenia, fragilidade, déficit cognitivo, alterações no equilíbrio, maior mortalidade e maior risco de quedas.

As quedas de pessoas idosas são um problema de saúde pública com consequências físicas, emocionais e socioeconômicas. É considerada o mais grave e frequente acidente doméstico entre idosos e é a principal causa de morte acidental nessa faixa etária. São definidas como deslocamento não intencional do corpo para um nível inferior à posição inicial, com incapacidade de correção em tempo hábil, determinado por circunstâncias multifatoriais comprometendo a estabilidade[3].

Diagnóstico

É fundamental identificar que o idoso tem alteração da marcha e risco aumentado de quedas, para evitar que elas ocorram utilizando abordagem multidisciplinar. Existem vários testes padronizados para avaliar a marcha de forma quantitativa e qualitativa e, pela sua importância, fazem parte da Avaliação Geriátrica Ampla (AGA)[4].

O *Short Physical Performance Battery* (SPPB) é um instrumento para avaliação da capacidade funcional que mensura de forma objetiva e eficaz o equilíbrio, a velocidade da marcha e a força dos membros inferiores das pessoas idosas, rastreando aqueles com risco de desenvolver futuras incapacidades. Tem-se mostrado um importante preditor de incapacidade, institucionalização e mortalidade. Sua pontuação varia de 1 a 12 e, quanto maior o escore, melhor o desempenho no teste. A adaptação cultural e avaliação da confiabilidade da SPPB para a população idosa brasileira apresentou altos valores de confiabilidade interexaminador e intraexaminador. Além disso, o instrumento mostrou-se sensível e válido para a avaliação do estado funcional de idosos, tanto em pesquisa como na prática clínica[5].

O *Dynamic Gait Index* (DGI) é um instrumento de avaliação funcional da mobilidade e do equilíbrio dinâmico. É composto por testes baseados no desempenho qualitativo observacional em oito tarefas: marcha em superfície plana, mudança de velocidade da marcha, marcha com movimentos horizontais da cabeça, marcha com movimentos verticais da cabeça, marcha com giro em torno do próprio eixo, passar por cima de obstáculos, contornar obstáculos e subir e descer degraus. Sua pontuação varia de 0 a 24 e, quanto maior o escore obtido, melhor o desempenho. O DGI foi adaptado para a população brasileira e apresenta boa confiabilidade interexaminadores e intraexaminadores[6].

O teste de caminhada de 4,6 metros mede a velocidade de marcha. O tempo da caminhada é cronometrado, permitindo o cálculo da velocidade. O idoso deverá percorrer, em ritmo normal, uma distância de 8,6 metros, sendo os dois metros iniciais para aceleração e os dois metros finais para desaceleração. Portanto, para esse teste é necessário um espaço livre medindo 8,6 metros, sem irregularidades. É computado apenas o tempo que o participante leva para percorrer os 4,6 metros. Quanto maior a velocidade de marcha, melhor o desempenho funcional do idoso. A literatura cita diversos testes de caminhadas com distâncias variadas, como 4 metros, 10 metros. O teste de caminhada de 4,6 metros é bastante utilizado porque determina um dos critérios do fenótipo de síndrome da fragilidade proposto por Fried et al.[7].

O teste *Timed Up and Go* (TUG) foi elaborado para avaliar o equilíbrio e a mobilidade funcional nos idosos. Consiste em levantar-se de uma cadeira sem auxílio dos braços, caminhar 3 metros, retornar e sentar-se novamente. O tempo gasto para realizar essa tarefa é cronometrado em segundos. Quanto menor o tempo gasto, melhor o desempenho funcional. Apresenta confiabilidade teste-reteste, intra e interexaminadores consideradas boas[8].

Os demais testes componentes da AGA contribuem para entender de forma mais abrangente a própria alteração da marcha e o risco de quedas, pois permitem avaliar, por exemplo, cognição, humor, estado nutricional, funcionalidade, apoio social e polifarmácia[4].

Fases e evolução do problema

Fase inicial

As quedas usualmente não são ocasionadas por um fator único, mas por associação de múltiplos fatores. Nos últimos anos, diversos estudos prospectivos tentaram avaliar os principais fatores de risco associados a quedas em idosos. Embora esses estudos sejam heterogêneos em relação ao desenho e tipo de população estudada, são concordantes em dizer que as quedas estão associadas a piores desfechos clínicos e maior mortalidade[9].

Na literatura os fatores de risco relacionados à queda em idosos foram divididos em dois grupos: intrínsecos, que são relacionados ao indivíduo, e extrínsecos, que estão relacionados ao ambiente (Quadro 1).

QUADRO 1 Fatores de risco para quedas da própria altura em idosos.

Fatores intrínsecos	Fatores extrínsecos
Histórico de quedas	Acessibilidade difícil
Idade maior que 80 anos	Chão irregular
Gênero feminino	Pisos escorregadios
Situação conjugal (solteiro/viuvez)	Escadarias
Uso de medicamentos psicotrópicos	Ausência de corrimão
Polifarmácia	Ausência de sinalização de degraus
Múltiplas morbidades	Assentos sanitários baixos
Instabilidade de marcha	Prateleiras altas
Osteoartrite nos membros inferiores	Mesas e cadeiras instáveis
Hipotensão postural	Calçados inapropriados
Sedentarismo	Iluminação inadequada
Fobia de quedas/medo de cair	Tapetes soltos ou dobrados
Déficit nutricional	Roupas excessivamente compridas
Déficit cognitivo	Obstáculos (objetos, como móveis, brinquedos e fios soltos)
Alterações sensoriais	

Fonte: elaborado pelos autores.

O domicílio, no período diurno, é o cenário mais frequente de quedas. As circunstâncias mais comumente descritas são tropeço, escorregão, tontura e existência de desnível, ocasionando tombo da própria altura. Os fatores mais frequentemente associados às quedas foram sexo feminino, idade maior que 80 anos, déficit cognitivo e sintomas depressivos[10,11].

Um estudo realizado em uma coorte de 743 idosos comunitários em 2013, investigou as diferenças nas circunstâncias das quedas de acordo com o gênero. Os homens apresentaram mais quedas em ambientes fora de casa durante atividades recreativas e mais vigorosas. Já as mulheres caíram mais dentro de casa durante a realização de tarefas domésticas[10].

Fase inicial – Abordagem multidisciplinar da equipe de atenção domiciliar (plano terapêutico singular)

Abordagem física

A marcha, o controle postural e o equilíbrio são habilidades motoras complexas. A avaliação e a reabilitação de idosos com alterações na marcha e história de quedas exige uma análise individualizada dos fatores de risco e dos recursos que são utilizados para manter a estabilidade, das experiências prévias, do contexto e do ambiente em que cada idoso está inserido.

No caso clínico descrito neste capítulo, além dos fatores extrínsecos de risco para quedas já descritos, a osteoartrite dos joelhos, a obesidade e o sedentarismo são fatores intrínsecos importantes. A presença de dor, limitação da amplitude de movimento dos joelhos, desalinhamento ou deformidade do membro, diminuição da mobilidade, da flexibilidade e da força muscular podem interferir na qualidade da marcha e do equilíbrio corporal.

A fisioterapia gerontológica domiciliar aborda exercícios para ganho de força e potência muscular, flexibilidade, mobilidade, treino de marcha, equilíbrio e condicionamento físico específicos para melhorar a marcha, o equilíbrio e o risco de quedas. Também pode atuar no alívio da dor por meio de medidas analgésicas e anti-inflamatórias. A avaliação dos pés e a orientação quanto ao calçado adequado com solado antiderrapante e preso ao calcanhar, a indicação e orientação de dispositivos de auxílio para a marcha ou outras tecnologias assistivas para reduzir o risco de quedas e melhorar a qualidade de vida também podem ser realizadas pelo fisioterapeuta. Na fase inicial, quando as alterações de equilíbrio e marcha não são graves, o uso de bengala pode ser indicado para melhorar a locomoção[12].

Muitos estudos avaliaram a eficácia de diferentes intervenções para melhorar o equilíbrio e reduzir as quedas em idosos[13-15]. As intervenções mais indicadas são os exercícios de fortalecimento muscular (força e potência) associados aos exercícios para treino de equilíbrio, marcha e treinos funcionais. Os exercícios chamados de tridimensionais como a dança, e o *Tai Chi Chuan* também são eficazes para melhorar o equilíbrio. O *Tai Chi* envolve exercícios e alongamentos que melhoram a flexibilidade e a coordenação motora. Muitas posturas desafiam o equilíbrio, pois utilizam a base de suporte reduzida. Essa prática melhora os aspectos sensoriais e motores do equilíbrio, aumentando a confiança no próprio equilíbrio. Os programas de exercícios mais utilizados são os realizados pelo menos 3 vezes por semana e por, no mínimo, 3 meses.

O objetivo é melhorar a capacidade funcional do idoso e proporcionar independência de forma segura.

Abordagem familiar/cuidador

Após a avaliação multidimensional do idoso, os familiares/cuidadores devem ser orientados com cautela sobre como podem fornecer ajuda aos idosos para prevenir quedas durante a vida cotidiana.

Com relação ao ambiente doméstico e às vestimentas, adaptações e ou modificações específicas para melhorar a segurança e a locomoção desde que realizada por meio de visitas de um profissional da equipe de atenção domiciliar são medidas significativas.

Abordagem psicológica/espiritual

A instabilidade postural e as alterações de marcha costumam ser fatores que sobrecarregam o cuidado com o indivíduo idoso em domicílio. Condições estas que podem predispor a quedas da própria altura acabam por aumentar a cobrança quanto aos cuidados, levando a danos sociais e psicológicos ao idoso e ao cuidador/familiares.

Uma abordagem inadequada dessa condição de maior vulnerabilidade para quedas pode resultar em mudanças no estilo de vida do idoso, favorecendo o sedentarismo, isolamento social, depressão e dependência para atividades de vida diária. Como resultado, esse idoso pode entrar em um círculo vicioso de imobilismo, déficit de equilíbrio e aumento do risco de quedas[16,17].

Portanto, torna-se fundamental a abordagem correta da equipe multiprofissional na atenção domiciliar desses pacientes com alterações de marcha e com risco de quedas, centrada não somente no idoso, mas também nos seus familiares/cuidadores, contemplando o apoio emocional, a redução do estresse, o exercício da paciência, o aumento da autoconfiança e da segurança e a redução de culpa no caso de eventos de quedas da própria altura.

Abordagem social

O impacto psicossocial e econômico das quedas é crítico para a família e toda a comunidade. Desse modo, a equipe de atenção domiciliar deve atentar-se para as condições sociais do indivíduo, como baixa renda, pouca educação, habitação inadequada, baixa interação social e um acesso limitado ao sistema de saúde, que influenciam de forma importante no risco de quedas da população idosa. Toda a comunidade deve ser conscientizada sobre as diversas intervenções que podem ser realizadas para melhorar o equilíbrio, evitar quedas e assim colaborar para a independência dos indivíduos idosos. As chamadas adaptações de *design* amigável em ambientes públicos também são consideradas de suma importância para evitar quedas nos ambientes não domésticos. São importantes também campanhas que incentivem a socialização dos idosos da comunidade e o exercício físico[18].

Fase tardia (evolução e progressão do problema)

Cerca de 40 a 60% dos idosos que caem apresentam algum tipo de lesão. Lesões de partes moles, lesões neurológicas, fraturas, alterações na marcha e na mobilidade são as sequelas físicas mais relatadas; entretanto, as sequelas psicológicas (medo de cair, ansiedade, depressão, redução da autoconfiança), as sequelas sociais (isolamento, dependência, institucionalização precoce) e as econômicas (custo de medicamentos, hospitalização, gastos com reabilitação e serviços de *home care*) podem ser tão ou mais impactantes do que as físicas[3].

Aproximadamente 60 a 70% dos idosos que já vivenciaram uma queda apresentam um risco maior de novos acidentes. Idosos que já sofreram quedas podem restringir suas atividades diárias levando a imobilidade, declínio funcional e piora da qualidade de vida[3].

O medo de cair novamente é tão prevalente quanto à própria queda. É comum para idosos com história de quedas, mas também pode estar presente naqueles que nunca caíram. A prevalência é maior em mulheres, idosos longevos ou com mobilidade reduzida e na presença de fragilidade.

Idosos com medo de cair podem apresentar menor confiança no seu equilíbrio, pior desempenho na marcha, na mobilidade, dependência funcional e isolamento social.

Fase tardia (evolução e progressão do problema) – Abordagem multidisciplinar da equipe de atenção domiciliar (plano terapêutico singular)

Abordagem física

Ocorrendo a queda, é preciso inicialmente avaliar e tratar lesões decorrentes dela. Depois, é muito importante revisar os fatores intrínsecos e extrínsecos que contribuíram para a queda e tratar o que for reversível. Para a paciente do caso clínico deste capítulo, além de toda a abordagem descrita anteriormente para a fase inicial, seria preciso reavaliar o risco e o benefício de cada medicamento em uso[19].

É comum ocorrer, por exemplo, a pseudo-hipertensão arterial sistêmica, quando a pressão arterial aferida é superestimada devido à rigidez da parede das artérias (calcificações fisiológicas do envelhecimento). É uma situação clínica delicada, que pode ser suspeitada se houver sinal de Osler positivo (artéria radial se mantém palpável – parede rígida – mesmo com manguito insuflado além do nível da pressão sistólica aferida). Nesse caso, é frequente que os médicos aumentem as doses dos medicamentos anti-hipertensivos inadvertidamente, podendo ocasionar hipotensão, hipoperfusão tecidual e quedas por síncope. Havendo sinal de Osler positivo, é preciso avaliar a funcionalidade dos órgãos-alvo da hipertensão arterial sistêmica (retina, rim, coração, sistema nervoso central etc.) para guiar o tratamento medicamentoso[20].

Quanto à dislipidemia e aos níveis glicêmicos, é fundamental avaliar se estão controlados. Tanto a hipoglicemia quanto a hiperglicemia podem ocasionar confusão mental, turvação visual, vertigens e alteração do tônus muscular. Níveis altos de lipídios séricos estão relacionados à vertigem periférica. As estatinas, grupo do qual a sinvastatina faz parte, estão associadas a mialgias e artralgias em pacientes muito idosos[19].

Os psicotrópicos em geral podem ser fatores de risco para quedas por inúmeros mecanismos, como hiponatremia, disautonomia, intensificação de tremores, diminuição do limiar convulsivo, piora cognitiva e sedação[19].

É necessário, portanto, avaliar a necessidade de cada medicamento em uso de acordo com as evidências, sua dose, o horário de tomada, os possíveis efeitos colaterais e suas possíveis interações medicamentosas, para adequar a prescrição para o paciente de forma individualizada.

Com a evolução do problema e consequente piora da capacidade funcional do idoso, a fisioterapia deverá ser mantida e estimulada e tem como objetivo melhorar, manter ou adaptar as habilidades residuais. Nessa fase, o equilíbrio pode estar tão comprometido que muitas vezes a marcha fica impossibilitada. O uso de andadores ou mesmo cadeira de rodas pode ser orientado.

Outros cuidados e demandas podem surgir como fisioterapia respiratória, prevenção ou tratamento para úlceras de pressão, problemas com a deglutição e necessidade de fonoaudiologia.

Abordagem familiar/cuidador

Após uma queda, de certa forma, o envelhecimento do idoso se torna mais evidente para ele próprio e para os familiares e cuidadores. O evento tão temido ocorreu e pode causar uma desorganização da rotina, inclusive com estabelecimento de restrições e discussões sobre as atividades que podem ou não ser executadas pelo idoso. É fundamental chegar a um acordo sobre tais atividades, de modo a não restringir muitas funções do idoso, mesmo que precisem ser supervisionadas diretamente. É necessário novamente avaliar risco e benefício de cada decisão, considerando primeiramente a opinião do próprio idoso.

Abordagem psicológica/espiritual

Há idosos que, após uma queda sem tanto dano físico, tornam-se acamados e podem até desenvolver síndrome de imobilidade e suas consequências desastrosas. Isso ocorre às vezes pela síndrome de fragilidade pré-existente e outras vezes pela síndrome pós-queda, que inclui o medo de cair novamente. Esse sentimento precisa ser abordado de forma multidisciplinar, idealmente por profissionais da psicologia, da fisioterapia e da terapia ocupacional. A dimensão espiritual pode ser de grande ajuda para manter a esperança em dias melhores e para ressignificar as evidências do processo de envelhecimento[21].

Abordagem social

A existência de grupos de apoio, reabilitação e prevenção de novas quedas para idosos que caíram tem sido uma iniciativa de sucesso em vários estados brasileiros, com redução da recorrência das quedas e menor incidência de medo de cair. Seria importante que todos os que precisam tivessem acesso a projetos dessa natureza.

Considerações finais

Alterações da marcha e quedas da própria altura são problemas frequentes entre os idosos, e a abordagem multidisciplinar adequada, focada na prevenção de novos episódios, não pode ser negligenciada. A atenção domiciliar e o trabalho interdisciplinar são fundamentais, não apenas na avaliação física, como também na avaliação do ambiente.

Vários fatores associados às quedas em idosos são modificáveis por meio de intervenções simples, sendo estas fundamentais também como estratégias de reabilitação física e de orientação familiar e dos cuidadores para a melhora da marcha e do equilíbrio.

Uma abordagem ampla, perpassando pela psicológica e social, permite também a melhora da autoestima, prevenção da síndrome pós-queda e do imobilismo. A dimensão dessa abordagem fortalece a atenção domiciliar multiprofissional como estratégia importante na prevenção de quedas e na reabilitação da marcha dos idosos.

Referências

1. Kiprijanovska I, Gjoreski H, Gams M. Detection of gait abnormalities for fall risk assessment using wrist-worn inertial sensors and deep learning. Sensors (Basel). 2020;20(18):5373.
2. Freiberger E, Sieber CC, Kob R. Mobility in older community-dwelling persons: a narrative review. Front Physiol. 2020;11:881.
3. Morch P, Macedo BG. Abordagem fisioterapêutica na pessoa idosa com risco de quedas. Morch P, Pereira GN, Bos AJG. Fisioterapia em gerontologia. 1 ed. Rio Grande do Sul: Rubio; 2018.
4. Pio GP, Alexandre PRF, Souza LF. Polifarmácia e riscos na população idosa. BJHR. 2021;4(2):8924-39.
5. Nakano MM. Versão brasileira da Short Physical Performance Battery – SPPB: adaptação cultural e estudo da confiabilidade. Psychol. 2007.
6. Castro MS, Perracini MR, Ganança FF. Versão brasileira do Dynamic Gait Index. Rev Bras Otorrinolaringol. 2006;72(6):817-25.
7. Fried LP, Tangen CM, Walston J, Newman AB, Hirsch C, Gottdiener J, et al. Frailty in older adults: evidence for a phenotype. J Gerontol A Biol Sci Med Sci. 2001;56(3):M146-56.
8. Podsiadlo D, Richardson S. The timed "Up & Go": a test of basic functional mobility for frail elderly persons. J Am Geriatr Soc. 1991;39(2):142-8.
9. Tinetti ME, Inouye SK, Gill TM, Doucette JT. Shared risk factors for falls, incontinence, and functional dependence. Unifying the approach to geriatric syndromes. JAMA. 1995;273(17):1348-53.
10. Duckham LR, Gray EP, Hannan MT, Leveille SG, Lipsitz LA, Li W. Sex differences in circumstances and consequences of outdoor and indoor falls in older adults in the MOBILIZE Boston cohort study. BMC Geriatrics. 2013;13(1):133.
11. Leitão SM, Oliveira SC, Rolim LR, Carvalho RP, Coelho Filho JM, Peixoto Junior AA. Epidemiologia das quedas entre idosos no Brasil: uma revisão integrativa de literatura. Geriatr Gerontol Aging. 2018;12(3):172-9.
12. Cudejko T, Gardiner J, Akpan A. et al. Minimal shoes improve stability and mobility in persons with a history of falls. Sci Rep. 2020;10(21755).
13. Hopewell S, Adedire O, Copsey BJ, Bonifac GJ, Sherrington C, Clemson L, et al. Multifactorial and multiple component interventions for preventing falls in older people living in the community. Cochrane Database of Systematic Reviews. 2018;7(7):CD012221.
14. Hopewell S, Copsey B, Nicolson P, Adedire B, Boniface G, Lamb S. Multifactorial interventions for preventing falls in older people living in the community: a systematic review and meta-analysis of 41 trials and almost 20 000 participants. Br J Sports Med. 2020;54(22):1340-50.
15. US Preventive Services Task Force. Interventions to prevent falls in community-dwelling older adults: US Preventive Services Task Force Recommendation Statement. JAMA. 2018;319(16):1696-704.
16. Ribeiro AP, Souza ER, Atie S, Souza AC, Schilithz AO. A influência das quedas na qualidade de vida dos idosos. Ciênc Saúde Coletiva. 2008;13(4):1265-73.
17. Lopes KT, Costa DF, Santos LF, Castro DP, Bastone AC. Prevalência do medo de cair em uma população de idosos de comunidade e sua correlação com mobilidade, equilíbrio dinâmico, risco e histórico de quedas. Braz J Phys Ther. 2009;13(3):223-9.
18. Ganz DA, Bao Y, Shekelle PG, Rubenstein LZ. Will my patient fall? JAMA. 2007;297(1):77-86.
19. The American Geriatrics Society. The American Geriatrics Society (AGS) Beers Criteria® (AGS Beers Criteria®) for Potentially Inappropriate Medication (PIM) Use in Older Adults. JAGS. 2019:1-21.
20. Departamento de Hipertensão Arterial da Sociedade Brasileira de Cardiologia (DHA-SBC), Sociedade Brasileira de Hipertensão (SBH), Sociedade Brasileira de Nefrologia (SBN). Diretrizes Brasileiras de Hipertensão Arterial – 2020. Arq Bras Cardiol. 2021;116 (3):516-658.
21. Schootemeijer S, Weijer RHA, Hoozemans MJM, van Schooten KS, Delbaere K, Pijnappels M. Association between daily-life gait quality characteristics and physiological fall risk in older people. Sensors (Basel). 2020;20(19):5580.

Capítulo 5

Síndrome da imobilidade

Julieta Carriconde Fripp
Simone Sanghi
Isabel Oliveira Arrieira
Rafael de Oliveira Arrieira

PONTOS-CHAVE

- Envelhecimento.
- Sofrimento e dor total.
- Dependência.
- Dignidade.
- Sobrecarga do cuidador.

OBJETIVOS DE APRENDIZAGEM

Ao final do capítulo, o leitor deverá ser capaz de:

- Propor plano de cuidados interdisciplinar.
- Conduzir controle rigoroso de sintomas em todas as dimensões.
- Resgatar biografias.
- Cuidar de quem cuida.

Caso clínico

Será apresentada, a seguir, a história de vida e trajetória de adoecimento da Sra. Alice Silva dos Santos (nome fictício), de 88 anos de vida.

Sra. Alice é divorciada há 40 anos, seu ex-esposo, pai de seus seis filhos, faleceu na década de 1980 com diagnóstico de câncer. Quando tinha 55 anos, Sra. Alice perdeu seu filho primogênito por causa externa (afogamento). Atualmente reside com uma filha, sua principal cuidadora. Aposentada, recebe um salário mínimo por mês. Fez uso de tabaco durante 65 anos, por vezes consumindo mais de dois maços de cigarro por dia. Sra. Alice sempre foi muito independente, gostava de encontrar as amigas, ir aos bailes de terceira idade e ficar até tarde da noite ouvindo músicas no radio à cabeceira da sua cama. Sempre foi uma mulher de fé e frequentou várias congregações religiosas ao longo da vida (católica, evangélicas e protestantes pentecostais).

Aos 70 recebeu o diagnóstico de diabetes tipo 2, sendo informada da necessidade de ajuste na sua dieta. Referia na época que adorava doces, massas, arroz e batata e que não gostava de saladas, e que seria difícil se adaptar à nova realidade. Foi orientada também que deveria abolir o tabaco pelos riscos agregados à doença de base em causar eventos cardiovasculares. Sra. Alice aceitou iniciar medicação hipoglicemiante e reduzir carboidratos na dieta, mas em hipótese alguma tolerou suspender "seu prazer de fumar".

Ao longo dos anos que se seguiram, Sra. Alice residia sozinha e recebia visitas sistemáticas de suas quatro filhas e de um filho (este residia em outra cidade). Realizava atividades básicas da vida diária e também seguia com rotinas instrumentais, como cozinhar, ir ao banco, pagar contas, fazer compras e viajar para casa de parentes. Com cerca de 80 anos, passou a residir no mesmo pátio de uma das filhas. A filha percebeu que Sra. Alice estava progressivamente perdendo capacidade cognitiva para realizar tarefas da casa e também alimentação adequada, foi então que outra filha passou a residir na mesma casa dela, para ajudar nos cuidados e na organização do cotidiano.

Aos 85 anos, Sra. Alice foi encontrada desacordada em seu quarto pela filha, sendo transportada ao serviço de urgência e emergência, e lá foi diagnosticado acidente vascular cerebral isquêmico (AVCI), permanecendo com quadro de hemiparesia esquerda. No ano que se seguiu, mesmo com déficit motor, Sra. Alice conseguia deambular com apoio e se alimentar com autonomia, mas outras funções foram se perdendo. Devido à incontinência urinária, passou a usar fraldas, e banho somente com auxílio da filha cuidadora. Uma das coisas que mais causava tristeza em Sra. Alice era a impossibilidade de sair para rua sozinha e ter que depender das filhas para qualquer atividade mais elaborada. Novos medicamentos foram agregados ao tratamento, incluindo anti-agregantes plaquetários, estatinas e anti-hipertensivos, bem como ajuste mais rigoroso da dieta.

Há 2 anos Sra. Alice apresentou novo quadro isquêmico na mesma região cerebral, com piora significativa do déficit motor (hemiparesia esquerda) e também dificuldade de deglutição. Recebeu orientação para realizar fisioterapia, porém em virtude da dificuldade de acesso pelo sistema público de saúde e poucos recursos financeiros, não conseguiu receber tratamento fisioterapêutico adequado. Sua filha cuidadora passou a realizar algumas ações após orientação de um profissional logo após o AVC, quando estava sob cuidados de equipe de atenção domiciliar (Melhor em Casa). A dependência e a complexidade dos cuidados aumentaram, associados à sobrecarga da filha cuidadora. Grau de imobilidade crescente, reduzindo significativamente as possibilidades de interação, sendo somente deslocada do leito para a cadeira e da cadeira para o leito no seu cotidiano. Sra. Alice evoluiu também com quadro de apatia, tristeza, depressão e pânico noturno.

Recentemente, Sra. Alice apresentou fratura patológica de fêmur esquerdo, permaneceu dois meses hospitalizada, quando realizou fixação cirúrgica ortopédica. Após receber alta, seguiu mais 30 dias no leito domiciliar. Neste período de imobilidade, apresentou sarcopenia e contraturas, piora do déficit motor causado pelo AVC prévio, lesões de pressão em região glútea (classificada como Estágio II, com perda parcial da espessura da pele e exposição da derme, cor avermelhada e úmida), piora da apatia e sonolência, anorexia, dependência total para alimentação, constipação e fecaloma. Sua cuidadora principal seguiu sendo a filha que residia na mesma casa.

Definição

Síndrome da imobilidade agravada por evento adverso agudo.

Diagnóstico

Síndrome da imobilidade, sofrimento físico, finitude da vida.

O Brasil, como outros países, está vivenciando transições demográficas e epidemiológicas, exigindo olhar ampliado sobre políticas de saúde que contemplem mais cuidado e acolhimento aos idosos, acometidos por grande carga de sintomas e sofrimentos de ordem física, emocional, social e espiritual em situações de multimorbidades, estando vulneráveis em sua autonomia, dignidade e finitude da vida. Em 2018, a população brasileira era 208 milhões com a proporção de idosos de 10%, cerca de 20 milhões de pessoas[1]. A projeções indicam que o Brasil terá 230 milhões de habitantes em 2060 e o percentual de pessoas com mais de 65 anos ultrapassará os 25%, ou seja, cerca de 60 milhões de idosos. Portanto, já sabemos que o futuro traz ao presente desafios cada vez maiores[1].

Idosos com mais de 75 anos de idade, fragilizados e que dependem de outros para atividades da vida diária (AVD), como é o caso da Sra. Alice que, pelo tempo prolongado de imobilização, agravado pela fratura de fêmur e pós-operatório, desenvolveu síndrome da imobilidade (SI), complexo de sinais e sintomas resultantes da supressão de movimentos articulares, que prejudica a mudança postural, levando à incapacidade, à fragilidade e à morte. Do ponto de vista temporal, o decúbito de longa duração, com mais de 15 dias, poderá resultar em SI. Além do critério temporal de imobilidade, outros fatores podem estar associados a critérios maiores, incluindo déficit cognitivo, múltiplas contraturas; e critérios menores, como sofrimento cutâneo, incontinência urinária e fecal, e disfagia leve a grave. Quando existem critérios maiores e pelo menos dois critérios menores, pode-se considerar diagnóstico de SI[2].

TABELA 1 Causas e consequências que levam à síndrome da imobilidade

Órgãos e sistemas	Causas (patologias)	Consequências
SNC	AVE (sequelas), ELA, Parkinson, demência,	Apatia, delírio, alteração do ciclo sono-vigília
Sistema respiratório	DPOC	Pneumonia, dispneia ao repouso, insuficiência respiratória
Sistema cardiovascular	ICC, TEP, TVP, SAC	Hipotensão postural, edema, congestão, dor anginosa
Sensorial	Redução acuidade visual e auditiva	Quedas, redução da interação com o meio
Sistema digestivo	Redução absorção, gastroparesia, anorexia	Desnutrição, disfagia, constipação/fecaloma
Sistema genitourinário	Incontinência urinária, retenção urinária	ITU, uso prolongado de fraldas, lesões de pele
Sistema tegumentar	Atrofia de pele e derme	Lesões por pressão, escoriações, dermatites, equimoses
Sistema músculo-esquelético	Osteoartrose, sequelas de fraturas, doenças reumatológicas, osteoporose, metástases	Quedas, fraturas, contraturas, anquioses, polimialgia
Sistema endócrino-metabólico	Aumento da resistência a insulina, retenção hídrica, síntese de vitamina D reduzida, hipoalbuminemia	Diabetes, edema, congestão

AVE: acidente vascular encefálico; ELA: esclerose lateral amiotrófica; DPOC: doença pulmonar obstrutiva crônica; ICC: insuficiência cardíaca congestiva; ITU: infecção do trato urinário; SNC: sistema nervoso central; TEP: tromboembolismo pulmonar; TVP: trombose venosa profunda.
Fonte: Leduc et al., 2017[3].

Sabe-se que a permanência no leito por longos períodos é um fator importante a ser avaliado, pois pode levar a outros danos de natureza física (p. ex., úlcera de pressão) e psicossociais (isolamento e depressão). A imobilidade (ou limitações de movimento) pode alterar o estado emocional do indivíduo independente da condição que o levou ao decúbito prolongado. Inicialmente, a imobilidade produz uma redução de capacidade funcional de um órgão e mais tarde afeta órgãos múltiplos e sistemas do corpo (sistema cardiovascular, digestório, respiratório, excretor e até o SNC)[4].

Fases e evolução da doença

Fase inicial

Abordagem multidisciplinar da equipe AD – PTS.

- Abordagem física.

Cuidados e orientações de enfermagem

As lesões por pressão representam um problema de saúde pública, sendo indicadores de qualidade (negativa) da assistência; também são responsáveis por causar angústia e preocupação das famílias; além de serem geradoras de sofrimento. Acometem cerca de 10,5 a 26% dos pacientes em cuidados paliativos e, portanto, merecem atenção especial, já que a abordagem adequada pode significar diminuição da dor e angústia do paciente, bem como aumento da confiança dos cuidadores[5].

São lesões localizadas na pele ou tecidos subjacentes que geralmente ocorrem sobre uma proeminência óssea, como resultado de longo tempo de pressão ou da combinação de forças mecânicas como fricção e cisalhamento. A longa duração e a intensidade da pressão em que a circulação sanguínea está comprimida, resulta em hipóxia levando a uma isquemia e necrose tecidual.

A incidência de lesão por pressão é classificada como um indicativo na qualidade da prestação dos cuidados. Essas lesões implicam em altos custos financeiros para os serviços de saúde, além de causarem impacto na morbimortalidade e na qualidade de vida das pessoas comprometidas[6].

Na abordagem dos aspectos físicos, incluem-se os cuidados e as orientações de enfermagem. Em relação aos cuidados com a pele, é fundamental manter a higiene com banho diário; se for no leito, deve ser realizado por dois cuidadores, diminuindo o tempo de exposição, uso de sabonete neutro, evitar fricção devido à fragilidade da pele por ser idosa, hidratação e tratamento da lesão em região glútea, o qual será realizado de acordo com a classificação da lesão, riscos e benefícios. Deve-se priorizar a prevenção, porém uma vez que a lesão esteja presente, os cuidados convergirão para um tratamento ativo específico.

Assim, os principais objetivos no manejo da pele de Sra. Alice se amparam em três princípios básicos: proteção da integridade da pele, priorização do conforto e suporte ao cuidador.

A Figura 1 apresenta a classificação de Estágio II, conforme descrito no caso de Sra. Alice.

A limpeza é o primeiro passo importante na preparação do leito da lesão com vista à cicatrização, removendo resíduos na superfície bem como resíduos de curativos anteriores e permitindo uma maior visualização da ferida para avaliação.

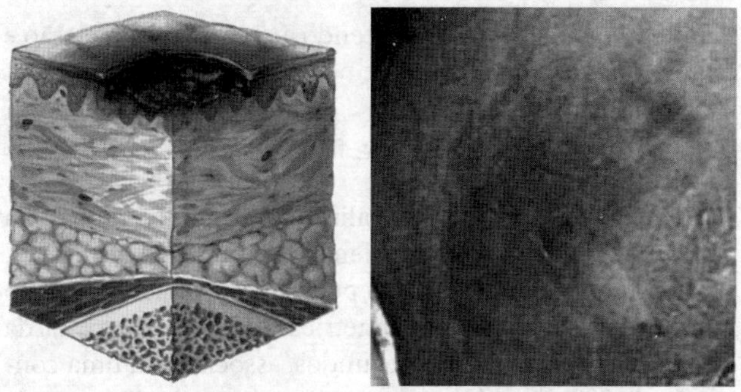

FIGURA 1
Classificação de Estágio II.

As etapas da limpeza consistem em:

- Limpar o leito da lesão, irrigando com solução salina morna (soro fisiológico a 0,9% de NaCl).
- Utilizar sempre técnica asséptica evitando contaminação da lesão.
- Conforme as características descritas da lesão apresentada pela Sra. Alice, as indicações de tratamento serão as seguintes: hidrogel – essa cobertura pode se apresentar na forma de gel, folhas ou bandas elásticas, e é formado por redes de polímeros e copolímeros hidrofílicos, utilizado para lesões com pouco exsudato, sem infecção em lesões preferencialmente até Estágio II de classificação. As trocas devem ser realizadas a cada 24 horas[7]; hidrocoloide – tem apresentação em placa, pasta ou pó, e é composta por uma espuma externa ou uma película de poliuretano, juntamente com um material interno, que é feito, geralmente, de carboximetilcelulose gelatina e pectina; é indicado para feridas pouco exsudativas, sem infecção. A troca pode ser realizada 1x/semana[7].

Orienta-se o uso de colchão pneumático, almofadas e coxins para o posicionamento anatômico e a prevenção de novas lesões por pressão. Também é recomendável a troca de decúbito a cada duas horas, assim como, manter a cabeceira elevada após a alimentação. Levar em consideração as preferências da Sra. Alice no momento de virá-la, explicando sempre as razões do reposicionamento; documentar sempre o processo de virar ou reposicionar, manter nutrição adequada e hidratação compatível com seu estado de saúde e seus desejos.

No que se refere aos aspectos alimentares de Sra. Alice, na possibilidade da dieta oral, o cardápio deve ser montado escolhendo alimentos ou preparações que demonstre vontade de comer, na quantidade que desejar e no horário por ela escolhido. Os aspectos agradáveis da alimentação, como as experiências sensoriais (envolvendo paladar, visão e olfato, por meio de pratos atrativos em formas, cores e cheiros), devem ser enfatizados e os esforços voltados para fazer disto algo prazeroso, confortante e que proporcione interação social. Dentre as preferências, escolhem-se os alimentos ricos em proteínas, que contribuirão com o restabelecimento da integridade da pele, favorecendo a cicatrização da lesão e prevenindo o aparecimento de novas lesões[8].

Cuidados e orientações de fisioterapia

Os efeitos adversos da imobilização funcionam como uma comorbidade comum em pacientes com doença crônica. A fraqueza muscular por desuso pode ser prevenida por meio de contrações musculares isométricas diárias de 20 a 30% da tensão máxima por vários segundos, associados a uma contração de 50% do máximo por um segundo. A utilização de exercícios e alongamento pode reverter as contraturas[9].

Os efeitos do imobilismo deixam claro o quanto à imobilização é complexa e necessita de cuidados preventivos e intensivos para evitar ao máximo o desenvolvimento das diversas complicações. A indicação da cinesioterapia é bastante criteriosa, necessita de avaliação para traçar objetivos e estratégias, além de reavaliações frequentes, visando a atualização junto à progressão do paciente e em consequência da necessidade de correções ao programa inicial até atingir o potencial de recuperação esperado[4].

A cinesioterapia é uma técnica que se baseia nos conhecimentos de anatomia, fisiologia e biomecânica, a fim de proporcionar ao paciente um melhor e mais eficaz trabalho de prevenção, cura e reabilitação. Significa basicamente terapia pelo movimento, sendo a utilização de diferentes formas de atividade motora como meio de tratamento de enfermidades, cuja finalidade é a manutenção ou desenvolvimento do movimento livre para a sua função, e seus efeitos baseiam-se no desenvolvimento, evolução, restauração e manutenção da força, da resistência à fadiga, da mobilidade e da flexibilidade[9].

Este tratamento fisioterápico acelera a recuperação do paciente de doenças que alteram seu modo normal de viver. As intervenções, como exercícios para membros inferiores, por exemplo, podem beneficiar vários sistemas ao mesmo tempo, pois afetam tanto os ossos longitudinais, como ajudam a promover o recrutamento de tonicidade muscular e melhoras na condição cardiovascular e, ainda, ajudam na redução nas perdas de cálcio[4].

O posicionamento apropriado no leito previne a tendência de deitar em uma posição com o quadril em rotação e flexão lateral extrema. Realizar exercícios isométricos para os grupos do quadríceps e glúteos, além de abdutores, flexores e extensores do quadril, que também devem ser fortalecidos com exercícios isométricos intermitentes ou isotônicos. Os exercícios de fortalecimento do quadríceps são importantes para ajudar a neutralizar forças rotacionais[4].

A cinesioterapia motora, adotada como conduta na prevenção da SI traz resultados favoráveis para pacientes acamados o retorno mais rápido à funcionalidade, retorno das AVD de forma eficaz, independência do leito, além de melhora dos aspectos psicológicos do paciente[4].

A fisioterapia motora proporciona outros benefícios, como aliviar a dor pela contratura, diminuir o edema, evitar escaras e melhorar o condicionamento cardiovascular. O trabalho preventivo do fisioterapeuta inclui as mudanças de decúbito a cada duas horas, movimentos cinesioterápicos, incentivo à deambulação, quando possível. Todas as atividades propostas aos pacientes imobilizados devem ser realizadas de acordo com as possibilidades de cada indivíduo e sempre respeitando os limites da dor e da doença de base[4].

Mobilizações passivas são necessárias para a manutenção e a recuperação das amplitudes de movimento. Elas permitem testar a articulação sem carga, avaliar as dificuldades mecânicas ligadas à morfologia das articulações e avaliar o déficit de extensibilidade muscular, assim como massagens manuais e vibratórias melhoram a circulação e os edemas, constituindo também, formas de estímulo mecânico às contrações isométricas[4].

É fundamental que o fisioterapeuta além da preocupação quanto à melhora da capacidade respiratória, tenha muita atenção à capacidade motora do paciente acamado, visando evitar atrofia muscular e manter e/ou restaurar amplitude articular, prevenir trombose venosa profunda, embolia pulmonar, pneumonias e hipotensão postural, aliviar a dor, diminuir ou prevenir edemas, melhorar o condicionamento cardiovascular e restaurar a funcionalidade para as AVD[10].

O tratamento pode ser feito com exercícios passivos, ativo-assistido, ativo-livre, ativo resistido e isométricos. Com o objetivo de promover a reeducação postural, a conscientização corporal, o relaxamento muscular, estimular movimentação no leito e independência nas atividades. É atividade privada do fisioterapeuta executar métodos e técnicas fisioterapêuticas com finalidade de restaurar, desenvolver e conservar a capacidade física do paciente[10].

O plano de tratamento pode conter exercícios realizados por meio de mobilizações articulares de membros superiores e inferiores, exercícios de alongamento e relaxamento, com sessão de 40 minutos de duração[11].

Considerando o caso da Sra. Alice, podemos iniciar a reabilitação avaliando como está a sua força muscular, amplitudes de movimento, funcionalidade respiratória e fases do neurodesenvolvimento acometidas pelo AVCI. Após a avaliação, podemos executar o tratamento fisioterapêutico utilizando técnicas de cinesioterapia para o incentivo de contrações musculares isométricas de forma global tanto para os membros superiores quanto para os inferiores, possibilitando o recrutamento de fibras musculares em contração e relaxamento, melhorando e prevenindo a sarcopenia e a fadiga, aliviando as contraturas musculares; proporcionar trocas de posicionamento no leito, incentivando posições fisiológicas como o "sentar", o "levantar" e a "deambulação"; verificar como está a movimentação da área afetada pelo AVCI, buscando identificar quais movimentos estão comprometidos do lado hemiparético; e a partir dessa constatação, executar atividades que busquem o movimento por meio de exercícios passivos, ativo-assistidos e ativos; prevenir acúmulo de secreções pulmonares e incentivar a desinsuflação pulmonar para melhora da troca gasosa[10].

Abordagem espiritual

Existem evidências de que o envolvimento religioso e a espiritualidade estão associados a um melhor enfrentamento do adoecimento; assim como maior adaptação a doenças graves, favorecendo a adesão ao tratamento e a manter o sentimento de esperança. Atribui-se esse fenômeno a menor frequência de sintomas de depressão, melhora da percepção da qualidade de vida e redução do estresse dos pacientes[12]. Além disso, a espiritualidade, mesmo que percebida de maneira diferente, pode ser entendida como uma forma de apoio, conforto, conexão com Deus e com a fé, ou com a essência do ser, transcendência e autoconhecimento. É possível pensar que esses sentimentos também podem estar relacionados à tentativa de atribuir um sentido para aquilo que se faz e um significado para o sofrimento vivenciado[13].

Considerando que Sra. Alice sempre foi uma mulher de fé e frequentou várias congregações religiosas durante sua vida (católica, evangélicas e protestantes pentecostais), considera-se fundamental acolher suas demandas relacionadas aos aspectos espirituais, que podem ser abordados a partir da anamnese, sendo aprofundados em cada atendimento com os profissionais. A expressão da espiritualidade se dá no encontro humano, na troca de sentimentos de solidariedade, altruísmo e compaixão.

Abordagem familiar

Cuidar de uma pessoa idosa da família é, geralmente, uma experiência duradoura que exige uma reorganização da vida familiar, profissional e social. Na maior parte das famílias, um único membro assume a responsabilidade do cuidado e, geralmente, são as mulheres, seja por opção pessoal, disponibilidade naquele momento ou por se tratar de uma atividade ligada à afetividade, um compromisso consolidado no decorrer da convivência familiar[14].

Quem assiste a familiares idosos costuma ter sua vida afetada de diversas maneiras e o parentesco ou a relação entre o cuidador e a pessoa cuidada também influencia a maneira como se vive e se aceita essa situação de cuidar. Quando os cuidadores são os filhos, existe um vínculo natural entre ambos que pode favorecer a disposição para o cuidado.

Na maioria dos casos, representa um forte impacto emocional dar-se conta de que o pai, a mãe ou ambos já não podem cuidar de si mesmos, quando até pouco tempo eram totalmente independentes. Além disso, os filhos geralmente sentem-se apanhados de surpresa e receiam que as novas responsabilidades possam prejudicar seus planos para o futuro, e na maioria das vezes, é exatamente isso que acontece[15].

Entre as diversas consequências de cuidar de uma pessoa idosa, destacam-se a fragilidade das relações familiares, emocionais, o impacto negativo na saúde do cuidador, na sua vida profissional e a diminuição das atividades de lazer. Tudo isso acaba sendo associado a uma "obrigação moral do cuidado", na qual existe uma responsabilidade social e familiar às normas sociais que devem ser respeitadas, além de outras motivações, como reciprocidade dos cuidados, gratidão, sentimentos de culpa, censura de familiares, entre outros[16].

No entanto, o processo de cuidado, quando não é bem gerenciado e compartilhado, pode gerar sobrecarga e esgotamento ao cuidador. A situação de cuidar afeta cada pessoa de forma distinta, dependendo da gravidade da doença do paciente e da resistência do próprio cuidador.

Observa-se no caso da Sra. Alice uma fragilidade sociofamiliar para o cuidado, visto que, apesar de ter cinco filhos, apenas duas filhas compartilham a responsabilidade de cuidar, sendo uma delas sua principal cuidadora, o que certamente gera situações de estresse e sobrecarga.

A Sra. Alice teve progressão da doença ao longo dos anos, o que, por sua vez, foi reduzindo gradativamente sua autonomia e independência para as AVD. Essa redução ocorre simultaneamente com o aumento de responsabilidades e tarefas do cuidador principal, o que impacta diretamente no bem-estar e qualidade de vida de ambos: paciente e cuidador.

A necessidade de cuidados contínuos, constante vigilância, idade avançada, conflitos familiares pela falta de divisão do trabalho e de reconhecimento por parte de outros membros da família, aspectos financeiros, redução de atividades profissionais, sociais e de lazer são complicadores que contribuem para a fragilidade do cuidador.

Reconhecer essas fragilidades é necessário para que, de fato, ocorra uma reorganização familiar, considerando um número excessivo de demandas que precisam ser compartilhadas para que o cuidado aconteça. Muitas vezes, o paciente apresenta comportamentos difíceis, como agitação, mau humor, alucinações, insônia, depressão, e a forma de enfrentar essas situações exige, não só disponibilidade, mas também preparo.

Nesse sentido, é preciso construir e/ou acionar uma rede de apoio que fortaleça a cuidadora principal da Sra. Alice, redistribuindo responsabilidades, despesas e compromissos. Chamar os demais filhos para que assumam parte do cuidado é imprescindível para o bem-estar de todos os envolvidos.

Abordagem social e formação da rede de apoio

Nada prepara uma família para o aparecimento de uma doença que, lentamente, vai roubando a independência do paciente. As mudanças de comportamento vão surgindo e cada familiar acaba reagindo de formas diferentes em relação ao adoecimento. Quando um dos familiares adoece e não pode mais cumprir o seu papel, há um desequilíbrio que desencadeia uma crise, obrigando a uma reorganização familiar[16].

Quando fazemos uma intervenção social com familias, é preciso estabelecer uma escuta, um diálogo que nos permita compreender as condições que essa família vive, sua organização e as reais possibilidades para o cuidado. A expressão "o cuidador se faz ao cuidar" nos remete a pensar que não há um preparo para o cuidado[17]. É diante das necessidades do familiar doente que se constitui a figura daquele que cuida. Nesse sentido, é fundamental que ocorra uma reorganização interna da família, fazendo as adaptações necessárias para que os familiares sejam capazes de cuidar de si e do ente querido sem prejuízo da sua saúde.

Pensando na família da Sra. Alice, as filhas que moram na mesma cidade podem alternar os finais de semana para acompanhar a paciente, a fim de que a cuidadora principal que a atende durante a semana, possa ter períodos de folga e realizar outras atividades de seu interesse. O filho que mora em outra cidade, já que não pode estar fisicamente com a Sra. Alice, pode contribuir financeiramente para se contratar um cuidador externo e diminuir a sobrecarga dos demais filhos.

Essa redistribuição de tarefas contribui para uma melhor qualidade de vida e um equilíbrio familiar, reconhecendo que existem circunstâncias que merecem ser mudadas para que a vida de todos os envolvidos possa ser melhor[14].

Alguns aspectos são fundamentais para que a rede de apoio funcione, entre eles, destaca-se o apoio emocional à família, a circulação da informação, disposição para resolução de problemas e tomada de decisões. Esse apoio pode ser encontrado em equipes de atendimento domiciliar, ambulatórios especializados ou serviços de *Day Care*.

Os profissionais que atuam nesses serviços podem ajudar tanto os pacientes quanto seus familiares a enfrentar e a aceitar a situação do adoecimento, por meio de cuidado que minimize o seu sofrimento e potencialize sua organização para enfrentamento de tal situação.

Nesse sentido, conceder à família da Sra. Alice a condição de parceira na assistência à saúde, significa repensar práticas, valores e conhecimentos de todas as pessoas envolvidas no processo de produção social do cuidado[15].

E, a reflexão que fica é que esses cuidados devem ser pautados por uma comunicação honesta, evitando conspirações de silêncio e favorecendo a manutenção da autonomia e da dignidade, tanto da Sra. Alice como de seus familiares.

Referências

1. Instituto Brasileiro de Geografia e Estatística – IBGE. Tabela 2010-2060 – Projeção da população (revisão 2018). Brasília: IBGE; 2018 Disponível em: https://agenciadenoticias.ibge.gov.br/agencia-sala-de-imprensa/2013-agencia-de-noticias/releases/21837-projecao-da-populacao-2018-numero-de-habitantes-do-pais-deve-parar-de-crescer-em-2047 (acesso 30 jul 2019).
2. Ribeiro CA; Silva DAM; Rizzo LA; Ventura MM. Frequência da síndrome da imobilidade em uma enfermaria de geriatria. Geriatria e Gerontologia. 2011;136-9.
3. Leduc at al. Imobilidade e Síndrome da Imobilização. Tratado de Geriatria e Gerontologia. 2017; 2420-40
4. Ferreira VC. Benefits of physiotherapy in the treatment of immobility syndrome in the elderly. Graduation in Physical Therapy - UNIDERP, Campo Grande, 2019.
5. Haesler E. National Pressure Ulcer Advisory Panel, European Pressure Ulcer Advisory Panel and Pan Pacific Pressure Injury Alliance. Prevention and treatment of pressure ulcers: quick reference guide. Osborne Park: Cambridge Media; 2014.
6. EPUAP. European Pressure Ulcer Advisory Panel, National Pressure Ulcer Advisory Panel. Prevention and treatment of pressure ulcers: quick reference guide. Washington DC: National Pressure Ulcer Advisory Panel; 2009. http://www.epuap.org/guidelines/.
7. SOBEST. Classificação das lesões por pressão. Disponível em: https://sobest.com.br/wp-content/uploads/2020/10/CONSENSO-NPUAP-2016_traducao-SOBEST-SOBENDE.pdf (acesso 12 out 2021).
8. Magalhães ES, Oliveira AEM, Cunha NB. Atuação do nutricionista para melhora da qualidade de vida de pacientes oncológicos em cuidados paliativos. Arch Health Sci. 2018;25(3):4-9.
9. Kisner C, Colbi LA. Exercícios terapêuticos: fundamentos e técnicas. 3 ed. São Paulo: Manole; 1998.
10. Pereira HCB, Duarte PHM, Mélo TM, Silva RMC, Santos WV, Barbosa DS, et. al. Intervenção fisioterapêutica na síndrome da imobilidade em pessoas idosas: revisão sistematizada. Arch Health Invest. 2017;6(11): 505-8.
11. Molinar M, Clemente A, Calciolari R, Tavares D. Influência da fisioterapia na síndrome do imobilismo. Colloquium Vitae. 2013:68-76.
12. Menezes RR, Kameo SY, Valença TS, Mocó GAA, Santos JMJ. Qualidade de vida relacionada à saúde e espiritualidade em pessoas com câncer. Rev Bras Cancerol. 2018;64(1):9-17.
13. Arrieira ICO, Thofehrn MB, Schaefer OM, Fonseca AD, Kantorski LP, Cardoso DH. The sense of spiritual care in the integrality of attention in palliative care. Rev Gaúcha Enferm. 2017;38(3):e58737.
14. AndradeL. O papel do assistente social na equipe. In: Carvalho RT, Parsons HA. Manual de cuidados paliativos (ANCP). 2 ed. São Paulo: ANCP; 2012.
15. Andrade L. Cuidados paliativos e serviço social: um exercício de coragem. Holambra: Editora Setembro; 2017.
16. Born T. Cuidar melhor e evitar a violência – Manual do cuidador da pessoa idosa. Brasília: Secretaria Especial dos Direitos Humanos, Subsecretaria de Promoção e Defesa dos Direitos Humanos; 2008.
17. Mendes PBMT. Cuidadores: heróis anônimos do cotidiano. [Dissertação]. São Paulo: Pontifícia Universidade Católica de São Paulo;1995.

Capítulo 6

Desprescrição

Fernanda Souza Andrade
Rômulo Rebouças Lobo
Nayara Gonçalves Ferreira
Juliana Bonfim de Souza

PONTOS-CHAVE

- **Polifarmácia:** a definição clássica ocorre meramente pelo número de medicações em uso por um único indivíduo, sendo aceito como presente quando esse número é de pelo menos cinco drogas. Cabe ressaltar que essa definição simplista que leva em conta somente o número de drogas carece de maior utilidade quando estamos lidando com idosos com multimorbidade[1]. Polifarmácia se relaciona a aumento de reações adversas a drogas, má aderência e elevação de custos, além da relação estreita com aumento no número de quedas, necessidade de cuidados de emergência, e hospitalizações, resultando em maior custo para o sistema de saúde[1,2].
- **Cascata de prescrição:** também conhecida como cascata iatrogênica, ocorre quando medicações são adicionadas à prescrição de um paciente visando prevenir ou tratar efeitos colaterais/adversos de outras medicações que vêm sendo utilizadas[1]. Como exemplos podemos citar o paciente em uso de bloqueador do canal de cálcio para tratamento de hipertensão arterial e que evolui com edema de membros inferiores como efeito colateral da medicação; o que leva à prescrição de furosemida para alívio do edema, que acaba desencadeando hipocalemia, sendo então receitado uso de suplementos de cloreto de potássio.
- **Medicações potencialmente inapropriadas (MPI):** são drogas a serem evitadas em pacientes idosos, pelo maior potencial de efeitos adversos nessa população, enquadrando-se na definição as medicações cujo risco supera o benefício potencial para o paciente. Em um conceito mais amplo, a definição de MPI pode abranger tanto prescrição em excesso, como falta de prescrição de medicação essencial ou mesmo prescrição em dose insuficiente[3,4].

OBJETIVOS DE APRENDIZAGEM

Ao final do capítulo, o leitor deverá ser capaz de:

- Definir desprescrição.
- Conceituar polifarmácia.
- Implementar estratégias para obter sucesso na desprescrição.
- Conhecer as barreiras para uma estratégia de desprescrição efetiva.
- Descrever as vantagens associadas a uma estratégia de desprescrição.
- Implementar estratégias específicas de desprescrição em relação a classes de medicações e a populações específicas.

Caso clínico

Mulher, 88 anos, totalmente dependente para atividades instrumentais e básicas de vida, portadora de Alzheimer em fase avançada, imobilidade cama-cadeira, hipotireoidismo, hipertensão arterial e diabetes melito sem lesão de órgão alvo. Filha relata que a paciente não tem dormido à noite e que, durante o dia, cochila após o almoço e fica sonolenta. Não tem se alimentado bem e está com disfagia importante. Sem evacuar há 4 dias.

- Exames recentes: glicemia 74 mg/dL, hemoglobina glicada 5,7%, TSH 0,32 microUI/ML, sódio 130mEq/L, K 4,4 mEq/L, Hb 9,5 g/dL.
- Em uso de: donepezila 10 mg, 1 comprimido (cp) pela manhã; risperidona 2 mg, 0,5 cp de manhã, 1 cp a noite; biperideno 2 mg, 1 cp de manhã e 1cp a noite; AAS 100 mg, 1 cp ao dia; sinvastatina 40 mg, 1 cp a noite; gliclazida 60 mg, 1 cp de manhã; hidroclorotiazida 25 mg, 1 cp de

manhã; anlodipino 5 mg, 1 cp de manhã; levotiroxina 150 mcg, 1 cp de manhã; óleo mineral 1 colher de chá ao dia; ibuprofeno quando tem dor.

- Ao exame: desidratada, hipocorada, anictérica, acianótica, edema discreto de membros inferiores, hiperemia sem rompimento de pele em região trocantérica esquerda, contraturas musculares. Ritmo cardíaco regular, bulhas normofonéticas, FC 72 bpm, PA 100x50 mmHg. Murmúrio vesicular fisiológico, sem ruídos adventícios, eupneica. Abdome livre, sem massas palpáveis. Toque retal com fezes endurecidas.

Definição e particularidades

Desprescrição pode ser definida como o processo centrado no paciente que visa reduzir ou suspender o uso de medicações consideradas inapropriadas para um indivíduo em particular, pelo fato de que os riscos do uso superam os benefícios potenciais, por serem desnecessárias, ou por serem inefetivas. O processo é supervisionado e controlado por um profissional de saúde por meio de decisões compartilhadas e objetivas, em última análise, o melhor manejo de polifarmácia e a redução de riscos de acordo com as prioridades do paciente[4,6].

Entre os fatores de risco para polifarmácia temos aspectos relacionados ao paciente: idade avançada, déficit cognitivo, declínio de funcionalidade, fragilidade, ausência de seguimento na atenção primária, condições mentais, multimorbidade, institucionalização, avaliação por múltiplos subespecialistas. Já entre fatores relacionados ao sistema de saúde temos recordatório médico fragilizado e transições de cuidados deficientes[2].

Efeitos adversos de drogas se relacionam a pior *status* de saúde, piora funcional, hospitalização e morte, sendo que o número de medicações em uso é o preditor isolado mais importante para a ocorrência dos mesmos[6]. Apesar disso, a estimativa é de que 30-35% de idosos institucionalizados e 25-40% dos que vivem em comunidade façam uso de MPI[6].

Dessa forma, para que um processo de desprescrição ocorra de forma adequada, alguns aspectos fundamentais podem ser elencados: iniciativa do profissional para deflagrar o processo; a intervenção deve ser centrada no paciente; incertezas podem surgir, e o processo de decisão deve ser compartilhado, se necessário com consentimento oficializado em documento; por fim, faz-se necessário monitoramento adequado dos efeitos da desprescrição[6].

Farmacocinética, farmacodinâmica e alterações próprias do envelhecimento

O envelhecimento leva a perda de reserva funcional em vários sistemas orgânicos, e é acompanhado de declínio de capacidade de funcionamento em outros, podendo ocasionar depuração e metabolização de diversas drogas, predispondo ao seu acúmulo e possíveis efeitos adversos. Ajuste de doses em pacientes com declínio da capacidade de depuração é importante para diversas drogas, como digoxina, anticoagulantes, antibióticos e hipoglicemiantes[1]. Mudanças na farmacodinâmica levam ainda a maior sensibilidade a opioides, benzodiazepínicos e drogas com propriedades anticolinérgicas, predispondo a toxicidade.

Importante considerar as diferenças no metabolismo e eliminação de drogas nos idosos em relação aos jovens. Alterações de composição corporal afetam a distribuição, a capacidade de armazenamento, o volume de distribuição e o tempo de efeito, podendo levar por exemplo a picos de concentração após infusões rápidas. Alterações de função renal e de fluxo sanguíneo hepático devem ser levadas em consideração, por exigirem com frequência ajustes posológicos de algumas drogas e impossibilitando o uso seguro de outras[7]. Ver Tabela 1 e Quadro 1, a seguir.

TABELA 1 Alterações fisiopatológicas comumente encontradas no idoso[7]

Sistema cardiovascular	▪ Menor reserva cardíaca ▪ Perda de contratilidade ▪ Menor sensibilidade a catecolaminas
Sistema respiratório	▪ Perda de elasticidade ▪ Diminuição do volume funcional e da capacidade vital
Sistema digestório	▪ Diminuição da massa hepática ▪ Diminuição de fluxo sanguíneo hepático
Sistema renal	▪ iminuição de massa renal ▪ Declínio na taxa de filtração glomerular
Sistema endócrino	▪ Diminuição da secreção de insulina ▪ Menor tolerância a glicose
Sistema nervoso	▪ Diminuição de massa cerebral ▪ Perda neuronal

Fonte: elaborada pelos autores.

QUADRO 1 Fatores metabólicos relacionados a farmacologia do idoso[7]

- Diminuição de água corporal total
- Aumento na proporção de gordura corporal
- Menores concentrações de albumina
- Diminuição da secreção ácida gástrica
- Lentificação do esvaziamento gástrico

Fonte: elaborado pelos autores.

Abordagem ao paciente

Estratégias de desprescrição

Os passos seguintes podem ser um guia adequado na abordagem da desprescrição:

1. Listar as medicações em uso e os motivos de cada uma.
2. Considerar o risco individual de efeitos adversos relacionados.
3. Avaliar cada droga como candidata ou não a desprescrição.
4. Colocar ordem de prioridade as drogas a serem desprescritas.
5. Desprescrever e monitorar a descontinuação das drogas[6,8].

Na listagem de medicações deve-se pedir ao paciente que traga a relação do que usa por prescrição e automedicação, inquirindo a ele e à família o motivo do uso de cada uma. Nesse momento, cabe a melhora e o reforço do uso correto de medicações essenciais, até mesmo observando omissões inadequadas.

A avaliação individualizada de risco deve contemplar fatores relacionados à prescrição como número de drogas utilizadas (preditor mais importante), uso de drogas de maior risco (sedativos, anticoagulantes, opioides, AINE-anti-inflamatórios não esteroides, hipoglicemiantes, anticolinérgicos) e história de toxicidade/efeitos adversos prévios; bem como fatores relacionados ao paciente, como idade maior que 80 anos, presença de déficit cognitivo, múltiplas comorbidades, história de abuso de substâncias, presença de múltiplos prescritores e história de má-aderência medicamentosa[6]. Nessa etapa ainda cabe a divisão entre drogas de cunho preventivo e as para controle de sintomas, sendo as primeiras mais questionáveis e candidatas a desprescrição na medida em que a expectativa de vida decai.

A terceira etapa deve definir as drogas candidatas a serem desprescritas e após isso priorizar a sequência de retirada. Para tanto identificar quais as medicações de indicação imprecisa, as que se devem a cascata de prescrição, as que atualmente apresentem risco potencial maior que o benefício proposto, drogas para sintomas que foram resolvidos ou cujo efeito foi nulo ou marginal, drogas preventivas que não demonstrem benefício consistente para o paciente, e presença de efeitos adversos relacionados a alguma das medicações em uso. Na priorização podem ser destacadas as de pior relação risco-benefício, as de maior facilidade para desprescrição e que apresentem menor risco de efeitos indesejados após suspensão, e mesmo o desejo e propensão a concordar com a suspensão de determinada medicação[6].

Por fim, chega-se à fase de ação efetiva de desprescrição, sendo prudente que se retire uma droga por vez, evitando assim que no caso de efeitos adversos relacionados à retirada haja confusão em relação a qual droga se relaciona o mesmo, caso se retirem várias das medicações simultaneamente. Nessa etapa é fundamental que a decisão seja feita de forma compartilhada, em conjunto com o paciente, que a família, cuidadores e outros profissionais relacionados sejam alertados e orientados acerca do que observar e do motivo da retirada. Por fim, documentação adequada em prontuário do processo em si e das razões para a desprescrição de uma ou mais medicações[6].

Instrumentos

Critérios de Beers[9]

A reação adversa a medicamentos é a forma mais comum de iatrogenia nos idosos e seu risco aumenta quando utilizamos fármacos inapropriados. Os critérios de Beers descrevem uma lista de medicamentos potencialmente inadequados para idosos. Eles foram criados pela American Geriatrics Society (AGS) com atualizações a cada 3 anos, sendo a última atualização, de 2019, amplamente utilizada[9].

Os objetivos desses critérios são melhorar a seleção de fármacos, educar médicos e pacientes, reduzir eventos adversos a medicamentos e servir como uma ferramenta para avaliar a qualidade do atendimento, do custo e dos padrões de uso de medicações por idosos[9].

Os critérios são destinados ao uso em idosos em todas as condições, incluindo institucionalizados. Porém, não se destinam para aplicar a pacientes em final de vida, quando as considerações de risco-benefício da terapia medicamentosa podem ser diferentes.

Os critérios de Beers definem cinco pontos relevantes[9]:

- Medicamentos que são potencialmente inadequados para a maioria dos idosos.
- Medicamentos que normalmente devem ser evitados por idosos com certas condições.
- Medicamentos para usar com cautela.
- Interações medicamentosas.
- Ajuste da dose dos medicamentos com base na função renal.

Critérios STOPP/START[3] e STOPPFrail[15]

A primeira versão dos critérios STOPP/START foi lançada por um grupo de especialistas irlandeses e britânicos em 2008. Já na versão seguinte, de 2015, houve envolvimento de especialistas de toda a Europa.

Algumas características importantes dos critérios STOPP/START:

- Os medicamentos dos Critérios STOPP/START estão significativamente associados com eventos adversos a medicamentos. Aplicar essa ferramenta durante a hospitalização por doença aguda em idosos melhoram significativamente a adequação da medicação, um efeito que se mantém seis meses após a intervenção.
- Critérios STOPP/START como uma intervenção aplicada dentro de 72 horas de admissão reduzem significativamente as reações adversas aos medicamentos e o tempo médio de permanência em três dias de idosos hospitalizadas com doenças agudas[3].

Por essas razões, concluímos que os Critérios STOPP/START têm valor clínico prático.

O STOPPFrail compreende critérios relacionados a medicamentos que são potencialmente inadequados em idosos frágeis. Nesses pacientes que já possuem sobrevida reduzida devemos questionar o uso de medicamentos com ação de proteção a longo prazo, como as estatinas e os fibratos. A realização de uma prescrição segura e baseada em evidências na população de frágeis pode melhorar a qualidade de vida desses pacientes, reduzindo efeitos adversos aos medicamentos, interações medicamentosas, quedas, hospitalizações relacionadas e mortalidade.

Abordagem multidisciplinar

A atuação da equipe multiprofissional no cuidado à saúde dos idosos influencia positivamente no tratamento das doenças crônicas e na eficácia da farmacoterapia. Os erros na utilização de medicamentos podem ser divididos sumariamente em: prescrição, dispensação e administração. Sendo assim, é fundamental a participação multiprofissional no atendimento desses pacientes[11]. Para o médico prescrever adequadamente é necessário a reavaliação da lista de medicações e suas dosagens, levando em consideração o risco-custo-benefício e a suspensão das medicações inapropriados[12].

TABELA 2 Medicamentos potencialmente inapropriados para idosos[3,9,10]

Fármacos	Efeitos
Anti-histamínico de primeira geração. Por exemplo: hidroxizina, prometazina, difenidramina	Ação anticolinérgica, podendo causar confusão mental, boca seca, constipação e sedação
Antiespasmódicos. Por exemplo: atropina e escopolamina	Ação anticolinérgica
Nitrofurantoína	Uso prolongado pode causar toxicidade pulmonar, hepática e neuropatia periférica
Bloqueadores alfa-1. Por exemplo: doxazosina	Risco de hipotensão postural
Alfa agonistas centrais. Por exemplo: clonidina e metildopa	Risco de bradicardia e hipotensão ortostática
Nifedipino de liberação imediata	Risco de hipotensão e de precipitar isquemia miocárdica
Antidepressivos tricíclicos. Por exemplo: amitriptilina, imipramina, clomipramina, nortriptilina	Ação anticolinérgica e hipotensão ortostática
Benzodiazepínicos. Por exemplo: diazepam, clonazepam, alprazolam, lorazepam	Aumentam o risco de comprometimento cognitivo, quedas, fraturas, *delirium*, colisão de veículos
Agonistas do receptores hipnótico. Drogas "Z". Por exemplo: zolpidem, zopiclona	Uso crônico (> 90 dias) podem causar prejuízos semelhantes aos benzodiazepínicos, como quedas, fraturas, confusão mental, *delirium*
Esquema móvel de insulina (uso de insulina de ação rápida, sem uso concomitante de insulina de ação longa)	Maior risco de hipoglicemia, sem melhora no manejo da hiperglicemia
Sulfonilureias. Por exemplo: glibenclamida, glimepirida	Risco de hipoglicemia
Metoclopramida	Pode causar efeito extrapiramidal, incluindo discinesia tardia
Óleo mineral	Risco de aspiração
Inibidor da bomba de prónton. Por exemplo: omeprazol, pantoprazol, esomeprazol	Risco de infecção por *Clostridium difficile,* perda óssea e risco de fratura
AINES. Por exemplo: diclofenaco, ibuprofeno	Aumento do risco de sangramento gastrointestinal e de úlcera péptica, alterações dos níveis pressóricos e alteração da função renal
Relaxantes musculares. Por exmplo: ciclobenzaprina, carisoprodol	Ação anticolinérgica, podendo causar sedação e aumento do risco de fratura
Amiodarona	Pode causar problemas na tireoide, distúrbios pulmonares e prolongamento do intervalo QT. Sempre avaliar risco-benefício do controle do ritmo em relação ao controle da frequência em idosos com fibrilação atrial
Digoxina	Dose > 0,125 mg/dia pode aumentar o risco de intoxicação digitálica, em decorrência da diminuição do *clearance* renal com o envelhecimento
Estrógenos	Evidência de potencial carcinogênico (mama e endométrio)
Andrógenos	Podem causar problemas cardíacos e são contraindicados em homens com câncer de próstata

AINES: anti-inflamatórios não esteroides.

Fonte: elaborada pelos autores.

Na anamnese médica, a listagem de todas as medicações de uso crônico deve ser realizada em toda consulta ao paciente idoso. É importante destacar que essa lista deve ser atualizada em cada nova consulta e as estratégias de desprescrição embasadas na capacidade funcional e cognitiva do idoso. Alguns questionamentos devem ser feitos: Esta medicação é necessária? Os efeitos colaterais estão sendo tolerados? Existe interação com outros remédios? Quais as opções mais simples e seguras para esse idoso? Além disso, a informação verbal da receita fornecida pelo médico deve ser clara, pois é comum priorizar a comunicação sobre doença e diagnóstico, e pouca atenção é dada nas informações sobre os medicamentos prescritos.

A participação dos farmacêuticos consiste na seleção, gerenciamento do estoque, do armazenamento correto e na dispensação dos medicamentos. A dispensação é o serviço farmacêutico que cumpre a prescrição, envolvendo a análise dos aspectos técnicos e leais do receituário, a realização de intervenções e entrega do medicamento. Garantem também, a segurança e utilização adequada das medicações com as orientações sobre o uso adequado e seguro, seus benefícios, conservação e o descarte correto quando preciso.

Além disso, atuam na conciliação de medicamentos, revisão da farmacoterapia e acompanhamento farmacoterapêutico. Sumarizando a importância do farmacêutico na atenção primária ao paciente idoso: orientação ao paciente sobre seus medicamentos, apoio ao autocuidado do idoso, promoção da adesão medicamentosa, otimização da farmacoterapia, identificação e prevenção de erros de manejo das medicações, das reações adversas e dos riscos associados aos medicamentos, além da implementação de orientações na administração de medicamentos por sonda enteral ou ostomia[12].

De maneira geral, as intervenções farmacêuticas têm mostrado resultados positivos nas doenças crônicas, reduzindo custos, melhorando as prescrições, controlando a possibilidade de reações adversas e promovendo maior adesão do paciente ao tratamento.

A importância do enfermeiro está ligada ao processo de educação, motivação na promoção do autocuidado, estratégias de ensino e na comunicação com o paciente. Torna os pacientes conscientes e participativos na prevenção e tratamento das suas doenças encorajando e promovendo a autonomia do idoso[11]. O enfermeiro deve apropriar-se da prática de administração de medicamentos, pautado no conhecimento a respeito da terapêutica medicamentosa, anatomia e fisiologia do envelhecimento visando um atendimento de qualidade à população idosa[13].

A prescrição deve ser incluída como parte de um contexto interprofissional. As demais profissões também colaboram nesse aspecto, como a fonoaudiologia que avalia a segurança da via oral e as possibilidades de administração das medicações. Bem como a fisioterapia sinalizando o impacto das medicações na motricidade e funcionalidade. A liderança deve ser colaborativa e deve incluir todas as profissões que prescrevem medicamentos para idosos. Para tanto é preciso fornecer aos profissionais de saúde ferramentas, diretrizes e recursos educacionais sobre como gerenciar a polifarmácia em pessoas idosas. Desenvolver currículos educacionais sobre gestão segura de medicamentos e prescrição para profissionais de saúde de graduação e pós-graduação[14].

Caso clínico – desfecho

Após seguidas as etapas citadas no texto, foram realizadas as seguintes mudanças na prescrição da paciente:

- Suspensão gradual de donepezila: sem evidência de benefício no estágio avançado da demência, podendo estar contribuindo para piora do apetite.
- Suspensão gradual da risperidona: antipsicótico que poderia estar contribuindo para parkinsonismo medicamentoso, disfagia e sonolência diurna. Acompanhar o comportamento.
- Suspensão gradual do biperideno: provavelmente iniciado para tratamento da rigidez secundária ao uso do antipsicótico (exemplo claro de cascata iatrogênica). Sem benefício de uso no quadro clínico da paciente e medicação anticolinérgica com muitos efeitos colaterais indesejáveis no idoso, podendo estar contribuindo para a constipação intestinal.
- Suspensão de AAS e sinvastatina: paciente sem relato de eventos cardiovasculares prévios e sem evidência de benefício de profilaxia primária para essa idade e funcionalidade. Além disso, paciente com anemia que pode ser secundária a sangramento do trato digestivo.
- Suspensão da gliclazida: paciente com níveis glicêmicos abaixo do recomendado para sua idade e fragilidade.
- Suspensão da hidroclorotiazida: níveis pressóricos abaixo do recomendado para sua idade e fragilidade, além de estar contribuindo para desidratação e hiponatremia.
- Suspensão do anlodipino: pressão arterial baixa, além de pode estar contribuindo com edema de membros inferiores,que pode ter motivado o início de diurético (mais uma cascata iatrogênica identificada). Acompanhamento dos níveis pressóricos e, se necessário, iniciar IECA (inibidor da enzima conversora da angiotensina) ou BRA (bloqueadores de receptores da angiotensina) como primeira opção de anti-hipertensivo.
- Redução da levotiroxina: TSH baixo sugerindo hipertireoidismo medicamentoso por excesso de hormônio.
- Suspensão do óleo mineral: paciente com disfagia e risco de aspirar o óleo mineral causando pneumonite lipoide. Início de laxante osmótico como polietilenoglicol – PEG ou lactulona para constipação intestinal.
- Suspensão do ibuprofeno: AINE não são recomendados em idosos devido risco cardiovascular, de sangramento do trato digestivo e insuficiência renal. Optado por iniciar analgesia fixa com analgésico comum dipirona ou paracetamol para a paciente.

As medicações foram suspensas de forma gradual, acompanhando o paciente a cada suspensão. Após tais condutas e hidratação adequada da paciente, ela evoluiu com melhora da sonolência diurna, passou a dormir melhor a noite com medidas não farmacológicas de higiene do sono e apresentou melhora da deglutição e inapetência.

Considerações finais

A desprescrição é um desafio na prática clínica. Podemos citar a complexidade dos pacientes idosos, comumente portadores de múltiplas comorbidades, o tempo de consulta insuficiente em boa parte das vezes impedindo que as etapas ocorram de forma fluida e o cuidado fragmentado do paciente, sendo frequente a ocorrência de vários prescritores que não se comunicam.

Há ainda a imprecisão quanto à definição de metas de cuidados para cada paciente, incertezas sobre a relação risco-benefício de alguns tratamentos e de sua suspensão e relutância de alguns pacientes em se desvincular de determinadas medicações.

As medicações inapropriadas contribuem significativamente para morbidade e mortalidade dos idosos. Desprescrever é uma estratégia utilizada para minimizar a polifarmácia e potenciais medicamentos inapropriados e pode reduzir a fragilidade e o dano funcional causado pela polifarmácia crônica. Os profissionais da saúde têm grande responsabilidade na prescrição e uso correto das medicações e seus desfechos[14].

A abordagem multidisciplinar no cuidado integral à saúde do idoso pode proporcionar a conscientização quanto ao seu estado de saúde e à necessidade do uso correto dos medicamentos. Consequentemente, o tratamento mais efetivo e seguro e a maior interação entre os profissionais de saúde poderá reduzir diversos problemas relacionados aos medicamentos, da prescrição à administração, além de reduzir os custos do sistema de saúde[11].

Referências

1. Hoel RW, Giddings CRM, Takahashi PY. Polypharmacy management in older patients. Mayo Clin Proc. 2021;96(1):242-56.
2. Halli-Tierney AD, Scarbrough C, Carroll D. Polypharmacy: evaluating risks and deprescribing. Am Fam Physician. 2019;100(1):32-8.
3. O'Mahony D, O'Sullivan D, Byrne S, O'Connor MN, Ryan C, Gallagher P. STOPP/START criteria for potentially inappropriate prescribing in older people: version 2. Age Ageing. 2015;44(2):213-8.
4. Pravodelov V. Thoughtful prescribing and deprescribing. Med Clin North Am. 2020;104(5):751-65.
5. Edwards IR, Aronson JK. Adverse drug reactions: definitions, diagnosis, and management. Lancet. 2000;356(9237):1255-9.
6. Scott IA, Hilmer SN, Reeve E, Potter K, Le Couteur D, Rigby D, et al. Reducing inappropriate polypharmacy: the process of deprescribing. JAMA Intern Med. 2015;175(5):827-34.
7. Welker KL, Mycyk MB. Pharmacology in the geriatric patient. Emerg Med Clin North Am. 2016;34(3):469-81.
8. Endsley S. Deprescribing unnecessary medications: a four-part process. Fam Pract Manag. 2018;25(3):28-32.
9. Fick DM, Semla TP, Steinman M, Beizer J, Brandt N, Dombrowski R. American Geriatrics Society 2019 Updated AGS Beers Criteria® for Potentially Inappropriate Medication Use in Older Adults. J Am Geriatr Soc. 2019;67(4):674-94.
10. Oliveira MG, Amorim WW, Oliveira CRB, Coqueiro HL, Gusmão LC, Passos LC. Brazilian consensus of potentially inappropriate medication for elderly people. Geriatr Gerontol Aging. 2016.
11. Lyra-Junior DP, Amaral RT, Veiga EV, Cárnio EC, Nogueira MS, Pelá IR. A farmacoterapia no idoso: revisão sobre a abordagem multiprofissional no controle da hipertensão arterial sistêmica. Rev Latino-am Enfermagem. 2006;14(3):428-34.
12. Correr CJ, Otuki MF, Soler O. A assistência farmacêutica integrada ao processo de cuidado em saúde: gestão clínica do medicamento. Tev Pan-Amazônica Saúde. 2011;2(3):41-9.
13. Smanioto FN, Haddad MCL. Avaliação da farmacoterapia prescrita a idosos institucionalizados. Rev Bras Enferm. 2013;66(4):523-7.
14. Wu H, Kouladjian O'Donnell L, Fujita K, Masnoon N, Hilmer SN, Deprescribing in the older patient: a narrative review of challenges and solutions. Int J Gen Med. 2021;14:3793-807.
15. Lavan AH, Gallagher P, Parsons C, O'Mahony D. STOPPFrail (screening tool of older persons prescriptions in frail adults with limited life expectancy): consensus validation. Oxford University Press; 2017.

Capítulo 7

Demência na atenção domiciliar

Jorge Luiz de Carvalho Mello
Vitor Ângelo Carlucio Galhardo
Letícia Maria Soares
Vitor Hugo Moreira Marques

PONTOS-CHAVE

- Discutir a elaboração do plano terapêutico singular (PTS) do idoso com demência na atenção domiciliar, em suas diferentes fases evolutivas, incluindo a elaboração de diretivas antecipadas de vontade/testamento vital.
- Abordar os desafios na atenção multiprofissional e interdisciplinar no cuidado domiciliar de situações complexas no contexto de síndromes demenciais.
- Discutir estratégias de tratamento farmacológico e não farmacológico das grandes síndromes geriátricas sobrepostas ao quadro demencial.
- Enaltecer a figura do cuidador como elemento fundamental no PTS.

OBJETIVOS DE APRENDIZAGEM

Ao final do capítulo, o leitor deverá ser capaz de:

- Alertar e informar os profissionais de saúde, em particular os componentes da equipe de atenção domiciliar, sobre as características clínicas de quadros demenciais (particularmente não Alzheimer), de forma a melhorar a sua identificação precoce e a gestão clínica.
- Aconselhar sobre os métodos complementares de diagnóstico mais úteis.
- Fornecer recomendações específicas sobre o tratamento farmacológico e não farmacológico.
- Indicar estratégias para aumentar a conscientização em relação às demências, sobretudo evitar a "alzheimerização" desses quadros.
- Trazer para discussão um caso de DCLewy, dada a riqueza de achados e os desafios na atenção domiciliar, considerando as particularidades desta apresentação em questão.

Caso clínico

Identificação: idosa, 70 anos, divorciada, 1 filho, natural de Paracatu, procedente de Pouso Alegre. Graduada em química e pedagogia. Pós-graduada. Trabalhou como professora e supervisora. Católica.

Queixa principal: agressividade e quedas frequentes relatadas pelo filho e pela cuidadora.

História da moléstia atual: realizado atendimento domiciliar da paciente, que estava acompanhada do filho (com o qual reside) e da cuidadora. Histórico de alucinações visuais associado à disfunção executiva marcante. Também referiam alterações comportamentais traduzidas por agressividade, períodos de apatia, ansiedade, lentificação motora, alteração do ritmo circadiano com inversão do ciclo sono-vigília, quedas frequentes e comprometimento de funcionalidade básica e instrumental durante rotinas diárias. Apresentou ainda alguns episódios de incontinência urinária relacionadas com desorientação espacial dentro do domicílio. Os sintomas foram percebidos há aproximadamente 1 ano, na cidade de procedência da paciente, com piora progressiva, quando então veio morar com o filho. Nega alterações de memória. Sem outras queixas.

História patológica pregressa: doença pulmonar obstrutiva crônica (DPOC) (diagnóstico espirométrico), sem *cor pulmonale* ou policitemia, estágio A (GOLD).

História fisiológica: menarca aos 13 anos, menopausa aos 50 anos, G1 Pc1 Ao FV 1. Amamentou o filho durante cerca de 6 meses.

História medicamentosa: em uso atual de:

- Trazodona de liberação prolongada 150 mg (0-0-1).
- Olanzapina 5 mg (0-0-1).
- Citalopram 20 mg (1-0-0).
- Galantamina 8 mg (1-0-0).
- Levodopa + benserazida 100/25 (1/2-1/2-1/2).
- Clonazepam 2 mg (0-0-1).

História alérgica: sem antecedentes relevantes.

História social: ex-etilista (interrompeu ingestão etílica há 10 anos previamente, ingestão de destilados – 4 doses de 50 mL de uísque aos finais de semana); tabagista (30 anos/maço).

História familiar: mãe falecida com diagnóstico de síndrome demencial não elucidada, com transtorno comportamental semelhante ao da paciente.

Exame físico: apresentava-se pouco comunicativa, apenas respondendo quando questionada. Desorientada no tempo e no espaço. Bom estado nutricional e de hidratação. Afebril, eupneica, mucosas coradas e acianótica. Postura constante de flexão cervical. Sinais vitais: temperatura 35°C, frequência cardíaca de 68 bpm (sem alterações posturais). Pressão arterial: deitada 120 × 80 mmHg; sentada 100 × 80 mmHg e em pé 90 × 60 mmHg. Circunferência de panturrilha de 32 cm. Ritmo cardíaco regular sem sopro, ausência de turgência jugular. No aparelho respiratório foram encontradas crepitações durante a inspiração e a expiração. Edema leve de membros inferiores. Abdome sem alterações.

Escala de funcionalidade de Pfeffer: 26 pontos.

Katz: dependente para banho e vestir-se.

***Timed up and go test*:** maior que 20 segundos.

Exame do estado mental: boa aparência, vestimentas adequadas. Atitude colaborativa. Consciente. Orientada autopsiquicamente. Desorientada no tempo e espaço. Hipovigil e hipotenaz. Hipotímica, apática. Sem alterações de sensopercepção no momento. Pensamento empobrecido. Negava ideação suicida. Rigidez em "roda denteada" e lentificação motora (bradicinética).

Miniexame do estado mental (MEEM): 18/30 (perdeu 6 pontos em orientação temporoespacial, 2 pontos em atenção e cálculo, 4 pontos em linguagem – "comando de 3" e desenho dos pentágonos).

***Clinical demential rating* (*CDR- scale*):** 2

Exames complementares: ressonância magnética de crânio (evidenciando redução volumétrica mais evidente em região occipital). Fazekas 1 e MTA/Scheltens 1 bilateral. Exame laboratoriais, incluindo todo rastreio para quadro demencial ou infeccioso, sem alterações.

Hipótese diagnóstica: demência por corpúsculos de Lewy (DCLewy).

Definição

- Tal como definido no *Fourth Consensus Report of the DLB Consortium*[1], a presença de demência é essencial para o diagnóstico da demência por corpúsculos de Lewy (DCLewy), definida como declínio cognitivo progressivo de gravidade suficiente para interferir nas funções ocupacionais ou sociais normais, ou nas atividades diárias habituais[1].
- As alterações cognitivas típicas incluem déficits de atenção, funções executivas e processamento visual, mesmo em fases iniciais da doença[1,2].
- As características clínicas nucleares da DCLewy são o parkinsonismo primário (não devido a medicamentos ou lesões estruturais cerebrais; p. ex., vasculares), as alucinações visuais recorrentes e precoces, a perturbação do comportamento no sono REM (PCSREM), e as flutuações cognitivas e da vigília (Quadro 1), bastando duas dessas características (em adição à demência) para o diagnóstico de DCLewy provável[1].

QUADRO 1 Características nucleares e sinais de alerta da DCLewy

Características nucleares e sinais de alerta da DCLewy
Um ou mais dos sintomas cardinais de parkinsonismo primário
Alucinações visuais recorrentes e precoces no percurso da doença, espontâneas e complexas
Perturbação comportamental do sono REM, que poderá preceder o declínio cognitivo
Flutuações cognitivas com variações pronunciadas na atenção e vigília no mesmo dia

Fonte: adaptado do Consenso Português para o Diagnóstico e Gestão Clínica da DCLewy[3].

A paciente em questão foi diagnosticada com DCLewy "provável", uma vez que três das características nucleares estavam presentes: parkinsonismo e alucinações visuais.

Plano terapêutico singular (PTS)

Abordagem física: a gestão clínica da DCLewy é complexa, requerendo uma abordagem multidisciplinar e a combinação de intervenções farmacológicas e não farmacológicas[1]. Atualmente não existe cura nem tratamentos modificadores do curso da doença, sendo o tratamento focado nos sintomas cognitivos, neuropsiquiátricos, motores e outros sintomas[1,4]. Uma vez que as flutuações dos níveis de atenção na DCLewy são particularmente difíceis de distinguir de episódios de *delirium*, é importante identificar eventuais intercorrências sistêmicas (p. ex., infeções urinárias) sempre que surjam flutuações cognitivas/comportamentais de novo[3]. A abordagem física da paciente em questão, após avaliação da equipe multiprofissional, considerando-se os problemas elencados, deu-se obedecendo o plano de intervenções descritos a seguir.

Alteração comportamental (agressividade, apatia e ansiedade), distúrbio sono-vigília e do parkinsonismo

- A evidência atual sugere que os inibidores da acetilcolinesterase (IAchE) são úteis no tratamento da DCLewy[1].
- Os IAchE não devem ser utilizados em doentes com bradicardia ou bloqueio atrioventricular, e após o seu início deve ser vigiada a frequência cardíaca e o intervalo PR e QT em eletrocardiograma[1].
- Os IAchE podem eventualmente exacerbar sintomas respiratórios em pacientes com asma/DPOC, sendo impe-

riosa a monitorização clínica e eventual realização de estudo espirométrico precedendo a sua prescrição nesse grupo de pacientes.

- Diante dessas considerações, optou-se:
  A. Pela prescrição de Citalopram 20 mg (0-0-1) dadas as propriedades inibidoras seletivas de receptação de serotonina e histaminérgica, objetivando controle da agitação e da agressividade, e potencializar a trazodona já em uso, na manutenção do sono.
  B. Melatonina e clonazepam são úteis no tratamento do sono neste contexto. No entanto, o clonazepam poderá agravar os sintomas cognitivos1. A trazodona tem efeito na supressão do sono REM e pode ser útil na gestão da insônia intermédia e na alteração do ciclo sono-vigília5. Iniciada retirada gradual do clonazepam 2,5 mg/mL, formulação em gotas (0-0-7 gotas), com retirada de 1 gota por semana, até suspensão em 7 semanas.
  C. Pela otimização da galantamina, com proposta de chegar à dose de 24 mg ao dia, para melhoria do quadro comportamental.
  D. Suspensão da olanzapina, dado o risco real de agravamento de vários sintomas, como o parkinsonismo (com risco de morte por insuficiência ventilatória devido a rigidez iatrogênica dos músculos torácicos), flutuações cognitivas e disautonomia4. A quetiapina em doses baixas parece segura do ponto de vista motor, mas uma revisão sistemática não demonstrou eficácia comparativamente ao placebo1. A olanzapina está desaconselhada pelo risco de exacerbação do parkinsonismo5. Apesar de algum efeito anticolinérgico e da necessidade de frequente monitorização por risco de agranulocitose, a clozapina, pode ser considerada na ausência de efeito de outros fármacos (como quetiapina e IAchE), não existindo estudos de eficácia ou segurança na DCLewy6. Iniciada quetiapina 25 mg (0-0-1/2) com aumento gradativo até a dose de 50 mg ao dia e observação do controle do quadro alucinatório sobretudo, e efeitos colaterais.
  E. Proposta de monitorização eletrocardiográfica pelo risco de aumento do intervalo QT, principalmente quando da interação das drogas neuropsiquiátricas.
  F. Parkinsonismo deve ser tratado se causar incapacidade e houver percepção de relação risco-benefício favorável da terapêutica. Para este efeito recomenda-se apenas levodopa, iniciada em dose baixa e subindo lentamente de acordo com a resposta clínica (*start low, go slow*). Foi proposta retirada progressiva da Levodopa, dada a ineficácia na paciente em questão.

Tratamento da hipotensão ortostática

A. Medidas não farmacológicas: aconselhamento, hidratação abundante, levante progressivo, evitar longos períodos de pé, utilização de meia de compressão elástica (média compressão) até cintura ou coxa, evitar locais aquecidos, evitar refeições copiosas, dieta sem restrição de sal (normossódica).

B. Revisão constante da terapêutica em curso.

C. Não orientada medida farmacológica num primeiro momento.

Abordagem do declínio funcional em linhas gerais

A. Estimulada a prática regular de exercício físico moderado.

B. Estimuladas atividades de estimulação cognitiva (com terapia ocupacional), socialização e estabelecimento de rotinas.

Abordagem do ambiente

A. Recomendados ajustes em termos de acessibilidade do ambiente.

B. Manter iluminação.

C. Retirada de objetos que possam limitar a locomoção ou aumentar o risco de queda, entre outras medidas.

Abordagem da fisioterapia

Detectou-se, por sua vez, rigidez osteoarticular e diminuição de expansibilidade pulmonar, determinando que duas visitas por semana deveriam ser feitas com o objetivo de alcançar uma expansão pulmonar satisfatória, por meio de fisioterapia respiratória; manutenção da mobilidade osteoarticular com fisioterapia motora eficaz, seguindo assim uma conduta caracterizada ao perfil dessa doença e consequentemente ao padrão a ser seguido, bem como melhora do quadro de alteração de equilíbrio e marcha, por meio do seguinte planejamento:

A. Exercícios para incrementar a adaptação vestibular e interação vestibulovisual.

B. Exercícios para incrementar a estabilização da postura estática e dinâmica, estabilização do campo visual (substituição sensorial), treinamento de coordenação e equilíbrio.

C. Total de 12 sessões de fisioterapia na frequência de duas vezes por semana.

Abordagem nutricional, fonoaudiológica e da enfermagem

A. **Nutricional**: visualizou-se como prováveis quadros a intervir no futuro: inapetência, desnutrição e desidratação, colocando, assim, um regime a estabelecer o estado nutricional com mudanças adequadas na dieta do tipo hipercalórica, com restrição para comorbidades e incentivo insistentemente a ser cumprido pela família ao paciente, fazendo-lhe uma visita domiciliar mensalmente ou quando necessário.

B. **Fonoaudiólogo**: foi proposto tratamento para quadro disfágico leve (detectado em videodeglutograma solicitado na primeira avaliação) tendo como proposta terapêutica preservar a deglutição salivar, amenizando os riscos de broncoaspiração com sessões a serem feitas duas vezes na semana em domicílio.

C. **Enfermagem**: diante desse quadro é provável o portador tornar-se acamado ou evoluir para esse perfil, consciente, orientado em partes, com déficit de cognição, tendo outras doenças relacionadas. Montado plano de cuidados e técnicas para tratamento eficaz e orientado para esse perfil, com mudança de decúbito a cada três horas, higienização corporal, oral e íntima, esta última será feita cada vez que for preciso devido às necessidades fisiológicas da paciente. Planejado o cuidado com possíveis sondas ou drenos a serem manuseados nas diferentes fases evolutivas para compor o PTS, em relação aos curativos, se necessário por enfermeiro graduado, atentar para medicação quanto aos horários tirando dúvidas da família e do cuidador quando existir; observar risco de quedas relacionados à desorientação e a mobilidade física prejudicada, risco de bronco-aspiração pela deglutição prejudicada. Também manter o cuidado com a pele fazendo uso de cremes hidratantes, para evitar o surgimento de úlceras por pressão (UPP) e o cisalhamento da pele esticando bem os lençóis da cama, dado prejuízo da mobilidade evidente.

Abordagem psicológica/espiritual/social

Em visita domiciliar inicial da equipe de saúde, composta por médico, enfermeiro, técnico de enfermagem, terapeuta ocupacional, psicóloga, nutricionista, fonoaudiólogo e fisioterapeuta, o filho e a cuidadora relataram o quadro demencial, diagnosticado por neurologista, demonstrando pouca expectativa de melhora clínica.

Nos atendimentos psicológicos seguintes, a paciente queixou-se principalmente do local em que residia, pois antes morava em uma casa maior, tendo um cachorro de estimação.

Mostrava dificuldades de aceitação e enfrentamento ao processo de adoecimento, vivenciava conflitos com o filho e a cuidadora, sobretudo pelo transtorno de comportamento. Sua dinâmica psicológica apontava para passividade, sentimento de autopiedade, irritabilidade, autoritarismo e racionalidade como estratégia de defesa ante o sofrimento.

Diante do quadro clínico, desde o princípio do acompanhamento, a paciente e o filho receberam a informação de que havia indicação por parte da equipe de que os tratamentos fossem realizados a partir de uma perspectiva dos cuidados paliativos desde um primeiro momento, com intensificação gradativa do cuidado conforme demandado.

Com o olhar multidisciplinar baseado em uma clínica ampliada, que valoriza a singularidade, foram percebidas outras questões importantes relacionadas aos possíveis fatores contribuintes para o seu quadro clínico, emocional e mental. Entre elas, personalidade autoritária, dinâmica familiar conflituosa, restrição social e decisória, afastamento do ambiente domiciliar que gostava e da companhia de seu animal de estimação, além dos processos biológicos (idade, sequelas e limitações, uso de medicações, DPOC, entre outros). Consideraram-se ainda os sintomas da demência, como alterações comportamentais e da memória, dificultando o esclarecimento imediato de todo o seu quadro. Lidava com limitações físicas, assim como com uma doença neurodegenerativa progressiva, expondo-os à ideia da finitude e desesperança. Com esta percepção, as ações de cuidado se voltaram, então, à família, à paciente, à sua ressocialização e à sua qualidade de vida.

A paciente já havia, precedendo a instalação do quadro demencial, registrado seu testamento vital. No referido registro, havia a decisão de não intubação e não consideração de terapia intensiva e que os cuidados de fim de vida fossem realizados em domicílio, na presença do filho com quem reside e a quem caberia a capacidade de execução das vontades manifestas no documento.

A abordagem da espiritualidade foi realizada de forma natural, investigada dentro da história social da paciente e da família.

Foram consideradas as prioridades da paciente com o filho, construindo-as de forma compartilhada.

Foi exposta a importância da espiritualidade, se se trata de uma fonte de apoio ou não, se há dúvidas ou angústias espirituais relacionadas a eventos da vida e se, por exemplo, a pessoa levaria a espiritualidade em conta na tomada de uma decisão sobre sua saúde.

Foi acionado o padre com o qual o filho tinha um vínculo de amizade e que já havia estado na casa da paciente para a manutenção dos rituais que aparentemente pareciam trazer-lhe conforto e nos quais poderia obter apoio ou suporte em situações difíceis.

A assistente social, por sua vez, elencou as redes de suporte diante de eventuais situações de intercorrências clínicas, necessidade de hospitalização e acionamento da equipe médica e de enfermagem, bem como realizou visita *in loco* tomando conhecimento de documentos como o testamento vital previamente registrado e pontuando sobre questões futuras envolvendo regulamentação e gerenciamento dos bens da paciente, controle de finanças, reserva para custos de eventual necessidade emergencial.

Abordagem familiar/cuidador

A paciente residia com o filho, a nora e dois netos.

O filho era quem tomava as decisões acerca das condutas e cuidados à paciente, tendo inclusive requisitado judicialmente sua tutela (desejo expresso em testamento vital prévio da paciente). Também era o filho quem comparecia às consultas neurológicas previamente ao cuidado domiciliar, desde a piora do quadro e o aumento da dependência de cuidados.

Algumas semanas depois da avaliação psicológica domiciliar inicial, filho e cuidadora mostraram-se receptivos ao atendimento, porém com existência de um sofrimento importante. Além do desânimo e desesperança, filho e cuidadora relatavam agitação, irritação e labilidade emocional, com evidência de sobrecarga avaliadas pela Escala de Zarit. Apresentavam-se pessimistas quanto ao estado de saúde da paciente, acreditando que nada poderia ser feito para alterar sua condição.

Em consonância com o exposto no último tópico e em adição ao mesmo, as seguintes orientações foram elencadas:

A. Atividades de socialização, estimulação cognitiva e manutenção da funcionalidade adaptadas ao estágio da doença.
B. Apoio aos cuidadores por meio de grupos de suporte (presencial e *online*) e apoio psicológico.
C. Atividades de formação para cuidador (com instruções ao filho-cuidador informal e à cuidadora formal).
D. Em caso de agravamento abrupto dos sintomas da doença, deverá ser considerada e excluída uma causa tratável (p. ex., infeção urinária, iatrogenia): estabelecida rede de comunicação com equipe médica assistente para avaliação e necessidade de rastreio de contexto metabólico-infeccioso.
E. A direção veicular da paciente já havia sido retirada pelo filho desde a piora dos sintomas neurocognitivos e motores.

Evolução e progressão após abordagem multidisciplinar da equipe de atendimento domiciliar

Dada a refratariedade do quadro de agressividade, agitação psicomotora e perambulação noturna, exacerbados desde a última avaliação domiciliar, optou-se pela introdução de lentamente até 25 mg (0-0-2), com realização de hemogramas semanais devido ao risco de agranulocitose.

Com a intervenção fisioterápica, após 12 semanas, observou-se melhora progressiva da tontura e do desequilíbrio. Foi constatada melhora significativa do equilíbrio na marcha, ainda relativamente instável, com leves látero e retropulsões, com a paciente andando sem auxílio. A melhora objetiva foi nítida e importante.

Após 12 semanas da introdução de clozapina 25 mg (0-0-2), em nova visita, o filho referiu melhora expressiva do quadro comportamental e do sono. Realizados os hemogramas semanais, sem alterações. Apresentava ainda flutuações do comportamento no mesmo dia ou em dias alternados. Sem outras queixas relevantes. Optado por aumento da galantamina para 24 mg uma vez ao dia, manutenção dos demais medicamentos e hemograma semanal.

Em nova visita da equipe, após 12 semanas da primeira consulta, o filho e a cuidadora relatavam estabilidade do quadro: "ela está muito bem com as medicações atuais". Hemogramas normais. Havia ganhado peso e mostrava-se clinicamente melhor. Não teve mais alucinações visuais. A paciente estava muito bem cuidada clinicamente. Resgatou relações familiares com os netos com momentos de extrema afetividade e expressão de bem-estar.

Optou-se por manter o esquema terapêutico proposto no PTS inicial, com engajamento da equipe multidisciplinar no plano de cuidados e avaliação das necessidades individuais da paciente, bem como do complexo cuidador-família e manutenção em paralelo da perspectiva de cuidados paliativos.

Considerações finais

A DCLewy provoca a perda progressiva de funções cognitivas e motoras, alterações comportamentais, perda de autonomia, comprometendo a qualidade de vida dos pacientes e seus familiares, o diagnóstico mantém-se um desafio, devido à sua apresentação clínica heterogênea, sobretudo nas fases iniciais da doença, é frequentemente mal diagnosticada e clinicamente gerida de forma inadequada[3].

Alguns estudos indicam que a DCLewy apresenta uma maior taxa de declínio cognitivo, maior probabilidade de institucionalização e sobrevida menor em comparação a pacientes com doença de Alzheimer (DA)[7]. Foi também associada a taxas mais altas de admissão hospitalar e internação com maior duração em relação à DA[8]. Para além disso, parece haver maior sobrecarga e níveis mais altos de estresse nos cuidadores de doentes com DCLewy, com risco aumentado para o desenvolvimento de perturbações psiquiátricas[9].

Apesar dos esforços para o aumento da sensibilidade dos critérios de diagnóstico, cerca de 20% dos doentes com DCLewy são erroneamente diagnosticados[10].

Esse caso clínico ilustra a importância da ação multidisciplinar como política de saúde pública, atuando tanto junto ao paciente quanto aos familiares cuidadores, dando o acolhimento necessário para lidar com as síndromes demenciais, que com o aumento da taxa de longevidade populacional, cada vez mais haverá casos diagnosticados, e seu gerenciamento é desafiador, é arte e é ciência.

Referências

1. McKeith I, Boeve B, Dickson D, Halliday G, Taylor J, Weintraub D, et al. Diagnosis and management of dementia with Lewy bodies: Fourth Consensus Report of the DLB Consortium. Neurology. 2017;89(1):88-100.
2. Oda H, Yamamoto Y, Maeda K. Neuropsychological profile of dementia with Lewy bodies. Psychogeriatrics. 2009;9(2):85-90.
3. Monteiro A, Velon A-G, Rodrigues AM, Oliveira A. Consenso Português para o Diagnóstico e Tratamento da Demência por Corpos de Lewy (PORTUCALE). Acta Méd Port. 2020;33(12):844-54. Disponível em: https://actamedicaportuguesa.com/revista/index.php/amp/article/view/13696 (acesso 5 set 2021).
4. Capouch S, Farlow M, Brosch J. A review of dementia with Lewy bodies' impact, diagnostic criteria and treatment. Neurol Ther. 2018;7(2): 249-63.
5. Jaffer K, Chang T, Vanle B, Dang J, Steiner A, Loera N, et al. Trazodone for insomnia: a systematic review. Innov Clin Neurosci. 2017;14(7-8):24-34.
6. Tousi B. Diagnosis and management of cognitive and behavioral changes in dementia with Lewy bodies. Curr Treat Options Neurol. 2017;19(11):42.
7. Mueller C, Ballard C, Corbett A, Aarsland D. The prognosis of dementia with Lewy bodies. Lancet Neurol. 2017;16(5):390-8.
8. Mueller C, Perera G, Rajkumar A, Bhattarai M, Price A, O'Brien J, et al. Hospitalization in people with dementia with Lewy bodies: frequency, duration, and cost implications. Alzheimers Dement. 2018;10:143-52.
9. Svendsboe E, Terum T, Testad I, Aarsland D, Ulstein I, Corbett A, et al. Caregiver burden in family carers of people with dementia with Lewy bodies and Alzheimer's disease. Int J Geriatr Psychiatry. 2016;31(9): 1075- 83.
10. Skogseth R, Hortobagyi T, Soennesyn H, Chwiszczuk L, Ffytche D, Rongve A, et al. Accuracy of clinical diagnosis of dementia with Lewy bodies versus neuropathology. J Alzheimers Dis. 2017;59(4):1139-52.

Capítulo 8

Depressão no idoso

Ana Carolina B. Vasconcelos
Frederico Brina Correa Lima de Carvalho
Thomaz de Figueiredo Braga Colares
Yuji Magalhães Ikuta

PONTOS-CHAVE

- É fundamental dar atenção ao subdiagóstico, caracterizado por muitas pessoas com quadros depressivos e sem o diagnóstico específico e ao sobrediagóstico, relacionado ao diagnóstico excessivo a condições correspondentes a sintomas (p. ex., tristeza) advindos de situações de adversidades como perdas, problemas profissionais e luto.
- O papel da família é primordial no tratamento da depressão.
- A maioria dos transtornos depressivos não necessita de medicamentos.
- A abordagem integral deve incluir uma equipe transdisciplinar e multiprofissional.

OBJETIVOS DE APRENDIZAGEM

Ao final do capítulo, o leitor deverá ser capaz de:

- Caracterizar a depressão e as principais situações relacionadas ao contexto clínico e epidemiológico.
- Instrumentalizar a abordagem diagnóstica por meio das ferramentas específicas de avaliação e classificação.
- Contextualizar a semiotécnica da avaliação nos diversos cenários.
- Integrar a abordagem terapêutica.

Caso clínico

Paciente do sexo feminino, 86 anos, professora aposentada. Em acompanhamento pela equipe de estratégia da saúde da família (ESF). Tinha vida ativa na comunidade indo a encontros para promoção de saúde realizados pela ESF e presença constante em eventos beneficentes realizados pela paróquia do bairro.

A agente comunitária de saúde (ACS) realizou visita domiciliar após perceber não comparecimento da senhora nas atividades rotineiras da comunidade. Durante a entrevista, a paciente negava qualquer queixa; entretanto, o marido relatava que desde a internação hospitalar, há seis meses, após infarto agudo do miocárdio (IAM), a esposa foi se tornando cada vez mais apática e passou a ficar a maior parte do tempo na cama, com redução de ingestão alimentar, levando a perda de peso (~5 kg), com perda de força muscular, dificuldade para realizar pequenas tarefas domésticas, descontentamento com a vida, perda de interesse pelas atividades da comunidade e isolamento social.

Suspeitava também do uso irregular de medicações e até mesmo abandono do uso de alguns deles.

História prévia

- Doença arterial coronariana e angioplastia há 6 meses com implante de um *stent* farmacológico em descendente anterior.
- Em uso de antiagregantes plaquetários; ácido acetil salicílico 100 mg; clopidogrel 75 mg; estatina atorvastatina 40 mg; e betabloqueador bisoprolol 5 mg.
- CA de mama com mastectomia parcial em mama direita aos 76 anos de idade, sem recidiva.
- Glaucoma em uso de colírio de betabloqueador timolol.
- Depressão maior após o falecimento da única irmã há dois anos, em uso de inibidor seletivo da recaptação de serotonina paroxetina 20 mg.
- História familiar: casada, mora com o esposo de 88 anos; uma filha solteira, de 45 anos, desempregada; e um filho 38 anos, que mantém relação conflituosa com os pais.

Exame físico

- PA: 110 × 70 mmHg
- FC: 64 bpm
- Ac: RCR2T
- AR: MVF sem ruídos adventícios

- AD: abdome plano, flácido indolor à palpação
- IMC: 22 cm^2
- Cincunferência de panturrilha: 32 cm
- *Timed up and go test*: 22 segundos
- Aparência desvitalizada, higiene preservada, postura coo-perante, responde apenas ao que lhe é perguntado. Orientada no tempo e espaço. Consciência clara, normotenaz e normovigil, hipotímica, afeto síntone. Algo lentificada.
- A avaliação do aparelho cardiovascular, respiratório e abdominal eram normais.
- Avaliação cognitiva: MEEM 25/30.
- Avaliação do humor.
- GDS15: 9/15.
- DSM-5: preencheu critérios para depressão maior (paciente apresentava baixa de humor, hiporexia com perda significativa de peso, desinteresse por atividades antes prazerosas, sensação de inutilidade, pensamentos de morte, sem ideação suicida).

Exames

- Revisão laboratorial: sem alterações.
- Eletrocardiograma: ritmo sinusal regular e bloqueio de ramo esquerdo.
- Ressonância magnética de crânio: hipotrofia cerebral difusa, correspondente à idade.
- Hipótese diagnóstica: depressão maior.

Definição

A depressão é um contexto mental caracterizado por um conjunto de sinais e sintomas (como humor deprimido recorrente, anedonia, fadiga, perturbações do sono, pensamentos negativos, alteração de peso, dor crônica, disfunções sexuais, insuficiência cognitiva, ideação suicida, entre outros), que causam prejuízo na capacidade funcional e na qualidade de vida profissional, social e familiar[1-3].

Os transtornos depressivos podem ser divididos em: depressivo maior, depressivo persistente (antes conhecido como distimia), disfórico pré-menstrual e outros transtornos depressivos[2,3].

Diagnóstico

O diagnóstico da depressão é clínico e deve levar em consideração os aspectos individuais e integrais da pessoa, como a fisiologia do envelhecimento, antecedentes patológicos, antecedentes familiares, hábitos, estilo de vida e condições de saúde, bem como aspectos sociais e econômicos[1,4].

O DSM-5 pode ser utilizado como ferramenta para diagnóstico dos principais transtornos depressivos. Os critérios para depressão maior são a presença de cinco ou mais sintomas depressivos, incluindo humor depressivo ou anedonia, por, no mínimo, duas semanas. Esses sintomas principais devem estar presentes na maior parte do dia, quase todos os dias e comprometer as funções profissionais e/ou sociais[3].

É importante considerar os fatores de risco associados à depressão, como idade avançada, sexo feminino, multimorbidades, traumas, história pessoal ou familiar de transtorno mental e uso de medicamentos.

Alguns instrumentos podem ser utilizados para auxiliar no rastreamento e na avaliação deste agravo.

Os testes mais usados incluem a Escala de Depressão Geriátrica (GDS-15; Yesavage), o Questionário sobre a saúde do paciente-2 (PHQ-2), a Avaliação de Transtornos Mentais na Atenção Primária (PRIME-MD) e a Escala de Depressão com 9 itens (PHQ-9)[2,4].

Para complementar a avaliação, podem-se solicitar alguns exames, como hemograma, função da tireoide, perfil metabólico, vitamina B12, ácido fólico e cortisol urinário de 24 horas.

Abordagem multidisciplinar da equipe de atenção domiciliar – Discussão de um plano terapêutico

Fatores de risco

A história familiar é, sabidamente, um fator de risco para quadros depressivos. Essa relação, entretanto, é bem menor em pacientes idosos que desenvolvem um primeiro episódio depressivo na terceira idade, quando comparado com pacientes mais jovens[1,2].

Os principais fatores de risco para depressão em idosos são[2]:

- Viuvez.
- Distúrbios do sono.
- História de depressão prévia.
- Sexo feminino.
- Perda funcional.
- Isolamento social.
- Divórcio.
- Baixo *status* social.
- Dor não controlada.
- Declínio cognitivo.
- Comorbidades médicas.

Tratamento

A depressão em idosos ainda é comumente subdiagnosticada e subtratada. Mais de 80% dos quadros depressivos são tratados na atenção primária e exigem uma abordagem holística. O tratamento envolve controlar adequadamente as comorbidades, individualizar a intervenção farmacológica antidepressiva, de acordo com as características do paciente, monitorar os efeitos adversos e manter um acompanhamento rigoroso, muitas vezes multidisciplinar[2].

Para definir o melhor tratamento, alguns aspectos da história são importantes:

- Investigar pensamentos suicidas, incluindo ideação e plano.
- Investigar sintomas psicóticos, melancólicos, insônia e desnutrição.

- Investigar uso de medicações com possíveis efeitos colaterais depressivos como benzodiazepínicos, drogas depressoras do sistema nervoso central (SNC), opiáceos etc.
- Investigar abuso de álcool.
- Investigar condições médicas comumente associadas a sintomas depressivos, particularmente doenças da tireoide e diabetes.
- Investigar quadros álgicos que podem ser uma barreira para a resposta ao tratamento da depressão.
- Pesquisar sobre história de quadros depressivos prévios, medicações utilizadas e resultado do tratamento.
- O tratamento de primeira linha da depressão em idosos consiste em psicoterapia, medicamentos e eletroconvulsoterapia. A escolha dependerá da gravidade, contraindicações, condição financeira e preferência do paciente[1,2].

A psicoterapia e a farmacoterapia podem ser usadas isoladamente ou em combinação[6], entretanto, quadros moderados ou graves usualmente devem ser tratados com farmacoterapia.

Uma relação médico-paciente adequada é fundamental para o sucesso do tratamento, pois muitos pacientes idosos relutam em tomar medicamentos para a depressão. As razões são várias, dentre elas o medo de apresentar dependência, a crença de que as medicações irão inibir reações emocionais normais, experiência negativa com tratamentos prévios e rejeição ao conceito de depressão como uma doença médica[1,2].

Antidepressivos

Todos os antidepressivos são superiores ao placebo no tratamento da depressão em idosos, assim, um pilar na escolha da droga deve ser o perfil de efeitos colaterais de cada um deles[1]. Os medicamentos normalmente levam de 4 a 6 semanas para mostrar eficácia, entretanto, em pacientes idosos, uma resposta antidepressiva completa pode demorar até 8-12 semanas[2].

Basicamente existem três estratégias para o tratamento medicamentoso.

- Monoterapia.
- Terapia combinada de antidepressivos.
- Antidepressivo associado a uma medicação não antidepressiva para potencializar o efeito.

Inicialmente, a monoterapia é preferida em idosos para minimizar os efeitos colaterais e as interações medicamentosas. Quando possível, a medicação deve ser iniciada com doses mais baixas do que as usualmente utilizadas em adultos jovens, normalmente metade da dose. Essa estratégia visa minimizar os efeitos da redução da depuração de medicamentos que habitualmente ocorre nos idosos, além de minimizar a chance de efeitos colaterais e aumentar a adesão. Entretanto, é importante tentar atingir a mesma dose terapêutica dos adultos jovens evitando o subtratamento.

O tempo de tratamento para um primeiro episódio de depressão maior unipolar em adultos é de 6 a 12 meses. Em idosos pode ser mais prolongado do que em jovens, porque as taxas de recaída são maiores[3].

Inibidores seletivos da recaptação da serotonina

Os inibidores seletivos da recaptação da serotonina (ISRS) incluem a fluoxetina, citalopram, escitalopram, fluvoxamina, paroxetina e sertralina. São considerados drogas de primeira linha para o tratamento de transtornos depressivos em idosos em virtude da melhor tolerabilidade, facilidade de uso e segurança.

Os efeitos colaterais mais comuns dos ISRS são as disfunções gastrointestinais (náusea mais frequente), disfunção sexual, alteração de sono e cefaleia. Já os principais efeitos colaterais de risco em idosos são parkinsonismo, acatisia, anorexia, sangramento gastrointestinal e hiponatremia[4].

Para formas graves como a depressão melancólica e a psicótica, os ISRS podem ser menos eficazes do que outros antidepressivos e eletroconvulsoterapia.

Inibidores da recaptação da serotonina-norepinefrina (ISRSN)

Os ISRSN incluem a venlafaxina, desvenlafaxina e duloxetina. Geralmente são usados como agentes de segunda linha, quando os ISRS falham.

Os ISRSN compartilham vários dos efeitos colaterais dos ISRS, pois são drogas serotoninérgicas potentes. Além disso, a venlafaxina, em doses elevadas (acima de 300 mg), pode ocasionar aumento dos níveis pressóricos[4].

Antagonista dos receptores noradrenérgicos alfa-2 e serotoninérgicos 2 e 3

A mirtazapina constitui o representante desse grupo e também é usada como uma droga de segunda linha no tratamento da depressão no idoso.

Ela constitui um potente bloqueador dos receptores H1, de modo que seus principais efeitos colaterais são sonolência excessiva, aumento de peso e apetite. O efeito sedativo é mais observado no início do tratamento e em doses mais baixas e tende a diminuir com o aumento da dose, em que os efeitos noradrenérgicos predominam sobre os anti-histaminérgicos.

Devido aos efeitos colaterais, a mirtazapina pode ser útil para pacientes idosos com insônia, anorexia ou perda de peso[4,5].

Inibidor da recaptação de norepinefrina e dopamina

A bupropiona constitui o representante desse grupo e pode ser útil em pacientes que se queixam de letargia, sedação diurna ou fadiga.

A bupropiona é contraindicada em pacientes com distúrbios convulsivos, uso concomitante de benzodiazepínicos ou outros depressores do SNC e na desintoxicação alcoólica. Pode haver aumento da pressão arterial dose-dependente[5].

Inibidores da recaptação da serotonina e antagonista alfa-2

A trazodona constitui o representante desse grupo e apresenta propriedades sedativas e ansiolíticas.

Raramente é usada apenas como antidepressivo, pois os efeitos antidepressivos tendem a ser observados apenas em doses mais altas, que não são toleradas por idosos, devido ao aumento da incidência de hipotensão ortostática.

Antidepressivos tricíclicos

Os antidepressivos tricíclicos (ADT) incluem a imipramina, amitriptilina, clomipramina e nortriptilina. Todos eles causam graus variados de efeitos colaterais anticolinérgicos (boca seca, visão borrada, constipação, retenção urinária e sudorese), sedação e hipotensão postural. Dentre os ADT a nortriptilina tem o menor potencial anticolinérgico[5].

Embora os ADT não sejam mais considerados agentes de primeira ou segunda linha para o tratamento da depressão em idosos, essas drogas podem ser úteis nos casos em que as drogas de primeira e segunda linha falham.

Alguns estudos sugerem que os ADT podem ter eficácia superior em idosos com depressão melancólica ou psicótica[6].

Os ADT devem ser evitados em pacientes com anormalidades cardíacas (prolongamento do intervalo PR, bloqueios de primeiro, segundo e terceiro grau, aumento do intervalo QT, alargamento do QRS, bloqueios de ramo direito e esquerdo), arritmias, glaucoma de ângulo estreito, retenção urinária ou hiperplasia prostática benigna. Devido ao efeito anticolinérgico, os pacientes também devem ser monitorados quanto ao surgimento de hipotensão ortostática e constipação intestinal. Além disso, a medicação pode ocasionar ganho de peso e os pacientes com demência de Alzheimer podem apresentar piora da confusão mental.

Inibidores de recaptação de serotonina e moduladores serotoninérgicos

A vortioxetina constitui o representante desse grupo e os principais efeitos colaterais dessa droga são náuseas e vômitos.

Mais estudos, entretanto, precisam de ser realizados no caso de pacientes idosos e cardiopatas[2,6].

Inibidores irreversíveis da monoaminoxidase A e B (IMAO)

A tranilcipromina constitui o representante desse grupo. Essa classe de antidepressivos raramente é usada, exceto em pacientes que já fizeram uso no passado e toleraram ou em pacientes que são resistentes a outros antidepressivos.

Os efeitos colaterais mais comumente relatados são boca seca, cefaleia, constipação intestinal e insônia. Os efeitos cardiovasculares de maior importância são:

- Hipotensão ortostática.
- Crises hipertensivas com o uso concomitante de alimentos ricos em tiramina ou uso de drogas simpaticomiméticas. Por essa razão, os pacientes tratados com IMAO requerem restrições dietéticas e medicamentosas.

Embora existam essas preocupações, a tranilcipromina é surpreendentemente bem tolerada em idosos. Em contraste com os ADT, esses medicamentos são relativamente isentos de efeitos de condução cardíaca[2,5].

Medicamentos adjuvantes

Os pacientes refratários ou que respondem parcialmente à monoterapia podem se beneficiar com o uso de drogas adjuvantes/potencializadoras. As principais são:

- Lítio.
- Triiodotironina.
- Metilfenidato.
- Aripiprazol.

Eletroconvulsoterapia

A eletroconvulsoterapia (ECT) continua sendo uma opção de tratamento importante e segura em idosos. As principais indicações para a ECT são os pacientes refratários ao tratamento medicamentoso, depressão grave com ideação suicida ou deterioração clínica rápida[7].

Tratamento não farmacológico

A combinação de medidas farmacológicas e não farmacológicas no manejo terapêutico da depressão maior, principalmente em fases leve e/ou moderada, se mostra mais eficaz que uma modalidade isolada. Em virtude das particularidades clínicas e sociais de cada idoso, as decisões de tratamento devem ser individualizadas levando em consideração fatores como segurança dos fármacos, aceitabilidade e custo[8].

Diante quadro clínico evidenciado, foi realizada visita domiciliar da equipe multidisciplinar em presença da paciente, do esposo e da filha.

Sendo então proposto o plano terapêutico descrito a seguir.

Abordagem física

Abordagem médica

- Iniciado tratamento farmacológico com venlafaxina 37,5 mg com progressão de dose até 150 mg com resposta inicial parcial do quadro depressivo.
- Propostas visitas quinzenais nos primeiros três meses para ajuste gradual de medicações, avaliação de tolerância e resposta, com reforço à adesão terapêutica.

Abordagem da enfermagem

O vínculo da enfermagem com o idoso com depressão é de extrema importância para a sua recuperação. Envolve além dos fundamentos teóricos, o cuidado humanizado, considerando aspectos biopsicossociais e espirituais do paciente, contribuindo para o desenvolvimento pessoal, funcional e social, para a preservação da independência e a autonomia do idoso e melhor restabelecimento de sua saúde, com o devido apoio da família[9].

Pela enfermagem foi proposto:

- Identificação de fatores desencadeantes ou agravantes do processo depressivo, caracterizando pela internação por IAM, uso de medicamentos e aspectos psicológicos que poderiam se relacionar aos de sintomas depressivos.
- Orientação sobre o diagnóstico e sintomas de depressão, importância de adesão às terapias propostas; e como agir em situações de urgência e emergência.

- Acolhimento e estímulo à prática de exercício físico regular e retorno às atividades comunitárias, resgatando principalmente o autocuidado e o bem-estar.
- Escuta compreensiva, esclarecendo dúvidas e com orientações simples para facilitar a compreensão, atendendo com mais amor e empatia o paciente e familiares.

Abordagem nutricional

A presença de depressão piora vários fatores relacionados à saúde dos pacientes. O quadro depressivo precipita doenças crônicas que, por sua vez, exacerbam sintomas depressivos, além de que a presença de uma patologia orgânica aumenta o risco de transtornos psiquiátricos[10].

Pacientes com depressão e doenças clínicas têm maior risco de não aderirem às recomendações terapêuticas, diminuem o seu autocuidado, recusam alimentação ou realizam-na de forma inadequada, permanecem mais tempo sedentários e com pouca mobilidade física, o que gera maior vulnerabilidade/debilidade clínica geral, e agrava o prognóstico[10].

No caso da paciente, o impacto da depressão no controle das doenças crônicas é evidenciado na menor adesão à terapia multidisciplinar proposta com tomada irregular de medicamentos, abandono de atividades, piora do autocuidado, baixa aceitação de dieta, sedentarismo e piora da capacidade funcional, com consequente piora da qualidade de vida.

A proposta nutricional sugerida foi:

- Realização de aferição de dados antropométricos (peso, estatura, circunferência da cintura, circunferência da panturrilha, circunferência do braço), miniavaliação nutricional (MAN), inquérito dietético e avaliação dos exames bioquímicos.
- Diante da perda ponderal com baixo IMC, redução de circunferência de parturrilhas, indicadores de perda de massa muscular e risco de sarcopenia, foi criado um de plano nutricional com cardápio baseado no estado nutricional atual, gostos pessoais, restrições por comorbidades (cardiopatia), objetivos de ganho de peso/massa muscular e possibilidades econômicas.

Abordagem da fisioterapia

Apesar do tratamento padrão para depressão se basear em medicamentos e psicoterapia, a prática de exercício físico é uma terapia adjuvante altamente benéfica. Esta, quando regular e bem planejada, auxilia no tratamento e na recuperação da depressão em idosos, traz sensação de bem-estar, melhora humor, autoestima, funções cognitivas e promove a oportunidade de envolvimento psicossocial. Além dos benefícios psicológicos, atua na prevenção e no tratamento de outras doenças comuns, como hipertensão arterial, diabetes, obesidade e osteoartrose, mantém e prolonga a capacidade funcional[11].

O exercício físico aumenta a produção de neurotransmissores relacionados ao humor, noradrenalina e da serotonina, estimula a produção de endorfinas e aumenta a temperatura corporal, aliviando assim os sintomas da depressão[9].

Visando melhora terapêutica foi proposto:

- Programação de exercícios físicos, de resistência, com 20 minutos de duração, 2x/semana; com progressão para 40 minutos, 3x/semana ao longo do acompanhamento.
- Estímulo da participação dos familiares à prática dos exercício, fortalecendo os laços familiares.

Abordagem da terapia ocupacional

As atividades propostas pelo terapeuta ocupacional auxiliam na organização e no cuidado cotidiano, reabilitação, estimulação e desenvolvimento da capacidade cognitiva, estímulo na participação em atividades artísticas e de lazer, servindo como redes de sustentação para a construção da autonomia e da independência, promoção da convivência e contextualização do paciente no universo cultural, social e emocional ao seu redor[11].

Após avaliação inicial constatou-se perda de funcionalidade e redução da capacidade cognitiva da paciente, com dependência para atividades instrumentais de vida diária, além de sobrecarga dos cuidadores, esposo e filha que passaram a desempenhar as tarefas domésticas, além de supervisão das medicações da paciente e controle das finanças – atividades que eram realizadas por ela.

A terapeuta ocupacional propôs:

- Auxílio na organização das rotinas domiciliares: organizar a cozinha; regar as plantas etc.
- Trabalhos manuais (desenho, pintura) e musicoterapia, desenvolvendo a socialização, elevando a autoestima, ocupando o tempo ocioso e favorecendo o relacionamento interfamiliar e a reinserção do idoso à vida funcional.
- Orientação quanto ao correto posicionamento e confecções de adaptações simples e de baixo custo: organizador de medicamentos, calendário, ajuste da altura de mesas e cadeiras, uso de apoios, iluminação adequada do ambiente, retirada de tapetes; melhorando assim, a participação nas atividades propostas, permitindo maior independência funcional.
- Reorganização do cotidiano dos cuidadores, dividindo as responsabilidades, possibilitando momentos de lazer, com estímulo à atividade física, contato com amigos, familiares e organização de eventos sociais no domicílio, incluindo também a paciente.
- Alguns outros aspectos foram pontuados pela equipe: o marido, apesar de presente, por ser idoso e também com comorbidades não conseguia gerenciar cuidados com esposa e casa sozinho. A filha era responsável pelos cuidados com os pais, gerenciamento da casa e finanças. Em entrevista, referia falta de tempo para si, estresse com cuidados e demais tarefas em conjunto, tendo sua saúde mental afetada (na Escala de Zarit pontuava sobrecarga moderada).

Abordagem do familiar/cuidador

Define-se cuidador aquele que é responsável por cuidar da pessoa doente ou dependente e que fornece assistência física, social e/ou psicológica, facilitando a realização de suas atividades diárias, gestão de sintomas, acompanhamento aos serviços de saúde e ainda, por muitas vezes, regem as tarefas domésticas e finanças[12].

A família se caracteriza como primeiro núcleo de contato e socialização do indivíduo, constituindo vínculos intensos de proximidade e convivência por toda a vida, o que favorece o acompanhamento e apoio dos pacientes no seu processo de saúde e doença, surgindo a figura do cuidador principal quase sempre dentro da família[13]. No entanto, o convívio com o paciente portador de depressão maior pode tornar-se árduo ao cuidador, que geralmente assume sozinho ou com pouco auxílio a responsabilidade direta pelo cuidado. Precisa fornecer ao enfermo, suporte emocional, físico e financeiro, lida com a doença e sua complexidade muitas vezes desconhecidas e, sem ter informações adequadas, passa por restrições das atividades sociais e profissionais, causando-lhe alto nível de sobrecarga física, emocional e financeira[14].

Diante do exposto foi proposto pela equipe multidisciplinar:

- Reunião com todos os familiares, incluindo filho que se mostrava distante por possuir relação conflituosa com os pais, para exposição de problemas atuais, auxílio e revezamento dos cuidados.
- Busca de apoio informal não só em familiares distantes, como na vizinhança, igreja e grupos de suporte, buscando fortalecimento de laços e apoio emocional, mesmo que de forma *online*.
- Inclusão dos cuidadores em reuniões de grupo específicas, presencial e *online*, para cuidadores da comunidade atendida pela ESF.
- Comunicação clara, contínua e coerente, informando os cuidadores sobre o curso da doença, prognóstico, possíveis complicações e tratamento, facilitando assim a compreensão sobre os cuidados, ouvindo e sanando dúvidas, acolhendo e acalmando angústias e medos, criando vínculos de segurança e confiança, proporcionando espaço de liberdade para uma comunicação eficaz sempre que necessária.

Abordagem psicológica/espiritual

Abordagem psicológica

A psicoterapia exerce papel importante no tratamento da depressão, facilitando a remissão dos sintomas e proporcionando menor índice de recaída. Promove melhora direta do ânimo e da vontade de viver, facilita a compreensão tanto das doenças crônicas de base como da depressão, otimiza a adesão aos tratamentos propostos, ajuda a reconhecer, analisar e compreender os sintomas e conflitos, procurando ajustar os pensamentos distorcidos que o paciente tem de si e do mundo, contribuindo para a orientação dos familiares, dos cuidadores e do próprio paciente[16].

Após o início do tratamento medicamentoso e da conduta clínica relacionada, o passo seguinte envolveu a reabilitação psicossocial. Iniciados os atendimentos psicológicos, a paciente, quando questionada, referia tristeza, anedonia, falta de sentido na vida, tendência ao isolamento social, inapetência com compulsão por alimentos doces. Atribuía seus sintomas à perda de independência pós IAM. Direcionava seu discurso para aspectos pessimistas.

Diante sintomas depressivos, afastamento de atividades de vida diária, isolamento social, limitações físicas e dinâmica familiar conflituosa, as ações de cuidado se voltaram não só à paciente, mas também à família, para melhor qualidade de vida e ressocialização, foi gerido o seguinte planejamento psicológico:

- Buscar a origem do problema, por meio da história da paciente, caracterizando pontos positivos e negativos do relacionamento com as pessoas que a cercam.
- Orientação sobre o que é depressão, seus sinais e sintomas e a importância do tratamento para a recuperação e prevenção de futuros casos.
- Melhorar a adesão ao tratamento e mostrar como lidar com efeitos indesejados dos medicamentos.
- Discutir sinais precoces de recaída e medidas a serem tomadas nessa situação.
- Estimular a paciente a se tornar mais ativa quanto ao seu autocuidado, retomada de afazeres domésticos, sociais e de lazer.
- Envolvimento da família ou de amigos próximos na psicoeducação.

Abordagem espiritual

A espiritualidade vai além dos limites da religião e da cultura; e se caracteriza pela fé, pela busca pessoal de respostas que proporcionam ao indivíduo a compreensão de questões sobre sua vida e sua relação com o sagrado. A literatura evidencia que quanto maior o nível de espiritualidade e religiosidade menor risco de depressão, melhor prognóstico e recuperação mais rápida de sintomas depressivos, menor risco de suicídio e maiores níveis de bem-estar e qualidade de vida[17].

Percebe-se que meditação, cantos e orações são práticas que ajudam a estabilizar o humor, estimulam hábitos de promoção de saúde e aumentam a percepção dos pacientes sobre satisfação com os tratamentos[18].

Em toda abordagem da equipe foi trabalhada a questão da espiritualidade e da religiosidade. Antes do quadro clínico a família possuía forte vínculo com a espiritualidade – evidenciada por atividades rotineiras em reuniões religiosas na comunidade. Os motivos de tal afastamento foram questionados e proposto o retorno de convívio nas reuniões por meio de vídeos pelo telefone e pequenos grupos de oração em domicílio. A importância da espiritualidade e religiosidade na melhoria do prognóstico e rede de apoio também foram ressaltadas.

Abordagem social

O suporte social estimula a saúde, o bem-estar, o senso de controle, proporcionando melhor enfrentamento das experiências negativas, além de ajudar a minimizar o estresse e as dificuldades do cotidiano, principalmente quando quem oferece a ajuda respeita os valores e os limites da pessoa, permite e encoraja o exercício da autonomia e da independência[19].

Após reunião com a assistente social, a filha se mostrava preocupada com aspectos relacionados ao recebimento da aposentadoria da mãe, com os custos do tratamento, tendo em vista estar cuidado da mãe e não possuir renda fixa. Além de preocupações legais em relação ao irmão (com quem possuía ainda uma relação desgastada). Foi emitido pelo médico-assistente relatório quanto a incapacidade funcional e cognitiva momentânea da paciente para que as responsabilidades legais fossem então exercidas pela filha.

Os cuidadores (esposo, filha e filho) foram orientados sobre as linhas de cuidados e a rede de assistência em caso de necessidade de uso emergencial dos serviços de saúde.

Após três meses de tratamento e nova avaliação da equipe com discussão multidisciplinar do caso, a paciente, apesar de importante melhora clínica, ainda apresentava sintomas residuais, hiporexia e choro fácil. Foi sugerido novo ajuste de dose de venlafaxina para 225 mg – que não foi tolerado, causando náusea e tremores em membros superiores. Optou-se então por manter venlafaxina 150 mg e associar mirtazapina 15 mg com progressão para 30 mg.

Paciente apresentou melhora da tristeza, do sono e do apetite após seis semanas de introdução da nova medicação.

Após 18 meses de acompanhamento a paciente se encontrava clinicamente estável, havia recuperado peso, melhora do humor e da autoestima. Realizava exercícios físicos regulares e psicoterapia quinzenal. Havia reestabelecido sua funcionalidade em domicílio. A relação familiar estava menos conflituosa, com cada um compreendendo bem o seu papel.

Referências

1. Cole MG, Dendukuri N. Risk factors for depression among elderly community subjects: a systematic review and meta-analysis. Am J Psychiatry. 2003;160(6):1147-56.
2. Park M, Unutzer J. Geriatric depression in primary care. Psychiatr Clin North Am. 2011;34(2):469-87.
3. Mitchell AJ, Subramaniam H. Prognosis of depression in old age compared to middle age: a systematic review of comparative studies. Am J Psychiatry. 2005;162(9):1588-601.
4. Taylor WD. Clinical practice. Depression in the elderly. N Engl J Med. 2014;371(13):1228-36.
5. National Collaborating Centre for Mental Health (UK). Depression: the treatment and management of depression in adults. Leicester: British Psychological Society. 2010. Available from: https://www.ncbi.nlm.nih.gov/books/NBK63748.
6. Mittmann N, Herrmann N, Shulman KI, Silver IL, Busto UE, Borden EK, et al. The effectiveness of antidepressants in elderly depressed outpatients: a prospective case series study. J Clin Psychiatry. 1999;60(10):690-7.
7. Tew JD Jr, Mulsant BH, Haskett RF, Prudic J, Thase ME, Crowe RR, et al. Acute efficacy of ECT in the treatment of major depression in the old-old. Am J Psychiatry. 1999;156(12):1865-70.
8. Alexopoulos GS. Depression in the elderly. Lancet. 2005;365(9475):1961-70.
9. Santos GR, Souza JM, Lima LCV. A atuação da enfermagem na atenção à saúde do idoso: possíveis ações a serem realizadas segundo as diretrizes da política nacional de saúde da pessoa idosa. Revista Científica do Centro Universitário de Jales VI Edição. 2013;1980-8925.
10. Mills TL. Comorbid depressive symptomatology: isolating the effects of chronic medical conditions on self-reported depressive symptoms among community-dwelling older adults. Soc Sci Med. 2001;53(5):569-78.
11. DiMatteo MR, Lepper HS, Croghan TW. Depression is a risk factor for noncompliance with medical treatment: meta-analysis of the effects of anxiety and depression on patient adherence. Arch Intern Med. 2000;160(14):2101-7.
12. Lane AM, Lovejoy DJ. The effects of exercise on mood changes: The moderating effect of depressed mood. J Sports Med Phys Fitness. 2001;41(4):539-45.
13. Castro ED, Melo Silva D. Habitando os campos da arte e da terapia ocupacional: percursos teóricos e reflexões. Revista de Terapia Ocupacional da Universidade de São Paulo. 2002;13(1):1-8.
14. Baptista BO, Beuter M, Girardon-Perlini NMO, Brondani CM, Budó MDLD, et al. A sobrecarga do familiar cuidador no âmbito domiciliar: uma revisão integrativa da literatura. Revista Gaúcha de Enfermagem. 2012;33:147-56.
15. Eloia SC, Oliveira EN, Eloia SMC, Lomeo RDC, Parente JRF. Sobrecarga do cuidador familiar de pessoas com transtorno mental: uma revisão integrativa. Saúde em Debate. 2014;38:996-1007.
16. Bellón JÁ, Moreno-Peral P, Motrico E, Rodriguez-Morejon A, Fernandez A, Serrano-Blanco A, et al. Effectiveness of psychological and/or educational interventions to prevent the onset of episodes of depression: a systematic review of systematic reviews and meta-analyses. Prev Med. 2015;76:S22-S32.
17. Bonelli RM, Koenig HG. Mental disorders, religion and spirituality 1990 to 2010: a systematic evidence-based review. J Relig Health. 2013;52(2):657-73.
18. Anderson N, Heywood-Everett S, Siddiqi N, Wright J, Meredith J, McMillan D. Faith-adapted psychological therapies for depression and anxiety: Systematic review and meta-analysis. J Affect Disord. 2015;176:183-96.
19. Henning-Geronasso MC, Moré CLOO. Influencia de la Religiosidad/Espiritualidad en el Contexto Psicoterapéutico. Psicologia: Ciência e Profissão. 2015;35(3):711-25.

Capítulo 9

Parkinson e diagnóstico diferencial

Danielle Pessoa Lima
Madeleine Sales de Alencar
Daniela Araújo Aragão Pereira
Hellen Cristina Lopes Sales Rocha

PONTOS-CHAVE

- A doença de Parkinson (DP) é uma doença neurodegenerativa que progressivamente compromete a funcionalidade e qualidade de vida do paciente.
- Caracteriza-se por sintomas motores e não motores. Os sintomas não motores podem se iniciar cerca de 15 a 20 anos antes dos motores.
- A síndrome parkinsoniana é diagnosticada quando há dois dos seguintes sintomas cardinais: bradicinesia, rigidez de movimentos, tremor de repouso e instabilidade postural; sendo a bradicinesia obrigatória e a instabilidade postural mais tardia.
- No idoso, é comum ausência de tremor e instabilidade postural pode se apresentar ao diagnóstico.
- Com a progressão da doença, além da perda de mobilidade, o indivíduo pode evoluir para demência da DP, em torno de 40% dos casos, após 10 a 15 anos de diagnóstico.
- O seguimento multiprofissional é imprescindível para a manutenção de capacidades pelo maior tempo possível.

OBJETIVOS DE APRENDIZAGEM

Ao final do capítulo, o leitor deverá ser capaz de:

- Saber reconhecer e diagnosticar a DP, assim como compreender sua evolução e identificar os sintomas motores e não motores da doença, construindo um plano terapêutico que possa abordar de forma holística o indivíduo e minimizar seus sintomas.

Caso clínico

Paciente masculino de 76 anos, casado, agricultor aposentado, alfabetizado, evangélico, 8 filhos. Diagnosticado com doença de Parkinson (DP) há 10 anos. Saiu de alta hospitalar encaminhado para assistência domiciliar por equipe multidisciplinar. Esteve internado por pneumonia de provável etiologia aspirativa tendo feito uso de clindamicina e ceftriaxona por 10 dias. Aceita dieta via oral em quantidades reduzidas quando comparado à ingestão anterior, com disfagia para líquidos com perda de peso não quantificada.

Segundo sua filha, o paciente realizava suas atividades básicas de vida diária (ABVD) com auxílio dela previamente ao internamento; porém, após a alta, apresenta maior dificuldade para deambular, permanecendo a maior parte do dia sentado ou deitado. A filha refere que o paciente não tem mais capacidade cognitiva para exercer atividades instrumentais de vida diária. O paciente relata ainda mais de quatro episódios de quedas da própria altura no último ano. Há percepção de início de ação do levodopa em 60 minutos, término da ação após 120 minutos.

- Comorbidades: DP, transtorno depressivo há 14 anos, insônia de manutenção, urgeincontinência urinária, constipação intestinal, hipertensão arterial sistêmica (HAS), artroplastia de colo femoral D por fratura de quadril há 5 anos.
- Medicamentos em uso: levodopa + benserazida (100 + 25) mg, 1 comprimido (cp), VO, às 7h, 11h,16h e 20h; omeprazol 20 mg, 1 cp, em jejum; hidroclorotiazida 25 mg, 1 cp, às 8h; atenolol 25 mg, 1 cp, às 7h; sinvastatina 20 mg, 1 cp, às 20h; AAS 100 mg, 1 cp, após o almoço; óleo mineral 10 mL, 1x/dia. As medicações são trituradas para possibilitar a ingestão oral.
- Exame físico: bom estado geral, acianótico, anictérico, afebril, emagrecido, eupneico em ar ambiente, hidratado, normocorado, orientado auto e alopsiquicamente.
- Orofaringe: edentulismo, uso de prótese dentária em arcada superior.
- Pescoço: sem adenomegalia, sem sopro carotídeo.
- Peso atual: 61 kg.
- Altura: 1,70 m.
- IMC: 21.

- Ausculta cardiopulmonar: murmúrio vesicular universal, sem ruídos adventícios e bulhas normofonéticas com ritmo regular em dois tempos, discreto sopro sistólico em foco aórtico de 1+/6.
- PA sentado: 110 x 60 mmHg, FC 58 bpm; PA deitado 120 x 70 mmHg, FC 60 bpm; PA em ortostase 100 x 50 mmHg, FC 50 bpm.
- Abdome: plano, RHA presentes, flácido, sem visceromegalias à palpação, doloroso à palpação profunda na fossa ilíaca esquerda, descompressão súbita negativa, hipertimpânico.
- Extremidades: pulsos periféricos palpáveis e simétricos, sem edema, circunferência de panturrilha 30 cm.
- Tegumento: pele xerótica.
- Exame neurológico.
- Hipomimia facial, voz com disartria.
- Hipotrofismo simétrico em membros.
- Hipertonia plástica 2+/4 em MSD e MID, 1+/4 em MSE e MIE.
- Força muscular grau 4+ em MMSS e MMII.
- Bradicinesia 3+/4 em MSD e MID, 2+/4 em MSE e MIE.
- Tremor de repouso 2+/4 em MSD e 1+/4 em MSE, sem tremor de repouso em MMII.
- Tremor de intenção 1+/4 em MSE e MSD.
- Marcha com dificuldade de avaliação em virtude da perda da funcionalidade e fragilidade do paciente. Sem alterações de sensibilidade.
- Miniexame do estado mental – pontuação total: 15; orientação 6; memória imediata 3; atenção e cálculo: 0; memória recente 0; linguagem: 6; desenho dos dois pentágonos: 0

Avaliação

Idoso com diagnósticos de DP, HAS, DLP, depressão, insônia de manutenção, urge-incontinência urinária, constipação intestinal, hipotensão postural e provável demência da DP.

Atualmente no estágio 4 de acordo com a escala de Hoehn-Yahr modificada, com internamento recente por intercorrência infecciosa secundária à disfagia.

Perda ponderal não quantificada por anorexia e dificuldade na alimentação pelo edentulismo, além de empachamento pós-prandial.

Pela ectoscopia, apresenta importante perda de massa muscular, desnutrição e fragilidade.

Durante o internamento teve piora da deambulação.

Observado ainda que necessita de otimização em sua prescrição quanto à escolha de fármacos, suas respectivas apresentações e posologia.

Plano de cuidados

Avaliação e seguimento com equipe multidisciplinar:

- Enfermeiro(a) para prevenção de quedas e cuidados da pele.
- Fonoaudiólogo(a) para adequação de consistência alimentar e fortalecimento de musculatura orofaríngea.
- Nutricionista para suplementação calórica e proteica.
- Assistente social para orientar suporte socioeconômico, priorizando uma dinâmica de cuidados sem sobrecarga da filha.
- Farmacêutico(a) para conciliação medicamentosa e organização da posologia.
- Psicólogo para abordar os sintomas depressivos e auxiliar na construção de mecanismos de enfrentamento.
- Fisioterapeuta para realizar treinamento de marcha, fortalecimento muscular e tentar minimizar contraturas e atelectasias pulmonares.
- Médico(a) para ajuste dos antiparkinsonianos, manejo das condições clínicas:

1. Trocar levodopa padrão para sua apresentação dispersível, visto que não deve ser triturado, além de otimizar o início do efeito. Reduzir o intervalo do levodopa para 3 horas, considerando sua meia-vida curta e a duração do seu efeito percebido. Orientar a tomá-la 30 minutos antes ou 60 minutos após as refeições.
2. Suspender o omeprazol que também prejudica sua absorção.
3. Suspender hidroclorotiazida e atenolol porque o paciente tem hipotensão postural com resposta cronotrópica deficiente, além de orientar hidratação oral e cautela ao levantar-se.
4. Avaliar a necessidade de reintroduzir anti-hipertensivos na evolução.
5. Suspender o AAS, pois não há necessidade de prevenção secundária, e o óleo mineral pelo risco de pneumonia lipoídica.
6. Prescrever dieta laxativa, hidratação oral, fibras solúveis e/ou emolientes fecais, podendo ser necessário também uso de laxantes irritativos.
7. Sugerir uso de simeticona para distensão intestinal.
8. Deve-se orientar evitar ingestão de líquidos no período noturno associado à micção programada a cada 2 horas para reduzir a noctúria.
9. Se bexiga hiperativa com risco de queda e prejuízo do sono, prescrever antimuscarínicos seletivos, porém suspender se houver piora cognitiva.
10. Os exercícios de fortalecimento urogenital são importantes na urgeincontinência, além de tratamento hiperplasia prostática benigna, caso presente.
11. Suspender a sinvastatina, considerando a desnutrição, a gravidade da doença e a ausência de necessidade de prevenção secundária.
12. Caso avaliação preexistente sugerir demência da doença de Parkinson, prescrever anticolinesterásico, de preferência a rivastigmina por haver mais estudos mostrando evidências do uso, além da possibilidade da apresentação transdérmica e reavaliar tolerância e benefício.

Definição

A doença de Parkinson é a segunda doença neurodegenerativa mais frequente depois da doença de Alzheimer. No Brasil, a prevalência é de aproximadamente 3% na população acima dos 60 anos[1].

A doença é caracterizada pela morte de neurônios dopaminérgicos da *pars* compacta do mesencéfalo na substância negra. A resultante deficiência de dopamina dentro dos núcleos da base leva a sintomas motores parkinsonianos clássicos, como tremor de repouso, rigidez, instabilidade postural e bradicinesia. Essa doença também está associada a diversos sintomas não motores (SNM), que podem ser divididos em: neuropsiquiátricos, disautonômicos, relacionados ao sono e outros[1,2].

Etiologia e fisiopatologia

A perda dos neurônios dopaminérgicos compromete o funcionamento das vias de comunicação da substância negra com os núcleos da base, principalmente putamen e caudado. Os sintomas motores se manifestam quando há perda de cerca de 60% dos neurônios dopaminérgicos e de 80% da dopamina. A base fisiopatológica da doença é secundária a alterações estruturais na molécula da proteína alfa-sinucleína que provocam sua agregação e o acúmulo, levando à morte neuronal[2,3]. A DP, a demência por corpos de Lewy (DCL) e a atrofia de múltiplos sistemas (AMS) são consideradas sinucleinopatias. O acúmulo de alfa-sinucleínas mal formadas compõem os corpúsculos de Lewy, os quais são inclusões eosinofílicas no corpo dos neurônios[2].

Braak[10], em 2003, propôs uma teoria de evolução da doença começando nas regiões caudais do tronco cerebral, nos núcleos dorsais do nervo vago, ascendendo no sentido caudo-rostral. Sua hipótese corrobora com o aparecimento dos SNM anteriormente aos sintomas motores. A progressão para ponte explica o transtorno comportamental do sono REM (TCSR), e o acometimento dos núcleos dorsais da rafe associa-se com a depressão[2].

A etiologia da doença ainda não foi estabelecida e envolve a ação de neurotoxinas ambientais, produção de radicais livres, anormalidades mitocondriais, excitotoxicidade, predisposição genética e agregação de proteínas tóxicas. Dentre os fatores ambientais, vale citar os agrotóxicos, pesticidas, água de poço e manganês. Assim, a DP é um distúrbio neurodegenerativo lentamente progressivo que começa cerca de 15 a 20 anos antes do diagnóstico ser feito.

Manifestações clínicas

Sintomas motores

A síndrome parkinsoniana tem quatro componentes cardinais: bradicinesia, rigidez, tremor de repouso e instabilidade postural. Nos critérios diagnósticos para DP propostos recentemente pela *Movement Disorders Society*, é necessário bradicinesia somada a outro componente[2,4].

Bradicinesia é a lentidão e/ou redução da amplitude de movimentos voluntários e automáticos, causando a incapacidade de sustentar movimentos repetitivos, fatigabilidade anormal e dificuldade para realizar atos motores simultâneos. Embora seja a característica mais comum na DP, é também o sintoma mais difícil de ser descrito pelos pacientes. "Fraqueza", "incoordenação" e "cansaço" costumam ser usados para descrever o sintoma. Objetivamente solicita-se que o paciente execute movimentos repetitivos dos dedos indicador e polegar das mãos em pinça e bater o antepé repetidamente no chão. No cotidiano compromete a destreza para vestir-se, abotoar roupas, amarrar cadarços, realizar higiene, escrever (redução do tamanho da letra). Nas pernas, há dificuldade para caminhar evoluindo para dar passos mais curtos. Compromete a expressividade facial e a deglutição automática da saliva. Ela causa disfagia e disartrofonia. Na marcha, provoca redução da amplitude dos passos e a perda do balanço dos braços, evoluindo para a marcha "em bloco"[2,3].

Bloqueio de marcha (*freezing of gait*) é a perda abrupta da capacidade de iniciar a marcha ou mudar a direção, com risco de queda, já que a inércia tende a manter o corpo em movimento. O *freezing* é incomum nos primeiros anos da doença e seu surgimento agrava consideravelmente a funcionalidade.

Rigidez parkinsoniana (hipertonia denominada plástica) é a resistência à movimentação passiva do membro com curtos períodos de liberação rítmicos e intermitentes, fenômeno conhecido como sinal da roda denteada. Há acometimento maior da musculatura flexora, determinando alterações da postura com anteroflexão. Para cada grupo de músculos existe outro que possui atividade antagonista. Assim, quando um músculo é ativado para realizar determinado movimento seu antagonista é inibido para facilitar esse movimento. Na DP essa inibição é feita de forma ineficaz, e o paciente sente-se rígido e com pouca mobilidade[2,3].

O tremor é de repouso, exacerbando-se na marcha, no esforço mental e em situações de tensão emocional, diminuindo com a movimentação voluntária do segmento afetado e desaparecendo com o sono. Ele é rítmico, lento, mais perceptível quando a parte trêmula é sustentada pela gravidade. Evidencia-se o tremor com as mãos relaxadas acima das coxas. Tarefa cognitiva pode facilitar a manifestação do tremor nos casos em que ele é leve[2,4]. Pode estar presente também nas manobras posturais ou na ação, porém menos intenso do que em repouso. Ele se manifesta comumente com alternância entre pronação e supinação ou flexão e extensão dos dedos das mãos. Está presente em 70 a 80% dos pacientes na fase inicial. As formas predominantemente tremulantes são as que são diagnosticadas mais precocemente.

A instabilidade postural é decorrente da perda de reflexos posturais. Esse distúrbio não é comum em fases iniciais. Ele é um marco para determinar quedas recorrentes. Sua presença nos primeiros cinco anos aponta contra DP e sugere parkinsonismo atípico, especialmente a paralisia supranuclear progressiva (PSP). Pode ser avaliada pelo *pull test* no qual o examinador puxa pelos ombros o paciente bruscamente para trás. A resposta está alterada se o paciente executar mais de dois passos para trás para reequilibrar-se, e é grave se o paciente cair em bloco. Entre as características motoras primárias da DP, a instabilidade postural é a que menos responde às terapias dopaminérgicas. Inicialmente os sintomas motores da DP são unilaterais, e a assimetria persiste durante toda a evolução da doença[2-4].

Sintomas não motores

Os SNM estão entre as principais causas de prejuízo na qualidade de vida. A abordagem desses aspectos da doença é essencial para a prestação de cuidados.

- Disfunção cognitiva e demência: alterações cognitivas leves podem estar presentes em fases iniciais da doença (distúrbios visuoespaciais, resposta inibitória, atenção dividida e planejamento). A progressão para demência ocorre em torno de 40% após 10 a 15 anos da doença[2].
- Transtornos psiquiátricos: os sintomas neuropsiquiátricos mais prevalentes são depressão, ansiedade e apatia. A depressão é comum na DP com prevalência em torno de 40%. Os sintomas depressivos na DP estão associados a um impacto negativo na funcionalidade e na qualidade de vida, e seu diagnóstico é mais desafiador pela bradicinesia e hipomimia facial da DP. Além disso, as características somáticas da depressão, como diminuição do apetite, dificuldade de concentração e distúrbios do sono, são comumente observadas em pacientes com DP que não apresentam transtorno depressivo[2].

Os sintomas ansiosos podem surgir nos períodos *off* da ação medicamentosa, assim como podem ser decorrentes do transtorno depressivo ou serem transtorno mental independente. Cerca de 30% dos pacientes com DP apresentam apatia, reduzindo para 10% quando excluídos os que têm depressão e/ou demência[2,3].

Alterações psicóticas são frequentes, sendo caracterizadas principalmente por alucinações visuais e delírios. Sua abordagem envolve a identificação e o tratamento das causas subjacentes e fatores contribuintes, que podem incluir infecção, *delirium*, demência e efeitos adversos dos antiparkinsonianos. Interromper todas as drogas antiparkinsonianas potencialmente ofensivas geralmente não é uma opção, mas a redução da dose, particularmente de outras drogas que não a levodopa, pode ser realizada com melhora das alucinações e pouca perda do benefício[2,4].

- Distúrbios do sono: a causa é multifatorial, incluindo os sintomas da doença, como cãibras, dificuldades de movimentar-se na cama por estado de *off*, efeito colateral de medicamentos, sintomas de bexiga hiperativa, pesadelos, dor, sintomas depressivos e ansiosos; além de transtornos do sono que são mais prevalentes na DP, como insônia, sonolência diurna, síndrome das pernas inquietas e TCSR. Afetam entre 55 e 80 % dos pacientes[2].
- Disfunção autonômica: os sintomas mais comuns são hipotensão postural, constipação, urgeincontinência urinária e disfunção sexual. A hipotensão postural é comum já no início da doença, com prevalência de aproximadamente 60%. Ela pode ser agravada ou causada por agentes antiparkinsonianos, e por outros medicamentos, particularmente bloqueadores alfa-adrenérgicos e diuréticos. Dentre os antiparkinsonianos, os mais associados são os agonistas dopaminérgicos. A anormalidade mais comum na avaliação urodinâmica é a redução da capacidade da bexiga devido às contrações involuntárias do músculo detrusor nos estágios iniciais do enchimento da bexiga. A disfunção sexual pode afetar até 25% dos pacientes, incluindo diminuição do interesse, secundário à depressão, à rigidez axial e à bradicinesia. No sexo masculino pode haver disfunção erétil[2,4].
- Disfunção olfatória: é muito comum e pode se manifestar como déficits na identificação, discriminação e detecção de odores. A perda do olfato muitas vezes passa despercebida pelos pacientes, mesmo quando a disfunção está presente no teste de olfato. Podem preceder os sintomas motores ou ocorrer relativamente no início da doença[2].

Diagnóstico

O diagnóstico é essencialmente clínico. Não há exames laboratoriais ou radiológicos para confirmar a DP. A ressonância magnética é razoável para excluir acidente vascular cerebral ou hidrocefalia normobárica. A imagem do transportador de dopamina estriatal (TRODAT) pode ser útil para alguns pacientes para os quais o diagnóstico clínico não é claro[1-3].

A DP é clinicamente definida pela presença de bradicinesia e pelo menos um dos outros sintomas cardinais (rigidez ou tremor de repouso), e uma resposta inequívoca e benéfica à terapia dopaminérgica é uma importante característica de suporte do diagnóstico. Diagnóstico pode ser feito pelos critérios do *London Brain Bank* a partir dos seguintes passos: síndrome parkinsoniana + exclusão de outras causas de parkinsonismo + pelo menos três critérios de suporte.

Diagnósticos diferenciais

A DP idiopática é a forma mais frequente de parkinsonismo. Outras doenças neurodegenerativas apresentam síndromes parkinsonianas, dentre as quais demência com corpos de Lewy (DCL), degeneração corticobasal (DCB), atrofia de múltiplos sistemas (AMS) e paralisia supranuclear progressiva (PSP)[1,3].

Tremor essencial (TE) é a causa neurológica mais comum de tremor, com prevalência em torno de 5%. O TE geralmente é simétrico, mais evidente nos movimentos e nas manobras posturais, afeta as mãos, os braços e também pode envolver a cabeça, a voz, o queixo, o tronco e as pernas[1,3].

DCL é caracterizada por demência com alucinações visuais, cognição flutuante, TCSR e parkinsonismo. Na DCL, a demência geralmente ocorre concomitantemente com ou antes do desenvolvimento de sinais parkinsonianos ou não mais do que um ano após o início dos sintomas motores[3].

AMS comumente se apresenta com parkinsonismo, disautonomia, envolvimento cerebelar e sinais piramidais, os quais associados à simetria de início e a resposta fraca à le-

QUADRO 1 Critérios diagnósticos do *London Brain Bank*

Etapa 1 → Diagnóstico da síndrome parkinsoniana:
Bradicinesia associada a pelo menos um dos seguintes critérios: rigidez muscular; tremor de repouso de 4-6 Hz; instabilidade postural não causada por disfunção visual, vestibular, cerebelar ou proprioceptivo.

Etapa 2 → Critérios de exclusão para DP:
História de acidentes vasculares cerebrais repetidos com progressão gradual de sintomas parkinsonianos; história de traumatismos cranianos repetidos; história de encefalite confirmada; crises oculogíricas; tratamento com neuroléptico no início dos sintomas; mais de um familiar afetado; remissão sustentada; características estritamente unilaterais após três anos de evolução; paralisia supranuclear do olhar; sinais cerebelares; distúrbio autonômico grave precoce; demência grave precoce com comprometimento de memória, linguagem e praxia; sinal de Babinski; presença de tumor cerebral ou hidrocefalia de pressão normal no exame de imagem do sistema nervoso central; resposta negativa a grandes doses de levodopa na ausência de má absorção; exposição à MPTP (1-metil-4-fenil-1,2,3,6-tetraidropiridina).

Etapa 3 → Critérios prospectivos de suporte para a doença de Parkinson:
Necessários três ou mais para o diagnóstico de DP definitiva em combinação com a etapa um: início unilateral; tremor de repouso presente; desordem progressiva; assimetria persistente que afeta mais o lado de início; excelente resposta (70-100%) à levodopa; discinesia induzida por levodopa; resposta à levodopa por cinco anos ou mais; curso clínico de 10 anos ou mais.

Fonte: Hughes[13].

vodopa sugere esse diagnóstico. Cerca de 50% dos pacientes com AMS podem se assemelhar à DP no início, incluindo responsividade à levodopa, flutuações motoras e discinesia, porém evoluirão para o perfil mais típico de AMS posteriormente. A função cognitiva na AMS tende a ser relativamente bem preservada.

DCB apresenta sintomatologia assimétrica de um membro, incluindo várias combinações de acinesia e rigidez extrema, distonia, mioclonia focal, apraxia ideomotora e fenômeno de membro alienígena. O comprometimento cognitivo é comum e pode ser uma característica de apresentação, enquanto as características motoras parkinsonianas podem surgir mais tarde, à medida que a doença progride. Alterações cognitivas incluem disfunção executiva, afasia, apraxia, mudança comportamental e disfunção visuoespacial, com memória episódica relativamente preservada.

PSP tem vários fenótipos clínicos distintos. Com o fenótipo "clássico" mais comum da PSP, conhecido como síndrome de Richardson, a característica inicial típica é um distúrbio da marcha resultando em quedas. Oftalmoparesia vertical supranuclear ou oftalmoplegia é sua marca registrada. Disartria, disfagia, rigidez, anormalidades cognitivas frontais e distúrbios do sono são características clínicas comuns adicionais. O fenótipo conhecido como PSP-parkinsonismo, caracterizado pelo início assimétrico de sintomas nos membros, tremor e uma resposta terapêutica inicial moderada à levodopa (30%), pode ser confundido com DP idiopática no início do curso, antes que as anormalidades do olhar vertical características apareçam.

Há ainda os parkinsonismos secundários: medicamentoso (mais comum) e vascular. As drogas que interrompem a transmissão dopaminérgica, como os antipsicóticos, metoclopramida, são os causadores mais frequentes. Os sintomas podem levar até um ano para serem resolvidos, portanto, o paciente pode não estar tomando o medicamento no momento da avaliação. Geralmente é reversível, mas pode ser persistente ou progressivo após a suspensão do medicamento em uma minoria de casos. O parkinsonismo vascular é causado por múltiplos infartos lacunares nos núcleos da base e/ou doença de Binswanger. Os sinais parkinsonianos leves nos idosos, particularmente na marcha, estão associados à presença de doença de pequenos vasos.

A ausência completa de resposta a uma dose de 1.000 a 1.500 mg por dia de levodopa por pelo menos dois meses sugere fortemente que o diagnóstico de DP seja improvável, com necessidade de encaminhamento para um especialista[2-4].

Fases e evolução da doença

A escala de estadiamento Hoehn e Yahr (HY) é um método simples utilizado para avaliar a progressão dos sintomas na DP. Ela divide a evolução da doença em cinco estágios (Tabela 1).

TABELA 1 Estágios da escala de Hoehn e Yahr modificada

0	Sem sintomas visíveis da doença de Parkinson
1	Envolvimento unilateral somente
1,5	Envolvimento unilateral e axial
2	Envolvimento bilateral sem comprometimento do equilíbrio
2,5	Doença bilateral leve com recuperação no *pull test*
3	Doença bilateral leve a moderada; instabilidade postural; fisicamente independente
4	Incapacidade grave; ainda capaz de andar ou ficar de pé não assistido
5	Restrito à cadeira de rodas ou ao leito, a menos que seja auxiliado

Fonte: Goetz[12].

Abordagem multidisciplinar

A abordagem do paciente dependerá sempre do estágio em que o indivíduo está de evolução da doença.

Fase inicial da doença (HY 1 e 2 – doença leve) – paciente sem limitações: abordagem da equipe da ESF/UBS

Nesta fase, os pacientes geralmente não possuem limitações físicas incapacitantes, sendo o atendimento realizado predominantemente de maneira presencial. O paciente tem um papel ativo importante na sua assistência, devendo adotar um estilo de vida saudável, praticar atividade física e realizar seguimento clínico de rotina[5,6].

Abordagem física

O médico generalista ou especialista em Medicina da Família e Comunidade atua no reconhecimento precoce dos sinais e sintomas motores e não motores, iniciando o tratamento adequado, além do manejo de comorbidades. A levodopa é precursora da dopamina e representa o principal tratamento da DP. Essa droga é combinada à carbidopa ou à benserazida, inibidores periféricos da DOPA-descarboxilase que reduzem a degradação periférica da levodopa para garantir sua ação no sistema nervoso central e minimizar reações adversas decorrentes da dopamina na circulação[7].

A levodopa deve ser iniciada em doses baixas, como metade de um comprimido de 100/25 mg 3 a 4x/dia, e aumentada progressivamente até atingir o efeito terapêutico. O intervalo entre as doses deve ser otimizado, visando diminuir as flutuações dos seus níveis plasmáticos nos núcleos da base. Cuidados na administração da medicação devem ser tomados: não se deve tomar a medicação próximo às refeições, pois há redução de sua absorção, principalmente devido às proteínas do alimento. Há também a apresentação de liberação controlada, indicada para ser tomada à noite, objetivando o controle de sintomas noturnos.

Não existe uma fórmula pronta para se estabelecer um tratamento padrão para cada fase da doença. Cada paciente deve ter sua necessidade individualizada, levando em consideração a idade, a expectativa de vida e a capacidade funcional.

Pacientes com retardo no efeito *on* podem beneficiar-se de levodopa dispersível e de procinéticos, como a domperidona, fármaco que, além de facilitar o esvaziamento gástrico, é capaz de aliviar sintomas do trato gastrointestinal ocasionados pelas medicações antiparkinsonianas[6], também reduzir os efeitos colaterais resultantes da liberação de dopamina na circulação periférica[11].

Os sintomas psicóticos podem ser manejados com antipsicóticos atípicos que interfiram pouco nos sintomas motores dos pacientes, sendo estes a quetiapina e a clozapina. A quetiapina deve ser iniciada com doses de 25 mg e progredir de acordo com os sintomas. A clozapina tem menos efeitos colaterais motores, porém requer controle rigoroso laboratorial pelo risco de agranulocitose. A pimavanserina (antagonista inverso seletivo de serotonina 5-HT2A) é uma medicação promissora para controle de sintomas psicóticos com DP, sendo a única aprovada pelo FDA (*Food and Drug Administration*) para sintomas psicóticos na DP, porém ainda não está disponível no Brasil.

No decorrer da doença, a reserva de neurônios dopaminérgicos é menor, a resposta à levodopa é reduzida, além de ter seu tempo de ação mais curto. A meia-vida da levodopa é de cerca de 90 minutos. Nos estágios mais graves, não há estoque, por isso ela é convertida em dopamina e utilizada imediatamente no terminal sináptico, causando o encurtamento do efeito *wearing-off*. Outra flutuação motora é conhecida como efeito *on-off* que é a piora abrupta dos sintomas sem relação com a meia-vida da droga. Ao longo do acompanhamento do paciente, deve-se reduzir os intervalos entre as doses ou pode-se fazer uso dos inibidores da monoamina oxidase (MAO), como rasagilina, selegilina e safinamida (aprovado pela Anvisa em 2021), ou dos inibidores da catecol O-metiltransferase (COMT), como entacapona e dos agonistas dopaminérgicos, como o pramipexol. Estas últimas medicações são disponibilizadas por serviços públicos terciários.

A levodopa é o fármaco principal associado ao aparecimento de discinesia. Estudos mostram que o risco de discinesia é mais determinado pela dose diária total da levodopa, pela sua forma pulsátil de liberação e pelo tempo de doença. A discinesia deve ser avaliada de forma cuidadosa para distinção de sua causa, visto que a mesma pode ser secundária ao "efeito de pico" da droga ou à redução do seu nível sérico ou "efeito vale". Na primeira situação, deve-se reduzir a dose da levodopa, enquanto, na segunda, deve-se otimizar seu tempo de efeito com outras drogas dopaminérgicas ou reduzir seu intervalo de tomada.

As complicações motoras são as principais indicações de cirurgia. Não deve ser indicado se houver declínio cognitivo, pois o procedimento pode agravá-lo[7].

A equipe de enfermagem possui papel fundamental no seguimento clínico do paciente, sendo geralmente, o primeiro e mais próximo ponto de acesso à equipe multidisciplinar e, frequentemente, assumindo a função de coordenação[5].

O dentista deve identificar precocemente doenças da cavidade oral que podem vir a agravar possíveis dificuldades de deglutição. O tratamento da xerostomia pode ser feito com lubrificantes artificiais substitutos da saliva, além da estimulação da produção natural de saliva, com o uso de pastilhas sem açúcar, sendo os sabores cítricos os mais eficazes, porém seu uso excessivo deve ser evitado, pois pode levar a distúrbios gastrointestinais. Bebidas ricas em açúcar devem ser evitadas, bem como produtos irritantes, como álcool, tabaco, alimentos picantes, ácidos e enxaguatórios bucais que contenham álcool. Manter uma boa higiene oral após cada refeição[6].

A fonoaudiologia pode fazer terapia da fala, enfatizando características prosódicas de altura e volume reforçadas com *feedback* visual, além de maximizar o esforço fonatório e a intensidade.

A reabilitação motora deve ser executada pela fisioterapia ao longo de toda a evolução da doença. Vale destacar algumas estratégias de abordagem multidisciplinar terapêutica para os episódios de *freezing* no cotidiano do paciente[8]:

A. Pistas externas auditivas e visuais: o estímulo auditivo ritmado e visual ativam circuitos neuronais corticais, subcorticais e espinhais envolvidos nos movimentos automáticos. O caráter ritmado da pista auditiva e/ou visual funciona como uma via alternativa compensatória. Dessa forma, o paciente pode se beneficiar de contar em voz alta, usar metrônomos ou música durante os exercícios, assim como tentar ultrapassar uma linha no chão que pode ser projetada por um *laser point* ou linhas desenhadas nos corredores e cômodos mais frequentados da casa.

B. Estratégias cognitivas para os movimentos: divisão de movimentos complexos em componentes sequenciais e simples, com mentalização do procedimento previamente. Outras possibilidades são imaginar que está marchando, mudar o movimento, balançar o corpo para frente e para trás, pensar sobre dar passos grandes, escolher um ponto de referência para andar até ele, dar voltas amplas em arco, e não ao redor do próprio eixo.

Abordagem familiar/cuidador

Partilhar o plano de cuidados para que a família participe de maneira ativa, além de esclarecer o prognóstico da DP, alinhando as expectativas.

Abordagem psicológica/espiritual

O incentivo a interações espirituais, caso o paciente manifeste esse interesse, pode funcionar como um mecanismo de enfrentamento em momentos mais adversos, além do atendimento psicológico para lidar com a aceitação da doença e com os transtornos de humor frequentes nesse grupo de indivíduos.

Abordagem social

O agente comunitário de saúde é capaz de reconhecer alterações estruturais na moradia que possam predispor a lesões e quedas. O serviço social deve sinalizar possíveis problemas familiares, conhecer a rede de apoio social do indivíduo e intervir em situações de vulnerabilidade financeira, propondo reestruturações e soluções. Deve prevenir o esgotamento do cuidador principal quando o paciente estiver mais dependente.

Progressão da doença (HY 4 e 5 – doença avançada) – paciente encaminhado ao SAD/EMAD

À medida que a DP progride, os pacientes tendem a ficar restritos ao domicílio devido à dificuldade de locomoção, tornando-se fundamental a adequada assistência domiciliar que pode ser promovida pelo Serviço de Atendimento Domiciliar (SAD) ou pela Equipe Multiprofissional de Atenção Domiciliar (EMAD).

As visitas domiciliares são capazes de otimizar o tratamento farmacológico e não farmacológico dos pacientes, reduzir a polifarmácia e identificar precocemente possíveis erros que estejam ocorrendo no cuidado, reduzindo, dessa forma, idas à emergência, internações hospitalares, iatrogenias e quedas[9].

Abordagem física

O médico deve trocar a levodopa padrão para a forma solúvel, ideal para pacientes com disfagia, sondas enterais ou gastrostomias. Deve também focar sua prescrição em sintomáticos para melhorar a qualidade de vida, considerando principalmente analgesia, hábito intestinal, queixas psiquiátricas, sono, lesões de pele, complicações motoras graves. As discinesias devem ser tratadas com amantadina. Casos refratários podem se beneficiar de clozapina em doses baixas.

A enfermagem é responsável pelo monitoramento dos sinais vitais, orientações sobre administrações de medicações, sobre risco de quedas e de acidentes. O manejo de alterações de pele e mucosas, com prevenção e cuidados de lesões por pressão também é fundamental nessa fase.

A fonoterapia auxiliará na melhoria da deglutição e da fala por meio de exercícios direcionados e adaptações na consistência das dietas[6]. Orientará familiares quanto a formas seguras de alimentação, estando o paciente sentado, acordado e com manobras de proteção da glote. A bradicinesia, o tremor e a disfunção cricofaríngea encontram-se como importantes causas de disfagia na DP.

Os terapeutas ocupacionais farão adaptações que otimizem a capacidade nas atividades de vida diária e em tarefas lúdicas, introduzindo dispositivos de assistência, modificando o ambiente para promover a segurança e engajando pacientes e familiares nas atividades de interesse.

A xerostomia é frequente, pode ser piorada pelos efeitos colaterais de medicamentos e resulta em risco aumentado de doenças periodontais e perdas dentárias. A saúde dentária afeta diretamente a habilidade de mastigação e de deglutição do paciente, que tende a evitar alimentos de consistência mais sólida, como proteínas e vegetais, e a preferir alimentos pastosos com alto índice glicêmico e deficitários em nutrientes[6].

A reabilitação física ajuda a reduzir a progressão da sarcopenia. Deve-se dar ênfase à reabilitação pulmonar, com técnicas de reeducação respiratória e de limpeza brônquica, tendo em vista que esses pacientes tendem a apresentar redução da complacência pulmonar[6]. A fisioterapia motora pode ainda lançar mão de técnicas de cinesioterapia, relaxamento e massoterapia para melhorar os sintomas motores.

Pacientes em cuidados paliativos e/ou cuidados de fim de vida possuem um ganho significativo no controle de sintomas e, por fim, em qualidade de vida. Os cuidadores e os familiares devem priorizar o bem-estar do paciente, por meio de suporte psicológico para bom entendimento da finitude humana[5].

TABELA 2 Tratamento medicamentoso de síndrome neuroléptica maligna (SNM) na doença de Parkinson

Sintoma	Classe medicamentosa	Nome da droga
Demência (investigar causas potencialmente reversíveis)	Inibidores da acetilcolinesterase	Rivastigmina (mais estudos) Donepezila Galantamina
Depressão	Agonistas dopaminérgicos	Pramipexol (benefício na apatia)
	Inibidores da recaptação de serotonina	Citalopram, escitalopram, fluoxetina*, paroxetina, sertralina *Não fazer com rasagilina por risco de síndrome serotoninérgica
	Inibidores da recaptação de noradrenalina e serotonina	Venlafaxina Desvenlafaxina Duloxetina
	Antidepressivos tricíclicos (atentar para as contraindicações)	Nortriptilina, amitriptilina
Psicose	Antipsicóticos atípicos	Clozapina, quetiapina
	Inibidores da acetilcolinesterase	Rivastigmina
TCSR com acidentes Casos leves devem ser abordados com medidas educacionais e prevenção de acidentes	Benzodiazepínico	Clonazepam (menor dose possível, ponderar benefício em caidores)
	Hormônio	Melatonina (iniciar com 3 mg)
Constipação	Laxativos osmóticos	Polietilenoglicol, lactulose
	Formadores de massa	Fibras solúveis
	Ativador local dos canais de cloro	Lubiprostona
Motilidade gastrointestinal	Antagonistas periféricos da dopamina	Domperidona
Hipotensão ortostática (reduzir e ou suspender agonista dopaminérgico, diurético, alfa-bloqueador adrenérgico, antidepressivo tricíclico)	Mineralocorticoides	Fludrocortisona
	Vasopressor	Midodrina
	Inibidores da acetilcolinesterase	Piridostigmina
Sialorreia	Anticolinérgicos	Atropina gotas, Glicopirrolato, Escopolamina inalatória
	Neurotoxinas	Toxina botulínica A ou B
Fadiga e sonolência diurna	Estimulantes Tratar possíveis causas (depressão, medicamentos, SAOS, insônia de manutenção por acinesia ou noctúria)	Metilfenidato, modafenil
Disfunção erétil	Inibidor seletivo da fosfodiesterase tipo 5	Sildenafila
Bexiga hiperativa (investigar HPB)	Antagonistas muscarínicos seletivos	Solifenacina

HPB: hiperplasia benigna prostática; SAOS: síndrome da apneia obstrutiva do sono; TCSR: transtorno comportamental do sono REM.

Fonte: elaborada pelos autores.

TABELA 3 Tratamento medicamentoso de sintomas motores na doença de Parkinson

Sintoma	Classe medicamentosa	Nome da droga
Bradicinesia Rigidez Tremor	Precursor dopaminérgico	Levodopa/carbidopa Levodopa/benserazida
	Agonista dopaminérgico (geralmente em associação à levodopa)	Pramipexol Rotigotina Bromocriptina (pouco utilizada pelos riscos)
	Inibidores da MAO-b	Rasagilina
Redução da resposta à levodopa ou redução do período "fim de dose" – *wearing off*	Inibidores da MAO-b	Rasagilina Safinamida
	Agonista dopaminérgico	Pramipexol Rotigotina
	Inibidor da COMT	Entacapona (deve ser tomado juntamente da levodopa)
Discinesia	Antiviral derivado do adamantano	Amantadina

COMT: catecol O-metiltransferase; MAO: monoamina oxidase.

Fonte: elaborada pelos autores.

TABELA 4 Antiparkinsonianons e seus efeitos colaterais mais comuns

Medicação	Exemplo	Efeito colateral
Precursores dopaminérgicos	Levodopa	Náusea, vômitos, hipotensão postural, pesadelos, alucinações, discinesia, tontura, cefaleia, síndrome da desregulação dopaminérgica. Risco de síndrome neuroléptica maligna, se interrupção abrupta.
Agonistas dopaminérgicos	Pramipexol	Transtorno do controle dos impulsos compulsivos para jogos, compras, hiperfagia, hipersexualidade, sonolência diurna, edema, náusea, tontura, sintomas psicóticos. Risco de síndrome neuroléptica maligna, se interrupção abrupta.
	Bromocriptina	Tontura, náusea, hipoglicemia, fibrose pulmonar e valvar, sonolência, alucinação, rinite. Está contraindicada se hipertensão mal controlada e enxaqueca com desmaios.
Inibidores da MAO-b	Selegilina	Cefaleia, tontura, insônia, náusea, hipotensão.
	Rasagilina	Hipotensão ortostática, cefaleia, tontura, *rash*, náusea, insônia, edema, sonolência.
	Safinamida	Hipotensão ortostática, hipertensão, quedas, elevação de transaminases hepáticas, náusea.
Inibidores da COMT	Entacapona Tolcapona	Associado ao aumento da biodisponibilidade da levodopa: discinesias, náuseas, confusão, alucinação. Efeitos adversos dissociados à levodopa: dor lombar, diarreia, alterações na cor da urina, elevação das transaminases hepáticas.
Antivirais derivados do adamantano	Amantadina	Confusão, retenção urinária, hipotensão postural, síncope, aumento da pressão intraocular, livedo reticular. Risco de síndrome neuroléptica maligna, se interrupção abrupta. Deve ser evitada duas semanas antes e duas semanas depois da vacina para influenza.

COMT: catecol O-metiltransferase; MAO: monoamina oxidase.

Fonte: elaborada pelos autores.

Abordagem familiar/cuidador

Faz-se necessário que toda a equipe de saúde mantenha bons vínculos com familiares e cuidadores, formais ou informais, objetivando identificar necessidades ainda não atendidas e propor soluções. Isso reduzirá a sobrecarga dos cuidadores, além de promover a educação permanente diante dos cuidados ao paciente.

Abordagem psicológica/espiritual

Muitos sintomas físicos, psicológicos, sociais e espirituais afetam o paciente e seus cuidadores. Com o agravamento da DP, os familiares modificam seu estilo de vida para prestar maior atenção ao doente, o que pode cursar com exaustão física e emocional, prejudicando o suporte social adequado[6].

Abordagem social

Abordar a família de forma holística, desde aspectos econômicos, sua estrutura domiciliar, acessibilidade, condições hidrossanitárias e suporte familiar. Auxiliando ainda os familiares e cuidadores nas demandas legais referentes ao patrimônio do paciente, testamento e questões funerárias.

Referências

1. Limongi J, Sitta M. Doença de Parkinson. In: Duarte P, Amaral J. Geriatria: prática clínica. 1 ed. Barueri: Manole; 2000.
2. Chou K. Clinical manifestations of Parkinson disease. 2021. Https://Www.Uptodate.Com/Contents/Clinical-Manifestations-of-Parkinson-Disease?Search=doen%C3%A7a%20de%20parkinson&source=search_result&selectedTitle=1~150&usage_type=default&display_rank=1
3. Chou K. Diagnosis and differential diagnosis of Parkinson disease. 2021. Https://Www.Uptodate.Com/Contents/Diagnosis-and-Differential-Diagnosis-of-Parkinson-Disease?Search=doen%C3%A7a%20de%20parkinson&source=search_result&selectedTitle=3~150&usage_type=default&display_rank=3#H130394006
4. Pinheiro J, Barbosa M. Doença de Parkinson e outros distúrbios do movimento em idosos. In: Freitas E, Py L. Tratado de geriatria e gerontologia. Rio de Janeiro: Guanabara e Koogan; 2018.
5. Bloem BR, Okun MS, Klein C. Parkinson's disease. Lancet. 2021:2284-303.
6. Radder DLM, de Vries NM, Riksen NP, Diamond SJ, Gross D, Gold DR, et al. Multidisciplinary care for people with Parkinson's disease: the new kids on the block! Expert Rev Neurother. 2019;19(2):145-57.
7. Balestrino R, Schapira AHV. Parkinson disease. Eur Neurol. 2019:27-42.
8. Teixeira Da Costa T, Josefa C, Malta M, Lorena D, Santos De Almeida R, Keus S, et al. Versão em Português da Diretriz Europeia de Fisioterapia para a Doença de Parkinson. 1 ed. São Paulo: Editora e Eventos Omnifarma; 2015.
9. Fleisher J, Barbosa W, Sweeney MM, Oyler SE, Lemen AC, Fazl A, et al. Interdisciplinary home visits for individuals with advanced parkinson's disease and related disorders. J Am Geriatr Soc. 2018;66(6):1226-32.
10. Braak H, Rüb U, Gai WP, del Tredici K. Idiopathic Parkinson's disease: possible routes by which vulnerable neuronal types may be subject to neuroinvasion by an unknown pathogen. J Neural Transm Suppl. 2003;110(5):517-36.
11. Barone A. Domperidone: a peripherally acting dopamine2-receptor antagonist. Ann Pharmacother. 1999;33:429-40.
12. Goetz CG, Poewe W, Rascol O, Sampaio C, Stebbins GT, Counsell C, et al. Movement disorder society task force report on the Hoehn and Yahr staging scale: status and recommendations. Mov Disord. 2004;19(9):1020-8.
13. Hughes AJ, Daniel SE, Kilford L, Lees AJ. Accuracy of clinical diagnosis of idiopathic Parkinson's disease: a clinico-pathological study of 100 cases. Neurol Neurosurg Psychiatry. 1992;55(3):181-4.

Capítulo 10

Osteoporose no idoso

Camila Silva Castro
Carla Bezerra Lopes Almeida
João Macedo Coelho Filho

PONTOS-CHAVE

- A osteoporose é uma doença esquelética sistêmica, assintomática e insidiosa em sua apresentação, causando alto risco de fraturas e perda da qualidade de vida.
- O rastreio da osteoporose, bem como seu tratamento precoce são muito importantes para o ideal controle da doença e para prevenção de fraturas.
- A atuação de uma equipe multidisciplinar é fundamental, tanto na prevenção, como no tratamento.
- As medidas de prevenção de fragilidade e quedas auxiliam na redução de fraturas nessa população.

OBJETIVOS DE APRENDIZAGEM

Ao final do capítulo, o leitor deverá ser capaz de:

- Identificar a relevância epidemiológica em pessoas idosas.
- Realizar o diagnóstico precoce seguindo os critérios recomendados.
- Estimar o risco de fraturas entre indivíduos atendidos na Estratégia Saúde da Família.
- Orientar o tratamento multidimensional direcionado para a prevenção de fraturas e promoção da independência do idoso.

Caso clínico

Paciente de 85 anos, sexo feminino, solteira, foi levada de ambulância ao serviço de emergência, queixando-se de dor em quadril direito, após ser encontrada no chão de sua casa, em consequência de queda da própria altura. Referiu, ainda, ter consciência de que caiu, mas não consegue se lembrar de mais detalhes da queda. Como não conseguiu se levantar sozinha, precisou esperar pela chegada de uma ambulância para levá-la ao hospital. Mora sozinha e costuma andar pela casa com auxílio de andador.

Em sua história de saúde, apresenta leve perda de memória, fibrilação atrial (uso de varfarina 5 mg/dia e bisoprolol 5 mg/dia), hipotireoidismo (uso de levotiroxina 75 mcg/dia em jejum) e hipertensão arterial (em uso de clortalidona 12,5 mg/dia).

Ao exame físico na emergência apresentava-se sonolenta, mas responsiva. Em decúbito, com dor importante (nota 9 de 10 na Escala de Dor) na perna direita, apresentando rotação externa de perna direita, visivelmente mais curta. Não havia edema ou equimoses no membro afetado e apresentava sinais vitais normais. Encontrava-se, ainda, com atividades motoras simples e não apresentava déficits sensoriais distalmente no membro afetado.

Após avaliação médica e realização de radiografia de quadril, foi evidenciada presença de fratura de colo de fêmur à direita. A paciente realizou cirurgia para correção da fratura com colocação de prótese em quadril e permaneceu internada por 15 dias. Durante a internação, intercorreu com infecção urinária e *delirium*; tratados, com resolução do quadro. Recebeu alta ainda restrita ao leito, com dor em quadril direito e com total dependência de terceiros para o autocuidado.

Definição

Osteoporose é uma doença esquelética sistêmica caracterizada por perda de massa óssea, assim como pela deterioração da microarquitetura tecidual e da qualidade óssea, levando à fragilidade e ao aumento do risco de fratura e suas consequências clínicas, representadas por deformidades, dor crônica, invalidez e óbito[1].

A osteoporose apresenta-se sob duas formas: primária (osteoporose pós-menopausa e osteoporose senil) e secundária (associada a uma gama de condições)[2].

Os pacientes com fraturas de fêmur relacionadas à osteoporose apresentam mortalidade de 20%, em dois anos, e mais de 50% dos sobreviventes manifestaram perda da capacidade funcional[3]. É uma doença comum, com prevalência crescente, em ambos os sexos, devido ao aumento da expectativa de vida e ao envelhecimento da população[4-6].

Diagnóstico de osteoporose

O diagnóstico de osteoporose pode ser feito por meio dos seguintes critérios: identificação de redução da massa óssea por densitometria (critério densitométrico) e identificação de fratura óssea por fragilidade.

O critério densitométrico foi estabelecido pela OMS desde 1994 e, por muito tempo, foi o único utilizado. Segundo esse critério, osteoporose é definida como a redução da densidade mineral óssea dos sítios de maior risco de fratura (coluna lombar, colo do fêmur, fêmur total ou rádio), avaliada pelo cálculo do T-score ≤ - 2,5 desvios-padrão[7] (Tabela 1).

TABELA 1 Classificação de osteopenia e osteoporose de acordo com a OMS

Categoria	T-score
Normal	Maior ou igual a -1,0
Osteopenia	Entre -1,0 e -2,5
Osteoporose	Menor ou igual a -2,5
Osteoporose severa ou estabelecida	Menor ou igual a -2,5 com fratura por fragilidade

Fonte: elaborada pelos autores.

Quando o diagnóstico inicial de osteoporose é feito de acordo com um T-score menor ou igual a -2,5 DP, o diagnóstico persiste mesmo quando uma avaliação de densidade mineral óssea subsequente mostra um T-escore melhor do que -2,5[7].

Com base ainda na densitometria, o diagnóstico de osteoporose também pode ser feito em pacientes com osteopenia pelos critérios densitométricos (T entre -1,0 e -2,5) que tenham ou alto risco de fratura estimado pelo escore FRAX, ou fratura prévia de baixo impacto em úmero proximal, pelve e antebraço distal[7]. De acordo com o AACE 2020, osteopenia e alto risco de fratura pelo FRAX são critérios diagnósticos de osteoporose: "O segundo critério para diagnóstico de osteoporose é por meio da identificação de fratura por fragilidade óssea em coluna vertebral e colo do fêmur, independente do T-escore (osteoporose estabelecida). Fratura por fragilidade é definida como fratura decorrente de trauma mínimo, como queda de uma altura não superior à própria altura do paciente, na ausência de outra doença osteometabólica"[8].

Fatores de risco para fratura relacionada à osteoporose

Osteoporose é uma condição silenciosa, apresentando sintomas somente com a ocorrência de fraturas. Além disso, a perda de altura e presença de cifose acentuada são sinais que podem indicar osteoporose.

Desse modo, é importante na prática clínica identificar indivíduos com maior risco de perda de massa óssea, os quais deveriam preferencialmente ser encaminhados para a realização de densitometria óssea, possibilitando o diagnóstico precoce e a instalação de medidas preventivas e terapêuticas, tendo como meta a redução da incidência de fraturas e suas consequências. O médico de família e comunidade tem oportunidade privilegiada para exercer essa tarefa, uma vez que costuma ter contato com pacientes com osteoporose em um momento no qual a perda de massa óssea pode ser ainda incipiente e sem complicações.

A baixa densidade mineral óssea (DMO), principalmente no colo do fêmur, é um importante fator de risco para fratura, que aumenta em duas vezes para cada redução de um desvio-padrão da DMO[9]. Outros importantes fatores de risco conhecidos para fratura estão descritos no Quadro 1.

QUADRO 1 Fatores de risco para fratura relacionada à osteoporose

- Idade > 65 anos
- Baixo índice de massa corpórea
- Fratura osteoporótica prévia (fratura anterior sem grande trauma após 50 anos de idade)
- História familiar de fratura (um dos pais com fratura de quadril)
- Tabagismo
- Menopausa precoce
- Ingestão excessiva de álcool (mais de 3 unidades de álcool por dia)
- Osteoporose secundária
- Perda de altura com cifose
- Uso de corticoide prévio ou atual (dose equivalente a prednisona 5 mg/dia por mais de 3 meses)
- Doenças reumatológicas: artrite reumatoide

Fonte: adaptado de Camacho et al., 2020[8].

A ocorrência de uma fratura prévia é um importante fator de risco para novas fraturas, sendo o risco de uma segunda fratura osteoporótica especialmente importante imediatamente após a primeira (2,7 vezes maior no primeiro ano). Com o passar do tempo após a fratura, o risco vai reduzindo, porém permanece 1,4 vezes maior do que o risco de uma primeira fratura na população em geral depois de 10 anos de seguimento[10].

Quedas são a principal causa de fraturas em idosos. Pacientes que caem têm risco aumentado de fraturas em seis vezes no primeiro ano após a queda, comparados aos pacientes sem história de quedas no mesmo período[11].

Na população geriátrica, alguns aspectos devem ser considerados por aumentarem o risco de quedas e fraturas[8]:

A. Doenças neurológicas: doença de Parkinson, transtorno convulsivo, neuropatia periférica, acidente vascular cerebral anterior, demência, alterações de marcha, disfunção autonômica com hipotensão ortostática.
B. Alterações sensoriais: visuais ou auditivas.
C. Fragilidade, sarcopenia e mau condicionamento físico.

D. Medicações: sedativos e hipnóticos, anti-hipertensivos, analgésicos opioides.
E. Fatores ambientais: luminosidade, escadas, piso escorregadio, pavimento irregular, fios elétricos ou telefônicos, animais domésticos, tapetes.

Rastreio de osteoporose

Embora as recomendações pelas sociedades especializadas não sejam uniformes, no que diz respeito aos grupos que devem ser prioritariamente rastreados para osteoporose na prática clínica, pode-se sugerir, com base nos principais fatores de risco, a realização rotineira de densitometria óssea preferencialmente em:

1. Mulheres com mais de 65 anos de idade.
2. Mulheres no período pós-menopausa ou em transição para menopausa.
3. Adultos com fratura após 50 anos de idade.
4. Adultos com doença esquelética.
5. Adultos em uso de medicamentos que contribuem para perda de massa óssea[12].

A Academia Americana de Médicos de Família, seguindo recomendação da Força Tarefa de Serviços Preventivos dos Estados Unidos (USPSTF), orienta que todas as mulheres com 65 anos ou mais devem ser rastreadas para osteoporose por meio de densitometria óssea do quadril e coluna lombar. Por sua vez, mulheres com menos de 65 anos devem ser rastreadas para osteoporose se o risco estimado de fratura em 10 anos excede o risco de uma mulher de 65 anos, de cor branca e sem nenhum fator de risco[1].

Outras publicações fazem recomendações mais ampliadas quanto aos grupos que deveriam ser rastreados para osteoporose:

A. Todas as mulheres pós-menopáusicas acima de 50 anos devem ser avaliadas para risco de osteoporose.
B. Mulheres na peri e pós-menopausa, com fatores de risco.
C. Mulheres com amenorreia secundária prolongada (por mais de 1 ano).
D. Todos os indivíduos que tenham sofrido fratura por trauma mínimo, ou atraumática.
E. Indivíduos com evidências radiográficas de osteopenia ou fraturas vertebrais.
F. Homens com idade superior a 70 anos.
G. Homens com idade inferior a 70 anos com fatores de risco.
H. Indivíduos que apresentem perda de estatura (2,5 cm) ao longo da vida ou hipercifose torácica.
I. Indivíduos em uso de corticoides por 3 meses ou mais, independentemente da dose.
J. Indivíduos com índice de massa corporal baixo (IMC de 19 kg/m^2 para jovens e, para indivíduos idosos, IMC de 22 kg/m^2).
K. Indivíduos em uso de corticoides por 3 meses ou mais, independentemente da dose[13,14].

Essa avaliação consiste na identificação de fatores de risco para fratura (citados no Quadro 1) e, quando indicado, medida da densidade mineral óssea.

Investigação de causas de osteoporose secundária – exames adicionais

É importante estar atento ao diagnóstico de osteoporose secundária, que costuma ocorrer em indivíduos fora do perfil de risco para redução de densidade mineral óssea, como mulheres antes da menopausa, homens e pessoas sem os clássicos fatores de risco.

Em virtude da grande prevalência de causas secundárias de osteoporose, quando esta é diagnosticada, uma avaliação laboratorial mínima é recomendada. A Diretriz Brasileira de Osteoporose, publicada em 2017[15], recomenda avaliar hemograma, cálcio, fósforo, calciúria de 24 h, fosfatase alcalina, creatinina, 25OHD e TSH. Além de radiografia de coluna torácica e lombar nas incidências anteroposterior e em perfil para investigação de fraturas vertebrais assintomáticas. Outros testes específicos devem ser solicitados a critério médico.

Casos de osteoporose secundária, especialmente aqueles que requerem manejo especializado, devem ser encaminhados para serviços de referência.

As causas de osteoporose secundária incluem: doenças endócrinas (p. ex., hipertireoidismo, hiperparatireoidismo, hipogonadismo, síndrome de Cushing, diabetes); doença renal crônica; condições inflamatórias crônicas (artrite reumatoide, DPOC, fibrose cística); doenças gastrointestinais (doença inflamatória intestinal crônica, doença celíaca, hepatopatia crônica); condições nutricionais (anorexia nervosa, obesidade, cirurgia bariátrica); doenças neuromusculares (paralisia cerebral, esclerose múltipla, doença de Parkinson, pós-AVC); câncer (mieloma múltiplo, câncer de mama, mastocitose); condições genéticas (talassemia; síndrome de Ehlers Danlos); HIV; medicamentos e substâncias (antiepilépticos, inibidores de bomba de próton, inibidores seletivos de recaptação de serotonina [ISRS], acetato de medroxiprogesterona-DMPA, álcool); pós-transplante de órgãos[16].

FRAX (ferramenta de avaliação do risco de fratura) – o que é e quando usar

A ferramenta FRAX Brasil é um modelo de predição de fraturas validado para uso no país. Em síntese, FRAX é um algoritmo baseado em computador, que calcula a probabilidade, em 10 anos, de uma fratura osteoporótica maior (quadril, vertebral, úmero ou punho) e de fratura de quadril especificamente[15].

A probabilidade de fratura é calculada a partir dos seguintes fatores clínicos de risco: idade, sexo, IMC e fatores de risco dicotômicos, que compreendem fratura de fragilidade prévia, história parental de fratura de quadril, tabagismo atual, uso de glicocorticoides orais de longo prazo, artrite reumatoide, outras causas de osteoporose secundária e consumo de álcool[15].

A partir desses dados clínicos, associados ou não ao valor da densidade mineral óssea, é estimado o risco de fratura osteoporótica em 10 anos: baixo, médio ou alto risco, que pode estar ou não associado ao valor da densidade mineral óssea[15]*.

A importância da aplicação do FRAX é que muitos pacientes que ainda não apresentam diagnóstico densitométrico de osteoporose, mas que tem alto risco de fratura, podem se beneficiar com o tratamento. Nesse sentido, o cálculo do FRAX deve ser feito como rastreio diagnóstico[13].

Quando evidenciado baixo risco de fratura, por outro lado, o FRAX pode evitar a solicitação de densitometria óssea em pacientes com idade inferior a 65 anos. Ao evidenciar médio risco de fratura, no entanto, o FRAX sugere que seja realizada densitometria óssea para melhor elucidação diagnóstica, mesmo em mulheres com menos de 65 anos. E, se evidenciado muito alto risco de fratura, o FRAX indica tratamento de osteoporose mesmo em pacientes sem DMO[13].

Quedas e fraturas

As quedas são caracterizadas como um dos "gigantes geriátricos", uma vez que se constituem como parte dos grupos de síndromes mais prevalentes com o aumento da idade. Têm causas multifatoriais e estão associadas a piores resultados de saúde, incluindo deficiência, institucionalização e morte. São melhor compreendidas como resultantes de falha de sistemas complexos como parte da síndrome da fragilidade[17]. Desse modo, considerando a estreita relação existente entre os fatores epidemiológicos e biológicos para fragilidade, sarcopenia, má saúde óssea e quedas, há necessidade de uma abordagem clínica integrada para prevenção e tratamento de fraturas por fragilidade.

As taxas de quedas variam de acordo com espaços geográficos e populações distintas. No entanto, na maioria das populações estudadas, ocorrem em cerca de um terço dos indivíduos residentes na comunidade com mais de 65 anos a cada ano, sendo metade destes com múltiplas quedas. Segundo Stenqvist et al., 2014, os índices de queda aumentam com a idade para mais de 50% acima dos 80 anos.

Em relação ao impacto para o sistema de saúde, as quedas são responsáveis por mais da metade de todas as admissões hospitalares relacionadas a lesões em idosos com mais de 65 anos, sendo ferimentos na cabeça e fraturas as lesões mais comuns e graves, respectivamente. Também se observa que mulheres com idade mais avançada caem relativamente mais do que homens. Pessoas com menor nível socioeconômico e que moram sozinhas também apresentam mais quedas[18].

Quedas acontecem em indivíduos com deficiências intrínsecas, realizando atividades específicas em ambientes específicos. A maioria das quedas está associada a deficiências da função de mobilidade e/ou declínio cognitivo, particularmente funções que afetam o padrão de marcha, equilíbrio e função executiva. Embora a baixa força muscular esteja relacionada com o aumento do risco de quedas, a mobilidade funcional parece ainda mais importante[18].

* Para o cálculo do FRAX Brasil, acessar o endereço eletrônico https://abrasso.org.br/calculadora/calculadora/

Algumas doenças crônicas, como doença cardiovascular, doença pulmonar obstrutiva crônica, depressão e artrite também aumentam o risco de quedas. A prática da polifarmácia e, particularmente, o uso de anti-hipertensivos e sedativos também são fatores agravantes do risco, que pode estar relacionado tanto às doenças quanto aos tratamentos instituídos[19].

A prevenção primária de quedas na população baseia-se na prevenção de fragilidade e de condições incapacitantes a longo prazo, incluindo demência. As estratégias, portanto, baseiam-se em treinamento de força e equilíbrio. A aceitação e a adesão são um desafio para muitas pessoas. Nesse sentido, os programas que incorporam os principais exercícios em tarefas funcionais de rotina podem ser mais efetivos para alguns pacientes[20].

Com exceção da fratura vertebral, a maioria das fraturas em idosos está relacionada a quedas. A má saúde óssea torna uma fratura mais provável, mas do ponto de vista populacional, o risco de quedas é mais preditivo de fraturas do que a densidade mineral óssea[21]. Esse aspecto sugere que o foco da prevenção de fraturas deve se basear na identificação dos pacientes com risco de quedas, em vez de pacientes com osteoporose[22].

Existem fatores de risco comuns e sobreposição na biologia da fragilidade, sarcopenia e osteoporose. Assim, a fragilidade prevê menor densidade mineral óssea, maior probabilidade de quedas e de fraturas vertebrais e de quadril[23,24]. O reconhecimento da fragilidade também é fundamental no tratamento daqueles que fraturaram, considerando o impacto de tal condição na maior mortalidade e morbidade de tais doentes[25].

Fases e evolução da doença

Fase inicial – Abordagem multidisciplinar

Como citado anteriormente, o principal objetivo do tratamento da osteoporose é a prevenção de fraturas, tornando-se fundamental a identificação da população de risco por meio do diagnóstico e tratamento precoces. Nesse cenário, portanto, o tratamento da osteoporose deve, preferencialmente, ser orientado por uma equipe multidisciplinar, idealmente integrada por médico, fisioterapeuta, nutricionista e educador físico.

Abordagem física

Atividade física

Em sequência ao diagnóstico de osteoporose, a prática da atividade física deve ser recomendada, visto que evidências demonstram redução do risco de quedas. Entre os exercícios recomendados, destaca-se: alongamento, exercícios resistidos para fortalecimento muscular do quadríceps, treino de equilíbrio e de coordenação motora. A seguir, algumas ilustrações e orientações da Sociedade Brasileira de Reumatologia[26].

Aconselhamento sobre medidas para prevenção de quedas em domicílio, especialmente de idosos, também são recomendados, como os listados no Quadro 2, com informações adaptadas da Sociedade Brasileira de Reumatologia[26].

1. Pescoço:
Incline a cabeça em direção ao ombro para o lado direito e esquerdo, para cima e para baixo.

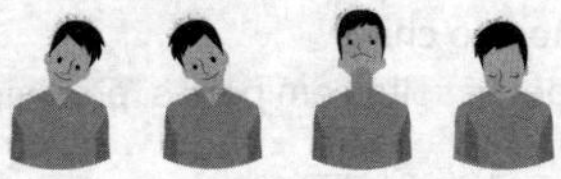

2. Tríceps:
Coloque a mão atrás da cabeça e com a mão contralateral puxe o cotovelo para baixo.

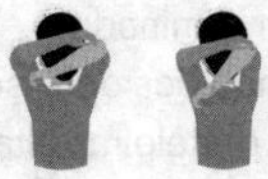

3. Músculo peitoral:
Cruze as mãos atrás da cabeça e empurre os cotovelos para trás, abrindo o peito (estimule a respiração profunda).

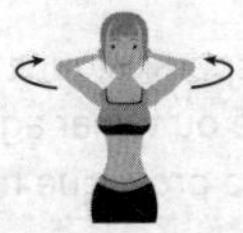

4. Músculos paravertebrais e glúteos:
Aperte com as mãos os joelhos e, ao mesmo tempo, force as coxas e o joelhos em direção ao tórax. Conte até dez, devagar, e depois solte. Certifique-se de que os ombros e o pescoço estão relaxados.

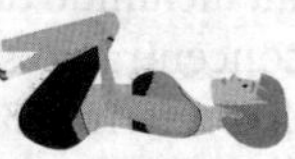

5. Panturrilha:
Empurre a parede (alterne os pés). coloque as mãos contra a parede com uma perna atrás da outra. Mantennha a pena que está reta e os dedos olhando na direção da parece. Incline o corpo para frente, devagar, dobrando a pena que está à frente. Você deve sentir alongar a panturrilha, sem tirar o calcanhar do chão. Segura nesta posição contando até dez devagar.

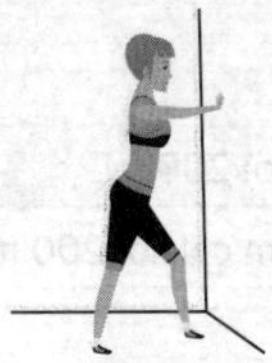

6. Ísquios tibiais (musculatura posterior da coxa)
Com as pernas apoiadas na parece, force os dedos dos pés na direção do seu corpo. Conte até dez, devagar, e descanse.

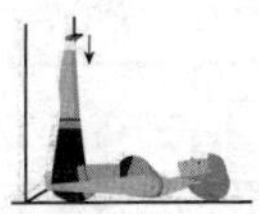

7. Músculo quadríceps
Apoie uma mão na parede, dobre o joelho para trás elevando o pé e puxe-o com a mão em direção ao glúteo.

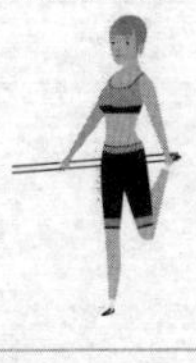

FIGURA 1
Exercícios de alongamento.
Fonte: elaborada pelos autores.

1. Fique em um pé só:
Inicialmente com apoio (gradualmente aumente o tempo e retire as mãos do apoio).

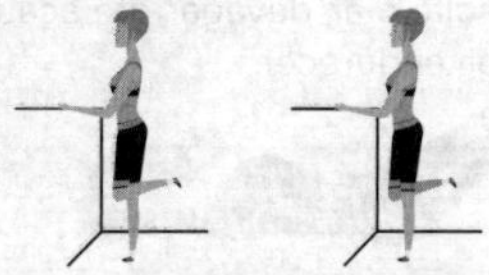

2. Ande com um pé na frente do outro:

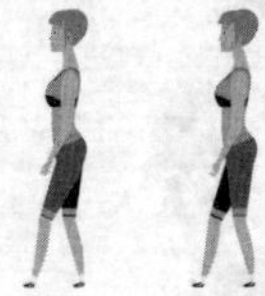

3. Ande apoiando-se no calcanhar:

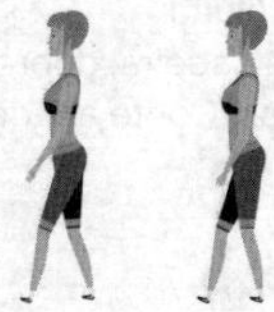

4. Ande levantando a perna:

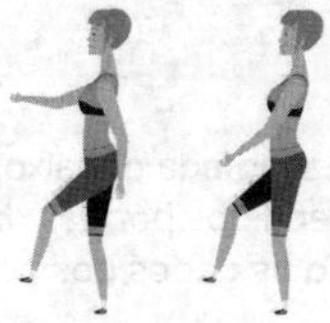

5. Ande de lado:

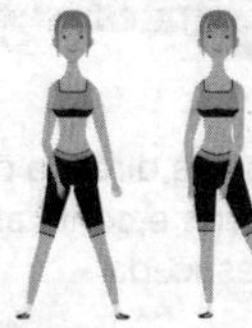

6. Ande levantando uma perna e o braço contralateral ao mesmo tempo:

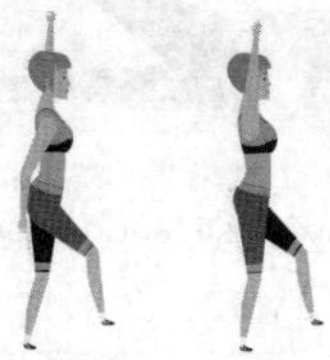

7. Caminhada:
A Caminhada é essencial quatro vezes por semana durante 40 minutos.
Durante a caminhada, endireite o seu corpo e ande o mais ereto possível, com o queixo para dentro e a cabeça bem levantada.
A caminhada revela-se altamente efetiva no controle da postura; uma simples caminhada é a arma mais poderosa no combate ao desequilíbrio.

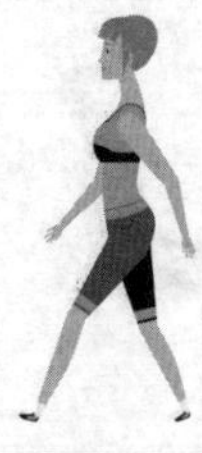

FIGURA 2
Treino de equilíbrio e coordenação motora.
Fonte: elaborada pelos autores.

1. Músculos abdominais:
Respire pelo nariz, solte o ar pela boca; coloque as mãos na barriga, respire jogando o ar para a barriga (encha a barriga) e depois, fazendo bico, solte o ar, devagar, até acabar o ar dos pulmões e sentir a barriga endurecer.

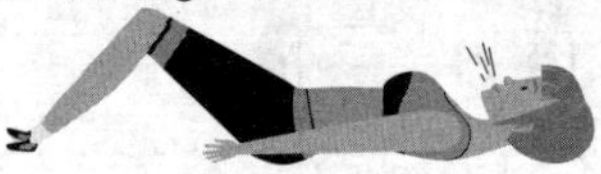

2. Pedalar uma bicicleta estacionária.

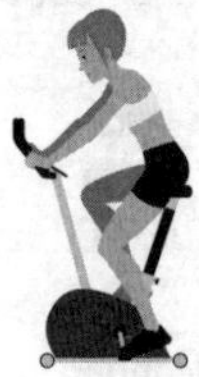

3. Musculatura extensora da coluna:
a) Sem se apoiaR no encos da cadeira, dobre os cotovelos e tente jutá-los atrás das costas. Conte até dez e relaxe.

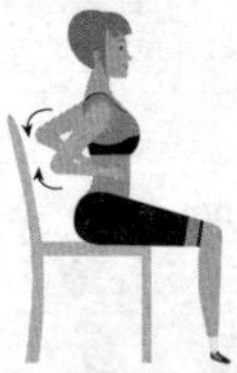

b) Deite de bruços, com uma almofada debaixo do tórax e abdômen, com os braços estendidos por trás das costas e com as pernas esticadas, apoiando os dedos dos pés no chão.

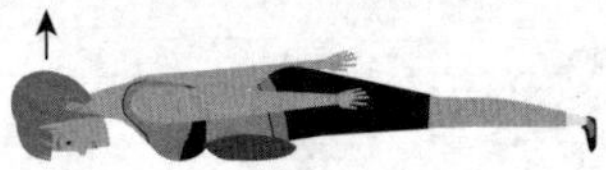

4. Abdutores (quadril):
Deite-se de lado. Force os dedos na direção do seu corpo, esticando o joelho. Levante a perna e conta até dez. Apoie a perna novamente, mantendo-a esticada.

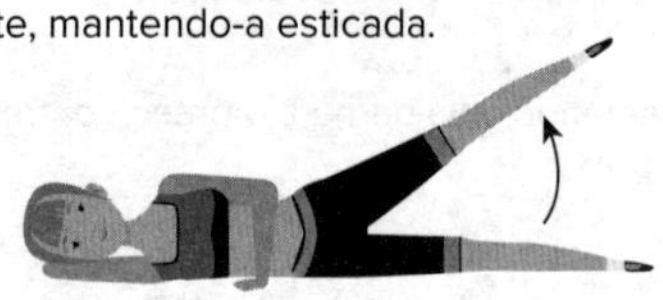

5. Glúteos:
Deite-se de barriga para baixo, esticando o joelho. Levante a perna, conte até dez e relaxe.

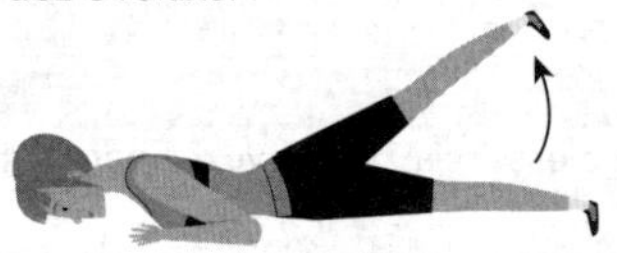

6. Quadríceps (coxa):
Sentado em uma cadeira, apoiando os braços, levante o dedão do pé e o tornozelo; estique o joelho, conte até dez, descanse, e repita na outra perna (progredindo, acrescente peso gradualmente).

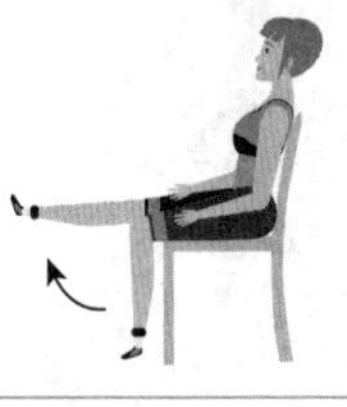

FIGURA 3

Fortalecimento muscular.

Fonte: elaborada pelos autores.

QUADRO 2 Recomendações para prevenção de quedas de idosos em domicílio

- Evitar fios de telefone e televisão, bem como outros objetos expostos ou soltos no chão.
- Evitar uso de tapetes soltos em portas, próximos de móveis ou escadas.
- Evitar uso de calçados de salto, tamanho maior do que o correto para o pé e com solado liso; preferir sapatos confortáveis, presos ao tornozelo e com solado antiderrapante.
- Manter sempre locais bem iluminados.
- Em escadas, utilizar corrimão dos dois lados.
- Evitar guardar objetos em prateleiras altas, que necessitem do uso de escadas.
- Utilizar barras de segurança no banheiro, próximas ao vaso sanitário e ao chuveiro. Preferir piso antiderrapante na cozinha e no banheiro.
- Quando acordar à noite, esperar alguns minutos antes de se levantar para ir ao banheiro ou tomar água, principalmente se estiver usando remédio que provoque tontura.

Alimentação

Recomenda-se alimentação saudável, com ingestão de 1.200 mg/dia de cálcio elementar, incluindo dieta e suplementação, além de manutenção da concentração sérica de 25OHD acima de 30 ng/mL (intervalo preferível, 30 a 50 ng/mL). A Tabela 2 apresenta alguns alimentos e seu conteúdo de cálcio*:

TABELA 2 Conteúdo de cálcio em alguns alimentos

Alimento	Cálcio (mg)
Leite integral 200 mL	236
Leite desnatado 200 mL	244
Leite de soja (não enriquecido) 200 mL	26
Leite de soja (enriquecido com cálcio) 200 mL	240
Iogurte natural (150 g)	207
Queijo duro (cheddar, parmesão) 30 g	240
Muçarela 60 g	242
Requeijão cremoso 30 g	180
Ovo 50 g	27
Sardinhas em conserva de óleo – 60 g	240
Feijão branco 200 g cozido	132
Laranja 150 g	60
Tofu 120 g	126

Fonte: elaborada pelos autores.

* Disponível em: https://www.osteoporosis.foundation/educational-hub/topic/calcium/list-of-calcium-content-of-common-foods

A ingestão de alimentos com alto teor de cálcio ou enriquecidos com cálcio deve ser estimulada em pessoas idosas. Entretanto, quando não é possível ou suficiente, suplemento de cálcio pode ser utilizado. Lembrar que a ingestão diária de cálcio recomendada diz respeito ao cálcio elementar e não ao cálcio total presente nos alimentos.

Os suplementos de cálcio mais frequentemente utilizados são carbonato e citrato de cálcio. Por ser mais acessível, carbonato de cálcio é o suplemento de escolha, sendo melhor absorvido quando ingerido nas refeições. Em situações em que há comprometimento da acidez gástrica (acloridria, uso de inibidores de bomba de próton), a absorção pode ser reduzida, recomendando-se a opção pelo citrato de cálcio, cuja absorção não é dependente do pH gástrico e pode ser usado junto ou não às refeições. Carbonato de cálcio é 40% de cálcio elementar. Portanto, 500 mg de carbonato de cálcio contém 200 mg de cálcio elementar.

A suplementação de vitamina D3, quando necessária, pode ser feita com uma dose diária de 1.000 a 2.000 UI. Doses mais altas de vitamina D3 podem ser necessárias em pacientes com outros fatores presentes, como obesidade, má absorção e idade avançada. Também se aconselha, aos pacientes, a limitar a ingestão de álcool a não mais de duas unidades por dia, bem como, evitar ou parar de fumar.

Tratamento farmacológico

A maioria dos pacientes com diagnóstico de osteoporose têm indicação de tratamento farmacológico. Em pacientes frágeis, acamados, em que prevenir fraturas não trará benefícios a curto e médio prazo, o tratamento deve ser individualizado.

A decisão sobre a terapia farmacológica para osteoporose é atualmente baseada na estratificação do risco de fratura em alto risco e muito alto risco. Todo paciente com diagnóstico de osteoporose é caracterizado como alto risco para fraturas e, um subgrupo deles, como muito alto risco. O objetivo dessa estratificação é reconhecer e tratar precocemente com drogas específicas aqueles pacientes que apresentem maior risco de fraturas, para que sejam prontamente beneficiados.

De acordo com os dois principais consensos internacionais para tratamento de osteoporose (Consenso da Associação Americana de Endocrinologistas Clínicos – AACE – 2020 e Consenso da Fundação Internacional de Osteoporose – IOF – 2020), são considerados grupos com muito alto risco de fratura[13]:

- Fratura recente (últimos 12 meses).
- Fraturas múltiplas.
- Fratura em vigência de tratamento.
- Fratura em uso de glicocorticoide.
- T-escore < -3,0.
- Alto risco de queda ou antecedente de queda.
- Risco de fratura calculado pelo FRAX, sem a informação da densidade mineral óssea, resultando em alto risco.

Os medicamentos aprovados para tratamento farmacológico da osteoporose estão dispostos no Quadro 3 e podem ser classificados em: drogas antirreabsortivas, cujo efeito é a inibição da reabsorção óssea pelos osteoclastos; e drogas anabólicas, cujo efeito é o estímulo da formação óssea pelos osteoblastos. Até recentemente, a única droga anabólica disponível para tratamento da osteoporose no Brasil era a teriparatida. Em abril de 2021, a Anvisa aprovou o romozosumabe. Abaloparatida ainda não está disponível no Brasil[8].

Agentes aprovados com eficácia para reduzir fraturas de quadril, não vertebrais e da coluna, incluindo alendronato, denosumabe, risedronato e zoledronato são apropriados como terapia inicial para a maioria dos pacientes osteoporóticos com alto risco de fratura. Já abaloparatida, denosumabe, romosozumabe, teriparatida e zoledronato devem ser considerados para os pacientes incapazes de usar terapia oral[8].

Em pacientes com muito alto risco de fratura, a terapia inicial orientada, atualmente, baseia-se em uso de drogas anabólicas: teriparatida ou romosozumabe (disponíveis no Brasil) e abaloparatida. No entanto, denosumabe e zoledronato podem ser usados em virtude da grande eficácia antifratura[8].

QUADRO 3 Medicamentos aprovados para tratamento da osteoporose e potência sobre redução de fraturas, de acordo com a Diretriz Brasileira de Osteoporose

Medicamento	Posologia	Redução do risco de fratura vertebral	Redução do risco de fratura femoral
Estrógeno	–	30%	30%
Alendronato	70 mg/semana VO	48%	20%
Ibandronato	150 mg/mês VO	50%	-
Risedronato	35 mg/semana ou 150 mg/mês VO	41%	30%
Ácido zoledrônico	5 mg/ano EV	70%	41%
Denosumab	60 mg 6/6 meses SC	68%	40%
Raloxifeno	60 mg/dia VO	30%	-
Teriparatida	20 mcg/dia SC (2 anos)	70%	-

Fonte: Radominski et al., 2017[15].

Indicação sobre o tempo das terapias:

- Bisfosfonato oral: uso por 5 anos, seguido de período de férias da medicação, recomendado se T-escore do fêmur for maior que -2,5, ou se o paciente permaneceu livre de fraturas. Caso contrário (alto risco), manter por 10 anos. Período de pausa deve ser reavaliado a cada 2-3 anos.

- Ácido zoledrônico: pausa após 3 anos de uso em pacientes com alto risco de fratura. Manter por até seis anos em pacientes com muito alto risco. Período de pausa deve ser reavaliado a cada 2-3 anos.
- Denosumabe: manter por até 10 anos, seguido de terapia oral com bisfosfonato após seis meses da última dose do denosumabe.
- Teriparatida: uso por dois anos, seguido de outra terapia (bisfosfonato ou denosumabe).

Para pacientes com muito alto risco de fratura, um tratamento com não bisfosfonato pode ser oferecido durante a pausa do bisfosfonato.

Abordagem familiar/cuidador

A equipe de saúde deve estar preparada para realizar todas as orientações terapêuticas e de mudança de estilo de vida ao paciente e, também, a sua família e/ou cuidador. Assim, a adesão à terapêutica instituída, bem como a redução ou controle de todos os fatores de riscos envolvidos na doença devem ser estimulados, com a finalidade de promover melhor qualidade de vida ao paciente.

Na abordagem, também é fundamental a identificação precoce dos diversos fatores de risco ambientais, comportamentais e nutricionais, bem como das doenças e medicações que podem contribuir para o aumento do risco de quedas. Logo, a intervenção em todos esses fatores é essencial na conduta desses pacientes.

Ações que promovam a educação em saúde ao paciente e sua família/cuidador são importantes para garantir a melhor evolução da doença com menos riscos de complicações e melhor resposta terapêutica.

Abordagem psicológica/espiritual

Diante do diagnóstico de uma doença crônica como a osteoporose e de toda mudança de estilo de vida proposta para seu controle, além de possíveis perdas de funcionalidade e impacto na qualidade de vida do paciente, o apoio psicológico e espiritual faz-se necessário. Essa abordagem tem a finalidade de permitir melhor enfrentamento à condição de adoecimento e capacidade adaptativa às novas condições de vida impostas pela doença e suas complicações.

Abordagem social e psicológica

A avaliação social deve identificar a existência de suporte social adequado ao paciente, visando a garantia de seu acesso ao tratamento, ao seguimento multiprofissional e aos cuidados envolvidos no controle dos fatores de riscos da doença. Essa avaliação também deve abranger as condições de moradia que possam trazer riscos de quedas ao paciente, bem como qualquer condição de vulnerabilidade e de conflitos familiares que possam interferir no seu cuidado e integridade.

Evolução e progressão – abordagem multidisciplinar

Abordagem física

Durante todo o tratamento, o uso de medicações específicas para osteoporose deve ser indicado, e este deve estar associado às orientações dietéticas, à prática de atividade física e ao controle de quedas. De acordo com recomendação da Sociedade Internacional de Densitometria Clínica, a monitorização do tratamento da osteoporose pode ser realizada com a medida da DMO em série, desde que sejam respeitados quesitos técnicos para comparação de exames[27].

Recomenda-se repetir a densitometria óssea após um ano do início ou de mudança do tratamento farmacológico e, a cada 1 a 2 anos, até a estabilização dos achados. Mesmo após estabilização, em condições associadas com a rápida perda óssea, como em pacientes em terapia com glicocorticoides, testes frequentes são apropriados[27].

Considera-se o uso de marcadores de remodelação óssea (*burn turnover markers* – BTM) para avaliar a adesão terapêutica do paciente e eficácia da terapia. Reduções significativas em BTM são observadas com terapia antirreabsortiva e têm sido associadas à redução de fratura e aumentos significativos indicam boa resposta a terapia anabólica.

O tratamento é considerado satisfatório quando a DMO permanece estável ou aumenta, sem evidência de novas fraturas ou progressão de fratura vertebral existente[8]. Logo, em pacientes que apresentam fraturas recorrentes, bem como perda óssea significativa durante a terapia, deve ser considerada terapia alternativa, avaliação de adesão ao tratamento ou reavaliação para causas de osteoporose secundária.

Embora uma única fratura durante a terapia não seja necessariamente evidência de falha do tratamento, considera-se que duas ou mais fraturas por fragilidade são evidências de falha.

Deve-se encaminhar o paciente ao especialista nas seguintes condições[27]:

- Osteoporose com fratura de baixo impacto.
- Fratura sem trauma grave em paciente com densidade mineral óssea normal.
- Fraturas recorrentes ou persistência de perda de massa óssea a despeito do tratamento.
- Quando a densidade mineral óssea é inesperadamente baixa ou quando a osteoporose tem características incomuns, como início em jovens.
- Comorbidades que dificultam manejo (disfunção renal, hiperparatireoidismo e síndromes de má absorção).

Abordagem familiar/cuidador

Durante toda a evolução da doença, é importante que a equipe de saúde mantenha vínculos fortalecidos com o paciente, sua família e/ou cuidador para garantir que todas as ações propostas sejam executadas, visando manter a adesão ao tratamento. Também tem como objetivo propiciar a adaptação às mudanças de estilo de vida e controle adequado aos fatores de riscos, evitando, assim, as possíveis complicações da osteoporose que trazem grande impacto na funcionalidade e qualidade de vida do paciente.

Abordagem psicológica/espiritual

O apoio psicológico e espiritual é importante durante toda a evolução da doença, principalmente em situações com maiores gravidades no comprometimento funcional do paciente, com impacto na sua autonomia e qualidade de vida. Situações de estresse emocional podem ocorrer durante todo o processo da doença; porém, nos momentos em que ocorram complicações como a necessidade de internação hospitalar, fraturas e perda da funcionalidade e/ou qualidade, poderão trazer importante instabilidade emocional e necessidade de ampliação do suporte psíquico e/ou espiritual.

Abordagem social

O acompanhamento social permanente, avaliando as condições de vulnerabilidade que possam ocorrer ou se agravar durante todo o percurso da doença é necessário. Deve-se manter sempre atenção às novas necessidades enfrentadas pelo paciente e/ou família/cuidador.

Referências

1. U.S. Preventive Services Task Force. Screening for osteoporosis to prevent fractures: recommendation statement. Am Fam Physician. 2018;594a-594E.
2. Adami S, Bertoldo F, Brandi ML, Cepollaro C, Filipponi P, Fiore E, et al. Guidelines for the diagnosis, prevention and treatment of osteoporosis. Reumatismo. 2009;61(4):260-84.
3. Orwig DL, Chan J, Magaziner J. Hip fracture and its consequences: differences between men and women. Orthop Clin North Am. 2006; 611-22.
4. Pinheiro MM, Ciconelli RM, de O Jacques N, Genaro PS, Martini LA, Ferraz MB. O impacto da osteoporose no Brasil: dados regionais das fraturas em homens e mulheres adultos – The Brazilian Osteoporosis Study (BRAZOS). Rev Bras Reumatol. 2010;50(2):113-40.
5. Domiciano DS, Machado LG, Figueiredo CP, Caparbo VF, Oliveira RM, Menezes PR, et al. Incidence and risk factors for osteoporotic non-vertebral fracture in low-income community-dwelling elderly: a population-based prospective cohort study in Brazil. The São Paulo Ageing and Health (SPAH) study. Osteoporos Int. 2021;32(4):747-57.
6. Lopes JB, Fung LK, Cha CC, Gabriel GM, Takayama L, Figueiredo CP, et al. The impact of asymptomatic vertebral fractures on quality of life in older community-dwelling women: The São Paulo Ageing & Health Study. Clinics. 2012;67(12):1401-6.
7. Kanis JA, Melton LJ, Christiansen C, Johnston CC, Khaltaev' N. The diagnosis of osteoporosis. J Bone Miner Res. 1994.
8. Camacho PM, Petak SM, Binkley N, Diab DL, Eldeiry LS, Farooki A, et al. American association of clinical endocrinologists/American college of endocrinology clinical practice guidelines for the diagnosis and treatment of postmenopausal osteoporosis-2020 update. Endocrine Practice. AACE. 2020;1-46.
9. Cummings SR, Black DM, Nevitt MC, Browner W, Cauley J, Ensrud K, et al. Bone density at various sites for prediction of hip fractures. Lancet. 1993;341:72-5.
10. Johansson H, Siggeirsdóttir K, Harvey NC, Odén A, Gudnason V, McCloskey E, et al. Imminent risk of fracture after fracture. Osteoporosis International. 2017;28(3):775-80.
11. Bonafede M, Shi N, Barron R, Li X, Crittenden DB, Chandler D. Predicting imminent risk for fracture in patients aged 50 or older with osteoporosis using US claims data. Archives of Osteoporosis. 2016;11(1).
12. Cosman F, de Beur SJ, LeBoff MS, Lewiecki EM, Tanner B, Randall S, et al. Clinician's guide to prevention and treatment of osteoporosis. Osteoporos Int. 2014;25(10):2359-81.
13. Kanis JA, Harvey NC, McCloskey E, Bruyère O, Veronese N, Lorentzon M, et al. Algorithm for the management of patients at low, high and very high risk of osteoporotic fractures. Osteoporos Int. 2020;31(1):1-12.
14. Genant HK. Vertebral fractures in osteoporosis. In: Standardized visual assessment of osteoporotic vertebral deformities. California: University of California Printing Services; 1995. p. 14961.
15. Radominski SC, Bernardo W, Paula AP, Albergaria BH, Moreira C, Fernandes CE, et al. Diretrizes brasileiras para o diagnóstico e tratamento da osteoporose em mulheres na pós-menopausa. Revista Brasileira de Reumatologia. 2017;S452-66.
16. Ebeling PR, Nguyen HH, Aleksova J, Vicent AJ, Wong P, Milat F. Review secondary osteoporosis. Endocrine Reviews. 2022;43(2):240-313.
17. Drootin M. Summary of the updated american geriatrics society/british geriatrics society clinical practice guideline for prevention of falls in older persons. J Am Geriatr. 2011;59(1):148-57.
18. Martin FC. Frailty, sarcopenia, falls and fractures. In: Falaschi P, Marsh DR. Orthogeriatrics. Londres: Springer; 2017. p. 47.
19. Lawlor DA, Patel R, Ebrahim S. Association between falls in elderly women and chronic diseases and drug use: Cross sectional study. BMJ. 2003;327(7417):712-5.
20. Clemson L, Fiatarone Singh MA, Bundy A, Cumming RG, Manollaras K, O'Loughlin P, et al. Integration of balance and strength training into daily life activity to reduce rate of falls in older people (the LiFE study): Randomised parallel trial. BMJ (Online). 2012;345(7870).
21. Kaptoge S, Benevolenskaya LI, Bhalla AK, Cannata JB, Boonen S, Falch JA, et al. Low BMD is less predictive than reported falls for future limb fractures in women across Europe: Results from the European Prospective Osteoporosis Study. Bone. 2005;36(3):387-98.
22. Teppo L N Järvinen, Harri Sievänen, Karim M Khan, Ari Heinonen, Pekka Kannus. Shifting the focus in fracture prevention from osteoporosis to falls. BMJ. 2008;336:124-6.
23. Ensrud KE, Ewing SK, Taylor BC, Fink HA, Stone KL, Cauley JA, et al. Unconventional views of frailty and risk of falls, fracture, and mortality in older women: the study of osteoporotic fractures. 2007. Available from: https://academic.oup.com/biomedgerontology/article/62/7/744/581910
24. Sternberg SA, Levin R, Dkaidek S, Edelman S, Resnick T, Menczel J. Frailty and osteoporosis in older women – A prospective study. Osteoporos Int. 2014;25(2):763-8.
25. Krishnan M, Beck S, Havelock W, Eeles E, Hubbard RE, Johansen A. Predicting outcome after hip fracture: Using a frailty index to integrate comprehensive geriatric assessment results. Age and Ageing. 2014;43(1):122-6.
26. Sociedade Brasileira de Reumatologia. Osteoporose.
27. 2019 ISCD The International Society for Clinical Official Positions Adult [Internet]. Available from: www.iscd.org.

Capítulo 11

Incontinência urinária em idosos

Laura Figueiredo Café
Andréa Silva Gondim
Paula Grisolia Soares Carvalho

PONTOS-CHAVE

- A incontinência urinária é entidade frequente na população idosa, associada ao declínio da qualidade de vida e da funcionalidade.
- A classificação da incontinência é fundamental para a abordagem adequada.
- Sempre que possível, a abordagem inicial deve ser não farmacológica, realizada de forma global e por equipe multidisciplinar.
- A abordagem farmacológica deve ser selecionada com cautela.
- Embora menos frequente em homens que em mulheres, a terapia farmacológica cautelosa é especialmente importante nos casos de incontinência urinária masculina associados à hiperplasia prostática benigna.

OBJETIVOS DE APRENDIZAGEM

Ao final do capítulo, o leitor deverá ser capaz de:

- Compreender a importância da busca ativa e da valorização das queixas de perda urinária involuntária (IU) no idoso.
- Diagnosticar, classificar e selecionar tratamentos conforme o tipo de IU.
- Selecionar a modalidade de assistência conforme a complexidade do paciente.

Caso clínico

Dona Angélica, 75 anos, é idosa de cognição preservada, parcialmente dependente para atividades de vida básicas por limitações físicas, secundárias à osteoartrite de joelhos e sarcopenia. Portadora de hipertensão arterial sistêmica e diabetes do tipo 2. Em uso de hidroclorotiazida 25 mg/dia, losartana 50 mg/dia e metformina 1 g/dia. No último mês, em uso de trazodona 25 mg à noite por queixa de insônia. Mantém relato de sono não reparador e cerca de quatro despertares noturnos para urinar. Apresentou cinco quedas acidentais da própria altura nos últimos seis meses, todas a caminho do banheiro, associadas ao desejo incontrolável de urinar. Dona Angélica não aceita uso de fraldas e sente-se humilhada com a perda involuntária de urina, que por vezes não consegue esconder da filha e dos netos que residem com ela.

Introdução

Considerada uma das grandes síndromes geriátricas, a incontinência urinária (IU) é definida como qualquer perda involuntária de urina. Trata-se de uma questão médica muito frequente, sobretudo em mulheres, e pode comprometer a qualidade de vida das pessoas.

O controle da micção depende da integridade do trato geniturinário e de seu controle neurológico, assim como da cognição, mobilidade e motivação do paciente[1]. No idoso é comum a existência de múltiplos fatores concomitantes que devem ser manejados de forma global.

Fisiopatologia

A compreensão da neurofisiologia básica da micção auxilia na interpretação dos sintomas urinários assim como na seleção das opções terapêuticas adequadas (Figura 1).

Na fase de enchimento da bexiga, predomina o sistema simpático, pela liberação de norepinefrina que age com efeito inibitório sobre o receptor beta 3, levando ao relaxamento do detrussor. O efeito da norepinefrina no esfíncter uretral interno é, por sua vez excitatório, levando à contração mediada pelos receptores alfa 1[2].

Na fase de esvaziamento vesical, predomina o sistema parassimpático, com efeito excitatório da acetilcolina sobre os receptores muscarínicos M2 e M3, levando à contração do detrussor. Na uretra proximal a acetilcolina desencadeia a liberação de óxido nítrico que promove o relaxamento do esfíncter uretral interno[2].

Classificação

A avaliação detalhada e classificação da IU são essenciais para elaboração adequada do tratamento, aumentando as chances de sucesso.

- IU transitória: IU aguda ou subaguda associada a fatores potencialmente reversíveis com tendência a melhora após abordagem dos mesmos. Entre os fatores comumente relacionados destacam-se: *delirium* secundário a condições agudas como infecções urinárias, aumento do débito urinário como ocorre na poliuria do diabetes descompensado ou na hipervolemia em pacientes com insuficiência cardíaca descompensada, uso de medicamentos que interferem na continência, impactação fecal, vaginite atrófica e distúrbios psíquicos como depressão grave1.
- IU de estresse ou esforço: a perda urinária ocorre com o aumento da pressão intra-abdominal (tosse, espirro, atividade física). Forma comum em mulheres, associada a hipermobilidade uretral e deficiência esfincteriana extrínseca. No homem a IU de esforço é incomum e geralmente está associada a cirurgias da próstata, principalmente prostatectomia radical[3].
- IU de urgência: é o tipo de incontinência mais comum nos idosos da comunidade[1]. Caracteriza-se por perda urinária precedida por urgência (desejo intenso em urinar). É secundária a hiperatividade do detrussor, músculo liso, de contração involuntária que envolve a bexiga, provocando contrações na fase de enchimento vesical. Quando ocorre em pacientes com hipocontratilidade vesical pode associar-se a urgência e volumes pós-miccionais elevados. A bexiga hiperativa é uma síndrome caracterizada por urgência com ou sem incontinência, frequência miccional elevada e noturna (mais de 2 micções durante a noite)[1].
- IU mista: associação de incontinência urinária de esforço e urgência. Comum em mulheres idosas.
- IU por transbordamento: inabilidade de esvaziamento vesical resultando em eliminação involuntária de urina por transbordamento. Pode ser causada por obstruções no trajeto de saída da urina, como ocorre na hiperplasia prostática ou traumas cirúrgicos. Pode associar-se também à incapacidade de contração efetiva da bexiga por lesão neurológica como ocorre na cistopatia diabética ou trauma raquimedular[3].
- IU funcional: ocorre por fatores não associados ao trato urinário como deficiência cognitiva ou incapacidade de acesso ao banheiro em tempo hábil por limitações físicas.

Diagnóstico

O diagnóstico de IU é essencialmente clínico e pode ser obtido pela simples afirmação de perda involuntária de urina. A busca ativa por IU não deve ser omitida da avaliação clínica do idoso.

Na maioria das vezes, o idoso com IU não aborda o tema com o profissional de saúde de forma espontânea. Um estudo realizado na Holanda em 2005[4] mostrou que 54% dos ido-

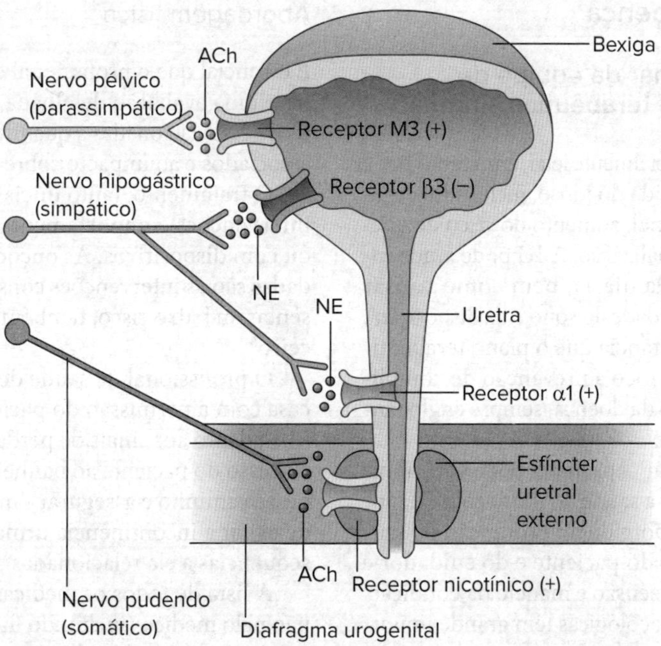

FIGURA 1
Inervação eferente da bexiga, receptores e neurotransmissores.
Fonte: adaptada de Brito et al., 2016[1].

sos do sexo masculino e 50% dos idosos do sexo feminino com IU nunca haviam procurado qualquer ajuda de seus médicos assistentes.

Acredita-se que a IU é queixa espontânea pouco frequente nas consultas, pois os próprios idosos julgam que não seja grave o suficiente, principalmente diante de outras comorbidades mais graves, ou que seja consequência normal do envelhecimento. Além disso, o assunto pode causar constrangimento ao paciente.

É importante lembrar que, quando nos deparamos com incontinência urinária de início recente, propedêutica urinária é indicada, para excluir causas potencialmente reversíveis comuns nessa população, como infecção do trato urinário (ITU). Os idosos já portadores de incontinência estabelecida e piora repentina dos sintomas também devem ter esse diagnóstico excluído.

Um exame de rotina de urina negativo para nitrito e leucócitos tem uma alta especificidade para excluir uma ITU em idosos[4]. A urocultura é útil nos casos de infecção de repetição, caracterizada por dois ou mais episódios de bacteriuria sintomática em seis meses ou mais de três episódios em um ano[1].

A urina de rotina também pode identificar glicosúria, uma vez que o diabetes mal controlado pode piorar ou precipitar a IU. Também devem ser corrigidos os distúrbios metabólicos.

Ultrassonografia (USG) é exame especialmente útil diante da hipótese de hiperplasia prostática e suspeita de retenção urinária[3]. Ao USG, volumes pós-miccionais maiores que 200 mL em idosos indicam esvaziamento inadequado e é adequada avaliação por especialista[1].

Estudo urodinâmico está indicado apenas no pré-operatório de cirurgias urológicas ou na avaliação de bexiga hiperativa refratária ao tratamento otimizado[1].

Fases e evolução da doença

Abordagem multidisciplinar da equipe de atenção domiciliar (plano terapêutico singular)

A IU não é uma condição potencialmente letal, entretanto pode oferecer riscos à qualidade de vida do idoso, incluindo ansiedade, depressão, isolamento social, aumento do risco de quedas, hospitalização e institucionalização. A IU pode ainda interferir nas atividades de vida diária, bem como causar impactos na vida social, na qualidade do sono e na disposição[6].

Assim, é de extrema importância que o plano terapêutico singular (PTS) tenha como foco a prevenção de complicações, iatrogenias e progressão da doença, sempre englobando o cuidador e a família.

Uma equipe multidisciplinar capacitada pode contribuir para o atendimento qualificado à saúde do idoso com IU, por meio de intervenções que proporcionem promoção da saúde e autocuidado. A educação do paciente e do cuidador é importante para melhor compreensão e manejo da condição, uma vez que medidas não farmacológicas têm grande importância no tratamento.

A abordagem deve ser precoce, com a realização de ações que minimizem complicações e danos que possam causar prejuízos à funcionalidade e à saúde.

Fase inicial

A IU em sua fase inicial em geral é presente nos pacientes com baixa complexidade. São idosos que não possuem alto grau de dependência para as atividades básicas de vida diária, em sua maioria com algum grau de instabilidade de marcha.

São pacientes classificados como AD1, que possuem como referências as equipes de atenção básica, incluindo equipes de Saúde da Família e Núcleos de Apoio à Saúde da Família, por meio de visitas regulares em domicílio, no mínimo, uma vez por mês[7].

Nessa fase, consideramos os tratamentos farmacológicos e abordagem comportamental de maior importância, pois o objetivo é manter a qualidade de vida do paciente e evitar a progressão. A seguir, detalharemos as opções de abordagem.

Evolução e progressão

Quando estamos diante de pacientes classificados como AD2, encontramos idosos que, além das comorbidades mais complexas, possuem dificuldade ou impossibilidade física de locomoção até uma unidade de saúde e necessitam de maior frequência de cuidado.

O mesmo ocorre com os AD3 que, além da maior complexidade, frequentemente utilizam equipamentos e dispositivos, como ventilação mecânica, traqueostomia e gastrostomia.

A maioria desses pacientes tem IU crônica, com uso de fraldas ou dispositivos como sonda vesical e coletores. Pacientes nessa fase de doença necessitam de uma abordagem de cuidado mais detalhada, para evitar consequências como infecções frequentes e piora de mobilidade.

Abordagem física

É essencial que o profissional de saúde realize em sua anamnese uma avaliação detalhada da perda urinária, com características relacionadas à quantidade, à gravidade, aos sintomas associados e ao impacto sobre a qualidade de vida do idoso.

O tratamento, tanto inicial quant o a longo prazo, inclui intervenções comportamentais, farmacológicas, cirúrgicas ou com dispositivos. As opções terapêuticas mais recomendadas são as intervenções conservadoras; pois, além de apresentarem baixo risco, também envolvem menor custo financeiro[8].

O profissional de saúde deve inspecionar o ambiente da casa com a permissão do paciente/família, a fim de orientá-los quanto aos sinais de perda de urina e formas de facilitar o acesso do paciente ao banheiro. Evitar obstáculos e tapetes nesse caminho e assegurar iluminação adequada são formas de evitar a incontinência urinária funcional e possíveis consequências a ela relacionadas, como as quedas.

A lista de todos os medicamentos em uso, prescrito s ou não pelo médico (incluindo fitoterápicos e estimulantes), devem ser avaliadas detalhadamente (Tabela 1). Sempre buscar por medicações que possam interferir na função vesical e contribuir para a poliúria. Deve ser feita uma avaliação da ingestão de líquidos e bebidas diuréticas como cafeína e álcool.

TABELA 1 Medicamentos que podem contribuir para a incontinência urinária

Medicamentos	Mecanismo
Antimuscarínicos Anti-histamínicos Antipsicóticos Antiespasmódicos Relaxantes musculares Antiparkinsonianos Antidepressivos tricíclicos	Efeito anticolinérgico sobre a parede vesical/esfíncter
Álcool Diuréticos	Aumento do volume urinário e da diurese
Sedativo-hipnóticos Benzodiazepínicos	Sedação, déficit cognitivo
Opioides	Disfunção vesical induzida por receptor opioide
Agonistas alfa-adrenérgicos	Constrição do esfíncter uretral

O treinamento dos músculos do assoalho pélvico (MAP), exercícios de Kegel, orientados por fisioterapeuta, são considerados o tratamento conservador de primeira linha. Estão indicados na incontinência urinária de esforço, mista e de urgência. A contração voluntária dos MAP leva a um aumento de pressão e a uma elevação interna destes, tendo por resultados: estabilização, melhor fechamento uretral e resistência aos movimentos para baixo. Aos MAP pode se associar o *biofeedback* por meio de estímulos visuais, táteis ou auditivos, a estimulação elétrica de superfície ou os cones vaginais.

A adição do *biofeedback* pode promover melhor coordenação e controle dos MAP. Os cones vaginais de material sintético podem auxiliar a melhorar o tônus da musculatura pélvica, sendo introduzidos na cavidade vaginal e exercitando a musculatura do períneo. Os exercícios funcionais, o pilates e a redução do IMC também podem contribuir para a melhora da IU.

Um programa de treinamento da bexiga é recomendado para os pacientes com cognição preservada. Exige que o paciente resista ou iniba a sensação de urgência, adiando a micção para seguir com um calendário, e não pela urgência urinária.

A micção estimulada é recomendada em pacientes que podem aprender a reconhecer algum grau de plenitude da bexiga ou a necessidade de urinar, ou aquele que tem capacidade de solicitar ajuda ou responder quando solicitado a ir ao banheiro. Para essa abordagem, não é preciso uma cognição totalmente preservada, e são indicadas para aqueles que não possuem capacidade de participar de outras terapias comportamentais mais complexas.

Vários estudos têm demonstrado a relação entre constipação intestinal e IU. Um estudo de coorte prospectivo conduzido por Charach et al.[9] mostrou que o tratamento da constipação intestinal melhorou significativamente os sintomas do trato urinário e resíduo urinário em idosos. Dessa forma, há também melhora do humor, da atividade sexual e da qualidade de vida, e previne complicações como retenção urinária aguda e infecção.

Doenças relacionadas à fisiopatologia da IU devem ser tratadas, dentre elas: insuficiência cardíaca, diabetes, doença pulmonar obstrutiva crônica, distúrbios neurológicos, acidente vascular cerebral, demência, esclerose múltipla, distúrbios cognitivos e distúrbios do sono, como apneia do sono.

Tratamento farmacológico pode ser indicado em pacientes refratários ao tratamento conservador. A farmacoterapia pode ser efetiva, principalmente para os pacientes com quadro inicial, desde que os medicamentos sejam adequadamente selecionados de acordo com o tipo de IU.

O tratamento farmacológico de primeira linha da IU de urgência e mista baseia-se no bloqueio dos recepores muscarínicos vesicais com objetivo de aumentar a capacidade vesical e reduzir as contrações involuntárias de bexiga que levam à urgência e perda involuntária de urina (Tabela 2)[3].

Anticolinérgicos devem ser usados regularmente por 4 a 8 semanas para avaliação dos benefícios terapêuticos[3]. Efeitos colaterais, como taquicardia, palpitações, náusea, constipação intestinal, visão borrada, confusão mental, boca seca e retenção urinária podem limitar o uso ou progressões de dose. São mais comuns nas formulações de liberação imediata. Devem ser usados com cautela em idosos frágeis, principalmente com deficiência cognitiva prévia pelo risco de piora da cognição e comportamento. Diante da ação antagônica entre as drogas, não devem ser prescritos para pacientes com quadro demencial e uso de inibidores de colinesterase. Também são contraindicados para pacientes com glaucoma de ângulo fechado[3].

TABELA 2 Medicamentos utilizados na incontinência urinária de urgência e mista

Medicamentos e posologia	Observações
Antimuscarínicos ▪ Oxibutinina: 2,5 mg, a cada 12h; 5 mg, a cada 6h ▪ Solifenacina: 5 a 10 mg, a cada 24h ▪ Tolterodina: 2 a 4 mg, a cada 24h ▪ Darifenacina: 7,5 a 15 mg, a cada 24h	▪ Potência comparável entre as drogas ▪ Solifenacina e darifenacina são mais seletivas para receptores vesicais ▪ Oxibutinina tem alta potência, mas menor seletividade para bexiga: pior perfil de efeitos adversos
Beta-3 agonista ▪ Mirabegrona: 25 a 50 mg pela manhã	▪ Efeito adverso principal: aumento pressórico ▪ Tem potencial de prolongar intervalo QT

A hiperplasia prostática benigna (HPB) é entidade frequente nos idosos e pode ser causa de IU. Na avaliação clínica do homem com queixa de noctúria, frequência, urgência e incontinência urinária, deve-se aventar a presença de sintomas prostáticos irritativos secundários a HPB. HPB também pode estar associada a sintomas obstrutivos e, em casos extremos, IU por transbordamento[10].

No caso da HPB com possibilidade de tratamento conservador, a farmacoterapia tem grande importância. O ponto central é o uso de alfabloqueadores, como doxazosina e tansulosina que tem o potencial de reduzir o tônus muscular simpático diminuindo os sintomas obstrutivos e irritativos. Sempre que possível deve-se dar prioridade aos fármacos mais seletivos como a tansulosi na pelo perfil de efeitos adversos mais favorável.

Em caso de aumento prostático acima de 40 g, há benefício da associação entre alfabloqueadores e inibidores de 5-alfarredutase, como finasteride e dudasterida que tem o potencial de reduzir a próstata em 20 a 25%[10].

Na incontinência urinária de esforço a farmacoterapia tem menor importância comparada a de urgência. Os antidepressivos tricíclicos são citados na literatura como opção terapêutica, porém com alta carga anticolinérgica e efeitos adversos que podem se sobrepor aos ganhos. Antidepressivo com perfil de efeitos adversos mais favorável no idoso, a duloxetina tem o potencial de aumentar a contratilidade do esfíncter estriado uretral, reduzindo a frequência de perda urinária involuntária.

A IU por transbordamento é abordada conforme a etiologia. É indicado que o paciente seja avaliado por especialista para complementação propedêutica e seleção de terapêutica adequada. É essencial que a terapia a ser instituída seja compartilhada com o paciente ou família.

Há ainda grande variedade de dispositivos que podem ser usados conforme o tipo de IU: absorventes, fraldas, roupas especiais, sondagem intermitente, sondagem de demora, cateteres externos tipo *condom*, pessários, plugues uretrais internos, selos adesivos de espuma externos, dispositivos de balão e esfíncter uretral artificial.

Os principais procedimentos cirúrgicos no manejo de IU são geralmente considerados para incontinência de esforço: reparo anterior, *sling* suburetral, colpossuspensão, suspensão com agulha longa e fita vaginal livre de tensão.

É frequente a admissão no serviço de AD de pacientes previamente continentes, mas que retornam de uma internação hospitalar com uso de fraldas ou cateteres. Na visita domiciliar, é importante uma avaliação da necessidade da manutenção desses dispositivos, e identificar ações imprescindíveis para a reabilitação e retorno de suas atividades prévias, que envolvem profissionais da fisioterapia, enfermagem e médicos.

Os pacientes que possuem progressão da IU com necessidade de uso de fraldas ou coletores necessitam de cuidados especiais com a pele e higiene, pois tornam-se vulneráveis às lesões cutâneas, como lesões por pressão e dermatites. Além disso, são mais propensos ao desenvolvimento de infecções urinárias, que por sua vez agravam a incontinência.

Abordagem familiar/cuidador

O idoso ou seu cuidador podem realizar o preenchimento do diário miccional e a realização da micção programada, uma técnica de treinamento vesical em que o idoso realiza a micção em intervalos pré-determinados.

Por meio do diário, é possível avaliar o número de micções e episódios de IU e o volume de líquido ingerido e eliminado em 24 horas. Essa abordagem objetiva minimizar os grandes volumes vesicais e é útil para pacientes com déficit cognitivo, pois os cuidadores podem programar o intervalo de idas ao banheiro.

A micção imediata também pode ser utilizada por cuidadores de idosos com déficit cognitivo, utilizando questionamentos sobre a necessidade de urinar e a assistência nas idas ao banheiro.

É fundamental ressaltar com o cuidador a oferta de líquidos adequada ao idoso com IU, pois muitas vezes os pacientes reduzirão a ingestão de água para evitar enchimento da bexiga em momentos inoportunos, aumentando as chances de infecção do trato urinário e desidratação.

O treinamento de hábito junto à família e ao cuidador objetiva identificar os desencadeadores de IU e utiliza o esvaziamento vesical situacional, como ir ao banheiro antes de exercícios físicos, antes das refeições ou antes de deitar[11].

Abordagem psicológica

Os profissionais de saúde devem ser capacitados para a abordagem do assunto de forma natural, para que o paciente se sinta à vontade em falar sobre a IU, uma vez que essa disfunção é considerada um tabu, devido ao constrangimento que essa condição impõe, impedindo-os de buscar tratamento.

Além disso, os profissionais também devem vencer seus estigmas e fortalecer vínculos com os pacientes, de modo que esse assunto seja abordado tranquila e abertamente. As orientações devem ser realizadas de forma sensível e respeitosa, a fim de auxiliar os pacientes idosos a expressar seus sentimentos e suas dúvidas, favorecendo, portanto, a adesão ao tratamento proposto.

É importante ressaltar que, apesar de a IU não ser uma entidade com consequências orgânicas graves, a longo prazo está intimamente relacionada à ocorrência e desenvolvimento de vários sintomas mentais, como depressão e ansiedade. Uma metanálise realizada por Cheng S et al. evidenciou que tanto a depressão quanto a ansiedade são maiores em pessoas com IU do que naqueles sem IU, independentemente da idade[12].

Abordagem social

Ressaltamos que a AD pressupõe a participação ativa dos familiares e cuidadores.

O apoio do serviço social é de fundamental importância, principalmente quando nos deparamos com consequências da IU que poderiam ser evitadas com o cuidado adequado por parte da família ou cuidador. Recomenda-se reunião prévia da equipe com todos os membros da família envolvidos na assistência domiciliar.

Referências

1. Brito AC, Caldas GHO. Incontinência urinária. In: Freitas EV, Py L. Tratado de geriatria e gerontologia. 4 ed. Rio de Janeiro: Guanabara Koogan; 2016. p. 787-97.

2. Fowler C, Griffiths D, de Groat W. The neural control of micturition. Nat Rev Neurosci. 2008;9:453:66.
3. Irwin GM. Urinary incontinence. Prim Care. 2019;46(2):233-42.
4. European Union Geriatric Medicine Society (EUGMS). European Geriatric Medicine. Consensus document on the detection and diagnosis of urinary incontinence in older people. 2017;8(3):202-9.
5. Teunissen D, van Weel C, Lagro-Janssen T. Urinary incontinence in older people living in the community: examining help-seeking behaviour. Br J Gen Pract. 2005;55(519):776-82.
6. Freitas CV, Capela ILB, Caldas SACS, Almeida TMG. Abordagem fisioterapêutica da incontinência urinária em idosos na atenção primária em saúde. Fisioterapia e Pesquisa. 2021;27(3):264-70.
7. Brasil. Ministério da Saúde. Caderno de Atenção Domiciliar – volume 1. Brasília: Ministério da Saúde; 2012.
8. Tomasi AVR, Santos SMA, Honório GJS, Locks MOH. Incontinência urinária em idosas: práticas assistenciais e proposta de cuidado no âmbito da atenção primária de saúde. Texto Contexto Enferm. 2017;26(2).
9. Charach G, Greenstein A, Rabinovich P, Groskopf I, Weintraub M. Alleviating constipation in the elderly improves lower urinary tract symptoms. Gerontology. 2001;47(2):72-6.
10. Alvinair M. Doenças da prostata. In: Freitas EV, Py L. Tratado de geriatria e gerontologia. 4 ed. Rio de Janeiro: Guanabara Koogan; 2016.
11. Brasil. Ministério da Saúde. Protocolo clínico e diretrizes terapêuticas na incontinência urinnária não neurogênica. Brasília: CONITEC; 2019. 128 p.
12. Cheng S, Lin D, Hu T, Cao L, Liao H, Mou X, et al. Association of urinary incontinence and depression or anxiety: a meta-analysis. J Int Med Res. 2020;48(6):300060520931348.

Capítulo 12

Delirium

Carolina Cirino Valadão
Charlys Barbosa Nogueira
Henrique de Martins e Barros
Leilane Isabela de León Ribeiro

PONTOS-CHAVE

- O *delirium* é uma das principais causas de internação hospitalar (presente em cerca de 11-40% dos idosos à admissão e em mais de 80% quando na unidade de terapia intensiva[1].
- O déficit cognitivo é o principal fator de risco para o *delirium* (presente em 40-89% dos idosos com demência[2].
- É considerado uma urgência médica e está associado a altas taxas de mortalidade (no departamento de emergência, há um aumento de 2 a 4 vezes na mortalidade)[3].
- O *delirium* aumenta a chance de deterioração cognitiva e funcional. Portanto, o reconhecimento dos fatores predisponentes e precipitantes é fundamental para a implementação de medidas preventivas, e consequentemente para a manutenção da funcionalidade e qualidade de vida do paciente[3].
- O manejo do *delirium* envolve principalmente identificação e tratamento da causa subjacente, sendo o controle não farmacológico essencial para a prevenção[2].

OBJETIVOS DE APRENDIZAGEM

Ao final do capítulo, o leitor deverá ser capaz de:

- Identificar precocemente o paciente com *delirium*.
- Conhecer os possíveis fatores precipitantes e predisponentes do *delirium*.
- Avaliar e intervir nas causas do *delirium*.
- Manejo não farmacológico.
- Possibilidade de intervenções farmacológicas, quando indicadas.

Casos clínicos

Caso 1

Paciente de 89 anos, sexo feminino, portadora de déficit cognitivo moderado (provável demência de Alzheimer), parcialmente dependente para atividades básicas de vida e totalmente dependente para atividades instrumentais de vida diária, com transtorno comportamental bem controlado previamente em uso de donepezila e piora motora progressiva nos últimos meses, quando iniciou uso de fralda por incontinência urinária e uso de andador. Paciente mora com a filha, sua principal cuidadora há cinco anos, e outros dois filhos se revezam à noite para ajudá-la. A filha comunica o enfermeiro da equipe de atenção domiciliar que a mãe vem evoluindo "desde ontem" com quadro de agitação e agressividade, associado a um episódio de vômito, redução da diurese, baixa aceitação alimentar e dificuldade para dormir. A filha informa ainda que a mãe é constipada, com última evacuação há mais de uma semana. Enfermeiro solicita avaliação domiciliar imediata pelo médico de referência. No momento da avaliação, paciente se encontrava: confusa, sarcopênica, gemente, desidratada, normotensa, com frequência cardíaca de 110 bpm, sem alterações da ausculta cardíaca e pulmonar, com leve dor a palpação de região suprapúbica e fezes endurecidas ao toque retal. A filha encontrava-se angustiada, pois a mãe nunca a tinha agredido e expressava preocupação por não conseguir cuidar dela nesse momento. O médico optou por encaminhar a paciente para a propedêutica complementar no hospital.

- Os exames laboratoriais evidenciaram leucocitose de 13.500/mm^3 com 300 mm^3 de bastões, PCR 85, sódio 167 mmol/L, creatinina 1,8 mg/dL e urina rotina com piúria e nitrito positivo, sem alteração nos demais exames.
- Hipótese diagnóstica: *delirium* hiperativo multifatorial.
- Fatores predisponentes identificados: demência, imobilidade, fragilidade, incontinência urinária e idade avançada.
- Fatores precipitantes: infecção do trato urinário, insuficiência renal aguda, hipernatremia, desidratação, fecaloma.

- Tratamento proposto: internação hospitalar, hidratação venosa, realização de clister glicerinado por gotejamento lento, prescrição de psicofármaco se agitação psicomotora grave, acompanhamento da disfunção renal, íons e parâmetros infecciosos, avaliação de desospitalização precoce para término de antibiótico em domicílio se melhora clínica e normalização da função renal e íons.

Caso 2

Paciente de 82 anos, sexo masculino, hipertenso, diabético e dislipidêmico, em tratamento de depressão há cinco anos e história de acidente vascular cerebral sem déficit cognitivo, mas com sequela motora (hemiparesia a esquerda) associado a dificuldade de locomoção há um ano. Paciente previamente independente e com autonomia preservada. Esposa aciona equipe de saúde da família extremamente preocupada, pois seu esposo tem estado sonolento durante o dia inteiro, apático e pouco comunicativo, diz que a depressão piorou. Durante a noite fica acordado (sem agitação) e com discurso confuso. Passou a não reconhecer a casa (onde mora há 10 anos) e relatar que havia um planejamento por parte dos vizinhos de envenená-lo. Durante a avaliação pela equipe de saúde, paciente sonolento e pouco participativo (cochilava durante a entrevista), desorientado no tempo e no espaço, com memória recente comprometida. Exame físico sem novos déficits neurológicos. Sem febre, queixas urinárias ou respiratórias. Esposa relatou início de amitriptilina 25 mg há duas semanas prescrito pelo psiquiatra por queixas de insônia e falta de motivação, em associação com o inibidor seletivo de recaptação de serotonina (sertralina 100 mg) já em uso há dois anos.

- Exames laboratoriais coletados na urgência descartaram infecção e distúrbios hidroeletrolíticos.
- Hipótese diagnóstica: *delirium* hipoativo de provável origem medicamentosa.
- Fatores predisponentes identificados: depressão, redução da mobilidade, acidente vascular cerebral prévio.
- Fatores precipitantes: medicamento anticolinérgico.
- Tratamento proposto: suspensão do medicamento (amitriptilina). Monitoramento da equipe domiciliar para avaliar evolução do quadro.

Definição

Delirium é um distúrbio neuropsiquiátrico agudo, potencialmente reversível, caracterizado pela flutuação da consciência e/ou atenção, associado a alteração na orientação, memória, pensamento, percepção, ciclo sono-vigília e comportamento psicomotor, que não pode ser explicado por transtorno neurocognitivo[4].

A etiologia é multifatorial, especialmente na população idosa. Portanto, é imprescindível explorar todos os fatores potencialmente envolvidos para o adequado manejo e resolução do quadro. Tipicamente o *delirium* se manifesta por dois padrões de psicomotricidade: hipoativo ou hiperativo. A alternância entre os dois padrões é frequente e é conhecido como *delirium* misto[4]. A apresentação clínica de cada tipo de *delirium* é descrita a seguir:

- *Delirium* hipoativo: rebaixamento do sensório, apatia, letargia, redução da comunicação e contato com examinador. É comumente interpretado como transtorno de humor ou fadiga, o que pode atrasar ou dificultar o diagnóstico e tratamento, estando, por isso, associado a um pior prognóstico.
- *Delirium* hiperativo: agitação psicomotora, agressividade, hipervigília e, em alguns casos, delírios e alucinações.
- *Delirium* misto: alternância entre hipoativo e hiperativo.

Avaliação

O *delirium* tem grande importância na atenção à saúde do idoso. Sua prevalência varia de acordo com o ambiente estudado e o método de avaliação, com maiores incidências ocorrendo em unidades de terapia intensiva e enfermarias de cuidados pós-operatórios. Contudo, é subdiagnosticado especialmente no ambiente domiciliar. Estima-se que 32 a 66% dos idosos que apresentam *delirium* no ambiente domiciliar não são diagnosticados adequadamente[5].

A avaliação do *delirium* envolve o reconhecimento do distúrbio agudo e a identificação da doença clínica subjacente[5].

O diagnóstico é essencialmente clínico e exige uma anamnese detalhada com o paciente e seu cuidador; idealmente, com base na Avaliação Geriátrica Ampla, um exame físico minucioso e a avaliação dos fatores predisponentes e precipitantes (Tabelas 1 e 2)[2-5].

TABELA 1 Fatores predisponentes para ocorrência de *delirium*

Características demográficas	Idade > 75 anos Sexo masculino
Cognição	Deficiência cognitiva preexistente Depressão maior História prévia de *delirium*
Funcionalidade	Dependência funcional Imobilidade História de quedas
Percepção sensorial	Déficit visual Hipoacusia
Comorbidades	Acidente vascular encefálico prévio Doença pulmonar, hepática, renal, cardíaca, metabólica ou neurológica Dor crônica Desnutrição Hipoalbuminemia Doença oncológica Múltiplas doenças coexistentes
Drogas	Polifarmácia Etilismo Uso crônico ou em associação de psicotrópicos

Fonte: elaborada pelos autores.

TABELA 2 Fatores precipitantes para ocorrência de *delirium*

Drogas	Psicotrópicos, benzodiazepínicos e outros sedativos Fármacos com ação anticolinérgica Anti-histamínicos Opioides Estado de abstinência (alcóolica, medicamentosa) Outros: quinolonas, anticonvulsivantes, hipoglicemiantes etc.
Condições clínicas agudas	Infecção Dor Distúrbios hidroeletrolíticos, principalmente de sódio e cálcio Distúrbio acidobásico Desidratação Azotemia/uremia Hipo/hiperglicemia Hipoxemia/hipercapnia Febre/hipotermia Hipoperfusão/choque Retenção urinária Anemia aguda Doença coronariana aguda Encefalopatia hipertensiva Hipo/hipertireoidismo descompensados Insuficiência adrenal Constipação/obstrução intestinal
Doença neurológica aguda	Acidente vascular encefálico agudo Meningite/encefalite Tumores do sistema nervoso central Crise convulsiva Traumatismo cranioencefálico Sangramento intracraniano
Cirurgias	Cirurgias cardíacas e não cardíacas Cirurgias ortopédicas
Ambiente	Uso de sondas e cateteres Contenção física Privação do sono Hospitalização Internação em unidade de terapia intensiva

Fonte: elaborada pelos autores.

O *delirium*, em geral, se instala no transcorrer de horas a poucos dias, com duração de até vários dias ou semanas. Pacientes em cuidados paliativos em fim de vida, podem apresentar um quadro de *delirium* mais persistente, sendo inclusive um marcador de finitude de vida nessa população[6].

A flutuação dos sintomas é um aspecto marcante no curso clínico, com oscilação dos níveis de consciência e cognição, principalmente atenção, memória, orientação temporoespacial e linguagem. Outros sintomas frequentes são alterações sensoriais, comportamentais, inversão do ciclo sono-vigília e distúrbios psicomotores[4].

Os critérios diagnósticos foram padronizados pelo *Diagnostic and Statistical Manual of Mental Disorders* (DSM) (Quadro 1). Contudo, o instrumento mais utilizado na prática clínica para identificação do quadro é o *Confusion Assessment Method* (CAM). O CAM é uma ferramenta simples e de fácil aplicação, validado para a língua portuguesa, com sensibilidade de 94 a 100% e especificidade de 90 a 95%. Em sua versão completa, o CAM avalia nove características típicas do *delirium*:

1. Início agudo e curso flutuante.
2. Déficit de atenção.
3. Desorganização do pensamento.
4. Alteração do nível de consciência.
5. Desorientação.
6. Déficit de memória.
7. Distúrbio sensorial.
8. Alteração de atividade psicomotora.
9. Alteração do ciclo sono-vigília.

No entanto, sua versão simplificada é a mais comumente utilizada, sem prejuízo importante para sensibilidade e especificidade diagnósticas (Quadro 2). Vale destacar que a sensibilidade do CAM é menor ao avaliar pacientes com comprometimento funcional e cognitivo mais avançado, sendo o conhecimento do quadro basal do paciente de extrema importância para o diagnóstico de *delirium* pela equipe de atendimento domiciliar.

QUADRO 1 Critérios diagnósticos para *delirium* (DSM-V)[4]

A. Perturbação da atenção (i.e., capacidade reduzida para direcionar, focalizar, manter e mudar a atenção) e da consciência (menor orientação para o ambiente).
B. A perturbação se desenvolve em um período breve de tempo (normalmente de horas a poucos dias), representa uma mudança da atenção e da consciência basais e tende a oscilar quanto à gravidade ao longo de um dia.
C. Perturbação adicional na cognição (p. ex., déficit de memória, desorientação, linguagem, capacidade visoespacial ou percepção).
D. As perturbações dos critérios A e C não são mais bem explicadas por outro transtorno neurocognitivo preexistente, estabelecido ou em desenvolvimento e não ocorrem no contexto de um nível gravemente diminuído de estimulação, como no coma.
E. Há evidências a partir da história, do exame físico ou de achados laboratoriais de que a perturbação é uma consequência fisiológica direta de outra condição médica, intoxicação ou abstinência de substância (i.e., devido a uma droga de abuso ou a um medicamento), de exposição a uma toxina ou de que ela se deva a múltiplas etiologias.

Fonte: elaborado pelos autores.

QUADRO 2 Critérios diagnósticos do *Confusion Assessment Method* (CAM)

1. Início agudo e evolução flutuante
"Há evidências de mudança no estado mental basal?"
"Esse comportamento flutuou durante o dia? Ou seja, aparece e desaparece, aumenta ou diminui de intensidade?"

2. Desatenção
"O paciente tem dificuldade em focar a atenção, por exemplo, distrai-se facilmente ou tem dificuldade de manter o entendimento sobre o que está sendo dito."

3. Pensamento desorganizado
"O discurso é desorganizado ou incoerente. Por exemplo, com fluxo de ideias ilógico ou mudança de assunto de forma imprevisível?"

4. Alteração do nível de consciência
"Qualquer nível de consciência, exceto alerta. Hiperalerta (vigilante), sonolento, facilmente desperto (letárgico), dificuldade em despertar (estupor), inconsciente (coma).

NOTA: O diagnóstico de *delirium* se dá na presença do critério 1 **E** 2 + 3 **OU** 4

Diagnósticos diferenciais

Um grande desafio no ambiente domiciliar é diferenciar o *delirium* das alterações comportamentais comuns dos quadros demenciais. Para isso, deve-se atentar para as principais características que distinguem o quadro agudo de um preexistente. Em contraste com *delirium*, a alteração cognitiva na demência é tipicamente insidiosa, progressiva e sem grandes flutuações, além da atenção permanecer relativamente intacta. Nesse caso, o reconhecimento do distúrbio agudo merece atenção, uma vez que pode mostrar-se como uma mudança súbita do padrão comportamental prévio.

É essencial que os médicos reconheçam as características do *delirium* e dos seus principais diagnósticos diferenciais, como depressão e demência, especialmente pelo cárter de urgência que envolve o *delirium* (Tabela 3).

Abordagem

A ocorrência de *delirium* está associada a complicações clínicas (lesão por pressão, quedas) e prognóstico desfavorável, incluindo prolongamento de internação hospitalar, declínio cognitivo e funcional e maior morbimortalidade[1-3]. Em pacientes com Covid-19 no contexto hospitalar, a presença de *delirium* durante a evolução esteve também relacionada a pior prognóstico e maior mortalidade[8]. Diante disso, a prevenção do *delirium* a partir do reconhecimento dos seus fatores desencadeantes, assim como a identificação precoce desse distúrbio para que as intervenções necessárias sejam prontamente iniciadas são essenciais para minimizar os desfechos negativos relacionados ao *delirium*.

A abordagem do paciente deve se basear em quatro princípios[9]:

1. Evitar fatores precipitantes que desencadeiam ou agravam o estado confusional.
2. Tratar as causas agudas, assim como a descompensação das doenças crônicas.
3. Promover medidas de suporte e reabilitação física e cognitiva.
4. Controlar sintomas psicomotores.

Conhecer a complexidade do suporte que o paciente tem em domicílio é fundamental para a escolha do ambiente em que este paciente será cuidado. Considerando a alta morta-

TABELA 3 Diferenças clínicas entre *delirium*, demência e depressão[7]

Característica	*Delirium*	Demência	Depressão
Início	Súbito	Insidioso	Variável
Curso	Flutuante (exacerbação noturna)	Estável	Tipicamente piora pela manhã, porém com menos flutuações que *delirium*
Consciência	Reduzida	Clara	Clara
Atenção	Globalmente desorganizada	Normal, exceto em casos graves	Prejuízo mínimo, distrativo
Cognição	Globalmente prejudicada	Globalmente prejudicada	Memória prejudicada, pensamentos negativos
Orientação	Frequentemente prejudicada, flutua em gravidade	Frequentemente prejudicada	Seletivamente prejudicada
Alucinações	Frequentemente visuais ou visuais e auditivas	Frequentemente ausentes	Ausentes, exceto em casos graves
Ideias delirantes	Fugazes	Frequentemente ausentes	Ausentes, exceto em casos graves
Linguagem	Frequentemente incoerentes, lenta ou rápida	Dificuldade em encontrar palavras e perseveração	Normal

Fonte: elaborada pelos autores.

lidade e a associação do *delirium* com quadros de maior gravidade, pacientes domiciliares, com suporte social inadequado, sem acesso a exames de urgência, sem fatores claros e bem identificados para o *delirium*, sem uma equipe multidisciplinar para reavaliações frequentes ou telemonitoramentos, ou com evolução clínica desfavorável após início das intervenções, devem ser encaminhados para avaliação no hospital[1].

Em contrapartida, pacientes conduzidos em ambiente hospitalar que apresentem resposta clínica satisfatória após início do tratamento e correção dos fatores precipitantes modificáveis, devem ser submetidos à avaliação de desospitalização para término de tratamento em domicílio (antibioticoterapia, reabilitação), com objetivo de reduzir o tempo de internação e minimizar fatores agravantes (uso de dispositivos, como sondas e acessos venosos, punções diárias para exames, polifarmácia, ambiente hospitalar pouco acolhedor), desde que o tratamento em domicílio seja garantido e seguro.

É importante reforçar que para a abordagem do *delirium* é essencial identificar as causas orgânicas envolvidas. Dessa forma, os exames necessários para a sua investigação, sejam estes laboratoriais, radiológicos ou mesmo cardiológicos, devem ser direcionados à pesquisa dos fatores precipitantes (infecções, distúrbios hidroeletrolíticos, alterações metabólicas, hipotensão, eventos isquêmicos, dor, arritmias, dentre outros), sendo sempre guiados pela suspeita clínica. A história medicamentosa do paciente, assim como o reconhecimento dos fármacos potencialmente provocadores de *delirium* também são fundamentais.

Abordagem multidisciplinar da equipe de atenção domiciliar – Plano terapêutico singular

Considerando o agravamento da morbidade (piora cognitiva e funcional) dos pacientes que desenvolvem o *delirium*, é necessário a avaliação ampla dos riscos em potenciais que esses pacientes estão vulneráveis para a adequada elaboração das estratégias de intervenção, como:

- Tratamento direcionado aos fatores precipitantes do *delirium*.
- Adequado controle de sintomas (dor, náusea/vômitos, dispneia).
- Educação e suporte dos familiares/cuidadores.
- Prevenção de traumas e quedas durante os períodos de agitação.
- Prevenção de lesões por pressão devido ao imobilismo no *delirium* hipoativo.
- Fisioterapia individualizada para prevenção da perda de funcionalidade, mobilização precoce e manutenção da massa muscular.
- Orientação da oferta de alimentos em consistência e técnica adequada para minimizar riscos de aspiração.
- Avaliação da segurança e capacidade de ingestão por via oral (dieta e medicações) durante o período de *delirium*.
- Revisão das medicações em uso, evitando o uso de medicamentos potencialmente sedativos no *delirium* hipoativo e anticolinérgicos.
- Acompanhamento dos hábitos fisiológicos para prevenir e tratar retenção urinária e constipação intestinal.
- Não usar contenção mecânica, pois aumenta o risco de lesão por pressão e piora o quadro de *delirium* (é um fator precipitante).
- Orientação do manejo não farmacológico.
- Não usar tratamento farmacológico com psicofármacos no *delirium* hipoativo.
- Avaliar tratamento farmacológico transitório com psicofármacos se *delirium* hiperativo com agitação e agressividade graves e refratários.

Manejo não farmacológico

A estratégia mais efetiva para prevenir e reduzir o impacto do *delirium* na saúde do idoso é a prevenção primária com medidas não farmacológicas, já que elas podem reduzir o tempo de duração dos episódios e a intensidade dos sintomas.

- Protocolos de reorientação temporoespacial (relógio, calendário, orientação verbal quanto ao tempo e o espaço).
- Correção de déficits sensoriais (uso de lentes corretivas, próteses auditivas, retirar rolhas de cerúmen).
- Facilitar ciclo sono-vigília: ambiente iluminado de dia, higiene do sono, evitar sons/ruídos (TV, celular) a noite, evitar acordar paciente de madrugada para medicações (planejar horário das medicações).
- Estímulos cognitivos e atividades de lazer baseadas na biografia e preferências de cada paciente.
- Adequada ingestão hídrica e nutricional.
- Ambiente tranquilo e arejado. Manter objetos pessoais por perto.
- Evitar trocas frequentes de acompanhantes ou presença de indivíduos não reconhecidos facilmente pelo paciente.

Manejo farmacológico

Conforme previamente destacado, a prevenção e o tratamento do *delirium* se baseiam principalmente nas medidas não farmacológicas, já descritas. Os *guidelines* (American Geriatrics Society Expert Panel 2015)[10] mais recentes posicionam-se contra o tratamento farmacológico do *delirium* hipoativo e contra o uso de benzodiazepínicos, exceto em casos de alcoolismo e dependência de tais medicamentos e em situações bem específicas de pacientes em cuidados paliativos, conforme será descrito em seguida[3].

Importante ressaltar que não existem medicamentos eficazes para prevenir o *delirium*, de acordo com as evidências atuais. Mesmo os antipsicóticos, que inclusive são utilizados para tratamento dos sintomas de agitação e delírios, não se mostraram eficazes para prevenir estados confusionais agudos[11]. Até nos casos de *delirium* hiperativo ou misto, recomenda-se evitar o uso de antipsicóticos, como haloperidol, risperidona, olanzapina e quetiapina, salvo em casos que apresentem sintomas de agitação intensos, não responsivos a medidas não farmacológicas e que tragam risco para o paciente. Existem inclusive indícios de aumento de mortalidade com uso de tais medicamentos. Antidepressivos e inibidores da acetilcolinesterase foram avaliados em alguns estudos e não demonstraram efeito na prevenção, alívio dos sintomas e tratamento do *delirium*[11].

No contexto de cuidados paliativos existem considerações que valem ser destacadas. Nesse caso, podemos estar diante de condição aguda com potencial reversibilidade ou podemos nos deparar com causa irreversível (a própria doença terminal), quando o quadro de *delirium* pode perdurar por períodos maiores de tempo, o que reforça a importância de traçar objetivos de cuidado e estratégias de tratamento considerando o prognóstico e o conforto do paciente. Em estudo de farmacovigilância publicado recentemente foi descrito que não há indicação de tratamento farmacológico no *delirium* hipoativo nos pacientes em final de vida[12]. No *delirium* misto e hiperativo, há estudos que sugerem o uso ocasional de benzodiazepínicos como o lorazepam em associação com o haloperidol em pacientes com agitação refratária. Destaca-se que não há indicação de uso regular dos benzodiazepínicos no *delirium* em pacientes em cuidados paliativos, pois não existem estudos longitudinais neste contexto[13]. O uso de medicamentos potentes e de ação sedativa deve ser individualizada e, se indicada, administrada com doses baixas (com ajustes conforme necessidade) e pelo período mais curto possível. (Tabela 4)[14].

Abordagem integral do paciente, do familiar e do cuidador

O *delirium* pode ser uma intercorrência de grande impacto na dinâmica familiar e na saúde psicológica dos cuidadores/familiares, pois gera estresse no ambiente domiciliar, além de grande insegurança e aumento no nível de sobrecarga de quem cuida. Vivemos em uma realidade na qual os cuidadores frequentemente estão sobrecarregados com os cuidados do paciente com déficit cognitivo, transtornos comportamentais e alto grau de dependência, muitas vezes sem o suporte que precisam, tanto assistencial quanto psicossocial. Sendo assim, a assistência adequada aos familiares/cuidadores, com uma comunicação efetiva e empática, é essencial para que se sintam acolhidos e possam ter acesso às informações necessárias para a adequada compreensão do *delirium*, boa adesão ao manejo não farmacológico e consequentemente melhor chance de resolução do quadro, inclusive reduzindo as taxas de institucionalização e internações prolongadas. Para isso, é importante a abordagem de uma equipe multidisciplinar que tenha um olhar atencioso não só para o momento em que o paciente se encontra, mas também para o contexto em que o paciente está inserido (dinâmica familiar, estresse do cuidador, rede de suporte, condições financeiras, nível de organização dos cuidados, condições de moradia, avaliação de riscos potenciais).

No âmbito do SUS, o Núcleo de Apoio à Saúde da Família (NASF) juntamente com as equipes de atenção básica

TABELA 4 Tratamento farmacológico sintomático de *delirium*[2,7]

Fármaco	Dosagem	Comentário
Haloperidol (antipsicótico típico)	0,25-1,0 mg, VO ou IM ou SC (intervalo mínimo entre doses de 4h, se necessário)	Em geral, é o fármaco de escolha. Menos sedativo e menor potencial hipotensor. No entanto, apresenta maior risco de efeito extrapiramidal (especialmente com dose > 3 mg) e aumento do intervalo QT. Evitar via endovenosa pela curta duração da ação e indução de arritmias.
Risperidona (antipsicótico atípico)	0,25-1,0 mg, VO, 2x/dia	Pouco sedativo, se doses baixas. Menor efeito extrapiramidal. Potencial de aumento de intervalo QT.
Olanzapina (antipsicótico atípico)	2,5-5,0 mg, VO, SL, a cada 12h	Mais sedativo que haloperidol. Menor efeito extrapiramidal. Potencial de aumento de intervalo QT. Dose máxima diária: 20 mg
Quetiapina (antipsicótico atípico)	12,5-50 mg, VO, a cada 12h	Potencial de hipotensão arterial. Mais sedativo que haloperidol. Menor efeito extrapiramidal. Potencial de aumento de intervalo QT. Pode ser usada em pacientes com Parkinson.
Lorazepam (benzodiazepínico)	0,25-1,0 mg, VO Se necessário ou até a cada 4h	Reservado apenas para *delirium* por abstinência alcóolica ou história de síndrome neuroléptica maligna. Maior chance de agitação paradoxal e depressão respiratória.

IM: intramuscular; SC: subcutânea; SL: sublingual; VO: via oral.

Fonte: elaborada pelos autores.

formam a rede de assistência domiciliar cuja missão envolve comprometer-se com ações intersetoriais e interdisciplinares, de promoção, prevenção, tratamento e/ou reabilitação, além dos processos de educação permanente, gestão, responsabilidade sanitária e organização territorial dos serviços de saúde.

É fundamental que além dos familiares, os cuidadores formais responsáveis pelo cuidado do paciente sejam devidamente acolhidos e instruídos quanto às características desse distúrbio, para que desenvolvam as competências necessárias à prevenção e manejo do *delirium*, minimizando os riscos potenciais do paciente.

Algumas estratégias de enfrentamento podem ser elaboradas em conjunto com familiares/cuidadores para aliviar o sofrimento e a sobrecarga: estímulo ao autocuidado, resgate das crenças e fé de cada um, identificação de indivíduos da família ou comunidade que possam fortalecer a rede de suporte, escuta ativa e comunicação compassiva para a criação de um vínculo forte e de confiança entre equipe assistencial e paciente/família.

Referências

1. Mattison MLP. Delirium. Ann Intern Med. 2020;173(7):ITC49-ITC64.
2. Rocha FL, Hara C. Psicofármacos na prática clínica. 1 ed. Belo Horizonte: Folium Editorial; 2017.
3. Hshieh TT, Inouye SK, Oh ES. Delirium in the elderly. Psychiatr Clin North Am. 2018;41(1):1-17.
4. American Psychiatric Association. Manual diagnóstico e estatístico de transtornos mentais DSM-5. Porto Alegre: Artmed; 2014.
5. Kalish VB, Gillham JE, Unwin BK. Delirium in older persons: evaluation and management. American Family Physician. 2014;90(3):150-58.
6. Hamano J, Mori M, Ozawa T, Sasaki J, Kawahara M, Nakamura A, et al. Comparison of the prevalence and associated factors of hyperactive delirium in advanced cancer patients between inpatient palliative care and palliative home care. Cancer Medicine. 2021;10:1166-79.
7. Freitas EV. Tratado de geriatria e gerontologia. Rio de Janeiro: Guanabara Koogan; 2017.
8. Pranata R, Huang I, Lim MA, Yonas E, Vania R, Kuswardhani RAT. Delirium and mortality in Coronavirus disease (COVID-19) – A Systematic Review and Meta-analysis. Arch Gerontol Geriatr. 2021;95:1-7.
9. Jacob Filho W, Silva FPM, Farias LL, Miranda RB, Lin SM, Silva TJA. Manual de terapêutica não farmacológica em geriatria e gerontologia. São Paulo, Editora Atheneu; 2014.
10. American Geriatrics Society Expert Panel on Postoperative Delirium in Older Adults. American Geriatrics Society abstracted clinical practice guideline for postoperative delirium in older adults. J Am Geriatr Soc. 2015;63(1):142-50.
11. Neufeld K, Yue J, Robinson T, Inouye SK, Needham DM. Antipsychotic medication for prevention and treatment of delirium in hospitalized adults: a systematic review and meta-analysis. J Am Geriatr Soc. 2016;64(4):705-14.
12. Okuyama T, Yoshiuchi K, Ogawa A, Iwase S, Yokomichi N, Sakashita A, et al. On behalf of phase-r delirium study group. Oncologist. 2019;24:e574-e582.
13. Hui D, Frisbee-Hume S, Wilson A, Dibaj SS, Nguyen T, De La Cruz M, et al. Effect of lorazepam with haloperidol vs haloperidol alone on agitated delirium in patients with advanced cancer receiving palliative care: a randomized clinical trial. JAMA. 2017;318(11):1047-56.
14. Pandharipande PP, Ely EW. Humanizing the treatment of hyperactive delirium in the last days of life. JAMA. 2017;318(11):1014-15.
15. Campos GWS, Domitti AC. Apoio matricial e equipe de referência: uma metodologia para gestão do trabalho interdisciplinar em saúde. Cad Saúde Pública. 2007;23(2):399-407.
16. Ceccim R, Machado N. Contato domiciliar em saúde coletiva. Porto Alegre: Universidade Federal do Rio Grande do Sul; 1995.
17. Gomes MA, Pereira MLD. Família em situação de vulnerabilidade social: uma questão de políticas públicas. Ciênc Saúde Coletiva. 2005;10(2):357-63.
18. Steinhauser Ke, Clipp Ec, Mcneilly M, Christakis Na Mcintyre Lm, Tulsky Ja. In: search of a good death: observations of patients, families, and providers. Ann Intern Med. 2000;132:825-32.

Capítulo 13

Acidente vascular cerebral (AVC) e reabilitação pós-AVC

Karla Maria Carneiro Rolim
Rodrigo Bazan
Luciana de Oliveira Neves
Gustavo José Luvizutto

PONTOS-CHAVE

- Reconhecimento dos sinais e sintomas de acidente vascular cerebral (AVC).
- Reabilitação no paciente acometido por AVC.
- Particularidades do idoso na reabilitação pós-AVC.

OBJETIVOS DE APRENDIZAGEM

Ao final do capítulo, o leitor deverá ser capaz de:

- Reconhecer pontos importantes desde o atendimento hospitalar na fase aguda até o cuidado domiciliar, que influenciam na eficácia da reabilitação.
- Compreender peculiaridades do idoso acometido por AVC.
- Reconhecer pontos significativos na transição de cuidados do hospital para casa por meio de um programa de reabilitação que aborde o paciente em sua integralidade (físico, psicológico, espiritual e social).

Caso clínico

DFB, 74 anos, masculino, casado, advogado aposentado, dois filhos adultos, sendo que um deles mora com os pais. No dia 9 de março de 2017 apresentou quadro súbito de dificuldade para falar e fraqueza no lado direito do corpo. A esposa levou-o imediatamente ao hospital, chegando ao local em uma hora. No atendimento foi observada oclusão no segmento proximal da artéria cerebral média esquerda. A conduta médica inicial foi a indicação de trombólise endovenosa e posteriormente trombectomia, com recanalização completa.

Durante a internação, houve a necessidade de tratar uma pneumonia aspirativa e convulsão. O Sr. DFB ficou dez dias internado em Unidade de Terapia Intensiva (UTI), depois foi transferido para a enfermaria, e teve alta hospitalar após 36 dias de internação.

Durante o período total da internação, a esposa do Sr. DFB conciliava os cuidados com o esposo e as tarefas domésticas, além da gestão de assuntos relacionados ao controle dos documentos e pagamentos das despesas do casal, haja vista que, quem cuidava dessa parte era o Sr. DFB.

Foi necessário realizar algumas adaptações no ambiente domiciliar, como a retirada dos tapetes para a prevenção de quedas, construção de uma tabela com horários dos medicamentos e agendamento com fisioterapeuta, fonoaudiólogo, terapeuta ocupacional e médico. Os profissionais de saúde foram requisitados em virtude do cansaço e das dores articulares do Sr. DFB.

Após 30 dias, o Sr. DFB foi levado à consulta médica por queixas de dor no ombro direito, que limitava, mais ainda, os movimentos e com importante afasia motora que o deixava irritado e deprimido. Ressalta-se que o Sr. DFB pouco opinava nas condutas em casa e na família, e se mostrava apático e desinteressado em fazer as sessões de reabilitação.

Definição e etapas do diagnóstico

O acidente vascular cerebral (AVC) é definido por perda súbita da função neurológica de origem vascular com permanência dos sintomas por mais de 24 horas. O AVC pode ser do tipo isquêmico (quando há obstrução ao fluxo sanguíneo) ou hemorrágico (sangramento no parênquima ou espaço subaracnóideo por rompimento de algum vaso sanguíneo). O exame de tomográfica computadorizada de encéfalo é um exame sensível para fazer a diferenciação entre os dois tipos na fase aguda[1].

AVC isquêmico

Na fase hiperaguda (primeiras horas do *ictus*), podemos observar os sinais precoces[2], sendo eles:

1. Perda da diferenciação da substância branca e cinzenta.
2. Apagamento dos sulcos corticais.
3. Alteração do sinal normal dos gânglios da base ou do córtex da ínsula.
4. Edema cerebral.
5. Sinal da artéria hiperdensa.

AVC hemorrágico

A tomografia computadorizada (TC) de encéfalo é amplamente utilizada para diferenciar o AVC isquêmico do hemorrágico, bem como para a localização do hematoma, calcular o volume do hematoma, verificar se há sangue intraventricular ou no espaço subaracnoide, bem como evolução de hidrocefalia, desvio de linha média e herniação cerebral. O volume da hemorragia é o principal fator prognóstico em pacientes com hemorragia intracraniana (HIC)[3].

Classificação clínica de Bamford[4] para AVC agudo

A. Síndromes lacunares (LACS): caraterizado por síndrome motora, sensitivo ou sensitivo-motora pura, disartria – *Clumsy Hand*, hemiparesia atáxica, e não há disfunção cortical superior (afasia, agnosia ou apraxia).
B. Síndromes da circulação anterior total (TACS): caraterizado por hemiplegia, hemianopsia, disfunção cortical superior afasia, agnosia ou apraxia).
C. Síndromes da circulação anterior parcial (PACS): caraterizado pela associação de vários déficits, sendo eles, déficit sensitivo-motor + hemianopsia, déficit sensitivo-motor + disfunção cortical, disfunção cortical + hemianopsia, disfunção cortical + motor puro (monoparesia), disfunção cortical isolada.
D. Síndromes da circulação posterior (POCS): caracterizada pela paralisia de nervo craniano (única ou múltipla) ipsilateral + *déficit* sensitivo-motor contralateral, *déficit* sensitivo-motor bilateral, alterações de movimentos conjugados dos olhos, disfunção cerebelar sem *déficit* de trato longo ipsilateral, hemianopsia isolada ou cegueira cortical.

Classificação etiológica do AVCI (TOAST)[5]

Subdivide os infartos cerebrais em cinco grupos principais de acordo com a sua etiologia:

1. Aterosclerose de grandes artérias: nos infartos por aterosclerose de grandes artérias, os exames dos vasos (por intermédio de Doppler de carótidas, Doppler transcraniano, angiorressonância ou angiotomografia dos vasos cranianos) demonstram estenose maior que 50% ou oclusão de grandes ramos arteriais (intra ou extracranianos) do mesmo lado da lesão central ou placas complexas na aorta ascendente ou transversa (> 4 mm). A TC do crânio ou a ressonância magnética (RM) em geral demonstram lesões cerebrais maiores que 1,5 cm de diâmetro. Outros exames devem excluir fontes potenciais de cardioembolia.
2. Cardioembolismo: os infartos cardioembólicos são decorrentes de oclusão de vaso cerebral por êmbolos provenientes do coração. As principais doenças cardíacas potencialmente emboligênicas podem ser classificadas em alto e médio risco de embolização.
3. Oclusão de pequenas artérias (lacunas): nos infartos por oclusão de pequenas artérias cerebrais, também chamados infartos lacunares, o paciente apresenta clínica de síndrome lacunar (*déficit* neurológico sem comprometimento cortical) e, em geral, a TC ou RM demonstram lesões pequenas (lacunas) no território de artérias perfurantes, ou seja, núcleos da base, tálamo, tronco cerebral, coroa radiada e cápsulas interna e externa menores que 1,5 cm de diâmetro. Ocorrem por degeneração dos pequenos vasos e de arteríolas perfurantes, por ação direta da hipertensão arterial crônica, associada ou não ao diabete melito.
4. Infartos por outras etiologias: infartos com outras etiologias englobam todas as causas que diferem das das três primeiras, por exemplo: vasculopatias não ateroscleróticas (*Moyamoya*, dissecção arterial), desordens hematológicas (anemia falciforme), coagulopatias (deficiência de fatores fibrinolíticos), vasculites (varicela, lúpus, meningite) etc.
5. Infartos de origem indeterminada: os infartos de causa indeterminada são aqueles que não se enquadram nas categorias anteriores, apesar de investigação completa.

O Quadro 1 mostra a sequência para investigação etiológica de pacientes com AVC:

Reabilitação

Os idosos, à medida que envelhecem, convivem com mais limitações funcionais decorrentes de doenças crônicas[6]. Possuem maior risco de morte, dificuldade na melhora da funcionalidade, maior tempo de internação e de institucionalização, maior comprometimento cognitivo e distúrbios neuropsiquiátricos como fadiga e depressão[7].

O grau de recuperação depende da localização e da extensão da lesão, de processos de plasticidade no tecido preservado e do desenvolvimento de compensação comportamental. É necessário um *continuum* de cuidados, de acordo com as necessidades do paciente, que variam entre cada paciente e através do tempo para um mesmo paciente[8].

Todos os pacientes internados com diagnóstico de AVC recente devem ser avaliados por uma equipe de profissionais de reabilitação com prazo de até 24 horas do momento da internação, com atenção na deglutição (em jejum) e nos aspectos motores e respiratórios, respectivamente pelo acionamento automático das equipes de fonoaudiologia e fisioterapia[9].

A equipe de reabilitação abrange[8]: médico (fisiatra, neurologista, psiquiatra, médico da família, geriatra, clínico); psicólogo e/ou neuropsicólogo; fisioterapeuta; terapeuta ocupacional; fonoaudiólogo; enfermeiro; nutricionista; assistente social; musicoterapeuta; psicopedagogo; técnico em órteses e próteses; arteterapeuta; dentista; educador físico.

QUADRO 1 Investigação etiológica do AVC

Exames de sangue:
- Lipidograma (LDL e HDL colesterol)
- Triglicerídeos
- Ácido úrico
- Glicemia de jejum
- Hemograma completo
- Urinálise
- Ureia e creatinina
- Sorologia para Chagas: RIF para Chagas
- Sorologia para sífilis: VDRL e FTAABS
- Coagulograma: TP e TTPA
- Velocidade de hemossedimentação
- Proteína C reativa
- Eletroforese de proteínas (suspeita de arterite temporal)
- Eletrocardiograma
- Radiografia de tórax
- Exames de Doppler
- EcoDoppler de artérias vertebrais e artérias carótidas
- Doppler transcraniano
- Ecocardiograma transtorácico
- Ecocardiograma transesofágico com *Bubble Test**

Exames de neuroimagem
- Ressonância magnética do crânio*
- Angiorressonância ou angiotomografia dos vasos extra ou intracranianos*
- Arteriografia digital*

*Esses exames serão solicitados em casos selecionados.
**Solicitar avaliação do cardiologista para investigar coronariopatia em pacientes com doença ateromatosa carotídea, mesmo que assintomáticos.
Fonte: elaborado pelos autores.

A avaliação protocolar inicial da equipe de reabilitação inclui a aplicação das escalas funcionais Rankin modificada (mRS) para todos os pacientes com diagnóstico de AVC e Barthel para os pacientes diagnosticados e em acompanhamento com a equipe de fisioterapia da instituição de saúde.

O uso de escalas é válido para avaliar funcionalidade e prognóstico. No atendimento agudo, as escalas de Glasgow e NIHSS são úteis na fase aguda do AVC. O NIHSS, contribui para prognóstico[8].

As escalas de avaliação funcional devem ser aplicadas no período inicial e final da internação hospitalar e, a partir delas, deve ser elaborado um plano de reabilitação individualizado para cada paciente, que poderá incluir a avaliação de outros profissionais de reabilitação. Os resultados da aplicação do plano de devem ser periodicamente avaliados por cada profissional da reabilitação para os devidos ajustes.

Deve ser considerado o encaminhamento do paciente para o Centro de Reabilitação, visando recursos tecnológicos e ambientais adicionais com o objetivo de potencializar a reabilitação mediante avaliação do médico fisiatra e em concordância com a equipe médica responsável. O paciente deve receber educação referente aos cuidados de reabilitação, incluindo orientações sobre sua doença, fatores de risco relacionados e a continuidade do tratamento de reabilitação no período após a alta hospitalar.

Alta hospitalar

O documento de alta complementa as demais orientações fornecidas ao longo da internação e deve incluir material escrito com informações sobre a doença, sua prevenção e orientações multiprofissionais ao paciente e aos seus cuidadores, visando auxiliar na prevenção secundária, no trabalho de reabilitação e participação na comunidade.

Fase inicial da evolução do AVC e reabilitação do idoso na atenção domiciliar

Na transição para o retorno ao domicílio, os pacientes acometidos por AVC, familiares e cuidadores devem ser avaliados e preparados por meio de informações, treinamentos e apoio psicossocial (nível de Evidência B) e as intervenções centradas na pessoa e na família, de acordo com seus desejos e valores, com identificação de potenciais problemas nessa transição (nível de evidência C)[10].

Para as necessidades das pessoas com AVC, suas famílias e cuidadores, em todos os seus aspectos (físicos, espirituais, sociais e psicológicos) são importantes técnicas de comunicação apropriadas (nível de evidência C)[10].

Abordagem física

Das escalas usadas para aferir os resultados da reabilitação – FIM, Rankin modificada e Índice de Barthel; a FIM é a mais sensível para avaliar grau de incapacidade e carga de cuidados[11] e auxilia a medir o grau de independência nas atividades de vida diária (AVD).

A avaliação inicial, tanto no hospital, como em casa, deve conter[8,12]:

- Nível de consciência e estado cognitivo.
- Fatores de risco para recorrência de AVC e comorbidades.
- Disfagia (triagem para risco de aspiração, via apropriada para medicamentos, escolha de via alimentar, como oral ou via artificial).
- Comunicação (disartria, afasias).
- Avaliação do estado nutricional e hidratação.
- Avaliação da integridade cutânea e risco de lesão por pressão.
- Risco de trombose venosa profunda.
- Disfunção do intestino e da bexiga.
- Sensibilidade
- Deficiências sensoriais (tato, visão, audição).
- Dor (como a dor hemiplégica do ombro).
- Função motora e tônus muscular.
- Avaliação para espasticidade e tratamentos preconizados (fisioterapia, medicamentos via oral, toxina botulínica).
- Mobilidade, amplitude de movimentos (ataxia; uso de equipamentos adaptativos, órteses e cadeiras de rodas).
- Equilíbrio e postura (com ênfase na prevenção de quedas, negligências).
- Condicionamento cardiovascular e físico.

- Função sexual.
- Apoio emocional à família e ao cuidador.

Abordagem familiar/cuidador

Após o AVC, os idosos em especial, enfrentam desafios físicos, mentais e socais significativos após alta para casa. E os cuidadores nessa transição podem ser mal preparados para seus papeis e tarefas, com risco de sobrecarga, prejudicando a própria saúde e a do paciente[11].

A participação do familiar é fundamental para o processo de reabilitação. Os pacientes e familiares devem estar envolvidos em seu manejo, definição de metas e planejamento na transição de cuidados (nível de evidência A)[11,13].

Abordagem psicológica/espiritual

A motivação do paciente é fundamental para a eficácia da reabilitação. Manter a motivação é desafiador e é muito importante a participação da família[7].

A educação do paciente sobre AVC é recomendação nível IB. Os pacientes devem receber informações, conselhos e a oportunidade de falar sobre o impacto da doença em suas vidas[13].

Pacientes com diagnóstico de depressão pós-AVC podem ser avaliados para tratamento com antidepressivo, conforme veremos no capítulo específico sobre este tema. O tratamento precoce e eficaz da depressão pode ter efeito positivo no resultado da reabilitação[13].

O uso de donepezila, rivastigmina e antidepressivos nos *déficits* cognitivos pós-AVC não está bem estabelecida (nível de evidência IIb-B). Assim como o metilfenidato, modafinil e atomoxetina não tem papel claro para esse fim[13]. Contudo, na prática, são opções de tratamento para esses pacientes, especialmente os inibidores da colinesterase e antidepressivos.

Abordagem social

Deficiências e incapacidades não são apenas uma consequência das condições de saúde/doença, mas são determinadas também pelo contexto do meio ambiente físico e social, pelas diferentes percepções culturais e atitudes em relação à deficiência, pela disponibilidade de serviços e, certamente, de legislação apropriada[8]. Por isso, os aspectos sociais são de extrema relevância na recuperação do paciente.

Reabilitação na fase crônica: abordagem multidisciplinar

Abordagem física

Há evidências de que o planejamento de abordagem física estruturada na fase crônica do AVC melhora a qualidade de vida[12]. Condutas físicas envolvendo treino de AVD e exercícios específicos e orientados à tarefa são propostas atuais e efetivas na recuperação da independência funcional desses indivíduos[14].

Um protocolo de intervenção de exercícios resistidos de alcance e preensão em ambiente domiciliar por cinco semanas mostrou resultados positivos no nível de atividade de membros superiores[15]. O uso da terapia do espelho associada com treinamento de repetição e AVD pode resultar em melhores respostas na atividade motora e no teste de sentar e levantar[16]. Além disso, a terapia de restrição e indução do movimento tem como perspectiva melhora no desempenho sensório-motor do membro superior[17].

Estratégias de uso de tecnologias como a realidade virtual também têm sido usadas para o tratamento em fase crônica. Um protocolo de quatro semanas avaliou os impactos de intervenções de realidade virtual e verificou melhoras sensório-motoras nos dois grupos, com resultados melhores para mobilidade de membro superior para o grupo que fez uso da tecnologia multiusuário em comparação com os usuários únicos[18].

Abordagem familiar/cuidador

Estudos qualitativos anteriores mostram que pacientes com AVC e seus cuidadores requerem o fornecimento de informações, suporte emocional e serviços de saúde individuais para se adaptarem às suas vidas diárias. Além disso, os cuidadores têm papel preponderante no cuidado domiciliar ao paciente no pós-AVC com resultados positivos sobre a função física e sintomas depressivos[19].

Abordagem psicológica/espiritual

Diversos autores demonstraram a natureza protetora de níveis mais altos de espiritualidade para resultados positivos para pacientes após AVC e seus cuidadores, incluindo melhora na qualidade de vida (QV)[20].

Pucciarelli et al., (2020) avaliou o papel moderador da espiritualidade na associação entre sintomatologia depressiva e QV em pacientes após AVC e seus cuidadores. O estudo demonstrou que a espiritualidade do paciente moderou significativamente a associação entre os sintomas depressivos e a QV do cuidador; além disso, a espiritualidade do paciente moderou significativamente a associação entre os sintomas depressivos do cuidador e a QV psicológica do próprio paciente. Os resultados deste estudo têm amplas implicações para o papel da espiritualidade em relação à QV em contextos de saúde, destacando que a discussão deste tópico entre profissionais pode melhorar a competência cultural nos serviços de saúde[21].

Abordagem social

No contexto de pacientes com AVC, verifica-se mais dificuldades na participação em atividades de lazer e recreação entre pessoas com essa condição de saúde[22]. Sob outra perspectiva, as atividades recreativas e de lazer podem ser concebidas como estratégias de intervenção em saúde. Nesse sentido, a literatura mostra resultados positivos de um programa de atividades recreativas para melhora da função física, mental e maior inserção social[23].

Em um estudo realizado no Brasil, menos de 50% dos pacientes com AVC conseguem retornar ao trabalho depois de seis meses, com grande impacto socioeconomico[24]. Entretanto, existem relatos de que uma intervenção no ambiente de trabalho desenhada a partir do perfil funcional do paciente, baseada em visitas de profissionais de saúde com adaptações no ambiente e instrumentos de trabalho por seis semanas seguida oferece uma porcentagem de retorno maior que entre pessoas com AVC sem a intervenção[25].

Referências

1. Powers WJ, Rabinstein AA, Ackerson T, Adeoye OM, Bambakidis NC, Becker K, et al. Guidelines for the early management of patients with acute ischemic stroke. Stroke. 2019;50(12):e344-e418.
2. Jovin TG, Saver JL, Ribo M, Pereira V, Furlan A, Bonafe A, et al. Diffusion-weighted imaging or computerized tomography perfusion assessment with clinical mismatch in the triage of wake up and late presenting strokes undergoing neurointervention with Trevo (DAWN) trial methods. Int J Stroke. 2017;12(6):641-52.
3. Pontes Neto OM, Oliveira-Filho J, Valiente R, Friedrich M, Pedreira B, Rodrigues BCB, et al. Diretrizes para o manejo de pacientes com hemorragia intraparenquimatosa cerebral espontânea. Arq Neuropsiquiatr. 2009;67(3b)940-50.
4. Bamford JM. The role of the clinical examination in the subclassification of stroke. Cerebrovasc Dis. 2000;10(Suppl 4):2-4.
5. Adams HP Jr, Bendixen BH, Kappelle LJ, Biller J, Love BB, Gordon DL, Marsh EE. Classification of subtype of acute ischemic stroke. Definitions for use in a multicenter clinical trial. TOAST. Trial of Org 10172 in Acute Stroke Treatment. Stroke. 1993;24(1):35-41.
6. Lutz BJ, Young ME, Creasy KR, Martz C, Eisenbrandt L, Brunny JN, et al. Improving stroke caregiver readiness for transition from inpatient rehabilitation to home. Gerontologist. 2017:57(5):880-9.
7. Cramer SC, Dodakian L, Le V, See J, Augsburger R, McKenzie A, et al. Efficacy of home-based telerehabilitation vs in-clinic therapy for adults after stroke: a randomized clinical trial. JAMA Neurology. 2019;76(9):1079-87.
8. Massaud RM, Miranda, RCAN, Silva, GS. Acidente vascular cerebral: prevenção, tratamento agudo e reabilitação. São Paulo: Atheneu; 2015.
9. Miller EL, Murray L, Richards L, Zorowitz RD, Bakas T, Clark P, et al. Comprehensive overview of nursing and interdisciplinary rehabilitation care of the stroke patient: a scientific statement from the American Heart Association. Stroke. 2010;41:2402-48.
10. Mountain A, Patrice Lindsay M, Teasell R, Salbach NM, de Jong A, Foley N, et al. Canadian stroke best practice recommendations: rehabilitation, recovery, and community participation following stroke. Part two: transitions and community participation following stroke. Int J Stroke. 2020;15(7):789-806.
11. Teasell R, Salbach NM, Foley N, Mountain A, Cameron JI, Jong A de, et al. Canadian stroke best practice recommendations: rehabilitation, recovery, and community participation following stroke. Part one: rehabilitation and recovery following stroke. Int J Stroke. 2020;15(7):763-88.
12. Deng A, Yang S, Xiong R. Effects of an integrated transitional care program for stroke survivors living in a rural community: a randomized controlled trial. Clin Rehabil. 2020;34(4):524-32.
13. Winstein CJ, Stein J, Arena R, Bates B, Cherney LR, Cramer SC, et al. Guidelines for adult stroke rehabilitation and recovery: a guideline for healthcare professionals from the American Heart Association/American Stroke Association. Vol. 47. Philadelphia: Lippincott Williams and Wilkins; 2016.
14. Chi NF, Huang YC, Chiu HY, Chang HJ, Huang HC. Systematic review and meta-analysis of home-based rehabilitation on improving physical function among home-dwelling patients with a stroke. Arch Phys Med Rehabil. 2020;101(2):359-73.
15. Graef P, Michaelsen SM, Daldat MLR, Rodrigues DAMS, Pereira F, Pagnussat AS. Effects of functional and analytical strength training on upper-extremity activity after stroke: a randomized controlled trial. Braz J Phys Ther. 2016;20(6):543-52.
16. Hsieh YW, Chang KC, Hung JW, Wu Cy, Fu MH, Chen CC. Effects of home-based versus clinic-based rehabilitation combining mirror therapy and task-specific training for patients with stroke: a randomized crossover trial. Arch Phys Med. Rehabil. 2018;99(12):2399-407.
17. Wolf SL, Thompson PA, Winstein CJ, Miller JP, Blanton SR, Nichols-LarsenDS, et al. The EXCITE stroke trial: comparing early and delayed constraint-induced movement therapy. Stroke. 2010;41(10):2309-15.
18. Thielbar KO, Triandafilou KM, Barry AJ, Yuan N, Nishimoto A, Johnson J, et al. Home-based upper extremity stroke therapy using a multiuser virtual reality environment: a randomized trial. Arch Phys Med Rehabil. 2020;101(2):196-203.
19. Huang HC, Huang YC, Lin MF, Hou WH, Shyu ML, Chiu HY, et al. Effects of home-based supportive care on improvements in physical function and depressive symptoms in patients with stroke: a meta-analysis. Arch Phys Med Rehabil. 2017;98 (8):1666-77.
20. Torabi Chafjiri R, Navabi N, Shamsalinia A, Ghaffari F. The relationship between the spiritual attitude of the family caregivers of older patients with stroke and their burden. Clin Interv Aging. 2017;12:453-8.
21. Pucciarelli G, Vellone E, Bolgeo T, Simeone S, Alvaro R, Lee CS, et al. Role of spirituality on the association between depression and quality of life in stroke survivor-care partner dyads. Circ Cardiovasc Qual Outcomes. 2020;13(6):e006129.
22. Schnitzler A, Jourdan C, Josseran L, Azouvi P, Jacob L, Genêt F. Participation in work and leisure activities after stroke: a national study. Ann Phys Rehabil Med. 2019;62(5):351-5.
23. Karagün E, Yildiz M, Çağlayan Ç, Başaran Z. Sixth-year follow-up of the effects of recreational activities found to eliminate the symptoms of social phobia and shyness. Int J Soc Psychiatry. 2020;66(6):553-9.
24. Nascimento LR, Scianni AA, Ada L, Fantauzzi MO, Hirochi TL, Teixeira--Salmela LF. Predictors of return to work after stroke: a prospective, observational cohort study with 6 months follow-up. Disabil Rehabil. 2021;43(4):525-9.
25. Ntsiea MV, Van Aswegen H, Lord S, Olorunju S. The effect of a workplace intervention programme on return to work after stroke: a randomised controlled trial. Clin Rehabil. 2015;29(7):663-73.

Seção 11

Intercorrências domiciliares mais frequentes

Coordenadores: Sati Jaber Mahmud, Igor de Oliveira Claber Siqueira, Mauro Binz Kalil, Camillo de Alcântara César, Cibelle Gomes Lima Melo

Quadros infecciosos

Capítulo 1

Febre e febre de origem indeterminada

Ana Carolina Lima Delgado
Camila Borba Pereira
Lara Oliveira Lopes
Rafaella Rosa de Oliveira Fernandes

PONTOS-CHAVE

- A febre é um sintoma muito comum presente na prática clínica, e em grande parte dos casos a etiologia pode ser esclarecida rapidamente, podendo ser sua evolução autolimitada.
- A febre de origem indeterminada é um desafio clínico de alta prevalência mundial e diagnósticos diferenciais diversos.
- Define-se como febre de origem indeterminada aquela com duração superior a 3 semanas e que permanece sem diagnóstico aparente após 1 semana de investigação.
- Entrevista e exame clínico minuciosos são fundamentais para a avaliação do paciente com febre prolongada, bem como a realização de exames complementares, quando indicados.

OBJETIVOS DE APRENDIZAGEM

Ao final do capítulo, o leitor deverá ser capaz de:

- Compreender o conceito de febre e febre de origem indeterminada.
- Conhecer as principais causas associadas a febre.
- Diferenciar quando manter a investigação e a propedêutica em atenção domiciliar ou quando referenciar.
- Compreender o papel da abordagem multidisciplinar na atenção domiciliar para a resolução e o seguimento dos casos.

Definição

A febre é um sintoma comum, presente na prática clínica, e em grande parte dos casos a etiologia pode ser esclarecida prontamente. Trata-se de um sinal importante, demonstrando que o organismo pode estar em algum processo infeccioso. Porém, existem situações em que a origem do sintoma permanece obscura mesmo após investigação adequada, o que caracteriza uma entidade clínica específica chamada de febre de origem indeterminada (FOI).

Define-se FOI por temperatura axilar > 38,3 °C, com duração superior a 3 semanas e que permanece sem diagnóstico aparente após investigação, com pelo menos três visitas ambulatoriais ou três dias no hospital. Múltiplos episódios febris por 3 semanas ou mais em ocasiões distintas, com investigação ambulatorial ou hospitalar não conclusiva, também são uma definição, embora menos específica.[1,2]

Epidemiologicamente, a FOI atinge ambos os sexos e idades de forma uniforme. A idade é um fator que auxilia na formulação das hipóteses diagnósticas, bem como a epidemiologia local. Alterações baixas de temperatura (1,1 °C) podem ser fisiológicas, como períodos ovulatórios e exercícios físicos intensos.[3] Porém, especialmente em idosos e pacientes com doenças neurológicas que cursam com sarcopenia, aumentos de 1 °C a 1,4 °C na temperatura basal podem indicar um quadro de FOI.

A febre sem causa aparente é um desafio clínico, devido à sua alta prevalência e diversidade de diagnósticos diferenciais. As causas podem ser divididas em categorias gerais, como infecciosas, doenças inflamatórias não infecciosas, neoplásicas, reumatológicas, induzidas por medicamentos e idiopáticas.

A FOI é um dos grandes desafios da assistência domiciliar. Dessa forma, destacamos os seguintes critérios que visam auxiliar no diagnóstico das infecções bacterianas, uma vez que elas compõem o grupo de doenças que são a primeira causa de FOI.

Diagnóstico

O prognóstico geralmente é bom, com resolução espontânea em até 4 semanas ou mais; 20% dos casos de FOI não recebem o diagnóstico definitivo, devendo ser acompanhados até a cessação da febre ou estabelecimento do diagnóstico patológico.[5] A realização criteriosa do método clínico (anamnese, exame físico e testes complementares) é fundamental para a avaliação do

QUADRO 1 Causas associadas à febre de origem indeterminada

Infecciosas: causas mais comuns, em destaque as mais prevalentes, considerar a epidemiologia local	Mais comuns: tuberculose, abscesso abdominal ou pélvico, vírus da imunodeficiência humana (HIV), malária, dengue (avaliar epidemiologia local), prostatite, sinusites e febre reumática. Pouco comuns: endocardite infecciosa, abscessos dentários. Citomegalovírus, vírus Epstein-Barr, covid-19, doença de Lyme (avaliar epidemiologia local)
Neoplasias: segunda causa Maior probabilidade com tempos febris mais prolongados	Síndromes mieloproliferativas, câncer colorretal
Doenças reumatológicas: terceira causa Maior probabilidade com tempos febris mais prolongados	Artrite reumatoide, hipertireoidismo, arterite de células gigantes, lúpus eritematoso sistêmico
Doenças inflamatórias não infecciosas	Doença de Crohn, cirrose, feocromocitoma, trombose venosa profunda, colite ulcerativa
Doenças idiopáticas	Sarcoidose, febre factícia, embolia pulmonar de repetição
Medicamentos	Anticonvulsivantes, anfetaminas, anticolinérgicos, heparina, alopurinol e alguns antibióticos

Fonte: elaborado pelos autores.

QUADRO 2 Critério constitucional para infecções bacterianas em moradores de instituições de longa permanência

Febre	Temperatura oral > 37,8 °C ou Várias medidas de temperatura oral > 37,2 °C ou Temperatura axilar ou oral > 1,1 °C do valor basal
Leucocitose (quando disponível)	Neutrofilia (> 14.000 leucócitos/mm³) ou Desvio à esquerda (> 6% bastonetes)
Mudança abrupta da consciência	Início agudo e Curso flutuante e Desatenção e Pensamento desorganizado ou mudança do nível de consciência
Declínio funcional agudo	Aumento de três pontos do nível basal de atividades de vida diária (cada uma das atividades a seguir deve ser graduada de 0 – total independência – a 4 – total dependência): a) Mover-se na cama. b) Transferir-se para a cadeira. c) Locomover-se pela residência. d) Vestir-se. e) Usar o banheiro. f) Higiene pessoal. g) Alimentar-se.

Fonte: Stone ND et al., 2012.[4]

paciente com febre prolongada. Uma vez que um grande leque de patologias pode ser responsável pela produção dos sintomas, é de suma importância ter um amplo diagnóstico diferencial.

Durante a entrevista, devem-se investigar dores articulares e perda ponderal sem causa específica. Ao exame físico, alterações cutâneas – como exantema ou eritema focal –, esplenomegalia, linfonodomegalias, déficits neurológicos, icterícia e sinais de infecção em qualquer parte do corpo devem ser pesquisados. A análise complementar deve se iniciar com uma avaliação geral do quadro e exames menos específicos (porém, com maior sensibilidade), como solicitação de hemograma, provas inflamatórias (PCR, VHS) e radiografia de tórax. A investigação aumenta em complexidade de acordo com a manutenção da indefinição do quadro, sendo que sorologias para infecções menos frequentes, assim como a procura de anticorpos para a exclusão de doenças autoimunes e biópsias podem ser necessárias.

Abordagem multidisciplinar pela equipe de atenção domiciliar

A atuação de diferentes profissionais na assistência ao paciente com quadro de FOI no cenário da atenção domiciliar é fundamental para o adequado manejo desses casos. Uma vez que a coleta de uma história clínica detalhada e um exame físico detalhado são peças fundamentais para o diagnóstico e manejo da FOI, a abordagem multidisciplinar soma estratégias que garantem a manutenção da saúde do indivíduo.

Pensando nas possíveis etiologias de FOI, apontadas em itens anteriores, a abordagem da equipe de enfermagem, com acolhimento, escuta e avaliação inicial é ponto de partida para a condução do paciente. Nesse sentido, a avaliação antropométrica, a aferição de sinais vitais e a detecção de possíveis sinais de alarme direcionam o seguimento do caso. Na vigência de perda ponderal acentuada, por exemplo, a etiologia neoplásica deve ser afastada prontamente.

Nos quadros onde houver risco de infecções do trato respiratório, é importante a atuação conjunta com a fisioterapia respiratória, evitando acúmulo de secreção, diminuindo o desconforto, melhorando o quadro e reabilitando o paciente. O contexto familiar como fator contribuinte do processo de adoecimento pode ser mais facilmente percebido durante a abordagem domiciliar, quando comparada à assistência ambulatorial. Dessa forma, a equipe multiprofissional tem o papel de definir padrões alimentares, comportamentais e psicossociais que, de certa forma, estejam influenciando a condição daquele indivíduo.

À medida que a elucidação diagnóstica é feita, a equipe composta por diferentes profissionais da área da saúde estrutura um plano individual de assistência, garantindo qualidade de vida e sanando todas as necessidades individuais e familiares, durante o processo de cuidado.

Medidas preventivas

As medidas preventivas serão indicadas de acordo com o diagnóstico etiológico da FOI. Políticas de saúde pública como

QUADRO 3 Patologias mais recorrentes na febre de origem indeterminada na atenção domiciliar

Patologia	Sinais e sintomas	Investigação inicial
Tuberculose pulmonar (TB) Tuberculose extrapulmonar (TBEP)	Febre. Tosse (> 2 semanas) ou sem (TBEP). Calafrios, perda de peso e sudorese noturna. Linfadenopatia, taquipneia, macicez à percussão (extrapulmonar)	Bacilos álcool-ácido-resistentes (BAAR) Teste tuberculínico (PPD) Teste molecular rápido para TB (TMR-TB) Xpert/MTB/RIF e Xpert Ultra (testes iniciais recomendados pela Organização Mundial da Saúde para TBEP) Raio x de tórax Hemocultura Cultura de escarro
Abscesso abdominal e pélvico	Dor abdominal persistente. Cirurgias prévias recentes. Dor e massa abdominal à palpação	Tomografia computadorizada (TC) abdominal e pélvica.
Neoplasia	Fatores de risco como tabagismo e história familiar. Linfonodos palpáveis, perda de peso, fadiga. Sintomas como dor, tosse etc. podem sugerir o local do sítio primário ou metastático	Hemograma, urinálise, velocidade de hemossedimentação (VHS), desidrogenase láctica (DHL), ácido úrico. Marcadores tumorais. Direcionados para a suspeita da neoplasia Exames de imagem com ultrassonografia (US), TC e ressonância nuclear magnética (RNM) visando o sítio suspeito da neoplasia Biópsia
HIV	Uso de drogas injetáveis e atividade sexual de alto risco. Diarreia, lesões de pele, infecções oportunistas, linfadenopatia difusa	Teste de anticorpo/antígeno para HIV
Febres hemorrágicas	Epidemiologia local. Mialgia, astenia, sangramentos induzidos ou espontâneos. Calafrios, sudorese. Dor abdominal, vômitos. Erupções cutâneas	Hemograma completo Sorologias específicas direcionadas pela clínica e exame físico.
Rinossinusite aguda e crônica	Dor à palpação em seios da face e arcada dentária superior, cefaleia. História de pólipos nos seios da face e nasais	Radiografia dos seios da face TC de seios da face RNM
Osteomielite	História de cirurgia, traumas prévios e infecções cutâneas. Diabetes e HIV. Dor óssea local, drenagem de secreção purulenta, febre, sinais flogísticos locais, mobilidade do membro reduzida	Hemograma, PCR, VHS, hemocultura Raio x da área afetada US RNM TC Biópsia dos ossos guiada ou aberta
Prostatite aguda ou crônica	História de infecção urinária recorrente. Dor nos testículos, pélvica e perineal. Fluxo urinário reduzido, incontinência, polaciúria, hematúria	Urinálise e urocultura Cultura de secreção prostática Antígeno prostático específico (PSA) sérico US transretal
Abscesso dentário	Dor em arcada dentária. Gengivite, secreção purulenta	TC de arcada dentária
Endocardite infecciosa	Histórico de tratamento dentário recente, cardiopatia congênita, febre reumática, prótese cardíacas, endocardites, uso de substâncias intravenosas. Sintomas insidiosos inespecíficos, como sudorese noturna, dispneia, déficit motor e sensitivo. Calafrios e astenia	Ecocardiografia transtorácica Hemocultura VHS
Febre reumática	Artrite migratória, febre, dispneia e dor torácica. Edema articular, erupções e nódulos cutâneos. Atrito pericárdico e sopro	Antiestreptolisina O Títulos anti-DNAse Ecocardiograma
Lúpus eritematoso sistêmico	Lesões cutâneas fotossensíveis em asa de borboleta no nariz e região malar. Sinais inflamatórios cardíacos, pulmonares e cerebrais. Linfadenopatia	Anticorpos antiácido desoxirribonucleico (DNA) de fita dupla Anticorpos contra antígenos nucleares extraíveis: anticorpos antiproteína ribonuclear (RNP) e anti-Smith (Sm)
Artrite reumatoide	Edema e nódulos articulares, derrames, linfadenopatia. Rigidez matinal, febre baixa. Mialgia. Envolvimento ocular; irite ou episclerite	Fator reumatoide Anticorpos antipeptídio citrulinado cíclico Raio x das articulações

(continua)

QUADRO 3 Patologias mais recorrentes na febre de origem indeterminada na atenção domiciliar (*continuação*)

Patologia	Sinais e sintomas	Investigação inicial
Doença de Crohn e colite ulcerativa	Diarreia, dor abdominal, hiporexia, perda de peso, sangramento digestivo baixo. Hábito intestinal alterado. Fístula retal, massa ou sensibilidade abdominal	Colonoscopia Enema de bário
Febre induzida por medicamento	Uso de fármacos recentes em média de 7 a 10 dias, podendo ocorrer em qualquer tempo de uso. Mais comuns: anticonvulsivantes, antimicrobianos, alopurinol, heparina, anfetaminas, anticolinérgicos	Retirada do fármaco
Infecção por citomegalovírus (CMV)	Linfadenopatia, hepatoesplenomegalia, alterações de retina. Sintomas clínicos geralmente em pacientes imunocomprometidos. Febre, mialgia, sudorese noturna, artralgia, perda de peso	Anticorpos IgM e IgG para CMV
Infecção por vírus Epstein-Barr	Febre, mialgia, torpor, hiporexia, faringite, erupções cutâneas	Hemograma Transaminases Monospot
Coronavírus (covid-19)	Sintomas gripais, tosse, coriza nasal, dispneia. Diarreia, anosmia	RT-PCR para vírus SARS-Cov-2 Sorologia para anticorpos contra vírus SARS-Cov-2 Testes de antígenos do vírus SARS-Cov-2 TC de tórax
Ascaridíase	Tosse não produtiva, hemoptise, urticária. Febre, hepatoesplenomegalia, estertores e sibilância	Exame parasitológico de fezes Hemograma
Hipertireoidismo	Sudorese, intolerância ao calor, perda de peso, irritabilidade e ansiedade, palpitações, alterações do sono. Hipertensão, exoftalmia, lagoftalmia, queda de cabelo. Tireomegalia difusa indolor	TSH T4 livre sérico
Síndrome de Münchhausen	Oscilação rápida da febre com ausência de tremor e sudorese. Frequência cardíaca normal durante a febre. Diferença entre temperatura oral e retal	Hemograma normal
Hepatites	Dor abdominal, náuseas e vômitos, febre baixa, hiporexia, colúria, acolia fecal. Icterícia, hepatomegalia	Transaminases Ácido ribonucleico (RNA) do vírus da hepatite C Antígeno de superfície da hepatite B US de abdome Biópsia hepática
Trombose venosa profunda (TVP)	História de fatores desencadeantes: cirurgias extensas, viagens longas, tabagismo, uso de contraceptivos, HP de TVP, fraturas, gestação. Sinais flogísticos no membro suspeito	D-dímero US com Doppler
Sarcoidose	Febre, mialgia, sintomas dos órgãos comprometidos como alteração visual, tosse, dispneia. Lesões de pele, linfadenopatia, hepatoesplenomegalia	TC de tórax Níveis séricos de enzimas conversoras da angiotensina (ECA) Biópsia tecidual
Cirrose Hepática	Perda de peso, acolia fecal, febre, ascite, icterícia, ginecomastia, edema	Transaminases e bilirrubinas Hemograma Albumina sérica Razão normalizada internacional Biópsia hepática
Feocromocitoma	Palpitações, diaforese, cefaleia, hipertensão, febre, hipotensão postural, manchas café com leite se houver associação a neurofibromatose	Urina 24 horas com catecolaminas e metanefrinas Metanefrinas fracionadas séricas TC ou RNM do abdome e pelve
Leishmaniose visceral	Febre, astenia, perda de peso, hepatoesplenomegalia, infecções secundárias em outros sítios. Linfonodomegalia	Pesquisa de anticorpos *Leishmania* Reação em cadeia de polimerase Cultura de sangue ou tecido. Exame microscópico do espécime em aspirados, esfregaços e biópsias

Fonte: adaptado de BMJ Best Practice, 2021.[6]

vacinação, controle de vetores, controle ambiental, vigilância epidemiológica, saneamento básico, água tratada e educação em saúde podem reduzir diversas doenças infectocontagiosas causadoras de FOI; destacamos as febres hemorrágicas, parasitoses, covid-19, hepatites virais e tuberculose.

Programas e protocolos bem definidos que permitam acesso a testagem e tratamento de forma acessível e ágil reduzem o risco de FOI, com testes rápidos para doenças sexualmente transmissíveis, profilaxia pré e pós-exposição sexual desprotegida, além de testagens rápidas para casos suspeitos de tuberculose e leishmaniose visceral, e rastreio de neoplasias quando indicativos de redução de morbimortalidade.

Profilaxia medicamentosa, quando bem indicada, como antibioticoterapia em imunossuprimidos e neutropênicos, anticoagulação em cenários de alto risco para trombose venosa profunda ou embolia pulmonar, fazem parte das medidas de prevenção da FOI.

Destacamos a importância de diagnosticar antecipadamente as complicações clínicas da FOI como mecanismo de prevenção de complicações maiores, como infecções bacterianas, bem como a sepse. O critério constitucional para infecções bacterianas em moradores de instituições de longa permanência pode alertar essas complicações e prevenir maiores agravos.

Programas de educação continuada aos profissionais de saúde e educação em saúde aos pacientes podem minimizar a hipermedicalização, reduzindo a febre medicamentosa como causa de FOI. Também é importante salientar a presença da fisioterapia respiratória e da fonoaudiologia, a fim de prevenir infecções por pneumonias por broncoaspiração.

Tratamento

O tratamento será guiado de acordo com a etiologia identificada. Na população adulta, observa-se uma resolução espontânea dos casos de FOI em mais de 75% dos casos, independentemente de ter sido estabelecido um diagnóstico. A terapia empírica, visando aos processos infecciosos, está indicada nos casos de pacientes com FOI em estado crítico e/ou neutropênicos ou imunocomprometidos. Nesses pacientes, existe maior frequência de infecções por bactérias resistentes e fungos como causa da febre, sendo recomendado o uso de antibióticos/antifúngicos de amplo espectro, imediatamente após a coleta de material adequado para cultura. Ao contrário, nos pacientes estáveis ou que não estejam em estado de neutropenia ou imunodeficiência, a terapia empírica pode atrapalhar o diagnóstico e, raramente, tem eficácia no tratamento da FOI. Recomenda-se, nesses casos, uma terapia específica.

Manejo na atenção domiciliar e quando encaminhar

Em nosso país, de dimensão continental e várias diversidades regionais, a realização de exames laboratoriais e de imagem por muitas vezes é fator complicador para a investigação da origem da febre. Existem protocolos que auxiliam no diagnóstico clínico e tratamento empírico da FOI, bem como eleição da gravidade do quadro, a fim de avaliar o risco e benefício da mobilização desses pacientes, e de evitar o estresse do transporte, o tempo de exposição a patologias hospitalares e a realização de exames que não modificam a conduta clínica.[7,8]

Entretanto, nos casos em que é imperativo o isolamento do agente causador, imunossuprimidos graves ou pacientes com infecção de repetição, deve-se iniciar a busca laboratorial pelo diagnóstico etiológico. Alguns diagnósticos com forte suspeita clínica podem ter seu tratamento iniciado em casa, muitas vezes com a investigação realizada por equipe interdisciplinar.

Pacientes em bom estado geral, sem sinais de infecção grave, podem e devem ser manejados empiricamente em domicílio, com medicação oral ou injetável, de acordo com a manifestação do quadro clínico e possível diagnóstico, com o apoio das equipes do serviço de atenção domiciliar (SAD). Em pessoas estáveis, mas com risco aumentado de descompensação clínica ou baixa reserva funcional e queda do estado geral, deve-se optar por reavaliação em até 24 horas.[8]

Para indivíduos em cuidados paliativos, especialmente onde a terminalidade da vida se aproxima, deve-se avaliar a obstinação terapêutica (se há ou não melhora da qualidade de vida). Entretanto, a manutenção de antibióticos de baixo perfil colateral, em pacientes que já estejam em uso de sonda enteral, ou de aplicação tópica, pode diminuir a presença de secreção purulenta respiratória e feridas tumorais com odor fétido, reforçando a ortotanásia.[8]

Situações com necessidade de suporte hospitalar

Indivíduos que cursam com instabilidade hemodinâmica, dispneia, dor e desidratação grave não controlada no domicílio, crise convulsiva associada a quadro infeccioso, necessidade de exames diagnósticos ou de terapêutica e monitorização mais intensivas e falta de retaguarda de cuidados no

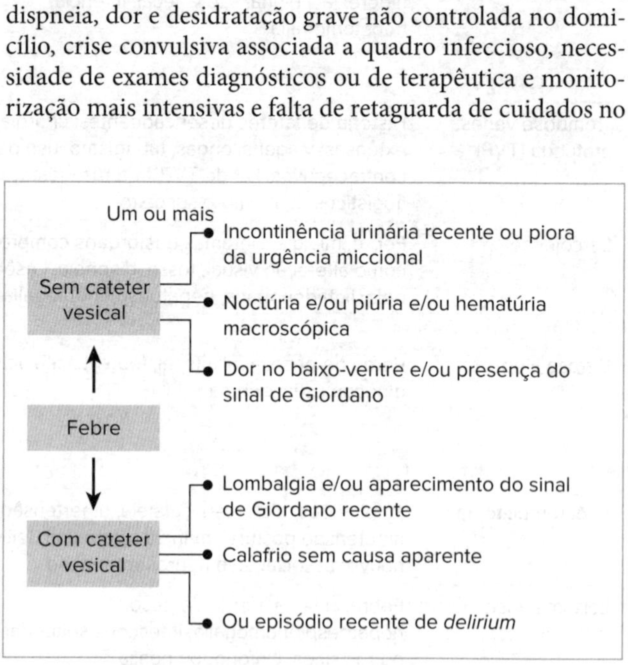

FIGURA 1

Infecção do trato urinário.

Fonte: elaborada pelos autores.

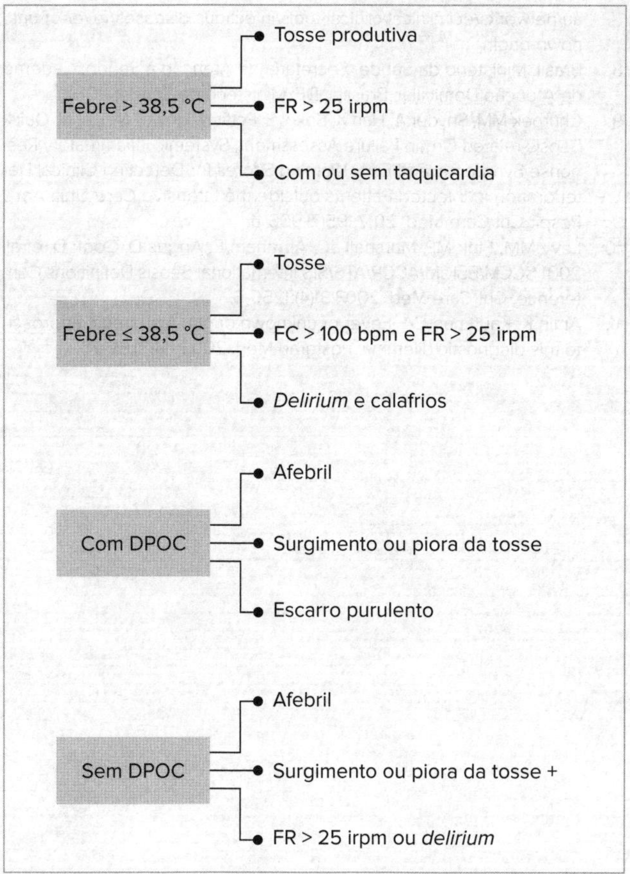

FIGURA 2

Infecção do trato respiratório.

Fonte: elaborada pelos autores.

domicílio devem ser encaminhados à emergência/hospitalização,[8] especialmente nos quadros a seguir.

Sepse

Sempre que houver suspeita de sepse, pelo risco de insuficiência de múltiplos órgãos e choque, é indicada a avaliação hospitalar, com a instituição de antibioticoterapia empírica de amplo espectro na primeira hora, referenciados pelos patógenos mais prováveis do sítio da infecção.

A reposição volêmica deve ser estabelecida na presença do choque ou sinais de hipoperfusão. O uso de critérios de estratificação de risco auxilia no diagnóstico precoce da sepse. O critério de síndrome da resposta inflamatória sistêmica é amplamente empregado na clínica em pacientes com suspeita de infecção, pois não necessita de exames complementares complexos, embora tenha baixa especificidade.[9] Por esse motivo, foi recomendada a substituição pelas definições do Sepsis-3 em 2016, com maior aplicabilidade nas unidades de terapia intensiva pela necessidade de exames complementares não acessíveis de forma ágil em algumas realidades.

A presença de dois ou mais dos seguintes critérios do síndrome da resposta inflamatória sistêmica indica suspeita de sepse:[10]

- Temperatura: > 38,3 °C ou < 36 °C.
- Taquicardia: > 90 bpm.
- Taquipneia: > 20 rpm.
- Leucocitose: > 12.000/microlitro.
- Leucopenia: < 4.000/microlitro.
- Contagem normal de leucócitos com > 10% de formas imaturas.
- Hiperglicemia na ausência de diabetes *mellitus* (> 140 mg/dL).
- Estado mental alterado agudamente.

Doença do coronavírus (covid-19)

Trata-se de infecção respiratória aguda potencialmente grave, que pode evoluir para a síndrome do desconforto respiratório agudo em decorrência de pneumonia viral causada pelo SARS-Cov-2. Por essa razão, os quadros clínicos com critérios de gravidade devem ser encaminhados às unidades hospitalares. Idade avançada e patologias prévias são apontadas como fatores de risco. Clinicamente a doença cursa com febre, dispneia, tosse e/ou fadiga, diarreia e anosmia, entre outros sintomas inespecíficos. Medidas de prevenção de contato dos sintomáticos respiratórios são recomendadas. A indicação da imunização é promissora no que se refere à redução dos quadros clínicos de maior gravidade. Ainda não há recomendação de tratamento específico, no entanto as evoluções estão ocorrendo de forma rápida. Recomenda-se tratamento com sintomáticos para os casos leves e suporte clínico hospitalar aos casos classificados como graves.

Paciente imunocomprometidos ou neutropênicos

A instituição do tratamento empírico contra infecções fúngicas e bacterianas em pacientes imunocomprometidos e neutropênicos é recomendada e justificada por se tratar de condições clínicas específicas e pela gravidade das doenças sistêmicas, indicando a necessidade de internação hospitalar considerando os quadros clínicos individualizados.[11]

Suspeita de arterite de células gigantes

A indicação de encaminhamento hospitalar é fundamental, pelo risco da perda visual diante da suspeita de arterite de células gigantes, instituindo o tratamento com corticosteroide até a exclusão diagnóstica feita pela biópsia da artéria temporal.[11] Cefaleia localizada, mal-estar, dor de garganta e mandíbula, perda de visão associada a redução do pulso, sensibilidade, nodulações na artéria temporal e velocidade de hemossedimentação aumentada, mesmo que inespecífica, podem sugerir o diagnóstico.

Referências

1. Bosilkovski M, Baymakova M, Dimzova M. Fever of Unknown Origin (FUO): towards a uniform definition and classification system. Erciyes Med J. 2020;42(2):121-6.

2. Durack DT, Street AC. Fever of unknown origin--reexamined and redefined. Curr Clin Top Infect Dis. 1991;11:35-51.
3. Hersch EC, Oh RC. Prolonged Febrile Illness and Fever of Unknown Origin in Adults. Am Fam Physician. 2014;90(2):91-6.
4. Stone ND, Ashraf MS, Calder J, Crnich CJ, Crossley K, Drinka PJ, et al. Surveillance Definitions of Infections in Long-Term Care Facilities: Revisiting the McGeer Criteria. Infect Control Hosp Epidemiol. 2012;33(10):965-77.
5. Knockaert DC, Vanderschueren S, Blockmans D. Fever of unknown origin in adults: 40 years on. J Intern Med. 2003;253(3):263-75.
6. Avaliação da febre de origem desconhecida em adultos - Diagnóstico diferencial dos sintomas. BMJ Best Practice. 2021.
7. Emergency Care Institute. Fever of Unknown Origin. [Internet]. [acesso em dezembro de 2021]. Disponível em: https://aci.health.nsw.gov.au/networks/eci/clinical/clinical-tools/infectious-diseases/fever-of-unknown-origin
8. Brasil. Ministério da Saúde. Secretaria de Atenção à Saúde. Caderno de Atenção Domiciliar. Brasília, DF: Ministério da Saúde; 2013.
9. Churpek MM, Snyder A, Han X, Sokol S, Pettit N, Howell MD, et al. Quick Sepsis-related Organ Failure Assessment, Systemic Inflammatory Response Syndrome, and Early Warning Scores for Detecting Clinical Deterioration in Infected Patients outside the Intensive Care Unit. Am J Respir Crit Care Med. 2017;195(7):906-11.
10. Levy MM, Fink MP, Marshall JC, Abraham E, Angus D, Cook D, et al. 2001 SCCM/ESICM/ACCP/ATS/SIS International Sepsis Definitions Conference. Crit Care Med. 2003;31(4):1250-6.
11. Amin K, Kauffman CA. Fever of unknown origin: A strategic approach to this diagnostic dilemma. Postgrad Med. 2003;114(3):69-75.

Quadros infecciosos

Capítulo 2

Suspeita de sepse

Joana Rebesquini Teixeira
Tiago Maas

PONTOS-CHAVE

- Sepse é uma situação clínica comum, mas ainda pouco reconhecida no contexto domiciliar, apesar de dados apontarem que até 80% dos casos de sepse tenham origem em infecções comunitárias.
- Consiste na presença de disfunção orgânica ameaçadora à vida secundária à resposta inflamatória desregulada do organismo à infecção.
- O pronto reconhecimento, abordagem precoce com antibioticoterapia e reposição volêmica, assim como o rápido encaminhamento a um serviço de maior complexidade são pontos divisores para uma recuperação ou um pior desfecho.
- As decisões sobre o manejo da sepse precisam ser discutidas com a família, à luz dos cuidados paliativos e prevenção quaternária, considerando a individualidade de cada caso.

OBJETIVOS DE APRENDIZAGEM

Ao final do capítulo, o leitor deverá ser capaz de:

- Compreender a importância e o impacto da sepse na atenção domiciliar.
- Reconhecer os quadros suspeitos de sepse.
- Manejar inicialmente o quadro suspeito no domicílio, realizando a transferência adequada a um serviço de maior complexidade quando necessário, por meio de uma classificação diagnóstica objetiva e uma comunicação assertiva.

Definição

A sepse é definida como uma disfunção orgânica, com perigo à vida, causada por uma resposta desregulada à infecção, segundo consenso atual.[1] Diferentemente do conceito antigo de "infecção generalizada", a infecção causadora da sepse pode estar localizada em um órgão específico, como em uma pneumonia ou uma celulite. Nesse caso, o quadro séptico é uma resposta inflamatória exagerada e autorregulada que gera uma disfunção de outros órgãos e sistemas.[2]

O tempo gasto para iniciar o tratamento de um quadro séptico é crucial para o prognóstico do paciente atendido. Assim como no manejo de um infarto agudo do miocárdio costuma-se dizer que "tempo é miocárdio", na sepse "tempo é vida." Quanto maior a demora para suspeitar, tratar e encaminhar, maior a mortalidade. Estudos e diretrizes recentes enfatizam que, nas emergências, a terapêutica apropriada deve ser iniciada na primeira hora de atendimento.[3]

Os casos de sepse vêm aumentando progressivamente nos últimos anos, em virtude do envelhecimento populacional vivenciado no país. A despeito disso, as taxas de mortalidade nas Unidades de Terapia Intensiva (UTI) têm reduzido no mesmo período, chegando aos 30% segundo dados recentes.[4] Mesmo assim, a sepse persiste como a principal causa de morte nas Unidades de Terapia Intensiva (UTI) e uma das principais causas de mortalidade hospitalar tardia, superando o infarto do miocárdio e o câncer.[5]

Considerando sua relação com diversos determinantes sociais do processo saúde-doença, e por ser uma das grandes causas evitáveis de morte, o combate à sepse tem ganhado destaque em diversas publicações, as quais abordam possíveis estratégias de prevenção que estão ligadas à vacinação, ao controle de resistência bacteriana, ao acesso universal à saúde e a padrões mínimos de higiene, de água potável e de saneamento básico.[6]

Em virtude do perfil mais prevalente de pessoas atendidas no domicílio – idosos frágeis, acamados, portadores de condições crônicas, imunossuprimidos, dentre outros –, enfatiza-se neste capítulo a importância do rápido reconhecimento dos quadros sépticos e da abordagem apropriada.

Etiologia

A sepse é causada pela exposição a um germe invasor ou sua toxina, que desencadeia uma resposta inflamatória com a finalidade de controlar essa ameaça ao organismo. Bactérias

Gram-positivas (*Staphylococcus aureus* e *Streptococcus pneumoniae*), Gram-negativas (*Escherichia coli*, *Klebsiella sp* e *Pseudomonas aeruginosa*), fungos e vírus, como o do Sars-CoV-2 (Covid-19), são os microrganismos que mais causam sepse nos dias atuais.[5] Entretanto, qualquer microrganismo pode estar implicado na causa, incluindo protozoários, micobactérias, espiroquetas, dentre outros.

O foco mais comum de sepse é o respiratório, que representa algo em torno de 60% dos casos, sendo outros focos habituais: abdominal, corrente sanguínea e trato geniturinário. Novamente, a infecção pode se originar em qualquer órgão ou sistema do corpo, o que nem sempre é identificado no momento inicial de avaliação.[5]

Diagnóstico

Os critérios diagnósticos da sepse têm mudado muito ao longo das últimas décadas. Em 1992, conforme painel de especialistas, a sepse foi definida como duas ou mais características da Síndrome da Resposta Inflamatória Sistêmica (SIRS), somada a uma infecção (Tabela 1).

TABELA 1 Critérios da Síndrome da Resposta Inflamatória Sistêmica (SIRS)

Temperatura	> 38 ou < 36 graus Celsius
Frequência cardíaca	> 90 bpm
Frequência respiratória	> 20 irpm (ou $PaCO_2$ < 32 mmHg)
Leucócitos	> 12.000, < 4.000 ou > 10% de formas jovens

Fonte: Singer M et al., 2016[1].

Em 2016, conforme o III Consenso Internacional de Sepse, esta foi definida como suspeita de infecção associada a um aumento de dois pontos no escore *Sequential Organ Failure Assessment* (SOFA), ou dois pontos isolados no escore *Quick Sequential Organ Failure Assessment* (qSOFA), demonstrados na Tabela 2.[1]

TABELA 2 Escore qSOFA, no qual cada critério vale 1 ponto

Respiratório	FR ≥ 22
Sistema nervoso – Glasgow	Alteração do nível de consciência
Circulatório	Pressão sistólica ≤ 100

Fonte: Chakraborty e Burns, 2021[2].

Recentemente foram divulgadas novas recomendações da diretriz *Surviving Sepsis Campaign* (SSC),[7] a qual recomenda a não utilização do *qSOFA* como única ferramenta de rastreio para sepse ou choque séptico em comparação com outros escores, como *National Early Warning Score 2* (*NEWS 2*), *Modified Early Warning Scores* (*MEWS*) e Síndrome da Resposta Inflamatória Sistêmica (SIRS).

Considerando o contexto domiciliar, não há nenhuma ferramenta específica definida para esse fim, restando o uso criterioso dos diferentes escores disponíveis. Em razão do seu perfil mais abrangente e por ter validação para a língua portuguesa, sugere-se o uso do escore *National Early Warning Score 2* (*NEWS 2*), o qual tem como objetivo padronizar a avaliação, podendo ser utilizado no período pré-hospitalar, na admissão hospitalar e durante a internação.[8]

Conforme demonstrado na Tabela 3, tal instrumento é composto dos seguintes indicadores: frequência respiratória, saturação de oxigênio, temperatura, pressão arterial sistólica, frequência cardíaca, nível de consciência e uso de oxigênio auxiliar. Possui também uma avaliação específica para pacientes com insuficiência respiratória hipercápnica, como Doença Pulmonar Obstrutiva Crônica (DPOC). Seu escore final é calculado por valores atribuídos a cada um dos itens, variando o valor total entre 0 (melhor prognóstico) e 23 (pior prognóstico). O escore *NEWS 2* é tão sensível quanto os critérios de SIRS e está imediatamente disponível, pois não requer exames laboratoriais.[9]

Pensando em sepse no domicílio – manifestações clínicas

As manifestações clínicas são variadas e dependem da resposta imune do paciente, do sítio inicial da infecção e do germe causador da sepse. Ao chegar no domicílio, além da identificação e observação do ambiente, deve-se acomodar o paciente e aferir os sinais vitais. A aferição deve ser feita de forma sistemática pelos técnicos de enfermagem, enfermeiros e demais profissionais de saúde.

Os sinais vitais são valiosos e, por meio deles, pode-se identificar se há bandeiras vermelhas (*red flags*) para a suspeita de sepse. Posteriormente, uma história clínica e um exame físico completo devem ser realizados pelos componentes da equipe – dessa maneira, é crucial que todos saibam os locais comuns de infecção nos quadros sépticos: pulmonar, abdominal, corrente sanguínea, trato geniturinário e pele. Revisar órgãos e sistemas é útil nos casos em que não se identifica o foco infeccioso inicialmente.[10]

A avaliação da pressão arterial é relevante na suspeita de sepse. A pressão pode estar normal em casos iniciais, porém, à medida que o quadro séptico progride, a hipotensão se instala, podendo evoluir ao choque séptico e disfunção de múltiplos sistemas pela hipoperfusão tecidual.

A contagem das frequências cardíaca e respiratória deve ser realizada em um minuto, evitando-se contagens parciais em 15 ou 30 segundos e multiplicações dos dados. A frequência cardíaca acima dos parâmetros de normalidade com o paciente em repouso é outro elemento considerável e configura uma resposta compensatória comum do organismo no contexto de infecção e inflamação.

Assim como a taquicardia, a taquipneia é um parâmetro valioso e, quando somada a batimento de asas nasais, tiragem de fúrcula, retração costal e uso da musculatura acessória do pescoço, apontam para disfunção orgânica respiratória. A hipoxemia no oxímetro de pulso pode ocorrer, apesar

TABELA 3 National Early Warning Score 2 (*NEWS 2*) – versão brasileira.

Parâmetros Fisiológicos	Pontuação						
	3	2	1	0	1	2	3
Frequência respiratória (por minuto)	≤ 8		9-11	12-20		21-24	225
SpO_2 % – Escala 1	≤ 91	92-93	94-95	≥ 96			
SpO_2 % – Escala 2	≤ 83	84-85	86-87	88-92 ≥ 93 em ar ambiente	93-94 com oxigênio	95-96 com oxigênio	≥ 97 com oxigênio
Ar ambiente ou		Oxigênio		Ar ambiente			
Pressão arterial sistólica (mmHg)	≤ 90	91-100	101-110	111-219			≥ 220
Pulso (por minuto)	≤ 40		41-50	51-90	91-110	111-130	≥ 131
Consciência				Alerta			Confusão Resposta a voz ou dor Irresposivo
Temperatura (ºC)	≤ 35,0		35,1-36,0	36,1-38,0	38,1-39,0	≥ 39,1	

Fonte: National Early Warning Score 2 (*NEWS 2*) @Royal College Of Physicians 2017. Adaptação transcultural para português. Brasil, 2018.

de algumas vezes não ser uma medida fidedigna, em decorrência da hipoperfusão da circulação periférica.

Outro dado objetivo são as alterações glicêmicas, que podem ocorrer tanto nos pacientes diabéticos, com hiperglicemia ou hipoglicemia, quanto nos pacientes sem histórico de diabetes, com hiperglicemia, podendo ser uma pista para a sepse, pois reflete a ação dos hormônios contrarreguladores como epinefrina, cortisol e glucagon no contexto de infecção.

Deve-se lembrar que tais achados podem ser modificados por doenças ou medicamentos de uso contínuo do paciente, como em cardiopatas que usam betabloqueadores, os quais podem não apresentar uma taquicardia esperada quando ocorre queda da pressão arterial. Já pacientes mais jovens frequentemente desenvolvem uma taquicardia grave e prolongada, não apresentando hipotensão, até que ocorra uma descompensação aguda posterior, muitas vezes de forma repentina. Pacientes com hipertensão crônica podem desenvolver hipoperfusão crítica com pressão arterial mais alta do que pacientes saudáveis.

Na anamnese, relatos de febre ou hipotermia geralmente são a mais importante pista etiológica. No entanto, deve-se atentar para o fato de que a febre pode não estar presente, sobretudo em pacientes idosos e imunocomprometidos. Ressalta-se que a ausência de febre não deve descartar a suspeita de sepse. Sintomas respiratórios, gastrintestinais e geniturinários devem ser questionados, se não forem mencionados espontaneamente. Uma revisão de sistemas mais ampla é útil nos casos oligossintomáticos.

A redução da diurese reflete a disfunção orgânica renal de uma forma bem precoce, até mesmo antecedendo as alterações laboratoriais. Por esse motivo, deve-se questionar ativamente sobre volume e frequência de diurese, assim como dor e ardência para urinar.

No exame físico, um ponto facilmente dimensionado é o tempo de enchimento capilar. Quando maior que 3 segundos, correlaciona-se com a hipoperfusão tecidual periférica. Quanto mais grave o quadro de sepse, maior o tempo de enchimento capilar, assim como a redução do tempo após tratamento significa uma melhora terapêutica.

Já em nível neurológico a alteração da consciência pode ocorrer de maneira hipoativa ou hiperativa, sendo que a forma mais comum é hipoativa, com achados como sonolência excessiva e diminuição ou ausência de interação aos estímulos. As alterações hiperativas ocorrem com agitação e/ou irritabilidade fora do basal e os familiares e cuidadores devem ser consultados para maior esclarecimento das alterações comportamentais.

Todo paciente acamado deve ser avaliado ativamente na busca por eventuais lesões por pressão, especialmente nos locais mais comuns, como região sacral, trocânteres femorais e calcanhares. Lesões novas ou já estabelecidas que apresentem sinais flogísticos e/ou piora recente podem sugerir quadro de celulite, por exemplo.

É importante destacar que a apresentação clínica da sepse é semelhante à de muitas outras condições, como: pancreatite, insuficiência cardíaca congestiva descompensada, trombose pulmonar, grandes queimados, entre outras.

ATENÇÃO

Pacientes diabéticos, idosos, etilistas, esplenectomizados, bem como em uso de medicações imunossupressoras (corticosteroides, quimioterápicos, imunomoduladores), ou com neoplasias avançadas, aplasia de medula, dentre outras condições têm maior risco de complicação e/ou choque séptico rápidos.

Choque séptico

É a sepse associada à necessidade de droga vasoativa para manter a pressão arterial média > 65 mmHg e lactato acima de 2 mmol/L mesmo após a reposição volêmica adequada.

TABELA 4 Manifestações clínicas de sepse – sinais e sintomas

Respiratório	Tosse, mudança do padrão da tosse e/ou da coloração do escarro. Taquipneia, frequência respiratória > 20 irpm. Batimento da asa nasal e tiragem de fúrcula. Alterações na ausculta pulmonar – crepitações, sibilos, roncos, diminuição do murmúrio vesicular.
Pele	Hiperemia, calor, rubor, secreção purulenta, tecidos necróticos, abscessos subjacentes. Sinais flogísticos em lesões por pressão (LPP) nos pacientes acamados. Cateteres, sondas e ostomias devem ser examinados. Se houver indícios de infecção, devem ser removidos o mais breve possível.
Circulatório	PAS < 90 mmHg, ou menos de dois desvios-padrão abaixo do normal para a idade. PAM < 70 mmHg. Extremidades frias, redução do enchimento capilar, cianose ou manchas (livedo reticular) podem indicar choque. FC > 90 bpm ou > de dois desvios-padrão acima do valor normal para a idade.
Infeccioso	Temperatura > 38,3 ou < 36 °C.
Sistema nervoso central	Rigidez de nuca, estado mental alterado, hipoativo ou hiperativo.
Geniturinário	Disúria, odor fétido da urina, piúria, oligúria ou anúria; caso ocorram a sonda vesical deve ser retirada ou trocada. Débito urinário < 0,5 mL/kg/hora por pelo menos duas horas, apesar da ressuscitação adequada com fluidos. Secreção vaginal ou uretral.
Abdominal	Presença de diarreia, sangue ou muco nas fezes, dor à palpação abdominal, peritonismo, abdome em tábua. Íleo ou ruídos intestinais ausentes costumam ser um sinal de hipoperfusão em estágio final.
Hormonal	Hiperglicemia (> 140 mg/dL ou 7,7 mmol/L) na ausência de diabetes. Hipoglicemia sem causa aparente.
Hepática	Icterícia.

Fonte: adaptado de Velasco et al.[5]

Abordagem multidisciplinar pela equipe de atenção domiciliar

Medidas preventivas

A prevenção de quadros sépticos passa pelos cuidados básicos de prevenção de infecção, comentados na introdução do capítulo.[6] Cabe à equipe orientar sobre a correta lavagem de mãos, bem como sua frequência, além do uso de luvas ao realizar curativos e procedimentos. Podem ser feitas orientações referentes à higiene dos ambientes, aos cuidados com alimentação e ao descarte de lixo e resíduos em locais apropriados. As carteiras de vacinação podem ser revisadas e atualizadas, sendo que vacinas específicas podem ser solicitadas em algumas condições, como a vacina pneumocócica para idosos com DPOC, por exemplo. A lista completa de vacinas para grupos especiais pode ser obtida no site da Sociedade Brasileira de Imunizações (https://sbim.org.br/).

Além disso, uma das principais ações para evitar a evolução da sepse para um quadro grave, como o choque séptico, é a vigilância de infecções, com treinamento da equipe para o rápido reconhecimento dos quadros suspeitos de sepse, bem como a educação para familiares e cuidadores. Uma das iniciativas conduzidas pela entidade Sepsis Alliance pode ser usada para capacitação deste último grupo, consistindo no acrônimo TIME (tempo, em português), no qual cada letra representa um critério diferente de alerta: temperatura anormal, sintomas e sinais de infecção, declínio mental e extremamente doente.[11]

Tratamento

Para auxiliar a equipe assistente no dimensionamento da gravidade do quadro, sugere-se o uso do escore *NEWS 2*, que conta na Tabela 3. Uma pontuação entre 0 e 4, desde que não contenha nenhum item de 3 pontos, configura um quadro de baixo risco. Nesse momento, deve-se levar em consideração que tipo de equipe está prestando o atendimento.

- Equipes de Atenção Primária à Saúde: iniciar com antibioticoterapia e, caso não responda com melhora clínica em 24 a 48 horas, considerar o referenciamento do paciente para alguma EMAD, se estiver disponível na cidade, tiver condições de atender o caso no mesmo dia e possuir um protocolo de atendimento a sepse. Caso contrário, o paciente deve ser encaminhado para um serviço de urgência/emergência ou hospital.
- Equipes Multiprofissionais de Atenção Domiciliar (EMAD): a equipe pode iniciar antibioticoterapia parenteral conforme o local de infecção mais provável. Há documentos que norteiam o uso de antibióticos no contexto domiciliar, como as Diretrizes Brasileiras de Antibioticoterapia Parenteral Domiciliar – *Outpatient Parenteral Antimicrobial Therapy* (*OPAT*).[12] Além disso,

deve-se coletar exames laboratoriais: culturas, dois pares de hemocultura, urocultura e cultura de escarro, hemograma, proteína C reativa, lactato, gasometria arterial (se disponível), função renal, eletrólitos, função hepática e marcadores inflamatórios. Ainda, considerar hidratação 30 mL/kg com cristaloides se hipotensão e hipoperfusão tecidual – essa hidratação deve ser feita em alíquotas de 500 mL com reavaliações frequentes da perfusão e possibilidade de congestão.[5] Sugere-se que as equipes tenham sempre disponível no carro um *kit* para o manejo precoce de sepse, contendo alguns frascos de antibióticos parenterais, soluções cristaloides e tubos para coletas de exames.

Encaminhamento

Pontuações de 5 a 6 pontos são de risco médio, enquanto 7 pontos ou mais configuram um quadro de alto risco. Nesses casos, a transferência imediata a um serviço de saúde de maior complexidade deve ser feita, independente da equipe assistente, pois, via de regra, tais pacientes necessitam de suporte avançado à vida em Unidade de Terapia Intensiva com monitorização contínua.[8] O escore *NEWS 2* auxilia na triagem e na comunicação da gravidade do paciente para ambulância e serviços hospitalares e deve ser usado de forma sistemática nos quadros suspeitos de sepse.[13]

Ainda, deve-se pensar em transferência quando não for possível realizar procedimentos como drenagem de abscessos e debridamento de tecidos necróticos, lembrando ainda que em alguns casos até amputações são necessárias para eliminar o foco infeccioso.

Planejamento de ações

É importante salientar que o manejo de cada caso deve ser pautado sob a perspectiva dos cuidados paliativos, por meio da decisão compartilhada. Por se tratar de quadro potencialmente grave e ameaçador da vida, deve-se considerar os desejos prévios e atuais do paciente e de sua família, bem como diretivas antecipadas de vontade, se disponíveis. O simples encaminhamento ao serviço de urgência sem a discussão prévia sobre prognóstico e planos de cuidado pode incorrer em iatrogenia e futilidade terapêutica, a depender do quadro clínico. Nas situações em que a família optar pelo manejo domiciliar exclusivo, devem ser adotadas medidas de suporte e de conforto, de acordo com os princípios dos cuidados paliativos, os quais devem ser consultados em materiais específicos.[14]

Referências

1. Singer M, Deutschman CS, Seymour C, Shankar-Hari M, Annane D, Bauer M, et al. The third international consensus definitions for sepsis and septic shock (sepsis-3). JAMA - Journal of the American Medical Association.2016 Feb 23;315(8):801-10.
2. Chakraborty RK, Burns B. Systemic Inflammatory Response Syndrome. StatPearls [Internet]. 2021 Jul 28 [cited 2021 Oct 21]; Disponível em: https://www.ncbi.nlm.nih.gov/books/NBK547669/
3. Seymour CW, Gesten F, Prescott HC, Friedrich ME, Iwashyna TJ, Phillips GS, et al. Time to Treatment and Mortality during Mandated Emergency Care for Sepsis. http://dx.doi.org/101056/NEJMoa1703058 [Internet]. 2017 May 21 [cited 2021 Oct 21];376(23):2235–44. Disponível em: https://www.nejm.org/doi/full/10.1056/nejmoa1703058
4. Lobo SM, Rezende E, Mendes CL, de Oliveira MC. Mortality due to sepsis in Brazil in a real scenario: The Brazilian ICUs project. Revista Brasileira de Terapia Intensiva. Associacao de Medicina Intensiva Brasileira – AMIB.2019;31:1-4.
5. Velasco IT, Neto RAB, Souza HP, Marino LO, Marchini JFM, Alencar JCG. Medicina de Emergência: Abordagem Prática. 1.ed. Velasco T, Neto R, Souza H (eds.). São Paulo: Manole, 2020;I:1-1776.
6. World Health Organization. Current evidence, identifying gaps and future directions GLOBAL REPORT ON THE EPIDEMIOLOGY AND BURDEN OF SEPSIS [Internet]. 2020. Disponível em: http://apps.who.int/bookorders.
7. Evans L, Rhodes A, Alhazzani W, Antonelli M, Coopersmith CM, French C, et al. Surviving sepsis campaign: international guidelines for management of sepsis and septic shock 2021. Intensive care medicine [Internet]. 2021 Oct 2; Disponível em: http://www.ncbi.nlm.nih.gov/pubmed/34599691.
8. Oliveira APA de, Urbanetto J de S, Caregnato RCA. National Early Warning Score 2: adaptação transcultural para o português do Brasil. Revista Gaúcha de Enfermagem [Internet].2020 Oct 26 [cited 2021 Oct 21];41:e20190424. Disponível em: http://www.scielo.br/j/rgenf/a/Wc46R8wyJdLrGyffZQQQCcw/?lang=pt.
9. Machado FR, de Assunção MSC, Cavalcanti AB, Japiassú AM, de Azevedo LCP, Oliveira MC. Getting a consensus: Advantages and disadvantages of Sepsis 3 in the context of middle-income settings. Vol. 28, Revista Brasileira de Terapia Intensiva. Associacao de Medicina Intensiva Brasileira – AMIB.2016;361-5.
10. Sepsis syndromes in adults: Epidemiology, definitions, clinical presentation, diagnosis, and prognosis - UpToDate [Internet]. [cited 2021 Oct 21]. Disponível em: https://www.uptodate.com/contents/sepsis-syndromes-in-adults-epidemiology-definitions-clinical-presentation-diagnosis-and-prognosis?search=sepsis&source=search_result&selectedTitle=1~150&usage_type=default&display_rank=1.
11. Durning MV. A Review for Home Healthcare Clinicians [Internet]. 2020. Disponível em: www.homehealthcarenow.org.
12. Lúcia A, Lima LM, Domingos De Oliveira PR, Cordeiro De Carvalho V, Cimerman S, Gales AC, et al. Diretrizes brasileiras para terapia antimicrobiana parenteral ambulatorial (outpatient parenteral antimicrobial therapy-opat).
13. Rhodes A, Evans LE, Alhazzani W, Levy MM, Antonelli M, Ferrer R, et al. Surviving Sepsis Campaign: International Guidelines for Management of Sepsis and Septic Shock: 2016. Intensive Care Medicine.2017 Mar 1;43(3):304-77.
14. Bruera E, Higginson I, von Gunten C, Morita T. Textbook os Palliative Medicine and Supportive Care.2021;1:1-993.

Quadros infecciosos

Capítulo 3

Infecções do trato urinário

Kleber Proietti Andrade
Lissa Carvalho Werneque
Rafaella Rosa de Oliveira Fernandes

PONTOS-CHAVE

- A infecção do trato urinário pode ser sintomática ou assintomática, sendo prevalente na população geriátrica e podendo evoluir com complicações sistêmicas.
- Diabetes *mellitus* e imunossupressão, fatores relacionados ao envelhecimento, estão associados a uma maior predisposição ao surgimento dos quadros de infecção do trato urinário.
- Quadros de pielonefrite aguda podem se apresentar com sintomas gastrintestinais inespecíficos, como dor abdominal, náuseas e vômitos.
- Idosos comumente apresentam quadros oligossintomáticos, na ausência de febre ou leucocitose no hemograma.

OBJETIVOS DE APRENDIZAGEM

Ao final do capítulo, o leitor deverá ser capaz de:

- Descrever as manifestações clínicas de infecção do trato urinário em atenção domiciliar.
- Orientar o diagnóstico em contexto domiciliar.
- Aplicar critérios clínicos adequados para a indicação de antibioticoterapia.
- Prescrever o esquema terapêutico mais adequado a cada caso.
- Embasar as condutas preventivas.
- Compreender a diferenciação de acometimentos leves a infecções graves, bem como quando referenciar para atenção secundária, como os serviços de atenção domiciliar, ou terciária.

Definição

A infecção do trato urinário (ITU) se define como uma reação do trato urinário em resposta à infecção por patógenos, na maioria das vezes, bacterianos. Pode ocorrer na bexiga, na uretra e nos rins. Quando ocorre no trato urinário inferior, denominamos cistite. O quadro, quando ocorre nos rins, é conhecido como pielonefrite e costuma ter repercussões sistêmicas mais complexas.

É sabido que pode ocorrer em qualquer fase da vida, sendo mais comum em crianças e na população geriátrica, em especial nas mulheres, principalmente as institucionalizadas com alguma disfunção funcional.[1] Declínio cognitivo, dificuldade de locomoção, demência senil, eventos cerebrovasculares e obesidade relacionada ao processo de imobilidade podem dificultar a higiene pessoal, especialmente quando associadas à incontinência urinária e fecal. Imunodeficiência relacionada à idade, alterações hormonais, desnutrição e presença de doenças sistêmicas influenciam a maior prevalência nessa população. Doenças metabólicas, como diabetes *mellitus*, quando descompensadas, também podem aumentar a chance de desenvolvimento de ITU.[2]

Existem alguns tipos de classificação para os quadros de ITU; um deles diz respeito a seus sintomas e repercussões, como ITU complicada e não complicada. A primeira está relacionada à infecção em pessoas com deficiências funcionais ou estruturais que reduzem a eficácia da terapêutica antimicrobiana, como é o caso de alterações anatômicas ou neurogênicas, doenças associadas (como diabetes *mellitus* e anemia falciforme), gestação, instrumentalização vesical e abuso de analgésicos.[3]

Salienta-se que quadros como pielonefrite e ITU ocorrida durante a gestação também são considerados complicados e ITU na população masculina é, por muitas vezes, complicada. Os casos não complicados estão associados a cistite aguda, em mulheres não gestantes e pessoas sem anormalidades funcionais ou anatômicas do trato urinário.

Também podemos classificá-la quanto às suas características, sendo bacteriúria sintomática ou bacteriúria assintomática, bem como aguda ou recorrente e reinfecção ou persistência bacteriana.[2]

Laboratorialmente, a ITU pode ser classificada como a presença, em urocultura, de 10^2 UFC/mL na vigência de sintomas

QUADRO 1 Classificação de infecção do trato urinário

Tipo	Definição
Sintomática	Presença de sintomas sabidamente associados ao quadro de ITU.
Assintomática	Bacteriúria vista em laboratório, porém não associada a sintomatologia compatível. Ocorre em 15-50% dos pacientes institucionalizados.[3]
Aguda	Sintomas agudos na vigência da urina infectada.
Recorrente	Dois ou mais episódios com culturas positivas e sintomas associados em um período de 6 meses, ou mais de três ITU em 1 ano.
Reinfecção	Novos quadros com variação de patógenos ou intervalo de tempo entre as infecções.
Com persistência bacteriana	Persistência do mesmo micro-organismo causando o quadro.

Fonte: elaborado pelos autores.

compatíveis com o quadro ou, nas bacteriúrias assintomáticas, estando relacionadas aos seguintes achados na urocultura:[3]

- Sexo feminino: 10^4 UFC/mL em duas uroculturas de jato médio consecutivas, na presença do mesmo patógeno.
- Sexo masculino: agente etiológico isolado, com contagem bacteriana de $\geq 10^4$ UFC/mL à urocultura de jato médio.
- Em usuários de cateter urinário: agente etiológico isolado, com contagem bacteriana de $\geq 10^2$ UFC/mL.

Diagnóstico

O diagnóstico das ITU não complicadas pode ser realizado de maneira clínica, requerendo coleta adequada da história clínica e exame físico completo, quando este for pertinente, com alta probabilidade pré-teste.[5]

História e exame físico

Uma coleta completa de dados deve ser realizada, a fim de direcionar melhor o diagnóstico. Devem-se pesquisar episódios prévios, internação recente, história pregressa de sondagem vesical, história de nefrolitíase, gestação, diagnóstico prévio de hiperplasia prostática benigna (HPB) ou neoplasia prostática na população masculina. Também procurar por história de intervenções cirúrgicas de aparelho geniturinário.

Sintomas como disúria, polaciúria, dor suprapúbica, hematúria (30% dos casos), urina fétida e urgência miccional estão presentes na cistite. Os dois primeiros sintomas citados, quando relacionados, apresentam probabilidade de 90% do diagnóstico de cistite. Nesse caso, observa-se que a descarga uretral deve estar ausente, uma vez que doenças sexualmente transmissíveis e vulvovaginites são diagnósticos diferenciais.[3]

Deve-se salientar que pacientes idosos, em especial acamados e/ou institucionalizados, são por vezes oligossintomáticos, sendo necessária uma coleta ainda mais minuciosa dos sinais e sintomas nesses casos. É importante o uso dos Critérios Constitucionais de Infecção em idosos (discutido no capítulo "Febre e febre de origem indeterminada"), os quais podem auxiliar na identificação de infecções bacterianas em institucionalizados.[4]

Noctúria e dor perineal podem ocorrer, em especial na população masculina. Nesses casos, é preciso investigar sintomas relacionados à próstata, uma vez que ITU e prostatite podem ocorrer em associação.

Quando aventada a possibilidade de uretrite, avaliar tempo de evolução, uma vez que o quadro costuma evoluir de maneira mais arrastada, bem como associação entre polaciúria, disúria, descarga uretral e mudança da parceria no intercurso sexual ou parceria múltipla. Relações sexuais anais também devem ser pesquisadas, pois aumentam o risco do desenvolvimento de ITU pela colonização de enterobactérias e *E. coli*.

Algumas mulheres com polaciúria e disúria persistentes, na ausência de urocultura positiva, podem ter associação com vaginose causada por candidíase ou tricomoníase, *Gardnerella vaginalis*, herpes-simples e uretrite aguda. Tal quadro é conhecido como síndrome uretral, o que permanece com etiologia indefinida.[3]

O exame físico pode se estender, caso necessário, ao exame da genitália. Na população feminina pós-menopausa, devido à ausência de estrógeno, há atrofia local, aumentando o risco para episódios de cistites. Na população masculina, além da pesquisa de descarga uretral (no caso das infecções sexualmente transmissíveis), podem ser necessários toque retal, avaliação de dor epididimal, pesquisa de afecções da próstata e diagnóstico diferencial de orquite e epididimite.

Pode-se fazer uso de teste urinário de fita (*dipstick*), se disponível, para descartar o diagnóstico de ITU, como na síndrome uretral (Figura 1). Em casos de baixa probabilidade pré-teste, o exame, com nitrito ou esterase leucocitária negativos, exclui a necessidade da realização de outros exames complementares, como a rotina urinária (análise de EAS) e a urocultura.

Quando pensamos em pielonefrite, é necessário investigar sintomas sistêmicos, como febre (podendo ou não se apresentar acima dos 38 °C), dor no ângulo costovertebral do lado afetado, sinal de Giordano positivo do lado afetado, mialgia, náuseas e vômitos, calafrios, dor à palpação abdominal profunda. Sinais e sintomas de quadro de cistite podem estar ou não presentes. Pacientes com disautonomia, como os idosos acamados, devido à resposta orgânica anormal, podem apresentar ausência de febre ou mesmo hipotermia, bem como, nos casos mais graves, em que se lançar mão do hemograma, ausência de leucocitose.

Dependendo da capacidade resolutiva das equipes de atenção primária ou da equipe de atenção domiciliar, podem ser realizados exames de imagem, como os citados, em busca de complicações, ou pode-se pensar no encaminhamento ao especialista focal. A Figura 2 esboça um fluxograma sugerido para a abordagem diagnóstica de ITU em pacientes domiciliados.

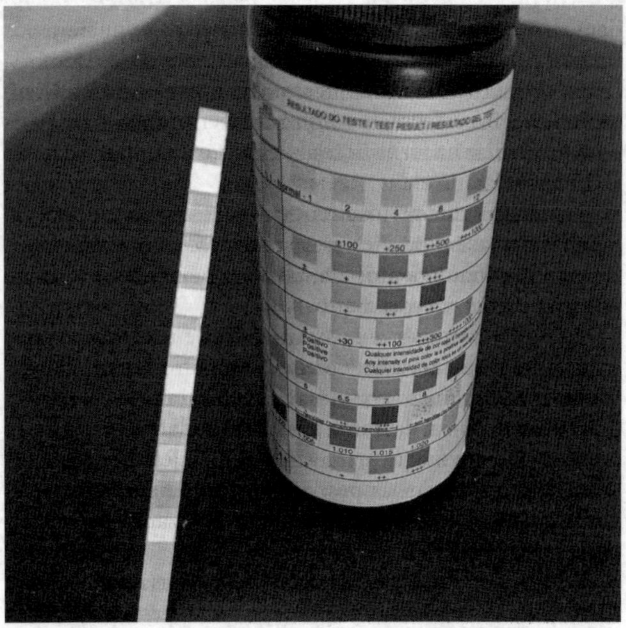

FIGURA 1

Teste urinário de fita (*dipstick*): etapa de análise química do exame de urina tipo I que pode ser feita à beira do leito.

Fonte: acervo dos autores.

QUADRO 2 Diagnóstico de outras causas de infecção do trato urinário complicada

Nefrolitíase	Devido à estase causada pelo cálculo, há alteração no pH urinário (pH > 7 ao EAS), em especial nos cálculos por *Proteus* e os cálculos coraliformes. Ultrassonografia de vias urinárias ou radiografia simples de abdome podem ser utilizadas.
Bacteriúria assintomática	Não há indicação de rastreio, exceto em gestantes, devendo ser feita por meio de urocultura.
Nefropatia de refluxo e uropatia obstrutiva	Também por processo de estase no parênquima renal, esses quadros aumentam o risco de ITU complicada. Pode se manifestar por proteinúria, hipertensão arterial e insuficiência renal. Nesse caso, podem ser feitos exames como tomografia com contraste, urografia venosa e cintilografia renal com DMSA (ácido dimercaptossuccínico marcado com tecnécio 99).

Fonte: Mody L, Juthani-Mehta M, 2014.[3]

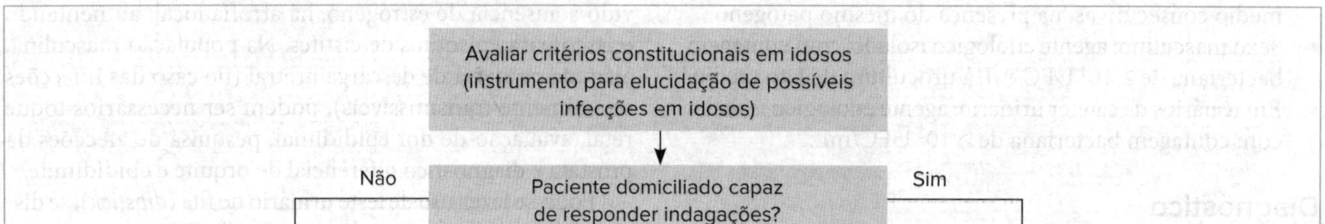

FIGURA 2

Diagnóstico de infecção do trato urinário em pacientes domiciliados, com enfoque em pacientes idosos.

Fonte: elaborada pelos autores.

Etiologia

Os principais agentes responsáveis pela infecção do trato urinário são *Escherichia coli* e *Staphylococcus saprophyticus*, associados a cerca de 80% a 90% dos casos, embora o último raramente seja encontrado de maneira isolada em idosos. É importante salientar que, em adultos jovens, *Proteus*, *Klebsiella*, *Enterobacter*, *Serratia*, *Pseudomonas* spp. e outras bactérias Gram-negativas podem estar associadas à infecção urinária.[6]

Abordagem multidisciplinar pela equipe de atenção domiciliar

Medidas preventivas

A instituição de medidas preventivas eficazes contra a ITU em pacientes domiciliados evita o adoecimento, o agravamento de pacientes já frágeis e o gasto maior com hospitalizações e reduz a mortalidade por causas infecciosas. Curiosamente, o estímulo à maior ingesta hídrica e a melhor higiene perineal por parte do paciente não foram associados a menores taxas de ITU, embora tragam benefícios inestimáveis para a saúde e, por isso, devem ser encorajados.[7] Produtos de *cranberry*, suplementos vitamínicos e minerais[7] e uso de probióticos[8] tampouco têm demonstrado eficácia na prevenção de ITU.

Em pacientes com sonda vesical de demora (SVD), a limpeza periuretral com substâncias antissépticas e a irrigação salina de cateteres também não mostram redução de ITU nesses casos. Inclusive, algumas evidências contraindicam a troca rotineira de SVD como prevenção de infecção, devendo ser substituídas apenas quando disfuncionais, com biofilmes ou obstruídas. A programação de retirada da SVD, se possível, parece ser a intervenção preventiva mais eficaz nesses casos,[7] bem como a cateterização intermitente, como alternativa à de demora.[2]

Por outro lado, intervenções já consagradas se mostram cada vez mais efetivas na prevenção, como a higienização frequente das mãos, tanto por parte de cuidadores como dos próprios pacientes. Programas de controle de infecções, com treinamento sobre inserção/indicação correta de SVD e sobre a rotina de cuidados, também são eficazes.[7]

O uso de estradiol tópico para tratar a vaginite atrófica de mulheres pós-menopausa com ITU recorrentes possui grande evidência de efetividade. Algumas abordagens para a incontinência urinária, como exercícios de assoalho pélvico, interconsultas com especialistas focais e desprescrição de diuréticos e bloqueadores alfa-adrenérgicos, também reduzem eficazmente o risco de ITU.[7]

Quimioprofilaxia com antibióticos por longos períodos (3 a 6 meses) pode ser indicada em caso de ITU recorrente. Nitrofurantoína 50-100 mg/dia, fosfomicina trometamol 3 g a cada 10 dias, trimetoprima 100 mg/ dia ou cefalexina 125-250 mg/dia são opções para a profilaxia.[2]

Tratamento

O tratamento de ITU em ambiente domiciliar pode ser feito sob o acompanhamento do serviço de atenção primária ou pelo serviço de atenção domiciliar, a depender da complexidade e estabilidade clínica do paciente. Nos quadros de bacteriúria assintomática, o tratamento é indicado para alguns casos selecionados, como gestantes, imunocomprometidos e pacientes que receberão procedimento urológico invasivo.[9]

Idosos institucionalizados não se beneficiam do tratamento da bacteriúria assintomática, pois não há evidências de redução do risco de evolução para ITU sintomática ou para as formas graves. A mesma coisa se aplica a pacientes em uso de SVD.[2]

Pacientes com cistite aguda têm indicação de tratamento preferencial com a menor duração possível, podendo ser aplicada monodose ou entre 5 e 7 dias, a depender do antibiótico.[9] Nesses casos, nitrofurantoína e fosfomicina trometamol são tratamentos de primeira linha, não sendo incentivado o uso de fluoroquinolonas.[2]

Já nos casos de pielonefrite aguda, o tratamento deve ser estendido entre 5 e 14 dias, por já acometer os rins.[2,9] Nesses casos, as fluoroquinolonas são a primeira linha de tratamento, pois apresentam melhor penetração no parênquima renal em comparação à fosfomicina e à nitrofurantoína. É importante destacar que as quinolonas devem ser usadas como primeira linha apenas em situações em que a resistência bacteriana no local seja menor do que 10%, embora nem sempre a equipe assistente consiga ter acesso a essas informações.[2] Betalactâmicos não são escolha de primeira linha porque apresentam eficácia limitada.[9]

Na pielonefrite, a terapia parenteral é indicada em casos de maior gravidade, com queda importante da funcionalidade, ou quando há redução da ingesta oral. Deve-se iniciar terapia venosa ou subcutânea (hipodermóclise é uma boa opção para domiciliados), com progressão para tratamento oral assim que houver melhora clínica ou aceitação de ingesta.[2]

Encaminhamentos

A pielonefrite é a infecção urinária que mais leva a internação hospitalar/domiciliar. Gestantes, imunossuprimidos, ITU complicada e quadros com nível de toxicidade sistêmica importante são indicativos de tratamento parenteral e vigilância hospitalar.[2] Sintomas de gravidade (Figura 2) auxiliam na decisão pelo tratamento em regime hospitalar.

A falha terapêutica com antibióticos orais, sob o risco de deterioração sistêmica, deve orientar o tratamento parenteral dos pacientes, seja pelo serviço de atenção domiciliar, com acesso por hipodermóclise ou intravenoso, ou hospitalar nos casos mais complexos. Quando elegível, a internação domiciliar pode evitar admissões hospitalares para tratamento injetável.

Orientações aos cuidadores

- Pacientes acamados, em especial os idosos, apresentam tendência à desidratação e concentração urinárias. Assim, é importante o estímulo ao consumo de líquido no decorrer do dia.

QUADRO 3 Tratamento oral de infecção do trato urinário na atenção domiciliar, com classes, nomes e posologia dos antibióticos indicados, em ordem de prioridade prescritiva

Tratamento da cistite		
Classe	**Medicamento**	**Posologia**
Outros	Nitrofurantoína 100 mg	Tomar 1 comprimido por via oral a cada 6 horas por 5-7 dias
Outros	Sulfametoxazol-trimetoprima 800 + 160 mg	Tomar 1 comprimido por via oral a cada 12 horas por 3-5 dias
Betalactâmico	Cefalexina 500 mg	Tomar 1 comprimido por via oral a cada 6 horas por 3-7 dias
Outros	Fosfomicina trometamol 3 g por via oral	Tomar 1 envelope por via oral, dose única
Betalactâmico	Amoxicilina-clavulanato 500 + 125 mg	Tomar 1 comprimido por via oral a cada 8 horas por 5-7 dias
Tratamento da pielonefrite		
Classe	**Medicamento**	**Posologia**
Quinolona	Ciprofloxacino 500 mg	Tomar 1 comprimido por via oral a cada 12 horas por 7 dias
Quinolona	Levofloxacino 500-750 mg	Tomar 1 comprimido por via oral diariamente por 5 dias
Outros	Sulfametoxazol-trimetoprima 800 + 160 mg	Tomar 1 comprimido por via oral a cada 12 horas por 14 dias

Fonte: EAU Guidelines;[2] Gusso G *et al.*, 2019.[10]

QUADRO 4 Tratamento parenteral de infecção do trato urinário na atenção domiciliar, com classes, nomes e posologia dos antibióticos indicados, em ordem de prioridade prescritiva

Tratamento da pielonefrite		
Classe	**Medicamento**	**Posologia**
Quinolona	Ciprofloxacino 400 mg	Aplicar por via intravenosa ou subcutânea, a cada 12 horas, até evolução para terapia oral
Quinolona	Levofloxacino 750 mg	Aplicar por via intravenosa ou subcutânea, diariamente, até evolução para terapia oral
Betalactâmico	Ceftriaxona 1-2 g	Aplicar por via intravenosa ou subcutânea, diariamente, até evolução para terapia oral
Betalactâmico	Cefepima 1-2 g	Aplicar por via intravenosa ou subcutânea, a cada 12 horas, até evolução para terapia oral
Betalactâmico	Piperacilina-tazobactam 2,5-4,5 g	Aplicar por via intravenosa ou subcutânea, a cada 8 horas, até evolução para terapia oral

Fonte: EAU Guidelines;[2] Gusso G *et al.*, 2019.[10]

- Outro estímulo importante deve ser direcionado à micção, sempre que o paciente sinta necessidade, evitando a retenção urinária.
- Conforme já citado, a higiene, especialmente em pacientes acamados, deve ser priorizada, bem como a realização de troca de fraldas rotineiramente e sempre que necessário.
- O uso de lenços umedecidos pode ser orientado quando o paciente não consegue tomar banho após cada evacuação.
- Priorizar a higiene com banho de chuveiro sempre que possível, lavando bem as genitálias e a região perianal, especialmente após as evacuações.
- No caso de pacientes que ainda menstruam, evitar o uso de absorventes internos e manter a região genital sempre bem higienizada.
- O uso de antibióticos deve ser realizado com auxílio do médico assistente, diminuindo o risco de resistência bacteriana.
- As sondagens devem respeitar as técnicas adequadas de biossegurança.

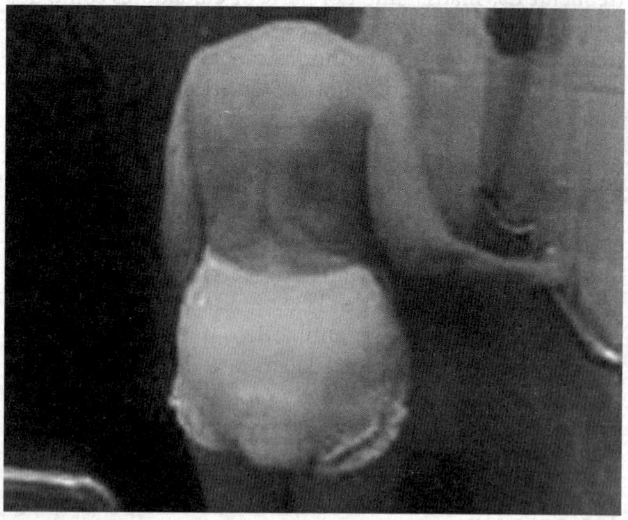

FIGURA 3
Exemplo de fralda geriátrica tipo roupa íntima.
Fonte: acervo dos autores.

Referências

1. Corrêa EF, Montalvão ER. Infecção do trato urinário em geriatria. Estudos. 2010;37(7/8):625-35.
2. EAU Guidelines. Edn. presented at the EAU Annual Congress Milan Italy 2021. [acesso em dezembro de 2021]. Disponível em: https://uroweb.org/guideline/urological-infections/#6
3. Duncan BB, Schmidt MI, Giugliani ERJ, Duncan MS, Giugliani C, editores. Medicina ambulatorial: condutas de atenção primária baseadas em evidências. Artmed; 2013.
4. Stone ND, Ashraf MS, Calder J, Crnich CJ, Crossley K, Drinka PJ, et al. Surveillance definitions of infections in longterm care facilities: Revisiting the McGeer criteria. Infect Control Hosp Epidemiol. 2012; 33(10):965-77.
5. Mody L, Juthani-Mehta M. Urinary tract infections in older women: a clinical review. JAMA. 2014;311(8):844-54.
6. Lutters M, Vogt□Ferrier NB. Antibiotic duration for treating uncomplicated, symptomatic lower urinary tract infections in elderly women. Cochrane Database Syst Rev. 2008;(3):CD001535.
7. Meddings J, Saint S, Krein SL, Gaies E, Reichert H, Hickner A, et al. Systematic Review of Interventions to Reduce Urinary Tract Infection in Nursing Home Residents. J Hosp Med. 2017;12(5):356-68.
8. Schwenger EM, Tejani AM, Loewen PS. Probiotics for preventing urinary tract infections in adults and children. Cochrane Database Syst Rev. 2015;(12):CD008772.
9. Haddad JM, Fernandes DA. Infecção do trato urinário. São Paulo: Federação Brasileira das Associações de Ginecologia e Obstetrícia (Febrasgo); 2018. (Protocolo Febrasgo – Ginecologia, nº 63/Comissão Nacional Especializada em Uroginecologia e Cirurgia Vaginal).
10. Gusso G, Lopes JMC, Dias LC, editores. Tratado de medicina de família e comunidade: princípios, formação e prática. 2. ed. Porto Alegre: Artmed; 2019.

Quadros infecciosos

Capítulo 4

Infecções do trato respiratório

Kleber Proietti Andrade
Lissa Carvalho Werneque
Rafaella Rosa de Oliveira Fernandes

PONTOS-CHAVE

- Infecções do trato respiratório são as mais comuns em pacientes de atenção domiciliar, incluindo a exacerbação de doença pulmonar obstrutiva crônica e pneumonias bacterianas e virais.
- Em atenção domiciliar, o médico assistente deve se valer de dados clínicos para diagnóstico e tratamento.
- A equipe de assistência domiciliar deve identificar pacientes elegíveis à imunização pneumocócica e contra *influenza* em casos indicados.
- O CRB-65 pode ser um escore aplicável em âmbito domiciliar, devido à dificuldade de acesso a exames complementares, na indicação de internação hospitalar.

OBJETIVOS DE APRENDIZAGEM

Ao final do capítulo, o leitor deverá ser capaz de:

- Descrever as principais infecções de trato respiratório, bem como as respectivas manifestações clínicas.
- Aprimorar o diagnóstico das principais infecções, para o direcionamento da terapêutica.
- Aplicar critérios clínicos adequados para a indicação de antibioticoterapia na atenção domiciliar.
- Elucidar as principais formas de prevenção contra doenças infecciosas pulmonares no âmbito domiciliar.

Definição

As infecções mais comuns em pacientes de atenção domiciliar e de instituições de longa permanência são as do trato respiratório. São pacientes que apresentam múltiplos fatores de risco para o desenvolvimento de tais infecções, como dificuldade de deglutição (que predispõe à broncoaspiração), idade avançada e dificuldade de acesso à imunização contra *influenza* e pneumococo.[1]

Além disso, as infecções do trato respiratório são a principal causa de mortalidade e hospitalização de pacientes em atenção domiciliar. Estima-se que em torno de 50% de idosos em instituições de longa permanência sejam acometidos por tais infecções durante o período de cuidado,[2] embora não haja dados robustos específicos para a população de atenção domiciliar.

Entidades virais compreendem a maior parte das infecções do trato respiratório, seguidas por bactérias. A Tabela 1 elenca os principais micro-organismos responsáveis.[3]

TABELA 1 Principais etiologias causadoras de infecções do trato respiratório em pacientes de instituições de longa permanência (em ordem de prevalência)

Etiologia	Prevalência
Rinovírus	20,1%
Influenza	9,9%
Coronavírus	7,4%
Streptococcus pneumoniae	5,5%
Haemophilus influenzae	5,4%
Chlamydia pneumoniae	5,3%
Mycoplasma pneumoniae	4,8%
Vírus sincicial respiratório	4,6%

Fonte: elaborada pelos autores.

Neste capítulo, serão abordadas as principais infecções do trato respiratório no âmbito domiciliar: pneumonia bacteriana e viral, exacerbação infecciosa de doença pulmonar obstrutiva crônica (DPOC) e rinossinusite (RS).

Pneumonia

A pneumonia é caracterizada como uma inflamação do parênquima pulmonar, secundária à infecção, sendo a mais comum por patógeno bacteriano, embora também possa ser acometida por vírus. Na atenção domiciliar, a pneumonia adquirida na comunidade (PAC) é a mais comum, manifestando-se em paciente extra-hospitalar ou em até 48 horas da alta hospitalar.[3]

Pacientes domiciliados apresentam frequentemente a pneumonia broncoaspirativa (PBA), quando há aspiração de conteúdo gástrico ou orofaríngeo,[3] o que ocorre mais frequentemente em pacientes portadores de dificuldade deglutitória e/ou que se alimentam em decúbito dorsal. Estima-se que 10-15% das PAC sejam broncoaspirativas; em pacientes domiciliados, essa prevalência pode ser ainda maior.[4]

A pneumonia relacionada aos cuidados de saúde (PRCS) acomete pacientes que tiveram algum contato com serviços de saúde, como diálise nos últimos 30 dias; terapia de infusão venosa domiciliar; hospitalização por mais de 2 dias nos últimos 90 dias; moradores de instituições que realizam procedimentos invasivos; tratamento de feridas (como úlceras e feridas cirúrgicas nos últimos 30 dias); imunossuprimidos; uso de antibiótico nos últimos 90 dias.[5]

Nesses casos, são maiores os riscos de infecção por germes resistentes, especialmente em casos de pneumonia hospitalar, que ocorre com mais de 48 horas de internação ou em até 48 horas de alta, e de pneumonia relacionada à ventilação mecânica, que ocorre com pelo menos 48 horas do uso do dispositivo.[5]

Diagnóstico

Embora sinais e sintomas isolados tenham baixa acurácia, é muito frequente o diagnóstico de pneumonia apenas por critérios clínicos, especialmente em ambientes de atenção domiciliar. Os exames complementares podem ser solicitados para aumentar a sensibilidade do diagnóstico.[3,6]

São diagnosticados os pacientes que apresentem pelo menos dois dos seguintes sinais e sintomas: febre, dispneia e/ou taquipneia, taquicardia, tosse seca ou produtiva com escarro purulento e estertores.[3] Geralmente, idosos manifestam sintomatologias inespecíficas, como confusão mental, *delirium* e descompensação de doença de base.[5]

Quando necessária para a complementação diagnóstica, a radiografia de tórax é o exame mais indicado. Além disso, possibilita avaliação de gravidade e de possíveis complicações, como o derrame pleural parapneumônico. Deve ser realizado em duas incidências, posteroanterior (PA) e perfil.[3]

A cultura e o antibiograma de escarro e de sangue não são indicados em ambientes domiciliares.[6] Para se diferenciar a pneumonia entre viral e bacteriana, podemos utilizar as variáveis citadas no Quadro 1.[7]

Etiologia

A principal causa de pneumonia são patógenos bacterianos, podendo-se dividir sua prevalência de acordo com o tipo. Os patógenos mais comuns na PAC são *Streptococcus pneumoniae*, *Mycoplasma pneumoniae*, *Chlamydia pneumoniae*, vírus respiratórios e *Haemophilus influenzae*, em ordem de importância.[3]

Os patógenos mais comuns na pneumonia hospitalar são *Streptococcus pneumoniae*, *Mycoplasma pneumoniae*, *Chlamydia pneumoniae*, vírus respiratórios, *Haemophilus influenzae* e *Legionella* sp. Já em unidade de terapia intensiva, encontram-se mais comumente *Streptococcus pneumoniae*, Bacilos Gram-negativos (enterobactérias, *Pseudomonas aeruginosa*), *Haemophilus influenzae*, *Legionella* sp. e *Staphylococcus aureus*.

Os principais vírus ligados às pneumonias virais são rinovírus, vírus sincicial respiratório, parainfluenza tipo 3, *influenza* tipo A, parainfluenza tipo 1, *influenza* tipo B, adenovírus e parainfluenza tipo 2.[7]

QUADRO 1 Variável para auxiliar na diferenciação entre pneumonia bacteriana e viral

Variável	Causa viral	Causa bacteriana
Idade	< 5 anos	Adulto
Situação epidemiológica	Epidemia viral em curso	–
Progressão da doença	Início lento	Início abrupto
Achados clínicos	Rinite, espirros	Febre alta, taquipneia
Leucócitos	< 10.000	> 15.000
PCR	< 20 mg/L	> 60 mg/L
Prolactina	< 0,1 µg/L	> 0,5 µg/L
Raio x de tórax	Infiltrado intersticial bilateral	Infiltrado alveolar lobar
Resposta a antibiótico	Lento ou nenhum	Rápido

Fonte: elaborado pelos autores.

Abordagem multidisciplinar pela equipe de atenção domiciliar

Medidas preventivas

A principal medida preventiva contra pneumonia é a vacinação anti-*influenza* e a antipneumocócica. A campanha de vacinação anti-*influenza* é realizada anualmente, iniciada 1 mês antes do período de maior circulação do vírus (inverno). Tem como alvo prioritário a população de idosos, profissionais da saúde, cuidadores, portadores de doenças crônicas e imunossuprimidos.[3,5]

A vacina pneumocócica é fornecida pelos centros de referência em imunobiológicos (CRIES) a um grupo selecionado de pacientes, não sendo disponível no Programa Nacional de Imunizações. O Quadro 2 elenca os critérios para indicação da VPP23, alguns muito comuns em atenção domiciliar.

QUADRO 2 Indicações e esquema de vacinação antipneumocócica para maiores de 60 anos

D1 vacina pneumo-13-valente D2 vacina pneumo-23-valente	D1 vacina pneumo-23-valente D2 vacina pneumo-23-valente
HIV/AIDS	Fístula liquórica
Pacientes oncológicos	Implante de cóclea
Transplantados (órgãos sólidos)	Imunodeficiências congênitas
Transplantados (células-tronco hematopoéticas)	Nefropatias crônicas/ hemodiálise/síndrome nefrótica
Asplenia	Pneumopatias crônicas, exceto asma intermitente ou persistente leve
	Asma persistente moderada ou grave
	Fibrose cística
	Cardiopatias crônicas
	Hepatopatias crônicas
	Doenças neurológicas crônicas incapacitantes
	Trissomias
	Diabetes *mellitus*
	Doenças de depósito

Fonte: Brasil, 2019.[8]

Tratamento

Devido à relevância clínica das pneumonias bacterianas e à dificuldade em diferenciá-las dos quadros de etiologia viral, alguns especialistas orientam tratar todos os pacientes diagnosticados com antibiótico. Excetuam-se os casos de pneumonia em crianças jovens, quando a infecção viral é mais comum, ou em vigência de situação epidemiológica relevante.[3,7]

No tratamento desse paciente, deve-se iniciar precocemente a antibioticoterapia empírica. Em paciente previamente sadio, sem antibioticoterapia prévia, a primeira linha de tratamento são os macrolídeos, cujas posologias são: azitromicina, 500 mg no primeiro dia e 250 mg/dia por mais 4 dias, ou claritromicina, 500 mg a cada 12 horas, por 5 dias. Como segunda linha, será usado betalactâmico, como amoxicilina-clavulanato, 500+125 mg a cada 8 horas, amoxicilina 500 mg a cada 8 horas ou cefuroxima 500 mg a cada 12 horas, por 5 dias.[5]

Em pacientes com doenças associadas (DPOC, diabetes, insuficiência cardíaca, nefropatia crônica, neoplasia maligna) ou uso de antibiótico nos últimos 3 meses, a primeira linha do tratamento é o betalactâmico associado ao macrolídeo, tendo como exemplos amoxicilina 500 mg ou amoxicilina-clavulanato 500+125 mg, a cada 8 horas, por 5 dias, e azitromicina 500 mg no primeiro dia e 250 mg/dia por mais 4 dias. Como segunda linha, podem ser usadas as quinolonas respiratórias, como levofloxacino 750 mg/dia, ou moxifloxacino 400 mg/dia, também por 5 dias.

Em pacientes com suspeita de PBA, havia a presunção de que o esquema de antibioticoterapia devesse cobrir tanto patógenos Gram-positivos como anaeróbios, sendo tal conduta desaconselhada por diretrizes mais atuais.[6] A primeira linha de tratamento, portanto, continua a ser amoxicilina-clavulanato, 875+125 mg, a cada 12 horas, por 5 dias.

Em casos de resposta terapêutica precária, pode ser seguida a segunda linha de tratamento, como a amoxicilina, 1 g a cada 8 horas, associada ao metronidazol, 500 mg, a cada 8 horas. A terceira opção é a cefuroxima, 500mg, a cada 12 horas, associada ao metronidazol, 500 mg, a cada 8 horas. A clindamicina serve como quarta opção de tratamento, na dose de 600 mg, a cada 6 horas.[5]

Pacientes que apresentem pneumonia viral têm oportunidades limitadas de uso de antiviral para seu tratamento. Oseltamivir e zanamivir podem ser utilizados em até 48 horas do início dos sintomas, para o tratamento de infecção por *influenza*, tendo boa eficácia na duração dos sintomas e na redução do risco de complicações. A escolha do antiviral irá se basear na suscetibilidade da cepa vigente. Além disso, o uso de peramivir ou zanamivir em pacientes críticos com *influenza* pode diminuir a sua mortalidade.[7]

Os estudos de antivirais nas pneumonias por demais vírus são escassos. Alguns estudos utilizando ribavirina em pacientes imunocomprometidos mostraram sua eficácia no tratamento de pneumonia pelo vírus sincicial respiratório, parainfluenza, *influenza* e metapneumovírus humano. Esse medicamento pode ser considerado por via endovenosa em casos de pneumonia grave.[7]

Uma importante parte do tratamento da pneumonia e das demais patologias pulmonares é a fisioterapia respiratória, que, se iniciada precocemente, irá melhorar a qualidade da troca gasosa e consegue reverter a progressão patológica da doença, podendo fazer que o paciente fique um menor tempo em ventilação mecânica ou até não tenha a necessidade de uso desse instrumento.[9]

Quando encaminhar

Os critérios CRB-65 são auxiliares na decisão do local de tratamento para o paciente com pneumonia. É composto puramente por critérios clínicos: C (*confusion*) – confusão mental; R (*respiratory*) – taquipneia acima de 30 irpm; B (*blood pressure*) – pressão sistólica < 90 ou pressão diastólica < 60; 65 – idade > 65. Cada item vale 1 ponto na avaliação, e quanto mais alta a pontuação mais alta a mortalidade. Em casos selecionados, os pacientes se beneficiam da internação hospitalar.[5]

Com zero ponto, o paciente tem baixa risco de mortalidade, em média 1,2%, podendo o acompanhamento deste ser de âmbito domiciliar. Entre 1 e 2, a mortalidade se encontra intermediária, com maior necessidade de intervenções da equipe de saúde, sendo necessário avaliar se o acompanhamento deve ser hospitalar ou em internação domiciliar pelo serviço de atenção domiciliar (SAD). Entre 3 e 4, a mortalidade se encontra em 31%, sendo indicado o acompanhamento do paciente em regime intensivo.[3]

Pacientes que apresentem insuficiência respiratória, sinais de sepse ou falha terapêutica com os antibióticos empregados devem ser encaminhados para regime hospitalar.[5] Em casos selecionados de baixa gravidade, pode ser acionado o SAD para a resolução do caso no interior do domicílio.

Exacerbação infecciosa de doença pulmonar obstrutiva crônica

A DPOC é caracterizada por limitação do fluxo de ar nos pulmões devido a exposição importante a partículas nocivas, cursando com sintomas respiratórios persistentes. A exacerbação é caracterizada por piora aguda da condição basal do paciente e exige alteração do esquema terapêutico.[10]

Embora a principal causa de exacerbação da DPOC sejam as infecções respiratórias, em até um terço das vezes as causas não são identificadas.[5] Quando ocorre uma exacerbação infecciosa da DPOC, o paciente tem maior probabilidade de vivenciar novas exacerbações com maior frequência. Além disso, após cada recuperação, o paciente tende a ter piora da sua função ventilatória, quando comparado ao estado pré-infecção.[10]

Diagnóstico

A exacerbação infecciosa da DPOC é diagnosticada por meio de alterações clínicas nos sintomas cardinais do paciente. É comum haver piora da tosse, piora da dispneia, piora de sibilâncias e alteração do padrão de secreção. Pode haver, também, sensação de opressão torácica.[10]

Deve-se atentar para possíveis diagnósticos diferenciais durante a suspeita de exacerbação da DPOC, devido à sobreposição de sintomas. Pneumonia, tromboembolismo pulmonar, derrame pleural, edema agudo de pulmão e arritmias são possíveis diagnósticos em paciente com DPOC que apresente piora do padrão ventilatório.[10] Nesses casos, exames complementares auxiliam na diferenciação das etiologias. Podem ser utilizados a ultrassonografia, o eletrocardiograma, a radiografia de tórax e alguns exames laboratoriais.[10]

Etiologia

Os principais agentes etiológicos associados são *Streptococcus pneumoniae*, *Haemophilus influenzae* e *Moraxella catarrhalis*, porém a precipitação também pode ocorrer por infecção viral, sendo o mais comum o rinovírus humano.[10] *Pseudomonas aeruginosa* deve ser aventada em casos de DPOC grave ou muito grave, comorbidades, exacerbações frequentes (> 3/ano) ou uso de antibióticos nos últimos 3 meses.[5] Curiosamente, exacerbações precipitadas por infecções virais podem ser mais prolongadas e severas, demandando hospitalização mais frequentemente.[10]

Abordagem multidisciplinar pela equipe de atenção domiciliar

Medidas preventivas

Algumas medidas empregadas na prevenção de exacerbações são a cessação do tabagismo, reabilitação respiratória e cartão vacinal completo, principalmente com vacinação anti-*influenza* e antipneumocócica. Além disso, o tratamento otimizado da DPOC, com broncodilatadores de curta e de longa ação, corticoides inalatórios (quando indicados) e mucolíticos podem reduzir o risco de exacerbações.[10]

Alguns estudos mostram que a reposição de colecalciferol em casos de deficiência severa reduz em até 50% o risco de exacerbações. O uso de macrolídeos contínuo pode ser aventado para a profilaxia de exacerbações por causas bacterianas.[10]

Tratamento

O tratamento se baseia em um conjunto de medicações e tem duração entre 5 e 10 dias. os medicamentos são antimicrobianos, broncodilatadores de curta ação, corticoides e, se indicado, oxigênio.[5] O antimicrobiano será indicado quando o paciente apresentar alteração do padrão do escarro, escarro purulento ou piora da dispneia ou dois dos sintomas anteriores, um destes o escarro purulento ou se paciente em uso de ventilação mecânica.[5]

O antimicrobiano de primeira linha na exacerbação em que não há risco para *P. aeruginosa* é amoxicilina-clavulanato 500 mg a cada 8 horas, como segunda o cloranfenicol 500 mg a cada 6 horas, e como terceira, cefuroxima 500 mg a cada 12 horas. Nos pacientes com risco, a primeira linha é levofloxacino 750 mg/dia, e a segunda, ou se o paciente não responder a levofloxacino, moxifloxacino 400 mg/dia. Esse tratamento deve ser mantido por 5 a 10 dias.[10]

A primeira aplicação do broncodilatador de curta ação será indicado na primeira hora do tratamento, sendo realizados 3 ciclos de 20 em 20 minutos, indicando-se 4 jatos de salbutamol *spray* e 4 jatos de ipratrópio *spray* por ciclo (ambos, aplicação com espaçador) ou nebulização com soro fisiológico 0,9% 3 mL, fenoterol 10 gotas e ipratrópio 40 gotas, ambos com dosagem para adultos.[10]

Após a aplicação inicial, pode-se repetir o salbutamol ou fenoterol a cada hora e o ipratrópio, a cada 4 horas, dependendo da evolução do paciente. Em pacientes em quem não é acessível o tratamento por via inalatória, pode-se fazer terbutalina intravenosa.[10] O corticoide sistêmico comumente é empregado para reduzir internações e novas exacerbações, além de acelerar a melhora do quadro. A indicação é o uso de equivalente a 40 mg de prednisona por dia, por 5 a 7 dias.[10]

O uso do oxigênio é indicado quando o paciente apresenta $SpO_2 < 88\%$. É indicado utilizar a menor FiO_2 para atingir SpO_2 entre 88 e 92% ou $PaO_2 > 60$.[5] Assim como na pneumonia, a fisioterapia respiratória é uma importante parte do tratamento, visto que leva a uma melhora na qualidade da troca gasosa, podendo desencadear menor gravidade da doença.[9]

Quando encaminhar

As indicações para realizar tratamento intra-hospitalar são necessidade de suporte ventilatório, pacientes que apresentem sinais de sepse, que mesmo após o tratamento inicial apresentam dispneia grave, alteração do nível de consciência e se o indivíduo tiver acidose respiratória.[5] Como na pneumonia, pacientes que manifestem falha terapêutica com os antibióticos empregados devem ser avaliados, se possível, com acompanhamento pela SAD, para resolução do caso no interior do domicílio, ou encaminhados para acompanhamento hospitalar.[5]

Rinossinusite

A RS se caracteriza pela inflamação dos seios paranasais e da mucosa nasal, podendo decorrer de infecção viral, bacteriana ou fúngica e estar associada a alergia, polipose nasal e disfunção da mucosa nasal.[11]

Diagnóstico

Seu diagnóstico é clínico. Não há nenhum sintoma específico para diferenciar a etiologia do quadro, porém há suspeita de origem bacteriana se o quadro durar mais que 10 dias ou se houver piora dos sintomas após 5 dias de evolução. É caracterizada por dois ou mais entre os sintomas de obstrução nasal, rinorreia, dor ou pressão facial, hiposmia ou anosmia.[11]

Outros sintomas são plenitude auricular, tosse seca ou produtiva, irritação faríngea, laríngea e traqueal, dor de garganta, rouquidão, febre, tontura e mal-estar, a depender da gravidade do quadro. Ao exame físico, à inspeção podemos observar edema periorbitário que pode sugerir complicação. À palpação, apresenta dor na região dos seios da face.[11]

Na rinoscopia anterior, podem-se encontrar edema e hiperemia de conchas nasais e em alguns casos, podemos observar a presença de secreção em região de meato médio ou em fossas nasais. Na oroscopia, percebem-se hiperemia da parede posterior e drenagem posterior de secreção; se mucopurulenta, é sugestiva de RS bacteriana.[11]

Etiologia

Os principais agentes etiológicos relacionados à RS aguda são o *Streptococcus pneumoniae* e o *Haemophilus influenzae*, que acometem mais de 70% dos casos. Também podemos citar a *Moraxella catarrhalis*, o *Staphylococcus aureus* e o *Streptococcus* beta-hemolítico.[11]

Abordagem multidisciplinar pela equipe de atenção domiciliar

Medidas preventivas

Pacientes que estão em condições adversas, como mudança de clima ou poluição ambiental, têm indicação de aumentar a ingesta de líquidos, bem como controle da umidade do ambiente. Solução salina a 0,9% intranasal, a fim de mobilizar a secreção, bem como a hidratação da mucosa nasal, também está indicada.[11]

Tratamento

O principal tratamento medicamentoso para RS viral são medicações sintomáticas, entre elas irrigação nasal com solução salina, antitérmicos como dipirona e paracetamol e anti-inflamatórios não esteroides. Já os corticoides intranasais têm benefícios confirmados; porém, por ser uma doença autolimitada, seu uso será indicado de acordo com a gravidade da doença. Não são indicados antibióticos, descongestionantes nasais ou corticoides sistêmicos.[12] Já o tratamento da RS bacteriana, além dos utilizados por via viral, também é indicado o uso de antibióticos. Corticoide oral associado a tratamento pode auxiliar na melhora da dor em região dos seios da face.[12]

O antibiótico de primeira escolha é amoxicilina-clavulanato, com duração de 5-10 dias em adultos, podendo se estender até 14 dias em crianças e ser usado amoxicilina pura nessa população. Será considerada falha terapêutica se ocorrer piora do quadro durante o tratamento ou não melhora nas primeiras 48-72 horas de tratamento.[13] Em pacientes alérgicos à penicilina, a droga de escolha é a cefalosporina de terceira geração, associada a clindamicina ou doxiciclina. Quinolonas também podem ser consideradas, porém com maior taxa de efeito colateral.[13]

Quando encaminhar

Deve-se pensar em encaminhar o paciente com RS quando houver suspeita de complicações, como celulite orbitária, abscesso orbitário, celulite pré-septal ou trombose de seio cavernoso. Sinais indicativos incluem alteração do estado mental, edema periorbital, dor ocular ou à movimentação ocular ou anormalidade de nervos cranianos.[13] Nesses casos e em pacientes com falha terapêutica, deve-se avaliar a gravidade do caso para definir se o acompanhamento pode ser realizado pela SAD, com antibiótico intravenoso, ou se deve ser encaminhado para acompanhamento hospitalar. Assim como nas doenças anteriores, pacientes com sinais de sepse devem ser acompanhados em ambiente hospitalar.

Referências

1. Loeb M, McGeer A, McArthur M, Walter S, Simor AE. Risk factors for pneumonia and other lower respiratory tract infections in elderly residents of long-term care facilities. Arch Intern Med. 1999;159(17):2058-64.
2. Childs A, Zullo AR, Joyce NR, McConeghy KW, van Aalst R, Moyo M. The burden of respiratory infections among older adults in long-term care: a systematic review. BMC Geriatr. 2019;19(1):210.
3. Ieven M, Coenen S, Loens K, Lammens C, Coenjaerts F, Vanderstraeten A, et al. Aetiology of lower respiratory tract infection in adults in primary care: a prospective study in 11 European countries. Clin Microbiol Infect. 2018;24(11):1158-63.
4. Gusso G, Lopes JMC, Dias LC, editores. Tratado de medicina de família e comunidade: princípios, formação e prática. 2. ed. Porto Alegre: Artmed; 2019.
5. Gaiola PSA, Coelho LS, Cavalcante RS. Protocolo de atendimento aos pacientes com infecção do trato respiratório inferior. 1. ed. Hospital das Clínicas da Faculdade de Medicina de Botucatu; 2015.
6. Metlay JP, Waterer GW, Long AC, Anzueto A, Brozek J, Crothers K, et al. Diagnosis and Treatment of Adults with Community-acquired Pneumonia: An Official Clinical Practice Guideline of the American Thoracic Society and Infectious Diseases Society of America. Am J Respir Crit Care Med. 2019;200(7):e45-e67.
7. Ruuskanen O, Lahti E, Jennings LC, Murdoch DR. Viral pneumonia. Lancet. 2011;377(9773):1264-75.
8. Brasil. Ministério da Saúde. Secretaria de Vigilância em Saúde. Departamento de Imunização e Doenças Transmissíveis. Manual dos Centros de Referência para Imunobiológicos Especiais. 5. ed. Brasília, DF: Ministério da Saúde; 2019.
9. Abdullahi A. Safety and Efficacy of Chest Physiotherapy in Patients With COVID-19: A Critical Review. Front Med (Lausanne). 2020;7:454.
10. Vestbo J, Hurd SS, Agustí AG, Jones PW, Vogelmeier C, Anzueto A, et al. Global strategy for the diagnosis, management, and prevention of chronic obstructive pulmonary disease: GOLD executive summary.
11. Diretrizes Brasileiras de Rinossinusites. Rev Bras Otorrinolaringol. 2008;74(2):6-59.
12. Jaume F, Valls-Mateus M, Mullol J. Common Cold and Acute Rhinosinusitis: Up-to-Date Management in 2020. Curr Allergy Asthma Rep. 2020;20(7):28.
13. DeBoer DL, Kwon E. Acute sinusitis. 2021 Aug 11. In: StatPearls [Internet]. Treasure Island: StatPearls Publishing; 2021.

Quadros infecciosos

Capítulo 5

Infecções de pele e partes moles

Camila Borba Pereira
Evandro Lucas de Borba
Guilherme Rhis
Kleber Proietti Andrade

PONTOS-CHAVE

- As infecções de pele e partes moles são entidades clínicas de apresentação, etiologia e gravidade variáveis que envolvem invasão microbiana das camadas da pele e tecidos moles subjacentes, variando de infecções leves a graves, com risco de morte.
- A pele apresenta diversos mecanismos de proteção contra infecções, como a barreira física, a descamação e o baixo conteúdo hídrico da camada córnea, o pH baixo da superfície cutânea, a flora cutânea, que dificulta o crescimento de microrganismos patogênicos e as propriedades antimicrobianas do filme lipídico.
- *Staphylococcus aureus* é o principal patógeno envolvido. O médico-assistente deve avaliar possíveis infecções por MRSA (*Staphylococcus aureus* resistente à meticilina) para otimização terapêutica.
- As manifestações clínicas podem ser divididas em não purulentas: celulite, fasciíte necrosante e erisipela; e purulentas: abscesso, furúnculo, carbúnculo.
- Em atenção domiciliar, recomenda-se o uso de critérios clínicos para a correta indicação de antibioticoterapia, como os critérios de McGeer e de Loab et al.

OBJETIVOS DE APRENDIZAGEM

Ao final do capítulo, o leitor deverá ser capaz de:

- Descrever as principais infecções de pele e partes moles, bem como as respectivas manifestações clínicas.
- Aprimorar o diagnóstico das principais infecções, para direcionamento da terapêutica.
- Aplicar critérios clínicos adequados para a indicação de antibioticoterapia.
- Prescrever o esquema terapêutico mais adequado a cada caso.
- Elucidar as formas de cuidado com lesões de pele, como forma de prevenção de infecções.
- Compreender a diferenciação de acometimentos leves a infecções graves, bem como quando referenciar para atenção terciária.

Definição

As infecções de pele e de partes moles participam de um grupo diverso de infecções que apresentam quadro clínico e grau de comprometimento variáveis. A fisiopatologia se resume em uma resposta inflamatória secundária à invasão de microrganismos na epiderme, derme ou tecido subcutâneo[1].

Após as infecções do trato urinário e das infecções do trato respiratório, são as infecções mais comuns em pacientes de instituições de longa permanência. Estima-se que, nesses casos, a prevalência seja de 1,3 a 1,7%[2].

Houve aumento da incidência dessas morbidades, devido ao envelhecimento da população, aumento do número de pacientes imunocomprometidos, patógenos multirresistentes e aumento de pacientes gravemente enfermos[1]. Em idosos, os eczemas pruriginosos, a xerodermia, as úlceras por pressão, as úlceras vasculares e as dermatofitoses frequentemente servem como portas de entrada para os patógenos[3].

As infecções de pele e partes moles em pacientes de atenção domiciliar apresentam-se com uma miríade de manifestações clínicas. Podem ser categorizadas em não purulentas, ou seja, quando não há produção de exsudação (celulite, fasciíte necrosante e erisipela), e purulentas, quando há produção de exsudação (abscesso, furúnculo e carbúnculo)[1].

Celulite

É caracterizada por eritema, associado a edema, dor, enduração local e área mal delimitada. Apresenta calor local, porém não há flutuação[1]. Em idosos, a febre pode não ser um comemorativo importante, sendo importante localizar outros sintomas constitucionais de infecção[3].

Erisipela

É uma infecção aguda da derme, com importante comprometimento linfático. O patógeno mais comumente envolvido é o *Streptococcus pyogenes*, com predomínio do grupo A. Diferentemente da celulite, é caracterizada por eritema superficial e bem delimitado. Pode apresentar febre e leucocitose[1].

Fasciíte necrosante

É um processo infeccioso incomum, agudo, de rápida progressão e que cursa com necrose da fáscia muscular superficial e mesmo profunda, do tecido celular subcutâneo, da derme e epiderme. Possui grande comprometimento sistêmico, bem como alta mortalidade[1].

Abscesso

É uma coleção purulenta na derme, com extensão a planos mais profundos. Normalmente possui cavitação com exsudação, pústula na epiderme e circunjacência eritematosa[2].

Furúnculo e carbúnculo

O furúnculo é uma infecção do folículo pilar, com extensão profunda através da derme e de tecidos mais profundos, onde forma abscesso. Quando a infecção ocorre em vários folículos adjacentes, é chamada de carbúnculo[2].

Diagnóstico

O diagnóstico é fundamentalmente clínico em todas as patologias, por meio da constatação de sintomas e sinais flogísticos como eritema, calor, edema e dor[4]. Em geral, os exames laboratoriais influenciam pouco no diagnóstico; embora o hemograma possa contribuir na suspeita de casos com dúvida clínica[3], no âmbito domiciliar o médico em geral possui pouco acesso a exames complementares.

Sendo assim, alguns critérios clínicos podem auxiliar o médico no diagnóstico de infecções de pele e partes moles na atenção domiciliar. O Critério Constitucional para Infecções em moradores de instituições de longa permanência (Tabela 1) auxilia na suspeição de acometimentos cutâneos, especialmente em idosos[5].

Além dos critérios supracitados para definir se há ou não infecção, alguns autores sugerem critérios que auxiliam na decisão pelo uso de antibióticos nas infecções de pele e tecido subcutâneo[3]. A Tabela 2 elenca os critérios de McGeer e os critérios de Loeb et al.

TABELA 1 Critério Constitucional para Infecções em moradores de instituições de longa permanência[5]

Febre	Temperatura oral > 37,8ºC ou Várias medidas de temperatura oral > 37,2ºC ou Temperatura axilar ou oral > 1,1ºC do valor basal
Leucocitose (quando disponível)	Neutrofilia (> 14.000 leucócitos/mm³) ou Desvio à esquerda (> 6% bastonetes)
Mudança abrupta da consciência	Início agudo e Curso flutuante e Desatenção e Pensamento desorganizado ou mudança do nível de consciência
Declínio funcional agudo	Aumento de 3 pontos do nível basal de atividades de vida diária (cada uma das atividades abaixo deve ser graduada de 0 – total independência – a 4 – total dependência): Mover-se na cama Transferir-se para a cadeira Locomover-se pela residência Vestir-se Usar o banheiro Higiene pessoal Alimentar-se

Fonte: elaborada pelos autores.

TABELA 2 Critérios de McGeer e Critérios de Loeb et al. na decisão pelo uso de antibióticos nas infecções de pele e partes moles[3,5]

Critérios de McGeer (pelo menos um dos seguintes)	Critérios de Loeb et al. (pelo menos um dos seguintes)
Drenagem de exsudação purulenta; ou Pelo menos quatro dos seguintes comemorativos: edema, eritema, aumento de temperatura local, aumento de dor/sensibilidade, drenagem serosa da lesão, e pelo menos um sintoma constitucional (ver Tabela 1).	Drenagem de exsudação purulenta; ou Pelo menos dois dos seguintes comemorativos: febre, eritema, aumento de dor/sensibilidade, aumento de temperatura local, edema.

Fonte: elaborada pelos autores.

A coleta de cultura e antibiograma para identificação dos patógenos é indicada, de forma geral, em infecções refratárias à antibioticoterapia empírica. Entretanto, não se deve aguardar o resultado das culturas para a indicação da terapia, sob risco de deterioração clínica. Sendo assim, o tratamento empírico encontra-se bem embasado nesses cenários, tendo nível forte de recomendação[4].

No momento do diagnóstico, o médico assistente deve se atentar para os fatores de risco para o MRSA (*Staphylococcus aureus* resistente à meticilina). As taxas de infecção por cepas tanto comunitárias quanto nosocomiais do MRSA tem se elevado nos últimos anos, participando de grande parte das infecções de pele e de partes moles[1].

São fatores de risco para infecção por MRSA: história de colonização ou infecção prévia por MRSA; internação hospitalar recente; e uso recente de antibióticos[4]. Nesses casos, deve-se atentar para a programação terapêutica, prescrevendo antibióticos com cobertura para tais cepas.

Os principais diagnósticos diferenciais das infecções de pele e partes moles são: herpes-zóster, tromboflebite, candidíase cutânea e herpes simples.

Abordagem multidisciplinar pela equipe de atenção domiciliar

Quando disponíveis na equipe, fisioterapeutas e educadores físicos devem participar na orientação de pacientes e familiares sobre formas de manutenção da massa muscular, especialmente em idosos com risco de sarcopenia. A saúde muscular aprimora a circulação linfática e sanguínea em membros e reduz o risco de úlceras por pressão[6].

O profissional de enfermagem possui papel fundamental no cuidado domiciliar, atuando de diversas formas. No caso das feridas, citam-se: realizar consultas de enfermagem; efetuar visitas em domicílio ao cliente portador da ferida; solicitar, quando necessário, exames laboratoriais; prescrever, quando indicado, as coberturas/soluções/cremes curativos e hidratantes conforme o padrão do protocolo da unidade; executar o curativo e encaminhar o paciente para avaliação clínica; capacitar e supervisionar a equipe de enfermagem nos procedimentos de administração do curativo; orientar/habilitar/inspecionar os cuidadores quando esses estão responsáveis pela continuidade do cuidado ao portador de feridas em domicílio; fazer a previsão e provisão dos materiais necessários para a realização dos curativos[7].

Além disso, destaca-se a atuação do nutricionista em relação aos cuidados com a pele exercendo papel importante, visto que a desidratação e a má nutrição comprometem o processo de cicatrização das feridas. Quanto ao surgimento delas, a fragilidade da pele também é intensificada quando uma dieta balanceada não é administrada. As orientações desse profissional tanto ao paciente quanto ao cuidador são fundamentais no processo de recuperação[8].

Medidas preventivas

Manter o hábito de higienizar as mãos é a medida mais simples, eficiente e de baixo custo para evitar a transmissão de microrganismos em qualquer ambiente. Na rotina de cuidados em atenção domiciliar, deve ser hábito da família e da equipe de saúde lavar as mãos com água e sabão quando se aproximarem dos pacientes.

Além disso, o cuidado com a pele é essencial para evitar microtraumas e consequente infecção local. Por exemplo, loções hidratantes reduzem a xerodermia e possíveis pruridos ou rachaduras da epiderme; meias compressivas e elevação de membros reduzem a estase sanguínea e linfática em membros inferiores, reduzindo risco de úlceras venosas[6].

O cuidado adequado com as úlceras deve ser feito por profissional de enfermagem capacitado ou por cuidador devidamente orientado e treinado. Os cuidados devem seguir técnicas assépticas para minimizar o risco de infecção local, desde a desinfecção dos móveis e acessórios do quarto, até o cuidado com os instrumentos e coberturas especiais.

Tratamento

Para as infecções não purulentas, o tratamento indicado é com antimicrobianos. Nos casos graves, deve-se avaliar intervenção cirúrgica.

Para as infecções purulentas, o tratamento recomendado inclui incisão e drenagem dessas lesões. Em caso de falha ou presença de sinais sistêmicos inflamatórios, como febre e leucocitose, deve-se avaliar o uso de antibioticoterapia oral associado à drenagem. Casos graves requerem avaliação cirúrgica.

A Tabela 3 apresenta as condutas para as infecções de pele e partes moles mais frequentes no atendimento domiciliar.

TABELA 3 Tratamento empírico para infecções de pele e partes moles em atendimento domiciliar.

Gravidade	Via de administração	Antimicrobiano	Duração mínima	Microrganismos Mos	Comentários
Infecção não purulenta (celulite, erisipela, infecção necrotizante)[a]					
Leve	Oral	Penicilina V 250-500 mg, a cada 12h; amoxicilina 500 mg, a cada 8h; cefalexina 500 mg, a cada 6h; clindamicina 300-450 mg, a cada 6h ou SMX/TMP 800/160 mg, a cada 12h.	5 dias	Estreptococos	Culturas; aspirados não rotineiramente recomendados
Moderado	IV	Penicilina G cristalina 200.000 kg/dia, a cada 4h; ceftriaxona 1G, a cada 12h; cefazolina 1G, a cada 6h; ou clindamicina 600 mg, a cada 8h.	10 dias para penicilina. 7 dias para os demais tratamentos	Estreptococos	Considerar MSSA; considerar terapia para MRSA em caso de infecção prévia
Severa Grave	IV	Vancomicina 15 mg/kg, a cada 12h ou linezolida 600 mg, a cada 12h	7 dias	Estreptococos beta hemolítico do grupo A. Infecções polimicrobianas	Transferir para hospital. Cultura de tecido profundo. Intervenção cirúrgica
Infecções purulentas (furúnculo, abscesso, carbúnculo)[b]					
Leve	N/A	Nenhum	N/A	Estafilococos aureus, MRSA, MSSA	Incisão e drenagem Antibiótico se falha.
Moderada	Oral	SMX/TMP 800/160 mg, a cada 12h ou Doxiciclina 100 mg, a cada 12h	5 dias	Estafilococos aureus, MRSA, MSSA	Incisão e drenagem. Cultura e antibiograma
Severa Moderada	Oral/IV	Teicoplamina 6 mg/kg, IV, a cada 12h, por 3 doses, após, 6 mg/kg, IV, a cada 24h; daptomicina 4mg/Kg t IV, a cada 24h; ceftarolina 600 mg, IV, de 12/12h; linezolida 600 mg, VO, a cada 12h.	5 dias		
Grave	IV	Igual acima	N/A	Estafilococos aureus, MRSA, MSSA	Transferir para hospital. Cultura de tecido profundo. Intervenção cirúrgica
Fascite necrosante ou gangrena					
Grave	IV	Vancomicina 25-30 mg/kg, dose inicial; seguido de 15 mg/kg, dose a cada 8h a 12h; e piperacilina/tazobactam 4,5 g, a cada 6h. Vancomicina 25-Car. 30 mg/kg, dose inicial, seguido de 15 mg/Kg dose inicial ou ceftarolina 600 mg, a cada 12h e Meropeném 1G, a cada 8h ou ertapeném 1G, a cada 24h.	N/A	Estafilococos aureus, Estreptococos pyogenes	Transferir para hospital. Cultura de tecido profundo. Intervenção cirúrgica

[a] Leve: celulite ou erisipela típica sem foco de purulência; moderada: celulite ou erisipela.típica com sinais de infecção sistêmica (febre > 38° C, frequência cardíaca > 90 batimentos/min, frequência respiratória > 24 respirações/min, contagem de leucócitos > 12.000 ou < 400 células/μL); grave: falha da terapia oral com sinais de infecção sistêmica, imunocomprometimento ou sinais de infecção profunda, como bolhas, descamação da pele, hipotensão e disfunção orgânica.

[b] Leve: infecção purulenta; moderada: infecção purulenta com sinais de infecção sistêmica; grave: falha no tratamento com incisão e drenagem com antibióticos orais, ou sinais de infecção sistêmica ou infecção em imunodeprimidos.

IV: Intravenoso; MRSA: *Staphylococcus aureus* resistente à meticilina; MSSA: *Staphylococcus aureus* suscetível à meticilina; SMX/TMP: sulfametoxazol + trimetoprima; N/A: não aplicável.

Fonte: adaptada de Jump et al., 2018[9].

O que fazer na atenção domiciliar para evitar e reverter o quadro

Para evitar o quadro é necessário atentar-se, tanto paciente como cuidadores, às medidas preventivas. Para mais detalhes, *vide* o item "Medidas preventivas", que contém orientações que devem ser repassadas aos cuidadores de pacientes domiciliados.

Encaminhamentos

Pacientes com possíveis infecções bacterianas que não apresentam sintomas ou sinais de doença sistêmica podem ser tratados no domicílio, por via oral. Sem urgência, o referenciamento aos Serviços de Atenção Domiciliares (SAD) pode ser feito no caso de incerteza diagnóstica, resposta insatisfatória ao tratamento oral e necessidade de terapia parenteral. Se o paciente estiver com infecção sistêmica com maior nível de gravidade, e as diretrizes antecipadas justificarem tratamento mais intervencionista, o encaminhamento para o hospital é apropriado[9].

Situações com necessidade de suporte hospitalar

O suporte hospitalar será necessário em manifestações clínicas graves, refratárias ao tratamento por via oral, ou em casos que seja identificado sinais de sepse. Nesses casos, recomenda-se utilização de tratamento endovenoso acompanhado de monitoração do paciente, bem como suporte clínico adequado ao caso.

Referências

1. Martinez N. Skin and soft-tissue infections: it's more than just skin deep. Adv Emerg Nurs J. 2020;42(3):196-203.
2. Pakyz AL, Dwyer LL. Prevalence of antimicrobial use among United States nursing home residents: results from a national survey. Infect Control Hosp Epidemiol. 2010;31(6):661-2.
3. Feldstein D, Sloane PD, Weber D, Ward K, Reed D, Zimmerman S. Current prescribing practices for skin and soft tissue infections in nursing homes. J Am Med Dir Assoc. 2017;18(3):265-70.
4. Stevens DL, Bisno AL, Chambers HF, Dellinger EP, Goldstein EJC, Gorbach SL, et al. Practice guidelines for the diagnosis and management of skin and soft tissue infections: 2014 Update by the Infectious Diseases Society of America. Arch Clin Infect Dis. 2014;59(2):e10-52.
5. Stone ND, Ashraf MS, Calder J, Crnich CJ, Crossley K, Drinka PJ, et al. Surveillance definitions of infections in long-term care facilities: revisiting the McGeer Criteria. Infect Control Hosp Epidemiol. 2012;33(10):965-77.
6. Skin and Soft Tissue Infections in Nursing Home Residents. 1.
7. Cofen. Resolução Cofen n. 567/2018. Brasília: Conselho Federal de Enfermagem; 2018.
8. Soriano JV, Péres EP. Nutrição e feridas crónicas. Serie de documentos técnicos GNEAUPP n. 12. Grupo Nacional para el Estudio y Asesoramiento em Úlceras por Pressión y Heridas crônicas. Logroño. 2011.
9. Jump RLP, Crnich CJ, Mody L, Bradley SF, Nicolle LE, Yoshikawa TT. Infectious diseases in older adults of long-term care facilities: Update on Approach to Diagnosis and Management. J Am Geriatr Soc. 2018;66(4):789-803.

Quadros respiratórios

Capítulo 6

Dispneia

Lissa Carvalho Werneque
Sabrina Stefany da Silva Souza
Sarah Silva Ferraz

PONTOS-CHAVE

- A dispneia pode ser um preditor de gravidade na progressão de certas doenças.
- A dispneia tem interação entre fatores psicológicos, físicos, sociais e do meio ambiente.
- Em atenção domiciliar, o profissional da saúde assistente deve se valer de dados clínicos e de escalas para tratamento e acompanhamento dos pacientes.
- Para um bom manejo da dispneia, é essencial o envolvimento da equipe multidisciplinar, com especial atenção à reabilitação respiratória.
- Opioide é a primeira escolha para o tratamento medicamentoso da dispneia refratária.

OBJETIVOS DE APRENDIZAGEM

Ao final do capítulo, o leitor deverá ser capaz de:

- Descrever as principais etiologias que resultam em dispneia.
- Aprofundar o conhecimento quanto às principais escalas que auxiliam no diagnóstico e acompanhamento do paciente com dispneia.
- Aprender a manejar a dispneia na atenção domiciliar.
- Compreender quando referenciar para a atenção secundária, como os serviços de atenção domiciliar, ou terciária.

Definição

A dispneia é definida como uma experiência subjetiva de desconforto respiratório, que varia de intensidade, podendo ser um sintoma debilitante ao paciente.[1] Possui interação entre fatores psicológicos, físicos, sociais e ambientais e pode ser encontrada em até um quarto dos pacientes da atenção primária,[2] além de poder ser um preditor de gravidade na progressão de certas doenças.[3]

Geralmente esse sintoma se correlaciona com doenças cardiopulmonares, sendo necessário realizar anamnese e exame físico detalhados para guiar a hipótese diagnóstica da causa.[3] Por ser um sintoma frequentemente ligado a alterações que levam a desbalanço na homeostase e respostas adaptativas do organismo, está relacionado à maior procura de atendimento médico, em quadros agudos.

Já nos quadros crônicos, leva a sofrimento e prejuízo em realizar atividades de vida diária e funcionalidade, podendo estar associado a sintomas psicológicos relacionados à autopercepção, prejuízo em vida sexual e laboral e em atividades de lazer e interação social, além de trazer como consequência sensação de incapacidade. Também pode gerar prejuízos físicos, como sedentarismo e desnutrição.[4,5]

Na maioria dos casos, o sintoma ocorre devido a um estímulo de receptores aferentes pulmonares e extrapulmonares que atinge o córtex cerebral, sendo percebido como desconforto. Ao perceber o sintoma, o paciente irá interpretá-lo de acordo com seu conhecimento pessoal. Consequentemente, o paciente começa a evitar circunstâncias que piorem seu quadro, ficando cada vez mais sedentário e dependente de cuidador.[6]

Esse sintoma pode ser relatado de formas, diferentes de acordo com a percepção do indivíduo, como esforço respiratório, que geralmente se relaciona a asma, doença pulmonar obstrutiva crônica (DPOC) e doenças que atrapalhem o funcionamento da musculatura respiratória. Dispneia em aperto geralmente se associa a quadro de broncoconstrição e pode ser um dos primeiros sintomas associados à crise asmática. Inspiração insuficiente ou perda do fôlego está relacionada a uma combinação entre aumento do *drive* respiratório e diminuição do volume corrente, podendo estar também associada a quadros de hipoxemia, hipercapnia, acidose e transtorno do pânico, não sendo específica de nenhuma doença.[7]

O ambiente em que o paciente se insere também irá influenciar a percepção do sintoma. Em um ambiente onde familiares, amigos e cuidadores encorajam o paciente, os sintomas geralmente são vistos com menor gravidade e suas dificuldades são percebidas de forma amena. Pacientes que vivem em isolamento social vão apresentar maior nível de desânimo, frustração e depressão, o que leva a diminuição de seu desempenho funcional e qualidade de vida e acarreta pior percepção do quadro.[6]

Diagnóstico

A investigação inicial deve ser realizada por meio de anamnese detalhada e exame físico, para nortear a hipótese diagnóstica e, caso necessário, a solicitação de exames complementares, às vezes, fora do domicílio. É importante investigar associação com sintomas como tosse, aumento de expectoração, comuns em pacientes com exacerbação de DPOC, principalmente se houver história de tabagismo. Febre é um sintoma associado a causas neoplásicas ou infecciosas, como pneumonia. Taquicardia faz parte da manifestação de anemias e insuficiência cardíaca, e também pode acompanhar febre. Refluxo hepatojugular está associado a congestão e pode estar relacionado à insuficiência cardíaca e hipertensão pulmonar.[7]

Apesar de os achados de exame físico serem primordiais para guiar o raciocínio clínico, aferições de frequência cardíaca, frequência respiratória e saturação de oxigênio são sinais fracos para avaliar a dispneia, sendo mais indicado o uso de escalas que avaliem a intensidade percebida pelo paciente, tanto para seu diagnóstico quanto para avaliação da eficácia do tratamento. É importante investigar, concomitantemente à dispneia, quadros de ansiedade, depressão e fraqueza, que podem influenciar negativamente o sintoma.[8]

Algumas das escalas citadas são a Medical Research Council (MRC), a Escala de Borg Modificada (EBM) e a versão modificada do Pulmonary Functional Status and Dyspnea Questionnaire. A MRC, que tem como objetivo avaliar as limitações diárias devido à dispneia, é composta por cinco itens, sendo cinco o indicativo de maior intensidade do sintoma. A EBM é utilizada para quantificar a dispneia durante a prática de atividade física, podendo ir de 0 a 10, sendo 10 a maior nota.[9,10]

Conforme dados obtidos através de anamnese e exame físico, uma hipótese diagnóstica será firmada e poderá ser necessária a realização de alguns exames complementares para confirmar o diagnóstico e realizar o tratamento adequado do paciente.

Peptídeo natriurético do tipo B (BNP) é um hormônio produzido em átrios quando o coração está sofrendo alguma lesão; logo, quando ele está alterado, nos indica uma

QUADRO 1 Escala Medical Research Council

Grau I	Falta de ar apenas durante exercícios intensos
Grau II	Falta de ar quando anda apressadamente ou sobe uma rampa leve
Grau III	Anda mais devagar do que pessoas da mesma idade devido a falta de ar ou tem de parar para respirar mesmo quando anda devagar
Grau IV	Para pra respirar depois de andar menos de 100 metros ou após alguns minutos
Grau V	Falta de ar ao se vestir ou que impossibilite sair de casa

Fonte: Kovelis D et al., 2008.[9]

QUADRO 2 Escala de Borg modificada

0	Nenhum sintoma
1	Sintoma muito leve
2	Sintoma leve
3	Sintoma moderado
4	Sintoma pouco intenso
5	Sintoma intenso
6	Sintoma muito intenso
7	Muito intenso sintoma
8	Muito intenso sintoma
9	Muito muito intenso sintoma
10	Máxima

Fonte: Cavallazzi TGL et al., 2005.[10]

causa cardíaca, ao passo que, se se apresentar sem alteração, tendemos a pensar em uma causa diferente, como pulmonar.[7] A avaliação do hemograma é importante para excluir relação com anemia. Gasometria arterial pode ser útil na piora do quadro do paciente, para a avaliação da necessidade de oxigênio.

Se o paciente apresenta quadro de dispneia súbita, deve-se investigar possível quadro de tromboembolismo pulmonar, principalmente se apresentar outros sintomas relacionados a essa doença.[6,7] Também é indicado realizar espirometria quando há suspeita ou piora da dispneia em pacientes portadores de DPOC, além de ajudar na diferenciação entre doenças obstrutivas e restritivas pulmonares.

Eletrocardiograma (ECG) pode ser útil para apoiar diagnóstico em pacientes suspeitos de insuficiência cardíaca, arritmias ou síndrome coronariana. Radiografia do tórax é indicada a pacientes com suspeita de quadros agudos pulmonares, como pneumonias bacterianas ou pneumonia broncoaspirativa, e em casos de suspeita de insuficiência cardíaca, para avaliação de índice cardiotorácico.[7] Também podem ser solicitados eletrólitos, teste da função hepática e da função renal se o paciente apresentar comemorativos que nos façam pensar em dispneia associada a disfunção hepática ou acidose metabólica, além de solicitar enzimas cardíacas se suspeita de isquemia miocárdica.[2]

Etiologia

Dados da literatura demonstram que mais de 90% dos pacientes com queixa de dispneia podem ser enquadrados entre: doença pulmonar, doença cardiovascular, refluxo gastroesofágico, falta de condicionamento físico e quadros psicogênicos, sendo a pulmonar e a cardiovascular mais frequentes.[7]

Como causas cardiovasculares, as mais comuns são insuficiência cardíaca congestiva ou isquemia miocárdica; já como causas pulmonares, é possível citar asma, pneumonias, câncer pulmonar, DPOC e fibrose pulmonar. Também existem causas hematológicas, como anemias; causas psico-

QUADRO 3 Versão modificada do Pulmonary Functional Status and Dyspnea Questionnaire

Avaliação da dispneia

Instruções: as questões a seguir estão relacionadas ao seu **desconforto respiratório**. Por favor, escolha a resposta mais adequada.

1. Você já sentiu falta de ar? ( ) Sim ( ) Não

2. Quantas vezes por mês você sente falta de ar grave ou muito grave?______________

Instruções: em relação às perguntas a seguir, marque de 0 (nenhuma falta de ar) a 10 (falta de ar muito grave).

3. Indique como você se sentiu na **maioria dos dias** durante o ano passado:

Nenhuma falta de ar	Falta de ar leve			Falta de ar moderado			Falta de ar grave			Falta de ar muito grave
0	1	2	3	4	5	6	7	8	9	10

4. Indique como você se sente **hoje**:

Nenhuma falta de ar	Falta de ar leve			Falta de ar moderado			Falta de ar grave			Falta de ar muito grave
0	1	2	3	4	5	6	7	8	9	10

5. Indique como você se sente na maioria das **atividades do dia a dia**:

Nenhuma falta de ar	Falta de ar leve			Falta de ar moderado			Falta de ar grave			Falta de ar muito grave
0	1	2	3	4	5	6	7	8	9	10

Instruções: classifique as atividades a seguir na escala de 0 e 10, de acordo com o grau de falta de ar que cada atividade geralmente causa em você. Exemplo: marque um X no 0 se a atividade geralmente não lhe causa nenhuma falta de ar, no 4, 5 ou 6 se a atividade lhe causa falta de ar moderada, ou no 10, se há falta de ar muito grave em você. Deixe em branco as atividades em que você nunca esteve envolvido.

Atividade	Nenhuma falta de ar	Falta de ar leve			Falta de ar moderada			Falta de ar grave			Falta de ar muito grave
1. Escovar os cabelos	0	1	2	3	4	5	6	7	8	9	10
2. Levantar os braços acima da cabeça	0	1	2	3	4	5	6	7	8	9	10
3. Tomar banho	0	1	2	3	4	5	6	7	8	9	10
4. Lavar os cabelos	0	1	2	3	4	5	6	7	8	9	10
5. Vestir camisa	0	1	2	3	4	5	6	7	8	9	10
6. Preparar lanche	0	1	2	3	4	5	6	7	8	9	10
7. Andar em plano inclinado	0	1	2	3	4	5	6	7	8	9	10
8. Subir 3 degraus	0	1	2	3	4	5	6	7	8	9	10
9. Andar 3 metros	0	1	2	3	4	5	6	7	8	9	10
10. Andar em terrenos acidentados	0	1	2	3	4	5	6	7	8	9	10

Fonte: Kovelis D *et al.*, 2008.[9]

lógicas, como ansiedade; causas neuromusculares etc., como compressão traqueal por massas ou síndrome da apneia obstrutiva do sono (SAOS).[11]

Existe ainda a dispneia induzida por medicamentos, como metotrexato, amiodarona e radioterapia, devido à toxicidade intersticial e fibrose pulmonar. Também é importante investigar o uso de betabloqueador como descompensador da asma.[7]

Outra causa é a fibrose pulmonar, consequência da reparação de uma lesão pulmonar, que pode ter inúmeras etiologias. Uma etiologia bem-marcada no cenário atual é a sequela pós-acometimento pelo vírus SARS-CoV-2, mais frequente em pacientes que desenvolveram forma grave da doença, porém também presente em pacientes com doença moderada que não tiveram necessidade de hospitalização.[4]

QUADRO 4 Principais causas de dispneia

Respiratória	Asma
	Doença pulmonar obstrutiva crônica
	Pneumonia
	Neoplasias
	Derrame pleural
	Tromboembolismo venoso
Cardiovascular	Insuficiência cardíaca congestiva
	Cardiomiopatia restritiva
	Doença coronariana
	Anormalidades congênitas/valvulopatias
Neuromuscular	Esclerose lateral amiotrófica
	Distrofia muscular
	Esclerose múltipla
	Polimiosite/dermatomiosite
Diversas	Anemia
	Ansiedade
	Doença do refluxo gastroesofágico
	Obesidade
	Doença da tireoide
	Acidose metabólica

Fonte: Wahls SA, 2012.[11]

Abordagem multidisciplinar pela equipe de atenção domiciliar

Medidas preventivas

Uma das principais formas de prevenção da dispneia é manter acompanhamento por parte da equipe de atenção domiciliar para avaliar a progressão da doença do paciente, além de acompanhar a adesão ao tratamento e evitar que o quadro basal sofra uma instabilidade.

Se levarmos em consideração algumas doenças pulmonares, como DPOC, uma forma de prevenir a dispneia, assim como prevenir sua progressão quando já instalada, é a reabilitação pulmonar, que através de treinamentos físicos, educação em saúde e mudanças comportamentais, leva a mudanças que em longo prazo promoverão melhora na saúde do paciente.[12]

A reabilitação pulmonar tem efeito em reduzir o atendimento médico domiciliar para a abordagem de exacerbações, redução de tempo de hospitalização e melhora na qualidade de vida.[5] Em casos como acometimento grave por covid-19, deve ser iniciada precocemente, de forma individual e gradual, a fim de reverter e amenizar as consequências da doença.[4]

A reabilitação é um programa multidisciplinar que pode ser realizado tanto em ambiente hospitalar como em domicílio e envolvimento familiar,[4] tendo como pilares:

1. Diagnóstico da alteração respiratória crônica.
2. Tratamento farmacológico, nutricional e fisioterápico e recondicionamento físico.
3. Apoio psicossocial.
4. Educação em saúde, com a finalidade de individualização de tratamento e desenvolvimento de autonomia do paciente em atividades físicas e sociais.

O treinamento físico envolve exercícios de força muscular, treinamento aeróbio – exercícios sustentados por 20-30 minutos que podem ser realizados em caminhada ou bicicleta – e exercícios respiratórios, de higiene brônquica e equilíbrio.[4,5]

O acompanhamento psicológico mostrou benefícios na redução de sintomas psicossomáticos associados e no manejo de ansiedade e depressão, além de melhora do autoconhecimento, no desempenho sexual e na melhora do sentimento de incapacidade, principalmente em pacientes com DPOC.[5]

A dispneia crônica também pode gerar impacto alimentar e em alteração de peso, motivo pelo qual o acompanhamento nutricional também é indicado.[5]

QUADRO 5 Técnicas para abordagem multidisciplinar

Minimizar sintomas	Treinamento de exercícios
	Técnicas de respiração
	Oxigênio suplementar
Diminuir a percepção do sintoma	Técnicas de distração (acupuntura, auriculoterapia, música, terapia cognitivo-comportamental)
	Otimizar nutrição
Reduzir impacto do sintoma	Planejamento de atividades e atenção à postura
Modificar experiência do sintoma	Plano de ação para exacerbações
	Abordar a interpretação do paciente ao sintoma

Fonte: Dudgeon D, 2021.[13]

Tratamento

O primeiro passo no manejo de dispneia é identificar a causa-base, para iniciar ou otimizar o tratamento, levando assim a uma melhora do sintoma.[1] Em pacientes com doença renal crônica ou insuficiência cardíaca, deve-se avaliar a necessidade de diurético; em pacientes asmáticos ou portadores de DPOC, deve-se avaliar a indicação de aumentar dosagem de broncodilatador e corticoide inalatório.[7]

Nos quadros de dispneia refratária à otimização do tratamento ou em pacientes paliativos, o principal tratamento é o uso de opioides, independentemente de sua causa. O uso dessa medicação deve ser por via oral, parenteral, transdérmica ou hipodermóclise, sem indicação de administração por via inalatória. Percebe-se alívio dos sintomas com doses iniciais de 10 mg de morfina equivalente, podendo ser aplicada codeína 100 mg; a dose recomendada, em algumas situações, é de 30 g de morfina equivalente via oral por dia. Com o uso dessa medicação, efeitos adversos podem ser encontrados, porém são frequentemente autolimitados, para isso sendo indicado o uso de laxativos associados. Na dosagem empregada, não há risco de apresentar depressão respiratória.[8]

É recomendado iniciar com uma dose regular, com intervalo de 4 e 6 horas entre doses, e iniciar com formulação equivalente a 2,5 mg de morfina via oral por dose, de acordo com a necessidade do paciente.[8] Alguns exemplos seriam codeína via oral 25 mg, morfina via subcutânea 1 mg, morfina via intravenosa 1 mg e fentanila via transdérmica 25 µg.[14] Ao atingir a dose efetiva, manter o uso contínuo dela e formular uma dosagem inferior para uso como droga de resgate na exacerbação do sintoma.[8]

O uso de opioides pode cursar com alterações cardiovasculares e respiratórias, assim como o risco de *overdose* e óbito. Para evitar essas complicações, o Centers for Disease Control and Prevention desenvolveu estas recomendações: estabelecer metas de controle de dor ou de dispneia e descontinuação do uso da medicação, caso não sejam atingidas; explicar ao paciente os riscos e benefícios do uso do opioide; o uso inicial deve ser realizado com opioide de liberação rápida e a menor dose efetiva; após a introdução do opioide, os retornos sempre serão semanais, para avaliar os efeitos colaterais e especificar a melhor dose.[15]

O oxigênio suplementar é indicado a pacientes hipoxêmicos ($SatO_2 < 88\%$ em aa ou $PaO_2 < 55$ mmHg), apesar de evidências clínicas limitadas que apoiem seu uso. Deve-se avaliar se o paciente apresenta DPOC associada, visto que o uso de oxigênio suplementar aumenta a sobrevida e a funcionalidade.[8] Pacientes com doença de base pulmonar têm indicação de fisioterapia respiratória, que pode reduzir o grau de dispneia e aumentar a qualidade de vida, além de melhor tolerabilidade aos esforços físicos.[6,11] Embora com frequência e de forma empírica seja prescrita para os pacientes com dispneia, ainda não há evidências convincentes de que a oxigenoterapia suplementar seja realmente útil no alívio desse sintoma em todos os casos.[16]

Algumas medidas simples podem contribuir para o alívio da dispneia de forma significativa, como promover um ambiente tranquilo e bem arejado, utilizar roupas leves que facilitem a movimentação, posicionar adequadamente o paciente, preferencialmente com decúbito elevado, favorecer um fluxo de ar direcionado para o rosto – aqui, pode-se usar um pequeno ventilador. Em caso de ansiedade, utilizar benzodiazepínico, sempre iniciando com doses baixas, como lorazepam (1 mg), clonazepam (0,5 mg) e diazepam (5 mg).[16]

Outra medida importante para o tratamento desses pacientes é tentar manter a realização de atividade física, visto que a diminuição de sua prática pode ser um preditor para mortalidade do paciente.[1] Em pacientes com dispneia crônica, é indicado fazer um mapa diário do grau de dispneia, para avaliar a evolução da doença e a necessidade de intervenção.[6]

O manejo da dispneia deve incluir o manejo de crises agudas de dispneia. Essas crises são mais comuns nos pacientes em cuidados paliativos em fase terminal da doença, e o preparo dos familiares em reconhecê-las pode ajudar no seu controle. O acrônimo do inglês COMFORT pode ser usado no controle de crise:

- Chamar ajuda.
- Observar e tratar possíveis causas.
- Medicar conforme a prescrição médica.
- *Fan* (do inglês "ventilador"), ou seja, usar ventilador na face.
- Oxigenoterapia, se houver indicação.
- Relaxamento.
- *Timing*, para avaliar a resposta a cada uma dessas intervenções.[15]

Encaminhamento

É indicado encaminhamento para atenção terciária do paciente que apresenta instabilidade hemodinâmica, síndrome respiratória aguda grave ou quadros de dispneia persistente sem causa definida. Pacientes com piora aguda da doença de base com difícil controle e pacientes que apresentarem dispneia decorrente de quadros bacterianos, refratários ao tratamento inicial, devem ser avaliados por um médico para definir se o acompanhamento deve ser hospitalar ou em internação domiciliar pelo serviço de atenção domiciliar.

Referências

1. Hanania NA, O'Donnell DE. Activity-related dyspnea in chronic obstructive pulmonary disease: physical and psychological consequences, unmet needs, and future directions. Int J Chron Obstruct Pulmon Dis. 2019;14:1127-38.
2. Kuzniar TJ. Avaliação da dispneia [editorial]. BMJ; 2021.
3. Budhwar N, Syed Z. Chronic dyspnea: diagnosis and evaluation. Am Fam Physician. 2020;101(9):542-8.
4. Santana AV, Fontana AD, Pitta F. Reabilitação pulmonar pós-COVID. J Bras Pnemol. 2021;47(1).
5. II Consenso Brasileiro Sobre Doença Pulmonar Obstrutiva Crônica - DPOC. J Bras Pnemol. 2004;30(1).
6. Parshall MB, Schwartzstein RM, Adams L, Banzett RB, Manning HL, Bourbeau J, et al. An official American Thoracic Society statement: update on the mechanisms, assessment, and management of dyspnea. Am J Respir Crit Care Med. 2012;185(4):435-52.
7. Wahls SA. Causes and evaluation of chronic dyspnea. Am Fam Physician. 2012;86(2):173-82.
8. Crombeen AM, Lilly EJ. Management of dyspnea in palliative care. Curr Oncol. 2020;27(3):142-5.
9. Kovelis D, Segretti NO, Probst VS, Lareau SC, Brunetto AF, Pitta F, et al. Validação do Modified Pulmonary Functional Status and Dyspnea Questionnaire e da escala do Medical Research Council para o uso em pacientes com doença pulmonar obstrutiva crônica no Brasil. J Bras Pneumol. 2008;34(12):1008-18.
10. Cavallazzi TGL, Cavallazzi RS, Cavalcante TMC, Bettencourt ARC, Diccini S. Avaliação do uso da Escala Modificada de Borg na crise asmática. Acta Paul Enferm. 2005;18(1):39-45.

11. Wahls SA. Causes and evaluation of chronic dyspnea. Am Fam Physician. 2012;86(2):173-82.
12. Spruit MA, Singh SJ, Garvey C, ZuWallack R, Nici L, Rochester C, et al. An official American Thoracic Society/European Respiratory Society statment: key concepts and advances in pulmonary rehabilitation. Am J Respir Crit Care Med. 2013;188(8):e13-64.
13. Dudgeon D. Assessment and management of dyspnea in palliative care. Waltham: UpToDate; 2021.
14. Wiermann EG, Diz MPE, Caponero R, Lages PSM, Araújo CZS, Bettega RTC, et al. Consenso brasileiro sobre manejo da dor relacionada ao câncer. Revista Brasileira de Oncologia Clínica. 2014;10(38):132-43.
15. Oliveira EP, Medeiros P. Palliative care in pulmonary medicine. J Bras Pneumol. 2020;46(3).
16. Brasil. Ministério da Saúde. Secretaria de Atenção à Saúde. Departamento de Atenção Básica. Caderno de atenção domiciliar. Brasília, DF: Ministério da Saúde; 2013.

Quadros respiratórios

Capítulo 7

Broncoespasmo

Carolina Folgierini Goldstein
Mônica Isaura Corrêa
André Marçal Ferreira

PONTOS-CHAVE

- Broncoespasmo, sibilo e estridor são conceitos comumente confundidos. Sibilo e estridor são sinais encontrados no exame físico, enquanto broncoespasmo é o mecanismo etiológico do sibilo. Deve-se saber diferenciá-los para melhor manejá-los no contexto de intercorrências na atenção domiciliar.
- É importante lembrar ao leitor que nem tudo que sibila é asma. Existem diversos diagnósticos diferenciais de sibilância que variam desde insuficiência cardíaca congestiva, disfunção de pregas vocais até refluxo gastroesofágico.
- É importante reconhecer os sinais de gravidade num paciente com broncoespasmo, saber manejá-lo agudamente e ter conhecimento das medidas para evitá-lo e/ou tratar as patologias de base.

OBJETIVOS DE APRENDIZAGEM

Após a leitura do capítulo, o leitor deverá ser capaz de:

- Conhecer os conceitos de broncoespasmo, sibilo e estridor, de modo a reconhecê-los e diferenciá-los com proficiência na prática clínica no domicílio.
- Discriminar os diagnósticos diferenciais dos sintomas produzidos por um paciente em broncoespasmo no ambiente domiciliar.
- Saber manejar e conduzir com eficiência o tratamento de um paciente com broncoespasmo no domicílio.
- Identificar até que ponto os sintomas decorrentes do broncoespasmo podem e devem ser manejados no domicílio e o momento certo de referenciar esses pacientes para os demais níveis de assistência domiciliar e até mesmo ao nível hospitalar.

Introdução

Muitas situações que envolvem a árvore traqueobrônquica podem causar sibilância, manifestação inespecífica de obstrução da via aérea.[1] É importante conhecer as múltiplas causas de sibilância no cenário do paciente em acompanhamento domiciliar, uma vez que os desfechos são muito distintos. Uma das principais causas de sibilância é o broncoespasmo (contração da musculatura lisa dos brônquios), comumente presente na asma e na doença pulmonar obstrutiva crônica (DPOC). No entanto, é importante lembrar que nem tudo que sibila é asma. Este capítulo tem como objetivo esclarecer e diferenciar esses conceitos, elucidar a abordagem diagnóstica, focando inicialmente no diagnóstico diferencial de sibilância e estridor, e revisar a terapêutica no paciente com asma no contexto da assistência domiciliar.

Definição

O broncoespasmo é o estreitamento da luz do brônquio devido à contração da musculatura lisa ali presente. Faz parte da fisiopatologia da sibilância associada à asma, DPOC e insuficiência cardíaca e pode se manifestar clinicamente com sibilos e roncos, falta de ar e sensação de aperto no peito.

O sibilo é um murmúrio adventício produzido pelo fluxo turbulento de ar, que passa pelas paredes brônquicas estreitadas, conforme elas aumentam e diminuem o seu calibre.[1,2] A causa mais comum é a asma; no entanto, muitos outros diagnósticos podem estar relacionados a esse sinal. Pode estar presente desde as grandes vias extratorácicas até as pequenas vias intratorácicas.[3] É um som de alta frequência (agudo), pode ser composto por múltiplas notas (polifônico) ou uma única (monofônico) e ser inspiratório ou expiratório.[1-3] Sua presença geralmente está relacionada à limitação do fluxo de ar na via aérea, embora essa limitação possa estar presente sem que isso se reflita em sibilância.[4]

Já o estridor é um som monofônico e de alta frequência, causado também pela passagem de ar pela via aérea estreitada (nesse caso, a via aérea superior).[2,3] É audível na região cervical anterior, muitas vezes sem necessidade do uso de estetoscópio.[4] O som produzido acima das pregas vocais se reproduz como inspiratório e abaixo das pregas vocais como expiratório ou bifásico.[2] Na maior parte dos casos, o estridor tende a ser inspiratório. Pode ser confundido ou até categorizado como um tipo de sibilo, uma vez que ambos são sons de tom agudo, podendo haver sobreposição das frequências sonoras mais altas.[5] Tendo em vista essa particularidade do estridor, ele será incluído nos diagnósticos diferenciais a seguir.

Diagnóstico

O diagnóstico de sibilância e de estridor é na sua maioria das vezes clínico, e frequentemente haverá pistas da causa durante o inquérito da história do paciente e no exame físico.

Anamnese

Assim como em qualquer outra queixa, deve-se iniciar indagando ao paciente ou aos seus familiares e/ou cuidadores sobre história médica pregressa como cirurgias prévias, necessidade de intubação orotraqueal e/ou traqueostomia, episódios de sibilância no passado, tabagismo ou exposição laboral, rinite alérgica, problemas cardíacos, assim como história prévia de aspiração ou fatores de risco para isso. É importante também listar os medicamentos de uso contínuo, história familiar de asma ou de neoplasias. Ao avaliar o quadro atual, atentar-se para a presença de febre, piora do escarro, rouquidão ou outros comemorativos de doença infecciosa, uma vez que podem sugerir descompensação de DPOC, bronquite viral ou traqueíte. Deve-se indagar sobre presença de dispneia paroxística noturna, ortopneia e edema de extremidades para avaliar a possibilidade de insuficiência cardíaca congestiva. É importante também avaliar se os sintomas de sibilância ou estridor se iniciaram abruptamente ou se vêm evoluindo insidiosamente, se são de curso intermitente ou pontuais.

Exame físico

Ao examinar cabeça e pescoço, atentar-se para fatores obstrutivos como linfonodomegalias (dolorosas ou não), fatores de risco para estenose de traqueia, traqueomalácia ou disfunção de pregas vocais, como a presença de cicatriz de traqueostomia, assim como a presença de gota pós-nasal ou outros sintomas de infecção de vias aéreas superiores. Também é importante avaliar presença de edema de língua, se suspeita de angioedema e presença do reflexo da tosse no paciente que aspira.[1] Nas extremidades, procurar por edema bilateral de membros inferiores (presente na insuficiência cardíaca) ou edema assimétrico (sinal de trombose venosa profunda), assim como presença de baqueteamento digital (pode ser sinal de hipoxemia crônica) ou escurecimento das unhas pela nicotina (estigmas de DPOC). Na ausculta cardíaca, buscar por sinais de descompensação de insuficiência cardíaca como *ictus* palpável, terceira bulha (B3) ou irregularidades no ritmo. No exame do aparelho respiratório, na maioria dos casos, o sibilo pode ser ouvido em todos os campos de ausculta, principalmente na região torácica, enquanto o estridor será mais audível na região cervical anterior. Nos casos de obstrução por corpo estranho, tampão de muco ou tumor, o sibilo fica restrito a um foco de ausculta.[4]

É importante ressaltar que o tipo de sibilo não pode ser considerado preditivo do grau de obstrução.[6] Inclusive, em casos de obstrução severa da via aérea, é possível que não se ouçam sibilos. Durante uma crise de asma severa, por exemplo, o baixo fluxo de ar causado pela broncoconstrição não é suficiente para gerar a energia necessária para produzir o sibilo e pode reduzir ou abolir os sons pulmonares, resultando no chamado "tórax silencioso".[4] Com a resolução do broncoespasmo e a retomada da entrada de ar, tanto o sibilo quanto os demais murmúrios pulmonares reaparecem.[4]

Exames complementares

No paciente estável clinicamente, sugere-se iniciar a investigação com exames não invasivos, como exames de imagem e espirometria, na maioria das vezes suficientes na identificação de alterações anatômicas e na diferenciação das causas de sibilância.

A radiografia de tórax é um exame simples, muitas vezes disponível na atenção domiciliar, e ajuda a avaliar parênquima, via aérea e mediastino.[1] É imprescindível na investigação de paciente com disfunção respiratória associado a sibilância e que não respondeu à terapêutica broncodilatadora inicial, assim como em paciente com sibilância focal ou persistente/recorrente que não seja por asma ou DPOC. Os achados principais podem ser alguma massa grosseira causando obstrução da via aérea, congestão, consolidações etc. No entanto, a radiografia simples tem limitações e pode não ser o exame ideal para identificar alterações sutis. Pode-se então prosseguir a investigação com exames de imagem mais detalhados, como tomografia computadorizada de tórax ou angiotomografia. Esses exames conseguem identificar anéis vasculares, aneurismas de grandes vasos, massas mediastinais ou linfadenopatias que comprimem a traqueia.[3]

Os exames de prova pulmonar são representados pela espirometria. Para o diagnóstico de asma, costuma-se dizer que a espirometria tem um resultado com obstrução (FEV1/CVF $< 0,7$) com reversibilidade do quadro após o uso de broncodilatador. Já na DPOC, a obstrução ao fluxo de ar não é reversível, associado ao histórico de tabagismo.[3] A avaliação da curva fluxo *versus* volume auxilia na identificação de obstrução de via aérea alta e na diferenciação de lesões intratorácicas ou extratorácicas, fixas ou variáveis e lesões obstrutivas.[2]

Em situações mais complexas, que necessitem de exames mais invasivos, é necessário que a equipe de atenção domiciliar programe o deslocamento do paciente aos serviços terciários, por isso a importância de avaliar com muito critério a necessidade de realizar determinado exame.

Exames invasivos como laringoscopia e broncoscopia devem ser reservados para pacientes que não tiveram elucidação diagnóstica da causa da sibilância ou se houver necessidade de biópsia.[2] A laringoscopia pode ser útil para avaliar paralisia de prega vocal, disfunção de prega vocal ou massa na região da laringe, enquanto a broncoscopia (flexível ou rígida) auxilia na avaliação de massa traqueal ou brônquica, corpo estranho ou traqueomalácia.[3]

Causas

A seguir, os principais diagnósticos diferenciais de sibilância e de estridor (Quadros 1 e 2).

QUADRO 1 Sibilo

Causa	Comentário
Asma/DPOC	São as causas mais conhecidas de sibilância na atenção domiciliar. A distinção clínica entre asma e DPOC num paciente ex-tabagista pode não ser tão simples, mesmo porque o paciente pode ser portador de ambos os distúrbios obstrutivos.[6] A espirometria auxilia no diagnóstico.
Disfunção de prega vocal	É o distúrbio da movimentação das pregas vocais, que resulta numa obstrução funcional da via aérea.[3] O som produzido é semelhante a um sibilo e pode ser inspiratório ou expiratório. Frequentemente é confundido com o sibilo da asma.[3,6,7] Causas: distúrbios psicológicos, exercícios, injúria neurológica, refluxo gastroesofágico e inalação de substâncias irritativas.[3,7] Diagnóstico: laringoscopia.
Gota pós-nasal	Inflamação das vias aéreas superiores, mais comumente no nível das pregas vocais, produz sibilo expiratório.[2,3] Geralmente está associada a sintomas de rinite como rinorreia, espirros e tosse.
Refluxo gastroesofágico	Está associado a exacerbações de asma, assim como pode ser causa independente de sibilância.[2] Sintomas como pirose, regurgitação e eructações frequentemente estão presentes. No paciente em uso de sonda nasoenteral e nasogástrica (situação comum na assistência domiciliar), há maior risco de desenvolver refluxo.
Tromboembolismo pulmonar	Apresenta-se com dispneia aguda, que pode estar associada à sibilância e taquipneia.[1,2] Diagnóstico: angiotomografia computadorizada.

(continua)

(continuação)

QUADRO 1 Sibilo

Causa	Comentário
Insuficiência cardíaca congestiva (ICC)	O sibilo associado à ICC também é conhecido como asma cardíaca.[2] Frequentemente está acompanhado de dispneia paroxística noturna, ortopneia e edema de extremidades.[1,2] A sibilância é causada pela congestão e pelo edema perivascular.[1,3]
Muco	Tampões de secreção podem causar obstrução transitória de via aérea. São encontrados em pacientes com pneumonia, bronquiectasia, fibrose cística ou asma.[3] É comum no paciente portador de traqueostomia o acúmulo de secreção, refletindo clinicamente com roncos e sibilos. Essas alterações tendem a melhorar após a aspiração das vias aéreas.
Bronquiectasia	Causa sibilância pelo acúmulo de secreção e pelo colapso da via aérea pelos processos cicatriciais e pela perda do suporte cartilaginoso.[3] Acompanha tosse crônica e escarro mucopurulento. Diagnóstico: tomografia computadorizada de tórax.[6]
Infecção	Infecções virais podem causar hiper-reatividade das vias aéreas em pessoas previamente hígidas de forma temporária (por até 8-12 semanas).[6] A hiper-reatividade se manifesta como tosse, sibilância, aperto no peito. Os principais patógenos são rinovírus, vírus sincicial respiratório, *influenza*, parainfluenza e mais recentemente o SARS-COV-2.[3,6]
Aspiração de corpo estranho	É mais comum em crianças. O objeto geralmente se aloja nos brônquios, causando obstrução da via aérea e sibilância. Na idade avançada ou no paciente com sequela neurológica (situações em que os mecanismos de proteção de via aérea estão prejudicados), é comum a tosse persistente após aspiração de corpo estranho, seguidos de febre, dispneia, sibilância e dor no peito.[6]
Neoplasia	A sibilância de surgimento insidioso, unilateral ou localizada, principalmente se associada à hemoptise ou à rouquidão, pode sugerir neoplasia primária de pulmão, de traqueia ou implante secundário.[1] As principais neoplasias que metastatizam para as vias aéreas são mama, tireoide, cólon e melanoma.[3]

Fonte: elaborado pelos autores.

QUADRO 2 Estridor

Causa	Comentário
Edema de laringe	Anafilaxia: acompanha urticária, prurido cutâneo, edema de lábios ou hipotensão. Os principais desencadeantes são comida, picada de inseto, medicamentos (ácido acetilsalicílico, antiinflamatórios, inibidores da enzima conversora de angiotensina, contraste radiológico).[2,3,6] Inalação: atentar para sinais de queimadura de face, dispneia, rouquidão e tosse. Broncoscopia precoce é importante na avaliação.[6]
Estenose de traqueia	Diminuição do lúmen pela formação de tecido cicatricial.[6] As principais causas são intubação orotraqueal, traqueostomia ou refluxo gastroesofágico.[3]
Infecção	Epiglotite: infecção bacteriana que pode causar edema da epiglote e das estruturas supraglóticas.[6] Cursa com febre, dor cervical, odinofagia e, por fim, estridor.[2] Laringotraqueobronquite: infecção viral, mais comum em crianças, que causa estreitamento da região subglótica pelo edema, causando estridor, rouquidão e a famosa "tosse de cachorro".[6] Abscesso retrofaríngeo/peritonsilar: mais comumente causados por flora mista de bactérias aeróbias e anaeróbias, têm como principal foco de origem os procedimentos dentários.[6]
Edema ou paralisia de pregas vocais	As principais causas são extubação orotraqueal, cirurgia em região cervical e condições neurológicas. Há obstrução de fluxo de ar pelas pregas aduzidas na posição mediana, produzindo estridor.[3]
Neoplasia	Obstrução tumoral da traqueia e carina por neoplasia de traqueia, de cabeça e pescoço ou implantes secundários no local.[6] Cerca de 50-75% dos tumores malignos de traqueia são epidermoides.[3]
Traqueomalácia	É a perda da integridade estrutural dos anéis cartilaginosos da traqueia. O estridor acontece com o colabamento das paredes. Principais causas: pressão causada pelo balonete do tubo traqueal, traqueostomia, massas mediastinais, aneurismas, asma, tabagismo e fibrose cística.[3] Diagnóstico: visualização direta do estreitamento do lúmen da traqueia via broncoscopia.[6]

Fonte: elaborado pelos autores.

A seguir, as principais medidas para manejo no domicílio de broncoespasmo, mais especificamente para o manejo da asma, uma vez que é uma das mais comuns na atenção domiciliar.

Medidas preventivas

As estratégias preventivas são muito importantes para evitar os broncoespasmos, e para colocá-las em prática é necessário conhecer os fatores de risco relacionados, intrínsecos e extrínsecos.[8-10] Os fatores extrínsecos, como fungos, pólens, pelos de animais, fezes de barata, infecções virais, fumaça, poluição ambiental, exposição ao frio e certos tipos de alimentos, são considerados gatilho para o broncoespasmo.[10]

Os fatores intrínsecos estão relacionados a aspectos genéticos, dentre eles a predisposição a atopia, a hiper-responsividade brônquica, sexo feminino na idade adulta e comorbidades (obesidade).[10] Sabe-se, ainda, que os fatores emocionais podem ser desencadeadores de exacerbações.[10]

Ações de prevenção

Diante desse panorama, devem-se realizar algumas ações importantes:[11]

- Reconhecer precocemente os broncoespasmos e a vigilância das pessoas com predisposições.
- Orientar quanto a vacinações (covid-19, *influenza* e pneumo-23), quando indicadas, dentre outras.
- As práticas antitabágicas são indicadas, uma vez que o tabagismo, além de intensificar o broncoespasmo, diminui a responsividade ao corticoide inalatório (CI).
- Evitar uso de medicações que podem desencadear broncoespasmos, como ácido acetilsalicílico ou betabloqueadores.
- Indicar dietas e atividades físicas supervisionadas para reduzir os riscos da obesidade.
- Procurar manter os ambientes arejados e limpos.
- Evitar a exposição aos demais gatilhos.
- Usar equipamentos de proteção individual e evitar aglomerações.

Abordagem multidisciplinar na equipe de atenção domiciliar

Embora o broncoespasmo, na maioria das vezes, esteja muito associado a diversas causas, é importante destacar que a ação da equipe multidisciplinar tem grande papel no monitoramento e na administração de medicamentos da maneira correta, principalmente os inalatórios, reduzindo número de exacerbações, na reabilitação e em medidas não farmacológicas.

A função da enfermagem é muito ampla, iniciando-se no acolhimento do paciente, avaliação dos sintomas iniciais, estratificação da gravidade e nos planos terapêuticos de intervenção, manutenção e prevenção. Destaca-se o papel da enfermagem na orientação e revisão da técnica inalatória.

O fisioterapeuta contribui no cuidado de pacientes para recuperação mecânica e condicionamento pulmonar por meio de exercícios respiratórios,[12] técnicas de higiene brônquica,[13] manuseio de aparelhos facilitadores da inspiração e expiração (CPAP, ventilação não invasiva e outros).[14]

A atuação do farmacêutico no apoio às equipes de atenção domiciliar é importante na revisão do uso correto dos medicamentos, na revisão das interações entre os fármacos e na reconciliação medicamentosa.

A intervenção do agente comunitário de saúde é de suma importância na prevenção dos fatores de risco extrínsecos e intrínsecos, bem como no apoio familiar com orientações periódicas que contribuem para a adesão ao tratamento.

O assistente social tem a atribuição de solicitar a viabilização de recursos para garantir a terapêutica proposta, proteção ao atendimento integral e inserção do indivíduo nas redes de atenção à saúde, favorecendo o fortalecimento de vínculos.

A atuação da equipe de psicologia é fundamental para assistência aos pacientes com ansiedade e depressão, que têm seu quadro agravado pela coexistência com broncoespasmo.

O nutricionista, além de avaliar o estado nutricional dos pacientes, deve orientar as dietas para controle da obesidade e realizar uma educação alimentar com intuito de evitar certos alimentos que desencadeiam o broncoespasmo e que possam agravar o refluxo gastroesofágico.

O fonoaudiólogo atua de forma indispensável nos casos de disfagia que podem contribuir para a piora dos broncoespasmos nos pacientes.

Tratamento

O tratamento deve ser individualizado e centrado na pessoa, o que implica observar características como preferências do paciente, acesso ao tratamento e a consultas para acompanhamento, aderência à terapêutica proposta e análise do ambiente em que ele vive e trabalha. A proximidade das equipes de atenção domiciliar com os pacientes e suas famílias permite que cada paciente receba o plano de cuidado e as orientações mais adequadas nesse cenário para alcançar os objetivos do tratamento. A abordagem inicial deve respeitar alguns aspectos importantes antes de iniciar a terapêutica (Figura 1).[11]

O tratamento da asma, uma das principais causas do broncoespasmo no cenário domiciliar, detém como objetivos eliminar as exacerbações ou reduzir a frequência com que elas ocorrem, bem como ter um bom controle, observando a redução de sintomas durante o dia e a ausência de sintomas à noite, além do menor uso e dose de medicações de alívio dos sintomas, reduzindo os efeitos adversos, sem limitar as atividades dos pacientes.[15]

A longitudinalidade do cuidado na atenção domiciliar permite a avaliação e o acompanhamento do paciente de perto, realizando a avaliação periódica do controle e cuidado da doença, permitindo ajustes no tratamento para segurança e melhora na qualidade de vida. A asma pode ser classificada em controlada, parcialmente controlada e não controlada, baseado no questionário de controle da Global Initiative for Asthma (GINA) (Tabela 1).

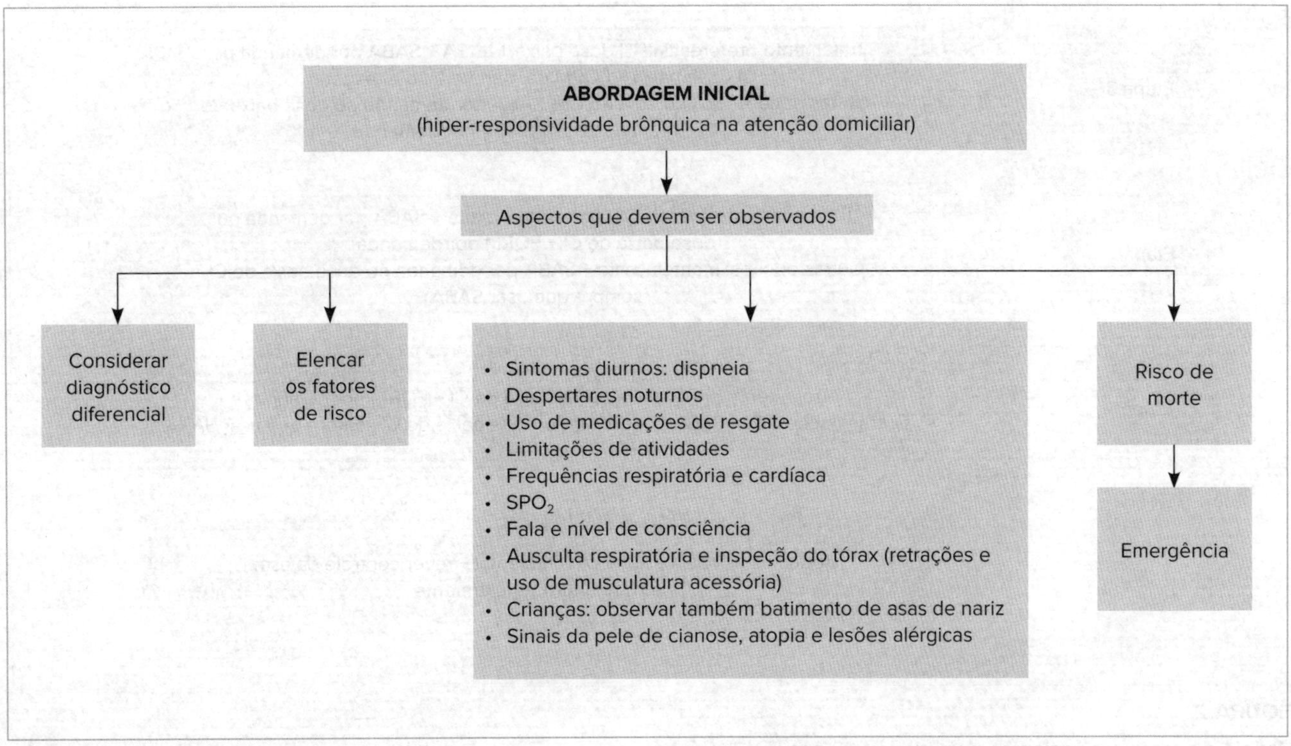
ABORDAGEM INICIAL
(hiper-responsividade brônquica na atenção domiciliar)
Aspectos que devem ser observados
Considerar diagnóstico diferencial
Elencar os fatores de risco
• Sintomas diurnos: dispneia
• Despertares noturnos
• Uso de medicações de resgate
• Limitações de atividades
• Frequências respiratória e cardíaca
• SPO2
• Fala e nível de consciência
• Ausculta respiratória e inspeção do tórax (retrações e uso de musculatura acessória)
• Crianças: observar também batimento de asas de nariz
• Sinais da pele de cianose, atopia e lesões alérgicas
Risco de morte
Emergência

FIGURA 1

Abordagem inicial da hiper-responsividade brônquica na atenção domiciliar.

Fonte: adaptada de Pizzichini MMM *et al.*, 2020.[1]

TABELA 1 Global Initiative for Asthma

Instrumento/itens	Asma controlada	Asma parcialmente controlada	Asma não controlada
Sintomas diurnos > 2 x/semana Despertares noturnos por asma Medicação de resgate > 2 x/semana Limitação das atividades por asma	Nenhum item	1-2 itens	3-4 itens

Fonte: adaptada de Global Initiative for Asthma, 2020.[15]

A frequência dos sintomas ajuda definir o tipo do tratamento a iniciar e seguir.[15]

Manejo da asma em ≥ 12 anos:[16]

- Etapa 1: < 2 x/mês.
- Etapa 2: ≥ 2 x/mês.
- Etapa 3: quase diários ou com despertar noturno ≥ 1 x/semana.
- Etapa 4: quase diários ou com despertar noturno ≥ 1 x/semana ou com baixa função pulmonar.
- Etapa 5: não controlada com etapa 4.

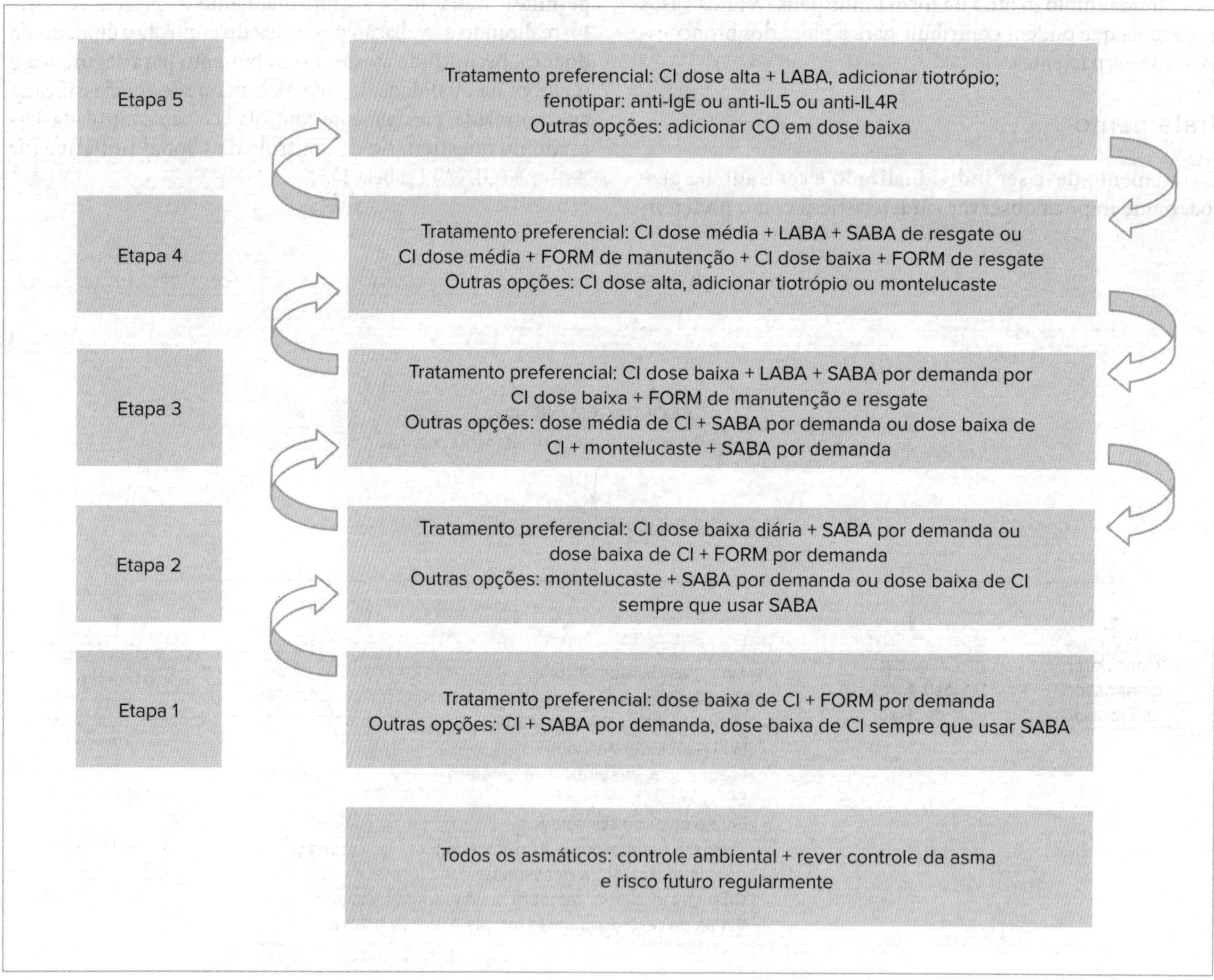

FIGURA 2

Manejo da asma em pacientes com idade ≥ 12 anos.

CI: corticoide inalatório; FORM: fumarato de formoterol; LABA: beta-2-agonista de longa duração; SABA: beta-2-agonista de curta duração.

Fonte: Global Initiative for Asthma, 2020.[15]

Manejo da asma em pacientes de 6 a 11 anos:[16]

- Etapa 1: < 2 x/mês.
- Etapa 2: ≥ 2 x/mês.
- Etapa 3: quase diários ou com despertar noturno ≥ 1 x/semana.
- Etapa 4: quase diários ou com despertar noturno ≥ 1 x/semana e com baixa função pulmonar.
- Etapa 5: asma não controlada com etapa 4.

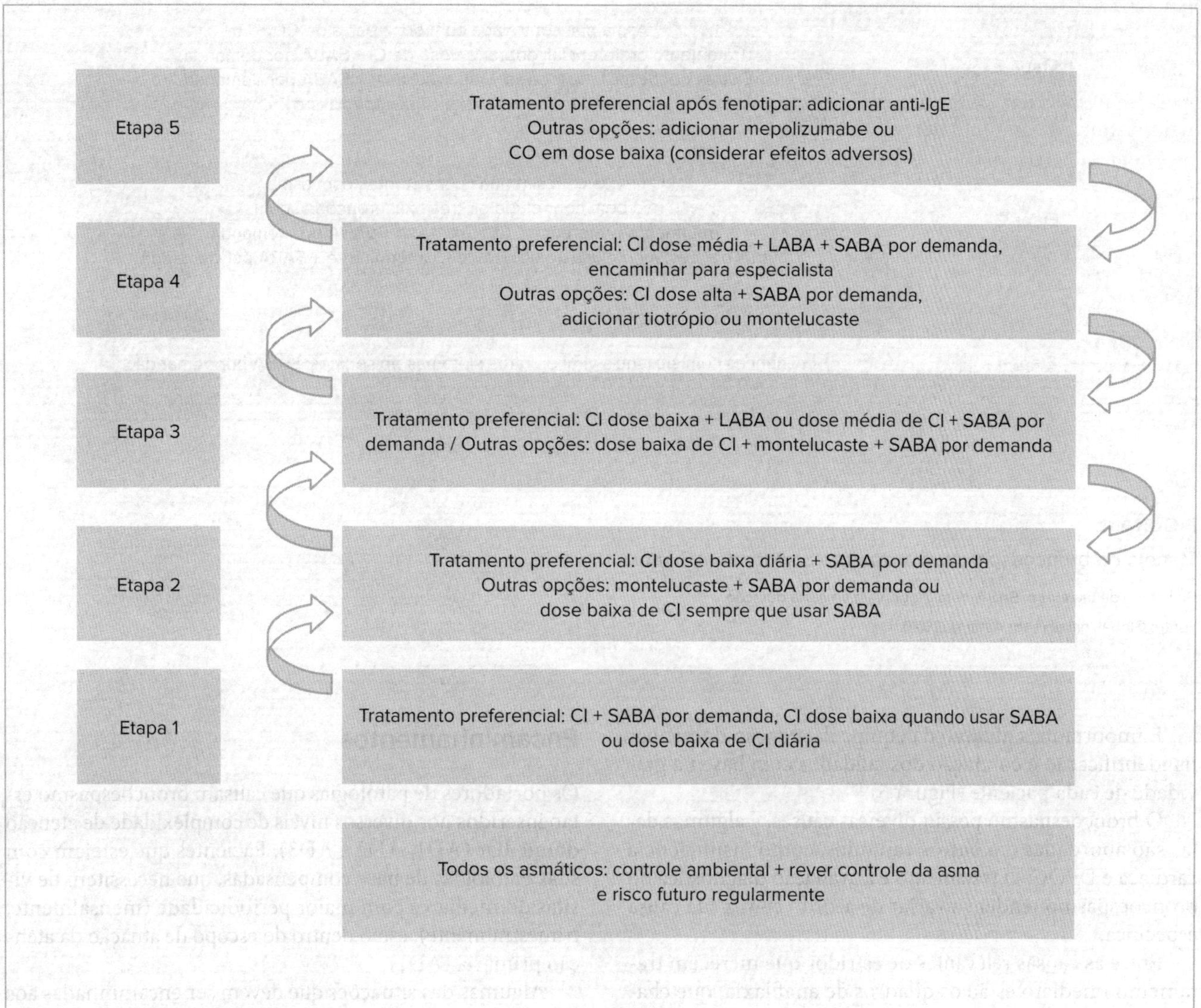

FIGURA 3
Manejo do broncoespasmo em crianças com idade entre 6 e 11 anos.

CI: corticoide inalatório; CO: corticoide oral; LABA: beta-2-agonista de longa duração; SABA: beta-2-agonista de curta duração.
Fonte: Global Initiative for Asthma, 2020.[1]

Manejo da asma em pacientes de < 6 anos:[16]

- Etapa 1: sibilância viral ou raros sintomas.
- Etapa 2: sintomas consistentes com asma parcialmente controlada ou ≥ 3 crises por ano.
- Etapa 3: asma mal controlada.
- Etapa 4: asma não controlada com etapa 3.

A gravidade da asma refere-se à quantidade de medicamentos necessária para atingir o controle, refletindo uma característica intrínseca da doença e que pode ser alterada lentamente com o tempo.[16]

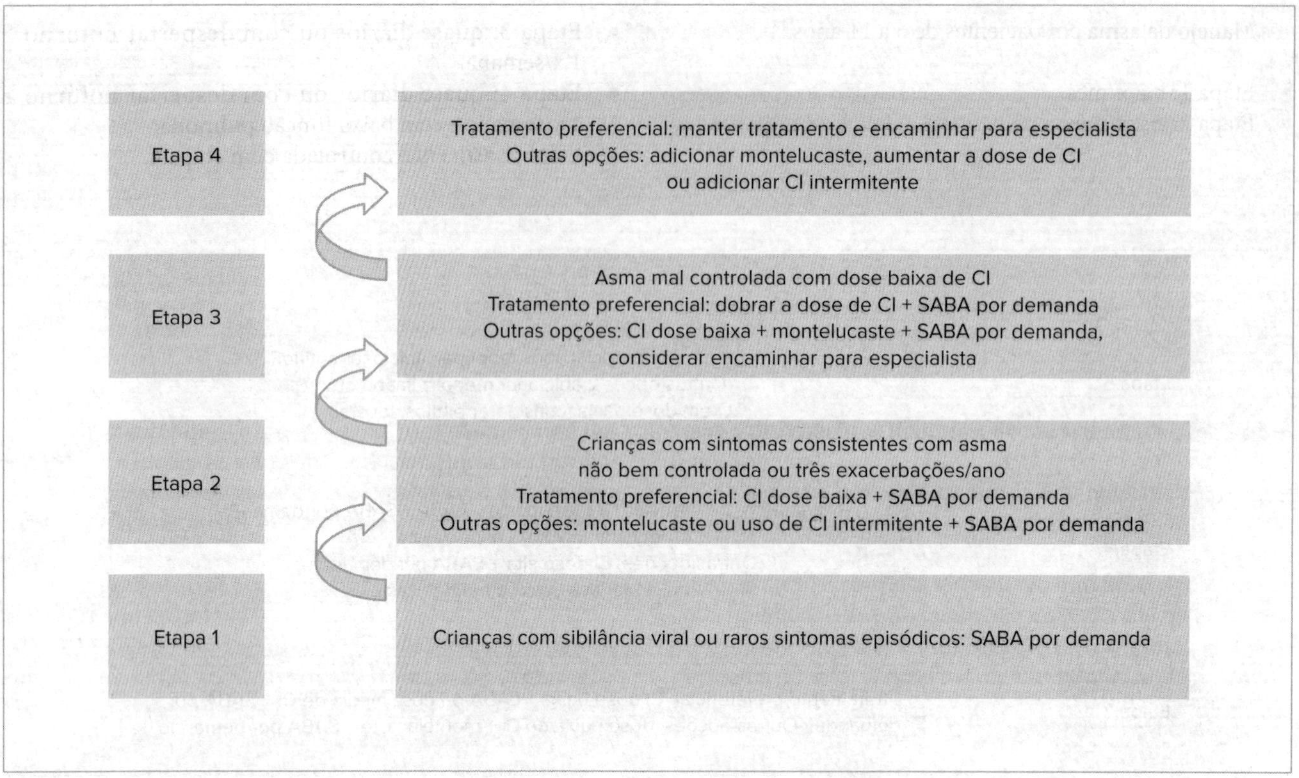

FIGURA 4

Manejo do broncoespasmo em crianças com idade < 6 anos.

CI: corticoide inalatório; SABA: beta-2-agonista de curta duração.

Fonte: Global Initiative for Asthma, 2020.[15]

É importante a atuação da equipe da atenção domiciliar na identificação e condução dos cuidados com base na gravidade de cada paciente (Figura 5).[15]

O broncoespasmo possui diversas causas, e algumas delas são abordadas em outros capítulos, como insuficiência cardíaca e DPOC. O tratamento e a avaliação diagnóstica do broncoespasmo tendem a variar de acordo com a sua causa específica.

Entre as causas relevantes de estridor que merecem tratamento imediato estão os quadros de anafilaxia, que chamam a atenção de familiares e equipe que prestam os cuidados pelo estridor. O objetivo inicial no manejo do paciente com estridor é garantir um nível de oxigenação adequado, assim como a perviedade da via aérea.[6] Se o paciente estiver estável clinicamente, pode-se prosseguir para a investigação laboratorial e com exames de imagem. Nos pacientes com insuficiência respiratória iminente e suspeita de obstrução de via aérea central (estridor, taquipneia, ausência de resposta ao broncodilatador), é necessário prosseguir para intubação orotraqueal, de preferência por profissional com experiência em via aérea difícil.[3] O tratamento específico da anafilaxia vai desde a umidificação das vias aéreas com solução salina, uso de corticoides, até o uso de epinefrina.

Encaminhamentos

Os portadores de patologias que causam broncoespasmo estão inseridos nos diversos níveis de complexidade de atenção domiciliar (AD1, AD2 e AD3). Pacientes que estejam com suas patologias de base compensadas, que necessitem de visitas domiciliares com maior periodicidade (mensalmente, trimestralmente), estão dentro do escopo de atuação da atenção primária (AD1).

Algumas das situações que devem ser encaminhadas aos serviços de atenção domiciliar (SAD) por encaixarem-se em níveis de complexidade AD2 e AD3 são as seguintes:

- Múltiplas internações hospitalares no último ano (o acompanhamento com SAD tem como um dos objetivos evitar reinternações).
- Inserção recente de traqueostomia (o acompanhamento com SAD visa à instrumentalização da família no manejo desse tipo de dispositivo).
- Necessidade de equipamentos de ventilação mecânica no domicílio (nível de atenção AD3).
- Agudizações frequentes de insuficiência cardíaca ou DPOC.
- Necessidade de cuidados paliativos para manejo de sintomas associados a neoplasias.

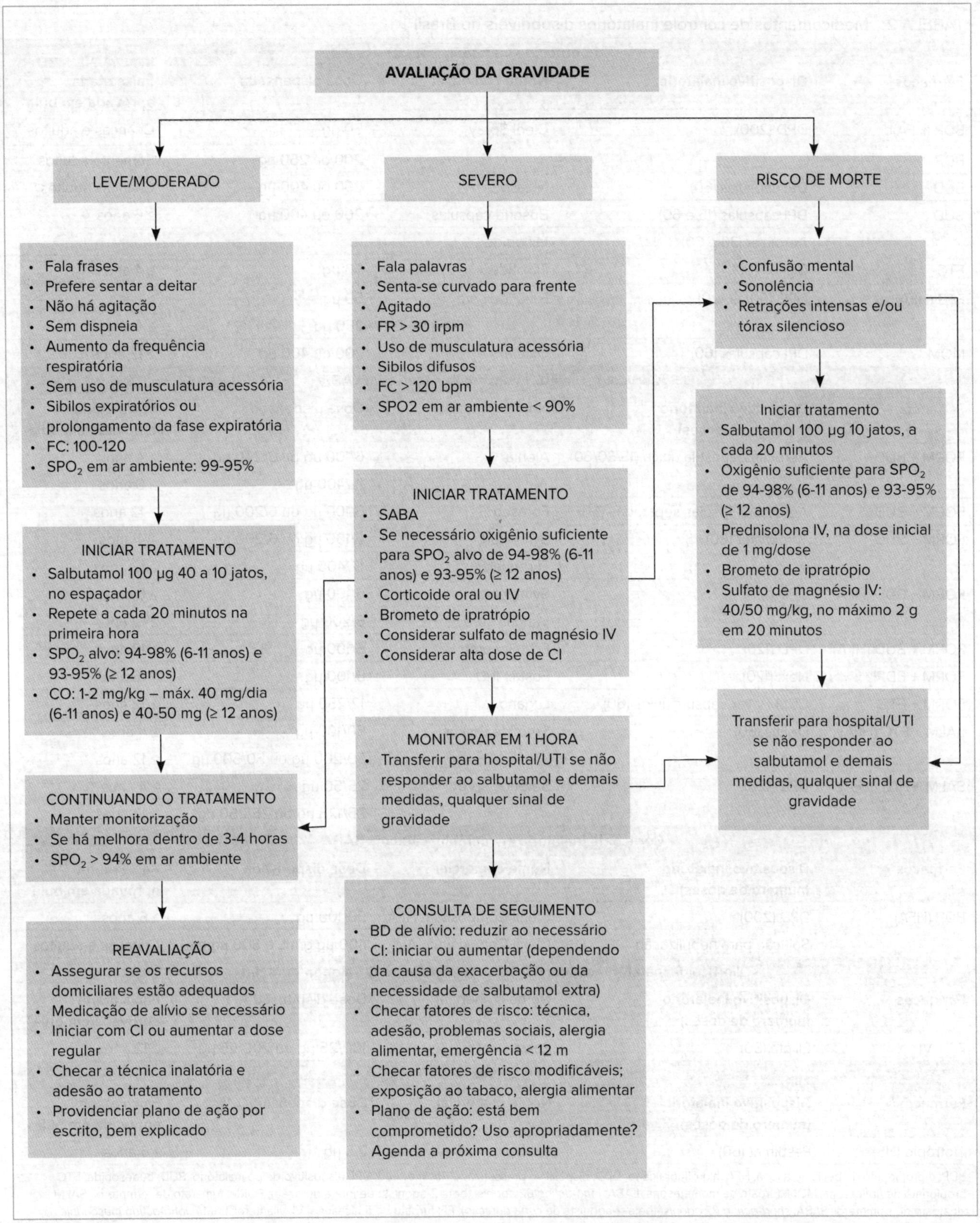

FIGURA 5

Avaliação da gravidade.

BD: broncodilatador; CI: corticoide inalatório; CO: corticoide oral; SABA: beta-2-agonista de curta duração.

Fonte: adaptada de Global Initiative for Asthma, 2020.[15]

TABELA 2 Medicamentos de controle inalatórios disponíveis no Brasil[a]

Corticoide inalatório isolado				
Fármacos	**Dispositivo inalatório**	**Nome comercial**	**Dose dispensada**	**Faixa etária aprovada em bula**
BDP (HFA)b	DPD (200)	Cleril Spray	50 µg	Crianças e adultos
BDP			200 ou 250 µg	Somente adultos
BUD	DPI cápsulas (60)	Niflasona	200 ou 400 µg	Crianças adultos
BUD	DPI cápsulas (15 e 60)	Busorid cápsulas	200 ou 400 µg	≥ 6 anos
	Aerolizer (30 e 60)	Miflonide		
FTC	Diskus (60)	Flixotide	50 **µg**	≥ 4 anos
FTC (HFA)	DPD (60 ou 120)	Flixotide *spray*	50 µg	≥ 1 ano
			250 µg	≥ 4 anos
MOM	DPI cápsulas (60)	Oximax	200 ou 400 µg	≥ 12 anos
Corticoide inalatório em combinação com LABA				
Fármacos	**Dispositivo inalatório (número de doses)**	**Nome comercial**	**Dose dispensada**	**Faixa etária aprovada em bula**
FORM + BUD	Aerocaps. cápsula única (15/30/60)	Alenia	6/100 µg ou 6/200 µg	≥ 4 anos
			12/400 µg	≥ 6 anos
FORM + BUD	Aerolizer cápsulas separadas (60)	Foraseq	6/100 µg ou 6/200 µg	≥ 12 anos
FORM + BUD	Turbuhaler (60)	Symbicort	6/100 µg ou 6/200 µg	≥ 4 anos
		Turbuhaler	12/400 µg	≥ 12 anos
FORM + BUD (HFA)	DPD (120)	Symbicort	6/100 µg	≥ 6 anos
		Vannair *spray*	6/200 µg	≥ 12 anos
FORM + BUD (HFA)[b]	DPD (120)	Fostair *spray*	6/100 µg	≥ 18 anos
FORM + BDP[b]	Next (120)	Fostair IPD	6/100 µg	≥ 18 anos
FORM + FTC	CDM-Haller cápsula única (60)	Lugano	12/250 µg	≥ 12 anos
SALM + FTC (HFA)	Diskus (60)	Seretide Diskus	50/100 µg	≥ 4 anos
			50/200 µg ou 50/500 µg	≥ 12 anos
SALM + FTC (HFA)	DPD (120)	Seretide *spray*	25/50 µg	≥ 4 anos
			25/125 µg ou 25/250 µg	≥ 12 anos
Corticoide inalatório em combinação com SABA				
Fármacos	**Dispositivo inalatório (número de doses)**	**Nome comercial**	**Dose dispensada**	**Faixa etária aprovada em bula**
BDP (HFA)	DPD (200)	Clenil Compositum HFA	50/100 µg	≥ 6 anos
	Solução para nebulização	Clenil Compositum A	400 µg g/mL e 800 µg/mL	Crianças e adultos
Corticoide inalatório em combinação com LABA de ultralonga duração				
Fármacos	**Dispositivo inalatório (número de doses)**	**Nome comercial**	**Dose dispensada**	**Faixa etária aprovada em bula**
FF + VI	Ellipta (30)	Relvar	100/25 µg ou 200/25 µg	≥ 12 anos
LAMA				
Fármacos	**Dispositivo inalatório (número de doses)**	**Nome comercial**	**Dose dispensada**	**Faixa etária aprovada em bula**
Tiotrópio (NS)	Respimat (60)	Spiriva	2,5 µg	≥ 6 anos

BDP: dipropionato de beclometasona; HFA: hidrofluoralcano; DPD: dispositivo pressurizado dosimetrado; DPI: dispositivo de pó inalatório; BUD: budesonida; FTC; propionato de fluticasona; MOM: furoato de mometasona; LABA: *long-acting β2 agonist* (beta-2-agonista de longa duração); FORM: fumarato de formoterol; SALM: xinafoato de salmeterol; SABA: *short-acting β2 agonist* (beta-2-agonista de curta duração); FF: furoato de fluticasona; VI: vilanterol; LAMA: *long-acting muscarinic antagonist* (antagonista muscarínico de longa duração); NS: névoa seca.

[a] As indicações de cada dosagem dos medicamentos foram retiradas das bulas de medicamentos aprovadas pela Agência Nacional de Vigilância Sanitária. Verificar as equivalências dos medicamentos nesta tabela e idades com evidência para uso clínico.

[b] Partícula extrafina.

Fonte: adaptada de Pizzichini MMM *et al.*, 2020.[11]

Estão listadas a seguir as situações que necessitam de encaminhamento para a atenção terciária (hospitalar):

- Quadro clínico que necessite de monitoramento contínuo como padrão respiratório não tranquilizador (taquipneia, uso de musculatura acessória, posição de tripé, cianose central ou de extremidades, tórax silencioso ou insuficiência respiratória iminente).
- Insuficiência respiratória aguda.
- Refratariedade dos sintomas após as medidas iniciais realizadas no domicílio.
- Necessidade de O_2 suplementar de forma aguda.

Referências

1. Holden DA, Mehta AC. Evaluation of wheezing in the nonasthmatic patient. Cleve Clin J Med. 1990;57(4):345-52.
2. Mushlin SB, Greene HL. Decision Making in Medicine: An Algorithmic Approach. Elsevier Health Sciences; 2009.
3. Irwin RS. Evaluation of wheezing illnesses other than asthma in adults. Waltham: UpToDate; 2021.
4. Bohadana A, Izbicki G, Kraman SS. Fundamentals of lung auscultation. N Engl J Med. 2014;370(8):744-51.
5. Forgacs P. The Functional Basis of Pulmonary Sounds. Chest. 1978;73(3):399-405.
6. Fishman AP, Elias JA, Fishman JA, Grippi MA, Senior RM, Pack AI. Fishman's Pulmonary Diseases and Disorders, Fourth Edition. McGraw Hill Professional; 2008.
7. Meslier N, Charbonneau G, Racineux J-L. Wheezes. European Respiratory Journal. 1995;8(11):1942-8.
8. Global Initiative for Asthma. Global Strategy for Asthma Management and Prevention 2007.
9. Silva LC. Condutas em Pneumologia. Rio de Janeiro: Revinter; 2001.
10. Macedo SE, Menezes AM, Knorst M, Dias-da- Costa JS, Gigante DP, Olinto MT, et al. Fatores de risco para asma em adultos, Pelotas, Rio Grande do Sul, Brasil. Cad Saúde Pública. 2007;23(4):863-74.
11. Pizzichini MMM, Carvalho-Pinto RM, Cançado JED, Rubin AS, Cerci Neto A, Cardoso AP, et al. 2020 Brazilian Thoracic Association recommendations for the management of asthma. J Bras Pneumol. 2020;46(1):e20190307.
12. Ramirez-Sarmiento A, Orozco-Levi M, Guell R, Barreiro E, Hernandez N, Mota S, et al. Inspiratory muscle training in patients with chronic obstructive pulmonary disease: structural adaptation and physiologic outcomes. Am J Respir Crit Care Med. 2002;166(11):1491-7.
13. Lanza FC, Gazzotti MR, Augusto LA, Mendes LMS, de Paula C, Solé D. Oscilação oral de alta frequência reduz a obstrução das vias aéreas em crianças com pneumonia? Rev Bras Alerg Imunopatol. 2009;32(2)59-62.
14. Rondinel TZ, Correa IF, Hoscheidt LM, Bueno MH, Da Silva LM, Reppold CT, et al. Incentive spirometry combined with expiratory positive airway pressure improves asthma control and quality of life in asthma; a randomised controlled trial. Asthma. 2015;52(2):220-6.
15. Global Initiative for Asthma. Global strategy for asthma management and prevention. Fontana: GINA; 2020.
16. Venerabile ALG. Asma e COVID-19. Resid Pediatr. 2020;10(2):1-9.

Quadros respiratórios

Capítulo 8

Broncoaspiração

Anna Carolina Afonso Cardoso Andrade

PONTOS-CHAVE

- Broncoaspiração é uma das intercorrências mais frequentes nos pacientes em assistência domiciliar.
- O reconhecimento dos fatores de risco é fundamental para o diagnóstico em tempo hábil e para reduzir danos.
- Saber realizar o tratamento adequado no domicílio é essencial para evitar a evolução do quadro.

OBJETIVOS DE APRENDIZAGEM

Ao final do capítulo, o leitor deverá ser capaz de:

- Diagnosticar pneumonia aspirativa.
- Entender os fatores de risco e o quadro clínico da doença.
- Tomar decisões adequadas de acordo com o contexto domiciliar.
- Compreender como realizar a abordagem multiprofissional para medidas de prevenção e tratamento da broncoaspiração no domicílio.

Definição

Broncoaspiração é o mecanismo de inalação de secreção orofaríngea ou do trato gastrointestinal para o trato respiratório inferior do pulmão.[1] Existem quatro tipos de materiais que podem ser aspirados: bactérias da orofaringe, ácido gástrico, partículas alimentares e corpos estranhos.[2]

Após a aspiração, as células epiteliais e os macrófagos alveolares liberam mediadores químicos que ativam os neutrófilos, onde produzem proteases e oxidantes, degradando a unidade alveolocapilar. Devido a essa cascata inflamatória, o processo pode ocasionar desde uma pneumonia infecciosa ou química até a síndrome da angústia respiratória.[3]

A prevalência e a incidência da pneumonia aspirativa são pouco conhecidas, porém ela está relacionada à idade e às doenças prévias do doente.[4] Nos pacientes com diagnóstico de acidente vascular encefálico (AVE) ocorre uma prevalência de 14,3%, levando a um aumento da mortalidade, maior duração de hospitalização e, consequentemente, aumento dos custos hospitalares.[5,6]

A pneumonia por aspiração é uma das principais causas de morbidade e mortalidade entre os idosos hospitalizados ou em instituições de longa permanência,[7] e estima-se que entre 5 a 15% dos casos das pneumonias adquiridas na comunidade ocorram por broncoaspiração[8] e ainda que 13 a 48% ocorram em lares de idosos de longa permanência.[7]

Etiologia

A aspiração é o que promove o desenvolvimento da pneumonia. É comum quando o paciente apresenta comprometimento da deglutição, pois conteúdos orais e/ou gástricos podem ser desviados para as vias aéreas inferiores, e também em situações como alterações de reflexo de tosse.[9]

A macroaspiração está mais associada aos seguintes mecanismos: disfagia, tumores de orofaringe e esôfago, distúrbios de estreitamento e motilidade esofágica, doença pulmonar obstrutiva crônica e síndromes convulsivas.

Outros fatores que propiciam a aspiração são as doenças neurológicas, pois prejudicam o reflexo da tosse. Entre as etiologias mais comuns desse grupo temos: esclerose múltipla, esclerose lateral amiotrófica, mal de Parkinson, síndromes demenciais, acidente vascular encefálico e hemorragia intracerebral. O comprometimento do nível de consciência também pode resultar em uma broncoaspiração pelo uso excessivo de drogas e medicamentos, incluindo agentes narcóticos, antidepressivos e álcool.

A alimentação enteral pode levar à aspiração de grande volume, principalmente quando associada a dismotilidade gástrica, tosse ineficaz e quadro confusional como convulsões, *delirium*, entre outros. A prevalência estimada de broncoaspiração em hospitais por dieta enteral é cerca de 4%.[10]

Um ponto importante a ser considerado é a parada cardiorrespiratória (PCR). Vários fatores devem ser considerados nesse momento, incluindo posição supina, gastroparesia, utilização de narcóticos e bloqueadores neuromusculares.[11-13] O mecanismo, nesse caso, é a aspiração do conteúdo gástrico durante as manobras de ressuscitação e a inalação de secreções orais durante a ventilação mecânica ou intubação orotraqueal.

Importante lembrar os fatores de risco para broncoaspiração:

- disfagia (tumores gástricos, dismotilidade);
- higiene bucal (presença de cáries);
- alimentação por via enteral de forma incorreta;
- doenças neurológicas (AVE, síndromes demenciais);
- diminuição do nível de consciência (uso de drogas, abuso de álcool, PCR).

Diagnóstico

O diagnóstico de pneumonia por broncoaspiração geralmente é clínico e depende da história clínica do paciente, comumente com episódios de macroaspiração relatada por familiares e/ou cuidadores (vômitos, por exemplo); presença de fatores de risco, como comorbidades que diminuem o reflexo de tosse e/ou alterações da deglutição (por exemplo doenças neurológicas como acidente vascular encefálico – AVE, esclerose lateral amiotrófica – ELA); e achados compatíveis em raio x do tórax.[11]

Esses achados radiológicos podem ser infiltrados em segmentos pulmonares que dependem da posição do paciente na hora da broncoaspiração, comprometendo o segmento superior do lobo inferior ou o segmento posterior do lobo superior, se o paciente estiver em decúbito dorsal, ou os segmentos basais do lobo inferior, caso o paciente esteja com a cabeceira ligeiramente elevada ou em posição ortostática.[11]

Importante ressaltar que, em pacientes em atendimento domiciliar com fatores de risco para broncoaspiração e achados clínicos para pneumonia aspirativa, poucas vezes será necessária a complementação com raio x de tórax, partindo de um diagnóstico presuntivo e de início precoce de tratamento com antibioticoterapia.

Em estágios iniciais da pneumonia aspirativa, a radiografia de tórax pode não apresentar alterações, sendo geralmente identificadas pelas imagens da tomografia de tórax.[8]

Na avaliação clínica do paciente, observa-se tosse (geralmente após a alimentação), falta de ar (dispneia e/ou taquipneia), dor torácica, hálito desagradável, podendo ou não apresentar febre – sempre lembrar que a febre não é comum em idosos. Na ausculta respiratória podemos identificar uma respiração ruidosa.[11]

Abordagem multidisciplinar pela equipe de atenção domiciliar

Medidas preventivas

Para a prevenção, é necessário o acompanhamento rigoroso pela equipe de atenção domiciliar – fonoaudiologia, enfermagem e nutricionista em todas as situações que gerem distúrbios de deglutição, como disfagia por doenças neurológicas, alterações do reflexo de tosse, entre outras já citadas neste capítulo.

Para pacientes com distúrbios da deglutição, principalmente após um AVE, a avaliação completa da fala e da deglutição é extremamente necessária. A disfagia constitui um marcador independente de morbimortalidade.[14] O uso de sonda enteral (gástrica ou entérica) não tem benefício comprovado para evitar a ocorrência de aspiração nesses pacientes. É preferível que o paciente se alimente por via oral com o uso de uma dieta geralmente consistente (ma-

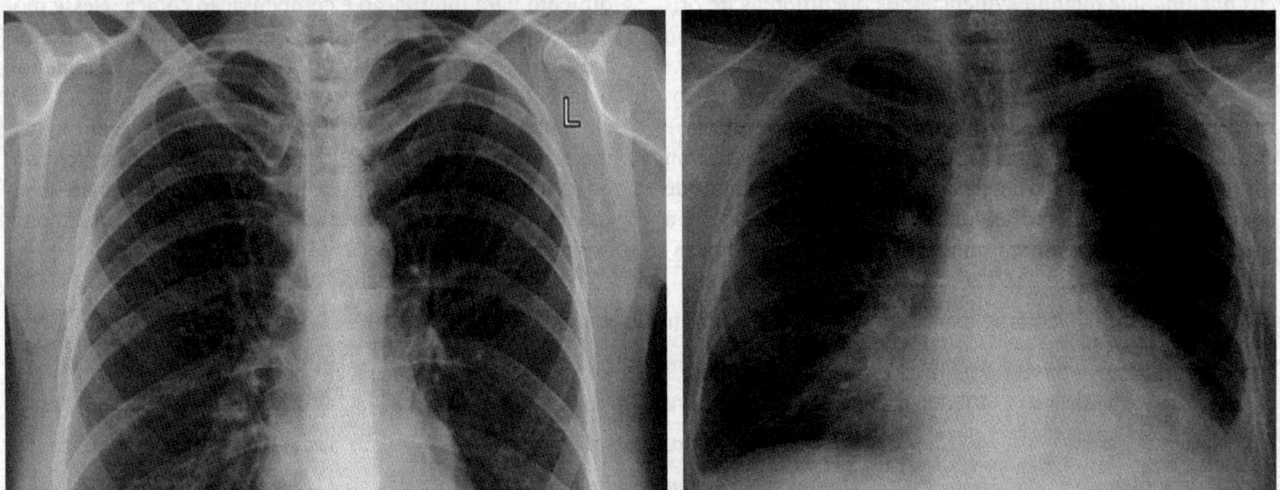

FIGURA 1
Raio x de tórax com evidência de broncoaspiração.
Fonte: acervo da autora.

cia, podendo ser amassada, com consistência de néctar e sem resíduos) e com líquidos espessados, nas situações em que ainda existe reflexo de tosse e deglutição e conforme a avaliação do fonoaudiólogo.

A reabilitação realizada pelo fonoaudiólogo é feita com exercícios de deglutição. A mobilização precoce pode prevenir a recorrência da pneumonia aspirativa. No caso de administração de dieta enteral, os pacientes devem receber a alimentação com a cabeceira elevada, para minimizar o risco de aspiração. A equipe de enfermagem deve orientar e treinar os cuidadores quanto aos cuidados no posicionamento e na administração de dieta.

A má higienização oral revela-se como importante fator de risco para pneumonia aspirativa, lembrando que a microbiota possui mais de 300 espécies de bactérias que, em condições normais, mantêm-se em equilíbrio. No entanto, alterações endógenas, como diminuição da saliva, e exógenas, como a administração de dieta enteral, podem mudar essa flora e propiciar a colonização nas vias respiratórias inferiores. Por isso a importância de ensinar e treinar os cuidadores quanto aos cuidados de higiene oral, indicando a utilização de escovas macias, fio dental (quando os pacientes ainda se alimentam por via oral) e enxaguante bucal (quando os pacientes são incapazes de se alimentar pela boca), diminuindo a colonização bacteriana. Sempre que possível esses pacientes devem ser avaliados pelo dentista para o tratamento de gengivites e doenças periodontais.[15]

Tratamento

Após a coleta de informações e da história clínica típica reportada pelo paciente e/ou pelo cuidador, é necessário iniciar um tratamento compatível com os principais patógenos que estão implicados na gênese da pneumonia aspirativa.

Sabemos que os principais microrganismos envolvidos são *Staphylococcus aureus*, *Haemophilus influenzae* e *Streptococcus pneumoniae* quando evidenciamos pneumonias de origem na comunidade e bacilos Gram-negativos aeróbios em pneumonias nosocomiais.[16]

Para a maioria dos pacientes com casos de origem na comunidade, o tratamento pode ser feito com amoxacilina + clavulanato 875/125 mg duas vezes ao dia, por via oral ou sonda enteral, ajustando a dose se o paciente for portador de doença renal. Uma alternativa, caso o paciente não tolere a medicação ou tenha algum tipo de alergia, é o moxifloxacino 400 mg ou, ainda, o levofloxacino 500 mg um comprimido ao dia, macerado, via oral ou por sonda enteral.

Para pacientes com algum tipo de complicação do quadro clínico, porém mantendo-se estável hemodinamicamente, pode ser realizada ceftriaxona 2 g ao dia ou ampicilina + sulbactam de 1,5-3 g a cada 6 horas, se a função renal estiver dentro da normalidade.

A clindamicina é um antibiótico barato e eficaz para o tratamento de pneumonia aspirativa, além de apresentar baixa incidência para a ocorrência de infecções de bactérias multirresistentes. Podemos também adicionar a medicação no esquema terapêutico quando o paciente apresentar alto risco para infecção anaeróbia, como quando apresentar doença periodontal grave, pneumonia necrotizante ou abscesso pulmonar.[16]

Ver resumo desses dados na Tabela 1.

Para casos mais graves, com maior repercussão hemodinâmica, é indicada antibioticoterapia endovenosa com o uso de carbapenêmicos (meropenen, ertapenen) ou piperacilina + tazobactam.

Em casos de infecção multirresistente, os aminoglicosídeos ou a colistina podem ser usados como parte de um regime de combinação, com a adição de vancomicina ou linezolida, se o paciente tiver colonização nasal ou respiratória por *Staphylococcus aureus* resistente à meticilina.[8]

Para esses casos, ver Tabela 2.

O tempo de tratamento varia entre cinco a sete dias para pacientes com boa resposta clínica e sem evidências de complicações tanto na pneumonia comunitária como na hospitalar.

Se o paciente apresenta algum comprometimento mais grave, como pneumonia necrotizante, abcesso pulmonar ou até mesmo um empiema, recomenda-se realizar antibioticoterapia prolongada e drenagem para elucidação diagnóstica.

Encaminhamentos: Em caso de instabilidade hemodinâmica com necessidade de monitoramento de sinais vitais do paciente, este deve ser encaminhado para o pronto atendimento para internação e compensação clínica. Nesse momento é importante entender se o paciente está em fase terminal e se ele possui diretivas antecipadas de vontade, podendo ocorrer a permanência no seu domicílio.

É importante também citar que o serviço de atenção primária (UBS e ESF) pode e deve encaminhar pacientes com quadro de broncoaspiração para acompanhamento do serviço secundário (SAD) para tratamento pontual de pneumonia aspirativa via endovenosa.

TABELA 1 Antibioticoterapia em infecções comunitárias (mais comuns)

Antibiótico	Dosagem	Via de administração	Intervalo	Período
Amoxacilina + clavulanato	875/125 mg	Via oral; via sonda gástrica ou enteral	12/12 horas	5 a 7 dias
Moxifloxacino	400 mg	Via oral; via sonda gástrica ou enteral	1 vez ao dia	5 a 7 dias
Levofloxacino	500 mg	Via oral; via sonda gástrica ou enteral	1 vez ao dia	5 a 7 dias
Ampicilina + sulbactam	1,5 g a 3 g	Via endovenosa	3 a 4 vezes ao dia	5 a 7 dias
Ceftriaxona	1 g	Via endovenosa; via intramuscular; hipodermóclise	12/12 horas	5 a 7 dias
Clindamicina	300 mg	Via oral; via sonda gástrica ou enteral	3 a 4 vezes ao dia	5 a 7 dias

Fonte: elaborada pela autora.

TABELA 2 Antibioticoterapia em infecções multirresistentes

Antibiótico	Dosagem	Via de administração	Intervalo	Período
Meropenen	1 g	Via endovenosa; hipodermóclise	2 a 3 vez ao dia	5 a 7 dias
Ertapenen	1 g	Via endovenosa; via intramuscular; hipodermóclise	1 vez ao dia	5 a 7 dias
Piperacilina + tazobactam	4,5 g	Via endovenosa	3 a 4 vezes ao dia	5 a 7 dias
Colistina	2,5 a 5 mg/kg ao dia	Via endovenosa	2 a 4 vezes ao dia	5 a 7 dias
Vancomicina	500 mg	Via endovenosa	2 a 4 vezes ao dia	5 a 7 dias
Linezolida	600 mg	Via endovenosa; via oral	2 vezes ao dia	5 a 7 dias

Fonte: elaborada pela autora.

Também importante frisar os possíveis encaminhamentos:

- atenção secundária (SAD) para hospital se houver instabilidade hemodinâmica;
- atenção primária (UBS/ESF) para atenção secundária (SAD) se houver a necessidade de tratamento endovenoso de pneumonia aspirativa, por exemplo.

Referências

1. Ribaudo CA, Grace WJ. Pulmonary aspiration. Am J Med. 1971;50(4): 510-20.
2. Toufen Junior C, Camargo FP, Carvalho CRR. Pneumonia aspirativa associada a alterações da deglutição. Relato de Caso. Bras Ter Intensiva. 2007 Mar; 19(1): 121-2.
3. Beck-Schimmer B, Bonvini JM. Bronchoaspiration: incidence, consequences and management. Eur J Anaesthesiol. 2011;28(2):78-84.
4. Almirall J, Cabré M, Clavé P. Neumonía Aspirativa. Med Clin. 2007 Set; 129(11):424-32.
5. Aldinio V, Bullrich MB, Paz MPS, Martino G, Isa S, Carmino MV, et al. Neumonía aspirativa asociada al accidente cerebrocascular: Utilidad de una escala prática y sencilla. Neurol Argen. 2019 Set; 11(3):159-63.
6. Pick N, McDonald A, Bennett N, Litsche M, Dietsche L, Legerwood R, et al. Pulmonary aspiration in a long-term care setting: clinical and laboratory observations and an analysis of risk factors. J Am Geriatr Soc. 1996;44(7):763-8.
7. Langmore SE, Terpenning MS, Shorck A, Chen Y, Murray JT, Lopatin D, Loesche WJ. Predictors of aspiration pneumonia: how important is dysphagia? Dysphagia Spring 1998;13(2):69-81.
8. Mandell LA & Niederman MS (2019). Aspiration Pneumonia. N Engl J Med 2019 Fev; 380(7):651-63.
9. Dibardino DM, Wunderink RG. Aspiration pneumonia: A review of modern trends. J Crit Care. 2015 Fev; 30(1):40-8.
10. Mullan H, Roubenoff RA, Roubenoff R. Risk of pulmonary aspiration among patients receiving enteral nutrition support. JPEN J Parenter Enteral Nutr. 1992;16(2):160-4.
11. Marik PE. Aspiration pneumonitis and aspiration pneumonia. N Engl J Med. 2001 Mar; 344(9): 665-71.
12. Drakulovic MB, Torres A, Bauer TT, Nicolas JM, Nogué S, Ferrer M. Supine body position as a risk factor for nosocomial pneumonia in mechanically ventilated patients: a randomised trial. Lancet, 1999 Nov; 354(9193):1851-8.
13. Toufen Junior C, Hovnanian ALD, Franca SA, Carvalho CRR. Prevalence rates of infection in intensive care unit of a tertiary teaching hospital. Rev Hosp Clín Fac Med São Paulo. 2003 Nov; 58(5):254-9.
14. Smithard DG. Dysphagia: a geriatric giant? Med Clin Rev. 2016 Jan; 2:1-5.
15. Silveira IR, Maia FOM, Gnatta JR, Lacerda RA. Higiene bucal: prática relevante na prevenção de pneumonia hospitalar em pacientes em estado crítico. Acta Paul Enferm. 2010 Jun; 23(5):697-700.
16. Groher ME. Bolus management and aspiration pneumonia in patients with pseudobulbar dysphagia. Dysphagia. 1987;1:215-6.

Quadros respiratórios

Capítulo 9

Tosse

Carlos Henrique Peloso Silva Júnior
Danieli Sirlei de Moraes
Evandro Lucas de Borba

PONTOS-CHAVE

- A tosse subaguda e a crônica são mais prevalentes em idosos, enquanto a tosse aguda é mais comum em adultos. As mulheres possuem maior sensibilidade ao reflexo da tosse do que os homens, sendo a tosse crônica refratária mais comum na população feminina.
- Embora a redução do reflexo da tosse tenha sido observada com mais frequência em pacientes idosos com pneumonia por aspiração, é menos provável que o comprometimento seja um processo natural de envelhecimento. O comprometimento do reflexo da tosse parece estar mais relacionado a distúrbios neurológicos específicos, como demência, doença de Parkinson ou acidente vascular cerebral.
- A tosse não é apenas uma manifestação do sistema respiratório, podendo estar presente em síndromes neurológicas, doença do refluxo gastroesofágico e uso de medicamentos como inibidores da enzima conversora de angiotensina.
- A tosse tem papel importante na efetiva remoção da secreção e promoção da higiene brônquica.
- Uma equipe multidisciplinar no atendimento domiciliar possibilita o acolhimento e um melhor tratamento do paciente com tosse.

OBJETIVOS DE APRENDIZAGEM

Ao final do capítulo, o leitor deverá ser capaz de:

- Compreender o mecanismo da tosse, bem como a classificação do sintoma segundo sua duração.
- Elucidar a avaliação do sintoma, os sinais de alerta e suas possíveis complicações no paciente idoso.
- Reconhecer as condições clínicas frequentes que causam tosse no atendimento domiciliar.
- Descrever as medidas preventivas e curativas no paciente em atendimento domiciliar.

Definição

A tosse é um reflexo fisiológico que protege as vias aéreas contra a aspiração, mas também é um dos problemas mais frequentes que levam o paciente a procurar atendimento médico.[1] É uma manobra expulsiva forçada, geralmente, contra a glote fechada, associada a som característico, a qual compõe, juntamente com o *clearance* mucociliar, o mecanismo de defesa das vias aéreas inferiores.[2]

A tosse é resultante da ativação de um arco reflexo. Irritantes químicos (secreção ácida, poluentes, capsaicina) e mecânicos (tato) podem estimular receptores localizados em toda a árvore respiratória, no esôfago, no estômago e no ouvido externo (reflexo de Arnold). Essa estimulação gera impulsos nervosos que são conduzidos pelos nervos glossofaríngeo e vago até o centro da tosse, localizado na medula espinhal e no núcleo do trato solitário.[3] O centro da tosse gera um sinal eferente que viaja pelos nervos vago, frênico e espinhal até a musculatura expiratória para produzi-la.[4]

A tosse é um problema comum em todas as faixas etárias, mas pode ser mais difícil de controlar em idosos (≥ 65 anos). A maioria dos pacientes com tosse crônica atendidos em clínicas especializadas são pessoas de meia-idade ou idosos.[1] Um reflexo de tosse reduzido é um problema significativo em idosos e está relacionado ao risco de pneumonia por aspiração. Estudos prévios em pequenos grupos sugeriram que é mais provável que essa redução seja consequência de um distúrbio neurológico, como demência, acidente vascular cerebral ou doença de Parkinson, no lugar de ser um processo natural do envelhecimento.[5]

Diagnóstico

A tosse aguda (< 3 semanas) é mais comumente devida a infecção do trato respiratório, aspiração ou inalação de agentes químicos nocivos ou fumaça. A tosse subaguda (3-8 semanas de duração) é um sintoma residual comum de traqueobronquite, como na tosse pós-infecciosa por *pertussis* ou por vírus. A tosse crônica (> 8 semanas) pode ser causada por uma ampla variedade de doenças cardiopulmonares, incluindo aquelas de etiologias inflamatórias, infecciosas, neoplásicas e cardiovasculares.[6] Na grande maioria dos pacientes, o diagnóstico da causa da tosse é feito pela história do paciente e pelo exame físico. Em uma pequena minoria, exames complementares são necessários, principalmente em idosos, em quem os sintomas podem ser mais prejudiciais ou mascarados pelo processo de envelhecimento.[7] A presença de disfunção respiratória e outros sinais de alerta, como hemoptise, emagrecimento, dispneia, presença de estridor, tabagismo pesado (> 20 maços/ano) e contato de paciente com tuberculose, requerem avaliação imediata.[3] A tosse repetida e vigorosa pode, por si só, trazer complicações ao paciente idoso, o que inclui incontinência urinária (especialmente em mulheres), fraturas de costelas e instabilidades cardíacas por reflexo vasovagal.[7]

Etiologia

A tosse é um sintoma presente em várias condições clínicas frequentes em atenção domiciliar, e sua presença pode indicar descompensação da doença de base ou quadro agudo. Tais condições clínicas são descritas no Quadro 1.[8]

Abordagem multidisciplinar pela equipe de atenção domiciliar

A tosse é uma das causas mais comuns de procura por atendimento médico e pode estar relacionada a uma grande variedade de doenças, pulmonares e extrapulmonares.[8] O atendimento domiciliar deve ser estruturado em um trabalho de equipe, uma vez que a junção dos olhares de diferentes categorias profissionais favorece a interdisciplinaridade, o que interfere positivamente na resolubilidade dos problemas de saúde e atenção integral aos indivíduos assistidos. Percebe-se que, quando as práticas de educação em saúde são desenvolvidas pela equipe multiprofissional, há maior contribuição para a adesão dos pacientes.[9]

O propósito da equipe multidisciplinar no atendimento domiciliar é apoiar no manejo da tosse por meio de acolhimento da demanda, anamnese e verificação de parâmetros clínicos, identificação da necessidade e problema de saúde, situações especiais e precauções, situações de alerta para encaminhamento e, por fim, a elaboração do plano de cuidado. Entre os profissionais que compõem a equipe multiprofissional no manejo da tosse, estão fisioterapeuta, farmacêutico, fonoaudiólogo e A equipe de enfermagem, os quais promovem o desenvolvimento de práticas de educação em saúde e ações pertinentes aos seus campos de atuação. Com base na análise das informações obtidas, o profissional, excluindo os casos de encaminhamento identificados na anamnese, procederá à seleção de condutas e elaboração do plano de cuidado, de modo compartilhado com o paciente, a fim de atender às necessidades e problemas de saúde.[9] O plano de cuidado requer a escolha de condutas que visem à resolução ou ao alívio da tosse com o objetivo de qualidade de vida do paciente e as atividades de vida diária.

A tosse, do ponto de vista clínico, pode ser classificada como produtiva (quando ocorre expectoração), sendo considerada benéfica ao eliminar secreção, e não deve ser suprimida. Já a tosse seca ou não produtiva não é acompanhada de secreção. A efetiva remoção da secreção e promoção da higiene brônquica necessita do mecanismo da tosse.[10] A fisioterapia respiratória possui atuação importante na atenção domiciliar para auxiliar o paciente com tosse, tanto na avaliação da força da tosse quanto no tratamento ou em medidas preventivas.[11]

QUADRO 1 Condições clínicas frequentes em atenção domiciliar que apresentam o sintoma de tosse e possíveis complicações

	Causas	Complicações
Doenças respiratórias crônicas	DPOC, fibrose pulmonar, hipertensão pulmonar, neoplasias pulmonares, fibrose cística, bronquiectasias, cicatrizes pulmonares por TB ou micoses pulmonares e aspiradores crônicos	Baixa capacidade funcional, dispneia, escarro, perda de memória, concentração, insônia e sonolência, fadiga, anasarca, ICC direita, hérnias
Doenças respiratórias agudas	Traqueobronquites, broncopneumonias, abscessos pulmonares, broncoaspiração crônica	Dispneia, escarro, febre, dor pleurítica, fadiga, anorexia, atelectasia, derrame pleural
Doenças cardiovasculares	ICC descompensada, fibrilação atrial crônica	Dispneia, fadiga, anorexia. anasarca, edema de membros inferiores, atelectasia, derrame pleural, imobilidade, úlceras por pressão
Síndromes neurológicas	Lesões encefálicas adquiridas (infecciosas, traumáticas, vasculares), doenças neuromusculares, traumas medulares e doenças neurodegenerativas	Anorexia, síndrome da imobilidade, dispneia, escarro e aspiração, infecção respiratória, déficit de autocuidado, úlceras por pressão, incontinências/infecções urinárias, fecaloma, convulsões

DPOC: doença pulmonar obstrutiva crônica; ICC: insuficiência cardíaca congestiva; TB: tuberculose.

Fonte: elaborado pelos autores.

QUADRO 2 Atuação fisioterapêutica em pacientes com tosse na atenção domiciliar

Objetivos da fisioterapia	Condutas de acordo com a etiologia
1. Aumentar a expectoração adotando técnicas de tosse eficazes para pacientes com tosse ineficaz. 2. Suprimir a tosse não produtiva voluntariamente por meio de técnicas fisioterapêuticas. 3. Instruir o paciente na melhoria do uso de equipamentos fisioterapêuticos que promovem a expectoração. 4. Promover qualidade de vida e atividades de vida diária. 5. Atuar e apoiar a equipe de atendimento domiciliar nas ações.	Ensinar os pacientes a controlar a respiração em repouso para ajudar a aliviar a tosse. Ensinar os pacientes sobre posicionamento, respiração e estratégias de relaxamento para ajudar a controlar a ansiedade. A reabilitação pulmonar deve incluir o treinamento físico dos músculos da deambulação, membros superiores e inferiores. Técnica de ciclo ativo da respiração, drenagem autogênica, pressão expiratória positiva; dispositivos oscilantes de pressão expiratória positiva. Técnica de tosse manualmente assistida para pacientes com tosse ineficaz. É realizada por compressão abdominal ou torácica durante a fase expiratória do ciclo respiratório, a fim de obter um aumento da velocidade desse fluxo. A tosse mecanicamente assistida utiliza um aparelho que aplica pressão positiva, seguida de pressão negativa. Essa pressão é aplicada através de máscara facial, máscara nasal, bucal ou via aérea artificial. A manobra simula tosse, favorecendo a mobilização e a expulsão das secreções de forma eficaz.

Fonte: elaborado pelos autores.

A tosse tanto sinaliza a presença do reflexo protetor glótico quanto indica a ocorrência de aspiração. A aspiração, silenciosa ou não, tem múltiplas causas, destacando-se as doenças neurológicas, principalmente o acidente vascular encefálico, neoplasias e patologias sistêmicas debilitantes, como doenças pulmonares e cardiopatias, particularmente em idosos. A aspiração de pequenas quantidades de secreção orofaríngea, microaspiração, é um dos principais mecanismos fisiopatogênicos das pneumonias.[11]

A disfagia orofaríngea é qualquer alteração no processo de deglutição em suas fases oral e/ou faríngea. Em um quadro de disfagia orofaríngea, especialmente quando associado a um quadro respiratório comprometido, a tosse pode estar bastante prejudicada, o que dificulta o processo de deglutição. Atualmente, o tratamento das alterações da deglutição pertence a uma equipe multiprofissional, na qual o fonoaudiólogo faz parte do núcleo fundamental. As demais áreas envolvidas na equipe são a otorrinolaringologia, a gastroenterologia, a nutrição, a fisioterapia respiratória, a psicologia, a neurologia e a pneumologia. O fonoaudiólogo, além de ser o profissional habilitado e responsável por avaliar, definir e/ou alterar as condutas terapêuticas na disfagia, ampliando ao máximo as possibilidades de o paciente controlar funcionalmente a fase oral e faríngea da deglutição, é responsável por devolver ao paciente o prazer de se alimentar junto à família conforme suas condições. A terapia fonoaudiológica no caso da disfagia é fundamental porque visa realizar uma série de exercícios que objetivam a melhora do tônus muscular, a precisão e a funcionalidade das partes moles envolvidas no processo da deglutição e a estimulação das vias aferentes para a facilitação de um reflexo eficaz da deglutição.

Tratamento

O tratamento da tosse deve estar direcionado à identificação (diagnóstico) da sua causa.[12,13] Sobretudo no âmbito do tratamento domiciliar, abordando, em geral, as pessoas em situação de maior vulnerabilidade, torna-se imperativa a exclusão de situações potencialmente graves, como neoplasias, tuberculose pulmonar, insuficiência respiratória, exacerbação da doença pulmonar obstrutiva crônica e descompensação de insuficiência cardíaca. A identificação de tais comorbidades pode necessitar de propedêutica e terapêutica atreladas a outros profissionais especialistas, como o pneumologista e cirurgião de tórax. Além disso, a abordagem multidisciplinar, como mencionado, tende a fortalecer a adesão à terapêutica proposta. A experiência da pessoa que vivencia a tosse é singular, com grande variação interindividual. Na abordagem terapêutica, sempre se deve levar em consideração tal subjetividade.[14] Outros aspectos não menos importantes recaem sobre a conjuntura econômica e social do indivíduo, sua rede de suporte e a disponibilidade e adjuvância de tratamentos via outras racionalidades médicas, como as práticas integrativas e complementares (PIC).

Antes de relacionar os tratamentos às suas respectivas causas, alguns pontos-chave incluem:[13]

- Aprimore a terapêutica para cada diagnóstico.
- Verifique a adesão.
- Mantenha todos os tratamentos parcialmente efetivos.

O Quadro 3 relaciona as principais causas de tosse com sua classificação temporal (aguda, subaguda e crônica), bem como o tratamento direcionado.

QUADRO 3 Principais causas de tosse e sua classificação temporal

Classificação	Causa	Tratamento indicado
Aguda (até 3 semanas)	RSA	Viral: sintomático (salina intranasal); não usar antibióticos. Bacteriana (0,5-2% dos casos): sintomáticos + antibióticos.
	Rinite	Anti-histamínicos, descongestionantes nasais, corticosteroides tópicos nasais (ex.: budesonida 10 a 15 dias)
	Traqueobronquite	Sintomáticos, na maioria das vezes; se suspeição de etiologia bacteriana, associar antibióticos
	Asma	Broncodilatadores + corticosteroide
	Infecções bacterianas	Antibióticos + sintomáticos
	Exacerbação da DPOC	Antibióticos + associação de broncodilatadores e corticoides
Subaguda (3-8 semanas)	Tosse pós-infecciosa	Sintomáticos
Crônica (mais que 8 semanas)	STVAS	Anti-histamínicos, descongestionantes nasais e antitussígenos por 2 semanas
	TVA + asma	Broncodilatadores + corticosteroide inalatório, na maioria dos casos; avaliar associação de antileucotrienos
	DRGE	Inibidores de bomba de prótons + medidas específicas (ex.: evitar tipos de alimentos, álcool e tabaco, elevação da cabeceira da cama)
	Tabagismo	Terapia cognitivo-comportamental + fármacos a depender de avaliação individual
	IVAS	Sintomáticos (ex.: anti-histamínicos/descongestionantes). Atentar-se para a complicação com infecção bacteriana secundária e instituição de antibióticos (minoria dos casos)
	DPOC	De acordo com o grau da doença. Broncodilatadores, na maioria dos casos. Abordar o tabagismo, sempre que presente
	SAOS	Geralmente indicado por outro especialista (ex.: pneumologista); uso de dispositivos auxiliares da ventilação (ex.: CPAP)
	Uso de IECA	Mudar o esquema anti-hipertensivo (aguardar até 3 meses até a resolução da tosse)

CPAP: *continuous positive airway pressure*; DPOC: doença pulmonar obstrutiva crônica; DRGE: doença do refluxo gastroesofágico; IECA: inibidor da enzima conversora de angiotensina; IVAS: infecção das vias aéreas superiores, RSA: rinossinusite aguda; STVAS: síndrome da tosse das vias aéreas superiores; SAOS: síndrome da apneia obstrutiva do sono; TVA: tosse variante da asma.

Fonte: elaborado pelos autores.

Outra causa, menos frequente, de tosse crônica é a bronquite eosinofílica, a qual cursa, em geral, com tosse improdutiva e é resistente ao tratamento com broncodilatadores inalatórios, porém com boa resposta aos corticoides inalatórios ou sistêmicos. Na minoria dos casos, há evolução para asma.[13,14] Na abordagem dos casos refratários à terapêutica instituída, devem-se progredir os tratamentos de acordo com as causas mais comuns e, ao mesmo tempo, conduzir à propedêutica de acordo com a anamnese e o exame físico. Assim, uma conduta coerente seria o uso de anti-histamínicos, descongestionantes nasais e antitussígenos por 2 semanas (síndrome da tosse das vias aéreas superiores), seguido de broncodilatadores e corticoides (asma e tosse variante da asma) por mais 2 semanas e, por fim, o uso de inibidores da bomba de prótons e medidas não farmacológicas (doença do refluxo gastroesofágico).[13] Radiografia de tórax, espirometria, pesquisa de bacilo ácido-álcool-resistente, broncoscopia, tomografia de tórax e demais exames específicos estarão indicados para elucidação diagnóstica, a depender da correlação clínica.

Quando referenciar

O manejo conjunto com outros especialistas estaria indicado nas seguintes situações:[13]

- Perda de peso involuntária associada.
- Presença de hemoptise e o médico de família e comunidade não ter propedêutica acessível para elucidação diagnóstica.
- Eliminação de escarro mucopurulento em que haja indicação de exames mais complexos.

- Fatores de risco para imunossupressão.
- Dificuldades no controle sintomático.
- Para confirmação diagnóstica, o médico de família e comunidade não ter propedêutica acessível para elucidação diagnóstica.

Referências

1. Won HK, Yoon SJ, Song WJ. The double-sidedness of cough in the elderly. Respir Physiol Neurobiol. 2018;257:65-9.
2. Barbosa TA. Tosse. In: Gusso G, Lopes JMC, Dias LC, editores. Tratado de medicina de família e comunidade: princípios, formação e prática. 2. ed. Porto Alegre: Artmed; 2019.
3. Stürmer PL, Lehmkuhl RF, Lanes CK. Avaliação da tosse subaguda e crônica. In: Duncan BB, Inês MI, Giugliani ERJ, Duncan MS, Giugliani C, organizadores. Medicina ambulatorial: condutas de atenção primária baseadas em evidências. 4. ed. Porto Alegre: Artmed; 2014.
4. Silvestri RC, Weinberger SE. Evaluation of subacute and chronic cough in adults. Waltham: UpToDate; 2021.
5. Song WJ, Won HK, An J, Kang SY, Jo EJ, Chang YS, et al. Chronic cough in the elderly. Pulm Pharmacol Ther. 2019;56:63-8.
6. Fanta CH. Tosse. In: Jameson JL, Fauci AS, Kasper DL, Hauser SL, Longo DL, Loscalzo J, editores. Harrison Medicina Interna. 20. ed. 2020.
7. Widdicombe J, Kamath S. Acute cough in the elderly: aetiology, diagnosis and therapy. Drugs Aging. 2004;21(4):243-58.
8. Irwin RS, Baumann MH, Bolser DC, Boulet LP, Braman SS, Brightling CE, et al. Diagnosis and management of cough executive summary: ACCP evidence based clinical practice guidelines. Chest. 2006:129(1 Suppl):1S-23S.
9. Chaves GS, Freitas DA, Santino TA, Nogueira PA, Fregonezi GA, Mendonça KM. Chest physiotherapy for pneumonia in children. Cochrane Database Syst Rev. 2019;1(1):CD010277.
10. Freitas FS, Parreira VF, Ibiapina CC. Aplicação clínica do pico de fluxo da tosse: uma revisão de literatura. Fisioter Mov. 2010;23(3):495-502.
11. Bott J, Blumenthal S, Buxton M, Ellum S, Falconer C, Garrod R, et al. Guidelines for the physiotherapy management of the adult, medical, spontaneously breathing patient. Thorax. 2009;64 Suppl 1:i1-51.
12. Aviv JE, Sacco RL, Thomson J, Tandon R, Diamond B, Martin JH, et al. Silent laryngopharyngeal sensory deficits after stroke. Ann Otol Rhinol Laryngol. 1997;106(2):87-93.
13. Barbosa TA. Tosse aguda e crônica. In: Gusso G, Lopes JMC, Dias LC, editores. Tratado de medicina de família e comunidade: princípios, formação e prática. 2. ed. Porto Alegre: Artmed; 2019. p. 3747-63.
14. Stürmer PL, Lehmkuhl RF, Lanes CK. Avaliação da tosse subaguda e crônica. In: Duncan BB, Schmidt MI, Giugliani ERJ. Medicina ambulatorial: condutas de atenção primária baseadas em evidências. Porto Alegre: Artmed; 2004. p. 777-82.

Quadros gastrintestinais e urinários

Capítulo 10

Náuseas e vômitos

Ana Flávia Martins Monteiro Furini
Gabriella Maciel Fiamoncini
Ruan Carling Schott Wondollinger

PONTOS-CHAVE

- O centro do vômito (CV) e a zona quimiorreceptora de gatilho (ZQG) são áreas no sistema nervoso central (SNC) responsáveis pelas náuseas e vômitos.
- Os principais mediadores e receptores envolvidos nesse mecanismo são: dopamina (D2), serotonina (5HT2, 5HT3, 5HT4), histamina (H1), acetilcolina (Ach-receptor muscarínico), além do sistema GABA agonista.
- As causas de náuseas e vômitos são variadas e suas etiologias podem ser de naturezas diversas, desde transtornos mentais até hipertensão intracraniana.
- A caracterização dos sintomas é importante para o diagnóstico etiológico.
- No atendimento domiciliar (AD), deve-se atentar para sinais de alerta relacionados à gravidade da etiologia envolvida ou complicações, como choque hipovolêmico e distúrbio eletrolítico, pois isso implicará na conduta de referenciamento do paciente para o âmbito hospitalar.

OBJETIVOS DE APRENDIZAGEM

Ao final do capítulo, o leitor deverá ser capaz de:

- Conhecer os mecanismos fisiopatológicos responsáveis pelo desencadeamento das náuseas e vômitos.
- Caracterizar aspectos que possam definir a etiologia desses sintomas.
- Identificar sinais de alerta referentes não somente às causas das náuseas e vômitos, como também em decorrência de suas complicações, avaliando a gravidade e possibilitando os devidos encaminhamentos (manter o atendimento no domicílio ou encaminhar para atendimento hospitalar).
- Conhecer estratégias não farmacológicas úteis no manejo dos sintomas, que podem ser facilmente implementadas na atenção domiciliar.
- Escolher o medicamento mais adequado para o tratamento, baseado no mecanismo fisiopatológico envolvido.

Definição

Náusea é uma sensação subjetiva desagradável, geralmente precedente aos vômitos, sendo uma expressão da estimulação autonômica. Vômito é uma experiência objetiva do paciente, envolvendo a eliminação forçada do conteúdo gástrico pela boca, por meio da contração vigorosa dos músculos abdominais e relaxamento do esfíncter esofágico inferior, mediado por nervos somáticos[1,2].

Fisiopatologia

Para o manejo das náuseas e vômitos, faz-se necessário compreender os mecanismos envolvidos na sua gênese. Duas estruturas no sistema nervoso central (SNC) são responsáveis pela geração e manutenção das náuseas e vômitos: centro do vômito (CV) e zona quimiorreceptora de gatilho (ZQG)[1].

O CV recebe aferentes do córtex cerebral, tálamo e hipotálamo, sistema vestibular, nervos vago e esplâncnico, faríngeo, trato gastrointestinal e serosas, havendo ainda uma entrada na ZQV que só pode ser efetivada por meio do CV[1].

Os principais mediadores e receptores envolvidos nesse mecanismo são: dopamina (D2), serotonina (5HT2, 5HT3, 5HT4), histamina (H1), acetilcolina (Ach-receptor muscarínico), além do sistema GABA agonista[3,6].

A Figura 1 representa as vias ativadas no mecanismo de náusea e os neurotransmissores envolvidos.

- Zona quimiorreceptora de gatilho: D2 e 5HT3. Geralmente relacionada a causas medicamentosas e tóxico-metabólicas.
- Sistema vestibular: H1 e Ach. Relacionado a discinesias e outras alterações vestibulares, compressão tumoral e hipertensão intracraniana.
- Córtex cerebral: GABA. Influenciado por sensações de medo e ansiedade, além de irritação meníngea.
- Trato gastrointestinal: 5HT3, D2, neurocininas, H1, Ach. Relacionados a quimiorreceptores e mecanorreceptores na parede do trato gastrointestinal, estímulo vagal. São

desencadeados por esvaziamento gástrico lentificado, alterações na motilidade intestinal, lesões na mucosa (infecção, radioterapia, quimioterapia).

- Barorreceptores: estimulação direta dos receptores do centro do vômito. Relacionados ao aumento da pressão intracraniana.

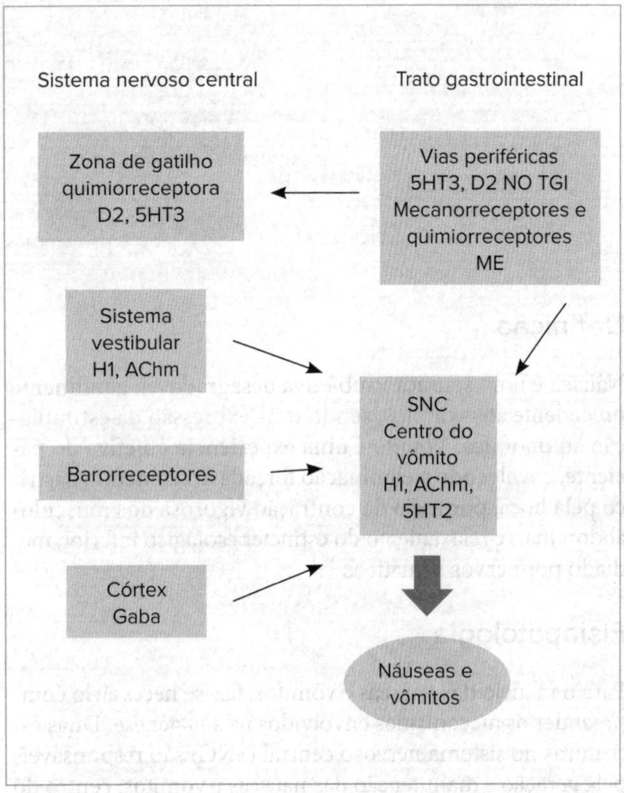

FIGURA 1
Fisiopatologia.
Fonte: adapatada de Cherny, 2015[1]; Glare, 2011[3]; Singh, 2016[6].

Diagnóstico

As causas de náuseas e vômitos são variadas e suas etiologias podem ser de naturezas diversas, dentre elas: iatrogênicas, infecciosas, inflamatórias, gastrointestinais, condições associadas ao SNC e transtornos mentais. O diagnóstico é elucidado em sua maioria pela anamnese e exame físico.

Diante do quadro de náuseas e vômitos algumas questões investigativas devem ser levantadas para elucidação do diagnóstico.

Tempo de evolução

A maior parte dos casos de náuseas e vômitos agudas, é causada por infecções gastrointestinais, por exemplo, *Stafiloccocus* sp., e acontece após cerca de 6 horas da ingestão. Normalmente são autolimitadas e duram aproximadamente 24 a 48 horas. Por outro lado, podem ser consideradas crônicas se o quadro está instalado há mais de um mês, o que pode sugerir doença do refluxo gastroesofágico, distúrbios metabólicos e gravidez.

Uso de medicamentos

Várias medicações podem causar náuseas e normalmente o sintoma se manifesta logo após a sua ingestão (anti-inflamatórios não esteroidais, digoxina, diuréticos, opioides, trimetoprim-sulfametoxazol, quimioterápicos), porém há drogas em que o curso é insidioso (antirretrovirais).

Relação com a alimentação

Deve-se explorar se existe algum momento em que os sintomas são evocados. Manifestações antes do café da manhã, são comuns nos quadros de alcoolismo e uremia. Durante a alimentação ou logo após, as causas psiquiátricas devem ser elencadas. Uma a duas horas após a ingestão, sugere obstruções gastrointestinais e úlceras pépticas. Se os quadros são irregulares, desconfiar de quadros depressivos. Pacientes em uso de sonda nasoentérica ou gastrostomia que apresentem vômitos, reavaliar o volume a ser administrado, assim como os intervalos.

Conteúdo

O conteúdo expelido deve ser questionado. Se o alimento ainda estiver indigesto pensar em acalasia e distúrbios esofágicos como divertículos e estenoses. Se parcialmente digeridos, obstruções gástricas; se há presença de conteúdo bilioso, obstrução de intestino delgado; se fecal, obstruções intestinais e fístulas gastrocólicas. A presença de borra de café ou sangue indica sangramentos gastrointestinais.

Demais aspectos

Vômitos volumosos, acima de 1.500 mL sugerem causas orgânicas. O contato com pessoas doentes insinua causas infecciosas. A dor de cabeça junto ao quadro de náusea e vômito aponta para a migrânea como possível causa.

Exames físico

O exame físico deve avaliar as repercussões clínicas do vômito no organismo. Assim, sinais de desidratação (turgor, mucosa, hipotensão, tempo de enchimento capilar, frequência cardíaca) devem ser pesquisados.

A avaliação do aparelho digestório deve ser minuciosa, além de atentar para sinais como distensão abdominal, cicatrizes cirúrgicas, hérnias abdominais, aumento do ruído hidroaéreo ou abolição do mesmo, presença ou não do sinal de Murphy.

Dedos devem ser observados quanto a calosidades nas superfícies dorsais que sugerem vômito autoinduzido. Ainda no exame físico, a observação de nistagmo sugere acometimento do sistema labiríntico.

Se possível, avaliar por meio do oftalmoscópio se há sinais de elevação da pressão intracraniana, que pode estimular os centros de vômitos no tronco cerebral. Alteração de marcha e nervos cranianos também sugerem lesão nesse mesmo sítio que pode levar a gastroparesias.

Exames complementares

Os exames complementares, como testes laboratoriais (hemograma, eletrólitos, velocidade de hemossedimentação (VHS), PCR, enzimas hepáticas, pancreáticas, albumina, TSH e exame de gravidez), devem ser solicitados se a causa do distúrbio não estiver clara ao exame físico ou anamnese; sendo importantes também para avaliar as repercussões do quadro.

Abordagem multidisciplinar pela equipe de atenção domiciliar

Tratamento não farmacológico[8]

Medidas preventivas

Medidas alimentares

1. Dieta, se tolerada, conforme a aceitação, em pequenas quantidades.
2. Refeições leves.
3. Fracionar a alimentação (pequenas porções de alimentos, várias vezes ao dia).
4. A dieta deve ser de acordo com a aceitação do paciente.
5. Frutas e sucos ácidos melhoram esses sintomas, mas deve-se ter cautela na presença de mucosite, pois tais alimentos podem provocar dor.
6. Alimentos mais secos e leves como biscoitos e torradas, alimentos sem gorduras ou molhos são bem aceitos.
7. Indicar alimentos gelados, frios ou em temperatura ambiente, pois também possuem melhor aceitação.
8. Evitar consumir os alimentos preferidos quando sentir náuseas. Isso poderá criar repugnância ao alimento.
9. Evitar excesso de líquidos nas refeições.
10. Consumir pequenas quantidades de líquidos frescos ou gelados ao longo de todo o dia.

Medidas no ambiente e comportamento[8]

1. Manter um ambiente agradável, calmo, limpo e livre de odores.
2. Realizar higiene oral rigorosa e drenagem de secreções, principalmente, duas horas antes das refeições, quando o paciente apresenta secreção pulmonar abundante.
3. Administrar os medicamentos no horário correto, para o controle da dor.
4. Ter o cuidado de administrar medicamento antiemético prescrito 40 minutos antes das refeições.
5. Manter decúbito elevado após as refeições.

Tratamento farmacológico

Considerações gerais sobre o tratamento farmacológico

6. Dada a diversidade de possibilidades de cenários clínicos dos pacientes em atenção domiciliar, pode-se utilizar o modelo de tratamento empírico baseado na fisiopatologia. É importante diferenciar vômitos não relacionados a quimioterapia ou radioterapia[4-7].
7. A terapia geralmente se enquadra em duas categorias: agentes direcionados à supressão de náuseas e prevenção de vômitos (antieméticos), que normalmente agem de forma central, e agentes direcionados à modulação da motilidade gastrointestinal (procinéticos)[5,6].
8. Rever os medicamentos e descontinuá-los se houver suspeita de que estejam causando os sintomas; em pacientes que tomam opioides, considerar náuseas e vômitos induzidos[5,6,9].
9. Em casos refratários à monoterapia considerar combinações de medicamentos para o tratamento[5,6].
10. Em caso de vômitos por causas específicas, considere[9]:
    A. Antieméticos, como o haloperidol, para tratamento de obstrução intestinal.
    B. Corticosteroides, para envolvimento do SNC (como metástases cerebrais, radiação craniana e/ou cirurgia ou radiação estereotáxica).
    C. Enemas e/ou supositórios para constipação ou impactação fecal, usar supositórios retais e/ou enemas.
    D. Paracentese para ascite maciça.
11. Na Tabela 1 observa-se a classe de antieméticos de escolha para cada situação específica, com os receptores envolvidos[1,4-7]

Referenciamento de pacientes

As situações a seguir indicam a necessidade de encaminhar o paciente para o serviço de atenção secundária:

- Impossibilidade de controlar os vômitos no domicílio.
- Presença de sinais de alertas, como perda de peso, sintomas neurológicos focais, dor torácica, dor abdominal aguda, choque hipovolêmico, história prévia de imunossupressão.
- Direcionamento da terapia para a etiologia da doença, quando possível, pesando os riscos e benefícios das intervenções médicas (p. ex., cirurgia para obstrução intestinal ou malignidade).

TABELA 1

Antiemético	Receptores	Situação	Doses
Metoclopramida	D2, 5HT4	Estase gástrica, motilidade reduzida	VO/SC/EV: 10 mg a cada 6h
Domperidona	D2	Estase gástrica	VO: 10 a 20 mg a cada 4 ou 8h
Haloperidol	D2	Náusea induzida por drogas, toxinas, alterações metabólicas, obstrução intestinal	VO/SC:0,5 a 1,5 mg à noite Máximo 10 mg/24h
Clorpromazina/ prometazina	D2, AChm, H1	Irritação peritoneal, obstrução intestinal, hipertensão intracraniana, náusea de etiologia desconhecida	VO/SC: 25 mg a cada 6h
Ondansetrona	5HT3	Quimioterapia, radioterapia abdominal, pós-operatorio	VO/SC/EV: 8 mg a cada 8h
Dimenidrato	H1	Alterações no sistema vestibular	EV: 30 mg a cada 6h VO/SC: 50 mg a cada 8h OBS: na via SC usar apenas o dimenidrato sem associação com vitamina B6
Meclizina	H1	Sistema vestibular	VO: 25 a 100 mg a cada 12h
Escopolamina	AChm	Obstrução intestinal, irritação peritoneal, hipertensão intracraniana	VO/SC/EV: 20 mg a cada 6h
Levomepromazina	5HT2, H1, D2	Obstrução intestinal, irritação peritoneal, hipertensão intracraniana	VO/SC: 5 a 12,5 mg a cada 24 h (preferencialmente à noite)
Olanzapina	5HT3, H1, AChm	Quimioterapia	VO: 2,5 a 10 mg/dia
Mirtazapina	5HT3	Raros casos descritos de controle de náuseas	VO: 15 a 45 mg/dia
Dexametasona	Desconhecido	Hipertensão intracraniana, obstrução intestinal	VO/SC/EV: 4 a 16 mg, preferencialmente 1x/dia pela manhã. OBS: associar com inibidor da bomba de prótons para prevenir sangramento digestivo
Octreotide	Inibe secreção endócrina e exócrina	Obstrução intestinal	SC/EV: 100 a 300 UI/dia
Benzodiazepínicos	GABA	Náusea antecipatória	VO/SC/EV: 5 a 10 mg/dia

Fonte: elaborada pelos autores.

Referências

1. Cherny N, Fallon N, Kaasa S, Portenoy R, Currow DC. Oxford Textbook of Palliative Medicine. 5 ed. Oxford: Oxford University Press; 2015.
2. Bruera E, Higginson I, Gunten CF, von Morita T. Textbook of Palliative Medicine and Supportive Care. 3 ed. Florida: CRC Press; 2021. p. 357-64.
3. Glare P, Miller J, Tickoo N. Treating nausea and vomiting in palliative care: a review. Clin Interv Aging. 2011;6:243-59.
4. Velasco IT, Ribeiro SCC. Cuidados paliativos na emergência. 1 ed. Barueri: Manole; 2021.
5. Wilcock A, Howard P, Charlesworth S. Palliative care formulary PCF7. 7 ed. London: Pharmaceutical Press; 2020.
6. Singh P, Yoon SS, Kuo B. Nausea: a review of pathophysiology and therapeutics. Therap Adv Gastroenterol. 2016;9(1):98-112.
7. Flake ZA, Linn BS, Hornecker JR. Practical selection of antiemetics in the ambulatory setting. Am Fam Physician. 2015;91(5):293-6.
8. Bischoff SC, Renzer C. Nausea and nutrition. Auton Neurosci. 2006;129(1-2):22-7.
9. Del Fabbro E, Bruera E, Givens J, Savarese D. Palliative care: Assessment and management of nausea and vomiting. UpToDate. 2021.

Quadros gastrintestinais e urinários

Capítulo 11

Diarreia

Ana Carolina Mignot Rocha
Camila Scheffel
Euclides Colaço Melo dos Passos
Otávio Amâncio da Silva

PONTOS-CHAVE

- A diarreia aguda é uma das principais doenças da infância em todo o mundo.
- Infecções virais, terapias laxativas prolongadas e inadequadas, assim como efeitos de terapias medicamentosas, estão entre as causas mais comuns.
- A prevenção e o tratamento da desnutrição e desidratação são pontos cruciais no manejo das síndromes diarreicas.

OBJETIVOS DE APRENDIZAGEM

Ao final do capítulo, o leitor deverá ser capaz de:

- Identificar as principais causas de diarreia no domicílio.
- Ser capaz de manejar a maior parte dos quadros diarreicos em pacientes domiciliados.
- Ter maior clareza das síndromes diarreicas, sabendo lidar com o tratamento e a prevenção da desidratação.
- Avaliar quando se deve referenciar o paciente do domicílio para os serviços especializados de urgência/hospitalares.

Definição

A diarreia é definida como a eliminação frequente de fezes amolecidas com urgência ou eliminações mais frequentes para aquele indivíduo. De forma objetiva, é a eliminação de mais de três evacuações com fezes amolecidas em 1 dia.[1]

A diarreia aguda é uma das principais doenças da infância em todo o mundo. Vale ressaltar que a diarreia atinge pessoas de qualquer faixa etária, mas é na faixa infantil que essa afecção concentra a sua mortalidade. Figura como a terceira causa mais comum de doenças em crianças dos países em desenvolvimento e é responsável por cerca de um terço de todas as hospitalizações entre os menores de 5 anos.[2] Em adultos, a incidência diminui, mas em regiões/locais com altos índices de vulnerabilidade e sem condições adequadas de saneamento básico ainda tendem a ser expressivos, em especial de origem infecciosa.

A diarreia dos viajantes é um quadro bastante comum na população de jovens/adultos em contexto de viagens a locais com os problemas já citados. Percebe-se forte relação entre as condições socioeconômicas e a prevalência da doença diarreica na população infantil.[3]

A diarreia em idosos institucionalizados possui uma taxa média de incidência entre 23,6% e 27,4%. Muitas vezes está associada aos elevados casos de contaminação cruzada, cuidados de higiene dos cuidadores (lavagem inadequada de mãos e utensílios compartilhados), dietas inadequadas, uso de antibioticoterapia em demasia, polifarmácia, secundariamente a quadros de fecaloma impactado, dentre outras. Vale destacar que entre idosos institucionalizados a doença diarreica ocasionada pela bactéria *Clostridium difficile* está associada a altos índices de mortalidade.[4]

A diarreia pode ser classificada conforme seus mecanismos relativos à dinâmica de fluidos:[5]

- **Diarreia osmótica:** há grande quantidade de moléculas hidrossolúveis no lúmen intestinal, levando à retenção osmótica de água. Associada ao abuso de laxativos e má absorção de carboidratos.
- **Diarreia secretória:** a mucosa intestinal é estimulada a secretar quantidades exacerbadas de fluidos isotônicos. Vírus, enterotoxinas bacterianas, neoplasias, ácidos graxos de cadeia longa (esteatorreia) e catárticos, dentre outras, podem estar associadas.
- **Diarreia exsudativa:** exsudação de proteínas do soro, sangue, muco ou pus, a partir de locais inflamados (doenças ulcerativas ou infiltrativas). Desse modo, há aumento do volume fecal, causando diarreia. Exemplos incluem doenças inflamatórias intestinais, neoplasias intestinais, colite por antibióticos e giardíase.
- **Diarreia motora:** causada pelo trânsito acelerado do conteúdo intestinal, causando inadequada mistura do ali-

mento com as enzimas digestivas e o pouco contato com a superfície absortiva intestinal. Cirurgias como ressecção intestinal ou fístulas enteroentéricas são exemplos.

Vale lembrar que, em diversas vezes, mais de um mecanismo estará envolvido na gênese da diarreia. Ao abordar um indivíduo com quadro diarreico, é necessário, em primeiro lugar, classificar o quadro que ele apresenta. A diarreia pode ser classificada, de acordo com critérios clínicos, em quatro tipos:[6,7]

- aguda, quando há presença de três ou mais fezes amolecidas no período de 24 horas;
- disenteria, quando há presença de diarreia sanguinolenta, com sangue visível e muco;
- diarreia persistente, quando há episódios durando mais de 14 dias;
- diarreia crônica, quando dura mais de 30 dias.

Etiologia

Existe uma grande variabilidade entre o público atendido pelas equipes de atenção domiciliar. Entre as causas mais frequentes em pacientes domiciliares, podemos destacar: colite pseudomembranosa (principalmente relacionada ao *Clostridium difficile*; após antibioticoterapia longa); indivíduos em dieta enteral podem sofrer pela infusão rápida, contaminação, intolerância à dieta proposta e dietas aquecidas ou frias em demasia; pacientes em pós-operatório podem apresentar diarreia pela síndrome do intestino curto (pós-isquemia mesentérica, por exemplo). As causas mais frequentes são:[1,8-10]

- terapia laxativa inapropriada;
- efeitos colaterais de medicamentos, como protetores gástricos (antagonistas H2, bloqueadores H^+), anti-inflamatórios, ferro;
- sorbitol/magnésio;
- fecaloma (pseudodiarreia por transbordamento);
- má absorção da dieta;
- infusão rápida de dieta enteral; contaminação da dieta enteral; intolerância à dieta; dietas aquecidas ou frias;
- insuficiência pancreática;
- infecção intestinal (bacteriana ou, na maioria dos casos, viral); *Clostridium difficile*;
- procedimentos cirúrgicos gastrintestinais; intestino curto (pós-isquemia mesentérica);
- tratamento oncológico (quimioterapia e radioterapia).

Diagnóstico

Para a avaliação do tipo de diarreia, é necessária uma anamnese detalhada. O paciente, um familiar ou um cuidador devem ser indagados quanto às características das fezes (consistência, cor e odor), volume, frequência, presença de sangue e/ou muco, tempo de duração, sintomas associados, uso de medicação e mudanças recentes na dieta. Além disso, no exame físico devem-se buscar alterações em ruídos hidroaéreos, sinais de impactação fecal ou obstruções intestinais e o estado de hidratação e nutricional do paciente.[1]

Exames complementares também podem ser solicitados, sempre considerando os objetivos do cuidado. De acordo com o tipo de diarreia e a hipótese diagnóstica, alguns exames podem auxiliar.

Casos mais agudos frequentemente não se beneficiam de avaliações laboratoriais específicas, em geral, na dependência da desidratação associada. Quadros crônicos podem carecer de análises mais específicas, como cultura de fezes, avaliação de presença de sangramento etc. Entre os exames potencialmente úteis, estão:[6]

- hemograma completo;
- eletrólitos (K^+, Na^+, Ca^{+2}, Mg^{+2}...);
- função renal (ureia, creatinina);
- sangue oculto nas fezes;
- coprocultura;
- radiografia simples de abdômen;
- tomografia de abdômen total;
- colonoscopia/retossigmoidoscopia;
- pesquisa de *Clostridium difficile*.

Abordagem multidisciplinar pela equipe de atenção domiciliar

Quando pensamos o tratamento de quadros diarreicos, deve-se ter em mente:

- prevenção/tratamento da desidratação, se presente;
- prevenção/tratamento da desnutrição, se presente, em especial nos quadros crônicos;
- redução do tempo e da severidade do estado diarreico;
- prevenção de novos episódios.

Existem medicamentos que podem ser utilizados para reduzir o número de evacuações. Todavia, devem ser evitados principalmente em casos de doença diarreica aguda. Em casos crônicos, devem ser avaliados muito criteriosamente, pois não há grandes benefícios em seu uso, sendo o ponto-chave do tratamento evitar a desidratação/desnutrição.

No Brasil, temos disponíveis a loperamida (Imosec®) e o racecadotrila (Tiorfan®). A sua utilização é segura desde que não seja feita em pacientes com colite pseudomembranosa, isquemia mesentérica ou infecções bacterianas enteroinvasivas. A eficácia das duas medicações é semelhante, tendo a loperamida maior incidência de efeitos colaterais (tontura, boca seca, dor abdominal, vômito, desconforto e distensão abdominal e erupções cutâneas). A dose do racecadotrila é de 100 mg 3 x/dia, enquanto a da loperamida é de 2 mg 2 a 6 x/dia.[11,12]

A mesalazina tem ação anti-inflamatória, sendo destinada à redução de reações inflamatórias que acometem as mucosas gastrintestinais nos quadros de retocolite ulcerativa, proctossigmoidite ulcerativa e doença de Crohn. Também é utilizada para prevenir e reduzir quadros diarreicos associados à radioterapia – nesses casos, a dose oral varia de 800 a 2.400 mg/dia, podendo ser dose única diária ou fracionada em duas tomadas. Pode ser aplicada como supositório (Asalit®, Mesacol®, Pentasa®) ou enema (Asalit®, Pentasa®, Supositório®).[11,12]

Prevenção/tratamento da desidratação

O primeiro passo na abordagem a pessoas com diarreia é estabelecer se existe e qual é o grau de desidratação, conforme a classificação.

- Pacientes com quadros mínimos de desidratação têm seu tratamento primariamente domiciliar por via oral, com o auxílio do cuidador (se houver), além das orientações alimentares.
- Em casos moderados, deve-se manter a terapia de reidratação oral (TRO) em pequenas quantidades, conforme a aceitação. Em alguns casos, a depender das condições do estado do paciente, pode-se pensar no uso de uma sonda nasoenteral para melhor aceitação e manejo do caso. Em casos mais severos, deve-se associar à TRO (se esta for possível) a soroterapia venosa no domicílio. Nestes, é importante a avaliação da necessidade de suporte hospitalar. A Tabela 1 apresenta a abordagem dos quadros de desidratação.

Diarreia crônica

O tratamento irá depender da possível causa-base. Independentemente das possíveis causas, devem-se ter em mente medidas de prevenção tanto da desnutrição quanto da desidratação.

Encaminhamentos

Os pacientes em cuidados domiciliares geralmente apresentam uma ou mais doenças de base, e o entendimento de suas complicações clínicas são importantes para a busca da causa da diarreia.[9] Especificações do quadro atual, como tempo de evolução, característica das fezes e grau de desidratação, o qual aumenta o risco de complicações graves, podem direcionar o manejo terapêutico para o serviço de atenção domiciliar (SAD) ou urgência/emergência hospitalar. A necessidade ou não de encaminhamento depende da classificação diagnóstica e da gravidade do quadro, definidos de acordo com os critérios pormenorizados no item Diagnóstico.

Diarreia aguda

Pessoas com quadro diarreico agudo classificadas com desidratação moderada ou grave devem ser observadas em domicílio pela equipe de saúde até a melhora dos sinais ou encaminhados para atendimento hospitalar de urgência/emergência, conforme descrito a seguir:

- **Atendimento domiciliar pela equipe de atenção domiciliar:** em caso de desidratação moderada, a equipe de saúde deve fazer a observação em domicílio durante, no mínimo, 4 horas.[6] É necessário observar continuamente e auxiliar a família a administrar o soro de reidratação oral, avaliando a presença de sinais de desidratação: se não apresentar mais desidratação, prescrever terapia de suporte a ser realizada pela família/cuidador; se continuar desidratado, repetir a hidratação em domicílio por mais 2 horas; se piorar a desidratação, encaminhar para urgência/emergência hospitalar.[6]
- **Atendimento em serviço hospitalar:** em caso de desidratação grave, a equipe de saúde domiciliar deverá iniciar o tratamento em domicílio e referenciar o paciente para um hospital.[6] A equipe de atenção domiciliar deverá iniciar a soroterapia de reposição endovenosa imediatamente – 30 mL/kg em 30 minutos de solução fisiológica (0,9%) e, após, 70 mL/kg em 2,5 horas de Ringer lactato. É essencial avaliar o paciente continuamente e, assim que ele puder beber, iniciar o soro de reidratação oral, mantendo a soroterapia endovenosa.[6]

Diarreia persistente ou crônica

Pessoas em cuidados domiciliares com quadro diarreico persistente ou crônico, principalmente aquelas com doenças avançadas, beneficiam-se de condutas terapêuticas resoluti-

TABELA 1 Avaliação da desidratação em pessoas com diarreia

Grau de desidratação	Leve	Moderado	Grave
Sinais de desidratação	• Hidratado • Ausência de sinais de desidratação	• Desidratação leve a moderada • Alguma desidratação	• Desidratação grave
Condição	• Boa, alerta	• Irritável, inquieto	• Letárgico, inconsciente
Olhos	• Normais	• Fundos	• Fundos
Sede	• Bebe normalmente • Ausência de sede	• Possui sede e bebe avidamente	• Bebe pouco ou não consegue ingerir líquidos
Elasticidade da pele	• Sinal da prega ausente	• Sinal da prega presente	• Sinal da prega presente e acentuado

Fonte: adaptada de *Tratado de Medicina de Família e Comunidade*, 2019.

TABELA 2 Decisão terapêutica Taff

Plano A	Plano B	Plano C
▪ O tratamento geralmenteé feito em casa, e a orientação adequada à pessoa e/ou ao cuidadoré fundamental para melhora do quadro. ▪ Orientar sobre a necessidade de aumento da ingesta hídrica (preferir leite e água e evitar sucos e bebidas adocicadas). ▪ Recomendar soro de reidratação oral (SRO) para complementar a ingesta líquida. ▪ Orientar para que haja manutenção da alimentação habitual da pessoa, orientar refeiçõesmais frequentes e com menor quantidade em cada uma delas.	▪ O tratamento deve ser realizado na unidade deatenção primária ou no domicílio. ▪ Iniciar SRO (50 mL/kg). O peso e/ou a idade ajudam a determinar qualé a quantidade adequada a serdada à pessoa. ▪ Lembrar-se de que o grau de desidratação também é um fator importante para determinar a quantidade adequada de SRO. ▪ Administrar pequenas quantidades de SRO, deforma frequente. Não administrar SRO de forma rápida, para evitarvômitos. ▪ No caso do aparecimentode vômitos, esperar 5-10minutos e reiniciar SRO de forma mais lenta ▪ Considerar a administração de SRO por SNG, caso os vômitos sejam persistentes (20 mL/kg/h). ▪ Reavaliar com frequênciaa pessoa e procurar estabelecer o grau de desidratação, para redefinir a manutenção ou a mudança do plano de tratamento.	▪ O tratamento deve ser iniciado na unidade deatenção primária ou no domicílio e, após, referenciar ao hospital. ▪ Iniciar terapia de reidratação IV, imediatamente (caso a pessoa ainda consiga ingerir líquido, administrar SRO até que se consiga acesso para a reposição, que pode ser feita com Ringer lactato ou SF, 0,9%, ou SF, 0,9%, + glicose, 5%. ▪ Reavaliar com frequência(15/15 min.) a pessoa e procurar estabelecer o grau de desidratação, para redefinir manutenção ou mudançado plano de tratamento.

Fonte: adaptada de *Tratado de Medicina de Família e Comunidade*, 2019.

vas, direcionadas para a etiologia provável, pormenorizadas no item Diagnóstico.[9] A seguir, são citadas as equipes indicadas para os respectivos manejos:

- **Atendimento domiciliar pela equipe de atenção primária à saúde (APS):** diante do diagnóstico de diarreia crônica, a equipe de APS poderá realizar o manejo terapêutico medicamentoso, além de ajustar a dieta, planejar os cuidados preventivos, controlar os sintomas associados e acolher esses pacientes e seus familiares.[9,10] Em caso de dúvida diagnóstica ou continuidade do tratamento, o SAD e/ou especialista focal poderão ser acionados.[6] Se sinais de desidratação grave ou piora clínica com instabilidade hemodinâmica, o paciente deve ser encaminhado para um serviço de urgência/emergência hospitalar.[6]
- **Atendimento em SAD:** aquelas pessoas com quadro de diarreia persistente ou crônica e necessidade de monitoramento frequente de sinais vitais, necessidade frequente e sistemática de exames complementares de menor complexidade, continuidade do tratamento ou procedimentos específicos, como terapia parenteral ou subcutânea, desimpactação fecal ou acompanhamento nutricional permanente, têm indicação de acompanhamento pelo SAD.[9,10]
- **Atendimento hospitalar:** exacerbações graves de síndromes diarreicas crônicas necessitarão de suporte do hospital de referência. É sabido, por exemplo, que o primeiro ataque de doença inflamatória intestinal em um paciente idoso ou imunocomprometido geralmente é mais grave e tem maior probabilidade de necessitar de esteroides do que em um paciente mais jovem.[3] A equipe de APS ou SAD, caso o paciente já esteja em acompanhamento, deve iniciar a soroterapia de reposição endovenosa imediatamente – 30 mL/kg em 30 minutos de solução fisiológica 0,9% e, após, 70 mL/kg em 2,5 h de Ringer lactato. É essencial avaliar o paciente continuamente e, assim que ele puder beber, iniciar o soro de reidratação oral, mantendo a soroterapia endovenosa.[6]

Situações especiais

A diarreia induzida por quimioterapia e radioterapia é causa notável de morbidade e mortalidade, e o correto manejo e encaminhamentos evitam desfechos negativos. A gravidade da diarreia é definida com os critérios da tabela.[2,8] Pacientes com diarreia de graus 1-2, sem sinais de desidratação, podem ser tratados em casa com a supervisão da equipe do SAD. Aqueles com diarreia de graus 3-4 precisam de encaminhamento para urgência/emergência hospitalar ou acompanhamento pelo SAD – desde que tenham avaliação diária –, além de requererem cultura urgente de fezes para microscopia e teste para *Clostridium difficile*.[8]

TABELA 3 Critérios de gravidade em diarreia

Grau 1	Aumento de duas a três evacuações por dia.
Grau 2	Aumento de quatro a seis evacuações por dia, bem como cólicas moderadas ou fezes noturnas.
Grau 3	Aumento de sete a nove evacuações por dia ou incontinência fecal, bem como cólicas severas ou fezes noturnas, que interferem nas atividades da vida diária.
Grau 4	Aumento para mais de dez evacuações por dia ou diarreia sanguinolenta ou uma combinação dessas características.
Grau 5	Morte.

Fonte: Adaptado de: Guidance on the management of diarrhoea during cancer che-motherapy, 2014.

Abordagem nutricional

Alguns alimentos podem auxiliar tanto na prevenção quanto no tratamento da diarreia:

- Batatas são ricas em cálcio, ferro, podendo ser consumidas cozidas, na sopa ou em forma de purê.
- A cenoura é rica em pectina (fibra solúvel) e potássio, podendo sua ingestão ser como purê, cozida ou suco.
- A banana, talvez, seja o alimento mais classicamente conhecido sendo utilizado nos quadros de diarreia aguda com perda de eletrólitos como magnésio e potássio (rica em ambos). Além disso, por ser rica em amidos, essa fruta ajuda a deixar as fezes mais sólidas. Seu consumo pode ser feito de forma sólida ou amassada.
- O consumo de maçã ajuda a amenizar o fluxo intestinal por ela contar com fibras solúveis. A fruta, nesses casos, deve ser consumida sem casca, pois esta possui fibras insolúveis.
- A melancia e o melão são ricos em água e contribuem para a hidratação do organismo. Estimular o consumo de água de coco e de sucos naturais (sem adição de açúcares) é um forte aliado nos cuidados a evitar a desidratação.
- O chá de folha de goiabeira também pode ser utilizado, pois auxilia na digestão e no combate a dores/desconfortos abdominais. A folha de goiabeira possui taninos, que têm ação adstringente.[13]

É sempre importante destacar o papel das equipes de APS e, no caso da Estratégia de Saúde da Família, do agente comunitário de saúde (ACS), na orientação e no rastreio da doença diarreica. Por meio das visitas domiciliares, podemos realizar o rastreio precoce dessas doenças e agir de forma a melhorar a qualidade de vida desses pacientes domiciliados.

Considerações finais

A abordagem das doenças diarreicas deve ser sempre acompanhada de modo multiprofissional. Pacientes em cuidados domiciliares apresentam sinais de alarme que podem ser observados na prevenção de casos diarreicos, em especial ligados ao tipo de dieta, e tratamentos prolongados. A equipe deve estar atenta e iniciar a abordagem de prevenção/tratamento da desidratação o mais breve possível.

Referências

1. Castilho RK, Silva VCS, Pinto CS, editores. Manual de Cuidados Paliativos da Academia Nacional de Cuidados Paliativos (ANCP). 3. ed. Rio de Janeiro: Atheneu; 2021.
2. Ivonete Vieira Pereira and Ivone Evangelista Cabra. Diarréia aguda em crianças menores de um ano: subsídios para o delineamento do cuidar. Esc Anna Nery Rev Enferm. 2008;12(2):224-9.
3. Sena LV, Maranhão HS, Morais MB. Avaliação do conhecimento de mães sobre terapia de reidratação oral e concentração de sódio em soluções sal-açúcar de preparo domiciliar. J Pediatr. 2001;77:481-6.
4. Cavalcante MLSN, Borges CL, Moura AMFTM, Carvalho REFL. Indicators of health and safety among institutionalized older adults. Rev Esc Enferm USP. 2016;50(4):600-6.
5. Oliveira DR. Diarrhea and constipation. Medicina (Ribeirão Preto). 2004;37:262-6.
6. Gusso GDF. Tratado de medicina de família e comunidade: princípios, formação e prática. v. 1. Porto Alegre: Artmed; 2012.
7. Castilho CM, Saleme PS, Guimarães FG. Diarreia aguda e crônica. v. 2. 1. ed. Porto Alegre: Artmed Panamericana; 2012. p. 1363-71.
8. Andreyev J, Ross P, Donnellan C, Lennan E, Leonard P, Waters C, et al. Guidance on the management of diarrhoea during cancer chemotherapy. Lancet Oncol. 2014;15(10):e447-60.
9. Carvalho RT, Souza MRB, Franck EM, Polastrini RTV, Crispim DH, Jales SMCP, et al. Manual da Residência de Cuidados Paliativos. Barueri: Manole; 2018.
10. Williams BA, Chang A, Ritchie C, Ahalt C, Chen H, Conant R, et al. Current Geriatria. 2. ed. AMGH; 2014.
11. Rang HP, Ritter JM, Flower RJ, Henderson G, editores. Ring & Dale. 8. ed. Elsevier; 2016.
12. Oliveira RG, Pietra ER. Blackbook. 2. ed. Belo Horizonte: Blackbook; 2014.
13. Hänsel R, Tyler VE, Schulz V. Fitoterapia racional. 4. ed. Barueri: Manole; 2002.

Quadros gastrintestinais e urinários

Capítulo 12

Constipação intestinal

Andréa Luísa Ribeiro
Euclides Colaço Melo dos Passos
Flávia Castro Andrade
Renato Martins Pereira Girato

PONTOS-CHAVE

- A constipação intestinal crônica é uma condição de prevalência variável, que acomete aproximadamente de 15% a 20% dos adultos, com predominância expressiva em mulheres e na população idosa.[1] Tal condição tem impacto direto e notório na qualidade de vida do paciente.[1,2]
- As causas são variadas e podem ser subdivididas em primárias (funcionais/idiopáticas) e secundárias.[1]
- Exames complementares serão indicados se houver presença de sinais de alarme ou persistência dos sintomas.[3,4]
- O tratamento do quadro é baseado primeiramente em mudanças no estilo de vida, incluindo adequação da dieta com aumento de fibras, de ingestão de líquidos e estímulo à prática de atividade física.[3,4]
- O tratamento medicamentoso inclui agentes formadores de bolo fecal, laxativos, cirurgia e terapias de biofeedback.[1,2]

OBJETIVOS DE APRENDIZAGEM

Ao final do capítulo, o leitor deverá ser capaz de:

- Identificar um caso suspeito de constipação intestinal e investigá-lo a partir das causas mais prevalentes.
- Reconhecer sinais de alarme indicando conduta clínica apropriada.
- Reconhecer fatores predisponentes à constipação intestinal entre os pacientes acamados e/ou domiciliados.
- Compreender o manejo clínico do paciente com constipação intestinal no ambiente domiciliar.

Definição

A constipação se caracteriza pela defecação insatisfatória com diminuição na frequência com ou sem dificuldade na passagem das fezes.[4] Há diversas classificações para a constipação intestinal, e uma delas se baseia na etiologia, que pode ser primária/idiopática ou secundária. Testes funcionais (avaliação de trânsito colônico, manometria anorretal, defecografia) podem ser empregados, e a constipação primária pode ser classificada em:

- Constipação de trânsito normal.
- Constipação por trânsito lento: caracterizada pela menor frequência entre as evacuações, cursa com distensão e desconforto abdominal. É causada por inércia colônica ou hipomotilidade intestinal.
- Obstrução da saída ou disfunção do assoalho pélvico: há disfunção do esfíncter anal, dissinergia do assoalho pélvico ou anormalidades estruturais; manifesta-se com queixa de esforço evacuatório e sensação de evacuação incompleta.
- Causas combinadas (constipação por trânsito lento e disfunção do assoalho pélvico).[1,4]

Já a constipação secundária envolve um ou mais fatores causais, que podem ser: gravidez, envelhecimento, restrição de mobilidade, doenças sistêmicas, anormalidades intestinais e uso de medicamentos (mais detalhes no item Diagnóstico).[1,4,5]

Diagnóstico

O diagnóstico de constipação deve ser considerado para pacientes com queixa de defecação insatisfatória, esforço ao evacuar ou sensação de evacuação incompleta.[3] A confirmação do diagnóstico de constipação idiopática é clínica e se baseia nos critérios de Roma IV (Quadro 1).[4]

Já a constipação secundária (Quadro 2) pode ter a suspeita diagnóstica levantada a partir de dados da anamnese e do exame físico, embora alguns diagnósticos só sejam confirmados a partir de exames complementares.[4]

Anamnese

Ao longo da avaliação no ambiente domiciliar, é importante identificar se o paciente apresenta de fato constipação ou se

QUADRO 1 Critérios de Roma IV – Constipação funcional

Os critérios devem estar presentes por pelo menos 3 meses, e o início dos sintomas, por ao menos 6 meses do diagnóstico.

- Dois ou mais dos seguintes:
  - Esforço em mais de 25% das defecações.
  - Fezes duras ou granulosas em mais de 25% das evacuações.
  - Sensação de evacuação incompleta em mais de 25% das evacuações.
  - Sensação de obstrução ou bloqueio anorretal em mais de 25% das evacuações.
  - Manobras manuais para facilitar a evacuação (evacuação digital, suporte do assoalho pélvico) em > 25% das evacuações.
  - Evacuações espontâneas inferior a 3 x/semana.
- Fezes moles raramente estão presentes sem o uso de laxantes.
- Critérios insuficientes para síndrome do intestino irritável.

Fonte: Sobrado CW *et al.*, 2018.[1]

QUADRO 2 Causas secundárias de constipação

Causas	Exemplos
Medicamentosa	Anticolinérgicos, antidepressivos, anti-histamínicos, anticonvulsivantes, bloqueadores de canal de cálcio, diuréticos, ferro, antiparkinsonianos, anti-inflamatórios, opioides, psicotrópicos
Distúrbios neurológicos	Doença de Hirschsprung, neuropatia autonômica, esclerose múltipla, doença de Parkinson, trauma raquimedular, meningomielocele, lesões na cauda equina
Distúrbios endocrinológicos	Hipotireoidismo, hipercalcemia, hipocalemia, hipomagnesemia, hiperparatireoidismo, diabetes *mellitus*
Distúrbios gastrintestinais	Câncer de cólon, fissura anal, doença de Crohn, doença de Chagas
Anormalidades estruturais	Distúrbios anorretais, megacólon, obstrução intestinal
Estilo de vida	Baixa ingestão hídrica ou de fibras, não respeitar reflexo evacuatório
Condições psicogênicas	Anorexia, transtorno depressivo
Outras	Gestação, idade avançada, imobilidade

Fonte: DynaMed, 2022;[4] Wald A, 2020.[6]

não são apenas expectativas irreais quanto à sua regularidade intestinal.[3] Para isso, deve-se interrogar o paciente ou seu cuidador sobre: início da constipação, presença de dor ou esforço, frequência evacuatória, consistência das fezes (baseado na escala de Bristol – Quadro 3), hábitos de evacuação (se respeita o reflexo evacuatório), medicações em uso, hábitos de vida, incluindo rotina alimentar e prática de exercícios físicos, além de aspectos psicossociais.[3,4]

QUADRO 3 Escala de Bristol

Tipo	Aspecto das fezes
1	Endurecidas e separadas
2	Forma de salsicha, mas granulosas
3	Forma de salsicha, mas com fissuras
4	Forma de salsicha com fácil evacuação
5	Pedaços separados com bordas nítidas
6	Pedaços moles com bordas irregulares
7	Aquoso

Fonte: Lewis SJ; Heaton KW, 1997.[7]

Também é importante questionar se há sinais de alarme (Quadro 4) que indicam investigação adicional.[3]

QUADRO 4 Sinais de alarme

- Início agudo de constipação em paciente com idade > 50 anos.
- Sangramento, febre, náusea/vômito e perda de peso ≥ 4,5 kg.
- Exames laboratoriais: pesquisa positiva para sangue oculto nas fezes, anemia.
- História familiar de câncer de cólon, doença intestinal inflamatória e doença celíaca.
- Massa abdominal ou retal palpável.
- Sintomas refratários.

Fonte: Dynamed, 2022.[4]

Cabe observar que, em idosos, sintomas inespecíficos como confusão, delírio, náusea, inapetência, retenção urinária e diarreia por transbordamento podem estar presentes em um quadro de constipação.[6]

Exame físico

O exame físico inclui palpação abdominal, a fim de identificar dor, distensão abdominal, cólon palpável com fezes endurecidas ou massas palpáveis não fecais. Entre os achados mais prevalentes, estão sensibilidade na fossa ilíaca direita em 66,2%, meteorismo em 60,5%, massa fecal palpável em 39,5%, sensibilidade da fossa ilíaca esquerda em 19,5% e massa no lado esquerdo em 3,8% entre pacientes com suspeita de constipação.[4]

A inspeção anal pode identificar doença anorretal, e o toque retal, a presença de estenose, massas palpáveis, fezes impactadas e alterações no tônus retal como alteração na descida perineal que podem se associar a disfunção do assoalho pélvico. A manobra de Valsalva auxilia no diagnóstico de retocele, prolapso, descida do assoalho pélvico e disfunção puborretal.[3,4]

Exames complementares

Quando realizar? Na presença de sinais de alarme, nos casos em que não houver causa identificada e para aqueles que não apresentaram melhora após orientações sobre estilo de vida.[4]

Quais exames solicitar no ambiente domiciliar? Muitos exames que podem ser solicitados (exames de imagem como tomografia, além de exames específicos, como endoscopia digestiva, manometria retal) precisam ser agendados para realização fora de domicílio.

1. **Exames laboratoriais:** hemograma completo, glicemia de jejum, creatinina, eletrólitos, cálcio, hormônio tireoestimulante e pesquisa de sangue oculto nas fezes.[3,4,6]
2. **Exames radiográficos ou tomográficos:** solicitar na suspeita de obstrução intestinal.[4]
3. **Endoscopia:** sigmoidoscopia flexível e colonoscopia devem ser solicitadas se houver sintomas de alarme.[6]
4. **Estudos de trânsito intestinal e manometria retal:** úteis se houver suspeita de alteração do trânsito intestinal; essa investigação deve ser compartilhada com um gastroenterologista.[3,4]

Abordagem multidisciplinar pela equipe de atenção domiciliar

O tratamento e a prevenção da constipação intestinal devem ser particularizados, pois, não há uma prescrição uniformizada para todos os casos, devendo-se considerar os aspectos cultural, socioeconômico, hábitos e estilo de vida de cada pessoa e seus grupos familiares. A equipe de atenção domiciliar pode observar o problema da constipação de maneira multifacetada.[8] Podemos pensar em vários aspectos, como:

Dieta e ingestão hídrica

A constipação tem grande sinergia com aspectos culturais alimentares e tem sido um problema que se torna cada vez maior, uma vez que hábitos de ingestão de alimentos ultraprocessados, altamente refinados, alimentos ricos em pectina e caseína e pobres em fibras vegetais. Estas últimas estão associadas ao aumento da frequência dos movimentos intestinais, da massa fecal e com a diminuição do trânsito intestinal, entre outros efeitos, favorecendo o melhor estado de saúde.[8,9]

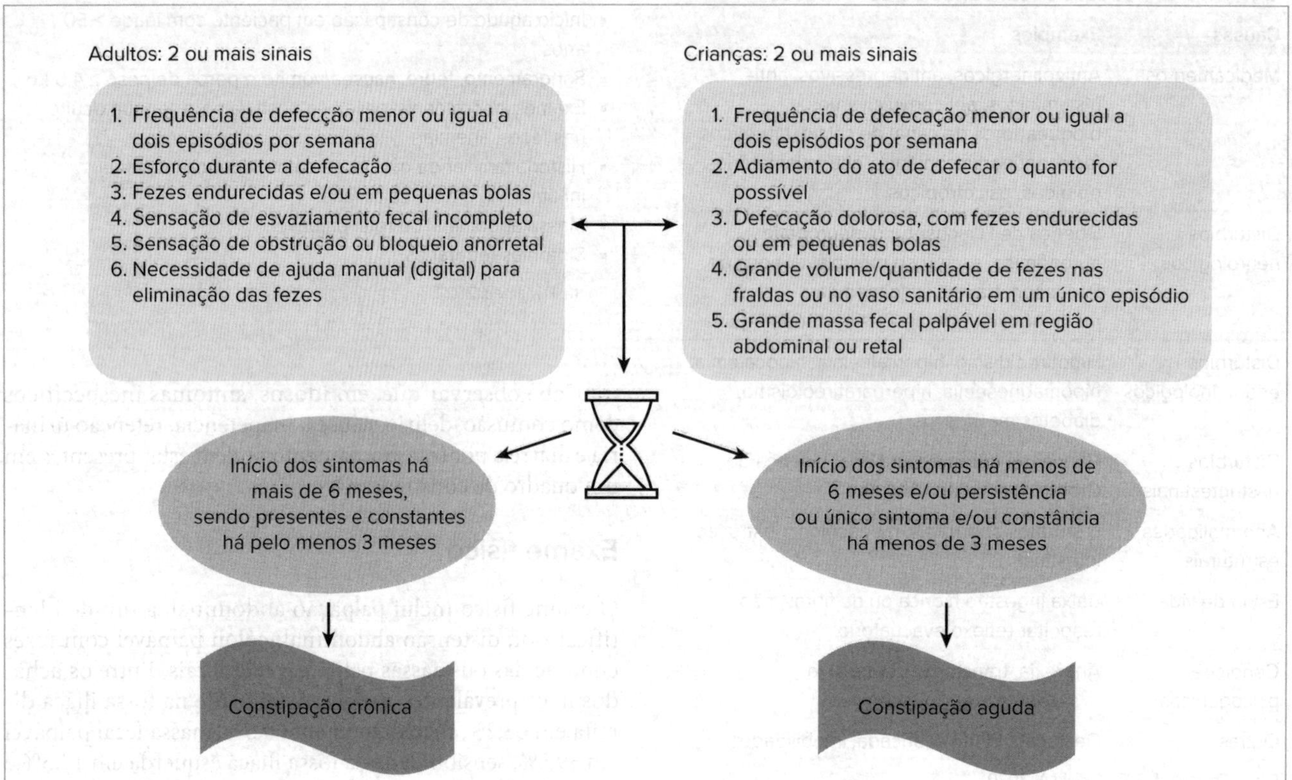

FIGURA 1

Fluxograma de classificação da constipação intestinal.

Fonte: elaborada pelos autores.

- **Alimentos considerados laxativos:** abacate, abacaxi, abobrinha, acelga, agrião, alface, ameixa, avelã, berinjela, bertalha, brócolis, castanha-do-pará, cenoura crua, cereais integrais, chicória, couve, creme de leite, farinha de aveia, farinha láctea, fubá, feijão, figo, frutas secas, gema de ovo, grão-de-bico, kiwi, laranja, lentilha, mamão, manga, morango, nozes, palmito, passas, pimentão, quiabo, tangerina, uva, vagem.[8]
- **Alimentos considerados constipantes:** aipim, amido de milho, banana (prata e maçã em especial), batata inglesa, biscoito de sal, cará, caju, cevada, creme de arroz, fécula de batata, goiaba, limonada, maçã, maisena, farinha de arroz.

Outro fator associado é a ingestão de líquidos. A baixa ingestão de líquidos tem sido associada à constipação intestinal, pela observação de que esse fato se relaciona a um trânsito intestinal lento em adultos hígidos. Em idosos, essa situação é mais proeminente, visto que não raro estes bebem pouca água (em associação ao envelhecimento do centro da sede, localizado no hipotálamo), mas pode ser estendida à população como um todo.[9,10]

Pode-se calcular a quantidade ideal de ingestão de água pela conta a seguir:

35 × peso (em kg) = volume de água para o peso corporal (em mL)

Por exemplo, para um indivíduo com 75 kg, temos:

35 × 75 = 2.625 mL ou 2 L e 625 mL

Vale lembrar que, em portadores de doenças renais e idosos, esse coeficiente de multiplicação pode variar entre 20 e 30, conforme o grau de funcionamento renal.[9] Assim, deve-se orientar uma dieta rica em fibras, alimentos menos processados e com uma ingesta hídrica adequada.

Exercícios

A constipação intestinal é mais comum entre as pessoas que têm hábito de vida sedentário ou são inativas. Assim sendo, pensando-se em pacientes domiciliados (em muitos casos, restritos ao domicílio), esse quadro é extremamente frequente. A atividade física regular ajuda na movimentação intestinal, além de melhorar a sensação de "intestino preso". Indivíduos acamados ou mesmo restritos ao leito podem se beneficiar de exercícios de mobilidade física no leito tanto em aspectos relativos à função intestinal quanto em associação ao sistema circulatório, entre outros.[11] Assim, devemos acionar a equipe multidisciplinar de cuidado no domicílio e, com o auxílio do fisioterapeuta e terapeuta ocupacional, orientar exercícios básicos para auxílio da melhora da constipação. As orientações devem ser feitas tanto para os próprios pacientes quanto para seus familiares/cuidadores. Idealmente, uma rotina de exercícios deve ser instituída minimamente duas vezes ao dia.

Programas comportamentais são especialmente importantes. Uma opção prática pode ser o posicionamento do paciente no banheiro sentado e fazendo enema de água com a ducha higiênica.[12]

Medicamentos

A mudança no estilo de vida, que inclui modificações na dieta, a maior atividade física (para o paciente não completamente restrito ao leito), a ingestão de maior quantidade de líquidos, a reeducação intestinal e o auxílio de preparados de "fibras vegetais" podem ser os componentes de terapêutica de sucesso para a maioria dos casos de constipação intestinal crônica. Os profissionais da equipe multiprofissional devem sempre frisar esses pontos durante as visitas/atendimentos domiciliares.

Em situações mais graves, mesmo no paciente adulto ou jovem, numa fase inicial da abordagem, o uso dos laxativos pode ser necessário e aconselhável, desde que o médico se preocupe em excluir uma doença que possa ser alinhada como fator causal.[8,11,13,14]

As alternativas mais seguras são os laxantes osmóticos de sais de magnésio ou soluções de polietilenoglicol e os açúcares não absorvíveis, como a lactulose, ou formadores de massa, como o *psyllium*. Uma segunda linha de tratamento está nos estimulantes do peristaltismo (bisacodil, picossulfato de sódio, ducosato). Não existem evidências claras de que o uso desses laxativos tenha efeito nocivo à saúde, desde que bem indicados, prescritos de forma criteriosa e racional.[12,14]

Todavia, o uso de antraquinonas (sene, cáscara-sagrada etc.), embora tenha um apelo por seu efeito rápido, está associado a lesão colônica difusa, gerando paradoxalmente o efeito reverso de constipação.[14]

O Quadro 5 resume os principais tipos de tratamentos medicamentoso.

Somente uma minoria de pacientes constipados crônicos, refratários aos tratamentos habituais, será submetida a outros tipos de investigações, como a avaliação de trânsito colônico total. Casos refratários podem necessitar de referência a serviços especializados de Gastroenterologia ou Proctologia conforme o caso). Se o paciente faz uso crônico de medicamentos associados a constipação, deve ser considerada a troca ou mesmo a suspensão (mesmo que temporária), para avaliar relação causal.[8,14]

Os pacientes acamados ou cadeirantes apresentam problemas especiais. O uso de laxantes potentes pode levar à encoprese, pois o paciente pode não ser capaz de identificar ou responder rapidamente ao desejo defecatório. No entanto, os agentes de volume promovem regularidade e fezes suaves.

Síndrome da impactação fecal

Grandes fecalomas são comuns em casos de megacólon, hipocinesia de cólon, semiobstruções, pacientes idosos e acamados. A sua identificação em geral pode ser feita pelo simples exame físico, com a palpação abdominal e o toque retal.

QUADRO 5 Laxantes

Categoria	Princípio ativo	Posologia	Observações
Osmóticos	Polietilenoglicol	Mandar manipular como Polietilenoglicol de peso molecular de 4.000 para sachê de 60 g. Utilizar 1 a 2 sachês (máximo 4) ao dia diluídos em 2 a 4 L (água, suco ou leite). Utilizar por período de 3 a 6 dias.	Sensação de plenitude gástrica e abdominal. Pode causar irritação anal. Alergia, urticária.
	Hidróxido de magnésio	30 a 60 mL ao dia (5 mL = 166 mg = 13,8 mEq de MG)	Usar com cautela em casos de Insuficiência renal (risco de hipermagnesemia, levando a hipotensão e depressão respiratória, além de hipofosfatemia e hipercalcemia).
	Lactulose	10 a 30 mL até 3x/dia (máximo de 90 mL/dia)	Uso com cautela em casos de obstrução intestinal e impactação fecal. Pode causar flatulência. Contraindicado em caso de galactosemia.
	Policarbofilia	1 a 3 comprimidos a cada 12 horas. Dose máxima diária de 6 g (1 comprimido = 625 mg)	Flatulência.
Extratos vegetais	Sene (*Senna alexandrina*)	100-200 mg/dia (preferencialmente à noite). Uso não deve exceder o período de 10 dias	Uso prolongado pode causar sangramento retal, hipopotassemia e melanose retocólica. Não deve ser utilizado em casos de constipação crônica, obstrução intestinal, impactação fecal, atonia, doenças inflamatórias intestinais (doença de Crohn, colite ulcerativa etc.), desidratação severa e hemorroidas.
	Cáscara sagrada (*Frangula purshiana*)	75-150 mg/dia em até duas tomadas. Seu uso não deve exceder 10 dias	Hipopotassemia. Uso deve ser criterioso em pacientes em uso de diuréticos tiazídicos e digitálicos. Contraindicado em casos de constipação crônica, obstrução intestinal e impactação fecal.
Emoliente	Óleo mineral	10-50 mL /dia divididos 2 x/dia. Ajustar até o efeito desejado. Dose máxima 150 mL/dia em 3x/dia. Enema: 60-150 mL/enema	Uso prolongado está associado a risco de má absorção de vitaminas lipossolúveis (A, D, E, K).
Estimulantes do peristaltismo	Bisacodil	10-15 mg/dia (preferencialmente ao deitar)	Pode causar irritação e queimação retal. Uso repetitivo pode causar proctite. Contraindicado em casos de síndrome do intestino irritável, obstrução intestinal e impactação fecal.
	Picossulfato de sódio	10-20 gotas ou 2 a 4 pérolas ao dia	Evitar uso em casos de síndrome do intestino irritável. Contraindicado em casos de obstrução intestinal e impactação fecal.
Enemas	Glicerina	Supositório: uso de dose única isolada ou esporadicamente (não usar por mais de 7 dias consecutivos). Enema: 250 mL via sonda retal ou com bico injetor. Repetir o procedimento até desejo indeclinável de evacuar	Uso frequente pode estar associado a tenesmo, irritação retal. O uso do enema pode causar trauma mecânico.
	Sorbitol	1 a 2 bisnagas por vez.	Seu uso prolongado pode estar associado a desidratação e perda de eletrólitos.
	Fosfato de sódio	Utilizar 100 mL a cada aplicação. Pode ser repetido até a obtenção do resultado desejado	Evitar em casos de insuficiência cardíaca e insuficiência renal (associado hipocalcemia, hiperfosfatemia, hipernatremia e hipervolemia).
Formador de massa	*Psyllium* (fibra muciloide hidrofílica)	Sachê de 5,8 g: 1 sachê 1-2x/dia (dose máxima de 3 sachês/dose, 3x/dia). Diluir em 200 mL de água e misturar bem. Orientar ingesta hídrica após consumo	Pode estar associada a alergia e anafilaxia. Contraindicado em casos de obstrução intestinal e impactação fecal.
Agonista do receptor 5HT4 de serotonina	Tegaserode	6 mg 2x/dia por período de 2 a 4 semanas	Indicado apenas em casos de síndrome do cólon irritável com predominância de constipação e hipomobilidade de cólon. Associado a aumento do risco cardiovascular.

Fonte: elaborado pelos autores.

A radiografia simples de abdome (feita no domicílio, quando possível) pode auxiliar também. A remoção exige uma combinação de remoção digital (quebrando o bolo fecal impactado) e enema morno. O uso de polietilenoglicol pode ser associado em casos mais complexos.[8,14]

Tratamento cirúrgico

O médico, no atendimento domiciliar, ao se deparar com essas possíveis situações clínicas, deve encaminhar o paciente para a avaliação hospitalar, o que é indicado em casos muito específicos e bem avaliados: casos agudos e claramente cirúrgicos, como hérnias encarceradas, intussuscepção, volvo, obstrução tumoral, retocele etc. Nos casos de constipação crônica grave, muitas vezes associada a inércia colônica, refratária aos tratamentos clínicos, pode ser avaliada a possibilidade de colectomia subtotal com anastomose ileossigmoide ou ileorretal (preservando o ceco), ou mesmo a colectomia total. Sempre afastar casos funcionais como dissinergia do assoalho pélvico, megacólon chagásico ou mesmo distúrbios psicogênicos.[8,13,14]

Encaminhamento para a atenção secundária

- Investigar o trato gastrintestinal baixo com colonoscopia ou retossigmoidoscopia flexível, referenciando se a investigação não for possível, para os casos de pacientes com sinais de alarme e de causas secundárias.[8]
- Pessoas com constipação funcional crônica, que não respondam ao tratamento com medidas não farmacológicas e laxantes por um período superior a 12 semanas.[8]
- Condições que causam dor anorretal, quando não respondem a tratamento conservador, requerem avaliação de um proctologista, com vistas à indicação e ao manejo cirúrgico.[8]
- A presença de retocele deve ser encarada com cuidado: o reparo cirúrgico nem sempre oferece alívio aos sintomas de dificuldades defecatórias. O encaminhamento, nesses casos, deve ser realizado nos casos mais refratários ao tratamento conservador e quando o esvaziamento da retocele não ocorre completamente após a defecação, necessitando muitas vezes de pressão digital intravaginal.[8]

Situações com necessidade hospitalar

- Em casos que a suspeita clínica de impactação fecal for alta, deve-se obter uma radiografia abdominal para detectar o acúmulo fecal na ausência de impactação retal.[4]
- Em casos raros, pode ser necessário usar um colonoscópio para fragmentar o material fecal no cólon distal.[4]
- Se houver aumento significativo da sensibilidade abdominal, sugestiva de iminente perfuração ou isquemia, a abordagem cirúrgica pode ser necessária.[4]

Referências

1. Sobrado CW, Corrêa Neto IJF, Pinto RA, Sobrado LF, Nahas SC, Cecconello I. Diagnosis and treatment of constipation: a clinical update based on the Rome IV criteria. J Coloproctology Rio Jan. 2018;38:137-44.
2. Lasa JS, Altamirano MJ, Bracho LF, Paz S, Zubiaurre I. Efficacy and safety of intestinal secretagogues for chronic constipation: a systematic review and meta-analysis. Arq Gastroenterol. 2018;55(Suppl 1):2-12.
3. The National Institute for Health and Care Excellence (NICE). Constipation. Clinical Knowledge Summaries. 2020. [acesso em setembro de 2021]. Disponível em: https://cks.nice.org.uk/topics/constipation/
4. DynaMed. Constipation in Adults. (EBSCO Information Services). [acesso em maio de 2022]. Disponível em: https://www.dynamed.com/condition/constipation-in-adults
5. Drossman DA. Functional Gastrointestinal Disorders: History, Pathophysiology, Clinical Features, and Rome IV. Gastroenterology. 2016;150(6):1262-1279.e2.
6. Wald A. Etiology and evaluation of chronic constipation in adults. Waltham: UpToDate; 2020.
7. Lewis SJ, Heaton KW. Stool Form Scale as a Useful Guide to Intestinal Transit Time. Scand J Gastroenterol. 1997;32(9):920-4.
8. Bruning GE, Rosa LAF. Constipação. In: Gusso G, organizador. Tratado de Medicina de Família e Comunidade. 1. ed. Artmed; 2012. p. 1372-80.
9. American College of Gastroenterology Chronic Constipation Task Force. An evidence-based approach to the management of chronic constipation in North America. Am J Gastroenterol. 2005;100 Suppl 1:S1-4.
10. Jotz GP. Neuroanatomia clínica e funcional. 1. ed. Guanabara Koogan; 2017. 352 p.
11. Santos Júnior JCM. Laxantes e purgativos: o paciente e a constipação intestinal. Rev Bras Colo-proctol. 2003;2(23):130-4.
12. Schaefer DC, Cheskin LJ, Constipation in the Elderly. Am Fam Physician. 1998;58(4):907-14.
13. Garcia LB, Bertolini SMMG, Souza MV, Santos MGF, Pereira COM. Constipação intestinal: aspectos epidemiológicos e clínicos. Saúde e Pesquisa. 2016;9(1):153-62.
14. Oliveira RG, Pietra ER. Black Book: Clínica Médica. 2. ed. Belo Horizonte: BlackBook; 2014. 816 p.

Quadros gastrintestinais e urinários

Capítulo 13

Disfagia

Rhaíza Colares Franco
Gabriella Maciel Fiamoncini

PONTOS-CHAVE

- A disfagia é um distúrbio da deglutição que envolve quaisquer dificuldades de processamento do alimento sólido ou líquido, desde a entrada da cavidade oral até a sua chegada ao estômago.
- A deglutição ocorre em três fases: oral, faríngea e esofágica. É importante avaliar em qual fase desse trajeto a disfunção ocorre.
- O tratamento visa à segurança do paciente: otimizar as técnicas de alimentação e da melhora da qualidade de vida.

OBJETIVOS DE APRENDIZAGEM

Ao final do capítulo, o leitor deverá ser capaz de:

- Identificar os tipos de disfagia mais comuns no domicílio.
- Identificar quais profissionais das equipes multidisciplinares de atenção domiciliar serão necessários no manejo da disfagia no domicílio.
- Reconhecer as causas, os sinais e os sintomas da disfagia.
- Manejar os casos de disfagia no domicílio.
- Identificar as possíveis complicações no domicílio.

Definição

A disfagia é um distúrbio da deglutição que envolve quaisquer dificuldades de processamento do alimento sólido ou líquido, desde a entrada da cavidade oral até a sua chegada ao estômago.[1] As situações mais comuns da disfagia na atenção domiciliar ocorrem quando há problemas neurológicos como:

- Acidente vascular encefálico (AVE).
- Trauma cranioencefálico (TCE).
- Doença de Parkinson.
- Mal de Alzheimer.
- Miastenia *gravis*.
- Distrofia muscular.
- Esclerose lateral amiotrófica (ELA).

É comum também disfagia associada ao processo de envelhecimento, ao câncer de cabeça e pescoço, a tumores cerebrais e a distúrbios gastroenterológicos.[2]

Etiologia

Quanto à etiologia, é importante entender a fisiologia da deglutição e avaliar as fases desse processo. A deglutição ocorre em três fases: oral (fase voluntária), faríngea (fase de transferência) e esofágica. A propulsão da língua impele o bolo através do esfíncter esofágico superior (EES), o que desencadeia uma contração peristáltica que limpa o resíduo da faringe e do esôfago. O esfíncter esofágico inferior (EEI) relaxa à medida que o alimento entra no esôfago e permanece relaxado até que a contração peristáltica tenha liberado o bolo para dentro do estômago.[1] A disfagia pode ser dividida em orofaríngea ou esofagiana, de acordo com o local em que ocorre.

QUADRO 1 Principais causas de disfagias

Disfagia orofaríngea	Disfagia esofágica
Distrofias musculares	Lesões obstrutivas do esôfago
Acidente vascular cerebral	Câncer de esôfago
Doença de Parkinson	Estenose péptica
Doenças demenciais	Doença de Chagas
Esclerose múltipla	Acalasia
Miastenia *gravis*	Espasmo esofágico
Patologias iatrogênicas: cirurgia e radiação	--

Fonte: Kasper DL, 2017.[1]

Diagnóstico

A avaliação clínica é fundamental para iniciar uma investigação diagnóstica. Alguns pontos devem ser avaliados: a anamnese, o exame físico e os exames complementares, que contribuem para melhor elucidação diagnóstica.[3]

Anamnese

A história do paciente é valiosa na formação de um diagnóstico. Os elementos principais da história são:

A. Localização dos sintomas de disfagia.
B. Circunstâncias nas quais se iniciam os sintomas da disfagia.
C. Outros sintomas associados à disfagia.
D. Progressão do quadro clínico.

Disfagia orofaríngea

A disfagia orofaríngea está relacionada a alterações no início do reflexo da deglutição ou à propulsão do bolo alimentar, ou seja, em desordens na função da orofaringe, laringe e EES.[1]

As causas mais comuns desse tipo de disfagia são as doenças neurológicas, como já citamos: AVE, ELA, doenças demenciais e doença de Parkinson, patologias iatrogênicas (exemplos: cirurgia e radiação, muitas vezes, no cenário de câncer de cabeça e pescoço) e estruturais.[1,3,4]

A disfagia neurogênica resultante de AVE, doença de Parkinson e ELA é uma grande fonte de morbidade relacionada com a aspiração e a desnutrição.[3] O paciente pode apresentar dificuldade para iniciar a deglutição e aponta para a região cervical, indicando o sítio acometido. Regurgitação nasofaríngea, sensação de alimento residual na faringe, indicativos de disfunção oral (salivação, derramamento de alimento), tosse, engasgo e disfonia também podem estar presentes.

A avaliação da dieta é importante, já que o tipo de alimento que ocasiona a disfagia pode auxiliar no diagnóstico da causa. Se o quadro ocorre com alimentos sólidos, pode-se pensar em disfagia estrutural. Outro aspecto ligado a esse tipo de disfunção é quando há impactação do alimento com a incapacidade prolongada de passar um bolo ingerido, mesmo com a ingestão de líquido. A disfagia que ocorre com alimentos líquidos e sólidos de forma constante sugere fortemente anormalidade motora. Além disso, muitos pacientes apresentam história prévia de alteração da dieta antes de procurar o serviço médico.[1,5,6]

Disfagia esofágica

A disfagia esofágica é descrita como uma sensação de que o alimento se fixa ou fica retido no tórax. É originada no corpo do esôfago, no EEI ou na cárdia e ocorre mais comumente em distúrbios de motilidade ou por causas mecânicas.[7] A doença de Chagas, no Brasil, é uma das mais recorrentes causas de disfagia esofágica. Outras causas estruturais comuns de disfagia são anéis de Schatzki, esofagite eosinofílica e estreitamentos pépticos.[1,8]

Durante a história clínica, deve-se avaliar o tipo de alimento que leva à disfagia. Se apenas ocorre com alimentos sólidos, sugere estreitamento do lúmen esofágico, como estenose, anel ou tumor, ao passo que com sólidos e líquidos aponta para alteração na motilidade do esôfago, como acalasia. Além disso, deve-se diferenciar entre transitória e constante.[1,4,8]

Outro importante fator a ser explorado é a cronologia dos sintomas. Disfagias progressivas que evoluíram de alimentos sólidos para líquidos são encontradas em estenoses pépticas, lesões obstrutivas e acalasia. Disfagias intermitentes, por sua vez, estão associadas a anéis esofágicos e espasmos esofágicos. Paciente hipervigilante e ansioso tem maior severidade dos sintomas disfágicos. Azia crônica associada a disfagia pode indicar complicações da doença do refluxo gastroesofágico, como esofagite erosiva e estenose péptica. A presença de perda de peso pode indicar tumor. A dor torácica frequentemente acompanha a disfagia e pode ser encontrada tanto em distúrbios motores como em estruturais, ou doença de refluxo.[8,9]

Outras informações associadas

Histórias de intubação nasogástrica prolongada, ingestão de agentes cáusticos ou pílulas, radiação ou quimioterapias prévias, cirurgias esofágicas ou de cabeça e pescoço e doenças mucocutâneas associadas podem ajudar a isolar a causa de disfagia.[10] Em pacientes com condições imunocomprometidas, a esofagite por infecções oportunistas (exemplo: cândida, herpes-simples ou citomegalovírus) deve ser considerada.[11] Forte história de atopia sugere esofagite eosinofílica.[1]

Algumas medicações podem induzir a xerostomia e ocasionar ou piorar a disfagia do paciente: mexiletina, anticolinérgicos, brometo de ipratrópio, inibidores da enzima conversora da angiotensina, anti-histamínicos, diuréticos, opiáceos, antipsicóticos, bloqueadores do receptor de angiotensina II, antiarrítmicos, bloqueadores alfa-adrenérgicos e disopiramida.[3,4,8]

Exame físico

Deve-se realizar a palpação do assoalho da boca, da língua, dos lábios e da tireoide, a fim de verificar se há disfagia obstrutiva causada por massas nessas estruturas.[12]

Na cavidade oral, deve-se verificar a hidratação, uma vez que a produção de saliva é fundamental para o deslocamento do bolo alimentar. Os dentes podem revelar sinais de inflamação ou outros distúrbios estruturais que aumentam o risco de aspiração.[1,13,14] A busca por linfadenomegalias em região de cabeça, pescoço e região supraclavicular também deve ser realizada.[13]

A avaliação neurológica, especialmente dos pares cranianos envolvidos na deglutição, permite avaliar possíveis distúrbios motores neuromusculares. Assim, especialmente os componentes motores dos nervos cranianos V, VII, IX, X e XII e fibras sensoriais dos nervos cranianos V, VII, IX e X devem ser examinados.[13,14]

Exames complementares

O hemograma completo rastreia condições infecciosas ou inflamatórias. Os estudos da função tireoidiana podem detectar causas de disfagia associadas a hipo ou hipertireoidismo (por exemplo, doença de Graves ou carcinoma de tireoide). Outros estudos devem ser baseados em condições clínicas específicas.[1,3,13]

Os exames de imagem nos ajudam a confirmar o diagnóstico e avaliar o risco de aspiração do paciente. O esofagograma é o método de escolha para o início da investigação, pois avalia a anatomia da faringe, esôfago, junção gastroesofágica (JEG) e cárdia gástrica e inclui a avaliação da motilidade esofágica. Assim, pode-se identificar a presença de estruturas intrínsecas e extrínsecas envolvidas no trajeto da deglutição.

A endoscopia, apesar de não avaliar a função motora das estruturas envolvidas, tem a importância de estudar a mucosa do órgão e outras causas estruturais da disfagia. Outros exames de imagem adjuvante no manejo desses pacientes incluem manometria, videorradiografia, videofluoroscopia, nasofibrolaringoscopia funcional da deglutição e *blue dye test* (pacientes em uso de traqueostomia). É importante frisar que a solicitação desses exames deve ser avaliada criteriosamente, já que haverá necessidade de deslocamento dos pacientes para a sua realização.[1,3,13,14]

Abordagem multidisciplinar na equipe de atenção domiciliar

A equipe multidisciplinar deve ficar atenta aos principais sinais e sintomas da disfagia: desordem na mastigação, dificuldade em iniciar a deglutição, regurgitação nasal, controle de saliva diminuído, sensação de alimento parado na garganta, perda de peso lenta e gradual, tempo de refeição prolongado, desnutrição, desidratação, febre sem motivo aparente, tosse e/ou engasgos e pneumonia aspirativa.[13,15,16] Frente a esses sintomas, o paciente deve ser avaliado pelo fonoaudiólogo no domicílio, se presente na equipe multidisciplinar de apoio (EMAP), ou encaminhado para serviço com profissional disponível (atenção primária/Sistema Único de Saúde ou serviço privado).[10,16]

Medidas preventivas

Algumas medidas preventivas podem ser tomadas:[3,15]

- Realizar as refeições sempre sentado a 90°, visando favorecer a dinâmica da deglutição.
- Alimentar o paciente sempre bem acordado.
- Manter as próteses dentárias bem adaptadas.
- Evitar distratores no momento da refeição.
- Modificações na dieta utilizada podem ser feitas visando favorecer o processo da deglutição (aplicadas após avaliação do fonoaudiólogo e do nutricionista).

Tratamento

O tratamento depende do local e da etiologia específica e visa à segurança do paciente disfágico, principalmente no que tange à aspiração pulmonar, bem como otimizar as técnicas de alimentação para nutrição e hidratação adequadas, para melhora da qualidade de vida. Para isso, é necessário que a equipe multidisciplinar realize uma completa avaliação: sensitivo-motora oral, postura, tônus muscular, respiratória, nível cognitivo e de linguagem.[1,3,15,16]

O manejo pertence a uma equipe multiprofissional, que além da fonoaudiologia envolve a participação da nutrição, da fisioterapia respiratória, da odontologia, da medicina, da enfermagem e da psicologia.[10] Em disfagias orofaríngeas, mais comumente ligadas a déficits funcionais, o tratamento foca na utilização de posturas ou manobras aconselhadas para reduzir o resíduo faríngeo e aumentar a proteção das vias respiratórias aprendidas sob a direção de um fonoaudiólogo, que é responsável por avaliar, definir e/ou alterar as condutas terapêuticas na disfagia, ampliando ao máximo as possibilidades de o paciente controlar funcionalmente as fases da deglutição.

A reabilitação, diante da equipe multidisciplinar, busca o ganho de força muscular, garantir o aporte calórico e de hidratação necessários para as atividades basais do paciente e devolver o prazer de se alimentar junto à família, conforme suas condições. Casos graves e persistentes podem requerer gastrostomia e nutrição enteral.[10,15,16] A maioria das causas de disfagia esofágica é tratada de forma efetiva, por meio de dilatação esofágica usando vela ou dilatação com balão. Câncer e acalasia são muitas vezes manejados cirurgicamente, embora técnicas endoscópicas estejam disponíveis para terapia paliativa e primária, respectivamente.[1]

O que fazer na atenção domiciliar para evitar e reverter quadro

Sabe-se que técnicas terapêuticas de fácil manejo em ambientes domiciliares podem ser realizadas por fonoaudiólogos, nutricionistas e fisioterapeutas, visando à reabilitação de pacientes disfágicos, com melhora importante da qualidade de vida.

Reabilitar o quadro disfágico significa agir para diminuir riscos de complicações na deglutição, considerando que o objetivo dessa reabilitação é restaurar condicionantes nutricionais e reduzir os riscos de aspiração laringotraqueal e outras complicações.[11,16,17]

Referenciamento

A desnutrição e a desidratação, bem como as pneumonias aspirativas, podem levar o paciente a óbito, por isso é necessário atenção a esses fatores para que as condutas sejam tomadas em tempo hábil.[9,10,14,15]

Caso o paciente inicie algum processo que o impeça de se nutrir, hidratar, e também situações como pneumonia aspirativa, deve-se solicitar o apoio da equipe multidisciplinar de atenção domiciliar (EMAD), preferencialmente médico e/ou enfermeiro, para uma avaliação inicial do quadro.

Conforme a avaliação da equipe EMAD, o paciente poderá, caso seja necessário, ser encaminhado para retaguarda hospitalar, para que assim se instale uma via alternativa de alimentação, visando garantir nutrição e hidratação e, se ne-

QUADRO 2 Exemplos de procedimentos possíveis no domicílio

▪ Manipulação de consistência e volume do alimento.
▪ Manobras posturais de cabeça.
▪ Estimulação sensitivo-motora oral e treino de controle oral.
▪ Manobra de Mendelsohn: favorece a elevação da laringe durante a deglutição.
▪ Deglutição supraglótica: protege a via aérea inferior, maximizando o fechamento das pregas vocais.
▪ Deglutição supersupraglótica: intensifica a proteção da via aérea inferior, acionando o fechamento glótico e das pregas ariepiglóticas.
▪ Aplicação de Botox no cricofaríngeo.
▪ Deglutição de esforço.
▪ Miotomia de cricofaríngeo.
▪ Uso de biofeedback: indireto e direto – monitora a dinâmica da deglutição e facilita o autoajuste.

Fonte: Silva RG, 2022.[16]

cessário, tratamento do quadro infeccioso de pneumonia aspirativa, conforme avaliação individual e segundo as diretivas antecipadas do paciente.

Situação especial: disfagia orofaríngea por sequela de acidente vascular cerebral

O acidente vascular cerebral (AVC) é uma síndrome caracterizada por sinais clínicos focais, que podem ocasionar repercussões nas funções cerebrais, como alterações em relação à motricidade, equilíbrio, visão, dentre outras.[15,16] Uma das sequelas do AVC, como já explanado, é a disfagia, que pode comprometer todo o processo da deglutição e apresentar graus de severidade variáveis.

Na disfagia neurogênica do AVC, as alterações ocorrem nas fases oral e faríngea da deglutição. Estas estão relacionadas a alta prevalência da morbimortalidade, por promoverem alterações nutricionais, aspiração broncotraqueal de saliva, secreções ou alimentos, as quais acarretam desidratação, desnutrição, risco de pneumonias aspirativas de repetição.[15]

Os profissionais que atuam com indivíduos que sofreram AVC devem avaliar sinais sugestivos de disfagia, como perda de peso, modificações no tipo de dieta utilizada, ingestão de menor quantidade de alimento, aumento do tempo gasto nas refeições, diminuição do prazer de se alimentar e isolamento social.[10,15]

O ato de reabilitar um indivíduo implica promover saúde à medida que o reeduca, potencializando e aprimorando as habilidades que ainda lhe restam, sugerindo adaptação e reflexão diante da nova condição existencial. Também busca melhorar a qualidade de vida, oferecendo condições mais favoráveis ao aproveitamento das funções preservadas por meio de estratégias compensatórias, aquisição de novas habilidades e adaptações às perdas permanentes.[10]

O Quadro 3 demonstra algumas intervenções que podem ser úteis, especificamente nas disfunções orais que o AVC pode ocasionar.

QUADRO 3 Intervenções em disfunções orais ocasionadas por AVC

Limitações nas atividades de vida diária	Intervenções
Alimentação	▪ Posicionar o paciente em diagonal em relação à mesa, fornecendo maior suporte para o membro superior parético/plégico – se necessário, colocar um antiderrapante debaixo do lado afetado, a fim de mantê-lo sobre a mesa durante a refeição. ▪ Incentivar o uso dos membros superiores para segurar o copo, tendo o membro parético/plégico como apoio durante essa função. ▪ Incentivar a utilização do membro superior parético/plégico, auxiliar todas as tarefas da alimentação, como cortar alimentos, passar manteiga ou margarina no pão, beber um copo com líquidos, servir-se de alimentos, dentre outras atividades. ▪ Tecnologia assistiva: engrossadores para talheres, faca em báscula ou faca para cortar pizza, tábua de madeira com pinos para cortar alimentos; copos com alça dupla, copos com recorte para auxiliar na ingestão de líquidos; pratos fundos e com borda facilitam a alimentação.

Fonte: Brasil, 2013.[10]

Quanto à reabilitação das alterações motoras faciais, a intenção é minimizar os efeitos da paralisia/paresia da musculatura facial, nas funções de mímica facial, fala e mastigação, e também manter aferência e melhorar o aspecto social e emocional.[10] Em caso de sequelas (Contraturas e sincinesias), é possível optar por diversas intervenções, dentre as quais podemos citar:

- Liberação do movimento: estratégias de relaxamento e alongamento, associadas à dissociação.
- Exercícios miofuncionais isotônicos.
- Exercícios miofuncionais isotônicos com dissociação de movimentos.
- Uso de calor úmido.
- Estimulação do controle voluntário.
- Uso de *feedback*: eletromiografia, espelho, terapeuta.

Referências

1. Kasper DL. Medicina interna de Harrison. 19. ed. Porto Alegre: AMGH; 2017.
2. Marchesan IQ. O que se considera normal na deglutição. In: Jacobi JS, Levy DS, Silva LMC. Disfagia: avaliação e tratamento. Rio de Janeiro: Revinter; 2003.
3. Nawaz S, Tolunay-Ugur E. Disfagia no paciente mais velho. Otolaryngol Clin North Am. 2018;51(4):769-77.
4. Marie McGinnis C, Homan K, Solomon M, Taylor J, Staebell K, Erger D. Dysphagia: Interprofessional Management, Impact, and Patient-Centered Care. Nutr Clin Pract. 2019;34(1):80-95.
5. Evaldo Filho DM. Fisiologia aplicada da deglutição. In: Centro de Pesquisa e Tratamento de Disfagia. Disfagia Abordagem Multidisciplinar. São Paulo: Frontes Editorial; 1998.
6. Dantas RO. Disfagia Orofaríngea. In: Centro de Pesquisa e Tratamento de Disfagia. Disfagia Abordagem Multidisciplinar. São Paulo: Frontes Editorial; 1998.
7. Leslie P, Carding PN, Wilson JA. Investigation and management of chronic dysphagia. BMJ. 2003;326(7386):433-6.
8. Nascimento WV, Cassiani RA, Dantas RO. Disfagia em pacientes com doença de Chagas e divertículo de Zenker. Rev Soc Bras Fonoaudiol. 2010;15(2):277-81.
9. Spieker MR. Evaluating Dysphagia. Am Fam Physician. 2000;61(12):3639-48.
10. Brasil. Ministério da Saúde. Secretaria de Atenção à Saúde. Departamento de Ações Programáticas Estratégicas. Diretrizes de atenção à reabilitação da pessoa com acidente vascular cerebral. Brasília, DF: Ministério da Saúde; 2013.
11. Pereira KFPO, Pereira AS, Zeigelboim BS, Santos RS. Atenção à disfagia orofaríngea no home care: gerenciamento fonoaudiólogo. Estudo de validação de aparência e conteúdo de um manual de orientação. Rev. CEFAC. 2018;20(5):640-7.
12. American Speech-Language-Hearing Association. Model Medical Review Guidelines for Dysphagia Services. 2004.
13. Furkim AM, Santini CRQS. Disfagias orofaríngeas. Barueri: Pró Fono; 2008.
14. Carucci LR, Turner MA. Dysphagia revisited: common and unusual causes. Radiographics. 2015;35(1):105-22.
15. Chaves SPL. Fluxograma para o manejo de pessoas idosas com alterações de deglutição pós acidente vascular cerebral. 53 f. Dissertação [Mestrado em Gerontologia] – Universidade Federal da Paraíba, João Pessoa; 2019.
16. Silva RG. A eficácia da reabilitação em disfagia orofaríngea. Pró-Fono R Atual Cient. 2007;19(1):123-30.
17. Guimarães BTL, Furkim AM, Silva RG. Eletroestimulação neuromuscular na reabilitação da disfagia orofaríngea. Rev Soc Bras Fonoaudiol. 2010;15(4):615-21.

Quadros gastrintestinais e urinários

Capítulo 14

Soluços

Gabriella Maciel Fiamoncini
Igor de Oliveira Claber Siqueira
Pedro Henrique Miranda
Ruan Carling Schott Wondollinger

PONTOS-CHAVE

- Soluços, em sua maioria, são autolimitados, duram menos de 48 horas e podem ser classificados em agudos, crônicos e intratáveis.
- O sintoma deve ser considerado uma condição médica séria, que pode levar a insônia, exaustão e perda de peso, devido à incapacidade de comer.
- Soluços persistentes e intratáveis, sem explicação óbvia, requerem avaliação diagnóstica para identificar condições potencialmente tratáveis ou com risco de vida.

OBJETIVOS DE APRENDIZAGEM

Ao final do capítulo, o leitor deverá ser capaz de:

- Classificar os episódios de soluços entre agudos, prolongados e intratáveis.
- Buscar, por meio do método clínico, identificar a causa do soluço no ambiente domiciliar.
- Avaliar o melhor tratamento a ser instituído para melhora da qualidade de vida e prevenção de complicações.

Definição

O soluço é a contração involuntária, intermitente e espasmódica do diafragma e músculos intercostais, que leva à inspiração do ar, seguida do fechamento abrupto das pregas vocais, gerando o notório som "hic".[1] Apesar de surtos autolimitados serem comuns, pouco se sabe sobre a incidência e prevalência global de soluços prolongados na população em geral. No entanto, entre pacientes com câncer avançado, uma revisão sistemática constatou que de 1 a 9% apresentavam soluços persistentes ou intratáveis.[2]

O sintoma, quando não tratado, deve ser considerado uma condição médica séria, que pode levar a insônia, exaustão e perda de peso, devido à incapacidade de comer.[3] Os soluços são classificados com base em sua duração, entretanto é possível encontrar na literatura uma divergência no tempo de definição. De modo geral, os soluços agudos duram de minutos a horas e em geral são benignos e autolimitados; soluços crônicos (ou prolongados) duram mais que 48 horas, e soluços intratáveis apresentam duração maior que 1 mês.[1]

Etiologia

A causa mais comum de soluços agudos é a rápida distensão do estômago, causada pela ingestão de uma grande refeição de maneira rápida, consumo de bebidas carbonatadas, álcool ou tabagismo. Ansiedade ou estresse também podem desencadear soluços. A causa do soluço persistente ou intratável muitas vezes não é clara, uma vez que múltiplas estruturas estão envolvidas no arco reflexo do fenômeno. Três grandes grupos compõem o arco reflexo: a via aferente, que corresponde ao nervo vagal, nervo frênico e cadeia simpática dos segmentos torácicos T6-T12; o centro reflexo, localizado no hipotálamo, tronco cerebral e medula espinal cervical C3-C5; por último a via eferente, composta pelo nervo frênico, nervos intercostais e músculos escalenos e ramos vagais da glote (Figura 1).[3,4] Assim, patologias que comprometam qualquer uma das estruturas citadas podem gerar soluços com repercussão clínica.

As causas potenciais de soluços persistentes e intratáveis são mostradas no Quadro 1.

Diagnóstico

Soluços persistentes e intratáveis sem explicação óbvia requerem avaliação diagnóstica para identificar condições potencialmente tratáveis ou com risco de vida. Pacientes que não possuem diagnóstico etiológico estabelecido devem ser avaliados para determinação da etiologia subjacente, embora em muitos pacientes não se descubra a causa específica.[3,5]

Durante a anamnese no ambiente domiciliar, deve-se determinar o impacto na vida do paciente cometido e quais de

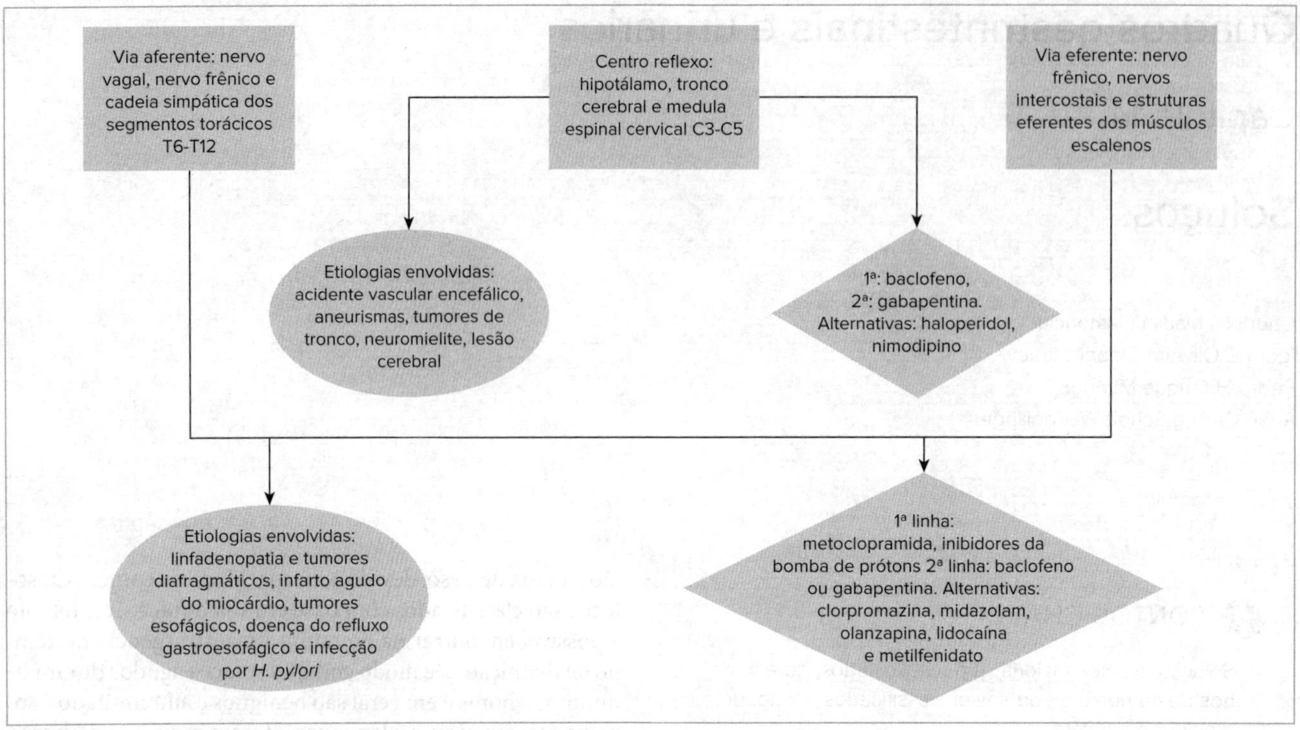

FIGURA 1
Diagrama do arco reflexo, etiologia e tratamento.
Fonte: elaborada pelos autores.

QUADRO 1 Causas de soluços persistentes e intratáveis

Distúrbios do sistema nervoso central
▪ Vascular (acidente vascular isquêmico/hemorrágico, malformações arteriovenosas, arterite temporal).
▪ Infeccioso (encefalite, meningite, abscesso cerebral, neurossífilis).
▪ Estrutural (traumatismo craniano, neoplasias intracranianas, neoplasias do tronco cerebral, esclerose múltipla, siringomielia, hidrocefalia).
Irritação do nervo vago e frênico
▪ Bócio, faringite, laringite, cabelo ou irritação do corpo estranho de membrana timpânica, cisto no pescoço ou outro tumor.
Distúrbios gastrintestinais
▪ Distensão gástrica, gastrite, doença de úlcera péptica, pancreatite, câncer de pâncreas, carcinoma gástrico, abscessos abdominais, doença da vesícula biliar, doença inflamatória intestinal, hepatite, aerofagia, distensão esofágica, esofagite, obstrução intestinal.
Distúrbios torácicos
▪ Nódulos linfáticos aumentados secundários à infecção ou neoplasia, pneumonia, empiema, bronquite, asma, pleurite, aneurisma aórtico, mediastinite, tumores mediastinais, trauma torácico, embolia pulmonar.

(continua)

QUADRO 1 Causas de soluços persistentes e intratáveis (*continuação*)

Doenças cardiovasculares
▪ Infarto do miocárdio, pericardite.
Tóxico-metabólico
▪ Álcool, diabetes *mellitus*, hipocalcemia, hipocapnia, hiponatremia, uremia.
Pós-operatório
▪ Anestesia geral, intubação, extensão do pescoço (esticar raízes nervosas frênicas), distensão gástrica, tração em vísceras.
Drogas
▪ Agonistas de dopamina (alfametildopa, levodopa), barbitúricos de ação curta; agentes quimioterápicos (p. ex., metotrexato); corticoides (dexametasona, betametasona, metilprednisolona); benzodiazepínicos (diazepam, midazolam); antibióticos (betalactâmicos, azitromicina, sulfametoxazol-trimetoprima); analgésicos (anti-inflamatórios não esteroides, opioides); antipsicóticos (clozapina); outros (nicotina, álcool).
Psicogênica
▪ Anorexia nervosa, síndrome conversiva, estado de excitação, estresse, esquizofrenia.
Outros processos infecciosos
▪ Abscesso subfrênico, malária, tuberculose, herpes-zóster, covid-19.

Fonte: elaborado pelos autores.

suas atividades diárias estão comprometidas (por exemplo, comer, beber, dormir, conversar). É importante realizar a revisão dos medicamentos ou uso de outras substâncias (tabaco, álcool), avaliar condições médicas conhecidas e perguntar sobre história de cirurgia torácica ou abdominal recente ou anestesia geral.[3-6]

O exame físico deve ser direcionado para identificar potenciais etiologias graves que podem estar causando soluços persistentes ou intratáveis ou causas potencialmente tratáveis. O exame físico completo é necessário e deve incluir:

- Exame de cabeça e pescoço:
  - Otoscopia: em busca de um irritante, por exemplo, inflamação, corpos estranhos ou cerúmen impactado nos canais auditivos externos, fios de cabelo.
  - Pesquisa de linfadenopatia ou lesões de massa se houver suspeita de câncer.
  - Palpação da tireoide ou evidência de irritação faríngea sugestiva de doença de refluxo gastroesofágico (DRGE).
- Ausculta do tórax:
  - Avaliação do sistema cardíaco e pulmonar.
- Exame neurológico incluindo avaliação dos nervos cranianos:
  - Deve se concentrar em cada uma das áreas produtoras de soluços (membro aferente, estruturas do sistema nervoso central e membros eferentes).
- Palpação do abdome para verificar a presença de massas.

Se uma etiologia não foi determinada pela história e exame físico, podem-se solicitar exames complementares:

- Hemograma, eletrólitos séricos, cálcio, ureia, creatinina, testes de função hepática e, se houver sintomas abdominais, amilase e lipase.
- Eletrocardiograma, para descartar isquemia miocárdica.
- Raio x do tórax.

Se, mesmo após os exames iniciais, uma etiologia não for determinada durante a avaliação e houver sinais ou sintomas adicionais para um provável diagnóstico, novos testes poderão ser indicados:

- Estudos de imagem direcionados ao local (cabeça, tórax e/ou abdome) se a história e/ou o exame físico sugerirem que a causa afeta o sistema de órgãos específicos devem ser avaliados quanto à necessidade e à logística de deslocamento do paciente, assim como a disponibilidade deles para a equipe de atenção domiciliar:
  - Ultrassom (uso do POCUS – *ultrassom point of care*), quando disponível, evita o deslocamento do paciente do seu domicílio).
  - Raio x abdominal.
  - Tomografia computadorizada.
  - Imagem de ressonância magnética.
  - Endoscopia alta em pacientes com odinofagia ou disfagia.

Considere outros testes em casos direcionados, pensando de acordo com o plano terapêutico proposto para a pessoa avaliada:

- Punção lombar para excluir infecção do sistema nervoso central.
- Broncoscopia para excluir infecção ou neoplasia.

Abordagem multidisciplinar pela equipe de atenção domiciliar

Medidas preventivas

As medidas a seguir devem ser orientadas aos cuidadores ou aos familiares dos pacientes pelas equipes de atenção domiciliar. Evitar o consumo de tabaco e álcool é importante, por ambos serem responsáveis por quadros agudos de soluço. Com relação à alimentação, a quantidade de alimento ingerido, a velocidade com que a pessoa se alimenta (ou a dieta é administrada) e a composição da refeição interferem no soluço. Evitar grandes quantidades de alimentos, ingerir/administrar dieta de forma rápida e evitar alimentos picantes ou bebidas carbonatadas (gaseificadas) também faz parte em pacientes com queixas de soluço.[7] Além disso, deve-se pensar na saúde mental do paciente, devido às causas psicogênicas (estresse, sensação de ansiedade, medo) que podem gerar o sintoma. Por fim, mantém-se a pessoa num ambiente agradável e com temperaturas amenas, evitando mudanças abruptas.[1] Educação permanente com familiares e cuidadores sobre manobras que podem interromper soluços, como as que serão citadas a seguir, visa aplicar resoluções possíveis no próprio domicílio.[1,3,7]

Tratamento

A abordagem deve primeiramente levar em consideração que a maioria dos soluços tem curta duração e é autolimitada. Nos casos de soluços com durações maiores, inicia-se a abordagem com as medidas comportamentais citadas anteriormente: reduzir a quantidade das refeições, ingerir de forma lenta, preferir alimentos e bebidas mornas, evitar o consumo de álcool e bebidas gaseificadas.[1,7] A etiologia é importante para direcionar o tratamento, principalmente nos casos nos quais a suspensão do uso de determinado medicamento pode trazer a melhora. As medidas não farmacológicas, que serão citadas a seguir, são direcionadas com o foco em mecanismos fisiológicos, como estimulação do ramo auricular do nervo vago, aumento da pCO_2 com reflexo de vasoconstrição cerebral ou impulsos produzidos por estimulação faríngea que atuam bloqueando ou interrompendo o soluço. As medidas sugeridas para os quadros agudos, em geral, são:

- Prender a respiração.[3,7]
- Respirar em um saco de papel.[7]
- Causar susto.[3]
- Beber água gelada.[1]
- Beber água enquanto cobre as orelhas.[2]

- Induzir espirros (pimenta-do-reino).[2]
- Realizar manobra de Valsalva.[1]
- Aplicar pressão na região da glabela, ponte nasal ou lábio superior.[2]
- Comprimir o diafragma (joelhos contra o peito ou inclinar o tronco para frente).
- Estimular o palato ou a faringe com algodão ou mobilizar a úvula para superior com uma colher.[2]
- Ingerir itens difíceis de engolir, como açúcar granulado, manteiga de amendoim ou melaço, ou limão picante.[2]

Como tratamento clínico não farmacológico, pode ser incluída a acupuntura[1,3,7] ou estimulação do nervo vago (pressão supraorbital ou massagem do seio carotídeo).[2]

Tratamento farmacológico

Premissas científicas ("os bastidores")

- O sintoma "soluço", apesar de ser conhecido e vivenciado em algum momento da vida pela maioria das pessoas, incluindo os profissionais da saúde, ainda é muito pouco estudado.[8]
- O manejo farmacológico do soluço de modo geral é baseado em trabalhos com evidências fracas, e raros são os estudos controlados duplo-cegos. A maior parte das evidências disponíveis provém do relato de casos, estudos observacionais e descrições isoladas de "casos interessantes".[9]
- O tratamento de soluços persistentes ou intratáveis em cuidados paliativos é empírico, baseado em evidências de baixo nível. Decidir o melhor medicamento requer consideração da causa provável, efeitos adversos potenciais e a presença de sintomas concomitantes.[1]

Premissas práticas ("palco")

- Sempre que possível, o manejo deve ser direcionado à patologia de base. Quando conhecida, como exemplo podemos citar o simples tratamento do refluxo gastroesofágico com inibidores de bomba de prótons (IBP), ou de forma mais complexa com o tratamento cirúrgico de uma neoplasia do sistema nervoso central.
- Se nenhum diagnóstico etiológico do soluço é possível de ser estabelecido no momento do atendimento ou se essa causa é definida, porém intratável, optamos pelo tratamento farmacológico.
- Por último, mas não menos importante, ao optarmos pelo tratamento farmacológico, escolhemos as drogas com as evidências científicas mais robustas disponíveis e, claro, acessíveis à realidade de cada serviço de assistência domiciliar de nosso país.
- A seguir propomos os diversos fármacos disponíveis no Brasil. Os mais estudados e utilizados para o controle dos soluços, como a metoclopramida, baclofeno, gabapentina e clorpromazina, são de custo acessível e de relativa eficácia, conforme será descrito.

Foi realizado um *trial* (15 estudos publicados) com 341 pacientes com soluço persistente ou intratável. O uso do baclofeno e da metoclopramida teve o suporte de um pequeno estudo randomizado placebo-controlado, e estudos observacionais sugeriram que o baclofeno e a gabapentina também são efetivos, estes últimos tendo sido superiores aos neurolépticos no que tange a efeitos colaterais no uso prolongado. Três estudos randomizados e controlados foram realizados em pacientes (que não estavam em cuidados paliativos) com soluços intratáveis; um deles foi feito por Ramírez e Graham,[10] que utilizaram o baclofeno em 4 pacientes com soluço intratável. O resultado demonstrou melhora significativa ($p = 0{,}03$), apesar do "baixo n". Os outros dois estudos foram publicados pelo hospital chinês Harbin Medical University, em 2014, e mostraram melhora dos soluços intratáveis com metoclopramida e baclofeno (randomizado duplo-cego para o baclofeno).[11,12]

As complicações que podem ocorrer por causa dos soluços podem se dever aos quadros secundários graves ou à duração e persistência dos ataques de soluço.[1,2,3,8]

Procedimentos invasivos serão avaliados em caso de ausência de resposta dos medicamentos.[1] Alguns dos que podem ser realizados no domicílio quando as medicações não funcionam são aspiração gástrica via sonda nasogástrica ou lavagem gástrica.[2]

Para encaminhamentos para serviço hospitalar, devem ser considerados os pontos seguintes:

QUADRO 2 Medicamentos e dose para soluços persistentes/intratáveis

Primeira linha	Segunda linha	Alternativas
Metoclopramida, inibidor de bomba de prótons, baclofeno	Baclofeno, gabapentina	Clorpromazina, midazolam, olanzapina, lidocaína, metilfenidato, haloperidol

- Baclofeno 5 a 15 mg VO, 3 x/dia.
- Clorpromazina 10 a 50 mg IV/VO 3 x/dia.
- Gabapentina 100 a 400 mg VO 3 x/dia.
- Haloperidol 1 a 4 mg, dose máxima 24 horas SC/VO/IM.
- Metoclopramida 10 mg VO 3 x/dia.
- Midazolam 10 a 60 mg, dose máxima 24 horas SC.
- Omeprazol 20 mg VO 2 x/dia.

IM: intramuscular; IV: intravenoso; SC: subcutâneo; VO: via oral.
Fonte: adaptado de Jeon YS et al., 2018.[1]

QUADRO 3 Complicações do soluço por sistemas

Sistema cardiovascular	Dissecção de carótida	Sistema respiratório	Dispneia/hipóxia
	Arritmia		Síndrome de aspiração
	Bradicardia/bloqueio		Pneumomediastino
Sistemas gerais	Fadiga/exaustão	Saúde mental	Insônia
	Desnutrição/perda de peso		Depressão
	Desidratação		Ansiedade
	Dor	Sistema gastrintestinal	Refluxo gastrintestinal
	Enfisema subcutâneo		Vômitos

Fonte: Jeon YS *et al.*, 2018;[1] Calsina-Berna A *et al.*, 2012;[2] Kohse EK *et al.*, 2017;[3] Steger M *et al.*, 2015.[8]

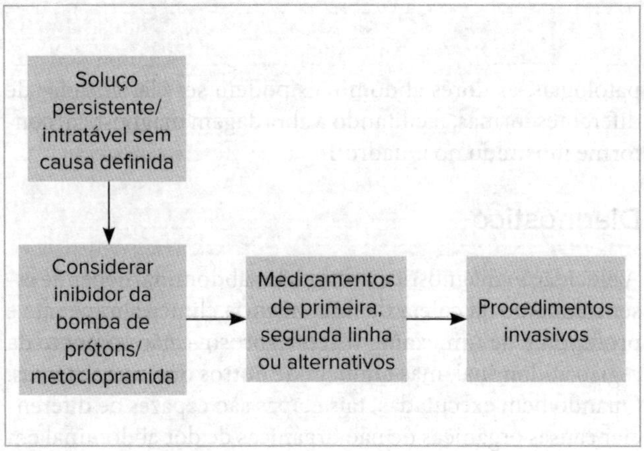

FIGURA 2
Aspectos a serem observados para o encaminhamento hospitalar.
Fonte: adaptada de Jeon YS *et al.*, 2018.[1]

- O paciente está em cuidados paliativos? Nos últimos dias ou semanas de vida? Neste caso, o uso de midazolam subcutâneo, oral ou venoso contínuo seria uma medida de conforto proporcional.[2]
- O paciente não está em cuidados paliativos e com boa funcionalidade e autonomia preservada? Talvez medidas mais invasivas, como intervenções cirúrgicas que interrompam ou estimulem o "arco reflexo", sejam efetivas, porém ainda com poucas evidências científicas.[4]
- O serviço de assistência domiciliar possui os insumos e medicamentos orais ou injetáveis mínimos para manejar o paciente com soluço no domicílio? O Brasil possui equipes com realidades distintas.
- A equipe possui os insumos disponíveis, porém não oferece o atendimento noturno, finais de semana ou 24 horas, de modo que possa implementar tratamentos farmacológicos parenterais e de potenciais maiores riscos adversos? No mesmo estado, em nosso país existem equipes públicas e privadas com potenciais e processos de trabalho muito diferentes que não podem ser esquecidas.

Referências

1. Jeon YS, Kearney AM, Baker PG. Management of hiccups in palliative care patients. BMJ Support Palliat Care. 2018;8(1):1-6.
2. Calsina-Berna A, García-Gómez G, González-Barboteo J, Porta-Sales J. Treatment of chronic hiccups in cancer patients: a systematic review. J Palliat Med. 2012;15(10):1142-50.
3. Kohse EK, Hollmann MW, Bardenheuer HJ, Kessler J. Chronic Hiccups: An Underestimated Problem. Anesth Analg. 2017;125(4):1169-83.
4. Chang FY, Lu CL. Hiccup: mystery, nature and treatment. J Neurogastroenterol Motil. 2012;18(2):123-30.
5. Rousseau P. Hiccups. South Med J. 1995;88(2):175-81.
6. Hendrix K, Wilson D, Kievman MJ, Jatoi A. Perspectives on the medical, quality of life, and economic consequences of hiccups. Curr Oncol Rep. 2019;21(12):113.
7. Rouse S, Wodziak M. Intractable hiccups. Curr Neurol Neurosci Rep. 2018;18(8):51.
8. Steger M, Schneemann M, Fox M. Systemic review: the pathogenesis and pharmacological treatment of hiccups. Aliment Pharmacol Ther. 2015;42:1037-50.
9. Watson M, Lucas C, Hoy A, Back I, Armstrong P. Hiccups palliative adults network guidelines. 3.ed. 2011. p. 99.
10. Ramírez FC, Graham DY. Treatment of intractable hiccup with baclofen: results of a double-blind randomized, controlled, cross-over study. Am J Gastroenterol. 1992;87(12):1789-91.
11. Wang T, Wang D. Metoclopramide for intractable hiccups. Intern Med J. 2014;44(12a):1205-9.
12. Zhang C, Zhang R, Zhang S, Xu M, Zhang S. Baclofen for stroke patients with persistent hiccups: a randomized, double-blind, placebo-controlled trial. Trials. 2014;15:295.

Capítulo 15

Dor abdominal

Tiago Maas
Vanessa Pellegrini Fernandes

PONTOS-CHAVE

- A dor abdominal é uma das demandas mais comuns nos diversos cenários assistenciais, inclusive atenção domiciliar, contemplando inúmeras possibilidades diagnósticas.
- O diagnóstico é baseado em uma história clínica e um exame físico abrangentes e profundos.
- Casos que necessitem de avaliação cirúrgica devem ser prontamente encaminhados ao serviço de referência.
- Não se deve retardar a analgesia do quadro enquanto se investiga a possível causa da dor.

OBJETIVOS DE APRENDIZAGEM

Ao final do capítulo, o leitor deverá ser capaz de:

- Reconhecer as particularidades da avaliação da dor abdominal no contexto da atenção domiciliar.
- Identificar as principais causas de dor abdominal, especialmente no que se refere ao tempo e à localização.
- Encaminhar corretamente os casos que requeiram avaliação cirúrgica ou estabilização clínica.

Definição

Dor abdominal é uma das razões mais comuns de atendimento na prática clínica, um dos 25 motivos mais prevalentes de consulta ambulatorial no Brasil.[1] Além disso, corresponde a cerca de 5% a 10% das consultas em serviços de urgência.[2] Apesar de não haver dados de prevalência ou incidência específicos para o contexto da atenção domiciliar, acredita-se que também seja uma das principais demandas, haja vista o perfil mais encontrado de pessoas atendidas nesse cenário – idosos, acamados, imunossuprimidos, portadores de condições crônicas etc. Uma vez que estão associadas a inúmeras patologias, as dores abdominais podem ser classificadas de diferentes formas, facilitando a abordagem diagnóstica, conforme mostrado no Quadro 1.

Diagnóstico

A elucidação diagnóstica de uma dor abdominal depende essencialmente da coleta de uma história clínica abrangente e profunda e de um exame físico rigoroso – não somente da região abdominal, mas também de outros órgãos e sistemas. Quando bem executadas, tais etapas são capazes de diferenciar causas orgânicas de não orgânicas de dor abdominal em quase 80% dos pacientes.[3]

Considerando que o atendimento é realizado no próprio domicílio do paciente, deve-se atentar para os aspectos familiares, como composição e relações interpessoais, e para os aspectos sociais – estrutura da moradia, acesso a água potável, saneamento básico, limpeza, coleta de lixo, presença de animais domésticos, dentre outros. Tais pontos são especialmente importantes na suspeita de quadros psicossomáticos, violência doméstica ou infecções.[4] A confecção de um genograma familiar pode trazer mais lucidez nos casos de dor crônica.[5]

Antes de proceder à avaliação em si, é necessário identificar o local mais adequado para a realização da anamnese e do exame físico. É importante dispor de um lugar reservado para comunicação sigilosa com o paciente e/ou com seus familiares e cuidadores. Uma cama pode ser usada para o exame físico em decúbito dorsal. Na ausência desta, pode ser improvisado um sofá ou mesmo um colchão no chão. Nesses casos, cabe ao médico adaptar-se às circunstâncias do domicílio, sem abrir mão de sua segurança e da segurança do paciente.

A anamnese deve ser pautada no Método Clínico Centrado na Pessoa,[1] valorizando o relato inicial do paciente, de seus familiares e cuidadores. Começar a entrevista com perguntas abertas, escutando ativamente para então progredir às questões fechadas, é fundamental. Os sentimentos, as ideias e as expectativas da pessoa devem ser acessados, bem como o impacto da dor em sua funcionalidade global. Ao mesmo tempo que é necessário entender o sintoma e a doença, é preciso entender

QUADRO 1 Principais classificações de dor abdominal

Classificação quanto ao tempo	
Dor aguda	Evolução de horas a poucos dias. Pode ocorrer por causas inflamatórias (apendicite, diverticulite, gastroenterite aguda, pancreatite, peritonite), obstrutivas (volvo, bridas), perfurativas (úlceras pépticas, divertículos, ferimentos), isquêmicas (isquemia mesentérica, colite isquêmica) e hemorrágicas (ruptura de vísceras e aneurismas, ferimentos)
Dor crônica	Evolução de dias a meses. Em alguns casos, pode deixar de ser o sintoma, assumindo características de uma doença em si. Pode ter origem orgânica, como em processos neoplásicos e doenças pépticas, ou mais comumente ter origem funcional, como na síndrome de intestino irritável e síndromes dispépticas. No contexto domiciliar, não se pode deixar de pensar na hipótese de violência doméstica, especialmente nas populações vulneráveis: crianças, mulheres e idosos
Classificação quanto à origem do estímulo	
Dor visceral	Dor relacionada à inervação por fibras aferentes de órgãos abdominais – tanto vísceras ocas quanto cápsulas de órgãos maciços. Tais fibras, por serem não mielinizadas, ao serem estimuladas por estiramentos, distensões ou contrações excessivas, conferem fraca correlação entre local da dor e víscera afetada
Dor parietal ou somática	Dor resultante da irritação do peritônio parietal, cujas fibras são mielinizadas, o que resulta em melhor correlação entre local da dor e segmento abdominal afetado. Geralmente a dor é intensa, com descompressão brusca dolorosa
Dor referida	Dor percebida em local diferente da sua origem, tanto quando a causa é extra-abdominal, mas a dor é sentida no abdome (infarto da parede inferior do miocárdio, pneumonias em base pulmonar, por exemplo), quanto o contrário – causa abdominal, mas a dor é sentida fora do abdome (dor nos ombros por irritação do diafragma, por exemplo)

Fonte: Trindade T, 2019;[1] Neto R *et al.*, 2020.[2]

quem é essa pessoa com dor e tudo o que a engloba. A dor abdominal nada mais é do que um tipo de dor; sendo assim, deve-se prezar pela avaliação ampla e aprofundada desse sintoma.

Do ponto de vista semiológico, é importante percorrer o decálogo da dor, caracterizando início, progressão, duração, intensidade, qualidade e localização, além de fatores de alívio, de piora e sintomas associados. No contexto domiciliar, espera-se encontrar pacientes com algum tipo de condição crônica, que impossibilita o deslocamento ao serviço de saúde. Assim, deve-se atentar para a história pregressa de doenças e cirurgias, verificar medicações em uso, observar hábitos de vida e uso de substâncias, como tabaco, álcool e outras drogas.[6] O Quadro 2 traz alguns achados da anamnese que podem indicar causas de dor abdominal.

QUADRO 2 Informações obtidas na anamnese que podem sugerir causas de dor abdominal

Elementos da anamnese	Causas de dor abdominal
Abuso de álcool	Doença hepática, cirrose, pancreatite
Tabagismo	Neoplasias malignas, aneurisma de aorta abdominal
Sintomas constitucionais (perda de peso, febre, fraqueza)	Neoplasias malignas
Uso de anti-inflamatórios não esteroides	Doença ulcerosa péptica, gastrite, doença do refluxo gastroesofágico
Uso de opioides, antidepressivos tricíclicos, antiespasmódicos	Constipação
Uso recente de antibióticos	Diarreia, colite pseudomembranosa
Uso crônico de corticoide	Insuficiência adrenal, imunossupressão com apresentações atípicas de doenças
Antecedentes de cirurgias abdominais	Bridas, aderências, hérnias, obstrução intestinal
Atraso menstrual	Gestação, gestação ectópica
Sexo desprotegido, múltiplas parcerias	Doença inflamatória pélvica, infecções sexualmente transmissíveis
Doença cardiovascular estabelecida	Infarto agudo do miocárdio (causa extra-abdominal)

Fonte: adaptado de Penner RM; Fishmann MB, 2021.[6]

Em mulheres, deve-se atentar para o período reprodutivo, pois uma eventual gestação deve ser confirmada ou descartada assim que possível, seja com histórico menstrual, seja com exames laboratoriais. Já nos homens, a revisão de sintomas urinários e prostáticos não pode ser esquecida. Independentemente do gênero, é fundamental pesquisar sintomas geniturinários, como corrimento uretral, leucorreia e dispareunia, a fim de investigar possíveis quadros de infecção sexualmente transmissível (IST).

Nos idosos, principal faixa etária atendida no domicílio, devem-se considerar algumas peculiaridades, como apresentações atípicas, menor intensidade de dor, ausência de febre em quadros infecciosos e maior chance de processos malignos.

No exame físico, é preciso atentar primeiramente para os sinais vitais, que podem apontar para um quadro agudo e grave, requerendo potencial intervenção cirúrgica. Taquicardia, hipotensão, desidratação, febre e taquipneia são achados que podem apontar para a necessidade de avaliação cirúrgica urgente.

Sequencialmente, deve-se realizar um exame completo – ectoscopia, avaliação de pele e mucosas, exame cardíaco e pulmonar –, com especial atenção ao abdome, seguindo o roteiro de inspeção, ausculta, percussão, palpação superficial e profunda.

A inspeção do abdome pode evidenciar cicatrizes de cirurgias prévias, bem como aumento de volume, distensão, hematomas e circulação colateral, típica das hepatopatias. A percussão pode indicar presença de macicez móvel, hepatomegalia, esplenomegalia, bem como de distensão difusa por gás.

A palpação deve ser feita em todas as regiões do abdome, começando de maneira superficial, na área mais distante do local de dor, seguindo para a palpação profunda e para manobras específicas, como Blumberg (descompressão brusca dolorosa, com defesa) e a pesquisa do sinal de Murphy (presença de dor com interrupção brusca e involuntária da respiração ao palpar-se o hipocôndrio direito).[2]

Alguns pacientes podem apresentar rigidez abdominal voluntária, por medo, ansiedade, simulação ou pela própria dor. Nesses casos, conversar com o paciente durante o exame e eventualmente fletir as coxas dele podem auxiliar na diferenciação de rigidez voluntária ou involuntária. O exame da região dorsal, para realização de punho-percussão lombar, pode ser necessário nas suspeitas de infecções urinárias altas. Além disso, deve-se considerar exame pélvico e toque retal, quando indicado, como na suspeita de doença inflamatória pélvica ou alterações do hábito intestinal (pesquisa de fecaloma, obstrução retal por neoplasia) e prostatite.

Exames complementares podem ser realizados se disponíveis, considerando o tipo de equipe que está acompanhando o caso e a capacidade de deslocamento do paciente. Exames laboratoriais podem ser coletados no próprio domicílio, sendo os mais indicados para a investigação: hemograma, proteína C reativa (PCR), velocidade de hemossedimentação (VHS), provas de lesão e função hepática (amilase/lipase, RNI, plaquetas, albumina), glicemia de jejum, eletrólitos, exame de urina e de fezes, teste de gravidez.[7]

Com relação aos exames de imagem, apesar de já estarem disponíveis aparelhos de ultrassonografia portáteis, que podem ser usados à beira da cama do paciente, essa não é uma realidade comum no país. Via de regra, a realização de exames de imagem exige o deslocamento do paciente até um serviço específico, sendo que os mais úteis e disponíveis são radiografia, ultrassonografia e tomografia computadorizada (TC), os quais podem ser solicitados mediante suspeita clínica. A tomografia consiste no exame mais indicado para uma avaliação ampla, apesar de a ultrassonografia ser superior na investigação de quadros biliares e pélvicos.[8]

Etiologia

A etiologia depende da investigação minuciosa, conforme enfatizado previamente. As causas mais comuns, segundo a topografia da dor, estão listadas no Quadro 3. Estudos recentes sugerem que há boa correlação entre local da dor e o órgão envolvido para a região subcostal direita, epigástrica, flancos e baixo ventre.[9] Além disso, deve-se atentar para as causas extra-abdominais, que em alguns estudos se mostraram importantes, considerando causas urogenitais e pulmonares.[10] Considerações especiais devem ser feitas a grupos populacionais comuns à atenção domiciliar:

QUADRO 3 Causas mais comuns de dor abdominal segundo a topografia

Dor difusa ou generalizada	Constipação, parasitoses intestinais, doença celíaca, peritonite, pancreatite aguda, gastroenterite, obstrução intestinal, dissecção ou ruptura de aneurisma de aorta, anemia falciforme, fase inicial da apendicite aguda
Dor abdominal alta	Doença do refluxo gastroesofágico, esofagite, doença ulcerosa péptica, gastrite, dispepsia funcional, pancreatite, medicações, intolerância alimentar, disfunção biliar, colelitíase, colecistite, coledocolitíase, síndrome do intestino irritável, doença inflamatória intestinal, angina, câncer esofágico/gástrico, hepatite, pneumonia, tromboembolismo pulmonar, infarto do miocárdio, neuropatia, aderências
Dor abdominal baixa	Diverticulite, síndrome do intestino irritável, pancreatite, apendicite, adenite mesentérica, aneurisma de aorta, isquemia mesentérica, pielonefrite, nefrolitíase, hérnias (umbilical, femoral, inguinal), causas ginecológicas (doença inflamatória pélvica, endometriose, gravidez, gravidez ectópica, cisto ovariano, torção de ovário), causas urológicas (torção testicular, prostatite)

Fonte: adaptado de Fritz D; Weilitz PB, 2016.[12]

- **Idosos:** há redução na percepção da dor com o aumento da idade, podendo haver apresentações atípicas de dor, sendo as doenças do aparelho biliar a causa mais comum (em torno de 25%). Até metade dos idosos avaliados nos serviços de urgência por dor abdominal é hospitalizada e 30% a 40% submetidos a cirurgia.[11]
- **Pessoas com câncer:** dor abdominal pode ser indício de recidiva ou avanço da doença de base, por invasão local, obstrução intestinal, carcinomatose peritoneal, ascite ou metástase. Lembrar que alguns quimioterápicos podem causar dor abdominal e que opioides podem causar constipação intestinal.
- **Pessoas com HIV/imunossupressão:** o espectro de possibilidades de dor abdominal é maior, uma vez que infecções oportunistas podem estar envolvidas, bem como reações medicamentosas.[7]

Abordagem multidisciplinar pela equipe de atenção domiciliar

- **Medidas preventivas:** deve-se orientar alimentação variada e equilibrada, além do consumo adequado de água, buscando um hábito intestinal regular, com fezes de consistência adequada. É importante reforçar a importância da higiene das mãos, do uso de água fervida ou filtrada e da lavagem de frutas, legumes e verduras, considerando as condições sanitárias de boa parte da população brasileira. É essencial realizar educação permanente com familiares e cuidadores para a identificação precoce de sinais de alerta para quadros graves.

- **Tratamento:** é focado na origem do problema, com terapêutica específica para cada caso, ao concluir-se a investigação diagnóstica. Apesar de ser um temor no passado, deve ser feita analgesia apropriada enquanto se procede à investigação, inclusive com uso de medicações opioides, em caso de falha nos analgésicos mais fracos (com exceção dos quadros suspeitos de pancreatite, pelo risco de agravamento do quadro devido à contração do esfíncter de Oddi).[13] As principais opções terapêuticas, bem como doses habituais e vias de administração, estão resumidas no Quadro 4.

QUADRO 4 Principais medicamentos para controle de dor abdominal

Medicamento	Posologia usual	Vias de administração
Paracetamol	500 mg-1 g até a cada 6 horas	VO
Dipirona	500 mg-1 g até a cada 6 horas	VO, IM, IV, SC
Ibuprofeno	300 mg-600 mg até a cada 6 horas	VO
Hioscina	10 mg-20 mg até a cada 6 horas	VO, IM, IV, SC
Tramadol	50 mg-100 mg até a cada 6 horas	VO, IV, IM, SC
Codeína	30 mg-60 mg até a cada 4 horas	VO, IM, SC
Morfina	5 mg-30 mg a cada 4 horas	VO, IM, IV, SC

IM: intramuscular; IV: intravenosa; SC: subcutânea; VO: via oral.
Fonte: Castilho RK *et al.*, 2021.[14]

- Encaminhamentos:
  - **Serviço de atenção domiciliar:** casos específicos atendidos no âmbito da atenção primária à saúde (APS), como dor abdominal crônica de difícil manejo e pacientes com dor abdominal originária de doença oncológica, por exemplo, podem ser encaminhados às equipes multiprofissionais de atenção domiciliar (EMAD), para eventual estabilização do quadro. Cabe ressaltar que as equipes de APS devem manter o acompanhamento longitudinal da pessoa e sua família, segundo os atributos da APS.
  - **Ambulatórios especializados:** dependendo do diagnóstico ou da suspeita, o paciente pode ser encaminhado para um especialista focal, como gastroenterologista, ginecologista, urologista, proctologista ou psiquiatra. No entanto, devem-se levar em consideração as condições de deslocamento para avaliação inicial e seguimento.
  - **Serviço de urgência e emergência:** em caso de necessidade de avaliação cirúrgica ou de instabilidade clínica, o paciente deve ser referenciado para o serviço mais apropriado, considerando também sua remoção. O Quadro 5 traz as principais indicações cirúrgicas para casos específicos de dor abdominal.

QUADRO 5 Causas cirúrgicas de dor abdominal

Risco imediato de morte	Urgência	Apresentação variável
Dissecção de aorta	Apendicite	Colecistite aguda
Aneurisma roto	Diverticulite	Colangite ascendente
Trombose mesentérica	Torção ovariana	Cisto de ovário
Gravidez ectópica	Torção testicular	Hérnia encarcerada
Perfuração de vísceras	Abscesso perirrenal	Pancreatite aguda
Laceração de baço	--	Abcesso intra-abdominal

Fonte: Neto R *et al.*, 2020.[2]

Referências

1. Trindade T. Dor abdominal. In: Gusso G, Lopes J, Dias L, editores. Tratado de Medicina de Família e Comunidade. 2. ed. Porto Alegre: Artmed; 2019. p. 1424-30.
2. Neto R, Muniz R, Valente F, Souza H. Dor abdominal. In: Velasco I, Neto R, Souza H, Marino L, Marchini J, Alencar J, editores. Medicina de emergência: abordagem prática. 14. ed. São Paulo: Manole; 2020. p. 409-18.
3. Martina B, Bucheli B, Stotz M, Battegay E, Gyr N. First Clinical Judgment by Primary Care Physicians Distinguishes Well Between Nonorganic and Organic Causes of Abdominal or Chest Pain. J Gen Intern Med. 1997;12(8):459-65.
4. Dunlap JJ, Patterson S. Assessing abdominal pain. Gastroenterol Nurs. 2020;43(3):267-70.
5. Liossi C, Kyriakou A, Mystakidou K. The use of the genogram in palliative care. Palliat Med. 1997;11(6):455-61.
6. Penner RM, Fishmann MB. Evaluation of the adult with abdominal pain. Waltham: UpToDate; 2021.
7. Natesan S, Lee J, Volkamer H, Thoureen T. Evidence-Based Medicine Approach to Abdominal Pain. Emerg Med Clin North Am. 2016;34(2):165-90.
8. Cartwright SL, Knudson MP. Evaluation of Acute Abdominal Pain in Adults. Am Fam Physician. 2008;77(7):971-8.
9. Yamashita S, Tago M, Katsuki N, Nishi T, Yamashita S-I. Relationships between sites of abdominal pain and the organs involved: a prospective observational study. BMJ Open. 2020;10(6):e034446.
10. Osterwalder I, Özkan M, Malinovska A, Nickel CH, Bingisser R. Acute Abdominal Pain: Missed Diagnoses, Extra-Abdominal Conditions, and Outcomes. J Clin Med. 2020;9(4):899.
11. Chang CC, Wang SS. Acute Abdominal Pain in the Elderly. Int J Gerontol. 2007;1(2):77-82.

12. Fritz D, Weilitz PB. Abdominal assessment. Home Healthc Now. 2016;34(3):151-5.
13. Manterola C, Vial M, Moraga J, Astudillo P. Analgesia in patients with acute abdominal pain. Cochrane Database Syst Rev. 2011;(1):CD005660.
14. Castilho RK, Silva VCS, Pinto CS, editores. Manual de Cuidados Paliativos da Academia Nacional de Cuidados Paliativos (ANCP). 3. ed. Rio de Janeiro: Atheneu; 2021.

Quadros gastrintestinais e urinários

Capítulo 16

Sialorreia

Felipe Gurgel do Amaral Mota
Mônica Isaura Corrêa
André Marçal Ferreira

PONTOS-CHAVE

- A sialorreia é um sintoma relevante notado em pacientes da atenção domiciliar, sendo importante o cuidado para promover qualidade de vida e minimizar danos.
- A importância do acompanhamento multidisciplinar, tanto para avaliação como para controle.
- Na sialorreia existe uma gama de recursos terapêuticos, que vão desde treinamento motor, uso de medicamentos tópicos e orais até procedimentos cirúrgicos e aplicação de toxina botulínica.

OBJETIVOS DE APRENDIZAGEM

Ao final do capítulo, o leitor deverá ser capaz de:

- Conhecer as principais causas da sialorreia.
- Identificar as principais complicações clínicas e o impacto na vida das pessoas com sialorreia.
- Elucidar as principais medidas preventivas no controle da sialorreia.
- Conhecer e aprender os possíveis tratamentos para sialorreia.

Introdução

Na assistência domiciliar, é muito comum encontrar pacientes que apresentam sialorreia, por alterações neurológicas, anatômicas, doenças oncológicas ou efeitos colaterais de medicamentos. Em todos os casos, torna-se necessária uma ação multidisciplinar para melhor cuidado, a fim de minimizar o sofrimento do paciente.

Definição

A sialorreia tem como conceito a produção excessiva de saliva, podendo cursar ou não com a incontinência salivar, que ocasiona a exteriorização da saliva; termo também conhecido como "babação".[1,2] Vale ressaltar que a sialorreia pode também se apresentar como excesso de saliva na faringe e/ou laringe, o que leva ao risco de aspiração e complicações como pneumonia, sendo muito importante a sua abordagem no domicílio, a fim de evitar danos e morte.

Etiologia

As causas mais comuns podem incluir alterações neuromusculares, sensitivas ou motoras, entre outras que constam no Quadro 1.

Tais condições geram impactos sociais e psicológicos na vida dos pacientes e das famílias, além das complicações clínicas presentes decorrentes da sialorreia/incontinência salivar. As complicações clínicas mais observadas são lesões periorais, infecções secundárias, desidratação, odor fétido, comprometimento na fala e mastigação e deglutição, podendo haver engasgos e broncoaspiração.

A sialorreia acaba gerando nos pacientes isolamento social e diminuição da autoestima, além de provocar nos cuidadores e familiares extremo desgaste, visto que necessitam de trocas de roupas continuamente para minimizar o desconforto de ficar em contato com a umidade.

Em alguns pacientes que estão recebendo cuidados paliativos domiciliares, a sialorreia piora o acúmulo de secreção na hipofaringe e no trato respiratório, o que torna a respiração mais ruidosa, algo que se intensifica ao aproximar-se da morte, gerando angústia e sofrimento nos pacientes, família e cuidadores.

Diagnóstico

O diagnóstico da sialorreia com ou sem incontinência salivar é clínico, em que se procura maior detalhamento por meio da anamnese e do exame físico, os quais incluirão avaliação da cavidade oral, posicionamento da cabeça e avaliação neurológica de pares cranianos. Por meio de anamnese e observação à beira do leito, no domicílio do paciente será possível avaliar a gravidade da incontinência salivar, podendo ser

QUADRO 1 Etiologia da sialorreia/incontinência salivar ("babação")

Neurológicas	Anatômicas	Outras
Disfunção neuromuscular motora oral ou disfagia/sensitiva Deficiência mental Doença de Parkinson Esclerose lateral amiotrófica Acidente vascular cerebral Paralisia cerebral Paralisia pseudobulbar Paralisia bulbar Paralisia facial Síndrome de Moebius Síndrome de Worster-Drought Síndrome de Landau-Kleffner Síndrome de Angleman Síndrome de Freeman-Sheldon Neurotoxicidade de metais pesados (mercúrio, tálio, arsênico e antimônio) Encefalopatia hipóxica	Macroglossia Edema de língua Anquilose de articulação temporomandibular Má oclusão Mordida aberta anterior Sequelas de ressecção cirúrgica de tumores da região da cabeça e do pescoço Selamento labial deficiente Posicionamento da cabeça e postura	Neoplasia de cabeça e pescoço Doença do refluxo gastroesofágico Processo inflamatório na cavidade oral Erupções dentárias Odinofagia Obstrução nasal Laringite, epiglotite, tonsilite e faringite Exposição a toxinas (vapor de mercúrio) Efeitos colaterais de anticonvulsivantes e tranquilizantes (clozapina, risperidona, nitrazepam, betanecol)

Fonte: adaptado de Carvalho RT *et al.*, 2018.[1]

considerada leve (apenas lábios molhados), moderada (lábios e queixos molhados), grave (roupas úmidas) ou em profusão (roupas, mãos e objetos úmidos), propiciando assim a melhor escolha terapêutica.[1]

Abordagem multidisciplinar pela equipe de atenção domiciliar

A equipe multidisciplinar é responsável por auxiliar em diversas comorbidades associadas ao distúrbio, sendo fundamental o suporte domiciliar ter essa rede de apoio; porém, como a condição clínica geralmente está associada a distúrbios da fala e da deglutição, o acompanhamento com fonoaudiólogo é destacado para o processo de reabilitação.

O tratamento com abordagem comportamental, conduzido pela terapia ocupacional ou psicologia, também pode ser necessário, e o uso de medicações sistêmicas ou até mesmo abordagens cirúrgicas em algumas situações podem ser necessários, devendo ser individualizados para cada caso, a partir da avaliação da equipe.

Dessa forma, a abordagem médica, de enfermagem, assim como a da fisioterapia, terapia ocupacional ou mesmo com a psicologia e odontologia, além do fonoaudiólogo, são necessárias para um processo de promoção da saúde de forma integral, considerando que a situação clínica pode ter diversas etiologias e influenciar de forma importante a qualidade de vida do paciente e dos cuidadores.

Medidas preventivas

No ambiente domiciliar, não há como prevenir a sialorreia proveniente de quadros neurológicos graves ou avançados, embora, com a avaliação clínica, seja possível traçar a melhor estratégia de intervenção.

As principais e primeiras medidas devem ter por base a tentativa de manejar o fluxo salivar com exercícios e medidas posturais orientadas pela fonoaudiologia e fisioterapia, lembrando que nem sempre a sialorreia tem perda anterior (ou seja, pela boca, o que chamamos "babação"), devendo-se avaliar cuidadosamente toda tosse ou engasgo, não se contentando com a parada de exteriorização da saliva.

Na fonoaudiologia, podem-se aplicar exercícios estimulando e fortalecendo a musculatura facial, possibilitando melhor oclusão da boca, melhorando a babação, e, na fisioterapia, pode-se orientar o posicionamento favorável para o escoamento da saliva – são exemplos a lateralização da cabeceira e elevação, ou sentar retificando-se, para facilitar a vazão posterior da saliva a ponto de facilitar a deglutição.

É importante também orientações de limpeza da cavidade oral e da língua pela odontologia e pela enfermagem, pois estas diminuem o risco e a gravidade da principal complicação que queremos evitar, que é a pneumonia em caso de engasgos ou aspirações.

A limpeza idealmente é feita com escova e pasta de dente, caso o paciente consiga cuspir o excedente do produto; contudo, nos casos em que a sialorreia é mais exacerbada, a higiene básica deve ser feita com colutórios (enxaguantes bucais à base de cetilpiridínio, sem adição de álcool) e/ou clorexidina 0,12%. Para esta última, a indicação e o tempo de uso, já que uma das complicações do uso prolongado pode ser a infecção fúngica local, devido a propriedade antisséptica, são mais bem realizados pelo profissional da odontologia.

A melhor forma de limpar é embeber uma gaze (fixada/envolvida na extremidade de uma espátula/abaixador de língua) com o produto. Deve-se atentar para esfregar língua e parte interna das bochechas, além de toda a extensão da gengiva.

Os profissionais de saúde devem focar de forma importante na prevenção de infecções orais e respiratórias, as quais podem gerar prejuízo clínico ao paciente, apesar de o incômodo da babação para a limpeza do dia a dia ser bem destacado pelos cuidadores.

Condições funcionais podem estar relacionadas com o desenvolvimento da condição. Lesões e infecções periorais, tosse e engasgos, além de consequências, podem ser causas que aumentam o risco de desenvolver sialorreia, assim como outras condições de saúde, como a própria pneumonia aspirativa, possivelmente decorrente desse processo.

Uma correta avaliação periódica da equipe multidisciplinar e orientação adequada aos familiares para a realização de atividades em ambiente domiciliar, com ao uso de aspirador, também podem contribuir de forma significativa na prevenção da condição, assim como promover a saúde em âmbito coletivo. O uso desse dispositivo, assim como a replicação de alguns exercícios de fono e fisioterapia, obviamente deve ser estimulado somente após corretas orientação e supervisão prévia da equipe.

Tratamento

O manejo terapêutico deve priorizar a terapia oromotora e a terapia de regulação orofacial nos pacientes domiciliados e em cuidados paliativos, reservando-se o uso de medicações anticolinérgicas, como escopolamina (oral, parenteral ou por sondas) e atropina (em mucosa oral/sublingual), que são as de mais fácil acesso, para complementar o efeito. Sabemos, porém, que na prática precisamos iniciar a terapia farmacológica precoce devido à dificuldade de acesso à equipe multiprofissional.

Devemos destacar também que o aspirador deve ser visto como medida preventiva, podendo evitar complicações da sialorreia se usado com a frequência e precocidade adequadas a cada caso; no entanto, pode ter benefício de forma a intervir para o alívio sintomático ou diminuir a gravidade numa intercorrência relacionada a complicações como broncoaspiração.

A radioterapia e o tratamento cirúrgico (destes, destaca-se a transposição dos ductos das glândulas submandibulares, por ser mais fisiológica) são medidas mais agressivas e que devem ter indicação mais restrita e individualizada.

Modalidades minimamente invasivas, como injeção de toxina botulínica, fotocoagulação e acupuntura, também têm sido empregadas como forma de tratamento. A neurotoxina produzida pela toxina botulínica apresenta como função a redução da saliva por meio da inibição da acetilcolina nas junções neurossecretoras pré-sinápticas presentes nas glândulas salivares, mesmo mecanismo dos principais fármacos utilizados (escopolamina e atropina), citados anteriormente e cujo uso tem se expandido.

Outra estratégia farmacológica bastante utilizada é a amitriptilina (oral/enteral), além da aplicação tópica de brometo de propantelina ou emplastro de escopolamina em topografia abaixo da orelha, ao nível das parótidas – formulações que devem ser manipuladas assim como o glicopirrônio.

Deve-se ter atenção ao uso de medicamentos anticolinérgicos na presença de antecedentes de cardiopatia, glaucoma, hipertrofia da próstata, íleo paralítico ou obstrução pilórica. Além disso, efeitos colaterais significativos, como boca excessivamente seca, constipação, retenção urinária, visão turva, irritabilidade, confusão e até mesmo psicose tóxica, podem ocorrer. A escolha da estratégia de tratamento normalmente é baseada na sequência relatada anteriormente, lançando-se mão da terapia direcionada a depender do caso, por exemplo:

- Casos de lesões oncológicas: avaliar a possibilidade e a indicação de necessidade de radioterapia mais precocemente.
- Infecções: necessitam de medicações/terapia antibiótica a depender da etiologia.
- Efeito colateral de uma droga: deve-se suspendê-la ou usar medicação específica para a reversão do efeito, quando os benefícios da primeira superam os riscos/incômodos. Amitriptilina exemplifica uma indicação descrita a ser iniciada após babação por clozapina.

A seguir, destacamos as principais medicações utilizadas e suas posologias:

- Atropina (atropina colírio 1%; pode usar tropicamida colírio 1%): 0,4 mg a cada 4 a 6 horas (acima de 30 kg). É importante lembrar ao cuidador de enxugar a boca ou certificar-se de que não há grande acúmulo de saliva antes da aplicação, para garantir melhor absorção.
- Escopolamina (drágea ou comprimido revestido 10 mg, frasco-gotas 10 mg/mL ou ampola 20 mg/mL): até 240 mg por dia, em 2 a 4 doses.
- Brometo de glicopirrônio (solução manipulada – atentar que não é a inalatória usada em doença pulmonar obstrutiva crônica): 0,04-0,4 mg/kg/dia, em 2 ou 3 doses.

Encaminhamentos

Na maioria dos casos, os saberes e as ações do médico da assistência domiciliar, juntamente com a equipe multidisciplinar (destacadamente fonoaudiologia e fisioterapia), são suficientes para cuidar dos pacientes com sialorreia/babação. Para que o atendimento aconteça de forma integral, com assistência devida da fonoaudiologia e demais especialidades da equipe multidisciplinar, as equipes da Estratégia de Saúde da Família (ESF) que não contam com esses profissionais podem solicitar apoio de serviços de atenção domiciliar (SAD, como o Programa Melhor em Casa, que tem se expandido no Brasil). Devido à falta de equipes completas e treinadas nas diversas regiões do Brasil, poderão ser necessários encaminhamentos específicos para esses profissionais de forma ambulatorial, caso o paciente apresente viabilidade de deslocamento. A alguns casos mais reservados serão indicadas intervenções cirúrgicas e radioterápicas, o que necessita de encaminhamento a serviços especializados para a resolução do quadro.

Referências

1. Carvalho RT, Souza MRB, Franck EM, Polastrini RTV, Crispim D, Jales SMCP, editores. Manual da residência de cuidados paliativos. Barueri: Manole; 2018. 1004 p.
2. Castilho RK, Pinto CS, Silva VCS. Manual de cuidados paliativos. 3. ed. Atheneu; 2021.
3. Rosen F, Bailey B, Quinn FB, Quinn MS. Anatomy and physiology of the salivary glands. Grand Round Presentation. UTMB; 2001. Dr. Quinn's Online Textbook of Otolaryngology: Grand Rounds Archive.
4. Sposito MM, Teixeira SA. Toxina botulínica tipo A para o tratamento da sialorréia: revisão sistemática. Acta Fisiatrica. 2013;20(3):147-51.
5. Ellies M, Gottstein U, Rohrbach-Volland S, Arglebe C, Laskawi R. Reduction of salivary flow with botulinum toxin: extended report on 33 patients with drooling, salivary fistulas, and sialadenitis. Laryngoscope. 2004;114(10):1856-60.
6. Meningaud J-P, Pitak-Arnnop P, Chikhani L, Bertrand J-C. Drooling of saliva: a review of the etiology and management options. Oral Surg Oral Med Oral Pathol Oral Radiol Endod. 2006;101(1):48-57.
7. Morales Chávez MC, Nualart Grollmus ZC, Silvestre-Donat FJ. Clinical prevalence of drooling in infant cerebral palsy. Med Oral Patol Oral Cir Bucal. 2008;13(1):E22-6.
8. Portes KP. Aplicação da toxina botulínica em glândulas salivares como tratamento da sialorréia crônica em pacientes com doença neurológica. [acesso em abril de 2022]. Disponível em: http://www.mariohomem.com.br/artigos/toxina_botulinica2.pdf
9. Senner JE, Logemann J, Zecker S, Gaeblerspira D. Drooling, saliva production, and swallowing in cerebral palsy. Dev Med Child Neurol. 2004;46(12):801-6.
10. Stone CA, O'Leary N. Systematic review of the effectiveness of botulinum toxin or radiotherapy for sialorrhea in patients with amyotrophic lateral sclerosis. J Pain Symptom Manage. 2009;37(2):246-58.

Quadros gastrintestinais e urinários

Capítulo 17

Xerostomia e mucosite

Maria de Fátima Maciel Nepomuceno
Pedro Henrique Miranda

PONTOS-CHAVE

- Xerostomia é a sensação subjetiva de secura da cavidade oral – "boca seca", queixa frequente na atenção domiciliar devido a acometimento predominante em pacientes com mais de 65 anos.
- Mucosite oral é uma inflamação da mucosa oral que pode estar relacionada à ação dos medicamentos quimioterápicos ou de radiação ionizante.
- Xerostomia e mucosite oral reduzem a qualidade de vida dos pacientes de atenção domiciliar, além de trazer complicações pelo ressecamento da mucosa oral, pelo processo inflamatório e pelas infecções secundárias.
- Centralizar a abordagem no paciente e no contexto familiar dentro de seu domicílio, associado a uma equipe multidisciplinar, é primordial para o manejo, devido à variedade etiológica e limitação terapêutica.

OBJETIVOS DE APRENDIZAGEM

Ao final do capítulo, o leitor deverá ser capaz de:

- Identificar as principais causas da xerostomia e mucosite oral na assistência domiciliar.
- Elencar as principais classes medicamentosas causadoras da xerostomia e mucosite oral.
- Classificar a gravidade da mucosite oral e da xerostomia e instituir tratamento adequado.
- Descrever as medidas preventivas e curativas possíveis para a melhora da qualidade de vida e para evitar complicações.

Definição

A xerostomia é definida como uma sensação subjetiva de secura na cavidade oral – boca seca –, na maioria das vezes devido a um quadro de "hipossalivação", por falta ou insuficiência de secreção salivar. A sensação de boca seca também pode ocorrer devido a outras causas, mesmo sem alteração na produção salivar. Entre as causas estão o uso de determinadas medicações (psicofármacos, quimioterápicos), alterações locais nas glândulas salivares (tabagismo, radioterapia de cabeça e pescoço, infecções das glândulas) ou por condições sistêmicas/autoimunes (síndrome de Sjögren, por exemplo).[1]

A saliva é produzida por pares de glândulas salivares maiores e milhares de glândulas salivares menores; as glândulas salivares maiores são parótidas, submandibulares e sublingual. A taxa de produção média de saliva considerada normal, sem estímulo, varia entre 800 e 1.500 mL/dia (0,3 a 0,4 mL/min). Uma redução de 50% ou mais na produção de saliva (< 0,1 mL/min) é indicativa de hipofunção das glândulas, e as queixas de xerostomia estarão presentes. Porém, mesmo em pacientes com produção normal de saliva, podem ocorrer queixas e sensação de boca seca.[1,2]

A saliva possui várias substâncias em sua composição, as quais podemos dividir principalmente em dois componentes: mucinoso, secretado pelas glândulas submandibulares, linguais e salivares menores; seroso, secretado pelas submandibulares e parótidas. As mucinas salivares atuam como agentes lubrificantes, mantendo água na mucosa oral e atuando como barreira protetora para os tecidos moles e duros da boca, além de revestir o alimento ingerido, facilitando a deglutição.

A composição proteica e mineral da saliva é responsável pela manutenção do pH oral entre 6 e 7. O valor do pH é importante para a ativação da amilase salivar, manutenção da microbiota oral e proteção dos dentes. Os diferentes íons presentes na saliva estabilizam o pH, ajudando a prevenir a desmineralização dos dentes (bicarbonato e fosfato, por exemplo), além de contribuir para remineralizar os dentes (cálcio, fosfato e flúor, por exemplo). O íon zinco é responsável pela ativação das papilas gustativas.[3]

Etiologia

Entre as principais causas de xerostomia, podemos colocar as de alterações locais: neoplasias de orofaringe, radioterapia em região de cabeça e pescoço,[4] consumo de tabaco, respiração de padrão oral devido ao comprometimento das vias aéreas, infecções agudas de orofaringe, calcificações de glândulas salivares, uso de próteses dentárias e doenças periodontais. As doenças sistêmicas também devem ser consideradas possíveis etiologias, descritas no Quadro 1, do mesmo modo que diversos medicamentos.[1-3]

Determinados fármacos podem ser os causadores ou agentes de piora dos sintomas de xerostomia. São listados mais de 500 medicamentos como possíveis agentes do quadro. Entre as causas farmacológicas, as drogas anticolinérgicas são as mais comuns. No Quadro 2 são citadas essas drogas e outros grupos de medicamentos.[2,3]

QUADRO 1 Condições sistêmicas associadas a disfunção da glândula salivar/xerostomia

Reumatológicas	Síndrome de Sjögren	Genéticas	Agenesia das glândulas salivares
	Artrite reumatoide		Displasia ectodérmica
	Lúpus eritematoso sistêmico		Síndrome de Prader-Willi
Endocrinológicas	Diabetes tipo 1		Síndrome de Down
	Hipertireoidismo		Polineuropatia amiloidótica familiar
	Hipotireoidismo		Doença de Gaucher
Metabólicas	Desidratação		Hemocromatose hereditária
	Doença renal crônica	Infecciosas	HIV
	Anemia		Hepatite C
	Abuso de álcool	Neurológica	Doença de Parkinson

Fonte: Tanasiewicz M *et al.*, 2016;[2] Saleh J *et al.*, 2015.[3]

QUADRO 2 Grupos e exemplos de medicamentos relacionados com disfunção da glândula salivar/xerostomia

Anticolinérgicos	Antidepressivos tricíclicos	Amitriptilina	Anti-hipertensivos	Inibidores da enzima conversora de angiotensina	Enalapril
		Imipramina			Captopril
	Antipsicóticos	Haloperidol			Lisinopril
		Derivados da fenotiazina		Antagonistas dos receptores da angiotensina	
	Drogas antiparkinsonianas	Amantadina		Bloqueadores dos canais de cálcio	
		Benzatropina		Bloqueadores alfa-adrenérgicos	
	Anti-histamínicos	Difenidramina		Bloqueadores beta-adrenérgicos	
		Doxilamina		Alfa-2 agonistas	
	Broncodilatadores	Ipratrópio		Diuréticos tiazídicos e correlatos	Hidroclorotiazida
		Corticoides inalatórios			Clortalidona
	Antiespasmódicos	Atropina	Benzodiazepínicos		Diazepam
		Escopolamina			Lorazepam
		Homatropina			Oxazepam
Simpatomiméticos	Antidepressivos (inibidores da monoaminoxidase, inibidores de recaptação da serotonina)	Bupropiona	Opiáceos		Morfina
		Fluoxetina			Codeína
	Supressores de apetite	Sibutramina			Metadona
	Descongestionantes		Drogas citotóxicas		Antineoplásicos
	Broncodilatadores beta-2 agonistas				Alfainterferona
	Relaxantes musculoesqueléticos				Ribavirina
Drogas anti-HIV			*Cannabis*[5]		

Fonte: Tanasiewicz M *et al.*, 2016;[2] Saleh J *et al.*, 2015.[3]

Diagnóstico

Os sintomas iniciais e mais comuns relatados são desconforto oral e queixas de disgeusia, principalmente com salgado e amargo, relatados com queimação na língua e/ou nos lábios.[1-3] O diagnóstico é clínico, portanto anamnese detalhada e exame físico são essenciais.[1] Na anamnese, devem-se explorar desde causas localizadas especificamente na região oral ou de glândulas salivares, a quadros sistêmicos e crônicos. A avaliação de hábitos de vida pode auxiliar no raciocínio clínico dentro das causas agudas ou crônicas de xerostomia do paciente de atenção domiciliar. Quanto ao exame físico, a avaliação da cavidade oral é primordial, com a inspeção e palpação de glândulas salivares para avaliar alterações locais como nodulações, edemas ou dores. A hidratação da mucosa oral pode ser avaliada por meio da inspeção direta com sinais nos lábios, mucosa ou língua, de secura, fissuras, perda de papilas, queilite, ou de adaptação do uso de um "teste oral de Schirmer", no qual se utiliza uma tira de papel do teste de Schirmer no assoalho da boca.[6]

A avaliação da taxa de fluxo salivar, aferida através do teste sialométrico, pode servir como linha de base e acompanhamento do quadro – < 0,1 mL/min para fluxo não estimulado e < 0,7 mL/min para fluxo estimulado –, mas não auxilia nas causas e não traz alterações nas condutas de orientações ou medicamentos. Testes adicionais de laboratório de sangue ou análises salivares, exames de imagem ou até mesmo biópsias de glândulas salivares devem ser avaliadas caso a caso, dentro da realidade das equipes de atenção domiciliar e da disponibilidade dos exames no município, além do benefício da pessoa em fazer exames mais invasivos.[2]

Exames laboratoriais podem auxiliar nos casos de suspeitas de causas sistêmicas, utilizando-se do hemograma completo e da pesquisa de autoanticorpos e indicações de biópsia de glândulas salivares para fazer diagnósticos diferenciais reumatológicos.[2]

Abordagem multidisciplinar na atenção domiciliar

No contexto da visita domiciliar, a xerostomia deve ser avaliada pela equipe, pensando em reduzir suas complicações, como candidíases orais e alterações de paladar, que podem reduzir a ingestão alimentar e ocasionar quadros de desnutrição. Deve-se, ainda, realizar diagnóstico diferencial com desidratação e orientar familiares e cuidadores sobre hábitos e cuidados para melhora da qualidade de vida com redução da sensação de secura oral. Avalia-se de forma criteriosa o uso de fármacos que podem ser os causadores da xerostomia e realiza-se a desprescrição sempre que possível. Em pacientes com alterações diretas na produção de saliva, também cabe à equipe definir a indicação ou não de fármacos ou salivas artificiais, com o objetivo de melhora da qualidade de vida da pessoa em questão e redução das complicações.[1-3]

Medidas preventivas

- Controle rigoroso da higiene oral, com escovação dentária duas vezes ao dia.
- Uso regular de fio dental ou outro limpador interdental.
- Uso de enxaguantes orais sem álcool, no caso de próteses dentárias.
- A higienização das próteses e retirada delas à noite.
- Redução do consumo de álcool e cafeína.
- A abstenção do consumo de tabaco.
- Evitar o consumo de alimentos secos, industrializados, ácidos, açucarados e salgados.
- Fazer hidratação adequada de acordo com as possibilidades (aumento da ingestão com goles de água, chupar gelo, umidificando mucosa e ambiente).
- Avaliações odontológicas de forma frequente (3-6 meses), como medidas preventivas para reduzir doenças orais, de acordo com a realidade de cada serviço de atenção domiciliar.[1-3]

Tratamento

O objetivo do tratamento é o alívio dos sintomas para a pessoa, nos casos irreversíveis, além de evitar e prevenir complicações possíveis devido ao ressecamento oral.[1-3] O uso de estimulantes de secreção salivar (sialogogos) periféricos deve ser avaliado de forma criteriosa, pois, além de os dois principais compostos utilizados serem ácidos (ascórbico e málico), o que pode ocasionar a desmineralização dos dentes, ambos são ineficazes nos casos de comprometimento intrínseco das glândulas salivares.[1]

A indicação de sialogogos de ação central também deve considerar o funcionamento das células salivares, nos casos de xerostomia causadas por síndrome de Sjögren e radioterapia; os sialogogos que atuam em receptores muscarínicos podem aumentar a secreção salivar e promover melhora da sensação de secura oral.

Nos casos de radioterapia de região de cabeça e pescoço, a dosagem sugerida de pilocarpina é de 5 mg 3 x/dia, sendo que a dose máxima de 10 mg por dose não deve ser ultrapassada. Nos casos de síndrome de Sjögren, pilocarpina 5 mg é utilizada 4 x/dia. Cevimelina é um anticolinérgico que nos casos de síndrome de Sjögren pode ser utilizado na dosagem máxima de 30 mg 3 x/dia. Em pacientes com histórico de infarto do miocárdio, o uso de pilocarpina é contraindicado.

Nos casos de xerostomia por medicamentos anti-hipertensivos, para asma e hipertireoidismo, o uso de pilocarpina ou cevimelina é contraindicado, além da contraindicação nos pacientes com glaucoma de ângulo estreito, angina, bronquite crônica, nefrolitíase ou colelitíase.

Os principais efeitos colaterais dos sialogogos de ação central são sudorese, náuseas, rinites vasomotoras e alterações gastrintestinais. Uso com atenção deve ser feito em pacientes que utilizam betabloqueadores. Pacientes que não toleram sialogogos podem utilizar estimulantes sem a presença de açúcar, como gomas de mascar.

Nos casos de uso dos substitutos salivares para lubrificar a mucosa oral, aliviar sintomas e prevenir a desmineralização dos dentes, as substâncias mais comuns incluem mucina, carboximetilcelulose, hidroxietilcelulose, água/glicerina e polímero de glicerato. Agentes à base de mucina são geralmente preferidos, devido à sua maior viscosidade, ação prolongada e maior semelhança à saliva natural, em relação aos que utilizam base de carboximetilcelulose, glicerina ou óxido de polietileno. Para a hidratação dos lábios podem ser utilizados compostos com base de glicerina bidestilada (100%).[1,2] A seguir, estão as orientações da composição de saliva artificial presente no *Formulário Nacional da Farmacopeia Brasileira.*

QUADRO 3 Solução da saliva artificial

Componentes	Quantidade
Cloreto de potássio	0,96 g
Cloreto de sódio	0,67 g
Cloreto de magnésio hexa-hidratado	0,04 g
Cloreto de cálcio diidratado	0,12 g
Fosfato de potássio monobásico	0,27 g
Carmelose sódica	8 g
Solução de sorbitol a 70%	24 g
Solução de conservantes parabenos	20 g
Flavorizante de menta	q.s.
Solução de ácido cítrico (25-50%) q.s.	pH 6,0 a 7,0
Água purificada q.s.p.	1.000 mL

Observação: podem-se incorporar sais de flúor na concentração de 2 ppm à formulação, para prevenção da cárie.
Fonte: Brasil, 2012.[7]

Complicações

Entre as complicações mais frequentes detectadas em visitas domiciliares, estão cáries e acúmulo de placas dentárias, em locais não predispostos, o que pode demandar restauração dentária, extrações e edentulismo (perda dentária). Também são comuns queilite angular, mucosites orais, infecções recorrentes, principalmente candidíases orais, que devem ser tratadas com nistatina oral 100.000 UI/mL, 4-6 mL (bochechar e engolir) 4 x/dia por 7 a 14 dias. Em cada caso deve ser avaliada a necessidade de tratamento sistêmico com fluconazol oral (100 a 200 mg/dia, durante 7 a 14 dias).

Outra queixa comum nos atendimentos domiciliares são a sulcação da língua e atrofias das papilas linguais, que prejudicam a alimentação em muitos casos. Portanto, deve-se ter rigor na avaliação da demanda calórica mínima, o que faz necessária a discussão em equipe, quanto a como será realizada essa oferta alimentar, para o que o apoio da nutrição e fonoaudiologia é primordial. Podem-se planejar estratégias como alimentação pastosa, suplementação, sondas nasogástricas ou nasoentéricas e gastrostomia em algumas situações críticas.[1-3]

Mucosite oral

Definição

Mucosite é um processo inflamatório no tecido que reveste todo o trato gastrintestinal, denominado de mucosa, que vai da boca ao ânus. A mucosite oral é quando esse processo inflamatório ocorre na mucosa oral; no início, as alterações se apresentam como vários graus de eritema, mas podem evoluir para úlcera.[8]

A mucosite oral algumas vezes está relacionada à ação de medicamentos quimioterápicos ou radiação ionizante, condição que pode estar presente no contexto de pacientes oncológicos na atenção domiciliar. É uma condição exclusiva dos submetidos a químio ou radioterapia de cabeça e pescoço; caso surjam em outras situações clínicas, são chamadas também de estomatites.[7]

De todos os acometidos por algum tipo de neoplasia, 70% receberão quimioterapia antineoplásica durante seu tratamento, e, destes, 40% apresentarão complicações orais devido à estomatotoxicidade direta ou indireta relacionadas à quimioterapia e radioterapia.[8]

A mucosite pode surgir no início da terapia, e suas lesões iniciais são caracterizadas por áreas de hiperemia, que podem evoluir para úlceras. As lesões iniciais podem ser locais ou generalizadas e posteriormente colonizadas por bactérias, recobertas com pseudomembranas.[7]

Estudos mostram que de 85% a 100% dos pacientes que recebem rádio ou quimioterapia podem apresentar graus variados de mucosite e estão relacionados com a dose de radiação recebida, tipo de quimioterápico e do regime de administração.[7]

Alguns fatores interferem na gravidade da mucosite em maior ou menor gravidade e estão relacionados ao grau de higiene bucal e às condições dentárias anteriores ao início do tratamento antineoplásico ou infecções bacterianas, virais e fúngicas associadas a lesões e traumas locais. Um outro fator importante na evolução da mucosite é a idade do paciente, sendo comum as lesões mais graves ocorrerem no mais jovens, por provável índice mitótico mais elevado das células da mucosa bucal nesse grupo etário.[8]

Classificação da mucosite oral

Existem várias classificações padronizando o quadro de mucosite e que auxiliam no monitoramento e tratamento. A mais utilizada é a da Organização Mundial da Saúde (OMS), por sua melhor facilidade de aplicação e melhor monitoramento em razão do tratamento instituído e aliado à capacidade de alimentação por via oral.[9]

Abordagens multidisciplinares na atenção domiciliar

Medidas preventivas

No manejo dos pacientes que irão realizar quimioterapia ou radioterapia, são essenciais alguns cuidados prévios, para evi-

QUADRO 4 Classificação da mucosite

Grau de mucosite oral	Comorbidades para a mucosa oral
Grau 0	Sem alterações
Grau 1	Eritema, irritação e dor
Grau 2	Eritema, úlceras (dieta sólida)
Grau 3	Úlceras (dieta líquida)
Grau 4	Impossibilidade de alimentação

Fonte: WHO, 1979.[10]

tar complicações e melhorar a qualidade de vida durante e após o tratamento. Podemos destacar:

- Exame odontológico, para avaliar a condição dental e periodontal, através de radiografias e exames complementares.[11,12]
- Restaurar os dentes possíveis e extrair aqueles sem possibilidade de tratamento reparador.[11,12]
- E importante tanto pacientes dentados como edentados com próteses receberem um cuidadoso exame oral antes do início da quimioterapia ou radioterapia.[11,12]
- Nos casos de pacientes com próteses removíveis, deve-se avaliar sua adaptação e estabilidade, a fim de remover qualquer fonte de trauma e mecânico e infecção posterior. Orientar o paciente a dormir sem a prótese e escová-la após cada alimentação.[11,12]
- Independentemente da classificação da mucosite, a higiene oral é indispensável para reduzir a influência da flora bacteriana oral, os sintomas de dor e os sangramentos relacionados à terapia antineoplásica.[13]

Tratamento

A crioterapia tem sido largamente divulgada nos cuidados com mucosite em pacientes oncológicos. A administração de pedaços de gelo 5 minutos antes da infusão do quimioterápico (principalmente o 5-fluoracil) com duração de 30 minutos durante a quimioterapia traz benefícios importantes aos pacientes.[7] Estudos descrevem melhorias nos pacientes após radiação com uso de pilocarpina durante 4 meses, na dose de 5 mg 3 x/dia.[8]

O *laser* tem mostrado efetividade na redução da mucosite oral, além de reduzir a inflamação e ter propriedades analgésicas.[14] A sua função está associada à estimulação da cicatrização e deve ser realizada pelo menos três vezes por semana. A Multinational Association of Supportive Care in Cancer não faz nenhuma recomendação específica sobre o uso da laserterapia para mucosite oral induzida por radioterapia e quimioterapia, mas já a recomenda como tratamento preventivo da mucosite oral durante e após a quimioterapia.[15]

Complicações

Se as medidas utilizadas para o controle da mucosite forem ineficazes e houver a possibilidade de associação de infecções locais ou outros sintomas associados, deve-se fazer nova avaliação e tratar adequadamente as intercorrências. Em alguns casos, é necessário tratar sintomas usando medicações de uso tópico ou até sistêmico, dependendo da gravidade do quadro. De maneira geral, deve-se abordar e tratar:

- **Dor:** sintoma muito prevalente, e seu tratamento é de fundamental importância, principalmente nos portadores de neoplasia de cabeça e pescoço. Para uma melhor adesão e resposta ao tratamento da dor, é importante saber a intensidade, frequência, e a partir daí prescrever analgésicos que podem ser tópicos ou orais. A dor pode provocar dificuldade na alimentação, ingesta de líquidos e até na fala. Caso não seja tratada, pode levar a perda de peso, anorexia, caquexia e desidratação.[13] Uma das opções de tratamento tópico pode ser a lidocaína em bochechos, porém há o inconveniente de sua duração ser de 15 a 30 minutos. O sucralfato pode servir de barreira protetora, é eficaz na redução e severidade da mucosite e pode ser usado na dose de 1 a 3 g 3 a 6 x/dia. Para o tratamento sistêmico da dor, podem-se usar analgésicos simples, e, caso eles não tenham resposta, o uso de opioides, como a morfina, para dor severa, se faz primordial.[13]
- **Infecção:** com muita frequência há associação de infecção bacteriana. Para isso, pode-se utilizar o gluconato de clorexidina 0,12% em forma de bochecho. Porém, o seu uso contínuo pode trazer efeitos colaterais, como a mudança na coloração dos dentes e alterações no paladar.[16] Outra complicação frequente nos pacientes com mucosite é a candidíase. Em 95% dos casos, a *Candida albicans* está envolvida. O tratamento pode ser tópico com nistatina (100.000 U/mL, 4 a 6 mL, 4 x/dia por 7 a 14 dias). Nos casos de infecção recorrente, pode ser realizado tratamento sistêmico com fluconazol, na dose de 100-200 mg oral por dia, durante 7 a 14 dias.[10]
- **Alterações na ingestão alimentar:** outro problema associado à mucosite é a ingestão nutricional, que pode estar comprometida por vários motivos: dor, alterações do paladar, secura da boca, dificuldade de deglutição. A importância, nesses casos, da inclusão de uma avaliação nutricional é fundamental para a orientação de uma dieta adequada, incluindo alimentos pastosos, sorvetes, restrição de alimentos ácidos, condimentados e salgados.[16] Em casos extremos, nos quais não se consegue deglutir mesmo com uma dieta adequada, será necessária a alimentação por sonda nasogástrica, até que o paciente se recupere e consiga o retorno a alimentação por via oral, evitando a perda de peso e a piora do quadro clínico.[16]

Referências

1. Turner MD. Hyposalivation and xerostomia: etiology, complications, and medical management. Dent Clin North Am. 2016;60(2):435-43.
2. Tanasiewicz M, Hildebrandt T, Obersztyn I. Xerostomia of various etiologies: a review of the literature. Adv Clin Exp Med. 2016;25(1):199-206.
3. Saleh J, Figueiredo MA, Cherubini K, Salum FG. Salivary hypofunction: an update on aetiology, diagnosis and therapeutics. Arch Oral Biol. 2015;60(2):242-55.

4. Hespanhol FL, Tinoco EMB, Teixeira HGC, Falabella MEV, Assis NMSP. Manifestações bucais em pacientes submetidos à quimioterapia. Ciênc Saúde Coletiva. 2010;15(supl 1):1085-94.
5. 5 Veitz-Keenan A, Spivakovsky S. Cannabis use and oral diseases. Evid Based Dent. 2011;12(2):38.
6. López-Jornet P, Camacho-Alonso F, Bermejo-Fenoll A. A simple test for salivary gland hypofunction using Oral Schirmer's test. J Oral Pathol Med. 2006;35(4):244-8.
7. Brasil. Ministério da Saúde. Agência Nacional de Vigilância Sanitária. Formulário Nacional da Farmacopeia Brasileira. 2. ed. Brasília, DF: Ministério da Saúde; 2012. p. 139.
8. Sonis ST, Clark J. Prevention and management of oral mucositis induced by antineoplastic therapy. Oncology (Williston Park). 1991;5(12):11-8; discussion 18-22.
9. Raposo B, Alencar MJS, Menezes AC, Rosmaninho E. Abordagem clínica e terapêutica da mucosite oral induzida por radioterapia e quimioterapia em pacientes com câncer. Rev Bras Odontol. 2014;7(1)35-8.
10. World Health Organization. Handbook for reporting results of cancer treatment. Genebra: WHO; 1979.
11. Joshi VK. Dental treatment planning and management for the mouth cancer patient. Oral Oncol. 2010;46(6):475-9.
12. Miller EH, Quinn AI. Dental considerations in the management of head and neck cancer patients. Otolaryngol Clin North Am. 2006;39(2): 319-29.
13. Lopes LD, Rodrigues AB, Brasil DRM, Moreira MMC, Amaral JG, Oliveira PP. Prevenção e tratamento da mucosite em ambulatório de oncologia: uma construção coletiva. Texto e Contexto Enferm. 2016;25(1);2060014.
14. Albuquerque I, Camargo T. Prevenção e tratamento da mucosite oral induzida por radioterapia: revisão de literatura. Rev Bras Cancerol. 2007;53(2):195-209.
15. Florentino ACA, Macedo DR, David EF, Carvalho K, Guedes CCF. Tratamento da mucosite oral com laser de baixa potência: revisão sistemática de literatura. Rev Ciênc Méd. 2015;24(2):85-92.
16. Jeldres M, Amarillo D, Lorenzo F, Garcia F, Cuello M. Patogenia y tratamiento de la mucositis asociada al de radioterapia y/o quimioterapia en pacientes con cáncer de cabeza y cuello. Rev Urug Med Int. 2021;1: 4-13.

Quadros gastrintestinais e urinários

Capítulo 18

Obstrução urinária

André Marçal Ferreira
Mônica Isaura Corrêa
Felipe Gurgel do Amaral Mota

PONTOS-CHAVE

- A obstrução urinária é uma condição que necessita de identificação precoce, para evitar lesão e alteração na função renal.
- O tratamento precoce diminui danos permanentes que podem decorrer da obstrução urinária, como a insuficiência renal.
- A atuação rápida da equipe multidisciplinar permite garantir alívio de sintomas e diminuir os danos.

OBJETIVOS DE APRENDIZAGEM

Ao final do capítulo, o leitor deverá ser capaz de:

- Conceituar a obstrução urinária.
- Conhecer as suas principais etiologias.
- Diagnosticar, por meio de anamnese, exame físico e ferramentas possíveis, no âmbito domiciliar, as etiologias dessa situação.
- Elucidar as principais medidas preventivas que possam ser orientadas no domicílio.
- Descrever os possíveis tratamentos para obstrução urinária.

Conceito

O fluxo da urina segue o seu trajeto usual pelo trato urinário, incluindo os rins, ureteres, a bexiga e a uretra. Qualquer bloqueio parcial ou total, seja intrínseco ou extrínseco, ao fluxo da urina, é considerado obstrução urinária.[1]

Etiologia

É de suma importância a compreensão sobre a etiologia da obstrução urinária para a correta proposta terapêutica, a fim de evitar a elevação da pressão no trato urinário que pode levar ao comprometimento da função renal. Tais etiologias serão demonstradas no Quadro 1.[1,2]

Diagnóstico

Está claro que qualquer etiologia que possa causar disfunção na saída de urina torna a anamnese e o exame físico aliados valiosos na elaboração de hipóteses diagnósticas, bem como o esclarecimento dos diagnósticos diferenciais.

Na anamnese, o paciente pode referir uma história de diminuição ou ausência miccional por um período e queixas de dor em região suprapúbica, ou abdominal, levando a pensar em obstrução urinária. Em pacientes que não verbalizam, o diagnóstico de obstrução urinária deve ser considerado pela ausência de micção associada à inquietação ou agitação.[1]

Dentro da anamnese, podem-se identificar informações importantes, como a faixa etária do paciente, visto que já é sabido que é mais comumente em homens com idade superior a 60 anos. Ao longo de um período de 5 anos, a obstrução urinária ocorre em cerca de 10% dos homens com idade superior a 70 anos e em quase um terço dos homens com idade superior aos 80 anos.[1] Entre as patologias de maior prevalência entre os homens idosos, encontra-se a hiperplasia prostática benigna.[3]

Analisar a história clínica de cada paciente permite a elucidação de informações que podem remeter a traumas, infecções, inflamações, neoplasias e uso de medicações (como alguns antidepressivos tricíclicos, como amitriptilina, e precursores do metabolismo da dopamina, como levodopa), que podem ser propulsores na elaboração de diagnósticos causadores de obstrução urinária.

O desconforto suprapúbico, a dor abdominal inferior, a hematúria e a algúria são sinais e sintomas prevalentes de infecção urinária. Sobre os relatos de diminuição do jato de urinário, polaciúria ou incontinência urinária recairá a suspeita de obstrução urinária baixa. Há de se pensar se a dor é intensa, do tipo cólica, em litíase renal, principalmente se houver irradiação para as regiões lombares e/ou escrotal. É possível

QUADRO 1 Etiologia da obstrução urinária

Defeitos intrínsecos adquiridos
▪ Nefrolitíase ▪ Inflamação ▪ Infecção ▪ Traumatismo ▪ Necrose de papila ▪ Tumores próximo do ureter ou no interior deste ▪ Coágulos sanguíneos ▪ Cristais de ácido úrico ▪ Estenose ureteral ou uretral ▪ Fimose ▪ Hiperplasia prostática benigna ▪ Câncer de próstata ▪ Câncer de bexiga ▪ Ureterocele
Defeitos extrínsecos adquiridos
Trato reprodutivo feminino
▪ Útero gravídico ▪ Miomas uterinos ▪ Doença inflamatória pélvica ▪ Endometriose ▪ Ligadura acidental do ureter em cirurgia ginecológica ▪ Tumor maligno de útero ▪ Tumor maligno de ovário ▪ Tumor de colo uterino
Trato reprodutivo masculino
▪ Adenocarcinoma de próstata ▪ Hiperplasia prostática benigna
Desordens vasculares
▪ Aneurismas arteriais (aorta abdominal, artéria ilíaca) ▪ Tromboflebite de veia ovariana
Outras neoplasias
▪ Câncer de cólon e reto ▪ Linfoma
Outras causas
▪ Fibrose retroperitoneal ▪ Fecaloma
Causas funcionais
▪ Neuropatia diabética ▪ Doença da medula espinhal ▪ Distúrbio dos músculos ou nervos no ureter ou na bexiga ▪ Drogas (agentes anticolinérgicos e antagonista alfa-adrenérgico) ▪ Esclerose múltipla ▪ Doença de Parkinson ▪ Doença cerebrovascular

Fonte: adaptado de Seifter JL; Brenner BM, 2008;[1] Vilke GM *et al.*, 2008.[2]

analisar as causas da obstrução urinária por meio do exame físico, como descrito no Quadro 2.[2]

Em casos de obstrução urinária abaixo da bexiga, é possível notar, no exame físico, abaulamento ou distensão suprapúbica caracterizando bexigoma, assim sendo indicado o esvaziamento por meio de sonda vesical de alívio, na qual se observam características da urina, tais como volume, cheiro, cor, presença de exsudatos, resíduos, que ajudarão elucidar o comprometimento.

QUADRO 2 Etiologias baseadas no exame físico

Paciente	Exame físico	Diagnóstico
Homem	Próstata aumentada, consistência firme, ausência de nódulos ao toque retal ou toque retal normal	Hiperplasia prostática benigna
	Próstata quente e dolorosa	Prostatite
	Próstata aumentada e nodular; exame na próstata pode ser normal	Adenocarcinoma de próstata
	Edema de pênis com prepúcio não retrátil	Fimose, parafimose ou edema
Mulher	Prolapso do reto, bexiga ou útero em exame pélvico	Cistocele; retocele; prolapso uterino
	Útero, ovários ou anexos aumentados em exame pélvico	Massa pélvica, mioma uterino; doença ginecológica maligna
Homem ou mulher	Sensibilidade suprapúbica aumentada; teste de punho percussão lombar positivo	Infecção do trato urinário
	Dor lombar irradiando flancos para região genital; teste de punho percussão lombar positivo	Ureterolitíase
	Hematúria macroscópica com coágulos	Tumor de bexiga
	Massa retal; massa abdominal palpável	Tumor gastrintestinal avançado
	Déficits neurológicos focais ou generalizados	Bexiga neurogênica

Fonte: Vilke GM *et al.*, 2008.[2]

Refazer o exame do abdome, caso persistam a dor e o desconforto, reforçará gravidade ou maior extensão de acometimento e, se houver alívio dos sintomas e da melhora da distensão, possibilitará a palpação de massas. Ao analisar o volume, pode-se verificar anúria, levantando a hipótese de acometimento renal, pré-renal ou obstrução bilateral de ureteres por litíases e obstrução de sondas vesicais/cistostomias/nefrostomias, por exemplo.

Exames complementares

O serviço de atenção domiciliar (SAD) deve avaliar a disponibilidade e definir o fluxo de investigação possível, de acordo com o perfil do usuário. É importante sempre discutir com gestor ou gerente sobre as necessidades dos pacientes, de forma a atingir mais amplamente a propedêutica, realizando diagnóstico mais assertivo, quando possível, e evitando internação hospitalar. Exigem-se de forma básica exames de bioquímica e análise de sedimento micro e macroscópico do sangue e da urina para definir alterações diretas urinárias e da função renal, reservando os exames de imagem para pacientes que tenham indicação e PPS (Palliative Performance Status) suficientes para tal investigação.

QUADRO 3 Exames complementares

▪ Elementos anormais do sedimento (EAS) e cultura
▪ Hemograma
▪ Ureia
▪ Creatinina
▪ Ionograma
▪ Avaliação da função hepática (tempo de protrombina + plaquetas + albumina)
▪ PSA (antígeno prostático específico)
▪ Cultura de secreção retal/fezes ou vaginal
▪ Citopatológico
▪ Sangue oculto nas fezes
▪ Radiografia de abdome e pelve
▪ Ultrassonografia
▪ Tomografia computadorizada
▪ Ressonância nuclear magnética
▪ Urografia excretora
▪ Uretrocistoscopia
▪ Estudo urodinâmico

Fonte: adaptado de Seifter JL; Brenner BM, 2008;[1] Vilke GM *et al.*, 2008.[2]

Abordagem multidisciplinar pela equipe de atenção domiciliar

Esta é uma situação em que principalmente médicos, enfermeiros e fisioterapeutas (os que tenham uma boa formação em fisioterapia pélvica) irão atuar – tanto por estarem mais facilmente presentes na equipe quanto por terem capacidade de ação direta e intervencionista nas causas. Porém, destacamos também a atuação dos farmacêuticos, que podem, por exemplo, visualizar interações medicamentosas promotoras ou adjuvantes no mecanismo de obstrução ou deterioração da função renal, e os nutricionistas, que poderão direcionar mudanças na dieta e na ingestão hídrica, de forma a favorecer uma melhora da constituição urinária em si e da função dos rins, podendo proporcionar alívio sintomático.

A avaliação médica será importante para indicação de sondagens, manejo clínico do quadro e até proposição de indicação cirúrgica; a enfermagem, para realização de sondagem vesical e suas orientações; a fisioterapia, para um suporte muscular e uroanatômico do paciente.[3,4]

Medidas preventivas

Estar atento(a) às condições clínicas de base do paciente e aos possíveis riscos relacionados a cada uma delas e ao manejo adequado de *devices* (sonda vesical de alívio ou de demora, cistostomia e nefrostomia), se já implantados, são a base da prevenção. Esse conhecimento prévio, somado ao das possibilidades de cuidados, das vontades do paciente e da família, possibilita identificar o suporte preventivo para cada caso.

A formação de coágulos ocasionados por traumas (pela tração ou manipulação inadequada da sonda), massas expansivas, distúrbios de musculatura e neurológicos são as principais causas, sendo medidas preventivas ensinar os cuidados com esses dispositivos.[2,3,5]

Processos inflamatórios, infecções ou até mesmo causas funcionais relacionadas com alguma doença podem proporcionar hiperatividade esfincteriana ou déficit na contratilidade muscular, o que também proporciona acúmulo urinário; assim, pensar na possibilidade de tais situações pode auxiliar em intervenções precoces, evitando a obstrução.[1,2,5]

Tratamento

O tratamento adequado logicamente depende da causa, mas em AD muitas vezes consiste na passagem ou troca do dispositivo de sondagem. Convém considerar a troca do *device* já implantado, mesmo funcionante, principalmente na suspeita de infecção, para eliminar o biofilme formado ou se há possibilidade de obstrução.

A passagem de sonda vesical de demora (SVD) ou orientação de sondagens de alívio programadas para resolver o sintoma inicialmente também são opções. Tais considerações se devem à maior frequência dos casos ser de obstrução urinária baixa.[1,4,6]

O tempo e a manutenção da estratégia vão depender da propedêutica e da história colhida e deverão permanecer até melhor definição diagnóstica e enquanto se aguarda resposta do tratamento clínico para resolução do quadro ou retorno à diurese espontânea sem queixas. A sondagem também busca evitar piora do quadro geral, como uma disfunção renal subjacente, por exemplo.[3,4]

Sugerimos que seja sempre avaliada a coleta de amostra de urina (sumário de urina/urina 1/EAS – nome a depender da região + urinocultura), principalmente nos casos em que houver passagem ou troca de dispositivo de sonda, aproveitando-se esse momento para a obtenção da amostra.[1,3,4,6,7]

Em casos de suspeita de quadros infecciosos, se não for feita a coleta no momento inicial, o tratamento empírico com antibioticoterapia poderá impedir ou atrasar uma coleta representativa, gerando demora numa medida mais assertiva para pacientes em que devemos evitar hospitalização.

Quando se observam coágulos ou fatores sedimentares na urina que possam ter causado a obstrução, passar uma sonda de demora com três vias, para assim permitir irrigação contínua pelo menos até a melhora do aspecto urinário, é importante para tentar evitar recorrência.[3]

Em atendimento domiciliar, há grande prevalência de pacientes em cuidados paliativos, devendo-se então considerar o PPS e se há reversibilidade do quadro com intervenção cabível para aquele indivíduo. Deve-se observar se é um caso com história ou perspectiva de recidivas e avaliar o contexto social e familiar antes de tomar a decisão médica para compartilhamento com os cuidadores. Na possibilidade de intervenções cirúrgicas (como cistostomia ou nefrostomia) ou até mesmo para propor profilaxia antibiótica, devem-se sempre levar em consideração aspectos do cuidador e do paciente (preferências e possibilidade de manter cuidados).[4]

Encaminhamentos

Ao analisar a gama de causas e possíveis tratamentos, será necessário o auxílio de outros serviços especializados. Listamos a seguir alguns, porém lembramos que nem sempre haverá elegibilidade (por funcionalidade) ou fluxo definido para nossos pacientes domiciliados, o que é um entrave de comunicação e de logística comum no Sistema Único de Saúde.

- Hospital/serviço especializado em Urologia: nas situações em que são observadas as uropatias obstrutivas, onde a litíase está obstruindo a saída completa da urina, é necessário avaliação urológica de urgência, com a finalidade de evitar a injúria renal.
- SAD: alguns pacientes com infecções urinárias recorrentes podem desenvolver resistência bacteriana, sendo necessário antibioticoterapia endovenosa, e, nesse caso, para evitar a hospitalização, pode-se encaminhar o paciente para o SAD. Esse serviço pode também proporcionar a desospitalização precoce de pacientes, inclusive pós-cirúrgicos.
- Serviços de Oncologia: nas neoplasias, a AD trabalhará juntamente com o serviço de Oncologia.
- Serviço de Neurologia/Neurocirurgia: nos casos em que a obstrução urinária é provocada por comprometimentos neurológicos refratários a tratamentos prévios, pode-se recorrer ao auxílio especializado.
- Serviço de Cirurgia Vascular: nas desordens vasculares em que forem necessários procedimentos cirúrgicos, deve-se encaminhar os pacientes para o serviço de referência.
- Serviço de Ginecologia e Obstetrícia: os miomas e demais alterações ginecológicas que levam à obstrução urinária devem ser encaminhados para o serviço especializado em Ginecologia e Obstetrícia, lembrando que, por vezes, a resolução do agravo se dará por meio de procedimento cirúrgico.

Referências

1. Seifter JL, Brenner BM. Obstrução do trato urinário. In Fauci AS, Braunwald E, Kasper DL, Longo DL, Hauser SL, Jameson JL, Loscalzo J. Harrison medicina interna. 17. ed. Rio de Janeiro: McGraw-Hill; 2008. p. 1827-30.
2. Vilke GM, Ufberg JW, Harrigan RA, Chan TC. Evaluation and treatment of acute urinary retention. J Emerg Med. 2008;35(2):193-8.
3. Barrisford GW, Steele GS. Acute urinary retention. Waltham: UpToDate; 2012.
4. Carvalho RT, Souza MRB, Franck EM, Polastrini RTV, Crispim D, Jales SMCP, et al. Manual da residência de cuidados paliativos. Barueri: Manole; 2018. 1004 p.
5. Thomaz K, Chow K, Kirby RS. Acute urinary retention: a review of the aetiology and management. Prostate Cancer Prostatic Dis. 2004;7(1): 32-7.
6. Castilho RK, Pinto CS, Silva VCS. Manual de Cuidados Paliativos. 3. ed. Atheneu; 2021.
7. Selius BA, Subedi R. Urinary retention in adults: diagnosis and initial management. Am Fam Physician. 2008;77(5):643-50.

Quadros neuropsiquiátricos

Capítulo 19

Convulsão

Mônica Isaura Corrêa
André Marçal Ferreira

PONTOS-CHAVE

- É importante fazer a identificação correta da crise convulsiva e distingui-la dos demais diagnósticos diferenciais, o que na grande maioria das vezes é possível no domicílio, com base no método clínico (entrevista, exame físico e exames complementares quando indicados).
- Na avaliação da convulsão, é preciso saber se ela resulta de processo sistêmico tratável ou de uma disfunção intrínseca do sistema nervoso central. Caso seja uma disfunção intrínseca, deve-se conhecer a sua etiologia.
- Os exames complementares, como avaliação laboratorial, neuroimagem, eletroencefalograma e, quando necessário, a punção lombar, devem ser solicitados mediante a necessidade, para elucidar os diagnósticos diferenciais.
- O paciente com crise convulsiva deve receber tratamento adequado e precoce dentro do seu domicílio.
- A abordagem rápida multidisciplinar reduz o dano neurológico que pode ser causado pela crise prolongada. Ao iniciar no domicílio os cuidados com o paciente, pode-se alcançar maior resolutividade, diminuindo o tempo das crises com condutas assertivas e rápidas. Em casos refratários ao tratamento inicial ou pela falta de recursos, deve-se encaminhar o paciente de forma segura ao hospital para garantir suporte adequado e minimizar os danos.

OBJETIVOS DE APRENDIZAGEM

Ao final do capítulo, o leitor deverá ser capaz de:

- Reconhecer e diagnosticar as diferentes convulsões no domicílio por meio do método clínico.
- Identificar e corrigir fatores desencadeadores de convulsão como hipoglicemia, distúrbios eletrolíticos, infecções e febre.
- Indicar a conduta clínica adequada, para evitar lesões secundárias.
- Saber solicitar com critério os exames complementares em ocasiões específicas de crise.

Conceito

Segundo a International League Against Epilepsy (ILAE), "convulsão" é um termo popular, ambíguo e oficioso, usado para significar uma atividade motora exuberante durante a crise. Essa atividade pode ser tônica, clônica, mioclônica ou tônico-clônica. Em alguns idiomas, convulsões e crises são considerados sinônimos, e o componente motor não é claro. A palavra "convulsão" não faz parte da classificação das crises de 2017, mas permanece no uso popular.

Outra forma de conceituar a crise epiléptica é definir a manifestação clínica de descargas súbitas, excessivas e transitórias dos neurônios cerebrais. Ao se observar uma manifestação motora, a crise epiléptica recebe o nome de convulsão. Portanto, há crises epilépticas não convulsivas, como as crises de ausência, comuns na infância, ou as crises com manifestações sensitivas.

A epilepsia é uma doença crônica caracterizada pela recorrência de crises epilépticas de forma espontânea ou provocada que ocorrem em resposta do cérebro normal a eventos externos (os efeitos da desordem metabólica que afetam o cérebro, como febre, distúrbios hidroeletrolíticos ou intoxicação) e não provocada, referindo aquelas ligadas à agressão do parênquima (traumatismo cranioencefálico, neoplasias, efeitos de drogas, infecções, acidente vascular cerebral, processos hipóxico-isquêmicos, idiopáticas e criptogênicas).

Diagnóstico

O diagnóstico inicial da crise convulsiva deve partir da coleta de uma história completa e exame neurológico. A entrevista deve ser realizada com o paciente e o acompanhante que pre-

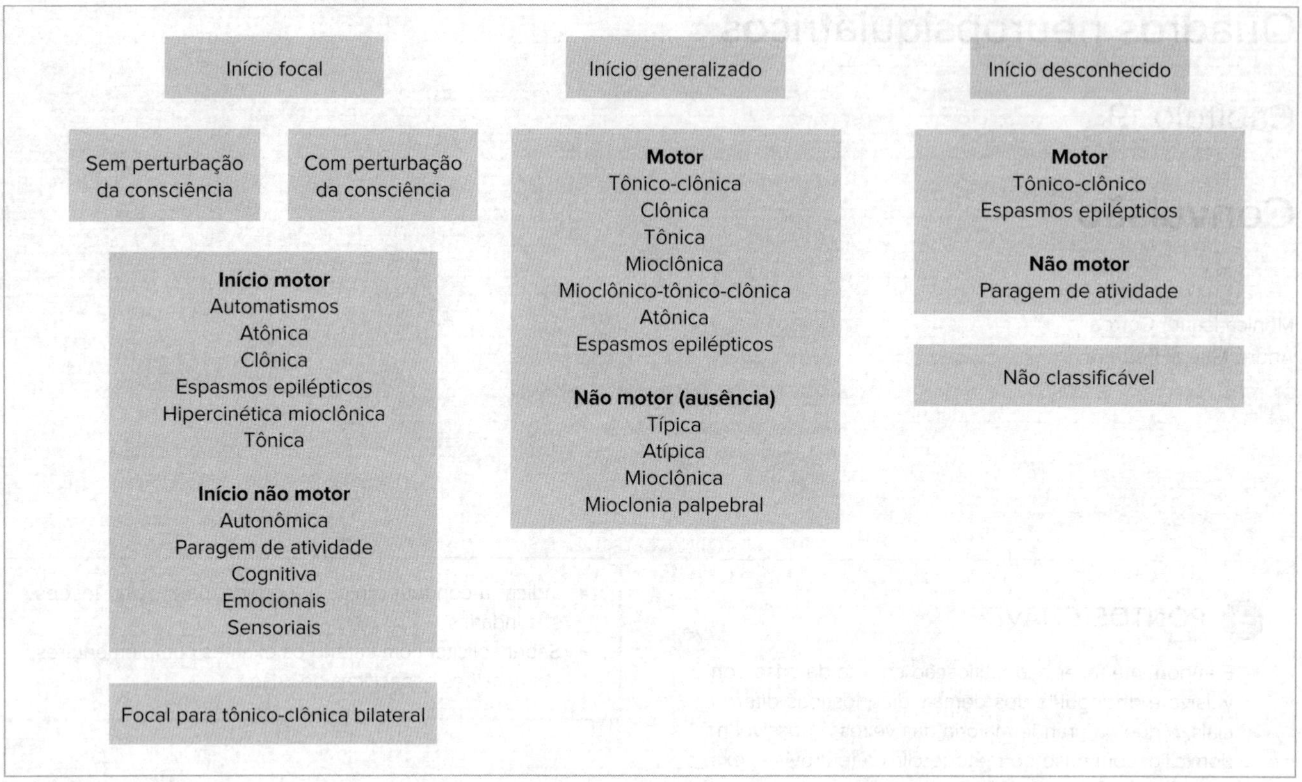

FIGURA 1

Classificação das crises ILAE 2017 (versão expandida).

Fonte: elaborada pelos autores.

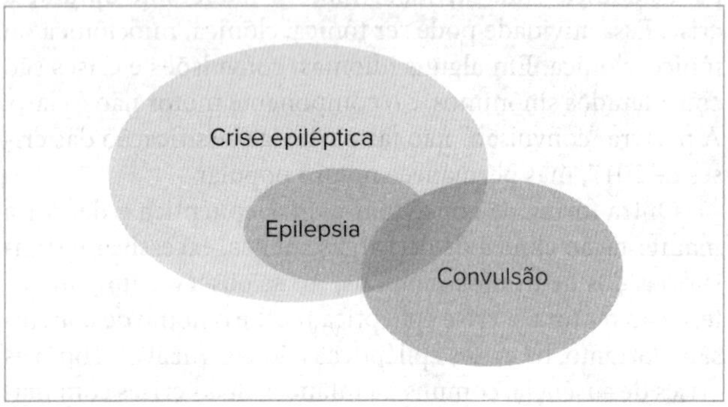

FIGURA 2

Representação gráfica da relação entre epilepsia, crise epiléptica e convulsão.

Fonte: Fiorini VCC, 2015.[1]

senciou a crise. Detalhes como início, duração e posição em que se iniciou (sentado, em decúbito ou em ortostatismo) são essenciais para serem coletados. As manifestações podem ser descritas por imitações do ato presenciado; movimentos involuntários, aura, pródromos, mordedura de língua, coloração da pele, estado pós-ictal (recuperação da consciência após o evento), liberação esfincteriana e outros fenômenos são importantes para o diagnóstico correto. Alguns sinais e sintomas podem indicar que a crise está por acontecer, podendo durar horas ou dias: conhecidos como pródromos, entre eles estão irritabilidade, alteração do humor, cefaleia e distúrbios de personalidade. Os eventos iniciais da crise, como percepções visuais ou auditivas, parestesias e disestesias, são conhecidos como aura. Geralmente é a última manifestação de que o paciente se recorda antes da crise.

É importante conhecer os diagnósticos diferenciais das crises convulsivas, como:

- Vertigem paroxística.
- Fenômenos vasovagais.
- Mioclônus benigno da infância.
- Causas cardíacas.
- Ataques de fundo psicológico, como doenças psiquiátricas – embora não envolvam descargas elétricas anormais no cérebro.

As crises conversivas emocionais figuram entre o diagnóstico diferencial de crise convulsiva, porém com sinais bem típicos que ajudam na diferenciação, como arqueamento da coluna, fechamento ocular intenso durante a crise (*eyes held shut*) ou piscar de pálpebras repetitivo, movimento rotatório (rolando na cama) e desvio do braço quando o elevamos sobre a face e então solto, evitando que ele caia sobre o rosto.

As crises convulsivas costumam ser de curta duração, cerca de 2 a 3 minutos, e ceder sem intervenção medicamentosa; porém, quando esse tempo for superior a 5 minutos, será necessária intervenção imediata, pelo risco de lesão neuronal ir-

QUADRO 1 Convulsão: achados, anamnese, exame físico e seus significados

Achados clínicos e seus principais significados	
Anamnese	**Significado**
Epilepsias que ocorrem no primeiro período da manhã ou no início do sono, frequência e número de crises	Ajudam a direcionar a etiologia e avaliar o prognóstico
Sintomas sensoriais associados ou sintomas motores de unilateralidade da crise	Sugerem focalidade
Pesquisar febre, trauma cranioencefálico (TCE), história de doenças metabólicas	Presença de fatores desencadeantes
Distúrbios de personalidade ou deterioração intelectual, distúrbios de aprendizagem	Sugerem doenças degenerativas do sistema nervoso central (SNC)
Alteração do desenvolvimento neuropsicomotor e distúrbios do sono	Sugerem doenças neurológicas
Sintomas constitucionais, vômitos, atrasos de crescimento	Sugerem etiologia metabólica ou lesão estrutural
História de partos complicados, hipoxemia perinatal e distúrbios neonatais, como hipoglicemia/hiperbilirrubinemia; história de infecções no SNC, TCE; hábitos alimentares sugestivos de cisticercose	Fatores sugestivos de agressões prévias ao SNC.
Achados do exame físico e seus principais significados	
Exame físico	**Significado**
Abaulamento da fontanela ou rigidez de nuca	Sugerem irritação meníngea
Perímetro cefálico	Afastar hidrocefalia
Sopros cardíacos, hipertensão arterial e alterações do ritmo	Afastar síncopes de origem cardíaca
Visceromegalias	Sugerem doenças metabólicas ou de armazenamento
Escoriações	Sugerem TCE
Nível da consciência, presença de sinais focais, ataxia e anormalidades nos nervos cranianos	Direcionam para a etiologia e/ou definem as epilepsias focais (parciais)
Hemiparesia, hiper-reflexia, reflexos anômalos como Babinski, localizados	Sugerem fortemente lesão estrutural contralateral
Fundo de olho	Avaliar papiledema ou hemorragia retiniana
Alterações de pele – manchas café com leite, nervos, adenomas, fibromas, hemangiomas	Podem sugerir facomatoses
Alterações de pele – manchas de vitiligo	Sugerem esclerose tuberosa
Febre	Sugerem processo infeccioso ou inflamatório

Fonte: adaptado de Savassi LCM, 2005.[5]

QUADRO 2 Principais diferenças clínicas entre crise convulsiva e síncope

Aspectos clínicos	Crise convulsiva	Síncope
Duração	Minutos	Segundos
Postura	Indiferente	Em pé
Liberação do esfíncter	Comum	Rara
Movimentos involuntários	Presentes	Raros
Pele	Rubor, cianose	Palidez
Mordedura de língua	Comum	Ausente
Estado pós-ictal	Confusão, sonolência	Curto
Eletroencefalograma	Alterado (50-90%)	Normal
Eletrocardiograma	Normal	Normal ou alterado

Fonte: Fiorini VCC, 2015.[1]

reversível. O estado de mal epiléptico (EME) é uma emergência neurológica; tendo como conceito operacional crise epiléptica contínua ou crises intermitentes sem recuperação completa da consciência com duração superior a 5 minutos, caso persista por 30 minutos ou mais, aumenta a mortalidade e/ou morbidade neurológica, portanto é necessário intervenção proporcional à sua gravidade. As causas mais comuns de EME são:[2]

- Má adesão ao tratamento.
- Suspensão ou mudanças na posologia de medicações antiepilépticas.
- TCE.
- Infecções do sistema nervoso e de seus envoltórios.
- Lesões vasculares agudas do SNC (acidente vascular cerebral hemorrágico e hemorragia subaracnóidea).
- Neoplasias encefálicas.
- Abstinência a fármacos sedativos.
- Intoxicação exógena.

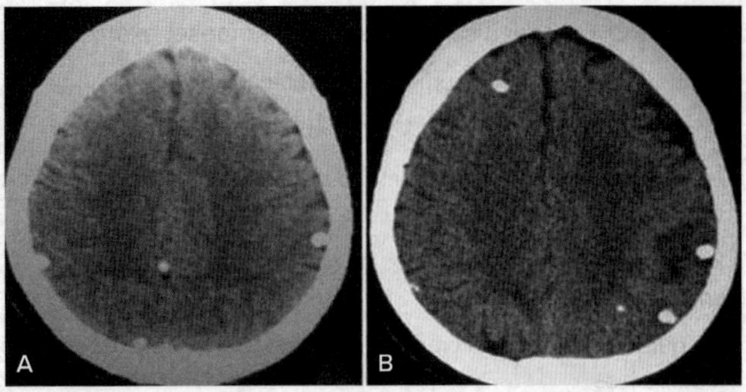

FIGURA 3

(A) Tomografia computadorizada axial de crânio sem contraste, datada de 1989, demonstrando múltiplas lesões calcificadas, sem efeito expansivo local, compatível com a apresentação nodular calcificada de neurocisticercose; (B) imagem de tomografia computadorizada mais recente demonstrando lesões calcificadas, um deles com halo edematoso no lobo parietal esquerdo.

Fonte: Coeli GNM *et al.*, 2012.[4]

Exames complementares

- **Punção lombar:** pode ser realizada no domicílio do paciente, desde que sejam seguidas as devidas precauções para segurança do paciente. É indicada na suspeita clínica de neuroinfecção e na hipótese de hemorragia meníngea, que acontece devido a ruptura de aneurisma cerebral em pacientes que apresentaram tomografia de crânio normal e cefaleia intensa e súbita.
- **Exames laboratoriais:** devem ser realizados através da coleta domiciliar, quando disponível, para maior comodidade do paciente. Alguns exames são solicitados com a finalidade de esclarecer fatores causais, como hemograma, proteína C reativa, velocidade de hemossedimentação e ionograma.
- **Estudos de neuroimagem:** a tomografia de crânio com contraste (TCC) e a ressonância nuclear magnética (RNM) são os principais exames de imagem solicitados. A TCC tem boa acurácia para detectar hemorragias agudas, lesões expansivas com efeito de massa, como tumores, infecções e calcificações sugestivas de neurocisticercose. A RNM é melhor para a detecção de lesões pequenas, como malformações vasculares e corticais, capaz de diferenciar de forma mais precisa as lesões expansivas.
- **Eletroencefalograma (EEG):** pode ser indicado a pacientes de todas as idades; o objetivo é obter atividade elétrica cerebral de forma espontânea (hiperpneia e fotoestimulação), durante a vigília, e quando possível durante o sono, para que seus registros aumentem a sensibilidade do exame. O EEG deve ser bem realizado e interpretado com cautela, a fim de aumentar a acurácia do diagnóstico. Exame de preparo simples, não invasivo, e com baixo custo, é muito útil para a detecção de diversas síndromes epilépticas específicas, além de possibilitar o registro de crises menores. Através do EEG, podem-se identificar fatores que desencadeiam crises como luzes de TV ou *video game*. É importante realizar antes de iniciar terapêutica específica, pois alguns tratamentos podem mascarar os resultados prejudicando o diagnóstico etiológico. Contribui não somente para o diagnóstico diferencial, mas também para o escalonamento de drogas, quer seja no acompanhamento ambulatorial variado, quer seja no monitoramento do mal epiléptico sob cuidados intensivos hospitalares ou cuidados domiciliares, se disponíveis, na atenção domiciliar. O EEG deve ser indicado para avaliar toda primeira crise não provocada, e recomenda-se realizá-lo dentro das 4 primeiras semanas pós-crise. Não se recomenda fazer no pós-ictal imediato.[5]

Tratamento

É preciso levar em conta alguns aspectos do diagnóstico da crise convulsiva, buscando características como duração, se primária ou recorrente, para reconhecer as condições reais do tratamento e os cuidados relativos da conduta destinada a cada paciente pela equipe multiprofissional. A abordagem completa vai desde as medidas não farmacológicas e farmacológicas no domicílio até a estabilização do paciente. Nos casos em que haja prolongamento da crise, pode ser necessária a transferência do paciente para o hospital.

Abordagem inicial da convulsão

As medidas não farmacológicas[5] imediatas são:

- Posicionar o paciente em leito com proteção lateral ou no chão, sempre em decúbito lateral.
- Afrouxar as roupas.
- Manter as vias aéreas pérvias.
- Realizar aspirações de vias aéreas superiores se necessário.
- Ofertar O_2 sob máscara ou cateter nasal se hipoxemia (quando disponível).
- Avaliar glicemia capilar.
- Acesso venoso imediato.

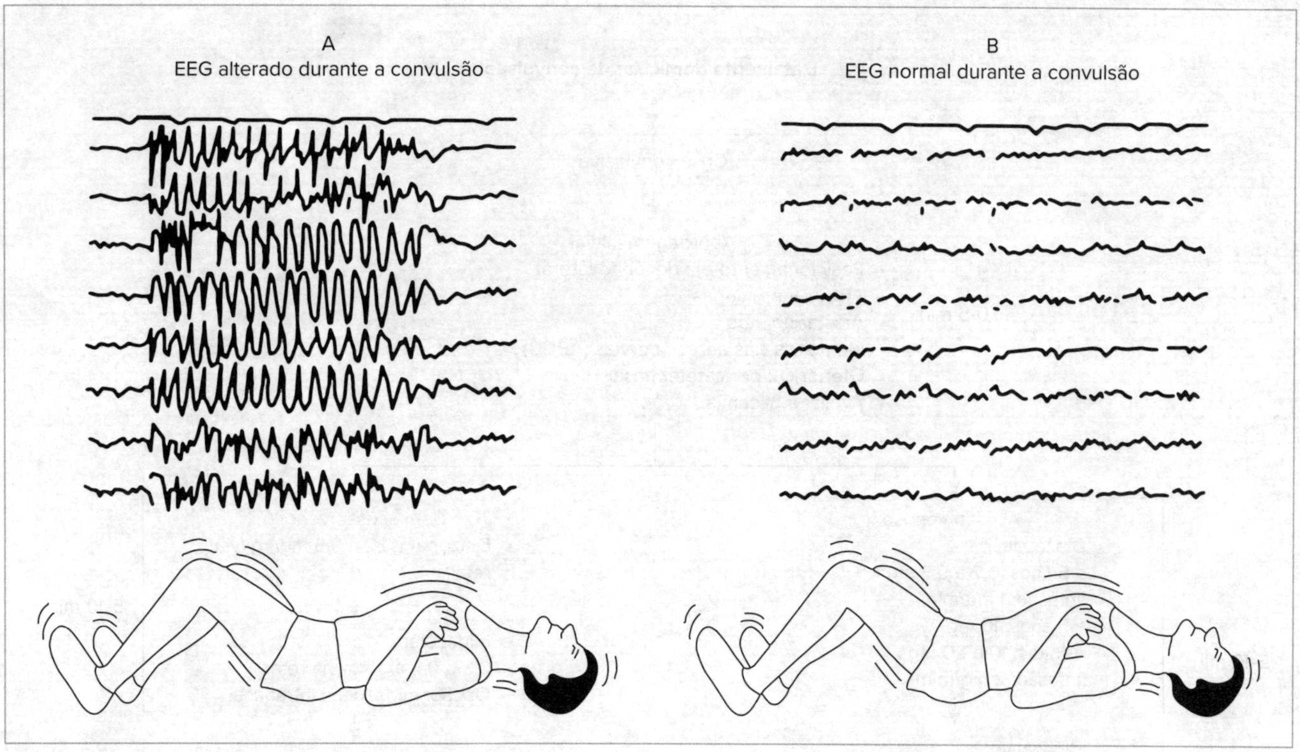

FIGURA 4

(A) Crises convulsivas com aumento da atividade elétrica cortical ao EEG caracterizam crises epilépticas; (B) crises convulsivas sem alteração do EEG durante o evento que caracterizam crises não epilépticas psicogênicas.

Fonte: adaptada de Fiorini VCC, 2015.[1]

A transferência para pronto-socorro ou hospital deve ser imediata, após 5 minutos de crise se houver a falta de outros recursos no domicílio que comprometam o cuidado e a segurança do paciente.

Abordagem medicamentosa imediata[5]

Administram-se simultaneamente as medidas iniciais, com as medicações de escolha em ordem, iniciando pelo diazepam – benzodiazepínico (repetir a cada 10 minutos) por até três vezes, se necessário:

- Diazepam:
  - Crianças < 5 anos: 0,2 a 0,5 mg/kg IV (1 mg/min), até a dose máxima de 5 mg ou 0,5 mg/kg/dose intrarretal.
  - Crianças > 5 anos: 10 mg.
  - Adultos: 10 a 20 mg em infusão de até 2 mg/min.
- Midazolam: 0,2 mg/kg IV, intranasal ou intramuscular.
- Fenitoína/hidantoína: 20 mg/kg IV na criança e 250 mg no adulto, em solução salina (máximo 1 g).
- Fenobarbital: 10 a 20 mg/kg IV.
- Ácido valproico retal: 20 mg/kg em solução salina 1:1.

As abordagens da crise convulsiva no domicílio do paciente são demonstradas na Figura 5.

O médico da assistência domiciliar deverá, mediante todas as informações possíveis e diagnóstico correto, indicar a terapêutica e a manutenção domiciliar para o controle das crises convulsivas. Existe uma gama de medicações, descritas no Quadro 3.

O EME é uma emergência neurológica, cuja abordagem deve ser feita de forma adequada, podendo ser necessária a mudança do cenário domiciliar para hospitalar para garantir todos os recursos possíveis aos cuidados do paciente. Por vezes, será necessário suporte de vida avançado, dispondo-se de intubação orotraqueal e sedação contínua, conforme mostra o algoritmo de tratamento do EME a seguir (Figura 6).

Abordagem multidisciplinar na equipe de assistência domiciliar

A equipe multidisciplinar que atua na atenção domiciliar pode embasar toda a conduta a ser executada no âmbito da prevenção, com observação do ambiente domiciliar para escolher a medida terapêutica mais adequada e estabelecer prognósticos.

Na prática, a distribuição de funções a serem executadas por cada membro da equipe possibilita expor elementos causais, quando há necessidade de ações educativas, ou mesmo de postergar o uso de medicamentos. Dessa forma, a equipe pode identificar pacientes com pouca chance de nova

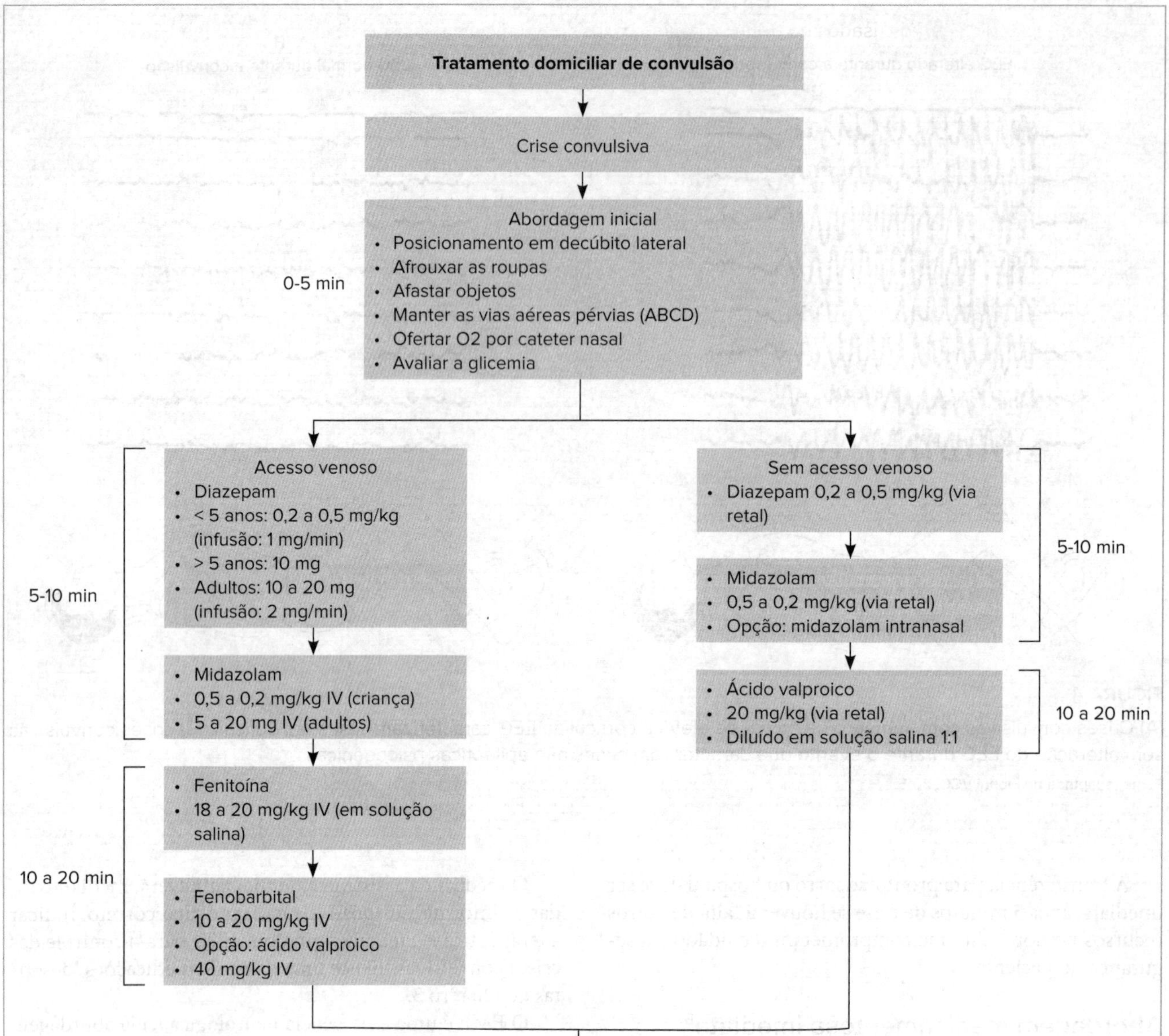

FIGURA 5

Tratamento domiciliar da crise convulsiva.

Obs.: todas as terapêuticas sugeridas dependem da disponibilidade de recursos em cada serviço de atenção domiciliar.

Fonte: adaptada de Savassi LCM, 2005.[5]

crise, diferenciando a conduta daqueles que provavelmente terão recorrência.

Medidas preventivas

A equipe de assistência domiciliar deve estar capacitada a reconhecer sinais de iminência de crise convulsiva ou situações que podem anteceder ou desencadear a crise, como pródromos e aura, fatores do ambiente domiciliar, como luzes, ruídos, discussões que causem estresse, e falta de adesão ao tratamento.

O serviço domiciliar também tem a função de esclarecer ao paciente e sua família, com linguagem simples e de fácil compreensão, todos os pontos de dúvida que possam surgir com o tratamento indicado. É importante que, nesse momento, toda a equipe esteja focada para proporcionar soluções, diminuindo o sofrimento e o estigma vivenciados pelo binô-

QUADRO 3 Medicamentos usados no tratamento das crises convulsivas e suas particularidades farmacológicas

Fármaco/apresentação	Indicação	Dose (mg)	Tomadas diárias	Efeitos colaterais
Carbamazepina Comp. 200 mg Comp. 400 mg Gotas 40 mg/mL	Crises focais	600-1.600 ou 10-20 mg/kg/dia	2 ou 3	Diplopia, neutropenia, plaquetopenia, hiponatremia
Fenitoína Comp. 100 mg Solução 100 mg/5 mL	Crises focais generalizadas	200-300 4-7 mg/kg/dia	2 ou 3	Ataxia, anemia megaloblástica, hirsutismo, hiperplasia gengival, Stevens-Johnson
Fenitoína Amp. 250 mg/5 mL	EME	15-20 mg/kg	Dose única	Ataxia, hipotensão e flebite (efeitos de infusão – fazer infusão intravenosa lenta), arritmias cardíacas
Fenobarbital Comp.50 mg Comp. 100 mg Gotas 40 mg/mL	Crises focais generalizadas	100-300	1 ou 2	Tontura, sedação, prejuízo cognitivo e da concentração, hiperatividade
Fenobarbital Amp. IM e EV 200 mg/2 mL	EME	20 mg/kg EV		Tontura, sedação, prejuízo cognitivo e da concentração, hiperatividade
Ácido valproico Comp. 250 mg Comp. 300 mg Comp. 500 mg Solução 250 mg/5 mL Solução 200 mg/mL	Crises focais generalizadas Ausência Mioclônicas Focais Múltiplas	500 a 3.000 30-60 mg/kg/dia	2 ou 3	Dispepsia, insuficiência hepática, ganho de peso, alopecia, pancreatite, trombocitopenia
Valproato de sódio endovenoso	EME	25 mg/kg	Dose única	Náuseas, confusão, hemorragias
Lamotrigina 5, 25, 50, 100 e 200 mg	Crises focais generalizadas	100-500	1 ou 2	Ataxia, diplopia, insônia, irritabilidade, erupção cutânea
Topiramato 25, 50 e 100 mg	Crises focais generalizadas	100-400	2 ou 3	Comprometimento cognitivo, anorexia, nefrolitíase, afasia, glaucoma agudo, encefalopatia
Oxcarbazepina 300 e 600 mg Suspensão 60 mg/mL	Crises focais	900-2.400 8-10 mg/kg/dia	2 ou 3	Ataxia, diplopia, hiponatremia
Clobazam 10 a 20 mg	Crises focais e generalizadas	10-30	1 a 3	Sonolência, lentificação
Gabapentina 300 a 400 mg	Crises focais e tônico-clônicas generalizadas	900-3.600	3 ou 4	Sonolência, hiperatividade e ganho de peso
Pregabalina 75 e 100 mg	Crises focais e generalizadas	150-300	2	Sonolência, hiperatividade e ganho de peso
Vigabatrina 500mg	Crises focais, tônico-clônicas generalizadas e espasmos	500-4.500	2 ou 3	Psicose e constrição do campo visual
Lacosamida 50 mg	Crises focais	100-400	2	Cefaleia, tontura, diplopia
Levetiracetam Comp. 250 mg Solução oral 100 mg/mL	Crises focais, tônico-clônicas generalizadas e mioclonias	1.000-3.000	2	Cefaleia, tontura, diplopia

Fonte: adaptado de Fiorini VCC, 2015.[1]

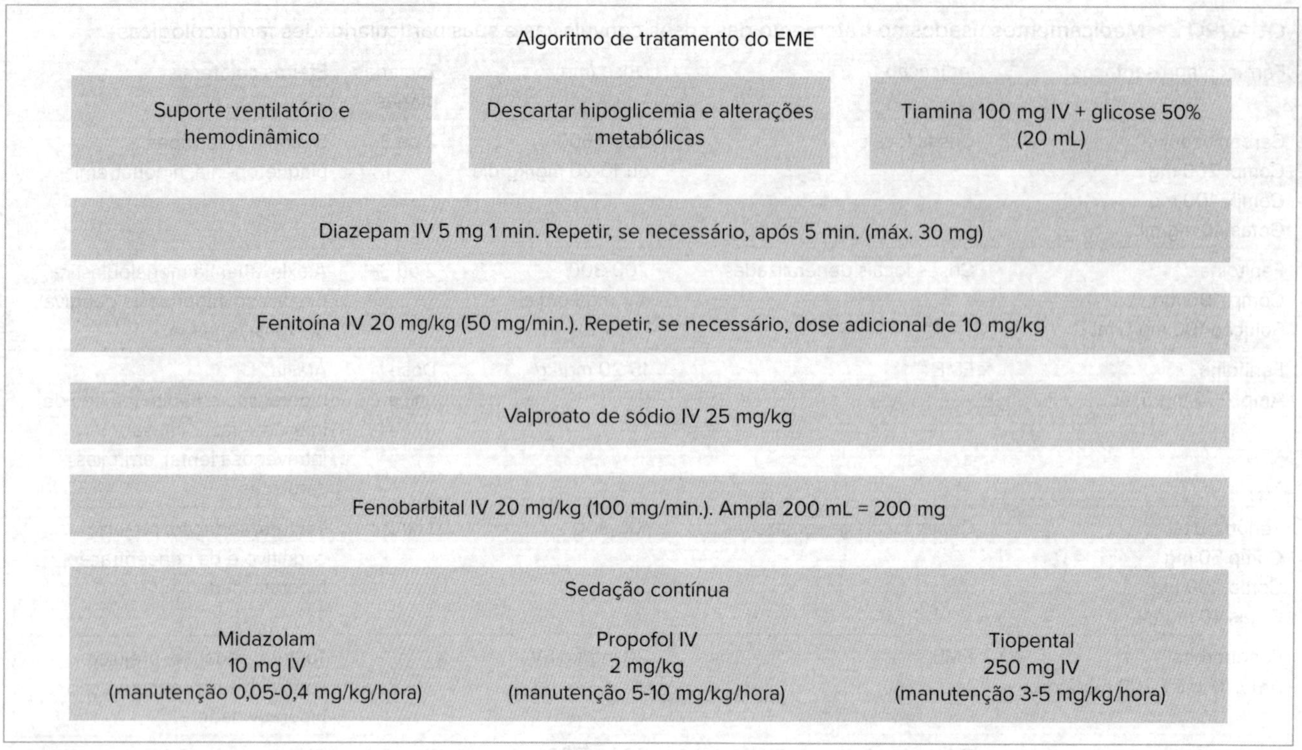

FIGURA 6
Sequência de tratamento do estado de mal epiléptico.
Fonte: adaptado de Fiorini VCC, 2015.[1]

mio paciente-família, que deverá ser orientado com medidas educativas, entre as quais se citam-se:

- Procurar manter a serenidade e o ambiente tranquilo com o mínimo de pessoas necessárias.
- Proteger a cabeça do paciente.
- Retirar objetivos próximos ao paciente que possam machucá-lo.
- Retirar ou afrouxar peças de roupas que possam dificultar a respiração do paciente, por estarem aderidas ao tórax, o que impede a sua expansão.
- Posicionamento do paciente em decúbito lateral para prevenção de aspiração em caso de vômitos.
- Orientar sobre mitos que existam: "a baba transmite epilepsia", "é necessário desenrolar a língua do paciente para que ele não sufoque".

Além das ações mencionadas, a equipe multidisciplinar deve:

- Instaurar, o mais precocemente possível, os cuidados paliativos para pacientes com doenças crônicas ou incuráveis com lesões de órgãos-alvo, ou que ameacem a vida, para que não sejam acometidos de maior sofrimento.
- Elaborar um plano de transferência do tratamento domiciliar para o hospitalar, quando este se fizer necessário, por falta de recursos essenciais e que possam comprometer a segurança do paciente.
- Fortalecer o vínculo com a família do paciente, com a finalidade de compreender as condições psicossociais envolvidas, promover adaptação humana e ambiental, facilitar o acesso da equipe e de outras referências, informar todos e quaisquer dados confiáveis para manutenção do tratamento, para garantir o melhor tratamento disponível e individualizado ao paciente e sua família.

Encaminhamentos

Analisar o risco de crise convulsiva é bastante complexo, sobretudo, em crianças. Dependendo de fatores preditivos de maior recorrência e gravidade apontados pela família e vigilância da equipe, principalmente em pacientes que apresentem histórico de crises prolongadas, caracterizando EME, haverá necessidade de busca de apoio especializado. No caso de paciente com crise prolongada, igual ou acima de 5 minutos, refratária à medicação proposta no tratamento, deve-se transferi-lo para o hospital, se o serviço de assistência domiciliar não tiver equipamentos e suporte necessário que possam garantir a segurança do paciente em seu domicílio, com a finalidade de evitar lesão neuronal por perda da autorregulação, hipóxia e/ou alterações metabólicas. Nos casos de sedação paliativa, pode ser feito no domicílio do paciente, se o serviço de assistência domiciliar for equipado, com segurança e conforto.

Referências

1. Fiorini VCC. Convulsões. In: Sociedade Brasileira de Clínica Médica; Lopes AC, José FF, Vendrame LS, organizadores. Proterapêutica Programa de Atualização em Terapêutica: Ciclo 3. Porto Alegre: Artmed Panamericana; 2015. p. 35-67.
2. Fisher RS, Cross JH, French JA, Higurashi N, Hirsch E, Jansen FE, et al. Operational classification of seizure types by the International League Against Epilepsy: Position Paper of the ILAE Commission for Classification and Terminology. Epilepsia. 2017;58(4):522-30.
3. Au CC, Branco RG, Tasker RC. Management protocols for status epilepticus in the pediatric emergency room: systematic review article. J Pediatr (Rio J). 2017;93:84-94.
4. Coeli GNM, Tiengo RR, Silva AC, Fernandes JOM, Silva GC, Silva LUMA. Neurocisticercose nodular calcificada com sinais de reativação. Radiol Bras. 2012;45(5):291-3.
5. Savassi LCM. Convulsão na infância. In: Sociedade Brasileira de Medicina de Família e Comunidade; Castro Filho ED, Anderson MIP, organizadores. PROMEF – Programa de Atualização de Medicina de Família e Comunidade: ciclo 1. Porto Alegre: Artmed Panamericana; 2006. p. 31-65.

Quadros neuropsiquiátricos

Capítulo 20

Fadiga e astenia

Gabriela Gonçalves Campos
Larissa Menezes Viana Braga
Mônica Isaura Corrêa

PONTOS-CHAVE

- A fadiga é um dos sintomas mais prevalentes, que mais impactam na qualidade de vida em pacientes gravemente enfermos que recebem assistência domiciliar.
- Está presente em diversas condições de saúde e com várias dimensões.
- A abordagem transdisciplinar é necessária, devido à complexidade da avaliação e do tratamento.

OBJETIVOS DE APRENDIZAGEM

Ao final do capítulo, o leitor deverá ser capaz de:

- Conceituar e compreender os aspectos envolvidos na fadiga.
- Conhecer as principais etiologias.
- Diagnosticar a fadiga por meio de entrevista clínica, exame físico e ferramentas possíveis no âmbito domiciliar.
- Determinar as principais medidas terapêuticas na fadiga.

Introdução

Fadiga, ou astenia, é um sintoma comum em pacientes que recebem os cuidados da assistência domiciliar, afinal está presente na evolução de diversas enfermidades, como patologias agudas e crônicas, condições psicológicas e uso de medicações. Muitas vezes é um sintoma negligenciado, não sendo realizada uma abordagem específica, o que afeta de forma significativa a qualidade de vida daqueles assistidos e suas famílias, por comprometer aspectos físicos e psicossociais.

Definição

A fadiga é a sensação de exaustão física, emocional e/ou cognitiva que não se recupera com repouso, levando à diminuição da capacidade de trabalho físico ou mental. Os pacientes referem-se à fadiga como um cansaço extremo persistente, uma sensação subjetiva desproporcional à atividade realizada ou sensação de fraqueza até mesmo antes de iniciar as tarefas propostas.[1]

A astenia por vezes está relacionada com a vida cotidiana, como algo transitório que melhora com o repouso, porém mais comumente é tratada como sinônimo de cansaço e fadiga.[2] A fadiga também pode ser observada como debilidade mental, como perda da concentração e memória e labilidade emocional. Por vezes os pacientes podem relatar alguns outros sintomas, como fadiga, fraqueza muscular, sonolência e dispneia aos esforços. Geralmente uma entrevista detalhada é suficiente para a diferenciação.

Pode ser classificada em fadiga recente, quando dura menos que 1 mês, prolongada, quando de 1 a 6 meses, e crônica, quando há persistência por mais de 6 meses.[1]

Etiologia

A fadiga possui mecanismos que não são bem esclarecidos, mas alguns aspectos clínicos e mediadores inflamatórios estão relacionados de forma relevante para a presença desse sintoma. O Quadro 1 mostra as principais causas e mecanismos fisiopatológicos correlacionados.

A fadiga é um sintoma multifatorial, decorrente do mau funcionamento de sistemas bioquímicos, fisiológicos e psicológicos. Mais estudos são necessários para sua completa compreensão, uma vez que esse sintoma é geralmente a ponta do *iceberg* de fatores multidimensionais e com múltiplas causalidades.

Diagnóstico

É muito importante a identificação da fadiga e suas causas, pois sua negligência e o subtratamento prejudicam de forma importante a qualidade de vida dos pacientes assistidos no domicílio. Deve-se partir de avaliação clínica inicial, com visão holística do paciente e a realização de exame físico dire-

QUADRO 1 Causas e mecanismos fisiopatológicos da fadiga

Causas	Mecanismos fisiopatológicos
Anemia (Hb < 8 g/dL)	Mielossupressão, quimioterápicos, tumores sólidos, neoplasias hematológicas, deficiência ferropriva, sangramento, hemólise ou doenças crônicas como doença inflamatória intestinal ou artrite reumatoide, insuficiência renal e insuficiência cardíaca congestiva
Alterações musculares	Estresse oxidativo como processo subjacente às doenças crônicas, perda de massa muscular (caquexia ou imobilismo)
Alterações do sistema nervoso	Polineuropatia, esclerose lateral amiotrófica, esclerose múltipla, doença de Parkinson, acidente vascular cerebral, tumores primários e secundários do sistema nervoso central e lesões traumáticas
Neuroendócrinas	Sistema de ativação reticular (ativada pela dor crônica)
Metabólicas e endócrinas	Distúrbios eletrolíticos, desidratação, caquexia, diabetes, doença de Addison, hipotireoidismo, hipogonadismo no homem infectado pelo HIV e uso crônico de opioides intratecais
Tumor e citocinas inflamatórias	Fator lipolítico (IL-6), fator proteolítico (IL-1), produtos da degradação tumoral (TNF-alfa), metástase cerebral ou de hipófise, sintomas causados por câncer (dor, dispneia, náusea, depressão, insônia, anorexia) e tratamento para o câncer (quimioterapia, radioterapia e cirurgia)
Cardiopatia	Caquexia cardíaca
Nefropatia	Distúrbios eletrolíticos e uremia
Hepatopatia	Insuficiência hepática
Pneumopatia	Hipóxia e caquexia
Infecção	Síndrome pós-covid-19 (mediadores inflamatórios)
Polifarmácia	Opioides, corticoides (uso crônico), ciclosporina, efeito colateral de antidepressivos e ansiolíticos
Distúrbio do humor e sono	Depressão, ansiedade e estresse psicossocial
Caquexia	Anorexia, inflamação e perda de peso e musculatura

Fonte: Castilho RK *et al.*, 2021.[2]

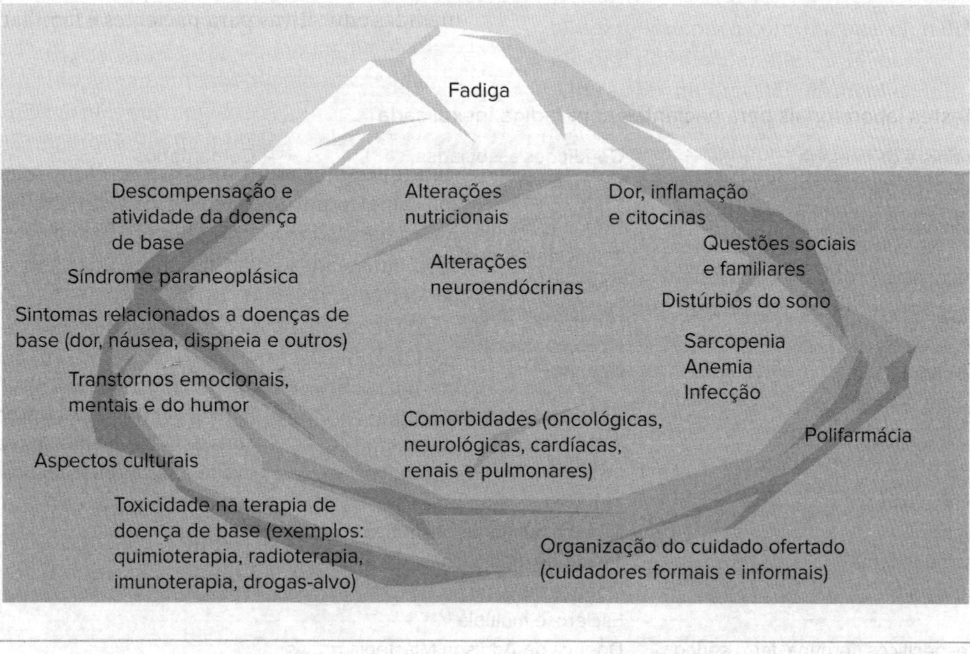

FIGURA 1

Mecanismos causais e relacionados à fadiga.

Fonte: Castilho RK *et al.*, 2021.[2]

cionado pela queixa de forma criteriosa, e só realizar exames complementares quando necessário.

Na maioria dos casos, a fadiga ocorre associada a um conjunto de sinais e sintomas como dor, anorexia, náusea, vômito, dispneia, distúrbio do sono, ansiedade e depressão, tanto pelo avanço da doença quanto pelos efeitos das terapêuticas propostas, fato que também observamos na síndrome pós-covid-19 necessitando de ação multidimensional.

Nesse sentido, revisar sistematicamente o controle das doenças já conhecidas é de fundamental importância, bem como a revisão das medicações em uso. Entre as medicações mais comuns causadoras de fadiga, destacam-se os antidepressivos, os anti-histamínicos de 1ª geração, betabloqueadores, diuréticos, relaxantes musculares e sedativos.

Diante do sintoma de fadiga, é importante a sua quantificação, para melhor entender o impacto na vida do paciente, e, assim, estabelecer um plano individualizado de avaliação e cuidado. Destacam-se duas escalas:

Escala numérica ou analógica de quantificação da fadiga: pontuada de 0 a 10, sendo 0 nenhuma sensação de fadiga e 10 a pior possível.[1] A pontuação é estratificada como: 1 a 3 – leve; 4 a 6 – moderada; 7 a 10 – grave.

Escala de severidade de fadiga (Fatigue Severity Scale – FSS) (Quadro 2): orientar o paciente a escolher um escore de 1 a 7. O escore 1 indica uma forte discordância, e o 7, forte concordância com o item. As afirmações referem-se às duas últimas semanas. Valores > 28 podem ser considerados indicador da presença de fadiga.[3]

QUADRO 2 Escala de severidade de fadiga

	Descrição dos itens	Escores						
1	Minha motivação é menor quando eu estou fatigado(a)	1	2	3	4	5	6	7
2	Exercícios me deixam fatigado(a)	1	2	3	4	5	6	7
3	Eu estou facilmente fatigado(a)	1	2	3	4	5	6	7
4	A fadiga interfere em meu desempenho	1	2	3	4	5	6	7
5	A fadiga causa problemas frequentes para mim	1	2	3	4	5	6	7
6	Minha fadiga impede um desempenho físico constante	1	2	3	4	5	6	7
7	A fadiga interfere na execução de certas obrigações e responsabilidades	1	2	3	4	5	6	7
8	A fadiga é um dos três sintomas mais incapacitantes que tenho	1	2	3	4	5	6	7
9	A fadiga interfere em meu trabalho, minha família ou minha vida social	1	2	3	4	5	6	7
Total								

Fonte: Toledo FO *et al.*, 2011.[3]

Exames complementares

Exames complementares laboratoriais e de imagem devem ser solicitados de acordo com a suspeição clínica, como sintetiza o Quadro 3.

Abordagem multidisciplinar pela equipe de atenção domiciliar

Medidas preventivas

Entre as maneiras possíveis de prevenir a fadiga, destacam-se medidas educativas para pacientes e familiares sobre identi-

QUADRO 3 Testes laboratoriais para pacientes com fadiga inexplicada

Exames laboratoriais e de imagem	Condições associadas	Comentários
Hemograma Velocidade de hemossedimentação Eletrólitos Funções renal e hepática Hormônios tireoidianos Pesquisa de HIV Beta-HCG (se indicado)	Anemia inflamatória Doenças hepáticas Insuficiência renal Desnutrição Hipotireoidismo Infecção por HIV Gravidez	Podem ser utilizadas na maioria dos pacientes com história de 2 semanas de fadiga
Radiografia de tórax Teste tuberculínico cutâneo Eletrocardiograma Prova de função respiratória Testes toxicológicos Pesquisa de doença de Lyme Ressonância do crânio Ecocardiografia Exames séricos específicos (ferritina, ferro sérico, vitamina B, VDRL e outros)	Adenopatia, câncer Tuberculose Insuficiência cardíaca congestiva, arritmias Doença pulmonar obstrutiva crônica Abuso de medicações Doença de Lyme Esclerose múltipla Doença de Addison Miastenia *gravis*	Raramente utilizados. Devem ser considerados apenas se precedidos por exames físicos ou laboratoriais

Fonte: Rosenthal TC *et al.*, 2008.[4]

ficação do sintoma e sinais de alerta, atividade física regular (quando não contraindicada), manutenção do estado nutricional, medidas que minimizem o isolamento social, práticas integrativas, redução da polifarmácia e, sobretudo, acompanhamento e tratamento adequado das condições de base do paciente.

Tratamento

As estratégias de tratamento frequentemente requerem demanda de equipe multidisciplinar. Quando a causa é identificável, o tratamento é direcionado para ela.

Na anemia, de acordo com sua causa, devem-se repor deficiências, controlar perdas e causas de hemólise, rever nutrição e considerar hemotransfusão quando indicado – o que foi mais bem abordado no tratado no capítulo sobre hemotransfusão no domicílio. Nas doenças crônicas associadas a anemia, como a doença renal crônica, a insuficiência cardíaca e o câncer, os pacientes tendem a referir menor fadiga quando os níveis de hemoglobina são mantidos acima de 10 g/dL.[5] O uso de eritropoetina pode ser considerado nesses casos.

É importante lembrar que grande parte dos quadros tem evolução gradativa, o que permite cuidado em tempo hábil para evitar a fadiga devido à anemia dos pacientes. Na realidade atual, é necessário o uso racional da hemotransfusão, podendo-se utilizar, como estratégia para o tratamento da anemia ferropriva em pacientes adultos, o uso intravenoso de sacarato de hidróxido de ferro III, realizado de forma segura e controlada no domicílio por equipe que possui recursos para esse fim. Os medicamentos que podem estar causando fadiga devem ser substituídos ou descontinuados, se possível.

Se diagnosticados transtornos depressivos ou ansiosos, o tratamento com antidepressivo inibidor seletivo da recaptação de serotonina pode ser oferecido. Nos casos em que há dúvida diagnóstica ou em pacientes com condições psiquiátricas graves, a avaliação por profissional psiquiatra pode ser proveitosa.

Quando não for possível descobrir as fontes específicas, a melhora dos sintomas e da capacidade funcional deve ser o foco do cuidado domiciliar, bem como desenvolver o entendimento mútuo sobre o problema, expectativas e prognósticos. Nesses casos, o tratamento com fisioterapia e suporte psicológico, como terapia cognitivo-comportamental, deve ser considerado. Orientações para a melhora do sono também são importantes.

Atividade aeróbica moderada regular, por exemplo, 30 minutos de caminhada cinco vezes por semana, deve ser incentivada a todos os pacientes, a menos que contraindicada. Ioga, práticas meditativas e acupuntura podem ser indicadas. O suporte nutricional é importante para reduzir o impacto gerado pela desnutrição ocasionada pela doença avançada, melhorando a qualidade de vida do paciente com fadiga.

Glicocorticoides, como a dexametasona (8 mg/dia), podem ser usados em pacientes com fadiga associada a doença grave e câncer avançado. Psicoestimulantes, como o metilfenidato (5-20 mg/dia), melhoram a fadiga em curto prazo em pacientes com doenças avançadas, mas frequentemente se associam a efeitos como cefaleia, inquietação, insônia e boca seca.

Encaminhamentos

Podem-se observar a exaustão e a astenia em pacientes internados em domicílio com quadro clínico de doenças como câncer, doenças neurodegenerativas e casos graves de doenças cardiovasculares. Há a possibilidade de assistir o perfil de paciente em que não é mais possível uma abordagem invasiva, melhorando a qualidade de vida com o alívio de sintomas como fadiga, dor e desconforto psicossocial.

A necessidade de suporte para os cuidadores e familiares que assumem responsabilidade na prestação da assistência em saúde no domicílio é evidente. Os indivíduos realizam exclusivamente o apoio emocional, além da administração de medicamentos e procedimentos informais e supervisionados pela equipe de saúde. O acolhimento precoce dos responsáveis por tal cuidado oferece ao paciente e à família o alívio de condições simples, mas que, sobretudo, causam incômodo e pioram a evolução clínica do internado em domicílio.

Serviço de atenção domiciliar

Programas de internação domiciliar são propostas já exercidas na comunidade e que atendem a uma demanda composta por pacientes em que cirurgias, procedimentos invasivos e internações hospitalares são desfavoráveis ao prognóstico da patologia. A cobertura dessa atenção em saúde ainda é escassa e mais observada em pacientes com câncer. Dessa maneira, a astenia é o terceiro sintoma mais prevalente nos pacientes com quadro clínico de neoplasia em estágios avançados sob os cuidados paliativos ofertados em domicílio – precedido pela dor e pela anorexia.[8]

Com isso, a estratégia desempenhada pelos serviços de atenção domiciliar possibilita ao paciente e aos familiares um suporte adequado na assistência e no cuidado de quadros clínicos graves e delicados. Tal amparo traz inúmeros benefícios, sobretudo o tratamento ativo da doença, visando ao suporte e alívio à fadiga e à obtenção dos resultados e objetivos traçados.

Serviço hospitalar

Manejar e reconhecer de forma adequada a evolução dos sintomas em pacientes sob cuidados domiciliares é de suma relevância. Embora o tratamento no domicílio seja benéfico ao prognóstico, em algumas situações pode ser mais apropriada a internação e o alívio dos sintomas dentro do cenário hospitalar, priorizando, sobretudo, a autonomia do paciente e de seus cuidadores. A admissão em um hospital pode ser dada por um momento específico e delimitado, em que é possível atuar com medidas de emergência, momentâneas e invasivas, mas que não buscam descontinuar o cuidado ofertado no domicílio.

Fadiga, astenia, dor, náusea, inapetência e dispneia são sintomas visualizados em conjunto em portadores de neoplasias malignas em estágio avançado, e a opção de receber suporte hospitalar é bem recebida quando há o planejamento assistencial e misto ao cuidado desempenhado no âmbito domiciliar.

Referências

1. Carvalho RT, Souza MRB, Franck EM, Polastrini RTV, Crispim D, Jales SMCP, et al. Manual da residência de cuidados paliativos. Barueri: Manole; 2018. 1004 p.
2. Castilho RK, Silva VCS, Pinto CS. Manual de cuidados paliativos 3. ed. São Paulo: Academia Nacional de Cuidados Paliativos (ANCP); 2021.
3. Toledo FO, Sobreira CFR, Speciali JG, Junior WM. Cross-cultural adaptation and validation of the Brazilian version of the Fatigue Severity Scale (FSS). Value in Health. 2011;14:A329-A330.
4. Rosenthal TC, Majeroni BA, Pretorius R, Malik K. Fatigue: an overview. Am Fam Physician. 2008;78(10):1173-9.
5. Munch TN, Zhang T, Willey J, Palmer JL, Bruera E. The association between anemia and fatigue in patients with advanced cancer receiving palliative care. J Palliat Med. 2005;8(6):1144-9.
6. Mendoza TR, Wang XS, Cleeland CS, Morrissey M, Johnson BA, Wendt JK, et al. The rapid assessment of fatigue severity in cancer patients: use of the Brief Fatigue Inventory. Cancer. 1999;85(5):1186-96.
7. Yennurajalingam S, Bruera E. Palliative management of fatigue at the close of life: "it feels like my body is just worn out". JAMA. 2007;297(3):295-304.
8. Faleiros AH, Dos Santos CA, Martins CR, Holanda RA, De Souza NLSA, Araújo CL. O. Os desafios do cuidar: revisão bibliográfica, sobrecargas e satisfações do cuidador de idosos. Janus. 2015;21:59-68.
9. Fripp JC, Facchini LA, Silva SM. Caracterização de um programa de internação domiciliar e cuidados paliativos no Município de Pelotas, Estado do Rio Grande do Sul, Brasil: uma contribuição à atenção integral aos usuários com câncer no Sistema Único de Saúde, SUS. Epidemiol Serv Saúde. 2012;21(1):69-78.
10. Bittencourt NCCM, Santos KA, Mesquita MGR, Silva VG, Telles AC, Silva MM. Sinais e sintomas manifestados por pacientes em cuidados paliativos oncológicos na assistência domiciliar: uma revisão integrativa. Esc Anna Nery 2021;25(4):e20200520.
11. Santos FS. Cuidados paliativos: diretrizes, humanização e alívio dos sintomas, São Paulo: Atheneu; 2011.

Quadros neuropsiquiátricos

Capítulo 21

Trauma cranioencefálico

Mônica Isaura Corrêa
Fernanda Vieira Dias
Jossuel Carvalho Melo Martins

PONTOS-CHAVE

- No Brasil e no mundo, o trauma cranioencefálico tem alta incidência e morbimortalidade, constituindo assim um problema relevante de saúde pública, por ser uma condição que pode levar à morte e incapacidade permanente do paciente, principalmente jovens economicamente ativos.
- É extremamente importante uma abordagem precoce e adequada com indicação terapêutica eficaz para minimizar os danos do trauma cranioencefálico.
- Alguns pontos são de extrema importância para o profissional de saúde que irá abordar o paciente com trauma cranioencefálico: idade, mecanismo do trauma, tempo decorrido do evento, condições hemodinâmicas e respiratórias, avaliação da escala de coma de Glasgow e da reatividade pupilar e possíveis lesões associadas.

OBJETIVOS DE APRENDIZAGEM

Ao final do capítulo, o leitor deverá ser capaz de:

- Reconhecer e diagnosticar um paciente que sofreu traumatismo cranioencefálico no domicílio.
- Classificar adequadamente o traumatismo cranioencefálico.
- Realizar abordagem clínica primária adequada e reavaliar, no intuito de identificar possíveis danos secundários.
- Indicar conduta assertiva adequada, para evitar lesões irreversíveis.
- Compreender sobre o manejo domiciliar, garantindo a segurança do paciente.

Introdução

A abordagem dos pacientes com trauma cranioencefálico (TCE) pela equipe de assistência domiciliar é muito ampla, abrangendo desde o primeiro atendimento de um paciente que sofre lesão externa craniana, devido a queda da própria altura dentro do domicílio, até o cuidado com o intuito de reabilitar vítimas de acidentes mais graves e com múltiplas sequelas. A ação da equipe multidisciplinar da atenção domiciliar permite conduta assertiva identificando, tratando e reabilitando quem sofre o TCE.

Conceito

O TCE é uma lesão de ordem traumática, que acarreta comprometimento anatômico e/ou funcional do crânio, das meninges, do couro cabeludo, do encéfalo e de seus vasos. Essa agressão de ordem traumática pode ser um processo que dura dias a semanas e que tem início no momento do impacto, levando a dano neural, lesão vascular e resposta inflamatória ao trauma.[1]

Etiologia

As causas mais comuns, em ordem de incidência, são:[2]

- Acidentes automobilísticos, atropelamentos motociclísticos, ciclísticos e outros transportes não motorizados.
- Quedas da própria altura ou de uma altura maior, muitas vezes acontecendo no domicílio.
- Agressões físicas, violência urbana ou doméstica com ou sem uso de armas brancas ou de fogo.
- Acidentes em esportes e recreação.

Uma parcela importante relacionada a quedas gerando TCE ocorre em associação ao uso de bebidas alcoólicas.[2]

Diagnóstico

Entrevista clínica

É realizada com o paciente ou alguém próximo que assistiu ao momento do trauma, permitindo saber detalhes sobre seu mecanismo, informações sobre a hora da ocorrência, primeiros sinais e sintomas, existência de doenças preexistentes e uso de medicações, álcool ou drogas.

Exame físico

Ao realizar o exame físico inicial, é importante aferir os sinais vitais, observando alterações como hipotensão, hipoglicemia, taquicardia, queda da saturação, bem como a avaliação neurológica, incluindo-se o estado mental, como orientação temporal e espacial, concentração, memória, e o exame do nível de consciência, ajudando a definir as prioridades do tratamento. Dessa forma, podem-se identificar as lesões primárias e secundárias que causam sequelas.

As lesões primárias são aquelas que ocorrem como resultado imediato do trauma ao parênquima cerebral, e as lesões secundárias são aquelas que se iniciam após a agressão, possivelmente decorrentes da interação de fatores intra e extracerebrais, levando a morte de células que não foram afetadas no momento do acidente, mas que sofrem consequências posteriores.[2]

A gravidade, extensão e tipo de lesão primária que resultam do TCE dependem dos mecanismos físicos e do tipo de impacto (direto ou inércia) que ocorrem no trauma.[2] A ectoscopia deve ser realizada cuidadosamente, buscando sinais de fratura no crânio e lesão cortocontusa ou penetrante.

Alguns sinais são sugestivos de fratura de base de crânio, como otorragia, drenagem de líquido cefalorraquidiano pelo ouvido ou nariz, equimose orbitopalpebral (sinal do guaxinim) e retroauricular (sinal de Battle), anosmia (disfunção do primeiro par craniano nervo olfatório) e disfunção do VII e VIII pares cranianos (paralisia facial e surdez), por isso o exame neurológico deve incluir, ainda, avaliação dos nervos cranianos.

O exame de fundo de olho também deve ser realizado, para verificar se há edema da papila presente no edema cerebral ou na hipertensão intracraniana. Os principais sinais e sintomas associados ao aumento da pressão intracraniana (PIC) correspondem a cefaleia, náuseas, vômitos e letargia, podendo ocorrer sintomas focais devido a lesões ocasionando síndromes de herniação.[3]

Além dos achados mencionados, pode-se observar, através do exame do fundo do olho, a presença de papiledema, que ocorre devido à resistência imposta à drenagem venosa da retina por meio da veia central da retina em direção ao seio cavernoso, o que acarreta maior pressão nas veias retinianas.

A PIC muito elevada se manifesta como combinação dos seguintes achados principais, conhecida como a tríade de Cushing: hipertensão (em geral, com aumento da pressão de pulso), bradicardia e depressão respiratória.

Tipos de lesão

Os tipos de lesão serão explicados no Quadro 1.

QUADRO 1 Tipos de lesões e suas particularidades

Lesões dos envoltórios cranianos
• **Escalpo:** lesão cutânea, que pode ser ampla e causar sangramento importante, em especial nas crianças. • **Fraturas cranianas:** toda perda da solução de continuidade do plano ósseo. Podem ser lineares, cominutivas (múltiplas), diastáticas (aumento de suturas), com afundamento e em depressão.
Lesões focais
• **Contusão cerebral:** essa lesão representa cerca de 45% das lesões traumáticas, e com certa frequência está acompanhada de outras lesões, como hematomas extradurais e/ou subdurais. A lesão é resultado de traumas sobre pequenos vasos ou direto sobre o parênquima cerebral, com extravasamento de sangue e edema na área afetada, com necrose e isquemia secundárias. Mais comum na região frontal, nos giros orbitários e lobos temporais, pode ocorrer no local do golpe (impacto) com ou sem fratura associada, ou no contragolpe. • **Hematoma extradural agudo:** é a coleção de sangue entre a dura-máter e a tábua óssea, que representa 2% das internações hospitalares e geralmente é rara antes dos 2 anos e após os 50 anos. A lesão é decorrente do sangramento arterial, cursando com rápida perda de consciência seguida por intervalo de lucidez que dura de minutos a horas, havendo nova deterioração do nível de consciência, obnubilação, hemiparesia contralateral ao trauma e dilatação pupilar. Constitui-se em uma emergência neurocirúrgica. • **Hematoma subdural agudo:** é uma coleção de sangue no espaço subdural, decorrente de rompimento de veias ponte ou de vasos corticais. Representa cerca de 60% dos hematomas pós-traumáticos. O mais comum é ocorrer em lesões que envolvem rápida movimentação da cabeça, como nas quedas e agressões. • **Hematoma subdural crônico:** é a lesão que ocorre mais em idosos entre 60 e 70 anos, mais frequentemente no trauma por queda, muitas vezes em seu próprio domicílio. Metade desses pacientes tem antecedentes de alcoolismo crônico. Apresenta-se com sinais e sintomas neurológicos diversos, muitas vezes com progressão lenta. • **Hematoma intracerebral:** essa lesão representa 20% dos hematomas intracranianos e se associa frequentemente a contusões lobares extensas. A causa primária se dá por rupturas de vasos intraparenquimatosos, principalmente nos lobos frontais e temporais, e ocorre frequentemente em pacientes que usam medicamentos anticoagulantes.
Lesões difusas
• **Concussão:** é a forma mais branda de lesão difusa, e ocorre devido a aceleração rotacional da cabeça. Apresenta-se com perda de consciência de menos que 6 horas, com retorno posterior ao estado de normalidade. • **Lesão axonal difusa:** esse tipo de lesão resulta da aceleração rotacional e/ou angular mais importante da cabeça.

(continua)

QUADRO 1 Tipos de lesões e suas particularidades (*continuação*)

Lesões difusas
Classificação: leve (19% dos casos), em que o coma pós-trauma pode durar entre 6 e 24 horas e cerca de 15% dos casos evoluem para óbito; moderada (45% dos casos), em que o coma pós-trauma pode durar mais que 24 horas sem sinais de lesão de tronco cerebral, e sua mortalidade chega a 24% dos casos. Os pacientes que se recuperam ficam com alguma sequela; grave (36% dos casos), em que o coma pós-trauma pode durar mais que 24 horas e com sinais de lesão de tronco cerebral. A sua mortalidade é alta em cerca de 51% dos casos.
▪ **Hemorragia meníngea traumática**: ocorre devido a rotura de vasos superficiais no espaço subaracnóideo. Ocorre em 39% dos TCE graves.

Fonte: adaptado de Brasil, 2015.[2]

Classificação

A classificação do TCE é baseada quanto à gravidade da possível lesão cerebral de forma clínica e objetiva, feita pela escala de coma de Glasgow (ECG) – podendo ser leve, moderada ou grave. A ECG é universalmente utilizada também para avaliar o nível de consciência do paciente, mensurando de forma numérica e permitindo uma tomada de decisão terapêutica mais rápida e assertiva. São cinco passos a seguir para a correta avaliação da ECG e classificação do paciente no seu domicílio:[4]

1. Verifique se o paciente possui alguma condição especial que possa alterar a capacidade de resposta, como realizar estímulo sonoro em paciente surdo.
2. Observe.
3. Estimule dentro dessa ordem primeiro o estímulo sonoro e depois o estímulo físico.
4. Analise a reatividade pupilar.
5. Pontue, some e subtraia (escala de reatividade pupilar).

A ECG, mostra no Quadro 2,[4] por sua simplicidade e facilidade de realização se torna um instrumento importante para a avaliação de um paciente com TCE no domicílio.

Atualmente, além do ECG, devem-se avaliar a reatividade de pupilar e resposta pupilar ao estímulo luminoso. A pesquisa deve ser feita direcionando o foco de luz para os olhos, registrando a reação ao estímulo. As reações devem ser observadas periodicamente avaliando a progressão ou deterioração do estado neurológico do paciente. A escala de reatividade pupilar é demonstrada no Quadro 3.

O valor geral da pontuação da ECG deve ser subtraído do resultado da ERP, obtendo dessa forma um resultado mais assertivo da situação do paciente e permitindo ações mais rápidas, para evitar consequências irreversíveis.

Pontuação final = abertura ocular (1 a 4) + resposta verbal (1 a 5) + resposta motora (1 a 6) – reatividade pupilar (0 a 2)

QUADRO 2 Escala de coma de Glasgow

Abertura ocular	Espontânea: abre os olhos sem a necessidade de estímulo externo.	4
	Ao som: abre os olhos quando é chamado.	3
	À pressão/dor: o paciente abre os olhos após pressão na extremidade dos dedos, pinça no trapézio ou entalhe supraorbital. Dica: aumentar progressivamente a intensidade por 10 segundos).	2
	Ausente: não abre os olhos, apesar de ser fisicamente capaz de abri-los.	1
	Não testável: os olhos fechados devido ao fator local impossibilitar a abertura ocular.	NT
Resposta verbal	Orientada: consegue responder adequadamente nome, local e data.	5
	Confusa: consegue conversar em frases, mas não responde corretamente às perguntas de nome, local e data.	4
	Palavras: não consegue falar em frases, mas interage através de palavras isoladas.	3
	Sons: somente produz gemidos.	2
	Ausente: não produz sons, apesar de ser fisicamente capaz de realizá-los.	1
	Não testável: não emite sons devido a algum fator que impossibilita a comunicação.	NT
Resposta motora	À ordem: cumpre ordens de atividade motora (duas ações), como apertar a mão do profissional e colocar a língua para fora.	6
	Localizadora: eleva a mão acima do nível da clavícula, na tentativa de interromper o estímulo (pressão na extremidade dos dedos, piça no trapézio ou entalhe supraorbital).	5
	Flexão normal: a mão não alcança a fonte do estímulo, mas há uma flexão rápida do braço ao nível do cotovelo e na direção externa ao corpo.	4
	Flexão anormal: a mão não alcança a fonte do estímulo, mas há uma flexão lenta do braço na direção interna do corpo.	3
	Extensão: há uma extensão do braço ao nível do cotovelo.	2
	Ausente: não há resposta motora dos membros superiores e inferiores, apesar de o paciente ser fisicamente capaz de realizá-la.	1
	Não testável: não movimenta membros superiores e/ou inferiores devido a algum fator que impossibilita a movimentação.	NT

Fonte: adaptado de Glasgow Coma Scale Eyes Verbal Motor.[4]

QUADRO 3 Escala de reatividade pupilar

Pontos	Significado
2	Ambas as pupilas não reagem ao estímulo de luz.
1	Uma pupila não reage ao estímulo de luz.
0	Nenhuma pupila fica sem reação ao estímulo de luz.

Fonte: adaptado de McNamara D, 2021.[5]

Após a análise das escalas e com a pontuação final, é possível classificar em três categorias de gravidade:[6] leve (13-15), moderada (9-12) e grave (3-8).

Exames complementares

A definição com relação à necessidade de exames complementares deve ser feita após a estabilização inicial. Na assistência domiciliar, a indicação dos exames complementares deve ser feita com critério para não expor o paciente aos riscos e desconfortos do transporte de forma desnecessária. É importante saber as indicações obrigatórias para solicitar o exame. No TCE leve, não há recomendação para tomografia computadorizada (TC) de crânio. A TC de crânio sem contraste é solicitada para avaliar possíveis lesões intracranianas quando a avaliação clínica seriada, incluindo ECG, alterar a impressão diagnóstica de TCE leve para com suspeita de lesão intracraniana. Além disso, se o paciente possuir alguns dos riscos descritos no Quadro 4, a solicitação desse exame de imagem será indicada.

QUADRO 4 Fatores de risco que indicam a tomografia de crânio no trauma cranioencefálico

- Idade > 65 anos.
- Amnésia pós-trauma de 30 ou mais minutos.
- Se sintomas agudos persistirem por mais de 4 horas.
- Déficit neurológico focal.
- Perda de consciência > 5 minutos.
- ECG < 15 após 2 horas do trauma.
- Dois ou mais episódios de vômitos.
- Crise convulsiva presenciada após o trauma.
- Suspeita clínica de fratura de crânio.
- Coagulopatia conhecida (especialmente se RNI > 4).

Fonte: Servadei F *et al.*, 2001;[7] NSW Ministry of Health, 2011.[8]

A radiografia de crânio não é suficientemente sensível para ser usada como rastreamento de lesões intracranianas (grau de evidência A).[8] Quando houver suspeita de intoxicação por álcool e drogas, podem ser necessários alguns exames laboratoriais.

Abordagem multidisciplinar pela equipe de atenção domiciliar

Medidas preventivas

Devem ser dadas tanto para evitar o TCE como para prevenir as complicações e um acompanhamento adequado. É essencial que a equipe de saúde promova o envolvimento da família no preparo do ambiente domiciliar, para evitar traumas em idosos e crianças. Devem-se orientar familiares e pacientes a retirar tapetes, objetos e brinquedos espalhados no chão, colocar barras de apoio no banheiro próximo ao chuveiro e vaso sanitário, deixar uma lâmpada acesa à noite ou apagador próximo à cama, evitando quedas. Entre os pacientes que sofrem quedas em domicílio e o TCE foi classificado como leve, ou houve alta hospitalar nos casos graves e moderados, a equipe de saúde deve orientar sobre possíveis complicações. No Quadro 5, um modelo das orientações.

QUADRO 5 Orientações para paciente e cuidadores

Até o momento não pudemos constatar, através dos exames realizados, qualquer evidência de que o TCE deste paciente tenha sido significativo para que ele necessite ser admitido no hospital. Entretanto, novos sintomas, sinais e complicações inesperados podem ocorrer horas, dias, semanas ou até meses após o traumatismo. As primeiras 48 horas são as mais críticas. É aconselhável que o paciente permaneça em companhia de alguém confiável pelo menos durante esse período. O paciente deve retornar ao hospital especializado imediatamente, se aparecerem sintomas ou sinais abaixo relacionados:

- Cefaleia importante e persistente.
- Sonolência excessiva ou insônia.
- Irritabilidade, ansiedade ou labilidade emocional.
- Desmaio, fraqueza, diminuição da força nas pernas, metade do corpo ou formigamento, adormecimento no corpo.
- Dificuldade de falar ou entender, de memória, ou de concentração.
- Distúrbio de personalidade ou de comportamento.
- Confusão mental ou piora progressiva da consciência.
- Náuseas, vômitos, tonturas ou convulsão.
- Diminuição da audição, da visão ou intolerância à luz.
- Movimento estranho dos olhos, visão dupla.
- Alteração da respiração das batidas do coração, febre (Tax > 37,8 °C).
- Perda de líquido ou sangue pelo ouvido ou nariz.
- Tamanhos ou formas das pupilas dos olhos diferentes.
- Quadro depressivo ou de agressividade.
- Dor na nuca ou durante movimentos do pescoço.
- Dificuldades para realizar suas atividades domésticas ou no emprego.

Pode continuar usando somente as medicações prescritas por seu médico, porém não use sedativos ou remédios para dormir, xarope para tosse, ou outros que possam produzir sono ou bebidas alcoólicas, ao menos durante 48 horas. Durante o sono, peça para ser acordado frequentemente, para que se possa avaliar a presença das orientações acima.

Fonte: Andrade AF *et al.*, 2001.[9]

Medidas de reabilitação

O processo de cuidado e reabilitação após o TCE tem participação importante da equipe de assistência domiciliar. A equipe atua de forma a diminuir o tempo de internação para pacientes que necessitem de reabilitação aguda logo após o trauma, com o objetivo de garantir a sobrevida e evitar maiores complicações. Também atua na reabilitação subaguda, reduzindo os prejuízos do TCE, aumentando a independência física, cognitiva e psicossocial, de forma a adaptar a deficiência e minimizar o sofrimento e reintegrando-os na comunidade, mantendo assim a qualidade de vida. Os marcos do cuidado e reabilitação da pessoa que teve um TCE são:[10]

- Abordagem biopsicossocial e funcionalidade.
- Interdisciplinaridade.
- Participação da família.
- Avaliação e elaboração de um programa de reabilitação.
- Intervenção centrada na pessoa.
- Integração na comunidade e qualidade de vida.

O trabalho da equipe de saúde e as discussões sobre diferentes concepções e abordagens à família são de extrema importância. Espera-se que os profissionais que atuam na assistência domiciliar sejam capazes de atuar com criatividade e senso crítico, mediante uma prática humanizada, competente e resolutiva, que envolva ações de promoção, prevenção, recuperação e reabilitação do paciente com TCE.

Tratamento

Abordagem inicial

Tem como objetivo principal, no atendimento dos pacientes com TCE, prevenir a lesão cerebral secundária com rapidez e eficácia no atendimento, visando minimizar danos e melhorando o prognóstico. Oxigenação, manutenção da pressão arterial e níveis glicêmicos adequados evitam danos secundários ao sistema nervoso central.

ABCDE

O atendimento inicial deve seguir os passos preconizados pelo Advanced Trauma Life Support® (ATLS®) – Quadro 7. As vias aéreas devem estar pérvias, e os sistemas ventilatório e cardiorrespiratório íntegros, após o que se inicia a avaliação neurológica. A avaliação correta do ABCDE pode evidenciar a gravidade imediata de possível lesão cerebral cirúrgica.

Após exame físico geral, realiza-se a avaliação neurológica, incluindo-se ECG e ERP, para definir a complexidade do TCE, para diferenciar quem será encaminhado ao serviço de urgência e emergência e quem permanecerá em domicílio.

QUADRO 6 Abordagem do trauma cranioencefálico

ABCDE
■ Controle de hemorragias superficiais de crânio com suturas e curativos compressivos.
■ Imobilização com colar cervical, na suspeita de fratura cervical ou impossibilidade de avaliação neurológica.
■ Definição em relação à necessidade de exames complementares, após a estabilização inicial.
■ Reavaliação após a realização de exames de imagem e suporte clínico até a transferência para unidade de menor complexidade ou unidade de terapia intensiva.

Fonte: elaborado pelos autores.

QUADRO 7 Atendimento inicial

A	*Airway*	Vias aéreas e controle da coluna cervical
B	*Breathing*	Ventilação e oxigenação
C	*Circulation*	Circulação e controle de hemorragia
D	*Disability*	Estado neurológico
E	*Exposure*	Exposição e controle do ambiente

Fonte: adaptado de ATLS®, 2018.[6]

O tratamento do TCE leve deve ser realizado no domicílio do paciente, com base apenas na analgesia e observação criteriosa e, quando possível, ECG e reatividade pupilar seriada.

Encaminhamentos

Nos casos referenciados ao hospital, o médico da atenção primária e do serviço de atenção domiciliar devem saber não apenas classificar o grau de TCE, mas também as primeiras medidas, para evitar sequelas, como o uso correto do colar cervical e imobilização. A referência para o serviço hospitalar de urgência e emergência é destinada a todos os pacientes com déficit focal, maiores de 65 anos, mecanismo do trauma de alto impacto, parestesias, TCE moderado a grave. Lembrar que traumatismo raquimedular muitas vezes acompanha TCE. O encaminhamento às unidades de referência deve acontecer sempre que o paciente com TCE tiver critérios para a realização de exames de imagem complementar e, quando indicado, após avaliação completa, algum procedimento cirúrgico.

QUADRO 8 Gravidade e recomendações no trauma cranioencefálico

Gravidade	Características para estratificação do risco	Recomendações e condutas
TCE leve (Glasgow de 13 a 15)	**Risco moderado:** história de sintomas neurológicos ou envolvimento em acidente grave e/ou com vítimas fatais e/ou história admissional obscura ou não confiável. Sinais e sintomas: equimose orbitopalpebral, retroauricular ou lesão significativa de couro cabeludo; quadro clínico sugestivo de intoxicação por álcool ou drogas ilícitas; cefaleia progressiva, vômitos ou convulsão, perda momentânea da consciência, alterações neuropsicológicas, como desorientação temporoespacial, amnésia retrógrada ou pós-traumática, distúrbio da memória visual ou nominativa, distúrbio do comportamento, déficit de atenção ou de concentração, síncope pós-traumatismo, idade inferior a 2 anos (exceto se o traumatismo for muito trivial), pacientes com múltiplos traumatismos, suspeita de lesão penetrante ou lesão facial grave, paciente com fratura de crânio, sem lesões intracranianas à TC, mas com anosmia ou anacusia, paciente de baixo risco que evolui com sintomatologia clínico-neurológica persistente.	Pacientes de risco moderado deverão ser internados e submetidos à TC
	Risco alto: histórias de criança espancada, TCE obstétrico, gestantes, distúrbio de coagulação, ferimento por arma branca, lesão vascular traumática cervicocraniana. Sinais e sintomas: fístula liquórica com ou sem débito de liquor, múltiplos traumatismos e lesões petequiais sugestivas de embolia gordurosa, piora do nível e conteúdo da consciência ou sinais de localização, síndrome de Claude-Bernard-Horner, síndrome de irritação meníngea, distúrbios de funções mentais superiores e déficit de acuidade visual.	Pacientes de alto risco devem ser sempre submetidos à TC e, mesmo com resultado normal, deverão permanecer internados para novas avaliações; merecem atenção mais de perto, sendo necessário por vezes internação ou observação em leito de unidade de pronto atendimento. Nesses casos, deve-se fazer revisão clínica e de imagem para garantir a segurança do paciente, descartando lesões secundárias

Gravidade	Definição	Recomendações e condutas
TCE moderado (Glasgow de 9 a 12)	–	Pacientes sempre devem ser internados e realizar TC de crânio. Mesmo aqueles com a primeira TC normal devem ser mantidos em observação por pelo menos 48 horas. Piora dos sintomas ou do exame neurológico pode evidenciar a necessidade de nova TC de crânio a qualquer momento
TCE grave (Glasgow < 8)	–	Todo paciente deve realizar a intubação orotraqueal para evitar hipóxia e proteção das vias aéreas, portanto muitas vezes se fará necessária a intermação em unidade de terapia intensiva para monitorização, evitando o aumento da pressão intracraniana e realizando neurocirurgia quando indicado, ou uso de manitol para evitar o choque do paciente. A realização de TC está recomendada a todos que sofreram TCE grave e aos que estavam com quadro que evoluiu com piora clínica e ficaram mais graves. Deverão sempre ser internados para observação após o atendimento inicial (ATLS®) e de TC de crânio. Mesmo com TC de crânio normal, estes pacientes devem permanecer internados para observação, diagnóstico específico e nova TC, se houver piora do caso.

Fonte: adaptado de Brasil, 2015.[2]

QUADRO 9 Tratamento cirúrgico do trauma cranioencefálico

Hematoma epidural	Considerar drenagem para lesões com mais de 1,5 cm de espessura
Hematoma subdural	Considerar drenagem para lesões com mais de 1 cm de espessura
Hematomas intracerebrais	Considerar drenagem para lesões com mais de 20 mL de volume estimado, nas regiões frontal e temporal; considerar drenagem para lesões com mais de 50 mL de volume estimado, para lesões em outras localizações
Outras lesões	Considerar craniectomia descompressiva para lesões com desvio da linha média > 5 mm, onde haja predomínio de edema cerebral
Para todas as indicações cirúrgicas, será importante também a avaliação e registro da ECG nas primeiras 48 horas.	

Fonte: adaptado de Governo do Estado do Espírito Santo, 2018.[10]

Referências

1. Huddleston SS, Ferguson SG. Emergências clínicas: abordagens, intervenções e autoavaliação. Rio de Janeiro: Guanabara Koogan; 2006. 358 p.
2. Brasil. Ministério da Saúde. Secretaria de Atenção à Saúde. Diretrizes de atenção à reabilitação da pessoa com traumatismo cranioencefálico. Brasília, DF: Ministério da Saúde; 2015.
3. Goldman L, Ausiello D. Cecil Medicina. Elsevier. 23. ed. Guanabara Koogan: Rio de Janeiro; 2009.
4. Glasgow Coma Scale Eyes Verbal Motor. [acesso em maio de 2022]. Disponível em: https://www.glasgowcomascale.org/
5. McNamara D. Escala de coma de Glasgow ganha atualização esclarecedora. Medscape. [acesso em maio de 2022]. Disponível em: https://portugues.medscape.com/verartigo/6502288
6. ATLS® Advanced Trauma Life Support®. 10. ed. Chicago: American College of Surgeons; 2018.
7. Servadei F, Teasdale G, Merry G. Defining acute mild head injury in adults: a proposal based on prognostic factors, diagnosis, and management. J Neurotrauma. 2001;18(7):657-64.
8. NSW Ministry of Health. Initial Management of Closed Head Injury in Adults. 2. ed. 2011.
9. Andrade AF, Marino Jr R, Miura FK, Carvalhaes CC, Tarico MA, Lazaro RS, et al. Diagnóstico e Conduta no Paciente com Traumatismo Cranioencefálico Leve. Projeto Diretrizes. São Paulo: Sociedade Brasileira de Neurologia; 2001.
10. Governo do Estado do Espírito Santo. Secretaria de Estado da Saúde. Diretrizes Clínicas - Diretriz Assistencial Multidisciplinar de Abordagem ao Paciente Politraumatizado. 2018.

Quadros neuropsiquiátricos

Capítulo 22

Insônia

Anna Carolina Afonso Cardoso Andrade
Bruna Ballarotti
Diângeli Soares Camargo

PONTOS-CHAVE

- As perturbações do sono são prevalentes na população que precisa de cuidados domiciliares. O fato de o sono influenciar de forma importante a qualidade de vida das pessoas o coloca como objeto importante de cuidado também na atenção domiciliar.
- Além do impacto do envelhecimento nas alterações fisiológicas do sono, pessoas restritas – não somente as idosas – têm suas rotinas impactadas, o que frequentemente acarreta prejuízos em termos de higiene do sono. É importante que as equipes de atenção domiciliar estejam atentas para esses fatores causadores de insônia.
- A primeira linha de tratamento recomendada são as intervenções psicológicas e comportamentais que incluem aconselhamento para higiene do sono, prática de exercícios físicos regulares e intervenções cognitivo-comportamentais. Frequentemente as condições para a implantação dessas medidas não são as ideais, e é importante que a equipe de atenção domiciliar construa um plano compartilhado centrado na pessoa que leve em consideração seu contexto.

OBJETIVOS DE APRENDIZAGEM

Ao final do capítulo, o leitor deverá ser capaz de:

- Relacionar a fisiologia do sono com as causas de insônia mais frequentes.
- Definir insônia e seus diagnósticos diferenciais.
- Apontar medidas preventivas para insônia.
- Apresentar os tratamentos recomendados.
- Indicar necessidade de referenciamento.

Definição

Entende-se por insônia a dificuldade de iniciar ou manter o sono, bem como a presença de sono não reparador.[1] O sono é responsável por uma série de processos fisiológicos restauradores e pela manutenção de uma boa funcionalidade durante o período de vigília. É também uma importante dimensão do bem-estar e da saúde, influenciando de forma significativa a qualidade de vida do indivíduo.[2]

As perturbações do sono são frequentemente comórbidas a diversos transtornos físicos e mentais, muitos dos quais prevalentes na população restrita, dependente de cuidados domiciliares. Pessoas portadoras de síndromes demenciais, transtornos do humor, dor crônica etc. costumam apresentar queixa de insônia.[3]

Fisiologia do sono e causas de insônia

A compreensão básica da fisiologia do sono pode auxiliar o profissional clínico a entender suas perturbações. O sono é um estado fisiológico e cíclico que se constitui de duas fases principais: o sono REM (*rapid eye movement sleep*) e o sono NREM (*non rapid eye movement sleep*). Essas duas fases se intercalam diversas vezes durante a noite, constituindo o chamado ciclo de sono REM-NREM. Em adultos jovens e saudáveis, cerca de um quinto do tempo de sono é constituído pelo sono REM, fase marcada por intensa atividade cerebral, hipotonia ou atonia muscular e pelos sonhos. O sono NREM se subdivide em três fases (I, II e III), com aumento progressivo de profundidade. Essa fase do sono é marcada pelo relaxamento muscular com manutenção do tônus, menor atividade cerebral e secreção hormonal.[4]

Normalmente o sono se inicia na fase I do sono NREM, após um breve período de latência. Em poucos minutos o indivíduo progride para a fase II, onde permanece por cerca de 30 a 60 minutos. Após esse período instala-se o sono de ondas lentas, expresso nas fases III do sono NREM. Essa é a fase mais profunda do sono e engloba hoje o que no passado eram as fases III e IV do sono NREM. Após cerca de 90 minutos, o indivíduo atinge a fase de sono REM, completando um primeiro ciclo de sono REM-NREM. Esses ciclos se repetem cerca de cinco vezes durante o período de sono. A fase III do sono NREM predomina na primeira metade da noite, mas quase não ocorre na segunda metade e próximo ao amanhecer.[5]

Os idosos são uma população relevante para a atenção domiciliar, uma vez que características epidemiológicas, fisiológicas, sociais e funcionais típicas da idade os leva frequentemente a receber cuidados em domicílio, de forma permanente ou transitória. O sono nessa faixa etária possui particularidades que merecem ser conhecidas pelos profissionais de saúde.

O envelhecimento está associado a mudanças na arquitetura do sono, mas essas mudanças não são consideradas patológicas, tampouco se deve partir do pressuposto de que é "normal" que o sono seja ruim nessa faixa etária.[6] Diversos estudos demonstram que idosos saudáveis raramente apresentam distúrbios do sono e que idosos que dormem entre 6 e 9 horas têm melhor cognição, saúde física e qualidade de vida em comparação a outros adultos, de qualquer idade, que dormem menos horas ou a mais.[6,7]

As mudanças arquiteturais do sono, contudo, podem contribuir para a percepção de sono insatisfatório e dificultar essa faixa etária de atingir a quantidade necessária de sono. As principais alterações fisiológicas do sono associadas ao processo de envelhecimento estão descritas no Quadro 1.[6]

QUADRO 1 Alterações fisiológicas do sono associadas ao envelhecimento

	Diminuído	Aumentado
Parâmetros	▪ Tempo total de sono ▪ Eficiência de sono ▪ Sono de ondas lentas ▪ Sono REM	▪ Tempo acordado após o sono ▪ Número de despertares ▪ Latência para o sono

Fonte: elaborado pelos autores.

Nessa fase da vida, observa-se também um fenômeno chamado de "avanço de fase de sono", causado pelo enfraquecimento do ciclo circadiano sono-vigília. Esse fenômeno é caracterizado por maior sonolência no final da tarde e nas primeiras horas da noite, bem como despertares mais precoces. Assim, muitos idosos tendem a adormecer entre as 19 e 21 horas e a despertar cerca de 8 horas depois, entre 3 e 5 da manhã. Nesses casos, os pacientes conseguem obter uma quantidade e eficiência de sono adequadas, mas as expectativas culturais a respeito do sono os levam a acreditar que esse padrão de sono é disfuncional. Assim, os idosos lutam contra o seu período de maior sonolência, na expectativa de que, ao atrasar o horário de início de sono, irão acordar mais tarde no dia seguinte, podendo, portanto, acompanhar o ritmo dos seus familiares. Entretanto, essas medidas geralmente são infrutíferas, uma vez que mesmo combatendo sua sonolência fisiológica e indo dormir mais tarde o idoso mantém o despertar precoce, em decorrência do avanço de fase.[6,7] Dessa forma, observa-se que o desejo de se encaixar na rotina do lar implica pior qualidade de sono do que a modificação circadiana em si.

O ciclo circadiano sono-vigília em humanos é controlado pelo núcleo supraquiasmático do hipotálamo anterior (NSHA), que por sua vez responde a estímulos endógenos, como a temperatura corporal e a melatonina, e a estímulos exógenos, como a luminosidade. Idosos e pessoas restritas, em geral, realizam menos atividade a céu aberto, o que compromete a sua exposição à luminosidade natural, afetando o ciclo circadiano de sono-vigília. Observa-se também a deterioração do NSHA como resultado do processo de envelhecimento.

Pessoas restritas têm suas rotinas grandemente impactadas, o que muitas vezes acarreta uma série de prejuízos em termos de higiene do sono. É importante que a equipe de atenção domiciliar esteja atenta a esse fator como importante causador de insônia.

Diagnóstico

O Quadro 2 apresenta os diagnósticos diferenciais de insônia mais relevantes para a prática clínica.

QUADRO 2 Diagnósticos diferenciais de insônia

▪ Insônia aguda
▪ Insônia crônica
▪ Parassonias
▪ Distúrbios respiratórios do sono
▪ Distúrbios dos movimentos do sono
▪ Distúrbios do ciclo circadiano

Fonte: elaborado pelos autores.

Segundo o DSM-V, a insônia se caracteriza pela queixa de insatisfação com a qualidade ou quantidade do sono, associada a pelo menos um dos seguintes fatores: a) dificuldade de iniciar o sono; b) dificuldade de manter o sono; c) despertar precoce pela manhã com dificuldade de retomar o sono. É necessário que a perturbação cause prejuízo em algum domínio da vida (sociais, profissionais, comportamentais etc.) e que não possa ser bem explicado por outra condição. Na prática, é um diagnóstico de exclusão.[1,3]

A insônia com frequência correlaciona-se a outros transtornos, podendo ser físicos ou mentais, bem como decorrentes do uso de medicamentos e substâncias de abuso. Algumas condições associadas à insônia incluem transtorno depressivo, transtorno de ansiedade, doença de Parkinson, doença de Huntington, hipotireoidismo, hipertireoidismo, doenças musculoesqueléticas dolorosas etc.[3,8]

Algumas classificações subdividem a insônia como primária ou secundária, porém essa classificação foi substituída no ICSD-3 (International Classification of Sleep Disorders), pois essa diferenciação não auxiliava na acurácia diagnóstica. Atualmente prefere-se classificar a insônia em aguda ou crônica a depender da sua duração. A insônia aguda dura de dias a semanas, por um período geralmente inferior a 3 meses. A insônia crônica tem duração superior a 3 meses e ocorre pelo menos três vezes por semana.

As parassonias podem ocorrer no sono não REM (ex.: sonambulismo, despertar confusional e terror noturno) e no sono REM (ex.: distúrbio comportamental do sono REM, paralisia do sono isolada recorrente).[9]

Os distúrbios respiratórios do sono incluem os distúrbios obstrutivos e centrais. A SAOS (síndrome da apneia obstrutiva do sono), comum em nosso meio, é percebida pelo paciente ou pelo familiar que observa seu sono. É causa frequente de disfunção diurna, em decorrência da fragmentação do sono e fator de risco para doenças cardiovasculares importantes, como o acidente vascular encefálico e infarto agudo do miocárdio. Está frequentemente associada à obesidade, e seu diagnóstico pode ser confirmado pelo exame de polissonografia.[3,10]

Os distúrbios dos movimentos do sono incluem o bruxismo (ranger de dentes), a síndrome dos movimentos periódicos dos membros (caracterizada por arremessos das pernas durante o sono, provocando despertares e fragmentação do sono) e a síndrome das pernas inquietas (descrita como um desconforto das pernas associada a uma urgência em movê-las).[11-13]

Por fim, os distúrbios do ciclo circadiano incluem o atraso da fase de sono, o avanço da fase de sono, o padrão irregular do ciclo sono-vigília, a síndrome do ciclo vigília-sono diferente das 24 horas, entre outros.[14] O Quadro 3 apresenta informações sobre alguns distúrbios dessa categoria.

QUADRO 3 Distúrbios do ciclo circadiano

Atraso da fase de sono	Comum em adolescentes e adultos jovens. A pessoa tem dificuldade em adormecer e em acordar pela manhã. Pode ser favorecido por horários de trabalho adversos, viagens frequentes, baixa exposição a luz solar pela manhã e excessiva ao final da tarde e hábitos sociais (jogos eletrônicos, exercícios físicos etc.).
Avanço da fase de sono	Comum em idosos, a pessoa tem sono importante várias horas antes do horário desejado e socialmente convencionado e desperta precocemente na madrugada. A falta de atividades sociais pode promover o avanço de fase, bem como a baixa exposição solar no final do dia.
Padrão irregular do ciclo sono-vigília	Caracteriza-se pela distribuição do sono ao longo do dia em diversos períodos, concentrando o período de sono noturno mais longo das 2 às 6 horas. É comumente associado a problemas neurológicos, síndromes demenciais e retardo psicomotor em crianças.
Síndrome do ciclo vigília-sono diferente das 24 horas	É caracterizada pela presença de um ritmo circadiano maior do que às 24 horas. É muito prevalente em pessoas cegas e costuma se estabelecer no momento da perda da visão. É raro em pessoas saudáveis e, nesses casos, associa-se a longos períodos de baixa exposição à luz. Os pacientes não conseguem manter um horário de sono regular, apresentando insônia, despertar precoce e sonolência diurna. Após cerca de 23 dias, o paciente volta a sincronizar os horários.

Fonte: Smith AKA, 2017.[14]

Medidas preventivas

O Quadro 4 lista algumas estratégias preventivas para a insônia.[15,16]

QUADRO 4 Medidas preventivas para insônia

- Manter o ambiente calmo, silencioso e escuro colabora com a primeira fase do sono – o adormecimento.
- Cumprir uma rotina inclusive na hora de deitar e se levantar, mantendo o relógio biológico regular.
- Não dormir durante o dia – evitar cochilos.
- Evitar o consumo de bebidas alcoólicas e/ou cafeína.
- Praticar exercícios físicos.
- Evitar situações de estresse antes de dormir; evitar uso de celulares e/ou televisão no quarto ao deitar-se.
- Dar preferência a leituras e músicas relaxantes.
- Observar o conforto do local onde irá dormir – desde colchão, travesseiro, almofadas, lençóis até pijamas.
- Manter o ambiente fresco.

Fonte: Ohayon MM, 2002;[15] Ohayon MM; Sagales T, 2010.[16]

Tratamento

As intervenções psicológicas e comportamentais são a primeira linha de tratamento recomendada tanto para as insônias primárias crônicas quanto para as secundárias.[17,18] Essas intervenções incluem aconselhamento sobre higiene do sono, a prática de exercícios físicos regulares e intervenções cognitivo-comportamentais, como a terapia cognitivo-comportamental para insônia. Essas intervenções incluem terapia de relaxamento (como relaxamento muscular e biofeedback), terapia do controle de estímulos (que visa abreviar outras atividades incompatíveis com o sono, reassociando a ida para o quarto ou para a cama com o ato de dormir), terapia de restrição de sono (que visa a que o tempo despendido na cama se aproxime à duração do período de sono), terapia cognitiva (que visa trabalhar crenças e atitudes inadequadas em relação ao sono, como falsas expectativas em relação ao tempo de sono necessário ou amplificação de suas consequências), terapia de intenção paradoxal (que visa diminuir a ansiedade pré-sono ao parar de tentar dormir quando não se está com sono na cama).[19] A combinação dessas medidas se mostrou mais efetiva do que separadamente.

A implantação dessas medidas pode ser muito desafiadora no contexto da atenção domiciliar, seja pela limitação motora e dependência para cuidados que parte dessas pessoas apresenta, seja pelas condições da habitação que podem envolver uma proporção alta de pessoas por cômodo vivendo naquele domicílio, pouca exposição à luz solar, exposição a temperaturas extremas, exposição a barulho intenso ou outras limitações num contexto de vulnerabilidade. É muito importante que a equipe de atenção domiciliar esteja atenta para a construção de um plano compartilhado centrado na pessoa, que leve o contexto da pessoa sob cuidado em consideração, para maiores chances de sucesso no manejo da insônia e sua qualidade de vida.

Tratamento farmacológico

A terapia medicamentosa para insônia, quando necessária, deve ser complementar às intervenções cognitivo-comportamentais reconhecidas como primeira linha de tratamento.[20] Sua prescrição é considerada indicada quando houver falha do tratamento não farmacológico por no mínimo 4 semanas ou situações em que o impacto na funcionalidade justifique uma medida mais imediata.

É importante destacar que a Choosing Wisely Campaign recomenda que não se utilize como primeira escolha o tratamento farmacológico, com benzodiazepínicos, outros sedativos hipnóticos, antipsicóticos em adultos mais velhos ou adultos com insônia crônica.[21] As medicações hipnóticas e sedativas indicadas devem ser usadas de forma breve, no máximo por 4 semanas e na menor dose efetiva. As possibilidades de tratamento medicamentoso são descritas no Quadro 5.

QUADRO 5 Opções farmacológicas para o manejo da insônia

Medicamentos	Observações
Benzodiazepínicos de ação curta (temazepam, estazolam, lorazepam)	Recomendado usar por no máximo 4 semanas. Atenção para risco de dependência e para insônia rebote e piora da ansiedade quando retirados. Não devem ser usados por pacientes com doença pulmonar obstrutiva crônica ou apneia do sono
Sedativos hipnóticos não benzodiazepínicos (zolpidem, eszopiclona, zaleplona)	Atenção para efeitos adversos, principalmente em doses maiores: perda de memória, tontura, desinibição, alucinações, risco de abuso. Não recomendados para terapêutica prolongada
Agonistas de receptor de melatonina (ramelteona)	Por ter menos efeitos adversos que as categorias acima e maior segurança, pode ser uma opção para uso em idosos[22,23]
Antidepressivos com efeito sedativo (trazodona, amitriptilina, doxepina, mirtazapina)	Considerar especialmente em pacientes com depressão e/ou ansiedade concomitantes
Outras medicações com efeitos sedativos como anticonvulsivantes (gabapentina, tiagabina) ou antipsicóticos atípicos (quetiapina, olanzapina)	Podem ser adequados para pacientes com insônia secundária que se beneficiem do efeito primário dessas medicações

Fonte: elaborado pelos autores.

Anti-histamínicos, analgésicos, barbitúricos e hidrato de cloral não são recomendados, por falta de evidências da efetividade e/ou baixa segurança. Valeriana e melatonina carecem de maiores evidências de benefício e segurança.

Encaminhamento

Pacientes com má resposta ao tratamento proposto pela equipe de atenção domiciliar, sobretudo aqueles com comprometimento significativo da qualidade de vida, podem se beneficiar de referência à atenção secundária. Pacientes com distúrbios respiratórios do sono demandam avaliação especializada para orientação terapêutica.

Referências

1. American Psychiatric Association. Manual diagnóstico e estatístico de transtornos mentais: DSM-5. Porto Alegre: Artmed; 2014.
2. Lopes JM, Roncalli AG. Fatores biopsicossociais associados à função do sono autopercebido em idosos brasileiros: análise de um inquérito nacional. Rev Bras Epidemiol. 2020;23:1-11.
3. Carvalho F, Silva RG, Queiroz V. Perturbações do sono. In: Gusso GDF, Lopes JMC. Tratado de Medicina de Família e Comunidade – Princípios, Formação e Prática. Porto Alegre: Artmed; 2019. p. 2075-83.
4. Gillam T. Understanding primary insomnia in older people. Nurs Older People. 2009;21(3):30-3.
5. Fernandes RMF. O sono normal. Medicina (Ribeirão Preto). 2006;39(2):157-68.
6. Miner B, Kryger MG. Sleep in the Aging Population. Sleep Med Clin. 2017;12(1):311-8.
7. Neikrug AB, Ancoli-Israel S. Sleep disorders in the older adult: a mini-review. Gerontology. 2010;56(2):181-9.
8. Junior LRP, Bacelar A, Pinto MCR. Diagnóstico da Insônia. In: Haddad FLM, Gregório LC. Manual do residente: medicina do sono. São Paulo: Manole; 2017. p 147-61.
9. Moreira GA, Santos CF. Parassonias do sono não REM e do sono REM. In: Haddad FLM, Gregório LC. Manual do residente: medicina do sono. São Paulo: Manole; 2017. p. 201-7.
10. Haddad FLM, Sguillar DA. Síndrome da apneia obstrutiva do sono. In: Haddad FLM, Gregório LC. Manual do residente: medicina do sono. São Paulo: Manole; 2017. p. 41-8.
11. Fabbro CD, Filho MM. Bruxismo do sono. In: Haddad FLM, Gregório LC. Manual do residente: medicina do sono. São Paulo: Manole; 2017. p. 207-16.
12. Prado GF, Carvalho LBC, Prado LBF. Movimentos periódicos dos membros: diagnóstico e tratamento. In: Haddad FLM, Gregório LC. Manual do residente: medicina do sono. São Paulo: Manole; 2017. p. 216-8.
13. Prado GF, Carvalho LBC, Prado LBF. Síndrome das pernas inquietas: doença de Willis-Ekbon. In: Haddad FLM, Gregório LC. Manual do residente: medicina do sono. São Paulo: Manole; 2017. p. 207-16.
14. Smith AKA. Distúrbios circadianos: visão geral e prática. In: Haddad FLM, Gregório LC. Manual do residente: medicina do sono. São Paulo: Manole; 2017. p. 225-32.
15. Ohayon MM. Epidemiology of insomnia: what we know and what we still need to learn. Sleep Med Rev. 2002;6(2):97-111.
16. Ohayon MM, Sagales T. Prevalência de insônia e características do sono na população em geral da Espanha. Sleep Med. 2010;11(10):1010-8.
17. Edinger JD, Arnedt JT, Bertisch SM, Carney CE, Harrington JJ, Lichstein KL, et al. Behavioral and psychological treatments for chronic insomnia disorder in adults: an American Academy of Sleep Medicine clinical practice guideline. J Clin Sleep Med. 2021;17(2):255-62.
18. Salisbury-Afshar E. Management of Insomnia Disorder in Adults. Am Fam Physician. 2018;98(5):319-22.
19. Passos GS, Tufik S, Santana MG, Poyares D, Mello MT. Tratamento não farmacológico para a insônia crônica. Braz J Psychiatry. 2007;29(3):279-82.

20. Matheson EM, Hainer BL. Insomnia: Pharmacologic Therapy. Am Fam Physician. 2017;96(1):29-35.
21. American Academy of Sleep Medicine. Choosing Wisely. Five Things Physicians and Patients Should Question. [acesso em abril de 2022]. Disponível em: https://www.choosingwisely.org/societies/american-academy-of-sleep-medicine/
22. Sys J, van Cleynenbreugel S, Deschodt M, van der Linden L, Tournoy J. Efficacy and safety of non-benzodiazepine and non-Z-drug hypnotic medication for insomnia in older people: a systematic literature review. Eur J Clin Pharmacol. 2020;76(3):363-81.
23. Schroeck JL, Ford J, Conway EL, Kurtzhalts KE, Gee ME, Vollmer KA, et al. Review of Safety and Efficacy of Sleep Medicines in Older Adults. Clin Ther. 2016;38(11):2340-72.
24. Bonnet MH, Benca R, Eichel AF. Evaluation and diagnosis of insomnia in adults. Waltham: UpToDate; 2022.

Quadros neuropsiquiátricos

Capítulo 23

Dor

Ana Carla Krolow
Rafael Firmino Ballester

PONTOS-CHAVE

- A dor é uma das principais queixas durante as intercorrências na atenção domiciliar.
- O tratamento da dor deve ser iniciado imediata e concomitantemente à investigação de sua causa.
- No tratamento farmacológico, devem-se seguir os passos "pela boca, pelo relógio e pela escada", preferencialmente.
- Medidas não farmacológicas devem ser empregadas sempre que possível.
- É necessário abordar a dor de forma multidisciplinar, incluindo as equipes de apoio na atenção domiciliar, preservando e restabelecendo a funcionalidade e a qualidade de vida do paciente.

OBJETIVOS DE APRENDIZAGEM

Ao final do capítulo, o leitor deverá ser capaz de:

- Avaliar a dor e identificar os diversos aspectos relacionados a ela.
- Direcionar o tratamento farmacológico de acordo com a etiologia da dor e adequando-a ao ambiente domiciliar.
- Favorecer o manejo da equipe multidisciplinar da atenção domiciliar no tratamento da dor.

Definição

A dor é um dos motivos mais frequentes na busca de atendimento em serviços de saúde; no mundo, um a cada cinco adultos sofre desse sintoma.[1] A International Association for the Study of Pain (IASP) define a dor como "uma experiência sensitiva e emocional desagradável, associada ou semelhante à associada a uma lesão tecidual real ou potencial".[2] Compreende-se que é uma sensação não só física, mas também que envolve aspectos emocionais e psicológicos. Assim, a experiência da dor é individual e única, influenciada por diversos fatores, entre eles as experiências dolorosas pessoais anteriores e, até mesmo, aspectos familiares e culturais.[1]

Pode ser classificada em relação ao tempo de instalação, sendo considerada aguda, subaguda ou crônica; com relação à sua origem ou etiologia, é dividida entre nociceptiva (sendo esta somática ou visceral), neuropática, disfuncional, miofascial ou mista; quanto ao padrão, sendo contínua ou episódica; e, ainda, quanto à sua intensidade – leve, moderada ou forte.[3,4] A American Pain Society, em 1996, passou a considerar a dor como o quinto sinal vital, devendo ser aferido juntamente com a temperatura, frequência cardíaca, frequência respiratória e pressão arterial. Dessa forma, é possível garantir que uma dor não aliviada do paciente seja identificada e prontamente tratada.[5]

Diagnóstico

Para o diagnóstico, faz-se necessária a realização de uma anamnese detalhada e de exame físico completo, a fim de definir a natureza e a localização da dor, abordagem que deve ser suficiente no diagnóstico da maioria dos casos, sem necessitar de exames complementares. Deve-se questionar o paciente sobre as características e o padrão da dor (se é em pontada, agulhada, formigamento, queimação, cólica, lancinante), se há irradiação para outra parte do corpo, o tempo de início da dor, se há fator desencadeante ou que traga alívio.[6]

No momento da avaliação diagnóstica, há de se levar em consideração que as síndromes álgicas têm etiologias diferentes, por conseguinte irão diferir também em seu tratamento. Na dor neuropática, o paciente geralmente refere sensação de queimação, agulhadas, formigamento ou choques, a alodinia e a hiperalgesia são frequentes, e a dor pode "respeitar" a localização e direção da inervação afetada. As dores nociceptivas costumam apresentar-se como constantes ou intermitentes, sendo a somática usualmente bem localizada, enquanto a visceral, difusa.[3,4] Cabe lembrar que dores de origem visceral podem ser interpretadas como somáticas em um primeiro momento, como no caso do infarto agudo de miocárdio, ao apresentar-se como dor no ombro.[6] A dor disfuncional ocorre quando não há lesão tecidual, mas um funcionamento inadequado da modulação do estímulo doloroso, como é o caso da fibromialgia. Já a dor miofascial tem origem muscular, e as bandas de tensão (ou pontos-gatilho) podem facilmente ser encontradas no exame físico.[3] A dor mista, o tipo mais comum entre todas, tem influência tanto de componentes nociceptivos quanto de neuropáticos.[4]

Existem múltiplas escalas validadas para uso clínico em diferentes cenários, a fim de avaliar a dor de forma quantitativa. No que diz respeito à intensidade da dor, pode-se lançar mão da escala numérica da dor (END ou NPS), da escala visual analógica (EVA) ou da escala de expressões faciais (Wong-Baker FACES Pain Rating Scale), pedindo-se ao paciente que aponte o nível de dor que se enquadra no momento da avaliação. Para pacientes demenciados, a avaliação pode ser difícil, uma vez que a comunicação verbal muitas vezes é prejudicada. Nesses casos, pode ser usada a escala de avaliação de dor em demência avançada (PAINAD-Br), que norteia o examinador para uma avaliação mais precisa. Há também a Leeds Assessment of Neuropathic Symptoms and Signs (LANSS), que auxilia no diagnóstico de dor neuropática. Ainda, para pacientes em estágio crítico, pode-se lançar mão das escalas Behavioral Pain Scale (BPS) e a Critical Care Pain Observation Tool (CPOT) – estas geralmente usadas em ambiente de unidade de terapia intensiva.[3,4,6]

A solicitação de exames complementares deve ser individualizada. Dependendo do quadro clínico, para um adequado diagnóstico etiológico, pode ser necessária a solicitação de exames de imagem, como radiografia, tomografia computadorizada, ressonância magnética e cintilografia óssea – podem ser úteis no diagnóstico de neoplasias, processos degenerativos ou avaliação de compressão de raízes nervosas. A eletroneuromiografia pode auxiliar na definição de comprometimento de nervos periféricos, por exemplo.[4] A depender do caso, exames séricos também podem ser úteis (por exemplo, em paciente com dor em queimação associada a parestesias, pode-se aventar a possibilidade de hipovitaminose de vitamina B12).

Abordagem multidisciplinar pela equipe de atenção domiciliar

Medidas preventivas

É essencial prevenir doenças que possam causar dor (por exemplo, diabetes, que, quando não controlado, pode cursar com neuropatia diabética). A prática de atividade física regular, desde que adequada à condição de saúde do paciente, deve ser estimulada, a fim de fortalecer a musculatura e obter maior flexibilidade de tendões, ligamentos e articulações. Dessa forma, além de evitar atrofias, há a possibilidade de redução de peso, que contribui de forma significativa na analgesia de pacientes com, por exemplo, artropatias ou hérnia de disco. Nesse mesmo contexto, a manutenção da fisioterapia pode corrigir e evitar alterações físicas capazes de gerar dor. Nos casos em que o paciente se encontra restrito ao leito ou tem limitação de movimento, deve-se realizar educação permanente com os cuidadores principais, reforçando, por exemplo, a necessidade de mudança de decúbito a cada 2 horas. Sabe-se que a mudança de posição evita quadros dolorosos, bem como previne lesões por pressão, as quais, por si só, podem ser dolorosas. Atenção focada nas medicações também se faz necessária para prevenir quadros dolorosos. A revisão periódica da adesão ao uso dos medicamentos e o fornecimento de uma "prescrição básica" que oriente os passos da analgesia, com opção de doses extras de "resgate" ou medicamentos que possam ser usados de forma intercalada em caso de dor, podem ser úteis, assim como esquematizar em uma tabela de horários as medicações em uso.

Tratamento

A abordagem deve focar na busca da etiologia da dor por meio dos pontos já abordados, para, então, direcionar o esquema de analgesia mais adequado. Cabe salientar que o não tratamento adequado de uma dor aguda pode gerar a "cronificação" dela.[1]

Medidas farmacológicas

Na escolha do fármaco, deve-se ponderar a disponibilidade da medicação na atenção domiciliar, o tempo de início de ação da droga de acordo com a via de administração empregada, a etiologia da dor e o perfil de efeitos adversos. Atualmente, é indicada a abordagem multimodal no tratamento farmacológico da dor, ou seja, fazendo uso concomitante de drogas com diferentes mecanismos de ação, de forma a buscar uma complementação no tratamento. Dessa forma, seria possível a administração de doses menores que as comumente utilizadas, reduzindo seus efeitos colaterais.[6,7]

Sempre que possível, a administração de analgésicos deve ser, preferencialmente, por via oral, por ser mais fácil de manejar no domicílio. Porém, em determinadas situações, outras vias de administração serão necessárias, como a transdérmica, subcutânea, retal, intramuscular e intravenosa. Uma recomendação da Organização Mundial da Saúde (OMS) trata sobre a prescrição de analgésicos com a seguinte orientação: "pela boca, pelo relógio e pela escada". Isso significa que deve ser utilizada a via oral sempre que possível; indicar intervalos regulares, de acordo com o tempo de ação de cada medicamento (e não "se necessário" ou "se dor"); finalmente, prescrever medicamentos de diferentes classes, segundo a severidade da dor e seguindo uma escala de intensidade. Porém, não há uma fórmula única para todos os pacientes. Frisamos a necessidade da individualização na prescrição, considerando a etiologia da dor ao elaborar o esquema de analgesia.[4,6,8]

Dessa forma, para dores leves, o uso de analgésicos como paracetamol, dipirona e anti-inflamatórios não esteroides

(AINE), por exemplo, geralmente são suficientes. Para dores moderadas, a associação de opioides fracos (como codeína ou tramadol) talvez sejam necessários. Para dores severas, deve-se pensar em intensificar o tratamento fazendo uso de opioides fortes (morfina e metadona, por exemplo) e drogas adjuvantes, como anticonvulsivantes e antidepressivos.[4]

Contudo, existem particularidades que devem ser levadas em conta na prescrição de fármacos para analgesia. Há a recomendação de evitar a prescrição de opioides em casos de dor severa aguda (por exemplo, em fraturas ou pós-operatórios), bem como nos casos de dor crônica não relacionada a câncer.[1] Além disso, as dores nociceptivas costumam responder bem a opiáceos, ao contrário das dores neuropáticas, que apresentam pouca resposta a tais fármacos. Para a dor de origem neuropática, as classes mais indicadas de medicamentos são os antidepressivos e anticonvulsivantes.[4]

Na Tabela 1 estão listados os principais fármacos prescritos no manejo da dor aguda. AINE são medicamentos de fácil acesso e possuem grande utilidade no manejo álgico. Listamos outras opções para a prática diária do manejo de dores que podem ser úteis como adjuvantes analgésicos.

Além dos anti-inflamatórios, de uso amplo no contexto da dor, há outras classes de medicamentos que auxiliam como adjuvantes ou produzindo efeito analgésico por si sós. Deve-se buscar a medicação de tratamento adjuvante que se adapte à etiologia; assim, a enxaqueca deve ser tratada com antimigranosos, já as contraturas musculares, com relaxantes musculares fracos ou antiespasmódicos, por exemplo. Em contextos de analgesia rápida para procedimentos, a cetamina (quetamina) tem sido usada, mas possui meia-vida curta e risco de *delirium*. A depender do contexto clínico, pode-se lançar mão de técnicas de bloqueio e de anestesia local. Podem-se utilizar, também, medicamentos tópicos, como o *patch* de lidocaína ou a capsaicina tópica, de grande utilidade na dor neuropática. Determinados tipos de dores, como efeitos de massa ou edema ao nível do sistema nervoso central, podem aliviar com o uso de dexametasona, embora *delirium* também esteja descrito nessas situações.[6] Segundo uma metanálise de rede publicada pela American College of Physicians e pela American Academy of Family Physicians em 2020, as dores musculares não lombares têm boa resposta à terapia com anti-inflamatórios tópicos com ou sem mentol, possuindo uma boa eficácia, satisfação do paciente e adequado perfil de segurança.[9] Na Tabela 2 estão alguns fármacos adjuvantes de grande utilidade na prática clínica.

TABELA 1 Anti-inflamatórios não esteroides

Medicação	Dose habitual	Dose máxima diária adulto	Comentários
Paracetamol (acetaminofeno)	500 mg a cada 4 horas VO	3.000 mg (PCDT dor crônica 4.000 mg)	Evitar doses maiores de 2.000 mg/dia em hepatopatas. Em crianças, a dose máxima é de 2.600 mg/dia
Dipirona	500 a 1.000 mg a cada 6 horas VO 1.000-2.500 mg a cada 6 horas IV	4.000 mg 5.000 mg	Atentar efeito hipotensor, sobretudo IV e em altas doses IV (> 1 g). Evitar em pacientes hipotensos ou instáveis. Evitar IV em crianças (usar IM se necessário parenteral). Lactentes têm maior meia-vida; usar dose reduzida
Ácido acetilsalicílico	500 mg a cada 6 horas VO	4.000 mg	Crianças não devem usar mais de 1.500 mg/dia; cuidar Síndrome de Reye
Indometacina	25-50 mg a cada 6-8 horas	200 mg	
Celecoxibe	100-200 mg a cada 12-24 horas VO	400 mg/dia	
Diclofenaco	50 mg a cada 8 horas VO 75 mg 1x/dia IM	150 mg VO 150 mg IM	Risco aumentado de sangramento gastrintestinal e necrose tubular aguda
Ibuprofeno	200-800 mg a cada 6-8 horas VO 400-800 mg a cada 6 horas IV	3.200 mg VO 3.200 mg IV	
Cetoprofeno	50-150 mg a cada 8-12h	150-300 mg (liberação lenta)	Cuidar na prescrição de formas de liberação lenta
Cetorolaco	10-20 mg a cada 4-6 horas SL	60 mg	Não usar por mais de 5 dias
Naproxeno	500 mg de ataque e 250 mg a cada 6-8 horas	1.250 mg no primeiro dia e 1000 mg após	Disponível em combinado com pantoprazol
Etodolaco	200-500 mg a cada 6-12 horas	800-1.200 mg	

Fonte: adaptada de Rabow MW *et al.*, 2021;[1] Costa JVG *et al.*, 2020;[6] Carvalho LFGL; Branco TP, 2018[7] e revisada conforme bula brasileira.

TABELA 2 Adjuvantes

Relaxantes musculares	Ciclobenzaprina	5-40 mg a cada 6-12 horas	60 mg/dia	Sonolência importante; pode causar vertigem
	Ciclobenzaprina de liberação lenta	15 mg a cada 12 horas	30 mg/dia	Diminuição de efeitos adversos; menor sedação
	Carisoprodol	350 mg a cada 8 horas	1.050 mg/dia	Presente em muitos compostos analgésicos. Sem formulação magistral isolada disponível. Síndrome de dependência química similar à de benzodiazepínicos de longa duração se uso crônico. Uso como droga de abuso extensamente reportado na literatura, sobretudo somado a opioides. "Soma coma" (carisoprodol + ropran); contraindicado na gestação e na amamentação
	Citrato de orfenadrina	35-70 mg a cada 6-8 horas	280 mg/dia	Presente em muitos compostos analgésicos
	Baclofeno	5-30 mg a cada 8 horas	90 mg/dia	
	Cloridrato de tizanidina	2-4 mg a cada 8 horas	36 mg/dia	Não iniciar com dose superior a 6 mg/dia. Espasticidades importantes podem requerer dose entre 12 e 24 g dia até 6 em 6 horas
Antimigranosos	Naratriptana	2,5 mg; pode-se repetir uma vez após 4 horas	5 mg/dia	
	Sumatriptana	25-100 mg a cada 2 horas	200 mg VO 20 mg SC (2 aplicações); 40 mg *spray* nasal	Primeiro triptano amplamente disponível
	Rizatriptana	10 mg a cada 2 horas	30 mg/dia	Triptano de maior potência. Uso concomitante com ropranolol causa aumento importante de concentração; usar metade da dose se uso. "Como a dosagem de 5 mg não se encontra disponível no Brasil, os pacientes que recebem administração de propranolol não devem tomar" – segundo a bula Maxalt®
	Diidroergotamina	1 ou 2 mg ataque, 1 mg a cada 30 minutos	6 mg/dia	É desaconselhado o uso pelo consenso brasileiro da Sociedade Brasileira de Cefaleia por biodisponibilidade por via oral errática – é possível efeito adverso de náuseas e vômitos. Possui apenas formulações em associação

Fonte: adaptada de Rabow MW *et al.*, 2021;[1] Costa JVG *et al.*, 2020;[6] Carvalho LFGL; Branco TP, 2018.[7]

Apesar de muitos clínicos não dominarem seu uso, os opioides são importantes medicamentos no contexto da dor e compõem um arsenal terapêutico à parte, com posologias, tempo de ação e possíveis vias de administração peculiares – como no uso da morfina, em que a dose de equivalência das vias oral e venosa (ou intramuscular) é de 3:1 (ou seja, 3 mg VO são equivalentes a 1 mg IV). Deve-se atentar para os efeitos adversos de tais medicamentos, como constipação, náuseas, sonolência e prurido, sobretudo em populações mais vulneráveis (acamados, idosos). Com relação à constipação (efeito adverso mais comum), recomenda-se a prescrição concomitante de laxativos. Na presença de sinais de intoxicação (depressão respiratória), devem-se utilizar antagonistas opioides (naloxona e naltrexona). Nesses casos, a dose de resgate deve ser titulada, uma vez que a reversão rápida pode gerar reinício súbito dos sintomas álgicos.

Em paciente que já faz uso de morfina como analgesia, mas apresenta intensificação do quadro doloroso, deve-se prescrever dose de resgate, calculada como equivalente a 10-20% da dose total diária atual. O aumento da dose fixa se dá caso o paciente apresente mais de três resgates no dia, sendo essas doses extras adicionadas ao total e divididas (geralmente a cada 4 horas), a fim de buscar um total diário com analgesia relevante. É importante salientar que, no caso de usuários crônicos de opioides, a piora súbita da dor pode refletir nova doença adjacente, progressão da patologia, hiperalgesia, interação medicamentosa ou desenvolvimento de tolerância ao opioide. Caso haja sinais de tolerância, como o incremento frequente de dose, pode-se pensar em fazer rotação de opioide, uma vez que opioides diferentes podem agir de forma diversa devido aos polimorfismos dos seus receptores. É importante frisar que esses dados de equivalência são aproximações e não valores fixos, podendo haver variação entre as pessoas.[6]

Outro fármaco de extrema utilidade é a metadona, que tem maior potência que a morfina e pode ser administrada com doses menores para atingir um efeito desejado de analgesia; além disso, possui ação na dor neuropática. Entretanto, seu uso deve ficar restrito a situações específicas, porque, embora seu tempo de meia-vida sérica (meia-vida alfa) seja de aproximadamente 3 horas, sua fase de eliminação (meia-vida beta) difere entre as pessoas, podendo durar 90 horas em alguns indivíduos. Isso pode levar ao acúmulo progressivo da droga no organismo, podendo induzir depressão respiratória quando na intoxicação do paciente. Em caso de rotação de outro opioide para metadona, deve-se atentar para a equivalência relativa da droga, uma vez que ela é variável. Por exemplo, em doses de até 100 mg/dia de morfina oral, a equivalência com a metadona seria de 3:1; já em doses entre 600 e 800 mg/dia de morfina oral, a equivalência seria próxima a 12:1, necessitando de apenas 1 mg de metadona oral para cada 12 mg de morfina oral.[6]

TABELA 3 Opioides

	Medicação	Dose habitual	Dose máxima diária	Equivalência a 10 mg de morfina oral	Nome comercial	Sujeitas à notificação de receita "A"***	Comentários
Agonistas opioides	Codeína	15-60 mg a cada 4-6 horas	360 mg/dia	200 mg VO = 10 mg morfina IM	Codex®; Cod®; Tylex® (+ paracetamol); Codaten® (+ diclofenaco)	Não	Considerado opioide fraco. Melhor perfil de efeitos adversos para idosos comparado a tramadol. 75% da dose se eTFG entre 10 e 50 mL/min e 50% da dose se eTFG < 10 mL/min. Disponível em solução oral. Disponível em combinação com analgésicos não opioides
	Tramadol	50-100 mg a cada 4-6 horas	400 mg	120 mg VO = 100 mg IM morfina	Tramal®; Paratram® e Ultracet® (+ paracetamol)	Não	Considerado opioide fraco. Pequena ação anti-inflamatória. Disponível IV, em liberação lenta e em combinação com analgésicos não opioides
	Morfina IV e IM	Dose inicial 2-10 mg/70 kg (IM 10-20 mg/70 kg) a cada 4-6 horas	60-90 mg/dia (120 mg/dia IM)	Equivalente a morfina IM	Dimorf®	Sim	Solução amplamente disponível no SUS. Gestantes em uso crônico podem ter síndrome de abstinência neonatal. Por via intravenosa, o pico do efeito analgésico é obtido aos 20 minutos; por via intramuscular, o pico de ação varia de 10 a 30 minutos após a administração, e a duração da ação analgésica é de 4 a 5 horas. Em certos contextos, como na dor oncológica, a dose máxima pode ser substancialmente maior

(continua)

(continuação)

TABELA 3 Opioides

Medicação	Dose habitual	Dose máxima diária	Equivalência a 10 mg de morfina oral	Nome comercial	Sujeitas à notificação de receita "A"****	Comentários
Morfina VO	5-30 mg a cada 4 horas	180 mg/dia	30 mg VO = 10 mg IM	Dimorf®; Dolo Moff®	Sim	Início de ação 30 minutos, com pico na dose oral de 1 a 2 horas. Duração até de 4 a 5 horas para não tolerantes. Excreção majoritariamente renal. Em contexto de cuidados paliativos, a dose total diária é recalculada após cada dia e distribuída em intervalos de 4 horas, sendo prescritos 10% da dose diária como resgate. No outro dia, as doses de resgate são incluídas no cálculo da dose diária e divididas entre as doses fixas (vale para a morfina em geral)
Morfina VO de ação lenta	30-100 mg a cada 12 horas	200 mg/dia	30 mg VO = 10 mg IM	Dimorf LC®	Sim	Usar dose de morfina oral prescrita na troca para dose lenta. Usar a menor dose possível. Podem-se retirar da cápsula os grânulos e misturá-los em alimento pastoso, mas não esmagar ou triturar, podendo gerar superdosagem pela liberação rápida
Morfina SC	10 mg a cada 4 horas	60-90 mg/dia	20 mg VO = 10 mg SC	Dimorf®	Sim	Pode-se usar como base 50% da dose IV ou 1:2 da dose oral, embora a absorção seja realizada de forma errática, variando também conforme sítio, diluição e velocidade de infusão da hipodermóclise
Metadona	2,5 mg (meio cp); 5 e 10 mg a cada 8-12 horas	120 mg/dia (uso na dependência de narcóticos)	30 mg morfina VO = 10 mg de metadona usualmente, mas variável com doses maiores	Mytedom®	Sim	Opioide muito potente, com meia-vida elevada. Tem deposição adiposa com meia-vida errática, podendo durar de horas a dias. Grande risco de acumular e gerar depressão respiratória. Deve-se cuidar o aumento de dose e monitorar efeitos adversos, sobretudo em idosos e debilitados. Risco de acúmulo com doses repetidas. É uma das opções para pacientes com doença renal crônica e dialíticos. Disponível também em solução injetável 10 mg/mL, com semelhantes propriedades descritas
Fentanila transdérmica	10 µg/h (2,1mg), 25 µg/h (4,2 mg), 50 µg/h (8,4 mg) e 100 µg/h (16,8 mg) a cada 72 horas	300 µg/h	*Vide* tabela de conversão da bula	Durogesic D-Trans®	Não	Alto custo. Existe na bula uma tabela de conversão de morfina oral para a dose transdérmica. A dose por via transdérmica deve demorar 24 horas para atingir o pico

(continua)

(continuação)

TABELA 3 Opioides

	Medicação	Dose habitual	Dose máxima diária	Equivalência a 10 mg de morfina oral	Nome comercial	Sujeitas à notificação de receita "A"***	Comentários
	Oxicodona de liberação lenta	10 mg, 20 mg e 40 mg a cada 12 horas	80 mg/dia	20 mg morfina VO = 10 mg oxicodona VO	Oxycontin®	Doses de até 40 mg; não	Alto grau de dependência química e abuso descritos. Evitar uso em pacientes pneumopatas e etilistas. Não mastigar nem fracionar; formulação de liberação lenta
	Hidromorfona	8 mg, 16 mg e 32 mg a cada 24 horas	32 mg a cada 24 horas	2 mg = 10 mg morfina VO	Jurnista®	Sim	Comprimidos de liberação prolongada
	Hidrocodona	–	–	–	Vicodin®	–	Não vendido no Brasil
Agonistas parciais de opioides	Buprenorfina sublingual e injetável	75-150 µg bucal		200 µg = 10 mg VO	Temgesic®		Diminui a síndrome de abstinência, sendo utilizado em substituição, inclusive, em casos de adição. Melhor perfil de segurança. Compostos sublinguais e injetáveis sem registro ativo na Anvisa durante a produção deste capítulo
	Buprenorfina transdérmica	5 mg; 10 mg; 15 mg; 20 mg; 30 mg ou 40 mg a cada 7 dias (Restiva) ou 3 dias (Transtec)		5 µg/hr = 10 mg morfina VO (varia conforme a marca)	Transtec®; Restiva®	Sim	Alto custo
Agonistas opioides e inibidor de recaptação noradrenérgico	Tapentadol de liberação lenta oral	50 mg; 100 mg; 150 mg; 200 mg ou 250 mg a cada 12 horas	500 mg	25 mg = 10 mg morfina VO	Palexis XL®	SIM	Proximidade de ação com tramadol, mas a dose teto do tramadol é 40% do possível com o tapentadol. Possui ação noradrenérgica na medula espinal, atuando na dor crônica. Fármaco recente, ainda não extensivamente estudado. Diminuir a dose em idosos e hepatopatas
Antagonistas opioides	Naloxona	0,4-2 mg EV, SC, IM a cada 2-3 minutos	10 mg	–	Narcan®	Não	Reversão completa ou abrupta à superdose de morfina pode precipitar uma síndrome de abstinência. Pode haver reinício instantâneo da dor. Se na tentativa de reversão de intoxicação por opioide não reverter em 10 mg, devem-se considerar outras causas
	Naltrexona	50 mg/dia	–	–	Revia®, Uninaltrex®	Não	

*** Conforme Resolução Anvisa nº 372, de 15 de abril de 2020.

Fonte: Rabow MW *et al.*, 2021;[1] Costa JVG *et al.*, 2020;[6] Anagusko S, 2018.[8]

Um fator importante a ser considerado no esquema terapêutico é a utilização de medicamentos com a finalidade de diminuir a dor em caráter crônico. Sabe-se que, nesse contexto, existem mudanças nas vias neurológicas da dor ao nível da medula espinhal e de áreas cerebrais. Deve-se ressaltar, entretanto, que tais medicamentos possuem efeitos adversos importantes, e, por poderem necessitar de maior tempo para o alcance do efeito terapêutico pleno, seu uso deve se adequar à clínica e ao prognóstico do paciente. A seguir, são listados alguns medicamentos usados no contexto da dor crônica.

Medidas não farmacológicas

Medidas não farmacológicas também podem ser aplicadas, como terapias manuais e massagens, agulhamento seco (muito utilizado e com boa resposta na dor miofascial), termo ou crioterapia, TENS (estimulação nervosa elétrica transcutânea), infravermelho. As PICS também podem ser aplicadas, de acordo com a vontade do paciente. Dentro desse quadro entram os seguintes: acupuntura, fitoterapia, homeopatia, *reiki*, auriculoterapia, aromaterapia, meditação, musicoterapia, entre outras.[10]

Equipe multidisciplinar

Um conceito trabalhado especialmente quando se trata de cuidados paliativos, porém, não servindo exclusivamente nesse contexto, é a "dor total". Quando falamos em dor, devemos ter em mente os fatores biológicos, sociais, psicológicos e espirituais do ser humano. Todos esses âmbitos interferem na dor de um indivíduo, sendo, portanto, de suma importância a avaliação de todos eles por uma equipe multidisciplinar.[11]

O objetivo da abordagem e manejo efetivo da dor pela equipe na atenção domiciliar envolve a preservação e o restabelecimento da funcionalidade e da qualidade de vida do paciente, lembrando que se faz necessária a discussão desses aspectos com ele próprio e sua família.[1]

A avaliação da equipe de enfermagem (enfermeiro e técnico) geralmente é a primeira a ser feita no domicílio, com a aferição dos sinais vitais e triagem das queixas. O enfermeiro pode administrar as medicações analgésicas prescritas pelo médico ou monitorar se o paciente faz o uso correto das medicações prescritas, além de poder orientar e realizar medidas não farmacológicas. Por exemplo, caso seja sabido que o paciente sente dor à mobilização, pode-se discutir com o médico a administração de analgesia de 30 a 60 minutos antes da troca de decúbito, do banho ou da realização de curativo. O profissional de enfermagem pode orientar a família sobre a melhor técnica nas mobilizações, a fim de evitar quedas e minimizar a dor e, também, orientar a modalidade de banho mais adequada naquele contexto (banho de leito ou no chuveiro).[12,13]

Além das avaliações médica e de enfermagem, são fundamentais, também, as intervenções dos demais profissionais de apoio no manejo da dor, conforme quadro clínico. O nutricionista, por exemplo, pode auxiliar na avaliação da disfagia, da dor abdominal e da dor crônica. Alterações na con-

TABELA 4 Medicamentos para dor crônica

Medicação	Dose inicial	Dose máxima diária	Titulação	Efeitos colaterais
Amitriptilina	12,5; 25mg; 50 mg; 75 mg à noite	150 mg (ambulatorial); 300 mg (hospitalizados)	Aumentar 10-25 mg a cada 5-7 dias	Sonolência, constipação, prolongamento QT, hipotensão, taquicardia, hipertensão, retenção urinária
Nortriptilina	10-25 mg à noite	150 mg/dia	Aumentar 10-25 mg a cada 5-7 dias	Sonolência, constipação, prolongamento QT, hipotensão, taquicardia, hipertensão, retenção urinária
Gabapentina	300 mg a cada 8 horas	900 mg a cada 8 horas	Aumentar 300 mg a cada dia	Convulsões, fadiga, náuseas
Pregabalina	75 mg a cada 12 horas	300 mg a cada 12 horas	Aumentar a cada 7 dias	Insuficiência cardíaca, cefaleia, ataxia
Duloxetina	60 mg/dia	120 mg/dia	Aumentar 60 mg em 7 dias	Mania, ideação suicida, disfunção hepática
Carbamazepina	100 mg a cada 12 horas	1.200 mg/dia	Aumentar 200 mg a cada 3-7 dias	Agranulocitose, fadiga, nistagmo
Cloridrato de venlafaxina	37,5-75 mg/dia	225 mg/dia	Aumentar 75 mg a cada 7 dias	Insônia, cefaleia, tontura, sedação, náusea, boca seca, constipação, hiperidrose
Succinato de desvenlafaxina	50 mg/dia	200 mg/dia	Aumentar 50 mg a cada 7 dias	Mania, insônia, tontura, sonolência, sudorese, náusea

Fonte: adaptada de Costa JVG *et al.*, 2020.[6]

sistência, temperatura e volume da dieta oferecida podem influenciar quadros dolorosos agudos. Há estudos relacionando diferentes tipos de dietas (por exemplo, ricas em ômega-3, vegetarianas/veganas e mediterrâneas) com a redução da dor crônica.[14]

O fisioterapeuta auxilia não só na recuperação, como também na prevenção e promoção em saúde, amenizando a hipotonia e hipotrofia e a restrição da amplitude articular – fatores que desencadeiam processos dolorosos –, visando ao aumento da funcionalidade e favorecendo a autonomia do indivíduo. Conforme as necessidades do paciente, o profissional pode fornecer auxílio na mobilização, no posicionamento, propor exercícios ativos e passivos, atividades de contração e alongamento ou relaxamento, fazer bandagens elásticas, agulhamento seco, TENS, terapias manuais, massagem, termo ou crioterapia.[15]

O fonoaudiólogo pode atuar na avaliação e no manejo da disfagia e da dor temporomandibular, além de auxiliar nas questões de comunicação verbal e não verbal que podem facilitar na avaliação da dor.[16]

O terapeuta ocupacional auxilia na adaptação das atividades básicas da vida diária dentro das limitações funcionais causadas pela dor.[17]

O profissional de odontologia é fundamental na abordagem da dor orofacial, principalmente em mucosa, língua ou dentes. A dor na boca dificulta a alimentação e pode diminuir o prazer ao alimentar-se.[18]

Como já citado, a dor é um fenômeno com influências psicológicas, sejam elas atuando como causas, consequências ou agravantes de quadros dolorosos, como na fibromialgia. A abordagem psicológica é essencial no contexto de dor. A psicoeducação sobre a dor e a terapia cognitivo-comportamental mostram-se bastante efetivas nos casos de dor, principalmente a crônica.[19]

No aspecto social, questões como o isolamento devido a uma rede familiar de apoio frágil, a ausência de autonomia por parte do paciente ou quando este possui algum grau de dependência de terceiros, podem ser fontes de angústia e sofrimento. O assistente social pode intervir e auxiliar nesses casos, tendo papel relevante na organização do núcleo de cuidado. Além disso, inconsistências financeiras também são potenciais causadores de sofrimento, devendo o profissional atentar-se a questões relacionadas a salário, aposentadoria e benefício.[11] Por ser uma demanda comum – mas não exclusiva – dos pacientes que estão em final de vida, a abordagem profissional do assistente espiritual acaba sendo mais vista no âmbito dos cuidados paliativos, especialmente no contexto de dor de difícil controle, medo da dor ou medo de morrer.[11]

O que fazer na atenção domiciliar para evitar e reverter o quadro

Conforme já abordado, para evitar a dor nas intercorrências na atenção domiciliar, pode-se fornecer ao paciente uma "prescrição básica" que oriente os passos da analgesia, evitando o uso irregular das medicações. Deve-se sempre ter em mente a necessidade de fornecer uma estratégia de medicações de resgate caso o esquema fixo proposto não atinja o alívio desejado. A adesão ao uso dos medicamentos deve ser revisada com os familiares e cuidadores dos pacientes, principalmente os acamados e dependentes. Estratégias de organização da prescrição em tabelas de horários podem auxiliar no processo.

Quando o quadro doloroso está instalado e a visita domiciliar para atendimento da intercorrência é necessária, primeiramente a equipe deve aferir os sinais vitais, realizar anamnese e exame físico completos, determinar a etiologia da dor e direcionar a conduta clínica, agindo para o alívio sintomático imediato. Para isso, deve-se avaliar a melhor via de administração da medicação pensada naquele momento, pois ela deve ser competente para que seja efetiva. Por exemplo, em pacientes críticos que têm absorção gastrintestinal irregular, pode ser utilizada a via subcutânea, intramuscular ou intravenosa. Já nos pacientes em final de vida, quando a rede venosa periférica costuma ser frágil, a hipodermóclise é bem indicada. Cabe frisar a importância da revisão das medicações que são possíveis de serem administradas pela via subcutânea, bem como as doses e as diluições necessárias.

Encaminhamentos

Na atenção primária, quando o paciente demanda avaliação semanal com vistas a ajustes finos das doses analgésicas, ou que necessite de medicação parenteral (intravenosa ou por hipodermóclise), ou, ainda, com necessidade de fisioterapia para controle de dor, é possível fazer encaminhamento para o serviço de atenção domiciliar, quando este está habilitado no município.

É possível, também, encaminhar o paciente para sessões de fisioterapia em clínica especializada, ou para atendimento ambulatorial com especialista fisiatra. Em algumas cidades brasileiras, já é possível o encaminhamento para práticas de atividades complementares e integrativas, as chamadas PICS. Em certos casos, é fundamental a avaliação psiquiátrica e psicológica, devendo o paciente ser encaminhado com vistas à avaliação de sua saúde mental. Dependendo da complexidade do caso, pode haver necessidade de encaminhamento para atendimento ambulatorial com equipe especializada no tratamento da dor, principalmente em casos de tratamentos intervencionistas, como bloqueios e neurólises.

Situações com necessidade de suporte hospitalar

Em caso de instabilidade hemodinâmica ou dor indicando etiologia que necessite de intervenções em unidade de maior complexidade, como abordagem cirúrgica (no caso de apendicite ou obstrução intestinal, por exemplo) ou de manejo imediato e potencialmente reversível (infarto agudo do miocárdio ou tromboembolismo pulmonar, por exemplo), o paciente deverá ser imediatamente encaminhado para um serviço hospitalar, se isso for condizente com o plano de cuidado proposto.[20]

Referências

1. Rabow MW, Pantilat SZ, Shah AC, Poree L, Steiger S. Palliative Care & Pain Management. In: Papadakis MA, McPhee SJ, Rabow MW. Current Medical Diagnosis & Treatment. 60. ed. McGraw Hill; 2021. p. 70-101.
2. Raja SN, Carr DB, Cohen M, Finnerup NB, Flor H, Gibson S, et al. The revised International Association for the Study of Pain definition of pain: concepts, challenges, and compromises. Pain. 2020;161(9):1976-82.
3. Carvalho LFGL, Branco TP. Avaliação da dor. In: Carvalho RT, Souza MRB, Franck EM, Polastrini RTV, Crispim D, Jales SMCP, et al. Manual da Residência de Cuidados Paliativos. Abordagem Multidisciplinar. Barueri: Manole; 2018. p. 109-20.
4. Naime FF. Manual de tratamento da dor: dor aguda e dor de origem oncológica: tratamento não invasivo. 2. ed. Barueri: Manole; 2013. p. 9-25.
5. Morone NE, Weiner DK. Pain as the Fifth Vital Sign: Exposing the Vital Need for Pain Education. Clin Ther. 2013;35(11):1728-32.
6. Costa JVG, Alencar JCG, Marchini JFM. Manejo de dor no departamento de emergência. In: Velasco IT, Neto RAB, Souza HP, Marino LO, Marchini JFM, Alencar JCG. Medicina de Emergência: abordagem prática. 14. ed. Barueri: Manole; 2020. p. 212-31.
7. Carvalho LFGL, Branco TP. Tratamento farmacológico da dor: analgésicos não opioides e drogas adjuvantes. In: Carvalho RT, Souza MRB, Franck EM, Polastrini RTV, Crispim D, Jales SMCP, et al. Manual da Residência de Cuidados Paliativos. Abordagem Multidisciplinar. Barueri: Manole; 2018. p. 134-48.
8. Anagusko S. Tratamento farmacológico da dor: opioides. In: Carvalho RT, Souza MRB, Franck EM, Polastrini RTV, Crispim D, Jales SMCP, et al. Manual da Residência de Cuidados Paliativos. Abordagem Multidisciplinar. Barueri: Manole; 2018. p. 149-91.
9. Qaseem A, McLean RM, O'Gurek D, Batur P, Lin K, Kansagara DL, et al. Nonpharmacologic and Pharmacologic Management of Acute Pain From Non-Low Back, Musculoskeletal Injuries in Adults: A Clinical Guideline From the American College of Physicians and American Academy of Family Physicians. Ann Intern Med. 2020;173(9):739-48.
10. Santos FTBC. Intervenções não farmacológicas no manejo da dor. In: Carvalho RT, Souza MRB, Franck EM, Polastrini RTV, Crispim D, Jales SMCP, et al. Manual da Residência de Cuidados Paliativos. Abordagem Multidisciplinar. Barueri: Manole; 2018. p. 121-8.
11. Achette D, Carvalho LFGL, Reine PSK. Dor Total. In: Castilho RK, Silva VCS, Pinto CS. Manual de Cuidados Paliativos da Academia Nacional de Cuidados Paliativos (ANCP). 3. ed. Rio de Janeiro: Atheneu; 2021. p. 95-8.
12. Angelo MFF, Franck EM. Avaliação de enfermagem em cuidados paliativos. In: Carvalho RT, Souza MRB, Franck EM, Polastrini RTV, Crispim D, Jales SMCP, et al. Manual da Residência de Cuidados Paliativos. Abordagem Multidisciplinar. Barueri: Manole; 2018. p. 636-42.
13. Rigotti MA, Ferreira AM. Intervenções de enfermagem ao paciente com dor. Arq Ciên Saúde. 2005;12(1):50-4.
14. Field R, Pourkazemi F, Turton J, Rooney K. Dietary Interventions Are Beneficial for Patients with Chronic Pain: A Systematic Review with Meta-Analysis. Pain Med. 2021;22(3):694-714.
15. Florentino DM, Sousa FRA, Maiworn AI, Carvalho ACA, Silva KM. A fisioterapia no alívio da dor: uma visão reabilitadora em Cuidados Paliativos. Revista HUPE. 2012;11(2):50-7.
16. Eckman S, Roe J. Speech and language therapists in palliative care: what do we have to offer? Int J Palliat Nurs. 2005;11(4):179-81.
17. Queiroz MEG, Kudo AM. O papel da terapia ocupacional em cuidados paliativos. In: Carvalho RT, Souza MRB, Franck EM, Polastrini RTV, Crispim D, Jales SMCP, et al. Manual da Residência de Cuidados Paliativos. Abordagem Multidisciplinar. Barueri: Manole; 2018. p. 818-25.
18. Filho AGO, Castro I. Sintomas bucais em geriatria e pediatria - paciente geriátrico. In: Carvalho RT, Souza MRB, Franck EM, Polastrini RTV, Crispim D, Jales SMCP, et al. Manual da Residência de Cuidados Paliativos. Abordagem Multidisciplinar. Barueri: Manole; 2018. p. 932-40.
19. Sharpe L, Jones E, Ashton-James CE, Nicholas MK, Refshauge K. Necessary components of psychological treatment in pain management programs: A Delphi study. Eur J Pain. 2020;24(6):1160-8.
20. Brasil. Ministério da Saúde. Secretaria de Atenção à Saúde. Departamento de Atenção Básica. Caderno de Atenção Domiciliar – Volume 2. 1. ed. Brasília, DF: Ministério da Saúde; 2013. p. 140-68.

Eventos cardiovasculares

Capítulo 24

Sangramento

Victor Moreira Souza
Flávia Castro Andrade

PONTOS-CHAVE

- A epistaxe é um evento de alta prevalência. A maioria dos casos é autolimitada e responde satisfatoriamente a medidas conservadoras.[1,2]
- A hematúria macroscópica pode ter como etiologia causas transitórias ou persistentes. Independente da causa, a solicitação de exames de imagem deve ser conduta de escolha para todos os casos.[3]
- As hemorragias do trato digestivo são eventos que podem ser considerados uma emergência médica e um evento dramático, em especial no domicílio.
- Pacientes com quadro de sangramento devem ser avaliados quanto ao estado hemodinâmico. Se instabilidade ou refratariedade a medidas iniciais, encaminhar ao hospital.

OBJETIVOS DE APRENDIZAGEM

Ao final do capítulo, o leitor deverá ser capaz de:

- Reconhecer um quadro de sangramento de trato gastrointestinal, epistaxe e hematúria macroscópica e suas causas mais comuns.
- Compreender a abordagem terapêutica em domicílio e os critérios de transferência para tratamento hospitalar em um caso de epistaxe.
- Entender as principais causas de hematúria macroscópica e como conduzir sua investigação.
- Entender as causas de uma hemorragia digestiva, alta e baixa, abordagem no domicílio e investigação de causas e fatores de risco.

Epistaxe

Definição

A epistaxe é o sangramento que ocorre pelo nariz ou nasofaringe e pode ter origem anterior ou posterior. A maioria dos casos ocorre antes dos 10 anos e entre 45 e 65 anos; quanto mais a idade avança, maior a gravidade.[1-3]

Os sangramentos de origem anterior correspondem a 90% dos casos e tendem a ser autolimitados. O local envolvido é o plexo de Kiesselbach, que é responsável pela irrigação do septo nasal.[1,2]

Já os sangramentos de origem posterior se associam aos ramos posterolaterais da artéria esfenopalatina ou ramos da artéria carótida. Ao contrário do sangramento anterior, podem se apresentar com hemorragia significativa necessitando de tamponamento ou mesmo encaminhamento hospitalar.[1]

Diagnóstico

Baseia-se na anamnese e no exame físico. Primeiramente, avaliar o estado hemodinâmico do paciente e identificar se há sinais de instabilidade que indiquem ressuscitação volêmica e avaliação de emergência.[4]

Anamnese: interrogar frequência de episódios, buscar fatores de risco e possíveis etiologias (Tabela 1).[1-3]

Exame físico: se paciente estável clinicamente, proceder com a rinoscopia anterior, a fim de identificar o local do sangramento.

1º) Anestesiar a cavidade nasal com cotonetes com anestésico e agente vasoconstritor: fenilefrina 1% ou oximetazolina 0,05% associadas a anestésicos lidocaína 2% ou neotutocaína 2%.

2º) Orientar o paciente a manter-se sentado e com o olhar para a frente, evitando postura de hiperextensão cervical, pelo risco de aspiração.

3º) Para rinoscopia, utilize um espéculo nasal; se indisponível, prosseguir com otoscópico. Avaliar presença de sangramento, ulceração ou erosão. Se identificar algum **coágulo,**

TABELA 1 Principais condições associadas à epistaxe

Condições associadas	Exemplos
Distúrbios hemorrágicos	Telangiectasia hemorrágica hereditária, distúrbios plaquetários, Doença de Von Willebrand e hemofilia
Trauma	Lesão autoinfligida, fraturas nasais, úlceras septais ou perfurações, corpo estranho
Inflamação – infecção	Sinusite crônica, rinossinusite alérgica, pólipos nasais
Medicações	Descongestionantes ou corticosteroides, uso de aspirina e anticoagulantes
Causas cardiovasculares	Telangiectasia hemorrágica hereditária, Granulomatose de Wegener, Hipertensão Arterial Sistêmica, Insuficiência Cardíaca, aneurisma
Sangramento pós-operatório	Cirurgia de ouvido, nariz e garganta; maxilofacial ou oftálmica
Tumores	Nasal, nasofaríngeo como angiofibroma
Oxigenoterapia nasal	Ressecamento da mucosa nasal e trauma direto
Substâncias psicoativas	Álcool; cocaína: por lesão direta
Condições climáticas	Baixa umidade e temperatura do ar

Fonte: Alter, 2021[1] e The National Institute for Health and Care Excellence (NICE), 2020[3].

deslocá-lo suavemente com um cotonete para identificar a origem do sangramento.[2]

Exames laboratoriais

Se paciente em uso de varfarina, solicite tempo de protrombina. Se hemorragia maciça, solicitar hematócrito.[1]

Abordagem multidisciplinar pela equipe de AD

Medidas preventivas

Para evitar recorrência: manter ambiente umidificado, orientar uso de pomada tópica antibacteriana (mupirocina) ou bacteriostática (bacitracina) na mucosa nasal, evitar manipulação frequente do nariz.[1,2]

Tratamento

Epistaxe anterior: o tratamento segue de maneira gradual até atingir a hemostasia. Inicialmente são adotadas medidas conservadoras com aplicação de oximetazolina 0,05% e compressão digital do nariz contra o septo por 10 a 15 minutos. Se o sangramento persistir, prosseguir com a cauterização, que pode ser feita com nitrato de prata ou eletrocautério, com cautela, de modo a evitar ulcerações e perfurações do septo.[2,4]

Se a cauterização não for bem-sucedida, realizar o tamponamento nasal, cuja taxa de sucesso é de 90 a 95%. Se o sangramento persistir, tamponar narina contralateral e manter acompanhamento de 24 a 48 horas, quando o tampão deve ser retirado para evitar infecções e necrose.[1]

Epistaxe posterior: se com o tamponamento anterior bilateral não cessar, a probabilidade é que seja um sangramento posterior, o que provavelmente indica hospitalização.

O que fazer na AD para evitar e reverter quadro

Se houver sinais de instabilidade hemodinâmica, puncionar dois acessos venosos calibrosos com cateter intravenoso 22 g e iniciar ressuscitação volêmica; considerar encaminhamento hospitalar para avaliação de abordagem cirúrgica se persistência do sangramento.

Caso a epistaxe tenha se resolvido e não houver fonte de sangramento identificada, manter o paciente em observação por 30 minutos e orientar a usar pomada antibiótica para revestir a mucosa por três vezes ao dia, durante três dias. Se novo episódio de sangramento, orientar a assoar o nariz, aplicar oximetazolina e comprimir a asa nasal contra o septo.[1,4]

Encaminhamentos: a avaliação com a otorrinolaringologia não é necessária se paciente hígido, com sinais vitais estáveis, sangramento não complicado e de fonte identificada que foi controlado por cauterização ou tamponamento. Caso algum desses critérios não seja atingido, recomenda-se o encaminhamento.[1]

Situações com necessidade de suporte hospitalar

A maioria dos pacientes com suspeita de sangramento posterior requer hospitalização com monitorização de sinais vitais.[4]

Hematúria macroscópica

Definição: hematúria macroscópica é definida pela presença de sangue visível na urina.[5]

Diagnóstico: em 90% dos casos a etiologia da hematúria é identificada. As causas variam com a idade, sendo as mais comuns: infecção do trato urinário, urolitíase, câncer urológico e hiperplasia prostática benigna, que podem ser sugeridas a partir da avaliação clínica complementada com exames.[5,7]

Anamnese: interrogar história de trauma associado, não raro na AD, à tração de SVD (Foley) e trauma por SVA; sintomas de infecção urinária, cólica renal, histórico de cirurgia, uso de anticoagulantes, mudança do padrão miccional, dor suprapúbica e sintomas irritativos. Também é importante avaliar história de tabagismo ou exposição a químicos.[5,6]

Exame físico: no exame abdominal, avaliar presença de massas palpáveis. Coágulos podem obstruir o trato urinário levando à retenção urinária, que se manifesta por dor abdominal aguda e incapacidade de urinar.[5]

Exames complementares: todo paciente com hematúria macroscópica deve ser investigado com exames de imagem. A avaliação inicial pode ser feita por um estudo ultrassonográfico. Se identificadas massas ou se a hematúria persistir, solicitar exame tomográfico. A cistoscopia deve ser feita em todos os casos persistentes de hematúria macroscópica persistente; durante o exame pode ser feita uma biópsia para análise adicional.[5,6]

Além dos exames de imagem, solicitar exames de urina, incluindo cultura e exame microscópico incluindo pesquisa de dismorfismo eritrocitário com microscopia com contraste de fase para diferenciar causas de hematúria glomerulares de extraglomerulares. Para homens, considerar dosagem de antígeno prostático específico.[5,6]

O que fazer na AD para evitar e reverter quadro: pode ser necessário ressuscitação volêmica se sangramento com instabilidade hemodinâmica, se retenção urinária aguda secundária a coágulos sanguíneos, proceder com a passagem de uma sonda vesical, idealmente de três vias, que permita a irrigação da bexiga, para eliminação dos coágulos.[5]

Abordagem multidisciplinar pela equipe de AD

Medidas preventivas: se a hematúria for associada à infecção do trato urinário e nefrolitíase, orientar medidas preventivas específicas. Fixação adequada da Foley (realidade da AD) para evitar possíveis trações. Estimular ingestão hídrica com o objetivo de prevenir formação de coágulos e obstrução urinária.[6] Garantir a fixação adequada da sonda vesical de demora e, para pacientes em uso de sonda vesical de alívio, orientar sobre cuidados durante o procedimento, a fim de evitar traumas.

Encaminhamentos: se insuficiência renal ou suspeita de doença glomerular (proteinúria, cilindros eritrocitários e eritrócitos dismórficos), encaminhar para nefrologia.[5,7]

Situações com necessidade de suporte hospitalar: pacientes com perdas sanguíneas importantes que levem à instabilidade hemodinâmica necessitam de ressuscitação volêmica e monitorização em leito de emergência. Além disso, a presença de fatores como retenção de coágulo, instabilidade cardiovascular, dor não controlada, sepse, injúria renal aguda e distúrbio de coagulação indicam encaminhamento hospitalar.[7]

Hemorragia digestiva alta (HDA)

Definição

Sangramento intraluminal originário do trato gastrointestinal que acontece anteriormente ao ligamento de Treitz[8] (região anatômica que determina o fim do duodeno e início do jejuno). É condição comum com incidência de 48 a 160 casos por 100 mil habitantes, que ocorre duas vezes mais em homens e aumenta com a idade.[9]

Etiologia

Aproximadamente 80% dos casos não estão associados à hipertensão portal,[10] e estão descritos a seguir os mais prevalentes:

- doença ulcerosa péptica;
- síndrome de Mallory-Weiss;
- gastrite;
- esofagite (relacionada à DRGE, que leva à lesão da mucosa esofágica pelo suco gástrico ácido);
- lesão de Dieulafoy (erosão de vaso submucoso aberrante gástrico que está relacionado com várias EDAs normais);
- neoplasias;
- angiodisplasias;
- fístula aortoentérica (mais comum após cirurgias de correção de aneurisma abdominal);
- hemobilia (sangramento da via biliar que geralmente ocorre após manipulação da via biliar);
- *Hemosuccus pancreaticus* (sangramento pelo ducto pancreático principal).

Cerca de 20% dos casos estão associados à hipertensão portal e > 90% são por ruptura das varizes esofagogástricas. Em < 5%, a gastropatia hipertensiva portal é a causa.

Diagnóstico

História de hematêmese ou melena atuais ou prévias é o principal indício, porém 10% dos casos se manifestam com enterorragia. Por isso, é importante o toque retal no exame físico, a fim de pesquisar a presença de melena ou enterorragia.[11] A aspiração com sonda nasogástrica que apresente sangue ou material em "borra de café" confirma a HDA. O aspirado limpo não exclui, porque o sangramento pode ter cessado espontaneamente ou ser duodenal e o piloro estar fechado no momento do procedimento.

Questionar sobre o uso de antiagregantes plaquetários, anticoagulantes e/ou medicamentos que possam irritar a mucosa gástrica – AINES em especial.

Pacientes em domicílio geralmente possuem doenças graves, como cânceres ou cirrose – lembrar sempre dessas informações e atualizar a Lista de Problemas para ajudar na investigação da anamnese.

Para paciente no domicílio não dispomos de recursos propedêuticos como Endoscopia ou Colonoscopia, ou os demais que utilizamos em uma HDA; portanto, a história com detalhes do sangramento é importante, além de fotos que o paciente e/ou cuidadores possam ter feito do vômito ou fezes. Mesmo assim, para pacientes estáveis, considerar solicitar endoscopia digestiva alta ambulatorialmente.

Tratamento/acompanhamento

Assim sendo, durante visita/consulta domiciliar por uma intercorrência de HDA, devemos avaliar o estado clínico do paciente e tomarmos decisão conforme dados do paciente:

1. Avaliação funcional;
2. KPS;
3. PPS e/ou demais avaliações de prognóstico;
4. Segurança do paciente e dos profissionais;
5. Situação do domicílio e familiares.

A prioridade é a estabilização hemodinâmica do paciente naqueles com sangramento agudo:[11]

- Perda de volume: < 15% não apresenta hipotensão ou taquicardia. Cuidado com pacientes em uso de betabloqueador e idosos, pois podem não apresentar taquicardia.
- Taquicardia em repouso (> 100 bpm) e hipotensão postural indicam uma perda de 15 a 30% do volume sanguíneo.
- Se o serviço possuir um laboratório de referência com resultado rápido, estando o paciente estável, solicitar exames laboratoriais, como tipagem sanguínea, prova cruzada, hemograma, coagulograma e função hepática. Aqueles com sangramento ativo e coagulopatia (RNI > 1,5) e/ou plaquetas < 50.000/mm^3 devem receber plasma fresco congelado e/ou plaquetas. De modo geral, objetiva-se manter Hb > 7 mg/dL. Hemotransfusões (hemocomponente ou hemoderivado): acima de > 10 U de concentrados de hemácia, devem ser repostos também plasma fresco, plaquetas e cálcio – hemotransfusões estão previstas no Programa Melhor em Casa (Ministério da Saúde), mas é um procedimento complexo (do ponto de vista técnico e logístico) – avaliar sempre o risco e o benefício e, se necessário, acionar Serviço de Atendimento Móvel de Urgência (SAMU) ou outro de acordo com pactuação local.
- Ressuscitação volêmica com cristaloides até 2 L; mais do que isso pode aumentar o sangramento ativo ou voltar a sangrar.

Casos para considerar acionamento do SAMU:

- Pacientes que não melhoram, idosos e com sinais de falência orgânica necessitam de concentrado de hemácias.
- PAS < 90 mmHg, agitação, confusão ou letargia, com extremidades frias indicam choque hipovolêmico com > 40% de perda do volume sanguíneo.
- Transfusão sanguínea com concentrado de hemácias.

Pacientes em fase final de vida, com doença avançada, já pactuado com paciente e família – ações paliativas de conforto:[12]

1. Sedação paliativa.
2. Utilizar toalhas escuras, para evitar estresse pela quantidade de sangue.
3. Suspender medicações fúteis ou as que dificultem a hemostasia.
4. Avaliar a possibilidade de iniciar antifibrinolítico sistêmico.

Medicamentos que diminuam a acidez gástrica para aumentar a estabilidade do coágulo:

1. IBPs endovenoso: omeprazol ou pantoprazol, 80 mg em *bolus*, manutenção com 8 mg/h durante 72 horas;[13]
2. Análogos da somatostatina (Octreotide 0,1 mg/mL – *Bolus* de 50 a 100 mcg IV em 10 minutos, seguido de: infusão contínua de 25 a 50 mcg/hora. Sugestão: diluir três ampolas de 0,1 mg em 300 mL de SG 5% e fazer IV, em bomba de infusão contínua, a 50 mL/min por 5 dias): reduzem do fluxo sanguíneo esplâncnico e diminuem a secreção ácida, sendo úteis para sangramentos ativos e naqueles que estão aguardando a endoscopia ou cirurgia e naqueles em que a cirurgia está contraindicada.

A realização de endoscopia/colonoscopia para diagnóstico e tratamento vai depender do quadro clínico do paciente e da avaliação funcional/*performance*/*status*.

Sempre avaliar quem é o paciente, qual o seu prognóstico e a segurança no domicílio antes de tomar qualquer conduta.

Sempre respeitar o desejo do paciente e de seus familiares.

Hemorragia digestiva baixa (HDB)

Definição

Sangramento intraluminal originário do trato gastrointestinal que acontece posteriormente ao ligamento de Treitz[8] (região anatômica que determina o fim do duodeno e início do jejuno). Cerca de 10 a 15% dos casos de HDB são causados por hemorragia digestiva alta. Em 85% das vezes há resolução espontânea e, nestes casos, há 2 a 4% de mortalidade. Nos casos de HDB maciça, os índices de mortalidade sobem para 10 a 15%, variando de acordo com a idade do paciente, comorbidades associadas e dificuldade de conter o sangramento.[14]

Etiologia

- Doença diverticular;
- angiodisplasia;
- divertículo de Meckel;
- pólipos juvenis;
- doença inflamatória intestinal;
- intussuscepção intestinal;

- hemorroidas;
- infecções;
- colite actínica;
- fissuras.

Diagnóstico

Exame físico:

1. Abdome: avaliação de massas, dor, sinais de irritação peritoneal ou alguma alteração sugestiva de sangramento;
2. Inspeção perianal, toque retal e anuscopia, para identificar alguma doença orificial e a presença ou não de sangue. Pode-se recorrer ao uso da água oxigenada, em caso de dúvida na presença de sangue.

Em caso de relato de hematoquezia de pequeno até grande volume com quadro clínico variável, alguns dos sintomas são:

- constipação crônica;
- mudança do hábito intestinal;
- perda de peso;
- dor anal ou retal;
- diarreia e febre.

Questionar sobre o uso de antiagregante plaquetário e anticoagulante, além de antibióticos.

Assim como na HDA, os pacientes em domicílio geralmente possuem doenças graves e devem ser avaliados criteriosamente. Lembrar que de 10 a15% dos pacientes com HDB têm na verdade uma HDA – questionar vômitos e cor do sangue nas fezes.

Tratamento

As mesmas medidas devem ser tomadas com relação aos pacientes com a HDA.

No caso de doenças orificiais, além do tratamento adequado (conservador ou cirúrgico), atentar-se às orientações de medidas preventivas, como ingesta rica em fibras, hidratação adequada, higiene local somente com água e uso de **laxativos** (pacientes acamados e uso de opioides principalmente):

1. osmóticos, como a lactulose, supositório de glicerina;
2. emolientes, como óleo mineral (cuidado em idosos e pacientes disfágicos);
3. estimulantes, como sene e bisacodil;
4. agentes formadores de volume, como ágar-ágar, goma de acácia, metilcelulose, semente de psyllium (cuidado com pacientes que têm restrição hídrica ou não conseguem ingerir grandes volumes – mais de 2 L por dia).

A realização de endoscopia/colonoscopia para diagnóstico e tratamento vai depender do quadro clínico do paciente e da avaliação funcional/*performance*/*status*.[15]

Referências

1. Alter H. Approach to the adult with epistaxis. UpToDate [Internet]. 2021. Disponível em: https://www.uptodate.com/contents/approach-to-the-adult-with-epistaxis.
2. DynaMed. Epistaxis. 2019 [cited 2021 Sep 12] (EBSCO Information Services). Disponível em: https://www.dynamed.com/condition/epistaxis.
3. The National Institute for Health and Care Excellence (NICE). Epistaxis (nosebleeds) [Internet]. Clinical Knowledge Summaries. 2020. Disponível em: https://cks.nice.org.uk/topics/epistaxis-nosebleeds/.
4. Womack JP, Kropa J, Stabile MJ. Epistaxis: Outpatient Management - American Family Physician [Internet]. American Family Physician. 2018 [cited 2021 Sep 13]. Disponível em: https://www.aafp.org/afp/2018/0815/p240.html.
5. DynaMed. Gross Hematuria - Approach to the Adult. [cited 2021 Sep 13]; (EBSCO Information Services.). Disponível em: https://www.dynamed.com/approach-to/gross-hematuria-approach-to-the-adult.
6. Ingelfinger JR. Hematuria in Adults. N Engl J Med [Internet].2021 Jul 8 [cited 2021 Sep 13];385(2):153–63. Disponível em: https://doi.org/10.1056/NEJMra1604481.
7. Perazella MA, O'Leary MP. Etiology and evaluation of hematuria in adults. UpToDate [Internet]. 2021. Disponível em: https://www.uptodate.com/contents/etiology-and-evaluation-of-hematuria-in-adults.
8. Consenso Brasileiro em Endoscopia Digestiva da Sociedade Brasileira de Endoscopia Digestiva (SOBED). Gastroenterologia e Endoscopia Digestiva. Jan/Fev.2002;21(1).
9. Pereira TJF. Hemorragia digestiva alta em idosos e não idosos. Dissertação para obtenção do Grau de Mestre em Gerontologia. Portugal: Universidade da Beira Interior, 2012.
10. Khamaysi I, Gralnek IM. Acute upper gastrointestinal bleeding (UGIB) - Initial evaluation and management. Best Practice & Research Clinical Gastroenterology.2013;27:633-638.
11. Martins HS, et al. Emergências clínicas: abordagem prática. 12.ed. São Paulo: Manole, 2017.
12. Manual de cuidados paliativos/Academia Nacional de Cuidados Paliativos. Rio de Janeiro: Diagraphic, 2009.
13. Lourenço KGA, De Oliveira RB. Abordagem do paciente com Hemorragia digestiva alta não varicosa. Simpósio: Urgências e emergências Digestivas. Medicina, Ribeirão Preto.Abr/Dez.2003;36:261-265. Capítulo II.
14. Townsend Junior C, et al. Sabiston Tratado de Cirurgia. Rio de Janeiro: Elsevier, 2010.
15. Benevides E, Borba I, Santos CH. Colonoscopy in the diagnosis of acute lower gastrointestinal bleeding. Journal of Coloproctology.2016;4:185-188.

Eventos cardiovasculares

Capítulo 25

Trombose venosa profunda

Ana Carolina Lima Delgado
Elisa Brauwers
Flávia Castro Andrade
Sati Jaber Mahmud

PONTOS-CHAVE

- A trombose venosa profunda (TVP) é uma intercorrência bastante frequente e recorrente na Atenção Domiciliar, relacionada a diversos fatores de risco, e que tem como principais complicações a embolia pulmonar e a insuficiência venosa crônica.
- Sinais e sintomas comuns na TVP incluem edema, dor, calor e eritema em membros inferiores. Em caso de suspeita de TVP pode-se calcular a probabilidade pré-teste por meio do escore de Wells, bem como realizar exames complementares como d-dímero e ultrassonografia doppler venoso de membros inferiores.
- A indicação de tratamento, bem como a duração da anticoagulação levam em conta o quadro clínico, as contraindicações, o risco de recorrência e o risco de sangramento.
- O tratamento da TVP é feito com anticoagulantes e tem como objetivo prevenir as complicações associadas ao episódio e evitar a recorrência.

OBJETIVOS DE APRENDIZAGEM

Ao final do capítulo, o leitor deverá ser capaz de:

- Reconhecer os principais fatores de risco e complicações relacionados à TVP.
- Realizar avaliação diagnóstica de pacientes com suspeita de TVP, por meio do exame clínico e com solicitação adequada de exames complementares.
- Manejar quadros de TVP em domicílio, desde o tratamento agudo até o de manutenção.
- Reconhecer as principais medidas preventivas para evitar recorrência.

Definição

A trombose venosa profunda (TVP) é uma doença frequente em pacientes clínicos e cirúrgicos[1] que afeta cerca de 0,1% de pessoas por ano e tem uma taxa de recorrência de 25%.[2] A TVP caracteriza-se pela formação de trombos dentro de veias, com obstrução parcial ou total, que geralmente afeta as veias profundas da perna (veias da panturrilha, veia femoral e poplítea) ou da pelve,[2,3] mas pode também acometer veias dos membros superiores, veias esplênicas e veias cerebrais.[4]

As principais complicações da TVP são a insuficiência venosa crônica (ou síndrome pós-trombótica) e a embolia pulmonar, esta última associada a alto índice de mortalidade.[1,3]

A etiopatogenia da TVP está relacionada a três fatores que compõem a tríade de Virchow: estase venosa, lesão endotelial e hipercoagulabilidade.[1]

Os fatores de risco para TVP podem ser divididos em hereditários e adquiridos (podendo haver mais de um fator de risco envolvido no desenvolvimento da doença). As causas hereditárias mais frequentes de TVP são o fator V de Leiden e as mutações do gene da protrombina, que respondem a cerca de 50 a 60% dos casos.[5]

Os principais fatores de risco adquiridos para TVP incluem idade avançada, tromboembolismo prévio, cirurgia de grande porte recente, trauma, imobilização, síndrome do anticorpo antifosfolipídio, malignidade, gravidez, anticoncepcionais orais e distúrbios mieloproliferativos.[5] O risco aproximado de desenvolver TVP após procedimentos cirúrgicos, por exemplo, varia de 15 a 40%.[2] Atualmente, outro fator de risco a ser considerado, por gerar estado de hipercoagulabilidade, é a infecção por covid-19, principalmente em pacientes internados em Unidades de Tratamento Intensivo.

A investigação quanto à presença ou ausência de fatores de risco é importante para avaliar o risco de recorrência e, por consequência, o tratamento proposto.[5]

A TVP dos membros inferiores pode ser classificada, conforme sua localização,[3] em:

- proximal: acomete veia ilíaca e/ou femoral e/ou poplítea;
- distal: acomete as veias localizadas abaixo da poplítea.

A TVP proximal apresenta maior risco de embolia pulmonar e insuficiência venosa crônica.[3]

Dentro do contexto da Atenção Domiciliar, em virtude da complexidade do perfil dos pacientes, muitas vezes com múltiplas comorbidades e fatores de risco, a TVP é uma condição bastante frequente e recorrente.

Diagnóstico

Diante da suspeita de TVP, o diagnóstico definitivo se dá pela visualização de um coágulo sanguíneo em um vaso profundo da perna, pelve ou veia cava por ultrassonografia duplex ou tomografia computadorizada. O início dessa investigação deve ser baseado sobretudo na probabilidade do desenvolvimento da TVP, definida pelo escore de Wells, associada aos níveis de dímero D.[6,10] A história clínica e o exame físico têm baixa especificidade e sensibilidade.

Fatores de risco

QUADRO 1 Fatores de risco para TVP

Fortes	Fracos
Cirurgia de grande porte nos últimos 3 meses	Cateterização venosa central
Internação hospitalar a menos de 2 meses. Traumas e/ou fraturas recentes	Tabagismo
História pregressa de evento tromboembólico venoso prévio	Obesidade
Câncer ativo	História familiar
Paralisia de membros inferiores	Viagem aérea recente de longas distâncias
Mutação no fator V de Leiden – FVL. Deficiência de antitrombina. Síndrome do anticorpo antifosfolípide. Mutação no gene G20210A da protrombina. Deficiência de proteína C ou proteína S	
Idade avançada Gestação e período pós-parto	
Comorbidades como: anemia falciforme, HIV, lúpus eritematoso sistêmico, doenças hepáticas, covid-19, doenças mieloproliferativas	
Fármacos específicos: contraceptivo que contém estrogênio, AINEs, eritropoetina, talidomida, tamoxifeno, terapia com privação androgênica.	

Fonte: elaborado pelos autores.

Sintomas e exame físico

A presença de história pregressa de TVP ou embolia pulmonar, exposição aos fatores de risco associada aos sintomas clínicos de edema em panturrilha, dor localizada ao longo do sistema venoso profundo e dilatação das veias superfícies dos pés e pernas são fundamentais para a suspeita de TVP.

QUADRO 2 Sinais e sintomas de TVP

Sinais e sintomas comuns	Sinais e sintomas incomuns
Edema assimétrico, acentuado na perna com suspeita de TVP	Inchaço em panturrilha, avaliado com a medida da circunferência da perna 10 cm abaixo da tuberosidade tibial. Qualquer diferença na circunferência principalmente maior que 3 cm entre as extremidades aumenta a probabilidade de TVP.
Veias superfícies proeminentes, dilatação das veias sobre os pés e pernas (não sendo veias varicosas)	Edema da perna inteira, aumenta a probabilidade pré-teste de diagnóstico de TVP.
Dor à dorsiflexão do pé (sinal de Homans) e dor à palpação da panturrilha (sinal de Pratt) são manobras com baixa sensibilidade e especificidade, não fazem parte dos modelos atuais de avaliação de risco	Flegmasia cerúlea dolens, ocorre na TVP maciça. Membro com coloração azulada, edemaciado e dolorido.
	Dor localizada ao longo do sistema venoso, dor à palpação ao longo do sistema venoso profundo da virilha ao canal adutor e na fossa poplítea.
	Coexistência de celulite e lesões musculoesqueléticas.

Fonte: elaborado pelos autores.

Critérios de Wells

O escore de Wells é uma ferramenta de probabilidade pré-teste, que permite determinar a possibilidade clínica de uma TVP, não sendo um teste definitivo. Porém, deve ser calculado em toda suspeita de TVP, exceto em gestantes, nas quais o escore não foi avaliado. Existem outros modelos de escores que avaliam o risco clínico de TVP, porém o Wells é vastamente aplicado na prática clínica.[6,7]

Escore de Wells/TVP

QUADRO 3 Escore de Wells/TVP

Características clínicas	Pontos
Neoplasia maligna tratada nos últimos 6 meses ou em tratamento paliativo	1
Paralisia, paresia ou imobilização recente de membro inferior	1

(continua)

QUADRO 3 Escore de Wells/TVP (*continuação*)

Características clínicas	Pontos
Grandes cirurgias nas últimas 12 semanas e/ou acamados ≥ por 3 dias	1
Dor e sensibilidade ao longo do trajeto do sistema venoso profundo	1
Edema de membro inferior acometido até a altura do joelho	1
Aumento na circunferência ≥ 3 cm na perna acometida em relação à perna assintomática, medida a 10 cm abaixo da tuberosidade tibial	1
Presença de edema com sinal de cacifo positivo comparada à perna assintomática	1
Veias superficiais colaterais (não varicosas)	1
TVP/TEP prévia documentada	1
Outra hipótese diagnóstica tão provável quanto TVP	-2
Interpretação do escore com base na probabilidade clínica de TVP	
TVP provável	≥ 2 pontos
TVP improvável	< 2 pontos

Fonte: adaptado de Mazzolai *et al.*[6,8,9]

Interpretação: Escore com pontuação ≥ 2 aumenta a probabilidade de TVP (risco absoluto de aproximadamente 40%).[8]

Em escore com pontuação < 2 a probabilidade de TPV é baixa (< 15%).[8]

Dímero D

- Não é um teste definitivo, sendo o valor preditivo positivo baixo e inespecífico. Níveis elevados são extremamente sensíveis. Com frequência encontra-se elevado em idosos, gestantes, em enfermidades agudas/infecções e doenças hepáticas.[9]
- Indica-se a solicitação do dímero D quando o resultado do escore for improvável para TVP (escore de Wells < 2). Dímero D normal exclui a suspeita de TVP em pacientes com baixa probabilidade.
- Em dímero D elevado indica-se investigação complementar com Ultrassonografia duplex venosa.
- Em gestantes os níveis de dímero D têm limitações pelo seu aumento natural a cada trimestre. Porém, resultados negativos podem ajudar a descartar a suspeita de TVP.

Ultrassonografia (US) duplex proximal

- Primeira escolha para avaliar veias poplítea, femoral, femoral profunda e comum em pacientes com alta probabilidade para TVP (escore de Wells ≥ 2) ou com baixa probabilidade (escore de Wells < 2) associada aos níveis elevados de dímero D.
- Alta sensibilidade e especificidade (> 95%).
- Melhor exame de imagem para diferenciar trombos agudos, subagudos, crônicos e de idade indeterminada. Não é capaz de determinar a idade exata do coágulo venoso.
- Em paciente com alta probabilidade com exame de imagem normal indica-se novo exame US entre 5 e 7 dias.
- Em pacientes com baixa probabilidade associada a níveis elevados de dímero D indica-se repetir US entre 5 e 7 dias.

Ultrassonografia do membro inferior

- Primeira escolha para avaliar veias profundas de membro inferior, incluindo panturrilha em pacientes com alta probabilidade para TVP (escore de Wells ≥ 2) ou com baixa probabilidade (escore de Wells < 2) associada aos níveis elevados de dímero D.
- Alta sensibilidade e especificidade (> 95[C1]%).
- Melhor exame de imagem para diferenciar trombos agudos, subagudos, crônico e de idade indeterminada. Não é capaz de determinar a idade exata do coágulo venoso.
- Não há indicação de ser refeito quando resultado for negativo para trombose, sendo o exame de boa qualidade.

Venografia

Padrão-ouro para diagnóstico de TVP, porém só indicado em casos em que o diagnóstico não foi possível por outros métodos por se tratar de um exame invasivo.

Angiorressonância venosa

Acurácia de 100% e sensibilidade de 96%, menos invasivo, pouco utilizado na prática clínica.

Exames a serem considerados

Teste do fluxo venoso por Doppler

Às vezes realizado em conjunto com a US. Tem baixa sensibilidade (75%) e especificidade média (85%).

Tomografia computadorizada do abdome e pelve com contraste

Tem maior precisão que a US nas veias viscerais e veias profundas abdominais e pélvicas. Sensibilidade e especificidade semelhante à US quando há suspeita de embolia pulmonar, havendo indicação de investigação de TVP nas pernas e pelve.

Diagnóstico diferencial

- Celulite.
- Laceração dos músculos da panturrilha, hematoma no músculo da panturrilha, ruptura de tendão de Aquiles.[9]
- Cisto poplíteo (cisto de Baker) grande ou rompido.
- Massa/tumor pélvico na coxa comprimindo o efluxo venoso dos membros inferiores.

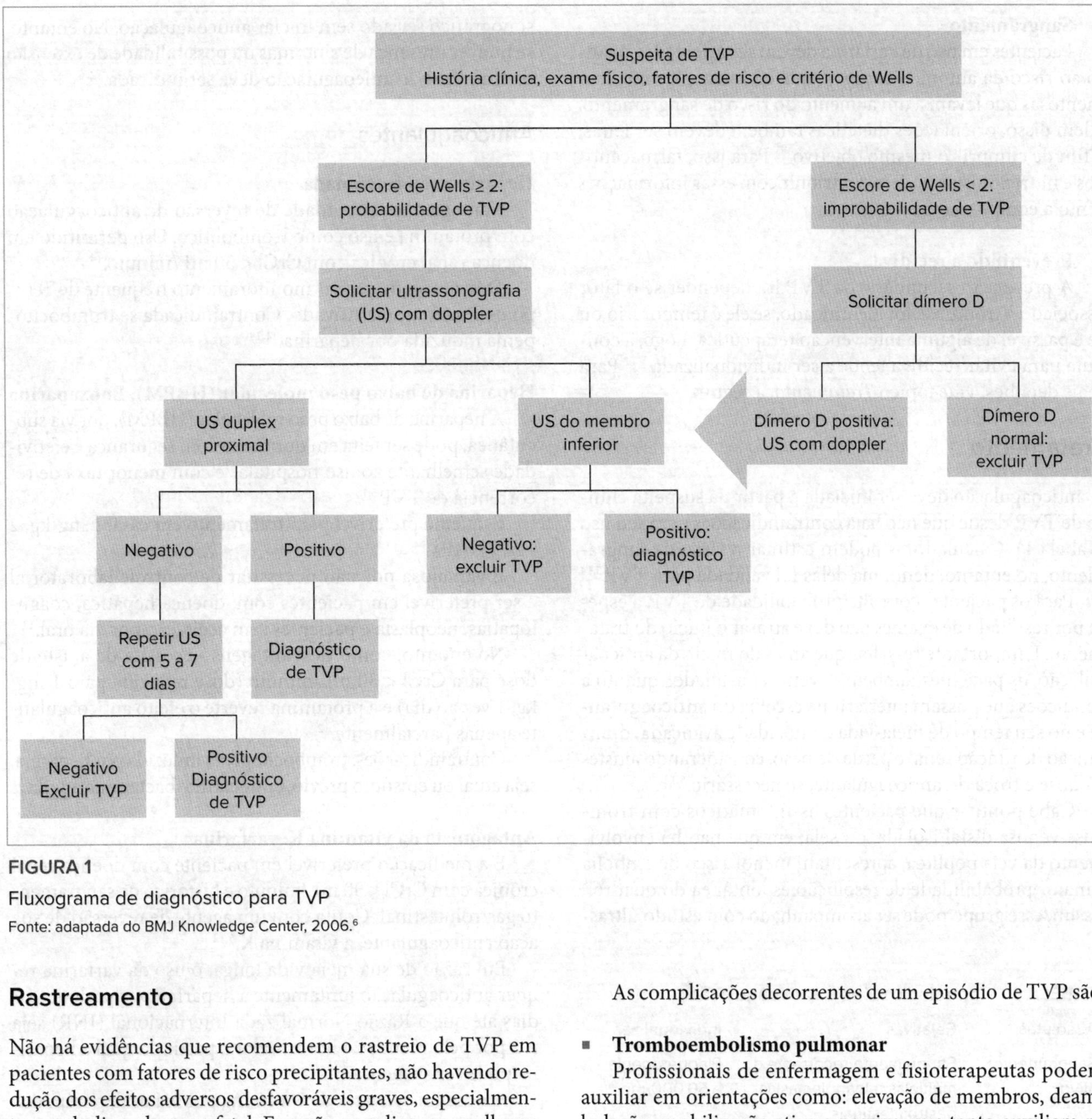

FIGURA 1
Fluxograma de diagnóstico para TVP
Fonte: adaptada do BMJ Knowledge Center, 2006.[6]

Rastreamento

Não há evidências que recomendem o rastreio de TVP em pacientes com fatores de risco precipitantes, não havendo redução dos efeitos adversos desfavoráveis graves, especialmente a embolia pulmonar fatal. Exceção se aplica em mulheres com história familiar de deficiência de antitrombina que desejam engravidar.[10]

Abordagem multidisciplinar pela equipe de AD

Diante de um quadro de TVP, cabe, a cada profissional de saúde integrante da equipe multidisciplinar, a adoção de medidas preventivas e terapêuticas que auxiliem no manejo, a fim de evitar complicações e recidivas.

Medidas preventivas

O objetivo é prevenir complicações associadas ao episódio e evitar a recorrência de TVP.[11,12]

As complicações decorrentes de um episódio de TVP são:

- **Tromboembolismo pulmonar**
  Profissionais de enfermagem e fisioterapeutas podem auxiliar em orientações como: elevação de membros, deambulação, mobilização ativa e passiva, que tanto auxiliam na recuperação precoce como também se associam à menor incidência de tromboembolismo pulmonar, complicação temida por elevadas morbidade e mortalidade.[5]

- **Síndrome pós-trombótica**
  Trata-se de um bloqueio persistente do fluxo sanguíneo por resolução incompleta da TVP, mais associada à TVP de localização iliofemoral. Cursa com dor em membros inferiores, inchaço, vermelhidão e, às vezes, úlceras. Embora o uso de meias de compressão promova alívio dos sintomas, seu uso não é recomendado como estratégia de prevenção. Em contrapartida, o tratamento de TVP iliofemoral com trombectomia ou com fibrinolítico está associado à redução dessa complicação.[5,12]

- **Sangramento**

Pacientes em uso de varfarina devem ser orientados quanto ao risco da automedicação, já que há interações medicamentosas que levam a um aumento do risco de sangramento. Além disso, orientações dietéticas também devem ser feitas, a fim de cumprir o mesmo objetivo.[13] Para isso, farmacêuticos e nutricionistas podem contribuir com essas informações junto à equipe e ao paciente.

- **Prevenindo a recidiva**

A prevenção secundária da TVP irá depender se o fator associado à trombose foi identificado, se ele é temporário ou se é passível de alguma intervenção terapêutica. Logo, a conduta para evitar recidiva tende a ser individualizada.[5,11] Para mais detalhes, *vide* tópico *Tratamento*, a seguir.

Tratamento

A anticoagulação deve ser iniciada a partir da suspeita clínica de TVP, desde que não haja contraindicações para seu uso (Tabela 1). Calculadoras podem estimar o risco de sangramento, no entanto, nenhuma delas foi validada para TVP.[5,14]

Para os pacientes com alta probabilidade de TVP, a espera por resultado de exames não deve atrasar o início do tratamento. É importante ressaltar que antes do início da anticoagulação, os pacientes também devem ser avaliados quanto a condições que possam interferir na escolha do **anticoagulante** e no seu tempo de meia-vida como: idade avançada, diminuição de função renal e perda de peso, considerando ajustes da dose e troca do anticoagulante, se necessário.[5,12]

Cabe pontuar que pacientes assintomáticos com trombose venosa distal isolada, ou seja, em que não há envolvimento da veia poplítea, apresentam menor risco de embolia e maior probabilidade de resolução espontânea do quadro.[5] Assim, esse grupo pode ser acompanhado com estudo ultrassonográfico seriado sem iniciar anticoagulação. No entanto, se houver presença de sintomas ou possibilidade de extensão da trombose, a anticoagulação deve ser indicada.[12]

TABELA 1 Contraindicações à anticoagulação

Absolutas	Relativas	Individualizar
Sangramento ativo	Sangramento recorrente de múltiplas teleangiectasias gastrointestinais	Plaquetopenia > 50.000/mm[3]
Cirurgia ou procedimento com alto risco de sangramento	Cirurgia/procedimento de baixo risco de sangramento recente, planejado ou emergente	Histórico de sangramento intracraniano
Trauma grave	Tumores intracranianos/espinhais	Idade > 65 anos com história de múltiplas quedas e a presença de mais de um fator risco de sangramento
Hemorragia intracraniana aguda	Grande aneurisma de aorta com hipertensão grave	
Diátese hemorrágica	Dissecção aórtica estável	

Fonte: Gregory e Russell, 2021.[5]

Anticoagulantes

Heparina não fracionada

Vantagem: possibilidade de reversão de anticoagulação com protamina e uso como trombolítico. Uso permitido em doença renal crônica com CrCl < 30 mL/minuto.[14]

Desvantagem: requer monitoramento frequente de Tempo de Protrombina Ativado. Contraindicada se trombocitopenia induzida por heparina.[11,14]

Heparina de baixo peso molecular (HBPM): Enoxaparina

A heparina de baixo peso molecular (HBPM), por via subcutânea, pode ser feita em domicílio com segurança e efetividade semelhante ao uso hospitalar e com menor taxa de recorrência de TVP.[5,15]

Esquema preferível para tratamento em casa: 1 mg/kg, 2 vezes ao dia.[14]

É vantajosa por não necessitar de controle laboratorial e ser preferível em pacientes com: doença hepática, coagulopatias, neoplasia e pacientes sem aceitação por via oral.[12]

No entanto, como desvantagens necessita de ajuste de dose para CrCl < 30 mL/minuto (dose reduzida para 1 mg/kg, 1 vez ao dia) e a protamina reverte o efeito anticoagulante apenas parcialmente.[12]

Contraindicações: trombocitopenia induzida por heparina, seja atual ou episódio prévio; endocardite bacteriana aguda.[11]

Antagonista da vitamina K: varfarina

É a medicação preferível em paciente com doença renal crônica com CrCl < 30 mL/minuto e histórico de sangramento gastrointestinal. Conta com um agente de reversão de sua ação anticoagulante, a vitamina K.[5,12]

Em razão de sua meia vida longa, o uso da varfarina requer anticoagulação juntamente à heparina por período ≥ 5 dias até que a Razão Normalizada Internacional (INR) seja ≥ 2 por pelo menos 24 horas, valor a partir do qual a heparina pode ser suspensa.[12]

A dose inicial varia de 5 a 10 mg por via oral, porém doses menores que 5 mg estão indicadas se idade avançada, desnutrição, doença hepática, insuficiência cardíaca ou alto risco de sangramento.[13]

Pacientes em uso de varfarina necessitam de monitoramento frequente do INR, cujo alvo terapêutico é de 2 a 3.[5,12] Esse alvo pode ser difícil de atingir por conta das diversas interações medicamentosas e alimentares.[12]

Caso a INR atinja faixa supraterapêutica com valor entre 4,5 e 10 na ausência de sangramento, a conduta indicada é a redução da dose de varfarina em até 20%, não sendo necessário sua suspensão ou uso de vitamina K. No entanto, valores de INR > 10 ou presença de sangramento já indicam uso de vitamina K. Se houver sangramento, é importante avaliar estado hemodinâmico do paciente e condições associadas que possam se relacionar ao quadro, como uremia, plaquetopenia e doença hepática.[12]

Se sangramento em paciente em uso de varfarina: vitamina K 1 a 3 mg IV ou 2,5 a 5 mg VO.

Anticoagulantes orais diretos

Apesar de medicações mais caras e muitas vezes indisponíveis, elas têm como vantagem a posologia em dose fixa, sem a necessidade de monitoramento laboratorial, o que permite melhor adesão. Além disso, são medicações mais seguras, com menor tempo de ação e menor meia-vida, o que reduz o risco de **sangramento** importante. Outro ponto positivo é que a Apixabana e a Rivaroxabana não necessitam de anticoagulação parenteral inicial.[5,11,12,14]

Caso disponível, a Apixabana deve ser utilizada na dosagem de 10 mg duas vezes ao dia por 7 dias seguida por uma dose de manutenção de 5 mg duas vezes ao dia. Já a Rivaroxabana deve ser utilizada 15 mg duas vezes ao dia por três semanas, seguida por dose de manutenção de 20 mg uma vez ao dia.[11]

Em relação às contraindicações temos: coagulopatia, doença hepática e insuficiência renal com CrCl < 15 mL/minuto, sendo que para a Dabigatrana o valor é ainda menor, CrCl ≤ 30 mL/minuto.[12]

Qual a duração do tratamento?

O tempo mínimo de tratamento é de três meses e pode se estender até 6 a 12 meses. Anticoagulação de modo indefinido dependerá da presença de fatores de risco para a recorrência da trombose. Logo, é importante determinar se a TVP foi provocada, ou seja, se a causa do evento trombótico foi identificada ou se a TVP foi não provocada, se não houve associação com fator de risco.[5] Ainda, é necessário identificar se esse fator de risco é:

- Transitório: **imobilização**, cesariana, cirurgia com tempo anestésico superior a 30 minutos ou tempo de hospitalização a partir de três dias;
- Permanente: neoplasia em fase ativa, **trombofilias**, doença intestinal inflamatória, síndrome nefrótica, doença autoimune, entre outros.[5,11,12]

Manter paciente em anticoagulação por tempo indefinido é uma decisão que deve ser baseada no risco de recorrência e sangramento e no contexto de TVP, avaliando se a TVP foi provocada ou não e se fatores de risco são reversíveis ou irreversíveis. Ainda assim não há um consenso que defina essa conduta de maneira definitiva.[5]

O que fazer na AD para evitar e reverter quadro

Pacientes que cumprem os requisitos a seguir podem ser tratados em domicílio:

- estáveis hemodinamicamente;
- baixo risco de sangramento;
- ausência de insuficiência renal grave;
- suporte de cuidador e condições domiciliares adequadas;
- acesso facilitado à equipe de AD;
- compreensão adequada dos cuidados e das situações que exigem encaminhamento hospitalar;
- acesso ao telefone e capacidade de transferir rapidamente ao hospital se necessário.[5,11]

Situações com necessidade de suporte hospitalar

- Caso de TVP maciça;
- alto risco de sangramento;
- comorbidades que necessitem de acompanhamento hospitalar.[5]

Referências

1. Duncan BB, et al. (ed.). Medicina Ambulatorial: condutas de atenção primária baseadas em evidências. 4. ed. Porto Alegre: Artmed, 2013.
2. Kesieme E, Kesieme C, Jebbin N, Irekpita E, Dongo A. Deep vein thrombosis: a clinical review. J Blood Med.2011;2:59-69. doi: 10.2147/JBM.S19009
3. Projeto Diretrizes SBACV: Trombose Venosa Profunda: diagnóstico e tratamento. Responsável Calógero Presti. São Paulo: Sociedade Brasileira de Angiologia e Cirurgia Cardiovascular, nov. 2015. Disponível em: https://sbacv.org.br/wp-content/uploads/2018/02/trombose-venosa-profunda.pdf.
4. DynaMed. Superficial Vein Thrombosis (SVT). 2021 [cited 2021 Oct 5]. Disponível em: https://www.dynamed.com/condition/superficial-vein-thrombosis-svt.
5. Lip GYH, Hull RD. Overview of the treatment of lower extremity deep vein thrombosis (DVT). UpToDate. 2021 [cited 2021 Oct 5]. Disponível em: https://www.uptodate.com/contents/overview-of-the-causes-of-venous-thrombosis?topicRef=1363&source=see_link#H2308121040.
6. Blann AD, Lip GY. Venous thromboembolism. BMJ.2006 Jan 28;332(7535):215-9.
7. Scarvelis D, Wells PS. Diagnosis and treatment of deep-vein thrombosis. CMAJ.2006 Oct 24;175(9):1087-92.
8. Mazzolai L, Aboyans V, Ageno W, et al. Diagnosis and management of acute deep vein thrombosis: a joint consensus document from the European Society of Cardiology working groups of aorta and peripheral circulation and pulmonary circulation and right ventricular function. Eur Heart J.2018 Dec 14;39(47):4208-18.
9. Tovey C, Wyatt S. Diagnosis, investigation, and management of deep vein thrombosis. BMJ.2003 May 31;326(7400):1180-4.
10. Stevens SM, Woller SC, Fontaine GV. Trombose Venosa profunda. BMJ Best Practice.2021. Disponível em: https://bestpractice.bmj.com/topics/pt-br/70.
11. The National Institute for Health and Care Excellence (NICE). Deep vein thrombosis [Internet]. Clinical Knowledge Summaries.2020 [cited 2021 Sep 2]. Disponível em: https://cks.nice.org.uk/topics/deep-vein-thrombosis/.
12. DynaMed. Management of Deep Vein Thrombosis (DVT). 2021 [cited 2021 Sep 5];(EBSCO Information Services.). Disponível em: https://www.dynamed.com/management/management-of-deep-vein-thrombosis-dvt.
13. DynaMed. Vitamin K Antagonist Management. 2018 [cited 2021 Sep 5];(EBSCO Information Services). Disponível em: https://www.dynamed.com/drug-review/vitamin-k-antagonist-management.
14. Lip GYH, Hull RD. Venous thromboembolism: Initiation of anticoagulation (first 10 days). UpToDate [Internet].2021; Disponível em: https://www.uptodate.com/contents/venous-thromboembolism-initiation-of-anticoagulation-first-10-days.
15. Othieno R, Okpo E, Forster R. Home versus in-patient treatment for deep vein thrombosis. Cochrane Database Syst Rev.2018 Jan 9;1(1):CD003076.

Eventos cardiovasculares

Capítulo 26

Dor torácica

Amanda R. S. Goshima Kronka
Fernanda Casals do Nascimento

PONTOS-CHAVE

- A dor torácica é um dos sintomas mais comuns na prática clínica. Devido à inervação confluente, o sistema nervoso central não consegue diferenciar a localização exata da dor, dificultando o diagnóstico clínico.
- O diagnóstico diferencial varia desde causas com potencial risco de vida iminente até causas com baixo ou nenhum risco de vida.
- Saber realizar o diagnóstico diferencial preciso e o tratamento adequado é de suma importância para a prática clínica, principalmente na atenção domiciliar.

OBJETIVOS DE APRENDIZAGEM

Ao final do capítulo, o leitor deverá ser capaz de:

- Entender as principais causas de dor torácica para o manejo adequado no domicílio.
- Estabelecer os principais diagnósticos diferenciais de dor torácica.
- Conhecer os principais tratamentos para o manejo adequado no domicílio.
- Aprofundar o conhecimento sobre dor torácica na atenção domiciliar.

Introdução

As grandes estruturas do tórax (coração, pulmões, esôfago e grandes vasos) possuem fibras aferentes viscerais que penetram juntas nos mesmos gânglios torácicos dorsais, onde ocorrem as sinapses com as fibras aferentes somáticas, responsáveis pela irradiação da dor. Essa confluência de todas as fibras aferentes viscerais com as fibras aferentes somáticas faz que o sistema nervoso central não só não consiga distinguir a localização ou qualidade da dor, em qualquer uma das vísceras descritas, como também perceber a localização da dor, que pode surgir em um espaço desde o pescoço, membros superiores, até o epigástrio, podendo ser causa de diferentes afecções, desde condições mais simples, como uma contratura muscular, até mais urgentes, como infarto agudo do miocárdio. Por isso, o diagnóstico preciso é de extrema importância.

Definição

A dor torácica é definida como "dor ou desconforto em qualquer local entre a mandíbula e a cicatriz umbilical, incluindo-se os membros superiores e o dorso".[1]

Etiologia

Quando se pensa em dor no peito, logo se associa às causas cardíacas e mais urgentes, no entanto nem sempre está associada à síndrome coronariana aguda (SCA). Entretanto, esse é um tema de grande relevância, haja vista o aumento no número de atendimentos por essa queixa no Brasil e no Mundo.[2]

Os pacientes assistidos em domicílio, além de apresentarem dificuldade de locomoção, muitas vezes associadas a queixas dolorosas crônicas, geralmente mostram algumas comorbidades, as quais representam fatores de risco para doenças cardiovasculares que acabam dificultando o diagnóstico de dor torácica.

Não existem muitos estudos recentes sobre as principais causas de dor torácica e suas respectivas prevalências na atenção domiciliar, contudo se sabe que as mais prevalentes são as musculoesqueléticas e gastrintestinais.[3] Como vimos, a dor torácica é um sintoma muito prevalente nos atendimentos médicos, tanto em nível ambulatorial e hospitalar quanto em domicílio, e pode ser causa de diferentes diagnósticos.[4] Neste capítulo, classificamos a dor torácica como de origem cardíaca e não cardíaca, conforme o Quadro 1.

Diagnóstico

Como vimos anteriormente, há muitas causas de dor torácica, portanto o diagnóstico rápido e preciso pode preve-

QUADRO 1 Causas de dor torácica

Causas cardíacas
▪ Angina estável. ▪ Angina instável. ▪ Infarto agudo do miocárdio. ▪ Dissecção de aorta. ▪ Pericardite. ▪ Prolapso de válvula mitral. ▪ Miocardite.
Causas não cardíacas
1 - Doenças gastroesofágicas: ▪ Espasmo esofágico. ▪ Refluxo esofágico/esofagite. ▪ Ruptura do esôfago. ▪ Úlcera péptica. 2 - Causas neuromusculoesqueléticas: contratura muscular, câibras. 3 - Causas pulmonares: pneumonia, pericardite. 4 - Causas psicogênicas: depressão, síndrome do pânico. 5 - Causas oncológicas: neoplasias.

Fonte: adaptado de Duncan *et al.*, 2013.[1]

nir a morte e reduzir possíveis incapacidades causadas pela doença. Para isso, é de suma importância a avaliação do indivíduo como um todo e o método clínico centrado na pessoa (MCCP), ferramenta fundamental para auxiliar no correto diagnóstico.

Assim, quando nos deparamos com uma queixa de dor torácica durante uma visita domiciliar, devemos realizar o atendimento pensando nos quatro componentes do MCCP: explorar a saúde, a doença e a experiência da doença; entender a pessoa como um todo; elaborar um plano conjunto de manejo dos problemas; intensificar a relação entre a pessoa e o médico.[6]

O atendimento domiciliar diferencia-se do atendimento rotineiro dos consultórios e ambulatórios pelo fato de o profissional estar mais próximo ao paciente, dentro do seu domicílio. Todavia, o processo de atendimento é praticamente o mesmo dos consultórios. O ideal é iniciar pela anamnese, realizando uma história clínica detalhada – nesse caso, o foco é a dor torácica. Os principais pontos da anamnese são:

- Localização da dor.
- Caráter/características da dor.
- Irradiação da dor.
- Duração da dor.
- Fatores precipitantes e de alívio da dor.
- Sintomas associados (dispneia, palpitações, síncopes etc.).
- Fatores de risco (tabagismo, hipertensão arterial, diabetes, doença coronariana prévia etc.).
- Medicamentos em uso.
- História familiar.[7]

A classificação da dor torácica, a partir das suas características clínicas, é definida como:[8]

- Definitivamente anginosa: presença de todas as características típicas.
- Provavelmente anginosa: não possui todas as características típicas, mas a doença coronariana é o principal diagnóstico.
- Provavelmente não anginosa: dor atípica, que possui somente uma característica de dor típica, mas não é possível excluir totalmente o diagnóstico de doença coronariana.
- Definitivamente não anginosa: nenhuma característica de dor típica.

Após uma boa anamnese, o próximo passo é o exame físico. Nessa fase, deve-se direcionar o exame para avaliar sinais de gravidade:

- Estado geral.
- Medir a pressão arterial nos dois membros.
- Frequências cardíaca e respiratória.
- Ausculta pulmonar: crepitações.
- Ausculta cardíaca: terceira bulha, hipofonese e sopros.
- Tempo de enchimento capilar.
- Escala de Glasgow.[7]

Exames complementares

Deverão ser solicitados com base na suspeita clínica e nos possíveis diagnósticos diferenciais:

- Eletrocardiograma (ECG).
- Raio x de tórax.
- Ultrassom.
- Exames laboratoriais.
- Ecocardiograma.
- Endoscopia.
- Outros exames complementares.[7]

A grande maioria dos exames pode ser solicitada pela atenção domiciliar de rotina, exceto em casos de urgência, nos quais o paciente deve ser encaminhado para serviços de urgência e emergência.

Dor torácica de origem não cardíaca possui características como dor reproduzível à palpação (causas osteomusculares), dor descrita como não sendo em aperto ou opressão, localizada no lado esquerdo (síndrome de parede torácica de causa não cardíaca), não induzida por esforço e/ou relacionada com movimento ou posição do paciente.

Abordagem multidisciplinar pela equipe de atenção domiciliar

Medidas preventivas

Sabe-se que a doença isquêmica cardíaca é a principal causa de morte em todo o mundo e pode apresentar redução na mortalidade, caso haja controle dos fatores de risco. Ezzati *et al.* (2015) citam, como fatores de risco cardiovascular, tabagismo, dieta inadequada rica em gorduras e alimentos ultraprocessados, diabetes,

QUADRO 2 Principais causas de dor torácica, características clínicas

Principais causas de dor torácica	Quadro clínico e exames complementares
Angina estável	Dor torácica em peso ou queimação
	Às vezes com irradiação para pescoço, mandíbula, epigástrio, ombros ou braço esquerdo
	Precipitado pelo exercício, tempo frio ou estresse emocional
	Duração < 2 a 10 minutos
	Alívio com repouso ou nitratos
	ECG: pode ser normal ou apresentar alterações em segmento ST; sinais de arritmias: taquicardia sinusal e bloqueios atrioventriculares ou de ramo
Angina instável	Mesmas características da angina
	Dor mais intensa
	Dor ao repouso ou aos pequenos esforços
	Duração > 20 minutos
	Alta probabilidade de eventos agudos a curto prazo
	ECG: alterações de segmento ST ou inversão da onda T podem ocorrer, mas são normalmente transitórias
Infarto agudo do miocárdio	Dor mais intensa com as mesmas características da angina
	Início súbito
	Duração > 30 minutos
	Pode estar associada a dispneia, fraquezas, náuseas, vômitos e sudorese
	Pode haver alteração hemodinâmica
	Exame físico: pode ser normal ou apresentar alterações como: hipotensão, terceira bulha, estertores pulmonares, diaforese, sopro de regurgitação mitral
	ECG: alterações isquêmicas: onda Q patológica e alterações do seguimento ST
Pericardite	Dor aguda e contínua, ventilatoriodependente
	Melhora com a posição sentada com o corpo flexionado para frente
	Atrito pericárdico
	Alteração hemodinâmica
	ECG: elevações difusas do segmento ST (tipicamente concavidade para cima); ondas T concordantes com desnivelamento do segmento ST; depressão de ST em V1 ou aVR; infradesnivelamento do segmento PR (principalmente em V5 e V6 associado a elevação do segmento PR em aVR; ausência de desnivelamento de segmento ST recíproco (imagem em espelho)
Dissecção de aorta	Dor muito intensa, lacerante, início abrupto, refratária
	Irradiação para dorso
	Diferença de pulsos arteriais entre membros superiores e inferiores
	Tamponamento cardíaco: taquicardia, hipotensão arterial súbita, taquipneia, turgência jugular, hipofonese de bulhas cardíacas
	Derrame pleural: dispneia, dor torácica, ausência de frêmito tátil, macicez à percussão, diminuição de murmúrio vesicular do lado acometido
	Elevada mortalidade
Embolia pulmonar	Início súbito
	Dispneia e/ou taquipneia
	Tosse
	Hemoptise
	Tomografia de tórax: visualização de sinais de trombo na artéria pulmonar – esse exame deverá ser solicitado em ambiente hospitalar

(continua)

QUADRO 2 Principais causas de dor torácica, características clínicas (*continuação*)

Principais causas de dor torácica	Quadro clínico e exames complementares
Pneumotórax	Pressão torácica no hemitórax afetado
	Dispneia/tosse
	Piora com inspiração profunda
	Ao exame, murmúrio vesicular diminuído ou ausente no lado afetado
	Raio x de tórax confirma o diagnóstico: presença de faixa de ar entre a parede torácica e/ou diafragma e a pleura visceral
Pleurite e/ou pneumonia	Dor pleurítica ventilatoriodependente
	Febre, calafrios, tosse
	Exame físico: sinais de consolidação (estridor fino, diminuição do murmúrio vesicular, respiração brônquica; ressonância da voz: pectorilóquia fônica ou egofonia, confirmados pelo raio x de tórax
	Raio x de tórax: padrão de consolidações alveoloductais, segmentares ou lobares, com broncograma aéreo, padrão nodular, abscessos, pneumatoceles, espessamento e derrame pleurais
Refluxo gastroesofágico e úlcera péptica	Dor tipo queimação em região epigástrica e retroesternal
	Duração de 10-60 minutos
	Piora com alimentação pesada e por deitar-se após as refeições
	Alivia com antiácidos
Doença da vesícula biliar	Dor epigástrica ou no hipocôndrio direito prolongada
	Não provocada ou após alimentação
	Ultrassonografia de abdome: calculose biliar com imagem hiperecogênica com sombra acústica posterior
	Colecistite: espessamento da parede vesicular, líquido pericolecístico, cálculos impactados no infundíbulo da vesícula
	Obstrução extra-hepática: dilatação dos ductos hepáticos
Pancreatite	Dor epigástrica e subesternal prolongada e intensa
	Fatores de risco: uso de álcool, medicações e hipertrigliceridemia
Musculoesquelética	Dor na parede torácica, reprodutível à palpação
	Acompanha um dermátomo ou grupo muscular
Herpes zoster	Dor em queimação prolongada
	Distribuição de dermátomos
	Exame físico: *rash* cutâneo com vesículas
Transtornos emocionais e psiquiátricos	Aperto torácico ou dolorimento
	Persistente
	Duração > 30 minutos
	Não relacionada ao esforço ou movimento
	Acompanhada de dispneia
	Apresenta outras evidências de distúrbios emocionais, como agitação, hiperventilação, sensação de sufocamento

Fonte: Brasil, 2013.[7]

hipertensão arterial sistêmica, sedentarismo e estresse.[9] Uma estratégia importante é estimular as políticas de promoção de saúde em conjunto com o diagnóstico precoce e tratamento eficaz.[10]

Também se devem evitar alimentos gordurosos, bebidas gaseificadas e deitar logo após as refeições. Procurar realizar atividade física, perder peso e fracionar a dieta. Todavia, vale lembrar que a prevenção é preferível ao tratamento, realizando mudanças de decúbito de horário em pacientes acamados, ou com mudança postural e alimentar, para evitar o refluxo gastroesofágico, por exemplo.

QUADRO 3 Medidas preventivas de doenças cardiovasculares

1 - Alimentação saudável, podendo ter apoio e orientação da nutricionista:
- Ingerir frutas, verduras e legumes diariamente.
- Evitar alimentos ultraprocessados.
- Reduzir consumo de sal.
- Evitar alimentos gordurosos e ricos em açúcar.
- Beber pelo menos 2 L de água por dia.

2 - Praticar atividade física regularmente, mesmo em pacientes restritos ao leito. O fisioterapeuta pode contribuir nesses casos.
3 - Parar de fumar.
4 - Controlar o peso.
5 - Controlar o estresse.
6 - Evitar o consumo de bebida alcoólica.
7 - Controlar as comorbidades (diabetes, hipertensão arterial sistêmica, dislipidemia, síndrome metabólica).
8 - Adesão medicamentosa.
9 - Seguimento médico adequado.

Fonte: Brasil, 2013.[7]

A doença do refluxo gastroesofágico (DRGE), causa comum em pacientes com dor torácica, ocorre devido a um mau funcionamento do esfíncter esofágico inferior. O ganho de peso, os alimentos gordurosos, as bebidas cafeinadas e gasosas, o álcool, o tabagismo e alguns medicamentos (anti-histamínicos, antidepressivos, bloqueadores dos canais de cálcio, progesterona e nitratos) podem contribuir para sintomas de refluxo. Outro fator importante é a gravidade: pacientes com limitação de movimento e principalmente os acamados tendem a sofrer mais com os sintomas, já que permanecem deitados e muitas vezes possuem restrições de movimento.

Para prevenir ou aliviar os sintomas de DRGE nos pacientes, deve-se erguer a cabeceira da cama (aproximadamente 15 cm), evitar medicamentos e alimentos que piorem os sintomas, não fumar ou ingerir bebidas alcóolicas. Outro ponto importante é a detecção de problemas relacionados à deglutição, que podem cursar com pneumonias aspirativas, também diagnóstico diferencial de dor torácica. Exprime-se aqui o papel fundamental da fonoaudiologia na detecção desses problemas.

Ressalte-se que pacientes em atenção domiciliar apresentam muitas vezes doenças crônicas, o que leva a lesões de órgãos-alvo, além de apresentarem doenças degenerativas, que consequentemente cursam com a perda de mobilidade e restrição ao leito. Dessa forma, dores crônicas, incluindo dor torácica, podem surgir devido a hipotrofia muscular decorrente da mobilidade restrita do paciente.

Nesse cenário, a atuação da equipe multidisciplinar é de suma importância para a manutenção da qualidade de vida e diminuição dos agravos. A fisioterapia tem, desse modo, função primordial para manutenção e recuperação do tônus muscular do paciente, impedindo ou diminuindo o aparecimento de dores osteomusculares, as quais podem ser confundidas com dores torácicas de origem cardíaca. À enfermagem cabem os cuidados fundamentais para evitar a piora ou aparecimento dos quadros álgicos, como a mudança de decúbito e administração nos horários preconizados das medicações.

Tratamento

O tratamento específico da dor torácica no domicílio depende da origem da dor (cardíaca ou não cardíaca). De imediato devem-se promover medidas que promovam alívio dos sintomas dentro da capacidade e possibilidade da equipe de atenção domiciliar que presta o atendimento naquele momento. Medidas de tratamento iniciais de dor torácica com origem cardíaca, que podem ser realizadas pela equipe de atenção domiciliar até o suporte hospitalar, incluem:

- Encaminhar o mais breve possível para atendimento hospitalar de urgência.
- Não permitir ingesta de alimentos (risco de broncoaspiração).
- Aferir e monitorar os sinais vitais.
- Se instabilidade hemodinâmica, providenciar acesso venoso calibroso.
- Se possível, realizar ECG até a chegada do Serviço de Atendimento Móvel de Urgência (SAMU), identificando imediatamente causas graves como o infarto agudo do miocárdio.
- Se possível, administrar ácido acetilsalicílico 100 a 300 mg por via oral, caso não haja contraindicação.
- Se possível, administrar nitrato (dinitrato de isossorbida 5 mg por via sublingual, podendo ser repetido após 5 a 10 minutos após), caso não haja contraindicação como infarto do ventrículo direito.
- Se possível, administrar oxigênio e máscara 6 a 8 L/min, se sinais de hipoxemia.[7]

Na suspeita de dor torácica de origem musculoesquelética, obtém-se um bom resultado com a administração de analgésicos não opioides (dipirona, paracetamol, diclofenaco e cetoprofeno); para dores refratárias, podem ser utilizados analgésicos opioides como codeína, tramadol e morfina.[7]

Analgesia oral:

- Dipirona 500 a 1.000 mg a cada 6 horas.
- Paracetamol 500 a 1.000 mg a cada 6 horas.
- Cetoprofeno 100 mg a cada 12 horas.
- Diclofenaco 50 mg a cada 8 horas.
- Codeína 7,5 a 60 mg a cada 4 horas.
- Tramadol 25 a 100 mg a cada 6 horas.
- Morfina 5 mg a cada 4 horas.

Nas doenças gastroesofágicas, há boa resolutividade com inibidores de bomba de prótons e antiácidos.

Encaminhamentos

- Situações com necessidade de encaminhamento para serviço de atenção domiciliar especializado (AD2 ou AD3):

QUADRO 4 Principais causas de dor torácica e tratamentos

Principais causas de dor torácica	Tratamento
Angina estável	Iniciar tratamento específico Acompanhamento ambulatorial e domiciliar Encaminhar para especialista se necessário
Angina instável	Encaminhar ao serviço de urgência
Infarto agudo do miocárdio	Encaminhar ao serviço de urgência
Pericardite	Encaminhar ao serviço de urgência
Dissecção de aorta	Encaminhar ao serviço de urgência
Embolia pulmonar	Encaminhar ao serviço de urgência (se necessário, o escore PESI pode guiar nessa decisão)
Pneumotórax	Encaminhar ao serviço de urgência
Pleurite e/ou pneumonia	Iniciar tratamento específico Encaminhar ao serviço de urgência, se necessário
Refluxo gastroesofágico e úlcera péptica	Iniciar tratamento específico
Doença da vesícula biliar	Se não houver sinais de colecistite aguda Iniciar tratamento específico Acompanhamento ambulatorial e domiciliar Encaminhar para cirurgia geral
Pancreatite	Encaminhar ao serviço de urgência
Musculoesquelética	Iniciar tratamento específico Acompanhamento ambulatorial e domiciliar Encaminhar ao especialista se necessário
Herpes-zóster	Iniciar tratamento específico Acompanhamento ambulatorial e domiciliar
Transtornos emocionais e psiquiátricos	Iniciar tratamento específico Acompanhamento ambulatorial e domiciliar

Fonte: Brasil, 2013.[7]

- Pacientes acamados com dor crônica torácica devido a lesões por pressão, por exemplo.
- Pacientes acamados com necessidade de acompanhamento de pneumonia, causador de dor torácica com necessidade de antibioticoterapia venosa domiciliar, entre outras causas.

- Situações com necessidade de encaminhamento para internação hospitalar:
  - Situações com necessidade de suporte hospitalar para monitoramento contínuo.
  - Incapacidade de definição diagnóstica de dor não cardíaca (paciente não comunicativo ou pouco colaborativo, por exemplo).
  - Suspeita de dor torácica de origem cardíaca (característica de dor anginosa, desencadeada ao esforço, precordial, alívio com repouso, não ventilatoriodependente).
  - Paciente com dor típica e alto risco cardiovascular.
  - Paciente com história prévia de infarto agudo do miocárdio.
  - Suspeita de tromboembolismo pulmonar (história positiva para trombose venosa profunda, dispneia, hemoptise, hipoxemia).

Devemos sempre avaliar os casos individualmente, levando em consideração o prognóstico de cada paciente e se possuem diretivas antecipadas.

Referências

1. Duncan B, Schmidt M, Giugliani E. Medicina ambulatorial: condutas de atenção primária baseadas em evidências. 4. ed. Porto Alegre: Artmed; 2013.
2. Missaglia MT, Neris ES, Silva ML. Uso de protocolo de dor torácica em pronto atendimento de hospital referência em cardiologia. Rev Bras Cardiol. 2013;26(5):374-81.
3. Barbosa AC, Silva AS, Cordeiro AA, Ribeiro BN, Pedra FR, Borges IN, et al. Diagnóstico diferencial da dor torácica: ênfase em causas não coronarianas. Rev Med Minas Gerais. 2010;20(2Suppl 1):S24-9.
4. Bassan R, Pimenta L, Leães PE, Timerman A. Sociedade Brasileira de Cardiologia. I Diretriz de Dor Torácica na Sala de Emergência. Arq Bras Cardiol. 2002;79(Supl 2):1-23.
5. Freeman T. Manual de Medicina de Família e Comunidade de McWhinney. 4. ed. Porto Alegre: Artmed; 2018.
6. Stewart M, Brown JB, Weston WW, McWhinney IR, McWilliam CL, Freeman TR. Medicina centrada na pessoa: transformando o método clínico. 3. ed. Porto Alegre: Artmed; 2017. 34 p.
7. Brasil. Ministério da Saúde. Secretaria de Atenção à Saúde. Departamento de Atenção Básica. Acolhimento à demanda espontânea: queixas mais comuns na Atenção Básica. 1. ed. Brasília, DF: Ministério da Saúde, 2013.
8. Brasil. Ministério da Saúde. Secretaria de Atenção à Saúde. Departamento de Atenção Básica. Caderno de atenção domiciliar. Brasília, DF: Ministério da Saúde; 2013.
9. Ezzati M, Obermeyer Z, Tzoulaki I, Mayosi BM, Elliott P, Leon DA. Contributions of risk factors and medical care to cardiovascular mortality trends. Nat Rev Cardiol. 2015;12(9):508-30.
10. Mariani Junior J. Minieditorial: criação e implementação de um banco de dados prospectivo e multicêntrico de pacientes com infarto agudo do miocárdio: RIAM. Arq Bras Cardiol. 2020;114:3.

Outros eventos

Capítulo 27

Manejo domiciliar de distúrbios hidroeletrolíticos

Ana Flávia Martins Monteiro Furini
Flávia Castro Andrade
Mauro Binz Kalil
Sati Jaber Mahmud

PONTOS-CHAVE

- Os distúrbios eletrolíticos são muito comuns na prática clínica, causados por inúmeros fatores, podendo ocasionar sinais e sintomas que variam de leves até potencialmente fatais.
- Variadas patologias e medicamentos são responsáveis pelos distúrbios eletrolíticos. Conhecê-los é de fundamental importância para o diagnóstico precoce e tratamento adequados.
- O diagnóstico deve basear-se na anamnese e no exame físico minuciosos, sendo imprescindíveis exames complementares de baixo custo (laboratoriais, eletrocardiograma, entre outros).
- A identificação, a instituição de medidas iniciais e o referenciamento hospitalar de situações potencialmente fatais devem ser realizadas o mais precocemente possível.
- Os distúrbios relacionados aos íons potássio, sódio, cálcio e magnésio, por serem os mais comuns, serão abordados neste capítulo.

OBJETIVOS DE APRENDIZAGEM

Ao final do capítulo, o leitor deverá ser capaz de:

- Identificar os distúrbios eletrolíticos e suas potenciais complicações.
- Conhecer os principais fatores responsáveis pelos distúrbios eletrolíticos.
- Reconhecer os sinais e sintomas clínicos decorrentes de distúrbios eletrolíticos.
- Manejar clinicamente as complicações relacionadas aos distúrbios eletrolíticos.
- Identificar complicações graves que necessitem ser manejadas em ambiente hospitalar.

Distúrbios do potássio

Definição

Trata-se do principal cátion intracelular, 98% nesse espaço – fato importante para destacar que nem sempre as medidas séricas refletem o estoque corporal. Dessa forma, uma pequena percentagem que se desloque para o extracelular pode aumentar de forma significativa, levando a consequências graves se não tratadas brevemente. Ao contrário, um deslocamento substancial para o intracelular terá pouco efeito no intracelular.

Hipocalemia/hipopotassemia

Diagnóstico

Os valores devem estar abaixo de 3,5 mEq/L. A etiologia pode se dar por:

- **Perdas extrarrenais:** diarreia, fístulas gastrintestinais, sudorese profusa, laxantes com efeito diarreico e síndrome de Zollinger-Ellison.
- **Perdas renais:** diuréticos, hipomagnesemia, vômitos, hipertensão arterial sistêmica (HAS) maligna, HAS renovascular, acidose tubular renal, tumor secretor de renina, síndrome de Liddle, síndrome de Gitelman, síndrome de Bartter.
- **Desvio para o intracelular:** uso de beta-adrenérgicos, teofilina, intoxicação por cloroquina, insulina, alcalose (metabólica ou respiratória), hipotermia, retorno à alimentação após jejum prolongado, intensa estimulação adrenérgica.

Manifestações clínicas

Sintomas, em geral, com potássio < 2,5 mEq/L, podendo apresentar mal-estar, fraqueza, parestesias, cãibras, constipação, íleo adinâmico, vômitos e hipotensão. O eletrocardiograma (ECG) irá demonstrar achatamento da onda T, onda U proeminente, alargamento do QRS e depressão de ST.

Abordagem multidisciplinar pela equipe de atenção domiciliar

Medidas preventivas

A avaliação multidisciplinar deve sempre ser abordada; é preciso, nessa situação, do envolvimento com os seguintes profissionais: nutricionista, farmacêutico, equipe de enfermagem e médico. A atenção de todos, em suas respectivas áreas, tem papel importante no diagnóstico de possíveis alterações clínicas. Todos devem estar atentos para viabilizar prontas discussões e para a tomada de atitudes que evitem complicações.

Tratamento

Oral

Podem-se fornecer 40 a 80 mEq/dia. Soluções de cloreto de potássio 6% (0,8 mEq/mL) devem ser de 10 mL 3 a 4 x/dia, podendo ser aumentadas conforme o controle (sugerido diariamente), que deve ser realizado até garantir a adequação. Existem apresentações de comprimidos diversas, as quais devem ser avaliadas de acordo com a concentração. A mais frequentemente encontrada contém 600 mg de cloreto de potássio por drágea – utiliza-se 1 drágea 2 a 3 x/dia, avaliando-se com medidas hematimétricas.

Acesso venoso

Hipocalemia grave

ECG:

1. Valores de K > 2,5 mEq/L, sem alterações no ECG: infundir 30 mL de KCl 10% em 70 mL de soro fisiológico (SF) em 3 horas (10 mEq/h).
2. Valores de K < 2,5 mEq/L, com alterações no ECG: infundir, preferencialmente em acesso central, 30 mL KCl 10% em 70 mL de SF em 1 hora; mas, caso seja acesso periférico, aplicar 30 mL KCl 10% em 250 mL de SF em 1 hora. O potássio deve ser medido a cada 4 horas.
3. Monitorização cardíaca está indicada.

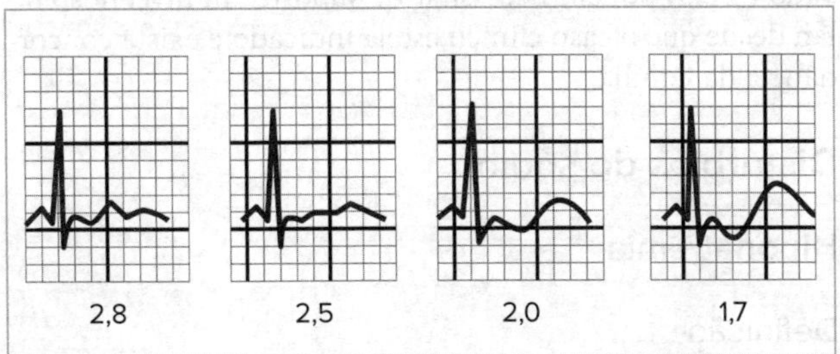

FIGURA 1

ECG em hipocalemia grave.

Fonte: acervo dos autores.

O que fazer na atenção domiciliar para evitar e reverter o quadro

Sempre se deve pensar que o tratamento deve prescindir de avaliação das causas da hipocalemia (*vide* "Diagnóstico"). Além disso, na atenção domiciliar, dependendo da indicação e do plano terapêutico estabelecido, deverão ser definidos o local e as medidas a serem realizadas.

Situações com necessidade de suporte hospitalar

Situações em que K < 2,5 mEq/L devem ser tratadas em ambiente de emergência, caso exista indicação clínica, bem como vontade da família.

Hipercalemia/hiperpotassemia

Diagnóstico

Os valores devem estar acima de 5,5 mEq/L.

A pseudo-hipercalemia corresponde a elevação do potássio sérico devido à saída do espaço intra para o extracelular, pela retirada do sangue ou imediatamente após, por motivos de aplicação da abraçadeira de forma prolongada para coleta; no caso de coleta domiciliar, lembrar da hemólise decorrente do tempo prolongado de transporte entre o momento da coleta e a chegada ao laboratório. Convém sempre considerar uma nova coleta de exame de forma adequada. Se necessário, pela hipótese elevada de o primeiro exame estar correto, medidas com eletrocardiograma também ajudam na confirmação.

Na hipercalemia, a etiologia pode ser multifatorial, porém as principais causas são medicações e insuficiência renal. Neoplasias também devem ser consideradas – por exemplo, por apresentarem hemólise ou lise tumoral. É importante informar que dificilmente uma ingesta aumentada de potássio, isoladamente, acarretará hipercalemia. Causas de hiperpotassemia incluem:

- **Desvio do intra para o extracelular:** acidose, hiperglicemia, deficiência de insulina, digoxina e bloqueadores beta-adrenérgicos.
- **Diminuição da excreção de potássio:** insuficiência renal, nefropatia, insuficiência adrenal, diuréticos poupadores de potássio, heparina, inibidores da enzima conversora de angiotensina, anti-inflamatórios não esteroides, antagonistas dos receptores de angiotensina II, hipoaldosteronismo.
- **Aumento da oferta:** dieta, suplementos com potássio, transfusão sanguínea.

Manifestações clínicas

Sintomas ocorrem com valores acima de 6 a 6,5 mEq/L; o maior risco refere-se à ocorrência de arritmias cardíacas. O ECG pode apresentar (dependendo do nível de K) onda T

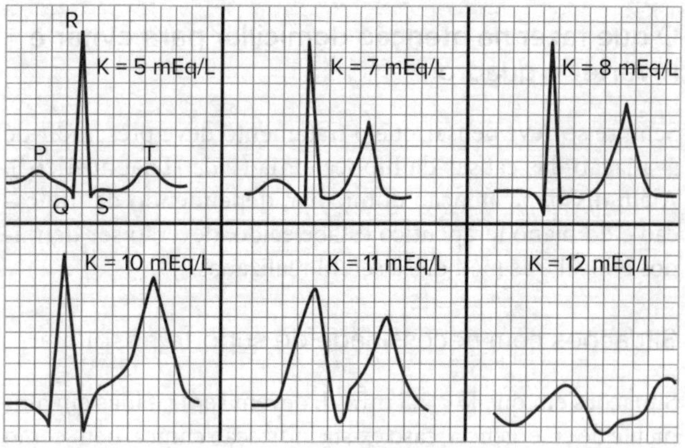

FIGURA 2

ECG diferentes níveis de K.

Fonte: acervo dos autores.

apiculada, onda P de baixa amplitude, P-R aumentado, alargamento do QRS, bloqueio atrioventricular de 2º grau). Além disso, pode haver manifestações musculares, como fraqueza e paralisia flácida, podendo evoluir até para parada ventilatória, e manifestações gastrintestinais, como náuseas, vômitos, dor abdominal e íleo paralítico.

Abordagem multidisciplinar pela equipe de atenção domiciliar

Medidas preventivas

A avaliação multidisciplinar deve sempre ser abordada e requer, fundamentalmente, envolvimento com os seguintes profissionais: nutricionista, farmacêutico, equipe de enfermagem e médico. A atenção de todos em suas respectivas áreas tem papel importante no diagnóstico de possíveis alterações clínicas. Todos devem estar atentos, viabilizando prontas discussões para a tomada de atitudes que evitem complicações.

Tratamento

Na fase aguda, trata-se de uma emergência médica que deve ser tratada; contudo, na atenção domiciliar, dependendo da indicação e do plano terapêutico estabelecido, deverão ser definidos o local e as medidas. Reforça-se, também, que as medidas descritas não obedecem a uma ordem padrão.

1. **ECG:** importante para o manejo, conforme terapêutica selecionada.
2. **Gluconato de cálcio a 10%:** 10 mL IV direto, durante 5 a 10 minutos, viabilizando a proteção dos efeitos do potássio na condução miocárdica. O benefício inicia-se poucos minutos após a aplicação e tem durabilidade entre 30 e 60 minutos. Pode ser repetido a cada 10 minutos, na dose máxima de 3 ampolas, mas o ideal é tratar em conjunto com outras medidas. Não é a primeira medida terapêutica a ser aplicada, apenas se já existir ECG compatível.
3. **Bicarbonato de sódio 8,4%:** 1 ampola em 5 minutos; repetir em intervalo de 10 a 15 minutos caso se mantenham alterações eletrocardiográficas, embora essa não deva ser a primeira medida a ser realizada. Trata-se de importante medida diante da suspeita de acidose. Contudo, deve haver atenção, pois o uso pode viabilizar sobrecarga de volume importante. O ideal é que o paciente seja direcionado para a sala de emergência.
4. **Poliestireno de cálcio (Sorcal®):** 20 a 40 g, divididos em 4-6 tomadas diárias. Podendo ser usado em forma de enema, desde que se mantenha retido por aproximadamente 2 horas.
5. **Beta-adrenérgico:** nebulização com fenoterol (10 gotas + soro fisiológico 0,9% 3 mL); pode ser efetivo também salbutamol (2 a 4 mL), em SF 0,9%).
6. **Glicoinsulina:** insulina regular de 10 UI, diluída em solução glicosada 50% (5 ampolas de 20 mL) e infundida em 1 hora; controle de glicemia capilar a cada 15 minutos.
7. **Diálise:** hemodiálise poderá ser indicada se outras medidas não tiverem sido efetivas ou se o paciente tiver insuficiência renal.
8. **Infusão de diuréticos de alça (furosemida 1-2 ampolas):** pode ser realizada, desde que não exista depleção de volume e níveis tensionais permitam.

O que fazer na atenção domiciliar para evitar e reverter o quadro

É possível avaliar as causas dos distúrbios eletrolíticos em atenção domiciliar, na maioria dos casos; além disso, identificada a causa, a maioria das medidas de tratamento descritas pode ser tomada em domicílio. É preciso haver medidas da nutrição, avaliando a dieta do paciente e prescrevendo alimentos pobres em potássio. A avaliação da equipe médica e farmacêutica deve retirar/evitar ou adicionar, para ajuste do quadro. Contudo, tudo isso dependerá da estrutura disponibilizada pelo serviço de atenção domiciliar, lembrando que deve haver garantia de deslocamento para centro de emergência caso as terapêuticas não sejam efetivas, ou caso ocorra agravamento clínico do paciente.

Situações com necessidade de suporte hospitalar

Pacientes com distúrbios renais importantes e potássio elevado (> 6,5) podem necessitar de suporte em nível hospitalar, desde que o caso clínico esteja indicado e exista concordância da família.

Distúrbios do sódio

Hiponatremia

Definição

A hiponatremia caracteriza-se pela concentração sérica de sódio < 135 mmol/L, em que há um predomínio de água sobre os estoques de sódio, por desequilíbrio na oferta ou na excreção hídrica.[6] A hiponatremia pode ser classificada a partir da sua gravidade:

- **Hiponatremia leve:** concentração de sódio entre 130 e 135 mEq/L.
- **Hiponatremia moderada:** concentração de sódio entre 125 e 130mEq/L.
- **Hiponatremia grave:** concentração de sódio abaixo de 125 mEq/L.[6]

E, também, a partir da sua velocidade de instalação:

- **Aguda:** ≤ 48 horas.
- **Crônica:** > 48 horas.[6]

Os sintomas, quando presentes, relacionam-se a algum grau de edema cerebral. Quadros graves e agudos podem cursar com náuseas, vômitos, dor de cabeça, sonolência, convulsões, coma e parada cardiorrespiratória. Em contrapartida, casos crônicos se associam a aumento no risco de quedas, fraturas, osteoporose, instabilidade da marcha e déficits cognitivos.[6-8]

Diagnóstico

Embora a maioria dos casos de hiponatremia seja assintomática e o diagnóstico incidental, são os dados clínicos e laboratoriais que apontam para a etiologia e direcionam o tratamento adequado (Figura 3).[8,9]

Anamnese e exame físico

- **Avaliar comorbidades:** hipotireoidismo, insuficiência adrenal, insuficiência hepática, insuficiência cardíaca e insuficiência renal.

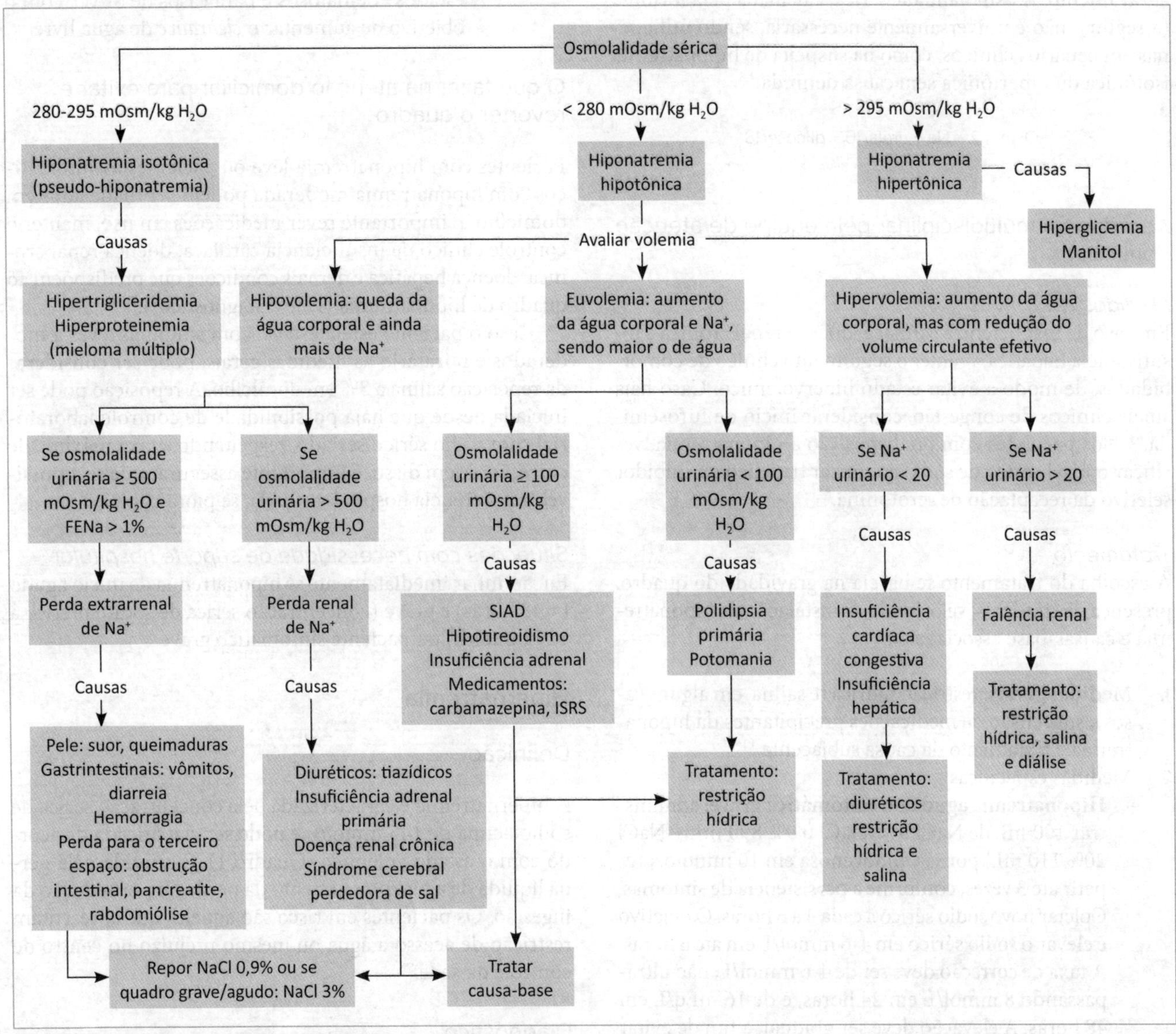

FIGURA 3
Diagnóstico e abordagem da hiponatremia
Fonte: Sterns RH *et al.*, 2021;[7] DynaMed, 2021.[8]

- **Interrogar medicações em uso:** diuréticos, antidepressivos, anticonvulsivantes.
- **Avaliar os hábitos de vida:** padrão de ingestão hídrica e consumo de álcool.
- **Exame físico:** investigar perdas volêmicas ou perdas para o terceiro espaço, avaliando sinais clínicos de desidratação, edema e ascite.[8,9]

Exames laboratoriais

Devem-se solicitar hormônio tireoestimulante, glicemia, creatinina, ureia, ácido úrico, potássio sérico, bicarbonato, cloreto e cortisol sérico. Se disponível, solicitar exame de urina com osmolalidade urinária, sódio urinário e fração de excreção de sódio. Exames como hemograma completo, testes de função hepática e o cálcio sérico auxiliam em diagnósticos subjacentes que podem ser responsáveis pelo quadro ou por seu agravamento. A osmolalidade sérica, calculada pela fórmula (a seguir), não é universalmente necessária, sendo útil apenas em cenários clínicos, como na suspeita de hiponatremia isotônica ou hipertônica sem causa definida.[7,8]

$$Osm = 2 \times Na + ureia/16 + glicose/18$$

Abordagem multidisciplinar pela equipe de atenção domiciliar

Medidas reventivas

Em caso de insuficiência cardíaca, doença renal crônica e insuficiência hepática, manter o seguimento clínico de comorbidades, de modo a evitar estado hipervolêmico. Caso haja sinais clínicos de congestão, considerar início de furosemida.[6,8] Nos pacientes com predisposição a hiponatremia, verificar o nível sérico de sódio ao iniciar tiazídico ou inibidor seletivo da recaptação de serotonina.[8]

Tratamento

A escolha do tratamento se baseia na gravidade do quadro, presença de sintomas, velocidade de instalação da hiponatremia e causas-base associadas.

1. **Medidas gerais:** restrição hídrica (e salina, em alguns casos), suspensão de medicações precipitantes da hiponatremia e tratamento da causa subjacente.[10]
2. Medidas específicas:
   - **Hiponatremia aguda ou sintomática grave:** administrar 100 mL de NaCl 3% (NaCl 0,9% 890 mL + NaCl 20% 110 mL) por via endovenosa em 10 minutos; repetir até 3 vezes, conforme a persistência de sintomas. Coletar novo sódio sérico a cada 4 a 6 horas. O objetivo é elevar o sódio sérico em 4-6 mmol/L em até 6 horas. A taxa de correção deve ser de 4-6 mmol/L, não ultrapassando 8 mmol/L em 24 horas, e de 16 mEq/L em 48 horas. A elevação deve ser gradual, a fim de evitar desmielinização osmótica, cujo risco de aparecimento é maior na hiponatremia com sódio inferior a 110 mEq/L.[8] Vale pontuar que essa complicação se manifesta de forma tardia, com surgimento dos sintomas de 2 a 7 dias após a correção e das alterações em exames de imagem após 4 semanas.[8]
   - Hiponatremia crônica:
     - **Leve:** orientar medidas gerais.
     - **Moderada:** se presença de sintomas, manejar como caso agudo ou grave. Se sintomas ausentes ou leves a moderados, optar por medidas gerais.
     - **Restrição hídrica:** pacientes com hiponatremia sintomática em estado edematoso, com Síndrome de secreção inapropriada de hormônio antidiurético (SIAD) ou declínio de função renal, necessitam ser mantidos em balanço hídrico negativo, para isso se recomenda restrição hídrica diária, com ingestão máxima de 800 mL por dia.[5]
     - **Diuréticos de alça:** estão indicados nos casos de estados edematosos e para casos de SIAD, com o objetivo de aumentar o *clearance* de água livre.[8]

O que fazer na atenção domiciliar para evitar e reverter o quadro

Pacientes com hiponatremia leve ou pacientes assintomáticos com hiponatremia moderada podem ser manejados em domicílio. É importante rever medicações em uso, manter o controle clínico de insuficiência cardíaca, doença renal crônica, doença hepática e demais condições que predispõem ao quadro de hiponatremia (*vide* "Diagnóstico").[7]

Caso o paciente esteja estável com sintomas leves a moderados e refratário às medidas gerais, pode ser considerada a reposição salina a 3% em domicílio. A reposição pode ser iniciada desde que haja possibilidade de controle laboratorial com sódio sérico seriado, respeitando a taxa máxima de correção. Além disso, é importante assegurar que seja possível transferência hospitalar rápida, se piora clínica.[10]

Situações com necessidade de suporte hospitalar

Encaminhar imediatamente se hiponatremia de início agudo (< 48 horas) e grave (concentração sérica de sódio inferior a 125 mmol/L) ou paciente sintomático grave.[6,8]

Hipernatremia

Definição

A hipernatremia é caracterizada pela concentração sérica de sódio acima de 145 mmol/L e pode ser classificada de acordo com o estado volêmico (Quadro 1). É causada pela perda líquida de água, por aumento da perda ou por redução da ingestão. Os pacientes em risco são aqueles que apresentam restrição de acesso à água ou mesmo prejuízo no centro de controle da sede.[9]

Diagnóstico

A suspeita diagnóstica é feita pela anamnese e pelo exame físico. Normalmente, há uma história de desidratação, por perda renal ou gastrintestinal. Na anamnese, avaliar medicações em uso e histórico de trauma, já que a hipernatremia pode ser decorrente de diabetes *insipidus*, cuja etiologia pode se associar a medicações como o lítio ou de lesões por traumatismo craniano.[9,11]

Com relação ao quadro clínico, a maioria dos casos tende a ser assintomática ou branda com sintomas inespecíficos. No entanto, quadros agudos em que a hipernatremia surge em menos de 48 horas podem se apresentar com letargia, até convulsões e coma.[11] Quanto aos exames laboratoriais, solicitar eletrólitos, função renal e exame de urina. A osmolalidade urinária deve ser solicitada se for necessário investigar atividade do hormônio antidiurético por suspeita de diabetes *insipidus*.[9,11]

QUADRO 1 Classificação da hipernatremia

Hipernatremia	Mecanismo	Causas
Hipovolêmica	A perda de água é maior do que a perda de sódio	Queimaduras, diarreia, alimentação enteral, uso de manitol ou hiperglicemia, perdas gastrintestinais e perdas renais devido aos diuréticos de alça
Euvolêmica	A perda de água corporal total do espaço plasmático sem alteração significativa no sódio corporal total de forma que o volume celular se contraia	Perda de água (renal ou extrarrenal) com pouca ou nenhuma perda de soluto. Exemplos: diabetes *insipidus*, baixa ingestão hídrica
Hipervolêmica	Raro; excesso de sal	Administração de solução salina hipertônica ou, raramente, com equipamento de hemodiálise com defeito

Fonte: Braun MM *et al.*, 2015;[9] Sterns RH, 2021.[12]

Abordagem multidisciplinar pela equipe de atenção domiciliar

Medidas preventivas

Em idosos, acamados ou com comprometimento cognitivo, orientar familiares e cuidadores sobre o risco de desidratação e hipernatremia. Para isso, manter rotina de oferta de líquidos supervisionada.

Tratamento

Medidas gerais compreendem tratar causas subjacentes da desidratação e suspender diuréticos. Se hipovolemia, iniciar solução salina isotônica até euvolemia; se persistência de alteração clínica e laboratorial, iniciar soro glicosado a 5% ou solução salina hipotônica a 0,45%, que pode ser preparada ao se diluir 20 mL de NaCl a 20% em 980 mL de água destilada ou soro glicosado a 5%.[13]

- **Hipernatremia aguda:** corrigir sódio sérico a 1 mmol/L/hora nas primeiras 6-8 horas.[11]
- **Hipernatremia crônica:** reduzir sódio sérico em 8-10 mmol/dia com soro glicosado a 5% via endovenosa a 70 a 100 mL/hora.[11] Monitorar níveis de sódio a cada 4-6 horas.
- **Diabetes *insipidus*:** diuréticos tiazídicos estão indicados para redução do volume urinário em pacientes com diabetes *insipidus* nefrogênico; já pacientes com diabetes *insipidus* central têm indicação de uso de desmopressina.[11]

O que fazer na atenção domiciliar para evitar e reverter o quadro

Orientar medidas preventivas; se diagnóstico de diabetes *insipidus*, manter acompanhamento conjunto com a Nefrologia.

Situações com necessidade de suporte hospitalar

Está indicado encaminhamento para casos com sintomas graves, especialmente se hiperglicemia associada, em que o paciente precise de monitoramento contínuo ou mesmo se não houver condições sociais e familiares para mantê-lo em domicílio.

Distúrbios do cálcio

A concentração sérica normal de cálcio total fica entre 2,1 e 2,6 mmol/L ou 8,5 e 10,5 mg/dL. O cálcio iônico fica entre 1,15 e 1,32 mmol/L ou de 4,6 a 5,3 mg/dL.[14]

Hipocalcemia

Definição

Caracteriza-se pela concentração de cálcio sérico total inferior a 2,1 mmol/L ou 8,5 mg/dL e cálcio iônico sérico inferior a 1,15 mmol/L ou 4,6 mg/dL. A principal causa é a hipoalbuminemia. Para concentrações de albumina inferiores a 4 g/dL, a concentração de cálcio é reduzida de 0,2 a 0,25 mmol/L para cada 1 g/dL de albumina. Segue a equação:

Cálcio corrigido = Ca sérico total + 0,8 × (4,5 – albumina do paciente)

Observação: valores do cálcio em mg/dL e valores de albumina em g/dL.

Seguem as causas:

- **Diminuição da ingesta ou da absorção:** má absorção, *bypass* de intestino delgado, intestino curto, deficiência de vitamina D.
- **Aumento das perdas:** alcoolismo, doenças renais crônicas, uso de diuréticos.

- **Doenças endócrinas:** hipoparatireoidismo, pós-paratireoidectomia, pseudo-hipoparatireoidismo, carcinoma medular de tireoide com secreção de calcitonina, hipocalcemia familial.
- **Doenças associadas:** pancreatite, rabdomiólise, choque séptico.
- **Causas fisiológicas:** albumina sérica reduzida, resposta reduzida à vitamina D em órgão-alvo, hiperfosfatemia, aminoglicosídeos, plicamicina, diuréticos de alça, foscarnete.

Diagnóstico

A hipocalcemia aumenta a excitação das células nervosas e musculares, afetando os sistemas neuromuscular e cardiovascular. Espasmos nos músculos esqueléticos podem causar câibras e tetania. Podem ocorrer laringoespasmo, convulsões, parestesias perioral e periférica, dor abdominal e alterações visuais. Achados ao exame físico incluem o sinal de Chvostek (contração do músculo facial em resposta à percussão do nervo facial na porção anterior ao pavilhão auditivo) e sinal de Trousseau (espasmo da musculatura carpal, como se os dedos quisessem fechar à oclusão do fluxo sanguíneo da artéria braquial com manguito insuflado por 3 minutos com 20 mmHg acima da pressão sistólica). O exame de fundo de olho pode demonstrar papiledema. É importante realizar avaliação laboratorial complementar com dosagem de PTH, vitamina D e fosfato, na presença de hipocalcemia sem hipomagnesemia. Também é importante a dosagem de creatinina, amilase e fosfatase alcalina. A avaliação da excreção de cálcio e magnésio urinários pode ser feita conforme a hipótese diagnóstica. O ECG pode apresentar prolongamento do QT, predispondo a arritmias ventriculares.[14-16]

Abordagem multidisciplinar pela equipe de atenção domiciliar

Medidas preventivas

É importante manter uma alimentação adequada, com ingestão de cálcio e vitamina D, evitar fatores de risco como o álcool e utilizar regularmente os medicamentos para tratamento das doenças de base.

Tratamento

Hipocalcemia oligossintomática/assintomática

Geralmente, com cálcio sérico acima de 7,5 mg/dL ou cálcio iônico acima de 3 mg/dL. Os pacientes são assintomáticos ou têm sintomas leves, como parestesias orais. Nesses casos, são utilizadas apresentações orais com cálcio e vitamina D. A dose diária de cálcio elementar é de 1.500 a 2.000 mg, em 2 ou 3 tomadas. As apresentações mais disponíveis são o carbonato de cálcio (40% de cálcio elementar) e o citrato de cálcio.

Em caso de hipocalcemia aguda, é importante repetir o nível sérico de cálcio em 24 horas para avaliar a evolução. Para a hipocalcemia crônica, pode-se repetir o nível sérico semanalmente. Em caso de resposta adequada, manter a reposição e monitorar o cálcio sérico. Em caso de resposta inadequada (nível sérico de cálcio não atingir os níveis desejados, ou seja, não atingir o nível inferior de referência), aumentar a dose de cálcio oral e dosar nível o sérico de magnésio (repor, se níveis baixos; ver "Hipomagnesemia"). Se, após as medidas implementadas, não houver melhora, o uso de gluconato de cálcio estará indicado, preferencialmente em ambiente hospitalar.[14-18]

Hipocalcemia sintomática severa

Na presença de tetania, convulsões ou arritmias, o tratamento com gluconato de cálcio intravenoso está indicado. Essa apresentação clínica deve ser realizada em serviço de urgência/emergência ou ambiente hospitalar.[14,18]

O que fazer na atenção domiciliar para evitar e reverter o quadro

Situações com necessidade de suporte hospitalar

Nos casos em que não houver resposta às medidas implementadas e evoluir para hipocalcemia severa com manifestações clínicas como tetania, convulsões e arritmias, a remoção para unidade de urgência/emergência faz-se necessária.[14,18]

Hipercalcemia

Definição

Caracteriza-se pela concentração de cálcio sérico total superior a 2,6 mmol/L ou 10,5 mg/dL e cálcio iônico sérico superior a 1,4 mmol/L ou 5,6 mg/dL. As principais causas são o hiperparatireoidismo primário e neoplasias (comum na atenção domiciliar). Para concentrações de albumina inferiores a 4 g/dL, a concentração de cálcio é reduzida de 0,8 para cada 1 g/dL de albumina. Segue a equação:

$$[Ca^{+2}] \text{ corrigido: } [Ca^{+2}] \text{ total medido} + (0,8 \times (4,5 - \text{albumina aferida}))$$

Observação: valores de Ca^{+2} em mg/dL e valores de albumina em g/dL.

Seguem as causas:[14,18,19]

- **Aumento da ingesta e absorção:** síndrome do leite-álcali, excesso de vitaminas D ou A.
- **Doenças endócrinas:** hiperparatireoidismo primário, hiperparatireoidismo secundário ou terciário, acromegalia, insuficiência adrenal, feocromocitoma, tireotoxicose.
- **Neoplasias:** tumores produtores de proteínas relacionadas com PTH (ovário, rim, pulmão), mieloma múltiplo, linfoma.
- **Causas miscelâneas:** diuréticos tiazídicos, doenças granulomatosas, doença de Paget óssea, hipofosfatasia, imobilização, hipercalcemia hipocalciúrica familial, complicações de transplante renal, uso de lítio.

As situações mais comuns na atenção domiciliar são relacionadas à hipercalcemia paraneoplásica.

Diagnóstico

Na anamnese e no exame físico, devem-se avaliar o tempo de duração da hipercalcemia e a existência de sinais de suspeita de neoplasia. Casos de hipercalcemia leve (> 10,5 mg/dL) costumam ser assintomáticos e associados a hiperparatireoidismo primário. Sintomas normalmente ocorrem com níveis séricos de cálcio superiores a 12 mg/dL, sendo os mais comuns poliúria e constipação. Os pacientes podem apresentar náuseas, vômitos, anorexia, úlcera péptica, polidipsia, cólica renal e dor óssea. Podem ocorrer sintomas neurológicos como sonolência leve, fraqueza, depressão, letargia e até coma, em caso de hipercalcemia severa. Podem ocorrer bradicardia, hipertensão, encurtamento do intervalo QT e arritmias ventriculares, que podem ser mais acentuadas em pacientes usuários de digitálicos. Quadros de hipercalcemia severa (> 15 mg/dL) costumam apresentar-se nas neoplasias. Uma vez confirmada a hipercalcemia com nova dosagem, deve-se complementar a avaliação com o PTH sérico. Outros exames, como dosagem de vitamina D, TSH e cálcio urinário, poderão ser realizados conforme a hipótese diagnóstica.[14,18,19]

Abordagem multidisciplinar pela equipe de atenção domiciliar

Medidas preventivas

É importante manter uma hidratação adequada, evitar a ingestão de cálcio e de medicamentos causadores, assim como manter o tratamento das doenças de base.

Tratamento

Realiza-se hidratação com solução salina 0,45% ou 0,9% (250 a 500 mL/hora) em pacientes desidratados com funções cardíacas e renais preservadas. Para a hipercalcemia causada por neoplasias, mais comum na atenção domiciliar, os bisfosfonatos são o tratamento de escolha.[14,20] Pacientes com elevação discreta de cálcio (< 12mg/dL) normalmente são assintomáticos e não se beneficiam do tratamento para hipercalcemia.

O que fazer na atenção domiciliar para evitar e reverter o quadro

Situações com necessidade de suporte hospitalar

Pacientes sintomáticos que não respondem às medidas implementadas em domicílio poderão ser encaminhados para serviço de urgência/emergência, conforme a doença de base, o prognóstico e o desejo desses pacientes e familiares.

Distúrbios do magnésio

O magnésio (Mg) é o segundo íon mais predominante no meio intracelular. Desempenha vários papéis no organismo, sendo importante para muitas reações enzimáticas, na geração de ATP, funções mitocondriais e de membranas plasmáticas e na síntese proteica.[21] Sua homeostase depende do intestino (responsável pela absorção), dos ossos (responsáveis pelos estoques) e dos rins (responsáveis pela excreção).[22]

Hipomagnesemia

Definição

Caracteriza-se quando o valor sérico do Mg é menor que 1,46 mg/dL.[23] No entanto, como a maior parte do Mg corporal está no intracelular, a dosagem normal não descarta hipomagnesemia, ainda mais quando houver fatores ou doenças predisponentes. Na prática clínica, a dosagem plasmática é a mais viável e padrão para a avaliação rápida de magnesemia.[24]

Diagnóstico

Na maioria das vezes, o diagnóstico é obtido pela história clínica. Para diferenciar se a causa é perda renal ou gastrintestinal, pode-se usar o cálculo da fração de excreção de magnésio (FEMg) em amostra isolada de urina:

$$FEMg = \{[UMg/(PMg \times 0,7)]/[UCr/PCr]\} \times 100$$

Sendo UMg concentração de magnésio urinário, PMg concentração de magnésio plasmático, PCr concentração plasmática de creatinina, UCr concentração urinária de creatinina; 70% do magnésio é filtrado, portanto multiplica-se a concentração plasmática por 0,7. O valor normal da FEMg é em torno de 4% (a depender da dieta).[25]

Pode estar associado a hipocalcemia, hipocalemia e hipofosfatemia. Sabe-se que a hipomagnesemia está relacionada a doença cardiovascular, estresse oxidativo e inflamação. O metabolismo da glicose também se altera na hipomagnesemia, acarretando um manejo mais difícil no paciente diabé-

QUADRO 2 Opções de tratamento

Medicamento	Ação	Início de ação	Duração
Solução salina (0,45% ou 0,9%)	Hidratação, excreção urinária de cálcio	Horas	Durante a infusão
Calcitonina	Inibe a reabsorção óssea, excreção urinária de cálcio	4 a 6 horas	48 horas
Bisfosfonatos	Inibe a reabsorção óssea	24 a 72 horas	2 a 4 semanas
Diuréticos de alça	Excreção urinária de cálcio	Horas	Durante a terapia
Glicocorticoides	Reduz a absorção intestinal e a produção de vitamina D	2 a 5 dias	Dias a semanas

Fonte: elaborado pelos autores.

tico.[25] O quadro clínico manifesta-se através de sintomas cardiovasculares e/ou neuromusculares.[26]

- **Sintomas neuromusculares:** sinal de Trousseau e Chvostek, tremores, espasmos musculares, câimbras, convulsões, cefaleia, fadiga, nistagmo, apatia, *delirium*, coma.
- **Sintomas cardiovasculares:** alterações eletrocardiográficas (ondas T apiculadas, QT longo), arritmias ventriculares, assistolia.
- **Etiologia:** pode ocorrer por baixa ingestão, redistribuição do meio extracelular para o intracelular, perdas gastrintestinais e renais.[24]
- **Baixa ingestão:** redução na dieta, dependência alcoólica e nutrição parenteral total.
- **Redistribuição do meio extracelular para o intracelular:** pancreatite aguda, tratamento para cetoacidose diabética, síndrome do osso faminto, síndrome de realimentação.
- **Perdas gastrintestinais:** diarreia, vômitos, sonda nasogástrica aberta, fístulas, síndrome de má absorção, inibidor da bomba de prótons.
- **Perdas renais:**
  - **Familiares:** síndrome de Bartter e Gitelman, hipomagnesemia familiar com hipercalciúria e nefrocalcinose, além de outras tubulopatias hereditárias.
  - **Adquiridas:** medicamentos como diuréticos (tiazídicos e de alça), aminoglicosídeos, anfotericina B, cisplatina, pentamidina, inibidores de calcineurina, dependência alcoólica, hipercalcemia.

Abordagem multidisciplinar pela equipe de atenção domiciliar

- **Medidas preventivas:** avaliar os pacientes com risco para desenvolvimento de hipomagnesemia. Avaliar função renal e dosagem de demais eletrólitos que podem estar depletados concomitantemente. A nutrição deve implementar vegetais verdes como espinafre, feijões, lentilhas, sementes e grãos.[24]
- **Tratamento:** considerar a gravidade dos sintomas e a estabilidade hemodinâmica. Para sintomáticos, mas estáveis, a reposição de Mg pode ser feita endovenosamente, com 1 a 2 g em 1 hora, seguidos de 4 a 8 g ao longo de 12 a 24 horas. Apesar de os níveis de Mg subirem rapidamente com a reposição, o Mg intracelular necessita de mais tempo. No paciente com a função renal normal, deve-se manter a reposição por 2 dias. Para pacientes com *clearance* de creatinina < 30 mL/min, há risco de hipermagnesemia, portanto deve-se reduzir a dose de Mg em 50% e monitorar os níveis de perto.[24] Para assintomáticos, a reposição é preferencialmente oral, na dose de 240 a 1.000 mg de Mg elementar, em 2 a 3 doses diárias. Como sugestão prática, podem-se manipular comprimidos de carbonato de magnésio, onde cada 1 g do sal contém 54 mg de Mg elementar. O diurético amilorida (5 a 10 mg) aumenta a absorção de Mg no túbulo distal, auxiliando na correção da hipomagnesemia, sobretudo na síndrome de Gitelman. O principal efeito colateral da reposição oral é diarreia.[25] Caso outros eletrólitos estejam depletados, devem ser repostos também. A causa-base da hipomagnesemia deve ser avaliada e tratada se possível.

O que fazer na atenção domiciliar para evitar e reverter o quadro

Situações com necessidade de suporte hospitalar

Casos graves (convulsões, coma, arritmias cardíacas com instabilidade hemodinâmica) devem ser encaminhados para atendimento em setor de emergência e devem receber de 1 a 2 g de sulfato de magnésio diluídos em soro glicosado a 5% em 15 minutos.[24]

Hipermagnesemia

Definição

Caracteriza-se quando o valor sérico do Mg é maior que 2,6 mg/dL. É comumente encontrado quando há incapacidade de excretar o Mg que foi ingerido.[23] Logo, é rara na ausência de insuficiência renal.[25]

Diagnóstico

Pela dosagem sérica de Mg acima de 2,6 mg/dL.[23] Os sintomas incluem náuseas, vômitos e rubor, com reflexos tendinosos reduzidos. Podem aparecer sintomas neurológicos como paralisia flácida, coma e depressão respiratória, além de sintomas cardiovasculares como bradicardia e hipotensão. Alterações eletrocardiográficas como distúrbios de condução são comuns, e em casos extremos pode haver parada cardíaca.[27]

Etiologia

A principal causa é a insuficiência renal, aguda ou crônica, sendo o uso de laxativos ou enemas à base de Mg nesses pacientes um fator precipitante.[25] Outras causas incluem hiperparatireoidismo primário, e situações que envolvam mobilização do intra para o extracelular, como hemólise, rabdomiólise, cetoacidose diabética, também podem desencadear hipermagnesemia.[27]

Abordagem multidisciplinar pela equipe de atenção domiciliar

- **Medidas preventivas:** avaliar pacientes com potencial risco para o desenvolvimento de hipermagnesemia, como a presença de insuficiência renal, aguda ou crônica, evitando o uso de laxantes ou enema à base de Mg. Pacientes com distúrbio do metabolismo do cálcio também devem ter monitorados os níveis de Mg, assim como quadros hemolíticos ou de rabdomiólise.
- **Tratamento:** o primeiro passo é a interrupção na ingestão de Mg. Em pacientes com função renal normal, apenas a interrupção na ingestão já corrige o distúrbio.

QUADRO 3 Correlação entre a magnesemia e as manifestações clínicas

Concentração de magnésio	Manifestações clínicas
< 1,7 mg/dL	Irritabilidade neuromuscular
	Hipocalcemia
	Hipocalemia
< 0,9 mg/dL	Tetania
	Convulsões
	Arritmias
> 4,8 mg/dL	Letargia
	Sonolência
	Náuseas e vômitos
	Rubor
	Diminuição dos reflexos tendinosos profundos
> 7,2 mg/dL	Perda dos reflexos tendinosos profundos
	Hipotensão
	Alteração eletrocardiográfica
> 12,1 mg/dL	Bloqueio cardíaco completo
	Apneia
	Paralisia muscular
	Morte

Fonte: adaptado de De Baaij JH *et al.*, 2015.[22]

O que fazer na atenção domiciliar para evitar e reverter o quadro

Situações com necessidade de suporte hospitalar

Pacientes com insuficiência renal com sinais e sintomas clínicos de gravidade devem ser encaminhados para atendimento em setor de emergência, podendo haver necessidade de diálise. Gluconato de cálcio na dose de 50 a 100 mg de cálcio elementar por 5 a 10 minutos, assim como solução polarizante, são utilizadas nos casos mais graves.[25]

Referências

1. Barros E. Nefrologia: rotinas, diagnósticos e tratamento. 3. ed. Porto Alegre: Artes Médicas; 2006.
2. Yamaguchi AM, Higa-Taniguchi KT, Andrade L, Bricola SAPC, Jacob Filho W, Martins MA. Assistência domiciliar: uma proposta interdisciplinar. Barueri: Manole; 2010.
3. Eleanor L. Hypokalemia. Medscape. [acesso em maio de 2022]. Disponível em: https://emedicine.medscape.com/article/242008-overview
4. Lewis JL. Hipopotassemia. Manual MSD. [acesso em maio de 2022]. Disponível em: https://www.msdmanuals.com/pt-br/profissional/dist%C3%BArbios-end%C3%B3crinos-e-metab%C3%B3licos/dist%C3%BArbios-eletrol%C3%ADticos/hipopotassemia
5. https://www.emergenciausp.com.br/abordagem-da-hipercalemia.
6. The National Institute for Health and Care Excellence (NICE). Hyponatraemia. Clinical Knowledge Summaries. 2020.
7. Sterns RH, Emmet M, Forman JP. Diagnostic evaluation of adults with hyponatremia. Waltham: UpToDate; 2021.
8. DynaMed. Hyponatremia - Approach to the Patient. [citado em 11 de setembro de 2021]. [acesso em maio de 2022]. Disponível em: https://www.dynamed.com/approach-to/hyponatremia-approach-to-the-patient
9. Braun MM, Barstow C, Pyzocha N. Diagnosis and Management of Sodium Disorders: Hyponatremia and Hypernatremia. Am Fam Physician. 2015;91(5):299-307.
10. Sterns RH. Overview of the treatment of hyponatremia in adults. Waltham: UpToDate; 2021.
11. DynaMed. Hypernatremia - Approach to the Patient. [citado em 15 de setembro de 2021]. Disponível em: https://www.dynamed.com/approach-to/hypernatremia-approach-to-the-patient
12. Sterns RH. Etiology and evaluation of hypernatremia in adults. Waltham: UpToDate; 2021.
13. Sterns RH, Hoorn EJ. Treatment of hypernatremia in adults. Waltham: UpToDate; 2021.
14. Papadakis MA, McPhee SJ, Rabow MW. Current medical diagnosis and treatment. 60. ed. McGraw Hill; 2021.
15. Goltzman D, Rosen CJ, Mulder JE. Diagnostic approach to hypocalcemia. Waltham: UpToDate; 2022.
16. Goltzman D, Rosen CJ, Mulder JE. Clinical manifestations of hypocalcemia. Waltham: UpToDate; 2022.
17. Goltzman D, Rosen CJ, Mulder JE. Treatment of hypocalcemia. Waltham: UpToDate; 2022.
18. Shane E, Rosen CJ, Mulder JE. Diagnostic approach to hypercalcemia. Waltham: UpToDate; 2022.
19. Shane E, Rosen CJ, Mulder JE. Clinical manifestations of hypercalcemia. Waltham: UpToDate; 2022.
20. Shane E, Berenson Jr, Rosen CJ, Mulder JE. Treatment of hypercalcemia. Waltham: UpToDate; 2022.
21. Liamis G, Liberopoulos E, Alexandridis G, Elisaf M. Hypomagnesemia in a department of internal medicine. Magnes Res. 2012;25(4):149-58.
22. De Baaij JH, Hoenderop JG, Bindels RJ. Magnesium in man: implications for health and disease. Physiol Rev. 2015;95(1):1-46.
23. Teixeira JCG. Unidade de emergência: condutas em medicina de urgência. São Paulo: Atheneu; 2013. p. 375-84.
24. Ahmed F, Mohammed A. Magnesium: The Forgotten Electrolyte-A Review on Hypomagnesemia. Med Sci (Basel). 2019;7(4):56.
25. Gomes CP, Andrade L, Graciano ML, Rocha PN. Distúrbios do equilíbrio eletrolítico e ácido-base: diagnóstico e tratamento. Barueri: Manole; 2021.
26. Gragossian A, Bashir K, Friede R. Hypomagnesemia. In: StatPearls [Internet]. Treasure Island: StatPearls Publishing; 2021.
27. Cascella M, Vaqar S. Hypermagnesemia. In: StatPearls [Internet]. Treasure Island: StatPearls Publishing; 2021.

Seção 12

Situações especiais

Coordenadores: Emília Maria Paulina Campos Chayamiti, Mara Lúcia Renostro Zachi, Leonardo Cançado Monteiro Savassi

Capítulo 1

Violência intradomiciliar

Carmen Luiza Correa Fernandes
Marta Lúcia Pereira
Renata Chaves
Tânia Maria de Cássia Marcucci Oliveira

PONTOS-CHAVE

- Para as abordagens dos tipos de violência intrafamiliar e/ou doméstica, as equipes precisam estar capacitadas e ter conhecimento para identificar e avaliar o tipo e a gravidade de cada violência, com adequadas intervenções.
- A educação permanente, a atualização e a capacitação sobre os cuidados, notificações e fluxos, dentro da linha do cuidado, para criança, adolescente, adulto, idoso(a) e mulher, são fundamentais.
- Para melhor acompanhamento dos casos, as equipes devem realizar os atendimentos e acompanhamentos de forma intersetorial.
- Os tipos mais frequentes de violência que ocorrem no cuidado domiciliar intrafamiliar incluem abusos físico, sexual e psicológico, negligência, abandono, desigualdade de gênero, moral e patrimonial.

OBJETIVOS DE APRENDIZAGEM

Ao final do capítulo, o leitor deverá ser capaz de:

- Suspeitar e diagnosticar violência no cuidado domiciliar.
- Compreender o manejo de situações de violência no domicílio.
- Identificar os conflitos e prevenir a violência na atenção domiciliar.
- Orientar e estabelecer um plano para o enfrentamento da situação.
- Rotinizar a notificação de violência na atenção domiciliar.

Introdução

Com as mudanças ocorridas no perfil sociodemográfico brasileiro, as famílias e/ou cuidadores trazem ao serviço de saúde uma série de novas demandas decorrentes do envelhecimento da população, como aumento do número de casos de sequelas decorrentes de doenças cardiovasculares, diabetes, neoplasias e traumas para o segmento em nível de APS (atenção primária à saúde), incluindo atenção domiciliar (AD) e outros serviços de saúde. Esse cuidado e acompanhamento acontecem de maneira sistemática pelas equipes com uma série de intervenções que permitem à equipe conhecer, cuidar, acolher os pacientes e cuidadores, durante o processo de adoecimento até a morte.

Inúmeras vezes, o acompanhamento é o principal instrumento diagnóstico. As visitas domiciliares permitem conhecer a infraestrutura onde ocorrem o cuidado, a rede de apoio familiar e comunitária, o potencial e as vulnerabilidades dos pacientes e de suas famílias e a interação com o serviço de saúde nos seus vários níveis.

O cuidado feito no domicílio é decorrente de uma série de decisões que, para serem tomadas, serão permeadas por variáveis que possibilitam, na maioria das vezes, um trabalho de prevenção, proteção e recuperação de situações previsíveis na construção do plano de acompanhamento singular elaborado com a parceria da equipe, paciente e família, através de projeto terapêutico singular e projeto terapêutico familiar (PTS e PTF).

A história mostra que por muitos anos o cuidado dos idosos, adultos e crianças doentes na família era feito por um membro da família, geralmente mulher, do lar, muitas vezes solteiras e sem filhos. Nas últimas décadas, com a inserção da mulher no mercado de trabalho, com o aumento do número de divórcios, famílias menores e de casas com mulheres como provedoras, o perfil do cuidador tem mudado.

Nos dias de hoje, percebe-se um aumento do número de homens como cuidadores, aumento do número de cuidadores contratados e muitas famílias vivendo dos benefícios do familiar doente em casas menores e com mais moradores. Todas as vezes que um familiar tiver um diagnóstico de doença crônica ou sequela de eventos acidentais, haverá a instalação de uma crise familiar decorrente desse processo diagnóstico. Em algumas situações, o ciclo de vida da família será modificado, e, se o funcionamento familiar for "normal", a família passará pela crise com a readequação dos papéis e buscará a funcionalidade por meio das mudanças necessárias para atender às demandas oriundas da crise.

O cuidado em famílias disfuncionais

Em uma família existe uma rede de relações, coalizões, alianças, investimento, afeto, rupturas, crenças, mitos, cultura familiar, espiritualidade, e os profissionais da APS e da AD precisam conhecer e entender o funcionamento familiar com a finalidade de ajudar na montagem de uma rede de apoio eficiente, para um cuidado que muitas vezes será de longo prazo, com exigência física, emocional e de infraestrutura da família, além de envolver outros parceiros.

As famílias problemáticas em seu funcionamento, famílias rígidas, emaranhadas ou excessivamente desligadas, apresentarão sintomas decorrentes da dificuldade adaptativa e passarão a apresentar disfuncionalidades caracterizadas por problemas no desenvolvimento do cuidado.

A crise de ter um de seus membros doentes faz com que famílias em disfuncionalidades ampliem suas dificuldades e reorganizem papéis e funções. Muitas vezes o estresse decorrente dessas mudanças não será superado, e o seu impacto ficará como parte do cuidado, expressando-se em graus variados de violência interpessoal.[1] A violência pode ser o resultado das dificuldades no enfrentamento da crise e ocorrer com o familiar doente ou entre pessoas responsáveis pelo cuidado familiar ou profissional.

Considera-se a violência domiciliar toda situação de violência que ocorre em casa, no ambiente doméstico, ou em uma relação de familiaridade, afetividade ou coabitação, seja ela familiar, institucional, profissional ou por desconhecidos. E a violência intrafamiliar é a violência que acontece dentro da família, ou seja, nas relações entre os membros da comunidade familiar, formada por vínculos de parentesco natural (pai, mãe, filha etc.) ou civil (marido, sogra, padrasto ou outros), por afinidade (por exemplo, o primo ou tio do marido) ou afetividade (amigo ou amiga que more na mesma casa).

Tipos de violência doméstica e intrafamiliar[1]

- **Violência contra a mulher:** é toda e qualquer conduta, ação ou omissão de discriminação, agressão ou coerção, ocasionada pelo simples fato de a vítima ser mulher e que cause danos, morte, constrangimento, limitação, sofrimento físico, sexual, moral, psicológico, social, político ou econômico ou perda patrimonial. Essa violência pode acontecer tanto em espaços públicos como privados.
- **Violência de gênero:** violência sofrida pela mulher, sem distinção de raça, classe social, religião, idade ou qualquer outra condição, produto de um sistema social que a subordina por ser do sexo feminino.
- **Violência física:** ação ou omissão que coloque em risco ou cause danos à integridade física de uma pessoa.
- **Violência institucional:** tipo de violência motivada por desigualdades (de gênero, étnico-raciais, econômicas etc.) predominantes em diferentes sociedades. Essas desigualdades se formalizam e institucionalizam nas diferentes organizações privadas e aparelhos estatais, como também nos diferentes grupos que constituem essas sociedades.
- **Violência moral:** ação destinada a caluniar, difamar ou injuriar a honra ou a reputação da mulher.
- **Violência patrimonial:** ato de violência que implique dano, perda, subtração, destruição ou retenção de objetos, documentos pessoais, bens e valores.
- **Violência psicológica:** ação ou omissão destinada a degradar ou controlar as ações, comportamentos, crenças e decisões de outra pessoa por meio de intimidação, manipulação, ameaça direta ou indireta, humilhação, isolamento ou qualquer outra conduta que implique prejuízo à saúde psicológica, à autodeterminação ou ao desenvolvimento pessoal.
- **Violência sexual:** ação que obriga uma pessoa a manter contato sexual, físico ou verbal, ou a participar de outras relações sexuais com uso da força, intimidação, coerção, chantagem, suborno, manipulação, ameaça ou qualquer outro mecanismo que anule ou limite a vontade pessoal. Considera-se violência sexual também o fato de o agressor obrigar a vítima a realizar alguns desses atos com terceiros.

Consta ainda do Código Penal Brasileiro que a violência sexual pode ser caracterizada de forma física, psicológica ou com ameaça, compreendendo o estupro, a tentativa de estupro, o atentado violento ao pudor e o ato obsceno. São fatores de risco de violência intrafamiliar no cuidado domiciliar:

1. Dificuldade para permitir o adequado exame do paciente.
2. Paciente com múltiplas necessidades, como higiene, locomoção e alimentação.
3. Descrição do paciente como uma pessoa difícil, insatisfeita, ingrata, exigente.
4. Relação prévia conflituosa ou distante entre o cuidador e o doente.
5. Desenvolvimento de rotinas rígidas.
6. Uso de substâncias psicoativas pelo cuidador.
7. Dependência econômica da pessoa doente.
8. Rede de apoio escassa, deficiente ou inexistente.
9. Problemas de infraestrutura para o cuidado (espaço, analfabetismo, desemprego e impacto negativo financeiro e pessoal).
10. Estresse do cuidador presente progressivamente aumentando.
11. Comunicação conflituada entre a família e o serviço de saúde.

Quando suspeitar de violência

Os profissionais de APS ou AD devem conhecer e entender o paciente e a família que estão sob sua responsabilidade, de forma a usar esse conhecimento com o objetivo de construir um plano conjunto de ações que leve em consideração os pontos positivos e negativos, resiliência e vulnerabilidades da família.

A modificação na comunicação, no humor e na proximidade entre o paciente e a família deve ser um alerta ao profissional de saúde para a investigação de que algo na relação intrafamiliar está promovendo problemas. A violência intrafamiliar é um tema muito complexo, que exige abordagem em níveis individual, familiar, biopsicossocial e judicial, nos quais vários profissionais de diversas disciplinas e setores da sociedade deverão ser envolvidos.[2]

A violência é um problema de saúde pública que afeta sobremaneira a qualidade de vida das pessoas, e as políticas públicas precisam responder a esse fenômeno. Os profissionais de saúde devem estar preparados, e a modalidade de AD apresenta-se como potente para contribuir nessas situações.

Existem leis importantes que abordam a violência em suas várias formas: o Estatuto da Criança e do Adolescente, promulgado em 1990, o Estatuto do Idoso, em 2003, e a Lei Maria da Penha, em 2006. Em relação à violência doméstica e/ou intrafamiliar, devem ser consideradas as várias configurações de família e onde ocorreram.

As violências ocorrem de formas variadas e podem ser isoladas ou associadas, de acordo com a faixa etária, tipos, gênero, classes sociais e vulnerabilidade, pois o fenômeno é "democrático", aparece em todas as classes sociais e países, mas manifesta-se sempre associada a maior vulnerabilidade.

Nos atendimentos domiciliares nos quais a violência está presente, frequentemente isso faz parte de todo um contexto de usuários com fragilidades clínicas e sociais. Reavaliar os meios de comunicação de situações de violência, tornando-os mais seguros e eficazes, assim como incentivar e conscientizar as vítimas e profissionais da AD a notificar e articular com as redes intersetoriais, é um desafio, no entanto imprescindível para o alcance de bons resultados, incluindo a redução da taxa de violência.

Criança e adolescentes em situação de violência

As violências contra crianças e adolescentes ocorrem de forma silenciosa, algumas vezes imperceptíveis, de acordo com o Estatuto da Criança e Adolescente nos artigos 3º, 4º e 5º e outros, onde estão descritos os direitos das crianças e dos adolescentes, em todas as políticas públicas, e as ações para realização dos procedimentos e atendimentos dentro da linha do cuidado.[10]

Quando há a suspeita, ou o diagnóstico de violência intrafamiliar na AD, deve-se realizar a notificação, levando em consideração que os vitimizadores estão sob o mesmo teto, e em muitos casos são os provedores e/ou cuidadores, ou seja, existe a dificuldade de realizar a confirmação da violência. É necessário fazer a notificação, onde devem ser descritos o tipo e a gravidade da violência, podendo chegar aos serviços de saúde, pela equipe ou pelas redes sociais e mídias; no domicílio, não há a possibilidade de manter um distanciamento e os casos podem estar encobertos, daí a necessidade de avaliações periódicas dos usuários do AD, uma vez que há casos em que a violência intrafamiliar é transgeracional.[11]

O espaço "domiciliar" deve ser considerado de maior proteção, pois crianças e adolescentes estão ainda em fase de crescimento e desenvolvimento, inclusive o afetivo. E, quando há a identificação de onde ocorre uma violência – de qualquer tipo e intensidade –, são observadas alterações comportamentais, mentais e clínicas, causando prejuízos/danos permanentes. O aprendizado escolar deve ser mantido, para todas as crianças e adolescentes que recebem atendimento na AD, pois a educação é um direito das crianças e dos adolescentes, e as ações devem decorrer da intersetorialidade do território, garantindo bem-estar e o direito, segundo o Estatuto da Criança e do Adolescente.[12]

Como temos as violências encontradas em domicílio/família, as ações são feitas de forma pontual, algumas vezes já com risco de vida e/ou com comprometimento clínico ou mental de difícil condução. As avaliações devem ocorrer de forma que cada política pública observe e se responsabilize pela ação e intervenção, a fim de garantir o cuidado do usuário em AD.[13] Para melhor tratar/cuidar das violências, temos de estabelecer parâmetros nos quais a identificação das queixas, assim como o exame físico, anamnese e outros, deve ser feita de forma ampla e integral, pela equipe multiprofissional e interdisciplinar do atendimento em AD e APS.

A incidência das violências em crianças e adolescentes é observada em suas formas, e a violência sexual predomina nas notificações, seguidas de outras formas, como negligência, física, psicológica e que chega ao abandono.[14]

A partir de 2006, houve o alinhamento dos eixos de ação relativos à promoção da saúde e à atenção integral às pessoas em situação de violência no conjunto de diretrizes e ações específicas, conforme a Portaria Revogada pela PRT GM/MS nº 2.488, de 21.10.2011, e das diretrizes para organização de redes de atenção integral às urgências, segundo a Portaria Revogada pela PRT GM/MS nº 1.601, de 07.07.2011.

Os encaminhamentos e atendimentos seguem o fluxo de atendimento de vítimas de violência do Ministério da Saúde.

O município de Campinas, no estado de São Paulo, dentro da linha do cuidado, elaborou entre 2017 e 2018 o Plano Municipal Decenal para a Primeira Infância Campineira (PIC), com a participação de várias secretarias, autarquias, universidades e convidados, formando a intersetorialidade. A proposta foi avaliar, compartilhar e propor atendimentos para crianças de zero a 6 anos, havendo um capítulo cujo foco é a violência da primeira infância, com ações descritas em todos os níveis de atendimento e levando em consideração a vulnerabilidade dos usuários em AD.[16]

Com relação à adolescência, é a etapa entre a criança e a idade adulta que cronologicamente começa pelas mudanças da puberdade e se caracteriza por transformações biológicas, psicológicas e sociais, muitas delas passando por crises e contradições. Essa fase apresenta um desafio importante para os pais, mães e particularmente para os sistemas de saúde, educação e assistência social.[17] Na adolescência, tabaco, álcool e outras drogas, doenças relacionadas com alimentação, o medo do futuro, o sexo – infecções sexualmente transmissíveis, violência e gravidez não planejada[17] – fazem parte do momento e devem ser avaliados e notificados.

Para as agendas mundiais do século XXI, um dos problemas mais importantes é a violência. O Banco Mundial e a Organização Pan-Americana da Saúde (OPS) colocam a violência

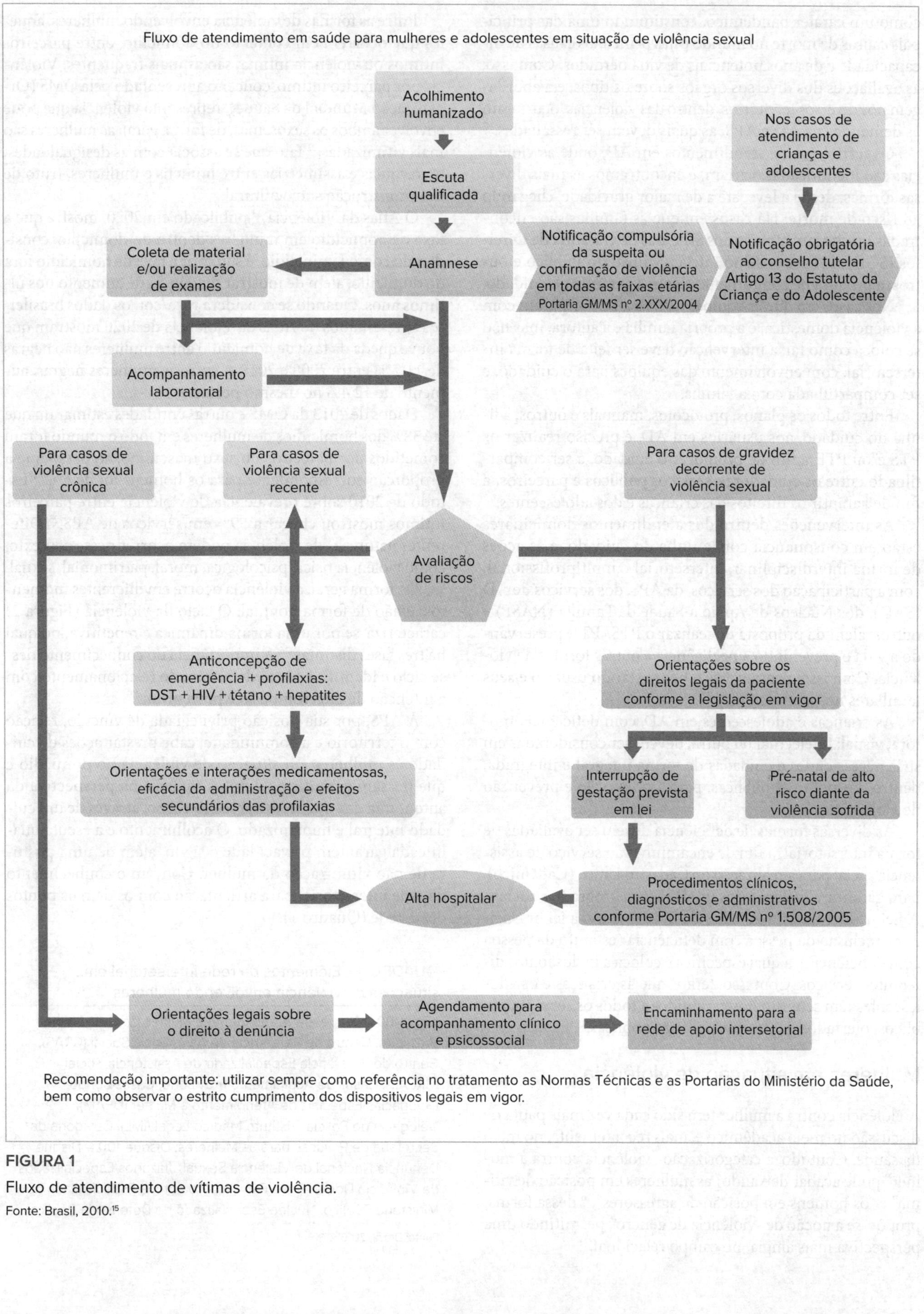

FIGURA 1

Fluxo de atendimento de vítimas de violência.

Fonte: Brasil, 2010.[15]

como um caráter pandêmico, constituindo uma das principais causas de morte no mundo e das principais causas de incapacidade e de anos potenciais de vida perdidos. Com isso, as avaliações dos diversos órgãos sobre os tipos, e a abordagem nos diversos territórios, dentro das violências, ocorraram às demandas na AD e APS, as quais devem ser ressaltadas.[17]

Os territórios de atendimentos em AD, onde as violências são identificadas, variam, e encontramos as mais diversas formas, desde a leve, até a de maior gravidade, chegando ao risco de morte. Há casos em que as famílias são encontradas ou chegam através dos Sistemas de Garantia de Direitos (SGD), como conselho tutelar, Ministério Público e outros, à procura de atendimento e com a garantia do cuidado.

Nos casos em que as equipes – AD e APS – deparam com a violência doméstica, e a própria família é a autora, mas não se coloca como tal, a intervenção deve ser feita de forma intersetorial, com envolvimento das equipes para o cuidado, e ser compartilhada com a família.

Entre todos os planos, protocolos, manuais e outros, a linha do cuidado, aos usuários em AD, é preciso realizar os PTS e/ou PTF, a fim de promover o cuidado, a ser compartilhado entre os cuidadores, serviços públicos e parceiros, a fim de garantir os direitos das crianças e dos adolescentes.

As intervenções dentro dos atendimentos domiciliares estão em consonância com a linha do cuidado, e as ações de forma interdisciplinar, intersetorial e multiprofissional, com a participação dos serviços, da APS, dos serviços de AD (SAD), dos Núcleos de Apoio à Saúde da Família (NASF) e outros, além da proposta de realizar o PTS/ PTF, preservando a vida e prevenindo a negligência e outras formas de violência. Com isso, promove-se o bem-estar do usuário e seus familiares nos atendimentos.[18]

As crianças e adolescentes em AD, com deficiência motora, visual, intelectual ou outra, devem ser consideradas em suas necessidades e cuidadas de forma integral e integrada, dentro das políticas públicas, para a promoção e prevenção de violências.

As diversas formas de deficiência devem ser avaliadas de forma intersetorial, a fim de encaminhar ao serviço de assistência social para a realização do Cadastro Único (CadÚnico), para garantir a inclusão dos usuários nos programas sociais. A Lei nº 13.146, de 6 de julho de 2015, institui a lei brasileira de inclusão da pessoa com deficiência (estatuto da pessoa com deficiência), a qual especifica e coloca a inclusão nos diferentes serviços. Com isso, temos que as crianças e os adolescentes têm seus direitos garantidos a todos os serviços públicos, ofertados dentro das políticas públicas.[19]

Mulheres em situação de violência

A violência contra a mulher tem sido cada vez mais pauta de discussão no meio acadêmico e, mais recentemente, no meio da saúde. Contudo, a categorização "violência contra a mulher" pode acabar deixando "as mulheres em posição de vítima" e "os homens em posição de agressores";[20] dessa forma, propõe-se a noção de "violência de gênero", permitindo uma perspectiva mais ampla, no campo relacional.[21]

Entre as formas de violência envolvendo mulheres, aquelas que ocorrem em contexto do domicílio, entre parceiros íntimos ou violência íntima, são as mais frequentes. Violência por parceiro íntimo, conceito apresentado pela OMS (Organização Mundial da Saúde), representa violência que pode envolver ambos os sexos, mas, de forma geral, as mulheres são mais vitimizadas,[22] fato que se associa com as desigualdades, hierarquias e assimetrias entre homens e mulheres, fruto de uma construção sociocultural.

O Atlas da Violência,[23] publicado em 2020, mostra que a taxa de homicídio em mulheres dentro do domicílio, considerado como feminicídio, é superior à taxa de homicídio fora do domicílio, além de mostrar tendência de aumento nos últimos anos. Quando se considera raça/cor, os dados brasileiros apresentados no Atlas da Violência de 2020 mostram que houve queda da taxa de homicídio entre mulheres não negras de 11,7 % entre 2008 e 2018 e, entre as mulheres negras, aumento de 12,4% no mesmo período.

Dados de 2013 da OMS e outras entidades estimaram que até 38% dos homicídios de mulheres em todo o mundo foram cometidos por parceiros do sexo masculino, ao passo que a proporção correspondente para os homens foi de 6%.[24] Estudo de 2010 sobre prevalência de violência entre parceiros íntimos mostrou chegar a 59% em serviços de APS.[25] Diferentes naturezas de violência podem ocorrer nesse contexto, como violência física, psicológica, moral, patrimonial, sexual.

De forma geral, a violência ocorre em diferentes momentos, e não de forma pontual. O ciclo da violência (Figura 2) caracteriza-se por uma forma dinâmica e repetitiva, no qual há três fases distintas.[26] A importância do conhecimento desse ciclo é identificá-lo em determinado relacionamento com a intenção de interrompê-lo e preveni-lo.

À APS, por sua posição privilegiada de vínculo, relação com o território e a comunidade, cabe prestar ações de cuidado às mulheres em situação de violência no domicílio e que possam garantir os direitos sexuais, na perspectiva da autonomia das mulheres sobre seu corpo, através de um cuidado integral e humanizado. O acolhimento e a escuta qualificada garantem privacidade e sigilo, além de uma postura de não vitimização da mulher. Convém o conhecimento da rede intersetorial para articulação com os demais pontos dessa rede (Quadro 1).

QUADRO 1 Elementos da rede intersetorial em situações de violência envolvendo mulheres

Ligue 180 - Central de Atendimento à Mulher, Casa da Mulher Brasileira, Centro de Referência de Assistência Social (CRAS), Centro de Referência Especializado de Assistência Social (CREAS), Casas de Acolhimento Provisório, Casas-abrigo, Delegacias Especiais de Atendimento à Mulher (DEAM), Delegacia de Polícia, Instituto Médico-Legal (IML), Ouvidoria da Secretaria de Políticas para as Mulheres, Disque 100 – Disque Denúncia Nacional de Violência Sexual, Juizados Especializados de Violência Doméstica e Familiar, Promotoria Especializada do Ministério Público, Núcleo Especializado de Defensoria Pública

Fonte: Brasil, 2016.[27]

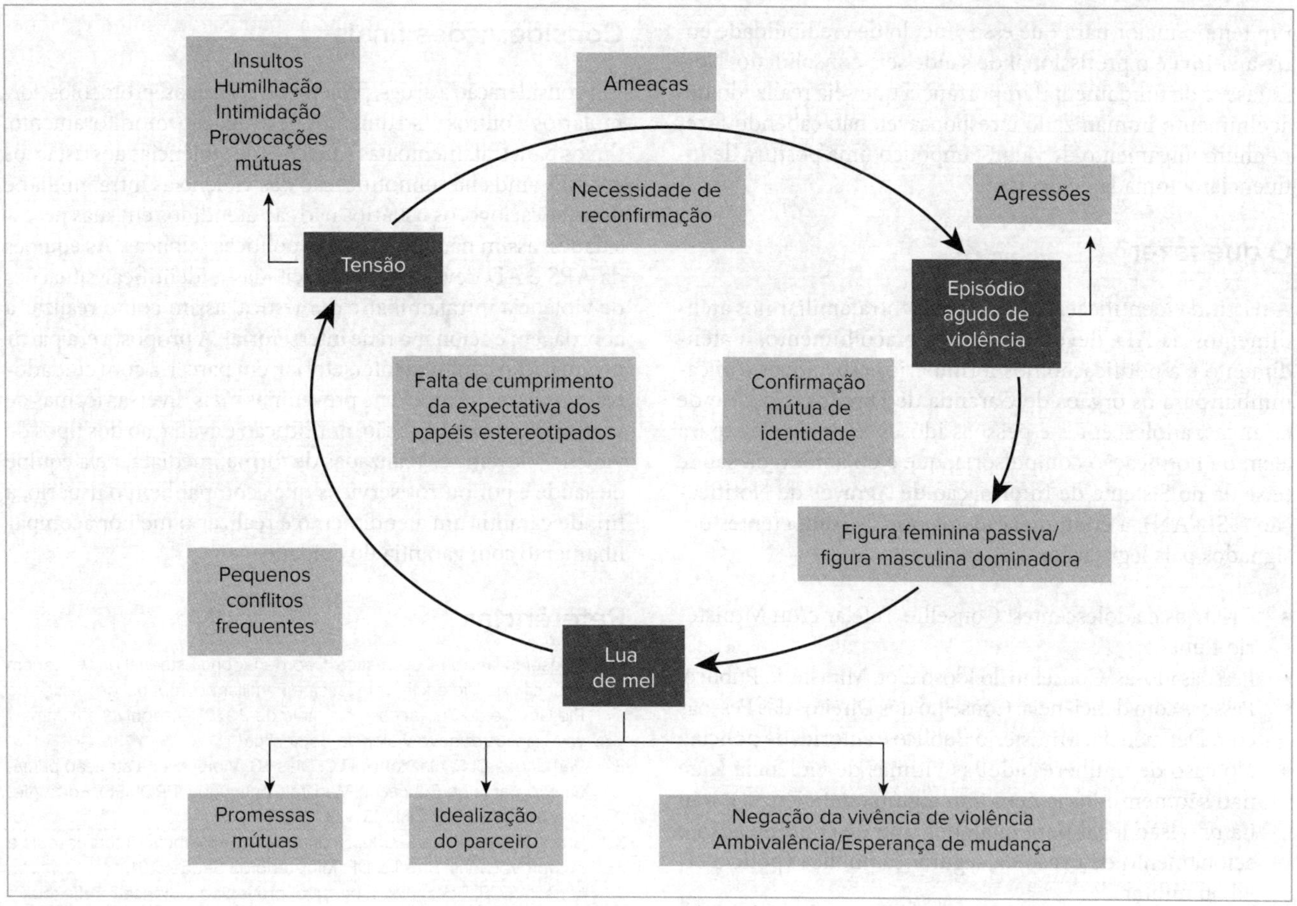

FIGURA 2
Ciclo da violência.
Fonte: Brasil, 2002.[13]

Em casos de violência sexual, determina-se que se ofereçam à mulher métodos de contracepção de emergência, profilaxia para IST (infecções sexualmente transmissíveis) e, no caso de gestação indesejada, as condições de aborto legal. O plano de cuidado deve ser compartilhado, entendendo que pode ser difícil a mulher dividir a situação e compreender suas motivações para se manter ou não no relacionamento, respeitando as decisões sobre seu itinerário terapêutico. A construção de um plano de segurança deve ser realizado de forma compartilhada com a mulher.[27]

Idosos em situação de violência

Embora haja vários recursos legais com objetivo de preservar a integridade física, emocional/psicológica e financeira dos idosos, é comum as equipes de AD depararem com várias situações de negligência, como familiares que se apropriam dos vencimentos do idoso para fins próprios, deixando faltar o básico, muitas vezes para a sua subsistência, coisas essenciais para a preservação da vida, sustento, alimentação, víveres – situações, essas, de difícil manejo por diversos fatores, até mesmo por ameaças.

Ademais, o Estatuto do Idoso (Lei nº 10.741, de 1º de outubro de 2003), em seu art. 19, trata da obrigatoriedade da comunicação dos maus-tratos contra o idoso. Sinalizamos que essas comunicações não são realizadas na integralidade; são omitidas por situações diversas, deixando assim esse indivíduo em uma condição de maior vulnerabilidade.[28] De acordo com o Estatuto do Idoso, em seu art. 4º, "Nenhum idoso será objeto de qualquer tipo de negligência, discriminação, violência, crueldade ou opressão, e todo atentado aos seus direitos, por ação ou omissão, será punido na forma da lei. § 1º É dever de todos prevenir a ameaça ou violação aos direitos do idoso". Na prática, é possível observar que a violência familiar, na maioria das vezes, aparece de forma velada, silenciosa e merece certa *expertise* do profissional na condução e no encaminhamento do caso.

É importante para a equipe que acompanha esse indivíduo, em seu domicílio ou em alguma outra instituição, esteja atenta a esses casos de violência, para que sejam notificados e devidamente encaminhados. É importante ressaltar que, na maioria das vezes, essas situações vêm acompanhadas de sentimento de culpa, de vergonha, de medo, tornando-se necessária uma escuta qualificada, podendo demandar um tempo maior para que esse vínculo de credibilidade entre a vítima e o profissional de saúde seja consolidado. Nessa fase, é de fundamental importância que seja realizado um acolhimento humanizado e responsável, não cabendo fazer nenhum julgamento de valor, tampouco uma postura de influenciar a tomada de decisão.[29]

O que fazer?

A partir da identificação da violência intrafamiliar nos atendimentos da AD, devemos realizar o acolhimento, o atendimento e a notificação nos formulários específicos e encaminhar para os órgãos de Garantia de Direitos. No caso de crianças, adolescentes e pessoas idosas, é necessária, para além da notificação compulsória, que é do âmbito da saúde (e se dá no Sistema de Informação de Agravos de Notificação – SINAN), a comunicação aos órgãos competentes designados pela legislação:

- Crianças e adolescentes: Conselho Tutelar e/ou Ministério Público.
- Pessoas idosas: Conselho do Idoso e/ou Ministério Público.
- Pessoas com deficiência: Conselho dos Direitos das Pessoas com Deficiência, Ministério Público e autoridade policial.
- No caso de mulheres adultas vítimas de violência (que não são nem idosas nem têm alguma deficiência), não há previsão legal para qualquer tipo de comunicação e acionamento de órgão da segurança pública (polícia civil ou militar).[17]

Como notificar?

Dentro das Secretarias de Saúde e do Ministério da Saúde, há fluxos para o preenchimento do formulário, que será remetido ao SINAN. O Sistema de Vigilância de Violências e Acidentes (Viva) foi implantado pelo Ministério da Saúde em 2006, através da Portaria MS/GM nº 1.356, de 23 de junho de 2006, composto por dois componentes: vigilância de violência interpessoal e autoprovocada do Sistema de Informação de Agravos de Notificação (Viva/SINAN) e vigilância de violências e acidentes em unidades sentinela de urgência e emergência, na seguinte ficha de notificação: http://portalsinan.saude.gov.br/violencia-interpessoal-autoprovocada.

A proposta de fazer a notificação é identificar, monitorar os tipos de violência em todos os ciclos da vida e traçar políticas públicas dentro da linha do cuidado. Definição e informações sobre SINAN – Portaria de Consolidação nº 4, de 28 de setembro de 2017, Anexo V, Capítulo I:

> Sua utilização efetiva permite a realização do diagnóstico dinâmico da ocorrência de um evento na população, podendo fornecer subsídios para explicações causais dos agravos de notificação compulsória, além de vir a indicar riscos aos quais as pessoas estão sujeitas, contribuindo assim para a identificação da realidade epidemiológica de determinada área geográfica.[17]

Considerações finais

Em consideração a ações, projetos terapêuticos, protocolos, formulários e outros instrumentos de avaliação, monitoramento, fluxos para tratamento nas situações de violências aos usuários em AD, ainda há subnotificação das violências intrafamiliar e doméstica; logo, os usuários não são atendidos em suas necessidades, assim não há ações das políticas públicas. As equipes da APS e AD devem estar capacitadas a identificar situações de violência intrafamiliar e doméstica, assim como realizar a abordagem e acionar a rede intersetorial. A proposta é, a partir de uma ação conjunta intersetorial, em parceria com cuidadores/familiares, promover e prevenir as mais diversas formas de violências. A identificação, notificação e avaliação dos tipos de violênci, devem ser realizadas de forma imediata, pela equipe de saúde e por outros serviços que acompanhem o usuário, a fim de garantir um atendimento e realizar o melhor acompanhamento com garantia do cuidado.

Referências

1. Conselho Nacional de Justiça. Coordenadoria Estadual da Mulher em Situação de Violência Doméstica e Familiar do Tribunal de Justiça do Rio Grande do Sul. [acesso em maio de 2022]. Disponível em: https://www.tjrs.jus.br/novo/violencia-domestica/
2. Fernandes CLC, Mazzoncini LC, Dias LC. Violência na atenção primária. Programa de Educação Médica Continuada (PROMEF). Porto Alegre: Artmed; 2018. Ciclo 13, v. 3. p. 9-40.
3. Brasil. Ministério da Saúde. Notificação de violências interpessoais e autoprovocadas. Brasília, DF: Ministério da Saúde; 2017.
4. Minayo MCS, Souza ER. É possível prevenir a violência? Reflexões a partir do campo da saúde pública. Ciênc Saúde Coletiva. 1999;4(1):7-32.
5. Brasil. Ministério da Saúde. Secretaria de Políticas de Saúde. Violência intrafamiliar: orientações para prática em serviço. Brasília, DF: Ministério da Saúde; 2001.
6. Fernandes CL, Curra L. Violência intrafamiliar e atenção primária. Programa de Educação Médica Continuada (PROMEF). Porto Alegre: Artmed/Panamericana; 2006. Ciclo 2, v. 1. p. 9-34.
7. Koller SH, De Antoni C. Violência Intrafamiliar: uma visão ecológica. In Koller SH, organizadora. Ecologia do desenvolvimento humano: pesquisa e intervenção no Brasil. São Paulo: Casa do Psicólogo; 2004. p. 293-310.
8. Habigzang L, Koller SH, Azevedo GA, Machado PX. Abuso infantil e dinâmica familiar: aspectos observados em processos jurídicos. Psic Teor e Pesq. 2003;21(3):341-8.
9. Fernandes CL, Curra L. Ferramentas de abordagem familiar. Programa de Educação Médica Continuada (PROMEF). Porto Alegre: Artmed/Panamericana; 2006. Ciclo 1, v. 1. p. 7-32.
10. Brasil. Lei nº 8.069, de 13 de julho de 1990. Dispõe sobre o Estatuto da Criança e do Adolescente e dá outras providências. Brasília, DF: Diário Oficial da União; 1990.
11. Moreira MIC, Sousa SMS. Violência intrafamiliar contra crianças e adolescentes: do espaço privado à cena pública. O Social em Questão. 2012;28:13-26.
12. Rosas FK, Cionek MIGD. Impacto da violência doméstica contra crianças e adolescência na vida e na aprendizagem. Conhecimento Interativo. 2006;2(1):10-5.
13. Brasil. Ministério da Saúde. Violência intrafamiliar: orientações para a prática em serviço. Cadernos de Atenção Básica nº 8. Brasília, DF: Ministério da Saúde; 2002.
14. Brasil. Ministério da Saúde. Secretaria de Atenção à Saúde. Departamento de Atenção Básica. Saúde da Criança: Crescimento e Desenvolvimento. Cadernos de Atenção Básica nº 33. Brasília, DF: Ministério da Saúde; 2012.

15. Brasil. Ministério da Saúde. Linha de Cuidado para a Atenção Integral à Saúde de Crianças, Adolescentes e suas Famílias em Situação de Violências. Orientação para Gestores e Profissionais de Saúde. Brasília, DF: Ministério da Saúde; 2010.
16. Prefeitura de Campinas. Secretaria Municipal de Assistência Social e Direitos Humanos. Plano Municipal pela Primeira Infância de Campinas 2019-2029. 2018. p. 60-4.
17. Avila JAM. Promovendo Estratégias de Enfrentamento à Violência Intradomiciliar Junto aos Adolescentes da UBSF 08, Município Estrutural, Brasília-DF. 2014.
18. Brasil. Ministério da Saúde. Caderno de Atenção Domiciliar Volume 2. Brasília, DF: Ministério da Saúde; 2013.
19. Brasil. Portaria de Consolidação nº 4, de 28 de setembro de 2017. Consolidação das normas sobre os sistemas e os subsistemas do Sistema Único de Saúde. Brasília, DF: DOU; 2017.
20. Wernersbach Pinto L, Figueira Mendes CH, Nascimento M, Campos D. Violência contra as mulheres: antigas questões, novas configurações. In: Novas e Velhas Faces da Violência no Século XXI: visão da literatura brasileira do campo da saúde. Rio de Janeiro: Fiocruz; 2017. p. 203-22.
21. Debert GG, Gregori MF. Violência e gênero: novas propostas, velhos dilemas. Rev Bras Ci Soc. 2008;23(66):165-85.
22. Krug EG, Dahlberg LL, Mercy JA, Zwi AB, Lozano R. World report on violence and health. Genebra: WHO; 2002. 346 p.
23. Cerqueira D, Bueno S, Alves PP, Lima RS, Silva ERA, Ferreira H, et al. Atlas da Violência 2020. IPEA; 2020.
24. Organização Mundial da Saúde. Relatório Mundial Sobre a Prevenção da Violência 2014.
25. Schraiber LB, Latorre MRDO, França Jr I, Segri NJ, D'Oliveira AFPL. Validade do instrumento WHO VAW STUDY para estimar violência de gênero contra a mulher. Rev Saúde Pública. 2010;44(4):658-66.
26. Brasil. Ministério da Saúde. Violência intrafamiliar: orientações para a prática em serviço. Brasília, DF: Ministério da Saúde; 2002. 96 p.
27. Brasil. Ministério da Saúde. Protocolos da Atenção Básica: Saúde das Mulheres. Brasília, DF: Ministério da Saúde, Instituto Sírio-Libanês de Ensino e Pesquisa; 2016. 230 p.
28. Brasil. Ministério da Saúde. Estatuto do Idoso. 2. ed. 1. reimp. Brasília, DF: Ministério da Saúde; 2017. p. 9.
29. Brasil. Ministério da Saúde. Cadernos de atenção básica: acolhimento à demanda espontânea nº 28. 1. ed. Brasília, DF: Ministério da Saúde; 2013. v. 2. p. 239-40.

Capítulo 2

Situações de violência contra a equipe de atenção domiciliar

Raquel Jeanty de Seixas Mestriner
Aline Barroco Ludwig

PONTOS-CHAVE

- Os profissionais da atenção domiciliar estão expostos a diferentes situações de violência inerentes às características de sua atuação, desde conflitos armados no território até violência nas relações profissionais/paciente.
- O impacto da violência no ambiente de trabalho traz consequências na saúde mental da equipe e dos trabalhadores individualmente, podendo também influenciar a qualidade e o acesso aos serviços de saúde prestados.
- Algumas estratégias, como uma comunicação clara e efetiva, capacitações permanentes e ferramentas específicas podem auxiliar nesse processo de enfrentamento de situações violentas.

OBJETIVOS DE APRENDIZAGEM

Ao final do capítulo, o leitor deverá ser capaz de:

- Expor algumas situações de violência vividas diariamente pelas equipes de atenção domiciliar, a fim de provocar e aprofundar uma discussão acerca do tema.
- Problematizar sobre o assunto, discutindo formas de manejo e prevenção de situações violentas, descrevendo experiências com ferramentas possíveis de serem utilizadas na prática assistencial, com o intuito de instrumentalizar os profissionais da atenção domiciliar.

Introdução

Ao longo das últimas décadas, a violência no trabalho tem sido objeto de estudo crescente, e as publicações acerca do tema estão aumentando. No final dos anos 1990, a Organização Internacional do Trabalho (OIT) e a Organização Mundial da Saúde (OMS) passaram a realizar esforços a fim de discutir esse tema de forma mais aprofundada e propor algumas ações para o seu enfrentamento.[1] Inicialmente, a OIT definiu a violência laboral como incidente envolvendo abuso, ameaça ou ataque em circunstâncias de trabalho (inclusive o deslocamento), configurando-se como malefícios implícitos ou explícitos à segurança, bem-estar ou saúde do trabalhador.[2] Posteriormente, a OMS categorizou a violência no trabalho em física, psicológica ou emocional, sexual e racial; sendo a psicológica a forma mais frequentemente observada. A violência psicológica pode ser definida como um ato intencional contra uma pessoa ou um grupo de pessoas que resulte em danos físicos, mentais, espirituais, morais e/ou sociais, incluindo insultos, ameaças, ataques, abuso e assédio verbal.[3-5]

Ao pensarmos na violência contra equipes de saúde, parece importante entender que estamos lidando com pessoas que estão em momentos de extrema fragilidade da vida; portanto, em alguns momentos, estarão com dificuldade de discernir e medir as consequências de seus atos. Isso, obviamente, não significa que os profissionais devem aceitar e submeter-se a situações violentas, mas devem estar cientes da alta probabilidade de lidarem com alguma situação de violência ao longo do percurso profissional. O fato de termos essa ciência pode auxiliar-nos a manter mais atenção para possíveis gatilhos de violência antes que sejam disparados.[6,7]

No cenário da atenção domiciliar (AD), algumas particularidades precisam ser levadas em consideração quando pensamos em situações de violência contra a equipe de saúde. A mais evidente, especialmente quando falamos em serviços públicos, é a situação de vulnerabilidade social dos territórios atendidos e a violência que se evidencia nesses contextos. Muitas áreas são dominadas por facções vinculadas ao tráfico de drogas, e, nos últimos anos, observaram-se maior organização e armamento desses grupos, levando as equipes a conviverem com situações de risco e com a sensação de insegurança durante os atendimentos e deslocamentos. Nesse ponto, o fato de a cobertura assistencial da AD envolver áreas extensas e pertencentes a diversas unidades de saúde (US) dificulta o conhecimento do território de forma mais detalhada e, consequentemente, dificulta a avaliação da segurança para entrar em determinados locais, a fim de realizar as visitas domiciliares (VD). Percebe-se, portanto, que a violência se torna, por vezes, uma barreira de acesso capaz de comprometer a assistência.

Desenvolvimento

Neste capítulo, inicialmente apresentaremos uma metodologia denominada Acesso Mais Seguro (AMS), e posteriormente exemplificaremos alguns aspectos de situações de violência contra as equipes de saúde com situações reais vivenciadas por alguns profissionais da AD.

Acesso Mais Seguro

Conforme descrito anteriormente, as equipes de saúde que atuam na AD frequentemente atuam em territórios de importante vulnerabilidade social e altos índices de violência urbana. Esse cenário expõe os profissionais a situações de violência não somente no interior das residências, como também durante o trajeto. Portanto, a fim de prevenir e mitigar os riscos de incidentes de segurança nesses locais, foi desenvolvida pelo Comitê Internacional da Cruz Vermelha a metodologia "O Acesso Mais Seguro Para Serviços Públicos Essenciais".[8] Essa iniciativa iniciou-se em 2009 com o "Projeto Rio", implementado no município fluminense, e, após, difundiu-se para outros municípios do território nacional com sucesso. Em algumas capitais brasileiras, o AMS já é considerado uma política pública.

O AMS é uma ferramenta de baixo custo, focada principalmente em comunicação intersetorial, adoção de medidas de autoproteção e elaboração e implementação de protocolos de segurança em casos de emergência. Por meio desse método, as diferentes equipes que atuam no território comunicam-se em tempo real sobre alguma situação de violência, possibilitando identificar e priorizar os riscos e adotar rapidamente medidas de segurança e proteção.[8]

Por meio da capacitação das equipes e construção do plano local do AMS, são contempladas algumas ações, como: criação de um grupo de tomada de decisão para avaliação da situação do território; classificação de risco para violência (baseada nas características de cada região); descrição e adoção de comportamentos seguros; identificação de locais e de abrigo no território e rotas seguras de fuga; criação de estratégias de comunicação internas e externas. Cabe ressaltar que os motoristas dos veículos que conduzem as equipes são fundamentais na construção desse plano, a fim de garantir o acesso por meio de rotas seguras e a adoção de comportamentos como direção defensiva, uso de velocidade reduzida em determinados locais e adequado posicionamento do veículo, a fim de facilitar a saída do território.

Para as equipes que atuam na AD, classifica-se o risco de violência no território em três cores: verde, vermelha e laranja. A cor verde significa risco baixo, ou seja, são os dias considerados normais do território e as atividades na comunidade podem ser desenvolvidas. A cor vermelha sinaliza que a realização de atividades na comunidade envolve alto grau de exposição às situações de violência e, portanto, devem ser totalmente suspensas. A cor laranja, assim como a vermelha, representa risco alto. No entanto, existe a possibilidade de a US voltar a funcionar caso a situação amenize ao longo do dia. Alguns exemplos de situações que podem representar risco no território são a presença e atuação da polícia, sons de tiros de armas de fogo, movimentação intensa e descomunal dos agentes do tráfico, entre outras. Cabe ainda ressaltar que essa classificação por cores pode ocorrer de duas maneiras:

A. As US identificam alterações nas características habituais do território e adotam medidas de segurança, como a suspensão das atividades externas e/ou fechamento da unidade. Essa informação é passada imediatamente para a equipe de AD, que suspende as visitas.
B. São identificadas situações de risco pela própria equipe de AD durante as atividades no território, e as VD naquele local são interrompidas e/ou canceladas.

A partir do momento em que o território é classificado como vermelho, as atividades nele são suspensas, e a equipe deve comunicar imediatamente todos os profissionais envolvidos. Sugerimos a utilização de grupos em aplicativos como o WhatsApp para este fim, de acesso fácil e rápido a essas informações. No dia posterior ao evento, a AD deve realizar contato com a US do território antes de fazer qualquer VD, a fim de realizar a nova classificação.

Além dessa classificação diária do território, o AMS envolve outras ações. Denominamos comportamento seguro algumas condutas que devem ser seguidas a fim de minimizar danos para si mesmo e para a coletividade, a partir da adequada análise do território e das observações dos sinais e identificação dos riscos. A seguir, listamos alguns exemplos desses comportamentos:

- Pactuar com o usuário e família, por meio do termo de consentimento, que, caso aconteça alguma situação de violência no território do domicílio, o atendimento poderá ficar suspenso por algum período.
- Checar a classificação de risco definida pelo grupo de tomada de decisão do AMS antes de realizar atividades no território.
- Disponibilizar os contatos telefônicos atualizados dos demais trabalhadores das equipes, incluindo os motoristas do serviço, e das US e gerências distritais.
- Fazer uso de uniforme e portar crachá de identificação (incluindo os motoristas dos veículos).
- Ser cordial com todos os usuários e evitar confrontos. Não revidar provocações.
- Não fotografar/filmar ações em áreas externas no território.
- Utilizar somente veículos identificados com o logotipo da instituição de saúde, especialmente em territórios com maior risco de violência.

- Identificar os locais de maior violência de cada território para que seja evitada a circulação das equipes (ruas, vielas e becos).
- Em caso de tiroteio, procurar abrigo imediatamente. Ficar longe de janelas, procurando um local que tenha pelo menos duas paredes de tijolos separando do local de onde vem o som de tiros.
- Durante a realização das visitas, estacionar os veículos em posição de fuga para facilitar a saída do local.
- Ao testemunhar atitudes consideradas ilegais, não demonstrar interesse ou curiosidade, afastando-se do local sempre que possível, evitando contato visual com integrantes do tráfico.
- Caso seja interpelado por algum sujeito armado, procurar manter a calma, explicando o propósito da atividade e identificando-se. Se o acesso não for permitido, a atividade deverá ser cancelada.
- Se a rua estiver bloqueada por uma barreira, bloco de concreto ou outros materiais, não remover e utilizar, se possível, outra rota.
- Ter conhecimento das rotas seguras dos territórios e dos locais que podem servir de abrigo para a equipe.

Por fim, é importante reforçar que a ferramenta do AMS é implantada no intuito de proteger os profissionais das equipes de saúde à exposição de situações de violência no território, porém também auxilia, consequentemente, no acesso da população a esses serviços essenciais, especialmente nessas áreas mais vulneráveis à violência.

Vivências de violência

A partir da exemplificação de algumas situações de violência vivenciadas por equipes de AD, discutiremos os aspectos teóricos e práticos envolvidos nesses casos, buscando apresentar enfoques diferentes: situação vivida, consequências e ações realizadas a partir dela e, por fim, formas de prevenção à violência.

Situação 1: Violência durante o atendimento

Uma equipe composta por médica, enfermeira e técnica em enfermagem vai ao domicílio de uma paciente para realizar uma paracentese. Trata-se de um procedimento demorado (em torno de 2 horas), que exige a presença das profissionais durante todo o tempo. Durante o atendimento no domicílio – um quarto alugado em um apartamento pequeno –, o proprietário do apartamento apresentava sinais de embriaguez e iniciou uma discussão com o companheiro da paciente em questão. A discussão ficou acalorada, e a paciente solicitou que seu companheiro se retirasse do apartamento para evitar agressões físicas. Após a saída do companheiro, o proprietário acalmou-se um pouco, mas manteve-se com comportamento inadequado durante todo o procedimento, inclusive com alguns comentários que podem ser caracterizados como assédio sexual.

A situação relatada explicita uma realidade comum na AD, que são moradias de difícil acesso e o fato de o atendimento ser feito em ambientes pequenos e/ou compartilhados. Essas duas situações geram mais ansiedade em situações tensas, pois o profissional não consegue traçar rotas de fuga e sente-se preso na cena. Além disso, é comum na AD a presença de outras pessoas que não somente o paciente e seus familiares. No caso relatado, foi justamente essa pessoa externa quem apresentou o comportamento agressivo, porém, por vezes, pode ser o próprio paciente.

Um ponto a ser considerado é o perfil dos pacientes atendidos, que engloba um percentual considerável de pessoas com alterações neurológicas, histórias de abuso de álcool e drogas ilícitas e distúrbios mentais. Todas as situações listadas anteriormente podem influenciar os aspectos comportamentais das pessoas e, portanto, aumentar a probabilidade de atitudes agressivas ou inadequadas. Sabe-se, pela literatura, que os profissionais que trabalham mais frequentemente com os pacientes e que necessitam realizar contato físico direto com estes têm um risco aumentado de sofrer violência física.[6,9]

Situação 2: Violência armada no território

Uma das áreas atendidas pela equipe de AD encontrava-se em disputa entre grupos de traficantes, e a comunidade estava vivenciando um aumento expressivo de situações de violência. A equipe estava realizando uma VD em uma residência pequena, composta por dois cômodos com paredes de madeira e localizada em um beco estreito. O motorista estacionou o veículo (identificado com o logotipo da instituição) no início do beco, localizado cerca de 20 metros da residência, enquanto aguardava a equipe de saúde. Durante a VD, a equipe ouve sons de tiros próximo. Imediatamente interrompe o atendimento, todos se abaixam e aguardam o cessar do barulho. O motorista consegue entrar na residência e se juntar à equipe. Após alguns minutos, a equipe ouve sons de sirenes da polícia e do serviço de urgência e, com atenção e cuidado, se retira da residência e deixa o território.

No exemplo narrado, vemos duas situações distintas que ocorreram simultaneamente. A primeira delas é a atuação em um território dominado por conflitos com agentes armados. Essa situação, por si só, já causa muita tensão nas equipes que precisam circular e entrar nos domicílios da região. Em algumas situações, os próprios pacientes atendidos pela equipe possuem algum vínculo com o tráfico de drogas. Não é incomum, por exemplo, a AD atender vítimas de ferimento por arma de fogo ocorrido por envolvimento com brigas entre facções, o que torna o ambiente tenso diante do medo de acontecer algum tipo de represália durante a VD, por exemplo. Colocar em prática o protocolo do AMS em um momento de extremo estresse não é uma tarefa fácil – por isso a importância de termos toda a equipe treinada e reciclada periodicamente.

Além disso, o fato de o tiroteio acontecer em uma área próxima constata o quão expostos à violência estão os profissionais, gerando neles uma série de sentimentos como impotência, fragilidade, tensão e medo. Por outro lado, por ser um evento frequente em algumas comunidades em que a AD está inserida, os tiroteios podem tornar-se banalizados pelos usuários e familiares, fazendo que a interrupção do atendimento seja reprovada e percebida como omissão de acesso à saúde. A seguir, trazemos um último exemplo para refletirmos sobre outros tipos de violência possíveis de serem experimentados pelos profissionais da AD.

Situação 3: Ameaça verbal

A equipe da Pediatria estava há meses acompanhando uma criança que morava com a mãe. Ao longo do período de atendimento, a equipe identificou sinais claros de negligência. Após diversas tentativas de conversas familiares, acionamento de rede de apoio e órgãos assistenciais, foi necessário acionar o conselho tutelar que, após longo processo e análise, decidiu por retirar a guarda da criança da mãe. Informada da situação, a mãe, muito alterada e nervosa, dirigiu-se ao setor da AD e ameaçou verbalmente a médica pediatra e a assistente social envolvidas no caso.

Essa terceira situação traz à tona a agressão verbal propriamente dita e o medo de que as ameaças se tornem realidade após uma medida drástica precisar ter sido tomada pela equipe de saúde a fim de garantir direitos básicos a um vulnerável. Alguns autores já descreveram que, em algumas situações, os profissionais deixam de notificar casos suspeitos de abuso ou negligência infantil por medo de retaliação por parte dos membros da família.[6,10,11] No caso narrado, a agressão ocorreu dentro do setor, ou seja, com uma barreira física (guichê de atendimento) entre a agressora e a equipe. Porém, em situações que essa violência ocorre no próprio domicílio, a situação é ainda mais tensa e estressante para os profissionais. Por fim, esse caso também nos faz refletir um pouco sobre as expectativas criadas pelo usuário em relação ao acompanhamento da equipe de saúde e à real atuação da equipe naquele momento.

> [...] importante considerar que, em geral, existe uma lacuna entre a motivação da busca pelo serviço de saúde e as demandas que possivelmente precisam ser resolvidas pelos profissionais. Ou seja, a relação entre os desejos profissionais e dos usuários nem sempre se estabelecem por interseções, ocasionando conflitos, por vezes, de difícil resolução. A ausência de uma escuta negociadora aliada à cultura da violência estabilizada na sociedade pode caracterizar terreno fértil para a eclosão da violência no trabalho.[6]

Lidando com as situações de violência

Após expor algumas situações de violência no âmbito da AD, vamos abordar algumas formas que as equipes encontraram de lidar com elas. Para isso, retornaremos a cada um dos exemplos citados e exploraremos o que foi realizado e as reflexões que surgiram a partir desses eventos.

Situação 1: Violência durante o atendimento

Durante a VD, a equipe manteve-se firme, porém cordial com a paciente e o dono do apartamento. No dia seguinte, a enfermeira entrou em contato com a paciente (com a qual sempre manteve um bom vínculo), explicou que a equipe se sentiu insegura e desconfortável e solicitou, se possível, que nas próximas VD o proprietário não estivesse presente. A paciente foi receptiva e sensível às questões trazidas pela profissional. Na semana seguinte, a VD foi realizada em conjunto com um colega médico homem e no turno da manhã (para reduzir a probabilidade de o proprietário estar alcoolizado).

Situação 2: Violência armada no território

Durante esse evento, a equipe procurou manter-se calma e buscar formas para se proteger. Mantiveram-se abaixados, junto à parede, enquanto o tiroteio acontecia. O motorista percebeu que teria condições de abandonar o veículo com segurança e dirigiu-se rapidamente até a residência. Quando o som dos tiros foi substituídos pelo de sirenes de polícia e ambulância, a equipe explicou brevemente ao paciente e familiares que precisam finalizar o atendimento e que posteriormente fariam contato para dar seguimento ao caso. No dia seguinte, a equipe de AD contatou com a US do território, a fim de buscar informações atualizadas sobre a região com o objetivo de poder retomar o atendimento de forma mais segura. Como os tiroteios seguiram acontecendo, a equipe manteve-se comunicando com os pacientes residentes naquela área por contato telefônico, até que o território estivesse mais tranquilo. Caso algum paciente apresente agravamento de sua situação de saúde, com necessidade de internação hospitalar, a equipe da AD previdenciária fará esse encaminhamento. Após algumas reuniões com a US e um período de fechamento da área para os atendimentos da AD, a reabertura ocorreu com uma pactuação de que os agentes comunitários sempre acompanharam as equipes da AD, por conhecerem melhor o território e suas movimentações.

Situação 3: Ameaça verbal

Durante a situação, a assistente social que se encontrava no local manteve a calma, acolheu o sentimento de revolta da mãe e ofereceu uma sala para conversarem de forma mais tranquila. A mãe não aceitou e continuou bastante alterada e agressiva. A secretária do setor solicitou a presença da segurança do hospital, porém, antes mesmo que ela chegasse ao local, a mãe da paciente acalmou-se e foi embora. A pediatra envolvida no caso foi avisada a fim de ficar atenta na chegada ao setor. Ambas as profissionais realizaram um boletim de ocorrência e evitaram circular sozinhas nas dependências do hospital durante os dias seguintes ao ocorrido.

Apesar de as três situações serem distintas entre si, é possível perceber alguns elementos em comum e que podem ser os norteadores de uma discussão que envolve contextos tão amplos e multifatoriais como a violência no ambiente de trabalho da AD. Nesse sentido, baseados em relatos descritos na literatura[12,13] e na vivência profissional, listamos alguns comportamentos que podem auxiliar a lidar com os momentos de crise:

- Mantenha a calma e seja racional.
- Fale de forma objetiva, pausada e clara, esclarecendo os limites da atuação da equipe de saúde.
- Seja empático(a) e educado(a); respeite as necessidades dos usuários e busque alternativas para resolvê-las.
- Convide a pessoa a se acalmar e ir a um outro local conversar.
- Se possível, mantenha alguma barreira física entre os dois lados de conflito.
- Se necessário e possível, acione o setor de segurança.

Cabe ainda ressaltar que, passado o momento da violência em si, é preciso revisitar a situação e planejar as próximas etapas. Se for necessário, é o momento de formalizar o ocorrido por meio de uma consulta no setor de saúde do trabalho ou mesmo de um boletim de ocorrência, por exemplo. Cabe ressaltar que, muitas vezes, os malefícios da violência tornam-se difíceis de identificar, especialmente nos casos em que não se concretizam repercussões físicas. Além disso, percebem-se uma naturalização e, mesmo, uma cultura de violência perpetuada na sociedade. Tais fatores contribuem para que os procedimentos formais de notificação sejam pouco utilizados pelos profissionais, a não ser em situações graves ou de ameaça contínua.[6]

Por fim, entende-se que os profissionais que sofreram algum tipo de violência precisam ser ouvidos, acolhidos e respeitados nas suas emoções.[5,11] Prever momentos para conversas e trocas dentro da equipe costuma ser uma boa ferramenta para iniciar esse processo de escuta e, caso seja identificada alguma necessidade, encaminhar aquele profissional para serviços mais especializados, a fim de auxiliá-lo a superar essa vivência de violência.

Prevenindo situações de violência

Quando se fala em prevenção à violência, o mais difícil de prever é o fator surpresa inerente a essas situações. Por isso, é importante que a equipe como um todo esteja sempre atenta e adote uma postura de comportamento seguro. A ferramenta do AMS traz alguns elementos preventivos que devem ser pensados e revisados regularmente por equipe de AD, considerando suas particularidades de funcionamento e dos territórios atendidos. Além das ações citadas, sabe-se que uma comunicação mais clara entre a equipe e os usuários é uma ferramenta simples porém efetiva, capaz de minimizar mal-entendidos e reduzir agressões contra os profissionais.[5] Além disso, aconselha-se que as VD nunca sejam feitas de forma individual e, em situações específicas em que se identifique um grau maior de exposição das profissionais mulheres, sugere-se que a equipe se reorganize de forma a ter a presença de um profissional homem junto às demais colegas.

Por fim, é importante a existência de um sistema ativo de notificação de eventos de violência no trabalho.[6] Sabe-se que, com dados fidedignos e atualizados, é possível uma gestão mais eficaz e vigilante, instaurando medidas e avaliando o impacto dela.

Considerações finais

A violência no território, bem como as situações de violência durante as VD, são uma realidade a ser enfrentada pelas equipes de AD. Tais situações interferem diretamente no acesso aos serviços essenciais por parte da população e trazem danos e traumas aos profissionais envolvidos. Nosso papel como trabalhadores da saúde é buscar conhecimento acerca de estratégias já existentes para mitigarmos os riscos e manter a oferta dos nossos serviços a essa população vulnerável sem expor os profissionais em risco.

Para a manutenção da AD em meio a essas situações de violência, é fundamental a articulação dos serviços de saúde com os demais pontos da rede. Essa integração possibilita trocar experiências com outros atores, conhecer melhor a dinâmica dos territórios e estabelecer uma comunicação mais ágil e eficaz quando necessário.

A problemática da violência deve ser pauta constante em reuniões de equipe, para manter os profissionais alertas aos sinais de riscos e capacitados para agir da melhor forma em momentos de tensão e exposição a situações ameaçadoras. Além disso, sabe-se que a habilidade de uma comunicação adequada pode ser treinada e deve ser pauta constante nos serviços de saúde, podendo até mesmo ser objeto de capacitações das equipes.

Acredita-se que manter um diálogo sobre esse tema poderá despertar os profissionais da saúde para pensarem sobre suas vivências e identificarem circunstâncias potencialmente capazes de incitar práticas de violência ou mesmo enxergar as agressões físicas e psicológicas, por vezes banalizadas e consideradas inerentes ao contexto da saúde. Também ressaltamos a importância de os gestores das equipes estarem atentos à temática, a fim de auxiliar a garantir mais segurança e qualidade de trabalho aos profissionais, bem como prevenir agravos à saúde, afastamentos e desistências do emprego.

Referências

1. Almeida NR, Bezerra Filho JG, Marques LA. Analysis of the scientific production on violence at work in hospital services. Rev Bras Med Trab. 2017;15(1):101-12.
2. Organización Internacional del Trabajo, Consejo Internacional de Enfermeras, Organización Mundial de la Salud, Internacional de Servicios Públicos. Programa conjunto sobre la violencia laboral en el sector de la salud. Directrices marco para afrontar la violencia laboral en el sector de la salud. Genebra: WHO; 2002.
3. Krug EG, Dahlberg LL, Mercy JA, Zwi AB, Lozano R, editores. Informe mundial sobre la violencia y la salud. Washington, D.C.: Organización Panamericana de la Salud, Oficina Regional para las Américas de la Organización Mundial de la Salud; 2003.

4. Krug EG, Dahlberg LL, Mercy JA, Zwi AB, Lozano R, editores. World report on violence and health. Genebra: WHO; 2002.
5. Dal Pai D, Sturbelle ICS, Santos C, Tavares JP, Lautert L. Violência física e psicológica perpetrada no trabalho em saúde. Texto Contexto Enferm. 2018;27(1):e2420016.
6. Leite CN, Oliveira EB, Lisboa MTL, Penna LHG, Oliveira SA, Rafael RMR. Violência na ESF: riscos para trabalhadores. Rev Enferm UERJ. 2020;28.
7. Lopes CS, Moraes CL, Junger WL, Werneck GL, Ponce de Leon AC, Faerstein E. Direct and indirect exposure to violence and psychological distress among civil servants in Rio de Janeiro, Brazil: a prospective cohort study. BMC Psychiatry. 2015:15:109.
8. Comitê Internacional da Cruz Vermelha. Acesso mais seguro para serviços públicos essenciais - relatório. 2018. [acesso em maio de 2022]. Disponível em: https://www.icrc.org/pt/publication/acesso-mais-seguro-para-servicos-publicos-essenciais-brasil
9. Park M, Cho SH, Hong HJ. Prevalence and perpetrators of workplace violence by nursing unit and the relationship between violence and the perceived work environment. J Nurs Scholarsh. 2015;47(1):87-95.
10. Pompeii LA, Schoenfisch AL, Lipscomb HJ, Dement JM, Smith CD, Upadhyaya M. Physical assault, physical threat, and verbal abuse perpetrated against hospital workers by patients or visitors in six US hospitals. Am J Ind Med. 2015;58(11):1194-204.
11. Li P, Xing K, Qiao H, Fang H, Ma H, Jiao M, et al. Psychological violence against general practitioners and nurses in Chinese township hospitals: incidence and implications. Health Qual Life Outcomes. 2018;16(1):117.
12. Feng Z, Li T. Guideline for Preventing Violence at Hospitals in China. Am J Med Qual. 2013;28(2):169-71.
13. Sawaya AL, Albuquerque MP, Domene SMA. Violência em favelas e saúde. Vida Urbana e Saúde. 2018.

Capítulo 3

Violência armada em territórios urbanos

Tatiana Monteiro Fiuza
Fernanda Lages Mendes
Tânia Maria de Cássia Marcucci Oliveira
Alfredo de Oliveira Neto

PONTOS-CHAVE

- A violência é um fator de determinação social que incide enormemente sobre a vida das populações, sobretudo as que habitam os espaços sociais mais empobrecidos e vulnerabilizados das grandes cidades, como as favelas e as chamadas periferias.
- É fundamental refletir sobre as possibilidades e os limites da atenção primária à saúde, incluindo a Estratégia de Saúde da Família e equipe multidisciplinar de atenção domiciliar, no enfrentamento de barreiras impostas pela violência estrutural, cultural, interpessoal, comunitária e, sobretudo, a violência armada, em seus territórios de atuação.
- As equipes de saúde devem organizar suas atividades por meio de articulações intersetoriais, considerando a necessidade de garantia de direito de acesso à saúde, o que inclui a atenção domiciliar.
- Promover o Acesso Mais Seguro na atenção domiciliar é o objetivo de um ciclo perpétuo que começa com a prestação de serviços de saúde humanizados, longitudinais, efetivos e pertinentes.

OBJETIVOS DE APRENDIZAGEM

Ao final do capítulo, o leitor deverá ser capaz de:

- Compreender o impacto da violência armada em territórios urbanos no processo de trabalho das equipes da atenção primária à saúde, em especial na atenção domiciliar.
- Refletir sobre possibilidades de uso de estratégias de proteção voltadas às equipes de saúde e à população, ao realizar a atenção domiciliar.
- Refletir sobre potencialidades e barreiras da atenção domiciliar em territórios urbanos com presença de violência armada.

Introdução

Um dos atributos da atenção primária à saúde (APS) e da medicina de família e comunidade (MFC) é a orientação para as comunidades. Os serviços de saúde devem organizar seus processos de trabalho a partir da realidade dos territórios onde se situam e de como vivem as pessoas, levando em conta o território-processo e suas reverberações.[1] O território é um princípio organizativo do Sistema Único de Saúde (SUS) que se consolida com a Norma Operacional Básica (NOB) nº 96 e o Pacto pela Saúde de 2006.[2]

A definição de violências é complexa e multifacetada. Trata-se de um comportamento agressivo e transgressivo que resulta em um grave problema social que vem se desencadeando ao longo dos tempos.[2,3] Já a Organização Mundial de Saúde (OMS), em relatório seminal sobre o tema, embora precedido pela Política Nacional de Redução da Morbimortalidade por Acidentes e Violências,[4] que em 2021 comemorou 20 anos, define violência como:

> O uso intencional da força física ou do poder, real ou em ameaça, contra si próprio, contra outra pessoa, ou contra um grupo ou uma comunidade, que resulte ou tenha grande possibilidade de resultar em lesão, morte, dano psicológico, deficiência de desenvolvimento ou privação.[5] (tradução nossa)

Segundo Manso e Zilli,[6] "a violência letal, intencional e armada tem sido um dos grandes desafios políticos para as instituições democráticas no contexto atual do Brasil urbano". De fato, persistem problemas estruturais, como a necessidade de desenvolvimento de políticas públicas estatais que efetivamente enfrentem a vulnerabilidade de enormes parcelas da população brasileira, somada à presença significativa de grupos armados com domínio de território em espaços empobrecidos das grandes cidades, o que reflete a fragilização do Estado na garantia de direitos constitucionais.

Galtung[7] vincula as noções de paz e violência, compreendendo a primeira como ausência da segunda. "Ou seja, para ele, a paz é a negação ou a redução de todo tipo de violência."[8] Segundo Galtung,[7] a violência pode ser direta ou indireta, exercendo-se através do que se denominou triângulo da violência. A violência direta é visível aos olhos e envolve sujeito e objeto. Ela pode ser comparada como a ponta de um *iceberg* e é visualizada e sentida pelos profissionais de saúde em seu trabalho no território, assim como por outros serviços comunitários, como organizações sociais (OS), organizações não governamentais (ONG) e outros parceiros intersetoriais. Além do que classifica como "violência direta", há a indireta: a violência estrutural e a cultural,[7,9] que, metaforicamente, são as bases do *iceberg* e se ligam à desigual distribuição do poder, que tem na repressão e na exploração suas expressões concretas.[10]

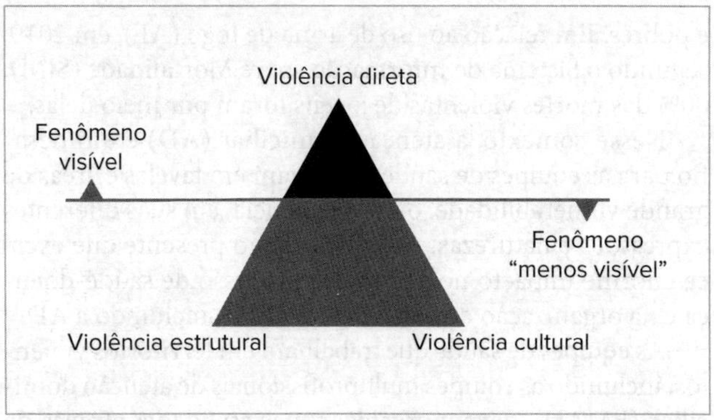

FIGURA 1

O triângulo da violência de Galtung.

Fonte: Palhares MFS; Schwartz GM, 2015.[10]

A violência é um fator de determinação social que incide enormemente na vida da população, sobretudo a que habita os espaços sociais mais empobrecidos e vulnerabilizados das grandes cidades, como as favelas e as chamadas periferias. É impossível não mencionar o peso da violência e do racismo estruturais que formam e atravessam a sociedade brasileira e que atuam na manutenção das desigualdades sociais, dos preconceitos culturais, de gênero, etários, raciais e étnicos, os quais reproduzem a miséria, a fome, a submissão, a exploração, a marginalização, a discriminação e a alienação.[11] O racismo estrutural reproduz as estruturas sociais desiguais de tal forma que marginaliza econômica, social e politicamente determinadas populações e cria espaços de vulnerabilidade habitados majoritariamente pela população negra.[3] Basta olhar para nossos territórios de pobreza. O racismo estrutural brasileiro tanto é a base quanto o impulsionador de outras expressões da violência que fazem adoecer e morrer.

Desde a década de 1980, o setor saúde tem registrado um aumento da violência por meio do registro dos dados de morbimortalidade da população brasileira, em especial das causas externas – os acidentes e as violências.[12] Estas são, para a população jovem masculina negra e moradora de periferia, a primeira causa de morte. Segundo o Atlas da Violência de 2020,[13] entre 2008 e 2018 foram perdidas 628 mil vidas, sendo que os jovens de 15 a 29 anos representam mais de 55% e, desse contingente, quase 92% eram de jovens homens negros

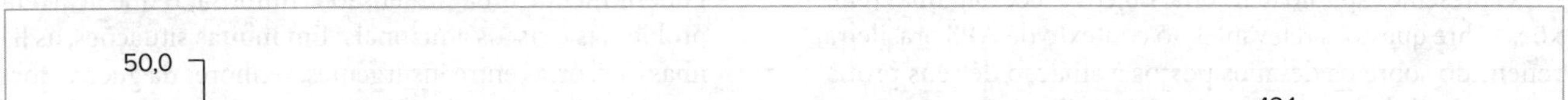

FIGURA 2

Taxa de homicídios de negros e de não negros a cada 100 mil habitantes, nesses grupos populacionais (Brasil, 2008-2018).

Observações: os dados foram provenientes do SIM/MS. O número de negros foi obtido somando-se pardos e pretos, enquanto o de não negros se deu pela soma de brancos, amarelos e indígenas; os ignorados não entraram nas cotas.

Fonte: Cerqueira D; Bueno S, 2020.[13]

e pobres. Em relação ao uso de arma de fogo (AF), em 2019, segundo o Sistema de Informação sobre Mortalidade (SIM), 80% das mortes violentas de jovens foram por meio delas.

Nesse contexto, a atenção domiciliar (AD) é um desafio para as equipes de saúde que atuam em favelas e áreas de grande vulnerabilidade, onde a violência, em suas diferentes expressões e naturezas, é um fenômeno presente que exerce enorme impacto no acesso, no processo de saúde-doença e na organização do trabalho em saúde, incluindo a AD.[14]

As equipes de saúde que trabalham em territórios violentos, incluindo as equipes multiprofissionais de atenção domiciliar (EMAD), devem organizar suas atividades através de articulações intersetoriais, ou seja, em diálogo e parceria com atores institucionais locais de outros setores sociais: assistência social, educação, sociedade civil organizada etc., considerando a necessidade de garantia de direito ao acesso à saúde. Caso contrário, suas ações no cuidado de pessoas, incluindo a AD, não serão possíveis.

Segundo Benício e Barros,[15] devemos discutir as possibilidades e limites da Estratégia de Saúde da Família (ESF) quanto ao enfrentamento da violência. Partimos, então, de dois pontos para essa discussão. O primeiro é o de que a APS é um campo de disputas, movimentando-se entre perspectivas seletivas e outras mais abrangentes. Já o segundo é que as tensões desse campo, que envolvem diferentes perspectivas de APS, produzem implicações na efetivação da ESF e EMAD e nas configurações e nos alcances das práticas cotidianas dos profissionais nos seus territórios de atuação.

O presente capítulo tem como objetivo tecer algumas reflexões sobre questões relevantes ao contexto da APS brasileira, refletindo sobre os desafios postos à atuação de seus profissionais. Será dado foco às visitas domiciliares, considerando sua importância e realização, comumente em territórios urbanos onde é significativa a violência, sobretudo a exercida por AF, aqui denominada violência armada (VA).

Favela, saúde e violência armada

As favelas são territórios urbanos vivos, dinâmicos, heterogêneos e repletos de tradições culturais múltiplas, marcados historicamente pela desigualdade social e iniquidade de acesso às políticas públicas que vulnerabilizam o espaço e a população que ali mora, cujos direitos constitucionais mais básicos – como à saúde – são violados cotidianamente.

Historicamente as favelas são marcadas por uma disputa discursiva por sentidos concorrentes, ora reconhecidas como espaços legítimos da cidade, ora representadas como um território "atrasado" e "periférico" a ser "superado".[16] Esses territórios com frequência não são reconhecidos publicamente na ordem simbólica da cidade, assim como suas práticas culturais tradicionais em um contexto de vida pós-tradicional.[17] Em muitos espaços favelizados de territórios urbanos, há o convívio próximo com a violência, sobretudo a exercida por meio de AF, ou seja, a VA. Entranhada na própria história de formação social do país, tem-se a construção de estereótipos que marginalizam e criminalizam sua população, transformando a luta contra a pobreza numa luta contra os pobres.[17]

Uma das expressões da violência que atingem de forma intensa tais espaços é a VA, em grande parte protagonizada por confrontos entre as forças públicas de segurança, as polícias e grupos armados com domínio de território, as chamadas facções criminosas, que atuam no comércio varejista de drogas. Além disso, a intensificação da VA é realizada pelas milícias, grupos formados por agentes e ex-agentes públicos de segurança que praticam a extorsão de comerciantes e moradores locais via setor imobiliário, transporte de vans, gás de cozinha, internet e outros, em troca de uma suposta garantia de segurança no território. Apesar de iniciada no Rio de Janeiro, onde atualmente ocupa 70% do território do município, a ação criminosa da milícia tem se alastrado pelo Brasil.[18]

Vale destacar que a dinâmica da VA varia enormemente entre os territórios nacionais, mas tem como ponto em comum o uso de AF de forma ostensiva. O debate público a respeito dessa realidade, no entanto, é repleto de falácias e estereótipos que reificam o imaginário social das favelas e periferias como lócus da criminalidade, buscando justificar a insistência na atual política pública de segurança de guerra às drogas.[18,19] Segundo o Guia Acesso Mais Seguro (AMS):

> Um desafio especial em contextos delicados e inseguros é o aumento do número de grupos diferentes, muitas vezes armados e com lealdades distintas. Esses grupos não são facilmente identificáveis e podem mudar com frequência de composição e alterar as alianças e a localização. As suas motivações são diversas e às vezes imprecisas. Podem incluir uma dimensão criminosa, o que acarreta problemas e riscos adicionais. Em muitas situações, as linhas divisórias entre insurgentes, senhores da guerra, forças paramilitares, milícias, gangues, narcotraficantes e criminosos podem não estar muito claras.[20]

No âmbito da APS, as regras de acesso e circulação pelos territórios, impostas sobretudo por facções criminosas ligadas ao tráfico de drogas, constrangem a circulação de profissionais de saúde, em especial daqueles que não moram nas comunidades onde atuam, comprometendo sua atuação e, ao mesmo tempo, restringindo a circulação de moradores até as unidades de saúde, serviços de urgência e hospitais, em especial quando estas se localizam em territórios outros que não os de moradia.[21-23]

Também incidem significativamente sobre essa realidade as recorrentes operações policiais realizadas de forma ostensiva e violenta, não sendo incomum a chegada das forças de segurança pública com disparos e trocas de tiros contra grupos armados com domínio de territórios locais, também fortemente armados. Tais confrontos criam uma atmosfera de insegurança constante e de iminência de novos episódios, o que vulnerabiliza sobretudo a população moradora, mas também os trabalhadores, em especial na chegada e saída dos serviços, mas também durante atividades comunitárias e visitas domiciliares.[19]

Mesmo durante a pandemia de covid-19, confrontos entre policiais e facções não cessaram, apesar da promulgação pelo Supremo Tribunal Federal (STF) da Ação de Descumprimento de Preceito Fundamental n. 635, conhecida como ADPF das Favelas, tentando coibir os confrontos durante o período pandêmico. No entanto, em uma única ação na favela do Jacarezinho, no Rio de Janeiro, em 2021, apesar da ADFP 635 em voga, foi registrado o maior número de mortos, 25, na história dos confrontos nesse município.[24]

Atenção domiciliar em territórios de favelas

Ao trabalhar a AD junto a populações vulnerabilizadas pelas VA, os profissionais da APS devem considerar alguns aspectos-chave:[25]

- **Compreensão:** compreender a dinâmica da VA no território e analisar o contexto e os riscos.
- **Síntese:** a síntese dos eventos identificados no território em sua manifestação concreta, para encontrar as maneiras convenientes de realizar ações sobre a população no território da APS.
- **Retroalimentação de informações:** o território é dinâmico e as práticas de violência também. Não existe um protocolo único, porém a constante análise da dinâmica do território e a retroalimentação das informações e planejamento de ações devem ser constantes.

É importante a ação da AD em territórios com violência urbana, haja vista que nesses locais a VA pode ser um fator que compromete o acesso à saúde da população.[26] No entanto, segundo profissionais de saúde na APS, situações frequentes de confronto armado entre a polícia e traficantes são limitadores para a realização da AD.[27]

As comunidades têm redes de apoio social, oficiais e não oficiais, formais e informais.[28] A palavra "rede" transmite a ideia de um sistema coordenado onde estão inseridas políticas públicas – unidades de saúde, Centro de Referência de Assistência Social (CRAS), Centro de Referência Especializado de Assistência Social (CREAS), serviços de reabilitação etc. É indispensável um trabalho conjunto, em consonância com os conselhos tutelares (CT), e outros órgãos de proteção para que se possa determinar, com maior profundidade, a dinâmica do trabalho no território.[29]

O Comitê Internacional da Cruz Vermelha (CICV) propõe a metodologia AMS, cujo objetivo é aumentar a percepção, aceitação, segurança e o acesso às pessoas e comunidades. O AMS tem como objetivos prevenir e reduzir o impacto da violência sobre os profissionais de saúde, educação e serviço social que atuam em territórios vulnerabilizados pela VA, baseado no desenvolvimento de uma metodologia que estabelece um protocolo de atuação, em cada serviço, a fim de reduzir a exposição dos profissionais à VA. Segundo a CICV:

> O Marco para um Acesso Mais Seguro contém uma série de ações e medidas que podem ser tomadas por uma Sociedade Nacional para se preparar e responder aos desafios e prioridades específicos do contexto, de modo a reduzir e mitigar os riscos que podem correr em contextos delicados e inseguros, ademais de ganhar a confiança e a aceitação das populações e comunidades com necessidades humanitárias e das pessoas que controlam o acesso ou têm influência sobre ele.[20]

Essa metodologia considera que, com profissionais mais preparados, é possível criar condições para garantir e ampliar a oferta de serviços para a população. A estratégia AMS deve ser adotada além de uma "ferramenta" protetiva: "Ela tem importância social significativa, pois seu uso responsável salienta à comunidade que os episódios de VA não podem ser naturalizados, indo assim ao encontro da trivialização desse fenômeno nesses territórios".[30] O AMS prevê uma cadeia de atividades de visibilidade do trabalho em territórios vulnerabilizados pela VA a serem realizadas por diferentes atores, com o objetivo de ampliar a segurança e a proteção dos profissionais e das comunidades:

- **Análise do contexto de riscos:** o acesso aos locais de trabalho e as ações de AD podem ser afetados pela existência de riscos relacionados à VA em contextos urbanos.[20]
- **Tratamento de riscos:** organizar as ações para maior segurança dos profissionais e comunidades. Destacamos que, "Ainda que o eixo Tratamento de Riscos seja conduzido de forma extremamente cuidadosa e qualificada, não se pode assumir a ausência total de riscos em nenhuma circunstância, nem evitar completamente a possibilidade de ocorrência de um evento indesejado".[20]
- **Gestão da crise:** preparação e resposta direta a um incidente de segurança que possa ocorrer envolvendo as infraestruturas e os profissionais de saúde.[20]
- **Gestão do estresse:** "necessidade de apoiar o profissional que diariamente é exposto a situações de VA e que pode ter sua saúde mental afetada."[20]

Os objetivos específicos do AMS foram contextualizados para a AD no Quadro 1.

Para a viabilização da AD em territórios vulneráveis, as equipes de saúde devem realizar os questionamentos apresentados no Quadro 2.

Algumas experiências na APS parecem ser positivas quanto ao AMS, na perspectiva dos profissionais de saúde, diminuindo a sensação de estresse das equipes durante o confronto[31] ou permitindo aos profissionais melhor gestão de riscos, estabelecidas por redes de solidariedade com moradores, apesar das imprevisibilidades.[32] Para os usuários, nos momentos mais tensos do conflito, há aumento de atendimento de pessoas com somatizações em um território que geralmente já possui alta prevalência de transtornos de ansiedade e depressão.[33] O uso da terapia de exposição narrativa em situações de transtorno de estresse pós-traumático relacionado à violência vem sendo estudado.[34]

QUADRO 1 Objetivos específicos do Acesso Mais Seguro aplicados à atenção domiciliar

Objetivo AMS	Objetivo aplicado à AD
"Aumentar a capacidade de atendimento das necessidades humanitárias de uma maior quantidade de pessoas"	Aumentar o acesso das famílias à AD
"Ajudar a prevenir e reduzir os incidentes relacionados com a segurança que causem danos aos funcionários e voluntários"	Reduzir o risco de incidentes com as equipes durante a AD
"Ajudar a superar melhor os desafios dos atuais contextos humanitários complicados e em transformação"	Ajudar as equipes de AD a atuarem na perspectiva da VA em favelas
Contribuir para a adoção de um enfoque mais estruturado para reforçar a segurança e o acesso	Fornecer competências para que as equipes de saúde garantam o acesso à AD em territórios vulnerabilizados com maior segurança para seus integrantes

Fonte: Comitê Internacional da Cruz Vermelha, 2016.[20]

QUADRO 2 Questionamentos para a viabilização da atenção domiciliar em territórios vulneráveis

- Os membros e líderes da comunidade e outras partes interessadas veem os programas e serviços de saúde prestados pelas equipes de saúde como pertinentes para satisfazer as suas necessidades?
- As equipes de saúde são reconhecidas, valorizadas e vistas como imparciais e capazes de agir de maneira autônoma?
- As unidades básicas de saúde e outras políticas públicas do território possuem um processo de triagem dos seus parceiros, de modo a manter a sua imparcialidade, neutralidade e independência?
- As equipes de saúde investem na construção de sólidas relações de confiança e credibilidade com as pessoas e comunidades que atende, envolvendo-as na tomada de decisão e em outros processos ao longo de todas as etapas de elaboração e realização do programa?
- "Os programas são realizados de uma maneira que une as comunidades e não cria divisões?"[26]
- As equipes de AD podem entrar em contato com as principais partes interessadas para negociar que ofereçam garantias de passagem segura a seus funcionários, voluntários e veículos? Existe alguma lei que a impeça de fazer isso?
- As equipes de saúde na AD têm "enfoque sistemático e profissional sobre gestão de riscos para a segurança operacional", incluindo a identificação adequada dos profissionais, estabelecimentos e veículos com o logotipo ou o emblema protetor do SUS, e a sua equipe está adequadamente treinada e segurada?"[26]

Fonte: Comitê Internacional da Cruz Vermelha, 2016.[20]

QUADRO 3 Sinais de risco e respectivas atitudes dos profissionais em territórios, de acordo com o risco

Risco baixo		Risco médio		Risco alto	
Sinais de risco	O que fazer?	Sinais de risco	O que fazer?	Sinais de risco	O que fazer?
Comércio e escolas funcionando	Manter atividades normais dentro da unidade e no território	Ruas vazias e comércio fechado	Suspender as atividades no território, mantendo a unidade aberta	Tiroteio, ocupação da unidade de saúde por pessoas armadas	Fechar a unidade, encaminhar usuários para local mais seguro e avaliar o melhor momento para deixar a unidade, em segurança

Fonte: Comitê Internacional da Cruz Vermelha, 2014.[35]

Alguns aspectos da atenção domiciliar na atenção primária à saúde em territórios com violência armada presente

- **Profissional local.** Contar com profissionais de saúde que moram nos territórios de atuação das equipes de saúde, ou que cresceram ali, pode melhorar o nível de aceitação das equipes pelos atores influentes para o acesso, o que aumentará a sua capacidade de satisfazer as necessidades de saúde das pessoas e comunidades de forma mais segura.[20] Por outro lado, em certas circunstâncias, isso pode também elevar o risco individual, o que deve ser levado em consideração na atenção à segurança dos profissionais.

- **Imparcialidade.** A imparcialidade deve ser observada e respeitada. É positivo que a UBS e sua equipe sejam percebidas, em períodos de paz, como neutras, imparciais, independentes e prestadoras de serviços humanizados de qualidade.[20]
- **Cuidado com o cuidador.** Trabalhar em territórios violentos e responder a graves incidentes de violência exigem cuidar não apenas do bem-estar físico dos profissionais, mas também do seu bem-estar emocional. As gestões municipal e local devem promover acompanhamento e suporte psicológico para as equipes, tanto individual quanto coletivo, assim como definir estratégias para a proteção dos profissionais de saúde "para que estes exerçam sua atividade profissional seguindo os princípios da ética, da humanização e da integralidade e garantindo que a notificação seja realizada como um ato de cuidar e proteger".[36]
- **Período da visita.** O período e o turno de visita deverão ser definidos em equipe, de acordo com a realidade de cada território.[37] Algumas situações devem ser consideradas para tanto, como a existência de episódios de violência direta na comunidade. Em geral, há regras e rotinas nas favelas quanto ao funcionamento do comércio varejista de drogas, o que deve ser considerado na construção do protocolo de AMS de cada território, incluindo a AD. Pela manhã, crianças estão a caminho da escola, trabalhadores se dirigindo para o trabalho, a comunidade está movimentada, comércios abrindo as portas. As calçadas são a continuidade das residências e, paradoxalmente às taxas epidêmicas de homicídios, as ruas são ocupadas. As equipes devem identificar quando há operações policiais e evitar a realização de AD nesses horários.
- **"Demora permitida".** As favelas são territórios dinâmicos, por isso suscetíveis a novos episódios de VA, que colocam todos, moradores e profissionais, em risco e em geral causam uma sequência de eventos violentos. As equipes, em tais ocasiões, devem evitar fazer visitas, mesmo que programadas, considerando o conceito de "demora permitida" para essas. Como exemplo, as equipes de saúde podem fazer várias visitas domiciliares em períodos em que os confrontos estão menos intensos e evitar fazer visitas quando estes se intensificam, sem deixar de compartilhar o cancelamento e/ou adiamento da AD com os usuários.
- **Uso de redes sociais.** Uma estratégia eficaz é a participação dos profissionais em grupos de redes sociais que monitoram tiroteios e de feridos,[38] preferencialmente por contato institucional. Diversos autores têm apontado a necessidade de construir aplicativos e plataformas onde os profissionais de saúde, de educação e usuários estejam conectados para terem acesso à informação de qualidade sobre conflitos armados e fechamento das instituições.[37,38]
- **Transporte.** Dependendo da distância do território, das formas de acesso, as visitas podem ser feitas a pé ou de carro. Mas é importante considerar que em muitos becos, travessas, "ruelas", "quebradas", o acesso é exclusivamente a pé.
- **ACS.** A presença do agente comunitário de saúde (ACS) é importante, pois é, na maioria das vezes, o componente da equipe com maior vínculo com o território e que tem as informações mais atuais sobre VA, operações policiais e outras violências, como agressões e homicídios.
- **Vestimentas.** A padronização das vestimentas com a nomeação do serviço é geralmente recomendada por aumentar a segurança, à medida que identifica o profissional. Estas devem ser confortáveis e respeitar os protocolos sanitários vigentes, como durante a pandemia da covid-19.
- **Notificação.** A notificação compulsória de violência interpessoal e autoprovocada é uma ação imprescindível de vigilância em saúde, sendo um dos passos para seguimento nas linhas de cuidado voltadas a crianças e adolescentes, mulheres, idosos, pessoas com deficiência e LGBTQIA+. A Portaria nº 104, de 25 de janeiro de 2011, incluiu a violência doméstica, sexual e/ou outras violências na lista de notificação compulsória,[39] implicando todos os serviços e profissionais de saúde, que têm autonomia para definir internamente quem será responsável pelo preenchimento da ficha de notificação e por seu envio à vigilância.[2] Vale ressaltar que a notificação é uma responsabilidade institucional, não pessoal.

Considerações finais

A AD em territórios urbanos marcados pela VA requer a articulação de diversos setores sociais, como saúde, educação, assistência social, habitação, segurança e movimentos sociais, para que sejam implantadas e implementadas políticas públicas intersetoriais que considerem a complexidade, a magnitude e o impacto negativo desse evento na sociedade e na saúde das populações. O planejamento e constante monitoramento das equipes de saúde locais e da gestão municipal são fundamentais para viabilização da AD, mediante ações que garantam o direito de acesso à saúde das pessoas e a segurança de todos, moradores e trabalhadores da saúde. O AMS é uma ferramenta que tem funcionado de forma exitosa na mitigação dos riscos à VA, prioritariamente voltado aos serviços e seus profissionais, mas que também protege moradores e usuários. Uma ação fundamental para a produção de cuidado e de enfrentamento à VA é a notificação compulsória das violências, ação que aciona internamente o setor saúde para agir junto aos casos, mas também fundamental por produzir informações epidemiológicas sobre a situação de violência local, dando ensejo à criação e/ou ao aprimoramento de políticas públicas.

Referências

1. Kidd MA. A Contribuição da Medicina de Família e Comunidade para os Sistemas de Saúde. 2. ed. Porto Alegre: Artmed; 2016.
2. Brasil. Ministério da Saúde. Notificação de violências interpessoais e autoprovocadas. Brasília, DF: Ministério da Saúde; 2017.
3. Almeida S. O que é racismo estrutural? São Paulo: Letramento; 2018.
4. Brasil. Ministério da Saúde. Política Nacional de Redução da Morbimortalidade por Acidentes e Violências. Portaria GM/MS n. 737, de 16.05.2001. 2. ed. Brasília, DF: Ministério da Saúde; 2005.
5. Krug EG, Dahlberg LL, Mercy JA, Zwiand AB, Lozano R. World report on violence and health. Genebra: World Health Organization; 2002.

6. Manso BP, Zilli LP. Dossiê Segurança Pública. Revista USP. 2021;1(129): 9-14.
7. Galtung J. Cultural violence. J Peace Res. 1990;27(3):291-305.
8. Lopes FTP. Os conceitos de paz e violência cultural: contribuições e limites da obra de Johan Galtung para a análise de conflitos violentos. Athenea Digital. 2013;13(2):169-77.
9. Galtung J. Peace by peaceful means: peace and conflict, development and civilization. v. 14. Sage; 1996.
10. Palhares MFS, Schwartz GM. A violência. In: Não é só a torcida organizada: o que os torcedores organizados têm a dizer sobre a violência no futebol?. São Paulo: Editora UNESP, Cultura Acadêmica; 2015. p. 11-26.
11. Minayo MCS. A violência social sob a perspectiva da saúde pública. Cad Saúde Pública. 1994;10(1):7-18.
12. Peres MFT, Ruotti C. Violência urbana e saúde. Revista USP. 2015;107: 65-78.
13. Cerqueira D, Bueno S, coordenadores. Atlas da Violência 2020. Relatório de pesquisa. Brasília, DF: IPEA; São Paulo: FBSP; 2020.
14. Fiúza TM, Miranda AS, Ribeiro MTAM, Pequeno ML, Oliveira PRS. Violência, drogadição e processo de trabalho na Estratégia de Saúde da Família: conflitos de um grande centro urbano brasileiro. Rev Bras Med Fam Comunidade. 2011;6(18):32-9.
15. Benicio LFS, Barros JPP. Estratégia saúde da família e violência urbana: abordagens e práticas sociais em questão. Sanare. 2017;16 (Supl 1):102-12.
16. Valadares LP. A invenção da favela: do mito de origem à favela. Rio de Janeiro: Editora FGV; 2005.
17. De Sá LD. Guerra, mundão e consideração. Uma etnografia das relações sociais dos jovens no Serviluz. 296 f. Tese [Doutorado em Sociologia] – Universidade Federal do Ceará, Fortaleza; 2010.
18. Manso BP. A república das milícias: dos esquadrões da morte à Era Bolsonaro. São Paulo: Todavia; 2020.
19. Fazzioni NH. Tiro que mata, tiro que "cura", tiro que fere: notas etnográficas sobre violência armada e direito à saúde. Antropolítica. 2019;47.
20. Comitê Internacional da Cruz Vermelha. Acesso mais seguro: guia para todas as sociedades nacionais. Pacote de recursos práticos. Genebra: CICV; 2016.
21. Ribeiro FML, Silva MM, Andrade CB, Nascimento MMS, Oliveira CA, Barbosa ICL, et al. Violência armada e saúde: investigando os sentidos e os impactos da violência entre moradores e trabalhadores da saúde e da educação em Manguinhos/Rio de Janeiro/RJ – estudo de caso. Rio de Janeiro: Fiocruz/ENSP/CLAVES; 2020. 19 p.
22. Ribeiro FML, Silva MM, Andrade CB, Nascimento MMS, Oliveira CA, Barbosa ICL, et al. Lives Violência Armada e Saúde: documento Síntese. Pesquisa Conflitos armados e saúde - investigando os sentidos e os impactos da violência entre moradores e trabalhadores da saúde e da educação em Manguinhos/Rio de Janeiro/RJ – estudo de caso. Rio de Janeiro: Fiocruz/ENSP/CLAVES; 2021. 16 p.
23. Silva MM, Ribeiro FML, Frossard VC, de Souza RM, Schenker M, Minayo MCS. "No meio do fogo cruzado": reflexões sobre os impactos da violência armada na Atenção Primária em Saúde no município do Rio de Janeiro. Ciên Saúde Colet. 2021.
24. Osmo C, Fanti F. ADPF das favelas: mobilização do direito no encontro da pandemia com a violência policial e o racismo. Direito e Práxis. 2021;12:2102-46.
25. Ayres JRCM. Vulnerabilidade e violência: a resposta social como origem e solução do problema. In: Westphal M, Bydlowski CR. Violência e juventude. São Paulo: Hucitec; 2010. p. 59-71.
26. Pinheiro TS. A violência urbana como fator determinante no comprometimento do acesso a serviços de saúde e medicamentos: uma revisão integrativa. 69 f. Dissertação [Mestrado Profissional em Administração e Gestão da Assistência Farmacêutica] – Faculdade de Farmácia, Universidade Federal Fluminense; 2020.
27. Goulart EP, Moura ATMS, Rafael RMS, Edmundo KMB, Penna LHG. Visita domiciliar pela Estratégia Saúde da Família: limites e possibilidades no contexto da violência urbana no Rio de Janeiro. Rev Bras Med Fam Comunidade. 2021;16(43):2651.
28. McWhinney IR, Freeman TR. Manual de Medicina de Família e Comunidade de McWhinney. 4 ed. Porto Alegre: Artmed; 2017.
29. Brasil. Ministério da Saúde. Secretaria de Atenção à Saúde. Departamento de Atenção Básica. Caderno de atenção domiciliar Volume 2. Brasília, DF: Ministério da Saúde; 2013.
30. Santos RS, Mourão LC, Almeida ACV, Daher DV, Santos KM, Brazolino LD. Nuances entre o Acesso Mais Seguro e o conflito armado no contexto da atenção básica. Cad. Saúde Pública. 2020;36(10):e00139519.
31. Ferreira C. A metodologia de acesso mais seguro na perspectiva dos profissionais de saúde de Florianópolis. Trabalho de conclusão de Residência Multiprofissional em Saúde da Família. Florianópolis: Universidade Federal de Santa Catarina; 2020.
32. Busch VSS. Violência urbana e processo de trabalho da Equipe de Saúde da Família: estratégias de gestão de riscos e o Programa Acesso Mais Seguro. 93 f. Dissertação [Mestrado em Saúde Pública] – Escola Nacional de Saúde Pública Sergio Arouca, Fundação Oswaldo Cruz, Rio de Janeiro; 2020.
33. Nunes M, Stelet BP, Esteves J. Favela. In: Tratado de Medicina de Família e Comunidade. 2. ed. Porto Alegre: Artmed; 2019. p. 490-7.
34. Catarino FC. Terapia de Exposição Narrativa (NET): estudo de avaliabilidade em dois serviços de saúde no município do Rio de Janeiro. Dissertação [Mestrado em Saúde Coletiva] – Fundação Oswaldo Cruz, Rio de Janeiro; 2020.
35. Comitê Internacional da Cruz Vermelha. Para construir um acesso mais seguro: guia para profissionais de saúde. Rio de Janeiro: CICV; 2014.
36. Brasil. Ministério da Saúde. Portaria nº 2.436, de 21 de setembro de 2017. Aprova a Política Nacional de Atenção Básica, estabelecendo a revisão de diretrizes para a organização da Atenção Básica, no âmbito do Sistema Único de Saúde (SUS). Brasília, DF: Diário Oficial da União; 2017.
37. Pinheiro JV, Ribeiro MTAM, Fiuza TM, Montenegro Junior RM. Ferramenta para avaliação e gestão da visita domiciliar na atenção primária à saúde: um relato de experiência. Rev Bras Med Fam Comunidade. 2019;14(41):1818.
38. FIOCRUZ. II Encontro Territorial – Política de Drogas, Violência e Saúde.
39. Brasil. Ministério da Saúde. Portaria GM/MS nº 104, de 25 de janeiro de 2011. Define as terminologias adotadas em legislação nacional, conforme o disposto no Regulamento Sanitário Internacional 2005 (RSI 2005), a relação de doenças, agravos e eventos em saúde pública de notificação compulsória em todo o território nacional e estabelece fluxo, critérios, responsabilidades e atribuições aos profissionais e serviços de saúde. Brasília, DF: Diário Oficial da União; 2011.

Capítulo 4

Judicialização da saúde

Lenir Santos

PONTOS-CHAVE

- A judicialização é tema frequente desde a construção do Sistema Único de Saúde.
- A atenção domiciliar, vinculada ao SUS, é um nível de cuidado sujeito a judicialização, pelas demandas de cuidado de cuidadores e familiares.
- A AD, por vezes, é entendida de forma errônea no âmbito jurídico como elemento de assistência social e da seguridade social.

OBJETIVOS DE APRENDIZAGEM

Ao final do capítulo, o leitor deverá ser capaz de:

- Discutir o conceito de judicialização em saúde.
- Apresentar os desafios do Sistema Único de Saúde frente ao processo de judicialização.
- Debater o impacto da judicialização da AD na organização de serviços e sistemas de saúde.
- Diferenciar o papel de serviços de assistência domiciliar e de assistência social.
- Identificar o papel dos entes federados e da saúde suplementar na oferta de atenção domiciliar.

Introdução

A judicialização tem sido tema frequente na saúde pela alta incidência de ações judiciais, cerca de mais de dois milhões[1], o que realmente preocupa as autoridades sanitárias ante o constante sucesso no deferimento dos pedidos (medidas liminares) fundado quase tão somente na prescrição médica, que nem sempre leva em conta as normas de estrutura e organização do Sistema Único de Saúde (SUS), suas relações de medicamentos e de serviços, como a Relação Nacional de Medicamentos Essenciais (Rename) e a Relação Nacional de Ações e Serviços de Saúde (Renases).

Nas democracias modernas, judicializar políticas públicas tem sido um fenômeno desde meados do século passado, tendo em vista a gama de direitos sociais e individuais garantidos legal ou constitucionalmente aos cidadãos e cidadãs; a inadequação dos serviços públicos às necessidades das pessoas; e a maior consciência da população em relação aos seus direitos oponíveis ao Estado.

O debate sobre esse tema na saúde pública brasileira, no SUS, tem sido frequente nos últimos 20 anos, ainda que iniciado nos anos 1990, mas sem a intensidade alcançada a partir dos anos 2000. Por isso importa refletir sobre os seus porquês e suas consequências para o SUS e para a sociedade como um todo, dado que, muitas vezes, as decisões judiciais podem desestruturar políticas de saúde, o plano de saúde e suas programações anuais, desorganizando assim o funcionamento do SUS, na medida em que pode romper com a igualdade de atendimento pela garantia, de modo individual, de serviços e medicamentos que não serão garantidos às demais pessoas, um olhar mais voltado para a microjustiça do que para a macrojustiça sanitária[2].

Um aspecto inquietante da crise do Estado contemporâneo é exatamente a distância entre o que o cidadão espera e o que ele consegue de fato obter, como assevera Norberto Bobbio[3] que não adianta tão somente proclamar direitos, é preciso efetivá-los de fato; no caso da saúde, especificamente, essa insatisfação quanto ao atendimento das necessidades do sujeito em relação aos direitos consagrados na Constituição Federal, tem levado a sociedade a demandar perante o Poder Judiciário a efetividade de direitos constitucionais e como nem sempre se cuida de solucionar as suas causas, corre-se o risco de a judicialização seguir caminhos tortuosos sujeitando-se a litigantes de má-fé, com outros interesses que não a garantia do direito à saúde das pessoas, deformando assim a justiça social.

Esse aumento exponencial das ações judiciais na área da saúde, por consequência, exigiria maior especialização do Poder Judiciário, tendo em vista a gama de normas a estruturar tais serviços, com diversas diretrizes, princípios, bases organizativas que exigem conhecimento especializado do direito sanitário pelos operadores do direito.

No caso do SUS – um sistema extremamente complexo do ponto de vista de sua organização sistêmica – a incompleta compreensão do Poder Judiciário das estruturas e do seu funcionamento, muitas vezes, tem sido uma das causas de decisões que nem sempre guardam relação com a sua organização e funcionamento; ante essa complexidade estrutural e também porque o direito sanitário tem sido pouco difundido no país, especialmente nos cursos de direito[4].

Na judicialização na saúde, os medicamentos têm sido o seu maior objeto, lembrando que quando estão incorporados no SUS obrigatoriamente devem ser disponibilizados para o seu usuário, havendo controvérsia quanto às decisões judiciais que não acolhem a organização do SUS, como são os casos de medicamentos não incorporados e daqueles sem registro no país, como muitos medicamentos para doenças raras. Há ainda ações judiciais com pedidos de determinados procedimentos, tecnologias e hoje tem sido crescente a demanda judicial no campo da atenção domiciliar, em razão do disposto na Lei n. 8.080/90, na Portaria GM-MS n. 825/2016, associada a tendência de desospitalização de pacientes. Este trabalho tem por finalidade discorrer sobre o tema da judicialização da saúde em geral e, em especial, da atenção domiciliar (AD) pela sua crescente incidência nos últimos tempos.

Direito da saúde na Constituição

A Constituição da República Federativa do Brasil (CRFB-1988) reconheceu saúde como direito social em seu art. 6º e instituiu a Seguridade Social como um sistema social composto pelas ações e serviços de saúde, previdência e assistência social (art. 194), com a saúde disciplinada em seus arts. 196 a 200, os quais preveem ser a saúde direito de todos e dever do Estado:

> Art. 6º São direitos sociais a educação, a saúde, o trabalho, a moradia, o lazer, a segurança, a previdência social, a proteção à maternidade e à infância, a assistência social aos desamparados, na forma desta Constituição.
>
> Art. 196. Saúde é direito de todos e dever do Estado garantido mediante políticas sociais e econômicas que visem à redução do risco da doença e de outros agravos e ao acesso universal e igualitário às ações e serviços para sua promoção, proteção e recuperação.

Importante considerar que o direito à saúde expresso no art. 196 da Constituição abrange as políticas sociais e econômicas que evitam o risco de agravo à saúde (determinantes e condicionantes da saúde que interferem nas condições de saúde da pessoa) e as ações e serviços que promovam a saúde, previnam doenças e recuperem ou melhorem a saúde das pessoas com agravos (promoção, prevenção e recuperação da saúde).

Importante ainda compreender que o conceito de saúde, que abandonou a dicotomia da prevenção e da recuperação da saúde, antes a cargo de ministérios distintos, como o Instituto Nacional de Assistência Médica da Previdência Social (INAMPS), autarquia vinculada ao Ministério da Previdência e Assistência Social que garantia benefícios previdenciários aos seus beneficiários, como os serviços de assistência médica, ambulatorial, hospitalar e de apoio diagnóstico; e as atribuições preventivas que visam à saúde coletiva, a cargo do Ministério da Saúde.

O direito à saúde de concepção global, que tem na integralidade da atenção à saúde a sua finalidade, pôs fim a essa dicotomia, com o SUS sendo o responsável por todas as ações e serviços de saúde, como prevenção, proteção e recuperação. Nesse sentido, os entes federativos responsáveis pela garantia do direito à saúde devem integrar as suas ações e serviços num único sistema, o SUS. Uma organização sistêmica e cooperada, obrigatoriamente.

A concepção de saúde do art. 196 da Constituição, ao determinar que o Poder Público é responsável pela saúde mediante a garantia de políticas sociais e econômicas que previnam o risco de agravo à saúde, foi além dos serviços de recuperação da saúde para atuar também nos fatores condicionantes da saúde, ou seja, na qualidade de vida como determinante das condições de saúde individual e coletiva, o que requer do Estado a garantia de políticas socioeconômicas que garantam qualidade de vida, prevenindo-se assim doenças e outros agravos. Abandonou-se a concepção biológica, genética e médica da saúde para incorporar as condições de vida das pessoas, o meio ambiente saudável, o emprego, a educação, a moradia, o estilo de vida, dentre outros aspectos.

O direito à saúde em sua múltipla dimensão, como a prestacional (serviços), a regulatória (normas sanitárias) e a preventiva (determinantes e condicionantes da saúde; fiscalização, controle), está a cargo do Estado, a quem incumbe o dever de regular, controlar e fiscalizar as ações e serviços públicos e privados de saúde, na forma do disposto no art. 197 da CRFB.

São princípios do direito à saúde, a prevenção, a universalidade de acesso, a igualdade de atendimento que conformam a sua organização em todo o território nacional em nome de sua unicidade conceitual, sendo o direito à saúde considerado direito público subjetivo que sujeita o Estado à garantia desse direito em favor do cidadão e da cidadã. Assim, é de se dizer que a saúde, a partir de 1988, ganhou outro *status* no país tanto em seu abrangente conceito como no dever do Estado de provê-lo.

Ao se falar no direito à saúde importa ainda discorrer sobre a competência dos entes federativos para a garantia dos cuidados com a saúde da população. Quem está responsável pelo que. Compete aos entes federativos, União, Estados, Distrito Federal e Municípios, o dever de cuidar da saúde das pessoas, conforme dispõe o art. 23, II, da CRFB:

> Art. 23. É competência comum da União, dos Estados, do Distrito Federal e dos Municípios:
>
> [...]
>
> II – Cuidar da saúde e da assistência pública, da proteção e garantia das pessoas portadoras de deficiência.

Na competência comum, todos os entes são igualmente responsáveis pela garantia do direito. No caso da saúde, a responsabilidade solitária, já afirmada e reafirmada pelo STF, certamente deveria considerar o disposto no seu art. 198, o qual define o sistema de saúde como o resultado da integração das ações e serviços de saúde dos entes federativos em redes de atenção à saúde, regionalizada e hierarquizada quanto à complexidade dos serviços (nível de atenção).

Esse dever de integrar serviços em rede, região e de modo hierarquizado, pressupõe uma organização sistêmica a envolver os entes federativos por nível de atenção assistencial, por tipos de serviços e com recortes regionais, as regiões de saúde. Essa complexa organização que pressupõe a interdependência[5] dos entes federativos autônomos entre si, o respeito ao porte socioeconômico, demográfico e geográfico de cada um, não compadece com a responsabilidade solidária na prestação dos serviços em seu lato sentido, uma vez que no bojo de sua hierarquização assistencial, que pressupõe que todos os entes nem sempre respondem pelos mesmos serviços em razão da escala, do aspecto populacional e socioeconômico, dentre outros, que impõe a divisão dessas responsabilidades para o atendimento das assimetrias federativas. Não se pode exigir de um município de pequeno porte a realização de transplante, o fornecimento de medicamentos de alto custo, que ficam a cargo da União e assim por diante.

Esse é um aspecto relevante na judicialização. As desigualdades econômicas, sociais, demográficas, geográficas dos entes federativos exigiu do legislador ordinário a necessidade de distribuir essa competência entre eles, com a Lei n. 8.080/90, em seus artigos 15 a 19, definindo as competências no âmbito de cada ente federativo.

Entrementes, isso não foi suficiente para enfrentar as desigualdades federativas em relação à prestação de serviços, uma vez que entre estados, e muito mais entre municípios, há profundas assimetrias ou desigualdades no campo social, econômico, cultural, sanitário, demográfico e geográfico. Um bom exemplo é o município de São Paulo com mais de 13 milhões de habitantes e uma renda *per capita* muito maior que 70% dos municípios brasileiros que tem menos de 20 mil habitantes, e baixa renda *per capita*.

Nesse sentido, a importância de dimensionar o papel de cada ente federativo na rede de ações e serviços de saúde, os quais devem organizar-se de maneira regionalizada (regiões de saúde), nos termos do Decreto n. 7.508/2011, tem grande relevância. Não se pode tratar entes desiguais de forma igual no sentido de incumbência de serviços para além de suas capacidades, sob pena de se promover iniquidades, desigualdades federativas.

Ante essa competência comum a todos os entes federativos para cuidar da saúde, as demandas judiciais tanto podem ter como réu o município ou o Estado ou a União, no âmbito da responsabilidade solidária pela garantia do direito, conforme fixado pelo Supremo Tribunal Federal (STF) – (RE 855.178 – Tema 793)[6] nos seguintes termos: "Os entes da federação, em decorrência da competência comum, são solidariamente responsáveis nas demandas prestacionais na área da saúde e, diante dos critérios constitucionais de descentralização e hierarquização, compete à autoridade judicial direcionar o cumprimento conforme as regras de repartição de competências e determinar o ressarcimento a quem suportou o ônus financeiro".

Essa decisão do STF encerra grande complexidade em sua aplicação por permitir que a ação seja demandada contra qualquer um deles, com direito tanto ao ressarcimento quanto, na pactuação federativa, a responsabilidade não for sua.

Todas essas questões giram em torno da definição da integralidade da assistência à saúde (seu conteúdo, o que ela comporta como norma aberta, conceito jurídico impreciso que precisa de regras complementares para lhe dar contorno jurídico). A origem da concessão de medidas liminares está sempre vinculada à garantia do atendimento integral da saúde, ou seja, não há limite para conceder produtos, insumos, serviços, tecnologias, medicamentos e isso não guarda coerência com a organização do SUS.

Desse modo, a competência comum entre os entes federativos para cuidar da saúde da população, ainda que encerre uma responsabilidade solidária *lato sensu*, não pode olvidar que os serviços de saúde têm características próprias em razão do disposto no *caput* do art. 198 da Constituição.

Sistema Único de Saúde (SUS)

Sendo a saúde um direito de todos e dever do Estado, cujo acesso às ações e serviços de promoção, prevenção e recuperação é considerado pela Constituição como universal e igualitário, a própria Constituição, em seu art. 198, criou o Sistema Único de Saúde para a sua garantia concreta, efetiva, cabendo aos entes federativos organizarem em seus territórios ações e serviços para o atendimento da população de modo descentralizado e integrado em regiões de saúde para cumprir o seu dever constitucional conforme abaixo:

> Art. 198. As ações e serviços públicos de saúde integram uma rede regionalizada e hierarquizada e constituem um sistema único, organizado de acordo com as seguintes diretrizes: (...).

O SUS se organiza mediante a integração das ações e serviços de saúde de um ente federativo com o outro, na rede de ações e serviços de saúde, demonstrando assim, que esses entes, embora gozando da mesma autonomia federativa (art. 18 da CF), são *interdependentes*[7] no âmbito do SUS, devendo integrar seus serviços uns com os outros na região de saúde. Essa obrigatoriedade de integração dos serviços dá origem a um sistema interdependente, no qual as referências sanitárias são relevantes para que o cidadão possa ter acesso aos serviços como um todo, uma vez que um ente da federação não consegue de maneira isolada garantir a integralidade da assistência à saúde, necessitando uns dos outros para que o itinerário terapêutico da pessoa possa ser cumprido no SUS de maneira resolutiva.

Por isso, o SUS conta com instâncias de deliberação colegiadas – comissões intergestoras tripartite, bipartite e regional – espaços de decisão consensual dos entes federativos em relação a temas, como organização de serviços em rede, definição das políticas e programas de saúde e das referências. A Lei n. 12.466/2011 reconheceu as instâncias de gestão deliberativa do SUS e o Conselho Nacional de Secretários de Saúde (CONASEMS) e Conselho Nacional de Secretários Estaduais da Saúde (CONASS).

Por outro lado, o financiamento do SUS é composto por receitas próprias e por transferências federativas, cabendo à União repassar obrigatoriamente recursos para Estados e Municípios para financiarem a rede de atenção à saúde. A cooperação federativa no SUS é obrigatória. Os entes federativos têm o dever de integrar seus serviços. E ainda que os critérios do rateio de recursos estejam dispostos na Lei Complementar n. 141/2012, arts. 17 e 18, estes não têm sido cumpridos a contento, na forma da lei.

Por fim, importa dizer que o SUS é um sistema de saúde cujo modelo é mais afeito aos países unitários, exigindo assim num país federativo arranjos jurídicos que dêem sustentação a essa cooperação imposta pela Constituição de integrar serviços. E isso tem reflexos na judicialização da saúde quanto às responsabilidades dos entes federativos com a população.

Constitui diretriz do SUS organizar os serviços de saúde de modo a garantir a integralidade da assistência à saúde. No SUS, a garantia da assistência à saúde deve se dar de maneira integral, unindo as ações preventivas com as curativas e atendendo as necessidades de saúde da população. A Lei n. 8.080/90, em seu art. 7º, II, define a integralidade da seguinte forma:

> Art. 7º As ações e serviços públicos de saúde e os serviços privados contratados ou conveniados que integram o Sistema Único de Saúde – SUS, são desenvolvidos de acordo com as diretrizes previstas no art. 198 da Constituição Federal, obedecendo ainda aos seguintes princípios:
>
> [...]
>
> II – Integralidade da assistência, entendida como conjunto articulado e contínuo das ações e serviços preventivos e curativos, individuais e coletivos, exigidos para cada caso em todos os níveis de complexidade do sistema.

A integralidade da assistência à saúde significa o direito ao atendimento integral da saúde, ou seja, aquilo que for necessário para a garantia de seu direito, independentemente de residir em um município de pequeno porte que só disponha de serviços do nível assistencial da atenção primária. A pessoa deve ter acesso aos serviços necessários aos cuidados com a sua saúde, devendo ser referenciada para outro serviço, sempre que necessário.

Não obstante o direito à atenção integral à saúde, faz-se necessário discipliná-la para definir o seu conteúdo, qual o limite para a organização dos serviços, uma vez que há uma gama gigantesca de procedimentos, tecnologias, medicamentos que precisam ser objeto de análises técnico-científicas quanto à sua eficácia, acurácia, efetividade, boas práticas de fabricação, custo-benefício em comparação a outras tecnologias semelhantes, o que entendemos como os contornos jurídicos da integralidade assistencial, uma vez que o céu não é o limite. Daí o Decreto n. 7.508/2011, que regulamentou a Lei 8.080, sobre a Renases – Relação Nacional de Ações e Serviços de Saúde, a qual deve consubstanciar os serviços de saúde garantidos pelo SUS, acompanhada da Rename – Relação Nacional de Medicamentos do SUS.

Somente o que estiver estabelecido na Renases e na Rename poderia, do ponto de vista jurídico, ser demandado pelo cidadão perante o Poder Judiciário, quando os serviços de saúde forem omissos em relação à sua garantia. A Rename e a Renases devem compreender de maneira justa um rol de ações, serviços e medicamentos capazes de atender a integralidade da assistência à saúde, sempre pautada em políticas públicas que as expressem.

Esse aspecto é relevante para se discutir a judicialização da saúde. Vê-se assim que a integralidade da assistência à saúde não é tudo aquilo que se pretende demandar contra o SUS, mas sim tudo aquilo que compuser um rol de ações e serviços e de medicamentos previstos na Renases e na Rename e em políticas públicas. Se não houver a política pública por omissão do poder público, nascerá para o cidadão o seu direito aos serviços e às ações ali previstos que deveria ser pleiteado de modo coletivo e não individualizado. A questão é discutir as políticas de saúde, as omissões públicas de modo coletivo e para isso os conselhos de saúde são importantes espaços para esse debate e proposições.

Judicialização da saúde

A Judicialização da saúde, conforme dissemos anteriormente, é um fenômeno recente na sociedade brasileira. Antes de 1988 não havia o direito a saúde positivado na nossa Constituição. Ela vem impondo debates e reflexões entre os dirigentes sanitários e as autoridades judiciárias visando encontrar um caminho que possa de fato ser a forma democrática pela qual o cidadão e a cidadã fazem valer um direito seu descumprido pelas autoridades públicas.

A judicialização na saúde como está posta reflete uma luta entre o que o cidadão e a cidadã entendem que lhe deve ser garantido e o que o Estado de fato lhe garante de maneira insatisfatória; ou ainda o que o cidadão e a cidadã gostariam que lhes fosse garantido, mas não encontra respaldo na lei. Ocorre que há problemas dos dois lados: as insuficiências públicas previstas nas relações de medicamentos ou de serviços e que deveriam preceder um pedido administrativo para então se judicializar no caso de não atendimento; a busca por medicamentos ou procedimentos não incorporados no SUS após análise técnica da Comissão Nacional de Incorporação de Tecnologias na Saúde (CONITEC) e que mesmo assim o médico servidor público insiste em prescrever, o que lhe seria vedado fazê-lo, exceto se justificar como sendo a única forma de garantir a saúde ou vida daquela pessoa.

Sendo o acesso aos serviços de saúde no SUS ordenado em portas de entrada, não sendo uma porta aberta, exceto em situações de urgência e emergência, deve-se considerar esse aspecto como uma das molduras da integralidade, que lhe põe contorno.

Pelo fato de existirem assimetrias entre os municípios, o que enseja uma estrutura de rede de atenção à saúde regionalizada, distribuindo-se a competência entre todos, em acordo as suas diferenças econômicas, sociais, demográficas, de organização de serviços, essa organização deveria ser observada pelo Judiciário, pelos profissionais de saúde, pelo cidadão. O desrespeito a essa organização sistêmica, as relações de medicamentos e serviços, a não respeitar a porta de entrada com beneficiários de planos de saúde demandando contra o SUS, a judicialização tem atingido um nível quase insustentável para o SUS, criando uma segunda porta de entrada, que é o Poder Judiciário.

Em 2009, ante a grande demanda judicial e as incompreensões do SUS, o Supremo Tribunal Federal realizou uma audiência pública para discutir o tema, com o Ministro Gilmar Mendes fixando a tese, aprovada pelo STF, da responsabilidade solidária entre os entes federativos na saúde. Em seguida o Conselho Nacional de Justiça emitiu a Recomendação n. 31, de 2010, contendo importantes orientações nesse campo, mas tudo até agora tem sido insuficiente para conter a judicialização que continua intensa e desestruturante da organização do SUS.

Após essas iniciativas e realizações importantes do Judiciário, outras ocorreram e estão a ocorrer, como diversas teses fixadas pelo STF, contudo insistimos em dizer que não conseguiram estancar ou peneirar as demandas judiciais justas das duvidosas ou improcedentes. E a judicialização continua a garantir serviços e medicamentos a beneficiários de planos de saúde; a conceder medicamentos não incorporados no SUS; médicos servidores públicos continuam a não observar as listagens do SUS, desorganizando o planejamento da saúde e a sua organização. Não podemos deixar de considerar as falhas do SUS na prestação de serviços de saúde; a não efetividade do direito à saúde por responsabilidade do Poder Público. Não se pode negar que há situações em que os interesses de mercado estão acima do interesse na construção da saúde pública. Muitos interesses escusos se misturam com verdadeiras necessidades da população.

Assistência domiciliar: aspectos a considerar

A assistência domiciliar está prevista na Lei n. 8.080/90, art. 19-I, e na Portaria GM-MS n. 825/2016 (Portaria de Consolidação n. 5/2017). A Lei n. 8.080 dispõe sobre o atendimento domiciliar e a internação hospitalar, definindo a assistência de atendimento e internação domiciliares como "a garantia de um rol de procedimentos médicos, de enfermagem, fisioterápicos, psicológicos e de assistência social para o cuidado integral dos pacientes em seu domicílio, devendo essa atuação incluir a medicina preventiva, terapêutica e reabilitadora".

A Portaria GM-MS 825/2016 (Portaria de Consolidação n. 5/2017), define a assistência domiciliar, estabelecendo critérios para o seu funcionamento e financiamento, incluindo esses serviços na rede de atenção à saúde e como não poderia deixar de ser a internação domiciliar depende de prescrição médica seja do médico servidor público, seja do médico – profissional de saúde de entidades privadas que participam do SUS de modo complementar.

Releva destacar ser condição essencial para que emerja o direito à assistência domiciliar estar a pessoa em tratamento no SUS. Essa vinculação com o SUS é essencial para fazer nascer o direito. A prescrição médica de profissional da saúde do SUS, conforme dispõe o Decreto n. 7.508/2011, que, ao regular a questão da assistência farmacêutica, firmou uma diretriz para o SUS. Somente poderá requerer esse tratamento quem teve prescrição médica em serviços habitados pelo SUS.

Tem sido frequente confundir serviços de assistência domiciliar com a assistência social, uma das áreas da seguridade social, mas apartada da saúde, com diretrizes e princípios próprios e objeto diverso. A Lei Complementar n. 141, em seu art. 4º, VIII, veda que sejam consideradas como ações e serviços de saúde para efeito do financiamento, as ações de assistência social. Muitos dos pedidos perante o Poder Judiciário estão submetidos ao campo da assistência social, onerando recursos da saúde, o que é vedado pela lei. Daí a importância de se separar a atenção domiciliar da assistência social, nos termos do disposto no art. 3º da Lei Complementar 141/2012, que define o que são ações e serviços de saúde; também em relação ao disposto na Renases e Rename, e ao art. 19-I da Lei n. 8.080 e Portaria GM-MS n. 825/2016.

Importante fazer esses destaques nas ações judiciais, definindo o campo de atuação da assistência social, conforme disposto na Constituição, art. 203 e art. 196; e na Lei n. 8.080/90. Têm sido descritas demandas judiciais com causas que podem muitas vezes contrariar o conceito de assistência domiciliar no SUS, como:

A. Assistência domiciliar com pedido de prótese e órtese e material de apoio como cama hospitalar, entre outros.
B. Outros profissionais.
C. Respiradores, aspiradores de secreção, curativos de alto custo, insumos de uso diário, dietas industrializadas.
D. Acompanhamento de enfermagem 24 horas.
E. Manutenção indefinida do cuidado domiciliar, não permitindo que a alta seja um critério do profissional de saúde do SUS.

Além do mais, muitas vezes essas demandas são realizadas por pessoas que tem plano ou seguro-saúde, quando o demandado deveria ser a operadora do plano. E mesmo no caso de haver determinação de atendimento mediante medida liminar, deveria imediatamente a Agência Nacional de Saúde (ANS) requerer o ressarcimento ao SUS pela operadora, nos termos do disposto na Lei n. 9.656/98.

Nesses casos, a ANS falha ao não requerer o ressarcimento, constituindo-se numa renúncia de receita pública. Seria relevante que o magistrado ao determinar ao SUS o atendimento da demanda quando a pessoa é beneficiária de plano de saúde, impor o imediato ressarcimento pela ANS, sob pena de multa, como faz com o gestor da saúde. Muitas vezes, quando há alguma forma de mediação sanitária, ouvir as partes e suas considerações para uma decisão final mediada.

A judicialização no país ainda está longe de alcançar um equilíbrio. Ainda que vários caminhos estão sendo perseguidos na tentativa de se encontrar soluções de justiça social no campo da saúde pública, não se logrou nenhuma solução que de fato desjudicialize a saúde, continuando intensa, desestruturante do planejamento do SUS, de sua organização e funcionamento, sendo muitas vezes injusta por atender demandas individualizadas que prejudicam o atendimento coletivo.

Questão bastante delicada ainda na atenção domiciliar tem sido também uma certa desresponsabilização do Estado no tocante a adequada prescrição desses serviços. O objeto da lei é garantir internações em casa, estritamente nos casos indicados, para que o paciente deixe o ambiente hospitalar para ser cuidado em sua residência, junto aos seus familiares ou responsáveis. Não obstante, não se pode deixar de analisar falhas do próprio sistema na atenção domiciliar que também podem levar à judicialização. A sua considerável expansão e seu baixo financiamento estão promovendo situações como as descritas a seguir, conforme tem sido debatido pelos profissionais e especialistas da saúde:

A. A família por questões mais sentimentais do que terapêuticas deseja a internação, não se dando conta do seu significado real e das necessárias condições psicológicas que a situação requer.
B. A fragilidade do serviço no SUS que acaba por sobrecarregar a família e gerar possível judicialização pelas insuficiências.
C. A falta de visão da família do significado da atenção domiciliar, que poderá alterar a dinâmica familiar.
D. d) A atenção primária, como serviço de referência da atenção domiciliar, nem sempre está preparada para o contínuo acompanhamento e presença de profissionais em acordo ao necessário, sobrecarregando as famílias.
E. A falta de insumos básicos necessários que acabam onerando a família que nem sempre tem condições de arcar.
F. O cuidador familiar assumindo responsabilidade sem a necessária habilidade técnica, dentre outros aspectos de falhas do SUS.

Essas distorções dos serviços de saúde só ampliam os processos judiciais num SUS subfinanciado que anualmente perde recursos em razão da EC n. 95, de 2016, inibindo a expansão dos serviços de saúde conforme demanda da população.

Considerações finais

O SUS é um serviço público de acesso universal e igualitário, devendo garantir à população serviços e ações de saúde de promoção, proteção e recuperação. Esses serviços e ações devem ser garantidos de forma integral. A integralidade da assistência à saúde está definida no art. 7º, II, da Lei n. 8.080, e deve ser garantida no sistema de saúde como um todo, de preferência na região de saúde, e não por cada ente de forma individualizada.

Por sua vez, a integralidade não pode ser um rol de ações e serviços sem limites, sem contornos uma vez que se devem conjugar as necessidades de saúde da população com os recursos orçamentários. Além do mais, ao lado do SUS que é o sistema púbico brasileiro, há um sistema privado, uma vez que a Constituição garantiu à iniciativa privada a liberdade de nela atuar. A saúde pública é universal e gratuita; a saúde privada é paga. Somente aqueles que a pagam podem usá-la. Assim quem optar pela saúde paga não pode querer do SUS apenas parcela de seus serviços em complemento ao seu plano de saúde. O SUS não é complementar ao plano de saúde; não é balcão de mercadorias de saúde, que se escolhe como quer. O cidadão tem que ter optado por se tratar no SUS, de forma integral, e respeitar todos os seus regramentos administrativos e técnico-sanitários. O detentor de plano não perde o direito de escolher novamente o SUS, mas ao fazê-lo tem que vir com os dois pés, vir de forma integralmente e se sujeitar aos seus regulamentos, as suas portas de acesso. Não pode vir "por cima", ferindo o princípio da igualdade dos demais que já estão no SUS.

A judicialização precisa encontrar um caminho virtuoso, o qual possa de fato atender o cidadão quando seu direito é postergado ao mesmo tempo em que respeita os regramentos legais do SUS e permite ao gestor da saúde ser ouvido antecipadamente em suas considerações para assim não ver seu sistema de saúde corroído por liminares que não atendem aos princípios e diretrizes do SUS. O SUS precisa muitas vezes melhorar as suas políticas de saúde e efetivá-las realmente.

Por conclusivo, a integralidade da assistência à saúde no SUS compreende, dentre outras ações e serviços, a assistência e internação domiciliar e ela deverá ser organizada de forma a garantir o previsto na Lei n. 8.080 e na Portaria GM-MS n. 825/2016. O que desbordar dos seus regramentos não deve ser atendido, uma vez que na Administração Pública vigora o princípio da legalidade. Do mesmo modo, aquilo que cabe ao Poder Público garantir, deve de fato ser realizado. Tem havido falhas nos dois lados, nas demandas judiciais, na regulação mais precisa do que seja a integralidade da atenção à saúde, na prestação dos serviços de modo adequado e isso tudo motiva essa intensa judicialização desorganizadora do SUS e promotora de desigualdade social. É preciso encontrar o fiel da balança para o alcance de justiça social.

Referências

1. Disponível em: https://www.cnj.jus.br/solucoes-construidas-pelo-cnj-buscam-reduzir-judicializacao-da-saude/ [acesso em 15. out. 2021].
2. Graziane E. Uma estéril década de microjustiça da saúde no STF reclama novas respostas. Disponível em: https://www.conjur.com.br/2019-mai-21/contas-vista-esteril-decada-microjustica-saude-stf (acesso em 15 out. 2021).
3. Bobbio N. A Era dos Direitos. Rio de Janeiro: Editora Campus; 1990.
4. Mapelli R. Judicialização da Saúde. São Paulo: Atheneu; 2017.
5. Santos L. Sistema Único de Saúde: os desafios da gestão interfederativa. Campinas: Saberes Editora; 2013.
6. Oliveira LV, Morozowisk AC. Disponível em: https://www.migalhas.com.br/depeso/305311/da-responsabilidade-solidaria-na-assistencia-a-saude-no-sus (acesso em 15 out. 2021).

Legislação citada

1. Brasil. Supremo Tribunal Federal. Recurso Extraordinário n. 855.178-SE. Recorrente: União Federal. Recorrido: M.A.C.S. Rel. Min. Luiz Fux. Brasília, 22 maio 2019. Disponível em http://portal.stf.jus.br/processos/detalhe.asp?incidente=4678356 (acesso em 15 out. 2021).

2. Brasil. Ministério da Saúde. Portaria de Consolidação n. 5, de 28.09.2017. Consolidação das normas sobre as ações e os serviços de saúde no Sistema Único de Saúde (Redefine a Atenção Domiciliar no âmbito do SUS). Diário Oficial da União. Brasília. Disponível em: https://www.jusbrasil.com.br/diarios/113894163/dou-secao-1-26-04-2016-pg-33 (acesso em 15 out. 2021).
3. Brasil. Congresso Nacional. Lei n. 8.080, de 1990. Dispõe sobre a organização e o funcionamento do SUS. Disponível em: http://www.planalto.gov.br/ccivil_03/leis/l8080.htm (acesso em 15 out. 2021).
4. Brasil. Congresso Nacional. Lei Complementar n. 141/2012. Disponível em: http://www.planalto.gov.br/ccivil_03/leis/lcp/lcp141.htm (acesso em 15 out. 2021).
5. Brasil. Presidência da República. Decreto n. 7.508, de 28.06.2011. Disponível em: http://www.planalto.gov.br/ccivil_03/_ato2011-2014/2011/decreto/d7508.htm (acesso em 15 out. 2021).

Capítulo 5

Comunicação difícil na atenção domiciliar

Kleber Galante Souza
Leydjane Nunes Carvalho
Patrícia Rigoni Dantas Baldi

PONTOS-CHAVE

- Comunicação como instrumento para o cuidado em saúde.
- Aprimoramento das habilidades de comunicação de notícias difíceis.
- Escuta ativa e empática.

OBJETIVOS DE APRENDIZAGEM

Ao final do capítulo, o leitor deverá ser capaz de:

- Compreender o que é comunicação de notícias difíceis, quais situações na atenção domiciliar podem demandar esse tipo de comunicação e como comunicar assertivamente.
- Refletir sobre o impacto de notícias difíceis para o paciente e a família.
- Reconhecer atitudes que podem auxiliar na comunicação de notícias difíceis, gerando maior segurança para o profissional e diminuindo o impacto da notícia para o ouvinte.
- Apresentar resumidamente alguns dos protocolos de comunicação de más notícias/notícias difíceis encontrados na literatura.
- Estimular a reflexão sobre a importância de buscar aprimorar as habilidades de comunicação, a fim de construir uma boa relação com o paciente, pautada na empatia.

Introdução

No cenário atual mundial, a exigência de um novo perfil de prestador de serviço, que tenha uma alta qualidade de atendimento, atinge seu ponto máximo. Competências e habilidades no ato da comunicação são algumas das principais solicitações direcionadas a esse novo profissional. Ao discutirmos como seria a comunicação em saúde e como comunicar notícias difíceis, devemos considerar as competências, as habilidades e os recursos necessários para isso – algo a que todo profissional da saúde deve estar atento.

Comunicação em saúde

No campo da saúde, a comunicação tem como finalidade possibilitar ao profissional e à unidade de cuidados – paciente e família – delinear as necessidades a serem atendidas, para ajudar a pessoa que está sendo cuidada, com a dignidade e a autonomia imprescindíveis para solucionar seus problemas, visando à promoção, manutenção e recuperação de sua saúde física e mental, além de encontrar novos padrões de comportamento diante de uma situação inesperada. Nesse sentido, os envolvidos tornam-se agentes de sua própria saúde, não apenas pacientes.

A comunicação é considerada uma das principais ferramentas do cuidado em saúde. Quando eficaz, favorece o vínculo com o paciente e potencializa a relação de cuidado por meio da compreensão e confiança, sobretudo ao se considerar a empatia, que amplia a atenção e o cuidado com o outro, ao promover a escuta empática, tão importante para o processo de comunicação.[1]

Esse processo envolve certa complexidade e pode afetar de maneira positiva ou negativa a relação com o paciente. O comunicar envolve muito mais que palavras; diz respeito também aos gestos, às expressões e até mesmo ao silêncio. Muito da comunicação perpassa o não dito que se revela de outras formas. É preciso estar atento às várias formas de se comunicar.

Segundo Robins (2004), é preciso reconhecer o lugar de importância da comunicação para a vida humana, na organização dos grupos sociais, no registro de ideias e informações, na regulação da vida em sociedade. Pensar comunicação é pensar também sua motivação, afinal comunicar envolve afeto, envolve emoção. A comunicação, quando bem realizada, propõe mudanças, resolve conflitos, tranquiliza, mas o contrário também é verdadeiro; a comunicação mal planejada, inadequada, fomenta tensões e divisões, intensifica conflitos.[2]

Para Ruiz (2003), pensar comunicação em saúde é considerar sua importância, seja na transmissão de informações sobre um diagnóstico ao paciente e seus familiares, seja na orientação de terapêuticas e intervenções compartilhadas em equipe, até mesmo na comunicação entre a equipe. A comunicação pode cooperar na condução e solução de impasses de bioética sobre determinados casos clínicos.[2]

A comunicação só é estabelecida quando há verdadeira compreensão do que foi dito e ouvido. Esse processo envolve atenção, sensibilidade e disponibilidade para ouvir o dito e o não dito pelo outro, buscando escutar para entender o outro e não apenas para responder. Na comunicação de notícias difíceis é necessário buscar ainda a compreensão dos sentimentos e das emoções que a informação provoca no outro. Escutar adequada e empaticamente propicia o vínculo com o paciente e permite que ele exponha seus medos, angústias e incertezas.

Algumas situações tornam a comunicação mais desafiadora para o profissional de saúde, sobretudo aquelas que provocam forte reação emocional, como na comunicação de más notícias/notícias difíceis.[3]

Comunicação de notícias difíceis

De acordo com Buckman (1992), a notícia difícil é qualquer informação que modifica gravemente a perspectiva que o paciente tem sobre o seu futuro, gerando sensações desagradáveis que estão relacionadas tanto ao diagnóstico quanto ao prognóstico do quadro de enfermidade. Comunicar uma notícia difícil é algo inevitável para os profissionais de saúde. Em muitos casos, o que se observa é que nem sempre o profissional está preparado para comunicá-las, o que, por vezes, incorre numa comunicação evasiva, dúbia e com fuga da verdade.[3]

A comunicação de notícias difíceis não está restrita a situações de terminalidade ou morte. De acordo com Bascuñam (2005), uma notícia difícil pode ser sobre um procedimento invasivo necessário a um tratamento; pode ser também informar sobre o diagnóstico de uma doença crônica e até mesmo o início da abordagem em cuidados paliativos, não necessariamente em fase final de vida. A notícia difícil também está diretamente relacionada ao que aquela notícia representará para quem a recebe. Notícia difícil tem a ver com os significados e a história de cada um.[4]

Em pesquisa realizada por Santos e Silva (2006) sobre a percepção dos profissionais de saúde na comunicação com familiares de pacientes em unidades de terapia intensiva, por exemplo, foi observado que aspectos que dificultam esse processo são: informações incompreendidas, gravidade do paciente, dinâmica da unidade, grau de conhecimento entre o próprio familiar e o paciente, dificuldades no jeito de ser do profissional e espaço físico inadequado. Como aspectos positivos, destacam-se o aproximar-se da família, a empatia, a experiência profissional, a idade avançada do paciente e o autoconhecimento.

Segundo Rodrigues (2014), a comunicação eficaz sobre uma notícia difícil pode facilitar ao paciente e à família a assimilação da realidade clínica, mesmo sobre as repercussões psicológicas e emocionais das angústias inerentes a situações difíceis. Bascuñam (2005) afirma que o impacto da notícia difícil também se relaciona à condição física e emocional em que pacientes e familiares se encontram no momento da notícia, daí a importância do preparo profissional na percepção de um momento mais adequado para fornecê-la.[4]

A comunicação de notícias difíceis é considerada um momento perturbador não apenas para quem recebe a informação, mas também para quem a faz. Pode provocar diferentes reações emocionais, como angústia, medo, revolta, desespero, ansiedade, desorientação, negação e falsas esperanças. A notícia difícil faz emergirem diferentes sentimentos que precisam ser acolhidos pelos profissionais. Para tanto, é necessário que o profissional tenha embasamento teórico e emocional para lidar assertivamente com a complexidade dessas situações desafiadoras.[3]

Destaca-se que a comunicação não verbal pode, em alguns casos, configurar-se como iatrogenia. Pesquisas mostram que os sinais não verbais têm efeito cinco vezes maior que as palavras pronunciadas, e, quando não há coerência entre o que é falado e o que é percebido, as pessoas dão maior importância à mensagem não verbal e desconsideram o que foi transmitido oralmente. Desse modo, podemos inferir que, mesmo que o profissional de saúde tenha um discurso verbal positivo e adequado com o paciente, seus sinais não verbais é que determinarão o caráter terapêutico ou iatrogênico da interação, pois são mais valorizados.[5]

Entre as dificuldades em comunicar notícias difíceis podemos também considerar que o profissional em algum momento pode se deparar com o medo de ser considerado culpado; medo da falha terapêutica ou da sensação de impotência e de fracasso; em relação ao paciente, o medo de causar dor e de desencadear uma reação; preocupação com os aspectos legais e com a hierarquia – o médico, por exemplo, por estar realizando uma tarefa para o qual não foi treinado, teme dizer "Eu não sei" e expressar suas emoções; como dificuldade ainda maior, emerge o medo pessoal da doença e da morte.

Para Souto,[4] há o desafio do profissional de saúde diante da necessidade de comunicar e lidar com uma notícia difícil, afinal ele precisa lidar com suas próprias questões, a situação do paciente o afeta, e ao mesmo tempo ele precisa estar disponível para auxiliar paciente e familiares nas possíveis repercussões. O autor chama atenção à formação profissional, revisão das grades curriculares, atualização dos professores, lógica dos serviços, formação continuada e reflexão contínua do profissional em seu trabalho.[4]

O silêncio

Comunicar algo doloroso já não é fácil, e, quando a equipe depara com incongruências de ideias, emoções e posicionamentos entre o paciente e a sua família, outras dificuldades ainda maiores podem surgir na condução do cuidado. Por isso, uma equipe que saiba manejar tanto o sofrimento humano inerente à situação quanto questões interpessoais poderá, sim, ter facilitado a vivência, o enfrentamento e a elaboração das notícias difíceis por parte dos envolvidos.[6]

Em razão da notícia difícil, a família poderá viver um tempo de muita angústia, medo, dor, culpa, deveres, frustrações, raiva, cansaço, e, além dessa gama de reações, precisa cuidar do paciente. A realidade se torna muito difícil, o sofrimento se instaura. Na busca por alívio ou mesmo para poupar o paciente, muitas vezes a família se silencia diante dos fatos, até mesmo pactuada com a equipe. É a conspiração do silêncio, um modo de proteção e preservação que deve ser pensado e compreendido caso a caso.[6]

Para Benjamim *et al.* (2012), a conspiração do silêncio pode ser adaptativa, quando o paciente também não quer falar sobre seu estado de saúde e doença. E pode ser também desadaptativa; quando o paciente quer saber seu quadro geral, ele busca por isso, porém família e equipe se silenciam, havendo aí um isolamento do paciente com suas próprias questões. Inclusive Chaturvedi *et al.* (2009) afirma que, quando o paciente morre no isolamento do silêncio, a família pode sentir-se culpada por pensar que faltou com honestidade ao indivíduo.[6]

No intuito de poupar o paciente de maiores angústias, a família, a equipe e também amigos, quando se silenciam, tornam mais difíceis ao paciente algumas tarefas de quando em final de vida. Sejam as despedidas, os acertos, os fechamentos, consigo e com sua história, seus vínculos, suas vivências, a elaboração sobre finitude, os enfrentamentos necessários dessa etapa, tudo isto torna-se mais complicado de ser vivenciado pelo paciente quando impera o silêncio sobre seu real estado e possibilidades.[6]

Salvador (2010) ressalta que, para lidar com a conspiração do silêncio, o primeiro passo é reconhecer que ela existe, que existe dificuldade em lidar com a realidade, e isso auxiliará a todos. Para poder suportar a carga emocional do momento, a equipe precisa estar preparada, afinal os profissionais darão e serão suporte a paciente e familiares diante de reações que uma notícia difícil possa provocar. Lidar apropriadamente com a conspiração do silêncio é evitar a ocorrência de mortes solitárias e despedidas silenciosas.[6]

Atentar-se à conspiração do silêncio, atentar-se ao sofrimento inerente quando da comunicação e possíveis repercussões de uma difícil notícia é estar disponível para pensar a finitude humana, é reconhecer a singularidade das experiências, inclusive as dolorosas, e reconhecer que estamos todos sujeitos à mesma condição humana. Essa não é tarefa fácil; é difícil sustentar todos esses aspectos em prol de uma comunicação mais aberta e verdadeira.[6]

Notícias difíceis na atenção domiciliar

O profissional de saúde que comunica uma notícia difícil precisa considerar o contexto no qual o paciente está inserido, valorizando sua história, suas crenças e expectativas. A comunicação de uma notícia difícil é uma responsabilidade comum a todos os profissionais envolvidos na assistência ao paciente, não é uma tarefa exclusiva do médico.[7]

Comunicar sobre diagnósticos, prognósticos e procedimentos é reconhecidamente um dever do médico, contudo a equipe, muito profissional, pode auxiliar nesse processo, compartilhando a responsabilidade pelo suporte ao usuário, acolhendo as suas fragilidades, além de continuar fornecendo toda a atenção e o apoio necessários tanto para o paciente quanto para os familiares. Masmann acrescenta que talvez seja necessário repetir a informação: os pacientes tendem a reconstruir a informação com base em outras que já tinham. Essa característica pode atenuar ou agravar as informações recebidas.[8]

No contexto da atenção domiciliar (AD), a equipe multiprofissional pode deparar com diversas condições que requerem a habilidade de comunicar notícias difíceis. Situações comuns na AD que podem representar uma notícia difícil incluem diagnóstico de doença que ameaça a vida; diagnóstico de doença incurável (ex.: diabetes, HIV, doença pulmonar obstrutiva crônica, esclerose lateral amiotrófica); informar o desligamento do programa e/ou alta da AD; informar sobre um tratamento; comunicar o agravamento do quadro; informar condição de saúde que modifique o estilo de vida; informar sobre um prognóstico limitado; informar a necessidade de hospitalização; informar a necessidade de amputação de um membro; informar perda de função (paraplegia, por exemplo); informar sobre as limitações do serviço; informar mudança de profissional da equipe; informar toda situação que afete negativamente as expectativas do paciente/família.

Notícias difíceis e o cuidado paliativo em atenção domiciliar

Com o forte incremento da tecnologia, a medicina obteve importantes benefícios no favorecimento de diagnósticos mais precisos e na condução dos tratamentos. Tais avanços proporcionaram maior sobrevida aos pacientes, o que é de extrema relevância. Porém, também ficou posto no decorrer da história o quanto o foco das ações médicas se voltou para a cura das doenças, em detrimento do cuidado e bem-estar da pessoa – o paciente.[9]

Nesse sentido, o cuidado paliativo surge com a proposta de reafirmar o senso de dignidade da vida e de qualidade da atenção para com o paciente e sua família quando não há mais a possibilidade de cura física. Propõe ações que fortaleçam o cuidado, o alívio de dor e de outros sintomas desconfortáveis, no âmbito físico, psicológico, social e espiritual. Para tanto, a comunicação torna-se ferramenta imprescindível na relação paciente-equipe-família.[9]

Para compreender as vivências do paciente em cuidado paliativo, bem como suas necessidades pessoais, a equipe interdisciplinar precisa estar atenta aos elementos verbais e não verbais do processo de comunicação. O profissional que se apropria de diferentes recursos e técnicas nessa condição terá maior possibilidade de ofertar um cuidado mais satisfatório do ponto de vista do paciente e de sua família, além de uma relação positiva entre os envolvidos.[9]

A comunicação também irá favorecer o esclarecimento de dúvidas, a redução de ansiedade, angústias e outras repercussões psíquicas e interpessoais que possam surgir. Isso favorece o conforto, o acolhimento, a valorização do humano, aspectos que de fato contribuem para a humanização nesse contexto clínico. Os autores ressaltam também o quanto ainda é preciso investir em estudos que relacionem o cuidado paliativo à AD.[9]

Dada a situação de inviabilidade de cura, o cuidado paliativo tende a suscitar sofrimento para a equipe interdisciplinar e para os familiares do paciente, assim acabam por evitar falar sobre terminalidade e sobre a morte com ele, querendo poupar e minimizar seu sofrimento. Com isso, emoções são isoladas, o cuidado se torna muito técnico, e a livre abordagem sobre o assunto, mesmo dúvidas e angústias, ficam impedidas de melhor enfrentamento.[10]

É sabido que comunicar notícias difíceis é uma das tarefas mais complexas para os profissionais de saúde, afinal não foram preparados para lidar com limites, finitude e morte. Foram, sim, preparados para conversar e lidar sobre saúde, sobre cura, sobre vida, foram formados para salvar. Diante disso e ciente da realidade do trabalho a ser exercido, desenvolver habilidades pessoais e técnicas para comunicar a notícia difícil é tarefa essencial desse profissional.[10]

Pode surgir também o questionamento "contar ou não contar?" ao paciente sobre seu quadro clínico. Fato é, é um direito da pessoa saber sobre si, mas também é seu direito não querer saber. Ou seja, é preciso uma aproximação cuidadosa e respeitosa ao tempo e desejo do paciente, saber se ele quer ou não saber sobre seu estado de saúde e doença. Talvez, mais do que "contar ou não contar?", a equipe precisa ocupar-se sobre "como contar?" e se preparar bem para esse momento.[10]

Quando a equipe se prepara adequadamente para comunicar notícias difíceis em cuidado paliativo, não apenas o paciente é favorecido, mas a família também. Bem amparada e orientada pelos profissionais, a família também conseguirá cuidar melhor do paciente nos enfrentamentos que surgirem, de modo afetivo, responsivo e participativo. Esse movimento também contribui para a própria equipe, que se percebe em uma situação bem sustentada e conduzida.[10]

Recursos e estratégias

Embora não exista uma "receita" para a comunicação, os protocolos podem facilitar o processo da comunicação, melhorando a clareza e a abertura do ouvinte e possibilitando uma melhor abordagem em situações desafiadoras. A comunicação efetiva não pode ser alcançada apenas por meio de técnicas; há necessidade de saber escutar empaticamente.[11]

Faz-se necessário que o profissional em saúde busque estar preparado para lidar com essas situações, considerando a melhor forma de transmitir uma notícia que pode ser considerada difícil e dolorosa para paciente/família, buscando minimizar os impactos provocados pela informação. O profissional precisa ter o cuidado de fornecer as informações de forma gradual e com a devida atenção às reações do paciente e/ou familiares. Deve-se permitir e acolher a expressão dos sentimentos, respeitar o tempo necessário para administrar a informação, lidando com a situação com empatia e sensibilidade.

Diante da dificuldade de comunicar uma notícia ruim, foram desenvolvidos protocolos técnicos para auxiliar e dar mais segurança aos profissionais de saúde a conduzirem esse momento desafiador e de fragilidade da melhor forma. Tais protocolos baseiam-se em etapas e englobam as atitudes do profissional que visam preparar o ouvinte e acolhê-lo diante de uma comunicação de notícia difícil. Um dos mais conhecidos é o protocolo SPIKES.

Apresentam-se a seguir alguns modelos de protocolos mais encontrados na literatura, a saber: SPIKES, ABCDE, BREAKS, PEWTER, CLASS e P-A-C-I-E-N-T-E, este último uma versão do SPIKES adaptada à realidade brasileira. Notadamente, há muitos pontos em comum entre eles.

QUADRO 1 Etapas do protocolo SPIKES

S	*Setting up* – Preparar um ambiente adequado para a comunicação
P	*Perception* – Identificar o que o doente já sabe e seu grau de compreensão
I	*Invitation/information* – Compreender quanto o doente quer saber, convite ao esclarecimento
K	*Knowledge* – Partilhar a informação de forma simples e cuidadosa, tentando amenizar seu impacto
E	*Emotions/empathy* – Reconhecer e validar as reações emocionais adotando uma postura empática
S	*Strategy/summary* – Resumir e discutir as estratégias de tratamento

Fonte: Ferreira SR *et al.*, 2018.[12]

QUADRO 2 Etapas do protocolo ABCDE

A	*Advance preparation* – Preparar-se para a informação (contexto e emocionalmente)
B	*Build a therapeutic environment/relationship* – Organizar o ambiente
C	*Communicate well* – Partilhar a informação de forma clara, honesta e empática
D	*Deal with patient and family reactions* – Reconhecer e gerenciar as reações emocionais
E	*Encourage and validate emotions* – Possibilitar e validar a expressão emocional

Fonte: Ferreira SR *et al.*, 2018.[12]

QUADRO 3 Etapas do protocolo BREAKS

B	*Background* – Preparar o meio, a informação e o componente emocional
R	*Rapport* – Construir uma boa relação profissional
E	*Explore* – Perceber o que o doente já sabe ou suspeita
A	*Announce* – Partilhar a informação de forma simples e direta
K	*Kindling* – Gerir emoções
S	*Summarize* – Resumir e discutir as opções de tratamento e o plano futuro

Fonte: Ferreira SR *et al.*, 2018.[12]

QUADRO 4 Etapas do protocolo PEWTER

P	*Prepare* – Saber que informação apresentar e adequá-la à linguagem
E	*Evaluate* – Perceber o que o doente já sabe ou que suspeita
W	*Warning* – Fornecer indicação de que notícias sérias serão comunicadas
T	*Telling* – Partilhar a informação de forma simples e direta
E	*Emotional response* – Atentar-se à reação do doente à notícia transmitida
R	*Regrouping preparation* – Responder de forma colaborativa à má notícia

Fonte: Ferreira SR *et al.*, 2018.[12]

QUADRO 5 Etapas do protocolo CLASS

C	Priorizar um ambiente adequado
L	Escutar empaticamente
A	Reconhecer as emoções
S	Planejar estratégias e descrever a proposta terapêutica
S	Síntese dos principais pontos, esclarecendo as dúvidas

Fonte: Calsavara VJ *et al.*, 2019.[13]

QUADRO 6 Etapas do protocolo P-A-C-I-E-N-T-E

P	Prepare-se – Conferir as informações que serão comunicadas
A	Avalie – Verificar o quanto o paciente sabe e o quanto quer saber
C	Convite à verdade
I	Informe – De forma cuidadosa, gradativa e suficiente para que o paciente compreenda e possa tomar decisões
E	Emoções – Dar espaço para o paciente expressar suas emoções
N	Não abandone o paciente – Assegurar que o paciente receberá acompanhamento médico
TE	Trace uma Estratégia – Planejar os próximos cuidados a serem oferecidos e opções de tratamento

Fonte: Calsavara VJ *et al.*, 2019.[13]

Considerações finais

A comunicação eficaz gera vínculo e impacta positivamente a relação entre profissionais de saúde e pacientes/familiares. Problemas na comunicação podem ocasionar baixa adesão ao tratamento e prejudicar a relação entre equipe de saúde, paciente e familiares. Ao comunicar uma notícia difícil, é importante que o profissional reconheça o que pode fazer de melhor com essa informação – considerando a clareza, honestidade, generosidade, cautela, empatia, respeito, solidariedade e compaixão tão importantes nesse tipo de comunicação.

É imprescindível ressaltar a importância da formação para o desenvolvimento de habilidades de comunicação. Observa-se que muitos estudos relacionam a dificuldade dos profissionais de comunicarem notícias difíceis com falhas na formação ao não priorizar aspectos relacionais durante o percurso formativo.

Cabe destacar também a necessidade de buscar aprimoramento constante, visto que a habilidade de comunicação se aperfeiçoa com o tempo e a prática. A aprendizagem entre pares que ocorre por meio da observação do outro parece ser um caminho profícuo para aperfeiçoar as habilidades de comunicação. Assim, o cenário de prática da equipe multiprofissional pode ser também um espaço de desenvolvimento e aprimoramento mútuo.

No contexto atual, com o advento das novas tecnologias da informação e comunicação (TIC), é necessário que o profissional esteja atento ao uso das ferramentas digitais para a comunicação de notícias difíceis – fato bastante observado durante a pandemia. A comunicação de notícias difíceis pode ocorrer sem a proximidade física, e cabe ao profissional buscar aprimoramento para conectar-se empaticamente com o ouvinte, transmitindo as informações com a mesma atenção, zelo e cuidado que o momento demanda, tentando transpor a barreira da distância física que poderia limitar o acolhimento.

Em suma, reafirmamos a importância de a comunicação ser compreendida como cuidado, e isso requer, além de todo o preparo técnico do profissional de saúde, seu autocuidado e autoconhecimento. É necessário identificar suas limitações e toda a subjetividade envolvida na relação, pois isso pode, de alguma forma, mesmo que inconscientemente, configurar como uma barreira na relação com o interlocutor, seja ele o próprio paciente, sua família ou outros membros da equipe, principalmente quando se trata de comunicar notícias difíceis.

Referências

1. Díez-Goñi N, Rodriguez-Díez MC. ¿Por qué es importante la enseñanza de la empatía en el Grado de Medicina? Revista Clínica Española. 2017;217(6):332-5.
2. Silva MJP, Araújo MMT. Comunicação em cuidados paliativos. In: Carvalho RT, Parsons HA. Manual de cuidados paliativos ANCP. 2. ed. São Paulo: Academia Nacional de Cuidados Paliativos; 2012: p. 75-85.
3. Reis JB, Oliveira JM, Nascimento VF, Cabral JF, Lucietto GC, Silva RA. Câncer de cabeça e pescoço: a comunicação e os seus significados. Rev Enferm UFPE On Line. 2018;12(12):3263.
4. Souto DC, Schulze MD. Profissionais de saúde e comunicação de más notícias: experiências de uma unidade neonatal. Rev Psicol Saúde. 2019;11(3):173-84.
5. Araújo MMT, Silva MJP, Puggina ACG. A comunicação não verbal enquanto fator iatrogênico. Rev Esc Enferm USP. 2007;41(3):419-25.
6. Rodriguez MIF. Despedida silenciada: equipe médica, família, paciente – cúmplices da conspiração do silêncio. Psic Rev. 2014;23(2):261-72.
7. Góis AFT, Pernambuco ACA, editores. Guia de comunicação de más notícias. 1. ed. Rio de Janeiro: Atheneu; 2019.
8. Colón KM. Bearing the bad news. Minn Med. 1995;78(2):10-4.
9. Andrade CG, Costa SFG, Costa ICP, Santos KFO, Brito FM. Cuidados paliativos e a comunicação: estudo com profissionais de saúde do serviço de atenção domiciliar. Rev Fund Care Online. 2017;9(1):215-21.

10. Silva-Xavier EA, Seidl EMF. Comunicação de notícias difíceis: revisão integrativa de ensino na formação médica. Rev Psicol Saúde. 2020;12(3):47-61.
11. Schreckenbach T. Emotion recognition and extraversion of medical students interact to predict their empathic communication perceived by simulated patients. BMC Medical Education. 2018;18(1):1-1.
12. Ferreira SR, Araújo AI, Madeira N. Comunicação de más notícias. In: Macedo A, Pereira AT, Madeira N. Psicologia na Medicina. Lisboa: LIDEL Edições Técnicas; 2018. p. 527-38.
13. Calsavara VJ, Scorsolini-Comin F, Corsi CAC. A comunicação de más notícias em saúde: aproximações com a abordagem centrada na pessoa. Rev Abordagem Gestalt. 2019;25(1):92-102.

Capítulo 6

Instituições de longa permanência

Gleice Marques de Souza
Hudson José da Silva
Sócrates Palácio da Silveira
Anderson Costa Portes

PONTOS-CHAVE

- Observa-se que, com o envelhecimento populacional, as pessoas têm apresentado maior expectativa de vida do que em comparação com décadas anteriores, inclusive no Brasil.
- As doenças crônicas não transmissíveis são as mais predominantes nas pessoas idosas e podem ter grande impacto na funcionalidade e na qualidade de vida.
- As instituições de longa permanência, no Brasil, podem ser governamentais e não governamentais.
- No Brasil, os indivíduos inseridos em instituições de longa permanência são aqueles que apresentam dependência funcional prolongada e requerem manejo de cuidado com equipe multiprofissional.

OBJETIVOS DE APRENDIZAGEM

Ao final do capítulo, o leitor deverá ser capaz de:

- Discutir o cuidado domiciliar a pessoas vivendo em instituição de longa permanência nos ciclos de vida da criança, do adulto dependente e do idoso.
- Descrever o contexto de projeção do envelhecimento populacional e o impacto das doenças crônicas na população, contribuindo para a necessidade de cuidados institucionais de longo prazo.
- Descrever o papel da atenção domiciliar na atenção primária à saúde e seu manejo nas instituições de longa permanência.
- Discutir a importância da oferta de ações de educação em saúde pela atenção domiciliar.

Introdução

As mudanças na estrutura etária da população, bem como a tendência de ampliação do cuidado na atenção primária à saúde (APS), contribuem para que a atenção domiciliar (AD) se torne cada vez mais uma necessidade, ao permitir o uso racional do tempo e dos recursos, a identificação das demandas e potencialidades do núcleo familiar, a ausência de riscos iatrogênicos das hospitalizações e a oferta de um cuidado humanizado e com intervenções adequadas para os usuários em situações de risco e vulnerabilidade.

O envelhecimento humano tem sido um importante tema de discussão no mundo inteiro, inclusive no Brasil, mediante a observação do aumento significativo da expectativa de vida da população. Esse processo de transição para uma população com 60 anos ou mais tem ocorrido de forma rápida, especialmente nos países em desenvolvimento, devido às mudanças ocorridas nas condições de vida das pessoas e importante queda nas taxas de natalidade. Segundo dados de 2012 do Instituto Brasileiro de Geografia e Estatística (IBGE),[1] existe uma estimativa de que até 2050 haverá um incremento na população de 60 anos ou mais no Brasil, podendo chegar a 64 milhões de idosos. Ao se observar o número de pessoas com 60 anos ou mais em 2015, projeta-se que essa mesma população em 2050 quase triplicará no Brasil. Os idosos correspondem a 12,5% do total da população brasileira, e em 2050 esse percentual poderá alcançar algo em torno de 30% – no âmbito mundial, um quarto da população será composta por pessoas em envelhecimento.[2] Diante disso, observa-se que a oferta de cuidados familiares parece diminuir à medida que a demanda por cuidado aos idosos aumenta.[3]

Ante essa realidade de rápido envelhecimento, é necessário, também de forma acelerada, o incremento de políticas e de dispositivos que contemplem o cuidado de longa duração para a população idosa,[4] inclusive aqueles que estejam inseridos nas instituições de longa permanência para idosos (ILPI). Mesmo sem um consenso acerca da definição de ILPI, o conceito mais utilizado e aceito é o da Agência Nacional de Vigilância Sanitária (Anvisa), que considera tratar-se de "[...]

instituições governamentais ou não governamentais, de caráter residencial, destinadas ao domicílio coletivo de pessoas com idade igual ou superior a 60 anos, com ou sem suporte familiar [...]".[5]

Outro impacto que acompanha o fenômeno do envelhecimento na população se relaciona à maior incidência de casos de doenças crônico-degenerativas e, consequentemente, de possível aumento dos agravos e morbidades dessas doenças nos idosos, levando a um maior custo para o sistema de saúde. Dessa forma, a ocorrência do envelhecimento populacional acarreta mais doenças crônicas e fragilidades, custos de saúde elevados e recursos sociais e financeiros insuficientes para fazer frente a essas demandas.

Por outro lado, a ampliação de tecnologias no campo da perinatalogia e do intensivismo neonatal tem levado a maior sobrevida de crianças que anteriormente não resistiriam aos primeiros dias de vida, e, com isso, aumentou-se a sobrevida de crianças anteriormente inviáveis do ponto de vista clínico. A própria tecnologia para o cuidado fora do hospital levou a essa ampliação; assim, crianças com doenças anteriormente incompatíveis com a vida passaram a ser cuidadas em casa, ou em ILP, nos casos em que questões pessoais, familiares, financeiras, sociais e de vulnerabilidade familiar impedem a possibilidade de cuidado em casa.

O modelo atual de saúde no que tange à prestação de serviços na atenção às condições crônicas de saúde tem se mostrado fragmentado com a multiplicação de atendimentos médicos especializados, polifarmácia, custo dispendioso com exames clínicos e procedimentos e pouca informação compartilhada entre os profissionais. Tudo isso contribui para uma sobrecarga do sistema de saúde, poucos benefícios para a qualidade de vida e saúde das pessoas e elevado impacto financeiro em todos os níveis de assistência. Dessa forma, a estrutura ideal de atenção à saúde deve ser capaz de direcionar o fluxo e os serviços existentes nas redes de atenção de forma interdependente, cooperativa e com os cuidados coordenados pela APS, de forma integrada e numa articulação em rede, com a contribuição dos saberes de uma equipe multiprofissional.

As instituições de longa permanência na rede de atenção à saúde

A APS é o primeiro nível de atenção em saúde, porta preferencial para a entrada do usuário no Sistema Único de Saúde (SUS), a coordenadora do cuidado e da comunicação com toda a rede de atenção. Caracteriza-se por um conjunto de ações de saúde nos âmbitos individual e coletivo, abrangendo promoção, prevenção, diagnóstico, tratamento e reabilitação em saúde. É ofertada sobre a lógica da Estratégia de Saúde da Família (ESF), onde uma equipe composta por, no mínimo, um médico, um enfermeiro, um técnico de enfermagem e agentes comunitários de saúde (ACS) realiza o acompanhamento longitudinal do indivíduo e sua família num território adstrito.

Nesse aspecto, quando se pensa no modelo de atenção à saúde voltado para o atendimento da crescente incidência das doenças crônicas não transmissíveis (DCNT) na população, bem como nas mudanças atuais na forma de adoecimento e utilização dos serviços, a AD pode ser uma estratégia bastante interessante à medida que suas ações estão voltadas para a complementaridade das ações realizadas pela atenção básica à saúde e aos serviços de urgência.[6] Está entre as Estratégias pelo Pacto da Vida que considera a AD como nível de atenção diferenciada para a avaliação global do idoso na internação hospitalar.[7] A AD tem como objetivo promover a desospitalização e o cuidado continuado do indivíduo no aconchego do domicílio, apoiando as equipes da ESF e tendo como ferramenta de trabalho a visita domiciliar (VD).

A VD, entendida aqui como aquela ofertada pelo profissional ou equipe de saúde no domicílio do indivíduo e sua família, configura-se como importante dispositivo, voltando-se para uma abordagem centrada na pessoa. Esse instrumento assistencial é disponibilizado de forma planejada, com ações e objetivos previamente delimitados, antes, durante e após a sua realização, permitindo observar a dinâmica familiar, o ambiente em que o indivíduo se encontra inserido, e compreender como tais fatores influenciam a saúde do paciente.

O Brasil está passando por intensas transformações demográficas, sociais, econômicas e epidemiológicas nos últimos anos, associadas a quedas na taxa de fecundidade e aumento do envelhecimento populacional. Essas transformações levam a mudanças nos padrões de morte, morbidade e procura pelos serviços de saúde, com aumento dos custos e até mesmo hospitalizações mais frequentes. Segundo dados de projeção para o Brasil realizada pelo IBGE para os anos de 2000 a 2033,[1] observa-se possível incremento das DCNT)na população idosa. Tal cenário exercerá importante impacto e transformação nas demandas de cuidados.

O crescimento da proporção de idosos na população acarretará crescentes demandas de ações assistenciais e procura por serviços de saúde no SUS, particularmente em relação aos agravos das DCNT, quadros depressivos, Alzheimer e outras demências, assistência domiciliar e reabilitação. Silva Júnior e Ramalho[8] apontam que, entre as principais causas de morte e hospitalizações em 2011 por DCNT, destacaram-se as doenças isquêmicas e cerebrovasculares, o diabetes *mellitus*, as doenças hipertensivas, as doenças obstrutivas crônicas e as neoplasias. Com o envelhecimento da população, há projeção para 2033 de aumento na taxa de mortalidade por Alzheimer e outras demências.

Esses agravos de saúde acabam por exigir do SUS uma reorganização dos serviços, atuação articulada e interdisciplinar dos profissionais de saúde, adoção de medidas preventivas, diagnóstico precoce, tratamento, reabilitação e cuidado em rede. Nesse aspecto, a AD constitui-se como uma ferramenta potente para ampliação da ESF na APS, tornando-se importante e necessária devido ao crescente número de idosos dependentes de cuidados em domicílio, ao abranger o acolhimento do idoso e sua família, uma abordagem multidisciplinar da equipe e minimizar a fragmentação do cuidado – configurando-se uma estratégia privilegiada ao enfrentamento das múltiplas dificuldades de saúde que afetam as populações.

A AD no contexto da APS reconhece o cuidador como aquele indivíduo do núcleo familiar ou outro que tenha afinidade com a pessoa a ser cuidada; desenvolvendo o monitoramento, as ações de cuidado, o tratamento e a reabilitação do indivíduo, seja ele uma criança, adolescente, adulto ou idoso, em resposta às suas necessidades no âmbito domiciliar. Esse cuidador pode ser informal, quando se tratar de alguém da composição do núcleo familiar ou outro afim, que não possua formação técnica na área da saúde, ou formal, contratado pela família para desenvolver os cuidados e portador de formação profissional. Porém, o cuidador, o indivíduo que receberá os cuidados e sua família deverão ser sempre o foco da equipe multiprofissional da AD, seja na intervenção assistencial direta a ser ofertada pelos profissionais ao idoso, seja na capacitação e ações de educação em saúde para o cuidador e seus familiares.

A ESF, ao planejar e executar com equidade a assistência domiciliar, deve inicialmente conhecer sua população adstrita e identificar aqueles que necessitam e se beneficiariam da AD. Para tanto, faz-se necessário o cadastramento dessas famílias junto à unidade básica de saúde (UBS) a partir da VD do ACS. O ACS é aquele profissional que contribuirá para o estreitamento de vínculo entre as famílias, a UBS e a ESF, permitindo à equipe conhecimentos sobre a dinâmica do território, os arranjos familiares e identificando as necessidades de saúde da população. Outro ponto relevante para o planejamento das ações em saúde pela equipe é a identificação dos determinantes sociais da saúde. Os determinantes sociais da saúde podem ser entendidos como as condições do contexto social que afetam a saúde de uma população e são potencialmente modificáveis por ações baseadas em conhecimento. Compreendem os fatores sociais, econômicos, comportamentais e culturais que influenciam a ocorrência dos agravos em saúde.[9] Ao entrar no domicílio das pessoas, os profissionais da equipe têm a oportunidade de entender o real contexto de vida e arranjo familiar das pessoas, identificar os determinantes em saúde que influenciam o adoecimento e elaborar os cuidados conforme as necessidades identificadas.

Para que a equipe possa identificar e planejar as ações da AD à população que requer esse manejo do cuidado, o ACS deverá identificar em seu território, junto às famílias, os idosos frágeis, idosos com alguma incapacidade funcional temporária ou permanente, restritos ao leito (acamados) ou ao domicílio, egressos de internações hospitalares, idosos pós-complicações da covid-19, em situação de cuidados paliativos, portadores de DCNT e quadros de transtornos psíquicos graves ou demências. Com essas informações consolidadas, a ESF definirá as situações a serem priorizadas e realizará o planejamento para a indicação e viabilidade da AD.

Manejo da atenção domiciliar na atenção primária à saúde

De acordo com Sena e colaboradores,[10] a relevância da AD no Brasil pode ser justificada pelo novo perfil demográfico brasileiro, que já evidencia maior envelhecimento da população, o aumento na incidência das doenças crônico-degenerativas e infecciosas, contribuindo para maior risco de dependência funcional; crianças e adultos acometidos com doenças crônicas consideradas raras, a inadequação do sistema atual de saúde no que tange a atender às necessidades da população, as mudanças nos arranjos familiares contemporâneos, com crescente núcleos monoparentais e, ainda, a necessidade atual por busca de outras formas de complementação de renda familiar, transferindo as funções de cuidados para outras instituições.

Estudos recentes apontam que o SUS, no formato atual em que se encontra organizado, não está preparado para o enfrentamento do aumento das pessoas com condições crônicas, que possuem necessidades diferenciadas para o seu cuidado e ocupam majoritariamente os espaços das ILP.

No território existem diversos tipos de moradias, que não apenas o domicílio, mas também unidades de acolhimento, presídios, ILP, residências terapêuticas, ILPI – essas moradias são consideradas "estabelecimentos especiais de moradia", que geralmente apresentam elevado índice de vulnerabilidade. Cabe às equipes da APS e da AD realizar apoio na oferta dos cuidados que sejam de competência do seu nível de atenção, bem como articular um cuidado em rede. Uma estratégia interessante é fazer a estratificação de risco e vulnerabilidade dos usuários desses estabelecimentos especiais de moradia existentes no território. A partir dessa avaliação, será possível identificar as necessidades de cuidados e o apoio a ser ofertado. A AD poderá contribuir nesses espaços de moradias, a partir da elaboração de um plano de cuidados compartilhado com as instituições e/ou famílias, fortalecendo o cuidado em rede e interdisciplinar, colaborando para potencializar a integralidade e a resolutividade.

A grande maioria desses estabelecimentos especiais de moradia são instituições governamentais e outras filantrópicas, conveniadas ao SUS. Em ambas as situações, a responsabilidade pelo planejamento e oferta do cuidado e do atendimento às necessidades em saúde dos domiciliados é preferencialmente privativa da instituição. Compete a essas instituições o importante papel de coordenação e oferta de atenção à saúde dos seus moradores, por meio de ações de promoção, prevenção, assistência e reabilitação em saúde.

Portanto, faz-se necessário que ela conte com uma equipe de saúde própria, em conformidade com o nível de complexidade assistencial necessária. Sabe-se, todavia, que a grande maioria dessas instituições não dispõe de profissionais médicos e equipe multiprofissional para a prestação dos cuidados em todos os momentos do seu funcionamento. Dessa forma, a AD será uma parceira importante para a construção desse cuidado. Nesse cenário, a equipe da AD contribuirá com algumas ações, a saber:

- Ações de educação em saúde para cuidadores e/ou familiares envolvidos nos cuidados em saúde aos domiciliados.
- Desenvolver ações de educação permanente voltadas aos profissionais de saúde das ILP e/ou da atenção básica, que capacitem para a transição de cuidados da urgência ou serviços hospitalares para o domicílio.

- Acompanhamento em saúde periódico e programado na instituição, através da VD da equipe, podendo sua periodicidade variar conforme o nível de complexidade da instituição.
- Intervenções em saúde visando ao tratamento e à reabilitação dos domiciliados.
- Articulação com outros serviços e pontos de atenção da rede em saúde, sempre que necessário, para a garantia do cuidado integrado, longitudinal e em rede.
- Construção de um plano de cuidados integral, com apoio e articulação de uma equipe multiprofissional e visando à longitudinalidade do cuidado.
- Fornecimento de oxigenoterapia domiciliar prolongada, naqueles casos em que o município tenha esse serviço vinculado à AD.

Práticas educativas nas instituições de longa permanência

Segundo o Ministério da Saúde brasileiro,[11] a educação em saúde pode ser entendida como oferta de ações educativas, embasadas na problematização do processo de trabalho em saúde, propiciando a transformação das práticas profissionais e da organização do trabalho e tendo como eixo norteador as necessidades de saúde das pessoas. Já as práticas de educação permanente vêm se constituindo em uma forma de construção do espaço de problematização necessária para transformações no conjunto de práticas dos gestores em saúde, conferindo aos múltiplos atores/produtores de cuidado, singularidades que não podem ser desprezadas. Reafirma-se a importância do trabalhador como protagonista efetivo desse processo de mudança, em que a formação seja a base do desenvolvimento das políticas de saúde. Essa proposta de abordagem posiciona o trabalhador como ator principal das reformas e do ordenamento das práticas acolhedoras e resolutivas de gestão e de atenção à saúde.[12]

Sabe-se que os indivíduos em todos os ciclos de vida, com doenças crônicas e comorbidades, apresentam, ao longo do curso do adoecimento, diminuição da funcionalidade e da participação social. Isso se agrava ainda mais no contexto das pessoas inseridas em ILP. Nesse aspecto, a oferta de ações de educação em saúde pode estimular o autocuidado e potencializar os cuidados e a assistência nesses espaços.

As ESF, bem como a equipe multidisciplinar da AD, podem, e devem, contribuir para o fomento e a capacitação dos profissionais das ILP por meio de práticas de educação permanente, de forma a identificarem os fatores de risco e agravos à saúde, favorecendo o planejamento e a implantação de estratégias de redução da vulnerabilidade nos âmbitos individual e coletivo dos indivíduos institucionalizados. Um planejamento de cuidado multidisciplinar busca ir além das especificidades de cada profissão, potencializando a colaboração mútua entre as diversas áreas do conhecimento.

A educação em saúde a ser ofertada pelas ESF e AD será definida conforme o grau de complexidade do cuidado necessário. Numa ILP pediátrica ou uma ILPI, existem crianças e idosos com vários tipos de diagnósticos e complexidade, bem como uso de dispositivos, tais quais: gastrostomia, jejunostomia, traqueostomia, uso de ventilação mecânica, crianças e idosos portadores de lesão por pressão, vesicostomia, idosos em uso de sonda nasoentérica ou sondagem vesical de alívio. Para cada situação, o plano de cuidados será traçado em concomitância com o profissional/cuidador, mediante a necessidade identificada para a oferta adequada do cuidado.

Além disso, vale destacar que a equipe da AD, ao promover ações educativas nas ILP, contribui para a sensibilização quanto ao autocuidado e ao compartilhamento e troca de conhecimentos entre os profissionais, sistematizando o saber e a integração entre as redes de cuidado, uma vez que o enfoque será no manejo das condições crônicas que requerem assistência conforme cada necessidade apresentada.

A equipe multiprofissional da AD pode contribuir na sistematização de práticas de educação permanente e apoio às ILP, ampliando as habilidades técnicas e os conhecimentos das pessoas que gerenciam as condições de saúde nesses espaços, de forma a qualificar o processo de assistência em saúde. Nesse entendimento, a educação em saúde em uma perspectiva multiprofissional, com enfoque na construção coletiva de saberes e competências, configura-se como um relevante caminho para o manejo de controle de situações de alto risco ou prevenção de eventuais complicações nos agravos crônicos em saúde.

Contextualização das instituições de longa permanência no brasil e atuação intersetorial da atenção primária à saúde

O atual cenário epidemiológico (com incremento de condições crônicas e demências na população) no Brasil, associado às transformações sociais (como novos arranjos familiares, núcleos familiares pequenos e maior participação da mulher no mercado de trabalho), contribui para que possamos presumir um aumento na demanda por esse tipo de cuidado assistencial: as ILP.

As ILP no Brasil podem ser públicas, filantrópicas ou privadas, tendo como seus residentes públicos variados, como crianças e adolescentes, com condições crônicas que requerem cuidados assistenciais contínuos, ou até mesmo idosos, com agravos que comprometem sua capacidade funcional e independência, necessitando assim de cuidados prolongados e, muitas vezes, sem o suporte familiar adequado para essa oferta. Todavia, verifica-se na grande maioria dessas instituições que o foco não é a promoção da saúde de forma sistematizada, mas ações assistenciais curativas e de reabilitação. Nas instituições privadas, observa-se uma busca por maior e melhor sistematização do cuidado, presença de equipe multidisciplinar, suporte médico programado e busca por uma ambiência mais acolhedora.

Por que as pessoas vão morar nas instituições de longa permanência?

Os motivos para a institucionalização são, certamente, diversos e variam muito entre os locais. Nessa ação, tomam conta questões culturais, pessoais, familiares, financeiras e sociais, todas influenciadas pela política de Estado, ou pela falta dela, para as pessoas em situação de vulnerabilidade e que demandam cuidados de longo prazo, como portadores de deficiência, crianças e idosos que não possuem capacidade de gerir o seu cotidiano.

A institucionalização pode ocorrer por vontade própria da pessoa, que vê seu estado de saúde comprometido e pode se sentir como um fardo para a família; por carência financeira e falta de moradia; inexistência de vínculos familiares necessários aos cuidados; sobrecarga imposta a famílias por contextos clínicos complexos e que exigem atenção especializada, muitas vezes, infelizmente, sem nenhum apoio de políticas públicas de bom alcance; incapacidade de arcar com os custos envolvidos na contratação de cuidadores e com o tratamento necessário; necessidade de trabalhar do cuidador e de prover o sustento da casa; falta de estrutura física no domicílio de origem (dar um banho de chuveiro em um paciente cadeirante pode envolver reforma do banheiro, por exemplo); ausência de condições psicológicas e emocionais de lidar com uma situação desgastante e duradoura.

Quem vive nas instituições de longa permanência?

Os dados nacionais mais abrangentes que trouxeram informações sobre as ILP foram revelados por pesquisa realizada pelo Instituto de Pesquisa Econômica Aplicada (IPEA), entre os anos de 2007 e 2010.[13] Nela foram identificadas 3.548 instituições no território brasileiro, presentes em 28,8% dos municípios brasileiros, em que moravam 83.870 idosos, o que significava 0,5% da população idosa. Essa proporção variava entre as regiões, mas não chegou a ultrapassar os 0,8% da população idosa vivendo em ILP na Região Sudeste. A pesquisa demonstrou que a maior parte dos residentes, mais de 60%, possui algum grau de comprometimento do autocuidado e necessita de ajuda em pelo menos uma atividade, como fazer a higiene pessoal, vestir-se, alimentar-se ou locomover-se, ou possui déficit cognitivo (semidependentes ou dependentes, segundo Resolução de Diretoria Colegiada da Agência Nacional de Vigilância Sanitária – RDC – nº 502, de 27 de maio de 2021),[14] condição que aumenta progressivamente com a idade. Embora pelo menos um terço se concentre acima dos 80 anos, 1 em cada 10 moradores tem menos de 60 anos. A maioria é de mulheres.

Como são/estão as instituições de longa permanência?

Existe grande heterogeneidade entre as ILP quanto à estrutura física, ao número de residentes, aos profissionais que integram a equipe, às atividades desenvolvidas, ao regime de funcionamento. A imensa maioria são entidades privadas. Destas, cerca de 2/3 são filantrópicas, isto é, entidades privadas sem fins lucrativos. Uma pequena parcela, menos de 7%, é pública. Nas últimas décadas, parece haver uma mudança no perfil das instituições, com predomínio da abertura de entidades privadas com fins lucrativos.[15] Os serviços de saúde oferecidos mais comumente são atendimento médico e fisioterapêutico. Em geral, estão funcionando com lotação quase completa dos leitos disponíveis, e os serviços médicos oferecidos pelas instituições não costumam ser suficientes para atender à demanda dos residentes; mais de 90% dessas entidades na Região Sudeste recorrem ao atendimento do SUS.[3]

Visão panorâmica e dinâmica do trabalho em instituições de longa permanência

Ao atendermos como profissionais em ILP, é prudente reconhecê-la como um local diferente da prática ambulatorial, hospitalar ou domiciliar tradicional. Como visto, embora muito heterogêneas entre si, agregam um maior número de pessoas, geralmente idosas, frágeis e frequentemente com grande dependência. Nesse ambiente, também preenchido por funcionários, múltiplas interações acabam influenciando positiva e negativamente uma conduta proposta ou o resultado que se busca de melhoria de condições de saúde da pessoa naquele local, naquela rede de assistência e naquela comunidade. Aqui, discutiremos alguns aspectos de como tais especificidades comuns a esses locais deveriam ser consideradas para uma prática mais convergente com as demandas de quem lá vive.

Reconhecer a instituição em suas potencialidades e seus limites é fundamental. Usar de seus recursos, muitas vezes escassos, em ações que tragam conforto e aconchego, maior privacidade, favorecendo o desenvolvimento de suas capacidades e preservação da autonomia, tem tudo a ver com saúde. A busca por um atendimento integral, em conformidade com as necessidades das pessoas, envolverá a participação de equipe multiprofissional e não somente do médico. Por outro lado, entender os desafios institucionais em contextos específicos é conveniente se quisermos ser efetivos. Compreender a limitação de pessoal pode, por exemplo, formar planos terapêuticos mais realistas. Perceber que a vida dividida em grande proximidade afeta obrigatoriamente o outro pode nos alertar para a possibilidade de que a origem da condição da pessoa que está sendo avaliada pode estar, na verdade, no companheiro de quarto ou no vizinho de parede (poucos são os que conseguem dormir com barulho ou com outra pessoa perambulando pelo dormitório).

O profissional deve estar atento às questões de funcionamento e da estrutura que, diferente de uma casa onde o proprietário é o responsável e o tomador de decisão, têm de ser levadas para um exercício de trabalho conjunto com os diversos atores na instituição. Assim, aspectos relacionados à alimentação, para pacientes com doenças que exigem alguma dieta ou suplementação, e manutenção e reforma da estrutura física, para aqueles com patologias alérgicas, por exemplo, devem aproximar o médico do gestor. Situações clínicas frequentes e graves como quedas não têm como ser abordadas apenas numa interação médico-paciente. A prevenção de novos episódios, invariavelmente, necessitará da participação de um grupo de profissionais e funcionários e poderá contar com novo projeto arquitetônico, instalações de dispositivos de segurança, adequações de mobiliário e das vias de passagem e treinamento de toda a equipe.

Pelo impacto negativo na qualidade de vida e pela violência imposta, não se pode deixar de tratar de tema muito polêmico, mas necessário: a contenção. Seja ela química, física ou ambiental, teria como justificativas: a prevenção de quedas; a garantia de tratamento em pacientes com cateteres venosos ou subcutâneos, impedindo-os de serem arrancados; a tentativa de controle de comportamento que traga risco ao paciente e a outros internos. Na verdade, tal atitude, além de não atender às demandas e aos desejos dos indivíduos, causa sofrimento psicológico, medo, humilhação, raiva, frequentemente produzindo aumento da inquietação e da agressividade, bem como fazendo o papel oposto ao da preservação e melhora da funcionalidade e levando as pessoas à restrição ao leito. Cabe ao médico promover, conjuntamente, uma cultura de não contenção e propostas alternativas de cuidados.

A convivência diária nas áreas comuns, como refeitórios, pátios e áreas de lazer, a dispensação de cuidados em rotinas que podem envolver dar banho, ofertar alimentação, providenciar trocas de roupas, de fraldas, manuseios de cateteres, associados ao grande número de infecções de várias origens, e locais que exigem ou sinalizam a possibilidade de antibioticoterapia, especialmente naqueles mais frágeis, além das descompensações que podem levar a hospitalizações, trazem para as ILP especiais preocupações na geração e disseminação de germes multirresistentes.

As ILP poderiam assumir, pela frequência com que se deparam com portadores de doenças que ameaçam a vida, um papel preponderante na implementação de ações em cuidados paliativos e divulgação de sua importância. Na prática, antes disso, deveria haver a preocupação de entender quem é a pessoa à sua frente, ouvindo de sua própria boca suas preferências, se possível, mas também procurando informações com seus familiares, nos registros do prontuário (incluí-las se não estiverem disponíveis) e com funcionários com quem, não raramente, compartilham muitas experiências de vida e expressam desejos nem sempre ditos em outros contatos. De maneira similar, pelo grande número de medicações utilizadas para tratar as múltiplas morbidades e pela maior suscetibilidade aos efeitos indesejados daquelas, esses locais deveriam exercer com afinco a prevenção quaternária, promovendo o uso racional de medicações, tornando comum e divulgando a ideia da prescrição.

Por fim, as ILP não são ilhas; torná-las visíveis é importante, não apenas para quebrar preconceitos, mas também para estimular a interação com a comunidade e a convivência com diferentes faixas etárias, repercutindo positivamente na saúde dos residentes e abrindo os olhos de toda a comunidade para a tolerância, a solidariedade, a troca de experiências e a possibilidade de um envelhecimento feliz, mesmo com limitações.

Atuação intersetorial da atenção primária à saúde no suporte às instituições de longa permanência

Diante da realidade de fragilidade gerencial e assistencial presente nas ILP brasileiras, que comprometem a qualidade do cuidado ao usuário, daremos enfoque às instituições públicas e filantrópicas, onde existe maior prevalência de indivíduos com alto nível de dependência e fragilidade, com poucos recursos sociais e de suporte familiar. As vagas nessas instituições são muitas vezes para responder a demandas de órgãos como promotorias de saúde, Defensoria Pública, Ministério Público e equipamentos de atendimento social. Em sua maioria, não possuem acompanhamento e suporte médico assistencial sistematizado, tendo como apoio as equipes de ESF, equipes do Núcleo Ampliado de Saúde da Família (NASF), equipe de saúde bucal, compreendidas aqui na APS e equipe da AD. Os recursos humanos que compõem o quadro de profissionais nessas instituições são predominantemente cuidadores de crianças, cuidadores de idosos e profissionais de enfermagem de nível médio, bem como auxiliar de serviços gerais, cozinheira e auxiliar de cozinha. Algumas dessas instituições contam com enfermeiro, que gerencia os cuidados assistenciais prestados, atendimento médico pontual e nutricionista, que elabora o cardápio das refeições, muitas vezes definido de forma generalizada, não considerando a especificidade e as demandas individuais dos residentes. Oficineiros voluntários costumam realizar atividades coletivas e de socialização, quando existe público residente com perfil para tal oferta. O gerenciamento desses serviços é realizado quase sempre por pessoas com pouca ou nenhuma formação em gerenciamento de serviços e se limita a estabelecer regras de convivência, horários para a realização das atividades assistenciais e de socialização, controle de pessoal e insumos. Em situações de cuidados e intervenções que requerem maior complexidade, ou mediante intercorrências clínicas, a instituição recorre a acionar algum equipamento da rede de saúde (serviço de atendimento móvel de urgência – SAMU –, serviços de urgência – UPA – ou hospitais públicos) para o apoio e suporte necessários. Outro agravante é que nem todas as instituições possuem ambiência adequada para as necessidades dos residentes, algumas, inclusive, com condições de infraestrutura física, acessibilidade e recursos financeiros insuficientes. Em algumas dessas instituições, outro agravante é a rotatividade dos profissionais e a ausência de treinamentos e capacitações da equipe de forma regular, o que favorece a ocorrência de práticas assistenciais em não conformidade com a segurança do paciente.

Cabe às ESF que possuem em seu território ILP fomentar e articular, junto à rede de atenção à saúde, o apoio necessário para melhoria nos processos de trabalho e assistência oferecidos aos residentes. Para isso, a equipe do NASF, equipe de saúde bucal e equipe da AD podem ser parceiros importantes nessa articulação.

Como ações que podem ser desenvolvidas por essas equipes, destacam-se:

- Acompanhamento, monitoramento e estratificação das condições de saúde dos residentes, por meio de visitas domiciliares programadas.
- Apoio em situações de urgências clínicas, na oferta do atendimento ou no referenciamento dos indivíduos para outros pontos de atenção da rede de saúde.

- Apoio na assistência farmacêutica, especialmente no que tange ao uso correto, seguro e racional dos medicamentos.
- Favorecer o desenvolvimento de atividades coletivas voltadas para a promoção da saúde com o apoio de equipe multidisciplinar.
- Contribuir com a instituição para a oferta de um ambiente acolhedor e seguro para os residentes, a partir da identificação de eventuais fatores de risco e a capacitação dos profissionais nos princípios e diretrizes do Programa Nacional de Segurança do Paciente (disponível pelo Ministério da Saúde do Brasil) para a sua implementação.
- Monitorar e apoiar as instituições de forma a prevenir e coibir qualquer tipo de violência e discriminação contra as pessoas residentes.
- Contribuir para a capacitação dos profissionais para a oferta dos cuidados conforme as necessidades e especificidades da instituição.

Especificidades das instituições de longa permanência que cuidam de crianças

A institucionalização pode acontecer pela vontade da própria mãe, por não se sentir capacitada para o cuidado de uma criança com necessidades especiais, devido ao estado de saúde comprometido, e pode se sentir como um fardo para a família; por carência financeira e falta de moradia; ausência de vínculos familiares necessários aos cuidados; sobrecarga familiar por contextos clínicos complexos e que exigem atenção especializada, sem receber recursos financeiros, necessidade do cuidador de trabalhar e prover o sustento da casa; falta de estrutura física no domicílio; falta de condições psicológicas e emocionais de lidar com a situação, entendida muitas vezes por uma dedicação exclusiva ao cuidado.

A internação de crianças nessas instituições pode se dar por demanda espontânea, mas em geral ocorre a partir da avaliação do serviço social e determinação de vulnerabilidade social e familiar, podendo ocorrer também por meio de mandado judicial.

As crianças residentes nas ILP são crianças portadoras de paralisia cerebral em sua maioria, ou apresentam déficits secundários a diversos diagnósticos que levam a doenças neuropsiquiátricas graves, crianças ou adolescentes que muitas vezes chegam à fase adulta. A proposta das instituições é o de sempre investir na criança, independentemente do diagnóstico, o que torna os cuidados paliativos menos prováveis nesse cenário, ou ao menos os cuidados de fim da vida.

Existe uma grande diversidade entre as ILP infantis no que diz respeito à estrutura física, ao número de residentes, aos profissionais que integram a equipe, às atividades desenvolvidas, ao regime de funcionamento e ao grau de complexidade das crianças, desde crianças sem nenhum tipo de dispositivo até instituições que atendem crianças com situações clínicas mais complexas, como uso de ventilação mecânica invasiva.

A maioria das ILP são entidades privadas ou filantrópicas, isto é, entidades privadas sem fins lucrativos, que vivem de doações realizadas por algumas famílias e familiares de pacientes internados. Os serviços de saúde oferecidos mais frequentemente são atendimento médico, da equipe de reabilitação (fisioterapeuta, terapia ocupacional, fonoaudiologia), dentista, nutricionista e necessariamente equipe de enfermagem, bem como cuidadores. Em geral funcionam com a lotação quase completa dos leitos ofertados, devido à demanda crescente por esses cuidados. Quanto ao serviço de urgência, essas instituições contam com o serviço do SAMU; os acompanhamentos médicos, tais como consultas especializadas, são previamente agendados pela equipe com o auxílio de transporte sanitário (programas sem limites) oferecido pelas prefeituras.

A UBS é responsável pelo cuidado das ILP sob sua área de abrangência e, em geral, pelo acompanhamento do calendário vacinal dessas crianças. No que se refere ao fornecimento de dieta para pacientes sem a via oral estabelecida – que na infância são gastrostomizados –, há o fornecimento pelo poder público municipal, em sua maioria. A realização de trocas eletivas e cuidados com ostomias ocorre sob a responsabilidade da enfermeira de referência do serviço.

Assim, o cuidado ofertado pelos profissionais da saúde em uma ILP infantil é realizado em um ambiente diferente da prática ambulatorial, sendo necessário valorizar o papel da instituição e suas potencialidades, ainda que com todas as limitações que essas instituições possam apresentar. Cabe à equipe de atenção primária visibilizar esse cuidado, permitindo um ambiente de recuperação solidária e reabilitação envolvida por laços afetivos. No que se refere a seus moradores, crianças ou adolescentes, não apenas quebrar preconceitos, mas também estimular a interação com a comunidade e a convivência com diferentes limitações, possibilitando uma qualidade de vida com dignidade.

Considerações finais

A articulação em rede entre a APS como suporte às ILP é premissa em um cenário em que ainda prevalecem desafios de ordem gerencial e assistencial que afetam a qualidade dos serviços prestados nessas instituições. Pode-se dizer que a APS se configura como estratégia de gestão pública de suporte, tanto às equipes quanto à gestão das ILPI, viabilizando cenários mais adequados e centrados no paciente. Cabe à equipe de atenção primária visibilizar e participar do cuidado realizado pelas ILP, estabelecendo um novo olhar, que permita a construção de um lar de novas possibilidades, permitindo um ambiente adequado para uma atuação solidária, na qual a rede de atenção à saúde também se responsabilize pelo cuidado realizado dentro destas instituições. A APS é responsável pelas ILP de seu território, mas também cumpre o papel de ser apoiadora da instituição e defensora dos pacientes institucionalizados frente ao sistema de saúde.

Aos profissionais que integram a atenção primária e que possuem em seu território ILP, ficam os desafios de colaborar para uma articulação eficiente junto à rede de atenção à saúde, apoiar os processos de trabalho e de educação permanente, identificar as necessidades dos residentes, propiciando parcerias não só com outros serviços de saúde, mas também com os demais equipamentos sociais, para a garantia de seus direitos e integralidade. Ressalta-se a importância da equipe multiprofissional, que pode contribuir na sistematização das práticas de educação permanente junto às ILP, ampliando as habilidades técnicas e conhecimentos dos profissionais que integram a equipe de saúde nesses espaços, de forma a qualificar o processo de assistência e os cuidados oferecidos aos domiciliados.

Ressalta-se, ainda, a necessidade de repensar as políticas públicas que direcionam o trabalho das ILP. Independentemente da natureza jurídica das ILP, sejam elas públicas ou privadas, as políticas devem subsidiar tais instituições com propostas sólidas e robustas de gerenciamento da qualidade com o suporte do Estado no seu desenvolvimento, execução e avaliação.

Referências

1. Instituto Brasileiro de Geografia e Estatística. Projeções da população [Internet]. Brasília, DF: IBGE; 2022. [acesso em maio de 2022]. Disponível em: https://www.ibge.gov.br/estatisticas/sociais/populacao/9109-projecao-da-populacao.html?=&t=downloads
2. Pena SB, Guimarães HCQCP, Lopes JL, Guandalini LS, Taminato M, Barbosa DA, et al. Medo de cair e o risco de queda: revisão sistemática e metanálise. Acta Paul Enferm. 2019;32(4):456-63.
3. Camarano AA, organizador. Cuidados de longa duração para a população idosa: um novo risco a ser assumido? Rio de Janeiro: IPEA; 2010.
4. Camarano AA. Cuidados de longa duração para a população idosa: família ou Instituição de Longa Permanência? Sinais Soc. 2008;3(7):10-39.
5. Brasil. Agência Nacional de Vigilância Sanitária. Diretoria Colegiada. Resolução ANVISA/DC nº 283, de 26 de dezembro de 2005. Brasília, DF: Diário Oficial da União; 2005.
6. Brasil. Ministério da Saúde. Gabinete do Ministro. Portaria nº 825, de 25 de abril de 2016. Redefine a Atenção Domiciliar no âmbito do Sistema Único de Saúde (SUS) e atualiza as equipes habilitadas. Brasília, DF: Diário Oficial da União; 2016.
7. Alcântara AO, Camarano AA, Giacomin KC, organizadores. Política Nacional do Idoso: velhas e novas questões. Rio de Janeiro: IPEA; 2016. 615 p.
8. Silva Júnior JB, Ramalho WM. Cenário Epidemiológico do Brasil em 2033: uma prospecção sobre as próximas duas décadas. Rio de Janeiro: Fundação Oswaldo Cruz; 2015.
9. Krieger N. Theories for social epidemiology in the 21st century: an ecosocial perspective. Int J Epidemiol. 2001;30(4):668-77.
10. Sena RR, Leite JCA, Costa FM, Santos FCO, Gonzaga RL. O cuidado no domicílio: um desafio em construção. Cogitare Enferm. 1999;4(2):58-62.
11. Brasil. Ministério da Saúde. Secretaria de Gestão do Trabalho e da Educação na Saúde. Departamento de Gestão da Educação na Saúde. Política Nacional de Educação Permanente em Saúde: o que se tem produzido para o seu fortalecimento? Brasília, DF: Ministério da Saúde; 2018. 73 p.
12. Ceccim RB. Educação Permanente em Saúde: desafio ambicioso e necessário. Interface - Comunic Saúde Educ. 2004;9(16):161-77.
13. Brasil. Secretaria de Assuntos Estratégicos da Presidência da República. Instituto de Pesquisa Econômica Aplicada. Condições de funcionamento e infraestrutura das instituições de longa permanência para idosos no Brasil. Comunicados do IPEA. 2011;93:1-14. (Série Eixos do Desenvolvimento Brasileiro).
14. Brasil. Agência Nacional de Vigilância Sanitária. Diretoria Colegiada. Resolução RDC nº 502, de 27 de maio de 2021. Brasília, DF: Diário Oficial da União; 2021.
15. Camarano AA, Kanso S. As instituições de longa permanência para idosos no Brasil. R Bras Est Pop. 2010;27(1):233-35.

Capítulo 7

Cuidado domiciliar a populações tradicionais: indígenas

Sarah B. Segalla
Daphne Lourenço

PONTOS-CHAVE

- A saúde da população indígena se dá em diversos cenários, em áreas urbanas ou rurais, e nos territórios tradicionais de abrangência dos Distritos Sanitários Especiais Indígenas (DSEI), responsáveis pela assistência dessa população no Subsistema de Atenção a Saúde dos Povos Indígenas (Sasi-SUS).
- A atenção diferenciada dos povos indígenas requer conhecimento sobre as culturas desses povos e disposição para o trabalho em contextos interculturais.
- O diálogo intercultural na área da saúde requer entendimento e respeito aos aspectos específicos da compreensão de saúde, doença e cura de cada povo e a integração com seus sistemas de cuidado.
- O trabalho na saúde indígena em aldeias e territórios tradicionais se dá frequentemente no ambiente domiciliar, que não é restrito apenas às casas, mas a toda a aldeia.

OBJETIVOS DE APRENDIZAGEM

Ao final do capítulo, o leitor deverá ser capaz de:

- Reconhecer as necessidades que levaram à instituição de um subsistema de saúde diferenciado para a atenção aos povos indígenas.
- Conhecer os conceitos de interculturalidade e atenção diferenciada e os aspectos relevantes para a prática médica em contextos interculturais.
- Compreender que existem múltiplas cosmovisões do adoecimento e que uma mesma doença pode ter explicações diferentes para pessoas de contextos culturais diferentes.
- Reconhecer as particularidades do atendimento domiciliar no atendimento às pessoas indígenas que vivem ou não nos seus territórios tradicionais.

Introdução

Antes de discutirmos as particularidades da atenção domiciliar (AD) nos contextos indígenas, é preciso compreender um pouco mais sobre essa parcela da população brasileira. Não existe uma definição universal de "indígena", porque há uma grande heterogeneidade de povos indígenas. Mas, de forma geral, podemos caracterizá-los como sendo comunidades, povos ou nações que descendem de comunidades pré-coloniais, também chamadas de originárias porque estavam aqui antes da colonização, e que se diferenciam dos outros segmentos populacionais que ocupam atualmente esses territórios. Segundo a Organização das Nações Unidas, do ponto de vista individual, uma pessoa indígena é alguém que pertence a uma comunidade indígena por autoidentificação e é reconhecida e aceita por esta comunidade como sendo parte da mesma[1].

De acordo com o último Censo Demográfico produzido pelo IBGE, em 2010, quase 900 mil pessoas se autodeclaravam indígenas, o que representa 0,4% da população brasileira. Essas pessoas pertencem a 305 etnias, que falam 274 línguas distintas. As etnias mais populosas são Ticuna, Kaingang e Guarani Kaiowá. Cerca de 63,7% dessa população vive em áreas rurais e 36,3% em áreas urbanas e, apesar de estarem presentes em todos os estados do Brasil e em países vizinhos, aproximadamente metade da população indígena vive na Amazônia legal. Atualmente, existem 725 territórios indígenas no país, demarcados ou não, muitos dos quais vivenciam situações de conflito[2].

A população indígena que vive nos territórios tradicionais é assistida pelos Distritos Sanitários Especiais Indígenas (DSEI), sobre os quais discorreremos no subitem a seguir. A assistência às pessoas indígenas que vivem fora das áreas dos DSEI ocorre nos municípios via APS municipal e por isso é importante que todas e todos os profissionais de saúde conheçam os fundamentos necessários para assistir à saúde de pessoas indígenas, mesmo fora do âmbito dos DSEI.

Compreender as particularidades da AD nesses territórios é fundamental pois, seja por questões culturais e de organização dos serviços, seja por falta de estrutura nas aldeias, em muitos cenários boa parte dos atendimentos é realizada em visitas domiciliares ou espaços improvisados. Sendo assim, a AD na saúde indígena transcende os critérios de elegibilidade tradicionais e torna-se a forma predominante de atendimento às populações indígenas aldeadas, sobretudo em DSEI mais remotos, com parca infraestrutura nas aldeias.

A história da conquista dos direitos indígenas pela saúde: a Política Nacional de Atenção à Saúde dos Povos Indígenas (PNASPI) e o Subsistema de Atenção à Saúde Indígena (SASI-SUS)

Desde 2002, existe uma política de saúde específica para a população indígena, a Política Nacional de Atenção à Saúde dos Povos Indígenas (PNASPI), contudo a história que precedeu a garantia desse direito é predominantemente de omissão e violência por parte do Estado.

Durante os primeiros 400 anos de colonização das terras brasileiras, não havia qualquer política pública voltada para a proteção da saúde dos povos indígenas no Brasil. As primeiras iniciativas assistenciais do governo brasileiro ocorreram a partir do início do século XX e foram marcadas por discursos pacificadores e higienistas, que visavam a formação de barreiras sanitárias e a contenção de doenças infecciosas que dizimavam as populações indígenas em decorrência da expansão colonizadora.

Em 1986, durante a 8ª Conferência Nacional de Saúde, evento que culminou na fundação do SUS, ocorreu a 1ª Conferência Nacional de Proteção à Saúde do Índio (CNPSI), que recomendou a criação de um subsistema voltado para a saúde indígena vinculado ao SUS, cujo modelo foi instituído em 1992, ano em que a coordenação da saúde indígena migrou da Fundação Nacional do Índio (Funai) para o Ministério da Saúde[1].

Mas somente em 1999 foi promulgada a Lei Arouca, que garante aos povos indígenas o acesso à atenção integral à saúde, de acordo com os princípios do SUS. A partir daí, a PNASPI passou a ser construída e foi promulgada em 2002, propondo uma atenção diferenciada para os povos indígenas e detalhando o modelo de atenção do Subsistema de Atenção à Saúde Indígena (SASI-SUS). Em 2010, foi criada a Secretaria Especial de Saúde Indígena (SESAI), que é a atual gestora do Subsistema, responsável pelos 34 DSEI, que são responsáveis pelas ações de atenção primária nos territórios indígenas.

A organização da atenção à saúde nos Distritos Sanitários Especiais Indígenas (DSEI)

Os 34 DSEI estão distribuídos em todas as regiões do país e foram estabelecidos considerando critérios epidemiológicos, geográficos e etnográficos, por isso não têm limites condicionados às fronteiras dos Estados, uma vez que os territórios indígenas não correspondem aos traçados federativos (Figura 1).

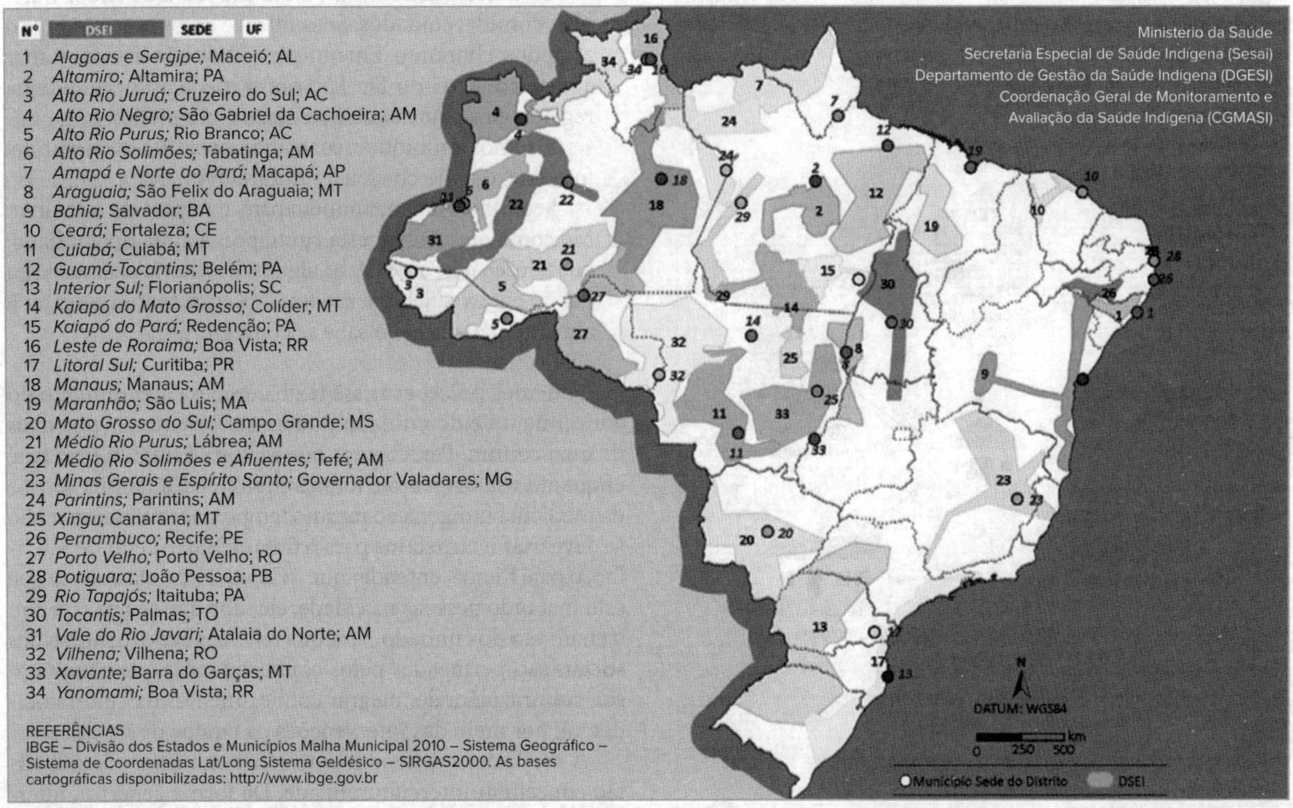

FIGURA 1

Distribuição dos 34 DSEI no Brasil.

Fonte: Fundação Nacional de Saúde, 2002[3].

Os DSEI são organizados por Polos Base, que contam com uma unidade básica de saúde, coordenam as ações das equipes localizadas nas aldeias e referenciam casos de maior complexidade para os outros níveis de atenção do SUS (Figura 2).

As equipes multidisciplinares de saúde indígena (EMSI) são compostas por médica(o), enfermeira(o), dentista, técnica(o) de enfermagem, auxiliar de saúde bucal, agentes indígenas de saúde (AIS) e agentes indígenas de saneamento. As EMSI são idealmente distribuídas de acordo com o número de habitantes, condições de acesso, perfil epidemiológico e especificidades de cada região[3]. Apesar de terem os Polos Base como unidade básica de referência, atendem em todas as aldeias de sua abrangência.

Em muitas regiões do país, devido à dificuldade de acesso e às grandes distâncias que devem ser percorridas até as aldeias, as equipes de saúde trabalham em escalas, permanecendo de 15 a 90 dias junto às comunidades que assistem, trabalhando e vivendo com elas, depois usufruindo de um período de descanso acordado com o DSEI, que varia em proporção aos dias de imersão.

O "morar junto" à população assistida pode ser considerado uma especificidade do atendimento à maioria das populações indígenas aldeadas. Essa peculiaridade permite a realização de visitas domiciliares sem que necessariamente sejam voltadas para resolução de problemas de saúde. É possível fazer uma visita ao final do dia de atendimentos para ouvir histórias, comer beiju ou tomar um café. Nesse sentido, a relação equipe-paciente adquire mais uma faceta, a da "vizinhança", com todos os benefícios e dificuldades inerentes dessa troca.

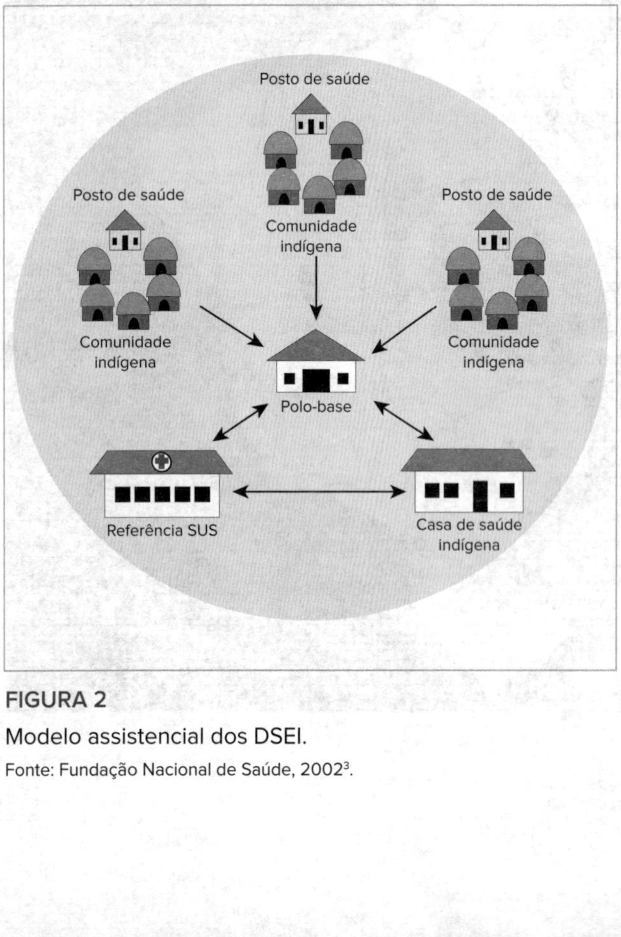

FIGURA 2

Modelo assistencial dos DSEI.

Fonte: Fundação Nacional de Saúde, 2002[3].

Interculturalidade e atenção diferenciada

Um dos conceitos essenciais para a atuação profissional junto a uma sociedade indígena é o de interculturalidade. Mas para compreendermos esse conceito, precisamos antes entender o que é cultura. A cultura é um conjunto de elementos simbólicos que mediam as atividades de um grupo social, e é por meio deles que construímos significados para nossas ações e interações sociais[4].

Toda cultura consiste em uma criação humana, que é aprendida e compartilhada por grupos sociais específicos. É a cultura específica em que nascemos e crescemos que determina nosso idioma, nossas atividades, a posição que ocuparemos na estrutura social e a possibilidade de nos movermos nesta estrutura. E tudo isso nos permite ser reconhecidos por um grupo social como membro deste[4].

É a partir de contextos socioculturais específicos que se definem visões de mundo, ou seja, uma explicação para como o mundo está organizado, bem como compreensões acerca do que é saúde, doença, experiência da doença e terapêutica. A seguir, há o relato de uma médica do DSEI Xingu sobre seu trabalho durante a pandemia de Covid-19[5]:

> Fui para a aldeia Kuluene de avião, precisava chegar rápido, Malopa havia piorado. Estava saturando 60%, cansado. Quando cheguei, ele estava no oxigênio, mantendo saturação entre 60% e 70%, apesar do tratamento contínuo.
>
> Os pajés trabalhavam, a família fazia de tudo. Carinho, comida, cuidados. Seus filhos e netos estavam muito abalados, chorando. Entendiam que ele não deveria tomar aquele coquetel do Dr. Jair, outro médico que atende na região; "eu sei que aquele remédio é pra piolho, doutora".
>
> Fizemos antibiótico, corticoide, soro. Ele foi piorando, fora do oxigênio chegou a saturar 30%.
>
> Seu filho, Kanoá, também pajé, não para de trabalhar. Me conta que seu pai está ruim, pois a alma do cunhado, que faleceu de Covid-19 há alguns dias, havia chamado seu pai no enterro. Seu pai aceitou ir. Kanoá tentou resgatar a alma do pai, mas não sabe se conseguirá [...].

Podemos perceber nesse texto como o entendimento do adoecimento e do cuidado podem ser orientados por mais de uma cultura. Percebemos que Malopa é tratado pelo pajé enquanto usa oxigênio e toma antibióticos; a família se vale da medicina indígena ao mesmo tempo que entende que não se deve usar ivermectina para o tratamento. Apesar de seu filho, o pajé Kanoá, entender que a Covid-19 é uma doença que está matando pessoas na cidade, ele sabe que seu pai aceitou o chamado do cunhado para morrer. Suas ações e interações sociais são permeadas pelos conhecimentos que compõem sua cultura, além de integrar conhecimentos da cultura ocidental, por meio das intervenções da equipe de saúde.

A partir desse entendimento sobre cultura, podemos então conceituar interculturalidade. De forma genérica, interculturalidade é a possibilidade de diálogo entre culturas, ou seja, entre pessoas, práticas, saberes, valores e tradições culturais distintas. Porém existem vários sentidos e usos que podemos dar para esse diálogo.

Podemos presumir que sempre houve interculturalidade na sociedade brasileira, uma vez que ela é composta por diversas culturas, incluídas aí as culturas indígenas e afrodescendentes, porém esse contato foi historicamente construído a partir de conflitos, de dominação e colonialidade. Por muitas vezes não há questionamento das assimetrias e desigualdades sociais entre os diversos grupos, o que acaba por promover uma sociedade neoliberal que subjuga as pessoas de culturas consideradas "menores", subalternas[6].

A interculturalidade que assumimos como fundamental para o estabelecimento de relações de cuidado de profissionais de saúde com sociedades indígenas é concebida como um processo crítico de relação, comunicação e aprendizagem entre culturas a partir de condições de respeito, legitimidade mútua, simetria e igualdade; é um intercâmbio entre pessoas, conhecimentos, saberes e práticas culturalmente diferentes para desenvolver um novo sentido entre elas na sua diferença; um espaço de negociação e tradução, onde as desigualdades e relações de poder da sociedade são reconhecidos e confrontados. Para evitar relações culturais colonizadoras, a atenção à saúde indígena deve ser sensível às formas de ser, estar, pensar, conhecer, aprender e sentir dos povos indígenas[6].

No dia a dia da atuação na saúde indígena, as relações interculturais se darão principalmente entre os profissionais de saúde indígenas e não indígenas que integram as EMSI, e desses com as comunidades assistidas. Uma estratégia para facilitar essa relação, é a participação nas equipes dos AIS, que são indígenas pertencentes à comunidade assistida e auxiliam os profissionais não indígenas a dialogar com as diferentes compreensões e expectativas em relação ao cuidado em saúde da comunidade.

Por muitas vezes, o tratamento que parece ideal aos olhos do profissional de saúde com formação biomédica pode ser prejudicial à saúde de uma pessoa que está sendo cuidada por um pajé. Por outras, será preciso que os dois atuem juntos para cuidar de uma pessoa, como aconteceu com Malopa. Nesse sentido, é primordial a construção de uma atenção diferenciada em saúde para atender os povos indígenas, ou seja, uma política de saúde atenta para essas diferenças e relações culturais.

A cosmovisão indígena de saúde e doença

Como apontamos na introdução deste capítulo, existe uma enorme diversidade de etnias no Brasil, cada uma com sua cultura. Contudo existe uma perspectiva comum às diversas culturas ameríndias que determina uma forte conexão com seus territórios, com a natureza e com o sagrado. Se para a cultura ocidental, o termo "religião" significa "religare", uma ligação que reconecta a humanidade ao plano sagrado, para as populações originárias esta conexão nunca se rompeu, os seres vivos permanecem conectados entre si e com os espíritos da natureza, os "encantados". A harmonia entre esses planos faz parte do cotidiano dessas sociedades e de sua busca pelo bem-viver, refletindo diretamente em sua saúde[7].

Leia, a seguir, em um trecho de "Narrativas da Floresta"[5], o diálogo entre a médica e seu paciente Adalberto Kalapalo, do Alto Xingu, que mostra sua experiência de adoecimento durante a pandemia de Covid-19, em 2020:

> – Adalberto, estou preocupada. Esse coronavírus pode ficar muito grave em algumas pessoas. Com oxigênio baixo assim seus órgãos podem parar de funcionar e você pode até morrer.
> – Mas eu sei porque eu fiquei doente assim, doutora.
> – Por que, Adalberto?
> – Eu cortei a árvore e ela não gostou, eu senti [...].

Para os povos indígenas, saúde representa o equilíbrio entre os seres vivos e a natureza. Adalberto sabia que para derrubar uma árvore de espírito forte era necessário pedir autorização para o espírito daquela árvore; como não o fez, adoeceu. A comunicação entre os planos terreno e espiritual acontece a todo momento, de muitas formas. Uma das formas mais importantes é através dos sonhos, que podem ser interpretados pelos próprios sonhadores, suas famílias ou pelos pajés ou xamãs. Os sonhos podem revelar o futuro; as causas de adoecimentos, revelam plantas curativas, que também encontram "almas roubadas" por espíritos, e podem fornecer outras informações pertinentes para o tratamento e a cura de uma pessoa doente[7].

Em algumas situações, como em momentos que inauguram novas fases do ciclo de vida, como a gravidez, o nascimento e a adolescência, os cuidados com a saúde precisam ser intensificados, pois há maior comunicação entre esses planos e, consequentemente, maior vulnerabilidade para o adoecimento e a morte. Para garantir uma transição saudável, são realizados rituais, que podem incluir uso de plantas, bebidas, banhos, vapores, fumaça de tabaco e substâncias psicoativas, como o pó de yãkõanahi, feito com resina ou fragmentos da casca da árvore *Virola* sp., usado na cultura Yanomami. Outra substância conhecida, utilizada para os mesmos fins, é o cipó Ayauaska ou Kamarãpi, dos Ashaninka[7]. Acredita-se que o uso dessas substâncias permite a comunicação com os espíritos onde os mundos se comunicam e está associado à prática xamânica para tratar um indivíduo ou um coletivo doente, como explica Davi Kopenawa, do povo Yanomami[8]:

> Os espíritos xapiripë dançam para os xamãs desde o primeiro tempo e assim continuam até hoje. Eles parecem seres humanos, mas são tão minúsculos quanto partículas de poeira cintilantes. Para poder vê-los, deve-se inalar o pó da árvore yãkõanahi muitas e muitas vezes. Leva tanto tempo quanto para os brancos aprender o desenho de suas palavras. O pó do yãkõanahi é a comida dos espíritos. Quem não "bebe" assim fica com olhos de fantasma e não vê nada.

Os especialistas em saúde tradicionais são parteiras, rezadores, benzedores, cantadores, raizeiros, pajés, que são aqueles que exercem a função de curadores; são os médicos tradicionais das culturas indígenas, aqueles que conhecem mais sobre técnicas de cura e estabelecem comunicação com os espíritos que os orientam. As medicinas indígenas buscam as causas dos adoecimentos e as explicam por narrativas socialmente construídas ou por ações antecedentes, como quebra de tabus ou mal olhado[9].

Quando as(os) pajés diagnosticam que a doença tem causas espirituais, que podem envolver a má conduta de algum ente familiar, o assédio por algum espírito ou um feitiço lançado por algum inimigo, por exemplo, o tratamento da pessoa doente pode envolver rituais que exigem a participação de toda a família ou até mesmo toda a comunidade. Entre os povos indígenas do Brasil, inúmeros rituais de cura são praticados: a pajelança, o xamanismo, o benzimento, o uso de rapé, cantos e raízes.

Quando os especialistas tradicionais diagnosticam "doenças de branco", que não envolvem o plano dos "encantados", frequentemente encaminham o doente para os cuidados da equipe do DSEI. Mas, mesmo que os recursos biomédicos sejam considerados uma opção terapêutica, não implicam necessariamente em uma outra explicação para as causas das doenças[6,9].

É importante considerar que as representações e práticas tradicionais da medicina indígena são frutos da história daquele povo, e história não para no tempo, ela segue constituindo-se após o contato com as sociedades não indígenas. Neste contato, assim como novas doenças são introduzidas na comunidade, seus sistemas de cura também são reavaliados e novas formas de cuidado são criadas, inclusive em parceria com a biomedicina[9]. Entre os Baniwa, do Amazonas, é possível perceber a presença de elementos biomédicos em suas construções míticas: a tuberculose é reconhecida como uma doença do corpo físico, mas sua causa é atribuída ao uso de substâncias venenosas ou a cânticos do mal enviados por um inimigo[11].

Por meio desses exemplos, observamos como provavelmente o maior desafio do trabalho na saúde indígena seja o contato com experiências tão diversas e distintas de adoecimento e cura. Quando vamos indicar qualquer cuidado ou tratamento para uma população com uma cultura diferente da nossa, precisamos nos questionar quais são os hábitos e as explicações que envolvem a situação na qual pretendemos intervir. É muito frequente, por exemplo, profissionais de saúde indicarem dietas equilibradas nutricionalmente a partir do ponto de vista biomédico e ocidental, sem questionarem qual a dieta básica daquela população, quais são os alimentos disponíveis, os alimentos proibidos para determinada situação ou fase do ciclo de vida. Da mesma forma que há tabus na cultura ocidental como, por exemplo, não ofertar café ou álcool para crianças, nas culturas indígenas, em vários momentos da vida, a dieta ou o comportamento sexual devem seguir determinadas normas sob pena de adoecimento, má-formação do feto, dificuldades no parto ou problemas na puberdade[9].

É comum em muitas culturas indígenas que os pajés orientem as famílias a não deixarem a pessoa doente sair de casa, pois fora de casa o doente torna-se mais vulnerável aos maus espíritos, que podem piorar seu estado de saúde. Por isso, muitas vezes as equipes de saúde precisam realizar procedimentos que idealmente seriam realizados na unidade de saúde ou em um centro de referência de maior complexidade, na casa da(o) paciente. Nesses casos, é necessário negociar o plano terapêutico cuidadosa e respeitosamente com os especialistas tradicionais e, por vezes, implicará em tentar manter a estabilidade do doente em casa enquanto os pajés realizam seus tratamentos, para somente depois encaminhar o paciente para um serviço de referência. Por isso, é essencial a formação de profissionais com competência cultural para respeitar e reconhecer a importância e os saberes biomédicos e tradicionais do povo que atende[9].

A vulnerabilidade dos povos indígenas

Em decorrência da história de violência que sucede a invasão europeia no Brasil até a atualidade, os povos indígenas brasileiros estão expostos a muita vulnerabilidade. Mesmo com avanços promovidos pela PNASPI, as populações indígenas continuam tendo indicadores de saúde inferiores aos de outras etnias presentes no território brasileiro. Não abordaremos esses indicadores em detalhes, pois, como as populações indígenas estão presentes em todo o país e nos mais diferentes contextos, seria impossível esmiuçar essas informações para cada situação. Mas a título de exemplo, se observarmos o gráfico da Figura 3, com as taxas de mortalidade infantil entre indígenas e não indígenas, observamos que a taxa é significativamente maior entre indígenas.

A pandemia de Covid-19 também demonstrou como as populações indígenas estão mais vulnerabilizadas que a população geral, tanto pela situação remota onde se encontra boa parte dos territórios, quanto pela violência e dificuldade de acesso à cuidados a que são submetidos esses povos. A seguir, a Figura 4 apresenta a taxa de mortalidade por síndrome respiratória aguda grave decorrente de Covid-19, em 2020, de acordo com faixa etária e, mais uma vez, a taxa de mortalidade entre indígenas é muito maior do que da população geral em todas as faixas etárias.

De forma geral, alguns povos indígenas vêm mudando seu modo de vida de forma drástica nos últimos anos, em decorrência do contato com populações não indígenas. Não só pela introdução de novos costumes, como novos padrões alimentares e meios de transporte que levam ao sedentarismo, mas também por causa da limitação de seus territórios, da diminuição dos recursos naturais disponíveis, da disponibilidade de remédios, do rompimento de tabus alimentares e de ritos de passagem, os povos indígenas estão atualmente expostos a uma nova carga de doenças[9].

Mas o fator mais importante da vulnerabilidade desses povos é a situação de pobreza e de violência a que estão sujeitos, devido à negligência do Estado na proteção dos seus territórios e à ocupação ilegal de suas terras por garimpeiros, madeireiros, missionários e grileiros de terra. A vulnerabilidade desses povos está diretamente relacionada à destruição de seus territórios e à ameaça de suas fronteiras por grandes empreendimentos.

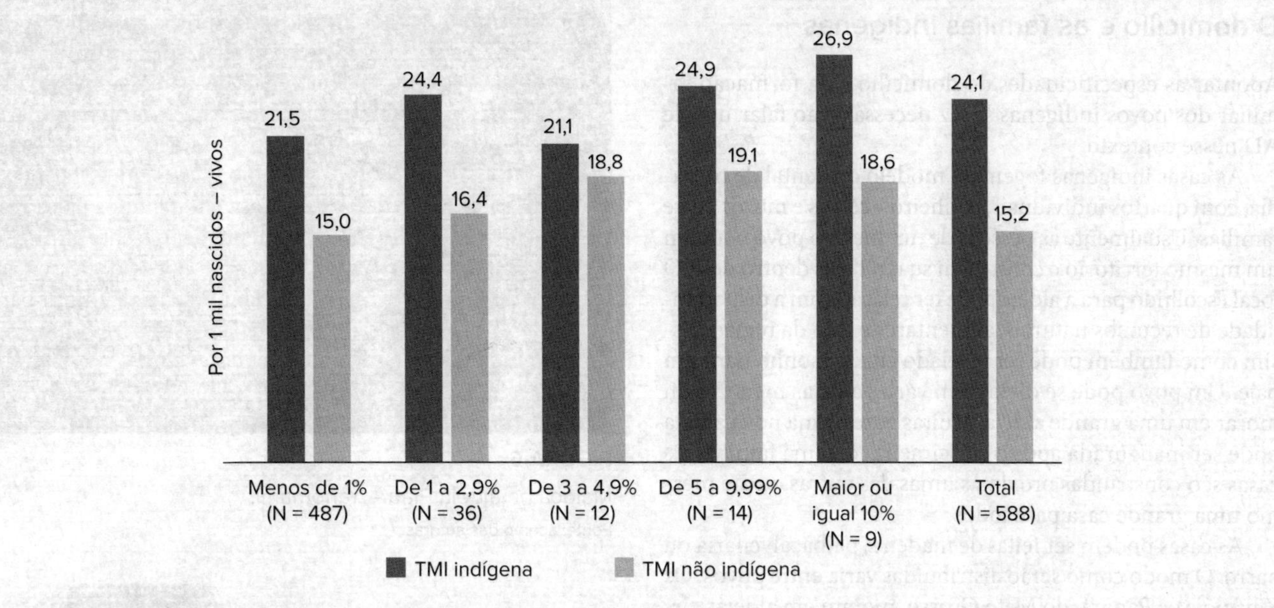

FIGURA 3

Mortalidade infantil por mil nascidos vivos, indígenas e não indígenas.

Fonte: Marinho e Borges, 2019[12].

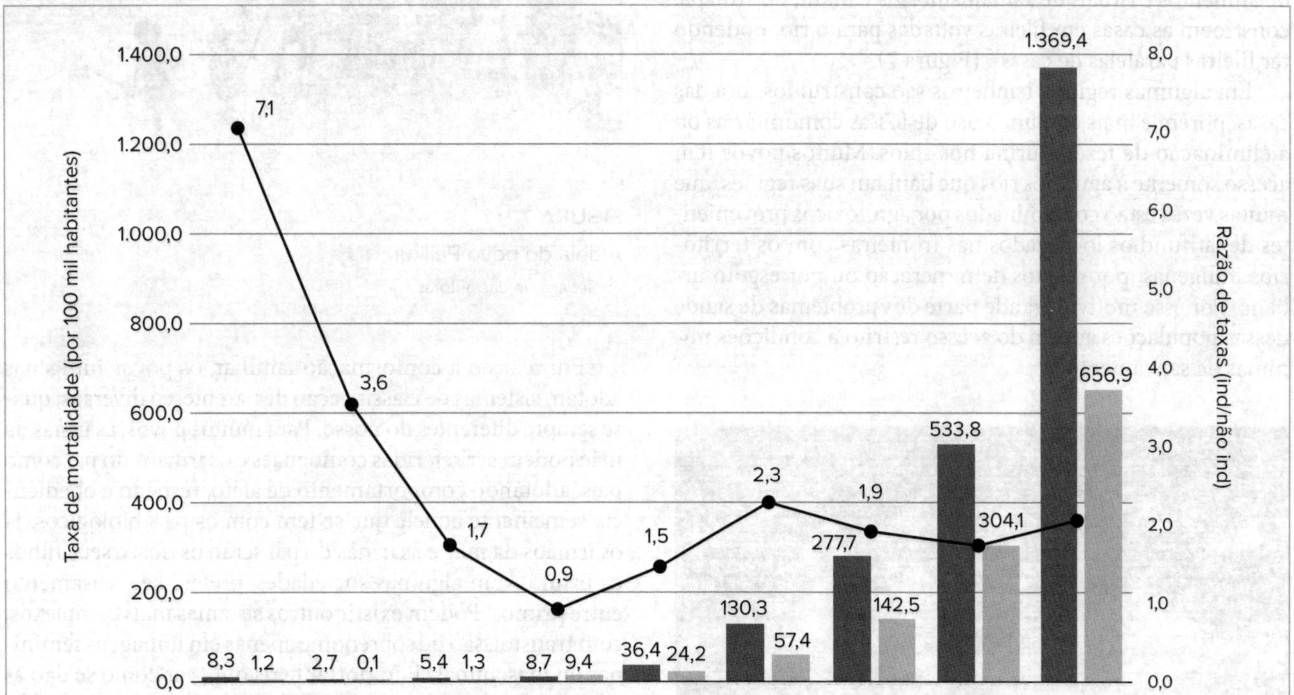

FIGURA 4

Mortalidade por SRAG-Covid e faixa etária, na população geral e indígenas atendidos pelo Sasi-SUS[13].

O domicílio e as famílias indígenas

Apontar as especificidades do domicílio e da formação familiar dos povos indígenas se faz necessário ao falarmos de AD nesse contexto.

As casas indígenas fogem do modelo ocidental de moradia, com quartos individuais, banheiros, cercas e muros entre famílias. Usualmente as pessoas de um mesmo povo ocupam um mesmo território e constroem suas aldeias dentro dele. O local escolhido para a aldeia pode ter relação com a disponibilidade de recursos naturais, alimentares e solo da região. Assim como também pode ser revelado em um sonho para um pajé. Um povo pode se dividir em várias aldeias menores ou morar em uma grande aldeia. Muitas vezes, uma nova aldeia pode ser inaugurada após o crescimento de uma família. As casas são construídas próximas umas das outras ou até mesmo uma grande casa para todos.

As casas podem ser feitas de madeira, palha, alvenaria ou barro. O modo como serão distribuídas varia entre povos. Os Kayapó e os Panará, do Mato Grosso, moram em aldeias circulares (Figura 5), com casas voltadas para o centro, onde está a casa dos Homens, espaço para encontros políticos e rituais. Já os Yanomami, do Amazonas e Roraima, constroem grandes casas coletivas (malocas) em que vivem várias famílias (Figura 6); dentro dessa casa também são realizados o preparo de alimentos e rituais de xamanismo. Os Palikur, do Amapá, constroem as casas em fileiras voltadas para o rio, podendo ter fileiras paralelas de casas[15] (Figura 7).

Em algumas regiões, banheiros são construídos fora das casas, porém é mais comum o uso de fossas comunitárias ou a eliminação de fezes e urina nos solos. Muitos povos têm acesso somente à água dos rios que banham suas regiões, que muitas vezes estão contaminados por agrotóxicos provenientes de latifúndios localizados nas fronteiras com os territórios indígenas, por rejeitos de mineração ou por esgoto urbano. Por esse motivo, grande parte dos problemas de saúde dessas populações advém do acesso restrito a condições mínimas de saneamento.

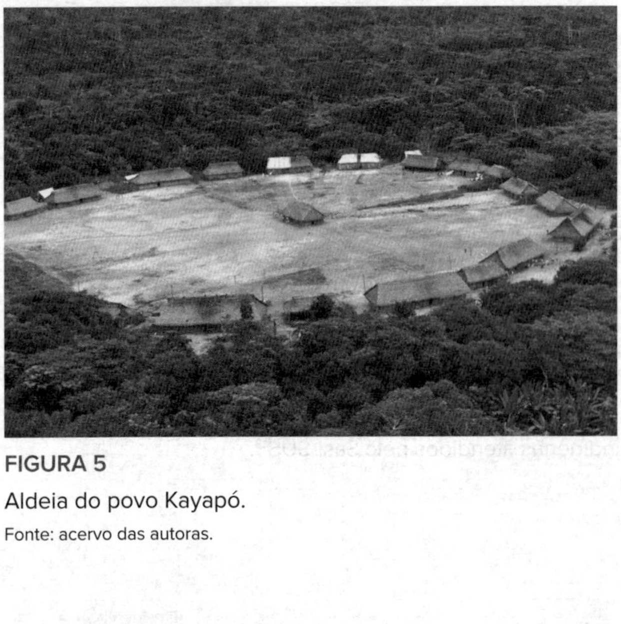

FIGURA 5
Aldeia do povo Kayapó.
Fonte: acervo das autoras.

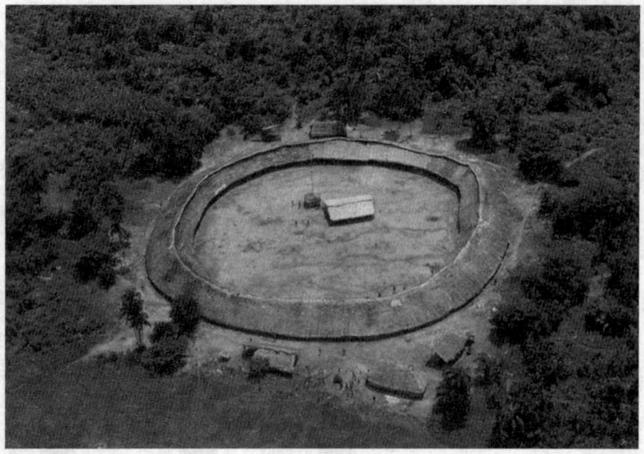

FIGURA 6
Maloca na aldeia Piau – Yanomami.
Fonte: acervo das autoras.

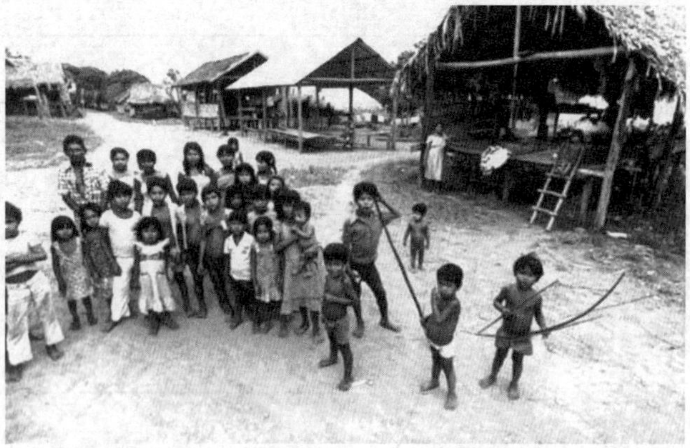

FIGURA 7
Aldeia do povo Palikur.
Fonte: acervo das autoras.

Em relação à conformação familiar, os povos indígenas adotam sistemas de classificação de parentesco diversos, quase sempre diferentes do nosso. Para muitos povos, as irmãs da mãe podem ser referidas como mães e os irmãos do pai como pais, adotando comportamento de afeto, respeito e obediência semelhante àquele que se tem com os pais biológicos. Já os irmãos da mãe e as irmãs do pai serão os tios, e seus filhos os primos. Em algumas sociedades, prefere-se o casamento entre primos. Podem existir outros sistemas mais complexos, com transmissão de sobrenome apenas em linhagens femininas ou masculinas. É importante reconhecer como se dão as relações de parentesco, pois isso determina direitos, deveres e responsabilidades, por exemplo em relação aos cuidadores[16].

No que tange à saúde, é esperado que os membros de uma família ou aldeia se interessem pelos problemas de saúde uns dos outros e participem dos rituais de cura e produção de saúde de um indivíduo. Quando um membro da família encontra-se doente, é comum que toda sua família vá visitá-lo. Dependendo da gravidade da doença, os familiares de outras aldeias chegam a viajar quilômetros para visitar e ajudar no cuidado. É comum a algumas etnias que, quando uma pessoa sofre uma picada de cobra, toda sua família ou até mesmo sua comunidade deixe de comer certos tipos de alimentos para ajudar na cura.

Indígenas em contextos urbanos – que compõem quase 40% da totalidade das populações indígenas no Brasil –, apesar de adaptarem-se ao modo de vida das grandes cidades, vivendo em casas ou apartamentos pequenos e distantes de suas aldeias, também costumam manter algumas tradições de suas culturas. É nas visitas domiciliares que essas tradições ocultadas podem revelar-se.

No bairro Real Parque, em São Paulo, a comunidade Pankararu mantém uma associação voltada para os indígenas residentes na região e, por meio de sua organização, conquistaram o direito à uma equipe de saúde diferenciada para seu povo na UBS local, com uma importante rezadeira e benzedeira do povo como Agente Comunitária de Saúde, garantindo o contato da equipe com os valores tradicionais de cura e adoecimento.

Atenção domiciliar diferenciada?

Na saúde indígena, o consultório com as quatro paredes brancas que conhecemos perde seus limites. Ele passa a englobar o rio, o centro da aldeia, as casas das pessoas e os espaços comunitários. A aldeia pode ser associada a uma casa comum de todos da comunidade[17]. Podemos falar então de uma atenção domiciliar diferenciada que, além das especificidades da AD rural, também agrega elementos do cuidado intercultural e do subsistema de saúde indígena que trouxemos neste capítulo, e também se apresenta em contextos urbanos.

O tempo de trabalho na aldeia possivelmente não seguirá o relógio urbano com consultas a cada 15 minutos, num expediente de 8 horas por dia. Apesar de existirem turnos de atendimento estabelecidos, a maioria das consultas ocorrem durante o banho de rio, um jantar compartilhado ou quando nos sentarmos silenciosamente para observar as mulheres preparando o urucum para a pintura corporal. É possível também que ocorram chamadas noturnas para atendimentos domiciliares em casos de maior gravidade.

À primeira vista, essa realidade pode parecer absurda para a racionalidade biomédica, pois aprendemos que o lugar de consultar gente doente é no posto de saúde, salvo exceções que se encaixam em critérios de eligibilidade para atendimento domiciliar. Porém, para muitos povos indígenas, os locais onde se realizam rituais de cura e morte podem ser também locais de moradia, lazer ou alimentação. São diferentes concepções de cuidado que levam a diferentes concepções de cura, contaminação e preservação da saúde. Para o povo Yanomami, a praça central de suas casas é destinada tanto às práticas de xamanismo como danças e preparo de alimentos[17].

Apesar do contexto diferenciado da realização de consultas, é imprescindível a necessidade de organização do ambiente de atendimento, seja ele qual for. Valendo-se de suas habilidades de comunicação, o profissional de saúde que for pego desprevenido (durante o banho no rio ou sem seu estetoscópio) poderá acordar um novo momento e local para realização daquela consulta, desde que seja confortável para ambos. Além disso, pode ser necessário, por exemplo, pedir que a pessoa em atendimento saia de sua rede e deite-se em um pano/esteira no chão para que se realize corretamente o exame abdominal. Da mesma forma, pequenos procedimentos poderão ser realizados de acordo com a disponibilidade de materiais e locais adequados, sempre atentando-se às técnicas de assepsia e antissepsia necessárias.

Além dos atendimentos de demandas espontâneas e vigilância em saúde, as urgências e emergências terão seu primeiro atendimento nas aldeias. Por isso, recomenda-se que a equipe de saúde indígena tenha uma maleta para as visitas às casas ou quando chamada para urgências e emergências. Acidentes ofídicos, animais peçonhentos e arraias são comuns. Muitas vezes, as equipes são solicitadas pelas parteiras para prestar assistência a partos complicados. Portanto, é necessário considerar todas essas situações e os materiais disponíveis ao montar essa maleta.

Considerações finais

Os povos indígenas brasileiros foram historicamente marginalizados, ameaçados, desapropriados de seus bens e vivem hoje em situação de grande vulnerabilidade. A criação de um subsistema de saúde direcionado a esses povos é uma grande e recente conquista indígena, fruto de muita luta.

O trabalho em contextos interculturais será sempre um grande desafio para o profissional de saúde não indígena. Em muitos momentos, haverá situações que colocarão em questão a lógica biomédica e nossas crenças. Esses conflitos permitem que questionemos criticamente a eficácia das nossas práticas terapêuticas, assim como nos impulsiona a reconhecer a eficácia de outras racionalidades de cuidado, por exemplo por meio da partilha com os curadores tradicionais.

O trabalho na saúde indígena possibilita viver intensamente a atuação comunitária, pouco presente em muitos contextos da saúde da família. Compartilhamos o dia a dia, as histórias, as brigas, as refeições, as festas e, em alguns casos, até mesmo a casa que habitamos durante a imersão no trabalho. Atender em aldeia é essencialmente atender em domicílio, usufruindo de todas as fortalezas e conflitos dessa experiência.

Referências

1. Santos RV, Coimbra Jr. CEA, Cardoso AM. Povos indígenas e o processo saúde-doença. In: Barros DC, Silva DO e, Gugelmin SÂ. Vigilância alimentar e nutricional para a saúde Indígena [Internet]. Rio de Janeiro: Editora Fiocruz; 2007. Disponível em: http://books.scielo.org/id/fyyqb (acesso 23 jul 2021).
2. IBGE. População Indígena no Brasil [Internet]. 2010 ed. Disponível em: https://indigenas.ibge.gov.br/mapas-indigenas-2.html (acesso 23 jul 2021).
3. Brasil. Fundação Nacional de Saúde. Política Nacional de Atenção à Saúde dos Povos Indígenas. 2 ed. Brasília: Ministério da Saúde. Fundação Nacional de Saúde; 2002. 40 p.
4. Langdon EJ, Wiik FB. Antropologia, saúde e doença: uma introdução ao conceito de cultura aplicado às ciências da saúde. Rev Lat Am Enfermagem. 2010;18(3):459-66.
5. Lourenço D. Narrativas da floresta. Maloca Rev Estud Indígenas. 2021;4:e021004.

6. Walsh C. Interculturalidad crítica y educación intercultural. In: Construyendo interculturalidad crítica [Internet]. La Paz: Convenio Andrés Bello, Instituto Interamericano de Integración; 2010. p. 75-96. Disponível em: https://inclue.unileon.es/wp-content/uploads/2021/03/Interculturalidad-Critica-y-Educacion-Intercultural.pdf
7. Mendonça SBM. O sagrado, o cotidiano e o adoecimento entre os Povos Indígenas. In: Religião, Saúde e Terapias Integrativas. Goiânia: Editora Espaço Acadêmico; 2016. p. 153-66.
8. Kopenawa Yanomami D. Sonhos das origens [Internet]. 1998. Disponível em: https://pib.socioambiental.org/files/file/PIB_verbetes/yanomami/sonhos_das_origens.pdf
9. Mendonça SBM. Reflexões sobre a relação intercultural no campo da saúde indígena: uma introdução. In: Curso de Especialização em Saúde de Indígena. São Paulo: UNASUS, Unifesp; 2014.
10. Manduca A, Ika Muru M, Quinet A. Una Isi Kayawa – Livro da cura do povo Huni Kuin do rio Jordão. Rio de Janeiro; 2014.
11. Garnelo L, Wright R. Doença, cura e serviços de saúde. Representações, práticas e demandas Baníwa. Cad Saúde Pública. 2001;17:273-84.
12. Marinho G, Borges G. Mortalidade infantil de indígenas e não indígenas nas microrregiões do Brasil. SciELO Bras; 2019.
13. Matta GC, Rego S, Souto EP, Segata J. Os impactos sociais da Covid-19 no Brasil: populações vulnerabilizadas e respostas à pandemia [Internet]. Série Informação para ação na Covid-19. Rio de Janeiro: Fiocruz; 2021. Disponível em: http://books.scielo.org/id/r3hc2 [acesso 21 out 2021).
14. Kaiabi M. Cuidar da saúde não é só tomar remédio, é também cuidar da terra [Internet]. Povos Indígenas no Brasil – Instituto Socioambiental; 2018. Disponível em: https://pib.socioambiental.org/pt/%22Cuidar_da_sa%C3%BAde_n%C3%A3o_%C3%A9_s%C3%B3_tomar_rem%C3%A9dio,_%C3%A9_tamb%C3%A9m_cuidar_da_terra%22
15. Povos Indígenas no Brasil - Instituto Socioambiental. Habitações [Internet]. Povos Indígenas no Brasil - Instituto Socioambiental. 2021. Disponível em: https://pib.socioambiental.org/pt/Habitações (acesso 30 out 2021).
16. Junqueira C. Antropologia Indígena: uma introdução. São Paulo: EDUC PUC; 1991.
17. Castro NE, Ferla AA, Lima KM da S, Martins FM, Lemos SM. Saúde Indígena: educação, gestão e trabalho [Internet]. 1 ed. Porto Alegre: Rede Unida; 2020. 248 p. Disponível em: https://editora.redeunida.org.br/project/saude-indigena-educacao-gestao-e-trabalho/ (acesso 3 nov 2021).

Capítulo 8

Cuidado domiciliar a populações tradicionais: quilombolas

Rute Ramos da Silva Costa
Hayda Alves
Maria Raimunda Penha Soares

PONTOS-CHAVE

- Compreender a dinâmica de vida e de resistência de comunidades quilombolas.
- Compreender a moradia e o território como espaços conectivos e de (re)existência.
- Problematizar a produção de saúde com intencionalidade decolonial e transformadora a partir da educação popular.

OBJETIVOS DE APRENDIZAGEM

Ao final do capítulo, o leitor deverá ser capaz de:

- Descrever a dinâmica de cuidado das comunidades quilombolas em seus territórios como práticas coletivas e comunitárias.
- Identificar estratégias de articulação da política de saúde com o modo de vida de comunidades quilombolas.
- Relatar aspectos metodológicos que contribuam para melhorar a atenção domiciliar em saúde às comunidades quilombolas.

Introdução

O Brasil viveu quase 400 anos com a escravidão como principal forma de exploração da força de trabalho. Fundado nesse modelo produtivo criou riqueza para os cofres dos senhores coloniais e para a Europa; e miséria, extermínio e aniquilação para os povos indígenas e afro-diaspóricos. Mas foi nesse contexto que se produziram também resistências, lutas e modos de vida contracoloniais[1]. Entretanto, o *ethos* escravista[2] permaneceu mesmo com a abolição da escravidão e o racismo tornou-se estrutural na constituição das relações sociais no Brasil, espraiando-se nas instituições, muitas vezes, nas perspectivas que orientam a intervenção do Estado na sociedade.

Após a proclamação da República do Brasil, houve um silêncio legislativo centenário a respeito das ações de reparação e garantia de dignidade à população negra escravizada nessas terras. No entanto, lideranças, intelectuais e movimentos negros, em um longo decurso histórico, nunca se calaram a respeito da negligência estatal. Dentre muitos, podemos citar Abdias Nascimento[3], Clóvis Moura[4], Beatriz Nascimento[5], Joel Rufino dos Santos[6], Décio Freitas[7] e Lélia Gonzalez[8]. Nascimento[3] afirmava que longe de se tratar de uma indiferença por parte da recém criada República em relação aos rumos de homens, mulheres e crianças negras no pós-escravidão, constrói-se, em nome de uma modernização nacional racista e eugenista, políticas que não só corroboram com o genocídio da população negra, como fazem deste um projeto de poder. Nesse sentido, a forma iníqua como os quilombos foram tratados no período colonial é reafirmada como estratégia de tratamento de comunidades negras, favelas, bairros periféricos e de indivíduos negros, indígenas e quilombolas.

Quando esse *modus operandi* de violência não é o que orienta a intervenção estatal, a negligência, desassistência ou mesmo a ausência de diálogo com a realidade (modos de vida, saberes, conhecimentos e tecnologias) dessas comunidades na elaboração e implementação de políticas públicas também deve ser problematizada. No que tange a política de saúde é fundamental trazer à tona as dinâmicas de vida dessas comunidades, os conflitos territoriais que enfrentam, a violência e a violação de direitos, bem como suas formas de resistência e luta no e pelo território.

Desenvolver ações com intencionalidade transformadora no âmbito da saúde comunitária ou atenção domiciliar a comunidades quilombolas implica aproximações com debates e práticas aglutinados em torno do chamado pensamento decolonial[9]. O processo de colonização nas Américas teve como fundamento o colonialismo, o patriarcado e o racismo, provocando efeitos econômicos, como também marcas nos modos de ser, saber, pensar e agir, sobretudo, quando se refere aos povos originários e afro-diaspóricos. Segundo Quijano[10], colonialismo remonta os primórdios da colonização mercantil e os desdobramentos do imperialismo e da dominação econômica praticada pela Europa especialmente na América Latina. Já a colonialidade se apoiou no colonialismo para enraizar de forma profunda e duradoura características intersubjetivas dessa assimetria de poder, e criar novas identidades sociais de dominação política, ideológica e até mesmo cultural vinculada à dominação econômica.

O pensamento decolonial expõe essas heranças materiais e simbólicas ao denunciar as injustiças que ainda hoje vitimam descendentes indígenas e africanos neste continente. Mas também possibilita aglutinar lutas em defesa de uma memória viva das experiências de resistência e conhecimentos elaborados a partir da cosmopercepção[11] africana e ameríndia. Estas nos permitem "acessar a memória e a ancestralidade como fontes de ensinamento para a construção de um mundo onde o lucro não esteja acima da vida"[12], mas que reitera outra forma de existência pautada por uma pedagogia da convivência e comunhão com a natureza (mundo visível) – pois somos parte dela – e com o mundo não visível, "implicada em tornar nosso mundo um lugar melhor para se viver, um lugar justo, pautado pelo bem-viver"[13].

A partir dessa perspectiva crítica decolonial nos propomos a discutir, neste capítulo, o debate da atenção domiciliar em saúde às comunidades quilombolas, com o objetivo de problematizar em que medida o modo de vida e resistência dessas comunidades constituem parte fundamental da promoção à saúde nesses territórios.

Dinâmica de vida e resistência de comunidades quilombolas

O quilombo pode ser considerado o fenômeno social e histórico mais complexo de resistência negra diante da opressão da senhoria e do Estado colonial[4], resgatando as dinâmicas dos territórios africanos, e incorporando elementos surgidos das trocas entre povos ameríndios. Espaços contestatórios que, apesar de suas contradições internas, criavam mecanismos estratégicos para sobrevivência e preservação dos elementos culturais, tecnológicos e religiosos de referência afro-diaspórica. Tratava-se da implantação de outra forma de vida e de estrutura política, social e econômica singular, oposta às instituições escravocratas[14] e potencialmente transgressora, no sentido de incorporar elementos que apontavam para uma existência efetivamente contra colonial[1].

Apesar de terem formações diversificadas, da enorme repressão e de muitos terem sido destruídos ainda no período colonial, os quilombos sobreviveram, com uma forma particular de produção da vida que reafirmava dimensões sociais, culturais, religiosas, produtivas afro-diaspórica e ameríndias.

Como resultado da luta política dos movimentos negros, as comunidades remanescentes de quilombos são pautadas na Constituição Federal de 1988, não mais associados a um crime contra a ordem social, mas como territórios com sujeitos portadores de direitos à propriedade de suas terras e à preservação de suas culturas. Apesar deste marco legal assegurar direitos dos povos quilombolas sobre seus territórios, pouco se avançou na efetivação desta e de outras conquistas.

Quinze anos após a Constituição, em 20 de novembro de 2003, dia Nacional da Consciência Negra, publicou-se o Decreto Presidencial n. 4.887, que tratava do ordenamento dos procedimentos de identificação, reconhecimento, delimitação, demarcação e titulação das terras ocupadas por remanescentes quilombolas. Foi um marco importante na luta para a efetivação dos direitos constitucionais aos remanescentes de quilombos, que passam a ser definidos como "grupos étnico-raciais, segundo critérios de autoatribuição, com trajetória histórica própria, dotados de relações territoriais específicas, com presunção de ancestralidade negra relacionada com a resistência à opressão histórica sofrida"[15].

QUADRO 1 **Pilares para reconhecimento de comunidades remanescentes de quilombos**

- Compreensão de um vínculo ancestral dinâmico e não estático, por incorporar as identidades coletivas historicamente construídas por meio de uma mobilização continuada.
- Possibilidade da autodefinição; uma ferramenta de luta, já que esses grupos estão liberados da obrigação de uma identidade essencial ou biologizada. A autodefinição está associada às suas formas de vida, de usos do território, de uma identidade coletiva construída na luta política por direitos.
- Relação íntima entre território e identidade, um importante elo de continuidade do grupo, apesar de ser, a terra, alvo de conflitos permanentes.

Fonte: elaborado pelas autoras.

Desde a Carta Magna até 2021, cerca de 3.474 comunidades quilombolas foram reconhecidas e certificadas pela Fundação Cultural Palmares. Grande parte desse processo (80%), ocorreu a partir de 2003, quando passaram a fazer parte da agenda das políticas de proteção social e ganharam espaço nas estratégias de atuação de variados ministérios, com a criação da Secretaria Extraordinária de Promoção e Proteção da Igualdade Racial (Seppir) e a implementação do Programa Brasil Quilombola (PBQ). Iniciativas que foram descontinuadas após 2016.

Apesar disso, menos de 7% das terras reconhecidas como pertencentes às comunidades quilombolas foram tituladas pelo Instituto Nacional de Colonização e Reforma Agrária/Incra[16]. É importante pontuar que a Coordenação Nacional de Comunidades Quilombolas reconhece a existência de mais de 6 mil quilombos atualmente no Brasil[17]. As desigualdades na distribuição territorial revelam o quadro das condições de vida iníquas em que vivem as Comunidades Quilombolas. Considerando que suas principais atividades produtivas se concentram na relação com a terra, isto é, a agricultura, o extrativismo sustentável e a pesca artesanal[18], sua posse e titulação determina a garantia da reprodução física, social, econômica e cultural dessas comunidades[19].

A disputa pelo território ou em torno dele configura-se como a centralidade da luta da maioria das Comunidades Quilombolas do Brasil. Outras pautas essenciais a sobrevivência desse povo, que estão diretamente relacionadas ao território e ao seu uso, tornam-se secundárias ou invisibilizadas para efeito de elaboração e implementação de políticas públicas, como o direito à saúde, à educação, ao saneamento básico, dentre outras.

À medida que o capital avança na direção desses territórios tradicionais, seja por meio do agronegócio, grandes empreendimentos, mineradoras ou empresas extrativistas; os conflitos se acirram e os impactos na vida, sobretudo de mulheres e crianças podem ser devastadores. Impactos que incidem diretamente na saúde física e mental.

Se são as mulheres as mais atingidas nesses processos de violação de direitos também são elas as que mais resistem[12,20]. São elas que com suas práticas diversas dão corporeidade à luta e asseguram que saberes, conhecimentos e tecnologias de cuidado à saúde sobrevivam em seus territórios. São elas que garantem a sobrevivência da oralidade na transmissão de saberes e fazeres quilombolas e indígenas. São elas também que dão vida aos quintais como espaços de plantio de ervas, plantas, matos que são usados pelas comunidades no cuidado da saúde, na comida e nas rezas. O processo de demonização que recai sobre as religiões de matrizes africanas e as práticas mágico-religiosas das Américas[21], desde o período colonial, que têm nas mulheres suas principais referências e se expressam nos saberes que decorrem ou estão ligados direta ou indiretamente a essa religiosidade[12], impactam diretamente nas práticas de cuidado à saúde que sobrevivem nesses territórios. Portanto, assegurar a sobrevivência dessas práticas é, sobretudo, fruto de muita luta e resistência feminina.

O que essas resistências têm a nos ensinar é que devemos estar atentos para aprender a valorizá-las, sobretudo em um cenário contemporâneo no qual o capital se lança de forma cada vez mais violenta aos territórios, recursos, lugares de uso comuns e formas de existências de populações quilombolas, indígenas e ribeirinhas[12].

Gonzalez[8] cunha o termo "amefricana" para se referir a existência forjada a partir do encontro da diáspora africana com a experiência de vida ameríndia, a qual possibilitou a sobrevivência de indivíduos e coletivos, mas também, de saberes e práticas que circulam nesses territórios, nos quilombos e nos terreiros, como os benzimentos, as rodas de jongo e capoeira, as cantigas e os cultos aos encantados. Essas e outras manifestações da existência amefricana são mais do que traços culturais, são poderosas formas de resistência ao apagamento de si, a destruição das humanidades e coisificação da vida, violências que historicamente são praticadas contra os povos indígenas e africanos e que na atualidade, adquirem sofisticados contornos sob o mito da democracia racial e da necropolítica[22].

As práticas de cuidado e cura são exemplos concretos de (re)existência amefricana cultivadas especialmente pelas mulheres quilombolas, negras e indígenas embebidas numa racionalidade de conhecimento coletivo e ancestral, potente para auxiliar interpretações dos sinais do corpo e do espírito no cuidado à saúde, nesses territórios.

Produzir saúde com intencionalidade transformadora e decolonial

Produzir saúde em perspectiva decolonial implica o reconhecimento de como e quanto as desigualdades sociais e raciais, assentadas numa matriz de opressão interseccional colonial, patriarcal e classista, comprometem a vida da população. É evidente que a questão raça/cor* é uma ferramenta necessária para medir as desigualdades a serem enfrentadas, que revelam os piores padrões de acesso a serviços, adoecimento e morte da população negra, que se agravam em tempos de crise como na pandemia[2]. Mas além disso, existe uma importante dimensão de (re)existência. A autoidentificação como pessoa preta/negra ou como integrante de uma comunidade quilombola é uma ponte para o fortalecimento de bandeiras históricas de luta como as travadas pelos movimentos sociais negros, assim como reconhecer-se em suas conquistas como as políticas especificas para a população negra, como a Política Nacional de Saúde Integral da População Negra – Portaria n. 922/2009.

Produzir saúde em perspectiva decolonial implica pensar o território a partir de marcadores sociais de raça, gênero e situação econômica como marcadores de injustiças; mas também, nas possibilidades e limites para usufruto dos direitos de cidadania. Implica, por outro lado, em trazer para a elaboração e implementação das políticas de saúde, a forma como esses sujeitos vivem e pensam seus territórios. As populações quilombolas vivem, em geral, no meio rural, o que agrava sua condição de vida e as iniquidades em saúde como o acesso às políticas públicas. Nesse contexto, o que significa produzir saúde em um território quilombola?

É consenso que o enfrentamento das iniquidades deve ser um eixo norteador das práticas sociais no território. Contudo, uma prática intencionalmente produtora de saúde, transformadora e decolonial requer abordagens com sensibilidades mediadoras de leituras das realidades marcadas pelos efeitos das iniquidades, como também, permeada pelos saberes que circulam no lugar, além das práticas que asseguram a (re)existência objetiva e simbólica do corpo e dos modos de cuidado ao corpo como expressão de saberes comunitários, potências do *ser mais*[25]. Isso exige uma reorientação das práticas de saúde a partir de um diálogo inclusivo, solidário e afetuoso, e por isso mesmo comprometido com a transformação e enfrentamento das iniquidades em saúde, pilares para práticas em saúde de vocação popular e cidadã.

* A população brasileira é classificada em cinco categorias de cor: preta, parda, branca, amarela e indígena, sendo a população negra como a somatória de pretos e pardos. Contudo, a dimensão cor (assim como a categoria sexo), mesmo sendo um marcador de diferenças, não engloba a dimensão moral, social e política da categoria negra, ou ainda, indígena. Isso nos revela a importância de destacar alguns elementos desse debate, que complexificam o uso dessa categoria, especialmente negra e indígenas, muitas vezes agrupadas somente como referência a determinantes biológicos, deixando escapar elementos históricos, sociais e relacionais: "matizes infinitas complexificam o uso dessa categoria, de impacto visual. Tal fato leva-nos a explicitar a crença na aquisição de uma subjetividade moral e política que veio exigindo de homens e mulheres negras, ao longo dessa formação social brasileira, o rompimento de um eu apenas referido ao biológico e a percepção de um eu histórico, relacional, transcendente. Essa identidade flui para a formação de um nós, pronunciado em comunidades e nos movimentos políticos de combate ao racismo e na autorreferência para dados identificatórios"[24].

Neste caminho, os princípios teóricos e metodológicos da educação popular em saúde de inspiração freiriana e contidos na Política Nacional de Educação Popular em Saúde[18] podem favorecer o encontro com comunidades tradicionais e, por conseguinte, os processos que demandam a apuração do sentir, do pensar e do agir em saúde[26] em perspectiva decolonial e transformadora.

QUADRO 2 Princípios teórico-metodológicos da Política Nacional de Educação Popular em Saúde (PNEPS)

A PNEPS[18] tem como objetivo fundamental implementar a educação popular em saúde no âmbito do Sistema Único de Saúde (SUS). Seus princípios teórico-metodológicos:

- O diálogo é o encontro de sujeitos e seus conhecimentos construídos histórica e culturalmente.
- A amorosidade reconhece a valorização do afeto, a subjetividade e a alteralidade como elemento estruturante da busca pela saúde. Possibilita o vínculo e a solidariedade como mediadores da relação entre as pessoas, reafirmando a autonomia e ressignificando o cuidado em saúde.
- A problematização propõe a construção de práticas em saúde alicerçadas na leitura e análise crítica da realidade e experiência vividas.
- O compromisso com a construção do projeto democrático e popular se orienta pela perspectiva de criação de uma sociedade justa, solidária, democrática, igualitária, soberana e culturalmente diversa que permeia as lutas sociais.
- A construção compartilhada do conhecimento incorpora sonhos, esperanças e visões críticas e os direciona às lutas e enfrentamentos.
- A emancipação é um processo coletivo e compartilhado de conquista das pessoas e grupos no sentido da superação e libertação de todas as formas de opressão, exploração, discriminação e violência.

Fonte: elaborado pelas autoras.

O primeiro passo remonta à célebre indicação de Paulo Freire de que "a leitura do mundo precede a leitura da palavra"**[27]. Isso quer dizer que a realidade é a base para a prática, seja ela educativa, cuidadora, ou ambas, como das práticas situadas no campo da saúde coletiva. Trata-se de uma perspectiva produtora de saúde comprometida com a história em que pese seus efeitos econômicos, sociais definidores das condições de vida, mas também com a memória, com as pessoas do lugar, seus saberes e suas práticas.

A ideia *palavramundo* que é sintetizada na pedagogia freireana pela interpelação entre o alfabetizar e letrar, também pode ser pensada no campo da saúde coletiva em torno da importância de uma abordagem que privilegie a oralidade dos povos tradicionais e seus saberes. Isso significa uma escuta cuidadosa pelos trabalhadores de saúde da palavra dita, que vocaliza conhecimentos pertencentes a outras gramáticas que "reinventam as possibilidades de ser/estar/praticar/encantar o mundo enquanto terreiro"[28]. Isso também passa pelo respeito ao silêncio sobre o que não pode ser revelado por pertencer a um mundo circunscrito às pessoas do lugar, codificado de forma indenitária entre os seus.

Na maior parte das vezes, esse(s) sentido(s) da *palavramundo* não são considerados na palavra escrita da prescrição médica ou qualquer outra prática de cuidado profissional. Fora deste espaço, são traduzidos e ensinados a partir de palavras e práticas de cuidado domésticas, ancestrais, comunitárias e cotidianas nos territórios. Dizer *a palavra* não pode ser privilégio de alguns, mas um ato dialógico a serviço da transformação do mundo no sentido da emancipação e libertação. "Precisamente por isso, ninguém pode dizer a palavra verdadeira sozinho, ou dizê-la para os outros, num ato de prescrição com o qual rouba as palavras aos demais"[30].

As práticas de cuidado profissional, sejam elas no domicílio*** ou no território devem se conectar com a *palavramundo* viva em ato – esperançoso e transformador –, embebida de saberes práticos, da natureza do lugar, de memórias ancestrais, presentes em versos cantados, em rezas e narrativas místicas e espiritualizadas que dão sentido à existência física e cultural enraizada nos modos de ser, saber, conhecer e cuidar das pessoas do lugar.

Os processos de aproximação, inserção e cuidado junto a povos e comunidades tradicionais requerem um agir com a intencionalidade de aprender a dialogar com os sentidos da *palavramundo* presentes nas conversa, numa interpelação sobre uma dada orientação, no questionamento de uma prática de cuidado, nos encontros para a produção da vida a partir de partilhas e convivências entre os inseridos no "mundo do lugar", cujo perímetro visível é o interior da casa, a família, a comunidade, o território e os do "mundo de fora"[31]. A delimitação desses dois mundos é bem marcada nos territórios quilombolas. As pessoas do lugar partilham memórias, saberes e modos de cuidar nem sempre revelados aos do "mundo de fora", ainda que existam alianças ou algum grau de confiança e afeto.

** Essa frase de Paulo Freire traduz seu pensamento político-pedagógico elaborado a partir de experiências vivenciadas no exílio, como o projeto de alfabetização de adultos desenvolvido na República Democrática de São Tomé e Príncipe, no continente africano. Vale ressaltar que Paulo Freire foi inspirado em sua obra pelos movimentos independentistas africanos e que estes, por sua vez, foram, pelo menos em alguns aspectos, influenciados pela sua pedagogia[29]. Por isso defendemos que há um diálogo da pedagogia freireana em perspectiva teórico-metodológica com a produção de saúde como práxis decolonial e transformadora.

*** Importante destacar também que o domicílio em uma comunidade quilombola, não é o espaço da vida privada, dentro de uma perspectiva burguesa de família (apesar de observarmos que cada vez mais se efetiva dessa forma, tanto pela força do patriarcado que adentra essas comunidades, como pelo trânsito intercultural de sua população). Mas o domicílio, de forma geral, é o espaço onde os sujeitos criam e fortalecem relações de afeto e cuidado que se efetivam também na comunidade de forma coletiva. Assim, a casa, o quintal, a família e a comunidade estão conectadas entre si e ao território, não podem ser pensados separadamente. Esta e outras perspectivas devem estar presentes para se tratar de saúde junto a estas comunidades.

A aproximação respeitosa e cuidadosa com os do "mundo do lugar" pode abrir caminhos para convivência e a partilha gerando a circularidade de uma existência interativa necessária à construção compartilhada de conhecimentos, alicerces para práticas de saúde em perspectivas ecológica e decolonial. Carlos Brandão[32] afirma que o saber (conhecimento) não é aquilo que resume o indivíduo, mas o que o faz entrar em diálogo com outros e outras. Dessa forma, a partir do "aprender *em*" [e não do aprender *para*] construímos a base para a formação da cidadania como exercício democrático e amoroso, necessário ao compromisso da construção da saúde como projeto coletivo. Brandão defende que seres humanos possuem uma "vocação cidadã" que se realiza por meio do saber como experiência humana que se faz e refaz mediada pelo infindável e inacabado "aprender mais" em comunhão. "O saber é o que nós somos. Somos o saber que criamos e somos a experiência de partilharmos o saber a cada momento de nossas vidas"[32]. Assim, os saberes tradicionais afro-diaspóricos e populares são práticas sociais elaboradas e transmitidas a partir de experiências socioafetivas, as quais se encontram profundamente enraizadas nas relações estabelecidas na vida comunitária[33].

Isso implica em convocar as políticas públicas a se realizarem como práticas afro-diaspóricas e populares. Nesse sentido, a produção de saúde torna-se uma práxis social "intrinsecamente relacionada às formas simbólicas de produção-recriação-reprodução de práticas sociais"[33], como os processos de cuidado e cura, dotados de sentidos antirracista e antissexista entre outras lutas necessárias.

São "passos que vem de longe"[24], remontando as lutas e resistências herdadas e recriadas contra a escravização do povo negro e indígena, potentes à construção de práticas pautadas em um saber respeitoso e conectivo dotado de complementaridade, na alteridade e reciprocidade.

Nessa caminhada, não cabe pensar a memória como "algo do passado escondido no limbo da história". Mas como recurso a uma consciência insurgente que valoriza "as resistências dos povos africanos e indígenas escravizados e dizimados", sujeitos insurgentes da nossa história. Entre estas, estão as tecnologias ancestrais de (re)existência, como as práticas de cuidar, curar, parir, benzer etc. Portanto, precisamos recorrer às memórias, e estas se encontram nos terreiros, nos quilombos, nos territórios ancestrais, nos povos da floresta, nos movimentos negros e indígenas, com os anciões e os griôs, e nas trocas intergeracionais nesses territórios[12].

Entre os muitos passos importantes nessa caminhada, vale destacar a necessidade de superar a monocultura biomédica, que define o que pode assumir o *status* de doença, assim como o caminho das intervenções para cuidado e cura de modo pouco dialógico com as pessoas e conhecimentos fora de seus domínios[34]. Ou ainda, que tendem a desqualificar e estigmatizar os saberes e práticas que não se enquadram nas concepções hegemônicas, tidos como mito, superstição, lenda, magia etc. Em lugar disso, construir práticas de cuidado e cura convergentes às interpretações enraizadas nos modos de ser, viver, conhecer, cuidar e curar a partir da cosmovisão emergente na comunidade[35].

As práticas de saúde nesta perspectiva exigem uma ecologia de saberes captadas pelas *palavrasmundo* capazes de tratar o corpo, adentrar a casa, estar na comunidade, no território, neste terreiro corpo-mundo que exige sensibilidade, abordagens não normatizadoras e não disciplinares, pautadas por uma ética do cuidado inclusiva, horizontal e amorosa[13].

O compromisso com o *ser mais* implica em criar caminhos de resistência, mas também subverter para transformar (as instituições, o *status quo* profissional, o lugar subalterno do usuário/usuária etc.), enfim, aprender e ensinar a transgredir, conferindo destaque para a posição da raça, do gênero e do território nos movimentos políticos de libertação e autodefinição[36]. Como ainda nos indica Bell Hooks[37]:

> A descolonização como um processo político é sempre uma luta para nos definir internamente, e que vai além do ato de resistência à dominação, estamos sempre no processo de recordar o passado, mesmo enquanto criamos novas formas de imaginar e construir o futuro.

Produzir saúde nessa perspectiva possibilita apontar necessidades e demandas identificadas com as pessoas e grupos do "mundo do lugar", impulsionar ações auto-organizativas capazes de orientar a luta coletiva apoiada pelo "mundo de fora". Dessa forma, ilumina caminhos de comunhão, potentes para superar o que incomoda nesse processo como os mecanismos tradicionais de intervir (educar, sistematizar informações, cuidar da saúde, entre outros) equivocadamente acionados a partir de um viés individualizante, prescritivo e assistencialista[26]. A caminhada no sentido de um movimento contra-hegemônico, decolonial e transformador na saúde ainda é longa.

Considerações finais

Os territórios quilombolas exprimem uma relação de continuidade com a memória do lugar e das pessoas do lugar sobre muitos aspectos, em especial quanto a resistência aos processos de colonização e escravização do passado e seus desdobramentos no presente, como luta cotidiana contra o extermínio, a subalternização, o acesso a direitos sociais e à saúde.

O fortalecimento da identidade comunitária é um elo dessas lutas e condição de (re)existência. Isso implica uma luta permanente às investidas contra a espoliação dos recursos da natureza que mantêm os territórios vivos, como, às tentativas de expropriação e desqualificação das sabedorias e tecnologias que circulam nos espaços coletivos e asseguram o laço comunitário e a força coletiva e transgressora.

Os/as trabalhadores/as da saúde devem estabelecer alianças com as lutas da comunidade pelo território e garantia de direitos, reconhecendo e legitimando movimentos identitários e de luta quilombola, assim como as ações em espaços e equipamento públicos (como as escolas), considerando a importância dos mais velhos (referência de sabedoria) e das crianças (sujeitos de saberes e portadores de uma forma de existências singular) nesses territórios.

As práticas cotidianas de cuidado, os saberes ancestrais que marcam os corpos, os sentidos, as dimensões materiais e imateriais da vida em comunidade, bem como o reconhecimento da centralidade das mulheres na dinâmica sociocultural, religiosa e política de saberes que dá vida ao modo de ser quilombola[12] não pode ser negligenciado na promoção de saúde nos territórios. Isso denota a importância de pensar a casa, a moradia, a comunidade, todos os espaços de vida, cuidado e cura do território permeados por essa memória. Estimular os/as trabalhadores/as a reconhecer esses itinerários terapêuticos, como formas de olhar o corpo, enxergar as cozinhas e os quintais como espaços produtores de saberes de cuidado e cura.

É fundamental superar a fragmentação do corpo. Pensar o corpo não como entidade fragmentada em si mesmo ou em relação ao mundo que o acolhe e cuida, mas um corpo que permite ser integral, "ser de corpo inteiro". Corpos singulares atravessados nas e pelas encruzilhadas afro-diaspóricas, conectivos e referenciados ao sagrado, à natureza, ao lugar, aos antepassados. Corpos significados pela (com)vivencia comunitária – expressão de justiça orientada ao bem-viver, mesmo em um mundo marcado por esforços de aniquilamento contínuo, pela desumanização e sua perversa naturalização, pelo genocídio do povo negro, pelo epistemicídio dos saberes populares e tradicionais, pelo silenciamento, principalmente das mulheres e, especialmente, das mulheres negras.

QUADRO 3 Resumo dos aspectos importantes para o trabalho em saúde junto a comunidades quilombolas

- O acesso a direitos sociais como a terra, saúde e a educação são fundamentais à reparação da dívida histórica da nação às comunidades quilombolas.
- O setor saúde deve reconhecer e legitimar movimentos identitários e de luta das comunidades.
- As práticas de cuidado doméstico nos territórios quilombolas são tecnologias sociais pautadas em saberes ancestrais.
- Os territórios quilombolas exprimem uma relação de continuidade com a memória, fonte de saberes e cuidados.
- Os grupos etários exigem um olhar sensível à sua posição na comunidade o que afeta as práticas de saúde. Os mais velhos são guardiões dos saberes e práticas que conservam um modo singular de cuidar e curar. Esse conhecimento deve ser legitimado nos itinerários de cuidado, assim como é importante assegurar as oportunidades para sua transmissão aos mais novos: crianças, adolescentes e jovens.
- As mulheres estão no centro da dinâmica sociocultural, dos saberes e práticas de cuidado nas comunidades quilombolas.
- A casa, os quintais, a comunidade, enfim, todos os espaços de vida nos territórios quilombolas são permeados por memórias de cuidado que determinam as práticas de cuidar e curar como modos de (com)viver.
- O corpo deve ser pensado para além de uma entidade biológica, mas também, ancestral (de forma objetiva e simbólica).

Referências

1. Santos AB. Colonização, quilombos: modos e significados. Brasília; 2015.
2. Moura C. Quilombos: resistência ao escravismo. São Paulo: Editora Ática; 1993.
3. Nascimento A. O genocídio do negro brasileiro: processo de um racismo mascarado. São Paulo: Perspectiva; 2016.
4. Moura C. Rebeliões da senzala- quilombos, insurreição, guerrilhas. Porto Alegre: Mercado Aberto; 1988.
5. Nascimento B
6. Santos JR
7. Freitas D
8. Gonzales L. Racismo e sexismo na cultura brasileira. In: Rio F, Lima M. Por um feminismo afrolatinoamericano. Rio de Janeiro: Zahar; 2020.
9. Ballestrin L. América Latina e o giro decolonial. Rev Bras Ciência Política. 2013;11:89-117.
10. Quijano A. Colonialidade do poder e classificação social. In: Santos BS, Meneses MP, organizadores. Epistemologias do Sul. São Paulo: Cortez; 2010. p. 84-130.
11. Oyewumi O. Articulando a cosmopercepção Yorubá. In: A invenção das mulheres: construindo um sentido africano para os discursos ocidentais de gênero. Rio de Janeiro: Bazar do Tempo; 2021. p. 69-72.
12. Soares MRP. Territórios insurgentes: a tecitura das lutas e das resistências de mulheres quilombolas. Revista R Katálysis. 2021;24(3):522-31.
13. Machado AF. Filosofia africana: ética de cuidado e de pertencimento ou uma poética de encantamento. Problemata. 2019;10(2):19.
14. Leite IB. Os quilombos no Brasil: questões conceituais e normativas. Etnográfica, Lisboa. 2000;4(2).
15. Brasil. O Decreto n. 4.887/2003 e a regulamentação das terras dos remanescentes das comunidades dos Quilombos. In: Assessoria Jurídica da Subchefia para Assuntos Jurídicos da Casa Civil da Presidência da República. 2003.
16. Brito D. Menos de 7% das áreas quilombolas no Brasil foram tituladas. In: Agência Brasil. Disponível em http://agenciabrasil.ebc.com.br/direitos-humanos/noticia/2018-05/menos-de-7-das-areas-quilombolas-no-brasil-foram-tituladas (acesso 20 out 2021).
17. CONAQ. Terra de direitos (Org.). Racismo e violência contra quilombos no Brasil. Curitiba: Terra de Direitos; 2018. Disponível em: https://terradedireitos.org.br/uploads/arquivos/(final)-Racismo-e-ViolenciaQuilombola_CONAQ_Terra-de-Direitos_FN_WEB.pdf (acesso 26 jan 2021).
18. Brasil. Ministério da Saúde. Portaria n. 2.761, de 19 de novembro de 2013. Institui a Política Nacional de Educação Popular em Saúde no âmbito do SUS. Brasília: Ministério da Saúde; 2013.
19. Arantes LL, Martins FA, Flit R. Programa Brasil quilombola: avanços e desafios. Brasília: Ministério do Desenvolvimento Social e Combate à Fome; 2015.
20. Soares MRP. Quilombos e lutas pelo território: organização, resistência e insurgências coletivas. Revista Praia Vermelha. 2020;30(2):272-98.
21. Silva CR. O Sabá do sertão: feiticeiras, demônios e jesuítas no Piauí colonial (1750-58). [Dissertação]. Niterói: Universidade Federal Fluminense; 2013.
22. Soares MRP, Costa RR, Alves H. Territórios de resistências e lutas: corpos femininos, ancestralidade e práticas contracoloniais. 2021.
23. Associação Brasileira de Saúde Coletiva. População Negra e Covid-19. Organização Grupo Temático Racismo e Saúde da ABRASCO. Rio de Janeiro: ABRASCO; 2021. Disponível em https://www.abrasco.org.br/site/wp-content/uploads/2021/10/E-book_saude_pop_negra_covid_19_VF.pdf (acesso 8 nov 2021).
24. Carneiro F. Nossos passos vem de longe. In: Werneck J, Mendonça M, White EC. (Org.). O livro da saúde das mulheres negras: nossos passos vêm de longe. 2 ed. Rio de Janeiro: Pallas; 2006.
25. Freire P. Pedagogia da autonomia. Saberes necessários à prática educativa. 42 ed. Rio de Janeiro: Paz e Terra; 2010.
26. Vasconcelos EM. Educação popular na formação universitária: reflexões com bases em uma experiência. São Paulo: Hucitec/João Pessoa. Ed. Universitária de UFJP; 2013.

27. Freire P. A importância do ato de ler: em três artigos que se completam. São Paulo: Autores Associados; 1989.
28. Rufino L. Pedagogia das encruzilhadas. Rio de Janeiro: Mórula Editorial; 2019.
29. Silva WG, Oliveira HS. Educação decolonial e pedagogia freireana: desafios de uma educação emancipatória em um cenário político conservador. Belo Horizonte: Sarer; 2021.
30. Freire P. Pedagogia da esperança: reencontro com a Pedagogia do Oprimido. 15 ed. Rio de Janeiro: Paz e Terra; 1997.
31. Brandão CR. A partilha da vida. Disponível em: https://apartilhadavida.com.br/wp-content/uploads/2017/03/a_partilha_da_vida.pdf (acesso 31 out 2021).
32. Brandão CR. A educação popular na Escola cidadã. Petrópolis: Vozes; 2002.
33. Silva NNS. Educação popular negra: uma agenda de pesquisa para a EJA. In: Silva WG, Oliveira HS. Educação decolonial e pedagogia freireana: desafios de uma educação emancipatória em um cenário político conservador. Belo Horizonte: Sareré; 2021.
34. Nunes JA, Louvison M. Epistemologias do Sul e descolonização da saúde: por uma ecologia de cuidados na saúde coletiva. Saúde e Sociedade [online]. 2020;29(3).
35. Oliveira MW, Almeira SF, Ribeiro JD, Teixeira IMC. In: Cruz PJSC. Educação popular em saúde: desafios atuais. São Paulo: Hucitec; 2018.
36. Hooks B. Ensinando a transgredir: a educação como prática de liberdade. 2 ed. São Paulo: Editora WMF Martins Fontes; 2017.
37. Hooks B. Olhares negros: raça e representação. São Paulo: Elefante; 2019.

É junto que se anda melhor...
Alguns passos das autoras junto a comunidades quilombolas das regiões norte e baixada litorânea do Rio de Janeiro.

Revista: AMEFRICANA Elaborada pelo Núcleo de Estudos Afro-Brasileiros (NEAB) – UFF/Rio das Ostras, RJ http://neab.uff.br/revista-2/	**E-book:** Tempero de quilombo na Escola: experiência de extensão do projeto CulinAfro (UFRJ- Macaé) https://drive.google.com/drive/folders/1rva89jjs5xwLclzNpDTAJI5QzBNz9te0?usp=sharing

Capítulo 9

Cuidado domiciliar a populações dos campos, das florestas e das águas

Viviane Xavier de Lima e Silva
Danuta Ramos Duarte
Dijon Hosana Souza e Silva

PONTOS-CHAVE

- As populações do campo, das florestas e das águas têm características e modo de vida próprios, que influenciam sua saúde.
- Os serviços de saúde que cuidam dessas populações precisam estar atentos e adaptados às realidades de seus territórios.
- No cotidiano da atenção básica e no âmbito do exercício da Medicina de Família e Comunidade em áreas rurais, a atenção domiciliar é uma prática nuclear, dadas as dificuldades de deslocamento e envelhecimento das populações fora dos centros urbanos.
- A ampliação de competências das equipes, a colaboração interprofissional e a intersetorialidade são necessárias para a atenção domiciliar às populações dos campos, das florestas e das águas.
- As visitas domiciliares têm um importante papel educativo, tanto na capacitação e empoderamento de pessoas cuidadas, quanto na percepção do território pelos profissionais que cuidam dessas populações.

OBJETIVOS DE APRENDIZAGEM

Ao final do capítulo, o leitor deverá ser capaz de:

- Identificar as populações do campo, das florestas e das águas e suas características em termos de modos de vida e saúde.
- Identificar as particularidades dos serviços de saúde que assistem às populações do campo, das florestas e das águas.
- Entender a atenção domiciliar como a base do cuidado à saúde das populações do campo, das florestas e das águas, em uma razão diretamente proporcional à distância dos grandes centros, à vulnerabilidade de sua comunidade e à competência técnica e cultural do profissional de saúde.
- Refletir sobre os aspectos peculiares da atenção domiciliar às populações dos campos, das florestas e das águas.

Introdução

Populações dos campos, florestas e águas (PCFA) são povos que vivem fora dos centros urbanos e têm modos de vida ligados ao local em que residem. Como exemplos, têm-se

> camponeses, sejam eles agricultores familiares, trabalhadores rurais assentados ou acampados, assalariados e temporários que residam ou não no campo, [...] comunidades tradicionais, como as ribeirinhas, quilombolas e as que habitam ou usam reservas extrativistas em áreas florestais ou aquáticas e ainda as populações atingidas por barragens.[1]

São populações bastante diversas em povos, etnias, raças, sistemas religiosos e características culturais. Neste capítulo, incluem-se também as populações indígenas, as quais, embora possuam política de saúde própria e peculiaridades, guardam semelhanças com as PCFA, sobretudo na relação central com território. Nesse sentido, o Brasil se destaca por sua grande etnodiversidade, com 305 povos indígenas em todo o território nacional, falando cerca de 274 diferentes línguas – e por ser o maior país negro fora do continente africano, com 3.475 comunidades remanescentes de quilombo certificadas.[2] Dois capítulos deste tratado abordam as especificidades dessas populações – indígenas e quilombolas.

Mesmo com sua heterogeneidade, as PCFA têm particularidades semelhantes entre si, quando comparadas às populações urbanas, que caracterizam a chamada defasagem urbano-rural. Por exemplo, a expectativa de vida é menor, e as mortalidades materna e infantil são maiores nas áreas rurais.[3] Os determinantes de saúde nessas áreas geram indicadores de saúde piores, há agravos à saúde específicos do modo de vida dessas populações, e há menor acesso a ações preventivas em saúde.[4] São populações que mantêm estreita relação com a terra em que vivem, sofrendo frequentemente com pressões econômicas externas sobre seus territórios, o que gera fatores de adoecimento físico e psicológico.

No mundo, estima-se que quase metade das pessoas resida em áreas rurais.[3] Em que pese o fato de a maior parte da população brasileira morar em áreas urbanas, cerca de 15% dela, ou seja, mais de 30 milhões de cidadãos, vive em contextos rurais.[2] Por suas características peculiares, essas populações necessitam de um olhar diferenciado para o seu cuidado em saúde, e a atenção domiciliar (AD) ganha papel de destaque em relação aos cuidados congêneres em áreas urbanas.

As populações do campo, da floresta e das águas

A Política Nacional de Saúde Integral das Populações do Campo e da Floresta (PNSIPCF) foi publicada em 2008, como fruto de uma década de debates entre movimentos sociais brasileiros ligados a esses povos, instituições de pesquisa e governamentais que faziam parte do Grupo da Terra. O uso do termo "PCFA", em contraposição ao termo "população rural", tem como objetivo combater a invisibilidade dessas populações dentro do setor saúde.[5]

Para essa política, camponeses e camponesas são reconhecidos como

> aqueles e aquelas que, a partir de seus saberes e relação com a natureza, nos territórios que habitam e usam, visam à produção para o autossustento e a comercialização de excedentes.[1]

Muito ligados à agricultura familiar, diferenciam-se de outros trabalhadores da agropecuária que também vivem em contextos rurais, mas trabalham para grandes propriedades ou empresas.

As populações da floresta se caracterizam pela florestania, o "sentimento de pertencer à floresta e ser responsável pela sua conservação". Ela se traduz em códigos morais e éticos, construtos e ações construídas na convivência com a floresta. A florestania também pode ser compreendida como os direitos dos seres vivos não humanos que vivem na floresta ou a concepção da floresta como um ser vivo autônomo, numa concepção semelhante à da cidadania.[1]

Os povos e as comunidades tradicionais são definidos como

> grupos culturalmente diferenciados que se reconhecem como tradicionais, possuem formas próprias de organização social e ocupam e utilizam territórios e recursos naturais como condição para a sua produção e reprodução cultural, social, religiosa, ancestral e econômica, utilizando conhecimentos e inovações práticas gerados e transmitidos pela tradição.[1]

Nessas populações, podem-se identificar os povos indígenas e as comunidades remanescentes de quilombos, por exemplo. Cabe ressaltar, entretanto, a existência da Política Nacional de Atenção à Saúde dos Povos Indígenas, orientadora dos serviços de atenção à saúde para os povos indígenas, desde 2002. A PNASPI prevê a atenção diferenciada e intercultural aos povos, levando-se em consideração suas especificidades.[6]

Em 2014, foi publicada uma nova edição da PNSIPCF, passando a se chamar Política Nacional de Saúde Integral das Populações do Campo, da Floresta e das Águas (PNSIPCFA). Essa inclusão foi fruto dos movimentos sociais ligados a comunidades pescadoras, tanto das águas interiores quanto marítimos, pois não se reconheciam nas categorias "campo e florestas", já que vivem das águas[5] e também não são populações urbanas.

Com modos de vida distintos das populações de áreas urbanas, é esperado que a determinação social da saúde se dê de forma singular nas PCFA. Os níveis de saúde e o acesso aos serviços são prejudicados em comparação às áreas urbanas,[4] o que exige investimento em infraestrutura social adequada.[3] Porém, habitualmente as categorias trabalho e ambiente são pouco trabalhadas nas práticas das equipes de saúde que atuam junto a essas populações.[5]

Há iniquidades em saúde específicas das PCFA, como acidentes com animais peçonhentos e com ferramentas e maquinário de trabalho,[4] o que exige dos profissionais que prestam cuidados maior capacitação e olhar atento para lidar com essas situações. Não se podem perder de vista também as questões ligadas à violência interpessoal. Nas áreas rurais, as questões fundiárias desempenham papel importante na morbimortalidade por esse grupo de causas e precisam ser enfrentadas tanto global quanto localmente.

Ademais, as populações indígenas enfrentam problemáticas de saúde complexas, decorrentes de invasões e do uso indevido de recursos naturais em seus territórios, tais como a contaminação das águas por mercúrio usado nos garimpos ilegais e maior exposição à malária nas áreas correlatas. A expansão da fronteira agrícola com desmatamento e o uso de pesticidas em áreas próximas aos territórios tradicionalmente ocupados também são importantes fatores de adoecimento para essas populações.[7]

Os serviços de saúde para as populações dos campos, das florestas e das águas

Pelas características das PCFA, os serviços de saúde devem ser estruturados de forma a garantir o acesso e a integralidade do cuidado, a partir das necessidades de saúde locais. Comumente esses serviços precisam lidar com situações que seriam resolvidas em outros pontos de atenção na área urbana, como emergências, pequenos procedimentos e interpretação de exames de imagem, o que torna necessária uma ampliação das competências das equipes.[3,4]

De forma ainda mais contundente que nas áreas urbanas, os serviços precisam ser orientados para as comunidades, respeitando suas cosmovisões. Os modos de vida das PCFA trazem formas próprias de compreender o mundo, o processo de adoecimento das pessoas e de como deve ser seu cuidado em saúde. A competência cultural deve fazer parte das habilidades dos profissionais que trabalham nesses serviços, para que a atenção prestada faça sentido para as pessoas cuidadas.

Como consequência, as equipes precisam investir em comunicação adequada[4] com a população. É fundamental que os profissionais realizem o esforço de se fazer compreender pelas pessoas, mas também de entender seus pacientes, podendo inclusive ser necessária a intermediação de intérpretes.

Dessa forma, as negociações sobre reconhecimento de problemas, definição de prioridades e pactuação dos planos de cuidado poderão acontecer de forma bem-sucedida.

Com a compreensão da determinação social da saúde das PCFA,[1] os seus serviços de saúde precisam ter uma visão ampliada da saúde, para além de curar o adoecimento. Para promover a saúde dessas populações, é necessária a ação intersetorial, considerando as potencialidades e os desafios de cada território. Também devem apoiar as populações com conhecimento e oportunidades de associação, para que elas se fortaleçam e enfrentem seus desafios locais de saúde.[3]

Os povos indígenas possuem o subsistema de saúde próprio, fundamentalmente de cuidados primários, o Subsistema de Saúde Indígena (SASI-SUS), gerido pela Secretaria Especial de Saúde Indígena (SESAI). A SESAI organiza o sistema em 34 regiões operacionais de saúde, responsáveis pela gestão local, os distritos sanitários especiais, responsáveis pelo atendimento somente das populações indígenas aldeadas. As ações de saúde são realizadas pelas equipes multidisciplinares de saúde indígena (EMSI), que realizam os atendimentos à população principalmente nos seus territórios tradicionais, em aldeias e comunidades indígenas, podendo também exercer o cuidado nas CASAI (casas de saúde indígena), nas cidades de abrangência. Além disso, o contexto intercultural na saúde indígena impõe muitas vezes a necessidade de um tradutor ou intérprete, função geralmente desempenhada pelo agente indígena de saúde (AIS).[6,8]

Muitas vezes, os serviços de saúde rurais são o único ponto de acesso ao sistema de saúde para as PCFA. Assim, além de precisarem oferecer um leque mais abrangente de ações em saúde, essas instituições devem estar acessíveis, considerando as características dessas populações. Estas adaptações precisam considerar tanto o ponto de vista físico – barreiras geográficas e ambiência do serviço – quanto o operacional – dias e horários de funcionamento, presença de profissionais, deslocamentos das equipes até moradores de regiões mais distantes etc.

Porém, na prática, os serviços de saúde voltados para as PCFA comumente enfrentam problemas que fragilizam sua atuação. Grandes distâncias geográficas, funcionamento burocrático, escassez e rotatividade de profissionais, situações mais frequentes em áreas rurais que nas urbanas dificultam o acesso aos cuidados em saúde, notadamente a populações mais vulneráveis.[3,4] A precariedade das estruturas físicas dos locais de atendimento, especialmente em pontos de apoio, e a pouca capacitação de profissionais para atuar nas especificidades desses contextos também colaboram para essas dificuldades, conforme exposto no Quadro 1.

Quando o serviço de saúde é distante ou menos acessível, as PCFA tendem a avaliar mais se buscam ou não os cuidados oferecidos por ele, considerando custos e riscos do deslocamento. Também influenciam nessa decisão suas concepções e valores sobre a saúde, a doença e o cuidado e a relação que estabelecem com o serviço, notadamente influenciada pela percepção das pessoas sobre os profissionais e a resolutividade dos cuidados oferecidos. Preocupações com relação à privacidade e à confidencialidade também têm seu peso nessa decisão.[6]

QUADRO 1 Dificuldades na atuação dos serviços de saúde que assistem às PCFA

- Grandes territórios adscritos, gerando dificuldades no acesso.
- Funcionamento burocrático, orientado por decisões gerenciais, e não pelas necessidades de saúde da população, colaborando para as dificuldades de acesso.
- Ambiência inadequada de unidades de saúde e pontos de atendimento, comprometendo a privacidade e confidencialidade da atenção.
- Escassez de profissionais, ocasionando equipes incompletas e/ou insuficientes.
- Rotatividade de profissionais, comprometendo a longitudinalidade dos cuidados e a educação permanente.
- Capacitação profissional insuficiente para o cuidado das especificidades das PCFA, reduzindo a qualidade dos cuidados ofertados.
- Pouca interlocução dos pontos da rede de atenção à saúde com o SASI-SUS, dificultando o acesso a recursos para atingir bons indicadores de saúde.

Fonte: elaborado pelos autores.

A atenção domiciliar para as populações dos campos, das florestas e das águas

A AD representa uma característica marcante na assistência às populações fora dos contextos urbanos,[6] e as particularidades dela em relação às PCFA estão sumarizadas no Quadro 2. Habitualmente, os serviços da saúde são responsáveis por grandes territórios, nem sempre servidos por transportes coletivos, o que dificulta o deslocamento das populações até eles. Como consequência, há a necessidade de pulverização da assistência em pontos de atendimento e realização de visitas domiciliares com maior frequência.[9]

Ainda que atendimentos em pontos de apoio dispersos pelo território sejam, assim como a AD, uma estratégia de ampliação de acesso e promoção da equidade para essas populações,[6] sua realização pode competir pelo tempo de realização de visitas.[7] Esse fato exige das equipes um planejamento ajustado de seu processo de trabalho e sensibilização de gestores em criar as condições para que a atenção adequada possa ser ofertada, tanto nos pontos de apoio quanto nos domicílios.

Ademais, as distâncias a serem percorridas para a realização dos atendimentos domiciliares reduz a quantidade possível de visitas a serem realizadas em cada turno de trabalho,[9] o que pode comprometer o intervalo adequado entre os contatos e a resolutividade da atenção. Outros fatores, como acidentes geográficos, condições climáticas e disponibilidade de transporte adequado, também influenciam a possibilidade de realização de AD às PCFA.

Outra característica de comunidades que vivem fora dos centros urbanos é a maior proporção de idosos entre seus moradores, exceto em populações indígenas, em que há inversão da pirâmide populacional.[2] Dessa forma, aumenta a chance de se encontrar pessoas com dificuldades de locomoção e dependência para atividades instrumentais da vida diária ao mesmo tempo que diminui a chance de se ter cuidadores para elas.[9] Esse fato colabora ainda mais para a maior necessidade de visitas domiciliares entre essa população.

No contexto da saúde indígena, a AD se dará dentro do território indígena, no âmbito do SASI-SUS, em aldeias e comunidades (*vide* capítulo específico sobre AD à população indígena). A aldeia se caracteriza socialmente pela vida comunitária e laços sociais e de parentesco que se perpetuam ao longo de gerações, que unem etnicamente um povo. De certo modo, a aldeia é semelhante a uma grande casa, onde todos os aldeados são parentes e todas as consultas envolvem relações familiares.[8]

O próprio conceito de domicílio é definido culturalmente, podendo variar grandemente de um povo para outro. Os ianomami, por exemplo, constroem grandes malocas que abrigam extensos grupos familiares, de várias gerações, denominados *xapono* ou *yano*. O povo *kayapo mebengokre* possui moradias tradicionais de barro e palha, de apenas 1 cômodo e sem janelas, coexistindo com outras formas de habitações influenciadas pelo contato com a sociedade nacional, com casas de madeira ou alvenaria; o padrão de habitação pode variar muito conforme a comunidade e sua localização. O povo *karajá* (*iny*) ocupa a ilha do Bananal desde tempos imemoriais e possui a peculiaridade de manter suas casas voltadas para o Rio Araguaia (Berohoky). A proximidade com o rio não é apenas física, mas também emocional, mística-espiritual e psicológica. A dinâmica doméstica e as atividades cotidianas são influenciadas fortemente pelo regime do rio, suas cheias e secas.[10]

A ampliação de competências necessárias à atenção às PCFA também se manifesta na AD a essas pessoas. Há necessidade de aumento de resolutividade das visitas domiciliares, sendo recomendado levar insumos que possam ser úteis, como medicamentos de uso contínuo e de urgência, exames e equipamentos. Também é preciso realizar alguns procedimentos, como coleta de exames, administração de medicamentos, realização de curativos ou lavagem otológica, por exemplo,[9] num mesmo contato.

Apesar de ser menos disponível para as PCFA, a colaboração interprofissional pode trazer uma contribuição importante para a integralidade do cuidado dessas pessoas. Sempre que possível, as visitas devem contar com profissionais de núcleos profissionais diversos, gerando encontros clínicos compartilhados. Essa atuação colaborativa aumenta a potência da ação das equipes e gera aprendizados para profissionais e pessoas cuidadas.

Considerando a saúde de forma ampla,[1] a intersetorialidade tem papel bastante relevante, para que níveis mais precários de educação, renda, habitação, acesso à água potável, ao saneamento e à energia não vulnerabilizem ainda mais as PCFA. Os serviços de saúde precisam conhecer as potencialidades do território e as possibilidades de associação a equipamentos da educação, como escolas e creches, da assistência social, como centros de referência em assistência social e centros especializados de referência em assistência social,[9] e outros, como instituições religiosas, para aumentar a resolutividade da AD.

Além disso, é importante ressaltar que a interculturalidade é uma qualidade fundamental para o cuidado domiciliar em contexto indígena. Os profissionais de saúde devem estar permanentemente abertos às percepções de corpo e saúde do povo em questão, bem como conhecer sua cosmovisão. É necessário reconhecer como igualmente válidos os conhecimentos ancestrais e medicinas tradicionais, que podem ser aliadas potentes para o cuidado na AD.[8,11]

Não se pode perder de vista a própria potência educativa da AD. Numa perspectiva emancipadora, a equipe de saúde deve buscar estratégias de reflexão, ampliação do conhecimento e empoderamento junto às pessoas e famílias cuidadas. Dessa forma, as estratégias de capacitação para o autocuidado e para cuidadores[9] têm mais chance de superar as iniquidades enfrentadas por essas populações. A abordagem comunitária constitui ferramenta potencializadora da AD, sobretudo em contextos interculturais.

Mas o papel educativo das visitas domiciliares também é relevante para as equipes de saúde, permitindo o reconhecimento do território e das reais condições de vida das populações. Esse fato facilita o planejamento de ações mais adequadas à realidade local, incluindo aquelas que envolvem outros níveis de atenção à saúde ou equipamentos de outros setores. Assim, os profissionais ganham condições mais adequadas para coordenar o cuidado às pessoas a quem assistem.

Nessa perspectiva, tem lugar central o trabalho dos agentes comunitários de saúde. A visita domiciliar é atividade fundamental da atuação desses profissionais, envolvendo ações educativas, de acompanhamento de grupos mais vulneráveis e compreensão dos ambientes em que vivem as pessoas.[12] Em áreas rurais, podem ter ampliação de seu escopo de práticas,[13] assim como ocorre com os demais membros das equipes, com empoderamento desses profissionais.[6,13] Mas é necessário ter atenção para que não haja isolamento desse importante ator em relação aos demais membros da equipe de saúde na AD.[12]

QUADRO 2 Características da atenção domiciliar às PCFA

- Os grandes territórios adscritos e o envelhecimento da população aumentam a necessidade de AD, ao mesmo tempo que permitem menos visitas por cada turno de trabalho.
- O atendimento em pontos de apoio compete por transporte e tempo de realização de visitas domiciliares.
- Há necessidade de aumento da resolutividade dos encontros domiciliares, otimizando cada ida.
- A colaboração interprofissional e a intersetorialidade são necessárias para uma atenção que vise à integralidade.
- A competência cultural e a comunicação adequada são fundamentais, por vezes sendo necessário o uso de intérpretes.
- A AD tem um papel educativo para pessoas e trabalhadores.

Fonte: elaborado pelos autores.

Considerações finais

A AD tem grande importância no cuidado com as PFCA. Ela amplia o acesso aos cuidados em saúde, pois permite que pessoas com dificuldades de chegar até os serviços, realidade frequente entre essas populações, sejam acompanhadas em seus domicílios. Assim, ações em educação, promoção, manutenção, recuperação da saúde e reabilitação conseguem chegar até pessoas que por vezes só contam com a AD dentro do sistema de saúde, promovendo equidade.

Ela também trabalha em prol da integralidade do cuidado, com a ampliação de competências e habilidades das equipes de saúde. Contando com a interprofissionalidade e a intersetorialidade, a AD aumenta a resolutividade dos cuidados ofertados e promove saúde, numa perspectiva ampliada do seu conceito, tão importante para a atenção às PCFA.

Em que pesem todas as dificuldades para a sua adequada realização, a AD às PCFA pode ser fruto de grandes aprendizados para as pessoas assistidas, mas sobretudo para as equipes de trabalhadores em saúde. O contato com "a vida como ela é" oportuniza às equipes conhecimento concreto dos territórios, seus desafios e suas potencialidades e da beleza, força, resistência e resiliência das PCFA às adversidades cotidianas e históricas.

Ao reconhecer os inúmeros desafios – que vão desde o tamanho da PCFA, passando pela questão geopolítica de definir e localizar essas pessoas como população rural e a qualidade do profissional de saúde quanto à sua competência técnica e cultural em prover e incorporar os cuidados da AD nos cuidados da atenção básica –, será possível pensar e agir sobre eles.

Referências

1. Brasil. Ministério da Saúde. Portaria nº 2.311, de 23 de outubro de 2014. Institui, no âmbito do Sistema Único de Saúde, a Política Nacional de Saúde Integral das Populações do Campo e da Floresta. Brasília, DF: Diário Oficial da União; 2014.
2. Brasil. Instituto Brasileiro de Geografia e Estatística. Censo Demográfico 2010 – Características da população e dos domicílios: resultados do universo. Rio de Janeiro: IBGE; 2011.
3. WONCA Working Party on Rural Practice. 17th World Rural Health Conference Declaration. Bangladesh; 2021.
4. Ando NM, Targa LV, Almeida A, Silva DHS, Barros EF, Schwalm FD, et al. Declaração de Brasília: o conceito de rural e o cuidado à saúde. Rev Bras Med Fam Comunidade. 2011;6(19):142-4.
5. Pessoa VM, Almeida MM, Carneiro FF. Como garantir o direito à saúde para as populações do campo, da floresta e das águas no Brasil? Saúde Debate. 2018;42(spe1):302-14.
6. Brasil. Fundação Nacional de Saúde. Política Nacional de Atenção à Saúde dos Povos Indígenas. 2. ed. Brasília, DF: Ministério da Saúde; 2002.
7. Conselho Indigenista Missionário. 6. Sumário Executivo. Relatório Violência Contra os Povos Indígenas do Brasil – dados de 2019.
8. Garnelo L, Pontes AL, organizadores. Saúde indígena: uma introdução ao tema. Brasília: MEC-SECADI; 2012.
9. Franco CM, Lima JG, Giovanella L. Atenção primária à saúde em áreas rurais: acesso, organização e força de trabalho em saúde em revisão integrativa de literatura. Cad Saúde Pública. 2021;37(7):e00310520.
10. Toral AA. Cosmologia e sociedade Karajá. Rio de Janeiro: UFRJ; Museu Nacional, 1992.
11. Schweickardt JC, Silva JMBF, Ahmadpour B, organizadores. Saúde indígena: práticas e saberes por um diálogo Intercultural. 1. ed. Porto Alegre: Rede UNIDA; 2020.
12. Brasil. Ministério da Saúde. Atenção Domiciliar na Atenção Primária à Saúde. Brasília, DF: Ministério da Saúde; 2020.
13. Nunes CA, Aquino R, Medina MG, Vilasbôas ALQ, Pinto Júnior EP, Luz LA. Visitas domiciliares no Brasil: características da atividade basilar dos Agentes Comunitários de Saúde. Saúde Debate. 2018;42(2):127-44.

Capítulo 10

Atenção domiciliar à população prisional

Andreia Beatriz Silva dos Santos
Jorge Esteves
Ana Paula Melo Dias
Igor de Oliveira Claber Siqueira
Mônica Isaura Corrêa

PONTOS-CHAVE

- A população privada de liberdade se define pelo conjunto de pessoas com 18 anos de idade ou mais que estão custodiadas em unidades prisionais, excluindo-se as pessoas com menos de 18 anos tuteladas pelo Sistema Nacional de Atendimento Socioeducativo (SINASE).
- As pessoas que cumprem pena privativa de sua liberdade devem ter seus demais direitos garantidos, incluindo o direito à saúde.
- As pessoas privadas de liberdade cumprem pena em unidades prisionais que podem ser reconhecidas temporariamente como o seu domicílio, devendo ser consideradas as regras institucionais existentes.
- O cenário prisional pode incluir as pessoas que estão em unidades em regime fechado, semiaberto, aberto, prisão domiciliar e instituições para o cumprimento de medidas de segurança (hospitais de custódia e tratamento).
- A atenção domiciliar para pessoas privadas de liberdade surge no contexto de reconhecimento da necessidade de adequação das práticas de cuidados em saúde, a partir da compreensão da diversidade dos cenários onde as pessoas se encontram e vivem.

OBJETIVOS DE APRENDIZAGEM

Ao final do capítulo, o leitor deverá ser capaz de:

- Conhecer as peculiaridades do perfil das pessoas privadas de liberdade no Brasil e os principais regimes de prisão aos quais estão submetidas.
- Reconhecer os princípios e as diretrizes das políticas de saúde para as pessoas privadas de liberdade.
- Reconhecer os limites e as possibilidades para o desenvolvimento de ações de promoção à saúde, prevenção, tratamento e recuperação de agravos que ocorrem entre as pessoas privadas de liberdade.
- Reconhecer as peculiaridades da atenção domiciliar no cenário prisional.
- Incorporar a atenção domiciliar como uma estratégia para a promoção do cuidado da saúde das pessoas privadas de liberdade e que cumprem medida de segurança.

Introdução

> Na entrada do presídio há um jardim, apelidado "Divineia", que dá a impressão de entrada de colégio. A impressão fica por aí. O resto é tenebroso, algo semelhante ao que a gente imagina como inferno. Os presos todos vestidos iguais e com iguais semblantes maus. Essa é a visão que se tem ao entrar nesse ambiente pela primeira vez, porém com a rotina se percebe ser errônea.[1]

Enquanto as pessoas leem este tratado, ao abrirem o livro e analisarem o sumário, podem se perguntar: Como assim? Atenção domiciliar e pessoas privadas de liberdade? Atenção domiciliar na cadeia? Por acaso, a prisão é o domicílio de uma pessoa presa? Como prestar assistência domiciliar a uma pessoa em situação de prisão? O que significa domicílio, num lugar tão complexo? Quais os limites desse domicílio no estabelecimento penal? Quais os desafios e as possibilidades para as equipes de saúde prisional ou de saúde da família ou que atuam na atenção primária à saúde, frente às pessoas privadas de liberdade e os espaços em que estão vivendo?

Considerando o conceito de domicílio como algum lugar delimitado por uma família e que é reconhecida como seu local de morada,[2] podem surgir os seguintes questionamentos: Quem pode ser considerada a família das pessoas em situação de prisão? As outras pessoas que habitam a mesma cela e que lhes serve de moradia? As pessoas que vivem temporariamente na mesma unidade prisional? A família extramuros? Com o crescimento da população prisional brasileira, o espaço prisional demanda um olhar bastante peculiar no que diz respeito às estratégias e aos instrumentos para o alcance das ações que garantam o cuidado integral à população privada de liberdade.

A população prisional e seu perfil

Um levantamento mundial aponta para a existência de mais de 11 milhões de pessoas privadas de liberdade.[3] No Brasil, essa população vai além de 850 mil,[4] o que classifica o país em terceiro lugar no *ranking* populacional prisional mundial.[3] As pessoas que se encontram nas unidades prisionais brasileiras são em sua maioria negras,[5] homens, jovens e de baixa escolaridade.[6] Mesmo reconhecendo a heteronormatividade como regra em espaços como a prisão, um censo realizado recentemente estimou que a população LGBTQIA+ representa 21,98%[6] do total de pessoas presas. O mesmo censo aponta para a presença de crianças, gestantes e pessoas idosas entre a população prisional.

As pessoas presas se encontram distribuídas em cerca de 2.730 estabelecimentos penais, que ofertam 451.312 vagas, números que revelam que as pessoas presas estão em condições precárias de confinamento, configurando a superlotação das unidades prisionais no país. Quase 50% do total da população prisional se encontra em regime de prisão provisória e aguarda julgamento para saber se será condenada ao cumprimento de pena ou não. As pessoas estão presas provisoriamente e aguardam de forma preventiva, de acordo com o entendimento do sistema judiciário, para saberem se serão responsabilizadas por ato considerado criminoso conforme prevê a legislação. Isso pode levar bastante tempo, ainda que essa pessoa seja posteriormente considerada não responsável por aquele crime pelo qual está sendo acusada. A taxa de encarceramento no país está ao redor de 323 pessoas presas para cada 100 mil habitantes.[6]

QUADRO 1 Tipo de estabelecimento penal e finalidade quanto ao cumprimento de pena

Tipo de estabelecimento penal	Regime de prisão/finalidade
Penitenciária	Unidade prisional destinada ao cumprimento de pena em regime fechado
Colônias agrícolas, industriais ou similares	Unidade prisional destinada ao cumprimento de pena em regime semiaberto
Casa do albergado	Unidade que se destina ao cumprimento de pena em regime aberto
Cadeia pública	Unidade que se destina a pessoas que aguardam o julgamento
Hospital de custódia e tratamento	Unidade que se destina à pessoa que cumpre medida de segurança, àquela que cometeu crime por algum problema mental e foi, por esse motivo, considerada inimputável ou semi-imputável.

Fonte: Brasil, 1984.[7]

Quanto à natureza, os estabelecimentos penais estão definidos de acordo com o regime de prisão em que as pessoas se encontram e/ou sua finalidade, de acordo com a Lei de Execução Penal, a LEP.[7]

Ainda de acordo com o artigo 117 da LEP, a prisão domiciliar ou o recolhimento da pessoa de regime aberto será admitida em residência particular, quando se tratar de pessoas que sejam condenadas e tenham mais de 70 anos, pessoas condenadas acometidas por doença grave, tenham filho/filha menor ou deficiente físico ou mental ou se já condenadas e que estejam gestantes.[7]

A legislação brasileira revela que, enquanto as pessoas têm sua liberdade de ir e vir restrita, devem ter os demais direitos garantidos, entre os quais o direito à saúde, assegurado por diversos instrumentos legais nacionais[7,8] e, também, por tratados internacionais[9] dos quais o Brasil é signatário, sendo, portanto, o responsável por esse direito.[8,9]

Estudos apontam que as pessoas encarceradas carregam marcas e um histórico de maior vulnerabilidade, somando-se ao próprio processo de encarceramento, a estrutura, as regras e as condições precárias das instituições prisionais, o que resulta na ratificação das várias formas de opressão, como a negação de direitos, a invisibilização, a opressão racial, de gêneros e orientações sexuais, as quais incidem sobre as pessoas, suas famílias e comunidades[10] e cujos reflexos e consequências têm sido ainda pouco reconhecidos ou ainda não mensuráveis.

Dessa forma, a discussão sobre o processo de implantação e implementação das políticas de saúde para as pessoas presas é parte de um conjunto de ações que promovem a garantia de direitos,[7-9] o enfrentamento das iniquidades existentes antes do encarceramento e que se aprofundam durante a passagem das pessoas pelas prisões. Nesse caminho, a abordagem da saúde das pessoas presas, diante de sua complexidade, emerge como uma importante estratégia para a cessação do ciclo de exclusão que envolve a vida das pessoas presas, saltando da norma instituída para o acesso inclusivo à saúde na prática, contribuindo para a mudança na qualidade de vida dessas pessoas e para novas trajetórias para esse grupo, seus familiares e toda a sociedade.[11]

Políticas de saúde para as pessoas presas, suas diretrizes e a prática de cuidado

O direito à saúde da população prisional e, portanto, das pessoas que estão custodiadas pelo Estado está previsto e garantido através da LEP, em seu artigo 14, o qual enuncia as diretrizes para atenção à saúde das pessoas presas.[7] Já a Política Nacional de Atenção Integral à Saúde das Pessoas Privadas de Liberdade no Sistema Prisional (PNAISP) inaugura a inclusão do cuidado à saúde das pessoas presas em sua integralidade, estabelecendo objetivos e diretrizes no contexto do Sistema Único de Saúde (SUS), qualificando também a atenção básica no âmbito prisional como porta de entrada do sistema e ordenadora das ações e serviços de saúde pela rede.[8]

As equipes de saúde no sistema prisional devem estar orientadas e capacitadas para prestar atenção integral à saúde para as pessoas privadas de liberdade, primando por ações de promoção da saúde, prevenção de agravos e de recuperação, referenciando as ações de maior complexidade para a atenção especializada na rede de atenção à saúde. Além disso, as equipes têm autonomia para realizar as suas ações, principalmente o estabelecimento de fluxos de demandas de saúde emergentes ou antigas, em todos os níveis de atenção.[8]

A atenção primária à saúde (APS) representa aquele nível no qual se oferta a entrada da pessoa no sistema de saúde, de forma a acolher todas as necessidades ou problemas. É neste lócus que se fornecerá atenção de forma contínua, ao longo do tempo, com abordagem centrada na pessoa e não na doença, para todas as condições, coordenando e integrando a atenção fornecida em algum outro lugar ou por terceiros. A APS remete ao manejo de pessoas que geralmente têm múltiplos diagnósticos, queixas e motivos de consulta que não estão definidos, os quais não podem apenas ser encaixados em diagnósticos reconhecidos e oferta de tratamentos que melhorem a qualidade global de vida e de seu funcionamento.[12] Esse é um nível privilegiado no que diz respeito às diversas ações que podem ser desenvolvidas no espaço prisional, dadas as suas características e das pessoas que lá se encontram.

Nesse caminho, o processo de trabalho das equipes de saúde prisional (ESP) envolve a organização e implementação das atividades de atenção à saúde que estejam articuladas e organizadas de acordo com as necessidades de saúde das pessoas privadas de liberdade, com foco nas intervenções clínicas e sanitárias e nos problemas de saúde.[13]

Portanto, a prática dos profissionais que atuam em unidades prisionais ou com pessoas na condição prisional demanda a superação de uma série de desafios, mas também oportuniza a orientação da gestão do cuidado e a organização das práticas de cuidado de saúde no local, no território onde as pessoas estão privadas de seu direito de ir e vir. Permite a adoção e a execução de um modelo de atenção à saúde baseado nas características do território prisional e nas necessidades de saúde das pessoas privadas de liberdade.[13,14]

Ainda que tenhamos um arcabouço legislativo importante no que tange às políticas de saúde para as pessoas presas, ainda é um desafio conhecer o perfil de saúde, adoecimento e morte desse grupo. Estudos apontam que as pessoas presas estão submetidas a altos índices de infecções pelo vírus da hepatite,[15] HIV/AIDS[16] e tuberculose.[17]É importante destacar que as condições precárias e insalubres de confinamento e estadia são importantes determinantes para o seu processo de saúde, adoecimento e morte.[18] Um estudo feito em uma unidade prisional brasileira revelou que entre os principais problemas de saúde, apontados por uma população de mais 400 presos em uma unidade prisional, estão questões ligadas à qualidade classificada como ruim da água e da alimentação; saneamento básico precário com esgoto a céu aberto; dificuldades para atendimento odontológico e atendimento noturno das emergências; limitações para o atendimento médico e acesso às medicações; dificuldades para o acesso ao serviço social, fisioterapia e realização de exames; e limitações para o acesso à defensoria pública, além da ocorrência de doenças da pele.[13]

Quando se trata do registro das principais causas de óbito entre as pessoas privadas de liberdade, dados oficiais[6] apontam que homens e mulheres presas morrem mais por causas naturais e causas desconhecidas, nesta ordem, respectivamente. Mas apontam que a terceira e a quarta causas de morte entre as mulheres são suicídio e causas criminais, respectivamente, não havendo qualquer informação sobre a ocorrência de óbitos entre as pessoas que se autodeclaram LGBTQIA+.[6]

Por que atenção domiciliar no cenário prisional

No cenário da APS, o atendimento domiciliar se propõe a oferecer acesso aos usuários que possuem alguma limitação de mobilidade, mas também permite conhecer o contexto de moradia das pessoas e famílias assistidas. Na APS, a atenção domiciliar possibilita aos profissionais de saúde o reconhecimento das condições de vida das pessoas[19] e, que dessa forma, intensifiquem a formação de vínculos e potencializem a organização dos cuidados que serão dispensados às pessoas de acordo com suas demandas e necessidades.

Quando adentram as unidades prisionais, as pessoas presas precisam lançar mão de uma série de estratégias para se reorganizar, uma vez que dividirão espaços em celas e ambientes coletivos com pessoas com as quais podem ter jamais convivido anteriormente. As pessoas dormirão, se alimentarão, realizarão as suas práticas de higiene e cuidado pessoal, atividades laborativas e educacionais sob as regras institucionais em espaços nos quais poderão permanecer por dias, meses ou anos. É esse espaço, esse ambiente que se constituirá em seu domicílio temporário.

Para o Instituto Brasileiro de Geografia e Estatística (IBGE), o "domicílio é o local estruturalmente separado e independente que se destina a servir de habitação a uma ou mais pessoas, ou que esteja sendo utilizado como tal".[20] Em seu conceito, a separação é física, por paredes, muros ou cercas e permite que as pessoas durmam, preparem seus alimentos e se protejam do ambiente total ou parcialmente. A independência permite que os moradores entrem nas suas casas para passar pelo local de moradia de outras pessoas. Ainda, pode ser considerada como domicílio coletivo

> uma instituição ou estabelecimento onde a relação entre as pessoas que nele se encontravam, moradoras ou não, era restrita a normas de subordinação administrativa, como em hotéis, motéis, camping, pensões, penitenciárias, presídios, casas de detenção, quartéis, postos militares, asilos, orfanatos, conventos, hospitais e clínicas (com internação), alojamento de trabalhadores ou de estudantes etc.

Em estudos sociológicos sobre instituições como as prisões,[21] as prisões são destacadas como híbridos sociais, pois se constituem parcialmente como comunidade residencial e organização formal. Para o autor, as prisões são tipos de instituições totais, com regras rígidas de funcionamento, em que há perda da autonomia para parte considerável das atividades básicas da vida dita "externa", que vai desde preparar o próprio alimento, transitar, escolher as próprias roupas (quando há uso de uniforme ou roupa padrão) ou manejar suas finanças (embora circule algum dinheiro nas prisões). Essas ideias compõem o que o autor chama de morte civil, e, quanto maior o tempo de encarceramento, maior o destreinamento, também chamado de "desculturação" para essas atividades básicas do cotidiano. Outro aspecto social importante atrelado ao conceito de domicílio ou "mundo doméstico" diz respeito à falta de convivência com a família e a comunidade.

É importante refletir que, no caso do IBGE, a proposta de definição de domicílio atende ao propósito de identificar o número de domicílios e famílias existentes no país, para levantamento de dados sociodemográficos, com o propósito de pensar características gerais e favorecer a alocação de recursos.[20] Já no caso dos estudos de Goffman e da sociologia, há uma busca pela compreensão do modo de funcionamento das instituições totais e a maneira como estas incidem na vida das pessoas e que por elas transitam. Para as pessoas privadas de liberdade, as unidades prisionais e sua diversidade no que tange aos tipos de estabelecimentos e de penas se configuram como um domicílio provisório e compulsório. Assim, é importante reconhecer e discutir as especificidades desse ambiente domiciliar, tanto em suas diversas possibilidades de estrutura física como no seu constructo sociocultural e interacional que envolve as pessoas ali domiciliadas.

O domicílio temporário das pessoas em privação de liberdade (PPL) em estabelecimentos penais são as celas, espaços coletivos ou os espaços por onde transitam, o que nos conduz ao debate complexo da categoria domicílio e território prisional. Aquele, como dito anteriormente, é um ambiente que pouco se parece com os ambientes domésticos, uma vez que não se propõe ser um espaço para a produção de alimentos, cuidados pessoais, proteção, como definido pelo IBGE quando define o ambiente doméstico.[20] É importante destacar que também há restrição para os contatos familiares em geral, os quais estão restritos a momentos de visitas impostos e que estão sob a égide das regras da unidade prisional, o que contribui de forma importante para o distanciamento do convívio familiar. As restrições podem se estender, ainda, ao convívio com a própria população carcerária, estando as pessoas limitadas a socializarem-se com poucas pessoas ou mesmo a ficarem isoladas. Por outro lado, esse convívio pode ser com um quantitativo grande de pessoas, ou seja, com mais pessoas do que o previsto para determinado espaço físico, considerando o contexto brasileiro de superlotação das prisões.[4,22]

Para pensar e construir a prática do cuidado da saúde das pessoas privadas de liberdade, reconhecer as especificidades do ambiente das celas como o espaço de domicílio desses indivíduos revela-se importante para a compreensão desses territórios prisionais – da mesma forma, as suas dinâmicas institucionais, os modos de vida das pessoas em situação de encarceramento, considerando toda a diversidade e complexidade que envolve a dinâmica dos estabelecimentos penais e as formas extraprisionais de encarceramento, como a prisão domiciliar.

Nesse sentido, o reconhecimento das celas e/ou dos ambientes de convívio interno das unidades prisionais como domicílio temporário das pessoas presas permite que as ESP e os diversos profissionais que as compõem vivam a experiência de imersão no território prisional. Oportunizam-se, assim, a observação, compreensão, interação e intervenção com esse e nesse território. No caso de equipes reduzidas ou equipe de Saúde da Família (ESF) que atendem parte do tempo em prisões ou delegacias de polícia, o grau de imersão é menor, aumentando o desafio para a leitura e compreensão daquele território e suas especificidades. Já para as situações em que as pessoas estão em situação de prisão domiciliar,[7] as ESF e demais profissionais de saúde poderão identificar as peculiaridades dessa situação e os aspectos que interferem no processo de saúde-adoecimento das pessoas e suas famílias, bem como as regras e restrições impostas por essa condição, o que modifica alguns aspectos desse domicílio e também do cuidado. Como exemplo, quando as pessoas necessitam da realização de algum procedimento médico ou algum exame e estão em prisão domiciliar, é quando esses aspectos precisam ser incluídos na elaboração do plano terapêutico (verificação de horários de chegada de saída, deslocamentos que se façam necessários para a busca do cuidado).

Ao considerarmos as celas e os ambientes coletivos como domicílios, é importante reconhecermos a complexidade que envolve os esses espaços prisionais, com suas estruturas bastante precárias e insalubres, em espaços físicos com infiltrações, má ventilação ou nenhuma ventilação cruzada, além de vetores de doenças.[23] Esses espaços são considerados temporários porque as pessoas estão passando por eles e porque as trocas de celas ou de unidades podem ocorrer diversas vezes durante o tempo de aprisionamento. Além disto, identifica-se a inexistência de autonomia para intervir nessas mudanças, pois as regras são estabelecidas pelas instituições, podendo inclusive a pessoa estar submetida a diferentes regras ao passar por diferentes unidades prisionais, depender do regime de prisão no qual se encontra.[7]

No cenário prisional, as pessoas que partilham aquele espaço podem ter afinidades ou não, sendo com frequência um espaço onde é preciso ter cuidado com a sua própria sobrevivência, considerando as frequentes falhas e omissões do Estado em tutelar a vida das pessoas presas e, dessa forma, ser responsável por manter sua integridade de forma pontual ou continuamente.

Vale destacar que as pessoas privadas de liberdade são tuteladas pelo Estado com direito à saúde garantido por lei, além de assistência material, jurídica, educacional, social e religiosa. Embora esse panorama se concretize parcialmente no Brasil, são as ESP responsáveis por prover os cuidados a essa população. Reflete-se que tal provimento se dá nos termos das diretrizes e princípios do SUS, logo entende a saúde de forma ampliada e impactada pelos determinantes sociais.[8]

Tipos de estabelecimento penal e os cuidados em saúde

Embora o detalhamento dos tipos de estabelecimento penal não seja objetivo deste capítulo, é importante destacar que esses tipos influenciam sobremaneira o trabalho da equipe da saúde e as condições de confinamento. Da mesma forma, os perfis arquitetônicos que inspiraram as construções das unidades prisionais são relevantes. Estabelecimentos penais mais antigos, por exemplo, têm celas mais aglomeradas, dispostas em diferentes andares e cuja estrutura física se fecha em forma circular, de uma forma que houvesse um ponto em que se pudesse ver tudo – a ideia do panóptico.[24] Dessas construções mais antigas até hoje, destaca-se que há uma tendência por formações modulares, em que há distância entre os prédios e consequentemente das celas. Como já citado, os regimes de cumprimento de pena no Brasil podem ser aberto, semiaberto, fechado ou prisão domiciliar, embora parcela considerável não tenha ainda seu regime definido e pode permanecer muito tempo em regime provisório.

Cada regime, por sua vez, será cumprido nos diferentes estabelecimentos prisionais, conforme indicado no Quadro 1 (penitenciária, colônia agrícola, industrial ou similar, casa do albergado, centro de observação, hospital de custódia e tratamento psiquiátrico e cadeia pública). Além disso, cada unidade prisional guarda determinadas características: cada uma dessas estruturas tem celas, regras, espaços de esporte e atividades físicas, possibilidade de contato familiar e rede apoio diferentes, e faz parte do olhar atento das ESP, médicos de família e comunidade e demais profissionais de saúde a atenção a esse território e domicílio prisional, conforme apresentado no Quadro 2.

Atenção domiciliar: abordagens, práticas de cuidado a pessoas privadas de liberdade e no cenário prisional

O documento do Ministério da Saúde intitulado *Atenção Domiciliar na Atenção Primária à Saúde*, publicado em 2020,[19] reforça a importância dessa modalidade de cuidado na APS, descrevendo as especificidades, atribuições e desafios das equipes de saúde no âmbito da atenção domiciliar. O referido documento apresenta um item nominado "populações específicas", subdividido em população em situação de rua e população em área rural. Nota-se, porém, que a população privada de liberdade, que recebe assistência à saúde do SUS e da APS, não está incluída no texto deste caderno do Ministério da Saúde, havendo uma lacuna no que tange à atenção domiciliar para as pessoas privadas de liberdade e no cenário prisional.

Dessa forma, reconhecer o perfil sociorracial das pessoas presas, os seus diferentes regimes de prisão, os indicadores de saúde, adoecimento e morte – ainda que possa haver limitações e incongruências –, além das políticas existentes para a abordagem desse grupo, são passos valiosos para a promoção da saúde dessas pessoas e superação do ciclo de invisibilização, exclusão e vulnerabilização. Diante do reconhecimento das peculiaridades desse público e desse cenário, contribuem para que se observem a escolha e a aplicação das diferentes estratégias que a práxis de saúde demanda neste lócus. Então, a atenção domiciliar se constitui em mais uma ferramenta para a promoção de melhorias da qualidade de vida das pessoas presas e garantia do seu direito ao acesso à saúde de forma equânime. Também se configura como mais um instrumento que concretiza o cuidado num contexto de restrições e limitações, onde se encontram as pessoas privadas de liberdade. Dessa forma, podem ser diversas as aplicações e abordagens, bem como os objetivos da atenção domiciliar para as pessoas privadas de liberdade e no cenário prisional, conforme apresentado no Quadro 3. Vale destacar, também, a ne-

QUADRO 2 Tipo de estabelecimento prisional e algumas características

Tipo de estabelecimento prisional	Características	Especificidades
Penitenciárias	Devem estar mais distantes de centro urbano e ter celas de mínimo de 6 m², salubridade do ambiente em cela com dormitório, aparelho sanitário e lavatório.	No caso das mulheres privadas de liberdade, o local deve prover cuidado às gestantes e parturientes, com berçário disponível.
Colônias agrícolas ou industriais	Concebidas como instituições de transição das instituições de segurança média e máxima. Podem ter regime de segurança menos rigorosos, considerando a responsabilização da pessoa privada de liberdade por sua pena e sua progressão para regime aberto e liberdade.	
Casa do albergado	Deve localizar-se em centro urbano e permitir a reintegração social e não deve ter obstáculos para fuga, sendo conhecida em outros países como prisão noturna ou semiliberdade.	
Centros de observação	Devem ser os locais em que se realizam exames criminológicos, para que em seguida se possam estabelecer o regime da pena e o local de destino.	
Hospitais de custódia e tratamento psiquiátrico	Caracterizam-se por serem hospitais-presídios, devendo ter sua estrutura pensada para a interface dessas necessidades.	
Cadeias públicas	Localizadas em centro urbano, próximas ao aparato da justiça criminal e às famílias da pessoa em privação de liberdade.	

Fonte: elaborado com base em Brasil, 2014.[8]

cessidade de se pensarem os critérios de elegibilidade, bem como a aplicabilidade das ações, com respeito às regras institucionais e com destaque para as regras de segurança, lembrando que as pessoas que estão naquela cela ou espaço também não podem ser colocadas em risco.

Atendimentos coletivos

Se a cela pode ser considerada domicílio temporário e compulsório, existe um conjunto de atividades que pode ser desenvolvido pela equipe de saúde no endereço de moradia (provisória) daquela pessoa ou grupo de pessoas. A busca ativa como ação dentro do escopo da vigilância em saúde é uma dessas atividades. A procura por casos novos de tuberculose, covid-19, assim como seu acompanhamento, pode demandar visitas para abordar a pessoa com determinados agravos, mas também o conjunto daqueles que compartilham o mesmo espaço.

Atendimentos nas celas

Conhecer as celas, sendo esse o espaço em que os internos permanecem a maior parte do tempo de suas penas, é fundamental para identificar os aspectos de "moradia" que impactam diretamente os processos de adoecimento dessas pessoas. O reconhecimento da estrutura física, da quantidade de pessoas por cela e do modo como essas pessoas vivem e interagem entre si são importantes aspectos a serem considerados pela equipe de saúde. A superlotação e as más condições gerais das celas são realidades presentes na maioria dos presídios do Brasil e do mundo, sendo condições muito relevantes para se pensar o cuidado dessas pessoas. Além da estrutura física, precisamos considerar como se dá o acesso à comida, água e saneamento; tais aspectos podem ser muito diferentes dentro de um mesmo presídio.

Como os atendimentos nas prisões costumam ser mediados pelas forças de segurança e policiais, as pessoas privadas de liberdade dificilmente conseguirão atendimento sem que haja alguma ponte com esses trabalhadores. Quando a seleção de pessoas a serem atendidas tem essa mediação, pode haver mais facilidade do acesso para aqueles com bom comportamento, em detrimento de um acolhimento e classificação de risco baseado em critérios mais técnicos e na própria avaliação do sujeito sobre a necessidade do seu atendimento. A ida às celas também pode ser um recurso para a escuta das possíveis barreiras e restrições de acesso, para que se possam aprimorar as pontes para que mais pessoas sejam atendidas e condições que impactam na saúde e no adoecimento possivelmente invisibilizadas ou negligenciadas possam ter intervenção.

Outra ação relevante que pode ser feita em cela ou nos pátios em caráter mais amplo são as campanhas de vacinação, a exemplo daquelas que ocorreram para a *influenza* e covid-19. Todas essas ações, além de dialogarem com a realidade vivida nas celas, com a proximidade da equipe de saúde com o cotidiano das pessoas privadas de liberdade, também permitem ampliar o olhar para a compreensão da produção de vida local presente no território prisional. É a observação atenta que permite uma interação mais assertiva, pois no cotidiano são vários os desafios para discutir saúde nesse cenário. Pode-se pensar em aspectos desde a alimentação, condições de ventilação, colchões e camas, superlotação e número de pessoas por cela, vetores, limpeza, ruídos, atividades de lazer e exercício que impactam na saúde e que podem ser observados nas visitas domiciliares.

Destaca-se que, como há ampla heterogeneidade na organização interna dos presídios, a visita às celas é item de discussão também para segurança. Por um lado, a equipe de saúde que atua em locais com pouco efetivo policial pode ser convidada a buscar mais as ações coletivas e *in loco*, considerando a necessidade de se ampliar o acesso num contexto de restrições de agendamentos mediados pela segurança em espaços da unidade básica de saúde prisional. Esse destaque se dá porque, nos presídios em que os atendimentos são escoltados, o efetivo policial disponível é determinante para maior ou menor acesso da PPL aos serviços de saúde.

Em contrapartida, a ida dos profissionais de saúde às celas pode ser interpretada pela equipe de segurança como exposição de integridade à equipe, considerando protocolos mais restritivos em relação à circulação dos profissionais nas dependências internas dos estabelecimentos. Os profissionais de saúde podem ter um dilema bioético em relação à garantia de direitos e ampliação do acesso e respeito às normas de segurança, considerando que, mesmo que não se esteja de acordo com as formas de privação de liberdade vigentes, os estabelecimentos penais se constituem em potenciais locais de rebeliões e conflitos.

Considerações finais

A produção do cuidado das pessoas privadas de liberdade envolve muitos desafios, frente à complexidade que envolve o cenário prisional, o papel das prisões na sociedade e a garantia dos direitos das pessoas presas. Nesse contexto, a efetivação do direito à saúde para essas pessoas ainda tem sido desafiadora, ainda que se tenha um arcabouço legal robusto, com referências e documentos nacionais e internacionais que apontam direitos, deveres e evidências de que o encarceramento das pessoas exerce impacto nas suas vidas, na sua comunidade e na sociedade inteira. Nesse caminho, a intervenção qualificada no processo de saúde-adoecimento e morte das pessoas presas pode ser um importante instrumento de intervenção.

No sistema prisional, a atenção domiciliar se apresenta como mais um recurso que também pode garantir esse acesso à saúde. A compreensão por parte das equipes que atuam nos espaços prisionais de que as celas e os espaços de convívio coletivo compõem temporariamente as residências das pessoas, uma vez que lá vivem durante aquele período, permite que a visita aquele ambiente também seja vista como ferramenta. A partir do reconhecimento das peculiaridades que tangem sobremaneira às rotinas e regras de segurança, o domicílio temporário pode ser um espaço de cuidado, onde sejam privilegiadas ações de saúde para as melhorias de condições de vida das pessoas que se encontram ali, durante aquele tempo.

QUADRO 3 Atenção domiciliar: abordagens e práticas de cuidado em celas, espaços coletivos e em domicílio

Abordagem nas celas	Abordagem nos espaços coletivos onde estão as pessoas privadas de liberdade (pátios internos, locais de trabalho e escolas)	Abordagem nos espaços coletivos institucionais onde permanecem as demais pessoas (profissionais diversos)	Abordagem das pessoas em regime de prisão domiciliar
Busca ativa	Busca ativa	Busca ativa	Busca ativa na área de abrangência com apoio de familiar ou agente comunitário de saúde
Busca ativa de contactantes de doenças infectocontagiosas e respiratórias	Levantamento de dados sociodemográficos	Levantamento de dados sociodemográficos	Levantamento de dados sociodemográficos
Levantamento de dados sociodemográficos	Diagnóstico situacional de território	Diagnóstico situacional de território	Diagnóstico situacional de território
Atendimento a pessoas com restrição de mobilidade	Avaliação da estrutura e do ambiente e orientação laboral	Avaliação de condições de salubridade dos profissionais diversos	Avaliação das condições de saúde e estadia
Visita a pacientes em tratamentos de saúde, como curativos, retirada de pontos	Identificação dos determinantes no território	Identificação do fornecimento e uso de equipamentos de proteção individual	Identificação dos riscos existentes para a piora do quadro de saúde
Visita às pessoas que não compareceram ao atendimento	Atividades coletivas como rodas de conversa e palestras sobre saúde	Atividade coletivas sobre saúde	Abordagem das necessidades e demandas em relação ao problema de saúde que deu origem à prisão domiciliar
Verificação das condições de moradia	Formação e capacitação de monitores de saúde e facilitadores	Consultas médicas	Organização de um plano terapêutico
Visita à pessoa em pós-operatório	Verificação de vetores de doenças (ratos, focos de transmissores das arboviroses), acúmulo de lixo	Verificação de vetores de doenças (ratos, focos de transmissores das arboviroses), acúmulo de lixo	Identificação da rede de serviços de saúde que serão necessários
Visita ao pós-parto	Verificação de situação de risco (fiações elétricas expostas, estrutura física com risco de desabamento)	Verificação de situação de risco (fiações elétricas expostas, estrutura física com risco de desabamento)	Identificar necessidade de elaboração e/ou renovação de relatórios médicos e receitas
Verificação do fornecimento de insumos de higiene pessoal e coletiva	Verificação do fornecimento e uso de equipamentos de proteção individual	Orientação laboral	Identificar os procedimentos de saúde necessários, bem como o acesso aos insumos
Identificação de situação de violência interpessoal e institucional	Identificação de situação de violência interpessoal e institucional	Identificação de situação de violência interpessoal e institucional	Identificação de situação de violência interpessoal e institucional

Fonte: elaborado pelos autores.

Referências

1. Costa EMA, Carbone MH. Saúde da família: uma abordagem interdisciplinar. Rio de Janeiro: Rubio; 2004.
2. Coyle A, Fair H. A Human Rights Approach to Prison Management. 3. ed. Institute for Criminal Policy Research at Birkbeck, University of London.
3. Conselho Nacional de Justiça. Relatório Mensal do Cadastro Nacional de Inspeções nos Estabelecimentos Penais (CNIEP). 2021.
4. Brasil. Ministério da Justiça e Segurança Pública. Departamento Penitenciário Nacional. Levantamento Nacional de Informações Penitenciárias. Atualização – junho de 2017. Brasília, DF: Ministério da Justiça e Segurança Pública; 2019.
5. Brasil. Ministério da Justiça. Departamento Penitenciário Nacional. Levantamento Nacional de Informações Penitenciárias (INFOPEN). [acesso em maio de 2022]. Disponível em: https://dados.mj.gov.br/dataset/infopen-levantamento-nacional-de-informacoes-penitenciarias
6. Brasil. Lei nº 7.210, de 11 de julho de 1984. Brasília, DF: Diário Oficial da União; 1984.

7. Brasil. Ministério da Saúde. Portaria Interministerial nº 1, de 2 de janeiro de 2014. Institui a Política Nacional de Atenção Integral à Saúde das Pessoas Privadas de Liberdade no Sistema Prisional (PNAISP) no âmbito do Sistema Único de Saúde (SUS). Brasília, DF: Diário Oficial da União; 2014.
8. UNODC. Regras mínimas das Nações Unidas para o tratamento de reclusos (Regras de Nelson Mandela). 2015.
9. Alexander M. The New Jim Crow: mass incarceration in the age of colorblindness. Nova Iorque: New Press; 2010.
10. Santos ABS. Saúde das pessoas privadas de liberdade: a equidade como norteadora – à luz do SUS – e o direito à saúde. In: Santiago AR, Ribeiro DA, Barros RCS, Silva RS, organizadores. Tranças e redes: tessituras sobre África e Brasil. Cruz das Almas: UFRB; 2014.
11. Starfield B. Atenção primária: equilíbrio entre necessidades de saúde, serviços e tecnologia. Brasília, DF: UNESCO, Ministério da Saúde; 2002.
12. Santos ABS. Identificação dos problemas de saúde entre pessoas privadas de liberdade. Rev APS. 2021;23(1):210-8.
13. Santos ABS. Mulheres encarceradas: considerações sobre gênero, feminismos e raça em um cenário específico de atenção à saúde. Revista Feminismos. 2020;8(1).
14. Coelho HC, Oliveira SA, Miguel JC, Oliveira ML, Figueiredo JF, Perdoná GC, et al. Soroprevalência de infecção pelo vírus da Hepatite B em uma prisão brasileira. Rev Bras Epidemiol. 2009;12(2):124-31.
15. Gabe CC, Muller G. Prevalência de anti-HCV, anti-HIV e co-infecção HCV/HIV em um presídio feminino do Estado do Rio Grande do Sul. Rev Bras Anal Clín. 2008;40(2):87-9.
16. Vieira AA, Ribeiro SA, Siqueira AM, Galesi VM, Santos LA, Golub JE. Prevalence of patients with respiratory symptoms through active case finding and diagnosis of pulmonary tuberculosis among prisoners and related predictors in a jail in the city of Carapicuíba, Brazil. Rev Bras Epidemiol. 2010:13(4):641-50.
17. Brasil. Ministério da Saúde. Secretaria de Atenção à Saúde. Departamento de Ações Programáticas Estratégicas. Área Técnica de Saúde no Sistema Penitenciário. Plano Nacional de Saúde no Sistema Previdenciário. Brasília, DF: Ministério da Saúde; 2004.
18. Brasil. Ministério da Saúde. Atenção Domiciliar na Atenção Primária à Saúde. Brasília. DF: Ministério da Saúde; 2020.
19. Instituto Brasileiro de Geografia e Estatística. Estatísticas de gênero. 2021. [acesso em maio de 2022]. Disponível em: https://www.ibge.gov.br/apps/snig/v1/notas_metodologicas.html?loc=0.
20. Goffman E. Manicômios, prisões e conventos. Tradução de Dante Moreira Leite. 7. ed. São Paulo: Perspectiva; 2001.
21. Diuana V, Lhuilier D, Sánchez AR, Amado G, Araújo L, Duarte AN, et al. Saúde em prisões: representações e práticas dos agentes de segurança penitenciária no Rio de Janeiro, Brasil. Cad Saúde Pública. 2008;24(8):1887-96.
22. Cartaxo RO, Costa GMC, Celino SDM, Cavalcanti AL. Panorama da estrutura presidiária brasileira. Revista Brasileira em Promoção da Saúde. 2013;26(2):266-73.
23. Foucault M. Vigiar e punir: nascimento da prisão. 20. ed. São Paulo: Vozes; 1999, p. 162.

Capítulo 11

Cuidado domiciliar a pessoas em situação de rua

João André Santos de Oliveira
Maria Lia Silva Zerbini
Sara M. Teixeira Sgobin

PONTOS-CHAVE

- A importância da contextualização da produção de vida; quando o domicílio é a rua, fazer atenção domiciliar é, na verdade, produzir o cuidado na rua.
- A qualificação das equipes de Consultório na Rua, com a perspectiva do cuidado em saúde, no qual as várias vidas em produção sejam reconhecidas e tenham lugar nesse encontro.
- O desenvolvimento de boas práticas de cuidado respeitoso, resolutivo e desburocratizado quando o domicílio é a rua.

OBJETIVOS DE APRENDIZAGEM

Ao final do capítulo, o leitor deverá ser capaz de:

- Produzir um olhar crítico e reflexivo nos trabalhadores de saúde com relação à produção do cuidado com as pessoas que produzem suas existências em conexão com a rua.
- Compreender a política de atenção primária à saúde no Sistema Único de Saúde, visando à integralidade e intersetorialidade para a produção do cuidado.
- Construir um olhar complexo e respeitoso com relação às pessoas que produzem suas existências em conexão com a rua.
- Estimular a lógica da educação permanente na organização do trabalho das equipes de saúde que se relacionam com pessoas que produzem sua existência em conexão com a rua.

Introdução

As pessoas em situação de rua são consideradas um grupo populacional extremamente vulnerabilizado, o qual vem crescendo de forma importante em nosso país, especialmente nos grandes centros urbanos. Dados do *Instituto de Pesquisa Econômica Aplicada* (IPEA)[1] estimavam, em 2020, 221,8 mil pessoas vivendo nas ruas brasileiras. Segundo dados do Sistema de Informação em Saúde para a Atenção Básica (SISAB),[2] em dezembro de 2020 havia 317.206 indivíduos cadastrados como pessoas em situação de rua.

A vida dessas pessoas é atravessada por violências cotidianas, como insegurança alimentar, subemprego, falta de acesso às políticas públicas e invisibilidade, além de violências físicas as mais diversas, incluindo agressões por agentes da segurança pública, ou por uma visibilidade enviesada que só as veem a partir das lentes impregnadas pelo racismo e preconceito, relacionando-as fortemente ao uso intenso e problemático de drogas, ao tráfico, à violência e ao crime. Olhares restritos que destituem a vida, a potência e a multiplicidade dessas pessoas, restringindo, também, a possibilidade de produzirmos trabalhadores de saúde e pessoas em situação de rua, um cuidado em saúde no qual as várias vidas em produção sejam reconhecidas e tenham lugar nesse encontro.

Nos últimos anos, o Brasil tem passado por uma profunda crise social e econômica, a qual levou a um aumento recorde do desemprego não visto há muitos anos (em torno de 14%), assim como o retorno do país ao mapa da fome, do qual havia saído há pouco mais de uma década. Atualmente, registra-se um contingente de mais de 55% da população em situação de insegurança alimentar.[3] Esse cenário calamitoso tem sido agravado, desde o início de 2020, pela pandemia do novo coronavírus, ou SARS-CoV-2 – uma pandemia que se apresenta de forma mais brutal às pessoas pretas, aos povos indígenas, às mulheres e pessoas das classes sociais mais pobres,[4] justamente aquelas que não têm a possibilidade de manter-se em isolamento social com a garantia de seu emprego, que não têm a possibilidade de trabalhar em casa e estão desamparadas em relação às políticas de seguridade e assistência social, as quais vêm sendo desmontadas no Brasil. Dessa forma, houve um aumento de pessoas em situação de vulnerabilidade, sendo perceptível o aumento de pessoas vivendo nas ruas.

Apesar da denominação como um grupo populacional, não possuem características homogêneas que as definam completamente, destacando-se por sua heterogeneidade e multiplicidade de possibilidades de construir sua vida na rua. Assim, apesar de o termo "pessoas em situação de rua" constar na política nacional para as pessoas em situação de rua[5] e em grande número de publicações, propomos a denominação "pessoas que produzem sua vida em conexão com a rua.[6]

Estar na rua convoca as pessoas a produzirem modos de existir os mais diversos possíveis, remetendo-nos menos a uma "situação", como se houvesse certa homogeneidade nessa relação com a rua, e mais as inúmeras possibilidades de "conexão", as quais não podem ser restritas e delimitadas em determinada situação. Ao usarmos essa expressão, estamos exercitando outras lentes para olhar para essas existências e demarcando que, apesar da intenção de colar a morte nesses corpos, e das violências, vulnerabilidades, iniquidades que os atravessam, há vidas habitadas por multiplicidades e potências sendo produzidas e que precisam ser assim percebidas pelas equipes de saúde.

Nesse sentido, as possibilidades de essas conexões se construírem são tão numerosas quanto o número de pessoas com as quais nos relacionamos na rua, com interface com dimensões da vida que passam pela garantia da subsistência/trabalho, pela sociabilidade, proteção contra violências a que estavam expostas em casa, na família ou em suas cidades ou bairros de origem. São situações atravessadas fortemente pelo racismo estrutural fundante de nossa sociedade,[7] pelo sofrimento e pela humilhação social, podendo ter o uso de álcool e outras drogas como uma das importantes conexões ou dimensões da produção dessas existências, mas não a única.[8,9,6]

Muitas pessoas que encontramos produzindo sua vida em conexão com a rua a consideram sua casa; outras, por estarem de passagem pelo território ou por outros motivos (como ter uma moradia, mas, mesmo assim, viver estabelecendo forte relação com a rua), não se sentem assim. Tendo em vista essa diversidade de possibilidades, e pensando nas várias equipes de saúde que têm como atribuição o cuidado com essas pessoas (equipes de saúde da família, equipes de Consultório na Rua, equipes do serviço de atenção domiciliar, equipes de centros de atenção psicossocial, álcool e outras drogas, agentes de redução de danos, entre outras), é importante refletirmos como nos aproximar delas, abordá-las e nos posicionarmos nesse fazer.

Conforme estabelecido pelas diretrizes de organização e funcionamento das equipes de Consultório na Rua[5] e pela Política Nacional de Atenção Básica,[10] as equipes de saúde que devem estar mais próximas das pessoas que produzem suas existências em conexão com a rua são as equipes de Consultório na Rua (eCR), que têm a atribuição de reconhecer, acolher e lidar com as necessidades de saúde e especificidades dessas pessoas, encontrando com elas prioritariamente na rua. A criação das eCR foi uma demanda do Movimento Nacional da População em Situação de Rua, o qual percebia que, apesar de as equipes de Saúde da Família terem como atribuição o cuidado de todas as pessoas de determinado território, as Unidades de Saúde da Família (USF) nem sempre são espaços acolhedores para as pessoas que as acessam de forma diferente da estabelecida por essas equipes. Dessa forma, várias barreiras de acesso simbólicas, organizacionais e administrativas são criadas para as pessoas em situação de rua, transformando algumas USF em espaços expulsivos para muitas dessas pessoas, as quais não consideram esses serviços uma possibilidade de conexão para a produção do seu cuidado.[5,11]

Quando o domicílio é a rua, fazer atenção domiciliar é, na verdade, produzir o cuidado na rua. Esse é o cotidiano das eCR que encontram as pessoas nos espaços que elas habitam: relacionam-se afetiva, amorosa e sexualmente, preparam alimentos, fazem a higiene corporal, descansam, se divertem e trabalham, enfim, vivem. É importante não acharmos que, por as pessoas estarem em lugares públicos, podemos ignorar a dimensão privada de suas vidas, pois, apesar de a privacidade ganhar outros sentidos na rua, ela não deixa de existir. Assim, chegar e "entrar" nesse espaço, no local onde as pessoas vivem sua intimidade, exige cuidado, respeito, delicadeza e permissão.

É comum as pessoas que produzem sua existência em conexão com a rua terem laços familiares rompidos ou fragilizados e construírem outros laços afetivos, outras redes de cuidado e de suporte, convocando a entender a ideia de família para muito além do parentesco formal. Com frequência, relações familiares e de apoio mútuo, mas, também, de construção de pactos e atribuições de responsabilidades, são construídas na rua, levando ao surgimento da figura do(a) cuidador(a) onde menos esperamos.

Há relações com as quais certa pessoa pode contar, pessoas em quem ela confia, pode acionar, que considera sua família e com quem tem forte vínculo, mesmo não sendo de sua família consanguínea. Muitas vezes, as relações familiares sanguíneas são conflituosas e/ou violentas e fazem parte do motivo pelo qual as pessoas estão na rua.

Quando as etapas e os papéis esperados no ciclo de vida familiar já não dialogam com as realidades das famílias com baixa renda, periféricas e vulnerabilizadas, na rua esses elementos perdem ainda mais sentido. Assim, na atenção domiciliar, quando o domicílio é a rua, é necessário um olhar complexo, sistêmico e sensível, capaz de perceber a dinâmica das vidas e das relações em constante produção, sem estereótipos ou padrões, em que o enquadramento em tipologias familiares e o entendimento a partir dos ciclos vitais não fazem sentido algum.

Até aqui, buscamos trazer o olhar ampliado para o sujeito que está na rua e todo o contexto diferenciado e complexo que se entrelaçam no seu território de moradia, assim como as redes de apoio que se formam nesse contexto. As pessoas que fazem conexão com a rua, como todos nós, possuem percepções próprias sobre o processo saúde-doença, porém o uso intenso de drogas lícitas e ilícitas, por ser comum, pode interferir no processo de adesão ao tratamento de doenças tratáveis.

A aposta na produção de vínculo entre os trabalhadores de saúde e o usuário contribui para o fortalecimento de perspectivas de autocuidado, uma vez que também é comum que, após iniciar tratamento e sentir melhora, algumas pessoas interrompam o tratamento de doenças tratáveis (exemplos: tuberculose, hanseníase, sífilis, HIV).

No próximo tópico, refletiremos um pouco sobre o fazer das eCR, trazendo os principais aspectos da produção do cuidado na rua e os desafios envolvidos nesse fazer.

As equipes de Consultórios na Rua: atribuições e desafios

As eCR são equipes multiprofissionais itinerantes, com fortíssima atuação no território e junto aos contextos de produção de vida das pessoas que estão produzindo sua vida na rua, com todas as suas variabilidades.

Atualmente, o Brasil possui 158 eCR cadastradas.[2] O objetivo é acolher as demandas de saúde dessa população, apresentando-se como "serviços" de porta aberta, nos moldes da atenção primária à saúde (APS), ordenador do cuidado, procurando ser a mais resolutiva possível em suas abordagens, atuando para:

- Promover a acessibilidade a serviços da rede institucionalizada, a assistência integral e a promoção de laços sociais para os usuários em situação de exclusão social.
- Contribuir para a construção de possibilidades de exercer os direitos e a cidadania.
- Desenvolver ações integrais de saúde, responsáveis por promover a avaliação do território, do morar, da singularidade do sujeito.
- Articular intervenções no processo de adoecimento dessa população, reconhecendo quais pontos de apoio/referência/família da rua poderão compor o projeto de cuidado de forma singularizada.
- Usar o conceito do cuidado centrado na pessoa e da clínica ampliada, com escuta qualificada e sem julgamentos, reconhecendo o nome social ou o modo como a pessoa gosta de ser identificada, onde costuma ficar e sua rotina, para então articular as possibilidades de produção do cuidado no cenário encontrado.
- Identificar riscos e vulnerabilidades da pessoa em seu território, além da classificação de risco do agravo.

O projeto terapêutico deve incorporar novos modos de se fazer APS e cuidado domiciliar, adaptados à realidade encontrada para além da produção do vínculo, ações educativas, promoção de saúde, redução de danos, entrevista motivacional, suporte social e inclusão social, assim como reconhecer que não se deve esperar apenas a ida da pessoa à unidade de saúde ou condições ideais para a execução de determinados procedimentos.[12]

O foco do atendimento se dará, principalmente, nas necessidades apresentadas e doenças ou condições que mais atingem essa população, como tuberculose, uso de substâncias psicoativas, gestação, infecções sexualmente transmissíveis, dermatites, lesões de pele, hipertensão arterial, diabetes, entre outros. Realizam procedimentos médicos e de enfermagem (como consulta médica, pré-natal, aferição da pressão arterial, dosagem de glicemia capilar, hidratação, curativo, desbridamento, testes rápidos de gravidez, sífilis, hepatites, HIV e HCV, coleta de escarro para teste de tuberculose a qualquer tempo e local, aplicação de medicação e vacinas, entre outros), abordagens psicossociais, atividades em grupo, entre outros.[13]

Muitas vezes, a produção desse cuidado exige a flexibilização e adaptação dos modelos e fluxos existentes para a necessidade dessa população: fluxos diferenciados para acessar equipamentos de maior adensamento tecnológico ou programas de vigilância em saúde; protocolos terapêuticos adaptados e de alta resolutividade, entre outros. A intersetorialidade também é condição primordial para a construção de um projeto terapêutico adequado.

Dessa forma, o encontro para a produção do cuidado em saúde na rua é extremamente desafiador, colocando em xeque muito do que se sabe (ou acha que sabe). É um encontro que não se dá entre quatro paredes, no "conforto" das organizações de saúde, e que provoca a fissura no que há de instituído em nós, trabalhadores de saúde, e reconhece o não saber que nos é constitutivo.[6] Consideram-se como paredes não só as feitas de tijolos, mas, também, as que estão dentro de nós e que costumam enquadrar as possibilidades de produzir o encontro, sendo necessário fissurar essas paredes, mesmo quando esse encontro se dá na rua. Com isso, espera-se que a vida produzida nas ruas possa invadir o encontro para a produção do cuidado e não fique de fora, como é comum acontecer.

Por esse motivo, produções que reflitam sobre a construção das práticas de cuidado em conexão com essas existências complexas e múltiplas se fazem necessárias. Para exemplificar as mais variadas formas de atuação, trouxemos três casos que apontam para algumas estratégias de organização das equipes, com algumas reflexões ao final de cada um deles.

Caso 1

W.G.H., 39 anos, preto, masculino, solteiro, analfabeto, sem profissão definida (faz bicos para o comércio local), em situação de rua há 2 anos, natural de São Paulo, vinculado à região de saúde sudoeste de Jundiaí. Foi abordado pela eCR numa ação de campo de rotina. Solicitou ajuda por uma lesão de pele em região dorsal sugestiva de micose. Durante a avaliação, a enfermeira da equipe observou tosse produtiva que, segundo W.G.H., era secundária ao uso intenso de *crack* nos últimos dias. Foi colhida amostra de escarro, no momento da visita, e feito o diagnóstico de tuberculose pulmonar. W.G.H. lembrou que já havia iniciado tratamento há 6 meses, mas o interrompeu porque não gostava de ir à Unidade Básica buscar a medicação: "eles me olham estranho, e eu não achava que estava grave", dizia.

No discurso de WGH, a eCR identificou o dono de um comércio local como figura de apoio para ele e pactuou com ambos o tratamento supervisionado. A eCR manteve a entrega da medicação e o acompanhamento seriado até a alta clínica. Um aspecto importante observado no caso foi o olhar atento para outra questão além da lesão de pele, que foi diretamente demandada pelo usuário. Ao atentar para a tosse durante o encontro para a realização do curativo, foi possível o diagnóstico oportuno da tuberculose pulmonar e o respectivo tratamento.

Outro aspecto de destaque foi o tratamento diretamente observado (TDO) realizado pela eCR de forma adaptada, a partir da escuta sensível do usuário. Essa escuta partiu do reconhecimento de que as pessoas são "redes vivas"[14] em constante produção e possibilitou a identificação de um comerciante que era, na verdade, importante conexão do usuário no território, tornando-se um parceiro na produção do cuidado. Nesse período de acompanhamento, foi possível conhecer melhor a pessoa e entender suas possibilidades e suas relações com o próprio cuidado, o que é importante para o fortalecimento da adesão, assim como para o aprofundamento do vínculo e da confiança. Esse movimento aponta para o reconhecimento da potência constitutiva dessa vida que está sendo produzida, a partir de uma aposta ética na qual toda a vida deve ser valorizada e defendida, e que se expressa no encontro e na forma de estar com esse outro.

Caso 2

J.C.C., 56 anos, pardo, masculino, separado, 5 filhos, pintor, desempregado, em situação de rua há 5 anos, já havia sido vinculado a equipamento de proteção social com baixa vinculação (permaneceu abrigado por 10 dias). Natural de Juazeiro (BA), mora na região central de Campinas. Era tabagista e bastante isolado de outros grupos de rua. Não aceitava muito contato das equipes de abordagem de rua e eCR. Porém, certa manhã, teve dores lancinantes no membro inferior direito e pediu ajuda. Foi encaminhado ao Hospital Municipal com diagnóstico de tromboangiíte obliterante, evoluindo com amputação metatársica no pé direito e enxerto infragenicular. Recebeu alta hospitalar após 10 dias, com indicação de troca de curativo diariamente na Unidade de Saúde. A eCR foi acionada para iniciar os cuidados. Na evolução, houve perda do enxerto, necessidade de desbridamento da ferida cirúrgica, controle da dor e curativo que possibilitasse cicatrização por segunda intenção. J.C.C. se recusava a voltar ao hospital para qualquer abordagem, mas aceitou ir temporariamente para o abrigo municipal, onde foram feitos curativos com papaína 10% diariamente, antibioticoterapia com ceftriaxona e desbridamento quando necessário. Evoluiu bem, com fechamento total da ferida.

O caso provocou uma discussão interdisciplinar sobre a função dos equipamentos envolvidos e a necessidade de flexibilização dos processos de trabalho para acolher integralmente as necessidades do usuário. Além disso, a partir desse caso, o município estabeleceu, junto à referência de doenças infectocontagiosas, formas ágeis que pudessem ser utilizadas na rua para o tratamento de celulites graves, pneumonias e algumas infecções sexualmente transmissíveis (IST). Dessa forma, foi introduzida ceftriaxona no rol de medicamentos da eCR, mesmo não sendo medicação padronizada para as equipes de cuidado. Nesse caso, a eCR destacou-se como importante produtora de acesso às ações e serviços de saúde, assim como uma articuladora de rede de cuidados com o usuário. A equipe também atuou na coordenação do cuidado e, ao dialogar com o abrigo a costura em ato da rede de cuidados, extrapolou o setor saúde e produziu articulação extremamente importante com o serviço de abrigamento, pertencente ao Sistema Único de Assistência Social (SUAS).

Caso 3

M.J.S., 27 anos, feminino, segundo grau completo, desempregada, solteira, 2 filhos, ambos abrigados e com destituição do poder familiar, é natural de Belém do Pará e está em situação de rua há 1 ano e 5 meses. Encontrava-se em intoxicação aguda por *crack* no momento da aproximação da eCR. A equipe notou proeminência abdominal sugestiva de gestação. Iniciaram a abordagem de redução de danos e orientações e conseguiram articular uma nova avaliação para o dia seguinte. A gestação foi confirmada, e foram colhidos testes rápidos de sífilis, HIV e hepatite, além de realizada a primeira consulta de pré-natal. Apesar de a data da última menstruação (DUM) apontar para uma gestação de 27 semanas, a altura uterina apontava para uma idade gestacional de 24 semanas. Os batimentos cardíacos fetais estavam presentes e foram auscultados com pinar e sonar Doppler fetal portátil. Foi feito contato com a policlínica do município, e a usuária foi levada para ultrassonografia obstétrica no mesmo dia.

Trata-se de um protocolo municipal diferenciado de acesso a esse exame para gestantes em situação de rua, construído devido à dificuldade de agendamento de exames de média complexidade para essas mulheres. Foi diagnosticado retardo de crescimento intrauterino devido ao uso intenso de *crack*, sendo acolhida na Casa da Gestante (equipamento de saúde que promove o acolhimento de mulheres gestantes em situação de vulnerabilidade e promove um processo de vínculo, maternagem e cuidado interdisciplinar para evitar a separação da mãe de seu bebê). Durante o acolhimento, M.J.S. conseguiu interromper o uso intensivo de *crack* e manteve o pré-natal com a eCR até o nascimento do bebê.

São muitos os casos de gestantes vivendo nas ruas e muitas permanecem e constituem sua vida e família do modo como conseguem se organizar. Dessa forma, é necessário pensar as muitas formas de realizar o pré-natal fora das unidades de saúde, sendo importante que a equipe se posicione de forma não julgadora, reconhecendo a autonomia, o desejo e as possibilidades que essa gestante consegue produzir para viver sua gestação, seu parto e seu puerpério da forma mais segura possível, em vistas da garantia dos direitos dessa família. Nesse sentido, é importante que a equipe esteja ao lado, como parceira dessa gestante, oferecendo o apoio e o suporte necessários.

Considerações finais

A população em situação de rua é atravessada por muitas vulnerabilidades, tendo uma mortalidade de 5 a 10 vezes maior que a população geral.[15] Além disso, produz formas de viver bastante diferentes do que é considerado normal, o que as leva a se insurgir contra formas rígidas e burocratizadas de acesso e de cuidados que não dialogam com suas singularidades e suas multiplicidades.[6]

Essas especificidades nos instigam a pensar e produzir formas de cuidar ativas, singulares, inclusivas e criativas, capazes de romper com a burocratização e as barreiras de acesso que têm caracterizado inúmeros serviços de saúde, inclusive os de atenção primária e domiciliar. A Política Nacional de Atenção Básica,[10] no início dos anos 2010, instituiu as eCR, equipes multiprofissionais que atuam no cuidado "com" essas pessoas (não "para" ou "dessas" pessoas), buscando formas de cuidar mais alinhadas com as necessidades apresentadas por, e identificadas com, aquelas que produzem sua vida em conexão com a rua.

Restam muitos desafios com relação à produção do cuidado com essas pessoas, sendo um imperativo a produção de outras visibilidades sobre suas formas de existir e de lidar com seu corpo e sua saúde; uma necessidade de, na mesma medida em que reconhecem as iniquidades, vulnerabilidades e violências que as atravessam, reconhecem a potência que também fazem parte de sua vida. Um olhar respeitoso, capaz de produzir um encontro mais poroso para a escuta acolhedora e não julgadora, que valorize essas vidas e, dessa forma, contribua com o acesso às ações e ais serviços de saúde, para um cuidado integral e intersetorial, promovendo laços sociais e contribuindo com a construção de possibilidades concretas de exercício de direitos e de cidadania.

Para isso ser possível, é necessário que as equipes também sejam insurgentes com relação à rigidez dos protocolos e das burocracias, que sejam flexíveis e criativas, adaptem tecnologias de cuidado já existentes ou produzam tecnologias que ainda não existem. Equipes que reconheçam o não saber que as constituem, assim como reconheçam e valorizem os saberes produzidos no cotidiano do trabalho. Assim, é importantíssimo um trabalho que tenha como eixo central a educação permanente, para o qual são indispensáveis espaços de encontro e processamento coletivo do trabalho, de reflexão sobre suas apostas éticas e políticas, sobre seus erros e seus acertos.[16]

Os três casos apresentados nos ajudam a refletir sobre possibilidades de atuação pautadas no planejamento das ações, protocolos e fluxos que dialoguem com as vicissitudes da produção da vida em conexão com a rua e que sejam, de fato, efetivos no cuidado e na promoção de saúde com essas pessoas.

Referências

1. Natalino M. Nota técnica nº 73: estimativa da população em situação de rua no Brasil. IPEA; 2020.
2. Brasil. Sistema de Informação em Saúde para a Atenção Básica. Programa Consultório na Rua ganha reforço de R$ 2,8 milhões. [acesso em janeiro de 2022]. Disponível em: https://www.gov.br/pt-br/noticias/saude-e-vigilancia-sanitaria/2021/06/programa-consultorio-de-rua-ganha-reforco-de-r-2-8-milhoes.
3. Filho MB, Freitas DL. Geografia da Fome: 75 anos. Rev Bras Saúde Mater Infant. 2021;21(3):693-4.
4. Estrela FM, Soares e Soares CF, Cruz MA, Silva AF, Santos JRL, Moreira TMO, etc. Pandemia da Covid 19: refletindo as vulnerabilidades à luz do gênero, raça e classe. Ciênc Saúde Colet. 2020;25(9):3431-6.
5. Brasil. Ministério da Saúde. Portaria n. 122, de 25 de janeiro de 2011. Define as diretrizes de organização e funcionamento das Equipes de Consultório na Rua. Brasília, DF: Ministério da Saúde; 2011.
6. Oliveira JAO. Encontros entre trabalhadores de saúde e pessoas em situação de rua no Centro Histórico de Salvador, Bahia: violências, potências e insurgências. Tese [Doutorado em Ciências] – Universidade Federal de São Paulo, São Paulo; 2021.
7. Almeida SL. Racismo estrutural. São Paulo: Pólen; 2019.
8. Von Flach PM. Experiências de sofrimento social e movimentos de resistência entre trabalhadores e gente de rua (usuários de álcool e outras drogas), na Praça das Duas Mãos. Tese [Doutorado] – Instituto de Saúde Coletiva, Universidade Federal da Bahia; 2019.
9. Gonçalves Filho JM. Humilhação social: humilhação política. In: Souza BP, organizador. Orientação à queixa escolar. São Paulo: Casa do Psicólogo; 2007.
10. Brasil. Ministério da Saúde. Secretaria de Atenção à Saúde. Departamento de Atenção Básica. Política Nacional de Atenção Básica. Brasília, DF: Ministério da Saúde; 2012. 110 p.
11. Sá Dultra L. Acesso da população em situação de rua na Atenção Básica: uma análise das práticas instituídas pela Saúde da Família no Centro Histórico de Salvador. Dissertação [Mestrado em Saúde Comunitária] – Instituto de Saúde Coletiva, Universidade Federal da Bahia; 2018.
12. Engstrom EM, Teixeira MB. Equipe "Consultório na Rua" de Manguinhos, Rio de Janeiro, Brasil: práticas de cuidado e promoção da saúde em um território vulnerável. Ciênc Saúde Colet. 2016;21(6):1839-48.
13. Hallais JAS, Barros NF. Consultório na Rua: visibilidades, invisibilidades e hipervisibilidade. Cad Saúde Pública. 2015;31(7).
14. Merhy EE, Gomes CM, Silva E, Santos MF, Cruz KT, Franco TB. Redes Vivas: multiplicidades girando as existências, sinais da rua. Implicações para a produção do cuidado e a produção do conhecimento em saúde. Revista Divulgação em Saúde para Debate. 2014;(52):153-64.
15. Babando J, Quesnel DA, Woodmass K, Lomness A, Graham JR. Responding to pandemics and other disease outbreaks in homeless populations: A review of the literature and content analysis. Health Soc Care Community. 2022;30(1):11-26.
16. Merhy EE. Educação Permanente em Movimento – uma política de reconhecimento e cooperação, ativando os encontros do cotidiano no mundo do trabalho em saúde, questões para os gestores, trabalhadores e quem mais quiser se ver nisso. Saúde em Redes. 2015;1(1):714.

Capítulo 12

Abordagem do uso de álcool e outras drogas na atenção domiciliar

Leydjane Nunes Carvalho
Natália Priolli Jora Pegoraro
Sara M. Teixeira Sgobin

PONTOS-CHAVE

- Contextualização e identificação do uso problemático de álcool e outras drogas.
- Identificação das situações mais comuns relacionadas ao uso problemático de substâncias no ambiente domiciliar.
- Abordagem das intervenções possíveis na atenção domiciliar.

OBJETIVOS DE APRENDIZAGEM

Ao final do capítulo, o leitor deverá ser capaz de:

- Identificar o uso problemático de substâncias e possíveis consequências relacionadas.
- Planejar intervenções possíveis no ambiente domiciliar.
- Reconhecer as principais ferramentas de avaliação.

Introdução

O uso, o abuso e a dependência de substâncias psicoativas (SPA) têm sido amplamente estudados, cada vez mais destacados como um problema grave de saúde que perpassa por aspectos psicológicos, sociais, econômicos, religiosos, educacionais, políticos e sanitários. Embora grande parte dos estudos sobre o assunto já tenha realizado importantes contribuições sobre o assunto, faz-se necessária a constante investigação desses problemas para a melhor compreensão da complexa relação entre as drogas e o homem, suas consequências e os modos de enfrentamento.[1]

As SPA são consideradas todas as drogas lícitas (álcool e tabaco, por exemplo) e drogas ilícitas (cocaína, *crack*, maconha, anfetaminas, entre outras medicações sem prescrição e outras drogas sintéticas), as quais alteram o estado mental do indivíduo e acompanham a humanidade, variando com o tempo e a cultura.[2]

Nas últimas décadas, observa-se o rápido crescimento de casos de abuso e dependência álcool e/ou de outras drogas; desse modo, as complicações clínicas e sociais geradas por essas substâncias são mais conhecidas, caracterizando um grave problema mundial de saúde pública.[2]

O Relatório Mundial sobre Drogas[2] aponta as consequências negativas que o uso de SPA gera para a saúde, sendo a mais comum os transtornos por uso de drogas – o principal deles a dependência. O documento alerta sobre o maior risco de contrair doenças infecciosas, como HIV e hepatite C, além da possibilidade de *overdose* e morte prematura, e menciona a associação entre dependência e transtornos mentais concomitantes ou comórbidos (como a depressão, ansiedade ou psicose). Também associa a dependência com desvantagem socioeconômica, baixo nível de escolaridade, maior dificuldade em encontrar e permanecer no emprego, instabilidade financeira e pobreza.

O consumo de SPA altera o funcionamento do sistema nervoso central (SNC) e pode gerar consequências graves não apenas para o indivíduo que a consome, mas também para seus familiares e sociedade,[3] por isso é necessário um olhar ampliado para a questão, refletindo sobre as melhores maneiras de lidar com a situação, não somente individual e especializado, mas também em território, integrando os mais diversos setores: saúde, assistência e educação.

Considerando esse aspecto amplo, de muitos desdobramentos e implicações do uso de SPA, é importante salientar que o tratamento não pode ser focado apenas de um lado da questão, a do usuário; deve ser considerado também o contexto familiar, uma vez que a maioria dos usuários de SPA, por ainda morar com seus familiares, mantém certos vínculos familiares, afetivos e financeiros. Assim, a família é considerada peça fundamental no manejo da dependência química, já que, da mesma forma que pode atuar como mantenedora do comportamento aditivo, pode se tornar fundamental na modificação do comportamento.[4]

Nessa perspectiva, a atenção domiciliar é um forte aliado na assistência à saúde de usuários de substâncias e seus familiares, no sentido da detecção, orientação, motivação e ampliação de alternativas para enfrentar a situação, melhorando, assim, o alto índice de abandono do tratamento especializado por parte dos usuários de substâncias. Este capítulo abordará os principais aspectos relacionados ao uso de álcool e outras drogas na realização da assistência domiciliar.

Uso de álcool e outras drogas e seus efeitos

O III Levantamento Nacional sobre o uso de Drogas pela População Brasileira, um estudo de abrangência nacional publicado em 2017, abordou o uso, abuso e dependência de diversas substâncias e sua relação com a violência, os riscos do uso e as políticas públicas disponíveis. O estudo constatou que a maconha é a substância ilícita mais consumida no Brasil, seguida da cocaína, e evidenciou o uso preocupante de analgésicos, opiáceos e tranquilizantes benzodiazepínicos sem prescrição médica. Os dados mais alarmantes, porém, estão relacionados ao álcool, droga lícita de maior consumo entre os brasileiros. O uso dessa substância foi relacionado a algumas formas de violência, danos ao patrimônio e situações variadas de conflitos: injúrias, ofensas, agressões e lesões.[5]

Um dos efeitos reportados do uso de álcool é a inibição seletiva de funções relacionadas à censura e ao autocontrole. O baixo controle inibitório leva o indivíduo a apresentar comportamentos comumente suprimidos, como a violência.[6] O estudo de Felicissimo *et al.* (2016) evidenciou um pior desempenho das habilidades de autocontrole da agressividade em indivíduos alcoolistas.[7]

O consumo de álcool e outras drogas é uma condição observada no acompanhamento de usuários do serviço de atenção domiciliar, sendo o uso do álcool muito mais frequente. Como já é sabido, o uso de substâncias provoca diversas alterações no indivíduo, como disfunções afetivas e emocionais. Tais reações podem impactar significativamente as relações familiares e o andamento da assistência, podendo ocasionar conflitos familiares, fragilidade no cuidado (com baixa adesão ao tratamento) e até situações de violência.

O cuidador, que na maioria das vezes é um familiar do paciente, é um dos principais atores envolvidos na atenção domiciliar. Nessa modalidade de assistência, a família é bastante valorizada e envolvida no processo de cuidado, recebendo suporte e orientação da equipe interdisciplinar para qualificar o cuidado com o paciente. Nesse trabalho junto com a família, há um esforço de propiciar o fortalecimento do vínculo familiar, além do incentivo para a prática do autocuidado e ações que visem promover o bem-estar do cuidador, assegurando-lhe o encaminhamento para a rede assistência, sempre que necessário.

Durante a assistência domiciliar, a equipe pode deparar com comportamentos adictos, do paciente ou de familiares, tendo em vista a alta prevalência do uso de álcool e outras drogas já relatadas. Nesse sentido, a equipe precisa estar atenta à ocorrência desse fenômeno, a fim de promover a atenção em saúde, com vistas ao cuidado integral do paciente e seus familiares.

Belotti, Fraga e Belotti (2017) apontam a necessidade de desenvolver ações junto aos familiares de usuários de álcool e outras drogas, buscando promover melhor relação entre família, profissionais e serviço, considerando o familiar não apenas parceiro no cuidado, mas alguém que também necessita de atenção. O estudo relata que conviver com a situação de dependência gera dificuldades e sofrimento à família, que experimenta sentimentos de tristeza e vergonha e, focada no cuidado do outro, negligencia a própria saúde.[8] Desse modo, a equipe de atenção domiciliar deve estar atenta ao contexto familiar, podendo trabalhar junto à família a conscientização para além do seu papel como cuidadora do paciente, abordando também as suas necessidades para minimizar esse sofrimento.

Assim, é importante que a equipe seja capaz de reconhecer quando há um quadro de uso, abuso ou dependência de álcool e outras drogas, bem como as estratégias de cuidado que podem definir uma intervenção com o paciente e a família. Com isso, torna-se essencial a busca por capacitações que instrumentalizem o profissional a atuar frente a essas demandas, as quais podem ser muito comuns nas famílias assistidas.

Possibilidades de intervenção na atenção domiciliar

A assistência domiciliar é uma estratégia importantíssima para a detecção, motivação e encaminhamento de usuários de substâncias psicoativas. De acordo com Moraes, Campos e Laranjeira (2019), os principais objetivos de uma visita domiciliar motivacional são:

- **Estabelecer um bom vínculo com o paciente e seus familiares:** esse é um dos fatores mais importantes, pois o vínculo é um preditor de sucesso ou fracasso de intervenção em qualquer situação terapêutica. Por meio da confiança estabelecida, é possível alcançar um maior comprometimento do usuário e sua família no processo terapêutico.
- **Favorecer e incentivar a adesão de pacientes e familiares ao tratamento:** o maior engajamento da família e do usuário se dá principalmente por meio da presença dos profissionais na residência, provocando um sentimento de importância e valorização, aumentando a aceitação das propostas terapêuticas.
- **Possibilitar acesso a informações específicas sobre a dependência química:** a dependência química ainda sofre muita influência de conceitos socialmente difundidos tanto sobre a doença quanto sobre o tratamento. Mantêm-se conceitos como desvio de caráter, falta de força de vontade e de "vergonha na cara".[4] Nesse sentido, é valiosa a detecção correta por meio de instrumentos norteadores, que tragam com clareza os dados e a necessidade do tratamento correto. Além disso, é importante fornecer aos profissionais de saúde treinamento e instrumentos adequados para que eles possam, de fato, atuar na prevenção primária e secundária do abuso de álcool e outras drogas.[9] Tais instrumentos são abordados mais adiante neste capítulo.
- **Observar e intervir em possíveis fatores de risco (FR):** o olhar do profissional *in loco* pode identificar elementos

importantes (situações, costumes, real contexto do ambiente e pessoas) que possam ser fatores de risco a favorecer a manutenção do comportamento aditivo. Tais elementos, muitas vezes, não são levados ao ambiente terapêutico por desconhecimento, ou por serem considerados irrelevantes ou mesmo omissão.

- **Fortalecer fatores de proteção (FP) já existentes:** FP são tão importantes de serem identificados quanto os FR, mas igualmente são negligenciados no ambiente terapêutico, pelos mesmos motivos já citados. Dessa forma, é relevante ampliar e ressaltar atitudes significativas e assertivas, saídas possíveis no contexto da realidade do usuário e sua família, entre outros recursos capazes de auxiliar na manutenção da abstinência.
- **Questionar comportamentos atuais e metas futuras:** auxiliar o paciente e familiares a avaliarem os comportamentos atuais, e se estes auxiliam a chegar aos objetivos almejados, possibilitando, assim, reflexão sobre os pontos levantados e considerar mudanças necessárias para o alcance das metas futuras.
- **Propiciar mudanças de crenças cognitivas e de atitudes "defensivas":** a intervenção domiciliar busca reconhecer e sensibilizar as pessoas a mudarem essas atitudes, uma vez que usuários e seus familiares apresentam uma visão distorcida de si, do outro e de suas relações. Atitudes defensivas surgem como um escudo nas relações interpessoais, podendo interferir negativamente na relação terapêutica.
- **Estabelecer o plano de ação em conjunto:** estabelecer um projeto terapêutico em conjunto – família, usuário e profissionais – é uma importante estratégia para o tratamento da dependência química, pois o plano de ação terá maior validação, maior comprometimento de todos, o que facilita a manutenção da abstinência e a redução dos danos.
- **Fortalecer o compromisso de todos:** a presença dos profissionais na residência demonstra subjetivamente seu comprometimento com o processo de recuperação do paciente. Essa percepção, por parte deste e dos familiares, propicia maior compromisso com o tratamento e as mudanças propostas no projeto terapêutico.
- **Fazer uma avaliação social e intervir, quando necessário:** necessidades básicas e elementares serão mais bem observadas no próprio local de moradia, possibilitando intervenções mais efetivas e pontuais.

Vale mencionar que a assistência domiciliar não deve ser a única a ser oferecida para o usuário, mas é parte fundamental que contempla as necessidades das mais diversas formas de modalidades de tratamento, ambulatorial ou de internação.[4]

Ferramentas de avaliação

Há vários instrumentos de rastreamento de padrão de consumo de álcool e outras drogas, porém, neste capítulo, trazemos três instrumentos para conhecimento: CAGE, AUDIT e ASSIST. Esses instrumentos não necessitam de treinamento específico para iniciar sua aplicação e foram desenvolvidos para utilização em serviços não especializados em dependência. O instrumento CAGE foi criado por Ewing e Rouse (1970) como instrumento de detecção de alcoolismo, enquanto o CAGE é composto por quatro questões que admitem respostas do tipo sim ou não:

- **C (*cut-down*):** alguma vez o Sr.(a) sentiu que deveria diminuir a quantidade de bebida ou parar de beber?
- **A (*anoyed*):** as pessoas o(a) aborrecem porque criticam o seu modo de beber?
- **G (*guilt*):** o Sr.(a) se sente culpado pela maneira com que costuma beber?
- **E (*eye-opener*):** o Sr.(a) costuma beber pela manhã para diminuir o nervosismo ou a ressaca?

Segundo seus autores, uma resposta positiva poderia justificar uma avaliação posterior mais detalhada, ou seja, avaliar se o padrão de consumo pode ser uso abusivo ou de dependência. Desde a criação do CAGE, muitos estudos utilizaram esse instrumento, o que foi possível redefinir seu ponto de corte, não sendo mais 1 resposta positiva, passando a duas respostas positivas conforme os critérios de sensibilidade e especificidade.[10]

O AUDIT (Alcohol Use Disorders Identification Test) é um instrumento de avaliação do padrão de consumo de álcool, utilizado mundialmente por ser de fácil aplicação e baixo custo. É composto por 10 questões. O escore total varia de zero a 40 pontos, e de acordo com ele é possível identificar quatro padrões de uso de álcool ou zonas de risco, ou seja, uso de baixo risco (0 a 7 pontos), uso de risco (8 a 15 pontos), uso nocivo (16 a 19 pontos) e provável dependência (20 ou mais pontos). O tempo para respondê-lo é de cerca de 5 minutos.[11,12]

O instrumento ASSIST (Alcohol, Smoking and Substance Involvement Screening Test) talvez seja um dos melhores, pois, além de sua boa sensibilidade e rápida aplicação (cerca de 5 a 10 minutos), é um instrumento que detecta diversas substâncias, de fácil interpretação e ainda adequado para uso em serviços não especializados, podendo ser incluído na anamnese.[9] Esse instrumento pontua em baixo, moderado e de alto risco para dependência. Foi concebido por pesquisadores de vários países sob a coordenação da Organização Mundial da Saúde (OMS) para detecção do uso de álcool, tabaco e outras substâncias, traduzido para diversas línguas e validado inclusive no Brasil, cujas propriedades psicométricas se mostraram satisfatórias.

A partir da pontuação para cada droga, há um direcionamento para intervenção, sendo nenhuma intervenção (considerado uso ocasional), receber intervenção breve (quando considerado sugestivo abuso) ou encaminhar para tratamento especializado (quando sugestiva dependência).[9] No Quadro 1, são resumidos os principais instrumentos de avaliação do uso e/ou abuso de álcool e outras drogas.

QUADRO 1 Instrumentos para avaliação do uso e/ou abuso de álcool e outras drogas

Instrumento	O que avalia	Requer treinamento	Aplicação
CAGE	Padrão de consumo de álcool	Não	1 minuto
AUDIT	Padrão de consumo de álcool	Não	5 minutos
ASSIST	Padrão de consumo de álcool, tabaco e outras substâncias	Não	5 a 10 minutos

Considerações finais

O uso de álcool e outras drogas é um fator que impacta significativamente a saúde do indivíduo, aumentando sua vulnerabilidade e tornando-o mais suscetível a doenças orgânicas e mentais, além de impactos sociais e econômicos que repercutem em todo o seio familiar, já que a família convive diretamente com os muitos desafios ocasionados pelo uso e abuso de substâncias. O domicílio tem se mostrado um espaço seguro e propício para a assistência em saúde. A assistência domiciliar, além de aproximar o profissional da realidade do usuário e sua família, é uma estratégia capaz de identificar e agir sobre situações de vulnerabilidade, avaliando, interagindo e agindo dentro dos contextos ambientais e familiares de seus pacientes. Essa estratégia, além de gerar aumento do vínculo e confiança terapêutica entre pacientes, familiares e profissionais, aumenta a adesão ao processo terapêutico – adesão tão importante no tratamento da dependência química. Além disso, essa estratégia pode favorecer outros resultados importantíssimos para a relação familiar, como ganhos emocionais, afetivos, relacionais e sociais, gerados a partir da aproximação da terapêutica ao contexto real do usuário. Assim, cabe aos gestores investir nessa modalidade de intervenção, devido a tamanhos ganhos.[4]

Referências

1. Migott AMB. Dependência química: problema biológico, psicológico ou social? São Paulo: Paulus; 2008.
2. United Nations Publication. World Drug Report 2021. Sales: UNODC; 2021.
3. Batista LSS, Batista M, Constantino P. Perfil de usuários de substância psicoativas do CAPSAD em 2000 e 2009, Campos dos Goytacazes, RJ. Ciências Biológicas e da Saúde. 2012;7(2):23-38.
4. Moraes E, Campos GM, Laranjeira R. Visita domiciliar motivacional. In: Diehl A, Cordeiro DD, Laranjeira R, organizadores. Dependência química: prevenção, tratamento e políticas públicas. 2. ed. Porto Alegre: Artmed; 2019. p. 625-34.
5. Bastos FIPM, Monteiro Vasconcellos MTL, De Boni RB, Reis NB, Coutinho CFS. III Levantamento Nacional sobre o uso de drogas pela população brasileira. Rio de Janeiro: FIOCRUZ/ICICT; 2017.
6. Crews FT, Vetreno RP, Broadwater MA, Robinson DL, Morrow LA. Adolescent Alcohol Exposure Persistently Impacts Adult Neurobiology and Behavior. Pharmacol Rev. 2016;68(4):1074-109.
7. Felicissimo FB, Santos JA, Fontoura LO, Ronzani TM. Habilidades Sociais em Alcoolistas: um estudo comparativo. Psic Teor e Pesq. 2016;32(2):1-6.
8. Belotti M, Fraga HL, Belotti L. Família e atenção psicossocial: o cuidado à pessoa que faz uso abusivo de álcool e outras drogas. Cad Bras Ter Ocup. 2017;25(3):617-25.
9. Henrique IFS, Micheli DD, Lacerda RB, Lacerda LA, Formigoni MLOS. Validation of the Brazilian version of Alcohol, Smoking and Substance Involvement Screening Test (ASSIST). Rev Assoc Med Bras. 2004;50(2):199-206.
10. Amaral RAS, Malbergier A. Avaliação de instrumento de detecção de problemas relacionados ao uso do álcool (CAGE) entre trabalhadores da prefeitura do campus da Universidade de São Paulo (USP) - campus capital. Braz J Psychiatry. 2004;26(3):156-63.
11. Babor TF, Higgins-Biddle JC, Saunders JB, Monteiro MG. AUDIT: The alcohol use disorders identification test: Guidelines for use in primary care. 2. ed. Genebra: World Health Organization; 2001.
12. Ewing JA, Rouse BA. Identifying the hidden alcoholic. In: Anais do 29th International Congress on Alcohol and Drug Dependence, Sidney, Australia; 1970.

Seção 13

Cuidados paliativos

Coordenadores: Marco Túlio Aguiar Mourão Ribeiro, Julieta Carriconde Fripp, Alexandre Silva

Capítulo 1

Princípios dos cuidados paliativos na atenção domiciliar

Marcelo de Freitas Mendonça

PONTOS-CHAVE

- Conhecer a definição dos cuidados paliativos.
- Conhecer os princípios dos cuidados paliativos.
- Reconhecer a aplicação dos princípios dos cuidados paliativos na atenção domiciliar.

OBJETIVOS DE APRENDIZAGEM

Ao final do capítulo, o leitor deverá ser capaz de:

- Difundir a adequada definição dos cuidados paliativos, assim como seus princípios, entre profissionais de saúde, legisladores/gestores e a população em geral.
- Compreender que a atenção paliativa se baseia na abordagem holística do paciente e seus familiares, incluindo as várias dimensões do ser biográfico.

Caso clínico

A.F.J., 61 anos, sexo masculino, padeiro. Portador de doença pulmonar obstrutiva crônica (DPOC) secundária a elevada carga tabágica, faz uso de oxigenoterapia domiciliar e recebe acompanhamento domiciliar pela equipe da Unidade de Saúde da Família (USF). Em visita de rotina da agente comunitária de saúde, o paciente mostrou-se bastante apreensivo e aflito porque assistira, em suas redes sociais, que algumas pessoas declararam que cuidados paliativos é uma "especialidade macabra" e que defende a eutanásia. O senhor A.F.J. pediu um novo atendimento da médica da USF para esclarecer suas dúvidas, pois considerava um absurdo não ter sido orientado adequadamente. A médica já tinha conhecimento dessas declarações nas redes sociais e agendou o atendimento para a próxima oportunidade de atendimento domiciliar, já que estava abordando a atenção paliativa há vários meses. Em seu atendimento, a médica, a enfermeira e a agente comunitária de saúde acolheram as dúvidas e os questionamentos do paciente e esclareceram que as falas nas redes sociais estavam totalmente equivocadas a respeito dos cuidados paliativos. Foram reforçados a definição e os princípios dos cuidados paliativos.

Definição de cuidados paliativos

De acordo com a Organização Mundial da Saúde (OMS), os cuidados paliativos são definidos como uma abordagem que melhora a qualidade de vida de pacientes (adultos e crianças) e seus familiares, que enfrentam problemas associados a doenças ameaçadoras à vida. Previne e alivia sofrimento através da identificação precoce, avaliação correta e tratamento da dor e outros problemas, sejam eles físicos, psicossociais e espirituais.[1] Em outras palavras, os cuidados paliativos são o campo da assistência à saúde focado no controle dos sintomas e na melhoria da qualidade de vida de pacientes que vivem com uma doença potencialmente fatal.

Princípios dos cuidados paliativos

Para a prática dos cuidados paliativos, a OMS destaca seus princípios gerais, que serão apresentados a seguir.

Fornecer alívio para a dor e outros sintomas estressantes por meio de medicamentos e abordagens não farmacológicas

Considerando a atenção paliativa uma prática que primordialmente tem o objetivo de tratar o sofrimento do paciente e seus familiares, o profissional de saúde deve ter amplo conhecimento a respeito do controle dos sintomas em todas as dimensões. Inclusive, deve-se estar atento para a identificação de possíveis problemas sociofamiliares, psicológicos e espirituais. Geralmente, o agente comunitário de saúde, por ser o integrante da equipe que está mais próximo da família e conhecer de perto a dinâmica familiar, tem a possibilidade de apontar precocemente para a equipe os sintomas que têm impactado na qualidade de vida dos envolvidos.

Reafirmar a vida e entender a morte como um processo natural em condições de doença irreversível

A vida, ou melhor, a qualidade de vida e consequentemente a qualidade da morte são objetivos da atenção paliativa, conforme definição pela OMS. A morte pode ser vista de outra forma pelo paliativista, compreendida como um desfecho esperado principalmente em se tratando de doenças ameaçadoras à vida independentemente da idade do paciente, ou seja, é uma etapa natural da vida e, por isso, também deve ser vivida intensamente.

Integrar os aspectos psicológicos, sociais e espirituais ao aspecto clínico de cuidado do paciente

O adoecimento de condições que ameaçam a vida acarreta uma série de perdas ao paciente no que se refere a autonomia, autoimagem, capacidade física, *status* social, poder aquisitivo, entre outros. Consequentemente, poderão gerar angústia, depressão e desesperança, comprometendo a qualidade de vida dos envolvidos.[2] Além disso, a equipe de saúde deve estar atenta às necessidades espirituais dos pacientes, respeitando as crenças e a fé de cada indivíduo. Deve-se estar atento à transcendência, ao significado da vida, aliado ou não à religião.[3]

Elaborar plano de cuidados alinhados aos desejos e valores do paciente, favorecendo o exercício de sua autonomia

O plano de cuidados deve ser prestado considerando aspectos físicos, psicológicos, sociais e espirituais. Para alcançar um estado de bem-estar completo, é preciso uma abordagem holística do sujeito. O ser biográfico, com suas crenças, valores e prioridades, deve ser integralmente assistido sobretudo pela equipe da atenção domiciliar, que tem a oportunidade de adentrar em seu microcosmo. Sendo assim, é necessário que a equipe multiprofissional esteja alinhada por meio de uma comunicação efetiva para tratar todos os aspectos do paciente.

Não acelerar o processo de morte, prática proibida em nosso meio, conhecida como eutanásia, tampouco retardá-lo de forma artificial e com sofrimento, prática chamada de distanásia

Embora muitas pessoas ainda queiram fazer associação da prática dos cuidados paliativos com a eutanásia, isso não procede. A eutanásia é uma prática criminosa no Brasil e não faz parte da atuação do paliativista. A partir do conhecimento da evolução da doença, do estado clínico/funcional do paciente e de ferramentas prognósticas, é possível definir a irreversibilidade e evitar a prática da distanásia, que consiste em prolongar o processo do morrer, agregando maior sofrimento ao paciente e aos familiares.

Oferecer um sistema de apoio para ajudar a família a lidar com a doença do paciente, em seu próprio ambiente

Na atenção primária à saúde, assim como nos cuidados paliativos, os profissionais de saúde deverão realizar uma abordagem aos cuidados integrais às pessoas, incluindo aspectos relacionados a pessoas, a família e comunidade. Entre as ações necessárias, ressaltamos que é importante aplicar ferramentas de abordagem familiar, como genograma, PRACTICE e Ecomapa, para que possam identificar fortalezas e fragilidades dentro daquela família, assim como identificar possíveis sobrecargas entre os cuidadores. Dessa forma a equipe poderá apoiar a família sobre as novas demandas que ocorrerão em relação ao cuidado e as repercussões sociais e psicológicas ao longo do agravamento do adoecimento.

Oferecer um sistema de suporte para ajudar os pacientes a viverem o mais ativamente possível até sua morte

A equipe multiprofissional deve procurar otimizar a qualidade de vida do paciente e seus familiares por meio da prevenção de sofrimento e controle dos sintomas, não poupando recursos para esse propósito. A equipe precisa assumir a responsabilidade em alcançar o bem-estar em vários aspectos da vida do paciente, ajudando-o a viver ativamente e dando-lhe a oportunidade de desfrutar de agradáveis sensações e percepções até o final da vida. Além disso, é preciso provocar condições para que o paciente consiga tomar decisões, considerando seus desejos em final de vida.

Usar uma abordagem interdisciplinar para acessar necessidades clínicas e psicossociais dos pacientes e suas famílias, incluindo o aconselhamento e o suporte ao luto

Os cuidados paliativos devem ser conduzidos por uma equipe multiprofissional, em que cada integrante exerce seu papel específico com *expertise*, mas atuando de forma integrada, com identificação de problemas e tomada de decisões em conjunto. O cuidado a partir de todas as dimensões proporciona uma abordagem completa frente às várias necessidades do paciente e seus familiares. Ignorar quaisquer dessas dimensões significará uma avaliação incompleta e consequentemente uma abordagem menos efetiva e eficaz dos sintomas.

Incluir a família no processo do cuidar compreende estender o cuidado ao luto. A equipe multiprofissional, com seus múltiplos "olhares" e percepção individual, pode realizar esse trabalho de forma abrangente.[2] Cabe aqui ressaltar que família é compreendida como a rede de apoio ampliada, e não somente aqueles consanguíneos. Sendo assim, o adoecimento do paciente impacta os familiares que o cercam e gera mudanças em esferas variadas. O luto antecipatório torna possível acolher os familiares para a perda, evitando respostas desajustadas que colaboram para maior sofrimento.[4]

Comentários sobre o caso clínico

Observa-se nas redes sociais e no discurso de algumas pessoas um desconhecimento de grande parte da população sobre o que são os cuidados paliativos. Conforme apresentado, trata-se de um campo da assistência à saúde que não prioriza a morte e não é adepto à prática da eutanásia, condenada em nosso meio. A atenção paliativa é a arte de cuidar das pessoas que estão diante de uma doença ameaçadora à vida, que se encontram em sofrimento, assim como seus familiares.

A equipe da USF já havia iniciado a abordagem paliativa o quanto antes quando se teve a confirmação de DPOC, pois os cuidados paliativos devem ser iniciados singularmente desde o diagnóstico da doença potencialmente fatal. Dessa forma, é possível cuidar do paciente em diferentes momentos da evolução da sua doença, sem privá-lo dos recursos diagnósticos e terapêuticos pertinentes a cada caso, ou seja, é um cuidado simultâneo e complementar ao tratamento modificador de doença.[2]

É necessário reforçar com clareza e precisão a definição e os princípios dos cuidados paliativos, pois ainda há muitas dúvidas e confusão entre as pessoas da comunidade, profissionais de saúde, legisladores/gestores, evitando equívocos e facilitando o desenvolvimento clínico e acadêmico da atenção paliativa.[5]

O exercício dos princípios dos cuidados paliativos traduz-se em boa prática clínica. Trata-se de uma prática totalmente individualizada, não baseada em protocolos clínicos, e sim em princípios. A abordagem holística, incorporando todas as dimensões do cuidado e os aspectos do ser biográfico individualmente, é essencial para o cuidado digno, o que será mais bem explorado nos próximos capítulos.

Referências

1. World Health Organization. Palliative care. [acesso em maio de 2022]. Disponível em: https://www.who.int/news-room/fact-sheets/detail/palliative-care
2. Matsumoto DY. Cuidados paliativos: conceito, fundamentos e princípios. In: Carvalho RT, Parsons HA. Manual de Cuidados Paliativos ANCP. 2. ed. Porto Alegre: Sulina; 2012. p. 23-30.
3. Saporetti LA. Espiritualidade em cuidados paliativos. In: Cuidado paliativo. Conselho Regional de Medicina do Estado de São Paulo; 2008. p. 522-31.
4. Pereira EAL, Reys KZ. Conceitos e Princípios. In: Castilho RK, Silva VCS, Pinto CS. Manual de Cuidados Paliativos ANCP, 3. ed. Rio de Janeiro: Atheneu; 2021. p. 3-6.
5. Ryan S, Wong J, Chow R, Zimmermann C. Evolving Definitions of Palliative Care: Upstream Migration or Confusion? Curr Treat Options Oncol. 2020;21(3):20.

Capítulo 2

Aspectos éticos em cuidados paliativos em atenção domiciliar

Alexandre Oliveira Telles
Eduardo Alexander Júlio Cesar Fonseca Lucas
Claudia Lima Campos Alzuguir
Lucas Lima de Carvalho

PONTOS-CHAVE

- Princípios e conceitos de Bioética, Ética aplicada, Cuidados paliativos e Atenção Primária à Saúde.

OBJETIVOS DE APRENDIZAGEM

Ao final do capítulo, o leitor deverá ser capaz de:

- Compreender o conceito de cuidados paliativos com base na Bioética.
- Buscar o cuidado levando em conta a dignidade humana, com base em princípios ético-jurídicos.
- Promover a autonomia do paciente e de sua família durante o processo de cuidado, garantindo o protagonismo desses atores sociais e a sensação de segurança no processo.

Princípios da Bioética

A transição demográfica, com envelhecimento populacional, e a necessidade de o sistema de saúde brasileiro lidar com a tripla carga de adoecimento da população, com doenças infecciosas, crônicas e por causas externas acometendo a população, impõe a reflexão sobre a terminalidade da vida e os cuidados paliativos, ainda que não bem trabalhados durante as graduações em saúde. A evolução tecno-científica apresenta a cada ano novas alternativas de tratamentos, aumentando a expectativa de vida e o desafio para o campo da saúde de que curar não é o único foco.[1]

Os cuidados paliativos, inicialmente enxergados como assistência apenas no período da morte, teve seu conceito ampliado para um cuidado que vai desde o surgimento de doenças crônicas e progressivas, independentemente de sua natureza e etiologia, e que demandam a humanização em saúde. Os cuidados paliativos podem ser instituídos desde as fases mais precoces do adoecimento, auxiliando o usuário a lidar com seus sintomas, e têm como objetivo promover uma qualidade de vida para essas pessoas, podendo ser realizados em todos os níveis de atenção.[1]

Levando-se em conta o ordenamento jurídico, em especial a Carta Magna de 1988, impõe-se como um princípio fundamental e que deve balizar as políticas públicas e a atuação profissional à dignidade da pessoa humana, inclusive com a adoção de cuidados paliativos em seu processo de cuidado integral.

Um olhar importante para os cuidados paliativos vem da Bioética. A Bioética surge na segunda metade do século XX e tem se desenvolvido nas últimas décadas, composta por variadas correntes. O principialismo, publicado no Relatório Belmont (1995) e por Beauchamp e Childress (1994) na década de 1970, foi a primeira corrente constituída e consiste na identificação de normas morais mínimas, que são basilares, para a tomada da decisão em saúde, com análise dos princípios morais que determinam uma ação e trabalha com situações concretas.[2,3]

As normas morais, constituídas de princípios e regras, apontam se uma atitude é permitida ou não, portanto uma abordagem é considerada aceitável sob a ótica da ética se ela contemplar princípios morais aceitos universalmente.[2,3] Os princípios fundamentais da Bioética, nessa corrente, e dos quais derivam regras específicas, são a beneficência, a não maleficência, o respeito à autonomia e a justiça. Esses princípios, por diversas vezes, exigem um balanceamento entre eles, considerados por alguns autores meras recomendações, por um segundo grupo como obrigações morais *prima facie* e por um terceiro grupo como regras absolutas, com grande parte dos autores recomendando o balanceamento, trabalhando-os como obrigações morais *prima facie*. Nesse sentido, deve existir justificativa forte e aceitável para desrespeitar um princípio em prol de outro.[2]

Na ótica principialista, a autonomia é o governo pessoal do eu, que deve tomar suas decisões de forma livre, desembaraçada, consciente e munida das informações necessárias para subsidiar a escolha, com respeito aos valores e às crenças do indivíduo outro, e se constitui como uma obrigação moral do profissional de saúde, apesar de nem sempre isso parecer óbvio. A tendência dos profissionais de saúde é seguir pensando na defesa e na sacralidade da vida (a morte como um inimigo a ser combatido), sem respeitar a autonomia do usuário como agente autônomo.[1,2]

Tal questão expõe a assimetria de conhecimento entre os profissionais da saúde, que estudaram e se aprofundaram em determinada área, ainda mais em um contexto cada vez mais especializado, e o usuário, que por diversas vezes não detém a totalidade de informações para a tomada de decisão.

Essa situação evidencia uma necessidade de esclarecimento total, em linguagem acessível e adequada, utilizando técnicas como o Método Clínico Centrado na Pessoa (MCCP), para a tomada de decisão. É dever do profissional esclarecer e debater como o usuário, que deve ser protagonista do próprio cuidado, alternativas, prognósticos e todas as evidências existentes e plausíveis para que seja exercida a autonomia, dentro das capacidades esperadas para quem não detém o conhecimento técnico, mas respeitando os desejos e as perspectivas do usuário.

Não é real e válida uma escolha sem cumprirmos nosso papel de informar e dialogar, com horizontalidade e compartilhando o biopoder existente nas relações em saúde, pois o usuário é o principal especialista em si. A maneira de se concretizar e registrar a escolha do usuário é a confecção de um Termo de Consentimento Livre e Esclarecido (TCLE), nos procedimentos diagnósticos e na terapêutica. Esse documento deve conter as informações necessárias para a tomada de decisão e a opção tomada pelo usuário.[1] Por sua vez, a não maleficência consiste em não realizar um dano intencional a alguém e está relacionada ao quarto nível de prevenção, remetendo à frase de Hipócrates *Primum non nocere*, portanto, já prevista há 25 séculos. A exposição, mesmo que não intencional, não retira a responsabilidade do agente sobre o dano.[1-3]

É importante compreender que o dano pode ser infringido para além das ações, mas também pelas omissões e negligências na prática profissional. Existem outras vidas de causar dano a um paciente, como, por exemplo, ao compartilhar informações protegidas sob o sigilo profissional, comprometer sua liberdade, a propriedade, entre inúmeras outras situações que não devem ser realizadas pelos profissionais de saúde.[1]

A beneficência é um ideal moral e, por definição, um ato de compaixão, bondade e caridade e determina que em nossa atuação devemos maximizar os benefícios ao paciente e eliminar ou, quando a primeira alternativa não for possível, minimizar os malefícios e riscos de um cuidado, com uma análise crítica dos benefícios diante dos riscos, adotando atos positivos frente ao cuidado do usuário.[1-3]

A justiça é caracterizada pela distribuição equitativa de recursos, sejam eles humanos, materiais e tecnológicos, para o cuidado das pessoas, levando em consideração as necessidades individuais e os recursos disponíveis, em especial desafiadores em situação de escassez e de competição.[1,2]

Hossne aponta que a corrente principialista ao lidar com questões complexas da Bioética se demonstrou reducionista, com insuficiência relativa, dada as múltiplas dimensões nos casos envolvidos. Portanto, novas correntes Bioéticas se conformaram para dar conta da imensidão do debate, sem desconsiderar a relevância e importância da primeira teoria. Contudo, a Bioética não pode ser reduzida aos quatro princípios apresentados.[3]

Por sua vez, dialogando com a ética profissional, o Código de Ética Médica[4] traz princípios fundamentais para o exercício da profissão, entre eles: (1) o exercício da medicina a serviço do ser humano e da coletividade, sem discriminações de nenhuma natureza; (2) o alvo de toda atenção humana é a saúde do ser humano; (3) a autonomia profissional do médico; (4) o médico não pode renunciar, em nenhuma circunstância ou pretexto, à sua liberdade profissional; (5) o médico guardará sigilo e respeito das informações de que detenha conhecimento, salvo situações previstas em lei; (6) no processo da tomada de decisões profissionais, de acordo com os seus ditames de consciência e as previsões legais, o médico aceitará as escolhas de seus pacientes relativas aos procedimentos diagnósticos e terapêuticos por eles expressos, desde que adequados a cada caso e cientificamente reconhecidas; (7) nas situações clínicas irreversíveis e terminais, o médico evitará a realização de procedimentos diagnósticos e terapêuticos desnecessários e propiciará aos pacientes sob a sua atenção todos os cuidados paliativos apropriados.

Portanto, fica claro, ao se verificar o Código de Ética Médica (CEM), que os quatro princípios bioéticos propostos permeiam os princípios fundamentais da prática médica, em respeito à autonomia do usuário e fornecendo os cuidados paliativos necessários em situações clínicas irreversíveis e terminais. Nesse sentido, isso se torna uma obrigação ético-profissional, e não uma mera escolha do profissional médico, que deve ter sua atuação baseada nos princípios fundamentais previstos no CEM.

O currículo da graduação em Medicina, amplamente influenciado pelo Relatório Flexner, não trabalha e ensina a lidar com incertezas e a finitude da vida, características inerentes à própria existência humana, ou seja, nascemos, crescemos e temos um percurso. Nesse sentido, de modo inevitável, a vida caminhará para um rumo final de nossa própria existência, o que demonstra uma fragilidade em nossa formação enquanto profissionais de saúde, que devem prover um cuidado integral e longitudinal, baseado nos atributos essenciais da Atenção Primária à Saúde.

A finitude da vida demonstra nossa própria vulnerabilidade como seres mortais, frágeis, e também aspectos muitas das vezes não evidenciados em outros momentos de nossa existência. Portanto, os sentimentos que cercam esse momento revelam uma dificuldade de refletir de maneira direta sobre a finitude da vida. Isso constitui um assunto que não é pensado e trabalhado por usuários, cuidadores e familiares ao longo da trajetória, mas um tema que aparece apenas quando a situação de saúde está instalada.[5]

Além do mais, o ensino da Bioética na área da saúde é apresentado de maneira fragmentada e isolada, por diversas vezes não inserido nos debates das disciplinas clínico-cirúrgicas, com um modelo que não estimula os futuros profissionais de saúde a lidarem com situações complexas com que provavelmente se depararão ao longo de sua trajetória profissional. Portanto, é fundamental uma reflexão sobre esse desafio, ainda mais quando realizado no ambiente domiciliar, o qual costuma ser uma "fortaleza" individual para os usuários e deve ter suas características e membros respeitados pela equipe de saúde.

Schramm[6] propõe que a Bioética é uma forma de se contrapor ao biopoder e à biopolítica, ainda tão presentes nas políticas públicas e no exercício das atividades dos profissionais de saúde. Para o autor, a Bioética é uma alternativa para mediar questões normativas existentes nesses campos.

Alguns conceitos são importantes e permeiam o debate, como a eutanásia, que é acelerar a morte de um paciente e que é ilegal no Brasil. Outro conceito é a prática da distanásia, que deve ser evitada e consiste no uso de procedimentos invasivos em pacientes sem possibilidade de cura, causando sofrimento no usuário. Por outro lado, a ortotanásia é acompanhar o paciente para uma morte sem sofrimento.[1]

Dignidade da pessoa humana

O princípio da dignidade da pessoa humana deve ser vislumbrado como componente intrínseco da dimensão humana à luz dos pressupostos ético-jurídicos que dão sustentação à concepção de autonomia, liberdade, autodeterminação e racionalidade inerentes à condição humana. Sob esse prisma, convém ressaltar que a Declaração Universal dos Direitos Humanos traz um conjunto de diretrizes para garantir o exercício pleno da cidadania, contrapondo-se aos mecanismos de objetificação do ser humano. Posteriormente, outros dispositivos foram apresentados, a saber: a Declaração de Viena, publicada em 1993, e a Declaração Universal sobre Bioética e Direitos Humanos, apresentada em 2006 para reforçar os compromissos internacionais dos países-membros signatários desses documentos, incluindo o Brasil, relativos à proteção dos direitos humanos.[7]

Assim, é preciso destacar que esse princípio, o da dignidade da pessoa humana, está diretamente entrelaçado com o paradigma democrático, uma vez que os fundamentos da democracia devem dialogar vigorosamente com aspectos relativos à legalidade, representatividade, ética, justiça social, entre outros, essenciais para a melhoria da qualidade de vida da população.[8]

Dessa forma, entende-se que toda forma de privação de direitos, tratamento digno, assim como a exclusão social, pode se caracterizar como violação ao princípio da dignidade humana. No caso dos pacientes submetidos a tratamento domiciliar, é pertinente assegurar todo o suporte assistencial necessário à prestação de cuidados integrais para essas pessoas e sua família, visando sobretudo garantir o direito à vida.

A formação médica e o ensino da Bioética

No que concerne ao ensino médico no Brasil e à temática de Bioética nos cursos de graduação em Medicina, é importante destacar que desde a implementação das Diretrizes Curriculares Nacionais (DCN), em 2001, a esfera que abarca a moral e o saber conviver está presente como um dos eixos norteadores para a formação do perfil do egresso. Cabe ressaltar que o ensino da Bioética tem como um de seus objetivos proporcionar ao graduando a reflexão para a tomada de decisão pautada nos conflitos morais inerentes à prática profissional.[9]

Dessa forma, a Bioética surge como ferramenta para fuga ao antigo regime de formação baseado em um modelo hospitalocêntrico, trazendo destaque ao cuidado integral ao sujeito, sua família e comunidade. Valorizam-se, assim, todos os aspectos inerentes a essa assistência e funcionando como instrumento para enfrentar os dilemas éticos que podem surgir durante a prática. Por conseguinte, essa ferramenta é vislumbrada como uma competência moral que deve ser otimizada durante o processo de formação, a fim de potencializar o desenvolvimento de habilidades humanísticas basilares ao fazer profissional.[10]

Nesse contexto, o ensino da Bioética permite o crescimento do egresso em Medicina como profissional e também como cidadão, uma vez que a prática profissional pressupõe a consciência sobre si e os outros, para a adoção de estratégias adequadas aos modos de viver da comunidade. Sob esse prisma, a interseção entre o saber teórico presente nos princípios da Bioética e o exercício da profissão é fundamental para a aproximação do graduando aos impasses éticos advindos do cotidiano assistencial.[11]

Relação com os familiares

Diante do exposto anteriormente, cabe discutir as questões Bioéticas presentes no cuidado domiciliar, no que se refere à esfera familiar. Isso porque essa modalidade do cuidado pressupõe, na maioria das vezes, a capacitação de um ou mais membros da família como cuidador. Compreende-se, então, que o processo de adaptação entre a assistência hospitalar e a assistência domiciliar deve estar pautado em um plano de cuidados integral. Este, por sua vez, precisa englobar o indivíduo e sua família durante sua elaboração, valorizando a autonomia desses atores sociais.

Evidencia-se que um importante desafio nessa relação serviço de saúde/familiares diz respeito aos princípios da beneficência e não maleficência. Os dois princípios emergem quando o profissional de saúde faz a avaliação da composição familiar quanto à viabilidade para o cuidado domiciliar. Essa observação é importante, uma vez que essa estratégia assistencial é comumente utilizada como forma de resolução à hipertrofia hospitalar. Isso porque a disputa por leitos nas instituições hospitalares e a dispensação de recursos humanos, materiais e financeiros para a assistência ao sujeito internado podem ser reduzidas com a sua desospitalização. Sob esse prisma, o cuidado domiciliar torna-se um meio de solucionar a sobrecarga dos hospitais, desviando-se da real finalidade dessa modalidade assistencial. Portanto, a decisão de adotar essa terapêutica, somente embasada no objetivo anteriormente citado, fere os componentes da Bioética.[11]

Nesse contexto, além do rastreio acerca da possibilidade de adesão do plano terapêutico, este deve ser trabalhado com o indivíduo e sua família ainda no cenário hospitalar. Tal abordagem preliminar é fundamental, uma vez que o cuidado domiciliar pressupõe uma reestruturação da dinâmica familiar, assim como a reformulação das atividades cotidianas.[11] Surge então a educação em saúde como ferramenta para a capacitação do sujeito e seu cuidador, para enfrentar as adversidades, bem como reduzir complicações comuns, como a reinternação e a ansiedade devido ao despreparo.

As estratégias educativas em saúde permitem a promoção da autonomia do sujeito e sua família durante o processo de cuidado. Garantir o protagonismo desses atores sociais é importante para que o regime terapêutico seja adequado às demandas de saúde e reais necessidades do usuário, além de promover a sensação de segurança para este e sua família. Assim, o profissional da saúde propicia uma assistência compartilhada com a família e adaptada ao contexto de vida daquela coletividade. Além disso, a autonomia do usuário permite a manutenção da privacidade deste e de sua família, mesmo no contexto domiciliar.[12,13]

Referências

1. Saito DYT. Problemas éticos dos cuidados paliativos na atenção primária à saúde: scoping review. Dissertação [Mestrado em Enfermagem] – Universidade de São Paulo; 2015.
2. Rego S, Palácios M, Siqueira-Batista R. A Bioética e suas teorias. In: Bioética para profissionais da saúde. Rio de Janeiro: Fiocruz; 2009.
3. Hossne WS. Bioética: princípios ou referenciais. Mundo Saúde. 2006;30(4):673-6.
4. Conselho Federal de Medicina – CFM (Brasil). Resolução nº 2.217, de 27 de setembro de 2018. Aprova o Código de Ética Médica. Brasília, DF: CFM; 2018.
5. Schramm FR. Finitude e Bioética do fim da vida. Rev Bras Cancerol. 2012;58(1):73-8.
6. Schramm FR. A Bioética como forma de resistência à biopolítica e ao biopoder. Rev Bioet. 2010;18(3):519-35.
7. Sarlet IW, Fensterseifer T. Algumas notas sobre a dimensão ecológica da dignidade da pessoa humana e sobre a dignidade da vida em geral. RBDA. 2014.
8. Silva JA. A dignidade da pessoa humana como valor supremo da democracia. Rev Dir Adm. 1998;212:84-94.
9. Oliveira AM. Bioética e as diretrizes curriculares nacionais do curso de Medicina. Rev Bras Saúde Mater Infant. 2010;10(2):s303-s309.
10. Silva RP, Ribeiro VMB. Inovação curricular nos cursos de graduação em Medicina: o ensino da Bioética como uma possibilidade. Rev Bras Educa Méd. 2009;33(1):134-43.
11. Santos LR, Leon CGRMP, Funghetto SS. Princípios éticos como norteadores no cuidado domiciliar. Ciênc Saúde Colet. 2011;16(1):855-63.
12. Lima CA, Oliveira APS, Macedo BF, Dias OV, Costa SM. Relação profissional-usuário de saúde da família: perspectiva da Bioética contratualista. Rev Bioet. 2014;22(1):152-60.
13. Lucas L, et al. O teatro e a educação em saúde na escola: Relato de Experiência. Interagir: pensando a extensão. 2020;29:50-62.

Capítulo 3

Legislação sobre terminalidade de vida

Francisco Telésforo Celestino Junior
João Victor Furtado Peixoto de Alencar
Kamila Vieira Silva
Luciana Pinto Saavedra

PONTOS-CHAVE

- A promoção de cuidados paliativos pode ser entendida como a aplicação prática dos direitos humanos, prevenindo a obstinação terapêutica e distanásia, atuando por meio do alívio do sofrimento humano e buscando melhorar a qualidade de vida do paciente.
- Respeitando o princípio da autonomia, é direito do paciente ter garantido um tratamento humano e digno, respeitando suas opções, e para exercê-lo é necessário ter conhecimento e receber esclarecimentos para a tomada das decisões que considere as mais adequadas.
- "Deixar morrer não é matar", e é permitido que o médico limite ou suspenda procedimentos que caracterizem a distanásia, cabendo ao profissional esclarecê-lo ao paciente e seus familiares e registrar em prontuário.

OBJETIVOS DE APRENDIZAGEM

Ao final do capítulo, o leitor deverá ser capaz de:

- Reconhecer aspectos legais sobre terminalidade no mundo.
- Compreender os aspectos legais da prática de promoção de atenuação do sofrimento em condição de terminalidade com embasamento na legislação brasileira.
- Compreender os princípios dos cuidados paliativos e sua prática à luz dos princípios da bioética principialista.

Introdução

O brocardo jurídico *Ubi societas, ibi jus*, atribuído ao jurista romano Ulpiano (170-228 d.C.), nos remete à ideia de "onde está a sociedade aí está o Direito".

Avaliando o contexto de globalização, bem como a propagação e as trocas cada vez mais aceleradas de informações, percebe-se que a ciência jurídica tem sido cada vez mais exigida para abordar as temáticas de relevância na sociedade, desencadeando o atual contexto de judicialização da medicina, comprovada pelo aumento exponencial de processos judiciais que englobam as diversas temáticas das ciências médicas.

Entre os conflitos existentes no cenário jurídico mundial, cita-se a necessidade de uma abordagem adequada aos cuidados paliativos, suas aplicações e previsões jurídicas que embasem a sua efetivação.

Parte desse embate judicial se dá por equívocos técnicos e conceituais. Esses equívocos, por sua vez, ocorrem, por exemplo, pelo fato de a paliação ainda ser desconhecida por parte considerável da população e por ser alvo de preconceitos de parcela de profissionais de saúde. Entre estes, podem ser citados os médicos que acham inadmissível a aceitação da morte de um paciente, esquecendo o fato de que este é o encerramento de um ciclo e que deve ser vivenciado com dignidade.

Durante a evolução dos cuidados paliativos, uma diversidade de nomenclaturas foi incorporada para definir "cuidados paliativos", assim como o fim da vida. Termos como "processo ativo de morte", "doença terminal", "cuidados de fim de vida", são utilizados para indicar doença progressiva e irreversível com prognóstico limitado, mas sem consenso quanto à temporalidade.[1] Essa pluralidade leva a incertezas e dificuldade de comunicação para médicos não especialistas, legisladores e pacientes, dificultando a estimativa de prognóstico e estabelecimento de planos de cuidado.[2]

É válido compreender ainda que, por mais que se viva em um contexto de interdisciplinaridade, a medicina e a justiça têm papéis diferentes nesse cenário, cada qual com características e finalidades específicas que devem ser atendidas a fim de estabelecer o bem comum da sociedade. Nesse sentido, partindo dos princípios nucleares de cuidados paliativos, deve-se afirmar a vida e reconhecer a morte como processo natural, oferecendo um conjunto de cuidados que possibilitem ao paciente viver da maneira mais ativa possível até a morte. Compreendemos a íntima relação entre os cuidados paliativos e a bioética, visto que esta defende a melhoria das condições da vida, buscando assegurar o bem-estar e a sobrevivência da humanidade com base em seus princípios fundamentais: autonomia, beneficência, não maleficência e justiça.[3]

Desenvolvimento

Mundo (legislação sobre terminalidade)

No contexto mundial, alguns eventos podem ser citados como desencadeadores à criação de regulamentações da terminalidade de vida. Percebe-se que tais textos não foram elaborados com o objetivo específico da previsão dos cuidados em terminalidade de vida, mas são utilizados como embasamento e marcos iniciais de cunhos teórico e jurídico.

Ainda em 1945, após a Segunda Guerra Mundial, foi criada a Organização das Nações Unidas (ONU), organização intergovernamental com o escopo de proporcionar a cooperação entre as nações, destacando-se o Princípio da Dignidade da Pessoa Humana, e apresentando previsão na Declaração Universal dos Direitos Humanos, elaborada em 1948.

Compreende-se a dignidade da pessoa humana, sintetizando a análise de Ingo Wolfgang Sarlet, como uma qualidade intrínseca ao ser humano que o faz merecedor de respeito e consideração por parte do Estado e da comunidade, implicando um complexo de direitos e deveres fundamentais que asseguram a pessoa contra atos de cunho degradante e desumano, vindo a propiciar e promover a sua participação ativa e corresponsável nos destinos da própria existência e da vida em comunhão com os demais seres humanos.[4]

É válido ressaltar o texto do artigo 5º da Declaração Universal dos Direitos Humanos: "Ninguém será submetido à tortura, nem a tratamento ou castigo cruel, desumano ou degradante." Sendo assim, a partir dessa previsão e da análise doutrinária, depreende-se que a dignidade é estritamente relacionada com os tratamentos não caracterizados como desumanos ou degradantes, o que estabelece, por sua vez, os cuidados paliativos como aplicação prática dos direitos humanos, visto que, por exemplo, a promoção do alívio da dor e outros sintomas responsáveis por sofrimento, não antecipar nem prolongar ou adiar a morte, bem como melhorar a qualidade de vida, influenciando positivamente a evolução da doença, são elencados entre os princípios de atuação dos cuidados paliativos.[5]

Brasil (legislação sobre terminalidade)

Geral (legislação sobre terminalidade no Brasil)

Para abordar a evolução doutrinária e jurídica sobre a terminalidade de vida no Brasil, é importante observar, inicialmente, as previsões da Constituição Federal Brasileira de 1988, que no artigo 1º apresenta a dignidade da pessoa humana entre os seus princípios fundamentais.

Citam-se ainda as noções atreladas à autonomia, um dos princípios doutrinários do Sistema Único de Saúde, que consiste no respeito destinado aos valores e às opções pessoais de cada indivíduo, sendo necessário para este princípio que o paciente possua o devido conhecimento e esclarecimento necessários para a tomada das decisões que considere as mais adequadas.

Nesse cenário, ainda é garantido ao paciente um tratamento humano e digno, com a liberdade de manifestação de pensamento, liberdade de consciência e inviolabilidade da honra. Tais entendimentos são corroborados pelas previsões destacadas do artigo 5º da Carta Magna Brasileira:

> Art. 5º Todos são iguais perante a lei, sem distinção de qualquer natureza, garantindo-se aos brasileiros e aos estrangeiros residentes no País a inviolabilidade do direito à vida, à liberdade, à igualdade, à segurança e à propriedade, nos termos seguintes:
> [...]
> II – ninguém será obrigado a fazer ou deixar de fazer alguma coisa senão em virtude de lei;
> III – ninguém será submetido a tortura nem a tratamento desumano ou degradante;
> IV – é livre a manifestação do pensamento, sendo vetado o anonimato;
> [...]
> VI – é inviolável a liberdade de consciência [...];
> [...]
> X – são invioláveis a intimidade, a vida privada, a honra e a imagem das pessoas, assegurado o direito a indenização pelo dano material ou moral decorrente de sua violação.

Entre os equívocos direcionados à prática dos cuidados paliativos se destaca a afirmativa de que há a antecipação da morte ou que se deixa de proporcionar ao paciente o tratamento do qual ele faz jus; todavia, uma análise atenta das previsões contidas no Código Penal Brasileiro em associação aos princípios dos cuidados paliativos auxilia na negativa dessa falácia.

> Homicídio simples
> Art. 121. Matar alguém:
> Pena – reclusão, de seis a vinte anos.
> [...]
> Aumento de pena
> § 4º No homicídio culposo, a pena é aumentada de 1/3 (um terço), se o crime resulta de inobservância de regra técnica de profissão, arte ou ofício, ou se o agente deixa de prestar imediato socorro à vítima, não procura diminuir as consequências do seu ato, ou foge para evitar prisão em flagrante. Sendo doloso o homicídio, a pena é aumentada de 1/3 (um terço) se o crime é praticado contra pessoa menor de 14 (quatorze) ou maior de 60 (sessenta) anos.

É possível verificar que a tipificação de homicídio simples pode ser caracterizada de modo omissivo ou comissivo (ação), com a possibilidade de aumento da pena quando o profissional atua de modo não correspondente às técnicas adequadas e orientações estabelecidas; pode, assim, ocorrer em negligência, imprudência ou imperícia. Nesse contexto, é válido resgatar as informações contidas no artigo 13 do mesmo dispositivo:

Relação de causalidade
Art. 13. O resultado, de que depende a existência do crime, somente é imputável a quem lhe deu causa. Considera-se causa a ação ou omissão sem a qual o resultado não teria ocorrido.
Relevância da omissão
§ 2º A omissão é penalmente relevante quando o omitente devia e podia agir para evitar o resultado.

Considerando o fato de que a fase final de vida se apresenta como um processo irreversível, não há que se falar em atos do médico que levem à reversão do desfecho morte. Algumas medidas de prolongamento de vida, além de fúteis, podem expor o paciente a mais momentos de sofrimento e ao desrespeito à dignidade da pessoa humana. Logo, não se deve considerar como plausível a possibilidade de criminalizar o médico pela não realização de procedimentos fúteis. Assim, a distanásia não é considerada boa prática em saúde. Ressalta-se que obrigar o profissional a realizar tais medidas pode ser caracterizado como constrangimento ilegal, previsto no Código Penal, conforme segue:

Constrangimento ilegal
Art. 146. Constranger alguém, mediante violência ou grave ameaça, ou depois de lhe haver reduzido, por qualquer outro meio, a capacidade de resistência, a não fazer o que a lei permite, ou a fazer o que ela não manda:
Pena – detenção, de três meses a um ano, ou multa.

Entre os marcos históricos que merecem destaque no cenário brasileiro, está a fundação da Academia Nacional de Cuidados Paliativos (ANCP), em 2005, objetivando a regulamentação das práticas paliativas em território nacional. Em 2006, foi criada a Câmara Técnica de Terminalidade da Vida e Cuidados Paliativos pelo Conselho Federal de Medicina (CFM), câmara que no mesmo ano viabilizou a Resolução nº 1.805 do CFM, a "resolução da ortotanásia". Todavia, a referida resolução foi cassada pelo Ministério Público do Distrito Federal, sendo que apenas em dezembro de 2010 foi julgada como legal pelo Ministério Público Federal. Nesse cenário, conforme Ricardo Tavares de Carvalho:

De acordo com o entendimento jurídico dos membros da Câmara Técnica de Terminalidade da Vida e Cuidados Paliativos do CFM, todo esse processo dá à Resolução 1.805. de 2006, o que se chama de efeito *erga omnes*, que concede a ela poder de lei em todo o território nacional.[6]

Ainda com relação à Resolução nº 1.805/2006 do CFM, em consonância ao que se expõe, é permitido que o médico limite ou suspenda procedimentos que caracterizem a distanásia, cabendo ao profissional esclarecer ao paciente e seus responsáveis os detalhes direcionados em cada caso, necessitando registrar as decisões tomadas em prontuário e continuar a oferecer ao paciente os cuidados adequados a fim de oferecer o conforto necessário, não o abandonando em seus momentos finais.

Art. 1º É permitido ao médico limitar ou suspender procedimentos e tratamentos que prolonguem a vida do doente, em fase terminal, de enfermidade grave e incurável, respeitada a vontade da pessoa ou de seu representante legal.
§ 1º O médico tem a obrigação de esclarecer ao doente ou representante legal as modalidades terapêuticas adequadas para cada situação.
§ 2º A decisão referida no *caput* deve ser fundamentada e registrada no prontuário.
§ 3º É assegurado ao doente ou representante legal o direito de solicitar uma segunda opinião médica.
Art. 2º O doente continuará a receber todos os cuidados necessários para aliviar os sintomas que levam ao sofrimento, assegurada a assistência integral, o conforto físico, psíquico, social, espiritual, inclusive assegurando a ele o direito da alta hospitalar.

Uma norma estadual que ganhou destaque foi a Lei nº 10.241, de 1999, do estado de São Paulo, conhecida como Lei Mário Covas, dispondo sobre os direitos dos usuários do serviço de saúde no estado. Nesse texto, são destacadas previsões diretamente correlacionadas aos cuidados paliativos:

Art. 2º São direitos dos usuários dos serviços de saúde no estado de São Paulo:
I – ter um atendimento digno, atencioso e respeitoso;
[...]
VII – consentir ou recusar, de forma livre, voluntária e esclarecida, com adequada informação, procedimentos diagnósticos ou terapêuticos a serem nele realizados;
[...]
XVIII – receber do profissional adequado, presente no local, auxílio imediato e oportuno para a melhoria do conforto e bem-estar;
XIX – ter um local digno e adequado para o atendimento;
[...]
XXIII – recusar tratamentos dolorosos ou extraordinários para tentar prolongar a vida;
XXIV – optar pelo local de morte.

O CFM, em 2009, passou a apresentar no Código de Ética Médica (Resolução CFM) previsão a respeito dos cuidados paliativos, permanecendo o entendimento no novo Código de Ética Médica de 2018 (Resolução). Maiores detalhes serão apresentados ainda neste capítulo. Por fim, como exemplo de aplicação prática do princípio da autonomia do paciente, cita-se a Resolução CFM nº 1.995/2012, que versa a respeito das diretivas antecipadas de vontade, assunto abordado em capítulo específico.

Específico (legislação sobre terminalidade no Brasil)

Legislação extravagante sobre terminalidade de vida no Brasil

No Brasil, o detalhamento legal acerca da terminalidade de vida ficou a cargo das leis "menores", ditas extravagantes. Foram estas que, gravitando em torno dos diplomas legais maiores (Constituição Federal de 1988, Código Penal Brasileiro e Código Civil Brasileiro), tornaram os fundamentos norteadores da terminalidade aplicáveis a uma gama de cenários em saúde no nosso país.

Lei nº 8.080, de 19 de setembro de 1990 (Lei Orgânica da Saúde)

Coube à Lei Federal nº 8.080/1990 estabelecer a organização e o funcionamento dos serviços de saúde do Brasil, lançando as bases do que hoje conhecemos como Sistema Único de Saúde. O Capítulo II dessa lei alberga três princípios que merecem destaque quando nos debruçamos sobre a questão do fim da vida:

> Capítulo II
> Dos Princípios e Diretrizes
> Art. 7º As ações e serviços públicos de saúde e os serviços privados contratados ou conveniados que integram o Sistema Único de Saúde (SUS) são desenvolvidos de acordo com as diretrizes previstas no art. 198 da Constituição Federal, obedecendo ainda aos seguintes princípios:
> [...]
> II – *integralidade de assistência*, entendida como conjunto articulado e contínuo das ações e serviços preventivos e curativos, individuais e coletivos, exigidos para cada caso em todos os níveis de complexidade do sistema;
> III – preservação da autonomia das pessoas na defesa de sua integridade física e moral.
> [...]
> V – *direito à informação*, às pessoas assistidas, sobre sua saúde; (grifos nossos)

O primeiro deles diz respeito à integralidade, a qual deve ser interpretada como convite para enxergar as necessidades do usuário de forma abrangente e individualizada. À luz da integralidade, as demandas do fim da vida são vistas como parte de um cuidado ampliado e transformador, que vê o paciente como um todo complexo, com diferentes necessidades em saúde a cada fase da vida, do nascimento ao leito de morte. Além disso, no inciso III do artigo 7º, a Lei nº 8.080 salvaguarda a autonomia das pessoas, incluindo a integridade física destas. No contexto da terminalidade, isso implica que, a partir da garantia de que lhe sejam fornecidas informações acerca de sua saúde (inciso V), e uma vez em gozo de suas faculdades mentais, é facultado ao paciente realizar manifestação autônoma de vontade, inclusive acerca de terapias e medidas adotadas no fim de vida.

Resolução nº 41, de 31 de outubro de 2018 (Política de Cuidados Paliativos no SUS)

A Resolução nº 41/2018 foi responsável por traçar as diretrizes organizativas dos cuidados paliativos no país, como parte integrante do Sistema Único de Saúde. Em seu artigo 2º, ao definir cuidados paliativos como sendo a assistência "diante de uma doença que ameace a vida", a resolução instituidora da Política de Cuidados Paliativos no SUS abre margem para consagrar essa abordagem como modalidade por excelência no acompanhamento do fim de vida dos usuários do Sistema Único de Saúde, podendo ser ofertada tanto no ambiente intra-hospitalar quanto na modalidade de atenção domiciliar, como se verá na subseção seguinte. Os princípios norteadores elencados nos incisos III e IV do artigo 4º corroboram esse entendimento:

> Art. 4º Serão princípios norteadores para a organização dos cuidados paliativos:
> [...]
> III – afirmação da vida e *aceitação da morte como um processo natural*;
> IV – *aceitação da evolução natural da doença*, não acelerando nem retardando a morte e repudiando as futilidades diagnósticas e terapêuticas. (grifos nossos)

Pensar a morte como processo natural e aceitar a progressão natural da doença são passos fundamentais para compreender o objetivo almejado pelos legisladores brasileiros no tocante à terminalidade de vida.[7] Tais princípios constituem corolários de uma forma mais orgânica e menos mecanicista de se ver a morte, mais centrada no indivíduo do que na doença. Ademais, considerando que no Brasil não existe ainda legislação que discipline diretamente a ortotanásia ("boa morte", a ser abordada adiante no capítulo), trata-se de uma forma indireta encontrada pelo legislador para dispor acerca da matéria.[7] E isso é feito a um tempo em que sedimenta a afinidade entre ortotanásia e cuidados paliativos, no sentido de priorizar conforto e promover alívio do sofrimento, de forma a permitir que a doença siga seu curso natural.

Portaria nº 825, de 25 de abril de 2016 (Atenção Domiciliar no SUS)

Ao redefinir a atenção domiciliar (AD) no Sistema Único de Saúde, a Portaria nº 825/2016 também deixou clara, no inciso I do artigo 2º, a interface dessa modalidade de atenção com o fim de vida. A Portaria foi oportuna ao incluir a paliação – que, como dito anteriormente, é uma das abordagens que se podem utilizar para acompanhar o fim de vida – como um dos elementos envolvidos na AD:

> Art. 2º Para efeitos desta Portaria considera-se:
> I – *Atenção domiciliar (AD)*: modalidade de atenção à saúde integrada às Rede de Atenção à Saúde (RAS), caracterizada por um conjunto de ações de prevenção e tratamento de doenças, reabilitação, *paliação* e promoção à saúde, prestadas em domicílio, garantindo continuidade de cuidados; (grifos nossos)
> [...]

O mesmo diploma legal deixou previsto que, em ocorrendo o desfecho morte, também a AD deveria pensar soluções envolvendo o atestado de óbito:

> Art. 7º Nas três modalidades de AD, as equipes responsáveis pela assistência têm como atribuição:

> [...]
> VI – pactuar fluxos para atestado de óbito, devendo ser preferencialmente emitido por médico da EMAD ou da Equipe de Atenção Básica do respectivo território.

Lei nº 10.741, de 1º de outubro de 2003 (Estatuto do Idoso)

O Estatuto do Idoso, posteriormente complementado pela Portaria nº 2.528, de 19 de outubro de 2006 (Política Nacional de Saúde da Pessoa Idosa), é um importante mecanismo jurídico de proteção à figura do idoso e à sua integridade. Em seu artigo 8º, o envelhecimento como direito personalíssimo reputa ao Estado a obrigação à vida e à saúde, tendo como fim último um envelhecimento com dignidade.[8] A proteção do idoso em relação a agravos físicos ou psicológicos é estabelecida expressamente no artigo 19, § 1º:

> Art. 19. Os casos de suspeita ou confirmação de violência praticada contra idosos serão objeto de notificação compulsória pelos serviços de saúde públicos e privados à autoridade sanitária, bem como serão obrigatoriamente comunicados por eles a quaisquer dos seguintes órgãos: (Redação dada pela Lei nº 12.461, de 2011)
> [...]
> § 1º Para os efeitos desta Lei, considera-se violência contra o idoso qualquer ação ou omissão praticada em local público ou privado que lhe cause morte, dano ou sofrimento físico ou psicológico. (Incluído pela Lei nº 12.461, de 2011).

A partir disso, infere-se que, quando no fim de vida, a omissão de cuidado pode configurar violência por sofrimento psíquico; afinal, na perspectiva de terminalidade, mister se faz considerar não somente a quantidade de vida, mas também a qualidade de vida de que o idoso ainda usufrui. O mesmo raciocínio é válido para medidas de ação em desacordo com o fim último de promover benefício ao idoso em fim de vida.[8] Esse argumento é um importante aliado no combate a medidas que, num contexto de terminalidade, não obedeçam ao princípio da proporcionalidade, ou se mostrem fúteis ou obstinadas; além disso, pode ser utilizado como argumentação para impedir tentativas de interferência externa (familiares e cuidadores) no plano terapêutico, caso essa interferência implique malefício ao paciente. Tal entendimento já está inclusive sedimentado na jurisprudência pátria:

> Apelação nº 0022454-78.2014.8.19.001
> Des(a). juíza desig. Maria Agle Tedesco Vilardo – j. 07/12/2017 – 26ª Câmara Cível
> Apelação Cível. Ação indenizatória. Plano de saúde. Negativa de autorização de exame PET-SCAN. Paciente com câncer de pulmão metastático. Autor que faleceu no curso do processo e foi sucedido por seus herdeiros. Sentença de parcial procedência condenando a ré na restituição do valor pago pelo exame. Apelo da autora requerendo condenação em indenização por danos morais e verbas de sucumbência. Súmula nº 211 deste TJRJ. Documentação acostada aos autos que comprova a situação de saúde do falecido autor. *Pessoa idosa amparada pela absoluta prioridade. Art. 3º do Estatuto do Idoso.* Negativa de fornecimento de ambulância não contestada pela ré. Falha na prestação dos serviços. *Cuidados paliativos necessários em fase de terminalidade de vida. Omissão caracterizada como violência por causar sofrimento psíquico à pessoa idosa. Art. 19, §1º do Estatuto do Idoso.* Dano moral *in re ipsa*. Precedentes desta Câmara no sentido da abusividade da negativa de autorização do exame PET-SCAN. Parcial provimento do recurso para fixar indenização por danos morais no valor de R$10.000,00 e condenar a ré em custas e honorários de sucumbência de 15% do valor da condenação. (grifos nossos)

Terminalidade e Bioética

Na década de 1960, os códigos de ética profissional passaram a reconhecer o doente como agente autônomo, ao mesmo tempo que surgiram tecnologias e as unidades de terapia intensivas (UTI), as quais ofereceram aos profissionais a possibilidade de adiar o momento da morte. As UTI passaram a receber portadores de doenças crônico-degenerativas incuráveis com intercorrências clínicas, o que expôs à dúvida sobre o real significado da vida e da morte. Como não aprendemos sobre terminalidade durante a faculdade, adiamos a morte às custas de um prolongado sofrimento para o doente e sua família. As evidências parecem demonstrar que esquecemos o ensinamento clássico que reconhece como função do médico "curar às vezes, aliviar muito frequentemente e confortar sempre". Na obsessão de manter a vida biológica a qualquer custo, os profissionais de saúde conduzem a uma obstinação diagnóstica e terapêutica, que consiste em utilizar procedimentos terapêuticos cujos efeitos são mais nocivos do que o próprio mal a ser curado.[6] Surge a necessidade de entender alguns conceitos éticos que abrangem a questão da terminalidade:[9]

- Eutanásia: entendida como uma prática para abreviar a vida, a fim de aliviar ou evitar sofrimento para os pacientes. Essa prática é ilegal no Brasil, porém é aceita em alguns países.
- Distanásia: descrita como morte difícil ou penosa, usada para indicar o prolongamento do processo da morte, por meio de um tratamento que apenas prolonga a vida biológica do paciente, sem qualidade de vida e sem dignidade. Também pode ser chamada de obstinação terapêutica.
- Ortotanásia: etimologicamente, significa morte correta, ou seja, morte desejável, na qual não ocorre o prolongamento da vida artificialmente, através de tratamentos que geram aumento do sofrimento alterando o processo natural do morrer. Sua finalidade é não promover o adiamento da morte, sem, entretanto, provocá-la, e sim evitar a utilização de procedimentos que aviltem a dignidade humana na finitude da vida.
- Mistanásia: o termo é utilizado para se referir à morte de pessoas excluídas socialmente que acabam morren-

do sem qualquer ou apenas uma precária assistência de saúde pública.

A partir dessas questões, a Resolução CFM nº 1.805/2006 refere que, na fase terminal de enfermidades graves e incuráveis, é permitido ao médico limitar ou suspender procedimentos e tratamentos que prolonguem a vida do doente, garantindo-lhe os cuidados necessários para aliviar os sintomas que levam ao sofrimento, na perspectiva de uma assistência integral, respeitada a vontade do indivíduo ou seu representante legal. Segundo a Resolução:

> Art. 1º É permitido ao médico limitar ou suspender procedimentos e tratamentos que prolonguem a vida do doente, em fase terminal, de enfermidade grave e incurável, respeitada a vontade da pessoa ou de seu representante legal.
> § 1º O médico tem a obrigação de esclarecer ao doente ou representante legal as modalidades terapêuticas adequadas para cada situação.
> § 2º A decisão referida no *caput* deve ser fundamentada e registrada no prontuário.
> § 3º É assegurado ao doente ou representante legal o direito de solicitar uma segunda opinião médica.

No artigo 2º, o doente continuará a receber todos os cuidados necessários para aliviar os sintomas que levam ao sofrimento, assegurada a assistência integral, o conforto físico, psíquico, social, espiritual, inclusive assegurando a ele o direito da alta hospitalar.[10] Em 2019, o CFM atualizou a versão anterior do Código de Ética Médica de 2009, incorporando abordagens pertinentes às mudanças no processo de terminalidade:

> Art. XXI. No processo de tomada de decisões profissionais, de acordo com seus ditames de consciência e as previsões legais, o médico aceitará as escolhas de seus pacientes relativas aos procedimentos diagnósticos e terapêuticos por eles expressos, desde que adequadas ao caso e cientificamente reconhecidas.
> XXII. Nas situações clínicas irreversíveis e terminais, o médico evitará a realização de procedimentos diagnósticos e terapêuticos desnecessários e propiciará aos pacientes sob sua atenção todos os cuidados paliativos apropriados.
> Art. 41. Abreviar a vida do paciente, ainda que a pedido deste ou de seu representante legal. Parágrafo único. Nos casos de doença incurável e terminal, deve o médico oferecer todos os cuidados paliativos disponíveis sem empreender ações diagnósticas ou terapêuticas inúteis ou obstinadas, levando sempre em consideração a vontade expressa do paciente ou, na sua impossibilidade, a de seu representante legal.

A Resolução do CFM nº 2.232/2019 estabelece normas éticas para a recusa terapêutica por pacientes e objeção de consciência na relação médico-paciente:

> Art. 1º A recusa terapêutica é, nos termos da legislação vigente e na forma desta Resolução, um direito do paciente a ser respeitado pelo médico, desde que este o informe dos riscos e das consequências previsíveis de sua decisão.
> Art. 2º É assegurado ao paciente maior de idade, capaz, lúcido, orientado e consciente, no momento da decisão, o direito de recusa à terapêutica proposta em tratamento eletivo, de acordo com a legislação vigente.
> Parágrafo único. São admitidos outros meios de registro da recusa terapêutica quando o paciente não puder prestá-la por escrito, desde que o meio empregado, incluindo tecnologia com áudio e vídeo, permita sua preservação e inserção no respectivo prontuário.

Considerações finais

Em uma época em que a tecnologia avança rapidamente, a morte inexorável pode ser vista com repulsa e provocar uma tentativa frustrada de luta pela vida, levando a obstinação terapêutica e grande sofrimento. A prática dos cuidados paliativos surge então não só como melhoria na qualidade do cuidado a pessoas em fim de vida, mas também como garantia de direitos humanos, na medida em que possibilita o alívio de qualquer sofrimento do paciente, seja ele físico, espiritual ou psíquico, possibilitando uma morte digna ou "boa morte" (ortotanásia). A promoção de cuidados paliativos estabelece relação direta com os princípios da bioética. As demandas que permeiam esse cuidado exigem do profissional sensibilidade, humanização e atenção ao cumprimento dos princípios da beneficência, a não maleficência, a autonomia e a justiça. Equívocos quanto à prática de cuidados paliativos, como referência à antecipação da morte ou deixar de proporcionar ao paciente o tratamento do qual ele faz jus, podem gerar grande rejeição por parte dos profissionais, temendo problemas jurídicos e criminais. O conhecimento do ordenamento jurídico no Brasil e no mundo, portanto, é fundamental para garantir segurança ao profissional médico ao exercer sua práxis à luz da bioética principialista, respeitando o direito individual, em acordo com o Código de Ética Médica.

Referências

1. Hui D, Nooruddin Z, Didwaniya N, Dev R, De La Cruz M, Kim SH, et al. Concepts and definitions for "actively dying," "end of life," "terminally ill," "terminal care," and "transition of care": a systematic review. J Pain Symptom Manage. 2014;47(1):77-89.
2. Ryan S, Wong J, Chow R, Zimmermann C. Evolving Definitions of Palliative Care: Upstream Migration or Confusion? Curr Treat Options Oncol. 2020;21(3):20.
3. Costa RS, Santos AGB, Yarid SD, Sena ELS, Boery RNSO. Reflexões bioéticas acerca da promoção de cuidados paliativos a idosos. Saúde em Debate. 2016;40(108):170-7.
4. Sarlet IW. Dignidade da Pessoa Humana e Direitos Fundamentais na Constituição Federal de 1988. Porto Alegre: Livraria do Advogado; 2001. p. 60.
5. Matsumoto DY. Cuidados paliativos: conceito, fundamentos e princípios. In: Manual de Cuidados Paliativos ANCP. 2. ed. ACNP; 2012. p. 23-30.
6. Carvalho RT. Manual de Residência de Cuidados Paliativos. Legislação sobre terminalidade de vida no Brasil. Barueri: Manole; 2020.
7. Dadalto L. Morte digna para quem? O direito fundamental de escolha do próprio fim. Pensar. 2021;24(3).

8. Poletto S, Bettinelli LA, Santin JR. Vivências da morte de pacientes idosos na prática médica e dignidade humana. Rev Bioét. 2016;24(3): 590-5.
9. Felix ZC, Costa SFG, Alves AMPM, Andrade CG, Duarte MCS, Brito FM. Euthanasia, dysthanasia and orthothanasia: an integrative review of the literature. Ciênc Saúde Coletiva. 2013;18(9).
10. Conselho Federal de Medicina. Código de Ética Médica: Resolução CFM nº 2.217, de 27 de setembro de 2018, modificada pelas Resoluções CFM nº 2.222/2018 e 2.226/2019. Brasília, DF: CFM; 2019.

Capítulo 4

Das diretivas antecipadas de vontade para o planejamento de cuidados: uma mudança necessária

Luciana Dadalto

PONTOS-CHAVE

- Documentos de diretivas antecipadas de vontade e de planejamento de cuidados são conceitos diferentes.
- A prática de obstinação terapêutica está diretamente associada à ausência de manifestação prévia da vontade do paciente.
- A equipe de atendimento domiciliar deve auxiliar os pacientes a planejarem seus cuidados.

OBJETIVOS DE APRENDIZAGEM

Ao final do capítulo, o leitor deverá ser capaz de:

- Diferenciar planejamento de cuidados dos documentos de diretivas antecipadas de vontade.
- Identificar a relação entre obstinação terapêutica e ausência de documentação da vontade dos pacientes.
- Compreender a importância da equipe de atendimento domiciliar na efetivação do direito do paciente à manifestação prévia de vontade.

Caso clínico

Paciente de 77 anos chega ao pronto atendimento do hospital X, levado pelo Serviço de Atendimento Móvel de Urgência (SAMU), com parada cardiorrespiratória. Em casa, estava presente apenas uma vizinha cuidadora, contratada há 6 meses pela ex-mulher, que informou à equipe do SAMU que ele tinha sido diagnosticado com adenocarcinoma no pâncreas há 6 meses, era acompanhado por uma equipe de serviço de atendimento domiciliar (SAD) e estava em tratamento quimioterápico. O médico emergencista do hospital inicia as manobras de ressuscitação, e o paciente retorna à circulação espontânea, mas ainda está intubado e inconsciente, razão pela qual é internado na unidade de terapia intensiva (UTI).

Meia hora depois, chega o filho único do paciente, que, ao ser informado sobre o ocorrido, afirma que o pai estava em situação terminal, fazendo quimioterapia paliativa e já havia manifestado verbalmente o desejo de não ser internado, especialmente em UTI. Como a equipe do SAD poderia ter agido para evitar que fossem feitos procedimentos contrários à vontade do paciente?

Introdução

A ideia de que o indivíduo tem o direito de se planejar para o fim de vida remonta à segunda metade do século XX e é produto do reconhecimento da autonomia do sujeito sobre seu corpo. Nesse contexto, surgem nos Estados Unidos os documentos de manifestação prévia de vontade do paciente (*advance directives*), que partem da ideia de que todo sujeito tem autonomia prospectiva sobre seus cuidados de saúde futuros.

Todavia, no final da década de 1990 e início dos anos 2000, os profissionais de saúde começaram a perceber que apenas a documentação prévia de vontade não garantia ao paciente os cuidados de que ele gostaria no fim de vida, pois os documentos eram feitos unilateralmente pelos pacientes, o que os tornava, por vezes, inexequíveis.

Era preciso, portanto, que a documentação fosse tratada como o resultado de um processo dialógico entre profissionais de saúde e paciente, e não como o meio para que sua vontade fosse respeitada. Olhando retrospectivamente, essa conclusão parece óbvia, mas foram necessárias algumas décadas para que ela fosse alcançada.

Assim, surgiu o planejamento de cuidados (*advance care planning*),* uma mudança do modelo de pura autonomia –

* Nota da autora: optou-se por traduzir *advance care planning* como planejamento de cuidados, sem nenhum adjetivo, compreendendo que o planejamento de cuidados não é um documento, é um processo de tomada de decisão, fluido, mutável como toda e qualquer decisão que perdura no tempo. Ademais, a tradução errônea do termo *advance directives* já causa muitos problemas no Brasil.

no qual o paciente tomava decisões como melhor lhe aprouvesse – para o modelo da decisão compartilhada – no qual o paciente toma decisões embasado em informações dadas pelos profissionais de saúde que o circundam e pelo diálogo com os familiares.

O capítulo aqui proposto discutirá o planejamento de cuidados como estratégia para evitar o desrespeito à vontade do paciente, demostrando que o planejamento não se inicia nem se encerra na feitura de um documento de diretivas antecipadas de vontade (DAV) e que os profissionais de saúde que trabalham na assistência domiciliar têm um importante papel nesse processo.

Planejamento de cuidados na assistência domiciliar

Sabe-se que o planejamento de cuidados "é um processo que auxilia adultos de todas as idades e de com diferentes estágios de saúde a compartilharem seus valores pessoais, seus objetivos de vida e suas preferências sobre futuros cuidados de saúde. O objetivo é ajudar as pessoas a receberem cuidados médicos consistentes com seus valores, metas e preferências quando tiver uma doença ameaçadora da vida".[1]

Ou seja, enquanto o foco da documentação é criar provas de quais são as reais vontades do paciente, o foco do planejamento de cuidados é o estabelecimento das metas do cuidado, baseadas nos valores e nas preferências desse paciente, considerando os benefícios esperados dos tratamentos existentes.

Contudo, a falsa ideia de que pacientes – especialmente oncológicos – não querem conversar sobre planejamento de cuidados impede que ele se torne uma prática. Um estudo australiano[2] publicado recentemente demonstrou o contrário: os pacientes querem e falam sobre morte quando têm espaço; 65% dos participantes do estudo afirmaram conversar sobre planejamento de cuidados para fim de vida com seus cuidadores, mas apenas 4% têm essa conversa com seus médicos.

O estudo mostra ainda que a vontade de falar sobre morte e planejar seus cuidados aumenta quando a doença não é mais curável e que 32% dos pacientes preferem discutir o assunto quando trazido por outra pessoa. Apenas 3,9% não queriam falar sobre morte e planejamento de cuidados.

A verdade é que o planejamento de cuidados é benéfico para todos os atores. A ACP Decisions, organização não governamental estadunidense cujo objetivo é esclarecer pacientes, familiares e profissionais de saúde acerca da importância de planejar os cuidados, apresenta 19 evidências de benefícios do planejamento de cuidados:

1. Permite que os profissionais de saúde conduzam conversas estruturadas e significativas com os pacientes sobre seus desejos e preferências em relação aos objetivos do tratamento, preferências e localização do atendimento.
2. Promove o cuidado centrado no paciente.
3. Ajuda a garantir que os pacientes recebam cuidados de acordo com suas preferências.
4. Aumenta a probabilidade de que os profissionais de saúde e familiares cumpram a vontade do paciente quando este não tiver mais capacidade para tomada de decisão.
5. Aumenta a probabilidade de que pacientes com doenças graves morram em seu local de preferência.
6. Permite que os profissionais de saúde e cuidadores auxiliem os pacientes em fim de vida a ficarem em casa ou a irem para hospices, em vez de serem direcionados para hospitais.
7. Reduz a carga de decisão e o sofrimento das famílias.
8. Melhora a experiência de luto das famílias.
9. Aumenta a satisfação das famílias com os cuidados de fim de vida e a compreensão do que sobre o processo de morrer.
10. Pode reduzir o sofrimento moral dos cuidadores.
11. Impacta positivamente na qualidade de vida e os cuidados ao final da vida, evitando hospitalizações indesejadas e aumentando a utilização cuidados paliativos.
12. Diminui o uso de tratamentos agressivos ou intensivos no final da vida.
13. Diminui as mortes em hospitais e unidades de terapia intensiva
14. Reduz o custo dos cuidados de fim de vida sem aumentar a mortalidade
15. Promove maiores de feitura de documentos de diretivas antecipadas
16. Aumenta a possibilidade de que os desejos do paciente expressados nas DAV sejam cumpridos.
17. Melhora o cuidado ao final da vida para indivíduos com demência.
18. Melhora os resultados e a experiência do paciente, reduzindo os custos.
19. Melhora a saúde da população como resultado do aumento dos cuidados concordantes com os objetivos.[3]

Assim, os documentos de manifestação de vontade passam a ser parte do planejamento, e não o planejamento em si, pois este envolve cinco etapas: a) pensar sobre seu futuro e sobre o que é importante para você; b) falar com seus familiares e amigos e escolher uma pessoa de confiança para falar em seu nome; c) documentar suas vontades; d) discutir sobre seus planos com seus médicos, enfermeiras e cuidadores; e) compartilhar essas informações com as pessoas que fazem parte do seu convívio, revendo os documentos com regularidade.[4]

Portanto, os documentos – popularmente conhecidos como diretivas antecipadas de vontade – passam a ser apenas uma (mas não menos importante) etapa do processo de planejamento, sendo absolutamente necessário que as demais etapas sejam feitas, a fim de garantir confiabilidade e eficácia ao processo.

Registro do planejamento de cuidados na assistência domiciliar

As DAV (*advanced directives*), tradicionalmente, têm sido entendidas como gênero cujas espécies são o testamento vital (*living will*) e a procuração para cuidados de saúde (*durable power attorney for health care*). Essa foi a construção feita pela Patient Self-Determination Act (PSDA),[5] lei federal americana publicada em 1990. Contudo, a população norte-americana criou outras espécies de DAV não positivadas na lei federal, mas regulamentadas por legislações e atos normativos estaduais.

Atualmente, as DAV são entendidas como um gênero de documentos de manifestação de vontade prévia que apenas terão efeito quando o paciente não conseguir mais se manifestar de forma livre e autônoma. Esse gênero se divide em diferentes espécies, cujas aplicações variam com o estado clínico do paciente: testamento vital, procuração para cuidados de saúde, ordens de não reanimação, diretivas antecipadas psiquiátricas, diretivas antecipadas para demência, diretivas de recusa terapêutica e plano de parto.

Gonzáles[6] aponta, como os princípios que fundamentam as DAV, a autonomia, o respeito às pessoas e a lealdade. O autor elenca consequências benéficas das diretivas antecipadas, como a redução do medo do paciente de situações inaceitáveis, o aumento da autoestima, o aumento da comunicação e da confiança entre médico e paciente, a proteção do médico contra reclamações e denúncias, a orientação do médico ante situações difíceis e conflituosas, o alívio moral para os familiares diante de situações duvidosas ou "potencialmente culpabilizadoras" e, por fim, a economia de recursos da saúde.

Por óbvio, é induvidoso o benefício das DAV quanto ao melhoramento da relação médico-paciente, à autoestima do paciente e à diminuição de sentimento de culpa e indecisão dos parentes. Não se pode, ainda, fechar os olhos para o caráter econômico da questão, uma vez que a autonomia decisória do paciente impacta diretamente a sustentabilidade do sistema de saúde, seja ele público ou privado.

É verdade que a vida não pode ser quantificada, valorada e/ou apenas economicamente determinada, mas também é verdade que, no âmbito da gestão de saúde, deve-se buscar a conformação do interesse privado ao interesse público.

As DAV são necessárias e imprescindíveis, tanto como instrumentos de respeito à dignidade humana quanto como política pública no âmbito da saúde. Nesse caso, salienta-se que a meta governamental visa à preservação da autonomia do indivíduo-paciente, em vez de destinar-se a uma eventual diminuição de despesas públicas.

Como o objetivo deste capítulo é analisar as DAV na perspectiva da assistência domiciliar brasileira, decidiu-se por apresentar ao leitor a controvérsia acerca da nomenclatura, esclarecendo que no Brasil usamos o termo "diretivas antecipadas de vontade" de forma equivocada. Contudo, como o equívoco já está estabelecido e os profissionais de saúde brasileiros se referem aos documentos de manifestação de vontade para fim de vida como DAV, optou-se aqui pelo uso desse termo.

No dia 31 de agosto de 2012, o Conselho Federal de Medicina aprovou a Resolução nº 1.995, dispondo sobre as DAV. Em linhas gerais, a Resolução:

A. reconhece que o médico tem o dever de respeitar a vontade do paciente sobre seus cuidados de fim de vida, podendo desrespeitá-las apenas quando forem contrárias aos preceitos ditados no Código de Ética Médica.

Essa é a interpretação cabível do § 2º do art. 2º da Resolução:

> Art. 2º Nas decisões sobre cuidados e tratamentos de pacientes que se encontram incapazes de comunicar-se, ou de expressar de maneira livre e independente suas vontades, o médico levará em consideração suas diretivas antecipadas de vontade.
>
> [...]
>
> § 2º O médico deixará de levar em consideração as diretivas antecipadas de vontade do paciente ou representante que, em sua análise, estiverem em desacordo com os preceitos ditados pelo Código de Ética Médica.

Significa dizer que o médico – tendo conhecimento a seu respeito – não pode ir contra a vontade manifestada pelo paciente quando não concordar com ela. Para isso, deve exercer seu direito à objeção de consciência e se retirar do atendimento.

A única situação de descumprimento em que o médico – ressalte-se, que conheça a vontade do paciente – está protegido é quando a vontade do paciente for contrária ao Código de Ética Médica – por exemplo, um pedido de eutanásia ou de distanásia.

Nas DAV, há uma regra de ouro: quem decide é o paciente! Portanto, todas as vezes que ele tiver manifestado vontade sobre seus cuidados de saúde, essa manifestação prevalece sobre os desejos dos familiares, como consta na Resolução:

B. reconhece que a vontade do paciente prevalece sobre a vontade da família, ou seja, tendo o paciente manifestado sua vontade sobre os cuidados de fim de vida que deseja ou não receber, estas prevalecerão sobre os desejos dos familiares.

Para os profissionais de saúde, essa não é uma regra fácil de cumprir porque vivemos em uma era de medicina defensiva, em que o médico tem medo de ser processado e esse medo suplanta, na prática, sua obrigação ética e jurídica para com o paciente.[7] Ademais, a cultura da negação da morte e a recorrente associação, no Brasil, dos cuidados paliativos aos cuidados em fim de vida geram um forte preconceito em relação aos cuidados paliativos e à concepção de morte no tempo certo.

Por isso, é imperioso que o profissional de saúde compreenda o papel da família na abordagem paliativa, notadamente, que saiba que esse papel se restringe à prestação de apoio e cuidado ao paciente, e não à tomada de decisão.[8] Assim, caso o paciente tenha manifestado vontade e a família manifeste contrariedade ao cumprimento desta, os profissionais de saúde deverão usar técnicas de comunicação para informar aos familiares que eles não têm o direito de realizar essa recusa e o pedido é antiético.

C. possibilita que, caso o paciente não tenha apresentado um documento previamente feito, o médico tem o dever de anotar em prontuário a vontade verbalizada pelo paciente.

A confusão acerca das nomenclaturas que envolvem os documentos de diretivas antecipadas criou inúmeros mitos junto aos profissionais de saúde brasileiros, e um deles é: "Eu só tenho obrigação de cumprir a vontade do paciente se ela estiver registrada em cartório". Esse mito é mais uma demonstração de como a medicina defensiva se infiltrou na atuação do profissional de saúde e impede, cotidianamente, que esses profissionais cuidem de seus pacientes.

O Código Civil brasileiro[9] adota, nos arts. 104, III, e 107, o princípio do consensualismo, também conhecido como princípio da liberdade de formas. Significa dizer que no Direito Civil brasileiro a regra para manifestação de vontade é a liberdade na formalização do negócio jurídico, devendo a forma ser cumprida apenas quando existir lei específica que a imponha, o que não é o caso das DAV no Brasil.

Inexiste no Brasil, até o momento, uma lei sobre as DAV, portanto não há nenhuma forma necessária, sendo inadmissível aceitar apenas DAV lavradas em cartório de notas. A lavratura pode ser feita, caso o paciente assim deseje, e tem como principal objetivo dar segurança jurídica à manifestação de vontade. Todavia, os profissionais e as instituições de saúde devem aceitar DAV feitas de forma diversa, por exemplo, em documento particular – escrito privado, sem testemunhas.

A Resolução CFM nº 1995/2012 não estabelece uma forma – nem poderia, visto que o CFM não tem competência legal para isso –,[10] mas cria o dever ético de anotação das DAV em prontuário. Significa dizer que, todas as vezes em que o paciente manifestar ao médico seus desejos sobre cuidados e tratamentos, ainda que verbalmente, o profissional tem o dever de anotar essa manifestação em prontuário.

É preciso, contudo, compreender que a função dos médicos – e dos demais profissionais de saúde – extrapola a mera transcrição da vontade do paciente para o prontuário. Cabe, ainda, aos profissionais esclarecer o paciente acerca desse direito e fornecer orientações técnicas.[11]

Análise do caso clínico

O caso clínico apresentado levanta um questionamento-chave, que será explorado nesta sessão a partir da teoria já apresentada nas sessões anteriores: como a equipe do SAD poderia ter agido para evitar que fossem feitos procedimentos contrários à vontade do paciente?

Diante de toda a teoria exposta, é importante perceber que a equipe de assistência domiciliar falhou ao não iniciar o processo de planejamento de cuidados com o paciente. Veja-se: o planejamento de cuidados não pode ser tratado como competência específica de equipes especializadas. Para além da questão ética, o planejamento de cuidados precisa ser compreendido como um direito do paciente, respaldado no direito à informação, que é um direito constitucional e, também, consumerista.

A não realização do planejamento de cuidados é um costume que precisa urgentemente ser combatido, pois alicerça-se ora numa perspectiva paternalista, que vê a tomada de decisão clínica como ato unilateral do detentor do conhecimento,[12] ora na perspectiva consumerista, que vê a tomada de decisão clínica como uma análise financeira do custo-oportunidade.[13]

Ocorre que reduzir a tomada de decisão clínica nessas perspectivas significa ignorar por completo a pessoalidade do paciente, razão pela qual Zoboli[14] afirma que "os juízos éticos, como os clínicos, não podem desconsiderar as condições reais e circunstâncias concretas de cada contexto".

Sob a perspectiva da bioética em fim de vida, há inúmeros métodos para guiar a tomada de decisão. Os mais conhecidos e aplicados no Brasil são o principialista, de Beauchamp e Childress, e o deliberativo, de Diego Gracia (2016). "O primeiro propõe que se parta dos princípios bioéticos da autonomia, não maleficência, beneficência e justiça e, diante do caso concreto, se aplique aquele que melhor se adequar. Já na deliberação, os profissionais não categorizam as questões, não confrontam argumentos na base do tudo ou nada, mas realizam um esforço dialógico para compartilharem suas percepções e discutirem os diferentes sentidos morais para o caso, com o objetivo de chegar em uma decisão comum".[15]

Seja pelo método principialista, seja pelo método deliberativo, é imprescindível que o planejamento de cuidados preceda a tomada de decisões, notadamente, em respeito ao paciente – a razão das profissões e do sistema de saúde. Dito isso, a equipe de SAD deveria ter:

- estimulado o paciente a pensar sobre seus valores pessoais, sobre o que realmente importava para ele e sobre seu futuro diante do diagnóstico e do prognóstico;
- estimulado o paciente a conversar com familiares e amigos e escolher uma pessoa de confiança para falar em seu nome, afinal o pressuposto de que o filho único, somente pelo grau de parentesco, é o porta-voz do paciente é paternalista e ilícito;
- documentado em prontuário as vontades manifestadas verbalmente pelo paciente;
- discutido o plano de cuidados com o oncologista e os cuidadores;
- informado as pessoas que convivem com o paciente, inclusive a cuidadora, sobre as vontades do paciente.

Considerações finais

A equipe de assistência domiciliar tem um papel primordial no planejamento de cuidados, e o conhecimento desse papel por parte dos profissionais tem o condão de evitar as práticas obstinadas tão comuns nas instituições hospitalares.

Contudo, não se pode colocar essa responsabilidade apenas nas mãos dos profissionais que prestam assistência domiciliar. A obstinação terapêutica é um costume brasileiro que, para deixar de ser praticado, depende de uma mudança cultural que envolve não apenas os profissionais de saúde que atuam na assistência domiciliar. É preciso envolver, também, os profissionais de saúde do SAMU, os profissionais de saúde que atendem às emergências nos hospitais, os gestores das instituições de saúde e, acima de tudo, a população. E essa é a principal vantagem dos profissionais de saúde que trabalham na assistência domiciliar: são eles quem mais cuidam da pessoa, e não da doença.

Por isso, a sensibilização desses profissionais é importante, começando com o conhecimento técnico específico, perpassando o conhecimento ético, bioético, jurídico e chegando no (re)conhecimento de que todo paciente merece ser tratado como uma pessoa única.

Referências

1. Sudore RL, Lum HD, You JJ, Hanson LC, Meier DE, Pantilat SZ, et al. Defining Advance Care Planning for Adults: A Consensus Definition From a Multidisciplinary Delphi Panel. J Pain Symptom Manage. 2017;53(5):821-832.e1.
2. Rodi H, Detering K, Sellars M, Macleod A, Todd J, Fullerton S, et al. Exploring advance care planning awareness, experiences, and preferences of people with cancer and support people: an Australian online cross-sectional study. Support Care Cancer. 2021;29(7):3677-88.
3. ACP Decisions. 19 Evidence-Based Benefits of Advance Care Planning. [acesso em janeiro de 2022]. Disponível em: https://acpdecisions.org/19-evidence-based-benefits-of-advance-care-planning/#advancecareplanning
4. The Gold Standards Framework. Advance Care Planning. [acesso em janeiro de 2022]. Disponível em: https://www.goldstandardsframework.org.uk/advance-care-planning
5. Estados Unidos da América. Patient Self-Determinaction Act. [acesso em agosto de 2021]. Disponível em: http://thomas.loc.gov/cgi-bin/query/z?c101:H.R.5067
6. Gonzáles MAS. O novo testamento: testamentos vitais e diretivas antecipadas. In: Bastos EFB, Sousa AH, coordenadores. Família e jurisdição. Belo Horizonte: Del Rey; 2006. p. 91-137.
7. Bobbio M. O doente imaginado. São Paulo: Bamboo Editorial; 2014.
8. Dadalto L. Recusa de cuidados paliativos por familiares: entre o costume e a legalidade. In: Dadalto L, coordenadora. Cuidados paliativos: aspectos jurídicos. Indaiatuba: Foco; 2021. p. 265-80.
9. Brasil. Lei 10.406, de 10 de janeiro de 2002. Institui o Código Civil. Brasília, DF: Diário Oficial da União; 2002.
10. Dadalto L. Testamento vital. 5. ed. Indaiatuba: Foco; 2020.
11. Bonamigo EL, Pazini AM, Putzel EL. O papel dos profissionais de saúde nas Diretivas Antecipadas de Vontade. In: Dadalto L. Bioética e diretivas antecipadas de vontade. Curitiba: Prismas; 2014. p. 249-72.
12. Silva GAR. O processo de tomada de decisão na prática clínica: a medicina como estado da arte. Rev Bras Clin Med. 2013;11(1):75-9.
13. Laranjeira FO, Petramale CA. A avaliação econômica em saúde na tomada de decisão: a experiência da CONITEC. BIS Bol Inst Saúde. 2013;14(2):165-70.
14. Zoboli E. Tomada de decisão em bioética clínica: casuística e deliberação moral. Rev Bioét. 2013;21(3):389.
15. Dadalto L, Santos SC. A tomada de decisão em fim de vida e a Covid-19. In: Dadalto L, coordenadora. Bioética & covid-19. 2 ed. Indaiatuba: Foco; 2021. p. 361-80.

Capítulo 5

Sinais de terminalidade da vida

Kamila Vieira Silva
Marcelo de Freitas Mendonça
Maria de Fátima Maciel Nepuceno
Raquel Carvalho de Sousa

PONTOS-CHAVE

- Conhecer os sinais de fim de vida e conduzir pacientes em terminalidade na atenção primária com uma equipe multiprofissional.
- Tratar corretamente os sintomas dos pacientes em fim de vida e ofertar-lhes qualidade de vida.
- Elaborar um plano de cuidado individualizado a partir das necessidades do paciente.

OBJETIVOS DE APRENDIZAGEM

Ao final do capítulo, o leitor deverá ser capaz de:

- Abordar a terminalidade e a finitude como situações que devem ser vivenciadas pelas equipes multiprofissionais no atendimento domiciliar para pacientes com diagnóstico de doenças ameaçadoras da vida e em fase final de vida.
- Reconhecer os sinais e sintomas do fim de vida, utilizando instrumentos validados.
- Indicar tratamentos e condutas adequadas para os pacientes em fase final de vida, com atuação de uma equipe multiprofissional no domicílio.
- Acompanhar e colaborar com os pacientes e seus familiares em fase final de vida, dando-lhes todo o suporte necessário, sem utilizar medidas fúteis e desnecessárias, que causem maior sofrimento.

Caso clínico

M.J.C., 56 anos, sexo feminino, secretária. Reside com o pai e dois irmãos. Estudou até o segundo grau. Procurou a Unidade de Saúde da Família (USF) para uma consulta de rotina, pois havia anos que não se consultava, por falta de tempo. Durante a consulta, apresentava queixa de um leve desconforto no abdome inferior e constipação intestinal. Durante o exame, a médica detectou uma massa endurecida no quadrante inferior esquerdo do abdome, indolor à palpação e medindo 10 cm com limites imprecisos. Foram solicitados exames para investigar a tumoração. A paciente retorna à USF com resultado de exames: hemograma evidenciou anemia normocítica e normocrômica, e colonoscopia mostrou uma massa tumoral em sigmoide e cólon ascendente com estreitamento da luz intestinal. A biópsia evidenciou adenocarcinoma de intestino colorretal. A paciente foi encaminhada para a oncologia, e, após 1 semana, foi confeccionada colostomia protetora, pois havia a possibilidade de obstrução intestinal. Nas semanas seguintes, apresentou queda do estado geral, anorexia e perda de peso. Foi encaminhada para a primeira sessão de quimioterapia e apresentou vários efeitos colaterais, piora da anorexia, astenia, náuseas e perda de peso.

A equipe multiprofissional da USF realizou uma visita domiciliar à paciente e elaborou um plano de cuidados envolvendo cuidados médicos, de enfermagem, nutrição e psicologia. M.J.C. piorou gradualmente seu quadro clínico, fato que a impossibilitou de continuar o tratamento quimioterápico. Nesse contexto, em decisão compartilhada com a paciente e família, optou-se pela abordagem paliativa plena. Durante as visitas domiciliares, a equipe multiprofissional realizou várias reuniões com a paciente e sua família, abordando sobre a proximidade do fim de vida e a proposta de direcionamento do cuidado a M.J.C. para o controle de sintomas e qualidade de vida. Houve piora gradativa do quadro clínico, e, após 1 mês, M.J.C. entrou em processo ativo de morte sendo assistida pela equipe da USF até o momento do óbito. Uma semana após o falecimento, a família recebeu uma visita da equipe para apoio ao luto e prestar os esclarecimentos necessários. A família agradeceu todo o cuidado recebido durante o adoecimento e processo de morte de seu ente querido e corroborou a vantagem da morte no domicílio, bem como o não uso de tratamentos desnecessários e que só trariam mais sofrimento para todos.

Introdução

Terminalidade é a fase da vida em que o paciente, portador de condições ameaçadoras da vida, já esgotou todas as possibilidades de cura e a morte parece inevitável e previsível.[1] Prognosticar a proximidade da morte é extremamente importante, principalmente no contexto de doenças avançadas, para pacientes, familiares e equipe de saúde, permitindo muitas decisões de cuidados de saúde, como as relativas a tratamentos modificadores de doença, encaminhamento hospitalar, elaboração de planos avançados de cuidados, planejamento e organização da vida pessoal, os quais dependem da duração de sobrevivência esperada.[2]

Quando se fala em terminalidade, utilizam-se diversos termos, não havendo um consenso na literatura nem na prática de cuidados paliativos, podendo interferir na comunicação efetiva de prognóstico. Hui *et al.*,[2] por meio de uma revisão sistemática, buscou clarificar os termos comumente utilizados na literatura como referência e seus significados: "processo ativo de morte", "fase final de vida", "doença terminal" e "transição de cuidado". Identificou-se que as quatro primeiras envolvem o diagnóstico de doenças progressivas e irreversíveis com prognóstico limitado de meses ou menos, embora não haja uma uniformidade na estimativa do tempo. "Transição de cuidado" foi definida como local, nível e metas de cuidado.

No contexto da atenção domiciliar (AD), essa estimativa temporal faz-se ainda mais importante, visto que um dos eixos da AD é a desospitalização, otimizando a alta hospitalar com a continuação do cuidado do paciente em seu domicílio, onde, frequentemente, viverá seus últimos dias de vida.[3] Portanto, é de suma importância que a equipe de saúde que acompanha esse paciente e sua família saiba identificar sinais e sintomas que sugerem início do processo de morte.

Promover cuidados paliativos no domicílio, principalmente os cuidados de fim de vida, reduz internações desnecessárias, e a família recebe suporte e orientação pela equipe multiprofissional com assistência integral, possibilitando melhor qualidade de vida nesses momentos tão difíceis.[4] O papel da equipe multiprofissional da ESF nessa fase de doença é fundamental, favorecendo a adesão da morte no domicílio, além de promover a humanização do cuidado, fortalecer os laços familiares e ajudar na elaboração do luto.

Evolução clínica para a fase final de vida

Conforme a evolução da(s) doença(s) de base, o paciente iniciará a transição para a fase do processo de morte. O reconhecimento da fase terminal da doença e o prognóstico preciso em relação à morte são importantes para os pacientes, familiares e profissionais de saúde, permitindo a oportunidade de planejar os cuidados no final da vida. O reconhecimento tardio da morte resulta em um manejo inadequado dos sintomas e no cuidado psicossocial e espiritual aquém do ideal para os pacientes que estão morrendo e seus familiares.

Um importante elemento no diagnóstico do morrer é que os membros da equipe multiprofissional estejam em concordância de que o paciente se encontra em final de vida. Se os membros da equipe estiverem em desacordo, com objetivos de cuidado não alinhados, poderão levar a um tratamento inadequado do paciente e a uma comunicação confusa e iatrogênica.[5]

Espera-se que, até esse momento, o paciente, juntamente com familiares, já tenha sido abordado e participado de discussões a respeito de suas expectativas e preferências para a elaboração de planos de cuidados de fim de vida. Idealmente, essas discussões devem ser realizadas ao longo do acompanhamento clínico de rotina, com a equipe multiprofissional, por meio de informações prognósticas de forma clara, mas compassiva, que lhes permitam expressar seus medos e expectativas para o cuidado no final da vida.[6]

Sempre que possível, a equipe deve solicitar aos pacientes e suas famílias que descrevam o que consideram uma boa morte, permitindo a identificação de objetivos específicos de cuidado, abordando experiências pessoais em situações de morte. A literatura disponível sugere que os pacientes e suas famílias desejam um bom manejo dos sintomas e alívio de sofrimento; cuidados que sejam consistentes com os padrões clínicos, culturais e éticos; processos de tomada de decisão claros.[7]

Conforme o paciente se aproxima da morte, é preciso envolver a família para informá-los sobre as mudanças fisiológicas, sinais e sintomas mais comuns, que ocorrem no processo de morte até o momento do óbito (Quadro 1). Essa antecipação do que pode ocorrer tem um valioso papel em preparar paciente e familiares, reduz a aflição e a ansiedade entre os envolvidos, proporciona maior confiança sobre a equipe e evita situações inesperadas, incluindo o encaminhamento do paciente para o pronto atendimento. A equipe multiprofissional deve estar em sintonia para acolher as angústias e dúvidas da família, comuns nesse momento. A preparação para as mudanças fisiológicas é particularmente importante para as famílias que planejam uma morte em casa para evitar surpresas ou pânico.[8]

Além disso, é esperado que a equipe tenha abordado, durante as discussões, a tomada de decisões potencialmente difíceis, como alimentação e hidratação, assim como a não realização de ressuscitação cardiopulmonar (RCP). Idealmente, essa abordagem deveria ter sido realizada em momento anterior à fase de terminalidade, embora isso não ocorra com frequência. Habitualmente, essas abordagens acontecem nos últimos dias de vida ou no pronto atendimento em um momento de descompensação clínica.

Sinais clínicos

A maneira mais confiável de avaliar se um paciente está no processo ativo de morte é reconhecer os sinais clínicos comuns dessa fase. Tal processo é facilitado pela reavaliação contínua da condição clínica, bem como comunicação próxima permitindo o compartilhamento de informações entre cuidadores e familiares, orientando o reconhecimento de sinais que tendem a estar presentes nos últimos dias que antecipam a morte.

QUADRO 1 Sinais clínicos de processo ativo de morte

▪ Fraqueza progressiva – falências funcionais/colapso periférico.
▪ Mioclonias.
▪ Imobilidade – limitação ao leito.
▪ Diminuição da comunicação social.
▪ Alteração do estado mental – alteração do nível de consciência (ou seja, atenção) e cognição (por exemplo, pensamentos ou processos mentais); os pacientes podem ter transtornos de consciência, de cognição ou ambos (*delirium*).
▪ Dificuldade para deglutição.
▪ Redução de apetite (anorexia), menor tolerância para alimentos, perda de peso, redução da ingesta oral.
▪ Hipotensão arterial – não necessariamente por hipovolemia.
▪ Incontinência ou retenção urinária – incontinência ou retenção urinária, oligúria/anúria.
▪ Perda do controle esfincteriano.
▪ Perda da capacidade de fechar os olhos.
▪ Mudanças na frequência e no padrão respiratório (respiração de Cheyne-Stokes, apneia – *gasping*).
▪ Respiração ruidosa, acúmulo de secreções das vias aéreas (sororoca).
▪ Palidez cutânea e presença de livedo reticular.
▪ Hipotermia, sobretudo em extremidades – extremidades frias ("degradê" de temperatura).
▪ Piora de sintomas físicos antes controlados (dor, dispneia, náuseas, vômitos).
▪ Outros.

Fonte: elaborado pelos autores.

Instrumentos para prognosticar a fase final de vida/terminalidade

Na avaliação do prognóstico e da estimativa de sobrevida, podemos dividir as ferramentas em dois métodos principais: previsão de sobrevivência do médico e estimativa clínica de sobrevivência (ESC).[9] O primeiro depende da experiência e do conhecimento clínico de quem faz o julgamento subjetivo sobre o prognóstico do indivíduo. Umas das ferramentas é a "pergunta surpresa": "Você se surpreenderia se este paciente morresse nos próximos x meses?" (geralmente nos próximos 12 meses), submetida ao profissional responsável pelo cuidado. Sua acurácia tem grande variação, pois depende de uma série de fatores, como a experiência do profissional, qualificação, além de informações que utilizam para basear seu julgamento.[10] A ESC utiliza fatores estabelecidos por meio de dados de pesquisas para definir um prognóstico individual, ou por meio de pontuações, comparadas em uma tabela que define dados sobre mortalidade. Os métodos não são excludentes; alguns índices utilizam o julgamento clínico como fator de avaliação para pontuar.[9]

O uso de estimativas probabilísticas costuma ser mais acurado do que a previsão médica, que tende a ser imprecisa e excessivamente otimista.[11] A sobrevida estimada pode ser expressa temporalmente (por exemplo, "x" dias, semanas ou meses) ou por probabilidade, que demonstra uma acurácia superior à primeira: 25% e 50-75% respectivamente.[9]

Outra vantagem das ferramentas probabilísticas e do tipo índice é a sua reprodutibilidade;[9,12] aquelas baseadas no julgamento clínico têm a vantagem de poderem ser utilizadas em qualquer local com baixo recurso, visto que não dependem de parâmetros laboratoriais. Contudo, nenhum dos instrumentos de prognóstico é universalmente bem-sucedido em predizer resultados em populações de pacientes, mas há alguns amplamente reconhecidos, pesquisados e validados. As escalas mais utilizadas para a identificação de pacientes na população geral (rastreamento) com necessidades especiais são:[13]

- SPICT-BR, já traduzida e validada para a língua portuguesa no Brasil.
- GSF Prognostic Indicator Guidance (GSF-PIG).
- NECPAL CCOMS-ICO© (NECPAL), já traduzida para a língua portuguesa com adaptação transcultural.

Neste capítulo, vamos abordar a SPICT-BR™ por entender que essa é uma ferramenta simples, com uso já bem consolidada em mais de 30 países, um deles o Brasil, facilitando sua reprodutibilidade.

O SPICT-BR™ é uma ferramenta de identificação que ajuda a reconhecer os pacientes elegíveis à abordagem paliativa na atenção primária e hospitalar e se baseia em: identificação de seis indicadores gerais de deterioração da saúde e aumento das necessidades de cuidados, incluindo eventos desencadeadores (por exemplo, internação em hospitais). Seguem-se indicadores de condições avançadas e progressivas considerando câncer; demência/fragilidade; doença neurológica; doença cardiovascular; doença respiratória; doença renal e doença hepática. O instrumento também descreve aspectos principais dos cuidados paliativos e do planejamento de cuidados futuros.[14]

A versão mais recente da SPICT-BR™ não considera um valor de corte para definir como positivo, ao passo que versões anteriores determinavam como "SPICT-positivo" aqueles pacientes que tivessem dois ou mais indicadores gerais de deterioração da saúde ou um indicador de uma ou mais condições avançadas.[14] Para facilitar seu manejo, a ferramenta tem formato de única página, contendo seis sinais gerais de piora da saúde. Conta também com indicadores clínicos baseados em evidências das principais condições avançadas e progressivas, considerando: câncer; demência/ fragilidade; doença neurológica; doença cardiovascular; doença respiratória; doença renal e doença hepática.[14]

Além disso, na avaliação prognóstica em pacientes com câncer avançado, alguns fatores relacionados ao paciente são mais importantes para prognosticar do que informações sobre a doença. Algumas escalas de prognósticos incluem esses fatores na sua pontuação, como: avaliação de funcionalidade (*performance status*), por meio das ferramentas Karnofsky e

THE UNIVERSITY of EDINBURGH

Supportive and Palliative Care Indicators Tool (SPICT-BR™)

NHS Lothian

O SPICT é um guia para identificação de pessoas sob o risco de deterioração e morrendo. Avaliar esse grupo de pessoas para necessidade de suporte e cuidado paliativos.

Procure por indicadores gerais de piora da saúde.

- Internações hospitalares não programadas.
- Capacidade funcional ruim ou em declínio com limitada reversibilidade. (a pessoa passa na cama ou cadeira mais de 50% do dia).
- Dependente de outros para cuidados pessoais devido a problemas físicos e/ou de saúde mental. `É necessário maior suporte para o cuidador.
- Perda de peso significativa nos últimos 3-6 meses e/ ou um baixo índice de massa corporal.
- Sintomas persistentes apesar do tratamento otimizado das condições de base.
- A pessoa ou sua família solicita cuidados paliativos, interrupção ou limitação do tratamento ou um foco na qualidade de vida.

Procure por quaisquer indicadores clínicos de uma ou mais das condições avançadas.

Câncer

Capacidade funcional em declínio devido a progressão do câncer.

Estado físico muito debilitado para tratamento do câncer ou tratamento para controle dos sintomas.

Demencia/ fragilidade

Incapaz de vestir-se, caminhar ou comer sem ajuda.

Redução da ingestão de alimentos e líquidos e dificuldades na deglutição.

Incontinência urinária e fecal.

Incapaz de manter contato verbal; pouca interação social.

Fratura de fêmur, múltiplas quedas.

Episódios frequentes de febre ou infecções; pneumonia aspirativa.

Doença neurológica

Deterioração progressiva da capacidade física e/ou da função cogntiva mesmo com terapia otimizada.

Problemas da fala com dificuldade progressiva de comunicação e/ou deglutição.

Pneumonia aspirativa recorrente; falta de ar ou insuficiência respiratória.

Doença cardiovascular

Classe funcional III/IV de NYHA- insuficiência cardíaca ou doença coronariana extensa e intratável com:

- falta de ar ou dor precordial em repouso ou aos mínimos esforços.

Doença vascular periférica grave e inoperável.

Doença respiratória

Doença respiratória crônica grave com:

- falta de ar em repouso ou aos mínimos esforços entre as exacerbações.

Necessidade de oxigênioterapia por longo prazo.

Já precisou de ventilação para insuficiência respiratória ou ventilação é contraindicada.

Doença renal

Estágios 4 e 5 de doença renal crônica (TFG< 30ml/mi) com piora clínica.

Insuficiência renal complicando outras condições limitantes ou tratamentos.

Decisão de suspender a diálise devido à piora clínica ou intolerância ao tratamento.

Doença hepática

Cirrose avançada com uma ou mais complicações no último ano:

- Ascite resistente a diuréticos
- Encefalopatia hepática
- Síndrome hepatorrenal
- Peritonite bacteriana
- Sangramentos recorrentes de varizes esofágicas

Transplante hepático é contraindicado.

Deterioração e sob o risco de morrer de qualquer outra condição ou complicação que não seja reversível.

Revisar o cuidado atual e planejar o cuidado para o futuro.

- Reavaliar o tratamento atual e medicação para que o paciente receba o cuidado otimizado.
- Considere o encaminhamento para avaliação de um especialista se os sintomas ou necessidades forem complexos e difíceis de manejar.
- Acordar sobre objetivos do cuidado atual e futuro e planejar o cuidado com a pessoa e sua família.
- Planejar com antecedência caso a pessoa esteja em risco de perda cognitiva.
- Registre em prontuário, comunique e coordene o plano geral de cuidados.

Para mais informações e atualizações, cadastre-se no SPICT website (www.spict.org.uk)

SPICT™, abril 2016

FIGURA 1

Supportive and Palliative Care Indicators Tool.

Fonte: SPICT-BR™, 2016.[14]

Palliative Performance Scale (PPS); presença de sinais e sintomas relacionados a condições nutricionais (anorexia, perda de peso); outros sintomas-chave, como dispneia e confusão (não inclui dor); alguns parâmetros biológicos, como albumina sérica, número de leucócitos, e percentual de linfócitos.[9] As escalas PPS e Palliative Prognostic Index (PPI) também são usadas para esse fim em pacientes com necessidades em cuidados paliativos portadores de doenças não neoplásicas.

A PPS (Quadro 2) é uma escala funcional baseada em Karnofsky e varia de 0 (morte) a 100% (completamente assintomático), divididos em intervalos de 10. Seus parâmetros são baseados na mobilidade, atividade da doença, autocuidado, ingestão oral e nível de consciência. A PPS obtida através da primeira consulta em domicílio ou em admissão hospitalar é um preditor independente e significativo de sobrevivência,[15] sobretudo em paciente em hospices e idosos institucionalizados sem doença oncológica.[16]

Apesar de a PPS não ser uma ferramenta com acurácia para prognóstico bem estabelecida, quando utilizada rotineiramente em todas as avaliações (diariamente durante internação, em todas as consultas ambulatoriais e visitas domiciliares), associada a outros sintomas, como edema, *delirium*, dispneia e baixa ingesta alimentar, é amplamente utilizada pela sua fácil aplicabilidade em demonstrar o declínio funcional.[15,17]

A PPI (Quadro 3) utiliza a funcionalidade por meio da PPS, dispneia em repouso, ingestão oral, *delirium* e edema. A vantagem da PPI sobre as demais escalas é a não utilização de exames laboratoriais, fator importante na sua aplicabilidade na prática.[18] A PPI avalia a estimativa de prognóstico, conforme a pontuação:

- PPI de 0 a 4: estimativa de sobrevida > 6 semanas.
- PPI de 5 a 6: estimativa de sobrevida < 6 semanas.
- PPI > 6: estimativa de sobrevida < 3 semanas.

Manejo clínico dos sintomas

Dizemos que a fase final de vida de um paciente com doença terminal é o período de horas a dias que antecede o desfecho morte. Nesse contexto, o papel da equipe multidisciplinar na identificação dos sinais e manejo dos sintomas é fundamental para um cuidado realmente efetivo e que venha ao encontro das necessidades, respeitando a história biográfica do paciente. Nesse sentido, a equipe tem, como principais objetivos, promover o controle dos sintomas de forma completa, buscar a prevenção de agravos nas últimas horas de vida, aliviar a agonia final e evitar tratamentos fúteis nessa fase. Assim, um planejamento de cuidados adequado re-

QUADRO 2 *Palliative Performance Scale*

%	Deambulação	Atividade e evidência de doença	Autocuidado	Ingestão	Nível de consciência
100	Completa	Normal, sem evidência de doença	Completo	Normal	Completo
90	Completa	Normal, alguma evidência de doença	Completo	Normal	Completo
80	Completa	Com esforço, alguma evidência de doença	Completo	Normal	Completo
70	Reduzida	Incapaz para o trabalho, alguma evidência de doença	Completo	Normal ou reduzida	Completo
60	Reduzida	Incapaz de realizar *hobbies*, doença significativa	Assistência ocasional	Normal ou reduzida	Completo ou com períodos de confusão
50	Sentado ou acamado	Incapacitado para qualquer trabalho, doença extensa	Assistência considerável	Normal ou reduzida	Completo ou com períodos de confusão
40	Acamado	Idem	Assistência quase completa	Normal ou reduzida	Completo ou com períodos de confusão
30	Acamado	Idem	Dependência completa	Reduzida	Completo ou com períodos de confusão
20	Acamado	Idem	Idem	Ingestão limitada a colheradas	Completo ou com períodos de confusão
10	Acamado	Idem	Idem	Cuidados com a boca	Confuso ou em coma
0	Morte	–	–	–	–

Fonte: Matsumoto DY, 2012.[17]

QUADRO 3 *Palliative Prognostic Index*

			Máximo possível
Palliative *Performance Scale*	10 - 20	4	4
	30 -50	2,5	
	60 ou mais	0	
Ingesta oral	Muito reduzida	2,5	2,5
	Reduzida	1	
	Normal	0	
Dispneia em repouso	Presente	3,5	3,5
	Ausente	0	
Edema	Presente	1	1
	Ausente	0	
Delirium	Presente	4	4
	Ausente	0	
	Total		15

Fonte: Castilho HP *et al.*, 2021.[19]

duz o medo e a ansiedade dos pacientes e familiares. O objetivo do manejo dos sintomas do paciente em fim de vida é voltado para o conforto, melhoria da qualidade de vida e alívio dos sintomas.[2,20]

Redução da ingestão oral

A maioria dos pacientes na fase terminal de uma doença apresenta ingestão oral reduzida e deglutição prejudicada devido a fraqueza generalizada, efeito de medicamentos ou distúrbios metabólicos. A aceitação de líquidos se torna progressivamente mais difícil, tornando a via oral inadequada ou contraindicada necessitando de vias alternativas, como via subcutânea, sobretudo para a administração de medicamentos essenciais.

É importante antecipar as preocupações da família em relação à alimentação, pois muitas vezes experimentam intenso sofrimento emocional quando o paciente se torna incapaz de ingerir alimentos e líquidos por via oral. Considerando que a comida e a alimentação têm fortes conexões culturais e emocionais, a orientação sobre o processo de morte é capaz de reduzir significativamente os sofrimentos e os conflitos potenciais. É solicitado que os familiares ofereçam cuidados bucais com gazes/chumaços de algodão ou pequenas alíquotas de água, pois podem melhorar os sintomas de sede e irritação na boca do paciente e são intervenções úteis para cuidadores e familiares que desejam se envolver no processo de cuidado.

Não há evidências científicas que corroboram que o aumento da oferta calórica melhore a força, energia ou estado funcional, nem que prolongue a sobrevida ou qualquer outro desfecho positivo em pacientes nos últimos dias de vida. Portanto, a nutrição artificial não é recomendada, de maneira geral, para o suporte nutricional de pacientes na fase de terminalidade.[21,22]

Da mesma forma, a possibilidade de a desidratação contribuir para o sofrimento e apressar a morte em pacientes no final da vida não é apoiada pelos dados disponíveis. Em ensaio clínico multicêntrico, duplo-cego e randomizado para o placebo, avaliaram-se 129 pacientes que foram divididos em grupo intervenção que recebeu 1.000 mL/dia de solução salina e grupo placebo que recebeu 100 mL/dia de solução salina durante 4 horas. Concluíram que a hidratação de 1.000 mL/dia não melhorou os sintomas, a qualidade de vida ou a sobrevida em comparação ao placebo.[23]

A hidratação artificial, quando indicada, deve ser feita com cuidado para evitar edema, congestão pulmonar e, por conseguinte, desconforto respiratório. O uso da via subcutânea/hipodermóclise é a melhor escolha, pois traz menos desconforto e tem uma técnica de fácil aplicabilidade.

Alterações respiratórias

Alterações no padrão respiratório podem indicar comprometimento neurológico significativo e morte iminente. Os pacientes podem cursar com bradipneia cada vez mais intensa e redução do volume corrente. Podem ocorrer períodos de apneia ou padrão de respiração de Cheyne-Stokes. É importante detalhar que essas mudanças no padrão respiratório são esperadas ao longo da proximidade do óbito, pois podem ser interpretadas inadequadamente pelos familiares como "falta de ar" ou "sufocamento".

Dispneia

Este é um sintoma muito prevalente, principalmente em pacientes com doença oncológica avançada. Está presente em até 90% dos pacientes com neoplasia de pulmão e em até 70% dos pacientes em fase final de vida. É importante ressaltar que o tratamento da dispneia deve ser individualizado, avaliando causas potencialmente reversíveis, como derrame pleural, ascite etc., e se faz coerente e válido a depender da fase de evolução da doença.

- **Conduta:** os tratamentos mais comuns para a dispneia incluem oxigênio, se apresentar redução da saturação de O_2, e opioides.
- **Medidas não farmacológicas:** uso de ventiladores, ambiente arejado com janelas abertas ou até mesmo mudança no posicionamento do leito/cama para próximo de um local ventilado são efetivos e validados. Em uma metanálise, foi demonstrado que a terapia com ventilador, em que é direcionada uma corrente de ar ao rosto do paciente, também se mostrou eficaz na redução da dispneia em indivíduos em repouso com câncer terminal.[24]
- **Oxigenoterapia:** uma prática comum em alguns locais durante o processo ativo de óbito, no entanto não apoiada por evidências científicas, exceto naqueles com hipo-

xemia documentada previamente ou dispneicos. Nesses casos, o uso de cânulas nasais é preferível às máscaras de oxigênio, que interferem na comunicação com o paciente. A administração de oxigênio é um símbolo de cuidado médico para os pacientes e suas famílias e pode estar associada a um efeito placebo para ambos.[25]

- **Medidas farmacológicas:** a principal droga de escolha é a morfina, em dose baixa de 5 mg VO/SNE ou 2 mg EV/SC a cada 6 horas ou a cada 4 horas se dispneia moderada ou intensa. Se necessário, a cada 24 horas reavaliar e ajustar a dose. Em pacientes que já faziam uso de opioide, pode-se aumentar a dose em 25% da dose total diária. Com frequência esse sintoma está associado a quadros ansiosos, nesse caso a associação com benzodiazepínicos é a mais indicada. Algumas sugestões são: lorazepam 0,5 a 1 mg VO/SNE até a cada 6 horas; diazepam: iniciar com 5 mg/dia, com dose máxima de 10 mg VO/SNE; clonazepam 0,25 a 2 mg VO/SNE a cada 12 horas. A posologia em gotas pode facilitar o fracionamento e manejo; midazolam 2,5 a 5 mg via SC, com ajuste da dose até a cada 4 horas.[18]

Acúmulo de secreções em via aérea superior

A perda da capacidade de engolir, assim como a redução do reflexo de vômito, pode ser decorrente de fraqueza e piora neurológica e acarreta acúmulo de secreções na árvore traqueobrônquica. O acúmulo de saliva e secreções orofaríngeas e o relaxamento excessivo dos músculos da faringe, devido ao importante rebaixamento do nível de consciência, podem levar a uma respiração ruidosa, comumente conhecida como ronco da morte ("sororoca"), pois esse é um sinal de proximidade do óbito. Esses sons podem ser angustiantes para a família, por isso deve ser reforçado que não significam desconforto ou sofrimento respiratório. Com a finalidade de oferecer conforto a família e cuidadores, o ruído deve ser evitado com mudança da posição do paciente ou limitação da ingestão de líquidos ou uso de medicamentos para reduzir a produção das secreções. Entretanto, as evidências mostram que os benefícios de intervenções farmacológicas para reduzir o volume das secreções são escassos.[26]

- **Medidas não farmacológicas:** sempre que possível, é recomendado diminuir ou descontinuar hidratação endovenosa e nutrição enteral, as quais diminuem o acúmulo de secreção em vias aéreas e edema. Posicionar o paciente lateralmente pode facilitar a saída de secreção e diminuir o ronco. A aspiração de vias aéreas pode ser indicada desde que traga conforto, do contrário deve ser evitada em caso de desconforto.
- **Medidas farmacológicas:** as evidências demonstram que os benefícios de intervenções farmacológicas para reduzir o volume das secreções são escassos.[26] As principais medidas farmacológicas são: inalação com brometo de ipratrópio, máximo 40 gotas a cada 4 horas; escopolamina: 20 mg a cada 8 ou 6 horas VO, IV/SC ou hipodermóclise; colírio de atropina: 2 gotas a cada 6-12 horas, sublingual.[18]

Dor

É possível que alguns pacientes apresentem piora do quadro álgico nessa fase e que ajustes nas medicações analgésicas fazem-se necessários. Outros podem evoluir com sonolência progressiva e "desligamento" do mundo externo, casos em que é possível avaliar a diminuição progressiva de opioides, por exemplo. Atentar-se para a disponibilidade de uma outra via para administração de medicamentos se o paciente fazia uso da via oral.

- **Medidas farmacológicas:** manter analgésico comum dipirona (1g de a cada 6 horas) e/ou paracetamol de horário via subcutânea/hipodermóclise. Se paciente virgem de opioide e com sinais clínicos de dor, podemos utilizar morfina na dose mínima de 2-5mg IV/SC a cada 4 horas, com doses extras para resgates (1/6 a 1/10 da dose total diária). Se o paciente já faz uso de adjuvantes, estes devem ser mantidos sempre que houver via de administração para tal.[18]

Delirium

É um sintoma muito comum, que provoca angústia em cuidadores, familiares e no próprio paciente; nesse sentido, deve ser identificado e tratado o mais precocemente possível. Há uma deterioração da memória e do raciocínio com respostas inadequadas ou ausentes. Pode manifestar componentes de alucinações, alterações visuais, e, por vezes, o paciente pode apresentar um olhar fixo e muito profundo associado a agitações psicomotoras.

- **Medidas não farmacológicas:** manter o ambiente tranquilo e acolhedor, com acolhida e presença da família. O uso de música é pertinente e auxilia no cuidado medicamentoso.
- **Medidas farmacológicas:** a principal droga de escolha é o haloperidol, que pode ser iniciado na dose de 2 mg por VO/SNE ou 1 mg por SC/hipodermóclise a cada 2 horas até o controle do sintoma e, depois, manter a dose a cada 6-12 horas, com dose máxima recomendada de 10 mg/24 horas. Se não houver controle do sintoma, pode-se associar um benzodiazepínico.[18] A polifarmácia é comum em pacientes no final da vida e aumenta a possibilidade de interações medicamentosas e eventos adversos. Medicamentos não essenciais e potencialmente inadequados, diante da ausência de benefícios em curto prazo, devem ser descontinuados, particularmente aqueles administrados para a prevenção primária e secundária.[27]

A maioria dos medicamentos pode ser interrompida abruptamente; no entanto, certos medicamentos devem ser reduzidos gradualmente. Como regra geral, isso inclui medicamentos cardiovasculares e aqueles que afetam o sistema nervoso central (por exemplo, betabloqueadores, clonidina, antidepressivos, benzodiazepínicos). Os anti-hipertensivos podem ser retirados abruptamente, assim como os hipoglicemiantes orais. Comumente o risco de hipoglicemia é maior que o de hiperglicemia no final da vida. A medida de glicemias capilares deve ser evitada porque oferecem desconforto sem benefício nesse momento.

Os anticonvulsivantes geralmente são mantidos; entretanto, a continuidade do seu uso pode não ser necessária se foi iniciado para dor neuropática ou profilaxia de convulsões. Se o paciente tiver um distúrbio convulsivo documentado, é imperativa uma via alternativa (subcutânea, endovenosa ou retal) quando a via oral não for mais possível.

Considerações finais

A morte é um evento biológico de finitude do corpo físico que todos nós, seres finitos, vamos experimentar. O processo de morrer é o caminho percorrido até o desfecho da morte. Nesse sentido, as proposições aqui colocadas tiveram como fundamento principal aliviar e cuidar das principais demandas e dos sintomas presentes nessa fase da vida. Entendemos que as ferramentas e práticas aqui colocadas são de fácil aplicação e reprodutibilidade na AD. Assim, corrobora-se para a prática de uma medicina com *expertise* técnica e humana em busca do alívio do sofrimento humano no seu processo de finitude.

Referências

1. Gutierrez PL. O que é paciente terminal? À beira do leito. 2001;47:92.
2. Hui D, Nooruddin Z, Didwaniya N, Dev R, De La Cruz M, Kim SH, et al. Concepts and definitions for "actively dying," "end of life," "terminally ill," "terminal care," and "transition of care": a systematic review. J Pain Symptom Manage. 2014;47(1):77-89.
3. Brasil. Ministério da Saúde. Secretaria de Atenção à Saúde. Departamento de Atenção Básica. Caderno de atenção domiciliar. Brasília, DF: Ministério da Saúde; 2012.
4. Faller JW, Brusnicki PH, Zilly A, Brofman MCBFS, Cavalhieri L. Perfil de idosos acometidos por câncer em cuidados paliativos no domicílio. Rev Kairós. 2016;19(22):29-43.
5. Ellershaw J, Ward C. Care of the dying patient: the last hours or days of life. BMJ. 2003;326(7379):30-4.
6. Hallenbeck J. Palliative care in the final days of life: "they were expecting it at any time". JAMA. 2005;293(18):2265-71.
7. Kastbom L, Milberg A, Karlsson M. A good death from the perspective of palliative cancer patients. Support Care Cancer. 2017;25(3):933-9.
8. Kehl KA, Kowalkowski JA. A systematic review of the prevalence of signs of impending death and symptoms in the last 2 weeks of life. Am J Hosp Palliat Care. 2013;30(6):601-16.
9. Glare PA, Sinclair CT. Palliative medicine review: prognostication. J Palliat Med. 2008;11(1):84-103.
10. White N, Kupeli N, Vickerstaff V, Stone P. How accurate is the 'Surprise Question' at identifying patients at the end of life? A systematic review and meta-analysis. BMC Med. 2017;15(1):139.
11. Crawford GB, Dzierżanowski T, Hauser K, Larkin P, Luque-Blanco AI, Murphy I, et al. Electronic address: clinicalguidelines@esmo.org. Care of the adult cancer patient at the end of life: ESMO Clinical Practice Guidelines. ESMO Open. 2021;6(4):100225.
12. White N, Reid F, Harris A, Harries P, Stone P. A Systematic Review of Predictions of Survival in Palliative Care: How Accurate Are Clinicians and Who Are the Experts? PloS one. 2016;11(8):e0161407.
13. ElMokhallalati Y, Bradley SH, Chapman E, Ziegler L, Murtagh FE, Johnson MJ, et al. Identification of patients with potential palliative care needs: A systematic review of screening tools in primary care. Palliat Med. 2020;34(8):989-1005.
14. Supportive and Palliative Care Indicators Tools: versão brasileira. The University of Edinburgh; 2016. SPICT-BR™: Versão brasileira. [acesso em novembro de 2021]. Disponível em: https://www.spict.org.uk/the-spict/spict-br/
15. Lau F, Maida V, Downing M, Lesperance M, Karlson N, Kuziemsky C. Use of the Palliative Performance Scale (PPS) for end-of-life prognostication in a palliative medicine consultation service. J Pain Symptom Manage. 2009;37(6):965-72.
16. Harrold J, Rickerson E, Carroll JT, McGrath J, Morales K, Kapo J, et al. Is the palliative performance scale a useful predictor of mortality in a heterogeneous hospice population? J Palliat Med. 2005;8(3):503-9.
17. Matsumoto DY. Cuidados paliativos: conceito, fundamentos e princípios. In: Manual de Cuidados Paliativos ANCP. 2. ed. ACNP; 2012. p. 23-30.
18. Coradazzi AL, Santana MTEA, Caponero R. Cuidados paliativos: diretrizes para melhores práticas. São Paulo: MG Editores; 2019. 232 p.
19. Castilho HP, Silva VCS, Pinto CS. Manual de Cuidados Paliativos da Academia Nacional de Cuidados Paliativos. 3. ed. Rio de Janeiro: Atheneu; 2021.
20. Rodrigues LF, Alves dos Santos R. Cuidados paliativos: comunicação bioética e os últimos momentos. Rio de Janeiro: Rubio; 2021. 288 p.
21. Hui D, Dev R, Bruera E. The last days of life: symptom burden and impact on nutrition and hydration in cancer patients. Curr Opin Support Palliat Care. 2015;9(4):346-54.
22. Bouleuc C, Anota A, Cornet C, Grodard G, Thiery-Vuillemin A, Dubroeucq O, et al. Impact on Health-Related Quality of Life of Parenteral Nutrition for Patients with Advanced Cancer Cachexia: Results from a Randomized Controlled Trial. Oncologist. 2020;25(5):e843-51.
23. Bruera E, Hui D, Dalal S, Torres-Vigil I, Trumble J, Roosth J, et al. Parenteral hydration in patients with advanced cancer: a multicenter, double-blind, placebo-controlled randomized trial. J Clin Oncol. 2013;31(1):111-8.
24. Kako J, Kobayashi M, Oosono Y, Kajiwara K, Miyashita M. Immediate Effect of Fan Therapy in Terminal Cancer With Dyspnea at Rest: A Meta-Analysis. Am J Hosp Palliat Care. 2020;37(4):294-9.
25. Campbell ML, Yarandi H, Dove-Medows E. Oxygen is nonbeneficial for most patients who are near death. J Pain Symptom Manage. 2013;45(3):517-23.
26. Lokker ME, van Zuylen L, van der Rijt CC, van der Heide A. Prevalence, impact, and treatment of death rattle: a systematic review. J Pain Symptom Manage. 2014;47(1):105-22.
27. Williams BR, Amos Bailey F, Kvale E, Steil N, Goode PS, Kennedy RE, et al. Continuation of non-essential medications in actively dying hospitalised patients. BMJ Support Palliat Care. 2017;7(4):450-7.

Capítulo 6

Prescrição de fim de vida

Renata Meiga

PONTOS-CHAVE

- Reconhecer os sinais de processo ativo de morte.
- Manejar sintomas de fim de vida, garantindo conforto até as últimas horas.
- Elaborar prescrição de fim de vida.

OBJETIVOS DE APRENDIZAGEM

Ao final do capítulo, o leitor deverá ser capaz de:

- Reconhecer quais são os sinais e sintomas que caracterizam o processo ativo de morte.
- Manejar sintomas no fim de vida.
- Elaborar uma prescrição que contemple todas as necessidades do final da vida.

Caso clínico

L.M.S., 78 anos, sexo feminino, casada (F.V.S.), 2 filhos, 3 netos, católica, natural e procedente de Minas Gerais. Encontra sua espiritualidade em ficar em casa com a família. A Sra. L. foi diagnosticada com um glioblastoma multifocal há alguns meses e, desde então, tem recebido tratamento de quimioterapia. Com o passar das semanas, passou a desenvolver sintomas como fadiga, tremores, disfagia, disartria e convulsões. Como a Sra. L. não gosta de sair de casa, a equipe multidisciplinar passou a cuidar dela em casa. Dona L. só saía de casa para a consulta com o oncologista. Sua médica de família manejava seus sintomas e ajustava a dose de anticonvulsivante. A nutricionista e o fonoaudiólogo adaptaram sua dieta devido a disfagia. O terapeuta ocupacional adaptou a casa para diminuir o gasto energético e adaptou talheres para que a Sra. L. pudesse comer mesmo com tremores (a autonomia é um valor importante para ela). A fisioterapeuta inicia tratamento para fadiga. O enfermeiro orienta cuidados com a pele, além de ter aumentado a frequência de idas ao domicílio para administrar doses de resgate na subcutâneo, o que possibilitou que a Sra. L. não precisasse ir nenhuma vez ao pronto-socorro. A psicóloga trabalha a terminalidade com a paciente e sua família, mas a Sra. L refere estar bem. Sabe da gravidade e irreversibilidade do quadro, bem como tem ciência prognóstica. Na última consulta com o oncologista, a paciente recebeu uma notícia difícil: a quimioterapia não tem sido mais efetiva, não havendo mais proposta modificadora de doença.

A Sra. L. reúne sua família para comunicar seus desejos, não quer ser submetida a nenhuma medida invasiva, como intubação ou droga vasoativa, bem como não quer ir para a UTI. Quer ser cuidada pela equipe domiciliar e, quando chegar sua hora, quer morrer em casa, ao lado de sua família. A Sra. L. solicita à assistente social auxílio com relação ao seu benefício e esclarecimento de dúvidas quanto ao óbito domiciliar. Quer morrer em casa, mas não gostaria de dar trabalho para a sua família.

O tempo passa, e a doença da Sra. L. se agrava, mas os sintomas têm sido manejados pela equipe de maneira a garantir mais qualidade de vida para a paciente. Na última semana, permanecia mais sonolenta, porém com expressão de desconforto, com alteração do padrão respiratório e da pele. A médica de família comunica que a paciente está em processo ativo de morte e faz uma prescrição de fim de vida; iniciam-se os cuidados de fim de vida domiciliar. Ajusta medicações para dor, falta de ar e agitação. A equipe multidisciplinar desenvolve plano de cuidado e instaura medidas não farmacológicas. Os sintomas (fadiga, tremores, disfagia, disartria e convulsões) progridem, e, apesar do manejo farmacológico, estes se mantêm refratários. Por esse motivo, a médica então inicia sedação paliativa. A Sra. L fica confortável até seu último minuto de vida.

A família, apesar de triste pela partida da Sra. L, fica satisfeita em saber que conseguiu honrar o desejo da paciente e que ela pôde viver seus últimos dias em casa.

Introdução

Desenvolver atenção domiciliar no Brasil ainda é um grande desafio, por inúmeros fatores: falta de capacitação para atender às peculiaridades de se fazer assistência em casa, dificuldade de acesso, falta de recurso físico e humano, falta de políticas públicas que incentivem e facilitem a modalidade, falta de literatura que embase a prática. Se cuidar já é difícil, manejar fim de vida e óbito domiciliar torna-se extremamente desafiador. O objetivo deste capítulo é trazer ferramentas teóricas para melhorar a prática clínica, de maneira bastante objetiva. Antes de lê-lo, é recomendável ler capítulo anterior, para melhor embasamento teórico.

Cuidar de um paciente em casa pode ser bastante complexo, mas é também muito recompensador. Garantir a alguém o direito de ser cuidado em sua própria casa, ao lado de sua família, mantendo sua rotina, é mandatório para uma prática clínica de qualidade e dignidade. Contudo, não há espaço para a romantização desse processo. Trata-se de uma decisão que envolve inúmeros riscos, caso não seja planejada de maneira adequada e não haja estrutura física e humana para viabilizar essa modalidade de cuidado. Portanto, a primeira coisa antes de se decidir por cuidar de um paciente em fim de vida em domicílio é planejar a viabilidade desse cuidado. Caso se perceba que não há estrutura para isso, recomenda-se levar esse paciente a uma unidade de saúde.

No processo ativo de morte, os sinais e sintomas mudam rapidamente, sendo necessário prontidão para manejo. Caso contrário, pode-se gerar grande sofrimento ao paciente e um luto complicado para a família.

Além da estrutura física, é fundamental garantir acesso à equipe. O ideal para que se maneje um processo ativo de morte é que o paciente esteja em regime de internação domiciliar e, portanto, com equipe de enfermagem 24 horas, bem como medicações e acessos venosos, subcutâneos ou por sonda. Nem sempre é possível contar com a equipe de enfermagem, e, mesmo na ausência de via oral, é possível medicar por via retal, ou por via oral gota a gota; mas essa possibilidade nem sempre garante conforto caso o sintoma se mostre de forma moderada a intensa. De qualquer maneira, quando se opta por cuidados de fim de vida em casa, a família sempre precisa ter acesso a um profissional de saúde que a oriente a cada dificuldade.

É imprescindível também que se defina um hospital ou uma unidade de saúde em caso de dificuldade clínica ou emocional para dar continuidade ao cuidado em casa.

Organizando o cuidado

Antes de desenvolver uma prescrição de fim de vida, é importante determinar alguns passos:

- Diretrizes avançadas de tratamento:[1] antes de se decidir por um cuidado de fim de vida em casa, é importante que tenha sido definida a proporcionalidade para:
  - Hidratação parenteral.
  - Nutrição parenteral.
  - Diálise.
  - Unidade de terapia intensiva.
  - Manobras de reanimação cardiopulmonar.
  - Retirada de equipamentos/medicações.
  - Sedação paliativa.
  - Permanência ou não no hospital.
- Informações sobre processo ativo de morte:[2]
  - Explicar sobre as mudanças por que o corpo passará nas próximas horas/dias.
  - Explicar sobre as falências orgânicas[3] e suas repercussões. Orientar que o paciente provavelmente irá parar de urinar, de evacuar, que pode abrir lesões na pele, que pode desenvolver úlcera de Kennedy.
  - Explicar sobre as rotas de morte (pode ser uma rota tranquila, em que geralmente ocorrem sonolência, letargia, semicoma, coma e morte. Mas pode ser uma rota mais agitada, em que geralmente ocorrem cansaço, confusão, tremor, alucinação, delírio, mioclonias, convulsões, semicoma, coma e morte).
  - Desmistificar os medos sobre a hora da morte.
  - Explicar por que não se alimenta e não se hidrata nessa fase.
  - Explicar as mudanças nos sinais vitais, bem como a não necessidade de aferi-los nessa fase.
  - Explicar sobre a sedação paliativa[4] e a possibilidade de fazê-la. A sedação paliativa compreende a utilização de medicamentos que determinam a redução do nível de consciência, com o objetivo de aliviar adequadamente um ou mais sintomas refratários em pacientes com uma doença avançada em fase terminal. Está indicada para qualquer sintoma refratário.
- Organização sobre questões pós-morte:
  - Oferecer a possibilidade de já deixar as questões funerárias organizadas. É difícil ter de tratar desse assunto, mas é importante oferecer esta possibilidade. Organizar previamente pode diminuir sofrimento e trabalho após a morte do paciente.
  - Saber se o paciente deseja ser enterrado ou cremado. É interessante ressaltar que, para aqueles que serão cremados, serão necessários dois carimbos médicos na declaração de óbito.
  - Saber onde retirar a declaração de óbito, quais vias deixar com a família, onde entregar a via que fica com o médico (essas regras são municipais).
- Organização de ambiente e rede de apoio:[5]
  - Quem irá cuidar do paciente.
  - Em que ambiente ele será cuidado.
  - Deixar o ambiente o mais tranquilo possível.
  - Se possível, utilizar roupas no paciente e roupas de cama escuras. Nas situações em que possa haver algum sangramento ou secreção, essa medida diminui o desespero do paciente e da família ao ver o lençol ou roupa manchado de sangue, por exemplo.
- Suporte emocional e espiritual:
  - Garantir o direito a rituais de passagem.
  - Garantir o direito à visita de líder religioso.
  - Relembrar e repetir os objetivos do cuidado nessa fase final de vida.

- Encorajar comunicação entre os familiares.
- Honrar os desejos do paciente.
- Abordar espiritualidade do paciente e da família.

Prescrição de fim de vida[6]

Não existe um consenso sobre medicações e dosagens na prescrição de fim de vida. Aqui faremos uma sugestão de posologia, mas é importante individualizar o tratamento.

- Dieta:
  - Como abordado no capítulo anterior, não há benefício em hidratação e nutrição artificial no processo ativo de morte.[7] Nessa fase o paciente fica em jejum, visando sempre um balanço hídrico negativo.
  - Caso o paciente esteja consciente e solicite algum alimento, deve-se ofertar, mesmo para paciente disfágico como uma dieta de conforto.[8] Nesse caso, deve-se fazer dieta assistida, para evitar possíveis desconfortos.
- Dor:
  - Para os pacientes acamados, sempre manter analgesia simples de horário devido à dor presumida (inflamação pelo imobilismo).
  - Dipirona 1 g a cada 6 horas.
  - Nessa fase não se usam mais os adjuvantes, apenas analgésicos simples e opioide.
  - O opioide mais comumente utilizado é a morfina, indicada para dor e dispneia. Importante esclarecer que a morfina não tem efeito sedativo.
  - Bomba de infusão contínua (intravenosa ou subcutânea):
    - Diluição: 100 mg de morfina em 90 mL de SF a 0,9%.
    - Pode ser feito por acesso endovenoso ou subcutâneo.
    - Para pacientes que já estão em uso de morfina intermitente, é importante fazer o cálculo da dose a iniciar na bomba.
    - Para pacientes que estão iniciando uso de opioide, administrar 1 mL/h e aumentar de 1 em 1 mL até proporcionar conforto.
    - O intervalo para aumento da bomba é de 20-30 minutos.
    - Não existe dose-teto para a dor.
- Dispneia:
  - A dispneia de fim de vida é manejada com medidas não farmacológicas e morfina.[9] Não há evidência de benefício de uso de oxigênio nessa fase. Na BIC, só há benefício até a dose de 6 mL/h (especificar melhor). Em caso de refratariedade, iniciar sedação paliativa.
- Náusea:
  - Existem inúmeras possibilidades de antieméticos; utilizar de acordo com a etiologia da náusea.
- Constipação:
  - Nessa fase, o paciente não está se alimentando e já apresenta falência gastrintestinal, portanto o mais comum é que ele pare de evacuar. Contudo, caso haja desconforto por constipação, deve-se fazer lavagem intestinal. Não se usa laxativo no processo ativo de morte.
- Agitação/*delirium* terminal:[10]
  - Haloperidol 2 mg a cada 8 horas ou se crise; VO, IV, SC, IM.
  - Clorpromazina 12,5 a 50 mg a cada 8 horas ou se crise; VO, IV, SC, IM.
- Sororoca:
  - Intermitente: escopolamina 20 mg a cada 6 horas ou a cada 4 horas (IV, SC ou inalatório)
  - Bomba de infusão contínua (IV ou SC):
    - Diluição: 12 ampolas de escopolamina 20 mg em 100 mL de SF 0,9%.
    - Infusão em 24 horas.
  - Tratar sororoca já instaurada é mais difícil. O ideal é preveni-la com as medidas anteriores, visando a um balanço hídrico negativo. Nem todo paciente terá sororoca no fim de vida, mas algumas etiologias têm mais probabilidade (insuficiências cardíaca, renal e hepática, por exemplo).
- Cuidados com a boca: cuidados com olho e boca nessa fase tendem a ser negligenciados, gerando desconfortos desnecessários. Higiene cautelosa mantém o paciente confortável e em condições dignas.
  - Sialorreia:
    - Propantelina gel.
    - Atropina 1%.
    - Escopolamina (gotas, inalatório, *patch*).
  - Xerostomia:
    - Saliva artificial.
    - Soro fisiológico.

QUADRO 1 Causas de náusea e diferentes antieméticos

Medicação	Etiologia	Posologia
Metoclopramida	Estase gástrica/uso de opioide	10 mg a cada 8 horas VO, SC, IV
Domperidona	Estase gástrica/uso de opioide	10 mg a cada 8 horas VO, SC, IV
Haloperidol	Drogas, obstrução intestinal maligna, renal	2 mg a cada 8 horas VO, SC, IM
Ondansetrona	Quimioterapia	8 mg a cada 8 horas VO, SC, IV
Escopolamina	Obstrução intestinal maligna, hipertensão intracraniana	20 mg a cada 8 horas VO, SC, IV
Dimenidrinato	Inibição central do vomito	100 mg a cada 8 horas VO, SC, IV
Dexametasona	Quimioterapia	4-8 mg/dia

Fonte: elaborado pela autora.

- Lábio seco:
  - Lanolina pomada.
  - Ácido graxo essencial.
  - Manteiga de cacau.
  - Regenerador labial.
- Cuidados com os olhos:
  - Lágrima artificial.
  - Soro fisiológico.
- Sedação paliativa:
  - Bomba de infusão continua (IV ou SC):
    - Diluição: midazolam 100 mg em 80 mL de SF 0,9%.
    - Infusão: iniciar a 1 mL/h e ir aumentando da seguinte maneira: 2 > 4 > 8 > 16 até 20 mL/h.
    - Se refratário: clorpromazina 25 mg a cada 6 horas (hipodermóclise) e, após, fenitoína 600 mg em 200 mL de SF 0,9% em BIC em 24 horas.
- Medicações que devem ser suspensas:[11]
  - Anti-hipertensivos, antidepressivos, laxativos, anticoagulantes, antibióticos de longa permanência (com exceção dos antibióticos usados para controle de sintomas), ferro, vitaminas, albumina, esteroides, hormônios, hipoglicemiantes, insulina.
- Medicações que devem ser consideradas para serem suspensas (individualizar caso a caso):
  - Diurético e antiarrítmico. A medicação essencial pode ser administrada em forma de gotas na boca, por via retal (se possível), comprimidos macerados misturados a espessantes ou outros alimentos, hipodermóclise, intravenoso ou intramuscular. Caso o paciente esteja com sonda nasoenteral, a medicação pode ser mantida pela própria sonda.
- Sinais vitais:
  - 1 x/dia: pressão arterial, frequência cardíaca e temperatura corporal.
  - Não verificar: dextro, saturação de O_2.
- Mobilizações:
  - Evitar mobilizações desnecessárias.
  - Não há mais necessidade de rotação de decúbito.
  - Banho no leito, mobilizando o mínimo necessário.

Considerações finais

Após a leitura destes dois capítulos, você deverá ser capaz de organizar os cuidados de fim de vida,[12] bem como prescrever as medicações para cada necessidade. É sempre importante lembrar que nessa fase as mudanças acontecem rapidamente e o tempo todo, por isso é importante que estar bastante atento, pois via de regra, nessa fase, o paciente já se encontra inconsciente, sem poder expressar o desconforto sentido. Também se trata de um período muito estressante para paciente, família e equipe. Trabalhar de maneira multidisciplinar[13] garante uma melhor alocação de recurso humano para cada necessidade e para que a equipe compartilhe sofrimento e angústias. Organizando com cautela e responsabilidade, você alcançará resultados satisfatórios e proporcionará ao paciente e familiares dignidade até o último minuto.

QUADRO 2 Principais medicações usadas em fim de vida e suas vias de administração

Medicação	Vias de administração
Clorpromazina	SC, IM, IV
Dexametasona	VO, SC, IV
Dimenidrinato	VO, SC, IV
Dipirona	VO, SC, IV, IM
Domperidona	VO, SC, IV
Escopolamina	VO, SC, IV
Haloperidol	SC, IM, IV
Hioscina	SC, IM
Metadona	VO, IV, SC, IM
Metoclopramida	VO, SC, IV
Midazolam	SC, IV, IM
Morfina	VO, VR, SC, IV
Ondansetrona	VO, SC, IV

Fonte: elaborado pela autora.

Referências

1. Brasil. Ministério da Saúde. Secretaria de Atenção à Saúde. Departamento de Atenção Básica. Caderno de atenção domiciliar. Brasília, DF: Ministério da Saúde; 2012.
2. Ellershaw J, Ward C. Care of the dying patient: the last hours or days of life. BMJ. 2003;326(7379):30-4.
3. Janssen DJ. Palliative care needs of patients with advanced chronic organ failure. Universitaire Pers Maastricht. 2012.
4. Castilho HP, Silva VCS, Pinto CS. Manual de Cuidados Paliativos da Academia Nacional de Cuidados Paliativos. 3. ed. Rio de Janeiro: Atheneu; 2021.
5. Kastbom L, Milberg A, Karlsson M. A good death from the perspective of palliative cancer patients. Support Care Cancer. 2017;25(3):933-9.
6. Hui D, Nooruddin Z, Didwaniya N, Dev R, De La Cruz M, Kim SH, et al. Concepts and definitions for "actively dying," "end of life," "terminally ill," "terminal care," and "transition of care": a systematic review. J Pain Symptom Manage. 2014;47(1):77-89.
7. Bruera E, Hui D, Dalal S, Torres-Vigil I, Trumble J, Roosth J, et al. Parenteral hydration in patients with advanced cancer: a multicenter, double--blind, placebo-controlled randomized trial. J Clin Oncol. 2013;31(1):111-8.
8. Hui D, Dev R, Bruera E. The last days of life: symptom burden and impact on nutrition and hydration in cancer patients. Curr Opin Support Palliat Care. 2015;9(4):346-54.
9. Campbell ML, Yarandi H, Dove-Medows E. Oxygen is nonbeneficial for most patients who are near death. J Pain Symptom Manage. 2013;45(3):517-23.
10. Freemon FR. Delirium and organic psychosis. In: Freemon FR. Organic mental disease. Jamaica: SP Medical and Scientific Books; 1981. p. 81-94.
11. World Health Organization. Ageing. [acesso em maio de 2022]. Disponível em: http://www.who.int/ageing/en/
12. Williams BR, Amos Bailey F, Kvale E, Steil N, Goode PS, Kennedy RE, et al. Continuation of non-essential medications in actively dying hospitalised patients. BMJ Support Palliat Care. 2017;7(4):450-7.
13. Kako J, Kobayashi M, Oosono Y, Kajiwara K, Miyashita M. Immediate Effect of Fan Therapy in Terminal Cancer With Dyspnea at Rest: A Meta-Analysis. Am J Hosp Palliat Care. 2020;37(4):294-99.
14. Lokker ME, van Zuylen L, van der Rijt CC, van der Heide A. Prevalence, impact, and treatment of death rattle: a systematic review. J Pain Symptom Manage. 2014;47(1):105-22.

Capítulo 7

Óbito no domicílio: uma possibilidade?

Arthur Fernandes da Silva
Guilherme Gryschek
Victor Moreira de Souza

PONTOS-CHAVE

- O momento mais temido de pacientes e familiares/cuidadores é o óbito.
- Além do óbito em si, o medo do sofrimento até que ocorra a morte afeta a possibilidade do óbito domiciliar.
- É papel da equipe da atenção primária à saúde ou equipe de Saúde da Família/equipe multidisciplinar de atenção domiciliar/cuidados paliativos preparar o paciente e seus familiares/cuidadores para a ocorrência do óbito em domicílio.
- É papel da equipe de APS ou ESF/EMAD/cuidados paliativos dar suporte para familiares/cuidadores quando ocorre óbito no domicílio.

OBJETIVOS DE APRENDIZAGEM

Ao final do capítulo, o leitor deverá ser capaz de:

- Entender os medos e anseios dos pacientes e familiares quanto à possibilidade do óbito em domicílio.
- Reafirmar a importância do reconhecimento dos sinais dos últimos dias de vida.
- Entender que o manejo de sintomas diminui a angústia, o sofrimento e as idas a emergências.
- Compreender quando o paciente/família/cuidadores não têm condições de óbito em domicílio.

Apresentação do caso clínico

Francisco, sexo masculino, 52 anos, com história de tabagismo com diagnóstico de câncer de pulmão de pequenas células *oat cell*, foi admitido há 2 meses nos cuidados paliativos domiciliares, pois o tumor se apresentava com metástase cerebral, que levou a cefaleias intensas, convulsões, mioclonias e confusão mental. Realizou cinco sessões de radioterapia em região parietal bilateral, interrompidas quando o paciente não mais se beneficiava do tratamento e apresentava convulsões recorrentes durante as sessões. Está há 1 semana com infusão de sedação paliativa no domicílio. A esposa é a principal cuidadora do marido, auxiliada pelos filhos e pelos pais dele.

Medicações em uso: oxigenoterapia: cateter nasal 2 L/min; morfina 10 mg a cada 8 horas; morfina 10 mg, 1 ampola subcutânea, se dor, até a cada 4 horas; bisacodil 5 mg, 1 comprimido a cada 24 horas; soro fisiológico 1.000 mL + midazolam 5 mg, 10 gotas por minuto.

Exame físico: acamado, comatoso, em posição de decorticação, Glasgow 4, irresponsivo aos estímulos dolorosos, hipocorado, turgor cutâneo diminuído. Ausculta pulmonar: roncos difusos bilateralmente; padrão respiratório tipo Cheyne-Stokes, ruidoso com uso de musculatura acessória; ausculta cardíaca: bulhas normofonéticas em dois tempos; abdome plano, ruídos hidroaéreos ausentes, eliminações e diurese ausentes há 3 dias. Acesso venoso periférico no membro superior esquerdo com infusão de sedação, sem sinais flogísticos. Edema de membros inferiores 2+/4+. Sinais vitais e medidas antropométricas: FC = 65 bpm, FR não mensurável, PA = 90 × 50 mmHg, Tax = 35,5 °C. Peso: 60 kg, altura: 1,70 m e IMC: 20,76 kg/m^2.

Discutiu-se com a família sobre sinais de terminalidade e da possibilidade do óbito no domicílio. A esposa refere que se sente acolhida e amparada pela equipe e que não gostaria de levar o esposo para o hospital, com medo de que fosse intubado, colocado na UTI e falecer longe dos que mais ama. Também perguntou se ele iria sofrer e como seriam os trâmites quanto ao falecimento.

O médico da equipe explicou que, com a sedação paliativa e as doses de morfina, os sintomas de dor e sofrimento já estavam contemplados, e que se o paciente apresentasse qualquer novo sintoma ou alteração os familiares deveriam entrar em contato com a equipe; assim como no momento do óbito, para a constatação e apoio psicológico e do serviço social. O médico assistente fez uma declaração sobre o estado de saúde do paciente: caso ocorresse o óbito em dia e horário de não funcionamento da equipe, que fosse acionado o SAMU e o profissional desse serviço tivesse acesso a estas informações, além de constatar o óbito e preencher a Declaração de Óbito.

Introdução

Compreender a morte como processo natural é fundamental para a aplicação dos princípios paliativos. A morte deve ocorrer no momento certo, sem antecipá-la nem postergá-la. Nesse contexto, em que a morte ocorre em algum momento da trajetória daquele paciente e seus familiares, torna-se fundamental que nós, profissionais de saúde, preparemos tanto o paciente e seus familiares quanto nós mesmos, que prestamos o cuidado, para esse momento. Atualmente, embora seja frequente e até esperado pela maior parte das pessoas, a morte ocorre em ambiente hospitalar (seja em pronto-socorro, enfermaria ou unidade de cuidado intensivo). No entanto, a possibilidade e o desejo de que a morte ocorra no ambiente domiciliar tem se tornado, por diversas razões, a opção de muitos pacientes, familiares e profissionais de saúde. Essas razões serão expostas no decorrer deste capítulo, mas incluem convicções e desejos pessoais, bem como a possibilidade de ter o suporte e o cuidado em fim de vida.

Dessa forma, é importante diferenciar o local de morte desejado pelo paciente e pelos familiares e a possibilidade para que a pessoa receba o cuidado adequado, em especial na fase de fim de vida e no decorrer do processo ativo de morte. Assim, embora a maioria dos brasileiros prefira morrer em casa,[1] muitos acreditam que morrerão em um hospital, pois não veem como possível que a morte ocorra em seu próprio domicílio – seja pela receio de sofrer ou pela angústia de um familiar, vendo-o sofrer antes de morrer no ambiente domiciliar. Parte importante desse receio vem da insegurança quanto a ter suporte profissional no processo de morte, bem como do próprio desconhecimento do que esperar nesse momento e do que deve ser feito antes, durante e depois do óbito.

Desse modo, preparar um paciente e seu núcleo familiar é papel da equipe de saúde que presta os cuidados domiciliares, incluindo sua dimensão paliativa, avaliando sempre a preferência dos envolvidos, assim como a estrutura do domicílio, a capacidade potencial dos cuidadores, da própria equipe de saúde e a sua capacidade de manejo clínico de sintomas, em especial no fim de vida.

Comunicação

É papel dos profissionais da equipe de saúde multiprofissional serem sempre realistas e honestos e estabelecer um bom canal de comunicação com o paciente e sua família. Compreender e explorar os medos, as angústias e os desejos dessas pessoas permitirá entender a melhor forma de comunicar e ajudar nas tomadas de decisão, inclusive avaliando a possibilidade, ou não, do óbito em domicílio, consideradas as condições e os recursos de apoio, como estrutura domiciliar, familiar e do cuidador.[2]

Os profissionais necessitam de sensibilidade para abordar o tema no momento certo e com a pessoa mais adequada, evitando mais angústia. No contexto de uma abordagem paliativa ser claramente colocada desde o início pela equipe, eventualmente haverá a necessidade de se conversar sobre o fim de vida, momento que a questão do local da morte poderá ser introduzida. Algum familiar ou mesmo o paciente pode iniciar o assunto, questionando a possibilidade do óbito no domicílio, e a equipe deve acolher essa demanda, sendo bem clara quanto às possibilidades e aos requisitos necessários para que possa ocorrer o óbito domiciliar, sempre primando pelos princípios paliativos.

É importante, para todos os envolvidos, que essa decisão não seja inflexível ou definitiva: ao longo do processo de cuidado domiciliar, esse assunto pode ser rediscutido para ser tomada a decisão que a situação exige. Tanto a equipe quanto o paciente e seus familiares devem estar seguros da condução da situação, nunca abrindo mão do essencial: o controle de sintomas, o alívio do sofrimento e o conforto em todo o decorrer do processo de morte. O óbito em domicílio deve ser um direito de escolha, nunca uma obrigação se as condições não o permitirem.

A proximidade do óbito

Conforme a doença progride, mais ações da equipe multiprofissional são necessárias. A depender da doença, os sintomas são mais ou menos presentes, e é fundamental que a equipe esteja preparada para saber reconhecê-los e controlá-los de forma eficaz e rápida, para o alívio de sofrimento do paciente e seus cuidadores/familiares. Assim como o cuidado com o paciente, a equipe tem de se atentar à família: a angústia da perda, a ansiedade de quando poderá acontecer e o suporte que receberão no momento e após o óbito. Acolher as demandas, dúvidas e sugestões com empatia e compaixão é dever da equipe.

As últimas 48 horas de vida

Com a aproximação do fenômeno clínico chamado morte, com seus sinais e sintomas característicos, os quais também serão descritos neste capítulo, elementos existenciais, sociais, emocionais ou espirituais emergem para o paciente e sua família. O fim de vida se assemelha ao nascimento em muitos aspectos, como a singularidade – só se vive ou se morre, nesta vida, uma vez – e a solidão – ambos os processos só podem ser atravessados pelo próprio indivíduo e mais ninguém. A grande diferença é que, ao nascer, existe a expectativa de acolhimento, regozijo e celebração de uma família que gestou, preparou e esperou a chegada de um novo ente querido em seu seio. Ao morrer, todos esses sentimentos precisam abrir espaço para a melancolia, tristeza e saudade inerentes à perda próxima e ao luto.[3]

Clinicamente, a morte se aproxima "roubando a atenção" do paciente em relação à vida, tornando-o progressivamente mais "ausente" ou "distante" da interação que vinha mantendo com os familiares e a equipe de saúde. É natural e esperado que sintomas como anorexia e redução de ingesta hídrica, imobilidade, declínio cognitivo, espasmos musculares (mioclonias), dor, falência hemodinâmica e sororoca surjam ou sejam exacerbados nessa etapa. A exacerbação desses caracteriza o chamado "processo ativo de morte".[4]

Apoio familiar

O processo de adoecimento de uma pessoa também afeta toda a sua família ou rede de cuidado. Acompanhar um familiar ou amigo com uma doença grave muda aos poucos as relações conjugais, sociais e de trabalho. Também, à medida que a doença avança e os envolvidos têm a consciência da terminalidade, mudam a compreensão do significado da vida e das relações de afetividade. Nesse contexto, os familiares têm de lidar não só com o sofrimento do paciente, mas com o seu próprio – mudança em estilo de vida, sonhos e planos mudados, antecipados ou interrompidos.

Entra aqui o conceito do luto: um rompimento de laços significativos e como resposta natural em relação à perda.[5] Observou-se que muitos familiares iniciam um processo de luto antecipatório, numa adaptação à ameaça do fim, em que é possível se preparar para a perda e o sofrimento. É papel da equipe ajudar no preparo desse luto: significado para a vida, resolução de questões pendentes, atentar-se para a realidade que se apresenta e definir ritos e o óbito ou não no domicílio.

Durante o processo de adoecimento, a postura da família muda, juntamente com o avanço da doença: a esperança de cura se torna a esperança de uma boa morte. A equipe deve identificar essas mudanças e oferecer suporte à medida que as necessidades aparecem.

Também é importante salientar que cada família tem sua peculiaridade, como formação, arranjo, história de vida, pendências e capacidade cognitiva e emocional para entender e aceitar a doença. Assim sendo, isso deve ser levado em conta ao fazer o projeto terapêutico (Quadro 1).

QUADRO 1 Aspectos norteadores do processo de construção do projeto terapêutico

Dimensões do funcionamento familiar: atritos, senso comum. Também as necessidades em todos os aspectos.	Identificar o cuidador no qual as informações serão centralizadas, assim como possíveis antagonistas.	Oferecer informações claras e diretas: assertividade e linguagem adequada às pessoas. Competência cultural.
Comunicação honesta e aberta: colocar-se à disposição.	Envolver a família em todos os aspectos do atendimento.	Definir desejos e possibilidades: óbito no domicílio ou fora dele.

Fonte: elaborado pelos autores.

Condições para viabilidade do óbito domiciliar

Tendo em vista o entendimento da necessidade de suporte aos familiares, do controle de sintomas desagradáveis e alívio de sofrimento, podemos discutir o óbito em domicílio.

É importante ressaltar que, neste capítulo, não pretendemos "definir critérios autorizadores ou validadores" da expectativa de morte do ente querido de uma família em sua casa". Objetivamos, em verdade, descrever as condições de viabilidade para que o processo de fim de vida seja tratado com a dignidade, o cuidado e a segurança necessários ao paciente e sua família em seu domicílio. São eles:

- **Desejo do paciente:**[6] do ponto de vista bioético, com a valorização da autonomia do paciente em cuidados paliativos e visando à promoção de ortotanásia e, quiçá, kalotanásia – processo em que o doente não mais luta *contra* e sim *com* a morte, enfrentando suas questões mais profundas, empoderando-se e construindo sua boa morte –, é mister que o desejo do óbito em domicílio faça parte dos valores ou crenças do paciente. A partir disso é que familiares e a equipe podem se organizar para honrá-lo. Apesar disso, é preciso ressaltar que esse desejo pode mudar ao longo do processo, caso o paciente se sinta inseguro (por sofrimento emocional ou sintomas físicos) ou de fato queira ser transferido para uma instituição, como um *hospice* ou hospital, conforme o caso.
- **Capacidade para assistência frequente:** a equipe de saúde deve ter capacidade instalada, com insumos como medicamentos (Quadro 2), material para punção e aplicação de drogas, talonário de notificação de receita tipos A e B e formulário "Declaração de Óbito", além dos recursos humanos para avaliações periódicas, havendo necessidade de duas ou mais ao dia, principalmente nas últimas 48 horas de vida ou processo ativo de morte. Importa ressaltar que o trabalho da equipe interdisciplinar é crucial nesse período: a prescrição médica com vistas ao controle de sintomas; o cuidado de enfermagem na administração de medicamentos e procedimentos e apoio à família; o trabalho coordenado de profissionais da reabilitação como terapeutas ocupacionais, fisioterapeutas, fonoaudiólogos e profissionais de educação física no alívio de desconfortos comuns no fim de vida; a assistência da psicologia ao paciente e familiares na abordagem do medo, tristeza, luto etc. É necessário destacar, ainda, disponibilidade da equipe, em especial do médico, para as medidas após o óbito, como o fornecimento da Declaração de Óbito, bem como o eventual suporte da equipe com os arranjos funerários.
- **Sintomas controlados ou compensados:** apesar das expectativas dos profissionais de saúde de que o grau de desconforto por sintomas no fim de vida possa ser expresso em escalas, estes devem sempre ser referendados pelo paciente e seus familiares antes da tomada de decisão sobre novas intervenções. Isso significa que não se deve considerar um sintoma descontrolado exclusivamente através da avaliação pela escala de sintomas de Edmonton (ESAS),

por exemplo, pois tal sintoma pode ser "aceitável" ou "tolerável" diante dos desejos do paciente e da família para aquelas próximas horas ou dias. É possível, por exemplo, que um paciente decida tolerar dispneia intensa (pontuação próxima de 10 na ESAS) se seu desejo é se manter acordado pelo maior tempo possível e sem uso de intervenções que possam causar alguma sonolência em certos casos, como a morfina.

- **Familiares e pessoas de referência acolhidos e amparados:**[7] tendo em vista que o paciente em fim de vida poderá apresentar, além das questões emocionais e existenciais inerentes à terminalidade, sintomas físicos e outras necessidades, é fundamental que o conjunto de familiares e pessoas de referência (amigos próximos, cuidadores formais etc.) seja esclarecido sobre o desenvolvimento das horas ou dias que sucedem o diagnóstico do fim de vida e preparado para a identificação e o manejo de situações no domicílio, com orientação e retaguarda da equipe de saúde. É importante que sejam previamente checadas demandas burocráticas comuns, como providenciar a Declaração de Óbito; contatar o serviço funeral e velório; contatar o plano de saúde (se houver); listar pessoas que precisam ser comunicadas sobre o quadro do paciente, e que essas tarefas sejam divididas entre os presentes e disponíveis, evitando sobrecarga do cuidador principal e da família nuclear logo após a morte.

Considerações finais

A angústia do sofrimento durante o processo de morte e o próprio óbito são fatores que impactam na decisão do local de morte. As equipes devem discutir e assegurar suporte e comunicação sobre esse assunto com o paciente, bem como com seus familiares e cuidadores. É muito importante reconhecer as situações em que o óbito domiciliar pode ocorrer, de modo que seja um direito desde que seja garantido o cuidado paliativo adequado. Devem-se levar em conta o desejo do paciente, as condições da equipe de fornecer o suporte

QUADRO 2 Lista de medicamentos indicados para cuidado paliativo pela IAHPC

Medicamento	Indicação da IAHPC	Inclusão da Lista Modelo da WHO (2021)	Inclusão RENAME (2006)
Amitriptilina	Depressão; dor crônica neuropática	Sim	Sim
Bisacodil	Constipação	Sim	Não
Butilbrometo de hioscina	Dor visceral em cólica, náusea, vômito	Sim	Sim
Carbamazepina	Dor crônica neuropática	Sim	Sim
Codeína	Diarreia, dor leve a moderada	Sim	Sim
Dexametasona	Anorexia, náusea, vômito, dor neuropática	Sim	Sim
Diazepam	Ansiedade generalizada, insônia transitória	Sim	Sim
Fentanila	Dor intensa	Sim	Sim
Haloperidol	Delírio, agitação, náusea, vômito	Sim	Sim
Ibuprofeno	Dor leve a moderada	Sim	Sim
ISRS (fluoxetina)	Depressão	Sim	Sim
Loperamida	Diarreia	Sim	Sim
Lorazepam	Ansiedade, insônia	Sim	Não
Metadona	Dor moderada a intensa	Sim	Não
Metoclopramida	Náusea e vômito	Sim	Sim
Midazolam	Ansiedade, agitação	Sim	Sim
Morfina	Dor intensa, dispneia	Sim	Sim
Óleo mineral (enema)	Constipação	Não	Não
Paracetamol	Dor leve a moderada	Sim	Sim
Prednisolona	Anorexia	Sim	Sim
Sais de reidratação oral	Diarreia	Sim	Sim
Sena	Constipação	Sim	Não

IAHPC: International Association for Hospice & Palliative Care; ISRS: inibidores seletivos da recaptação de serotonina; RENAME: Relação Nacional de Medicamentos Essenciais.
Fonte: adaptado de WHO, 2021.[9]

adequado, a primorosa paliação de sintomas e a aceitação e a resiliência dos familiares e cuidadores em acompanhar esse processo.

Referências

1. Matsumoto DY. Cuidados paliativos: conceito, fundamentos e princípios. In: Academia Nacional de Cuidados Paliativos, organização. Manual de cuidados paliativos. Rio de Janeiro: Diagraphic; 2009.
2. Death is inevitable, a bad death is not. The Economist. 2017;48.
3. Lacey J. Management of the actively dying patient. In: Cherny N, Fallon M, Kaasa S, Portenoy RK, Currow D, editores. Oxford Textbook of Palliative Medicine. 5. ed. Oxford University Press; 2015. p. 1125-33.
4. Américo AFQ. As últimas quarenta e oito horas de vida. In: Academia Nacional de Cuidados Paliativos, organização. Manual de cuidados paliativos. Rio de Janeiro: Diagraphic; 2009.
5. Barbosa A, Neto IG. Manual de cuidados paliativos. Lisboa: Faculdade de Medicina de Lisboa; 2006.
6. Parkes C. Amor e perda: as raízes do luto e suas complicações. São Paulo: Summus; 2019.
7. Floriani CA. Moderno movimento hospice: kalotanásia e o revivalismo estético da boa morte. Rev Bioét. 2013;21(03):397-404.
8. Fripp JC. Ação prática do paliativista na continuidade dos cuidados em domicílio. In: Academia Nacional de Cuidados Paliativos, organização. Manual de cuidados paliativos. Rio de Janeiro: Diagraphic; 2009.
9. World Health Organization. WHO Model List of Essential Medicines – 22nd List, 2021. Genebra: World Health Organization; 2021.

Capítulo 8

Declaração de óbito

Guilherme Gryschek
Rafaela Yasmine de Sousa Ferreira

PONTOS-CHAVE

- A declaração de óbito é o documento padrão para a coleta de informações sobre mortalidade que servem como base para o cálculo das estatísticas vitais e epidemiológicas.
- O preenchimento da declaração de óbito é um ato médico, de modo que, após constatar o óbito, esse profissional é o único responsável por preencher as informações necessárias no documento, segundo as orientações legais.
- Ao preencher as informações relativas à causa de morte, o profissional deve se atentar ao preenchimento adequado da causa básica de morte dada sua importância epidemiológica.
- Em óbitos naturais ocorridos em domicílio, as informações relatadas por familiares e dados constantes no prontuário devem ser utilizadas pelo profissional para auxiliar na definição da causa básica de morte.

OBJETIVOS DE APRENDIZAGEM

Ao final do capítulo, o leitor deverá ser capaz de:

- Compreender a importância epidemiológica do preenchimento adequado da DO.
- Sistematizar o processo de emissão da DO segundo os campos do documento.
- Analisar o papel do médico no preenchimento adequado da DO.
- Descrever o procedimento de preenchimento da DO em óbitos ocorridos sem assistência médica.

Caso clínico

João é o novo médico da Unidade de Saúde do município de Milagres. Ao final de sua primeira semana de trabalho, antes de iniciar os atendimentos do turno, recebe em seu consultório a aflita Sra. Dolores, esposa de Raimundo, que relata que seu marido acaba de falecer e solicita que Dr. João emita a Declaração de óbito (DO). Raimundo tinha 59 anos e era acompanhado pela equipe da Estratégia de Saúde da Família por um quadro de câncer de pâncreas metastático. Por conta de sua doença de base, nos últimos dias o paciente encontrava-se acamado, com dieta restrita a pequenos goles, além de apresentar episódios de confusão mental. Dr. João havia realizado uma visita domiciliar ao Sr Raimundo no dia anterior e prescreveu medicações sintomáticas para alívio dos sintomas. Também forneceu informações sobre os processos de fim de vida. A aplicação da escala de desempenho em cuidados paliativos (PPS) evidenciou escore de 20 e o óbito do Sr. Raimundo nas próximas horas era esperado.

Considerando o caso descrito, deve o profissional atender a demanda da Sra. Dolores, cancelar a agenda de atendimentos do turno e ir até a casa do Sr. Raimundo para preencher a DO? Por se tratar de óbito de causa conhecida, o médico pode prescindir da realização da visita domiciliar e preencher a DO na própria Unidade de Saúde? Pode solicitar ao enfermeiro que faça a visita domiciliar e preencha a DO? Qual deve ser a causa básica descrita pelo profissional? Qual a importância epidemiológica do adequado preenchimento da causa básica do óbito? Sob que hipótese, o médico não poderia realizar o preenchimento da DO?

Introdução

Dentre os diversos documentos emitidos pelo médico, a declaração de óbito (DO) traz consigo importância ímpar, tanto ao indivíduo, quanto à família e à coletividade. Para além de sua finalidade civil de constatar o óbito do ponto de vista biológico, possui também grande relevância para a saúde pública, tendo em vista que, a partir da coleta dos dados preenchidos na DO, são geradas informações que servem como base para o cálculo de estatísticas epidemiológicas que orientam a análise da situação de saúde local e norteiam o planejamento das ações em saúde.

A incompreensão da importância epidemiológica da DO (e o temor de processos judiciais), bem como o desconhecimento das normas de escrita contribuem para a ocorrência de erros no preenchimento da DO que se refletem nos ainda altos percentuais de causas de óbito sem utilidade para a Saúde Pública (*Garbage Codes*) registradas nas declarações de óbito no Brasil.

Nesse sentido, está justificada a importância de discutir o papel do médico no preenchimento da DO e explicitar as orientações normativas para o registro adequado dessas informações. Espera-se, ao final da leitura desse capítulo, dirimir eventuais dúvidas sobre o tema e esclarecer informações relativas ao preenchimento da DO. Pretende-se, assim, apoiar a geração de informações epidemiológicas mais confiáveis, que contribuam positivamente para o direcionamento adequado dos recursos da saúde.

Declaração de óbito

Trata-se de um documento oficial usado em todo o território nacional que funciona como a base de informações do Sistema de Informações sobre Mortalidade (SIM). É organizado em nove blocos, com 59 campos, dos quais se extraem as informações capazes de atender necessidades jurídicas e epidemiológicas.

A DO é documento de emissão controlada, sendo constituída por documento de 3 folhas pré-numeradas sequencialmente (fornecido pelo Ministério da Saúde e distribuídos pelas Secretarias Estaduais e Municipais de Saúde).

A primeira via é recolhida nas unidades notificadoras, devendo ficar em poder do setor responsável pelo processamento dos dados, na instância municipal ou na estadual. A segunda via é entregue pela família ao cartório do registro civil, devendo nele ficar arquivada para os procedimentos legais. A terceira via deve permanecer nas unidades notificadoras, em casos de óbitos notificados pelos estabelecimentos de saúde, Instituto Médico Legal (IML) ou Serviço de Verificação de Óbitos (SVO), para ser anexada à documentação médica pertencente ao falecido. A Figura 1, a seguir, exemplifica o fluxo de emissão de uma DO em Unidade de Saúde Municipal.

Preenchimento

O preenchimento da DO é de responsabilidade médica. Por se tratar de ato médico, está sujeito às diretrizes do Código de Ética Médica. Nesse sentido, o profissional médico deve se ocupar no preenchimento de todas as informações necessárias no documento, não podendo delegar essa função a outros profissionais. A seguir se resume a estrutura da DO com orientações para o preenchimento do documento. Os campos da DO são autoexplicativos e não devem oferecer dificuldade para o preenchimento. Estruturam-se como segue:

- Campo I: espaço reservado ao Cartório de Registro Civil.
- Campo II: identificação do falecido; o médico deve preencher todos os campos, com base no documento de identidade pessoal do falecido, sem rasuras.

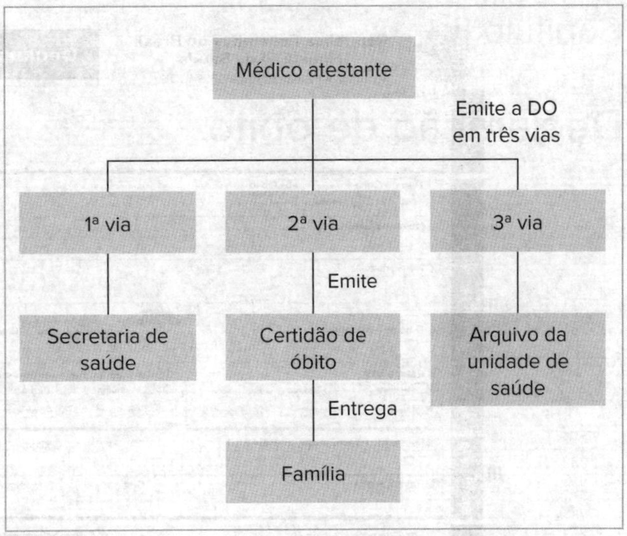

FIGURA 1

Fluxo de emissão de declaração de óbito em Unidade de Saúde Municipal.

Fonte: elaborada pelos autores.

- Campo III: endereço do falecido.
- Campo IV: informações sobre o local do óbito.
- Campo V: preenchido em casos de óbito fetal ou de menores de um ano.
- Campo VI: trata-se do diagnóstico da causa da morte.
- Campo VII: informações sobre o médico que emite a DO.
- Campo VIII: informações das circunstâncias no caso de morte por causas externas, em geral relacionado com causas não naturais, de natureza policial, que deve ser preenchido pelo IML.
- Campo IX: utilizado em localidades onde não há médico para declarar o óbito e preencher a DO.

A Figura 2, a seguir, apresenta a primeira via da declaração de óbito e seus campos para preenchimento.

No campo VI constam informações relativas ao diagnóstico da causa de morte. Envolve o diagnóstico mais preciso possível da causa básica da morte, pois trata-se de informação que será tabulada para uso epidemiológico. Consta de 2 partes:

- Parte 1: alíneas "a", "b", "c", são as causas imediatas da morte, que são complicações em cadência da causa básica; alínea "d" é a causa básica (Figura 3).
- Parte 2: causas contribuintes, mas não diretas da morte (Figura 4).

Para o correto preenchimento da DO, o médico precisa compreender a morte como um processo, de modo que, a partir da causa básica da morte (doença diagnosticada no decorrer do acompanhamento do paciente) surgem causas conexas e consequentes até a causa imediata. A causa básica, ou seja, a doença ou lesão que originou o processo, é a informação mais importante do ponto de vista epidemiológico, pois vai guiar o planejamento em saúde do município no

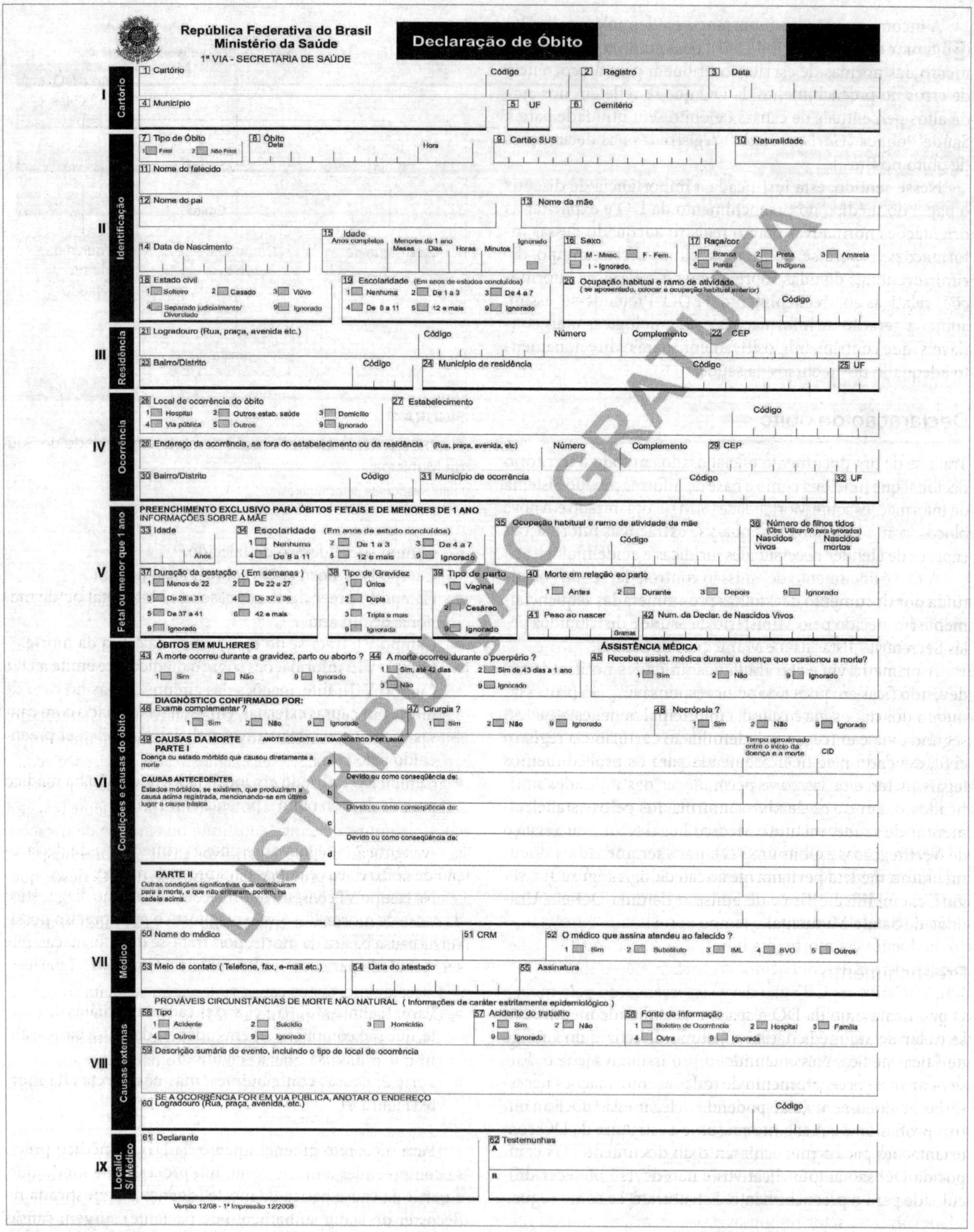

República Federativa do Brasil
Ministério da Saúde
1ª VIA - SECRETARIA DE SAÚDE

Declaração de Óbito

I – Cartório
1 Cartório · Código · 2 Registro · 3 Data
4 Município · 5 UF · 6 Cemitério

II – Identificação
7 Tipo de Óbito: 1 Fetal · 2 Não Fetal
8 Óbito: Data · Hora
9 Cartão SUS
10 Naturalidade
11 Nome do falecido
12 Nome do pai
13 Nome da mãe
14 Data de Nascimento
15 Idade: Anos completos · Menores de 1 ano: Meses · Dias · Horas · Minutos · Ignorado
16 Sexo: M - Masc. · F - Fem. · I - Ignorado.
17 Raça/cor: 1 Branca · 2 Preta · 3 Amarela · 4 Parda · 5 Indígena
18 Estado civil: 1 Solteiro · 2 Casado · 3 Viúvo · 4 Separado judicialmente/Divorciado · 9 Ignorado
19 Escolaridade (Em anos de estudos concluídos): 1 Nenhuma · 2 De 1 a 3 · 3 De 4 a 7 · 4 De 8 a 11 · 5 12 e mais · 9 Ignorado
20 Ocupação habitual e ramo de atividade (se aposentado, colocar a ocupação habitual anterior) · Código

III – Residência
21 Logradouro (Rua, praça, avenida etc.) · Código · Número · Complemento · 22 CEP
23 Bairro/Distrito · Código · 24 Município de residência · Código · 25 UF

IV – Ocorrência
26 Local de ocorrência do óbito: 1 Hospital · 2 Outros estab. saúde · 3 Domicílio · 4 Via pública · 5 Outros · 9 Ignorado
27 Estabelecimento · Código
28 Endereço da ocorrência, se fora do estabelecimento ou da residência (Rua, praça, avenida, etc) · Número · Complemento · 29 CEP
30 Bairro/Distrito · Código · 31 Município de ocorrência · Código · 32 UF

V – Fetal ou menor que 1 ano
PREENCHIMENTO EXCLUSIVO PARA ÓBITOS FETAIS E DE MENORES DE 1 ANO
INFORMAÇÕES SOBRE A MÃE
33 Idade · Anos
34 Escolaridade (Em anos de estudo concluídos): 1 Nenhuma · 2 De 1 a 3 · 3 De 4 a 7 · 4 De 8 a 11 · 5 12 e mais · 9 Ignorado
35 Ocupação habitual e ramo de atividade da mãe · Código
36 Número de filhos tidos (Obs: Utilizar 99 para ignorados): Nascidos vivos · Nascidos mortos
37 Duração da gestação (Em semanas): 1 Menos de 22 · 2 De 22 a 27 · 3 De 28 a 31 · 4 De 32 a 36 · 5 De 37 a 41 · 6 42 e mais · 9 Ignorado
38 Tipo de Gravidez: 1 Única · 2 Dupla · 3 Tripla e mais · 9 Ignorada
39 Tipo de parto: 1 Vaginal · 2 Cesáreo · 9 Ignorado
40 Morte em relação ao parto: 1 Antes · 2 Durante · 3 Depois · 9 Ignorado
41 Peso ao nascer · Gramas
42 Num. da Declar. de Nascidos Vivos

VI – Condições e causas do óbito
ÓBITOS EM MULHERES
43 A morte ocorreu durante a gravidez, parto ou aborto? 1 Sim · 2 Não · 9 Ignorado
44 A morte ocorreu durante o puerpério? 1 Sim, até 42 dias · 2 Sim de 43 dias a 1 ano · 3 Não · 9 Ignorado
ASSISTÊNCIA MÉDICA
45 Recebeu assist. médica durante a doença que ocasionou a morte? 1 Sim · 2 Não · 9 Ignorado
DIAGNÓSTICO CONFIRMADO POR:
46 Exame complementar? 1 Sim · 2 Não · 9 Ignorado
47 Cirurgia? 1 Sim · 2 Não · 9 Ignorado
48 Necrópsia? 1 Sim · 2 Não · 9 Ignorado
49 CAUSAS DA MORTE — ANOTE SOMENTE UM DIAGNÓSTICO POR LINHA · Tempo aproximado entre o início da doença e a morte · CID
PARTE I
Doença ou estado mórbido que causou diretamente a morte — a
CAUSAS ANTECEDENTES
Estados mórbidos, se existirem, que produziram a causa acima registrada, mencionando-se em último lugar a causa básica — b Devido ou como consequência de: · c Devido ou como consequência de: · d Devido ou como consequência de:
PARTE II
Outras condições significativas que contribuíram para a morte, e que não entraram, porém, na cadeia acima.

VII – Médico
50 Nome do médico · 51 CRM
52 O médico que assina atendeu ao falecido? 1 Sim · 2 Substituto · 3 IML · 4 SVO · 5 Outros
53 Meio de contato (Telefone, fax, e-mail etc.) · 54 Data do atestado · 55 Assinatura

VIII – Causas externas
PROVÁVEIS CIRCUNSTÂNCIAS DE MORTE NÃO NATURAL (Informações de caráter estritamente epidemiológico)
56 Tipo: 1 Acidente · 2 Suicídio · 3 Homicídio · 4 Outros · 9 Ignorado
57 Acidente do trabalho: 1 Sim · 2 Não · 9 Ignorado
58 Fonte da informação: 1 Boletim de Ocorrência · 2 Hospital · 3 Família · 4 Outra · 9 Ignorado
59 Descrição sumária do evento, incluindo o tipo de local de ocorrência
SE A OCORRÊNCIA FOR EM VIA PÚBLICA, ANOTAR O ENDEREÇO
60 Logradouro (Rua, praça, avenida, etc.) · Código

IX – Localid. S/ Médico
61 Declarante
62 Testemunhas: A · B

Versão 12/08 - 1ª Impressão 12/2008

FIGURA 2
Declaração de óbito.
Fonte: Ministério da Saúde, 2009.

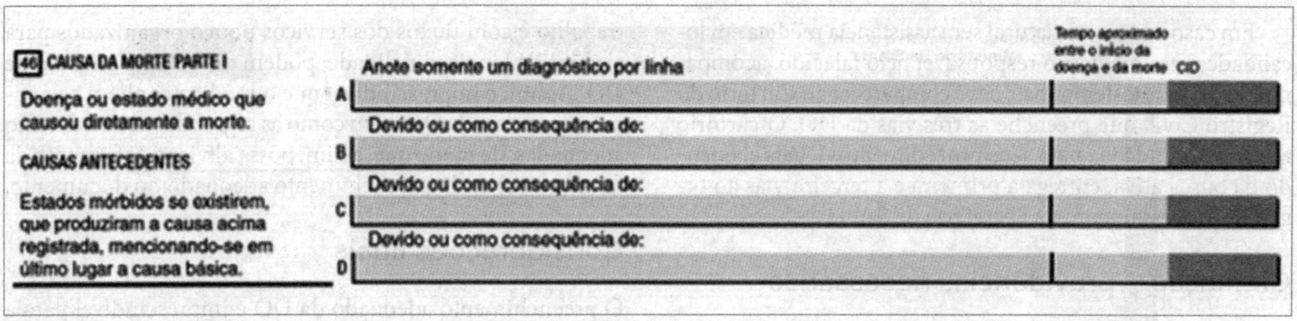

46 CAUSA DA MORTE PARTE I

Anote somente um diagnóstico por linha

Tempo aproximado entre o início da doença e da morte CID

Doença ou estado médico que causou diretamente a morte. A

Devido ou como consequência de:

CAUSAS ANTECEDENTES B

Devido ou como consequência de:

Estados mórbidos se existirem, que produziram a causa acima registrada, mencionando-se em último lugar a causa básica. C

Devido ou como consequência de:

D

FIGURA 3

Causa da morte – Parte 1.

Fonte: CREMERS, 2018.

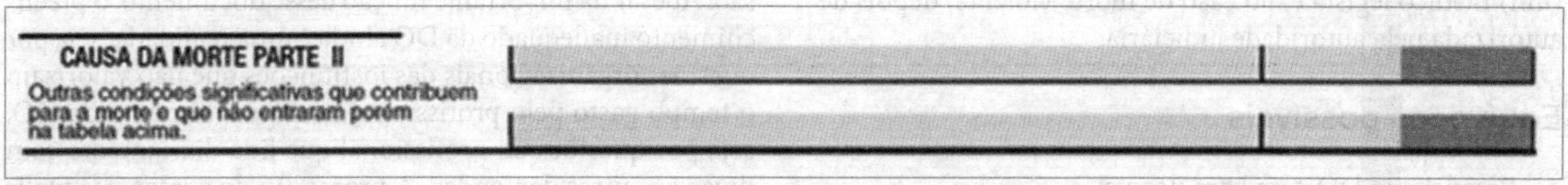

CAUSA DA MORTE PARTE II

Outras condições significativas que contribuem para a morte e que não entraram porém na tabela acima.

FIGURA 4

Causa da morte – Parte 2.

Fonte: CREMERS, 2018.

sentido de minimizar a taxa de óbitos por causas básicas semelhantes no futuro.

Durante o preenchimento da causa básica de morte, os profissionais devem evitar incluir causas incorretas, ambíguas ou indefinidas, as quais têm pouca ou nenhuma utilidade em saúde pública (*garbage codes*). São exemplos de *garbage codes*: desidratação (causa mal definida), insuficiência cardíaca (causa de processo), acidente vascular encefálico (ambíguo: isquêmico ou hemorrágico).

Para o correto registro das informações relativas às causas da morte é importante ressaltar também que o profissional deve registrar apenas uma doença, alteração ou lesão em cada linha, devendo evitar a utilização de siglas (p. ex., IAM, FA, IRC, BAV etc). Para cada causa registrada, deve, ainda, indicar, na casela à direita, o tempo aproximado entre o início da doença e a morte (em horas, dias, meses ou anos). Se esse tempo for desconhecido, preencher "desconhecido". O campo relativo ao CID não deve ser preenchido pelo médico que atesta o óbito. Esse espaço é destinado aos codificadores dos serviços de estatística dos municípios, que são responsáveis por esse preenchimento. Tal iniciativa visa evitar eventuais vieses de preenchimento.

Não se admite rasuras no preenchimento da DO. Em casos de erros de pequena monta, deve-se realizar a correção no corpo do documento e assinar abaixo do ajuste. Na ocorrência de erros de grande monta antes do registro civil da DO, deve-se inutilizar aquela DO, passando um "X" no papel, devolver ao setor responsável pela distribuição (SMS) e fazer nova DO. Nunca descartar o documento no lixo. Em caso de identificação de erro de grande monta após o registro civil do documento, deve-se fazer uma solicitação jurídica à Vara de Registros Públicos. Reitera-se, assim, a importância do preenchimento das informações constantes na DO com o máximo de atenção.

Emissão

O médico assistente do paciente deve fazer a constatação do óbito para, então, proceder ao correto preenchimento e emissão da DO. O óbito deve ser diagnosticado, por isso, é vedado ao médico atestar óbito que não tenha verificado pessoalmente ou se não tiver prestado assistência ao paciente (exceto se for plantonista, médico substituto ou em caso de necropsia e verificação médico-legal). Nos casos de óbito hospitalar, o hospital deve providenciar a emissão da DO, desde que a causa básica seja conhecida.

As exceções para a emissão da DO pelo médico assistente são:

- Casos de morte por causa violenta ou suspeita (o corpo deverá ser encaminhado ao IML).
- Casos de morte sem assistência médica ou em situações em que o médico que atesta o óbito não consegue definir a causa básica da morte (o corpo deverá ser encaminhado ao SVO).

Em casos de mortes naturais sem assistência médica, em localidades com médico, estes óbitos deverão ficar sob a responsabilidade do SVO, cujo médico preenche a DO, que deve ser recolhida pelo órgão responsável. Quando não existe SVO, qualquer médico tem obrigação de preencher o documento. Para tanto, o profissional deve se utilizar de informações referidas por familiares ou a partir de dados constantes no prontuário da pessoa.

Em casos de morte natural sem assistência médica em localidades sem médico, o responsável pelo falecido, acompanhado de duas testemunhas, deve comparecer ao Cartório do Registro Civil, que preenche as três vias da DO. O cartório retém a segunda via para seus procedimentos legais e, quando da busca ativa, entrega a primeira e a terceira vias ao órgão de processamento da Secretaria de Saúde.

Cremação – providências necessárias

Segundo a Lei n. 6.015/73, a cremação de cadáver somente será feita daquele que houver manifestado a vontade de ser incinerado ou no interesse da saúde pública e se o atestado de óbito houver sido firmado por 2 (dois) médicos ou por 1 (um) médico legista e, no caso de morte violenta, depois de autorizada pela autoridade judiciária.

Equívocos possíveis

- Preencher a DO com letra ilegível.
- Preencher somente o campo VI, relativo à causa de morte e delegar o preenchimento dos demais campos a outros profissionais de saúde.
- Utilizar siglas no preenchimento dos campos da DO.
- Utilizar causas mal definidas para preencher a causa básica de morte.
- Preencher o campo referente ao CID na DO.

Dilemas éticos relativos à DO e o óbito domiciliar

A assistência domiciliar, segundo a Organização Mundial da Saúde (OMS), refere-se a provisão de serviços de saúde por prestadores formais e informais com o objetivo de promover, de restaurar e de manter o conforto, a função e a saúde das pessoas em um nível máximo, incluindo cuidados para uma morte digna. Assim, a emissão da DO em casos de óbito no domicílio em que a causa é natural e conhecida contribui para aliviar o sofrimento da família que perde seu ente querido.

Sabe-se que as nuances do trabalho na Atenção Primária à Saúde, principalmente nas grandes cidades, com destaque para ambientes em que muitas vezes há grande sobrecarga de trabalho e com fluxos dos serviços pouco organizados para alcance da longitudinalidade, podem dificultar a emissão de DO. Assim, é imprescindível que o médico conheça seu papel na emissão da DO, bem como as regras de preenchimento adequadas, de modo que, assim, possa aliviar o sofrimento da família a partir do preenchimento adequado do documento.

Considerações finais

O preenchimento adequado da DO é imprescindível para a incorporação de dados fidedignos no Sistema de Informações de Mortalidade (SIM). A geração de informações adequadas sobre as principais causas de morte orientam o planejamento em saúde de um município, favorecendo a tomada de decisão. Apesar da importante função desse documento, o preenchimento inadequado da DO ainda é uma realidade, seja por questões organizacionais das instituições que não valorizam o tempo gasto pelo profissional no preenchimento da DO, seja por questões do profissional que lida diariamente com diversas outras demandas. A promoção de cursos de atualização regulares para os profissionais responsáveis pelo preenchimento deste documento contribui para sanar inseguranças relativas ao seu preenchimento e o fornecimento de uma melhor assistência a família em situação de luto.

Referências

1. Atestado de óbito: aspectos médicos, estatísticos, éticos e jurídicos. / Coordenação de Ruy Laurenti e Maria Helena P. de Mello Jorge. São Paulo: Conselho Regional de Medicina do Estado de São Paulo; 2015.
2. Brasil. Ministério da Saúde. A declaração de óbito: documento necessário e importante. 3. ed. Brasília: Ministério da Saúde; 2009.
3. Brasil. Ministério da Saúde. Manual de instruções para o preenchimento da declaração de óbito. 3. ed. Brasília: Ministério da Saúde/Fundação Nacional de Saúde; 2001. 44 p.
4. Conselho Regional de Medicina do Estado do Rio Grande do Sul. Manual de Atestado de Óbito. 2. ed. Porto Alegre: CREMERS; 2018.
5. Declaração de óbito – orientação prática do seu preenchimento. Disponível em: https://www.cremerj.org.br/publicacoesonline/187/
6. Gabriel Oselka (coord.). Atestado médico – Prática e ética. São Paulo: Conselho Regional de Medicina do Estado de São Paulo; 2013, 152 p. Cap. Atestado de Óbito.
7. Sigilo diante de seguros de vida motiva revisão de Código de ética médica. Disponível em: https://www.cremesp.org.br/?siteAcao=Jornal&id=1651.

Capítulo 9

Orientações pós-óbito: burocracia, enterro e cremação

Amália Claudia Facundo de Brito
Liane Carvalho de Brito de Souza
Maria das Graças Fonseca Rocha
Saionara Pereira da Silva

PONTOS-CHAVE

- Na atenção domiciliar, deve haver uma orientação prévia dos trâmites pós-óbito do paciente.
- O conhecimento dos direitos e benefícios pós-óbito pelos profissionais de saúde é fundamental para orientação às famílias.
- Na orientação pós-óbito, as famílias devem conhecer os tipos de sepultamento e suas regras.

OBJETIVOS DE APRENDIZAGEM

Ao final do capítulo, o leitor deverá ser capaz de:

- Esclarecer às famílias a emissão da declaração de óbito.
- Orientar as famílias sobre os benefícios assistenciais pós-óbito.
- Conhecer os processos de sepultamento: enterro e cremação.

Caso clínico

Sr. João Pedro, 60 anos, trabalhador autônomo, católico, casado com a Sra. Maria de Lourdes, pai de Maria Lúcia, Roberta e Claudio. Acompanhado há 3 anos pelo serviço de oncologia por neoplasia de próstata, progredindo com metástases múltiplas e em uso de bisfosfonatos para amenizar suas dores, sem ter sido acompanhado pelo serviço de cuidados paliativos. Apresentou desconforto respiratório, incontinência urinária e fraqueza nos membros inferiores súbitos. Em uma manhã de domingo, acompanhado da esposa e dos dois filhos, procurou atendimento no hospital onde costumava ser atendido. Naquele dia, havia apenas uma assistente social de plantão, que mal chegou ao setor e viu sua sala ser invadida por uma família em desespero. Era uma senhora e seu filho, que abriram a porta da sala, adentrando-a de súbito:

— Quem é a assistente social? — perguntou o rapaz em voz alta, quase gritando. Sem aguardar a resposta, emendou com um apelo: — Pelo amor de Deus, socorre o meu pai, que está morrendo. Chama um médico, chama um médico, meu pai é atendido aqui, já fomos a duas UPAs e não quiseram atender, porque só atendem pacientes com covid-19. Ele é paciente da oncologia deste hospital!

A assistente social identificou-se e buscou de imediato acolher aquela família, e enquanto ela falava ao telefone, para identificar o médico que atendia ao paciente, ouviram-se gritos do lado de fora, que fizeram mãe e filho saírem correndo da sala. Ao identificar o médico, que não estava no hospital naquele dia, a assistente social solicitou que o plantonista se dirigisse à porta do hospital com urgência porque a família estava aflita. Mal desligou o telefone, o filho do Sr. João Pedro já entrava novamente na sala, suplicando que a assistente social socorresse o pai, e novamente saiu correndo.

Percebendo o desamparo daquelas pessoas, a assistente social foi até a portaria reforçar o chamado do médico plantonista, sendo então informada de que o profissional já estava a caminho. Ao sair para tranquilizar os familiares, a assistente social deparou com a filha do paciente, que estava sentada no banco do lado de fora, aos prantos, e vendo a profissional se agarrou a ela, pedindo:

— Salva meu pai, salva meu pai! — eram dela os gritos ouvidos anteriormente.

— O médico já está vindo — respondeu a assistente social, tentando acalmá-la.

Mãe e filho estavam perto do carro, onde se encontrava o paciente. O veículo estava com as portas abertas e os dois familiares recostados, também aos prantos, sem poderem fazer nada para aliviar o sofrimento de seu ente querido, que finalmente foi levado na maca para atendimento com o médico plantonista. No entanto, veio a falecer minutos depois.

A família ficou muito abalada e entristecida, sem saber conduzir todo o processo burocrático necessário ao enterro, recorrendo novamente à assistente social, que continuou o acolhimento obtendo, dos familiares ali presentes, as informações necessárias à condução da situação. Ela identificou que a família, embora conhecesse a gravidade da doença, tinha esperança na cura do Sr. João Pedro – cuja situação socioeconômica era precária, sem renda fixa, assim como os filhos, com poucos recursos financeiros, o que indicou a necessidade de acesso ao benefício eventual da Política de Assistência Social. A assistente viabilizou esse acesso e prestou as orientações devidas sobre as providências que a família deveria tomar a partir da saída do corpo. O Sr. João Pedro teve direito a um sepultamento com dignidade.

Introdução

"Óbito" é um termo formal utilizado no campo da medicina para designar a morte. Dada a sua formalidade, o termo soa, para muitos, como algo distante e frio; no entanto, na sua origem, do latim *obire*, significa "ir na frente". De acordo com o Dicionário Etimológico,[1] *obire diem*, em latim, significa chegar no dia combinado, na hora certa – o que nos remete a um compromisso definitivo que requer preparação e nos leva a refletir sobre o assunto, com o seguinte questionamento: "Como preparar pessoas para esse fato tão presente na existência?"[2]

A autora refere que, da mesma forma como nos preparamos para a vida social, deveríamos, pelo mesmo período, nos prepararmos para a morte, e que essa preparação deveria ocorrer no seio da sociedade da qual somos membros integrantes, por meio de uma educação que envolve comunicação, relacionamentos, perdas, situações-limite nas quais reviravoltas podem ocorrer durante toda a vida.

Compreendemos que, de modo geral, há um despreparo para o momento do óbito, inclusive entre profissionais que devem comunicar o fato aos familiares do moribundo.

> Aprendi muitas coisas na faculdade de medicina, mas a mortalidade não foi uma delas. Em meu primeiro período, embora tenham me dado um cadáver seco e endurecido para dissecar, aquela era apenas uma maneira de aprender sobre a anatomia humana. Nossos livros didáticos não continham quase nada a respeito do envelhecimento, da fragilidade ou da morte. O desenrolar do processo, a experiência das pessoas no fim de suas vidas e a maneira como os outros à sua volta são afetados parecem ser questões irrelevantes.[3]

Dessa forma, entendemos que, se para os profissionais é difícil lidar com o óbito, mais ainda o é para as famílias, que da medicina só buscam uma coisa: a cura para a doença que acomete o seu ente querido. A falta de preparação para a possibilidade da morte torna ainda mais doloroso o enfrentamento da realidade e pós-óbito, momento em que devem ser tomadas providências imediatas para o sepultamento, sendo imprescindíveis que recebam acolhimento e orientações por parte dos profissionais, acerca dos documentos e do processo de "fechamento das questões do óbito".

As providências se iniciam com o preenchimento da declaração de óbito pelo médico que assistia o doente, devendo um familiar direto apresentar informações pessoais dele, obrigatórias à validade do documento; para isso, é fundamental a apresentação de documento de identidade original. A partir da declaração é que se podem fazer o sepultamento e o registro em cartório, que deverá emitir a certidão de óbito – documento final do moribundo. O sepultamento é motivo de preocupação de algumas famílias em situação de vulnerabilidade social, pela questão da renda, não tendo sequer como sepultar seu falecido, sendo necessárias orientações acerca do acesso a programas e benefícios ofertados pelas políticas públicas ou pelas redes de apoio. Essas orientações fazem parte do atendimento do profissional assistente social para com as famílias em situação de óbito.

Assim, compreendemos que, quando o desamparo e a dor se revertem em desespero e os familiares precisam enfrentar a "burocracia do óbito", é importante ter orientações precisas sobre essa burocracia, envolta por documentos e processos para o sepultamento, de modo que possam tomar decisões seguras. O caso clínico apresentado retrata o quanto é dramático o desfecho da morte, se não há uma preparação prévia para o enfrentamento da situação. Conforme o caso clínico, quando finalizava o sofrimento do Sr. João Pedro, a dor e o desespero de sua família tomavam novos contornos. Além da dor da perda, os familiares se encontravam diante de uma situação da qual não tinham se dado conta: a questão do sepultamento. O que fazer? Como agir? – são essas as questões que perturbam a família não preparada para o desfecho da morte.

> Os problemas do moribundo chegam ao fim, mas começam e continuam os da família. Muitos desses problemas podem ser contornados se forem discutidos antes que o membro da família venha a falecer. Infelizmente, a tendência é ocultarmos do paciente nossos sentimentos, tentarmos manter um sorriso nos lábios, ou uma alegria falsa no rosto, passível de sumir mais cedo ou mais tarde.[4]

A dificuldade das pessoas em lidar com a morte e, até mesmo, rejeitar a simples menção da palavra torna traumático o processo de morrer, o qual pode ser muito doloroso à maioria das pessoas, principalmente pela falta de conhecimento e habilidade dos profissionais de saúde[5] – o que enfatiza a desproporção entre os avanços técnicos e científicos e as relações interpessoais, embora não se possam negar os investimentos em tornar os atendimentos mais humanizados, com as equipes de cuidados paliativos, o atendimento domiciliar e a Política Nacional de Humanização (PNH), os quais se concretizam como principais vetores de disseminação de um modelo de atendimento voltado para a integralidade do sujeito, considerando a sua singularidade e a complexidade do processo saúde-doença. A existência desse modelo de atenção integral, no entanto, não é garantia de acesso ao mesmo, uma vez que nem todos os usuários dos serviços de saúde conseguem atendimento de forma humanizada, seja pela falta de implementação da PNH, seja pela pouca disponibilização de equipes de cuidados paliativos e atendimento domiciliar nos equipamentos públicos.

A despeito dos avanços tecnológicos, a sociedade contemporânea ainda padece do temor da morte, sendo o tema interdito no século XX e banido da comunicação entre as pessoas,[2] embora esteja presente no cotidiano através dos meios de comunicação, que veiculam despudoradamente notícias de mortes – sobretudo as violentas. Pode-se considerar que tal temor seja consequência direta da violência a que estamos expostos. Assim, deixa-se de perceber a morte como parte do processo natural da vida, finalizando o ciclo de nascimento, crescimento, desenvolvimento (e morte), percebendo-a apenas como ceifadora da vida.

Compreendemos que a percepção da morte apenas pelo viés da violência é o que induz um grave distúrbio de comunicação,[2] a qual se denomina conspiração do silêncio, em que pesa a dúvida sobre se deve ou não falar em morte.

Observam-se pais que não sabem se devem falar ou não sobre a morte de um parente próximo, professores que se veem às voltas com perguntas insistentes sobre as mortes de ídolos, de pequenos companheiros, de amigos, e de profissionais de saúde que se empenham numa luta de vida e morte contra as doenças e que, muitas vezes, veem seus empenhos frustrados, e não sabem o que e como falar com seus jovens pacientes e familiares sobre o porquê da não melhora e sobre a possível morte.[2]

No caso dos profissionais de saúde, consideramos que a dúvida não sanada induz ao erro na comunicação de más notícias, dos prognósticos e da comunicação do óbito, de modo que é necessário que o emissor tenha segurança e saiba transmitir a mensagem de modo que o receptor ou receptores consigam compreendê-la, apesar da dor e da tristeza em que estão envolvidos. É essa compreensão que pode amenizar a dor quando é preciso realizar ações práticas em relação ao óbito. Quanto mais a família estiver ciente da evolução da doença e da proximidade da morte, menos doloroso será o processo, e mais agilidade ela terá em relação às providências a serem tomadas após o óbito. Só depois de encerradas as questões burocráticas do óbito – emissão de documento, contratação de serviço funerário, forma e local de sepultamento – é que a família pode vivenciar o luto, sendo necessários, por parte dos profissionais de saúde, sobretudo do assistente social, o acolhimento à família e a disponibilização de informações e orientações sobre o assunto.

Burocracia

A assistência domiciliar pode nos levar a pensar na ideia de apropriar-se de um espaço antes restrito à convivência dos membros da família, porém decorre de se tornar possível um tratamento de saúde diferenciado e humanizado, por meio de uma equipe de saúde multidisciplinar, com ações voltadas às necessidades específicas do paciente junto ao seu anseio doméstico.

No que se refere ao óbito, é importante que a família que já está em sofrimento, e ainda se obriga a pensar nos trâmites burocráticos, conte com o serviço social apoiando-a, orientando-a e dando-lhe agilidade na resolução dos documentos, proporcionando-lhe mais tranquilidade no processo.

Nas situações em que a família não possui condições de prover o sepultamento, cabe ao assistente social orientar e encaminhar aos serviços disponíveis, a fim de que ela acesse a rede de suporte para adquirir o direito a um sepultamento digno.[6] Tudo isso em consonância com os Parâmetros para Atuação de Assistentes Sociais na Política de Saúde,[7] onde estão descritas as ações a serem desenvolvidas pelo assistente social e indica-se, entre outras, democratizar as informações por meio de orientações (individuais e coletivas) e/ou encaminhamentos aos direitos sociais da população usuária, além de buscar garantir o direito do usuário ao acesso aos serviços.

O assistente social que compõe a equipe de atenção domiciliar ao paciente, na situação do óbito, irá orientar, encaminhar e tomar providências junto aos que sofrem com a perda. Isso envolve informações referentes a benefícios essenciais para prover um funeral digno, o que os familiares muitas vezes desconhece, principalmente aqueles sem condições financeiras para o sepultamento, quanto à gratuidade (fornecimento de urna, carro funerário e local para sepultamento).

Após o falecimento, algumas providências devem ser tomadas, como realizar o sepultamento ou cremação; cancelar documentos pessoais e contas do falecido; se for o caso, dar entrada no seguro de vida ou pensão por morte e proceder com a abertura do inventário. A primeira providência a ser adotada após o óbito é o familiar aguardar a unidade hospitalar liberar a declaração de óbito. Esse documento é preenchido pelo médico, e nele deve constar a causa da morte, conforme Resolução CFM nº 1.779/2005.

A declaração de óbito é um documento público, padronizado em todo o território nacional pelo Ministério da Saúde e de distribuição gratuita. Possui três vias carbonadas, a primeira de cor branca, a segunda de cor amarela e a terceira de cor rosa. A segunda deve ser entregue aos familiares para o sepultamento e apontamento em cartório de registro civil, juntamente aos documentos do falecido: RG e CPF; título de eleitor; certidão de nascimento ou de casamento; carteira de trabalho; certificado de reservista, se aplicável; cartão do INSS, se a pessoa era beneficiária. Assim, será emitida a certidão de óbito. As demais vias (branca e rosa) devem ser encaminhadas pelo profissional da unidade hospitalar ao setor de epidemiologia da unidade que posteriormente será encaminhada à Secretaria de Saúde do Município.

Para aqueles que não possuem condições financeiras de custear sepultamento, urna funerária e traslado, há o benefício eventual do auxílio funeral, medida de proteção social de natureza temporária. Esse benefício está previsto na Lei Orgânica de Assistência Social – LOAS (Lei nº 8.742/93), pela Resolução CNAS nº 33, de 12 de dezembro de 2012 (NOB-SUAS), e pelo Decreto nº 6.307, de 14 de dezembro de 2007. Para dar entrada nesse benefício, é preciso que o assistente social faça o preenchimento e encaminhamento do formulário para funerárias que possuem convênio com a gestão municipal. O procedimento é feito ainda na unidade hospitalar, de forma humanizada, logo após o familiar ou responsável receber a declaração. Devem ser anexados, a essa solicitação,

RG e comprovante de endereço do solicitante, no caso, o familiar ou responsável pelo paciente que veio a óbito.

A humanização diz respeito à valorização do paciente e sua família no ambiente hospitalar, proporcionando maior participação desta nos cuidados prestados ao paciente.[8]

Enterro e cremação

O processo de morrer é um fenômeno da vida social que pode ser vivido de diversas formas, a depender dos significados compartilhados na sociedade ao longo da história e de contextos socioculturais distintos. O *morrer* não se configura apenas como um fato biológico, mas um processo construído socialmente.

É importante compreender as mudanças nas atitudes coletivas diante da morte. Na Alta Idade Média, por exemplo, a morte era ritualizada, comunitária e tratada com dignidade e ressignificação; o aviso da proximidade da morte era dado por sinais naturais. Nesse período, a familiaridade com a morte demonstrava a aceitação do ser humano à ordem da natureza.

Outro momento histórico, por volta dos séculos XI-XII até o século XIV, foi marcado pelo reconhecimento da finitude da própria existência humana,[9] configurando-se um sentimento mais pessoal e interiorizado da morte, traduzindo o apego às coisas da vida e ao individualismo. Já a partir do século XIX até o século XX, a morte do outro torna-se dramática e insuportável; dá-se o início do processo de afastamento social da morte. O século XX é marcado por novas formas de relação com a morte – escamoteada, oculta e vergonhosa –,[9] abordagem em que nos deparamos com uma degradação progressiva da relação estabelecida pelas sociedades com o processo de morrer.[9]

A instituição hospitalar como instrumento terapêutico de cuidado surgiu no final do século XVIII. Anteriormente a esse período, os hospitais eram destinados, exclusivamente, à assistência às pessoas empobrecidas, administrados por religiosos. Com a consolidação da instituição hospitalar, iniciou-se um processo de medicalização do social, e a medicina, seu saber e sua instituição tornaram-se referência central no que se refere a saúde, vida, sofrimento e morte. Era o local definido, pela sociedade moderna, para nascer e para morrer.[10]

O serviço de atendimento domiciliar tem buscado resgatar a tradição dos rituais (velório), onde os momentos finais de um indivíduo em processo de morte possam ocorrer próximo aos seus familiares e à comunidade, considerando-se as dificuldades das famílias diante dos suportes necessários aos pacientes na iminência de morrer em casa. A permanência de um paciente em processo de morte no domicílio demanda da equipe conhecimento e domínio das situações que envolvem aspectos éticos, técnicos e legais, além da segurança do paciente e da garantia do acesso a recursos de suporte necessários ao seu cuidado.[11]

Os sinais de agravamento do paciente possibilitam à equipe de atendimento no domicílio prever o óbito, antecipando-se em condutas e orientações. Dessa forma, a equipe de atendimento no domicílio deve estar preparada para esse tipo de abordagem à família, respeitando-se os valores culturais e as crenças religiosas, no intuito de sanar possíveis conflitos e constrangimentos.

Antevendo a gravidade do adoecimento do paciente, a equipe de atendimento no domicílio poderá fazer abordagem sobre as suas diretivas antecipadas de vontade, quando o paciente apresentar condições para tal e interesse em conhecer sua real situação. Nesse momento de escuta ativa e acolhimento, o paciente tem a oportunidade de manifestar as prioridades em seus cuidados, bem como expressar os seus desejos, inclusive quanto ao sepultamento ou à cremação. É importante considerar também que muitos pacientes não conseguirão manifestar a sua vontade; cabe à equipe, então, ter sensibilidade e ética no que é mais adequado ou não para cada contexto clínico, direcionando a consulta para a família e obedecendo à ordem prevista pelo Código Civil quanto à responsabilidade: "são parentes em linha reta as pessoas que estão umas para com as outras na relação de ascendentes ou descendentes". Nesse cenário, os familiares devem ser envolvidos nessa discussão, pois fazem parte desse processo de cuidado: os pais, quando o paciente for solteiro, o cônjuge, quando for casado, e na falta destes, os filhos.

Para que o óbito aconteça no domicílio, é preciso um planejamento; a família deve estar bem orientada sobre como proceder em caso de falecimento fora do horário de funcionamento da equipe de atendimento no domicílio. Em alguns casos, a morte será inesperada, súbita. Para emitir a declaração de óbito,[12] o médico-assistente da atenção domiciliar ou o médico substituto deverá:

- Com o prontuário domiciliar em mãos, examinar o paciente falecido e realizar entrevista com os cuidadores e os familiares para checar as possíveis causas do óbito.
- Caso não se sinta seguro quanto às causas do óbito, o médico deverá fazer encaminhamento ao Serviço de Verificação de Óbito (SVO).
- Para que o corpo seja encaminhado ao SVO, a família deverá fazer a notificação do óbito por morte natural à delegacia da cidade ou do bairro mais próximo do domicílio para providências quanto ao traslado do corpo para o referido serviço, o qual, após a verificação, emitirá a declaração.

Há determinadas situações em que não será emitida a declaração de óbito, quando houver episódios prévios ao falecimento:[12]

- Acidentes que ocasionaram fraturas, lesões ou outras sequelas.
- Ferimentos por arma de fogo ou arma branca.
- Tentativa de suicídio.
- Outros episódios igualmente traumáticos, como inundações, incêndios, contaminação, os quais ocasionaram morte tardia.

Nesses casos, a família deverá fazer a notificação do óbito na delegacia da cidade ou do bairro mais próximo do domicílio, a qual tomará providências quanto ao traslado do corpo para o Instituto Médico Legal, onde se procederá à autópsia.

Quanto aos procedimentos para realizar o sepultamento, a pessoa responsável pelas providências burocráticas deverá estar de posse de seu documento de identificação pessoal (RG) e de um documento com foto da pessoa falecida. É imprescindível, para o sepultamento, para a cremação e para lavrar a certidão de óbito no cartório de registro civil, a apresentação dos documentos originais, para que não haja dúvidas quanto à grafia dos nomes, datas e outras informações. Qualquer alteração na certidão só poderá ser feita mediante decisão judicial. Os documentos necessários para o sepultamento são:

- Declaração de óbito.
- Cédula de identidade do falecido.
- Certidão de nascimento dos filhos.

É preciso ainda, caso a família tenha jazigo próprio, levar a escritura, comunicando antecipadamente à funerária e ao cemitério o sepultamento, para que haja tempo para a preparação do local a receber a urna.[12]

Os sepultamentos a serem realizados em municípios distantes do local do óbito ou em outro estado exigem outras providências, como:

- Tratamento do corpo.
- Aquisição de urna adequada.
- Autorização de livre trânsito expedido pelo órgão competente.
- Contato prévio com a cidade (funerária/cemitério) onde o corpo será sepultado.

É importante que a família esteja ciente dos possíveis aumentos das despesas com a formalização do corpo, transporte e aquisição de urna especial. Em casos de traslado por via aérea, o corpo é conduzido no setor de cargas das aeronaves, com pagamento no ato do embarque.[12] Deve-se observar de forma antecipada o horário do voo, pois o esquife só poderá permanecer no aeroporto por aproximadamente 3 horas.

Para pacientes em tratamento fora de domicílio (TFD), o traslado é feito pelo serviço funerário da região onde ocorreu o óbito, mas pago pelo município de origem do paciente. E, para a realização da cremação, são necessários todos os documentos já citados para o sepultamento, com o acréscimo de outros:

- Declaração de óbito assinada por dois médicos.
- Manifestação do paciente, em vida, por meio de documento público ou particular ou, ainda, em manifestação verbal na presença de três testemunhas.
- Caso a manifestação tenha sido verbal, a autorização será do cônjuge, mediante certidão de casamento civil e, na falta destes, de parentes de acordo com o que dispõe o Código Civil.
- Só poderão ser cremadas, sem ordem judicial, as pessoas que tiveram morte natural.

A cremação só poderá ser feita quando a pessoa já tiver manifestado a vontade (diretivas antecipadas de vontade) de ser incinerada ou no interesse da saúde pública, devendo a declaração de óbito ser firmada por dois médicos ou por um médico legista e, em caso de morte violenta, depois de autorização judicial.[13]

Considerações finais

O momento do falecimento de um ente querido é muito delicado para a família e os amigos, e mesmo diante da perda há a necessidade de se envolver com serviços burocráticos ligados ao sepultamento. A equipe de atenção domiciliar tem papel fundamental no suporte neste momento e envolve o conhecimento de técnicas, direitos e benefícios. Os procedimentos, que envolvem emissão de declaração de óbito, velório e sepultamento e aqueles relacionados a benefícios, seguros e pensões, devem ser de conhecimento de todos da equipe, para que a família possa ser acolhida e orientada de forma adequada para a finalização de todo o processo. O apoio irrestrito às famílias enlutadas, tanto de cunho emocional quanto burocrático, é essencial no cuidado no atendimento domiciliar.

Referências

1. Dicionário Etimológico: etimologia e origem das palavras. Óbito: origem da palavra óbito. [acesso em janeiro de 2022]. Disponível em: https://www.dicionarioetimologico.com.br/obito/
2. Kovács MJ. Educação para a morte. Psicol Ciênc Prof. 2005;25(3):484-97.
3. Gawande A. Mortais: nós, a medicina e o que realmente importa no final. Rio de Janeiro: Objetiva; 2015. 264 p.
4. Kübler-Ross E. Sobre a morte e o morrer. São Paulo: Martins Fontes; 2008. 304 p.
5. Arantes ACQ. A morte é um dia que vale a pena viver. Rio de Janeiro: Casa da Palavra; 2016. 196 p.
6. Hermes HR, Lamarca ICA. Cuidados paliativos: uma abordagem a partir das categorias profissionais de saúde. Ciênc Saúde Colet. 2013;18(9):2577-88.
7. Conselho Federal de Serviço Social. Código de ética do/a assistente social. Brasília: CFESS; 1993.
8. Andrade LM, Martins EC, Caetano JA, Soares E, Beserra EP. Atendimento humanizado nos serviços de emergência hospitalar na percepção do acompanhante. Rev Eletr Enf. 2009;11(1):144-50.
9. Ariès P. O homem diante da morte. Rio de Janeiro: Francisco Alves; 1981. 313 p.
10. Menezes RA. Em busca da boa morte: antropologia dos cuidados paliativos. Rio de Janeiro: Garamond; 2004. 228 p.
11. Yamaguchi AM, Oliveira IB. Visita pré-óbito: preparo e atenção frente à iminência do falecimento. In: Yamaguchi AM, Higa-Taniguchi KT, Andrade L, Bricola SAPC, Jacob W Filho, Martins MA. Assistência domiciliar: uma proposta interdisciplinar. Barueri: Manole; 2010.
12. Brasil. Ministério da Saúde. Secretaria de Atenção à Saúde. Departamento de Atenção Básica. Caderno de atenção domiciliar. Brasília, DF: Ministério da Saúde; 2013. 207 p.
13. Brasil. Lei nº 6.216, de 30 de junho de 1975. Altera a Lei nº 6.015, de 31 de dezembro de 1973, que dispõe sobre os registros públicos. Brasília, DF: Diário Oficial da União; 1975.

Capítulo 10

Luto

Arthur Fernandes da Silva
Rafaela Alves Pacheco
Renata Mesquita Ferreira Lima

PONTOS-CHAVE

- A compreensão da morte como parte da vida é fundamental para o manejo de expectativas e abordagem do luto ao longo dos diferentes ciclos de vida.
- A APS tem potencial diferenciado para abordagem do luto, amparada em dispositivos como clínica ampliada e acolhimento, além de princípios como longitudinalidade e integralidade.

OBJETIVOS DE APRENDIZAGEM

Ao final do capítulo, o leitor deverá ser capaz de:

- Apresentar a construção do conceito de luto ao longo da história, a partir da relação da humanidade com a morte.
- Compreender o desenvolvimento do luto, abordando a teoria do apego e o processo dual do luto.
- Refletir sobre os lutos vividos por pacientes, familiares e profissionais de saúde, diferenciando luto antecipatório, luto complicado e luto não reconhecido.

"Até agora, o luto pertencia aos outros. Será que o amor traz, nem que seja de forma inconsciente, a arrogância ilusória de achar que nunca vamos ser tocados pela dor?"[1]

Caso clínico

Abertura

Bia, 32 anos, comparece relatando insônia intermediária e terminal nas últimas 2 semanas, após a morte do marido por covid em UTI. Já conversou com os filhos pequenos: a maior, de 11 anos, "entendeu" a morte do pai e tem apresentado crises de ansiedade frequentes, com choro intenso; o menor, de 3 anos, tem feito referências frequentes ao pai, chamando-o ou aguardando-o chegar em casa, ao mesmo tempo que comenta que "papai está no céu".

Bia tem recebido apoio importante da sogra, que mora no mesmo lote de sua casa, e da família do marido. Retomou a psicoterapia ontem, com "muitas expectativas de sair desse poço profundo que é o luto". Tem buscado manter-se ativa ao longo do dia para "não dar espaço a pensamentos ruins". Apresenta ambivalência em relação certos cômodos e objetos na casa, desejando se desfazer de alguns, porém com medo de "apagar a memória" do marido.

Usa escitalopram 10 mg 1-0-0 (início há 2 semanas).

Ao exame mental: apresentação/aparência adequada; postura cooperativa; consciente e orientada no tempo e espaço; atenta; sem prejuízos de memória; inteligência com raciocínio lógico e juízo crítico sobre sua condição; pensamento coerente, adequado e de conteúdo normal; linguagem verbal apropriada; sem alterações de sensopercepção; humor hipotímico e afeto congruente; sem alterações de psicomotricidade.

Fechamento

Bia voltou à consulta agendada essa semana. Entrou no consultório com uma energia diferente: não havia mais barulho de sapatos arrastando no azulejo; não olhava mais para baixo, ressabiada; tinha outro brilho no olhar, que não parecia nem tristeza, nem alegria, mas serenidade; por fim, também notei que ela mudou o visual, pintando os cabelos.

Ao sentar-se, sua postura também era diferente: me olhava de frente, com as pernas cruzadas, as mãos sobre o colo, segurando o celular, a carteira e o cartãozinho de consultas. Quase sorria com os olhos. Bia voltou à consulta de acompanhamento do luto, após a morte do companheiro e pai de suas duas filhas havia pouco mais de 3 meses, por covid.

– Como foi esse último mês?

– Ah, doutor... Acho que recuperei a vontade de me sentir eu mesma, sabe? Eu vinha vivendo... e só. Sobrevivendo, por causa das meninas. Mas parecia que tinha outra pessoa ocupando meu corpo. Não era eu.

– E o que te fez pensar sobre isso pela primeira vez?

– Quando me olhei no espelho há umas semanas, à noite... Era o horário em que as meninas já estavam dormindo, e eu me preparando para dormir também. Meu marido tinha o costume de chegar pelas minhas costas e me abraçar. E a gente ficava agarrado, na frente do espelho do banheiro. Parece coisa de casal novo, né?

– Acho que não tem "tempo" pro casal, não acha?

– É verdade... Era um costume nosso. E aí, umas semanas atrás, pela primeira vez, eu me vi prestando atenção na "falta" dele do meu lado no espelho, sabe? Foi uma das coisas que ajudaram minha "ficha a cair".

– E como se sentiu?

– Não vou mentir: doeu demais. E ainda dói, lógico. Mas, depois disso, foi como se eu tivesse uma força a mais para enfrentar a realidade: comecei a separar as coisas dele pra doar; falar mais naturalmente com as meninas sobre a morte dele e a saudade que a gente sente, que é normal...

– Essa dor e essa saudade têm feito sentido pra você?

– Sim. Eu nunca pensei que ia viver tantas coisas em tão pouco tempo, né? É um mundo de sentimentos que a gente tem aqui dentro. E não tem mais ele para dividir. Mas eu tô entendendo agora que eu sou forte. E que, como eu digo pras meninas: o papai tá no céu, olhando e mandando forças pra nós três. Sabe uma coisa que aconteceu?

– O quê?

– A caçulinha olhou pra mim ontem e disse que tinha acordado com muita saudade do pai. Acho que ela sonhou com ele. Aí ela me olhou e disse: "mamãe, você vai ficar com a gente pra sempre, né? Não vai pro céu ficar com o papai?" Eu ri, depois chorei. E fui conversar com ela.

Luto é assim. Você ri. Depois chora. E então repete.

Então eu sabia. Era tão próxima do meu pai que sabia sem querer saber, sem saber inteiramente o que sabia. Uma coisa dessas, temida durante tanto tempo, finalmente chega, e na avalanche de emoções vem também um alívio amargo e insuportável. Esse alívio se torna uma forma de agressão e traz consigo pensamentos estranhamente insistentes. Inimigos, atenção: o pior aconteceu. Meu pai se foi. Minha loucura agora vai se revelar. (p. 20)[1]

Luto: conceitos fundamentais

O processo de morte e do morrer tem registros históricos muito antigos. Episódios de luto possuem marcas na História e nas Artes desde sociedades em tempos longínquos, com elementos de dor, sofrimento e sensibilidade em povos antigos e medievais. Há inclusive regramentos específicos sobre o comportar-se, os códigos de conduta com variáveis de gênero e de cultura, seus limites, formas e duração.[3]

Apesar da longevidade dos descritos, as tentativas de sistematizar a compreensão desses processos só tiveram início em torno de 1917, quando Sigmund Freud postulou que o luto exigiria um investimento de energia emocional (libido) no objeto perdido, de modo que nem a saúde mental nem a estabilidade intrapsíquica se recuperaram até que o vínculo com o objeto fosse desfeito.[3] Mesmo o enlutamento descomplicado, para Freud, ocorreria de forma intrinsecamente dolorosa.

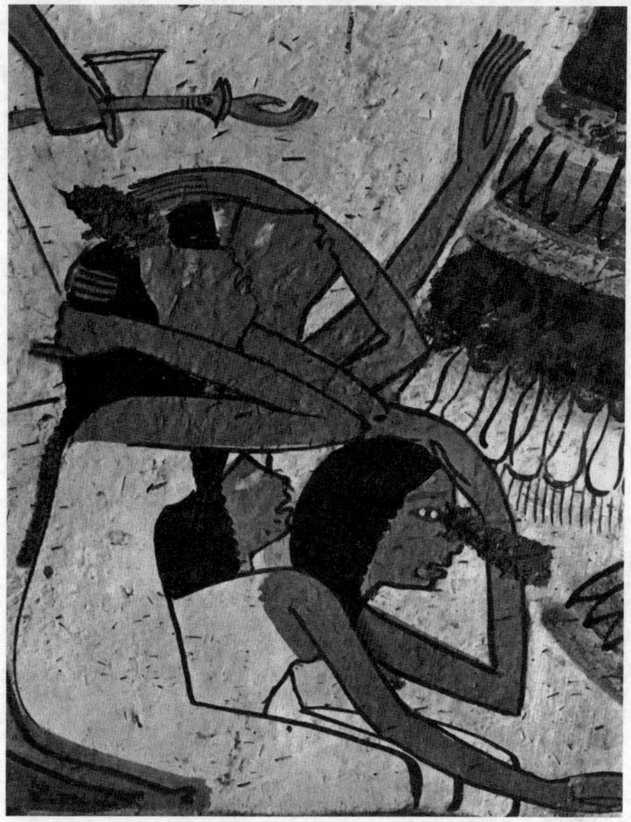

FIGURA 1

Detalhe de pintura em mural do Egito antigo, tumba (Tebas) de Userhat (reinado de Amenhotep II, XVIII dinastia, c. 1428 e 1397 a.C.). São quatro mulheres de luto, vestidas de branco, sentadas, duas segurando a cabeça com as mãos e chorando compulsivamente. Elas também estão pegando pó para jogá-lo sobre suas cabeças, ato muito comum e recorrente nas sociedades pré-industriais.

Fonte: Costa R, 2017.[2]

Chama-se luto o conjunto de processos relacionados e em resposta à perda de um ou mais objetos ou pessoas providos de significados, variações e múltiplas expressões. Trata-se de um mecanismo natural de reparação emocional, um processo individual, familiar e social com a possibilidade de restaurar a capacidade de desfrutar a vida de uma pessoa ou um conjunto delas depois de perdas graves. Havendo morte, o luto recai tanto em familiares como nos círculos sociais e de convivência próxima, tendo características singulares em cada uma dessas pessoas.

Em uma sequência sem complicações, tende a seguir uma sequência de fases, ainda que de forma não linear, havendo sentimentos de negação, raiva, descrença e abandono. Posteriormente, há uma progressiva consciência e aceitação da perda, com diminuição dos sentimentos mais intensos e a possibilidade de planejamento de novos cursos e retomadas de vida.

Nos clássicos estudos de Lindermann, oriundos após o incêndio da boate Cocoanut Grove, em Boston, na década de 1940, os sintomas comuns de luto foram mais bem descritos:

sensação de angústia somática em ondas, nó na garganta, engasgamento, falta de ar, suspiros, sensações de vazio abdominal, astenia muscular e angústia emocional intensa. Esses sintomas podem ser sintetizados como dor psíquica. Esse autor conclui que os cinco sintomas patognomônicos básicos de luto eram: angústia somática, preocupação com o falecido, culpa, hostilidade e desaparecimento dos padrões de conduta habituais. Foi observado também que, entre 4 e 6 semanas, desde que haja apoio emocional adequado, a reação de luto agudo tende a ser apaziguada na maioria das pessoas. É necessário frisar que pessoas com lesões de desenvolvimento psicológico, como abusos físicos, sexuais e psicológicos e outros grandes traumas, podem ter esse processo prolongado ou modificado.

QUADRO 1 Manifestações esperadas no luto normal

Sentimentos
▪ Tristeza, raiva.
▪ Culpa e autorrecriminação.
▪ Ansiedade, solidão.
▪ Fadiga, desamparo.
▪ Choque, anseio.
▪ Emancipação, alívio.
▪ Estarrecimento.
Sensações físicas
▪ Vazio no estômago.
▪ Aperto no peito, nó na garganta, boca seca.
▪ Hipersensibilidade ao barulho, irritabilidade.
▪ Sensação de despersonalização.
▪ Falta de ar, fraqueza muscular, falta de energia.
Cognições
▪ Descrença, confusão.
▪ Falta de concentração, preocupação.
Comportamentos
▪ Distúrbios do sono, distúrbios do apetite.
▪ Comportamento "aéreo", isolamento social.
▪ Sonhos com a pessoa que faleceu, evitação.
▪ Procurar e chamar pela pessoa, suspiros.
▪ Hiperatividade, choro, labilidade emocional.
▪ Visita a lugares ou carregar objetos significativos.

Fonte: Fernandez CL, 2022.[4]

A teoria do apego e o luto

A teoria do apego, descrita pelo psiquiatra, psicanalista e especialista em psiquiatria infantil inglês John Bowlby (1907-1990), considera o apego como um mecanismo básico entre os seres humanos. Em uma perspectiva de formação de personalidade, parte-se da premissa de que os seres humanos são seres essencialmente vinculares, o que se desdobra na organização da percepção e dos sentimentos. A busca de proximidade do outro seria ao mesmo tempo sobrevivência física e psíquica. O apego para Bowlby é programado biologicamente, e sua expressão no adulto é constituída por elementos da primeira infância, moldando sobremaneira as relações de vinculação e formas, funções e papéis da vida adulta como relações de trabalho, de casamento, sociais etc.[5] No estudo do processo do luto, como nos explica Nascimento:[5]

> A teoria de Apego oferece-nos a base teórica para a compreensão dos sentimentos/sintomas frequentemente encontrados na reação à perda. Os recursos da pessoa para o enfrentamento da perda estariam relacionados a seu padrão de Apego. O comportamento de Apego, como já visto, é investido de valor de sobrevivência, visando manter proximidade com a(s) pessoa(s) cuidadora(s), buscando-as como Base Segura, para diminuir os riscos causados pelo abandono. Assim se explica a necessidade dos enlutados de estarem reclusos, em ambientes protegidos e próximos a poucas pessoas, que lhes tragam apoio, e um mínimo de previsibilidade no ambiente. O luto seria, então, uma resposta à separação.

Há alguns mecanismos de defesa descritos ao longo desse processo. A identificação, um mecanismo mais maduro, propicia uma forma de ligação com o ente querido perdido que pode trazer conforto e ressignificação com o processo de apego a outro objeto. Há identificação quando a pessoa enlutada passa a vestir roupas e adotar alguns trejeitos da pessoa morta. Já a introjeção, mecanismo de defesa mais primitivo, seria o desempenho na íntegra de traços e comportamentos do ente querido que se foi, o que poderia cursar com mais problemas e dificuldades na recuperação e retomada da pessoa em questão.

A perda ambígua

No contexto do sofrimento espiritual, as perdas são reconhecidas como potenciais gatilhos ou catalisadores. Apesar dessa perspectiva negativa, podem ser também elementos iniciais na construção de resiliência, um caminho de saída, rumo à superação do sofrimento.[6]

Conceitualmente, a perda representa o processo que ocorre após uma morte, enquanto o luto simboliza a experiência pessoal – individual, particular – dessa perda.[7] Parkes[7] concebe o luto como uma ferida física, a qual tende a cicatrizar ao longo do tempo e está sujeita tanto às complicações ou atrasos no fechamento quanto a novas lesões sobre aquela que estava se curando. Como ferida, para o autor, a principal característica do luto são episódios de dor aguda, manifestadas na forma de saudade intensa da pessoa que morreu.

No fim do século passado, foi proposto um modelo estruturado para a compreensão dos comportamentos dinâmicos no interior da vivência do luto, que podem oscilar entre os enfrentamentos orientados para a perda ou o restabelecimento

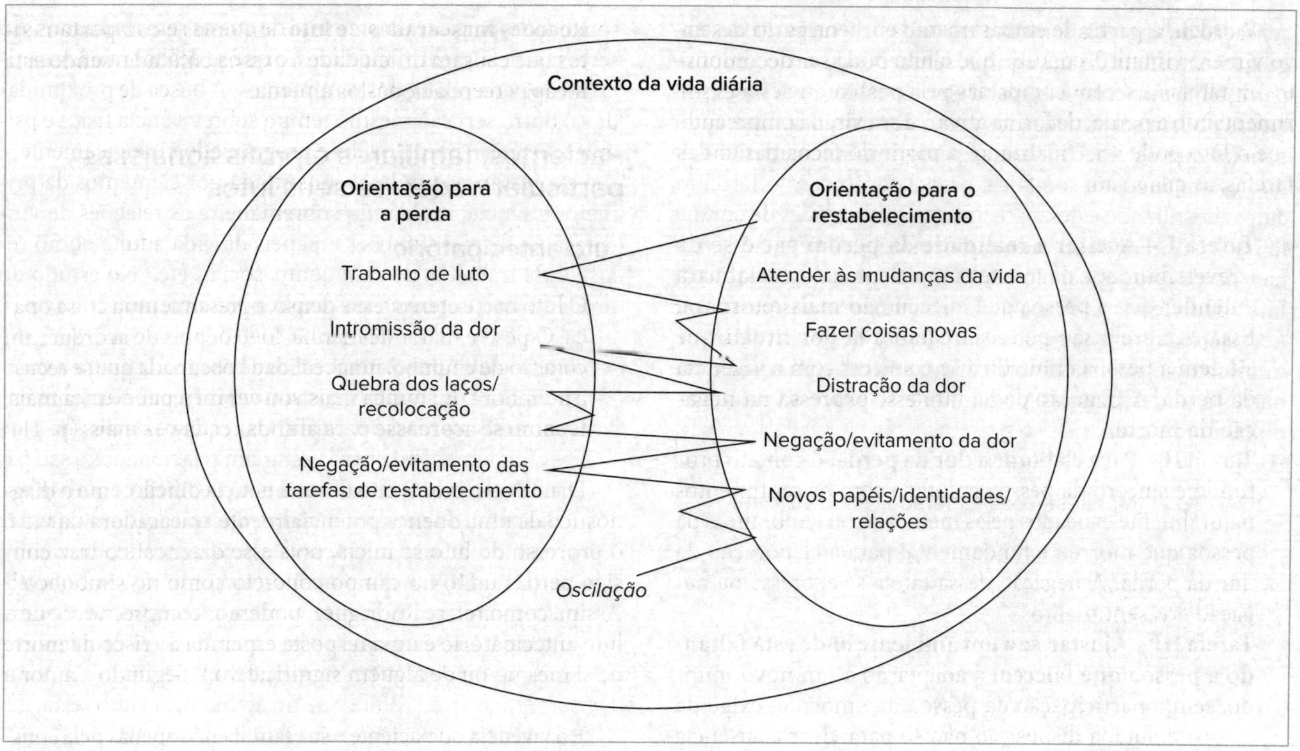

FIGURA 2

Processo dual de lidar com o luto.

Fonte: Brandão JM *et al.*, 2011.[9]

da vida após a perda.[8] Nesse modelo, os comportamentos direcionados para a perda ou restauração são dois componentes fundamentais, mas, não obstante, o caráter de oscilação entre eles também é essencial para entender as respostas do indivíduo em relação aos estímulos (ou estressores) do ambiente, nas mais diversas situações e períodos de tempo após a perda. Essa capacidade humana de absorver impactos externos (estressores, conflitos etc.), burilando-os e adaptando-se a eles de forma funcional ou positiva, é chamada resiliência.[9] O modelo de processo dual do luto contribui para a percepção integral da experiência de sofrimento pós-perda do ser humano identificando, ao longo da oscilação entre os comportamentos direcionados, o processo de desenvolvimento da resiliência.

Apesar de tradicionalmente estar relacionado a uma perda efetiva, o processo de luto pode se iniciar antes da perda em si, na forma de luto antecipatório. Essa faceta do luto expressa rompimentos ou esgarçamentos de relações significativas para a pessoa em questão e pode ser desencadeada, por exemplo, pelo diagnóstico de uma doença grave e ameaçadora à vida sobre um ente querido.

Os indivíduos enlutados podem percorrer diferentes caminhos na vivência da perda. Elizabeth Kübler-Ross propôs cinco estágios para ilustrar essas possíveis reações à perda. É importante ressaltar que a autora usou tais estágios como alegorias de etapas possíveis, nem fixas nem encadeadas, nas experiências de luto do ser humano.[11] São eles:

- **Negação:** a negativa e o isolamento podem servir como um mecanismo de defesa temporário, um anteparo contra informações ou notícias traumáticas.
- **Raiva:** expressão magnificada de reações emocionais, como revolta, e busca por culpados ou responsáveis, na tentativa de aliviar a dor emocional interna.
- **Barganha:** investida em negociações para evitar o desfecho trágico (como a morte) junto a figuras de poder, sejam os profissionais de saúde que estão assistindo um ente querido doente ou uma entidade religiosa, como Deus, que teria o poder de "salvar" alguém da morte.
- **Tristeza:** manifestação de sentimentos negativos exuberantes, desencadeados pelas lembranças, memórias, lugares ou atividades que conectam o enlutado ao ente perdido.
- **Aceitação:** encontro de serenidade na vivência dos sentimentos relativos à perda, podendo o enlutado fazer as pazes consigo mesmo e com suas conexões (amigos, família, religiosidade etc.), experimentando-os em uma nova realidade, na qual já está mais bem adaptado.

"A mamãe está triste porque o vovô morreu", disse minha filha de quatro anos para a prima. "Morreu". Ela conhece a palavra "morreu". Pega lenços de papel numa caixa e os entrega a mim. Sua prontidão emocional me comove, me surpreende e me impressiona. Alguns dias mais tarde ela pergunta: "Quando o vovô vai acordar?" (p. 46)[1]

Worden, a partir de embasamento em teorias do desenvolvimento infantil, concebe que o luto pode ser decomposto em tarefas a serem cumpridas pela pessoa que está experimentando a perda, de forma ativa.[12] Essa visão compreende que o luto pode ser "finalizado" a partir do fechamento das tarefas, as quais são:

- **Tarefa I – Aceitar a realidade da perda:** parte-se da irreversibilidade da morte como elemento crucial para entender que a pessoa que faleceu não mais retornará. Essa compreensão pode ser catalisada por rituais que ajudem a pessoa enlutada a se conectar com a vivência da perda. A negação dessa tarefa se expressa na negação da morte.
- **Tarefa II – Para elaborar a dor da perda:** o contato profundo e sincero da pessoa enlutada com os sentimentos naturalmente evocados pelas memórias ou lembranças da pessoa que morreu é fundamental para a elaboração da dor da perda. A negação dessa tarefa se expressa na negação dos sentimentos.
- **Tarefa III – Ajustar-se a um ambiente onde está faltando a pessoa que faleceu:** a adaptação a um novo mundo, sem a participação da pessoa que morreu, exige da pessoa enlutada disposição não só para viver a ausência do ente querido e dos papéis que ele desempenhava, mas também para o desenvolvimento de novas habilidades, a fim de ocupar essas lacunas. A negação dessa tarefa se expressa na negação da adaptação.
- **Tarefa IV – Reposicionar em termos emocionais a pessoa que faleceu e continuar a vida:** a última tarefa envolve acolher a pessoa que morreu em um local apropriado no ambiente afetivo da pessoa enlutada, para que esta última possa continuar a viver bem no mundo, abrindo-se para novas relações, sem culpas ou melindres. A negação dessa tarefa se expressa no apego excessivo ao passado, impedindo novas conexões com o mundo.

Eventualmente, quando a pessoa enlutada não consegue retomar um estado de funcionalidade ou desenvolvimento com qualidade semelhante ao estado pré-perda, diz-se que está vivenciando um processo de luto complicado.[13] Somatizações frequentes, comportamentos mal adaptativos como insônia, mudanças de apetite e isolamento social, entidades clínicas como depressão, baixa autoestima e impulsos direcionados à autodepreciação ou autodestruição podem ser manifestações dessa forma de luto.[14] Algumas reações identificadas nas pessoas que exibem o luto complicado são:

- **Reações crônicas de luto:** excessiva em duração e que nunca se encaminha para conclusão satisfatória.
- **Reações retardadas de luto:** reações inibidas, suprimidas ou adiadas.
- **Reações exageradas de luto:** respostas exageradas, nas quais a pessoa vivencia a intensificação de reação normal de luto ou se sente sobrecarregada ou, ainda, recorre a posturas mal adaptativas.
- **Reações mascaradas de luto:** sintomas e comportamentos que causam dificuldade à pessoa enlutada, sendo esta incapaz de relacioná-los à perda.

Pacientes, familiares e profissionais: as particularidades de seus lutos

Luto antecipatório

> O luto não é etéreo; ele é denso, opressivo, uma coisa opaca. O peso é maior de manhã, logo depois de acordar: um coração de chumbo, uma realidade obstinada que se recusa a ir embora. Eu nunca mais vou ver meu pai. Nunca mais. É como se acordasse para afundar cada vez mais. (p. 41)[1]

Diante do recebimento de uma notícia difícil, como o diagnóstico de uma doença potencialmente ameaçadora da vida, o processo do luto se inicia, pois esse diagnóstico traz consigo perdas tanto no campo concreto como no simbólico.[15] Assim, como refere Rodriguez, podemos compreender que o luto antecipatório é uma resposta esperada ao risco da morte de si mesmo ou de alguém significativo.[16] Segundo a autora:

> É a vivência do paciente e sua família não apenas pela consciência da proximidade da morte, mas também a partir da consciência do diagnóstico de uma doença que coloca em risco a vida, abarcando intervenções voltadas para as sete operações genéricas: enlutamento, enfrentamento, interação, reorganização psicossocial, planejamento, equilíbrio das demandas conflituosas e facilitação para uma morte apropriada, possibilitando que o processo do luto pós-morte seja vivido de maneira menos dolorosa. (p. 32)

Para um paciente com esclerose lateral amiotrófica (ELA), por exemplo, que conhece seu diagnóstico e prognóstico, perceber os sinais da próxima fase da doença causa muito sofrimento. Além da perda real do presente, vislumbra a perda futura da vida e, assim, vivencia o luto antecipatório.[16] Alguns pacientes que passam semanas ou meses bem de repente ficam mais calados e entristecidos. Verbalizam que já percebem a perda de mais movimentos: "Não consigo mover as mãos, como vou escrever ou usar o celular?", ou da deglutição: "Estou com dificuldades de engolir, já não poderei me alimentar pela boca".

Reconhecer que a doença trará perdas e até a morte gera angústia tanto para o paciente quanto para o cuidador. A própria desospitalização para o domicílio pode ser vivida como perda nesse processo do luto antecipatório. Para Rodriguez,[16] "a família do paciente também se envolve nesse processo, vivenciando-o de maneira específica". Como exemplo, podemos pontuar que a maioria dos familiares/cuidadores anseia que seu paciente receba alta e retorne para o lar, embora existam exceções. Durante a escuta de um pai na enfermaria pediátrica, cuja filha tinha um diagnóstico de uma doença crônica progressiva, ele referiu que receber a alta para o domicílio foi como receber uma sentença de morte, pois naquele momento levaria a filha para casa e não receberia mais nenhum investimento nela. Ele dizia que não teriam mais exames nem investigação da doença para possíveis mudanças no quadro, e na sua percepção era como se a equipe estivesse "desistindo dela" (segundo informações coletadas – SIC).

O cuidado da equipe à família e ao paciente que vivenciam o luto antecipatório auxilia no enfrentamento da situação e na prevenção do luto complicado.[16] Visitas regulares logo após a alta, educação em saúde com esclarecimento de dúvidas a respeito da doença e dos sintomas, conferências familiares, disponibilidade quando necessário, avaliação da necessidade de encaminhamentos para serviços especializados de saúde e de saúde mental e, principalmente, esclarecimento sobre o controle de sintomas e alívio do sofrimento são formas de cuidar, pois trazem segurança à rede familiar.[17] Segundo Rodriguez,

> A equipe de saúde, nesta fase do luto antecipatório, precisa avaliar e estar atenta às condições físicas, sintomas de depressão e modo de os familiares lidarem com as exigências dos cuidados, minimizando sintomas que venham a prejudicar a vivência do luto pós-morte e para que possam desenvolver habilidades de enfrentamento.[16]

Por fim, o apoio da equipe, segundo Rodriguez,[16] "pode proporcionar um ambiente seguro para que os envolvidos possam vivenciar este processo, apresentando um efeito adaptativo positivo e aliviando a intensidade da dor após a morte". É fundamental o papel dos profissionais para auxiliar que as necessidades do paciente e do cuidador sejam atendidas – por exemplo, o desejo de despedidas, de reconciliamentos, de exposição das escolhas dos rituais fúnebres. Muitas vezes é para os profissionais que eles direcionaram a sua fala, por perceberem pessoas que podem suportar esses pedidos e fazer algo com isso, dando um direcionamento para o pedido, aliviando, assim, suas angústias, físicas ou emocionais.

Luto complicado

> Reconheço a risada aguda que ele imita e sei que ela tem menos a ver com o que o meu pai diz do que com o fato de estar com ele. Uma risada que eu nunca mais vou dar. "Nunca mais" veio para ficar. "Nunca mais" parece muito injusto e punitivo. Eu vou passar o resto da vida com as mãos estendidas tentando alcançar coisas que não estão mais ali. (p. 41)[1]

As reações normais ao luto são esperadas. Porém, em alguns casos, ao invés de passar pelo luto normal, algumas pessoas experienciam o luto complicado no qual a pessoa não consegue retomar suas atividades devido à desorganização emocional que ela vivencia de forma prolongada.[17] Segundo Worden,[14] diversos fatores contribuem para isso.

O primeiro é a relação que a pessoa tinha com quem morreu. Relacionamentos dependentes ou hostis fazem a pessoa enlutada experimentar desamparo e abandono.[13] Uma mãe cujo filho eram "os braços e as pernas" (SIC) dela vivia um intenso sofrimento pela doença neurodegenerativa do filho,

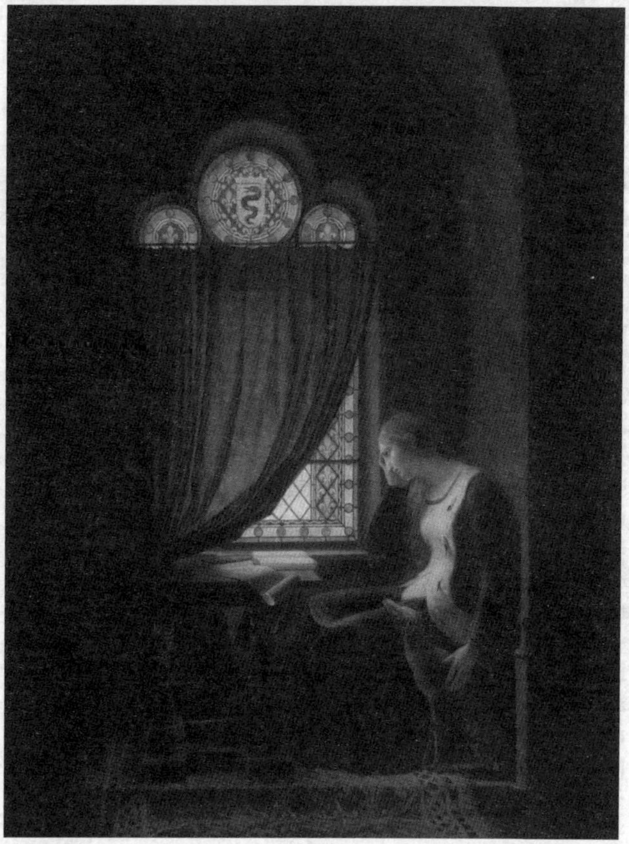

FIGURA 3
Valentina de Milão chora a morte de seu marido (1802, óleo sobre tela, 55 x 43 cm), de Fleury François Richard (1777-1852). The Hermitage, São Petersburgo. Valentina Visconti (1368-1408) foi filha de Gian Galeazzo Visconti, duque de Milão, e de Isabel de Valois, irmã de Carlos V da França. Casou-se com Luís de Valois (c. 1372-1407), duque de Orleães e irmão do rei Carlos VI, o Bem-Amado. Com a morte do marido, assassinado, Valentina morreu logo depois, com 38 anos. O pintor Fleury-Richard imortalizou o sofrimento da perda, o luto da viuvez com esse quadro, que vislumbra a emoção privada, solitária, da esposa sofrida. O intenso efeito do drama é reforçado pelo pequeno tamanho do quadro e pelo contraste claro/escuro do ambiente.

Fonte: Costa R, 2017.[2]

mas consolava-se com a presença dele, apesar de não interagir mais. Quando ele faleceu, ela experimentou um terrível desamparo e desgosto em relação a seu próprio cuidado, negligenciando até mesmo cuidados com sua saúde, como não equilibrar sua glicemia, apesar de ser diabética. Como refere Freud:[18] "O melancólico exibe ainda uma outra coisa que está ausente no luto – uma diminuição extraordinária de sua autoestima, um empobrecimento de seu ego em grande escala. No luto, é o mundo que se torna pobre e vazio; na melancolia, é o próprio ego".

Outro fator é a circunstância em que ocorre o processo do adoecimento ou a morte.[14] Por exemplo, famílias com pacientes com sequelas de traumas de acidente de trânsito, de tentativa de suicídio, de emergências e desastres como a covid-19, têm maiores riscos de viver o luto complicado quando o paciente falece. O modo repentino e traumático do acontecido faz que as famílias tenham perguntas que nunca terão respostas, como por que aconteceu o acidente, qual motivo levou à tentativa de suicídio, como ninguém percebeu, o que mais poderia ter sido feito, a ausência dos rituais de despedidas etc. Sentimentos de culpa e raiva tendem a permanecer, adoecendo psiquicamente os familiares.

Considerando a realidade da assistência domiciliar, também podemos citar as intercorrências no domicílio como fator circunstancial que pode contribuir para o luto complicado. É esperado que o paciente em cuidado paliativo ao longo do tempo agrave sua condição clínica e em determinado momento entre em processo ativo de morte. Mas, em alguns casos, o paciente acompanhado no domicílio pode ter intercorrências nas quais a equipe de saúde não tenha tempo hábil para ajudar ou chegar no domicílio, ou remover o paciente do domicílio como nos casos de intercorrência de troca de traqueóstomo.

Na piora súbita do paciente que resulta em morte, a família vivencia a perda abrupta, e, nesses casos, para a equipe é ainda mais difícil lidar com o luto do familiar. Alguns têm o rompimento dos afetos com a equipe e direcionam culpa, responsabilidade e desamparo. Alguns nem aceitam a visita pós-óbito, o que dificulta até mesmo os encaminhamentos para serviços que deem continuidade ao cuidado com o cuidador.

Fatores históricos, como história de luto complicado no passado, perdas e separações, dificuldade de estabelecer outros vínculos, histórico de transtorno depressivo aumenta probabilidade de perdas e separações, influenciando também o luto complicado.[14] Observamos isso, por exemplo, no acompanhamento de pacientes cujo familiar já viveu sucessivas perdas. A extrema dificuldade de pensar na morte do paciente está relacionada ao sentimento de solidão e desamparo, porque muitas vezes esse paciente é o único vínculo que ainda possui.

Sobre os fatores de personalidade, Worden esclarece: "Existem algumas pessoas que são incapazes de tolerar situações emocionais extremas, então se isolam na tentativa de se defenderem contra esses sentimentos intensos".[14] Aquele familiar que não consegue lidar com os estressores emocionais tende a sofrer mais após a morte do paciente. Por exemplo, observa-se na visita pós-óbito que aquele familiar que esteve mais próximo em todo o período do cuidado ao paciente após a morte, apesar da dor, demonstra-se sereno e com sensação de missão cumprida. Aqueles que não conseguiram estar perto por motivo de se sentirem extremamente abalados com o estado de saúde do paciente são os mais instáveis emocionalmente, demonstrando desespero após a perda.

Por último, consideram-se os fatores sociais importantes na prevenção de luto complicado. Worden ressalta o luto como um processo social, e o melhor enfrentamento dá-se junto a uma rede de apoio.[14] A ausência dessa rede aumenta o risco de luto complicado. Observa-se tanto em situações em que não há pessoas para apoiar os enlutados, quanto em situações de isolamento social, como na pandemia da covid-19, em que, embora tivessem a rede social, as pessoas não podiam estar junto, prestando suas condolências e acolhendo os enlutados, devido à necessidade de manterem o distanciamento.

Luto não reconhecido

Em 1989, Doka estruturava o conceito de luto não reconhecido no intuito de jogar luz sobre um fenômeno cada vez mais comum: a incongruência entre a força de certos relacionamentos, inevitavelmente constituinte de apegos e sentimentos como luto, e o reconhecimento desse sofrimento por parte da comunidade ou sociedade na qual a relação se desenvolveu. Em nível individual ou coletivo, isso poderia repercutir negativamente no processo de elaboração do luto. Um grande exemplo desse luto não reconhecido é o de profissionais de saúde ou cuidadores.[19]

Caselatto[20] analisa e exemplifica Doka trazendo as situações nas quais o não reconhecimento do luto pode ocorrer: (1) quando o relacionamento não é reconhecido, isto é, quando a qualidade da relação da pessoa falecida com o enlutado não se baseia em laços mais comuns, como amigos ou parentes; (2) quando o enlutado não é reconhecido, ou seja, quando é visto como "incapaz de enlutar-se", como crianças ou idosos, à guisa de exemplo; (3) quando a perda não é reconhecida ou não é socialmente validada, como na perda de animais de estimação; (4) quando o modo de enlutar-se e a forma de expressão do pesar não são reconhecidos (ou aceitos) socialmente. Profissionais de saúde podem estar facilmente expostos à primeira situação, em níveis de intensidade que podem variar conforme a categoria profissional (p. ex., profissionais de enfermagem costumam estar mais próximos dos pacientes por mais tempo), cenário assistencial (unidades de emergência, enfermaria, terapia intensiva etc.) ou condição do trabalho (p. ex., situações habituais *versus* pandemia de covid-19.

Considerações finais

À guisa de fechamento deste capítulo, esperamos ter apresentado conceitos úteis para auxiliar na aproximação dos estudos do luto, temática potencialmente dolorosa, para profissionais de saúde interessados, especialmente aqueles que atuam na atenção domiciliar, um dos principais palcos de desenvolvimento de relações com o fim da vida e a morte, além da expressão e elaboração dos mais diversos lutos.

Referências

1. Adichie CN. Notas sobre o luto. São Paulo: Companhia das Letras; 2021. 95 p.
2. Costa R. Impressões da Idade Média. São Paulo: Livraria Resistência Cultural Editora; 2017. p. 15-25.
3. Wedding D, Stuber ML (Org.). Medicina comportamental. 5. ed. Barueri: Manole; 2014. 342 p.
4. Fernandez CL. Saúde mental na atenção primária: abordagem multiprofissional. 1. ed. Santana do Parnaíba: Manole; 2022.
5. Nascimento CC, Coelho MRM, Jesus MRP, Martins WV. Apego e perda ambígua: apontamentos para uma discussão. Rev Mal-Estar Subj. 2006;6(2):426-49.

6. Cadell S. Stress, coping, growth and spirituality in grief. In: Groen J, Coholic D, Graham J, editores. Spirituality in education and social work: an interdisciplinary dialogue. Wilfrid Laurier University Press; 2012. p. 217-32.
7. Parkes CM. Luto: estudos sobre perdas na vida adulta. São Paulo: Summus; 1998.
8. Stroebe MS, Schut H. The dual process model of coping with bereavement: Rationale and description. Death Stud. 1999;23(3):197-224.
9. Brandão JM, Mahfoud M, Gianordoli-Nascimento IF. A construção do conceito de resiliência em psicologia: discutindo as origens. Paidéia. 2011;21(49):263-71.
10. Silva MDF, Ferreira-Alves J. O luto em adultos idosos: natureza do desafio individual e das variáveis contextuais em diferentes modelos. Psicol Reflex Crit. 2012;25(3):588-95.
11. Kübler-Ross E. Sobre a morte e o morrer. Tradução de Paulo Menezes. São Paulo: Martins Fontes; 2005.
12. Worden JW. Terapia do luto. 2. ed. Porto Alegre: Artes Médicas; 1998.
13. Braz MS, Franco MHP. Profissionais paliativistas e suas contribuições na prevenção de luto complicado. Psicol Ciênc Prof. 2017;37(1):90-105.
14. Worden JW. Aconselhamento do luto e terapia do luto: um manual para profissionais da saúde mental. 4. ed. São Paulo. Roca; 2013.
15. Franco MHP. Luto em cuidados paliativos. In: Oliveira RA, organizador. Cuidado paliativo. São Paulo: Conselho Regional de Medicina do Estado de São Paulo; 2008; p. 259-69.
16. Rodriguez MIF. Um olhar para a despedida: um estudo do luto antecipatório e sua implicação no luto pós-morte. 85 f. Dissertação [Mestrado em Psicologia] – Pontifícia Universidade Católica de São Paulo, São Paulo; 2014.
17. Braz MS, Franco MHP. Profissionais paliativistas e suas contribuições na prevenção de luto complicado. Psicol Ciênc Prof. 2017;37(1):90-105.
18. Freud S. Luto e melancolia. In: ______. A história do movimento psicanalítico, artigos sobre a metapsicologia e outros trabalhos (1914-1916). Rio de Janeiro: Imago; 1996, p. 243-63.
19. Doka KJ. Disenfranchised grief. In: ______. Disenfranchised grief: Recognizing hidden sorrow. Lexington Books/D. C. Heath and Company; 1989. p. 3-11.
20. Casellato G. Dor silenciosa ou dor silenciada? Perdas e lutos não reconhecidos por enlutados em sociedades. 3. ed. Niterói: Polo Books; 2015.

Capítulo 11

Cuidados paliativos na atenção primária à saúde

Marco Túlio Aguiar Mourão Ribeiro
Thaís Bandeira de Carvalho
Joyce Hilario Maranhão
Anderson Costa Portes

PONTOS-CHAVE

- A atenção primária à saúde como porta de entrada do sistema e coordenadora dos cuidados deve proporcionar o cuidado paliativo das pessoas em seu domicílio de modo longitudinal, integral, corresponsável e respeitando a autonomia e a singularidade do indivíduo e sua família, incluindo o processo de luto caso haja a morte do paciente.
- O cuidado paliativo na atenção primária à saúde deve envolver todos os integrantes da equipe e ser planejado respeitando a singularidade e as necessidades de cada indivíduo, para uma melhor sistematização de plano de cuidados e elaboração do plano terapêutico singular.
- A equipe deve promover, sempre que possível, a autonomia e o conforto das pessoas durante a sua vida e no momento da morte.
- O conhecimento em cuidados paliativos e nos princípios da atenção primária à saúde capacita o profissional de saúde para o acolhimento, compreensão e intervenção das necessidades do paciente, respeitando seus desejos, e para a elaboração das diretivas antecipadas de vontade.
- Iniciar os cuidados paliativos precocemente contribui para que a abordagem a cada pessoa seja pensada a partir de suas reais necessidades em saúde e de acordo com as suas peculiaridades culturais e sociais.

OBJETIVOS DE APRENDIZAGEM

Ao final do capítulo, o leitor deverá ser capaz de:

- Reconhecer a interface entre os princípios dos cuidados paliativos e os princípios da atenção primária à saúde.
- Reconhecer as competências dos profissionais de saúde para o manejo das pessoas em cuidados paliativos na atenção primária à saúde.
- Aplicar as ferramentas e a as escalas para abordagem das pessoas em cuidados paliativos na atenção primária à saúde.
- Fomentar o trabalho interdisciplinar das equipes de saúde para a abordagem das pessoas em cuidados paliativos na atenção primária à saúde.

Caso clínico

Data da consulta domiciliar: 28.02.2021.

Nome: M.L.S.

Idade: 93 anos.

Motivo da consulta: avaliação periódica.

Medicamentos em uso: memantina 10 mg 2 x/dia; quetiapina 25 mg 1 cp à noite; Lactulona; enalapril 5 mg.

Problemas prévios: doença de Alzheimer avançada; dependência para atividades de vida diária; constipação; infecção do trato urinário (ITU) de repetição.

S

Paciente foi internada por 10 dias (8 a 18.02.21) devido a ITU resistente, fez uso de meropeném e retorna para reavaliação. Após internação, ficou acamada e iniciou com lesões na pele, que abriram ferida na região sacral e trocantérica. Relata constipação intestinal e está sem evacuar há 5 dias.

O

Exames laboratoriais: urocultura (27.02.21) negativa.

Ao exame: PA = 80 × 50 mmHg; peso 48 kg; estatura 1,56; BRNF em 2 tempos; MVF sem RA; abdome livre, indolor, com massa na fossa ilíaca esquerda endurecida. Úlcera de pressão: lesão 1 – cerca de 10 cm de diâmetro, com 0,5 cm de profundidade, base hiperemiada na região sacral, acometendo pele e subcutâneo; lesão 2 – 2 cm de diâmetro, 1 cm de profundidade em calcâneo direito, com secreção purulenta e odor fétido.

Introdução

O trabalho no Sistema Único de Saúde (SUS) tem instigado os trabalhadores para o desenvolvimento de táticas de cuidado que promovam a saúde dos indivíduos e do coletivo e previnam e tratem agravos à saúde. Assim, exige-se cada vez mais que esses profissionais conheçam os diferentes níveis e pontos de atenção à saúde e as ações e serviços pertinentes para a efetivação da universalidade, da equidade e da integralidade do cuidado no campo da saúde.

A atenção primária à saúde (APS) é o nível de atenção que deve realizar a coordenação do cuidado, sendo a principal porta de entrada, e deve integrar-se com os demais componentes da rede de atenção à saúde (RAS). Na APS são realizadas ações nos âmbitos individual, familiar e coletivo, que abrangem a promoção, a prevenção, o diagnóstico, o tratamento e a reabilitação. Essas ações em saúde são desenvolvidas por meio de práticas de cuidado integrado qualificado, realizada com equipe multiprofissional e dirigida à população de determinado território cuja equipe de saúde tem responsabilidade sanitária.[1]

Com o aumento da prevalência de doenças crônico-degenerativas não transmissíveis e da expectativa de vida da população, existe a necessidade de um modelo de atenção à saúde que contemple em sua organização a oferta dos cuidados paliativos (CP). Levando-se em consideração a estruturação do SUS, que possui a APS como porta de entrada do sistema e ordenadora dos cuidados e que utiliza tecnologias de elevada complexidade e baixa densidade, cabe aos profissionais que compõem as equipes de saúde a incorporação dos CP em seu modelo assistencial.

A APS é considerada a ordenadora de cuidado na política pública de saúde brasileira e o nível de atenção maior acessibilidade para os usuários do SUS, por sua ampla abrangência de indivíduos. Podemos identificar uma presença considerável de indivíduos que devem ser cuidados a partir de práticas paliativistas, isto é, pacientes que apresentam doenças potencialmente prejudiciais à vida.

A Organização Mundial da Saúde (OMS) nos dá indícios da abrangência e da necessidade da precocidade dos CP no cuidado ao paciente, uma vez que estes são "uma abordagem que melhora a qualidade de vida dos pacientes (adultos e crianças) que enfrentam problemas associados a doença com risco de vida".[2] Desse modo, os CP estão presentes de forma simultânea e complementar durante toda a evolução da doença a pacientes que necessitam de cuidado em seu lar, podendo ou não estar restritos ao leito.[3]

Isso se torna possível na medida em que os CP não necessitam serem ofertados somente por especialistas, mas podem estar nas práticas daqueles profissionais que integram as equipes de Saúde da Família (ESF), as equipes do Núcleo Ampliado de Saúde da Família (NASF), as equipes de atenção domiciliar (AD), proporcionando o cuidado com qualidade no domicílio do usuário e a sistematização e articulação entre todos os níveis de assistência, de modo longitudinal, integral, corresponsável e respeitando a autonomia e a singularidade do indivíduo e sua família, incluindo o processo de luto em caso de morte do paciente.

De acordo com as recomendações da 67ª Assembleia da OMS, realizada em 2014, a APS deve ser o nível de atenção à saúde prioritário para receber políticas públicas para a implementação de CP, integrando cuidados de saúde ao cuidado social e proporcionando equidade no acesso.

No Brasil, desde o ano de 2011, a medicina de família é uma das especialidades cujos CP formam uma das áreas de atuação.[4] No entanto, infelizmente, a categoria médica e a maioria das profissões em saúde não dispõem de treinamento adequado durante a graduação para atuar com os CP. Após a formação em nível superior de ensino, mantém-se a carência da formação para a área. Portanto, problematiza-se quais as dificuldades existentes para a instituição de disciplinas/módulos na formação dos estudantes e na instituição de um programa de educação permanente dos profissionais de saúde no contexto brasileiro – e qual seria a potencialidade de ter uma formação básica na área para a efetividade do SUS e para o cuidado dos pacientes e de suas famílias.

E então, quais as aproximações entre os cuidados paliativos e a atenção primária à saúde?

Acreditamos que a definição da OMS para os CP está interligada com os princípios da APS no Brasil, uma vez que a universalidade, a equidade e a integralidade almejadas pelo SUS coadunam para a não maleficência e a autonomia presentes nas práticas paliativistas. Além disso, as competências fundamentais da medicina de família e comunidade ampliam essa conexão ao focar na abordagem centrada na pessoa, na abordagem familiar, na abordagem comunitária, na atenção domiciliar, na medicina baseada em evidência, na prevenção quaternária e no trabalho em equipe.

Os profissionais de saúde da APS precisam realizar de forma efetiva e qualificada os CP aos pacientes de sua equipe. Em 2015, a Sociedade Brasileira de Medicina de Família e Comunidade (SBMFC) elaborou a proposta de um Currículo Baseado em Competências, onde existe uma seção específica para os CP.[5] Nesse currículo as competências foram agrupadas em quatro níveis, de acordo com a formação profissional: pré-requisito, essencial, desejável e avançado.

A categoria pré-requisito se refere às competências que o profissional desenvolveu na graduação, antes de entrar na residência médica. A categoria essencial se refere às competências mínimas que os profissionais médicos deverão desenvolver durante a residência em medicina de família e comunidade. Os níveis desejável e avançado são as competências acima do padrão essencial, que podem ser adquiridas nos programas de 3º ano de residência (R3) com ênfase em medicina paliativa, uma das áreas de atuação da medicina de família e comunidade.[6,7]

De acordo com a SBMFC (2015), o egresso da graduação em medicina deve ser capaz de orientar a prevenção de úlceras de pressão/decúbito. Já o residente em medicina de família e comunidade deve ser capaz de:

- Manejar úlceras de pressão/decúbito.
- Realizar manejo da dor oncológica e não oncológica no paciente terminal.
- Manejar nutrição no paciente terminal.

- Preparar e orientar familiares e o paciente quanto a providências relacionadas à morte.
- Manejar intercorrências comuns no paciente em CP.
- Reconhecer a importância do atendimento fora do horário para intercorrências graves e falecimento (atestado de óbito).
- Fornecer um atestado de óbito.
- Fazer a abordagem do luto.
- Reconhecer situações urgentes no CP e encaminhá-las.
- Manejar situações terminais de doenças crônicas (insuficiência cardíaca, doença pulmonar obstrutiva crônica, demências, doenças neurológicas, renais).
- Demonstrar habilidades de comunicação com paciente, seus cuidadores e sua família, com ênfase na comunicação de más notícias.

Para Gryschek, Pereira e Hidalgo (2020), há a necessidade de ampliar tais competências sugeridas pela SBFMC, a fim de que se adaptem à necessidade do cenário de saúde atual. Desse modo, o egresso da graduação em medicina deve ter, como competências:

- Conhecer os conceitos e princípios de CP.
- Entender o processo de envelhecimento e da transição epidemiológica no Brasil.
- Manejar adequadamente o diagnóstico e tratamento de doenças crônicas mais prevalentes.
- Fornecer o Atestado de Óbito.
- Já o residente em medicina de família e comunidade deve ter, como competências essenciais:
- Identificar o mais cedo possível os indivíduos elegíveis a receber CP no âmbito da APS.
- Desenvolver planos de cuidado individualizado e integral àqueles recebendo CP.
- Identificar e manejar adequadamente as necessidades do indivíduo no contexto da dor total.
- Manejar as intercorrências mais comuns àqueles sob CP.
- Manejar situações terminais de doenças crônicas mais prevalentes.
- Capacitar a família para os cuidados domiciliares necessários àqueles sob CP.
- Preparar o indivíduo e sua família/cuidadores para a fase final de vida.
- Identificar o luto antecipatório e oferece acolhimento após o óbito.
- Utilizar técnicas adequadas de comunicação durante o cuidado, com ênfase na comunicação de más notícias.
- Desenvolver com a comunidade atividades educativas relacionadas aos CP.

As competências necessárias para as boas práticas na APS e para os CP guardam semelhanças, como a garantia de acessibilidade segura a medicamentos paliativos essenciais; o treinamento necessário em CP para todos os profissionais de saúde que cuidam e tratam de pessoas com doenças potencialmente ameaçadoras da vida; e a implementação de serviços de CP integrados a todos os níveis da política pública de saúde, incluindo os cuidados domiciliares paliativos como parte da atenção primária. Caso consigamos garantir o cumprimento dessas estratégias, caminharemos cada vez mais para a integração entre APS e CP.[8]

De acordo com a OMS (2018), a integração de CP na APS, incluindo cuidados domiciliares, parece não apenas melhorar o acesso aos CP e ao bem-estar dos pacientes, mas também reduzir os custos dos sistemas de saúde, por reduzir a dependência do hospital, de serviços de internação ou ambulatorial. Entretanto, ao iniciar uma integração entre CP e APS, é necessário atentar-se ao risco de aumentar a carga de médicos e demais profissionais da APS já sobrecarregados pela pressão assistencial com mais uma responsabilidade. Para evitar que a inclusão da área dos CP na APS não seja precária, é necessário o financiamento para a infraestrutura dos serviços de saúde e para o dimensionamento adequado de profissionais, equacionando a economia de recursos com o fortalecimento da política de saúde brasileira.

A Resolução nº 41, de 31 de outubro de 2018, dispõe sobre a organização dos CP no SUS visando a cuidados continuados integrados à rede de saúde, feitos por equipe multidisciplinar para melhor qualidade de vida dos pacientes e com educação continuada para os profissionais assistentes. No entanto, essa resolução falha justamente em não estabelecer o financiamento para a organização e sistematização desse cuidado a ser ofertado pela equipe de saúde nem estruturar o fluxo para liberação de opioides na APS.[9]

Advogamos que a APS pode ser considerada o melhor nível de atenção à saúde na prestação e coordenação dos CP no SUS, seja porque está inserida em um território que propicia maior abrangência, permitindo identificar pacientes que necessitam desse tipo de cuidado; bem como maior vinculação entre os profissionais, o paciente e sua família, contribuindo para que o cuidado aconteça de forma mais humanizada; também pelo fato de evitar a fragmentação do cuidado a partir da presença de múltiplas especialidades médicas e dos demais profissionais de saúde envolvidos no cuidado à saúde; e ainda privilegiar os CP no domicílio do indivíduo, perto do seu núcleo familiar.[10,11]

Como efetivar os cuidados paliativos na atenção primária à saúde?

Os pacientes em CP na APS podem ser atendidos no ambulatório ou no domicílio. Por a grande maioria desses pacientes apresentar maior carga de doenças crônicas e incapacidades funcionais, o atendimento domiciliar tem um papel de destaque na APS.[11] Essas pessoas devem ser cuidadas a partir de uma perspectiva ampla de saúde que considere os aspectos físicos, psíquicos, sociais, culturais e espirituais, promovendo a qualidade de vida; identificando, controlando e amenizando os sintomas; aliviando o sofrimento aos pacientes e seus familiares; prestando suporte ao luto, entre outras ações pertinentes ao trabalho em CP.

Essa modalidade de atendimento possibilita a avaliação e a estratificação de risco/vulnerabilidade de cada paciente, com suas complexidades individuais e familiares, para que seja realizado um plano de cuidados em saúde que atenda às necessidades do paciente, incluindo os CP.

A visita domiciliar permite uma abordagem centrada na pessoa e na família, o que torna possível conhecer o ambiente no qual está inserido, além de propiciar uma redução nos custos com cuidado à saúde.[12] O trabalho em equipe interprofissional permite a oferta de um suporte de cuidados domiciliares que seja efetivo no controle da dor e dos sintomas, proporcionando conforto e segurança ao doente e ao seu núcleo familiar, de forma integral e articulada com os demais pontos de atenção da rede em saúde.

No cuidado domiciliar poderá ser possibilitado o acesso aos medicamentos e insumos necessários ao tratamento adequado da dor e de outros sintomas. A convocação de interconsultas com outros especialistas, quando necessário, garante a retaguarda de atendimentos em situações de urgências ou de necessidade de internação hospitalar, além do impulsionamento de práticas integrativas complementares.

O CP na APS deve envolver todos os integrantes da equipe e ser planejado respeitando-se a singularidade e as necessidades de cada indivíduo, para uma melhor sistematização de plano de cuidados e elaboração do plano terapêutico singular (PTS). O uso dessa ferramenta fomenta condutas terapêuticas articuladas, considerando os recursos disponíveis da equipe, do núcleo familiar, da RAS e do próprio paciente. Nessa perspectiva, pode-se identificar um profissional da equipe de maior vinculação com o paciente que será a referência para a coordenação do cuidado e pactuará as ações e propostas terapêuticas.

O agente comunitário de saúde (ACS) é um dos profissionais de saúde da Estratégia de Saúde da Família (ESF) que têm uma relação mais próxima com a comunidade, sendo o elo entre o paciente, seu núcleo familiar e as ESF, favorecendo ainda mais o acesso e a identificação das necessidades do indivíduo e sua família aos CP. Uma das competências desses profissionais é identificar pessoas em situação de CP e encaminhá-las para a equipe. Ressaltamos que essa capacidade de identificar pacientes que se beneficiem do acompanhamento precoce e abrangente dos CP deve ser fomentado em todos os profissionais de saúde inseridos na ESF.

Entre as condições mais prevalentes na APS que podem ser elencadas como situações que necessitam de CP, incluímos as cardiopatias (insuficiência cardíaca congestiva, doença arterial coronariana), pneumopatias (doença pulmonar obstrutiva crônica), nefropatias (insuficiência renal crônica), hepatopatias (cirrose e insuficiência hepática), neuropatias (acidente vascular encefálico, Parkinson, demências) e doenças oncológicas. Sugere-se que cada equipe conheça os problemas mais prevalentes dos pacientes em cuidados domiciliares para que possa planejar ações e estar apta para resolver essas condições. Apontamos, no Quadro 1, oriunda da vivência dos autores na APS, a prevalência dos problemas mais prevalentes dos pacientes em atendimento domiciliar em nossa realidade de trabalho na saúde comunitária.

A seguir, discutimos como podem ocorrer e se efetivar alguns princípios dos CP preconizados pela OMS (2018) na APS.

QUADRO 1 Problemas mais prevalentes das pessoas em situação de atendimento domiciliar de uma equipe de APS

Problema	%
Síndromes demenciais	23%
Doença de Parkinson	8,3%
Depressão	18,75%
Síndromes da fragilidade/sarcopenia	8,3%
Cuidados paliativos	8,3%
Risco de quedas	12,4%
Hipertensão arterial sistêmica	54%
Diabetes *mellitus*	35,4%
Insuficiência cardíaca congestiva	12,4%
Acidente vascular cerebral ou infarto agudo do miocárdio	10%
Neoplasias	6,25%

Fonte: elaborado pelos autores.

Promover o alívio da dor e de outros sintomas

Os profissionais de saúde da APS devem estar aptos para a identificação, avaliação da intensidade da dor, compreensão do sofrimento e, posteriormente, intervenções farmacológicas e não farmacológicas. Sugerem-se a aplicação da escala analógica de dor e a escada para analgesia como ferramentas para auxílio nessa abordagem.

Além das medidas farmacológicas implementadas pelo médico de família e comunidade, a equipe interprofissional deve implementar cuidados não farmacológicos que aliviem a dor e confortem o paciente. Além disso, todos os profissionais de saúde podem realizar a abordagem precoce ao sofrimento, quando houver, do paciente e de seus familiares, e, quando necessário, acompanhar de modo mais próximo pelo profissional de psicologia e por outras categorias afins da saúde mental.

Afirmar a vida e considerar a morte como um processo da existência humana

A equipe deverá ter uma comunicação acolhedora, orientadora e efetiva com o paciente e seus familiares, fundamentada nos princípios da abordagem centrada na pessoa e na prevenção quaternária, conduzindo o processo de cuidado em saúde de forma harmônica com os desejos e a autonomia do paciente durante a vivência do adoecimento, das perdas, da morte e do luto.

Não acelerar, nem adiar a morte

A elaboração do PTS e a condução das terapêuticas devem se fundamentar na ética e na bioética para evitar a distanásia, a eutanásia e a mistanásia, possibilitando atingir o objetivo dos CP de que o paciente tenha um processo de ortotanásia. A prevenção quaternária contribui para evitar procedimentos desnecessários e maior sofrimento.

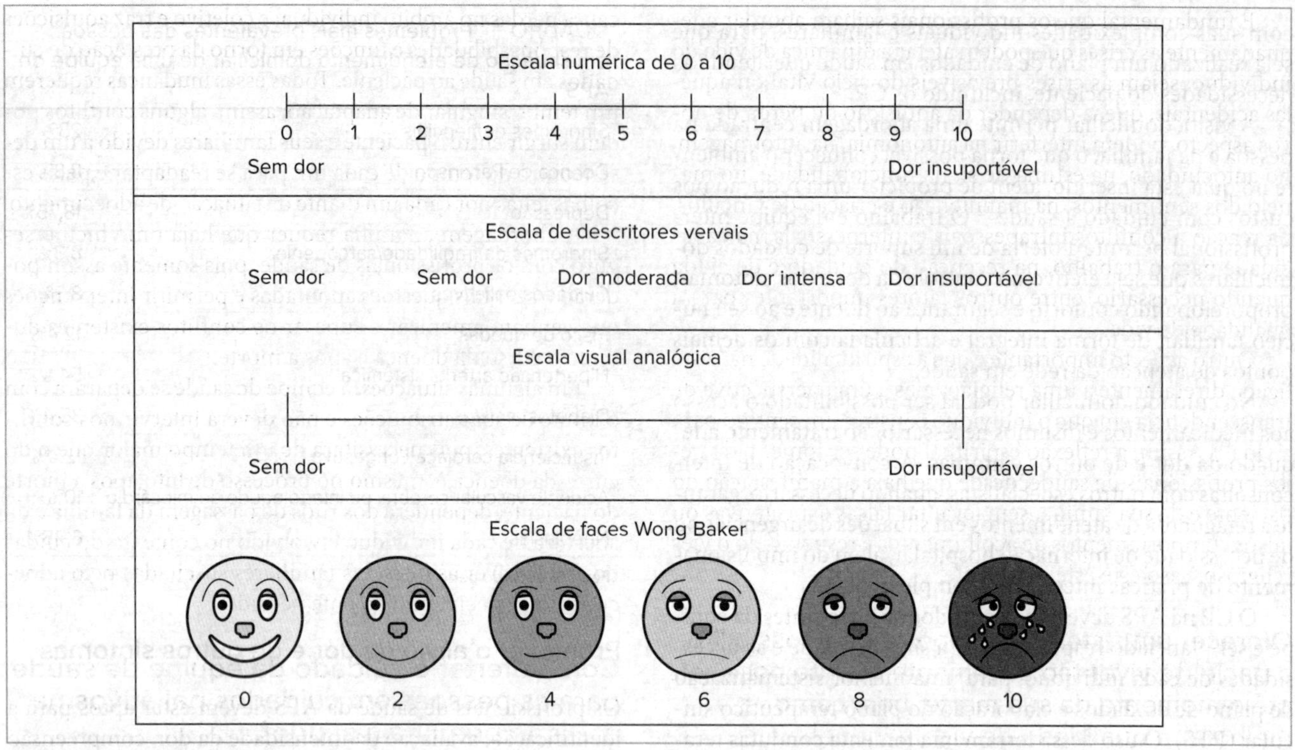

FIGURA 1

Escalas numéricas e visuais analógicas da dor.

Fonte: Rotinas em Anestesiologia e Medicina Perioperatória.

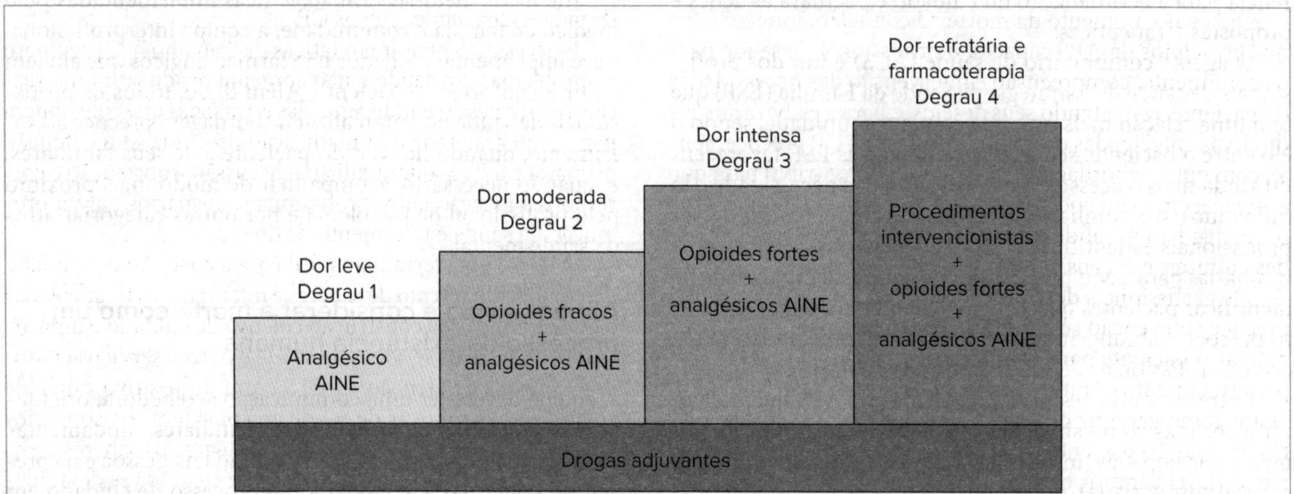

FIGURA 2

Escada analgésica.

AINE: anti-inflamatório não esteroide.

Fonte: Escada Analgésica da OMS.

Integrar os aspectos psicológicos e espirituais no cuidado ao paciente

Para que haja uma coerência entre as propostas de cuidado pensadas pela equipe e as necessidades reais de cada paciente e sua família, é preciso ter como perspectiva a integralidade e a longitudinalidade das terapêuticas nos diferentes níveis de atenção à saúde, bem como refletir sobre os efeitos das ações de cuidado na vida do paciente e dos seus familiares em curto, médio e longo prazo.

É fundamental que os profissionais saibam abordar adequadamente as crises que podem afetar a dinâmica de vida do indivíduo, sejam as crises previsíveis do ciclo vital ou aquelas acidentais, que, a depender da aquisição ou perda de novos aspecto, podem interferir na autonomia, na autoimagem, no autocuidado, na estima de si, na funcionalidade, no manejo dos sentimentos, na manutenção e criação de vínculos, na reação a conflitos intrapessoais e interpessoais, na capacidade para o trabalho, na recepção do cuidado e de ajuda quando necessário, entre outros fatores importantes para a qualidade de vida.

Outro aspecto importante é que a espiritualidade não está ligada diretamente a uma religião, mas a uma perspectiva de transcendência em que o indivíduo constrói um sentido para a vida.[13] Assim, a reflexão espiritual pode ser fomentada pelos profissionais de saúde, desde que haja a manifestação do paciente e da sua família, sem levantar falsas expectativas ou falsos comportamentos de acolhimentos e respeitando o viés religioso, caso este esteja presente.

Oferecer um sistema de suporte que possibilite o paciente viver tão ativamente quanto possível, até o momento da sua morte, bem como melhorar a qualidade de vida e influenciar positivamente o curso da doença

A partir da coordenação do cuidado pela APS, a equipe deve promover, sempre que possível, a autonomia e o conforto das pessoas assistidas nesse nível de atenção à saúde durante a sua vida e no momento da morte. O conhecimento em CP e nos princípios da APS capacita o profissional de saúde para o acolhimento, compreensão e intervenção das necessidades do paciente, respeitando seus desejos, e para a elaboração das diretivas antecipadas de vontade. Iniciar os CP precocemente, com outras abordagens de tratamento, contribui para que a abordagem a cada pessoa seja pensada a partir de suas reais necessidades em saúde e de acordo com as suas peculiaridades culturais e sociais.

Os profissionais de saúde deverão realizar o diagnóstico precoce (prevenção secundária), coordenar o cuidado, referenciar o paciente para os serviços adequados da RAS, seja para tratamento curativo ou paliativo (prevenção terciária), assim como garantir que não sejam realizadas medidas desnecessárias ao paciente (prevenção quaternária). Dessa forma, é viável garantir o cuidado ao paciente e sua família em diferentes momentos da evolução da sua doença.

Oferecer sistema de suporte para auxiliar os familiares durante a doença do paciente e a enfrentar o luto, assim como a abordagem multiprofissional para focar nas necessidades dos pacientes e seus familiares, incluindo acompanhamento no luto

O adoecimento de um indivíduo convoca aqueles à sua volta a uma reorganização da dinâmica de vida da família, ativa questões até então esquecidas ou recusadas pelos familiares, causa perdas no âmbito individual e coletivo e traz aquisições de responsabilidades e funções em torno da prestação de cuidados em saúde ao paciente. Todas essas mudanças requerem um tempo singular de adaptação; assim, alguns conflitos podem surgir entre o paciente e seus familiares devido a um desencontro do tempo de cada um para se readaptar e pelas escolhas feitas por cada um diante da situação de adoecimento.

A abordagem à família requer que haja um vínculo seguro com os profissionais de saúde, pois somente assim poderão trazer tais questões apontadas e permitir intervenções que venham amenizar e superar os conflitos existentes durante o curso da doença e após a morte.

Em algumas situações, a equipe de saúde se deparará com o limite de suas atribuições e não deverá intervir nos conflitos existentes, pois necessitará de um tempo maior que o do curso da doença e, mesmo no processo de luto após a morte do paciente, dependerá dos ritos de passagem da família e da abertura de cada indivíduo envolvido no contexto do cuidado, para reaver as questões familiares suscitadas pelo adoecimento e falecimento do ente perdido.

Como ofertar o cuidado da equipe de saúde para as pessoas em cuidados paliativos na atenção primária à saúde?

O trabalho em saúde com pessoas que apresentam doenças potencialmente ameaçadoras de vida requer um esforço para o trabalho interdisciplinar, a fim de efetivar um cuidado holístico e ativo, que alivie os sintomas e melhore a qualidade de vida em pacientes sob os CP.

É necessário pensar em táticas de trabalho que previnam os problemas em saúde e não somente produzam uma reação a eles;[14] nesse sentido, uma das estratégias que contribuem para a integralidade e humanização do cuidado na atenção primária é o PTS, que auxilia na discussão, construção e corresponsabilização entre profissionais e usuários para a promoção da saúde e tratamento de doenças.

O PTS é uma ferramenta útil para a cogestão do cuidado e o compartilhamento de saberes e intervenções terapêuticas, o que permite uma construção coletiva de cuidado e uma articulação entre os serviços de saúde e outros serviços em todos os níveis de atenção. O PTS é um dispositivo capaz de concretizar as práticas de saúde ao considerar os condicionantes e determinantes em saúde e integrar os saberes científico e popular para a resolutividade e efetividade do cuidado em saúde.[1,8]

A elaboração do PTS considera quatro momentos em que há a avaliação biopsicossocial para identificar os riscos e a vulnerabilidade do usuário; a definição de metas de curto, médio e longo prazo junto com o usuário de forma corresponsável; divisão de responsabilidades e das ações a serem realizadas pelos profissionais de saúde, usuário e cuidadores; e reavaliação da situação do indivíduo ou coletivo para analisar a evolução das demandas levantadas no início da elaboração do PTS e a necessidade de planejamento de novas metas.[8] Para Maranhão *et al.* (2015), algumas questões podem orientar a reflexão sobre a construção do PTS, a saber:

- Composição familiar?
- Com quem reside?
- Como é a dinâmica familiar?
- Quem o provedor e quem é o chefe de família?
- Que equipamentos públicos já utilizou/utiliza?
- O que se tem feito com relação ao usuário?
- O que nos mobiliza e como a equipe lida com essa mobilização?
- Estratégia/aposta/ênfase utilizada para o enfrentamento do problema?
- Como esse(s) usuário(s) tem(êm) respondido a essas ações da equipe?
- Como a maneira de agir, pensar e se relacionar da equipe pode ter interferido nessa(s) resposta(s)?
- Há a necessidade de reavaliação da intervenção proposta? Por quê?
- O PTS foi eficaz e resolutivo para o usuário?

Essas perguntas não devem ser restritivas nem limitadoras da atuação da ESF ou equipe de saúde e NASF-AB, mas eixos disparadores de outras questões coerentes com a realidade das equipes e dos usuários atendidos, averiguando as possibilidades e as limitações do trabalho interprofissional, interdisciplinar e intersetorial na saúde pública. A avaliação da pessoa em situação de CP requer que o médico de família e comunidade e os demais profissionais de saúde da APS valorizem a história natural da doença, a história de vida pessoal, as alterações fisiológicas, emocionais e culturais no processo de adoecimento. Além dos aspectos da pessoa, a doença deve ser avaliada no que tange à sua evolução temporal, intercorrências e tratamentos realizados. Apresentamos a sugestão de roteiro dos autores (Manual de Cuidados Paliativos, 2012)[15] para orientar e facilitar o manejo da avaliação desses aspectos. Dados biográficos:

- Como foi e é a vida dessa pessoa?
- Qual o nome ou a forma como gostaria de ser chamada?
- Qual idade?
- Qual sexo ou identificação de gênero?
- Estado civil. Se sim, qual o nome do parceiro(a)?
- Tem filhos ou netos (preferencialmente fazer um genograma)?
- Profissão ou trabalho(s) realizado(s) durante sua vida.
- Onde nasceu, cresceu e viveu boa parte da vida?
- Com quem mora? Familiar? Cuidador?
- Qual sua crença ou religião?
- Quais são seus hobbies ou o que gosta de fazer? O que lhe traz prazer?
- Quais são seus desejos?
- O que sabe sobre sua doença? E o quanto quer saber? Cronologia da doença atual e tratamentos realizados:
- Quanto tempo de doença?
- Internações? Intercorrências?
- Tratamentos realizados?

Avaliação funcional e a avaliação de sintomas

Para avaliação da funcionalidade, sugerimos aplicar a escala de *performance* paliativa (PPS), e para a avaliação de sintomas orientamos, a escala de Edmonton (ESAS). A aplicação da PPS e da ESAS deve ser realizada periodicamente, a cada visita, pois são dinâmicas e permitem a avaliação da evolução da pessoa.

Final, presença de taquicardia ventricular não sustentada e diabetes *mellitus*. A presença de fenômenos tromboembólicos, parada cardiorrespiratória prévia e diagnóstico de AIDS e outras arritmias ventriculares complexas também contribui para a avaliação de prognóstico reservado. A avaliação precisa da incidência de morte súbita tem sido mais complexa por causa do aumento da prevalência de uso do cardiover-sor-desfibrilador interno automático.

Exame físico

O exame físico deve ser direcionado às questões associadas ao quadro clínico, lembrando-se de não realizar intervenções desnecessárias.

Exames complementares e encaminhamentos para especialistas

Estes devem ser solicitados segundo os princípios da prevenção quaternária. Os exames complementares devem ser solicitados de acordo com a necessidade, relevância e contribuição para uma investigação importante sobre o quadro clínico do paciente, sem prejuízo da qualidade de vida. Os exames laboratoriais devem ser feitos por coleta domiciliar (exemplo: ultrassom, eco e raio x), ou deve-se avaliar custo-benefício no deslocamento do paciente do domicílio a um serviço de saúde para fazer determinado exame. Da mesma forma, o encaminhamento para o especialista deve ser realizado se realmente for importante para a condução do caso clínico, sendo preferencial uma interconsulta no domicílio.

Plano terapêutico

O PTS deve contemplar as decisões compartilhadas com os pacientes, familiares e a equipe interprofissional, sendo:

- Lista de medicamentos, com nome, dose e horários de administração.
- Exames complementares, com data de realização e destacando aqueles que estão alterados.
- Avaliação e intervenção multiprofissional.
- Orientações e intervenções com familiares e cuidadores.
- Abordagem ao cuidado total (físico, social, psíquico e espiritual).

Avaliação de risco e vulnerabilidades e gestão das visitas domiciliares

Na abordagem às pessoas e suas famílias no seu domicílio, observamos o contexto sociofamiliar do paciente e avaliamos suas necessidades, possíveis riscos e vulnerabilidades. Para tanto, sugerimos o uso da escala de vulnerabilidade familiar,[5] cujo objetivo é identificar sentinelas de riscos sociais

QUADRO 2 Escala de *performance* paliativa

%	Deambulação	Atividade e evidência de doença	Autocuidado	Ingestão	Nível de consciência
100	Completa	Normal, sem evidência de doença	Completo	Normal	Completo
90	Completa	Normal, alguma evidência de doença	Completo	Normal	Completo
80	Completa	Com esforço, alguma evidência de doença	Completo	Normal	Completo
70	Reduzida	Incapaz para o trabalho, alguma evidência de doença	Completo	Normal ou reduzida	Completo
60	Reduzida	Incapaz de realizar *hobbies*, doença significativa	Assistência ocasional	Normal ou reduzida	Completo ou com períodos de confusão
50	Sentado ou deitado	Incapacitado para qualquer trabalho, doença extensa	Assistência considerável	Normal ou reduzida	Completo ou com períodos de confusão
40	Acamado	Idem	Assistência quase completa	Normal ou reduzida	Completo ou com períodos de confusão
30	Acamado	Idem	Dependência completa	Reduzida	Completo ou com períodos de confusão
20	Acamado	Idem	Idem	Ingestão limitada a colheradas	Completo ou com períodos de confusão
10	Acamado	Idem	Idem	Cuidados com a boca	Confuso ou em coma
0	Morte	–	–	–	–

Fonte: Manual de Cuidados Paliativos, 2012.[15]

QUADRO 3 Escala de Edmonton

Por favor, circule o número que melhor descreve como você está se sentindo agora		
Sem dor	0 1 2 3 4 5 6 7 8 9 10	Pior dor possível
Sem cansaço Cansaço = falta de energia	0 1 2 3 4 5 6 7 8 9 10	Pior cansaço possível
Sem sonolência Sonolência = sentir-se com sono	0 1 2 3 4 5 6 7 8 9 10	Pior sonolência possível
Sem náusea	0 1 2 3 4 5 6 7 8 9 10	Pior náusea possível
Com apetite	0 1 2 3 4 5 6 7 8 9 10	Pior falta de apetite possível
Sem falta de ar	0 1 2 3 4 5 6 7 8 9 10	Pior falta de ar possível
Sem depressão Depressão = sentir-se triste	0 1 2 3 4 5 6 7 8 9 10	Pior depressão possível
Sem ansiedade Ansiedade = sentir-se nervoso	0 1 2 3 4 5 6 7 8 9 10	Pior ansiedade possível
Com bem-estar Bem-estar/mal-estar = como você se sente em geral	0 1 2 3 4 5 6 7 8 9 10	Pior mal-estar possível
Sem ________ Outro problema (por exemplo, prisão de ventre)	0 1 2 3 4 5 6 7 8 9 10	Pior ________ possível

Fonte: Monteiro DR *et al.*, 2013.[16]

e individuais das famílias adscritas a uma equipe, a partir de dados coletados nas fichas de cadastro individual e domiciliar do Sistema de Informação em Saúde para a Atenção Básica (SISAB).

Sugerimos que essa escala seja aplicada pelos ACS para priorização das visitas domiciliares pela equipe de saúde, para realizar um diagnóstico precoce dos pacientes que têm maior vulnerabilidade e para que a equipe faça uma triagem nas fa-

QUADRO 4 Escala de vulnerabilidade familiar

Dados de ficha A		Escore
Acamado		3
Deficiência física		3
Deficiência mental		3
Baixas condições de saneamento		3
Desnutrição (grave)		3
Drogadição		2
Analfabetismo		1
Menor de 6 meses		1
Maior de 70 anos		1
Hipertensão arterial sistêmica		1
Diabetes *mellitus*		1
Relação morador: cômodo	Se maior que 1	3
	Se igual a 1	2
	Se menor que 1	0

Escore 5 ou 6 = R1; escore 7 ou 8 = R2; > 9 = R3.
Fonte: Coelho FLG; Savassi LCM, 2004.[5]

mílias de seu território. Durante a visita domiciliar realizada pelos profissionais da ESFP ou outro profissional do NASF, sugerimos a aplicação da escala de risco e vulnerabilidade,[13] que permite uma avaliação mais ampla, considerando o grau de autonomia, independência, mobilidade, fragilidade e suporte social, a partir das famílias mais vulneráveis, incluindo outras condições clínicas, familiares e sociais, com a avaliação dos seguintes parâmetros: idade, condição clínica, uso de polifarmácia, funcionalidade, mobilidade, síndrome da fragilidade, suporte familiar e necessidade de CP.

QUADRO 5 Escala de risco e vulnerabilidade

Indicador	Situação	Escore de risco e vulnerabilidade	Pontuação obtida
Idade	75 a 84 anos > 85 anos	1 2	
Multimorbidade	Nº de comorbidades (≥ 5) Descompensação clínica	2 5	
Polifarmácia	Nº de medicamentos (≥ 5)	2	
Funcionalidade	Atividades de vida diária instrumentais Atividades de vida diária básicas e instrumentais	1 2	
Mobilidade	Dificuldade de marcha Risco de queda Acamado	1 2 3	
Suporte familiar	Disfunção familiar Sobrecarga do cuidador	1 1	
Fragilidade	Síndrome demencial, depressão, Parkinson, neoplasia, sarcopenia, desnutrição, disfagia, incontinência, Paralisia cerebral	2 (cada)	
Cuidados paliativos	PPS 90 A 100 PPS 60 A 80 PPS 30 A 50 PPS < 20	2 5 8 10	
Total	X	X	

Fonte: elaborado pelos autores.

QUADRO 6 Classificação de risco e vulnerabilidade

Classificação de risco e vulnerabilidade	Escore	Tempo médio para planejamento das próximas visitas
Baixo	Até 5	6 meses a 1 ano
Médio	6 a 10	4 a 6 meses
Alto	11 a 15	2 a 3 meses
Muito alto	> 16	Quinzenal a mensal

Fonte: Pinheiro JV *et al.*, 2018.[13]

Considerações finais

Após esta breve contextualização, onde revisitamos os conceitos e princípios dos CP e fizemos uma conexão com a APS, principalmente na atenção domiciliar, consideramos que é neste âmbito da assistência que a maioria das pessoas necessitam de cuidados, especificamente de CP. Esperamos que vocês possam aplicar o conhecimento adquirido com a leitura deste capítulo e usar as sugestões de ferramentas e de escalas apontadas no texto, além de fomentar o trabalho em equipe interdisciplinar na construção de planos terapêuticos singulares para os pacientes em CP na APS.

Referências

1. Brasil. Ministério da Saúde. Secretaria de Atenção à Saúde. Política Nacional de Humanização da Atenção e Gestão do SUS. Clínica ampliada e compartilhada. Brasília, DF: Ministério da Saúde; 2009.
2. Brasil. Ministério da Saúde. Portaria nº 2.436, de 21 de setembro de 2017. Aprova a Política Nacional de Atenção Básica, estabelecendo a revisão de diretrizes para a organização da Atenção Básica, no âmbito do Sistema Único de Saúde (SUS). Brasília, DF: Diário Oficial da União; 2017.
3. Brasil. Ministério da Saúde. Resolução nº 41, de 31 de outubro de 2018. Dispõe sobre as diretrizes para a organização dos Cuidados Paliativos, à luz dos cuidados continuados integrados, no âmbito Sistema Único de Saúde (SUS). Brasília, DF: Diário Oficial da União; 2018.
4. Góis ACR, Maranhão JH. Psicologia e cuidados paliativos na atenção primária à saúde: revisão integrativa. SANARE. 2019;18(1):81-9.
5. Coelho FLG, Savassi LCM. Aplicação de Escala de Risco Familiar como instrumento de priorização das Visitas Domiciliares. Rev Bras Med Fam Comunidade. 2004;1(2):19-26.
6. Figueiredo MGMCA. História dos Cuidados Paliativos no Brasil e no Mundo. In: Castilho RK, Silva VCS, Pinto CS. Manual de Cuidados Paliativos da Academia Nacional de Cuidados Paliativos. 3. ed. Rio de Janeiro: Atheneu; 2021. p. 7-10.
7. Gryschek G, Pereira EAL, Hidalgo G. Médicos de família e cuidados paliativos: contribuições ao currículo baseado em competências. Rev Bras Med Fam Comunidade. 2020,15(42):2012.
8. Maranhão JH, Azevedo LHB, Moura CWQ, Carneiro JL, Jucá IBP, Silva AL, et al. A experiência de práticas interdisciplinares no hospital: o projeto terapêutico singular como transformador do cotidiano de trabalho. Revista de Saúde da Criança e do Adolescente. 2015;7(1):24-7.
9. McCoughlan M. A necessidade de cuidados paliativos. In: Pessini L, Bertachini L. Humanização e cuidados paliativos. 6. ed. São Paulo: Centro Universitário São Camilo, Loyola; 2014. p. 167-80.
10. Pereira EAL, Reys KZ. Conceitos e princípios. In: Castilho RK, Silva VCS, Pinto CS. Manual de Cuidados Paliativos da Academia Nacional de Cuidados Paliativos. 3. ed. Rio de Janeiro: Atheneu; 2021. p. 3-6.
11. Saporetti LA. Espiritualidade em Cuidados Paliativos. In: Oliveira RA. Cuidados Paliativos. São Paulo: Conselho Regional de Medicina do Estado de São Paulo; 2008. p. 522-3.
12. Currículo Baseado em Competências para Medicina de Família e Comunidade. Rio de Janeiro: Sociedade Brasileira de Medicina de Família e Comunidade; 2015.
13. Pinheiro JV, Ribeiro MTAM, Fiuza TM, Montenegro Junior RM. Ferramenta para avaliação e gestão da visita domiciliar na atenção primária à saúde: um relato de experiência. Rev Bras Med Fam Comunidade. 2019;14(41):1818.
14. World Health Organization. Why palliative care is an essential function of primary health care. 2018.
15. Manual de Cuidados Paliativos, 2012.
16. Monteiro DR, Almeida MA, Kruse MHL. Tradução e adaptação transcultural do instrumento Edmonton Symptom Assessment System para uso em cuidados paliativos. Rev Gaúcha Enferm. 2013;34(2):163-71.

Capítulo 12

Cuidados paliativos em cenários rurais

Viviane Xavier de Lima e Silva
Kamila Vieira Silva
Clarice Rizzi Lage

PONTOS-CHAVE

- Pacientes que vivem em áreas rurais e que requerem cuidados paliativos enfrentam uma miríade de desafios para garantir que recebam os melhores cuidados.
- Os cuidados paliativos desenvolvidos em centros urbanos não podem ser apenas transpostos para áreas rurais, fazendo-se necessária uma adaptação de acordo com as necessidades de cada comunidade.
- Em áreas rurais, há um maior desejo e necessidade em vivenciar a morte em domicílio, portanto é papel de quem presta cuidados paliativos, nesses cenários, auxiliar e viabilizar esse processo, possibilitando uma morte digna, com alívio do sofrimento e medidas de conforto.
- É necessário ter em mente que o cuidado não se encerra com o falecimento; a família e o grupo social mais próximo também precisam de atenção ao seu processo de luto.

OBJETIVOS DE APRENDIZAGEM

Ao final do capítulo, o leitor deverá ser capaz de:

- Compreender a importância em desenvolver cuidados paliativos nos cenários rurais e suas peculiaridades diante das diversidades culturais e questões geográficas.
- Elaborar ferramentas que possam auxiliar a transpassar as barreiras do cuidado nesse âmbito.
- Identificar pacientes, famílias e situações que possibilitem promover cuidados de fim de vida e óbito em domicílio (o que é possível desenvolver nesses cenários e aspectos práticos).

Caso clínico

Pedro, de 72 anos, reside em uma área rural, distante aproximadamente 100 km do centro urbano. Há cerca de 3 meses, apresenta dispneia aos médios esforços, perda de peso importante e inapetência. Antes de se iniciarem os sintomas, preservava sua autonomia para atividades de vida diária (AVD) e funcionalidade, mas no último mês a filha relata que ele tem ficado maior tempo deitado na rede.

Após investigação ambulatorial, Pedro descobriu-se com uma neoplasia avançada de pulmão, localizada no ápice pulmonar direito, não ressecável, dada a sua íntima relação com a veia subclávia superior e a traqueia. Durante o itinerário diagnóstico, há cerca de 2 meses, aumentou o grau de dependência para AVD, associado a ortopneia, disfagia para sólidos e pastosos. Compareceu em consulta com equipe de Oncologia na cidade vizinha, e foi-lhe indicado iniciar radioterapia paliativa.

A equipe de Estratégia de Saúde da Família (ESF) realiza uma visita domiciliar e encontra o paciente muito debilitado, emagrecido, apresentando rouquidão e edema em todo o membro superior direito. Cuidadores relatam que o edema se iniciou há cerca de 1 semana, com queda importante da funcionalidade. O paciente se recusa a ir para o hospital, pois acredita que seus dias estão terminando e gostaria de ficar o maior tempo possível ao lado da família.

Sob o diagnóstico provável de síndrome da veia cava superior, a equipe conversa sobre a importância em ser encaminhado para o hospital nesse momento para intervenção na descompensação aguda, para melhor controle de sintomas e depois retorno para o domicílio. Também foi abordada a gravidade do quadro com rápida deterioração da saúde e proximidade dos últimos dias de vida dados os sinais clínicos. O paciente, consciente e orientado, verbaliza seu desejo em permanecer em casa e solicita a equipe que lhes deem suporte, pois o hospital mais próximo fica a mais de 100 km e ele não gostaria de passar seus últimos dias longe dos filhos, netos e amigos. A família também deseja atender a esse pedido dele.

A equipe compreende o desejo, conversa com o paciente e com a família sobre os possíveis desfechos nos próximos dias/semanas, sintomas que podem surgir e gerar desconforto, até mesmo óbito. Explica a necessidade de medicações que ajudariam nesse momento para aliviar sofrimentos e dialoga sobre a importância em estabelecerem planos de ação para que o paciente receba a melhor resposta possível e faça a sua passagem com tranquilidade e sem sofrimento.

Dentro de 10 dias, o paciente evoluiu com piora progressiva dos sintomas de dispneia e disfagia, com suporte da família e da equipe, até o óbito em domicílio. Após o falecimento, a família entrou em contato com a equipe para atestar o óbito e agradecer todo o apoio no processo, pois muitos familiares e amigos puderam se despedir com calma, trazendo acolhimento e conforto para os últimos dias de Pedro.

Introdução

Os cuidados paliativos (CP) em cenários rurais representam um desafio para a equipe de saúde responsável pela sua atenção, em geral uma equipe de atenção primária à saúde (APS), levando-se em conta que, em sua maioria, cenários rurais estão vinculados a municípios cujo quantitativo populacional não permite a implantação de serviço de atenção domiciliar (SAD) ou não apresentam "economia de escala" para contar com serviços privados ou vinculados à saúde suplementar. Com isso, embora o diagnóstico das doenças responsáveis pela terminalidade da vida possa ser realizado em grandes centros urbanos, o acompanhamento de pessoas que vivem em meio rural é feito por essas equipes, e o domicílio passa a ser o local fundamental onde se dá esse cuidado.

Discutir CP em cenários rurais significa necessariamente abordar a adaptação de procedimentos, ampliação de competências da equipe e dos cuidadores e rediscutir o itinerário do cuidado. As unidades de saúde rurais costumam trabalhar em situações de isolamento relativo, com recursos restritos e equipes mais enxutas. Para atender às necessidades de saúde dessa população, precisam ampliar seu escopo de procedimentos diagnósticos e terapêuticos, em virtude da dificuldade de referência a outros serviços, incluindo as situações de emergências e de agravamento dos quadros crônicos.[1] Assim, é bastante importante revisar a disponibilidade de insumos e medicamentos para as equipes que realizam a AD nesses cenários.

Para familiares e outros cuidadores, CP em meios rurais e remotos também exigem aprendizados múltiplos, como aquisição de conhecimentos sobre a doença e suas consequências, treinamento de habilidades com procedimentos que seriam realizados por profissionais de saúde em meio urbano, até mesmo atitudes que podem minimizar ou provocar sofrimento na pessoa cuidada. Em um ambiente em que é frequente a baixa escolarização, faz-se necessário que as equipes de saúde pensem "fora da caixa" e respeitem os padrões culturais locais para ajudar nesse processo de capacitação.[2]

O mundo rural e suas peculiaridades

Segundo o Censo Demográfico Brasileiro de 2010, o país conta com 15% de sua população residindo em áreas rurais, algo em torno de 30 milhões de pessoas.[3] Esse contingente de cidadãos, maior do que a população total de vários países, se distribui nas mais diversas regiões, com distintos modos de vida. Para grande parte das pessoas, quando se pensa o mundo rural, logo se imaginam áreas agrícolas, despovoadas e homogêneas, mas é fundamental notar a polissemia dessas áreas.

A Política Nacional de Saúde Integral das Populações do Campo da Floresta e das Águas as define como "povos e comunidades que têm seus modos de vida, produção e reprodução social relacionados predominantemente com o campo, a floresta, os ambientes aquáticos, a agropecuária e o extrativismo, como camponeses; agricultores familiares; trabalhadores rurais assalariados e temporários que residam ou não no campo; trabalhadores rurais assentados e acampados; comunidades de quilombos; populações que habitam ou usam reservas extrativistas; populações ribeirinhas; populações atingidas por barragens; outras comunidades tradicionais, dentre outros,"[4] o que dá a ideia da diversidade de situações que envolvem essas populações.

A definição de áreas rurais e remotas não encontra consenso na literatura, inclusive nos trabalhos provenientes de outros países. Com o objetivo de criar uma tipologia rural-urbano mais uniforme, em maior aproximação com a literatura internacional sobre o tema, o Instituto Brasileiro de Geografia e Estatística (IBGE) propôs uma classificação dos espaços rurais e urbanos por município, definindo critérios básicos para a sua elaboração: a densidade demográfica, a localização em relação aos principais centros urbanos e o tamanho da população. Por essa classificação, a maior parte dos municípios brasileiros foi categorizada como predominantemente rural (60,4%), sendo 54,6% como rurais adjacentes e 5,8% como rurais remotos.[5]

Apesar de ser polissêmico, algumas características estão presentes na maior parte dos contextos rurais, como distâncias geográficas em relação aos aglomerados populacionais, menos acesso a serviços coletivos em geral (educação, saúde, assistência social etc.) e menores escolaridade e renda. Também se observa demograficamente uma população mais envelhecida e um padrão de agravos à saúde diverso das populações urbanas.[1] Por outro lado, essas pessoas costumam ser mais aderidas a valores tradicionais, o que se reflete em suas práticas cotidianas, incluindo seus cuidados em saúde.

Com o envelhecimento populacional e o aumento da prevalência de doenças crônicas e degenerativas, houve também ampliação da necessidade de CP em todo o mundo, e nas zonas rurais não foi diferente. Contudo, sabe-se que as pessoas que estão morrendo em áreas rurais e remotas têm menos acesso a serviços de CP do que suas contrapartes urbanas. Para reparar essa deficiência, não podemos apenas transpor o modelo urbano; é necessária uma adaptação baseada nas necessidades do indivíduo e da comunidade.[6]

Desafios em promover cuidados paliativos nos cenários rurais

O cenário rural implica ampliação das distâncias e, por definição, o acesso mais limitado a recursos em saúde. Portanto, para desenvolver CP há uma miríade de desafios a serem transpassados, sejam eles estruturais, intrínsecos à equipe ou ao paciente.

A escassez de recursos, insumos e medicamentos, aliada ao acesso limitado a serviços de saúde, desafia os profissionais que atuam nesses locais. Espera-se que o profissional de saúde atuando nesse campo amplie sua resolutividade a partir da expansão do rol de competências que desenvolve no cuidado aos seus pacientes, realizando atividades complexas que exigem criatividade para transpor essas barreiras. Por exemplo: presume-se que o profissional da AP seja mais resolutivo realizando cirurgias ambulatoriais de menor porte em vez de encaminhar pessoas para outros serviços. Da mesma maneira, isso se aplica aos CP.

Oportunamente, o cuidado hospitalar é deslocado para o cuidado domiciliar, demandando do profissional de saúde adaptação em ações que em centros urbanos seriam realizadas no âmbito hospitalar, ou ainda por equipes multiprofissionais de AD (EMAD), vinculadas a SAD específicos. Intervenções como controle da dor, vias de administração e outros procedimentos mais invasivos, como curativos complexos, cateterismos, flebotomias e paracenteses, são feitos no domicílio – exigindo do profissional habilidade para a administração de medicações injetáveis (endovenosas ou por hipodermóclise), além da disponibilidade de atendimento fora do horário de trabalho.[2] Por isso, é necessário que os profissionais atuantes nesses cenários sejam constantemente treinados.

A educação continuada e capacitações são ferramentas importantes nesse treinamento,[2] realizadas presencialmente ou a distância. Contudo, o acesso à internet em geral é limitado devido à inconstância de conectividade e escassez de profissionais, impedindo um sistema de rotatividade que viabilize saídas para centros urbanos.[7]

Outra das principais competências necessárias a uma boa equipe de CP é a identificação do padrão cultural da comunidade e família.[6,8] Essas concepções da saúde e de como cuidar dela precisam estar claras para os profissionais, para guiar suas decisões em consonância com o que faz sentido para pessoas em CP e seus cuidadores. Isso exige negociação e esforço para que práticas tradicionais possam conviver com práticas de base científica.

Questões espirituais e culturais fazem parte de um cuidado em saúde de qualidade, respeitando os desejos do indivíduo e seus ritos.[9] Nesses cenários, os núcleos familiares tendem a ser maiores e mais próximos, conservando os saberes e as práticas baseados na tradição, nos quais os aspectos espirituais e culturais tendem a ter valor ainda maior. Portanto, as equipes de saúde atuantes em regiões rurais e remotas devem dedicar atenção especial a esse tema.

A coordenação do cuidado também se torna um desafio; as redes de atenção à saúde são frágeis ou inexistentes, levando a um cuidado fragmentado e com barreiras de comunicação, especialmente devido à distância e à necessidade de se locomover entre diferentes locais e profissionais de saúde. Exatamente por tratarmos de longas distâncias, o planejamento de cuidados em curto, médio e longo prazo são essenciais, contemplando a prescrição de medicações para viagens longas para consultas, tratamentos, sessões de quimioterapia, por exemplo.[8] Tal deficiência impede a estimativa adequada de prognóstico pelo profissional da APS, podendo gerar falsas esperanças e impossibilitar o planejamento do cuidado de fim de vida.

O aprimoramento de habilidades de comunicação, por meio da construção de um canal efetivo de comunicação entre pacientes, cuidadores e profissionais de saúde, capacita-os a cumprir suas responsabilidades, tendo transições suaves de cuidado facilitadas, e permitem que pacientes e familiares se preparem para a morte,[1,2] prevendo desfechos e elaborando planos de ação para cada situação, evitando transportes longos, frustrantes e sofríveis de última hora, além de promover a oferta de cuidados proporcionais aos desejos de fim de vida do paciente, alinhando expectativas e identificando medos, angústias e frustrações.[2,8]

Sob a ótica do paciente, a qualidade do cuidado ao fim da vida na zona rural inclui atendimento personalizado, conhecer e ser reconhecido pelos profissionais de saúde e sua disposição em ir além de seus cuidados profissionais. No entanto, a perda de privacidade e de anonimato e a expectativa de que amigos estarão sempre disponíveis foram percebidas como barreiras.[2,8]

Outros fatores identificados como limitantes incluem: necessidade em viajar longas distâncias para o cuidar, acesso limitado a equipe multidisciplinar, desemprego, pobreza, aspectos culturais e crenças em relação à saúde e falta de cuidadores familiares.[2] Somam-se o acesso a cuidadores pagos, farmácias noturnas, opioides e hospice limitados ou indisponíveis.[8]

O apoio da comunidade e dos familiares pode exercer influência positiva nos cuidados de fim de vida nas zonas rurais, com sentimento de pertencimento e solidariedade, ofertando apoio emocional e espiritual; entretanto, alguns pacientes relatam que, conforme a doença progride, com perda da funcionalidade e mobilidade, há uma sensação de isolamento. O cuidado desenvolvido próximo ao domicílio permite o apoio informal fornecido pela família, amigos, vizinhos e a comunidade, promovendo um "cuidado culturalmente congruente".[8]

Outro ponto fundamental em CP em cenários rurais é a ampliação do papel do cuidador. Os cuidadores familiares rurais assumem a responsabilidade de fornecer o gerenciamento e a coordenação do cuidado do seu familiar, em busca de garantir dignidade e conforto durante os últimos dias do paciente. Contudo, a falta de conhecimento e de preparo físico e emocional pode gerar angústia, culpa e raiva em caso de não cumprimento.

O isolamento imposto muitas vezes pela área rural pode ser uma barreira ao cuidado, pois limita as relações interpessoais com rede de apoio do cuidador e do paciente. Para cumprir suas responsabilidades de cuidador, eles precisam do apoio de familiares, amigos, vizinhos e da equipe de saúde.

A identificação dos desafios locais é um dos pilares que possibilitam o desenvolvimento de CP no território rural.[6,10] De acordo com o modelo proposto por Kelley, a implementação do serviço passa por quatro etapas; a primeira é representada principalmente pela identificação dos desafios locais, avaliando em conjunto as potencialidades e fragilidades da comunidade. Seguindo, identificam-se catalisadores locais que possam apoiar no empoderamento da comunidade, promovendo mudanças para viabilizar a implementação do projeto, representados, por exemplo, por lideranças comunitárias e políticas. O terceiro passo consiste em montar uma equipe de assistência local, por meio da identificação de pessoas que compartilham do mesmo ideário e estão dispostas e engajadas. O último e quarto passo envolve o fortalecimento da equipe, engajamento da comunidade e foco na educação comunitária, usando trabalho em equipe e liderança local para compartilhar os sucessos obtidos e corroborando com o projeto.[10]

Cuidados paliativos em áreas indígenas

Iniciemos refletindo sobre uma situação-problema. No início da pandemia de covid-19, num território indígena cuja cidade mais próxima está a mais de duas horas de lancha rápida da aldeia onde se localiza o polo-base indígena, uma mulher e sua filha mais velha chegam à unidade de saúde com a filha de 9 meses. Elas moram num sítio próximo ao polo-base e vieram de embarcação própria. Contam que a bebê há poucos dias vem apresentando quadro respiratório, com piora rápida e progressiva, de tosse, dispneia, picos febris, dificuldade para alimentar-se e dormir. Foi examinada pela médica e técnica de enfermagem indígena, atuando, também, como tradutora. A criança se mantinha com os olhos fechados, gemente, com estertores respiratórios, taquidispneia, taquicardia e ruídos pulmonares difusos.

A médica explica à mãe a gravidade do quadro clínico e a suspeita de síndrome respiratória aguda grave pelo vírus da covid-19, indicando a referência para a cidade mais próxima, para garantir suporte hospitalar. A mãe da criança confirma contato delas com um familiar que esteve na cidade, mas recusa o encaminhamento – posição do pai da criança –, solicitando que seja oferecido o suporte possível dentro da unidade de saúde indígena do território. A equipe alerta sobre os riscos, mas respeita a decisão, e a medicação é iniciada, porém não há suporte ventilatório. Nesse ínterim, o agente de saúde indígena vai até o domicílio conversar com o pai da criança e tentar convencê-lo da importância da transferência. Este mantém a posição negativa, entendendo que se a doença pode levar ao óbito de sua filha, caso seja este o destino dela, que seja em território indígena. A equipe, então, pactua o cuidado na aldeia.

Três dias depois, foi feita a passagem do plantão para nova equipe de trabalho, informando a situação da criança, que não apresentava melhora, e a pactuação com a família. No dia seguinte, a nova equipe faz a visita domiciliar e encontra a criança piorada, com cianose de extremidades e pouco responsiva. Adotam uma postura de confronto diante do óbito infantil iminente e convencem a mãe a levar a criança ao hospital, à revelia da postura do pai. Chegando lá, a criança vem a óbito após algumas horas. Foi instalado um conflito entre os pais da criança e da comunidade com o serviço de saúde. Podemos nos perguntar se a segunda equipe apresentava a competência cultural necessária para o trabalho com comunidades indígenas, se compreendia a cosmovisão da comunidade sobre o processo saúde-doença e morte diante de um contexto pandêmico.

A população indígena do Brasil protagoniza uma enorme diversidade cultural, linguística, de território e conhecimentos tradicionais. Os mais de 305 povos indígenas somam 896.917 pessoas. Destes, 324.834 vivem em cidades e 572.083 em áreas rurais.[3] O padrão epidemiológico é extremamente variável para cada etnia e território. Pensando nas especificidades das comunidades originárias, a Secretaria Especial de Saúde Indígena (SESAI) foi sancionada em 2010, momento no qual o cuidado em saúde dos povos indígenas no Brasil passa a ser responsabilidade do Ministério da Saúde.

Foi um longo processo, mas ainda muito recente para se pensar a saúde indígena sob a perspectiva de determinantes sociais e garantindo autonomia e controle social. Portanto, desde a Lei Arouca, em 1999, já se tentava discutir a ampliação das práticas em saúde garantidas pelo governo para as comunidades indígenas. Mas somente há pouco mais de 10 anos houve a divisão dos 34 Distritos Sanitários Especiais Indígenas (DSEI). Cada um deles tem autonomia para construir e pensar as estratégias de saúde adequadas para cada uma de suas comunidades de abrangência.

Para tanto, os trabalhadores da saúde indígena precisam garantir cuidado intercultural; isso quer dizer que o profissional de saúde deve ter como competência cultural a compreensão do processo saúde-doença e morte daquela comunidade. O reconhecimento da dinamicidade cultural da comunidade no qual ele está trabalhando é essencial para a construção de cuidado intercultural.[11]

O diálogo entre cosmologias é um processo lento que se beneficia da construção de vínculo e da longitudinalidade com aquela comunidade. Mergulhar na cosmologia e vivenciar o modo de vida das comunidades onde trabalha potencializa o cuidado e minimiza ruídos que são inerentes ao lugar estrangeiro do cuidador não indígena.[12]

Atualmente, mais de 160 línguas e dialetos são falados pelos povos indígenas no Brasil. Portanto, a atuação dos profissionais está centrada na busca de traduzir concepções, palavras e ações. Mas existe um paradoxo dessas intervenções, pois ela só consegue se efetivar num relativo afastar-se da biomedicina. Esses profissionais são chamados a atuar em nome de um conjunto de concepções e tecnologias (a biomedicina), mas suas ações só podem se efetivar se mantiverem distância relativa que permita processos de tradução.[13]

No caso-problema que inicia a discussão estavam em jogo formas diferenciadas de percepção de corpo e doença, além de terapêuticas distintas. Atuou também como tradutora a técnica de enfermagem indígena que morava na comunidade. Foi possível construir um diálogo entre aqueles sujeitos, apesar dos limites, equívocos e incompletudes inerentes às traduções.

Quando pensamos na temática da morte e como os profissionais e serviços de saúde lidam com ela, precisamos primeiro entender que passa por uma discussão filosófica de como aquelas pessoas e comunidade entendem o processo de morrer e de fim de vida. Afinal, cada sociedade indígena tem um referencial simbólico particular de entender o processo saúde, doença e morte que informam as relações responsáveis por construir o indivíduo social.[12] Portanto, existe uma dificuldade em transpor o modelo biomédico da medicina ocidental, que trata das doenças ainda desconectadas do sujeito, território e comunidade. Então, quando lidamos com um cuidado não curativo, muitos profissionais enfrentam um desafio pessoal e conflitante, o que gera um sentimento de ansiedade e impotência diante do processo de morte de um paciente.[13,14]

Segundo a definição da Organização Mundial da Saúde,[9] cuidados paliativos são uma abordagem que promove a qualidade de vida do paciente e seus familiares, que enfrentam doenças que ameaçam a continuidade da vida, por meio da prevenção e do alívio do sofrimento. Requer a identificação precoce, avaliação e tratamento da dor e outros problemas de natureza física, psicossocial e espiritual. Não se trata, portanto, de protocolos, mas de uma ideia e princípios.[15] Mesmo que a morte seja um fenômeno biológico claramente identificado, as percepções do significado, tempo e circunstâncias em que o processo de morrer e a morte se sucedem permanecem ocultos, e não cabe esperar que o médico ou equipe de saúde consiga prognosticar, principalmente diante de universos socioculturais particulares e relacionais das sociedades indígenas.[13,14]

O óbito no domicílio e as medidas pós-óbito

Grande parte das pessoas em CP nos cenários rurais irá falecer em domicílio. Nem sempre os cuidadores estão preparados para esse importante evento, o que sinaliza a importância da atuação dos profissionais envolvidos. Como o tema é intensamente mediado pela cultura, é possível que sentimentos de medo, culpa ou raiva surjam nesse momento, exigindo atenção e empatia dos fornecedores de cuidados em saúde.

Para cada comunidade, família e indivíduo, as concepções sobre um processo de morrer com dignidade são diferentes, o que exige dos profissionais necessidade de conhecer as crenças e os desejos acerca do tema, no contexto em que estão atuando. Entre populações rurais em CP, predomina o desejo de morrer no próprio domicílio.[16] Mas não basta estar em casa; a pessoa cuidada precisa sentir-se reconhecida, apoiada por cuidadores disponíveis e incluída em seu grupo social, o que representa valores importantes, ainda que possa haver conflitos éticos envolvidos.[17]

Os momentos que antecedem o óbito são bastante desafiadores para os familiares, pois representam a materialização dos medos do sofrimento da pessoa cuidada e de seu grupo e a aproximação concreta do novo arranjo familiar, sem a pessoa que está morrendo. Além da perda afetiva, a família pode estar enfrentando a morte da pessoa que a provê economicamente, o que, somado à sobrecarga física e emocional do momento, dificulta a sua aceitação do processo. Ainda assim, o cuidado da pessoa que parte pode trazer ganhos, unindo a família em torno de um objetivo comum e reafirmando seus laços afetivos.[18]

Após a morte, o grupo social da pessoa habitualmente exterioriza seu sofrimento de forma ritual. Na cultura ocidental cristã, o velório cumpre essa função. Nesse momento, a presença do corpo morto pode fazer o elo entre a lembrança da convivência com a pessoa e a realidade concreta do processo já iniciado de destruição material.[19] Em cenários rurais, o velório pode ser realizado no próprio domicílio da pessoa falecida ou em algum local de relevância para a comunidade, como instituições religiosas ou sociais. Pode também demandar mais tempo para a sua realização, para que pessoas possam se deslocar até ele, e haver a necessidade de servir alimentos aos presentes. Caso seja possível, a presença dos profissionais que prestaram o cuidado nesse momento é bastante valorizada pelos familiares e comunidade.

É importante ter em mente também as questões legais e burocráticas do local em que se atua. No Brasil, para haver o sepultamento, é necessário emitir uma declaração de óbito. Caso não haja suspeita de morte por causas externas, a declaração pode ser emitida pelo médico assistente ou seu substituto. Caso realmente não seja possível identificar a *causa mortis* e não haja serviço de verificação de óbito na localidade, realidade da maior parte das áreas rurais e remotas, a declaração de óbito pode ser emitida com causa indeterminada. Nos casos de suspeita de morte por causas externas ou morte ocorrida em via pública, há implicações legais e o corpo deve ser removido ao Instituto Médico-Legal, se disponível, ou acionada autoridade policial local para nomeação do médico disponível como perito eventual.

Também vale destacar que os CP não se encerram com o óbito. É importante ter atenção ao processo de luto vivenciado pela família, pela comunidade e pelos próprios profissionais, cabendo visitas pós-óbito ao núcleo familiar. No momento de distanciamento social imposto pela pandemia de covid-19, é necessário adaptar as estratégias de suporte, lançando mão da tecnologia que esteja disponível na localidade. Medidas como telefonemas, videochamadas e até cerimônias religiosas por via virtual podem ser estratégias possíveis de apoio. Com o passar do tempo, espera-se que haja uma elaboração do luto e as lembranças positivas da pessoa falecida sejam integradas, podendo-se seguir a vida, com novos sentidos.[15]

Considerações finais

Os territórios rurais e remotos são bastante heterogêneos entre si no que diz respeito a características geográficas, ocupação humana, modos de vida e padrões de adoecimento e morte de suas populações. Ainda assim, guardam semelhanças nas distâncias até os núcleos urbanos, indicadores mais desfavoráveis de vida e saúde e menor acesso a serviços coletivos, incluindo os de saúde. Habitualmente, são os serviços de APS os únicos responsáveis pela AD e pelos CP nessas localidades.

Portanto, os desafios enfrentados para a realização de CP adequados, como obstáculos no acesso a insumos, falta de treinamento adequado de profissionais e dificuldade de se trabalhar interprofissionalmente, são majorados em regiões não urbanas. Isso exige ampliação das competências das equipes de saúde locais e de cuidadores familiares, além de adaptações culturais à realidade do lugar no cuidado prestado. É necessário que as equipes estejam preparadas para manejar sintomas, abordar as dimensões psíquicas e espirituais da pessoa cuidada e fornecer suporte educacional e psíquico aos cuidadores familiares, incluindo a preparação para a morte digna e os cuidados com o luto.

Assim, prezar pelo fortalecimento dos atributos nucleares – primeiro contato, longitudinalidade, integralidade e coordenação do cuidado – e atributos derivados – orientação familiar e comunitária e competência cultural – da APS é uma estratégia importante no estabelecimento das condições necessárias à realização de CP adequados em regiões rurais e remotas. Dessa forma, as equipes de saúde estarão contribuindo para minimizar o sofrimento de um momento singular na vida das famílias cuidadas e aumentar as chances de vivência de um processo de luto que traga crescimento e fortalecimento às pessoas envolvidas.

Referências

1. Ando NM, Targa LV, Almeida A, Silva DHS, Barros EF, Schwalm FD, et al. Declaração de Brasília: o conceito de rural e o cuidado à saúde. Rev Bras Med Fam Comunidade. 2011;6(19):142-4.
2. Downing J, Jack BA. End-of-life care in rural areas: what is different? Curr Opin Support Palliat Care. 2012;6(3):391-7.
3. Brasil. Instituto Brasileiro de Geografia e Estatística. Censo Demográfico 2010 – Características da população e dos domicílios: resultados do universo. Rio de Janeiro: IBGE; 2011.
4. Brasil. Ministério da Saúde. Portaria nº 2.311, de 23 de outubro de 2014. Institui, no âmbito do Sistema Único de Saúde, a Política Nacional de Saúde Integral das Populações do Campo e da Floresta. Brasília, DF: Diário Oficial da União; 2014.
5. Brasil. Instituto Brasileiro de Geografia e Estatística. Classificação e caracterização dos espaços rurais e urbanos do Brasil: uma primeira aproximação. Rio de Janeiro: IBGE; 2017.
6. Kelley ML, Williams A, DeMiglio L, Mettam H. Developing rural palliative care: validating a conceptual model. Rural Remote Health. 2011;11(2):1717.
7. Targa LV. Área rural. In: Gusso G, Lopes JMC, Dias LC. Tratado de medicina de família e comunidade: princípios, formação e prática. 2. ed. Porto Alegre: Artmed; 2019. v. 2.
8. Rainsford S, MacLeod RD, Glasgow NJ, Phillips CB, Wiles RB, Wilson DM. Rural end-of-life care from the experiences and perspectives of patients and family caregivers: a systematic literature review. Palliat Med. 2017;31(10):895-912.
9. Matsumoto DY. Cuidados paliativos: conceito, fundamentos e princípios. In: Carvalho RT, Parsons HA, organizadores. Manual de Cuidados Paliativos ANCP. 2. ed. 2012. p. 23-30.
10. Kelley ML. Developing rural communities' capacity for palliative care: a conceptual model. J Palliat Care. 2007;23(3):143-53.
11. Arruda RSV. A noção de cultura e o campo da saúde indígena. In: Especialização de saúde indígena. São Paulo: Universidade Federal de São Paulo/Universidade Aberta do SUS.
12. Santos MAS. Semiologia Clínica. Semiologia dos Povos Indígenas. São Paulo: Manole; 2021.
13. Pereira PPG. Limites, traduções e afetos: profissionais de saúde em contextos indígenas. Mana. 2012;18(3):511-38.
14. Pontes ALM, Garnelo L, Rego S. Reflexões sobre questões morais na relação de indígenas com os serviços de saúde. Rev Bioét. 2014;22(2):337-46.
15. Associação Nacional de Cuidados Paliativos. Manejo do óbito e luto no contexto de COVID-19 em adultos em cuidados paliativos. São Paulo; 2020.
16. Ferreira RCC, Capelas ML. Morrer no domicílio: fatores associados à satisfação da preferência do doente. Rev Port Med Geral Fam. 2021;37(2):90-8.
17. Pesut B, Bottorff JL, Robinson CA. Be known, be available, be mutual: a qualitative ethic analysis of social values in rural palliative care. BMC Medical Ethics. 2011;12:19.
18. Begnini D, Girandon-Perlini NMO, Beuter M, Silva L, Sand ICP, Misko MD. Experiência de famílias convivendo com neoplasia avançada: um olhar à população rural. Rev Bras Enferm. 2020;73(4):e20180895.
19. Lojano ERS. Cuerpos significantes y significados: muerte y ritual en el espacio rural de Cuenca (Baños y Sinincay). Cuenca. Magíster en Antropología – Universidad de Cuenca; 2019.

Leitura sugerida

1. Souza MLP, Ferreira LO. Jurupari se suicidou?: notas para investigação do suicídio no contexto indígena. Saúde e Soc. 2014;23(3):1064-76.

Seção 14

Covid-19

Coordenadores: Mariana Borges Dias, Mara Lúcia Renostro Zachi, Leonardo Cançado Monteiro Savassi, Marco Túlio Aguiar Mourão Ribeiro, Cibelle Gomes Lima Melo

Capítulo 1

Abordagem domiciliar para casos de covid-19 não complicados

Leonardo Cançado Monteiro Savassi
Mara Lúcia Renostro Zachi
Marco Túlio Aguiar Mourão Ribeiro
Mariana Borges Dias

PONTOS-CHAVE

- A Atenção Domiciliar (AD) tem enorme capacidade de ser um ponto de referência diferencial numa rede de atenção a saúde (RAS) em condição de pandemia global.
- A pandemia oportunizou a integração da Atenção Domiciliar na RAS na medida em que situações anteriores exigiram novas formas de cuidado e novas situações demandaram soluções personalizadas.
- Novas formas de comunicação das equipes de saúde – tanto de AD como as de Atenção Primária à Saúde (APS) – trouxeram diferentes possibilidades de oferta do cuidado.

OBJETIVOS DE APRENDIZAGEM

Ao final do capítulo, o leitor deverá ser capaz de:

- Descrever a potência e a contribuição da Atenção Domiciliar numa rede em condição de pandemia global (a pandemia como oportunidade para promover a integração da AD na RAS).
- Orientar a operacionalização da AD durante a pandemia de covid-19.
- Apresentar elementos concretos que possam ser aplicados nas novas formas de organização dos serviços.
- Relatar o uso de novas tecnologias de comunicação em saúde no processo de cuidado.

Caso clínico

Leonardo, 45 anos, casado, trabalhador do comércio, iniciou com quadro gripal leve, febre baixa, coriza e tosse, porém mantendo saturação de oxigênio acima de 95%, com um quadro que durou 7 dias e evoluiu sem intercorrências, no domicílio, motivo pelo qual não procurou atendimento médico. No quinto dia após o início dos sintomas, seu filho mais velho apresentou os mesmos sintomas, e no oitavo dia, desde o início da síndrome gripal na família, o filho testou positivo para covid-19. Foi indicado o isolamento de toda a família e de atividades de trabalho e escolares.

A família foi acompanhada pela médica de família durante esse tempo, que, através de uma teleconsulta, definiu a manutenção do isolamento dos filhos e de Leonardo por 10 dias desde o início dos sintomas, já que ele realizara o teste RT-PCR para covid-19 já no nono dia, com resultado "indeterminado", sem indicação de outros exames. Os dois filhos dele permaneceram isolados por 2 semanas, assim como o núcleo de alunos e as respectivas professoras das turmas, os quais, segundo portaria municipal, estavam divididas à época em bolhas de convivência. A Equipe de Saúde da Família (ESF) acompanhou o caso até a liberação dos filhos.

Uma semana após a resolução do quadro de covid-19, Leonardo iniciou com um quadro de cansaço, dispneia a médios esforços e tosse. Em consulta no pronto atendimento, foi realizado raio x de tórax, e a seguir foi indicada tomografia computadorizada, que diagnosticou um quadro de consolidação pulmonar sobre a área de lesão ocasionada presumidamente pela covid-19, com indicação de antibioticoterapia. Leonardo evoluiu no terceiro dia de sintomas com dispneia e dessaturação até 88%. Realizada visita domiciliar (VD), com todos os cuidados de paramentação necessários, a médica de família optou por oxigenoterapia domiciliar por cateter, usando concentrador de oxigênio, e acompanhamento do serviço de atenção domiciliar (SAD), iniciando-se antibioticoterapia de maior espectro e oximetria contínua.

Foi realizado o acompanhamento via contato direto entre SAD e família, com troca de mensagens entre as equipes de eSF e SAD, além de o agente comunitário de saúde (ACS) realizar contato com a família via aplicativo de mensagens. Com 36 horas, estabilizou-se a saturação de oxigênio acima de 95% novamente, com suspensão lenta da oxigenoterapia e alta do SAD após 5 dias de antibioticoterapia. Leonardo continua sob acompanhamento regular da atenção primária, com impacto leve na capacidade física para médios e grandes esportes, e passou a ser acompanhado pela fisioterapeuta do Núcleo de Apoio à Saúde da Família (NASF).

Introdução

A pandemia de covid-9 obrigou sistemas de saúde e governos a adotarem medidas imediatas para a redução da cadeia de transmissão, sendo preconizados, como estratégias baseadas em evidências pela Organização Mundial da Saúde (OMS), o distanciamento social,[1] o uso de máscaras de proteção, o uso de álcool higienizante para as mãos e o atendimento em local e momento adequado aos infectados, de acordo com a estrutura de cada país.[2]

As orientações para a reorganização dos sistemas de saúde visam estabelecer respostas imediatas e coordenadas dos diversos pontos das redes de atenção à saúde (RAS), que por sua vez seria mais responsiva quanto maior a sua capacidade de prover acesso e quanto mais organizada e articulada estivesse essa rede.[2]

Assim, modificou-se a forma de organização dos sistemas de saúde,[3] com o fechamento de serviços de atendimento a condições crônicas ambulatoriais, modificação das portas de entrada de unidades básicas de saúde e de pronto atendimento e indução da população a permanecer em casa, evitando uso de serviços para condições agudas leves, e para controle de condições crônicas, sem a definição de fluxos alternativos na RAS para estas. Tal estratégia se mostrou adequada para a redução da transmissão, embora insuficiente, mas gerou uma possível demanda por outros serviços futuros, a partir do momento em que as pessoas adiaram ou suspenderam o cuidado para condições crônicas, agudas e crônicas agudizadas.[4,5]

A AD se apresenta de diferentes formas nas RAS, sempre integrada a elas, seja por meio de serviços e equipes exclusivos para tal, seja como parte do processo de trabalho de outros pontos da rede, como na atenção primária à saúde (APS), serviços de urgência, reabilitação ou cuidados paliativos.

Pelas suas especificidades, as equipes de AD (EMAD, EMAP ou eSF) são maleáveis e capazes de novas formas de cuidar que podem reorientar o formato técnico-assistencial. Portanto, há de se considerar a potência desse cuidar em domicílio também numa situação de calamidade de saúde, onde o sistema pode chegar a situações de colapso, pois estão sujeitos a sobrecarga e superlotação, trabalhando com capacidade máxima e necessitando de leitos para pacientes nessa condição.[5]

No auge da pandemia, equipes de APS se reinventaram de acordo com seus protocolos de cuidados e capacidade de organização e estrutura física das UBS. O estabelecimento de duas portas de atendimento – uma para sintomáticos respiratórios e outra para pacientes com outras queixas – foi insuficiente para assistir pessoas com queixas agudas não respiratórias ou condições crônicas. Profissionais que precisaram se afastar da linha de frente, como cirurgiões dentistas, assumiram papel relevante tanto na organização dos dados quanto na reorganização do cuidado das equipes. Usuários passaram a demandar cuidados em casa, através do contato dos ACS e da VD, realizadas especialmente pelas eSF.[6]

Para reduzir o risco de contágio das equipes e dos pacientes, as EMAD e EMAP diversificaram a atuação de acordo com a demanda dos serviços. Alguns profissionais passaram a trabalhar em hospitais de pequeno e médio porte pela *expertise* com pacientes em ventilação mecânica, havendo a demanda de articulação e cessão de profissionais para outros pontos da RAS, acionamento de membros das EMAD e EMAP na vacinação para *influenza* em acamados, busca ativa de casos de covid-19 em localidades ribeirinhas remotas e testagem por RT-PCR de *swab* nasal, a partir de casos suspeitos indicados pela APS. Equipes passaram a ter um papel fundamental na RAS para o estabelecimento de protocolos de cuidados para covid-19, na estimativa de volume de equipamentos de proteção individual (EPI).[6]

Atenção domiciliar e covid-19 em suas formas não complicadas

Pacientes suspeitos de covid-19 devem ser triados no primeiro ponto de contato com o sistema de saúde, preferencialmente a APS, para indicação terapêutica baseada na gravidade do quadro. Para pacientes com covid-19 em sua forma leve e menor probabilidade de agravamento rápida do quadro, o isolamento domiciliar com prestação de cuidados em casa, quando necessário, é a melhor opção, estando sob a responsabilidade inicialmente da APS.[7]

Em contexto de pandemia, o grande desafio é manter as pessoas seguras em casa, evitar a exposição ao risco e manter o papel de vigilância e cuidado das pessoas que dependem de atenção, sendo fundamental reorganizar o processo de trabalho das equipes para garantir um cuidado domiciliar efetivo. Nas VD a pessoas com suspeitas de covid-19, os ACS devem sempre utilizar máscara cirúrgica e EPI apropriado, o que implica treinamento para tanto. Pacientes com síndrome gripal – com ou sem resultado positivo para covid-19 – e sem sinais de gravidade devem ficar em isolamento domiciliar inicialmente por 14 dias e, posteriormente, com o conhecimento maior da doença, por 7 dias, cabendo ao ACS reforçar as orientações aos pacientes em isolamento e aos seus cuidadores, assim como auxiliar a equipe no monitoramento a cada 48 horas, preferencialmente por telefone ou aplicativo de mensagens, informando à equipe o agravamento do quadro ou mudança nos sintomas. Pessoas consideradas contatos de pacientes com diagnóstico, incluindo os cuidadores, familiares e profissionais da saúde, deverão ser aconselhadas a monitorar sua saúde por até 10 dias a partir do último dia do possível contato, e procurar atendimento médico imediato se desenvolverem quaisquer sintomas, particularmente febre, tosse ou falta de ar.[8]

VD presencial e telessaúde devem ser utilizadas como estratégias complementares de avaliação. Portanto, sugere-se que seja realizado o contato remoto (teleconsulta) com os seguintes objetivos: fazer as orientações sobre covid-10; avaliar a evolução desses pacientes; identificar suas necessidades e demandas para fluxos ao longo da rede. Esses casos devem ser discutidos em equipe, e será realizado um plano terapêutico individualizado para cada paciente. Para aqueles que necessitarem de uma avaliação clínica, o atendimento domiciliar presencial, com equipe reduzida, torna-se uma opção.[2,6]

Durante o primeiro ano da pandemia (2020), houve reorganização das equipes de SAD e de seu modo de atuar, de modo a reduzir as chances de exposição da equipe ao SARS-Cov-2 e, consequentemente, reduzir a chance de disseminação. O teleatendimento foi priorizado, a partir do qual se avaliava a necessidade de visita. Os procedimentos diários sistematizados foram mantidos, com redobrada cautela nas demais medidas de segurança sanitária, como paramentação e desinfecção rigorosas de mãos e superfícies que pudessem carrear o vírus de um ambiente a outro.[6,8]

Com o passar do tempo, a confiança dos pacientes, familiares e da própria equipe nesses métodos de trabalho foi aumentando, bem como a consciência coletiva do papel de um hospital na RAS, que deixa de ser o centro, mas uma alternativa destinada aos mais graves apenas. Uma enquete rápida do Ministério da Saúde com coordenadores de SAD mostrou importante aumento da demanda (em torno de 40%) devido ao covid agudo e às condições pós-covid.

A telessaúde na APS e no SAD, integrando equipes, favorece o compartilhamento do cuidado; a integração entre telemonitoramento, AD presencial e acompanhamento por ACS garantiu a estabilidade de pacientes, notadamente crônicos, com demandas de VD mais frequentes.[6]

Formas moderadas

Em situações limítrofes de caos num sistema de saúde, provocado por pandemia de largo alcance e rápida progressão, como o que foi presenciado no Brasil em 2020, é de suma necessidade que todos os equipamentos de saúde estejam o mais afinados e preparados possível, para respostas satisfatórias na busca do bem-estar da população. Portanto, nas formas moderadas de COVID, uma vez não exista fator de risco de piora do paciente e associado à possibilidade de esgotamento da rede hospitalar local, é viável o acompanhamento dessas pessoas por equipes de AD, preferencialmente de forma presencial e remota, com telemonitoramento duas vezes por dia. Importante destacar que nem sempre as pessoas poderão ser acompanhadas com segurança no domicílio, o que implica a necessidade de uma RAS integrada e robusta, com necessidade absoluta de comunicação 24 horas e pronta resposta do Serviço de Atendimento Móvel de Urgência (SAMU) quando necessário.

Também é preciso ressaltar a necessidade de monitoramento sempre que possível com oximetria; quando abaixo de 92%, já não é o ideal que se mantenha observação em domicílio (com exceção aos hipoxêmicos crônicos), pela instabilidade e capacidade de rápida progressão da covid-19 para as formas mais graves. O aparecimento de dispneia progressiva, piora da tosse e não cessação da febre são sinais de alerta que configuram piora do quadro, indicando hospitalização.

Equipamentos de proteção individual necessários, paramentação e desparamentação

Devem-se instituir precauções a todas as pessoas, de forma padronizada. Tais ações também devem ser instituídas no domicílio e consistem em medidas de higiene das mãos, etiqueta respiratória, medidas de desinfecção do ambiente e uso de EPI, que dependerá das atividades e procedimentos, como manuseio de lixo, higienização e desinfecção do ambiente, injeção, entre outros.[9,10]

O coordenador do SAD deve garantir que todos os profissionais sejam capacitados para uso de EPI e orientações de prevenção da transmissão de agentes infecciosos no domicílio, trajeto e serviço (Quadro 1). Servidores com sinais ou sintomas de síndrome gripal devem ser afastados do trabalho e aconselhados a monitorar sua saúde, procurando atendimento médico se evoluírem sintomas de maior gravidade, particularmente febre, tosse ou falta de ar.

Recomenda-se que o serviço de saúde treine e pratique com os profissionais o uso apropriado dos EPI antes de cuidar de uma pessoa suspeita ou confirmada de infecção pelo novo coronavírus, incluindo a atenção ao uso correto de EPI e prevenção de contaminação de roupas, pele e ambiente durante o processo de remoção de tais equipamentos, conforme orientações no Quadro 2.[9,10]

A higiene das mãos é preconizada antes de algum tipo de procedimento, como a colocação de EPI e antes de tocar um paciente. Deve ser realizada também em seguida ao toque do paciente e no entorno, bem como após exposição a secreções como fezes, urina, saliva, sangue, entre outros. Na presença de sujeira perceptível nas mãos, deve-se preconizar o uso de água e sabão, atentando-se para a limpeza de unhas, pontas dos dedos, cada dedo incluindo o polegar, dorso e palma das mãos, e punhos. Na ausência de sujeira perceptível nas mãos, podem ser usados também água e sabão, embora o uso de antissépticos à base de álcool deva ser preferido.[2,10]

A etiqueta respiratória compõe ações como garantir que as pessoas cubram o nariz e a boca com lenço ou a região flexora do cotovelo, enquanto tossem ou espirram, o uso de máscara cirúrgica em ambientes públicos ou em contato com outras pessoas, destacando-se aquelas com sintomas respiratórios em salas de espera de serviços em saúde e em isolamento domiciliar; e a higienização das mãos, caso tenham contato com secreções respiratórias comuns ao coçar o nariz ou após espirro e tosse.[2,9,10]

Para medidas de desinfecção do ambiente, recomendam-se a limpeza com água e detergente e o uso de desinfetantes como o hipoclorito de sódio 0,5%, também conhecido como água sanitária (1 parte de alvejante com 5% de hipoclorito para 9 partes de água) e álcool 70%. A desinfecção com o álcool deve ser frequente e preferida nas áreas menores e muito tocadas, como mesa, cama e outros móveis. Para áreas maiores menos utilizadas, como banheiro, a limpeza deve ser feita pelo menos uma vez ao dia. Essas medidas devem ser priorizadas, principalmente, em domicílios com casos suspeitos ou confirmados de covid-19, sendo importante o uso de EPI também para limpeza e desinfecção.[2]

O uso de EPI é uma das medidas propostas para o controle da disseminação do coronavírus. A escolha dos equipamentos, de acordo com a atividade a ser desempenhada, está ligada ao risco de exposição pelo contato e pelo ar. A colocação e retirada dos EPI, também chamadas de paramentação e desparamentação, são momentos críticos porque pre-

QUADRO 1 Orientações e cuidados para profissionais dos serviços de atenção domiciliar, de acordo com o local de atuação

Ambiente de trabalho	Profissionais envolvidos/ orientações	Cuidados necessários
Sede do SAD	Toda a equipe	Manter o ambiente o mais ventilado possível. Limpar com frequência a superfície de mesas de trabalho, teclados e telefones, especialmente no período em que se fará telemonitoramento. Tentar alternar horários dos trabalhadores na sala, evitando superlotação, a menos que se possa manter distância de pelo menos 1 metro entre as pessoas
Carro para visitas	Equipe reduzida* e motorista	Manter janelas abertas e não usar ar-condicionado. Nunca entrar no carro com capotes, luvas, óculos e gorros descartáveis, nem máscara N95 – colocar EPI somente antes de entrar no domicílio e retirar antes de entrar no carro. Higienização do carro: durante a realização de cada visita, o motorista deve limpar maçanetas, câmbio, volante, cinto de segurança, freio de mão, entre outras superfícies internas do carro, com álcool 70%, hipoclorito de sódio a 1% ou outro limpador padronizado para esse fim. Cabe ao motorista: Lavar as mãos com água e sabão antes de iniciar o seu turno de trabalho e após o término. Higienizar as mãos com água e sabão ou utilizar álcool gel/espuma antes e após se alimentar, ir ao banheiro, tocar no rosto e após tocar em superfícies contaminadas. Quando necessário, sair do veículo durante o período das VD e higienizar as mãos com álcool gel ao retornar. Comunicar a chefia imediata caso apresente sintomas gripais, para avaliação médica e indicação de isolamento social se necessário.
Casa de paciente habitual	Equipe reduzida*	Usar avental comum (não descartável) e máscara cirúrgica e manter todas as medidas de precaução individual de contato, lavando as mãos antes e depois da visita. Usar demais EPI de acordo com o preconizado para o(s) procedimento(s) a ser(em) realizado(s). Levar o mínimo de material necessário para as VD e realizar desinfecção com álcool 70% em todos os materiais (incluindo maletas, prontuários), além de equipamentos utilizados para assistência dos pacientes após sua utilização.
Casa de paciente suspeito ou confirmado de covid-19	Equipe reduzida*: se paciente estável e convalescente, priorizar monitoramento por telefone, só realizando a visita se houver indicação clínica de piora à entrevista telefônica. A alta deverá ser por visita presencial, em torno de 14 dias após o início dos sintomas. A elaboração de receitas, laudos médicos e preenchimento de prontuários e demais documentos deve ser feita fora da casa do paciente, após remoção dos EPI e higienização das mãos.	EPI utilizados: 1. Avental descartável; 2. Máscara cirúrgica. Nos procedimentos que podem gerar aerossol (como coleta de *swab* nasal, broncoscopia, aspiração de paciente intubado), a máscara cirúrgica deverá ser substituída pela N95; 3. Luvas de procedimentos; 4. Gorro; 5. Óculos ou anteparos faciais de proteção. Entregar máscara cirúrgica para acompanhante e paciente. Paramentar-se com EPI, preferencialmente fora da casa ou fora do cômodo onde se encontra o paciente suspeito ou confirmado com covid-19. Calçar o avental, máscara cirúrgica, óculos e luvas de procedimento, respectivamente. A remoção dos EPI deve respeitar a seguinte sequência: luvas de procedimento, higienização das mãos, avental, higienização das mãos, óculos, higienização dos óculos, máscara, higienização das mãos, respectivamente, e ser realizada longe do paciente, de preferência fora da casa (cômodo), sendo descartados em lixeira também na parte externa da casa (exceto os óculos/anteparos de proteção que devem ser higienizados com solução padronizada.) Na impossibilidade de acontecer essa remoção da maneira descrita, retirar os EPI fora do ambiente onde está o paciente. Após o atendimento realizar, descartar todos os EPI. Obs.: levar o mínimo de material necessário para as VD. Realizar desinfecção com álcool 70% de todas as superfícies próximas ao paciente, onde serão colocados os artigos/equipamentos que serão utilizados pela equipe assistencial, antes de depositá-los na superfície. Realizar desinfecção com álcool 70% em todos os materiais e equipamentos utilizados para verificação dos sinais vitais e na assistência dos pacientes, após sua utilização.

(continua)

QUADRO 1 Orientações e cuidados para profissionais dos serviços de atenção domiciliar, de acordo com o local de atuação (*continuação*)

Ambiente de trabalho	Profissionais envolvidos/ orientações	Cuidados necessários
Casa de paciente suspeito ou confirmado de covid-19		Abrir maletas e malas plásticas utilizadas para o transporte de materiais e equipamentos, preferencialmente fora da casa ou fora do cômodo onde se encontra o paciente ou a uma distância de 2 metros dele, e higienizá-las com álcool 70% após a saída do ambiente domiciliar, antes de acomodá-las nos veículos das equipes. Preferencialmente, evitar entrar com pasta/prontuário no domicílio, sempre que possível. Desinfectar com álcool 70% as pastas/prontuários dos pacientes após a VD. Realizar a higienização de todo o material de uso individual e pessoal, como crachá, celular, caneta, tesoura, entre outros, no início e final do turno e sempre que julgar necessário. Evitar uso de joias, relógios e adornos.
UBS	Equipe reduzida** quando realmente necessário, priorizando discussões de casos por telefone se possível	Usar máscara cirúrgica e manter medidas de precaução individual de contato na circulação pela UBS, que deve ser o mais breve possível.
UPA ou PA	Equipe reduzida** quando realmente necessário, priorizando discussões de casos por telefone se possível	Usar máscara cirúrgica, manter distância e demais medidas de precaução individual na circulação pela UPA, que deve ser o mais breve possível. Se for examinar paciente, usar EPI indicados para cada caso, sejam suspeitos de covid ou não.
Hospital	Equipe reduzida** quando realmente necessário, priorizando discussões de casos por telefone se possível	Usar máscara cirúrgica, manter distância e demais medidas de precaução individual na circulação pelo hospital, que deve ser o mais breve possível. Se for examinar paciente, usar EPI indicados para cada caso.

Equipe reduzida*: apenas o(s) profissional(is) que seja(m) imprescindível(is) no cuidado do paciente, dentro do plano terapêutico individual previsto. Tentar manter visitas com no máximo 2 a 3 profissionais.
Equipe reduzida**: por serem ambientes potencialmente contaminados pela grande circulação de pessoas e alta transmissibilidade do vírus covid-19, os profissionais do SAD devem evitá-los, indo discutir ou avaliar casos apenas o(s) membro(s) da equipe que seja(m) imprescindível(is) para isso.
Fonte: elaborado pelos autores.

vinem a exposição se o equipamento está sendo usado de forma adequada e se é retirado de forma segura. A sequência desses procedimentos em domicílio é trabalhada em detalhes no Quadro 2. Para os profissionais de saúde, em caso de procedimentos com risco de geração de aerossóis, recomenda-se o uso de máscara N95, PFF2 ou equivalente. São exemplos desses procedimentos no cuidado domiciliar: coleta de secreções nasotraqueais, manejo de vias aéreas como aspiração, intubação e ressuscitação cardiovascular.[2]

Para diminuir o risco de a equipe ser vetor de contaminação, deve-se estar atento às medidas de prevenção de transmissão na sede do serviço de AD (seja ele SAD ou APS), bem como nas VD. Recomenda-se que a equipe realize o telemonitoramento dos casos sob sua responsabilidade, para identificar a possibilidade de sintomas respiratórios no paciente e/ou nos demais moradores e frequentadores do domicílio, como o cuidador. Caso sejam identificados casos suspeitos ou confirmados intradomicílio, é necessária a paramentação correta de todos os integrantes da equipe antes de entrar na casa, sendo indicada apenas a visita dos profissionais extremamente essenciais para aquele cuidado.

A equipe do SAD deve garantir a presença de *kits* de EPI completos para paramentação nos seus veículos de VD, com possibilidade de acesso a esses equipamentos sempre que for identificada a necessidade do uso durante o atendimento.[2,10] Durante a visita das equipes de AD, as famílias devem receber as seguintes orientações para evitar transmissão e contaminação por covid-19: estejam no domicílio apenas as pessoas que realmente necessitam cuidar do paciente; todos os moradores e cuidadores deverão usar máscara caseira; deixar pano umedecido com água sanitária na porta da casa, para higienização da sola do sapato ao entrar no domicílio; abrir janelas e portas o máximo possível, para melhorar o fluxo de ar e a ventilação dos ambientes; limpar e desinfetar as superfícies de uso comum na casa, como aquelas que estão próximas do paciente (por exemplo, grades da cama, cadeiras, mesas de cabeceira e de refeição) e superfícies frequentemente tocadas no ambiente (por exemplo: maçanetas, vaso sanitários, acionadores de descarga, pias, torneiras etc.).

Já com relação ao veículo de transporte da equipe, ou carro próprio: em um carro popular de 5 lugares, andar no máximo 4 pessoas, incluindo o motorista, a fim de conseguir o

QUADRO 2 Sequência de paramentação e desparamentação em domicílio

Paramentação	
Indicação	Necessária nos casos em que o cuidado é direto, como, por exemplo, tocar ou em uma distância menor que 2 metros com morador que está tossindo
Sequência	**Tarefas**
Preparação	1. Beba um pouco de líquidos antes de colocar o EPI 2. Prenda o cabelo se necessário 3. Remova joias, relógio e outros adereços 4. Confira se os EPI disponíveis são do tamanho correto
Colocando o EPI	1. Higienize as mãos usando antisséptico à base de álcool ou use água e sabão 2. Coloque o avental e prenda-o ao pescoço e à cintura 3. Coloque a máscara: posicione a tira superior no topo da cabeça e a tira inferior na altura da nuca 4. Molde a tira de metal com as duas mãos sobre o nariz 5. No caso de pessoas com cabelos longos, colocar o gorro sobre as tiras, ocluindo todo o volume capilar quando possível 6. Coloque a proteção para os olhos (óculos ou escudo facial), se houver risco de algum tipo de respingo 7. Coloque as luvas
Desparamentação	
Objetivo	O EPI deve ser retirado de uma maneira que minimize os riscos de autocontaminação
Sequência	**Tarefas**
Preparação	As luvas, o avental e a proteção ocular (se foi usada) devem ser retirados na área do quarto do morador
Retirando o EPI	1. Retire as luvas; para isso, retire a luva de um lado, pegando a parte externa com a outra mão, e remova a luva 2. Segure a luva retirada com a mão que ainda está de luva 3. Insira o dedo indicador da mão sem luva por dentro da abertura do punho da mão que está com luva, sem fazer contato com a área externa da luva 4. Faça a remoção da luva restante e descarte ambas as luvas 5. Higienize as mãos usando antisséptico à base de álcool ou use água e sabão 6. O avental para ser retirado deve se iniciar pelo pescoço. Por isso, arrebente nos aventais descartáveis ou desamarre as tiras do pescoço e deixe o avental dobrar sobre si inferiormente 7. Sem encostar na parte externa do avental, arrebente nos aventais descartáveis ou desamarre as tiras da cintura e descarte o avental 8. Remova a proteção para os olhos (óculos ou escudo facial), se tiver usado, devido ao risco de respingo. Importante usar as duas mãos e afastar do rosto rapidamente (Lembre-se de descartar ou desinfetar em outro momento para um novo uso) 9. Higienize as mãos usando antisséptico à base de álcool ou use água e sabão 10. Retire a máscara assim que acabarem as outras etapas. Arrebente ou desamarre as tiras de baixo primeiro e depois as tiras de cima. Remova do rosto segurando pelas tiras, pois a máscara pode estar contaminada. Em caso de tiras de elástico, basta retirar ambas as tiras da orelha ao mesmo tempo 11. Descarte a máscara. Importante: não reutilize a máscara depois de retirada

Fonte: Savassi *et al.*, 2020.[2]

distanciamento mínimo necessário entre os profissionais, sendo necessário manter os vidros abertos para circulação do ar. Não se devem usar os EPI potencialmente infectados na visita dentro do carro, e sempre realizar a limpeza de mãos ou usar álcool em gel ao entrar e sair do veículo, inclusive o motorista. Definir dentro do carro uma área dita "contaminada" para armazenar quaisquer materiais que estiveram em contato com superfícies, tanto na UBS quanto no domicílio do paciente (maleta, jaleco, carimbo, caixa de insumos etc.) – geralmente porta-malas, caçamba, assoalho, dependendo do tipo de veículo; definir dentro do carro uma área dita "limpa", que deve ser a área onde os profissionais de saúde se sentarão, após desparamentação e lavagem das mãos. Por fim, desinfetar o carro frequentemente com álcool ou água sanitária diluída.

Telemedicina, uso de ferramentas de comunicação e outros no apoio

A pandemia também nos fez reinventar. Devido à necessidade do isolamento social, restrição de pessoas aos serviços de saúde, proteção ao paciente e à equipe, foi necessária a utilização de consultas não presenciais entre as pessoas e a equipe de saúde. Dessa forma, a telemedicina e a telessaúde foram ferramentas essenciais para a manutenção do acesso, longitudinalidade, coordenação do cuidado, vigilância e educação em saúde.[11]

Após a devida regulamentação pelo Conselho Federal de Medicina e das demais categorias profissionais, a telessaúde passou a ser utilizada com maior frequência. Segundo a resolução do CFM:[12]

> As ações de Telemedicina de interação à distância podem contemplar o atendimento pré-clínico, de suporte assistencial, de consulta, monitoramento e diagnóstico, por meio de tecnologia da informação e comunicação, no âmbito do SUS, bem como na saúde suplementar e privada.

Os pacientes com doenças crônicas que previamente faziam o seu acompanhamento regular através das VD, para que pudessem dar continuidade aos cuidados, passaram a ser acompanhados por telemonitoramento e teleconsultas por profissionais de saúde. Essas pessoas poderiam ser telemonitoradas através de aplicativos pelo celular ou por visitas presenciais pelos ACS. Identificada alguma necessidade, esses pacientes poderiam ser encaminhados para uma consulta remota com a enfermeira da equipe que avaliaria a necessidade de uma consulta remota ou presencial com o médico, caso fosse necessário. Quando era identificada a necessidade de uma visita presencial, a equipe programava essa visita seguindo as recomendações da VD segura.[13]

Além desses pacientes de acompanhamento crônico, os pacientes que foram acometidos por covid-19 também foram acompanhados remotamente. Os de baixo risco eram acompanhados através do telemonitoramento pelos profissionais de saúde, que avaliavam a evolução de sintomas e a identificação de intercorrências. Para os pacientes classificados como baixo risco, esse acompanhamento poderia ser realizado a cada 72 horas, enquanto os de médio e alto risco seriam reavaliados a cada 48 ou 24 horas, respectivamente. Identificada alguma intercorrência ou sinal de alerta, essas pessoas seriam direcionadas a uma consulta presencial no domicílio ou seriam orientadas a procurar alguma unidade de saúde para avaliação presencial.[13]

Além dos sintomas clínicos de descompensação clínica, como dispneia, prostração, sensação de febre e confusão mental, alguns pacientes eram monitorados com parâmetros objetivos, como aferição da temperatura, pressão arterial, frequência cardíaca e oximetria de pulso. Esses dados fornecem informações relevantes para que os profissionais de saúde tivessem parâmetros mais adequados para tal monitoramento remoto e, dessa forma, fazer uma melhor avaliação e plano terapêutico.

Outra ação estratégica possibilitada pela telessaúde foi o emprego das redes sociais e dos aplicativos de celular para realizar educação em saúde e comunicação entre equipe e comunidade. A utilização de vídeos educativos e informativos via eletrônica possibilitou a desmistificação de mentiras (*fake news*), assim como a divulgação para um grande número de pessoas de informações e orientações sobre proteção, isolamento social, vacinação, dentre outras. A comunicação efetiva e ética através da telessaúde foi uma grande arma para o enfrentamento da covid-19.

Uma análise de custos baseada em seguimento de pessoas com covid-19 e oximetria de pulso domiciliar demonstrou redução de mortalidade pela doença de 26/1.000 para 6/1.000 comparada ao cuidado habitual, sugerindo potencial de redução de hospitalizações em até 87%, óbitos em até 77% e menores custos para o serviço, além de anos de vida acrescidos ajustados para a qualidade.[14] Os protocolos de seguimento demonstram segurança e devem se basear em equipes multiprofissionais, com minimamente médico, enfermeira e técnicos, seguimento efetivos por telefone e a comunicação efetiva da RAS através da APS.[15]

Considerações finais

A população parece ter compreendido melhor o papel do hospital no cuidado a quadros graves, mas como possível fonte de contaminação, e a importância dos serviços ambulatoriais na RAS, ampliando ainda a percepção do SUS como direito, mas principalmente como uma questão de soberania nacional.

A AD para pacientes com suspeita ou confirmação de covid-19 é possível desde que a equipe que vai acompanhar o paciente esteja treinada e disponha de todos os EPI necessários para o atendimento. O ambiente domiciliar também precisa ser avaliado quanto à sua adequação ao atendimento, pois o isolamento deve ser rigoroso. A equipe é responsável por fornecer orientações e educação continuada para o paciente e a família, devendo ser estabelecido um meio efetivo de comunicação entre a família e a equipe que garanta segurança para o paciente e a família. O apoio de retaguarda do SAMU (192) também é fundamental.

O caso de Leonardo demonstra as possibilidades de cuidado para covid-19 em sua forma leve – estratégia *stay at home* – e moderada, ou complicada, com evolução de sinais e sintomas de gravidade e possibilidade de acompanhamento pelas equipes de AD da atenção primária ou SAD. Embora houvesse a necessidade de propedêutica em serviço de urgência, evitar uma internação por pneumonia com o cuidado compartilhado entre essas equipes foi um diferencial para a qualidade da assistência, otimização de recursos hospitalares e qualidade de vida da família acompanhada.

Referências

1. Nussbaumer-Streit B, Mayr V, Dobrescu AI, Chapman A, Persad E, Klerings I, et al. Quarantine alone or in combination with other public health measures to control COVID-19: a rapid review. Cochrane Database Syst Rev. 2020;4(4):CD013574.
2. Savassi LCM, Reis GVL, Dias MB, Vilela LO, Ribeiro MTAM, Zachi MLR, Nunes MRPTM. Recomendações para a Atenção Domiciliar em período de pandemia por COVID-19: Recomendações do GT em Atenção Domiciliar da SBMFC e ABRASAD. Rev Bras Med Fam Comunidade. 2020;15(42):2611.
3. World Health Organization. 2019 Novel Coronavirus (2019-nCoV): Strategic preparedness and response plan. Genebra: WHO; 2020. 25 p.
4. Brasil. Ministério da Saúde. Secretaria de Atenção Primária à Saúde. Nota Técnica – Atenção a Pessoas com Doenças Crônicas na APS Diante da Situação de Pandemia de Covid-19 (Coronavírus). 2020.

5. Brasil. Ministério da Saúde. Nota Técnica n. 9/2020-CGAHD/DAHU/SAES/MS. Recomendações da Coordenação-Geral de Atenção Hospitalar e Domiciliar em relação à atuação dos Serviços de Atenção Domiciliar (SAD) – Programa Melhor em Casa na pandemia do Coronavírus (Covid-19). [acesso em maio de 2022]. Disponível em: https://www.conasems.org.br/wp-content/uploads/2020/03/sad-nota-t%c3%89cnica--n%c2%ba-9_2020-cgahd_dahu_saes-1.pdf.
6. Teixeira CP, Favoreto CAO, Santos DVD, Savassi LCM, Guilam MCR, Machado MFAS, et al. COVID-19 e Atenção Primária: as experiências nos territórios (Rede PROFSAÚDE). Rio de Janeiro: Anais/Sessões Temáticas/Profsaúde; 2020. 142 p.
7. World Health Organization. Home care for patients with suspected novel coronavirus (COVID-19) infection presenting with mild symptoms, and management of their contacts - Interim guidance, 04 February 2020. Genebra: WHO; 2020.
8. Brasil. Ministério da Saúde. Secretaria de Vigilância em Saúde. Guia de vigilância epidemiológica: emergência de saúde pública de importância nacional pela doença pelo coronavírus 2019. Brasília, DF: Ministério da Saúde; 2022. 131 p.
9. World Health Organization. Infection prevention and control during health care when COVID-19 is suspected. Genebra: WHO; 2020.
10. CDC Use Personal Protective Equipment (PPE) When Caring for Patients with Confirmed or Suspected COVID-19. Atlanta-USA: CDC; 2020. [acesso em maio de 2022]. Disponível em: https://www.cdc.gov/coronavirus/2019-ncov/downloads/A_FS_HCP_COVID19_PPE.pdf
11. Brasil. Ministério da Saúde. Ficha de telemonitoramento de pacientes do SAD Melhor em Casa no cenário da pandemia por COVID-19. Brasília, DF: Coordenação Geral de Atenção Domiciliar; 2020.
12. Conselho Federal de Medicina. Ofício CFM n. 1756/2020 – COJUR. Brasília, DF: CFM; 2020.
13. Greenhalgh T, Koh GCH, Car J. Covid-19: a remote assessment in primary care. BMJ. 2020;368:m1182.
14. Pronovost PJ, Cole MD, Hughes RM. Remote Patient Monitoring During COVID-19: An unexpected patient safety benefit. JAMA. 2022;327(12):1125-6.
15. Gootenberg DB, Kurtzman N, O'Mara T, Ge JY, Chiu D, Shapiro NI, et al. Developing a pulse oximetry home monitoring protocol for patients suspected with COVID-19 after emergency department discharge. BMJ Health Care Inform 2021;28(1):e100330.

Capítulo 2

Pós-hospitalização: reabilitação funcional

Simone Pereira Lins Chaves
Waleska Rayssa de Oliveira Martins
Wendiane Samara da Silva Batista

PONTOS-CHAVE

- As sequelas da covid-19 no indivíduo poderão ser diagnosticadas e tratadas no domicílio.
- Para a atuação multiprofissional pós-covid-19 na atenção domiciliar, é necessária a atuação da equipe de atenção domiciliar.
- Deve ocorrer a reabilitação funcional pós-covid-19 no serviço de atenção domiciliar e a efetiva participação dos cuidadores no processo de cuidado.

OBJETIVOS DE APRENDIZAGEM

Ao final do capítulo, o leitor deverá ser capaz de:

- Identificar as alterações funcionais decorrentes da síndrome pós-covid-19 na atenção domiciliar.
- Realizar o diagnóstico cinético funcional do paciente.
- Acompanhar o processo evolutivo da reabilitação na atenção domiciliar.
- Garantir a continuidade do cuidado em domicílio pós-alta.
- Descrever as alterações fonoaudiológicas decorrentes do coronavírus.
- Realizar diagnóstico das patologias fonoaudiológicas.
- Diferenciar as fases evolutivas das alterações fonoaudiológicas.
- Orientar o usuário e os familiares acerca do processo de cuidado continuado.

Caso clínico

J.J.S.F., 57 anos, sexo masculino, antecedente de hipertensão arterial em uso de anti-hipertensivo, relatou que, no mês de agosto de 2020, apresentou cansaço e falta de ar, e imediatamente procurou um serviço de pronto atendimento, onde foi diagnosticado com covid-19. Os sintomas evoluíram, incluindo queda de saturação periférica de oxigênio (SpO_2) e aumento do desconforto respiratório. Foi encaminhado para o serviço hospitalar de referência, onde necessitou de ventilação mecânica invasiva (VMI), sendo submetido a intubação orotraqueal (IOT). A tomografia computadorizada de tórax evidenciou acometimento com aspecto em vidro fosco de 75% da área pulmonar. Após 3 meses de internamento, vários momentos de instabilidades hemodinâmicas, incluindo parada cardiorrespiratória (PCR), revertida com êxito, tendo a equipe do serviço de atenção domiciliar (SAD) sido acionada através do serviço social da unidade hospitalar para desospitalização. Após chegada ao domicílio, uma equipe multiprofissional composta por médico, fisioterapeuta, enfermeiro, técnico de enfermagem, nutricionista, fonoaudiólogo e psicólogo abordou e atuou de forma intensiva na reabilitação do paciente, objetivando melhorar seu estado geral e, assim, proporcionar-lhe retorno às suas atividades funcionais o mais breve possível.

Introdução

No ano de 2020, o Brasil e o mundo passaram a enfrentar um novo vírus da família (SARS-CoV-2), que rapidamente se espalhou por todos os continentes, acarretando a pandemia do novo coronavírus (covid-19). A atuação fonoaudiológica no cuidado do paciente com covid-19 durante a pandemia foi um grande desafio, especialmente para os profissionais de saúde. A transmissibilidade se dá através de gotículas respiratórias de um indivíduo infectado. Os sintomas são semelhantes aos das gripes comuns, porém, nos casos mais graves de infecção, surgem pneumonia, síndrome respiratória aguda grave (SRAS), insuficiência renal e morte.[1-3]

O SARS-Cov-2, vírus da família dos coronavírus, se espalhou pelo mundo tornando-se uma emergência global de saúde pública e a mais impactante pandemia da atualidade, afetando as pessoas de diferentes maneiras. Em formas mais graves, a doença pode levar a hospitalização e gerar complicações devido a diversos fatores relacionados ao longo tempo de internação hospitalar, como problemas respiratórios, perda de massa e força muscular, sendo necessária a reabilitação funcional domiciliar. No entanto, o tratamento e a evolução desses casos, após infecção, ainda se apresentam em construção, tendo em vista o conhecimento sobre a história natural da doença ainda ser insuficiente.[4,5]

Tem-se notado que muitos pacientes apresentam sequelas duradouras da covid-19. Mais da metade (63%) dos que manifestam a doença na forma moderada a grave relatou pelo menos uma sequela funcional. Um subgrupo de pacientes em recuperação apresenta sintomas persistentes, diminuição da qualidade de vida, aumento da dependência de outras pessoas para cuidados pessoais e desempenho prejudicado das atividades da vida diária.[6,7]

Principais alterações decorrentes da síndrome pós-covid-19

- Fraqueza muscular generalizada.
- Tremores em membros superiores.
- Tremores em membros inferiores.
- Alterações motoras.
- Alterações na marcha (deambulação).
- Alterações cognitivas.
- Distúrbios neurológicos.
- Distúrbios respiratórios.
- Distúrbios gastrintestinais.

A fim de prevenir a progressão e gravidade das sequelas decorrentes do processo de internação por covid-19, a atuação da equipe multiprofissional é primordial ainda no ambiente hospitalar, na fase aguda da doença, o que promove uma recuperação funcional e respiratória rapidamente, a fim de acelerar o processo de alta. O papel do fisioterapeuta na fraqueza muscular, tremores em membros superiores, inferiores, alterações na marcha, bem como diversas alterações motoras, consiste em exercícios de fortalecimento muscular, a fim de promover uma melhor qualidade de vida e funcionalidade aos acometidos pelo vírus.[8] Superada a infecção, uma nova etapa se inicia: superar possíveis limitações físicas, sensoriais, cognitivas e/ou emocionais.

Fases e evolução da doença

O paciente encontra-se acamado, consciente e orientado, traqueostomizado em respiração espontânea, com fraqueza muscular global, estado nutricional inadequado, lesão por pressão (LPP) grau II em sacral e forte ansiedade pela reabilitação e retorno à funcionalidade.

Fase inicial – abordagem multidisciplinar da equipe do serviço de atenção domiciliar

- **Abordagem física:** avaliação da função motora, identificando fraqueza muscular com MRC 30, hipotrofia generalizada, deformidade em extremidades superiores e inferiores e alteração na mecânica respiratória e na função pulmonar.
- **Abordagem familiar/cuidador:** orientações quanto aos cuidados gerais, assim como higiene adequada do traqueóstomo, e, quanto à realização de exercícios assistido e ativo, capacitação do cuidador quanto ao uso do aspirador para higiene brônquica de vias aéreas, quando necessário, por meio de educação permanente.
- **Abordagem psicológica/espiritual:** escuta qualificada, assim como acompanhamento psicológico, de forma a reduzir quadros de ansiedade e melhora da autoestima.

Evolução e progressão – abordagem multidisciplinar da equipe do serviço de atenção domiciliar

- **Abordagem física:** exercícios fisioterápicos para otimizar a função motora com progressão da resistência até a deambulação sem auxílio, associados ao uso de ventilação mecânica não invasiva, quando necessário.
- **Abordagem familiar/cuidador:** a ênfase contínua quanto aos cuidados, de forma a garantir ao cuidador segurança no manejo de todos os procedimentos necessários com o paciente.
- **Abordagem psicológica/espiritual:** juntamente com a intervenção e habilitação, a evolução no processo de reabilitação funcional e decanulação foram imprescindíveis para a recuperação da saúde mental do paciente. A presença da SRAS é agravada na presença de comorbidades subjacentes e repercute na necessidade da IOT para permitir uma assistência ventilatória em pacientes anestesiados ou sob ventilação mecânica. Nesse cenário, faz-se necessária a atuação de equipe multiprofissional, na qual o fonoaudiólogo tem ganhado papel de destaque; abordagem fonoaudiológica na reabilitação funcional do olfato e paladar; alterações vocais em pacientes com covid-19; alterações de deglutição e ainda com relação aos aspectos auditivos.

A deglutição é um processo complexo de transporte de substâncias de forma segura desde a cavidade oral até o estômago. Envolve uma série de estruturas submetidas a um controle neural que pode ser afetada por alterações neurológicas e/ou mecânicas.[9,10] A seguir, as alterações fonoaudiológicas em consequência da covid-19.

Alterações fonoaudiológicas decorrentes da síndrome do coronavírus

As disfagias referem-se a sinais relacionados a qualquer transtorno no processo da deglutição e requerem atenção, pois estão diretamente relacionadas com a desnutrição, desidratação e comprometimento na qualidade de vida do indivíduo. Há casos de pacientes com disfagia apresentarem maior tempo de hospitalização, o que gera maiores custos para o hospital e familiares. Com isso, pode-se classificar esse como um problema de ordem social, emocional, econômica e familiar.

QUADRO 1 Alterações fonoaudiológicas ocasionadas pelo coronavírus

▪ Alteração de deglutição.
▪ Alteração de comunicação.
▪ Alteração de olfato e paladar.
▪ Alteração dos aspectos vocais.
▪ Alteração auditiva.

Fonte: elaborado pelas autoras.

A disfagia também contribui para a perda da funcionalidade e independência do indivíduo acometido, levando a implicações não só de ordem biológica, mas também psicológica e social.[10,11]

O tratamento das disfagias é multidisciplinar, sendo essencial a presença do fonoaudiólogo na equipe multiprofissional. A atuação fonoaudiológica no indivíduo com covid-19 inicia-se após a melhora e estabilização clínica desse paciente, quando o profissional investiga as possíveis sequelas da IOT e a possibilidade de alimentação por via oral, determinando consistência, quantidade, postura e necessidade de terapia fonoaudiológica.[12]

A perda do olfato (anosmia) e do paladar (ageusia) também tem sido descrita como sintomas iniciais da covid-19, o que pode comprometer a eficácia da fase preparatória oral da deglutição e favorecer a menor ingestão de alimentos. Em casos mais graves, como acontece em pessoas inseridas nos grupos de risco (gestantes, crianças, idosos e pessoas com doenças crônicas), os pacientes podem precisar de cuidados mais especializados, o que leva às internações hospitalares e casos de IOT em unidades de terapia intensiva (UTI).[4,5]

O trabalho fonoaudiológico ainda se relaciona às alterações de comunicação e auditivas e representa um importante papel frente às dificuldades e alterações apresentadas pós-covid-19. O fonoaudiólogo é o profissional que dará suporte técnico a todo o processo terapêutico, habilitando e reabilitando os pacientes que apresentarem demanda, oferecendo maior qualidade de vida aos que recebem alta e seus familiares.[8,12]

1. Fase inicial : paciente acamado, em uso de traqueostomia (TQT) e acompanhado pela equipe multidisciplinar de AD e pela equipe multiprofissional de apoio (AD2) e em integração com a rede de atenção à saúde, sobre os cuidados da atenção hospitalar (hospital do município referenciado).
2. Evolução/progressão da doença:
   - Alterações motoras: paciente com fraqueza muscular e acamado.
   - Alterações na fala: em uso de TQT, com ausência de comunicação oral.
   - Alterações na deglutição: disfagia, com quadro inicial de alteração de deglutição, fazendo uso de sonda nasoenteral, embora no processo de desospitalização tenha sido realizado o desmame da via alternativa de alimentação.
   - Alterações respiratórias: em uso de TQT.
   - Necessidade de ventilação mecânica não invasiva – conforme a descrição do caso clínico, o paciente está em uso de TQT; sem necessidade de ventilação mecânica invasiva.

Fase inicial – abordagem multidisciplinar da equipe de atenção domiciliar e abordagem da equipe do serviço de atenção domiciliar

- **Abordagem familiar/cuidador:** orientação ao cuidador acerca dos cuidados e manejos com a TQT e alimentação do paciente.
- **Abordagem psicológica/espiritual:** acompanhamento por profissional de psicologia, intervenção com práticas integrativas em saúde (aromaterapia/PICS), escuta qualificada e aconselhamento.
- **Abordagem social:** reflexão das necessidades apresentadas pela cuidadora do paciente e articulação junto à rede de atenção à saúde.
- **Evolução e progressão:** projeto terapêutico singular.

Abordagem física

- Avaliação do equilíbrio e das funções respiratórias.
- Realização das atividades de higienização intraoral e manejo alimentar de forma segura no processo cotidiano do usuário.

Abordagem familiar/cuidador

- Orientação com relação à continuidade do cuidado, com educação permanente para o cuidador e familiares para que se sintam seguros no manejo do paciente no cotidiano, e procedimentos como curativos de traqueóstomo, com relação aos exercícios de fonoaudiologia e fisioterapia.
- Acompanhamento psicológico do usuário e de seus familiares, tendo em vista as sequelas emocionais geradas pelo adoecimento do chefe familiar.
- Estabilização do quadro clínico do paciente, para que ele volte às suas atividades laborais, tendo em vista que era o provedor da família e, adoecendo, parou de trabalhar e a família estava recebendo auxílio da comunidade e dos familiares.
- Preparo para o retorno às atividades laborais, e a continuidade do cuidado com a higiene e ainda evitar a aglomeração de pessoas, evitando o novo contágio com medidas preventivas.

Abordagem psicológica/espiritual

Abordagem do paciente e familiar quanto a sentido da vida, dinâmica familiar, religião/espiritualidade, formas de enfrentamento de uma nova dinâmica e realidade pessoal e familiar.

Abordagem social

Orientação por parte da equipe multiprofissional de apoio da AD com relação à assistência social e às garantias de benefício, de seguridade social e encaminhamento e regulação de exames pela rede de atenção à saúde.

Considerações finais

A AD se apresenta como uma estratégia e um serviço da rede de atenção à saúde para reduzir o deslocamento de pacientes a serviços, promovendo sua permanência em casa e potencialmente reduzindo a exposição ao risco de covid-19. As equipes podem se organizar para a redução da ocupação de leitos hospitalares, de modo que os pacientes possam ser cuidados em domicílio em substituição à internação hospitalar ou permanência em leitos de urgência, o que lhe traz o benefício de ser cuidado de forma integral e multidisciplinar no conforto do seu lar.

Referências

1. Dedivitis RA, Santoro PP, Arakawa-Sugueno L. Manual prático de disfagia: diagnóstico e tratamento. 1. ed. Rio de Janeiro: Revinter; 2017.
2. Albuquerque C. Orientações aos fonoaudiólogos atuantes no ambiente hospitalar e Unidades de Terapia Intensiva quanto aos cuidados durante a pandemia de COVID-19. Rio de Janeiro: Braspen; 2020.
3. Alves RM. Coronavírus: Recomendações CFFa e CREFONO1. Rio de Janeiro: Conselho Regional de Fonoaudiologia; 2020.
4. American Speech-Language-Hearing Association. ASHA Guidance to SLPs Regarding Aerosol Generating Procedures. 2020. [acesso em maio de 2022]. Disponível em: https://www.asha.org/slp/healthcare/asha-guidance-to-slps-regarding-aerosol-generating-procedures/
5. Conselho Federal de Fonoaudiologia. Recomendação CFFa nº 19, de 19 de março de 2020. Rio de Janeiro: Sociedade Brasileira de Fonoaudiologia; 2020.
6. CREFITO 4. Recomendações para atendimentos domiciliares: covid-19. São Paulo: CREFITO; 2020.
7. Associação de Medicina Intensiva Brasileira. Recomendações do Departamento de Fonoaudiologia da AMIB referentes ao atendimento aos pacientes portadores ou com suspeita de COVID-19 na terapia intensiva e no ambiente hospitalar. São Paulo: AMIB; 2020.
8. Furmann N, Costa FM. Critérios clínicos utilizados por profissionais para liberação de dieta via oral em pacientes adultos hospitalizados. Rev. CEFAC. 2015;17(4):1278-87.
9. Oliveira J. O fonoaudiólogo no combate à covid-19. Rev CEFAC. 2020.
10. Nogueira IC, Fontoura FF, Carvalho CRF. Recomendações para avaliação e reabilitação pós-covid-19. Rio de Janeiro: Assofabrir; 2020.
11. Silva DEM, Cunha GF. Reabilitação fisioterapêutica pós-covid. 19 f. Artigo científico [Trabalho de Conclusão do Curso de Fisioterapia] – Centro Universitário UNIFG, Guanambi; 2021.
12. Silva RMV, Sousa AVC. Fase crônica da COVID-19: desafios do fisioterapeuta diante das disfunções musculoesqueléticas. Fisioter Mov. 2020.

Capítulo 3

Pós-hospitalização: reabilitação cardiorrespiratória

Tarcísio Nema de Aquino
Eliza de Souza Sampaio

PONTOS-CHAVE

- Reabilitação cardiopulmonar e metabólica.
- Avaliação funcional.
- Qualidade de vida.
- Exercício físico.
- Atenção domiciliar.

OBJETIVOS DE APRENDIZAGEM

Ao final do capítulo, o leitor deverá ser capaz de:

- Relacionar o serviço de atenção domiciliar às fases II e III da reabilitação cardiopulmonar e metabólica.
- Compreender que a reabilitação se caracteriza por assistência multidisciplinar.
- Relacionar os testes funcionais à prescrição de exercício na reabilitação cardiopulmonar e metabólica.

Caso clínico

M.D.R.O., sexo feminino, 61 anos, viúva, com diagnóstico de síndrome pós-covid-19.

Fase inicial da doença

A paciente iniciou sintomas com quadro de tosse seca e dispneia, ocasião na qual procurou atendimento no Hospital MMM, onde permaneceu sob cuidados da equipe do pronto atendimento, tendo sido transferida para o Hospital Santa Casa após agravamento do quadro (24 horas). Testou positivo para covid-19 na admissão.

- **História clínica:** paciente obesa grau III, com comorbidades em tratamento ambulatorial para hipertensão arterial sistêmica (HAS), diabetes *mellitus* (DM) e hipotireoidismo. Nega etilismo e tabagismo.
- **Abordagem familiar/do cuidador:** a paciente estava acompanhada por familiares no momento da internação (duas filhas e uma irmã).
- **Abordagem psicológica/espiritual:** a paciente demonstrava desânimo e cansaço intenso, desesperançada em relação à evolução de sua doença.
- **Abordagem social:** internação via SUS; a paciente vivia com sua irmã em casa própria, com fonte de renda advinda da pensão do esposo falecido.

Evolução da doença

Chegando à unidade hospitalar, foi submetida à intubação orotraqueal de urgência e encaminhada para unidade de terapia intensiva (UTI), onde permaneceu por 58 dias. Evoluiu com comprometimento pulmonar importante e lesão por pressão estágio (LPP) IV em região sacral. Após melhora, foi extubada e encaminhada para leito de enfermaria, onde permaneceu hemodinamicamente estável, porém em regular estado geral (REG) e em uso de nebulização em traqueostomia. Não foi possível realizar oclusão da traqueostomia por broncorreia intensa. Recebeu alta hospitalar em REG, hipocorada, hidratada, com boa perfusão periférica, eupneica, em oxigenoterapia, com murmúrios vesiculares presentes e roncos bilaterais, panturrilhas livres e sem sinais de trombose venosa profunda, edemaciada (edema peripalpebral associado) e com lesão por pressão estágio IV em região sacral. O corpo clínico hospitalar solicitou avaliação da equipe do serviço de atenção domiciliar, tendo a paciente critérios de elegibilidade para assistência domiciliar. Já em seu domicílio, foi novamente avaliada pelas equipes multidisciplinares EMAD e EMAP, e seu plano terapêutico foi estabelecido iniciando-se a assistência.

Assistência domiciliar

- **Alterações e limitações motoras:** após receber alta hospitalar, a paciente permaneceu acamada durante as primeiras semanas. Ao longo do acompanhamento pelo serviço de atenção domiciliar, a paciente evoluiu com melhora satisfatória, passando a conseguir manter-se em sedestação à beira-leito com melhora da dificuldade de manter postura e posterior transferência para a cadeira de rodas e de banho. Apresentou encurtamento de musculatura antigravitacional, tendo sido submetida à fisioterapia motora.

- **Alterações fonoaudiológicas:** sem alterações, paciente se alimentando por via oral exclusivamente, dieta em consistência pastosa, sem restrição de líquidos. Foram realizadas orientações quanto à elevação de cabeceira para ingestas. Ainda em uso de cânula metálica, fonação presente com oclusão, porém sem sustentação devido à hipotonia de musculatura supraglótica em decorrência da ventilação mecânica prolongada. Com terapias pressóricas em conjunto com a fisioterapia, o desmame de cânula metálica foi realizado com sucesso.
- **Alterações respiratórias:** desmame de oxigenoterapia ao longo do acompanhamento domiciliar. Durante o período de oxigenoterapia, os dispositivos foram fornecidos pelo município por intermédio do serviço social do serviço de atenção domiciliar, garantindo o desconto do uso no faturamento de energia elétrica mensal. A paciente manteve capacidade respiratória em ar ambiente com melhora de seu quadro clínico. Os dispositivos necessários para aspiração, ao mesmo modo, foram fornecidos em caráter de empréstimo pelo município durante todo o período em que seu uso foi indicado. Foi realizado treinamento de oclusão da cânula para passagem de ar em vias aéreas superiores ao longo do acompanhamento, com melhora da tolerância pela paciente e manutenção de saturação acima de 95%, possibilitando a decanulação em domicílio. Apresentou também fraqueza muscular inspiratória (pressão máxima inspiratória – PIMáx: – 30 cmH_2O) e baixo pico de fluxo de tosse (PFT: 130 L/min) no momento da admissão. No momento da decanulação, tais variáveis se apresentaram: PIMáx: – 60 cmH_2O; PFT: 180 L/min.
- **Alterações nutricionais:** paciente em obesidade grau III, apresentando sarcopenia, com perda de peso significativa durante a internação (35 kg). Sem alterações glicêmicas, em tratamento para DM. Boa aceitação de dieta, ingesta proteica satisfatória, em uso de suplementos de micronutrientes prescritos em alta (vitaminas D e C). Foi realizada prescrição de suplemento oral enriquecido com prolina para melhora da cicatrização da lesão por pressão. A assistência domiciliar multidisciplinar (médica, de enfermagem, fisioterapia, fonoaudiologia, nutrição, psicologia e serviço social) foi prestada durante toda a permanência da paciente sob cuidados do serviço de atenção domiciliar com programação de visitas domiciliares de, no mínimo, três vezes por semana.
- **Abordagem médica e de enfermagem:** a abordagem realizada pela equipe de enfermagem incluiu visitas domiciliares regulares para monitoramento de sinais vitais, realização de exames físicos e acompanhamento da evolução da LPP com capacitação familiar para a realização dos curativos e indicação/fornecimento de materiais e coberturas apropriadas. Ao final do acompanhamento, a LPP encontrava-se em bom estadiamento, havendo plena possibilidade de continuidade dos cuidados pela atenção básica. A assistência médica foi baseada em visitas minimamente semanais ou de acordo com a demanda apresentada pela paciente com o acompanhamento minucioso do quadro clínico e terapêutica medicamentosa.
- **Abordagem fisioterapêutica:** foram realizadas avaliações como manovacuometria, para avaliar a força muscular respiratória; dinamometria, para avaliar a força muscular periférica por meio da preensão palmar; teste de sentar e levantar da cadeira. Foi avaliado também o PFT, por meio de espirômetro portátil, para auxiliar no processo de decanulação. Para prescrever os exercícios, foi utilizado o teste de uma repetição máxima. As avaliações foram sistemáticas para definir a evolução do plano terapêutico, que, por sua vez, foi caracterizado por utilização de cicloergômetro, exercícios resistidos com halteres e tornozeleiras, treino de transferência e exercícios de sentar e levantar, além de treinamento muscular inspiratório.
- **Abordagem social e dos familiares e cuidadores:** o cuidado familiar é parte fundamental do processo de reabilitação, e é papel do serviço de atenção domiciliar efetuar capacitação e orientações a fim de manter a excelência dos cuidados e a saúde física e mental de familiares e cuidadores. A escala Zarit foi escolhida para aplicação nesse caso.[1] Ela tem por objetivo avaliar a sobrecarga dos cuidadores e não deve ser aplicada na presença do paciente. A cada afirmativa, o cuidador deve indicar a frequência com que se sente em relação ao que foi perguntado (nunca, quase nunca, às vezes, frequentemente ou quase sempre). Não existem respostas certas ou erradas. O estresse dos cuidadores será indicado por altos escores. A escala foi aplicada na principal cuidadora, sua irmã, cujo resultado foi acima de 22 pontos, indicando sobrecarga grave. Após identificação das dificuldades apresentadas pela cuidadora e as intervenções feitas pelo serviço de atenção domiciliar, o escore, ao final da assistência, foi de 17. A escala Zarit indica que, quanto maior o escore (máximo 88), maior a sobrecarga percebida. A partir das intervenções, a cuidadora se sentiu menos sobrecarregada devido à otimização das tarefas de cuidado e melhor exploração dos recursos advindos da rede de apoio à paciente em domicílio.
- **Abordagem psicológica:** a atuação do profissional de psicologia foi de grande impacto no caso, uma vez que a paciente apresentou demanda para os atendimentos individuais e as sessões de psicoterapia aconteceram com regularidade semanal. Buscou-se o restabelecimento da saúde mental pós-internação e trabalhou-se o luto da paciente frente ao falecimento de seu esposo. Outras demandas familiares trazidas pela paciente foram também acolhidas em psicoterapia. Foram eleitas duas escalas para o caso: a escala de depressão geriátrica e a escala de avaliação da espiritualidade. A primeira (Geriatric Depression Scale – GDS) identifica a presença de sintomas depressivos em idosos por meio de 15 perguntas com respostas do tipo sim/não. Considera-se triagem positiva para sintomas depressivos pontuação ≥ 6. A paciente obteve pontuação

igual a 12, o que indica a presença de sintomas relacionados à depressão. A escala de avaliação da espiritualidade é constituída por cinco itens: 1. As minhas crenças espirituais/religiosas dão sentido à minha vida; 2. A minha fé e crenças dão-me forças nos momentos difíceis; 3. Vejo o futuro com esperança; 4. Sinto que a minha vida mudou para melhor; 5. Aprendi a dar valor às pequenas coisas da vida. As respostas são dadas numa escala de quatro alternativas, entre "não concordo" e "concordo plenamente". A paciente obteve pontuação elevada, indicando concordância com as dimensões avaliadas. Nesse contexto, a abordagem psicológica foi colocada como base norteadora para as demais ações multidisciplinares, uma vez que a paciente aderiu aos atendimentos semanais. Os profissionais envolvidos na assistência observaram melhora dos parâmetros envolvidos inicialmente em seu plano terapêutico singular, como: entendimento e aceitação de sua condição temporária, melhor aceitação e adesão ao plano nutricional/dietético, aumento da autoestima, elaboração do luto, vivência plena da espiritualidade.[2]

Introdução

De acordo com a Organização Mundial da Saúde (OMS), as doenças cardiovasculares (DCV) ocupam lugar de destaque devido à sua elevada morbimortalidade, constituindo a primeira causa de morte no mundo. No Brasil, um terço do total de óbitos se dá em decorrência de DCV.[3] Sabe-se que o envelhecimento da população tende a aumentar a incidência de DCV e, consequentemente, os seus custos de forma exponencial.[4]

Por definição, DCV são um grupo de doenças que englobam coração e vasos sanguíneos, incluindo as consequências oriundas de uma vascularização insuficiente e um suprimento sanguíneo inadequado.[5] Divididas em dois grupos, as DCV podem ser classificadas em doenças isquêmicas do coração e doenças cerebrovasculares. Ambas têm causas associadas a fatores de risco não modificáveis, como sexo, idade e histórico familiar, e modificáveis, que incluem principalmente hábitos de vida (alimentação, prática de exercícios físicos, consumo de álcool e tabagismo).[4]

A partir da década de 1960, ocorreram mudanças substanciais nos hábitos de vida e treinamento físico de pacientes cardiopatas, que saíram do imobilismo e da aposentadoria precoce para a retomada das atividades físicas, sociais e laborais, recuperando o desempenho físico e a autoconfiança, proporcionados pelos programas de reabilitação cardiovascular (RCV).[4] Por conseguinte, ocorreram reduções significativas nas hospitalizações, nos desfechos clínicos não fatais e nas taxas de mortalidade, bem como culminou em melhorias no perfil de risco cardiovascular.[4]

Em 2006, as Diretrizes de Reabilitação Cardiopulmonar e Metabólica inseriram o termo "reabilitação cardiovascular, pulmonar e metabólica" (RCPM). O enfoque abrangente justifica a denominação RCPM e está em consonância com a OMS, que caracteriza a reabilitação como a integração de intervenções, denominadas ações não farmacológicas, para assegurar as melhores condições físicas, psicológicas e sociais para o paciente com DCV, patologias pulmonares, como a covid-19, e metabólicas, como a obesidade, por exemplo.[6]

A RCPM é dividida em fases, que se diferem em função do tempo e da evolução do evento cardíaco. A fase I ocorre durante a internação hospitalar, no período agudo do evento cardíaco; a fase II ocorre no período pós-alta hospitalar e constitui-se na avaliação física do paciente e início da adaptação deste ao exercício; a fase III caracteriza-se por um período em que se objetiva alcançar e manter os efeitos fisiológicos do exercício, a partir do treinamento físico. Nessa terceira fase almejam-se as mudanças de hábitos e estilo de vida, através de programas educacionais que visam fornecer informações sobre os fatores de risco cardiovascular; por último, a fase IV caracteriza-se pela prática do exercício físico não mais supervisionado pelos profissionais da saúde.[6]

Nesse contexto, torna-se imprescindível a atenção à fase II, uma vez que ela pode ser realizada no domicílio do paciente. Segundo o Ministério da Saúde (2020), a atenção domiciliar (AD) corresponde a uma modalidade de atenção à saúde realizada em domicílio caracterizada por um conjunto de ações de promoção à saúde, prevenção e tratamento de doenças e reabilitação, com garantia da continuidade do cuidado e integrada à rede de atenção à saúde. A dificuldade de deslocamento, característica de pacientes restritos ao lar, favorece a estruturação de serviços e programas de RCV domiciliar (RCVD), nos quais os atendimentos em domicílio aparecem como alternativa viável para a assistência.[7]

Em adição, entende-se por equipe interdisciplinar de atenção à saúde um grupo de indivíduos com diversas formações que trabalham juntos como uma unidade ou sistema em prol das necessidades de um paciente. Desse modo, tal equipe cria estruturas formais e informais que encorajam a resolução de problemas de forma colaborativa. Geralmente, em ambiente domiciliar, a equipe de RCPM é representada pela medicina, enfermagem, fisioterapia, nutrição, fonoaudiologia, psicologia, e assistência social. Todas essas formações compreendem o termo "reabilitação", com objetivos em comum e atuações concomitantes.

Os pacientes indicados para o programa de RCPM em domicílio são caracterizados por aqueles que evoluíram com quadro agudo de doença crônica, geralmente cardiopulmonar e metabólica. Pacientes com internação e ventilação mecânica prolongada se beneficiam desde o possível desmame ventilatório em domicílio até a reabilitação funcional propriamente dita, uma vez que se apresentam com déficits de musculatura periférica e respiratória, comprometendo toda a capacidade funcional.

Assim, a RCPM, em domicílio, se apresenta como excelente estratégia terapêutica, essencialmente para aqueles pacientes que não são aptos a realizarem em instituições especializadas e que também não precisam se manter em internação hospitalar. Em contexto multidisciplinar, este capítulo busca apresentar métodos de avaliação funcional, estratégias terapêuticas em relação a exercícios e considerações que podem ser utilizadas nas condições cardiovasculares, pulmonares e metabólicas, em domicílio.

Testes específicos

Além da anamnese e do exame físico, os testes funcionais, em ambiente domiciliar, se tornam específicos, uma vez que precisam ser de fácil aplicação, não invasivos e, de certo modo, de baixo custo. Os testes utilizados se dividem para as avaliações de força muscular respiratória, periférica e capacidade funcional. Em adição, a avaliação deve ser realizada individual e criteriosamente para se estabelecer um plano terapêutico específico para cada indivíduo. A seguir, apresentam-se os principais testes que podem ser realizados em domicílio.

Testes específicos para força muscular respiratória

Pacientes desospitalizados apresentam fraqueza muscular respiratória, muitas vezes causadas pelo imobilismo. Entretanto, somado a esse fator, as causas primárias estão relacionadas a aumento de trabalho do sistema respiratório, quanto à diminuição do estímulo neural (central ou periférico), a depender da patologia de base. Desse modo, avaliar o grau de fraqueza muscular respiratória torna-se imprescindível para um plano terapêutico adequado, ganho de funcionalidade e qualidade de vida. A seguir estão alguns testes de fácil replicação e baixo custo que podem ser aplicados em domicílio.

Manovacuometria

A manovacuometria é um teste que avalia as forças musculares inspiratórias e expiratórias, representadas, respectivamente, pelas variáveis PIMáx e pressão máxima expiratória (PEMáx). O dispositivo de medida, tanto analógico quanto digital, apresenta intervalo operacional de 0 a +120 cmH_2O para pressões expiratórias, e de 0 a – 120 cmH_2O para pressões inspiratórias. O paciente deve ser orientado a permanecer na posição sentada, com o clipe nasal e o bucal entre os dentes com os lábios pressionados em torno para não permitir escape de ar. Para a obtenção da PIMáx, deve ser realizada a manobra de inspiração forçada a partir do volume residual, além de uma expiração forçada a partir da capacidade pulmonar total para obtenção da PEMáx. Os procedimentos devem ser repetidos de três a sete vezes, sendo registrado o de maior valor. As pressões devem ser sustentadas aproximadamente por 1 segundo, sob comando verbal, permitindo um minuto de repouso entre os esforços.[8]

Pico de fluxo expiratório e pico de fluxo de tosse

O grau de obstrução das vias aéreas pode ser avaliado por meio do pico de fluxo expiratório (PFE) e obtido por intermédio de manobra de esforço expiratório máximo e rápido, partindo-se de uma inspiração máxima. Em cada série de medidas, devem ser realizadas três manobras, registrado o maior valor obtido. Tais registros podem ser feitos por intermédio de um aparelho portátil denominado *peak flow*, apropriado para tal finalidade, que fornece o PFE em litros de ar por minuto. Por sua vez, o PFT se diferencia do PFE pelo fechamento da glote, ao avaliar a força de tosse. Sua avaliação é indicada para desmame de ventilação mecânica domiciliar e desmame de traqueostomia, tendo valores de referência acima de 160 L/min para o sucesso desses processos.[9]

Testes específicos para força muscular periférica

A identificação precoce da fraqueza muscular, com intervenção imediata, é necessária para prevenir e minimizar os problemas inerentes a ela. Uma forma de avaliar é o teste de força, que pode ser uma ferramenta potencial diagnóstica e prognóstico para as causas fisiopatológicas limitantes do esforço. Em seguida, encontram-se dois métodos de fácil aplicação em domicílio.

Medical Research Council (MRC)

O MRC para força muscular foi criado em 1943. É um instrumento simples, adaptado para avaliação da força muscular em pacientes críticos. O escore é obtido através da avaliação de seis movimentos de membros superiores e membros inferiores, e a força é graduada entre 0 (plegia) e 5 pontos (força normal), totalizando um valor máximo de 60 pontos. Os movimentos solicitados para a avaliação são: membros superiores (MMSS) – abdução de ombro, flexão de cotovelo e flexão de punho; membros inferiores (MMII) – flexão de quadril, extensão de joelho e dorsiflexão de tornozelo.

A escala varia entre 0 (zero) e 5 pontos, onde: 0, não se percebe contração; 1, traço de contração, sem produção de movimento; 2, contração fraca, produzindo movimento sem a gravidade; 3, realiza movimento contra a gravidade, porém sem resistência; 4, realiza movimento contra resistência moderada e gravidade; 5, é capaz de superar maior quantidade de resistência que o nível anterior. A avaliação deve ser realizada bilateralmente, e temos como valores de referência para fraqueza muscular um escore inferior a 48 pontos, e como índice preditivo de sucesso de desmame da ventilação mecânica superior a 41 pontos.[10]

Teste de força de preensão palmar

O teste de força de preensão palmar (FPP) pode ser feito por dispositivos analógicos e digitais, com unidade em libras ou quilograma/força (Kgf). A FPP apresenta correlação positiva com a força da musculatura periférica global, tornando-se um método muito prático, de baixo custo e fácil aplicabilidade para avaliar a força muscular periférica. Para tal, o paciente deve estar em sedestação, ombros aduzidos e em rotação neutra, cotovelo em flexão de 90°, com o antebraço e punho em posição neutra, e deve realizar ao máximo a preensão palmar. Devem ser obtidas três medidas, apresentadas em Kgf, da mão dominante e considerado o maior valor das três medidas. Temos como valores de referência para fraqueza adquirida na UTI o valor de 11 Kgf para homens e 7 kgf para mulheres; para sarcopenia, o valor de < 25,8 Kgf para homens e < 17,4 Kgf para mulheres; para dinapenia, o valor de < 30 Kgf para homens e < 20 Kgf para mulheres.[11]

Testes específicos para a capacidade funcional e de exercício

A avaliação padrão-ouro para a capacidade de exercício é realizada por meio do teste de exercício cardiopulmonar (TECP), também chamado de ergoespirometria, utilizado para avaliação do consumo máximo de oxigênio (VO_2máx), ou seja, a capacidade máxima de extrair oxigênio durante o exercício progressivo, atingindo um limite de disponibilidade de oxigênio aos músculos em atividade, atingido um platô.[12] Entretanto, por se tratar de um exame que necessita de ambiente e tecnologia específicos para sua aplicação, além de limitações ventilatórias e cardiovasculares ou sintomatológicas que alguns pacientes possam vir a apresentar, há a necessidade de métodos de fácil aplicação em domicílio para avaliar a capacidade funcional do indivíduo, bem como determinar a intensidade de carga de exercício prescrito. Dessa forma, os testes que são mais utilizados e que já são consolidados em consensos e diretrizes para o cuidado com o paciente cardiopata ou pneumopata são apresentados a seguir.

Teste da caminhada de 6 minutos (TC6M)

Este teste avalia a distância que uma pessoa pode percorrer sobre uma superfície plana e rígida em 6 minutos e tem como principal objetivo a determinação da tolerância ao exercício, bem como avaliar o nível de condicionamento físico após uma intervenção. Deve ser realizado em corredor plano e à sombra, com 30 metros de comprimento. Os indivíduos devem ser orientados a caminhar de acordo com sua tolerância, o mais rápido possível, sem correr, durante 6 minutos, com incentivo verbal a cada minuto. Antes e logo após o término da caminhada, devem ser verificados: pressão arterial, frequência cardíaca, frequência respiratória, SpO_2, nível de dispneia e tolerância ao esforço pela escala de esforço de Borg. Tanto o tempo de execução do teste, que é cronometrado em minutos, bem como a distância percorrida em metros, devem ser anotados na ficha de avaliação, assim como a distância prevista.[13]

Teste do degrau de 6 minutos (TD6M)

É um teste simples, no qual o paciente sobe e desce uma escada de dois degraus por 6 minutos em cadência livre, e o número de passos é contabilizado. Não requer equipamentos sofisticados, nem espaços grandes. Deve-se utilizar um degrau de 20 cm de altura, coberto com borracha antiderrapante. Os pacientes devem ser instruídos a subir e descer o degrau por 6 minutos, sem usar os braços para apoio. Pausas para descanso são permitidas durante os 6 minutos. Repouso de 10 minutos antes e após o teste e verificar FC, FR, PA, SpO_2 e Borg. É muito utilizado para avaliar a capacidade funcional de pacientes com DPOC, assim como analisar o consumo de oxigênio (VO_2pico) em pacientes cardiopatas. Tem forte relação com o TC6M.[14]

Teste de sentar e levantar da cadeira cinco vezes (TSLC)

É considerado ferramenta útil, coerente e de baixo custo, para avaliar a capacidade de sentar e levantar. Mede o tempo consumido para levantar-se cinco vezes, o mais rapidamente possível, a partir de uma posição sentada em uma cadeira com 43 cm do chão ao assento em terreno antiderrapante. Pesquisadores descreveram seu uso como medida de força dos membros inferiores, controle do equilíbrio, risco de queda e capacidade para exercícios. Além disso, foram identificadas menor capacidade de exercícios e força muscular no quadríceps em pacientes com doença pulmonar obstrutiva crônica (DPOC) que eram incapazes de completar o teste. Bohannon e colaboradores, por meio de uma metanálise, determinaram os valores de referência em segundos: 60 a 69 anos – 11,4; 70 a 79 anos – 12,6; 80 a 89 anos – 14,8. Valores acima de 15 segundos podem sugerir sarcopenia.[15]

Teste *timed up and go*

Mais conhecido como TUG, este teste consiste em avaliar a velocidade de execução em levantar de uma cadeira com braços, caminhar 3 metros à frente, virar, caminhar de volta e sentar na cadeira, caracterizando, assim, um conjunto de ações tipicamente rotineiras, fundamentais para a mobilidade independente. O desempenho é afetado pelo tempo de reação, força muscular dos membros inferiores, equilíbrio e facilidade da marcha.

Indivíduos sem alterações funcionais executam essa ação em menos de 10 segundos, sendo que alguns apresentam limitação durante a realização dessa atividade por problemas de força, equilíbrio e coordenação. Uma das limitações é que 1/4 dos pacientes hospitalizados não são capazes de realizá-lo, o que expõe o teste ao efeito chão. Entretanto, esse instrumento pode ter aplicabilidade nos pacientes que tiverem estabilidade para realizá-lo, servindo como preditor de quedas quando ≥ 12,47 segundos e de sarcopenia ≥ 10,85 segundos.[16]

Durante o processo, o fisioterapeuta deve registrar o tempo necessário para que percorra 6 metros intermediários (os 2 metros iniciais e os finais se referem à aceleração e desaceleração). Além de identificar fraco desempenho físico nos idosos, tal medida também pode servir como parâmetro para avaliar a mobilidade do paciente ao longo da internação hospitalar. Valores de referência em segundos: 60 a 69 anos: 8,1; 70 a 79: 9,2; 80 a 89: 11,3.[16]

Pacientes acamados

Cada teste deve ser avaliado individualmente, de acordo com população, idade, sexo, massa muscular e altura, pois eles possuem valores de referências de acordo com essas variáveis. Tais valores preditos têm grande importância para o direcionamento do plano terapêutico e sobre a evolução e o prognóstico do paciente.

Entretanto, muitos pacientes desospitalizados não são aptos a realizarem alguns testes, por estarem acamados. Sendo assim, pode-se fazer uso de escalas funcionais como a medida de independência funcional (MIF), que se caracteriza por uma avaliação funcional com 18 itens nas áreas de cuidado pessoal, controle dos esfíncteres, mobilidade, comunicação e cognição-social. Ela foi projetada para mensurar o nível de independência do paciente em um contexto de enfermaria. A pontuação é feita por entrevista com o paciente e/ou cuidador, ou pela observação direta do desempenho das atividades. Tal escala gradua a funcionalidade do paciente como independente entre as pontuações 6 e 7; e como dependência modificada entre 1 e 5. A pontuação total equivale a 126 pontos.[17] Essa escala é de grande utilidade para a assistência multidisciplinar do SAD, graduando a funcionalidade do paciente até o momento em que ele esteja apto a fazer testes de mobilização ativa.

Avaliação sintomatológica

Um fator que interfere muito na realização de qualquer teste é a sintomatologia do paciente. A avaliação sintomatológica normalmente é difícil de ser mensurada; pode ser a expressão do que está sentindo no momento ou ser uma avaliação recordatória.

Normalmente, durante a realização de um exercício físico, a avaliação dos sintomas apresenta uma associação com a demanda daquela intensidade ao organismo. A escala amplamente utilizada e que tem forte correlação com os limiares em um exercício físico incremental é a escala de Borg, que pode ser utilizada em sua forma original ou modificada.[9] Sua forma original traz uma pontuação de 6 a 20, com o limiar de anaerobiose em um TECP incremental associado à pontuação de 12 a 14, e sua forma modificada tem pontuação de 0 a 10, sendo a pontuação de 4 a 6 referente ao limiar de anaerobiose.[18]

A escala de Borg é de fundamental importância para o atendimento ao idoso ao utilizá-la para identificar a tolerância ao exercício, uma vez que a FC dessa população pode não atingir a FC alvo no momento do exercício.[18]

Prescrição de exercícios

Pacientes com doenças cardiopulmonares e metabólicas apresentam intolerância ao exercício físico, o que contribui para redução do seu nível de atividade física habitual e, consequentemente, na qualidade de vida. Desse modo, o condicionamento físico desses indivíduos é parte integrante da RCPM.

O teste de 1 repetição máxima (1RM) é amplamente usado para prescrever exercícios para ganho de força muscular e/ou resistência muscular ao avaliar a quantidade máxima de peso levantada durante a realização de um exercício padronizado. O resultado direciona o plano terapêutico quando o paciente executa 12 repetições em ritmo constante e ininterrupto. Ao conhecer o número máximo de repetições realizado com determinada carga, basta relacionar com a intensidade do treinamento, conforme orientam os autores, ou seja, 1 RM equivale a 100%, 6 RM a 85% e, 12 RM 50%. Entretanto, para adaptá-lo aos pacientes desospitalizados, tomar grande atenção aos sinais vitais e instabilidade clínica.[19] Desse modo, no Quadro 1 estão os tipos de exercícios que podem ser prescritos e seus benefícios segundo a Associação Brasileira de Fisioterapia Respiratória (ASSOBRAFIR).[20]

QUADRO 1 Tipos de exercícios em RCPM como sugestão da ASSOBRAFIR

Tipo de exercício	Prescrição	Benefícios
Exercício aeróbico	FC máxima pela fórmula de Karvonen (220 – idade) e 60% de zona de treinamento	Tolerância ao exercício e melhora da capacidade funcional
Exercício resistido	Teste de 1 repetição máxima	Ganho de força muscular, tolerância ao exercício e melhora da capacidade funcional
Treinamento muscular respiratório	40% da PIMáx e PEMáx	Ganho de força muscular inspiratória, expiratória e melhora da capacidade funcional

Fonte: elaborado pelos autores.

Pode haver combinação desses exercícios, o que pode contribuir para ganho de capacidade funcional e, consequentemente, qualidade de vida.

Avaliação de percepção de estado de saúde

Todas as avaliações citadas anteriormente são importantes, entretanto entender como o paciente se enxerga e como a doença cardiorrespiratória está interferindo em seu cotidiano passa a ser também um dos objetivos dos profissionais de saúde. Isso porque de nada adiantam grandes ganhos de medidas quantitativas em relação à capacidade de exercício se isso não se refletir em melhorias significativas e perceptivas na qualidade de vida do paciente. Para que um instrumento possa ser utilizado de maneira confiável, assim como os testes funcionais, é necessário que ele seja comparado com uma avaliação padrão-ouro e validado para a população em que será aplicado. Entre esses questionários aplicados em indivíduos com acometimentos cardiorrespiratórios, podemos destacar o Saint George Respiratory Questionnaire (SGRQ) e, de modo geral, o SF36 (Medical Outcomes Study 36 – Item Short – Form Health Survey).

O SGRQ foi traduzido e validado para a população brasileira para avaliar a qualidade de vida em pacientes com DPOC. É dividido em três domínios: sintomas, atividades e impactos, e cada domínio possui uma pontuação máxima possível, em que pontos são somados para cada resposta, e a pontuação é expressa em porcentagem da máxima possível. A pontuação total é considerada com a soma das pontuações de cada domínio e calculada como porcentagem da pontuação máxima possível. A pontuação é variada para cada item, e é necessário ter a licença de uso desse questionário – uma de suas desvantagens, além da dificuldade e demora na sua aplicação. Pontuações mais altas estão associadas a pior qualidade de vida.[21]

O SF-36, por sua vez, é um instrumento genérico de avaliação da qualidade de vida, de fácil administração e compreensão. Consiste em um questionário multidimensional formado por 36 itens, englobados em 8 escalas ou domínios, que são: capacidade funcional, aspectos físicos, dor, estado geral da saúde, vitalidade, aspectos sociais, aspectos emocionais e saúde mental. Apresenta um escore que vai de 0 (zero) a 100, onde o zero corresponde ao pior estado geral de saúde e o 100, ao melhor estado de saúde.[22]

Considerações finais

A AD, modalidade em pleno desenvolvimento e aperfeiçoamento, tem se mostrado necessária sob os mais diversos aspectos dentro da rede de cuidados ao paciente elegível para a RCPM. A atuação multi e interdisciplinar favorece prognósticos e melhora consideravelmente a qualidade de vida dos pacientes, principalmente se estes estiverem alocados em seu seio familiar. A atuação concomitante de cuidadores familiares e equipes de AD apresenta melhores resultados por considerar o contexto social no qual o paciente se encontra inserido, e os profissionais deverão estar preparados para essa demanda, em franco crescimento no Brasil e no mundo.

Referências

1. Zarit SH. Caregiver's burden. In: Andrieu S, Aquino JP, organizadores. Family and professional carers: findings lead to action. Paris: Serdi Editions/Fondation Médéric Alzheimer; 2002. p. 20-4.
2. Parmelee P, Lawton M, Katz I. Psychometric properties of the Geriatric Depression Scale among the institutionalized aged. Psychol Assess. 1989;1(4):331-8.
3. World Health Organization. Cardiovascular diseases (CVDs). 2021. [acesso em maio de 2022]. Disponível em: http://www.who.int/en/news-room/fact-sheets/detail/cardiovascular-diseases-(cvds)
4. Schmidt MI, Stevens A, Duncan BB, Iser BPM, de Moura L, Malta DC, et al. 4. In: Brasil. Ministério da Saúde. Doenças crônicas não transmissíveis no Brasil: situação em 2010. 1. ed. Brasília, DF: Ministério da Saúde; 2012. p. 93-104.
5. de Aquino TN, de Faria Rosseto S, Lúcio Vaz J, de Faria Cordeiro Alves C, Vidigal FC, Galdino G. Evaluation of respiratory and peripheral muscle training in individuals undergoing myocardial revascularization. J Card Surg. 2021;36(9):3166-73.
6. de Carvalho T, Milani M, Ferraz AS, da Silveira AD, Herdy AH, Hossri CAC, et al. Diretriz Brasileira de Reabilitação Cardiovascular – 2020. Arq Bras Cardiol. 2020;114(5):943-87.
7. Brasil. Ministério da Saúde. Caderno de Atenção Domiciliar. Melhor em Casa - A segurança do Hospital no Conforto do seu Lar. Brasília, DF: Ministério da Saúde; 2013.
8. Neder JA, Andreoni S, Castelo-Filho A, Nery LE. Reference values for lung function tests. I. Static volumes. Braz J Med Biol Res. 1999;32(6):703-17.
9. Leiner GC, Abramowitz S, Small MJ, Stenby VB, Lewis WA. Expiratory peak flow rate standard values for normal subjects. Use as clinical test of ventilatory function. Am Rev Respir Dis. 1963;88:644-51.
10. Medical Research Council. Aids to the Examination of the Peripheral Nervous System (Memorandum No. 45). 1976.
11. Alley DE, Shardell MD, Peters KW, McLean RR, Dam T-TL, Kenny AM, et al. Grip Strength Cutpoints for the identification of Clinically Relevant Weakness. J Gerontol A Biol Sci Med Sci. 2014;69(5):559-66.
12. Stavrou VT, Tourlakopoulos KN, Daniil Z, Gourgoulianis KI. Respiratory Muscle Strength: New Technology for Easy Assessment. Cureus. 2021;13(5):e14803.
13. Enright PL, Sherrill DL. Reference equations for the six-minute walk in healthy adults. Am J Respir Crit Care Med. 1998;158(5):1384-7.
14. Magalhães MGS, Teixeira JB, Santos AMB, Clímaco DCS, Silva TNS, Lima AMJ. Validação de construção e reprodutibilidade do teste de degrau de seis minutos em indivíduos com apneia obstrutiva do sono tratados com pressão positiva contínua nas vias aéreas. J Brasil Pneumol. 2020;46(3):e20180422.
15. Jones CJ, Rikli RE, Beam WC. A 30-s chair-stand test as a measure of lower body strength in community-residing older adults. Res Q Exerc Sport. 1999;70(2):113-9.
16. Bohannon RW, Schaubert K. Long-term reliability of the Timed Up-and--Go Test among community-dwelling elders. J Phys Ther Sci. 2005;17:93-6.
17. Riberto M, Miyazaki MH, Jucá SSH, Sakamoto H, Pinto PPN, Battistella LR. Validação da Versão Brasileira da Medida de Independência Funcional. Acta Fisiátr. 2004;11(2):72-6.
18. Borg G, Borg E. A new generation of scaling methods: level-anchored ratio scaling. Psychologica. 2001;28:15-45.
19. Fleck SJ, Kraemer WJ. Designing resistance training programs. Champagne: Human Kinetics; 2004.
20. Nogueira IG, Fontoura FF, Carvalho CRF. Recomendações para avaliação e reabilitação pós-COVID19. 2021. [acesso em maio de 2022]. Disponível em: https://assobrafir.com.br/wp-content/uploads/2021/07/Reab--COVID-19-Assobrafir-Final.pdf
21. Sousa TCD, Jardim JR, Jones P. Validação do Questionário do Hospital Saint George na Doença Respiratória (SGRQ) em pacientes portadores de doença pulmonar obstrutiva crônica no Brasil. J Pneumologia. 1999;20(3):119-28.
22. Ciconelli RM, Ferraz MB, Santos W, Meinão I, Quaresma MR. Tradução para a língua portuguesa e validação do questionário genérico de avaliação de qualidade de vida SF-36 (Brasil SF-36). Rev Bras Reumatol. 1999;39(3):143-50.

Capítulo 4

Pós-hospitalização: neuropsiquiatria

Marcos Venicios Alencar Lima

PONTOS-CHAVE

- Desospitalização.
- Intervenções psicológicas.
- Sobrecarga do cuidador familiar.

OBJETIVOS DE APRENDIZAGEM

Ao final do capítulo, o leitor deverá ser capaz de:

- Reconhecer os principais problemas neuropsiquiátricos pós-covid-19.
- Identificar a sobrecarga do cuidador familiar pós-covid-19.
- Compreender a importância da abordagem da equipe de atenção domiciliar e da atenção primária à saúde a essas pessoas e familiares.

Caso clínico

Paciente: M.J.N.S., sexo feminino, 62 anos de idade, professora aposentada, casada.

Fase inicial da doença: iniciou os sintomas com um quadro de síndrome gripal com tosse seca, calafrios, cefaleia, mialgia, diarreia, vômitos, anosmia e disgeusia. Após alguns dias, apresentou disfunção respiratória, motivo pelo qual procurou a unidade de pronto atendimento (UPA), um atendimento de referência na emergência covid-19.

Abordagem física: a paciente estava sem limitação física.

Abordagem familiar/cuidador: a paciente estava acompanhada pela família no momento da internação.

Abordagem psicológica/espiritual: a paciente demonstrava muita esperança na melhora do seu quadro de saúde.

Abordagem social: serviço especializado da equipe multidisciplinar realizando encaminhamento a rede em saúde para o acolhimento as pessoas vulneráveis, que precisem do atendimento contínuo, acompanhamento e intervenções em saúde.

Evolução da doença: chegando à UPA, foi submetida a uma intubação de urgência. Após 2 dias de internamento, foi transferida para um hospital de atendimento em covid-19, o Hospital Metropolitano, e lá foi encaminhada para a unidade de terapia intensiva (UTI), onde permaneceu por 2 meses. Nesse período de internação, foi submetida a hemodiálise devido a paralisação dos rins, e foi realizada uma tomografia de tórax, cujos achados estavam relacionados ao comprometimento pulmonar da doença infeciosa viral da covid-19. A paciente, após apresentar melhoras no seu quadro clínico, foi extubada e encaminhada para a enfermaria e, depois da melhora das condições clínicas, teve alta hospitalar. A família procurou atendimento pós-hospitalar na rede de saúde, onde foi encaminhada ao serviço de atenção domiciliar (SAD), e recebeu a visita da equipe multidisciplinar de atenção domiciliar e equipe multiprofissional de apoio, onde foi realizada uma avaliação do quadro clínico e traçado um plano terapêutico envolvendo toda a equipe. Em seguida, iniciou-se o tratamento domiciliar.

Alterações motoras: após receber a alta do hospital, permaneceu acamada e teve como limitações os movimentos das mãos e dos pés. Durante o acompanhamento do SAD, a paciente evoluiu com melhora satisfatória, passando a utilizar cadeira de rodas. No decorrer da terapia domiciliar, ganhos funcionais foram obtidos, e a usuária demostrou segurança e confiança com apoio psicológico. Começou a realizar caminhadas, mesmo com dificuldade, principalmente em manter o equilíbrio, a subir obstáculos, mas apresentou, como sequela, queda de cabelo.

Alterações na fala: sem alterações.

Alterações respiratórias: sem necessidade de ventilação mecânica.

Abordagem física: para esse acompanhamento, os profissionais envolvidos fazem parte da EMAD/EMAP, formada por médico, enfermeiro, psicólogo, fisioterapeuta e técnico de enfermagem. Quanto aos cuidados e procedimentos em AD, o médico orienta na medicação a ser administrada, a enfermeira e a técnica de enfermagem realizam os procedimentos básicos de verificação de pressão, oximetria, verificação da temperatura corporal, o fisioterapeuta realiza exercício de reabilitação motora, e o psicólogo faz o acompanhamento psicológico com suporte no quadro de fragilidade emocional do usuário e do familiar.

Abordagem familiar/cuidador: o cuidador familiar é parte fundamental no processo de reabilitação. Evidencia-se, assim, a necessidade de a equipe multiprofissional orientar a melhor forma de realizar esse novo papel, a fim de reduzir a sobrecarga para que no futuro ele não venha a adoecer. Foi aplicada a escala ZARIT como instrumento de avaliação da sobrecarga, que tem como valores de referência leve até 14 pontos, moderada de 15 a 21 pontos e grave acima de 22 pontos. O resultado obtido no teste desse cuidador foi de 23, acima do valor de referência grave.

Abordagem psicológica: a atuação do psicólogo como membro da equipe multiprofissional nos atendimentos do SAD teve grande relevância, construindo um atendimento mais motivacional e ocasionando uma adesão positiva ao tratamento proposto. Buscou a redução dos impactos mentais nos quadros de fragilidade emocional, com intervenções que reduzam sintomas de estresse agudo, ansiedade, insônia, medo e incertezas. A espiritualidade pode influenciar vários aspectos em nosso cotidiano, sobretudo em tempos de pandemia, fortalecendo a fé e esperança.

Abordagem social: a equipe multidisciplinar atua integrada no processo de amparo dos pacientes, acompanhando e mediando o acesso à rede de proteção a saúde, assegurando o atendimento especializado.

Introdução

Em 2020, o mundo teve de enfrentar uma grave crise mundial, com a declaração da pandemia[1] do novo coronavírus, denominado SARS-CoV-2 (síndrome respiratória aguda grave - coronavírus 2), responsável por provocar a doença de covid-19,[2] detectada na China em dezembro de 2019.[3]

No surgimento do vírus ocorreram muitos impactos no cenário da saúde, principalmente no campo da neuropsiquiatria. A pandemia apresentou desafios para as mais diversas áreas representando um grande impacto neuropsiquiátrico na população.[4] Com o advento da covid-19 surgiram muitas estratégias, medidas e cuidados em saúde, especialmente para grupos populacionais mais vulneráveis, sinalizando a necessidade de discussão acerca dessa nova compreensão em saúde.

Entre as estratégias, o distanciamento social foi uma medida adotada a fim de evitar aglomerações e a propagação do vírus. Com isso, a população passou a vivenciar um período de incertezas, ansiedade e medo. Surgiu uma alta prevalência de problemas de saúde mental da população, com sintomas de estresse pós-traumático: ansiedade, distúrbios de sono e depressão.[5]

Importância da desospitalização e atendimento domiciliar

O SAD é uma forma de atenção à saúde, realizada no domicílio do paciente e disponível no Sistema Único de Saúde (SUS), formado por uma equipe multiprofissional. A AD é uma modalidade complementar ou substitutiva dentro da rede de atenção à saúde.[6]

O atual modelo de saúde na pandemia tornou necessárias modalidades alternativas de atenção à saúde durante o seu enfrentamento, um tratamento continuado de forma domiciliar, visando à desospitalização de pacientes que ainda apresentavam certa vulnerabilidade e precisavam de assistência durante o tratamento. No atendimento domiciliar, diversos desafios ocorrem para a construção de um plano de cuidados mais integral.[7]

Com a chegada da pandemia, podemos considerar que o SAD tem um papel importante nesse novo cenário, com uma assistência mais humanizada, buscando ações de cuidado que visem minimizar as sequelas desencadeadas nos pós-covid-19 em seus aspectos físicos e mentais. A AD é uma estratégia alternativa de reorganização do sistema de saúde com potencial de resolutividade.[8]

Contextualização do novo cenário de atendimento psicológico

Este cenário de pandemia foi bastante desafiador principalmente para os profissionais dos serviços de saúde – um momento de mudanças, adaptações e novos protocolos de atendimento na vida do usuário. Vários fatores concorrem para o preparo dos profissionais em saúde, inserido no contexto de vida do usuário.[7]

Com a progressão da pandemia, a atuação do psicólogo como membro da equipe multidisciplinar nos atendimentos de apoio psicológico do SAD teve grande relevância, intermediando, facilitando o relacionamento entre paciente-família-equipe, além do processo da adesão ao tratamento proposto pela equipe com enfoque na motivação e superação. A AD destina-se a proporcionar ao indivíduo e à família uma interação entre os diversos serviços de saúde.[8]

Devido à situação emergencial da covid-19, esse novo processo de adoecimento desencadeou inúmeros agravos emocionais, e o psicólogo em sua área de atuação contribuiu muito para a reabilitação do pós-covid, buscando reduzir os quadros de fragilidade emocional, com intervenções que reduzam os sintomas de estresse, ansiedade, insônia, medo, incertezas.

A Psicologia pode oferecer contribuições importantes para o enfrentamento dos impactos negativos e das repercussões da covid-19.[9] Ressalta-se a importância do ajustamento psicológico frente às adversidades, especialmente aquelas com alto potencial de alcance, como é a covid-19.[10] A saúde mental na pandemia intensificou diversas manifestações de sofrimento mental, como ansiedade e depressão, sobretudo entre os grupos vulneráveis.[11] Reforça-se que bons índices de saúde mental auxiliam no comportamento preventivo e na manutenção da saúde e que, no período pós-pandemia, possam estar em condições de retorno às suas atividades.[12]

A sobrecarga do cuidador domiciliar

Nesse novo contexto de pandemia, as famílias deparam com mudanças rápidas, devido a uma relação mais intensificada pelo isolamento domiciliar impactando diretamente na rotina. A implantação do isolamento social mostrou redução da mortalidade durante a pandemia de covid-19.[13] Muitas famílias tiveram de vivenciar a perda de um ente querido em decorrência da doença ou do agravamento do quadro de saúde de algum parente infectado.

Nesse processo saúde-doença, a internação hospitalar com restrições de visitas e falta do acompanhamento presencial no momento da hospitalização era algo novo. Essa realidade fez com que muitos pacientes e seus familiares vivenciassem momento de angústia, dor e sofrimento. Para diminuir esses sentimentos, o recurso da tecnologia foi uma grande aliada, com o intuito de manter o elo familiar do paciente. A tecnologia minimiza os danos, principalmente o uso das mídias sociais e plataformas de videoconferência.[14]

Na pós-hospitalização, a família passa a ter um papel importante, surgindo assim o cuidador familiar, realidade principalmente nos casos de maior gravidade, como os acamados que necessitam de um cuidado diferenciado em suas necessidades básicas do dia a dia, tornando-se parte fundamental no sucesso do processo saúde-doença.

Diante das evidências, a equipe multiprofissional, de forma mais integrada, deve incluir no seu planejamento de atendimento o processo de cuidar do cuidador, para que no futuro ele não venha a adoecer devido a essa nova sobrecarga. Tem-se como ferramenta desse cuidado a aplicação da escala ZARIT como instrumento de medida no nível da saúde mental desse cuidador.

A atenção à saúde do cuidador familiar é importante para garantir o cuidado ao paciente.[15] Dessa forma, é importante um atendimento integral ao usuário, em especial aos cuidadores familiares, diminuindo a sobrecarga física, emocional e social dessas famílias.[16] Vários fatores podem influenciar a sobrecarga desses cuidadores devido aos cuidados exigidos pelo paciente, demonstrando a importância de desenvolver meios de suporte e apoio psicológico tanto aos pacientes como aos cuidadores.[15] Adotam-se instrumentos de avaliação que poderão aumentar a confiabilidade das intervenções, contribuindo para a diminuição da sobrecarga e a melhoria da qualidade de vida dos cuidadores.[17] É exatamente por meio de investigações que se conhecem os principais determinantes e fatores que podem contribuir para o desenvolvimento de sobrecarga e percepções negativas associadas ao cuidado.

Considerações finais

Devido à sua rápida disseminação e às poucas informações que existiam sobre seus efeitos, para os profissionais de saúde mental o início da pandemia de covid-19 já sinalizava um cenário desafiador. É preciso sobretudo que os profissionais de saúde estejam capacitados para os desafios do cuidado.[10] A pandemia resultou em um aumento nos sintomas de natureza mental, como depressão, insônia, estresse e transtornos de ansiedade generalizada.[4]

Dada a amplitude da crise em todo o mundo, essas apresentações clínicas já estavam frequentes antes e durante a contaminação do vírus. Ainda é difícil obter uma estimativa da magnitude das respostas mentais traumáticas observadas na população em resposta à pandemia, pois existem limitações para essas intervenções, pelo fato de a doença ser muito recente. Dados adicionais são necessários para se chegar a uma compreensão aprimorada.

Nesse cenário, fica evidente o papel do SUS, desenvolvido pelo SAD no que se refere a desospitalização, promovendo assim um acolhimento no atendimento do usuário e na orientação do cuidador familiar, melhorando as relações interpessoais. As equipes multidisciplinares têm se conscientizado da importância da promoção da saúde mental dos cuidadores na atenção domiciliar.[18]

Cabe acrescentar que muitos estudos precisam ser realizados para o melhor entendimento dos desfechos clínicos na área da saúde mental, a fim de contribuir para a tomada de decisões terapêuticas e de precaução positivas. Certamente, mais estudos na área da Psicologia serão necessários para avaliar os impactos em curto, médio e longo prazos.[19] Dessa forma, pôde-se observar que há muito a explorar sobre as

QUADRO 1 Principais resultados encontrados de sequelas neuropsiquiátricas durante a covid-19 pós-hospitalização

Autor	Ano	Título	Sintomas
Moraes[4]	2021	Aspectos neuropsiquiátricos da covid-19	Depressão, ansiedade generalizada, insônia e estresse, transtorno do pânico, do estresse pós-traumático
Silva[5]	2020	A relação entre a infecção por coronavírus e susceptibilidade a transtornos mentais e o risco de suicídio: o que a literatura tem evidenciado?	Sofrimentos psicológicos e psiquiátricos; alta prevalência de sintomas de transtorno de estresse pós-traumático; ansiedade, distúrbios de sono e depressão, risco intermitente de suicídio
Pavani[11]	2021	Covid-19 e as repercussões na saúde mental: estudo de revisão narrativa de literatura	Ansiedade e depressão
Ficanha[14]	2020	Aspectos biopsicossociais relacionados ao isolamento social durante a pandemia de covid-19: uma revisão integrativa	Ansiedade, estresse, diminuição da qualidade do sono
Castro[20]	2021	Impactos psicológicos em adultos durante a pandemia de covid-19: uma revisão integrativa	Ansiedade, depressão e estresse

Fonte: elaborado pelo autor.

questões referentes a saúde mental, partindo de um acompanhamento mais estruturado daqueles que sofrem com problemas psicológicos.[20]

Referências

1. World Health Organization. WHO Director-General's opening remarks at the media briefing on COVID-19 - 11 March 2020. [acesso em maio de 2022]. Disponível em: https://www.who.int/director-general/speeches/detail/who-director-general-s-opening-remarks-at-the-media-briefing-on-covid-19---11-march-2020
2. World Health Organization. Naming the coronavirus disease (COVID-19) and the virus that causes it. [acesso em maio de 2022]. Disponível em: https://www.who.int/emergencies/diseases/novel-coronavirus-2019/technical-guidance/naming-the-coronavirus-disease-(covid-2019)-and-the-virus-that-causes-it
3. World Health Organization. Pneumonia of unknown cause – China. COVID-19 - China. [acesso em maio de 2022]. Disponível em: https://www.who.int/emergencies/disease-outbreak-news/item/2020-DON229
4. Moraes RL, Nobusa TK, Souza JC. Aspectos neuropsiquiátricos da COVID-19. Research, Society and Development. 2021;10(4).
5. Silva JK, Albuquerque SC, Santos SSN, Santos VMF, Farias KF, Figueiredo EVMS, et al. A relação entre a infecção por coronavírus e susceptibilidade a transtornos mentais e o risco de suicídio: o que a literatura tem evidenciado? J Health Biol Sci. 2020;8(1).
6. Braga PP, Sena RR, Seixas CT, Castro EAB, Andrade AM, Silva YC. Oferta e demanda na atenção domiciliar em saúde. Ciênc Saúde Coletiva. 2016;21(3).
7. Rajão FL, Martins M. Atenção domiciliar no Brasil: estudo exploratório sobre a consolidação e uso de serviços no Sistema Único de Saúde. Ciênc Saúde Coletiva. 2020;25(5).
8. Kerber NPC, Kirchhof ALC, Cezar-Vaz MR. Considerações sobre a atenção domiciliária e suas aproximações com o mundo do trabalho na saúde. Cad Saúde Pública. 2008;24(3).
9. Schmidt B, Crepaldi MA, Bolze SDA, Neiva-Silva L, Demenech LM. Saúde mental e intervenções psicológicas diante da pandemia do novo coronavírus (COVID-19). Estud Psicol. 2020;37.
10. Faro A, Bahiano MA, Nakano TC, Reis C, Silva BFP, Vitti LS. COVID-19 e saúde mental: a emergência do cuidado. Estud Psicol. 2020;37.
11. Pavani FM, Silva AB, Olschowsky A, Wetzel C, Nunes CK, Souza LB. Covid-19 e as repercussões na saúde mental: estudo de revisão narrativa de literatura. Rev Gaúcha Enferm. 2021;42.
12. Duarte MQ, Santo MAS, Lima CP, Giordani JP, Trentini CM. Covid-19 e os impactos na saúde mental: uma amostra do Rio Grande do Sul, Brasil. Ciênc Saúde Coletiva. 2020;25(9).
13. Almeida ILS, Garces TS, Sousa GJB, Cestari VRF, Florêncio RS, Moreira TMM, et al. Isolamento social rígido durante a pandemia de COVID-19 em um estado do nordeste brasileiro. Acta Paul Enferm. 2021;34:eAPE02531.
14. Ficanha EE, Silva EV, Rocha VMP, Badke MR, Cogo SB, Silva EV. Aspectos biopsicossociais relacionados ao isolamento social durante a pandemia de Covid-19: uma revisão integrativa. Research, Society and Development. 2020;9(8).
15. Delalibera M, Presa J, Barbosa A, Leal I. Sobrecarga no cuidar e suas repercussões nos cuidadores de pacientes em fim de vida: revisão sistemática da literatura. Ciênc Saúde Coletiva. 2015;20(9).
16. Neves ACOJ, Seixas CT, Andrade AM, Castro EAB. Disponível domiciliar: perfil assistencial de serviço vinculado a um hospital de ensino. Physis. 2019;29(2).
17. Barroso SM, Santos LP, Silva LF. Instrumentos de avaliação da sobrecarga em cuidadores informais: uma revisão integrativa. Aval Psicol. 2017;16(4).
18. Magalhães KP, Bezerra MHO, Barreto AC, Carneiro SNV. A saúde psíquica na atenção domiciliar: um estudo com cuidadores de pacientes. Rev Psicol. 2019;28(1).
19. Linhares MBM, Enumo SRF. Reflexões baseadas na psicologia sobre efeitos da pandemia COVID-19 no desenvolvimento infantil. Estud Psicol. 2020;37.
20. Castro PRM, Souza SC, Damasceno RA, Nascimento GM, Farias RRS. Impactos psicológicos em adultos durante a pandemia de COVID-19: uma revisão integrativa. Research, Society and Development. 2021;10(11).

Capítulo 5

Síndromes pós-covid-19

Natália Dias de Almeida Costa
Leonardo Cançado Monteiro Savassi
Zolder Marinho Silva

PONTOS-CHAVE

- Síndromes pós-covid-19 são aquelas que se desenvolvem a partir dos efeitos diretos da infecção do SARS-CoV-2 no parênquima de diferentes órgãos.
- O manejo das síndromes pós-covid-19 envolve reabilitação e tratamento específicos, demandando equipe multiprofissional e cuidados contínuos.
- A atenção domiciliar, notadamente aquela ofertada pelos serviços de atenção domiciliar, se apresenta como uma estratégia importante e pode realizar a reabilitação no conforto do domicílio do paciente já fragilizado por internações prolongadas.
- Os cuidados domiciliares nas síndromes pós-covid-19 envolvem equipe multiprofissional, foco em reabilitação funcional e manutenção da autonomia e independência, sendo necessário estabelecer um plano de cuidados adequado a cada situação.

OBJETIVOS DE APRENDIZAGEM

Ao final do capítulo, o leitor deverá ser capaz de:

- Revisar o perfil epidemiológico das principais complicações da covid-19.
- Descrever a ocorrência, as características mais comuns e a abordagem das síndromes pós-covid-19.
- Correlacionar a sintomatologia dessas síndromes com os cuidados e ações que podem ser desenvolvidos no sentido de melhorar a qualidade de vida e a reabilitação dos pacientes acometidos.

Caso clínico

Emília, de 42 anos de idade, casada, auxiliar de serviços gerais, com história pregressa de diabetes *mellitus* tipo II e trombose venosa profunda (TVP) há 5 anos, e história familiar de TVP/tromboembolismo pulmonar (irmã), não tabagista nem etilista, hígida até então, procurou atendimento no serviço de pronto atendimento devido ao aumento da temperatura corpórea, tosse seca, mialgia, anosmia, dor de garganta, coriza e diarreia com início em 22.05.2021. Realizou teste rápido de antígeno para covid-19 em 23.05.2021, com resultado reagente e RT PCR positivo para a doença realizado na mesma data, e evoluiu sem melhora clínica, mantida sob cuidados médicos no pronto atendimento até ser admitida em internação hospitalar em 27.05.2021. Foi examinada e submetida ao estudo radiológico do tórax, que revelou infiltração difusa bilateral. A tomografia de tórax (28.05.2021) evidenciou opacidades em vidro fosco e áreas de consolidação com predomínio de distribuição periférica em ambos os pulmões, associados a espessamentos septais de permeio um pouco mais evidentes nos lobos inferiores (acometimento estimado entre 50% e 75% do parênquima pulmonar). Foi iniciada antibioticoterapia com ceftriaxona, azitromicina, piperacilina/tazobactam, meropeném e vancomicina.

Emília evoluiu com gravidade clínica, necessitando de intubação orotraqueal em 29.05.2021, progredindo para traqueostomia, e intercorreu com parada cardiorrespiratória de 2 minutos, assistida, permanecendo internada no CTI por 40 dias (até 07.07.2021). Após esse período, a paciente não despertou com retirada de sedação, sendo realizada tomografia de crânio que evidenciou sinais de encefalopatia hipóxico-isquêmica. Transferida para a semi-intensiva em 07.07.2021 e para a enfermaria em 20.07.2021, recebeu alta em 09.08.2021 após 74 dias de internação, traqueostomizada, em uso de gastrostomia, sem contato afetivo, em uso de fraldas, totalmente dependente para os cuidados diários. Serão necessários o acompanhamento e os cuidados por equipe domiciliar multidisciplinar.

Introdução

Em dezembro de 2019, uma série de casos de pneumonia de causa desconhecida surgiu em Wuhan, Hubei, China, com apresentações clínicas muito semelhantes às da pneumonia viral.[1] A análise de sequenciamento genético de amostras do trato respiratório inferior indicou um novo coronavírus, denominado 2019-nCoV, ou covid-19.

A doença por coronavírus 2019 (covid-19) resultou em morbidade e mortalidade significativas em todo o mundo desde que os primeiros casos foram identificados em Wuhan, na China. A história natural da doença e o tratamento de pacientes após a covid-19 ainda se apresentam em construção. Os sintomas são persistentes, mesmo em casos leves.

Embora os pulmões sejam definitivamente o primeiro órgão-alvo da infecção por SARS-CoV-2, evidências acumuladas indicam que o vírus pode se espalhar para muitos órgãos diferentes, incluindo o coração, vasos sanguíneos, rins, intestino e cérebro.[2] Por esse motivo, uma abordagem multidisciplinar torna-se crucial para a avaliação e o acompanhamento dos pacientes com a doença covid-19.

O acompanhamento das pessoas que se recuperaram de covid-19 deve ser o mais abrangente possível, a fim de coletar todas as informações necessárias para definir melhor as necessidades clínicas e de cuidados. Essa avaliação abrangente deve estar vinculada às informações sobre a fase aguda da doença (sinais e sintomas sofridos durante a internação) e pode ser utilizada para redefinir o modelo organizacional de saúde e planejar o que for necessário em médio e longo prazo.

Síndrome pós-covid-19 ou *long covid-19*

A covid-19 pós-aguda é uma síndrome caracterizada pela persistência dos sintomas clínicos além de 4 semanas desde o início dos sintomas agudos. Os Centers for Disease Control (CDC) formularam "condições pós-covid-19" para descrever problemas de saúde que persistem mais de 4 semanas após a infecção com covid-19, incluindo:[3]

- *Long covid* (que consiste em uma ampla gama de sintomas que podem durar de semanas a meses) ou síndrome pós-covid-19 persistente (*persistent post-covid syndrome* – PPCS).
- Efeitos multiorgânicos da covid-19.
- Efeitos do tratamento/hospitalização prolongada por covid-19.

Os sintomas clínicos típicos da "covid longa" incluem cansaço, dispneia, fadiga, sensação de nebulosidade cerebral, disfunção autonômica, dor de cabeça, perda persistente do olfato ou paladar, tosse, depressão, febres baixas, palpitações, tonturas, dores musculares e dores nas articulações.[3]

Os efeitos multiorgânicos da covid-19 incluem manifestações clínicas pertencentes aos sistemas de órgãos cardiovasculares, pulmonares, renais e neuropsiquiátricos, embora a duração desses efeitos nos sistemas multiorgânicos não seja clara.

Os "efeitos do tratamento ou da hospitalização com covid-19" em longo prazo são semelhantes aos de outras infecções graves. Incluem a síndrome de cuidado pós-intensivo, resultando em fraqueza extrema e transtorno de estresse pós-traumático.

Os Centers for Disease Control and Prevention, dos Estados Unidos,[4] entrevistaram 274 indivíduos comprovadamente com covid-19 mas sem internação hospitalar e demonstraram que, mesmo em adultos jovens, os sintomas podem demorar para se resolver: 26% dos entrevistados de 18 a 34 anos relataram não ter retornado ao seu estado normal de saúde em 14 a 21 dias após o teste, o número subindo para 47% naqueles com mais de 50 anos. Quanto maior o número de condições crônicas preexistentes, maior a probabilidade de que a resolução dos sintomas seja retardada.

Semelhante à covid-19 aguda, os pacientes com covid longa podem apresentar vários sintomas que envolvem os pulmões e outras partes do corpo.[5] Estes podem incluir, mas não estão limitados a, fadiga, dores musculares, fraqueza e febre baixa; tosse, falta de ar e dor no peito ("queimação nos pulmões"); dores de cabeça, "embotamento" cognitivo ("névoa do cérebro") e pontadas na cabeça; erupções cutâneas vesiculares ou maculopapulares; condições de saúde mental, incluindo alterações de humor; doença tromboembólica. Alguns sintomas, como fadiga, podem ser contínuos, enquanto outros são intermitentes.[6]

Pacientes com doenças pulmonares preexistentes, idade avançada e obesidade são considerados de maior risco de desenvolver a síndrome covid-19 pós-aguda.[7] Com a evolução dessa pandemia global, tornou-se cada vez mais claro que pacientes com doenças preexistentes, como diabetes *mellitus*, doença renal crônica (DRC), doença cardiovascular crônica, neoplasias subjacentes, receptores de transplantes de órgãos e doença hepática crônica, estão sob risco aumentado para o desenvolvimento de covid-19 grave. No entanto, a prevalência dessas comorbidades como fatores de risco na síndrome covid-19 pós-aguda ainda não foi estabelecida.[8]

Pacientes do sexo feminino em recuperação de covid-19 eram mais propensas a desenvolverem sintomas de síndrome covid-19 pós-aguda, especialmente fadiga, ansiedade e depressão em 6 meses de acompanhamento.[9] A maioria dos pacientes que necessitam de internação por covid-19 apresenta sintomas persistentes até 110 dias após a alta, principalmente fadiga e dispneia com necessidade de acompanhamento em longo prazo e reabilitação. Muitos pacientes (principalmente mulheres) relataram espontaneamente queda significativa de cabelo, que pode corresponder a um eflúvio telógeno secundário a infecção viral e/ou estresse gerado pela hospitalização.[10]

Manejo das síndromes pós-covid-19

Exames de sangue devem ser solicitados seletivamente e para indicações clínicas específicas após coleta da história e exame cuidadosos, podendo não ser necessários. A anemia deve ser excluída no paciente dispneico. A linfopenia é uma característica da covid-19 aguda e grave. Os biomarcadores incluem proteína C reativa (por exemplo, infecção aguda), contagem de leucócitos (infecção ou resposta inflamatória), peptídeos natriuréticos (por exemplo, insuficiência cardíaca), ferritina (inflamação e estado protrombótico contínuo), troponina (síndrome coronariana aguda ou miocardite) e dímero D (doença tromboembólica). Os testes de troponina e dímero D podem ser falsamente positivos, mas um resultado negativo pode reduzir a incerteza clínica. É provável que pesquisas adicionais refinem as indicações e a interpretação dos testes de diagnóstico e monitoramento no acompanhamento de covid-19.[11]

Para pacientes que não foram admitidos em terapia intensiva e tiveram doença respiratória significativa, propõe-se o acompanhamento com uma radiografia de tórax em 12 semanas e encaminhamento para novos exames caso apresentem sintomas persistentes ou progressivos.[12] Para aqueles com evidência de dano pulmonar (como radiografia torácica anormal persistente e leituras de oxímetro alteradas), recomenda-se encaminhamento a serviço especializado e subsequente para reabilitação pulmonar.

Sintomas respiratórios e suporte

- **Tosse:** a British Thoracic Society define tosse crônica como aquela que persiste por mais de 8 semanas.[12] Até então, e a menos que haja sinais de superinfecção ou outras complicações, como inflamação pleural dolorosa, a tosse parece ser mais bem tratada com exercícios simples de controle da respiração[13] e medicação quando indicada.
- **Técnicas de respiração:** cerca de 80% do trabalho respiratório é feito pelo diafragma. Após a doença ou descondicionamento geral, o padrão respiratório pode ser alterado, com redução do movimento diafragmático e maior utilização dos músculos acessórios do pescoço e ombro. Isso resulta em respiração superficial, aumentando a fadiga e a falta de ar, e maior gasto de energia. A técnica de "controle respiratório" visa normalizar os padrões respiratórios e aumentar a eficiência dos músculos respiratórios (incluindo o diafragma), resultando em menos gasto de energia, menos irritação das vias aéreas, fadiga reduzida e melhora da falta de ar. O paciente deve sentar-se em uma posição apoiada e inspirar e expirar lentamente, de preferência pelo nariz e expirar pela boca, enquanto relaxa o tórax e os ombros e permite que a barriga se eleve. Eles devem ter como objetivo uma relação inspiração/expiração de 1:2. Essa técnica pode ser usada com frequência ao longo do dia, em intervalos de 5 a 10 minutos (ou mais, se for útil).[11]
- **Falta de ar:** um grau de falta de ar é comum após a covid-19 aguda. A falta de ar grave, que é rara em pacientes não hospitalizados, pode exigir encaminhamento urgente. A falta de ar tende a melhorar com exercícios respiratórios. Os oxímetros de pulso podem ser extremamente úteis para avaliar e monitorar os sintomas respiratórios após covid-19, e não encontramos evidências de que seu uso em casa leve a um aumento da ansiedade.[11]
- **Uso de oximetria de pulso em covid-19 pós-aguda:** a hipóxia pode refletir a difusão de oxigênio prejudicada e é uma característica reconhecida de covid-19. Pode ser assintomática (chamada hipóxia silenciosa) ou sintomática (refletindo aumento do trabalho respiratório ou patologia secundária, como pneumonia bacteriana ou tromboembolismo). As sondas de saturação de oxigênio (oxímetros de pulso) têm sido usadas como parte de um pacote de cuidados para pacientes com covid-19 e são recomendadas como parte da avaliação de covid-19 agudo em diretrizes nacionais e locais.[14] O automonitoramento das saturações de oxigênio ao longo de 3 a 5 dias pode ser útil na avaliação e garantia de pacientes com dispneia persistente na fase pós-aguda, especialmente aqueles nos quais as saturações basais são normais e nenhuma outra causa para dispneia é encontrada na avaliação completa. Um teste de dessaturação por esforço deve ser realizado como parte da avaliação inicial para pacientes cuja leitura do oxímetro de pulso em repouso é de 96% ou mais, mas cujos sintomas sugerem dessaturação por esforço (como tontura ou falta de ar grave durante o exercício). Na ausência de contraindicações, esses pacientes devem ser convidados a repetir a leitura do oxímetro após 40 passos em uma superfície plana (se for autoteste remotamente) e, em seguida, após passar 1 minuto sentado e ficar de pé o mais rápido possível (se supervisionado local).[15] Uma queda de 3% na leitura de saturação em esforços leves é anormal e requer investigação.[15]

  As diretrizes da British Thoracic Society definem a faixa-alvo para a saturação de oxigênio como 94-98% e um nível de 92% ou abaixo como requerendo oxigênio suplementar (a menos que o paciente esteja em insuficiência respiratória crônica).[16] No contexto de uma avaliação normal (história, exame e investigações apropriadas) sem sinais de alerta, uma saturação de oxigênio de 96% ou mais e a ausência de dessaturação em testes de esforço são muito reconfortantes.

- **Reabilitação pulmonar:** muitos pacientes ainda estão se recuperando espontaneamente nas primeiras 6 semanas após covid-19 aguda e geralmente não requerem uma entrada rápida em um programa de reabilitação pulmonar. Aqueles que tiveram doença respiratória significativa podem se beneficiar da reabilitação pulmonar, "uma intervenção multidisciplinar baseada em avaliação e tratamento personalizado que inclui, mas que não se limita a, treinamento físico, educação e modificação comportamental projetada para melhorar a condição física e psicológica de pessoas com doenças respiratórias".[7]
- **Complicações cardiopulmonares, avaliação e gestão:** talvez 20% dos pacientes admitidos com covid-19 tenham envolvimento cardíaco clinicamente significativo;[7] o envolvimento oculto pode ser ainda mais comum.[18] As complicações cardiopulmonares incluem miocardite, pericardite, infarto do miocárdio, disritmias e embolia pulmonar, podendo se manifestar várias semanas após covid-19 agudo. Eles são mais comuns em pacientes com doença cardiovascular preexistente,[7] mas também foram descritos em pacientes jovens previamente ativos.[7,19,20] Vários mecanismos fisiopatológicos têm sido propostos, incluindo infiltração viral, inflamação e microtrombos e regulação negativa dos receptores ACE-2.[20]
- **Dor no peito:** a dor torácica é comum na pós-covid-19. A prioridade clínica é separar a dor musculoesquelética e outras dores no peito não específicas de condições car-

diovasculares graves. A avaliação clínica do paciente com covid-19 pós-aguda com dor no peito deve seguir princípios semelhantes aos de qualquer dor no peito: coleta da história cuidadosa, levando em consideração a história médica pregressa e os fatores de risco, e o exame físico.[7]

- **Sequelas neurológicas:** acidente vascular cerebral isquêmico, convulsões, encefalite e neuropatias cranianas foram descritos após covid-19, mas todos parecem raros.[21] Um paciente com suspeita dessas complicações graves deve ser encaminhado a um neurologista. Os sintomas neurológicos inespecíficos comuns, que parecem ocorrer junto a fadiga e falta de ar, incluem dores de cabeça, tonturas e "embotamento" cognitivo.
- **O paciente mais velho:** a covid-19 tende a afetar pacientes mais velhos de forma mais grave.[22] Aqueles que sobrevivem têm alto risco de sarcopenia, desnutrição, depressão e delírio.[23] A dor crônica pós-covid-19 pode afetar pacientes de qualquer idade, mas parece ser mais comum em pacientes idosos.[20] Os sintomas físicos aumentam o impacto psicossocial do acesso interrompido aos cuidados de saúde (como providências para obter medicamentos regulares), rotinas pessoais essenciais (como caminhar até as lojas locais), interações sociais (como encontrar amigos).[24] O suporte deve ser personalizado com a contribuição da equipe.
- **Estresse:** os níveis sem precedentes de estresse desencadeado pela covid-19, abrangendo medo sobre o futuro, ansiedade de antecipação, perda de empregos e medo de, e pela morte de entes queridos, além dos efeitos psicológicos do isolamento, afetaram a saúde mental de muitos. No entanto, há evidências crescentes de que a própria infecção por SARS-CoV-2 pode resultar em comprometimento cognitivo persistente.[25] Um estudo recente publicado *online* relatou a função cognitiva em 84.285 participantes no Great British Intelligence Test.[26] Esse estudo mostrou que a covid-19 traz consequências para a disfunção cognitiva prolongada, mesmo em pessoas que apresentavam sintomas relativamente leves controlados em casa. Para os participantes mais gravemente afetados com covid-19, ou seja, que foram hospitalizados e necessitaram de ventilação mecânica, o estudo encontrou perda significativa de função, equivalente a um declínio médio de 10 anos no desempenho cognitivo global entre as idades de 20 e 70 anos. A resolução de problemas linguísticos e a atenção seletiva visual foram os mais afetados. Em suma, a covid-19 é capaz de causar perda persistente da função cognitiva, mesmo em indivíduos levemente afetados durante a infecção aguda. Exatamente quanto tempo isso pode durar ainda está para ser determinado.[26]

Educação em saúde e orientações aos pacientes na síndrome pós-covid-19

- O tratamento para doenças coexistentes, como diabetes, doença renal crônica e hipertensão, deve ser otimizado.[27,28]
- Os pacientes devem ser educados sobre o automonitoramento em casa com dispositivos aprovados pela Food and Drug Administration, que incluem oxímetro de pulso, monitores de pressão arterial e glicose no sangue.
- Os pacientes devem ser encorajados a consumir uma dieta saudável e balanceada, manter a higiene do sono adequada, limitar o uso de álcool e parar de fumar.[27]
- Se tolerado, um programa estruturado de exercícios consistindo em componentes aeróbicos e de resistência deve ser recomendado, desde que não haja outras contraindicações.[29]
- Os pacientes devem ser educados e incentivados a procurar atendimento de emergência quando necessário.
- Os pacientes devem ser encorajados a buscar aconselhamento de saúde comportamental ou receber números de telefone de emergência para crises de saúde mental, especialmente quando associados a manifestações neuropsiquiátricas.
- Os pacientes requerem educação sobre a eficácia das vacinas disponíveis e os benefícios da vacinação.
- O acompanhamento de todos os pacientes com covid-19 durante a recuperação é necessário para desenvolver uma abordagem de equipe para compreender e gerenciar essa crise de saúde complexa e em evolução.
- O manejo da síndrome covid-19 pós-aguda requer uma abordagem holística e de equipe interprofissional.
- Os sobreviventes de covid-19 requerem reabilitação com foco nas sequelas cardiopulmonares, carga psicológica e fadiga em um nível muito maior, por causa da atual pandemia global.[26]
- Os prestadores de cuidados primários devem reconhecer essa síndrome o mais cedo possível, descartar outros diagnósticos potencialmente implicantes e encaminhar os pacientes para clínicas de atendimento pós-covid-19, se disponíveis.
- Considerando que a síndrome pós-aguda covid-19 está comumente associada ao envolvimento de múltiplos sistemas orgânicos que incluem anormalidades neuropsiquiátricas, os pacientes com suspeita de ter essa síndrome devem ser encaminhados a um especialista em saúde comportamental e, se indicado, a um neurologista em tempo hábil.
- Deve haver uma comunicação próxima entre o médico de atenção primária, médicos especialistas e especialistas em saúde comportamental para delinear o melhor atendimento possível individualizado para cada paciente, todas as atividades coordenando e se comunicando como uma equipe interprofissional.
- Essa abordagem de equipe interprofissional melhora os resultados do atendimento ao paciente e reduz hospitalizações desnecessárias, evitando o esgotamento dos recursos de saúde que já estavam sob pressão considerável durante a pandemia.

A experiência de ter covid-19 pode ser muito assustadora, e é bastante compreensível que ela exerça forte impacto emocional. Listamos a seguir algumas dificuldades comuns que pacientes com quadros graves ou leves da doença podem apresentar no pós-covid-19:[24]

- Sentir-se ansioso quando está sem fôlego.
- Ter preocupações com a saúde ou com a doença de família ou amigos.
- Sentir-se de baixo-astral.
- Dormir mal.

Pacientes com histórico de internação hospitalar também podem ter:

- Imagens desagradáveis da sua estada, que podem parecer vir “fora do azul”.
- Pesadelos.
- Sentimentos de pânico com quaisquer lembretes do hospital.

O que pode ajudar?

- Evitar assistir a muitas notícias ou mídias sociais, se isso fizer com que se sinta ansioso.
- Conversar com a família e amigos.
- Realizar atividades que considere agradáveis e relaxantes.
- Não ser muito duro consigo mesmo se houver algumas coisas que estiver achando mais difíceis de fazer; lembrar-se de que a recuperação leva tempo.
- Concentrar-se no que está sob seu controle, como comer bem e realizar atividades que lhe dão prazer.

Considerações finais

Apesar de a rápida disseminação da covid-19 ter resultado em uma série de coletas de dados sobre a fase aguda da doença, pouco se sabe ainda sobre os resultados em médio e longo prazo do impacto da doença nas condições de saúde dos pacientes afetados pela síndrome pós-covid-19. Portanto, é de extrema importância que os serviços de saúde estejam preparados para garantir a continuidade do cuidado e um acompanhamento abrangente das pessoas que recebem alta hospitalar, o que amplia a percepção do papel da atenção domiciliar como um dos pontos da rede de atenção à saúde para essas pessoas. O acompanhamento do paciente pelas equipes de atenção domiciliar – tanto dos serviços específicos quanto da atenção primária – também oferecerá a oportunidade extraordinária de coletar dados de maneira padronizada, para definir melhor o impacto global da covid-19, identificar necessidades clínicas específicas e planejar a organização de planos de cuidados abrangentes e individualizados. No caso da paciente Emília, que será acolhida pela equipe de atenção domiciliar, a abordagem da equipe inclui:

- Fisioterapia respiratória e motora.
- Avaliação e orientação nutricional.
- Cuidados com a traqueostomia e aspiração.
- Cuidados com a gastrostomia e administração da dieta.
- Prevenção ao surgimento de úlceras por pressão.
- Realização de exercícios básicos que favoreçam a circulação sanguínea.
- Cuidados básicos de higiene.

Referências

1. World Health Organization. COVID-19 - China. [acesso em maio de 2022]. Disponível em: https://www.who.int/emergencies/disease-outbreak-news/item/2020-DON233
2. Tozato C, Ferreira BFC, Dalavina JP, Molinari CV, Alves VLS. Reabilitação cardiopulmonar em pacientes pós-COVID-19: série de casos. Rev Bras Ter Intensiva. 2021;33(1):167-71.
3. Yang X, Yu Y, Xu J, Shu H, Xia J, Liu H, et al. Clinical course and outcomes of critically ill patients with SARS-CoV-2 pneumonia in Wuhan, China: a single-centered, retrospective, observational study. Lancet Respir Med. 2020;8(5):475-81.
4. Ahmed H, Patel K, Greenwood DC, Halpin S, Lewthwaite P, Salawu A, et al. Long-term clinical outcomes in survivors of severe acute respiratory syndrome and Middle East respiratory syndrome coronavirus outbreaks after hospitalisation or ICU admission: a systematic review and metaanalysis. J Rehabil Med. 2020;52(5):jrm00063.
5. Sudre CH, Murray B, Varsavsky T, Graham MS, Penfold FS, Bowyer RC, et al. Attributes and predictors of Long-COVID: analysis of COVID cases and their symptoms collected by the Covid Symptoms Study App. medRxiv. 2020.
6. Chippa V, Aleem A, Anjum F. Post Acute Coronavirus (Covid-19) Syndrome. In: StatPearls [Internet]. Treasure Island: StatPearls Publishing; 2021.
7. Barker-Davies RM, O'Sullivan O, Senaratne KPP, Baker P, Cranley M, Dharm-Datta S, et al. The Stanford Hall consensus statement for post-Covid-19 rehabilitation. Br J Sports Med. 2020;54(16):949-59.
8. Williamson EJ, Walker AJ, Bhaskaran K, Bacon S, Bates C, Morton CE, et al. Factors associated with Covid-19-related death using OpenSAFELY. Nature. 2020;584(7821):430-6.
9. Huang C, Huang L, Wang Y, Li X, Ren L, Gu X, et al. 6-month consequences of Covid-19 in patients discharged from hospital: a cohort study. Lancet. 2021;397(10270):220-32.
10. Turkmen D, Altunisik N, Sener S, Colak C. Evaluation of the effects of COVID-19 pandemic on hair diseases through a web-based questionnaire. Dermatol Ther. 2020;33(6):e13923.
11. Garrigues E, Janvier P, Kherabi Y, Le Bot A, Hamon A, Gouze H, et al. Post-discharge persistent symptoms and health-related quality of life after hospitalization for Covid-19. J Infect. 2020;81(6):e4-e6.
12. British Thoracic Society. British Thoracic Society guidance on respiratory follow up of patients with a clinico-radiological diagnosis of Covid-19 pneumonia. 2020. [acesso em maio de 2022]. Disponível em: https://www.brit-thoracic.org.uk/document-library/quality-improvement/covid-19/resp-follow-up-guidance-post-covid-pneumonia/.
13. Tobin MJ, Laghi F, Jubran A. Why Covid-19 silent hypoxemia is baffling to physicians. Am J Respir Crit Care Med. 2020;202(3):356-60.
14. NHS England and NHS Improvement. Thousands of patients to benefit from NHS At Home roll-out. 2020. [acesso em maio de 2022]. Disponível em: https://www.england.nhs.uk/2020/06/thousands-of-patients-to-benefit-from-nhs-at-home-roll-out/
15. Greenhalgh T, Javid B, Knight M, Kalin A, Innada-Kim M. What is the efficacy and safety of rapid exercise tests for exertional desaturation in covid-19? Oxford Covid-19 Evidence Service. 2020.
16. O'Driscoll BR, Howard LS, Earis J, Mak V, British Thoracic Society Emergency Oxygen Guideline Group. BTS Emergency Oxygen Guideline Development Group. BTS guideline for oxygen use in adults in healthcare and emergency settings. BMJ Open Respir Res. 2017;4(1):e000170.
17. The Task Force for the management of COVID-19 of the European Society of Cardiology. European Society of Cardiology guidance for the diagnosis and management of cardiovascular disease during the COVID-19 pandemic: part 1-epidemiology, pathophysiology, and diagnosis. Eur Heart J. 2022;43(11):1033-58.
18. Puntmann VO, Carerj ML, Wieters I, Fahim M, Arendt C, Hoffmann J, et al. Outcomes of cardiovascular magnetic resonance imaging in patients recently recovered from coronavirus disease 2019 (Covid-19). JAMA Cardiol. 2020;5(11):1265-73.
19. Kemp HI, Corner E, Colvin LA. Chronic pain after Covid-19: implications for rehabilitation. Br J Anaesth. 2020;125(4):436-40.

20. Madjid M, Safavi-Naeini P, Solomon SD, Vardeny O. Potential effects of coronaviruses on the cardiovascular system: a review. JAMA Cardiol. 2020;5(7):831-40.
21. Varatharaj A, Thomas N, Ellul MA, Davies NWS, Pollak TA, Tenorio EL, et al. Neurological and neuropsychiatric complications of Covid-19 in 153 patients: a UK-wide surveillance study. Lancet Psychiatry. 2020;7(10):875-82.
22. Wang L, He W, Yu X, et al. Coronavirus disease 2019 in elderly patients: Characteristics and prognostic factors based on 4-week follow-up. J Infect 2020;80:639-45.
23. Gemelli Against Covid-19 Post-Acute Care Study Group. Post-Covid-19 global health strategies: the need for an interdisciplinary approach. Aging Clin Exp Res. 2020;32(8):1613-20.
24. Hoffman GJ, Webster NJ, Bynum JPW. A framework for aging-friendly services and supports in the age of Covid-19. J Aging Soc Policy. 2020;32:450-9.
25. Hampshire A, Trender W, Chamberlain SR, Jolly A, Grant JE, Patrick F, et al. Cognitive deficits in people who have recovered from Covid-19 relative to controls: An N=84,285 online study. medRxiv. 2020.
26. Hampshire A, Trender W, Chamberlain SR, Jolly A, Grant JE, Patrick F, et al. Cognitive deficits in people who have recovered from Covid-19. EClinicalMedicine. 2021;39:101044.
27. Greenhalgh T, Knight M, A'Court C, Buxton M, Husain L. Management of post-acute covid-19 in primary care. BMJ. 2020;370:m3026.
28. Mendelson M, Nel J, Blumberg L, Madhi SA, Dryden M, Stevens W, et al. Long-COVID: An evolving problem with an extensive impact. S Afr Med J. 2020;111(1):10-2.
29. Dani M, Dirksen A, Taraborrelli P, Torocastro M, Panagopoulos D, Sutton R, Lim PB. Autonomic dysfunction in 'long COVID': rationale, physiology and management strategies. Clin Med (Lond). 2021;21(1):e63--e67.

Índice remissivo

E

I

J

K

L

M

Q

R

U

V

W

X

Z